ENDOSCOPIA GASTROINTESTINAL
Terapêutica

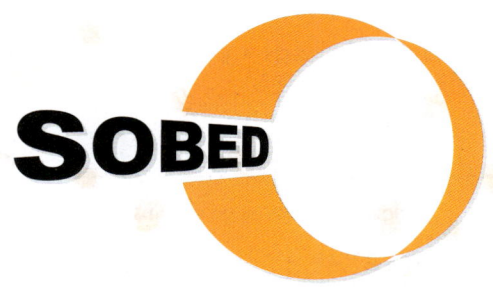

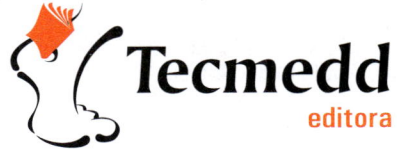

Editora: Bete Abreu
Assistente editorial: Monika Kratzer
Preparadoras de texto: Sheila Tonon Fabre, Maya Indra Souarthes Oliveira e Patricia Veloso
Revisão de texto: Josias Andrade e Andréa Vidal de Miranda
Ilustrações do capítulo 77: Luciano Marques Ferreira (Pixel Design)
Capa: Luciano Marques Ferreira (Pixel Design)
Diagramação: Triall

Dados Internacionais de Catalogação na Publicação (CIP)
(Câmara Brasileira do Livro, SP, Brasil)

Endoscopia gastrointestinal tereapêutica / [organizado] SOBED - Sociedade Brasileira de Endoscopia Digestiva.
-- São Paulo : Tecmedd 2006.

Vários colaboradores
Bibliografia
ISBN 85-99276-15-8

1. Duodeno - Exame 2. Endoscopia 3. Esofagoscopia 4. Estômago - Exame 5. Gastroscopia 6. Terapêutica
I. SOBED - Sociedade Brasileira de Endoscopia Digestiva.

	CDD-616.307545
06-8393	NLM-WI 141

Índices para catálogo sistemático:

1. Endoscopia digestiva : Medicina   616.307545
2. Endoscopia gastrointestinal terapêutica : Medicina   616.307545

As idéias e opiniões expressas neste livro não necessariamente refletem as da Sociedade Brasileira de Endoscopia Digestiva (SOBED) ou da Tecmedd Editora. Os leitores, em caso de dúvida, devem entrar em contato com os autores do capítulo correspondente. A SOBED também não assume nenhuma responsabilidade sobre as referências, citações, opiniões, imagens ou ilustrações utilizadas pelos autores como material de publicação. O leitor deve verificar a correta utilização dos aparelhos, acessórios, drogas, corantes, contrastes etc. com as bulas ou com as empresas fabricantes de cada um desses itens. Isso é responsabilidade do médico, que deve decidir a orientação, as drogas, as dosagens e as técnicas a serem empregadas para a melhor forma de tratamento de determinada doença, sempre com a concordância do paciente.

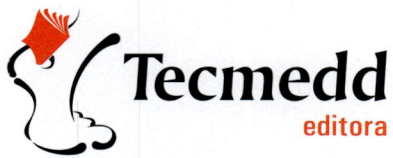

Rua General Júlio Marcondes Salgado, 106
CEP: 01201-020 São Paulo - SP
Tel.: 55(11) 3512-5500
www.tecmeddeditora.com.br

ORGANIZAÇÃO

Diretoria Executiva – 2004/2006

Presidente: Cleber Vargas

Vice-presidente: José Eduardo Brunaldi

Secretário: Carlos Alberto Cappellanes

Tesoureiro: Paulo Roberto Alves de Pinho

Diretoria Executiva – 2006/2008

Presidente: Artur A. Parada

Vice-presidente: Luiz Paulo Reis Galvão

Secretário: Jairo Silva Alves

Segundo secretário: Luiz Pinheiro Quinellato

Tesoureiro: Thiago F. Secchi

Segundo tesoureiro: Lígia Rocha De Luca

Núcleo Técnico Digital

Camila de Lima

Nathália de Lima Jacinto

Paulo Ferreira de Melo

DEDICATÓRIA

Nossa luta pelo controle de qualidade exige dedicação, tempo, dinheiro e muita motivação. É um caminho muitas vezes áspero e difícil. Dedicamos este livro a todos os endoscopistas sócios da SOBED e a todos os endoscopistas não-sócios da SOBED almejando que um dia façam parte desta nossa grande sociedade, que batalha sempre em defesa da qualidade como fator primordial para o sucesso dos médicos e a satisfação dos pacientes.

Sociedade Brasileira de Endoscopia Digestiva
Diretorias Nacionais
Gestões 2004-2006 e 2006-2008

AGRADECIMENTOS

Nossos profundos agradecimentos a todos os autores e colaboradores que participaram da elaboração dos capítulos, à equipe da Editora Tecmedd e a Camila de Lima, Nathália de Lima Jacinto e Paulo Ferreira de Melo. Sabemos o quanto vocês se dedicaram para o sucesso deste livro.

Dr. Artur A. Parada
Dr. Cleber Vargas

APRESENTAÇÃO

A SOBED – Sociedade Brasileira de Endoscopia Digestiva – é uma das mais atuantes e modernas sociedades de especialidades do Brasil. No momento contamos com mais de 1.000 sócios titulares e, no total, cerca de 2.500 sócios, com grande potencial para atingirmos, em curto prazo, 5.000 sócios.

Nossa estrutura democrática, baseada em eleições diretas, com grande participação dos associados; nossa estrutura organizacional, com os capítulos, subcapítulos e representações; e o respaldo de nossa Assembléia Nacional e do Conselho Deliberativo, com rotatividade do poder executivo a cada dois anos, garantem a modernidade, a honestidade e a representatividade de nossa instituição.

A elaboração deste livro é um reflexo da grandeza da SOBED e de seu atual momento histórico. Baseados nos últimos cinco Congressos Brasileiros – nas Semanas Brasileiras do Aparelho Digestivo e nos Seminários (agora Congressos) Brasileiros de Endoscopia Digestiva –, chegamos a esta extensa programação do livro *Endoscopia Gastrointestinal – Terapêutica*. A colaboração dos capítulos estaduais da SOBED foi inestimável, nos encaminhando sugestões de nomes e de assuntos para a participação no livro e na Semana Brasileira do Aparelho Digestivo de 2006.

Graças ao grande desenvolvimento da Endoscopia Digestiva, com inúmeros procedimentos terapêuticos, graças ao grande número de endoscopistas brasileiros que vêm se destacando nos últimos anos e sobretudo graças à visão participativa da atual diretoria da SOBED, da futura diretoria e da Comissão Editorial do livro, foi possível a grande ampliação do número de médicos participantes do projeto, que envolve cerca de 300 profissionais, entre autores e co-autores É evidente que mesmo com esta extensa atualização, com mais de 1.700 páginas, ainda não conseguimos abranger toda a Endoscopia Terapêutica e seu potencial.

A Internet hoje propicia atualizações rápidas e eficientes sobre um determinado tema, porém uma extensa revisão e atualização como esta que estamos publicando é impossível de ser realizada por um único ou por alguns médicos, pois este livro integra informações de grande número de fontes e referências, já sistematizadas e colocadas de maneira didática e mais facilmente compreensível.

Há dois anos foi lançado o último livro da SOBED e agora lançamos este dedicado à Endoscopia Terapêutica. Com o grande avanço que se espera das Cirurgias Endoscópicas Transluminais por Orifícios Naturais (CETONs), no próximo ano talvez já estejamos organizando mais um compêndio sobediano, em parceria com os cirurgiões.

Cada vez que terminamos um livro, temos a sensação de dever cumprido, o que é um grande erro! Na verdade, as informações e as atualizações que coletamos ampliam nossa base para futuras discussões e aprofundamento das pesquisas.

SOBED - Diretorias Nacionais
Cleber Vargas - Gestão 2004-2006
Artur A. Parada - Gestão 2006-2008

GALERIA DOS PRESIDENTES

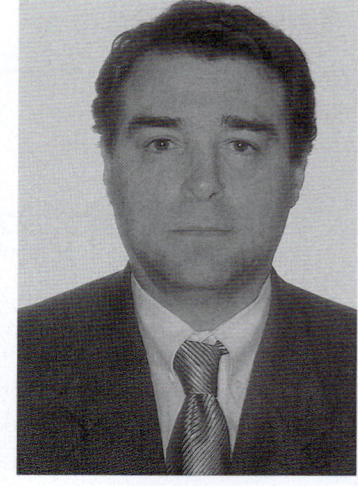

Artur A. Parada
2006-2008

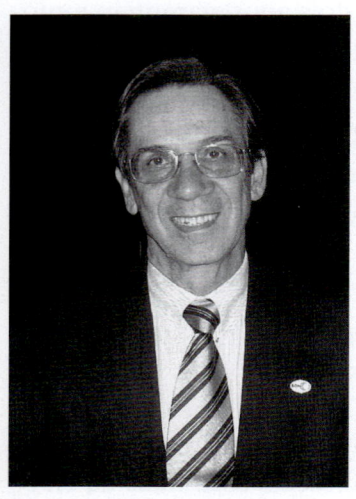

Cleber Vargas
2004-2006

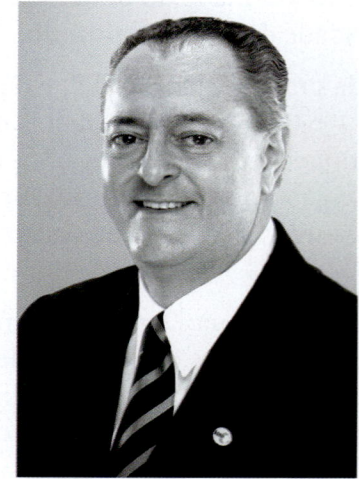

Flávio Antonio Quilici
2002-2004

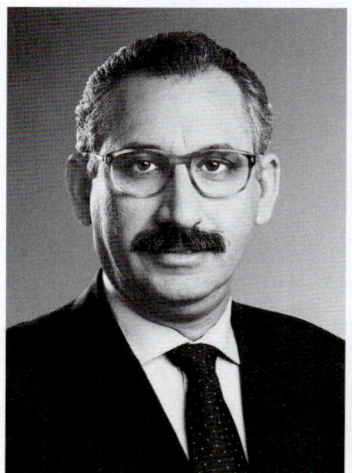

Ismael Maguilnik
2000-2002

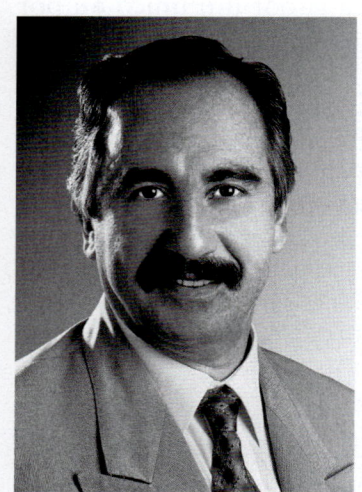

Igelmar Barreto Paes
1998-2000

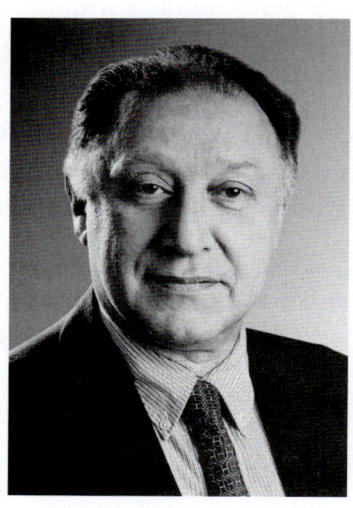

Arnaldo José Ganc
1996-1998

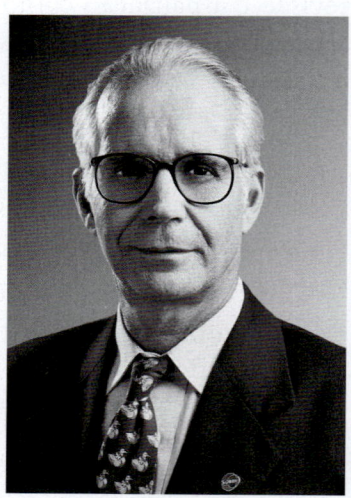

Luiz Felipe Paula Soares
1994-1996

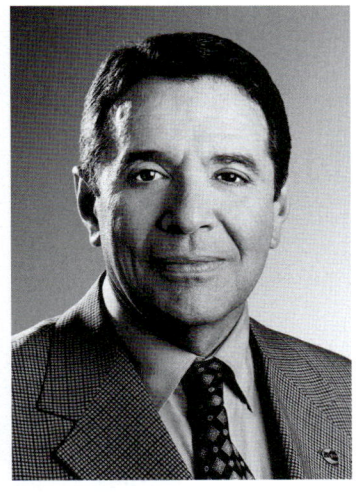

Giovani A. Bemvenuti
1992-1994

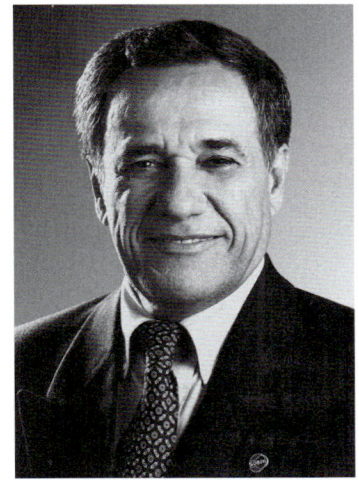

Luiz Leite Luna
1990-1992

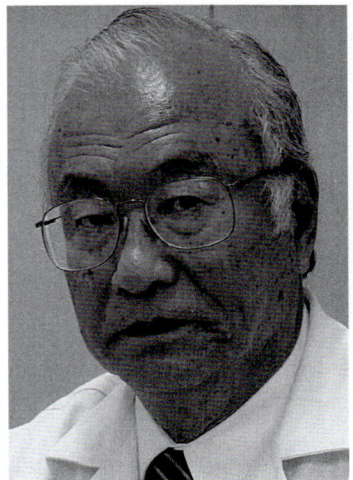

Kiyoshi Hashiba
1988-1990

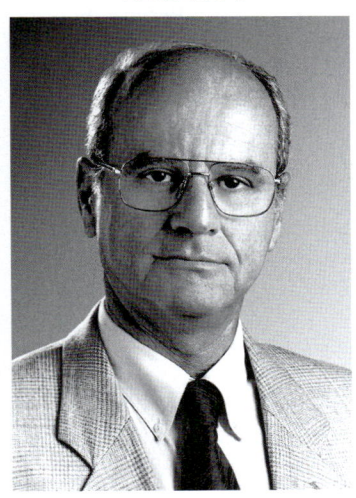

Olival Ronald Leitão
1986-1988

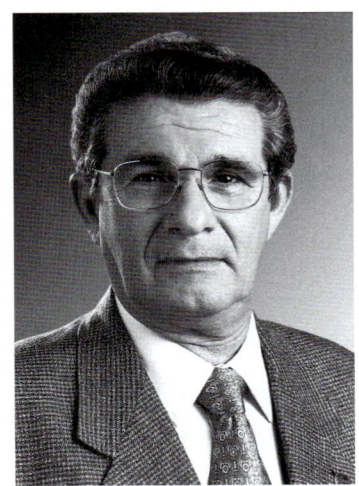

Fernando Tarcisio Cordeiro
1984-1986

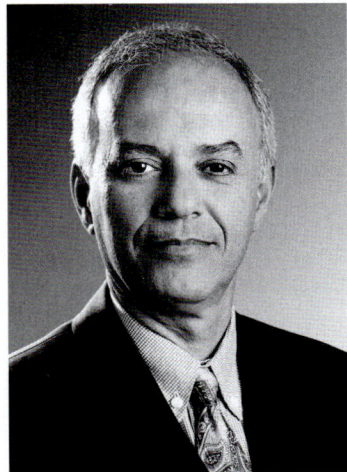

Glaciomar Machado
1982-1984

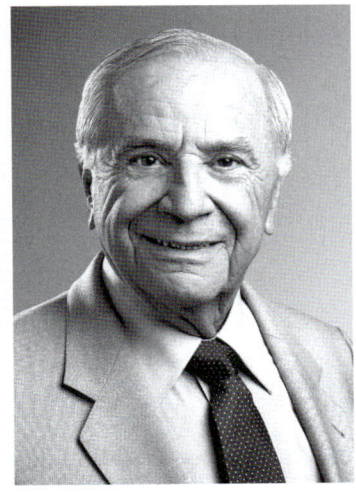

José de Souza Meireles Filho
1981-1982

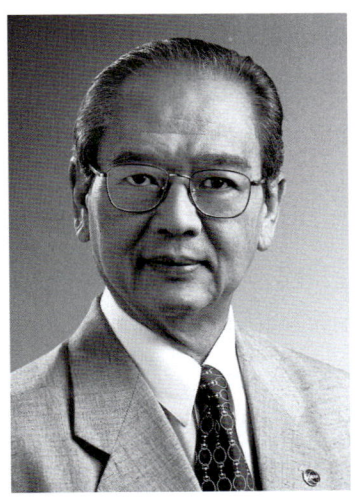

Akira Nakadaira
1979-1980

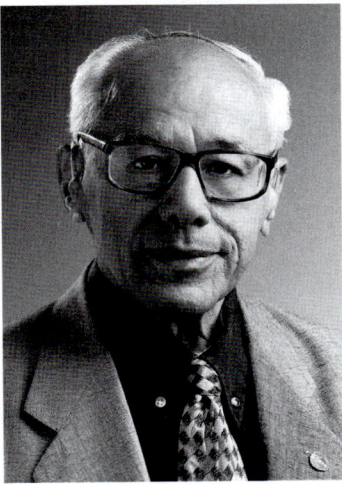

José Martins Job
1976-1978

PRESIDENTES DA SOBED NACIONAL

A primeira reunião para a fundação da SOBED foi realizada em Curitiba, em 25 de julho de 1975.
A primeira diretoria foi oficialmente eleita, com a posse do Dr. José Martins Job, em 12 de julho de 1976.

Diretoria	1976 – 1978
Presidente	Dr. José Martins Job
Vice-Presidente	Dr. José de Souza Meirelles Filho
Secretário	Dr. José F. Penteado
Tesoureiro	Dr. Sylvio Pereira de Jesus

Diretoria	1984 – 1986
Presidente	Dr. Fernando Tarcisio Miranda Cordeiro
Vice-Presidente	Dr. Sylvio Pereira de Jesus
Secretário	Dr. Francisco Marcelo de Siqueira Cavalcanti
Tesoureiro	Dr. Carlos Gantois

Diretoria	1979 – 1980
Presidente	Dr. Akira Nakadaira
Vice-Presidente	Dr. Olival Ronald Leitão
Secretário	Dr. Sylvio Pereira de Jesus
Tesoureiro	Dr. Dulmar Garcia de Carvalho

Diretoria	1986 – 1988
Presidente	Dr. Olival Ronald Leitão
Vice-Presidente	Dr. Celso Afonso de Oliveira
Secretário	Dr. Julio César Pisani
Tesoureiro	Dr. Renato Araújo Bonardi

Diretoria	1981 – 1982
Presidente	Dr. José de Souza Meirelles Filho
Secretário	Dr. Carlos Roberto Arruda Alves
Tesoureiro	Dr. Shinichi Ishioka

Diretoria	1988 – 1990
Presidente	Dr. Kiyoshi Hashiba
Secretário	Dr. Artur A. Parada
Tesoureiro	Dr. Isaac Glezer

Diretoria	1982 – 1984
Presidente	Dr. Glaciomar Machado
Vice-Presidente	Dra. Angelita Habr-Gama
Secretário	Dr. Luiz Artur G. Juruena de Mattos
Tesoureiro	Dr. Alexandre Abrão Neto

Diretoria	1990 – 1992
Presidente	Dr. Luiz Leite Luna
Vice-Presidente	Dr. José Luiz Pimenta Módena
Secretário	Dr. Cleber Vargas
Tesoureiro	Dr. Paulo Roberto Alves de Pinho
Diretores de Sede	Dr. Carlos Alberto Cappellanes
	Dr. Isaac Glezer

Diretoria	1992 – 1994
Presidente	Dr. Giovani A. Bemvenuti
Vice-Presidente	Dr. Jeronimo M. Andrade
Secretário	Dr. Eli Kahan Foigel
Tesoureiro	Dr. Ismael Maguilnik

Diretoria	2000 – 2002
Presidente	Dr. Ismael Maguilnik
Vice-Presidente	Dr. Marcos Bastos da Silva
Secretário	Dr. Pedro Birmann Weiss
Tesoureiro	Dr. Raul Roberto Seibert

Diretoria	1994 – 1996
Presidente	Dr. Luiz Felipe Paula Soares
Vice-Presidente	Dr. Caio Salem
Secretária	Dra. Eloá Marussi Morsoletto
Tesoureiro	Dr. Sérgio Luiz Bizinelli
Comissão de Sede	Dr. Eli Kahan Foigel
	Dr. Milton Cruz Filho
	Dr. Isaac Glezer

Diretoria	2002 – 2004
Presidente	Dr. Flávio Antonio Quilici
Vice-Presidente	Dra. Maria das Graças Dias da Silva
1º Secretário	Dr. Paulo Roberto Arruda Alves
2º Secretário	Dr. Marco Aurélio D'Assunção
1º Tesoureiro	Dr. Fernando Cordeiro
2º Tesoureiro	Dr. Rogério Kuga

Diretoria	1996 – 1998
Presidente	Dr. Arnaldo José Ganc
Vice-Presidente	Dr. Eli Kahan Foigel
Secretário	Dr. Carlos Alberto Capellanes
Tesoureiro	Dr. Wagner Colaiacovo

Diretoria	2004 – 2006
Presidente	Dr. Cleber Vargas
Vice-Presidente	Dr. José Eduardo Brunaldi
Secretário	Dr. Carlos Alberto Cappellanes
Tesoureiro	Dr. Paulo Roberto Alves de Pinho
Diretor de Sede	Dr. João Carlos Andreoli

Diretoria	1998 – 2000
Presidente	Dr. Igelmar Barreto Paes
Vice-Presidente	Dr. Flávio Antonio Quilici
Secretário	Dr. Hidilio Lopo Varela
Tesoureiro	Dr. Ramiro R. F. Mascarenhas

Diretoria	2006 – 2008
Presidente	Artur A. Parada
Vice-presidente	Luiz Paulo Reis Galvão
1º Secretário	Jairo Silva Alves
2º Secretário	Luiz Pinheiro Quinellato
1º Tesoureiro	Thiago F. Secchi
2º Tesoureiro	Lígia Rocha De Luca

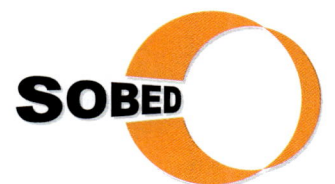

COLABORADORES

Adhemar Monteiro Pacheco Júnior

Mestre e Doutor em Medicina pela Faculdade de Ciências Médicas da Santa Casa de Misericórdia de São Paulo

Professor Adjunto e Chefe do Departamento de Cirurgia da Faculdade de Ciências Médicas da Santa Casa de Misericórdia de São Paulo

Adler Carmona Keuffer

Médico Colaborador dos Serviços de Endoscopia Digestiva do Hospital 9 de Julho e do Hospital Ipiranga (SP)

Admar Borges da Costa Junior

Coordenador do Setor de Endoscopia Digestiva do Hospital da Restauração — Emergência Estadual, Recife (PE)

Coordenador do Treinamento em Colonoscopia da Residência Médica de Coloproctologia do Hospital Barão de Lucena, Recife

Médico do Centro de Endoscopia Digestiva do Recife

Adriana Vaz Safatle-Ribeiro

Mestra e Doutora em Medicina pela Disciplina de Cirurgia do Aparelho Digestivo do Departamento de Gastroenterologia da Faculdade de Medicina da Universidade de São Paulo (FMUSP)

Médica Assistente do Serviço de Endoscopia do Departamento de Gastroenterologia da FMUSP

Afonso Paredes

Membro Titular da SOBED

Presidente do Capítulo do Rio de Janeiro da SOBED no Biênio 2006-2008

Chefe do Setor de Endoscopia Digestiva do Hospital Central Aristarcho Pessoa (HCAP) do Corpo de Bombeiros Militar (RJ)

Assistente da Clínica de Gastroenterologia do Hospital Naval Marcílio Dias (RJ)

Alberte Vieira

Médico do Serviço de Endoscopia Digestiva do Hospital 9 de Julho (SP)

Alessandra Rita Asayama Lopes Rossini

Médica Colaboradora do Serviço de Gastroenterologia Clínica do Hospital das Clínicas da FMUSP

Alexander Porley Hornos

Doutorando de Medicina da Fundação Faculdade Federal de Ciências Médicas de Porto Alegre (FFFCMPA)

Bolsista de Iniciação Científica da Fundação de Amparo à Pesquisa do Estado do Rio Grande do Sul (FAPERGS)

Alice Ruberti Schmal

Residente R4 do Serviço de Gastroenterologia e Endoscopia Digestiva do Hospital Naval Marcílo Dias (RJ)

Aline Weyne Schuch

Acadêmica de Medicina da FFFCMPA

Bolsista da FAPERGS

Almino Cardoso Ramos

Mestre em Cirurgia do Aparelho Digestivo pela Universidade Estadual de Campinas (UNICAMP)

Especialista em Cirurgia do Aparelho Digestivo pelo Colégio Brasileiro de Cirurgia Digestiva (CBCD)

Especialista em Cirurgia Geral pelo Colégio Brasileiro de Cirurgiões (CBC)

Diretor do Gastro Obeso Center (SP)

Álvaro Augusto Guimarães Freire

Chefe do Serviço de Gastroenterologia e Endoscopia Digestiva do HCA (Hospital Central da Aeronáutica) - RJ

Especialista em Endoscopia Digestiva pela SOBED

Médico da Clínica Gastroendo Endoscopia Digestiva (RJ)

Ana Botler Wilheim

Mestranda do Programa de Ciências Médicas da Faculdade de Ciências Médicas e do Instituto de Ciências Biológicas da Universidade de Pernambuco (UPE)

Médica do Serviço de Gastro-Hepatologia do Hospital Universitário Oswaldo Cruz da Universidade de Pernambuco

Membro Titular da SOBED

Especialista em Gastroenterologia pela Federação Brasileira de Gastroenterologia (FBG)

Médica Endoscopista do Boris Berenstein Imagem e Laboratório (Recife — PE)

Ana Cristina de Azevedo Abrahão Oliveira

Especialista em Gastroenterologia pela FBG (Federação Brasileira de Gastroenterologia)

Ana Zuccaro

Mestre em Gastroenterologia

Chefe do Serviço de Endoscopia Digestiva – Hospital Geral de Ipanema – MS

Membro Titular da Federação Brasileira de Gastroenterologia

Membro Titular do Colégio Brasileiro de Cirurgiões (TCBC)

Membro da SOBED

André Roncon Dias
Ex-residente de Cirurgia Geral do Hospital das Clínicas da FMUSP

Andréa Iglesias Coutinho
Professora-assistente do Departamento de Medicina Clínica da Universidade Federal de Pernambuco (UFPE).
Médica endoscopista do Boris Berenstein Imagem e Laboratório (Recife, PE). Especialista em Gastroenterologia pela FBG

Andrea May
Médica do Departamento de Medicina Interna II, HSK Wiesbaden, Alemanha

Angelita Habr-Gama
Professora Emérita Titular da FMUSP

Angelo Alves de Mattos
Professor Titular da Disciplina de Gastroenterologia e do Curso de Pós-Graduação em Hepatologia da FFFCMPA

Angelo Paulo Ferrari
Chefe do Setor de Endoscopia Digestiva da Disciplina de Gastroenterologia da Universidade Federal de São Paulo/Escola Paulista de Medicina (UNIFESP-EPM)
Gerente Médico do Departamento de Endoscopia do Hospital Israelita Albert Einstein

Antônio Carlos Conrado
Residência médica em cirurgia geral
Membro Titular da SOBED
Preceptor do curso de Endoscopia do Hospital da Restauração
Médico endoscopista do Hospital Esperança

Antônio Cerejo Ribeiro de Almeida
Coordenador do Serviço de Endoscopia do Hospital Municipal de Belém
Coordenador do Serviço de Endoscopia do Hospital de Misericórdia da Santa Casa do Pará
Coordenador do Serviço de Endoscopia do Oitavo Andar do Hospital Porto Dias
Especialista em Endoscopia Digestiva e Respiratória pela Sociedade Brasileira de Endoscopia Peroral e pela SOBED

Antônio Fernandes Silva
Especialista em Gastroenterologia pela FBG e pela Associação Médica Brasileira (AMB)
Especialista em Endoscopia Digestiva pela SOBED e pela AMB
Ex-Estagiário do Serviço de Endoscopia Gastrointestinal e do Departamento de Cirurgia do Aparelho Digestivo do Hospital das Clínicas da FMUSP

Antonio Franco de Carvalho Jr.
Especialista em Endoscopia Digestiva pela SOBED e pela AMB
Especialista em Gastroenterologia pela FBG e pela AMB
Diretor e Endoscopista da Clínica Endodiagnose, em Campinas
Colonoscopista do Hospital Vera Cruz (Campinas, SP)

Antonio Gentil
Especialista em Endoscopia pela SOBED
Endoscopista da Uniendo (Campo Grande – MS)

Armindo Kusaba
Médico Assistente do Serviço de Endoscopia Peroral da Santa Casa de Misericórdia de São Paulo

Arnaldo José Ganc
Livre-docente em Gastroenterologia da UNIFESP-EPM

Artur A. Parada
Chefe dos Serviços de Endoscopia Digestiva do Hospital 9 de Julho e do Hospital Ipiranga (SP)
Presidente da SOBED NACIONAL - gestão 2006-2008

Augusto J. Araújo Lima
Membro Titular da SOBED e da FBG
Gastroenterologista e endoscopista do Hospital Geral de Fortaleza (HGF)

Beatriz Mônica Sugai
Doutora em Cirurgia pela FMUSP
Médica do Centro Diagnóstico Fleury (SP)

Caio Salem
Professor de Gastroenterologia e de Endoscopia Digestiva da Universidade Federal do Rio Grande do Norte (UFRN-CCS)
Membro Titular especialista da SOBED
Membro da American Society for Gastrointestinal Endoscopy (ASGE)

Caio Sergio Rizkallah Nahas
Ex-preceptor da disciplina de Cirurgia do Aparelho Digestivo do Hospital das Clínicas da FMUSP
Médico Colaborador da disciplina de Coloproctologia da FMUSP

Carlos A. F. Guedes (Caíto)
Professor da Faculdade de Medicina da UFU (Universidade Federal de Uberlândia)
Membro Titular da SOBED

Carlos Alberto Cappellanes
Médico Assistente do Serviço de Endoscopia do Hospital Sírio-Libanês (SP)

Carlos Alberto Silva Barros
Coordenador do Serviço de Endoscopia Digestiva da Santa Casa de Belo Horizonte
Membro Titular da SOBED
Ex-professor assistente de Semiologia da Faculdade de Ciências Médicas de Minas Gerais
Ex-presidente da SOBED-MG

Carlos Eduardo Batista Martins
Acadêmico de Medicina da FFFCMPA
Bolsista do CNPq

Carlos Eduardo Oliveira dos Santos
Membro Titular da SOBED
Membro Titular do CBCD
Membro da ASGE
Médico Endoscopista da Santa Casa de Caridade de Bagé - RS

Carlos Frederico Sparapan Marques
Médico colaborador do Serviço de Colonoscopia do Hospital das Clínicas da FMUSP

Carlos F. Francesconi
Professor Adjunto do Departamento de Medicina Interna da Universidade Federal do Rio Grande do Sul

Carlos Gantois
Membro Titular e especialista em endoscopia pela SOBED
Especialista em gastroenterologia pela FBG
Chefe do Serviço de Endoscopia da Gastroclínica Carlos Gantois (Recife-PE)
Médico endoscopista do Serviço de Endoscopia da UFPE (Laboratório de Imunopatologia Keizo Asami – LIKA)

Carlos Henrique Barros Amaral
Membro Titular da SOBED e da FBG
Membro da ASGE
Médico endoscopista da Santa Casa de Maceió e da Unidade de Emergência Dr. Armando Lages (Maceió, AL)
Médico do Serviço de Endoscopia do Hospital Universitário Dr. José Carneiro da Universidade Estadual de Ciências da Saúde de Alagoas (UNCISAL)

Carlos Kupski
Professor Adjunto do Departamento de Medicina Interna da Faculdade de Medicina da PUCRS
Chefe dos Serviços de Gastroenterologia e Medicina Interna do Hospital São Lucas da PUCRS
Membro Titular da SOBED
Doutor em medicina pela PUCRS

Carlos Walter Sobrado
Mestre e Doutor em Cirurgia pela FMUSP
Professor Assistente Doutor da disciplina de Coloproctologia do Hospital das Clínicas da FMUSP

Celso Eduardo Patrício
Assistente do Serviço de Endoscopia da Real e Benemérita Associação Portuguesa de Beneficência – Hospital São Joaquim

Celso Junqueira Barros
Membro Titular da SOBED
Médico Adido da Seção de Endoscopia Digestiva do Hospital das Clínicas da Faculdade de Medicina de Ribeirão Preto (FMRP-USP)
Médico da Clínica Gastroenterológica de Ribeirão Preto (SP)

César Vivian Lopes
Médico Gastroenterologista e Endoscopista
Mestre e Doutor em Medicina
Professor de Clínica Médica da Faculdade de Medicina da Universidade Luterana do Brasil (ULBRA)

Christian Fabian Scarparo
Médico colaborador dos Serviços de Endoscopia Digestiva do Hospital 9 de Julho e do Hospital Ipiranga (SP)

Cid Buarque de Gusmão
Oncologista Clínico
Diretor do Centro de Oncologia do Hospital 9 de Julho (SP)
Presidente do Instituto Brasileiro de Pesquisa em Câncer
Membro da Sociedade Brasileira de Oncologia Clínica (SBOC)
Membro Titular da Academia de Medicina do Estado de São Paulo
Membro da American Society of Clinical Oncology (ASCO)
Membro da European Society for Medical Oncology (ESMO)
Ex-presidente da Sociedade Paulista de Oncologia Clínica (SPOC)
Ex-vice-presidente da SBOC

Cláudio L. Hashimoto
Médico Assistente Doutor do Hospital das Clínicas da FMUSP
Ex-pesquisador do Centro Nacional de Câncer do Japão, Tóquio

Cleber Vargas
Professor Adjunto da Faculdade de Medicina da UFRJ
Mestrado em Gastroenterologia pela UFRJ
Membro Titular Colaborador do CBC
Presidente da SOBED gestão 2004-2006
Vice-presidente da Sociedade de Medicina e Cirurgia do RJ

Cristina Targa Ferreira
Gastroenterologista e Endoscopista Pediátrica do Hospital das Clínicas e da Santa Casa de Porto Alegre (RS)
Mestre em Hepatologia pela FFFCMPA
Doutora em Gastroenterologia pela UFRGS (RS)

Dalton Marques Chaves
Médico Assistente Doutor do Serviço de Endoscopia do Hospital das Clínicas da FMUSP

Daniel Fernando Soares e Silva
Médico gastroenterologista e endoscopista do Hospital Santa Isabel e ESADI – Espaço de Saúde do Aparelho Digestivo (Blumenau, SC)

Daniel Locatelli Neves
Médico residente de Gastroenterologia e Endoscopia Digestiva do Hospital das Clínicas da UFPR

Daniela Lemos Marques
Doutoranda de Medicina da FFFCMPA

Dauana Arruda Bastos
Médica Colaboradora dos Serviços de Endoscopia Digestiva do Hospital 9 de Julho e do Hospital Ipiranga (SP)

David Corrêa Alves de Lima
Membro Titular da SOBED
Membro do Instituto Alfa de Gastroenterologia – Hospital das Clínicas da Universidade Federal de Minas Gerais
Membro da SFED (Sociedade Francesa de Endoscopia Digestiva)
Membro da ASGE
Diretor da Clínica Biogastro – Núcleo de Gastroenterologia e Videoendoscopia Digestiva

Dayse Célia Aroucha
Professora-auxiliar do Departamento de Medicina Clínica da Disciplina de Gastro-Hepatologia da UPE
Mestre em Medicina Clínica pela UFPE
Médica da UFPE

Débora Duro
Pediatra formada pelo Miami Children's Hospital dos Estados Unidos
Clinical Fellow em Gastroenterologia e Endoscopia do Serviço do Boston Children's Hospital (Harvard Medical School)
Mestre em Nutrição pela Florida International University
Membro ativo da Comissão Internacional do NASPGHAN
Membro da American Gastroenterology Association (AGA)

Denise Peixoto Guimarães
Médica do Setor de Endoscopia do Hospital do Câncer I (INCA/MS) - RJ
Pesquisadora do Serviço de Pesquisa Clínica do INCA
Doutorada em Biociências pela Universidade Estadual do Rio de Janeiro (UFRJ)
Título de Especialista em Endoscopia Digestiva pela SOBED/AMB

Derival Santos
Coordenador do Serviço de Coloproctologia do Hospital Arapiara de Belo Horizonte e do Hospital da Polícia Militar de Minas Gerais
Coordenador do Serviço de Colonoscopia do Hospital Arapiara de Belo Horizonte e membro do Serviço de Colonoscopia do Hospital da Polícia Militar de Minas Gerais

Djalma Ernesto Coelho Neto
Fellow in Advanced and Terapeutic Endoscopy University of Louisville - USA
Mestre em Cirurgia Geral – Setor Abdominal do Departamento de Cirurgia da Faculdade de Medicina da UFRJ
Membro Aspirante da SOBED
Membro da ASGE
Membro da Society of American Gastrointestinal Endoscopic Surgeons (SAGES)

Edivaldo Fraga Moreira
Coordenador do Serviço de Endoscopia Digestiva do Hospital Felício Rocho (MG)
Membro Titular da SOBED
Membro da ASGE

Edson Jurado da Silva
Mestre em Gastroenterologia pela UFRJ
Docente-livre em Gastroenterologia pela Universidade Federal do Estado do Rio de Janeiro (UNIRIO).
Fellow do American College of Gastroenterology
Coordenador do Setor de Colonoscopia do Serviço de Proctologia do Hospital dos Servidores do Estado (HSE-RJ)

Edson Pedro da Silva
Médico gastroenterologista e endoscopista do Hospital Santa Isabel e ESADI – Espaço de Saúde do Aparelho Digestivo (Blumenau, SC)

Eduardo Carlos Grecco
Responsável pelo Serviço de Endoscopia do Hospital Santa Catarina (SP)
Titular da Sociedade Brasileira de Coloproctologia (SBCP)
Membro Titular da SOBED

Eduardo Curvêllo Tolentino
Doutor em Cirurgia pela USP
Titular e Especialista pela SOBED e CBCD

Eduardo Guimarães Horneaux de Moura
Doutor em Cirurgia pela FMUSP
Médico Assistente do Serviço de Endoscopia Gastrointestinal do Hospital das Clínicas da FMUSP
Mestre em Gastroenterologia pelo IBEPEGE (SP)
Doutor em Cirurgia do Aparelho Digestivo pela FMUSP
Chefe do Serviço de Endoscopia do Hospital São Luiz – Unidade Morumbi (SP)
Chefe do Serviço de Endoscopia do Hospital São Camilo Santana (SP)

Eli Kahan Foigel
Diretor do Centro de Endoscopia do Hospital do Servidor Público Estadual Francisco Morato de Oliveira (SP)
Responsável pelo Setor de Endoscopia da Foccus Medicina Diagnóstica

Eliane Teixeira Orsini
Assistente Estrangeira em Gastroenterologia da Universidade Paris V – René Descartes – Paris
Médica Assistente do Serviço de Endoscopia do Hospital Heliópolis (SP)

Elisa Ryoka Baba
Médica Assistente do Serviço de Endoscopia Gastrointestinal e Colaboradora da Divisão de Patologia Cirúrgica do Hospital das Clínicas da FMUSP

Eloá Marussi Morsoletto
Professora Assistente de Gastroenterologia na Faculdade Evangélica de Medicina do Paraná (FEMPAR)
Médica Responsável pela Endoscopia Pediátrica no Hospital de Clínicas da Universidade Federal do Paraná
Presidente da SOBED – Capítulo do Paraná (1993-1994 e 2003-2004)

Emanuelle Gomes Reis Galvão
Médica Residente R2 do Hospital Universitário Lauro Wanderley da Universidade Federal da Paraíba (UFPB)

Emiliano de Carvalho Almodova
Médico Residente do Serviço de Endoscopia Peroral da Santa Casa de Misericórdia de São Paulo

Eponina Maria de Oliveira Lemme
Professor Doutor do Departamento de Clínica Médica da Faculdade de Medicina da UFRJ
Responsável pelo Laboratório de Motilidade Digestiva do HUCFF – UFRJ

Esteban Sadovsky
Membro Titular da SOBED
Médico Endoscopista do Hospital das Clínicas - Universidade Federal do Espírito Santo (UFES)

Esther Buzaglo Dantas Correa
Doutora em Gastroenterologia pela UNIFESP-EPM
Mestre em Medicina Interna pela Universidade Federal de Santa Catarina (UFSC)
Gastroenterologista e endoscopista do Hospital Universitário da UFSC

Evandro de Oliveira Sá
Médico do Serviço de Endoscopia Digestiva do Hospital Geral de Ipanema (RJ)
Fellowship em Endoscopia Digestiva pelo Hospital Universitário de Keio, Tóquio, Japão
Membro Titular da SOBED

Everson L.A. Artifon
Médico Assistente do Serviço de Endoscopia Gastrointestinal do Hospital das Clínicas da FMUSP
Pós-Doutor, Doutor e Mestre em Cirurgia pela FMUSP
Professor Colaborador da disciplina de Cirurgia do Aparelho Digestivo do Hospital das Clínicas da FMUSP
Responsável pela Unidade de Endoscopia Biliopancreática do Hospital Ana Costa (Santos, SP)

Fabio Marioni
Primeiro Assistente do Serviço de Endoscopia Peroral da Santa Casa de Misericórdia de São Paulo
Médico Assistente do Serviço de Cirurgia Torácica da Escola Paulista de Medicina

Fábio Segal
Gastroenterologista
Mestre e Doutor em Medicina pela UFRGS
Presidente da SOBED (capítulo RS)

Fábio Yuji Hondo
Médico Assistente do Serviço de Endoscopia Gastrointestinal do Hospital das Clínicas da FMUSP

Fabríccio Dórea Fernandes Silva
Formando de Medicina do Centro Universitário Barão de Mauá (Ribeirão Preto, SP)

Fabrício Munhen Ferreira
Especialista em gastroenterologia
Endoscopista do Hospital Samaritano e do Hospital Regional de Governador Valadares (MG)

Fanny Dantas de Lima
Médica alergista e imunologista clínica do Hospital 9 de Julho (SP)
Doutoranda da disciplina de Alergia e Imunologia Clínica da FMUSP

Fauze Maluf-Filho
Livre-docente do Departamento de Gastroenterologia da FMUSP
Médico Assistente do Serviço de Endoscopia do Hospital das Clínicas da FMUSP
Professor Colaborador do Departamento de Gastroenterologia da FMUSP

Fernanda Prata Thuler
Pós-graduanda da disciplina de Gastroenterologia da UNIFESP-EPM
Médica do Departamento de Endoscopia do Hospital Israelita Albert Einstein (SP)

Fernando Cordeiro
Professor Titular da Disciplina de Clínica Cirúrgica da Faculdade de Medicina do CCV da PUC Campinas
Mestre do Capítulo de São Paulo do CBC

Fernando H. Wolff
Gastroenterologista
Doutorando em Medicina: Ciências Médicas – UFRGS
Especialista em Endoscopia Digestiva pela SOBED

Filadelfio Euclides Venco
Diretor do Laboratório Diagnóstika
Coordenador do Serviço de Patologia Cirúrgica dos Hospitais Albert Einstein e 9 de Julho (SP)

Flávio Antonio Quilici
Professor Titular da disciplina de Gastroenterologia da Faculdade de Medicina do CCV da PUC Campinas
Ex-presidente da SOBED
Ex-presidente da SBCP

Flávio Braguim
Mestre em Cirurgia pela Santa Casa de São Paulo
Membro Titular da SOBED
Médico Endoscopista do Hospital Santa Catarina (SP)

Flávio Hayato Ejima
Membro Titular da SOBED
Coordenador do Serviço de Endoscopia Digestiva do Hospital Regional de Taguatinga da Secretaria de Saúde do Distrito Federal
Médico gastroenterologista e endoscopista do Hospital Brasília e do Hospital Santa Helena do Distrito Federal

Flavio Luis de Sousa Brandão
Membro Titular da SOBED
Membro da ASGE
Especialista em gastroenterologia
Endoscopista da Gastro Master Clínica (RJ)

Francisco César Carnevale
Médico Chefe do Serviço de Radiologia Intervencionista do Hospital das Clínicas da FMUSP e do Hospital Israelita Albert Einstein (SP)

Frederico José Chaves Pereira
Médico Residente do Serviço de Endoscopia do Hospital Sírio-Libanês (SP)

Frederico Salvador Assirati
Médico Colaborador dos Serviços de Endoscopia Digestiva do Hospital 9 de Julho e do Hospital Ipiranga (SP)

Genoile Oliveira Santana
Médica do Serviço de Endoscopia e Coordenadora do Ambulatório de Gastroenterologia do Hospital Universitário Professor Edgard Santos da Universidade Federal da Bahia (UFBA)
Membro titular da SOBED
Mestre e doutoranda em Medicina Interna pela UFBA

Gerhard F. Buess
Professor e Diretor da Seção de Cirurgia Minimamente Invasiva da Universidade Eberhard–Karls de Tuebingen (Alemanha)

Gerônimo Franco de Almeida
Médico colaborador dos Serviços de Endoscopia do Hospital 9 de Julho e do Hospital Ipiranga (SP)

Gilberto Reynaldo Mansur
Médico do Setor de Endoscopia do Hospital do Câncer I (INCA-MS) – RJ
Membro Titular da SOBED

Gildo Barreira Furtado
Membro Titular da SOBED
Especialista em Gastroenterologia pela FBG/AMB
Preceptor de Residência Médica em Endoscopia Digestiva do Hospital Geral de Fortaleza
Médico do Serviço de Endoscopia Digestiva do Hospital das Clínicas da Universidade Federal do Ceará (UFC)

Giovana P. N. da Gama
Residente do Serviço de Endoscopia do Hospital Sírio-Libanês - São Paulo

Giovani A. Bemvenuti
Membro Honorário e Ex-Presidente da SOBED
Professor Adjunto em Medicina Interna da Faculdade de Medicina da UFRGS

Giovanni Faria Silva
Professor Assistente Doutor da Disciplina de Gastroenterologia do Departamento de Clínica Médica da Faculdade de Medicina de Botucatu - UNESP
Membro do Setor de Endoscopia Digestiva do HC-UNESP

Giulio Cesare Santos
Diretor do Laboratório Diagnóstika
Ex-professor Livre-docente da Faculdade de Medicina da Santa Casa (SP)
Membro do Departamento de Patologia Cirúrgica dos Hospitais Albert Einstein e 9 de Julho (SP)

Giulio Fabio Rossini
Cirurgião e colonoscopista do Hospital Sírio-Libanês de São Paulo e do Hospital Oswaldo Cruz de São Paulo

Glaciomar Machado
Professor Titular de Gastroenterologia da Faculdade de Medicina da UFRJ
PhD pela Universidade de Bristol, Inglaterra
Membro Titular da Academia Nacional de Medicina (Cadeira 18)
Membro Fundador, Titular e Honorário da SOBED
Ex-Presidente da SOBED
Ex-Presidente da Sociedade Interamericana de Endoscopia Digestiva (SIED)
Ex-Presidente da Organização Mundial de Endoscopia Digestiva (OMED)
Presidente-Honorário da Organização Mundial de Endoscopia Digestiva (OMED)

Gregório Feldman
Membro da Sociedade Americana de Gastroenterologia e Endoscopia Digestiva (ASGE)
Especialista em Endoscopia Digestiva pela SOBED
Médico da Clínica Gastroendo Endoscopia Digestiva – RJ

Guido Valencia Zanabria
Membro Titular da SOBED
Médico-cirurgião formado pela Universidad Nacional de San Agostín (Arequipa, Peru)
Ex-assistente do Serviço de Endoscopia do Hospital 9 de Julho (SP)

Guilherme Cutait de Castro Cotti
Médico Preceptor da disciplina de Coloproctologia do Hospital das Clínicas da FMUSP

Gustavo Andrade de Paulo
Mestre em Gastroenterologia pelo Queen Mary & Westfield College, University of London
Doutor em Gastroenterologia pela UNIFESP-EPM
Médico do Serviço de Endoscopia do Hospital Israelita Albert Einstein (SP)

Gustavo Francisco de Souza e Mello
Médico do Setor de Endoscopia do Hospital do Câncer I (INCA / MS)
Membro Titular da SOBED

Gutemberg Correa da Silva
Especialista em Endoscopia Digestiva pela SOBED
Médico da Clínica Gastroendo Endoscopia Digestiva (RJ)
Mestre em Gastroenterologia pela UFRJ

Hannah Pitanga Lukashok
Residência Médica em Gastroenterologia no HUCFF/UFRJ
Especialização Médica em Endoscopia Digestiva Oncológica no INCA (RJ)

Haruhiro Inoue
Chefe do Setor de Endoscopia Digestiva Alta do Centro de Doenças Digestivas do Showa University, Yokohama – Japão

Helder Vianey Batista
Médico colaborador dos Serviços de Endoscopia do Hospital 9 de Julho e do Hospital Ipiranga (SP)

Henri César Castanheira
Membro da ASGE
Especialista em Gastroenterologia
Médico da Gastro Master Clínica (RJ)

Heraldo Arcela Rocha
Professor Assistente da disciplina de Gastroenterologia da Universidade Federal da Paraíba (UFPB)

Herbeth Toledo
Especialista em Cirurgia do Aparelho Digestivo e Endoscopia Digestiva

Hinori Yamamoto
Membro do Departamento de Medicina Interna - Divisão de Gastroenterologia - Jichi Medical School, Tochigi - Japão

Horácio Joaquin Perez
Médico Asistente do Serviço de Gastroenterologia do Hospital Universitário da UFSC
Membro Titular da SOBED
Fellow da ASGE

Huang Ling Fang
Médica do Serviço de Gastroenterologia e Endoscopia Digestiva do Hospital Universitário Clementino Fraga Filho – HUCFF da UFRJ
Médica do Serviço de Endoscopia Digestiva do Hospital Geral de Ipanema (RJ)

Huang Po Yen
Assistente do Serviço de Endoscopia da Santa Casa de São Paulo

Humberto Setsuo Kishi
Médico Assistente da Divisão de Anatomia Patológica do Hospital das Clínicas da FMUSP
Médico Patologista do Laboratório Diagnóstika (SP)
Médico Patologista do Hospital Israelita Albert Einstein (SP)

Iêda Maria Nery Paes
Ex-Presidente da Sociedade Brasileira de Enfermagem em Endoscopia Gastrointestinal SOBEEG (Biênio 1998/2000 – 2000/2002)
Coordenadora de Enfermagem do Serviço de Endoscopia Digestiva do Hospital Aliança (BA)
Pós-graduada em Administração Hospitalar pela Faculdade São Camilo (BA)

Igelmar Barreto Paes
Professor Adjunto da Faculdade de Medicina da UFBA
Chefe do Serviço de Endoscopia do Hospital Aliança (BA)
Chefe do SED-CHD-HGRS

Ismael Maguilnik
Professor Adjunto de Medicina Interna da UFRGS
Chefe da Unidade de Endoscopia Digestiva do Hospital de Clínicas de Porto Alegre
Ex-presidente da SOBED
Presidente da Sociedade Interamericana de Endoscopia Digestiva (SIED)

Ivo Jatobá Leite
Especialista em Endoscopia Digestiva pela Pontifícia Universidade Católica do Rio de Janeiro (PUC)
Médico da Gastromed de Maceió (AL)

Jaciane Araújo Mota
Médica Residente do Serviço de Endoscopia Digestiva do Hospital Geral Roberto Santos (BA)

Jairo Silva Alves
Membro Titular da SOBED
Doutor em Medicina pela Faculdade de Medicina da UFMG
Médico endoscopista da Servescopy e do Instituto Alfa de Gastroenterologia do Hospital das Clínicas da UFMG

Jarbas Faraco Maldonado Loureiro
Médico Residente do Serviço de Endoscopia Digestiva do Hospital Sírio-Libanês (SP)

Jimi Izaques Bifi Scarparo
Médico dos Serviços de Endoscopia Digestiva do Hospital 9 de Julho e do Hospital Ipiranga (SP)
Médico Cirurgião do Aparelho Digestivo

João Carlos Andreoli
Médico Assistente Doutor do Departamento de Gastroenterologia do Hospital das Clínicas da FMUSP
Endoscopista do Instituto de Gastroenterologia de São Paulo (IGESP)

João Carlos Prolla
Membro Titular da SOBED
Professor Titular de Medicina Interna da Faculdade de Medicina da UFRGS

Joaquim Alves de Carvalho Júnior
Médico Estagiário do Serviço de Endoscopia Peroral da Santa Casa de Misericórdia de São Paulo

Joaquim Gama-Rodrigues
Professor Emérito Titular da FMUSP

José Celso Ardengh
Médico Assistente da Seção de Endoscopia Digestiva da disciplina de Anatomia e Cirurgia do Hospital das Clínicas da FMRP-USP
Médico assistente do Serviço de Endoscopia e Ecoendoscopia do Hospital 9 de Julho (SP)

José Eduardo Brunaldi
Membro Titular da SOBED
Médico Assistente da Seção de Endoscopia Digestiva do Hospital das Clínicas da FMRP-USP
Médico da Clínica Gastroenterológica de Ribeirão Preto

José Flávio Andrade Silva
Médico Primeiro Assistente do Serviço de Endoscopia da Faculdade de Ciências Médicas da Santa Casa de São Paulo
Médico Responsável pelo Serviço de Endoscopia do Hospital Samaritano de São Paulo

José Flavio Ernesto Coelho
Professor Adjunto da Faculdade de Medicina da UFRJ
Doutor em Medicina da UFRJ
Membro Titular da SOBED

José Giordano Nappi
Médico Colaborador do Serviço de Endoscopia Gastrointestinal do Hospital das Clínicas da FMUSP

José Guilherme Faifer
Mestre em Ciências Médicas pela UNESP
Titular e Especialista pela FBG/SOBED/CBCD

José Inácio Sanseverino
Gastroenterologista e Endoscopista do Complexo Hospitalar Santa Casa de Porto Alegre
Coordenador de Gastroenterologia e Endoscopia Digestiva do Centro de Tratamento da Obesidade da Santa Casa de Porto Alegre

José Luiz Paccos
Cirurgião e colonoscopista do Hospital Sírio-Libanês de São Paulo

José Luiz Pimenta Módena
Professor Assistente Doutor do Departamento de Cirurgia e Anatomia da FMRP-USP
Chefe da Seção de Endoscopia do Hospital das Clínicas da FMRP-USP

José Maurício Aragão
Especialista em Endoscopia Digestiva pela SOBED
Membro Titular da SOBED
Chefe do Serviço de Endoscopia Digestiva do Hospital do Servidor Público Estadual de Pernambuco
Coordenador da Clínica de Endoscopia Diagnóstika – Recife, Pernambuco

José Mauro Teixeira
Médico da Clínica Gastroendo Endoscopia Digestiva (RJ)
Ex-chefe do Serviço de Gastroenterologia e Endoscopia Digestiva do Hospital da Força Aérea do Galeão

José Olympio Meirelles dos Santos
Médico Endoscopista do Gastrocentro, Unicamp (SP)

José Ruver Lima Herculano Jr.
Doutor em Ciências Médicas pela FMRP-USP
Especialista em Gastroenterologia pela FBG/AMB
Especialista em Endoscopia Digestiva pela SOBED
Preceptor de Residência Médica em Endoscopia Digestiva do Hospital Geral de Fortaleza

José Wenceslau Costa Neto
Membro Titular da SOBED e da FBG
Chefe do Serviço de Endoscopia do Hospital do Açúcar - Maceió
Endoscopista da Unidade de Emergência Dr. Armando Lages e do Hospital Unimed (Maceió, AL)

Joselito Barros Oliveira
Pós-graduado em Gastroenterologia pela UNIRIO
Membro Titular da SOBED
Especialista em Endoscopia Digestiva pela SOBED e AMB
Endoscopista Pediátrico do Instituto Fernandes Figueira – IFF – FIOCRUZ
Pós-graduado em Hepatologia pelo Grupo do Fígado do Rio de Janeiro

Josemberg Marins Campos
Membro Titular da SOBED
Membro Titular da Sociedade Brasileira de Cirurgia Bariátrica (SBCB)
Mestre e Doutor em Cirurgia

Josué Henrique dos Santos
Membro Titular da SOBED
Endoscopista de Recife (PE)

Juarez Sampaio
Médico Endoscopista
Membro Titular da SOBED
Mestre em Cirurgia
Endoscopista do Instituto do Câncer do Ceará

Julia Camargo Haje
Médica Assistente Voluntária do Serviço de Endoscopia Peroral da
Santa Casa de Misericórdia de São Paulo
Médica Assistente do Serviço de Endoscopia do Hospital do Servi-
dor Público Estadual Francisco Morato de Oliveira (SP)

Juliana Mara Cruz
Médica anestesiologista com título superior em Anestesiologia
(TSA)
Assistente do Hospital Universitário da Universidade de São Paulo

Juliano Coelho Ludvig
Médico gastroenterologista e endoscopista do Hospital Santa Isabel
e do ESADI – Espaço de Saúde do Aparelho Digestivo (Blumenau,
SC)

Júlio C. Pereira-Lima
Professor Adjunto Doutor do Serviço de Gastroenterologia da
FFCMPA e da Santa Casa de Porto Alegre
Chefe do Serviço de Endoscopia da Santa Casa de Porto Alegre
Pesquisador do CNPq
Médico Endoscopista da Fundação Rio-grandense Universitária de
Gastroenterologia (FUGAST)
Mestre e Doutor em Medicina

Julio César Pisani
Professor Adjunto de Gastroenterologia
Chefe da Especialidade de Gastroenterologia do Hospital de Clínicas
da UFPR

Julio Cesar Souza Lobo
Presidente da SOBED - capítulo Paraná
Professor Substituto da disciplina de Gastroenterologia do Departa-
mento de Clínica Médica da UFPR

Júlio Cezar Uili Coelho
Professor Titular e Coordenador da Disciplina de Cirurgia do Aparelho Digestivo (UFPR)

Julio Ricardo Torres Bermudez
Especialista em Cirurgia Geral
Cirurgião do Centro de Cirurgia Endoscópica do Hospital Universi-
tário Geral Calixto Garcia (Cuba)

Karina Cristiane Takahashi
Médica Estagiária de Segundo Ano do Serviço de Endoscopia Peroral da Santa Casa de Misericórdia de São Paulo

Kátia Cunha
Médica-cirurgiã geral

Kleber Bianchetti de Faria
Endoscopista Assistente dos Serviços de Endoscopia Digestiva dos
Hospitais Madre Teresa e São Francisco de Assis – Belo Horizonte
Membro Titular da SOBED

Laércio T. Ribeiro
Chefe do Serviço de Endoscopia Digestiva do Hospital Universitário
da Universidade Federal de Alagoas

Laura Cotta Ornellas
Médica do Serviço de Endoscopia do Hospital Monte Sinai (Juiz
de Fora, MG)
Doutora em Medicina pela UNIFESP
Pós-doutorada em Gastroenterologia pela Harvard Medical School

Lígia Rocha De Luca
Ex-presidente da SOBED - capítulo de Santa Catarina (2002 –
2006)
Gastroenterologista e Endoscopista do Hospital São João Batista
(Criciúma, SC)
Professora de Gastroenterologia do Curso de Medicina da Universi-
dade do Extremo Sul Catarinense (UNESC)

Lilian Ziviani
Médica Assistente dos Serviços de Endoscopia Digestiva do Hospital
9 de Julho e do Hospital Ipiranga (SP)

Lincoln Eduardo Villela Vieira de Castro Ferreira
Chefe do Serviço de Endoscopia do Hospital Monte Sinai (Juiz de
Fora, MG)
Chefe do Setor de Endoscopia Digestiva do Hospital Universitário
da Universidade Federal de Juiz de Fora (MG)
Doutor em Medicina pela UNIFESP

Lisandra Carolina M Quilici
Especialista em Cirurgia Digestiva

Lívia Maria Cunha Leite
Membro Titular da SOBED
Endoscopista de Salvador (BA)

Loana H. Valiati
Médica Endoscopista em Curitiba-PR
Ex-médica do Serviço de Endoscopia Digestiva do Hospital 9 de Ju-
lho (SP)

Luana Paredes Leite de Barros Pereira
Mestre em Gastroenterologia Cirúrgica pelo Instituto de Assistência
Médica ao Servidor Público do Estado de São Paulo (IAMSP)
Médica-Chefe do Serviço de Endoscopia do HGU (Hospital Geral
da Unimed), Belém-Pa
Médica do Serviço de Endoscopia do HPM (Hospital da Prefeitura
Municipal), de Belém-Pa
Membro Titular da SOBED - presidente do capítulo do Pará nos
biênios 2002-2004/2004-2006)

Lucas F. Pereira-Lima
Doutorando de Medicina da FFFCMPA
Bolsista de Iniciação Científica do CNPq

Luciana Dias Moretzsohn
Professora Adjunta Doutora do Departamento de Clínica Médica da
Faculdade de Medicina da UFMG.
Médica Endoscopista do Instituto Alfa de Gastroenterologia do
Hospital das Clínicas da UFMG

Luciana Gradella
Médica Colaboradora do Serviço de Endoscopia do Hospital Ipiranga (SP)

Luciana Rodrigues Leal Silva
Médica Especialista da SOBED
Médica Assistente do Hospital Aliança e SED-CHD-HGRS

Lucio Giovanni B. Rossini
Médico endoscopista do Serviço de Endoscopia da Faculdade de Ciências Médicas da Santa Casa de São Paulo e dos Hospitais Albert Einstein, Samaritano e São Luiz

Luis Masúo Maruta
Chefe do Serviço de Endoscopia do Hospital Universitário da USP e Chefe do Serviço de Endoscopia do Hospital Santa Cruz (SP)

Luiz Augusto Richard
Membro Titular da SOBED
Médico Endoscopista em Cascavel (PR)
Ex-membro do Serviço de Endoscopia Digestiva do Hospital 9 de Julho (SP)

Luiz Cláudio Miranda da Rocha
Endoscopista do Hospital Mater Dei e do Hospital da Polícia Militar de Minas Gerais
Membro Titular da SOBED
Membro da ASGE
Especialização em Endoscopia Digestiva em Lyon, França
Mestrando em Gastroenterologia pela UFMG

Luiz Felipe Pereira de Lima
Médico Assistente do Serviço de Endoscopia e Ecoendoscopia do Hospital 9 de Julho (SP)

Luiz Henrique de Souza Fontes
Médico Assistente do Centro de Endoscopia
Coordenador do Laboratório de Fisiologia Digestiva do Hospital do Servidor Público Estadual Francisco Morato de Oliveira (SP)
Titular do CBCD e da Sociedade Brasileira de Motilidade Digestiva (SBMD)

Luiz João Abrahão Junior
Mestre em Gastroenterologia pela UFRJ
Médico do Serviço de Gastroenterologia do HUCFF-UFRJ
Especialista em Endoscopia Digestiva da SOBED

Luiz João Abrahão
Professor Titular de Gastroenterologia da UFF
Presidente da Sociedade de Gastroenterologia do Rio de Janeiro (biênio 2005-2006)
Membro do American College of Gastroenterology (ACG)
Membro Titular da SOBED

Luiz Paulo Reis Galvão
Membro Titular da SOBED e da FBG
Mestre em Doenças Tropicais e Infecciosas pela UFPE
Diretor do Centro de Endoscopia Digestiva do Recife
Vice-Presidente da SOBED (2006-2008)

Luiz Pinheiro Quinellato
Membro Titular da SOBED
Especialista em Endoscopia Digestiva pela SOBED
Ex-presidente do capítulo do Rio de Janeiro da SOBED
Chefe do Serviço de Endoscopia Digestiva do Hospital Evangélico do Rio de Janeiro

Luiz Roberto Kasuga
Assistente do Serviço de Endoscopia da Santa Casa de São Paulo

Luiza Maria Filomena Romanello
Doutorado em Clínica Médica – Gastroenterologia pela FMRP-USP
Responsável pelo Serviço de Endoscopia Digestiva da Sala de Urgência do Hospital das Clínicas da FMRP-USP

Magaly Gemio Teixeira
Professora Livre-Docente
Supervisora do Serviço de Cirurgia do Cólon e Reto do Departamento de Gastroenterologia da FMUSP

Manoel Ernesto Peçanha Gonçalves
Médico Asistente do Departamento de Cirurgia Pediátrica e responsável pelo Setor de Endoscopia do Instituto da Criança do Hospital das Clínicas da FMUSP

Manoel Galvão Neto
Mestre em Cirurgia do Aparelho Digestivo pela FMUSP
Especialista em Gastroenterologia pela FBG
Especialista em Cirurgia do Aparelho Digestivo pelo CBCD
Coordenador científico do Gastro Obeso Center (SP)

Marcel Lange
Médico Colaborador dos Serviços de Endoscopia Digestiva do Hospital 9 de Julho e do Hospital Ipiranga (SP)

Marcelo Averbach
Doutor em Cirurgia pela FMUSP
Cirurgião do Hospital Sírio-Libanês (SP)

Marcelo Engracia Garcia
Doutor em Medicina pelo Departamento de Cirurgia da FMUSP

Marcelo Falcão
Médico Colaborador dos Serviços de Endoscopia Digestiva do Hospital 9 de Julho e do Hospital Ipiranga (SP)
Médico Assistente da Gastro Obeso Center (SP)

Marcelo Pereira da Silva
Médico Cirurgião-Geral com título obtido pela Sociedade Brasileira de Cirurgia do Aparelho Digestivo
Ex-estagiário do Serviço de Endoscopia do Hospital 9 de Julho (SP)

Márcia Felipe
Médica do Serviço de Endoscopia Digestiva do Memorial Day Hospital (BA)
Membro da SOBED
Mestre em Gastroenterologia pela UNIFESP
Especialização no Serviço de Endoscopia do Hôpital Édouard-Herriot (Lyon, França)

Marcio Matheus Tolentino
Doutor em Ciências Médicas pela UNICAMP
Titular e Especialista pela FBG/SOBED/CBCD

Marcius Batista da Silveira
Assistente do Serviço de Gastroenterologia e Endoscopia Digestiva do Hospital Naval Marcílo Dias (RJ)

Marco A. Camunha
Residente de Endoscopia do Serviço de Endoscopia da Santa Casa de Misericórdia de São Paulo

Marco Zambrano
Doutor em Medicina pela FMUSP
Professor de Gastroenterologia da UNISUL -SC
Serviço de Endoscopia – Clínica Geron (Florianópolis, SC)

Marcos Bastos da Silva
Assistente Estrangeiro da Universidade de Paris-França
Membro Titular da SOBED
Médico Endoscopista do Hospital das Clínicas - Universidade Federal do Espírito Santo

Marcos Clarêncio Batista Silva
Mestre em Medicina pela UFBA
Médico Assistente do SED-CHD-HGRS e do Hospital São Rafael

Marcos Mantelmacher
Médico Colaborador dos Serviços de Endoscopia Digestiva do Hospital 9 de Julho e do Hospital Ipiranga (SP)

Marcus Vinícius Borges Souza
Médico Colaborador do Serviço de Radiologia Vascular e Intervencionista do Instituto do Coração (InCor) da FMUSP
Médico Assistente do Serviço de Radiologia Vascular e Intervencionista do Hospital 9 de Julho (SP)

Maria Angelina Miranda
Mestre em Medicina pela Universidade Federal de Pernambuco
Médica do Serviço de Endoscopia do Centro Hospitalar Albert Sabin

Maria das Graças Dias da Silva
Mestre em Saúde da Criança e da Mulher pela Fundação Oswaldo Cruz
Especialista em Endoscopia Digestiva pela SOBED e AMB
Responsável pela Endoscopia Digestiva Pediátrica do Departamento de Cirurgia Pediátrica do Instituto Fernandes Figueira, Fiocruz (RJ)

Maria de Fátima Masiero Bittencourt
Membro Titular da SOBED
Chefe do Serviço de Endoscopia da Fundação Benjamin Guimarães
Médica Endoscopista da Servescopy (Belo Horizonte, MG)

Mariceli Santos Costa
Residência Médica em Gastroenterologia no HUPE/UERJ
Especialização Médica em Endoscopia Digestiva Oncológica no INCA (RJ)
Membro Titular da SOBED

Mário Brito Ferreira
Especialização em Endoscopia Digestiva no Hospital da Restauração (Recife, PE)
Endoscopista do Hospital da Restauração e do Hospital De Ávila (Recife, PE)

Mario Homma
Ex-membro do Serviço de Endoscopia Digestiva do Hospital 9 de Julho (SP)
Médico Endoscopista em Belém, Pará
Médico Fundador da SOBED

Marta Brenner Machado
Professora Assistente do Departamento de Medicina Interna, disciplina de Gastroenterologia da Faculdade de Medicina da PUCRS
Médica Gastroenterologista e Endoscopista do Hospital São Lucas da PUCRS

Mauricio Saab Assef
Médico Assistente do Serviço de Endoscopia Peroral da Faculdade de Ciências Médicas da Santa Casa de São Paulo

Mônica Soldan
Mestre em Gastroenterologia pela UFRJ
Médica do Serviço de Gastroenterologia do Hospital Universitário Clementino Fraga Filho (UFRJ)
Médica do Serviço de Endoscopia do Hospital São Vicente de Paulo

Myriam Moretto
Médica do Serviço de Gastroenterologia e Endoscopia Digestiva do Hospital São Lucas da PUCRS
Doutoranda do Curso de Pós-Graduação em Medicina e Ciências da Saúde da PUCRS

Neil Tarciso M. Pena
Coordenador do Serviço de Endoscopia do Hospital Madre Maria Theodora Voiron – Campinas/SP
Médico Assistente do Serviço de Endoscopia do Hospital Municipal Mário Gatti – Campinas/SP

Nelson H.V. Coelho
Mestre em Gastroenterologia pela UFRGS
Especialista em Endoscopia Digestiva pela SOBED
Membro Titular da SOBED
Médico Endoscopista do Hospital Moinhos de Vento (RS)

Nelson Yuji Takahashi
Médico Segundo Assistente do Serviço de Endoscopia Peroral da Santa Casa de Misericórdia de São Paulo

Newton Teixeira dos Santos
Chefe do Serviço de Gastroenterologia e Endoscopia Digestiva do Hospital Estadual Adão Pereira Nunes (RJ)
Médico da Clínica Gastroendo Endoscopia Digestiva (RJ)

Nildete Diger
Médica Colaboradora do Serviço de Endoscopia do Hospital Ipiranga e do Hospital 9 de Julho (SP)

Nutianne Camargo Schneider
Médica Gastroenterologista e Endoscopista

Osni Eduardo Camargo Regis
Chefe do Serviço de Endoscopia Digestiva do Hospital Florianópolis
Ex-presidente da Sociedade Catarinense de Gastroenterologia
Membro Titular da SOBED e FBG

Oswaldo Luiz Pavan Junior
Diretor do CRM do Espírito Santo
Ex-presidente do capítulo do Espírito Santo da SOBED (gestão 2002-2004 e 2004-2006)

Paula Peruzzi Elia
Médica do Serviço de Gastroenterologia e Endoscopia Digestiva do Hospital Central da Aeronáutica
Médica da Clínica Gastroendo Endoscopia Digestiva (RJ)
Mestre em Gastroenterologia pela UFRJ

Paula B. Poletti
Membro do Serviço de Endoscopia Digestiva do Hospital 9 de Julho (SP)

Paulo Alberto Falco Pires Corrêa
Cirurgião e Colonoscopista do Hospital Sírio-Libanês de São Paulo

Paulo Eugenio A. C. Brant
Médico Assistente da Clínica de Gastroenterologia do Departamento de Medicina da Faculdade de Ciências Médicas da Santa Casa de Misericórdia de São Paulo

Paulo Fernando Souto Bittencourt
Mestre e Doutorando em Medicina pela UFMG
Endoscopista do Instituto Alfa de Gastroenterologia do Hospital das Clínicas da UFMG e do Hospital Felício Rocho (Belo Horizonte, MG)
Chefe do Serviço de Endoscopia Pediátrica do Centro Geral de Pediatria da Fundação Hospitalar do Estado de Minas Gerais
Membro Titular da SOBED

Paulo Sakai
Médico Supervisor do Serviço de Endoscopia Gastrointestinal do Hospital das Clínicas da FMUSP
Professor Livre-Docente pela FMUSP

Paulo Sérgio Leal de Matos
Médico Assistente do Serviço de Endoscopia Digestiva do Hospital Ipiranga e Médico-Colaborador do Serviço de Endoscopia Digestiva do Hospital 9 de Julho (SP)

Pedro Achilles
Professor Assistente Doutor da disciplina de Gastroenterologia do Departamento de Clínica Médica da Faculdade de Medicina de Botucatu - UNESP
Membro de equipe do Setor de Endoscopia Digestiva do HC-UNESP

Pedro Padula Neto
Médico da disciplina de Gastroenterologia do Departamento de Clínica Médica da Faculdade de Medicina de Botucatu - UNESP
Chefe do Setor de Endoscopia Digestiva do HC-UNESP

Pericles Barbato
Médico do Serviço de Endoscopia do Hospital Professor Edmundo Vasconcelos (SP)

Rafael Pires Quinellato
Acadêmico Interno de Gastroenterologia da UFF

Ramiro Robson Fernandes Mascarenhas
Chefe do Serviço de Endoscopia Digestiva do Hospital Universitário Professor Edgard Santos – UFBA
Professor
Doutor em Medicina Interna

Raquel Maia
Especialista em Cirurgia do Aparelho Digestivo pelo CBCD

Raul Ritter dos Santos
Professor de Gastroenterologia e Endoscopia Digestiva da FMPUC-RS

Regina Rie Imada
Médica Primeira Assistente do Serviço de Endoscopia da Faculdade de Ciências Médicas da Santa Casa de São Paulo
Mestre pelo Departamento de Cirurgia da Faculdade de Ciências Médicas da Santa Casa de São Paulo
Médica do Serviço de Endoscopia do Hospital e Maternidade São Luiz

Renata Vieira
Médica Endoscopista do Hospital Otávio de Freitas
Coordenadora do Serviço de Motilidade Digestiva da Unigastro
Membro Titular da Sociedade Brasileira de Motilidade Digestiva (SBMD)
Membro da Federação Brasileira de Gastroenterologia
Especialista em Motilidade Digestiva pelo Laboratório de Motilidade Digestiva da USP

Renato B. Fagundes
Professor Adjunto do Departamento de Clínica Médica da Universidade Federal de Santa Maria
Professor Colaborador do Programa de Pós-graduação em Gastroenterologia da UFRGS
Pós-doutorado no National Institutes of Health (USA)
Membro da ASGE

Renato Baracat
Médico Assistente do Serviço de Endoscopia Gastrointestinal do Hospital das Clínicas da FMUSP

Renato Luz Carvalho
Endoscopista pelo Gastrocentro-Unicamp
Médico Assistente e Coordenador do Estágio de Endoscopia Digestiva do Centro de Endoscopia Peroral do Hospital do Servidor Público Estadual Francisco Morato de Oliveira (SP)
Médico Assistente do Serviço de Endoscopia do Hospital Santa Catarina (SP)
Membro Titular da SOBED

Renato Marini Ferreira
Médico colaborador dos Serviços de Endoscopia Digestiva do Hospital 9 de Julho e do Hospital Ipiranga (SP)

Ricardo Anuar Dib
Membro dos Serviços de Endoscopia Digestiva do Hospital 9 de Julho e do Hospital Ipiranga (SP)

Ricardo de Sordi Sobreira
Mestre em Gastroenterologia pelo Instituto Brasileiro de Estudo e Pesquisas em Gastroenterologia.
Coordenador do Serviço de Endoscopia da Real e Benemérita Associação Portuguesa de Beneficência – Hospital São Joaquim (SP)

Ricardo Leite Ganc
Endoscopista do Hospital Israelita Albert Einstein
Médico do Serviço de Endoscopia da Santa Casa de Misericórdia de São Paulo

Ricardo Mincis
Professor Mestre da disciplina de Gastroenterologia da Faculdade de Ciências Médicas de Santos (FCMS)

Ricardo Schmitt de Bem
Doutorando em Medicina Interna pela UFPR
Especialista em Clínica Médica e Gastroenterologia
Médico da Unidade de Urgência e Emergência do Hospital de Clínicas (UFPR)
Médico do Departamento de Clínica Médica (Serviço de Gastroenterologia) do Hospital de Clínicas (UFPR)
Membro do Corpo Clínico do IGAP – Instituto de Gastroenterologia do Paraná

Roberto da Silveira Moraes
Professor Adjunto Doutor da Faculdade Evangélica do Paraná (FE-PAR)
Especialista Doutor do Serviço de Cirurgia do Aparelho Digestivo – CAD – UFPR
Titular da Sociedade Brasileira de Coloproctologia
Coordenador do Projeto Tratamento Minimamente Invasivo dos Tumores do Reto pela Microcirurgia Endoscópica Transanal – CAD – UFPR

Roberto El Ibrahim
Fundador e Diretor do Laboratório Diganóstika – São Paulo

Roberto K. Kikawa
Mestre em Medicina pelo Departamento de Cirurgia Digestiva da FMUSP

Roberto Palmeira Tenório
Especialização em Endoscopia Digestiva no Hospital Sírio-Libanês (SP)
Especialista em Endoscopia Digestiva pela SOBED
Especialista em Gastroenterologia pela FBG
Endoscopista do Serviço de Gastro-Hepatologia do Hospital Universitário Oswaldo Cruz da Universidade de Pernambuco (Recife, PE)

Robson Kiyoshi Ishida
Médico Colaborador do Serviço de Endoscopia Gastrointestinal do Hospital das Clínicas da FMUSP

Rodrigo José Felipe
Chefe do Serviço de Endoscopia Digestiva do Memorial Day Hospital (Salvador, BA)
Membro Titular da SOBED
Presidente da SOBED – capítulo Bahia (2004/2006)
Mestre em Gastroenterologia pelo Hospital do Servidor Público Estadual
Especialização no Serviço de Endoscopia do Hôpital Édouard-Herriot (Lyon, França)

Rodrigo Macedo Rosa
Membro Titular da FBG
Especialista em Endoscopia Digestiva pela SOBED
Médico Endoscopista do Instituto Alfa de Gastroenterologia do Hospital das Clínicas da UFMG

Rodrigo Montenegro Lourenção
Ex-residente de Cirurgia Geral do Hospital das Clínicas da FMUSP

Rodrigo Mota
Membro Titular da SOBED
Membro Titular da FBG

Rodrigo Roda
Mestrando em Gastroenterologia (Área de Concentração: Endoscopia Digestiva) pela UFMG
AFSA (Attestation de Formation Spécialisée Approfondie) em Hepatogastroenterologia em Lyon, França
Membro da SFED (Sociedade Francesa de Endoscopia Digestiva)
Membro Titular da SOBED
Membro do Instituto Alfa de Gastroenterologia do Hospital das Clínicas da UFMG

Rogério Colaiácovo
Médico Assistente do Serviço de Endoscopia Peroral da Faculdade de Ciências Médicas da Santa Casa de São Paulo
Médico Endoscopista do Hospital Israelita Albert Einstein (SP)

Rogério Kuga
Médico Assistente do Serviço de Endoscopia Gastrointestinal do Hospital das Clínicas da FMUSP

Romeu Kiyotaka Nakamura
Médico Primeiro Assistente do Serviço de Endoscopia da Santa Casa de Misericórdia de São Paulo

Rosana Prolungatti César
Médica Assistente do Centro de Endoscopia do Hospital do Servidor Público Estadual Francisco Morato de Oliveira (SP)
Médica Assistente do Setor de Endoscopia Digestiva do Hospital Universitário da Faculdade de Medicina de Taubaté (SP)

Rosângela Minuzzi
Médica Anestesiologista do Hospital de Clínicas de Porto Alegre (RS)

Sandra Teixeira
Mestre em Medicina Interna pela UFPR
Médica do Serviço de Endoscopia Digestiva do Hospital de Clínicas de Curitiba
Chefe do Serviço de Endoscopia Digestiva do Hospital XV
Membro Titular da SOBED

Seiji Nakakubo
Chefe do Serviço de Endoscopia Peroral da Santa Casa de Misericórdia de São Paulo

Sergio Carlos Nahas
Professor Livre-Docente da FMUSP
Professor Livre-Docente da disciplina de Coloproctologia da FMUSP
Chefe-diretor da Unidade de Afecções Orificiais

Sérgio Eiji Matuguma
Médico-Assistente do Serviço de Endoscopia Gastrointestinal do Hospital das Clínicas da FMUSP

Sérgio Gnatos Lombardi
Médico Assistente do Serviço de Endoscopia da Santa Casa de Misericórdia de São Paulo /SP

Sérgio Luiz Bizinelli
Chefe do Serviço de Endoscopia Digestiva do Hospital de Clínicas – UFPR
Professor Substituto da disciplina de Gastroenterologia do Departamento de Clínica Médica da UFPR
Diretor Clínico do Centro de Gastroenterologia e Endoscopia (CEGED) e Hospital XV (PR)
Membro Titular da SOBED

Sérgio O. Nemoto
Médico Responsável pelo Serviço de Endoscopia do Centro Especializado em Medicina Avançada: Hospital CEMA (SP)

Sérgio Ricardo Pioner
Mestre em Hepatologia pela FFFCMPA
Cirurgião do Centro de Tratamento da Obesidade do Complexo Hospital da Santa Casa de Porto Alegre

Sergio Roll
Doutor em Cirurgia pelo HC-FMUSP

Shinichi Ishioka
Doutor em Cirurgia pela FMUSP
Diretor do Serviço de Endoscopia Gastrointestinal do Hospital das Clínicas da FMUSP

Shinji Tanaka
Chefe do Departamento de Endoscopia Digestiva do Hospital Universitário de Hiroshima, Japão

Silvana Dagostin
Presidente da SOBED, capítulo de Santa Catarina (biênio 2006-2008)
Gastroenterologista e Endoscopista do Hospital Florianópolis

Silvério Soares S. Neto
Endoscopista do Serviço de Urgência - Hospital Walfredo Gurgel
Diretor e Fundador da Skopia Clínica
Presidente da SOBED, capítulo/RN (segundo mandato)

Silvia Regina Cardoso
Médica Assistente do Setor de Endoscopia do Instituto da Criança do Hospital das Clínicas da FMUSP
Médica Endoscopista do Setor de Gastroenterologia Pediátrica do Hospital das Clínicas da FCM/UNICAMP

Simone Guaraldi da Silva
Médica do Instituto Nacional do Câncer – INCA/RJ
Especialização em Cirurgia Oncológica e Endoscopia Digestiva pelo INCA/RJ
Especialização em Endoscopia das Vias Biliares e Pâncreas pelo Wellesley Hospital de Toronto, Canadá
Especialização em Ecoendoscopia pelo Institut Paoli-Calmettes, Marselha, França
Membro Titular da SOBED, capítulo Rio de Janeiro
Mestre em Endoscopia pela UFRJ

Simone Diniz Carvalho
Especialista em Gastroenterologia e Endoscopia Digestiva Pediátricas
Mestre e Doutoranda em Pediatria pela Faculdade de Medicina da UFMG
Membro da equipe de Endoscopia Digestiva Pediátrica do Instituto Alfa de Gastroenterologia do Hospital das Clínicas da UFMG
Membro do Grupo de Gastroenterologia Pediátrica do Hospital das Clínicas da UFMG

Simone Minari Guardado
Médica Colaboradora dos Serviços de Endoscopia Digestiva do Hospital 9 de Julho e do Hospital Ipiranga (SP)

Simone P. Pilli
Médica Assistente do Serviço de Endoscopia Peroral da Faculdade de Ciências Médicas da Santa Casa de São Paulo
Médica Endoscopista do Hospital Samaritano (SP)
Médica Endoscopista do Hospital Universitário (SP)

Spencer Cheng
Médico Assistente do Serviço de Endoscopia Gastrointestinal do Hospital das Clínicas da FMUSP
Mestre em Cirurgia do Aparelho Digestivo pela FMUSP
Chefe do Serviço de Endoscopia da Santa Casa de Valinhos (SP)
Médico Responsável pela Residência Médica em Cirurgia da Santa Casa de Valinhos (SP)

Suzana Muller
Enfermeira do Centro Cirúrgico Ambulatorial do Hospital de Clínicas de Porto Alegre
Habilitada em Enfermagem de Saúde Pública (UFRGS)
Especialista em Administração Hospitalar (IACHS-PUC) e Enfermagem do Trabalho (ULBRA)
Mestre em Medicina-Gastroenterologia (FAMED-UFRGS)
Doutoranda em Ciências Aplicadas à Gastroenterologia (FAMED-UFRGS)
Presidente da Sociedade Brasileira de Enfermagem em Endoscopia Gastrointestinal (biênio 2005-2006)

Tadayoshi Akiba
Responsável pela Endoscopia das Vias Pancreáticas e Biliares do Serviço de Endoscopia da Santa Casa de São Paulo

Tatiana Souza Matos
Médica Especialista em Gastroenterologia pela FBG
Médica do Serviço de Gastro-hepatologia e Endoscopia Digestiva do Hospital São Rafael (BA)
Médica do Serviço Itaigara Memorial Gastro-hepato (Salvador, BA)

Thelma Christina Nemoto
Médica Endoscopista do Hospital Santa Cruz (SP)
Médica Endoscopista Colaboradora do Serviço de Endoscopia do Hospital Universitário da Universidade de São Paulo

Thiago F. Secchi
Médico do Serviço de Endoscopia do Hospital 9 de Julho (SP)

Tomoe Minami
Médica Residente do Serviço de Endoscopia Digestiva do Hospital Sírio-Libanês (SP)

Toshiro Tomishige
Médico Endoscopista de São Paulo
Titular da SOBED

Ulrich Weiss
Membro da Unidade de Cirurgia Minimamente Invasiva da Universidade Eberhard–Karls de Tuebingen – Alemanha

Vanderlei Salvador Bagnato
Bacharel em Física - USP 1981
Engenheiro de Materiais - UFSCar 1981
Mestre em Física Básica - USP 1983
PhD em Física - Massachusetts Institute of Technology - 1987
Professor Livre-Docente - USP 1989
Professor Titular da USP - 1992

Vitor Arantes
Endoscopista Assistente do Setor de Endoscopia e Ecoendoscopia do Instituto Alfa de Gastroenterologia, Hospital das Clínicas da UFMG
Membro Titular da SOBED
Mestrando em Gastroenterologia pela UFMG
Research fellow em ultra-som endoscópico, University of Texas Medical Branch, Estados Unidos
Especialização em CPRE e Endoscopia Terapêutica, Universidade Autônoma de Barcelona, Espanha

Wagner Colaiacovo
Chefe do Departamento de Endoscopia do Hospital de Câncer de Barretos – Fundação Pio XII
Ex-assistente Estrangeiro do Centre Hospitalier Universitaire de Bicêtre, da Assistência Pública dos Hospitais de Paris, Universidade de Paris, França

Wagner Valentino
Médico Assistente do Serviço de Endoscopia Peroral da Faculdade de Ciências Médicas da Santa Casa de São Paulo
Médico Endoscopista do Hospital Samaritano (SP)
Médico Endoscopista do Hospital São Luiz (SP)

Waldenice Ohana
Professora Adjunta de Gastroenterologia da UFPA
Membro Titular da SOBED
Responsável pelo Setor de Endoscopia Digestiva da Clinica de Gastroenterologia e Cirurgia do Aparelho Digestivo de Belém-Pará

Walton Albuquerque
Doutor em Gastroenterologia pela UFMG
Coordenador Médico do Serviço de Endoscopia Digestiva do Instituto Alfa de Gastroenterologia do Hospital das Clínicas da UFMG e Endoscopista Assistente do Hospital Felício Rocho
Membro Titular da SOBED e do CBC

Wilson Beleski de Carvalho
Médico Residente de Gastroenterologia e Endoscopia Digestiva do Hospital de Clínicas da UFPR

Ying S. Tung
Médico do Serviço de Endoscopia Digestiva do Hospital 9 de Julho (SP)

SUMÁRIO

PARTE 1

VISÃO GERAL

CAPÍTULO 1

A IMPORTÂNCIA DAS PESQUISAS E DOS RESULTADOS

Artur A. Parada

A medicina é uma profissão a serviço da vida, da saúde individual e da coletividade. O médico deve atuar com o melhor de sua capacidade profissional, devendo aprimorar-se continuamente e utilizar o progresso científico em benefício dos pacientes.

É evidente que as verdades são transitórias e que podem se relacionar aos interesses de uma pessoa ou de um grupo de pessoas, organizados ou não, que eventualmente julgam as condutas pelos benefícios que podem obter no curto ou no longo prazo.

Dessa forma, diferentes avaliadores trazem diferentes perspectivas para o exame da equação custo-benefício. As partes interessadas incluem o paciente, o realizador específico (médico), o pagador e finalmente a sociedade em geral. Deve-se ter em mente também que os pacientes variam em suas ambições, assim como em suas atitudes diante de riscos e benefícios.[1] A obstrução biliar maligna irressecável deve ser tomada como exemplo. A icterícia pode ser aliviada por cirurgia ou por colocação endoscópica de próteses. Experiência duradoura e alguns estudos claramente indicam que a colocação de próteses é mais simples, mais fácil, menos dolorosa e mais barata que a intervenção cirúrgica – mas também não é tão efetiva, pelo menos em longo prazo. Próteses podem obstruir e têm de ser substituídas; às vezes a obstrução provoca sépsis. Portanto, um julgamento tem de ser feito quanto a ser agressivo, dispendio-

so e efetivo; ou conservador e menos eficiente. Os fatores que influenciam esse tipo de decisão pessoal do paciente são de interesse considerável e incluem também pressões financeiras e familiares. O ponto em questão, aqui, é que a decisão entre cirurgia e prótese pode variar de paciente para paciente. Valor e qualidade de vida não necessariamente são a mesma coisa.[2] Portanto, não há uma definição generalizada a respeito do "melhor".

Nos últimos 30 anos, a produção científica, particularmente na área de saúde, apresentou um crescimento vertiginoso, sendo publicados mais de 5.000 ensaios clínicos por ano, o que motivou a necessidade de se estabelecer uma hierarquia entre os artigos científicos.[3]

Avalanche de informações
30.000 revistas biomédicas
7%/ano
MEDLINE – 3.093 revistas
EMBASE – 3.500 revistas
LILACS – 670 revistas
Dados de janeiro de 1997

Antes, porém, de discutirmos a hierarquia dos artigos, faremos uma breve

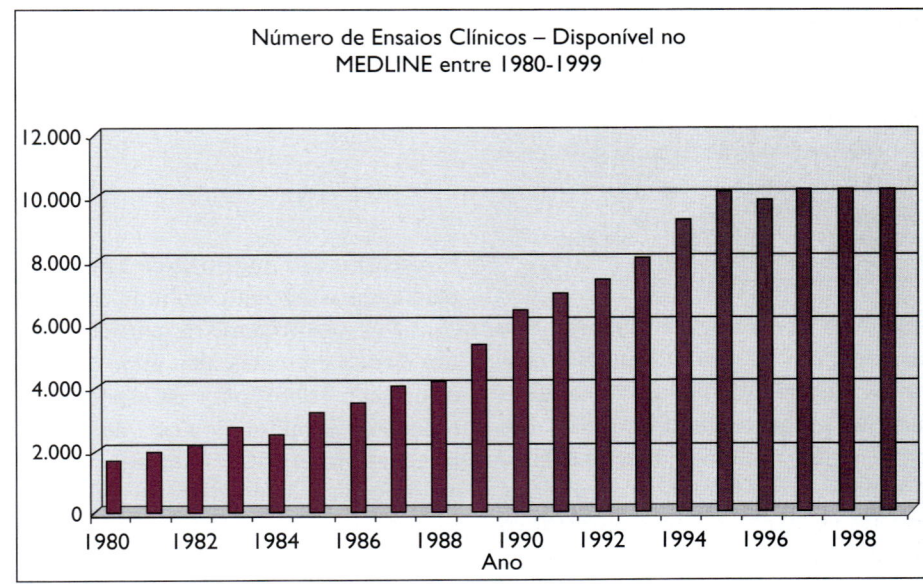

GRÁFICO 1.1

Número de Ensaios Clínicos – Disponível no *Medline* entre 1980-1999[4]

exposição sobre *pesquisa clínica, fases do estudo clínico* e *tipos de desenhos de estudo*.

PESQUISA CLÍNICA[5]

O QUE É UM ESTUDO CLÍNICO?

Um estudo clínico é qualquer investigação em seres humanos com o intuito de descobrir ou verificar efeitos clínicos, farmacológicos ou farmacodinâmicos dos produtos ou procedimentos estudados; identificar qualquer evento adverso a eles; estudar absorção, distribuição, metabolismo e excreção dos mesmos com o objetivo de averiguar sua segurança e eficácia. A execução de um estudo clínico baseia-se no rígido cumprimento das normas contidas no protocolo de pesquisa. Todo protocolo de pesquisa envolvendo seres humanos deve ser desenhado dentro das regulamentações internacionais que garantem a correta realização da pesquisa dentro de padrões éticos, científicos e de respeito ao paciente, exigidos pela comunidade leiga e científica.

POR QUE PARTICIPAR?

Participantes de estudos clínicos podem desempenhar um papel mais ativo no cuidado com sua própria saúde, ganhando acesso a tratamentos provenientes de novas pesquisas antes mesmo que estejam disponíveis para a população, além de beneficiar outras pessoas por estar contribuindo com a pesquisa médica.

QUEM PODE PARTICIPAR?

Os fatores que autorizam as pessoas a participar de um estudo clínico são chamados "critérios de inclusão" e aqueles que não autorizam são denominados "critérios de exclusão". Esses critérios baseiam-se em fatores como idade, sexo, tipo e estágio da doença, histórico de tratamentos anteriores e outras condições médicas. Alguns estudos clínicos procuram participantes com a doença ou a condição a ser estudada, enquanto outros necessitam de participantes saudáveis. É importante saber que os critérios de inclusão e exclusão não são usados com o intuito de rejeitar pessoas e sim identificar participantes apropriados e mantê-los seguros. Esses critérios ajudam a garantir que pesquisadores serão capazes de responder às questões que eles planejaram para o estudo.

O QUE ACONTECE DURANTE UM ESTUDO CLÍNICO?

Tudo depende do tipo de estudo que está sendo conduzido. A equipe envolvida em um estudo clínico é formada por médicos, enfermeiras e também por outros profissionais da saúde e administrativos. Eles avaliam a saúde dos participantes durante todo o estudo, fornecem instruções específicas, fazem uma cuidadosa monitoria, além de manter o contato com os participantes após o término do estudo.

Alguns estudos clínicos envolvem mais exames e visitas ao médico do que o participante normalmente teria em decorrência de doença ou condição de saúde. Para todos os tipos de estudo, os participantes trabalham com uma equipe de pesquisa. A participação em um estudo clínico é mais bem-sucedida quando o protocolo é seguido cuidadosamente e quando existe contato freqüente do participante com a equipe de pesquisa.

O QUE É CONSENTIMENTO INFORMADO?

Consentimento informado é o processo pelo qual o paciente voluntariamente confirma sua vontade de participar de um estudo em particular, após ter sido informado sobre todos os aspectos da pesquisa relevantes para essa decisão. É também um processo contínuo ao longo do estudo a fim de fornecer informações aos participantes. Para ajudar alguém a decidir se deve participar ou não, médicos e enfermeiras envolvidos explicam detalhes sobre o estudo. Depois disso, a equipe fornece um documento chamado "Termo de Consentimento Livre e Esclarecido (TCLE)", que apresenta detalhes sobre o estudo, como, por exemplo, propósito, duração, procedimentos necessários, pessoas para contato, os riscos e potenciais benefícios. O consentimento informado é então documentado por meio do TCLE assinado e datado pelo paciente ou seu representante legal e pela pessoa que obteve o consentimento (membro da equipe do estudo). O TCLE não é um contrato, e o participante pode retirar-se do estudo a qualquer momento.

O PARTICIPANTE PODE SAIR DO ESTUDO CLÍNICO DEPOIS QUE ELE COMEÇOU?

Sim. O participante pode retirar-se do estudo a qualquer momento. Seria interessante que ele avisasse a equipe do estudo sobre o porquê de ter tomado a decisão.

O QUE É UM PROTOCOLO?

O protocolo é um documento que descreve objetivos, desenho, tipos de pessoas que podem participar do estudo, metodologia, programação dos exames, procedimentos, medicações e dosagens, além de informar a duração do estudo e as considerações estatísticas. O protocolo normalmente fornece a origem e o racional do estudo, mas estes também podem ser fornecidos em outros documentos referenciados no mesmo.

O protocolo é cuidadosamente desenhado a fim de proteger a saúde dos participantes e também responder a perguntas específicas sobre a pesquisa. Os participantes que seguem um protocolo enquanto estão em um estudo clínico têm sua saúde devidamente monitorada. Assim, a segurança e a eficácia do tratamento podem ser devidamente determinadas.

O QUE É PLACEBO?

Placebo é uma pílula, comprimido, líquido ou pó que não tem valor terapêutico. Em estudos clínicos, tratamentos experimentais são freqüentemente comparados com placebos para se avaliar a eficácia do tratamento. Em alguns estudos, os participantes pertencentes ao grupo-controle recebem placebo em vez do medicamento ou tratamento ativo.

O QUE É GRUPO-CONTROLE?

Controle é um padrão por meio do qual observações experimentais são avaliadas. Em muitos estudos clínicos, é administrado o medicamento ou tratamento experimental a um grupo de pacientes, enquanto para o grupo-controle é dado o tratamento padrão para a doença ou placebo ou uma simulação do procedimento.

FASES DO ESTUDO CLÍNICO

Para que uma intervenção terapêutica seja estudada em um ensaio clínico, ela deve passar por algumas fases, por muitos descritas como *fases de ensaio clínico*. Essas fases só ocorrem depois de existirem evidências *in vitro* e de animais de laboratório de que o medicamento ou o procedimento a ser testado é seguro em seres humanos e todo esse processo é regido por leis de bioética em pesquisa.[3]

FASE I

São estudos clínicos que duram aproximadamente 1 ano e envolvem cerca de 20 a 80 voluntários sadios. Esses estudos avaliam o perfil de segurança do medicamento em estudo, incluindo a faixa de dosagem de segurança. Esses estudos também determinam como o medicamento é absorvido, distribuído, metabolizado e excretado, e a duração de sua ação. Compostos que estão sendo estudados para o tratamento de câncer, devido à sua alta toxicidade, são administrados apenas em pacientes com câncer. Esses estudos clínicos são freqüentemente chamados de *Fase 1B*. Usualmente, estudos com produtos biológicos – como proteínas – também são conduzidos com pacientes.

FASE 2

São estudos controlados com aproximadamente 100 a 300 pacientes (pessoas com a doença para a qual se estuda um tratamento) com o objetivo de avaliar a efetividade do medicamento estudado. Esses estudos normalmente duram cerca de 2 anos. Durante o estudo da primeira dose com eficácia, os investigadores clínicos estudam os efeitos do medicamento em poucos pacientes para determinar se foi produzida uma resposta terapêutica. A dose correta e o regime de administração do medicamento serão determinados nos estudos de Fase 2.

FASE 3

São estudos que duram cerca de 3 anos e normalmente envolvem de 1.000 a 3.000 pacientes em clínicas e hospitais. Os investigadores do estudo monitoram os pacientes de perto para determinar a eficácia e identificar eventos adversos. Os estudos Fase 3 são conduzidos com o envolvimento de vários países do mundo para que se tenha suporte científico para submissões regulatórias no mercado global. Alguns estudos podem incluir medicamentos comparadores para substanciar o benefício terapêutico do medicamento estudado e são exigidos quando é necessária a submissão regulatória em alguns países.

FASE 4

São conduzidos após registro e lançamento do produto. Alguns dos objetivos: a determinação de mais dados sobre o perfil de segurança e eficácia do medicamento (como eventos adversos), introduzir o produto na prática diária do médico, determinação da morbidade e mortalidade em longo prazo. Pode-se buscar nova formulação, dosagem, duração de tratamento, interação medicamentosa e comparação com outros medicamentos. Também se pode tentar identificar novos eventos adversos e novos fatores de risco. Na busca de uma nova indicação para a droga, é exigida a realização de um estudo Fase 2 (Tabela 1.1).

QUAIS SÃO OS POSSÍVEIS DESENHOS DE UM ESTUDO CLÍNICO?

As informações contidas no protocolo são apresentadas tecnicamente na forma de um "desenho de estudo", que poderá estar de acordo com a Tabela 1.2.

TABELA 1.1

Fases do estudo clínico

Fase 1	Ensaios de farmacologia, realizados em voluntários, avaliam mais a segurança que a eficácia, além de investigar doses e modo de administração. Podem ser realizados em voluntários sadios e ser ou não randomizados.
Fase 2	Ensaios clínicos com pequeno número de indivíduos para investigação do efeito e da segurança do tratamento. Em geral, são estudos que avaliam desfechos substitutos e podem não envolver um grupo-controle. A randomização também pode ou não estar presente. São estudos-piloto.
Fase 3	São os ensaios clínicos propriamente ditos. São desenhados para testar a eficácia de uma intervenção. São estudos de larga escala. Devem preferencialmente usar desfechos clínicos, grupo-controle, ser randomizados e duplo-cegos.
Fase 4	Fase de vigilância pós-comercialização.

TABELA I.2

Desenho de estudo

Aberto	O paciente e o investigador sabem o que está sendo administrado ao paciente
Simples-cego	Apenas o paciente não sabe qual tratamento ele está recebendo
Duplo-cego	O paciente e o investigador não sabem qual tratamento foi designado a cada paciente
Simples	Todos os pacientes recebem o mesmo tipo de tratamento
Mais de um Grupo de Estudo: Paralelo ou *Crossover* (Cruzado):	Os pacientes são randomizados e recebem diferentes tipos de tratamento. *Veja a ilustração a seguir.*

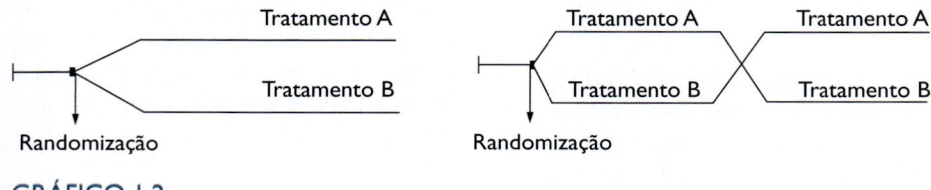

GRÁFICO I.2

RECRUTAMENTO DE PACIENTES

A participação do paciente é voluntária e seus dados são confidenciais. Para confirmar sua participação, o voluntário sadio ou paciente deve assinar um Termo de Consentimento Livre e Esclarecido após ter sido informado de todos os aspectos do estudo relevantes para sua decisão de participar. A comunicação com o paciente e sua família é fator importante no recrutamento dos pacientes e deve ser feita com linguagem clara e adequada. É necessário que um médico esteja presente para sanar todas as dúvidas em relação ao estudo.

PRINCIPAIS DESENHOS DE ESTUDO – CONCEITOS GERAIS[6]

Há vários tipos de desenho de estudo que podemos utilizar. Segundo critério simples, podemos dividir os estudos em dois tipos: *observacionais* e *intervencionais*.

Observacionais – o pesquisador participa da coleta de informações, mas não faz nenhum tipo de intervenção, simplesmente esperando o desfecho. Há três tipos básicos de estudos observacionais: os de *coorte*, os *transversais* e os de *caso-controle*.

Intervencionais – o pesquisador tem o papel ativo de determinar a intervenção e, dessa forma, interferir no resultado da pesquisa. São estudos nos quais são testadas novas formas de tratamento, novas técnicas endoscópicas, cirúrgicas ou intervenções comportamentais, também conhecidos como *ensaios clínicos*.

ESTUDOS OBSERVACIONAIS

Para definir os três tipos de estudos observacionais, podemos pensar em duas referências básicas: fator de exposição (fator de risco) e presença de doença.

Nos estudos de coorte, parte-se dos fatores de risco de uma determinada população e espera-se o aparecimento da doença (por exemplo, seguimento de pacientes com esôfago de Barrett para estudar a incidência de carcinomas).

No estudo transversal, o fator de risco e a doença são pesquisados ao mesmo tempo (pacientes com esôfago de Barrett e os que já têm carcinomas).

No estudo de caso-controle, parte-se de casos diagnosticados de determinada doença e são procurados os fatores de exposição ou de risco no passado desses pacientes (estudar os fatores de risco ou de exposição em pacientes com carcinomas em Barrett: obesidade, esofagite de refluxo, fumo etc.).

Essa é uma explicação simplista, pois a partir dela pode-se erroneamente concluir que estudos de coorte são sempre prospectivos e estudos de caso-controle são sempre retrospectivos. Isso não é verdade: estudos de coorte podem ser retrospectivos e de caso-controle podem ser prospectivos, dependendo da definição utilizada. Entretanto, um estudo de coorte sempre parte da exposição e busca a doença, enquanto um estudo de caso-controle sempre parte da doença e busca a exposição. No estudo transversal, por sua vez, sempre se analisam exposição e doença ao mesmo tempo.

Devido a essas características, o estudo mais elegante para se determinar uma relação de causalidade é um estudo de coorte. Parte-se da causa (fator de risco) e busca-se o desfecho (doença). Esse é sempre o modelo mais simples de se entender. Nos estudos de caso-controle, embora não de forma tão simples quanto em um estudo de coorte, parte-se da doença e busca-se no passado a exposição causal. Nesses dois tipos de estudos, coortes e caso-controle, determina-se uma relação causal entre exposição e doença, embora em cada tipo se parta de um referencial diferente. Em um estudo transversal, é impossível determinar essa relação de causalidade, já que a doença e os fatores de risco são avaliados ao mesmo tempo. Não se pode discutir causalidade como consequência de um estudo transversal e sim fatores associados à doença, já que é impossível determinar o que veio antes, fator associado ou doença (Tabela 1.3).

TABELA 1.3

Tipo de estudo	Ponto de partida	O que se busca	Causalidade
Coorte	Fator de risco ou exposição	Doença	Determina causalidade
Caso-controle	Doença	Fator de risco ou exposição	Determina causalidade
Transversal	Não tem ponto de partida. As informações sobre fator de risco e doença são colhidas simultaneamente		Não determina causalidade

Estudos de coorte

O nome vem do latim e representava um grupo de 600 soldados romanos que marchavam juntos. Cada 10 coortes de soldados romanos formavam uma legião. O nome coorte significa "seguir". Um estudo de coorte pode ser definido como um grupo de indivíduos seguido por um período de tempo.

Os estudos de coorte recebem vários outros nomes, como *prospectivos, de incidência, longitudinais* e *de seguimento*. Em relação ao tempo, existem dois tipos de estudo de coorte: o *prospectivo* e o *retrospectivo*.

O princípio básico de um estudo de coorte é seguir no mínimo dois grupos de indivíduos expostos ou não a um determinado fator de risco até o desfecho representado pelo aparecimento da doença. Em sua forma mais simples, um dos grupos seguidos está exposto a determinado fator de risco e o outro não.

Forças e Fraquezas de um Estudo de Coorte

Uma das forças de um estudo de coorte é permitir o cálculo do risco relativo de fato, já que a amostra é populacional. Outro ponto importante é permitir a determinação da relação causal entre fator de risco e evento. Entretanto, são estudos caros, porque o seguimento é extremamente custoso e deve ser empregado em doenças freqüentes na população, pois assim temos certeza de que o evento esperado ocorrerá no período do estudo. É ideal, portanto, para o estudo de doenças como úlceras duodenais, doenças do refluxo gastroesofágico, doenças cardiovasculares, que são muito freqüentes, mas pouco adequado para estudo de doenças como o câncer, muito mais raras.

Estudos Transversais

A estrutura dos estudos transversais é similar à de um estudo de coorte, exceto que todas as medidas, tanto dos fatores de risco quanto dos eventos, são feitas ao mesmo tempo, sem período de seguimento. Os estudos transversais podem ser descritos como fotografias que registram o momento do tempo. Eles descrevem uma associação, sem necessariamente uma relação de causa e efeito (por exemplo, o estudo de todos os pacientes com esôfago de Barrett, incluindo os que têm câncer: a prevalência do câncer em casos de esôfago de Barrett). Em geral, são o ponto de partida para um estudo de coorte (seguimentos dos pacientes com esôfago de Barrett para se estudar os casos novos de adenocarcinomas que serão diagnosticados: a incidência de adenocarcinoma em esôfago de Barrett). Os dados iniciais de um estudo de coorte constituem um estudo transversal com grande quantidade de informação e o seguimento desses indivíduos construirá propriamente o estudo de coorte. Os estudos transversais podem também ser chamados de estudos de prevalência tanto de doenças quanto de fatores de risco. Como a informação sobre fator de risco e evento é colhida ao mesmo tempo, é impossível determinar o que veio antes, não se podendo determinar a causalidade.

Os estudos transversais, portanto, determinam a prevalência de um fator de risco ou de uma doença em determinada população. Os estudos de coorte, por outro lado, medem a incidência de um fator de risco ou evento.

Forças e Fraquezas dos Estudos Transversais

A maior força dos estudos transversais é o fato de que não se precisa esperar a ocorrência do evento. Portanto, são estudos mais baratos e mais rápidos, já que não necessitam de seguimento. Eles permitem o cálculo da prevalência de uma doença ou fator de risco e podem ser o passo inicial para um estudo mais complexo como um estudo de coorte.

A grande fraqueza desse tipo de estudo é não permitir o estabelecimento de uma relação causal no tempo. Também não são estudos indicados para doenças raras, em que um grande número de indivíduos provenientes da população pode ser avaliado sem que se ache um único caso da doença. Nesses casos, a amostra estudada deve ser proveniente de indivíduos portadores da doença e não da população em geral.

Como só fornecem dados sobre prevalência, são limitados para avaliar prognóstico, história natural da doença e fatores causais a ela associados.

Séries Temporais de Estudos Transversais

Estudos transversais realizados a intervalos periódicos de tempo podem dar uma idéia do perfil de mudança em fatores de risco, refletindo, também, mudanças de hábitos. Não se trata de um estudo de seguimento, mas de uma série de estudos transversais que indicam uma tendência.

Estudos de Caso-controle

Um estudo de caso-controle tem uma estrutura diferente daquela que estamos acostumados. Em vez de partirmos de um fator de risco e esperarmos a ocorrência de um evento, como em um estudo de coorte, fazemos justamente o contrário. Partimos da doença e vamos investigar, no passado, a exposição a fatores de risco ou proteção, que são as variáveis preditivas que nos explicarão por que alguns indivíduos desenvolveram a doença e outros não. São estudos retrospectivos (como já afirmamos, partimos dos casos de carcinomas em pacientes com esôfago de Barrett e vamos estudar os fatores de risco ou proteção: fumo, obesidade, refluxo etc.). Os estudos de caso-controle permitem o aparecimento de um maior número de vieses, mas são mais baratos e podem gerar resultados muito bons.

Forças e Fraquezas de um Estudo de Caso-controle

Entre as principais forças de um estudo de caso-controle está o fato de gerar informações a partir de um número pequeno de casos. Embora seja um tipo de estudo retrospectivo, pode-se estabelecer uma relação causal, mas não tão óbvia quanto em um estudo de coorte. Uma das maiores limitações de um estudo de caso-controle está no fato de a informação obtida ser limitada. Não há como calcular nem incidência nem prevalência da doença, nem risco absoluto (coorte), nem excesso de risco (estudo transversal). Outro ponto é que se pode estudar somente um desfecho representado pela doença escolhida. O grande problema, no entanto, dos estudos de caso-controle está na sua suscetibilidade a dois tipos de vieses, em especial, representados pela seleção de casos e principalmente dos controles e pelo fato de se obter uma informação retrospectiva sujeita a alterações de memória.

Estudos Mistos

Neste item descrevemos alguns tipos de estudos observacionais que acoplam mais de um desenho em sua estrutura. São os chamados *nested-case-control studies* ou, na sua tradução para o português, estudos de caso-controle aninhados, e os estudos de *case-cohort*, traduzidos como estudos de caso-controle/coorte.

Estudos de Caso-controle Aninhados

O estudo começa com uma coorte com grande número de indivíduos capaz de gerar um número de desfechos significativos ao final do estudo. Nessa coorte, são detectados indivíduos portadores do desfecho clínico que são selecionados como casos (pacientes com esôfago de Barrett e que desenvolveram carcinomas). Ao mesmo tempo, faz-se uma seleção randomizada dos indivíduos que não desenvolveram o desfecho que serão classificados como controles (pacientes com esôfago de Barrett que foram seguidos e não desenvolveram carcinomas). O investigador compara, então, fatores de exposição presentes (hérnia de hiato, extensão do Barrett, fumo, obesidade etc.) nos indivíduos que desenvolveram (casos) e nos que não desenvolveram o desfecho (controle).

Estudos de Caso-coorte Aninhados

Similar ao dos estudos de caso-controle aninhados, exceto que, em vez de se selecionar os controles entre os indivíduos que participaram do estudo, mas que não desenvolveram o desfecho de interesse, o pesquisador seleciona uma amostra aleatória dos indivíduos que participaram da coorte não levando em conta o fator desfecho.

ESTUDOS EXPERIMENTAIS OU ENSAIOS CLÍNICOS

Os ensaios clínicos constituem um tipo de coorte prospectivo em que o pesquisador realiza uma intervenção ativa (tratamento) e observa a ocorrência do desfecho. A grande vantagem dos ensaios clínicos é que eles não só determinam a seqüência temporal dos eventos, como também a causalidade. A randomização da intervenção elimina a influência das variáveis de confusão, e o "cegamento", a possibilidade de que os efeitos observados possam ser devidos a outros tratamentos.

São estudos caros, de seguimento, que respondem a uma pergunta específica e podem expor os participantes a algum tipo de efeito colateral.

Qual é a Relação entre um Ensaio Clínico e um Estudo de Coorte?

Um ensaio clínico nada mais é do que uma coorte. O grupo de tratamento a ser testado pode ser comparado ao grupo exposto ao fator de risco em um estudo de coorte. E o grupo que corresponde ao placebo ou ao tratamento habitual em um ensaio clínico corresponde ao grupo não-exposto de um estudo de coorte.

Atualmente, os ensaios clínicos são considerados o padrão-ouro para a avaliação da eficácia de uma nova terapêutica. Eles podem ser agrupados na forma de metanálises, que, por meio de metodologia estatística específica, analisam, diferentes estudos como se fossem um único com amostra maior (Tabela 1.4).

Diagnóstico
Estudos de acurácia

Tratamento
Ensaio Clínico Randomizado

Prognóstico
Estudos coorte

Prevenção
Ensaio Clínico Randomizado

TABELA 1.4

Vantagens e desvantagens dos estudos observacionais[7]

Tipo de desenho	Vantagens	Desvantagens
Todas as coortes	Estabelecem relação de causa-efeito e seqüência dos eventos Estudam vários desfechos ao mesmo tempo Calculam a incidência, o risco relativo e o risco atribuível	Necessitam de grande número de participantes Não são adequados a desfechos raros
Coortes prospectivas	Permitem uma seleção melhor dos participantes e das medidas efetuadas Diminuem a quantidade de vieses na mensuração dos fatores preditivos	Custos mais elevados Duração maior
Coortes retrospectivas	Mais econômicas Duração menor	Menos controle na seleção dos participantes e das medidas efetuadas
Coortes múltiplas	Utilizadas quando populações diferentes têm uma exposição heterogênea a um fator de risco específico ou a exposições raras	Aumentam a chance de vieses por se trabalhar com diferentes populações ao mesmo tempo
Transversais	Estudam vários desfechos Duração menor Dados iniciais em um estudo de coorte Calculam prevalência, prevalência relativa e excesso de prevalência	Não determinam causalidade, nem a seqüência dos eventos Não são adequados a fatores de risco ou desfechos raros Não calculam a incidência nem o risco relativo
Caso-controle	Útil para estudar desfechos raros Duração mais curta Custo menor Calcula OR (estimativa do RR) e não o próprio RR	Permite um grande número de vieses Determina casualidade e infere a seqüência de eventos Estuda somente um desfecho Não determina prevalência, incidência ou risco atribuível
Desenhos combinados		
Caso-controle aninhado	Vantagens de um estudo de coorte retrospectivo, mas muito mais eficiente	Muitas vezes precisa que as amostras fiquem estocadas até que os eventos ocorram
Caso-coorte aninhado	Utiliza o mesmo grupo-controle para vários estudos	
Todos os estudos observacionais		São suscetíveis a vários tipos de variáveis de confusão quando comparados aos estudos experimentais

MEDICINA BASEADA EM EVIDÊNCIAS[8]

A medicina baseada em evidências é a integração das melhores evidências de pesquisa com a habilidade clínica e a preferência do paciente.

- *A melhor evidência de pesquisa significa pesquisa* clinicamente relevante, com freqüência a partir de ciências médicas básicas, mas especialmente partindo da pesquisa clínica (em inglês, *clinical research* tem conotação de ensaio clínico randomizado) focalizada nos pacientes para a acurácia e a precisão dos exames diagnósticos (incluindo o exame clínico), do poder dos indicadores prognósticos e da eficácia e segurança dos esquemas terapêuticos, de reabilitação e preventivos. As novas evidências baseadas na pesquisa clínica invalidam os exames diagnósticos e tratamentos previamente aceitos, substituindo-os por novos exames que são mais poderosos, precisos, eficazes e seguros.
- *A habilidade clínica* é a capacidade de se usar nossos conhecimentos clínicos e a experiência para identificar rapidamente o estado de saúde e o diagnóstico de cada paciente, seus riscos individuais e benefícios de intervenções propostas, bem como os valores e expectativas do paciente.
- *Os valores do paciente* referem-se às preferências particulares, às preocupações e às expectativas que cada paciente traz à consulta e que devemos integrar nas decisões clínicas, se lhe forem úteis.

Quando esses três elementos são integrados, os clínicos e os pacientes formam uma aliança diagnóstica e terapêutica que otimiza o resultado clínico e a qualidade de vida.

POR QUE O SÚBITO INTERESSE NA MEDICINA BASEADA EM EVIDÊNCIAS?

Na década de 1990, o número de artigos sobre a prática baseada em evidências cresceu exponencialmente (de uma publicação em 1992 para cerca de mil em 1998), e o interesse internacional levou ao desenvolvimento de algumas revistas sobre o assunto (publicadas em até seis idiomas), que resumem a maioria dos estudos relevantes para a prática clínica e têm circulação combinada mundial acima de 175.000 exemplares. Na era atual, esses estudos foram consolidados e denominados MBE, em 1992, por um grupo liderado por Gordon Guyat, da McMaster University do Canadá.[9]

A divulgação rápida da MBE surgiu de quatro constatações e se tornou possível graças a cinco desenvolvimentos recentes. As constatações, atestadas por um número crescente de clínicos, são:

1. Nossa necessidade diária de informações com validade (a validade de um teste é medida pela capacidade que ele tem de classificar corretamente os doentes) sobre o diagnóstico, o prognóstico, a terapia e a prevenção (até cinco vezes por paciente internado e duas vezes a cada três pacientes de ambulatório);
2. A inadequação das fontes tradicionais para fornecer essas informações, porque estão desatualizadas (livros didáticos), freqüentemente erradas (especialistas), são ineficazes (educação médica continuada didática), ou muito volumosas e com muitas variantes em sua validade para o uso clínico prático (revistas médicas);
3. A disparidade existente entre nossas habilidades diagnósticas e o juízo clínico, que aumentam com a experiência, e nosso conhecimento e desempenho atualizados, que diminuem;
4. Nossa incapacidade de despender mais que uns poucos segundos por paciente para encontrar e assimilar essa evidência, ou para destinar mais que meia hora por semana para a leitura geral e o estudo.

Até recentemente, esses problemas eram insuperáveis para os clínicos de tempo integral. No entanto, cinco fatores têm permitido inverter esse estado de coisas:

1. Desenvolvimento de estratégias para identificar e analisar as evidências (quanto à sua validade e relevância);
2. Criação de revisões sitemáticas e sumários concisos dos efeitos de assistência à saúde (caracterizado pela Colaboração Cochrane);
3. Criação de revistas dedicadas à MBE de publicação secundária (que publicam os 2% dos artigos clínicos que são tanto válidos quanto de uso clínico imediato);
4. Criação de sistemas de informação que nos trazem os avanços em segundos;
5. Identificação e aplicação de estratégias efetivas para o aprendizado durante toda a vida e para o aprimoramento de nosso desempenho clínico.

COMO REALMENTE PRATICAMOS A MBE?

A prática total da MBE compreende cinco passos:

- Passo 1 – Transformação da necessidade de informação (sobre prevenção, diagnóstico, prognóstico, tratamento, causa etc.) em uma pergunta que pode ser respondida;
- Passo 2 – Identificação da melhor evidência com a qual responder essa pergunta;
- Passo 3 – Análise crítica da evidência quanto à validade (proximidade da verdade), ao impacto (tamanho do efeito) e à aplicabilidade (utilidade em nossa prática clínica);
- Passo 4 – Integração da análise crítica com a habilidade clínica e a biologia, os valores e os aspectos culturais do paciente;
- Passo 5 – Avaliação da nossa efetividade e eficiência na execução dos passos 1 a 4, procurando maneiras de melhorá-las na próxima vez.

TABELA 1.5

Passos para a prática total da MBE[4]

Os Passos

- Formulação do problema [Pergunta]
- Localização e seleção dos estudos
- Avaliação crítica dos estudos
- Coleta de dados
- Análise e apresentação dos resultados
- Interpretação dos resultados
- Aperfeiçoamento e atualização

QUAIS SÃO AS LIMITAÇÕES DA MBE?

O exame dos conceitos e das práticas da MBE por clínicos e acadêmicos causou reações positivas e negativas. A discussão e os debates que se seguiram chamaram a atenção para três limitações que são universais na ciência (tanto básica quanto aplicada) e na medicina – falta de evidência científica consistente e coerente; dificuldades na aplicação de qualquer evidência no cuidado de pacientes individuais; barreiras contra qualquer prática de medicina de alta qualidade.

O debate também identificou três limitações peculiares à prática da MBE. Em primeiro lugar, a necessidade de se desenvolver novas habilidades na busca e na análise crítica pode ser assustadora, embora (como já salientamos) os cuidados baseados em evidências possam ser aplicados apenas com a busca completa e dirigida para os recursos pré-analisados. Em segundo lugar, os médicos atarefados têm tempo limitado para dominar e aplicar essas novas habilidades, e os recursos necessários para o acesso instantâneo às evidências quase sempre são muito inadequados nos locais de trabalho. Finalmente, a evidência de que a MBE "funciona" foi tardia e lenta.

Segundo David Sackett, a prática da medicina baseada em evidências é um processo contínuo de toda uma vida em busca constante de novos conhecimentos que solucionam os problemas dos pacientes, tentando responder as dúvidas que surgem no dia-a-dia sobre diagnóstico, prognóstico, terapêutica, entre outros. A prática da medicina baseada em evidências nos ensina a converter as informações de que dispomos em respostas às nossas dúvidas, aplicando a informação de forma crítica, integrando-a à nossa experiência pessoal e avaliando criticamente nosso próprio desempenho.[10] Nem sempre acertaremos, mas sempre tentaremos fazer o melhor.[11]

O QUE A MEDICINA BASEADA EM EVIDÊNCIAS NÃO É?

Muitos críticos da medicina baseada em evidências dizem que ela não passa de um livro de receitas que se é obrigado a seguir sem nenhuma crítica. Em nenhum momento a experiência pessoal de cada um pode ser esquecida. Da rotina do dia-a-dia de cada um surgem as grandes perguntas. Na década de 1950, um médico de família americana percebeu que seus pacientes que tomavam aspirina tinham petéquias. Não havia nessa época nenhuma evidência de que a aspirina fosse um antiagregante plaquetário. Esse médico escreveu uma carta a uma revista de circulação restrita e deixou exposta sua dúvida. Anos mais tarde, descobriu-se a ação antiagregante plaquetária da aspirina. Portanto, praticar a medicina baseada em evidências é sair buscando dúvidas e tentando resolvê-las e não aceitar apenas o que já está escrito.[11]

Medicina baseada em evidências[4]
INFORMAÇÃO
• Baseada em evidência
• Facilmente acessível
• Desenvolvido internacionalmente
• De qualidade controlada
• Clinicamente útil
• Atualizada periodicamente

DIRETRIZES

As diretrizes são outros pontos importantes a serem discutidos. Diretrizes, ou consensos, se não forem escritos de forma correta, realmente são livros de receita e às vezes com a receita errada. Novamente entramos no aspecto crítico. Muitos consensos podem exprimir opiniões pessoais de um grupo e não as evidências científicas. O conflito de interesse, muitas vezes entre os redatores e participantes de um consenso por um lado e o financiador de outro, não fica evidenciado, por isso, devemos valorizar consensos de grandes instituições e órgãos públicos e colocar em segundo plano consensos feitos por sociedades específicas ou de especialidades que tendem sempre a recomendar o produto do patrocinador. Sempre se deve verificar no consenso onde estão as referências daquilo que é dito e, na dúvida, lê-las com cuidado. Muitas vezes pode haver má interpretação das informações. As diretrizes (*guidelines*, do inglês), no entanto, são muito importantes, pois são orientações sistematicamente desenvolvidas para facilitar decisões a serem tomadas por médicos e pacientes a respeito de exames diagnósticos e atitudes terapêuticas apropriadas a determinada doença. Elas são uma tentativa de disponibilizar uma grande quantidade de informação de forma conveniente e simples de se ler.[12]

CLASSIFICAÇÃO DAS EVIDÊNCIAS

Para aqueles que querem praticar a medicina baseada em evidências, é importante conhecer o modo como as evidências são classificadas e por que essa classificação surgiu.

Os estudos mostram que o conhecimento que não foi gerado por pesquisas científicas tende a favorecer as respostas positivas ao tratamento e o próprio médico tende a se lembrar mais dos resultados positivos em relação a seus pacientes. Há muitos ensaios clínicos nos quais pacientes que foram aderentes ao tratamento, mesmo estando no grupo placebo, evoluíram para desfechos mais favoráveis, incluindo melhor sobrevida.[13, 14]

Como a experiência clínica nunca é cega, ou seja, sempre se sabe quem toma o medicamento e quem não toma, o desejo dos pacientes de melhorar e do médico de que o paciente melhore (efeito placebo) torna possível uma superestimativa dos efeitos quando os resultados são positivos. Esse efeito também pode ser conseqüência de uma superestimação da gravidade dos diagnósticos, o que sugere maior efeito na terapêutica.

Por todos esses motivos, tornou-se necessário criar uma metodologia adequada para análise das evidências, que são principalmente os ensaios clínicos randomizados, controlados e cegos, estudos padrão-ouro para testar novos esquemas de terapêutica.

A classificação proposta por Cook e colaboradores (Tabela 1.6) foi simplificada, incluindo os estudos de caso-controle, e é freqüentemente utilizada para a classificação da qualidade da evidência das informações disponíveis[15] (Tabela 1.7).

Baseados na estratificação do nível de evidências, Cook e colaboradores classificaram os graus de recomendação de um determinado tipo de tratamento, procedimento ou conduta preventiva em três níveis: A, B e C (Tabela 1.8).

O ERRO ALFA E O ERRO BETA

O *erro alfa* acontece quando um estudo mostra uma diferença entre dois tratamentos quando de fato ela não existe. O novo tratamento não funciona e o investigador conclui que é eficaz. Geralmente se trabalha com um erro alfa 0,05 (daí o p < 0,05).

O *erro beta* ocorre quando não se detecta uma diferença pequena, mas clinicamente significativa entre dois tipos de tratamento quando ela de fato existe. Freqüentemente ocorre por insuficiência de amostra.

O poder de um estudo é dado pela fórmula:

Poder do estudo = 1 – erro beta

No caso de um erro beta de 0,20, significa que o estudo tem 80% de chance de detectar uma diferença se ela realmente existir.[17, 18]

TAMANHO DA AMOSTRA

É fundamental que em qualquer estudo clínico se tenha uma idéia razoável sobre o número de casos que serão necessários para que se possa responder ao questionamento do estudo. Há um cálculo baseado nas fórmulas dos intervalos de confianças (IC). Para tanto, se define o valor aceitável da probabilidade de erro de primeira espécie, alfa de 0,05, de 0,01, de 0,001 etc. Seu complemento será o IC.

O valor beta, probabilidade de erro de segunda espécie, também deve ser definido como 10%, 20%, 30%. Seu complemento será o poder estatístico do estudo, ou seja, a probabilidade de se detectar a diferença de proporção que se considera clinicamente útil a ser tratada.

TABELA 1.6

Níveis de evidência para terapêutica[15]

Se uma revisão sistemática de alta qualidade, metanálise, está disponível	Se uma revisão sistemática de alta qualidade, metanálise, não está disponível
Tratamento traz benefícios clínicos importantes Resultados dos estudos são homogêneos • Nível I + Resultados dos estudos são heterogêneos • Nível I –	Ensaios clínicos randomizados com erro alfa < 0,05 e erro beta < 0,20 – Nível I
Tratamento traz benefícios clínicos duvidosos Resultados dos estudos são homogêneos • Nível II + Resultados dos estudos são heterogêneos • Nível II –	Ensaios clínicos randomizados com erro alfa > 0,05 e erro beta > 0,20 – Nível II
	Coortes prospectivas – Nível III
	Coortes históricas – Nível IV
	Séries de casos – Nível V

TABELA 1.7

Classificação simplificada dos níveis de evidência[15]

Nível I	Revisões sistemáticas ou metanálises
Nível II	Ensaios clínicos com alfa < 0,05 e beta < 0,20
Nível III	Ensaios clínicos com alfa > 0,05 e beta > 0,20
Nível IV	Estudos de coorte
Nível V	Estudos de caso-controle
Nível VI	Série de casos
Nível VII	Opiniões de especialistas

TABELA 1.8

Graus de recomendação em terapêutica[15]

Grau A	Quando as recomendações provêm de evidências nível I
Grau B	Quando as recomendações provêm de evidências nível II
Grau C	Quando as recomendações provêm de evidências nível III – VII

Uma das conseqüências mais sérias da maneira tradicional de ver o processo da pesquisa epidemiológica consiste em privilegiar um tipo particular de determinação. Como resultado, os desenhos de pesquisa utilizados na disciplina são classificados em uma escala que valoriza mais a dimensão do controle, insistindo na configuração experimental como padrão de cientificidade. Nessa interpretação, os estudos experimentais e quase experimentais seriam melhores que os de coorte, que, por sua vez, teriam maior validade que os de caso-controle, que valeriam mais do que os inquéritos transversais e os estudos ecológicos. Em minha opinião, dessa forma, o avanço do conhecimento epidemiológico fica limitado, principalmente nas intersecções com os dois mais importantes campos tributários da epidemiologia: a clínica e as ciências sociais.[16]

Definir, em seguida, a proporção esperada dos desfechos no grupo-controle e qual é o nível de redução esperado na mesma proporção no grupo experimental; calcular o tamanho da amostra com a fórmula requerida para cada modelo de estudo. Todos esses parâmetros devem ser definidos *a priori*.

É importante salientar que perda de seguimento de casos significa perda de qualidade de estudo. Na literatura, em geral, não se admite perda maior do que 20% dos casos a serem seguidos (Tabela 1.9).

TABELA 1.9

Alfa e beta[19]

Alfa	Intervalo de confiança
0,05	95%
0,01	99%

Beta	Poder estatístico
10%	90%
20%	80%

Um outro erro freqüente é subdividir os casos até encontrar um subgrupo em que haja determinada significância estatística. "Torturar" até que eles "confessem" um resultado significante. Esse tipo de análise é tão correto quanto cortar um bolo que esteja enfeitado com uma cereja, incluí-la em seu pedaço e dizer que esse bolo é de cereja.[19]

METANÁLISE E REVISÕES SISTEMÁTICAS

A metanálise é uma ferramenta estatística que integra os resultados de estudos independentes por apresentarem estruturas semelhantes (síntese quantitativa).

A revisão sistemática é a análise de um campo de dados que usa métodos e critérios predeterminados, objetivando a reprodução dos resultados e utilizando estratégias específicas para evitar possíveis vieses (síntese qualitativa).

Isso contrasta com a forma ainda muito comum de apresentar uma revisão da literatura, mesmo em grandes revistas, chamada de *Revisão Narrativa*. Nessa forma, o autor sintetiza sua revisão sem critérios bem especificados, de forma subjetiva, tornando quase impossível a reprodutibilidade dos dados. Isso aumenta a chance de o viés da revisão expressar apenas a opinião do autor ou de sua instituição e torna mais provável que as referências sejam selecionadas conforme a opinião do formulador, ou mesmo de interesses de grupos econômicos[17] (Tabelas 1.10, 1.11 e 1.12).

A FORÇA DA EVIDÊNCIA

Os ensaios clínicos randomizados e controlados são o padrão-ouro para a avaliação de uma intervenção, sendo superiores a outros desenhos de estudo e somente sobrepujados por revisões sistemáticas ou metanálises de vários ensaios clínicos. A força da evidência oriunda de uma metanálise ou revisão sistemática, entretanto, depende da consistência dos resultados entre os vários ensaios clínicos. Quando diferentes

TABELA I.10

Revisão de 50 artigos de revisão em revistas médicas famosas no período de 12 meses (junho de 1985 a junho de 1986)[4]

Critério	Especificado	Sem clareza	Não especificado
Proposta	40	1	9
Identificação dos dados	1	2	47
Seleção dos dados	1	0	49
Avaliação da validade	1	1	48
Síntese da qualidade	43	0	7
Síntese quantitativa	3	1	46
Sumário	37	12	1
Diretrizes futuras	21	4	25

TABELA I.11

Diferença de revisão sistemática e de revisão narrativa[4]

	Revisão narrativa	Revisão sistemática
Questão	Ampla	Focalizada numa questão clínica
Fonte	Freqüentemente não-especificada, potencialmente com viés	Fontes compreensivas Estratégia de pesquisa explícita
Fonte	Freqüentemente não-especificada potencialmente com viés	Seleção baseada em critérios aplicados uniformemente
Avaliação	Variável	Avaliação crítica
Síntese	Qualitativa	Quantitativa
Inferências	Às vezes baseada em evidências	Freqüentemente baseada em evidências

TABELA I.12

Revisão sistemática e revisão narrativa

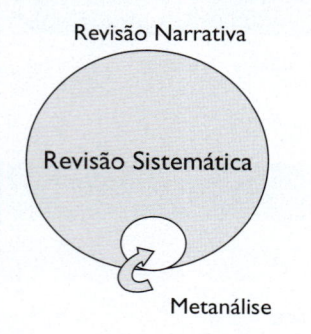

Revisão Sistemática

Revisão sistemática é um método de investigação científica com planejamento e reunião de estudos originais, sintetizando os resultados de múltiplas investigações primárias por meio de estratégias que limitam vieses e erros aleatórios.

ensaios clínicos que compõem uma revisão sistemática apresentam resultados diferentes são chamados de *heterogêneos*. Essas diferenças geralmente são explicadas por características diversas nas populações em que foram realizados os estudos, por variações no modo como a intervenção foi realizada, no modo como os estudos foram conduzidos ou simplesmente pelo efeito do acaso. Estudos com muita heterogeneidade geram resultados mais fracos.

INTERPRETAÇÃO DO GRAU DE EVIDÊNCIA RELACIONADO A CADA TIPO DE ESTUDO

Os níveis de evidência não devem ser interpretados de forma rígida: por exemplo, só as metanálises devem ser valorizadas. Muito pelo contrário, freqüentemente não haverá uma metanálise disponível para cada pergunta que você faz. E, muitas vezes, metanálises de vários pequenos estudos podem apresentar resultados contraditórios quando comparadas ao resultado de um grande ensaio clínico.

Hoje se questiona a construção de uma hierarquia rígida das evidências e se valoriza o uso de uma boa metodologia no desenho do estudo, seja ele qual for. O importante de toda essa discussão é estimular o leitor a fazer uma leitura crítica dos artigos que serão lidos, lembrando que às vezes é mais importante valorizar a metodologia correta do estudo que está sendo lido do que a categoria, em termos de nível de evidência a que ele pertence. Deve-se lembrar que muitas das conclusões extrapoladas a partir de estudos observacionais envolvem interesses econômicos e de mercado, entre outros.[11]

BUSCA DAS EVIDÊNCIAS

Em 1928, Bertrand Russell escreveu: "...nossas crenças são muito menos baseadas em evidências do que aqueles que nelas acreditam supõem...". Embora as evidências não sejam os únicos instrumentos de que os médicos dispõem para cuidar de seus pacientes, elas ajudam em muito na tomada de decisões clínicas que não podem nem devem basear-se somente em intuição ou experiência. Por isso, é extremamente importante que todo profissional de saúde saiba conseguir a melhor evidência na sua busca da literatura, aplicando-a à sua prática clínica.[20]

O banco de dados MEDLINE, por exemplo, permite que você limite sua busca a um determinado idioma ou a um período de tempo específico. Muitas vezes, quando você quer levantar um assunto no MEDLINE, é bom pesquisar nos últimos cinco anos. Depois de selecionar os artigos que mais interessam, você pode cruzar as bibliografias e buscar artigos mais antigos de grande importância. Normalmente, esses artigos são encontrados ao cruzar as referências dos artigos mais recentes. Quando se encontra um artigo interessante no MEDLINE, pode-se clicar no canto superior direito do nome do artigo, em *related articles, links,* aparecendo os artigos relacionados ao que já foi selecionado.[11]

AVALIAÇÃO NA PRÁTICA: DOCUMENTAÇÃO E ENSAIOS

Enfatizamos a complexidade do processo de avaliação quase ao limite de sugerir que os obstáculos são opressivos. Mas tentativas têm de ser feitas de modo a capacitar os médicos a praticar, permitindo que seus pacientes confiem neles. Algumas medidas do valor dos procedimentos estão estabelecidas no tempo pela experiência consensual, isto é, a extensão do uso popular (da popularização do uso). Por exemplo, a colecistectomia laparoscópica foi adotada pressionadamente (e provavelmente de forma correta) com pouco ou nenhum dado de ensaio formal. O propósito dos estudos é reduzir o período de tempo para que o consenso inteligente se consolide.[1]

ENSAIOS CONTROLADOS RANDOMIZADOS

Todos aceitam que o ensaio controlado randomizado é o padrão-ouro científico.[21] Milhares de ensaios randomizados de intervenção endoscópica têm sido realizados e publicados durante a última década, mas com muito pouco impacto. Isso ocorre porque os ensaios corretos não têm sido realizados, porque os ensaios não foram realizados corretamente ou porque nós não acreditamos nos resultados? Todos esses fatores se aplicam. Muitos endoscopistas embarcaram no trem dos ensaios randomizados com pouca compreensão acerca da disciplina necessária; infelizmente, as revistas ainda publicam estudos randomizados que apresentam cálculos pobres, estatísticas falhas e definições obscuras. Ensaios significativos são extremamente difíceis de se iniciar e concluir.

O grupo de Londres foi um dos primeiros a colocar próteses em uma grande quantidade de pacientes com neoplasia biliar. Estavam convencidos de que suas atividades eram benéficas e superiores à intervenção cirúrgica. Entretanto, uma revisão de aproximadamente 140 casos revelou alguns dados surpreendentes. A mortalidade após 30 dias pós-colocação da prótese (16%) foi quase o dobro da mortalidade do *bypass* cirúrgico (9%). Não demorou muito para se perceber que havia um grande problema de "maçãs e laranjas". Só os pacientes mais enfermos e piores candidatos à cirurgia eram indicados para colocação da prótese; os pacientes submetidos a *bypass* eram consideravelmente mais jovens com esperança de cura. Nitidamente se necessitava de um ensaio controlado randomizado para eliminar o viés de seleção. Levou 2 anos para se relacionar 200 pacientes e outros 6 anos para confrontar, analisar e publicar os resultados. Os dados de mortalidade após 30 dias eram quase o inverso daqueles produzidos em nossas séries anteriores não-controladas (3% para *stent* e 13% para *bypass*). O trabalho foi publicado em uma revista de

prestígio[22] e decorou o *curriculum vitae* de algumas pessoas, mas provocou pouco impacto por muitas razões. Uma delas é que o benefício de curto prazo óbvio da colocação da prótese não se mantém durante a vida remanescente do paciente. Substancialmente mais pacientes com próteses necessitam de procedimentos posteriores do que os operados, para corrigir obstrução das próteses ou obstrução duodenal tardia. Esses encargos e custos adicionais posteriores podem mudar o balanço de avaliação. Ensaios podem documentar essas várias vantagens e desvantagens, mas quem decide qual fator é mais importante, isto é, qual é a hipótese primária dominante? Encargos posteriores têm menos peso? É nesse ponto que as preferências do paciente se tornam cruciais. Outro problema com esse estudo foi o fato de os resultados não poderem ser generalizados, mesmo na Grã-Bretanha, pois tanto a prótese como a cirurgia são operadores-dependentes. O estudo também se tornou rapidamente ultrapassado devido ao avanço das próteses metálicas auto-expansíveis.

Uma questão pertinente nos dias de hoje é se a intervenção endoscópica ou cirúrgica é preferível, por exemplo, no tratamento da pancreatite crônica.[23,24] Quem concordaria em aceitar atualmente indicação randomizada para manipulação endoscópica relativamente simples, quando a alternativa é uma grande cirurgia que pode envolver duas semanas de hospitalização? As porcentagens de aumento em quaisquer desses estudos serão muito pequenas e os resultados serão de generalização dúbia.[25] Os encargos iniciais desses procedimentos são tão diferentes, que hoje faz sentido tentar terapia endoscópica primeiramente, conhecendo o fato de que a cirurgia pode ser realizada mais tarde, se necessário. O contra-argumento foi estabelecido sucintamente por um colega cirurgião, que descreveu o tratamento endoscópico na pancreatite crônica como simplesmente "uma dança cara antes de uma intervenção cirúrgica definitiva". Talvez seja, é um caso a responder. Mas por que deveríamos comparar nossos resultados com aqueles da cirurgia, já que ninguém de fato sabe se a cirurgia é eficaz? Não se pode declará-la como padrão-ouro, mesmo que ela possa ser o padrão de cuidado.

Estudos randomizados também fazem sobressair aspectos questionáveis, diante dos concludentes argumentos que têm sido apresentados nos anos recentes, principalmente no que tange aos aspectos éticos de alguns ensaios.[26-31]

ESTUDOS DISCIPLINADOS DE COORTE

A presente preocupação com os ensaios randomizados não é o único caminho à frente.[32] Eles são de crucial importância quando uma questão-chave não pode ser respondida de outro modo. Entretanto, muito de nosso conhecimento de eficácia (que utilizamos para aconselhar nossos pacientes) não vem nem veio de estudos randomizados. Faríamos um apelo para séries de casos longitudinais cuidadosas, estruturadas e objetivas, nas quais é aplicada mais disciplina do

que utilizamos até agora.[33] A documentação de todos os elementos da equação de intervenção fornecerá informação útil. Isso pode ser feito de forma colaborativa por meio das disciplinas intervencionistas (incluindo a cirurgia e a radiologia intervencionista), de modo que podemos ter alguma idéia de nossas respectivas contribuições (Gráfico 1.3).

Há outras considerações importantes para estudos significativos. Primeiramente, a duração da avaliação. Muitos estudos publicados envolvem períodos de acompanhamento medidos apenas em meses, parcialmente porque foram realizados para publicação rápida. Isso pode ajudar, mas a escala de tempo para avaliação apropriada significa que esse processo deve ser guiado pela capacidade, uma mudança significativa na ênfase para muitos. É irrelevante descrever resultados com menos de 3-5 anos em doenças crônicas não-fatais como pancreatite crônica.

O segundo aspecto, a objetividade da avaliação, é ainda mais difícil e controverso. Muitas séries publicadas de intervenções endoscópicas são auto-

serventes: são iniciadas, planejadas, executadas, analisadas e publicadas por entusiastas. Como podemos ser tão ingênuos? Como podemos esperar converter os céticos com tal literatura? Recomendaríamos incluir um juiz respeitável (ou *ombudsman*) em cada estudo, preferivelmente alguém que é obviamente de um outro "campo". Seu envolvimento no planejamento, na execução e na publicação dos estudos aumentaria grandemente a credibilidade. Sem dúvida, é preferível que comparações face a face de duas técnicas rivais sejam realizadas em cooperação pelos respectivos protagonistas. Isso é mais fácil quando especialistas digestivos com habilidades diferentes compartilham um ambiente de trabalho respeitável.

O terceiro aspecto, fundamental para todos os estudos, é que eles necessitam ser de tamanho suficiente, o que usualmente significa envolver múltiplos centros. Com algumas brilhantes exceções, centros de endoscopia de excelência não estabeleciam boa colaboração no passado. É difícil submeter egos e manter interesse no "estudo de outrem" a reboque. Esses problemas têm sido superados em outros campos médicos, notadamente na oncologia. Nós precisamos fazer o mesmo. Há vários modelos. Um centro de referência dominante pode liderar um grupo de dez ou mais centros colaboradores; ele fornece o protocolo e os fundos, faz a política e eventualmente redige o trabalho. Um outro modelo pode ser mais efetivo. Grupos de cinco ou mais centros de excelência formariam um consórcio de pesquisa, junto com seus colaboradores comunitários associados. Cada centro seria o movimentador primário de no mínimo um estudo importante. Assim, seria reconhecida a importância de se manter a disciplina do recrutamento e da documentação de todos os estudos.

Acreditamos que grandes estudos de casos longitudinais disciplinados, multicêntricos, incorporando parâmetros e resultados clínicos cuidadosamente definidos e supervisionados por juízes objetivos, fornecerão os dados para nossa

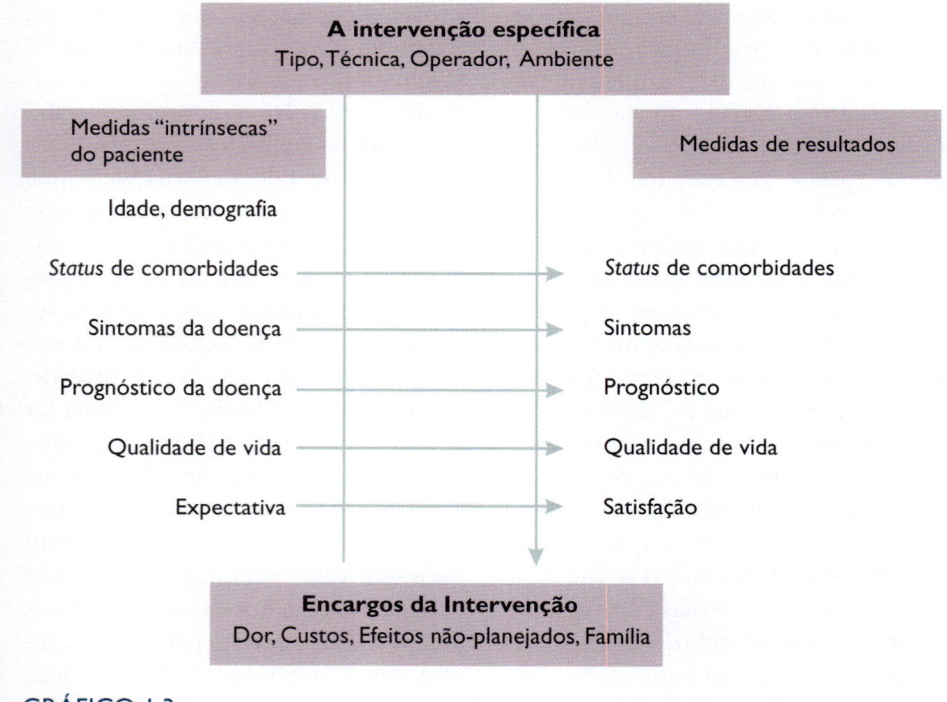

A intervenção específica
Tipo, Técnica, Operador, Ambiente

Medidas "intrínsecas" do paciente

Medidas de resultados

Idade, demografia	
Status de comorbidades	*Status* de comorbidades
Sintomas da doença	Sintomas
Prognóstico da doença	Prognóstico
Qualidade de vida	Qualidade de vida
Expectativa	Satisfação

Encargos da Intervenção
Dor, Custos, Efeitos não-planejados, Família

GRÁFICO 1.3

prática baseada em evidências na próxima década. Se os mesmos princípios e definições são aplicados a outros tipos de intervenção (clínica e cirúrgica), torna-se claro quais perguntas podem ser respondidas somente por estudos randomizados.[1]

SERVIÇO DE SAÚDE À POPULAÇÃO[34]

A qualidade da atenção à saúde oferecida às populações é uma questão de natureza ética. Não é ético oferecer cuidados cujos impactos não tenham sido cientificamente comprovados, ou cuja qualidade seja inferior aos padrões recomendados. Nesse sentido, abrem-se, nos serviços de saúde, duas áreas de pesquisa com naturezas complementares: investigações que visam testar a eficácia de novos procedimentos ou estratégias de cuidado e investigações voltadas para avaliar o resultado dessas intervenções sobre a saúde dos usuários e da população como um todo. Elementos fundamentais da pesquisa em serviços incluem avaliações da oferta de cuidados, expressa em termos de quantidade e qualidade de recursos de estrutura, humanos e tecnológicos; avaliam-se também a utilização e a cobertura da oferta, além do impacto dela na saúde das populações.

Em termos de pesquisa clínica, o movimento da Medicina Baseada em Evidências (MBE) popularizou o emprego de ensaios clínicos randomizados para testar a eficácia de novas intervenções, como drogas, vacinas ou procedimentos endoscópicos ou cirúrgicos. Tipicamente, os resultados de vários ensaios randomizados são sumariados estatisticamente por meio de metanálises. Sem dúvida, a MBE está contribuindo substancialmente para melhorar a qualidade do atendimento clínico individual.

No entanto, esse modelo importado da pesquisa clínica vem cedendo lugar, dentro da saúde pública, a outras concepções que se apóiam, essencialmente, nas longas cadeias causais que caracterizam os fenômenos coletivos. Na pesquisa clínica, a exposição a uma droga atua específica e diretamente sobre a presença de um sintoma ou de um desfecho biológico definido, sendo curta a cadeia causal entre a exposição e o desfecho. Por outro lado, na saúde pública, o efeito de um programa somente será verificável na presença de uma série de outros eventos decorrentes da intervenção, mas modificáveis por fenômenos externos a ela (características da população, do sistema de saúde ou do ambiente). As cadeias causais em estudo, portanto, são bem mais longas e complexas.

Há uma corrente crescente entre intelectuais na área da epidemiologia de serviços que questiona desde a factibilidade até a necessidade da utilização de estudos randomizados, quando o objetivo é testar o impacto, em larga escala, de programas de saúde. O entendimento de que os estudos randomizados não devam ser considerados como suficientes ou exclusivos para se estabelecer o impacto de programas de saúde traz uma nova perspectiva à pesquisa na área de serviços. Nem sempre é possível, nessa área, conduzirem-se estudos randomizados. As limitações não se restringem apenas a questões éticas de se randomizarem indivíduos ou grupos de indivíduos e privá-los de um potencial benefício ou submetê-los a práticas "placebo", mas também ao fato de, na concepção de Black,[35] esse desenho de estudo nem sempre ser possível, necessário, apropriado ou adequado.

Os estudos randomizados poderão ser impossíveis de se conduzir em situações em que a cadeia causal ligando a intervenção ao indicador de impacto seja longa e complexa. Nesse caso, a modificação de efeito por parte de várias características externas à intervenção é altamente provável, tornando-se proibitivo o tamanho de amostra necessário para dar conta de todos esses aspectos. Um corolário dessa observação é que o uso de técnicas de metanálise – usualmente apropriadas para resumir resultados de estudos clínicos – pode ser pouco recomendável para a avalia-ção de programas complexos. Nesses últimos, o efeito de fatores contextuais locais é tão importante, que a premissa de homogeneidade de resultados entre diferentes estudos deixa de ser válida.

Os estudos randomizados poderão ainda ser desnecessários. Há inúmeros exemplos na área clínica de tratamentos cujo impacto sobre a doença foi tão dramático, que dispensaram a necessidade de estudos controlados para que sua eficácia fosse demonstrada. Foi o caso da penicilina no tratamento das pneumonias, do digital no tratamento da insuficiência cardíaca e da insulina no tratamento do diabetes insulinodependente. Na saúde pública, a redução do número de óbitos de motociclistas envolvidos em acidentes de trânsito, após a introdução da lei que obrigou o uso de capacetes entre usuários de motocicletas, é um exemplo que dispensa a realização de estudos randomizados para que seu impacto seja aceito.

Nem sempre é apropriado conduzirem-se estudos randomizados. Os estudos de Fase 4 de medicamentos são um exemplo. Pode ser tão baixa a incidência de efeitos colaterais de drogas cuja eficácia foi testada em grandes ensaios randomizados, que a monitorização desses efeitos depende de estudos observacionais em larga escala.

As limitações de validade interna e externa dos ensaios randomizados acentuam-se quando o objeto de estudo situa-se no campo da saúde pública, podendo torná-los inadequados. Estudos randomizados são normalmente conduzidos sob condições ideais, em que tanto os provedores de serviço quanto os recipientes da intervenção recebem uma série de medidas de apoio para que sua aderência ao programa seja maximizada. Mesmo estudos randomizados delineados para testar efetividade não conseguem alcançar plenamente seus objetivos, pois a mera presença de uma equipe de coleta de dados e o conhecimento por parte dos provedores de que estão sendo avaliados dentro de um estudo contribuem para o efeito Hawthorne,[36] em que os resultados obtidos são normalmente superiores aos observados na vida real.

Em resumo, os estudos randomizados seguem sendo importantes na determinação da eficácia de novas intervenções. O que se advoga é que seus resultados precisam ser complementados, na área da saúde pública, por estudos observacionais que testem a efetividade das intervenções sob condições de rotina. Os resultados de estudos não-randomizados precisam ser alvo de tanta atenção quanto a que tem sido dedicada, nos últimos anos, aos estudos randomizados. Uma iniciativa recente contribuirá para esse fim. Assim como os estudos randomizados devem ser redigidos de acordo com uma série de normas editoriais – estabelecidas pelo CONSORT, ou *Consolidated Standards of Reporting Trials* –, os estudos do tipo plausibilidade agora também dispõem de uma série de normas similares – a declaração TREND.[37] Espera-se que essa iniciativa contribua para que melhore a qualidade da divulgação de estudos não-randomizados e para que seus resultados forneçam subsídios para políticas de saúde baseadas em evidências.[34]

A UNIVERSIDADE

Tem-se valorizado muito, no Brasil e no exterior, o médico pesquisador e suas publicações. Observa-se um crescente aumento na quantidade das publicações científicas, nem sempre acompanhadas pela qualidade necessária. Por isso há centenas de milhares de trabalhos publicados só em medicina, nos últimos 10 anos, com poucos trabalhos realmente com impacto clínico.

Essa realidade é lamentável. Os professores "perfeitos" – bons didatas, bons pesquisadores, bons profissionais, bons administradores etc. – são raras exceções. Soma-se a isso o fato de que a grande maioria dos professores universitários, em nosso meio, só trabalha meio período na universidade. Dessa forma, muitos professores que poderiam ser excelentes pesquisadores didatas, administradores ou profissionais servindo a comunidade universitária e a sociedade em geral passam a tentar um verdadeiro contorcionismo profissional, caindo em uma situação que fatalmente os levará, quando muito, à identidade de pesquisadores frustrados

ou pesquisadores em busca de títulos para o currículo.

É evidente que a atividade de pesquisa tem de ser pesadamente estimulada, particularmente para aqueles a ela vocacionados, mas a universidade é muito mais do que isso.

Uma conseqüência irônica desse descaminho é a atual realidade de que, em hospitais-escola, as figuras menos valorizadas sejam exatamente o doente e o aluno.[38]

Com o avanço e a expansão geométrica dos conhecimentos e das informações, na era digital, necessita-se cada vez mais de um intercâmbio efetivo entre a universidade e a sociedade.

Necessita-se urgentemente de uma abertura da universidade, que deve trabalhar em conjunto com todos os médicos e as sociedades médicas, viabilizando projetos de centros de treinamentos, de pesquisas, educacionais e assistenciais, com a participação crescente da universidade na cadeia produtiva. O que propomos é uma abertura da universidade a todos os médicos interessados nesse processo. Afinal de contas, a quem se destina a universidade?

REFERÊNCIAS BIBLIOGRÁFICAS

1. Cotton PB, Maldin P. Pesquisa, resultados e justificativa de endoscopia. In: Classen M, Tytgat GNJ, Lightdale CJ, editores. Endoscopia gastrointestinal. Rio de Janeiro: Revinter; 2006. P. 46-52.
2. Downie RS. The value and quality of life. J R Colt Physicians Lond 1999;33:378-81.
3. Olmos RD, Martin HS. Ensaios clínicos – princípios teóricos. In: Benseñor IM, Lotufo PA, editores. Epidemiologia – abordagem prática. São Paulo: Sarvier; 2005. P. 157-80.
4. Saconato H. Revisão sistemática da literatura. Centro Cochrane do Brasil. Unidade de Ensaios Clínicos e Metanálise. Escola Paulista de Medicina – UNIFESP; 2000.
5. Acesse o website: www.lilly.com.br.
6. Benseñor IM, Lotufo PA. Principais desenhos de estudo – conceitos gerais. In: Benseñor IM, Lotufo PA, editores. Epidemiologia – abordagem prática. São Paulo: Sarvier; 2005. P. 63-76.
7. Hulley SB, Cummings SR et al. Designing clinical research. 2nd ed. Philadelphia: Lippincott Williams & Wilkins; 1999.
8. Sackett DL, Strauss SE, Richardson WS, Rosenberg W, Haynes RB. Medicina baseada em evidências. 2ª ed. Rio de Janeiro: Artmed; 2003. P. 19-30.
9. Evidence-based Medicine Working Group. Evidence-based medicine: a new approach to teaching the practice of medicine. JAMA 1992;268:2420-5.
10. Sackett DL. Evidence-based medicine. Semin Perinatol 1997;1:3-5.
11. Benseñor IM, Lotufo PA. Medicina baseada em evidências. In: Benseñor IM, Lotufo PA, editores. Epidemiologia – abordagem prática. São Paulo: Sarvier; 2005. P. 1-19.
12. Benseñor IM, Lotufo PA. Diretrizes (consensos): utilidade e importância. In: Benseñor IM, Lotufo PA, editores. Epidemiologia – abordagem prática. São Paulo: Sarvier; 2005. P. 291-8.

13. Coronary Drug Project Research Group. Influence of adherence treatment and response of cholesterol on mortality in the coronary drug project. N Engl J Med 1980;303:1038-41.

14. Horwitz RI, Viscoli CM, Berkman L et al. Treatment adherence and risk of death after myocardial infarction. Lancet 1990;336:542-5.

15. Cook DJ, Guyatt GH, Laupacis A, Sackett DL. Rules of evidence and clinical recommendations on the use of antithrombotic agents. Chest 1992;102(Suppl 4):305-11.

16. Almeida-Filho N. Epidemiologia sem números: uma introdução crítica à ciência epidemiológica – o método epidemiológico. Rio de Janeiro: Campus; 1989. P. 27-38.

17. Martins HS, Olms RD. Metanálise – princípios, vantagens e limitações. In: Benseñor IM, Lotufo PA, editores. Epidemiologia – abordagem prática. São Paulo: Sarvier; 2005. P. 245-72.

18. Brazer SR. Endoscopic trials and statistics: commentary. In: Cotton PB, Tytgat CNJ, Williams CB, editors. Annual of gastrointestinal endoscopy editors. London: Current Science; 1992. P. 5-7.

19. Atallah NA. Estrutura mínima de um projeto de pesquisa. Revista Diagnóstico e Tratamento 2002;7(4):35-9.

20. Greenhalg T. How to read a paper – the MEDLINE database. BMJ 1997;315:180-3.

21. Concato J, Shah N, Horwitz RI. Randomized, controlled trials, observational studies, and the hierarchy of research designs. N Engl J Med 2000;342:1887-92.

22. Smith AC, Dowsett JF, Russel RCG, Hatfield ARW, Cotton PB. Randomised trial of endoscopic stenting versus surgical bypass in malignant low bile duct obstruction. Lancet 1994;344:1655-60.

23. Pap A, Topa L, Bergen Z, Flautner L, Varro V. Pain relief and functional recovery after endoscopic interventions for chronic pancreatitis. Scand J Gastroenterol 1998;228:98-106.

24. Warshaw AL, Banks PA, Fernandez-del Castillo C. AGA technical review: treatment of pain in chronic pancreatitis. Gastroenterology 1998;115:765-76.

25. Rothwell PM. Can overall results of clinical trials be applied to all patients? Lancet 1995;345:1616-9.

26. Benson K, Hartz AJ. A comparison of observational studies and randomized, controlled trials. N Engl J Med 2000;342:1878-86.

27. Hellman S. Hellman DS. Of mice but not men: problems of the randomized clinical trial. N Engl J Med 1991; 324: 1585-9.

28. McDermott WM, Amorosino CS. Of mice but not men. N Engl J Med 1991;324:1585-9.

29. Passamani E. Clinical trials: are they ethical? N Engl J Med 1991;324:1589-92.

30. Pocock Sj. Elbourne DR. Randomized trials or observational tribulations? N Engl J Med 2000;342:1907-9.

31. Pollock AV. Surgical evaluation at the crossroads. Br J Surg 1993;80:964-6.

32. Cotton PB. Randomization is not the (only) answer: a plea for structured objective evaluation of endoscopy therapy. Endoscopy 2000;32:402-5.

33. Sivak MV. Endoscopy databases and endoscopic research. Gastrointest Endosc 2000;51:243-4.

34. Santos IS, Victora CG. Serviços de saúde: epidemiologia, pesquisa e avaliação. Cad Saúde Pública 20 (suppl2) Scielo-Brazil, 2004.

35. Black N. Why we need observational studies to evaluate the effectiveness of health care. BMJ 1996;312:1215-8.

36. Fletcher RH, Fletcher SW, Wagner EH. Epidemiologia clínica: bases científicas da conduta médica. Porto Alegre: Artes Médicas; 1996.

37. Des Jarlais DC, Lyles C, Crepaz N. The Trend Group. Improving the reporting quality of nonrandomized evaluations of behavioral and Public Health interventions: the TREND statement. Am J Public Health 2004;94:406-15.

38. Camargo OP, Leme LEG. A formação do docente em medicina. Revista Diagnóstico e Tratamento 2006; 11(1):43-4.

CAPÍTULO 2

QUALIDADE NOS SERVIÇOS DE ENDOSCOPIA DIGESTIVA

Eduardo Carlos Grecco

Renato Luz Carvalho • Flávio Braguim

INTRODUÇÃO

O termo qualidade, oriundo do grego *qualitate*, caracteriza-se como atributo, condição natural, propriedade pela qual algo se distingue dos demais, excelência, virtude, grau de perfeição ou precisão a um certo padrão.

Considerando as disposições constitucionais e a Lei Federal nº 8.080, de 19/09/1990, que trata das condições para a promoção, proteção e recuperação de saúde como direito fundamental do ser humano, e com a Constituição definindo a saúde como direito social universal, fazendo com que, dessa forma, os hospitais deixassem de ser os centros do modelo assistencial, transferindo aos municípios a gestão dos serviços de saúde, passou-se a observar a importância do desenvolvimento de instrumentos gerenciais relacionados com a avaliação dos serviços oferecidos à população.

O controle de qualidade consiste na utilização de ferramentas para monitoramento, supervisão e avaliação dos serviços de saúde com o propósito de melhoria da qualidade contínua, objetivando qualidade total.

Mecanismos para avaliação e mensuração da qualidade em serviços de saúde foram propostos por meio do Manual para Acreditação dos Hospitais e Serviços de Saúde para a América Latina e Caribe com a colaboração da Federação Brasileira dos Hospitais em 1992.

A criação do Programa de Garantia e Aprimoramento da Qualidade em Saúde envolveu a formação da Comissão Nacional de Qualidade e Produtividade, da qual faziam parte, além do grupo técnico do Programa, representantes de provedores de serviço, da classe médica, de órgãos técnicos relacionados ao controle da qualidade e de representantes dos usuários dos serviços de saúde. Essa Comissão ficou responsável pela discussão dos temas relacionados com a melhoria da qualidade do serviço prestado, definindo estratégias para o estabelecimento das diretrizes do Programa.

O grupo técnico do Programa iniciou levantamento de manuais de acreditação utilizados no exterior (Estados Unidos, Canadá, Espanha, Inglaterra e outros), além dos manuais que começavam a ser utilizados no Brasil pelos estados do Rio de Janeiro, de São Paulo, do Rio Grande do Sul e do Paraná. Esse conjunto de atividades fez com que fosse encaminhado um projeto ao Programa Brasileiro da Qualidade e Produtividade (PBQP) definindo metas para implantação de um processo de certificação de hospitais identificado como *Acreditação Hospitalar*.

A partir do manual editado pela OPAS (Organização Pan-Americana de Saúde) e das experiências estaduais, buscou-se então estabelecer um consenso de opiniões para alcançar padrões de avaliação comuns a todos. Surgiu então, em 1998, o *Manual Brasileiro de Acreditação Hospitalar*. Devido à necessidade da existência de um conjunto de regras, normas e procedimentos relacionados com um sistema de avaliação para a certificação dos serviços de saúde, constituiu-se, em abril/maio de 1999, a Organização Nacional de Acreditação (ONA; www.ona.org.br), iniciando-se a partir daí a implantação das normas técnicas, credenciamento de instituições acreditadoras, código de ética e qualificação e capacitação de avaliadores.

PROPOSTA PARA ACREDITAÇÃO DOS SERVIÇOS HOSPITALARES

Padronizado em três níveis, conforme critérios definidos a seguir:

- Nível 1 – Exigências mínimas
  As exigências contidas nesse nível contemplam normas legais do exercício profissional e outras características imprescindíveis para a prestação da assistência médico-hospitalar.

- Nível 2 – Padrões de qualidade no atendimento
  As exigências contidas nesse nível buscam apontar instituições que, além de cumprirem as obrigações mínimas, adotam boas práticas na organização da assistência médico-hospitalar, bem como têm no paciente o foco central de sua atuação.

- Nível 3 – Padrões de excelência
  As exigências contidas nesse nível buscam apontar as instituições que procuram sistematicamente a melhoria contínua do seu atendimento e atingem padrões de excelência na prestação de serviço médico-hospitalar.

QUALIDADE NOS SERVIÇOS DE ENDOSCOPIA. REGULAMENTAÇÃO TÉCNICA – AGÊNCIA NACIONAL DE VIGILÂNCIA SANITÁRIA

OBJETIVO

Apresentar requisitos mínimos exigidos para o Serviço de Endoscopia Digestiva e Respiratória.

ABRANGÊNCIA

Incluem-se no Regulamento Técnico todos os procedimentos endoscópicos, diagnósticos ou terapêuticos do trato digestivo e respiratório que utilizem equipamentos rígidos ou flexíveis.

CONDIÇÕES GERAIS

- É indispensável o atendimento de requisitos mínimos que garantam a realização dos procedimentos de endoscopia digestiva e respiratória com qualidade, segurança e eficácia.
- É indispensável o envolvimento de profissionais qualificados, com treinamento específico, atendendo aos requisitos mínimos do Regulamento Técnico para a correta e segura realização dos procedimentos de endoscopia digestiva e respiratória.
- A escolha e a indicação do tipo de procedimento ao qual cada paciente será submetido devem ser efetuadas considerando-se sua história e seu quadro clínico, visando ao benefício diagnóstico ou terapêutico.
- Todos os profissionais envolvidos nos procedimentos de endoscopia digestiva e respiratória devem ser submetidos a exames admissionais e avaliações médicas periódicas, em atenção ao Programa de Controle Médico da Saúde Ocupacional (PCMSO/Ministério do Trabalho e Emprego).
- A vacinação contra o vírus da hepatite B é obrigatória para toda a equipe de saúde do serviço e para o pessoal que atua nas atividades de limpeza.
- É de responsabilidade da administração do hospital prever e prover os recursos humanos e materiais necessários para a operacionalização das atividades do SEDIR (Serviço de Endoscopia Digestiva e Respiratória).
- Todos os profissionais envolvidos no processo devem ser instruídos e incentivados a reportar aos seus superiores imediatos quaisquer condições suspeitas ou confirmadas relativas a ambiente, equipamentos ou pessoal que possam ser prejudiciais à qualidade dos serviços prestados.
- Todas as etapas dos procedimentos de endoscopia digestiva e respiratória devem atender a normas e rotinas escritas e ser devidamente documentadas, evidenciando as ocorrências na execução dos mesmos.
- A ocorrência de um desvio de qualidade, em qualquer uma das etapas dos procedimentos de endoscopia digestiva e respiratória, deve, obrigatoriamente, ser investigada.
- Os hospitais que terceirizam os serviços de endoscopia digestiva e respiratória devem apresentar contrato formal que garantam o cumprimento das determinações previstas no regulamento técnico.
- O SEDIR deve requerer licença de funcionamento ao órgão sanitário competente, no caso de serviço com CNPJ próprio.
- As endoscopias simples podem ser realizadas em ambiente extra-hospitalar, a critério médico.
- As endoscopias complexas (procedimentos que envolvam sedação profunda com supervisão de anestesista) devem ser realizadas em ambiente hospitalar.
- Para a realização da endoscopia simples ou complexa, deve ser preenchido e assinado pelo médico e pelo paciente o Termo de Consentimento.

CONDIÇÕES ESPECÍFICAS

ORGANIZAÇÃO E PESSOAL

- O SEDIR deve manter no mínimo um profissional médico, um profissional enfermeiro e um profissional técnico ou auxiliar de enfermagem.
- O Responsável Técnico do SEDIR deve ser um médico, devidamente habilitado e qualificado.
- Para a realização de qualquer procedimento de endoscopia digestiva e respiratória diagnóstica simples são necessários, no mínimo, um médico e um profissional de enfermagem por procedimento e por sala.
- Para a realização de qualquer procedimento de endoscopia digestiva e respiratória diagnóstica complexa são necessários, no mínimo, um médico e um enfermeiro por procedimento e por sala. No caso de o procedimento envolver o uso de anestesia geral, esta deve ser realizada por médico anestesiologista.
- No caso de o procedimento envolver o uso de infusão contínua de sedativo, devem estar presentes o médico anestesiologista, o médico endoscopista e o enfermeiro qualificado.
- Os profissionais devem receber treinamento continuado, formalmente estabelecido em programas específicos e adaptado às necessidades do serviço, com os devidos registros arquivados.
- Os programas de treinamento devem incluir noções de qualidade, aspectos operacionais e instruções sobre higiene e biossegurança.
- O uso de equipamento de proteção individual (EPI) pelos profissionais é obrigatório antes, durante e após a realização da endoscopia e na preparação do endoscópio.
- Nos SEDIR devem ser mantidas normas e rotinas escritas sobre os diferentes procedimentos para os quais estão aptos a realizar, disponíveis e de fácil acesso para os profissionais, para os clientes e para a autoridade sanitária.

- O SEDIR deve fornecer, quando da marcação do exame, informações escritas aos clientes ou responsáveis legais sobre o preparo, a realização e a evolução esperada de cada procedimento, confirmando seu entendimento.
- O cliente ou o responsável legal deve ser orientado quanto aos procedimentos que serão realizados, seus objetivos e intercorrências que possam advir antes, durante e após sua execução.
- O cliente ou seu responsável legal deve assinar o Termo de Autorização.
- Após a realização do exame, o cliente deve receber instruções por escrito de como proceder antes de retomar suas atividades normais ou na ocorrência de eventos adversos.

INFRA-ESTRUTURA

- O SEDIR necessita de espaço físico que comporte secretaria, sala de espera, sala de repouso pós-procedimento, banheiros, vestiários, sala de exames em número adequado com no mínimo 12 m², sala de médicos e enfermeiros, expurgo, sala de lavagem e desinfecção, sala de armazenamento de aparelhos, sala de laudos e arquivos.
- Projeto estrutural: devem ser considerados pisos planos laváveis, cantos e rodapés arredondados, portas largas para passagem de macas, ventilação e climatização, sistemas de exaustão nas salas de desinfecção, paredes e tetos de fácil limpeza, infra-estrutura hidráulica e elétrica, assim como pontos de oxigênio e ar comprimido, seguindo as normas técnicas da Anvisa (Agência Nacional de Vigilância Sanitária) com profissional especializado.

EQUIPAMENTOS, MOBILIÁRIOS E UTENSÍLIOS

- O SEDIR deve dispor de equipamentos em quantidade suficiente para o número de pacientes atendidos, de forma organizada e racional,

objetivando garantir a seqüência das operações com segurança e eficácia para o cliente e o profissional.
- O SEDIR deve possuir os equipamentos básicos (*veja quadro no final do capítulo*).
- Os equipamentos citados no quadro no final do capítulo devem estar disponíveis, em local de fácil acesso e em perfeitas condições de funcionamento.
- Os equipamentos para realização de procedimentos endoscópicos (endoscópios flexíveis ou rígidos), bem como os equipamentos auxiliares e acessórios para essa prática médica devem estar em perfeitas condições de utilização.
- Os equipamentos e seus acessórios devem estar em conformidade com as características indicadas no manual técnico do equipamento e possuir registro na ANVISA/MS.
- A documentação relativa às características técnicas, especificações de desempenho e instruções de operação e manutenção dos equipamentos deve estar disponível no serviço.

EQUIPAMENTOS DE FIBRO OU VIDEOENDOSCOPIA

- Quando aplicável, estar com os seus movimentos de angulação preservados ou, no máximo, com uma perda de 20%, quando comparados às características constantes no manual técnico do equipamento. A medição será feita com o equipamento apoiado em uma superfície plana, o tubo endoscópico retificado e sem dobraduras e a angulação sendo acionada apenas por meio das alavancas ou dispositivos para essa finalidade, sem ajuda ou interferência.
- Estar com suas fibras de iluminação, ou dispositivos para esse fim, preservadas, permitindo a total visualização do campo visual previsto nas características constantes no manual técnico do equipamento. Qualquer perda de eficiência que acarrete falta de visualização da totalidade do

campo visual será adotada como parâmetro para paralisação das atividades do equipamento.
- Permitir que a imagem captada por seu intermédio esteja clara, limpa e sem manchas, não podendo apresentar mais do que 200 pontos pretos em seu campo visual.
- Estar com o tubo endoscópico introdutor em sua total extensão sem ranhuras, deformações, vincos, rachaduras, perfurações, ou qualquer saliência que possa provocar ferimentos.
- Estar com os canais de irrigação de água e ar bem como o canal de trabalho (biópsia) sempre limpos e desobstruídos.
- Passar por testes de infiltração que possam evidenciar a inexistência de perfurações ou qualquer outra ocorrência que possibilite a armazenagem de líquidos ou secreções prejudiciais ou transmissíveis.

MANUTENÇÃO

- Todos os equipamentos devem ser submetidos à manutenção preventiva e corretiva, quando necessário, obedecendo a procedimentos operacionais escritos, com base nas especificações constantes no manual técnico do equipamento.

LIMPEZA E SANITIZAÇÃO

- Todos os procedimentos de limpeza e desinfecção dos ambientes, instalações, equipamentos e acessórios devem seguir normas específicas, preconizadas pela Comissão de Controle de Infecção, em conformidade com a Portaria GM/MS nº 2.616 de 12 de maio de 1998, e o Manual de Processamento de Artigos e Superfícies MS/1994 ou outros que vierem substituí-los.
- Os aparelhos e instrumentais endoscópicos devem ser submetidos à adequada limpeza com soluções enzimáticas a fim de eliminar-se todos os resíduos orgânicos. A desinfecção

de alto nível é adequada para instrumentais semicríticos e a esterilização ou a utilização de materiais descartáveis deve ser proposta para os instrumentais considerados críticos.

- Os manuais de limpeza e desinfecção dos ambientes, instalações, equipamentos e acessórios devem estar disponíveis e de fácil acesso aos profissionais do serviço.

GARANTIA DE QUALIDADE

- O SEDIR deve elaborar procedimentos documentados, visando à Garantia da Qualidade, abrangendo todas as diretrizes do Regulamento Técnico e as normas pertinentes.
- A aplicação dos mesmos deve ser monitorada por meio de auto-avaliação documentada e com registro do atendimento às diretrizes estabelecidas, devendo as não-conformidades detectadas ser objeto de ações corretivas.

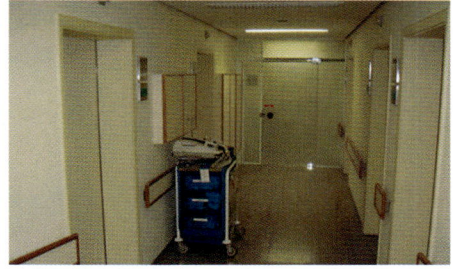

FIGURA 2.1

Serviço de endoscopia – corredor central

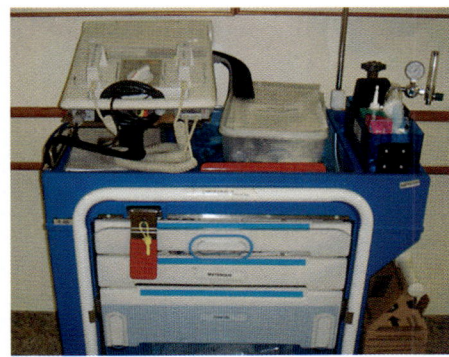

FIGURA 2.2

Carrinho de emergência

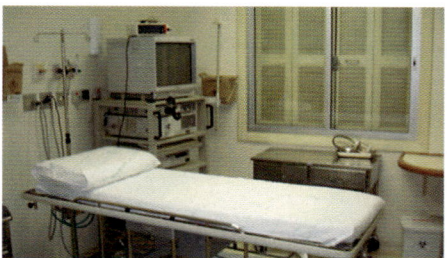

FIGURA 2.3

Sala de exames

EQUIPAMENTOS OBRIGATÓRIOS NO SEDIR, DE ACORDO COM O NÍVEL DE COMPLEXIDADE. PROCEDIMENTOS DE ENDOSCOPIA DIGESTIVA E RESPIRATÓRIA DIAGNÓSTICA SIMPLES OU COMPLEXA

Endoscopia Simples

Material ou equipamento na sala de exame

- Mesa de exame
- Equipamento de endoscopia
- Acessórios do equipamento de endoscopia
- Suporte para fluido intravenoso
- Oxímetro de pulso
- Ponto de oxigênio
- Negatoscópio
- Aspirador portátil

Material de uso comum a todo SEDIR (fácil acesso)

- Ventilador pulmonar manual (Ambu)
- Material completo de intubação (tubos endotraqueais, cânulas, laringoscópio com jogo completo de lâminas, pilhas)
- Medicamentos para atendimento de emergência
- Monitor cardíaco
- Desfibrilador

Endoscopia Complexa

Material ou equipamento na sala de exames

- Todos os itens da endoscopia simples
- Eletrocardiógrafo
- Aparelho de raios X móvel
- Capnógrafo
- Carrinho de anestesia

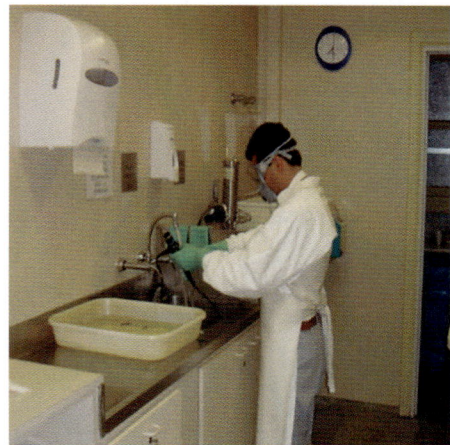

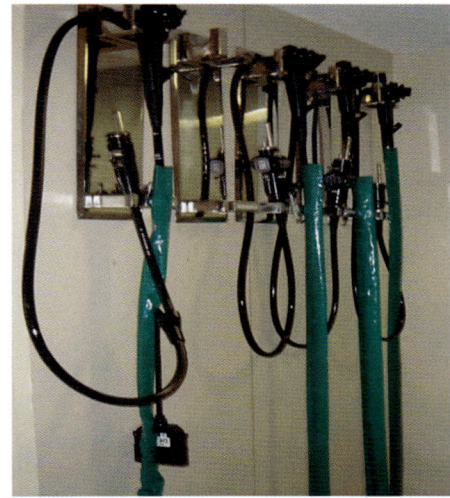

FIGURA 2.4

Desinfecção e armazenamento dos aparelhos

TERMO DE CONSENTIMENTO

NOME DO SEDIR _____

Consentimento para Realização de Endoscopia Digestiva (Diagnóstica e Terapêutica)

Eu, _____, matriculado (registrado) neste Hospital

sob o RG: _____, estou ciente dos riscos que, embora pouco comuns, são passíveis de ocorrer durante o exame de Endoscopia Diagnóstica ou Terapêutica, e que me foram explicados pelo corpo médico do SEDIR do(a) _____ _____, e que incluem, entre outros:

1. riscos da sedação (apnéia)
2. arritmias cardíacas
3. reações anafiláticas
4. aspiração
5. pneumonia

6. perfuração de esôfago, estômago ou duodeno
7. perfuração de cólon
8. infecção
9. enfisema pleural
10. derrame pleural

11. abscesso a distância
12. sangramento
13. colangite
14. pancreatite
15. lesão de baço

Essas complicações podem resultar em tratamento cirúrgico ou internação hospitalar

_____

Paciente

_____

Médico

Testemunha ou

Responsável pelo paciente: _____

Data de nascimento: _____/_____/_____

Data: _____/_____/_____

BIBLIOGRAFIA RECOMENDADA

Caleman G, Ducci L, Moreira ML. Informações, controle e avaliação do atendimento hospitalar. SUS, Brasília, OPAS/OMS, 1995 (série Desenvolvimento de Serviços de Saúde nº 14).

Ministério da Saúde, Controle, avaliação e auditoria: atos normativos. Organizado por Deildes de Prado et al. Brasília; 1996.

Ministério da Saúde. Normas para projetos físicos de estabelecimentos assistenciais de saúde. Brasília; 1994 (série Saúde & Tecnologia).

Novaes HM, Paganini JM. Padrões e indicadores de qualidade para hospitais. Brasília: OPS/MAS; 1994.

Manual Brasileiro de Acreditação (ONA). Resolução – RDC nº 93, de 26 de maio de 2006. Agência Nacional de Vigilância Sanitária.

Regulamentação número 8 de 4 de abril de 2003 para Serviços de Endoscopia Digestiva e Respiratória. Agência Nacional de Vigilância Sanitária.

Resolução – RDC nº 30, de 15 de fevereiro de 2006. Agência Nacional de Vigilância Sanitária.

Código de Defesa do Consumidor. Lei nº 8.078, de 11 de setembro de 1990.

Resolução – RE nº 515, de 15 de fevereiro de 2006. Agência Nacional de Vigilância Sanitária.

CAPÍTULO 3

PLANEJAMENTO E ESTRUTURAÇÃO DE UM SERVIÇO DE ENDOSCOPIA DIGESTIVA

Iêda Maria Nery Paes

INTRODUÇÃO

O planejamento de um Serviço de Endoscopia Digestiva deve ser elaborado de acordo com as bases normativas do Ministério da Saúde (1994). Inicia-se, portanto, pela planta física, que deve ser adequada e estruturada a cada área. Essa área deve ser planejada para atender os pacientes desde a recepção até a alta, as equipes médica e de enfermagem e a área de apoio.

O aproveitamento e a adequação do espaço físico construído, reformado ou ampliado deverão estar em perfeita consonância com as normas já estabelecidas, incluindo as alterações recentes da Agência Nacional de Vigilância Sanitária (ANVISA), a fim de que se integre de forma efetiva e eficiente, contemplando sua organização funcional, seu dimensionamento e quantificação dos ambientes que devem compor o serviço.

O fluxo de circulação interna e externa, as condições ambientais de conforto, as condições ambientais de controle de infecção hospitalar e a condição de segurança precisam estar bem estabelecidos e definidos para garantir melhor funcionalidade, sistematização e, conseqüentemente, proporcionar excelência no atendimento ao cliente.

O advento da terapêutica endoscópica promoveu grandes avanços e, com isso, acabou trazendo também novos desafios para os estabelecimentos de saúde. Levando-se em consideração o desenvolvimento da endoscopia digestiva desde a década de 1960, observa-se que o avanço tecnológico dos equipamentos e o crescimento dos conhecimentos das doenças gastrointestinais – possibilitando, assim, tratamento das lesões varicosas e não-varicosas, remoção de pólipos do trato digestivo alto e baixo, cateterismo das papilas, gastrostomias e jejunostomias endoscópicas – foram os impulsos principais na transformação das antigas salas de exame endoscópico em unidades de endoscopia digestiva.

Com a evolução dos equipamentos e acessórios endoscópicos, surgiu a necessidade de reestruturação e ampliação do espaço físico, para proporcionar melhores condições de atendimento com qualidade aos pacientes. Nos grandes centros hospitalares, o Serviço de Endoscopia está inserido em uma área física destinada à bioimagem, e seu tamanho varia de acordo com o fluxo de pacientes e a maior capacitação do serviço de realizar as diversas técnicas endoscópicas, sejam elas diagnósticas ou terapêuticas. Falhas cometidas na estruturação física funcional podem levar à ineficiência, ao alto custo operacional e ao desconforto para o paciente e a equipe.

UNIDADE DE ENDOSCOPIA DIGESTIVA

De maneira geral, podemos considerar que uma unidade de endoscopia digestiva necessita de estrutura suficiente para atender aos objetivos a que se propõe, e todo atendimento do paciente pode ser subdividido em três partes:

PRÉ-PROCEDIMENTO

- Agendamento;
- Recepção, instrução e entrevista do paciente;
- Preparo do paciente;
- Pré-medicação;
- Preparo da sala de exame e do equipamento.

PROCEDIMENTO

- Exame endoscópico

PÓS-PROCEDIMENTO

- Encaminhamento do material coletado;
- Confecção do laudo e envio de relatórios, se necessário;
- Recuperação do paciente;
- Monitoração;
- Instruções pós-procedimento a pacientes e familiares;
- Liberação do paciente;
- Limpeza da sala e dos equipamentos.

Idealmente, a Unidade de Endoscopia Digestiva deverá estar inserida perto do Serviço de Gastroenterologia, pela integração e afinidade de suas especialidades. Se a estabilidade de volume endoscópico com a radiologia não justificar um equipamento radiológico próprio, o recomendado e aceito nas grandes instituições é a proximidade com o Serviço de Diagnóstico por Imagem. A unidade de endoscopia atual requer um espaço físico próprio, devendo ser agradável, humanizado e funcional para os pacientes ambulatoriais e internados, e de fácil acesso, tanto de dia quanto à noite.

Muitas questões precisam ser analisadas e entendidas quando se planejam os recursos para endoscopia. Nos grandes centros hospitalares, a Unidade de Endoscopia dispõe basicamente de duas funções: uma relacionada ao paciente, compreendendo recepção, agendamento, preparação, procedimento, ressuscitação, recuperação e liberação; e outra relacionada ao suporte, compreendendo limpeza, preparação, manutenção e armazenamento dos equipamentos, relatórios, arquivamento e gerenciamento da equipe (Quadro 3.1).

ÁREA FÍSICA

A Unidade de Endoscopia deve ser constituída por um conjunto de elementos. Elemento é a área ou compartimento com finalidade determinada que em conjunto compõe uma unidade de estabelecimento de saúde (Figura 3.1).

A área física deverá ser planejada de acordo com o número de pacientes que se pretende atender e a capacidade do serviço em absorver as diversas técnicas endoscópicas, dando-se uma margem para que esse número possa aumentar conforme a necessidade da empresa.

A Sociedade Holandesa de Endoscopia sugere uma sala endoscópica para 1.000 exames por ano. A Sociedade Britânica de Gastroenterologia recomenda um mínimo de duas ou mais salas de endoscopia para 3.000 exames por ano. A terceira sala é necessária para exames gastrointestinais não-endoscópicos e para flexibilidade de exames de urgência ou trabalho extra sem interromper a rotina.

Um aspecto importante é que a Unidade de Endoscopia formule uma escala de tempo para a realização de cada pro-

QUADRO 3.1

Funções da unidade da endoscopia

Relacionadas ao paciente	Relacionadas ao suporte
> Agendamento	> Limpeza
> Recepção	> Desinfecção
> Preparação	> Controle do equipamento
> Procedimento	> Relatório
> Ressuscitação	> Estatística
> Recuperação	> Estocagem
> Liberação	> Gerenciamento da equipe
Adaptado do Modelo de Cotton (1996)	

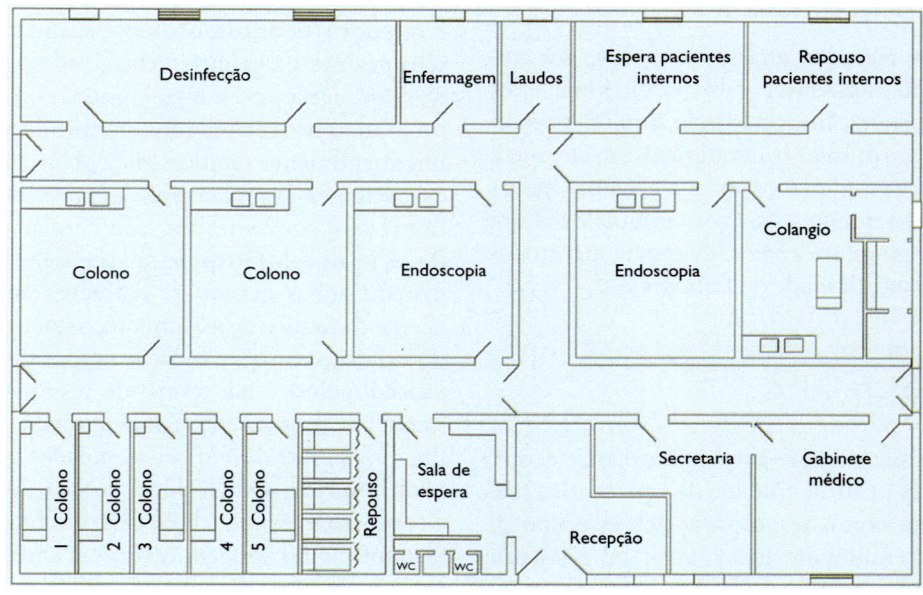

FIGURA 3.1

Proposta de modelo de um Serviço de Endoscopia Digestiva (criada pela autora)

cedimento, que deve variar conforme o número e a experiência de endoscopistas, corpo de enfermagem e do espaço físico. Nas instituições de ensino, o tempo para cada realização dos procedimentos é de 20% a 30% a mais por procedimento. Esses fatos devem ser levados em conta ao se planejar a Unidade de Endoscopia. A capacidade da sala também é limitada pelo número de leitos, macas ou poltronas disponíveis na sala de recuperação, evitando, assim, queda na produtividade. Ao planejar a

área física, a equipe médica e de enfermagem precisa estar presente para assegurar um planejamento adequado. Em centros especializados, uma sala para ecoendoscopia e *laserterapia* será necessária, pois são procedimentos mais demorados.

A área deve constituir-se de recepção ampla com atendimento interno e externo; sala de espera; secretaria com sala de laudo e arquivo em anexo; sala de reuniões; área de periprocedimentos envolvendo sala de preparo e recuperação pós-anestésica com vestiários (masculino e feminino); salas de procedimento para endoscopia e colonoscopia e, se possível, sala de procedimentos especializados com radioscopia, ecoendoscopia e *laserterapia*; setor de enfermagem com observação direta ao paciente; gabinete médico com circuito interno de TV para acompanhamento simultâneo de todas as salas de procedimentos, no caso de ensino; sala de lavagem e desinfecção; expurgo e sala de estocagem.

RECEPÇÃO

RECEPÇÃO AMBULATORIAL

A recepção ambulatorial deve ser ampla, agradável e bem funcional, com sistema informatizado bem elaborado, que otimize o atendimento ao cliente de forma rápida, segura e eficiente, pois é justamente esse fluxo ambulatorial que representa maior demanda dentro de uma Unidade de Endoscopia.

RECEPÇÃO INTERNA/ SECRETARIA

Essa recepção geralmente ocorre dentro da própria unidade de endoscopia, tendo como responsável por esse tipo de atendimento um auxiliar ou assistente administrativo. É o local em que ocorre todo o controle administrativo da unidade.

Todos os funcionários devem estar devidamente treinados e capacitados para esclarecer ao cliente o que ocorrerá com ele a partir daquele momento.

Em alguns serviços, também é na secretaria que são fornecidas as informações sobre o preparo do procedimento a ser realizado por meio de formulários específicos e impressos educativos explicando todos os processos que envolvem o atendimento ao cliente. É imperativo que esses auxiliares administrativos participem periodicamente de um programa de treinamento voltado para o atendimento ao cliente.

CENTRAL DE AGENDAMENTO

Estando a endoscopia inserida em uma área ambulatorial dentro do contexto do diagnóstico por imagem, recomenda-se a unificação dos serviços em algumas funções relacionadas ao paciente, tais como: recepção, agendamento e recuperação de alguns procedimentos mais complexos, visando otimizar os recursos dos dois serviços. A eficiência desse arranjo em comum depende muito da qualidade da inter-relação do corpo de auxiliares e da estabilidade do volume de pacientes.

A central de agendamento deve estar próxima dos dois serviços e anexa à recepção, podendo o cliente agendar seus exames na própria central ou por telefone. Deve ser informatizada, com programas bem elaborados, permitindo um atendimento rápido e eficiente para os pacientes ambulatoriais e internos. Impressos padronizados contemplando os protocolos institucionais e folhetos educativos devem ser entregues ao cliente durante o agendamento, contendo explicações sobre todas as etapas do procedimento e até termo de responsabilidade e consentimento informado. Os exames devem ser agendados e com horários predefinidos, de acordo e com o número de salas e de aparelhos disponíveis no serviço, tendo em vista o tempo necessário para a limpeza e a desinfecção dos endoscópios, de forma que o atendimento se faça sem intercorrências.

Para a maioria dos pacientes, os procedimentos endoscópicos ainda são desagradáveis e, por mais simples que sejam, trazem muita ansiedade e medo, reação normal ao estresse. Os questionamentos são muitos e a ansiedade natural cresce a partir de histórias relatadas por conhecidos que já realizaram o exame e que não foram bem-sucedidos.

A capacitação técnica, científica, administrativa e humanizada da equipe de endoscopia é fator crucial para a aceitação, o sucesso e a segurança do procedimento. A compreensão desses fatores permite ao enfermeiro cuidar do paciente de forma efetiva e calorosa por meio de uma explanação empática, percebendo e reconhecendo mudanças no seu comportamento que indiquem sinais de ansiedade.

Um atendimento eficiente, atencioso e empático por parte dos funcionários da recepção e da enfermagem diminui sensivelmente o nível de ansiedade do paciente, uma vez que o esclarecimento se inicia quando a necessidade de endoscopia é estabelecida e é justamente na recepção que o paciente faz seu primeiro contato com o serviço.

Alguns procedimentos endoscópicos, como a CPRE, e principalmente a maioria dos procedimentos terapêuticos deverão ser agendados dentro do próprio serviço pelo enfermeiro ou pelo médico devido ao grau de complexidade e especificidade, o qual abordaremos posteriormente, onde se faz necessária uma orientação mais detalhada por um profissional que tenha capacidade de avaliar suas condições diante do preparo necessário.

SALA DE ESPERA

Habitualmente, essa área é destinada aos familiares ou acompanhantes dos pacientes, enquanto aguardam o término do procedimento e sua alta da sala de recuperação. Deve dispor de cadeiras confortáveis, sanitários e purificador de água. É importante criar um ambiente de descontração, oferecendo recursos como televisão e opções de leitura. Música ambiente pode ser apreciada e reduz a ansiedade pré-exame.

Quando do atendimento de pacientes pediátricos, o serviço deve dispor de uma sala apropriada com brinquedos em que a criança possa aguardar o procedimento acompanhada de seus pais.

Algumas instituições utilizam materiais de apelo visual para despertar a atenção da criança e ao mesmo tempo fornecer informações sobre o procedimento. Uma instituição de referência mundial no cuidado infantil, o Hospital For Sick Children, de Toronto, Canadá, fornece antes do exame material individual (livros e vídeos) e apresenta dramatizações para orientações pré-operatórias. No Hospital das Clínicas de Porto Alegre, está disponível o manual de orientações para cirurgias e exames em pediatria, com orientações sobre o hospital, preparo, cirurgia e anestesia para a criança colorir. Esses manuais são entregues também para crianças que se submeterão a endoscopias.

SALA DE PREPARO

A sala de preparo deverá ser separada da sala de recuperação, uma vez que os pacientes que serão submetidos ao exame não deverão ter contato com os pacientes que já realizaram o procedimento. Deverá ser estabelecido um fluxo adequado de linha de produção, evitando, assim, o cruzamento desses pacientes.

O arranjo físico varia consideravelmente. Algumas unidades trabalham com um sistema de linha de produção (Figura 3.2). Os pacientes são encaminhados para a sala de consulta de enfermagem para entrevista, orientação e consentimento, depois são encaminhados para paramentação adequada e posteriormente são deslocados para a sala de procedimentos.

ÁREA DE PERIPROCEDIMENTOS: PREPARO E RECUPERAÇÃO

Essa área destina-se inicialmente à preparação, que consiste em entrevista preliminar, processo de explicação e consentimento, mudança de vestimenta e instalação de acesso venoso, se necessário. A qualidade dos recursos para essas atividades e as atitudes adequadas da equipe de enfermagem envolvida proporcionam a impressão mais importante para os clientes. Essa área deve dispor de vestiários masculino e feminino com sanitários e armários individualizados com chaves para guardar as roupas e os pertences dos clientes.

Em algumas unidades, essa área é provida de posto de enfermagem, sala

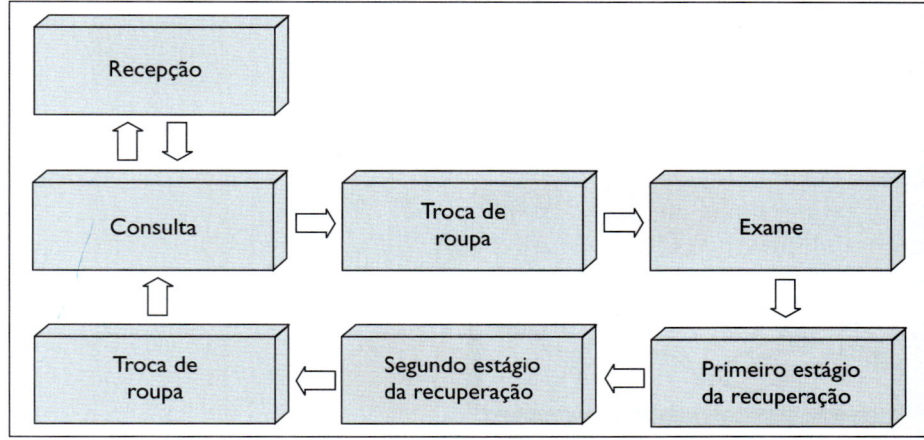

FIGURA 3.2

"Sistema de linha de produção" do paciente da recepção para endoscopia (Adaptado do modelo de Cotton, 1996)

de espera e sala de preparos especiais (por exemplo, enema). O posto de enfermagem dessa área deve contar com material básico para o preparo: material para verificação dos sinais vitais, para punção venosa, aplicação de enemas e demais materiais descartáveis.

A equipe de enfermagem que atua nessa área deve estar preparada técnica e cientificamente e mostrar-se disponível no esclarecimento de dúvidas, assim como no atendimento de suas necessidades, conseguindo estabelecer, assim, uma relação mútua de respeito, confiança e segurança, amenizando o medo e a ansiedade presentes nos procedimentos endoscópicos. Um manual de procedimentos deve estar à disposição de todos os funcionários, a fim de eliminar as dúvidas, padronizar e uniformizar o atendimento nos diversos turnos.

É recomendável criar um ambiente humanizado, específico para o atendimento pediátrico, com brinquedos educativos em que a criança possa aguardar o procedimento acompanhada dos pais. Crianças são pacientes muito especiais, portanto têm necessidades especiais, características próprias, que as fazem diferentes na abordagem da enfermagem no que se refere a manejo, cuidados e responsabilidades dos profissionais envolvidos. É importante que a equipe de endoscopia, além do cuidado à criança, assista também à família, em especial os pais, com o objetivo de amenizar medos, inseguranças e, principalmente, obter sua colaboração para o exame.

SALA DE PROCEDIMENTOS

O número de salas de endoscopia disponíveis no serviço depende de muitos fatores, tais como: volume e variedade de procedimentos, eficiência do agendamento, qualidade do suporte técnico, práticas de sedação e presença ou não de pessoas em treinamento.

A utilização eficiente poderá ser otimizada se todas as salas seguirem o padrão genérico, isto é, forem utilizadas para todos os tipos de procedimentos. Não há necessidade de separar procedimentos altos e baixos, uma vez que as necessidades são as mesmas. Entretanto, alguns procedimentos mais complexos requerem outros equipamentos mais sofisticados e caros que não podem ser transportados ou duplicados, especialmente o estenoscópio (Arco C) e *laser*. Sendo assim, recomendam-se várias salas de padrão genérico (Figura 3.3), uma sala de procedimentos especializados (Figura 3.4), uma sala de alta tecnologia e pequenas salas simples para retossigmoidoscopia flexível e outros métodos diagnósticos.

As salas devem ser amplas, permitindo a circulação e a acomodação de todos os materiais, acessórios, equipamentos e equipe endoscópica: médicos, enfermeira, anestesiologista (quando necessário) e auxiliares ou técnicos de enfermagem, atendendo as esferas geométricas de atividades.

A largura da sala deve ser calculada de modo que a maca gire em torno de seu próprio eixo, pois alguns pacientes realizam endoscopia alta e baixa ao mesmo tempo. A disposição precisa é determinada por alguns fatores, incluindo a umbilical do endoscópio e seus compartimentos adjacentes (fonte de luz, processadora, monitor etc.).

TAMANHO DAS SALAS

O tamanho das salas deve se adequar à complexidade do procedimento e ao número de pessoas envolvidas, respeitando-se o limite máximo de 12 metros quadrados (para unidades com sala única) estabelecido pela Vigilância Sanitária.

A Sociedade Holandesa de Gastroenterologia recomenda medidas como:

- 5 x 3,6 m para retoscopia;
- 5 x 4 m para colonoscopia;
- 30 m² para salas de urgências;
- 6,25 x 4,75 m (30 m²) é indicado para hospitais-escola, permitindo a presença do *staff* e dos alunos.

As salas devem conter armários para estocagem de todos os materiais e medicamentos, seus acessórios específicos para completar o arsenal terapêutico; mesas auxiliares móveis para dispor os materiais e acessórios complementares previstos para os procedimentos do dia, bem como pias apropriadas para acomodar os aparelhos e acessórios contaminados para limpeza mecânica inicial.

Nos grandes centros, recomendam-se tomadas de energia em número adequado para uso simultâneo de vários equipamentos, principalmente nos procedimentos terapêuticos com acompanhamento anestésico, eliminando, assim, a utilização de extensões elétricas pouco recomendadas.

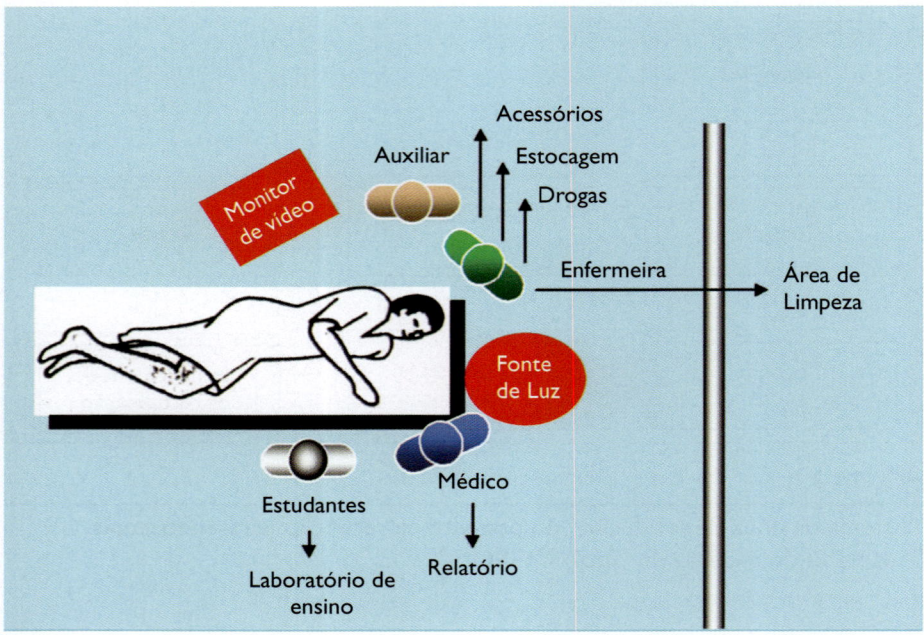

FIGURA 3.3

Planejamento funcional – sala padrão genérico (Adaptado do modelo de Cotton, 1996)

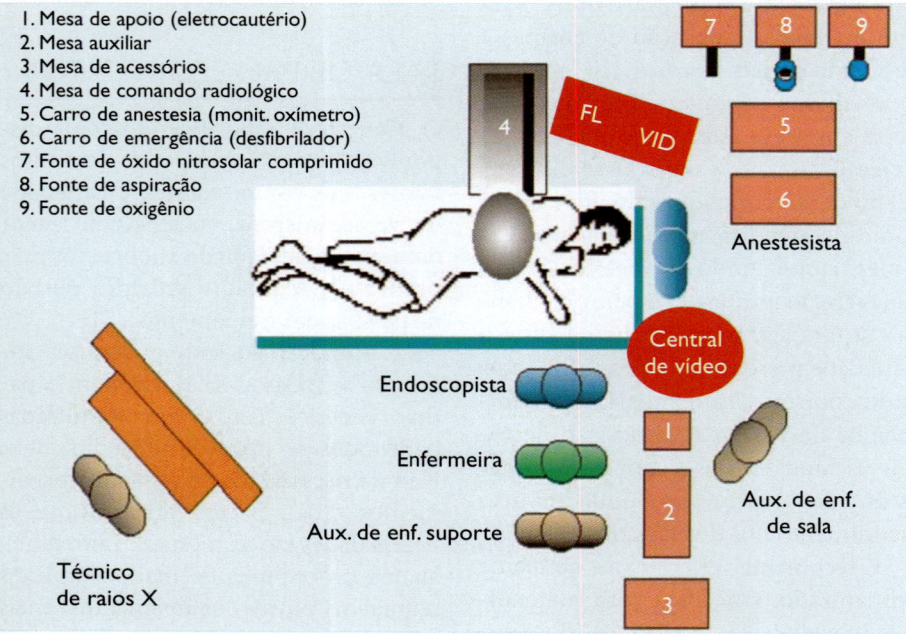

1. Mesa de apoio (eletrocautério)
2. Mesa auxiliar
3. Mesa de acessórios
4. Mesa de comando radiológico
5. Carro de anestesia (monit. oxímetro)
6. Carro de emergência (desfibrilador)
7. Fonte de óxido nitrosolar comprimido
8. Fonte de aspiração
9. Fonte de oxigênio

FIGURA 3.4

Planejamento funcional – sala padrão especializado (Adaptado do modelo de Cotton, 1996)

Os procedimentos endoscópicos variam em complexidade. Alguns requerem mais auxiliares e equipamentos e, por essa razão, necessitam de salas maiores. Entretanto, todas as salas de procedimentos compartilham muitas características comuns.

Em alguns serviços, as tomadas elétricas, as saídas de oxigênio, vácuo, ar comprimido, os suportes de soro e outras conexões elétricas estão colocados em suporte específico no teto, eliminando os cabos pelo chão. As paredes, portas e o teto devem ter acesso fácil à limpeza terminal. O piso deve ser de superfície lisa e as paredes devem ter cantos arredondados para facilitar a limpeza. As cores devem ser claras, para não refletirem a luz.

O ideal é que as portas tenham 3,5 m de largura para permitir não só a passagem das macas, mas também das camas dos pacientes internados e seus compartimentos adjacentes.

CLIMATIZAÇÃO

A climatização deve ser mantida em uma temperatura entre 20-23° C. Essa temperatura é fundamental para o funcionamento adequado dos aparelhos eletrônicos. Variações constantes de temperatura e queda de energia interferem ativamente na qualidade da imagem. Portanto, torna-se clara a necessidade de uma rede elétrica adequadamente projetada e instalada, observando-se os aspectos de isolamento e aterramento de acordo com as normas vigentes. Esse porte e essa infra-estrutura exigem também um *sistema de emergência* adequado para fornecimento ininterrupto de energia devidamente condicionado *(no break)*.

ILUMINAÇÃO

A iluminação deve ser de fácil manejo, com focos de luz direcionados sobre os pontos de trabalho, especialmente para alguns procedimentos em que há necessidade de se trabalhar com o sistema de transiluminação, como é o caso da colonoscopia e da gastrostomia endoscópica. Todas as janelas devem ter cortinas escuras e sem frestas.

SALA DE RECUPERAÇÃO

Veja a Parte II do livro, capítulo sobre Salas de Recuperação (página 113).

EQUIPAMENTOS E ACESSÓRIOS

A quantidade e a especificação dos equipamentos para montagem de um Serviço de Endoscopia dependem do número de exames e do perfil da unidade.

A segurança constitui fator de extrema importância na realização dos exames endoscópicos, devendo a sala de procedimentos estar devidamente aparelhada com: oxímetro de pulso, monitor cardíaco, carro de reanimação cardiorrespiratória (adulto e infantil), desfibrilador, carro anestésico, material de anestesia geral e eletrocautério.

Nos grandes serviços, o ideal é que todas as salas disponham de todos esses equipamentos, com exceção do carro de parada, que deve situar-se em uma área central. Não sendo possível, para cada duas salas alocam-se todos esses equipamentos, com exceção do oxímetro de pulso, que deverá permanecer em cada sala. Outra recomendação é que se faça a distribuição da seguinte forma: uma sala completa para os procedimentos pediátricos e os exames de maior complexidade, e os demais equipamentos de emergência alocados na sala de procedimentos especializados. O mais importante é estar estrategicamente próximo, verificado e disponível sempre que necessário. São indispensáveis pontos de oxigênio, vácuo (utilizando sistema fechado) e ar comprimido com fluxo adequado. Recomendam-se unidades portáteis de oxigênio e de aspiração para transporte de pacientes instáveis.

EQUIPAMENTOS DE AQUISIÇÃO DAS IMAGENS

- Gastroscópios, colonoscópios e duodenoscópios;
- Processadora de imagens;
- Monitor (sendo ideal em número de dois por sala);
- *Printer*;
- *No break* de alta capacidade;
- Outros equipamentos (ultra-som endoscópico, pHmetria, manometria etc.).

EQUIPAMENTOS PERIFÉRICOS

- Eletrocautério;
- Aspiradores;
- Equipamentos de radiografia com radioscopia (CPRE). Geralmente em sala própria (serviço de radiologia);
- *Laser* e plasma de argônio.

ACESSÓRIOS PARA PROCEDIMENTOS DIAGNÓSTICOS E TERAPÊUTICOS

- Alças de polipectomia;
- Pinças de biópsias e corpo estranho;
- Agulhas de esclerose;
- *Kit* para ligadura e gastrostomia;
- Velas e balões para dilatação;
- *Endoloop*, hemoclipe etc.

EQUIPAMENTOS E ACESSÓRIOS DE SEGURANÇA

- Oxímetro de pulso;
- Oxigênio medicinal (torpedos ou usinados);
- Materiais e equipamentos para reanimação cardiovascular:
  - antídotos de medicamentos usados para sedação (flumazenil e naloxone);
  - material completo para intubação orotraqueal (laringoscópio e cânulas);
  - ambu;
  - adrenalina, atropina etc.
- Desfibrilador e cardioscópios;
- Equipamentos para realização de anestesia geral (em serviços que atendam crianças ou pacientes com necessidades especiais);
- Geladeira para armazenagem de medicamentos que necessitem de temperatura controlada.

SETOR DE MANIPULAÇÃO DE IMAGEM E CONFECÇÃO DE LAUDOS

- Computador (interligado em rede);
- Impressoras;
- *No break*.

Atualmente, em muitos Serviços de Endoscopia, a captação e o armazenamento digital das imagens são realizados rotineiramente, permitindo rever e comparar imagens de um mesmo paciente. É um arquivo mais completo, com a possibilidade de armazenar inúmeras imagens por procedimento, que podem ser gravadas em CDs ou DVDs, sendo mais resistentes ao desgaste.

GABINETE MÉDICO/SALA DE LAUDO

Esse compartimento é destinado ao corpo clínico médico para elaboração do laudo, onde descreve os achados dos exames e as diversas modalidades terapêuticas realizadas. É também o local em que o endoscopista realiza a entrevista e a orientação com o paciente e familiares antes e após o exame. Deve situar-se próximo às salas de procedimento e dispor de computador, negatoscópio e arquivo. A manipulação de imagem e a edição de vídeo podem também ser centralizadas na sala de laudo ou no gabinete médico.

SALA DE ENFERMAGEM

A sala de enfermagem deve dispor de computador e impressora; armários e arquivos necessários para armazenamento de documentos, entre outros. Deve ser ampla para permitir reuniões com a equipe e agradável para leitura de livros e artigos, bem como realizações de pesquisas de trabalhos desenvolvidos pelo setor. O uso do *flip chart* é aconselhável para o treinamento da equipe e a divulgação das normas, políticas e revisões dos procedimentos.

SALA DE APOIO E COPA

É conveniente ter uma sala de apoio ou copa para oferecer à equipe de endoscopia, aos pacientes e aos familiares lanches e bebidas.

VESTIÁRIOS PARA FUNCIONÁRIOS

Os vestiários devem ser localizados nos limites da unidade endoscópica, para permitir que o pessoal vindo da circulação externa entre diretamente na circulação interna, após troca de roupa. Em alguns serviços, é exigido o uso de roupa própria de bloco cirúrgico: calça comprida, gorro, blusa e propés. Já em outros serviços é usado somente um avental sobre a roupa do profissional, ou, ainda, usa-se uniforme-padrão. Os vestiários devem possuir sanitários anexos, além de armários com chave para guarda de pertences dos profissionais que atuarão nessa área.

RECURSOS DE ENSINO

Muitos ensinamentos de endoscopia são feitos "um a um" nas salas de procedimentos, imensamente facilitados pelos modernos sistemas de videoendoscopia. Muitas unidades devem ter uma pequena sala de conferência (biblioteca/videoteca) para seminários e materiais de ensino. Centros de treinamento necessitam de áreas maiores de conferência, incluindo transmissão de vídeo e áudio das salas de procedimentos.

SALA DE DESINFECÇÃO

Embora a lavagem inicial deva ser feita imediatamente na sala de procedimentos, a limpeza convencional e a desinfecção devem ser realizadas em área propriamente desenhada (Figura 3.5).

A sala de desinfecção deve ser ampla, arejada, bem iluminada, com sistema de exaustão potente permitindo a liberação rápida dos vapores tóxicos para a área externa provocados pelo uso dos agentes químicos. A equipe de endoscopia torna-se exposta a elevados níveis de vapor de glutaraldeído quando o aparelho é processado em salas mal ventiladas.

O controle rigoroso da limpeza e desinfecção torna-se obrigatório em todo o Serviço de Endoscopia. Para tanto, é imprescindível a adequação da sala no que diz respeito à disposição de bancadas, prateleiras e pias, de forma que a sala apresente dois fluxos: um de entrada para os materiais contaminados e outro de saída para os materiais limpos, seguindo corretamente as etapas do ciclo limpeza/desinfecção. Recomenda-se que sejam colocados, no mínimo, dois conjuntos de quatro cubas para a limpeza e desinfecção dos materiais. As cubas devem ter tamanho suficiente para acomodar adequadamente um endoscópio (Figura 3.6).

A primeira cuba será utilizada para detergente enzimático. A segunda para o enxágüe com água; a terceira destinada ao glutaraldeído. Esta deve ter uma tampa acrílica transparente. A quarta cuba será utilizada para a segunda etapa do enxágüe. As torneiras devem ter água quente e fria e ser de fácil manejo.

As processadoras automáticas dos endoscópios devem ser instaladas próximas às cubas, facilitando a dinâmica da sala.

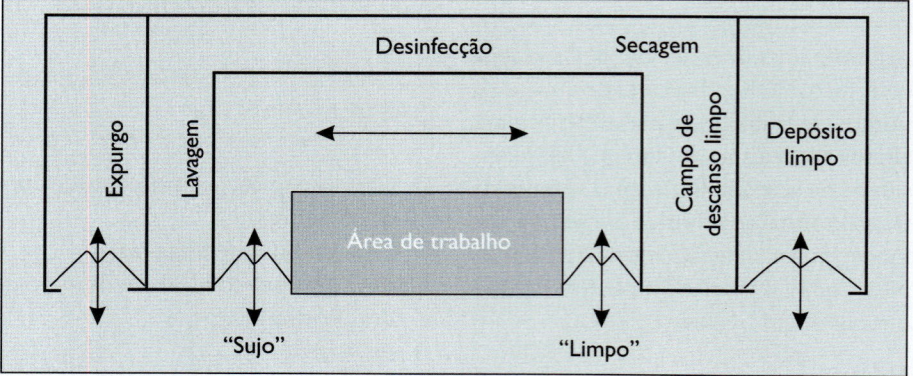

FIGURA 3.5

Área de limpeza: planejamento "seqüencial". (Adaptado do modelo de Cotton, 1996)

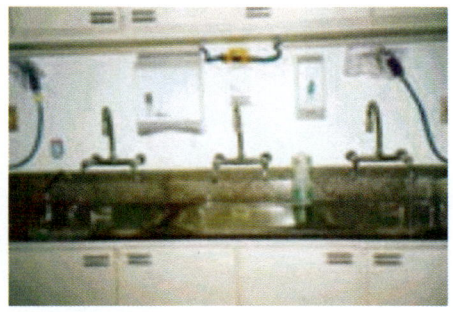 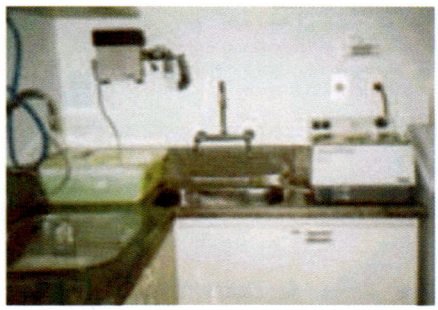

FIGURA 3.6

Fluxo adequado da sala de desinfecção (Criado pela autora)

Uma mesa central ou prateleira deve ser posicionada após a quarta cuba, otimizando o trabalho de preparação, embalagem e envio dos acessórios para a central de esterilização de forma seqüencial.

Um manual de procedimentos, com figuras ilustrativas descrevendo toda a seqüência do reprocessamento dos aparelhos, deve estar à disposição para consulta rápida da equipe de enfermagem. Orientações objetivas e simplificadas do manuseio das máquinas também devem estar à disposição ou ser colocadas no quadro de avisos perto da máquina.

A sala de desinfecção deve dispor de sistema de aspiração e ar comprimido. Um escape de gás local apropriado também é essencial, no mínimo 10 a 15 trocas de ar/hora, recomendados pelo Serviço de Engenharia e Medicina Ocupacional. Unidades de limpeza ultra-sônica, pequeno autoclave, unidade de manutenção, seladoras e máquinas automáticas completam o arsenal disponível para equipar a sala.

SALA DE ARMAZENAMENTO DE EQUIPAMENTOS E ACESSÓRIOS

- Os aparelhos de endoscopia devem ser guardados limpos e secos com o tubo de inserção em posição vertical (esticado), em armários com boa circulação de ar e forrados com materiais impermeáveis (fórmica ou PVC).
- Os acessórios devem ser guardados limpos e desinfetados, em locais predeterminados e identificados, próxi-

mos à área de trabalho, de modo que sejam rapidamente encontrados, quando necessário.

CUIDADOS COM OS ENDOSCÓPIOS E CONTROLE DE INFECÇÕES

MANUSEIO, ARMAZENAMENTO E SEGURANÇA

A equipe de endoscopia precisa demonstrar competência técnica em cuidados com instrumentos e equipamentos para conservação da vida útil dos mesmos. O conhecimento com relação ao processo de descontaminação é essencial. Entender as bases atuais de desinfecção e esterilização assegura um padrão de qualidade no cuidado ao paciente.

Os endoscópios devem ser manuseados com firmeza e segurança, atentando para o comando, a extremidade distal (ponta) e o conector umbilical (Figura 3.7).

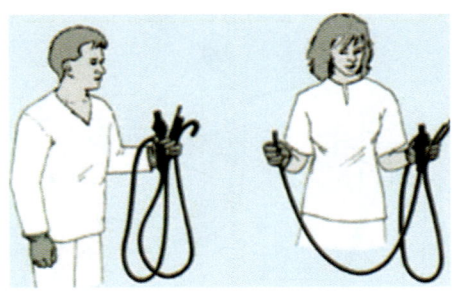

FIGURA 3.7

Manuseio adequado dos endoscópios para evitar danos (Adaptado do modelo de Cotton, 1996)

São de responsabilidade da equipe de enfermagem o conhecimento e o manuseio adequados para assegurar o perfeito funcionamento dos aparelhos endoscópicos. Essa responsabilidade tem se tornado mais complexa à medida que os modelos dos endoscópios e seus acessórios evoluem, exigindo do profissional de enfermagem maior conhecimento dos componentes e canais dos aparelhos e dos equipamentos eletrônicos.

CONHECENDO O ENDOSCÓPIO

O endoscópio flexível consiste de um controle de comando de mão e um tubo. O comando é ligado a uma fonte de luz por meio de um cabo umbilical. Neste, passam outros tubos de ar, água e sucção. O canal operatório é utilizado para passagem de instrumentos (por exemplo, a pinça de biópsias) e outros (Figuras 3.8 e 3.9).

O transporte do endoscópio deve ser realizado utilizando-se duas bandejas inox, uma para o aparelho contaminado e outra para o aparelho devidamente reprocessado. Aconselha-se o transporte dessas bandejas utilizando um carro móvel de dispensação (Figura 3.10).

ARMAZENAMENTO

Os aparelhos devem ficar armazenados em armário ventilado, de fácil limpeza, em temperatura ambiente, evitando umidade. Recomenda-se guardá-los verticalmente, com atenção para não tracionar o cabo do tubo conector. Todas as partes removíveis devem ficar desconectadas, quando armazenadas (Figura 3.11). Outra recomendação é utilizar a válvula de aeração quando o aparelho não estiver em uso. A mala de transporte não deve ser usada para estocagem entre os exames, pois seu material absorvente não pode ser desinfetado, e a atmosfera interior fechada, potencialmente úmida, pode incentivar o crescimento de microrganismos. Se a estocagem vertical não for possível, os riscos de colonização devem ser tratados por desinfecção de rotina, antes de cada exame.

Botão 1 – *Release* – grava a imagem congelada Botão 2 – *Iris* – ajuda a luminosidade Botão 3 – *Fast shut* – muda a velocidade do obturador Botão 4 – *Release* – grava a imagem congelada (não envia para a *printer*)	*Freeze* – congela a imagem *Print* – envia a imagem para o videoprinter *VR* – grava a imagem em movimento *Freeze* – congela a imagem

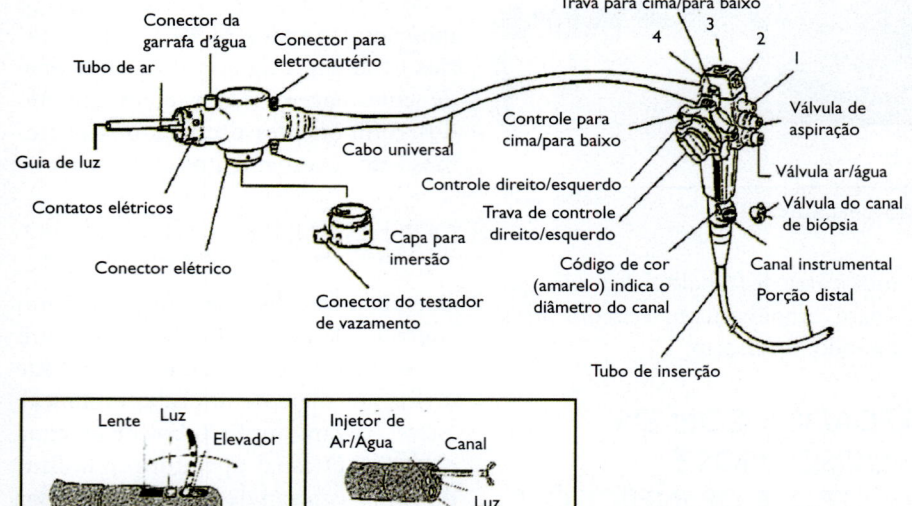

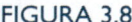

FIGURA 3.8

Videogastroendoscópio *Olympus* GIF-130

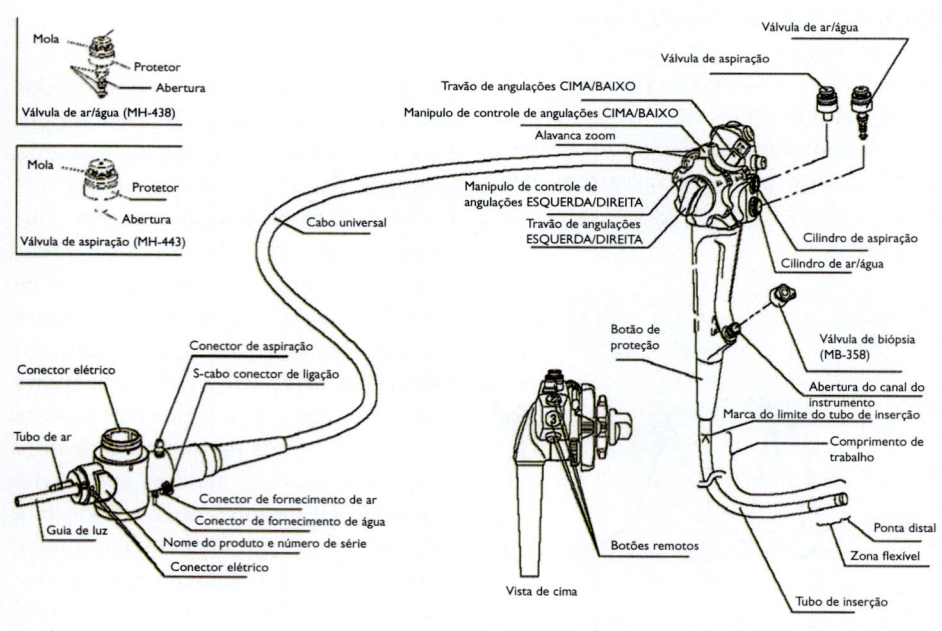

FIGURA 3.9

Videogastroendoscópio *Olympus* GIFQ-160

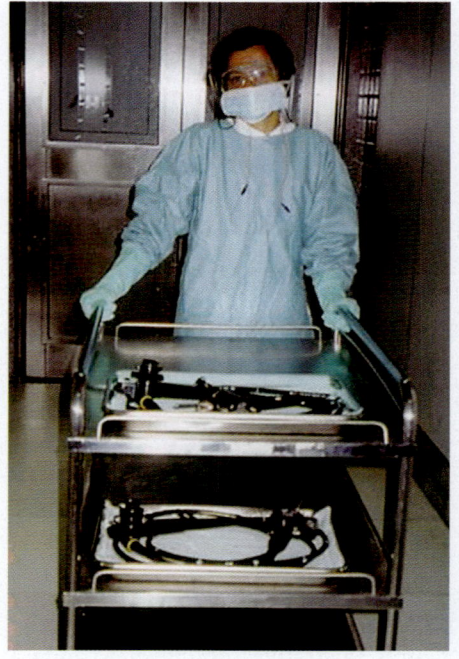

FIGURA 3.10

Transporte adequado dos endoscópios

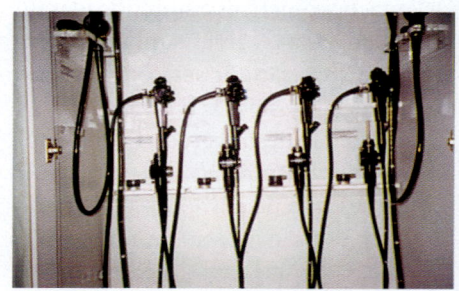

FIGURA 3.11

Armário para armazenamento dos endoscópios

DOCUMENTAÇÃO E VALIDAÇÃO

O controle da desinfecção deve ser escrito e entendido por toda a equipe. Assegurar e documentar a adesão ao controle é responsabilidade crucial do coordenador médico e da coordenadora de enfermagem da unidade. Um registro deve ser feito após cada endoscópio ser limpo e desinfetado, sendo mais simples a utilização de uma etiqueta com a data e a hora do processamento. O ideal é que haja um registro completo contendo o nome do paciente, o aparelho utilizado com referência e série, data e hora do reprocessamento dos endoscópios para propósitos médico-legais (Anexo 3.1). Testes bacteriológicos de rotina são desnecessários, uma vez que o processo de desinfecção tenha sido estabelecido anteriormente e validado; entretanto, devem ser feitos sempre que houver qualquer mudança de rotina.

ANEXO 3.1

Validação do reprocessamento do endoscópio utilizado no Hospital Aliança, Bahia (Criado pelo autora)

PADRÕES PARA CONTROLE DE INFECÇÃO NAS ÁREAS DE ENDOSCOPIA

O aprimoramento sobre assuntos de controle de infecção é importante na orientação e na contínua educação para toda a equipe, incluindo médicos, enfermeiras e auxiliares.

As áreas a serem cobertas incluem precaução-padrão, protocolos de reprocessamento para endoscópios, equipamentos e acessórios, mecanismos de transmissão de infecção, fatores que promovem um ambiente de trabalho seguro (fluxos adequados) e segurança no manuseio de líquidos químicos germicidas.

Recomendam-se atualizações anuais de assuntos sobre controle de infecção em gastroenterologia e endoscopia.

Devem-se definir e estabelecer as atividades de cada funcionário por escrito, incluindo limites para quem pode processar o equipamento de endoscopia. Esses profissionais devem ser cuidadosamente escolhidos, treinados por alguém com devido conhecimento, atendendo aos padrões anuais de competência. O pessoal temporário não deve ter responsabilidade de processar instrumentos de forma manual ou automática.

- Um programa atualizado contínuo de melhoria de qualidade deve dar ênfase à rígida aderência ao protocolo preconizado por sociedades e órgãos controladores para o reprocessamento de endoscópios flexíveis;
- Manutenção preventiva semanal dos equipamentos reprocessados com inspeção das válvulas, suas borrachas (trocar quando necessário); checagem do comando, ponte/elevador, funcionamento do canal de ar/água e sucção com lubrificação nos locais adequados;
- Monitoração diária da qualidade do detergente e do glutaraldeído em uso deve ser incorporada no plano de qualidade assegurada, para determinar se eles estão acima de seu mínimo de concentração efetivo (MEC), utilizando fita teste (Anexo 3.2). Trocar a solução do glutaraldeído, conforme a recomendação do fabricante ou pelo indicador de turvação/mudança na coloração da solução. É fundamental registrar a data em que foi ativado o produto nos recipientes, bacias, *troley* ou processadoras automáticas para o melhor controle da vida útil da solução.

ANEXO 3.2

Registro e acompanhamento da concentração mínima eficaz (CME) do glutaraldeído a 2% ativado – Utilizado no Hospital Aliança – Bahia (criado pela autora)

1º DIA	RECIPIENTE	RESULTADO DO TESTE	QT. APARELHOS DE __/__ A __/__	OBSERVAÇÃO	FUNCIONÁRIA
DATA	CUBA INOX				
__/__	CUBA BRANCA				
ÀS	ESTAÇÃO A				
__/__	ESTAÇÃO B				
5º DIA	RECIPIENTE	RESULTADO DO TESTE	QT. APARELHOS DE __/__ A __/__	OBSERVAÇÃO	FUNCIONÁRIA
DATA	CUBA INOX				
__/__	CUBA BRANCA				
ÀS	ESTAÇÃO A				
__/__	ESTAÇÃO B				
5º DIA	RECIPIENTE	RESULTADO DO TESTE	QT. APARELHOS DE __/__ A __/__	OBSERVAÇÃO	FUNCIONÁRIA
DATA	CUBA INOX				
__/__	CUBA BRANCA				
ÀS	ESTAÇÃO A				
__/__	ESTAÇÃO B				

Seguir as recomendações para limpeza, e mesmo utilizando a desinfecção manual ou por máquina significa que o endoscópio não pode ser reutilizado em menos de 30 minutos. Então, cada unidade necessita, no mínimo, de dois ou mais endoscópios, dependendo da demanda de exames para atender padrões de segurança estabelecidos. A enfermeira ou assistente deverá se manter ocupada todo o tempo gerenciando a rotina de limpeza. Desmontagem, limpeza, desinfecção, remontagem dos acessórios, embalagem e transporte para a central de esterilização consomem tempo e requerem um número adequado de acessórios extras.

BIOSSEGURANÇA

Biossegurança é o conjunto de ações voltadas para a prevenção, minimização ou eliminação de riscos inerentes às atividades de pesquisa, produção, ensino, desenvolvimento tecnológico e prestação de serviços, riscos esses que podem comprometer a saúde do homem, dos animais, do meio ambiente ou a qualidade dos trabalhos desenvolvidos.

As unidades de endoscopia digestiva realizam procedimentos de cunhos semicríticos e críticos, com potencial de contaminação, sendo necessário que os trabalhadores de saúde tenham como dar prioridade à segurança para realizar os procedimentos, as práticas efetivas e constantes para prevenir e minimizar a disseminação das doenças e a proteção dos produtos químicos utilizados nos processos de desinfecção/esterilização.

Os EPIs (equipamentos de proteção individual) e EPCs (equipamentos de proteção coletiva) destinam-se a proteger os profissionais durante o exercício de suas atividades, minimizando o risco por contato com sangue e outros fluidos corpóreos, bem como no manuseio com germicidas químicos.

Óculos de proteção, máscaras, luvas, aventais impermeáveis e sapatos fechados são EPIs. As caixas para perfurocortantes são EPCs.

Vejamos algumas precauções-padrão que devem ser observadas e praticadas o tempo todo nas unidades de endoscopia digestiva:

- Toda a equipe deve ser imunizada contra hepatite B;
- Trabalhadores da área de saúde que apresentam problemas respiratórios devem ser examinados pela equipe de saúde ocupacional antes de manusear germicidas químicos;
- Protetores para os olhos e máscaras resistentes ou protetores de face devem ser usados para prevenir o contato com respingos durante o procedimento de limpeza ou o processo de desinfecção/esterilização;
- Aventais impermeáveis devem ser usados para prevenir o contato com o sangue e outros fluidos corporais ou feridas em razão do contato com desinfetantes químicos/esterilizantes;
- As roupas de proteção devem ser removidas quando se sai da sala de procedimentos de limpeza;
- Luvas de procedimento devem ser usadas para limpar o equipamento sujo, assim como para todo o contato potencial com sangue e outros fluidos corporais, peles laceradas, superfícies sujas, limpeza e acessos venosos;
- Luvas de borracha resistentes aos produtos químicos (nitrite) são recomendadas quando se manuseiam as soluções desinfetantes/esterilizantes;
- Todas as agulhas e materiais pontiagudos/cortantes devem ser desprezados em contêineres próprios e não se devem reencapar as agulhas;
- As unhas devem ser mantidas curtas para prevenir furos nas luvas;
- Jóias não devem ser usadas nas mãos, pois abrigam microrganismos e podem furar as luvas;
- O uso de protetor auricular na desinfecção também é obrigatório, se a medição da sala for igual ou superior a 85 decibéis durante a secagem do aparelho com ar comprimido;
- A lavagem meticulosa das mãos deve ser realizada a cada paciente, depois de remover as luvas, sempre que sair ou entrar na área de endoscopia.

Caso as mãos ou outras superfícies da pele sejam contaminadas com sangue ou fluidos corporais, lavar imediatamente com água corrente abundante;

- Trabalhadores da área de Saúde que apresentam lesões exsudativas ou dermatites de contato devem se abster do contato direto com o paciente, do manuseio dos equipamentos/ acessórios e produtos químicos, até a resolução dessa condição.

GERENCIAMENTO DO DEPARTAMENTO DE ENDOSCOPIA

A área de atuação da gerência de enfermagem e as responsabilidades do gerente do Departamento de Endoscopia variam, dependendo do tipo de procedimentos executados e dos serviços prestados.

As funções do gerenciamento incluem desenvolvimento da estrutura organizacional do departamento, como, por exemplo: linhas de comunicação, autoridade, padrões de atuação, políticas e procedimentos, descrições de posições e avaliações de desempenho. O gerenciamento também envolve desenvolvimento de orçamentos, determinação de padrões de empregados, coordenação de serviços e responsabilidade fiscal pelo departamento.

ENSINO E PESQUISA

Indivíduos que trabalham em serviço dessa natureza têm a responsabilidade de compartilhar conhecimentos. Isso pode ser feito por meio de programas de desenvolvimento de pessoal e programas de orientação ou por meio de educação continuada. A participação em organizações profissionais também oferece excelente oportunidade para troca de informações.

O gerente do departamento tem a responsabilidade de assessorar o nível de habilidade do pessoal e encorajá-lo a planejar seu próprio crescimento pessoal e profissional.

Participar e comunicar pesquisa clínica são também partes vitais no papel da enfermeira de endoscopia e gastroenterologia. A pesquisa pode significar participação em estudos de testes com drogas, testar novos instrumentos ou procedimentos ou avaliar a eficácia do tratamento. Qualquer que seja a pesquisa, a enfermagem deve ter algum conhecimento da coleta da informação, documentação, análise e interpretação.

A publicação dos achados é essencial para comunicar os resultados da pesquisa à comunidade de Saúde. O conhecimento de técnicas de pesquisa também permite uma avaliação crítica do material publicado.

ENFERMEIRA EXECUTIVA

Vejamos alguns exemplos dos deveres e responsabilidades do gerente de Departamento de Endoscopia e Gastroenterologia.

Planejar e organizar

- Planejar, coordenar e dirigir o fluxo de pacientes através do Departamento de Endoscopia e Gastroenterologia;
- Alocar espaço físico e recursos materiais de acordo com a necessidade do médico e do paciente;
- Desenvolver e rever melhoria de padrões de acordo com a necessidade do serviço;
- Desenvolver e atualizar competências clínicas;
- Conduzir e rever as atuações do pessoal designado;
- Monitorar a atuação clínica para comparar com padrões e políticas estabelecidos;
- Ajustar o pessoal de acordo com o volume de trabalho;
- Formular e implementar o orçamento anual.

Educação/orientação

- Dar suporte ao pessoal e treinamento por meio de instruções, selecionar casos, designar preceptores e fazer avaliações constantes;

- Assessorar o pessoal no processo constante de educação.

Compromisso profissional

- Participar ativamente de reuniões ou comitês, quando designados;
- Perseguir ativamente certificados na especialidade;
- Relacionamentos, trabalho em grupo, delegação e comunicação são outras áreas que podem ser incluídas na descrição da posição de gerente.

ENFERMEIRA ASSISTENCIAL

Exemplos de alguns dos deveres e responsabilidades que podem ser designados para uma enfermeira.

PROCESSO DE ENFERMAGEM

Assessoria

- Fazer observações iniciais sobre o paciente quando ele chega à unidade de gastroenterologia e endoscopia digestiva;
- Formular diagnósticos de enfermagem baseados na informação colhida;
- Oferecer a necessária documentação que reflete todas as necessidades do paciente, incluindo física, psicossocial, espiritual e segurança;
- Contínua assessoria ao paciente na sua estada na unidade de gastroenterologia e endoscopia digestiva.

Planejamento

- Individualizar o plano de cuidado, com base na assessoria do paciente;
- Planejar a unidade, o equipamento e o necessário para acomodar o paciente.

Implementação

- Implementar o plano de cuidado;
- Auxiliar o médico nos procedimentos;
- Monitorar o paciente antes, durante e após os procedimentos;
- Providenciar a educação do paciente.

Avaliação

● Avaliar e documentar a resposta do paciente ao plano de treinamento de enfermagem e médico.

Orientação ao paciente

● Auxiliar as necessidades do paciente, incluindo a família;
● Dar informações ao paciente no que diz respeito a diagnóstico, medicação, dieta e outras terapias.

EDUCAÇÃO E TREINAMENTO

Assim como a SGNA (The Society of Gastroenterology Nurses and Associates), a SOBEEG (Sociedade Brasileira de Enfermagem em Endoscopia Gastrointestinal) também continua a expandir sua área de atuação, atualizando padrões para a prática e o certificado do processo. É também essencial desenvolver requisitos para a educação e o treinamento do pessoal que trabalhará nessa área, porque esses fatores têm efeito direto na qualidade da assistência prestada ao paciente.

Para o enfermeiro tornar-se especialista, é necessário:

● Ter de dois a cinco anos de experiência na área em questão, de acordo com a exigência de cada Sociedade;
● Prestar uma prova para obtenção do título de especialista pela Sociedade, ou obtê-lo por meio de cursos de pós-graduação devidamente reconhecidos pelo MEC;
● Filiar-se à Sociedade e participar ativamente pesquisando e produzindo trabalhos que sejam apreciáveis pela comunidade científica;
● Além do conhecimento básico e sólido das ciências biológicas, ter um conteúdo específico que pode ser incorporado nos programas de treinamento e que poderiam estar vinculados aos centros de treinamento devidamente oficializados pela Sociedade de Médicos Endoscopistas.

Nas áreas de conteúdo específico que podem ser incorporadas em um programa de treinamento da especialidade, seriam abordados:

● Anatomia e fisiologia do trato gastrointestinal e sua relação na fisiopatologia, nos diagnósticos relevantes e procedimentos terapêuticos;
● Técnicas de gerenciamento e administração de uma unidade de gastroenterologia e endoscopia digestiva;
● Habilidades no tratamento do paciente, ensino e desenvolvimento de pessoal. Noções de comunicação verbal e não-verbal, inter-relacionamento, didática e liderança;
● Noções de engenharia clínica, manutenção e cuidado com os materiais e equipamentos;
● Cuidados com limpeza, desinfecção e esterilização dos instrumentos e acessórios endoscópicos;
● Farmacologia e terapia endovenosa;
● Assistência em situações de emergência;
● Metodologia do ensino e da pesquisa;
● Ética profissional e padrões legais inerentes à conduta profissional.

CAPACITAÇÃO DE PESSOAL

Existem, também, muitos tipos diferentes de equipes de suporte. O ideal é que o assistente de endoscopia seja uma enfermeira assistencial, cujo principal papel é cuidar do conforto e da segurança do paciente antes, durante e após cada procedimento.

Auxiliares e alguns técnicos de enfermagem são responsáveis pela limpeza, desinfecção e manutenção dos equipamentos endoscópicos e acessórios. Outro grupo administra recepção, documentação e cobrança, geralmente liderado por uma auxiliar administrativa, que assumirá o papel de secretária geral, porém todos sob o comando da enfermeira executiva responsável pelo serviço.

Toda a equipe necessita de treinamento especial e deve estar envolvida com as diretrizes do serviço. É imprescindível que a equipe de endoscopia tenha boa integração com os demais serviços dentro do hospital ou clínica, principalmen-te com os departamentos de radiologia, patologia, anestesia e bioengenharia, pela complexidade e integração dos procedimentos e equipamentos. A unidade deve ter um coordenador médico responsável por condutas e resultados. Esse médico é assistido por uma enfermeira gerenciadora da endoscopia que ajuda a formular as bases do programa.

ORIENTAÇÕES/ CONSENTIMENTO

É atribuição da enfermeira a explicação dos procedimentos ao paciente e a seus familiares, buscando em conjunto com o médico a obtenção de seu consentimento, por meio de protocolos elaborados de acordo com o procedimento realizado (Anexos 3.3, 3.4 e 3.5). O consentimento informado deve ser obtido por escrito antes da realização dos procedimentos endoscópicos.

AÇÕES DE ENFERMAGEM NOS PROCEDIMENTOS DE ENDOSCOPIA

Com o advento da terapêutica endoscópica, o profissional enfermeiro passou a desempenhar um papel preponderante dentro da unidade endoscópica, tanto na sua estruturação quanto no auxílio aos vários procedimentos terapêuticos que se desenvolveram a partir de 1980. Os cuidados com o material especializado, seu manuseio e a escolha adequada têm sido atribuições constantes do enfermeiro de endoscopia.

O auxílio na hemorragia digestiva tem sido de fundamental importância, no manuseio dos clipadores nas lesões hemorrágicas em jato, no preparo e na injeção do *histoacryl*, na terapêutica das varizes gástricas, no manuseio dos métodos térmicos, como *heat probe* e *argon plasma*, o que faz aumentar a eficiência do procedimento a ser realizado.

A monitoração no preparo do cólon, com o uso de diversas substâncias, tem permitido ao médico a escolha do preparo que mais se adapta à sua dinâmica

ANEXO 3.3

Entendendo o que é a Endoscopia Digestiva Alta (EDA). Adaptado do modelo de Cotton (1996)

Endoscopia digestiva alta ou esofagogastroduodenoscopia

É um exame que permite visualizar o esôfago, estômago e duodeno até a 2ª porção, considerada a primeira parte do intestino. Realiza-se introduzindo-se um tubo flexível, através da boca, sob sedação. Esse tubo contém uma lente, luzes e um canal onde o médico poderá trabalhar para coletar material ou realizar algum tratamento.

PREPARO

O estômago deverá estar vazio. Não coma nem beba nada 8 horas antes do exame. As medicações podem ser tomadas com pequenos goles de água, 1 hora antes do horário agendado. **"Não tome antiácido."**

O QUE ACONTECERÁ

O médico e/ou a enfermeira fará uma entrevista, investigando possíveis patologias, reações alérgicas, cirurgias anteriores e se já realizou exame de endoscopia anteriormente. Caso afirmativo, o laudo se faz necessário. Você precisará colocar uma vestimenta do hospital, remover seus óculos, lentes de contato e prótese dentária.

COMO É REALIZADO

Na sala de exame você será colocado numa posição adequada, ou seja, deitará sobre o lado esquerdo. Será oferecida uma medicação oral "luftal" para eliminar bolhas de ar, facilitando a visualização do estômago e do duodeno. Um protetor plástico será colocado entre seus dentes para manter sua boca aberta durante o exame. Um tubo flexível, fino e pequeno será passado através de sua boca. Por meio dele, o médico será capaz de identificar qualquer anormalidade que possa estar presente, inclusive pesquisar amostras de tecido (biópsias) colhidas durante o exame para análise laboratorial detalhada. Não causa dor. Alguns tratamentos podem ser realizados pela endoscopia. Estes incluem dilatação de uma área estreitada do esôfago, estômago e duodeno, remoção de pólipos, objetos deglutidos e tratamento de vasos sangrantes e úlceras por injeção interna ou aplicação de calor (usando corrente elétrica diatermal, *laser*, argônio ou *heater probe*).

Um anestésico tópico (*spray*) será "borrifado" na sua garganta, permitindo a passagem do aparelho sem provocar dor ou náuseas.

Uma medicação para relaxar ou mesmo um anestésico será aplicado na veia momentos antes de iniciar o exame, para fazer você adormecer. Essa medicação provoca sono e esquecimento por algum tempo. Por isso você não deve dirigir após o exame ou realizar tarefas que necessitem de atenção, como operar máquinas ou tomar decisões importantes, já que a sedação diminui seus reflexos e seu raciocínio. Deve vir acompanhado de uma pessoa que lhe conduza para casa.

TEMPO DO EXAME

É um exame rápido; dura, em média, 15 minutos e é indolor.

APÓS O PROCEDIMENTO

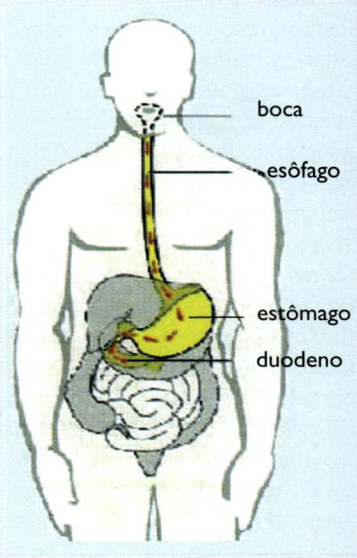

Você irá permanecer na endoscopia em torno de 30 minutos, até a neutralização completa dos efeitos do sedativo e/ou anestésico. Sua garganta pode ficar adormecida ou levemente irritada. Você não deve comer ou beber até que seu reflexo de deglutição esteja normal. Depois disso, você pode retornar à sua dieta regular, a menos que seja aconselhado a fazer o contrário. Você pode sentir gases ou pequena distensão abdominal, pelo ar que foi introduzido através do endoscópio; contudo, isso passará rapidamente.

RISCOS

As complicações são raras, menos de 1 para 1.000 exames. Podem ocorrer complicações, tais como: reações a medicações, perfurações (rasgos) e sangramentos, necessitando de tratamento ou de cirurgia. Essas complicações estão mais relacionadas ao procedimento terapêutico.

QUESTÕES/DÚVIDAS

É importante que você informe ao seu médico se ocorrerem dor, fezes pretas, febre ou vômitos nas primeiras 24 horas após o exame. Caso ainda tenha dúvida sobre o exame, você poderá entrar em contato com a enfermeira da unidade de endoscopia.

ANEXO 3.4

Entendendo o que é a Colonoscopia. Adaptado do modelo de Cotton (1996)

COLONOSCOPIA

É o exame que visualiza seu cólon (intestino grosso), utilizando um tubo flexível introduzido através do ânus, com a finalidade de estudar o interior de todo o intestino grosso e a porção terminal do intestino fino. Se houver necessidade, durante o exame, pode ser coletado material do intestino para exame (biópsia) e análise laboratorial detalhada. Não causa dor. Pequenos tumores (pólipos) podem ser removidos por um laço por onde passa corrente elétrica; sangramentos podem ser diagnosticados e, muitas vezes, tratados durante o próprio exame.

PREPARO

Para permitir uma visão clara, o cólon (intestino grosso) deve estar completamente limpo e sem resíduos. O paciente deverá fazer, na véspera, uma dieta líquida, sem resíduos, e tomar o laxante de acordo com as orientações da enfermeira. Após a ingestão do laxante é importante tomar bastante líquido, que pode ser água, chá, água-de-coco, gelatinas, *Gatorade*, refrigerantes e caldos de carne, frango e legumes coados. "Não pode ser liquidificado." É importante ingerir líquidos, no mínimo 2 litros/dia. Se precisar tomar alguma medicação de controle, faça-o com pequenos goles de água. Evite tomar aspirinas, AAS e produtos à base de ferro. No caso de anticoagulantes, você deverá suspender a medicação 4 dias antes, conforme orientação do seu médico assistente. Se fizer uso de hipoglicemiante (remédio para diabetes), não deverá tomá-lo no dia do exame. Seu acompanhante o conduzirá até sua casa. No dia do exame você deverá se apresentar ao hospital no horário agendado, em jejum absoluto, para dar continuidade ao preparo com solução de manitol a 20% ou outro método alternativo de limpeza do cólon, conforme protocolo institucional. Faz-se necessário puncionar acesso venoso para instalação e infusão rápida de cristalóides.

O QUE SERÁ FEITO

O médico e a enfermeira explicarão o que é o exame, seu preparo, cuidados e cada passo do procedimento. Responda às perguntas que serão feitas, principalmente no que se refere a doenças anteriores, alergias e medicamentos que esteja tomando. Se já realizou exame de colonoscopia, o laudo anterior se faz necessário. Você será requisitado a assinar um consentimento informado, dando sua permissão para realizar o procedimento. Será oferecida uma vestimenta do hospital e solicitada a retirada de seus óculos, lentes de contato, relógios e prótese dentária. Você será colocado em uma posição confortável sobre seu lado esquerdo. Será dada uma medicação sedativa ou anestésica na veia para fazê-lo adormecer e relaxar. O médico introduzirá o colonoscópio através de seu ânus para dentro do reto e o avançará através do cólon. Você poderá

sentir algum desconforto, cólicas e pressão abdominais, em virtude do ar que é introduzido em seu cólon. Isso é normal e passará rapidamente, após a eliminação de gases. O ar é importante para que o médico examine minuciosamente o intestino.

TEMPO DO EXAME

O exame levará cerca de 20 a 40 minutos.

APÓS O EXAME

Você permanecerá em repouso numa sala de recuperação até ser liberado pelo médico ou pela enfermeira após neutralização completa do efeito sedativo ou anestésico. Portanto, você não deve dirigir após o exame, nem executar tarefas que exijam atenção, como operar máquinas ou tomar decisões importantes, pois a sedação diminui os reflexos e seu raciocínio.

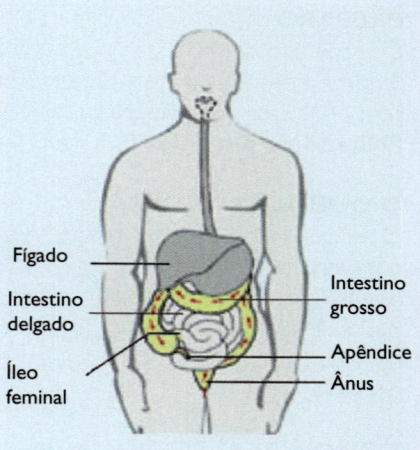

ALIMENTAÇÃO PÓS-EXAME

Em razão do preparo a que o intestino foi submetido e a fim de facilitar a digestão, você receberá um lanche, após o exame, com pouco resíduo, proporcionando um repouso ao aparelho gastrointestinal. Em casa, fazer uma refeição leve, voltando gradativamente à dieta normal no dia seguinte.

RISCOS?

A colonoscopia pode resultar em complicações, tais como: reações a medicações, perfuração (rasgos) do intestino e sangramento. São raros (menos de 1 para 1.000 exames), entretanto, requerem tratamento urgente, e até mesmo cirurgia. Os riscos estão mais relacionados a algum tratamento, como remoção de pólipos.

QUESTÕES/DÚVIDAS

É importante que você informe ao seu médico se ocorrerem dor, fezes pretas, febre ou vómitos nas primeiras 24 horas após o exame. Caso ainda tenha dúvida sobre o exame, você poderá entrar em contato com a enfermeira da unidade de endoscopia.

Entendendo o que é a CPRE. Adaptado do modelo de Cotton (1996)

COLANGIOPANCREATOGRAFIA ENDOSCÓPICA RETRÓGRADA (CPRE)

É um exame que permite o estudo dos canais (vias de drenagem) da vesícula biliar, ducto biliar, pâncreas e fígado. Um tubo fino e flexível é introduzido através de sua boca para examinar o seu estômago e duodeno. Por volta das 12 horas será identificado o orifício de abertura desses canais (papila), sendo introduzido um cateter plástico, possibilitando a injeção de contraste e permitindo a realização de uma radiografia que será analisada por seu médico.

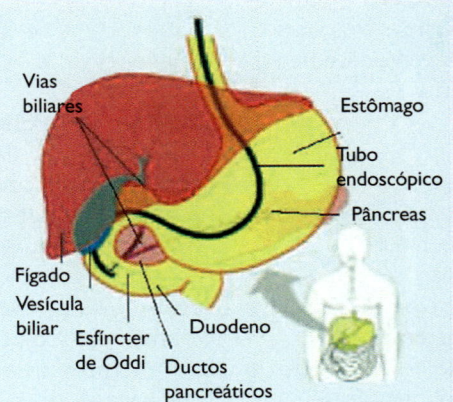

PREPARO

Para permitir uma visão clara, você deverá ficar sem comer e beber (nem água) 8 horas antes do exame. Se precisar tomar alguma medicação de controle, ingira somente pequenos goles de água. "Não tome antiácido." Uma veia será puncionada e você receberá antibióticos 1 hora antes do exame, caso ainda não esteja recebendo. É importante informar sobre qualquer possibilidade de gravidez, uma vez que serão realizadas radiografias.

O QUE ACONTECERÁ

O médico e/ou a enfermeira fará uma entrevista, investigando possíveis patologias, reações alérgicas, cirurgias prévias e se já realizou exames recentes de CPRE, ultra-sonografia e colangiorressonância. Caso afirmativo, o laudo anterior se faz necessário, bem como resultado recente de TP (Tempo de Protrombina) e Plaquetas para avaliar o nível de coagulação em caso de terapêutica. Você precisará colocar uma vestimenta do hospital, remover seus óculos, lentes de contato e prótese dentária. O exame é realizado em uma mesa de radiografia e necessita de internação por 24 horas.

COMO É REALIZADO?

Na sala de procedimento será pedido que você deite sobre seu lado esquerdo com o braço esquerdo para trás. Será oferecida uma medicação oral "luftal" para eliminar bolhas de ar, possibilitando melhor visualização do duodeno. Um protetor plástico será colocado entre seus dentes para manter sua boca aberta durante o exame. Um anestésico tópico *spray* será "borrifado" na sua garganta, para permitir a passagem do aparelho sem provocar dor ou náuseas. Você será acompanhado por um anestesiologista que cuidará da sua tranquilidade e segurança, realizando a anestesia geral, através de uma medicação na veia para fazer você dormir ou relaxar. O médico passará um tubo flexível, longo, com uma lente, luzes e um canal lateral na extremidade, que será introduzido pela boca até o canal biliar. Por meio desse canal será injetado o contraste no local e realizada uma radiografia. Assim o médico poderá visualizar a presença de cálculos nos canais, na vesícula ou alguma outra anormalidade. Se necessário, ele poderá retirar os cálculos, colocar drenos ou realizar a abertura desse canal.

TEMPO DO EXAME

Pode variar de 20 a 60 minutos, conforme o caso.

APÓS O PROCEDIMENTO

Você pode sentir sua garganta adormecida e levemente irritada. Em razão da anestesia geral, você não deve tomar nada por pelo menos 1 hora. Se o exame necessitar de tratamento, manter dieta zero por 24h, até avaliação do seu médico. Você pode sentir gases ou pequena distensão abdominal, pelo ar que foi introduzido através do duodenoscópio; contudo, isso passará rapidamente.

RISCOS

Pode resultar em complicações, tais como reações a medicações, perfuração do intestino (rasgos), sangramento, inflamação do pâncreas (pancreatite) e do ducto biliar (colangite). Essas complicações são raras, mas podem necessitar de um tratamento de urgência, e até mesmo cirurgia.

QUESTÕES/DÚVIDAS

É muito importante que você informe ao seu médico se ocorrerem dor, febre, fezes pretas ou vômitos nas 24 horas pós-CPRE. Caso ainda tenha dúvida sobre o exame, você poderá entrar em contato com a enfermeira da unidade de endoscopia.

TRATAMENTOS POR CPRE

Esfincterotomia-papilotomia: a radiografia mostra um cálculo ou outro bloqueio, o médico pode aumentar o tamanho da abertura do ducto biliar da papila. Isso se chama "esfincterotomia" e é feito com um fio aquecido eletricamente, o qual você não sentirá, Qualquer pedra será removida com um *basket* ou balão e passará através do intestino.

Prótese: uma prótese é um pequeno tubo plástico que é empurrado através do endoscópio para dentro da área estreitada do ducto biliar. Isso alivia a obstrução (e qualquer icterícia), por permitir que a bile drene livremente para o intestino. Algumas vezes as próteses também são colocadas no ducto pancreático, quando este está bloqueado ou estreitado.

Entendendo o que é a Colangiografia (CPRE). Adaptado do modelo de Cotton (1996)   (continuação)

Dreno nasobiliar: algumas vezes o tubo plástico é deixado dentro do ducto biliar e trazido para fora através do seu nariz e deixado por alguns dias. Este ajuda a drenagem da bile e permite que novas radiografias sejam realizadas para verificar se o ducto está livre. A presença do dreno pode ser, inicialmente, levemente desconfortável, mas não interfere na alimentação.

Riscos

Estes tratamentos para cálculos e bloqueios têm sido desenvolvidos e são recomendados para você, porque eles são mais simples e seguros do que as cirurgias comuns. Entretanto, você deve compreender que eles não são sempre bem-sucedidos e problemas podem acontecer. Complicações potenciais incluem perfuração do intestino, sangramento, inflamação do pâncreas (pancreatite) e infecção do ducto biliar (colangite). Essas complicações são raras, mas podem ser sérias o suficiente para necessitar de tratamento urgente e até mesmo

de cirurgia. Os riscos de que sua alta do hospital tenha de ser adiada por vários dias em razão de complicações estão em torno de 5%; complicações que podem necessitar de cirurgia em aproximadamente 2% dos pacientes; o risco de morte resultante é menor que 1%.

Problemas tardios

É muito incomum que os problemas biliares retornem meses ou anos após a esfincterotomia, mas icterícia, febre e até mesmo novas pedras podem ocorrer. Geralmente estas podem ser resolvidas com outro procedimento endoscópico.

As próteses podem tornar-se bloqueadas com debris após vários meses. Isso resultará na recorrência de icterícia, geralmente associada a febre e calafrios. Se isso acontece, você deve informar-nos ou ao seu médico dentro de um ou dois dias. Você necessitará de antibióticos e da consideração de troca de prótese.

---

de trabalho, bem como o mais confortável para o paciente e que provoque menos efeitos colaterais. Essa observação cuidadosa em níveis protocolares, desenvolvida pela enfermeira, tem permitido grande avanço na realização da colonoscopia.

O conhecimento e o manuseio adequados dos materiais têm sido um fator decisivo de sucesso na terapêutica das vias biliares nos grandes serviços. Iniciando-se no final dos anos 1970, porém ganhando consolidação internacional no início dos anos 1980, a terapêutica das vias biliares promoveu em todos os serviços uma reestruturação para melhor se adaptar ao conhecimento de novas técnicas que necessitam de maior apoio estrutural.

O enfermeiro de endoscopia, além das atividades administrativas e de atuar na coordenação do serviço, tem auxiliado diretamente nos procedimentos diagnósticos e terapêuticos em conjunto com o médico, melhorando, assim, a qualidade da assistência prestada aos pacientes, otimizando o tempo, maximizando os equipamentos e materiais no que diz respeito à manutenção e conservação, refletindo de forma positiva nos custos da instituição.

ORIENTAÇÕES GERAIS PÓS-PROCEDIMENTOS TERAPÊUTICOS – SUPORTES NECESSÁRIOS

Muitos pacientes têm se beneficiado imensamente com a endoscopia gastrointestinal (GI). Infelizmente, alguns outros têm sofrido complicações severas (até mesmo fatais). Há também alguns riscos para a equipe. Nossa meta deve ser maximizar os benefícios e minimizar os riscos.

A qualificação do serviço está diretamente relacionada à capacitação dos profissionais envolvidos, bem como ao entrosamento necessário para a dinâmica dos exames, tornando mais eficientes os resultados obtidos nos diversos procedimentos, fazendo com que o exame se torne mais compatível e seguro para o paciente. A diversidade de achados de biópsia endoscópica e as dificuldades encontradas nas técnicas de endoscopia tornam necessárias a participação de profissionais que dominem os conhecimentos básicos da matéria. O conhecimento de eventuais complicações e as medidas necessárias para saná-las são tão importantes quanto as

noções básicas da patologia em questão. Nem sempre as complicações podem ser totalmente evitadas nas intervenções endoscópicas, apesar da mais rigorosa observância das contra-indicações. Na eventualidade das complicações, a equipe endoscópica acompanhará o tratamento até a recuperação total do paciente.

A *endoscopia de urgência* é necessária cada vez com maior freqüência, devido ao seu reconhecido valor. O ideal é que todo exame seja realizado dentro da Unidade de Endoscopia, por ter à disposição todos os equipamentos e instrumentais necessários, bem como pessoal treinado e capacitado para assistência aos procedimentos. Alguns pacientes estão estáveis o suficiente para serem transportados à unidade de endoscopia, mas muitos devem ser examinados em outros locais, tais como: unidade de tratamento intensivo, salas de emergência ou mesmo salas de cirurgia.

FATORES DE RISCO

Alguns procedimentos são claramente mais invasivos do que outros. Endoscopias complexas (por exemplo, a CPRE) são mais arriscadas do que outras simples (por exemplo, a retossigmoidoscopia flexível); as manobras terapêuticas aumentam o risco de qualquer procedimento. É provável que pacientes internados tenham mais complicações do que pacientes ambulatoriais.

Seria útil mensurar esses fatores e descobrir alguma forma de agregar um *escore* de risco que pudesse ser usado para comparar diferentes seguimentos de pacientes e predizer a evolução. Não é difícil desenvolver uma lista de fatores do paciente que podem aumentar o risco dos procedimentos endoscópicos. Exemplos óbvios incluem: anticoagulação, imunossupressão e problemas cardiorrespiratórios. O formulário de avaliação pré-procedimento deve cobrir todas essas possibilidades. Entretanto, não temos ainda dados para calcular o risco relativo.

CUIDADOS GERAIS DE ENFERMAGEM PÓS-PROCEDIMENTO TERAPÊUTICO

1. Monitorar os sinais vitais freqüentemente, a fim de detectar alterações como hipotensão ou hipertermia;
2. Verificar o reflexo da deglutição e de vômitos antes de liberar a dieta, com o objetivo de evitar aspiração;
3. Manter acesso venoso permeável para administração de medicamentos (antibióticos, analgésicos e antieméticos) quando indicados;
4. Observar queixas de dores abdominal, torácica e cervical, dispnéia, febre, hematêmese, melena, disfagia, tontura e vômitos;
5. Observar sinais de sangramento retal, dor ou distensão abdominal, febre ou sinais peritoniais focais, que indicam perfuração intestinal;
6. Observar a presença de tremores, calafrios, dor, hipertermia, os quais podem sugerir sinais e sintomas de bacteremia ou distensão abdominal e sinais de pancreatite (calafrios, febre, dor, vômitos, taquicardia), em casos de papilotomia endoscópica;

7. Observar o paciente quanto a complicações, que podem ser:
   a. Hemorragia: taquicardia, hipotensão, astenia, palidez, sangramento retal e dor abdominal;
   b. Perfuração: dor abdominal súbita, febre, mal-estar, alterações nos sinais vitais, sangramento retal ou drenagem mucóide e distensão abdominal.
8. Orientar o paciente sobre os sinais e sintomas, explicando que ele deve notificar imediatamente, caso ocorra algum.

ORIENTAÇÕES PARA O PACIENTE E OS FAMILIARES

Quando o atendimento é ambulatorial, o paciente, a família ou o acompanhante deve receber orientações sobre:

- **Alimentação**: deve ser leve se o procedimento for diagnóstico; deve ser líquida se somar um procedimento terapêutico (por exemplo, polipectomia, mucosectomia etc.);

- **Repouso**: relativo, abstendo-se de atividade como dirigir automóvel ou operar maquinários e tomada de decisões importantes, devido à amnésia e à diminuição dos reflexos, decorrentes do uso de sedativos;
- **Retorno**: retorno ao médico solicitante juntamente com os laudos endoscópico e histopatológico, se indicado;
- **Complicações**: orientações quanto a possíveis complicações e condutas a serem tomadas.

Nesses casos, manuais, formulários ou panfletos explicativos são muito valiosos no tratamento, na evolução e nas orientações quanto ao procedimento realizado (Anexos 3.6 e 3.7).

CONSIDERAÇÕES

Atualmente, as unidades de endoscopia são organizações complexas, constituídas de vários profissionais com conhecimentos e habilidades diferentes. O aprimoramento aumenta o leque de

ANEXO 3.6

Orientação de Enfermagem Pós-Procedimento – Endoscopia Digestiva Baixa

Orientação de Enfermagem Pós-Procedimento – Endoscopia Digestiva Baixa

Você foi submetido a uma: ☐ colonoscopia ☐ sigmoidoscopia flexível
☐ outros _____ pelo Dr(a): _____

Agora deverá tomar algumas precauções em relação à:

Sonolência: Para a realização do procedimento, foi necessário administrar um medicamento sedativo. O medicamento fez você ficar tranqüilo, relaxado e com sono. Não é uma anestesia, mas o efeito pode durar algumas horas. Hoje evite dirigir, utilizar máquinas, realizar atividades que exijam reflexo ou tomar decisões importantes.

Cólicas: Durante o procedimento, foi necessário insuflar ar dentro do intestino para uma melhor visualização. No final do exame, esse ar foi aspirado, mas pode ter ficado um pouco do ar residual que pode ocasionar cólicas. Com a eliminação dos gases, as cólicas tendem a melhorar.

Sangramento: Se durante o exame foi colhido algum material (biópsia, pólipo, etc.) ou realizado algum procedimento, este pode geral algum sangramento que tende a estancar rapidamente. Evite tomar medicamentos como AAS, aspirina ou Bufferin até retornar ao médico.

Outro sintomas: Se tiver dor abdominal, náuseas, vômitos, febre, sangue vivo nas fezes até uma semana após o exame, comunicar ao serviço de colonoscopia.

Alimentação: ☐ dieta leve ☐ dieta líquida ☐ de acordo com a orientação médica
Evite refrigerantes gasosos e alimentos que fermentam.

Retorno: Seu exame ficará pronto no dia ___/___/___. Deverá marcar o retorno com o médico assim que o exame estiver pronto.

Em caso de dúvidas ou emergências, entrar em contato com a enfermeira do serviço de endoscopia.

ANEXO 3.7

Criado pela autora e utilizado no HA – Bahia

HA

SISTEMATIZAÇÃO DA ASSISTÊNCIA DE ENFERMAGEM

PROCEDIMENTO DE GASTROSTOMIA PERCUTÂNEA ENDOSCÓPICA ☐ PEG ☐ PEJ

Nome :

Cód :　　　　　　　　　　　Leito :

Conv. :　　　　Médico :

ETIQUETA DO PRODUTO	DATA ___/___/___	CIRURGIÃO	ENDOSCOPISTA
	ENFERMEIRA PROCEDIMENTO		ANESTESIOLOGISTA
	AUXILIAR PROCEDIMENTO		AUXILIAR SALA

| MARCA | CÓDIGO | REFERÊNCIA | LOTE | DIÂMETRO | COMPRIMENTO |

INDICAÇÕES
☐ SUPORTE NUTRICIONAL ___/___/___ ☐ DESCOMPRESSÃO GÁSTRICA ☐ READMINISTRAÇÃO DE SECREÇÃO BILIAR

TROCA POR BUTTON **PEG**

| DATA | MARCA | CÓDIGO | REF. | LOTE | DIÂMETRO | COMPR. | TEMPO DE USO |

| ENFERMEIRA | COREN | MAT | DATA ___/___ |

DIAGNÓSTICO PRINCIPAL QUE INDICOU A PEG / PEJ　**DIAGNÓSTICOS ASSOCIADOS**

DOENÇA NEUROLÓGICA
☐ SEQUELA AVC ☐ SEQUELA TCE ☐ DOENÇA DE PARKINSON ☐ POLITRAUMA
☐ DEMÊNCIA SENIL ☐ POLINEURITES ☐ PCR ☐ ALZHEIMER ☐ CRISE CONVULSIVA
☐ _____

DOENÇA DE CABEÇA, PESCOÇO E ESÔFAGO
☐ TUMORES DA CAVIDADE ORAL, FARINGE E LARINGE ☐ _____
☐ TUMORES E/ OU DISFUNÇÃO MOTORA DO ESÔFAGO ☐ TRAUMAS FACIAIS SEVEROS

DOENÇA METABÓLICA E DO TECIDO CONJUNTIVO
☐ GASTROPARESIA DIABÉTICA ☐ ESCLEROSE AMIOTRÓFICA ☐ _____

ANOREXIA NERVOSA GRAVE ☐ SIM ☐ NÃO

DIAGNÓSTICOS ASSOCIADOS
☐ HAS
☐ CARDIOPATIA
☐ ÚLCERAS DE PRESSÃO
☐ DIABETES MELLITUS
☐ INFECÇÃO RESPIRATÓRIA
☐ INSUFICIÊNCIA RESPIRATÓRIA
☐ TRAQUEOSTOMIA
☐ ALERGIAS _____
☐ _____

USO DE ANTIBIÓTICOS

DESCRIÇÃO	DATA INÍCIO	DATA TÉRMINO	OBSERVAÇÃO
	___/___/___	___/___/___	
	___/___/___	___/___/___	

USO DE ANTICOAGULANTES

DESCRIÇÃO	DATA INÍCIO	DATA TÉRMINO	OBSERVAÇÃO
	___/___/___	___/___/___	
	___/___/___	___/___/___	

EXAMES LABORATORIAIS

DESCRIÇÃO	DATA	OBSERVAÇÃO
☐ TEMPO DE PROTROMBINA	___/___/___	
☐ PLAQUETAS	___/___/___	
☐ HEMOGLOBINA	___/___/___	
☐ HEMATÓCRITO	___/___/___	
☐ LEUCOGRAMA		

AVALIAÇÃO DE ENFERMAGEM		DIAS 1 2 3 4 5 6 7	PLANO ASSISTENCIAL
DIETA	ZERO		
	BOLOS		INICIAR DIETA LENTAMENTE E AUMENTAR A VELOCIDADE GRADATIVA CONFORME ORIENTAÇÃO MÉDICA.
	INFUSÃO CONTÍNUA		
CURATIVO	OCLUSIVO		AVALIAR A ÁREA DA INCISÃO QUANTO A: 1 - TEMPERATURA 2 - INCISÃO DA GASTROSTOMIA E LOCAL DE INSERÇÃO DE SONDA 3 - CARACTERÍSTICAS DA SECREÇÃO
	EXPOSTO		

ANEXO 3.7

Criado pela autora e utilizado no HA – Bahia   (Continuação)

AVALIAÇÃO DAS NECESSIDADES AFETADAS E RISCOS		DIAS							PLANO ASSISTENCIAL
		1	2	3	4	5	6	7	
SONDA	SONDA								FAZER PEQUENAS MOBILIZAÇÕES
	QUEBRA DO ANTEPARO								SUBSTITUIR/ TROCAR POR BUTTON
	PEQUENAS RETRAÇÕES								NÃO DEIXAR A SONDA FROUXA/ FIXAR A SONDA EXTERNAMENTE
	VAZAMENTO								INTERROMPER DIETA E CONTACTAR MÉDICO ASSISTENTE
	MIGRAÇÃO								FIXAR A SONDA EXTERNAMENTE
	SAÍDA ACIDENTAL								CONTACTAR MÉDICO ASSISTENTE
	SEM ALTERAÇÃO								
SÍTIO PUNÇÃO	HIPEREMIA								AVALIAR TEMPERATURA
	SEROMA								NÃO DEIXAR A SONDA FROUXA/ FAZER LIMPEZA/ CURATIVO
	INFECÇÃO PERIOSTOMAL								AVALIAR CARACTERÍSTICAS DA SECREÇÃO/ COLETAR CULTURA PERI-OSTOMAL + HEMOCULTURA + UROCULTURA + SECREÇÃO TRAQUEAL/ CONTACTAR MÉDICO ASSISTENTE DATA INÍCIO: ___/___/___
	INFECÇÃO DA PAREDE								
	SEM ALTERAÇÃO								
ABDÔMEN	FLÁCIDO								CONTINUAR COM DIETA/ AUSCULTA ABDÔMEN
	DISTENDIDO								SUSPENDER DIETA/ AVALIAR COM NUTRICIONISTA E MÉDICO ASSISTENTE
PACIENTE	HIPERTERMIA								TEMPERATURA MAIOR OU IGUAL A 38°/ CONTACTAR MÉDICO ASSISTENTE
	ALTERAÇÃO HEMODINÂMICA								FC MAIOR OU IGUAL A 90 bpm/ CONTACTAR MÉDICO ASSITENTE
	ALTERAÇÃO LEUCOGRAMA								LEUCO <= 4.000 (5% DE BASTÕES) OU >= 12.000 (5% DE BASTÕES) CONTACTAR MÉDICO ASSISTENTE.

EVOLUÇÃO DE ENFERMAGEM

1º dia	DATA: ___/___/___ HORA: ___:___	INTERVENÇÃO
2º dia	DATA: ___/___/___ HORA: ___:___	INTERVENÇÃO
3º dia	DATA: ___/___/___ HORA: ___:___	INTERVENÇÃO
4º dia	DATA: ___/___/___ HORA: ___:___	INTERVENÇÃO
5º dia	DATA: ___/___/___ HORA: ___:___	INTERVENÇÃO
6º dia	DATA: ___/___/___ HORA: ___:___	INTERVENÇÃO
7º dia	DATA: ___/___/___ HORA: ___:___	INTERVENÇÃO

COMPLICAÇÕES

IMEDIATAS

MENORES
- [ ] DOR
- [ ] SAGRAMENTO MODERADO
- [ ] VAZAMENTO DE LÍQUIDO PARA CAVIDADE
- [ ] DESLOCAMENTO DA SONDA
- [ ] LESÃO HEPÁTICA
- [ ] ENFISEMA SUBCUTÂNEO

MAIORES
- [ ] PERFURAÇÃO DO CÓLON
- [ ] HEMORRAGIA
- [ ] _____

TARDIAS

MENORES
- [ ] SEROMA
- [ ] INFECÇÃO PERIOSTONAL/ INFECÇÃO DE PAREDE
- [ ] PEQUENOS VAZAMENTOS EM TORNO DA SONDA
- [ ] SAGRAMENTO MODERADO
- [ ] DESLOCAMENTO DA SONDA
- [ ] ENFISEMA SUBCUTÂNEO

MAIORES
- [ ] PERITONITE/ ABCESSO INTRA-ABDOMINAL
- [ ] PNEUMONIA DE ASPIRAÇÃO
- [ ] FÍSTULA GASTROCÓLICA
- [ ] NECROSE
- [ ] ASPIRAÇÃO DO ANTIPARO PARA A PAREDE GÁSTRICA

PLANO EDUCACIONAL

ORIENTAÇÕES DADAS AO PACIENTE/ FAMÍLIA PARA A ADAPTAÇÃO NA UNIDADE DURANTE A HOSPITALIZAÇÃO E MANUTENÇÃO DOS CUIDADOS PÓS ALTA

ORIENTAÇÃO EDUCACIONAL	DATA	ASS. ORIENTADOR	ASS. ORIENTADO
ORIENTAÇÃO PÓS PROCEDIMENTO (SEGUIR ORIENTAÇÕES DOS MANUAIS ESPECÍFICOS)			
- LIMPEZA DO LOCAL DA INCISÃO/ CURATIVOS			
- CUIDADOS COM A SONDA E ANTEPAROS			
- ADMINISTRAÇÃO DE DIETA E MEDICAMENTOS			
ENTREGA DE : - MANUAIS - ACESSÓRIOS/ ADAPTADORES RESERVA PARA SUBSTITUIÇÃO SE NECESSÁRIO			

RESULTADOS OBTIDOS

- [ ] MELHORA ESTADO NUTRICIONAL
- [ ] MELHORA ESTADO GERAL
- [ ] NÃO OBTIDO ÊXITO
- [ ] ÓBITO DATA: _____/_____/_____

ENFERMEIRA	COREN	MAT	DATA ___/___/___

opções e possibilidades profissionais para o enfermeiro, dando subsídios para o embasamento legal no desenvolvimento de suas atividades.

O advento de novas técnicas na endoscopia, o controle mais rigoroso das infecções com obrigatoriedade da desinfecção dos aparelhos e acessórios, bem como a maior exigência no controle da qualidade desses serviços têm consolidado definitivamente a enfermeira especializada na área da endoscopia gastrointestinal.

Em nosso meio, observam-se serviços com uma diversificação muito grande entre as modalidades de projetos para Unidades de Endoscopia Digestiva. Entretanto, devemos considerar que nosso foco será sempre o paciente e que o mais importante é direcionarmos esse enfoque para a qualidade do atendimento ao paciente, seja em consultórios, clínicas ou hospitais.

BIBLIOGRAFIA RECOMENDADA

Bizinelli SL, Teixeira S, Lobo JC, Lora F, Schwinden A. Planejamento de uma unidade de endoscopia digestiva. In: Endoscopia digestiva: diagnóstica e terapêutica (SOBED). 4ª ed. Rio de Janeiro: Revinter; 2005. P. 3-6.

Cotton PB, Williams CB. Equipamento básico de endoscopia. In: Fundamentos de endoscopia digestiva. 4ª ed. Porto Alegre: Artes Médicas; 1998. P.1-11.

Cotton PB, Williams CB. A unidade de endoscopia e a equipe. In: Fundamentos de endoscopia digestiva. 4ª ed. Porto Alegre: Artes Médicas; 1998. P.12-21.

Cotton PB, Williams CB. Preparo e segurança: avaliação, consentimento, medicação, desinfecção e complicações. In: Fundamentos de endoscopia digestiva. 4ª ed. Porto Alegre: Artes Médicas; 1998. P. 22-50.

Cotton PB, Williams CB. The endoscopy unit and staff. In: Pratical gastrointestinal endoscopy. 4 ed. Blackwell Science; 1996. P.12-21.

Geocze S. Planejamento de uma unidade de endoscopia. In: Endoscopia digestiva – SOBED. 3ª ed. Rio de Janeiro: Medsi; 2000. P.1-5.

Geocze S. Organização e funcionamento de um moderno serviço de endoscopia digestiva. In: Endoscopia digestiva – SOBED. 2ª ed. Rio de Janeiro: Medsi; 1994.

Paes IMN. Enfermagem em endoscopia. In: Endoscopia digestiva: diagnóstica e terapêutica: (SOBED). Rio de Janeiro: Revinter; 2005. P. 20-36.

Infection control. In: Gastroenterology nursing: a core curriculum. 2nd ed. New York: Mosby; 1998. P. 22-27.

Jesus, IMN. Enfermagem e endoscopia. In: Endoscopia digestiva (SOBED). 3ª ed. Rio de Janeiro: Medsi; 2000. P. 63-80.

Linden AI. Endoscopia pediátrica. In: Müller S, Lagemann RC . Enfermagem em endoscopia digestiva. Rio de Janeiro: Medsi; 2002. P.187-201.

Linden AI et al. Exames endoscópicos em pacientes hospitalizados. In: Müller S, Lagemann RC . Enfermagem em endoscopia digestiva. Rio de Janeiro: Medsi; 2002. P.167-183.

Managing the gastroenterology departament. In: Gastroenterology nursing: a core curriculum. 2nd ed. New York: Mosby; 1998. P.12-21.

Ministério da Saúde. Normas para projetos físicos de estabelecimentos de saúde. SAS/Departamento de Normas Técnicas. Brasília; 1994.

Müller S, Lagemann RC. Unidade de endoscopia: montagem e organização. In: Enfermagem em endoscopia digestiva. Rio de Janeiro: Medsi; 2002. P. 3-16.

Müller S, Lagemann RC, Cirne, RVM. Equipamentos e acessórios de endoscopia. In: Müller S, Lagemann RC. Enfermagem em endoscopia digestiva. Rio de Janeiro: Medsi; 2002. P.19-41.

Nusman A. Manutenção e segurança patrimonial. São Paulo, 2006.

Okamura M. Colonoscopia. In: Müller S, Lagemann RC. Enfermagem em endoscopia digestiva. Rio de Janeiro: Medsi; 2002. P.117-138.

Sociedade Brasileira de Endoscopia. Endoscopia digestiva: diagnóstica e terapêutica. 4ª ed. São Paulo: SOBED; 2005.

The gastroenterology nurse and associate. In: Gastroenterology nursing: a core curriculum. 2 ed. New York: Mosby; 1998. P.3-11.

CAPÍTULO 4

NORMAS DA ANVISA PARA SERVIÇO DE ENDOSCOPIA DIGESTIVA

Sérgio Luiz Bizinelli • Julio Cesar Souza Lobo • Sandra Teixeira
Wilson Beleski de Carvalho • Daniel Locatelli Neves

INTRODUÇÃO

A Agência Nacional de Vigilância Sanitária (Anvisa) regulamenta o funcionamento e estabelecimento dos Serviços de Endoscopia Digestiva e Respiratória (Sedir) e seu descumprimento é sujeito a processo e penalidades ao infrator, previstos em lei.[1,2]

DEFINIÇÕES

Endoscopia digestiva e respiratória simples: são aquelas realizadas somente com sedação consciente, com finalidades diagnósticas e terapêuticas e que não necessitam de controle radiológico durante a sua realização.

Endoscopia digestiva e respiratória complexa: são aquelas que necessitam de sedação com presença de médico anestesista, controle radiológico durante a sua realização e que apresentam risco de complicações hemodinâmicas.

CONDIÇÕES GERAIS

É indispensável o atendimento de requisitos mínimos que garantam a realização dos procedimentos de endoscopia digestiva e respiratória com qualidade, segurança e eficácia.

É indispensável o envolvimento de profissionais qualificados, com treinamento específico, atendendo aos requisitos mínimos do regulamento técnico para a correta e segura realização dos procedimentos de endoscopia digestiva e respiratória.

É de responsabilidade da administração do hospital prever e prover os recursos humanos e materiais necessários à operacionalização das atividades do Sedir.

O Sedir deve requerer licença de funcionamento ao órgão sanitário competente, no caso de serviço com CNPJ próprio.

As endoscopias simples podem ser realizadas em ambiente extra-hospitalar, a critério médico; as complexas devem ser realizadas em ambiente hospitalar.

Para a realização da endoscopia simples ou complexa deve ser preenchido e assinado pelo médico e paciente o termo de consentimento.

Modelo proposto:

Eu, _____
_____, matriculado (registrado) neste Hospital sob o RG: _____estou ciente dos riscos que, embora pouco comuns, são passíveis de ocorrer durante o exame de endoscopia diagnóstica ou terapêutica e sobre os quais me foi explicado pelo corpo médico do Sedir do(a) _____,
e que incluem, entre outros:
1. riscos da sedação (apnéia);
2. arritmias cardíacas;
3. reações anafiláticas;
4. aspiração;
5. pneumonia;
6. perfuração de esôfago, estômago ou duodeno;
7. perfuração de cólon;
8. infecção;
9. enfisema pleural;
10. derrame pleural;
11. abscesso a distância;
12. sangramento;
13. colangite;
14. pancreatite;
15. lesão de baço.

Tais complicações podem resultar em tratamento cirúrgico ou internação hospitalar.

_____
Paciente

_____
Médico

_____
Testemunha ou responsável pelo paciente

Data de nascimento: ____/____/_____

Data: ____/____/_____

CONDIÇÕES ESPECÍFICAS

O Sedir deve manter no mínimo um profissional médico, um profissional enfermeiro e um profissional técnico ou auxiliar de enfermagem.

O responsável técnico do Sedir deve ser um médico, devidamente habilitado e qualificado.

Para a realização de qualquer procedimento de endoscopia digestiva e respiratória diagnóstica simples são necessários, no mínimo, um médico e um profissional de enfermagem por procedimento e por sala.

Para a realização de qualquer procedimento de endoscopia digestiva e respiratória diagnóstica complexa são necessários, no mínimo, um médico e um enfermeiro por procedimento e por sala, devendo também ser observado:

- no caso de o procedimento envolver o uso de anestesia geral, esta deve ser realizada por médico anestesiologista;
- no caso de o procedimento envolver o uso de infusão contínua de sedativo, devem estar presentes o médico anestesiologista, o médico endoscopista e enfermeiro qualificado.

O uso de equipamento de proteção individual (EPI) pelos profissionais é obrigatório, antes, durante e após a realização da endoscopia e na preparação do endoscópio.

INFRA-ESTRUTURA FÍSICA

O Sedir deve contar com infra-estrutura adequada às operações desenvolvidas, para assegurar a qualidade dos procedimentos, sendo suas instalações suficientes para:

- recepcionar e transferir pacientes;
- assegurar a execução dos procedimentos pré-anestésicos e executar procedimentos anestésicos no paciente;
- proceder à lavagem cirúrgica e antisepsia das mãos;
- executar cirurgias e endoscopias em regime de rotina ou em situações de emergência;
- realizar endoscopias que requeiram supervisão de médico anestesista;

- realizar relatórios médicos e de enfermagem e registro das cirurgias e endoscopias realizadas;
- proporcionar cuidados pós-anestésicos; e
- garantir o apoio diagnóstico necessário.

A sala de exame e procedimentos deve apresentar dimensão mínima de 12 m² com área de limpeza e de 9 m² sem área de limpeza. A sala de laudos e interpretação deve possuir, no mínimo, 6 m². A distância entre os leitos e entre os leitos e a parede na sala de recuperação deve ser de, no mínimo, 0,8 m, exceto a cabeceira, que deve ser de 0,6 m e com espaço suficiente para manobra de maca junto ao pé desta.

EQUIPAMENTOS, MOBILIÁRIOS E UTENSÍLIOS

O Sedir deve dispor de equipamentos em quantidade suficiente para o número de pacientes atendidos, de forma organizada e racional, objetivando garantir a seqüência das operações com segurança e eficácia para o cliente e o profissional.

O Sedir deve possuir os equipamentos básicos:

Endoscopia simples: oxímetro de pulso, ponto de oxigênio, negatoscópio, aspirador portátil, ventilador pulmonar manual (ambu com reservatório), material completo de intubação (tubos endotraqueais, laringoscópio com jogo completo de lâminas e pilhas), medicamentos para atendimento de emergência, monitor cardíaco e desfibrilador.

Endoscopia complexa: todos os equipamentos necessários à endoscopia simples, além de: eletrocardiógrafo, aparelho de RX móvel, capnógrafo e carrinho de anestesia.

Os equipamentos para realização de procedimentos endoscópicos (endoscópios flexíveis ou rígidos), bem como os equipamentos auxiliares e acessórios para essa prática médica devem estar em perfeitas condições de utilização.

Todos os equipamentos ativos empregados no Sedir devem contar com peças de reposição disponíveis no serviço, desde que indicadas para substituição pelo Manual Técnico do Equipamento.

MANUTENÇÃO

Todos os equipamentos devem ser submetidos à manutenção preventiva e corretiva, quando necessário, obedecendo a procedimentos operacionais escritos, com base nas especificações constantes no Manual Técnico do Equipamento.

Deve existir um programa escrito de manutenção preventiva e corretiva dos equipamentos com o registro de sua execução.

LIMPEZA E DESINFECÇÃO

Todos os procedimentos de limpeza e desinfecção dos ambientes, instalações, equipamentos e acessórios devem seguir normas específicas, preconizadas pela Comissão de Controle de Infecção, em conformidade com a Portaria GM/MS nº 2616 de 12 de maio de 1998, e o Manual de Processamento de Artigos e Superfícies MS/1994 ou outros que vierem substituí-los.

Os manuais de limpeza e desinfecção dos ambientes, instalações, equipamentos e acessórios devem estar disponíveis e ter localização de fácil acesso aos profissionais do serviço.

REFERÊNCIAS BIBLIOGRÁFICAS

1. Anvisa, Ministério da Saúde. Regulamento técnico para serviço de endoscopia digestiva e respiratória, 2003.
2. Anvisa, Ministério de Saúde. RDC nº 50, 21 de fevereiro de 2002. Disponível em: http://www.anvisa.gov.br.

CAPÍTULO 5

O ENSINO DA ENDOSCOPIA DIGESTIVA

Carlos F. Francesconi

INTRODUÇÃO

A prática da endoscopia digestiva tem se expandido de maneira extraordinariamente significativa nas últimas décadas. Essa expansão tem trazido consigo problemas de ordem técnica, deontológica e ética.[6]

Os problemas técnicos dizem respeito ao processo de formação do endoscopista e do seu exercício do ponto de vista de operação dos seus instrumentos endoscópicos. Os problemas deontológicos estão relacionados ao fato de profissionais não adequadamente preparados estarem competindo no mercado de trabalho com colegas que investiram seriamente no seu preparo profissional e, não raras vezes, aceitando remunerações vis pelo seu trabalho. Por fim, os problemas éticos se referem à competência ética dos indivíduos no que diz respeito ao cuidado com seus pacientes, à prudência na indicação dos procedimentos endoscópicos e à avaliação cuidadosa dos riscos e benefícios dos mesmos.

Neste capítulo será abordado como devemos ensinar endoscopia digestiva e será discutido o modelo de endoscopista que os tempos atuais exigem.

ENSINO DA ENDOSCOPIA: QUALIFICAÇÃO TÉCNICO-CIENTÍFICA

Todo processo pedagógico deve se iniciar pela questão da definição operacional de objetivos. Em outras palavras, quais são as habilidades e qual é o conhecimento científico que devem ser transmitidos aos nossos aprendizes para que eles sejam considerados competentes. Uma vez definidos os objetivos, instrumentos de avaliação deverão ser construídos para que se avalie se os mesmos foram efetivamente atingidos.

No Brasil, observamos a existência de três escolas de preparação de endoscopistas. A primeira prepara um profissional que estará apto a trabalhar como consultor para as doenças do sistema digestório. Ela alia uma formação clínica ou cirúrgica ao preparo de se utilizarem endoscópios para procedimentos diagnósticos e terapêuticos básicos. Havendo tempo nesse processo, o treinando poderá ser preparado para executar procedimentos mais complexos.

A segunda prepara o assim chamado "endoscopista", que é um profissional com habilidades para realizar procedimentos diagnósticos e por vezes terapêuticos, mas com formação deficiente na parte clínica, aquela que integra a endoscopia digestiva à gastroenterologia e à clínica cirúrgica do aparelho digestivo. Esse sistema é empregado principalmente em centros não universitários e prepara na maioria das vezes profissionais menos completos do ponto de vista de formação científica. Essa formação de endoscopistas, em certo sentido distorcida, ocorre por vários motivos que incluem a ausência do número necessário de programas de residência em doenças do aparelho digestivo, tanto clínicos como cirúrgicos; pressão financeira para aprender procedimentos que geram mais rendimentos; pressão para incorporar novas tecnologias; necessidade das comunidades de ter médicos que realizem procedimentos diagnósticos e terapêuticos.

A terceira alternativa está se iniciando com programas de residência em endoscopia digestiva, visando atender requisitos da Associação Médica Brasileira com vistas à manutenção da endoscopia digestiva como especialidade médica. É ainda prematuro avaliar como esses programas estão atingindo seus objetivos, tendo em vista que a implantação dessa norma ocorreu recentemente.

A endoscopia digestiva com aparelhos flexíveis é uma técnica manual semelhante à de se dirigir um carro ou tocar um instrumento musical,[4] quando nos atemos estritamente ao seu aspecto técnico, ou seja, como campo do domínio psicomotor. Como conseqüência, alguns aprendizes a aprenderão rapidamente, enquanto outros jamais se tornarão proficientes para sua realização com habilidade e segurança.

O ensino da endoscopia só pode ser feito expondo-se diretamente o paciente àquele que está aprendendo. Como conseqüência desse fato, é essencial a supervisão direta do aprendiz por profissionais com boa formação e, preferencialmente, delegando ao treinando tarefas inicialmente simples e de pequena duração.

Recomenda-se que antes de um contato direto com o paciente ele deva permanecer um período de tempo na sala de endoscopia observando como ela funciona, ajudando na coleta de material por meio do uso de fórceps de biópsias e escovas de citologia e auxiliando na limpeza do equipamento endoscópico. Nesse momento é fornecida uma bibliografia básica, que inclui cuidados com o paciente, uso de medicação para sedação consciente e técnicas endoscópicas.

O ritmo de crescimento de responsabilidades depende do interesse e da resposta que é dada ao estímulo para seu desenvolvimento. Em um determinado momento, a critério do preceptor, será permitido que o aprendiz manipule o aparelho por intervalos de tempo curtos dentro do estômago para que ele se familiarize com o uso dos comandos ao mesmo tempo em que se situa anatomicamente dentro do órgão. Progressivamente, será permitido que ele execute o procedimento endoscópico, incluindo a parte inicial da intubação.[4,15]

O número de exames que ele deverá realizar sob controle estrito de um preceptor mais experiente varia de pessoa para pessoa e depende do procedimento endoscópico para o qual está sendo realizado o treinamento. Devem-se evitar números mágicos, como 50 ou 100 exames, pois, sendo uma habilidade psicomotora, como foi referido acima, alguns adquirem destreza com um número relativamente pequeno de exames, ao passo que outros necessitarão de um número maior ou, mais raramente, não adquirirão habilidade suficiente para se tornarem endoscopistas.

Esses referenciais numéricos servem para definir, talvez, um número mínimo de procedimentos endoscópicos a serem realizados para que seja atingido um nível básico de competência.[12,15] Ao mesmo tempo devemos ter em mente que determinados procedimentos são mais complexos e, conseqüentemente, mais difíceis de serem aprendidos, necessitando, portanto, de supervisão mais próxima e por um período maior de tempo.

Paralelamente a esse processo, é essencial que os casos sejam discutidos previamente no que diz respeito às suas indicações, seus riscos e seus benefícios do procedimento endoscópico proposto e ao estabelecimento prévio de estratégias especiais quando cabíveis.

As alterações endoscópicas devem ser revisadas, por sistema de vídeo ou fotografia, e os laudos, elaborados pelos aprendizes. Isso objetiva que eles se familiarizem com a terminologia endoscópica vigente e, para essa tarefa, devem igualmente ser supervisionados pelo preceptor.

As correlações clínico-radiológicas/endoscópicas corretamente discutidas são parte muito importante do processo formativo. O acesso a atlas de endoscopia bem como a diferentes livros e periódicos deverá ser permanente. Os centros de treinamento deverão criar espaços de tempo para que o domínio cognitivo da formação do endoscopista se desenvolva por meio da realização de seminários ou outras atividades pedagógicas em que o material bibliográfico estudado possa ser discutido com os preceptores Os treinandos também devem se familiarizar com os aspectos técnicos de segurança biológica, da limpeza, dos cuidados gerais e da manutenção do material endoscópico.[4]

O advento da videoendoscopia tem facilitado muito o processo de treinamento de endoscopia digestiva. O responsável pelo treinamento tem melhores condições de avaliar o desenvolvimento do exame e, conseqüentemente, as eventuais deficiências técnicas do aprendiz. Igualmente importante é o fato de que a qualidade da imagem exposta diminui a chance de lesões endoscopicamente relevantes serem ignoradas e o tempo de exame não fica excessivamente aumentado, o que é uma variável relevante para o paciente. Os tempos atuais não permitem mais que centros de treinamento qualificados ensinem endoscopia sem o uso de videoendoscópios.

Infelizmente até este momento não surgiu, em nosso meio, nenhuma alter-

nativa à exposição do aprendiz diretamente ao paciente para o aprendizado de endoscopia digestiva.[12] O uso de manequins não se mostrou eficiente e as alternativas em termos de equipamentos de simulação semelhantes aos usados em treinamento de pilotos, embora úteis, são proibitivamente caras para nossos padrões econômicos.

Um estudo americano recente mostrou que o uso de simulador para o aprendizado de colonoscopia acelerou a aquisição de algumas habilidades nos primeiros quinze exames realizados, quando comparado com o processo convencional de ensinamento. No entanto, após trinta exames, ambas as técnicas se nivelavam quando os mesmos parâmetros eram avaliados. Vale ressaltar que o equipamento utilizado custava, nos EUA, entre 30 e 45 mil dólares (incluídos somente o simulador e o *software* utilizados).[14] Para a aquisição de habilidades específicas, em níveis mais adiantados, podem ser utilizadas peças anatômicas de cadáveres animais para fins didáticos.

O ensino da endoscopia deverá ser realizado preferencialmente dentro de um programa de residência médica tanto clínica como cirúrgica ou de endoscopia digestiva. Os programas de treinamento variam com relação ao momento em que o residente iniciará sua formação endoscópica. A maioria prefere compartimentalizar o treinamento em dois segmentos estanques: o primeiro, clínico, durante um ou dois anos; o segundo, endoscópico, também com prazo variável de tempo de um ou dois anos. Poucos centros preferem integrar o ensino de endoscopia ao da formação clínica ou cirúrgica. Nesse modelo, o residente rota pela unidade endoscópica em períodos predefinidos de tempo na dependência do número de treinandos daquele centro. A impressão pessoal do autor é que o segundo modelo favorece um treinamento integrado do consultor de gastroenterologia ao mesmo tempo competente nas áreas clínicas e endoscópicas. Eventualmente, poderá ser oferecido um ano a mais de treinamento visando ao preparo de endoscopistas com formação mais avançada. Programas de residência médica em endoscopia digestiva terão um desafio em suas organizações: terão de decidir entre equilibrar o ensino da especialidade com a formação clínica do aprendiz ou o ensino puramente de técnicas endoscópicas desvinculadas de qualquer atividade que envolva cuidados do paciente do ponto de vista clínico.

Quais são os objetivos que devem ser atingidos ao fim de um programa de treinamento básico em endoscopia digestiva?

O Comitê de Treinamento da Associação Americana de Endoscopia Digestiva (CTAAED) definiu os objetivos em termos de capacidades que devem ser adquiridas ao fim de um programa de treinamento em endoscopia digestiva:[12,15]

1. A capacidade de recomendar procedimentos com base nos achados da consultoria realizada com o profissional e levando em consideração indicações específicas, contra-indicações e alternativas diagnósticas e terapêuticas.

2. A capacidade de realizar procedimentos com segurança, completos e em um período de tempo adequado.

3. A capacidade de interpretar corretamente a maioria dos achados endoscópicos.

4. A capacidade de integrar os achados endoscópicos ou terapêuticos no planejamento dos cuidados do paciente.

5. A capacidade de entender os fatores de riscos relacionados aos procedimentos endoscópicos e ser capaz de reconhecer complicações dos mesmos.

6. A capacidade de reconhecer limites pessoais e dos procedimentos e saber quando necessita de auxílio.

A CTAAED reconhece como procedimentos básicos:

1. Endoscopia digestiva alta diagnóstica
2. Colonoscopia total
3. Polipectomias com alça
4. Hemostasia alta e baixa (não-varicosa)

5. Hemostasia varicosa alta
6. Dilatação esofágica com guia
7. Sigmoidoscopia flexível
8. Gastrostomia percutânea transendoscópica

Em adição a esses objetivos, um treinamento avançado deve incluir:

1. Aprender a realizar procedimentos endoscópicos avançados
2. Aplicar endoscopia à pesquisa clínica ou básica
3. Desenvolver habilidade de comunicação (trabalhos científicos, apresentação oral etc.)
4. Desenvolver habilidade de ensino e supervisão
5. Assumir responsabilidades crescentes

Nesse documento, "procedimentos avançados" são considerados os seguintes:

1. Colangiopancreatografia Endoscópica Retrógrada (CPRE) diagnóstica e terapêutica
2. Ablação de tumores
3. Dilatação pneumática
4. Laparoscopia
5. Colocação de próteses esofágicas

Evidentemente, as definições de procedimentos básicos e avançados são arbitrárias. Todas as sociedades nacionais deveriam defini-las dentro de seus contextos médicos e sociais. Temos uma boa margem de concordância com os critérios americanos, mas certamente não podemos aceitá-los integralmente. Por exemplo: a realização de gastrostomia por via transendoscópica não é realizada com tanta freqüência em nosso meio para justificá-la como "básica" em termos de treinamento. Por outro lado, a dilatação pneumática é realizada em centros básicos com bastante freqüência. A laparoscopia é realizada cada vez menos por gastroenterologistas e mais por cirurgiões, tornando-a um procedimento que não deve ser colocado como essencial à formação de um endoscopista em programas de treinamento avançado para gastroenterologistas.

Atualmente, alguns centros já estão oferecendo treinamento em ecoendosco-

pia dentro de um programa avançado, o que é uma recomendação da Associação Americana de Gastroenterologia.[12]

O ensino de técnicas endoscópicas para o controle da Doença do Refluxo Gastroesofágico, diverticulotomias de divertículo de Zenker, cecostomia, próteses em vias biliares e o tratamento endoscópico de pseudocistos e de coleções pancreáticas devem ser considerados em nível avançado.

Nessa mesma linha, recentemente o Colégio Americano de Gastroenterologia e a Sociedade Americana de Endoscopia Digestiva elaboraram uma série de documentos que identificam os indicadores de qualidade para procedimentos endoscópicos digestivos.[1,3,5,8,13] Trata-se de material relevante que deverá ser cuidadosamente avaliado pelos responsáveis pelos programas de ensino de endoscopia digestiva em nosso meio para fins de adaptação e utilização em seus centros. É interessante observar que vários desses indicadores já se encontravam presentes na ficha de avaliação por competência utilizada por muitos anos no exame para Título de Especialista em Endoscopia Digestiva da Sociedade Brasileira de Endoscopia Digestiva (SOBED).

Como se trata de indicadores de qualidade, é evidente que eles deverão também fazer parte dos instrumentos de avaliação dos treinandos em endoscopia digestiva, bem como da unidade em que o treinamento ocorre. Conseqüentemente, para cada uma das variáveis utilizadas como indicadores, cabe questionar o treinando para avaliar seu nível de competência para o item correspondente.

Por exemplo, para avaliar as questões relacionadas ao pré-procedimento endoscópico: a) indicação apropriada do procedimento; b) consentimento informado apropriado; c) história e exame físico dirigidos; d) estratificação do risco clínico do paciente; e) uso adequado de antibióticos profiláticos; f) momento apropriado para o exame; e g) plano de sedação e os desdobramentos do uso de drogas que interfiram na coagulação sangüínea por parte do paciente deveriam fazer parte da avaliação formativa (*ver abaixo*) do médico em formação endoscópica.

Para avaliar como o treinando se porta durante o procedimento endoscópico, deve-se avaliar: a) a qualidade das fotografias captadas pelo endoscopista em ação; b) os cuidados com os dados clínicos da monitorização do paciente; c) a documentação das medicações que foram utilizadas e uso de agentes que revertem a ação farmacológica dos sedativos.

Para que a conduta pós-procedimentos seja avaliada, os seguintes itens são sugeridos: a) verificar se os critérios de alta da unidade foram preenchidos; b) instruções aos pacientes (dieta, atividades permitidas, retorno aos medicamentos de que o paciente vinha fazendo uso, entre outras); c) se exame anatomopatológico foi solicitado, ter certeza de que o paciente será notificado. Essa é uma variável difícil em nosso meio, mas deve estar integrada ao quesito anterior: caso alguma doença significativa tenha sido detectada no exame endoscópico, cabe ao endoscopista procurar o médico que encaminhou o paciente para o procedimento endoscópico ou alertar ao familiar que o médico que encaminhou o paciente seja procurado para as devidas orientações clínicas. A questão de abrir o diagnóstico para o acompanhante deve ser individualizada, por se tratar de questão ética relevante e delicada, pois estão em jogo os princípios da privacidade e da confidencialidade. Atenção especial com relação ao retorno do uso de drogas que interferem na coagulação sangüínea deve ser dada principalmente se procedimentos invasivos foram realizados e o risco de sangramento passar a ser uma ameaça concreta.

Esses quesitos deveriam, igualmente, estar presentes no *check-list* de um instrumento de avaliação de habilidades por competência (*ver a seguir*).

Enfatizamos que questões éticas, como consentimento informado, justiça, privacidade e confidencialidade, devem ser igualmente discutidas e avaliadas no processo de formação do endoscopista.

AVALIAÇÃO NO PROCESSO ENSINO-APRENDIZAGEM DA ENDOSCOPIA DIGESTIVA

A competência endoscópica é difícil tanto de ser definida como de ser quantificada. É um processo que ainda permanece predominantemente subjetivo. Ao discutirmos o processo de avaliação, devemos contextualizar em que momento da formação endoscópica o aprendiz está sendo avaliado. Avaliações formativas são aquelas realizadas ao longo do processo de ensino: é o retorno crítico que o preceptor atento dá ao seu treinando. Avaliações somativas são aquelas que ocorrem em determinados momentos predefinidos: podem ocorrer após um determinado período de tempo, depois de determinados "blocos" de treinamento ou visando determinados objetivos como encerramento de um período de treinamento ou obtenção de um título de especialista.[16]

Os preceptores devem estar atentos a certas características do ensino de endoscopia que diferem de um ensino puramente clínico. Em primeiro lugar, o domínio de uma habilidade técnica pressupõe que os aprendizes evoluem com diferentes ritmos. Por essa razão, quando falamos em números de procedimentos para adquirir competência, estamos nos referindo somente a um limiar mínimo a partir do qual os aprendizes poderão se tornar competentes para realizá-los.

Em segundo lugar, as curvas de aprendizado não são necessariamente crescentes: em alguns momentos existe um nivelamento ou até mesmo uma queda de rendimento no processo de aprendizado. Isso não significa que o aprendiz desaprendeu o já ensinado.[16] Trata-se de um fenômeno observado no processo de aquisição de tecnologias mais complexas quando existe perda temporária do já aprendido. Terceiro: o treino técnico de endoscopia envolve três elementos: aprendizado didático, realização supervisionada de procedimentos e realização não-supervisionada de procedimentos. Para cada um desses

elementos, deve-se dispor de técnicas de avaliação individualizadas.[12]

O treinando pode ser avaliado por meio de testes objetivos, que, dependendo da habilidade de quem os prepara, podem virtualmente avaliar qualquer área do domínio cognitivo, desde o simples conhecimento de fatos até uma posição de crítica com relação a uma conduta médica.[6] Processos avaliativos informais, provavelmente menos eficientes, podem ser empregados para verificar se conhecimentos teóricos relevantes foram adquiridos. Uma estratégia simples nesse sentido é a de questionar o aprendiz sistematicamente para justificar, baseado em evidências científicas sólidas, suas condutas e atitudes médicas. Evidentemente que procedimentos de avaliação em nível de título de especialista exigem extrema sofisticação na coleta dos dados e na garantia de que as decisões são corretas e justas com relação aos resultados finais. Qualquer desses métodos de avaliação exige envolvimento com o processo de ensino-aprendizagem e alto nível de competência de quem prepara provas mais abrangentes com conseqüências tão sérias como a outorgação de um título de especialista para que seu resultado final seja justo e confiável.[6]

O treinamento supervisionado deve ser avaliado somativamente no dia-a-dia do aprendiz. Algumas observações objetivas e subjetivas devem ser feitas pelos preceptores para medir o desenvolvimento de habilidades endoscópicas:[12]

a. Monitorizar a tolerância e a aceitação do procedimento endoscópico pelo paciente.

b. Revisar detalhadamente qualquer complicação, maior ou menor, que tenha ocorrido como conseqüência de um procedimento endoscópico.

c. Avaliar como o treinando incorpora rotinas do serviço que foram demonstradas eficientes.

d. Avaliar seu interesse e o conhecimento da literatura médica endoscópica.

e. Avaliar o conhecimento que o treinando tem de suas fraquezas e limitações (honestidade intelectual).

Algumas habilidades do preceptor são exigidas para que ele seja eficiente no seu papel:

a. Habilidade de comunicação: transmitir ao treinando com calma e precisão as instruções necessárias durante o procedimento.

b. Capacidade analítica de transformar um procedimento endoscópico necessariamente complexo em seu conjunto em uma seqüência lógica de procedimentos mais simples, que são, em última análise, os passos do exame endoscópico. Muitos endoscopistas realizam procedimentos complexos, poucos conseguem descrever os passos de seu exame de maneira a ser entendida instantaneamente por um treinando inexperiente.

c. Capacidade de interromper o procedimento no momento exato. Não tão precocemente que iniba o desenvolvimento do aprendiz e tampouco tão tarde de maneira a expor o paciente a sofrimento ou riscos desnecessários.

d. Capacidade de captar o perfil psicológico de seu treinando: o tímido muitas vezes necessita de apoio e estímulo e o excessivamente agressivo necessita de freio.

e. Capacidade de detectar o momento em que seu aprendiz está. O treinamento endoscópico se faz em dois tipos de situações: o momento inicial de insegurança, em que tudo é novo, e ainda não houve a aquisição das técnicas endoscópicas mais elementares. Geralmente é esse o momento em que o preceptor está mais atento aos aspectos técnicos do exame. O segundo momento é aquele em que já houve um crescimento por parte do treinando, a chamada fase de transição, em que o aprendiz julga já ter dominado as técnicas endoscópicas. Esse é um momento delicado em que deve ser equilibrada uma atitude de controle durante o exame, ao mesmo tempo que se transmite segurança, pois durante o exame o preceptor tem uma dupla responsabilidade: em primeiro lugar com seu paciente e em segundo lugar com o aprendiz. Muitos treinandos não gostam de ser supervisionados nesse momento por se sentirem bloqueados em seu processo de crescimento. A estratégia didático-pedagógica nesse momento deve ser a de estimular o processo intelectual, fazendo com que a técnica a ele se mantenha subordinada. É o momento em o preceptor deve ensinar o treinando a pensar enquanto realiza seu exame. Somente quando os movimentos endoscópicos já estão automatizados de maneira a não dividir sua atenção é que podemos mudar o patamar de supervisão.

f. Competência acima da média deve ser o mínimo exigido para quem vai exercer a função de preceptor de endoscopia digestiva.

A avaliação da habilidade endoscópica pode ser feita pela técnica chamada de "por competência". Nela, vários quesitos relevantes dos procedimentos endoscópicos são previamente relacionados e cada um deles admite duas possibilidades de avaliação: capaz ou incapaz. A Comissão do Título de Especialista da SOBED já utilizou um instrumento com esse tipo de orientação na prova prática para a obtenção do título de especialista em endoscopia digestiva (Tabela 5.1). Nele, as variáveis julgadas relevantes são avaliadas: avaliação da indicação do exame, cuidados com o paciente, como o endoscopista se prepara para o exame, conhecimento de farmacologia das drogas usadas na sedação, habilidade na introdução do instrumento, reconhecimento de marcos anatômicos e lesões endoscopicamente significativas, valorização correta das mesmas, tempo gasto com o exame, colheita de material de biópsia e cuidados com o mesmo, habilidade para realizar procedimentos terapêuticos, laudo do exame e as recomendações cabíveis aos pacientes. Alguns quesitos são considerados eliminatórios caso seja o examinando detectado incapaz. Uma avaliação oral após a realização do exame endoscópico serviria para dirimir dúvidas com relação a objetivos parcialmente ou não atingidos.

Alternativas têm sido propostas em termos de competências a serem mensuradas em diferentes procedimentos endoscópicos:

a. Endoscopia digestiva alta: o aprendiz deve ultrapassar o piloro em torno de 100% das vezes em que ele esteja permeável, em uma seqüência predefinida de exames do ponto de vista numérico (p. ex.: 50 exames em que ele esteja trabalhando sozinho com o instrumento), e reconhecer pelo menos 80% das lesões endoscopicamente significativas;[10]

b. Colonoscopia: atingir o ceco em 90% das vezes em um tempo máximo de quinze ou trinta minutos. Estudos sugerem que essa marca dificilmente será atingida antes da realização de 100 exames.[2,10] Outros critérios foram utilizados no estudo de Sedlack:[14] tempo para atingir a inserção máxima, profundidade de inserção sem auxílio, exame completo de maneira independente, reconhecimento de marcos anatômicos, inserção de maneira segura, observação adequada da mucosa na retirada do instrumento e resposta adequada ao desconforto do paciente. O desconforto referido diretamente pelo paciente também foi considerado. A velocidade com que o instrumento é retirado deve igualmente ser controlada por se tratar de uma variável que guarda relação direta com a detecção de pólipos durante o exame;[13]

c. CPRE: Jowell e colaboradores,[9] em um estudo prospectivo, concluíram que pelo menos 180 procedimentos deveriam ser realizados para que seus treinandos se tornassem competentes para canular, com 80% de sucesso, o ducto desejado (biliar ou pancreático) sem auxílio do preceptor. Esse estudo não chegou à conclusão, por questões metodológicas, de quantos exames são necessários para se adquirir a habilidade para a canulação profunda da via biliar principal e para a realização de esfincterotomias.

TABELA 5.1

Planilha de Avaliação de Procedimento Endoscópico

Nome: Procedimento: Horário início: Fim:			
PRÉ-PROCEDIMENTO	**1**	**2**	**3**
a) Discussão da indicação	( )	( )	( )
b) Revisão dos documentos	( )	( )	( )
c) Explicação do procedimento ao paciente	( )	( )	( )
d) Verificação do equipamento	( )	( )	( )
e) Uso de vestimentas, luvas adequadas	( )	( )	( )
f) Conhecimento adequado da pré-medicação utilizada em procedimento endoscópico	( )	( )	( )
PROCEDIMENTO	**1**	**2**	**3**
a) Habilidade na intubação (alta)	( )	( )	( )
b) Habilidade na introdução (baixa)	( )	( )	( )
c) Conhecimento de marcos anatômicos	( )	( )	( )
d) Reconhece alterações do padrão endoscópico	( )	( )	( )
e) Valoriza corretamente as alterações detectadas	( )	( )	( )
f) Colhe o material para exames de maneira adequada	( )	( )	( )
g) Tem os cuidados adequados para o material colhido	( )	( )	( )
h) Habilidade com o endoscópio e com os acessórios	( )	( )	( )
i) Relacionamento adequado com o paciente durante o exame	( )	( )	( )
j) Relacionamento adequado com pessoal médico/paramédico	( )	( )	( )
l) Realiza procedimento cirúrgico/escleroterapia com indicação correta	( )	( )	( )
m) Usa cautério/solução esclerosante de maneira adequada	( )	( )	( )
n) Utiliza dilatador esofágico adequadamente	( )	( )	( )
PÓS-PROCEDIMENTO	**1**	**2**	**3**
a) Cuidados adequados com o paciente	( )	( )	( )
b) Cuidados adequados com os instrumentos	( )	( )	( )
c) Descreve as lesões de maneira correta	( )	( )	( )
d) Orienta o paciente corretamente com relação aos achados endoscópicos	( )	( )	( )
e) Preenche formulários para exames complementares corretamente	( )	( )	( )
INSTRUÇÕES			
COLUNA 1 – o quesito em questão foi adequadamente desempenhado			
COLUNA 2 – o quesito em questão foi parcialmente desempenhado			
COLUNA 3 – o quesito em questão foi insatisfatoriamente desempenhado			
CRITÉRIOS DE AVALIAÇÃO			
QUESITOS ELIMINATÓRIOS (COLUNA 3)			
I A III C			
II C III D			
II D			
II J			

O ensino da endoscopia digestiva pediátrica tem características próprias e que devem ser valorizadas e desenvolvidas pelos endoscopistas pediátricos do nosso país. No momento já existe um bom número de gastroenterologistas pediátricos que realizam procedimentos endoscópicos. No entanto, centros de treinamento focados nessa área de atuação ainda estão em falta no país.

A Associação Americana de Gastroenterologia Pediátrica definiu que ao fim de seu treinamento o egresso deve estar apto a realizar os seguintes procedimentos qualificados como básicos: endoscopia digestiva alta, EDA com retirada de corpo estranho, EDA com escleroterapia ou ligadura elástica, EDA com colocação de gastrostomia endoscópica, dilatação esofágica com balão ou *bougie*, colonoscopia com ou sem polipectomia e biópsia hepática. Não mais do que 20% dos procedimentos de cada categoria devem ser realizados em pacientes com mais de 16 anos.[7]

No Brasil, poucos programas de gastroenterologia pediátrica estão disponíveis. Na maioria dos centros, o procedimento endoscópico em crianças é realizado por endoscopistas com treinamento maior em pacientes adultos. Isso representa claramente um problema uma vez que, idealmente, se espera que o endoscopista tenha o conhecimento de diagnósticos diferenciais próprios dessa faixa etária e que, ao realizar um procedimento em crianças, da mesma maneira que em adultos, ele integre os achados endoscópicos com o plano de atendimento do paciente e tenha capacidade para lidar com eventuais complicações advindas dos procedimentos endoscópicos.

CONCLUSÃO

O ensino da endoscopia digestiva é um procedimento pedagógico dos mais complexos por exigir aptidão simultânea nos domínios cognitivo, psicomotor e afetivo. Cada um desses domínios exige uma estratégia própria para se atingir um nível de competência mínimo para o exercício profissional.

Ao longo deste capítulo, discutimos as diferentes abordagens para o ensino da técnica endoscópica e das diferentes maneiras que podemos avaliar nossos treinandos ou candidatos a título de especialista em endoscopia digestiva.

Por questões de espaço não discutimos o ensino dos componentes cognitivo e afetivo. Podemos dizer de maneira simplista que o ensino dessas áreas não difere de maneira fundamental do ensino da medicina como um todo. Também na área endoscópica são essenciais: ensino básico de medicina; educação continuada na forma de leitura de livros e periódicos; freqüência a cursos, congressos e atividades societárias. Devemos nos preocupar com a questão da revalidação do certificado de competência que é oferecido em algum momento tanto por centros de treinamento como entidades como a SOBED. Trata-se de um assunto atual que está sendo discutido pelos nossos órgãos de classe (Conselho Federal de Medicina e Associação Médica Brasileira).

O objetivo final é prepararmos profissionais endoscopicamente competentes e com alto senso de profissionalismo. Quando utilizamos a palavra "profissionalismo", o fazemos dentro do espírito do que foi conceituado pelo American Board of Internal Medicine em 1995: "Profissionalismo em medicina requer que o médico sirva aos interesses do paciente acima do seu auto-interesse. Profissionalismo diz respeito ao altruísmo, à confiança, à excelência, ao dever, à honra, à integridade e ao respeito pelos outros. Os elementos do profissionalismo compreendem um compromisso com os mais altos padrões de excelência na prática da medicina e na geração do conhecimento, um compromisso de buscar os interesses e o bem-estar dos pacientes e um compromisso a ser receptivo às necessidades de saúde da sociedade".

REFERÊNCIAS BIBLIOGRÁFICAS

1. Baron TH, Petersen BT, Mergener K, Chack A, Cohen J, Deal S et al. Quality indicators for endoscopic retrograde cholangiopancreatography. Am J Gastroenterol 2006;101:892.
2. Chak A, Cooper GC, Blades EW, Canto, M, Sivak, MV. Prospective assessment of colonoscopic intubation skills in trainees. Gastrointest Endosc 1996;44:57-61.
3. Cohen J, Safdi MA, Deal SE, Baron TH, Chack A, Hoffman B et al. Quality indicators for esophagogastroduodenoscopy. Am J Gastroenterol 2006;101:886.
4. Cotton PB, Williams CB. Fundamentos de endoscopia digestiva. 4ª ed. Porto Alegre: Artes Médicas,1998.
5. Faigel DO, Pike IM, Baron TH,Chack A, Cohen J, Deal S et al. Quality indicators for gastrointestinal endoscopic procedures: an introduction. Am J Gastroenterol 2006; 101:866.
6. Francisconi CF. The efficient gastroenterologist. Ital J Gastroenterolol Hepatol 1997;29:289-92.
7. Hassal E. Requirements for training to ensure competence of endoscopists performing invasive procedures in children. Journal of Pediatric Gastroenterology and Nutrition 1997; 24:345-7.
8. Jacobson BC, Chak A , Hoffman B, Baron TH, Cohen J, Deal S et al. Quality indicators for endoscopic ultrasonography. Am J Gastroenterol 2006;101:898.
9. Jowell PS, Baillie JB, Branch MS. Quantitative assessment of procedural competence: a prospective study of training in endoscopic retrograde cholangiopancreatography. Ann Intern Med 1996;125:983-9.

10. Marshall JB. Technical proficiency of trainees performing colonoscopy: a learning curve. Gastrointest Endosc 1995;42: 287-91.

11. Peterson WL, Boyer TD, Floch MH, Friedman LS, Gollan J, Grendell JH. Task force on training in gastroenterology. Gastroenterology 1996;110:1.270-3.

12. Report of the 1993 Gastroenterology Leadership Council Training Director's Conference. Am J Gastroenterol 1994; 89:1.427-41.

13. Rex DK, Petrini JL, Baron TH, Chak A, Cohen J, Deal S et al. Quality indicators for colonoscopy. Am J Gastroenterol 2006;101:873.

14. Sedlack RE, Kollars JC. Computer simulator training enhances the competence of GI fellows at colonoscopy: results of a pilot study. Am J Gastroenterol 2004;99:33-7.

15. Van Dam J, Bond JH, Borland JL et al. Task force on training on gastrointestinal endoscopy and gastrointestinal bleeding. Gastroenterology 1996;110:1.289-93.

16. Wigton RS. Measuring professional skills. Ann Intern Med 1996;125:1.003-4.

CAPÍTULO 6

CENTROS DE TREINAMENTO EM ENDOSCOPIA DIGESTIVA – NORMAS E REGULAMENTAÇÃO

Giovani A. Bemvenuti

HISTÓRICO

O impacto que a moderna endoscopia digestiva provocou na medicina teve entre nós, a partir da década de 1960, uma notável contribuição com reflexos no conhecimento científico, assim como na prática médica assistencial.

Desde aqueles primeiros momentos, os progressos tecnológicos e a potencialidade para a aplicação clínica foram vislumbrados pelos endoscopistas brasileiros pioneiros, como os professores José Martins Job e Akira Nakadaira, logo seguidos por José de Souza Meirelles Filho e vários outros expoentes da medicina nacional.

Naquele momento, as novas técnicas compreendiam as gastrocâmaras e depois os fibroscópios, que fascinaram de imediato um significativo número de gastroenterologistas. Em pouco tempo, aglutinaram-se algumas dezenas de interessados, para trocar experiências e divulgar as novidades, assim como acompanhar de forma interativa o crescente desenvolvimento da endoscopia como método diagnóstico e, alguns anos após, na terapêutica gastroenterológica. Assim, naturalmente, surgiu a iniciativa de criar uma entidade associativa que os congregasse e desse um curso oficial para os encontros que se realizavam por todo o país. Teve lugar, então, a fundação da Sociedade Brasileira de Endoscopia Digestiva – SOBED.

A ESTRUTURAÇÃO

Nos anos que se seguiram, verificou-se um crescimento fantástico das diversas técnicas endoscópicas e a SOBED desde logo tomou uma posição de liderança, visando zelar pela prática de uma atividade especializada dentro dos padrões éticos e técnicos mais elevados.

Um dos caminhos contemplados foi incentivar e determinar uma ordem para a criação e o desenvolvimento de Centros de Treinamento de Endoscopia Digestiva. Assim, muitos dos eminentes endoscopistas assessorados por seus grupos de trabalho, em várias instituições de nosso país, assumiram posição de vanguarda como artífices na implantação de Centros de Treinamento.

Para minimizar a possibilidade de equívoco de esquecer nomes de destaque e que merecem referência, decidimos apenas mencionar Shinichi Ishioka, que, ao lado de muitos outros, foi e continua sendo mentor de um Centro de Treinamento no Hospital das Clínicas da Universidade de São Paulo, que até os dias atuais se preocupa com a formação integral de endoscopistas digestivos.

Em todas as sucessivas gestões diretivas da SOBED houve sempre a atenção e o esforço para aprimorar o treinamento de endoscopistas. A comunidade pôde contar com o empenho e os esforços de inúmeros colegas, entre os quais pessoalmente participamos com José Luiz Pimenta Módena e Olival Ronald Leitão.

Mais recentemente, durante as gestões diretoras da SOBED abrangendo o período de 1998 a 2002, tivemos a oportunidade de trabalhar com um seleto grupo de colegas compondo as Comissões de Centro de Treinamento de duas gestões sucessivas. Participaram delas Paulo Sakai, Cleber Vargas, Júlio César Pisani, Paulo Paternostro, Angelo Paulo Ferrari Junior, Gustavo José Carneiro Leão, Caio César Wanderley Salem e Raul Ritter dos Santos. Nessa oportunidade, a SOBED contava com 14 instituições que mantinham Centros de Treinamento em Endoscopia Digestiva credenciados (veja o Quadro 6.1), cujos cadastros foram atualizados. Igualmente nesse período, outras 12 instituições buscavam credenciação (veja o Quadro 6.2), aguardando a consolidação do Regulamento Geral dos Centros de Treinamento em Endoscopia Digestiva, na época em elaboração pela respectiva Comissão.

A CONSOLIDAÇÃO

O Regulamento Geral teve suas sementes cultivadas em sucessivas gestões anteriores e cada uma foi acrescentando contribuições pertinentes e de valor. A consolidação desse monumental trabalho ocorreu quando seu texto foi aprovado em Sessão Ordinária do Conselho Deliberativo da SOBED, no dia 1º de novembro de 1999, na cidade de João Pessoa, Paraíba, durante o XIV Seminário Brasileiro de Endoscopia Digestiva.

QUADRO 6.1

Instituições que mantinham Centros de Treinamento credenciados junto à SOBED no ano de 1998. Listagem em ordem alfabética por estados

- Ceará – Serviço de Endoscopia Digestiva do Hospital de Fortaleza do INSS/SUS, em Fortaleza
- Minas Gerais – Clínicas de Gastroenterologia e Endoscopia Digestiva Ltda., em Juiz de Fora
- Paraná – Instituto de Gastroenterologia do Paraná – IGAP, em Curitiba
- Paraná – Serviço de Endoscopia Digestiva do Centro Médico São Francisco e do Hospital do Paraná, em Maringá
- Pernambuco – Serviço de Gastroenterologia do Hospital de Clínicas do Centro de Ciências de Saúde – Universidade Federal de Pernambuco, em Recife
- Rio de Janeiro – Hospital Universitário da UFRJ, na cidade do Rio de Janeiro
- Rio Grande do Sul – Fundação Riograndense Universitária de Gastroenterologia (FUGAST), em Porto Alegre
- Rio Grande do Sul – Serviço de Endoscopia Digestiva do Hospital Ernesto Dornelles, em Porto Alegre
- Rio Grande do Sul – Serviço de Endoscopia Digestiva do Hospital São Lucas da Pontifícia Universidade Católica do Rio Grande do Sul, em Porto Alegre
- Rio Grande do Sul – Serviço de Endoscopia Digestiva do Hospital Ernesto Dornelles, em Porto Alegre
- São Paulo – Gastrocentro, UNICAMP, na cidade de Campinas
- São Paulo – Hospital São Paulo/Escola Paulista de Medicina, na cidade de São Paulo
- São Paulo – Serviço de Endoscopia Digestiva da Pontifícia Universidade Católica de Campinas, na cidade de Campinas
- São Paulo – Serviço de Endoscopia Gastrointestinal e Broncoesofagoscopia do Hospital das Clínicas da Faculdade de Medicina da Universidade de São Paulo, na cidade de São Paulo

O texto integral desse Regulamento encontra-se no Quadro 6.3 adiante e trata-se de um documento de valor incontestável e inestimável, cuja mensagem deverá perdurar e ser levada por muitos anos que seguem, fonte de inspiração para o contínuo e duradouro desenvolvimento da endoscopia digestiva no Brasil.

Nos últimos anos, desenvolveu-se a idéia de que o ensino e o treinamento da endoscopia digestiva devem ser feitos na forma de Residência Médica devidamente oficializada junto ao MEC e a outros órgãos de direito. No entanto, existe um pensamento de que imediatamente, ou talvez até por muito tempo ainda, não se criarão tantas vagas de Residência Médica que atendam às necessidades de formação de médicos preparados para atuar como especialistas em endoscopia digestiva. Assim sendo, além da oportunidade das Residências Médicas em endoscopia digestiva que já estão se estruturando, médicos que desejarem obter formação em endoscopia digestiva deverão ainda procurar os Centros de Treinamento credenciados junto à SOBED.

O espírito dominante é o de que os Centros de Treinamento em Endoscopia Digestiva ocupem uma posição de destaque como centros de referência. Neles serão oferecidos ensino, aprendizagem e treinamento básico para os iniciantes, bem como treinamento em técnicas avançadas para os endoscopistas que desejarem evoluir na prática da endoscopia digestiva terapêutica. Poderão também se tornar locais de avaliação de candidatos ao título de Especialista em Endoscopia Digestiva, assim como para orientar e estimular a realização de estudos, pesquisas e desenvolvimento da própria endoscopia digestiva e sua aplicação na gastroenterologia. Muitas instituições, centros de estudo e serviços assistenciais no Brasil possuem estrutura humana e material para assumir esse compromisso.

Orgulhosamente, nosso país tem demonstrado que ocupa um espaço proeminente na endoscopia digestiva internacional por meio da participação ativa de seus membros em organismos e em eventos. Com a visão para o futuro, esse estado de ânimo progressista deve ser mantido e até tornar-se mais proeminente. É fundamental que o preparo dos médicos especialistas, desde o treinamento básico e depois em etapas mais avançadas, seja consistente e bem estruturado, a fim de nos manter junto àqueles que estão no limite do conhecimento, praticando e desenvolvendo as técnicas mais avançadas dos procedimentos endoscópicos digestivos diagnósticos e terapêuticos.

QUADRO 6.2

Instituições que buscavam credenciação de Centros de Treinamento junto à SOBED no ano de 1998. Listagem em ordem alfabética por estados

- Bahia – Serviço de Endoscopia da Faculdade de Medicina da Universidade Federal da Bahia, em Salvador
- Bahia – Serviço de Endoscopia do Hospital Central Roberto Santos da Secretaria da Saúde do Estado da Bahia, em Salvador
- Minas Gerais – Serviço de Endoscopia Digestiva do Hospital da Polícia Militar de Minas Gerais, Felício Rocho, em Belo Horizonte
- Minas Gerais – Serviço de Gastroenterologia do Hospital Universitário da Universidade Federal de Juiz de Fora, em Juiz de Fora
- Paraná – Serviço de Endoscopia Digestiva do Hospital de Clínicas da Universidade Federal do Paraná, em Curitiba
- Paraná – Serviço de Endoscopia Digestiva do Hospital Universitário da Universidade Estadual de Londrina, em Londrina
- Rio de Janeiro – Serviço de Endoscopia Digestiva do Departamento de Cirurgia Pediátrica do Instituto Fernandes Figueira, na cidade do Rio de Janeiro
- Rio de Janeiro – Serviço de Endoscopia Digestiva do Hospital Geral de Nova Iguaçu do Ministério da Saúde, em Nova Iguaçu
- São Paulo – Serviço de Endoscopia da Faculdade de Medicina do ABC, na cidade de São Paulo
- São Paulo – Serviço de Endoscopia da Real e Benemérita Sociedade Portuguesa de Beneficência, na cidade de São Paulo
- São Paulo – Serviço de Endoscopia do Hospital Universitário da Universidade de São Paulo, na cidade de São Paulo
- São Paulo – Serviço de Endoscopia Peroral da Santa Casa de Misericórdia de São Paulo, na cidade de São Paulo

QUADRO 6.3

Regulamento Geral para os Centros de Treinamento em Endoscopia Digestiva (CTEDs)

De acordo com o Estatuto da SOBED, artigo 3º, e tendo sido aprovado na Reunião do Conselho Deliberativo, realizada no dia 1º de novembro de 1999, na cidade de João Pessoa, PB, durante o XIV Seminário Brasileiro de Endoscopia Digestiva, fica estabelecido o Regulamento Geral de constituição e funcionalidade dos Centros de Treinamento em Endoscopia Digestiva, conforme o texto que segue:

Artigo 1º – A SOBED tem como finalidade prover as necessidades da comunidade em geral com médicos especialistas em Endoscopia Digestiva do mais elevado padrão para o desempenho na especialidade.

Parágrafo primeiro – Visando a esse objetivo, entre outras medidas, a SOBED tem se arrogado em atividades de ensino e treinamento de especialistas, bem como na avaliação de sua capacitação.

Artigo 2º – A SOBED delega a instituições estruturadas na assistência e no ensino da Gastroenterologia o processo de ensino e treinamento em Endoscopia Digestiva por meio de credenciamento de Centros de Treinamento em Endoscopia Digestiva (CTEDs).

Parágrafo primeiro – Cabe à SOBED estimular a criação e viabilizar a manutenção dos CTEDs, estipulando normas para seu funcionamento, incentivando o processo de ensino e treinamento e estabelecendo sistemas de controle.

Parágrafo segundo – As instituições que se qualifiquem de acordo com as normas constitutivas dos CTEDs são credenciadas por períodos de 5 (cinco) anos, sendo celebrado um contrato em que são definidos as suas atribuições, os seus deveres e os seus compromissos.

Parágrafo terceiro – O credenciamento pode ser renovado a cada período de 5 (cinco) anos desde que sejam alcançados os objetivos da SOBED, expressos em seus Estatutos, no Regulamento dos CTEDs e nos preceitos contratuais.

Artigo 3º – O processo de ensino e treinamento ministrado pelos CTEDs tem como finalidade preparar os treinandos para, decorrido o período regulamentar de aprendizado e treinamento e uma vez que demonstrem competência no exercício da especialidade da Endoscopia Digestiva, obterem o Título de Especialista em Endoscopia Digestiva (TEED).

QUADRO 6.3

Regulamento Geral para os Centros de Treinamento em Endoscopia Digestiva (CTEDs) (Continuação)

Parágrafo único – A competência no exercício da especialidade por parte do treinando é medida por um sistema de avaliação estipulado pela Comissão do Título de Especialista em Endoscopia Digestiva.

Artigo 4º – Os CTEDs são centros médicos com capacidade humana e material para a formação de médicos em Endoscopia Digestiva, em nível de especialização, em condições de prover ensino e treinamento mediante um programa de educação médica com ênfase em gastroenterologia clínica de adulto e pediátrica, bem como na cirurgia gastroenterológica, e que tomam como modelo as instituições de ensino e assistência para médicos residentes.

Parágrafo primeiro – A formação do médico especialista em Endoscopia Digestiva deve ter uma visão de ensino médico global, compreendendo transmissão de conhecimentos, desenvolvimento de habilidades e apreciação de atitudes condizentes com o mais apurado desempenho profissional.

Parágrafo segundo – Ao completar seu aprendizado e treinamento no CTED, o especialista em Endoscopia Digestiva deve estar preparado para:

I) indicar procedimentos endoscópicos, o que compreende recomendar apropriadamente sua realização de acordo com indicações específicas aceitáveis em consonância com as necessidades clínicas do paciente e levando em consideração suas contra-indicações, tendo a compreensão de integrar os recursos diagnósticos e terapêuticos.

II) realizar procedimentos endoscópicos básicos em toda a sua amplitude, com desembaraço e segurança e, com base em uma avaliação clínica prévia, dominar totalmente as técnicas de sedação e analgesia, mantendo o paciente globalmente monitorizado.

III) entender e integrar os achados, interpretando corretamente os achados endoscópicos e integrando-os com a terapêutica médica, cirúrgica e endoscópica.

IV) gerenciar os riscos, identificando os fatores de risco de cada procedimento, entender como minimizá-los e reconhecer e adequadamente adotar medidas quando ocorrerem complicações.

V) dominar as limitações, tendo conhecimento daquelas pertinentes aos procedimentos endoscópicos, assim como de suas próprias, sabendo identificar quando deva solicitar auxílio.

Artigo 5º – O programa de ensino dos CTEDs se desenrola em um nível básico de aprendizado e treinamento em técnica endoscópica envolvendo:

a) endoscopia digestiva alta,
b) retossigmoidoscopia e colonoscopia,
c) técnicas auxiliares de diagnóstico (biópsias, citologia etc.) e
d) técnicas terapêuticas endoscópicas e gastroenterológicas atualizadas, como dilatação esofágica, polipectomias e suas variantes, técnicas usuais de hemostasia em hemorragia digestiva e outras.

Parágrafo único – O CTED deve disponibilizar ao treinando a possibilidade de vivenciar técnicas endoscópicas avançadas, diagnósticas e terapêuticas, inclusive duodenoscopia e canulação da papila duodenal para Colangiopancreatografia Endoscópica Retrógrada e suas variantes terapêuticas, ultra-som endoscópico e outras.

Artigo 6º – A carga horária a que o treinando deve ser submetido no programa de ensino e treinamento deve ser de 2.000 (duas mil) horas, no mínimo em um período de 1 (um) ano.

Artigo 7º – O programa de ensino, além das técnicas endoscópicas e gastroenterológicas diagnósticas e terapêuticas, deve ser constituído de tópicos referentes ao conhecimento da gastroenterologia clínica e cirúrgica, ministrado segundo um cronograma anual.

Parágrafo único – No sistema deve constar a efetiva existência de um arquivo médico e de uma biblioteca com recursos de informática, bem como o apoio de áreas correlatas, tais como cirurgia, emergência, tratamento intensivo, radiologia e técnicas análogas, anatomia patológica e citopatologia, patologia clínica e biologia molecular, epidemiologia clínica, estatística, arquivística e outras.

Artigo 8º – O programa de ensino deve ser operacionalizado em dois segmentos: uma parte teórica e outra de treinamento prático.

Parágrafo primeiro – A parte teórica deve ser ministrada mediante aulas e exercícios teórico-práticos e sua carga horária não deve exceder a 20% (vinte por cento) do tempo estipulado para o aprendizado e treinamento.

QUADRO 6.3

Regulamento Geral para os Centros de Treinamento em Endoscopia Digestiva (CTEDs)   (Continuação)

Parágrafo segundo – O treinamento prático deve ser desenvolvido sob forma tutelada, com acompanhamento dos treinandos por médicos componentes do corpo docente do CTED.

Parágrafo terceiro – As atividades devem ser complementadas com reuniões clínicas, clinicoendoscópicas e clinicopatológicas com a participação das áreas correlatas nomeadas.

Parágrafo quarto – A SOBED institui um programa paralelo de apoio aos CTEDs, possibilitando a participação de professores convidados de outros centros, nacionais e estrangeiros, no processo de ensino e treinamento.

Parágrafo quinto – Os treinandos devem ser orientados e estimulados a participar de eventos, bem como da realização de comunicações científicas e da elaboração de trabalhos e observações clinicoendoscópicas.

Artigo 9º – Os CTEDs devem ter sede em estruturas hospitalares, com atividade assistencial envolvendo pacientes ambulatoriais, internados e de emergência de uma forma explícita e regular.

Artigo 10 – O CTED tem um Corpo Docente sob a coordenação de um médico responsável – membro titular da SOBED – e, no mínimo, mais dois outros médicos regulares, possuidores de Título de Especialista em Endoscopia Digestiva.

Parágrafo único – Cabe ao médico responsável fazer cumprir o Regulamento dos CTEDs e os preceitos contratuais que regem o credenciamento, gerenciando a aplicação do programa de ensino e treinamento do CTED e controlando sua efetiva desenvoltura, bem como os aspectos disciplinares.

Artigo 11 – A estrutura funcional do CTED deve compreender instalações, equipamentos e infra-estrutura que atendam integralmente o objetivo de ensino e treinamento em Endoscopia Digestiva, assim como a legislação oficial.

a) as instalações devem constituir-se de salas de procedimentos exclusivas, no mínimo duas, e de áreas auxiliares de preparo e de recuperação de pacientes, de limpeza, desinfecção e guarda de equipamentos, além de setor administrativo e disponibilidade de sala de aulas e reuniões;

b) os equipamentos endoscópicos devem compreender videoendoscópios para endoscopia alta e colorretal, no mínimo dois de cada, além de acessórios para técnicas auxiliares de diagnóstico e de terapêutica endoscópica;

c) a infra-estrutura deve compor-se de um corpo de enfermagem para atendimento dos pacientes e para os cuidados com o equipamento, assim como um sistema administrativo para agendamento, registro e acompanhamento dos pacientes.

Do credenciamento do CTED

Artigo 12 – A instituição que desejar credenciar-se como CTED deve encaminhar requerimento ao presidente da SOBED, acompanhado de documentação pertinente, comprobatória das condições de atendimento dos pré-requisitos constitutivos dos CTEDs.

Parágrafo primeiro – Na documentação deve estar claramente evidenciado:

a) local e base funcional da instituição candidata a CTED;
b) nome e titulação do responsável médico, membro titular da SOBED;
c) nome e titulação dos demais componentes do corpo docente, devendo haver, no mínimo, mais dois médicos com Título de Especialista em Endoscopia Digestiva da SOBED;
d) número de vagas disponíveis em cada período anual;
e) descrição das instalações no que concerne à estrutura física, acompanhada de uma planta sucinta das mesmas;
f) relatório dos equipamentos e acessórios realmente disponíveis;
g) descrição da infra-estrutura disponível;
h) descrição do sistema de apoio, incluindo as áreas de especialidades e de atividades correlatas.

Parágrafo segundo – As instituições que detêm programa de Residência Médica são encorajadas a abrirem vagas adicionais exclusivas para o programa de ensino e treinamento em Endoscopia Digestiva, no espírito do CTED.

Artigo 13 – O presidente da SOBED encaminha o pedido à Comissão de Centros de Treinamento que dá seu parecer técnico, baseando-se no exame da documentação e em visita ao local, quando são certificados do cumprimento dos preceitos regulamentares.

Artigo 14 – De posse do parecer técnico da Comissão de Centros de Treinamento, o presidente pode acatar a recomendação e celebrar o contrato para o credenciamento da instituição postulante como CTED.

Artigo 15 – O nível de recurso, em caso de não aceitação de credenciamento, será o Conselho Deliberativo da SOBED.

QUADRO 6.3

Regulamento Geral para os Centros de Treinamento em Endoscopia Digestiva (CTEDs) (Continuação)

Da admissão

Artigo 16 – Cabe a cada um dos CTEDs promover a seleção de candidatos às vagas disponíveis de forma absolutamente autônoma, observado rigorosamente o critério de que o candidato tenha, no mínimo, Residência Médica em Gastroenterologia, Clínica Médica, Cirurgia Geral ou Gastroenterológica, ou Coloproctologia.

Artigo 17 – O CTED deve fornecer a relação dos candidatos admitidos em cada período anual, enviando-a à SOBED logo após o processo de seleção.

Das avaliações

Artigo 18 – Após cada período anual de aprendizado e treinamento em CTEDs, os treinandos são submetidos a avaliações mediante provas escrita e prática para obtenção do Título de Especialista em Endoscopia Digestiva.

Artigo 19 – Os CTEDs devem reportar-se mediante um relatório anual, descrevendo as suas atividades e os seus resultados, onde deve constar:

a) uma relação dos treinandos admitidos;
b) a indicação dos treinandos que interrompem sua participação no processo antes do término do período;
c) a indicação dos treinandos que se submetem à prova escrita do TEED;
d) a indicação dos treinandos que alcançam aprovação;
e) a produção científica do CTED, enfatizando os trabalhos publicados ou as comunicações em eventos com a participação dos treinados;
f) um projeto de atividades para o ano seguinte, incluindo o cronograma das aulas e das reuniões clinicopatológicas e de outro tipo.

Parágrafo primeiro – Nesse relatório anual, devem ser relacionadas as atividades realizadas, incluindo o número de procedimentos em cada setor e o destaque da participação de docentes convidados.

Parágrafo segundo – O relatório deve conter as modificações no corpo docente, nas instalações, nos equipamentos e na infra-estrutura.

Artigo 20 – A SOBED promove a avaliação anual dos CTDEs:

I) através dos relatórios anuais de suas atividades;
II) através do desempenho dos candidatos ao TEED;
III) através de inspeções por parte de membros da Comissão dos Centros de Treinamento;

Artigo 21 – O resultado das avaliações anuais tem efeito somatório com a finalidade de qualificar o CTED na renovação do contrato de credenciamento a cada 5 (cinco) anos.

Artigo 22 – Em caso de os resultados do processo de ensino e treinamento demonstrarem um nível muito inferior, ou quando não houver o cumprimento dos preceitos estatutários, regulamentares ou contratuais, o contrato de credenciamento pode ser denunciado a qualquer tempo e, a julgamento do presidente da SOBED, pode ser o mesmo cancelado prematuramente.

CAPÍTULO 7

RESIDÊNCIA MÉDICA EM ENDOSCOPIA DIGESTIVA

Carlos Alberto Cappellanes

Durante muitos anos, a endoscopia ficou restrita aos broncoesofagologistas. Nos fins dos anos 1960, surgiu a endoscopia moderna, com a tecnologia de fibra de vidro, e teve início uma fase muito importante do método, com grande contribuição para a gastroenterologia, do ponto de vista diagnóstico. Por esse novo ramo de atividade, interessaramse mais os gastroenterologistas clínicos, pois o método era somente diagnóstico, mesmo quando começou a ser mais invasivo, com a realização de biópsias.

Entretanto, na transição dos anos 1960 para os 1970, os procedimentos tomaram um rumo terapêutico, com a realização de procedimentos cirúrgicos como polipectomias e papilotomias, também realizadas por gastroenterologistas clínicos. Foi nessa época que, em nosso país, os primeiros cirurgiões tornaram-se também endoscopistas, até porque são afeitos a secções, punções e manobras hemostáticas e estimularamse com o método. Desde então, dentro da endoscopia, o diagnóstico vem se tornando rotina, e os procedimentos terapêuticos tomaram grande vulto dentro desse ramo da atividade médica, culminando atualmente com o NOTES (Natural Orifice Therapeutic Endoscopic Surgery), que, ao contrário da laparoscopia, tem participação importante do endoscopista.

A abrangência da endoscopia digestiva avança para outras áreas do conhecimento médico, como a ultra-sonografia, com o desenvolvimento da ecoendoscopia, que evolui no campo diagnóstico e terapêutico. Atualmente, a endoscopia digestiva tem transformado a gastroenterologia radicalmente por se tornar uma opção terapêutica minimamente invasiva em constante evolução.

Esses fatos demonstram o aspecto multidisciplinar da especialidade e que devem ser observados quando se objetiva a formação de indivíduos que pretendem atuar no campo da endoscopia digestiva. Observamos que há longo tempo ocorre grande oferta de estágios na especialidade, denominados estágios de especialização, que são procurados por grande contingente de recém-formados, que são submetidos a treinamentos de acordo com critérios do próprio ofertante, sem controle oficial. Há cerca de dois anos, no Hospital Sírio-Libanês, em São Paulo, foi implantado o primeiro programa de residência médica em endoscopia no Brasil. Por meio da resolução CNRM nº 02/2006, foi estabelecido "clínica médica" como pré-requisito para o programa de residência médica em endoscopia com duração de dois anos. Esse documento ainda estabelece que o programa deverá oferecer treinamento em técnicas endoscópicas fundamentais de diagnóstico, a saber:

- exame direto;
- obtenção de biópsia e de matéria de citologia.

TÉCNICAS ENDOSCÓPICAS AUXILIARES DE DIAGNÓSTICO

- cromoscopia;
- ultra-sonografia;
- espectometria e outros métodos.

TÉCNICAS ENDOSCÓPICAS TERAPÊUTICAS

- hemostasia por esclerose;
- ligadura e métodos térmicos;
- polipectomia;
- ressecção endoscópica de lesões planas;
- ablação por plasma de argônio ou *laser*;
- tunelização de obstruções;
- dilatação de estenoses;
- papilotomia;
- retirada de cálculos;
- colocação de drenos;
- próteses e outros métodos.

O programa objetivará a formação do especialista em endoscopia com capacidade para avaliar o paciente de forma abrangente em seu todo psicossocial:

- indicar e contra-indicar procedimentos endoscópicos considerando as alternativas propedêuticas e terapêuticas;
- considerar as possibilidades de sedação, analgesia ou anestesia individua-

lizadas para pacientes, considerando risco e benefícios das medidas adotadas;

- realizar o procedimento com habilidade e segurança;
- interpretar os resultados;
- situar a interpretação dos resultados endoscópicos, correlacionando-os com o diagnóstico global e recomendando, quando oportuno, procedimentos adicionais de natureza complementar ou substitutiva quando os obstáculos superarem a capacidade da técnica ou do especialista, naquelas condições;
- caracterizar e minimizar os riscos, prever e evitar complicações e tomar as medidas pertinentes quando ocorrerem.

CRONOGRAMA ANUAL DO PROGRAMA DE ENSINO

- Parte teórica: aulas, seminários, exercícios teórico-práticos, participação em trabalhos e eventos científicos da especialidade, com carga horária de no máximo 20% de todo o tempo da residência médica.
- Treinamento prático tutelado: acompanhamento por médicos e preceptores do corpo docente, com carga horária de no mínimo 80% de todo o tempo da residência médica.

CORPO DOCENTE

O Serviço de Endoscopia deverá contar com, no mínimo, um especialista para cada residente, em cada ano de residência médica.

PROGRAMA MÍNIMO

1. Programa de ensino teórico-prático
   - Reunião geral do Serviço (2 horas/semana);
   - Discussão de casos e apresentação de resumos de trabalhos da literatura (2 horas/semana);
   - Seminário com preceptor (2 seminários ou 4 horas/semana);
   - Preparação de resumos de publicações e de monografia, que poderá ser apresentada como tema livre em congresso ou publicação em periódico (4 horas/semana).

2. Programa de treinamento
   - Avaliação de pacientes em sistema de interconsulta, avaliação ambulatorial ou de emergência, seguida de discussão na indicação e realização de procedimentos endoscópicos que devem cobrir quantidade mínima, sendo o residente de primeiro ano assistido pelo residente de segundo ano nos procedimentos de menor complexidade e, alternadamente, nos procedimentos de maior complexidade, sempre supervisionados diretamente por preceptor ou professor;
   - Ao término de sua residência médica, o residente deverá estar preparado para atender aos objetivos propostos no item 1.

3. Sede
   - Estrutura hospitalar com atividade assistencial em nível de internação e emergência. Quando necessário, os residentes poderão desenvolver estágios específicos em outras entidades conveniadas para esse fim, com estrutura didática adequada, para complementar o treinamento em áreas cuja demanda não permita o treinamento na instituição sede, até 10% da carga horária de treinamento.

4. Instalações
   - salas de procedimentos (no mínimo duas);
   - áreas auxiliares: preparo, recuperação, limpeza, desinfecção, guarda de equipamentos;
   - ambulatório.

5. Equipamentos endoscópicos
   - todos os necessários para a capacitação do residente em endoscopia.

CAPÍTULO 8

A IMPORTÂNCIA DA ENFERMAGEM NO SERVIÇO DE ENDOSCOPIA DIGESTIVA

Suzana Muller

O gerenciamento da assistência de enfermagem abrange o planejamento, a organização e a coordenação dos recursos humanos de enfermagem envolvidos direta ou indiretamente no cuidado de enfermagem e do ambiente no qual o cuidado é implementado.[1]

No centro endoscópico, o crescimento tecnológico promoveu mudanças no perfil do profissional enfermeiro. Os métodos diagnósticos evoluem rapidamente, forçando a enfermagem a acompanhar esse desenvolvimento.[2] Os pacientes têm recebido cuidados de saúde avançados e inovados, baseados nas mais recentes pesquisas.[3] Para atender a demanda e oferecer qualidade a custos reduzidos, surgiram profissionais especializados em diversas áreas, entre elas a endoscopia digestiva, na qual os enfermeiros passaram a atuar de forma essencial nos processos diagnósticos e terapêuticos relacionados com as afecções gastrointestinais.[4]

As responsabilidades desse enfermeiro são muitas, exigindo cuidados antes, durante, após e na alta do paciente do serviço de endoscopia. Para bem servir esse paciente, as unidades devem ter uma estrutura organizada e com programação prévia para realização dos exames. A enfermeira deve coordenar uma equipe de enfermagem assegurando qualidade na assistência, na segurança e na satisfação do cliente.

O paciente de endoscopia é um paciente ansioso que necessita de atenção e informação necessárias para permitir o bom desenvolvimento do exame. Ele tem medo de sentir dor ou desconforto, está preocupado com o familiar que o está esperando, com o fato de ter saído do trabalho para o exame, com os filhos que estão em casa. O familiar que acompanha esse paciente também fica ansioso pelo tempo de espera, necessitando ser informado a respeito.

A rotatividade e pouca permanência na unidade fazem com que a avaliação da enfermeira seja breve, mas com informações necessárias para avaliação prévia ao exame realizado com ou sem sedação.

São imperativos conhecimentos tecnológicos pela equipe de enfermagem que irá manipular os aparelhos e acessórios, além de treinamentos regulares. Ensino e pesquisa também fazem parte desse serviço. A atuação direta com a equipe médica permite atualização de conhecimentos, mas não é o suficiente. A enfermagem dessa área deve ter conhecimentos específicos de endoscopia, cuidados ao paciente durante o exame, sedação, analgesia e reações adversas; deve dominar os princípios de desinfecção e de esterilização e conhecer os produtos a eles relacionados. Além disso, o enfermeiro também deve se preocupar com os custos dos materiais a serem adquiridos.

O enfermeiro de endoscopia e gastroenterologia assume a responsabilidade de avaliar, planejar, implementar, dirigir, supervisionar e avaliar direta e indiretamente o paciente e a unidade de gastroenterologia/endoscopia. Ele é responsável pelo treinamento e pela atualização da equipe assistente. É capaz de assistir a todas as idades, pois os pacientes podem ser adultos, adolescentes, crianças ou idosos.

O cuidado de enfermagem inclui o cuidado e o tratamento necessário para prover o conforto e a segurança emocional e física durante o exame. O enfermeiro de endoscopia adapta teorias de microbiologia, comunicação, ética e ciências do comportamento para formar a base da prática. A prática é continuamente influenciada pela alteração física do paciente, pelas necessidades do paciente e da família, pela colaboração entre medicina e enfermagem e pelo nível de autonomia profissional na prática local.[5]

O papel do enfermeiro inclui, mas não é limitado a:

- Estabelecer diagnósticos de enfermagem;
- Prover educação em saúde para o procedimento a ser realizado;
- Estabelecer prioridades e decidir eticamente para assegurar segurança no cuidado do paciente;
- Auxiliar em procedimentos mais complexos de endoscopia;
- Atender a situações de urgência;
- Registrar procedimentos e avaliações realizados;
- Participar como membro ativo em organizações profissionais, contribuindo para publicações e apresentações em encontros profissionais;

- Realizar treinamentos freqüentes da equipe de enfermagem;
- Gerenciar a unidade provendo material necessário para o procedimento, agilizar a realização dos exames, preparo de pacientes e orientação para alta;
- Realizar cuidados de enfermagem na sala de recuperação para sedação ou anestesia administrada;
- Supervisionar cuidados com desinfecção e esterilização de materiais e acessórios, mantendo controle dos registros dos aparelhos, pacientes e acessórios reprocessados quanto à qualidade do material, a variações, possíveis contaminações;
- Estabelecer segurança do ambiente para a equipe de trabalho, obedecendo a práticas-padrão de descarte de materiais;
- Manter-se atualizado sobre práticas vigentes em outros países;
- Trabalhar em equipe, discutir com as diferentes áreas; engenharia, nutrição, higienização, administração, controle de material, serviço de compras para encontrar soluções e alternativas para os problemas que se apresentarem.

O papel do técnico ou auxiliar de enfermagem de endoscopia digestiva é:

- Observar, anotar e avisar a enfermeira sobre alterações no estado de saúde do paciente;
- Prover orientações sobre o procedimento que será realizado;
- Administrar e avaliar tratamentos terapêuticos dentro de suas limitações de licença e vigilância institucional;
- Contribuir no planejamento, na implementação e na avaliação no cuidado ao paciente;
- Estabelecer prioridades e tomar decisões eticamente corretas para assegurar o cuidado do paciente;
- Auxiliar o médico ou os enfermeiros nos procedimentos endoscópicos;
- Auxiliar nas urgências;
- Auxiliar no treinamento de novos profissionais;
- Participar de eventos científicos, contribuindo com produções científicas e apresentações em eventos científicos;
- Proceder à limpeza e desinfecção de acordo com as normas vigentes da microbiologia.[4,5,6]

O gerenciamento de enfermagem envolve treinamento para capacitação das habilidades técnicas e comportamentais, reuniões de trabalho para ajustar melhorias, ouvir sugestões e avaliar relacionamento multidisciplinar.

A enfermagem especialista de endoscopia digestiva torna o serviço de endoscopia mais ágil e organizado; promove maior satisfação ao paciente e ao familiar; mantém a segurança quanto aos processos de transmissão de infecção cruzada; trabalha para redução de custos de materiais, contribuindo, assim, para a satisfação do paciente e do familiar.

Esse gerenciamento da assistência de enfermagem na Unidade de Endoscopia Digestiva torna-se uma atividade não só estratégica como também uma arte.[1]

REFERÊNCIAS BIBLIOGRÁFICAS

1. Stochero, O, Portella, VC. Gerenciamento da assistência de enfermagem na unidade de Centro Cirúrgico Ambulatorial. In: Stochero, O et al. Enfermagem em Centro Cirúrgico Ambulatorial. Rio de Janeiro: Medsi/Guanabara Koogan; 2005. P. XXXI-III.
2. Managing the gastroenterology department. In: Gastroenterology nursing: a core curriculum. Society of Gastroenterology Nurses and Associates, Inc (SGNA). 2nd ed. Missouri: MOSBY; 1998. P. 12-21.
3. Edelman C. Continuum saúde-doença. In: Potter PA, Perry AG, editores. Fundamentos de Enfermagem. 4ª ed. Rio de Janeiro: Guanabara Koogan; 1997. P. 3-17.
4. Okamura M. Perspectivas da enfermagem na endoscopia digestiva. In: Müller S, Lagemann, RC. Enfermagem em endoscopia digestiva. Rio de Janeiro: Medsi; 2002. P. 303-13.
5. Müller, S. Perfil do enfermeiro de endoscopia digestiva. www.sobeeg.com.br.
6. The gastroenterology nurse and associate. In: Gastroenterology nursing: a core curriculum. Society of Gastroenterology Nurses and Associates, Inc (SGNA). 2nd ed. Missouri: MOSBY; 1998. P. 3-11.

PARTE 2

O PACIENTE

CAPÍTULO 9

EXAMES ENDOSCÓPICOS EM PACIENTES ESPECIAIS

Paula B. Poletti • Simone Minari Guardado
Dauana Arruda Bastos • Marcos Mantelmacher

INTRODUÇÃO

Em geral, os exames endoscópicos constituem-se em exames seguros, com baixos índices de complicações sérias (0,02-0,1%), sendo essas, em sua maioria, decorrentes de problemas cardiopulmonares, das quais as arritmias são as mais importantes.

Essas alterações ocorrem com maior freqüência em pacientes portadores de cardiopatias, em pacientes idosos, em pacientes com maior risco de desaturação e em pacientes com baixa tolerância aos exames endoscópicos.[51] A existência de complicações não depende só das condições clínicas: depende também do posicionamento do paciente para o exame, como ocorre na Colangiopancreatografia Endoscópica Retrógrada (CPRE), da duração do exame e da realização de procedimentos terapêuticos.[1,51]

PREPARO EM PACIENTES ESPECIAIS

As condições do preparo para o exame endoscópico não só influenciam a acurácia diagnóstica do método como também podem induzir a uma maior incidência de complicações advindas do maior tempo necessário para a realização do exame, impedindo até a realização de procedimentos terapêuticos.

A avaliação prévia das condições clínicas do paciente é um fator importante para a escolha adequada do local (em ambiente hospitalar ou em regime ambulatorial), da monitorização, da sedação, bem como para a informação ao paciente ou seus representantes legais dos riscos que o procedimento possa impor ao paciente. Além desses fatores, a adequada pré-avaliação pode fornecer dados clínicos ou laboratoriais que permitam a prévia correção de descompensações de patologias preexistentes, reduzindo, dessa forma, a incidência de possíveis complicações.[2]

AVALIAÇÃO PRÉ-EXAME

História clínica: anormalidades dos sistemas maiores; história prévia de reações adversas à sedação, analgesia ou a procedimentos anestésicos em geral; história de alergia medicamentosa; utilização crônica de medicamentos que possam induzir a interações medicamentosas; história de tabagismo, etilismo ou uso de substâncias ilícitas; história familiar de patologias de transmissão hereditária.

Exame físico: breve avaliação física dos dados vitais e ausculta pulmonar e cardíaca podem detectar alterações que podem influenciar nas medidas a serem tomadas (como, por exemplo, arritmia não-detectada anteriormente em paciente com quadro de hemorragia digestiva).

Avaliação da via aérea: dados de história de dificuldade de intubação orotraqueal em exames anteriores; antecedente de apnéia do sono; grandes obesos; portadores de artrite reumatói-de deformante; pescoço curto e dificul-dade de extensão do pescoço; pequena abertura bucal (menor que 3 cm em adultos); micrognatia, dentre outros, podem ser indicativos de dificuldade de intubação, caso o procedimento seja necessário em situações de emergência, devendo a equipe estar preparada para essa eventualidade. (Deve-se ter à disposição profissionais habilitados: anestesista ou médico treinado para suporte básico de vida e materiais especiais, como a máscara laríngea, por exemplo.)

Exames laboratoriais: via de regra, a avaliação dos exames laboratoriais é realizada sobre os exames solicitados pelo médico que conduz o paciente. Em casos especiais, se necessário, pode-se solicitar exames adicionais como provas de coagulação em pacientes que serão submetidos a ressecções endoscópicas, por exemplo.

Outros exames: a avaliação de outros exames – ECG, os raios X de tórax ou abdome – varia com a história de cada paciente, não sendo necessária em todos os casos.

JEJUM

Nos procedimentos eletivos, os pacientes devem estar em jejum para sólidos e líquidos por período suficiente para que a câmara gástrica esteja vazia. Segundo a determinação da ASA (American Society of Anesthesiologists), são requeridos jejum de 2 horas para líquidos claros, 4 horas para leite materno e 6 horas para leite não humano, preparados infantis e refeições leves.[2] Nos pacientes com história de dificuldade de esvaziamento (diabéticos, pacientes com antecedentes cirúrgicos de vagotomia e idosos, por exemplo), deve-se manter jejum mais prolongado por cerca de 12 ou mais horas. Em algumas situações especiais, a utilização de dieta líquida na véspera do exame ou de medicações procinéticas deve ser considerada.[2]

Em casos de procedimentos de emergência nos quais não há jejum adequado, deve-se considerar, devido ao risco de broncoaspiração, a possibilidade de adiamento do procedimento e, caso isso não seja possível, considerar a proteção da via respiratória por meio da intubação orotraqueal.[2]

PREPARO COLÔNICO

O preparo de cólon influencia diretamente a acurácia diagnóstica da colonoscopia, assim como sua segurança.[52] O preparo colônico ideal deve proporcionar o esvaziamento total do conteúdo fecal do intestino de forma rápida, sem provocar alterações da mucosa, sem levar desconforto ao paciente, sem gerar alterações hidroeletrolíticas ou da hidratação do paciente com custo baixo.[52]

● *Dieta:* dietas líquidas ou com baixo teor de fibras, quando utilizadas isoladamente, não fornecem preparo adequado; no entanto, há evidências de que sua utilização como adjuvantes apresenta efeitos benéficos.
● *Fleet – Enemas:* deve ser reservado a pacientes com o cólon distal disfuncionalizado ou com condições que impliquem preparo ruim distal.
● *Enteroclisma:* reservado apenas para complementação de preparo ou em pacientes com hipótese diagnóstica de quadros sub ou oclusivos.
● *Lavagens intestinais de alto volume com soluções por via oral:* lavagens via oral com grandes volumes de solução salina ou soluções balanceadas são pouco toleradas e podem incorrer em alterações hidroeletrolíticas. A utilização da solução de Manitol

não é aceita nos Estados Unidos devido à indução da fermentação bacteriana na flora intestinal de hidrogênio em metano, que pode levar a explosões quando da utilização do cautério.[52,53] Em nosso meio, a solução de Manitol é amplamente utilizada, não confirmando a experiência americana. Durante o exame colonoscópico, as repetidas insuflações e aspirações parecem ser suficientes para a prevenção dessa temida complicação.

● *Polietilenoglicol (PEG):* o polietilenoglicol é uma solução inabsorvível que passa pelo tubo digestivo sem alterar a absorção ou secreção, não ocasionando, dessa forma, alterações hídricas ou eletrolíticas importantes. Apresenta como desvantagem o grande volume de ingesta (4 litros) necessário para o bom resultado. As soluções não-sulfatadas de polietilenoglicol apresentam melhor sabor, resultando em melhor aceitação por parte do paciente. As combinações com laxativos com o intuito de diminuir o volume necessário da ingesta também apresentam resultados satisfatórios.
● *Fosfato de sódio:* solução hiperosmótica que leva ao transporte de grande volume de água plasmática para a luz intestinal, podendo resultar em importantes alterações hidroeletrolíticas. Apesar disso, fornece excelente preparo comparável ao do PEG.
● *Citrato de magnésio:* solução laxativa salina e hiperosmótica que leva a aumento do volume intraluminal e, em conseqüência, da motilidade intestinal por meio da estimulação da liberação de colecistoquinina. Apresenta resultados equivalentes ao preparo com PEG.[52]

Os diferentes regimes de preparo devem ser individualizados para cada paciente diante de suas condições clínicas e comorbidades. Em alguns casos, o preparo pode exigir hidratação endovenosa concomitante, reposição hidroeletrolítica e supervisão estreita, implican-

do regime de internação ambulatorial ou hospitalar.[52]

SEDAÇÃO EM PACIENTES ESPECIAIS

A sedação e a analgesia adequadas são parte integrante da prática da endoscopia digestiva.[1,3] Apesar de alguns pacientes selecionados tolerarem exames endoscópicos sem o uso de medicações com esse fim, para a maior parte dos pacientes elas se fazem necessárias, assim como para a realização de procedimentos terapêuticos endoscópicos, que se tornam cada dia mais complexos, podendo demandar longa duração de tempo, como, por exemplo, as grandes ressecções de mucosa para lesões precoces, dentre outros.[1]

A sedação e a analgesia permitem ao paciente tolerar procedimentos desagradáveis, reduzindo ou abolindo a ansiedade, a dor e o desconforto, assim como as respostas fisiológicas hemodinâmicas e metabólicas relacionadas. Além disso, são fundamentais para procedimentos endoscópicos em crianças, assim como em adultos não-cooperativos, principalmente nos procedimentos terapêuticos, nos quais a imobilidade e a colaboração do paciente se tornam essenciais para a obtenção de bons resultados.[2]

No entanto, a prática da sedação pode resultar em depressão cardíaca ou respiratória, que, quando não reconhecidas e prontamente tratadas, podem evoluir para danos cerebrais secundários à hipóxia, ao infarto agudo do miocárdio, a arritmias cardíacas e ao óbito, dentre outras complicações.[2]

A sedação e a analgesia se constituem em um processo contínuo e progressivo que varia de simples ação ansiolítica até a anestesia geral, sendo classificadas pela Sociedade Americana de Anestesia em sedação mínima, moderada (também denominada sedação consciente), profunda e anestesia geral, de acordo com a resposta do paciente aos estímulos, ventilação e função cardiovascular (Tabela 9.1).

TABELA 9.1

Variáveis do Departamento de Definição de Sedação de Anestesia Geral Americano e Níveis de Sedação/Analgesia

	Sedação Mínima (Ansiolisia)	Sedação/Analgesia Moderada (Sedação Consciente)	Sedação/Analgesia Profunda	Anestesia Geral
Responsividade	Resposta normal ao estímulo verbal	Resposta desejada à estimulação verbal ou tátil	Resposta desejada após estimulação repetida ou dolorosa	Inerte, mesmo com estimulação dolorosa
Via aérea	Não afetada	Nenhuma intervenção necessária	Pode ser necessária intervenção	Intervenção necessária na maioria das vezes
Ventilação espontânea	Não afetada	Adequada	Pode estar inadequada	Freqüentemente inadequada
Função cardiovascular	Não afetada	Geralmente mantida	Geralmente mantida	Pode estar prejudicada

Habitualmente, os procedimentos endoscópicos requerem nível moderado de sedação em que os pacientes permanecem com resposta parcial aos estímulos táteis ou verbais mais intensos, mantêm ventilação espontânea e não apresentam alterações cardiovasculares, sendo denominada sedação consciente. Já alguns procedimentos endoscópicos mais complexos e de maior duração podem requerer níveis mais profundos de sedação: sedação profunda ou anestesia geral, como, por exemplo, a Colangio-pancreatografia Endoscópica Retrógrada e a Ultra-sonografia Endoscópica, além dos procedimentos terapêuticos.[3] Também se deve considerar que diferentes pacientes podem requerer diferentes níveis de sedação para um mesmo procedimento endoscópico.[3]

É de suma importância levar em consideração que a sedação se constitui em um processo contínuo e que muitas vezes, como demonstrado em vários trabalhos publicados, em algum momento do exame endoscópico o paciente, que inicialmente recebia sedação moderada, pode atingir um nível de sedação profunda ou até mesmo de anestesia geral, devendo o endoscopista estar preparado não só para reconhecer esses diferentes níveis de sedação como também para oferecer as medidas de suporte cabíveis para a manutenção da oxigenação, da ventilação e da correção

de quaisquer alterações cardiovasculares apresentadas.[2,3,4,5]

Em algumas circunstâncias bem estabelecidas, deve-se considerar a necessidade da assistência do anestesista em sala: 1) procedimentos endoscópicos de longa duração ou terapêuticos que necessitem de sedação profunda; 2) história de intolerância aos sedativos habitualmente utilizados; 3) comorbidades importantes; 4) pacientes com maior risco de manipulação da via respiratória (pacientes com história pregressa de intubação orotraqueal difícil, pacientes com micrognatia, com abertura bucal menor que 3 cm, portadores de apnéia do sono e grandes obesos).[3]

Os procedimentos endoscópicos gastrointestinais são procedimentos seguros, apresentando índices de complicação de cerca de 0,1% nas endoscopias digestivas altas e de 0,2% nas colonoscopias, incluindo as decorrentes de ações terapêuticas.[1] Dessas complicações, cerca de 50% são secundárias à sedação: broncoaspiração, sedação excessiva, hipoventilação, reflexo vagal e obstrução da via respiratória[6] e, destas, 0,54% corresponde a complicações sérias, com taxa de mortalidade de 0,05%.[42]

Apesar de vários estudos demonstrarem risco estimado de complicações cardiovasculares variando de 0,005% a 0,5% para os exames endoscópicos em geral,[35,36,37] esse risco foi avaliado

levando-se em consideração apenas os exames realizados em pacientes ambulatoriais. Sumana e colaboradores, estudando de forma prospectiva os procedimentos realizados em nove hospitais, evidenciaram maior risco de complicações cardiovasculares em pacientes submetidos a procedimentos endoscópicos em ambiente hospitalar, tanto nos pacientes encaminhados para exame em ambiente hospitalar quanto nos pacientes hospitalizados que necessitaram de procedimento endoscópico na vigência de sua internação, sendo este cerca de 2 a 70 vezes superior ao risco estimado em pacientes ambulatoriais.[34,35]

Pacientes idosos ou com comorbidades (incluindo desordens cardiovasculares, pulmonares, renais, hepáticas, metabólicas, neurológicas e obesidade mórbida) apresentam maior risco de complicações durante a sedação, assim como pacientes submetidos a exames e procedimentos endoscópicos de emergência.[1,7]

Uma vez que a população mundial, e também em nosso meio, vem apresentando maior longevidade, e tendo em vista os avanços terapêuticos nas mais diferentes patologias, é cada vez maior o número de pacientes idosos e portadores de uma ou várias comorbidades encaminhados para exames endoscópicos diagnósticos e terapêuticos, o que obriga os endoscopistas a terem conhecimento e treinamento maiores na manipulação, visando oferecer as condições mais seguras possíveis a esses pacientes durante o preparo, a realização e a recuperação dos procedimentos endoscópicos.

ENDOSCOPIA SEM SEDAÇÃO

Uma vez que, como citado anteriormente, grande parte da morbidade e mortalidade dos procedimentos endoscópicos encontra-se relacionada com a sedação e a analgesia, a discussão da realização dos procedimentos endoscópicos diagnósticos e terapêuticos sem a utilização destes se faz necessária. No entanto, é importante salientar que o exame endoscópico por si só também é responsável por alterações cardiovasculares e hipóxia, embora em menor proporção, como demonstrado em alguns estudos prospectivos,[8,9] sendo necessária, mesmo sem a utilização de sedativos, a monitorização da oximetria e da ventilação, apesar de quedas intensas dos níveis de saturação de oxigênio ocorrerem em menor número de pacientes (variando de 7% a 9% nas diferentes casuísticas).

A hipóxia durante os exames de endoscopia digestiva alta sem sedação parece estar relacionada à compressão, espasmos da via respiratória pela passagem do aparelho, não havendo nas diferentes casuísticas relação entre queda nos níveis de saturação e antecedentes, como faixa etária maior que 65 anos, sexo, anemia, obesidade, tabagismo, hepatopatias e tempo de duração do exame.[8,9] No estudo de Martinez e colaboradores, pacientes submetidos à endoscopia digestiva alta sem sedação apresentaram queda de seus níveis de saturação em cerca de 55% dos casos (decréscimo médio de 10 mmHg na PO_2) sem alterações na expansão torácica, enquanto os pacientes que receberam sedação apresentaram desaturação em 64% dos casos (média de 18,8 mmHg de decréscimo na PO_2) associada à redução da expansão torácica em 70%.[10]

Em contrapartida, os exames endoscópicos podem desencadear diferentes graus de resposta de estresse com alterações na freqüência e no ritmo cardíaco, podendo resultar em alterações hemodinâmicas decorrentes de alterações do débito cardíaco e implicar complicações como o infarto agudo do miocárdio, arritmias e descompensação de patologias de base.[1,12,13] No estudo de Yazawa e colaboradores, os pacientes submetidos à endoscopia digestiva alta sem sedação apresentaram menor risco de desaturação durante o exame, mas maiores concentrações séricas de epinefrina.[11] Portanto, até o presente momento, ainda é difícil estabelecer o real papel da sedação nos procedimentos endoscópicos.[38]

Recentemente, não só a segurança, mas também o custo-benefício da realização dos exames endoscópicos sem a utilização da sedação consciente têm sido foco de numerosas discussões, uma vez que, além da redução do risco de hipoxemia, as reduções do tempo de procedimento e da recuperação do paciente estão associadas a menor custo.

A esofagogastroduodenoscopia utilizando endoscópios de pequenos calibres parece ser a forma mais promissora do emprego da endoscopia sem sedação.[38] Endoscópios de pequenos calibres, classificados em finos (5,3-6,0 mm) e ultrafinos (3,1-4,0 mm), têm sido objeto de vários estudos quanto à sua aplicabilidade e eficácia.[38]

A tolerância dos pacientes aos endoscópios de finos calibres parece ser superior aos de calibre usual; no entanto, os dados referentes à utilização da rota nasal em detrimento da oral ainda são conflitantes.[38] Apesar de vários estudos com a utilização de endoscópios de finos calibres demonstrarem boa aceitação por parte dos pacientes,[14,15] o levantamento dos exames realizados nos Estados Unidos demonstra pequena aceitação para a realização de exames endoscópicos, mesmo com a utilização de aparelhos de finos calibres sem sedação.[16] Nos estudos que comparam

os exames realizados sob sedação consciente e sem sedação com aparelhos de fino calibre, a tolerância ao exame, assim como a taxa de pacientes que repetiriam o exame, foi superior quando a sedação foi empregada.[17,18,19]

Quanto à realização de exames colonoscópicos sem sedação ou com analgesia empregada apenas quando necessária durante o procedimento, apesar de estudos demonstrarem boa tolerância por parte dos pacientes, a repetição do procedimento, se necessário, não foi questionada.[20] Em outras casuísticas, a utilização de sedação sob demanda durante o exame de colonoscopia resultou em maior número de queixas de dor moderada a intensa quando comparada ao emprego da sedação consciente.[21]

Alguns estudos foram realizados com o intuito de tentar identificar quais pacientes teriam maior aceitação de exames sem sedação, sugerindo que pacientes idosos, pacientes não ansiosos, do sexo masculino e a ausência de queixa de dor abdominal podem indicar maior tolerância na realização destes.[22,23] No entanto, os dados atualmente disponíveis permanecem insuficientes para o estabelecimento de orientações para a seleção de pacientes suscetíveis à realização de exames endoscópicos sem sedação ou em situações em que a aplicação do método resultará em benefícios para o paciente.[38]

Os estudos de Thanvi e colaboradores[39] e de Jones e colaboradores[40] verificaram que o endoscopista tende a subestimar o desconforto do paciente durante a endoscopia digestiva alta e durante a colonoscopia sem sedação, assim como a estimativa do grau de ansiedade que o exame induz ao paciente.

Além das características do paciente, devem ser levados em consideração os procedimentos endoscópicos em questão, as expectativas culturais e socioeconômicas, além da legislação vigente.

Dados referentes à utilização de distração visual, música relaxante e acupuntura ainda são contraditórios.[38]

ENDOSCOPIA SOB SEDAÇÃO

Vários estudos demonstram que o emprego da sedação adequada associada à monitorização não só propicia exames e procedimentos mais rápidos como também reduz a incidência de complicações e aumenta a aderência a exames de controle, caso seja necessário.[1,25]

Todos os pacientes encaminhados para exames e procedimentos endoscópicos devem ser submetidos à avaliação preliminar de sua história clínica, antecedentes, alergias medicamentosas, medicações em uso corrente, etilismo, tabagismo e uso de drogas ilícitas, com o intuito de prever possíveis alterações da resposta do paciente à sedação, assim como para a determinação de possíveis complicações e medidas de prevenção (como nos casos de via aérea difícil).[2]

A monitorização deve ser realizada em todos os procedimentos endoscópicos diagnósticos e terapêuticos, devendo ser iniciada antes do procedimento e permanecer até a recuperação do paciente. Segundo as orientações da ASA e da American Society for Gastrointestinal Endoscopy (ASGE), todos os pacientes submetidos à sedação consciente deverão ter suas respostas a estímulos verbais e táteis monitorizadas continuamente, assim como sua oxigenação por meio da oximetria de pulso, sua ventilação por meio da observação e ausculta ou da capnografia (monitorização da atividade respiratória por meio da dosagem transcutânea de CO_2) e da pressão arterial aferida antes da sedação e a cada cinco minutos.

A utilização do capnógrafo para a monitorização dos níveis de CO_2 deverá ser considerada em todos os pacientes com sedação profunda, assim como nos que receberem sedação consciente por períodos prolongados, em pacientes idosos, em pacientes com comorbidades e naqueles em que a observação clínica do esforço respiratório não puder ser bem avaliada.[38,41]

A monitorização eletrocardiográfica deverá ser utilizada nos pacientes submetidos à sedação consciente portadores de doenças cardiovasculares e a todos os submetidos à sedação profunda.[1,2,3]

Alguns estudos têm sido realizados para avaliação da utilidade do BIS (Bispectral Monitoring) na monitorização do nível de sedação com o intuito de uma avaliação objetiva. O BIS fornece, por meio da avaliação contínua do EEG (eletroencefalograma), um valor absoluto que, em escala linear, corresponde à curva de atividade cerebral, variando de 100 (atividade plena correspondendo ao paciente acordado) e zero (ausência de atividade cerebral). A sedação consciente é atingida em torno de nível de atividade cerebral de 85. Apesar de sua excelência na monitorização do nível de sedação, a validade de seu emprego para a monitorização durante a sedação consciente nos procedimentos endoscópicos ainda não está estabelecida.[1,24,38]

O uso da suplementação de oxigênio por meio do cateter de O_2 tanto para a sedação consciente quanto para a sedação profunda reduz a freqüência de hipoxemia, devendo ser iniciada antes da administração dos sedativos.[2]

Medicações, assim como todo o material de urgência, tanto para ventilação como para suporte hemodinâmico e ressuscitação cardiorrespiratória, devem estar disponíveis e organizados de forma que possam ser prontamente utilizados em caso de necessidade.

A dispensa e liberação do paciente só deverão ocorrer quando ele estiver alerta e orientado, quando os sinais vitais encontrarem-se estáveis e em limites aceitáveis, após cerca de no mínimo duas horas no caso da utilização de agentes reversores como naloxane e flumazenil, na presença de acompanhante adulto e capaz de reportar qualquer complicação pós-procedimento, com instruções por escrito quanto à dieta, uso de medicações e atividades pós-procedimento.[2]

ESCOLHA DO SEDATIVO/ ANALGÉSICO

A escolha do sedativo e do anestésico é operador-dependente, devendo o endoscopista conhecer intimamente seu mecanismo de ação, suas características farmacológicas e suas interações medicamentosas, além dos possíveis efeitos colaterais para o adequado manejo.[1,2]

I. LIDOCAÍNA 10% (xilocaína 10% *spray*): trata-se do anestésico tópico mais utilizado, de rápida absorção local; produz anestesia local mais rápida, mais intensa e mais duradoura que a concentração correspondente da procaína; destina-se ao uso em membranas mucosas e promove eficiente anestesia de superfície, com início de ação em 1 a 3 minutos; a ação local persiste por cerca de 10 a 15 minutos; apresenta meia-vida de 8 minutos, mas seu efeito local pode durar até 1 hora. Apresenta metabolização hepática (devendo ter a dose reduzida em pacientes com insuficiência hepática) e excreção renal (90% em forma de metabólitos inativos).

Dosagem: cada nebulização libera 10 mg de lidocaína-base; apresenta dose máxima de 3-4 mg/kg. Nos pacientes idosos ou debilitados e nas crianças, deve-se adequar as doses de acordo com a idade e as condições físicas. Não se necessita, em geral, mais de 6 a 10 nebulizações, em qualquer adulto, para se alcançar a anestesia desejada.[29,43]

Alguns pacientes requerem atenção especial na prevenção dos efeitos adversos da lidocaína:

- Pacientes com doença cardiovascular e insuficiência cardíaca;
- Pacientes com bloqueio cardíaco parcial ou completo;
- Pacientes idosos e debilitados;
- Pacientes com baixa capacidade de ligação protéica ou síndrome nefrótica;
- Pacientes com doença hepática avançada;
- Pacientes com bradicardia;
- Pacientes com choque grave;
- Pacientes com epilepsia.

A lidocaína atravessa as barreiras hematoencefálica e placentária, presumivelmente por difusão passiva, e passa para o leite materno em pequenas quantidades, não oferecendo riscos de afetar o neonato.[43]

Apesar de largamente utilizada com o intuito de redução do reflexo de engasgos e náuseas nas endoscopias digestivas altas (EDA), estudos de sua eficácia têm demonstrado resultados contraditórios.[25,26,27]

Tendo em vista seus possíveis benefícios, sobretudo nos pacientes que recebem sedação leve, associados ao baixo custo e a uma elevada segurança, a lidocaína continua sendo utilizada em grande parte dos serviços de endoscopia. Seu uso pode ser evitado nos pacientes que receberam sedação profunda e deve ser evitado nos pacientes com história prévia de metahemoglobinemia e deficiência de G6PD.

Complicações: aspiração, depressão cardiorrespiratória, arritmias e convulsões quando da utilização de doses elevadas e metahemoglobinemia (revertida por meio da utilização de azul de metileno EV em doses de 2 mg/kg).[1,25]

2. BENZODIAZEPÍNICOS: possuem propriedades hipnóticas, sedativas, ansiolíticas, amnésicas, anticonvulsivantes e miorrelaxantes de origem central. Suas ações no Sistema Nervoso Central (SNC) dependem de sua ligação a receptores, sendo a capacidade de ligação diferente nas diferentes drogas do grupo. O midazolam apresenta a maior capacidade de ligação, seguido do lorazepam. O diazepam apresenta capacidade média de ligação quando comparado aos demais benzodiazepínicos.

A farmacocinética dos benzodiazepínicos depende de uma série de fatores: via de administração, idade, indução ou inibição enzimática, função renal e hepática, dose, velocidade de infusão e nível sérico de albumina. São classificados de acordo com sua meia-vida em: benzodiazepínicos de ação prolongada (meia-vida maior que 24 horas: diazepam), ação média (meia-vida entre 5 e 24 horas) e ação curta (meia-vida de até 5 horas: midazolam).

O *midazolam* é um benzodiazepínico hidrossolúvel; é duas a três vezes mais potente que o diazepam; tem maior poder de amnésia; reduz, de forma dose-dependente, o consumo cerebral de O_2;

em doses equivalentes ao diazepam, produz o mesmo grau de depressão de ventilação, além de reduzir a resposta ventilatória ao CO_2. Em doses superiores a 0,2 mg/kg, promove a redução da pressão arterial e o aumento da frequência cardíaca mais pronunciados que nas doses equipotentes do diazepam.

Quando administrado por via endovenosa, o início da ação do midazolam ocorre em 1 a 2 minutos, sendo as doses recomendadas para sedação de 0,05 mg/kg, variando, em um adulto, de 2,5 mg a 5 mg, devendo ser ministrado em repetidas e pequenas doses de 0,5 a 2 mg/vez.

Farmacocinética: a absorção do midazolam pelo tecido muscular é rápida e completa. As concentrações plasmáticas máximas são alcançadas dentro de 30 minutos. Apresenta biodisponibilidade após administração IM superior a 90%. Quando é injetado por via intravenosa, a curva plasmática de concentração-tempo mostra uma ou duas fases distintas de distribuição. O volume de distribuição no estado de equilíbrio é 0,7 – 1,2 l/kg. Cerca de 96% a 98% do midazolam é ligado às proteínas plasmáticas, principalmente a albumina.

O midazolam é quase inteiramente eliminado após biotransformação. Menos de 1% da dose é recuperado na urina como droga não modificada.

Farmacocinética em populações especiais: nos idosos e em adultos acima de 60 anos, pacientes com insuficiência hepática, pacientes com insuficiência cardíaca e nos pacientes críticos, a meia-vida de eliminação pode ser prolongada acima de 4 vezes. Nos pacientes com insuficiência renal, a meia-vida de eliminação é similar à de voluntários sadios.

Precauções e advertências: o midazolam pode deprimir a contratilidade miocárdica e causar apneia. Eventos adversos cardiorrespiratórios graves são raros e incluem: depressão respiratória, apneia, parada respiratória ou parada cardíaca (mais prováveis em adultos acima de 60 anos, em pacientes com insuficiência respiratória preexistente ou prejuízo da

função cardíaca, e em pacientes com instabilidade cardiovascular).

Gravidez e lactação: informações insuficientes do midazolam estão disponíveis para avaliar sua segurança durante a gravidez. Os benzodiazepínicos devem ser evitados durante a gravidez, a não ser que não exista alternativa mais segura.

Dosagem: em adultos, a injeção IV de midazolam deve ser administrada lentamente, a uma velocidade de aproximadamente 1 mg em 30 segundos. Em adultos com menos de 60 anos, a dose inicial é de 2,5 mg administrada de 5 a 10 minutos antes do início do procedimento. Podem ser administradas doses adicionais, em geral 1 mg, se necessário. Doses médias totais têm girado em torno de 3,5 mg a 7,5 mg. Uma dose total maior que 5,0 mg geralmente não é necessária.

Em adultos maiores de 60 anos, pacientes debilitados, a dose inicial deve ser reduzida até cerca de 1,0 mg. Doses adicionais de 0,5 mg a 1 mg podem ser administradas, se necessário. Nesses pacientes, uma vez que o pico do efeito pode ser atingido menos rapidamente, doses adicionais de midazolam devem ser tituladas muito lenta e cuidadosamente. Uma dose total maior que 3,5 mg geralmente não é necessária.[44]

O *diazepam* é um benzodiazepínico lipossolúvel, de ação longa; apresenta início de ação cerca de 2 a 3 minutos após a administração endovenosa, com pico máximo em 7 a 8 minutos; a duração de seu efeito máximo é dose-dependente. Trata-se de um benzodiazepínico de meia-vida prolongada (maior que 24 horas) e, em doses superiores a 0,4 mg/kg, deprime a ventilação, levando à depressão respiratória. Apresenta metabolização hepática, sendo esta retardada na vigência de bloqueadores H2.[1,2,28,29]

3. FLUMAZENIL: antagonista dos benzodiazepínicos por meio da competição pelos neurorreceptores, revertendo a depressão do SNC. Tem eficácia limitada na reversão da depressão respiratória. Deve ser utilizado em doses de 0,2 mg/kg a 0,6 mg/kg; o início de

sua ação terapêutica ocorre cerca de 1 minuto após a infusão endovenosa.

Metabolismo: é extensivamente metabolizado no fígado.

Eliminação: é eliminado quase completamente (99%) por via extra-renal. Praticamente não ocorre excreção de flumazenil inalterado na urina, sugerindo degradação completa da droga.

Farmacocinética em situações clínicas especiais: em indivíduos com função hepática prejudicada, a meia-vida de eliminação do flumazenil é maior e o *clearance* sangüíneo total é menor do que em indivíduos sadios. A farmacocinética da droga não é significantemente afetada nos idosos, nos pacientes em hemodiálise, ou com falência renal.

Dosagem: a dose usual é de 0,2 mg a 0,6 mg, mas a necessidade individual pode variar, dependendo da dose e da duração dos efeitos do benzodiazepínico administrado e das características do paciente.

A utilização do flumazenil em pacientes com uso prolongado de benzodiazepínicos pode induzir à síndrome de retirada aguda, levando a convulsões. Em casos de surgimento desses sintomas, deve-se administrar diazepam ou midazolam por via intravenosa, lentamente, titulando-se a dosagem de acordo com a resposta do paciente.[1,2 25,28,44]

4. OPIÓIDES: a morfina e seus derivados (meperidina, fentanil, alfentanil e sufentanil) são analgésicos potentes que aumentam o limiar para percepção da dor, com ação em vários receptores no SNC (causando sonolência), na medula espinhal (analgesia), no sistema límbico (diminuição da resposta afetiva aos estímulos nociceptivos), no núcleo de Edinger-Westphal (miose), no tronco cerebral (depressão do centro respiratório com queda na freqüência respiratória e volume minuto respiratório) e nos quimiorreceptores da zona de gatilho (náuseas/vômitos).

Em adultos, a meperidina é utilizada em doses de 10 mg a 25 mg até 50 mg a 100 mg para procedimentos de rotina; tem início de ação rápida.

O fentanil é um opióide sintético de curta duração; analgésico potente (de 50 a 100 vezes maior que a morfina); apresenta início de ação cerca de 2 minutos após a infusão endovenosa; é utilizado em doses de 25 μg a 50 μg, repetidas a cada 2 minutos até o efeito desejado.

Dosagem: as doses usuais variam de 50 μg a 200 μg por procedimento, fornecendo analgesia por cerca de 30 minutos. Apresenta meia-vida de 2 a 4 horas. Em altas doses, pode levar à rigidez torácica e à dificuldade respiratória.

Os opióides, dentre eles principalmente a meperidina, devem ser utilizados com muito cuidado em pacientes que usam outros narcóticos, sedativos, tranqüilizantes, fenotiazídicos e anti-histamínicos, devido à sua interação com os inibidores da monoaminoxidase (MAO).[1,2,25,28,29]

5. NALOXONE: antagonista dos opióides, reverte a sedação e a depressão respiratória causada por esses medicamentos. A dose usualmente utilizada na reversão da depressão respiratória é de 0,4 mg/kg, devendo ser reduzida em pacientes idosos. Uma dose inicial de 0,4 mg a 2 mg de naloxone deve ser aplicada por via intravenosa; caso não se obtenha o nível desejado de reação ou a melhora nas funções respiratórias, deve-se repetir a dose com 2 ou 3 minutos de intervalo. Se nenhuma resposta for observada após a administração de 10 mg do naloxone, o diagnóstico de indução por narcótico ou toxicidade parcial por narcótico deve ser questionado. A aplicação intramuscular ou subcutânea pode ser necessária, se a aplicação intravenosa não puder ser realizada. Como seu clareamento é mais rápido que o da meperidina, nos pacientes cuja sedação foi realizada com meperidina, há o risco de "re-sedação", devendo o paciente ser mantido sob estrita observação.

Efeitos adversos: a administração do naloxone induz a liberação de catecolaminas, devendo ser utilizado com cautela em idosos e cardiopatas. Em pacientes com utilização crônica de narcóticos, pode induzir à "síndrome da retirada", resultando em dor de forte intensidade.[1,2,28,29]

6. DROPERIDOL: neuroléptico, apresenta ação tranqüilizante, induz a redução da atividade motora, a ansiedade e a indiferença aos estímulos externos. Não necessariamente leva à inconsciência, mantendo as respostas aos comandos. Apresenta bloqueio adrenérgico com ação antiemética, antifibrilatória e anticonvulsivante.

Dosagem: a dose inicial deve ser de 1,25 mg, atingindo no máximo 5 mg, mantendo sua ação durante 3 a 6 horas.

Efeitos colaterais: os efeitos colaterais mais comuns são: hipotensão e taquicardia leves, mas liberação extrapiramidal (como distonia) pode ocorrer até cerca de 12 horas após o procedimento.

Contra-indicação: seu uso é contra-indicado em pacientes com risco para prolongamento do intervalo QT, podendo levar à *torsade de pointes* (arritmia grave, muitas vezes com evolução fatal).

Não há antagonistas para essa medicação. Para sua utilização em sedação consciente ou profunda, é necessária sua associação com narcóticos. Deve ser reservado para procedimentos de longa duração ou para pacientes intolerantes aos benzodiazepínicos.[1,28,29]

7. PROPOFOL (2,6-diisopropilfenol): é um isopropilfenol da classe dos hipnóticos que promove ação GABA no SNC. Possui elevada lipossolubilidade, contribuindo para início de ação entre 20 e 60 segundos, produzindo inconsciência rapidamente.

Farmacocinética: apresenta meia-vida curta, permitindo rápida recuperação anestésica (de 4 a 8 minutos), necessitando de administrações repetidas "em *bolus*" ou contínua. Apresenta intervalo estreito entre suas doses terapêuticas, podendo rapidamente evoluir da sedação consciente para anestesia geral.

Dosagem: doses de 2,5 mg/kg em "*bolus*" induzem, em 95% dos pacientes, inconsciência e perda do reflexo palpebral. Essa dose deve ser reduzida em idosos, pacientes que utilizam opiáceos e pacientes com hipovolemia. Não apresenta sedação pós-procedimento.

Características: como não produz analgesia, via de regra deve ser associado com um opiáceo. Apresenta ação antiemética em doses superiores a 10 mg, abolindo náuseas e vômitos em cerca de 81% dos pacientes no pós-procedimento; tem efeito depressor respiratório e cardiovascular.[1,28,29,43,45] Ao contrário dos opióides e dos benzodiazepínicos, não possui agentes reversores, mas, devido à sua rápida metabolização, a simples suspensão da administração é suficiente para reverter sua ação. Quando utilizado em associação com narcóticos ou benzodiazepínicos, seus efeitos depressores são exacerbados.[45]

Farmacodinâmica: o propofol induz depressão ventilatória dose-dependente, sendo esse efeito potencializado quando da associação com opióides. A depressão da resposta ventilatória ao CO_2 pode persistir por cerca de 20 minutos após injeção em "*bolus*". Apresenta também efeito depressor cardiovascular dose-dependente por meio de importante redução da resistência vascular periférica e diminuição do débito cardíaco levando a quedas dos níveis de PA de cerca de 30%. Após a indução anestésica do propofol, a respiração atinge um grau importante de depressão, podendo ocorrer períodos de apnéia iguais a 30 segundos. O fluxo sangüíneo cerebral, o metabolismo cerebral e a pressão intracraniana parecem diminuir com o uso dessa medicação, sendo essa redução de maior monta nos pacientes com linha de base elevada da pressão intracraniana inicial. Devido a esses potenciais de depressão ventilatória e cardiovascular, na maior parte dos serviços de endoscopia em todo o mundo, o uso dessa medicação permanece vinculado à presença do anestesista em sala ou de pessoa treinada e habilitada nas medidas de reanimação cardiorrespiratória, não participante do procedimento endoscópico,[1,2,3,4,5] apesar do crescente número de publicações e estudos prospectivos evidenciando grande segurança com sua utilização em procedimentos endoscópicos.

Propriedades farmacocinéticas: o declínio das concentrações de propofol após uma dose em "*bolus*" ou após o final de uma infusão pode ser descri-

to por um modelo tricompartimental aberto. A primeira fase é caracterizada por uma distribuição muito rápida (meia-vida de 2-4 minutos), rápida eliminação (meia-vida de 30-60 minutos) e uma fase final mais lenta, representativa da redistribuição do propofol de tecidos pouco perfundidos.

O propofol é amplamente distribuído e rapidamente eliminado do corpo (depuração total: 1,5-2 litros/minuto). A eliminação ocorre por meio de processos metabólicos, principalmente no fígado, para formar conjugados inativos, os quais são excretados na urina.

Assim como com outros agentes anestésicos intravenosos, deve-se tomar cuidado em pacientes com insuficiência cardíaca, respiratória, renal ou hepática, pacientes hipovolêmicos ou debilitados. O propofol não possui atividade vagolítica e tem sido associado com relatos de bradicardia (ocasionalmente profunda) e também assistolia. Deve-se considerar a administração intravenosa de um agente anticolinérgico antes da indução ou durante a manutenção da sedação, especialmente em situações em que haja probabilidade de predominância do tônus vagal ou quando for associado a outros agentes com potencial para causar bradicardia. Quando administrado em um paciente epilético, pode haver risco de convulsão.

Interações medicamentosas: nenhuma incompatibilidade farmacológica foi encontrada.

Reações adversas: a indução da anestesia é geralmente suave, com evidência mínima de excitação. Podem ocorrer hipotensão e apnéia transitórias, dependendo da dose e do uso de pré-medicação e outros agentes. Movimentos epileptiformes, incluindo convulsões e opistotonus, foram relatados raramente durante a indução, a manutenção e a recuperação. A dor local, que pode ocorrer durante a fase de indução, pode ser minimizada pela co-administração de lidocaína e pelo uso de veias maiores do antebraço e da fossa antecubital. Trombose e flebite são ocorrências raras. O extravasamento clínico acidental e os

estudos em animais demonstraram mínima reação tissular. A injeção intra-arterial em animais não induziu efeitos tissulares locais.

Sedação consciente: para promover a sedação em procedimentos cirúrgicos e de diagnóstico, as velocidades de administração devem ser individualizadas e tituladas de acordo com a resposta clínica. A maioria dos pacientes necessitará de 0,5 mg/kg a 1 mg/kg por aproximadamente 1 a 5 minutos para iniciar a sedação. A manutenção da sedação deve ser acompanhada pela titulação da infusão até o nível desejado de sedação. A maioria dos pacientes necessitará de 1,5 mg/kg/h a 4,5 mg/kg/h. Adicional à infusão, a administração em "*bolus*" de 10 mg a 20 mg pode ser usada se for necessário um rápido aumento na profundidade da sedação. Em pacientes graus ASA 3 e 4, a velocidade de administração e a dosagem podem necessitar de redução.

Em pacientes idosos, o propofol deve ser titulado de acordo com a resposta do paciente. Pacientes com idade superior a 55 anos podem requerer doses mais baixas para sedação consciente em cirurgia e procedimentos de diagnóstico.

Grande parte dos estudos demonstra vantagens na utilização do propofol na sedação de pacientes submetidos a procedimentos terapêuticos e diagnósticos de longa duração, como na CPRE e na ultra-sonografia endoscópica, além de aumentar os níveis de satisfação em exames de endoscopia digestiva alta e colonoscopias, tornando-os mais custo-efetivos.[2,3,30,31,32,33,45] Outros estudos, no entanto, questionam se a sedação com propofol representa avanço na eficácia da sedação para procedimentos endoscópicos.[2,3,38,45] Portanto, a utilização de rotina do propofol para endoscopia digestiva alta e colonoscopia diagnósticas ainda é questionada.[1,2,3]

No entanto, seu emprego nos procedimentos endoscópicos de longa duração e nos terapêuticos tem demonstrado ser superior à associação dos narcóticos com os benzodiazepínicos,[3] devendo ser praticado sob intensiva monitorização e por pessoas treinadas em sua utilização.[1,2,3]

ASSOCIAÇÕES MEDICAMENTOSAS

As associações entre os benzodiazepínicos (midazolam ou diazepam) e os opióides (meperidina ou fentanil) são as formas de sedação consciente, assim como de sedação profunda, mais utilizadas na prática endoscópica diária, variando apenas as doses empregadas de acordo com a expectativa de duração do procedimento a ser realizado e com as condições clínicas do paciente. É de suma importância ter-se em mente que a associação dessas classes de medicamentos implica redução das respectivas doses, não só devido aos efeitos sinérgicos mas também à potencialização de seus efeitos colaterais. A utilização de mecanismos de sedação sob demanda tem sido objeto de estudo, no entanto, também com resultados contraditórios.[38,45]

O emprego do droperidol e do propofol, associados ou não com benzodiazepínicos ou opióides, deve ser reservado para procedimentos de longa duração ou em pacientes com intolerância aos sedativos habituais, usuários crônicos de narcóticos e benzodiazepínicos, etilistas, usuários de drogas ilícitas, pacientes com desordens psiquiátricas e crianças.[1,2,3]

A presença do anestesista deve ser considerada em: procedimentos endoscópicos prolongados que necessitam de sedação profunda, pacientes com extremos de idade, portadores de doenças pulmonares ou cardíacas severas, portadores de insuficiência renal ou hepática importantes, gestantes, pacientes não cooperativos e pacientes com evidências de abordagem difícil da via aérea.[1,2,3]

PACIENTES ESPECIAIS

Várias são as classificações e as estratificações realizadas com o intuito de prever quais seriam os pacientes que necessitam de medidas ou condições especiais

tanto para procedimentos anestésicos quanto cirúrgicos. Também várias são as tentativas de classificações e estratificações de pacientes com diferentes patologias nas mais distintas especialidades para avaliação de seus tratamentos e prognósticos; assim sendo, também os pacientes que serão submetidos a procedimentos endoscópicos diagnósticos ou terapêuticos devem ser avaliados quanto às suas condições clínicas para melhor programação e adequação de preparo, sedação, procedimento endoscópico e recuperação.

Entre as classificações quanto ao risco da submissão de um paciente a um procedimento anestésico ou de sedação, a mais difundida é a Classificação da Sociedade Americana de Anestesia (ASA), que relaciona as condições clínicas dos pacientes aos seus prováveis riscos diante deles, estabelecendo diferentes rotinas e estratégias com o intuito de obter melhores resultados.

CLASSIFICAÇÃO DA ASA

Classe 1	Pacientes saudáveis sem patologias
Classe 2	Doença sistêmica leve
Classe 3	Doença sistêmica severa, mas não incapacitante
Classe 4	Doença sistêmica severa que ameaça a vida
Classe 5	Paciente moribundo sem expectativa de sobrevida por mais de 24 horas no pós-operatório

A letra **e** é adicionada para designar cirurgia de emergência.
O doador de órgãos é designado Classe 6.

A seguir discutiremos alguns aspectos e cuidados que devem ser tomados em pacientes que serão submetidos a exames endoscópicos diagnósticos e terapêuticos que se encontram em condições clínicas especiais.

O PACIENTE COM INSUFICIÊNCIA RENAL

As alterações da função renal apresentam um largo espectro, podendo variar de alterações compensadoras fisiológicas da função renal mediante estresse (como pode ocorrer nos pacientes com quadros de hemorragias digestivas intensas) até insuficiência renal franca.

A insuficiência renal aguda caracteriza-se pela diminuição súbita da função renal manifestando-se por meio da elevação dos níveis séricos de creatinina e uréia, acompanhados ou não pela diminuição do volume urinário. Pode ser conseqüência de causas pré-renais (queda dos níveis de perfusão renal), renais (necrose tubular aguda de etiologia geralmente isquêmica) e pós-renais (obstrutivas).[48,49,64] Acomete cerca de 30% dos pacientes admitidos em serviços de terapia intensiva e cerca de 25% dos pacientes hospitalizados desenvolvem quadro de insuficiência renal aguda durante internação.[64]

A insuficiência renal crônica é uma síndrome clínica caracterizada por diferentes graus de disfunção renal até a doença renal terminal, a qual, sem o recurso da diálise, seria fatal. Denomina-se síndrome urêmica a forma mais extrema da insuficiência renal na qual a taxa de filtração glomerular é inferior a 10%, resultando em hipervolemia e acúmulo de toxinas celulares, podendo evoluir, na ausência de tratamento adequado, para alterações cardiovasculares: insuficiência cardíaca congestiva, hipertensão arterial, pericardite, disfunção miocárdica e arritmias (secundárias à hipervolemia, alta atividade do sistema renina angiostensina e aldosterona, hiperatividade do sistema nervoso autônomo, acidose e alterações eletrolíticas), alterações respiratórias: edema pulmonar e hiperventilação central; e alterações metabólicas, podendo culminar com a falência de múltiplos órgãos.[48,49]

A insuficiência renal crônica acomete cerca de 1 em cada 9 adultos, a grande maioria assintomática e desconhecedora de sua insuficiência da função renal.[64] Em cerca de 70% dos pacientes com formas adiantadas de insuficiência renal, ela ocorre de forma secundária à hipertensão arterial sistêmica ou ao diabetes mellitus, devendo, em pacientes com esses antecedentes, sempre se considerar provável alteração da função renal, mesmo na ausência de diagnóstico estabelecido.[64]

PREPARO

O preparo de pacientes com insuficiência renal quanto ao jejum não difere dos pacientes em geral; no entanto, é importante a avaliação e a dosagem de eletrólitos em pacientes com quadros importantes de alteração da taxa de filtração devido ao risco de arritmias, sobretudo em pacientes com alterações nos níveis de potássio e magnésio.

O preparo de cólon desses pacientes requer cuidadoso acompanhamento. A utilização do polietilenoglicol (PEG) se mostrou mais segura para esse grupo de pacientes tanto em relação à utilização do manitol quanto do fosfato de sódio e do citrato de magnésio,[52] os quais podem comprometer de forma importante a função renal secundária à desidratação ou incorrer em distúrbios hidroeletrolíticos.

SEDAÇÃO

O comprometimento da função renal pode afetar a distribuição, o metabolismo e a excreção das medicações utilizadas para a sedação.

O propofol sofre transformação hepática em metabólitos inativos, os quais são excretados pelos rins, mas sua farmacocinética parece manter-se inalterada em pacientes com insuficiência renal. Já os benzodiazepínicos apresentam na insuficiência renal maiores taxas de suas formas não ligadas a proteínas, o que pode potencializar seu efeito clínico. O midazolam tem a excreção de seu metabólito ativo acumulada nos quadros de insuficiência renal, assim como sua própria metabolização reduzida. O mesmo ocorre com o diazepam, o que

pode levar à sedação induzida por seus metabólitos ativos.

A meperidina tem seu uso não recomendado para pacientes com insuficiência renal devido ao acúmulo de metabólito tóxico. Já o fentanil é uma excelente opção de opióide para uso em pacientes renais em virtude da falta de metabólitos ativos, fração livre inalterada e curta fase de redistribuição.[48,49,50]

A xilocaína *spray* é excretada via renal, mas 90% dessa excreção ocorre na forma de metabólitos inativos, devendo-se tomar cuidado ao reduzir a dose empregada.

MONITORIZAÇÃO

Os pacientes portadores de insuficiência renal devido às suas alterações do equilíbrio ácido-básico de seus metabólitos, assim como do volume hídrico devem ser monitorados continuamente com monitores de PA não-invasivos, ECG contínuo, oximetria e monitorização contínua do padrão respiratório para quaisquer níveis de sedação pretendidos. Nos casos de importante deterioração da função renal (taxas de filtração glomerular de 25% a 40%), a presença do anestesista é indispensável.[48,49,50]

CUIDADOS PÓS-PROCEDIMENTO

Os pacientes portadores de insuficiência renal devem ser mantidos em observação por maior período de tempo, uma vez que a metabolização das medicações e de seus metabólitos ativos se faz de forma mais lenta. A presença de acompanhante maior e capaz é indispensável.[48,49,50]

O PACIENTE PORTADOR DE INSUFICIÊNCIA RESPIRATÓRIA

A principal função do sistema respiratório consiste na manutenção das pressões parciais de oxigênio e gás carbônico por meio das trocas gasosas. O acometimento do sistema respiratório

pode resultar em vários graus de hipoxemia e hipóxia, sendo essa última a mais séria ameaça à vida. A hipóxia é definida como a insuficiente oxigenação tecidual; insuficiência respiratória é a incapacidade do sistema respiratório em manter a ventilação ou a oxigenação, ou ambas. Admite-se que a PaO_2 (pressão parcial de oxigênio) abaixo de 60 mmHg e/ou $PaCO_2$ (pressão parcial de gás carbônico) acima de 50 mmhg com pH menor que 7,35 definem a insuficiência respiratória.

A hipoxemia pode ser evidenciada clinicamente nas formas leves por taquicardia, hipertensão arterial leve e sudorese; nas formas profundas, podem ocorrer manifestações como taquipnéia, confusão mental, agitação, coma, cianose, bradicardia, arritmias, hipotensão arterial, isquemia miocárdica e colapso circulatório.

A cianose ocorre quando a saturação de O_2 da hemglobina cai para níveis em torno de 85%, correspondendo à pressão parcial de O_2 de cerca de 50 mmHg; no entanto, em alguns pacientes, a cianose pode se tornar evidente apenas quando a saturação de O_2 for inferior a 75%.

Como o CO_2 apresenta difusibilidade cerca de 20 vezes maior que o O_2, a hipercabia só ocorrerá quando houver redução da ventilação. As manifestações clínicas da hipercabia são: confusão mental, torpor, coma, tremores, abalos musculares, miose, hipertensão arterial e sudorese.

A insuficiência respiratória aguda geralmente decorre da descompensação de quadros respiratórios crônicos ou da síndrome do desconforto respiratório do adulto, sendo essa última a manifestação pulmonar de grave síndrome sistêmica, caracterizada por edema intersticial e alveolar associado a infiltrado inflamatório difuso com hipoxemia grave e redução da complacência pulmonar. Nesses casos, os pacientes em geral encontram-se sob cuidados intensivos e ventilação mecânica.

A insuficiência respiratória crônica é encontrada em várias pneumopatias, sendo que dentre essas as mais prevalentes são as doenças pulmonares obstrutivas crônicas (DPOC) e a asma brônquica.

As doenças pulmonares obstrutivas crônicas caracterizam-se por alteração obstrutiva expiratória ao fluxo das vias aéreas com caráter crônico e de difícil reversibilidade com o emprego de drogas broncodilatadoras. Podem ou não ser acompanhadas por hiper-reatividade brônquica. O enfisema pulmonar e a bronquite crônica fazem parte desse grupo e têm como principal causa o tabagismo. Na DPOC com a predominância de enfisema, há destruição da superfície de troca gasosa, sendo a perda proporcional à ventilação; conseqüentemente, a hipoxemia ocorre mais tardiamente. Quando há predomínio da bronquite crônica, o desequilíbrio da ventilação-perfusão é mais precoce, resultando em hipoxemia, policitemia e hipertensão pulmonar.

Os pacientes portadores de DPOC geralmente apresentam-se na quinta ou sexta décadas de vida, com tosse secretiva crônica e alteração do padrão respiratório – "respiração curta".[48,49,65]

A asma brônquica afeta cerca de 5% da população, acometendo crianças e adultos, e caracteriza-se pela hiper-reatividade brônquica a vários estímulos, manifestando-se por broncoconstrições recorrentes e reversíveis. Apresenta predisposição genética, principalmente nos quadros atópicos.

Além de alérgenos como ácaros, pêlos de animais, pólens e partículas em suspensão no ar, o refluxo gastroesofágico, a manipulação da região da hipofaringe e pós-nasal, assim como mudanças bruscas de temperaturas, estresse, antiinflamatórios não-esteroidais e AAS podem induzir a crises de descompensação. Os sintomas podem ocorrer imediatamente ou cerca de 4 a 6 horas após a exposição.[48,49,65]

PREPARO

O preparo do paciente portador de pneumonia crônica envolve circunstâncias especiais: 1) suspensão do tabagismo: de preferência cerca de 24 a 48 horas antes do procedimento endoscópico, interrompe os efeitos estimulantes da nicotina no sistema cardiovascular, melhora a atividade mucociliar da árvore brônquica e reduz a concentração da carboxihemoglobina. São necessárias cerca de 6 semanas de intervalo para que as provas de função pulmonar apresentem algum sinal de melhora; 2) tratamento de processos infecciosos e medidas gerais para redução da secreção; 3) controle do broncoespasmo: deve ser feito antes do procedimento, com a utilização de broncodilatadores; 4) administração cuidadosa de oxigênio: o fornecimento de O_2 em baixo fluxo previne a hipoxemia grave e a hipertensão pulmonar secundária.[48,49]

Outro fator importante na manipulação de pacientes com DPOC e asma é a manipulação da via respiratória superior, que deve ser mínima e o mais cuidadosa possível, assim como a prevenção de episódios de refluxo gastroesofágico para evitar o desencadeamento de broncoespasmo.[48,49,65]

Os pacientes pneumopatas não apresentam restrições ao preparo de cólon; no entanto, os pacientes pneumopatas graves portadores de *cor pulmonale* devem ser submetidos a preparo sob supervisão para adequado manejo hídrico.

MONITORIZAÇÃO

Monitorização da oximetria, pressão arterial não-invasiva, ECG contínuo, monitorização do padrão respiratório por meio da ausculta e, quando disponível, dos níveis séricos da Pa de CO_2 por meio da capnografia.[2,3,25,48,49]

SEDAÇÃO

A escolha do sedativo deverá ser feita de acordo com o grau de comprometimento sistêmico e repercussões da pneumopatia de base. Pacientes portadores de DPOC graves e asmáticos com precedentes de crises graves devem ter sua sedação acompanhada pelo anestesista.[1,2,3,48,49]

A utilização da anestesia tópica com xilocaína *spray* deve ser empregada com cuidado, principalmente nos pacientes portadores de asma, pois pode desencadear crise asmática.[48,49] Os opióides têm seu uso restrito devido à possibilidade de conduzirem à depressão respiratória; entretanto, não constituem contra-indicação absoluta, podendo ser empregados em pacientes com razoável reserva pulmonar. Os benzodiazepínicos também interferem na função respiratória; no entanto, ela se faz de forma menos intensa que os opióides. O diazepam em doses superiores a 0,4 mg/kg deprime a ventilação, podendo precipitar a depressão respiratória. O midazolam pode deprimir a contratilidade miocárdica e causar apnéia; no entanto, eventos adversos cardiorrespiratórios graves são raros e incluem: depressão respiratória, apnéia, parada respiratória ou parada cardíaca (mais prováveis em adultos acima de 60 anos, pacientes com insuficiência respiratória preexistente ou prejuízo da função cardíaca e pacientes com instabilidade cardiovascular). O grau de depressão respiratória com o midazolam é maior nos 45 minutos iniciais da administração quando comparado ao do diazepam; no entanto, a depressão respiratória durante a recuperação é mais importante nesse último.[2,3,25,43,44,48,49]

O propofol induz depressão ventilatória dose-dependente, sendo esse efeito potencializado quando da associação com opióides ou benzodiazepínicos. A depressão da resposta ventilatória ao CO_2 pode persistir por cerca de 20 minutos após injeção em "bolus", devendo, portanto, em pacientes pneumopatas, dar-se preferência à infusão contínua em vez da infusão em "bolus".[2,3,44,48,49] Episódios de depressão respiratória severa necessitando de suporte ventilatório têm sido descritos em vários estudos com a utilização do propofol, necessitando de profissional habilitado no manejo de emergência da via aérea.[3]

CUIDADOS PÓS-EXAME

Os cuidados gerais devem ser mantidos até que o paciente esteja totalmente recuperado da sedação, atentando-se para a manutenção da monitorização ventilatória até sua alta. Como alguns pacientes asmáticos, principalmente os mais graves, podem apresentar broncoespasmos até 4 a 6 horas posteriores à exposição ao agente desencadeante, é recomendável que eles não sejam dispensados em casos mais leves.

O PACIENTE PORTADOR DE CARDIOPATIAS

As cardiopatias mais freqüentes na população em geral são a insuficiência coronariana, a insuficiência cardíaca e as arritmias. A maior longevidade da população associada à melhoria dos tratamentos medicamentosos, hemodinâmicos e cirúrgicos tem imputado que maior número de pacientes portadores dessas patologias, sobretudo quando associados ao uso crônico de antiagregantes plaquetários ou anticoagulantes, necessitem em algum momento de um procedimento endoscópico.

A coronariopatia é, sem dúvida, a cardiopatia responsável pelo maior número de óbitos no mundo. Cerca de um americano morre a cada minuto por insuficiência coronariana.[66] Estudos epidemiológicos apontam para importantes fatores de risco para a insuficiência coronariana, os quais devem ser questionados mesmo em pacientes que não tenham conhecimento de portar patologia coronariana. Assim sendo, história familiar de coronariopatia, hipercolesterolemia ou hipertrigliceridemia, diabetes mellitus, hipertensão arterial, sedentarismo e tabagismo quando presentes podem ser indicativos da possibilidade de insuficiência coronariana não diagnosticada previamente, sobretudo nos pacientes do sexo masculino.[66]

As arritmias cardíacas e os distúrbios de condução podem ser assintomáticos, sintomáticos (palpitações, desconforto pré-cordial, síncope ou tonturas) ou letais.[66] As arritmias cardíacas levam à redução do débito cardíaco e, assim, à redução da perfusão cerebral e miocárdica, podendo, caso não revertidas, deteriorar-se em ritmos cardíacos mais graves. A taquicardia supraventricular geralmente é bem tolerada em pacientes sem cardiopatias de base; já em portadores de insuficiência coronariana, valvulopatias ou insuficiência cardíaca podem resultar em isquemia coronariana ou infarto agudo do miocárdio. A taquicardia ventricular, quando prolongada (duração de 10-30 segundos), leva à repercussão hemodinâmica e freqüentemente resulta em fibrilação ventricular.

A suscetibilidade a arritmias resulta de anormalidades geneticamente expressas (a maioria afetando os canais iônicos) e doenças cardíacas adquiridas. Essas suscetibilidades são intensificadas por alterações hidroeletrolíticas, hormonais, hipóxia, medicamentos e isquemia miocárdica.[66]

A insuficiência cardíaca congestiva tem aumentado sua incidência e prevalência e é considerada uma patologia do envelhecimento, uma vez que cerca de 75% dos casos ocorrem em pacientes com idade superior a 65 anos.[66] A insuficiência cardíaca, dependendo do grau de gravidade, leva a várias alterações sistêmicas compensatórias, que podem ser sobrepujadas em virtude de hipóxia, alterações hidroeletrolíticas e medicações, entre outras.[66]

PREPARO

A avaliação pré-exame é de fundamental importância nos pacientes, devendo-se atentar sobretudo para sintomas e sinais de descompensação clínica: cansaço e dispnéia aos esforços, tosse, dispnéia relacionada ao decúbito, dor pré-cordial, estase jugular, presença da terceira bulha, estertores pulmonares, cianose, hepatomegalia e edema de membros inferiores. Os níveis pressóricos também devem ser avaliados.

Mesmo em pacientes assintomáticos e compensados, deve-se proceder à avaliação de eletrocardiograma (ECG). Estima-se que de 19% a 79% dos pacientes adultos assintomáticos com idade superior a 40 anos apresentam alguma alteração eletrocardiográfica. Algumas casuísticas, como a do Relatório Framingham, evidenciaram o diagnóstico de infarto agudo do miocárdio prévio e assintomático em cerca de 25% dos pacientes assintomáticos com idade superior a 40 anos. Outro dado interessante desse estudo é que alterações inespecíficas do segmento ST encontram-se associadas à elevada incidência de coronariopatias.[48]

Antecedentes pessoais e familiares para coronariopatias, doença de Chagas e outras patologias cardíacas devem ser questionados, assim como para hipertensão arterial sistêmica e medicações em uso.[48,49]

As medicações habitualmente utilizadas devem ser mantidas no pré-exame, excetuando-se, nos procedimentos terapêuticos, os anticoagulantes e os antiagregantes plaquetários.[48,49]

Quanto ao preparo colônico, os pacientes portadores de coronariopatias, assim como os portadores de arritmias e insuficiência cardíaca congestiva classe 3 e 4, devem ser submetidos a preparo sob supervisão médica, em esquema ambulatorial ou de internação, com o intuito de prevenir distúrbios hidroeletrolíticos que possam incorrer em arritmias durante a sedação e para adequada reposição volêmica, já que em pacientes hipovolêmicos os sedativos habitualmente empregados podem incorrer em importante hipotensão, a qual pode comprometer o fluxo coronariano, resultando em alterações isquêmicas que podem evoluir para arritmias graves. Os preparos de cólon devem ser realizados preferencialmente com a solução de polietilenoglicol (PEG). O emprego do fosfato de sódio deve ser evitado nesses pacientes, devido ao risco de distúrbios hidroeletrolíticos.[52,59]

Pacientes portadores de marca-passos ou desfibriladores implantados devem ser avaliados previamente a exames nos quais exista a possibilidade de uso do bisturi elétrico. Recomendações quanto ao manejo desses pacientes ainda não estão bem definidas.[69]

Os pacientes dependentes do marca-passo ou que na maior parte do tempo têm seu ritmo comandado pelo marca-passo devem ter seu aparelho colocado em ritmo automático através do posicionamento de um anel magnético sobre a pele adjacente ao marca-passo sempre que a corrente monopolar for empregada (alças de polipectomia, *hot biopsy*, papilótomos, plasma de argônio).[69]

Os pacientes que não dependem do marca-passo devem ser monitorados e também devem ter em sala o magneto, caso seja necessário. Caso não se tenha conhecimento do grau de dependência do paciente ao marca-passo, deve-se empregar o magneto.[69]

Pacientes com desfibriladores intracardíacos devem ter o desfibrilador desativado antes do uso do cautério, devendo manter-se sob monitorização contínua e reativar o desfibrilador após o procedimento.[69]

MONITORIZAÇÃO

Os pacientes cardiopatas devem ser monitorados continuamente com monitores de PA não-invasivos, ECG contínuo, oximetria e monitorização contínua do padrão respiratório para quaisquer níveis de sedação pretendidos. A suplementação de oxigênio deve preceder em alguns minutos a sedação. Nos casos de pacientes com angina instável, história de IAM prévio há menos de 6 meses, presença de arritmias que denotem deterioração da função cardíaca ou insuficiência cardíaca avançada, a presença do anestesista é indispensável.[48,49,50]

Deve-se empreender atenção permanente à monitorização eletrocardiográfica, sobretudo ao segmento ST. Elevações ou depressões no segmento ST e diminuição ou "aplainamento" da onda T podem corresponder à isquemia coronariana, implicando interrupção imediata do procedimento endoscópico e encaminhamento do paciente para unidades de emergência cardiológica para adequadas avaliação e conduta.[66]

SEDAÇÃO

O papel da sedação e da analgesia nos exames endoscópicos em pacientes portadores de cardiopatias ainda permanece sob discussão. Alguns estudos demonstram que a sedação não altera significativamente o estresse cardíaco durante o exame; outros mostram indícios de que isso ocorre;[2,8,10,11,12] outros demonstram ainda haver maior conforto com a sedação e que, apesar de geralmente proporcionar decréscimo nos níveis de saturação de O_2, isso não incorre em maiores complicações e a suplementação de O_2 por meio de cateter nasal foi suficiente para reverter, na maioria dos casos, essas alterações.[55,56,57]

O diazepam, utilizado em doses de 0,1 mg/kg a 0,5 mg/kg, resulta em decréscimo da pressão arterial média em torno de 7% a 18%, respectivamente, sem alterações significativas na freqüência cardíaca (FC), no índice cardíaco (IC), na resistência vascular periférica e no índice de trabalho sistólico do ventrículo esquerdo. Reduz a pressão diastólica final sem alterar o fluxo sangüíneo coronariano e o índice cardíaco (efeito análogo à nitroglicerina).

A administração endovenosa do midazolam em doses de até 0,2 mg/kg produz redução da PA em cerca de 20% dos níveis iniciais, acompanhada de aumento na FC de cerca de 15%. Essa queda na PA ocorre cerca de 4 a 5 minutos após sua administração. Tanto o índice cardíaco quanto a resistência vascular pulmonar e sistêmica não se alteram. Quando associado ao fentanil, pode ocorrer hipotensão significativa. O midazolam pode deprimir a contratilidade miocárdica e causar apnéia, devendo ser evitado em pacientes com insuficiência cardíaca graus 3 e 4. Eventos adversos cardiorrespiratórios graves são raros e incluem: depressão respiratória, apnéia, parada respiratória ou parada cardíaca (mais prováveis em adultos acima de 60 anos, em pacientes com insuficiência cardíaca, em pacientes com instabilidade cardiovascular; nos pacientes críticos, a meia-vida de eliminação da droga pode ser prolongada acima de 4 vezes).

O droperidol é contra-indicado em pacientes portadores de cardiopatias com risco para prolongamento do intervalo QT, podendo levar à *torsade de pointes*.

O propofol produz vasodilatação das arteríolas e vasos de capacitância (queda da resistência vascular periférica entre 9% e 30%), levando à queda dos níveis pressóricos variando de 15% a 40% de redução da pressão sistólica com doses de 2 mg/kg. Há queda do índice cardíaco, do volume sistólico e do índice de trabalho sistólico do ventrículo esquerdo. Esse efeito depressor cardiovascular dose-dependente ocorre por meio de importante redução da resistência vascular periférica e diminuição do débito cardíaco. Deve ser evitado em pacientes hipovolêmicos ou com reserva funcional cardíaca diminuída.[3,48,49]

O propofol não possui atividade vagolítica e tem sido associado com relatos de bradicardia (ocasionalmente profunda) e também assistolia. Deve-se considerar a administração intravenosa de um agente anticolinérgico antes da indução ou durante a manutenção da sedação, especialmente em situações em que haja probabilidade de predominância de reflexo vagal ou quando houver associação a outros agentes com potencial para causar bradicardia.

Em geral, os opióides não provocam depressão miocárdica, levando à manutenção de um estado hemodinâmico estável e à redução da freqüência cardíaca. O fentanil na dose de 50 µg/kg apresenta boa estabilidade cardiocirculatória com mínima depressão cardíaca, constituindo-se em boa opção nesse grupo de pacientes.[48,49]

CUIDADOS PÓS-EXAME

Os pacientes portadores de cardiopatias devem ser mantidos sob monitorização eletrocardiográfica, dos níveis de saturação de O_2 e da pressão arterial até completa recuperação.[48,49]

PACIENTES COM HIPERTENSÃO ARTERIAL SISTÊMICA

A hipertensão arterial sistêmica (HAS) é uma afecção comum que acomete cerca de 5 milhões de americanos; destes, cerca de 30% não têm conhecimento de sua patologia e, com relação aos demais, apenas 25% mantêm-se sob seguimento e tratamento médico adequado. A incidência da HAS (pressão arterial sistêmica ≥140 mmHg ou pressão arterial diastólica ≥ 90 mmHg) aumenta com a idade e é mais freqüente na raça negra, aumentando tanto a morbidade quanto a mortalidade cardiovascular.[67]

A patogênese da HAS essencial é multifatorial, incluindo história familiar, hábitos alimentares e de vida (ingesta de sal, obesidade, sedentarismo, tabagismo, entre outros).[67]

PREPARO

Os pacientes portadores de hipertensão arterial sistêmica, apesar da maior propensão a coronariopatias e insuficiência cardíaca, além de nefropatias após longa evolução da doença, não apresentam de forma isolada alterações importantes em suas respostas cardiovasculares que justifiquem condutas especiais no preparo, na monitorização e na sedação para procedimentos endoscópicos. No entanto, é recomendável que todos os pacientes, mesmo não sabidamente portadores ou sob tratamento anti-hipertensivo, com idade superior a 50 anos, tenham a pressão arterial aferida antes do procedimento endoscópico.[48,49]

Nos casos de hipertensão não controlada ou de difícil controle, a medicação anti-hipertensiva deve ser mantida em uso, mesmo no dia do exame.

Em casos de maior severidade, pode ocorrer hipotensão após a sedação por três diferentes mecanismos: inibição da atividade do sistema simpático, perda dos reflexos mediados por meio dos barorreceptores e efeito direto dos sedativos no miocárdio e na resistência vascular periférica.[48,49]

Pacientes em uso crônico de diuréticos podem apresentar alterações de eletrólitos secundárias a estes (hipocalemia, hipomagnesemia e hipernatremia em pacientes em uso de diuréticos de alça e tiazídicos; hipercalemia e acidose metabólica em usuários de bloqueadores dos receptores da aldosterona), os quais podem agravar-se durante o preparo colônico, predispondo o paciente a arritmias, devendo ter seus níveis de potássio, sódio e magnésio aferidos em pacientes de maior risco.[48,49,67]

Deve ser tomada especial atenção no preparo colônico de pacientes hipertensos utilizando inibidores da enzima conversora da angiostensina ou bloqueadores dos receptores de angiostensina, evitando o emprego de soluções de fosfato de sódio devido ao risco de indução de nefropatias e importantes alterações hidroeletrolíticas.[52]

MONITORIZAÇÃO

A monitorização de pacientes portadores de HAS não difere da monitorização dos pacientes em geral, devendo-se manter a monitorização dos níveis pressóricos até a dispensa do paciente.

SEDAÇÃO

As medicações habitualmente utilizadas para sedação reduzem os níveis pressóricos, não havendo contra-indicações em seus empregos.[48,49]

CUIDADOS PÓS-EXAME

Nos pacientes portadores de HAS de longa data e nos usuários crônicos de medicações vasodilatadoras, deve-se tomar cuidado com a hipotensão postural, sobretudo em pacientes submetidos à colonoscopia.

PACIENTES PORTADORES DE INSUFICIÊNCIA HEPÁTICA

Os pacientes portadores de insuficiência hepática nos seus diferentes graus – independentemente de sua etiologia viral, tóxica, auto-imune ou idiopática, dentre outros – evoluem com importantes alterações circulatórias.[60]

Nos pacientes cirróticos, com e sem ascite, importantes alterações circulatórias estão presentes nos sistemas hepático, esplâncnico e sistêmico. Na fase pré-ascite, observa-se aumento do volume sangüíneo total e do débito cardíaco associado à redução da resistência vascular periférica resultando na manutenção de níveis pressóricos normais. À medida que ocorre a progressão da doença e o aparecimento da ascite, há importante redução da resistência vascular periférica e da pressão arterial, com aumento do índice cardíaco associado à ativação do sistema renina-angiotensina-aldosterona, do sistema simpático e do hormônio antidiurético, resultando na retenção de sódio e água e desenvolvimento de circulação colateral ao sistema porta.

Além das alterações circulatórias descritas, mesmo em pacientes cirróticos sem ascite observam-se alterações respiratórias com graus variáveis de hipóxia e aumento da diferença alvéolo-arterial de oxigênio. Há a ocorrência de *shunts* intrapulmonares, porta-pulmonares e pleurais, somados a alterações da distribuição da ventilação para os alvéolos.[48,49,60]

A encefalopatia hepática caracterizada por alterações do nível de consciência que variam desde discreta lentificação do raciocínio até estados comatosos com resposta apenas a estímulos dolorosos parece resultar tanto do *shunt* porto-sistêmico quanto da falência hepatocelular na metabolização de toxinas.[61]

Diante das importantes alterações cardiocirculatórias, metabólicas, hormonais, dos baixos níveis plasmáticos de albumina, das alterações de coagulação associadas a alterações decorrentes do fator etiológico da hepatopatia, cuidados especiais são necessários nos procedimentos diagnósticos e terapêuticos desses pacientes.

PREPARO

Deverá ser realizada cuidadosa avaliação antes do exame, visando estimar a reserva hepática do paciente e corrigir possíveis distúrbios eletrolíticos, infecciosos, importantes graus de anemia e disfunção renal.

A avaliação laboratorial – além dos dados da história clínica de sinais e sintomas, achados do exame físico como ascite, icterícia, anemia, *spiders*, eritema palmar, *flapping* – é importante tanto para a escolha da sedação ideal como para a adoção de medidas de prevenção de translocação bacteriana e de correção de distúrbios acentuados de coagulação prévios aos procedimentos endoscópicos.

Em pacientes com importante descompensação, com ascite e anasarca, o esvaziamento gástrico pode estar retardado devido à congestão e ao edema das paredes da câmara gástrica; assim, o período de jejum necessário para os exames endoscópicos de rotina pode ser superior ao classicamente estabelecido pela ASA.

Soluções osmoticamente ativas para preparo colônico devem ser evitadas devido ao maior risco de desidratação e distúrbios hidroeletrolíticos, os quais podem precipitar a síndrome hepatorrenal.[52] Nesses pacientes, está indicado o preparo do cólon com solução de polietilenoglicol (PEG).[52]

Em pacientes com ascite volumosa, a prática de procedimentos terapêuticos como a esclerose de varizes pode dar origem à bacteremia e, secundariamente, à contaminação do líquido ascítico, que pode ser prevenido com a utilização de antibioticoprofilaxia, a qual parece diminuir a morbidade dos mesmos.[62]

MONITORIZAÇÃO

Devido a suas alterações cardiocirculatórias, hidroeletrolíticas e respiratórias, esses pacientes devem ser monitorados continuamente por meio de oximetria digital, ECG contínuo, medidas da pressão arterial não-invasiva e monitoração do padrão ventilatório, se possível com capnografia. Em procedimentos de maior duração, o capnógrafo é de grande utilidade, pois permite adequar a ventilação na tentativa de manter a $PaCO_2$ em níveis entre 35 mmHg a 40 mmHg que não produzem alterações significativas no fluxo hepático.[48,49]

É importante lembrar que a medida da saturação de O_2 fornecida pelo oxímetro de pulso é prejudicada na presença de icterícia pelo acúmulo de bilirrubina nos tecidos. Os valores reais podem corresponder a valores cerca de 5% a 15% inferiores aos registrados pelo aparelho.[48,49]

Outro cuidado em procedimentos prolongados é a monitorização da temperatura corpórea com o intuito de evitar a hipotermia, freqüente nesses pacientes devido a alterações em seu metabolismo de base.[48]

SEDAÇÃO

A xilocaína *spray* a 10% apresenta metabolização hepática (devendo ter sua dose reduzida em pacientes com insuficiência hepática).

Nos pacientes com insuficiência hepática, o midazolam apresenta meia-vida de eliminação prolongada em até 4 vezes, devendo ter sua dose diminuída. O mesmo ocorre com o flumazenil, evidenciando-se, em indivíduos com alteração da função hepática, aumento da meia-vida de eliminação e *clearance* sangüíneo total inferior ao dos indivíduos sadios.

O propofol apresenta eliminação por meio de processos metabólicos que ocorrem principalmente no fígado, formando conjugados inativos excretados na urina. Assim como com outros agentes anestésicos intravenosos, deve-se ter cuidado com pacientes com insuficiência hepática, pois sua meia-vida estará aumentada.

Tanto o propofol quanto o midazolam e os opióides não demonstraram alteração significativa da função hepática, não prejudicando o fluxo sangüíneo e o suprimento de oxigênio ao fígado.[48,49]

Os opióides aumentam o tônus do colédoco e do esfíncter de Oddi, acarretando aumento da pressão das vias biliares. Em doses equianalgésicas, o fentanil e a morfina causam maiores aumentos da pressão biliar que a meperidina. Esse efeito sobre a pressão da via biliar e o esfíncter de Oddi pode ser antagonizado por nitroglicerina, atropina, glucagon e naloxone.[49]

A utilização da sedação em pacientes cirróticos pode agravar a encefalopatia hepática, como demonstrado por Nimer e colaboradores, que utilizaram sedação com midazolam para EDA e verificaram piora da encefalopatia, persistindo essas alterações por períodos superiores a 2 horas após o exame.[63]

CUIDADOS PÓS-EXAME

Conforme discutido anteriormente, os pacientes portadores de hepatopatias deverão permanecer sob monitorização por períodos superiores de tempo devido ao prolongamento da meia-vida dos sedativos e à avaliação de possíveis complicações como a precipitação de quadros de encefalopatias.[48,49,63]

O PACIENTE IDOSO

Os crescentes avanços na medicina, associados a outros fatores, têm tornado possível que a população em geral apresente maior sobrevida e melhor qualidade de vida. Estima-se que, atualmente, cerca de 13% da população mundial apresente idade superior a 65 anos e que em 2030 essa cifra seja de 20%.[68]

Classifica-se como pacientes idosos (ou geriátricos) os pacientes com idade igual ou superior a 65 anos; e, como longevos, os de idade igual ou superior a 80 anos.[69]

Com o envelhecimento, ocorre uma série de alterações na fisiologia do organismo. A partir da quarta década, tem início a queda progressiva do funcionamento dos órgãos e sistemas. Esse processo torna-se mais acelerado a partir da sexta década; no entanto, tanto a velocidade quanto a intensidade dessas alterações sofrem mudanças individuais.

A perda da elasticidade tecidual contribui para a hipertensão arterial sistólica e para a disfunção diastólica atrial, resultando em importante sensibilidade a alterações no retorno venoso. Além disso, também leva à redução da capacidade vital pulmonar e ao aumento do volume residual final, que, associados à perda de septos e alvéolos, resulta na perda da relação ventilação/perfusão e, portanto, na deterioração da oxigenação arterial. Apesar de o controle ventilatório neural permanecer inalterado em pacientes geriátricos, a estimulação cardiorrespiratória secundária à hipóxia e à hipercapnia encontra-se lentificada e reduzida, predispondo esses pacientes a complicações cardiorrespiratórias durante a sedação.

Outra alteração importante consiste na redução das respostas reflexas, o que resulta em alteração do limiar de resposta para o fechamento reflexo da glote, sendo necessários estímulos mais potentes para seu fechamento. Essa alteração predispõe os idosos a maior risco de broncoaspirações.[68,69]

Com o passar dos anos, há mudanças progressivas na composição corporal, que incluem a redução da massa muscular esquelética, dos parênquimas cerebral, hepático e renal metabolicamente ativos e, portanto, do metabolismo basal. Com a redução das taxas metabólicas, há conseqüente redução na produção de calor corpóreo, o que predispõe esses pacientes à hipotermia em sedações prolongadas.[69] Além disso, ocorre simultâneo e crescente aumento da fração lipídica corpórea (lipo-substituição), o que altera a distribuição de medicamentos, principalmente os lipossolúveis, como os benzodiazepínicos.[68,69]

PREPARO

É importante lembrar que a indicação clínica do exame deve ser bem avaliada quanto aos riscos e benefícios que o procedimento pode acarretar ao paciente idoso. A idade, isoladamente, não constitui fator de maior risco a procedimentos endoscópicos. No entanto, como comorbidades cardíacas, respiratórias e renais são mais freqüentes nesse grupo de pacientes e, como estas são fatores de maior risco, conseqüentemente, devem ser tomados maiores cuidados na indicação, na avaliação e na execução de exames e procedimentos endoscópicos.[69]

Conforme orientação da Sociedade Americana de Gastroenterologia e Endoscopia, os exames endoscópicos para rastreamento de câncer devem ser interrompidos aos 85 anos e não devem ser iniciados em pacientes com idade igual ou maior que 80 anos, independentemente de sua condição clínica.[69,70]

O jejum requisitado para o preparo dos exames endoscópicos deve ser de 4 horas para líquidos e de no mínimo 8 horas para alimentos sólidos, devido ao retardo na velocidade de esvaziamento dos pacientes e maior risco de broncoaspiração, devido a alterações do reflexo de fechamento da fenda glótica.[69]

Quanto ao preparo colônico, deve-se empreender especial atenção na monitorização hidroeletrolítica dos pacientes, os quais estão mais sujeitos não só à desidratação e a alterações eletrolíticas como também às complicações advindas delas.[69]

O preparo de cólon utilizando a solução de polietilenoglicol apresenta maior segurança em comparação às demais soluções osmóticas, sobretudo quanto à indução de alterações hidroeletrolíticas (grau de evidência IA), sendo a primeira escolha nas Sociedades Americanas de Cirurgia e Endoscopia.[52]

A solução de fosfato de sódio deve ser evitada em idosos, devido ao risco de intoxicação pelo fosfato, que se deve à deterioração da função renal, mesmo em pacientes com *clearance* de creatinina normal.[52]

A Colangiopancreatografia Endoscópica Retrógrada (CPRE) é comumente associada a alterações hemodinâmicas significativas, sinais eletrocardiográficos de isquemia miocárdica e hipoxemia. As complicações cardiorrespiratórias decorrentes da CPRE são responsáveis por cerca de 50% da morbidade e mortalidade desse procedimento.[71] No entanto, um estudo recente demonstrou que a CPRE parece ser um procedimento bem tolerado em grande parte dos idosos (92%). Nesse estudo, 8% dos pacientes idosos submetidos à CPRE evoluíram com injúria miocárdica silenciosa ou sintomática detectada por meio da elevação dos níveis séricos de troponina I, sobretudo naqueles em que o procedimento apresentou duração superior a 30 minutos.[71]

MONITORIZAÇÃO

Devido a suas alterações cardiocirculatórias, hidroeletrolíticas e respiratórias, esses pacientes devem ser monitorados continuamente por meio de oximetria digital, ECG contínuo, medidas da pressão arterial não-invasiva e monitoração do padrão ventilatório, se possível com capnografia.[48,49] A monitorização do padrão ventilatório é de suma importância, uma vez que a estimulação cardiorrespiratória secundária à hipóxia e à hipercapnia desses pacientes, conforme comentado anteriormente, encontra-se reduzida e lentificada.[68,69]

Deve-se empreender atenção permanente à monitorização eletrocardiográfica, sobretudo ao segmento ST. Elevações ou depressões no segmento ST, assim como diminuição ou "aplainamento" da onda T, podem corresponder à isquemia coronariana, implicando interrupção imediata do procedimento endoscópico e encaminhamento do paciente para unidades de emergência cardiológica para adequada avaliação e conduta.[66]

Em procedimentos prolongados, a monitorização da temperatura corporal deve ser empregada com o intuito de prevenir possíveis hipotermias.[69]

SEDAÇÃO

A principal e fundamental alteração na sedação de pacientes idosos e longevos consiste na redução da dose e da velocidade de infusão dos sedativos, uma vez que a distribuição dos medicamentos é alterada.[69] A redução nos *clearances* hepático e renal – em associação com maior proporção de tecido gorduroso, maior sensibilidade do sistema nervoso central e alterações nos receptores para drogas – torna o idoso mais sensível à ação dos sedativos e prolonga seus efeitos.[69]

Por sua ação central, os narcóticos podem induzir à depressão respiratória e a uma maior incidência de períodos de apnéia. Os benzodiazepínicos são drogas lipossolúveis que se acumulam no tecido adiposo e alteram a farmacocinética nesses pacientes, devendo ser empregados com cautela.[69]

Como nesse grupo de pacientes há maior prevalência de comorbidades – como cardiopatias, doenças respiratórias crônicas, insuficiência renal, diabetes mellitus, entre outras –, deve-se tomar precauções e cuidados ao se empregar a sedação.

A não utilização de sedativos nesse grupo de pacientes para exames endoscópicos diagnósticos do trato digestivo alto e do cólon tem sido cogitada,[69] mas é importante lembrar que mesmo em pacientes sem sedação a endoscopia digestiva alta pode induzir à queda do nível de saturação de oxigênio e, em pacientes portadores de cardiopatias, a extra-sístoles ventriculares.[72]

O acompanhamento da sedação de pacientes idosos pelo anestesista deve sempre ser empregado quando na presença de comorbidades importantes.[1,2]

CUIDADOS PÓS-EXAME

Esses pacientes devem ser mantidos monitorados por períodos prolongados até seu completo restabelecimento, uma vez que sua velocidade de metabolização dos sedativos é inferior à estabelecida para pacientes mais jovens. Atenção especial deve ser dada para a hipotensão postural quando os pacientes forem levantar da maca ou passar da mesa de exames para ela.[48,49]

A PACIENTE GESTANTE

Com relação à paciente gestante, a segurança dos exames e procedimentos endoscópicos ainda não está bem estabelecida, pois os estudos em humanos tendem a ser retrospectivos e, em geral, envolvem pequeno número de casos, o que impede a aquisição de dados suficientes para conclusões embasadas. Grande parte dos dados de segurança da utilização de medicamentos durante a gestação é baseada em estudos animais.[73]

O feto é particularmente sensível à hipóxia, que, caso mantida, pode resultar em perda fetal. Qualquer causa que resulte em redução da saturação de oxigênio do sangue ou do fluxo sangüíneo ofertado ao útero pode levar à hipóxia fetal. Desse modo, a hipotensão, a compressão da cava inferior pelo útero gravídico secundária ao decúbito, a hipoventilação ou a hipóxia materna, que podem ocorrer durante exames e procedimentos endoscópicos, podem resultar em sofrimento fetal.

Além disso, existe também o risco da teratogênese das medicações utilizadas sobre o feto, assim como o risco da exposição à radiação em procedimentos que necessitem de radioscopia.[73]

No entanto, em situações que impõem risco à vida materna, as intervenções endoscópicas se constituem em opções mais seguras do que as intervenções radiológicas e cirúrgicas.

As indicações aceitas para procedimentos endoscópicos em gestantes, segundo a American Society for Gastrointestinal Endoscopy (ASGE), são:

- Sangramento gastrointestinal contínuo e importante
- Náuseas ou vômitos refratários ou severos
- Dor abdominal intensa ou refratária
- Disfagia ou odinofagia
- Fortes evidências de massa colônica
- Diarréia intensa com avaliação negativa
- Pancreatite biliar, coledocolitíase ou colangite
- Injúria ductal biliar ou pancreática

Vejamos os princípios gerais dos exames endoscópicos em gestantes:

- Indicação precisa
- Adiamento do procedimento endoscópico para o segundo trimestre da gestação sempre que possível
- Utilização das mais baixas doses efetivas de sedação
- Utilização de medicações que possuam estudos bem controlados em gestantes, que não demonstrem alterações fetais ou estudos animais que não demonstrem alterações fetais
- Minimização do tempo do procedimento
- Posicionamento da gestante em decúbito lateral esquerdo
- Monitorização fetal antes e durante o procedimento
- Suporte obstétrico durante o procedimento

Qualquer procedimento endoscópico está contra-indicado em complicações obstétricas como: descolamento da placenta, placenta prévia, ruptura de bolsa amniótica ou eclâmpsia.

PREPARO

As gestantes, a partir do segundo e terceiro trimestre, quando o útero gravídico passa a ocupar maior espaço na cavidade abdominal, devem guardar jejum adequado, devido ao maior risco de refluxo do conteúdo gástrico e, conseqüentemente, maior risco de broncoaspiração. Também devem ser sempre posicionadas em decúbito lateral esquerdo, colocando-se um travesseiro ou uma almofada como apoio para o abdome quando necessário. Assim, evita-se a compressão da aorta abdominal e da veia cava inferior pelo útero gravídico, reduzindo o fluxo sangüíneo placentário ocorrido com o decúbito dorsal, devendo este ser sempre evitado, mesmo durante a espera do exame.[73]

A necessidade de colonoscopias durante a gestação é ocorrência excepcional. Nessas circunstâncias, o preparo colônico ideal ainda não está estabelecido, uma vez que tanto o fosfato de sódio (que pode induzir a importantes alterações hidroeletrolíticas) quanto o polietilenoglicol (PEG) não têm estudos em humanos que assegurem sua segurança (categoria C do FDA).[52,73]

Em procedimentos que necessitem do emprego de radioscopia, o abdome e a pelve da gestante devem estar protegidos por meio do emprego de protetores de chumbo.[73,74]

A utilização de antibioticoprofilaxia segue os preceitos dos procedimentos endoscópicos em pacientes não gestantes. Muitos antibióticos apresentam boa segurança para utilização em gestantes. As penicilinas, efalosporinas, eritromicina (exceto o estolato de eritromicina) e a clindamicina são seguras em qualquer fase da gestação. O metronidazol deve ser evitado no primeiro trimestre. As sulfonamidas e a nitrofurantoína devem ser evitadas no terceiro trimestre, enquanto as quinolonas, a estreptomicina e as tetraciclinas devem ser evitadas durante toda a gestação.[73]

Deve-se dar atenção especial à necessidade de utilização de eletrocautérios, uma vez que o líquido amniótico pode conduzir a corrente elétrica para o feto. A placa-terra deve ser posicionada de forma que o útero não se localize entre o pedal de aplicação da corrente elétrica e a placa. Deve-se empregar preferencialmente o eletrocautério bipolar, utilizando o mínimo possível de corrente e somente em procedimentos de extrema necessidade (papilotomia ou hemostasia). Procedimentos como polipectomias devem ser postergados para após o término da gestação; as hemostasias devem ser feitas preferencialmente com injeção de solução de adrenalina.[73]

MONITORIZAÇÃO

Além da monitorização materna contínua por meio de oximetria digital, ECG, medidas da pressão arterial não-invasiva e monitoração do padrão ventilatório, se possível com capnografia, a monitorização dos batimentos cardíacos fetais deve ser empregada.[48,49,73] A monitorização do padrão ventilatório é de suma importância para a prevenção da hipóxia materna

e fetal, para a manutenção de níveis pressóricos estáveis e para a manutenção do fluxo placentário.

SEDAÇÃO

Dos narcóticos, a meperidina é o mais seguro (categoria B do FDA), enquanto tanto a morfina quanto o fentanil (ambos categoria C do FDA) não apresentam estudos conclusivos sobre sua segurança.

Os benzodiazepínicos devem ser evitados, sobretudo no primeiro trimestre gestacional. O emprego do diazepam tem sido associado à fenda palatina e a desordens neurocomportamentais no recém-nascido, devendo ser evitado na gestação.

Não há estudos quanto à segurança do emprego do midazolam; aparentemente, seu uso não está correlacionado com malformações ou alterações fetais, mas deve ser evitado no primeiro trimestre. O midazolam não apresentou efeitos teratogênicos em ratos, mas pouco se conhece do seu perfil de segurança em gestantes humanas.

A utilização do propofol parece ser segura para o feto, mas seu emprego em gestantes deve ser realizado sob supervisão de médico anestesista, devido à importância da monitorização das pacientes.

Não há estudos sobre a segurança da utilização da cimeticona em gestantes; no entanto, como é largamente empregada pelos obstetras sem relatos de alterações fetais, deve corresponder a um bom grau de segurança.

A anestesia tópica com lidocaína a 10% não é recomendada no primeiro trimestre, pois há estudo correlacionando malformações fetais com a exposição a esse medicamento no primeiro trimestre.[73]

CUIDADOS PÓS-EXAME

A gestante e o feto devem permanecer sob monitorização após o exame até a recuperação completa da sedação, sem-

pre em decúbito lateral esquerdo ou sentada. A hipotensão postural deve ser prevenida ao máximo por meio da hidratação materna e do cuidado com a mudança de decúbito. A avaliação do obstetra após o procedimento endoscópico é sempre desejável.

CUIDADOS NAS PACIENTES QUE AMAMENTAM

As indicações de exames e procedimentos endoscópicos nesse grupo são as mesmas dos demais pacientes. Deve-se, no entanto, orientar as pacientes que amamentam quanto ao emprego de drogas que podem apresentar excreção no leite materno, causando, assim, efeitos no lactente.

O midazolam é excretado no leite materno, mas há evidências de que seus níveis, assim como seu metabólito ativo, são indetectáveis após 4 horas da administração da medicação. O fentanil também é excretado pelo leite materno, mas em concentrações muito baixas para ser farmacologicamente ativo no lactente, ficando indetectável cerca de 10 horas após a administração. Já a meperidina, indicada durante a gestação, encontra-se concentrada no leite materno até cerca de 24 horas após a administração, devendo ser preterida em relação ao fentanil.

O propofol é excretado no leite materno em concentração máxima cerca de 4 a 5 horas após a administração da medicação e, apesar de não se conhecer quais efeitos podem resultar da ingesta via oral de pequenas alíquotas desse medicamento, seu emprego não é recomendado.

Em casos de necessidade de emprego de antibioticoterapia profilática ou pósprocedimento, os antibióticos considerados seguros são: penicilinas, cefalosporinas, a eritromicina, a tetraciclina e a nitrofurantoína (exceto para lactentes portadores da deficiência de G-6PD). As quinolonas, as sulfonamidas e o metronidazol devem ser evitados. A floxacina e a ciprofloxacina são excretadas no leite materno, mas sua toxicidade não foi estudada.[73]

REFERÊNCIAS BIBLIOGRÁFICAS

1. Waring JP, Baron TH, Hirota WK, Goldstein JL, Jacobson BC, Leighton JA et al. Guidelines for conscious sedation and monitoring during gastrointestinal endoscopy. Gastrointest Endosc 2003 Sep;58(3):317-22.

2. American Society of Anesthesiologists Task Force on Sedation and Analgesia by Non-Anesthesiologists. Practice guidelines for sedation and analgesia by non-anesthesiologists. Anesthesiology 2002 Apr;96(4):1004-17.

3. Faigel DO, Baron TH, Goldstein JL, Hirota WK, Jacobson BC, Johanson JF et al. Guidelines for the use of deep sedation and anesthesia for GI endoscopy. Gastrointest Endosc 2002 Nov;56(5):613-7.

4. Oei-Lim VL, Kalkman CJ, Bartelsman JF, Res JC, van Wezel HB. Cardiovascular responses, arterial oxygen saturation and plasma catecholamine concentration during upper gastrointestinal endoscopy using conscious sedation with midazolam or propofol. Eur J Anaesthesiol 1998;15(5):535-43.

5. Patel S, Vargo JJ, Khandwala F, Lopez R, Trolli P, Dumot JA et al. Deep sedation occurs frequently during elective endoscopy with meperidine and midazolam. Am J Gastroenterol 2005;100(12):2689-95.

6. Benjamin SB. Complications of conscious sedation. Gastrointest Endosc Clin N Am 1996;6:277.

7. Freeman ML, Hennessy JT, Cass OW, Pheley AM. Carbon dioxide retention and oxygen desaturation during gastrointestinal endoscopy. Gastroenterology 1993;105:331-9.

8. Iwao T, Toyonaga A, Harada H, Harada K, Ban S, Ikegami M, Tanikawa K. Arterial oxygen desaturation during non-sedated diagnostic upper gastrointestinal endoscopy. Gastrointest Endosc 1994;40:277-80.

9. Iwao T, Toyonaga A, Harada H, Harada K, Ban S, Minetoma T et al. Arterial oxygen desaturation during non-sedated diagnostic upper gastrointestinal endoscopy in patients with cirrhosis. Gastrointest Endosc 1994;40:281-4.

10. Martinez Conde AJ, Bermudez Gomez LA, Khassale Mardelli MM. Upper gastrointestinal endoscopy. Gasometric changes. GEN 1993;47(3):117-22.

11. Yazawa K, Adachi W, Owa M, Koide N, Hanazaki K, Kajikawa S, Kobayashi S, Amano J. Can sedation reduce the cardiac stress during gastrointestinal endoscopy? A study with non-invasive automated cardiac flow measurement by color Doppler echocardiography. Scand J Gastroenterol 2002;37(5):602-7.

12. Oei-Lim VL, Kalkman CJ, Bartelsman JF, Res JC, van Wezel HB. Cardiovascular responses, arterial oxygen saturation and plasma catecholamine concentration during upper gastrointestinal endoscopy using conscious sedation with midazolam or propofol. Eur J Anaesthesiol 1998 Sep;15(5):535-43.

13. Froehlich F, Schwizer W, Thorens J, Kohler M, Gonvers JJ, Fried M. Conscious sedation for gastroscopy: patient tole-rance and cardiorespiratory parameters. Gastroenterology 1995;108(3):697-704.

14. al-Atrakchi, HA. Upper gastrointestinal endoscopy without sedation: a prospective study of 2000 examinations. Gastrointest Endosc 1989;35:79.

15. Schutz SM, Lee JG, Schmitt CM, Baillie J. Patient satisfaction with conscious sedation for endoscopy [letter]. Gastrointest Endosc 1994;40:119.

16. Faulx AL, Vela S, Das A, Cooper G, Sivak MV, Isenberg G, Chak A. The changing landscape of practice patterns regarding unsedated endoscopy and propofol use: A national Web survey. Gastrointest Endosc 2005 Jul;62(1):9-15.

17. Froehlich F, Schwizer W, Thorens J, Kohler M, Gonvers JJ, Fried M. Conscious sedation for gastroscopy: patient tolerance and cardiorespiratory parameters. Gastroenterology 1995;108:697.

18. Zaman A, Hahn M, Hapke R, Knigge K, Fennerty MB, Katon RM. A randomized trial of peroral versus transnasal unsedated endoscopy using an ultrathin videoendoscope. Gastrointest Endosc 1999 Mar;49(3 Pt 1):279-84.

19. Dean R, Dua K, Massey B, Berger W, Hogan WJ, Shaker R. A comparative study of unsedated transnasal esophagogastroduodenoscopy and conventional EGD. Gastrointest Endosc 1996;44:422.

20. Eckardt VF, Kanzler G, Schmitt T, Eckardt AJ, Bernhard G. Complications and adverse effects of colonoscopy with selective sedation. Gastrointest Endosc 1999 May;49(5):560-5.

21. Terruzzi V, Meucci G, Radaelli F, Terreni N, Minoli G. Routine versus on demand sedation and analgesia for colonoscopy: a prospective randomized controlled trial. Gastrointest Endosc 2001;54:169.

22. Mahajan RJ, Johnson JC, Marshall JB. Predictors of patient cooperation during gastrointestinal endoscopy. J Clin Gastroenterol 1997;24:220.

23. Cohen J, Haber GB, Lavell L et al. Predictors of patient satisfaction after colonoscopy: A prospective study of 601 patients (abstract). Gastrointest Endosc 1996;43:309.

24. Bower AL, Ripepi A, Dilger J, Boparai N, Brody FJ, Ponsky JL. Bispectral index monitoring of sedation during endoscopy Gastrointest Endosc 2000;52:192-6.

25. Cohen J. Overview of conscious sedation for gastrointestinal endoscopy. UpToDate 2006

26. Hedenbro JL, Ekelund M, Jansson O, Lindblom A. A randomized, double-blind, placebo-controlled study to evaluate topical anaesthesia of the pharynx in upper gastrointestinal endoscopy. Endoscopy 1992;24:585.

27. Soma Y, Saito H, Kishibe T, Takahashi T, Tanaka H, Munakata A. Evaluation of topical pharyngeal anesthesia for upper endoscopy including factors associated with patient tolerance. Gastrointest Endosc 2001 Jan;53(1):14-8.

28. Anestesia (SAESP). 5ª ed. São Paulo: Editora Atheneu; 2001.

29. Goodman & Gilman. The pharmacological basis of therapeutics. 9th ed. McGraw-Hill, 1996.

30. Carlsson U, Grattidge P. Sedation for upper gastrointestinal endoscopy: a comparative study of propofol and midazolam. Endoscopy 1995;27:240.

31. Jung M, Hofmann, C, Kiesslich, R, Brackertz, A. Improved sedation in diagnostic and therapeutic ERCP: Propofol is an alternative to midazolam. Endoscopy 2000;32:233.

32. Vargo JJ, Zuccaro G Jr, Dumot JA, Shermock KM, Morrow JB, Conwell DL et al. Gastroenterologist-administered propofol versus meperidine and midazolam for advanced upper endoscopy: a prospective, randomized trial. Gastroenterology 2002;123:8.

33. Sipe BW, Rex DK, Latinovich D, Overley C, Kinser K, Bratcher L et al. Propofol versus midazolam/meperidine for outpatient colonoscopy: Administration by nurses supervised by endoscopists. Gastrointest Endosc 2002 Jun;55(7):815-25.

34. Gangi S, Saidi F, Patel K, Johnstone B, Jaeger J, Shine D. Cardiovascular complications after GI endoscopy: occurrence and risks in a large hospital system. Gastrointest Endosc 2004;60:679-85.

35. Sieg A, Hachmoeller-Eisenbach U, Eisenbach T. Prospective evaluation of complications in outpatient GI endoscopy: a survey among German gastroenterologists. Gastrointest Endosc 2001 May;53(6):620-7.

36. Keefe EB, O'Connor KW. 1989 A/S/G/E survey of endoscopic sedation and monitoring practices. Gastrointest Endosc 1990;36(Suppl 3):S13-8.

37. Arrowsmith JB, Gerstman BB, Fleischer DE, Benjamin SB. Results from the American Society for Gastrointestinal Endoscopy/U.S. Food and Drug Administration collaborative study on complication rates and drug use during gastrointestinal endoscopy. Gastrointest Endosc 1991;37:421-7.

38. Lazzaroni M, Bianchi Porro G, Preparation, premedication and survaillence. Endoscopy 2005;37:101-9.

39. Thanvi BR, Munshi SK, Vijayakumar N, Taub N, Lo TCN. Acceptability of oesophagogastroduodenoscopy without intravenous sedation: patients' versus endoscopist's perception with special reference to older patients. Postgraduate Medical Journal 2003;79:650-651.

40. Jones MP, Ebert CC, Sloan T Spanier J, Bansal A, Howden CW et al. Patient anxiety and elective gastrointestinal endoscopy. J Clin Gastroenterol 2004;38:35-40.

41. Koniaris LG, Wilson S, Drugas G, Simmons W. Capnographic monitoring of ventilatory status during moderate (conscious) sedation. Surg Endosc 2003 Aug;17(8):1261-5.

42. Arrowsmith JB, Gerstman BB, Fleischer DE, Benjamin SB. Results from the American Society for Gastrointestinal Endoscopy /U.S. Food and Drug Administration collaborative study on complication rates and drug use during gastrointestinal endoscopy. Gastrointest Endosc 1991;37:421-7.

43. www.astrazeneca.com.br (acessado em julho de 2006).

44. www.roche.com.br (acessado em julho de 2006).

45. Wrong RC. The menu of endoscopic sedation: all-you-can-eat, combination set, à la carte, alternative cuisine, or go hungry. Gastrintest Endosc 2001;54:122-6.

46. Cohen LB, Dubovsky AN, Aisenberg J, Miller KM. Propofol: safe and effective administration by the gastroenterologist. Gastrointest Endosc 2003 Nov;58(5):725-32.

47. American Society For Gastrointestinal Endoscopy 2003-2004 TRAINING COMMITTEE. Training guideline for use of propofol in gastrointestinal endoscopy. Gastrointest Endosc 2004;60:167-72.

48. Sociedade de Anestesia do Estado de São Paulo. Anestesiologia. São Paulo: Editora Atheneu; 2001.

49. Barash PG, Cullen BF, Stoelling RK. Manual de anestesiologia clínica. 4ª ed. São Paulo: Editora Manole; 2004.

50. American Anesthesiology Society (www. anesthesiology.org).

51. Lauri S, Pekka R, Jari A. Effect of upper gastrointestinal endoscopy on cardiopulmonary changes in very old patients. Arch Gerontol Geriatr 2003;(37)25-32.

52. Hawes R, Lowry A, et al. A consensus document on bowel preparation before colonoscopy: prepared by a Task Force from The American Society of Colon and Rectal Surgeons (ASCRS), the American Society for Gastrointestinal Endoscopy (ASGE), and the Society of American Gastrointestinal and Endoscopic Surgeons (SAGES). Gastrointest Endosc 2006;63:894-906.

53. Bigard MA, Gaucher P, Lassalle C. Fatal colonic explosion during colonoscopic polypectomy. Gastroenterology 1979;77:1307-10.

54. Froehlich F, Thorens J, Schwizer W, Preisig M, Kohler M, Hays RD et al. Sedation and analgesia for colonoscopy: patient tolerance, pain, and cardiorespiratory parameters. Gastrointest Endosc 1997 Jan;45(1):1-9.

55. Ristikankare M, Julkunen R, Mattila M, Laitinen T, Wang SX, Heikkinen M, Janatuinen E, Hartikainen J. Conscious sedation and cardiorespiratory safety during colonoscopy. Gastrointest Endosc 2000 Jul;52(1):48-54.

56. Gangi S, Saidi F, Patel K, Johnstone B, Jaeger J, Shine D. Cardiovascular complications after GI endoscopy: occurrence and risks in a large hospital system. Gastrointest Endosc. 2004 Nov;60(5):679-85.

57. Patterson KW, Noonan N, Keeling NW, Kirkham R, Hogan DF. Hypoxemia during outpatient gastrointestinal endoscopy: the effects of sedation and supplemental oxygen. J Clin Anesth 1995 Mar;7(2):136-40.

58. Oei-Lim VL, Kalkman CJ, Bartelsman JF, Res JC, van Wezel HB. Cardiovascular responses, arterial oxygen saturation and plasma catecholamine concentration during upper gastrointestinal endoscopy using conscious sedation with midazolam or propofol. Eur J Anaesthesiol 1998 Sep;15(5):535-43.

59. Leslie K, Tay T, Neo E. Intravenous fluid to prevent hypotension in patients undergoing elective colonoscopy. Anaesth Intensive Care 2006 Jun;34(3):316-21.

60. Cardenas A, Ortega R, Gines P. The hepaticirculatory syndrome in cirrhosis: therapy in hepatology. Ars Medica; 2002.

61. Blei AT. The pathophisiological basis of the treatment of hepatic encephalopathy in cirrhosis: therapy in hepatology. Ars Medica; 2002.

62. Navasa M, Fernandez J, Rodes J. Prophylaxis of spontaneus bacterial peritonitis: therapy in hepatology. Ars Medica; 2002.

63. Assy N, Rosser BG, Grahame GR, Minuk GY. Risk of sedation for upper GI endoscopy exacerbating subclinical hepatic encephalopathy in patients with cirrhosis. Gastrointest Endosc 1999 Jun;49(6):690-4.

64. Watnick S, Morrison G. Current medical diagnosis and treatment. New York: McGraw-Hill; 2006.

65. Chesnutt M, Prendergast TJ. Lung. Current medical diagnosis and treatment. New York: McGraw-Hill; 2006.

66. Bashore TM, Granger CB. Heart. Current medical diagnosis and treatment. New York: McGraw-Hill;2006.

67. McPhee SJ, Massie BM. Systemic hypertension. Current medical diagnosis and treatment. New York: McGraw-Hill; 2006.

68. Johnston CB, Harper GM, Landefeld CS. Current medical diagnosis and treatment. New York: McGraw-Hill; 2006.

69. American Society for Gastrointestinal Endoscopy Standards of Practice Committee. Modifications in endoscopic practice for the elderly. Gastrointest Endosc 2000;52;849-52.

70. Winawer S, Fletcher R, Rex D, Bond J, Burt R, Ferrucci J et al. Colorectal cancer screening: clinical guidelines and rationale. Gastroenterology 2003 Feb;124(2):544-60.

71. Fisher L, Fisher A, Thomson A. Cardiopulmonary complications of ERCP in older patients. Gastrointest Endosc 2006; 63:948-55.

72. Seinela L, Reinikainen P, Ahvenainen J. Effect of upper gastrointestinal endoscopy on cardiopulmonary changes in very old patients. Arch Gerontol Geriatr 2003 Jul-Aug;37(1):25-32.

73. American Society For Gastrointestinal Endoscopy Standards of Practice Committee – ASGE Guideline: guidelines for endoscopy in pregnant and lactating women. Gastrointest Endosc 2005;61(3):357-62.

74. Tham TCK, Vandervoort J, Wong RCK, Montes H, Roston AD, Slivka A et al. Safety of ERCP during pregnancy. Am J Gastroenterol 2003;987:308-11.

CAPÍTULO 10

O PACIENTE ALÉRGICO A DROGAS

Fanny Dantas de Lima

Marcelo Pereira da Silva • Juliana Mara Cruz

INTRODUÇÃO

Embora o sistema imune funcione para proporcionar defesa ao hospedeiro, ele pode responder inapropriadamente, produzindo reações de hipersensibilidade ou reações alérgicas. Um espectro de reações alérgicas a qualquer droga pode ocorrer durante um exame endoscópico diagnóstico ou terapêutico. O reconhecimento de tais eventos adversos é muito importante porque, apesar de raros, quando ocorrem podem ser fatais. Neste capítulo o enfoque principal será concedido às reações graves adversas a drogas, conhecidas como reações anafiláticas.

Identificar a causa da anafilaxia durante uma cirurgia ou procedimento diagnóstico é sempre difícil, pois nestes ocorre administração rápida e seqüencial de diversos medicamentos e agentes diagnósticos potencialmente responsáveis.[1]

A anafilaxia é a manifestação clínica da hipersensibilidade do tipo 1 ou imediata, assim denominada porque pode levar à morte em minutos por obstrução das vias aéreas ou colapso cardiocirculatório. O enigma das reações anafiláticas reside na sua natureza imprevisível. Seus sintomas geralmente se iniciam segundos ou minutos após exposição à pequena quantidade do agente desencadeante ou em até 1 hora após essa exposição. Os primeiros sinais e sintomas incluem eritema cutâneo e prurido, especialmente em mãos, pés e orofaringe. Segue-se de sensação de opressão na garganta; dor abdominal do tipo cólica;

lesões cutâneas em placas vermelhas de forma e tamanho irregulares (urticariformes); edema de mucosas palpebral e labial (angioedema); diferentes graus de obstrução das vias aéreas, tais como sensação de sufocação, aperto no peito, disfonia, estridor laríngeo, taquipnéia, dispnéia e sibilância. Indicativos de hipotensão arterial e colapso cardiocirculatório podem ocorrer, caracterizando o choque anafilático.[2]

Considerando-se que durante o procedimento endoscópico o início dos sintomas ocorre predominantemente quando o paciente já está sedado, os sinais de alerta da anafilaxia para o endoscopista são: eritema cutâneo intenso, angioedema labial e palpebral, placas urticariformes, taquipnéia, hipoxemia e hipotensão.

Diagnósticos diferenciais de anafilaxia:

- reflexo vasovagal – decorrente da resposta de medo e dor ou após rápida infusão endovenosa de certos medicamentos. Caracteriza-se por palidez cutânea, diaforese, hipotensão arterial e até síncope. Não apresenta sinais de insuficiência respiratória. É o principal diferencial de anafilaxia. Na maioria das vezes, o paciente recupera-se de forma rápida e espontânea;
  - arritmia cardíaca;
  - infarto agudo do miocárdio;
  - broncoaspiração;
  - hiperventilação.[2]

Neste capítulo serão estudadas as possíveis causas de anafilaxia durante um procedimento endoscópico e definidas estratégias para identificar pacientes de risco, a fim de prevenir eventos adversos alérgicos e orientar o tratamento dessas reações.

AGENTES UTILIZADOS E SEUS POTENCIAIS EVENTOS ADVERSOS ALÉRGICOS

É fundamental o conhecimento de que qualquer agente que entre em contato com o paciente, como uma injeção, infusão, instilação, ou mesmo antígeno ambiental tem o risco potencial de produzir uma reação alérgica. Quase tudo foi descrito como produtor de uma reação alérgica em algum momento, mas usualmente em um relato de caso ou em séries pequenas. Dentre os agentes utilizados em endoscopia terapêutica, os agentes mais freqüentemente implicados em reações adversas alérgicas são:[1]

- látex;
- antibióticos;
- agentes anestésicos;
- outras substâncias (corantes e agentes hemostáticos).

LÁTEX

O paciente alérgico ao látex pode ter sintomatologia após a simples permanência em sala onde estão suspensas partículas de látex ou após contato com luvas ou materiais que contenham látex (garrotes, êmbolos de seringas, equipamentos de monitorização, sondas vesicais).[3] A prevalência de alergia ao látex na população geral varia de 1% a 6%. Pertence a grupo de maior risco: profissionais de saúde, pacientes com malformações urogenitais, indivíduos atópicos e com múltiplas intervenções cirúrgicas prévias.[4] Pacientes com antecedente de alergia a frutas tropicais, tais como kiwi, banana, mamão papaia e manga, podem também ter alergia ao látex por reatividade cruzada.[5] A administração de anti-histamínicos e corticóides previamente à exposição ao látex não é comprovadamente eficaz em prevenir reações graves, portanto, a única alternativa segura para esses pacientes é impedir o contato com o látex, utilizando materiais alternativos sem esse componente.[6,7]

ANTIBIÓTICOS

Estes compõem a principal classe de medicamentos responsável por anafilaxia.[8] De acordo com a Sociedade Americana de Endoscopia, os antibióticos mais utilizados profilaticamente antes de uma endoscopia são amoxicilina ou ampicilina.[9] Caso o paciente tenha história de alergia à penicilina, além desta classe de antibióticos, não pode utilizar as cefalosporinas pelo risco de até 10% de hipersensibilidade cruzada. Nesses pacientes, as alternativas preconizadas são clindamicina, azitromicina, claritromicina ou vancomicina.[1]

AGENTES ANESTÉSICOS

Nos procedimentos endoscópicos em que se faz necessária sedação ou anestesia geral, são utilizados múltiplos agentes tais como analgésicos (opióides), ansiolíticos e hipnóticos (benzodiazepínicos, barbitúricos, propofol, droperidol) e bloqueadores neuromusculares (succinilcolina, rocurônio, atracúrio, cisatracúrio, pancurônio); estes últimos são os maiores responsáveis por eventos adversos alérgicos de causa anestésica.[5]

Entre os bloqueadores neuromusculares (BNM), o cloreto de suxametônio (succinilcolina) é o principal agente desencadeante de quadro alérgico, devendo-se, portanto, restringir o seu uso para indicações específicas, evitando empregá-lo como rotina previamente ao BNM de longa duração dos quais o mais seguro se mostrou o pancurônio. Nos pacientes com história prévia de reações alérgicas em anestesia, deve-se evitar o uso de BNM em geral, já que existe alta taxa de reatividade cruzada entre eles.[5]

Quanto aos outros agentes sedativos ou narcóticos, os benzodiazepínicos e os opióides são agentes seguros para o uso pacientes de risco para eventos alérgicos. Neste grupo, a morfina e a meperidina estimulam a degradação direta de mastócitos e liberação de histamina de modo dose-dependente, não implicando reações graves nas doses usualmente utilizadas para sedação. Nos casos de história prévia de urticária ou prurido após o uso dessas drogas, tais eventos podem ser prevenidos com administração prévia de anti-histamínicos.[2]

Em relação ao propofol, droga hipnótica largamente utilizada em procedimentos ambulatoriais, este se apresenta como uma emulsão lipídica que contém óleo de soja, glicerol e fosfatídeo de ovo, além de metabissulfito de sódio como antimicrobiano;[10] essa formulação suscitou preocupações a respeito do seu uso em pacientes alérgicos a sulfitos (também presente em soluções de anestésicos locais com adrenalina), a ovo e a soja. Apesar de haver poucos relatos de reação ao propofol em pacientes alérgicos a ovo e soja, é prudente evitar o seu uso nesses pacientes. Também deve-se evitá-lo nos pacientes alérgicos a sulfitos. Alguns estudos propõem que indivíduos que reagiram ao propofol eram alérgicos aos BNM; apesar de o mecanismo imunológico não estar completamente esclarecido, há uma recomendação para se evitar a utilização de propofol em pacientes com história prévia de reação aos BNM.[11]

Reações alérgicas aos anestésicos locais (AL) são extremamente raras. Os anestésicos locais do grupo aminoésteres podem causar reação por conter derivados do ácido paraminobenzóico (PABA), no entanto os mais utilizados são os AL do grupo aminoamidas, ao qual pertence a lidocaína, amplamente utilizada em nosso meio por instilação ou gel; estes não contêm derivados do PABA, podendo apresentar apenas a possibilidade remota de reação ao preservativo metilparabeno, cuja estrutura química assemelha-se à do PABA. As soluções com adrenalina contêm o preservativo metabissulfito que pode desencadear reação alérgica.[12]

OUTRAS SUBSTÂNCIAS (CORANTES E AGENTES HEMOSTÁTICOS)

Alguns corantes, tais como lugol, azul de metileno, azul de toluidina, violeta de genciana, vermelho fenol, entre outros, são utilizados em cromoendoscopia e, apesar da pequena quantidade utilizada, é importante considerar que são potenciais causas de hipersensibilidade. Em 2005, Dewatcher e colaboradores publicaram um relato de choque anafilático em mulher após instilação intra-uterina de azul de metileno para estudar a permeabilidade tubária.[13]

A aprotinina, agente hemostático utilizado na correção de fístulas aerodigestivas, é descrita como causa de anafilaxia intra-operatória em indivíduos previamente sensibilizados.[14]

TRATAMENTO DA ANAFILAXIA

1. Imediato: administração de adrenalina 1:1.000 – 0,3 a 0,5 ml em adultos e 0,01 ml/kg de peso em crianças, via intramuscular no deltóide; reaplicar igual dose a cada 15 minutos;

2. Garantir via aérea patente e boa oxigenação com suplementação de O_2 nasal;

3. Monitorizar freqüência cardíaca e pressão arterial;

4. Em caso de hipotensão arterial, administrar cristalóides via intravenosa;
5. Difenidramina 50 mg diluídos, administrados via intravenosa lentamente;
6. Hidrocortisona 5 mg/kg até 200 mg diluídos, administrados via intravenosa lentamente. Importante para prevenir a fase tardia dessa reação;
7. Caso o paciente apresente broncoespasmo, administrar 2-agonistas via inalatória (preparar solução com soro fisiológico 0,9% 3 ml e fenoterol ou salbutamol 10 gotas) a cada 15 minutos até resolução do quadro;
8. Manter-se preparado para intubação orotraqueal em obstrução das vias aéreas refratária ao tratamento anteriormente descrito;
9. Em caso de hipotensão arterial grave, administrar dopamina ou noradrenalina via intravenosa;
10. Uma vez estabilizado, o paciente deverá ser transferido para a unidade de cuidados intensivos para continuidade do tratamento da anafilaxia e suporte ventilatório e cardiocirculatório, se for necessário.[2]

ESTRATÉGIAS PARA DIMINUIR O RISCO DE ANAFILAXIA

Algumas medidas importantes, descritas a seguir, devem ser tomadas para se prevenir a anafilaxia durante um procedimento endoscópico ou minimizar as complicações dela decorrentes.[5]

IDENTIFICAR O PACIENTE DE RISCO

É de fundamental importância uma anamnese detalhada quanto à história de ocorrência de reações adversas a medicamentos, bem como da existência de fatores de risco predisponentes para esses eventos.

CONSENTIMENTO INFORMADO

Descrever de maneira compreensível ao paciente como será realizado o procedimento, quais medicamentos serão administrados, quais os possíveis riscos de complicações inerentes e obter seu consentimento para a realização do procedimento.

ESTRUTURA ADEQUADA PARA MONITORIZAR E TRATAR QUALQUER EVENTO ADVERSO

Durante o procedimento, o paciente deverá ser monitorizado quanto à pressão arterial, freqüência cardíaca e oximetria. A sala de procedimento deverá conter os medicamentos e equipamentos indicados para o rápido tratamento da anafilaxia e para ressuscitação cardiorrespiratória.

ADMINISTRAÇÃO DE PRÉ-MEDICAÇÃO

Dentre as situações estudadas, a única indicação eficaz de administração prévia de medicamentos para prevenir reação de hipersensibilidade, como citado anteriormente, é a infusão de difenidramina 50 mg, via intravenosa, antes do uso de opióides em paciente com história prévia de urticária e ou angioedema após o uso desses agentes anestésicos.

TABELA 10.1

Correlação entre fator de risco e predisposição à hipersensibilidade a determinada droga[5]

Grupo de risco	Classe de droga
Espinha bífida	Látex
Profissionais de saúde	Látex
Alergia a penicilina	Cefalosporinas e penicilinas
Alergia a ovos e soja	Propofol
Alergia a frutas tropicais	Látex
Alergia a metabissulfito	Drogas injetáveis que contenham preservativo (anestésicos locais com vasoconstritor, propofol)
Alergia em anestesia prévia	Todas as drogas
Atopias	Todas as drogas
Sexo feminino	Bloqueadores neuromusculares (BNM)
Alergia a BNM	Propofol
Múltiplos procedimentos prévios com anestesia geral	BNM

REFERÊNCIAS BIBLIOGRÁFICAS

1. Thong BY, Yeow C. Anaphylaxis during surgical and interventional procedures. Ann Allergy Asthma Immunol 2004; 92(6):619-28.

2. Grammer LC, Greenberger PA. Patterson's allergic diseases. 6th ed. Philadelphia: Lippincott Williams and Wilkins; 2002.

3. Galdi E, Perfetti L, Biale C, Calcagno G, Bianchi P, Moscata G. Látex allergy in clinical practice. Allergy 1998;53:1105-6.

4. Kashima ML, Tunkel DE, Cummings CW. Látex allergy: an update for the otolaryngologist. Arch Otolaryngol Head Neck Surg 2001;127:442-6.

5. Fisher MM, Doig GS. Prevention of anaphylatic reactions to anaesthetic drugs. Drug Safety 2004;27:393-410.

6. Kerner MM, Newman A. Diagnosis and management of latex allergy in surgical patients. Am J Otolaryngol 1993;14:440-3.

7. Taylor JS, Erkek E. Latex allergy:diagnosis and management. Dermatologic Therapy 2004;17:289-301.

8. Drain KL, Volcheck GW. Preventing and managing drug-induced anaphylaxis. Drug Saf 2001;24(11):843-53.

9. ASGE. Guidelines for antibiotic prophylaxis for GI endoscopy. Gastrointestinal Endoscopy 2003;58(4):475-82.

10. Barash PG, Cullen BF, Stoelting RK. Anestesia clínica. 4ª ed. Barueri: Manole; 2004.

11. Laxenaire MC, Mata-Bermejo E, Moneret-Vautrin DA, Gueant JL. Life-threatening anaphylactoid reactions to propofol (Diprivan). Anesthesiology 1992 Aug;77(2):275-80.

12. Gilman AG, Hardman JG, Limbird LE. As bases farmacológicas da terapêutica. 9ª ed. Rio de Janeiro: McGraw Hill; 1996.

13. Dewatcher P, Mouton-Faivre C, Tréchot P, Lleu JC, Mertes PM. Severe anaphylactic shock with methylene blue instillation. Anesth Analg 2005;101(1):149-50.

14. Scheule AM, Jurmann MJ, Wendel HP, Haberle L, Eckstein FS, Ziemer G. Anaphylactic shock after aprotinin reexposure: time course of aprotinin-specific antibodies. Ann Thorac Surg 1997;63:242-4.

CAPÍTULO 11

PREPARAÇÃO ROTINEIRA PARA EXAMES ENDOSCÓPICOS

Sérgio Luiz Bizinelli • Julio Cesar Souza Lobo • Sandra Teixeira
Wilson Beleski de Carvalho • Daniel Locatelli Neves

INTRODUÇÃO

A preparação para a realização de exames endoscópicos inclui explicações sobre o procedimento e seus riscos, assinatura de documento que informe o consentimento do paciente, além de orientações quanto ao jejum e recomendações específicas conforme o tipo de exame a ser realizado. É recomendável, sobretudo nos procedimentos terapêuticos, o conhecimento das provas de coagulação do paciente e, se alteradas, a sua devida correção. Além disso, devem ser suspensas medicações que possam alterar a coagulação, como antiagregantes plaquetários, antiinflamatórios não-esteróides e anticoagulantes orais. Conforme a rotina do serviço, o exame poderá ser realizado sob sedação, que será discutida em capítulo específico.

ENDOSCOPIA DIGESTIVA ALTA (EDA)

Recomenda-se jejum de 8 horas. Em situações específicas associadas à estase gástrica, o jejum poderá ser mais prolongado, podendo ser indicado dieta líquida nas 24 a 72 horas anteriores ao procedimento endoscópico.

O uso da dimeticona está indicado pelo seu efeito antiespumante, objetivando uma avaliação adequada da mucosa gástrica. Consiste de silicone antiespumante, que diminui a tensão superficial dos líquidos digestivos, levando ao rompimento de bolhas que retêm os gases. Recomenda-se sua ingestão nos 10 minutos anteriores à realização do exame, e a dose, em geral, é de 75 mg.

A aplicação de anestésico local na orofaringe pode ser útil para diminuir o desconforto e a náusea pela passagem do endoscópio. Os mais utilizados incluem a lidocaína, benzocaína e a tetracaína, que são administrados por aerossol. Estudos a respeito do uso de anestésicos tópicos são discordantes. Um estudo sugere que o uso de anestésico local não possui benefício adicional quando é utilizada sedação endovenosa,[1] no entanto, outro estudo apresenta conclusões contrárias.[2] Em nosso meio, utiliza-se comumente a lidocaína, recomendando-se a dose de 30 mg, até o máximo de 200 mg.

COLONOSCOPIA

Recomenda-se jejum de 8 horas antes do exame. De acordo com o tipo de preparo colônico, dieta sem resíduos deve ser recomendada de um a três dias antes do exame.

O preparo do cólon é fundamental para o sucesso do exame, uma vez que uma adequada limpeza intestinal permite a visão direta e satisfatória da mucosa. Existem diversos métodos de preparo intestinal, dentre os quais os mais utilizados são:

- Solução eletrolítica com polietilenoglicol: consiste de lavagem gastrointestinal oral, associada à pequena absorção ou secreção de água durante a lavagem intestinal. Diversos estudos têm demonstrado boa eficácia de preparo colônico com razoável tolerabilidade. A dose recomendada é de 20 ml a 40 ml/kg/hora, até as fezes estarem líquidas e claras. As vantagens de seu uso incluem o fato de não causar danos à mucosa intestinal, além da mínima troca osmótica de fluidos para a luz intestinal. A desvantagem é a necessidade da ingestão de grande quantidade de volume da solução (4 litros).

- Picossulfato sódico e citrato de magnésio: possuem apresentação em pó contido em envelope e devem ser ingeridos em duas doses, 24 e 18 horas antes do exame. A dose varia com a idade do paciente. Um estudo controlado comparou a solução de picossulfato de sódio com solução de fosfato de sódio, demonstrando sua melhor tolerabilidade com similar limpeza intestinal.[3]

- Solução de fosfato de sódio via oral: laxativo salino que pode ser utilizado em pequena quantidade com bom resultado. Deve ser ingerido em 2 tomadas, 12 e 6 horas antes da colonoscopia. Muitos estudos controlados e metanálises que compararam o seu uso com o de solução de polietilenoglicol para o preparo intestinal demonstraram que a solução de fosfato de sódio é segura, mais bem tolerada, com igual ou maior eficácia.[4,5] Caracteriza-se por aumentar o sódio e fosfato sérico e, por isso, não deve ser utilizado em pacientes com insuficiência renal, insuficiência cardíaca e hepática. O seu uso pode estar associado ao surgimento de lesões aftóides na mucosa, semelhantes às vistas na doença de Crohn.[6]

- Laxantes osmóticos: manitol. O volume a ser ingerido é grande (500 ml a 1.000 ml a 10%), podendo estar indicada a utilização de antieméticos. O manitol deve ser diluído em água ou suco e ser ingerido em 2 a 4 horas. Em casos de preparo rápido do cólon, pode-se usar o "manitol expresso".[7]

- Laxantes estimulantes: bisacodil. Muito utilizado antes de 1980 para o preparo do cólon.[8] Promove o aumento da peristalse e da secreção líquida para a luz intestinal. Pouco efetivo isoladamente, pode ser utilizado associado a outros métodos de limpeza intestinal.

ENTEROSCOPIA

Jejum de 12 horas é indicado. Não há necessidade de utilização de soluções laxativas previamente ao exame. Na enteroscopia de duplo-balão por via retrógrada prepara-se o cólon como para a colonoscopia.

COLANGIOPANCREATO-GRAFIA ENDOSCÓPICA RETRÓGRADA (CPRE)

Recomenda-se jejum de no mínimo 8 horas. Está indicada a ingestão de antiespumante antes da realização do exame, nas doses indicadas.

O uso de antibiótico profilático, como ampicilina associada à gentamicina, é recomendado naqueles pacientes com processo obstrutivo biliar, pseudocisto ou ductos biliares dilatados, devido à translocação bacteriana da orofaringe, que pode ocorrer para o sistema bileopancreático.[9]

REFERÊNCIAS BIBLIOGRÁFICAS

1. Cantor DS, Baldridge ET. Pre-medication with meperidine and diazepam for upper gastrointestinal endoscopy precludes the need for topical anesthesia. Gastrointest Endosc 1986;32:339.
2. Froelich F, Scwizer W, Thorens J et al. Conscious sedation for gastroscopy: patient tolerance and cardiorespiratory parameters. Gastroenterol 1995;108:697.
3. Schimidt LM, Williams P, King D, Perera D. Picoprep-3 is superior colonoscopy preparation to fleet: a randomized controlled trial comparing the two bowel preparations. Dis Colon Rectum 2004;47:238.
4. Dipalma JA, Brady III CE, Stewart DL, Karlin DA, Mckinney MK, Clement DJ et al. Comparison of colon cleaning methods in preparation for colonoscopy. Gastroenterol 86(5): 856-0.
5. Froelich F, Fried M, Schnegg JF, Gonvers JJ. Palatability of a new solution compared with standard polyethylene glycol solution for gastrointestinal lavage. Gastrointest Endosc 1991;37:325.
6. Zwas FR, Cirillo NW, el-Serag HB, Eisen RN. Colonic mucosal abnormalities associated with oral sodium phosphate solution. Gastrointest Endosc 1991;43:463.
7. Alves PRA, Sousa Jr AHS, Habr-Gama A, Gama-Rodrigues JJ, Pinotti HW. "Express Mannitol". A safe and fast bowel preparation for colonoscopy used on 3.400 consecutive patients. Arq Bras Cir Dig 1991;6:20-3.
8. Keffe EB. Colonoscopy preps: what's the best? Gastrointest Endosc 1996;43:524.
9. Connor P, Hawes R, Cunningham J, Cotton P. Antibiotics before ERCP: a sequential quality improvement approach. Gastrointest Endosc 2002;55:AB97.

CAPÍTULO 12

A UTILIZAÇÃO DE ANTIBIÓTICOS E A ANTIBIOTICOPROFILAXIA EM ENDOSCOPIA DIGESTIVA

Ramiro Robson Fernandes Mascarenhas
Tatiana Souza Matos • Jaciane Araújo Mota

INTRODUÇÃO

O uso criterioso de antibióticos com o intuito de evitar o desenvolvimento de infecções é um assunto cada vez mais debatido e cada vez mais presente no dia-a-dia dos médicos. A prevenção de infecções, seja durante o ato cirúrgico, durante procedimentos diagnósticos ou mesmo após a exposição a determinados agentes, pode ser alcançada por meio da utilização de antibióticos de forma profilática. Para que seja obtida uma adequada profilaxia, é necessário que um ou mais antibióticos sejam administrados em uma dose suficiente para atingir uma concentração sérica ideal que se mantenha durante e até cerca de seis a oito horas após o procedimento. Enfim, o maior objetivo da antibioticoprofilaxia é a prevenção de infecções antes da exposição.[1]

A antibioticoterapia profilática na endoscopia digestiva visa reduzir a possibilidade de complicações infecciosas secundária aos procedimentos endoscópicos. As complicações infecciosas mais importantes são endocardite bacteriana, colangite após colangiopancreatografia retrógrada endoscópica (CPRE), infecção periestomal após gastrostomia endoscópica percutânea (PEG) e peritonite bacteriana espontânea (PBE) em pacientes cirróticos com ascite. Porém, outras complicações infecciosas raras também são descritas na literatura, como infecção do sistema nervoso central e abscesso perinefrético.[2]

A primeira transmissão documentada de um microrganismo por meio de procedimento endoscópico ocorreu no Baltimore Cancer Center (Estados Unidos). Greene e colaboradores[3] relataram sépsis por *Pseudomonas aeruginosa* em três pacientes, sendo fatais em dois deles, todos acometidos por leucemia aguda não-linfocítica submetidos à esofagoscopia com biópsias para pesquisa de *Candida sp.* O mesmo sorotipo cultivado dos pacientes foi também encontrado no endoscópio, implicando o aparelho como fonte de infecção. O aparelho utilizado era de fibra óptica, não-imersível, que por suas características não permitia a desinfecção total. A limpeza do endoscópio era realizada com benzalcônio, água e sabão. Noy e colaboradores[4] relataram mais quatro casos de sépsis por *Pseudomonas*, sendo três deles fatais em pacientes imunocompetentes, que haviam sido submetidos à endoscopia de urgência.

A transmissão de infecção por meio do endoscópio pode ter duas naturezas: endógena e exógena. A transmissão endógena ocorre quando o microrganismo colonizante das superfícies mucosas do trato gastrointestinal ganha acesso à corrente sanguínea ou a outros sítios estéreis em conseqüência da passagem do aparelho. A transmissão exógena é aquela decorrente da introdução dos microrganismos nos pacientes por meio dos endoscópios e/ou acessórios contaminados. A transmissão pode ser de germes de um paciente para outro ou do meio ambiente (água de lavagem do aparelho, local de armazenamento) para o paciente.[5]

A Tabela 12.1 apresenta o tipo e a freqüência dos microrganismos isolados nos videoendoscópios. Essa tabela representa o resultado de 135 culturas dos canais de ar, água e sucção dos videoendoscópios, após a realização de 45 procedimentos de endoscopia digestiva alta. Foram isolados 163 microrganismos, sendo os enterococos os mais freqüentes (30,1%), destacando-se o *S. viridans* (25,2%).[6]

Para reduzir essa contaminação e minimizar a transmissão de microrganismos nos procedimentos endoscópicos, deve-se seguir rigorosamente o protocolo de desinfecção e reprocessamento do endoscópio e acessórios e usar acessórios descartáveis. Mascarenhas demonstrou que o procedimento de limpeza mecânica reduziu significativamente o número dos germes cultivados dos aparelhos, eliminando 34 de 49 (69%) dos microrganismos previamente identificados. Quando se acrescentou ao processo de limpeza mecânica a imersão total do aparelho na solução de glutaraldeído a 2% por 20 minutos, conseguiu-se eliminar 82% dos microrganismos. No grupo de desinfecção parcial com glutaraldeído a 2% por 20 minutos (imersão somente do tubo de inserção), eliminou-se 29 de 48 (60%) dos germes. O microrganismo mais resistente foi a *Candida* sp.[6]

Observa-se, habitualmente, bacteremia após trauma de superfícies mu-

TABELA 12.1

Microrganismos isolados dos videoendoscópios imediatamente após o exame endoscópico[6]

Microrganismos	N (%)
Pseudomonas aeruginosa	8 (4,9)
Pseudomonas putida	24 (14,8)
Pseudomonas sp	3 (1,8)
Klebsiella pneumonia	1 (0,6)
Acinetobacter baumannii / haemolyticus	1 (0,6)
Neisseria sp	21 (12,9)
Xanthomona maltophilia	4 (2,5)
Enterobacter cloacae	1 (0,6)
Bacillus sp	16 (9,8)
Difteróides	7 (4,3)
Streptococcus viridans	41 (25,2)
Streptococcus faecalis	5 (3,1)
Streptococcus d enterococcus	2 (1,2)
Streptococcus d não-enterococcus	1 (0,6)
Staphylococcus epidermidis	8 (4,9)
Candida sp	20 (12,3)
TOTAL	163 (100,0)

cosas, sobretudo devido à flora bacteriana nativa. Todavia, nos casos em que existe participação de endoscópios contaminados, outros germes podem estar envolvidos. A antibioticoterapia para procedimentos endoscópicos visa evitar a transmissão endógena. Para a prevenção da transmissão exógena, são primordiais a realização de desinfecção de alto nível dos endoscópios e o uso de acessórios estéreis.

PROCEDIMENTOS ENDOSCÓPICOS ALTOS

O risco de infecção endógena é inerente a qualquer procedimento endoscópico. A endoscopia digestiva alta está associada a bacteremia transitória em 4,1% dos casos, independentemente da realização ou não de biópsias[7-15] (Tabela 12.2). Em geral essa bacteremia tem duração inferior a 30 minutos. Apesar de ser difícil estabelecer uma relação de causa – efeito entre o procedimento e a infecção –, existem alguns casos bem documentados de endocardite[16-20] e meningococcemia.[21] A incidência de bacteremia varia de acordo com o tipo de procedimento a ser realizado via endoscopia digestiva alta, sendo a dilatação esofágica e a esclerose de varizes esofágicas os procedimentos considerados de alto risco, com bacteremia variando de 4,9% a 62,5% e de 0% a 52,5%, respectivamente.

BIÓPSIA, POLIPECTOMIA E MUCOSECTOMIA

A realização de biópsias durante a endoscopia digestiva alta não aumenta a freqüência de bacteremia. A polipecto-

mia e a mucosectomia também estão associadas a um baixo risco de bacteremia. Lee e colaboradores acompanharam 38 pacientes que foram submetidos a mucosectomia. Bacteremia transitória ocorreu em 5,3% dos casos, porém nenhum deles evoluiu com sinais ou sintomas de infecção.[23] No entanto, Inoue relata uma rotina de aplicação de antibióticos parenterais nos dois primeiros dias, seguidos de antibiótico oral pelos sete dias subseqüentes à mucosectomia de esôfago no seu serviço.[24]

Recomendação: Atualmente não há indicação de profilaxia em pacientes que serão submetidos a biópsias ou polipectomias. Com relação à mucosectomia, por se tratar de uma técnica de aplicação relativamente recente, são necessários mais estudos prospectivos e randomizados para melhor definição de antibioticoprofilaxia nesses casos. Os estudos realizados até o momento evidenciam baixo risco de infecção e contra-indicam profilaxia.

DILATAÇÃO ESOFÁGICA

A dilatação esofágica, seja de estenose benigna ou maligna, é um dos procedimentos endoscópicos associados a maior incidência de bacteremia, embora o risco de complicações infecciosas desse procedimento seja muito baixo. Existem relatos na literatura de casos de endocardite infecciosa,[25-29] abscesso cerebral[30-32] e meningite bacteriana,[33] no entanto, há poucos estudos randomizados e controlados sobre o assunto. Enquanto a endoscopia digestiva alta e a colonoscopia têm uma incidência de bacteremia inferior a 5%, a dilatação esofágica apresenta uma incidência variando de 2% a 100% (Tabela 12.3), com média de 22,8%, que é justificada pela laceração imposta à mucosa esofagiana, permitindo que microrganismos da flora habitual atinjam a corrente sangüínea.[34,35] Existem vários fatores possivelmente associados, tais como a etiologia e o grau da estenose, o tipo de dilatador, a técnica utilizada, a desinfecção do dilatador utilizado, a pas-

TABELA 12.2

Taxas de bacteremia e complicações infecciosas associadas com procedimentos endoscópicos altos (adaptação de Nelson)[22]

Procedimento	Taxa de bacteremia	Média	Complicações
EDA com biópsia	0% a 8%	4,1%	- Endocardite - Meningococcemia
EDA + esclerose	0% a 52,5%	14,6%	- Peritonite bacteriana - Endocardite - Meningite / abscesso cerebral - Abscesso esofágico - Abscesso perinefrético - Meningococcemia - Empiema
EDA + ligadura elástica	0% a 25%	8,8%	- Peritonite bacteriana - Meningite
Dilatação esofágica	4,9% a 62,5%	22,8%	- Endocardite - Meningite bacteriana - Abscesso cerebral
EDA + ablação de tumor com Nd:YAG	31%		- Artrite piogênica
EDA + hemostasia por método térmico			- Meningite
EDA + mucosectomia	5,3%		

TABELA 12.3

Estudos publicados sobre bacteremia associado a dilatação esofágica (adaptação de Zuccaro)[34]

Autores / ano	Nº de pacientes	Nº de pacientes com bacteremia
Raines/1975	18	18 (100%)
Stephenson/1977	11	5 (45%)
Yin/1983	13	1 (8%)
Welsh/1983	41	1 (2%)

sagem de múltiplos dilatadores em um só procedimento, entre outros. Nelson e colaboradores[36] acompanharam 86 pacientes que foram submetidos a 100 procedimentos de dilatação. Cerca de 12% apresentaram hemocultura positiva antes da dilatação, provavelmente associada a punção venosa periférica para administração da sedação. Cerca de 22% apresentaram hemocultura positiva após a dilatação, sendo o organismo mais freqüentemente isolado o *Streptococcus viridans* (Tabela 12.4), que faz parte da flora comensal oral e é um conhecido agente associado a endocardite. Nenhum dos pacientes com hemocultura positiva fez uso de antibióticos e nenhum deles evoluiu com quaisquer complicações infecciosas em um período de três meses. Nesse estudo, os principais fatores de risco associados a um aumento na taxa de bacteremia foram a estenose esofágica de origem maligna e a passagem de múltiplos dilatadores em um único procedimento. Resultado conflitante encontrou Zuccaro e colaboradores ao acompanharem 103 pacientes e 50 controles.[34] Os dilatadores de Savary ou Maloney foram utilizados em 89 pacientes, e a dilatação por balão pneumático foi realizada em 14 pacientes. Nesse estudo, bacteremia transitória ocorreu em 21,4% dos pacientes e o agente mais comumente isolado também foi o *Streptococcus viridans*. Entretanto, o fator associado a uma maior incidência de bacteremia foi o grau de estenose, pois, quanto menor o diâmetro do órgão, maior a incidência de bacteremia (Tabela 12.5). Houve ainda uma questionável diferença quanto ao método utilizado. A dilatação pneumática foi associada a uma menor incidência de bacteremia, porém não validada, devido ao pequeno número de casos da amostra. A etiologia maligna da estenose, a necessidade de uso de múltiplos dilatadores em um procedimento, a presença de esofagite, o uso de inibidores da secreção ácida gástrica e a presença de doença periodontal não se correlacionaram com maior bacteremia. Há ainda controvérsia sobre o espaço de tempo entre a desinfecção do dilatador, a realização do procedimento e a

TABELA 12.4

Microrganismos isolados em 22 hemoculturas positivas colhidas após dilatação esofágica (adaptação de Nelson)[36]

Organismo	N (%) positivo
Streptococcus viridans	11 (50%)
Gram-positivos	4 (18,2%)
Streptococcus beta hemolíticos do grupo B	2 (9,1%)
Selenomonas species	2 (9,1%)
Staphylococcus epidermidis	1 (4,5%)
Gram-negativos	1 (4,5%)
Difteróides	1 (4,5%)
Peptostreptococcus	1 (4,5%)
Propionibacterium acnes	1 (4,5%)
Stomatococcus mucilaginosus	1 (4,5%)
Bacteroides gracilis	1 (4,5%)
Staphylococcus hominis	1 (4,5%)
Streptococcus anginosus	1 (4,5%)
Veillonella species	1 (4,5%)

TABELA 12.5

Incidência de pacientes com bacteremia em relação ao diâmetro da estenose (adaptação de Zuccaro)[34]

Diâmetro da estenose	Nº de pacientes	Nº de pacientes com hemocultura positiva para S. viridans
Endoscópio não ultrapassa a estenose	13	8 (62%)
Endoscópio ultrapassa a estenose	83	12 (14%)

incidência de bacteremia. Stephenson e colaboradores[37] acompanharam 11 pacientes com estenose maligna e benigna que utilizaram dilatadores submetidos a desinfecção com glutaraldeído imediatamente antes do procedimento. Ainda assim houve bacteremia em 45% dos casos. Porém, Raines e colaboradores[35] acompanharam oito pacientes cujos dilatadores foram submetidos a desinfecção também com glutaraldeído imediatamente antes da dilatação, sem evidência de casos de bacteremia.

Recomendação: Atualmente a American Heart Association e a Sociedade Americana de Gastroenterologia recomendam que os pacientes com alto risco de endocardite que serão submetidos a dilatação esofágica devam receber antibiótico profilático. São considerados pacientes de alto risco os portadores de prótese valvar, *shunt* sistêmico pulmonar, enxertos vasculares sintéticos há menos de um ano, cardiopatia congênita cianótica e aqueles com história prévia de endocardite.[2] Não há indicação de profilaxia para pacientes com baixo risco de endocardite. A Sociedade Britânica de Gastroenterologia não recomenda profilaxia para pacientes de risco intermediário, porém ainda não há consenso na literatura quanto a essa questão.

ESCLEROTERAPIA DE VARIZES ESOFAGOGÁSTRICAS

A esclerose de varizes esofagianas é um método ainda muito utilizado, apesar das conhecidas vantagens da ligadura elástica. Os agentes esclerosantes mais utilizados em nosso meio são a etanolamina e o N-butyl-cianoacrilato, com suas indicações específicas. Apesar de ser um procedimento que faz parte do dia-a-dia do endoscopista, é bem estabelecida na literatura mundial a associação da escleroterapia com o aumento do risco de bacteremia transitória, que chega a ocorrer em cerca de 52,5% dos pacientes.[38-52] A bacteremia tem sido relatada em cerca de 32% dos pacientes submetidos a esclerose de varizes gástricas.[53] Essa bacteremia em geral é transitória, com duração inferior a 30 minutos. Em alguns casos observam-se hemoculturas positivas até 24 horas após o procedimento, porém o risco de complicação infecciosa é muito baixo. Os principais fatores implicados nesse aumento são a contaminação da água utilizada e do endoscópio durante o procedimento,[41] a extensão da área submetida à esclerose[43] e, principalmente, a presença de sangramento ativo. Existe ainda um relato de que a agulha de esclerose com calibre de 4 mm está associada a menor incidência de bacteremia.[43] A presença de febre após o procedimento é relativamente comum, porém ela pode estar associada à bacteremia ou apenas a uma reação inflamatória local provocada pela injeção do agente esclerosante. Derrame pleural também pode ocorrer após escleroterapia, como resultado da reação inflamatória do mediastino ao agente esclerosante.[22]

A indicação de profilaxia antibiótica para os procedimentos de esclerose de varizes eletivos ainda é muito controversa. Os poucos estudos randomizados existentes substanciam a indicação de antibiótico, porém eles são muito falhos (a maioria não foi duplo-cego). A principal complicação infecciosa associada à esclerose de varizes é a peritonite bacteriana espontânea, que ocorre em cerca de 1,1% a 7,6% dos pacientes (média de 3,7%).[49,51-62] Questiona-se se o aumento do risco de peritonite na vigência de sangramento está associado à hipovolemia secundária à própria hemorragia digestiva que favorece a translocação bacteriana ou se está relacionado à esclerose.[61] A endocardite infecciosa já foi descrita em pacientes com ou sem prótese valvar, a despeito da antibioticoprofilaxia.[63,64] Outras complicações já relatadas são abscesso cerebral, meningite,[65-69] meningococcemia,[70] abscesso de esôfago,[71] abscesso esplênico,[72] abscesso perinefrético[73] e empiema.[49]

Recomendação: A Sociedade Americana de Gastroenterologia recomenda que procedimentos eletivos em pacientes cirróticos devam ser analisados caso a caso pelo médico, pois a indicação de profilaxia nesse contexto permanece controversa.

LIGADURA ELÁSTICA

O tratamento das varizes esofágicas com ligadura elástica tem-se mostrado mais efetivo e com menor incidência de complicações que a esclerose. Bacteremia transitória tem sido relatada em até 25% dos casos,[48,49,51,74-76] e peritonite bacteriana ocorreu em menos de 5% dos procedimentos.[39,48,49,51,56,59,60,62,74,76,77] Há relato de um caso de meningite após a ligadura elástica.[80] A maioria dos ensaios clínicos realizados até o momento evidencia baixo risco de bacteremia e de complicações infecciosas que possam ser diretamente associadas a ligadura elástica. No entanto, um estudo prospectivo foi realizado com 67

pacientes submetidos à ligadura elástica eletiva das varizes esofágicas, dos quais 11 apresentaram bacteremia assintomática (hemocultura positiva para germes gram-positivos comensais) e 2 apresentaram peritonite bacteriana associada a *Escherichia coli*. Houve, portanto, um risco aumentado de bacteremia transitória e peritonite bacteriana após o procedimento eletivo, porém a peritonite não se correlacionou com a bacteremia. Esse estudo concluiu que a antibioticoprofilaxia deve ser reservada para pacientes com cirrose Child C, história recente de sangramento varicoso, história prévia de peritonite bacteriana ou estado de imunossupressão.[76]

Recomendação: A profilaxia com antibiótico em pacientes que deverão ser submetidos a ligadura elástica de forma eletiva não é recomendada. Porém, ainda são necessários mais estudos controlados e randomizados para que haja uma recomendação formal sobre antibioticoprofilaxia pela Sociedade Americana de Gastroenterologia nesses casos.

SITUAÇÕES ESPECIAIS

Cirróticos com Hemorragia Digestiva Alta

Pacientes cirróticos são mais susceptíveis a bacteremia e conseqüentes complicações infecciosas, devido a alterações no sistema retículo-endotelial na quimiotaxia dos neutrófilos, disfunção dos linfócitos B e T e redução dos níveis de complemento sérico e de imunoglobulinas. Diante de todas as evidências encontradas até hoje, a Sociedade Americana de Gastroenterologia considera a esclerose de varizes um procedimento de alto risco para infecção e recomenda antibioticoprofilaxia para todos os pacientes cirróticos na vigência de hemorragia digestiva alta ou baixa, devido ao reconhecido impacto na morbidade e na mortalidade.[48,50,61,79-81] A profilaxia com antibióticos reduz a taxa de infecção de 45% para 14%, reduz a taxa de mortalidade de 48% para 15% e reduz

a recorrência de sangramento de 44% para 10%.[82,83] Ao se comparar a ligadura elástica à escleroterapia nesses pacientes, há um maior risco de bacteremia no grupo submetido a esclerose.[48,59,60,62,84] Porém, a utilização de antibióticos nesses casos independe da terapêutica a ser instituída, pois o sangramento é um fator de risco independente para complicações infecciosas, tais como peritonite bacteriana espontânea, infecção do trato urinário e infecção respiratória.[85] Deve-se lembrar sempre que, quanto mais avançada a doença hepática, maior o risco associado às complicações infecciosas e pior o prognóstico.

O antibiótico a ser utilizado deve ter ação eficaz sobre as enterobactérias aeróbias gram-negativas, sendo cefalosporinas de terceira geração e quinolonas boas opções. Warwick e colaboradores compararam pacientes cirróticos com hemorragia digestiva alta submetidos a escleroterapia que receberam profilaxia com cefotaxima com pacientes que receberam placebo. Foi evidenciada redução substancial na incidência de bacteremia nos pacientes que receberam antibiótico. Soriano e colaboradores evidenciaram redução na taxa de bacteremia e redução da incidência de infecções tais como peritonite bacteriana espontânea e infecção do trato urinário, em pacientes cirróticos com hemorragia gastrointestinal que receberam norfloxacina.[81]

Recomendação: Pacientes cirróticos na vigência de hemorragia digestiva alta ou baixa têm indicação formal de profilaxia antibiótica, independentemente da terapêutica a ser instituída e da presença de ascite. As drogas mais utilizadas na prática clínica são as quinolonas, devido à facilidade de aplicação e ao custo-benefício. A norfloxacina deve ser utilizada na dose de 400 mg, via oral, duas vezes ao dia. Quando não for possível a administração oral, a ciprofloxacina venosa é uma boa opção. O antibiótico escolhido deverá ser mantido por sete dias após o sangramento caso não haja evidência de infecção.

PACIENTES ESQUISTOSSOMÓTICOS

Com base nos estudos realizados até o momento, não há recomendação para profilaxia em pacientes com hepatoesplenomegalia esquistossomótica. Estudo prospectivo realizado em São Paulo com 78 pacientes com hepatoesplenomegalia esquistossomótica evidenciou que houve bacteremia em 4,6% dos pacientes submetidos a esclerose e em 5,7% dos pacientes submetidos a ligadura elástica, porém nenhum deles evoluiu com complicação infecciosa.[86]

PACIENTES IMUNODEPRIMIDOS

Para pacientes com alto risco de desenvolver bacteremia sintomática, como neutropênicos (abaixo de 1.000 leucócitos/mm^3) ou imunodeprimidos, a Sociedade Européia de Endoscopia Gastrointestinal recomenda o uso de antibiótico profilático em esquema semelhante ao usado para a profilaxia de endocardite bacteriana, ampicilina e gentamicina venosos, acrescidos de metronidazol.[87] A indicação de profilaxia e a escolha do antibiótico deverão ser analisadas caso a caso, de acordo com o procedimento a ser realizado.[2,88]

PROCEDIMENTOS ENDOSCÓPICOS BAIXOS

Nos procedimentos endoscópicos baixos, o risco de bacteremia é pequeno, e a incidência de complicações infecciosas é rara.[89-91] A retossigmoidoscopia rígida está associada a bacteremia transitória em 7,6% dos casos, com poucos relatos de endocardite por *Streptococcus faecalis* e *Enterococcus*.[92-97] Já na retossigmoidoscopia flexível, a incidência de bacteremia é de 0% a 1%, com casos raros de endocardite e sépsis. A colonoscopia envolve risco de bacteremia transitória em média de 4,4% dos procedimentos realizados, com raros casos de seqüelas infecciosas[9,12,98,99-113] (Tabela 12.6). Apesar de alguns estudos evidenciarem

risco maior de infecção após colonoscopia em pacientes imunodeprimidos ou cirróticos, Liach e colaboradores publicaram em 1999 um estudo prospectivo com 58 pacientes cirróticos que foram submetidos a colonoscopia, onde bacteremia ocorreu em 6 pacientes e não houve nenhum caso de infecção.[98] Portanto, até o momento, não há indicação de profilaxia antibiótica em pacientes cirróticos, com ou sem ascite, na ausência de sangramento digestivo.

BIÓPSIA, POLIPECTOMIA E MUCOSECTOMIA

A realização de biópsia bem como a realização de polipectomia durante a colonoscopia não aumentam o risco de bacteremia em relação ao exame isoladamente. Kumar e colaboradores acompanharam 51 pacientes submetidos a colonoscopia, colonoscopia com biópsias e colonoscopia com polipectomia, não havendo diferença entre os grupos quanto ao risco de bacteremia.[95] Em outro estudo, os mesmos autores não evidenciaram diferença no risco de bacteremia entre pacientes submetidos a retossigmoidoscopia ou colonoscopia, com ou sem biópsia e polipectomia.[108]

Low e colaboradores acompanharam 270 pacientes, dos quais 105 foram submetidos a polipectomia, e também não evidenciaram qualquer aumento no risco de bacteremia.[112] Dickman e colaboradores encontraram resultado semelhante após acompanharem pacientes submetidos a colonoscopia com ou sem polipectomia.[101] Existem relatos isolados de sépsis e endocardite após polipectomia em pacientes imunodeprimidos ou cirróticos, porém isso é uma ocorrência rara.[114,115] Por ser uma técnica mais recente, existem ainda poucos dados sobre a incidência de bacteremia e complicações infecciosas relacionados à mucosectomia. A maioria absoluta dos estudos atualmente disponíveis confirma a segurança e a eficácia da mucosectomia, relatando raros casos de sangramento ou perfuração, porém sem evidência de complicações infecciosas diretamente relacionadas ao procedimento.[91,116-122]

Recomendação: Não há recomendação para profilaxia antibiótica em pacientes hígidos que serão submetidos a colonoscopia com biópsia, polipectomia ou mucosectomia. Pacientes com lesões cardíacas de alto risco deverão receber profilaxia convencional

TABELA 12.6.

Taxas de bacteremia e complicações infecciosas associadas com procedimentos endoscópicos baixos (adaptação de Douglas)[22]

Procedimento	Taxa de bacteremia	Média	Complicações
Retossigmoidoscopia rígida	0% a 12%	7,6%	- Endocardite - Sépsis
Retossigmoidoscopia flexível	0% a 1%	0,5%	- Endocardite - Sépsis
Colonoscopia	0% a 25%	4,4%	- Peritonite bacteriana - Meningite - Sépsis - Apendicite - Endocardite - Gangrena de Fournier
Colonoscopia + ablação com Nd:YAG	19%		- Sépsis

no sentido de evitar endocardite por *Streptococcus epidermidis, Streptococcus bovis*, entre outros, como será mais bem discutido a seguir. Pacientes cirróticos deverão receber profilaxia apenas na vigência de sangramento digestivo. Os outros casos deverão ser analisados individualmente.

GASTROSTOMIA ENDOSCÓPICA

A gastrostomia endoscópica percutânea (PEG) é um procedimento que, em relação à gastrostomia cirúrgica, tem boa aceitação por não necessitar de laparotomia nem de anestesia geral, por demandar menor tempo para sua realização e por apresentar técnica simples e menor custo. Desse modo, pode ser mais facilmente indicada para pacientes em condições clínicas precárias. A morbidade associada à PEG varia entre 4% e 38%, com mortalidade menor que 1%. A infecção periestomal é uma das principais morbidades após a PEG, sendo sua incidência descrita na literatura muito variável (3% a 30%).

Como os pacientes submetidos à PEG são geralmente pacientes geriátricos, com seqüelas neurológicas ou doenças oncológicas, uma infecção conseqüente de um procedimento eletivo pode tornar-se uma infecção complexa, nesse contexto a importância de uma recomendação quanto ao uso da antibioticoprofilaxia. Sete estudos prospectivos, randomizados, sobre a eficácia da antibioticoprofilaxia mostraram resultados conflitantes[123-129] (Tabela 12.7). Cinco deles demonstraram redução da incidência de infecção periestomal com o uso do antibiótico profilático,[123-126,128] enquanto dois não mostraram decréscimo significativo.[129,131] Um deles evidenciou redução na incidência de infecção quando os pacientes já estavam em uso de antibióticos por longo período concomitante ao procedimento.[129] Com base nesses dados conflitantes, Sharma e colaboradores[132] realizaram uma metanálise para tentar determinar o real benefício da antibioticoprofilaxia na PEG. Demonstraram que houve um decréscimo de infecção periestomal nos pacientes que receberam profilaxia em

relação ao grupo-controle, com incidência de infecção respectivamente em 6,4% *versus* 24%. Nos estudos foram usados diversos esquemas antibióticos, conforme descrito na Tabela 12.8, porém a Sociedade Americana de Endoscopia Gastrointestinal (ASGE) recomenda o uso rotineiro de cefazolina ou outro antibiótico com cobertura equivalente, venoso, 30 minutos antes da realização da PEG. É desnecessário o uso de antibiótico profilático nos pacientes que já estiverem em uso de antibióticos com cobertura para germes aeróbios do trato digestivo e da flora bucal.

Recentemente nos Estados Unidos, notou-se o surgimento de estafilococos meticilino-resistentes (MRSA) e outros patógenos resistentes nas infecções da PEG, tendo como principal causa o uso indiscriminado de antibióticos nas instituições, assim como a hospitalização prolongada em pacientes com várias comorbidades.[131]

Recomendação: Indica-se efazolina 1 g ou outro antibiótico com cobertura equivalente, venoso, 30 minutos antes da realização do procedimento para to-

TABELA 12.7

Tratamentos e incidência de infecções de ferida em estudos individuais controlados randomizados (adaptação de Sharma)[130]

Referência	N	Infecção de ferida	Tratamento	N	Infecção de ferida	Tratamento
		Grupo tratamento			Grupo-controle	
Jonas e colaboradores[127]	17	5	Cefoxitina 1 g *i.v.*	16	5	Placebo *i.v.*
Jain e colaboradores[126]	27	2	Cefazolina 1 g *i.v.*	28	9	Placebo *i.v.*
Akkerdijk e colaboradores[123]	36	5	Amoxicilina-clavulanato 1,2 g *i.v.*	60	21	Sem profilaxia
Sturgis e colaboradores[129]	30	4	Cefazolina 1 g *i.v.*	31	6	Placebo *i.v.*
Gossner e colaboradores[125]	201	1	Cefotaxime 2 g *i.v.* ou Piperacilina 4 g + tazobactam 0,5 g *i.v.*	106	8	Sem profilaxia
Preclik e colaboradores[128]	41	6	Co-amoxiclav 2,2 g *i.v.*	43	19	Solução salina *i.v.*
Dormann e colaboradores[124]	69	4	Ceftriaxone 1 g *i.v.*	72	17	Sem profilaxia

i.v.: intravenoso

TABELA 12.8

Bacteremia após EUS diagnóstica e EUS com biópsia guiada (adaptação de Janssen)[147]

Estudo	N° de pacientes	Bacteremia após EUS diagnóstica	Bacteremia após EUS + biópsia	Taxa de contaminação
Barawi e colaboradores	100		0%	3%
Levy e colaboradores	52	1,9%	3,8%	1,9%
Janssen e colaboradores	100 50	2%	4%	3%

dos os pacientes, exceto aqueles que já estiverem em uso de antibióticos.

COLANGIOPANCREA-TOGRAFIA RETRÓGRADA ENDOSCÓPICA

A colangiopancreatografia retrógrada endoscópica (CPRE) é um procedimento minimamente invasivo que tem grande importância no diagnóstico e na terapêutica de patologias das vias biliares e pancreáticas. Com o avanço dos métodos de imagem como a colangiopancreatografia por ressonância magnética (CPRM) e a ecoendoscopia, a CPRE vem cada vez mais se tornando um procedimento endoscópico terapêutico.

As complicações relacionadas ao procedimento são as inerentes a sedação, infecção, hemorragia, perfuração e pancreatite. Dentre elas, a colangite é uma importante e grave complicação, ocorrendo em uma incidência de 3%, com mortalidade em torno de 10%.[132,133] Os possíveis mecanismos de infecção relacionada à CPRE incluem a contaminação exógena do equipamento, a contaminação pela microflora endógena e a ausência ou inadequada drenagem da árvore biliar após a injeção de meio de contraste.[134,135] A drenagem adequada da via biliar constitui o principal modo de evitar uma complicação infecciosa, especialmente após injeção de contraste.

Existem poucos estudos comparando um antibiótico profilático antes da CPRE com placebo, além disso, os estudos existentes usam diferentes metodologias na seleção dos casos, diferentes antibióticos, inclusive com duração variada. Com isso, os resultados mostrados são divergentes. Na metanálise desenvolvida por Harris e colaboradores[136] com o objetivo de avaliar quando o antibiótico profilático reduz a ocorrência de bacteremia e/ou sépsis/colangite nos pacientes submetidos à CPRE, demonstrou-se que a antibioticoprofilaxia pode reduzir a incidência de bacteremia, mas esse resultado não é estatisticamente significante e tem pouca relevância clínica. Com relação a sépsis/colangite, não houve redução substancial na sua incidência. Dentre os estudos avaliados, destacam-se dois. Um deles foi conduzido por Niederau e colaboradores[137] e avaliou o efeito profilático da cefotaxima em pacientes submetidos à CPRE terapêutica ou diagnóstica complexa. Ocorreu colangite ou sépsis em quatro pacientes do grupo-controle (sem antibiótico), e nos quatro casos houve falha na drenagem completa da via biliar. Foram identificadas bactérias nas hemoculturas de três desses pacientes, sendo *Pseudomonas aeruginosa* em um caso e *E. coli* em dois casos. O outro estudo, conduzido por Byl e colaboradores,[138] randomizado, duplo-cego e placebo-controlado, comparou piperacilina com placebo em 82 pacientes com colestase

submetidos à CPRE terapêutica ou diagnóstica. O antibiótico foi iniciado antes do procedimento e mantido até a drenagem biliar completa, com duração máxima de sete dias. Eles concluíram que o uso de antibiótico prolongado nos pacientes submetidos à drenagem biliar inadequada após a CPRE pode reduzir a incidência de colangite, porém esse esquema não representa um regime profilático verdadeiro.

Thompson e colaboradores[139] conduziram um estudo que comparou total de custos e número de episódios de colangite ou mortes associadas à CPRE com e sem antibioticoprofilaxia em pacientes com icterícia obstrutiva e afirmou custo-efetividade no uso de uma dose única de antibiótico profilático em pacientes com obstrução biliar submetidos à CPRE.

A escolha do melhor esquema antibiótico a ser usado é outro ponto de grande discussão, não existindo consenso na literatura. Existem dois estudos[140,141] comparando ciprofloxacina oral com cefalosporinas venosas (cefuroxima e cefazolina) na profilaxia infecciosa durante CPRE de pacientes com alto risco de complicações sépticas. Demonstrou-se que a ciprofloxacina oral é um agente antibiótico custo-efetivo contra colangite e septicemia em pacientes de alto risco submetidos à CPRE, sendo uma opção barata e de fácil aplicação para uso na prática clínica.

Culturas aeróbias e anaeróbias de sangue e bile de pacientes submetidos à CPRE foram analisadas quanto à sensibilidade a 15 antibióticos. Foram detectados 12 diferentes microrganismos, sendo os 7 mais freqüentes (76%) *Escherichia coli, Enterococcus, Streptococcus viridans, Staphylococcus epidermidis, Morganella morganii* e *Bacteroides fragilis*. Analisando os testes *in vitro*, possíveis efeitos colaterais e contra-indicações, concluiu-se que amoxicilina com inibidor de betalactamase ou quinolonas são drogas efetivas para a profilaxia de infecção biliar.[142]

Em relação a pacientes com suspeita de pseudocisto de pâncreas, não existem estudos controlados e randomizados comparando a antibioticoprofilaxia com placebo. Porém, a Sociedade Americana de Endoscopia Gastrointestinal orienta como prudente seu uso rotineiro nesses pacientes.

Casos especiais como os descritos por Katsinelus e colaboradores[143] devem ser analisados individualmente. Eles descreveram dois casos de septicemia e abscessos hepáticos por *Pseudomonas aeruginosa* em pacientes com disfunção do esfíncter de Oddi tipo 2, que se caracteriza por dor tipo biliar mais uma das seguintes alterações: anormalidades nos testes de função hepática, ducto biliar dilatado e drenagem lenta na CPRE.[144] O uso profilático de antibióticos nos pacientes com disfunção do esfíncter de Oddi submetidos a CPRE é um tema que merece maior estudo e até o momento não faz parte das recomendações formais, e cada caso deverá ser analisado individualmente.

Recomendação: O antibiótico profilático deve ser recomendado para pacientes de alto risco de endocardite, assim como com prótese vascular com tempo inferior a um ano. Em relação a sépsis/colangite, a profilaxia é recomendada para pacientes com suspeita ou diagnóstico de obstrução biliar ou pseudocisto pancreático. Nas outras situações, o uso deverá ser avaliado isoladamente. Deve-se lembrar sempre que a drenagem da árvore biliar é a melhor maneira de evitar uma complicação infecciosa após a colangiopancreatografia retrógrada endoscópica. Não existe consenso quanto ao antibiótico indicado, porém uma opção é ciprofloxacina 400 mg, venoso, 30 minutos antes do procedimento. Outras alternativas são amoxicilina-clavulanato e ampicilina-sulbactan.

ECOENDOSCOPIA (EUS)

A ecoendoscopia é um importante método no diagnóstico e no manejo de doenças gastroenterológicas e biliopancreáticas. Por se tratar de um método invasivo, que permite biópsias por agulha fina de lesões císticas e sólidas, há uma preocupação no que diz respeito à indicação de antibioticoprofilaxia e sobre quais drogas devem ser utilizadas. A despeito disso, são poucos os estudos disponíveis que tratam das complicações infecciosas da EUS intervencionista. Barawi e colaboradores[147] demonstraram que, de cem pacientes submetidos a biópsia guiada por EUS, seis apresentaram hemoculturas positivas para *Staphylococcus coagulase* negativo, o que traduz contaminação. Nenhuma infecção foi detectada. Levy e colaboradores[146] acompanharam 52 pacientes após realização de biópsia com agulha fina guiada por EUS e nenhum deles apresentou complicações infecciosas. Janssen e colaboradores[147] seguiram cem pacientes que realizaram EUS diagnóstica e EUS intervencionista, nos quais a bacteremia ocorreu respectivamente em 2% e 4% dos casos, porém nenhum dos pacientes apresentou sinais ou sintomas de infecção (Tabela 12.8). Em 2006, Bournet e colaboradores publicaram sua experiência de 13 anos com EUS diagnóstica e intervencionista. Houve indicação de antibioticoprofilaxia para os pacientes com lesões de alto risco para o desenvolvimento de endocardite, bem como para os pacientes com lesões pancreáticas císticas ou com lesões perirretais, os quais receberam profilaxia com cefazolina (1,0 g) antes do procedimento.[148] Bacteremia ocorreu em cerca de 6% dos pacientes. Nesse estudo francês nenhuma morte foi relatada e apenas um caso de infecção foi detectado em um paciente com cisto pancreático.

A EUS é considerada um método diagnóstico relativamente novo, sendo necessários mais estudos para uma padronização das indicações de antibioticoprofilaxia e da escolha da droga a ser utilizada. A bacteremia pode ocorrer em 5,8% a 6% dos procedimentos com EUS, diagnósticas ou intervencionistas.[147-149] No entanto, complicações infecciosas estabelecidas são relativamente raras.[149-152] Wiersema e colaboradores, em um estudo isolado em 1997, demonstraram uma incidência de 14% de infecção em pacientes com tumor cístico de pân-

creas submetidos a biópsia guiada por EUS.[151] Apesar de haver necessidade de mais estudos controlados e randomizados que estabeleçam de forma concreta o uso de antibióticos profiláticos nessas situações, a ASGE recomenda uso dessas medicações em pacientes com lesões císticas que serão submetidos a punção ou pacientes que serão submetidos a drenagem de pseudocistos.[2,148] Os pacientes que serão submetidos a EUS por neoplasia do trato gastrointestinal, neoplasias periampulares, tumores pancreáticos ou linfonodos têm incidência de bacteremia semelhante à da população submetida a endoscopia digestiva alta, com incidência insignificante de complicações infecciosas.

Recomendação: Atualmente a ASGE recomenda uso de profilaxia antibiótica em pacientes com lesões císticas que serão submetidos a punção ou em pacientes que serão submetidos a drenagem de pseudocistos. O antibiótico escolhido deverá cobrir a flora entérica gram-negativa, enterococos e, possivelmente, *Pseudomonas sp*. Cefalosporinas de terceira geração e quinolonas constituem boas opções. No entanto, são necessários mais estudos randomizados e controlados que definam de forma concreta a indicação de profilaxia e qual a droga com melhor cobertura.

ENDOCARDITE BACTERIANA

A endocardite bacteriana é uma infecção da superfície endotelial cardíaca, incluído as válvulas cardíacas, que, apesar dos avanços na terapia antimicrobiana, continua responsável por substancial morbidade e mortalidade.

A antibioticoprofilaxia para prevenir a endocardite bacteriana tem suas recomendações bem definidas pela American Heart Association.[153] As condições cardíacas são divididas em alto risco, moderado risco e baixo risco, de acordo com o potencial de desenvolver endocardite na vigência de bacteremia (Tabela 12.9), assim como os procedimentos também são divididos de acordo com o risco de bacteremia.

TABELA 12.9

Condições cardíacas divididas quanto ao risco de endocardite bacteriana (adaptação de Taubert)[153]

Alto risco
- prótese valvar cardíaca;
- endocardite bacteriana prévia;
- doença cardíaca congênita cianótica complexa;
- shunt pulmonar-sistêmico cirúrgico.

Moderado risco
- malformações cardíacas congênitas (exceto as citadas na categoria de alto e baixo risco);
- disfunção valvular adquirida;
- cardiomiopatia hipertrófica;
- prolapso mitral com regurgitação valvular e/ou espessamento dos folhetos.

Baixo risco (risco semelhante ao da população geral)
- marca-passo cardíaco ou desfibrilador implantável;
- história de febre reumática sem disfunção valvular;
- história de doença de Kawasaki sem disfunção valvular;
- murmúrio cardíaco funcional ou fisiológico;
- prolapso mitral sem regurgitação valvular;
- história de cirurgia para bypass coronariano;
- reparação cirúrgica de defeito do septo atrial, defeito do septo ventricular ou de ducto arterial patente;
- defeito do septo atrial.

Comparando com a população em geral, os pacientes colocados na categoria de alto risco são mais suscetíveis ao desenvolvimento de endocardite bacteriana grave, com implicações na morbidade e na mortalidade. São eles os portadores de prótese valvar cardíaca, história de endocardite bacteriana (mesmo na ausência de outras doenças cardíacas), doença cardíaca congênita cianótica complexa e *shunt* pulmonar-sistêmico cirúrgico. Os pacientes da categoria de moderado risco são os portadores de malformações cardíacas adquiridas e congênitas não relacionadas na categoria de alto risco. Eles também têm risco aumentado de endocardite bacteriana em relação à população em geral. Já os pacientes da categoria de baixo risco apresentam risco de desenvolver endocardite na vigência de bacteremia semelhante ao da população em geral. São os portadores de marca-passo cardíaco ou desfibrilador implantável, os que possuem história de febre reumática sem disfunção valvular, história de doença de Kawasaki sem disfunção valvular, murmúrio cardíaco funcional ou fisiológico, prolapso mitral sem regurgitação valvular, história de cirurgia para *bypass* coronariano, reparação cirúrgica de defeito do septo atrial, defeito do septo ventricular ou do ducto arterial patente e os portadores de defeito do septo atrial.

Dentre os procedimentos gastrointestinais, a profilaxia é recomendada para os pacientes da categoria de alto risco que serão submetidos a escleroterapia de varizes esofágicas, dilatação esofágica, colangiopancreatografia endoscópica retrógrada com obstrução biliar, cirurgias do trato biliar ou procedimentos cirúrgicos que lesem a mucosa intestinal. Para os pacientes em risco moderado, a profilaxia visando à prevenção de endocardite bacteriana é opcional. Esta deverá ser analisada visando à recomendação de profilaxia de cada procedimento.

Na endoscopia gastrointestinal com ou sem biópsia, a profilaxia é opcional inclusive para pacientes de alto risco (Tabela 12.10).

O esquema antibiótico é dividido para procedimentos esofágicos e não-esofágicos. A antibioticoprofilaxia para os procedimentos esofágicos visa à cobertura do principal germe envolvido com endocardite após esse procedimento, o *Estreptococcus alfa-hemolíticos*. É recomendado o uso de amoxicilina 2 g, oral, uma hora antes do procedimento. Pacientes impossibilitados de ingerir medicação oral devem ser tratados com ampicilina parenteral, e pacientes alérgicos a penicilina têm como opção clindamicina, cefalosporinas de primeira geração, azitromicina ou claritromicina (Tabela 12.11).

Para os outros procedimentos do trato gastrointestinal, excluindo-se os procedimentos esofágicos, o objetivo é a cobertura contra *Enterococos faecalis*, sendo recomendado o uso de ampicilina associado a gentamicina parenteral ou vancomicina nos pacientes alérgicos a penicilina (Tabela 12.12).

São consideradas situações especiais quando o paciente ocasionalmente esquece de tomar o antibiótico profilático antes do procedimento ou quando o médico julga ter ocorrido sangramento não esperado durante um procedimento que rotineiramente não requer profilaxia. Nesses casos, experimento em modelo animal sugere que o antibiótico poderá ser administrado até duas horas após o procedimento, mantendo uma profilaxia efetiva. Após quatro horas provavelmente não há benefício profilático.[154]

Recomendação: Para procedimentos endoscópicos como dilatação de estenoses esofágicas, esclerose de varizes, CPRE e procedimentos envolvendo a mucosa intestinal, é recomendada a antibioticoprofilaxia para os pacientes de alto risco (portadores de prótese valvar cardíaca, história de endocardite bacteriana, doença cardíaca congênita cianótica complexa e *shunt* pulmonar-sistêmico cirúrgico). Nessas situações é opcional o uso para pacientes de risco moderado.

TABELA 12.10

Profilaxia de endocardite bacteriana (adaptação de Taubert)[153]

Recomendados para paciente de alto risco e opcional para moderado risco
- escleroterapia de varizes de esôfago;
- dilatação da estenose de esôfago;
- CPRE com obstrução biliar;
- cirurgia do trato biliar;
- procedimentos cirúrgicos envolvendo a mucosa intestinal.

Opcionais para pacientes de alto risco e não recomendados para pacientes de moderado risco
- ecocardiograma transesofágico;
- endoscopia digestiva alta e baixa com ou sem biópsia.

TABELA 12.11

Esquema de antibioticoprofilaxia para procedimentos esofágicos (adaptação de Taubert)[153]

Situação geral	
Amoxicilina	Adultos: 2 g Crianças: 50 mg/kg Oral: uma hora antes do procedimento
Pacientes impossibilitados de tomar medicação oral	
Ampicilina	Adultos: 2 g Crianças: 50 mg/kg IM ou IV: 30 minutos antes do procedimento
Pacientes alérgicos a penicilina	
Claritromicina	Adultos: 600 mg Crianças: 20 mg/kg Oral: uma hora antes do procedimento
Cefadroxil ou cefalexina	Adultos: 2 g Crianças: 50 mg/kg Oral: uma hora antes do procedimento
Azitromicina ou claritromicina	Adultos: 500 mg Crianças: 15 mg/kg Oral: uma hora antes do procedimento
Pacientes alérgicos a penicilina e impossibilitados de usar medicação oral	
Claritromicina	Adultos: 600 mg Crianças: 20 mg/kg IV: 30 minutos antes do procedimento
Cefazolina	Adultos: 1 g Crianças: 25 mg/kg IM ou IV: 30 minutos antes do procedimento

Para os outros procedimentos endoscópicos como endoscopia digestiva alta, retossigmoidoscopia e colonoscopia com ou sem biópsia, polipectomia ou hemostasia não-varicosa é opcional a antibioticoprofilaxia para os pacientes de alto risco e não é recomendada para os pacientes de risco intermediário. Os esquemas de antibióticos estão descritos nas Tabelas 12.11 e 12.12.

PRÓTESES ORTOPÉDICAS

A infecção de próteses ortopédicas associada a procedimentos endoscópicos é extremamente rara. Meyer e colaboradores[155] demonstraram que a maioria dos serviços de endoscopia dos EUA não indica profilaxia com antibióticos em pacientes em uso de prótese ortopédica. Ainda há discussão sobre o caso específico de colonoscopia com polipectomia nos seis meses após a colocação da prótese. Existe apenas um caso relatado de infecção de uma prótese de joelho após tratamento com Nd:YAG *laser* para uma neoplasia avançada de esôfago.[156]

Em resumo, atualmente não há dados suficientes para recomendação de antibioticoprofilaxia em pacientes com prótese ortopédica.

Recomendação: Cada caso deve ser individualizado e, havendo indicação de profilaxia, deve-se indicar esquema semelhante ao indicado pela American Heart Association para endocardite.

ENXERTOS VASCULARES SINTÉTICOS

A infecção de enxertos vasculares sintéticos tem alta morbidade e mortalidade, porém sua incidência reduz progressivamente com o tempo. O risco de complicações infecciosas no período até um ano após a colocação do enxerto é maior devido à ausência da formação completa da camada "pseudo-íntima". Após um ano, o enxerto habitualmente já se encontra completamente revestido por essa camada. Sendo assim, o risco de infecção reduz sensivelmente, tornado-se igual ao de um indivíduo sem enxerto. Malone e colaboradores[157] estudaram a incidência de infecção entre cães com enxerto vascular sintético que recebiam um inóculo de *S. aureus* e eram avaliados periodicamente. Após um mês, a incidência de infecção do enxerto foi de 100% e, após um ano, de 30%.

Recomendação: Com base nos estudos atuais, a ASGE recomenda antibioticoprofilaxia para pacientes no primeiro ano após a colocação de enxerto vascular sintético que serão submetidos a dilatação esofágica, esclerose de varizes ou CPRE com obstrução biliar. Para os procedimentos restantes, o endoscopista deverá avaliar cada caso individualmente.

TABELA 12.12

Esquema de antibioticoprofilaxia para outros procedimentos gastrointestinais (adaptação de Taubert)[153]

Pacientes de alto risco	**Adultos:** Ampicilina 2 g IM ou IV Gentamicina 1,5 mg/kg IM ou IV (não exceder 120 mg), 30 minutos antes do procedimento Seis horas após o procedimento: ampicilina 1 g IM ou IV, ou amoxicilina 1 g oral* **Crianças:** Ampicilina 50 mg/kg IM ou IV (não exceder 2 g) Gentamicina 1,5 mg/kg IM ou IV, 30 minutos antes do procedimento Seis horas após o procedimento: ampicilina 25 mg/kg IM ou IV, ou amoxicilina 25 mg/kg oral*
Pacientes de alto risco alérgicos a ampicilina ou amoxicilina	**Adultos:** Vancomicina 1 g IV infusão por uma a duas horas Gentamicina 1,5 mg/kg IV ou IM (não exceder 120 mg) A infusão deverá acabar 30 minutos antes do procedimento* **Crianças:** Vancomicina 20 mg/kg IV infusão por uma a duas horas Gentamicina 1,5 mg/kg IV ou IM A infusão deverá acabar 30 minutos antes do procedimento*
Pacientes de risco moderado	**Adultos:** Amoxicilina 2 g oral, uma hora antes do procedimento, ou ampicilina 2 g IM ou IV, 30 minutos antes do procedimento **Crianças:** Amoxicilina 50 mg/kg oral, uma hora antes do procedimento. ou ampicilina 50 mg/kg IM ou IV, 30 minutos antes do procedimento*
Pacientes de risco moderado alérgicos a ampicilina ou amoxicilina	Vancomicina **Adultos:** 1 g IV infusão por uma a duas horas A infusão deverá acabar 30 minutos antes do procedimento* **Crianças:** 20 mg/kg IV infusão por uma a duas horas A infusão deverá acabar 30 minutos antes do procedimento*

*A segunda dose de vancomicina ou gentamicina não é recomendada

REFERÊNCIAS BIBLIOGRÁFICAS

1. Focaccia R, Veronesi R. Tratado de infectologia. Rio de Janeiro: Atheneu; 2000. P. 48-9.
2. ASGE. Guidelines for antibiotic prophylaxis for GI endoscopy. Gastrointest Endosc 2003;58:475-82.
3. Greene HW, Moody M, Hartley R, Effman E, Aisner J, Young VM et al. Esophagoscopy as a source of Pseudomonas aeruginosa sepse in patients with acute leukemia: the need for sterilization of endoscopes. Gastroenterology 1974;67912-9.
4. Noy MF, Harrison L, Holmes GK. The significance of bacterial contamination of fiberoptic endoscopes. J Hosp Infect 1980;1:53.
5. Martin MA, Reicherderfer M. APIC Guideline for infection prevention and control in flexible endoscopy. Am J Infect Control 1994;22:19-38.
6. Mascarenhas RRF. Estudo da eficácia dos procedimentos usuais de descontaminação de aparelhos de endoscopia digestiva alta [tese de doutorado]. Salvador: UFBA; 1997.
7. Linnemann C, Weisman E, Wenger J. Blood cultures following endoscopy of the esophagus and stomach. South Med J 1971;64(9):1055-62.
8. Shull HJ Jr, Greene BM, Allen SD, Dunn GD, Schenker S. Bacteremia with upper gastrointestinal endoscopy. Ann Intern Med 1975 Aug;83(2):212-4.

9. Liebermann TR. Bacteremia and fiberoptic endoscopy. Gastrointest Endosc 1976;23:36-7.

10. Mellow MH, Lewis RJ. Endoscopy-related bacteremia. Arch Intern Med 1976 Jun;136(6):667-9.

11. Balth AL, Buhac I, Agrawal A, O'Connor P, Bram M e Malatino E. Bacteremia after upper gastrointestinal endoscopy. Arch Intern Med 1977;137(5):594-7.

12. Stray N, Midtvedt T, Valnes K, Rosseland A, Pytte R, Hoivik B. Endoscopy-related bacteremia. Scand J Gastroenterol 1978; 13(3):345-7.

13. Kirk A, Graham-Brown R, Perinpanayagam RM, Smith RG, Barnardo DE. Bacteremia and upper gastrointestinal fibre-endoscopy. J Roy Soc Med 1979;72(6):409-11.

14. Norfleet RG, Mitchell PD, Mulholland DD, Philo J. Does bacteremia follow upper gastrointestinal endoscopy? Am J Gastroenterol 1981 Nov;76(5):420-2.

15. O'Connor HJ, Hamilton I et al. Bacteremia with upper gastrointestinal endoscopy – a reappraisal. Endoscopy 1983; 15:21-3.

16. Meyer GW. Prophylaxis of infective endocarditis during gastrointestinal procedures: report of a survey. Gastrointest Endosc 1979;25:1-2.

17. Rumfeld W, Wallace G, Scott BB. Bacterial endocarditis after endoscopy. Lancet 1980 Nov 15;2(8203):1083.

18. Logan RF, Hastings JGM. Bacterial endocarditis: a complication of gastroscopy. Br Med J 1988;296:1107.

19. Pritchard TM, Foust RT, Cantey JR, Leman RB. Prosthetic valve endocarditis due to Cardiobacterium hominis occuring after gastrointestinal endoscopy. Am J Med 1991;90(4):516-8.

20. Montalto M, La Regina M, Gemelli P, Manna R, Gasbarrini G. Mitral valve endocarditis caused by Streptococcus oralis occurring after upper gastrointestinal endoscopy. Am J Gastroenterology 2002;97(8):2149-50.

21. al-Zamil F, al Ballaa S, Nazer H, Tufenkeji H. Meningococcaemia: a life-threatening complication of upper gastrointestinal endoscopy. J Infect 1994 Jan;28(1):73-5.

22. Douglas BN. Infectious disease complications of GI endoscopy: part 1, endogenous infections. Gastrointest Endosc 2003;57:546-56.

23. Lee TH, Hsueh PR, Yeh WC, Wang HP, Wang TH, Lin JT Low frequency of bacteremia after mucosal resection. Gastrointest Endosc 2000 Aug;52(2):223-5.

24. Inoue H, Kudo S. Ressecção mucosa endoscópica para cânceres mucosos intestinais. In: Classen M, Tytgat GNJ, Lightdale CJ. Endoscopia gastrointestinal. São Paulo: Atheneu; 2005. P. 325.

25. Schlaeffer F, Riesenberg K, Mikolich D, Sikuler E Serious bacterial infections after endoscopic procedures. Arch Intern Med 1996;156(5):572-4.

26. Bayliss R, Clarke C, Oakley CM, Somerville W, Whitfield AG, Young SE. The bowel, the genitourinary tract, and infective endocarditis. Br Heart J 1984 Mar;51(3):339-45.

27. Yin TP, Dellipiani AW. Bacterial endocarditis in a patient with a benign esophageal stricture. Endoscopy 1983;15:27-8.

28. Niv Y, Bat L, Motro M. Bacterial endocaditis after Hurst bougienage in a patient with a benign esophageal stricture and mitral valve prolapse. Gastrointest Endosc 1985;31:265-7.

29. Breuer GS, Yinnon AM, Halevy J. Infective endocarditis associated with upper endoscopy: case report and review. J Infect 1998;36:342-4.

30. Appignani A, Trizzino V. A case of brain abscess as complication of esophageal dilation for caustic stenosis. Eur J Pediatr Surg 1997;7:42-3.

31. Golladay ES, Tepas JJ 3rd, Pickard LR, Seibert JJ, Brown RW, Haller JA Jr. Bacteremia after esophageal dilation: a clinical and experimental study. Ann Thorac Surg 1980 Jul;30(1):19-23.

32. Djupesland P, Solgaard T, Mair IWS. Cerebral abscess complicating dilatation of a corrosive esophageal stricture. Eur Arch Otorhinolaryngol 1991;248:308-10.

33. Coles EF, Reed WW, Tighe JF. Bacterial meningitis occuring after esophageal dilation in a otherwise healthy patient. Gastrointest Endosc 1992;38:384-5.

34. Zuccaro G, Richter JE, Rice TW, el al. Viridans streptococcal bacteremia after esophageal stricture dilation. Gastrointest Endosc 1998;48:568-73.

35. Raines DR, Branche WC, Anderson DL, Boyce H The occurrence of bacteremia after esophageal dilation. Gastrointest Endosc 1975 Nov;22(2):86-7.

36. Nelson DB, Sanderson SJ, Azar MM. Bacteremia with esophageal dilation. Gastrointest Endosc 1998 Dec;48(6): 563-7.

37. Stephenson PM, Dorrington L, Harris OD et al. Bacteremia following esophageal dilation and esophago-gastroscopy. Aus NZ J Med 1977;7:32-5.

38. Camara DS, Gruber M, Barde CJ, Montes M, Caruana JA Jr, Chung RS. Transient bacteremia following endoscopic injection sclerotherapy of esophageal varices. Arch Intern Med 1983 Jul;143(7):1350-

39. Cohen LB, Korsten MA, Scherl EJ, Velez ME, Fisse RD, Arons EJ. Bacteremia after endoscopic injection sclerosis. Gastrointest Endosc 1983 Aug;29(3):198-200.

40. Gerhartz HH, Sauerbruch T et al. Nosocomial septicemia in patients undergoing sclerotherapy for variceal hemorrhage. Endoscopy 1984;16:129-30.

41. Brayco C, Kozarek R et al. Bacteremia during esophageal variceal sclerotherapy: its cause and prevention. Gastrointest Endosc 1985;31:10-2.

42. Sauerbruch T, Holl J et al. Bacteremia associated with endoscopic sclerotherapy of esophageal varices. Endoscopy 1985;17:170-2.

43. Snady H, Korsten MA et al. The relationship of bacteremia to the length of the injection needle in endoscopic variceal sclerotherapy. Gastrointest Endosc 1985;31:243-6.

44. Low DE, Shoenut JP et al. Infectious complications of endoscopic injection sclerotherapy. Arch Intern Med 1986;146:569-71.

45. Hegnhoj J, Andersen JR et al. Bacteremia after injection sclerotherapy of esophageal varices. Liver 1988;8:167-71.

46. Lorgat F, Madden MV et al. Bacteremia after injection of esophageal varices. Surg Endosc 1990;4:18-9.

47. Ho H, Zuckerman MJ et al. A prospective controlled study of the risk of bacteremia in emergency sclerotherapy of esophageal varices. Gastroenterology 1991;101:1642-8.

48. Rolando N, Gimson A et al. Infectious sequelae after endoscopic sclerotherapy of esophageal varices: role of antibiotic prophylaxis. J Hepatol 1993;18:290-4.

49. Lo GH, Lai KH et al. A comparison of the incidence of transient bacteremia and infectious sequelae after sclerotherapy and rubber band ligation of bleeding esophageal varices. Gastrointest Endosc 1994;40:675-9.

50. Lo GH, Lai KH et al. A prospective, randomized trial of sclerotherapy versus ligation. Hepatology 1995;22:466-71.

51. Selby WS, Norton ID et al. Bacteremia and bacterascites after endoscopic sclerotherapy for bleeding esophageal varices and prevention by intravenous cefotaxime: a randomized trial. Gastrointest Endosc 1994;40:680-4.

52. Kulkarni SG, Parikh SS et al. High frequency of bacteremia with endoscopic treatment of esophageal varices in advanced cirrhosis. Indian Gastroenterol 1999;18:143-5.

53. Chen WC, Hou MC et al. Bacteremia after endoscopic injection of N-butyl-2-cyanoacrilate for gastric variceal bleeding. Gastrointest Endosc 2001;54:214-8.

54. Lai KH, Tsai Yt et al. Spontaneous bacterial peritonitis after endoscopic variceal sclerotherapy. Gastrointest Endosc 1986;32:303.

55. Barnett J, Elta G. Bacterial peritonitis following endoscopic variceal sclerotherapy. Gastrointest Endosc 1987;33:316-7.

56. Tam F, Chow H et al. Bacterial peritonitis following esophageal injection sclerotherapy for variceal hemorrhage. Gastrointest Endosc 1990;36:131-3.

57. Schembre D, Bjorkman DJ. Post-sclerotherapy bacterial peritonitis. Am J Gastroenterol 1991;86:481-6.

58. Tank LV, Estay R et al. Bacterial peritonitis and sclerotherapy for variceal hemorrhage. Gastrointest Endosc 1992;38:200.

59. Stiegmann GV, Goff JS et al. Endoscopic sclerotherapy as compared with endoscopic ligation for bleeding esophageal varices. N Engl J Med 1992;326:1527-32.

60. Laine L, El Newihi HM et al. Endoscopic ligation compared with sclerotherapy for the treatment of bleeding esophageal varices. Ann Intern Med 1993;119:1-7.

61. Bac DJ, de Marie S et al. Post-sclerotherapy bacterial peritonitis: a complication of scleroterapy or of variceal bleeding. Am J Gastroenterol 1994;89:859-62.

62. Hou MC, Lin HC et al. Comparison of endoscopic variceal injection sclerotherapy and ligation for the treatment of esophageal variceal hemorrhage: a prospective, randomized trial. Hepatology 1995;21:1517-22.

63. Baskin G. Prosthetic endocarditis after endoscopic variceal sclerotherapy: a failure of antibiotic prophylaxis. Am J Gastroenterol 1989;84:311-2.

64. Wong A, Rosenstein A et al. Bacterial endocarditis following endoscopic variceal sclerotherapy. J Clin Gastroenterol 1997;24:90-1.

65. Cohen FL, Koerner RS et al. Solitary brain abscess following endoscopic injection sclerosis of esophageal varices. Gastrointest Endosc 1985;31:331-3.

66. Wang WM, Chen CY et al. Central nervous system infection after endoscopic injection sclerotherapy. Am J Gastroenterol 1990;85:865-7.

67. Kumar P, Mehta SK et al. Pyogenic meningitis and cerebral abscesses after endoscopic injection sclerotherapy. Am J Gastroenterol 1991;86:1672-4.

68. Tai DI, Lan CK et al. Brain abscess following endoscopic injection sclerotherapy: a report of case. J Formos Med Assoc 1991;90:857-9.

69. Toyoda K, Satu Y et al. Purulent meningitis after endoscopic injection sclerotherapy for esophageal varices. Intern Med 1994;33:706-9.

70. Van Zaanen HCT, Schotborgh RH et al. Meningococcus septicemia: a complication of endoscopic injection sclerotherapy. Am J Gastroenterol 1990;85:631-2.

71. Barthel JS, Sprouse RF et al. Fatal Candida esophageal abscess and sepsis complicating endoscopic variceal sclerosis. Gastrointest Endosc 1987;33:107-10.

72. Nagral A, Nagral SS et al. Splenic abscess – A possible complication of endoscopic variceal scleroterapy. Indian J Gastroenterol 1993;12:56-7.

73. Ritchie M, Lightdale CJ et al. Bilateral perinephric abscess: a complication of endoscopic injection sclerotherapy. Am J Gastroenterol 1987;82:670-3.

74. Tseng CC, Green RM et al. Bacteremia after endoscopic band ligation of esophageal varices. Gastrointest Endosc 1992;38:336-7.

75. Berner JS, Gaing AA et al. Sequelae after esophageal variceal ligation and sclerotherapy: a prospective randomized study. Am J Gastroenterol 1994;89:852-8.

76. Lin OS, Wu SS. Bacterial peritonitis after elective endoscopic variceal ligation: a prospective study. Am J Gastroenterol 2000;95:214-7.

77. Al Traif I, Fachartz FS et al. Randomized trial of ligation versus combined ligation and scerotherapy for bleeding esophageal varices. Gastrointest Endosc 1999;50:1-6.

78. Nagamine N, Kaneko Y et al. Occurrence of pyogenic meningitis during the course of endoscopic variceal ligation therapy. Gastrointest Endosc 1999;49:110-3.

79. Rimola A, Bory F et al. Oral, nonabsorbable antibiotics prevent infection in cirrhotics with gastrointestinal hemorrhage. Hepatology 1985;5:463-7.

80. Blaise M, Pateron D et al. Systemic antibiotic therapy prevents bacterial infection in cirrhotic patients with gastrointestinal hemorrhage. Hepatology 1994;20:34-8.

81. Soriano G, Guarner C, Tomas A, Villanueva C, Torras X, Gonzalez D et al. Norfloxacin prevents bacterial infection in

cirrhotics with gastrointestinal hemorrhage. Gastroenterology 1992;103(4):1267-72.

82. Bernard B, Grangé JD, Khac EN, Amiot X, Opolon P, Poynard T. Antibiotic prophylaxis for the prevention of bacterial infections in cirrhotic patients with gastrointestinal bleeding: a meta-analysis. Hepatology 1999;29:1655.

83. Cochrane Database Systematic Review. 2002. CD 00 2907.

84. Laine L, Cook D. Endoscopic ligation compared with sclerotherapy for treatment of esophageal variceal bleeding: a meta analysis. Ann Intern Med 1995;123:280-7.

85. Deschenes M, Villeneuve JP. Risk factors for the development of bacterial infections in hospitalized patients with cirrhosis. Am J Gastroenterol 1999;94:2193-7.

86. da Silveira MR, Siqueira ES et al. Prospective study of bacteremia rate after elastic band ligation and sclerotherapy of esophageal varices in patients with hepatosplenic schistosomiasis. Gastrointest Endosc 1997;46:321-3.

87. Rey JR, Axon A, Budzynska A, Kruse A, Nowak A. Guidelines of the European Society of Gastrointestinal Endoscopy (ESGE) antibiotic prophylaxis for gastrointestinal endoscopy. European Society of Gastrointestinal Endoscopy. Endoscopy 1998 Mar;30(3):318-24.

88. Kaw M, Przepiorka D, Sekas G. Infectious complications of endoscopic procedures in bone marrow transplant recipients. Dig Dis Sci 1993;38(1):71-4.

89. Kelley CJ, Ingoldby CJ, Blenkharn JI, Wood CB. Colonoscopy related endotoxemia. Surg Gynecol Obstet 1985;161:332-4.

90. Hartong WA, Barnes WG. The absence of bacteremia during colonoscopy. Am J Gastroenterol 1977;67:240-4.

91. Hurlstone DP, Cross SS, Drew K, Adam I, Shorthouse AJ, Brown S, Sanders DS et al. An evaluation of colorectal endoscopic mucosal resection using high-magnification chromoscopic colonoscopy: a prospective study of 1000 colonoscopies. Endoscopy 2004 Jun;36(6):551-3.

92. Unterman D, Milberg MB, Kranis M. Evaluation of blood cultures after sigmoidoscopy. N Engl J Med 1957;257:773-4.

93. Buchman E, Berglund EM. Bacteremia following sigmoidoscopy. Am Heart J 1960;60:863-6.

94. Engeling ER, Eng BF, Sullivan-Sigler N. Bacteremia after sigmoidoscopy: another view. Ann Intern Med 1976;85:77-8.

95. Kumar S, Abcarian H, Prasad ML, Lakshmanan S. Bacteremia associated with lower gastrointestinal endoscopy: fact or fiction? II. Proctosigmoidoscopy. Dis Colon Rectum 1983; 26:22-4.

96. Ward RL. Endocarditis complicating ulcerative colitis. Gastroenterology 1977;73:1189-90.

97. Rigilano J, Mahapatra R, Barnhill J, Gutierrez J. Enterococcal endocarditis following sigmoidoscopy and mitral valve prolapse. Arch Intern Med 1984;144:850-1.

98. Liach J, Elizalde I, Bordas JM, Ginés A, Almela M, Sans M et al. Prospective assessment of the risk of bacteremia in cirrhotic patients undergoing lower gastrointestinal endoscopy. Gastrointest Endosc 1999;49:214-7.

99. Rafoth RI, Sorensen RM, Bond JH Jr. Bacteremia following colonoscopy. Gastrointest Endosc 1975;22:32-3.

100. Craner GE, Ogburn RM. More data on abacteremia in colonoscopy. Gastrointest Endosc 1975;22:105.

101. Dickman MD, Farrell R, Higgs RH, Wright LE, Humphries TJ, Wojeik JD et al. Colonoscopy associated bacteremia. Surg Gynecol Obstet 1976;142:173-6.

102. Garaci K, Simpfendorfer C, Rosenthal M. Does bacteremia follow colonoscopy?Gastroenterology 1976;70:1189.

103. Norfleet RG, Mulholland D, Mitchell PD, Philo J, Walters EW. Does bacteremia follow colonoscopy?Gastroenterology 1976;70:20-1.

104. Norfleet RG, Mitchell PD, Mulholland DD, Philo J, Walters EW. Does bacteremia follow colonoscopy? II. Results with blood cultures obtained 5, 10, and 15 minutes after colonoscopy. Gastrointest Endosc 1976;23:31-2.

105. Pelican G, Hentges D, Butt J, Haag T, Rolfe R, Hutcheson D. Bacteremia during colonoscopy. Gastrointest Endosc 1976;23:33-5.

106. Coughlin GP, Butler RN, Alp MH, Grant AK. Colonoscopy and bacteremia. Gut 1977;18:678-9.

107. Hartong WA, Barnes WG, Calkins WG. The absence of bacteremia during colonoscopy. Am J Gastroenterol 1977; 67:240-4.

108. Kumar S, Abcarian H, Prasad ML, lakshmanan S. Bacteremia associated with lower gastrintestinal endoscopy, fact or fiction? I. Colonoscopy. Dis Colon Rectum 1982;25:131-4.

109. Kiss A, Ferenci P, Graninger W, Pamperl H, Pótzi R, Meryn S. Endotoxaemia following colonoscopy. Endoscopy 1983; 15:24-6.

110. Kelley CJ, Ingoldby CJH, Blenkham JI, Wood CB. Colonoscopy related endotoxemia. Surg Gynecol Obstet 1985;161:332-4.

111. London MT, Chapman BA, Faoagali JL, Cook HB. Colonoscopy and bacteremia: an experience in 50 patients. N Z Med J 1986;99:269-71.

112. Low DE, Shoenut JP, Kennedy JK, Sharma GP, Harding GKM, Den Boer B et al. Prospective assessment of risk of bacteremia with colonoscopy and polypectomy. Dig Dis Sci 1987;32:1239-43.

113. Schoeffel U, Jaeger D, Pelz K, Salm R, Farthmann EH. Effect of human bowel wall distension on translocation of indigenous bacteremia and endotoxins. Dig Dis Sci 1994; 39:490-3.

114. Lee M, Munoz J. Septicemia occurring after colonoscopy and polypectomy in a splenectomized patient taking corticosteroids. Am J Gastroenterol 1994;89:2245-8.

115. Shemesh O, Bornstein IB, Weissberg N, Brawman DZ, Rudensky B. Listeria septicemia after colonoscopy in an ulcerative colitis patient receiving ACTH. Am J Gastroenterol 1990;85:216.

116. Yokota T, Sugihara K et al. Endoscopic mucosal resection for colorectal neoplastic lesions. Dis Colon Rectum 1994; 37(11):1108-11.

117. Bergmann U, Beger HG. Endoscopic mucosal resection for advanced non-polypoid colorectal adenoma and early stage. Surg Endosc 2003;17(3):475-9.

118. Conio M, Repici A, Demarquay JF, Blanchi S, Dumas R, Filiberti R. EMR of large sessile colorectal polyps. Gastrointest Endosc 2004 Aug;60(2):234-41.

119. Hurlstone DP, Sanders DS, Cross SS, Adam I, Shorthouse AJ, Brown S, Drew K, Lobo AJ. Colonoscopic resection of lateral spreading tumours: a prospective analysis of endoscopic mucosal resection. Gut. 2004 Sep;53(9):1334-9.

120. Su MY, Hsu CM et al. Endoscopic mucosal resection for colonic non-polypoid neoplasms. Am J Gastroenterol 2005; 100(10):2174-9.

121. Jameel JK, Pillinger SH et al. Endoscopic mucosal resection (EMR) in the management of large colo-rectal polyps. Colorectal Dis 2006;8(6):497-500.

122. Bories E, Pesenti C, Monges G, Lelong B, Moutardier V, Delpero JR, Giovannini M. Endoscopic mucosal resection for advanced sessile adenoma and early-stage colorectal carcinoma. Endoscopy 2006 Mar;38(3):231-5.

123. Akkersdijk WL, van Bergeijk JD, van Egmond T. Percutaneous endoscopic gastrostomy (PEG): comparison of push and pull methods and evaluation of antibiotic prophylaxis. Endoscopy 1995;27:313-6.

124. Dormann AJ, Wigginghaus B, Risius H. A single dose of ceftriaxone administered 30 minutes before percutaneous endoscopic gastrostomy significantly reduces local and systemic infective complications. Am J Gastroenterol 1999;94:3220-4.

125. Gossner L, Keymling J, Hahn EG. Antibiotic prophylaxis in percutaneous endoscopic gastrostomy (PEG): a prospective, randomized clinical trial. Endoscopy 1999;31:119-24.

126. Jain NK, Larson DE, Schroeder KW. Antibiotic prophylaxis for percutaneous endoscopic gastrostomy: a prospective, randomized, double-blind clinical trial. Ann Intern Med 1987;107:824-8.

127. Jonas SK, Niemark S, Panwalker AP. Effects of antibiotic prophylaxis in percutaneous endoscopic gastrostomy. Am J Gastroenterol 1985;80:438-41.

128. Preclik G, Grune S, Leser HG. Prospective, randomized, double-blind trial of prophylaxis with single dose of co-amoxiclav before percutaneous endoscopic gastrostomy. Br Med J 1999;319:881-4.

129. Sturgis TM, Yancy W, Cole JC. Antibiotic prophylaxis in percutaneous endoscopic gastrostomy. Am J Gastroenterol 1996;91:2301-4.

130. Sharma VK, Howden CW. Meta-analysis of randomized, controlled trials of antibiotic prophylaxis before percutaneous endoscopic gastrostomy. Am J Gastroenterol 2000;95:3133-6.

131. Chaudhary KA, Smith OJ, Cuddy PG. PEG site infections: the emergence of methicillin resistant *Staphylococcus aureus* as a major pathogen. Am J Gastroenterol 2002;97:1713-16.

132. Bilbao MK, Dotter CT, Lee TG, Katon RM. Complications of endoscopic retrograde cholangiopancreatography (ERCP). A study of 10,000 cases. Gastroenterology 1976; 70:314-20.

133. Deviere J, Motte S, Dumonceau JM, Serruys E, Thys JP, Cremer M. Septicemia after endoscopic retrograde cholangiopancreatography. Endoscopy 1990;22:72-5.

134. Safrany L. Antibiotic prophylaxis in endoscopy: new round in an old discussion. Endoscopy 1991;23:91-94.

135. Kullman E, Borch K, Lindstrom E, Ansehn S, Ihse I, Anderberg B. Bacteremia following diagnostic and therapeutic ERCP. Gastrointest Endosc 1992 Jul-Aug;38(4):444-9.

136. Harris A, Chan AC, Torres-Viera C, Hammett R, Carr-Locke D. Meta-analysis of antibiotic prophylaxis in endoscopic retrograde cholangiopancreatography (ERCP). Endoscopy 1999;31(9):718-24.

137. Niederau C, Pohlman E, Lubke M, Thomas L. Prophylatic antibiotic treatment in therapeutic complicated diagnostic ERCP: results of a randomized controlled clinical study. Gastrointest Endosc 1994;4(5):645-6.

138. Byl B, Deviere J, Struelens MJ, Roucloux I, De Coninck A, Thys JP et al. Antibiotic prophylaxis for infectious complications after therapeutic endoscopic retrograde cholangiopancreatography: a randomized, double-blind, placebo-controlled study. Clin Infect Dis 1996;20:1236-40.

139. Thompson BF, Arguedas ME, Wilcox CM. Antibiotic prophylaxis prior to endoscopic retrograde cholangiopancreatography in patients with obstrutive jaundice: is it worth the cost? Aliment Pharmacol Ther 2002;16:727-34.

140. Mehal WE, Culshaw KD, Tillotson GS, Chapman KW. Antibiotic prophylaxis for ECRP: a randomized clinical trial comparing ciprofloxacin and cefuroxime in 200 patients at high risk of cholangitis. Eur J Gastroenterol Hepatol 1995;7(9):841-5.

141. Davis AJ, Kollos G, Alveyn CG, Robertson DA. Antibiotic prophylaxis for ECRP: a comparison of oral ciprofloxacin with intravenous cephazolin in the prophylaxis of high-risk patients. Aliment Pharmacol Ther 1998;12(3):207-11.

142. Lorenz R, Herrmann M, Kassen AM, Lehn N, Neuhaus H, Classen M. Microbiological examinations and in-vitro testing of different antibiotcs in therapeutic endoscopy of the biliary system. Endoscopy 1998;30(8):708-12.

143. Katsinelos P, Dimiropoulos S, Katsiba D, Arvaniti M, Tsolkas P, Galanis I et al. Pseudomonas aeruginosa liver abscesses after diagnostic endoscopic retrograde cholangiography in two patients with sphincter of Oddi dysfunction type 2. Surg Endosc 2002;16(11):1638.

144. Moura EGH, Cheng S, Filho JSK. Disfunção do esfíncter de Oddi. In: Sakai P, Ishioka S, Filho FM. Tratado de endoscopia digestiva diagnóstica e terapêutica – Vias biliares e pâncreas. São Paulo: Atheneu; 2005. P. 59-60.

145. Barawi K, Gottlieb K, Cunha B, Portis M, Gress F. A prospective evaluation of the incidence of bacteremia associa-

ted with EUS-guided fine needle aspiration. Gantrointest Endosc 2001;53(2):189-192.

146. Levy MJ, Norton ID, Wiersema MJ, Schwartz DA, Clain JE, Vazquez-Sequeiros E et al. Prospective risk assessmentof bacteremia and other infectious complications in patients undergoing EUS-guided FNA. Gastrointest Endosc 2003 May;57(6):672-8.

147. Janssen J, Konig K, Knop-Hammad V, Johanns W, Greiner L. Frequency of bacteremia after linear EUS of the upper GI tract with and without FNA.. Gastrointest Endosc 2004 Mar;59(3):339-44.

148. Bournet B, Migueres I, Delacroix M et al. Early morbidity of endoscopic ultrasound: 13 years experience at a referral center. Endoscopy 2006;38:349-54.

149. Baron PL, Sanders-Cliette A, Van Velse A, Osborne JF, Hoffman BJ et al. Endoscopic ultrasound guided fine needle aspiration of malignant pancreatic lesions. Endoscopy 1997;29(9):854-8.

150. Chang K, Nguyen P, Erickson RA, Durbin TE, Katz KD. The clinical utility of endoscopic ultrasound-guided fine-needle aspiration in the diagnosis and staging of pancreatic carcinoma. Gastrointest Endosc 1997;45(5):387-93.

151. Wiersema MJ, Vilmann P, Giovannini M, Chang KJ, Wiersema LM. Endosonography-guided fine-needle aspiration biopsy: diagnostic accuracy and complication assessment. Gastroenterology 1997 Apr;112(4):1087-95.

152. Williams DB, Sahai AV, Aabakken L, Penman ID, van Velse A, Webb J et al. Endoscopic ultrasound guided fine needle aspiration biopsy: a large single centre experience. Williams DB, Sahai AV, Aabakken L, Penman ID, van Velse A, Webb J et al.

153. Taubert KA, Dajani AS. Preventing bacterial endocarditis: American Heart Association Guidelines. Am Fam Physician 1998 Feb 1;57(3):457-68.

154. Berney P, Francioli P. Successful prophylaxis of experimental streptococcal endocarditis with single-dose amoxicillin administered after bacterial challenge. J Infect Dis 1990; 161:281-5.

155. Meyer GW. Antibiotic prophylaxis for orthopedic prostheses and GI procedures: report of a survey. Am J Gastroenterol 1997;92:989-92.

156. Scott NA, Tweedle DEF. Pyogenic arthritis of the knee following Nd:YAG laser destruction of an esophageal cancer. GI Endoscopy 1990;36:545-6.

157. Malone JM, Moore WS, Campagna G, Bean B. Bacteremic infectability of vascular grafts: the influence of pseudointimal integrity and duration of graft function. Surgery 1975 Aug;78(2):211-6.

CAPÍTULO 13

SALAS DE RECUPERAÇÃO

Iêda Maria Nery Paes

INTRODUÇÃO

A sala de recuperação anestésica de uma unidade endoscópica deve localizar-se perto das salas de procedimentos. Essa sala tem como objetivo assistir os pacientes até que suas funções motoras e sensitivas sejam retomadas. As funções vitais devem estar estáveis, não pode haver evidência de hemorragia e o paciente deve estar consciente e orientado.

Os pacientes são observados na área de recuperação após o procedimento. A duração e a intensidade dependem da complexidade do procedimento, das condições clínicas do paciente e do grau de sedação ou anestesia. O paciente e o acompanhante devem receber instruções de liberação por escrito.

SALAS DE RECUPERAÇÃO

O número de *boxes* necessários para a sala de recuperação depende de muitos fatores – entre eles o volume de pacientes ambulatoriais, a eficiência do serviço de transporte dos pacientes e, principalmente, a prática de anestesia e sedação. Nesse compartimento, pontos de aspiração e de oxigênio são imprescindíveis.

É essencial que a equipe tome conhecimento, como parâmetro, de informações pertinentes que possam ser significativas contidas no prontuário, no formulário ou na ficha de admissão (no caso de paciente ambulatorial), para uma assistência adequada na sala de recuperação. Pacientes idosos, crianças e portadores de doenças sistêmicas necessitam de observação e vigilância mais rigorosas, devido à dificuldade de metabolização dos medicamentos.

CUIDADOS NA SALA DE RECUPERAÇÃO

Após o procedimento, o paciente deve ser encaminhado à sala de recuperação em maca, acompanhado de um profissional que participou do procedimento para o primeiro estágio da recuperação. É conveniente que essa maca possibilite a inclinação das extremidades, permitindo que o paciente permaneça praticamente sentado, facilitando, assim, o segundo estágio da recuperação (Figura 13.1). Na maioria dos locais, esse transporte é realizado por um auxiliar ou um técnico de enfermagem.

Durante a admissão na sala de recuperação, o paciente e o acompanhante devem ser orientados quanto ao término do exame e os sinais vitais do paciente são aferidos. Esse processo de recuperação é acompanhado pelo enfermeiro, a fim de avaliar alguns parâmetros: nível de consciência, permeabilidade das vias aéreas (reflexos de deglutição), função respiratória e função cardiovascular. Em alguns casos, recomenda-se a monitoração do paciente com um oxímetro de pulso e a administração de oxigênio complementar se a SaO_2 for < 90%. Essas medidas são recomendáveis para evitar principalmente problemas decorrentes de hipoxemia arterial.

CRITÉRIOS PARA ALTA DO PACIENTE DA SALA DE RECUPERAÇÃO

O tempo de recuperação depende também da sistematização da assistência prestada, dos fluxos bem definidos e das

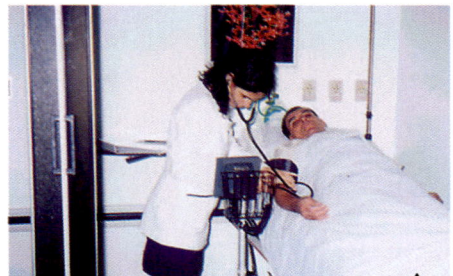 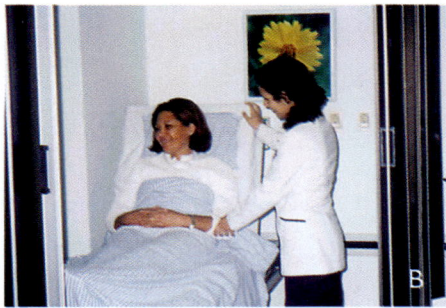

FIGURA 13.1

Sala de Recuperação do Hospital Aliança (Salvador-BA). (A) Primeiro estágio; (B) Segundo estágio

rotinas implantadas nas unidades de endoscopia, podendo variar de 30 a 60 minutos de permanência do paciente na sala de recuperação.

Os critérios para alta do paciente da sala de recuperação devem ser predefinidos pelas equipes médica e de enfermagem da unidade endoscópica. Os critérios utilizados com freqüência são:

- sinais vitais estáveis;
- ausência de depressão respiratória;
- capacidade de ingerir líquidos;
- capacidade de desenvolver suas funções habituais;
- ausência de complicações;
- presença de um acompanhante.

ORIENTAÇÕES PARA ALTA DA SALA DE RECUPERAÇÃO

Os pacientes devem ser liberados da unidade com segurança após eliminarem todas as fontes de riscos relaciona-das ao procedimento. As anotações de enfermagem são importantes para se obter esses parâmetros (Anexo 1).

Pacientes internados deverão ser encaminhados para a unidade de origem quando estiverem com nível de consciência adequado, sinais vitais estáveis e segundo escore de critérios adotados pelo serviço. Os pacientes ambulatoriais deverão seguir os mesmos critérios, acompanhados de orientação à família. O paciente é orientado a não dirigir automóvel após a saída da unidade endoscópica, e seu acompanhante é instruído a auxiliar o paciente até a chegada em casa. São dadas recomendações sobre a dieta, as possíveis complicações, as condutas a serem tomadas, as medicações e o retorno para a consulta médica e de enfermagem.

Em casos de bebês, recomenda-se que a criança permaneça em decúbito lateral, para evitar riscos de aspiração, se tiver vômitos. A companhia dos pais é estimulada a partir do momento em que a criança desperta na sala de recuperação.

É importante observar se há distensão abdominal, o que pode causar comprometimento da ventilação dos pacientes. As condições circulatórias também devem ser verificadas, bem como variação do sensório, presença de sangramentos e salivação excessiva. A alta da criança da unidade endoscópica fica condicionada ao restabelecimento das funções cardiovasculares e ventilatórias. Seus reflexos de deglutição e defesa devem estar adequados e seu estado de hidratação deve ser verificado antes da alta. Os pais são orientados também sobre a necessidade do repouso no leito até a neutralização completa do efeito anestésico, não deixando a criança sozinha nas primeiras horas.

BIBLIOGRAFIA RECOMENDADA

Cotton PB, Williams CB. A unidade de endoscopia e a equipe. In: Cotton PB, Williams CB, editores. Fundamentos de endoscopia digestiva. 4ª ed. Porto Alegre: Artmed; 1998. P. 12-21.

Cotton PB, Williams CB. Preparo e segurança: avaliação, consentimento, medicação, desinfecção e complicações. In: Cotton PB, Williams CB, editores. Fundamentos de endoscopia digestiva. 4ª ed. Porto Alegre: Artmed; 1998. P.22-50.

Cotton PB, Williams CB. Endoscopia digestiva alta diagnóstica. In: Cotton PB, Williams CB, editores. Fundamentos de endoscopia digestiva. 4ª ed. Porto Alegre: Artmed; 1998. P.51-77.

Paes IMN. Enfermagem em endoscopia. In: Endoscopia digestiva: diagnóstica e terapêutica. 4ª ed. Rio de Janeiro: Revinter; 2005. P. 20-36.

Müller S, Lagemann RC. Cuidados de enfermagem com paciente submetido à endoscopia digestiva alta. In: Müller S, Lagemann RC, editoras. Enfermagem em endoscopia digestiva. Rio de Janeiro: Medsi; 2002. P.91-102.

Okamura M. Colonoscopia. In: Müller S, Lagemann RC, editoras. Enfermagem em endoscopia digestiva. Rio de Janeiro: Medsi; 2002. P.117-138.

Linden AI. Endoscopia pediátrica. In: Müller S, Lagemann RC, editoras. Enfermagem em endoscopia digestiva. São Paulo: Medsi; 2002. P.187-201.

Anexo 1

Unidade de Endoscopia Digestiva - Anotações de Enfermagem

ADMISSÃO:

Nome: _____ Idade: _____ Convênio: _____

Data do procedimento: _____/_____/_____ Horário: _____ Paciente: ☐ Interno ☐ Ambulatorial

Procedimento: ☐ EDA ☐ Colonoscopia ☐ CPRE ☐ Sigmoidoscopia flexível ☐ Outros _____

Médico solicitante: _____ Endoscopista: _____ Indicação: _____

História pregressa:

☐ Problemas cardiovasculares ☐ Infecções ☐ Hemorragias
☐ Diabetes ☐ Câncer ☐ Hipertensão
☐ Neuropatias ☐ Problemas respiratórios / oxigenoterapia
☐ Alterações musculoesqueléticas
☐ DUM: _____ ☐ Limitação física/funcional ☐ Valvulopatias
☐ Terapia anticoagulante ☐ Nefropatia ☐ Hepatopatia
☐ Cardiopatia
☐ Endoscopia anterior. Qual? _____
☐ Cirurgia gastrointestinal anterior. Qual? _____
☐ Anestesia anterior/problemas. Quais?_____

Antecedente alérgico: _____

Medicação em uso: _____

Sinais Vitais (SSVV): PA: _____ P: _____ T: _____ Sat O_2: _____

☐ Consciente ☐ Orientado ☐ Sonolento ☐ Inconsciente ☐ Comatoso ☐ Outros

	Bom	Regular	Ruim
Sistema Cardiovascular	☐	☐	☐
Sistema Respiratório	☐	☐	☐
Coloração da Pele	☐	☐	☐

Preparo:

	Sim	Não	
Dietoterapia	☐	☐	
Preparo intestinal	☐	☐	Qual?: _____
Próteses removidas	☐	☐	
Óculos/lentes	☐	☐	

Exames laboratoriais:

☐ Hb ☐ Ht ☐ TAP ☐ Outros _____

Acesso Venoso:

Horário : _____ Solução: _____ Ag. nº _____
Local _____

Ass. Enfermeiro(a) _____ **Matrícula** _____ **COREN** _____

DURANTE O EXAME:

Anestesia/sedação

Hora	Droga	Dose	Via	Rubrica
	Midazolam	mg	EV	
	Diazepan	mg	EV	
	Propofol	mg	EV	
	Glucagon	mg	EV	

Hora	Droga	Dose	Via	Rubrica
	Hioscina	mg	EV	
	Flumazenil	mg	EV	
	Naloxona	mg	EV	
	Metoclopramida	mg	EV	
	Ondansetron	mg	EV	

Endoscópio: Modelo:_____ Referência:_____

Série: _____ Início: _____ Término: _____

Unidade eletrocirúrgica:

☐ Corte _____ ☐ Coagulação _____
☐ Bipolar _____ ☐ Laser _____

Acessórios:

Controles:

Hora 1/min	PA	Pulso	Temperatura	Sat O_2	O_2

	Bom	Regular	Ruim
Sistema Cardiovascular	☐	☐	☐
Sistema Respiratório	☐	☐	☐
Coloração de Pele	☐	☐	☐

Dilatadores

Tipo	Tamanho	Lote
Maloney		
Savary		
Balão		
Acalasia		

Próteses

Tipo	Tamanho	Lote
Esofágica		
Nasobiliar		
Biliar		
Pancreática		

Outros

Tipo	Referência	Lote
Pinça de biópsia:		
Alça polipectomia:		
PEG / PEJ / Button:		
Outros:		

Anexo 2 (Continuação)

Anatomopatológico:	☐ sim	☐ não	Pele:

☐ Pólipos ☐ Citologia   ☐ Normal ☐ Com alterações Qual? _____

☐ Biópsia ☐ Outros

☐ Teste de urese: ☐ positivo ☐ negativo Ass. Enfermeiro(a) _____ Mat. _____ COREN _____

PÓS-EXAME:

Na sala de recuperação:

Controles:

Hora	PA	Pulso	Temperatura	Sat O_2	O_2 l/min

	Bom	Regular	Ruim
Sistema Cardiovascular	☐	☐	☐
Sistema Respiratório	☐	☐	☐
Coloração de Pele	☐	☐	☐

ALTA	sim	não
Ingesta VO		
Deambulação		
Soroterapia		
Orientação de alta		

Alta para:
☐ unidade de internação ☐ casa ☐ outros

Acompanhado por:
☐ Familiares ☐ amigo ☐ cônjuge ☐ desacompanhado

Devolução: ☐ sim ☐ não

☐ óculos ☐ próteses ☐ roupas ☐ documentos ☐ outros _____

Ass. Enfermeiro(a) _____ Mat. _____ COREN _____

Critérios de Avaliação

Horário:	Exame:	Pré-Exame	Pós-Exame	Observações
Circulação/PA:	2 PA +/- que 20 mmHg antes da sedação 1 PA +/- que 20-35 mmHg antes da sedação 0 PA +/- que 35-50 mmHg antes da sedação			
Circulação/ batimentos cardíacos/min	2 PA +/- que 20 bpm antes da sedação 1 PA +/- que 20-35 bpm antes da sedação 0 PA +/- que 35-50 bpm antes da sedação			
Sat de O_2:	2 Adequado em ar ambiente 1 Adequado com suplementação de O_2 0 Inadequado mesmo com suplementação de O_2			
Respiração	2 Capaz de tossir e respirar profundamente 1 Dispnéia/respiração limitada 0 Apnéia			
Nível de consciência:	2 Acordado 1 Responde aos estímulos verbais 0 Não responde aos estímulos			
Coloração da pele:	2 Corado 1 Palidez cutânea 0 Cianótico			
Abdome:	2 Flácido 1 Levemente distendido, com RHA+ 0 Bastante distendido, com RHA-			
Desconforto:	2 Ausente ou médio (0-3 pontos numa escala de 10) 1 Moderado (4-7 pontos numa escala de 10) 0 Grave (8-10 pontos numa escala de 10)			
Náuseas:	2 Sem náuseas 1 Levemente nauseado 0 Vômitos			
Atividade:	2 Deambulando 1 Inseguro para deambular 0 Sem condições de deambular			
TOTAL				

PARTE 3

PROCEDIMENTOS TERAPÊUTICOS:
Introdução

CAPÍTULO 14

ENDOCIRURGIAS E CIRURGIAS ENDOSCÓPICAS TRANSLUMINAIS PELOS ORIFÍCIOS NATURAIS

Artur A. Parada

HISTÓRICO E PERSPECTIVAS

Desde seu princípio, a endoscopia mostrou uma grande vocação terapêutica e se desenvolveu muito no final do século XIX e início do século XX nos aspectos relacionados a retiradas de corpos estranhos e tratamento das estenoses esofágicas.

O desenvolvimento dos fibroscópios, a partir de 1958, permitindo exames com pouca ou nenhuma sedação, expandiu vertiginosamente as indicações diagnósticas das endoscopias, a tal ponto que passou a ser utilizada em alguns locais como método de rastreamento dos cânceres gástrico e esofágico.

Nos últimos anos, assistimos à grande expansão da colonoscopia, que também vem sendo utilizada amplamente como método de diagnóstico e terapêutica e recomendada para rastreamento.

Os aparelhos, as técnicas endoscópicas e os acessórios melhoraram tanto, que hoje diagnosticamos e tratamos um grande número de neoplasias precoces do trato gastrointestinal.

As técnicas de hemostasias e de ressecções endoscópicas permitiram que realizássemos verdadeiras cirurgias por via endoscópica (endocirurgias), como ressecções de grandes pólipos, as mucosectomias, em bloco ou em fragmentos, e, mais recentemente, as dissecções endoscópicas da submucosa, tanto para lesões epiteliais como subepiteliais, com a utilização de substâncias especiais (como o HPMC – hidroxipropilmetilcelulose) e estiletes apropriados (como o *IT-knife*, com a ponta isolada, e o *hook-knife*, com a ponta dobrada).

A utilização de vários métodos térmicos, eletrocirúrgicos, incluindo a *hot-biopsy*, ou de substâncias hemostáticas, com agulhas injetoras, como os esclerosantes (com fixação dos tecidos), álcool ou adrenalina (constrição vascular e compressão), tem permitido hemostasias satisfatórias para vasos com até 1 mm de diâmetro. As técnicas mais adequadas para vasos maiores (1 mm a 4 mm) são as mecânicas, com os clipes comuns ou especiais, como o TriClip® (Wilson-Cook Medical), o Resolution® (Boston Scientific Corporation), os aplicadores de clipes múltiplos (InScope® – com quatro clipes), as ligaduras elásticas, os laços (*endoloops*), as suturas endoscópicas com o EndoCinch® (ConMed Endoscopic Technologies) e com o Sew-Right® (Wilson-Cook Medical)[1,2] e, eventualmente, com os grampeadores.[3,4]

Esses equipamentos de suturas endoscópicas, assim como o Plicador® (Plicator – NDO Surgical), são utilizados para o tratamento da Doença do Refluxo Gastroesofágico e da Obesidade Mórbida,[5,6] embora ainda com resultados questionáveis, somando-se as colocações de balões endoscópicos, as próteses intragástricas reguláveis e implantáveis por endoscopia, assim como os marcapassos e o sistema *Butterfly* idealizado por Hashiba e colaboradores.

Outras aplicações desses instrumentos são para suturas endoscópicas, nas ressecções e nas perfurações. Para essas situações, outros métodos também estão sendo desenvolvidos, com pontos internos ou externos (extracorpóreos) com acessórios que empurram os nós externos para dentro dos órgãos, como nas laparoscopias.[7,8]

A utilização de múltiplos clipes com laços endoscópicos também é eficaz para suturas, assim como o uso de agulhas com fios de suturas e com pequenos anteparos de fixação.[2]

A Olympus está atualmente desenvolvendo um instrumento, o Eagle-Claw®, que utiliza fios 3-0 e uma agulha curva pré-montada que permite suturas endoscópicas transmurais.[9]

O desenvolvimento de métodos térmicos, de *laser*, de sondas aquecedoras mono ou bipolares, do coagulador de plasma de argônio, da radiofreqüência, entre outros, tem permitido uma ampliação da capacidade terapêutica endoscópica com destruições extensas de tecidos como nas neoplasias avançadas, nas neoplasias de espraiamento lateral, no tratamento do esôfago de Barrett etc. Esses mesmos aparelhos e acessórios podem ser utilizados por seus efeitos hemostáticos e de coagulação, como nas malformações arteriovenosas (MAVs) e nas retopatias actínicas.

O desenvolvimento de fios-guia especiais, de balões dilatadores TTS (*Through The Scope*), de próteses plásticas e metálicas auto-expansíveis, de colas biológicas e da ecoendoscopia permitem procedimentos ousados de drenagens endoscópicas endoluminais, semelhantes aos que já fazíamos com as drenagens de abscessos retrofaríngeos e de flegmões esofágicos. Agora são drenados abscessos mediastínicos, pseudocistos, necroses, abscessos pancreáticos e até mesmo abscessos pericólicos e para-retais.[10,11,12,13]

A utilização da radioscopia e da ultra-sonografia endoscópica, ou até mesmo eventualmente da laparoscopia, em combinação com métodos endoscópicos, permitem drenagens endoscópicas,[14] como as hepaticogastrostomias,[15] as gastrojejunostomias,[16,17] as coledocoduodenostomias,[18] as pancreatogastrostomias e as pancreatoduodenostomias (nas pancreatites crônicas obstrutivas).[19]

As gastropexiais endoscópicas e os reparos de hérnias hiatais podem ter um novo alento com as novas técnicas, sob controle ecoendoscópico, já descritas experimentalmente em porcos.[20]

Todos esses avanços, associados a tubos especiais (*overtubes*), como os *shapelocks*, têm facilitado e permitido a realização de endocirurgias e de Cirurgias Endoscópicas Transluminares pelos Orifícios Naturais (CETON – ou NOTES, do inglês – *Natural Orifice Transluminal Endoscopic Surgery*).

Inicialmente, os clipes foram utilizados para hemostasias e a seguir para suturas de perfurações acidentais em procedimentos endoscópicos com mucosectomias duodenais,[21] perfuração por prótese plástica biliar,[22] pós-papilotomia,[23] perfuração esofágica por osso de peixe,[24] pós-dilatação pneumática de anastomose esofagojejunal[25] ou em colonoscopia diagnóstica.[26]

Baseando-se nas "suturas endoscópicas com clipes" realizadas com sucesso, foi postulada a perfuração intencional do estômago como via de acesso à cavidade peritonial para uma variedade de intervenções endoscópicas,[27] sendo observada uma excelente vista dos órgãos intra-abdominais por essa via[28] e vislumbrada, por muitos autores, a possibilidade de realização de várias cirurgias pelas vias transluminares – transgástricas, transcolônicas e transesofágicas, gastrojejunostomias, colecistectomias, anastomoses biliodigestivas, correções de hérnias hiatais, ligaduras de trompas, ooforectomias, histerectomias, apendicectomias etc.[29]

O FUTURO

A miniaturização dos aparelhos endoscópicos, cada vez mais finos e com excelentes imagens digitais, com canais operadores permitindo a passagem de acessórios também miniaturizados, permite a introdução simultânea de vários aparelhos por meio de tubos especiais com diferentes vias de acesso, que poderão ser controlados externamente por uma plataforma digital com sistemas robóticos.[30,31]

Assim, abre-se um amplo campo inicial de trabalho cooperativo entre endoscopistas e cirurgiões, o que representa um grande desafio para nossa especialidade e provavelmente mais um grande benefício para os pacientes.

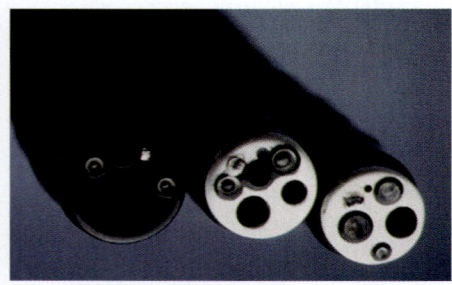

FIGURA 14.1

Endoscópios com canais terapêuticos (Goustout CJ, DDW 2001)

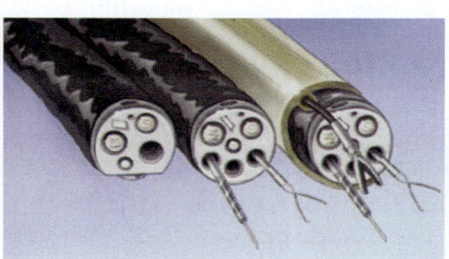

FIGURA 14.2

Endoscópios com pinças terapêuticas (Goustout CJ, DDW 2001)

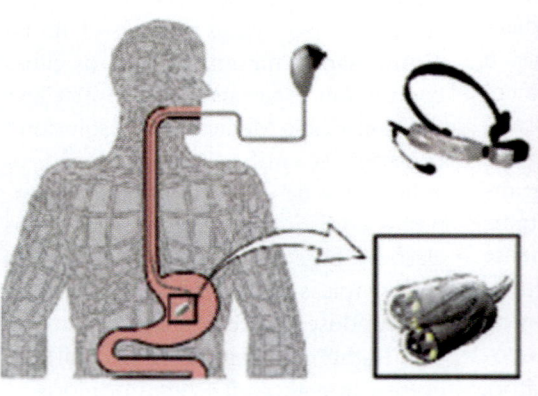

FIGURA 14.3

Robótica: cápsula endoscópica do futuro (Goustout CJ, DDW 2001)

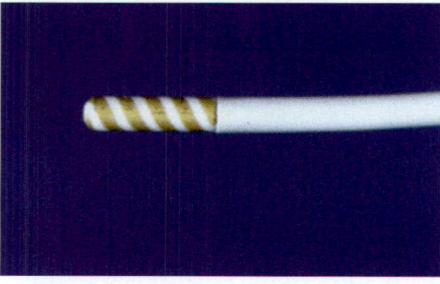

FIGURA 14.4

Gold Probe®

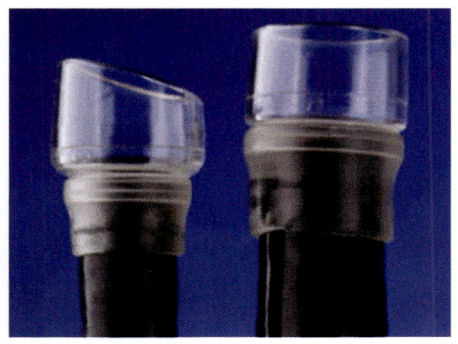

FIGURA 14.5

Endoscópios com cilindros (Karpeh MS, DDW 2002)

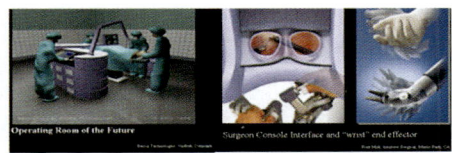

FIGURA 14.6

Robótica

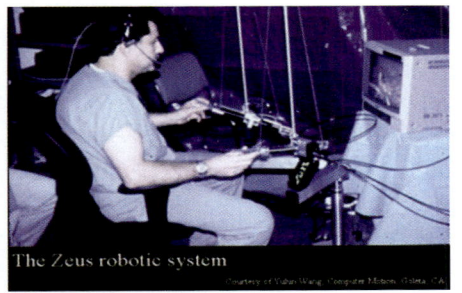

FIGURA 14.7

Sistema robótico para cirurgia laparoscópica

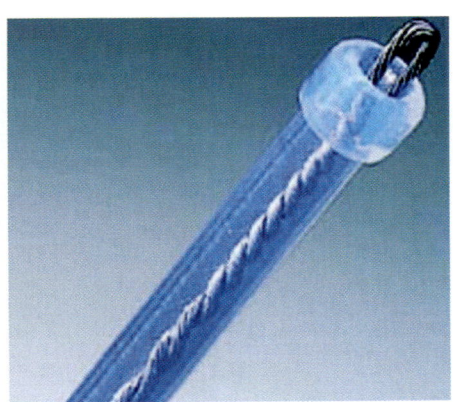

FIGURA 14.8

Flex-Knife

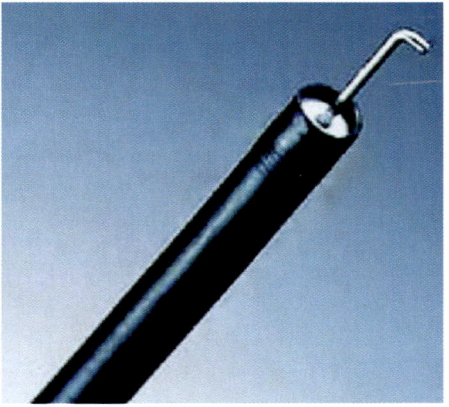

FIGURA 14.9

Hook-Knife

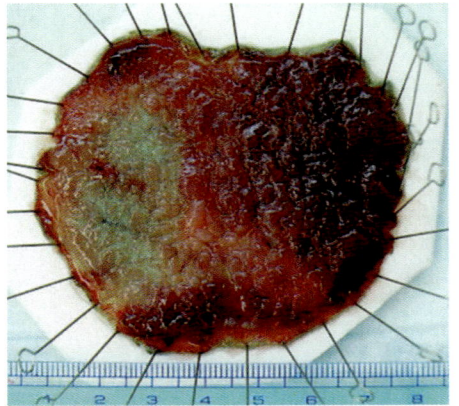

FIGURA 14.10

Grande peça de cólon pós-ressecção endoscópica com dissecção da submucosa (Yamamoto H; Endoscopy 2005)

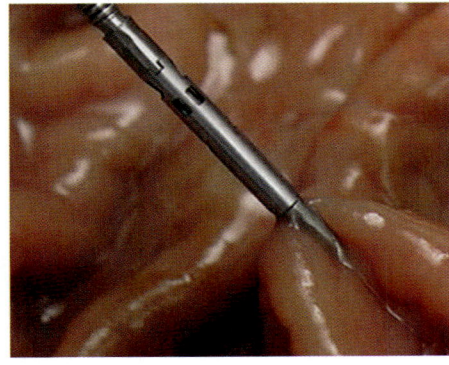

FIGURA 14.11

Clipe em alça jejunal

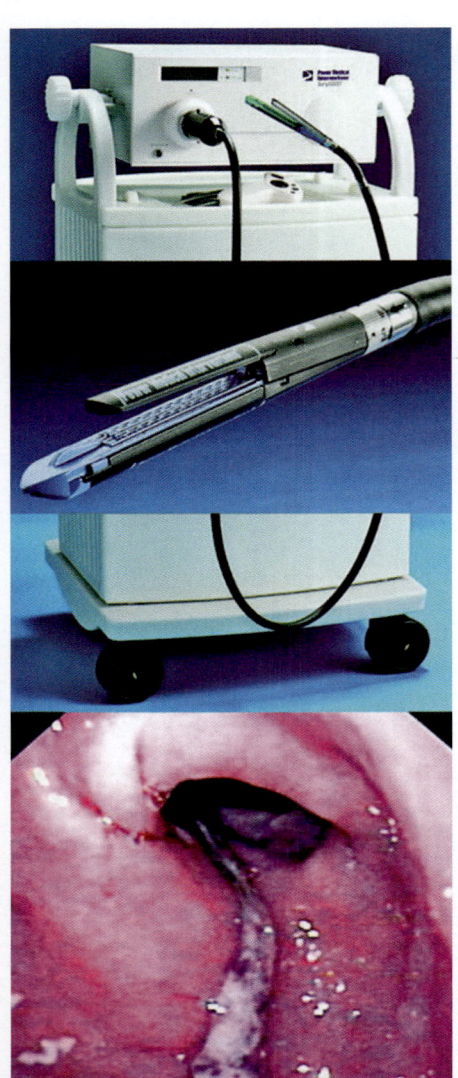

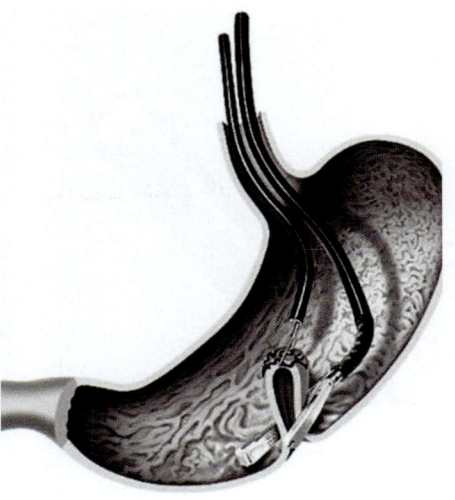

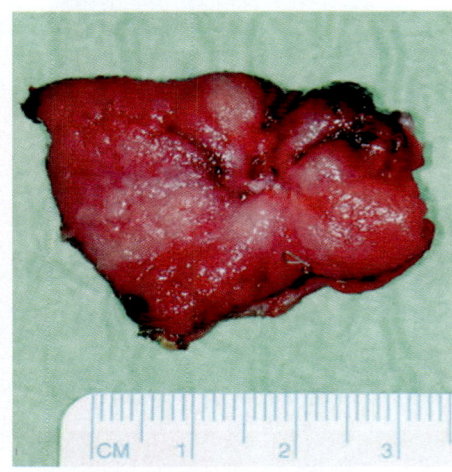

FIGURA 14.12

Ressecção endoscópica com *stapler* (Surg Assist) (Kaehler, GE. Surg Endosc 2006)

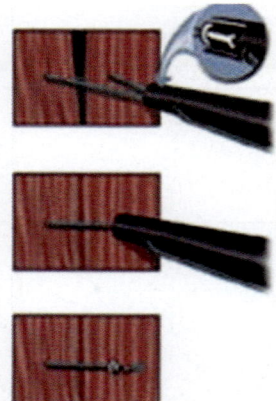

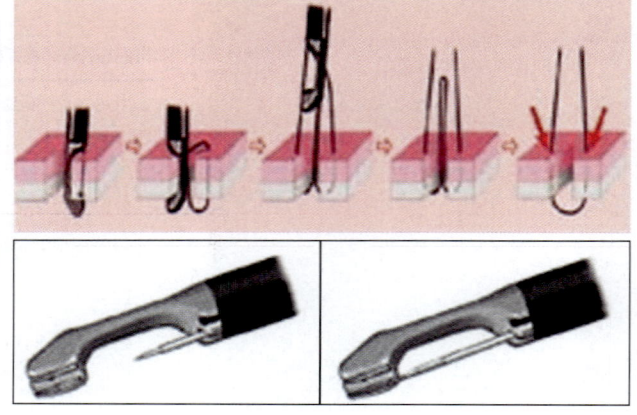

FIGURA 14.13

Sutura endoscópica (Wilson-Cook)

REFERÊNCIAS BIBLIOGRÁFICAS

1. Hepworth CC, Kadirkamanathan SS, Gong F, Swain CP. A randomized controlled comparison of injections, thermal, and mechanical endoscopic methods of haemostasis on mesenteric vessels. Gut 1998;96:462-9.

2. Swain P. Advances in therapy of non-variceal GI-bleeding – emerging therapies. Gastrointestinal Endoscopy. Evidence and Innovations. ASGE. Annual Postgraduate Course; 2005. P 53-6.

3. Swain CP, Brown G, Mills TN. An endoscopically stapling device: development of a new flexible endoscopicallly controlled device for placing multiple transmural staples in gastrointestinal tissue. Gastrointest Endosc 1989;35:338-9.

4. Kaehler GFBA, Langner C, Suchan KL, Freudenberg S, Post S. Endoscopic full-thickness resection of the stomach: an experimental approach. Surg Endosc 2006;20(3):519-21.

5. Awan A, Swain CP. Endoscopic vertical band gastroplasty with an endoscopic sewing machine. Gastrointest Endosc 2002;55(2):254-6.

6. Schweitzer M. Endoscopic intraluminal suture plication of the gastric pouch and stoma in postoperative Roux-en-Y gastric bypass patients. J Laparoendosc Adv Surg Tech A. 2004;14:223-6.

7. Swain P, Park PO. Endoscopic suturing. Best Pract Res Clin Gastroenterol 2004;18:37-47.

8. Fritscher-Ravens A, Mosse CA, Mills TN, Mukherjee D, Park PO, Swain P. A through-the-scope device for suturing and tissue approximation under EUS control. Gastrointest Endosc 2002 Nov;56(5):737-42.

9. Chung SSC, Mizuno H, Yamamoto T. Endoscopic suturing device. US patent application No-6719763, 2004.

10. Seewald S, Groth S, Omar S, Imazu H, Seitz U, De Weerth A et al. Agressive endoscopic therapy for pancreatic necrosis and pancreatic abscess – a new safe and effective treatment algorithm. Gastrointest Endosc 2005;62(1):92-100.

11. Baron T. Endoscopic drainage of pancreatic fluid collections and pancreatic necrosis. Gastrointest Endosc Clin N Am 2003;13:743-64.

12. Tanaka N, Kajiyama M, Fuji H, Yokoyama T, Hayashi K et al. Acute colorectal obstruction treated by means of transanal drainage tube: effectiveness before surgery and stenting. Am J Gastroenterol 2005;100(12):2765-70.

13. Davidson R, Sweeney WB. Endoluminal stenting for benign colonic obstrution. Surg Endosc 1998;12(4):353-4.

14. Hawes RH. EUS beyond the GI tract. Gastrointestinal endoscopy. Evidence and Innovations. ASGE. DDW, Chicago; 2005; P. 185-8.

15. Soulez G, Therasse E, Oliva VL et al. Left hepaticogastrostomy for biliary obstruction – long term results. Radiology 1997;204:780-6.

16. Ginsberg G, Barthel L, Cope C. Peroral creation of durable gastroenteric anastomoses with magnetic compression and stenting. Gastrointest Endosc 2000;51:AB 97.

17. Swain PC, Mukherjee D, Moose A, Fritscher-Ravens A. A single lumen access anastomosis device for flexible endoscopy. Gastrointest Endosc 2002;55:AB96.

18. Giovannini M, Moutardier B, Pesenti C et al. Endoscopic ultrasound guided bilioduodenal anastomosis – a new technique for biliary drainage. Endoscopy 2001;33:898-900.

19. François E, Kahaleh M, Giovannini M et al. EUS-guided pancreatico-gastrostomy. Gastrointest Endosc 2002;56:128-33.

20. Fritscher-Ravens A, Mosse CA et al. Transgastric gastropexy and hiatal hernia repair for GERD under EUS control: a porcine model. Gastrointest Endosc 2004;59(1):89-95.

21. Kaneko T, Akamatsu T, Shimodaira K et al. Nonsurgical treatment of duodenal perforation by endoscopic repair using a clipping device. Gastrointest Endosc 1999;50:410-3.

22. Toses L, Ramirez A, Seco A et al. Clip closure of a duodenal perforation secondary to a biliary stent. Gastrointest Endosc 2000;51:1487-9.

23. Baron T, Gostout C, Herman L. Hemoclip repair of a sphincterotomy-induced duodenal perforation. Gastrointest Endosc 2000;52:566-8.

24. Shimamoto C, Hirata I, Umegaki E et al. Closure of na esophageal perforation due to fish bone ingestion by endoscopic clip application. Gastrointest Endosc 2000;51:736-9.

25. Cipolleta L, Bianco M, Rotondano G et al. Endoscopic clipping of perforation followinh pneumatic dilatation of esophagojejunal anastomotic strictures. Endoscopy 2000;32:720-2.

26. Mana F, De Vogelaere K, Urban D. Iatrogenic perforation of the colon during diagnostic colonoscopy: endoscopic treatment with clips. Gastrointest Endosc 2001;54:258-9.

27. Kalloo NA, Singh VK, Jagannath SB et al. Flexible transgastric peritoneoscopy: a novel approach to diagnostic and therapeutic interventions in the peritoneal cavity. Gastrointest Endosc 2004;60:114-7.

28. Kalloo NA. Endoscopic surgery. Gastrointestinal Endoscopy. Evidence and Innovations. ASGE. Annual Postgraduate Course. DDW. Chicago; 2005; P.189-90.

29. Wagh MS, Merrifield BF, Thompson CC. Endoscopic transgastric abdominal exploration and organ resection: initial experience in a porcine model. Clin Gastroenterol Hepatol 2005;3(9):892-6.

30. Swanstrom LL, Kozarek R, Parischa PJ et al. Development of a new access device for transgastric surgery. J Gastrointest Surg 2005;9(8):1129-36.

31. Swain P. Breaking boundaries and the future of transgastric surgery. Turning Science into Medicine. DDW. Los Angeles; 2006. P. 185-7.

CAPÍTULO 15

NOVAS PERSPECTIVAS NA CIRURGIA ENDOSCÓPICA

Carlos Alberto Cappellanes
Tomoe Minami

Atualmente, a endoscopia tem transformado a gastroenterologia radicalmente por se tornar uma opção terapêutica minimamente invasiva em constante evolução.

A endoscopia deixou de ser somente diagnóstica e ampliou a abrangência terapêutica de forma endoluminal, transluminal e mais modernamente transvisceral.

Várias intervenções cirúrgicas por meio da endoscopia são realizadas diariamente no mundo todo, como miotomias do divertículo de Zenker, mucosectomias, remoções de tumores e papilotomias com remoções de cálculos biliopancreáticos. Esses procedimentos terapêuticos têm resultados que muitas vezes equivalem aos das cirurgias convencionais, com vantagens de menor risco de complicações e maior conforto aos pacientes, além de serem freqüentemente realizados com menor custo.

Novos procedimentos cirúrgicos endoscópicos surgem a cada dia, ampliando as opções terapêuticas.

TRATAMENTO ENDOSCÓPICO DA DRGE

A doença do refluxo gastroesofágico (DRGE) é uma das afecções mais comuns na gastroenterologia. Os pacientes portadores dessa doença têm a opção de tratamento clínico com uso de medicamentos por longo tempo ou de tratamento cirúrgico, por meio da fundoplicatura laparoscópica ou da cirurgia convencional por laparotomia. Várias técnicas já foram relatadas: aplicação de *laser* de Nd:YAG com formação de cicatriz na cárdia, injeção de colágeno no esfíncter inferior do esôfago (EIE), injeções de politetrafluoroetileno no EIE, escleroterapia do fundo gástrico, intussuscepção gástrica ao esôfago distal e mais recentemente procedimento de sutura endoscópica abaixo da linha Z. Esses procedimentos apresentam bons resultados clínicos, melhora na qualidade de vida e melhora nos parâmetros da pHmetria, porém, pouca ou nenhuma melhora na manometria e altas taxas de recidiva.[1,2,3]

INJEÇÃO ENDOSCÓPICA NO EIE

Inúmeros são os materiais possíveis de serem utilizados para injeção endoscópica com cateter agulhado para tratamento de DRGE, em disposição circunferencial, formando-se um aspecto de anel no EIE: colágeno, gel de politetrafluoroetileno e esferas de polimetilmetacrilato (PMMA).[1,2]

O implante de prótese de hidrogel tem como princípio básico intumescer a região do esôfago distal e a transição esofagogástrica com a implantação submucosa de hidrogel expansível à base de poliacrilonitrilo, um material biocompatível que absorve a água tecidual (Gatekeeper). Inicialmente um pequeno filete de hidrogel é introduzido na submucosa do esôfago distal e, à medida que for absorvendo a água, sofrerá um intumescimento de até 6,0 mm de diâmetro no período de quatro a sete dias. Houve bons resultados clínicos, porém houve eliminação espontânea de próteses em 30% dos casos em até seis meses após o procedimento.[2]

INDUÇÃO TÉRMICA DE FIBROSE DO EIE COM RADIOFREQÜÊNCIA

A corrente de radiofreqüência é aplicada em quatro eletrodos que penetram na parede esofágica, um em cada quadrante, após a insuflação de balão (Stretta). A vibração molecular que gera calor é programada para até 80° C com determinados pulsos. A superfície mucosa é resfriada com irrigação de água para prevenção de lesões térmicas extensas. As complicações podem ser: desconforto durante a liberação de energia da radiofreqüência, ulcerações na mucosa, febre, disfagia e perfuração esofágica.[1,2]

PLICATURA ENDOLUMINAL

Desenvolvido por Swain e colaboradores, em 1989, o dispositivo promove a gastroplicatura endoluminal com o auxílio de *overtube* e de cápsula para sutura, por meio da passagem da agulha em duas áreas da parede gástrica próxima à cárdia com a posterior aproximação com fio de sutura (EndoCinch). As variações são a sutura linear e a circunferencial. Após realizar duas ou três suturas, consegue-se reforçar a pressão do EIE e, de certa maneira, formar uma barreira anti-refluxo. Infelizmente não é permanente, ocorrendo relaxamento espontâneo em 90% dos casos.

A plicatura endoluminal pode ser feita com o uso de um canal acessório ao endoscópio que permite a utilização de uma cápsula que mantém sucção para aspirar a parede mucosa e um dispositivo que faz a sutura endoluminal circunferencial, que por fim forma o efeito de nó (ESD System). Entretanto, esse equipamento foi retirado do mercado por resultados insatisfatórios.[1,2,4]

PLICATURA TRANSMURAL

Em estudo desde 2003, o equipamento utiliza um *overtube* de 60 F que permite a introdução de um endoscópio provido de braços mecânicos que possibilitam, sob visão endoscópica, a plicatura do fundo gástrico junto à cárdia, a cerca de 1,0 cm abaixo da transição esofagogástrica, resultando na união serosa-serosa (EPS – Endoscopic Plication System, NDO Plicator). As complicações são dor epigástrica, dor de garganta, laceração do esôfago, pneumoperitônio e dor no ombro.[1,2,3]

FUNDOPLICATURA ENDOSCÓPICA PERORAL À NISSEN

O procedimento endoscópico em desenvolvimento envolve a invaginação e a fixação da junção gastroesofágica, criando uma válvula anti-refluxo funcional no nível do EIE (NDO Plicator). Essa técnica possibilita a redução do seguimento gástrico proximal herniado para o abdome e a fixação da parede esofágica distal. As fixações são realizadas em duas fileiras nos quatro quadrantes, o que proporcionaria a formação de uma estrutura valvulada comparável à fundoplicatura à Nissen.[2]

CIRURGIAS TRANSGÁSTRICAS

Um novo campo de possibilidades terapêuticas minimamente invasivas surge com múltiplas opções de abrangência. A cirurgia endoscópica transvisceral pode apresentar muitos benefícios aos pacientes, tal como a laparoscopia tem benefícios em relação à laparotomia.

A parede gástrica e a enteral são relativamente estéreis, sendo alvo de campo cirúrgico há anos. A drenagem transgástrica de pseudocisto pancreático foi descrita há 20 anos; a gastrostomia endoscópica, há 25 anos; e, há 12 anos, descreveu-se punção da parede gástrica guiada por ultra-som endoscópico para biópsia. Seifert e colaboradores relataram em 2000 desbridamento de necrose pancreática infectada retroperitoneal com cesta de Dormia após incisão gástrica. Hoje, muitos desses procedimentos são realizados nas rotinas dos grandes centros endoscópicos do mundo.[6,7]

Novos equipamentos foram criados para permitir a cirurgia transvisceral, como o Eagle Claw® (Olympus), um dispositivo endoscópico especial de sutura.[7,9]

Várias questões ainda estão em discussão:

1. melhor local de punção gástrica;
2. métodos para evitar lesões de estruturas adjacentes ao estômago;
3. meios para tração de tecidos durante a dissecção;
4. meios para controle de hemorragia;
5. meios para aproximação dos tecidos;
6. meios para insuflação de ar para pneumoperitônio;
7. melhor tecido para reparação;
8. influência no sistema imune do paciente;
9. influência na recuperação e na realimentação;
10. real benefício ao paciente e resultados.

Benefícios da cirurgia endoscópica transvisceral[5,6,8,12,13]

1. os mesmos benefícios da laparoscopia:
   a. recuperação pós-cirúrgica com menos complicações;
   b. alta hospitalar precoce;
   c. rápido retorno às atividades diárias.
2. eliminação de cicatrizes cutâneas;
3. eliminação de hérnias incisionais;
4. vantagem em pacientes obesos, nos quais a laparoscopia é impossibilitada pela espessura da parede abdominal;
5. vantagem em pacientes com grandes cicatrizes, queimaduras ou infecções na parede abdominal.

Dificuldades técnicas da cirurgia endoscópica transvisceral[6,12,14]

1. restrição no acesso e dificuldade de ter os equipamentos sob vários ângulos de ação;
2. restrição na força exercida para boa exposição da anatomia;
3. dificuldade de manter o endoscópio fixo no interior da cavidade peritonial, principalmente na retroflexão;
4. força necessária a ser exercida no endoscópio flexível dentro da cavidade abdominal insuflada de ar;
5. condutas nas complicações: hemorragia, perfuração de alças, lesão esplênica;
6. manutenção de pneumoperitônio adequado impedindo a distensão gástrica e de alças enterais;
7. dificuldades na orientação espacial dentro da cavidade peritonial.

CIRURGIAS ENDOSCÓPICAS TRANSGÁSTRICAS EXPERIMENTAIS

a) **Biópsia hepática por peritonioscopia transgástrica:** Foi realizada peritonioscopia em 12 porcos por meio de incisão na parede gástrica anterior, com 2,0 mm de extensão com estilete. Foi introduzido fio-guia pela incisão sob visão da fluoroscopia e dilatada essa incisão com balão de 8,0 mm ou papilótomo até 20,0 mm, permitindo assim a passagem do endoscópio para a cavidade peritonial e a insuflação de ar para a realização de pneumoperitônio. A biópsia hepática no lobo direito foi feita com pinça endoscópica. Após descompressão do pneumoperitônio por aspiração, a incisão gástrica foi fechada com clipes. Os animais de experimentação toleraram a dieta após 24 horas do procedimento transgástrico. Desses animais, cinco foram acompanhados por 14 dias com endoscopia, que demonstrou mucosa normal no local da incisão gástrica. Na necropsia após 14 dias, o local da biópsia hepática estava completamente cicatrizado. Encontraram-se microabscessos peritoniais em dois animais, o que foi contornado nos três seguintes com lavagem gástrica com solução de antibióticos, neomicina e polimixina.[8]

b) **Laqueadura transgástrica:** Ligadura de trompas de Falópio em seis porcos pelo método transgástrico com endoscópio de duplo-canal foi descrita por Jagannath e colaboradores em 2005. Realizou-se pequena incisão na parede gástrica seguida de dilatação com balão para permitir a passagem do endoscópio. Usaram-se *endoloops* para realizar a ligadura. Após a retirada do endoscópio, a parede gástrica colabou rapidamente e, dessa forma, não foi necessária nenhuma sutura ou aproximação às paredes. Os animais foram sacrificados após duas semanas, e verificou-se ausência de sinais de infecção, abscessos ou aderências.[5]

c) **Colecistectomia transgástrica e anastomose colecistogástrica:** A primeira colecistectomia laparoscópica foi feita em um cachorro em 1985 e, na ocasião, bastante criticada. Após 20 anos, a colecistectomia laparoscópica é um procedimento padrão. Colecistectomia transgástrica foi descrita em 2005 por Park e colaboradores em 16 porcos, usando-se dois endoscópios flexíveis ou um único endoscópio transgástrico associado a um acessório de 5,0 mm transabdominal. O procedimento ocorreu com incisão gástrica usando estilete e posterior dilatação com balão ou papilótomo, insuflação da cavidade abdominal, dissecção da vesícula biliar e ligadura da artéria cística e do ducto cístico com clipes metálicos. A vesícula biliar foi removida por via transgástrica ou transesofágica. Em alguns animais, fez-se

a anastomose colecistogástrica arrastando a vesícula biliar pela incisão gástrica e posteriormente unindo com clipe ou suturando na camada muscular gástrica. O melhor local da gastrostomia foi no corpo ou no antro, pois facilitava o acesso à vesícula biliar na cavidade peritonial, e, além disso, a mobilidade relativa do corpo ou do antro permitia mais facilidade para a retirada da vesícula. A maior dificuldade do procedimento foi a exposição do ducto cístico por meio do afastamento de lobos hepáticos. A incisão gástrica foi fechada com sutura ou clipes. A análise da necropsia desses animais verificou que os clipes estavam firmes no ducto cístico e na artéria cística, sem sinais de sangue ou bile extravasados na cavidade peritonial, e a incisão gástrica fechou com sucesso.[6]

d) **Anastomose gastroenteral transgástrica:** Em 2006, Bergstrom e colaboradores operaram 12 porcos utilizando endoscópicos flexíveis de duplo-canal. Tracionou-se uma alça intestinal pela incisão gástrica, que posteriormente foi suturada na parede gástrica, e, por fim, a luz enteral foi aberta com um estilete para completar a anastomose gastroenteral transgástrica. Os animais foram alimentados 12 horas após o procedimento. Uma semana depois, uma avaliação endoscópica demonstrou que a anastomose estava bem fixa. A avaliação *post mortem* não demonstrou extravasamento ou peritonite.[12]

e) **Redução gástrica endoscópica:** Estima-se nos EUA que cerca de 117 bilhões de dólares foram gastos com a saúde na área de obesidade no ano 2000 e, dessa forma, há um grande interesse em um tratamento minimamente invasivo da obesidade.

Em 2002, Awan e Swain descreveram gastroplastia endoscópica com banda vertical de plástico flexível de 3,0 cm de diâmetro usando peças gástricas e esofágicas de porco morto, que foi fixada na pequena curvatura gástrica

com dispositivo de sutura endoscópica (ESM – Endoscopic Sewing Machine) a 8,0 cm da cárdia. Em 2004, Hu e colaboradores relataram uma gastroplastia endoscópica transoral em peças de estômago de porco com protótipo para sutura endoscópica que poderia ser reversível.[10,11]

Em 2005, Hu e colaboradores descreveram experiências em quatro porcos de 50 kg, usando dispositivos de sutura endoscópica (Eagle Claw®, Olympus), unindo aproximadamente 5,0 cm da parede do fundo gástrico desde a transição esofagogástrica, formando uma câmara isolada. A bolsa criada tinha aproximadamente 30 ml, com 10 a 12 suturas. A necropsia não demonstrou complicações, comprovando ser tecnicamente possível uma nova opção de tratamento não-cirúrgico para a obesidade.[9]

f) **Ressecção de órgãos transgástrica peroral:** Histerectomias parciais transgástricas foram relatadas em cinco porcos por Merrifield e colaboradores em 2006. Após penetrar na cavidade peritonial, identificaram-se na pelve o ureter e a bexiga, o que auxiliou na localização do útero. O corpo e o corno uterino foram laçados com *endoloop* e posteriormente com alça com eletrocautério. A porção uterina ressecada foi tracionada pelo *overtube*. Dois porcos evoluíram com febre, sendo um sacrificado no quarto dia. Todos os quatro restantes alimentaram-se e deambularam um dia após o procedimento. Após 14 dias, os animais foram sacrificados, e a necropsia não detectou laceração de órgãos, perfuração ou hematomas. A necropsia do animal que sofreu eutanásia no quarto dia apresentava um orifício de 4,0 mm no local da incisão gástrica, grande aderência e secreção purulenta intra-abdominal. O outro animal que teve febre apresentou melhora clínica após antibióticos e demonstrou um abscesso de 1,0 mm e aderências na serosa da incisão gástrica.[13]

TECNOLOGIA ROBÓTICA NA ENDOSCOPIA

O Robot Institute of America define robô como um manipulador multifuncional reprogramável designado para mover materiais, partes, peças ou instrumentos especializados por meio de movimentos variados, programados para realizar uma variedade de funções. A cirurgia robótica é definida como um mecanismo controlado por computador externo manipulado pelo cirurgião.[15]

Tecnologias robóticas atualmente existentes para aperfeiçoar as limitações da cirurgia laparoscópica e da cirurgia minimamente invasiva incluem funções como determinar localização precisa, manipulação precisa, aperfeiçoar destreza, de forma supervisionada ou teleoperada. Instrumentos que melhoram o foco, possibilitam *zoom* ou oferecem visão de 360° permitem movimentos complexos por meio de incisões mínimas.[15]

A CMI (Computer Motion Inc.) desenvolveu robôs assistentes cirúrgicos: Hermes® (controle de equipamentos da sala de procedimento como luzes, mesas, câmeras, vídeos), AESOP® (sistema automatizado para posicionamento de foco de luz na laparoscopia), Zeus® (realização de procedimentos mais delicados que a laparoscopia convencional), da Vinci® (sistema telemanipulador que transfere os movimentos naturais do cirurgião a micromovimentos correspondentes na laparoscopia).[15]

A endoVia criou o Lapro Tek®, que tem funções como Zeus® e da Vinci®, porém, com formato menor e portátil que pode ser adaptado na endoscopia. O Via Cath Endoscopic System® foi criado para endoscopia flexível e tem três componentes: unidade de *drive*, sistema de controle e controle em forma de *joystick*, que é utilizado pelo endoscopista por uma tela de vídeo.[15]

O FUTURO DA TECNOLOGIA ROBÓTICA

Sistemas robóticos emergentes apresentam vários mecanismos promissores, como endoscópios em forma de pequenas hastes compostas de câmeras, ultra-som e *lasers*, enteroscópios com sistema de propulsão, nanotecnologia e telas com sistema tridimensional. O uso da nanotecnologia com milhões de sensores microscópicos virtuais pode providenciar imagens de toda a superfície do órgão.[15] Robôs em miniatura poderiam penetrar pelos orifícios naturais, ser deglutidos oralmente ou penetrar na cavidade peritonial por meio de uma gastrostomia para uma exploração abdominal transgástrica por um controle remoto.[16]

REFERÊNCIAS BIBLIOGRÁFICAS

1. Ginsberg GG, Barkun AN, Bosco JJ, Burdick JS, Isenberg GA, Nakao NL et al. ASGE Technology Assessment Committee – Endoscopic Anti-Reflux Procedures. 2001.
2. Sakai P, Ishioka S, Maluf FF. Tratado de endoscopia digestiva diagnóstica e terapêutica – Esôfago. 2ª ed. Rio de Janeiro: Atheneu; 2005.
3. Pleskow DP, Rothstein R, Lo S, Hawes R, Kozarek R, Haber G et al. Endoscopic full-thickness plication for the treatment of GERD: 12 month follow-up for the North American open label trial. Gastrointest Endosc 2005;61(6):643-9.
4. Swain P, Park P. Endoscopic suturing. Best Pract Res Clin Gastroenterol 2004;18(1):37-47.
5. Jagannath SB, Kantsevoy SV, Vaugh CA, Chung SSC, Cotton PB. Peroral transgastric endoscopic ligation of fallopian tubes with long-term survival in a porcine model. Gastrointest Endosc 2005;61(3):449-53.
6. Park PO, Bergstrom M, Ikeda K, Fritscher-Ravens A, Swain P. Experimental studies of transgastric gallbladder surgery: cholecystectomy and cholecystogastric anastomosis. Gastrointest Endosc 2005;61(4):601-6.
7. Hochberger J, Lamadé W. Transgastric surgery in the abdomen: the dawn of a new era? Gastrointest Endosc 2005; 62(2):293-6.
8. Kalloo AN, Singh VK, Jagannath SB, Niiyama H, Hill SL, Vaghu CA et al. Flexible transgastric peritoneoscopy: a novel approach to diagnostic and therapeutic interventions in the peritoneal cavity. Gastrointest Endosc 2004;60(1):114-7.
9. Hu B, Kantsevoy SV, Jagannath SB, Vaughn CA, Nakajima Y, Kalloo AN et al. The technical feasibility of endoscopic gastric reduction: a pilot study in a porcine model [resumo]. Gastrointest Endosc 2005;61(5):AB80.
10. Awan AN, Swain CP. Endoscopic vertical band gastroplasty with an endoscopic sewing machine. Gastrointest Endosc 2002;55(2):254-6.
11. Hu B, Sun LCL, Kawashima K, Yamamoto T, Chunf SSC. Transoral endoscopic obesity surgery: endoscopic gastroplasty with an endoluminal endoscopic suture device [resumo]. Gastrointest Endosc 2004;59(5):92.
12. Bergstrom M, Ikeda K, Swain P, Park P. Transgastric anastomosis by using flexible endoscopy in a porcine model. Gastrointest Endosc 2006;63(2):307-12.
13. Merrifield BF, Wagh MS, Thompson CC. Peroral transgastric organ resection: a feasibility study in pigs. Gastrointest Endosc 2006;63(4):693-7.
14. ASGE Working Group on Natural Orifice Transluminal Endoscopic Surgery. Gastrointest Endosc 2006;63(2):199-203.
15. Rothstein R, Rosen J, Young JS. Improving efficiency in endoscopy with robotic technology. Gastrointest Endosc Clin N Am 2004;14:679-96.
16. Rentschler ME, Dumpert J, Platt SR, Farritor SM, Oleynikov D. Natural orifice surgery with an endoluminal mobile robot. Encontro da ASGE 2006.

PARTE 4

PROCEDIMENTOS TERAPÊUTICOS: Equipamentos – Princípios, Técnica de Utilização e Principais Indicações

CAPÍTULO 16

BISTURI ELÉTRICO

Toshiro Tomishige
Sérgio Eiji Matuguma

INTRODUÇÃO

O emprego da corrente elétrica no corpo humano iniciou-se há muitos anos. Em 1893, D'Arsonval publicou um estudo sobre a destruição de tecido pela liberação de calor, usando uma corrente de alta freqüência. Em 1909, Doyen usou essa mesma corrente de alta freqüência para a destruição de tumores malignos. Cushing e Bovie, em 1928, obtiveram o corte cirúrgico sem sangramento, usando a corrente de corte e coagulação.[1,2]

No decorrer das últimas décadas, houve um grande avanço em procedimentos terapêuticos na endoscopia, principalmente pela utilização do bisturi elétrico, desde a prática de polipectomias e hemostasias até as ressecções de lesões neoplásicas com as técnicas já consagradas de mucosectomias realizadas atualmente.[3]

Dominar a técnica dos procedimentos e também ter um conhecimento básico sobre os princípios da funcionabilidade do bisturi elétrico são fundamentais para o sucesso do endoscopista.

PRINCÍPIOS FÍSICOS DO CORTE E COAGULAÇÃO

A corrente elétrica é um fenômeno físico correspondente à movimentação de íons, em um meio qualquer. A sua existência depende da presença de íons e da capacidade de o meio permitir a sua movimentação, isto é, manter o fluxo dos íons. Isso confere a propriedade de condutividade do material. A condutividade é a capacidade de um material poder conduzir a corrente elétrica em maior ou menor grau. Os tecidos biológicos têm maior ou menor grau de condutividade elétrica, dependendo da concentração maior ou menor de íons.

Os tecidos humanos, por apresentarem composição eletrolítica com a presença de íons, conduzem a corrente elétrica. Porém, os diferentes tecidos do nosso organismo têm propriedades de condutividade diferentes devido à constituição distinta de cada um deles. Dependendo da região ou tipo de tecido, por exemplo, pele, músculo, tecido adiposo ou mucosa, a condução da corrente é possível em maior ou menor grau, em função da resistência elétrica tecidual.

Ao passar uma corrente elétrica em uma célula, ocorre a despolarização da membrana celular e, dependendo da sua freqüência, os efeitos na célula serão diferentes (Figura 16.1).

Por exemplo, se a freqüência da corrente elétrica for entre 10 a 100 Hz, dito como freqüência da corrente de uso doméstico, ocorre o efeito de choque, isto é, o tremor rítmico com a freqüência da fonte geradora. Mas se a freqüência da corrente elétrica for entre 100 Hz a 4 MHz, ocorrem efeitos elétricos diversos que podem ser trabalhados na área médica. Sabe-se que, na faixa de trabalho, em torno de 300 a 500 KHz, ocorre unicamente efeito térmico, sem produzir efeito eletrolítico nem estimulação nervosa ou muscular; observa-se uma vibração dos íons de tal forma que há o aquecimento das células, por energia cinética das vibrações, gerando calor exotérmico e, conseqüentemente, o efeito de queimadura local e coagulação dos vasos. Nessa faixa de freqüência é que se situam a maioria dos geradores dos bisturis elétricos. Descobriu-se, mais tarde, que a vibração em alta freqüência pode ser associada à produção de baixa corrente elétrica, o que não desencadeia a

FIGURA 16.1

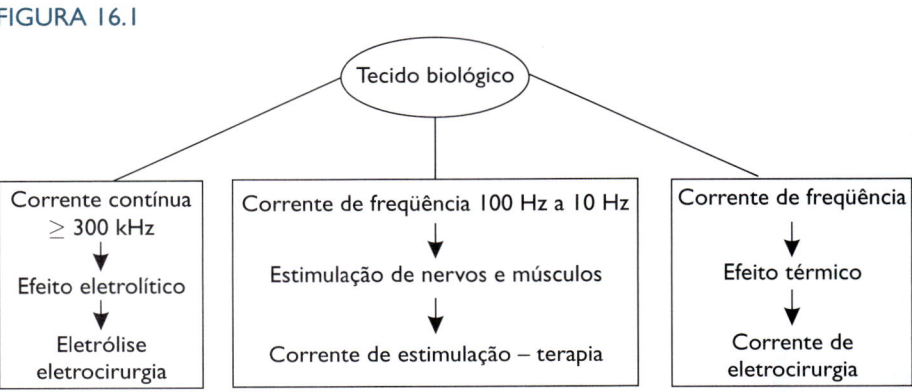

despolarização de fibras nervosas, nem musculares, o que evita afetar a musculatura cardíaca. Com essas características, aprimorou-se o desenvolvimento de geradores, permitindo trabalhar em áreas médicas com bastante segurança e efeito desejado.[4]

Para entendermos mais detalhadamente o uso de bisturis elétricos, deveremos estudar as características da corrente elétrica e os fatores que influenciam no aquecimento tecidual.

POTÊNCIA DA FONTE GERADORA

É a capacidade do bisturi elétrico de gerar maior ou menor corrente.

DENSIDADE DE CORRENTE ELÉTRICA NO TECIDO

Isto quer dizer que a medida de quantidade de íons que dá fluxo à corrente varia com a área de contato desta com o tecido. Para uma corrente elétrica constante, quanto maior a área de contato, menor a densidade de corrente, pois o fluxo de íons se distribui por uma área ampla, sendo "diluído" nesta grande superfície. Assim, se a área de contato for mínima, ocorre a "concentração" de corrente nesta área, aumentando a densidade de corrente. Em uma ponta de um bisturi elétrico puntiforme, como um estilete, a densidade será concentrada na ponta milimétrica do estilete. A placa do negativo deve ter ampla área de contato para diminuir a densidade da passagem de corrente, evitando-se a queimadura da pele do local.

TEMPO DE CONTATO NO TECIDO

Quanto maior o tempo de contato tecidual, ou seja, maior o tempo do bisturi elétrico em contato ativo com o tecido, maior será a queimadura provocada, tanto em extensão como em profundidade. Cabe lembrar que não poderemos controlar de modo exato nem a extensão nem tampouco a profundidade de área acometida pela lesão elétrica, correndo-se o risco de provocar perfurações imediatas ou tardias (em dois tempos). Portanto, tempo prolongado de efeito elétrico ativo não é desejável, ou seja, manter ativado o bisturi elétrico por longo tempo não é uma prática correta.

RESISTÊNCIA TECIDUAL

Os diferentes tecidos têm íons, em maior ou menor quantidade. Podemos dizer que o músculo tem grande componente iônico, mais do que o tecido adiposo, tornando-o melhor condutor elétrico. A pele, com sua camada de queratina (pouquíssimos íons), tem alta resistência à passagem de corrente elétrica, funcionando como um isolante elétrico. A mucosa, com rica vascularização, tem propriedades elétricas de menor resistência elétrica. Quanto maior a resistência elétrica, maior a necessidade da potência da fonte geradora, maior a necessidade de densidade de corrente e maior o tempo necessário de contato com o tecido.

BISTURI ELÉTRICO

É o equipamento que, a partir da energia elétrica alternada de baixa freqüência (60 Hz), gera correntes elétricas de alta freqüência (400 k a 2 MHz) e tensões elevadas (400 a 500 v). Possui três plugues de contato: ativo – ponta do bisturi; neutro – placa de dispersão; e terra.

Os bisturis elétricos têm modos de efeitos elétricos que se denominam: *corte, coagulação, misto (blend) e endocut.* Os três tipos de efeito são dependentes das formas e amplitude das ondas de freqüência do gerador.

CORTE

Na propriedade de corte puro, a tensão dada entre o eletrodo (ponta de bisturi) e o tecido biológico produz um arco voltaico entre ambos, no qual se concentra alta densidade de corrente de alta freqüência. Esses arcos voltaicos, que são microscópicos e se apresentam em toda a extensão entre a ponta do bisturi e o tecido, elevam os pontos de contatos elétricos a temperaturas altas em um espaço de tempo muito curto. O tecido afetado é rapidamente vaporizado e queima-se imediatamente, provocando o efeito de corte puro. Fisicamente, a tensão necessária para que ocorra o corte é de, no mínimo, 200 v, sendo que tensões menores podem produzir arcos voltaicos, sem cortar o tecido. A freqüência para tal efeito é aproximadamente 500 kHz e é a forma de onda apresentada como padrão sinusoidal contínuo.

COAGULAÇÃO

O efeito de coagulação térmica nos tecidos ocorre quando a temperatura necessariamente atinge, no mínimo, 70º C. A desnaturação protéica dos tecidos tem implicações maiores, pois o mecanismo provocador do efeito térmico local é complexo. Para entendermos, vejamos os diversos efeitos teciduais, conforme a variação da temperatura (Tabela 16.1):

TABELA 16.1

Temperatura	Efeito Tecidual
40° C	Danos celulares reversíveis, dependendo do tempo de exposição
40° C a 70° C	Desnaturação – danos celulares irreversíveis
70° C a 100° C	Coagulação – alteração do colágeno
100° C a 200° C	Desidratação – rápida vaporização da água intra e extracelular
Maior que 200° C	Carbonização

Fisicamente, na propriedade de coagulação pura, a amplitude da forma de onda é maior com freqüência de aproximadamente 20 kHz, sendo a forma de onda como pulsos intermitentes. A alta voltagem (tensão) faz com que a corrente atinja os planos mais profundos.

MISTO (BLEND)

No misto, há a mistura de ambas as características das anteriores. Portanto, há maior poder de hemostasia, mas menor de corte. Geralmente, estão subdivididos em escalas graduais (1 a 10 ou 10 a 100) conforme a mistura das duas ondas de corte e coagulação.

ENDOCUT

Modalidade de corte e coagulação associadas mediante controle eletrônico preestabelecido dos tempos de corte e coagulação (misto). Isto é, há um dispositivo limitador automático da velocidade de corte, sendo executado de forma fracionada, em função da programação pré-ajustada.

Sabe-se que um corte não se inicia logo após o acionamento do bisturi de alta freqüência. Há um intervalo de tempo no qual se iniciam a ebulição do tecido e a saída de vapores entre o eletrodo e o tecido. E esses vapores propiciam a condução de arcos voltaicos, começando o ato de corte.

No corte clássico, o tecido adjacente é acometido pela zona de expansão de efeito térmico, progressivamente maior no decorrer do tempo em que o pedal é mantido pressionado para execução do corte. Há, por fim, uma grande área de queimadura adjacente e profunda, principalmente nos segmentos teciduais cortados por último.

Na modalidade *endocut*, o gerador detecta automaticamente o tempo quando se inicia a formação de arcos voltaicos e se desliga temporariamente, conforme o tempo estipulado. Isso ocorre sem retirar o pé do pedal acionador do gerador. Isto é, mesmo com acionamento contínuo do pedal, há um controle de liga/

desliga automático e eletrônico no decorrer do ato de corte do tecido. Assim, o tecido é cortado de forma segmentar, em pequenos intervalos de comprimento, por intervalos de pulso combinados de corte e coagulação, por toda a extensão do plano de ressecção, tornando a área de ressecção mais homogênea.

A vantagem é de conferir menor área de zona de expansão do efeito térmico a cada segmento de tecido fracionadamente cortado. Assim, obtém-se maior segurança no procedimento.

BISTURI MONOPOLAR

A ponta do bisturi e a placa de dispersão situam-se em dois pontos separados e distantes da área de ressecção. Portanto, a disseminação de energia térmica se dá por todo o trajeto compreendido entre a ponta do bisturi e a placa, comumente, por todo o organismo.

BISTURI BIPOLAR

Os dois pontos que formam a passagem de corrente situam-se na ponta do bisturi elétrico, sendo o efeito da corrente efetuado apenas sobre a área compreendida entre os dois pontos. O efeito térmico restringe-se apenas ao local, sem disseminação sistêmica.

BISTURI MULTIPOLAR

Um tipo mais específico de bipolar. São vários pontos que formam circuito elétrico, entre si, na ponta de um bisturi, aumentando a potência e efeito elétrico local. É um bipolar melhorado.

USO DO BISTURI ELÉTRICO E MARCA-PASSO CARDÍACO

Marca-passos são instrumentos vitais para pacientes com distúrbio de condução do ritmo cardíaco. Há dois tipos de marca-passos no mercado: externos e internos. Além disso, podem ser, segundo o tipo de funcionamento, de fre-

qüência fixa, de demanda por inibição ventricular ou de demanda por ativação ventricular.

É conhecido que as altas freqüências de geradores dos bisturis elétricos podem interferir no funcionamento de marca-passos. A desativação do marca passo, fibrilação ventricular e queimadura miocárdica, bem como assistolia e bradicardia, podem ocorrer mesmo a distância, ou seja, não há a necessidade de contato direto para causar interferência no marca-passo.

O fio do condutor do marca-passo pode facilitar a formação de corrente de fuga, interferindo no funcionamento e causando danos elétricos. Estudos sobre marca-passos de diversos tipos denotaram que os marca-passos de freqüência fixa não são afetados pelos bisturis elétricos. Os de demanda por inibição ventricular podem ser afetados e conduzir à bradicardia ou assistolia. Os de demanda por ativação ventricular podem desenvolver extra-sístoles, taquicardia ou fibrilações. Os externos são mais fáceis de sofrer interferência e levam a eletrocução de 60 Hz, distúrbio do ritmo cardíaco e fibrilação ventricular.

A solução é manter o trajeto da corrente elétrica o mais distante possível da direção do fio do marca-passo, assim o "caminho" a ser percorrido terá maior resistência, e a corrente de fuga não se formará pelo trajeto do condutor de marca-passo. Outra precaução é deixar o trajeto entre os dois pólos do bisturi elétrico perpendicular ao fio do marca-passo, diminuindo a chance de interferência do efeito elétrico.

Os marca-passos de demanda têm acrescida neles uma chave de interrupção, de modo em demanda para modalidade fixa de freqüência, para os casos de necessidade de segurança. Assim, o uso de ímã sobre o marca-passo tem convertido a modalidade de demanda para fixa, aumentando a segurança na estabilidade de freqüência cardíaca controlada.

Deve-se evitar usar bisturi elétrico em pacientes que usam marca-passos externos, que são mais vulneráveis a interferências da eletrocirurgia.[5]

REFERÊNCIAS BIBLIOGRÁFICAS

1. Barlow D. Endoscopic applications of electrosurgery: a review of basic principles. Gastrointest Endosc. 1982 May; 28(2): 73-6.

2. Chaves DM, Sakai P, Mester M, Spinosa SR, Tomishige T, Ishioka S A new endoscopic technique for the resection of flat polypoid lesions. Gastrointest Endosc 1994;40:224-6.

3. Odell RC. Principles of eletrosurgery. In: Sivak MV, editor. Gastroenterologic endoscopy. Philadelphia: WB Sauders; 1987. P. 128-42.

4. Olympus. Radio frequency cutting and coagulation in endoscopic use. 2nd ed. Tokyo: Olympus Optical Company; 1995. P. 1-14.

5. Sebben JE. Electrosurgery and cardiac pacemakers. J Am Acad Dermatol 1983; 9:45763.

CAPÍTULO 17

COAGULADOR DE PLASMA DE ARGÔNIO

Maria Angelina Miranda

INTRODUÇÃO

O coagulador de plasma de argônio (APC) é um instrumento de eletrocoagulação que utiliza corrente monopolar de alta freqüência, a qual é transmitida aos tecidos sem contato direto, por meio de gás argônio ionizado. Esse método foi inicialmente aplicado em cirurgia convencional[1] e laparoscópica,[2] sendo adaptado para amplo uso em endoscopia terapêutica.[3,4]

TECNOLOGIA

PRINCÍPIOS FÍSICOS

O coagulador de plasma de argônio é um equipamento controlador de fluxo de gás argônio que funciona acoplado a uma unidade eletrocirúrgica (bisturi elétrico). Quando o coagulador é acionado, ativa também o circuito de coagulação do bisturi elétrico. A corrente elétrica de radiofreqüência, fornecida pelo bisturi elétrico, é conduzida por um eletrodo de tungstênio, que ioniza o feixe de gás argônio que o circunda. Esse feixe ionizado passa a ser o meio condutor da corrente elétrica, formando o plasma de gás argônio.

A coagulação de plasma de argônio é um método para coagular termicamente, usando corrente elétrica de alta freqüência, que é conduzida aos tecidos pelo gás argônio ionizado. O feixe de argônio ionizado é dirigido do eletrodo ao tecido mais próximo, estando ele em frente ou lateralmente, ou seja, a área a ser cauterizada será aquela atingida pela difusão do gás argônio, possibilitando que a coagulação seja axial ou tangencial.[4] Esse feixe de argônio plasmático liberado pelo eletrodo do cateter alcança a superfície do tecido, produzindo uma zona de dessecação superficial e circunscrita, associada à fina camada de vapor que contribui para limitar a carbonização e a profundidade da coagulação.[3]

O plasma de argônio em contato com o tecido produz necrose de coagulação, que eleva a resistência elétrica do tecido, perdendo condutividade. Assim, o feixe é desviado para áreas de tecido vivo que apresentam resistência elétrica mais baixa e maior condutividade, restringindo seu efeito termocoagulador em 2 a 3 mm.[3,4] A profundidade da coagulação está diretamente relacionada com a potência do gerador, a intensidade do fluxo de gás argônio, o tempo de aplicação e a distância da ponta do cateter ao tecido-alvo.[5]

Os efeitos térmicos da coagulação com plasma de argônio estão limitados à dessecação (cauterização), à desvitalização e à coagulação do tecido; porém, havendo uma aplicação prolongada, pode ocorrer carbonização, vaporização e injúria profunda. Experimentalmente, Norton et al[6] compararam diferentes técnicas de cauterização térmica e observaram que ocorria dano na camada muscular do cólon em 86% dos casos tratados com APC e que, ao se injetar 2 ml de solução salina isotônica na submucosa, a incidência de lesão profunda diminuía para 21%. Entretanto, Sagawa et al[7] mostraram em estudos histopatológicos que as alterações térmicas induzidas pelo APC na parede gástrica ficavam limitadas até a submucosa, mesmo quando se empregavam potência e tempo elevados.

O gás argônio apresenta propriedades favoráveis que permitem sua aplicação na eletrocoagulação, destacando-se o fato de ser um gás quimicamente nobre, facilmente ionizado, atóxico e, comparado a outros gases inertes, é relativamente barato.[3]

EQUIPAMENTO

Atualmente, três sistemas APC estão disponíveis para aplicação em endoscopia e pertencem às empresas Erbe Elektromedizin GmbH (Alemanha), Wem Equipamentos Eletrônicos Ltda. (Brasil) e Conmed Corporation (Estados Unidos). Os sistemas APC incluem gerador eletrocirúrgico monopolar de alta freqüência (bisturi elétrico), coagulador de plasma de argônio, cilindro de gás argônio, cateteres flexíveis condutores, placa neutra e pedal para ativar a liberação de gás argônio e de eletricidade.

Os cateteres são tubos flexíveis de teflon reutilizáveis ou descartáveis que possuem na extremidade distal um eletrodo monopolar de tungstênio inserido em uma ponta de cerâmica resistente à temperatura. Os cateteres da Erbe têm especificações variadas, disponíveis para aplicação frontal ou lateral com diâmetros entre 1,5 mm a 3,2 mm e comprimentos de 2,2 m a 4,4 m. Os cateteres da Wem são encontrados com 2,3 mm de diâmetro, tendo 2,3 m ou 3,2 m de comprimento e apresentando liberação frontal de fluxo.

TÉCNICA

O modo de aplicação da coagulação com plasma de argônio está relacionado com sua indicação e seu protocolo de estudo, podendo, na maioria das vezes, ser executado em regime ambulatorial. O preparo dos pacientes é o mesmo exigido antes da esofagogastroduodenoscopia e da colonoscopia. Faz-se necessária a preparação do cólon para prevenir retenção de gases em concentrações potencialmente inflamáveis.[8,9]

Em geral, baixa potência e baixo fluxo são usados para hemostasias de lesões vasculares superficiais com graduações de 40 a 50 W e 0,8 l/min, de fluxo, aumentando nos casos de ablação de tecidos para 70 a 90 W e 1l/min.[10]

Iniciado o procedimento, o cateter flexível é preenchido com o gás argônio e introduzido pelo canal de trabalho, estando o endoscópio já devidamente posicionado no local de tratamento. A ativação do coagulador de plasma de argônio é feita pela ignição do pedal, a qual sincroniza a liberação de corrente elétrica e de gás argônio que se torna ionizado, levando a corrente ao tecido-alvo.

Três zonas de ação da coagulação de plasma de argônio são detectadas nos tecidos. A zona de dessecação é localizada no ponto de contato da corrente com o tecido, sendo mais profundas as zonas de coagulação e desvitalização.[3] A zona de coagulação varia de 1 mm a 3 mm, dependendo das propriedades físicas dos tecidos.[5] A distância mantida entre o cateter e o tecido deve ser de 2 mm a 8 mm,[11] devendo-se aproximar a ponta do cateter para garantir o contato do plasma de argônio com o tecido

quando se trabalha com baixa potência. O não-contato do cateter com o tecido minimiza manipulação e trauma mecânico, prevenindo dano à parede do órgão.[12] Durante a dessecação, a ponta do cateter deve estar limpa, livre de tecido ou coágulos, assim como a superfície do tecido-alvo livre de líquido, inclusive sangue, para não formar uma película superficial de coagulação que impeça tratamento adequado às camadas abaixo.

A duração das aplicações pode variar de 0,5 a 2 segundos, orientando-se a ponta do cateter durante as aplicações segundo as diferentes técnicas: ponto a ponto, fita e pincel.[4] A técnica ponto a ponto é a usualmente empregada, tratando-se as lesões individualmente para evitar dano a áreas livres de lesões e prevenir a formação de ulcerações, como nos casos de angiodisplasias[13] e de telangiectasias.[14] A técnica em fita é usada nas ablações do esôfago de Barrett[15] e estômago em melancia,[16] ajudando a prevenir ulcerações e estenose cicatricial da luz. O método em pincel é aplicado na hemostasia[17] ou ablação[18] homogênea de grandes áreas. A aplicação do APC pode ser axial, radial e retrógrada, atingindo áreas de difícil acesso, dobras de mucosa e angulações do trato digestivo.[19]

Durante o procedimento, deve-se ter o cuidado de monitorar continuamente a distensão abdominal e aspirar com freqüência o gás argônio liberado durante a coagulação. Quando se utiliza endoscópio de duplo canal, a aspiração pode ser concomitante ao tratamento.

VANTAGENS E INDICAÇÕES

Desde as primeiras experiências realizadas com o APC em endoscopia digestiva,[4] inúmeras vantagens do método têm sido descritas (Quadro 17.1). Destaca-se ainda seu papel multifuncional, pois além do seu uso como coagulador de plasma de argônio, é também fonte de eletrocoagulação, podendo ser empregado tanto em cirurgia como em endoscopia terapêutica.

QUADRO 17.1

Vantagens do APC

Não contato
Eficácia e segurança
Controle da profundidade
Aplicação multidirecional
Mobilidade
Fácil manuseio
Não produz fumaça
Menor custo em comparação com o *laser*

Quando comparado com o tratamento a *laser*, o APC pode ser preferido na terapêutica da angiodisplasia, do estômago em melancia, da proctopatia actínica e da úlcera péptica hemorrágica.[20]

A coagulação com plasma de argônio pode ainda ser utilizada em conjunto com outras técnicas endoscópicas – como injeção,[21] dilatação,[13] polipectomia[22] e mucosectomia[23] –, complementando a eficácia terapêutica ou ainda combinada a tratamento radioterápico.[13]

As aplicações do APC podem em geral ser categorizadas em *hemostáticas* e *ablativas*. As principais indicações estão no Quadro 17.2.

QUADRO 17.2

Indicações do APC

I. Hemostáticas
Estômago em melancia ou ectasia vascular do antro gástrico (GAVE)
Angiodisplasia esporádica
Telangiectasias hemorrágicas
Proctopatia e enteropatia actínicas
Úlcera péptica hemorrágica
Prevenção à recorrência de varizes esofágicas

QUADRO 17.2 *(continuação)*

Síndrome de Mallory-Weiss
Lesão de Dieulafoy
II. Ablativas
Esôfago de Barrett
Pólipos e adenomas residuais
Câncer precoce
Desobstrução de prótese
Divertículo de Zenker
Estenose de anastomose
Tratamento de fístulas

COMPLICAÇÕES

O coagulador de plasma de argônio representa um importante avanço em eletrocirurgia, e todos os princípios de segurança da eletrocoagulação monopolar de alta freqüência devem ser assegurados para prevenir iatrogenia e complicações. Efeitos colaterais transitórios – tais como febre,[24] distensão abdominal[25] e dor no sítio do tratamento[26] – são observados. As complicações de menor gravidade incluem pólipos inflamatórios cicatriciais,[27] pneumatose intestinal,[28] pneumoperitônio[29] e enfisema subcutâneo,[30] com índices que variam de 0 a 24,[31] e podem ser conduzidas clinicamente. Casos de sangramento[32] e estenoses[33] são tratados endoscopicamente e requerem acompanhamentos.

A incidência de perfuração relacionada com APC é de 0,3%[34], com relato de evolução fatal.[35] A criteriosa vigilância após a terapêutica com APC possibilita diagnosticar precocemente uma complicação, tornando possível o tratamento e a condução favoráveis.

CONSIDERAÇÕES FINAIS

O APC é um método endoscópico térmico de coagulação de uso crescente em endoscopia digestiva. Seguidas as recomendações e as técnicas de aplicação, o método mostra-se seguro e eficiente. Inovações emergentes na utilização do APC têm sido consideradas e devem ser validadas com estudos prospectivos controlados.

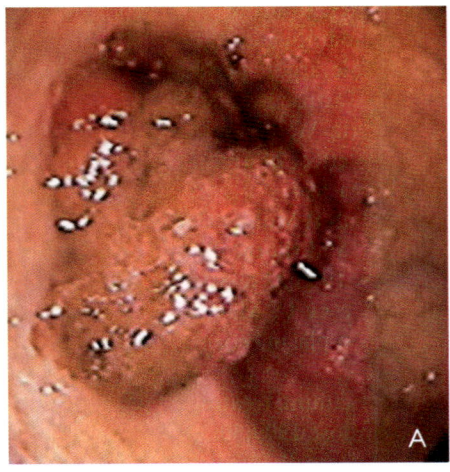 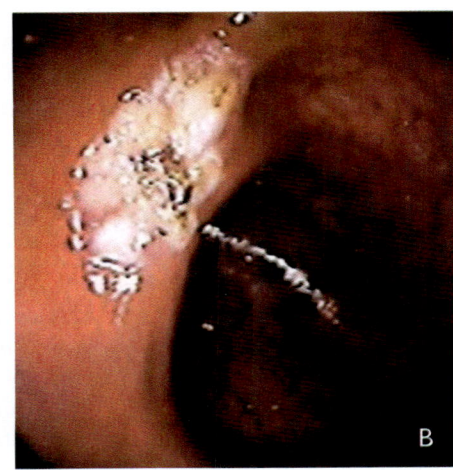 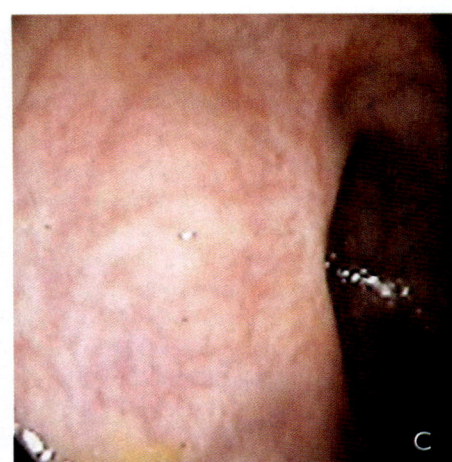

FIGURA 17.1

(A) Lesão vilosa no reto com displasia de alto grau; (B) Terapêutica com APC após polipectomia; (C) Mucosa retal com cicatriz linear após um ano

REFERÊNCIAS BIBLIOGRÁFICAS

1. Brand E, Pearlman H. Electrosurgical debulking of ovarian cancer: a new technique using the argon beam coagulator. Gynecol Oncol 1990;39:115-8.
2. Daniell JF, Fischer B, Alexander W. Laparoscopic evaluation the argon beam coagulator-initial report. J Roprod Med 1993;38:121-6.
3. Farin G, Grund KE. Technology of argon plasma coagulation with particular regard to endoscopic applications. Endosc Surg 1994;2:71-7.
4. Grund KE, Storek D, Farin G. Endoscopic argon plasma coagulation (APC): first clinical experiences in flexible endoscopy. Endosc Surg 1994;2:42-6.

5. Watson JP, Bennett MK, Griffin SM, Mattewson K. The tissue effect of argon plasma coagulation on esophageal and gastric mucosa. Gastrointest Endosc 2000;52:342-5.

6. Norton ID, Wang L, Levine SA, Burgart LJ, Hofmeister EK, Rumalla A, et al. Efficacy of colonic submucosal saline solution injection for the reduction of iatrogenic thermal injury. Gastrointest Endosc 2002;56:95-9.

7. Sagawa T, Takayama T, Oku T, Hayashi T, Ota H, Okamoto T, et al. Argon plasma coagulation for successful treatment of early gastric cancer with intramucosal invasion. Gut 2003;52:334-9.

8. Soussan EB, Mathieu N, Roque I, Antonietti M. Bowel explosion with colonic perforation during argon plasma coagulation for hemorrhagic radiation-induced proctitis. Gastrointest Endosc 2003;57:412-3.

9. Zinsser E, Will U, Gottschalk P, Bosseckert H. Bowel gas explosion during argon plasma coagulation. Endoscopy 1999; 31:S26.

10. Waye J. How I use the argon plasma coagulator. Clin Perspect Gastroenterol 1999:249-52.

11. Nakamura S, Mitsunaga A, Murata Y, Suzuki S, Hayashi N. Endoscopic induction of mucosal fibrosis by argon plasma coagulation (APC) for esophageal varices: a prospective randomized trial of ligation plus APC vs. ligation alone. Endoscopy 2001;33:210-5.

12. Pereira-Lima JC, Busnello JV, Saul C, Toneloto EB, Lopes CV, Rynkowski CB, et al. High power setting argon plasma coagulation for the eradication of Barrett's esophagus. Am J Gastroenterol 2000;95:1661-8.

13. Wahab PJ, Mulder CJJ, den Hartog G, Thies JE. Argon plasma coagulation in flexible gastrointestinal endoscopy: pilot experiences. Endoscopy 1997;29:176-81.

14. Silva RA, Correia AJ, Dias LM, Viana HL, Viana RL. Argon plasma coagulation therapy for hemorrhagic radiation proctosigmoiditis. Gastrointest Endosc 1999;50:221-4.

15. Ackroyd R, Tam W, Schoeman M, Devitt PG, Watson DI. Prospective randomized controlled trial of argon plasma coagulation ablation vs. endoscopic surveillance of patients with Barrett's esophagus after antireflux surgery. Gastrointest Endosc 2004;59:1-7.

16. Yussoff I, Brennan F, Ormonde D, Laurence B. Argon plasma coagulation for treatment of watermelon stomach. Endoscopy 2002;34:407-10.

17. Waye Jd, Grund KE, Farin G. Argon plasma coagulation (APC) – Clinical usefulness in flexible endoscopy [abstract]. Gastrointest Endosc 1996;43:306.

18. Sessler MJ, Becker HD, Flesch I, Grund KE. Therapeutic effect of argon plasma coagulation on small malignant gastrointestinal tumors. J Cancer Res Clin Oncol 1995;121:235-8.

19. Villavicencio RT, Rex DK, Rahmani E. Efficacy and complications of argon plasma coagulation for hematochezia related to radiation proctopathy. Gastrointest Endosc 2002;55:70-4.

20. Canard JM, Vedrenne B. Clinical application of argon plasma coagulation in gastrointestinal endoscopy: has the time come to replace the laser? Endoscopy 2001;33:353-7.

21. Chau CH, Siu WT, Law BKB, Tang CN, Kwok SY, Luk YW, et al. Randomized controlled trial comparing epinephrine injection plus heat probe coagulation versus epinephrine injection plus argon plasma coagulation for bleeding peptic ulcer. Gastrointest Endosc 2003;57:455-61.

22. Zlatanic J, Waye JD, Baiocco PJ, Gleim GW. Large sessile colonic adenomas: use of argon plasma coagulator to supplement piecemeal snare polypectomy. Gastrointest Endosc 1999;49:731-5.

23. Murakami M, Nishino K, Inoue A, Takaoka Y, Iwamasa K, Murakami B, et al. Argon plasma coagulation for the treatment of early gastric cancer. Hepatogastroenterology 2004; 51:1658-61.

24. Cipolleta L, Bianco MA, Rotondano G, Marmo R, Meucci C, Piscopo R. Argon plasma coagulation prevents variceal recurrence after band ligation of esophageal varices: preliminary results of a prospective randomized trial. Gastrointest Endosc 2002;56:467-71.

25. Cipolleta L, Bianco MA, Rotondano G, Piscopo R, Prisco A, Garofano MA. Prospective comparison of argon plasma coagulator and heater probe in the endoscopic treatment of major peptic ulcer bleeding. Gastrointest Endosc 1998;48:191-5.

26. Mörk H, Barth T, Kreipe HH, Kraus M, Al-Taie O, Jakob F, et al. Reconstitution of squamous epithelium in Barrett's oesophagus with endoscopic argon plasma coagulation: a prospective study. Scand J Gastroenterol 1998;33:1130-4.

27. Schmek-Lindenau HJ, Kurtz W, Heine M. Inflammatory polyps: an unreported side effect of argon plasma coagulation. Endoscopy 1998;30:S93-S94.

28. Tan AC, Schellekens P, Wahab P, Mulder C. Pneumatosis intestinalis, retroperitonealis, and thoracalis after argon plasma coagulation. Endoscopy 1995;27:698-9.

29. Hoyer N, Thouet R, Zellweger U. Massive pneumoperioneum after endoscopic argon plasma coagulation. Endoscopy 1998;30:S44-S45.

30. Mulder CJJ. Zenker's diverticulum: treatment with a flexible endoscope. Gastrointest Endosc 1999;50:596-7.

31. Ginsberg GG, Barkun AN, Bosco JJ, Burdick JS, Isenberg GA, Nakao NL, et al. Technology status evaluation report: The argon plasma coagulator. Gastrointest Endosc 2002;55:807-10.

32. Pedrazzani C, Catalano F, Festini M, Zerman G, Tomezzoli A, Ruzzenente A, et al. Endoscopic ablation of Barrett's esophagus using high power setting argon plasma coagulation: a prospective study. World J Gastroenterol 2005;11:1872-5.

33. Schulz H, Miehlke S, Antos D, Schentke KU, Vieth M, Stolte M, et al. Ablation of Barrett's epithelium by endoscopic argon plasma coagulation in combination with high-dose omeprazole. Gastrointest Endosc 2000;51:659-63.

34. Grund KE, Zindel C, Farin G. Argonplasmakoagulation in der flexiblen Endoskopie. Dtsch Med Wochenschr 1997; 122:432-8.

35. Byrne JP, Armstrong GR, Attwood SE. Restoration of the normal squamous lining in Barrett's esophagus by argon beam plasma coagulation. Am J Gastroenterol 1998;93:1810-5.

CAPÍTULO 18

HEATER PROBE: MODALIDADE TÉRMICA DE CONTATO

Nelson Yuji Takahashi   •   Julia Camargo Haje
Paulo Eugenio A. C. Brant   •   Karina Cristiane Takahashi

A hemorragia do trato digestório é uma urgência médica, sendo seu diagnóstico e tratamento precoce de grande valia para uma melhor evolução clínica dos pacientes. A hemostasia endoscópica pode ser obtida por meio de diversas técnicas, que são divididas em térmicas e não-térmicas. Os dispositivos utilizados na técnica térmica são de contato e não-contato. O *heater probe* é uma técnica térmica de contato, utilizando calor como método hemostático, e não a corrente elétrica.

PRINCÍPIOS E TÉCNICA

O calor causa lesões térmicas nos tecidos e, na temperatura de 60° C, ocorrem desnaturações protéicas, levando a um colabamento da parede do vaso sangüíneo. A vaporização dos tecidos ocorre a 100° C. Os tecidos frouxos sofrem, com o calor, uma contração térmica. Altas temperaturas podem causar destruição extensa de tecidos com ulceração profunda e possibilidade de perfuração.[1,2] O *heater probe* tem como mecanismo de ação uma coagulação coaptativa determinada pelo efeito térmico sobre a lesão hemorrágica e uma hemostasia por pressão que é exercida sobre a lesão, propiciando a coaptação do vaso, tamponando a lesão e reduzindo o fluxo de sangramento, o que favorece uma coagulação mais eficaz.[3]

O equipamento consiste de um módulo computadorizado, que é a unidade geradora de energia e pressurização de água, e um *probe* (Figura 18.1). O probe é um cateter com um cilindro oco de alumínio revestido de teflon e uma espiral interna em sua extremidade que transfere calor. A cerca de 1,0 cm da ponta do *probe* existem três canais dispostos lateralmente que servem para irrigar água em forma de jato. Esse *probe* pode ser de dois calibres: 3,2 mm e 2,4 mm (aproximadamente 10 F e 7 F respectivamente) (Figura 18.2). Trabalhos

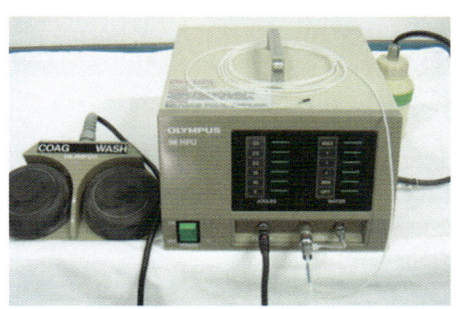

FIGURA 18.1

Unidade *heater probe* (Olympus) com pedal e cateter fino

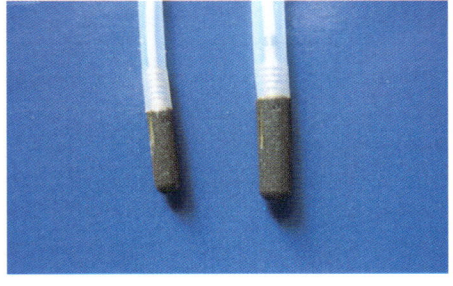

FIGURA 18.2

Cateteres do *heater probe* nos tamanhos 2,4 mm e 3,2 mm

mostram que o *probe* de maior calibre propicia melhor hemostasia sem aumentar a profundidade de coagulação, porém tem o inconveniente de necessitar de aparelhos terapêuticos.[4] O canal de irrigação permite lavar a lesão quando em contato com o tecido. A irrigação do leito da úlcera permite a retirada de coágulos ou resíduos, facilitando o melhor posicionamento e a efetividade do *probe*. Após a coagulação do vaso, a irrigação facilita o descolamento do *probe* da lesão, desse modo evitando estimular a área coagulada e provocar sangramento. O revestimento de teflon da *probe* também colabora para evitar o sangramento quando for necessária a sua movimentação.

A unidade geradora de energia permite regular o calor, medido em joules (J), a ser transmitido em seis graus (5 J, 10 J, 15 J, 20 J, 25 J, 30 J), e a pressurização em cinco níveis, sendo que a máxima não deve ser usada no *probe* de 2,4 mm. Após a programação do módulo computadorizado, com energia e irrigação desejadas, o acionamento do sistema se faz por meio de um pedal composto por dois comandos: coagulação e irrigação. A energia selecionada é transferida para o tecido por um período de aproximadamente oito segundos, tempo necessário para que o calor atinja a base da lesão, por isso é preciso manter uma firme pressão sobre o vaso.

Em casos de suspeita de vaso de grande calibre, convém iniciar a abordagem da lesão ao redor e depois no centro do vaso, reduzindo o risco potencial de a termocoagulação induzir sangramento.[5] O *heater probe* tem a capacidade de gerar até 250° C de temperatura, porém possui um controlador de energia que não permite atingir 100° C.[1,6] Somente um pulso de 30 J é ineficaz para a coagulação de artérias. Experimentos animais demonstram eficácia com 120 J a 240 J. Em modelos, a profundidade da coagulação com dois pulsos (16 segundos) de 30 J foi de 2,1 mm. O aumento da profundidade para 3,7 mm ocorre quando duplicamos o tempo de contato.[4,6]

O método de aplicação na lesão ulcerada péptica hemorrágica ou com sinais de sangramento recente (pela Classificação de Sangramento de Forrest, Ia, Ib, IIa e IIb) consiste em calibrar o aparelho com a energia e a pressão da água desejadas e aplicar com o *probe* uma pressão sobre a lesão. Se houver necessidade, pode-se irrigar o local acionando o pedal de irrigação. A liberação de energia em forma de calor também se faz com acionamento do pedal de coagulação. Deve-se manter com o *probe* uma pressão sobre a lesão sem movimentá-lo pelo período em que o aparelho estiver emitindo um sinal sonoro. Repete-se a aplicação dos pulsos sem sua movimentação, quantas vezes for necessário, para que possamos mudar a posição do *probe* ou cessar o procedimento se a hemostasia for obtida. Deve-se lembrar sempre que, quanto mais energia for utilizada em um único ponto, maior a chance de perfuração.

Antes de retirar o *probe* do local de contato com a lesão, deve-se jatear água para ajudar no seu descolamento. O *probe* pode ser utilizado em diferentes ângulos (0°, 45° e 90°), favorecendo assim a terapêutica hemostática nas lesões de difícil abordagem. Swain e colaboradores encontraram similar área de necrose de coagulação para essas incidências.[7] Jensen recomenda no tratamento da úlcera péptica com sangramento esta seqüência: 1) firme tamponamento; 2) aplicação de quatro pulsos de 30 J antes de mudar a posição do *probe*[3] (Figuras 18.3 e 18.4). Pode-se considerar final da

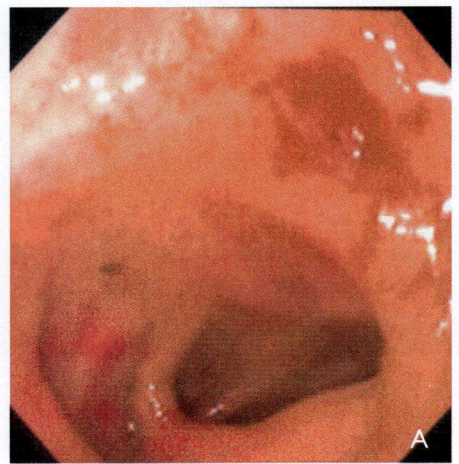
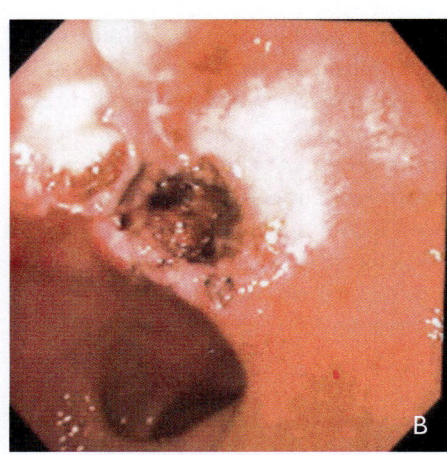

FIGURA 18.3

Tratamento com *heater probe*. (A) Úlcera com sangramento ativo (Forrest Ib); (B) Úlcera após ação do *heater probe*

terapêutica quando o sangramento cessar, o vaso visível ficar plano e se formar uma cavidade no local de aplicação do *probe*.[2]

INDICAÇÃO DO MÉTODO

Já é consagrado o uso do *heater probe* para controle de sangramento por úlcera péptica, porém na literatura existem relatos de uso em várias outras patologias, podendo ser de primeira escolha ou como método acessório. São elas:[1,4,8,9]

- lesão de Dieulafoy;
- alterações vasculares (telangiectasias, doenças do colágeno);

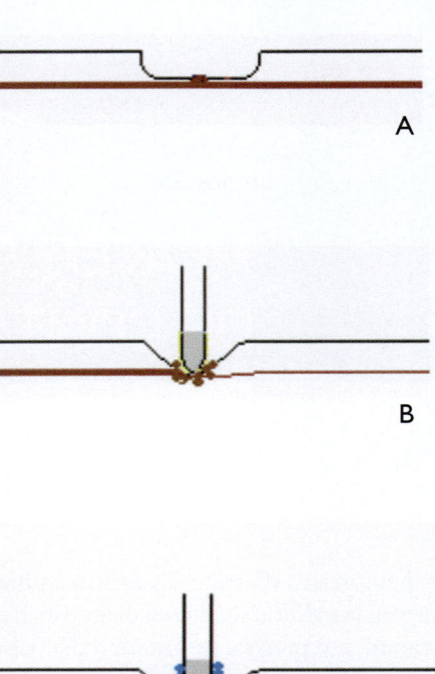
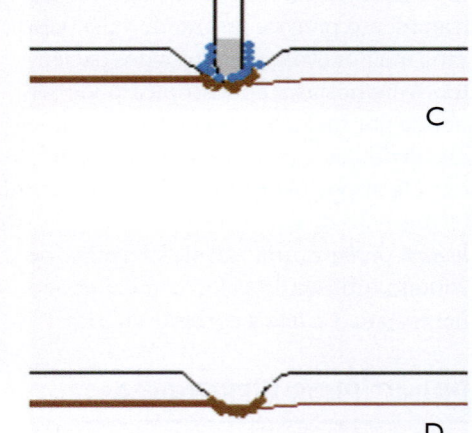

FIGURA 18.4

Coagulação coaptativa. (A) Úlcera com coto vascular; (B) Aplicação de pressão, com parada do fluxo de sangue, coaptação da parede do vaso e liberação de calor pelo *probe*; (C) Acionamento da irrigação; (D) Base da lesão após injúria térmica (formação de cavitação)

- colite actínica;
- estenose e sangramento tumoral; lesão de Mallory-Weiss.

CAUSAS DE FALHA DE TRATAMENTO[2,10]

Fatores preditivos de falência terapêutica:

- choque;
- idade superior a 60 anos;

- comorbidades;
- necessidade de múltiplas transfusões;
- lesões grandes (maiores que 2 cm), calosas, múltiplos pontos de sangramento.

Fatores preditivos de ressangramento:

- posição da úlcera (acesso difícil, lesão em pequena curvatura gástrica e parede posterior duodenal).

COMPLICAÇÕES[2,11]

- perfuração (aproximadamente 1,4% na primeira terapêutica e 4,5% nos casos de retratamento);
- sangramento (5%);
- dor (nas lesões transmurais do calor).

ESTUDOS COMPARATIVOS ENTRE *HEATER PROBE* E OUTRAS MODALIDADES NA HEMOSTASIA DO SANGRAMENTO DECORRENTE DE LESÃO ULCERADA PÉPTICA

Existem vários outros métodos endoscópicos de terapêutica para sangramento de úlcera péptica. O *heater probe* (HP) pode ser usado associado ou não a esses métodos.

O que se deve ter em mente é que o objetivo da terapêutica é atingir a hemostasia com diminuição do número de complicações, menor chance de recorrência e baixo custo.[11]

Os resultados obtidos nesses estudos dependem não só do método utilizado, mas também da experiência do examinador e da técnica para aplicação.[11-13]

Em estudo realizado por Chung e colaboradores comparando injeção de adrenalina com HP, foram avaliados 132 pacientes com sangramento ativo por úlcera. Esses pacientes foram divididos em dois grupos em condições similares (sexo, idade, local da lesão e intensidade do sangramento). A hemostasia ocorreu em 96% do grupo da injeção e em 83% no grupo do HP.

Não houve complicação no grupo da injeção, porém no HP ocorreram duas perfurações (em pacientes com úlceras duodenais e que foram retratados após mais de 250 J administrados na primeira sessão e 150 J na segunda). A conclusão obtida foi de que a injeção é mais efetiva no tratamento do sangramento ativo e que o acesso endoscópico foi significativamente mais difícil com HP. Não houve diferença entre os grupos no acompanhamento em longo prazo, no que diz respeito a tempo de internação, necessidade de cirurgia, transfusões e taxa de mortalidade. Tais dados devem ser analisados com cuidado, visto que a quantidade de energia aplicada foi acima da recomendada habitualmente, o que pode ter predisposto a maiores complicações.[4,11]

Os mesmos autores, em outro estudo randomizado, compararam o uso de adrenalina *versus* HP associado com adrenalina no tratamento do sangramento ativo por úlcera em 276 pacientes. A hemostasia foi obtida em 98% dos que receberam adrenalina e em 99% dos que receberam adrenalina associada ao HP. Não houve diferença entre os grupos quando avaliados o índice de ressangramento, necessidade de cirurgia, transfusões, tempo de internação, cicatrização da lesão após quatro semanas e mortalidade.[14]

Lanch e colaboradores chegaram a resultados semelhantes quando comparado o uso de HP com *probe* de 3,2 mm *versus* injeção (adrenalina ou polidocanol). Também relataram o uso tangencial do *probe* como mais viável que o cateter de esclerose na pequena curvatura e na parede posterior do estômago, e na parede superior do bulbo. Concluíram que o HP é efetivo e seguro, como a injeção, no tratamento da hemorragia por úlcera.[15]

A resultados semelhantes chegaram Choudari e colaboradores, que compararam o uso de injeção de adrenalina e etanolamina *versus probe* de 2,4 mm. Houve controle da hemostasia nos dois grupos. Os estudos evidenciaram também a vantagem da associação de métodos. Quando há sangramento abundante, pode-se aplicar a injeção e conseguir uma hemostasia inicial, seguida por coaptação e coagulação do vaso para melhor controle terapêutico e menores índices de ressangramento, principalmente em vasos calibrosos.[16]

Lin e colaboradores, quando avaliaram o uso de álcool absoluto *versus* HP, encontraram melhor efeito hemostático, levando a um menor tempo de internação, com diminuição do número de complicações e cirurgias, no grupo tratado com HP, sugerindo o HP como método de escolha no tratamento de sangramento por úlcera péptica.[17]

A comparação entre HP e hemoclipe evidenciou vantagem no uso de HP por ser uma modalidade terapêutica mais fácil de ser aplicada.[18] O sucesso do hemoclipe está diretamente ligado à habilidade do endoscopista.[18] Na prática, é extremamente difícil manusear o aparelho com hemoclipe quando se precisa ficar em retrovisão ou em parede posterior e pequena curvatura de corpo, bem como em bulbo. Além disso, em lesões calosas, a clipagem pode não obter sucesso. Porém, alguns autores, como Cipolleta, referem que o hemoclipe é seguro e eficaz no tratamento do sangramento intenso por úlcera péptica e que é superior ao HP na prevenção de ressangramento precoce. Ele também refere ser o hemoclipe o método ideal para hemostasia em vasos visíveis, principalmente no controle do sangramento proveniente de vasos com calibres maiores que 2 mm de diâmetro.[19]

A vantagem do HP sobre os métodos térmicos sem contato, como o Nd:YAG *laser* e o plasma de argônio, foi verificada em estudo animal, no qual o *laser* se mostrou eficaz na coagulação de artérias de até 0,25 mm de diâmetro, além de produzir uma dissipação da energia térmica, justamente por não ter o contato direto.[22]

Um estudo prospectivo comparando plasma de argônio e *heater probe* evidenciou alguns pontos, a saber:[21]

- as desvantagens do *heater probe* são a aderência ao tecido e, teoricamente, o aprofundamento da lesão térmica, a carbonização e a produção de fumaça durante o procedimento;

- com o plasma de argônio, a profundidade é controlada (máximo de 3 mm, por aplicações acima de cinco segundos);
- a facilidade da aplicação do argônio independe do local da lesão;
- as desvantagens do plasma de argônio são a possibilidade de acúmulo do gás na submucosa, podendo levar a perfurações, a distensão gasosa gastrointestinal e o custo elevado da aparelhagem.

A comparação de adrenalina associada ao HP *versus* adrenalina associada ao plasma de argônio não mostrou diferença entre os dois grupos.[22]

O eletrodo monopolar é um método térmico de contato que serve para fulgurar o vaso, conseguindo eficácia em artérias com diâmetros menores que 0,5 mm e causando maior dano tecidual. Necessita de contato direto e em posição frontal, dificultando a técnica quando comparado ao HP.[20]

A eletrocoagulação bipolar (*gold probe* e BICAP) também é feita por meio de coaptação da sonda à lesão, que pode ser tangencial, como com o HP.

Quando comparado HP associado à injeção com *gold probe*, não houve diferença entre os grupos no que diz respeito à hemostasia e facilidade no tratamento, independentemente dos achados endoscópicos. Porém, se comparados os custos, apesar de o cateter do *gold probe* ser mais caro, este pode ser utilizado em um eletrocautério simples, que é encontrado em qualquer serviço de endoscopia.[8]

Church e colaboradores, comparando o uso de HP associado com trombina *versus* HP associado com placebo, não evidenciaram diferença entre os grupos.[23]

Tanto os métodos de injeção quanto os métodos térmicos não são capazes de controlar sangramentos provenientes de artérias de grosso calibre. Em alguns estudos, ficou determinado que em artérias maiores que 2 mm a taxa de sucesso endoscópico é pequena. Isso geralmente ocorre em úlceras em pe-

quena curvatura e em parede posterior do bulbo duodenal, por onde passam os ramos da artéria gástrica esquerda e da artéria gastroduodenal.[20]

TRATAMENTO DE OUTRAS PATOLOGIAS GASTROINTESTINAIS COM O *HEATER PROBE*

DIEULAFOY

As lesões de Dieulafoy correspondem a 1% a 2% das hemorragias digestivas altas. As lesões são caracterizadas como vaso arterial protruso na mucosa não associado à lesão ulcerada, que causam grandes hemorragias digestivas. As lesões localizam-se preferencialmente em fundo e corpo gástrico, podendo ocorrer em todo o trato gastrointestinal. A terapêutica hemostática com *heater probe* pode ser utilizada em sangramentos ativos, vaso visível não-sangrante e coágulo aderido sem sangramento ativo. A Universidade da Califórnia (UCLA), por meio do estudo CURE, determinou uma metodologia para utilização da terapêutica hemostática térmica de lesões do trato gastrointestinal não-varicosa, estipulando para lesões de Dieulafoy os seguintes parâmetros[29,30] (Tabela 18.1):

MALLORY-WEISS

Poucos estudos prospectivos existem sobre o benefício e o risco da terapêutica hemostática endoscópica nos sangramentos decorrentes do Mallory-Weiss. No estudo CURE, pacientes que tiveram hemorragia arterial, sem antecedentes de hipertensão portal, apresentaram hemostasia endoscópica em 100% dos casos, comparados com 40% dos tratados somente com medicamentos. Os autores recomendaram a utilização do *probe* com leve pressão e baixa potência de 10 J/pulso a 20 J/pulso.[26-28]

ECTASIAS VASCULARES

Pacientes com ectasias vasculares do trato gastrointestinal podem apresentar severas hemorragias digestivas. Essas lesões estão associadas a doenças cardíacas valvares, insuficiência renal crônica, doença de Von Willebrand, síndrome CREST ou podem ser parte de síndrome hereditária de telangiectasias hemorrágicas. O tratamento endoscópico hemostático térmico com o *heater probe* constitui um método apropriado para sangramentos ativos decorrentes de ectasias vasculares. A terapêutica é feita por meio de contato do *probe* com a área de sangramento e liberação de pulsos com baixa potência (10 J a 20 J), até ocorrer mudança de coloração local

TABELA 18.1

	Dieulafoy		
	Sangramento ativo	Vaso visível	Coágulo aderido
Injeção adrenalina	sim	não	sim
Heater probe			
Tamanho	Grande (3,2 mm)	Grande (3,2 mm)	Grande (3,2 mm)
Pressão	Firme	Firme	Firme
Potência (joules)	30	30	30
Nº pulsos	4	4	4

Estudo CURE – UCLA, grupo de estudo para hemostasia de lesões TGI não-varicosas[29-30]

e parada no sangramento. Pode ser aplicada também para a ablação das áreas de ectasias com a termocoagulação das formações vasculares.[29]

Vantagens do método:[18,30]

- é seguro e eficaz;
- é de fácil aprendizagem;
- pode ser usado tangencialmente à lesão;
- baixos índices de complicações;
- permite controle do sangramento em vasos de até 2 mm (diferente do *laser* e do plasma de argônio, que são até 0,5 mm);

- é portátil.

Desvantagem:

- tem alto custo;
- possui risco de perfuração.

CONSIDERAÇÕES FINAIS

Estudos com HP mostraram uma tendência a melhores resultados e melhor custo-benefício quando comparado com outros métodos.[31]

O tamanho do *probe* e a pressão exercida no vaso podem influenciar nos resultados obtidos.[32]

A repetição do HP em úlceras agudas e com paredes adelgaçadas pode levar a maiores complicações quando comparadas ao tratamento de úlceras crônicas, com paredes espessas e fibróticas.[4]

Estudos comparativos mostram melhores resultados com a combinação de métodos (injeção + HP) em pacientes com sangramento em jato.

Já nos pacientes com sangramento em babação, não há diferença entre a monoterapia ou a combinada. Em pacientes com coágulos aderidos, a terapêutica combinada também mostra melhores resultados.[33]

REFERÊNCIAS BIBLIOGRÁFICAS

1. Kumar P, Fleischer DE. Thermal therapy for gastrointestinal bleeding. Gastrointest Endosc Clin N Am 1997 Oct;7(4): 593-609.
2. Chung SCS, Lau JYW, Rutgeerts P, Fennerty MB. Thermal coagulation for nonvariceal bleeding. Endoscopy 2002;34: 89-92.
3. Jensen DM, Machicado GA. Principles, technical guidelines and results of arterial hemostasis with coagulation probes. In: Classen M, Tytgat GNJ, Lightdale CJ, editors. Gastroenterological Endoscopy. Ed.New York: Thieme; 2002. P. 274-83.
4. Jensen DM. Heater probe for endoscopic hemostasis of bleeding peptic ulcers. Gastrointestinal Endoscopy Clin North Am 1991(1);319-39.
5. Morris DL, Brearley S, Thompson H, Keighley MR. A comparison of the efficacy and depth of gastric wall injury with 3.2- and 2.3-mm bipolar probes in canine arterial hemorrhage. Gastrointest Endosc 1985;31:361-3.
6. Lau JYW, Chung SCS. Hemostasis: injection sclerotherapy, banding, mechanical methods, heater probe, and other methods. In: Classen M, Tytgat GNJ, Lightdale CJ, editores. Gastroenterological endoscopy. New York: Thieme; 2002. P. 264-5.
7. Swain CP, Mills TN, Shemesh E, Dark JM, Lewin MR, Clifton JS, Northfield TC, Cotton PB, Salmon PR. Which electrode? A comparison of four endoscopic methods of electrocoagulation in experimental bleeding ulcers. Gut 1984;25(12): 1424-31.
8. Jensen DM, Kovacs TOG, Freeman M. A multicentric randomized prospective study of gold probe vs. heater probe for homeostasis of very severe ulcer or Mallory Weiss bleeding. Gastroenterology 1991;100:A92.

9. Alder DG, Leighton JA, Davila RE, Hirota WK, Jacobson BC, Quereshi WA et al. ASGE guideline: the role of endoscopy in acute non-variceal upper-GI hemorrhage. Gastrointest Endosc 2004;60(4):497-504.
10. Wong SKH, Yu LM, Lau JY, Lam YM, Chan ACM, Ng EKW et al. Prediction of therapeutic failure after adrenaline injection plus heat probe treatment in patients with bleeding peptic ulcer. Gut 2002;50:322-5.
11. Chung SCS, Leung JWC, Sung JY, Lo KK, Li AKC. Injection or heat probe for bleeding ulcer. Gastroenterology 1991;100:33-7.
12. Lau JY, Sung JJ, Lam YM. Endoscopic retreatment compared with surgery in patients with recurrent bleeding after initial endoscopic control of bleeding ulcers. N Engl J Med 1999;340:751-6.
13. Lin HJ, Lee FY, Chan CYC, Huang ZC, Kang WM, Lee CH et al. Heat probe thermocoagulation as a substitute for surgical intervention to arrest massive peptic ulcer hemorrhage: AN experience in 153 cases. Surgery 1990;108(1): 18-21.
14. Chung SCS, Lau JYW, Sung JY, Chan CYC, Lai CW, Ng EKW et al. Randomized comparison between adrenaline injection alone and adrenaline injection plus heat probe treatment for actively bleeding ulcers. BMJ 1997;314:1307.
15. Lanch J, Bordas JM, Salmerón JM, Panés J, Garcéa-Pagán JC, Feu F et al. A prospective randomized trial of heat probe thermocoagulation versus injection therapy in peptic ulcer hemorrhage. Gastrointest Endosc 1996;43(2 Pt 1):117-20.
16. Choudari CP, Rajgopal C, Palmer KR. Comparison of endoscopic injection therapy versus the *heater probe* in major peptic ulcer hemorrhage. Gut 1992;33:1159-61.
17. Lin HJ, Lee FY, Kang WM, Tsai YT, Lee SD, Lee CH. Heat probe thermocoagulation and pure alcohol injection im

massive peptic ulcer hemorrhage: a prospective, randomized controlled trial. Gut 1990;31:753-7.

18. Lin HJ, Hsieh YH, Tseng GY, Perng CL, Chang FY, Lee SD. A prospective, randomized trial of endoscopic hemoclip versus heat probe thermocoagulation for peptic ulcer bleeding. Am J Gastroenterol 2002;97(9):2250-4.

19. Cipolletta L, Bianco MA, Marmo R, Rotondano G, Piscopo R, Meucci C et al. Endoclip versus *heater probe* in preventing early recurrent bleeding from peptic ulcer: A prospective and randomized trial. Gastroeintest Endosc 2001;53(2):147-51.

20. Johnston JH, Jensen DM, Auth D. Experimental comparison of endoscopic Yttrium-aluminium-gartnet laser, electrosurgery and heat probe for canine gut arterial coagulation: importance of compression and avoidance of erosion. Gastroenterology 1987;92:1001-8.

21. Cipolletta L, Bianco MA, Rotondano G, Piscolpo R, Posco A, Garofano ML. Prospective comparison of argon plasma coagulator and heat probe in the endoscopic treatment of major peptic ulcer bleeding. Gastroeintest Endosc 1998;46(2):1991-5.

22. Chau CH, Siu WT, Law BK, Tang CN, Kwok SY, Luk YW et al. Randomized controlled trial comparing epinephrine injection plus heat probe coagulation versus epinephrine injection plus argon plasma coagulation for bleeding peptic ulcers. Gastrointest Endosc 2003;57:455-61.

23. Church NI, Dallal HJ, Masson J, Mowat NAG, Johnston DA, Radin E et al. A randomized trial comparing heat probe plus thrombin with heat probe plus placebo for bleeding peptic ulcer. Gastroenterology 2003;125:396-403.

24. Norton ID, Peterson BT, Sarbi D et al. Management and long-term prognosis of Dieulafoy's lesion. Gastrointest Endosc 1999;50:762-7.

25. Naroyan S, Jensen DM, Randall GM et al. Gastric bleeding from Dieulafoy's lesion versus peptic ulcer. Gastrointest Endosc 1992;38:239.

26. Laine L. Multipolar electrocoagulation in the treatment of active upper gastrointestinal tract hemorrhage: a prospective controlled trial. N Eng J Med 1987;316:1613-7.

27. Jensen DM, Kovacs TOG, Machicado GA et al. Prospective study of stigmata of hemorrhage and endoscopic and medical treatment of bleeding Mallory-Weiss tears. Gastrointest Endosc 1992;38:225.

28. Kovacs TOG, Jensen DM. Endoscopic diagnosis and treatment of bleeding Mallory-Weiss tears. Gastrointest Endosc Clin N Am 1991;1:387-400.

29. Machicado GA, Jensen DM, Randal GM. Upper gastrointestinal angiomata-diagnosis and treatment. Gastrointest Endosc Clin N Am 1991;1:241-62.

30. Wang K, Lin HJ, Chua RT, Perng CL, Lee SD, Lee CH. Hemostatic effects of heat probe thermocoagulation for patients with peptic ulcer bleeding: an experience of 329 patients [resumo]. Zhonghua Yi Xue Za Zhi 1995;55;25-30.

31. Gralnek IM, Jensen DM, Kovacs TOG, Jutabha R, Jensen ME, Cheng S et al. An economic analysis of patients with active arterial peptic ulcer hemorrhage treated with endoscopic *heater probe*, injection sclerosis, or surgery in a prospective, randomized trial. Gastrointest Endosc 1997;46(2):105-12.

32. Mattherwson D, Swain CP, Bland M, Kirkham JS, Bown SG, Northfield TC. Randomized comparison Nd:YAG laser, heat probe, and no endoscopic therapy for bleeding peptic ulcers. Gastroenterology 1990;98:139-44.

33. Jensen DM, Smith J, Saviedes TJ. Randomized controlled study of combination epinephrine injection and gold probe compared to gold probe alone for homeostasis of actively bleeding peptic ulcers [resumo]. Gastroeintest Endosc 2000;51:220.

CAPÍTULO 19

SONDAS DE COAGULAÇÃO – MONO, BI OU MULTIPOLAR

Denise Peixoto Guimarães

Gustavo Francisco de Souza e Mello • Gilberto Reynaldo Mansur

PRINCÍPIOS E BASE RACIONAL

INTRODUÇÃO

A eletrocoagulação mono, bi ou multipolar é um método térmico de contato direto que tem como princípio a coagulação coaptativa, ou seja, a oclusão do vaso pela associação de compressão mecânica e de calor.[1,2] Os métodos de eletrocoagulação de contato direto causam edema e vasoconstrição e ativam a coagulação intrínseca, levando à obliteração do lúmen arterial.

As vantagens desse método incluem facilidade de uso, relativo baixo custo e baixo índice de morbimortalidade. É um método seguro e eficaz em diversas indicações.[3]

SISTEMA MONOPOLAR *VERSUS* SISTEMA BI OU MULTIPOLAR

A corrente elétrica, durante a coagulação mono e multipolar, é produzida por um gerador, chega no tecido-alvo por um eletrodo ativo e sai por um eletrodo neutro. Ao encontrar a resistência do tecido humano, a corrente elétrica é transformada em calor e produz o efeito desejado de coagulação. A força da corrente elétrica, ou seja, a potência (P), é medida em unidades Watt e determinada pelo produto entre a amperagem e a voltagem (P = V.I). Ainda, a quantidade de Watt corresponde à voltagem (elevada ao quadrado) sobre a resistência ao fluxo da corrente (P = V²/R).

No sistema monopolar, o eletrodo neutro está distante do eletrodo ativo sob a forma de uma placa. A energia elétrica nesse sistema é rapidamente difundida no tecido, causando excesso de calor, dano tecidual mais profundo e, conseqüentemente, maior risco de perfuração.

No sistema bi ou multipolar, os eletrodos ativo e neutro estão separados por uma pequena distância, limitando o fluxo da corrente elétrica. Como conseqüência, os eletrodos multipolares funcionam com energia muito inferior em relação ao sistema monopolar. A penetração tecidual é menor, reduzindo, assim, a lesão tecidual e o risco de perfuração. Por esse motivo, a eletrocoagulação multipolar é a preferida nas diferentes indicações de eletrocoagulação térmica.

Outra diferença entre os sistemas monopolar e multipolar é a operabilidade na presença de solução salina. Enquanto o sistema multipolar pode funcionar, sendo inclusive mais efetivo, a presença de solução salina pode, por outro lado, prejudicar o funcionamento do eletrodo monopolar. A pequena resistência elétrica dessa solução proporciona caminhos alternativos para a corrente monopolar durante sua transmissão ao eletrodo neutro, desviando a energia do tecido-alvo.[4]

TIPOS DE SONDAS

SONDA MONOPOLAR

Descrição

A sonda monopolar é um tubo de 2 mm de diâmetro com um terminal metálico de 4 mm de extensão na sua extremidade distal. Um fio, por onde a corrente elétrica será transmitida, se estende do gerador, através do centro da sonda, até a extremidade da sonda.

Indicações

A eletrocoagulação monopolar pode ser usada no tratamento da ectasias vasculares, nas lacerações de Mallory-Weiss e na hemorragia por úlcera.[5] Entretanto, atualmente a eletrocoagulação monopolar tem como principal utilização a ablação de adenomas diminutos (menores que 5 mm) quando utilizada simultaneamente à remoção do pólipo por meio da pinça de *hot biopsy*.[6-9]

Técnica de uso e parâmetros

No tratamento do sangramento ulceroso, a sonda monopolar deve ser posicionada frontalmente à lesão.[5] A sonda monopolar é colocada próxima à artéria e, em seguida, ativada. Com aplicação circunferencial ao redor da artéria e aplicação de energia, calor é gerado e a coagulação é obtida.

Quando associados à pinça de *hot biopsy*, os parâmetros utilizados no tratamento de pólipos diminutos são diferentes daqueles utilizados na erradicação de ectasias vasculares. Na primeira indicação, é recomendada uma potência de 15 W a 20 W com duração de um a dois segundos e, nas ectasias vasculares, a potência utilizada é menor, de 10 W, com duração de um a dois segundos.[10]

Segurança

Apesar de seu uso clínico ser difundido, a coagulação monopolar está associada a complicações importantes, incluindo sangramento, perfuração de alças intestinais e síndrome da pós-coagulação. Foi relatado um caso de óbito pós-perfuração.[11] As complicações ocorrem principalmente pelo longo caminho que a corrente elétrica percorre desde o eletrodo ativo até a placa, causando dano tecidual transmural e a distância.[8]

Pela disponibilidade de outros métodos mais seguros, incluindo a sonda multipolar, e pela incapacidade de se prever o grau de lesão tecidual, a sonda monopolar não é rotineiramente empregada nos sangramentos por úlceras.

SONDA MULTIPOLAR

Descrição

Os tipos de sonda multipolar disponíveis comercialmente são Gold Probe® (Microvasive, Boston Scientific, Natick, Mass.), Quicksilver® (Wilson-Cook Medical, Inc., Winston-Salem, N.C.), BICAP® (Circon, Califórnia) e HEMArrest® (Bard Interventional Products, Billerica, Mass.).[5,12]

Gold Probe®: estão disponíveis comercialmente nos diâmetros de 7 F (2,4 mm) e 10 F (3,2 mm), no comprimento de 210 cm (Figura 19.1). Existe um modelo com agulha de esclerose de 25-Gauge, denominado Gold Probe® com injetor (Injection Gold Probe, IGP), também disponível nos diâmetros de 7 F e 10 F (Figura 19.2). Essa sonda foi desenvolvida para agilizar a combinação do método de injeção ao método térmico. Teoricamente, o uso da IGP

permite maior rapidez do que a utilização separada da sonda e da agulha de injeção no método combinado pelo fato de a remoção da agulha não ser necessária para a introdução da sonda.[13] Entretanto, estudos clínicos devem ser feitos para determinar se existe alguma diferença entre a utilização da IGP e o uso da sonda separada da agulha de injeção em relação à eficácia, à segurança e ao custo.

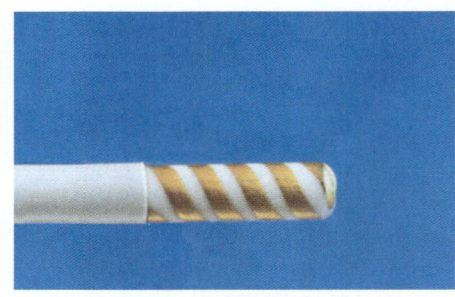

FIGURA 19.1

Sonda multipolar Gold Probe® (Boston Scientific)

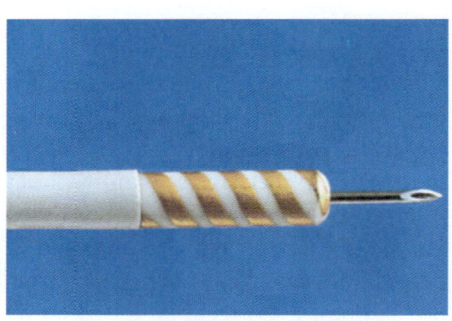

FIGURA 19.2

Sonda multipolar Gold Probe® com injetor (Boston Scientific)

Quicksilver®: estão disponíveis comercialmente nos diâmetros de 7 F e 10 F, com um comprimento de 350 cm. Apresentam um canal de irrigação central para instilação local de água durante o procedimento (Figura 19.3)

BICAP®: são produzidas nos diâmetros de 5 F, 7 F e 10 F.

HEMArrest®: são disponíveis nos diâmetros de 7 F e 10 F.

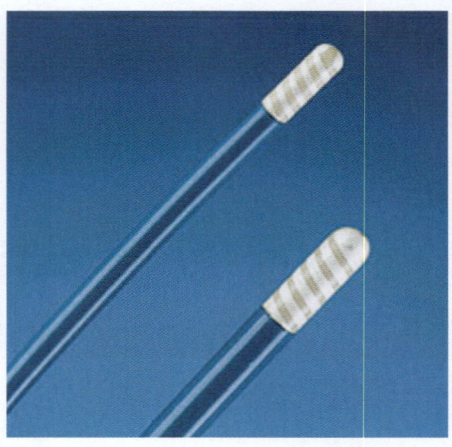

FIGURA 19.3

Sonda multipolar Quicksilver® (W. Cook), de 7 F e 10 F

Principais indicações

A eletrocoagulação bi ou multipolar está indicada em diferentes situações clínicas, incluindo hemostasia endoscópica, ablação e tratamento paliativo de tumores (Tabela 19.1).

A eletrocoagulação multipolar está bem estabelecida na terapêutica endoscópica da hemorragia digestiva de diversas etiologias.[14] As indicações incluem, dentre outras, sangramento por úlcera péptica,[15,16] ectasias vasculares,[17] ectasia vascular gástrica antral (EVGA),[17] lacerações de Mallory-Weiss,[3] retite actínica[18,19] e doença diverticular.[20,21]

Eficácia

Na monoterapia, a coagulação multipolar tem ganhado popularidade no tratamento de sangramento por úlceras.[14] Mais recentemente, a combinação do método de injeção ao térmico vem sendo investigada.[22,23] A injeção de adrenalina seguida do método térmico permitiria uma visão mais adequada do vaso e, conseqüentemente, um melhor posicionamento da sonda de coagulação. Alguns estudos mostraram superioridade do uso da coagulação multipolar combinada à injeção de adrenalina no tratamento dos pacientes com hemorragia digestiva por úlcera que apresentam sinais de alto risco de

TABELA 19.1

Principais usos da eletrocoagulação bi ou multipolar

Indicações		Sonda	Autores (ano)
Hemostasia	Mallory-Weiss	Bipolar	Laine e colaboradores (1987)[3]
	Ectasia vascular	Bipolar	Laine e colaboradores (1987);[3] Pavey e colaboradores (2004)[17]
	EVGA	Bipolar	Pavey e colaboradores (2004)[17]
	Dieulafoy	Bipolar	Kovacs (2005)[44]
	Úlceras	Bipolar	Lin e colaboradores (1999);[15] Paspatis e colaboradores (2003)[16]
	Retite actínica	Bipolar	Jensen e colaboradores (1997);[18] Jensen e colaboradores (1999)[46]
	Divertículo	Bipolar	Bloomfeld e colaboradores (2001);[20] Jensen e colaboradores (2000)[21]
Ablação	Esôfago de Barrett	Bi ou multipolar	Montes e colaboradores (1999)[31] Faigel e colaboradores (2002)[27] Dulai e colaboradores (2005)[49]
	Ressecção de pólipos diminutos	Monopolar Bipolar	Mann e colaboradores (1999)[7] Paspatis e colaboradores (2005)[9]
Tratamento paliativo	Tunelização de tumores do esôfago	Bipolar	Johnston e colaboradores (1987)[37] Jensen e colaboradores (1988)[40]

ressangramento.[15,23,24] A coagulação térmica pela coagulação multipolar resulta na completa resolução do sangramento digestivo das ectasias vasculares.[17,25,26] Na doença diverticular, foi demonstrado que a coagulação bipolar é efetiva e segura no controle do sangramento e na prevenção do ressangramento em longo prazo.[21]

Além da sua utilização na hemostasia, as sondas de coagulação multipolar são empregadas como método de ablação do esôfago de Barrett,[27-29] tendo sido demonstrado em alguns estudos o sucesso na erradicação do epitélio de Barrett pela coagulação multipolar.[27,28,30,31] Entretanto, focos de metaplasia residual foram relatados após o seguimento prolongado (dois a três anos), de modo que ainda existem dúvidas se a coagulação multipolar seria eficaz na redução do risco do câncer de esôfago.[32-34]

Apesar de a coagulação monopolar associada à pinça de *hot biopsy* ser a mais comumente usada, a eletrocoagulação multipolar também está indicada na erradicação de adenomas diminutos, menores do que 5 mm. Como método alternativo, a coagulação bipolar pode ser usada como tratamento complementar à remoção do pólipo por biópsia a frio.[9,35] Paspatis e colaboradores compararam a eficácia e a segurança da biópsia a frio seguida da coagulação bipolar com remoção por coagulação monopolar utilizando pinça de *hot biopsy*.[9] Os resultados desse estudo mostraram que as duas técnicas são igualmente efetivas na erradicação de adenomas diminutos. Em modelos animais, a coagulação monopolar associada à pinça de *hot biopsy* teve maior taxa de branqueamento da serosa e dano tecidual transmural do que a coagulação bipolar, devendo, portanto, ser evitada na coagulação de pólipos pequenos localizados no cólon direito.[36]

O uso da sonda bipolar no tratamento paliativo do câncer de esôfago estenosante nunca foi amplamente aceito, principalmente pelo fato de a coagulação tecidual não ser profunda e pela necessidade de várias sessões para se obter a tunelização.[37-40]

Técnica de uso e parâmetros

Dependendo da indicação, diferentes técnicas e parâmetros (diâmetro da sonda, potência, duração de cada pulso em segundos e pressão de contato da sonda com o tecido) serão utilizados.

Os efeitos térmico e coaptativo da sonda podem ser aplicados tangencialmente ou frontalmente à lesão. Laine e colaboradores demonstraram que a ótima coagulação térmica na hemostasia do sangramento ulceroso seria alcançada pelo posicionamento frontal da sonda em relação à úlcera.[41] Por outro lado, na ablação do esôfago de Barrett a sonda deve ser aplicada tangencialmente. Nesse caso, a extremidade distal da sonda é posicionada de modo que possa ser observada no campo do endoscópio. Durante a terapia térmica, o endoscópio é deslocado, verticalmente, no sentido proximal ao longo do segmento da mucosa de Barrett.[42]

Existe um conceito teórico de que a passagem de corrente elétrica e a simultânea exposição da agulha nas sondas com injetor poderiam causar um dano tecidual mais extenso. Por esse motivo, é recomendado pelo fabricante que a sonda não seja ativada enquanto a agulha estiver exposta. Entretanto, o aumento do dano tecidual pela exposição da agulha no momento da passagem da corrente elétrica não foi confirmado num estudo experimental.[43]

Na Tabela 19.2 estão descritos os parâmetros de eletrocoagulação bipolar nas diferentes indicações.

Em relação ao diâmetro da sonda, teoricamente as sondas de maior diâmetro seriam mais eficazes na hemostasia de sangramento ulceroso do que as de menor diâmetro. Entretanto, em um estudo prospectivo foi demonstrado que, apesar de o uso da sonda de maior diâmetro (10 F) ter sido associado a uma redução do tempo de eletrocoagulação em comparação com o uso da sonda de

menor diâmetro (7 F), a eficácia foi similar nos dois grupos.[16]

A potência varia entre 15 W e 20 W na hemostasia por úlcera, bem como nas lacerações de Mallory-Weiss.[44] Nas ectasias vasculares e nas telangiectasias da retite actínica, deve ser utilizada potência mais baixa, entre 10 W e 15 W, associada a uma pressão leve no contato da sonda com a lesão.[44,45]

O tempo de coagulação é um parâmetro determinante na profundidade de dano tecidual alcançado. A duração de cada pulso pode ser curta (como 1 a 2 segundos) ou prolongada (até entre 8 e 10 segundos). Pulsos prolongados

(10 a 14 segundos) causam coagulação tecidual profunda (2 mm a 4 mm), o que é desejável para a hemostasia de sangramento por vasos calibrosos em úlceras gigantes.[46,47] Aplicações repetidas de baixa energia e longa duração (7 a 10 segundos) com sonda multipolar podem ocluir artérias de até 2 mm de diâmetro.

Na ablação da mucosa do esôfago de Barrett, são empregadas potências que variam entre 16 W e 25 W.[28,30,48,49] A pressão de contato deve ser breve e leve, suficiente para se alcançar uma destruição superficial do tecido.[42] Por outro lado, potências elevadas (de 40 W a 50 W) são utilizadas para erradicação de pólipos.[9]

TABELA 19.2

Parâmetros da eletrocoagulação multipolar

Autores (ano)	Indicação	Tipo	Diâmetro (F)	Potência (W)	Duração do pulso (s)	Pressão
Kovacs (2005)	Mallory-Weiss	Gold Probe®/BICAP®	7 ou 10	15-20	4	Moderada
Kovacs (2005)	Dieulafoy	Gold Probe®/BICAP®	10	15-20	8-10	Firme
Pavey e colaboradores (2004), Kovacs (2005)	Ectasia vascular/EVGA	Gold Probe®/BICAP®	7 ou 10	12-15	1-2	Leve
Lin e colaboradores (1999); Paspatis e colaboradores (2003); Bianco e colaboradores (2004)	Úlcera	Gold Probe®/IGP	7 ou 10	15-20	10	Firme
Jensen e colaboradores (1997); Jensen e colaboradores(1999)	Retite actínica	Gold Probe®	7 ou 10	10-16	1-2	Leve
Jensen e colaboradores (2000)	Divertículo	Gold Probe®	NR	10-15	1	Moderada
Montes e colaboradores (1999); Faigel e colaboradores (2002); Dulai e colaboradores (2005)	Esôfago de Barrett	Gold Probe®	7 ou 10	16-25	Contínuo	Leve
Paspatis e colaboradores (2005)	Ablação de pólipos diminutos	Gold Probe®	10	40	1	NR

NR = Não relatado
EVGA = Ectasia Vascular Gástrica Antral

SEGURANÇA

A principal vantagem do método de coagulação multipolar é a coaptação de vasos com sangramento ativo, não alcançada pelos métodos que não apresentam contato. As desvantagens existem, também, por ser método de contato direto. A lesão tecidual ocorre, podendo levar a ulcerações iatrogênicas no local da aplicação, sangramento e dor abdominal transitória, com risco de lesão tecidual transmural e perfuração.[3] O risco de perfuração é maior no cólon direito e pode ser pode ser visto em até 2,5% dos casos.[50] Esse risco pode ser evitado pela aplicação de uma menor pressão de contato.

O posicionamento tangencial, inadequado, da sonda durante o tratamento de sangramento por úlceras pode causar hemorragia e necessidade do uso repetido de mais coagulação, com conseqüente maior risco de perfuração. A precipitação da hemorragia é vista em até 18% dos casos.[12,51] A injeção de adrenalina na base da úlcera, antes da coagulação térmica, pode evitar o sangramento.

Na ablação do esôfago de Barrett, as principais complicações são disfagia, odinofagia, dor torácica e queimação retroesternal. São complicações geralmente transitórias, com duração de menos de dez dias.[28,42,52] Também têm sido relatadas hemorragias e estenoses esofagianas exigindo dilatação endoscópica.

CONCLUSÕES

As sondas de coagulação são de fácil utilização e estão disponíveis em um grande número de serviços de endoscopia, sendo de baixo custo quando comparadas com outros métodos de coagulação.

A eletrocoagulação multipolar está bem estabelecida na terapêutica endoscópica da hemorragia digestiva de diversas etiologias. Apesar do entusiasmo inicial, o uso de eletrocoagulação multipolar de rotina na ablação do esôfago de Barrett precisa ser estabelecido por estudos clínicos randomizados, bem desenhados, com amostras populacionais maiores e seguimento prolongado.

REFERÊNCIAS BIBLIOGRÁFICAS

1. Sigel B, Hatke FL. Physical factors in electrocoaptation of blood vessels. Arch Surg 1967;95:54-8.
2. Sigel B, Dunn MR. The mechanism of blood vessel closure by high frequency electrocoagulation. Surg Gynecol Obstet 1965;121:823-31.
3. Laine L. Multipolar electrocoagulation in the treatment of active upper gastrointestinal tract hemorrhage. A prospective controlled trial. N Engl J Med 1987;316:1613-7.
4. Tucker RD, Kramolowsky EV, Bedell E, Platz CE. A comparison of urologic application of bipolar versus monopolar five French electrosurgical probes. J Urol 1989;141:662-5.
5. Soon MS, Wu SS, Chen YY, Fan CS, Lin OS. Monopolar coagulation versus conventional endoscopic treatment for high-risk peptic ulcer bleeding: a prospective, randomized study. Gastrointest Endosc 2003;58:323-9.
6. Peluso F, Goldner F. Follow-up of hot biopsy forceps treatment of diminutive colonic polyps. Gastrointest Endosc 1991;37:604-6.
7. Mann NS, Mann SK, Alam I. The safety of hot biopsy forceps in the removal of small colonic polyps. Digestion 1999;60:74-6.
8. Curtiss LE. High frequency currents in endoscopy: a review of principles and precautions. Gastrointest Endosc 1973;20:9-12.
9. Paspatis GA, Vardas E, Charoniti I, Papanikolaou N, Barbatzas C, Zois E. Bipolar electrocoagulation vs conventional monopolar hot biopsy forceps in the endoscopic treatment of diminutive rectal adenomas. Colorectal Dis 2005;7:138-42.
10. American Society for Gastrointestinal Endoscopy. Status evaluation: hot biopsy forceps. Gastrointest Endosc 1992;38:753-5.
11. Wadas DD, Sanowski RA. Complications of the hot biopsy forceps technique. Gastrointest Endosc 1988;34:32-7.
12. American Society for Gastrointestinal Endoscopy. Endoscopic hemostatic devices. Gastrointest Endosc 2001;54(6):833-9.
13. Jutabha R, Jensen DM, Machicado G, Hirabayashi K. Randomized controlled studies of injection Gold Probes compared with monotherapies for hemostasis of bleeding canine gastric ulcers. Gastrointest Endosc 1998;48:598-605.
14. Jensen D, Machicado GA. Endoscopic hemostasis of ulcer hemorrhage with injection, thermal, and combination methods. Tech Gastroint Endosc 2005;7(3):124-31.
15. Lin HJ, Tseng GY, Perng CL, Lee FY, Chang FY, Lee SD. Comparison of adrenaline injection and bipolar electrocoagulation for the arrest of peptic ulcer bleeding. Gut 1999;44:715-9.
16. Paspatis GA, Charoniti I, Papanikolaou N, Vardas E, Chlouverakis G. A prospective, randomized comparison of 10-F versus 7-F bipolar electrocoagulation catheter in combination with adrenaline injection in the endoscopic treatment of bleeding peptic ulcers. Am J Gastroenterol 2003;98:2192-7.

17. Pavey DA, Craig PI. Endoscopic therapy for upper-GI vascular ectasias. Gastrointest Endosc 2004;59:233-8.

18. Jensen DM, Machicado GA, Cheng S, Jensen ME, Jutabha R. A randomized prospective study of endoscopic bipolar electrocoagulation and heater probe treatment of chronic rectal bleeding from radiation telangiectasia. Gastrointest Endosc 1997;45:20-5.

19. Machicado G, Jensen D. Bleeding colonic angiomas and radiation telangiectasias: endoscopic diagnosis and treatment. Tech Gastroint Endosc 2001;3:185-91.

20. Bloomfeld RS, Rockey DC, Shetzline MA. Endoscopic therapy of acute diverticular hemorrhage. Am J Gastroenterol 2001;96:2367-72.

21. Jensen DM, Machicado GA, Jutabha R, Kovacs TO. Urgent colonoscopy for the diagnosis and treatment of severe diverticular hemorrhage. N Engl J Med 2000;342:78-82.

22. Hiele M, Rutgeerts P. Combination therapies for the endoscopic treatment of gastrointestinal bleeding. Baillieres Best Pract Res Clin Gastroenterol 2000;14:459-66.

23. Saltzman JR, Strate LL, Di Sena V, Huang C, Merrifield B, Ookubo R et al. Prospective trial of endoscopic clips versus combination therapy in upper GI bleeding (PROTECCT-UGI bleeding). Am J Gastroenterol 2005;100:1503-8.

24. Bianco MA, Rotondano G, Marmo R, Piscopo R, Orsini L, Cipolletta L. Combined epinephrine and bipolar probe coagulation vs. bipolar probe coagulation alone for bleeding peptic ulcer: a randomized, controlled trial. Gastrointest Endosc 2004;60:910-5.

25. Binmoeller KF, Katon RM. Bipolar electrocoagulation for watermelon stomach. Gastrointest Endosc 1990;36:399-402.

26. Gretz JE, Achem SR. The watermelon stomach: clinical presentation, diagnosis, and treatment. Am J Gastroenterol 1998;93:890-5.

27. Faigel DO, Lieberman DA, Weinstein WM, Fanning S, Fennerty MB, Sampliner RB. Effect of multipolar electrocoagulation on EUS findings in Barrett's esophagus. Gastrointest Endosc 2002;55:23-6.

28. Kovacs BJ, Chen YK, Lewis TD, DeGuzman LJ, Thompson KS. Successful reversal of Barrett's esophagus with multipolar electrocoagulation despite inadequate acid suppression. Gastrointest Endosc 1999;49:547-53.

29. Sampliner RE, Faigel D, Fennerty MB, Lieberman D, Ippoliti A, Lewin K et al. Effective and safe endoscopic reversal of nondysplastic Barrett's esophagus with thermal electrocoagulation combined with high-dose acid inhibition: a multicenter study. Gastrointest Endosc 2001;53:554-8.

30. Sampliner RE, Fennerty B, Garewal HS. Reversal of Barrett's esophagus with acid suppression and multipolar electrocoagulation: preliminary results. Gastrointest Endosc 1996;44:532-5.

31. Montes CG, Brandalise NA, Deliza R, Novais de Magalhaes AF, Ferraz JG. Antireflux surgery followed by bipolar electrocoagulation in the treatment of Barrett's esophagus. Gastrointest Endosc 1999;50:173-7.

32. Sharma P, Bhattacharyya A, Garewal HS, Sampliner RE. Durability of new squamous epithelium after endoscopic reversal of Barrett's esophagus. Gastrointest Endosc 1999;50:159-64.

33. Faybush EM, Sampliner RE. Randomized trials in the treatment of Barrett's esophagus. Dis Esophagus 2005;18:291-7.

34. Sampliner RE. Barrett's esophagus: electrocoagulation. Gastrointest Endosc 1999;49:S17-9.

35. Woods A, Sanowski RA, Wadas DD, Manne RK, Friess SW. Erradication of diminutive polyps: a prospective evaluation of bipolar coagulation versus conventional biopsy removal. Gastrointest Endosc 1989;35:536-40.

36. Savides TJ, See JA, Jensen DM, Jutabha R, Machicado GA, Hirabayashi K. Randomized controlled study of injury in the canine right colon from simultaneous biopsy and coagulation with different hot biopsy forceps. Gastrointest Endosc 1995;42:573-8.

37. Johnston JH, Fleischer D, Petrini J, Nord HJ. Palliative bipolar electrocoagulation therapy of obstructing esophageal cancer. Gastrointest Endosc 1987;33:349-53.

38. Schembre D. Endoscopic ablative therapies for malignant esophageal strictures. Tech Gastrointest Endosc 2001;3:159-65.

39. Nash CL, Gerdes H. Methods of palliation of esophageal and gastric cancer. Surg Oncol Clin N Am 2002;11:459-83.

40. Jensen DM, Machicado G, Randall G, Tung LA, English-Zych S. Comparison of low-power YAG laser and BICAP tumor probe for palliation of esophageal cancer strictures. Gastroenterol 1988;94:1263-70.

41. Laine L. Determination of the optimal technique for bipolar electrocoagulation treatment. An experimental evaluation of the BICAP and Gold probes. Gastroenterol 1991;100:107-12.

42. Sampliner R. Endoscopic thermal reversal of Barrett's esophagus. Tech Gastrointest Endosc 2000;2(4):199-202.

43. Chan LY, Sung JJ, Chan FK, To KG, Lau JY, Chung SC. Tissue injury of Injection Gold Probe. Gastrointest Endosc 1998;48:291-5.

44. Kovacs T. Mallory-Weiss tears, angiodysplasia, watermelon stomach, and Dieulafoy's: a potpourri. Tech Gastrointest Endosc 2005;7(3):139-47.

45. Machicado GA, Jensen DM, Tapia JI, Mautner W. Treatment of bleeding canine duodenal and esophageal ulcers with argon laser and bipolar electrocoagulation. Gastroenterol 1981;81:859-65.

46. Jensen D. Thermal probe or combination therapy for nonvariceal upper gastrointestinal hemorrhage. Tech Gastrointest Endosc 1999;1(3):107-14.

47. Dilley AV, Friend MA, Morris DL. An experimental study of optimal parameters for bipolar electrocoagulation. Gastrointest Endosc 1995;42:27-30.

48. Sharma P, Jaffe PE, Bhattacharyya A, Sampliner RE. Laser and multipolar electrocoagulation ablation of early Barrett's adenocarcinoma: long-term follow-up. Gastrointest Endosc 1999;49:442-6.

49. Dulai GS, Jensen DM, Cortina G, Fontana L, Ippoliti A. Randomized trial of argon plasma coagulation vs. multipolar electrocoagulation for ablation of Barrett's esophagus. Gastrointest Endosc 2005;61:232-40.

50. Foutch PG. Angiodysplasia of the gastrointestinal tract. Am J Gastroenterol 1993;88:807-18.

51. Laine L. Multipolar electrocoagulation in the treatment of peptic ulcers with nonbleeding visible vessels. A prospective, controlled trial. Ann Intern Med 1989;110:510-4.

52. Montes CG, Brandalise NA, Deliza R, Magalhaes AFN, Ferraz JG. Antireflux surgery followed by bipolar electrocoagulation in the treatment of Barrett's esophagus. Gastrointest Endosc 1999;50:173-7.

CAPÍTULO 20

ENDOCUT® – NOVA TECNOLOGIA PARA UTILIZAÇÃO ENDOSCÓPICA?

Jimi Izaques Bifi Scarparo • Artur A. Parada • Ricardo Anuar Dib • Paulo Sérgio Leal de Matos
Gerônimo Franco de Almeida • Adler Carmona Keuffer • Helder Vianey Batista • Nildete Diger

INTRODUÇÃO

A esfincterotomia endoscópica (papilotomia) é essencialmente necessária para a terapêutica endoscópica transpapilar das doenças que acometem o ducto biliar e o pancreático. Essa modalidade terapêutica já é bem difundida e aceita. Seus riscos primários são: pancreatite, hemorragia, perfuração e sépsis.[1-4] As taxas dessas complicações variam entre 0,7% e 9,8%, segundo a literatura mundial, com uma mortalidade entre 0,2% e 1,3%.[1-5] Os fatores que podem contribuir para os riscos dessas complicações são relativos ao paciente, como comorbidades ou doenças prévias (p. ex. coagulação alterada e tumores de papila); à técnica, como direção do corte, extensão da esfincterotomia e duração da aplicação da corrente elétrica; e ao material, como tipo do papilótomo, qualidade e tipo da corrente (corte, coagulação ou mista) de alta freqüência.[6] No que tange a este último, inovações tecnológicas surgem com o intuito de prover maior controle, diminuindo os riscos dessas complicações. Recentemente, a esfincterotomia com a utilização do Endocut® vem sendo introduzida no campo clínico e estudada por alguns grupos que têm demonstrado vantagens em relação ao modo convencional.

O QUE É O ENDOCUT®?

A empresa alemã ERBE desenvolveu um bisturi gerador de corrente elétrica de alta freqüência, equipado com um sistema de controle automático (modo Endocut®), que vem ganhando espaço na terapêutica do trato biliopancreático que envolve a esfincterotomia, principalmente por reduzir as taxas de complicações inerentes a esse procedimento, inclusive o efeito zíper durante o corte transpapilar. Isso é possível por que esse aparelho alterna automaticamente a intensidade e o tipo da corrente elétrica em função da resistência que o tecido a ser cortado oferece. Com o modo Endocut®, cada intervalo de corte é automaticamente disparado pelo arco sensor elétrico, o que se reproduz também na duração do corte. O corte é automaticamente fracionado em duração e velocidade e reduz significativamente a possibilidade do efeito zíper e da perfuração da parede duodenal.[7]

COMO FUNCIONA?

É sabido que em bisturis elétricos de alta freqüência (AF) os cortes só ocorrem quando os impulsos elétricos são deflagrados entre o eletrodo ativo (o fio do papilótomo) e o tecido. Para tanto, é necessário que a voltagem de alta freqüência atinja pelo menos 200 V. Sabe-se também que o grau de coagulação das incisões dependerá da intensidade e da duração desses impulsos elétricos. A intensidade dos impulsos é proporcional ao valor do pico da voltagem de alta freqüência, enquanto a duração é inversamente proporcional, à velocidade do corte. A Figura 20.1 mostra esquematicamente todos os efeitos térmicos relevantes na área de contato do eletrodo ativo (no caso, o fio de corte do papilótomo) nas duas situações: tanto quando

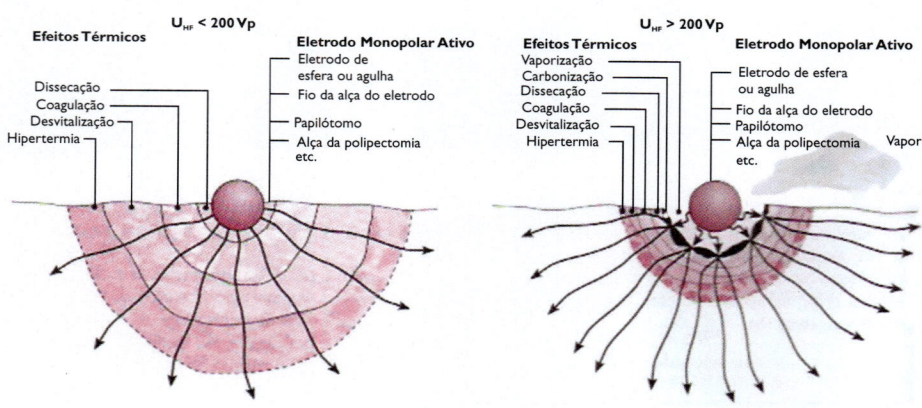

FIGURA 20.1

Efeitos térmicos causados no tecido pelo eletrodo ativo (papilótomo, alça de polipectomia etc.) de acordo com o nível da voltagem

a corrente de alta freqüência está abaixo de 200 V como quando está acima dessa voltagem.

Além disso, estudos de parâmetros elétricos (Figuras 20.2A e B) mostram que cada processo de corte pode ser dividido em duas fases: uma fase inicial (T1), que é o intervalo em que o gerador de corrente de AF é acionado pelo pedal até o acionamento inicial dos impulsos elétricos entre o eletrodo ativo e o tecido; e a fase de corte real (T2), que é o momento em que os impulsos elétricos estão disponíveis para efetuar a incisão. Durante a fase inicial, os tecidos adjacentes ao eletrodo ativo ficam aquecidos pela corrente de AF até cerca de 100° C. Nesse ponto, uma camada de vapor separa o eletrodo ativo do tecido, permitindo que faíscas elétricas possam ser transmitidas entre eles. Pelo fato de que o fio do papilótomo está em íntimo contato com o tecido e, portanto, a resistência elétrica entre esse fio e o

tecido é muito baixa durante a fase inicial, a voltagem de alta freqüência entre o fio e o tecido cairá abaixo de 200 V se o gerador de AF não fornecer um nível de corrente elétrica alto o suficiente (Figura 20.2B). Isso acarretará uma ampla área de tecido desvitalizada e coagulada desnecessariamente, como mostra a Figura 20.3. Esse é um problema comum em bisturis de AF convencionais, especialmente se a estrutura de força selecionada no aparelho for muito baixa.[7-8]

O nível da corrente de AF deve ser muito mais alto durante a fase inicial (até 2.000 mA) do que durante a fase de corte subseqüente (até 500 mA), a fim de reduzir ao máximo o tempo da fase inicial para que possa haver um início rápido de corte com um mínimo de destruição tecidual. Entretanto, se a intensidade de um bisturi de AF convencional for programada para um nível mais alto, no afã de diminuir a fase inicial (T1), ou seja, ir para uma voltagem maior, isso ocasionará aumento na intensidade da transmissão elétrica fio-tecido durante a fase de corte, causando grau mais elevado de coagulação das margens incisionais e mais desvitalização, e posterior necrose, do que realmente é necessário.

Com base nessas observações, houve a necessidade de desenvolver unidades de bisturis que pudessem ajustar o nível de voltagem de AF adequado para

cada fase, permanecendo, tanto quanto possível, constante e uniforme durante todo o processo de corte, a fim de garantir um corte controlável, com coagulação das margens cirúrgicas e homeostase satisfatória.

A ERBE desenvolveu bisturis que preenchem esses requisitos (por exemplo, o Erbotom ICC 350®, com custo atual de US$ 7.000,00 – Figura 20.4), que atingem rápido início de corte ao liberar corrente de AF automaticamente após cada ativação durante a fase inicial (T1 na Figura 20.2B) de tal forma que os impulsos elétricos necessários para a realização do corte sejam deflagrados com um mínimo de demora. No momento em que a fase de corte (T2) realmente se inicia, a corrente de AF, por sua vez, é automaticamente reduzida ao nível adequado para evitar os efeitos deletérios de uma corrente muito alta (T2 na Figura 20.2B). Em busca de garantir um nível de coagulação das margens cirúrgicas bem definido e constante para a homeostase, essa unidade cirúrgica de bisturi de AF oferece regulagem de voltagem automática. Considerando que a profundidade da coagulação das margens de incisão depende também da velocidade do corte, o Erbotom ICC 350® é provido de um modo de corte – o Endocut® – que automaticamente fraciona a intensidade de corte fase a fase (Figura 20.3). Assim, o gerador de AF é

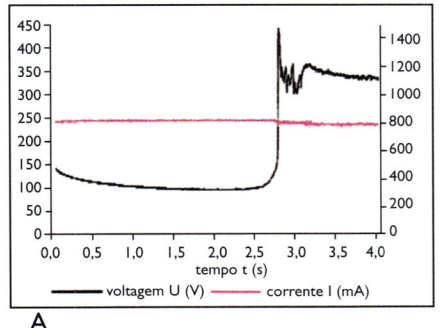

A

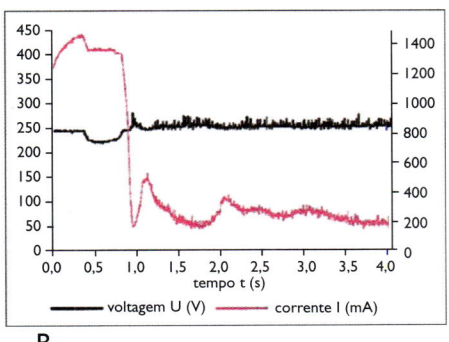

B

FIGURA 20.2

Parâmetros elétricos avaliados durante papilotomia. **(A)** Modo convencional; **(B)** Modo Endocut®

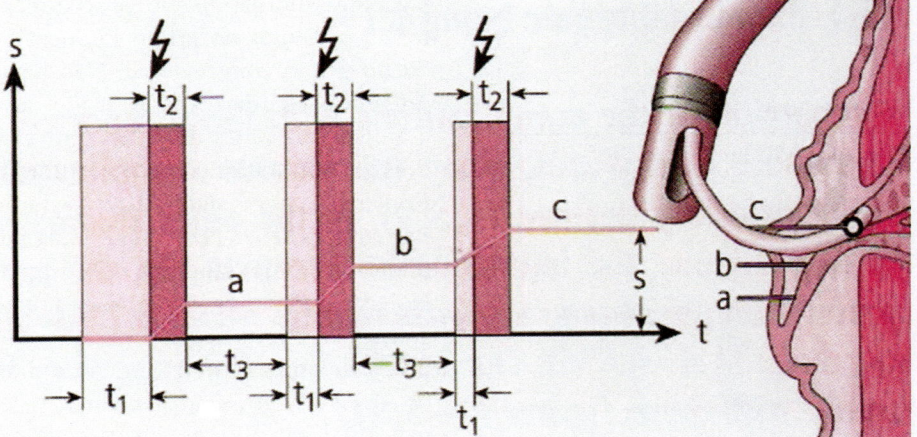

FIGURA 20.3

Fases de eletrocoagulação com ambos os bisturis

ligado e desligado automaticamente em intervalos intermitentes, fazendo com que todas as fases do corte se convertam em pequenos estágios (Figura 20.5).

Esse processo de corte intermitente pode, é claro, também ser conseguido por pressões intermitentes no pedal do corte, como os endoscopistas fazem no modo convencional. Entretanto, por esse método não se tem nenhum controle sobre o tempo e a extensão do corte enquanto a ativação manual (pedal) estiver presente. Com o Endocut®, a despeito do método convencional de pressão intermitente no pedal, cada intervalo de corte é automaticamente disparado (T2 na Figura 20.3) pelo impulso elétrico inicial de cada fase (T1 na Figura 20.3) em um arco sensor elétrico dentro do ICC 200®, o que se reproduz sucessivamente (T2 na Figura 20.3). Esse corte fracionado automaticamente, assim como a velocidade do corte, então controlada também, evita a perfuração da parte superior da papila de Vater pelo chamado efeito zíper.[7,9]

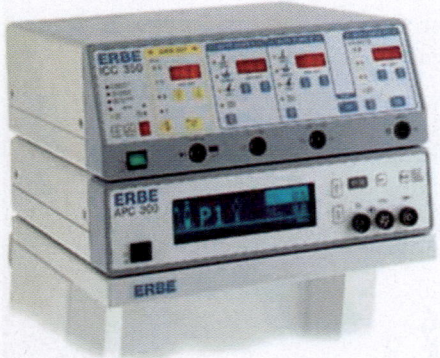

FIGURA 20.4

Erbotom 350 Endocut®

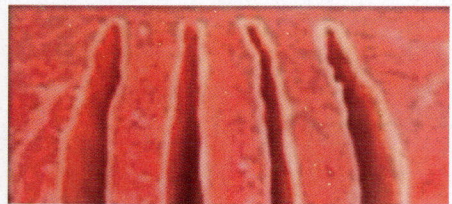

FIGURA 20.5

Qualidades reproduzíveis de cortes com diferentes níveis de coagulação

EXPERIÊNCIAS PRELIMINARES

As primeiras publicações na literatura sobre esse método deram-se em 1998 por Kohler e colaboradores, que avaliaram 100 pacientes em dois grupos: grupo convencional e grupo Endocut® (50 pacientes em cada) em um período de quatro anos (1994 a 1998). Nessa avaliação, verificaram que o método Endocut® é superior por ter menos complicações hemorrágicas e inflamatórias e maior controle do corte, evitando o efeito zíper, que ocorreu em 18 pacientes do método convencional contra 1 no método Endocut® (p < 0,001). Sangramento intenso ocorreu em 2 pacientes do grupo Endocut®, contra 13 do grupo convencional (p = 0,002). Sangramento severo ou moderado não ocorreu em nenhum dos dois grupos. Esses autores fazem forte recomendação do uso do Endocut® para aqueles endoscopistas em treinamento ou iniciantes na técnica de papilotomia e salientam que a maior vantagem do método é justamente o corte da papila controlado automaticamente, evitando, assim, o corte abrupto da sua porção superior (zíper).[7]

Akiho e colaboradores avaliaram esse método em comparação ao convencional no que tange à hiperamilasemia pós-procedimento, realizando medições antes e 24 horas após a esfincterotomia. Para tanto, estudaram 134 pacientes submetidos ao procedimento: 55 pacientes no grupo Endocut® e 79 no grupo convencional. Não havia diferenças significativas de idade, sexo e amilasemia antes do exame entre os dois grupos. Assim como no estudo de Kohler, notaram significativa redução nas complicações hemorrágicas da papilotomia comparando os dois grupos. No entanto, não observaram nenhuma vantagem relevante na avaliação dos níveis de amilase sérica, e, em ambos, os níveis atingiram três a cinco vezes o normal em número idêntico de casos.[10,11]

Kida e colaboradores e Ellahi e colaboradores avaliaram as taxas de com-

plicações desses procedimentos, especificamente pancreatite, hemorragia e efeito zíper, e ambos os estudos concluíram que o Endocut® não oferece vantagem importante sobre o bisturi convencional quando se usa corrente de corte pura para a realização da papilotomia.[11-14]

OUTRAS PERSPECTIVAS

Atualmente já existem aparelhos Erbotom® com o chamado sistema IQ, que permitem não só o uso para papilótomos como também para estiletes e alças de polipectomias (Figuras 20.6 e 20.7). Novas perspectivas também estão atraindo os endoscopistas para o uso nas polipectomias no afã de prevenir complicações inerentes a elas, como perfuração e hemorragia. No entanto, não há nada firmado na literatura sobre as vantagens desse método na polipectomia.

Para essa técnica, é muito importante a preparação do pólipo para excisão. Precondição importante é a corrente de coagulação ajustada em 25 W. Daí, laça-se a base do pólipo, preparando-o para a excisão elétrico-cirúrgica. Para tanto, o fio da alça deve estar justo, mas não apertado, em torno da base do pólipo. O pedal azul é acionado (Figura 20.8). O fio não é avançado durante esse estágio inicial. Essa fase estará completa uma vez que seja observada, em torno da base do pólipo, uma linha esbranquiçada do calor produzido, compatível com a eletrofulguração de contato. A ressecção pelo Endocut® requer uma técnica diferente daquela de estrangulação mecânica do pólipo pela eletrocoagulação usada no método convencional. A excisão do pólipo pelo Endocut®, que usa o corte elétrico-cirúrgico, requer a produção de uma faísca. Se o fio da alça permanecer demasiado apertado, não há nenhum espaço para que a faísca seja gerada. Em vez disso, somente eletrofulguração excessiva ocorrerá. Relaxar a alça em torno do pólipo permite que esse princípio original e simples da Física ocorra. É importante que o auxiliar do exame

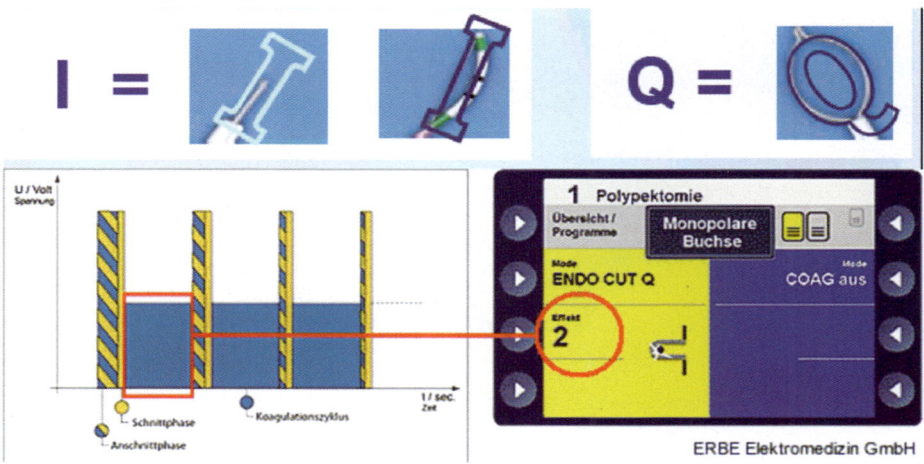

ERBE Elektromedizin GmbH

FIGURA 20.6

Sistema IQ, no qual se seleciona I para papilótomos, agulhas e estiletes, e Q para alças de polipectomias

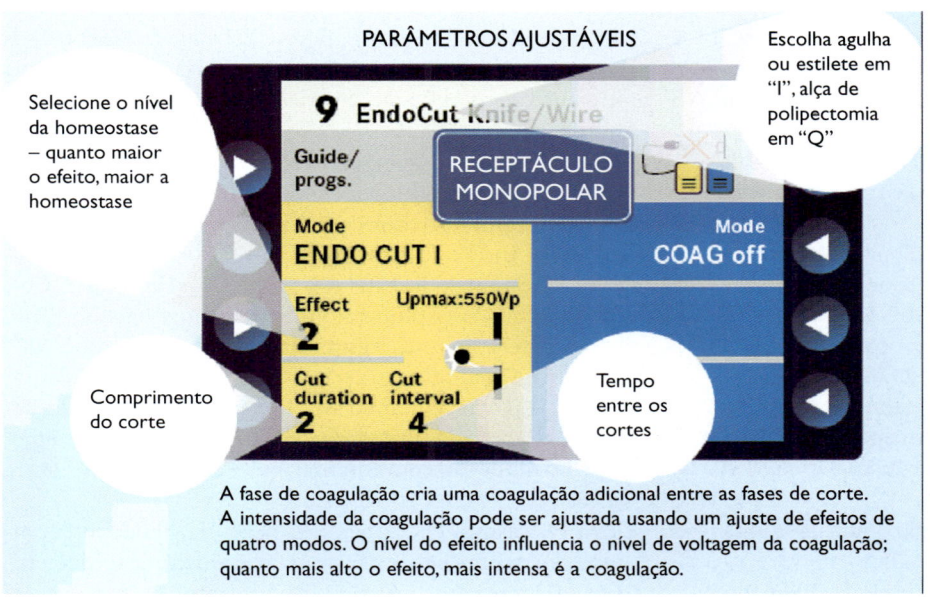

FIGURA 20.7

Parâmetros ajustáveis de coagulação conforme a necessidade de aplicação

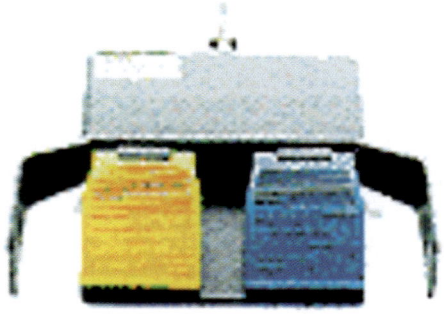

FIGURA 20.8

Pedais de deflagração de corte e coagulação

mantenha com cuidado o contato da alça com o tecido sem estrangulação, até que a ressecção esteja terminada (Figura 20.9). O Endocut® é iniciado com o pedal amarelo. Essa técnica, diferentemente da convencional, necessita que o pedal esteja todo o tempo pressionado, evitando aquelas pressões intermitentes feitas no método convencional. Fazer isso durante a fase inicial de Endocut® deve sempre ser evitado, porque a energia é aumentada e transmitida ao tecido automaticamente, podendo danificar a parede do intestino. O endoscopista ou-virá o alternar dos tons da coagulação e do corte e observará o corte do fio pela base do pólipo.[15]

COMENTÁRIOS FINAIS

O Endocut® representa mais um avanço tecnológico disponível para a utilização endoscópica. Parece apresentar vantagens significativas para as papilotomias e as ressecções endoscópicas extensas. São necessários mais estudos randomizados e controlados para estabelecer o seu real papel nesses procedimentos.

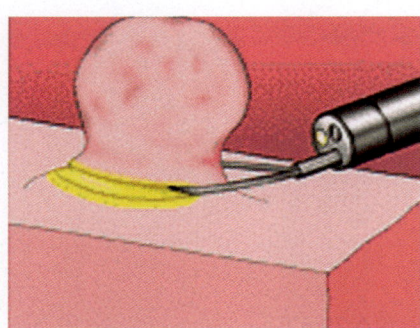
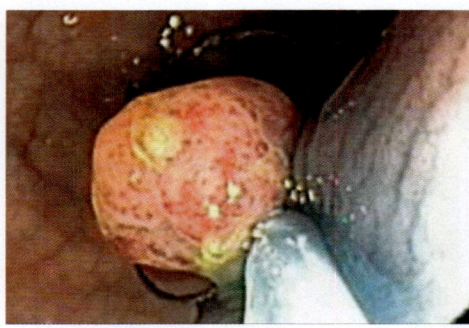

FIGURA 20.9

Técnica para polipectomia com o sistema Endocut®

REFERÊNCIAS BIBLIOGRÁFICAS

1. Cotton PB, Lehman G, Vennes J, Geenen JE, Russell RC, Meyers WC et al. Endoscopic sphincterotomy complications and their management: an attempt at consensus. Gastrointest Endosc 1991;37:383-93.

2. Lambert ME, Betts CD, Hill J, Faragher EB, Martin DF, Tweedle DE. Endoscopic sphincterotomy: the whole truth. Br J Surg 1991;78:473-6.

3. Freeman ML, Nelson DB, Sherman S, Haber GB, Herman ME, Dorsher PJ et al. Complications of endoscopic biliary sphincterotomy. N Engl J Med 1996;335:909-18.

4. Huibregtse K. Complications of endoscopic sphincterotomy and their prevention. N Engl J Med 1996;335:961-3.

5. Ell C, Rabenstein T, Ruppert T, Forster P, Hahn EG, Demling L. 20 years of endoscopic papillotomy: retrospective analysis of 2752 patients at Erlangen University Hospital. Dtsch Med Wochenschr 1995 Feb 10;120(6):163-7.

6. Sherman S, Lehman GA. ERCP – Endoscopic sphincterotomy-induced pancreatitis. Pancreas 1991:6;350-67.

7. Kohler A, Maier M, Benz C, Martin WR, Farin G, Riemann JF. A new HF current generator with automatically controlled system (Endocut mode) for endoscopic sphincterotomy-preliminary experience. Endoscopy 1998;30:351-5.

8. Melzer A, Buess G, Cuschieri A. Instrumentation and allied technology for endoscopic surgery. In: Cuschieri A, Buess G, Perissat J, editores. Operative manual of endoscopy surgery. Berlin: Springer-Verlag; 1994. P. 21-9.

9. Norton I, Bosco J, Meier P, Baron T, Lange S, Nelson D et al. A randomized trial of endoscopic sphoincterotomy using pure-cut versus endocut electrical waveforms. Gastrointest Endosc 2002;55:AB175.

10. Akiho H, Sumida Y, Akahoshi K, Murata A, Ouchi J, Motomura Y et al. Safety advantage of endocut mode over endoscopic sphincterotomy for choledocholithiasis. World J Gastroenterol 2006 Apr;12(13):2086-8.

11. Perini RF, Sadurski R, Patel RS, Payne KM, Hawes RH, Cotton PB et al. Post-sphincterotomy bleeding: has the ERBE electrocautery helped? [resumo] Gastrointest Endosc 2001 Apr;53(5):AB89.

12. Kida M, Kikuchi H, Araki M, Takezawa M, Watanaba M, Kida Y et al. Randomized control trial of EST with either endocut mode or conventional pure cut mode [resumo]. Gastrointest Endosc 2004;59:201.

13. Ellahi W, Kasmin FE, Cohen SA, Siegel JH. "Endocut" technique versus pure cutting current for endoscopic sphincterotomy: a comparison of complication rates [resumo]. Gastrointest Endosc 2001;53:AB95.

14. Shinozuka N, Koyama I, Minoshima T, Tawara H, Kamisasa N, Watanabe T et al. Effect of automatically controlled system (Endocut mode) in endoscopic sphincterotomy. Nihongekakeirengougakkaisi 2001;26:41-4.

15. Levin G. www.erbe-usa.com/products/endocut.asp. Acessado em 13 de outubro de 2006.

CAPÍTULO 21

TERAPIA FOTODINÂMICA

José Eduardo Brunaldi

Vanderlei Salvador Bagnato • José Luiz Pimenta Módena

INTRODUÇÃO

A terapia fotodinâmica (TFD) baseia-se na propriedade de algumas substâncias químicas possuírem a capacidade de se excitar quando expostas a um determinado tipo de luz. Essas substâncias, chamadas de fotossensibilizadores (FS), concentram-se predominantemente em células tumorais e permanecem inativas até que sejam expostas a um *laser* de comprimento de onda específico. Após a exposição luminosa, a ativação do FS leva à produção intracelular de oxigênio singleto e outros radicais químicos ativos, o que causa lesão celular não-térmica, trombose vascular e necrose tecidual.[1,2] Essa lesão é bastante seletiva e compromete principalmente o tecido neoplásico, sendo que a recuperação tecidual se faz mais por regeneração de mucosa adjacente normal do que por tecido cicatricial,[3] o que é uma vantajosa característica desse método.

PRINCÍPIOS DA TERAPIA FOTODINÂMICA

Os resultados apresentados pela literatura comprovam a validade da TFD como método terapêutico. Os novos desafios científicos nessa área estão concentrados no sentido de superar as presentes limitações apresentadas pelo método.

De modo geral, podemos discutir os principais pontos do método por meio do diagrama mostrado na Figura 21.1.

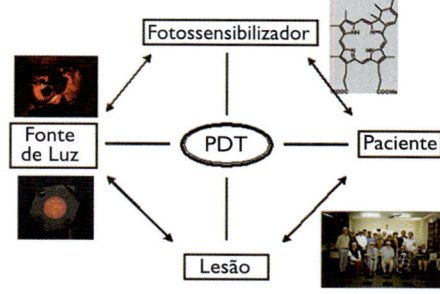

FIGURA 21.1

Diagrama dos fatores envolvidos na TFD

Há quatro pontos importantes a serem considerados para podermos aplicar com sucesso a TFD: o fotossensibilizador, a fonte de luz, a lesão e o paciente. Primeiro, o fotossensibilizador (FS) deve apresentar propriedades como baixa toxicidade na ausência de luz e adequada seletividade para permanecer acumulado nas células cancerosas e, principalmente, possuir uma banda de absorção na chamada janela biológica. Essa é uma estreita faixa do espectro de radiação onde há relativa penetração nos tecidos biológicos, ao mesmo tempo que temos chance de excitação dos estados moleculares da droga. A estrutura molecular do fotossensibilizador deve ser apropriada. Finalmente, a droga a ser usada deve ser eliminada pelo corpo num período não excessivamente longo, o que permite ao paciente permanecer fotossensibilizado o menor tempo possível após a iluminação da lesão.

Em segundo lugar, temos que dispor de uma fonte de luz. É necessário que tenhamos uma fonte de luz relativamente monocromática, centrada na banda de absorção do FS utilizado, isto é, na região do espectro na qual a luz pode excitar o FS, transferindo energia a fim de que a reação fotodinâmica seja desencadeada. A não-monocromaticidade da fonte faz com que uma grande quantidade de energia fora da faixa de absorção do FS seja depositada no tecido, causando excessiva reação adversa, como aquecimento, e diminuindo sua eficiência de atuação. Ao se escolher uma fonte de luz, é preciso lembrar que ela deve ser facilmente acoplada a fibras ópticas, possibilitando o acesso da luz a regiões ou órgãos internos como bexiga, estômago, esôfago etc. Em muitos casos, deseja-se a capacidade de sintonização, ou seja, a modulação do comprimento de onda da luz dependendo do FS empregado. Isso é possível com o *laser* de corante.

A lesão a ser tratada é um dos mais importantes pontos do tratamento com TFD. Sua geometria, localização e tipo celular devem ser considerados com muito cuidado para podermos elaborar uma adequada estratégia de aplicação. As características da lesão como cor, vascularização, invasibilidade ou crescimento exofítico determinarão as propriedades ópticas do tecido-alvo e, conseqüentemente, as interações entre a luz e o tecido biológico, que são a reflexão, o espalhamento, a absorção e a transmissão. A maneira de levar a luz até a lesão é um fator importante. É fundamental que a lesão deva ser iluminada globalmente, assim como a margem de segurança adotada. A região que não for iluminada ou que receber apenas uma parcela da luz necessária para ativação do FS não terá uma eliminação tumoral completa, uma vez que a reação fotodinâmica no local não terá ocorrido da maneira apropriada. Para isso, sempre são necessários dispositivos auxiliares que permitam a melhor e mais uniforme iluminação possível. O conhecimento da lesão como um todo e sua localização e interação com tecidos adjacentes do organismo permitem o cálculo adequado da dose de energia a ser ministrada, procurando otimização do tratamento sem causar efeitos colaterais excessivos ao paciente.

Finalmente, o paciente, suas condições clínicas, a existência de problemas vasculares, doenças hepáticas ou renais etc. devem sempre ser avaliados na indicação e no planejamento da terapia. Mais importante ainda é o propósito da terapia, se está sendo indicada com objetivo curativo ou paliativo. A partir disso, o planejamento da terapia, como o cálculo da dose do FS a ser administrada, a determinação do tempo de espera da iluminação, o número e a técnica de irradiação podem ser realizados.

Todos os fatores discutidos acima não são independentes, havendo uma forte correlação entre eles. O sucesso da prática de TFD depende muito do entendimento dessas interações. Há, por exemplo, drogas mais apropriadas para certas lesões e para certos pacientes e também fontes de luz mais apropriadas que outras.

A TFD apresenta várias vantagens sobre os métodos tradicionais de tratamento de tumores malignos. Entre elas podemos citar: dano seletivo às células tumorais, ausência de intervenções cirúrgicas, possibilidade de repetição do procedimento se necessário, efeitos colaterais mais controlados e menos adversos. Outra vantagem é que, uma vez sensibilizado, o paciente pode ser submetido ao diagnóstico por fluorescência para detecção tumoral. Além disso, o procedimento geralmente é ambulatorial.

Do ponto de vista econômico, a TFD apresenta grandes vantagens, entre elas a diminuição do tempo de internação dos pacientes. Seu principal inconveniente é a fotossensibilização da pele, o que requer que o paciente não seja exposto à luz solar durante um período de 30 dias após a administração do FS. A fotodermorreação pode ser considerada um efeito colateral menor comparado com os efeitos das demais terapias. Além do mais, uma nova geração de FS promete uma importante diminuição do tempo de sensibilidade à luz intensa.

EQUIPAMENTOS E FOTOSSENSIBILIZADORES

A FONTE DE LUZ

Os principais fotossensibilizadores disponíveis atualmente no mercado e aprovados para utilização em humanos apresentam uma boa absorção na região vermelha do espectro luminoso (λ = 630 nm). Até recentemente havia apenas duas possibilidades para geração de luz nesse comprimento de onda: um *laser* de corante bombeado (por um laser de argônio) ou um *laser* de vapor de ouro. A primeira opção apresenta uma boa potência de luz (em torno de 3 W), mas requer condições muito especiais, como sala para o equipamento, sistema de refrigeração, consumo de energia de 30 kW e troca de corante regularmente. Ademais, sua operação requer o serviço de um físico altamente treinado para operar o sistema. O custo do equipamento situa-se entre US$ 150.000,00 e US$ 300.000,00, dependendo de sua potência útil. Além disso, o tempo de vida útil do tubo do *laser* de argônio é da ordem de 2.500 horas (cada tubo custa em média US$ 50.000,00).

Na Figura 21.2 mostramos um sistema montado no Hospital Amaral Carvalho, em Jaú, e que faz parte de uma cooperação entre a Universidade de São Paulo, por meio de seu Centro de Pesquisa em Óptica e Fotônica (CEPOF), e a Fundação Amaral Carvalho. Esse sistema é o mais flexível que se pode ter atualmente, permitindo ampla variação de comprimento de onda, o que significa ampla gama de atuação com praticamente todos os FS existentes. Um *laser* de argônio operando no regime de multilinhas é utilizado para bombear um *laser* de corante com sistema de refrigeração especial. Parte da luz é removida para verificação do adequado comprimento de onda de operação. Por meio de um acoplador de fibras, a luz é inserida numa fibra que é utilizada na sala ao lado ou no centro cirúrgico.

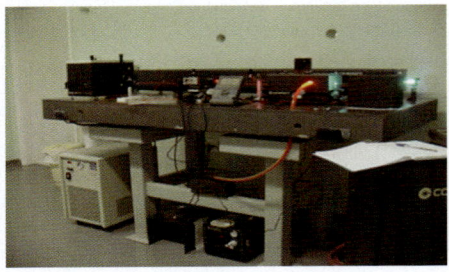

FIGURA 21.2

Sistema de *laser* de corante bombeado por *laser* de argônio, com potência média de 3 W

A segunda opção é utilizar *laser* de vapor de ouro, o que apresenta alguns inconvenientes. Entre eles: 1) baixa potência de saída (da ordem de 0,5 W); 2) manutenção constante; 3) interferência de radiofrequência com outros equipamentos colocados na sua redondeza, principalmente equipamentos de monitoramento médico. Mais recentemente, surgiu a possibilidade de utilizar *lasers* de diodo de alta potência (em torno de 2 W). Um *laser* desse tipo, modelo Ceralaser (fabricado pela CeramOptec), está sendo utilizado no Hospital das Clínicas da Faculdade de Medicina de Ribeirão Preto da Universidade de São Paulo, com custo em torno de US$ 65.000,00. Sua manutenção e sua operação são bem mais simplificadas quando comparadas ao *laser* de corante, não requerendo condições especiais (refrigeração ou eletricidade) para sua utilização. No entanto, esse sistema tem a limitação de operar em apenas um comprimento de onda, não possuindo a flexibilidade de ajuste de acordo com a droga a ser utilizada.

Mais recentemente foram desenvolvidos os emissores a LED como grande opção para TFD. O LED (*Light Emitting Diode*) é um dispositivo semicondutor que, quando energizado, emite luz visível monocromática. Cada LED gera uma potência útil em torno de 0,7 W, e vários podem ser associados em paralelo para o tratamento de lesões múltiplas. Sua operação é muito simplificada e basicamente não requer manutenção. Sua inconveniência é que, devido à sua forma plana, só é adequado para tratamento de tumores de pele em regiões de fácil acesso e com superfície plana. Acredita-se que em breve esse sistema deverá ser comercializado e que seu custo será muito reduzido, estimado como inferior a R$ 10.000. Devido ao baixo custo dessas fontes de luz, aliado à sua simplicidade de operação, acredita-se que seu uso seja uma excelente opção para dar início à utilização com TFD, ainda restrito aos tumores de pele, mas com grandes chances de expansão para outros tipos de tumor.

Os emissores à base de LED ainda não estão sendo empregados para câncer de esôfago, mas já começam a aparecer arranjos lineares de emissores de luz, que num futuro bem próximo deverão ser acomodados de modo a poderem ser inseridos nos endoscópios, permitindo dessa forma grande aplicabilidade nos tumores de esôfago.

FIBRAS ÓPTICAS

Fibras ópticas multimodos são utilizadas para guiar a luz do *laser* até o tumor. Seu comprimento pode variar de 2 metros a 5 metros, e o diâmetro de seu núcleo, de 200 μm a 600 μm. Há vários modelos para iluminação de diversas localidades, entre eles:

a) Fibra com microlente: É mais utilizada para a iluminação de tumores em superfícies. A distância entre a fibra e o tumor é ajustada de forma que o feixe de luz ilumine todo o tumor com margem de segurança. A iluminação de várias áreas é recomendada se o tumor for extenso e irregular.

b) Fibra com difusor cilíndrico: É mais utilizada para tumores em órgãos internos ocos (esôfago, traquéia, laringe e brônquios). Também é muito utilizada quando a geometria do tumor exige uma iluminação lateral. O comprimento do difusor pode variar entre 1 cm e 10 cm. Em geral o difusor é colocado no centro do órgão para iluminá-lo uniformemente. Ele pode também ser introduzido num cateter transparente inserido dentro do tumor ou adjacente a ele. Na Figura 21.3, mostramos a foto de um difusor de luz na extremidade de uma fibra óptica. Observe que, com os difusores, a iluminação é disposta cilindricamente. Como essa é a geometria do esôfago, os difusores cilíndricos têm grande aplicabilidade nessa modalidade de tratamento.

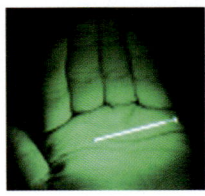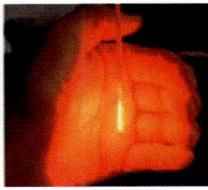

FIGURA 21.3

Fibras ópticas cilíndricas produzidas pelo Centro de Óptica de São Carlos

c) Fibra com difusor esférico: É mais utilizada para aplicações que envolvem bexiga e útero. Nesse caso, a fibra emite luz em todas as direções como uma fonte pontual.

d) Fibras com diversos sistemas de iluminação lateral: São mais utilizadas para tumores ginecológicos e do reto. Podem apresentar diversas formas e comprimentos.

ENDOSCÓPIOS

Vários endoscópios são utilizados para a realização de TFD no tratamento de órgãos internos. Entre eles podemos citar: a) laringoscópios e broncoscópios para tumores de laringe; b) broncoscópios flexíveis para tumores de traquéia e brônquio; c) panendoscópios para tumores de esôfago e estômago; d) retoscópio para tumores de reto; e) colonoscópio para tumores de cólon; f) cistoscópio para tumores de bexiga.

Aplicação utilizando endoscopia normalmente se procede utilizando o canal de biópsia como entrada para a fibra óptica. Dessa forma, é possível boa visualização do campo a ser iluminado. Normalmente a fibra é posicionada utilizando apenas a luz-guia do sistema. Após seu correto posicionamento e verificação que a lesão, localizada na parede do esôfago, está sendo corretamente iluminada, pode-se acionar a luz na potência correta. Normalmente a luz do *laser* emergente do difusor é tão intensa, que satura o sistema de imagem do endoscópio. Assim, é conveniente utilizar um filtro sobre a câmara ou simplesmente desligar o sistema de imagem durante a aplicação.

A aplicação de TFD em esôfago deve normalmente ser feita com o endoscópio posicionado no local da lesão. No entanto, temos utilizado com bastante sucesso o uso de sonda gástrica transparente de grande calibre como elemento auxiliar para a aplicação de TFD. Nesse caso, a sonda gástrica é colocada via nasoesofágica. A fibra é colocada através da sonda gástrica e posicionada na altura da lesão com o auxílio do endoscópio. Após o correto posicionamento, o endoscópio pode ser retirado e o procedimento pode ser feito apenas por meio da sonda gástrica. Em alguns casos é necessário realizar a iluminação da lesão em várias porções. Nesse caso, a fibra é puxada porção a porção, percorrendo toda a região a ser iluminada. A Figura 21.4 mostra detalhes da TFD em esôfago.

CONVENCIONAL – Fibra iluminando diretamente a lesão, sob controle endoscópico.

COM SONDA – Fibra de iluminação no interior da sonda e posicionamento via nasal durante iluminação.

Aplicações no Esôfago

Convencional

Com sonda

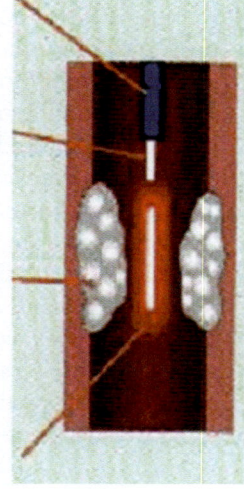

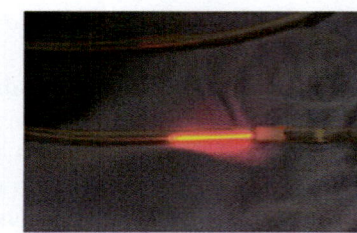

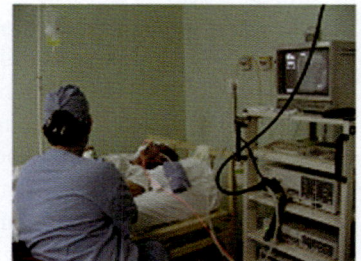

Endoscópio

Fibra difusora cilíndrica

Tecido tumoral

Laser

FIGURA 21.4

Esquema de aplicação de TFD em esôfago

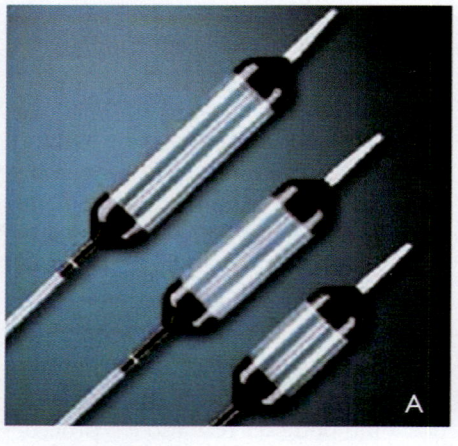

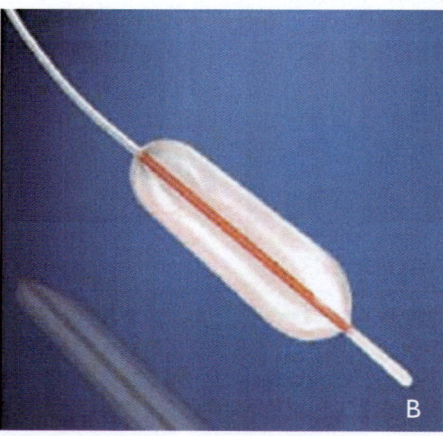

FIGURA 21.5

Balão esofágico para TFD fabricado pela Cook Endoscopy. (A) Balões para posicionamento com fio-guia, Xcell® PDT baloon; (B) Balão sem fio-guia para posicionamento através do canal de biópsia do endoscópio, Xcell®TTC PDT baloon

É importante utilizar a sonda de maior calibre possível para garantir a maior abertura do esôfago. O uso dessa sonda permite um tratamento mais confortável para o paciente, que não precisa tolerar o desconforto oral do endoscópio durante o tempo da aplicação, que tem duração de até 90 minutos. Especificamente para TFD de esôfago, foi desenvolvido um balão de calibre 25 mm, com janela de iluminação de comprimento variável de 3,0 cm a 7,0 cm, que é posicionado sobre o fio-guia, sob controle endoscópico (Figura 21.5A), e que permite distensão da parede esofágica e uma difusão luminosa mais homogênea.[4,5] Existe também um balão para uso através do canal de biópsia do endoscópio (TTC), com calibre de 20 mm e janela de iluminação de 5,5 cm, não utilizando fio-guia (Figura 21.5B). Esses acessórios são fabricados pela Cook Endoscopy.

Com relação à dose de luz a ser aplicada durante um tratamento de câncer de esôfago, ela deve variar de 100 J/cm^2 a 250 J/cm^2. Para calcular a dose a ser aplicada, deve-se levar em conta a potência total inserida na fibra e o comprimento do difusor utilizado. Considerando o diâmetro do esôfago como d, o comprimento do difusor como L e a potência emergente como P, a dose entregue à lesão é D = P/(3,14 d.L).T, onde T é o tempo de aplicação. Esse tempo deve ser calculado de modo a promover a dose adequada para o caso em questão.

FOTOSSENSIBILIZADORES

As substâncias fotossensibilizadoras utilizadas em TFD são derivadas da porfirina, da clorina ou da clorofila. Existem vários FS de primeira geração aprovados e utilizados em tratamentos clínicos. Entre eles podemos citar: porfimer sódico, Photofrin (Axcam Scandipharm, EUA e Canadá), meta-tetrahydroxy-phenyl chlorin, mTHPC (Photoscan, Alemanha), hematoporphyrin derivate, HpD (China), derivado da hematoporfirina, Photogen (Rússia), derivado de benzoporfirina (Canadá) e o ácido 5-aminolevulínico (Europa e EUA). Dessas drogas, no Brasil, a Agência Nacional da Vigilância Sanitária, por meio da Resolução RE nº 532, de 1º de março de 2005, reconhece o porfimer sódico e o ácido 5-aminolevulínico como FS para uso em TFD.

Nosso grupo tem experiência com Photogen e ácido 5-aminolevulínico (ALA). Vários outros FS estão sendo testados em experimentos com animais. Nesses FS de segunda geração, o objetivo é obter compostos que sejam excitados com radiação de comprimentos de onda maiores (em que o tecido biológico absorve menos e, portanto, a profundidade de penetração é maior) e que apresentem um período de eliminação mais curto. O Photogen é um FS russo de primeira geração, pertencente ao grupo dos derivados da hematoporfirina. É produzido a partir de sangue de animais, e sua preparação ocorre no Instituto de Química Fina de Moscou sob a supervisão do Professor Mironov. Esse FS é aprovado para uso em humanos pelo Comitê Estatal de Farmacologia da Federação Russa, sendo constituído de uma mistura de monômeros e oligômeros de derivados de hematoporfirina. O Photogen é um pó violeta-escuro contido em frascos esterilizados de 50 ml com 200 mg. Pode ser guardado por até dois anos em um local protegido da luz e com temperatura menor que 5° C. Na Figura 21.6 mostramos o espectro de absorção do Photogen.

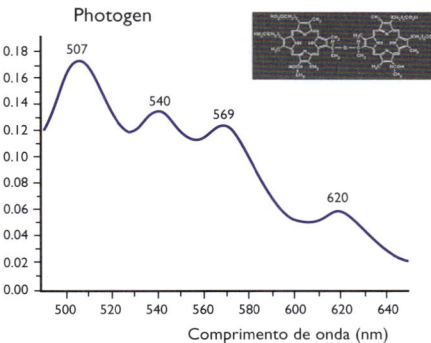

FIGURA 21.6

Espectro de absorção do Photogen. O pico em 630 nm é utilizado para fotodetecção e para tratamento

Utilizamos também o ácido 5-aminolevulínico (ALA). Na realidade, o ALA não é um FS, mas um indutor de FS, pois atua nas células e induz a produção de protoporfirina IX (banda de absorção centrada em 635 nm), necessitando de armazenagem e cuidados especiais. O ALA tem vantagem específica no Barrett por apresentar alta concentração mucosa, comparada aos seus níveis na submucosa e no estroma, permitindo maior lesão superficial, preservando a submucosa. Além disso, sua vida média é menor, o que diminui as reações adversas, mas, mesmo assim, tem a ele-

vação temporária de enzimas hepáticas em 50% dos casos.[1]

TÉCNICA

Em gastroenterologia, a indicação mais freqüente é a TFD em esôfago. O procedimento é eminentemente endoscópico e consiste na endoscopia no momento mais próximo possível do pico da fotossensibilização, sob sedação usual para um procedimento indolor prolongado. Nos casos de neoplasia avançada obstrutiva, geralmente há necessidade de dilatação da estenose. Após avaliação da lesão, posiciona-se a sonda nasoesofágica que contém a fibra de iluminação sobre a lesão e é retirado o endoscópio. A iluminação da lesão é feita com intensidade e tempo pré-calculados, como estabelecido acima. Se o comprimento da lesão for maior que a fibra, após a primeira iluminação, a fibra é mobilizada o suficiente para a nova iluminação complementar toda a extensão da lesão. No final da iluminação, a endoscopia mostra o resultado imediato da TFD, que é a mudança de cor, com desabamento das áreas elevadas e redução do volume tumoral. Controle endoscópico após 24 horas é realizado para verificação de área neoplásica viável, podendo ser repetida a iluminação, se necessário, pois ainda há fotossensibilização. O controle posterior se faz conforme o tipo de lesão: nos casos de tunelização, o controle pode ser por demanda da disfagia, enquanto nas lesões superficiais os controles periódicos são feitos para avaliação de possível recidiva. Essa técnica está ilustrada na Figura 21.7, que mostra TFD em neoplasia superficial de esôfago.

INDICAÇÕES

Em gastroenterologia, a TFD é reconhecida como método terapêutico para tratamento paliativo da disfagia no tumor esofagogástrico obstrutivo, da ablação na displasia de alto grau no epitélio de Barrett e do câncer gástrico superficial.[1] A TFD está sendo utilizada em outras patologias, e várias indicações estão

sendo estudadas, como ablação do epitélio de Barrett sem displasia, adenocarcinoma do epitélio de Barrett, displasia de alto grau e carcinoma superficial do esôfago, adenoma duodenal, polipose adenomatosa familiar, adenoma e carcinoma da papila duodenal, colangiocarcinoma, câncer pancreático, câncer colorretal e neoplasia intra-epitelial anal.

ESÔFAGO DE BARRETT

A TFD tem ampla atuação, sendo um dos métodos endoscópicos mais utilizados na ablação do epitélio de Barrett (EB) sem ou com displasias e também no adenocarcinoma superficial. Veremos a atuação da TFD no epitélio de Barrett: a) sem displasia ou com displasia de baixo grau (DBG); b) com displasia de alto grau (DAG); e c) com adenocarcinoma superficial.

É fundamental lembrar que em toda terapêutica endoscópica de Barrett o refluxo gastroesofágico deve estar corrigido por válvula anti-refluxo ou supressão ácida medicamentosa contínua por inibidor de bomba protônica.

a) Epitélio de Barrett sem ou com displasia de baixo grau – A TFD é eficaz na ablação do EB sem displasia, conseguindo a erradicação em 50% a 70% dos casos.[6] Os métodos mais estudados e utilizados são a TFD e a coagulação com plasma de argônio (CPA)[7], havendo estudos comparativos dos dois métodos. Hage e colaboradores compararam TFD com o fotossensibilizador ALA (TFD-ALA) com CPA, randomizando 40 pacientes com EB. Concluíram que a PDT tem melhor resultado, embora não significativo, conseguindo a ablação em 87%, enquanto a CPA, em 67%. A TFD teve mais efeitos colaterais como dor, náuseas, vômitos e elevação de enzimas hepáticas.[8] Resultados diferentes foram obtidos por Kelty e colaboradores, que randomizaram 68 pacientes com EB sem displasia. Conseguiram ablação completa em 97% nos casos tratados com CPA e em somente 50% nos tratados com TFD-ALA, concluindo que a CPA é mais efetiva, mais barata e mais fácil de ser realizada.[9]

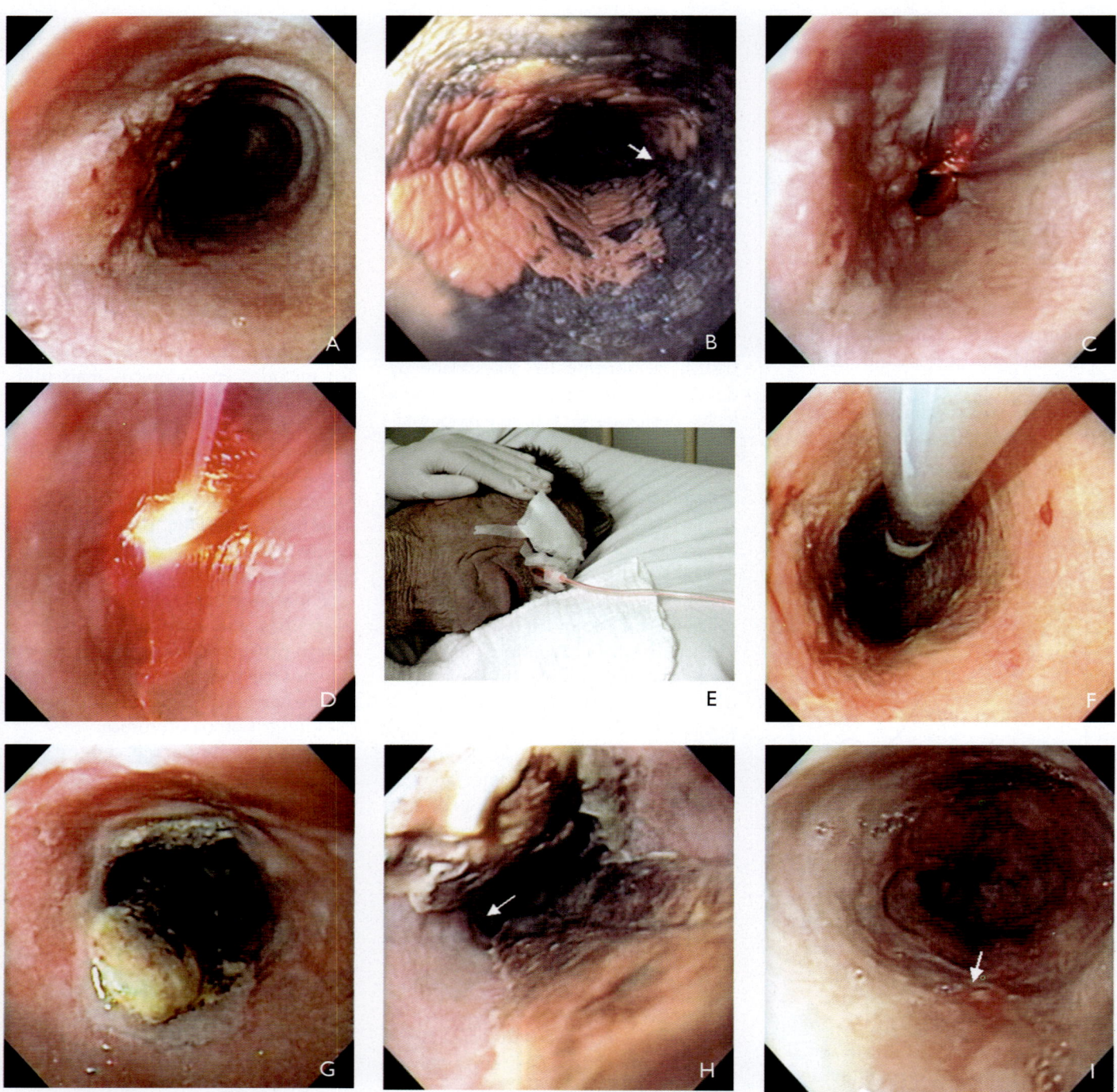

FIGURA 21.7

TFD em carcinoma espinocelular superficial de esôfago médio. (A) Neoplasia superficial de 5,0 cm de extensão; (B) Lesão mais nítida, após coloração com Lugol, com pequena "ponte" de mucosa não comprometida (seta). Neoplasia quase circunferencial; (C) Fibra de iluminação no interior de sonda nasoesofágica, posicionada sobre a lesão; (D) Visão endoscópica da iluminação da lesão; (E) Imagem de paciente com sonda nasoesofágica posicionada, com fibra de iluminação acionada; (F) Lesão imediatamente após TFD, ainda com sonda posicionada. Observar desabamento e descoloração da neoplasia; (G) Necrose da neoplasia com preservação e regeneração inicial da mucosa adjacente, sete dias após TFD; (H) A seta mostra "ponte" de mucosa preservada pela TFD, em meio à necrose, sete dias após TFD; (I) Lesão cicatricial sem neoplasia à biópsia (seta)

Esses resultados divergentes podem ser explicados pela metodologia não-similar e pelas diferentes doses de fotossensibilizador e luz utilizados em cada estudo. Esse aspecto é freqüente nos estudos de TFD, como veremos em seguida.

b) Epitélio de Barrett com displasia de alto grau – O tratamento da displasia de alto grau no epitélio de Barrett (DAG-EB) é a área em que há maior experiência no uso da TFD na gastroenterologia, tanto que já se formou o Grupo Fotodinâmico Internacional para Displasia de Alto Grau no Esôfago de Barrett, constituído por entidades do Canadá, França, Inglaterra e EUA.[10] Existem muitos estudos publicados que mostram sua eficácia, a maioria não controlados, sem padronização histológica e sem objetivo terapêutico uniforme. Além disso, usam-se diferentes fotossensibilizadores e tipos de luz, em doses diversas, o que leva a diferentes reações fotodinâmicas, com resultados variáveis na lesão mucosa esperada e também na lesão cutânea. Em decorrência disso, a avaliação e comparação dos estudos publicados não é fácil.

Overholt e colaboradores trataram 84 pacientes com TFD utilizando o fotossensibilizador Photofrin (TFD-PHO) e, num seguimento médio de 19 meses, obtiveram eliminação da DAG em 88% dos casos. Persistência de mucosa glandular sob o epitélio escamoso foi detectada em 6% dos casos, mas sem displasia ou neoplasia. Estenose esofágica ocorreu em significativos 34% dos pacientes.[5] Resultados semelhantes obtiveram Wolfsen e colaboradores e Wang e colaboradores, num total de 142 pacientes, a maioria tratada com PDT-PHO. Em 19 meses de seguimento médio, a DAG foi eliminada em 100% e 88%, respectivamente, mas inclui o uso de termoablação com CPA adjuvante. A incidência de estenose foi de 20% e 27%, respectivamente. Mucosa glandular submucosa foi encontrada em 0% e 4%, enquanto displasia ou carcinoma foram detectados em 4%, tratados por esofagectomia.[11,12]

Panjhpour e colaboradores trataram prospectivamente 43 pacientes com DAG-EB com TFD-PHO e, num seguimento médio de 9,8 meses, obtiveram eliminação total da DAG em 96% dos casos, sendo utilizada ablação adjuvante com *laser* em lesões residuais. O objetivo desse estudo foi observar o efeito de corticóide oral sobre a incidência de estenose após TFD-PHO, sendo que, no grupo sem corticóide, houve 16%, *versus* 29% de estenose no grupo com corticóide. Conclui-se pela ineficácia do corticóide oral na prevenção da estenose pós-TFD-PHO.[13]

Em estudo multicêntrico recente, patrocinado pelo Grupo Fotodinâmico Internacional para Displasia de Alto Grau no Esôfago de Barrett, 208 pacientes foram randomizados para TFD-PHO+Omeprazol (138 casos) *versus* Omeprazol-só (70 casos). Num seguimento de 24 meses, a DAG foi eliminada em 77% no grupo TFD e em 39% no grupo Omeprazol-só, sendo essa diferença estatisticamente significativa. Também é significativa a diferença da progressão para câncer em favor da TFD, ocorrendo em 13% no grupo TFD e em 28% no grupo Omeprazol-só, num período de seguimento de até 3,6 anos. A conclusão é de que a TFD é eficaz na eliminação da DAG-EB e na redução da progressão para carcinoma no Barrett quando comparada ao uso contínuo de omeprazol.[10] Em outro estudo, Pech e colaboradores, utilizando o ALA como fotossensibilizador, trataram 35 pacientes com DAG-EB, levando à ablação completa 97% dos casos, com recorrência em 3% num seguimento de 37 meses, sem ocorrência de estenose esofágica.[14] Conclui-se que a TFD-ALA é uma boa alternativa terapêutica da DAG-EB, sem o inconveniente da estenose esofágica, que acompanha a TFD-PHO. O fotossensibilizador mTHPC é muito potente, mas estudo inicial na DAG-EB mostra complicações graves, necessitando novas adaptações a seu uso.[15]

Esses estudos mostram a eficácia da TFD no tratamento da DAG-EB, desta-

cando-se em relação a outros métodos de ablação.

A associação de métodos é uma tendência atual, pois, quando se associam diferentes métodos ablativos, é possível somar o melhor de cada método, com melhores resultados do que um método isolado. Por esse motivo, na procura da otimização dos resultados, freqüentemente encontramos a associação de TFD com *laser*, com coagulação por plasma de argônio ou com mucosectomia endoscópica.[11-13,16]

c) Adenocarcinoma superficial no EB (ACS-EB) – A TFD tem sido utilizada na ablação do ACS-EB, com eficácia demonstrada há vários anos.[17,18] Overholt e colaboradores trataram 13 pacientes com ACS-EB, estadiados como uT1N0M0, utilizando TFD-PHO. A ablação da neoplasia ocorreu em 77% dos casos, por seguimento médio de 12 meses. A incidência global de estenose, incluindo os casos de DAG-EB, foi de 34%,[5] comprovando sua eficácia, embora com incidência significativa de estenose.

Pech e colaboradores utilizaram TFD-ALA em 31 casos de ACS-EB, havendo ablação completa em todos os casos (100%). A recorrência da neoplasia ocorreu em 32% dos casos, num período de seguimento médio de 37 meses, sem ocorrência de estenose. A sobrevida calculada de cinco anos foi de 80%, sem morte relacionada à neoplasia.[14] Com esses resultados, os autores oferecem a TFD-ALA como alternativa à esofagectomia e à ressecção endoscópica, especialmente em casos de neoplasia multifocal.

Como na DAG-EB, a associação de TFD com outros métodos ablativos é freqüentemente utilizada na otimização dos resultados, especialmente a mucosectomia endoscópica.[19-21]

CARCINOMA SUPERFICIAL E DISPLASIA DE ALTO GRAU DO ESÔFAGO

O carcinoma espinocelular superficial do esôfago (CSE) e a displasia de alto grau do esôfago (DAG-E) são passíveis de tratamento com TFD.[22,23] Gossner e colaboradores trataram 18 pacientes com CSE estadiados como uT1N0M0 e 9 pacientes com DAG-E, utilizando a TFD-ALA. A DAG foi erradicada em 100% dos casos, enquanto o CSE foi erradicado em 53% por um tempo de seguimento médio de 16,9 meses. Entre os CSE que não responderam, três casos foram retratados com TFD com fotossensibilizador mais potente (mTHPC), com sucesso em dois casos.[24] Como mostrado por Yano e colaboradores, a TFD é eficaz no tratamento de carcinoma esofágico uT1 e uT2, com persistência ou recidiva da neoplasia após quimiorradioterapia definitiva, ocorrendo resposta completa em 62% dos casos, em seguimento médio de 12 meses.[25]

Na Seção de Endoscopia Digestiva do Hospital das Clínicas da Faculdade de Medicina de Ribeirão Preto da Universidade de São Paulo (USP), em conjunto com o Centro de Pesquisa em Óptica e Fotônica do Instituto de Física de São Carlos da USP, iniciamos um estudo para tratamento do carcinoma esofágico utilizando a TFD. Apesar de pequeno número de casos, os resultados iniciais são promissores, e mostramos alguns desses casos nas Figuras 21.7 e 21.9.

A TFD no CSE está indicada nos casos em que há contra-indicação de tratamento cirúrgico ou ressecção endoscópica, como o caso da Figura 21.7.

NEOPLASIA AVANÇADA DE ESÔFAGO

A TFD é utilizada na paliação da disfagia em tumores esofagogástricos e há vários estudos retrospectivos mostrando sua eficácia na maioria dos casos.[26-28] A Figura 21.8 mostra o resultado imediato da TFD em caso de neoplasia avançada de esôfago, com objetivo de paliação da disfagia.

Em estudo randomizado multicêntrico realizado por Lightdale e colaboradores, foram tratados 218 pacientes, comparando TFD com Nd:YAG *laser*. Os resultados mostram eficácia equivalente, com vantagem da TFD por melhor resposta objetiva do tumor (32% na TFD *versus* 20% no Nd:YAG *laser*). Lembrando que qualquer efeito colateral ou complicação de tratamento leva à perda de qualidade de vida em pacientes tratados paliativamente, as lesões cutâneas por fotossensibilização ocorreram em significativos 19% dos casos de TFD. Houve perfuração esofágica em 1% na TFD e em 7% após o Nd:YAG *laser*. Os autores concluem que, evitando-se a dermorreação, a TFD é mais fácil de ser realizada e tem menos complicações que o Nd:YAG *laser*.[29]

Um segundo estudo randomizado, realizado por Heier e colaboradores, também compara TFD com Nd:YAG *laser* em 52 pacientes e conclui que a TFD é uma alternativa ao *laser*, com melhora mais prolongada da disfagia e, portanto, melhor resultado. A dermorreação à luz é, novamente, uma importante desvantagem.[30]

Além da dermorreação à luz, as complicações leves da TFD são dor retroesternal, febre e náuseas. As complicações graves são estenose cicatricial, perfuração esofágica e fístula esofagotraqueal. A Figura 21.9 mostra um caso de tunelização de neoplasia avançada de esôfago que desenvolveu fístula esofagotraqueal após tunelização por TFD-Photogen, sendo corrigida por prótese metálica coberta.

CÂNCER GÁSTRICO

A terapêutica do câncer gástrico está bem definida, com o tratamento cirúrgico e a mucosectomia endoscópica como os métodos de escolha, conforme o tipo e o estadiamento.[31]

A TFD pode ser utilizada no tratamento do câncer gástrico precoce (CGP), embora a ressecção endoscópica tenha a vantagem significativa de permitir o estudo histopatológico da peça cirúrgica. Em relação à ablação por *laser* ou eletrocoagulação, a TFD tem a vantagem do seu caráter seletivo da destruição tumoral.

Nakamura e colaboradores usaram TFD em sete pacientes com CGP sem indicação de ressecção endoscópica ou não habilitados à cirurgia. Foram tratadas oito lesões, sendo quatro tipo IIc, três tipo IIa e uma tipo I, com invasão mucosa (m) em quatro e submucosa (sm) também em quatro casos. A necrose tumoral ocorreu de modo completo em todos os casos, não havendo recidiva à endoscopia e à histologia durante seguimento relatado de mais de seis meses em cinco pacientes e menos de seis meses em dois pacientes. Concluem que a TFD é factível com bom resultado como método paliativo no

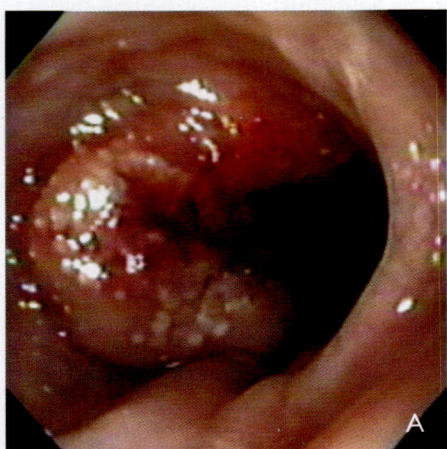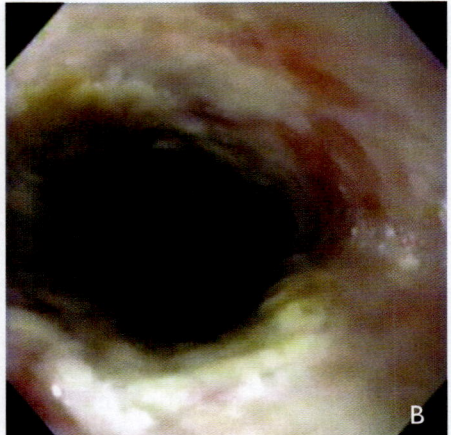

FIGURA 21.8

Tunelização de neoplasia esofágica. (A) Visão endoscópica de neoplasia avançada de esôfago; (B) Necrose da lesão e tunelização adequada 24 horas após TFD

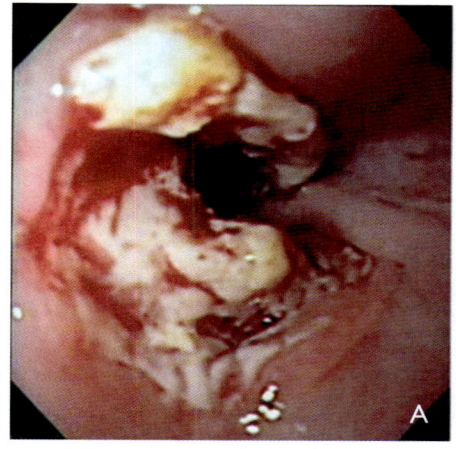
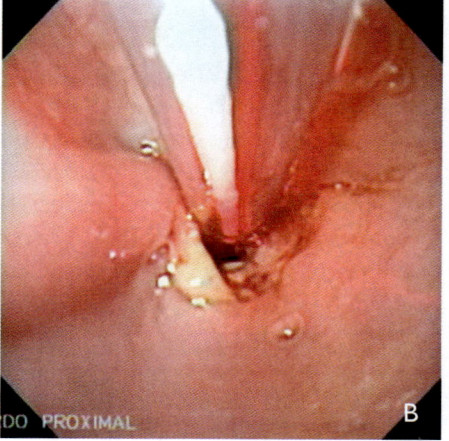
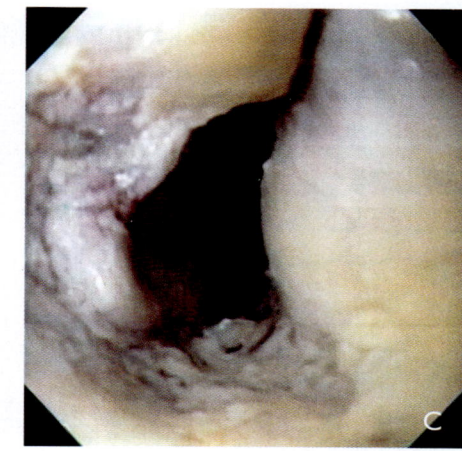
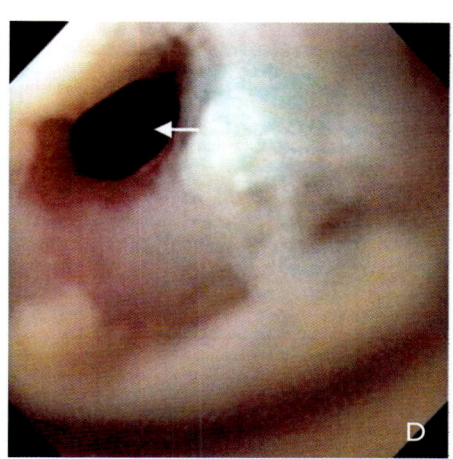
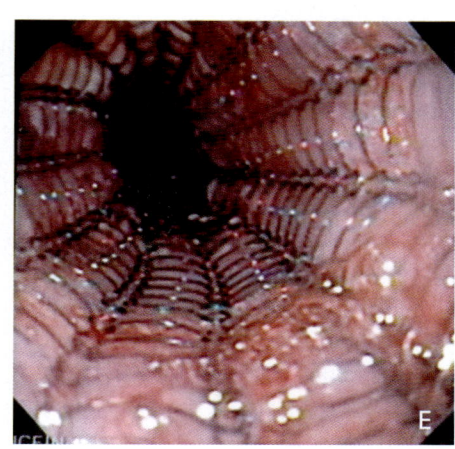

FIGURA 21.9

Tunelização de neoplasia avançada de esôfago. (A) Lesão após dilatação; (B) Sonda com fibra iluminando a lesão; (C) Necrose tumoral sete dias após TFD; (D) Fístula esofagotraqueal na seta; (E) Prótese metálica coberta posicionada na lesão

CGP, sendo que a TFD é mais fácil de ser executada que a mucosectomia endoscópica (ME), embora a fotossensibilização cutânea e o tempo de internação favoreçam a ME.[32]

Ell e colaboradores trataram 22 casos de CGP, sendo 16 casos de carcinoma tipo intestinal de Lauren e 6 do tipo difuso, com estadiamento uT1N0Mx. A remissão tumoral completa ocorreu em 80% dos casos tipo intestinal e em 50% do tipo difuso sem complicação grave. O tempo de seguimento foi de 3 a 30 meses no tipo intestinal e de até 20 meses no tipo difuso. Concluem que a TFD é um método seguro e eficaz no tratamento do CGP, especialmente do tipo intestinal de Lauren.[33]

A associação de TFD com outras modalidades terapêuticas é uma possibilidade aberta. Yanai e colaboradores mostram experiência inicial em dois casos de câncer gástrico avançado (CGA)

irressecáveis, complicados por hemorragia incontrolável por TFD simples. Foi realizada imunoterapia com infusão de linfócitos-T seguida por TFD (I-TFD), ocorrendo parada do sangramento e sobrevida surpreendentemente prolongada. Conclui-se que a I-TFD no CGA é factível e pode ter resultados satisfatórios.[34]

A TFD no câncer gástrico ainda apresenta problemas técnicos decorrentes da anatomia e do peristaltismo, que dificultam o controle da intensidade adequada de luz à lesão. Novos acessórios procuram solução para esses problemas, como a alça desenvolvida por Nakamura e colaboradores.[35]

Apesar de a TFD ser um método que pode dar bons resultados no CGP, não existem estudos prospectivos comparativos com outros métodos que determinem sua indicação preferencial.

ADENOMA DUODENAL E POLIPOSE ADENOMATOSA FAMILIAR

Os adenomas duodenais são raros na população geral, mas em pacientes com polipose adenomatosa familiar (PAF) são encontrados em até 80% dos casos,[36] sendo que o câncer pode ocorrer em até 5% desses casos.[37]

Nos casos de PAF em que há grande número de pólipos com "atapetamento adenomatoso" do duodeno, tanto a TFD como a coagulação por plasma de argônio (CPA) são passíveis de serem utilizadas.[38] Estudo-piloto realizado por Mlkvy e colaboradores mostra que a TFD é um método promissor no tratamento de pólipos duodenais irressecáveis na PAF.[39]

ADENOMA DA PAPILA DUODENAL

A freqüência de malignização do adenoma da papila duodenal varia de 26% a 65%. Tradicionalmente, a ressecção cirúrgica é o método terapêutico utilizado, sendo que a ressecção endoscópica vem sendo progressivamente mais utilizada. Nos casos em que o adenoma tem extensão intraductal, a ressecção cirúrgica tem que ser grande, e a ressecção endoscópica sozinha é insuficiente. Nesses casos, a complementação da ressecção por alça com TFD pode ser útil, como relatam Cheng e colaboradores.[40]

CÂNCER DA PAPILA DUODENAL

O tratamento de escolha é o cirúrgico, mas, em pacientes de risco, um método ablativo como a TFD pode ser utilizado com objetivo curativo ou paliativo. Abulafi e colaboradores, em estudo-piloto, trataram dez casos de carcinoma ampular não-ressecáveis. A TFD foi feita através da duodenoscopia, após drenagem biliar por papilotomia ou prótese. A resposta variou conforme o tamanho do tumor. Nos tumores restritos à ampola, houve desaparecimento macro e microscópico da neoplasia em 75% dos casos, mas recidiva entre 8 e 12 meses, não necessitando de prótese nesse período. Nos tumores invasivos menores que 3,0 cm, houve regressão parcial da massa tumoral, mas persistência neoplásica. Já nos tumores maiores que 3,0 cm, não se obteve melhora nenhuma. Esse estudo mostra que a TFD no câncer da papila duodenal é factível, com baixo risco, com benefício somente nas pequenas lesões restritas à papila.[3] Estudos com novos recursos técnicos, maior número de casos e comparativos com outros métodos devem ser realizados.

COLANGIOCARCINOMA

O colangiocarcinoma (CC) é pouco freqüente, correspondendo a cerca de 2% da malignidade humana. Pode comprometer qualquer nível da árvore biliar, sendo que a localização hilar ocorre em 40% a 60% dos casos.[41] A sobrevida global de cinco anos, incluindo os ressecados, é menor que 5%.[42] A sobrevida média dos pacientes com colangiocarcinoma hilar (CCH) é de três a seis meses, mesmo após drenagem biliar.[43] Esses pacientes morrem por caquexia, insuficiência hepática ou sépsis decorrentes da obstrução biliar.

Os CC distais correspondem a 30% dos casos e, pela sua localização, permitem opções terapêuticas potencialmente curativas ou paliativas. Já o CCH, por envolver estruturas vasculares críticas do hilo hepático, tem somente de 20% a 30% dos casos candidatos à ressecção cirúrgica. Assim sendo, a maioria dos casos é tratada paliativamente da obstrução biliar por método endoscópico, percutâneo ou cirúrgico.

A paliação cirúrgica do CCH é acompanhada de significativa morbimortalidade, o que desestimula sua utilização.[37] O tratamento paliativo de escolha tem sido o endoscópico com drenagem por prótese plástica ou metálica,[44] sendo que o tratamento percutâneo tem resultados semelhantes à endoscopia.[45]

A TFD tem sido utilizada no CC desde 1991, quando foi publicado um caso tratado com TFD por meio de colangioscopia pelo trajeto de dreno-T.[46] Zoepf e colaboradores publicaram os primeiros casos de CC tratados por TFD por via endoscópica transpapilar.[47]

Vários estudos não controlados mostraram evidências de que a TFD é eficaz na restauração do fluxo biliar, com melhoria da qualidade de vida em pacientes com CCH e com possível aumento de sobrevida.[48,49] Ortner e colaboradores, estudando CCH irressecável em trabalho prospectivo controlado multicêntrico, compararam TFD+prótese *versus* prótese-só. A sobrevida do grupo TFD+prótese foi tão maior (493 dias *versus* 98 dias) que o estudo foi interrompido por questões éticas.[50] Uma restrição a esse estudo é a sobrevida do grupo prótese ser menor que o esperado.

Zoepf e colaboradores, em estudo prospectivo controlado de 32 casos de CC irressecáveis, a maioria hilares, compararam TFD+prótese *versus* prótese. Utilizaram TFD transpapilar em oito casos e percutânea em outros oito casos. No decorrer do tratamento, converteram quatro casos de drenagem percutânea para transpapilar, o que foi mais confortável para o paciente, melhorando sua qualidade de vida. Embora houvesse mais colangite no grupo TFD (25% *versus* 6,5%), a sobrevida média foi significativamente maior que no grupo prótese-só (21 meses *versus* 7 meses). Conclui-se que a TFD+prótese no CC irressecável é eficaz na redução da estenose, tem considerável risco de colangite e leva a aumento significativo do tempo de sobrevida quando comparada ao tratamento somente com prótese.[51]

Estes dois últimos estudos fornecem fortes indicativos de que a TFD pode trazer aumento da sobrevida com manutenção da qualidade de vida de pacientes com CCH irressecável. No entanto, estudos comparativos com maior número de casos se fazem necessários para indicações mais seguras.

TFD neo-adjuvante

Mesmo após ressecção cirúrgica radical, a recidiva neoplásica ocorre em até 76% dos casos, no nível da anastomose ou em ramos intra-hepáticos. Isso acontece em decorrência do caráter infiltrativo e multifocal do CC e também porque, na hepatectomia, por razões anatômicas, a margem cirúrgica é limitada a 1,0 cm do hilo.

Procurando melhorar esses resultados, Wiedmann e colaboradores realizaram TFD em casos de CC ressecáveis, com dois objetivos: verificar sua exeqüibilidade para destruição seletiva da neoplasia e determinar os efeitos adversos da TFD no procedimento cirúrgico. Foram sete casos de CC submetidos a TFD por via endoscópica e drenagem por prótese biliar. A avaliação da profundidade do tumor na parede ductal foi realizada por ressonância magnética (RM) e ultra-som intraductal (USID). Esse estudo é interessante porque mostra três observações: primeira, o procedimento é factível; segunda, a penetração tumoricida do *laser* foi de 4 mm, insuficiente para necrosar toda a espessura do tumor, mas suficiente para eliminar a neoplasia da parede ductal no nível da margem tumoral, o que pode diminuir a recidiva pós-ressecção; terceira, não houve influência da TFD pré-operatória na cicatrização das anastomoses bileoentéricas, não ocorrendo fístula ou estenose, num seguimento de 16 meses.[52] Essas observações são indicativas para que estudos mais amplos sejam realizados com a TFD neo-adjuvante pré-operatória.

TFD Adjuvante

Nanashima e colaboradores mostram sete casos de CC e um de neoplasia ampular com persistência ou recidiva neoplásica pós-ressecção cirúrgica. Seus resultados mostram quatro casos sem recidiva por 6 a 17 meses. Os três casos com recidiva permaneceram vivos por 9 a 33 meses, e o último, com recidiva, faleceu por causa não relacionada à neoplasia.[53]

Apesar do pequeno número de casos, pode-se concluir que há indicativos de que a TFD adjuvante, após ressecção cirúrgica do CC, pode prolongar a sobrevida ou, talvez, aumentar o índice de curabilidade. Logicamente, é necessário estudo com maior número de casos e tempo de seguimento mais longo.

Concluindo, a TFD no colangiocarcinoma irressecável é um método terapêutico paliativo muito promissor, conforme demonstrado por estudos prospectivos controlados, mas que precisam ser realizados com número maior de casos para confirmação segura dos resultados atuais. Além disso, há grandes possibilidades de avanços técnicos. Os fotossensibilizadores, como o *Photofrin*, acumulam-se de duas a três vezes mais no tecido tumoral do que no tecido ductal biliar normal adjacente,[54] o que leva a uma necrose tumoral limitada a 4 mm de profundidade e a uma leve lesão reversível do tecido normal

adjacente com as doses atuais de luz.[52] É possível que, desenvolvendo-se fotossensibilizadores mais seletivos e luz mais potente, a penetração tumoricida alcance 10 mm, que é a espessura do comprometimento tumoral da parede ductal, com reflexos positivos nos resultados. Nas indicações como TFD neoadjuvante e adjuvante, os resultados ainda são preliminares.

CÂNCER PANCREÁTICO

A concentração de fotossensibilizador é sete vezes maior no tumor do que no tecido pancreático normal,[55] o que permite a TFD no câncer pancreático (CAP). Bown e colaboradores realizaram TFD em 16 pacientes com CAP cefálico irressecável, sem metástases a distância. Até seis fibras de iluminação foram introduzidas no tumor por via percutânea, sob controle por ultra-som ou por tomografia computadorizada, sendo que um caso de tumor periampular teve que ser tratado por via duodenoscópica. A necrose ocorreu num raio médio de 9 mm do cateter. Todos os pacientes tiveram dor abdominal importante nos primeiros dias, mas sem pancreatite aguda. Ocorreram complicações como hematoma pela punção em 50%, comprometimento da parede duodenal em 80%, com necrose do duto biliar em 19% e hemorragia importante em 12% dos casos, controlada por endoscopia ou embolização. A necrose tumoral ocorreu sem formação de cisto ou abscesso, sendo que a recidiva tumoral ocorreu a partir dos bordos da necrose. A sobrevida média foi de 9 meses (4 meses a 30 meses) para uma sobrevida média pré-TFD estimada de 3 meses.[56]

Esse estudo inicial mostra que o método é de difícil execução, mas factível, e é capaz de reduzir a massa tumoral, embora tenha complicações importantes, mas compatíveis com outros métodos terapêuticos. Seus resultados dão indicativos para novos estudos, como, por exemplo: como o tumor continua a crescer a partir do bordo da necrose, se estendermos a necrose para além do limite tumoral,

no tecido pancreático normal, a recidiva local talvez seja inibida. Poderão ocorrer mais complicações, mas somente novos estudos poderão demonstrar.

A via endoscópica, mais especificamente a ecoendoscopia (EE), poderá mostrar-se mais vantajosa que a percutânea na TFD pancreática. Segundo estudo experimental de Chan e colaboradores, é possível e seguro induzir necroses controladas em órgãos sólidos como o pâncreas, guiando-se pela EE.[55]

CÂNCER COLORRETAL

O tratamento do câncer colorretal (CCR) é bem definido e consiste na sua ressecção total, com quimioterapia e/ou radioterapia, conforme normatização consensual,[57] com resultados que mostram baixa recidiva tumoral e aumento da sobrevida.

A TFD no CCR tem sido utilizada há duas décadas, com estudos mostrando sua eficácia.[58-60] Esses estudos foram realizados em pacientes com recidiva ou persistência da neoplasia após cirurgia[58] ou em câncer inoperável e em grandes adenomas sésseis,[59] concluindo por sua eficácia, exceto nos tumores volumosos.[60]

Mais recentemente, Nakamura e colaboradores mostraram dois casos ressecáveis de tumor retal vegetante, invasivos até a muscular própria, em que os autores fazem a redução do volume tumoral por meio da ressecção com alça de polipectomia e complementam com TFD. As lesões foram controladas sem recidiva tumoral por longo prazo, 25 meses e 6 anos, respectivamente.[61]

Enquanto não forem realizados estudos com maior número de casos, a TFD no CCR permanece em fase de investigação.

NEOPLASIA INTRA-EPITELIAL ANAL

A neoplasia intra-epitelial anal (NIA) é uma doença multifocal associada ao vírus do papiloma humano (HPV), que compromete a pele perianal e o canal anal. Acredita-se que a NIA seja precursora do carcinoma escamoso do ânus, havendo muitas semelhanças com a neoplasia intra-epitelial do colo uterino. Sua freqüência tem aumentado especialmente em pacientes imuno-comprometidos, particularmente em HIV-positivos.[62]

O tratamento padrão é a ressecção cirúrgica, às vezes necessitando de grandes excisões do epitélio, o que pode ser mutilante. A recorrência da displasia epitelial após cirurgia é de cerca de 30% em cinco anos. Webber e colaboradores mostram o uso da TFD na NIA em 12 pacientes HIV-positivos. Não houve reação adversa importante e todos os pacientes tiveram redução parcial ou total das alterações displásicas ao Papanicolau anal, durante seguimento de cinco meses, sem estenose anal. Concluem que a TFD pode ser usada com sucesso e segurança em pacientes com NIA.[63]

A TFD também pode ser usada em casos de persistência ou recorrência de NIA, após ressecção cirúrgica, sendo sua eficácia mostrada por Runfola e colaboradores em estudo com pequeno número de casos.[64]

CONTRA-INDICAÇÕES

A TFD não deve ser realizada em pacientes que tenham alguma forma de porfiria ou alergia à porfirina, insuficiência renal com creatinina maior que 3 mg/dl, função hepática comprometida com INR maior que 2,2, obstrução ou trombose de grandes vasos, leucopenia menor que 2.000 leucócitos/mm³, plaquetopenia menor que 50.000/mm³, fístula ou infiltração esofagobroncotraqueal, infiltração tumoral de grande vaso, varizes esofágicas ou gástricas, úlceras esofágicas maiores que 1,0 cm e

incapacidade de se proteger da luz solar por, pelo menos, 30 dias.[1,65]

CONCLUSÃO

A TFD é um método altamente promissor no tratamento de diversas patologias do sistema digestório. Algumas já mostram resultados convincentes, como no esôfago de Barrett, enquanto outras ainda necessitam de novos estudos com mais uniformidade de critérios e maior número de casos tratados. Sabemos que o efeito da TFD depende de múltiplos fatores: tipo e dose de FS, tipo e intensidade de luz, fracionamento da dose de luz e modo de levar a luz até o tecido a ser tratado. Com todas essas variáveis possíveis, é fácil deduzir que há muito trabalho a se fazer no campo da TFD.

REFERÊNCIAS BIBLIOGRÁFICAS

1. Petersen BT, Chuttani R, Croffie J, DiSario J, Liu J, Mishkin D et al. Photodynamic therapy for gastrointestinal disease. Gastrointest Endosc 2006;63(2):927-32.

2. Prosst RL, Wolfsen HC, Gahlen J. Photodynamic therapy for esophageal diseases: a clinical update. Endoscopy 2003; 35(12):1059-68.

3. Abulafi AM, Allardice JT, Williams NS, Van Someren N, Swain CP, Ainley C. Photodynamic therapy for malignant tumours of the ampulla of Vater. Gut 1995;36(6):853-6.

4. Overholt BF, Panjehpour M, DeNovo RC, Petersen MG, Jenkins C. Balloon photodynamic therapy o esophageal cancer. Lasers Surg Med 1996;18:248-52.

5. Overholt BF, Panjehpour M, Haydek JM. Photodynamic therapy for Barrett's esophagus: follow-up in 100 patients. Gastrointest Endosc 1999;49:1-7.

6. Yeh RW, Triadafilopoulos G. Endoscopic therapy for Barrett's esophagus. Gastrointest Endosc Clin N Am 2005;15(3):377-97.

7. Van Laethem J-L, Devière J. Endoscopic therapy of Barrett's: what more do we need to know? Gut 2004;53(NÚMERO):779-80.

8. Hage M, Siersema PD, van Dekken H, Steyerberg EW, Haringsma J, van de Vrie W et al. 5-Aminolevulinic acid photodynamic therapy versus argon plasma coagulation for ablation of Barrett's oesophagus: a randomized trial. Gut 2004; 53:785-90.

9. Kelty CJ, Ackroyd R, Brown NJ, Stephenson TJ, Stoddard CJ, Reed MWR. Endoscopic ablation of Barrett's oesophagus: a randomized-controlled trial of photodynamic therapy vs. argon plasma coagulation. Aliment Pharmacol Ther 2004; 20:1289-96.

10. Overholt BF, Lightdale CJ, Wang KK, Canto MI, Burdick S, Haggitt RC et al. Photodynamic therapy with porfimer sodium for ablation of high-grade dysplasia in Barrett's esophagus: international, partially blinded, randomized phase III trial. Gastrointest Endosc 2005;62:488-98.

11. Wolfsen HC, Hemminger LL. Photodynamic therapy for displastic Barrett's esophagus and mucosal adenocarcinoma (Abstract). Gastrointest Endosc 2004;59:AB251.

12. Wang KK, Wongkeesong LM, Buttar NS. Barrett's esophagus after photodynamic therapy: risk of cancer development during long term follow-up (Abstract). Gastroenterology 2004;126 Suppl 2:A50.

13. Panjehpour M, Overholt BF, Haydek JM, Lee SG. Results of photodynamic therapy for ablation of dysplasia and early cancer in Barrett's esophagus and effect of oral steroids on stricture formation. Am J Gastroenterol 2000;95: 2177-84.

14. Pech O, Gossner L, May A, Rabenstein T, Vieth M, Stolte M et al. Long-term results of photodynamic therapy with 5-aminolevulinic acid for superficial Barrett's cancer and

high-grade intraepithelial neoplasia. Gastrointest Endosc 2005;62:24-30.

15. Lovat LB, Jamieson NF, Novelli MR, Mosse CA, Selvasekar C, Mackenzie GD et al. Photodynamic therapy with m-tetrahydroxyphenil chlorin for high-grade dysplasia and early cancer in Barrett's columnar lined esophagus. Gastrointest Endosc 2005;62:617-23.

16. Behrens A, May A, Gossner L, Günter E, Pech O, Vieth M et al. Curative treatment for high-grade intraepithelial neoplasia in Barrett's esophagus. Endoscopy 2005;37:999-1005.

17. Overholt BF, Panjehpour M. Barrett's esophagus: photodynamic therapy for ablation of dysplasia, reduction of specialized mucosa and treatment of superficial esophageal cancer. Gastrointest Endosc 1995;42:64-70.

18. Overholt BF, Panjehpour M. Photodynamic therapy for Barrett's esophagus: clinical update. Am J Gastroenterol 1996; 91:1719-23.

19. Buttar NS, Wang KK, Lutzke LS, Krishnadath KK, Anderson MA. Combined endoscopic mucosal resection and photodynamic therapy for esophageal neoplasia within Barrett's esophagus. Gastrointest Endosc 2001;54:682-8.

20. Pacifico RJ, Wang KK, Wongkeesong LM, Buttar NS, Lutzke LS. Combined endoscopic mucosal resection and photodynamic therapy versus esophagectomy for management of early adenocarcinoma in Barrett's esophagus. Clin Gastroenterol Hepatol 2003;1:241-5.

21. Foroulis CN, Thorpe JA. Photodynamic therapy (PDT) in Barrett's esophagus with dysplasia or early cancer. Eur J Cardiothorac Surg 2006;29:30-4.

22. Sibille A, Lambert R, Souquet JC, Sabben G, Descos F. Long-term survival after photodynamic therapy for esophageal cancer. Gastroenterology 1995;109:1406-7.

23. Savary JF, GrosjeanP, Monnier P, Fontolliet C, Wagnieres G, Braichotte D et al. Photodynamic therapy of early squamous cell carcinomas of the esophagus: a review of 31 cases. Endoscopy 1998;30:258-65.

24. Gossner L, May A, Sroka R, Stolte M, Hahn EG, Ell C. Photodynamic destruction of high grade dysplasia and early carcinoma of the esophagus after the oral administration of 5-aminolevulinic acid. Cancer 1999;86:1921-8.

25. Yano T, Muto M, Minashi K, Ohtsu A, Yoshida S. Photodynamic therapy as salvage treatment for local failures after definitive chemoradiotherapy for esophageal cancer. Gastrointest Endosc 2005;62:31-6.

26. Patrice T, Foultier MT, Yactayo S, Adam F, Galmiche JP, Douet MC et al. Endoscopic photodynamic therapy with hematoporphyrin derivate for primary treatment of gastrointestinal neoplasms in inoperable patients. Dig Dis Sci 1990;35:545-52.

27. Spinelli P, Dal Fante M, Mancini A. Current role of laser and photodynamic therapy in gastrointestinal tumors and analysis of a 10-year experience. Semin Surg Oncol 1992;8:204-13.

28. Spinelli P, Mancini A, Dal Fante M. Endoscopic treatment of gastrointestinal tumors: indications and results of laser photocoagulation and photodynamic therapy. Semin Surg Oncol 1995;11:307-18.

29. Lightdale CJ, Heier SK, Marcon NE, McCaughan JS, Gerdes H, Overholt BF et al. Photodynamic therapy with porfimer sodium versus thermal ablation therapy with Nd:YAG Laser for palliation of esophageal cancer: a multicenter randomized trial. Gastrointest Endosc 1995;42:507-12.

30. Heier SK, Rothman KA, Heier LM, Rosenthal WS. Photodynamic therapy for obstructing esophageal cancer: light dosimetry and randomized comparison with Nd:YAG Laser therapy. Gastroenterology 1995;109:63-72.

31. Módena JLP. Câncer gástrico precoce. In: Endoscopia digestiva diagnóstica e terapêutica (SOBED). Rio de Janeiro: Revinter; 2005. P. 338-55.

32. Nakamura H, Yanai H, Nishikawa J, Okamoto T, Hirano H, Higaki H et al. Experience with photodynamic therapy for the treatment of early gastric cancer. Hepato-Gastroenterology 2001;48:1599-603.

33. Ell C, Gossner L, May A, Schneider HT, Hahn EG, Stolte M et al. Photodynamic ablation of early cancers of the stomach by means of mTHPC and Laser irradiation: preliminary clinical experience. Gut 1998;43:345-9.

34. Yanai H, Kuroiwa Y, Shimizu N, Matsubara Y, Okamoto T, Hirano A et al. The pilot experience of immunotherapy-combined photodynamic therapy for advanced gastric cancer in elderly patients. Int J Gastrointest Cancer 2002;32:139-42.

35. Nakamura T, Fukui H, Ishii Y, Fujita M, Hori K, Ejiri K et al. Shape-memory alloy loop snare for endoscopic photodynamic therapy of early gastric cancer. Endoscopy 2000;32:609-13.

36. Catalano MF, Linder JD, Chak A, Sivak MV Jr, Raijman I, Geenen JE et al. Endoscopic management of adenoma of the major duodenal papilla. Gastrointest Endosc 2004;59:225-32.

37. Wolfsen HC. Photodynamic therapy in premalignant and malignant lesions of the gastrointestinal tract beyond the esophagus. J Clin Gastroenterol 2005;39:653-64.

38. Kashiwagi H, Spigelman AD. Gastroduodenal lesions in familial adenomatous polyposis. Surg Today 2000;30(1):675-82.

39. Mlkvy P, Messmann H, Debinski H, Regula J, Conio M, Mac Robert A et al. Photodynamic therapy for polyps in familial adenomatous polyposis – a pilot study. Eur J Cancer 1995;31A(7-8):1160-5.

40. Cheng CL, Sherman S, Fogel EL, McHenry L, Watkins JL, Fukushima T et al. Endoscopic snare papillectomy for tumors of duodenal papillae. Gastrointest Endosc 2004;60(5):757-64.

41. Jarnagin WR, Fong Y, DeMatteo RP, Gonen M, Burke EC, Bodniewicz J et al. Staging, resectability and outcome in 225 patients with hilar cholangiocarcinoma. Ann Surg 2001;234(4):507-19.

42. Khan SA, Thomas HC, Davidson BR, Taylor-Robinson SD. Cholangiocarcinoma. Lancet 2005;366(9493):1303-14.

43. Wiedmann M, Berr F, Schiefke I, Witzigmann H, Kohlhaw K, Mossner J et al. Photodynamic therapy in patients with non-resectable hilar cholangiocarcinoma: 5-years follow-up of a prospective phase II study. Gastrointest Endosc 2004;60: 68-75.

44. De Palma GD, Galloro G, Siciliano S, Iovino P, Catanzano C. Unilateral versus bilateral endoscopic hepatic duct drainage in patients with malignant hilar biliary obstruction: results of a prospective, randomized and controlled study. Gastrointest Endosc 2001;53:547-53.

45. Singhal D, Van Gulik TM, Gouma DJ. Palliative management of hilar cholangiocarcinoma. Surg Oncol 2005;14(2):59-74.

46. McCaughan JS Jr, Mertens BF, Cho C, Barabash RD, Payton HW. Photodynamic therapy to treat tumours of extrahepatic biliary ducts. A case report. Arch Surg 1991;126(1):111-3.

47. Zoepf T, Jakobs R, Arnold JC, Apel D, Rosenbaum A, Riemann JF. Photodynamic therapy for palliation of nonresectable bile duct cancer – preliminary results with a new diode laser system. Am J Gastroenterol 2001;96:2093-7.

48. Ortner MA, Liebetruth J, Schreiber S, Hanft M, Wruck U, Fusco V et al. Photodynamic therapy of nonresectable cholangiocarcinoma. Gastroenterology 1998;114:536-42.

49. Berr F. Photodynamic therapy for cholangiocarcinoma. Semin Liver Dis 2004;24(2):177-87.

50. Ortner MEJ, Caca K, Berr F, Liebetruth J, Mansmann U, Huster D et al. Successful photodynamic therapy for non-resectable cholangiocarcinoma: a randomized prospective study. Gastroenterology 2003;125:1355-63.

51. Zoepf T, Jakobs R, Arnold JC, Apel D, Riemann JF. Palliation of nonresectable bile duct cancer: improved survival after photodynamic therapy. Am J Gastroenterol 2005; 100(11):2426-30.

52. Wiedmann M, Caca K, Berr F, Schiefke I, Tannapfel A, Wittekind C et al. Neoadjuvant photodynamic therapy as a new approach to treating hilar cholangiocarcinoma. A phase II pilot study. Cancer 2003;97:2783-90.

53. Nanashima A, Yamaguchi H, Shibasaki S, Ide N, Sawai T, Tsuji T et al. Adjuvant photodynamic therapy for bile duct carcinoma after surgery: a preliminary study. J Gastroenterol 2004;39:1095-101.

54. Pahernik SA, Dellian M, Berr F, Tannapfel A, Wittekind C, Goetz AE. Distribution and pharmacokinetics of Photofrin in human bile duct cancer. J Photochem Photobiol B 1998;47:58-62.

55. Chan HH, Nishioka NS, Mino M, Lauwers Y, Puricelli WP, Collier KN et al. EUS-guided photodynamic therapy of the pancreas: a pilot study. Gastrointest Endosc 2004;59:95-9.

56. Bown SG, Rogowska AZ, Whitelaw DE, Lees WR, Lovat LB, Ripley P et al. Photodynamic therapy for cancer of the pancreas. Gut 2002;50:549-57.

57. Nelson H, Petrelli N, Carlin A, Couture J, Fleshman J, Guillem L et al. Guidelines 2000 for colon and rectal cancer surgery. J Natl Cancer Inst 2001;93:583-96.

58. Herrera-Ornelas L, Petrelli NJ, Mittelman A, Dougherty TJ, Boyle DG. Photodynamic therapy in patients with colorectal cancer. Cancer 1986;57:677-84.

59. Krasner N. Laser therapy in the management of benign and malignant tumours in the colon and rectum. Int J Colorectal Dis 1989;4:2-5.

60. Barr H, Krasner N, Boulos PB, Chatlani P, Bown SG. Photodynamic therapy for colorectal cancer: a quantitative pilot study. Br J Surg 1990;77:93-6.

61. Nakamura T, Fukui H, Ishii Y, Ejiri K, Ejiri M. Photodynamic therapy with polypectomy for colorectal cancer. Gastrointest Endosc 2003;57:266-9.

62. Abbasakoor F, Boulos PB. Anal intraepithelial neoplasia. Br J Surg 2005;92:277-90.

63. Webber J, Fromm D. Photodynamic therapy for carcinoma in situ of the anus. Arch Surg 2004;139:259-61.

64. Runfola MA, Weber TK, Rodriguez-Bigas MA, Dougherty TJ, Petrelli NJ. Photodynamic therapy for residual neoplasms of the perineal skin. Dis Colon Rectum 2000;43:499-502.

65. Wiedmann MW, Caca K. General principles of photodynamic therapy (PDT) and gastrointestinal applications. Curr Pharm Biotechnol 2004;5:397-408.

CAPÍTULO 22

LITOTRIPSIA MECÂNICA, ELETROIDRÁULICA, COM *LASER* E COM ONDA DE CHOQUE

Beatriz Mônica Sugai

INTRODUÇÃO

A coledocolitíase é a causa mais comum de obstrução da via biliar e está presente em aproximadamente 7% a 12% dos pacientes com colelitíase.[1,2] A retirada de cálculos biliares por via endoscópica no pós-operatório de colecistectomia é a conduta padrão, mas a sua indicação no pré-operatório ocorre somente em casos selecionados.[2]

A Colangiopancreatografia Endoscópica Retrógrada (CPRE) tem sucesso na retirada dos cálculos em 90% dos casos.[3] O insucesso corresponde a dificuldades de acesso (gastrectomias à Billroth II ou Y de Roux, divertículos periampulares, cálculos intra-hepáticos), à presença de cálculos impactados no colédoco ou a cálculos grandes (> 2 cm).[4] Para a extração de cálculos gigantes ou grandes em relação ao calibre da via biliar, é muitas vezes necessária, além de uma papilotomia ampla, a sua fragmentação, ou seja, é necessária a realização de uma litotripsia. Todo serviço que se proponha a realizar exames de CPRE deve estar preparado para a realização de uma litotripsia, e a mais simples delas é a mecânica. Além da litotripsia mecânica, existem outros métodos de fragmentação dos cálculos biliares, como a litotripsia eletroidráulica (EHL); por *laser*, que utiliza o aparelho *mother and babyscope*; a litotripsia extracorporal por ondas de choque, que é largamente utilizada nos cálculos renais, dentre outras opções.

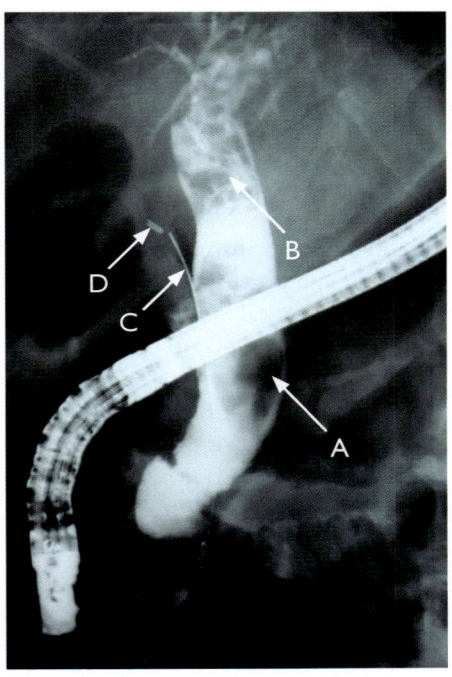

FIGURA 22.1

Colangiografia endoscópica. Coledocolitíase: cálculos gigantes parcialmente fragmentados (setas A e B); fio-guia no coto cístico (seta C); grampos no coto cístico (seta D)

LITOTRIPSIA MECÂNICA

A litotripsia mecânica foi descrita por Riemann em 1982.[5] O litotriptor tem um *basket* com cesta grande e uma camisa plástica que é utilizada para fechar o *basket* e introduzi-lo mais facilmente dentro da via biliar, por ser mais flexível. O *basket* é aberto dentro da via biliar e o cálculo apreendido nas suas malhas. Em seguida, essa camisa plástica é trocada por uma camisa metálica e o fio de aço do *basket* é introduzido em uma manopla provida de uma manivela e, ao ser enrolado, vai tracionando progressivamente o cabo do *basket* para fechá-lo contra a camisa metálica. O cálculo é então fragmentado e posteriormente os fragmentos são retirados.

A camisa metálica pode ser longa, quando usada juntamente com o duodenoscópio, ou curta, quando usada, por exemplo, na extração de um cálculo que ficou impactado dentro do *basket* de uso corrente, dentro da via biliar. Nesse caso, a cesta de Dormia é então sacrificada, retirando-se a manopla e sua camisa plástica, o endoscópio é retirado e a camisa metálica curta é colocada sobre o fio de aço do *basket*. Este é tracionado usando-se o litotriptor até a fragmentação do cálculo.

Existem hoje no mercado outros litotriptores descartáveis que já vêm montados com uma manopla em forma de gatilho, dentre outros modelos.

A litotripsia mecânica tem bons resultados, com sucesso em 80% a 90% dos casos. Um estudo prospectivo recente analisou quais os fatores predisponentes ao insucesso no clareamento da via biliar com cálculos grandes. Garg e colaboradores obtiveram sucesso na fragmentação e retirada dos cálculos em 69 dos 87 casos estudados (79%) e a impactação do cálculo na via biliar foi o único fator preditivo de insucesso na litotripsia mecânica.[6]

Quando encontramos um cálculo impactado na via biliar, um dos métodos para soltar o cálculo é introduzirmos um balão extrator distal ao cálculo, injetar contraste e insuflar o balão, empurrando-o proximalmente para uma porção mais dilatada da via biliar.[7] Desse modo, teremos mais espaço entre o cálculo e as paredes da via biliar para introduzirmos o *basket* do litotriptor para a fragmentação do cálculo ou pelo menos um fio-guia para passagem de um *basket* guiado ou de uma prótese biliar.

A composição do cálculo deve ser levada em consideração ao tentarmos a litotripsia. Os cálculos de bilirrubinato de cálcio, comuns nas colangites orientais, inclusive intra-hepáticas, apresentam tamanhos avantajados, entretanto sua consistência é mais amolecida e é mais fácil de ser desfeita. Os cálculos de colesterol são duros, radiopacos e difíceis de serem fragmentados.

É muito freqüente serem necessárias várias sessões de CPRE para a limpeza total da via biliar, quando os cálculos são múltiplos ou muito grandes. Sempre que não conseguimos retirar todos os cálculos em um primeiro procedimento, é fundamental a colocação de um dreno, seja na forma de um dreno nasobiliar ou de uma prótese biliar plástica, para drenarmos a via biliar, evitando a colangite.[8] Além da drenagem, devemos administrar profilaticamente antibióticos de largo espectro, como o ciprofloxacino, na prevenção de complicações sépticas.

Mais de 30% dos pacientes submetidos à colocação de próteses ou de drenos nasobiliares na vigência de coledocolitíases apresentam uma desintegração espontânea dos cálculos.[9] Isso pode ser explicado pela fricção entre os cálculos e a prótese ou dreno, ou também pelo fluxo de bile através ou ao lado da prótese, facilitando a saída dos fragmentos menores e limpeza da via biliar.

Quando a litotripsia mecânica falha, temos várias opções de tratamento. Antes de indicarmos o tratamento cirúrgico, outras possibilidades de litotripsia devem ser levadas em consideração, dependendo das condições clínicas do paciente e do acesso às diferentes modalidades de litotripsia. Pacientes em bom estado geral, com a vesícula biliar presente, devem ser encaminhados à cirurgia; entretanto, pacientes em mau estado geral, com cálculos grandes e de difícil manejo, podem permanecer com a prótese biliar por um tempo prolongado.

OUTROS MÉTODOS DE LITOTRIPSIA

A litotripsia extracorporal por ondas de choque foi descrita em 1985. Utilizando uma descarga no fluido para induzir ondas de pressão hidráulica de alta amplitude e comprimento de ondas variáveis, é possível fragmentar cálculos de modo extracorporal (ESWL – *extracorporeal shock-wave lithotripsy*) ou intracorporal (EHL – *electrohydraulic lithotripsy*). O litotriptor extracorporal usa um refletor elipsóide para refletir as ondas de choque em um determinado local intracorporal, que pode ser localizado por fluoroscopia ou ultra-som.[10]

A fragmentação e o clareamento das vias biliares são de 76% a 92% e o índice de complicações é de 13,2% a 22%, sendo o sangramento e a perfuração as mais comuns,[10] podendo ocorrer pancreatite e hematoma do fígado. A mortalidade é zero. Episódios de dor podem ser observados em 1/3 dos pacientes nos primeiros 3 a 4 meses após ESWL.[11] A ESWL tem boa fragmentação dos cálculos da via biliar principal, porém é menos eficiente nos cálculos intra-hepáticos e nos cálculos muito grandes.[12] Nos cálculos pancreáticos, os resultados são bons, com benefícios clínicos a longo prazo em 2/3 dos pacientes, quando são retirados todos os cálculos.[13]

A litotripsia eletroidráulica (EHL), que foi inicialmente descrita por Silvis e colaboradores em 1986,[14] é realizada utilizando-se um *probe*, que é introduzido na via biliar e deve estar em contato com o cálculo para sua fragmentação, em um meio líquido. Injeta-se soro e contraste para melhor visualização do cálculo. O risco de perfuração é grande, portanto, sua utilização sob visão endoscópica é mais segura. Faz-se necessário o uso de um coledocoscópio, seja o *mother and babyscope*, ou um coledocoscópio por via transparieto-hepática nos cálculos intra-hepáticos ou quando o paciente tenha realizado cirurgias que impedem o acesso retrógrado à via biliar.

O insucesso dessa técnica pode ocorrer devido à consistência do cálculo, quando são muito duros, ou à dificuldade em se obter um bom posicionamento do *probe* em relação ao cálculo.[15] A vantagem da EHL é poder ser realizada no mesmo procedimento inicial, uma vez que o cálculo não pôde ser fragmentado por um litotriptor mecânico.

Com o intuito de diminuir complicações como a perfuração, Xu e colaboradores[10] desenvolveram uma técnica semelhante à EHL por ser intraluminal e utilizar ondas de choque, denominada PSWL, *plasma shock-wave lithotripsy*. É mais segura, pois deixa intacta a mucosa quando os pulsos são direcionados acidentalmente na parede da via biliar. Em 67 pacientes obteve sucesso de clareamento da via biliar em 97% e complicações leves em dois pacientes.

Moon e colaboradores[16] publicaram um estudo em que, para se evitar o alto custo de utilização de um equipamento como o *mother and babyscope*, os autores introduziram o probe da EHL dentro de um balão extrator de cálculo modificado. O balão é dilatado para permitir a colocação de um *probe* de 3 French. O balão é deslocado para dentro da via biliar, sendo insuflado próximo ao cálculo de modo que o *probe* se posicione no meio da luz do ducto biliar, diminuindo a chance de perfuração. Descrevem 19 casos com extração total de cálculos em 84,2%, sendo necessárias 1,8 sessões de litotripsia e 4 complicações menores (duas hemobilias, uma pancreatite e uma colangite).

A utilização do *laser* para a fragmentação de cálculos biliares iniciou-se em 1988.[17] Por meio de uma fibra de quartzo, o *dye laser* é levado até o cálculo para sua fragmentação. É necessária a utilização do *mother and babyscope*, pois seu *probe* é radiotransparente e o *laser* inicialmente danificava a mucosa biliar.[12] O uso do *laser* no início foi muito restrito e as publicações mostravam séries pequenas. Um sistema de reconhecimento automático do cálculo, com interrupção dos pulsos do *laser* uma vez em contato com o tecido, modificou os resultados dessa técnica, tornando-a mais segura do que a EHL.[18]

Neuhaus e colaboradores[18] compararam o tratamento com *laser* e a ESWL, em um estudo randomizado, incluindo 60 pacientes com insucesso na extração de cálculos, seja pelo tamanho, seja por papilas inacessíveis, necessitando de acesso percutâneo. O tratamento foi realizado com *dye laser* com o novo sistema de reconhecimento. Os autores concluem que ambos os métodos são efetivos e seguros, porém, o tratamento com *laser* foi significativamente superior quanto ao *clearance* da via biliar (97% X 73%, p < 0,05), ao número de sessões (1,2 X 3, p < 0,001) e duração do tratamento (0,9 X 3,9 dias, p < 0,001). Existe sempre a possibilidade da troca das terapias: quando uma falha, podemos utilizar a outra. A ESWL é mais reprodutível e a técnica por *laser* é operador-dependente.

RESUMO

Todo serviço de endoscopia que se proponha a realizar Colangiopancreatografia Endoscópica Retrógrada deve estar munido de um litotriptor mecânico. É uma maneira segura, barata e eficaz para a fragmentação de cálculos biliares. Quando não se consegue extrair todos os cálculos, é fundamental a drenagem da via biliar, seja com uma prótese ou com um dreno nasobiliar, além da antibioticoterapia.

Outras técnicas de fragmentação de cálculos biliares são eficazes e devem ser consideradas antes de enviar o paciente para a cirurgia.

REFERÊNCIAS BIBLIOGRÁFICAS

1. Koo KP, Traverso LW. Do preoperative indicators predict the presence of common bile duct stones during laparoscopic cholecystectomy? Am J Surg 1996;171:495-9.
2. Hammarstrom LE, Holmin T, Stridbeck H, Ihse I. Routine preoperative infusion cholangiography versus intraoperative cholangiography at elective cholecystectomy: a prospective study in 995 patients. J Am Coll Surg 1996;182:408-16.
3. Carr-Locke DL. Therapeutic role of ERCP in the management of suspected common bile duct stones. Gastrointest Endosc 2002;56(Suppl 6):S 170-4.
4. McHenry L, Lehman G. Difficult bile duct stones. Current Treat Options Gastroenterol 2006;9(2):123-32.
5. Riemann JF, Seuberth K, Demling L. Clinical applications of a new mechanical lithotripter for smashing common bile duct stones. Endoscopy 1982;14:226-30.
6. Garg PK, Tandon RK, Ahuja V, Makharia GK, Batra Y. Predictors of insuccessful mechanical lithotripsy and endoscopic clearance of large bile duct stones. Gastrointest Endosc 2004;59(6):601-5.
7. Leung JW, Tu R. Mechanical lithotripsy for large bile duct stones. Gastrointest Endosc 2004;59(6):688-90.
8. Lee DW, Chan AC, Lam YH, Ng EK, Lau JY, Law BK et al. Biliary decompression by nasobiliary catheter or biliary stent in acute suppurative cholangitis: a prospective randomized trial. Gastrointest Endosc 2002;56:361-5.
9. Chan ACW, Ng EKW, Chung SCS, Lai CW, Sung JY, Leung JW et al. Common bile duct stones become smaller after endoscopic biliary stenting. Gastrointest Endosc 1998;30:356-9.
10. Xu Z, Wanh LX, Zhang NW, Hou CS, Ling XF, Xu Y et al. Clinical applications of plasma shock-wave lithotripsy in treating impacted stones in the bile duct system. World J Gastroenterol 2006 Jan 67;12(1):130-3.
11. Paumgartner G, Sauter GH. Extracorporeal shock-wave lithotripsy of gallstones 20th anniversary of the first treatment. Eur J Gastroenterol Hepatol 2005;17(5):525-7.
12. Prat F, Fritsch J, Choury AD, Frouge C, Marteau V, Etienne J-P. Laser lithotripsy of difficult biliary stones. Gastrointest Endosc 1994;40(3):290-5.
13. Delhaye M, Arvanitakis M, Bali M Matos C, Devière J. Endoscopic therapy for chronic pancreatitis. Scand J Surg 2005;94(2):143-53.
14. Silvis SE, Siegel JH, Katon RM, Hughes R, Sievert CE, Sivak MV. Use of electrohydraulic lithotripsy to fracture common bile duct stones. Gastrointest Endosc 1986;32:155-6.
15. Arya N, Nelles SE, Haber GB, Kim YI; Kortan PK. Electrohydraulic lithotripsy in 111 patients: a safe and effective therapy for difficult bile duct stones. Am J Gastroenterol 2004;99(12):2330-4.
16. Moon JH, Cha SW, Ryu CB, Kim YS, Hong SJ, Cheon YK et al. Endoscopic treatment of retained bile duct stones by using a balloon catheter for electrohydraulic lithotripsy without cholangioscopy. Gastrointest Endosc 2004;60(4):562-6.
17. Ell CH, Lux G, Hochberger J, Müller D, Demling L. Laser lithotripsy of common bile duct stones. Gut 1988;29:746-51.
18. Neuhaus H, Zillinger C, Born P, Ott R, Allescher A, Rösch T et al. Randomized study of intracorporeal laser lithotripsy versus extracorporeal shock-wave lithotripsy for difficult bile duct stones. Gastrointest Endosc 1998;47(5):327-34.

CAPÍTULO 23

MAGNIFICAÇÃO DE IMAGEM EM ENDOSCOPIA DIGESTIVA ALTA

Thelma Christina Nemoto
Luis Masúo Maruta • Haruhiro Inoue

INTRODUÇÃO

Recentes avanços tecnológicos têm nos auxiliado a obter informações mais detalhadas durante o procedimento endoscópico. Dentre eles, temos a magnificação endoscópica, o sistema NBI (*narrow banding imaging*), a endomicroscopia e a endocitoscopia. Todos eles fornecem imagens de alta qualidade, que auxiliam na detecção precoce das lesões neoplásicas do trato gastrointestinal.[1]

MAGNIFICAÇÃO ENDOSCÓPICA

ESÔFAGO

No esôfago, os estudos que utilizaram endoscópio com capacidade de 150x de magnificação, enfatizaram a estrutura vascular e culminaram na descoberta da IPCL (*the intrapapillary capillary loop* – alça capilar intrapapilar).[2]

A rede vascular da mucosa esofagiana da camada mais profunda para a mais superficial mostra-se disposta com os vasos iniciando-se como extensos canais submucosos que formam redes vasculares arborescentes, que se tornam vasos oblíquos e caminham em direção ao epitélio, onde finalmente formam as alças intrapapilares (IPCL)[2] (Figura 23.1).

De acordo com a capacidade de magnificação de cada equipamento, podemos visualizar desde os vasos arborescentes (Figura 23.2) até a IPCL (Figura 23.3).

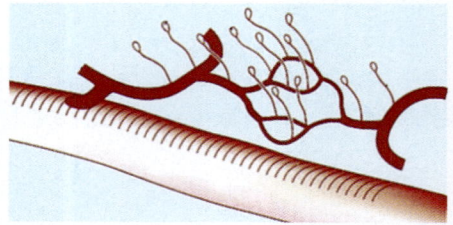

FIGURA 23.1

Esquema da rede vascular superficial da mucosa esofágica. Vasos arborescentes localizados a nível da muscular da mucosa são habitualmente observados como uma rede superficial vascular. IPCL é derivado dos vasos arborescentes. (Inoue, H)

As IPCLs na mucosa com câncer podem mostrar alterações como dilatação, entrelaçamento, alterações no calibre e variação no formato. A presença de tais

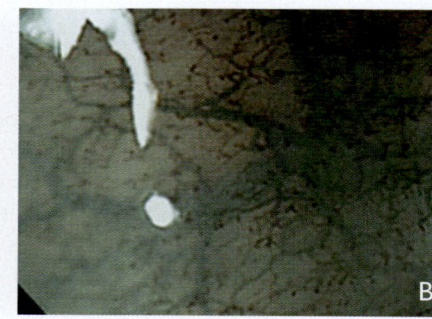

FIGURA 23.3

Vista de IPCL usando um endoscópio com 150x de magnificação. IPCL é visto com aparência de um "grampo de cabelo". (Inoue, H)

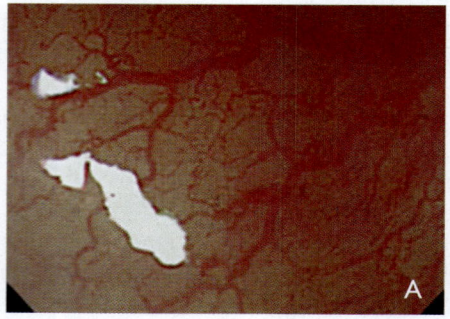

FIGURA 23.2

Mucosa esofagiana normal com 80x de magnificação. (Inoue, H). (A) Vasos arborescentes são observados como uma rede vascular superficial. IPCL é observada como ponto vermelho na camada superficial; (B) Magnificação endoscópica combinada com NBI. IPCL é observado como ponto de coloração marrom na camada superficial

alterações vai variar de acordo com a profundidade de invasão, ou seja:[2]

- m1 (carcinoma *in situ*): IPCLs mostram dilatação, alterações no calibre e formas variadas;
- m2 (acometimento da lâmina própria da mucosa): IPCLs mostram-se mais alongadas se comparadas a mn[1];
- m3 (acometimento da muscular da mucosa): IPCLs são parcialmente destruídas e vasos tumorais surgem na superfície do tumor;
- sm (submucosa invadida pelo câncer): IPCLs são completamente destruídas e vasos tumorais surgem na superfície do tumor.

Inoue e colaboradores elaboraram a Classificação da IPCL (Quadro 23.1), utilizando como critérios a presença ou não de coloração com iodo e as alterações das IPCLs à magnificação endoscópica.[3]

CONCLUSÃO

A magnificação endoscópica é um método útil que fornece informações microscópicas sobre as características do epitélio esofagiano por meio da visualização das alterações da alça capilar intrapapilar, indicando a profundidade do câncer superficial de acordo com o grau de destruição estrutural da fina rede vascular da mucosa.[2]

ESTÔMAGO

No estômago, a magnificação endoscópica é mais complexa e isto se deve a múltiplos fatores, como a presença de diferentes tipos de glândulas, presença de gastrite, atrofia da mucosa, infecção pelo *H. pylori*, metaplasia intestinal, úlceras benignas, cicatrizes de úlceras, adenocarcinomas diferenciados, indiferenciados, entre outros.[4]

Não há uma classificação definida da magnificação endoscópica para o estômago, especialmente para o câncer gástrico, isto porque alguns autores avaliam o padrão estrutural – *pit* – e outros avaliam o padrão microvascular da lesão.[5]

O diagnóstico endoscópico do carcinoma gástrico intramucoso do tipo superficial deprimido ou plano com equipamentos-padrão é freqüentemente mais difícil, pois tais carcinomas assemelham-se a gastrites e manifestam-se muitas vezes como sutis alterações na cor e forma da mucosa.[6]

A magnificação endoscópica revela o carcinoma diferenciado como uma área bem demarcada onde o padrão capilar regular da mucosa normal desaparece e proliferam microvasos de tamanho e forma irregulares.[6]

No carcinoma indiferenciado há somente uma área mal definida com o desaparecimento e diminuição na densidade dos capilares da mucosa não cancerosa.[6]

A magnificação endoscópica também auxilia no diagnóstico da infecção pelo *H. pylori*. Na mucosa gástrica normal, sem infecção, visualizam-se coleções de vasos que são identificados como numerosos e diminutos pontos sobre todo o corpo gástrico.

Essas coleções de vasos são chamadas de RAC (*regular arrangement of collecting venules*) e a presença do padrão RAC mostra alta sensibilidade e especificidade como um indicador de estômago normal, sem infecção pelo *H. pylori*.[7]

DUODENO

A magnificação endoscópica ainda é pouco aplicada no duodeno. Um estudo prospectivo recente demonstrou não haver diferença entre a endoscopia padrão com cromoscopia e a magnifica-

QUADRO 23.1

Classificação da IPCL

Tipo I (normal)	CORA com iodo IPCL sem alterações
Tipo II (esofagite)	CORA levemente com iodo IPCL mostra 1 ou 2 das 4 alterações características Dilatação ou alongamento são mais freqüentes
Tipo III (displasia leve)	Não CORA com iodo IPCL com mínimas alterações
Tipo IV (displasia severa)	Não CORA com iodo IPCL com 2 ou 3 das 4 alterações
Tipo V Tipo VI (carcinoma – m1)	Não CORA com iodo IPCL tem todas as 4 alterações: dilatação, tortuosidade, alterações do calibre e diferentes formas em cada IPCL
Tipo V2 (m2)	IPCL mais alongadas quando comparadas com m1
Tipo V3 (m3, sm1)	IPCL são parcialmente destruídas e vasos tumorais são reconhecidos na superfície do tumor
Tipo Vn (sm2)	IPCL são completamente destruídas e novos vasos tumorais surgem na superfície do tumor

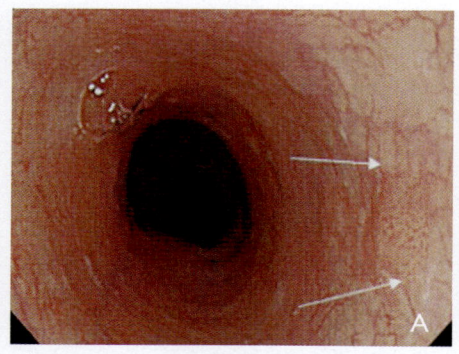
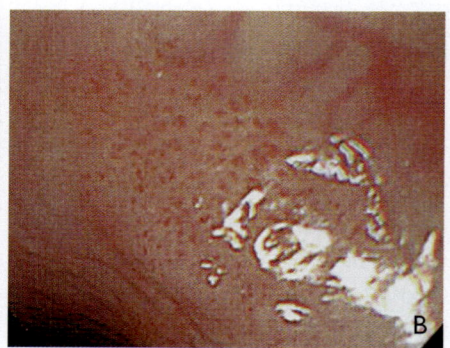
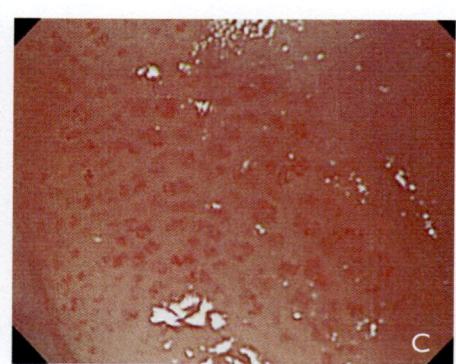

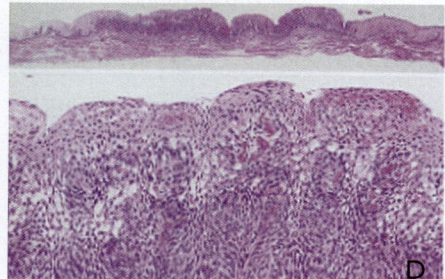

FIGURA 23.4

IPCL tipo V-1. Carcinoma celular escamoso, m1, 4 mm. (Inoue, H). (A) Vista endoscópica. Setas brancas demonstram pequena área com pontos avermelhados de IPCL; (B) Imagem com baixa magnificação. Lesão com pontos avermelhados com perda da visibilidade dos vasos; (C) Imagem com alta magnificação. IPCL tipo V-1. IPCL anormal caracterizada por: diâmetro aumentado, calibre irregular e diferentes formas; (D) Diagnóstico histológico: lesão m1

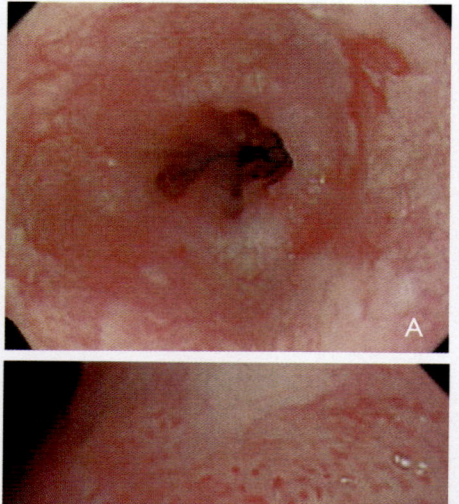
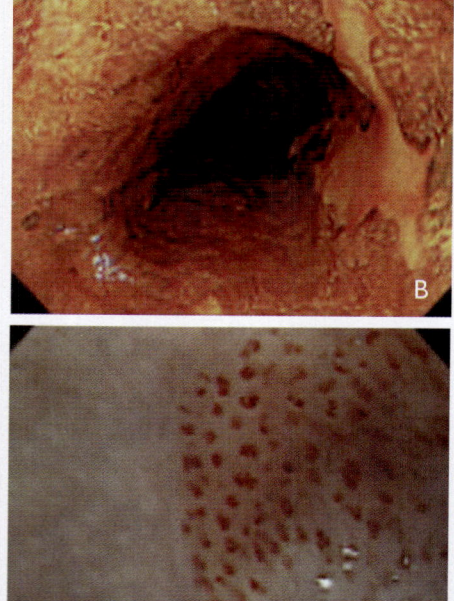
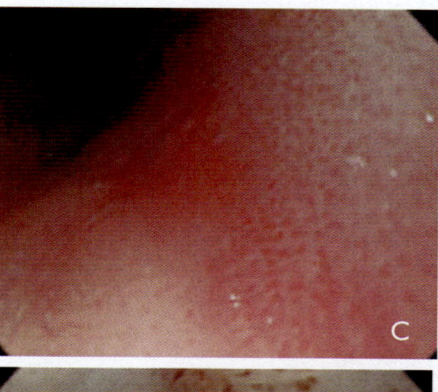

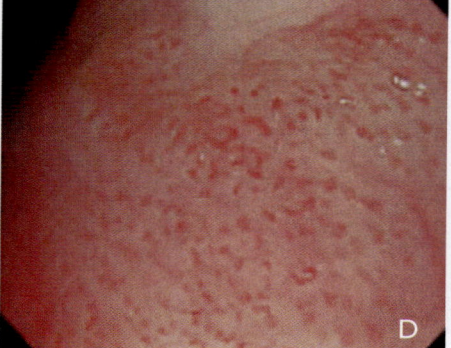
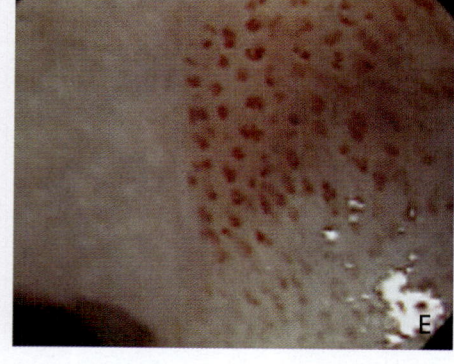
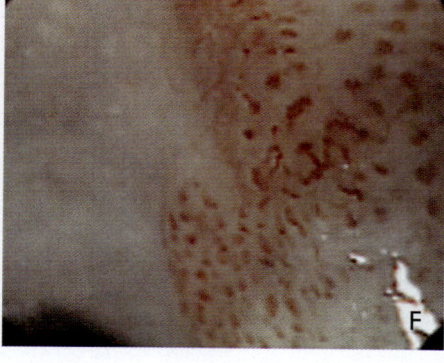

FIGURA 23.5

IPCL tipo V-2. Carcinoma de célula escamosa m2. (Inoue, H). (A) Lesão IIc. Área de depressão rasa e avermelhada; (B) Lesão IIc. Cromoendoscopia usando iodo. Área não corada é facilmente identificada; (C) Magnificação endoscópica. IPCL tipo V-1. Vista como pontos vermelhos. Esta parte corresponde a lesão m1; (D) Magnificação endoscópica. IPCL tipo V-2. IPCL alongada em uma área. Esta parte corresponde a lesão m2; (E) Magnificação endoscópica com NBI. IPCL corresponde a lesão m1; (F) Magnificação endoscópica com NBI. IPCL corresponde a lesão m2; (G) Histologia: profundidade de invasão da lesão m2

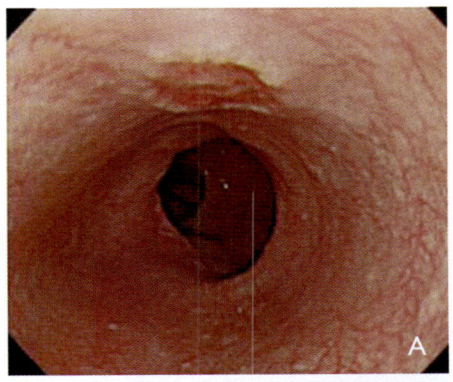

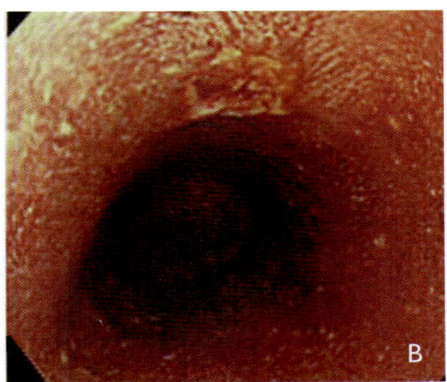

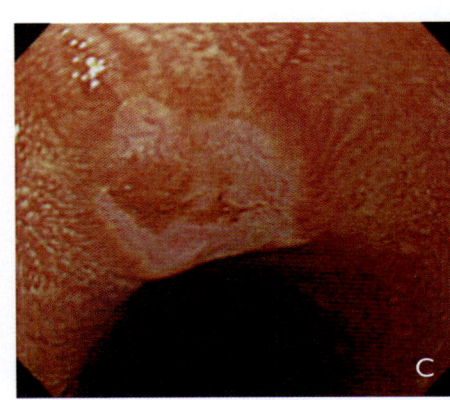

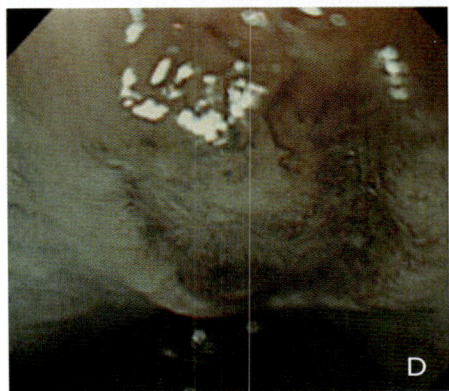

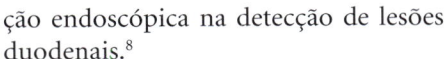

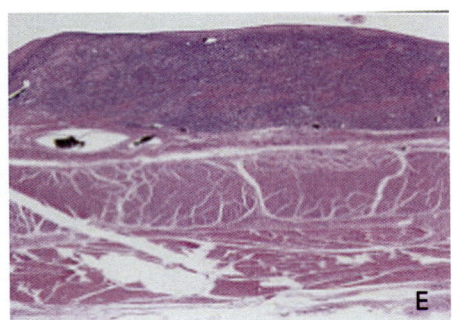

FIGURA 23.6

(Inoue, H). (A) Vista endoscópica padrão; (B) Cromoendoscopia com iodo; (C) Magnificação endoscópica. IPCL totalmente destruída e surgem novos vasos tumorais; (D) Magnificação endoscópica com NBI. Novos vasos tumorais são observados; (E) Histologia: Câncer invade totalmente a camada submucosa

ção endoscópica na detecção de lesões duodenais.[8]

NBI – NARROW BAND IMAGING

O sistema NBI é um novo método de imagem endoscópica, cuja tecnologia é baseada na otimização das características do espectro dos filtros ópticos do sistema RGB (*red, green, blue*) que influencia na imagem endoscópica.[9]

A absorção das características do tecido depende do comprimento de onda e, como o sistema NBI modifica o espectro das faixas para acomodar ondas de comprimento curto, ele enfatiza assim o padrão capilar.[9]

Devido a esse efeito na melhora da acentuação do padrão capilar, o padrão IPCL microscópico é rapidamente identificado e avaliado pelos endoscopistas.[9]

O sistema NBI é extremamente útil e facilita a utilização da magnificação endoscópica, principalmente nas lesões esofagianas superficiais, por acentuar o padrão das IPCLs[9] (Figura 23.7).

ENDOMICROSCOPIA

A endomicroscopia utiliza um novo método de imagem digital – *laser scanning confocal microscopy* (LCM), como um sistema de biópsia óptica.[10]

A biópsia óptica é aquela na qual o endoscopista não remove o tecido durante o exame, mas usa alta tecnologia para adquirir uma imagem histológica equivalente, ou seja, é realizada uma histologia virtual, sem causar danos ao tecido.[10]

O *endomicroscopy system* (protótipo Olympus) tem capacidade de 500x de magnificação. No epitélio escamoso normal, o núcleo é visto como um ponto de alta intensidade e o corpo da célula é visto como uma área de baixa intensidade, ocorrendo o inverso quando o tecido torna-se carcinomatoso[11] (Figura 23.8).

ENDOCITOSCOPIA

É uma nova tecnologia em imagem que permite a visualização das lesões no nível celular, fornecendo diagnósticos

histológicos, durante o exame endoscópico, semelhantes aos da técnica convencional.[10]

Endocytoscopy system funciona como um endoscópio de contato[10] (Figura 23.9).

Seu diâmetro é de 3,4 mm e o comprimento é de 250 cm.

Há dois protótipos disponíveis: protótipo I, com capacidade de 450x de magnificação; e protótipo II, com capacidade máxima de 1100x de magnificação.

O *endocytoscopy* é introduzido por meio do canal acessório e a imagem é observada continuamente durante o tempo em que a ponta do *endocytoscopy* estiver em contato com a superfície da mucosa. Antes da passagem do *endocytoscopy*, é feita coloração com azul de metileno a 1%.[10]

As imagens adquiridas são suficientemente claras para avaliar os detalhes das estruturas celulares, e a aparência dos tecidos malignos apresenta, como característica, os núcleos aumentados, borrados e irregulares, com imagens semelhantes às da endoscopia convencional[10] (Figura 23.10).

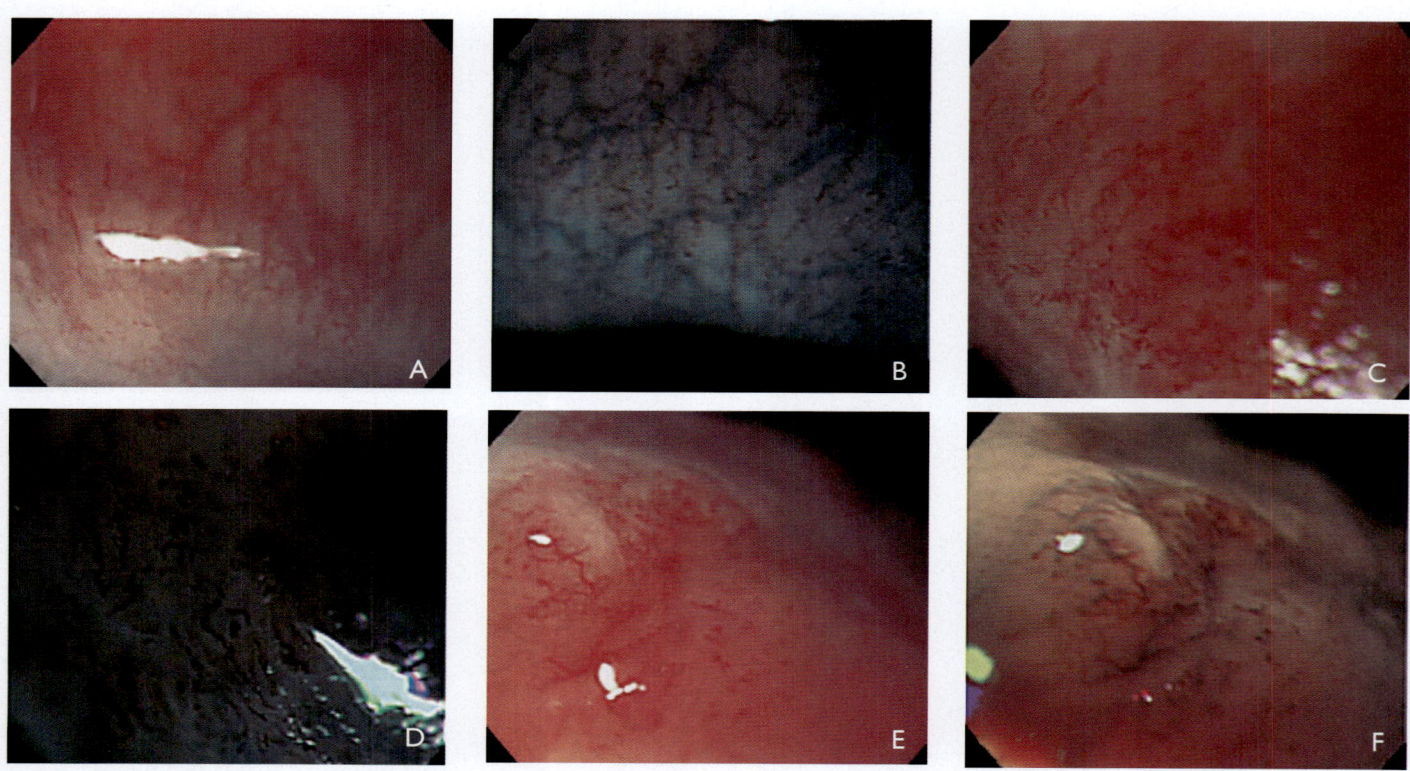

FIGURA 23.7

(Inoue, H). (A) Magnificação endoscópica de mucosa normal; (B) Imagem com NBI de mucosa normal; (C) Magnificação endoscópica de câncer esofágico m2; (D) Imagem com NBI de câncer esofágico m2; (E) Magnificação endoscópica de câncer esofágico sm2; (F) Imagem com NBI de câncer esofágico sm2

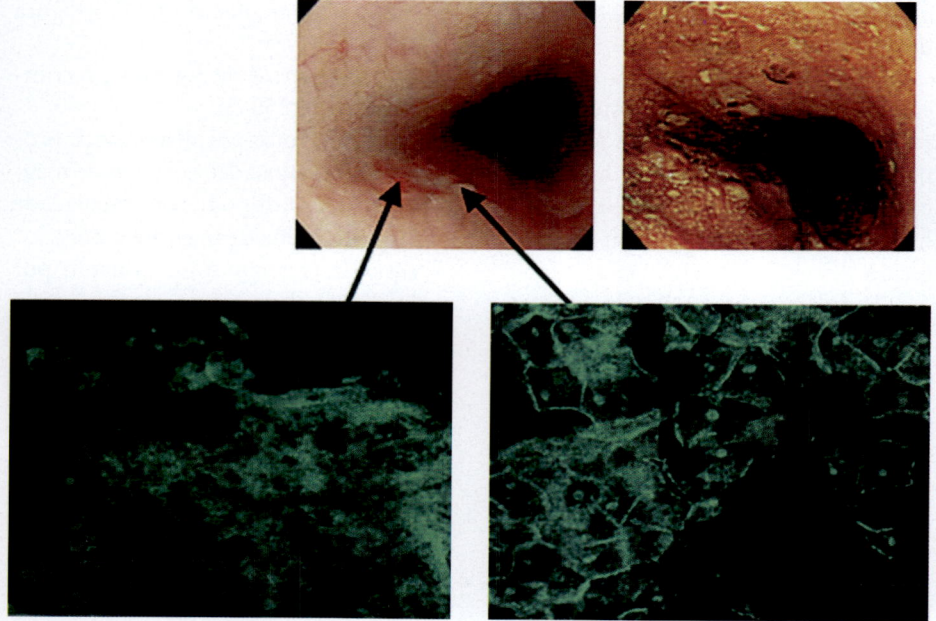

FIGURA 23.8

Biópsia virtual usando EndoMicroscopy System (protótipo, Olympus). Lesão IIa + IIc. (Inoue, H) À esquerda: carcinoma de célula escamosa. À direita: epitélio escamoso normal

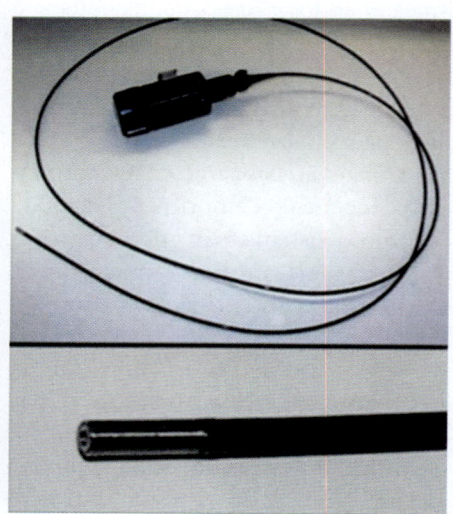

FIGURA 23.9

Endo-Cytoscopy (protótipo, Olympus). Comprimento total: 250 cm. Diâmetro: 3.4 mm

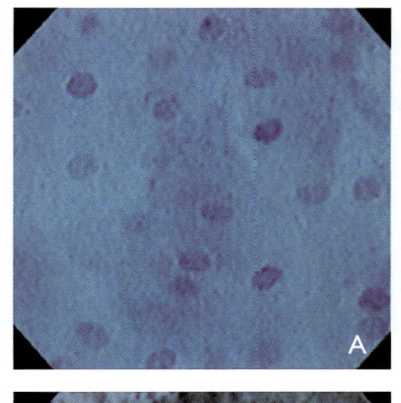
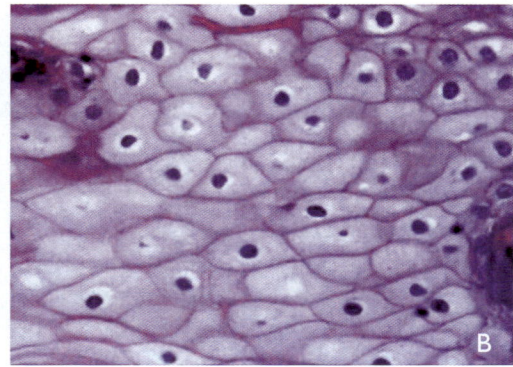
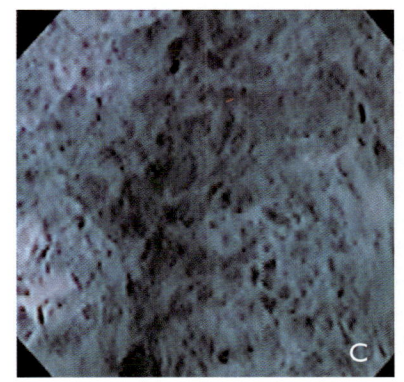
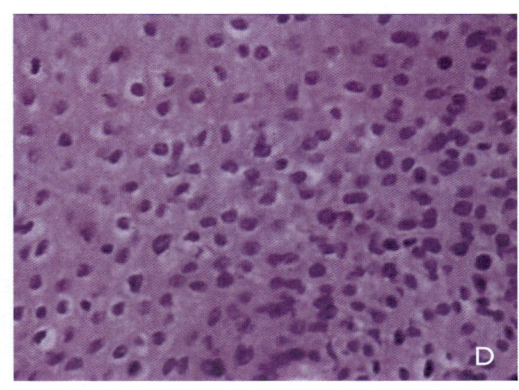

FIGURA 23.10

Imagens – Endo-Cytoscopy. (Inoue, H). (A) Imagem do epitélio escamoso normal após coloração com azul de metileno a 1%. Núcleo é claramente visto como um ponto circular no centro do corpo da célula; (B) Imagem convencional HE; (C) Imagem do carcinoma de célula escamosa após coloração com azul de metileno a 1%; (D) Imagem convencional HE

REFERÊNCIAS BIBLIOGRÁFICAS

1. Kumagai Y, Iida M, Yamazaki S. Magnifying endoscopic observation of the upper gastrointestinal tract. Dig Endosc 2006;18(3):165-72.
2. Kumagai Y, Inoue H, Nagai K, Kawano T, Iwai T. Magnifying endoscopy, stereoscopic microscopy and the microvascular architecture of superficial esophageal carcinoma. Endoscopy 2002;34(5):369-75.
3. Inoue H, Kumagai Y, Yoshida T, Nagai K, Kawano T, Iwai T. Diagnosis of superficial esophageal lesions by high-magnification endoscopy. Dig Endosc 2001;13(3):301-8.
4. Inoue, H. Magnification endoscopy in the esophagus and stomach. Digest Endosc 2001;13(s1):S40.
5. Yoshida T, Kawachi H, Sasajima K, Shiokawa A, Kudo S. The clinical meaning of a nonstructural pattern in early gastric cancer on magnifying endoscopy. Gastrointest Endosc 2005;62(1):48-54.
6. Yao K, Oishi T, Matsui T, Yao T, Iwashita A. Novel magnified endoscopic findings of microvascular architecture in intramucosal cancer. Gastrointest Endosc 2002;56(2):279-84.
7. Yagi K, Nakamura A, Sekine A. Characteristic endoscopic and magnified endoscopic findings in the normal stomach without Helicobacter infection. Gastroenterol and Hepatol 2002;17(1):39-45.
8. Sharma P. Magnification endoscopy. Gastrointest Endosc 2005;61(3):435-43.
9. Yoshida T, Inoue H, Usui S, Satodate H, Fukami N, Kudo S. Narrow-band imaging system with magnifying endoscopy for superficial esophageal lesions. Gastrointest Endosc 2004;59(2):288-95.
10. Inoue H, Kudo S, Shiokawa A. Novel endoscopic imaging techniques toward in vivo observation of living cancer cells in the gastrointestinal tract. Dig Dis 2004;22:334-7.
11. Inoue H et al. High-magnification endoscopic diagnosis of the stratified squamous esophageal cancer. Stomach and Instestine (Tokyo) 2003;38(12):1629-40.

CAPÍTULO 24

MAGNIFICAÇÃO DE IMAGEM: CÓLON E RETO

Carlos Eduardo Oliveira dos Santos

HISTÓRICO

A magnificação de imagem passou a ser utilizada no Japão em 1967, com aumento de duas a três vezes no estômago, e, posteriormente, em 1975, com aumento de quinze vezes. Diminutas alterações na mucosa colônica foram observadas por Tada e colaboradores por meio de um colonoscópio com magnificação.[45]

Nishizawa e colaboradores, já em 1980, afirmavam que "o adenoma, o microcarcinoma em adenoma e o carcinoma intramucoso de cólon apresentavam características próprias em relação ao padrão de criptas. A inspeção da mucosa colônica considerada normal muitas vezes mostra um padrão de criptas atípico com menos de 1 mm e a subseqüente análise histológica confirma, com freqüência, a presença de adenoma incipiente".[27]

No ano de 1984, foram desenvolvidos os videoendoscópios, que possuem um sistema de microlentes interpostas entre o endoscópio e a unidade de eletrônica (CCD = *Charge-Coupled-Device*), também chamado de *chip*, cuja resolução é determinada pelo número de pixels no CCD. A imagem é processada, estimada e produzida de acordo com o comprimento de onda da luz, sendo selecionada e designada para o sistema RGB (*red, green, blue*) que forma o pixel, sendo a composição desses valores determinantes para a cor final de cada unidade de pixel que compõe a imagem digital. Os primeiros estudos não evidenciaram diferença quantitativa e qualitativa entre o endoscópio eletrônico e o fibrocolonoscópio. Já a segunda geração (1989-1990) dos endoscópios eletrônicos apresentou uma considerável evolução, tanto na resolução como na fidelidade das cores. Atualmente, há videoendoscópios com 1.000.000 de pixels e magnificação de imagem de até 200 vezes, permitindo, inclusive, uma análise da microcirculação local.[3,15,16,43,44]

PADRÃO DE CRIPTAS

Entre as diversas classificações elaboradas por pesquisadores japoneses, a mais utilizada é a de Kudo, que resultou de uma análise estereomicroscópica de lesões colorretais. Ela subdivide as criptas em cinco padrões, de acordo com a histologia, o tamanho e a morfologia dos orifícios luminais (Figura 24.1):[18]

I – padrão da mucosa colônica normal, com criptas arredondadas e uniformes (0,07 mm +/– 0,02 mm).

II – característico dos pólipos hiperplásicos, com criptas um pouco maiores (0,09 mm +/– 0,02 mm), com formato estrelado ou asteróide e distribuição regular. Quando se apresenta um pouco heterogêneo e com criptas maiores, pode tratar-se de um *serrated* adenoma.

IIIL – apresenta-se com padrão tubular grande, sendo as criptas alongadas e maiores que as normais (0,22 mm +– 0,09 mm). Padrão típico das lesões protrusas, mas pode ser encontrado também em lesões superficiais.

IIIs – típico das neoplasias deprimidas, apresentando-se como tubular pequeno, em que as criptas são arredondadas ou ovaladas e menores que as normais (0,03 mm +/– 0,01mm).

IV – criptas tortuosas, *gyrus-like*, cerebróides (0,93 mm +/– 0,32 mm). Encontrado principalmente em grandes pólipos protrusos, sendo freqüentemente associado ao padrão de criptas IIIL.

V – padrão básico do câncer, apresentando criptas indefinidas, assimétricas, com amorfismo (VA) ou não-estruturais (VN). O padrão não-estrutural evidencia maior incidência de invasão da submucosa em relação ao assimétrico.

MAGNIFICAÇÃO DE IMAGEM

A colonoscopia com magnificação de imagem representa um grande avanço no diagnóstico de lesões colorretais. Ela possibilita o diagnóstico de lesões milimétricas, com boa aproximação do diagnóstico histológico, influenciando a conduta durante o exame. Desse modo, facilita a detecção do câncer precoce do tipo superficial, especialmente o deprimido, que possui maior potencial de malignidade.

O primeiro caso de câncer deprimido precoce colorretal foi publicado por Kariya e colaboradores em 1977. Tratava-se de uma lesão tipo IIc, com

Padrão de criptas – Classificação de Kudo

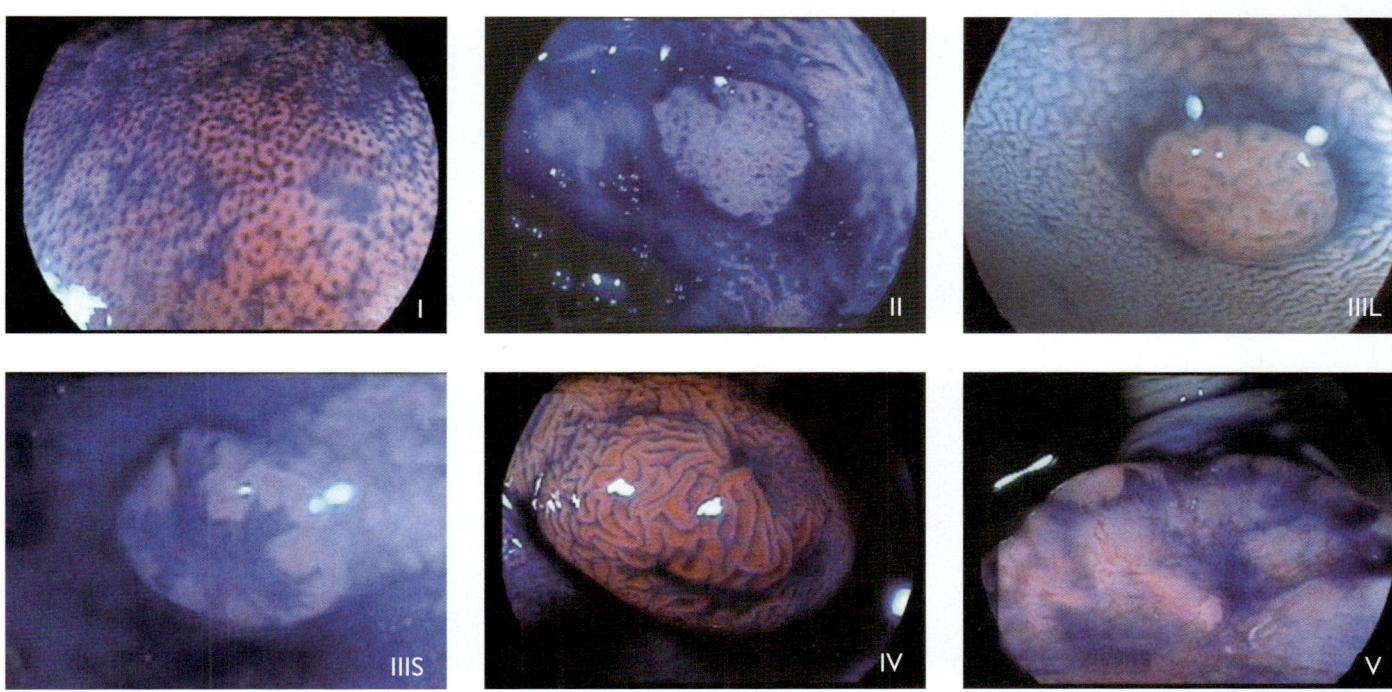

FIGURA 24.1

Classificação do padrão de criptas segundo Kudo

8 mm, localizada no cólon transverso de um paciente com adenomatose familiar colorretal. No ano de 1979, Ishizawa e colaboradores descreveram duas lesões tipo IIc no mesmo paciente, sendo uma com 7 mm no cólon sigmóide e outra com 12 mm no descendente, ambos adenocarcinomas bem diferenciados. Já Moriyama e colaboradores, em 1985, publicaram um caso de carcinoma bem diferenciado com invasão de submucosa, tipo IIc, com 6 mm de diâmetro.[7,18,20,21,24] As lesões deprimidas correspondem a 2,5% (30/1.168) da nossa casuística, sendo 5 (16,6%) carcinomas precoces (1 invasivo), 11 (36,6%) adenomas com displasias de alto grau e 14 (46,6%) adenomas com displasias de baixo grau. Diagnosticou-se uma lesão deprimida a cada 66,7 colonoscopias (Figuras 24.2, 24.3 e 24.4).[40]

A mucosa do cólon normal, aparentemente lisa, apresenta minúsculos

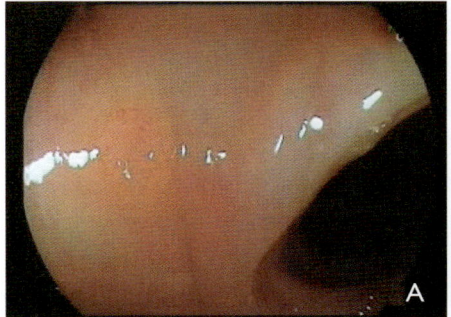

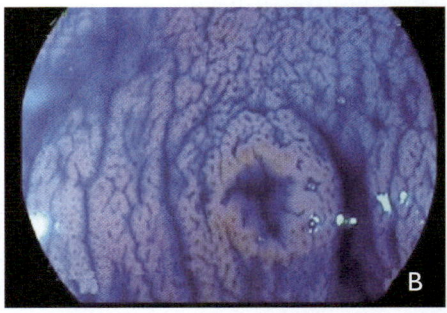

FIGURA 24.3

(A) Lesão superficial com discreta hiperemia; (B) Cromoscopia (índigo-carmim) e magnificação: IIc. Adenoma tubular com displasia de alto grau

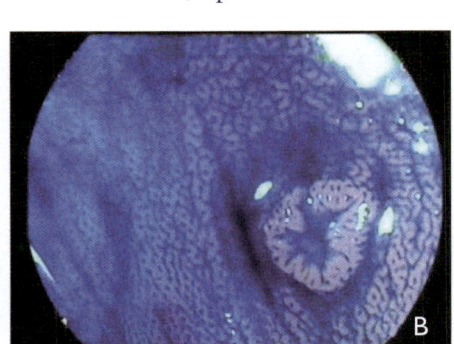

FIGURA 24.2

(A) Lesão superficial; (B) Cromoscopia (índigo-carmim) e magnificação: IIa+IIc. Adenoma tubular com displasia de baixo grau

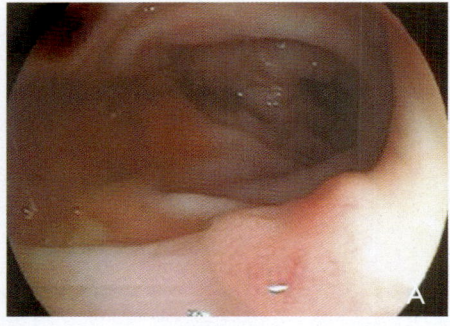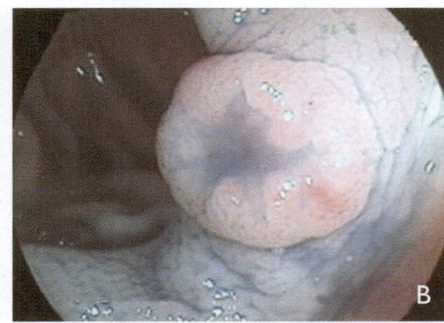

FIGURA 24.4

(A) Lesão superficial, hiperêmica e com depressão central; (B) Cromoscopia (índigo-carmim) e magnificação: IIa+IIc. Carcinoma intramucoso

orifícios arredondados que resultam da projeção luminar das glândulas tubulares retilíneas surgidas a partir da muscular da mucosa. Esses orifícios são denominados *criptas* ou *pits*.

A estereomicroscopia, utilizada pela primeira vez por Kosaka em 1975, é uma técnica que permite analisar detalhadamente o tamanho e o arranjo arquitetural das criptas em peças cirúrgicas e produtos de mucosectomia, estabelecendo uma correlação entre o diagnóstico histopatológico e os padrões de criptas (*pit pattern*).

A colonoscopia com magnificação de imagem tornou possíveis o estudo da estrutura fina da mucosa colorretal e a análise dos padrões de criptas, com imagens similares às obtidas por estereomicroscopia, permitindo, *in vivo*, se aproximar do diagnóstico histológico.

A utilização da cromoscopia é fundamental para a magnificação de imagem e para a identificação dos padrões

de criptas, assim como para a demarcação da lesão. É de fácil aplicação, por meio do canal de biópsia ou pelo canal J. Demanda pouco tempo e presta um grande auxílio à endoscopia. Os corantes mais utilizados no cólon são:

- Índigo-carmim: um corante de contraste utilizado para estudar a superfície mucosa do cólon, com excelente resultado no auxílio da detecção e caracterização das lesões deprimidas (Figuras 24.5 e 24.6).
- Derivados de violeta genciana: *crystal violeta*, *cresyl violeta* e *pyoktanin-blue* são corantes vitais (absorvíveis) que necessitam de até 60 segundos para salientar o padrão de criptas. Também permitem uma boa definição dos *pits* à magnificação de imagem.

Em recente levantamento de 2.000 colonoscopias com magnificação de imagem realizadas em nosso Serviço de Endoscopia, auxiliadas por índigo-carmim, utilizando a Classificação Ma-

croscópica da escola japonesa e a Classificação de Kudo, diagnosticaram 1.168 lesões de cólon e reto, com tamanho médio de 7 mm. Encontraram 621 (53,2%) lesões superficiais, 505 (43,2%) protrusas e 42 (3,6%) lesões tipo Borrmann. As neoplasias corresponderam a 85,9% (1.003/1.168), sendo 783 (67,0%) adenomas tubulares, 132 (11,3%) túbulo-vilosas, 8 (0,7%) vilosas, 21 (1,8%) *serrated* adenomas, 17 (1,4%) carcinomas precoces e 42 (3,6%) avançadas. Quanto ao tamanho, 85,4% (998/1.168) tinham até 10 mm. As lesões apresentaram uma distribuição uniforme.[37,38]

Uma observação minuciosa dos padrões da superfície e das diferenças de coloração das estruturas se faz necessária para o diagnóstico endoscópico, que depende das características de absorção e difusão da luz. Já dispomos de endoscópios com tecnologia que, além de permitir uma identificação do padrão de criptas, possibilita também uma análise do padrão vascular (arquitetura microvascular), que pode apresentar-se como rede de capilares dilatados, congestos ou mesmo amorfos. A ilumina-

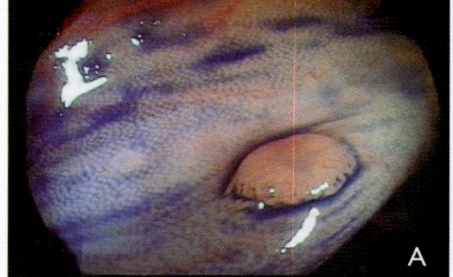

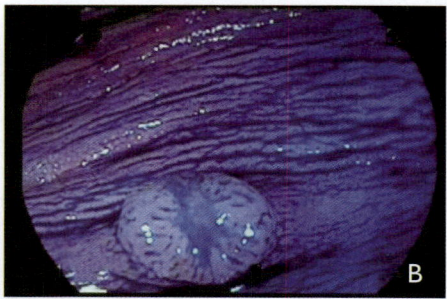

FIGURA 24.6

(A) Lesão superficial com depressão central; (B) Cromoscopia e magnificação: IIa+IIc

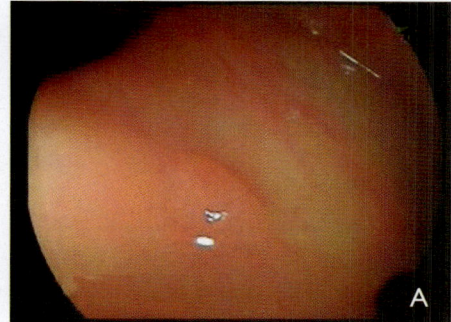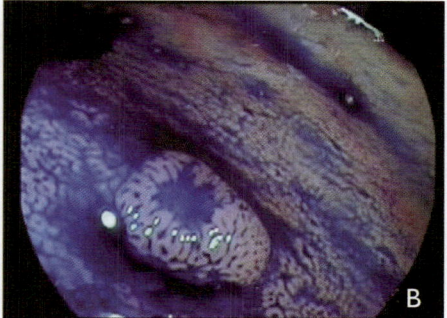

FIGURA 24.5

(A) Lesão superficial com hiperemia; (B) Cromoscopia e magnificação: IIa+dep

ção é fortemente absorvida pela hemoglobina e penetra somente a superfície dos tecidos, sendo ideal para aumentar o contraste entre a mucosa e os vasos sangüíneos, diferenciando os capilares da mucosa das veias da submucosa. A imagem mostrada difere de acordo com o comprimento de onda aplicado durante a observação, sendo 400-500 nm suficientes para avaliar adequadamente a superfície, precisando, no entanto, de comprimentos de ondas maiores para visualizar de maneira apropriada os vasos sangüíneos. Não necessita do auxílio de corantes e também apresenta boa acurácia na distinção de lesões neoplásicas das não-neoplásicas (*Narrow Band Image* – NBI) (Figuras 24.7 e 24.8).

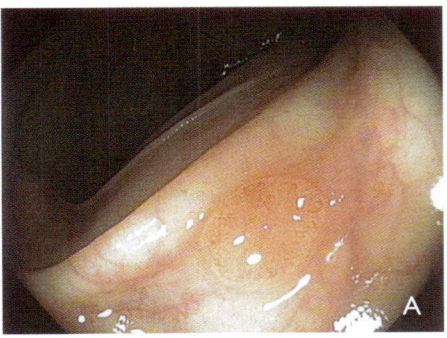
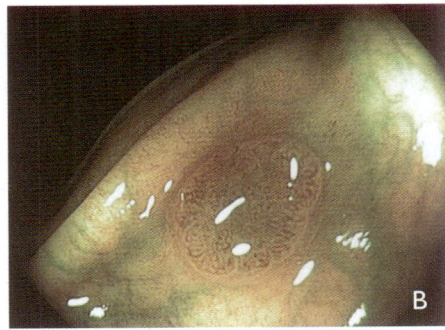

FIGURA 24.24.7

(A) Lesão superficial; (B) Adenoma tubular com displasia de baixo grau

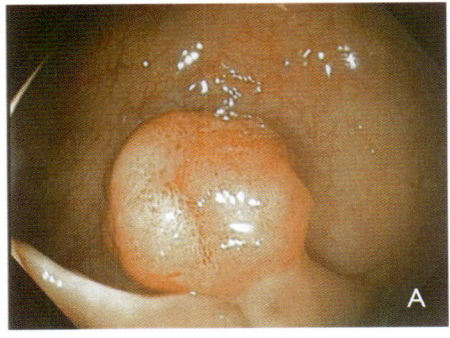
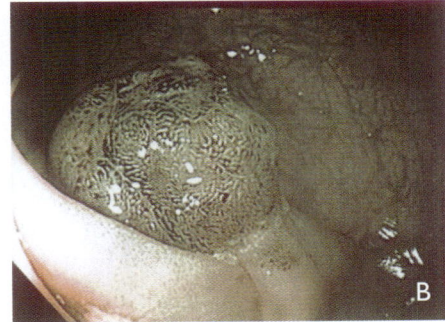

FIGURA 24.8

(A) Lesão pediculada; (B) Adenocarcinoma viloso

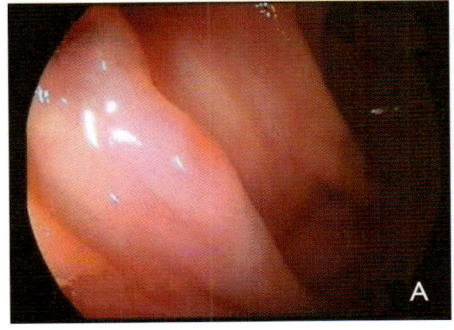
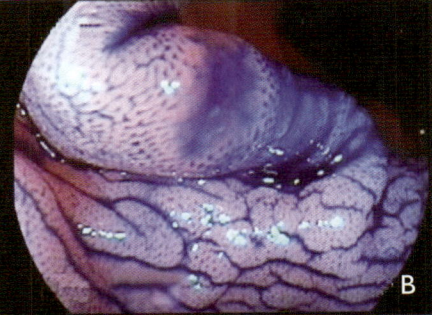

FIGURA 24.9

(A) Hiperemia; (B) IIc com padrão de criptas IIIs

MAGNIFICAÇÃO DE IMAGEM *VERSUS* HISTOLOGIA

A magnificação de imagem auxiliada pela cromoscopia permite que o diagnóstico histológico das lesões colorretais seja presumido, tornando mais próximo o sonho dos endoscopistas de estabelecer o diagnóstico imediato durante o exame endoscópico. O diagnóstico de lesões superficiais, principalmente as deprimidas, é facilitado pelo uso da magnificação de imagem, pois mínimas alterações (como palidez da mucosa, desaparecimento do padrão vascular e em especial a hiperemia, principal característica da lesão deprimida, que é angiogênica) são mais facilmente detectadas.[19,29,30,31,36] Já para as lesões protrusas, não há diferença entre esse método e a colonoscopia convencional. Mitooka[22] afirma que a freqüência na detecção das lesões superficiais elevadas e deprimidas teve um aumento de quatro a cinco vezes com a magnificação de imagem. Parada, Santos e Perez[32,39] analisaram 1.700 colonoscopias com magnificação de imagem e 2.951 convencionais, realizadas durante o mesmo período, tendo sido diagnosticadas 402 lesões superficiais, sendo 78 lesões deprimidas ou com depressões (Figura 24.9) e 22 com espraiamento ou crescimento lateral (LST) (Figuras 24.10 e 24.11) com a magnificação de imagem. Já com a colonoscopia convencional foram encontradas 154 lesões superficiais, sendo 18 deprimidas ou com depressões e 7 com espraiamento ou crescimento lateral (LST).

O padrão de criptas I, encontrado na mucosa normal do cólon, também é observado nas margens dos folículos linfóides, nos pólipos inflamatórios, nas lesões submucosas e em edema de mucosa (Figura 24.12).

Os Focos de Criptas Aberrantes (FCA) são considerados lesões pré-malignas, representando o evento inicial da carcinogênese. Foram descritos por Bird RP[1] em 1987, sendo o diagnóstico endoscópico realizado pela colonoscopia com magnificação de imagem no ano de 1997 por Yokota e colaboradores.[49] Os FCA displásicos são caracterizados por criptas maiores e pelo alongamento

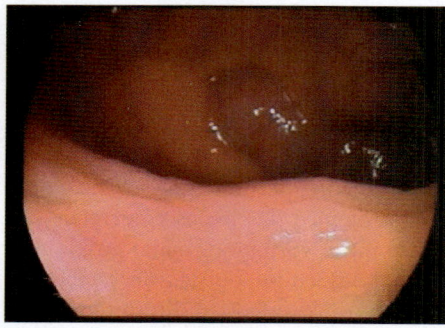 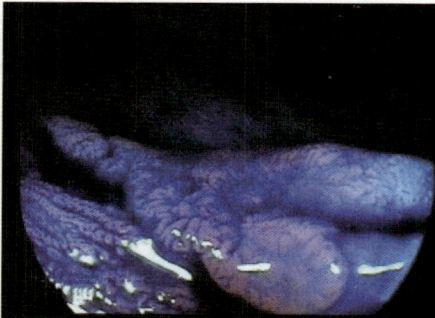

FIGURA 24.10

Lesão de espraiamento ou crescimento lateral com superfície lisa

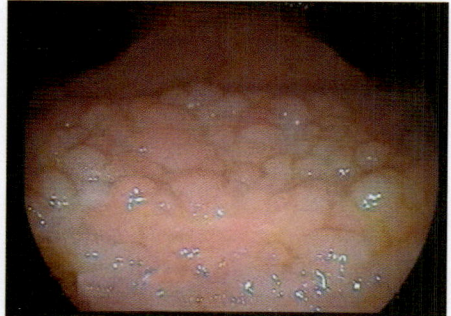 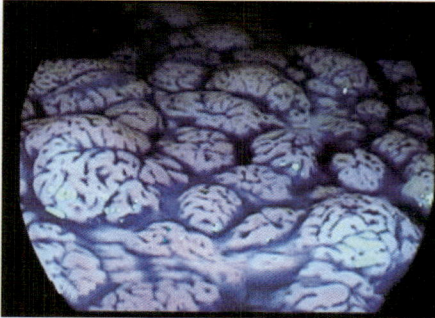

FIGURA 24.11

Lesão de espraiamento ou crescimento lateral com superfície granular

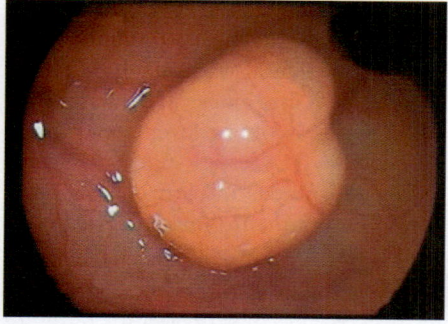 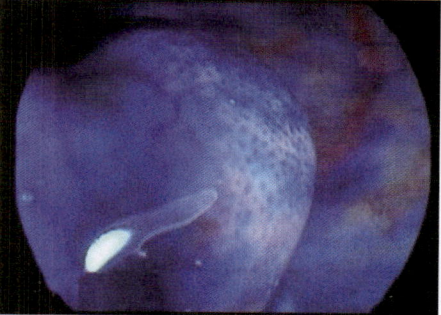

FIGURA 24.12

Lesão subpediculada com padrão de criptas I. Carcinóide

O padrão de criptas II, tipicamente dos pólipos hiperplásicos, pode ser encontrado nos *serrated* adenomas ou adenomas serrilhados, neoplasias compostas por glândulas hiperplásicas e adenomatosas. Podem ser únicos ou múltiplos e apresentar-se tanto como lesões superficiais como protrusas. À magnificação de imagem cuidadosa, em determinadas situações, pode-se observar uma heterogeneidade (criptas maiores e mais dilatadas) dos *pits* tipo II (Figura 24.13).[23] Segundo Fenoglio,[4] os *serrated* adenomas freqüentemente contêm displasia de alto grau e, em um estudo, se observou que 11% das lesões continham áreas de carcinoma intramucoso. Oka e colaboradores[28] estudaram 178 *serrated* adenomas com magnificação de imagem divididos em polipóides e superficiais. Os resultados foram os seguintes: polipóides (114) – tamanho médio de 10,1 mm, situados principalmente em reto e sigmóide, padrão de criptas IIIL ou IV e com menor presença de displasia de alto grau e carcinoma *in situ* (9,2%); superficiais (64) – tamanho médio de 6,3 mm, localizados preferencialmente no cólon direito, padrão de criptas II em todas as lesões e maior incidência de displasia de alto grau e carcinoma *in situ* (25,2%).

O padrão de criptas IIIL, segundo Kudo, corresponde a adenomas em cerca de 87% dos casos, principalmente do tipo tubular (Figura 24.14). Em nosso Serviço, esse padrão isolado foi encontrado em 63,3% das lesões e associado a outros padrões de criptas em 22%.

dos orifícios das criptas, sendo mais encontrados em pacientes com adenoma ou carcinoma, com prevalência significativa no cólon esquerdo e considerados precursores do câncer, principalmente da seqüência adenoma-carcinoma. Porém, Hurlstone e colaboradores,[12] utilizando colonoscopia com magnificação de imagem e cromoscopia, observaram que a detecção dos FCA no reto pode ser útil como marcador biológico também para neoplasias superficiais elevadas e deprimidas no cólon proximal, devendo, assim, os pacientes com FCA displásicos serem submetidos a colonoscopia. Essa seria a mais importante aplicação clínica da observação dos FCA com magnificação endoscópica.[2,42,46]

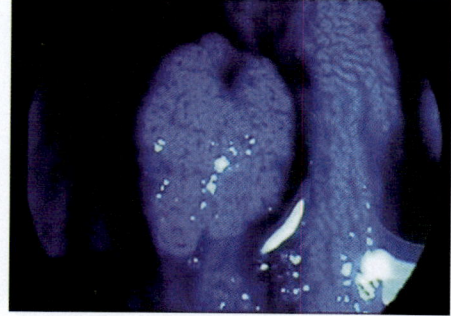

FIGURA 24.13

Serrated adenoma

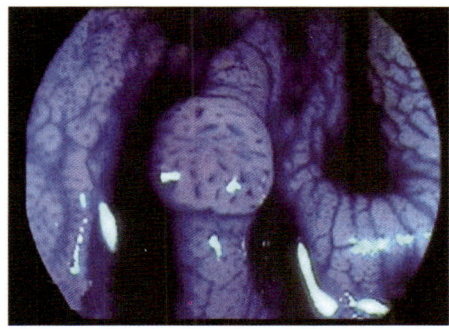

FIGURA 24.14

IIa com pits IIIL. Adenoma tubular com displasia de baixo grau

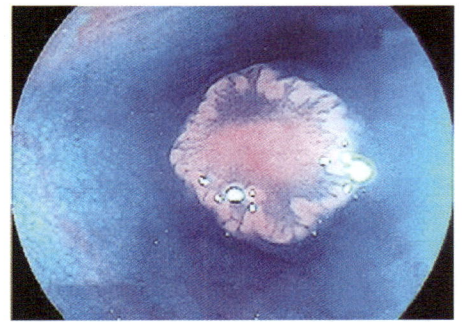

FIGURA 24.15

Ic com pits IIIs. Adenoma tubular com displasia de alto grau

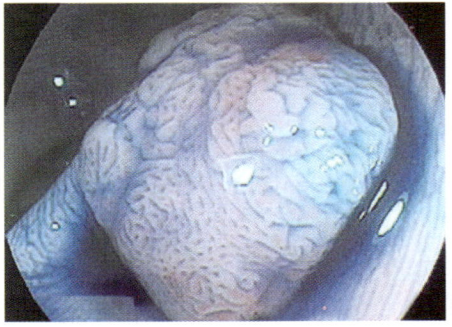

FIGURA 24.16

Ip com pits IV associado ao IIIL. Adenoma túbulo-viloso com displasia de alto grau

O padrão de criptas IIIs (Figura 24.15) é pouco diagnosticado, sendo o padrão observado em neoplasias deprimidas, embora também possa ser en-contrado em outros aspectos macroscópicos. Cerca de 70% correspondem a adenomas e o restante a carcinomas.

O padrão de criptas IV sugere componente adenomatoso viloso e está relacionado a adenocarcinoma em torno de 40% dos casos, especialmente em lesões polipóides grandes (Figura 24.16).

O padrão de criptas V é típico do carcinoma, podendo sugerir invasão de submucosa (Figura 24.17). Nagata e colaboradores[25] classificaram 75 carcinomas colorretais precoces em dois tipos: VA (37) e VN (38), tendo observado maior incidência de invasão maciça de submucosa (sm2 e sm3) no padrão VN (84% x 14%). Eles ainda subclassificaram o padrão VN em três subtipos (A, B e C) de acordo com reação desmoplásica, destruição dos *pits* e grau histológico do carcinoma, sendo observada invasão de submucosa em 38% (3/8), 94% (15/16) e 100% (14/14), respectivamente.

Konishi e colaboradores,[17] em um estudo comparativo e prospectivo da colonoscopia com magnificação de imagem e a colonoscopia convencional, constataram que a acurácia para distinguir lesões neoplásicas de não-neoplásicas foi de 92% (372/405) e 68% (278/405), respectivamente. Hurlstone e colaboradores[9] obtiveram sensibilidade de 98%, especificidade de 92% e acurácia de 95% ao utilizar a magnificação de imagem em 1.008 lesões de cólon e de reto, com o objetivo de diferenciar lesões neoplásicas de não-neoplásicas. Já Togashi e colaboradores[48] observaram uma acurácia de 88,4% na distinção de lesões neoplásicas e não-neoplásicas, utilizando a magnificação de imagem com a cromoscopia para estudar 923 lesões colorretais, além de uma sensibilidade de 92% e uma especificidade de 73,3%. Kato e colaboradores[14] estudaram 3.438 lesões com magnificação de imagem. A acurácia diagnóstica foi de 75% (117/157) para lesões não-neoplásicas, 94% (3.006/3.186) para adenomas e 85% (81/95) para carcinomas invasivos. Fu Ki e colaboradores[5] analisaram 206 lesões colorretais com até 10 mm diagnosticadas com colonoscópio convencional, posteriormente associado à cromoscopia e, finalmente, com a magnificação de imagem e cromoscopia. A acurácia diagnóstica para distinguir lesão neoplásica de não-neoplásica foi de 84% (173/206), 89,3% (184/206) e 95,6% (197/206), respectivamente (Quadro 24.1).

Sano e colaboradores[35] avaliaram a arquitetura microvascular de 150 lesões do cólon e reto com a magnificação para distinguir lesões neoplásicas de não-neoplásicas e constataram sensibilidade de 96,4% (107/111), especificidade de 92,3% (36/39) e acurácia de 95,3% (143/150). Saito e colaboradores[34] não evidenciaram diferença significativa de acurácia entre as análises dos padrões vasculares e de criptas ao utilizar a magnificação em 96 lesões. No entanto, a observação do padrão vascular demonstrou-se útil para o diagnóstico de infiltração do câncer colorretal precoce.

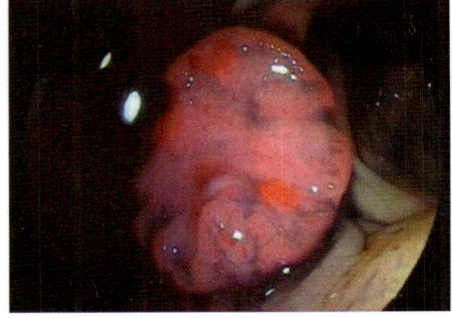
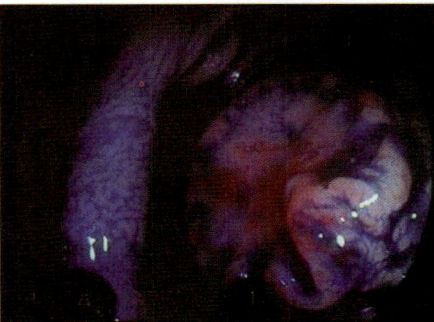

FIGURA 24.17

IIc com pits V. Adenocarcinoma

QUADRO 24.1

Autor	Método	Lesões	Acurácia (%)	Sensibilidade (%)	Especificidade (%)
Hurlstone	Pit pattern	1.008	95	98	92
Togashi	Pit pattern	923	88,4	92	73,3
Kato	Pit pattern	3.438	93,2	94,1	75
Fu	Pit pattern	206	95,6	96,3	93,5
Sano	Capillary pattern	150	95,3	96,4	92,3

Segundo Kudo, os padrões de criptas correspondem aos seguintes diagnósticos histológicos:

QUADRO 24.2

Padrão de Criptas	Histologia
I	Normal
II	Hiperplásico
III L	Adenoma (86,7%)
III S	Adenoma (70,3%) Adenocarcinoma (29,7%) (Lesões deprimidas)
IV	Adenoma (59,7%) Adenocarcinoma (40,3%)
V	Adenocarcinoma (100%) Adenocarcinoma S. M. (62,5%)

IMPACTO CLÍNICO DA MAGNIFICAÇÃO DE IMAGEM

O principal impacto da magnificação de imagem no cólon e no reto é possibilitar um incremento no diagnóstico precoce do câncer colorretal, pois diminutos carcinomas superficiais (elevado, plano ou deprimido) passaram a ser mais diagnosticados. Deve ser lembrada a importância da associação com a cromoscopia. Possibilita, também, uma diferenciação de lesões neoplásicas e não-neoplásicas, de adenomas e carcinomas; estimar o grau de invasão da lesão; confirmar a presença ou a ausência de tumor residual após uma mucosectomia; influenciar diretamente na conduta endoscópica diante de uma lesão, reduzindo não somente o tempo do exame como um grande número de procedimentos endoscópicos desnecessários. A colonoscopia com magnificação de imagem oferece sensibilidade e especificidade para o diagnóstico histológico presuntivo ao redor de 90% em vários estudos prospectivos.[10,11.13] Foram estudadas 85 mucosectomias realizadas em nosso Serviço de Endoscopia com os seguintes resultados: 59 (69,4%) eram adenomas tubulares, 15 (17,6%) adenomas túbulo-vilosos, 2 (2,4%) adenomas vilosos, 1 (1,2%) *serrated* adenoma,

6 (7,1%) carcinomas intramucosos e 2 (2,4%) lesões não-neoplásicas. Portanto, a magnificação de imagem teve grande influência na caracterização adequada das lesões colorretais a serem ressecadas por mucosectomia, uma vez que 97,6% (83/85) tratavam-se de neoplasias.[41]

A colonoscopia é um importante método para o diagnóstico da Doença Inflamatória Intestinal. Há estudos evidenciando a utilidade da magnificação de imagem associada à cromoscopia na avaliação de pacientes com retocolite ulcerativa que se encontram em seguimento endoscópico, relacionando os achados endoscópicos da magnificação de imagem para avaliar a atividade da doença, direcionar as biópsias, predizer os períodos de remissão, além de diagnosticar displasia e câncer de cólon e reto em pacientes com retocolite ulcerativa.[6,26,33] Hida e colaboradores[8] estudaram os padrões de criptas da RCUI associada a lesões neoplásicas e observaram sensibilidade de 81% e especificidade de 80% para diferenciar lesões neoplásicas de não-neoplásicas.

REFERÊNCIAS BIBLIOGRÁFICAS

1. Bird RP. Observation and quantification of aberrant crypts in the murine colon treated with a colon carcinogen: preliminary findings. Cancer Lett 1987;37:147-51.
2. Bouzourene H, Chaubert P, Seelentag W, Bosman FT, Saraga E. Aberrant crypt foci in patients with neoplastic and nonneoplastic colonic disease. Hum Pathol 1999;30:66-71.
3. Classen M, Phillip J. Eletronic endoscopy of the gastrointestinal tract. Initial experience with a new type of endoscope that has no fiberoptic bundle for imaging. Endoscopy 1984;16(1)16-9.
4. Fenoglio-Preiser CM. Definition of the histological features of colorectal epithelial polyps including serrated adenomas. Stomach and Intestine (Tokyo) 1998;33 (6):817-22.

5. Fu KI, Sano Y, Kato S, Fujii T, Nagashima F, Yoshino T et al. Chromoendoscopy using indigo carmine dye spraying with magnifying observation is the most reliable method for differential diagnosis between non-neoplastic and neoplastic colorectal lesions: a prospective study. Endoscopy 2004; 36(12):1089-93.

6. Fujiya M, Saitoh Y, Nomura M, Maemoto A, Fujiya K, Watari J et al. Minute findings by magnifying colonoscopy are useful for the evaluation of ulcerative colitis. Gastrointest Endosc 2002;56 (4):535-42.

7. Hayakawa M, Shimokawa K, Kusugami K, Sugihara M, Morooka Y, Fujita T et al. Clinicalpathological features of superficial depressed-type colorectal neoplastic lesions. Am J Gastroenterol 1999;94(4):944-9.

8. Hida N, Watanabe K, Hori K, Ikeuchi H, Ohda Y, Matsumoto T. Pit pattern diagnosis in ulcerative colitis associated neoplastic lesions. Gastrointest Endosc 2006;63(5):214.

9. Hurlstone DP, Cross SS, Adam I, Shorthouse AJ, Brown S, Sanders DS et al. Efficacy of high magnification chromoscopic colonoscopy for the diagnosis of neoplasia in flat and depressed lesions of the colorectum: a prospective analysis. Gut 2004;53(2):284-90.

10. Hurlstone DP, Cross SS, Brown S, Sanders DS, Lobo AJ. A prospective evaluation of high-magnification chromoscopic coloscopy in predicting completeness of EMR. Gastrointest Endosc 2004;59(6):642-50.

11. Hurlstone DP, Cross SS, Drew K, Adam I, Shorthouse AJ, Brown S et al. An evaluation of colorectal endoscopic mucosal resection using high-magnification chromoscopic colonoscopy: a prospective study of 1000 colonoscopies. Endoscopy 2004;491-8.

12. Hurlstone DP, Karajeh M, Sanders DS, Drew SK, Cross SS. Rectal aberrant crypt foci identified using high-magnification-chromoscopic colonoscopy: biomarkers for flat and depressed neoplasia. Am J Gastroenterol 2005;2(9):390-1.

13. Kato S, Fu KI, Sano Y, Fujii T, Saito Y, Matsuda T et al. Magnifying colonoscopy as a non-biopsy technique for differential diagnosis of non-neoplastic and neoplastic lesions. World J Gastroenterol 2006;12(9):1416-20.

14. Kato S, Fujii T, Koba I, Sano Y, Fu KI, Parra-Blanco A et al. Assessment of colorectal lesions using magnifying colonoscopy and mucosal dye spraying: can significant lesions be distinguished? Endoscopy 2001;33(4):348-52.

15. Knyrim K, Seidlitz H, Vakil N, Classen M. Perspectives in "electronic endoscopy". Past, present and future of fibers and CCDs in medical endoscopes. Endoscopy 1990;22(Suppl 1): 2-8.

16. Knyrim K, Seidlitz H, Vakil N, Hagenmuller F, Classen M. Optical performance of eletronic imaging systems for the colon. Gastroenterology 1989;96(3):776-82.

17. Konishi K, Kaneko K, Kurahashi T, Yamamoto T, Kushima M, Kanda A et al. A comparison of magnifying and non-magnifying colonoscopy for diagnosis of colorectal polyps: A prospective study. Gastrointest Endosc 2003; 57(1):48-53.

18. Kudo S et al. Early colorectal cancer: detection of depressed types colorectal carcinomas. Igaku-Shoin. Tokio-New York, 1996.

19. Kudo S, Muto T. Superficial depressed type (IIc) of colorecral carcinoma. Gastrointest Endosc 1986;28:2811-3.

20. Kudo S, Tamura, Nakajima K, Yamano H, Husaka H, Watanabe H. Diagnosis of colorectal tumorous lesions by magnifying endoscopy. Gastrointest Endosc 1996;44:8-14.

21. Kudo SE, Kashida H. Flat and depressed lesions of the colorectum. Clin Gastroenterol Hepatol 2005;3(7 Suppl 1): S33-6.

22. Mitooka H, Fujimori T, Maeda S, Nagasako. Minute flat depressed neoplastic lesions of the colon detected by contrast chromoscopy using an índigo carmine capsule. Gastrointest Endosc 1995;41(5):453-9.

23. Morita T, Tamura S, Miyazaki J, Higashidani Y, Onishi S. Evaluation of endoscopic and histopathological features of serrated adenoma of the colon. Endoscopy 2001;33(9):761-5.

24. Muto T. Serial section study of colonic adenomas with special reference to minute carcinoma. Jpn J Cancer Res. 1989; 80(4):356-9.

25. Nagata S, Tanaka S, Haruma K, Yoshihara M, Sumii K, Kajiyama G et al. Pit pattern diagnosis of early colorectal carcinoma by magnifying colonoscopy: clinical and histological implications. Int J Oncol. 2000;16(5):927-34.

26. Nishizawa M, Kariya A, Kobayashi S, Shirakabe H. Clinical application of an improved magnifying fiber-colonoscope (FCS-ML II), with special reference to the remission features of ulcerative colitis. Endoscopy 1980;12(2):76-80.

27. Nishizawa M, Okada T, Sato F, Kariya A, Mayama S, Nakamura K. A clinicopathological study of minute polypoid lesions of the colon based on magnifying fiber-colonoscopy and dissecting microscopy. Endoscopy 1980;12:124-9.

28. Oka S, Tanaka S, Hiyama T, Ito M, Kitadai Y, Yoshihara M et al. Clinicopathologic and endoscopic features of colorectal serrated adenoma: differences between polypoid and superficial types. Gastrointest Endosc 2004;59(2):213-9.

29. Parada AA, Scarparo J, Zimermann F, Perez HJ, Santos CEO. Magnificação de imagens em endoscopia digestiva. In: Copelman, H. Gastroproct. 1ª ed. São Paulo: Lemos Editorial; 2003. P. 173-80.

30. Parada AA, Scarparo JIB, Santos CEO. Terapêutica das lesões superficiais do cólon e reto. In: Endoscopia digestiva diagnóstica e terapêutic (SOBED). Rio de Janeiro: Revinter, 2005; P. 613-24.

31. Parada AA. Câncer Precoce do Colon e Reto: Diagnóstico e Tratamento Endoscópico. São Paulo: CLR Balieiro, 2002.

32. Perez HJ, Santos CEO, Sesti F, Ziviani L, Pelizon C, Parada A. Lesões colorretais diagnosticadas por videocolonoscopia. Rev Bras. Coloproct 2000;20(Supl 1):67.

33. Sada M, Igarashi M, Yoshizawa S, Kobayashi K, Katsumata T, Saigenji K et al. Dye spraying and magnifying endoscopy for dysplasia and cancer surveillance in ulcerative colitis. Dis Colon Rectum 2004;47(11):1816-23.

34. Saito S, Ikegami M, Arakawa H, Tajiri H, Tsuruta O. Narrow band imaging: is the observation of vascular pattern in neoplastic colonic lesions by using magnifying colonoscopy useful method or not? Gastrointest Endosc 2006;63(5):217.

35. Sano Y, Horimatsu T, Fu KI, Katagiri A, Muto M, Tajiri H et al. Magnified observation of microvascular architecture using narrow band imaging (NBI) for the differencial diagnosis between non-neoplastic and neoplastic colorectal lesions: a prospective study. Gastrointest Endosc 2006;63(5):102.

36. Santos CEO, Malaman D, Santos PD, Scarparo J, Salomão AD. Magnificação de imagem: neoplasias superficiais de cólon e reto. XVI Seminário Brasileiro de Endoscopia Digestiva. Florianópolis, 2003.

37. Santos CEO, Malaman D, Santos PD, Silva IR, Salomão AD. Magnificação de imagem: lesões de cólon e reto. II Congresso Gaúcho de Gastroenterologia e Endoscopia, XXI JACAD, IX ENDOGASTRO. Bento Gonçalves, 2004.

38. Santos CEO, Malaman D, Silva IR, Scarparo J, Santos PD. Câncer precoce colorretal. Gastren Boletim da FBG. VI Semana do Aparelho Digestivo (Resumos), Recife; 2004. P. 248.

39. Santos CEO, Perez HJ, Sesti F, Malaman D, Ibrahim RE, Parada A. Lesões colorretais diagnosticadas por videocolonoscopias com magnificação de imagem. Rev Bras. Coloproct 2000;20(Supl 1):67.

40. Santos CEO, Salomão AD, Malaman D, Silva IR, Santos PD. Lesões deprimidas de cólon e reto: nossa casuística. Gastren. Boletim da FBG. VI Semana do Aparelho Digestivo (Resumos), Recife; 2004. P. 250.

41. Santos CEO, Salomão AD, Malaman D, Silva IR, Santos PD. O impacto da magnificação de imagem na mucosectomia colorretal. Gastren. Boletim da FBG. VI Semana do Aparelho Digestivo (Resumos), Recife; 2004. P. 251.

42. Shpitz B, Bomstein Y, Mekori Y, Cohen R, Kaufman Z, Neufeld D et al. Aberrant crypt foci in human cólons: distribution and histomorphologic characteristics. Hum Pathol 1998;29:469-75.

43. Tada M, Kawai K. Research with the endoscope: new techniques using magnification and chromoscopy. Clin Gastroenterol 1986;15:417-37.

44. Tada M, Misaki F, Kawai K. A new approach to the observation of minute changes of the colonic mucosa by means of magnifying colonoscope, type CF-MB-M (Olympus). Gatrointest Endosc 1978;24(4):146-7.

45. Tada M, Niki H, Hatori S. New colonofiberscope, type CF-MB-M (Olympus). Gastrointest Endosc (in Japanese) 1975;17:255-61.

46. Takayama T, Miyanishi K, Hayashi T, Kukitsu T, Takanashi K, Ishiwatari H et al. Aberrant crypt foci: detection, gene abnormalities, and clinical usefulness. Clin Gastroenterol Hepatol 2005;3(Suppl1):S42-5.

47. Teixeira CR. Colonoscopia com magnificação de imagem e cromoscopia das lesões colorretais. In: Endoscopia digestiva diagnóstica e terapêutica (SOBED). Rio de Janeiro: Revinter; 2005. P. 114-19.

48. Togashi K, Konishi F, Ishizuka T, Sato T, Senba S, Kanazawa K. Efficacy of magnifying endoscopy in the differential diagnosis of neoplastic and non-neoplastic polyps of the large bowel. Dis Colon Rectum 1999;42(12):1602-8.

49. Yokota T, Sugano K, Kondo H, Saito D, Sugihara K, Fukayama N et al. Detection of aberrant crypt foci by magnifying colonoscopy. Gastrointest Endosc 1997;46(1):61-5.

PARTE 5

PROCEDIMENTOS TERAPÊUTICOS: Acessórios – Princípios, Técnicas de Utilização e Principais Indicações

CAPÍTULO 25

INTRODUÇÃO

Gilberto Reynaldo Mansur

Até a década de 1970, o leque de acessórios para endoscopia digestiva era limitado a alguns poucos itens – como pinças de biópsia, papilótomos, cestas, alças de polipectomia e injetores.

Nas últimas décadas, o extraordinário avanço das técnicas de terapêutica endoscópica, aliado à pesquisa e ao desenvolvimento industrial, levou a uma explosão de novos e originais instrumentos.

Atualmente, esse leque, em um centro endoscópico avançado, é composto de dezenas de diferentes itens. Fios-guia, cateteres, estiletes, facas, tesouras, canulótomos, dilatadores, balões, próteses, clipes, instrumentos de resgate (alças, tripés, sacos retráteis), alças de estrangulamento (loops), capuzes (caps), grampeadores (clipes), ligadores e adesivos teciduais, todos empregados de maneira semelhante à cirurgia convencional e seus princípios básicos: cortar, dissecar, clampear, tracionar, fechar e resgatar.

Os adesivos teciduais representam um grupo de compostos que podem ser aplicados localmente para várias finalidades, como hemostasia e fechamento de cortes ou fístulas.[1-5] As variedades atualmente em uso são os cianoacrilatos, colas de fibrina e trombina. Em fase ainda experimental, há os adesivos à base de colágeno e de polímeros de polietilenoglicol.

Os cianoacrilatos são extensivamente utilizados em varizes gástricas e eventualmente para sangramento não-varicoso e fechamento de fístulas. As colas de fibrina são utilizadas basicamente para fechamento de fístulas e sangramento não-varicoso.

As facas, os estiletes e as tesouras são utilizados em uma variedade de indicações. Em endoscopia digestiva alta, para miotomia do cricofaríngeo no divertículo de Zenker, estenotomias em esôfago, anel de Schatzki e piloro, ressecção de cânceres superficiais de estômago, dissecção e ressecção de lesões subepiteliais e para gastro ou duodenocistostomia pancreática. Em vias bilipancreáticas, para pré-corte da papila de Vater. Em endoscopia colônica, para raros casos de pólipos gigantes, nos quais a colocação da alça não é possível, o pedículo é cortado após a clipagem realizada na base.[6]

As tesouras são geralmente utilizadas para corte de fios de sutura, associados a tecido de granulação exuberante ou friável. Em caráter experimental e com desenhos especiais, estão sendo empregadas para papilotomia sem uso de diatermia, ressecção de cânceres superficiais, corte de próteses metálicas e de estenoses esofagianas.[7-9]

Os capuzes (caps) são encontrados em uma variedade de desenhos, diâmetros, formatos de ponta e de consistência do material e são utilizados principalmente para mucosectomia, ablação de epitélio metaplásico colunar em esôfago, miotomia em Zenker, acesso em lesões sangrantes com visão tangencial e retirada de corpos estranhos.[10]

As alças de estrangulamento (endoloops) chegaram recentemente à instrumentária endoscópica de hemostasia, principalmente para prevenção ou tratamento de sangramento pós-polipectomia, sangramento varicoso e ectasias vasculares. Novas aplicações adjuvantes incluem retirada de lipomas e linfangiomas, extração de próteses auto-expansíveis migradas e fechamento de fístulas.[11]

Os grampos (endoclipes) foram idealizados há 30 anos e são intensa e extensivamente utilizados em terapêutica endoscópica, estando disponíveis atualmente em três modelos básicos. Suas indicações mais importantes são as hemostáticas, em inúmeras lesões e localidades e os fechamentos de perfurações. Podem ainda servir para marcação topográfica, inclusive radiológica, fechamento de fístulas, fixação de cateteres e próteses e clampeamento de pedículos.[12]

A colaboração e o estímulo contínuos do endoscopista, usuário e crítico permanente desses materiais, aliados à indústria de equipamentos endoscópicos continuarão provendo o arsenal com instrumentos cada vez mais eficazes e seguros, trazendo evidente e benéfica repercussão no bem-estar do beneficiário principal, o paciente.

REFERÊNCIAS BIBLIOGRÁFICAS

1. Lee YC, Na HG, Suh JH et al. Three cases of fistulae arising from gastrointestinal tract treated with endoscopic injection of histoacryl. Endoscopy 2001;33:184-6.
2. Reece TB, Maxey TS, Kron IL. A prospectus on tissue adhesives. Am J Surg 2001;182:40S-44S.
3. Seewald S, Groth S, Sriram PV et al. Endoscopic treatment of biliary leakage with n-butyl-2 cyanoacrylate. Gastrointest Endosc 2002;56:916-9.
4. Seewald S, Brand B, Omar S et al. Endoscopic sealing of pancreatic fistula by using N-butyl-2-cyanoacrylate. Gastrointest Endosc 2004;59:463-70.
5. Peterson B, Barkun A, Carpenter S et al. Tissue adhesives and fibrin glues. Gastrointest Endosc 2004;60:327-33.
6. Cipolletta L, Bianco MA, Rotondano G et al. Endoclip-assisted resection of large pedunculated colon polyps. Gastrointest Endosc 1999;50:405-6.
7. Heiss FW, Cimis Jr RS, MacMillan Jr FP. Biliary sphincter scissor for pre-cut access: preliminary experience. Gastrointest Endosc 2002;55:719-22.
8. Miyashita M, Tajiri T, Maruyama H et al. Endoscopic mucosal resection scissors for the treatment of early gastric cancer. Endoscopy 2003;35:611-2.
9. Beilstein MC, Kochman ML. Endoscopic incision of a refractory esophageal stricture: novel management with an endoscopic scissors. Gastrointest Endosc 2005;61:623-5.
10. Sumiyama K, Rajan E: Endoscopic Caps. Tech Gastrointest Endosc 2006;8:28-32.
11. Rengen MR, Adler DG. Tech Gastrointest Endosc 2006;8:12-5.
12. Yeh RW, Kaltenbach T, Soetikno R. Tech Gastrointest Endosc 2006;8:2-11.

CAPÍTULO 26

CILINDROS: LIGADURAS ELÁSTICAS, MUCOSECTOMIAS, DIVERTICULOTOMIAS ETC.

Dalton Marques Chaves

INTRODUÇÃO

O termo *cap*, da língua inglesa, ficou consagrado na endoscopia digestiva ao se referir a um pequeno cilindro de material acrílico ou de silicone que se adapta na ponta do endoscópio para diversos fins terapêuticos e diagnósticos.

Podemos dizer que este foi introduzido na endoscopia digestiva por Stiegmann[1] em 1986, porém com maior divulgação a partir de 1989 ao publicar com Goff[2] a técnica de ligadura elástica das varizes de esôfago. Desde então, esse pequeno acessório vem sofrendo diversas adaptações para diferentes finalidades terapêuticas.

Atualmente podemos dividir a aplicação terapêutica do *cap* nas seguintes finalidades: realização de ligadura elástica de varizes, mucosectomias, septotomia do divertículo de Zenker, apreensão de corpo estranho e dissecção romba de lesões submucosas.

LIGADURA ELÁSTICA DE VARIZES

PRINCÍPIOS TÉCNICOS

Foi baseado no sistema de ligadura elástica de hemorróidas que Stiegmann idealizou a técnica de ligadura elástica

pela endoscopia flexível. Adaptando um cilindro de acrílico na ponta do endoscópio, dotado de um anel elástico em sua porção externa, sobre um fio com nó na extremidade, exteriorizado pelo canal de biópsia do endoscópio, foi que Stiegmann e Goff[2] revolucionaram a técnica de tratamento endoscópico das varizes de esôfago. A execução da técnica se faz ao realizar a sucção da variz pelo canal de biópsia, levando sua invaginação para dentro do cilindro na ponta do endoscópio, permitindo então sua ligadura ao tracionar externamente o fio de mobilização do anel elástico.

O passo fundamental para a difusão da técnica de ligadura elástica foi o

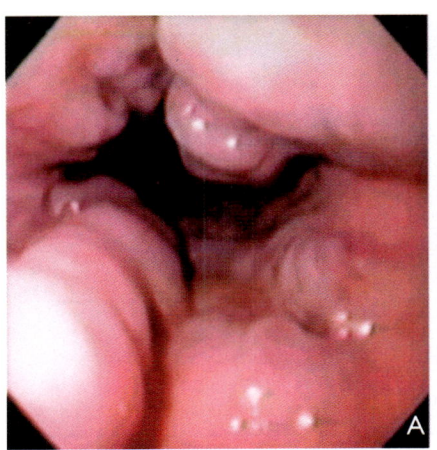 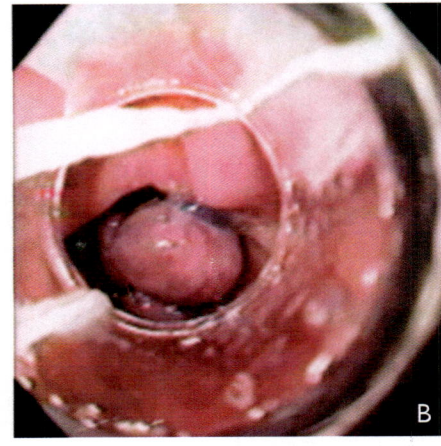 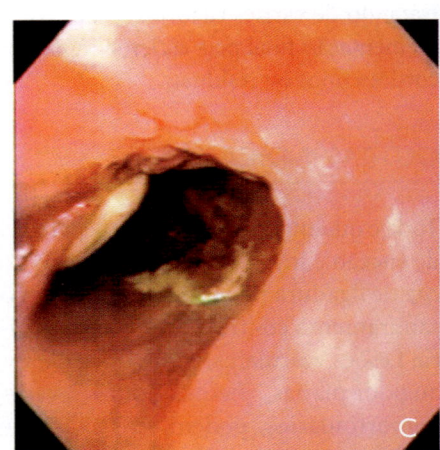

FIGURA 26.1

Imagens endoscópicas demonstrando a técnica de ligadura elástica das varizes de esôfago. (A) Cordões varicosos antes da ligadura; (B) Mamilo formado imediatamente após a ligadura com o *cap* ainda adaptado na ponta do endoscópio em condições de realizar nova ligadura; (C) Área de fibrina pós-necrose e queda do mamilo varicoso 10 dias após a ligadura

desenvolvimento dos *kits* de ligaduras múltiplas, dispensando o uso de *over-tube* e o recarregamento do *kit* a cada ligadura, tornando o método bastante prático e seguro (Figura 26.1).

INDICAÇÕES DO TRATAMENTO DAS VARIZES DE ESÔFAGO

O tratamento endoscópico das varizes de esôfago está indicado no controle ou na prevenção da hemorragia varicosa. A eficácia do método no tratamento das varizes de esôfago está bem estabelecida por inúmeros estudos, tanto na emergência quanto no tratamento eletivo.

Vários estudos que compararam as técnicas de ligadura e escleroterapia demonstraram que as duas técnicas são equivalentes no controle da hemorragia. Entretanto, a substituição progressiva da técnica de escleroterapia pela técnica da ligadura ocorreu pelo fato de a ligadura ser tecnicamente mais fácil e apresentar menor morbidade, apesar de cursar com recidiva mais precoce das varizes[3], fato este decorrente do não-tratamento das varizes perfurantes do esôfago pela ligadura elástica, o que ocorre com a escleroterapia. Diante dessas observações, admite-se que a forma mais eficaz no tratamento das varizes esofágicas deve ser inicialmente pela ligadura elástica, especialmente em se tratando de varizes calibrosas, com complementação final pela escleroterapia dos cordões finos ou residuais.

OUTRAS INDICAÇÕES

Toda e qualquer lesão sangrante passível de sucção e invaginação para dentro do *cap* de ligadura pode ser tratada ou ter o sangramento controlado por essa técnica. Lesões vasculares, como o Dieulafoy, angiodisplasias, hemangiomas, vasos hemorroidários, podem ser facilmente tratadas por essa técnica.

Lesão de Dieulafoy

Sendo o Dieulafoy uma lesão aguda decorrente da exulceração de um vaso na parede do trato digestivo, que geralmente sangra em grande quantidade, usualmente é diagnosticada e tratada por meio de métodos endoscópicos. Várias são as técnicas de tratamento endoscópico disponíveis para o controle da hemorragia decorrente dessa afecção. Estudos como o de Chung e colaboradores[4] demonstraram que as técnicas de compressão mecânica pelo clipe ou ligadura são mais eficientes do que os métodos esclerosantes. A técnica de ligadura elástica ainda sobressai pelo fato de ser tecnicamente mais fácil do que os demais métodos, especialmente em determinadas posições de maior dificuldade de abordagem.[5]

Malformações arteriovenosas

Tanto as clássicas lesões vasculares, também denominadas de angiodisplasias, quanto os pequenos hemangiomas podem ser tratados com sucesso pela ligadura elástica, empregando os mesmos princípios técnicos da ligadura das varizes esofágicas.

MUCOSECTOMIA

A mucosectomia com o emprego do *cap* pode ser realizada por duas técnicas diferentes: uma que emprega o sistema de ligadura elástica para ligadura prévia da lesão com o anel elástico, tornando-a polipóide e de fácil ressecção; outra, por apreensão direta da lesão com alça diatérmica adaptada na extremidade interna do *cap*, conhecida como técnica do *cap* ou de Inoue.

MUCOSECTOMIA PELA TÉCNICA DO *CAP* OU DE INOUE

Inoue e colaboradores,[7] em 1992, publicaram essa técnica, que também se tornou conhecida pelo seu nome. Consiste no emprego de um cilindro (*cap*) transparente na ponta do endoscópio com uma alça diatérmica do tipo crescente ancorada na sua extremidade interna, introduzida pelo canal de biópsia do aparelho (Figura 26.2).

PRINCÍPIOS TÉCNICOS

A sucção da lesão através do *cap* permite sua apreensão pela alça de polipectomia ancorada em sua extremidade interna (Figura 26.3).

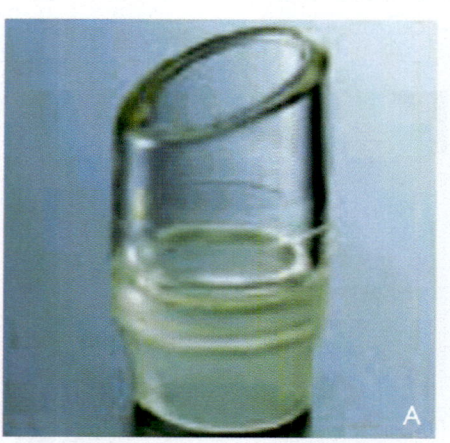
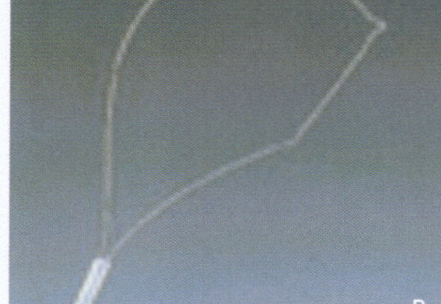

FIGURA 26.2

(A) Ilustração de um *cap* de mucosectomia dotado de um vinco na extremidade interna com uma pequena fenda. A fenda do vinco deve ser posicionada na direção do canal de biópsia do endoscópio;
(B) Ilustração da alça de polipectomia tipo crescente, própria para ancorar no vinco do *cap*

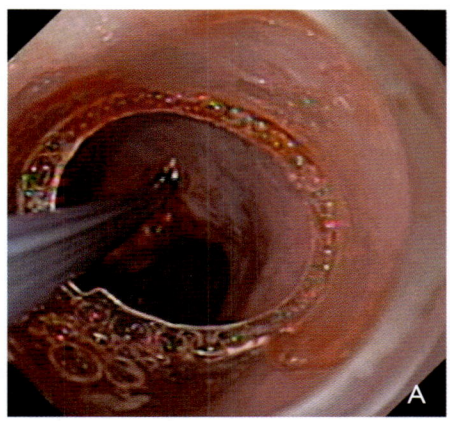
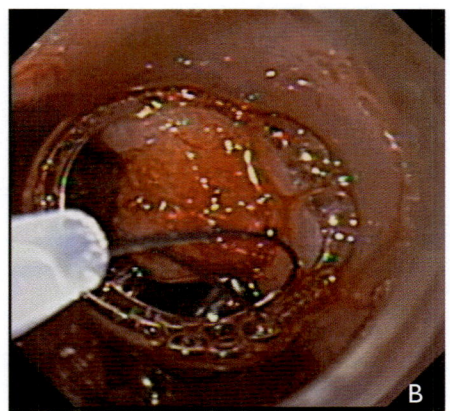
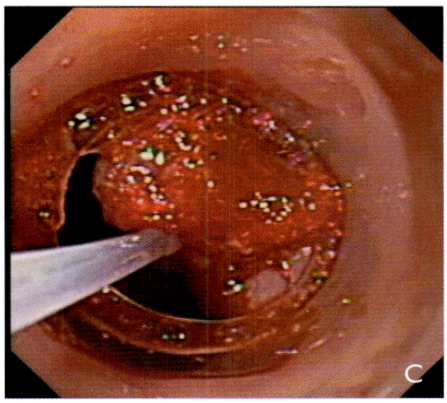
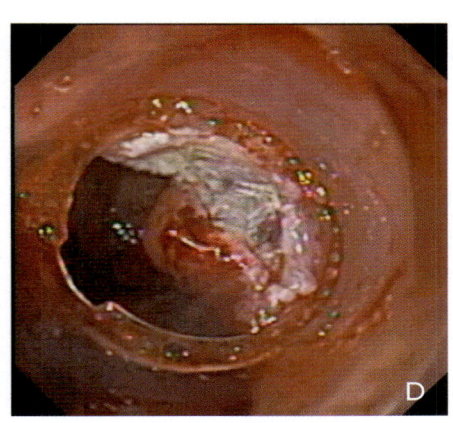

FIGURA 26.3

Imagens ilustrando a mucosectomia pela técnica do *cap*. (A) Momento da injeção salina na submucosa de um adenocarcinoma precoce tipo I junto a TEG; (B) Visibilização da lesão por meio do *cap* com a alça de polipectomia já ancorada no vinco interno; (C) Lesão apreendida pela alça de polipectomia após sua sucção; (D) Leito após a ressecção da lesão

A injeção de solução salina sob a lesão, antes de sua apreensão, previne a perfuração decorrente da sucção e apreensão total de todos os planos da parede gastrointestinal. Mesmo após a injeção salina prévia na submucosa, deve-se dosar a intensidade da sucção para evitar a perfuração. Acentuadas sucções podem levar a acidentes de perfuração ou sangramento.

Entretanto, a realização dessa técnica não é proibitiva sem a prévia injeção salina na submucosa. Lesões em topografia do corpo gástrico e cárdia podem ser ressecadas sem prévia injeção salina na submucosa, devido a um pregueado mucoso mais exuberante, desde que a sucção seja cuidadosa.

Os *caps* de acrílico, inicialmente desenvolvidos com diâmetro de 1 cm, apresentavam o inconveniente de traumatizar facilmente o cricofaríngeo e de retirar fragmentos de até 1 cm de extensão. O desenvolvimento do *cap* de silicone, por ser flexível, possibilitou aumentar seu diâmetro para até 1,8 cm e, conseqüentemente, obter fragmentos mais extensos.

Mesmo com os *caps* de silicone mais modernos, a sedação ou a anestesia adequada, levando a um bom relaxamento, é muito importante para prevenir traumatismo do cricofaríngeo no momento da sua introdução.

INDICAÇÃO

Essa técnica destaca-se pela sua simplicidade de execução mesmo em posições de difícil abordagem. Lesões junto à cárdia, na transição esofagogástrica ou esofagodistal e duodeno, são mais facilmente ressecadas pela técnica do *cap*.

Lesões maiores do que 1,5 cm podem ser facilmente ressecadas por repetidas ressecções borda a borda, tendo-se as devidas precauções de evitar pontes de mucosa entre cada ressecção.

MUCOSECTOMIA PELA TÉCNICA DA LIGADURA ELÁSTICA OU LIGA E CORTA

A primeira utilização do sistema de ligadura para mucosectomia foi realizada em nosso serviço em 1995,[8] ainda quando existia somente o sistema de ligadura única. Porém, essa técnica foi pouco difundida, devido à limitada extensão de ressecção de cada apreensão e a grande divulgação das outras técnicas.

Recentemente, Soehendra e colaboradores[9] fizeram ressurgir essa técnica, empregando o sistema de ligadura elástica múltipla, com um pertuito na manopla para introdução de uma alça de polipectomia, tornando o método prático e de fácil execução. Ligaduras e ressecções seguidas permitem realizar ressecções extensas com rapidez e segurança.

PRINCÍPIOS TÉCNICOS

Utilizando o mesmo princípio da ligadura elástica, sucção seguida de apreensão da mucosa por um anel elástico, criando-se um mamilo, faz com que a lesão seja facilmente apreendida e ressecada por uma alça de polipectomia, seccionando a mucosa acima ou abaixo do anel elástico. O sistema denominado Duette (W. Cook) é dotado de um *cap* com 1,5 cm de diâmetro, com seis ligaduras, podendo ser utilizado em endoscópios de 9,5 mm a 13 mm de diâmetro. A alça de polipectomia é disponível com diâmetro de 5 F ou 7 F, permitindo uso em aparelhos com canal de 2,8 mm e 3,7 mm, respectivamente (Figura 26.4)

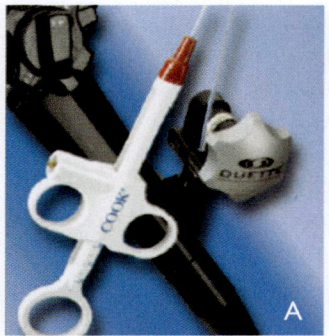
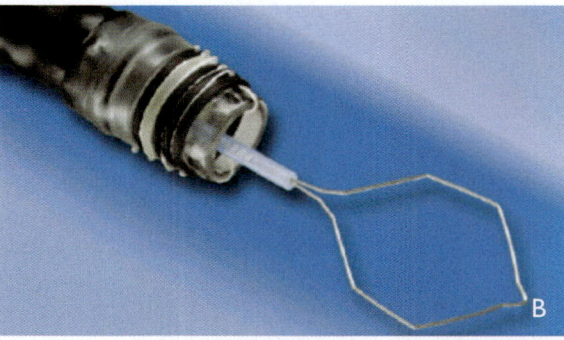

FIGURA 26.4

Ilustração do kit de mucosectomia Duette. (A) Manopla que permite a introdução da alça de polipectomia; (B) Ponta do endoscópio com o sistema de ligadura múltipla e a alça de polipectomia introduzida pelo canal de biópsia

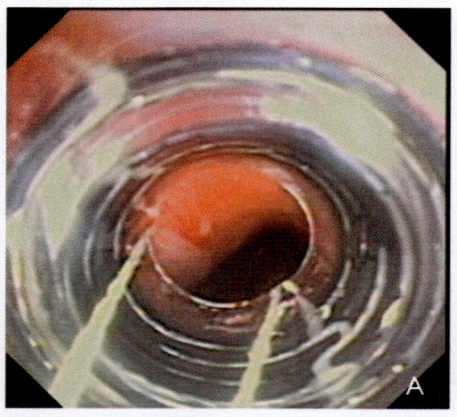
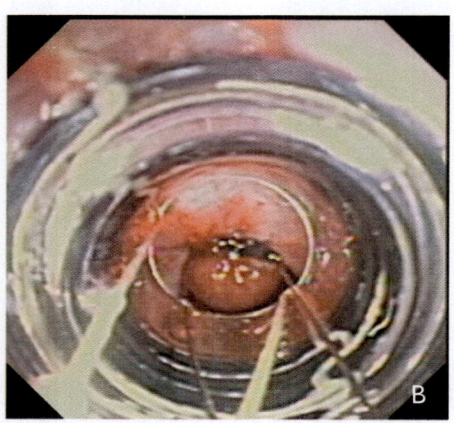
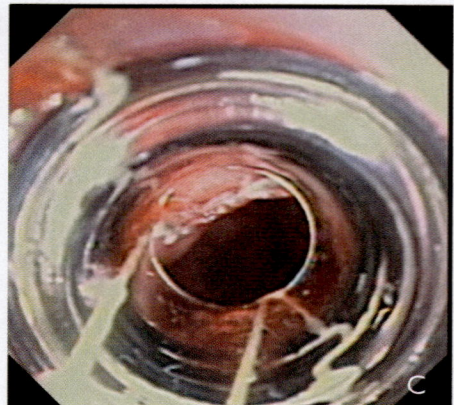
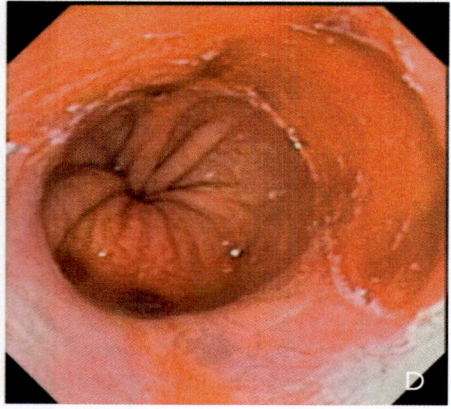

FIGURA 26.5

Imagens endocópicas ilustrando a técnica de mucosectomia no esôfago de Barrett com o sistema de ligadura elástica múltipla. (A) Visibilização da mucosa metaplásica no esôfago distal; (B) Alça de polipectomia apreendendo o mamilo de mucosa formado após a ligadura; (C) Borda da área ressecada em que se deve realizar nova ligadura para ampliar a ressecção; (D) Visibilização de toda a área ressecada do esôfago de Barrett

O pequeno diâmetro do *cap* limita a extensão de cada ressecção em torno de 1 cm. Portanto, lesões maiores vão necessitar de repetidas ligaduras e ressecções. É importante sempre ter em mente que, para evitar pontes de mucosa sem ressecção, deve-se realizar a ligadura junto à borda da ressecção prévia.

A injeção salina prévia tem sido dispensada com essa técnica especialmente no caso de esôfago de Barrett. O risco de perfuração por essa técnica é considerado muito baixo, uma vez que após a ligadura o anel elástico dificilmente manteria a muscular própria apreendida.

INDICAÇÕES

Essa técnica tem maior indicação nas ressecções de lesões planas ou deprimidas, de difícil apreensão pela alça de polipectomia. Entretanto, sua maior utilização tem sido para ressecções localizadas ou extensas no esôfago de Barrett,[9] onde as técnicas de mucosectomia são de mais difícil execução (Figura 26.5).

TRATAMENTO ENDOSCÓPICO DO DIVERTÍCULO DE ZENKER

O tratamento endoscópico do divertículo de Zenker visa à secção do septo entre o divertículo e a parede esofágica, constituído pelo músculo cricofaríngeo e pelas paredes colabadas do divertículo e do esôfago. Sua secção permite a passagem livre de alimentos da hipofaringe para o esôfago, com melhora da disfagia que acomete esses pacientes.

A secção do septo, que antes era realizada com esofagoscópio rígido, também passou a ser realizada com endoscópio flexível.

A boa visibilidade do septo é uma condição fundamental para o sucesso do tratamento e para evitar complicações, condição esta às vezes difícil de ser obtida no início do procedimento.

Para melhorar o campo de visão do septo, Sakai e colaboradores[10] idealizaram um *cap* de ponta oblíqua para facilitar a exposição e a secção do septo.

PRINCÍPIOS TÉCNICOS

Antes de adaptar o *cap* na extremidade do endoscópico, deve-se passar na luz esofágica uma sonda nasogástrica calibrosa para manter a luz visível e proteger a parede contralateral ao septo de traumatismo e perfuração pelo estilete de secção.

A adaptação do *cap* na ponta do endoscópico deve ser realizada com a parte oblíqua voltada para o mesmo lado do canal de biópsia do aparelho.

De preferência com o paciente sob anestesia geral, já tendo introduzido o endoscópio com o *cap* na região cricofaríngea e identificado o septo do divertículo, inicia-se sua secção com um estilete sob corrente elétrica até próximo à sua base, evitando-se prolongamentos excessivos e prevenindo perfurações.

Para prevenir sangramento, realizamos a secção do septo com regulagem do bisturi elétrico somente no sistema de coagulação, especialmente se o estilete é de ponta muito fina (Figura 26.6).

Sempre temos empregado antibioticoterapia profilática e procuramos manter o paciente alimentado por sonda nasogástrica nas primeiras 24 horas.

O diagnóstico de pequenas perfurações nas primeiras 24 horas geralmente cursa com boa evolução pelo tratamento conservador, mantendo-se o paciente internado, com antibioticoterapia endovenosa e dieta por sonda durante sete dias.

REMOÇÃO DE CORPO ESTRANHO

O emprego do *cap* na remoção de corpo estranho do trato digestivo alto pode ser com duas finalidades: apreensão do corpo estranho pelo *cap* com o mecanismo de sucção e facilitar a visibilização do corpo estranho na região cricofaríngea para sua apreensão com outro acessório.[10]

A remoção de corpo estranho pelo mecanismo de sucção é possível somente nos casos em que o corpo estranho é de consistência amolecida e não esteja muito impactado na luz esofágica. Fragmentos de carne e outros alimentos são os que mais freqüentemente favorecem a remoção por essa técnica (Figura 26.7).

Corpos estranhos na região cricofaríngea apresentam maior dificuldade de visibilização e de apreensão por meio do endoscópio flexível. Pequenas progressões do aparelho ultrapassam o corpo estranho e pequenas retrações levam à perda da visibilidade deste. Adaptando-se um *cap* transparente na ponta do endoscópio, se favorecem a visibilidade e a apreensão do corpo estranho por uma alça ou pinça.

DISSECÇÃO ROMBA DE LESÕES SUBMUCOSAS

A ressecção endoscópica de lesões submucosas tem sido preferida sempre que possível, devido a menor morbidade e simplicidade técnica em relação aos métodos cirúrgicos.

Várias são a técnicas disponíveis para essa finalidade, dentre elas a dissecção romba pelo *cap* (Figura 26.8).

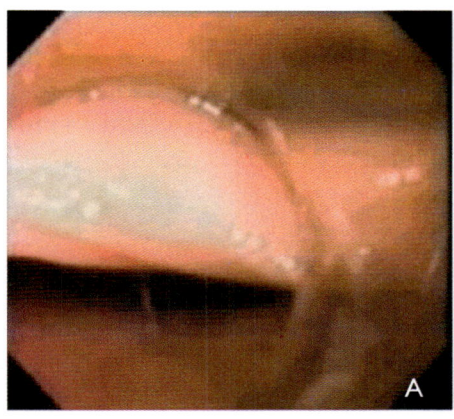
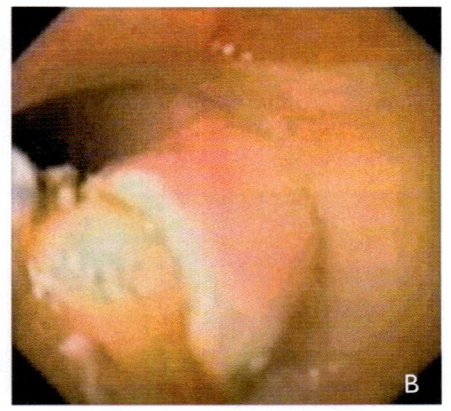
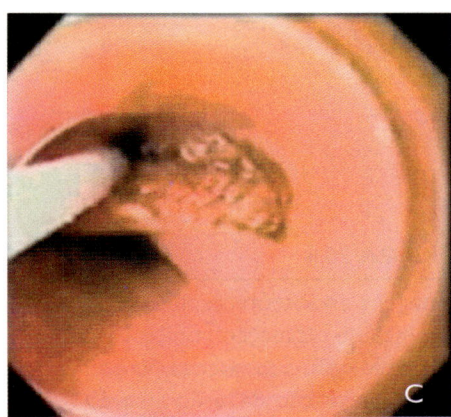
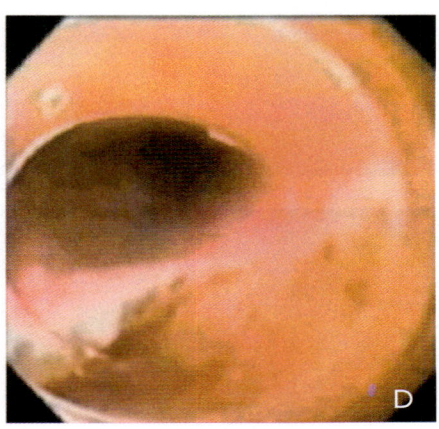

FIGURA 26.6

(A) Visibilização do septo do divertículo por meio do *cap* na ponta do endoscópio; (B) Início da secção do septo com estilete sob corrente elétrica; (C) Visibilização das fibras musculares do cricofaríngeo no momento da secção; (D) Completa secção do septo com exposição da luz esofágica

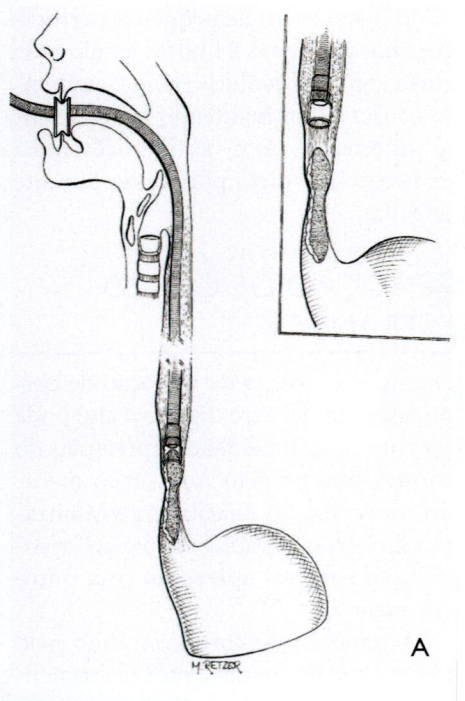

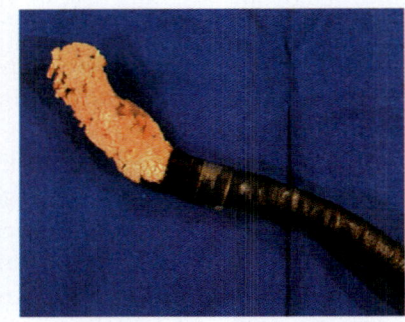

B

FIGURA 26.7

Técnica de apreensão de corpo estranho pelo *cap*. (A) Desenho ilustrando a técnica; (B) Fotografia de um fragmento de carne apreendido por sucção através do *cap*

PRINCÍPIOS TÉCNICOS

Uma vez realizada a abertura da mucosa na base da lesão com um estilete sob corrente elétrica, e estando a lesão desprendendo facilmente dos planos profundos da parede, o *cap* adaptado na ponta do endoscópio pode facilmente, por dissecção romba, desprender a lesão e removê-la.

INDICAÇÕES

Essa técnica geralmente é utilizada para remoção de leiomioma da muscular da mucosa ou tumor de células granulares do esôfago, por serem superficiais, de consistência endurecida e desprenderem facilmente dos planos da submucosa. Entretanto, qualquer lesão com característica semelhante pode ter sua remoção beneficiada por essa técnica.

A realização do ultra-som endoscópico previamente à ressecção é importante para estabelecer a origem e a profundidade da lesão.

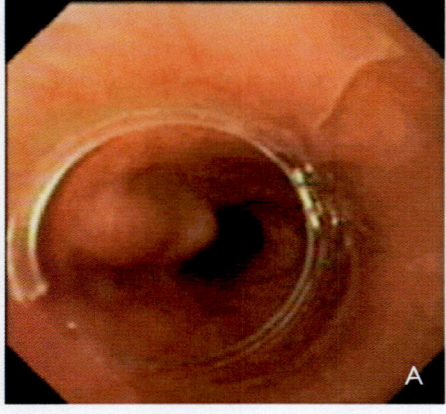

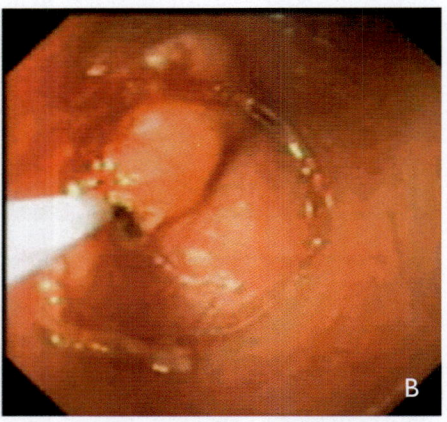

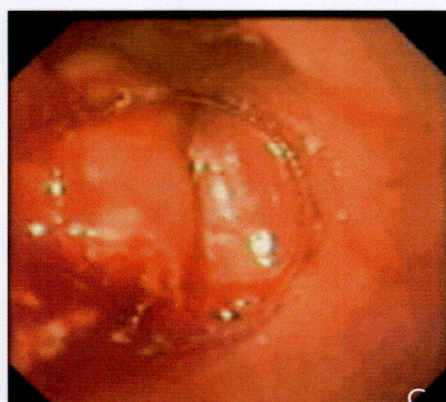

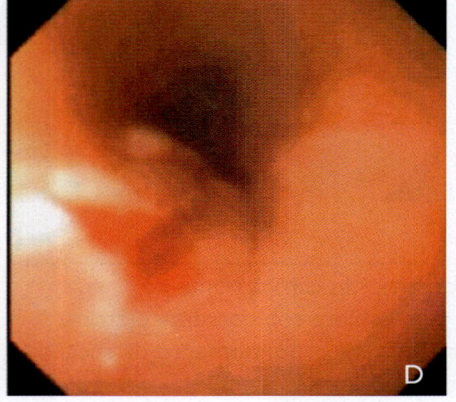

FIGURA 26.8

Imagens endoscópicas ilustrando a técnica de dissecção romba pelo *cap* de uma lesão submucosa no esôfago. (A) Visibilização da lesão através do *cap*; (B) Incisão da mucosa com estilete na base da lesão; (C) Dissecção romba da lesão com o *cap*, forçando sua borda na base da lesão; (D) Local pós-ressecção da lesão

REFERÊNCIAS BIBLIOGRÁFICAS

1. Stiegmann GV, Cambre T, Sun JH. A new endoscopic elastic band ligation device. Gastrointest Endosc 1996;32:230-33.
2. Stiegmann GV, Goff JS, Sun JH. Technique and early clinical results of endoscopic variceal ligation. Surg Endosc 1989;3:73-8.
3. Sarin SK, Gupt R. Endoscopic ligation plus sclerotherapy: two plus two make only three! Gastrointest Endosc 1999;50;129-33.
4. Chung IK, Kim EJ, Lee MS, Kim HS, Park SH, Lee MH et al. Bleeding Dieulafoy's lesions and the choice of endoscopic method: comparing the hemostatic efficacy of mechanical and injection methods. Gastrointest Endosc 2000;52:721-4.
5. Valera JM, Pino RQ, Poniachik J, Gil LC, O'Brien M, Sàenz R et al. Endoscopic band ligation of bleeding Dieulafoy lesions: the best therapeutic strategy. Endoscopy 2006;38:193-4.
6. Inoue H, Endo M, Takeshita K, Yoshino K, Muraoka Y, Yoneshima H. A new simplified technique of endoscopic esophageal mucosal resection using a cap-fitted panendoscope (EMC). Surg. Endosc 1992;6:264-5.
7. Chaves DM, Sakai P, Mester M, Spinosa SR, Tomishige T, Ishioka S. A new endoscopic technique for the resection of flat polypoid lesions. Gastrointest Endosc 1994;40:224-6.
8. Soehendra N, Seewald S, Groth S, Omar S, Seitz U, Zhong Y et al. Use of modified multiband ligator facilitates circunferential EMR in Barrett's esophagus. Gastrointest. Endosc 2006;63:847-52.
9. Sakai P, Ishioka S, Maluf-Filho F, Chaves D, Moura EG. Endoscopic treatment of Zenker's diverticulum with an oblique-end hood attached to the endoscope. *Gastrointest Endosc.* 2001;54:760-3.
10. Chaves DM, Ishioka S, Félix VN, Sakai P, Gama-Rodrigues JJ. Removal of a foreign body from the upper gastrointestinal tract with a flexible endoscope: a prospective study. Endoscopy 2004;36:887-92.

CAPÍTULO 27

PRÓTESES GASTROINTESTINAIS, ENTERAIS E COLORRETAIS

Gilberto Reynaldo Mansur
Gustavo Francisco de Souza e Mello

PRÓTESES ENTERAIS

INTRODUÇÃO

As neoplasias malignas da região antro-piloro-duodenal cursam com graus variados de estenose em cerca de 15% a 20% dos casos, pela obstrução causada pelo crescimento intrínseco do tumor primário, pelo crescimento e infiltração de tumores metastáticos (melanoma, mama), por invasão de tumores adjacentes (vesícula, cólon) e por compressão extrínseca (pâncreas). A morbidade decorrente é expressiva, não só pela condição crônica e debilitante de náuseas, vômitos e desnutrição, como também pelos pós-operatórios de derivação gastrojejunal. Ao atingirem esses estágios, os pacientes têm péssima qualidade de vida e curta sobrevida. As opções de tratamento clínico (uso de pró-cinéticos e antieméticos), de tratamento oncológico (quimioterapia e radioterapia) e as de tratamento endoscópico (por dilatação seriada) são frustrantes, com resultados pífios e de curta duração. A introdução das próteses auto-expansíveis gastroduodenais na prática endoscópica contribuiu sobremaneira na reversão desse quadro.

Há cerca de dez anos, baseados na experiência já consolidada com o uso das próteses esofagianas, surgiram os primeiros relatos de sua utilização para tunelização de estenoses do trato antro-pilórico-duodenal. As próteses utilizadas foram as Wallstent® (Boston Scientific), inicialmente do modelo biliar, e as Gianturco® (Cook), seguidas das Wallstent® redesenhadas para uso enteral, com maior diâmetro e sistema de disparo apropriado para uso em gastroscópios de canal terapêutico largo ou em duodenoscópios jumbo.

TIPOS DE PRÓTESES

Atualmente, para uso enteral, estão disponíveis a Wallstent®, com diâmetro de 22 mm, comprimentos de 6 cm e 9 cm e sistema introdutor de calibre 10 F (Figura 27.1), e a Wallflex® (Boston Scientific), redesenhada a partir da Wallstent®, com diâmetro de 22 mm, comprimentos de 6 cm, 9 cm e 12 cm e sistema introdutor de calibre 10 F (Figura 27.2). Um estudo multicêntrico recente com esta prótese mostrou sucesso técnico na colocação de 94%, melhora da qualidade de vida em 79% dos pacientes e ingestão oral adequada após 24 horas.

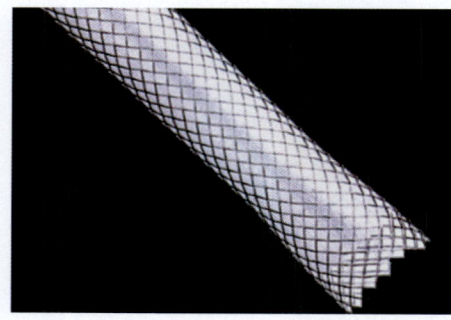

FIGURA 27.1

Prótese Wallstent®

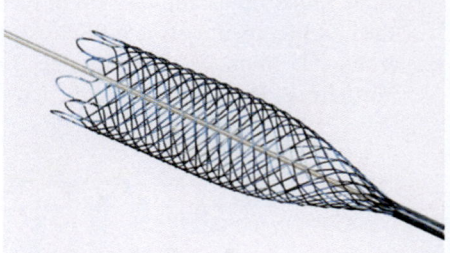

FIGURA 27.2

Prótese Wallflex®

TÉCNICA DE COLOCAÇÃO

Além do exame endoscópico rotineiro, é importante a prévia realização de seriografia gastroduodenal para avaliar grau e comprimento da estenose, angulações e desvios de eixo (Figura 27.3). A tomografia computadorizada ou a ressonância magnética do abdome pouco contribui para o planejamento ou para a estratégia de colocação da prótese.

Durante a colocação, é fundamental a monitorização endoscópica e radioscópica.

A maioria das estenoses pode ser inicialmente abordada com o gastroscópio convencional de 10 mm de diâmetro. Nessa etapa, faz-se a marcação radiopaca da margem proximal da lesão, por injeção intraparietal de contraste (Figura 27.4). Se for possível sua ultrapassagem, avalia-se a extensão, com as próprias marcações do corpo do endoscópio, para escolha apropriada do com-

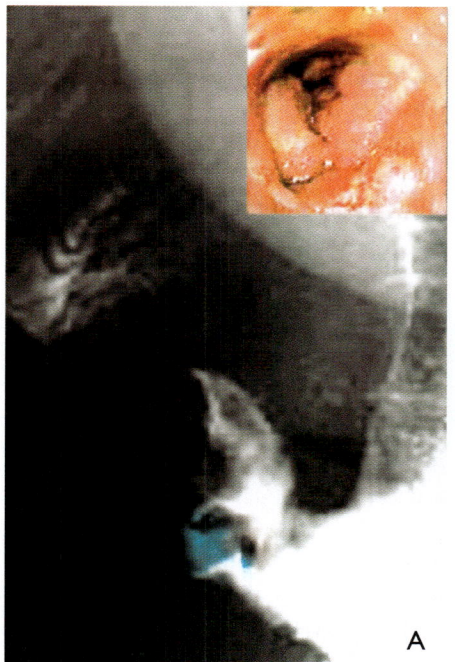 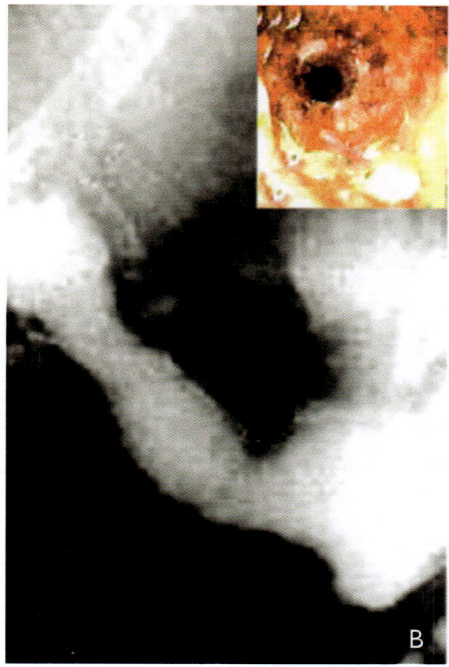

A **B**

FIGURA 27.3

Avaliação seriográfica. (A) Pré-prótese; (B) Pós-Prótese

usado para colangiografia, com duplo lúmen, e injeta-se contraste na luz duodenal para avaliação aproximada da extensão da lesão (Figura 27.7). O próprio cateter, por ter marca radiopaca em sua extremidade, servirá para essa avaliação de comprimento durante sua retirada.

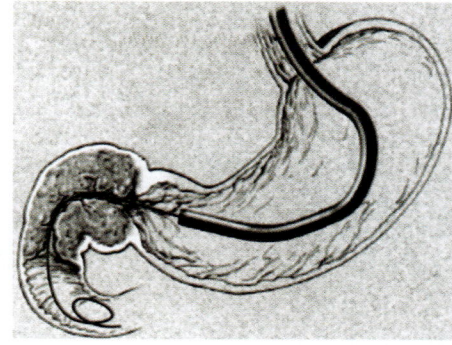

FIGURA 27.6

Colocação de fio-guia transtumoral. Reproduzida sob permissão do Dr. David Leslie Carr-Locke

primento da prótese. Em seguida, faz-se a marcação radiopaca da margem distal (Figura 27.5) e coloca-se o fio-guia, de preferência o de maior rigidez, para facilitar a estabilização do sistema introdutor da prótese.

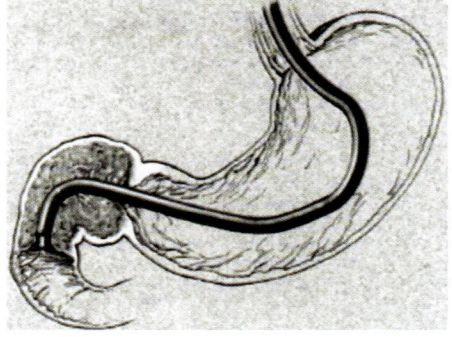

FIGURA 27.5

Marcação radiopaca da margem distal. Reproduzida sob permissão do Dr. David Leslie Carr-Locke

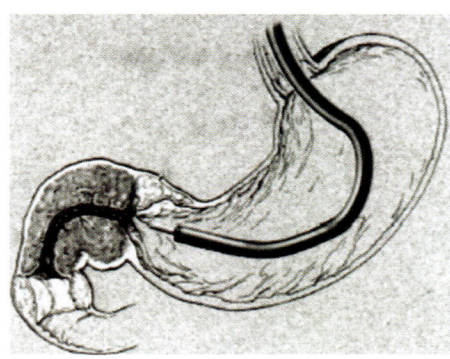

FIGURA 27.4

Marcação radiopaca da margem proximal. Reproduzida sob permissão do Dr. David Leslie Carr-Locke
Expandable Metal Stents for Malignant Gastroduodenal and Intestinal Obstruction *Techniques in Gastrointestinal Endoscopy,* Vol 3, No 2 (April), 2001: pp 85-92

Se não for possível ultrapassar a estenose com o aparelho, faz-se a marcação radiopaca da margem proximal e coloca-se o fio-guia, de preferência hidrofílico, para se conseguir a passagem através do leito tumoral (Figura 27.6). Nessa etapa, dá-se preferência à troca do gastroscópio pelo duodenoscópio de canal terapêutico. Após a passagem do guia, avança-se um cateter do tipo

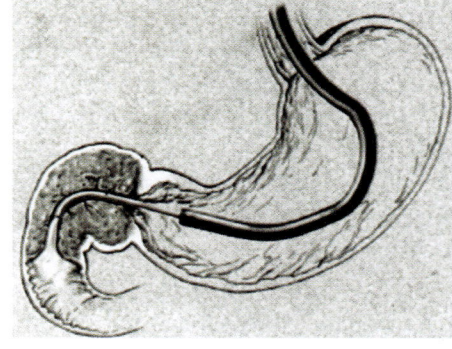

FIGURA 27.7

Injeção de contraste luminal pós-estenose. Reproduzida sob permissão do Dr. David Leslie Carr-Locke

É questionável a utilidade de dilatação da lesão com balões hidrostáticos, manobra que encontra poucos adeptos na literatura disponível.

ESCOLHA DA PRÓTESE

Idealmente, a prótese deve ser 2 cm a 4 cm maior que a área de estenose. É melhor superdimensionar do que submeter a prótese, de curto comprimento, a angulações excessivas, com a possibilidade de trauma à parede duodenal e dos riscos inerentes de perfuração. Da mesma forma, deve-se utilizar sempre a de diâmetro máximo para obter o melhor desempenho.

LIBERAÇÃO DA PRÓTESE

O sistema introdutor, montado sobre o fio-guia, é colocado através do canal de trabalho do aparelho. Não são recomendadas a introdução sobre o fio-guia e a observação em paralelo pelo endoscópio, pois não há transmissão satisfatória de torque diante das angulações e da estenose, ocorrendo redundância do sistema no interior do estômago.

O endoscópio deve ser retificado o máximo possível, para facilitar a passagem e a liberação da prótese. Observa-se a chegada do sistema até que a marca da extremidade proximal alcance a estenose. Movimentos suaves de vaivém ajudam a colocar o sistema na posição ideal pela visão radioscópica (Figura 27.8).

Inicia-se a liberação pela tração do cateter de retenção, em sentido cranial, ao mesmo tempo que se corrige a posição, passo a passo, tanto pela endoscopia como pela radioscopia. Se a prótese não ficar bem posicionada, pode ser recoberta novamente, caso o cateter tenha sido retirado em até 50% do seu comprimento. A partir daí, não é possível o reposicionamento.

Após a liberação, não há necessidade de ultrapassar a prótese com o aparelho para verificar sua expansão completa, sob risco de deslocamento. A expansão, até o diâmetro máximo, irá ocorrer num intervalo de até sete dias (Figura 27.9).

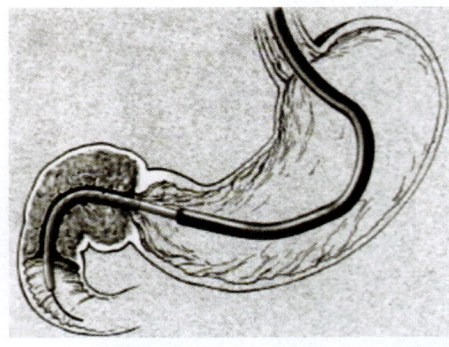

FIGURA 27.8

Sistema introdutor posicionado. Reproduzida sob permissão do Dr. David Leslie Carr-Locke

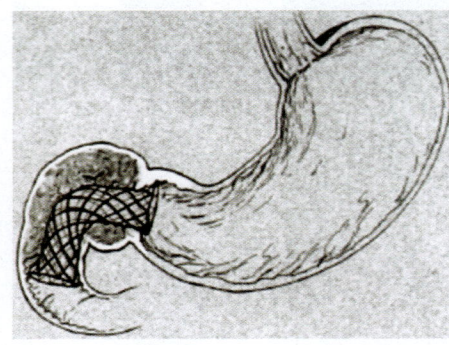

FIGURA 27.9

Prótese posicionada e expandida. Reproduzida sob permissão do Dr. David Leslie Carr-Locke

Caso haja obstrução biliar concomitante, deve-se colocar previamente uma prótese biliar, diante do risco de inacessibilidade à papila de Vater pela presença da prótese duodenal. Caso não haja acesso primário à papila, a indicação recai numa prótese biliar colocada por via percutânea.

SEGUIMENTO

A alimentação oral líquida pode ser iniciada no mesmo dia, progredindo-se para uma dieta branda semi-sólida ao longo dos dias subseqüentes, observando-se a tolerância do paciente. Não há necessidade de revisões endoscópicas ou radiológicas de rotina.

COMPLICAÇÕES

São descritas complicações agudas e tardias. Os sangramentos causados pelas pontas cortantes das próteses costumam ser de pouca monta, sem repercussão clínica. Da mesma forma, a ocorrência de migração foi relatada em alguns casos esporádicos. A própria curvatura do duodeno serve para melhor fixar a prótese.

De maior importância são os eventos relacionados à insuficiência no comprimento, em que a extremidade distal, com suas pontas cortantes, expõe a parede duodenal a excessivo risco de perfuração. Isso parece ter sido corrigido, ou pelo menos minimizado, pelo novo desenho das extremidades, atraumáticas, da prótese Wallflex® (Figura 27.10).

Quanto ao posicionamento inadequado, em que a prótese fica situada no interior da estenose, disfuncional, a solução reside na colocação coaxial de uma segunda prótese, com a extremidade distal vencendo com folga a estenose e terminando em porção mais retilínea do duodeno (Figura 27.11).

O crescimento tumoral por entre as malhas ou nas extremidades das próteses deve ser tratado, à maneira das próteses esofagianas, por métodos de ablação térmica ou pela colocação coaxial de uma segunda prótese.

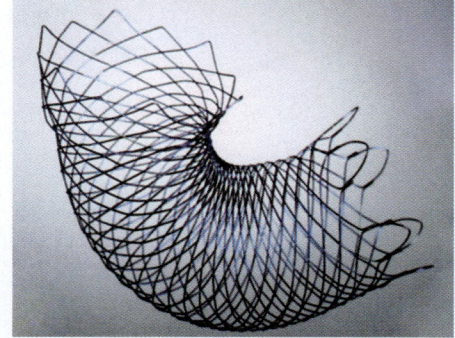

FIGURA 27.10

Prótese Wallflex® com extremidades atraumáticas

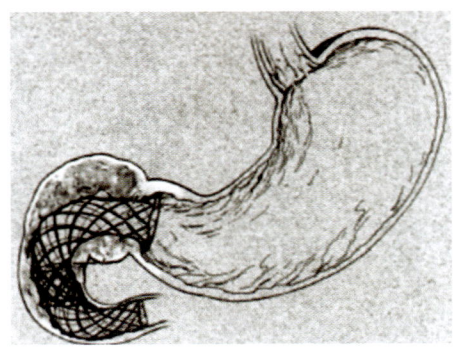

FIGURA 27.11

Prótese sobre prótese. Reproduzida sob permissão do Dr. David Leslie Carr-Locke

RESULTADOS

As próteses enterais auto-expansíveis trouxeram uma nova luz na abordagem das estenoses malignas do estômago e do duodeno, na medida em que, por custo financeiro razoável, baixa morbidade e segurança e eficácia elevadas, promoveram melhoria na qualidade de vida e no estado clínico dos pacientes.

A alta morbimortalidade e o longo tempo de permanência hospitalar, associados aos procedimentos cirúrgicos, parecem corroborar a indicação dessa alternativa, sendo necessários estudos controlados para comparação.

PRÓTESES COLORRETAIS

INTRODUÇÃO

Decorridos 14 anos da publicação do primeiro caso de descompressão colônica transtumoral, pela colocação de prótese Gianturco® modificada, um número considerável de trabalhos abordou as indicações específicas desse tratamento.

A colocação dessas próteses não é tarefa exclusiva dos endoscopistas, sendo também praticada por radiologistas intervencionistas, sob radioscopia exclusivamente.

O método endoscópico é superior ao radiológico, pela possibilidade de instrumentação pelo canal do aparelho, com maior torque e dirigibilidade, e por permitir tratamento de lesões do cólon proximal.

INDICAÇÕES

DESCOMPRESSÃO PRÉ-OPERATÓRIA

Nos pacientes que se apresentam com quadro de obstrução intestinal baixa, tenta-se permear a área de estenose tumoral, visando a posterior preparo de cólon e colonoscopia para avaliação dos segmentos proximais.

Esses pacientes com freqüência são idosos, têm graves comorbidades e distúrbios metabólicos e hidroeletrolíticos que trazem por si só risco cirúrgico aumentado. A colocação de uma prótese transtumoral pode permitir a estabilização clínica, a avaliação e o tratamento das patologias associadas e posterior cirurgia definitiva.

PALIAÇÃO DEFINITIVA

Nos pacientes com graves comorbidades ou que não desejam ser submetidos ao tratamento cirúrgico ou ainda naqueles com doença neoplásica disseminada, a prótese colorretal funciona como medida definitiva de desobstrução.

CONTRA-INDICAÇÕES

A única contra-indicação ao tratamento pela prótese é a perfuração colônica. Em todos os pacientes, deve ser excluída essa possibilidade por meio de estudos radiológicos.

TIPOS DE PRÓTESES

Atualmente, para uso colônico, estão disponíveis a Ultraflex® (Figura 27.12); a Wallstent® (Boston Scientific), esta com sistema introdutor de 10 F, diâmetro de 22 mm e com 4 cm, 6 cm, 8 cm, 10 cm e 12 cm de comprimento (Figura 27.1); a Gianturco Z-stent® (Cook) (Figura 27.13), com sistema introdutor de 30 F, diâmetro de 25 F e comprimentos de 4 cm, 6 cm, 8 cm, 10 cm e 12 cm; e a recém-lançada Wallflex® (Boston Scientific) (Figura 27.2), com sistema introdutor de 10 F, diâmetros de 22 mm e 25 mm e com 6 cm, 9 cm e 12 cm de comprimento.

O sistema introdutor da prótese Gianturco®, por ser de grosso calibre, exclui a possibilidade de tunelização de lesões proximais, acima do sigmóide, já que não pode ser passada pelo canal de trabalho do endoscópio. Por sua vez, a prótese encurta no máximo 10%, o que torna mais fácil seu posicionamento, comparando-se com a prótese Ultraflex®, que encurta até 30%.

O sistema introdutor das próteses Wallstent® e Wallflex®, por ser mais longo e fino, permite a colocação em lesões mais proximais do cólon.

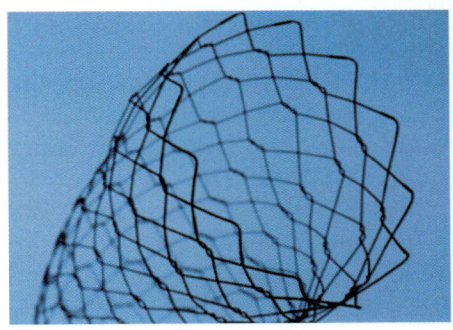

FIGURA 27.12

Prótese Ultraflex®

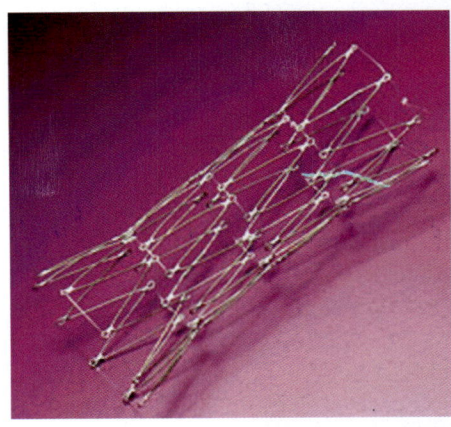

FIGURA 27.13

Prótese Gianturco Z-stent®

PREPARO DO PACIENTE E EQUIPAMENTO NECESSÁRIO

Sempre que possível, deve-se obter um estudo contrastado do cólon para avaliar localização, angulação e grau de estenose da lesão tumoral. O preparo retrógrado do cólon, na oclusão completa, e o anterógrado, cuidadoso, em casos de suboclusão, facilitam a abordagem.

Os colonoscópios devem ser de canal largo. Um gastroscópio convencional pode ajudar em estenoses muito anguladas ou cerradas. Devem estar disponíveis, além das próteses em variados tamanhos, balões dilatadores hidrostáticos, injetores, fios-guia biliares, hidrofílicos e também de mais grosso calibre e rigidez e fios-guia metálicos tipo Savary.

TÉCNICA DE COLOCAÇÃO

O procedimento é realizado em ambiente com radioscopia, sob sedação endovenosa convencional. O exame colonoscópico deve ser iniciado no decúbito de preferência do endoscopista, usualmente o lateral esquerdo. Ao atingir a lesão, mudar para decúbito dorsal facilitará a visão radioscópica, caso seja utilizada.

Nos raros casos em que se consegue a permeação da lesão tumoral com o próprio colonoscópio ou com o gastroscópio, mais fino, todo o procedimento pode ser realizado apenas com monitorização endoscópica e em tudo é similar ao de colocação de prótese esofagiana. Após atingir a margem proximal da lesão, coloca-se o fio-guia metálico, retira-se o endoscópio, deixa-se o fio, coloca-se o sistema introdutor sobre o fio, recoloca-se o endoscópio em paralelo ao sistema e libera-se a prótese. Alternativamente, o conjunto endoscópio-fio pode permanecer, e a prótese é colocada através do canal de trabalho do aparelho.

Nos casos em que a estenose é cerrada, a abordagem complementada pela radioscopia se impõe. Coloca-se um cateter com fio-guia, de preferência hidrofílico, para tentar vencer a estenose, sob monitorização radiológica. O procedimento é similar a uma colangiografia retrógrada, em maior escala. Ao permear a lesão, o fio será visualizado dentro do cólon obstruído, cheio de ar. Injeta-se contraste na luz do cólon para delimitar a margem proximal da lesão. Nessa etapa, alguns autores preferem promover a dilatação da lesão com balões hidrostáticos para depois ultrapassá-la com o aparelho. De qualquer maneira, os passos seguintes são semelhantes aos descritos acima.

Algumas dificuldades acontecem no processo de colocação do sistema introdutor, geralmente relacionadas às características físicas do fio-guia. Poderá haver redundância e não-progressão do sistema se o fio não for suficientemente rígido.

No processo de liberação da prótese, as dificuldades estão relacionadas ao percentual de encurtamento sofrido por cada modelo. As próteses Wallstent® encurtam até 50%, e as Ultraflex®, em até 30%, daí a importância da monitorização endoscópica contínua. O endoscopista deve manter a extremidade distal da prótese, ainda dentro do cateter de contenção, permanentemente sob visão, cerca de 3 cm abaixo da margem proximal, tracionando-se o sistema continuamente durante sua liberação. Dessa maneira evita-se que a porção proximal da prótese escorregue para cima e não abra dentro e abaixo da lesão (Figuras 27.14 a 27.16).

COMPLICAÇÕES

São descritas complicações agudas e tardias. As perfurações durante o procedimento podem ocorrer por insuflação aérea excessiva, principalmente em cólons muito dilatados, ou por dilatação da lesão tumoral. Os sistemas introdutores mais finos praticamente eliminam essa eventualidade.

As complicações tardias são migração da prótese, sangramento e perfuração. A migração distal pode ser assintomática ou levar a tenesmo e sangramento, bem como reobstrução. A remoção endoscópica é geralmente simples. A migração proximal praticamente não ocorre se a prótese ficou bem posicionada.

As próteses colocadas muito próximo ao ânus podem gerar tenesmo, sangramento e dor. Deve-se respeitar a distância mínima de 2 cm acima do canal anal.

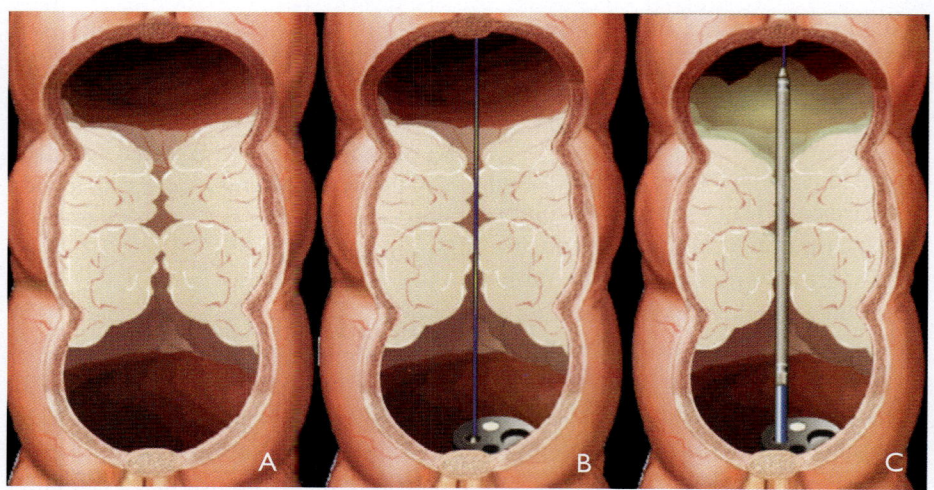

FIGURA 27.14

(A) Lesão tumoral; (B) Fio-guia colocado; (C) Injeção de contraste

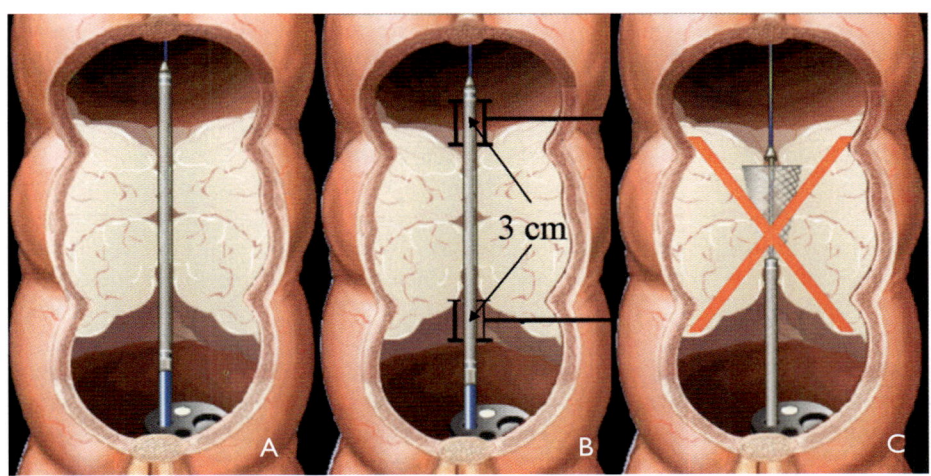

FIGURA 27.15

(A) Sistema introdutor colocado; (B) Posicionamento correto; (C) Liberação incorreta

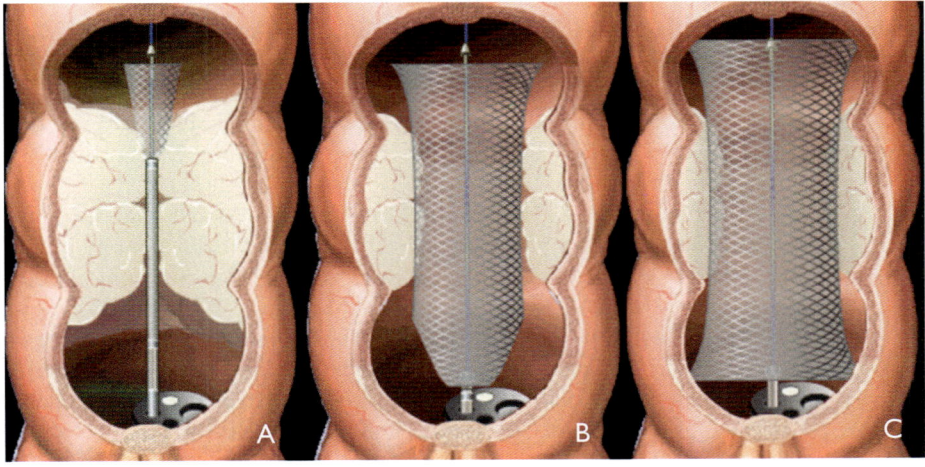

FIGURA 27.16

Liberação completa e correta

O crescimento tumoral proximal, distal ou por entre as malhas da prótese deve ser tratado pela colocação coaxial de outra prótese.

Os relatos e as revisões sistemáticas das séries publicadas mostram taxas de sangramento de até 5%, perfuração de até 7%, reobstrução de até 15%, migração de até 22% e mortalidade relacionada à colocação de até 1%.

RESULTADOS

Para os casos de descompressão préoperatória, o índice de sucesso técnico, permitindo a realização de cirurgia em tempo único, varia de 85% a 95%. Para os casos de paliação definitiva, são descritas permanências efetivas das próteses de mais de 12 meses, com taxas de sucesso clínico, evitando a colostomia, de até 90%.

BIBLIOGRAFIA RECOMENDADA

Próteses enterais

Faisinger RL, Spachynski K, Hanson J, Bruera E. Symptom control in terminally ill patients with malignant bowel obstruction. J Pain Symptom Manage 1994;9:12-8.

Bethge N, Breitkreutz C, Vakil N. Metal stents for the palliation of inoperable upper gastrointestinal stenosis. Am J Gastroenterol 1998;93:643-5.

Feretis C, Benakis P, Dimopoulos C, Manouras A, Tsimbloulis B, Apostolidis N. .Duodenal obstruction caused by pancreatic head carcinoma: palliation with self-expandable endoprostheses. Gastrointest Endosc 1997;46:161-5.

Hao XS, Li Q, Chen H. Small bowel metastases of malignant melanoma: palliative effect of surgical resection. Jpn J Clin Onco 1999;129:442-4.

Weaver DW, Wiencek RG, Bouwman DL, Walta J. Gastrojejunostomy: is it helpful for patients with pancreatic cancer? Surgery 1987;107:608-13.

Soetikno RM, Carr-Locke DL. Expandable metal stents for gastric outlet, duodenal, and small intestinal obstruction. Gastrointest Endosc Clin N Am 1999;9:447-58.

Soetikno RM, Lichtenstein DR, Vandervoort J, Wong RC, Roston AD, Slivka A, Montes H, Carr-Locke DL. Palliation of malignant gastric outlet obstruction using an endoscopically placed Wallstent. Gastrointest Endosc 1998;47(3):267-70.

Nevitt AW, Vida F, Kozarek RA, Traverso LW, Raltz SL. Expandable metallic prostheses for malignant obstructions of gastric outlet and proximal small bowel. Gastrointest Endosc 1998;47(3):271-6.

Freeman ML, Cass OW. Interlocking expandable metal stents for simultaneous treatment of malignant biliary and duodenal obstruction. Gastrointest Endosc1996;44(1):98-9.

Hooft JE, Mutignani M, Repici A, Messmann H, Neuhaus H, Fockens P. Palliation of patients with malignant gastric outlet obstruction with the Wallflex enteral stent: a multicentre study.

Solt J, Grexa E. Treatment of recurrent malignant obstruction with a flexible covered metal stent after gastric surgery. Gastrointest Endosc 2004;60:813-81.

Próteses colorretais

Baron TH, Dean PA, Yates MR, Canon C, Koehler RE. Expandable metal stents for the treatment of colonic obstruction: techniques and outcomes. Gastrointest Endosc 1998;47: 277-86.

Spinelli P, Mancini A. Use of self-expanding metal stents for palliation of rectosigmoid cancer. Gastrointest Endosc 2001;53:203-6.

Khot UP, Lang AW, Murali K, Parker MC. Systematic review of the efficacy and safety of colorectal stents. Br J Surg 2002;89(9):1096-102.

Dauphine CE, Tan P, Beart RW Jr, Vukasin P, Cohen H, Corman ML. Placement of self-expanding metal stents for acute malignant large-bowel obstruction: A collective review. Ann Surg Oncol 2002;9(6):574-9.

Repici A, Reggio D, De Angelis C et al. Covered metal stents for management of inoperable malignant colorectal strictures. Gastrointest Endosc 2000;52:735-40.

Baron TH, Rey JF, Spinelli P. Expandable metal stent placement for malignant colorectal obstruction. Endoscopy 2002;34:823-30.

Keymling M. Colorectal stenting. Endoscopy 2003;35:234-8.

Harris GJ, Senagore AJ, Lavery IC et al. The management of neoplastic colorectal obstruction with colonic endolumenal stenting devices. Am J Surg 2001;181:499-506.

Mauro MA, Koehler RE, Baron TH. Advances in gastrointestinal intervention: the treatment of gastroduodenal and colorectal obstructions with metallic stents. Radiology 2000;215: 659-69.

Baron TH. Colorectal stents. Tech Gastrointest Endosc 2003; 5(4):182-90.

Baron TH, Harewood GC. Enteral self-expandable stents. Gastrointest Endosc 2003;58:421-34.

Shim CS, Cho JY, Jung IS. Through-the-scope double colonic stenting in the management of inoperable proximal malignant colonic obstruction: a pilot study. Endoscopy 2004; 36:426-31.

Sebastian S, Johnston S, Geoghegan T. Pooled analysis of the efficacy and safety of self-expanding metal stenting in malignant colo-rectal obstruction. Am J Gastroenterol 2004; 99:2051-7.

Vitale M, Villotti G, Alba L, Frontespezi S, Iacopini F, Iacopini G. Preoperative colonoscopy after self-expandable metallic stent placement in patients with acute neoplastic colon obstruction. Gastrointest Endosc 2006;63(6):814-9.

CAPÍTULO 28

DILATADORES: PRINCÍPIOS, TÉCNICA DE UTILIZAÇÃO E PRINCIPAIS INDICAÇÕES

Lincoln Eduardo Villela Vieira de Castro Ferreira

INTRODUÇÃO

Ainda que a história da dilatação do trato gastrointestinal tenha mudado radicalmente após o advento dos fibro-endoscópios, a utilização de dilatadores para tratamento das estenoses do tubo digestivo vem de longa data. No século XVI, Fabricius ab Acquapendente utilizou um instrumento de ponta romba em um dos seus pacientes para deslocar um corpo estranho até o estômago.[6]

No século XVII, o anatomista Willis lançou mão de um osso de baleia envolto em uma esponja para o tratamento da acalasia.[6] Em 1915, Arthur Hurst criou o primeiro dilatador de borracha com mercúrio, posteriormente aperfeiçoado por Maloney.[6,7] Em 1951, Eder-Puestow desenvolveu as ogivas metálicas. A esses acessórios juntaram-se as velas de Savary, na década de 1970.[2] Em 1981, os balões começaram a ser utilizados para tratar estenoses de esôfago como uma alternativa às velas.[10]

Embora os dilatadores e técnicas de dilatação tenham ganhado grande projeção com as patologias do esôfago, dispomos hoje de uma gama de equipamentos e acessórios desenvolvidos para tratamento de estenoses não só do esôfago, mas também do estômago, intestino delgado, reto-cólon, vias biliares, anastomoses cirúrgicas e ostomias.

Estenoses benignas e malignas de diversas etiologias podem ocorrer em qualquer porção do tubo digestivo. Enquanto alguns dilatadores têm características específicas para determinadas situações, outros têm desenhos genéricos e aplicações mais amplas.[3]

TIPOS DE DILATADORES

Existem atualmente sete tipos principais de dilatadores: 1. Velas preenchidas com mercúrio ou tungstênio (Maloney ou Hurst); 2. Velas de polivinil guiadas por fios metálicos (Savary-Gilliard); 3. Ogivas metálicas de Eder-Puestow; 4. Velas dilatadoras de Celestin; 5. Balões dilatadores TTS (*through the scope*), que são passados através do canal de biópsia dos endoscópicos; 6. Balões dilatadores TTW (*through the wire*) guiados por fio-guia e que, devido ao seu diâmetro, não são passados pelo canal de biópsia; 7. Dilatadores do tipo cateter TTS com diâmetros prefixados, orientados por fio-guia e utilizados em estenoses bilipancreáticas.

As velas de Maloney têm diâmetros prefixados, variando de 5,3 mm a 20 mm (16 a 60 F). Não permitem a passagem de fio-guia e são preenchidas com mercúrio ou tungstênio. Possuem uma ponta alongada e afilada e são utilizadas por pacientes para autodilatação.[13]

Os dilatadores de Savary-Gilliard são velas de polivinil macias e afiladas, com um marcador radiopaco na base da extremidade afilada e um canal central que permite a passagem de fio-guia. São 14 diferentes velas de 70 cm de comprimento e diâmetro que varia de 5 a 20 mm (15 a 60 F)[3] (Figura 28.1).

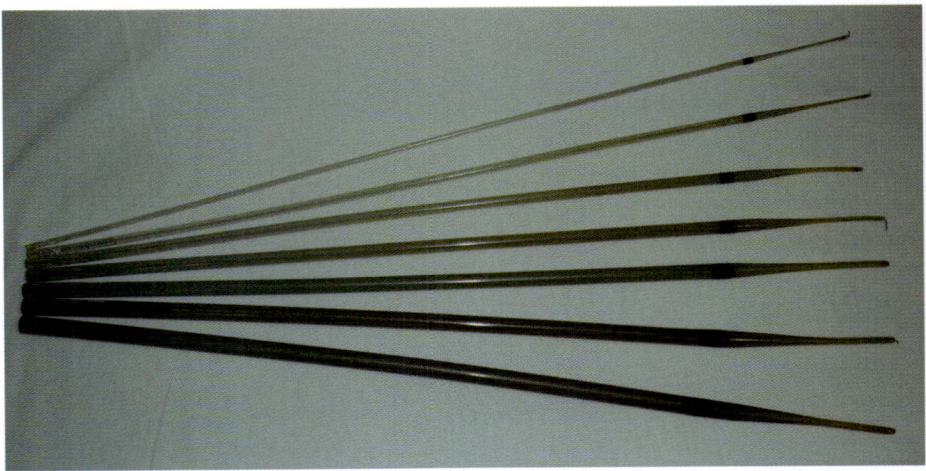

FIGURA 28.1

Dilatadores de Savary-Gilliard (*Cortesia do Hospital Monte Sinai*)

O dilatador de Eder-Puestow é formado por um *kit* que contém 12 ogivas de diferentes diâmetros, que são conectadas a uma haste metálica flexível distal mais longa e uma ponta metálica flexível mais curta, com extremidade romba. A cada dilatação, o conjunto deve ser montado e as ogivas trocadas (Figura 28.2).[13]

O dilatador de Celestin é uma vela plástica flexível com segmentos curtos e diâmetros progressivos, de forma que, à medida que se avança o dilatador, se obtenham dilatações progressivas com uma única vela[13] (Figura 28.3).

Os balões dilatadores têm tamanhos e diâmetros variados, podendo ser inseridos através do canal de biópsia do endoscópio, o que permite sua insuflação sob visão direta. Usando um dispositivo que integra seringa e manômetro, os balões podem ser preenchidos com ar, água ou contraste, e seu diâmetro controlado em PSI ou ATM, conforme instruções dos fabricantes. Alguns balões, como os utilizados no tratamento da acalasia, não podem ser passados através do canal de biópsia devido ao seu diâmetro (Figura 28.4).

Basicamente, os balões são TTS (*through the scope*) – aqueles passados através do canal de biópsia do endoscópio – e os TTW (*through the wire*) – aqueles de maior diâmetro, introduzidos e guiados por um fio metálico. Os últimos são utilizados no tratamento da acalasia, têm diâmetros de 30, 35 e 40 mm e comprimento de 10 cm.[3]

Existem hoje no mercado balões para dilatação de esôfago, piloro, intestino delgado, vias biliares e cólons, com tamanhos variados. São balões específicos, que envolvem diferentes características, como comprimento do balão, diâmetro do balão, diâmetro do cateter, diâmetro mínimo do canal de biópsia para passagem daquele balão, e comprimento total do acessório.[3] Assim, para tratamento de uma estenose de esôfago com um balão TTS, usando um gastroscópio *standard*, o médico deve considerar na escolha do balão: 1. O grau de estenose, para determinar o diâmetro adequado do balão; 2. A extensão da lesão, para escolher um balão que tenha comprimento superior ao da lesão; 3. Um cateter que seja compatível com um canal de biópsia de 2,8 mm e com comprimento de 180 cm, compatível com o gastroscópio *standard* (Figura 28.5).

Existem vários fabricantes de balões TTS. Os diâmetros dos balões variam de 4 mm a 20 mm, seu comprimento de 2,4 a 8 cm, e comprimento total do cateter do balão de 180 cm a 240 cm. Para balões TTW, também existem no mercado opções com diferentes diâmetros e comprimentos.[3]

Os cateteres dilatadores TTS para uso nas vias bilipancreáticas têm pontas afiladas e diâmetros que variam de 4 a 10 F. São equipados com uma faixa radiopaca na base da ponta afilada para indicar o ponto de maior diâmetro do cateter dilatador.[3]

MECANISMO DE AÇÃO DOS DILATADORES

Os mecanismos pelos quais os dilatadores agem são diferentes. As sondas ou velas atuam transformando uma força axial em força radial. A capacidade de transformação dessa força é proporcional às características físicas da extremidade do dilatador. Dessa forma, quanto mais afilada a ponta do dilatador, maior será essa capacidade. Em outras palavras, um dilatador com extremidade mais afilada necessitará de menor força longitudinal aplicada sobre a estenose quando comparado a um dilatador com extremidade romba, implicando menor risco de complicações.[1]

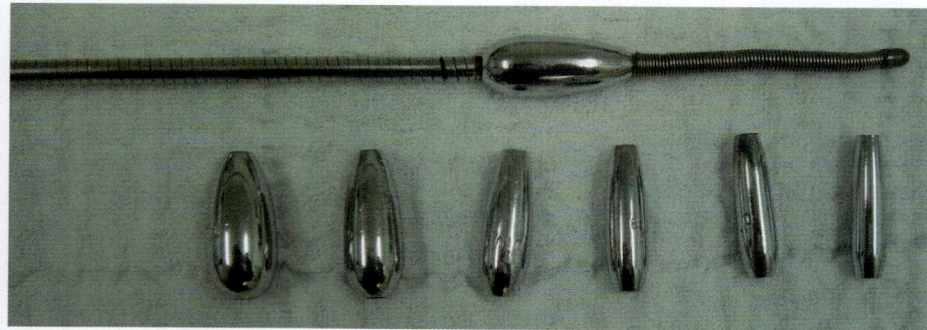

FIGURA 28.2

Ogivas de Eder-Puestow (*Cortesia do Hospital Universitário – UFJF*)

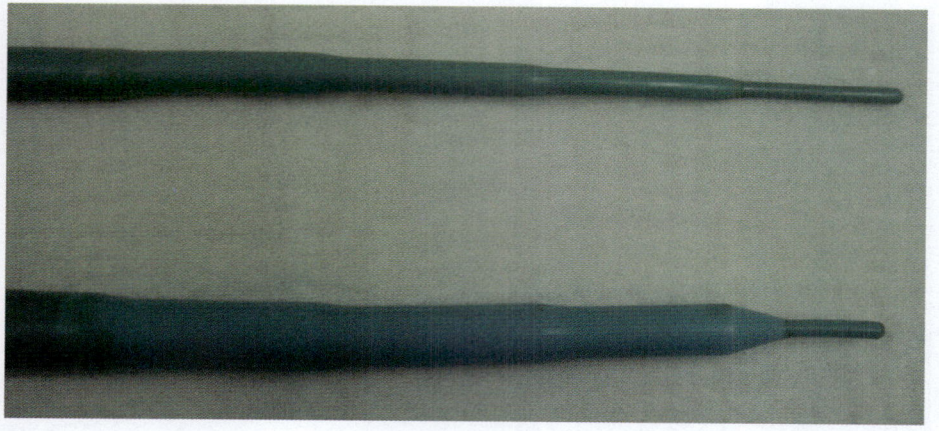

FIGURA 28.3

Dilatadores de Celestin (*Cortesia do Hospital Universitário – UFJF*)

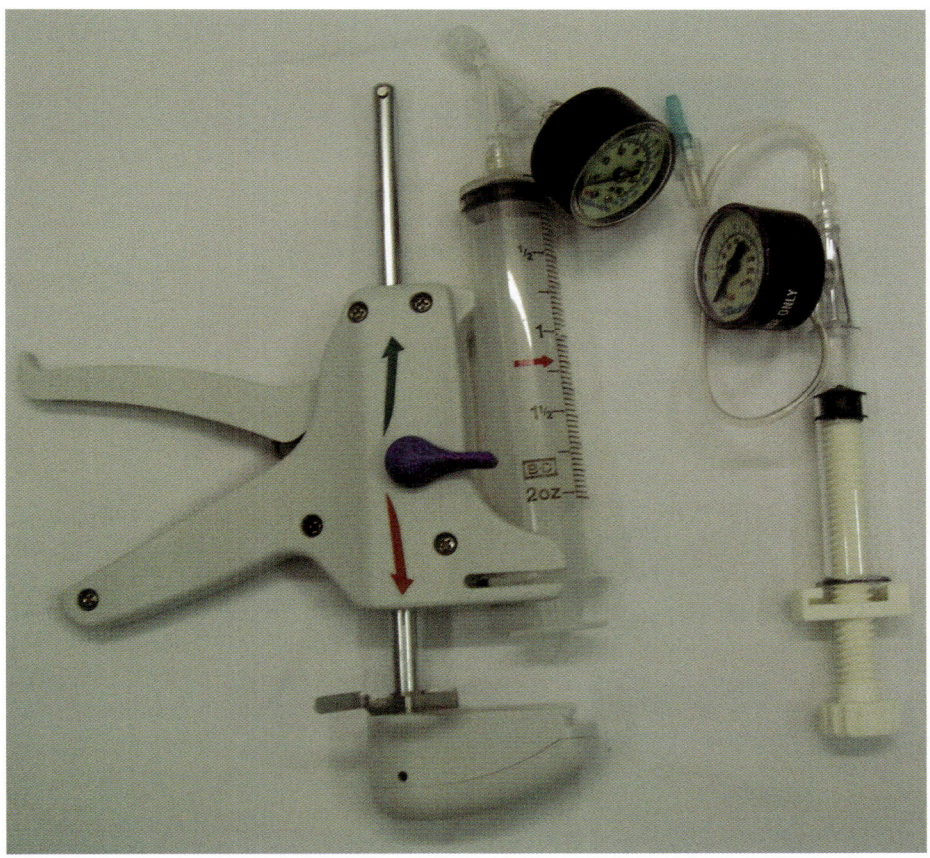

FIGURA 28.4

Seringas com manômetro para uso em balões (*Cortesia do Hospital Monte Sinai*)

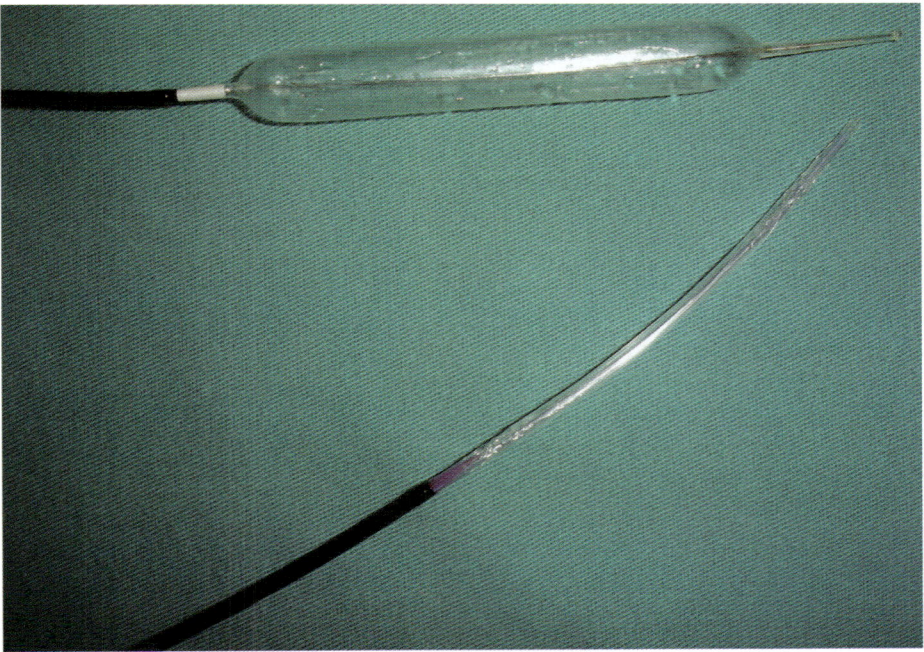

FIGURA 28.5

Balões TTS – Insuflado e desinsuflado (*Cortesia do Hospital Monte Sinai*)

Os balões exercem toda a sua força radial e simultaneamente sobre toda a extensão da estenose, em vez de agir de forma progressiva na porção proximal em direção à distal.[10] Uma vez que pouca ou nenhuma força axial é exercida com os balões, a tensão excessiva sobre um determinado ponto é minimizada, o que reduz os riscos de perfuração.[11] A insuflação contínua e controlada leva ao aumento progressivo do diâmetro do balão até o limite máximo, que corresponde ao diâmetro final do balão utilizado no procedimento.[1]

As duas forças responsáveis pela dilatação de uma estenose são a circunferencial e a do vetor radial. A quantidade de força circunferencial aumenta com o diâmetro do balão e a pressão dentro do balão. A força do vetor radial é aquela exercida pela circunferência do balão durante o processo de expansão. A magnitude do vetor radial é diretamente relacionada ao comprimento e à curvatura da cintura do balão no início da dilatação, e diminui à medida que a cintura desaparece. Portanto, para uma dada pressão, a força de dilatação é maior se a estenose é mais estreita e mais longa.[1]

Os balões podem ser de alta ou baixa complacência. Os balões de alta complacência moldam-se à região da estenose. Dessa forma, o diâmetro do balão será menor no ponto de estenose e maior nas extremidades proximal e distal desta. Segundo a lei de Laplace, a relação entre pressão (P) e a tensão da parede (T), em um cilindro elástico com raio (R) e espessura da parede (δ), é dada pela fórmula: $T = (P \times R) / \delta$. Assim, maior tensão será produzida acima e abaixo da estenose, e não no ponto crítico, como se desejaria, razão pela qual esse tipo de balão tem sido pouco utilizado.[12]

Como os balões de baixa complacência não se moldam à estenose, sua força radial se concentra apenas na região estreitada, diminuindo assim o risco de ruptura fora do ponto de estenose. Esses são os balões mais utilizados em nosso meio.[12]

TÉCNICAS DE DILATAÇÃO

A primeira coisa a se fazer é a escolha do método endoscópico de dilatação. É claro que existem muitas técnicas e também as preferências pessoais dos endoscopistas. Parece mais lógico e seguro o uso de uma técnica familiar em vez de tentar aventurar-se com uma tecnologia sobre a qual não se tem domínio.

A maioria dos endoscopistas em nosso meio tem fácil acesso ao dilatador de Savary e aos balões TTS. Os dilatadores do tipo Maloney são usados para estenoses simétricas e leves, geralmente com diâmetro igual ou superior a 1,2 cm, e que necessitarão de futuras sessões e acompanhamentos. Os balões TTS, não guiados por endoscopia, são preferíveis se a luz é assimétrica e, obviamente, quando o endoscópio passa através dela. Já para estenoses mais estreitas (< 1 cm) ou tortuosas, seria melhor o uso de dilatadores guiados sob controle fluoroscópico, como os dilatadores de Savary e os balões TTS guiados.[13,14]

Dilatadores do tipo vela ou sonda com diâmetros prefixados

O grau de dilatação em uma sessão deveria ser baseado na intensidade da estenose, com uma abordagem conservadora para reduzir os riscos de perfuração. A "regra dos três" tem sido aceita e aplicada às dilatações com velas. A regra diz que em uma mesma sessão deve-se passar no máximo três velas com aumento progressivo de 3 F (1 F = 0,33 mm) em cada vela.[9] Especificamente, a escolha do dilatador inicial deve ser baseada na estimativa do diâmetro da estenose, aumentando-se progressivamente o diâmetro das velas à medida que observamos resistência moderada à introdução destas.[5] A utilização de um único dilatador de maior diâmetro (15 mm) ou o aumento progressivo maior do que 3 mm pode ser seguro em estenoses esofagianas simples.[8]

Nas estenoses esofagianas, após a escolha do dilatador, o fio-guia deve ser passado pela estenose de forma cuidadosa, sem resistência e sob controle fluoroscópico. Com a ajuda de um auxiliar treinado e após lubrificação do dilatador, o endoscopista deve manter uma pressão constante sobre a vela, mantendo fixo o fio-guia, por sobre o qual se desliza o dilatador. Resistência à passagem do dilatador e dor do paciente são indicativos de risco à continuação do procedimento.

Após a dilatação, cuidadosa inspeção deve ser feita na área dilatada. Sangramento leve a moderado pode ocorrer. Algumas vezes, a lavagem da região com água ou soro pode ser necessária para melhor avaliação da área dilatada. Os pacientes devem ser observados minuciosamente após o procedimento, com mensurações regulares do pulso, da pressão arterial e da temperatura, a fim de serem detectadas possíveis complicações.[5]

Os dilatadores de diâmetro fixo do tipo TTS permitem a passagem de fio-guia e foram desenvolvidos para uso em colangiopancreatografia endoscópica retrógrada. Quase sempre são utilizados em estenoses bilipancreáticas antes da colocação de prótese.[3]

Balões dilatadores

Dois tipos básicos de balões são disponíveis: aqueles desenhados para uso com fio-guia e fluoroscopia, e aqueles desenhados para serem passados através do canal de biópsia. Os balões usados nas dilatações das estenoses bilipancreáticas são uma combinação de ambos.[4]

Nas dilatações com balões guiados (TTW), o fio-guia é primeiro passado além da estenose. Se a estenose permite a passagem do endoscópio, o guia deve ser posicionado sob visão direta. Se o endoscópio não ultrapassa a estenose, a passagem do guia deve ser feita sob controle fluoroscópico. O balão é colocado na altura da estenose e insuflado com ar ou contraste diluído. A pressão de insuflação para cada balão é especificada pelo fabricante. Sob controle fluoroscópico, o desaparecimento da "cintura do balão", provocado pela estenose, é um sinal de sucesso da dilatação. Além disso, começar com os balões de menor diâmetro e estar atento às reações de dor do paciente fazem parte da técnica.

Os balões TTS apresentam um guia no seu interior e uma ponta afilada de 2 cm a 3 cm que facilita a cateterização da estenose. Se a estenose permite a passagem do endoscópio, coloca-se o aparelho além da estenose, empurra-se o balão totalmente para fora do canal de biópsia e puxa-se o endoscópio para posicionar o balão na região da estenose sob visão direta. Se o aparelho não ultrapassa a estenose, duas coisas podem ser feitas: posiciona-se o balão cuidadosamente na altura da estenose com a ajuda do fio-guia ou com ajuda da fluoroscopia. Alguns balões possuem um estágio progressivo em seu diâmetro, dependendo da pressão de insuflação. Dessa forma, em um balão de 10 mm a 12 mm, o diâmetro do balão avança à medida que o auxiliar aumenta a pressão dentro do balão[4] (Figura 28.6 e 28.7).

Embora não existam dados que determinem qual o tempo ideal em que os balões devam permanecer inflados, na prática diária, nós costumamos insuflar o balão por 60 segundos, por três vezes.

PRINCIPAIS INDICAÇÕES

Esôfago:
- estenoses pépticas por DRGE;
- anel de Schatzki;
- câncer de esôfago;
- estenose actínica (pós-radioterapia);
- estenoses pós-cirúrgicas;
- esofagite eosinofílica;
- estenose pós-escleroterapia;
- estenose pós-mucosectomia;
- lesão cáustica;
- acalasia.

Estômago-duodeno:
- estenoses pépticas (úlceras pilóricas e duodenais);
- estenoses malignas;
- estenoses pós-cirúrgicas;
- estenose hipertrófica do piloro;
- nas gastrostomias isoladamente ou como método combinado.

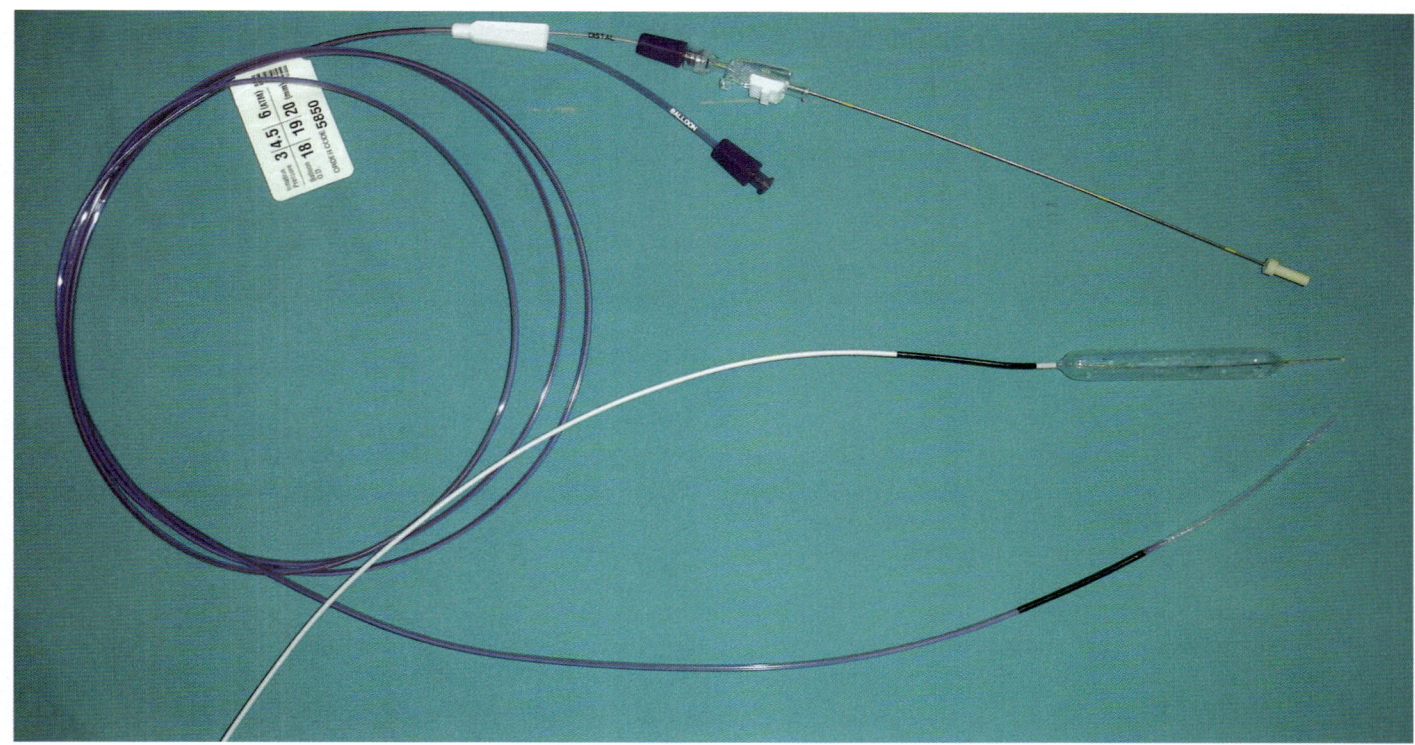

FIGURA 28.6

Balões TTS com informações de pressão (ATM) e diâmetro (mm) (*Cortesia do Hospital Monte Sinai*)

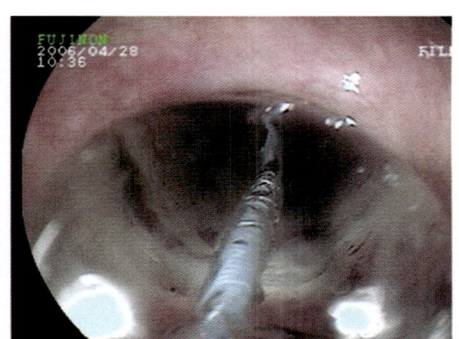
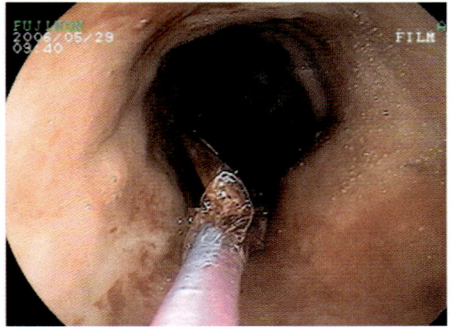
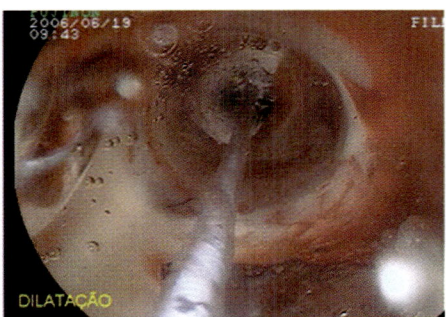
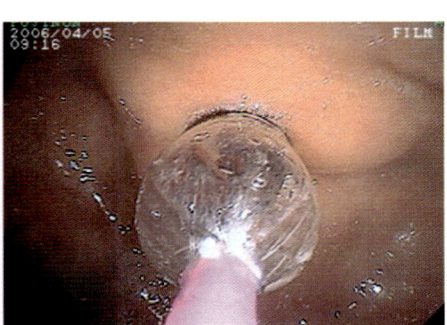

FIGURA 28.7

Dilatação com balões TTS sob visão direta (*Cortesia do Hospital Monte Sinai*)

Intestino delgado:
- com o surgimento do enteroscópio de duplo-balão, as dilatações de estenoses de intestino delgado, principalmente devido à doença de Crohn, tendem a crescer;
- estenoses pós-cirúrgicas (anastomose ileocólica).

Intestino grosso:
- nas formas estenosantes da doença diverticular;
- nas estenoses das doenças inflamatórias;
- nas estenoses isquêmicas;
- nas estenoses malignas;
- nas estenoses pós-cirúrgicas.

Vias biliares e pancreáticas:
- para facilitar a colocação de próteses;
- nas estenoses dominantes em pacientes com colangite esclerosante;
- nas dilatações da papila duodenal;
- nas estenoses pós-cirúrgicas;
- nas estenoses malignas;
- nas estenoses associadas à pancreatite crônica.

REFERÊNCIAS BIBLIOGRÁFICAS

1. Earlam R, Cunha-Melo JR. Benign oesophageal strictures: historical and technical aspects of dilatation. Br J Surg 1981;68(12):829-36.

2. Harrison ME, Sanowski RA. Mercury bougie dilation of benign esophageal strictures. Hepato-Gastroenterology 1992; 39(6):497-501.

3. Anand BS. Eder-Puestow and Savary dilators. Hepato-Gastroenterolol 1992;39:494-6.

4. ASGE. Technology status evaluation report. Tools for endoscopic stricture dilation. Gastrointest Endosc 2004;59 (7):753-60.

5. Cotton PB, Williams CP. Practical Gastrointestinal Endoscopy. 3nd ed. Oxford: Blackwell; 1991. P. 56-84.

6. Abele, JE. The physics of esophageal dilatation. Hepato-Gastroenterology 1992;39(6):486-9.

7. Muehldorfer SM, Hahn EG, Ell C. High- and low-compliance balloon dilators in patients with achalasia: a randomized prospective comparative trial. Gastrointest Endosc 1996;44(4):398-403.

8. London RL, Trotman BW, DiMarino Jr AJ, Oleaga JA, Freiman DB, Ring EJ et al. Dilatation of severe esophageal strictures by an inflatable balloon catheter. Gastroenterology 1981;80(1):173-5.

9. McLean GK, LeVeen RF. Shear stress in the performance of esophageal dilation: comparison of balloon dilation and bougienage. Radiology 1989;172(3 Pt 2):983-6.

10. Webb WA. Technique of esophageal dilation. Chest Surg Clin N Am 1995;5(3):471-9.

11. Langdon DF. The rule of three in esophageal dilation. Gastrointest Endosc 1997;45(1):111.

12. ASGE. Esophageal dilation. Gastrointest Endosc 2006;63 (6):755-60.

13. Kozarek RA, Patterson DJ, Ball TJ, Gelfand MG, Jiranek GE, Bredfeldt JE, et al. Esophageal dilation can be done safely using selective fluoroscopy and single dilating sessions. J Clin Gastroenterol 1995;20(3):184-8.

14. ASGE. Balloon dilatation of gastrointestinal tract strictures. Gastrointest Endosc 1995;42(6):608-11.

CAPÍTULO 29

SONDAS E TUBOS DE DRENAGEM ENDOSCÓPICA

Mariceli Santos Costa
Gustavo Francisco de Souza e Mello

INTRODUÇÃO

A utilização de sondas e tubos para descompressão do trato gastrointestinal alto e baixo (estômago, intestino delgado proximal e cólons) vem apresentando um grande desenvolvimento nas últimas duas décadas, sendo indicada principalmente para pacientes com quadros obstrutivos ou com distúrbios de motilidade.[1]

SONDAS DE DRENAGEM DO TRATO GASTROINTESTINAL ALTO

Estão disponíveis no mercado, atualmente, vários modelos de sondas para descompressão do trato gastrointestinal alto, feitas de tubos de silicone ou poliuretano.

A técnica de colocação endoscópica consiste, inicialmente, na introdução da sonda pelo nariz do paciente até o estômago. A sonda deve ter um fio de sutura fixado na sua ponta, para permitir a posterior apreensão pelo aparelho. Após passagem do endoscópio, captura-se o fio de sutura com uma pinça fórceps introduzida pelo canal de trabalho do aparelho e progride-se o conjunto (endoscópio e sonda) até o ponto mais distal possível no jejuno. Nos modelos balonados (W. Cook), insufla-se o balão com cerca de 75 ml de ar, permitindo sua ancoragem nesse segmento, abrindo-se assim a pinça para liberação do fio de sutura e retirando-se o endoscópico. Em seguida, aspira-se o ar do balão e insufla-se com 15 ml de água, acoplando a sonda em aspiração contínua. A progressão da sonda e a eficácia da descompressão são controladas radiologicamente. Com a melhora clínica evolutiva (eliminação de flatos), torna-se possível a descontinuação da sucção, desinsuflação do balão e o início de dieta líquida via oral.[2]

No Brasil está disponível uma sonda de poliuretano nasojejunal com triplo lúmen (Freka®), que permite nutrição enteral e esvaziamento gástrico concomitante. Colocada através de fio-guia de politetrafluoretileno (Teflon®), tem calibre de 16/9 F, medindo 150 cm de comprimento total e 95 cm na sua porção destinada à aspiração gástrica, com cinco orifícios laterais para drenagem. Não possui balão em sua extremidade distal. A cada 10 cm, marcas radiopacas permitem sua visualização ao exame radiológico de abdome. Está indicada principalmente para pacientes internados em unidade de terapia intensiva que apresentam gastroparesia.

SONDAS DE GASTROSTOMIA ENDOSCÓPICA PERCUTÂNEA (PEG) E GASTROJEJUNOSTOMIA (JPEG)

Cerca de 3% dos casos de neoplasias malignas avançadas são complicados por obstrução e íleo paralítico, enumerando-se como as principais causas o câncer de ovário e o carcinoma colorretal.[3]

O uso de PEG para descompressão da obstrução maligna foi inicialmente descrito em 1986 por Maloney, utilizando técnicas radiológicas, e um ano depois por Gauderer, utilizando técnicas endoscópicas.[4] As principais indicações para a utilização de PEG descompressiva são pacientes com condições clínicas inadequadas ou aqueles que recusam o procedimento cirúrgico. A eficácia do procedimento varia de 86% a 98%.[5,6,7]

A técnica difere pouco daquela utilizada para nutrição, sendo empregadas preferencialmente sondas de maior calibre (24 F ou 28 F). Devem ser evitadas áreas acometidas por infiltração neoplásica na parede gástrica, pelo maior risco de infecção, vazamento e desposicionamento da sonda. Nos pacientes com ascite, a gastropexia pode reduzir o risco de desposicionamento e de vazamentos. A impossibilidade de realização do procedimento geralmente é observada em pacientes com ascite volumosa, múltiplas cirurgias prévias ou envolvimento da parede abdominal pelo tumor.[1]

As principais indicações de conversão da PEG para JPEG são casos de náuseas e vômitos devidos à obstrução parcial ao esvaziamento gástrico, envolvimento tumoral do sistema nervoso autônomo, linite plástica, carcinomatose peritoneal, síndrome da artéria mesentérica superior, intolerância à quimioterapia e uso de opióides.[8] Como complicações freqüentes podemos citar a migração retrógrada da sonda, oclusão e aspiração pulmonar.[8]

Estão disponíveis comercialmente alguns modelos de sondas para realização de PEG descompressiva e JPEG (Figura 29.1).

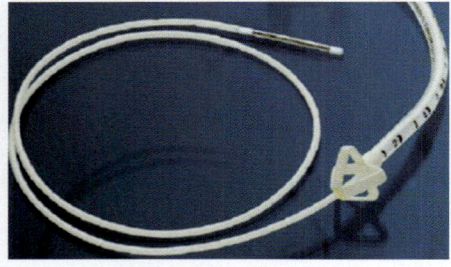

FIGURA 29.1

Exemplo de sonda de PEG / JPEG (Tyco Healthcare) para descompressão do trato gastrointestinal alto, mostrando a sonda de gastrostomia (via de descompressão gástrica) e a sonda jejunal (via de infusão da dieta)

SONDAS DE CECOSTOMIA ENDOSCÓPICA PERCUTÂNEA (PEC)

A cecostomia é indicada para drenagem ou descompressão do cólon proximal, em pacientes com obstrução ou pseudo-obstrução (síndrome de Ogilvie), ou preparo anterógrado em casos de constipação crônica causada por cólon neurogênico.[9]

Existem atualmente duas técnicas de cecostomia não-cirúrgica: a cecostomia radiológica percutânea, realizada por radiologistas intervencionistas, e a cecostomia endoscópica percutânea (PEC), descrita por Ponsky e colaboradores, em 1986.[10]

Para o procedimento são utilizados *kits* comuns de gastrostomia, geralmente de 20 ou 24 F. Recomenda-se antibioticoprofilaxia venosa, com cobertura para organismos gram-positivos e gram-negativos da flora fecal e, quando possível, preparo adequado.

O colonoscópio é introduzido até o ceco, buscando-se a transiluminação da parede abdominal no quadrante inferior direito. O posicionamento correto é confirmado pela compressão na parede do ceco, produzida pela pressão digital na parede abdominal. Procede-se à assepsia e anestesia do ponto escolhido e, após introdução da agulha, passa-se um fio-guia longo (de 300 cm) que é capturado e trazido até o exterior, através do ânus, por uma alça de polipectomia longa. O fio-guia é conectado com a sonda de cecostomia e tracionado pela extremidade que se exterioriza pela parede abdominal. A sonda de cecostomia é trazida através dos cólons até o ceco, onde é fixada retrogradamente pelo retentor interno.

Nos casos de pseudo-obstrução, a sonda deve ser colocada em drenagem ou aspiração contínua e lavada com 30 ml de água a cada 6 horas. Nos pacientes com cólon neurogênico, recomenda-se lavagem com 30 ml de água duas vezes ao dia e administração diária de laxativos, iniciados 4 horas após o procedimento.[11]

As principais complicações descritas são formação de tecido de granulação, celulite, sépsis e necrose da mucosa cecal por pressão do anteparo interno.[1,9] A freqüência de complicações é semelhante à das técnicas cirúrgicas e radiológicas.[12]

As vantagens da cecostomia endoscópica em relação à cirúrgica são a prevenção da estenose do estoma (pela presença da sonda), diminuição do risco de complicações anestésicas (em pacientes com múltiplas comorbidades) e minimização da formação de aderências pós-operatórias.[12]

SONDAS DE DESCOMPRESSÃO ENDOSCÓPICA DO CÓLON

A obstrução colorretal aguda requer tratamento de emergência, mas a morbimortalidade cirúrgica pode ser elevada (distensão colônica acentuada, presença de fezes na luz e má condição clínica dos pacientes). A realização da colostomia cirúrgica descompressiva, nessas condições, implica que o procedimento seja realizado em dois estágios, aumentando custos e o tempo de hospitalização. Os *stents* metálicos auto-expansíveis para descompressão, apesar dos bons resultados, apresentam custo elevado e não estão indicados para obstrução do cólon direito e doenças benignas. Além disso, o uso das próteses pode apresentar, como complicações, perfuração (7%), migração (3% a 22%), sangramento (5%) e reobstrução (15%).[13]

O uso de sondas de drenagem transanal para descompressão colônica tem sido uma alternativa eficaz e mais econômica para os casos de obstrução aguda do reto e cólon esquerdo, evitando assim a cirurgia em dois estágios. Nos pacientes com pseudo-obstruções agudas que não respondem à terapia conservadora e farmacológica, a descompressão endoscópica é a alternativa de escolha, com eficácia de 70%, índice de recorrência de 40%, complicações de 3% e mortalidade de 1%.[14] A realização de tomografia computadorizada de abdome é de importância fundamental para identificação do sítio e etiologia dos quadros obstrutivos.[13]

Existem sondas especificamente construídas para descompressão colônica, passadas por via endoscópica (Figura 29.2), com fios-guia flexíveis (0,035 in), medindo até 480 cm e nos tamanhos 7, 8, 10 e 14 F. São comuns angulações do fios-guia (durante a introdução) e entupimento das sondas. A sonda CDSG (Wilson Cook) apresenta tamanho de 14 F e 175 cm de comprimento, com fios-guia 0,035 in e dez aberturas laterais para descompressão.

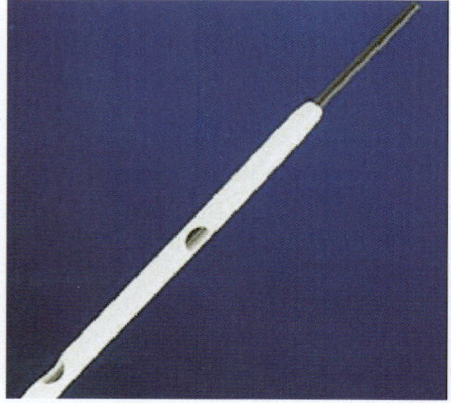

FIGURA 29.2

Sonda de descompressão colônica, mostrando as fenestras da extremidade e o fio-guia exteriorizado

Pode também ser utilizada, com facilidade e bons resultados, uma sonda de Levine adaptada, longa e de maior calibre (18 ou 20 F), em cuja extremidade são feitos vários orifícios (fenestras) para facilitar a drenagem de um conteúdo fecal por vezes espesso.

São descritas duas técnicas de passagem de uma sonda de descompressão colônica por endoscopia, sendo facultativo o auxílio de radioscopia. Durante o procedimento, sempre trabalhoso

em decorrência das más condições dos pacientes e do preparo inadequado do cólon, deve ser mantida mínima insuflação possível e atenção para o risco de sangramento ou perfuração.

Uma das técnicas utilizadas consiste na confecção de uma alça, com fio de sutura, na extremidade da sonda. Com uma pinça de biópsia, apreende-se a alça, conduzindo a sonda junto do aparelho e deixando-a posicionada no cólon proximal. Essa técnica, porém,

apresenta elevado risco de desposicionamento da sonda durante a retirada do colonoscópio.

Outro método consiste na introdução do colonoscópio até o ceco e posicionamento de um fio-guia metálico (do tipo Savary®), de maior rigidez, pelo canal de trabalho. Após a retirada do aparelho, passa-se uma sonda com múltiplas fenestras na extremidade, por sobre o fio-guia (técnica de Seldinger), até o ceco. Depois da confirmação radiológica, o fio-guia é retirado e a sonda colocada em drenagem (Figuras 29.3 e 29.4).

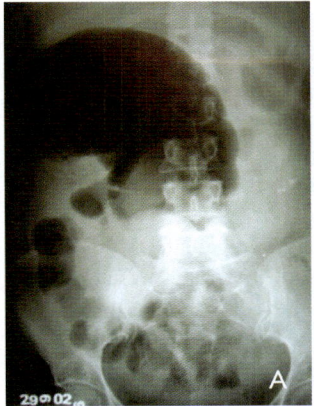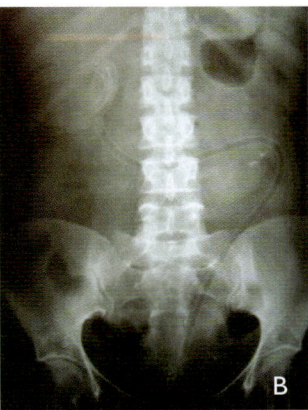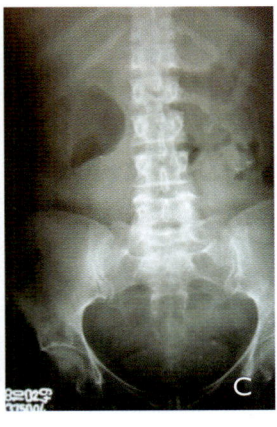

FIGURA 29.3

(A) Distensão colônica pós-colectomia esquerda, por edema da anastomose colo-retal. Os grampos de sutura são visíveis; (B) Descompressão endoscópica através da colocação de uma sonda de Levine de 20 F multifenestrada por sobre um fio-guia deixado no ceco pelo colonoscópio; (C) Reversão completa da distensão, mantida após a retirada da sonda

SONDAS DE DRENAGEM NASOBILIAR

A drenagem endoscópica com sonda nasobiliar tem um papel bem estabelecido no tratamento da colangite aguda, pois representa um método rápido, seguro e com índices de mortalidade (8% a 10%) menores do que os da intervenção cirúrgica (20% a 40%). A drenagem pode ser realizada com ou sem papilotomia (no caso de pacientes com coagulopatias).[15,16]

O cateter nasobiliar, feito de poliuretano, está disponível nos tamanhos de 5 a 8,5 F, com 250 cm de comprimento total, fio-guia de 0,035 in de 480 cm, tubo de transposição nasal de 50 cm e tubo conector de drenagem de 135 cm.

Embora a colocação de endopróteses esteja indicada nos casos de colangite aguda por doença maligna, a oclusão é uma complicação freqüente. Nesse caso, o uso do dreno nasobiliar permite a monitorização do débito, irrigação da via biliar (impedindo a formação de coágulos) e realização de colangiografias.[15]

As principais limitações do método são o desconforto e o risco de deslocamento acidental em pacientes não-cooperativos.[16]

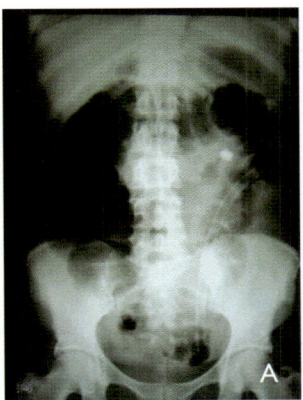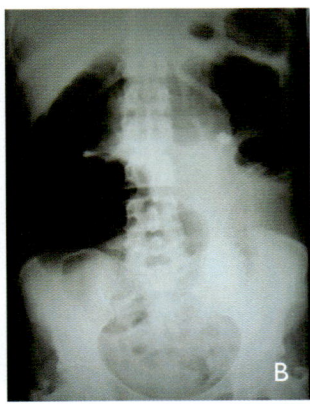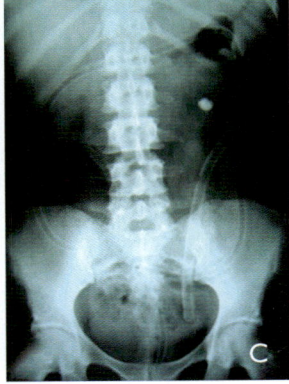

FIGURA 29.4

(A) e (B) Distensão colônica progressiva. A imagem em flanco esquerdo é um dreno intracavitário; (C) Descompressão endoscópica através da colocação de uma sonda de Levine de 20 F multifenestrada por sobre um fio-guia deixado no ceco pelo colonoscópio

REFERÊNCIAS BIBLIOGRÁFICAS

1. McClave SA, Ritchie CS. The role of endoscopically placed feeding or decompression tubes. Gastroenterol Clin N Am 2006;35:83-100.

2. Gowen GF. Long tube decompression is successful in 90% of patients with adhesive small bowel obstruction. Am J Surg 2003;185:512-5.

3. Pothuri B, Montemarano M, Gerardi M, Shike M, Ben-Porat L, Sabbatini P, Barakat RR. Percutaneous endoscopic gastrostomy tube placement in patients with malignant bowel obstruction due to ovarian carcinoma. Gynecol Oncol 2005 Feb;96(2):330-4.

4. Stellato TA, Gauderer MW. Percutaneous endoscopic gastrostomy for gastrointestinal decompression. Ann Surg 1987;205(2):119-22.

5. Scheidbach H, Horbach T, Groitl H, Hohenberger W. Percutaneous endoscopic gastrostomy/jejunostomy (PEG/PEJ) for decompression in the upper gastrointestinal tract: initial experience with palliative treatment of gastrointestinal obstruction in terminally ill patients with advanced carcinomas. Surg Endosc 1999;13(11):1103-5.

6. Campagnutta E, Cannizziaro R, Gallo A, Zarrelli A, Valentini M, De Cicco M et al. Palliative treatment of upper intestinal obstruction by ginecological malignancy: the usefulness of percutaneous endoscopic gastrostomy. Gynecol Oncol 1996;62(1):103-5.

7. Ryan JM, Hahn PF, Mueller PR. Performing radiologic gastrostomy or gastrojejunostomy in patients with malignant ascites. Am J Roentgenol 1998;171(4):1003-6.

8. Chaurasia OP, Chang KJ. A novel technique for percutaneous endoscopic gastrojejunostomy tube placement. Gastrointest Endosc 1995;42(2):165-8.

9. Chevallier P, Marcy PY, François E, Peten EP, Motamedi JP, Padovani B et al. Controlled transperitoneal percutaneous cecostomy as a therapeutic alternative to the endoscopic decompression for Ogilvie's syndrome. Am J Gastroenterol 2002;97(2):471-4.

10. Ponsky JL, Aszodi A, Perse D. Percutaneous endoscopic cecostomy: a new approach to non-obstructive colonic dilation. Gastrointest Endosc 1986;32(2):108-11.

11. Wills JC, Trowbridge B, Disario JA, Fang JC. Percutaneous endoscopic cecostomy for manegement of refrectory constipation in adult patient. Gastrointest Endosc 2003;57(3):423-6.

12. Ramage Jr JI, Baron TH. Percutaneous endoscopic cecostomy: a case series. Gastrointest Endosc 2003;57(6):752-5.

13. Horiuchi A, Nakayama Y, Tanaka N, Kajiyama M, Fuji H, Yokoyama T et al. Acute colorectal obstruction treated by means of transanal drainage tube: effectiveness before surgery and stenting. Am J Gastroenterol 2005;100:2765-70.

14. Eisen GM, Baron TH, Dominitz JA, Faigel DO, Goldstein JL, Johanson JF. Acute colonic pseudo-obstruction. Gastrointest Endosc 2002;56(6):789-91.

15. Sugiyama M, Atomi Y. The benefits of endoscopic nasobiliary drainage without sphincterotomy for acute colangitis. Am J Gastroenterol 1998;93:2065-8.

16. Lee DWH, Chan ACW, Lam Yuk-Hoi, NG Enders KW, Lau James YW, Law BKB et al. Biliary decompression by nasobiliary catheter or biliary stent in acute suppurative cholangitis: a prospective randomized trial. Gastrointest Endosc 2002;56:361-5.

CAPÍTULO 30

SONDAS PARA OSTOMIAS

Gustavo Francisco de Souza e Mello

Gilberto Reynaldo Mansur • Denise Peixoto Guimarães

INTRODUÇÃO

Várias empresas fabricantes de equipamentos e materiais médicos produzem *kits* para acesso enteral percutâneo primário e dispositivos de troca ou substituição (Tabela 30.1).[1,2] Modificações na estrutura, construção e uso de materiais desses *kits* resultaram em progressiva evolução da segurança, custo-efetividade, disseminação, eficiência, facilidade e simplicidade de utilização.[3]

SONDAS DE GASTROSTOMIA ENDOSCÓPICA PERCUTÂNEA (PEG)

As sondas de PEG são produzidas basicamente de dois tipos de material, silicone ou poliuretano, com diâmetros que variam de 18 a 28 F.[1]

Como característica comum, as sondas de gastrostomia possuem um retentor interno, cujo objetivo básico é prevenir a saída ou remoção acidental da sonda. Além disso, com a sua aposição contra a parede anterior do estômago, o retentor funciona como um tampão que impede o extravazamento da dieta e de secreções gástricas pelo estoma (Figura 30.1). A estrutura dos retentores internos varia para cada modelo, mas o desenho básico tem a forma de uma abóbada, embora possam se apresentar na forma de disco plano, placa triangular ou gaiola (Figura 30.2).

Os modelos iniciais apresentavam retentores internos pequenos e rígidos, que necessitavam de remoção endoscó-

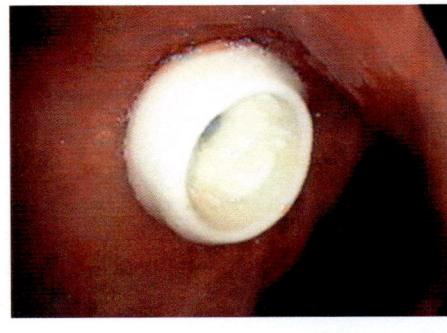

FIGURA 30.1

Retentor interno da sonda de gastrostomia posicionado na parede anterior da transição corpo-antro do estômago

pica obrigatória. Nos últimos anos, porém, houve um grande aprimoramento dos materiais e desenhos das sondas de

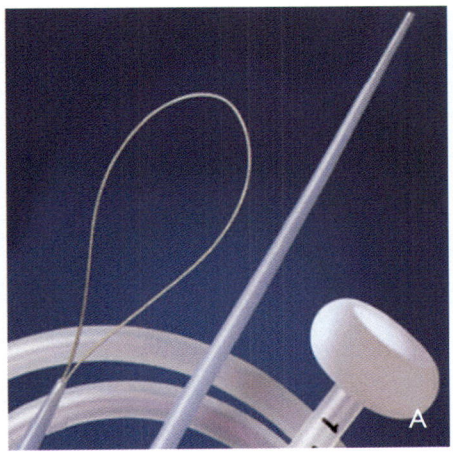
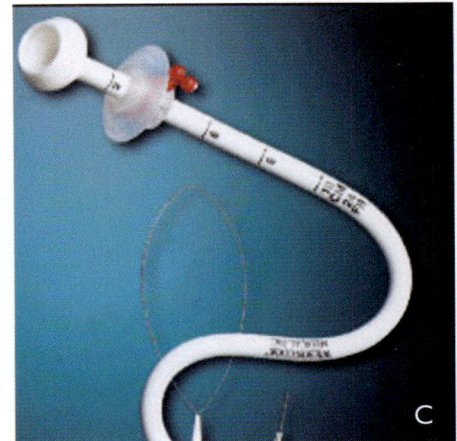

FIGURA 30.2

Diferentes modelos de sondas de PEG. (A) Boston Scientific; (B) Tyco Healthcare; (C) W. Cook

TABELA 30.1

Equipos de acesso enteral percutâneo

Fabricante	Desenho	Tamanhos (F)	Comentários	Material
Abbott Laboratories	PEG	20	Técnica de tração ou pulsão, remoção por tração externa	Silicone
	PEG	14, 18, 20	Técnica de pulsão, com ou sem ancoradores T, remoção endoscópica	Silicone
	JPEG	8, 10, 12	Colocação por fio-guia	Poliuretano
	JPEG	8, 10	Tração por fio de sutura na ponta	Poliuretano
	Button	14 – 24	Balonado	Silicone
	Button	18, 22	Não-balonado	Silicone
	Sonda de troca	14 – 28	Balonada, conector em Y	Silicone
	Sonda de troca	18, 20, 22	Balonada, luz ampla	Poliuretano
Applied Medical Technology, Inc.	Sonda de troca	20		Silicone
Kimberly-Clark	PEG	14, 20, 24	Técnica de tração ou pulsão, remoção por tração externa	Silicone
	Sonda de troca	12 – 30	Balão de 5 ml e 20 ml	Silicone
	Sonda gastroentérica	16, 30	Balão de 5 ml e 29 ml	Silicone
	JPEG	16 – 22	Vias gástrica e jejunal	Silicone
	DPEJ	12, 14, 16	Acesso jejunal exclusivo	Silicone
	Button	14 – 24		Silicone
	Button jejunal	14 – 18	Colocação primária	Silicone
Bard Endoscopic Technologies	PEG	16, 20, 28	Técnica de tração ou pulsão	Silicone
	PEG conversível	20		Silicone
	JPEG	9, 12	Peso na ponta, hidrofílico, colocação por fio-guia	Poliuretano
	JPEG	9, 12	Peso na ponta, hidrofílico	Poliuretano
	Sonda de troca	16, 20	Não-balonada	Silicone
	Sonda de troca	12 – 24	Balonada	Silicone
	Button	16 – 24	Balão de 10 ml e 20 ml	Silicone
	Button	18 – 28	Não-balonado	Silicone
Boston Scientific	PEG kit	20, 24	Técnica de tração ou pulsão	Silicone
	JPEG	8.5, 12	Tração por fio de sutura na ponta ou colocação por fio-guia	Flexima
	Button	18 – 24	Colocação primária, tração ou pulsão	Silicone
	Button	12 – 24	Balonado	Silicone
	Sonda de troca	12 – 24	Balão de 5 ml e 20 ml	Silicone

TABELA 30.1

Equipos de acesso enteral percutâneo (continuação)

Fabricante	Desenho	Tamanhos (F)	Comentários	Material
Corpak Medsystems	PEG	12, 16, 20	Técnica de tração ou pulsão, retentor interno colapsável	Poliuretano
	JPEG	6, 8, 10	Comprimento ajustável	Poliuretano
Tyco Healthcare	PEG *kit*	16, 20	Técnica de tração ou pulsão, remoção endoscópica	Poliuretano
	PEG *kit*	16, 20	Tração ou pulsão, remoção por tração externa	Poliuretano
	Sonda de troca	12 – 24	Balão de 5 ml e 20 ml	Poliuretano
	JPEG	9	Peso na ponta, hidrofílico	N/A
	Button	16 – 20	Não-balonado	Poliuretano
US Endoscopy Group	PEG	20, 24	Técnica de tração ou pulsão	Silicone
	Sonda de troca	14 – 24	Não-balonado	Silicone
	Sonda de troca	N/A	Balonado	Silicone
Wilson Cook	PEG	18, 20, 24	Técnica de tração ou pulsão	Silicone
	JPEG	9, 12	Colocação por fio-guia	Poliuretano
	Button	24	Não-balonado	Silicone
	Sonda de troca	12 – 28	Balonado	Silicone

PEG. Atualmente os modelos disponíveis no mercado apresentam, como característica, o retentor interno macio e colabável, permitindo a sua retirada por tração externa, em ambiente ambulatorial, não sendo mais necessária a abordagem endoscópica (ou cirúrgica) para sua remoção. Esses retentores, de acordo com a forma de construção e o material empregado, diferem entre si na quantidade de força necessária para sua remoção por tração externa.[3]

A maioria dos *kits* de PEG disponíveis inclui todos os itens necessários para a realização do procedimento (fio-guia, tesoura, gazes, campo cirúrgico, agulhas, bisturi, anestésico, seringas, antiséptico etc.), já agrupados em uma embalagem estéril e prática (Figura 30.3).

As características desejáveis para um *kit* de PEG ideal estão descritas na Tabela 30.2.[3]

TABELA 30.2

Características de um *kit* de PEG ideal

Embalagem com *kit* completo
Retentor interno flexível
Retentor externo atraumático
Fixador do retentor externo ajustável
Comprimento longo
Radiopaco, com marcadores externos
Luz ampla
Adaptável à infusão em *bolus* e *dripping*
Permite a adaptação de JPEG
Possibilidade de remoção por tração externa
Material inerte, flexível e durável
Baixo preço

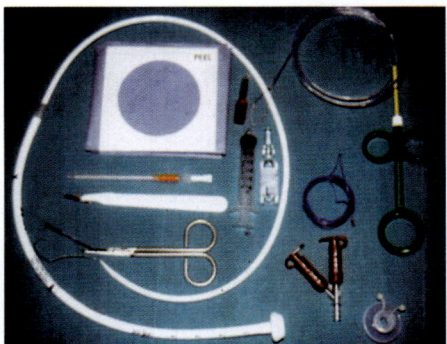

FIGURA 30.3

Kit completo de PEG, com todos os itens necessários para a realização do procedimento (W. Cook)

SONDAS DE JEJUNOSTOMIA ENDOSCÓPICA PERCUTÂNEA DIRETA (DPEJ)

Para realização de DPEJ deve ser utilizado um *kit* de gastrostomia com 18 ou 20

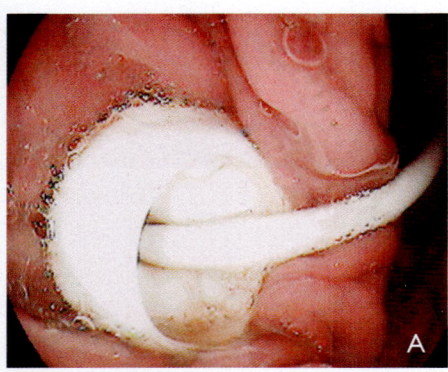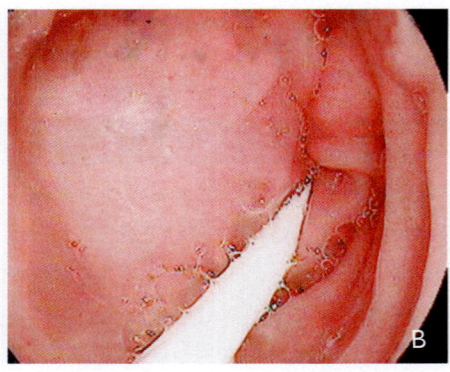

FIGURA 30.4

Sondas de JPEG. (A) Sonda jejunal introduzida pela sonda de gastrostomia, em direção ao piloro; (B) Sonda jejunal transpilórica

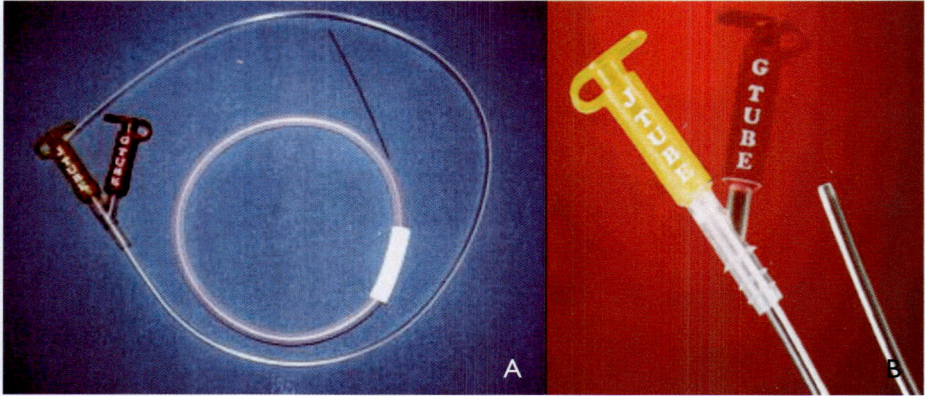

FIGURA 30.5

Kit de JPEG (W.Cook). (A) Sonda jejunal e fio-guia; (B) Detalhe da ponta da sonda e do conector com a via gástrica (G-Tube, vermelha) e jejunal (J-Tube, amarela)

F, da técnica de tração, pois um retentor interno de menor tamanho tem probabilidade menor de causar obstrução da luz jejunal.[4]

SONDAS JEJUNAIS POR GASTROSTOMIA (JPEG)

As sondas de JPEG são colocadas por dentro da sonda de gastrostomia, ficando posicionadas no intestino delgado (duodeno distal ou íleo) (Figura 30.4).[1]

Sondas de extensão jejunal são produzidas de poliuretano ou silicone, com diâmetros de 8 a 12 F. Para adaptação na extremidade da sonda de gastrostomia, possuem um conector em Y, com uma via gástrica (G-Tube) para drenagem ou descompressão do estômago e uma via jejunal (J-Tube) para infusão de líquidos. Os *kits* são completos, compostos de sonda, fio-guia e adaptadores (Figura 30.5).[1]

Caso haja necessidade de uma sonda jejunal mais longa, pode ser utilizada uma sonda enteral comum, adaptada como sonda para JPEG, inserida no conector em Y da própria sonda de gastrostomia (Figura 30.6).

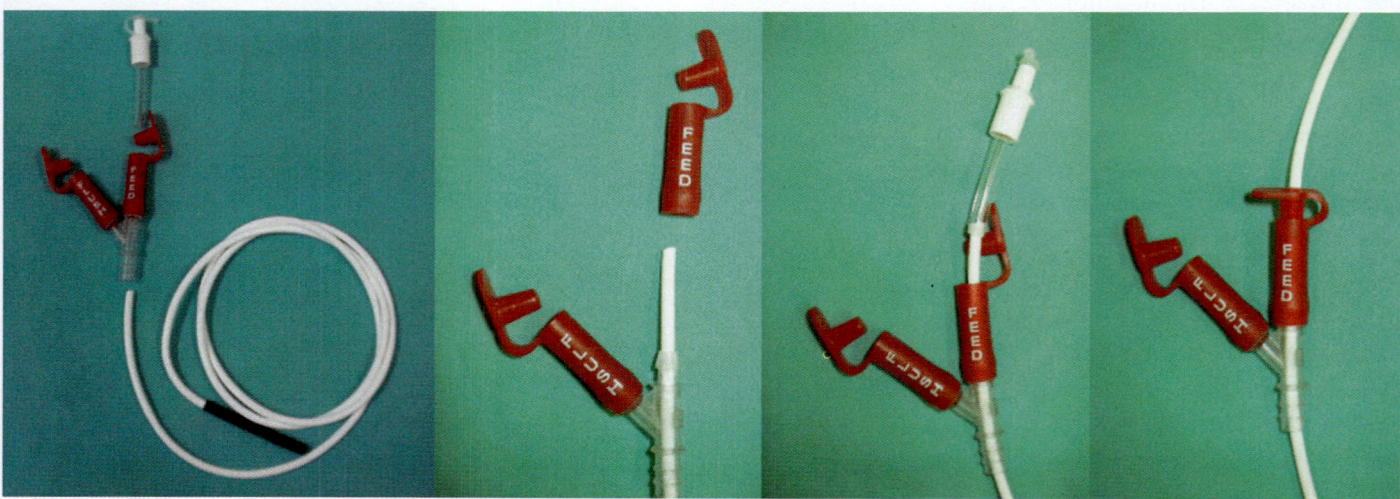

FIGURA 30.6

Adaptação de uma sonda enteral comum para uso como sonda jejunal longa, através da sua introdução no conector em Y original da sonda de gastrostomia

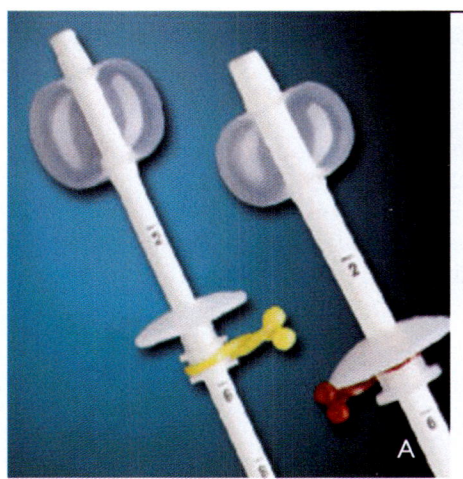 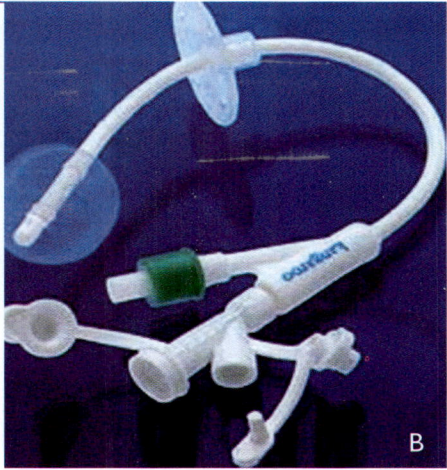

FIGURA 30.7

Sondas balonadas de reposição. (A) W. Cook; (B) Tyco Healthcare

SONDAS BALONADAS DE GASTROSTOMIA PARA REPOSIÇÃO OU TROCA (RBC)

Sondas com balão inflável, utilizadas para substituição da sonda original de gastrostomia, estão disponíveis em diversos modelos. Essas sondas são construídas de silicone e dispõem de balão de grande volume e alta complacência, inflável com água. Além disso, vêm acompanhadas de disco de retenção externo com fixador e terminal adaptador para equipo de dieta (Figura 30.7). Apesar do preço elevado, são atualmente consideradas custo-efetivas, principalmente por conta de sua maior longevidade. Algumas das sondas mais calibrosas (de 28 F) permitem a colocação de sondas de extensão jejunal.[3]

Sondas de Foley comuns podem ser adaptadas para uso como sondas de substituição. Para isso, é necessária a colocação de um retentor externo para se evitar a migração interna da sonda. O retentor pode ser feito de um pedaço de cerca de 3 cm a 4 cm de um tubo de látex ou silicone, com dois orifícios transversais alinhados e simétricos, através dos quais a sonda será atravessada. Além disso, deve-se colocar um adaptador em sua extremidade de entrada, para permitir a conexão dos equipos de alimentação e seu fechamento quando não estiver em uso. Embora as sondas de Foley venham sendo utilizadas regularmente como sondas de reposição, seu material de construção (látex) tem sido associado a reações alérgicas,[3] além de freqüentemente apresentar formação de tecido de granulação e disfunção por rupturas repetidas de balão causadas por degradação precoce do material, corroído pelo ácido gástrico.

BUTTONS

Os *buttons* são dispositivos de gastrostomia que ficam adaptados no nível da pele. Foram desenvolvidos por Gauderer e colaboradores[5] com a intenção de evitar o longo comprimento das sondas de gastrostomia em crianças e pacientes ambulatoriais, além de reduzir as trocas freqüentes de sondas de reposição. Construídos de silicone ou poliuretano, existem modelos com retentor interno balonado ou fixo (mas deformável) (Figura 30.8). Como não são reguláveis, estão disponíveis em vários comprimentos, sendo necessária a avaliação prévia da espessura da parede, no trato da gastrostomia, antes da encomenda do dispositivo.

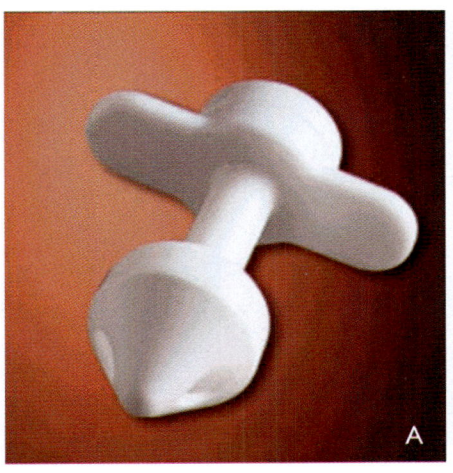 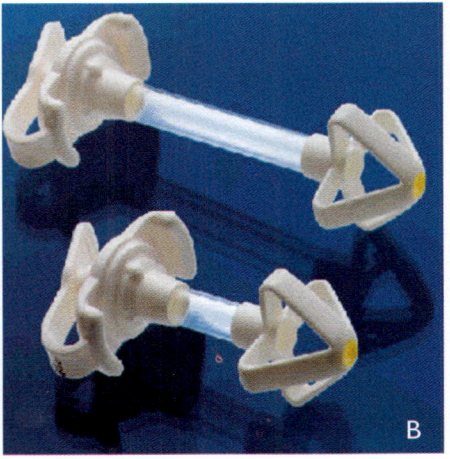

FIGURA 30.8

Diferentes tipos de *Buttons*. (A) W. Cook; (B) Tyco Healthcare; (C) Kimberly-Clark

REFERÊNCIAS BIBLIOGRÁFICAS

1. ASGE. Endoscopic enteral nutritional access devices. Gastrointest Endosc 2002;56(6):796-802.
2. Dall'Osto H, Theodore C, Manuel C. Percutaneous endoscopic gastrostomy. EMC-Chirurgie 2004;1:466-80.
3. Baskin WN. Percutaneous endoscopic gastrostomy and placement of a jejunal extension tube. Tech Gastrointest Endosc 2001;3(1):30-41.
4. Ginsberg GG. Direct percutaneous jejunostomy. Tech Gastrointest Endosc 2001;3(1):42-9.
5. Gauderer MWL, Picha GJ, Izant RJ. The gastrostomy button: a simple, skin-level, nonrefluxing device for long-term enteral feedings. J Pediatr Surg 1984;19:803-5.

CAPÍTULO 31

CLIPES ENDOSCÓPICOS

Walton Albuquerque

Os endoclipes são um dos primeiros acessórios desenvolvidos para endoterapia do trato digestório (TD).[1,2] Inicialmente, foram usados para controle de sangramento e fechamento de perfurações e fístulas. Também foram usados para fixação de cateteres, sondas e próteses à parede do TD para prevenir migração. Devido ao componente metálico, servem de excelente marcador para intervenções guiadas por fluoroscopia.

PRINCÍPIO

O princípio da técnica é o mesmo da cirurgia convencional, estritamente mecânico, em que há aproximação dos tecidos pelo fechamento do endoclipe, com pouco dano tecidual. As etapas a serem seguidas são: posicionamento do alvo, se possível de frente, exposição do clipe com sua abertura máxima, pequena aspiração de ar do lúmen do órgão ao mesmo tempo que se faz uma pressão, fechamento, liberação e checagem final da posição do clipe.

Hayashi e colaboradores[1] e Kuramata e colaboradores[2] desenvolveram os endoclipes, em 1975, para serem introduzidos pelos canais dos endoscópios flexíveis. Após diversas modificações do modelo original, tais como tamanho, abertura, coloração, angulação, dentre outras, foram desenvolvidos dois modelos em 1995, o endoclipe (HX-5LR-1) e o hemoclipe (MD85), ambos produzidos pela Olympus (Olympus Corp., Tóquio, Japão).[3] A seguir, um modelo com clipe pré-montado e descartável foi desenvolvido, facilitando o uso, mas elevando o custo (HX-200L/U-135, Quickclip, Olympus Corp., Tóquio, Japão).

Diferentemente da Olympus, cujos clipes têm uma abertura com dois prolongamentos metálicos que se fecham em um único sentido, a Wilson-Cook (TriClip, Cook Endoscopy, Inc, Winston-Salem, NC) introduziu um novo dispositivo com três prolongamentos metálicos chamado de TriClip, mas ainda pouco testado na prática diária.

A Boston Cientific (Resolution Clip, Boston Scientific Corporation, Natick, Mass.) desenvolveu um endoclipe com abertura maior e com uma diferença básica que permite o fechamento e a abertura consecutivos de até cinco vezes, do mesmo clipe, sem dispará-lo, permitindo ao examinador conferir a posição adequada antes do acionamento definitivo.

A Ethicon (Multi-Clip, InScope Inc, uma divisão da Ethicon Endosurgery, Cincinnati, Ohio), que detém a tecnologia de múltiplos clipes para cirurgia laparoscópica, desenvolveu um dispositivo com quatro clipes pré-montados seqüenciais, dispensando a retirada do dispositivo para remontagem.

INDICAÇÕES E RESULTADOS

Diversas indicações do uso dos endoclipes estão listadas na Tabela 31.1.[4]

Os resultados dos estudos, relatados a seguir, estão de acordo com McDonald e colaboradores,[5] classificados em *Grau A* ou *B* conforme a qualidade do estudo.

Hachisu[6] relatou hemostasia inicial com o uso de endoclipes em várias lesões do TD em 84% de 51 pacientes (úlcera esofagiana = 1, síndrome de Mallory-Weiss = 4, úlcera gástrica = 24, úlcera duodenal = 7, lesão de Dieulafoy = 3, câncer gástrico = 3, pós-polipectomia = 9). A recorrência do sangramento foi rara (*Grau B*).

Binmoeller e colaboradores[7] relataram hemostasia inicial em todos os 88 pacientes com sangramento não-varicoso com o uso do endoclipe. A média de clipes por paciente foi de 2,9. Pacientes com sangramento arterial em jato necessitaram de maior número de clipes comparados com as outras apresentações, e a manipulação com os clipes não precipitou sangramento. A taxa de recidiva de sangramento foi de 5,6% e a repetição do tratamento foi fácil e bem-sucedida. Os clipes foram eliminados posteriormente nas fezes, sem complicações.[7] Resultados similares foram descritos na abordagem tanto de hemorragias do TD alto como do baixo (*Grau B*).[8]

SANGRAMENTO DE ÚLCERA PÉPTICA

Lai e colaboradores[9] usaram o dispositivo de clipes rotatórios para abordar 40 pacientes com sangramento por úlcera péptica e conseguiram a hemostasia em 95%. Os insucessos ocorrem por dificuldades técnicas. A taxa de recorrência foi

TABELA 31.1

Indicações do uso de endoclipes

1. Hemostasia de várias lesões do trato digestório
   1.1. Úlcera péptica
   1.2. Lesão de Dieulafoy
   1.3. Síndrome de Mallory-Weiss
   1.4. Divertículo duodenal
   1.5. Sangramento pós-polipectomia
   1.6. Sangramento focal de colite ulcerativa

2. Fixação de sondas, cateteres e próteses
   2.1. Sonda jejunal para alimentação
   2.2. Cateter de manometria de cólon
   2.3. Prótese esofagiana metálica

3. Fechamento de perfurações e fístulas
   3.1. Esôfago, estômago, duodeno e cólon pós-tratamento endoscópico
   3.2. Vazamentos e fístulas de anastomose cirúrgica

4. Marcação para orientar abordagens guiadas por fluoroscopia
   4.1. Embolização radiológica
   4.2. Radioterapia para câncer
   4.3. Delimitação de extensão de ressecção cirúrgica
   4.4. Auxiliar a identificação de marcos esofágicos para estudo funcional

5. Miscelâneas
   5.1. Diminuição do tamanho do pólipo para aliviar a obstrução gástrica
   5.2. Antes de polipectomia para pólipo gigante
   5.3. Clipar e cortar divertículo
   5.4. Auxiliar o cateterismo biliar

de 15% nos pacientes com sangramento ativo em jato e 4% no grupo com sangramento em lençol. A hemostasia foi obtida em todos os pacientes de cuja apresentação clínica não constava o choque, independentemente do tipo de estigma de sangramento encontrado. No grupo de pacientes com choque hemorrágico, a hemostasia foi obtida em 71% em sangramento em jato e 83% no grupo com sangramento em lençol. Houve necessidade de mais clipes no primeiro grupo de sangramento ativo em jato (3,4 *versus* 2,8) (Grau B).[9]

Goto e colaboradores[10] relataram tratamento com hemoclipe para sangramento arterial ativo em 22 pacientes, com ou sem injeção prévia de adrenalina em solução salina hipertônica, seguido de endoscopia de controle com 24 horas e aplicação de clipes profiláticos em todos os casos em que havia vaso visível (77%). O tratamento mostrou-se efetivo em pacientes com choque hemorrágico com hemostasia definitiva em todos os casos.

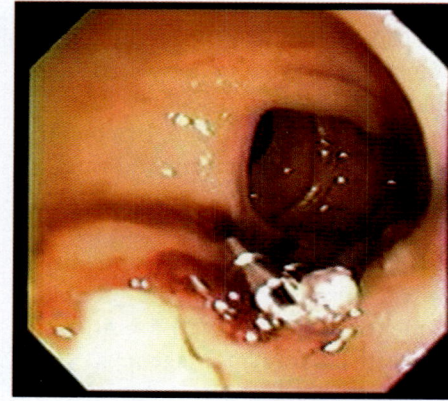

FIGURA 31.1

Úlcera duodenal hemorrágica tratada com dois clipes metálicos. (*Arquivo de imagens do Hospital Felício Rocho, Belo Horizonte, Minas Gerais*)

Injeção de etanol *versus* hemoclipe

Cem pacientes consecutivos com sangramento por úlcera péptica tratados com hemoclipes foram comparados com 91 pacientes (série de casos, não-randomizados) tratados com injeção de etanol. Hemostasia inicial (96%) foi semelhante nos dois grupos. A taxa de recorrência de sangramento foi de 15% *versus* 29% (p = 0,023) e o tempo de hospitalização de 20 *versus* 28 dias (p = 0,0087) a favor do hemoclipe. Somado a isto, o hemoclipe mostrou ser efetivo como a injeção no grupo de dificuldade técnica pela posição das lesões, tais como nos 2/3 superiores da parede posterior do estômago, pequena curvatura gástrica e parede posterior do bulbo duodenal (*Grau B*).[11] Resultados similares foram obtidos em estudo retrospectivo comparativo entre as duas técnicas pelo mesmo motivo (98,5% *versus* 92%). Insucesso de hemostasia ocorreu em pacientes com vaso maior que 2 mm de diâmetro (*Grau B*).[12]

Injeção de epinefrina *versus* epinefrina combinada com hemoclipe

Injeção de epinefrina (n = 54) *versus* epinefrina combinada com hemoclipe (n = 45) para tratamento de úlcera péptica hemorrágica (sangramento ativo ou vaso visível) foi relatado por Buffoli e colaboradores.[13] Hemostasia inicial foi semelhante nos dois grupos. As taxas de recorrências de sangramento foram de 17% no primeiro grupo *versus* 4,4% no segundo; as recorrências de sangramento em caso de sangramento em lençol, foram de 31% *versus* 0% respectivamente (*Grau B*).

Combinação de epinefrina com *heater probe versus* hemoclipe

Combinação de epinefrina com *heater probe versus* hemoclipe foi descrita por Lee e colaboradores.[14] Vinte pacientes no primeiro grupo *versus* 30 pacientes no segundo, todos com úlceras marginais. Hemostasia inicial, transfusões sangüíneas necessárias, tempo de internação hospitalar, cirurgia de emergência e mortalidade foram comparadas. Sangramento recorrente foi menor após o uso de hemoclipes (5% *versus* 33%, p < 0,05) (*Grau B*).

Os ensaios randomizados e controlados do tratamento com hemoclipes para úlceras pépticas hemorrágicas estão listados na Tabela 31.2.

Comentários

A experiência preliminar com hemoclipes para hemostasia de úlcera péptica é encorajadora, com taxas de hemostasia inicial de 85% a 100%, recorrência de 2% a 20% e excelente segurança. Nos cinco ensaios randomizados e controlados, o uso de hemoclipes foi comparado com a terapia por injeção em três estudos e com *heater probe* em dois estudos. Resultados ruins foram obtidos no braço do grupo-controle comparados aos do hemoclipe. Recorrência de sangramento foi relatada em um ensaio com taxas inaceitáveis com *heater probe*

(21% *versus* 1,8%, p < 0,05) e, em outro ensaio, com injeção de água destilada, a taxa de recorrência de sangramento foi alta (28% *versus* 10%, p < 0,05).[16,19] A taxa de hemostasia com hemoclipe e os grupos-controles nos outros três ensaios foram semelhantes. Os ensaios randomizados e controlados com endoclipes foram abaixo do estimado para o desfecho do tratamento.

Há vários fatores técnicos para explicar as diferenças de resultados com o tratamento com o hemoclipe para úlcera péptica hemorrágica. O acesso à lesão, úlceras localizadas na parede posterior da parte alta do estômago e parede posterior do bulbo duodenal são considerados de difícil posicionamento dos clipes. Vaso sangrante calibroso é fator negativo para qualquer tipo de hemostasia endoscópica. Refinamentos tecnológicos dos clipes para apreensão mais profunda e com maior força deverão ser desenvolvidos para solucionar

esse problema, assim como dispositivos múltiplos para maior praticidade. Finalmente, o endoscopista deverá fazer treinamento com modelos experimentais para melhorar seu desempenho durante procedimentos intervencionistas de urgência com endoclipes.[20]

SANGRAMENTO POR SÍNDROME DE MALLORY-WEISS

Lacerações na junção esofagogástrica que levam a sangramentos digestivos ocorrem entre 5% e 15% das etiologias de hemorragia digestiva alta[21,22,23] e cessam espontaneamente em 90%. Yamaguchi e colaboradores[24] relataram a eficácia e segurança do uso de hemoclipes como manuseio de sangramento em 58 pacientes com síndrome de Mallory-Weiss. A aplicação dos clipes com sucesso ocorreu em todos os 26 pacientes que tiveram indicação do tratamento. O sangramento ativo necessitou de mais

TABELA 31.2

Ensaios randomizados e controlados do tratamento com hemoclipes para úlcera péptica hemorrágica

Estudo	Tratamento	Hemostasia inicial	Recorrência do sangramento	Transfusão	Internação Hospitalar	Cirurgia/ Embolização	Mortalidade
Chung et al. 1999[15]	HC (n = 41)	98%	2%	7	NA	5%	2%
	Injeção (n = 41)	95%	15%	8	NA	15%	2%
	Combinação (n = 42)	98%	10%	11	NA	2%	2%
		NS	NS	NS		NS	NS
Cipolletta et al. 2001[16]	HC (n = 56)	85%	1,80%	3	6	4%	4%
	HP (n = 57)	85%	21%	4	7	7%	4%
		NS	p < 0,05	p < 0,05	p < 0,05	NS	NS
Lin et al. 2002[17]	HC (n = 40)	85%	8,80%	3	8	5%	5%
	HP (n = 40)	100%	5%	3	9	3%	3%
		p < 0,05	NS	NS	NS	NS	NS
Gever et al. 2002[18]	HC (n = 35)	85%	20%	5	NA	NA	0%
	Injeção (n = 34)	85%	6%	5	NA	NA	0%
	Combinação (n =32)	90%	15%	4	NA	NA	9%
		NS	NS	NS			NS
Chou et al. 2003[19]	HC (n = 39)	100%	10%	NA	9	5%	3%
	Injeção (n = 40)	98%	28%	NA	8	13%	5%
		NS	p < 0,05		NS	NS	NS

HC – hemoclipe; NA – não-avaliado; NS – não-significante; HP – *heater probe*

clipes em relação àqueles com estigma de sangramento recente (3,2 ± 1,7 *versus* 1,9 ± 0,9, p = 0,04). Metade desses pacientes tinha comorbidades graves, mas não houve nenhuma complicação ou óbito após o procedimento. Não foi observada lesão tecidual ou prejuízo à cicatrização com o hemoclipe (*Grau B*).

Hemoclipe *versus* epinefrina

Hemoclipe *versus* epinefrina: ensaio randomizado e controlado. Hemoclipe (n = 18) *versus* injeção de epinefrina (n = 17) em 35 pacientes com síndrome de Mallory-Weiss tiveram resultados semelhantes. Ambos foram efetivos quanto a hemostasia primária (94%), recorrência de sangramento (6%), transfusão, tempo de internação hospitalar e mortalidade (*Grau A*).[25]

Em pequena série relatada, o *hemoclipe* (n = 9) e a *ligadura elástica* (n = 7) foram mais efetivos do que a injeção de solução *salina hipertônica* e *adrenalina* (0% *versus* 28%, p < 0,05) (*Grau A/B*).[26]

Comentários

A região esofagogástrica é de difícil manuseio, pois expõe mal as lesões e os movimentos respiratórios dificultam a precisão endoscópica com qualquer técnica. A parede é fina e as lacerações por síndrome de Mallory-Weiss que requerem tratamento endoscópico por vezes são profundas, teoricamente favorecendo a colocação de clipes que aproximam os tecidos sem danos adicionais, tornando essa abordagem mais segura. Estudos com número maior de pacientes serão necessários para comprovar esses argumentos.

LESÃO DE DIEULAFOY

Das causas de hemorragia digestiva alta, a lesão de Dieulafoy é responsável por pouco mais de 5%. Tipicamente ocorre em pacientes mais idosos e com comorbidades.[27] Atualmente, o tratamento endoscópico é a primeira opção e são descritas diversas técnicas.

Epinefrina *versus* técnica mecânica

Chung e colaboradores[28] relataram que a hemostasia mecânica (hemoclipe = 9, ligadura elástica = 3) foi mais efetiva do que o método por injeção (n = 12) em termos de hemostasia inicial (92% *versus* 75%, p = 0,1), recorrência de sangramento (8,3% *versus* 33,3%, p = 0,03), e cirurgia de emergência (0% *versus* 16,7%, p = 0,1). O controle do sangramento ativo e do vaso protruso foi mais efetivo com o hemoclipe comparado à injeção (*Grau A/B*).

Hemoclipe *versus* epinefrina

Hemoclipe *versus* epinefrina: ensaio randomizado e controlado. Park e colaboradores[29] relataram hemostasia em 32 pacientes, metade em cada grupo, com recorrência favorável ao hemoclipe (0% *versus* 35,7%, p < 0,05), incluindo as lesões do corpo gástrico (0% *versus* 50%, p < 0,05). Não houve diferença entre os dois grupos para a hemostasia primária e morte por causa do sangramento (*Grau A*) (Figura 31.2).

Prognóstico em longo prazo para lesão de Dieulafoy

Em estudo prospectivo com 34 pacientes tratados com endoclipes, a hemostasia inicial teve sucesso em 94% e a recorrência do sangramento foi de 9%. Nenhum paciente necessitou de cirurgia e a mortalidade em 30 dias foi de 3%.[30]

Comentários

O uso de hemoclipe no sangramento por lesão de Dieulafoy é efetivo para controle da fase aguda e prevenção do sangramento tardio, provavelmente por oclusão completa do vaso. É igualmente efetiva em relação à técnica térmica, porém há necessidade de ensaios randomizados e controlados com número maior de casos para uma conclusão definitiva.

SANGRAMENTO PÓS-POLIPECTOMIA

Essa complicação ocorre em aproximadamente 1% dos casos.[31,32] O tratamento conservador é suficiente na maioria das vezes, porém em alguns casos há necessidade de intervenção endoscópica, cirúrgica ou radiológica para controlar o sangramento. Há diversas alternativas para a abordagem endoscópica, tanto para o sangramento imediato como para o tardio, dentre elas o hemoclipe.

Controle de sangramento pós polipectomia: série de casos

Hachisu[6] relatou o primeiro caso de sucesso com o uso de hemoclipe para o controle de sangramento pós-polipectomia. Binmoeller e colaboradores[7] tiveram sucesso em 42 pacientes com sangra-

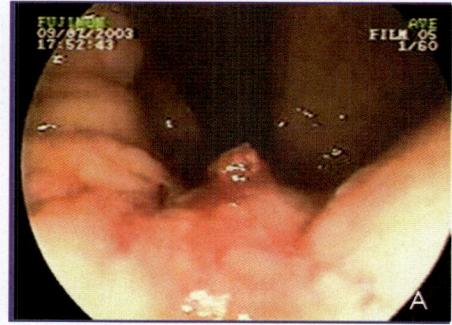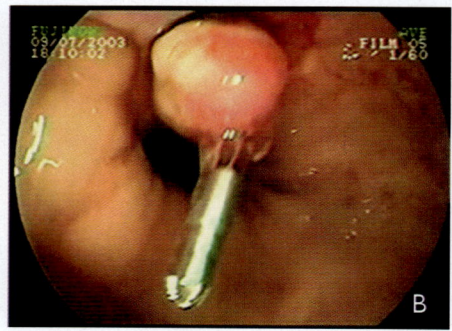

FIGURA 31.2

(A) Lesão de Dieulafoy na cárdia observada em retroflexão e (B) após ligadura elástica e aplicação de um clipe metálico. (*Arquivo de imagens do Instituto Alfa de Gastroenterologia, Belo Horizonte, Minas Gerais*)

mento pós-polipectomia tratados com essa abordagem. Em outro estudo, sangramentos imediatos pós-polipectomia (n = 45) e pós-biópsias (n = 9) foram controlados com hemoclipe, porém nos sangramentos tardios (n = 18) em um dos pacientes ocorreu recidiva de sangramento. Não houve mortalidade nem necessidade de cirurgias relacionadas ao sangramento (*Grau B*).[33]

Prevenção de recorrência de sangramento pós-mucosectomia com uso de hemoclipe

Ensaio randomizado e controlado. O uso profilático do hemoclipe para prevenir o sangramento tardio pós-mucosectomia foi testado em dois grupos: com hemoclipe (n = 205) e controle (n = 208). O sangramento foi similar nos dois grupos (0,98% *versus* 0,96%) (Figura 31.3).[34]

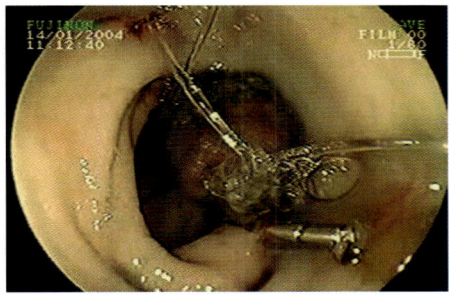

FIGURA 31.3

Pólipo hemorrágico de sigmóide em paciente com coagulopatia grave. Foram realizados ligadura com *endoloop* e clipe metálico na base. (*Arquivo de imagens do Instituto Alfa de Gastroenterologia, Belo Horizonte, Minas Gerais*)

Comentários

Um desenho de estudo para comprovar definitivamente o valor do uso profilático de hemoclipe para a prevenção de sangramento pós-polipectomia em pólipos pediculados é impraticável, pois necessita de um número enorme de pacientes, devido à baixa freqüência

desse evento, porém, empiricamente o clipe poderia ser usado em pacientes de alto risco para sangramento devido às comorbidades (cirróticos, insuficiência renal crônica) ou em uso de anticoagulantes.

SANGRAMENTO DECORRENTE DE COLITE ULCERATIVA

Sangramento maciço devido à colite ulcerativa é uma complicação rara, ocorrendo em menos de 5%.[35] A literatura sobre esse assunto é muito limitada. Yoshida e colaboradores[36] descreveram sangramento maciço do cólon em dois pacientes com aplicação de hemoclipes no vaso sangrante.

SANGRAMENTO DE DIVERTÍCULO DE CÓLON

Há poucos relatos do tratamento com hemoclipes em divertículos hemorrágicos de cólon, porém é viável com pouco dano tecidual e serve também de marcador para uma eventual intervenção radiológica ou cirúrgica.[37,38]

SANGRAMENTO DE DIVERTÍCULO DUODENAL

É extremamente raro o sangramento de divertículo duodenal, logo a expe-

riência com o tratamento endoscópico é limitada.[39] As opções de tratamento são injeção de epinefrina[40] e coagulação multipolar.[41] A desvantagem potencial do método térmico é a injúria adicional que leva à perfuração. Há relato de aplicação de hemoclipe para controlar o sangramento.[42] Em outro paciente, houve recidiva do sangramento após o uso de hemoclipe, mas recebeu novo tratamento, então bem-sucedido, com novo clipe.[43]

VARIZES ESOFAGIANAS

A experiência com hemoclipes para tratamento de varizes esofagianas e gástricas está limitada à pequena série de casos ou relatos isolados e não há comparação com as técnicas mais usadas (escleroterapia e ligadura elástica) (Figura 31.4).[44,45,46,47]

FIXAÇÃO DE SONDAS E DRENOS

Endoclipes foram usados para fixação de prótese esofagiana com alto risco de migração. A prótese ficou no local por um mês.[48] O benefício do uso de endoclipes para fixar diversos tipos de sondas na parede do TD ainda deverá ser mais bem investigado (Figura 31.5).

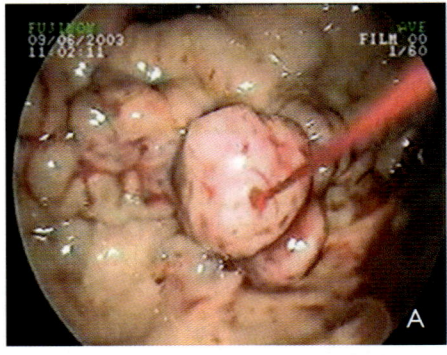
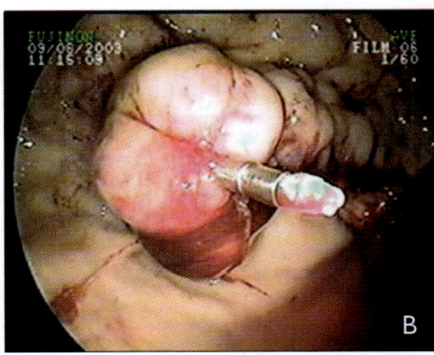

FIGURA 31.4

(A) Variz de fundo gástrico com sangramento ativo e (B) após aplicação de um clipe metálico com interrupção do sangramento. (*Arquivo de imagens do Instituto Alfa de Gastroenterologia, Belo Horizonte, Minas Gerais, publicada na* Gastrointestinal Endoscopy *2005; 61:732*)

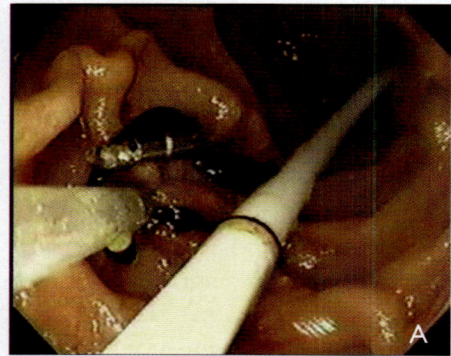

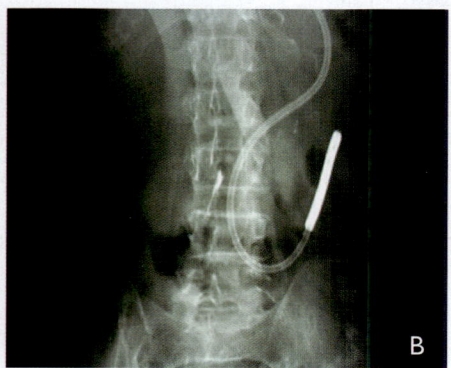

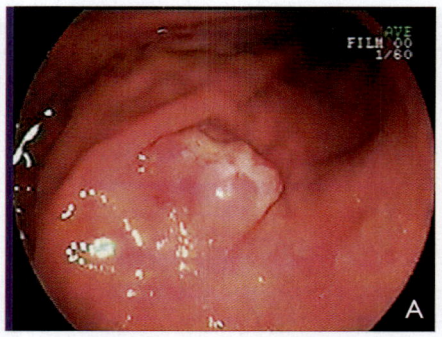

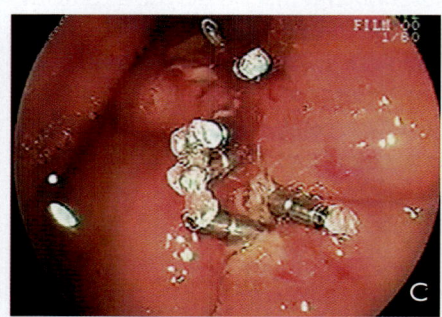

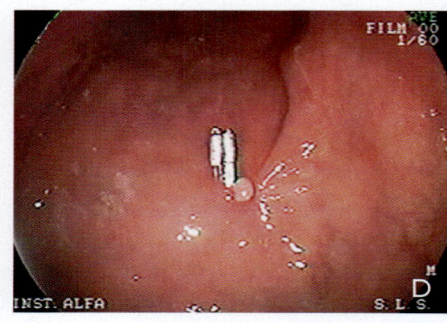

FIGURA 31.5

Fixação com clipes em fio de seda amarrado na sonda nasoentérica em alça jejunal. (A) Pós-gastrectomia à Billroth II devido à migração constante por estase gástrica e vômitos.
(B) Controle radiológico com duas semanas documentou a SNE em boa posição, com os clipes. (*Arquivo de imagens do Instituto Alfa de Gastroenterologia, Belo Horizonte, Minas Gerais*)

FIGURA 31.6

(A) Adenocarcinoma superficial de corpo gástrico 0-I; (B) Perfuração pós-mucosectomia; (C) Fechamento com seis clipes metálicos; (D) Controle com três meses. (*Arquivo de imagens do Instituto Alfa de Gastroenterologia, Belo Horizonte, Minas Gerais, publicada na* Endoscopy 2004;36:752-3)

FECHAMENTO DE FÍSTULAS E PERFURAÇÕES

O tratamento cirúrgico sempre foi o clássico para esses eventos, porém com impacto maior do que técnicas menos invasivas. Diversas situações já foram descritas com o uso de clipes com essa finalidade, porém, não há estudo randomizado e controlado comparado ao tratamento cirúrgico (*Grupo B*). Mesmo perfuração larga após mucosectomia gástrica pode ser tratada com endoclipes (Figuras 31.6 e 31.7).[49]

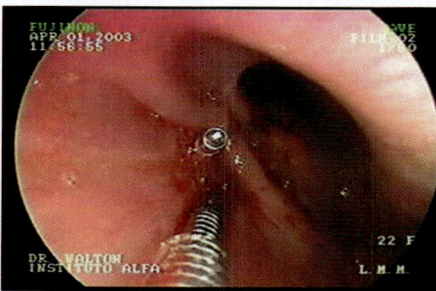

FIGURA 31.7

Aplicação de dois clipes em fístula gastrocutânea pós-cirurgia bariátrica à Capella. Pode-se observar um clipe aplicado na vertente gástrica e outro sendo posicionado. Em associação, foi injetado no trajeto fistuloso selante de fibrina com bom resultado. (*Arquivo de imagens do Instituto Alfa de Gastroenterologia, Belo Horizonte, Minas Gerais*)

É desejável que o endoscopista tenha treinamento adequado com o uso dos endoclipes, que deverão estar disponíveis toda vez que uma terapêutica endoscópica estiver programada para que eventuais perfurações possam ser controladas no próprio setor de endoscopia.

CLIPAR E CORTAR

Essa técnica é semelhante àquela usada pelos cirurgiões, em que se antecipa a um eventual sangramento ou à abertura de uma víscera oca colocando os clipes, por exemplo, no pedículo de um grande pólipo e cortando entre eles ou em cada lado de um septo diverticular, cortando ao meio.[50,51]

AUXILIAR A CATETERIZAÇÃO DA PAPILA DE VATER

O endoclipe já foi utilizado para fixar a parte externa da papila duodenal maior para auxiliar o cateterismo biliar, com sucesso.[52]

MARCADOR PARA ORIENTAR OUTRAS ABORDAGENS

Devido ao componente metálico, é um excelente recurso como marcador para intervenções guiadas por fluoroscopia, tais como radioterapia, colocação de prótese, embolização vascular.[53,54,55]

REFERÊNCIAS BIBLIOGRÁFICAS

1. Hayashi T, Yonezawa M, Kawabara T. The study on staunch clip for the treatment by endoscopy. Gastrointest Endosc 1975;17:92-101.
2. Kuramata H, Eto S, Horiguchi K, Unayama F, Kazato K, Tsuboi A. Evaluation of gastrofiberscope for treatment (TGF proto-type by Olympus Co). Stomach Intestine 1974;9:355-64.
3. Lai YC, Yang SS, Wu CH, Chen TK. Endoscopic hemoclip treatment for bleeding peptic ulcer.World J Gastroenterol 2000;6:53-6.
4. Raju GS, Gajula L. Endoclips for GI endoscopy. Gastrointest Endosc 2004;59:267-79.
5. McDonald J, Burroughs A, Feagan B. Evidence based gastroenterology and hepatology. London: BMJ Books;1999.
6. Hachisu T. Evaluation of endoscopic hemostasis using an improved clipping apparatus. Surg Endosc 1988;2:13-7.
7. Binmoeller KF, Thonke F, Soehendra N. Endoscopic hemoclip treatment for gastrointestinal bleeding. Endoscopy 1993;25:167-70.
8. Scapa E. Treating gastrointestinal bleeding with endoscopic hemoclips. Surg Laparosc Endosc 1997;7:94-6.
9. Lai YC, Yang SS, Wu CH, Chen TK. Endoscopic hemoclip treatment for bleeding peptic ulcer. World J Gastroenterol 2000;6:53-6.
10. Goto H, Ohta S, Yamaguchi Y, Yukioka T, Matsuda H, Shimazaki S. Prospective evaluation of hemoclip application with injection of epinephrine in hypertonic saline solution for hemostasis in unstable patients with shock caused by upper GI bleeding. Gastrointest Endosc 2002;56:78-82.
11. Nagayama K, Tazawa J, Sakai Y, Miyasaka Y, Yu SH, Sakuma I et al. Efficacy of endoscopic clipping for bleeding gastroduodenal ulcer: comparison with topical ethanol injection. Am J Gastroenterol 1999;94:2897-901.
12. Nishiaki M, Tada M, Yanai H, Tokiyama H, Nakamura H, Okita K. Endoscopic hemostasis for bleeding peptic ulcer using a hemostatic clip or pure ethanol injection. Hepatogastroenterology 2000;47:1042-4.
13. Buffoli F, Graffeo M, Nicosia F, Gentile C, Cessari P, Rolfi F et al. Peptic ulcer bleeding: comparison of two hemostatic procedures. Am J Gastoenterol 2001;96:89-94.
14. Lee YC, Wang HP, Yang CS, Yang TH, Chen JH, Lin CC et al. Endoscopic hemostasis of a bleeding marginal ulcer: hemoclipping or dual therapy with epinephrine injection and heater probe thermocoagulation. J Gastroenterol Hepatol 2002;17:1220-5.
15. Chung IK, Ham JS, Kim HS, Park SH, Lee MH, Kim SJ. Comparasion of the hemostatic efficacy of the endoscopic hemoclip method with hypertonic saline-epinephrine injection and a combination of the two for the management of bleeding peptic ulcers. Gastrointest Endosc 1999;49:13-8.
16. Cipolletta L, Bianco MA, Marmo R, Rotondano G, Piscopo R, Vinginani AM et al. Endoclips versus heater probe in preventing early recurrent bleeding from peptic ulcer: a prospective and randomized trial. Gastrointest Endosc 2001;53:147-51.
17. Lin HJ, Hsieh YH, Tseng GY, Perng CL, Chang FY, Lee SD. A prospective, randomized trial of endoscopic hemoclip versus heater probe thermocoagulation for peptic ulcer bleeding. Am J Gastroenterol 2002;97:2250-4.
18. Gevers AM, De Goede E, Simoens M, Hiele M, Rutgeerts P. A randomized trial comparing injection therapy with hemoclip and with injection combined with hemoclip for bleeding ulcers. Gastrointest Endosc 2002;55:466-9.
19. Chou YC, Hsu PI, Lai KH, Lo CC, Chan HH, Lin CP et al. A prospective, randomized trial of endoscopic hemoclip placement and distilled water injection for treatment of high-risk bleeding ulcers. Gastrointest Endosc 2003;57:324-8.
20. Hochberger J, Maiss J, Hahn EG. The use of simulators for training in GI endoscopy. Endoscopy 2002;34:727-9.
21. Sugawa C, Benishek D, Walt AS. Mallory-Weiss syndrome. A study of 224 patients. Am J Surg 1983;145:30-3.
22. Hastings PR, Peters KW, Cohn IJ. Mallory-Weiss syndrome. Review of 69 cases. Am J Surg 1981;142:560-2.
23. Bubrick MP, Lundeen JW, Onstad GR, Hitchcock CR. Mallory-Weiss syndrome: analysis of fifty-nine cases. Surgery 1980;88:400-5.
24. Yamaguchi Y, Yamato T, Katsumi N, Morozumi K, Abe T, Ishida H et al. Endoscopic hemoclipping for upper GI bleeding due to Mallory-Weiss syndrome. Gastrointest Endosc 2001;53:427-30.

25. Huang SP, Wang HP, Lee YC, Lin CC, Yang CS, Wu MS et al. Endoscopic hemoclip placement and epinephrine injection for Mallory-Weiss syndrome with active bleeding. Gastrointest Endosc 2002;55:842-6.

26. Chung IK, Kim EJ, Hwang KY, Kim IH, Kim HS, Park SH et al. Evaluation of endoscopic hemostasis in upper gastrointestinal bleeding related to Mallory-Weiss syndrome. Endoscopy 2002;34:474-9.

27. Stark ME, Gostout CJ, Balm RK. Clinical features and endoscopic management of Dieulafoy's disease. Gastrointest Endosc 1992;38:545-50.

28. Chung IK, Kim EJ, Lee MS, Kim HS, Park SH, Lee MH et al. Bleeding Dieulafoy's lesions and the choice of endoscopic method: comparing the hemostatic efficacy of mechanical and injection methods. Gastrointest Endosc 2000;52:721-4.

29. Park CH, Sohn YH, Lee WS, Joo YE, Choi SK, Rew JS et al. The usefulness of endoscopic hemoclipping for bleeding Dieulafoy lesions. Endoscopy 2003;35:388-92.

30. Yamaguchi Y, Yamoto T, Katsumi N, Imao Y, Aoki K, Morita Y et al. Short-term and long-term benefits of endoscopic hemoclip application for Dieulafoy's lesion in the upper GI tract. Gastrointest Endosc 2003;57:653-6.

31. Macrae FA, Tan KG, Williams CB. Towards safer colonoscopy: a report on the complications of 5000 diagnostic or therapeutic colonoscopies. Gut 1983;24:376-83.

32. Gibbs DH, Opelka FG, Beck DE, Hicks TC, Timmcke AE, Gathright JBJ. Postpolypectomy colonic hemorrhage. Dis Colon Rectum 1996;39:806-10.

33. Parra-Blanco A, Kaminaga N, Kojima T, Endo Y, Uragami N, Okawa N et al. Hemoclipping for postpolypectomy and posbiopsy colonic bleeding. Gastrointest Endosc 2000;51:37-41.

34. Shioji K, Suzuki Y, Kobayashi M, Nakamura A, Azumaya M, Takeuchi M et al. Prophylatcic clip application does not decrease delayed bleeding after colonoscopic polypectomy. Gastrointest Endosc 2003;57:691-4.

35. Smith JN, Winship DH. Complications and extraintestinal problems in inflammatory bowel disease. Med Clin North Am 1980;64:19-22.

36. Yoshida Y, Kawaguchi A, Mataki N, Matsuzaki K, Hokari R, Iwai A et al. Endoscopic treatment of massive lower GI hemorrhage in two patients with ulcerative colitis. Gastrointest Endosc 2001;54:779-81.

37. Hokama A, Uchara T, Nakayoshi T, Uezu Y, Tokuyama K, Kinjo F et al. Utility of endoscopic hemoclipping for colonic diverticular bleeding. Am J Gastroenterol 1997;92:543-4.

38. Yoshikane H, Sakakibara A, Ayakawa T, Watanabe M, Hashimoto S, Mori S et al. Hemostasis by capping bleeding diverticulum of the colon with clips. Endoscopy 1997;29:S33-4.

39. Rioux L, Des Groseilliers S, Fortin M, Mutch DO. Massive upper gastrointestinal bleeding originating from a fourth stage duodenal diverticulum: a case report and review of the literature. Can J Surg 1996;39:510-2.

40. Choudari CP, Luman W, Eastwood MA, Palmer KR. Bleeding duodenal diverticulum. Endoscopy 1995;27:284.

41. Khandelwal M, Akerman PA, Jones WF, Haber GB. Endoscopic therapy of a bleeding duodenal diverticulum. Am J Gastroenterol 1995;90(8):1328-9.

42. Wu NH, Wang HP, Yang CS, Wang HH, Wu MS, Lin JT. Endoscopic hemoclip therapy of a bleeding duodenal diverticulum. Gastrointest Endosc 2000;51:489-91.

43. Raju GS, Nath S, Zhao X, Jafri S, Gomez G, Luthra G. Duodenal diverticular hemostasis with hemoclip placement on the bleeding and feeder vessels: a case report. Gastrointest Endosc 2003;57:116-7.

44. Myoshi H, Tokura Y, Yamafuji K, Otani Y, Asami A, Katsumata K. Endoscopic esophageal variceal ligation using clipping apparatus. Progress of Digestive Endoscopy 1990;37:112-4.

45. Miyoshi H, Shikata J, Tokura Y. Endoscopic clipping of esophageal varices. Dig Endosc 1992; 4:147-50.

46. Urita Y, Kondo E, Muto M, Yamada S, Hachiya A, Ishihara M et al. Combined endoscopic clipping and injection sclerotherapy for esophageal varices. Gastrointest Endosc 1996;43:140-3.

47. Arantes V, Albuquerque W. Fundal variceal hemorrhage treated by endoscopic clip. Gastrointest Endosc 2005;61:732.

48. Sriram PVJ, Das G, Rao GV, Reddy DN. Another novel use of endoscopic clipping: to anchor an esophageal endoprosthesis. Endoscopy 2001;33:724-6.

49. Albuquerque W, Arantes V. Large gastric perforation after endoscopic mucosal resection treated by application of metallic clips. Endoscopy 2004;36:752-3.

50. Cipolletta L, Bianco MA, Rotondano G, Catalano M, Prisco A, De Simone T. Endoclip-assisted resection of large pedunculated colon polyps. Gastrointest Endosc 1999;50:405-6.

51. Bak YT, Kim HJ, Jo NY, Yeon JE, Park JJ, Kim JS et al. Endoscopic "clip and cut" diverticulotomy for a giant midesophageal diverticulum. Gastrointest Endosc 2003;57:777-9.

52. Scotiniotis I, Ginsberg GG. Endoscopic clip-assisted biliary cannulation: externalization and fixation of the major papilla from within a duodenal diverticulum using the endoscopic clip fixing device. Gastrointest Endosc 1999;50:431-6.

53. Weyman RL, Rao SSC. A novel clinical application for endoscopic mucosal clipping. Gastrointest Endosc 1999;49:522-4.

54. De Boer WA, Van Haren F, Driessem WMM. Marking clips for the accurate positioning of self-expandable esophageal stents. Gastrointest Endosc 1995;42:73-6.

55. Golder S, Strotzer M, Grune S, Zulke C, Scholmerich J, Messmann H. Combination of colonoscopy and clip application with angiography to mark vascular mal-formation in the small intestine. Endoscopy 2002;34:551.

CAPÍTULO 32

PRÓTESES BILIARES E PANCREÁTICAS

Luiz Paulo Reis Galvão

A denominação *stent* atribuída às próteses é uma alusão ao cirurgião dentista inglês Charles L. Stent (1845-1891), que desenvolveu moldes para sustentação de tecidos na área de odontologia. A palavra passou então a ser usada para definir materiais utilizados para moldar tecidos sob várias formas ou prover apoio para enxertos e anastomoses. Atualmente as endopróteses biliares e pancreáticas se constituem em um valioso armamento da terapêutica endoscópica na paliação de tumores malignos, bem como nas fístulas biliopancreáticas e estenoses benignas. Nib Soehendra[1] introduziu em 1979 o uso das próteses biliares plásticas por via endoscópica. Na segunda metade da década de 1980, começou-se a usar as próteses metálicas auto-expansíveis biliares, na intenção de se ter um *stent* de maior calibre que pudesse passar pelo canal de trabalho do duodenoscópio. De lá para cá, a indústria, com base nas observações dos estudos científicos, vem aprimorando as próteses biliares, tendo como objetivo a otimização dos seguintes itens: patência, fixação, facilidade de posicionamento, possibilidade de remoção e custos. Algumas próteses já foram muito bem avaliadas por estudos controlados, tendo já bem definidas suas indicações e limitações. Outras estão em avaliação, com promessas de bons resultados, e algumas estão em fase ainda considerada experimental, como é o caso das próteses bioabsorvíveis.

As próteses biliopancreáticas podem ser divididas genericamente em:

- próteses plásticas;
- próteses metálicas auto-expansíveis (sem cobertura e cobertas);
- próteses plásticas auto-expansíveis (biliar ainda não comercializada);
- próteses bioabsorvíveis (fase experimental).

PRÓTESES PLÁSTICAS

Foram as primeiras a serem utilizadas e hoje ainda são as mais usadas na prática endoscópica, tendo em vista o baixo custo e a possibilidade de serem removidas. A maioria é confeccionada com polietileno, porém também são usados teflon, poliuretano e náilon. As próteses plásticas para uso biliar têm calibre de 5 F a 12 F e comprimento entre as aletas de 1 cm a 15 cm.

FORMATO RETO

As do tipo reto foram introduzidas por Huibregtse na década de 1980 na Holanda, sendo usualmente chamadas de Amsterdã. Sua fixação é feita por aletas nas extremidades, obtidas por meio do corte oblíquo da parede de *stent* até o seu lúmen, ficando vazado nesse nível.

Alguns estudos realizados na década de 1980 concluíram que a presença de orifícios laterais sob as aletas favorecia a aderência de lama biliar e criava uma microturbulência que levava à incrustação bacteriana.[2-4] Desses estudos surgiu a prótese denominada Tannenbaum, feita de teflon e cujas aletas são cortadas superficialmente na parede do *stent* de forma a não atingir o seu lúmen, evitando-se assim os orifícios laterais. Enquanto alguns estudos têm mostrado resultados favoráveis com a prótese Tannenbaum, outros não mostram diferença em relação ao formato tradicional.[5,6] Elas são mais fáceis de passar porque as aletas, mais flexíveis, oferecem menor resistência à progressão.

Formato em *Pigtail*

As do tipo *pigtail* apresentam curvatura de 360° em uma ou em ambas as extremidades e têm orifícios laterais além dos distais. Os estudos têm mostrado uma maior tendência à oclusão, atribuída aos orifícios laterais e também à curvatura circular das suas extremidades. Têm calibre e comprimento semelhantes às do tipo Amsterdã e são preferidas por alguns autores nos casos de dilatação uniforme do colédoco sem um segmento de estenose, ou seja, sem um ponto de fixação ao longo da via biliar. É caso de colodecolitíase com cálculos grandes quando não se pode retirá-los na primeira abordagem logo após a papilotomia. Pela sua forma, têm menos possibilidade de migrar pela papila aberta. É também a prótese de eleição nas drenagens transgástricas ou transduodenais dos cistos de pâncreas, sendo mais estáveis no posicionamento. O formato também é útil no caso das próteses pancreáticas, sendo a extremidade duodenal em *pigtail* e a outra, reta. Uma vantagem dos *stents* em *pigtail* é o fato de serem atraumáticos em relação à parede duodenal contralateral, prevenindo assim o risco de perfuração.

PRÓTESES PANCREÁTICAS

Considerando o menor calibre ductal e a possibilidade de lesão do pâncreas devido à presença física do *stent*,[7] as próteses pancreáticas devem ter *design* e calibres específicos, além de materiais mais flexíveis. Têm calibre entre 3 F e 7 F e comprimento entre 2 cm e 15 cm. Devem ter orifícios laterais para permitir a drenagem dos ductos secundários e, no caso do uso profilático, não devem ter aletas no lado pancreático para permitir a migração espontânea. É recomendável *pigtail* na extremidade duodenal para evitar migração para o interior do ducto de Wirsung. No que diz respeito à oclusão precoce, por ter pequeno calibre, um novo *stent* descrito por Raju e colaboradores[8] tem lúmen pequeno (apenas para o fio-guia). A drenagem se faz por fora por meio de estrias e sulcos na parede externa.

TÉCNICA DE COLOCAÇÃO

Na maioria dos casos é realizada inicialmente a papilotomia, que possibilita a passagem de *stents* de grossos calibres, simples ou múltiplos, e minimiza a ocorrência de pancreatite pós-procedimento.[9,10] A seguir é passado fio-guia com rigidez adequada para permitir o direcionamento do conjunto introdutor até seu objetivo. Fios com 0,035 polegadas são preferíveis. Na seqüência, é passado pelo guia o cateter condutor, sobre o qual será passada a prótese. Faz-se a introdução desta sobre o cateter com sua extremidade afilada à frente. Uma vez introduzida no canal de trabalho, posiciona-se o cateter empurrador, que conduzirá o *stent* até seu objetivo. Atualmente a indústria provê o conjunto completo montado, o que facilita o procedimento. A fase mais crítica é a saída do *stent* do canal de trabalho e a entrada na via biliar, devido à angulação significativa nesse nível. Deve-se manter o aparelho perto da pa-

pila para não se perder o controle da introdução. É necessário coordenar a força do empurrador com os movimentos de angulação e tração do duodenoscópio e do elevador de acessórios do aparelho para que a prótese possa progredir na via biliar. Há que se lembrar que a maioria dos conjuntos não permite o retrocesso da prótese. Dessa forma, se expusermos grande parte do *stent* na luz duodenal, distanciando-nos da papila, perderemos a capacidade de torque para a progressão do conjunto. Atualmente os sistemas que permitem a entrada do guia na extremidade do cateter e sua saída alguns centímetros depois, correndo paralelamente no canal de trabalho, facilitam muito o procedimento, reduzindo etapas, principalmente nos casos de passagem de mais de uma prótese (Fusion®, Wilson Cook Medical Inc.; RX Biliary System®, Boston Scientific Co.; e V-System®, Olympus America Inc.). A passagem de *stents* bilaterais nos ductos hepáticos é um procedimento de maior complexidade e exige maior experiência do endoscopista, considerando também o alto risco de colangite supurativa grave. A técnica mais indicada é a que utiliza um canulótomo rotatório que permite direcionar os fios-guia para os ductos hepáticos direito e esquerdo. A opacificação de áreas pré-estenóticas é contra-indicada, devendo-se fazer o direcionamento baseado em imagens de colangiorressonância magnética. Posicionados os dois guias, procede-se à passagem dos *stents* da forma descrita. Na grande maioria das estenoses em qualquer segmento das vias biliares, é recomendável que se proceda à dilatação antes de se progredir com a prótese. Isso permitirá uma progressão suave e garantida. A escolha do *stent* deve obedecer a duas regras básicas: a) utilizar o maior calibre possível; b) utilizar o menor comprimento que seja suficiente para conectar o segmento pré-estenótico à luz duodenal junto à papila.

RETIRADA DE PRÓTESES

As próteses biliares plásticas devem ser retiradas ou trocadas após três meses,

período em que normalmente obstruem, ou se houver evidências clínicas e laboratoriais de obstrução biliar e colangite, em qualquer tempo. Os *stents* podem ser retirados com acessório específico desenvolvido por Soehendra, constituído de um cateter de teflon com uma rosca metálica na extremidade distal que é rosqueada na extremidade proximal da prótese, permitindo sua remoção pelo canal de trabalho. A outra técnica consiste na apreensão do *stent* com cesta de Dormia ou alça de polipectomia e retirada dele em conjunto com o endoscópio. Nesse caso, deve-se iniciar a retirada da prótese mobilizando o aparelho com a prótese apreendida, no sentido distal, para em seguida tracionar o conjunto. Dessa forma, segue-se a direção do eixo de *stent* em seu deslocamento inicial, evitando-se a angulação excessiva.

PRÓTESES METÁLICAS

Os *stents* metálicos foram desenvolvidos para solucionar o problema da oclusão precoce das próteses plásticas. Com 8 F em média quando contidos na bainha, passam facilmente pelo canal de trabalho do aparelho. Como o sistema introdutor é mais rígido e tem a prótese mais incorporada à sua estrutura, progride com mais facilidade pelas estenoses do que os plásticos. Apesar do custo unitário maior, compõem custos gerais menores do que as próteses plásticas nos pacientes com sobrevida maior que seis meses por não haver a necessidade de trocas freqüentes. O calibre, quando expandido, varia entre 6 mm e 10 mm, e o comprimento, entre 4 cm e 10 cm.

Os materiais mais comumente utilizados na confecção das próteses metálicas no momento atual são:

1. *Nitinol* – liga muito elástica de níquel e titânio que tem memória térmica, ou seja, capacidade de assumir forma predeterminada quando aquecida;[11]
2. Elgiloy – liga metálica não-magnética de cobalto e cromo.

Apesar do calibre três vezes maior que o dos plásticos, os *stents* metálicos, sendo de malha aberta, apresentam a inconveniência da invasão tumoral e subseqüente oclusão. *Stents* cobertos com polímeros de silicone foram desenvolvidos com o objetivo de corrigir o problema. Os estudos com as primeiras versões totalmente cobertas mostraram complicações como a colecistite e a pancreatite atribuídas à oclusão dos óstios do cístico e do Wirsung pela membrana de cobertura.[12,13] O mesmo se observou com ductos biliares secundários nas drenagens intra-hepáticas. Outras ocorrências inicialmente observadas foram o deslocamento e a migração. Estudos mais recentes após as modificações estruturais dos *stents* têm reduzido bastante a incidência dessas complicações. Os novos *stents* têm a membrana protetora por baixo da malha metálica, na face interna da prótese. Além disso, a membrana termina 0,5 cm antes da extremidade, deixando parcialmente exposta a malha metálica, o que possibilita uma melhor fixação.[14] Uma maior flexibilidade da malha tem também possibilitado uma maior acomodação às curvaturas internas, permitindo melhor fixação. Estudos controlados recentes desenvolvidos por grupos da Suécia, da Coréia e do Japão não mostraram nenhum caso de pancreatite, colecistite ou migração com os novos *stents* metálicos cobertos.[12,15,16] Observaram também patência mais prolongada e redução da invasão tumoral quando comparadas a outros modelos de próteses. Uma grande vantagem dos novos *stents* biliares cobertos, como indicam aqueles trabalhos, é o fato de poderem ser removidos, abrindo mais o seu leque de indicações.

Os *stents* metálicos, após liberados, reduzem seu comprimento em um percentual que varia por tipo de prótese, fato que deve ser levado em conta na escolha do tamanho a ser usado. Marcas com metais mais radiopacos (tântalo, ouro etc.) delimitam a imagem radiológica dos *stents*.

O conjunto compõe-se de um aplicador com 7,0 F a 10 F, com a prótese comprimida na extremidade distal em torno do cateter por uma bainha ou fio que, quando tracionado, libera o *stent*. Permite a passagem de fio-guia e a injeção de contraste, usualmente pelo mesmo lúmen. A maioria dos *stents* atuais (nitinol, elgiloy) é compatível com o exame de ressonância magnética.

TÉCNICA DE COLOCAÇÃO

Após a papilotomia, procede-se à passagem do guia por meio da estenose, sempre evitando a injeção de contraste além desta. É bom que se faça a dilatação para que o *stent* possa se expandir em toda a sua amplitude. Nos casos em que se observa um efeito "cintura" significativo, a possibilidade de oclusão se aproxima da dos *stents* plásticos.[14] A exemplo das demais próteses, o comprimento deverá ser o mínimo suficiente para conectar o segmento pré-estenótico até alguns milímetros após a papila. Deve-se atentar para as especificações do produto, principalmente o comprimento depois de liberado, que diminui em até 40% em alguns *stents*, enquanto em outros permanece o mesmo. A colocação bilateral em ductos hepáticos exige, como os demais, a passagem prévia de dois guias. Após a dilatação, o sistema introdutor é passado pelo guia, posicionando-se a marca radiopaca distal logo acima da estenose, e a proximal pouco abaixo da papila. Inicia-se então o processo de liberação, que em alguns modelos (Wallstent®) pode ser revertido com até 80% da prótese liberada. É importante o acompanhamento fluoroscópico para que se detecte uma possível migração para cima durante a liberação, principalmente quando há grande dilatação a montante e quando se estiver usando *stents* cobertos.

REMOÇÃO DAS PRÓTESES METÁLICAS

As indicações para que se remova um *stent* metálico podem ser as seguintes:

migração distal ou proximal, impactação na parede duodenal contralateral, crescimento tumoral, entre outras. Os *stents* cobertos são de mais fácil remoção com alça de polipectomia, desde que o segmento duodenal seja suficiente para a apreensão. A retirada de *stents* não-cobertos é extremamente difícil. Em estudo do grupo de Roma, houve sucesso na remoção em 92,3% de *stents* cobertos e apenas em 38,4% dos não-cobertos em 29 pacientes estudados.[17] Kahaleh e colaboradores[18] relatam o uso de alças, pinça "dente-de-rato" reforçada e até eletrocoagulação com *hot biopsy* e plasma de argônio para cortar os fios metálicos. A utilização dos novos *stents* deverá diminuir as indicações para retirada nos casos de doenças malignas.

PRÓTESES PLÁSTICAS AUTO-EXPANSÍVEIS

Um protótipo inicial dessas próteses foi descrito por Haringsma e Huilbregtse na Universidade de Amsterdã. Tratava-se de um *stent* expansível de teflon com pouca força radial, que necessitava de um balão dilatador para expandi-lo. Depois de atingirem o diâmetro máximo (18 F), eram enrijecidos pela exposição à luz ultravioleta.[20]

As próteses plásticas auto-expansíveis confeccionadas em poliéster (Polyflex®, Rüsch-Boston Sci. Co. Natick, MA, EUA) para esôfago já estão em uso clínico. Sua grande vantagem é a possibilidade de remoção mesmo após longos períodos de permanência. A mesma empresa promete tornar disponível o produto para uso em vias biliopancreáticas nos próximos meses.

PRÓTESES AUTO-EXPANSÍVEIS BIOABSORVÍVEIS

Materiais bioabsorvíveis já vêm sendo usados há vários anos na prática médica nas áreas de medicina esportiva, traumatologia e reconstrução crânio-facial. O material utilizado nos *stents* é o polilactídio (PLA), que, depois de posicionado, sofre degradação hidrolítica no período de 6 a 18 meses após o implante, sendo metabolizado em CO_2 e H_2O. Já vem sendo utilizado na prática clínica em urologia e em fase de investigação em angiologia. Haber e colaboradores[21] relatam, em estudo multicêntrico, a utilização de *stents* de PLA impregnados com tântalo (radiopacidade) em 50 pacientes. Por terem a força de expansão radial 40% menor do que a dos metálicos, esses *stents* necessitaram de expansão complementar com balão após o posicionamento. Em 2003, Ginsberg e colaboradores[22] utilizaram em porcos *stents* manufaturados com copolímero composto de L-lactídio 96% e D-lactídio 4%. Para melhorar a força de expansão radial, foram associadas tiras de elastômero de poliuretano bioestável. Foi adicionado o sulfato de bário para permitir a visão radiológica (BioStent®, Bionx Implants, Blue Bel, PA, EUA). Apesar de uma força radial ainda inferior à dos *stents* metálicos, apresentaram expansão plena ao longo do tempo. Mostraram-se patentes por nove meses, embora a colangiografia mostrasse falhas de enchimento em 50% deles. Em relação à deposição de lama biliar, assemelharam-se aos *stents* metálicos e não mostraram tendência à endotelização da malha. Alguns *stents* que precisaram ser removidos o foram com facilidade, o que é considerado um fator positivo. Um dos inconvenientes é que o material elástico é bioestável, não absorvível, havendo que ser substituído por material biodegradável futuramente. Em 2005, Laukkarinen e colaboradores[23] compararam *stents* semelhantes (BaSO4 – PLA) com os metálicos, em porcos. Após seis meses, os dois grupos mostravam lúmen biliar aberto e dissolução completa dos *stents* biodegradáveis. Notaram o desaparecimento da radiopacidade de todos os *stents* bioabsorvíveis após três meses, embora permanecessem íntegros no local.

Embora se apresentem como uma ótima promessa, principalmente nas estenoses benignas, alguns problemas ainda estão pendentes como a bioabsorção completa do *stent*, a deposição do biofilme, a migração, a opacidade radiológica e um controle do prazo de biodegradação.[22]

INDICAÇÕES

OBSTRUÇÃO BILIAR MALIGNA

Em 1994, Smith e colaboradores[24] já mostravam, em estudo randomizado, que, no caso de obstrução biliar por tumores malignos irressecáveis, a drenagem com próteses plásticas apresentava menor mortalidade relacionada ao procedimento e menores índices de complicações e tempo de internação quando comparada com o *bypass* cirúrgico. Estudos comparativos entre grupos de pacientes com próteses plásticas e metálicas não mostravam até pouco tempo diferença nos tempos de sobrevida. No entanto, os pacientes com *stents* metálicos apresentaram patência mais prolongada, menor tempo de internação, redução no uso de antibióticos, no número de CPRE e ultra-sonografias e menores custos gerais.[25] As próteses cobertas não mostraram, em estudos anteriores, melhores resultados em termos de patência, sobrevida e qualidade de vida que as não-cobertas, mesmo considerando a ocorrência de crescimento tumoral através da malha destas últimas. Além do mais, registraram ocorrência de complicações com as cobertas, tais como colecistite, pancreatite e migração do *stent*. Trabalhos mais recentes, no entanto, utilizando os *stents* cobertos com novo *design*, têm mostrado vantagens para estes em relação às próteses plásticas e metálicas não-cobertas no que diz respeito à patência, sobrevida e qualidade de vida, além de número de complicações.[12,15,16] Em resumo, a paliação das obstruções biliares malignas com a colocação endoscópica de *stents* melhora a qualidade de vida do paciente.[26] No caso dos tumores pancreáticos considerados ressecáveis, há o consenso de que a drenagem endoscópica pré-operatória só deve ser indicada quando há colangite ou prurido importantes e utilizando próteses plásticas.[27] No entanto, em trabalho recente, Lawrence e colaboradores[28] estudaram um grupo de cem pacientes com tumores considerados irressecáveis e submetidos à drenagem endoscópica com *stents* metálicos curtos (Z-Stents®, W. Cook). Treze deles, por razões diversas, acabaram indo para o tratamento cirúrgico, sendo que cinco foram submetidos à cirurgia de Whipple, sem que a presença do *stent* comprometesse o procedimento. Os oito restantes em que foi confirmada a irressecabilidade não precisaram de derivação biliodigestiva, uma vez que o *stent* já fazia, suficientemente, a drenagem biliar. O uso de próteses plásticas e metálicas imediatamente após terapia fotodinâmica (PDT) tem apresentado resultados favoráveis.[29,30] Outra linha de estudos é a da impregnação de substâncias antineoplásicas, como o paclitaxel (Taxol®) nas membranas de cobertura de *stents* metálicos.[31] Em relação à braquiterapia por via endoscópica, embora a maioria dos autores utilize dreno nasobiliar para passagem de arame de Irídio, Baron e colaboradores relatam a sua colocação por canulação (*free-hand*) de *stent* plástico pré-posicionado na estenose, diminuindo-se, dessa forma, várias etapas do processo.[32]

Quanto à escolha do tipo de prótese para a paliação das neoplasias biliopancreáticas, há uma concordância nos vários estudos controlados de que, se a sobrevida prevista é de quatro a seis meses ou menos, os *stents* plásticos devem ser indicados. Acima desse tempo, todas as vantagens, inclusive de custos, favorecem os *stents* auto-expansíveis, que eliminam a necessidade de múltiplas intervenções e hospitalizações do paciente, oferecendo assim uma melhor qualidade de vida. Atualmente, embora ainda haja necessidade de mais estudos controlados randomizados, a maioria dos trabalhos tem mostrado vantagens para as novas próteses auto-expansíveis cobertas, principalmente pelo fato de resistirem à invasão tumoral.[12,14-16]

ESTENOSES BILIARES BENIGNAS

A dilatação e a passagem de próteses plásticas simples ou múltiplas por períodos de 6 a 18 meses têm-se mostrado efetivas no tratamento de estenoses biliares benignas pós-cirurgia biliar e de transplante hepático e colangite esclerosante, e menos eficientes nas estenoses biliares por pancreatite crônica. Também nesses casos a obstrução precoce e a necessidade de trocas freqüentes, devido ao pequeno calibre, se constituem na principal limitação dos stents plásticos, principalmente nos pacientes com bile litogênica. A possibilidade do uso de próteses auto-expansíveis nas estenoses benignas vem sendo um tema bastante estudado nos últimos anos.[12,15,17-19] Por não poderem ainda do ponto de vista científico ser consideradas removíveis, essas próteses ainda não são indicadas para uso nesses pacientes, a não ser nos protocolos de investigação científica. Os novos stents metálicos cobertos, com menor índice de complicações (colecistite, pancreatite, migração), podem vir a se constituir na melhor alternativa terapêutica quando se tiver a certeza de que podem ser retirados no final. É esperado que as próteses auto-expansíveis plásticas e as bioabsorvíveis venham a se tornar importantes armamentos endoscópicos para o tratamento das estenoses benignas.[20,22,23]

NEOPLASIA PANCREÁTICA MALIGNA

Indicada a prótese quando há obstrução biliar nos casos de tumor irressecável, é tida como fator predisponente de infecção nos pacientes que vão ser operados, ficando restrita aos casos de colangite e prurido intenso.

Próteses plásticas ou metálicas podem ser usadas nos tumores de pâncreas inoperáveis com obstrução do ducto de Wirsung. Alguns trabalhos têm mostrado significativa redução da dor após a passagem dos stents.[33,34]

DOENÇAS PANCREÁTICAS BENIGNAS

Quando associado à esfincterotomia, dilatação de estenoses, litotripsia e retirada de cálculos, o uso de próteses tem sido efetivo na redução da dor em grande parte dos pacientes com pancreatite crônica.[35] Se não houver sinais de oclusão precoce, o stent deve ser trocado em média com três meses. O tratamento cirúrgico é o que ainda oferece alívio mais duradouro.[36] Estudo randomizado de Lans e colaboradores mostrou redução das crises de pancreatite aguda recorrente em portadores de pâncreas divisum submetidos à passagem de prótese pela papila menor.[37] O stent deve ser trocado a cada quatro meses e retirado, em média, após um ano. É um procedimento de alta complexidade técnica e que deve, portanto, ser realizado por endoscopista experiente e quando a indicação for bem definida.

Os casos de ruptura ductal secundária à pancreatite aguda ou crônica, trauma, neoplasias, cirurgias pancreáticas e outros respondem bem à passagem de prótese plástica, desde que ela transponha o segmento lesado (bridging), com permanência em torno de seis semanas.[38] Nos pseudocistos de origem inflamatória, o tratamento endoscópico, quando indicado, oferece resultados semelhantes à abordagem cirúrgica.[39] O tratamento endoscópico pode ser por via transmural, com acesso direto à cavidade cística por meio das paredes gástrica ou duodenal; por via transpapilar, quando há comunicação direta entre o cisto e o sistema ductal; ou por ambas as vias. No caso da via transmural, a prótese indicada é a duplo pigtail plástica de grosso calibre, com comprimento suficiente apenas para comunicar as duas cavidades. Pela via transpapilar, os stents indicados são os específicos para uso pancreático, com pigtail na extremidade duodenal e reto no lado do pâncreas.

OUTRAS INDICAÇÕES

Casos de coledocolitíase com cálculos grandes que não podem ser retirados em primeira instância têm indicação para o uso de stents plásticos, com o objetivo de evitar a obstrução biliar pelas concreções, o que levaria à colangite, e porque eles promovem a redução progressiva dos cálculos, provavelmente por mecanismo de fricção.

A papilotomia com passagem de prótese plástica tem-se mostrado efetiva em quase 100% dos casos de fístula biliar pós-operatória.[11]

Os estudos sobre a utilização de stents pancreáticos para a profilaxia da pancreatite aguda durante procedimentos endoscópicos sobre papilas de difícil canulação têm mostrado resultados conflitantes.[40,41] Em trabalho publicado recentemente, Brackbill e colaboradores[42] realizaram enquete entre endoscopistas que atuam na área biliopancreática nos EUA e no Canadá, à qual 47 especialistas com grande volume de CPRE responderam. A análise dos resultados mostrou que 96% utilizam stents pancreáticos profiláticos em diferentes situações de risco de pancreatite. As mais freqüentes foram: papilotomia da papila menor (93%), disfunção do esfíncter de Oddi (83%), pré-corte para esfincterotomia biliar (71%). Cem por cento dos especialistas usam stent nas ampulectomias e nas esfincterotomias pancreáticas. De acordo com estudo de metanálise realizado por Singh e colaboradores,[43] a cada dez stents profiláticos colocados, um episódio de pancreatite será evitado. Não há um consenso sobre a forma e o calibre da prótese, bem como sobre o tempo de permanência. A maioria dos serviços utiliza stents flexíveis, de pequeno calibre (3 F a 5 F), pigtail na extremidade duodenal e reto sem aleta no lado pancreático. O tempo médio de permanência é de uma semana, com retirada endoscópica ou controle radiológico da eliminação espontânea. Próteses nesse formato migram em duas semanas em 86% dos pacientes.[44] A passagem de próteses pancreáticas sem papilotomia é um procedimento complexo, devendo ser realizado por endoscopistas experientes. Os procedimentos mal-sucedidos podem aumentar o risco em vez de prevenir a pancreatite aguda pós-CPRE.

LIMITAÇÕES

PRÓTESES PLÁSTICAS

A principal limitação das próteses plásticas é a oclusão precoce devido à aderência de bile, bactérias e material proteináceo. A maioria obstrui após três meses ou menos. Leung e colaboradores[45] e Speer e colaboradores[46] propuseram a seguinte seqüência no processo de obstrução tardia das próteses plásticas:

1. aderência de bactérias à superfície interna do *stent*;
2. coalescência das colônias bacterianas formando uma biopelícula;
3. atividade enzimática bacteriana no interior da biopelícula, que promove a desconjugação dos sais biliares que levam à precipitação do colesterol;
4. espessamento da biopelícula pelo englobamento de cristais insolúveis, debris celulares e material refluído do duodeno;
5. oclusão da prótese.

No caso dos *stents* pancreáticos, o evento inicial e mais importante é a formação e a aderência de uma matriz orgânica de origem protéica. A colonização bacteriana vem depois.[47]

Com base nesses dados, várias medidas têm sido sugeridas para retardar a obstrução dos *stents*, como uso profilático de antibióticos,[48,49] uso oral de sais biliares,[50] impregnação do *stent* com antibióticos,[51] colocação do *stent* totalmente dentro do colédoco sem papilotomia.[52] Os resultados ainda têm-se mostrado conflitantes.

As próteses confeccionadas com polietileno obstruem com mais facilidade do que as de teflon, material que promove menor aderência de secreções e microrganismos.[53] A visualização com microscopia eletrônica, no entanto, mostra superfície bastante irregular com elevações e depressões em ambos os materiais.[54] Estudos recentes, desenvolvidos pelo grupo de Soehendra usando a nanotecnologia, vislumbram a possibilidade de se produzir uma superfície interna inteiramente antiaderente utilizando efeito *soil-release* por meio de Sol-gel anorgânico-orgânico.[55]

Um *stent* sem lúmen foi desenvolvido por Pasrisha e Kaloo e estudado por Raju e colaboradores[8] como mais uma tentativa de solucionar o problema da oclusão precoce. A prótese tem um pequeno lúmen apenas para a passagem do fio-guia. A superfície externa possui estrias e sulcos longitudinais, por onde se promove a drenagem, e a secção longitudinal se assemelha a uma estrela. Os cálculos feitos em um modelo em computador mostram uma área de drenagem maior do que a dos *stents* tubulares. Os resultados em cinco pacientes com obstrução maligna foram animadores. A nova prótese já é produzida pela indústria (GI Supply®, Camp Hill, PA, EUA).

No sentido de bloquear um dos elementos envolvidos no mecanismo de oclusão, o refluxo duodeno-biliar, Dua e colaboradores descrevem um protótipo de prótese anti-refluxo constituída de um *stent* Tannenbaum (W. Cook Medical) de 10 F com adaptação de um prolongamento de plástico mole, à semelhança de um "saiote", na extremidade duodenal da prótese. O estudo *in vitro* não mostrou resistência ao fluxo.[56] Em estudo prospectivo randomizado com 20 pacientes, o mesmo autor relata uma patência mais duradoura do protótipo (163 dias) em relação à prótese *standard* (113 dias).[57]

Outro design de *stent* plástico que vem mostrando bons resultados quanto à questão da oclusão precoce é constituído de dupla-camada. É o caso do Double Layer Biliary Stent® (Olympus America, Melville, NY, EUA). Confeccionado com teflon, possui uma camada interna fluoretada repelente à água, que reduz a aderência de bactérias e material proteináceo. Uma outra camada estrutural externa possui uma malha de aço inoxidável recoberta por elastômero de poliamida, que facilita o posicionamento da prótese.[58]

PRÓTESES METÁLICAS AUTO-EXPANSÍVEIS

A invasão tumoral por meio da malha dos *stents* não-cobertos e pelas extremidades (*overgrowth*) nos cobertos é a principal limitação. Outra é que os *stents* não-cobertos não podem ser removidos, principalmente depois que a malha se incorpora ao epitélio ductal. Os novos *stents* cobertos estão sendo considerados removíveis em alguns trabalhos, mas ainda sem evidências suficientes para que sejam indicados nas estenoses benignas.[17,18] O alto custo das próteses metálicas também representa uma limitação, ainda que ele se dilua nos casos em que há um prognóstico de sobrevida superior a seis meses.

COMPLICAÇÕES

No caso das próteses plásticas, além da oclusão, pode haver migração para fora ou para dentro das vias biliopancreáticas, o que pode ser prevenido com escolha adequada do *stent*. Quando há estenose, as próteses retas se ancoram bem com aleta única na extremidade proximal. Se há dilatação sem estenose, as do tipo *pigtail* estão indicadas. Nos casos de papilotomias amplas, as opções são as *pigtail* ou as com quatro aletas (Tannenbaum) para se prevenir migração interna.

Stents pancreáticos podem desenvolver ou exacerbar pancreatite, provocar rotura ductal ou lesões semelhantes às da pancreatite crônica no ducto e no parênquima, que podem ser irreversíveis em um terço dos casos.[59]

A perfuração da parede contralateral do duodeno ocorre por mau dimensionamento do *stent*, que, quando muito longo, ultrapassa demais os limites da papila, erodindo e perfurando a parede da víscera. Dependendo do ponto atingido, a perfuração pode ser para peritônio livre ou para retroperitônio, com repercussões graves se não diagnosticada em tempo hábil.

A oclusão dos *stents* metálicos pode ser resolvida inicialmente por meio de limpeza com balão extrator tipo Fogarty. Na invasão tumoral, o *probe* de eletrocoagulação, o plasma de argônio e o *laser* podem ser utilizados. Na seqüência, pode-se passar uma prótese plástica ou um segundo *stent* metálico não-coberto.

Pancreatite e colecistite agudas têm sido relatadas em pacientes com *stents* cobertos, relacionadas, ao que tudo indica, à oclusão de orifícios pela membrana de cobertura. Com os novos *stents* cuja membrana fica na parte interna, essas complicações têm sido raras[12,16] (Tabela 32.1).

TABELA 32.1

Próteses auto-expansíveis metálicas

Fabricante	Material	Cobertura	Marcas Radiopacas	Compatível com Ressonância Magnética	Sistema de Liberação (F)
BOSTON SCI. Wallstent® Ultraflex-Diamond®	Elgiloy Nitinol	Sim (Permalume®) Não	Tântalo Platina-Irid.	Sim Sim	7,5 e 8 9,25
M.I.TECH MED. Hanarostent® Shim-Hanarostent®	Nitinol Nitinol	Não Sim (poliuretano)	Ouro Ouro	Sim Sim	10 10
WILSON COOK MED. Zilver®	Nitinol	Não	Ouro	Sim	7
CONMED (BARD) Luminexx®	Nitinol	Não	Tântalo	Sim	7,5
W.L. GORE Viabil®	Nitinol	Sim (Politetrafluoretileno)	Ouro	Sim	10

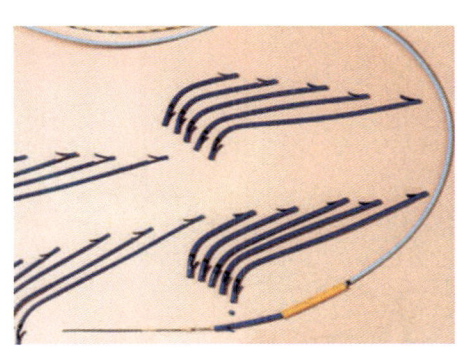

FIGURA 32.1

Próteses plásticas

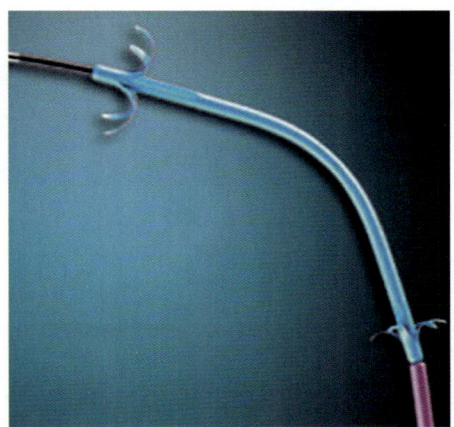

FIGURA 32.2

Prótese plástica

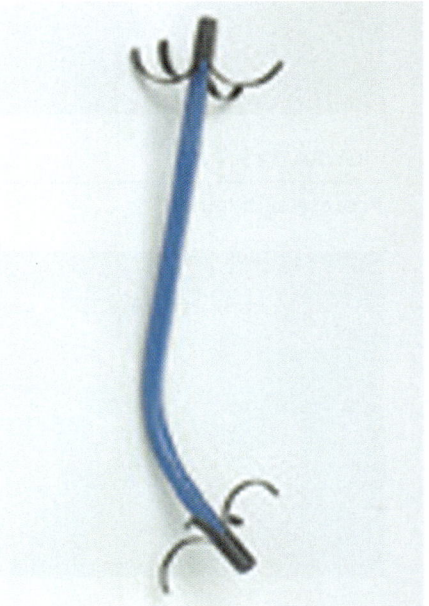

FIGURA 32.3

Double layer

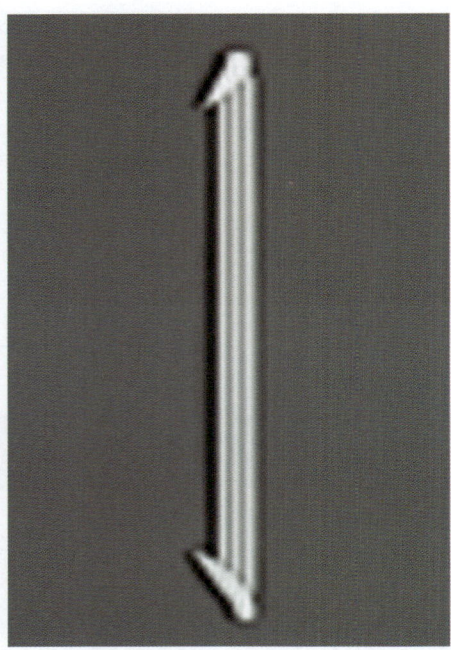

FIGURA 32.4

Prótese sem lúmen

FIGURA 32.5

Prótese sem lúmen

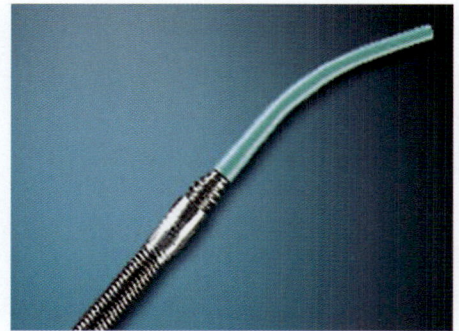

FIGURA 32.6

Sacaprótese de Soehendra

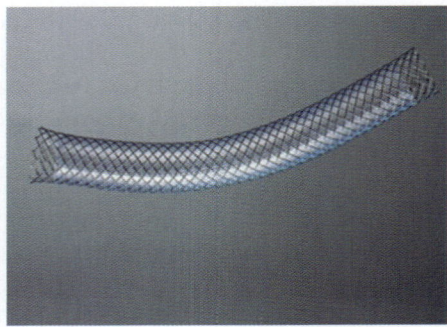

FIGURA 32.7

Wallstent coberto

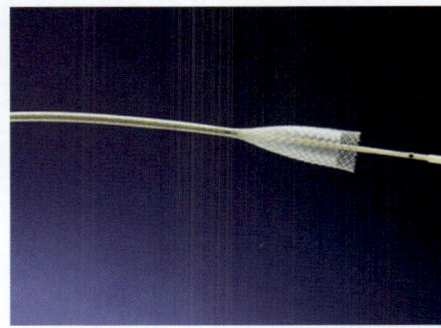

FIGURA 32.8

Liberação Wallstent

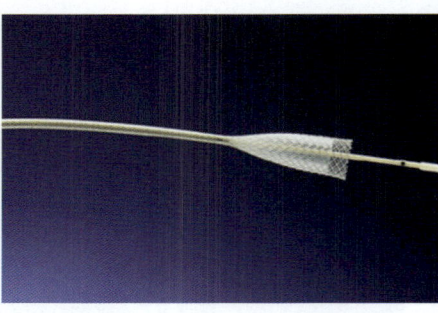

FIGURA 32.9

Zilver – W. Cook

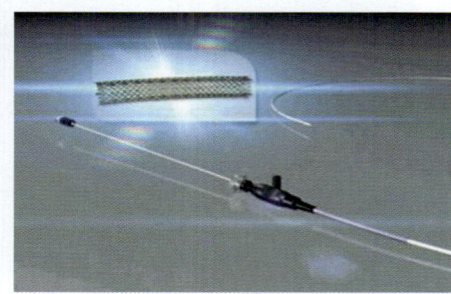

FIGURA 32.10

Zilver sistema de liberação

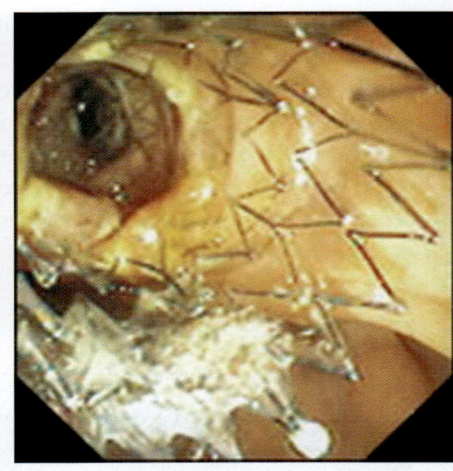

FIGURA 32.11

Zilver *stent* posicionado

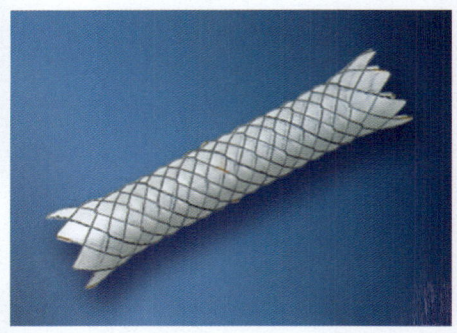

FIGURA 32.12

Stent metálico MI Tech coberto

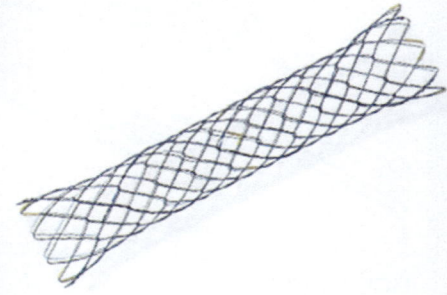

FIGURA 32.13

Stent metálico – Hanarostent – MI Tech coberto

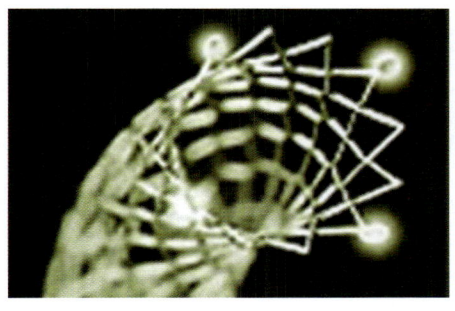

FIGURA 32.14

Luminex metálico

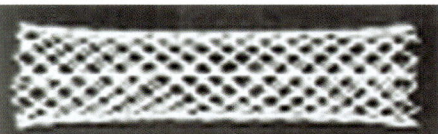

FIGURA 32.16

Biostent

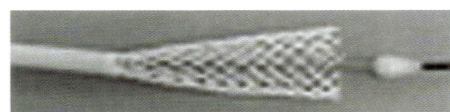

FIGURA 32.17

Liberação – *Biostent*

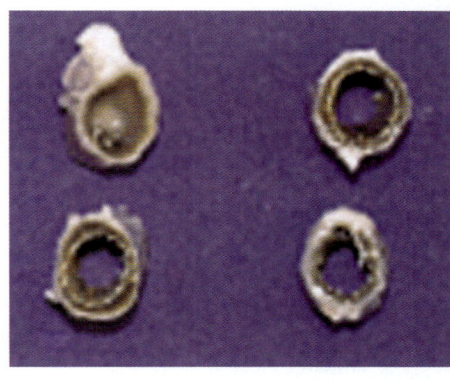

FIGURA 32.18

Seção transversal prótese bioabsorvível após 4 meses

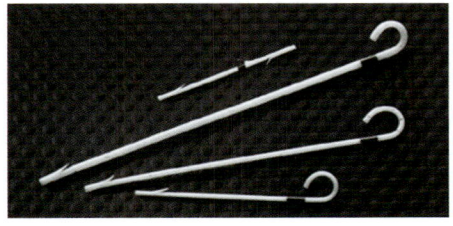

FIGURA 32.15

Stent pancreático

REFERÊNCIAS BIBLIOGRÁFICAS

1. Soehendra N, Reijnders-Frederic V. Palliative bile drenaige: a new endoscopic method of introducing a transpapillary drain. Endoscopy 1980;12:8-11.

2. Seitz U, Vadeyar H, Soehendra N. Prolonged patency with a new-design Teflon biliary prosthesis. Endoscopy 1994;26:478-82.

3. Coene LO, Groen AK, Cheng J, Out MJ, Tytgat NJ, Huilbregtse K. Clogging of biliary endoprosthesis: a new perspective. Gut 1990;31:913-7.

4. Rey JF, Maupetit P, Grett M. Experimental study of biliary endoprosthesis efficiency. Endoscopy 1985;17:145-8.

5. Catalano FM, Geenen JE, Lehman GA, Siegel JH, Jacob L, McKinley MJ. "Tannenbaum" Teflon stents versus traditional polyethylene stents for treatment of malignant biliary stricture. Gastrointest Endosc 2002;55:354-8.

6. Binmoeller KF, Seitz U, Thonke F, Sikka S, Soehendra N. The Tannenbaum stent: a new plastic biliary stent without side holes. Am J Gastroenterol 1995;90:1764-8.

7. Smith MT, Sherman S, Inkenberry SO, Hawes RH, Lehman GA. Alteration of pancreatic ductal morphology following polyethylene pancreatic stent therapy. Gastrointest Endosc 1993;39:332.

8. Raju GS, Sud R, Elfert AA, Enaba M, Kalloo A, Pasricha PJ. Biliary drenage by using stents without a cental lumen: a pilot study. Gastrointest Endosc 2006;63:317-20.

9. Tarnasky PR, Cunnigham JC, Hawes RH. Transpapilary stenting of proximal biliary strictures: does papillary sphincterotomy reduce the risk of post-procedure pancreatitis? Gastrointest Endosc 1997;45:46-51.

10. Goff JS. Commom bile duct sphinter of Oddi stent in patients with suspected sphincter dysfunction. Am J Gastroenterol 1995;90:586-9.

11. Somogyi L, Chuttani R, Croffie J, DiSario J, Liu J, Mishkin DS et al. Biliary and pancreatic stents.ASGE - Technology status evaluation report. Gastrointest Endosc 2006;63:910-9.

12. Isayama H, Komatsu Y, Tsujino T. A prospective randomised study of "covered" versus "uncovered" diamond stents for the management of distal malignant biliary obstruction. Gut 2004;53:729-34.

13. Carr-Locke DL. Metal stents for distal biliary malignancy obstruction: Have we got covered? Gastrointest Endosc 2005;61:534-5.

14. Leung J, Rahim N. The of self expandable metallic stents in malignant biliary strictures – Editorial. Gastrointest Endosc 2006;63:1001-3.

15. Soderlung C, Linder S. Covered metal versus plastic stents for malignant commom bile duct stenosis: a prospective, randomized controlled trial. Gastrointest Endosc 2006;63:986-95.

16. Yoon WJ, Lee KJ, Lee KH. A comparison of covered and uncovered metal Wallstents for the management of distal malignant biliary obstruction. Gastrointest Endosc 2006;63:996-1000.

17. Familiary P, Bulajic M, Mutignani M, Lee LS, Spera G, Spada C et al. Endoscopic removal of malfunctioning biliary self-expandable metallic stents. Gsatrointest Endosc 2005;62:903-10.

18. Kahaleh M, Tokar J, Le T, Yeaton P. Removal of self expandable WallstentsGastrointest Endosc 2004;60:640-4.

19. Kahaleh M, Brock A, De La Rue SA, Sundaram V, Tokar J, Adams RB et al. Temporary placement of covered self expandable metal stents (SEMS in benign biliary stricture: preliminary data. Gastrointest Endosc 2005;61:AB208.

20. Haringsma J, Huilbregtse K. Biliary stenting with a prototype expandable Teflon endoprosthesis. Endoscopy 1998;30:718-20.

21. Haber GB, Freeman ML, Bedford R, Raijman I, Slivka A, Dumont JA et al. A prospective multi-center study of a bioabsorbable biliary Wallstent in 50 patient with malignant obstructive jaundice. Gastrointest Endosc 2001;53:AB121.

22. Ginsberg G, Cope C, Shah J. In evaluation of a new bioabsorbable self-expanding biliary stent. Gastrointest Endosc 2003;58:777-84.

23. Laukkarinen J, Sand J, Mikkonen J, Gröhn H, Nordback I. The treatment of benign biliary stricture with a novel, endoscopicaly inserted biodegradable biliary stent. Gastrointest Endosc 2005;61:AB97.

24. Smith AC, Dowsett JF, Russel RCG. Randomised trial of endoscopic stenting versus surgical by-pass in malignant low bile duct obstruction. Lancet 1994;344:1655-60.

25. Kaassis M, Boyer J, Dumas R. Plastic or metal stent for malignant stricture of the common bile duct? Results of a randomized prospective study. Gastrointest Endosc 2003;57:178-82.

26. Luman W, Cull A, Palmer KR. Quality of life in patient stenting for malignant biliary obstruction. Euro J Gastroenterol Hepatol 1997;9:481-4.

27. Flam CR, Mark DH, Aronson N. Evidence based assessment of ERCP approaches to management pancreaticobiliary malignancies. Gastrointest Endosc 2002;56:5218-25.

28. Lawrence C, Howell DA, Conklin DE, Stefan AM, Martin RF. Delayed pancreaticoduodenectomy for cancer patient with prior ERCP-placement, nonforeshortening, self-expanding metal stents: a positive outcome. Gastrointest Endosc 2006;63:804-7.

29. Dumoulin FL, Gerhardt T, Fuchs S, Scheurlen C, Neubrand M, Layer G et al. Phase II study of photodynamic therapy and metal stents as a palliative treatment for nonressectable hilar cholangiocarcinoma. Gastrointest Endosc 2003;57: 860-7.

30. Berr F, Wiedman M, Tannapfel A, Halm U, Kohlhaw KF, Schmidt F. Photodynamic therapy for advanced bile duct cancer: evidence for improve palliation and extended survival. Hepatology 2000;31:291-8.

31. Lee DK, Kim HS, Kim KS, Lee WJ, Kim HK, Won YW et al. The effect on porcine bile duct of a metallic stent covered with paclitaxel incorporate membrane. Gsatrointest Endosc 2005;61:296-301.

32. Baron TH, Simmons DT, Petersen B, Gostout CJ, Haddock MG, Gores GJ et al. A novel endoscopic approach to brachyrherapy in the management of hilar cholangicarcinoma. Gastrointest Endosc 2005;61:AB97.

33. Costamagna G, Gabrielli A, Mutignani M. Treatment of "obstructive" pain by endoscopic drainage in patient with pancreatic head carcinoma. Gastrointest Endosc 1993;39:774-7.

34. Tham TC, Lichtenstein S, Vandervoort J. Pancreatic duct stent for "obstructive type" pain in pancreatic malignancy. Am J Gastroenterol 2000;95:956-60.

35. Rosch T, Daniel S, Scholz M. Endoscopic treatment of chronic pancreatitis: a multicenter study of 1000 patients with long-term follow-up. Endoscopy 2002;34:765-71.

36. Dite P, Ruzicka M, Zboril V. A prospective randomized trial comparing endoscopic and surgical therapy for chronic pancreatitis. Endoscopy 2003;35:553-8.

37. Lans JI, Geenen JE, Johanson JF. Endoscopic therapy in patients with pancreas divisum and acute pancreatitis: a prospective randomized, controlled clinical trial. Gastrointest Endosc 1992;38:430-4.

38. Teldford JJ, Farrel JJ, Saltzman JR, Shields SJ, Banks PA, Lichtenstein DR et al. Pancreatic stent placement for duct disruption. Gastrointes Endosc 2002;56:18-24.

39. Jacobson BC, Baron TH, Adler DG, Davila RE, Egan J, Hirota WK et al. ASGE Guideline: the role of endoscopy in the diagnosis and management of cystic lesions and inflammatory fluid collections of the pancreas. Gastrointest Endosc 2005;61:363-70.

40. Tarnasky PR, Palesch YY, Cunningham JT, Mauldin PD, Cotton PB, Hawes RH. Pancreatic stenting prevents pancreatitis after biliary sphincterotomy in patients with sphincter of Oddi dysfunction. Gastroenterology 1998;115 (6):1518-24.

41. Aizawa T, Ueno I. Stent placemant in tha pancreatic duct prevents pancreatitis after endocopic sphincter dilation for removal of bile duct stones. Gastrointest Endosc 2001;54:209-13.

42. Brackbill S, Young S, Schoenfeld P, Elta G. A survey of physicians practice on prophylactic pancreatic stents. Gastrointest Endosc 2006;64:45-51.

43. Sing P, Das A, Isenberg G, Wong RCK, Sivak MV Jr, Agrawal D. Does pancreatic stent placement reduces the risk of post-ERCP acute pancreatitis: a meta-analysis of controlled trials. Gastrointest Endosc 2004;60:544-50.

44. Rashdan A, Fogel L, McHenry L Jr. Improved stents characteristic for prophylaxis of post-EERCP pancreatitis. Clin Gastroenterol Hepatol 2004;2:322-9.

45. Leung JWL, Ling TKW, Kung JLS, Vallance-Owen J. The role of bacteria in the blockage of biliary stents. Gastrointest Endosc 1988;34:19-22.

46. Speer AG, Cotton PB, Rode J, Seddon AM, Neal CR, Holton J et al. Biliary stents blockage with bacterial biofilm. A light and eletron microscopic study. Ann Int Med 1988;108:546-53.

47. Devière J. Why do pancreatic stents become occluded. Gastrointest Endosc 2005;61:867-8.

48. Barrioz T, Ingrand P, Besson I, de Ledinghen V, Silvain C, Beauchant M. Randomised trial of prevention of biliary stent occlusion by ursodeoxycholic acid plus norfloxacin. Lancet 1994;344:581-2.

49. Leung JW, Libby ED, Morck DW, McKay SG, Liu YI, Lam K et al. Is prophylactic ciprofloxacin effective in delaying biliary stent blockage? Gastrointest Endosc 2000;52:175-82.

50. Ghosh S, Palmer KR. Prophylaxis of biliary stent blockage using cyclical-antibiotics ursodeoxycholic acid. Gastroenterology 1993;104:A361.

51. Browne S, Schmalz M, Geenen J, Venu R, Johnson GK. A comparison of biliary and pancreatic stent occlusion in antibiotic-coated vs. conventional stents [resumo]. Gastrointest Endosc 1990;36:206.

52. Geoghegan JG, Branch MS, Costerton JW, Pappas TN, Cotton PB. Biliary stents occlude earlier if distal tip is in duodenum in dogs [resumo]. Gastrointest Endosc 1991;37:257.

53. Adler DG, Baron TH, Davila RE, Egan J, Hirota WK, Leighton JA et al. ASGE guideline: the role of ERCP in diseases of biliary tract and the pancreas. Gastrointest Endosc 2005;62:1-8.

54. Groen AK, Huilbregtse K. A scanning electron microscopic study of biliary stents materials. Gastrointest Endosc 2000;51:19-22.

55. Seitz U, Block A, Wienhold U, Masurat K, Haag S, Siebert K et al Nanotechnology on biliary stents reduces sludge accumulation. Gastrointest Endosc 2005;61:AB239.

56. Dua KS, Medda B, Lang I. In vitro evalluation of a biliary stent with an anti-duodenobiliary reflux valve using ox bile perfused at physiological bile flow rates. Gastrointest Endosc 2006;63:AB298.

57. Dua KS, Bajaj JS, Reddy N, Rao G. Duodeno-biliary reflux may contribute to biliary stent occlusion: prospective randomized study of a new biliary stent with an anti-duodeno-biliary reflux valve in patients with biliary strictures. Gastrointest Endosc 2005;61:AB97.

58. Tringali A, Mutignani M, Perri V. A prospective randomised multicenter trial comparing DoubleLayer and polyethylene stents for malignant distal common bile duct strictures. Endoscopy 2003;35:992-7.

59. Smith MT, Sherman S, Ikenberry SO, Hawes RH, Lehman GA. Alterations in pancreatic ductal morphology following polyethylene pancreatic stent therapy. Gastrointest Endosc 1996;44:268-75.

CAPÍTULO 33

OVERTUBE

Carlos Alberto Capellanes
Tomoe Minami

Overtubes ou tubos de sobreposição são dispositivos de plástico ou borracha em forma de mangueiras flexíveis, projetados para adaptar-se sobre a haste do endoscópio, vestindo o tubo de inserção, e usados para facilitar procedimentos endoscópicos do trato digestivo superior e baixo.[1]

CONSIDERAÇÕES TÉCNICAS

Os *overtubes* endoscópicos estão disponíveis comercialmente e variam no comprimento de 24 cm a 65 cm, dependendo da indicação. O diâmetro interno necessita ser talhado para o tamanho do endoscópio. A parede deve ser a mais delgada possível para minimizar o desconforto do paciente, mas deve ser resistente o suficiente para não torcer e para manter o seu formato enquanto o endoscópio é removido. A extremidade do tubo deve ter uma borda que fique contra os lábios, ou algum dispositivo que possa ser fixado, a fim de prevenir o seu desaparecimento para dentro da boca ou do ânus.[1,2]

Durante a endoscopia digestiva alta, o *overtube* serve para proteger a hipofaringe do trauma de intubações repetidas (mudanças de endoscópios, remoção de múltiplos pólipos) e da aspiração pelas vias aéreas, e o esôfago durante a extração de corpos estranhos pontiagudos. A utilização de *overtubes* nas enteroscopias e nas colonoscopias prova ser útil para impedir a formação de alças, para trocar aparelhos e para remover múltiplos aparelhos.[2]

Para remover os objetos afiados do estômago, o *overtube* deve ter pelo menos 50 cm de comprimento. Entretanto, quando a finalidade é proteger a área cricofaríngea ou a via aérea, o *overtube* necessita ter somente 25 cm de comprimento. Alguns profissionais consideram úteis os *overtubes* fenestrados durante a escleroterapia de varizes, especialmente durante o sangramento ativo.[1]

Antes da colocação do *overtube*, uma endoscopia diagnóstica deve ser realizada, pois o *overtube* pode encobrir lesões e obscurecer visões do endoscópio.[1]

Um *overtube* deve ser introduzido com orientação sob visão endoscópica ou alternativamente pode ser guiado revestindo uma sonda dilatadora Savary ou Maloney. A lubrificação bem-feita do *overtube* e do endoscópio é muito importante antes da inserção.[2]

INDICAÇÕES PARA O USO DE *OVERTUBE* NA ENDOSCOPIA DIGESTIVA

a) **Endoscopia digestiva alta:**
1. remoção de corpos estranhos com bordas afiadas;
2. ligadura de varizes;
3. enteroscopia;
4. escleroterapia de varizes esofágicas;
5. remoção dos múltiplos pólipos;
6. lavagem gástrica;
7. dissolução de bezoar;
8. terapia *laser*-endoscópica;
9. dilatação pneumática esofágica;
10. intubações endoscópicas repetidas ou como acessório nodificado no tratamento dos pacientes com divertículos faringoesofágicos.

b) **Colonoscopia:**
1. facilitação da colonoscopia;
2. descompressão colônica;
3. volvo de sigmóide;
4. pseudo-obstrução.

EFICÁCIA E UTILIZAÇÃO

RETIRADA DE CORPO ESTRANHO

Os *overtubes* são utilizados para a remoção segura de corpos estranhos gástricos com bordas afiadas, cortantes ou pontiagudas. O objeto cortante ou perfurante é apreendido por uma pinça ou alça e passa pelo *overtube* ou é retraído no seu interior, retirando-se este e o endoscópio simultaneamente. Evita-se, assim, complicações como perfuração e sangramento esofágico, protegendo também o tubo de inserção do endoscópio, que pode sofrer perfuração e infiltração.[1,2,4] Exemplos de objetos cortantes e pontiagudos: ossos (principalmente de aves e peixes), palitos, agulhas, alfinetes, grampos, próteses dentárias, lâminas.[4]

O *overtube* também facilita o tratamento de impactação esofágica de alimentos que se desfazem com facilidade ou de múltiplos corpos estranhos ingeridos, pois freqüentemente esses casos requerem inserções múltiplas do endoscópio.[1] A limitação desse método ocorre nos objetos maiores que 1 cm de diâmetro que não se acomodam no seu interior.[4]

Indicações do uso de _overtube_ na retirada de corpo estranho:[1]

1. objetos cortantes e perfurantes;
2. múltiplos corpos estranhos;
3. necessidade de múltiplas inserções endoscópicas;
4. material que se desfaz com facilidade como alimentos.

VARIZES

O uso de _overtube_ na fase aguda da hemorragia está recomendado para prevenção de aspiração do conteúdo gástrico às vias aéreas. Os _overtubes_ modificados foram usados durante a escleroterapia como meios para estabilizar e comprimir as varizes esofágicas. Entretanto, um estudo controlado randomizado demonstrou que o _overtube_ não aumenta a eficácia da escleroterapia.[1]

COLONOSCOPIA

Nos casos de colonoscopia difícil, em que todas as técnicas de manobra falharam, pode-se utilizar o _overtube_ ou "dispositivo tipo tala", que tem função de manter o cólon sigmóide retificado e permitir a fácil passagem para o cólon proximal. O _overtube_ só deve ser inserido quando o cólon sigmóide estiver completamente retificado e a extremidade do aparelho estiver no cólon descendente proximal ou na flexura esplênica.[2]

Atualmente, usa-se _overtube_ fendado de plástico macio, flexível, sem fricção e amaciado na água quente, colocando-o sobre a haste do colonoscópio após o cólon ter sido retificado aos 50 cm da flexura esplênica. O _overtube_ fendado é vedado com fita adesiva e lubrificado com gel, e então inserido o mais distante ou pelo cólon sigmóide encurtado. Esses novos _overtubes_ fendados de plástico não necessitam de controle com fluoroscopia como os modelos antigos. O tubo tem 45 cm de extensão para acomodar longos cólons, mas uma inserção com sucesso ocorre geralmente em torno dos 30 cm a 40 cm.[2]

A resistência na inserção de um _overtube_ significa impactação contra uma prega, alça ou flexura, assim como o desconforto do paciente. Ambos são indicações de que a inserção adicional ou o uso da força pode provocar complicações.[2]

OUTRAS INDICAÇÕES

Uma técnica para a lavagem gástrica que usa um _overtube_ durante a endoscopia foi descrita para o tratamento do sangramento gastrointestinal e da dissolução de bezoar.[1]

O _overtube_ maleável tem sido usado durante enteroscopia, na qual a técnica envolve avançar o overtube por meio do piloro para impedir _looping_ gástrico. O novo enteroscópio de 200 cm equipado com duplo-balão e um _overtube_ flexível de 140 cm tem-se mostrado seguro e confortável, permitindo exame eficiente do intestino delgado.[3]

O _overtube_ pode ser usado como adjuvante de terapêuticas endoscópicas em casos de pacientes com variações anatômicas que dificultam a progressão do gastroscópio ou do duodenoscópio para realização de CPRE, seja por motivos distais (papila ou peripapilar) ou proximais (esôfago). As alterações anatômicas podem ser por tumores deformantes, divertículos, estenoses (esofágica, pilórica ou duodenal benigna ou maligna), estômago "em cascata", grandes hérnias hiatais de deslizamento ou paraesofagianas.[5]

COMPLICAÇÕES

São complicações associadas com o uso de _overtube_:[1]

1. perfuração faríngea;
2. perfuração esofágica;
3. laceração esofágica (tipo de Mallory-Weiss);
4. abrasão da mucosa gastrointestinal;
5. sangramento das varizes proximais;
6. pancreatites;
7. perfurações colônias ou entérias.

REFERÊNCIAS BIBLIOGRÁFICAS

1. Carr-Locke DL, Alkawas FH, Branch MS, Byrne WJ, Edmundowicz SA, Jamidar PA. Technology assessment status evaluation: overtube use in gastrointestinal endoscopy. Gastrointest Endosc 1996;44:767-70.
2. Cotton P, Williams C. Fundamentos de endoscopia digestiva. 4ª ed. Porto Alegre: Artmed; 1998.
3. Yamamoto H, Yano T, Kita H, Sunada K, Ido K, Sugano K. New system of double-balloon enteroscopy for diagnosis and treatment of small intestinal disorders. Gastroenterology 2003;125(5):1556-7.
4. Sakai P, Ishioka S, Maluf FF. Tratado de endoscopia digestiva diagnóstica e terapêutica – estômago e duodeno; 2001 e 2005.
5. Nawras AT, Catalano MF, Alsolaiman MM, Rosenblatt ML. Overtube assisted ERCP in patients with altered gastric and esophageal anatomy. Gastrointest Endosc 2002;56(3):426-30.

CAPÍTULO 34

SHAPELOCK®

Carlos Alberto Cappellanes
Tomoe Minami

Apesar do tremendo interesse em expandir a escala dos procedimentos terapêuticos executados por meio do uso da endoscopia peroral, o entusiasmo é moderado pelas limitações da instrumentação atualmente disponível.

Historicamente, o endoscópio foi desenvolvido primeiramente como um instrumento diagnóstico, e a maioria dos acessórios terapêuticos foi fabricada de acordo com seu projeto original. Isso resultou em diversas limitações significativas, incluindo o pequeno diâmetro permitido para uso de ferramentas, a falta de uma angulação eficaz, a não-permissão de exercer uma força coaxial, a impossibilidade de trabalhar fora da linha axial do endoscópio e um campo operacional bidimensional.

Os endoscópios e os instrumentos atuais são inadequados para executar procedimentos mais complexos por uma variedade das razões: são demasiado flexíveis e são insuficientes para fornecer garra robusta e retração anatômica. A falta de sustentação para a retroflexão endoscópica na cavidade peritonial dificulta alcançar estruturas remotas e fazer a retração vigorosa dos tecidos e dos órgãos. Há também uma necessidade de múltiplas canaletas para permitir o uso de diversos instrumentos e fornecer tração e contratração. Finalmente, um meio seguro de aproximação dos tecidos seria imprescindível.[7]

NOVA TECNOLOGIA NA ENDOSCOPIA

SG-1 ShapeLock Endoscopic Guide® (USGI Medical, San Clemente, Califórnia, EUA) é um novo tipo de *overtube* com dispositivo de trava sob demanda. O Shapelock® entra no trato gastrointestinal em um estado flexível, seguindo forma e anatomia. O dispositivo torna-se rígido quando travado para criar um canal estável para o procedimento endoluminal e transluminal, impedindo que se deforme ou que ocorra formação de alças.[4]

Quando usado em colonoscopia, o Shapelock® impede a formação de alças e permite um exame mais confortável, eficiente e fácil. Na enteroscopia, o Shapelock® cria um canal estável para guiar o endoscópio flexível ao longo do estômago e da luz tortuosa do intestino delgado, permitindo o diagnóstico e a terapia nos locais que são tipicamente inacessíveis nos exames convencionais.[4,6,9]

VANTAGENS DO SHAPELOCK®

1. reduz formação de alças durante a colonoscopia;[2]
2. facilita o acesso até em anatomias muito tortuosas;[3]
3. permite uma rápida reintrodução do endoscópio nos casos de remoção de múltiplos pólipos;[4]
4. aumenta a estabilidade dos instrumentos para terapêuticas;[5]
5. é seguro e bem tolerado por pacientes.[6]

SHAPELOCK® DE TRÊS CANAIS

O ShapeLock® de três canais é um dispositivo com três canaletas construído com um corpo de longo canal e uma ponta com capacidade de angulação e fixação. As três terminam em pontas separadas com braços rígidos e articulados. Cada uma dessas canaletas tem 6,0 mm de diâmetro: uma usada para um endoscópio de 3 mm (foco visual) e as outras para vários instrumentos. O instrumento foi testado em modelos caninos e porcos vivos.[7]

VANTAGENS DO SHAPELOCK® DE TRÊS CANAIS[7]

1. separar completamente a função de visualização do campo operacional e permitir, com múltiplas angulações, uma angulação eficaz;
2. permitir que um procedimento *two-handed* seja realizado;
3. possibilidade de realizar e manter configurações complexas permitindo o acesso a todas as partes da anatomia intra e extraluminal;
4. permitir a geração de forças extra-axiais.

O instrumento pode ser introduzido facilmente no trato gastrointestinal, ser dobrado em várias configurações e ser travado. O foco visual pode ser movimentado de tal modo que fica fora da linha axial, permitindo uma visão panorâmica dos outros dois braços que podem se angular eficazmente e então levar os instrumentos separados em um ponto convergente.[7]

A nova tecnologia é um instrumento que pode permitir e facilitar muitos procedimentos endoscópios avançados tais como ressecções complexas endoluminais, fornecer meios para realizar objetivos tais como suturas, anastomoses endoscópicas e outras cirurgias endoscópicas intraluminais e transgástricas.

Os pacientes com gastrectomia com anastomose em Y de Roux têm um grande problema: se houver necessidade de diagnóstico ou intervenção terapêutica na câmara gástrica desfuncionalizada devido à grande angulação na anastomose jejuno-jejunal, o endoscópio convencional raramente permite uma visualização da alça proximal aferente e do estômago desviado. O novo ShapeLock® pode ser utilizado para esse fim.[8]

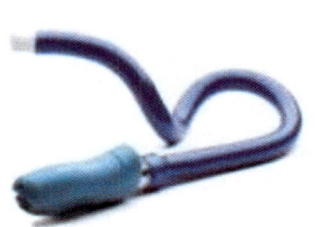
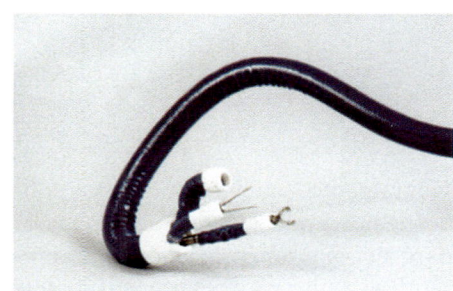
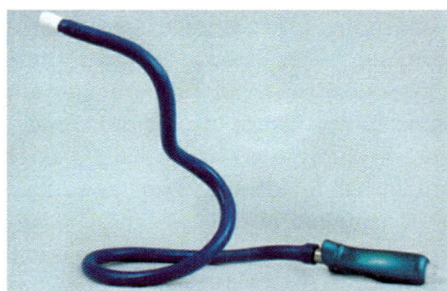
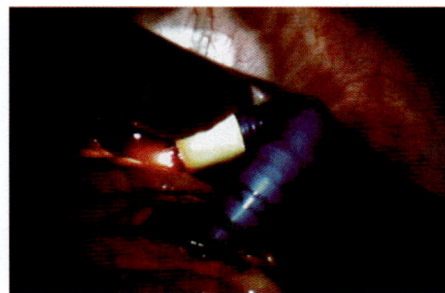

FIGURA 34.1

Ilustrações de tipos e algumas posições do *shapelock*

REFERÊNCIAS BIBLIOGRÁFICAS

1. Kozarek R, Schembre D, Spaulding W, Swanstrom L, Rex D, Raju Gand et al. Initial application of the ShapeLock endoscopic guide for small bowel enteroscopy. Gastrointest Endosc 2005;61(5):AB172.
2. Raju GS, Rex DK, Kozarek RA, Ahmed I, Brining D, Pasricha PJ. A novel shape-locking guide for prevention of sigmoid looping during colonoscopy. Gastrointest Endosc 2004 Mar;59(3):416-9.
3. Haber G, Pasricha PJ. The ShapeLock endoscopic guide facilitates successful colonoscopies after previously failed attempts in difficult cases. Gastrointest Endosc 2005;61(5):AB263.
4. Raju GS, Pasricha PJ. ShapeLock: a rapid access port for redeployment of a colonoscope into the proximal colon to facilitate polypectomies in a single session. Gastrointest Endosc May 2005;61(6):768-70.
5. Swain P, Ewers R, Peh R, Sadaat V. New measurement methods and a randomized comparison of force transmission using flexible endoscopes and instruments before and after the application of ShapeLock™ technology. Gastrointest Endosc 2005;61(5):AB241.
6. Rex DK, Khashab M, Raju GS, Pasricha J, Kozarek R. Insertability and safety of a shape-locking device for colonoscopy. Am J Gastroenterol 2005 Apr;100(4):817-20.
7. Swanstrom LL, Kozarek R, Pasricha PJ, Gross S, Birkett D, Park PO et al. Development of a new access device for transgastric surgery. Gastrointest Surg 2005 Nov;9(8):1129-36; discussion 1136-7.
8. Pai RD, Carr-Locke DL, Thompson CC. Endoscopic evaluation of the defunctionalized stomach using Shapelock technology. Gastrointest Endosc 2006;63(5):AB88.
9. Haber G, Whalen LK. A prospective study to evaluate the ShapeLock™ guide to enable complete colonoscopy in previously failed cases. Gastrointest Endosc 2006;63(5):AB226.

CAPÍTULO 35

ENDOLOOPS E MINILAÇOS DESTACÁVEIS

Carlos Alberto Cappellanes
Frederico José Chaves Pereira

INTRODUÇÃO

Os *endoloops* foram primeiro utilizados por Pontecorvo de Pesce como um tratamento profilático para o sangramento de polipectomias.[18] Com o mesmo propósito, Hachisu usou um laço destacável feito de "pérolas" de náilon.[7,8] Mais recentemente, os *miniendoloops* foram planejados como alternativa para as bandas elásticas para a ligadura de cordões varicosos do esôfago.[4]

INDICAÇÕES

Prevenção de sangramento pós-polipectomia: A complicação mais comum da polipectomia endoscópica é o sangramento, que ocorre de forma aguda em 1% dos casos,[30] porém em 6,7% em algumas séries[5] de ressecções de grandes pólipos com diâmetro maior que 2,0 cm e base maior que 1,0 cm. Na maioria dos casos, o sangramento ocorre imediatamente após a polipectomia, sendo a hemostasia obtida por via endoscópica, sem necessidade de transfusão. O sangramento tardio ocorre em média após uma semana, ocorrendo em 2% dos casos, sendo também adequadamente tratado por via endoscópica.[30] Existem vários trabalhos analisando o uso de *endoloops* na prevenção do sangramento pós-polipectomia.[20] Di Giorgio e colaboradores, em estudo randomizado e controlado em 488 pacientes, comparando o uso de *endoloop* e injeção de adrenalina para prevenção do sangramento, concluíram que nos pólipos maiores que 2,0 cm, que têm maior risco de sangramento, as medidas preventivas reduziram significativamente esse risco e o efeito foi similar entre os dois métodos.[5] Averbach e colaboradores também demonstraram segurança e efetividade, além de um baixo custo, com a aplicação de um novo método que consiste no uso de uma alça de náilon feita artesanalmente, com utilização em 15 pacientes, sem nenhuma complicação.[1] Como o sangramento imediato pós-polipectomia não é um evento comum, um uso alternativo do *endoloop* seria para assegurar a hemostasia após o procedimento.[16] Assim, o *endoloop* pode ser utilizado como uma opção para prevenção de hemorragia pós-polipectomia, sendo de utilidade com maior freqüência nos pólipos volumosos, com pedículos espessos, principalmente nos pacientes que apresentam algum distúrbio de coagulação.

Varizes gástricas: O sangramento de varizes gástricas tem alta taxa de mortalidade, apesar de sua baixa ocorrência em comparação às varizes de esôfago.[23,24] Porém, quando ocorre o sangramento, ele costuma ser maciço e de difícil controle endoscópico. A injeção de agentes esclerosantes não tem bons resultados para o controle do sangramento de varizes gástricas, devido a seu maior diâmetro, rápido fluxo sangüíneo e abundante circulação colateral.[22,29,31] A ligadura elástica nunca oblitera varizes com diâmetro maior que 2,0 cm. A terapia com cianoacrilato, apesar de mais satisfatória, tem alguns riscos, tais como a embolização.[19,25,26] Existem relatos de ligadura com grandes laços destacáveis como terapêutica de varizes gástricas, com bons resultados.[3,15,32] As varizes com até 5,0 cm são consideradas apropriadas para as laçadas.[32] Porém, foram constatados alguns problemas. A técnica é relativamente complexa e exige muita habilidade para laçar as varizes, especialmente as não-protrusas. A retração para o *cap* durante a apreensão e o excessivo aperto do laço podem romper uma variz e induzir sangramento. Também a alta taxa de recorrência após erradicação inicial indica a necessidade de terapias mais efetivas.[14]

Varizes de esôfago: Existem vários trabalhos comparando a ligadura elástica com a esclerose de varizes que têm demonstrado vantagens para a ligadura elástica por apresentar menos complicações, mais rápida erradicação das varizes, taxa mais baixa de ressangramento e melhora na sobrevida.[6,13,27] O menor número de complicações pode ser explicado por diferentes potenciais das técnicas para induzir injúria tecidual. Foi demonstrado em estudos animais que só a mucosa e a submucosa são aspiradas durante a ligadura elástica. Em contraste, a esclerose pode induzir variáveis graus de injúria tecidual, dependendo do tipo e da quantidade do esclerosante usado e da técnica de injeção empregada.[2] O tratamento de varizes de esôfago usando laços destacáveis foi descrito por Sung e Chung em 1998.[28] A ligadura elástica teria como desvantagens o número fixo de bandas elásticas que podem ser aplicadas, a falha ocasional de uma banda em aderir com firmeza e o custo do aparelho de ligadura.[11] Usando *miniloops*, a força empregada ao material de náilon pode ser ajustada, com resultados superiores aos da ligadura. Hepworth e colaboradores, em um modelo animal, compararam *endoloop* com esclerose e ligadura e constataram que esse era o único método em que se obtinha hemostasia de vasos entre 0,3 mm e 0,5 mm de diâmetro, porque ele exercia uma maior força compressiva nos tecidos.[9] Naga e colaboradores, em um estudo comparando ligadura elástica e *endoloop* para o tratamento de varizes de esôfago, não encontraram nenhuma diferença significativa no que diz respeito à hemostasia primária, recorrência precoce ou tardia de sangramento e recorrência de varizes após completa obliteração.[17]

Sangramento não-varicoso: Existem relatos da utilização de ligadura e de *endoloop* em lesão de Dieulafoy, malformação arteriovenosa, angiodisplasias gástricas, lesão de Mallory-Weiss e úlcera gástrica.[2] Como um pré-requisito do tratamento, o tecido deve ser inicialmente aspirado para o interior de um cilindro antes que a alça seja tracionada sobre ele. Assim, poderá ser difícil usar *endoloops* em úlceras que estejam sangrando, porque as bases das úlceras estão freqüentemente fibrosadas, e a aspiração do tecido para dentro da câmara de sucção é difícil, senão impossível.

Todavia, os *endoloops* podem ser apropriados para outras lesões, tais como as do tipo Dieulafoy.[4]

TÉCNICA DO *ENDOLOOP*

Os *miniloops* têm a capacidade de captar maiores quantidades de tecido e, em teoria, podem permanecer no local durante um tempo mais prolongado depois de terem sido aplicados.[4] Diferem da ligadura em banda de duas maneiras: primeiro, são confeccionados com náilon, não com elástico; segundo, são ativamente apertados ao redor da variz, enquanto bandas são passivamente contraídas para um diâmetro predefinido.[2]

O dispositivo consiste em *endoloops*, um *endcap* e um introdutor. O *endoloop* de náilon pode ser fechado no tecido e então destacado do sistema. O *endcap* é semelhante ao da ligadura elástica, mas contém um sulco interno que captura o *loop* aberto. Os laços são aplicados com um cateter especial que é inserido pelo canal de trabalho do endoscópio. O *miniloop*, preso ao cateter de aplicação, é inserido pelo canal de trabalho e aberto dentro do cilindro externo (*endcap*). A borda interna distal do cilindro captura o *miniloop*.[2] Para assegurar a orientação ótima do *endoloop* dentro da dobra do cilindro, ele deverá ser posicionado em ângulo reto com o cabo, de modo que possa enlaçar o tecido.[4] Após sua abertura e alinhamento ao longo da borda do cilindro, a variz é aspirada para dentro deste. O *miniloop* é apertado ao redor da base da variz e então liberado do aplicador. A variz ligada e trombosa

sofre queda em um período de uma a duas semanas, com subseqüente cicatriz no local da ligadura.[2]

Em relação à técnica durante as polipectomias, o laço é passado sobre a cabeça do pólipo, com fechamento da alça na base do pedículo. Realiza-se a secção do pedículo proximalmente ao laço, com alguma margem de segurança, pois a ressecção do pedículo próximo à alça pode fazer com que ela deslize, sofrendo queda, com sangramento imediato como complicação. A alça destaca-se espontaneamente depois de quatro a sete dias, e depois de seu destacamento a endoscopia pode mostrar úlcera superficial residual no local da ligadura.[4]

COMPLICAÇÕES E DIFICULDADES TÉCNICAS

As complicações são idênticas às da ligadura elástica. As úlceras induzidas são geralmente rasas, mas podem ser profundas e sangrar.[2] Sakai e colaboradores relataram maciço e incontrolável ressangramento precoce após a ligadura de varizes de esôfago em pacientes portadores de cirrose classe C da classificação de Child-Pugh. Isso levou esses autores a questionarem se a ligadura de varizes deve ser contra-indicada nesse subgrupo de pacientes.[21]

Várias dificuldades técnicas são comuns a bandas e *endoloops*. O campo de visão endoscópica é restrito a aproximadamente 30%. O cilindro também impede a aspiração adequada de sangue e saliva, já que a área de sucção é expandida para a circunferência do cilindro.[2]

REFERÊNCIAS BIBLIOGRÁFICAS

1. Averbach M, Hashiba K, Correa P, Cutait R, Rossini G, Paccos JL et al. Use of a homemade nylon loop for the prevention of postpolypectomy bleeding of large pedunculated polyps. Surg Laparosc Endosc Percutan Tech 2005;15(5):275-8.
2. Binmoeller KF, Soehendra N. New haemostatic techniques: histoacryl injection, band ing/endoloop ligation and haemoclipping. Baillieres Clin Gastroenterol 1999;13:85-96.
3. Cipolleta L, Bianco MA, Rotondano G, Piscopo R, Prisco A, Garofano ML. Emergency endoscopic ligation of actively bleeding gastric varices with a detachable snare. Gastrointest Endosc 1998;47:400-3.
4. Classen M, Tytgat GNJ, Lightdale CJ. Endoscopia gastrointestinal. Rio de Janeiro: Revinter; 2006.

5. Di Giorgio P, De Luca L, Calcagno G, Rivellini G, Mandato M, De Luca B. Detachable snare versus epinephrine injection in the prevention of postpolypectomy bleeding: a randomized and controlled study. Endoscopy 2004;36:860-3.

6. Gimson AE, Ramage JK, Panos MZ, Hayllar K, Harrison PM, Williams R, Westaby D. Randomised trial of variceal banding ligation versus injection sclerotherapy for bleeding oesophageal varices. Lancet 1993;342(8868):391-4.

7. Hachisu T. A new detachable snare for homeostasis in the removal of large polyps or other elevated lesions. Surg Endosc 1991;5:70-4.

8. Hachisu T. Evaluation of endoscopic homeostasis using an improved clipping apparatus. Surg Endosc 1988;2:13-7.

9. Hepworth CC, Burnham WR, Swain CP. Development of application of endoloops for the treatment of bleeding esophageal varices. Gastrointest Endosc 1999;50:677-84.

10. Hepworth CC, Kadirkamanathan SS, Gong F, Swain CP. A randomised controlled comparison of injection, thermal, and mechanical endoscopic methods of haemostasis on mesenteric vessels. Gut 1998;42:462-9.

11. Hochberger J, Reh H, Horning F, Martus P, Hahn EG. Speed band multiligature of esophageal-gastric varices, results of 159 acute and elective treatments in 60 patients. Biomed Tech (Berl) 1997;42S:496-7.

12. Hou MC, Lin HC, Kuo IT, Chen CH, Lee FY, Lee SD. Comparison of endoscopic variceal injection sclerotherapy and ligation for the treatment of esophageal variceal hemorrhage: a prospective randomized trial. Hepatology 1995;21(6):1517-22.

13. Laine L, El-Newihi HM, Migikovsky B, Sloane R, Garcia F. Endoscopic ligation compared with sclerotherapy for the treatment of bleeding esophageal varices. Ann Internal Med 1993;119(1):1-7.

14. Lee MS, Cho JY, Cheon YK, Ryu CB, Moon JH, Cho YD et al. Use of detachable snares and elastic bands for endoscopic control of bleeding from large gastric varices. Gastrointest Endosc 2002;56:83-8.

15. Lee MS, Song DW, Lee JS, Cho SW, Shim CS. Endoscopic ligation for large gastric variceal bleeding by use of the detachable snares and rubber bands [resumo]. Gastrointest Endosc 1995;41:307.

16. Matsushita M, Hajiro K, Takakuwa H, Kusumi F, Maruo T, Ohana M et al. Ineffective use of a detachable snare for colonoscopic polypectomy of large polyps. Gastrointest Endosc 1998;47:496-9.

17. Naga MI, Okasha HH, Foda AR, Gomaa MS, Fouad AM, Masoud AG et al. Detachable endoloop vs. elastic band ligation for bleeding esophageal varices. Gastrointest Endosc 2004;59:804-9.

18. Pontecorvo C, Pesce G. The safety snare: a ligature-placing snare to prevent hemorrhage after transection of large pedunculated polyps. Endoscopy 1986;18:55-6.

19. Ramond MJ, Valla D, Mosnier JF, Degott C, Bernuau J, Rueff B et al. Successful endoscopic obturation of gastric varices with butyl cyanoacrylate. Hepatology 1989;10:488-93.

20. Rey JF, Marek TA. Endoloop in the prevention of the postpolypectomy bleeding: preliminary results. Gastrointest Endosc 1997;46:387-9.

21. Sakai P, Maluf FF, Melo JM, Ishioka S. Is endoscopic band ligation of esophageal varices contraindicated in Child-Pugh C patients? Endoscopy 1994;26:511-2.

22. Sarin SK. Long-term follow-up of gastric variceal sclerotherapy: an eleven-year experience. Gastrointest Endosc 1997;46:8-14.

23. Sarin SK, Lahoti D, Saxena SP, Murthy NS, Makwana UK. Prevalence, classification and natural history of gastric varices: a long-term follow-up study in 568 portal hypertension patients. Hepatology 1992;6:1343-9.

24. Sarin SK, Kumar A. Gastric varices: profile, classification and management. Am J Gastronterol 1989;84:1244-9.

25. Shim CS, Cho YD, Kim JO, Bong HK, Kim YS, Lee JS et al. A case of portal and splenic vein thrombosis after Histoacryl injection therapy in gastric varices. Endoscopy 1996;28:461.

26. Soehendra N, Nam VC, Grimm H, Kempeneers I. Endoscopic obliteration of large esophagogastric varices with bucrylate. Endoscopy 1986;18:25-6.

27. Stiegmann GG, Goff JS, Michaeletz-Onody PA et al. Endoscopic sclerotherapy as compared with endoscopic ligation for bleeding esophageal varices. N Engl J Med 1992;326:1527-32.

28. Sung J, Chung S. The use of detachable mini-loop for the treatment of esophageal varices. Gastrointest Endosc 1998;47:178-81.

29. Trudeau W, Prindiville T. Endoscopic injection sclerosis in bleeding gastric varices. Gastrointest Endosc 1986;32:264-8.

30. Waye JD, Lewis BS, Yessayan S. Colonoscopy: a prospective report of complications. J Clin Gastroenterol 1992;15:347-51.

31. Yassin YM, Eita MS, Hussein A. Endoscopic sclerotherapy for bleeding gastric varices. Gut 1985;26:A1105.

32. Yoshida T, Hayashi N, Suzumi N, Miyazaki S, Terai S, Itoh T et al. Endoscopic ligation of gastric varices using a detachable snare. Endoscopy 1994;26(5):502-5.

PARTE 6

PROCEDIMENTOS TERAPÊUTICOS: Medicamentos e Substâncias na Endoscopia Digestiva

CAPÍTULO 36

INTRODUÇÃO

Walton Albuquerque

Existem no mercado diversas substâncias químicas para uso em endoscopia digestiva, cada uma delas para situações específicas que devem ser bem conhecidas pelos endoscopistas. Devido à facilidade técnica do uso dessas substâncias, custo baixo, segurança, necessitando para sua administração apenas de um cateter, elas são amplamente utilizadas. Deve-se sempre lembrar que elas foram introduzidas para auxiliar o endoscopista no diagnóstico, estadiamento e tratamento e, para que cumpram esses objetivos, o profissional deve conhecer perfeitamente o princípio de ação, técnica, indicações, contra-indicações e complicações das substâncias que vai utilizar. Caso o endoscopista não esteja bastante familiarizado com esses aspectos, será melhor fazer o procedimento sem usá-las para não complicar a abordagem.

O uso de corantes, via de regra, destaca uma lesão previamente diagnosticada para melhorar o estudo de sua morfologia. Em situações especiais, alguns corantes podem ser utilizados para tentar diagnosticar lesões ainda não detectadas em pacientes com fatores de risco para neoplasias e direcionar as biópsias.

Com a atual melhoria da qualidade das imagens dos endoscópios, inclusive com magnificação de imagem, renovou-se o interesse em se utilizar mais corantes e surgiram vários estudos que correlacionam os achados endoscópicos e histológicos, mostrando a utilidade da técnica.

Das substâncias para hemostasia endoscópica, destacam-se os esclerosantes e os vasoconstritores. Dispomos também dos adesivos tissulares para fechamento de fístulas digestivas e obliteração de grandes vasos.

As polipectomias e mucosectomias, às vezes, necessitam de injeção de alguma substância na base, quer para prevenção de hemorragia, quer para elevar a lesão, o que, nesse caso, a afasta da muscular própria, minimizando as complicações e permitindo uma melhor apreensão pela alça de polipectomia. Além disso, nas dissecções endoscópicas de submucosa, procedimentos mais extensos e substâncias mais viscosas permitem a manutenção da elevação da lesão, permitindo dissecção mais demorada.

Substâncias que promovem o relaxamento dos esfíncteres, tais como a toxina botulínica, também são empregadas em diversas situações clínicas, algumas consagradas e outras em estudos experimentais.

Nesta parte, as diversas substâncias usadas em endoscopia digestiva serão abordadas minuciosamente pelos autores.

CAPÍTULO 37

SORO FISIOLÓGICO E SOLUÇÃO SALINA HIPERTÔNICA

Antonio Franco de Carvalho Jr.

O soro fisiológico (SF) consiste em uma solução de cloreto de sódio a 0,9%, e a solução salina hipertônica (SSH) é uma solução com concentração acima de 0,9%.

Quando utilizamos a SSH em procedimentos endoscópicos, preferimos utilizar as de concentração de 3% ou 4%. Acima delas pode ocorrer danos aos tecidos.

A principal diferença na utilização dessas duas soluções consiste no tempo de absorção, que é mais rápido com o SF.

Soluções hipertônicas, exceto glicerol, não são recomendadas devido ao risco de danos ao espécime ressecado e à cicatrização no local da ressecção.[1,2]

O tempo decorrido entre as Figuras 37.1A e B é somente o da retirada da agulha para posteriormente introduzirmos a alça de polipectomia, e já observamos uma pequena redução na "bolha" de SF.

PRINCIPAIS INDICAÇÕES

Essas substâncias estão indicadas para:

- hemostasia de lesões hemorrágicas do TGI pelo método de injeção;
- diagnóstico de lesões potencialmente infiltrativas;
- auxílio nos procedimentos de ressecções de lesões da mucosa;
- prevenção das complicações de polipectomias ou mucosectomias;
- facilitação da remoção de cálculos biliares residuais ou de seus fragmentos;
- vias biliares;
- esclerose de hemorróidas via endoscópica, situações essas que serão descritas a seguir.

TÉCNICA

A técnica utilizada para hemostasia, auxiliar em ressecções de mucosa ou polipectomias, consiste na injeção da solução na camada submucosa utilizando agulha de escleroterapia.

Para auxiliar na remoção de cálculos biliares, podemos utilizar cateter-balão injetando a solução salina no colédoco (após a cateterização da papila duodenal), por dreno nasobiliar ou pelo tubo em T em pacientes sob tais situações.

No caso de esclerose de hemorróidas, realiza-se injeção para vasal.

MECANISMO DE AÇÃO

A injeção de SF ou SSH na camada submucosa tem como objetivo dissecar a camada mucosa e submucosa da muscular própria, comprimindo essas estruturas no sentido de coibir sangramentos e elevar a lesão.

Isso possibilita a sua ressecção utilizando uma alça de polipectomia, reduzindo o risco de complicações como perfuração e hemorragia.[3]

A submucosa é a única área onde existe flacidez para se expandir ao injetarmos uma solução.[4] Sendo assim, se acidentalmente a injeção for realizada em outro plano, a mucosa não elevará e devemos interromper a injeção para realizar uma nova punção.

a) Em lesões hemorrágicas, o método de injeção em lesões hemorrágicas foi inicialmente utilizado por Soe-

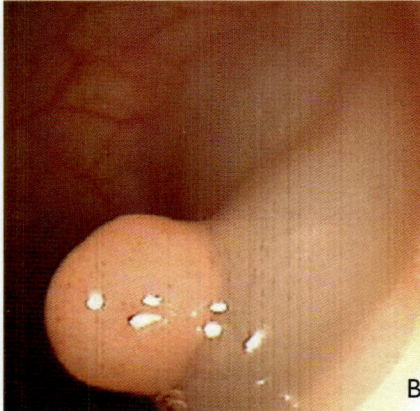

FIGURA 37.1

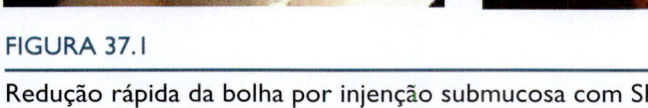

Redução rápida da bolha por injenção submucosa com SF

hendra e Werner, em 1976.[5] Praticamente em todas as lesões hemorrágicas do trato digestivo podemos utilizar o SF ou o SSH, como em varizes esofagianas, lesão de Mallory-Weiss, úlceras gastroduodenais, lesão de Dieulafoy, hemorragia pós-procedimentos como polipectomias, mucosectomias, entre outros.

Nesses casos, a maioria dos autores utiliza o SF ou o SSH associado à epinefrina em diluição de 1:10.000 a 1:20.000.

Porém, essas soluções podem ser utilizadas *sem* associações com resultados semelhantes. Sendo assim, podemos injetar maior volume quando necessário.[6]

Utiliza-se agulha de escleroterapia para injetar a solução ao lado do local de sangramento, nos quatro quadrantes de lesões ulceradas ou ao redor do vaso quando visível. Por compressão do tecido ao redor consegue-se estancar o fluxo. O volume utilizado pode ser monitorado durante o procedimento até atingirmos o objetivo desejado, e, no caso de lesões ulceradas, preconiza-se não ultrapassar 10 ml.

Devido à facilidade de encontrar essas soluções em nossos ambientes de trabalho, ao seu baixo custo, à facilidade no uso e ao baixo índice de complicações, diante de um quadro de hemorragia digestiva podemos utilizá-las sem associações na tentativa de cessar ou reduzir o sangramento e então escolher entre outras soluções ou métodos para hemostasia para complementação caso haja necessidade.

Na Figura 37.2A temos um sangramento importante após a polipectomia de um pólipo séssil no cólon ascendente na qual não havia sido utilizada solução salina prévia. Na Figura 37.2B notamos a formação da "bolha" submucosa devido à injeção salina em torno de 15 ml, sem epinefrina, com ausência de sangramento. Assim pôde-se completar a ressecção da base do pólipo

que ainda estava presente (Figuras 37.2C e 37.2D).

Em particular nos casos de varizes esofagianas com sangramento vultoso, em que não conseguimos identificar o(s) vaso(s) sangrante(s), podemos utilizar o SF em grande volume próximo ou junto da transição esofagogástrica no intuito de formar um "manguito" que comprime todas as varizes, estancando o sangramento. A seguir, realizamos a esclerose ou ligadura elástica das varizes.

b) Na avaliação de lesões do TGI possivelmente invasivas, realizamos injeção salina na submucosa para avaliarmos se essas lesões se encontram aderidas ou não a planos profundos, o que impediria a sua ressecção. A lesão restrita à mucosa

facilmente se eleva após a injeção, fato esse que não ocorre com as lesões infiltrativas, ou seja, permanecem aderidas.

c) A injeção submucosa previamente a polipectomias e/ou mucosectomias é uma técnica descrita primeiramente por Deyhle em 1973[7] para ressecção de lesões sésseis do cólon e adaptada por Tada[8] para tratamento de lesões gástricas. Consiste em injetar SF ou SSH na submucosa, formando uma "bolha" com a intenção de elevar a lesão, o que facilita a sua ressecção com alça de polipectomia, prevenindo sangramentos e perfuração.[8-13]

A quantidade de líquido injetada depende do tamanho e da localização da lesão, podendo variar de 2 ml a 40 ml, sendo que em geral 3 ml

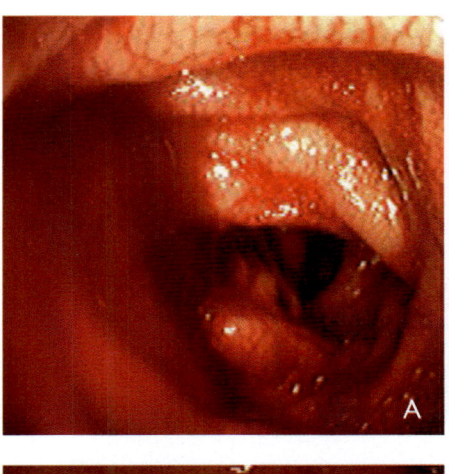
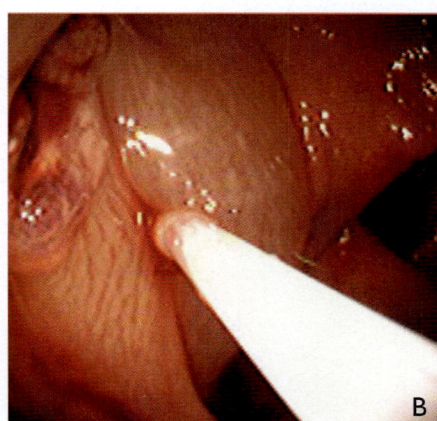
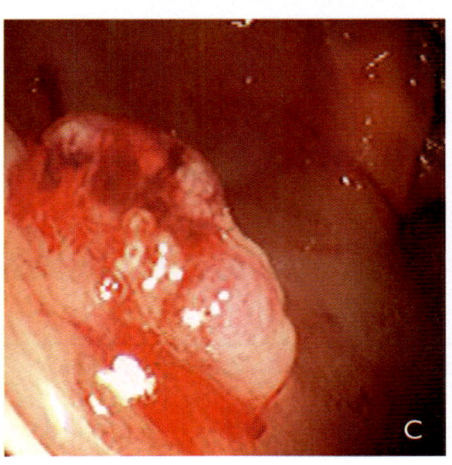
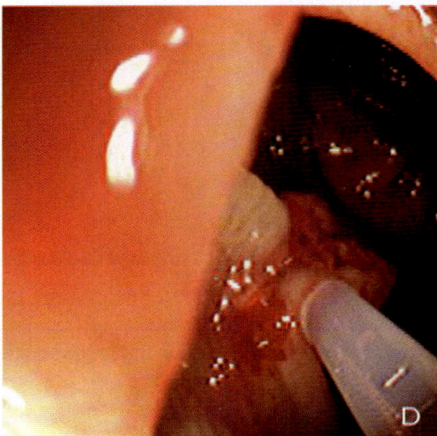

FIGURA 37.2

Sangramento por polipectomia. Complementação da ressecção após injeção submucosa de 15 ml de SF

a 10 ml são suficientes para lesões menores que 1,5 cm a 2,0 cm de diâmetro.[14]

d) Para remover pequenos cálculos ou seus fragmentos do colédoco, utiliza-se um cateter (balão preferencialmente) e, após sua insuflação, injeta-se soro para facilitar a sua expulsão.[15]

Em casos especiais de pacientes com dreno nasobiliar ou com o dreno externo em T, podemos usar a solução salina por essas vias no sentido de facilitar a remoção dos cálculos residuais.[16,17]

e) Na esclerose de hemorróidas internas, podemos utilizar SSH a 23,4%, que é utilizada por dermatologistas e cirurgiões vasculares no tratamento de telangectasias, devido ao baixo custo e por não apresentar reação alérgica. Procedendo à colonoscopia ou à retossigmoidoscopia flexível, realiza-se a retrovisão para facilitar a visão do complexo hemorroidário interno e, com a agulha de esclerose, faz-se a punção submucosa utilizando a solução no volume de 1 ml a 3 ml por sessão. Essa técnica é bem tolerada pelos pacientes, com alto grau de satisfação e baixas taxas de complicações.[18,19]

AS COMPLICAÇÕES DA INJEÇÃO SUBMUCOSA PODEM SER:

a) Injeção na cavidade peritonial: Em se tratando de solução salina estéril, não apresentará um problema desde que seja em pequeno volume.[4]

b) Injeção em outras camadas ou órgãos vizinhos: Também nesses casos logo podemos perceber tais complicações, pois a mucosa não estará se elevando e, portanto, o volume injetado será pequeno, não ocasionando danos.[4]

c) Injeção em lesões neoplásicas e risco de implantação de células carcinomatosas: Se estamos diante de um carcinoma, não devemos injetar, mesmo porque não haverá a elevação devido à invasão a planos profundos.[4]

Em casos de pequenos carcinomas sobre lesões polipóides adenomatosas, podemos injetar pequena quantidade da solução na submucosa e observar se todo o espécime se eleva, assim a ressecção poderá ser completa.

Na Figura 37.3A observamos uma lesão polipóide séssil no cólon sigmóide baixo mostrando o ápice nodular com áreas deprimidas, retraídas, e a mucosa granular e friável. Ao injetarmos solução salina na base, observamos a elevação de toda a lesão, mostrando um grande "coxim" abaixo dela (Figura 37.3B). Realizada a polipectomia (Figura 37.3C), o exame anatomopatológico mostrou tratar-se de um adenocarcinoma sobre um adenoma com as margens livres da infiltração maligna. Mesmo assim optou-se por tratamento cirúrgico complementar com a sigmoidectomia. No estudo anatomopatológico da peça não havia lesão adenomatosa ou carcinomatosa.

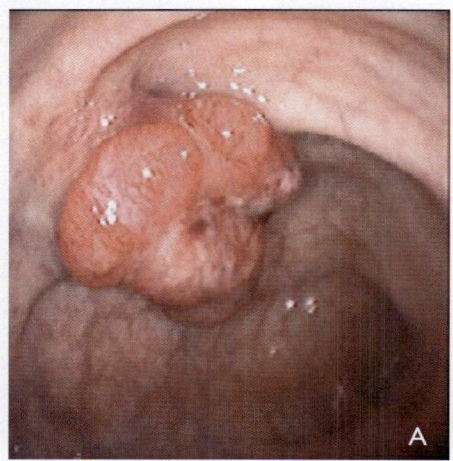 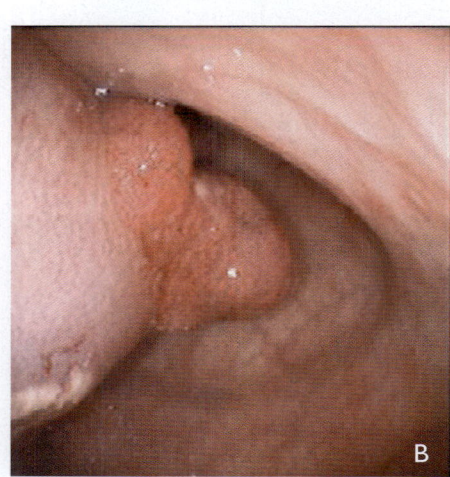 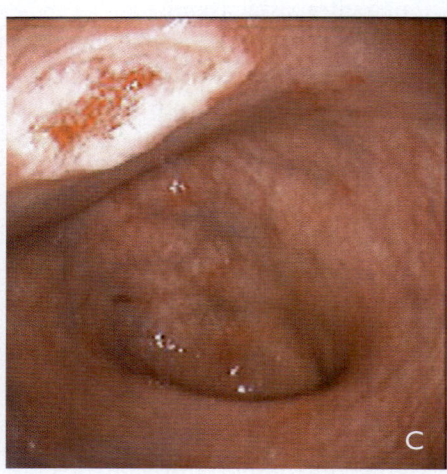

FIGURA 37.3

Injeção submucosa de SF para ressecção de grande polipo séssil de sigmóide

REFERÊNCIAS BIBLIOGRÁFICAS

1. Jin Hyun J, Rae Chun H, Jai Chun H, Tae Jeen Y, Won Baeck C, Kyun Yu S et al. Comparison of the characteristics of submucosal injection solutions used in endoscopic mucosal resection. Scand J Gastroenterol 2006 Apr;41(4);488-92.

2. Fujishiro M, Yahagi N, Kashimura K, Matsuura T, Nakamura M, Kakushima N et al. Tissue damage of different submucosal injection solutions for EMR. Gastrointest Endosc 2005 Dec;62(6):943-5.

3. Tada M, Murakami A, Karita M, Yanai H, Okita K. Endoscopic resection of early gastric cancer. Endoscopy 1993;25: 445-50.

4. Waye JD. Saline injection colonoscopic polypectomy. Am J Gastroenterol 1994 Mar;89(3):305-6.

5. Soehendra N, Rehner M, Werner B, Eichfuss HP. Endoscopy of postoperative hemorrhage in the upper gastrointestinal tract. Z Gastroenterol 1976 Jan;14(1):9-13.

6. Lin HJ, Perng CL, Lee FY, Chan CY, Huang ZC, Lee SD et al. Endoscopic injection for the arrest of peptic ulcer hemorrhage: final results of a prospective, randomized comparative trial. Gastrointest Endosc 1993 Jan-Feb;39(1):15-9.

7. Deyhe P, Largiader F, Jenny S, Fumagalli I. A method for endoscopic eletroresection of sessile colonic polyps. Endoscopy 1973;5:38-40.

8. Tada M, Yanai H, Takemoto T. New technique of gastric biopsy. Stomach and Intestine 1984;19:1107.

9. Karita M, Tada M, Okita K, Kodama T. Endoscopic therapy for early colon cancer: the strip biopsy resection technique. Gastrointest Endosc 1991 Mar-Apr;37(2):128-32.

10. Kanamori T, Itoh M, Yokoyama Y, Tsuchida K. Injection-incision- assisted snare resection of large sessile colorectal polyps. Gastrointest Endosc 1996 Mar;43(3):189-95.

11. Ishi H, Tatsuta M, Kitamura S, Narahara H, Iseki K, Ishiguro S. Endoscopic resection of large colorectal polyps using a submucosal saline injection technique. Hepatogastroenterology 1997 May-Jun;44(15):698-702.

12. Ahmad NA, Kochman ML, Long WB, Furth EE, Ginsberg GG. Efficacy, safety and clinical outcomes of endoscopic mucosal resection: a study of 101 cases. Gastrointest Endosc 2002 Mar;55(3):390-6.

13. Nagai T, Torishima R, Nakashima H, Ookawara H, Uchida A, Kai S et al. Saline-assisted endoscopic resection of rectal carcinoids: cap aspiration method versus simple snare resection. Endoscopy 2004 Mar;36(3):202-5.

14. Parada AA. Considerações gerais. In: Parada AA. Câncer precoce do esôfago e do estômago: diagnóstico e tratamento endoscópico. São Paulo: Massis; 2001. P. 33-36.

15. Komatsu Y, Toda N, Isayama H, Tsujino T, Tateishi K, Yamagata M et al. Washout of small stones in the bile duct by saline infusion using a side-holed balloon catheter in patients undergoing endoscopic papillary balloon dilation. Gastrointest Endosc 1999 Jan;49(1):101-4.

16. Alberti-Flor JJ, Dunn GD. Intracholedochal irrigation with saline through a nasobiliary catheter: an adjunct to endoscopic sphincterotomy in the treatment of stones in the common bile duct. South Med J 1985 Nov;78(11):1337-40.

17. Tritapepe R, di Padova C, di Padova F. Non-invasive treatment for retained common bile duct stone in patients with T tube in situ: saline washout after intravenosus ceruletide. Br J Surg 1998 Feb;75(2):144-6.

18. Ponsky JL, Mellinger JD, Simon IB. Endoscopic retrograde hemorrhoidal sclerotherapy using 23.4% saline: a preliminary report. Gastrointest Endosc 1991 Mar-Apr;37(2):155-8.

19. Chiappone GM, Malpas PM. Endoscopic retrograde hemorrhoidal sclerotherapy. Gastroenterol Nurs 1992 Oct;15(2):78-80.

CAPÍTULO 38

ADRENALINA

Waldenlice Ohana

INTRODUÇÃO

O efeito pressor de extratos da supra-renal foi demonstrado pela primeira vez por Oliver e Schaffer em 1895. O princípio ativo foi denominado *adrenalina* por Abel em 1899 e posteriormente sintetizado isoladamente por Stolz e Dakin.[1] A adrenalina é uma amina simpaticomimética que tem como composto original a beta-feniletilamina. Na medula adrenal, um estímulo, que pode ser induzido por um baixo nível de glicose, aciona o mecanismo de liberação de adrenalina no sangue.

A epinefrina, ou adrenalina, é um poderoso agonista dos receptores alfa e beta adrenérgicos, de modo que seus efeitos sobre os órgãos-alvo são complexos e geralmente variam com a densidade de inervação adrenérgica, proporção entre receptores alfa e beta e densidade desses receptores. As ações do fármaco são particularmente importantes sobre o coração e os músculos lisos (vasculares ou não). Sua presença na corrente sangüínea aciona mecanismos de mobilização de triacilglicerídeos (gorduras) para produção de açúcar. O aumento da taxa de glicose no sangue permite a fermentação da glicose nos músculos. A adrenalina também inibe a liberação de insulina.[1]

A adrenalina atua também como um neurotransmissor e tem efeito sobre o sistema nervoso simpático: coração, pulmões, vasos sangüíneos, órgãos genitais etc. Esse neurotransmissor é liberado em resposta ao estresse físico ou mental e liga-se a um grupo especial de proteínas – os receptores adrenérgicos. Seus principais efeitos são: aumento dos batimentos cardíacos, dilatação dos brônquios e pupilas, vasoconstrição, sudorese, entre outros.[1,2]

A epinefrina é também um vasopressor potente em administração rápida. Em dose farmacológica intravenosa, observa-se como efeito uma rápida elevação da pressão arterial até atingir um pico dose-dependente. O aumento da pressão sistólica é maior que o da diastólica.

O mecanismo da elevação da pressão arterial causada pela epinefrina consiste na estimulação direta do miocárdio, que aumenta a força de contração ventricular (ação inotrópica positiva); aumento da freqüência cardíaca (ação cronotrópica positiva); e vasoconstrição em muitos leitos vasculares, sobretudo nos vasos de resistência pré-capilar da pele, mucosa e rim, juntamente com acentuada constrição venosa. A freqüência de pulso, que a princípio é acelerada, pode diminuir acentuadamente no pico da elevação da pressão arterial por meio de descarga vagal compensadora.[1,2]

A epinefrina exerce sua principal ação vascular sobre as arteríolas menores e os esfíncteres pré-capilares, embora as veias e as artérias de grande calibre também respondam ao fármaco. Vários leitos vasculares reagem de modo diferente, resultando em redistribuição substancial do fluxo sangüíneo. É também um poderoso estimulante cardíaco. Atua diretamente sobre os receptores beta1 predominantes do miocárdio e das células do marca-passo e do tecido condutor. A freqüência cardíaca e o ritmo quase sempre estão alterados. A sístole cardíaca torna-se mais curta e mais potente, o débito cardíaco aumenta e verifica-se aumento pronunciado do trabalho cardíaco e do consumo de oxigênio.

O hormônio afeta a respiração primariamente, ao relaxar a musculatura brônquica por meio de receptores beta2. Possui poderosa ação broncodilatadora, mais evidente quando a musculatura brônquica está contraída em conseqüência de doença, como na asma brônquica, ou em resposta a fármacos ou a vários alcalóides. A epinefrina exerce notável efeito terapêutico como antagonista fisiológico de substâncias que provocam broncoconstrição.[3]

A absorção de adrenalina a partir dos tecidos subcutâneos é lenta, em virtude da vasoconstrição local; todavia, é mais rápida após injeção intramuscular. Quando soluções relativamente concentradas (1%) são nebulizadas e inaladas, as ações do fármaco são, em grande parte, restritas ao trato respiratório; podem, entretanto, ocorrer reações sistêmicas, como arritmias, sobretudo se forem administradas quantidades maiores.

A meia-vida da epinefrina é curta e dura alguns minutos, sofrendo rápida inativação no organismo. O fígado, que é rico em ambas as enzimas responsáveis pela destruição da epinefrina circulante, Catecol-O-metil-transferase (COMT) e Mono-amino-oxidase (MAO), é particularmente importante nesse aspecto.[4]

O uso de adrenalina está contra-indicado em pacientes que recebem bloqueadores não-seletivos dos receptores α-adrenérgicos, visto que suas ações não-inibidas sobre os receptores (β-adrenérgicos) vasculares podem provocar hipertensão e hemorragia cerebral graves.

No caso de reações adversas ou administração acidental, pode-se fazer uso dos vasodilatadores de ação rápida, como os nitritos ou o nitroprussiato de sódio, que podem contrabalançar o acentuado efeito pressor de grandes doses de epinefrina. Os bloqueadores (α-adrenérgicos) também podem ser utilizados.

Os inibidores da MAO potencializam os efeitos da epinefrina, assim como os antidepressivos tricíclicos, a levotiroxina e alguns anti-histamínicos. Anestésicos gerais, como ciclopropano e hidrocarbonetos halogenados, sensibilizam o miocárdio às catecolaminas.[2,3]

A adrenalina pode causar reações desagradáveis como tremor, ansiedade, tensão, agitação, cefaléia pulsátil, tremor, fraqueza, vertigem, palidez, dificuldade respiratória e palpitação. Os efeitos desaparecem rapidamente com repouso, calma e posição supina.

Os indivíduos hipertireoidianos e hipertensos são particularmente suscetíveis às respostas pressoras e adversas da adrenalina.

Em indivíduos psiconeuróticos, os sintomas preexistentes são quase sempre acentuadamente agravados pela administração de adrenalina. As reações mais graves consistem em hemorragia cerebral e arritmias cardíacas. Podem ocorrer arritmias ventriculares, sendo mais provável o desenvolvimento de fibrilação se o fármaco for utilizado durante a anestesia com anestésicos de hidrocarbonetos halogenados ou em indivíduos com cardiopatia congênita.

Nos pacientes com asma brônquica de longa duração e grau significativo de enfisema, que atingiram a faixa etária em que prevalece a cardiopatia degenerativa, a adrenalina deve ser administrada com muita cautela. Deve-se tomar cuidado com seu uso em pacientes com arteriopatia coronária. A dor anginosa pode ser rapidamente induzida pela administração de adrenalina.[4]

HEMOSTASIA ENDOSCÓPICA

A terapêutica endoscópica é o fundamento mais importante para a redução dos índices de ressangramento.[5,6]

Dentre os vários métodos de terapêutica endoscópica, o método por injeção utilizado primeiramente por Soehendra e Werner em 1976 (soluções esclerosantes) e, posteriormente, por Asaki em 1982 (álcool absoluto) tem muita praticidade e baixo custo, o que o tornou o mais utilizado pelos endoscopistas em todo o mundo.[7]

Na hemostase da hemorragia do aparelho digestivo, a adrenalina pode ser usada no momento da endoscopia com várias finalidades:

a. para reduzir o sangramento a fim de permitir melhor avaliação da causa do sangramento;
b. como único agente hemostático;
c. como agente hemostático primário para a aplicação de outras técnicas de tratamento, por meio de injeções, métodos térmicos ou mecânicos.

O método utiliza um cateter para injeção e solução de adrenalina 1:10.000 ou 1:20.000, que deve ser injetada em alíquotas de 1 ml a 2 ml na submucosa em cada quadrante do vaso e no centro do mesmo, no caso de sua identificação. Injeta-se na área sangrante, às cegas, na tentativa de interromper o sangramento e visualizar melhor o foco hemorrágico.

A droga é apresentada em solução injetável de 1 ml contendo 1,0 mg de cloridrato de efedrina e deve ser diluída em água destilada para obtenção das concentrações recomendadas (em geral 1 ampola em 9 ml de água destilada, compondo uma solução a 1:10.000).

O mecanismo de hemostasia está relacionado a tamponamento local, vasoconstrição e agregação plaquetária.[8]

No estado atual dos conhecimentos, e de acordo com a experiência de cada centro no domínio das técnicas hemostáticas, o método de injeção endoscópica deve ser considerado como o tratamento inicial de escolha.[9]

O uso da adrenalina como agente hemostático primário pode ser útil para anteceder qualquer tipo de terapia adjuvante. Utiliza-se a aplicação de várias injeções de adrenalina a 1/10.000 em doses parciais de 0,5-1 ml até um máximo total de 30 ml.[10]

Após a instituição da terapêutica hemostática, a lesão deve ser observada, pelo menos, durante 5 minutos. Na ausência de hemorragia evidente, considera-se que a hemostase primária foi eficiente. Durante 48 a 72 horas existe um período crítico. Se a hemorragia persistir ou reincidir, nova avaliação endoscópica é recomendada.[11,12]

Na falência da primeira opção terapêutica, pode-se recorrer à utilização de outros métodos hemostáticos, designadamente os de natureza térmica: eletrocoagulação multipolar, sonda térmica, coagulador de plasma de argônio ou *laser* e mesmo os clipes metálicos hemostáticos. Essas associações também podem ser utilizadas na terapêutica inicial.

Caso se confirme nova hemorragia e se as condições clínicas e hemodinâmicas se mantiverem mais ou menos estáveis, é de se considerar que a lesão hemorrágica seja, pela segunda vez, tratada com o mesmo tipo de hemostase endoscópica utilizada inicialmente.[14]

ÚLCERA PÉPTICA

O sucesso do uso de injeção de adrenalina isolada foi comprovado por vários autores. A terapia de injeção de adrenalina pode também ser seguida do uso de hemoclipe, um método mecânico efetivo de hemostasia para o sangramento da úlcera péptica.[10] Entretanto, a superioridade do uso da terapia combinada sobre o uso de adrenalina isolada não pôde ser demonstrada.

A eficácia da injeção endoscópica isolada de adrenalina no tratamento do sangramento do aparelho digestivo superior por lesões não-varicosas foi amplamente estudada; no entanto, tem sido demonstrado que cerca de 18,6% dos casos podem apresentar ressangramento.[5,9,16,17]

No procedimento hemostático padrão, injeta-se de 5-20 ml de solução a 1:10.000 de adrenalina em quantidades de 0,5 ml a 1,0 ml na base da úlcera. Isso parece deter a hemorragia por meio da combinação de compressão de tecido e vasoconstrição. O volume máximo de 30 ml tem sido estabelecido em adultos para minimizar o risco de aumento de ulceração ou perfuração. O volume máximo da solução em pacientes pediátricos ainda não foi determinado.[18,19]

A injeção de adrenalina é barata e simples e a técnica pode ser realizada em pequenos centros de endoscopia; entretanto, a experiência e a prática com terapêutica endoscópica são necessárias para melhores resultados. Nos centros com métodos térmicos, como o *heater probe*, a modalidade combinada de terapia usando adrenalina e coagulação térmica deve ser tentada.[7,18,19,10,21]

Adicionando-se álcool absoluto (etanol) com adrenalina, em sangramento por úlcera, observou-se que a hemostasia foi obtida em 97% dos pacientes.[22] No entanto, exceto em circunstâncias excepcionais, a terapia por injeção deve ser restrita a uma simples solução (agente único ou uma combinação de agentes) durante um mesmo episódio de injeção. Utilizando duas soluções seqüenciais, aumenta-se o risco de complicações, mesmo com pequenos volumes de esclerosantes.[24,25,26,27]

O local da injeção (intravascular, perivascular ou na submucosa) é específico para cada agente. Sem triagem clínica apropriada, trocas de sítios de injeção podem ser perigosas. O mecanismo preciso de vários agentes escleroterapêuticos ainda é controverso. Um estudo de terapia de hemorragia usando modelos em vasos sangüíneos de parede gástrica, em cachorros, sugere que uma combinação de fatores deve contribuir para o efeito hemostático.[18,29,30,31]

Utilizando diferentes soluções hemostáticas – como solução salina normal, solução salina hipertônica a 3%, adrenalina combinada com solução normal e hipertônica, e coquetel de trombina velha (trombina, cefapirina e tetradecil) – misturadas imediatamente antes da injeção (fresca) ou até 3 horas antes da injeção (velha), demonstrou-se haver uma redução significativa no fluxo sangüíneo de vasos. Isso foi obtido com todas as soluções, exceto com o coquetel de trombina velha em comparação com o grupo-controle.[32,33,34]

Os graus de danos histológicos foram diferentes nas várias soluções, desde hemorragia mediana com edema subseroso no grupo de solução salina normal até intenso edema de parede gástrica com hemorragia da muscular mucosa e necrose hialina dos vasos sangüíneos no grupo que usou coquetel de trombina.[33,35]

Imediatamente após uma injeção, a hemostase é facilitada por compressão e tamponamento dos vasos sangüíneos por expansão submucosa.[36] As soluções contendo adrenalina exercem um adicional efeito vasoconstritor para reduzir o fluxo de sangue. Entretanto, esse efeito é transitório e, além disso, a adrenalina deve ter também sua ação aumentada por ser agente hemostático.[37]

As soluções que são hipertônicas devem produzir edema tecidual e degeneração do endotélio vascular, prolongando os efeitos de outros agentes hemostáticos injetados.

Embora não seja freqüentemente usado, o coquetel de trombina combina os efeitos da trombina de aumento da conversão do fibrinogênio em fibrina com os efeitos esclerosantes do álcool.[38]

Soluções esclerosantes ou soluções contendo etanol devem produzir significante dano tecidual e aumento da ulceração. Isso é particularmente evidente se o seguimento endoscópico for feito dentro de 24-48 horas após a injeção para escleroterapia.[39,40,41]

HEMOSTASIA NA LESÃO DE DIEULAFOY

A doença de Dieulafoy é uma patologia de diagnóstico raro, sendo uma lesão vascular que pode ser achada por endoscopia ou angiografia. Sua localização mais comum se dá no corpo e fundo gástrico. A taxa de mortalidade por sangramento é elevada, chegando a 25%. Essa lesão ocorre em sua maioria em homens entre a terceira e a quinta décadas de vida. Também tem sido observada no duodeno e no jejuno, no cólon e no reto. Contribui com 2% dos pacientes portadores de hemorragia digestiva alta maciça de difícil diagnóstico.

Na doença de Dieulafoy, o uso da injeção de epinefrina (79% dos casos no estômago e 21% no bulbo) resultou em interrupção do sangramento em 95% dos casos.[42,43]

Malformações arteriovenosas (MAVs), ectasias vasculares ou angiodisplasias são vasos dilatados incluindo capilares e não contêm tecido displásico. Endoscopicamente, são lesões planas ou levemente elevadas, de coloração avermelhada e normalmente medem de 2 mm a 10 mm, podendo ser arredondadas, estrelares ou em formato de samambaia. Algumas vezes apresentam halo pálido circundando a lesão. Quando sangram, podem apresentar interrupção espontânea da hemorragia em cerca de 50% a 80% dos pacientes. Podem ser tratadas com plasma de argônio, mas na ausência desse equipamento, a adrenalina pode ser a primeira alternativa com resultados bons em pequenos sangramentos.[44]

Injeções de volumes considerados normais e seguros para o estômago podem promover perfuração e peritonite nas finas paredes do duodeno, jejuno, íleo e do cólon.[45]

EFEITOS SISTÊMICOS

Os potenciais efeitos sistêmicos da adrenalina devem ser levados em consideração. Felizmente, segundo Shung,[49] raramente têm significado clínico. A absorção de adrenalina parece ocorrer após injeção submucosa, com níveis sangüíneos cinco vezes maiores do que os níveis pré-injeção. Esse efeito deve ser especialmente pronunciado em pacientes com cirrose ou outros distúrbios do metabolismo hepático. Taquicardia ventricular e hipertensão grave têm sido documentadas.[46,47]

SOLUÇÕES HEMOSTÁTICAS

Vários estudos têm procurado comparar a eficácia do uso de vários tipos de soluções com intenção hemostática. Nenhum agente hemostático mostrou-se claramente superior ao outro. A adrenalina mostrou menor número de complicações do que os agentes esclerosantes, que apresentam índices maiores de necrose intramural e perfuração.[15,48]

Alguns trabalhos têm mostrado que a hemostasia é mais rápida com adrenalina do que com *heater probe*.[37,45,48]

O Consenso do Instituto Inglês de Saúde recomenda que somente as úlceras com sangramento ativo ou vasos visíveis devem ser tratadas endoscopicamente. Recentes evidências indicam que pacientes com úlceras e coágulos aderidos devem também constituir um grupo de alto risco e, portanto, receber tratamento endoscópico. A maioria das instituições recomenda injeções de adrenalina com termocoagulação por *heater probe*.[39,45] A pré-injeção com adrenalina diluída é utilizada na vizinhança do sangramento com o objetivo de contê-lo, clareando a região.[12]

Cerca de 72 pacientes com úlcera sangrando ativamente ou com vaso visível foram randomizados para tratamento com diferentes volumes de solução de adrenalina 1:10.000. A quantidade de 35 ml a 45 ml foi mais efetiva em prevenir ressangramento do que o grupo que usou volumes menores de 15 ml a 25 ml. A conclusão foi que a injeção de 35 ml a 45 ml da solução 1:10.000 de adrenalina é mais efetiva que a injeção de 15 ml a 25 ml, em úlceras de corpo do estômago. O volume ótimo é de cerca de 30 ml.[18,19]

Na observação das pressões arteriais e dos batimentos cardíacos controlados antes e depois da injeção de adrenalina, não ocorreram arritmias ou qualquer outra complicação, embora Sung e colaboradores[49] tenham encontrado um aumento nos níveis de adrenalina sangüínea 20 minutos após a injeção quatro a cinco vezes maior do que o nível basal.

As únicas complicações sistêmicas reportadas na literatura foram hipertensão e taquicardia ventricular em um paciente tratado com injeção endoscópica de adrenalina em sangramento por síndrome de Mallory-Weiss.[44]

A injeção gástrica ou duodenal pode ter pequenos reflexos sistêmicos devido à importância da limitação da primeira passagem de adrenalina pelo fígado. Uma quantidade variada de drenagem venosa se dá via sistema ázigo com *bypass* do sistema portal e do fígado. Isso deve explicar as conseqüências hemodinâmicas em alguns pacientes.[49]

ADRENALINA NA HEMORRAGIA DIGESTIVA BAIXA

A colonoscopia tem um papel fundamental na terapêutica da hemorragia digestiva baixa e, realizada nas situações de emergência, possibilita melhor prognóstico aos pacientes.[50]

Para tratar a hemorragia pós-polipectomia, com incidência estimada de 1% a 6% e que pode ocorrer durante o procedimento ou nos primeiros 7 dias, a injeção de adrenalina é uma alternativa.[50]

A terapia por injeção não tem sido realizada no cólon com a freqüência com que é usada no estômago. Volumes seguros de esclerosantes ainda não foram determinados para o intestino grosso.[51]

Nas lesões vasculares, a melhor opção é a hemostasia por agentes químicos por meio de substâncias vasoconstritoras. Pode-se utilizar a solução de adrenalina na diluição 1:10.000 em água destilada, injetada em múltiplos pontos da submucosa em toda a circunferência da lesão vascular hemorrágica (perivasal).

No divertículo sangrante, que é a causa mais grave e mais comum de hemorragia digestiva baixa, felizmente este pára espontaneamente em 90% a 96% dos casos. Na presença de doença diverticular difusa com hemorragia intensa, dificilmente se consegue detectar o divertículo sangrante, fato que às vezes impede a hemostasia. Nos casos em que se identifica o ponto de sangramento, realiza-se injeção de solução vasoconstritora (adrenalina) ao redor do óstio diverticular, mas nunca em seu interior, devido à parede delgada no fundo do divertículo, o que aumenta o risco de perfuração. É interessante efetuar uma tatuagem com tinta nanquim na mucosa subjacente ao divertículo tratado para posterior revisão endoscópica ou até mesmo para facilitar uma possível terapêutica cirúrgica, se houver recorrência de sangramento.[52]

CONCLUSÃO

O uso da injeção de adrenalina tem resultado na diminuição da necessidade de reposição sangüínea, do tempo de hospitalização, da cirurgia de emergência e, mais importante, na redução da mortalidade dos pacientes com úlcera péptica.

A injeção endoscópica de solução de adrenalina é efetiva, simples e barata como primeira linha na terapêutica para terapia de sangramento não-varicoso. A repetição da injeção também parece ser efetiva como tratamento de pacientes que ressangram após a terapêutica inicial. A combinação de adrenalina com métodos térmicos tem sido recomendada como o método de escolha nos principais centros de referência em hemorragia digestiva.

REFERÊNCIAS BIBLIOGRÁFICAS

1. Camões, SA. Manual de farmacologia. São Paulo: Atheneu; 2002.
2. Corbertt, CE. Elementos de farmacodinâmica e suas aplicações à terapêutica. 3ª ed. São Paulo: Artes Médicas; 1966.
3. Rocha e Silva, M. Fundamentos de farmacologia e suas aplicações à terapêutica. 3ª ed. São Paulo: Edarte; 1973.
4. Goodman, LS, Silman A. As bases farmacológicas da terapêutica. 5ª ed. Rio de Janeiro: Koogan; 1978.
5. Cook DJ, Guyat GH, Salena BJ, Laine LA. Endoscopic therapy for acute non-variceal upper gastrointestinal hemorhage. A metaanalysis. Gastroenterology 1992;102:139-48.
6. Alves JG, Maleh EC. Hemorragia digestiva aguda alta não-varicosa. In: Alves JG, editor. Emergências em gastroenterologia. Rio de Janeiro: Livraria Rubio.
7. Chung SCS, Lau JY, Sung JJ. Randomized comparison between adrenaline injection alone and adrenaline injection plus heat probe treatment for actively bleeding peptic ulcers. *BMJ* 1997;314:1307-11.
8. Carter R, Anderson JR. Randomized trial of adrenaline injection and laser photocoagulation in the control of haemorrhage from peptic ulcer. Br J Surg 1994;81:869-71.
9. Kubba AK, Palmer KR. Role of endoscopic injection therapy in the treatment of bleeding peptic ulcer. Br J Surg 1996;83:461-8.
10. Lin HJ, Pering CL, Lee FY. Endoscopic injection for arrest of peptic ulcer hemorrhage: final results of a prospective randomized comparative trial. Gastrointest Endosc 1993;39:15-9.
11. Moura RM, Barkin JS. Endoscopic treatment of non-variceal gastrointestinal bleeding: hemoclips and other hemostatic techniques. World J Gastroenterol 2000 Feb;6(1):42-44.
12. Sacks HS, Chalmers TC, Blum AL, Berrier J, Pagano D. Endoscopic hemostasis. An effective therapy for bleeding peptic ulcers. JAMA 1990;264:494-9.
13. Roul JL, Siproudhis L, Robert A. Gastric ulcer and cholestasis following injection therapy of bleeding duodenal ulcers. Endoscopy 1991;23:351-2.
14. Chung SC, Leung JW, Leong HT, Lo KK, Li AK. Adding a sclerosant to endoscopic epinephrine injection in actively bleeding ulcers: a randomized trial. Gastrointest Endosc 1993 Sep-Oct;39(5):611-5.
15. Chung SCS, Leung FW, Leung JWC. Is vasoconstriction the mechanism of hemostasis in bleeding ulcers with adrenalin? A study using reflectance spectrophotometry). Gastrointest Endosc 1988;34: A174.
16. Chua TS, Fock KM, Ng TM, Teo EK, Tan JYL, Ang TL. Epinephrine injection therapy versus a combination of epinephrine injection and endoscopic hemoclip in the treatment of bleeding ulcers. World J Gastroenterol 2005;11(7):1044-7.
17. Fleischer D. Endoscopic hemostasis in non-variceal bleeding. Endoscopy 1992;24:58-63.
18. Choudari CP, Pajgopal C, Plamer KR. Comparison of endoscopic injection therapy versus the heater probe in major peptic ulcer hemorrhage. Gut 1992;33:1159-61.
19. Lee SJ, Park JH, Park JH, Lee WS, Joo YE, Kim HS, Choi SK, Rew JS, Kim SJ. Optimal injection volume of epinephrine for endoscopic prevention of recurrent peptic ulcer bleeding. Gastrointest Endosc 2005;62(1):195-6.
20. Lin HJ, Tseng GY, Perng CL. Comparison of adrenaline injection and bipolar electrocoagulation for the arrest of peptic ulcer bleeding. Gut1999;44:715-9.
21. Koo YH, Jang JS, Cho JH, Han SH, Ryu SH, Lee SW, Lee JH, Roh MH, Han SY, Choi SR. Endoscopic injection treatment for gastric dieulafoy lesion in two newborn infants. Gastrointest Endosc 1993;39(4):604.
22. Chung SCS, Lau JY, Sung JJ. Randomized comparison between adrenaline injection alone and adrenaline injection plus heat probe treat-ment for actively bleeding peptic ulcers. BMJ 1997;314:751-6.
23. Meier R, Wettstein AR. Treatment of acute nonvariceal upper gastrointestinal hemorrhage. Digestion 1999;60(Suppl 2):47-52.
24. Calver X, Vergara M, Brullet E, Gisbert JP, Campo R. Addition of a second endoscopic treatment following epinephrine injection improves outcome in high-risk bleeding ulcers. Gastroenterology 2004;126(2):441-50.
25. Hirao M, Kobayashi T, Masuda K. Endoscopic local injection of hypertonic saline-epinephrine solution to arrest hemorrhage from the upper gastrointestinal tract. Gastrointest Endosc 1985;31(5):313-7.
26. Ruzkowski JL, Samowski RA. Injection therapy for hemostasis of bleeding peptic ulcers. Gastrointest Endosc Clin North Am 1991;1:303-18.
27. Rutgeerts P, Geboes K, Vantrappen G. Experimental studies of injection therapy for severe non-variceal bleeding in dogs. Gastroentrology 1989;97:610-21.
28. LiouTC,Lin SC, Wang HY, Chang WH. Optimal injection volume of epinephrine for endoscopic treatment of peptic ulcer bleeding. World Jornal of Gastroentrology 2006;12(19):3108-13.
29. Kohler B, Rioemam JF. Endoscopic injection therapy of Forrest. II and III gastroduodenal ulcers guided by endoscopic Doppler ultrasound. Endoscopy 1993;3:219-23.
30. Ornellas AT, Ornellas LC, Souza AFM,Gaburri PD. Hemorragia digestiva aguda alta e baixa. In: Dani R, editor. Gastroenterologia essencial. 2nd ed. Rio de Janeiro: Guanabara Koogan; 2001.
31. Choudari CP, Palmer KR. Endoscopic injection therapy for bleeding peptic ulcer; a comparison of adrenaline alone with adrenaline plus ethanolamine oleate. Gut 1994;35:608-10.

32. Kubba AK, Murphy W, Palmer KR. Endoscopic injection for bleeding peptic ulcer: A comparison of adrenaline alone with adrenaline plus human thrombin. Gastroenterology 1996;111:623-28.

33. Garrido Serrano A, Guerrero Igea FJ, Perianes Hernandez C, Arenas Posadas FJ, Palomo Gil S. Local therapeutic injection in bleeding peptic ulcer: a comparison of adrenaline to adrenaline plus a sclerosing agent. Rev Esp Enferm Dig 2002;94(7):395-405.

34. Swain P. What should be done when initial endoscopic therapy for bleeding peptic ulcer fails? Endoscopy 1995;27:321-8.

35. Chung, SCS, Leung FW. Effect of submucosal epinephrine injection on local gastric blood flow; a study using laser Dopplesr flowmetry and reflectance spectrophotometry. Dig.Dis.Sci 1990;35:1008-11.

36. Margaritis VG, Markou SA,Vagianos CE. The effect of endoscopic injection therapy on the clinical outcome of patients with benignpeptic ulcer bleeding. Scand J Gastroenterol 1997;32:212-6.

37. Chung SC, Leung JW, Sung JY, Lo KK, Li AK. Injection or heat probe for bleeding ulcer. Gastroenterology. 1991 Jan;100(1):33-7.

38. Sofia, C. Hemorragias digestivas altas no contexto da urgência endoscópica: três anos de experiência na Unidade de Endoscopia do Serviço de Gastrenterologia dos H.U.C. Arq Hepato-Gastr Port 1992;1:219-23.

39. Kubba AK. Factors associated with failure of endoscopic injection haemostasis in bleeding peptic ulcers. Scand J Gastroenterol 2001 Jun;36(6):664-8.

40. Loperfido S, Patelli G, La Torre L. Extensive necrosis of gastric mucosa following injection therapy of bleeding peptic ulcer. Endoscopy. 1990 Nov;22(6):285-6.

41. Chester JF, Hurley PR. Gastric necrosis: a complication of endoscopic sclerosis for bleeding peptic ulcer. Endoscopy 1990;22:287.

42. Stark ME, Gostout CJ, Balm RK. Clinical features and endoscopic management of Dieulafoy's disease. Gastrointest Endosc 1999;50(6):762-7.

43. Koo YH, Jang JS, Cho JH, Han SH, Ryu SH, Lee SW, Roh MH, Han SY, Choi SR. Endoscopic injection treatment for gastric dieulafoy lesion in two newborn infants. Gastrointest, Endosc 1993;39(4):604.

44. Machado, G. Novas propostas de endoscopia digestiva terapêutica na hemorragia digestiva. In: Barros FL, Vieira OM, editores. Abdome agudo não- traumático: novas propostas. São Paulo: Robe,1995; P. 529-548.

45. Meissner K, Jirikowski B. Stomach wall slough and ulcer perforation following endoscopic injection haemostasis with polidocanol. Endoscopy 1993;25:185-7.

46. Hokama A,Tomiyama R, Kishimoto K, Kinjo F, Saito A. Acute hemorrhagic rectal ulcer syndrome: an emerging 'new' entity. Journal of Gastroenterology and Hepatology 2005;20:12.

47. Chung SCS, Leung JWC, Calvina M, Lee TW. The effect of submucosal adrenaline on blood loss from standard bleeding ulcers. Gut 1987;28:A1402.

48. Choudari CP, Rajgopal C, Elton RA, Palmer KR. Failures of endoscopic therapy for bleeding peptic ulcer: an analysis of risk factors. Am J Gastroenterol 1994;89:1968-72.

49. Sung JY, Chung SC, Low JM, Cocks R, Ip SM, Tan P et al. Systemic absorption of epinephrine after endoscopic submucosal injection in patients with bleeding peptic ulcer. Gastrointest Endosc 1993;39:20-2.

50. MacLeod IA, Mills PR. Factors identifing the probability of further haemorhage after acute upper gastrointestinal haemorrhage. Br J Surg 1982;69:256-8.

51. Quilici, FA. Hemorragia digestiva baixa. In: Quilici FA, editor. Colonoscopia. São Paulo: Lemos; 2000. P. 215-225.

52. Quilici, FA. Colonoscopia. In: Endoscopia digestiva (SOBED). 3ª ed. Rio de Janeiro: Medsi; 1999. P. 23-27.

CAPÍTULO 39

ÁLCOOL

José Olympio Meirelles dos Santos

O álcool absoluto (AA) tem sido utilizado há anos na prática da endoscopia digestiva para o tratamento de várias lesões no aparelho digestório. Também é utilizado no tratamento de carcinomas hepatocelulares menores que 3,0 cm,[2,8] metástases de tumores carcinóides no fígado,[29] cistos hepáticos,[18] endometriomas,[19] fístulas pós-operatórias[13] e lesões vasculares no rosto.[11] Como esclerosante, o AA tem a vantagem de ser bastante efetivo, com alta capacidade de destruição e baixo custo, mas pode causar uma destruição maior que a desejada caso seja tecnicamente mal utilizado, provocando complicações.

O AA é um esclerosante que causa desidratação, isquemia e necrose coagulativa e, quando injetado intravasal, promove a destruição do endotélio, levando à esclerose do vaso. Quando injetado em tecidos, provoca sua destruição, evoluindo com absorção e fibrose.

A utilização do álcool na endoscopia digestiva apresenta três aspectos relevantes: a) quanto ao sítio da administração; b) quanto ao volume injetado; c) quanto ao intervalo entre as sessões.

O sítio preciso é de fundamental importância, pois, caso seja injetado fora da lesão que se quer destruir ou se injetado de forma extravasal (no caso de varizes), causará a destruição do tecido adjacente, acarretando lesão isquêmica e formação de úlcera de profundidade variável e podendo causar sangramento ou até perfuração do órgão.

O volume injetado também tem enorme importância, em razão de se tratar de um esclerosante com grande poder destrutivo; volumes maiores, mesmo que no local correto, podem causar destruições maiores que as desejadas, com formação de grandes e profundas úlceras isquêmicas.

O terceiro ponto a ser respeitado é o intervalo entre as sessões, que também depende da lesão que se pretende tratar e varia em média de 7 a 21 dias. Intervalos muito curtos podem não permitir a cicatrização completa de lesões ocorridas após a última injeção e uma nova esclerose, em órgão previamente lesado, pode causar queixas e complicações como estenose ou úlceras.[21]

As principais indicações do uso do AA na endoscopia digestiva são: escleroterapia das varizes esofágicas, das lesões vasculares e para o tratamento de úlceras gástricas e duodenais hemorrágicas assim como lesão de Dieulafoy. O uso do AA também é descrito no tratamento de varizes gástricas[25] e na destruição ou hemostasia de tumores esofágicos e gástricos com resultados animadores, mas discutíveis.[15]

Quanto ao uso do AA na esclerose de varizes esofágicas, vários autores o descrevem como um esclerosante seguro, com eficácia semelhante à de outros esclerosantes, mas com complicações mais freqüentes, como dor retroesternal e úlceras, quando comparamos com a ligadura elástica ou mesmo com a etanolamina ou com microondas.[9,14,17]

É descrita a associação de ligadura elástica de varizes esofágicas com a escleroterapia com AA, com bons resultados.[10] É considerado por alguns autores como uma terapia efetiva na sobrevida a longo tempo de pacientes portadores de varizes esofágicas.[20] Sabe-se que a técnica a ser utilizada para a escleroterapia de varizes esofágicas é a orientação intravasal com injeção de no máximo 1,0 ml por punção, podendo ser injetado de 3,0 ml a 4,0 ml (no máximo) por sessão.[9,14,26]

O segundo ponto importante na escleroterapia das varizes esofágicas é evitar a injeção extravasal ou a injeção profunda, devido à formação de úlceras profundas e perfuração esofágica.[21,26] É discutível o uso do AA nas varizes esofágicas hemorrágicas em razão de, nesses casos, ser freqüentemente necessária a injeção de volumes maiores para que se consiga a hemostasia endoscópica. Nas varizes gástricas, o uso do AA é descrito com bons resultados, mas os mesmos são inferiores ao uso do cianoacrilato.[25]

Na lesão de Dieulafoy hemorrágica, tanto no estômago,[23] no duodeno[24] ou no cólon,[1,7] o AA é utilizado com sucesso e freqüentemente associado à injeção prévia de solução de adrenalina.

O sucesso da hemostasia endoscópica inicial está acima de 90%[27] com recidiva hemorrágica de 6% a 28%, sendo considerado uma opção terapêutica. Sabe-se, porém, que terapêuticas mecânicas, como a ligadura elástica e o hemoclipe, apresentam melhores resultados na hemostasia e na prevenção do ressangramento.[7,12,22]

Na presença de hemorragia digestiva causada por úlcera gástrica e duodenal péptica, o AA é utilizado com sucesso, sendo descrita a hemostasia inicial em 100%.[3,16] Em um estudo de Asaki e colaboradores realizado com 331 pacientes com ulceras gástricas ou duodenais hemorrágicas, a hemostasia endoscópica inicial foi obtida em todos os casos com taxa de recidiva hemorrágica de 4% e taxa de hemostasia completa em 99,7%.[3] Os autores relatam duas complicações: uma perfuração e uma cirurgia em razão de úlcera hemorrágica logo acima da papila de Vater. É descrito também o uso do álcool a 75% para úlceras pépticas hemorrágicas com bons resultados em comparação com o tratamento clínico.[4] Nas hemostasias das úlceras pépticas hemorrágicas, Shimoda e colaboradores comparam três grupos: AA, AA associado a clipe hemostático e clipe hemostático. O resultado da hemostasia final foi similar nos três grupos, não havendo vantagem em nenhum deles.[28]

O AA também é utilizado no tratamento endoscópico dos hemangiomas isolados no esôfago (Figuras 39.1, 39.2, 39.3 e 39.4), estômago, duodeno ou cólon e também nas síndromes de Blue Rubber Bleb Nevus,[5,6] com bons resultados. Para hemostasia e destruição de tumores gástricos ou esofágicos sangrantes ou estenosantes, apresenta resultados animadores e com possível utilidade clínica.[15]

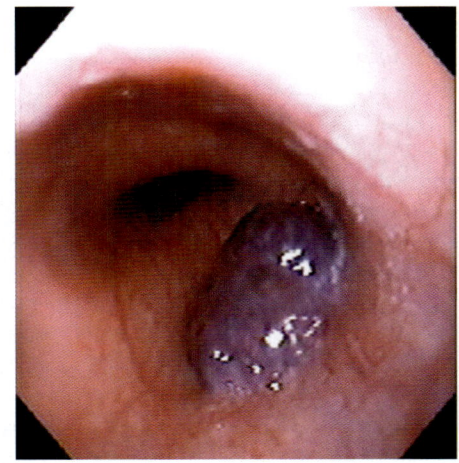

FIGURA 39.1

Hemangioma em esôfago médio

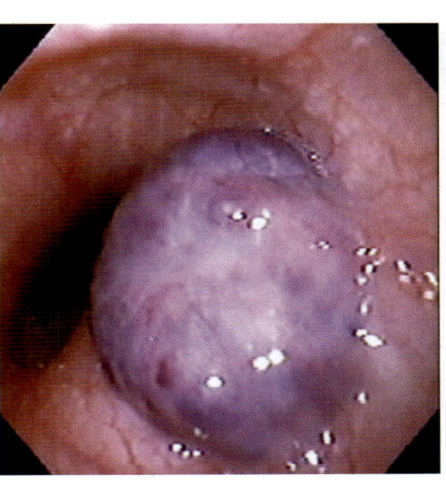

FIGURA 39.2

Hemangioma pré-tratamento endoscópico

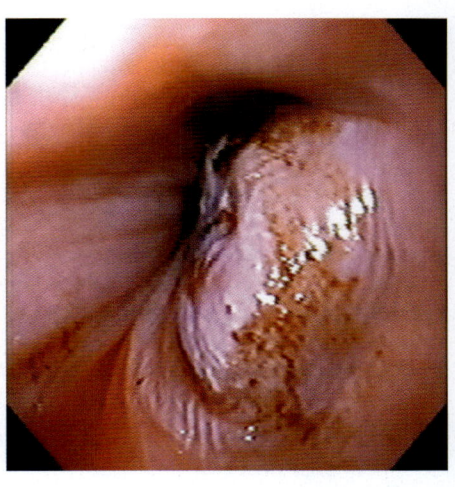

FIGURA 39.3

Hemangioma imediatamente após a injeção de álcool absoluto (3 ml)

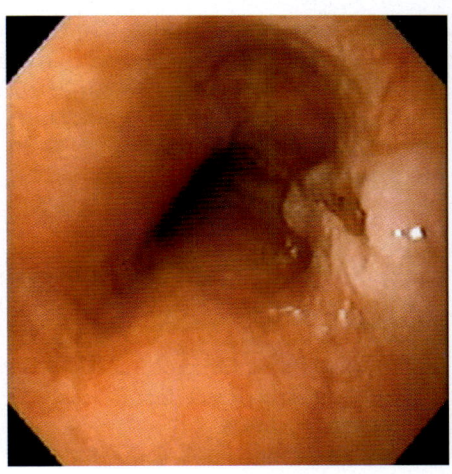

FIGURA 39.4

Controle endoscópico (15 dias) pós-injeção de álcool

REFERÊNCIAS BIBLIOGRÁFICAS

1. Abdulian JD, Santoro MJ, Chen YK, Collen MJ. Dieulafoy-like lesion of the rectum presenting with exsanguinating hemorrhage: successful endoscopic sclerotherapy. Am J Gastroenterol 1993;88(11):1939-41.

2. Almeida JRS, Soares EC, Carmona CAF, Albuquerque RS, Yamanaka A. Resultados preliminares: injeção percutânea do ethanol no tratamento do carcinoma hepatocelular. Revista Brasileira de Medicina 1996;53. XXXIV Congresso Brasileiro de Gastroenterologia. 1996.

3. Asaki S. Efficacy of endoscopic pure ethanol injection method for gastrointestinal ulcer bleeding. World J Surg 2000;24(3):294-8.

4. Cifuentes C, Mavares J, Ramirez F, Voso J, Monasterios W, Hinestrosa H,Quiros E. Sclerotherapy with 75% ethanol in the control of hemorrhage caused by peptic ulcer disease. GEN 1994;48(1):1-6.

5. Cortes FP, Meirelles-Santos JO, Guerrazzi F, Monici LT, Cruz CKNV, Montes CG. Hemangioma esofágico tratado com su-

cesso por escleroterapia com álcool absoluto: relato de caso e revisão da literatura. Autor. XVII Seminário Brasileiro de Endoscopia Digestiva; novembro de 2005. Vitória, Espírito Santo.

6. Dwivedi M, Misra SP. Blue rubber bleb nevus syndrome causing upper GI hemorrhage: a novel management approach and review. Gastrointest Endosc 2002;55(7):943-6.

7. Dy NM, Gostout CJ, Balm RK. Bleeding from the endoscopically-identified Dieulafoy lesion of the proximal small intestine and colon. Am J Gastroenterol 1995;90:108-111.

8. Ebara M, Okabe S, Kita K, Sugiura N, Fukuda H, Yoshikawa M, Kondo F, Saisho H. Percutaneous ethanol injection for small hepatocellular carcinoma: therapeutic efficacy based on 20-year observation. J Hepatol 2005;43(3):458-64.

9. Ferrari AP, de Paulo GA, de Macedo CM, Araujo I, Della Libera E Jr. Efficacy of absolute alcohol injection compared with band ligation in the eradication of esophageal varices. Arq Gastroenterol 2005 42(2):72-6.

10. Ito K, Matsutani S, Maruyama H, Akiike T, Nomoto H, Suzuki T, Fukuzawa T, Mizumoto H, Saisho H. Study of hemodynamic changes in portal systemic shunts and their relation to variceal relapse after endoscopic variceal ligation combined with ethanol sclerotherapy. J Gastroenterol 2006;41(2):119-26.

11. Lee CH, Chen SG. Direct percutaneous ethanol instillation for treatment of venous malformation in the face and neck. Br J Plast Surg 2005;58(8):1073-8.

12. Lee YT, Walmsley RS, Leong RWL, Sung JJY. Dieulafoy's lesion. Gastrointestinal Endoscopy August 2003;58(2),236-43.

13. Matsuyama S, Sato S, Yoda Y, Kai K, Mitsuno M, Nakafusa Y, Miyazaki K. Ethanol injection for ablation of an intractable digestive tract fistula: report of a case. Surg Today 2006;36(8):744-6.

14. Meirelles-Santos JO, Carvalho AF, Callejas-Neto F, Magna LA, Yamanaka A, Zeitune JMR, Brandalise NA, Ferraz JGP. Absolute ethanol and 5% ethanolamine oleate are comparable for sclerotherapy of esophageal varices. Gastrointestinal Endoscopy 2000;(51)573-6.

15. Meirelles-Santos JO, Montes CG, Brandalise NA. Alcoolização em câncer gástrico avançado: apresentação de três casos. Tema livre apresentado no IX Seminário Brasileiro de Endoscopia Digestiva, Curitiba, 1993.

16. Misra SP, Dwivedi M. Endoscopic injection therapy for bleeding peptic ulcer using absolute alcohol. Trop Doct 1998;28(1):28-30.

17. Monici LT, Meirelles-Santos JO, Guerrazzi F, Yamanaka A, Montes CG. Microondas X álcool absoluto no tratamento endoscópico de varizes esofágicas. Tema Livre do XVI Seminário Brasileiro de Endoscopia Digestiva, novembro, 2003, Florianópolis, Santa Catarina.

18. Moorthy K, Mihssin N, Houghton PW. The management of simple hepatic cysts: sclerotherapy or laparoscopic fenestration. Ann R Coll Surg Engl 2001;83(6):409-14.

19. Noma J, Yoshida N. Efficacy of ethanol sclerotherapy for ovarian endometriomas. Int J Gynaecol Obstet 2001; 72(1):35-9.

20. Okano H, Shiraki K, Inoue H, Kawakita T, Deguchi M, Sugimoto K, Sakai T, Ohmori S, Murata K, Nakano T. Long-term follow-up of patients with liver cirrhosis after endoscopic ethanol injection sclerotherapy for esophageal varices. Hepatogastroenterology. 2003;50(53):1556-9.

21. Paoluzi P, Pietroiusti A, Ferrari S, Cappa M, Pagananelli A. Absolute alcohol in esophageal vein sclerosis. Gastrointest Endosc 1988;34:400-2.

22. Parra-Blanco A, Takahashi H, Mendez Jerez PV, Kojima T, Aksoz K, Kirihara K et al. Endoscopic management of Dieulafoy lesions of the stomach: a case study of 26 patients. Endoscopy 1997;29:834-9.

23. Pinto Sanchez JF. Endoscopic sclerosis of bleeding caused by Dieulafoy's lesion. Rev Gastroenterol Peru 2005; 25(4):371-4.

24. Rivera R, Mendez I, Ubina E, Garcia G, Sanchez A. Severe digestive hemorrhage by duodenal injury of Dieulafoy lesion. Rev Gastroenterol Peru 2006;26(2):203-6.

25. Sarin SK, Jain AK, Jain M, Gupta R. A randomized controlled trial of cyanoacrylate versus alcohol injection in patients with isolated fundic varices. Am J Gastroenterol 2002;97(4):1010-5.

26. Sarin SK, Mishra SP, Sachdev G, Tholrat V, Dalal L, Broo SL. Ethanolamine oleate versus absolute alcohol as variceal sclerosant: a prospective, randomized, controlled trial. Am J Gastroenterol 1988;83:526-30.

27. Schmulewitz N, Baillie J. Dieulafoy lesions: a review of 6 years of experience at a tertiary referral center. Am J Gastroenterol 2001;96:1688-94.

28. Shimoda R, Iwakiri R, Sakata H, Ogata S, Kikkawa A, Ootani H, Oda K, Ootani A, Tsunada S, Fujimoto K. Evaluation of endoscopic hemostasis with metallic hemoclips for bleeding gastric ulcer: comparison with endoscopic injection of absolute ethanol in a prospective, randomized study. Am J Gastroenterol 2003;98(10):2198-2002.

29. Van der Lely AJ, de Herder WW. Carcinoid syndrome: diagnosis and medical management. Arq Bras Endocrinol Metabol 2005;49(5):850-60.

CAPÍTULO 40

HIALURONATO DE SÓDIO

Kleber Bianchetti de Faria

O hialuronato de sódio (HS) é um derivado do ácido hialurônico, uma glicosamina amplamente encontrada no tecido conectivo dos mamíferos, substância espessa, com alta viscosidade, com marcada capacidade de retenção de água, além de não apresentar antigenicidade ou toxicidade ao homem.[1,2,3]

O HS foi inicialmente utilizado na prática médica em injeções intra-articulares em pacientes com osteoartrites e em cirurgias oftamológicas, no Japão na década de 1980.

Em endoscopia, os primeiros trabalhos publicados datam de 1999, com indicação para a ressecção de grandes lesões de estômago e reto.[4,5]

PRINCÍPIOS DE AÇÃO

A viscosidade de uma substância é uma característica que está diretamente relacionada ao tempo de sua permanência em um tecido; quanto mais viscosa for, maior será esse tempo. O HS, devido à sua alta viscosidade, ao ser injetado abaixo de uma lesão, eleva-a e difunde-se pouco além desta, expondo melhor os seus limites quando comparado ao uso de outras substâncias de menor viscosidade, tais como solução salina e glicose, que se difundem rapidamente.[6,9]

Essa maior proeminência da lesão facilita sua apreensão por uma alça de polipectomia e sua maior durabilidade prolonga o efeito da epinefrina quando adicionada à solução.

Comparando com a solução salina hipertônica ou a glicose hipertônica (50%), o HS é isotônico, por isso sua alta viscosidade. Estudos em cães mostram que soluções hipertônicas causam mais dano tecidual, podendo levar a ulcerações profundas ou perfurações e dificultar a cicatrização. O HS, por não provocar danos ao tecido e às bordas, proporciona uma cicatrização mais rápida e eficaz.[4]

Em teste comparativo, no qual foram injetadas em estômago de porco ressecado as soluções salina isotônica (0,9%), salina hipertônica (3,75%), glicose hipertônica (50%), glicerina a 10% com NaCl 0,9% mais frutose a 5% (Glyceol; Chugai Pharmaceutical Co., Tóquio, Japão) e duas soluções de HS com dois diferentes pesos moleculares, uma com 800 kDa (0,5%) e outra com 1.900 kDa (0,25%), foi realizada a medida da espessura atingida após injeção e o tempo de elevação da submucosa. Nesse estudo observou-se uma superioridade da solução de HS em relação às outras substâncias para produção e manutenção da elevação mucosa.[10]

Alguns dos inconvenientes do uso do HS são o alto custo, necessidade de diluição e estocagem especial. Quanto ao custo, no Japão, o HS a 1% vale em torno de US$ 10 o ml, o que leva a um custo de US$ 100 ou mais se injetados 20 ml ou mais de solução diluída a 0,5%, e nos Estados Unidos o preço do HS é ainda maior, podendo girar entre US$ 49,50 a US$ 128,00 o ml, tornando sua aplicação impraticável, principalmente se comparado aos valores de soluções salinas ou de glicose que variam entre US$ 0,01 a US$ 0,03 o ml. Outra solução com custo muito baixo é a hidroxipropilmetilcelulose (HPMC), que é um derivado da celulose, com preço em torno de US$ 0,15 o ml, também com alta viscoelasticidade e que produz e mantém uma elevação prolongada da mucosa, mas que por ser uma substância sintética poderia produzir reações antigênicas no homem, o que não acontece com o HS.[11]

Em estudo com diferentes misturas do HS diluído ou com solução salina ou de glicose foi testada a sua capacidade de criação da bolha submucosa. Observou-se que pode ser mantida uma alta viscoelasticidade quando se usa como diluente uma solução glicosada, com baixo custo por ml (US$ 1,25) e o mesmo potencial de criação da bolha submucosa.[11]

Outra vantagem do HS sobre as soluções salinas ou de glicose hipertônica é que estas fluem após a incisão da submucosa e o HS permanece entremeado no tecido, justamente por ser mais viscoso, o que leva a uma redução do número de injeções e conseqüentemente diminuição no tempo do exame.

TÉCNICA

O HS isotônico pode ser preparado com a diluição de uma solução de 1% de HS com o mesmo volume de solução salina, atingindo uma concentração de

0,5%. Ainda são diluídos nessa solução a epinefrina a 0,001% e o índigo-carmim a 0,004%. A diluição de epinefrina objetiva a vasoconstrição no local de ressecção, que é prolongada pelo efeito do HS, que permanece por mais tempo na submucosa, e o índigo-carmim é utilizado para garantir um referencial na dissecção submucosa em relação à camada muscular própria.[4,7]

Injeção submucosa da solução é feita em volume de 1 ml a 2 ml por punção na linha de incisão, com agulha de calibre 21, até que haja o espessamento da camada submucosa.

Em recente relato, Fujishiro e colaboradores[12] demonstraram que uma solução de HS a 1% de alto peso molecular – 1.900 kDa (Suvenyl; Chugai Pharmaceutical Co., Tóquio, Japão), com glicerina a 10%, frutose a 5% e solução salina a 0,9% (Glyceol; Chugai Pharmaceutical Co., Tóquio, Japão) adicionando-se a esta mistura índigo-carmim (1 ml a 1%) e epinefrina (1 ml a 0,1%), é a melhor diluição e formulação para realização da bolha submucosa, aplicada com agulha fina de calibre 23 e que a concentração pode variar segundo o órgão e a característica da lesão, conforme demonstrado na Tabela 40.1.

TABELA 40.1

Indicação de concentração e viscosidade do HS segundo o órgão a ser aplicado

Concentração de HS	Viscosidade	Diluente	Órgão
0,125%	1.900 kDa	Solução salina	Estômago (sem cicatriz)
0,5%	800 kDa	Solução salina	
0,25%	1.900 kDa	Solução salina	Esôfago, duodeno, cólon, reto, estômago (com cicatriz)

PRINCIPAIS INDICAÇÕES

Atualmente existem limites e técnicas bem definidos para as ressecções de tumores precoces. Para se escolher a técnica de mucosectomia (EMR: *endoscopic mucosal resection*) vários fatores devem ser avaliados, dentre eles o tamanho da lesão-alvo. Nessa abordagem, utiliza-se uma alça de polipectomia com apreensão única para lesões até 15 m e em fatias (*piecemeal resection*) para lesões maiores. Como as ressecções em *piecemeal* não obedecem aos princípios oncológicos, com alto índice de recidiva ou lesão residual, novas técnicas estão surgindo, chamadas técnicas de dissecção endoscópica submucosa (ESD: *endoscopic submucosal dissection*), e podem estender essas ressecções a tumores maiores.

Os maiores inconvenientes das ressecções endoscópicas são a hemorragia e a perfuração, que podem ser minimizadas pela injeção submucosa, afastando a lesão a ser ressecada dos planos profundos e utilizando-se substâncias vasoconstritoras.

Diante desses fatores, o HS tem sua principal indicação como coadjuvante das grandes ressecções por dissecção endoscópica da submucosa, promovendo o afastamento da lesão superficial dos planos profundos e prolongando os efeitos vasoconstritores da epinefrina, com a conseqüente diminuição dos riscos de perfuração e hemorragia.

Até o presente momento não foram descritas contra-indicações ou complicações com o uso do HS.

REFERÊNCIAS BIBLIOGRÁFICAS

1. Nagano K, Goto S, Okabe R, Yamaguchi T. Acute toxicity test of sodium hyaluronate [in Japanese]. Pharmacol Ther 1984;12:5369-77.
2. Nakagawa K, Nozaki F, Sugawara H, Suzuki K, Yamaguchi T. Antigenicity studies on sodium hyaluronate, part 1 [in Japanese]. Pharmacol Ther 1984;12:141-50.
3. Nakagawa K, Nozaki F, Sugawara H, Yamaguchi T. Antigenicity studies on sodium hyaluronate, part 2 [in Japanese]. Pharmacol Ther 1984;12:151-61.
4. Yamamoto H, Yube T, Isoda N, Sato Y, Sekine Y, Higashizawa T et al. A novel method of endoscopic mucosal resection using sodium hyaluronate. Gastrointest Endosc 1999;50:251-6.
5. Yamamoto H, Koiwai H, Yube T, Isoda N, Sato Y, Sekine Y et al. A successful single-step endoscopic resection of a 40 millimeter flat-elevated tumor in the rectum: endoscopic mucosal resection using sodium hyaluronate. Gastrointest Endosc 1999;50:701-4.
6. Yamamoto H, Sekine Y, Higashizawa T, Kihira K, Kaneko Y, Hosoya Y et al. Successful en-bloc resection of a large superficial gastric cancer by using sodium hyaluronate and electrocautery incision forceps. Gastrointest Endosc 2001;54:629-32.
7. Yamamoto H, Kawata H, Sunada K, Satoh K, Kaneko Y, Ido K et al. Success rate of curative endoscopic mucosal resection with circumferential mucosal incision assisted by submucosal injection of sodium hyaluronate. Gastrointest Endosc 2002;56:507-12.
8. Fujishiro M, Yahagi N, Nakamura M, Kakushima N, Kodashima S, Ono S et al. Endoscopic Submucosal Dissection for rectal epithelial neoplasia. Endoscopy 2006;38(5):493-7.

9. Yamamoto H, Kawata H, Sunada K et al. Successful en-bloc resection of large superficial tumors in the stomach and colon using sodium hyaluronate and small caliber-tip transparent hood. Endoscopy 2003;35:690-4.

10. Fujishiro M, Yahagi N, Nakamura M et al. Comparison of various submucosal injection solutions for maintaining mucosal elevation during endoscopic mucosal resection. Endoscopy 2004;36:579-83.

11. Fujishiro M, Yahagi N, Nakamura M et al. Different mixtures of sodium hyaluronate and their ability to create submucosal fluid cushions for endoscopic mucosal resection. Endoscopy 2004;36:584-9.

12. Fujishiro M, Yahagi N, Nakamura M et al. Successful outcomes of a novel endoscopic treatment for GI tumors: endoscopic submucosal dissection with a mixture of high-molecular-weight hyaluronic acid, glycerin, and sugar. Gastrointest Endosc 2006;63:243-9.

CAPÍTULO 41

HIDROXIPROPILMETILCELULOSE (HPMC)

Vitor Arantes

INTRODUÇÃO

A mucosectomia e a dissecção endoscópica da submucosa têm sido empregadas rotineiramente no tratamento de neoplasias superficiais do trato gastrointestinal. Esse avanço tem desencadeado uma série de investigações científicas que buscam identificar novas soluções viscosas para injeção submucosa que mantenham a lesão-alvo elevada por período mais prolongado. A hidroxipropilmetilcelulose (HPMC) é um derivado da celulose com características viscoelásticas, utilizada de forma eficaz e segura há cerca de 20 anos em cirurgias oftalmológicas de catarata e implante de lentes.[1,4] Nessas cirurgias, a HPMC permite manter a forma do olho durante o procedimento e protege os tecidos oculares de danos decorrentes da instrumentação. A HPMC também tem sido empregada como lágrima artificial e como matriz para liberação controlada de medicamentos.[5,8] A HPMC não requer nenhum cuidado especial para armazenamento, permanece estável ao ser diluída em solução salina e não provoca reações químicas quando em contato com o sangue. Sua característica viscosa, inerte e de baixo custo tornou-a uma escolha atrativa para injeção submucosa em mucosectomias, assim como ocorreu com o hialuronato de sódio, medicamento também empregado originalmente em cirurgias oftalmológicas.

ESTUDOS EXPERIMENTAIS

O primeiro estudo designado para avaliar a aplicação da HPMC no trato digestório foi o ensaio experimental realizado por Feitoza e colaboradores.[9] Os pesquisadores selecionaram 12 porcos domésticos e realizaram esofagoscopia e injeção de HPMC a 0,83% na submucosa do esôfago. Foram empregados cateteres convencionais de esclerose de calibre 23 e seringa insufladora para injeção sob pressão. Foi registrado o tempo de duração da "bolha" submucosa após a injeção da HPMC, observando-se endoscopicamente a sua dissipação. Sete dias após a injeção, os animais foram sacrificados para estudo histopatológico. A "bolha" permaneceu na submucosa do esôfago em média por 36 minutos (variação 3 a 45 minutos). No estudo histopatológico não foram observadas reações adversas na parede esofagiana. Os autores desse estudo relataram que vêm empregando a HPMC rotineiramente em mucosectomias endoscópicas sem o registro de efeitos colaterais (Cristopher Gostout, comunicação pessoal).

Recentemente Hyun e colaboradores[10] publicaram outro estudo experimental em que foram injetadas várias soluções (NaCl 0,9%, manitol 20%, hialuronato de sódio 0,1%, HPMC 0,3% e fibrinogênio 2%) na parede intestinal *ex vivo*. A "bolha" submucosa permaneceu por período mais prolongado (acima de 60 minutos) após injeção de HPMC, hialuronato de sódio e fibrinogênio, em comparação ao manitol (30 minutos) e solução salina (20 minutos).

APLICAÇÃO DA HPMC EM MUCOSECTOMIAS ENDOSCÓPICAS

Pela necessidade de se comprovar os potenciais benefícios do uso da HPMC evidenciados em estudos experimentais, nosso grupo na Unidade de Endoscopia e Ecoendoscopia do Instituto Alfa de Gastroenterologia do Hospital das Clínicas da UFMG, iniciou em 2004 um estudo prospectivo e multicêntrico sobre a aplicação desse medicamento em mucosectomias endoscópicas. Foi desenvolvida uma solução de HPMC em um laboratório farmacêutico brasileiro especificamente para seu uso em mucosectomias endoscópicas. No estudo piloto observamos que a HPMC na concentração 0,83% apresentava elevada viscosidade, o que impossibilitava a sua injeção eficaz através do cateter de esclerose com agulha de calibre 23. Foi reduzida a concentração do medicamento para 0,4%, permitindo então a sua injeção livremente através dos cateteres convencionais. O estudo foi aprovado pela Comissão de Ética da Universidade Federal de Minas Gerais e todos os pacientes forneceram previamente o Termo de Consentimento Livre e Esclarecido.

Foram selecionados 36 pacientes (21 homens e 15 mulheres, com média de idade de 64 anos) com neoplasias superficiais maiores do que 10 mm, cujos critérios endoscópicos e endossonográficos (quando realizados) fossem compatíveis com lesões intramucosas candidatas à mucosectomia. Foram analisados os seguintes dados: volume de HPMC injetado, duração da elevação submucosa, características clinico-patológicas das lesões, taxas de ressecção endoscópica completa e "em bloco", complicações e efeitos adversos. Foi realizado acompanhamento clínico dos pacientes, bem como controle endoscópico com biópsias a intervalos regulares. O sítio de origem das neoplasias incluiu o estômago (14 casos), cólon (11), reto (5), esôfago (3) e duodeno

(3). Os tipos macroscópicos mais freqüentes, de acordo com a classificação de Paris, foram 0IIa (24 casos), 0Is (8), 0IIb (2), 0IIc (2). O tamanho médio dos espécimes foi de 20,4 mm (variação: 10 a 60 mm). O volume médio de HPMC injetado por paciente foi de 10,7 ml (variação: 4 ml a 35 ml). Após a injeção de HPMC, a elevação submucosa foi registrada por um segundo observador e durou em média 27 min (variação: 9 a 70 min). A taxa de ressecção "em bloco" foi de 44,4% e foi possível a mucosectomia completa em 89% dos casos. Ocorreu sangramento em cinco casos (13,8%), sendo controlado por injeção de vasoconstritor, endoclipes e

coagulador de plasma de argônio, sem necessidade de transfusão. Um caso de perfuração esofagiana foi tratado cirurgicamente (2,7%). Nenhum efeito adverso relacionado ao uso da solução foi observado no acompanhamento clínico, endoscópico e histopatológico. Pode ser observado nas Figuras de 41.1 a 41.5 um caso ilustrativo de emprego da HPMC em mucosectomia de neoplasia superficial de esôfago.

CONCLUSÃO

Com a flexibilização dos critérios de mucosectomia endoscópica com fins curativos para neoplasias superficiais cada vez maiores, e com o advento da dissecção endoscópica da submucosa proposto pelos japoneses, o desenvolvimento de novas soluções viscosas para mucosectomia tornou-se uma necessidade. Em nossa experiência empregamos a solução de HPMC a 0,4% dentro de um protocolo de estudo prospectivo. Nessa série, a HPMC mostrou ser um medicamento eficaz, seguro e de baixo custo para a obtenção da elevação submucosa por período prolongado, durante a mucosectomia de neoplasias superficiais. A reprodução desses resultados preliminares por outros centros, bem como a realização de estudos comparativos entre HPMC e solução salina são necessárias antes de recomendarmos o seu uso rotineiro em mucosectomias.

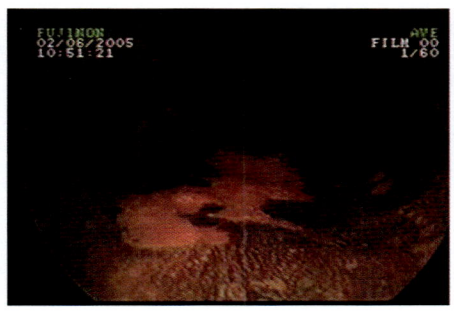

FIGURA 41.1

Neoplasia superficial de esôfago do tipo 0IIb evidenciada após cromoscopia com lugol. A ecoendoscopia com *miniprobes* de alta freqüência mostrou tratar-se de lesão intramucosa

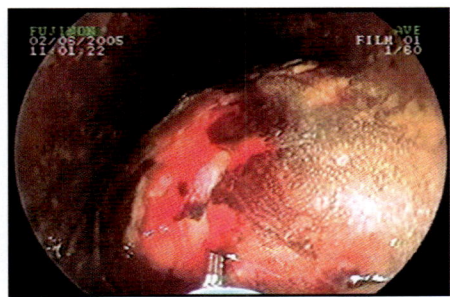

FIGURA 41.2

Injeção submucosa de HPMC a 0,4% com ampla elevação da lesão

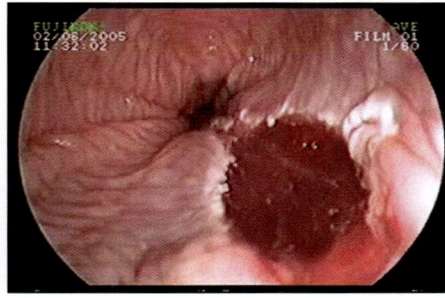

FIGURA 41.3

Mucosectomia com auxílio de *cap* com ressecção completa e "em bloco" da neoplasia esofagiana

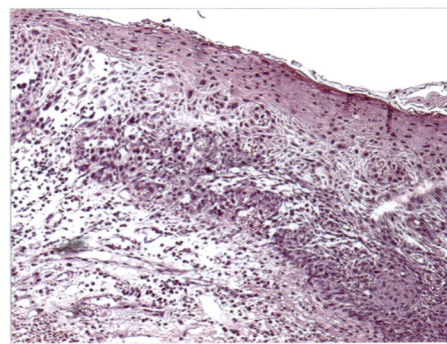

FIGURA 41.4

Estudo histológico com coloração em hematoxilina e eosina, evidenciando a neoplasia intra-epitelial de alto grau que acomete o epitélio e a superfície da lâmina própria (M2). (*Cortesia Prof. Alfredo José Afonso Barbosa, Instituto Alfa de Gastroenterologia*)

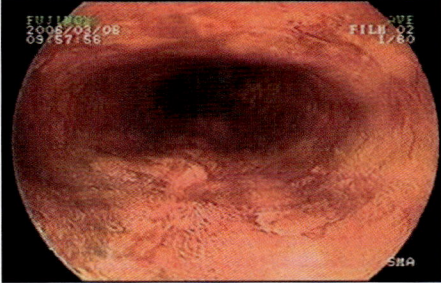

FIGURA 41.5

Controle endoscópico em seis meses, mostrando cicatriz linear no sítio de mucosectomia. Biópsias da cicatriz sem anormalidades

REFERÊNCIAS BIBLIOGRÁFICAS

1. Dick HB. Evaluation of viscoelastic substances. J Cataract Refract Surg 2001;27:1711.

2. Smith SG, Lindstrom RL. 2% hydroxypropyl methylcellulose as a viscous surgical adjunct: a multicenter prospective randomized trial. J Cataract Refract Surg 1991;17:839-42.

3. Storr-Paulsen A, Larsen M. Long-term results of extracapsular cataract extraction with posterior chamber lens implantation: sodium hyaluronate 1% vs hydroxypropyl methylcellulose 2%. Acta Ophthalmol (Copenh) 1991;69:766-9.

4. Liesegang TJ, Bourne WM, Ilstrup DM. The use of Hydroxypropyl methylcellulose in extracapsular cataract extraction with intraocular lens implantation. Am J Ophthalmol 1986;102:723-6.

5. Heng PW, Chan LW, Easterbrook MG, Li X. Investigation of the influence of mean HPMC particle size and number of polymer particles on the release of aspirin from swellable hydrophilic matrix tablets. J Control Release 2001;76:39-49.

6. Katzhendler I, Mader K, Friedman M. Structure and hydration properties of hydroxypropyl methylcellulose matrices containing naproxen and naproxen sodium. Int J Pharm 2000;200:161-79.

7. Siepmann J, Kranz H, Peppas NA, Bodmeier R. Calculation of the required size and shape of hydroxypropyl methylcellulose matrices to achieve desired drug release profiles. Int J Pharm 2000;201:151-64.

8. Toda I, Shinozaki N, Tsubota K. Hydroxypropyl methylcellulose for the treatment of severe dry eye associated with Sjogren's syndrome. Cornea 1996;15:120-8.

9. Feitoza AB, Gostout CJ, Burgart LJ, Burkert A, Herman LJ, Rajan E. Hydroxypropyl methylcellulose: a better submucosal fluid cushion for endoscopic mucosal resection. Gastrointest Endosc 2003;57:41-7.

10. Hyun JJ, Chun RH, Chun JH et al. Comparison of the characteristics of submucosal injection solutions used in endoscopic mucosal resection. Scand J Gastroenterol 2006 Apr;41(4):488-92.

CAPÍTULO 42

CORANTES EM ENDOSCOPIA DIGESTIVA ALTA

Renato B. Fagundes

INTRODUÇÃO

As primeiras referências sobre a utilização de corantes no estudo do tubo digestivo superior datam de 1966 e foram descritas por Voegelli[1] e Yamakawa e colaboradores.[2] O primeiro, baseado no teste de Schiller[3] para detecção de patologias do colo uterino, utilizou a solução de Lugol em 30 pacientes para determinar a linha divisória entre a mucosa esofágica iodo-positiva e a mucosa gástrica iodo-negativa. Os segundos utilizaram um corante azul para observar detalhes da mucosa gástrica.

O interesse na utilização de corantes tem se renovado ao longo dos anos e ultimamente tem aumentado devido ao desenvolvimento de novas tecnologias como a magnificação de imagem e também para demarcação mais precisa de lesões com indicação de ressecção endoscópica.

A aplicação tópica de corantes nas superfícies mucosas objetiva colocar em evidência alterações que passariam despercebidas no exame convencional e fornecer informações diagnósticas adicionais a respeito da morfologia e da fisiopatologia da superfície epitelial. A técnica da cromoendoscopia é simples, rápida, de baixo custo e segura, não havendo necessidade adicional de equipamentos, à exceção de um cateter e do corante. Contudo, o impacto do método não está plenamente estabelecido, em parte devido à falta de padronização das técnicas e interpretação dos achados e em parte devido ao impacto nos desfechos clínicos carecerem de validação por meio de estudos controlados.[4]

A cromoendoscopia pode ser executada de forma direta e indireta. A forma indireta só pode ser utilizada no estômago e, por ser muito complexa, praticamente não é utilizada. O método direto é o mais utilizado, de execução simples e pode ser aplicado em todo o trato gastrointestinal acessado pela endoscopia. A solução de corante é aplicada diretamente sobre a mucosa, durante a observação endoscópica, por meio de um cateter inserido no canal acessório do endoscópio.

A coloração pode trazer esclarecimentos da seguinte ordem: a) acentuar a visão do relevo da mucosa estudada; b) identificar soluções de continuidade; c) informar sobre a estrutura histológica ou histoquímica do epitélio de revestimento; d) avaliar as funções secretoras ou absortivas do epitélio.

CORANTES

Os corantes podem ser categorizados de maneira genérica em: 1) corantes de absorção ou corantes vitais (solução de Lugol, azul de toluidina, azul de metileno e violeta de genciana) absorvidos pelas células; 2) corantes de contraste (índigo-carmim), que não são absorvidos, mas, ao se acumular nos sulcos e nas depressões da mucosa, determinam detalhamento da superfície e auxiliam na identificação de lesões pequenas ou planas; 3) corantes de reação química (vermelho-congo e vermelho-fenol) que mudam de coloração em contato com a secreção ácida do estômago (Quadro 42.1).

SOLUÇÃO DE LUGOL

PROPRIEDADES

A solução de Lugol – assim denominada em homenagem ao médico francês Jean Guillaume Auguste Lugol[5] – é composta de iodo e iodeto de potássio e se liga ao glicogênio que existe nas células não queratinizadas do epitélio escamoso corando-as em tons de marrom, sendo, por esse motivo, utilizada no esôfago. A intensidade da coloração varia de acordo com a quantidade de glicogênio presente e ocorrem variações da cor mesmo na mucosa normal. A solução é usada nas diluições de 1% a 4% (geralmente 2% a 3% têm se mostrado o ideal), instilando-se de 20 ml a 50 ml por meio do cateter. Em nosso serviço, temos utilizado a solução de Lugol a 3% com a seguinte composição: 12 g I + 24 g KI em 1.000 ml de água. A aplicação da solução de Lugol pode determinar dor e desconforto retroesternal transitórios, porém, têm sido descritas ocorrências de lesões de mucosa, tais como erosões e ulcerações no esôfago e estômago, bem como esofagites acentuadas.[6] A instilação de uma solução de tiosulfato de sódio 5% (20 ml) após a coloração parece reduzir o desconforto.[7] O uso disseminado da solução de Lugol pelos ginecologistas há mais de 60 anos indica que o efeito de uma

QUADRO 42.1

Corantes utilizados em endoscopia digestiva alta e suas aplicações

	Corante	Estruturas coradas	Mecanismo de coloração	Coloração positiva	Objetivos clínicos
ABSORÇÃO	SOLUÇÃO DE LUGOL	Células com conteúdo glicogênico	Ligação do iodo às células escamosas	Marrom-escuro	Rastreamento do câncer esofágico precoce e lesões precursoras; doença do refluxo gastroesofágico; extensão do esôfago de Barrett; acompanhamento após ablação do esôfago de Barrett
	AZUL DE METILENO	Células intestinais ou metaplasia intestinal	Absorção ativa para as células	Azul	Identificação de epitélio especializado no esôfago de Barrett; metaplasia intestinal do estômago; mucosa gástrica ectópica no duodeno
	AZUL DE TOLUIDINA	Núcleo das células colunares, gástricas e intestinais	Difunde dentro das células	Azul	Carcinoma epidermóide do esôfago; esofagite de refluxo; metaplasia intestinal ou gástrica no esôfago de Barrett
	VIOLETA DE GENCIANA	Metaplasia intestinal e neoplasia	Ligação ao DNA nuclear	Violeta	Identificação de metaplasia intestinal no estômago. Como corante de contraste, pode acentuar o padrão das neoplasias gástricas
	ÁCIDO ACÉTICO	Metaplasia intestinal	Reação com citoqueratinas citoplasmáticas	Esbranquiçada	Estudar a junção escamocolunar para identificação de metaplasia intestinal
	VIOLETA CRESIL	Metaplasia intestinal	Reação com componentes do citoplasma celular	Azul-violeta	Estudo do epitélio colunar no esôfago distal e da superfície da mucosa gástrica no diagnóstico precoce do câncer de estômago
CONTRASTE	ÍNDIGO-CARMIM	Fovéolas, criptas e pregas	Penetra entre as células e sulcos, evidenciando a lesão	Azul-violeta	Rastreamento do câncer gástrico precoce; definição do comprometimento da mucosa por lesões neoplásicas; avaliação de cicatrização de úlceras; realce de alterações duodenais para orientação de biópsias
REAÇÃO	VERMELHO-CONGO	Células gástricas produtoras de ácido	$pH<3$ = mudança da cor	Vermelho ➔ azul-escuro ou preto	Mapeamento da mucosa gástrica ácido secretora
	VERMELHO-FENOL	Células infectadas por Helicobacter pylori	pH alcalino/uréia/amônia/CO_2 = mudança da cor	Amarelo ➔ vermelho	Diagnóstico da infecção pelo H. pylori

dose grande e única de solução de Lugol na função da tireóide é mínimo e de curta duração. As conseqüências sobre os valores de captação, PBI e T4 circulante, são pouco importantes para determinar restrição ao seu uso, porém, deve ser enfatizada sua contra-indicação na presença de hipersensibilidade ao iodo.[8]

APLICAÇÕES CLÍNICAS DA SOLUÇÃO DE LUGOL

A solução de Lugol tem sido usada no rastreamento do carcinoma epidermóide do esôfago,[9,14] na identificação da extensão do esôfago de Barrett[15] e na identificação de doença do refluxo com achados negativos na endoscopia convencional[16] ou associada à endoscopia de alta resolução.[17]

Após a aspersão de Lugol na superfície mucosa do esôfago, algumas vezes várias áreas não coradas são observadas. As lesões benignas geralmente se apresentam como áreas de aparência circular (Figura 42.1), enquanto as áreas não coradas de natureza maligna se apresentam com margens irregulares e, em geral, com diâmetro superior a 10 mm.[18]

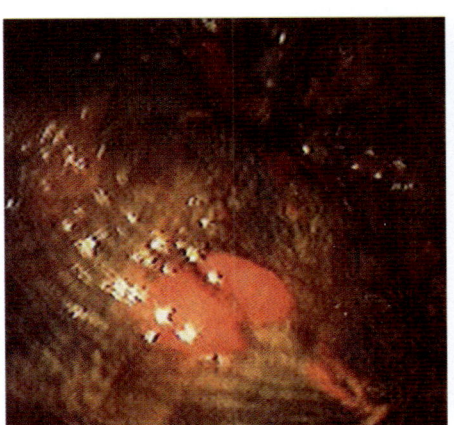

FIGURA 42.1

Área não corada pela solução de Lugol no esôfago, correspondendo à mucosa gástrica ectópica

CARCINOMA DO ESÔFAGO

Existem três metas propostas para a utilização da solução de Lugol em relação ao carcinoma de esôfago: 1) incrementar o número de áreas displásicas ou carcinomas escamosos não-visíveis ao exame endoscópico convencional; 2) caracterizar e delimitar as lesões permitindo direcionamento mais acurado das biópsias; 3) delinear as lesões para tratamento endoscópico e avaliar o resultado da ressecção.

Estudos usando a cromoendoscopia com Lugol sugerem sua utilidade para a identificação de lesões precursoras, neoplasia intra-epitelial (Figura 42.2) e carcinoma epidermóide do esôfago (Figura 42.3), particularmente em pacientes com fatores de risco para esse tipo de neoplasia. Tem sido demonstrado que quanto maior a área hipocorada, maior a freqüência de neoplasia e, também, maior a profundidade da lesão.[14] O método tem sido recomendado para populações de risco tais como pacientes com história de câncer de cabeça e pescoço[9,14] ou aqueles pacientes com consumo elevado de álcool e fumo ou história de longa duração de doença do refluxo gastroesofágico.[10,12]

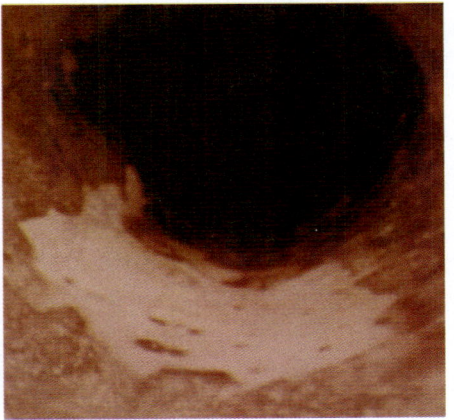

FIGURA 42.2

Área esofágica não corada pela solução de Lugol cuja biópsia revelou neoplasia intra-epitelial de alto grau

Além de auxiliar na delimitação das margens da lesão, tornando mais acurado o direcionamento para a realização de biópsias, permite uma definição mais exata da extensão da lesão para a execução de mucosectomia nas lesões não-invasivas. Na região de Linxian, China, área de alto risco para o carcinoma epidermóide do esôfago, o teste determinou um incremento da sensibilidade na detecção do carcinoma epidermóide de 62% para 96%.[11] A técnica da cromoendoscopia com a solução de Lugol é fácil, barata e acrescenta apenas alguns minutos ao procedimento endoscópico convencional, com importante contribuição para o diagnóstico das neoplasias precoces do esôfago.

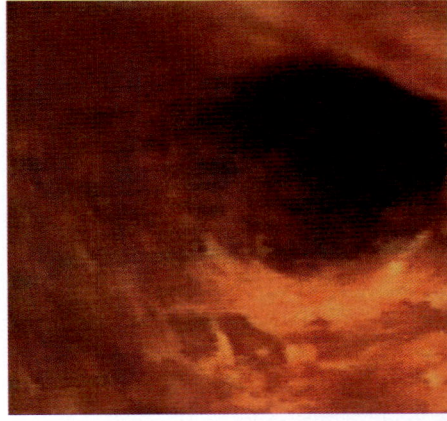

FIGURA 42.3

Lesão elevada do esôfago realçada pela coloração com solução de Lugol

DELIMITAÇÃO DA EXTENSÃO DO EB

A solução de Lugol tem sido utilizada para delinear a extensão do Esôfago de Barrett.[15] A solução de Lugol auxilia na identificação da junção escamocolunar por acentuar a diferença entre o epitélio escamoso e o epitélio, podendo ser utilizada como método auxiliar na identificação do Esôfago de Barrett (Figura 42.4). A solução de Lugol utilizada com essa finalidade apresenta desempenho diagnóstico caracterizado por sensibilidade de 89% e especificidade de 93%,[19] permitindo, portanto, melhor direcionamento das biópsias. Entretanto, dentro desse propósito, seu uso fica limitado à discriminação entre o epitélio escamoso e o epitélio colunar.

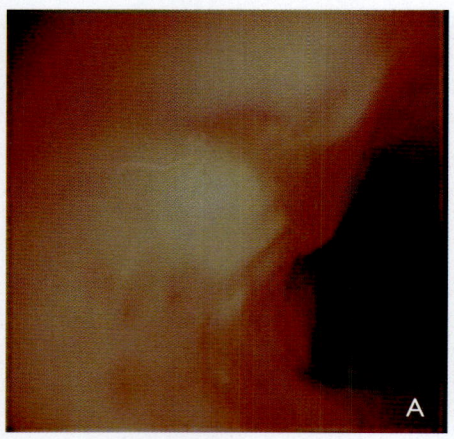 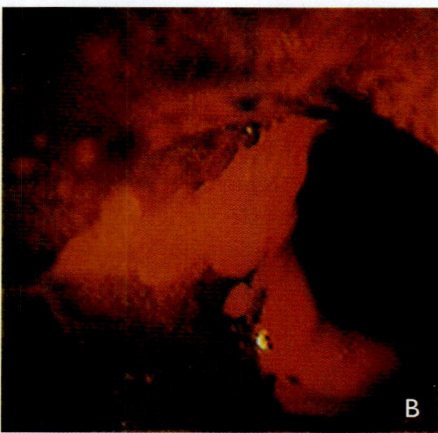

FIGURA 42.4

(A) Imagem endoscópica convencional demonstrando digitação sugestiva de epitélio colunar no esôfago distal; (B) Digitação acentuada pela cromoendoscopia com solução de Lugol

DRGE

A correlação entre as propriedades de coloração da mucosa esofágica e o diagnóstico histológico não se confirmou em estudo[20] no qual foi avaliada a significância da coloração pelo Lugol para o diagnóstico endoscópico da esofagite. Foram obtidos sensibilidade diagnóstica de 51,9%, especificidade de 70,2%, valor preditivo positivo de 60% e valor preditivo negativo de 62,9%.

No entanto, recentemente, em pacientes com sintomas típicos de doença do refluxo que não apresentavam lesões visíveis da mucosa esofágica ao exame endoscópico e que foram classificados como tendo doença do refluxo não-erosiva (NERD), a cromoendoscopia com Lugol identificou áreas que se apresentaram como estrias não coradas (Figura 42.5) e com alterações histológicas compatíveis com doença do refluxo gastroesofágico. Esse estudo sugeriu que um considerável número de pacientes com doença do refluxo gastroesofágico e que apresentam a mucosa do esôfago com aspecto normal ao exame convencional podem ser diagnosticados pela cromoendoscopia com Lugol, tornando dispensável, em muitos casos, a monitorização da pHmetria esofágica.[16]

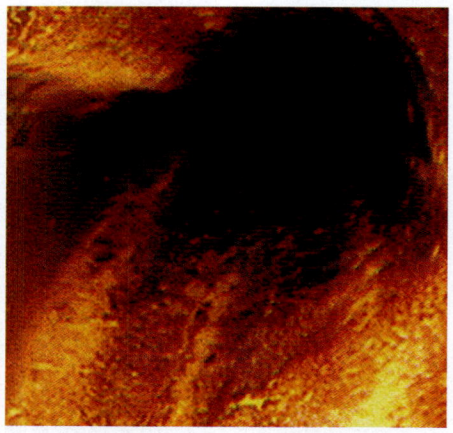

FIGURA 42.5

Áreas não coradas, em forma de estrias, sugestivas de alterações secundárias à doença do refluxo gastroesofágico[16]

AZUL DE METILENO

PROPRIEDADES

O azul de metileno é absorvido pelas células epiteliais absortivas dos intestinos delgado e cólon e não o é pela mucosa gástrica, sendo útil na identificação da metaplasia intestinal gástrica, na metaplasia gástrica no duodeno e na identificação da metaplasia intestinal esofágica (epitélio de Barrett). A apli-

cação do azul de metileno necessita de uso prévio de mucolítico, com a finalidade de remover o muco, para melhorar a captação do corante pelas células epiteliais. A técnica utiliza uma solução de acetilcisteína a 10% e solução de azul de metileno a 0,5%. Ambos os reagentes são instilados em seqüência. O excesso de corante é então vigorosamente lavado com água. A lavagem deve continuar até o padrão de coloração ficar estável. Coloração positiva é definida como a persistência de mucosa corada de azul após a lavagem.[21] O efeito colateral mais freqüente do azul de metileno tem sido a coloração azulada da urina e das fezes sem referências a efeitos tóxicos; no entanto, existe uma referência[22] a dano oxidativo do DNA, sugerindo um efeito dependente da exposição simultânea ao corante e à luz branca gerada pelo exame endoscópico, e que poderia determinar aceleração da carcinogênese na mucosa do esôfago de Barrett.

Embora classificado como um corante de absorção, o azul de metileno é utilizado por alguns autores como corante de contraste, devido ao seu baixo custo quando comparado com o índigo-carmim.[23]

APLICAÇÕES CLÍNICAS DO AZUL DE METILENO

O uso do azul de metileno no trato digestivo superior tem sido estudado para: 1) melhorar o diagnóstico precoce do câncer gástrico isoladamente[24] ou em combinação com o vermelho-congo;[25] 2) identificar epitélio absortivo metaplásico no estômago;[26] 3) acentuar alterações sutis da mucosa do intestino delgado;[27] 4) auxiliar na detecção do esôfago de Barrett, da displasia e do câncer precoce.[28,29]

ESÔFAGO DE BARRETT

A identificação de metaplasia intestinal especializada (epitélio de Barrett) no esôfago inferior é o principal foco da endoscopia na prevenção do câncer na doença do refluxo gastroesofágico. Com a endoscopia convencional, sem uso de coloração, esse tipo de metaplasia só pode ser diferenciado da metaplasia do tipo cárdico ou fúndico pela histologia. Canto e colaboradores foram os primeiros a demonstrar que a mucosa de Barrett pode ser identificada pela coloração com o azul de metileno.[28,29] Somente a metaplasia intestinal absorve o azul de metileno e as biópsias dirigidas para as áreas coradas aumentam a freqüência de detecção do esôfago de Barrett quando comparadas ao método convencional. Diferentemente da solução de Lugol, que proporciona somente um contraste entre o epitélio escamoso normal e o epitélio não-escamoso, o azul de metileno cora seletivamente o epitélio colunar com metaplasia intestinal (Figura 42.6).

A coloração pode ser focal ou difusa, em que mais de 75% da mucosa de Barrett se cora de azul. A maioria dos pacientes com segmento longo apresenta coloração difusa devido à maior parte da superfície ser constituída de mucosa colunar.[28] O padrão da coloração parece ser importante porque os tecidos neoplásicos parecem se comportar de forma diferente do epitélio não-neoplásico.[29] Graus crescentes de neoplasia intra-epitelial são associados com áreas focais com redução da intensidade da coloração ou com aumento da heterogeneidade, de forma que áreas hipocoradas, ou mucosa não-corada, contrastam com a mucosa corada de azul-es-

curo. Isso decorre da diferente absorção do corante pelo tecido neoplásico em que existe uma perda variável das células caliciformes e as células apresentam uma redução do citoplasma. Dessa forma, o azul de metileno pode ser útil em delinear áreas neoplásicas para a terapêutica endoscópica com a mucosectomia ou como método auxiliar na terapia fotodinâmica.

Os resultados e as conclusões dos estudos realizados por Canto foram confirmados por alguns autores,[30,3] enquanto outros não conseguiram replicar os mesmos resultados.[33,35] Diferenças metodológicas contribuem para os resultados divergentes tais como a concentração do corante, o tipo e o volume do mucolítico utilizado, o intervalo de tempo não padronizado entre as aplicações do mucolítico e do corante, bem como da água para remoção dos mesmos. Além disso, a interpretação do padrão de coloração é de natureza subjetiva, e possíveis erros de interpretação desses padrões, bem como a falta de precisão no direcionamento das biópsias, podem comprometer a acurácia do método.[36] Os resultados divergentes dos diferentes estudos, o fato de existir uma curva de aprendizado e o tempo que o método acrescenta ao exame endoscópico convencional têm desestimulado sua aplicação clínica, uma vez que a utilização do método se faz de forma esporádica.[23,34]

Publicações recentes[37,38] indicam que a cromoendoscopia com azul de metileno em combinação com a endoscopia de magnificação ou com outros corantes[32] podem auxiliar na identificação do esôfago de Barrett.

METAPLASIA INTESTINAL DO ESTÔMAGO E CÂNCER GÁSTRICO

A metaplasia intestinal em associação com a gastrite crônica atrófica é realçada tanto pelo azul de metileno como pelo índigo-carmim. A diferença é que o índigo-carmim realça o relevo, acentuando os padrões da mucosa gástrica; o azul de metileno cora seletivamente áreas de metaplasia intestinal que geralmente têm associação com gastrite atrófica, onde existe risco aumentado de câncer gástrico. Apesar de as áreas de metaplasia intestinal serem bem realçadas, o azul de metileno não apresenta propriedades de diferenciar áreas de metaplasia intestinal com ou sem neoplasia. O azul de metileno é absorvido não só pelo epitélio tipo intestinal com neoplasia intra-epitelial de baixo grau, mas também nos casos de neoplasia intra-epitelial de alto grau e adenocarcinoma.[39]

AZUL DE TOLUIDINA

PROPRIEDADES

O azul de toluidina é um corante acidófilo metacromático que se liga ao DNA nuclear. Células com uma alta relação núcleo/citoplasma absorvem esse corante de forma mais intensa. Essa propriedade favorece a identificação de tecidos malignos, os quais apresentam aumento da síntese do DNA e alta relação núcleo-citoplasma. Tecidos anormais apresentarão coloração azul (Figura 42.7). São relatados diversos padrões que variam desde pequenas manchas azuladas a padrões com faixas entrelaçadas, bem como áreas com configuração geográfica irregular e bem delimitadas ou coloração difusa com margens definidas.[40] A coloração é

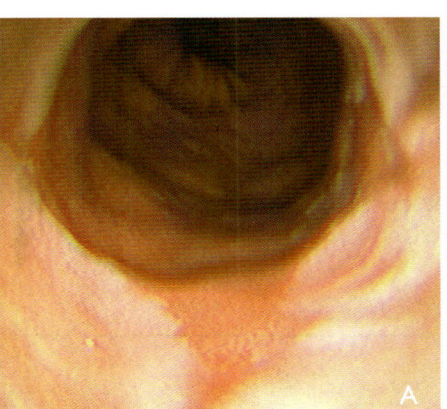

FIGURA 42.6

Epitelização colunar do esôfago distal. (A) Endoscopia convencional; (B) Cromoendoscopia com azul de metileno (*Cortesia da Dra. Helenice P. Breyer*[33])

alcançada com a instilação de ácido acético a 1% (o qual age como mucolítico) antes e após a aplicação de solução aquosa de azul de toluidina a 1%. A segunda aplicação de ácido acético serve para retirar o excesso do corante.

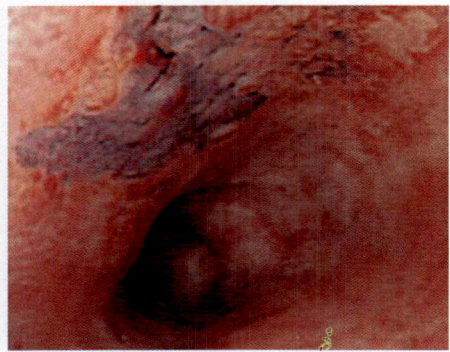

FIGURA 42.7

Área impregnada pelo azul de toluidina no esôfago médio

São relatados efeitos adversos, como náuseas e dor abdominal. Eles parecem se relacionar ao volume utilizado, não se recomendando volumes superiores a 10 ml a 20 ml.[18]

APLICAÇÕES CLÍNICAS DO AZUL DE TOLUIDINA

DIAGNÓSTICO PRECOCE DO CEE

O azul de toluidina tem sido utilizado no esôfago, em concentrações que variam de 1% a 2%. Epitélios displásicos ou neoplásicos geralmente se coram de azul; a aparência é variável, de pequenas manchas a faixas entrelaçadas ou áreas de forma irregular, semelhantes a mapas, ou coloração difusa com limites bem definidos. Estudos europeus utilizando a cromoendoscopia com azul de toluidina a 1% em grupos de pacientes de alto risco para câncer de esôfago (alcoolistas/tabagistas e pacientes com câncer de cabeça e pescoço) estimaram uma sensibilidade que variou de 82% a 85% e especificidade entre 75% a 100% na identificação de neoplasia intra-epitelial e câncer na mucosa esofágica.[40]

ESÔFAGO DE BARRETT

O azul de toluidina cora a metaplasia no esôfago, apresentando propriedades que tornam o corante útil na identificação do epitélio colunar. São relatadas sensibilidade e especificidade de 98% e 80%, respectivamente,[41] porém, apresentando como limitação a impossibilidade de discriminar entre metaplasia gástrica e metaplasia intestinal.

ÁCIDO ACÉTICO

PROPRIEDADES

O ácido acético é um ácido fraco que, em preparação fresca de ácido acético glacial, apresenta pH de 2,5 a 3,0 e é usado para aplicação *in vivo* na diluição de 3% a 5% em colposcopia e na diluição de 1,5% em endoscopia digestiva.[42] Esse ácido produz degeneração reversível das proteínas intracelulares e interage com a camada externa de glicoproteínas que recobre a superfície mucosa, eliminando-a e conferindo coloração esbranquiçada à superfície epitelial. A coloração esbranquiçada é muito fraca nos epitélios maduros normais, tanto escamoso como glandular. Ela se torna mais intensa se há um aumento de densidade celular ou nuclear e principalmente se há um aumento na densidade das citoqueratinas citoplasmáticas. Existem evidências de que variações quantitativas e qualitativas no padrão das citoqueratinas acompanham a maturação celular e de que a seqüência carcinogênica é caracterizada por aumento da expressão de citoqueratinas.[42]

APLICAÇÕES CLÍNICAS

CÂNCER DO ESÔFAGO

O ácido acético já foi usado no esôfago, como mucolítico, em conjunção com o azul de toluidina, mas também pode ser usado como agente direto em volume de 10 ml a 15 ml nas concentrações de 1,5% a 3%. Uma indicação para seu uso é para a detecção de lesões neoplásicas

ocultas em pacientes sob risco para o carcinoma epidermóide do esôfago. No entanto, a solução de Lugol é bastante efetiva para identificar áreas neoplásicas nesses indivíduos e a utilização do ácido acético passa para um segundo plano.

ESTUDO DA JUNÇÃO ESCAMOCOLUNAR

Uma segunda indicação é seu uso associado à endoscopia de magnificação para explorar o padrão da junção escamocolunar. Nesse aspecto, o ácido acético tem se mostrado útil para o estudo da cárdia e por detectar digitações curtas e não circunferenciais de epitélio colunar no esôfago distal. A magnificação em conjunto com a utilização de ácido acético se mostrou efetiva na identificação de padrões de metaplasia colunar. A correlação desses padrões com os achados histológicos mostrou que a sensibilidade da endoscopia convencional para identificar metaplasia intestinal foi quase nula (1,5%); quando à endoscopia convencional se acrescentou ácido acético a sensibilidade ainda foi muito baixa (8,5%); melhorou com a magnificação isolada (38%); apresentou um desempenho completo (100%) quando se associou a magnificação com o ácido acético.[42]

CÂNCER GÁSTRICO

A utilização do ácido acético em conjunto com a magnificação tem sido proposta também para se estudar o padrão das criptas da mucosa gástrica (como uma alternativa para o índigo-carmim), identificar áreas de metaplasia intestinal no estômago[42] e explorar a superfície de lesões neoplásicas pré-invasivas da mucosa do estômago (Figura 42.8).[43]

ÍNDIGO-CARMIM

PROPRIEDADES

O índigo-carmim é o único representante da categoria dos corantes de contraste. É composto de um corante vegetal azul (índigo) e de um agente vermelho (carmim).

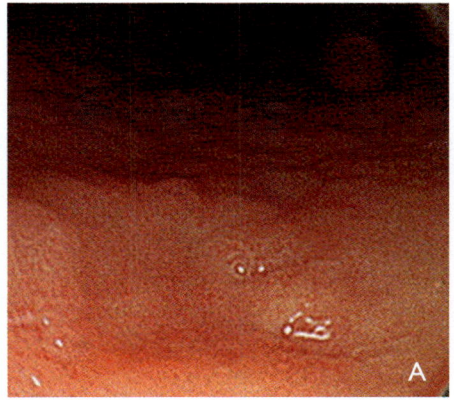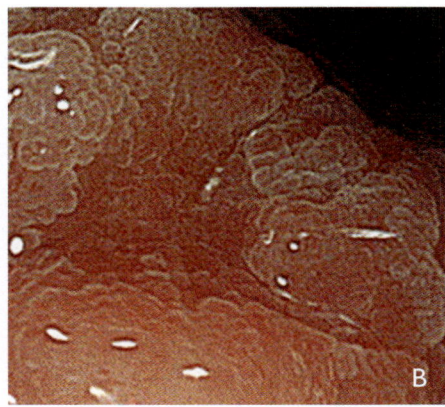

FIGURA 42.8

Irregularidade da mucosa gástrica. (A) Endoscopia convencional;
(B) Cromoendoscopia com ácido acético e magnificação[43]

Seu uso está indicado na observação da mucosa gástrica, promovendo realce topográfico, facilitando a confirmação da existência de lesões diminutas ou determinando a extensão de infiltração neoplásica. Seu uso é particularmente útil em combinação com endoscopia de magnificação e é utilizado em forma de solução de 0,1% a 0,5%. Reação idiossincrásica ao corante, hipotensão leve e reações anafilactóides são os efeitos colaterais relatados, porém de baixa freqüência.[39]

APLICAÇÕES CLÍNICAS

O índigo-carmim tem sido utilizado para melhorar a acurácia no diagnóstico precoce do câncer gástrico,[44] no diagnóstico do esôfago de Barrett[45] e no estudo do relevo do duodeno, auxiliando no diagnóstico da atrofia vilosa da doença celíaca.[46]

CÂNCER GÁSTRICO

O uso de corantes na superfície da mucosa gástrica sob visualização endoscópica tem papel importante na avaliação do câncer gástrico, em especial no câncer gástrico precoce. O câncer gástrico precoce geralmente se caracteriza por irregularidade mínima da mucosa ou alterações de coloração muitas vezes difíceis de diferenciar de erosão péptica, trauma ou atrofia focal da mucosa. Para o diagnóstico dessas lesões, a aplicação de corante (índigo-carmim) pode ser

de grande auxílio para a avaliação da morfologia da lesão. O índigo-carmim atua como agente neutro de contraste, depositando-se em áreas deprimidas da superfície mucosa, realçando o relevo e colocando em evidência as irregularidades da mucosa gástrica. Qualquer irregularidade identificada por videoendoscopia pode ser acentuada e mais bem definida com a coloração por contraste pelo índigo-carmim (Figura 42.9). Esse aumento da acurácia se torna mais importante se houver a necessidade de se executar a mucosectomia. A indicação para mucosectomia está baseada na classificação japonesa para o câncer gástrico precoce, e a classificação apresenta uma boa correlação com a cromoendoscopia por contraste.[23]

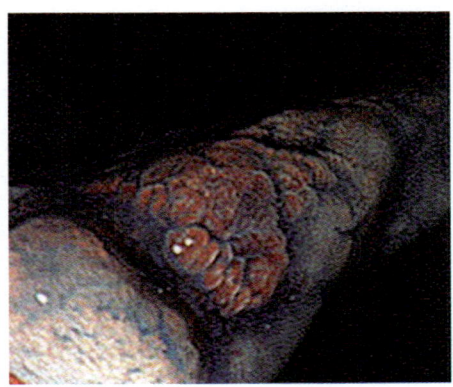

FIGURA 42.9

Irregularidade na mucosa gástrica, na incisura *angularis*, acentuada pela cromoendoscopia com índigo-carmim

ESÔFAGO DE BARRETT

Stevens e colaboradores combinaram o uso de cromoendoscopia com índigo-carmim com magnificação para o diagnóstico de esôfago de Barrett e identificaram um padrão de aspecto viliforme cuja biópsia demonstrou ser epitélio colunar.[45]

DOENÇA CELÍACA

Apesar dos recentes progressos, o diagnóstico acurado da doença celíaca continua um desafio, porém o padrão-ouro para o diagnóstico continua sendo a biópsia duodenal. Os achados endoscópicos descritos na doença celíaca são muito variados e compreendem achatamento das pregas duodenais, depressões lineares e fissuras da mucosa, padrão em mosaico, vasos submucosos visíveis ou micronódulos. O uso de corantes – tanto índigo-carmim como azul de metileno – proporciona informação adicional sobre anormalidades do relevo mucoso, com melhor delineamento das mesmas (Figura 42.10), permitindo, dessa forma, melhor direcionamento das biópsias.[46]

VERMELHO-CONGO

O vermelho congo é um indicador de pH. O corante reage com o ácido clorídrico secretado pelas células parietais, o que determina mudança de coloração do vermelho para preto quando em pH inferior a 3. Ele permite mapear o epitélio produtor de ácido e foi utilizado para avaliar a adequação da vagotomia no trans ou pós-operatório. Tem sido utilizado na definição da mucosa fúndica (secretora), sendo, portanto, útil na definição de heterotopia ou metaplasia gástrica.[47] Por outro lado, áreas da mucosa gástrica, poupadas da coloração, são caracterizadas por acloridria ou hipocloridria e, portanto, suspeitas de gastrite acentuada e/ou atrofia ou mesmo câncer.[48] A técnica de coloração envolve a estimulação da produção de ácido com 250 μg de pentagastrina ad-

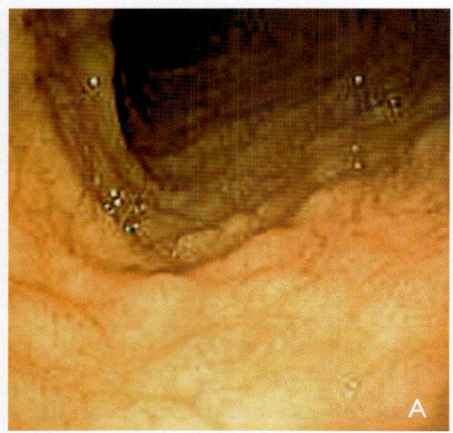 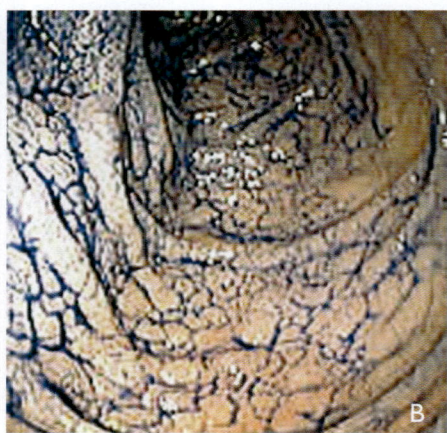

FIGURA 42.10

Aspectos endoscópicos da doença celíaca. (A) Endoscopia convencional; (B) Cromoendoscopia com índigo-carmim

ministrados por via oral. Durante a endoscopia, uma solução de bicarbonato de sódio a 0,5% é instilada, seguida da instilação da solução de vermelho-congo de 0,3% a 0,5%. As áreas secretoras de ácido se apresentam com coloração azul ou preta e podem ser distinguidas das não-secretoras, que mostram coloração vermelha (Figura 42.11).

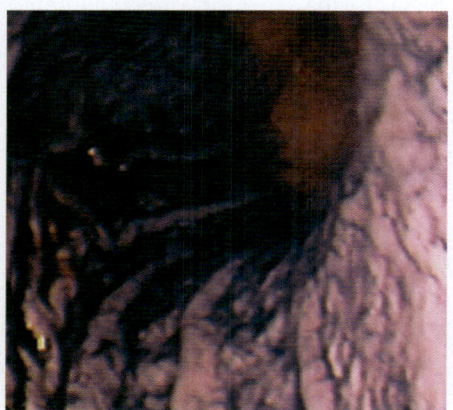

FIGURA 42.11

Mucosa fúndica exibindo coloração azulada pelo vermelho-congo, demonstrando a extensão da mucosa gástrica secretora de ácido[48]

O vermelho-congo foi inicialmente utilizado para rastreamento do câncer gástrico precoce e para identificação de lesões sincrônicas, em combinação com o azul de metileno, que cora metaplasia intestinal do estômago.[47] O câncer gástrico precoce pode ser identificado nas áreas que não se coram tanto com o vermelho-congo como com o azul de metileno. Cânceres sincrônicos podem ser identificados em até 9% dos pacientes quando essa combinação de corantes é utilizada.[23]

A utilização do vermelho-congo pode auxiliar na identificação de áreas de metaplasia intestinal do estômago com atrofia e redução ou ausência de secreção ácida. Um estudo de 124 pacientes utilizando a biópsia como padrão-ouro relatou desempenho diagnóstico da cromoendoscopia com vermelho-congo, com sensibilidade de 100% e valor preditivo positivo de 90%.[47]

VERMELHO-FENOL

O vermelho-fenol é o agente usado *in vitro* para o diagnóstico do *Helicobacter pylori* (*H pylori*) no teste rápido da urease. No uso *in vivo*, o vermelho-fenol pode identificar áreas de mucosa gástrica com colonização bacteriana mais densa. A técnica envolve tratamento prévio com inibidor de bomba de próton, aplicação de agente mucolítico, dimetilpolisiloxana e anticolinérgico antes da endoscopia. Na endoscopia, soluções de vermelho-fenol a 0,1% e uréia a 5% são instiladas de forma a recobrir uniformemente a superfície da mucosa gástrica. A positividade do teste consiste na mudança da coloração amarela para vermelha. Áreas gástricas de metaplasia intestinal não apresentam mudança de coloração para vermelho.[49]

Uma outra aplicação clínica do vermelho-fenol é a detecção da infecção pelo *H pylori*. A urease produzida pela bactéria catalisa a hidrólise da uréia em NH3 e CO_2, o que determina aumento do pH. Como resultado, o *H pylori* pode ser observado na mucosa corada de vermelho. Seu valor potencial foi sugerido em um estudo de 108 pacientes submetidos à endoscopia digestiva alta com achados dentro dos padrões endoscópicos da normalidade. Sensibilidade e especificidade da coloração pelo vermelho-fenol para o *H pylori* foram de 100% e 85% respectivamente, tendo o exame histológico como o padrão-ouro.[50] Essa técnica também tem sido usada como instrumento de pesquisa no estudo do papel do *H pylori* na carcinogênese gástrica.[50] O uso do vermelho-fenol tem se restringido à pesquisa, uma vez que, para a identificação do *H pylori* na prática clínica, se utilizam testes não-invasivos ou testes baseados na biópsia confiáveis e que não acrescentam tempo adicional ao exame endoscópico.[23]

VIOLETA DE GENCIANA

Violeta de genciana é um agente antimicrobiano tópico que se liga ao DNA microbiano e também ao núcleo das células eucarióticas. Inicialmente foi usado para medir o pH da superfície da mucosa gástrica.[23] Esse corante cora tanto metaplasia intestinal como lesões cancerosas e foi relatada identificação de neoplasia em esôfago de Barrett em conjunto com azul de metileno.[51]

Geralmente é usada uma pequena quantidade – 1 ml a 2 ml de violeta de genciana a 0,05% – de forma a se evitar um excessivo escurecimento das superfícies sob avaliação. A solução de violeta de genciana só pode ser estocada em temperatura ambiente por somente um dia ou dois após a abertura e necessita ser renovada com regularidade.[18]

VIOLETA DE CRESIL OU AZUL-BRILHANTE DE CRESIL

Trata-se de um corante sintético muito usado para corar tecido neuronal em análise histológica e não deve ser confundido com violeta de genciana. Também é usado para o exame do colo uterino e para a identificação *in vitro* do *Helicobacter pylori*. Foi utilizado para acentuar o padrão da mucosa na neoplasia gástrica[52] e recentemente foi relatado seu uso em 1.030 pacientes com epitelização colunar do esôfago, sendo proposta uma nova classificação para o diagnóstico do epitélio de Barrett e neoplasias associadas. Usando essa classificação, a predição de displasia e epitélio de Barrett foi possível com sensibilidade de 96% (82%), especificidade de 66% (95%) e acurácia de 67 (90,5%), respectivamente.[53]

CONCLUSÃO E PERSPECTIVAS

A utilização de corantes em endoscopia digestiva alta proporciona informação diagnóstica adicional a respeito da morfologia e da fisiopatologia do epitélio do esôfago, estômago e duodeno. Seu uso tem se disseminado, principalmente para a identificação de lesões préneoplásicas ou neoplásicas. A utilização mais promissora tem sido na identificação das lesões precursoras e do câncer do epitélio escamoso do esôfago com a solução de Lugol. A coloração do epitélio de Barrett com o azul de metileno e seu potencial para identificar neoplasia não é uma técnica amplamente aceita, e a metodologia para sua utilização ainda necessita de melhor sistematização. A demarcação com índigo-carmim no estômago para colocar em evidência alterações sutis da mucosa e a definição das alterações para ressecção endoscópica apresentam grande potencial para utilização clínica.

Os endoscópios de alta resolução e magnificação oferecem recursos que permitem maior detalhamento da mucosa examinada e seu uso, acrescido da cromoendoscopia, tem proporcionado achados até certo ponto promissores. No entanto, a pletora de corantes e técnicas de coloração recomendadas, com ou sem novas técnicas de imagem, anunciam o começo de uma nova era no campo da endoscopia. É evidente que a maioria dos instrumentos dotados de maiores recursos de imagem ainda é considerada ferramenta de pesquisa e está sob avaliação, porém o uso de endoscópios com magnificação em combinação com a utilização de corantes pode trazer melhores resultados no futuro. Embora, até o momento, somente um limitado número de centros disponham de endoscópios com recursos de otimização de imagem, não parece fora da realidade imaginar que em um futuro não tão distante muitos videoendoscópios convencionais serão substituídos por aparelhos de alta resolução, assim como os fibroscópios foram substituídos pelos videoendoscópios.

REFERÊNCIAS BIBLIOGRÁFICAS

1. Voegelli R. Die Schillersche Jodprob in Rhamen der Öesophagusdiagnostik. Pract Oto-Rhino-Laring 1966;28:230-339.
2. Yamakawa K, Naito S, Kanai J. Superficial staining of gastric lesions by fiberscopy. Proceedings of the First Congress of the International Society of Endoscopy (Tokyo). 1966:586-590.
3. Schiller W. Early diagnosis of carcinoma of the cervix. Surgery, Gynecology and Obstetrics 1933;56:210-22.
4. Ravich WJ. The color of reflux: confessions of a skeptic. Gastrointest Endosc 2005;62(5):704-707.
5. Ida K, Tada M. Chromoscopy. In Sivak MVJr. Gastroenterologic Endoscopy. Philadelphia: WB Saunders; 1987. P. 203-20.
6. Thuler FP, de Paulo GA, Ferrari AP. Chemical esophagitis after chromoendoscopy with Lugol's solution for esophageal cancer: case report. Gastrointest Endosc 2004 Jun;59(7):925-6.
7. Kondo H, Fukuda H, Ono H Gotoda T, Saito D, Takahiro K, Shirao K, Yamaguchi H, Yoshida S. Sodium thiosulfate solution spray for relief of irritation caused by Lugol's stain in chromoendoscopy. Gastrointest Endosc 2001 Feb;53(2):199-202.
8. Nothman BJ, Wright JR, Schuster MM: In vivo vital staining as an aid to identification of oesophagogastric junction in man. Am J Dig Dis 1972;17:919.
9. Tincani AJ, Brandalise N, Andreollo NA, Lopes LR, Montes CG, Altemani A, Martins AS. A importância da endoscopia digestiva alta com solução de Lugol no diagnóstico de câncer superficial e displasia em esôfago de doentes com neoplasias de cabeça e pescoço. Arq Gastroenterol 2000;37(2):107-13.
10. Yokoyama A, Ohmori T, Makuuchi H, Maruyama K, Okuyama K, Takahashi H, Yokoyama T, Yoshino K, Hayashida M, Ishii H. Successful screening for early esophageal cancer in alcoholics using endoscopy and mucosa iodine staining. Cancer 1995;76:928-34.
11. Dawsey SM, Fleischer DE, Wang GQ, Zhou B, Kidwell JA, Lu N, Lewin KJ, Roth MJ, Tio TL, Taylor PR. Mucosal iodine staining improves endoscopic visualization of squamous dysplasia and squamous cell carcinoma of the esophagus in Linxian, China. Cancer 1998;83(2):220-31.

12. Fagundes RB, Barros, SGS, Putten, AC, Mello ES, Wagner MB, Bassi LA, Bombassaro MA, Gobbi D, Souto EB. Occult dysplasia is disclosed by Lugol chromoendoscopy in alcoholics at high risk for squamous cell carcinoma of the esophagus. Endoscopy 1999;31(4):281-5.

13. Freitag CPF, Barros SGS, Kruel CDP, Putten ACK, Dietz J, Gruber AC, Diehl AA, Meurer L, Breyer HP, Wolff R, Arruda CA, Luz LP, Fagundes RB, Prolla JC. Esophageal Dysplasia are Detected by Endoscopy with Lugol in Patients at Risk for Squamous Cell Carcinoma in Southern Brazil. Dis Esoph 1999;12:191-5.

14. Hashimoto CL, Irya K, Baba E, Navarro-Rodriguez T, Zerbini MC, Eizig JN et al.Lugol's dye spray chromoendoscopy establishes early diagnosis of esophageal câncer in patients with primary head and neck cancer. Am J Gastroenterol 2005;100:275-82.

15. Fagundes RB, Cantarelli Jr JC, Bassi LAP, Melo CR, Oliveira VP, Fenili AC, DeCarli DM. Prevalência do Esôfago de Barrett na unidade de endoscopia digestiva de hospital de referência para a região central do Rio Grande do Sul. GED 2003;22(6):213-8.

16. Yoshikawa I, Yamasaki T, Kume K, Otsuki M. Lugol chromoendoscopy as a diagnostic tool in so-called endoscopy negative GERD. Gastrointest Endosc 2005;652:698-703.

17. Tam W, Edebo A, Bruno M et al. Endoscopy negative reflux disease (ENRD): High resolution endoscopic and histological signs. Gastroenterol 2002;122:A74.

18. Kida M, Kobayashi K, Saigengi K. Routine chromoendoscopy for gastrointestinal diseases; indications revised. Endoscopy 2003;35(7):590-6.

19. Rajan E, Burgart LJ, Gostout CJ. Endoscopic and Histologic Diagnosis of Barrett Esophagus. Mayo Clin Proc 2001; 76:217-25.

20. Witt H, Wanatabe P, Slezak P, Rubio C: The significance of mucosal staining for the endoscopic diagnosis of chronic esophagitis as assessed in biopsy findings. Hepato-Gastroenterol 1994;41:564-67.

21. Canto MI. Methylene blue chromoendoscopy for Barrett's esophagus; coming soon to your GI unit? Gastrointest Endosc 2001;54:403-9.

22. Olliver JR, Wild CP, Sahay P, Dexter S, Hardie LJ. Chromoendoscopy with methylene blue and associated DNA damage in Barrett's oesophagus. Lancet. 2003;362(9381):373-4.

23. Peitz U, Malfertheiner P. Chromoendoscopy: from a research tool to clinical progress. Dig Dis 2002;20:111-119.

24. Ida, K, Hashimoto, Y, Takeda, S, et al. Endoscopic diagnosis of gastric cancer with dye scattering. Am J Gastroenterol 1975;63:316.

25. Tatsuta M, Iishi H, Okuda S, Taniguchi H, Yokota Y. The association of Helicobacter pylori with differentiated-type early gastric cancer. Cancer 1993;72:1841-5.

26. Fennerty MB, Sampliner RE, McGee DL, Hixson LJ, Garewal HS. Intestinal metaplasia of the stomach: Identification by a selective mucosal staining technique. Gastrointest Endosc 1992 Nov-Dec;38(6):696-8.

27. Niveloni S, Fiorini A, Dezi R, Pedreira S, Smecuol E, Vazquez H et al. Usefulness of videoduodenoscopy and vital dye staining as indicators of mucosal atrophy of celiac disease: Assessment of interobserver agreement. Gastrointest Endosc 1998 Mar;47(3):223-9.

28. Canto MI, Setrakian S, Petras RE, Blades E, Chak A, Sivak MV Jr. Methylene blue selectively stains intestinal metaplasia in Barrett's esophagus. Gastrointest Endosc 1996 Jul;44(1):1-7.

29. Canto MI, Setrakian S, Willis J, Chak A, Sivak MV Jr. Methylene blue staining of dysplastic and non dysplastic Barrett's esophagus: an in vivo and ex vivo study. Endoscopy 2001;33:391-400.

30. Kiesslich R, Hahn M, Herrmann G, Jung M. Screening for specialized columnar epithelium with methylene blue: chromoendoscopy in patients with Barrett's esophagus and a normal control group. Gastrointest Endosc 2001;53:47-52.

31. Sharma P, Topalovski M, Mayo MS, Weston AP. Methylene blue chromoendoscopy for detection of short-segment Barrett's esophagus. Gastrointest Endosc 2001;54:289-93.

32. Kouklakis GS, Kountouras, Dokas SM, Molyvas EJ, Vouvorlakis GP, Minopoulos GI. Methylene blue chromoendoscopy for detection of Barret's esophagus in a Greek cohort. Endoscopy 2003;35(5):383-7.

33. Breyer HP, Barros SGS, Maguilnik I, Edelweiss MI. Does methylene blue detect intestinal metaplasia in Barrett's esophagus? Gastrointest Endosc 2003;57:505-9.

34. Saporiti MRL, Souza RCA, Pisani JC, Amarante HMBS, Carmes ER, Sakamoto DG. Cromoendoscopia com azul de metileno para diagnóstico de esôfago de Barrett. Arq Gastroenterol 2003;40(3):139-47.

35. Wo J M, Ray MB, Maynfield-Stokes S, Al-Sabbagh G, Gebrail F, Slone SP, Wilson MA Comparison of methylene blue-directed biopsies and conventional biopsies in the detection of intestinal metaplasia and dysplasia in Barrett's esophagus: a preliminary dtudy. Gastrointest Endosc 2001;54:294-301.

36. Canto MI. Methylene blue chromoendoscopy for Barrett's esophagus: coming soon to your GI unit? Gastrointest Endosc 2001;54:403-9.

37. Endo, T, Awakawa, T, Takahashi, H, Arimura Y, Itoh F, Yamashita K, Sasaki S, Yamamoto H. Classification of Barrett's epithelium by magnifying endoscopy. Gastrointest Endosc 2002;55(6):641-7.

38. Yagi K, Nakamura A, Sekine A. Accuracy of magnifying endoscopy with methylene blue in the diagnosis of specialized intestinal metaplasia and short-segment Barrett's esophagus in Japanese patients without Helicobacter pylori infection. Gastrointest Endosc 2003 58(2):189-95.

39. Tomishige T. Cromoscopia do estômago e duodeno. In Sakai P, Ishioka S, Maluf Filho F. Tratado de endoscopia digestiva diagnóstica e terapêutica: estômago e duodeno/2. São Paulo: Atheneu; 2001. P. 25-9.

40. Seitz JF, Monges G, Navarro P, Giovanini M, Gauthier A. Dépistage endoscopique des dysplasies et des cancers infracliniques de l'oesophage. Résultats d'une étude prospective avec coloration vitale par le bleu de toluidine chez 100 patients alccol-tabagiques. Gastroenterol Clin Biol 1990;14:15–21.

41. Chobanian SJ, Cattau EL Jr, Winters C Jr, Johnson DA, Van Ness MM, Miremadi A, Horwitz SL, Colcher H. In vivo staining with toluidine blue as an adjunct to the endoscopic detection of Barrett's esophagus. Gastrointest Endosc 1987;33(2):99-101.

42. Lambert R, Rey JF, Sankaranarayanan R. Magnification and chromoscopy with the Acetic Acid Test. Endoscopy 2003;35(5);437-45.

43. Yagi K, Aruga Y, Nakamura A, Sekine A, Umezu H. The study of dynamic chemical magnifying endoscopy in gastric neoplasia. Gastrointest Endosc 2005;62(6):963-9.

44. Brandalise AN, Montes CG, Tanaka M, Sakamoto T, Guerrazzi S, Deliza R. Atlas de endoscopia digestiva. Tumores gástricos. Campinas: Ed. Unième; 1996.

45. Stevens PD, Lightdale CJ, Green PH et all. Combined magnification endoscopy with chromoendoscopy for the evaluation of Barrett's esophagus. Gastrointest Endosc 1994;40:747-9.

46. Kiesselich R. Mergener K, Naumann C, Hahn M, Jung M, Koehler HH, Nafe B, Kanzler S, Galle PR. Value of chromoendoscopy and magnification endoscopy in the evaluation of duodenal abnormaities: a prospective, randomized comparison. Endoscopy 2003;35(7):559-63.

47. Toth E, Sjolund K, Fork FT, Lindstrom C. Chronic atrophic fundic gastritis diagnosed by a modified Congo red test. Endoscopy 1995;27(9):654-8.

48. Toth E, Sjolund K, Thorsson O, Thorlacius H. Evaluation of gastric acid secretion at endoscopy with a modified Congo red test. Gastrointest Endosc 2002;56:254-9.

49. Iseki K, Tatsuta M, Iishi H, Baba M, Ishiguro S. Helicobacter pylori infection in patients with early gastric cancer by the endoscopic phenol red test. Gut 1998;42:20-3.

50. Kohli Y, Kato T, Ito S. Helicobacter pylori an chronic atrophic gastritis. J Gastroenterol 1994;29Suppl7:105-9.

51. Tabuchi M, Sueoka N, Fujimori T. Videoendoscopy with vital double dye staining (crystal violet and methilene blue) for detection of a minute focus of early stage adenocarcinoma in Barrett's esophagus: A case report. Gastrointest Endosc 2001;54:385-8.

52. Furuta Y, Kobori O, Shimazu H, Morioka Y, Okuyama Y. A new in vivo staining method, cresyl violet staining, for fiberoptic magnified observation of carcinoma of the gastric mucosa. Gastroenterol Jpn 1985;20(2):120-4.

53. Yuki T, Amano Y, Kushiyama Y, Takahashi Y, Ose T, Moriyama I, Fukuhara H, Ishimura N, Koshino K, Furuta K, Ishihara S, Adachi K, Kinoshita Y. Evaluation of modified crystal violet chromoendoscopy procedure using new mucosal pit pattern classification for detection of Barrett's dysplastic lesions. Dig Liver Dis 2006 May;38(5):296-300.

CAPÍTULO 43

CORANTES EM COLONOSCOPIA

Marco Zambrano

INTRODUÇÃO

Nos últimos anos, a endoscopia digestiva com magnificação de imagem e a cromoscopia vêm despertando interesse especialmente pelo diagnóstico do câncer precoce do aparelho digestivo.

Os videoendoscópios com alta resolução ou de magnificação de imagem são os que permitem ampliar uma imagem em até 40 a 150 vezes e foram desenvolvidos e utilizados principalmente pela escola japonesa de endoscopia. O equipamento e a técnica vêm ganhando adeptos também no Ocidente, sobretudo para identificação de lesões precoces, diferenciação entre mucosa gastrointestinal normal e anormal, orientação de biópsias ou condutas mais adequadas para o tratamento endoscópico de algumas lesões do trato digestivo, assim como também para avaliação de pacientes com doença inflamatória intestinal.[1,2,3,4]

Inicialmente, o diagnóstico precoce do câncer colorretal despontou com a realização de exame radiológico por meio da técnica de duplo contraste. Seguiu-se então a colonoscopia e, mais recentemente, o desenvolvimento de videoendoscopia com magnificação de imagem, que possibilitou o diagnóstico de lesões mínimas. O avanço se fez relevante, uma vez que algumas dessas lesões, com características superficiais ou deprimidas, teriam tendência à invasão da submucosa, ainda que fossem de pequeno tamanho. Dessa maneira,

especulou-se outra forma de carcinogênese na neoplasia colorretal, determinando, nesta última década, aumento na procura de lesões com esse aspecto endoscópico.[5,6,7]

Está amplamente aceito que a maioria de casos de câncer colorretal se desenvolve lentamente, e recentes estudos demonstram que as lesões não-polipóides planas (superficiais) ou deprimidas (0-IIa, 0-IIb, 0-IIc) também contribuem para o desenvolvimento da neoplasia. As lesões não-polipóides que originalmente foram descritas no Japão hoje também são descritas em diferentes partes do mundo, incluindo os países ocidentais, com prevalência que varia entre 6% a 23,7% dos pacientes estudados. Por conta disso, tem aumentado o interesse na utilização de métodos auxiliares no diagnóstico dessas lesões com a ajuda da técnica da cromoscopia na colonoscopia.[8,9,10]

A cromoscopia é uma técnica endoscópica em que se utilizam diferentes tipos de corantes que, em contato com a mucosa do trato gastrointestinal, permitem avaliar a superfície da mucosa, fornecendo informações relacionadas tanto para a morfologia detalhada como para a localização das lesões.[11]

A utilização da cromoscopia durante os procedimentos com colonoscópios, tanto convencionais quanto com magnificação de imagem, tem permitido o diagnóstico de maior número de lesões na mucosa aparentemente normal e principalmente aquelas com pequenos

diâmetros, ressaltando que nem sempre é necessária a utilização da magnificação de imagem.[12-16]

INDICAÇÕES DA CROMOSCOPIA EM COLONOSCOPIA

A observação endoscópica com cromoscopia pode ser utilizada como método auxiliar em várias situações:

- Rastreamento do câncer colorretal[17,18]
- Para diferenciar lesões benignas de malignas
- Associada à magnificação de imagem, na avaliação dos padrões de criptas da mucosa intestinal (*pits*), sendo a classificação de Kudo a mais utilizada.[1,9,12,19] [A classificação de Kudo subdivide o padrão de criptas em várias categorias: I, II, IIIL, IIIS, IV, VI (irregular) e Vn (não-estrutural).] (Figura 43.1)
- Diagnóstico de extensão lateral das lesões (Figura 43.2)
- Diagnóstico da profundidade de invasão do câncer (expansão, profundidade das depressões, fundo irregular associado com pregas convergentes). As características endoscópicas definem as condutas terapêuticas a serem realizadas: polipectomias, mucosectomias ou cirurgias[6,20,21,22,23] (Figura 43.3).

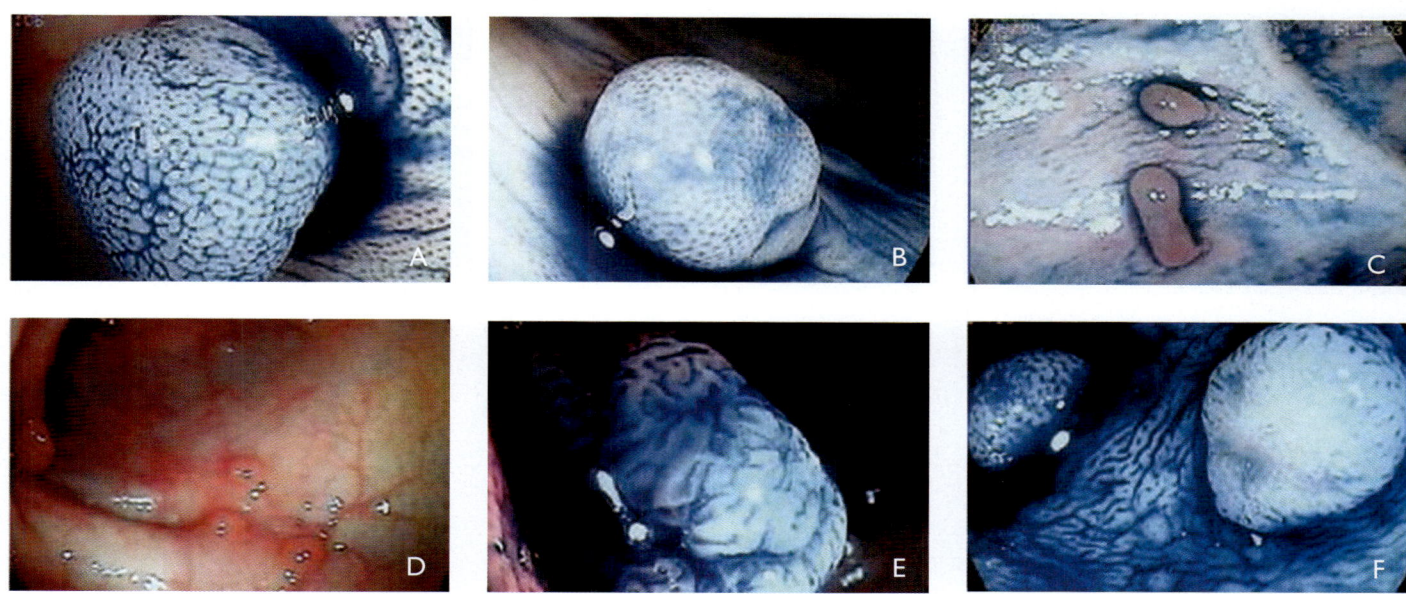

FIGURA 43.1

(A e B) Padrão de criptas tipo II, pólipos hiperplásicos; (C) Pólipos inflamatórios na RCUI; (D) Pólipos; (E e F) Após cromoscopia com índigo-carmim e magnificação de imagem, padrão de criptas tipo IIIL e IIIS

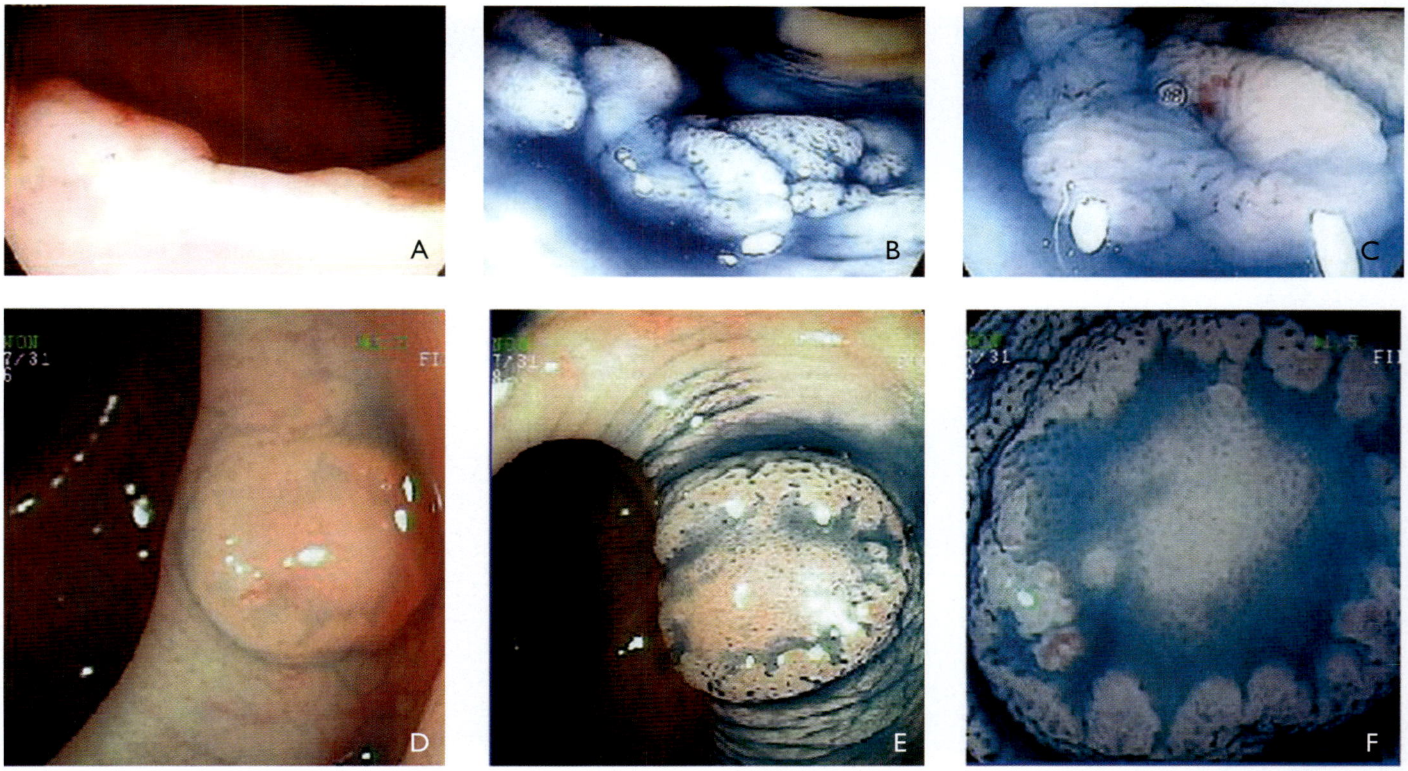

FIGURA 43.2

(A) Lesão de crescimento lateral (LST); (B e C) Padrão de criptas tipo IIIL; (D-E-F) Lesão tipo O-IIa + IIc, padrão de criptas tipo IIIS

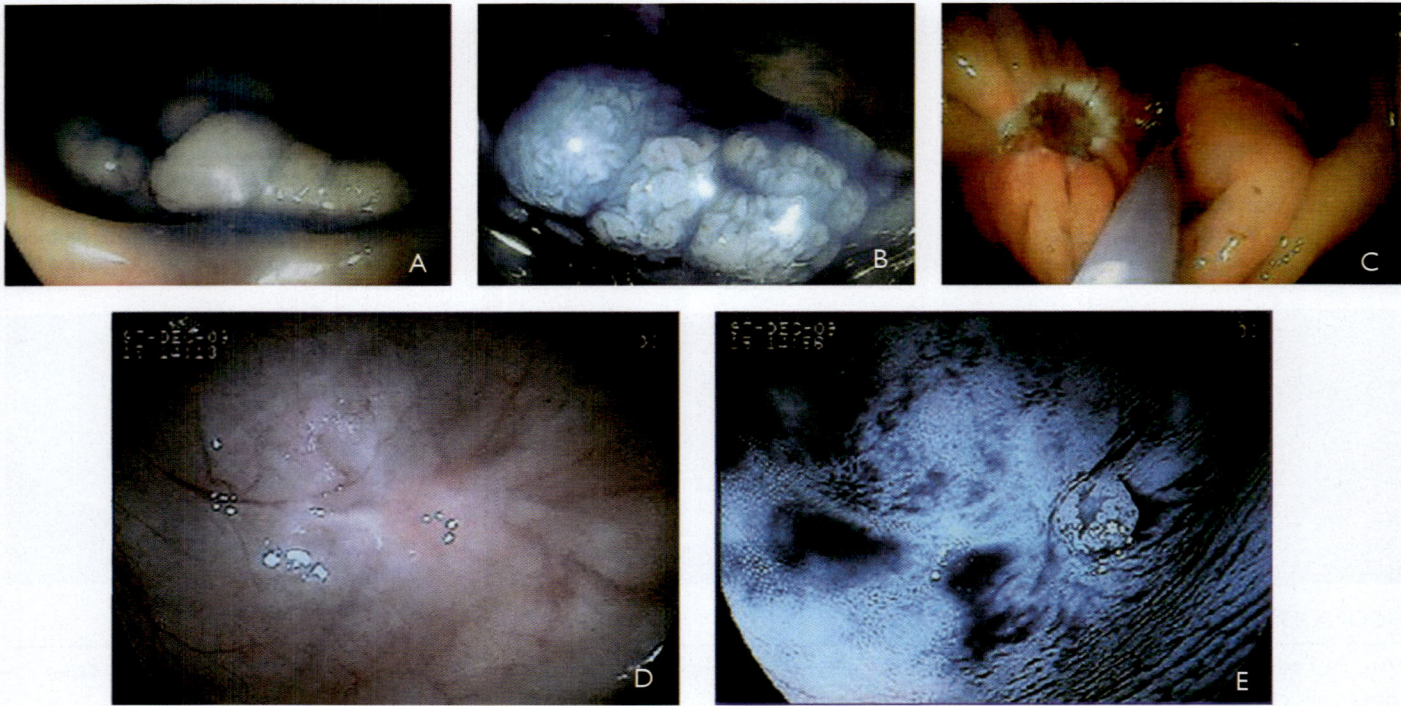

FIGURA 43.3

(A e C) Lesão de crescimento lateral, mucosectomia; (D) Cicatriz de polipectomia; (E) Após cromoscopia com índigo-carmim, lesão tipo O-IIa + IIc, adenoma tubular

● Pesquisar resíduos de neoplasias após as ressecções endoscópicas[24] (Figura 43.3)
● Na avaliação dos pacientes com doença inflamatória intestinal (grau de atividade ou rastreamento)[25-29](Figura 43.4)

CORANTES

ÍNDIGO-CARMIM

Trata-se de um corante de contraste que se deposita diretamente na superfície e nos contornos da lesão, facilitando visão detalhada das bordas e formas, não necessariamente utilizando magnificação de imagem. Esse corante de coloração azul é utilizado em concentrações que variam entre 0,2% e 1%, sendo utilizados de 3 ml a 5 ml por lesão (Figura 43.5). É de baixo custo, de fácil acesso, não absorvido na superfície da mucosa colônica e sem toxicidade. É o corante mais utilizado.[20,22,24,26,27,30,31,32]

O índigo-carmim também tem sido administrado por via oral, em forma de cápsulas de 100 mg, imediatamente antes da preparação do cólon. Foi descrito aumento no número de lesões não-polipóides diagnosticadas por meio dessa técnica quando comparado com as técnicas convencionais por meio da instilação direta do corante. Porém, não apresenta concentração adequada no hemicólon esquerdo e algumas outras lesões da mucosa, como as angiodisplasias ou colites, poderiam não ser diagnosticadas, pois a mucosa fica uniformemente corada de azul.[33]

Nos últimos anos, esse corante tem ajudado no diagnóstico precoce de neoplasias. Sua utilização na avaliação de pacientes com doença inflamatória intestinal permitiu a detecção de maior número de neoplasias intra-epiteliais em pacientes com retocolite ulcerativa em programas de rastreamento, usando colonoscopia com magnificação de imagem.[29]

AZUL DE METILENO

Corante vital azul absorvido pelas células intestinais após instilação local. Pode ser utilizado em concentrações de 0,1% a 0,5%. São utilizados de 10 ml de 20 ml diretamente sobre a mucosa. Após dois minutos, a mucosa é lavada com água e são observados os efeitos do contraste. Em diluição menor (0,01% – 0,1%) pode ser utilizado como corante de contraste.

Esse corante vem sendo utilizado principalmente na avaliação de pacientes com esôfago de Barrett e diagnóstico de mucosa gástrica ectópica em duodeno e tem sido mencionado em lesões colônicas.

Utilizado em pacientes com retocolite ulcerativa, auxilia no direcionamento das biópsias, pois, após a instilação do corante sobre a mucosa, as áreas pálidas, de coloração azul menos intensa ou brancas, revelam o epitélio neoplásico, que capta menos corante.[4,20,28]

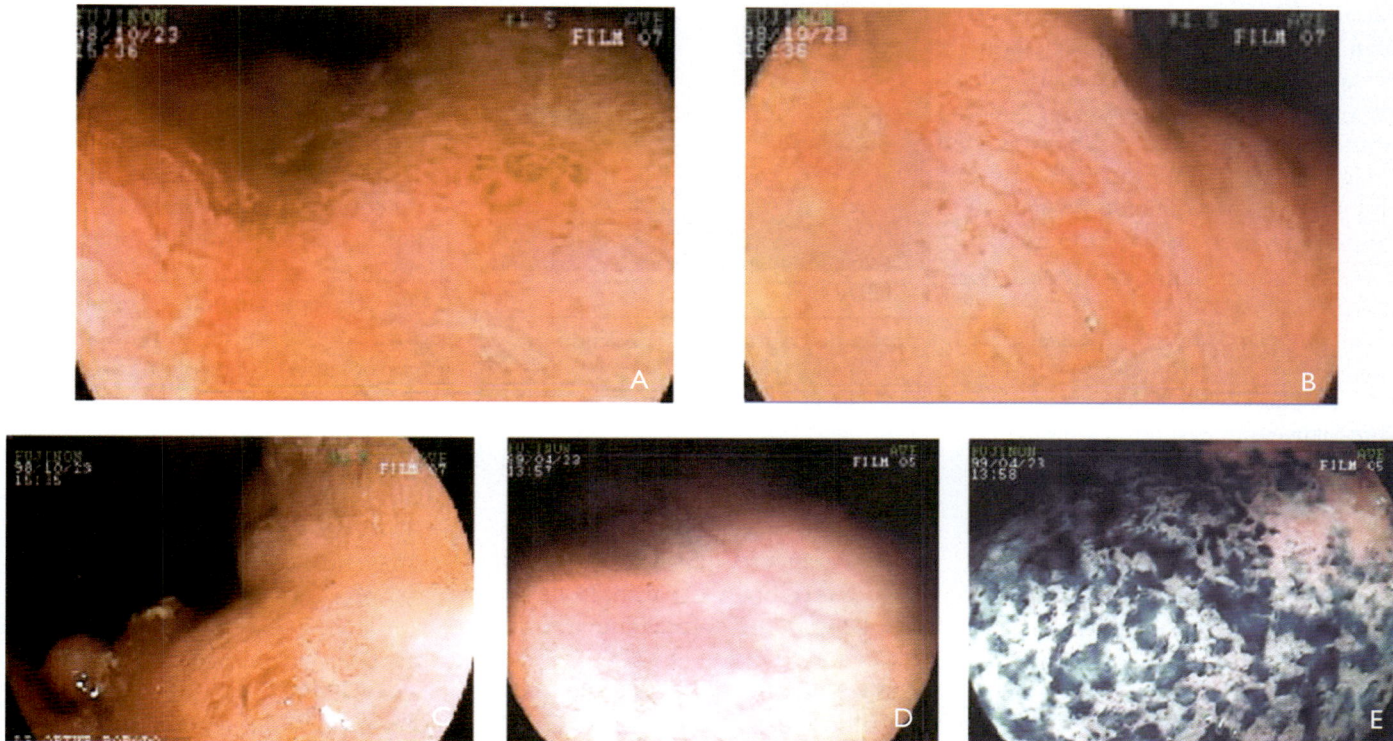

FIGURA 43.4

(A e B) RCUI, padrão de criptas tipo IIIL e IV; (C) RCUI, padrão de criptas tipo IIIL e adenocarcinoma; (De E) RCUI, edema e hiperemia, após cromoscopia com índigo-carmim, erosões confluentes

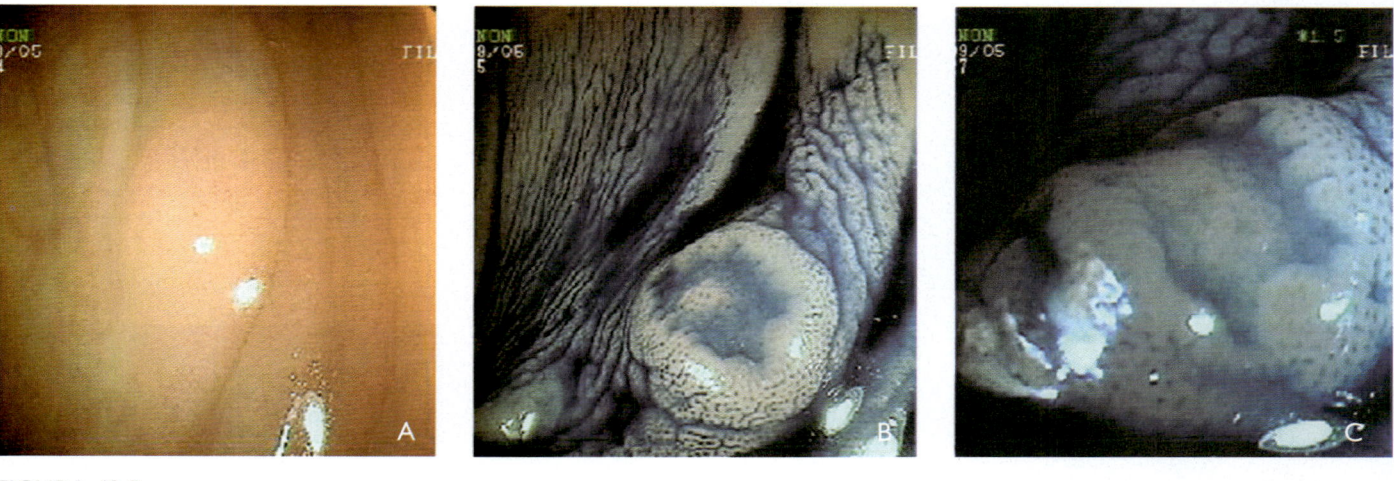

FIGURA 43.5

(A) Lesão tipo O-IIa; (B e C) Lesão tipo O-IIc+IIa

Alguns efeitos colaterais podem ser observados: o corante absorvido pelas células intestinais pode estimular o peristaltismo e dificultar os procedimentos terapêuticos, pode manchar a roupa, a sala etc. Menciona-se possível efeito carcinogênico, especialmente na mucosa do epitélio de Barrett. Não se descrevem ainda alterações relacionadas com patologia do intestino grosso.[10,20,34]

CRISTAL VIOLETA

Esse corante (violeta de genciana) é um antimicrobiano tópico que se liga ao DNA celular. Recentemente, tem sido utilizado para o diagnóstico de lesões do cólon, na avaliação do padrão de criptas, da classificação de Kudo. Trata-se de um corante vital que, quando absorvido, cora a superfície das lesões colorretais.

Geralmente são utilizados de 1 ml a 2 ml a 0,05%, necessitando de 30 a 60 segundos para ser absorvido. O excesso de corante pode causar escurecimento da superfície corada.

Após aberto, esse corante pode ser armazenado na temperatura normal por 1 a 2 dias e é necessário ser renovado regularmente. Foi observada toxicidade na utilização *in vitro* e em animais e não se descrevem efeitos adversos em humanos durante sua utilização, segundo a literatura japonesa.

Sua indicação principal se dá na diferenciação entre os padrões das criptas, especialmente na avaliação de áreas suspeitas de câncer invasivo (*pit* V1 e Vn de Kudo).[9,19,20,30]

CRESIL VIOLETA

Utilizado como corante de lesões do colo uterino, também é usado na avaliação do padrão de criptas de Kudo. São utilizados de 1 ml a 2 ml a 0,1%, como corante, sendo importante evitar o excessivo escurecimento da lesão. Quando utilizado, é descrita melhora na especificidade do diagnóstico de lesões invasivas[9,19,20,35] (Figura 43.6).

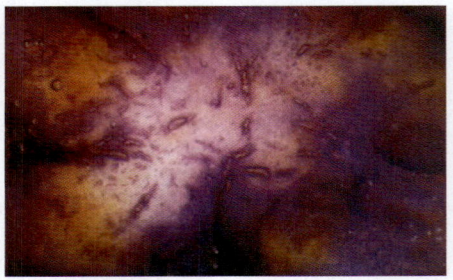

FIGURA 43.6

Padrão de criptas tipo V de Kudo

MÉTODO AUXILIAR: ÁCIDO ACÉTICO

A utilização do ácido acético na mucosa intestinal parece remover a linha de muco e melhora a visualização do padrão de criptas colônicas por meio da reação aceto-branca. O ácido é de fácil acesso, seguro e é utilizado na concentração 1,5% a 5%, sendo aplicados 10 ml sobre a lesão. Um trabalho recente mostra que seu uso para análise do padrão de criptas nos pólipos do cólon melhora a imagem durante a magnificação de imagem, observando-se alta acurácia na predição da histologia[36,37] (Figura 43.7).

TÉCNICA DA CROMOSCOPIA

Antes da aplicação do corante, durante os procedimentos de colonoscopia, tor-

na-se importante um preparo intestinal adequado com manitol a 10%, associado com dimeticona ou com "*polyethylenoglycol* – PEG" associado ao uso de sulfato de magnésio imediatamente antes da realização do exame.

O corante mais utilizado na grande maioria dos serviços de diferentes partes do mundo é o índigo-carmim (0,1% a 0,4%), aproximadamente 3,5 ml em uma seringa com 15 ml de ar. É importante limpar a superfície das lesões suspeitas retirando muco ou debris com água; alguns autores mencionam a utilização de substâncias mucolíticas, proteinases, para remover o material.

Uma vez localizada uma lesão, pode ser injetado o corante através dos canais de biópsia com seringa descartável ou por cateter, evitando-se traumatismos locais que dificultariam a avaliação da mucosa.[19,20,30]

Na maioria dos centros, os corantes são instilados em áreas suspeitas e não em todo o cólon (o que é uma técnica muito trabalhosa). Algumas lesões planas ou deprimidas podem se apresentar como manchas vermelhas ou eritema (Figura 43.8). Podemos observar desaparecimento ou alteração do padrão vascular (Figura 43.9), sendo importante serem avaliadas pregas com irregularidades e, especificamente nas lesões deprimidas, a parede pode se apresentar deformada (Figuras 43.3 e 43.13). A

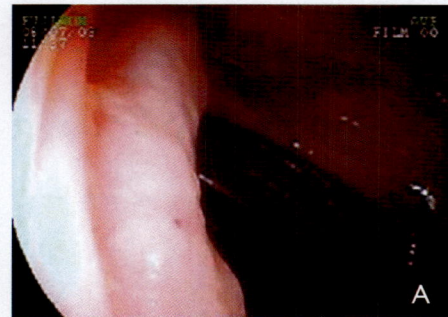 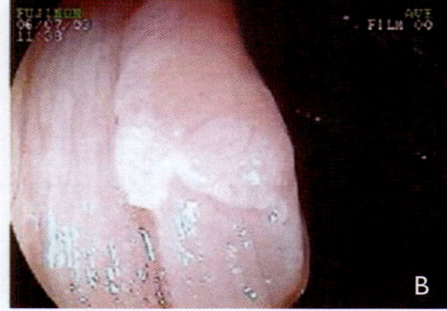 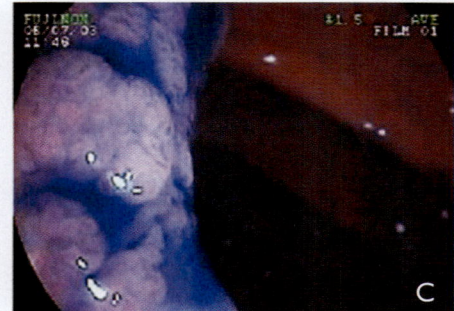

FIGURA 43.7

(A) Lesão com crescimento lateral (LST); (B) Padrão de criptas tipo IIIL após uso de ácido acético; (C) Padrão de criptas tipo IIIL após uso de índigo-carmim

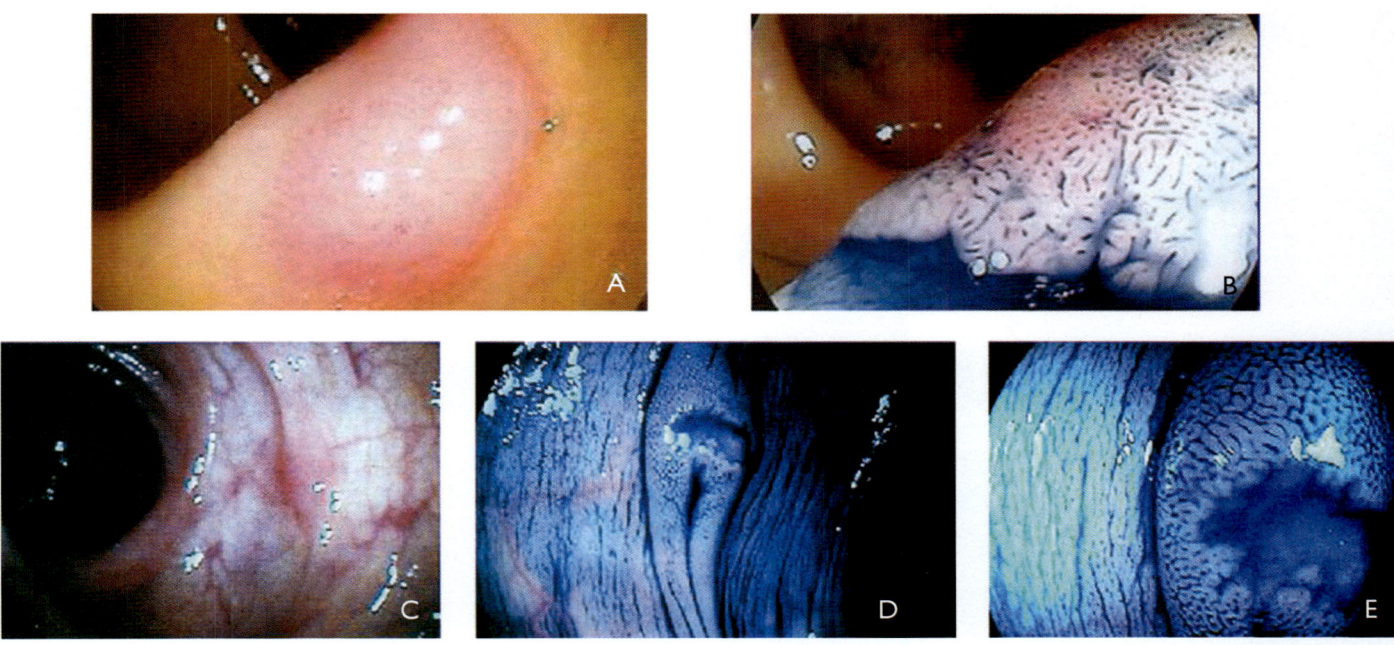

FIGURA 43.8

(A) Área de mucosa com hiperemia e levemente elevada; (B) Padrão de criptas tipo IIIL; (C) Área de hiperemia; (D e E) Lesão tipo O-IIc, padrão de criptas tipo IIIS e V, adenocarcinoma invasivo para muscular da mucosa

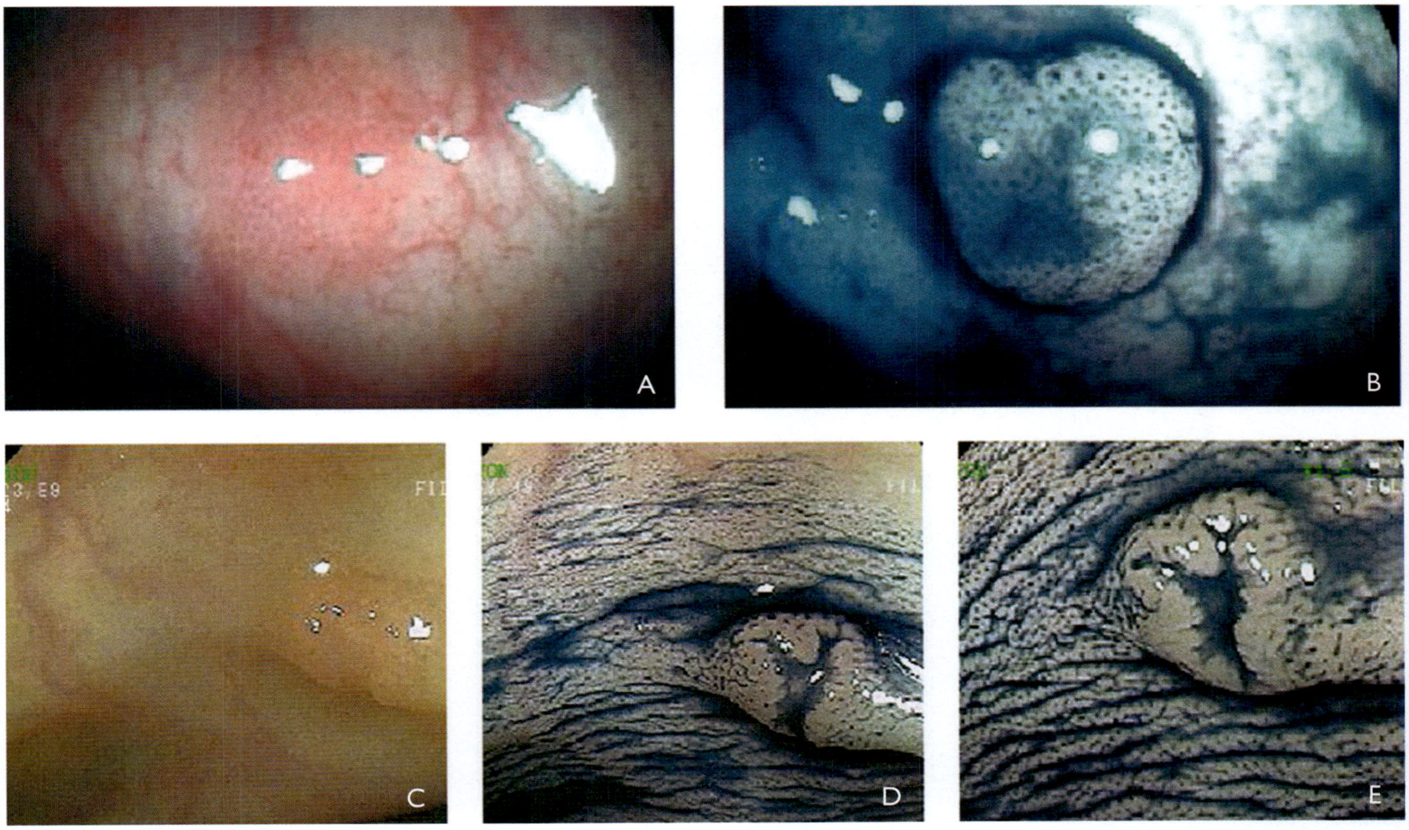

FIGURA 43.9

(A) Área vascularizada; (B) Lesão tipo O-IIa – "*Serrated* adenoma"; (C) Prega com irregularidade; (D) Lesão tipo O-IIc, adenoma tubular

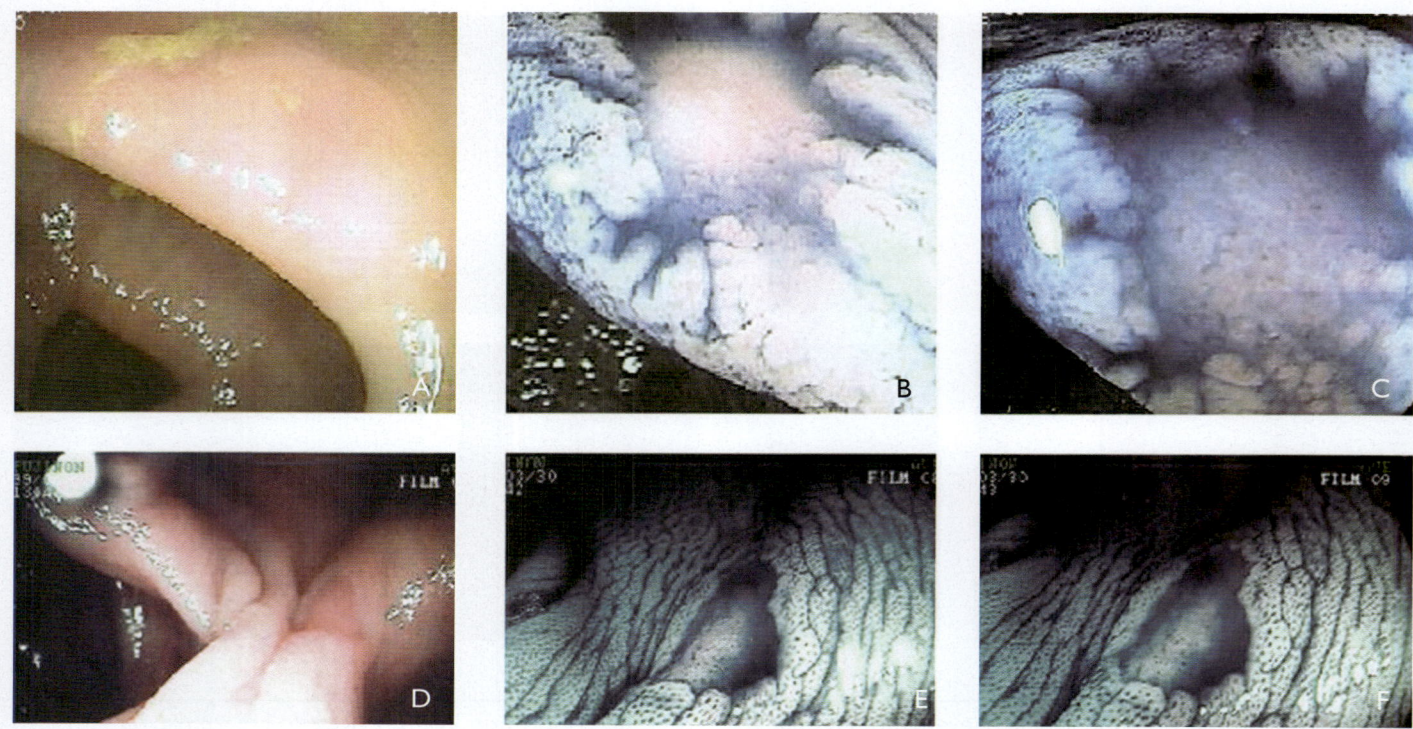

FIGURA 43.10

(A) Aparente edema; (B e C) Lesão tipo 0-IIc, padrão de criptas tipo IIIS, adenocarcinoma intramucoso; (D-E-F) Lesão tipo O-IIc, padrão de criptas tipo IIIS, adenocarcinoma intramucoso.

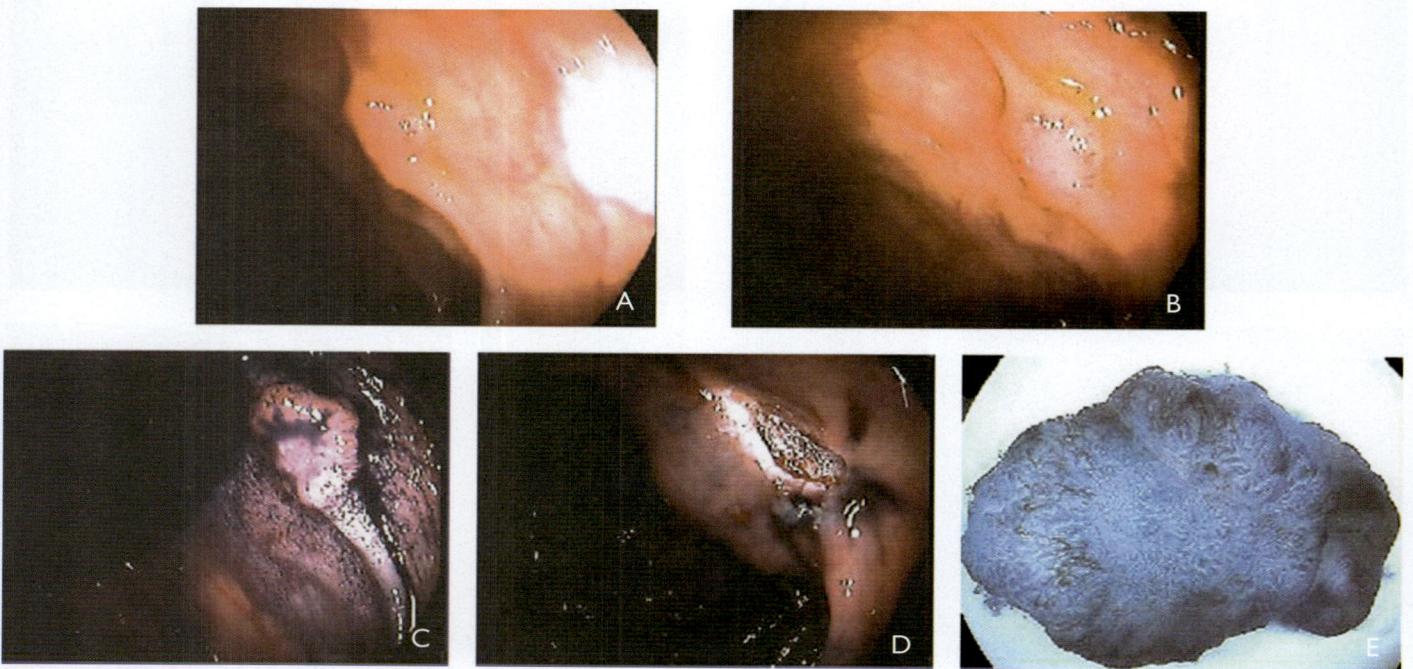

FIGURA 43.11

(A-B) Lesão tipo O-IIa; (C) Após cromoscopia com índigo carmim, lesão tipo O-IIa + IIc; (D) Mucosectomia; (E) Videoestereomicroscopia, padrão de criptas tipo IIIS e V na área deprimida, adenocarcinoma tubular pouco diferenciado invadindo maciçamente a submucosa.

manipulação das paredes do cólon com manobras de insuflação e aspiração pode facilitar a avaliação da distensibilidade local.[10,38,39,40,41]

Em princípio, a cromoscopia com a utilização do índigo-carmim nos procedimentos de colonoscopia é de fácil acesso e de baixo custo, sendo indicada principalmente na identificação das lesões não-polipóides (0-IIa, 0-IIb ou 0-IIc). A grande maioria das lesões adenomatosas é classificada como 0-IIa, apresentando um baixo índice de malignidade quando comparadas com as lesões deprimidas tipo 0-IIc (Figura 43.11).

A utilização de colonoscopia com magnificação de imagem e cromoscopia com cristal violeta a 0,2% permite melhor avaliação do padrão de criptas da classificação de Kudo, principalmente na presença de criptas de padrão tipo IIIS e V.[9,10,19]

REFERÊNCIAS BIBLIOGRÁFICAS

1. Kudo S. Early colorectal cancer: detection of depressed types of colorectal carcinoma. New York: Igaku-Shoin Medical Publishers, Inc.; 1996.
2. Kudo S, Kashida H, Tamura T, Kogure E, Imai Y, Yamano H et al. Colonoscopic diagnosis and management of nonpolypoid early colorectal cancer. World J Surg 2000;24(9):1081-90.
3. Bruno MJ. Magnification endoscopy, high resolution endoscopy, and chromoscopy; towards a better optical diagnosis. Gut 2003;52 Suppl 4:iv7-11.
4. Kiesslich R, Fritsch J, Holtmann M, Koehler HH, Stolte M, Kanzler S, et al. Methylene blue-aided chromoendoscopy for the detection of intraepithelial neoplasia and colon cancer in ulcerative colitis. Gastroenterology 2003;124(4):880-8.
5. Kudo S, Tamura S, Nakajima T, Yamano H, Kusaka H, Watanabe H. Diagnosis of colorectal tumorous lesions by magnifying endoscopy. Gastrointest Endosc 1996;44(1):8-14.
6. Saitoh Y, Obara T, Watari J, Nomura M, Taruishi M, Orii Y et al. Invasion depth diagnosis of depressed type early colorectal cancers by combined use of videoendoscopy and chromoendoscopy. Gastrointest Endosc 1998;48(4):362-70.
7. Matsui T, Tsuda S, Yao K, Iwashita A, Sakurai T, Yao T. Natural history of early colorectal cancer: evolution of a growth curve. Dis Colon Rectum 2000;43(10 Suppl):S18-22.
8. Atkin WS, Saunders BP. Surveillance guidelines after removal of colorectal adenomatous polyps. Gut 2002;51 Suppl 5:V6-9.
9. Sano Y, Tanaka S, Teixeira CR, Aoyama N. Endoscopic detection and diagnosis of 0-IIc neoplastic colorectal lesions. Endoscopy 2005;37(3):261-7.
10. Soetikno R, Friedland S, Kaltenbach T, Chayama K, Tanaka S. Nonpolypoid (flat and depressed) colorectal neoplasms. Gastroenterology 2006;130(2):566-76.
11. Fleischer DE. Chromoendoscopy and magnification endoscopy in the colon. Gastrointest Endosc 1999;49(3 Pt 2):S45-9.
12. Kato S, Fujii T, Koba I, Sano Y, Fu KI, Parra-Blanco A et al. Assessment of colorectal lesions using magnifying colonoscopy and mucosal dye spraying: can significant lesions be distinguished? Endoscopy 2001;33(4):306-10.
13. Kiesslich R, von Bergh M, Hahn M, Hermann G, Jung M. Chromoendoscopy with indigocarmine improves the detection of adenomatous and nonadenomatous lesions in the colon. Endoscopy 2001;33(12):1001-6.
14. Lee JH, Kim JW, Cho YK, Sohn CI, Jeon WK, Kim BI et al. Detection of colorectal adenomas by routine chromoendoscopy with indigocarmine. Am J Gastroenterol 2003;98(6):1284-8.
15. Lapalus MG, Helbert T, Napoleon B, Rey JF, Houcke P, Ponchon T. Does chromoendoscopy with structure enhancement improve the colonoscopic adenoma detection rate? Endoscopy 2006;38(5):444-8.
16. The Paris endoscopic classification of superficial neoplastic lesions: esophagus, stomach, and colon: November 30 to December 1, 2002. Gastrointest Endosc 2003;58(6 Suppl):S3-43.
17. Hart AR, Kudo S, Mackay EH, Mayberry JF, Atkin WS. Flat adenomas exist in asymptomatic people: important implications for colorectal cancer screening programmes. Gut 1998;43(2):229-31.
18. Rembacken BJ, Fujii T, Cairns A, Dixon MF, Yoshida S, Chalmers DM et al. Flat and depressed colonic neoplasms: a prospective study of 1000 colonoscopies in the UK. Lancet 2000;355 (9211):1211-4.
19. Kudo S, Rubio CA, Teixeira CR, Kashida H, Kogure E. Pit pattern in colorectal neoplasia: endoscopic magnifying view. Endoscopy 2001;33(4):367-73.
20. Kida M, Kobayashi K, Saigenji K. Routine chromoendoscopy for gastrointestinal diseases: indications revised. Endoscopy 2003;35(7):590-6.
21. Soetikno RM, Gotoda T, Nakanishi Y, Soehendra N. Endoscopic mucosal resection. Gastrointest Endosc 2003;57(4):567-79.
22. Fu KI, Sano Y, Kato S, Fujii T, Nagashima F, Yoshino T et al. Chromoendoscopy using indigo carmine dye spraying with magnifying observation is the most reliable method for differential diagnosis between non-neoplastic and neoplastic colorectal lesions: a prospective study. Endoscopy 2004;36(12):1089-93.
23. Konishi K, Kaneko K, Kurahashi T, Yamamoto T, Kushima M, Kanda A et al. A comparison of magnifying and non-magnifying colonoscopy for diagnosis of colorectal polyps: A prospective study. Gastrointest Endosc 2003;57(1):48-53.
24. Hurlstone DP, Cross SS, Brown S, Sanders DS, Lobo AJ. A prospective evaluation of high-magnification chromoscopic colonoscopy in predicting completeness of EMR. Gastrointest Endosc 2004;59(6):642-50.

25. Makiyama K, Bennett MK, Jewell DP. Endoscopic appearances of the rectal mucosa of patients with Crohn's disease visualised with a magnifying colonoscope. Gut 1984;25(4):337-40.

26. Jaramillo E, Watanabe M, Befrits R, Ponce de Leon E, Rubio C, Slezak P. Small, flat colorectal neoplasias in long-standing ulcerative colitis detected by high-resolution electronic video endoscopy. Gastrointest Endosc 1996;44(1):15-22.

27. Matsumoto T, Kuroki F, Mizuno M, Nakamura S, Iida M. Application of magnifying chromoscopy for the assessment of severity in patients with mild to moderate ulcerative colitis. Gastrointest Endosc 1997;46(5):400-5.

28. Bernstein CA. The color of Dysplasia in Ulcerative Colitis. Gastroenterology 2003;124(4):1135-38.

29. Hurlstone DP, Sanders DS, Lobo AJ, McAlindon ME, Cross SS. Indigo carmine-assisted high-magnification chromoscopic colonoscopy for the detection and characterisation of intraepithelial neoplasia in ulcerative colitis: a prospective evaluation. Endoscopy 2005;37(12):1186-92.

30. Fujii T, Hasegawa RT, Saitoh Y, Fleischer D, Saito Y, Sano Y et al. Chromoscopy during colonoscopy. Endoscopy 2001;33(12):1036-41.

31. Eisen GM, Kim CY, Fleischer DE, Kozarek RA, Carr-Locke DL, Li TC et al. High-resolution chromoendoscopy for classifying colonic polyps: a multicenter study. Gastrointest Endosc 2002;55(6):687-94.

32. Bianco MA, Rotondano G, Marmo R, Garofano ML, Piscopo R, de Gregorio A et al. Predictive value of magnification chromoendoscopy for diagnosing invasive neoplasia in nonpolypoid colorectal lesions and stratifying patients for endoscopic resection or surgery. Endoscopy 2006;38(5):470-6.

33. Mitooka H, Fujimori T, Ohno S, Morimoto S, Nakashima T, Ohmoto A et al. Chromoscopy of the colon using indigo carmine dye with electrolyte lavage solution. Gastrointest Endosc 1992;38(3):373-4.

34. Olliver JR, Wild CP, Sahay P, Dexter S, Hardie LJ. Chromoendoscopy with methylene blue and associated DNA damage in Barrett's oesophagus. Lancet 2003;362(9381):373-4.

35. Jaramillo E, Tamura S, Mitomi H. Endoscopic appearance of serrated adenomas in the colon. Endoscopy 2005;37(3):254-60.

36. Lambert R, Rey JF, Sankaranarayanan R. Magnification and chromoscopy with the acetic acid test. Endoscopy 2003;35(5):437-45.

37. Togashi K, Hewett DG, Whitaker DA, Hume GE, Francis L, Appleyard MN. The use of acetic acid in magnification chromocolonoscopy for pit pattern analysis of small polyps. Endoscopy 2006;38(6):613-6.

38. Parada AA. Câncer precoce do cólon e reto. São Paulo: CLR Balieiro; 2002.

39. Parada AR, Scarparo JIB, Santos CEO. Terapêutica das lesões superficiais do cólon e reto. In: Magalhães AF, Cordeiro FT, Quilici FA, Machado G, Amarante HMBS, Prolla JC et al, editores. Endoscopia digestiva diagnóstica e terapêutica (SOBED). Rio de Janeiro: Revinter;2005. P. 613-24.

40. Parada AA, Secchi TF, Poletti PB, Homma MS. Magnificação de imagens em colonoscopia [CD-ROM].São Paulo: Centro de Diagnóstico e Terapêutica Endoscópica – Serviço de Endoscopia do Hospital 9 de Julho, 2000.

41. Parada AA, Zambrano M. et al. Cromoscopia e magnificação de imagem em endoscopia digestiva [CD-ROM]. São Paulo: CDTE Divisão de Processamento de Dados – Núcleo Técnico-Digital; 2003.

CAPÍTULO 44

ÁCIDO ACÉTICO

Jimi Izaques Bifi Scarparo • Artur A. Parada • Ricardo Anuar Dib • Gerônimo Franco de Almeida • Adler Carmona Keuffer • Christian Fabian Scarparo • Luciana Gradella

INTRODUÇÃO

A endoscopia digestiva tem adquirido ao longo do tempo maior acuidade e precocidade no diagnóstico de lesões neoplásicas e pré-neoplásicas do tubo digestivo, sendo fator determinante o desenvolvimento tecnológico observado na captação e no processamento de imagem dos aparelhos utilizados. Adicionalmente, a cromoendoscopia – exame endoscópico da superfície da mucosa após instilação de substâncias corantes – aumenta a aptidão para diferenciar e distinguir pequenas alterações epiteliais. O endoscopista deve então familiarizar-se com as particularidades dessas substâncias, principalmente no que tange a princípios de ação, técnicas do uso, indicações, contra-indicações e complicações.

A instilação de ácido acético sobre o cérvix uterino no exame colposcópico tem sido usada por vários anos para evidenciar áreas displásicas e direcionar as biópsias dos ginecologistas para essas áreas suspeitas.[1] No entanto, seu uso na endoscopia digestiva tem tido um papel coadjuvante, como mucolítico, na preparação prévia ao uso do corante azul de metileno na identificação de áreas metaplásicas no esôfago de Barrett.[2] Após a instilação, os examinadores observaram uma reação rápida com o epitélio colunar esofágico mostrando padrões foveolares mais nítidos. Isso suscitou alguns autores a usá-lo como corante e a avaliar melhor esses padrões.

Considerando que o ácido acético tem seu uso bem difundido como mucolítico, focaremos seu uso recente, e ainda em estudo por vários grupos, na identificação de focos de metaplasias e áreas suspeitas na epitelização colunar do esôfago, onde passa a ter uma função cromoscópica.

PRINCÍPIOS DE AÇÃO E PROPRIEDADES DO ÁCIDO ACÉTICO

O ácido acético, de nome oficial ácido etanóico, tem fórmula molecular CH_3COOH (Figura 44.1) e é um ácido carboxílico (especificamente, um ácido monocarboxílico), saturado e de cadeia aberta. O ácido acético, líquido incolor com odor acentuado, é o componente ácido do vinagre e é responsável pelo seu cheiro característico.[3] É considerado um ácido fraco, com pKa de 4,8 (o ponto inicial em que a metade das moléculas são ionizadas), e é o menor dos ácidos saturados. Derivados do ácido acético são usados pela química para a acetilação (desnaturação) de proteínas. Classificado como um agente não-precipitante das proteínas, o ácido acético é usado na composição de vários fixantes em associação com álcool, formalina, ácido pícrico ou dicromato de potássio. Preparações de soluções do ácido acético, com pH entre 2,5 e 3,0, são usadas para aplicação *in vivo* – uma diluição de 3% a 5% para o uso ginecológico e uma diluição de 1% a 1,5% para o uso na endoscopia digestiva.

A camada viscosa externa de glicoproteínas que recobre a superfície mucosa esofágica interage com o ácido acético. Essa reação quebra as cadeias de bissulfeto desses polímeros tetramé-

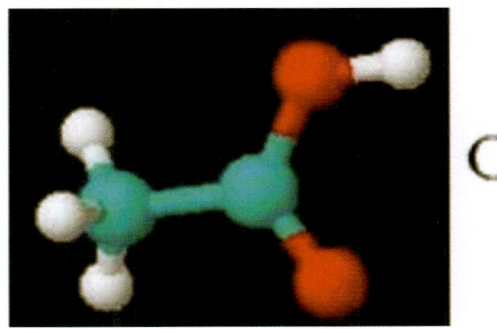

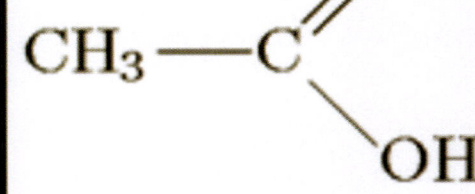

FIGURA 44.1

Estrutura química do ácido acético

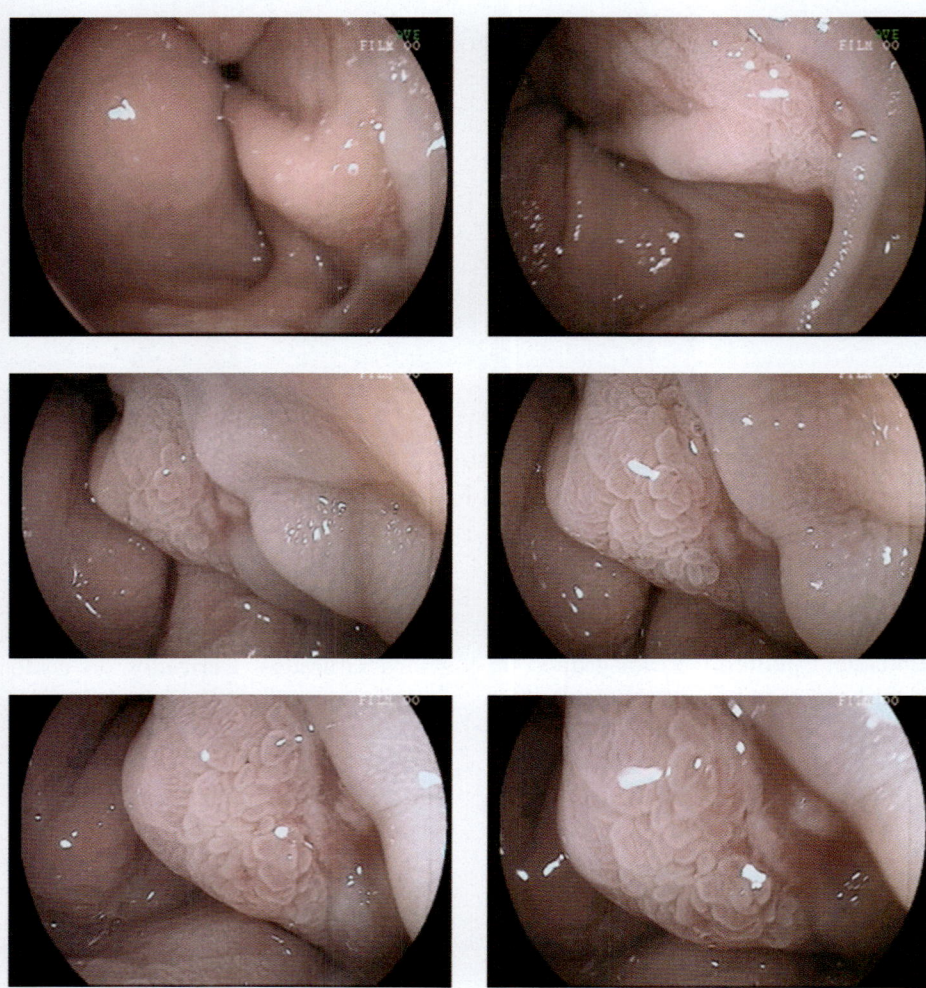

FIGURA 44.2

Ácido acético 1,5% sobre erosão ao nível da linha Z, com estudo do padrão foveolar regenerativo

sua função de barreira das membranas celulares, incluindo a membrana basal, ficam rompidas, permitindo a desnaturação das proteínas plasmáticas. Após a aplicação do ácido acético, devido ao edema da superfície mucosa, ocorrem realce da arquitetura epitelial e congestão capilar. Essas alterações começam a ser evidentes quando o ácido acético alcança o estroma do epitélio colunar.[4]

TÉCNICAS DE USO

Devemos lembrar que o corante ideal seria aquele que selecionasse a metaplasia intestinal, assim como segmentos displásicos, melhorando então o diagnóstico endoscópico do esôfago de Barrett, diminuindo o número de biópsias e aumentando a efetividade da vigilância endoscópica, a fim de identificar subgrupos de alto risco. Cinco corantes têm sido usados durante a endoscopia para diagnóstico dessa patologia: lugol, azul de toluidina, índigo-carmim e, mais recentemente, azul de metileno e ácido acético.[5] A técnica de instilação desses corantes é bem simples. Em particular ao ácido acético, utilizamos cateter de instilação posicionado sobre a estrutura a ser estudada, no caso áreas de epitelização colunar, longas, curtas ou mesmo ultracurtas, com injeção de 10 ml a 20 ml do ácido acético a 1,5%, lavagem subseqüente com água destilada e nova aplicação do ácido na quantidade referida. Deixa-se agir por um a dois minutos, e nesse ínterim realizamos aspiração do excedente depositado no lago mucoso gástrico, evitando assim desconforto do paciente no pós-exame. Realizamos então avaliação do epitélio colunar, com ou sem magnificação de imagem, procurando estabelecer padrões foveolares dos segmentos estudados, conforme mostraremos adiante. Após a identificação das áreas estudadas, praticam-se as biópsias sempre direcionadas para os locais com alterações maiores dos padrões foveolares: amorfismo ou apagamento.[6]

ricos. A eliminação da camada de muco pelo ácido acético após uma primeira instilação freqüentemente é incompleta, então é recomendável uma lavagem rápida com 50 ml de água destilada. O ácido acético é mais ou menos neutralizado durante esse passo, e uma segunda instilação normalmente é necessária.[4]

PROTEÍNAS CELULARES COMO SUBSTRATO DA AÇÃO DO ÁCIDO ACÉTICO

O contato do ácido acético com a superfície epitelial da mucosa irá alterar a estrutura celular das proteínas. As mudanças ligeiras no pH e na força iônica ambiental sabidamente quebram as ligações do bissulfeto e do hidrogênio, o que provoca a desnaturação, interferindo, assim, com a estrutura terciária das proteínas no núcleo e no citoplasma e mudando suas propriedades. Essas alterações desaparecem quando o ácido é completamente neutralizado e, portanto, sua ação é reversível. Quando o ácido acético é instilado sobre o epitélio escamoso estratificado, sofre progressiva neutralização conforme penetra na mucosa, devido à proteção da rede vascular e do estroma subjacente. No entanto, no epitélio colunar, uma simples camada de células cobre o estroma, e

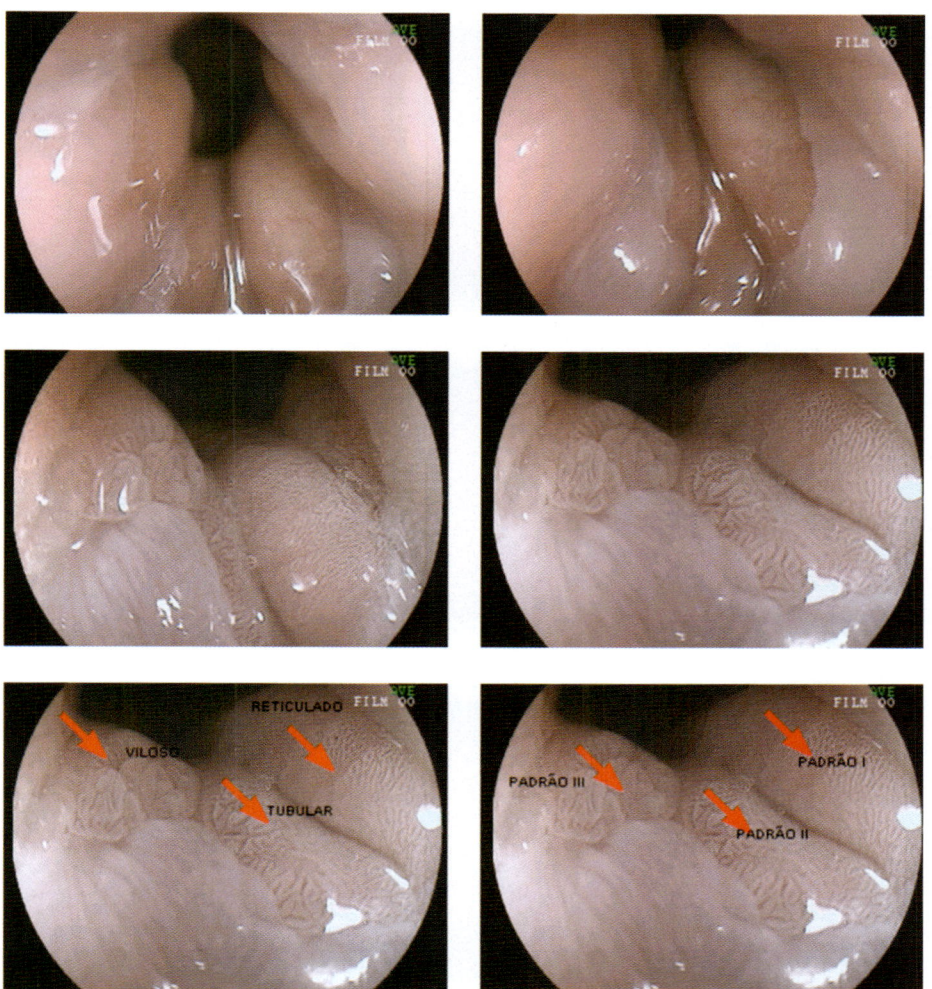

FIGURA 44.3

Ácido acético no nível da cárdia. Diferentes padrões foveolares em um mesmo paciente – padrões II, III e IV

MAGNIFICAÇÃO DE IMAGEM E CROMOSCOPIA COM ÁCIDO ACÉTICO NO ESÔFAGO DE BARRETT

O esôfago de Barrett (EB) é definido histologicamente como uma substituição do epitélio escamoso não-queratinizado do esôfago distal pelo epitélio metaplásico cilíndrico. Essa metaplasia apresenta-se em três diferentes tipos histológicos que podem freqüentemente coexistir no mesmo paciente com EB: metaplasia gástrica (ou do tipo fúndica), metaplasia de transição (ou da cárdia) e metaplasia intestinal (ou especializada).[7] Entre elas, segundo vários autores, somente a metaplasia intestinal (MI) pode degenerar-se em adenocarcinoma[8-14] determinado pela suposta seqüência metaplasia intestinal – displasia – adenocarcinoma.[15,16] Endoscopicamente, a mucosa glandular metaplásica que representa o EB apresenta-se com um tom mais avermelhado comparado àquele da mucosa gástrica, enquanto o epitélio escamoso do esôfago normal apresenta-se com um tom cor-de-rosa. Entretanto, quando diagnosticado endoscopicamente o segmento de EB, esses três tipos de metaplasias permanecem indistinguíveis ao exame convencional.

Há um consenso que recomenda a monitoração endoscópica e histológica para pacientes com esôfago de Barrett usando o método planimétrico de identificação da MI: realizar biópsias dos quatro quadrantes do esôfago com 1 cm a 2 cm de intervalo sobre toda a extensão do segmento do epitélio colunar.[15,17-20] No entanto, esse protocolo usado atualmente como o padrão-ouro para o diagnóstico dessa entidade tem determinadas limitações: a prática de múltiplas biópsias empiricamente, devido à falta de um padrão de MI reconhecível durante o exame convencional, prolongando o tempo de exame e o risco de complicações inerentes a ele; e a realização de biópsias cegas, trazendo amostras não-representativas por serem realizadas muitas vezes fora da zona de MI ou da área suspeita para displasia ou carcinoma. Além disso, mesmo que se pratique esse método planimétrico, pode-se perfeitamente perder áreas de displasia ou câncer microinvasivo, o que pode acabar com a possibilidade de cura e apresentar impacto negativo na taxa de sobrevida desses pacientes.[21-26]

Por causa das limitações inerentes desse protocolo de biópsias múltiplas (o protocolo que preconiza biópsias nos quatro quadrantes a cada 1,0 cm e com pinça Jumbo é o de Seattle), diversas técnicas e métodos estão em estudo no momento. Alguns acreditam ainda apenas na exploração endoscópica minuciosa, mas cada vez mais endoscopistas do mundo todo buscam maneiras de conseguir biópsias direcionadas às zonas de MI previamente identificadas. Combinar os avanços tecnológicos dos aparelhos endoscópicos com o uso de diferentes substâncias corantes (cromoendoscopia) permitiu o desenvolvimento de classificações quanto ao aspecto da MI no esôfago de Barrett devido às alterações superficiais que essas substâncias provocam nele, como eritema, irregularidade ou edema, detectando a heterogeneidade da mucosa em um mesmo segmento de epitélio colunar. Essas alterações, outrora invisíveis no exame convencional, trouxeram

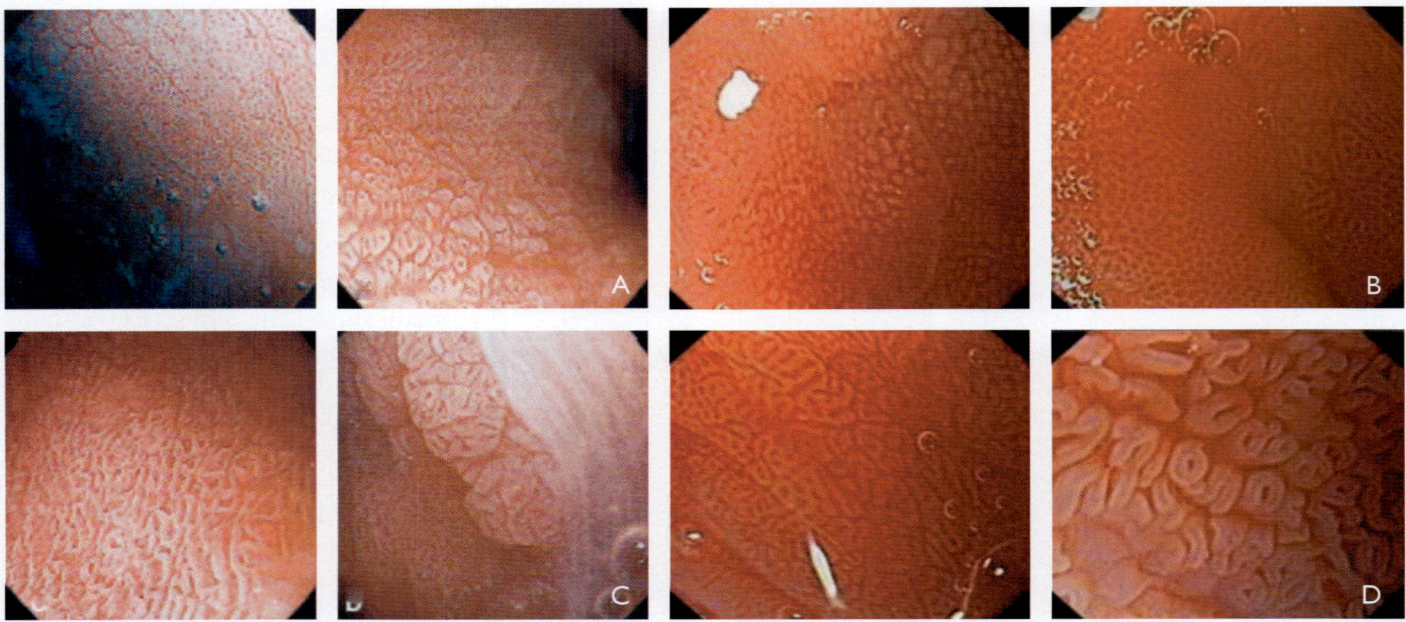

FIGURA 44.4

Padrões I (A), II (B), III (C) e IV (D)[29]

métodos de avaliação, como o uso de ácido acético, superiores e mais eficazes quando comparados com o protocolo habitual.

Com isso, novas perspectivas no diagnóstico e no seguimento do esôfago de Barrett vêm surgindo com a utilização da cromoscopia associada a exames endoscópicos com magnificação de imagem. Atualmente, no epitélio colunar, três corantes têm sido usados mais freqüentemente, devido ao seu potencial de evidenciar áreas de MI: índigo-carmim, azul de metileno e ácido acético. Nosso grupo prefere o uso sistemático do ácido acético por que esse método oferece vantagens em comparação ao azul de metileno, por exemplo. Primeiro, não é necessário nenhuma preparação da área a ser estudada e, segundo, requer menos tempo. Além disso, conforme explicaremos adiante, é muito simples classificar o epitélio colunar em quatro tipos diferentes após a instilação e a ação do ácido acético.[27]

Guelrud e colaboradores[28] usaram inicialmente o ácido acético diluído (1,5%) sem magnificação de imagem para evidenciar possíveis ilhotas re-siduais de metaplasia glandular nos pacientes tratados previamente pela eletrocoagulação multipolar na erradicação do EB. O ácido acético permitiu a identificação de ilhotas residuais em 52% dos pacientes que o endoscópio de alta resolução não evidenciou. Não havia, entretanto, nenhum aspecto cromoendoscópico específico evocativo de MI. Depois, em 2001, os mesmos autores,[2,29] utilizando aparelhos magnificadores, com aumento de 35 vezes, e coloração com ácido acético diluído a 1,5%, estudaram 49 pacientes com diagnóstico prévio de esôfago de Barrett e classificaram o epitélio colunar em quatro padrões bem estabelecidos: padrão I, foveolar (*pits*) com padrão regular e arranjo circular; padrão II, reticular; padrão III, viloso (com aspecto viliforme fino); e padrão IV, cerebriforme (com vilos espessos). Os padrões III e IV se correlacionaram com a metaplasia intestinal, e os padrões I e II com o epitélio colunar gástrico. Obteve-se com a magnificação associada ao ácido acético um valor preditivo positivo de 87,5% e uma acurácia total de 92,2% na detecção da metaplasia intestinal espe-cializada para o padrão IV, bem como especificidade de 100% para a detecção de epitélio colunar fúndico no padrão I, sugerindo que essa técnica pode ter potencial para atingir acurácias comparáveis à histologia.

Esquematicamente:

- padrão I: circular distribuído de forma regular (*round pit*);
- padrão II: reticular, com formas circulares ou ovais com arranjo regular (*reticular pit*);
- padrão III: com fina aparência viliforme (*villous*);
- padrão IV: com rugosidade, vilos grossos e aparência cerebriforme da mucosa; apresenta-se com forma e arranjos regulares (*ridged*).

Os achados foram correlacionados ao exame histopatológico, o que permitiu predizer a presença da metaplasia intestinal especializada segundo as características dos quatro tipos em 0%, 11%, 89% e 100%, respectivamente para os tipos I, II, III e IV. As áreas de mucosa com padrão III e IV não foram identificadas com o exame endoscópico convencional.

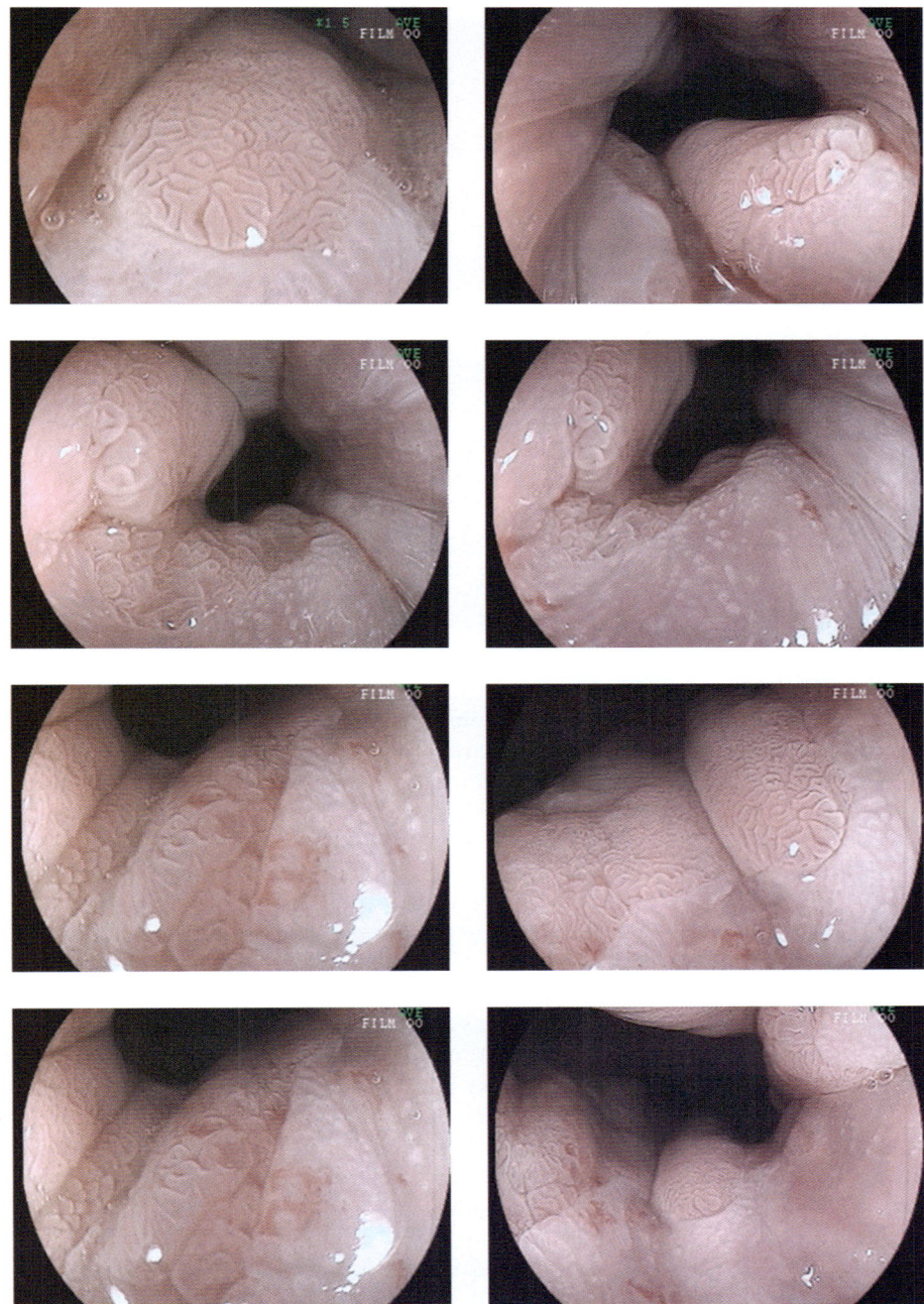

FIGURA 44.5

Magnificação de imagem (100 vezes) na TEG. Diferentes tipos de padrões foveolares

sibilidade de 100%, especificidade de 50%, valor preditivo positivo de 87%, valor preditivo negativo de 100% e acurácia diagnóstica de 63% (17 de 27). Alguns autores têm aplicado a magnificação de imagem e cromoscopia com o ácido acético no sentido de diagnosticar MI nos EB ultracurtos ou avaliar a presença de MI na junção esofagogástrica (cárdia).[31-33] Na prática clínica, é sabido que o *Short Barrett* pode ser confundido com uma linha Z irregular ou com hérnia de hiato. Nesses casos, a magnificação de imagem com o uso do ácido acético auxilia no direcionamento das biópsias.

Outros dois estudos usando a magnificação de imagem com o uso do ácido acético descreveram um aspecto específico da displasia em EB. Rey e colaboradores[34] usaram o ácido acético a 1% em 37 pacientes com EB curto e longo e descreveram um padrão hipervascular característico com depressão da mucosa sugestivo de displasia. Similarmente, Weerth e colaboradores[35] obtiveram 96 biópsias de oito pacientes com EB e chegaram à conclusão de que o método de magnificação de imagem associado ao ácido acético era superior ao protocolo de Seattle, mesmo quando se usava o azul de metileno a 1%, já que quatro biópsias com displasia, suspeitadas e identificadas pela cromoendoscopia com magnificação, foram confirmadas pelo exame histológico. O protocolo de Seattle, por outro lado, não identificou essas zonas suspeitadas.

Obviamente o grau de magnificação tem importância relevante para estabelecer os diagnósticos e determinar áreas de displasias. Quando Guelrud usou ácido acético em uma ampliação mais fraca (35 vezes), não encontrou nenhum padrão endoscópico característico de displasia de alto grau. A importância do grau de ampliação é sustentada mais pelo fato de que, um ano após sua primeira classificação, Guelrud e colaboradores usaram uma ampliação maior (80 vezes) para estabelecer uma classificação nova com sete padrões diferentes de epitélio, mas sem descrever

Shrestha e colaboradores[30] estudaram nove pacientes com EB extenso usando magnificação de imagem (70 vezes) associada com o ácido acético a 1%, aplicando a classificação de Guelrud. Para as 28 biópsias realizadas nesses pacientes, houve correlação histológica com os padrões cromoendoscópicos estabelecidos pela magnificação de imagem em 67% (6 de 9) para o padrão III, em 100% (3 de 3) para o padrão IV e em 75% (9 de 12) para a associação dos padrões III e IV. Quando combinados os padrões III e IV, obteve-se sen-

nenhum aspecto endoscópico sugestivo de displasia.[36] No entanto, Réaud e colaboradores,[37] utilizando magnificador de 115 vezes, tiveram resultados discrepantes com os de Guelrud e atribuíram isso ao fato de que a hipermagnificação usada por eles parece que, a partir de certa ampliação, prejudica a avaliação do epitélio em vez de ajudar.

CONCLUSÃO

Em suma, a magnificação de imagem associada ao uso de ácido acético é um método muito sensível, com valor preditivo positivo interessante para a detecção de MI no esôfago de Barrett, notavelmente importante nos casos de suspeita de EB curto. Acreditamos que estudos adicionais, randomizados e cegos, multicêntricos, serão necessários para obter a confirmação e a validação definitivas desse método e também para avaliar a reprodução dos mesmos resultados interobservadores. Entre as três tinturas mais usadas atualmente na magnificação desses segmentos de epitelização colunar, a cromoendoscopia com o ácido acético forneceu resultados prometedores para a definição de um padrão cromoendoscópico bem correlacionado com o tipo histológico de metaplasia glandular no esôfago de Barrett. A maioria dos estudos atuais fornece evidências conclusivas da superioridade dessa técnica em comparação com o protocolo extensamente usado e atualmente recomendado de Seattle.

REFERÊNCIAS BIBLIOGRÁFICAS

1. Cartier R. Practical colposcopy. Basel: Karger; 1978.
2. Zambrano M, Parada AA, Santos CEO, Scarparo JIB, Valiati LH. Esôfago de Barrett: bases para indicações e aplicações clínicas da magnificação de imagem. In: Parada AA. Esôfago de Barrett. São Paulo: Tecmedd; 2006. P. 111-7.
3. Wikipedia. Ácido acético. Disponível em: pt.wikipedia.org/wiki/Ácido_acético.
4. Lambert R, Rey JF, Sankaranarayanan R. Magnification and chromoscopy with the acetic acid test. Endoscopy 2003;35:437-45.
5. Breyer HP, Maguilnik I. Cromoscopia no esôfago de Barrett. In: Parada AA. Esôfago de Barrett. São Paulo: Tecmedd; 2006. P. 103-10.
6. Parada AA, Perez HJ, Santos CEO, Secchi T, Carvalho R. A study of intestinal metaplasia in columnar epithelization of the distal esophagus. In: Esophagus 2001 - VIII World Congress of the International Society for Diseases of the Esophagus; 2001; São Paulo. Esophagus 2001 - VIII World Congress of the International Society for Diseases of the Esophagus. 2001. v. 1.
7. Paull A, Trier JS, Dalton MD, Camp RC, Loeb P, Goyal RK. The histologic spectrum of Barrett's esophagus. N Engl J Med 1976;295:476-80.
8. Spechler SJ, Goyal RK. The columnar-lined esophagus, intestinal metaplasia, and Norman Barrett. Gastroenterology 1996;110:614-21.
9. Chalasani N, Wo JM, Hunter JG, Waring JP. Significance of intestinal metaplasia in different areas of esophagus including esophagogastric junction. Dig Dis Sci 1997;42:603-7.
10. Schnell TG, Sontag SJ, Chejfec G. Adenocarcinomas arising in tongues or short segments of Barrett's esophagus. Dig Dis Sci 1992;37:137-43.
11. Drewitz DJ, Sampliner RE, Garewal HS. The incidence of adenocarcinoma in Barrett's esophagus: a prospective study of 170 patients followed 4.8 years. Am J Gastroenterol 1997;92:212-5.
12. Weston AP, Krmpotich PT, Cherian R, Dixon A, Topalosvki M. Prospective long-term endoscopic and histological follow-up of short segment Barrett's esophagus: comparison with traditional long segment Barrett's esophagus. Am J Gastroenterol 1997;92:407-13.
13. Sharma P, Morales TG, Bhattacharyya A, Garewal HS, Sampliner RE. Dysplasia in short-segment Barrett's esophagus: a prospective 3-year follow-up. Am J Gastroenterol 1997;92:2012-6.
14. Sharma P. Recent advances in Barrett's esophagus: short-segment Barrett's esophagus and cardia intestinal metaplasia. Semin Gastrointest Dis 1999;10:93-102.
15. Dent J, Bremner CG, Collen MJ, Haggitt RC, Spechler SJ. Barrett's oesophagus. J Gastroenterol Hepatol 1991;6:1-22.
16. American Society for Gastrointestinal Endoscopy. The role of endoscopy in the surveillance of premalignant conditions of the upper gastrointestinal tract. Gastrointest Endosc 1998;48:663-8.
17. Atkinson M. Barrett's oesophagus-to screen or not to screen? Gut 1989 1989;30(1)2-5.
18. Trudgill NJ, Suvarna SK, Kapur KC, Riley SA. Intestinal metaplasia at the squamocolumnar junction in patients attending for diagnostic gastroscopy. Gut 1997;41:585-9.
19. Sampliner RE. Practice guidelines on the diagnosis, surveillance, and therapy of Barrett's esophagus. Am J Gastroenterol 1998;93:1028-32.
20. Falk GW, Ours TM, Richter JE. Practice patterns for surveillance of Barrett's esophagus in the United States. Gastrointest Endosc 2000;52:197-203.
21. Wright TA, Gray MR, Morris AI, Gilmore IT, Ellis A, Smart HL et al. Cost effectiveness of detecting Barrett's cancer. Gut 1996;39:574-9.

22. Burgh AVD, Dees J, Hop WC, van Blankenstein M. Oesophageal cancer is an uncommon cause of death in patients with Barrett's oesophagus. Gut 1996;39:5-8.

23. Clark GW, Ireland AP, DeMeester TR. Dysplasia in Barrett's esophagus: diagnosis, surveillance and treatment. Dig Dis 1996;14:213-27.

24. Peters JH, Clark GW, Ireland AP, Chandrasoma P, Smyrk TC, DeMeester TR. Outcome of adenocarcinoma arising in Barrett's esophagus in endoscopically surveyed and nonsurveyed patients. J Thorac Cardiovasc Surg 1994;108:813-21.

25. van Sandick JW, van Lanschot JJ, Kuiken BW, Tytgat GN, Offerhaus GJ, Obertop H. Impact of endoscopic biopsy surveillance of Barrett's oesophagus on pathological stage and clinical outcome of Barrett's carcinoma. Gut 1998;43:216-22.

26. Cooper GS, Yuan Z, Chak A, Rimm AA. Association of prediagnosis endoscopy with stage and survival in adenocarcinoma of the esophagus and gastric cardia. Cancer 2002;95:32-8.

27. Parada AA, Perez HJ, Santos CEO, Ribeiro RG, Richard LA. Mapping of Barrett's esophagus with image magnification. Preliminary experience. In: Esophagus 2001 - VIII World Congress of the International Society for Diseases of the Esophagus; 2001; São Paulo. Esophagus 2001 - VIII World Congress of the International Society for Diseases of the esophagus. 2001. v. 1.

28. Guelrud M, Herrera I. Acetic acid improves identification of remnant islands of Barrett's epithelium after endoscopic therapy. Gastrointest Endosc 1998;47:512-5.

29. Guelrud M, Herrera I, Essenfeld H, Castro J. Enhanced magnification endoscopy: a new technique to identify specialized intestinal metaplasia in Barrett's esophagus. Gastrointest Endosc 2001;53:559-65.

30. Shrestha S, Xiao SY, Reeves AL, Waxman I. Can high resolution and high-magnification endoscopy accurately predict the presence of specialized intestinal metaplasia in patients with Barrett's esophagus and serve as a surrogate optical biopsy? [resumo] Gastrointest Endosc 2001;53:AB121.

31. Guelrud M, Herrera I, Essenfeld H, Castro J, Antonioli DA. Intestinal metaplasia of the gastric cardia: a prospective study with enhanced magnification endoscopy. Am J Gastroenterol 2002;97:584-9.

32. Meining A, Heldwein W. Magnification endoscopy for detection of specialized intestinal metaplasia at esophagogastric junction. Gastrointest Endosc 2003;57:AB577.

33. Toyoda H, Rubio C, Befrits R, Hamamoto N, Adachi Y, Jaramillo E. Detection of intestinal metaplasia in distal esophagus and esophagogastric junction by enhanced-magnification endoscopy. Gastrointest Endosc 2004;59:15-21.

34. Rey JF, Kuznetsov K. Usefulness of chromoscopy with acetic acid and magnification for Barrett's esophagus [resumo]. Gastrointest Endosc 2003;5:AB91.

35. De Weerth A, Brand B, Fritscher-Ravens A, Thonke F, Ameis D, Maydeo A et al. High resolution zoom endoscopy combined with vital staining for improved accurate detection of dysplasia in Barrett's mucosa. Preliminary results from an ongoing study [resumo]. Gastrointest Endosc 2001;53: AB160.

36. Guelrud M, Ehrlich EE. Endoscopic classification of Barrett's esophagus. Gastrointest Endosc 2004;59:58-65.

37. Réaud S, Croue A, Boyer J. Diagnostic accuracy of magnifying chromoendoscopy with detection of intestinal metaplasia and dysplasia using acid acetic in Barrett's esophagus. Gastroentérol Clin Biol 2006;30(2)217-23.

CAPÍTULO 45

USO DE CORTICOSTERÓIDES EM ENDOSCOPIA DIGESTIVA

Rodrigo José Felipe
Márcia Felipe

INTRODUÇÃO

O uso de corticosteróides na prática da endoscopia digestiva tem sido descrito há pelo menos cinco décadas por Mendelsohn (1954),[1] que utilizou esses fármacos em casos refratários ao tratamento dilatador convencional de estenoses benignas do esôfago. Porém, esses resultados só foram conhecidos em 1969, quando Ashcraft e Holder publicaram bons resultados do uso de corticosteróides no sítio do anel estenótico, concomitante à dilatação com sondas, por meio de modelos experimentais selecionados.

Apesar dessas evidências, essa modalidade terapêutica somente veio a ser mais utilizada durante as décadas de 1970 e 1980.[2,5] Atualmente, tem aumentado o interesse por essas drogas e por sua utilização na área de endoscopia digestiva.

A DROGA

O corticosteróide habitualmente utilizado é o acetato de triancinolona – análogo sintético com marcada ação antiinflamatória. Sob a forma de suspensão aquosa contém 40 mg/ml. O volume por injeção utilizado varia entre 0,6 ml e 2,8 ml.[11] A maioria dos investigadores utiliza 1 ml da substância diluída em solução salina estéril (3 ml) ou hialuronidase, para uma concentração final de 10 mg/ml, totalizando 4 ml de solução. A triancinolona inibe a formação do colágeno, aumentando a sua quebra; quando associada à dilatação mecânica pode prevenir a formação de nova cicatriz.[12]

Em crianças menores de 6 anos, é desaconselhado o uso da droga. Em outros com hipotireoidismo, cirrose, diverticulite, anastomose intestinal recente, úlcera péptica ativa e afecções sistêmicas deve-se ter cautela ao utilizá-la. Está contra-indicado o uso em paciente com infecção sistêmica por fungos.

Em casos de superdosagem, deve-se atentar para perfuração e hemorragia de úlcera péptica, pancreatite, distensão abdominal e esofagite ulcerada.

INDICAÇÕES

Na prática endoscópica, os corticosteróides são utilizados em casos de estenoses refratárias à dilatação convencional de etiologia química (induzida por corrosão), péptica (induzida por refluxo), actínica (induzida por radiação) ou anastomótica (pós-cirúrgica). Ao compararmos a estenose péptica com a química, esta última requer mais sessões e tem maior chance de recorrência, em função de ser mais estreita, tortuosa e longa e, portanto, mais difícil de dilatar.[13,15] Recentemente, Bhutani e colaboradores[14] sugeriram o uso de minissondas de EUS (ultra-som endoscópico) para guiar as injeções de corticosteróide dentro das porções mais espessas do esôfago estenosado na tentativa de melhores resultados. Há ainda relatos de casos isolados que descrevem injeção intralesional de corticosteróides em outros sítios e situações como: região subglótica,[6] uretra,[7-9] piloro,[10] ductos biliares,[16] cólon e bulbo duodenal distal em doença de Crohn,[17,19,20] após grandes ressecções de mucosa esofágica como prevenção de estenose,[18] estenose de anastomose pós-esofagogastrostomia,[21] estenose de anastomose pós-cirurgia de câncer cólon-anal.[22]

A TÉCNICA DE INJEÇÃO DO CORTICOSTERÓIDE[1]

Deve-se passar o endoscópio, sob visão direta, até o nível da estenose e, se necessário, proceder à introdução do fio-guia metálico, sob controle fluoroscópico. As sondas modelo Savary-Gilliard ou balões TTS são utilizadas para a dilatação, iniciando-se com diâmetro de 5 mm até 11 mm ou, no máximo, 12,8 mm, mantendo cada sonda ou balão por três minutos. Deve-se reintroduzir o endoscópio, com o intuito de examinar as áreas de lacerações, assim como afastar possível sítio de perfuração. Após isto, introduzir o cateter de escleroterapia e, por punção profunda das bordas fibrosas da laceração, injeta-se intralesionalmente a solução de acetato de triancinolona, contendo 10 mg/ml em quatro punções distintas, totalizando 40 mg por sessão. Esse procedimento é repetido semanalmente, por quatro semanas, em um total de 160 mg de acetato de triancinolona. Após 30 a 90 dias, o paciente deve retornar para nova avaliação clínica, endoscópica e radiológica. Se houver evolução favorável, outras revisões deverão ser feitas em seis meses e um ano.

COMPLICAÇÕES

As mais freqüentes dizem respeito à esofagite decorrente de *Candida albicans* no local da injeção do esteróide, requerendo diagnóstico endoscópico com biópsia e citologia, além de tratamento clínico com cetoconazol. Na faixa etária infantil, pode ocorrer retardo na curva de crescimento, mais freqüente em tratamentos mais prolongados. O tratamento é feito com a suspensão do uso da droga. Podem ainda ocorrer úlceras profundas no vértice da laceração, com formação de pseudodivertículos (22% dos pacientes) e abscesso intramural (5% dos pacientes), cujo tratamento é a antibioticoterapia. A perfuração devido à injeção do corticosteróide é quase nula.

REFERÊNCIAS BIBLIOGRÁFICAS

1. Mendelsohn HJ, Maloney HW. The treatment of benign strictures of the esophagus with cortisone injection. Ann Otol Rhinol Laringol 1970;79:900-4.
2. Ascraft KW, Holder TM. The experimental treatment of esophageal strictures by intralesion steroid injections. J Thorac Cardivasc Surg 1969;58:685-93.
3. Holder TM, Ascraft KW, Leap L. The treatment of patients with esophageal strictures by local steroid injections. J Pediatr Surg 1969;4:646-53.
4. Mendelsohn HJ, Maloney WH. The treatment of benign strictures of the esophagus with cortisone injection. Ann Otol Rhinol Laryngol 1970;79:900-4.
5. Gandhi RP, Cooper A, Barlow B. Successful management of esophageal strictures without resection or replacement. J Pediatr Surg 1989;24:745-50.
6. Bonchek LI. Successful treatment of post-intubation subglotic stenosis with intralesional steroid injections. Ann Thorac Surg 1973;15:84-7.
7. Sharpe JR, Finney RP. Urethral strictures: treatment with intralesional steroids. J Urol 1976;116:440-3.
8. Noe HN. Endoscopic management of urethral strictures in children. J Urol 1997;125:712-4.
9. Wolf JS Jr, Elashry OM, Clayman RV. Long term results of endoureterotomy for benign urethral and ureteroenteric strictures. J Urol 1997;158:759-64.
10. Kochhar R, Sriram PVJ, Ray JD, Kumar S, Nagi B, Sing K. Intralesional steroid injections for corrosive indiced pyloric stenosis. Endoscopy 1998;30:734-6.
11. Rakesh K, Govind KM. Usefulness of intralesional triamcinolone in treatment of benign esophageal strictures. Gastrointest Endosc 2002;56:829-34.
12. Zein NN, Greseth JM, Perrault JM. Endoscopic intralesional steroid injections in the management of refractory esophageal strictures. Gastrointest Endosc 1995; 41(6):596-8.
13. Rakesh K, Jay DR, Parupudi VJS, Sanjay K, Kartar S. Intralesional steroids augment the effects of endoscopic dilation in corrosive esophageal strictures. Gastrointest Endosc 1999; 49(4):509-13.
14. Bhutani MS, Usman N, Shenoy V, Qarqash A, Singh A, Bardec J et al. Endoscopic ultrasound miniprobe-guided steroid injection for treatment of refractory esophageal strictures. Endoscopy 1997;29:757-9.
15. Camargo MA, Lopes LR, Grangeia TAG, Andreollo NA, Brandalise NA. O uso de corticosteróides após dilatação esofágica em pacientes portadores de estenose por substâncias corrosivas: estudo prospectivo, randomizado e duplo-cego. Rev Assoc Med Bras 2003;49(3).
16. Wehrmann T, Schimitt T, Caspary WF, Seifert H. Local injection of depot corticosteroids in endoscopic therapy of benign bile duct strictures. Z Gastroenterol 2000;38(3):235-41.
17. Ramboer C, Verhamme M, Dhondt E, Huys S, Eygen KV, Vermeire L. Endoscopic treatment of stenosis in recurrent Crohn's disease with balloon corticosteroid injection. Gastrointest Endosc 1995;42(3):252-5.
18. Rajan E, Gostout C, Feitoza A, Herman L, Knipschield M, Burgart L et al. Widespread endoscopic mucosal resection of the esophagus with strategies for stricture prevention : a preclinical study. Endoscopy 2005;37:1111-5.
19. Brooker JC, Beckett CG, Saunders BP, Benson MJ. Long-acting steroid injection after endoscopic dilation of anastomotic Crohn's strictures may improve the outcome : a retrospective case series. Endoscopy 2003;35:333-7.
20. Singh VV, Draganov P, Valentine J. Efficacy and safety of endoscopic balloon dilation of symptomatic upper and lower gastrointestinal Crohn's disease strictures. J Clin Gastroenterol 2005;39(4):284-90.
21. Miyashita M, Onda M, Okawa K, Matsutani T, Yoshiyuki T, Sasajima K et al. Endoscopic dexametasone injection following balloon dilatation of anastomotic stricture after esophagogastrostomy. The Am Journ of Surg 1997;174:442-4.
22. Lucha PA, Fticsar JE, Francis MJ. The stricture anastomosis: successful treatment by corticosteroid injections – report of three cases and review of the literature. 2005;48:862-5.

PARTE 7

TERAPÊUTICA ENDOSCÓPICA NO ESÔFAGO

CAPÍTULO 46

INTRODUÇÃO

Fauze Maluf-Filho
Paulo Sakai

Nos últimos anos, tem-se observado o desenvolvimento da endoscopia em duas direções diferentes e complementares. Trata-se da endoscopia diagnóstica que, ao melhorar e aumentar a imagem, permite a escolha do melhor local para a tomada de biópsias endoscópicas, rumando, a passadas largas, à "biópsia óptica", pela qual é possível a realização do diagnóstico histopatológico in vivo, e não mais ex vivo. Nesse sentido, já estão comercialmente disponíveis a cito-endoscopia e a NBI – narrow banding imaging. Na primeira, magnificações de até 1.100 vezes permitem visibilizar as células do revestimento mucoso. Na segunda, por meio de sistema de filtros de luz, apenas o comprimento de onda correspondente à luz azul incide sobre os tecidos, permitindo a identificação da fina trama vascular da mucosa. Aliada à magnificação, a NBI permite a identificação de áreas suspeitas de metaplasia e neoplasia no esôfago.

De outra parte, destaca-se a terapêutica endoscópica, com a qual, além de dilatar e cauterizar, os endoscopistas procuram ressecar e "costurar" a parede do trato gastrointestinal, o que os aproxima de seus colegas cirurgiões.

Nos vários capítulos constantes desta Parte, denominada "Terapêutica Endoscópica do Esôfago", ficará clara esta tendência no desenvolvimento da endoscopia.

Nos primeiros anos deste novo milênio, viram-se as rápidas ascensão e queda dos diferentes métodos endoscó-picos do tratamento da doença do refluxo gastroesofágico (DRGE). Passados cerca de cinco anos desde as primeiras publicações sobre o assunto, apenas dois estudos tentaram obter evidências científicas válidas sobre os resultados com essas técnicas. Corley e colaboradores (2003)[1] e Devière e colaboradores (2005)[2] conduziram estudos com alocação aleatória, duplo mascaramento, com grupo "sham", a fim de estudar os resultados respectivamente da radio-freqüência (Stretta®) e da injeção de polímero (Enteryx®) no tratamento da DRGE. Ambos concluíram que os procedimentos reduzem a necessidade do uso dos inibidores de bomba de prótons (IBP) em relação ao grupo não tratado, sem contudo, detectar-se melhoria significativa no tempo de exposição ao ácido. Fica claro que esses tratamentos não estão prontos para uso clínico, fora de protocolos de estudo, uma vez que se tratam de terapêuticas testadas em grupos pequenos de pacientes, por tempo limitado, com resultados limitados, jamais comparadas ao manejo considerado padrão-ouro, isto é, a administração de IBP, utilizada há vários anos por milhões de pacientes. Várias dessas técnicas foram retiradas do mercado, por diferentes motivos, destacando-se a injeção do polímero, os implantes na submucosa (Gatekeeper®) e a sutura endoscópica (ESD – endoscopic suturing device – Cook Inc.), tornando clara a importância de se valorizar a pesquisa bem-feita em detrimento do entusias-mo com novas tecnologias. Nesse cenário, a plicatura endoscópica de espessura total (Plicator – NDO) se destaca como método de tratamento endoscópico da DRGE ainda em avaliação.[3]

Diante dos resultados desanimadores com as terapêuticas de ablação da mucosa esofágica metaplásica, tais como plasma de argônio e cauterização bipolar, os métodos de ressecção da mucosa ganharam maior atenção. Dentre eles, destacam-se o strip-biopsy, que envolve o uso de aparelho de dois canais e, especialmente, o ER-cap technique que utiliza cap transparente com anteparo interno, onde se apóia alça de polipectomia com formato crescente. Ambos foram idealizados e utilizados no Japão com a finalidade de se tratar endoscopicamente o carcinoma epidermóide precoce do esôfago. A técnica de aplicação de anel elástico e polipectomia (suck-band-and-ligate technique) foi desenvolvida em nosso serviço[4] e trata-se de modalidade tecnicamente fácil, mas que, devido à limitação do tamanho do fragmento ressecado, envolve, em geral, ressecção em piecemeal. Recentemente, esse conceito foi utilizado para a criação de acessório que permite a aplicação de seis anéis elásticos e mucosectomias, com uma única alça de polipectomia, em uma única passagem do aparelho,[5] com óbvias vantagens para a duração do procedimento e para o paciente. Outra técnica que tem se popularizado utiliza apenas alça de polipectomia monofilamentar, sem injeção de qualquer tipo de solução na submucosa.[6]

Observa-se a incorporação dessas técnicas para o tratamento do esôfago de Barrett com displasia de alto grau ou pequenos focos de adenocarcinoma, com resultados promissores, ainda que com índice de recidiva que se aproxima de 10%, quando o tratamento endoscópico é utilizado isoladamente.[7] Mais recentemente, estuda-se a possibilidade de ressecção circunferencial de todo o revestimento mucoso metaplásico do esôfago em que se pese a estenose resultante, utilizando a técnica de ESD – *endoscopic submucosal dissection*, originalmente desenvolvida no Japão para o tratamento do câncer gástrico precoce.[8] A experiência com esta técnica para o tratamento do esôfago de Barrett é limitada e alto nível de adestramento endoscópico parece necessário para sua aplicação com segurança.

Em relação ao tratamento endoscópico das estenoses esofágicas, benignas e malignas, destaca-se a introdução de novos modelos de próteses metálicas, totalmente revestidas, com sistema de fio de segurança que permite a fixação externa da prótese e, eventualmente, sua remoção, sem dificuldade. Outro avanço foi o desenvolvimento de prótese plástica auto-expansível, removível, que foi preconizada para o uso em estenoses benignas rebeldes ao tratamento dilatador e que também tem sido aplicada para a paliação da estenose maligna, com bons resultados.[9]

Fica claro então que o entusiasmo com novas técnicas endoscópicas deve ser temperado pelo juízo clínico, evitando-se a adoção dessas modalidades antes de buscar melhor evidência dos resultados obtidos com seu uso.

REFERÊNCIAS BIBLIOGRÁFICAS

1. Corley DA, Katz P, Wo JM, Stefan A, Patti M, Rothstein R et al. Improvement of gastroesophageal reflux symptoms after radiofrequency energy: a randomized, sham-controlled trial. Gastroenterology 2003 Sep;125(3):668-76.

2. Devière J, Costamagna G, Neuhaus H, Voderholzer W, Louis H, Tringali A et al. Nonresorbable copolymer implantation for gastroesophageal reflux disease: a randomized sham-controlled multicenter trial. Gastroenterology 2005;128:532-40.

3. Haber G, Sakai P, Moura EGH, Maluf-Filho F, Enns R, Pleskow D et al. The plicatior procedure for the treatment of GERD: 12-month multicenter results. Gastrointest Endosc 2005;61:AB96.

4. Sakai P, Maluf-Filho F, Iriya K, Moura EGH, Tomishige T, Scabbia A et al. Gastrointest Endosc 1996;44:65-8.

5. Seewald S, Omar S, Groth S et al. A novel multiband mucosectomy device facilitates circumferential endoscopic mucosal resection in Barrett's esophagus with early malignant changes. Gastrointest Endosc 2005;61:AB80.

6. Soehendra N, Binmoeller KF, Bohnacker S et al. Endoscopic snare mucosectomy in the esophagus without any additional equipment: a simple technique for resection of flat early cancer. Endoscopy 1997;29:380-2.

7. Vieth M, Ell C, Gossner L, May A, Stolte M. Histological analysis of endoscopic resection specimens from 326 patients with Barrett's esophagus and early neoplasia. Endoscopy 2004;36:776-81.

8. Yamamoto H, Sekine Y, Higashizawa T et al. Successfull em bloc resection of a large superficial gastric cancer by using sodium hyaluronate and electrocautery incision fórceps. Gastrointest Endosc 2001;54:629-34.

9. Costamagna G, Shah SK, Tringali A, Mutignani M, Perri V, Riccioni ME. Prospective evaluation of a new self-expanding plastic stent for inoperable esophageal strictures. Surg Endosc 2003;17:891-5.

CAPÍTULO 47

LESÕES BENIGNAS

EPITELIAIS

Kleber Bianchetti de Faria

Lesões epiteliais de esôfago (LEE) são freqüentemente encontradas em exames endoscópicos, porém são pouco relatadas pelos endoscopistas. Principalmente por não possuírem relação com a sintomatologia do paciente, revelam a sua característica de serem pouco sintomáticas até que atinjam tamanho suficiente para produzir sintomas como a disfagia ou a obstrução, o que é raro. Outro fator colaborador para a pouca importância dada às LEE é o pequeno ou quase nulo potencial evolutivo para lesão neoplásica.[1]

A principal função da endoscopia nas LEE é a confirmação do diagnóstico histológico da lesão, quando existem dúvidas sobre a benignidade da lesão que, na maioria dos casos, somente pelas características endoscópicas são esclarecidas.

As lesões benignas epiteliais classificadas pela Organização Mundial de Saúde[2] mais freqüentes são a acantose glicogênica, o papiloma escamoso, os pólipos fibrovasculares, os cistos e as heterotopias, como detalharemos a seguir.

ACANTOSE GLICOGÊNICA

A acantose glicogênica é a lesão benigna mais encontrada no esôfago e provavelmente a menos relatada pelo endoscopista, por se tratar de lesão muito freqüente, de fácil diagnóstico e sem significado clínico destacado ou potencial evolutivo para malignidade.

As lesões apresentam-se como pequenas placas múltiplas, menores do que 1 cm de diâmetro, de coloração empalidecida ou brancacenta, podendo estar distribuídas por todo o esôfago, mas principalmente localizadas no terço distal, com predominância na população idosa[3,4] (Figura 47.1).

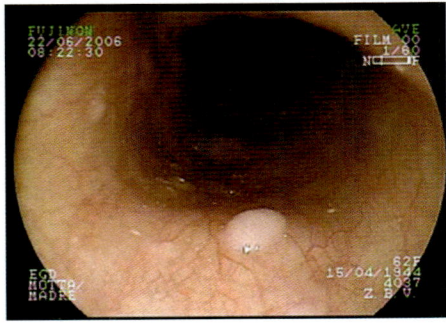

FIGURA 47.1

Acantose glicogênica

Seu aspecto endoscópico ressalta-se quando corada por Lugol, apresentando coloração mais escurecida do que o esôfago normal, revelando alta concentração de glicogênio no citoplasma das células presentes na lesão.

Histologicamente são caracterizadas por epitélio escamoso hiperplásico, com aumento do glicogênio citoplasmático, sem hiperqueratose, atipia ou displasia.

Sua significância clínica ainda é incerta, sugerindo-se alguma relação com o refluxo gastroesofágico, que não se confirma pela presença de acantose em pacientes sem sinais de esofagite e lesões que persistem após o tratamento do refluxo.[3,5]

Seu diagnóstico histológico não é obrigatório por se tratar de lesão com características endoscópicas bem definidas, baixo potencial de malignização e sem significado clínico definido, porém deve-se fazer o diagnóstico diferencial com outras lesões de aspecto semelhante, como a leucoplasia – que apresenta placas brancacentas, a moniliase – composta de placas brancacentas de aspecto algodonoso que se destacam com facilidade, e a neoplasia precoce –, que pode se apresentar como placa descorada, sendo indicada a realização da cromoscopia com Lugol, que deverá ser iodo-negativa.[6]

PAPILOMA DE CÉLULAS ESCAMOSAS

O papiloma de células escamosas (PCE) é um tumor benigno de rara ocorrência, entre 0,01% a 0,04% dos indivíduos[1,7] e em menos de 1% dos exames de endoscopia.[8] Devido ao seu diminuto tamanho não é o que leva o indivíduo a realizar o exame endoscópico, sendo assim um achado acidental durante um exame de rotina. Os indivíduos mais acometidos são os homens, na proporção de 2:1, entre a quinta e a sétima década de vida.[9]

Geralmente apresenta-se como uma lesão brancacenta exofítica que mede entre 3 mm a 5 mm de diâmetro, atingindo raramente 10 mm de diâmetro, com superfície granulosa, séssil ou subpediculada, localizada em terço médio ou inferior do esôfago, geralmente única, embora possa ocorrer em grupos (Figuras 47.2 e 47.3).

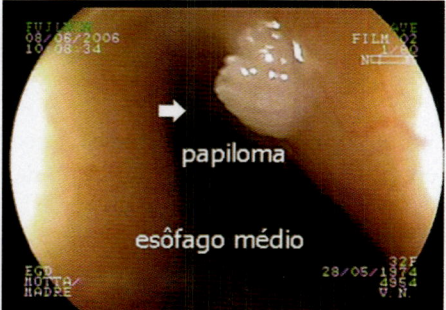

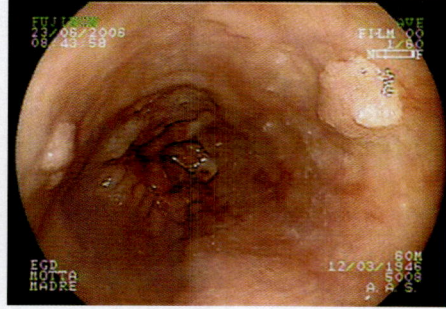

FIGURAS 47.2 E 47.3

Papilomas de células escamosas

O PCE é um tumor benigno composto de células escamosas maduras que cobrem projeções digitiformes de lâmina própria, com eixo fibrovascular sem células inflamatórias. Sua patogênese ainda é incerta, mas pode estar relacionada a irritação crônica, por refluxo, intubação nasogástrica e infecção pelo papilomavírus humano (HPV). Além desses fatores, o tabagismo, alcoolismo, acantose *nigricans* e tilose são fatores relacionados à patogênese do PCE.[9]

O principal diagnóstico diferencial do PCE é com o carcinoma de células escamosas verrucoso, que também é papilar e bem diferenciado, mas que à cuidadosa inspeção microscópica revela displasia epitelial e invasão carcinomatosa superficial.[10-12] A multiplicidade de lesões ou papilomatose (Figura 47.4) é um dos fatores que mais intensamente sugerem a benignidade da lesão e pode estar associada à infecção pelo papilomavírus humano, sendo denominada papiloma viral, que é confirmado com a histologia pelos efeitos citopáticos virais e a detecção do vírus no tecido pela imunofluorescência.[13]

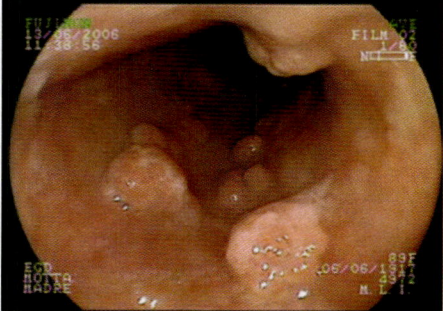

FIGURA 47.4

Papilomatose

As biópsias endoscópicas convencionais são suficientes para o diagnóstico do PCE, sendo reservada a ressecção completa para os casos de dúvida da natureza papilomatosa da lesão.

PÓLIPOS

PÓLIPOS FIBROVASCULARES (PFV)

PFV são lesões emergentes da mucosa ou submucosa, de ocorrência rara, mais freqüentes no sexo masculino, geralmente únicos, localizados no terço superior,[14] que podem ter grandes tamanhos, devido à sua tendência de formar pedículos longos, podendo atingir entre 7 cm e 20 cm de extensão, constituídos por tecidos diversos como tecido fibroadiposo, mixóide, vasos sangüíneos e recobertos por epitélio escamoso.[14-17]

Os sintomas mais freqüentemente associados aos PFV são a disfagia que ocorre em 75% dos casos e a dor retroesternal que ocorre em 25% dos casos.[18] Como a maioria dos pólipos são pediculados e situados próximos ao esfíncter esofagiano superior, pode ocorrer a regurgitação do pólipo com conseqüente obstrução da laringe, levando à sufocação, com mortalidade de até 30% relacionada ao PFV.[19]

O diagnóstico do PFV é feito pela endoscopia digestiva alta que mostra uma massa no lúmen do esôfago, mas que pode passar despercebida devido à sua localização, dificuldade de insuflação de ar, mobilidade e aparência normal da mucosa, além das biópsias mostrarem uma mucosa normal. O esofagograma, a tomografia computadorizada e a ressonância magnética evidenciam uma falha de enchimento intraluminal com densidade variável, dependendo do tecido constituinte predominante do pólipo.

A ecoendoscopia fornece dados sobre a camada de origem do pólipo – que pode ser de submucosa, nos casos de lipomas, ou de muscular própria ou muscular da mucosa nos casos de leiomiomas –, suas características ecográficas que revelam seu tecido constituinte predominante e a presença de vasos quando se utilizam ecoendoscópios com Doppler, podendo direcionar o tratamento endoscópico ou cirúrgico.

A ressecção dos PFV é recomendada principalmente pelas complicações graves que podem decorrer da sua permanência, sendo a abordagem cirúrgica mais recomendada a esofagotomia por via transcervical,[20] já que a maioria dos pólipos se origina no nível do cricofaríngeo. A abordagem endoscópica pode ser considerada em pacientes selecionados com lesões menores, nos quais possam ser executados métodos hemostáticos profiláticos como injeção de esclerosantes, clipes metálicos ou *endoloop*.

CISTOS

Cistos de esôfago (CE) podem ser congênitos, formados por duplicação anômala do tubo esofagogástrico ou pelo desenvolvimento anormal durante a formação e diferenciação do trato respiratório, esôfago ou estômago, constituindo estruturas tubulares ou esféricas adjacentes à parede do esôfago, e são formados em sua estrutura parietal por camada muscular única (broncogênico) ou dupla (esofágico) e o epitélio esofágico ou broncogênico.[21]

O CE de origem epitelial é chamado de cisto adquirido ou de retenção, por ser formado pela obstrução do ducto de uma glândula mucosa ou submucosa, que leva à sua dilatação.[22] Geralmente são assintomáticos e diagnosticados acidentalmente em exames endoscópicos, pois geralmente se apresentam menores do que 1 cm de diâmetro. Sua aparência endoscópica é de uma lesão elevada, arredondada, translúcida, macia, podendo estar localizada em qualquer porção do esôfago (Figura 47.5).

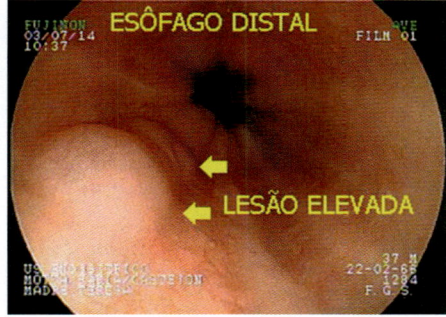

FIGURA 47.5

Lesão elevada de esôfago distal (cisto de retenção)

A patogênese do CE de retenção é da obstrução do ducto glandular por fenômenos inflamatórios, dos quais o mais freqüente dos fatores é o refluxo gastroesofágico, podendo ser utilizado o termo esofagite cística, principalmente quando existem múltiplos cistos.[22]

O diagnóstico diferencial deve ser feito com outras lesões sólidas, como o leiomioma, o tumor de células granulares, a acantose glicogênica, o lipoma e o fibroma, e com lesões líquidas, como ectasias vasculares e varizes.[23]

O método de escolha para esclarecimento diagnóstico quando existem dúvidas sobre a natureza histológica de uma lesão elevada esofágica é a ecoendoscopia com *probes* de alta freqüência, que delimitam a lesão e definem com precisão seu aspecto ecográfico, seus limites, relação com estruturas adjacentes e formação da sua parede (Figura 47.6).

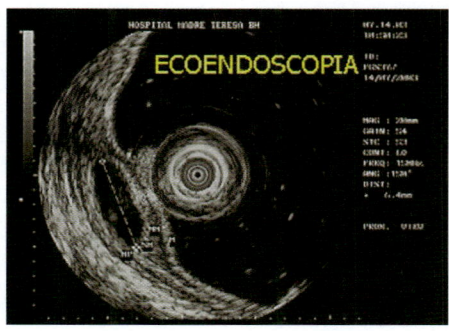

FIGURA 47.6

Ecoendoscopia de lesão elevada esofágica que mostra lesão anecóica de camada submucosa (cisto de retenção)

A biópsia endoscópica torna-se desnecessária quando a ecoendoscopia confirma o diagnóstico de cisto de retenção, devido ao seu caráter benigno, sem poder evolutivo para neoplasia. Se realizada, a biópsia rompe o cisto de retenção com eliminação do conteúdo líquido.

HETEROTOPIAS

HETEROTOPIAS DE MUCOSA COLUNAR (HMC)

O tecido colunar é o mais comumente encontrado no esôfago, formando pequenas ilhas ou grandes áreas arredondadas ou ovaladas de mucosa alaranjada, planas, medindo entre 2 mm a 15 mm de diâmetro, facilmente distinguíveis da mucosa rosada do esôfago normal, não necessitando de métodos de coloração como o Lugol para sua identificação ou demarcação.

Pode ser encontrada em qualquer porção do esôfago, porém o terço superior próximo ao cricofaríngeo é o local de maior ocorrência, podendo ser única ou múltiplas, e freqüentemente contralaterais[24] (Figura 47.7).

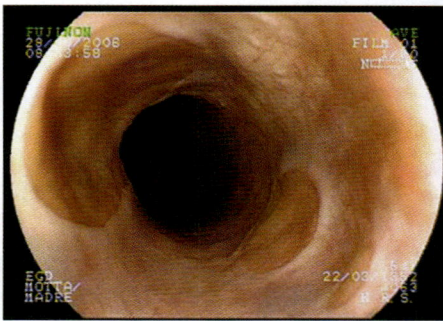

FIGURA 47.7

Heterotopias de mucosa colunar em esôfago proximal

Na maioria dos casos, a HMC é um achado casual do exame endoscópico, sendo às vezes relacionada com sintomas como *globus* ou desconforto faríngeo.

Os achados histológicos são de mucosa do tipo colunar, antral ou fúndica, podendo conter tecido parietal secretante com relato de infestação por *H. pylori* e melhora da sintomatologia com inibidor de bomba de prótons e erradicação do *H. pylori*.[25,26]

Relatos isolados de casos revelam complicações como erosões, úlceras, malignização, estenose e fístula traqueoesofágica.[27-31]

OUTRAS LESÕES

Outros tecidos também foram detectados em esôfago, como glândulas sebáceas que se apresentam como pequenas placas amareladas,[32,33] além de relatos de tecido pancreático e tireoidiano.

REFERÊNCIAS BIBLIOGRÁFICAS

1. Choong CK, Meyers BF. Benign esophageal tumors: introduction, incidence, classification and clinical features. Seminars in Thoracic and Cardiac Surg 2003;15:3-8.

2. Watanabe H, Jass JR, Sobin LH. World Health Organization: Histological Typing of Esophageal and Gastric Tumours. 2nd ed. Berlin: Springer-Verlag; 1990. P.11-7.

3. Bender MD, Allison J, Cuartas F, Montgomery C . Glycogenic acanthosis of the esophagus: a form of benign epithelial hyperplasia. Gastroenterology 1973;65:373-80.

4. Clemencon G, Gloor F. Benign epithelial hyperplasia of the esophagus: glycogenic acanthosis. Endoscopy 1974;6:214.

5. Vadva MD, Triadafilopoulos G. Glycogenic acanthosis of the esophagus and gastroesophageal reflux. J Clin Gastroenterol 1993;17:79-83.

6. Stern Z, Sharon P, Ligumsky M, Levij IS, Rachmilewitz D. Glycogenic acanthosis of the esophagus. A benign but confusing endoscopic lesion. Am J Gastroenterol 1980 Sep;74(3):261-3.

7. Lombardi JP, Tang D, Myhre OA. Squamous cell papilloma of the esophagus: a case report and review of the literature. Int Surg 1980;65:459-61.

8. Sablich R, Benedetti G, Bignucolo S, Serraino D. Squamous cell papilloma of the esophagus. Report on 35 endoscopic cases. Endoscopy. 1988 Jan;20(1):5-7.

9. Sandvik AK, Aase S, Kveberg KH, Dalen A, Folvik M, Naess O. Papillomatosis of the esophagus. J Clin Gastroenterol 1996 Jan;22(1):35-7.

10. Koerfgen HP, Husemann B, Giedl J, Hohenberger W. Verrucous carcinoma of the esophagus. Endoscopy 1988 Nov; 20(6):326-9..

11. Waluga M, Hartleb M, Sliwinski ZK, Romanczyk T, Wodolazski A. Esophageal squamous-cell papillomatosis complicated by carcinoma. Am J Gastroenterol 2000 Jun;95(6):1592-3.

12. Van Cutsem E, Geboes K, Visser L, Devos R, Janssens J, Lerut T et al. Squamous papillomatosis of the esophagus with malignant degeneration and demonstration of the human papilloma virus. Eur J Gastroenterol 1991;3:561-6.

13. Politoske EJ. Squamous papilloma of the esophagus associated with the human papillomavirus. Gastroenterology 1992;102:668-73.

14. Lawrence SP, Larsen BR, Stacy CC, McNally PR. Echoendosonographic and histologic correlation of a fibrovascular polyp of the esophagus. Gastrointest Endosc 1994 Jan-Feb;40(1):81-4.

15. Avezzano EA, Fleischer DE, Merida MA, Anderson DL. Giant fibrovascular polyps of the esophagus. Am J Gastroenterol 1990;85:299-302.

16. Devereaux BM, LeBlanc JK, Kesler K, Brooks J, Lehman GA, Sherman S, Ciaccia D. Giant fibrovascular polyp of the esophagus. Endoscopy 2003 Nov;35(11):970-2.

17. Lawrence SP, Larsen BR, Stacy CC, McNally PR. Echoendosonographic and histologic correlation of a fibrovascular polyp of the esophagus. Gastrointest Endosc 1994;40:81-4.

18. Levine MS, Buck JL, Brown LP, Hallman JR, Sobin LH. Fibrovascular polyps of the esophagus. Am J Gastroenterol 1990;85:299-302.

19. Cochet B, Hohl P, Sans M, Cox JN. Asphyxia caused by laryngeal impaction of an esophageal polyp. Arch Otolaryngol 1980;106:176-8.

20. Timmons B, Sedwitz JL, Oller DW. Benign fibrovascular polyp of the esophagus. South Med J 1991;84:1370-2.

21. Arbona JL, Fazzi JGF, Mayoral J. Congenital esophageal cysts: case report and review of the literature. Am J Gastroenterol 1984;79:177-82.

22. Postlethwait RW. Benign tumors and cysts of the esophagus. Surg Clin North Am 1983;63:925-31.

23. Totten RS, Stout AP, Humphreys GH, Moore RL. Benign tumors and cysts of the esophagus. J Thorac Surg 1953 Jun;25(6):606-22.

24. Jabbari M, Goresky CA, Lough J, Yaffe C, Daly D, Cote C. The inlet patch: heterotopic gastric mucosa in the upper esophagus. Gastroenterology 1985 Aug;89(2):352-6.

25. Jacobs E, Dehou MF. Heterotopic gastric mucosa in upper esophagus: a prospective study of cases e review of literature. Endoscopy 1997;29:710-5.

26. Gutierrez O, Akamatsu T, Carbona H, Graham DY, El-Zimaity. Helicobacter pylori and heterotopia gastric mucosa in upper esophagus (the inlet patch). American Journal of Gastroenterologic 2003;98:1266-70.

27. Dayal Y, Wolfe HJ. Gastrin-producing cells in ectopic gastric mucosa of the development and metaplastic origins. Gastroenterology 1978;75:655-60.

28. Mion F, Lambert R, Partensky C, Cherkaoui M, Berger F. High-grade dysplasia in an adenoma of the upper esophagus developing on heterotopic gastric mucosa. Endoscopy 1996 Sep;28(7):633-5.

29. Powel RW, Luck SR. Cervical esophageal obstruction by ectopic gastric mucosa. J Pediatr Surg 1988;23:632-4.

30. Berkelhammer C, Bhagavan M, Templeton A, Raines R, Walloch J. Gastric inlet patch containing submucosally infiltrating adenocarcinoma. J Clin Gastroenterol. 1997 Dec;25(4):678-81.

31. Takagi A, Ema Y, Horii S, Morishita M, Miyaishi O, Kino I. Early adenocarcinoma arising from ectopic gastric mucosa in the cervical esophagus. Gastrointest Endosc. 1995 Feb;41(2):167-70.

32. Auld RM, Lukas WM, Bordin GM. Heterotopic sebaceous glands in the esophagus. Gastrointest Endosc 1987;33:332–3.

33. Marcial MA, Villafana M. Esophageal ectopic sebaceous glands: endoscopic and histologic findings. Gastrointest Endosc 1994;40:630-2.

SUBEPITELIAIS

Luiz Cláudio Miranda da Rocha

As lesões benignas subepiteliais do esôfago (LBSE) freqüentemente são assintomáticas e descobertas casualmente durante exames de diagnóstico. A história natural dessas lesões varia de acordo com o tipo, tamanho e localização. A maioria das LBSE tem crescimento lento e risco mínimo de transformação maligna.[1] Alguns autores sugerem o tratamento conservador com avaliações radiológicas e endoscópicas seriadas e essa estratégia é razoável em determinadas circunstâncias.[2] A ressecção dessas lesões por cirurgia aberta requer toracotomia, que é uma abordagem invasiva para uma doença benigna. Além disso, alguns pacientes podem sentir-se pior após a cirurgia, especialmente aqueles que eram assintomáticos ou tinham sintomas mínimos.[3] Técnicas menos invasivas, endoscópicas ou toracoscópicas tornaram-se métodos de escolha no tratamento da LBSE.[4]

INDICAÇÕES

A decisão de ressecar uma LBSE deve levar em consideração os sintomas do paciente, nível de certeza diagnóstica, características particulares da lesão, evolução natural como potencial de sangramento e obstrução e as opções terapêuticas disponíveis. Essa decisão também se fundamenta no paciente individualmente, quanto ao nível de comorbidade, e na experiência do endoscopista. O encontro de uma LBSE durante o exame de diagnóstico obriga o endoscopista à tomada de decisão em relação à conduta. As principais possibilidades de conduta diante de LBSE são: 1) não será preciso endoscopia de controle; 2) deverão ser feitas endoscopias de controle em períodos determinados,

sobretudo para avaliar a mudança de comportamento da lesão, principalmente seu crescimento; 3) deve-se avançar na melhor definição da lesão, como por exemplo, realizar a ultra-sonografia endoscópica (USE) ou a punção guiada pela USE; 4) deve-se indicar algum tipo de tratamento, sobretudo decidir entre a abordagem endoscópica e a cirúrgica, dependendo de vários fatores, principalmente da origem da lesão em relação às camadas do esôfago. Nas LBSE mais avançadas, principalmente os leiomiomas, a conduta terapêutica é mais clara, pois os pacientes são sintomáticos, sendo mais freqüente a disfagia, podendo haver também dor retroesternal, pirose, tosse, odinofagia, perda de peso e sangramento digestivo.[5,6]

CONSIDERAÇÕES TÉCNICAS

Avanços recentes na tecnologia e nas técnicas endoscópicas transformaram a endoscopia de um procedimento essencialmente diagnóstico para um com forte possibilidade terapêutica. O USE é usado para assistir o diagnóstico e como adjunto na terapêutica endoscópica.[7] A ressecção endoscópica da mucosa (REM) e mais recentemente a dissecção e ressecção endoscópica da submucosa e suas variantes técnicas, amplamente utilizadas no Japão, ganharam aceitação no nosso meio como alternativa segura e viável à ressecção cirúrgica das LBSE.[8,9]

O USE revolucionou a avaliação dos tumores da submucosa, permitindo uma acurácia diagnóstica de 97% a 100%.[10,11,12] O primeiro objetivo do USE é estabelecer se a lesão é intramural ou extramural, em relação à parede

esofagiana. O próximo objetivo, se intramural, é determinar a exata camada de origem, as margens do tumor e se as bordas são regulares. O terceiro objetivo é determinar a ecogenicidade do tumor e o último é medir o tamanho.[13] Essas informações poderão firmar o diagnóstico na maioria das vezes e também oferecer elementos cruciais para o planejamento terapêutico.[7,14] Com o advento das punções guiadas pelo USE, obteve-se a possibilidade do diagnóstico histológico sem a necessidade do espécime.[15,16]

A REM designa uma série de técnicas minimamente invasivas que permitem a ressecção de tecidos de mucosa e submucosa. Ela apresenta vantagem em relação a outras modalidades terapêuticas, como *laser* e a coagulação por plasma de argônio, ao fornecer material para exame histológico.[4] Embora existam variáveis no procedimento, a REM é baseada no uso de uma alça de polipectomia padrão, com a adição de injeção de salina ou outra solução na submucosa para separar a muscular própria das camadas mais superficiais. No momento há dados suficientes que suportam o uso universal de soluções para formação da bolha ou colchão submucoso previamente à REM. A solução eleva a mucosa, isola a lesão-alvo, protege a muscular própria e otimiza a hemostasia. Aceita-se que a injeção de fluido na submucosa previna a maior complicação da mucosectomia que é a perfuração.[17] A substância ideal deve ser de baixo custo, não-tóxica, fluida, estável em qualquer temperatura, não requerer diluição ou mistura, ser injetável com cateter-padrão e quase impenetrável após injetada. Essa substância ainda está por ser inventada. Várias soluções são utilizadas, como salina normal, salina hipertônica, glicose hipertônica, hialuronato de sódio e hidroxipropilmetilcelulose (HPMC). Estudos mostram que as soluções de hialuronato de sódio e a HPMC formam uma bolha maior e que esta bolha se mantém por mais tempo.[18] Uma bolha que se mantém por tempo mais prolongado, como 30 minutos (caso do hialuronato de sódio e da HPMC), permite uma mucosectomia mais parcimoniosa, sem a necessidade de reinjeções, além de manter as camadas mais profundas afastadas, mesmo ao final de uma mucosectomia mais prolongada e trabalhosa. A escolha da substância depende de vários fatores, como preço, disponibilidade e treinamento no manuseio. Uma sugestão eficaz é escolher a substância de acordo com a estimativa de tempo do procedimento, baseada na localização e tamanho da lesão. Em lesões pequenas (menores do que 2 cm) e mucosectomia simples, a solução salina que forma uma bolha com duração de 2 a 3 minutos parece suficiente. Procedimentos de complexidade intermediária de lesões de médio tamanho devem se beneficiar da glicose hipertônica e da glicerina a 10%, que formam bolha com duração de 4 a 5 minutos. Em procedimentos complexos, lesões maiores do que 4 cm, que consomem mais tempo, deve-se dar preferência para o hialuronato de sódio e a HPMC, que formam bolhas com 30 e até 45 minutos de duração. A utilização do sistema de cautério ora com corrente de corte, ora de coagulação permite reduzir o sangramento resultante do defeito tissular provocado pela ressecção. Técnicas padronizadas como *bicap*, *heater probe*, injeção de adrenalina e clipes podem ser usadas para abordar eventual sangramento. Alguns autores recomendam o fechamento da área cruenta com o uso de clipes após ressecções profundas.[4] Outros autores consideram poder ser insuficiente a ressecção com alça diatérmica e referem técnicas alternativas, usando dispositivos de aspiração e ligadura precedendo a ressecção.[19,20,21] Técnica menos co-

mum de ressecção endoscópica envolve a realização de incisão na mucosa que recobre a lesão com o uso de dispositivo diatérmico de ponta fina. O tumor é ressecado com a utilização de acessórios que permitem sua enucleação e hemostasia do tecido adjacente.[22] Esse método permite a ressecção de lesões maiores, mas requer maior habilidade e experiência do endoscopista. Outras publicações têm sugerido o uso de diferentes tipos de instrumentos de ponta, normalmente de cerâmica, com formato arredondado, triangular ou oval, em que se realiza uma verdadeira dissecção da submucosa com ressecção das LBSE.[9,23,24] A técnica de ressecção ideal deve propiciar a retirada da lesão em bloco, fornecendo um espécime único que permita um diagnóstico histológico definitivo, e deve garantir margem de segurança, cursando com complicações mínimas e baixa taxa de recorrência. Certamente as técnicas de ressecção deverão ser adaptadas a cada lesão, considerando especialmente o tamanho e o tipo histológico. Os métodos e instrumentos continuarão a evoluir, tornando a técnica ideal mais factível.

O tumor ideal para a ressecção endoscópica deve ser pequeno, não atingir a muscular própria e ser pouco vascularizado. O USE é o método ideal para definir essas características.[10,11,13] Esse método pode ser utilizado também para guiar a injeção da solução salina abaixo de lesões submucosas mais profundas.[25] Dessa forma aceita-se que a ressecção endoscópica deve ser reservada para as LBSE menores do que 2 cm e que não atinjam a muscular própria. Nesses casos, as técnicas mais simples de injeção ou ligadura e ressecção com alça podem ser utilizadas. No entanto, existem relatos de ressecção endoscópica de lesões maiores, de até 15 cm[6,26] e de lesões que se estendem até a muscular própria.[9,20,22] É difícil tratar endoscopicamente as lesões que se originam na muscular própria utilizando técnicas convencionais. Nessas situações, o ideal seria a utilização das técnicas de dissecção da submucosa, que evitam as ressecções fatiadas

(*piecemeal*), permitindo a ressecção em bloco (em uma peça), diminuindo as taxas de recorrência. Recursos alternativos para tratamento de complicações como perfuração e sangramento devem estar disponíveis. Apesar dos avanços no instrumental e nas técnicas endoscópicas, considera-se sempre a possibilidade da ressecção por toracoscopia.[4]

As LBSE são raras e representam menos de 1% dos tumores do esôfago.[27] Dessa forma a literatura sobre a ressecção endoscópica dessas lesões é limitada, consistindo de séries pequenas ou relatos de casos. A maior parte desses dados é proveniente do Oriente, onde o *screening* para a neoplasia do esôfago e estômago é comum e a REM está bem estabelecida. No entanto, existem vários trabalhos que mostram a eficácia e segurança da REM para as lesões epiteliais do esôfago.[28] Esses dados suportam a realização da ressecção endoscópica de lesões não-epiteliais.[4,9,20] As complicações relatadas incluem mais comumente o sangramento e a perfuração. O sangramento precoce ou tardio tem sido relatado entre 0% e 24%[29] e esta grande variação deve-se em parte às diferentes definições de quão significante é o sangramento entre os estudos. A necessidade de intervenção cirúrgica para tratar o sangramento é incomum. O risco de perfuração do esôfago durante a REM varia de 0,7% a 2,5%[29] e o tratamento de escolha é endoscópico com a utilização dos clipes.[30] A intervenção cirúrgica está reservada em caso de falha da abordagem endoscópica.

LEIOMIOMAS

São tumores benignos não-epiteliais mais comumente encontrados no esôfago.[7,27] Originam-se da muscular própria e, raramente, da muscular da mucosa. Ocorrem mais freqüentemente em homens do que em mulheres, na idade entre 20 e 59 anos, e são raros nas crianças.[31] Geralmente são assintomáticos, sendo um encontro casual em endoscopias digestivas de rotina ou até que atinjam grande tamanho para apresentar sintomas como disfagia, dor torácica, pirose, tosse, odinofagia, perda de peso e sangramento digestivo.[5]

A forma de apresentação mais comum é a ovalada, mas pode ser arredondada, semicircular ou "em ferradura" e até mesmo anular. Localiza-se preferencialmente nos terços médio e inferior do esôfago, com tamanho variável, consistência endurecida, apresentando superfície lisa e regular e, em alguns casos, multilobulada, recoberta por mucosa de coloração normal, sem solução de continuidade, que desliza livremente sobre a lesão, a não ser que apresente erosão ou ulceração apical.

O diagnóstico endoscópico é de presunção, não devendo o endoscopista se aventurar a um diagnóstico definitivo, pois se trata de lesão da parede do esôfago, não sendo de diagnóstico endoscópico (Figura 47.8). Portanto, é limitação do método e não do profissional e dificilmente se consegue firmar um diagnóstico histológico, pois as biópsias não atingem o plano muscular de origem das lesões, exceto em casos em que exista uma ulceração e o tecido muscular se encontre exposto.

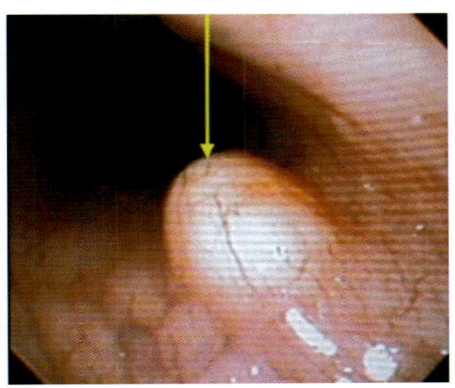

FIGURA 47.8

Lesão de submucosa do esôfago. Pequena lesão elevada, arredondada, com mucosa de revestimento lisa, elástica e deslizante sobre ela quando da tração com pinça de biópsias

Devido à natureza miogênica da lesão, o método de eleição para confirmação do seu diagnóstico é a USE,[7,32-34] seja esta realizada com *miniprobes*, ecoen-

doscópios convencionais ou setoriais.[11,12] Com facilidade, localiza-se a camada muscular própria (quarta camada) do esôfago, onde mais freqüentemente se origina o leiomioma, que se apresenta como lesão hipoecogênica e homogênea (Figura 47.9). Quando se tem dúvida da natureza benigna da lesão miogênica, pode-se realizar o diagnóstico histológico da lesão por meio de biópsias ecoguiadas.[15,16,35] Quando são múltiplos, os leiomiomas são chamados de leiomiomatose, com características endoscópicas e ecoendoscópicas semelhantes.

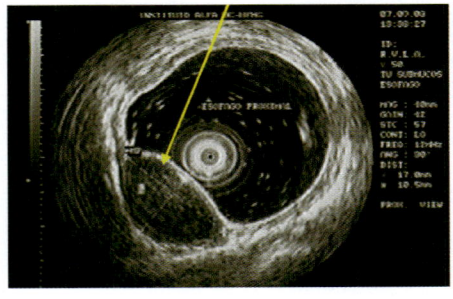

FIGURA 47.9

Lesão miogênica do esôfago. Ecoendoscopia com *miniprobe* mostrou lesão miogênica, hipoecogênica localizada na quarta camada (muscular própria), medindo 17 mm por 10,5 mm, compatível com leiomioma

O tratamento dos leiomiomas assintomáticos é controverso. Embora alguns autores sugiram que todos os leiomiomas devam ser ressecados para o diagnóstico definitivo e para prevenir futuras complicações, outros recomendam tratamento conservador devido ao crescimento lento.[13,22,36] A transformação maligna dos leiomiomas pode ocorrer, embora extremamente rara, com apenas alguns casos relatados. Tumores maiores podem ter chance maior de malignização e um autor recomenda ressecção se a lesão é grande (5 cm ou mais), se o paciente é sintomático, se o diagnóstico é incerto ou se a lesão é intraluminal, pedunculada ou móvel.[5,6] Como a maioria dos leiomiomas tem entre 2 cm e 8 cm de diâmetro no

momento do diagnóstico,[21] a decisão de ressecar deve ser considerada em bases individuais.[4]

A ressecção cirúrgica permanece como principal terapia para os leiomiomas sintomáticos. Com a emergência das técnicas minimamente invasivas, a laparoscopia e especialmente a toracoscopia tornaram-se alternativas viáveis e seguras à cirurgia aberta, sendo realizada enucleação da lesão por toracotomia ou videotoracoscopia.[37]

A ressecção endoscópica é de difícil execução, com risco de perfuração e hemorragia. Segundo alguns autores, essa abordagem estaria indicada apenas quando a origem é da muscular da mucosa, bem documentada pela USE e, às vezes, com ressecção ecoguiada.[11,38] No entanto, existem relatos de séries de casos de leiomiomas tratados com sucesso por técnicas endoscópicas, notadamente a REM, a despeito do tamanho e da profundidade da lesão (Tabela 47.1). Em uma grande série de casos, Hyun e colaboradores[22] relatam os resultados da ressecção endoscópica de 62 tumores benignos da submucosa. Trinta e seis foram ressecados por meio de técnicas tradicionais de polipectomia e 26 por meio da técnica de incisão da mucosa seguida de enucleação. As lesões eram predominantemente leiomiomas (90%), com tamanho entre 0,6 cm e 7,5 cm e várias atingiam a muscular própria. Não houve perfuração e apenas três pacientes apresentaram hemorragia considerável, que foi controlada no momento da ressecção. Kajiyama e colaboradores[39] apresentam uma pequena série com 9 pacientes submetidos à ressecção endoscópica de leiomiomas de origem na muscular da mucosa. Os pacientes foram submetidos à USE antes da ressecção para assegurar a profundidade da lesão. A ressecção endoscópica foi limitada a lesões menores que 2 cm. Os autores utilizaram acessório de sucção do tipo *cap* como adjuvante na ressecção da mucosa. Não foram relatadas complicações como perfuração e hemorragia. Sun e colaboradores[21] utilizaram técnica de ligadura elástica

TABELA 47.1

Série de casos de ressecção endoscópica de lesões subepiteliais benignas do esôfago

Ano	Autor (ref.)	Nº pacientes	Tipo	Complicações
1997	Hyun[22]	62	Leiomioma (56), TCG, cistos	Hemorragia (3)
1992	Yu[40]	4	Leiomioma (3), cisto	Nenhuma
1994	Kajiyama[39]	9	Leiomioma	Nenhuma
1997	Kawamoto[41]	5	Leiomioma, TCG	Hemorragia (1)
2004	Werhrmann[20]	20	Hemangioma	Hemorragia (2)
2004	Rosh[9]	2	TCG, leiomioma, GIST	Nenhuma
2004	Park[24]	5	Leiomioma, TCG	Nenhuma
2004	Sun[21]	50	Leiomioma	Nenhuma

para tratar 50 leiomiomas de esôfago sem utilização da alça de polipectomia. O diagnóstico histológico foi feito pela endoscopia, USE, punção guiada por USE e biópsias profundas, previamente ao tratamento. Após a ligadura foi feito USE para confirmar que toda a lesão foi encapsulada. O controle endoscópico foi feito com 2 e 3 semanas e mostrou o adequado tratamento das lesões em todos os casos. Rosh e colaboradores[9] e Park[24] relatam sucesso com a técnica de dissecção com instrumentos de ponta de cerâmica, em pequeno número de casos.

LIPOMA

É a segunda causa mais freqüente de lesão benigna não-epitelial de esôfago. Raramente apresenta sintomas e, na maioria dos casos, é achado de exame de rotina.[42]

Geralmente está localizado no esôfago superior, tem consistência macia, quando tocado por uma pinça ou cateter, tende a abaixar o centro e levantar as bordas, conhecido como *pillow-sign* ("sinal do travesseiro"). Apresenta uma coloração amarelada característica, é macio e raramente erosa ou ulcera, podendo ser pedunculado quando atinge grande tamanho.[43]

O diagnóstico endoscópico é feito com base nas características do lipoma e o histológico é realizado por meio de biópsias que atinjam a camada submucosa.

A ecoendoscopia do lipoma evidencia uma lesão hiperecogênica, de bordas lisas e regulares, com origem na camada submucosa, ou seja, a terceira camada ecogênica da parede do esôfago.[32-34]

A ressecção do lipoma não é necessária, desde que este não apresente sintomas ou complicações como hemorragia ou obstrução. Algumas lesões no terço superior do esôfago devem ser ressecadas pelo risco de regurgitação, aspiração e risco de asfixia.[44] As lesões pequenas podem ser ressecadas com técnicas convencionais. Nas lesões maiores, as técnicas de dissecção devem ser empregadas preferencialmente.[20]

TUMOR DE CÉLULAS GRANULARES

O tumor de células granulares (TCG) foi descrito inicialmente por Abrikossoff em 1926[44] como de origem no músculo estriado e denominado mioblastoma de células granulares, embora exista controvérsia a respeito dessa origem. A maioria acredita em uma origem neural e não-muscular, ao passo que outros tendem para uma origem histiocística,

um processo fibroblástico ou mesmo uma origem em células mesenquimais indiferenciadas.[46]

O TCG pode ser encontrado em vários locais, sendo os mais comuns na língua (40%), na pele (30%), na mama (15%) e no trato respiratório (10%). Acomete o tubo digestório em 5% a 11%, sendo um terço destes no esôfago, com a seguinte distribuição: terço distal 65%, terço médio 20% e terço superior 15%. Ocorre com maior freqüência em pacientes com idade inferior a 45 anos, masculinos (61%) e de raça negra.[47]

O aspecto endoscópico é de uma lesão elevada, séssil, nodular ou em placa, de cor cinza a branco-amarelada, superfície lisa ou levemente irregular, endurecida e com tamanho entre 4 mm e 40 mm (Figura 47.10A).[48] Os tumores maiores apresentam-se como uma massa polipóide de coloração branco-amarelada, recoberta por mucosa muito fina e homogênea, podendo sugerir que a lesão se origine na própria mucosa e não na submucosa.[11,12] Deve ser feito o diagnóstico diferencial com outras lesões benignas da submucosa como leiomioma, neurofibroma e glândula sebácea heterotópica.[49] Pode ser único ou múltiplo e, quando múltiplo (5% a 14%), a maioria é sincrônica, mas há relato de lesões metacrônicas evidenciadas de quatro meses até três anos após o primeiro diagnóstico.[47,50]

Ao estudo contrastado, apresenta-se como um defeito de enchimento homogêneo, de fácil reconhecimento, exceção para as pequenas lesões. Nas lesões maiores, pode-se ter uma imagem de estenose.[46] O diagnóstico de certeza é dado pelo exame histológico das biópsias, pois, apesar de ser uma lesão de submucosa, apresenta ninhos de células imediatamente abaixo da mucosa. Recomendam-se múltiplas biópsias no mesmo local para um melhor acesso à submucosa (*bite-on-bite*).[47] O aspecto histopatológico é característico: células poligonais ou fusiformes, de citoplasma eosinofílico abundante, núcleo pequeno e centralizado, dispostas em ninhos separados por faixas de tecido conjuntivo oriundos da muscular da mucosa.[50] As células tendem a estar bem agrupadas e os nódulos de tumor bem individualizados, mas sem cápsula. Em alguns casos, pode haver uma hiperplasia do epitélio que recobre a lesão, dificultando o diagnóstico diferencial com carcinoma de células escamosas invasor.[50-52] A USE tem grande valor para determinar exatamente a localização, a profundidade e o tamanho da lesão (Figura 47.10B)[7] e, conseqüentemente, definir o tipo de tratamento a ser empregado.[11] Se a lesão está localizada na submucosa e não invade a muscular própria, o tratamento endoscópico pode ser realizado.[48,53] Seu aspecto ecoendoscópico pode ser con-

fundido com o de um lipoma. São descritas alterações da motilidade esofágica devido à destruição dos plexos nervosos pelo próprio tumor. Por isso, alguns autores recomendam a realização de manometria em casos de tumores não obstrutivos com clínica de disfagia.[47]

É considerado benigno, apesar de existirem casos relatados de malignidade, inclusive com metástases a distância,[51,54] e aproximadamente 2% comportam-se como malignos.[52] Os sinais macroscópicos que sugerem tal característica são: tumores com tamanho superior a 4 cm, crescimento rápido e

recorrência. Os critérios histológicos que devem ser preenchidos para o diagnóstico de malignidade são pelo menos três dos seguintes: necrose celular, núcleo aumentado, nucléolo grande, atividade mitótica, pleomorfismo nuclear e alongamento das células.[52,54] A citologia do material aspirado por punção ecoguiada pode auxiliar no diagnóstico diferencial.[11,34] Não há potencial para transformação maligna após estar estabelecido que a lesão é benigna.[4]

O tratamento do TCG depende da apresentação clínica, das características macroscópicas e profundidade da lesão. Casos de pequenas lesões assintomáticas podem ser apenas acompanhados endoscopicamente, com biópsias a cada dois anos, orientando o paciente para retornar em caso de disfagia.[46,47] A ressecção, cirúrgica ou endoscópica, está indicada nas lesões que levam à disfagia, nas maiores do que 2 cm a 3 cm, nas de crescimento rápido ou recente e nas circunferenciais.[47,48] Se a lesão não acomete a muscular própria, é permitido o tratamento endoscópico, com retirada da lesão com alça de polipectomia ou pinça de biópsia.[48,50,55] Nas pequenas lesões, pode-se usar a pinça de biópsia, porém, nas lesões maiores, a técnica mais indicada é a ressecção endoscópica com alça diatérmica, usando corrente ora de corte, ora de coagulação, precedida de injeção de solução salina na base em volume variável (Figura 47.11).[50,55] Existem vários relatos de ressecção endoscópica dos TCG bem-sucedida com o uso da REM (Tabela 47.2).[19,48,57] Outros autores consideram que a ressecção com alça diatérmica pode ser insuficiente e referem técnicas alternativas, usando dispositivos de aspiração e ligadura precedendo a ressecção[19,20] ou mesmo técnicas de dissecção e/ou enucleação com instrumentos de ponta de cerâmica.[9,24] Foram relatados também casos de sucesso com o uso do ND-YAG e a coagulação com plasma de argônio,[58,59] além da injeção de álcool absoluto.[60] São técnicas que carecem que sua eficácia seja confirmada em séries maiores.

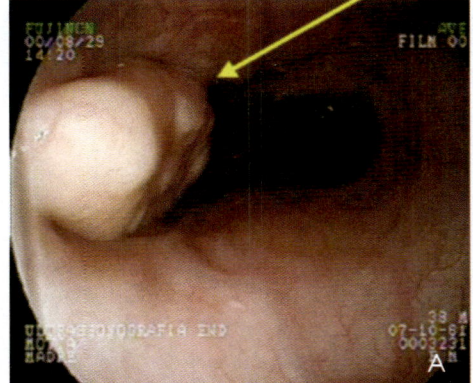
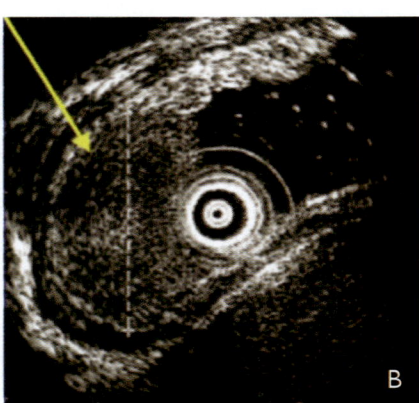

FIGURA 47.10

Tumor de células granulares do esôfago. (A) Lesão esofagiana elevada e ovalada, com discreta retração da mucosa, endurecida à palpação com biópsias; (B) A USE mostrou uma lesão hipoecogênica, originária da submucosa

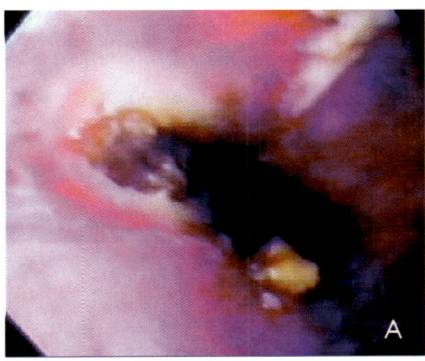
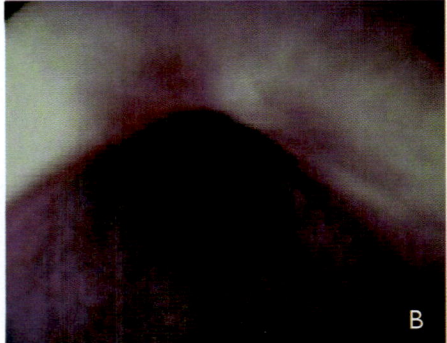

FIGURA 47.11

Ressecção endoscópica do TCG. (A) A lesão mostrada na figura anterior foi retirada com alça de polipectomia e a histologia mostrou tratar-se de tumor de células granulares; (B) O controle em quatro semanas mostra área de cicatriz, sem evidência de recidiva

Deve-se estar atento ao acompanhamento endoscópico desses pacientes, uma vez que existe alguma dificuldade na diferenciação histológica do tumor benigno e maligno[54] e a recidiva ocorre em 5% dos casos.[52]

TUMORES VASCULARES

O tumor vascular com maior representatividade entre os tumores benignos não-epiteliais é o hemangioma, que poderia nem mesmo ser considerado uma neoplasia verdadeira por se tratar de um tecido hamartomatoso, de provável origem congênita. Em uma série representaram somente 3% de todos os tumores benignos do esôfago.[61]

Distribuem-se ao longo de todo o esôfago, variando de tamanho, com média entre 2 cm e 3 cm, podendo apresentar pedículo devido à propulsão do peristaltismo esofagiano, coloração que varia de azulado ao vinhoso, podendo esvaziar-se quando se aplica uma pressão com o endoscópio e retornando ao tamanho e coloração normal ao se desfazer a pressão.[62] A USE mostra lesão anecóica, de origem na submucosa (Figura 47.12).

Raramente os hemangiomas apresentam sintomas ou sinais, mas podem ser causa de hemorragia digestiva alta.[63] Quando existe a suspeita de um hemangioma, não se deve realizar biópsias da lesão pelo risco de hemorragia, o que dificulta o diagnóstico de exclusão de malignidade da lesão.

O tratamento dos hemangiomas ainda não é consensual. Existem relatos de ressecção, destruição da lesão com uso de agentes esclerosantes e até mesmo a realização de terapia fotodinâmica, que evitaria o sangramento em maior profusão (Tabela 47.2).[64-67]

TABELA 47.2

Relatos de caso de ressecção endoscópica de lesões subepiteliais benignas do esôfago

Ano	Autor (ref.)	Sintomas	Tamanho	Tipo	Evolução
1983	Okumura[65]	Nenhum	0,5 cm	Hemangioma	Recorrência
1984	Shuman[66]	Dor, disfagia	2,5 cm	Hemangioma	Boa
1994	Cantero[62]	Dor	2,0 cm	Hemangioma	Boa
1997	Aoki[67]	Nenhum	9,0 cm	Hemangioma	Boa
1998	Wei[65]	Disfagia	1,0 cm	Leiomioma	Boa
2004	Kim[6]	Dor epigástrica	7,0 cm	Leiomioma	Boa
1996	Maccarini[56]	Nenhum	2,0 cm	TCG	Boa
1990	Tada[58]	Disfagia	2,0 cm	TCG	Boa
2002	Rocha[55]	Disfagia, dor	4,0 cm	TCG	Boa
2001	Naus[70]	Dor	1,0 cm	Schwanoma	Boa

SCHWANNOMA

São lesões comuns no mediastino, mas relativamente raras no esôfago. Podem originar-se na mucosa, submucosa ou mesmo na serosa do órgão. São usualmente benignos, especialmente quando menores do que 4 cm.[68,69] Apenas um caso de ressecção endoscópica com sucesso foi descrito na literatura.[70]

Agradecimento aos Serviços de Endoscopia Digestiva do Hospital Madre Tereza, Hospital da Polícia Militar de Minas Gerais e ao Instituto Alfa de Gastroenterologia do Hospital das Clínicas da Universidade Federal de Minas Gerais, pelas fotografias deste capítulo.

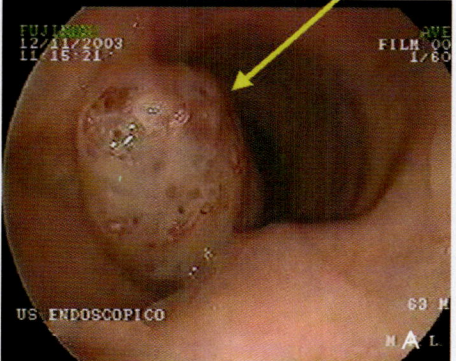 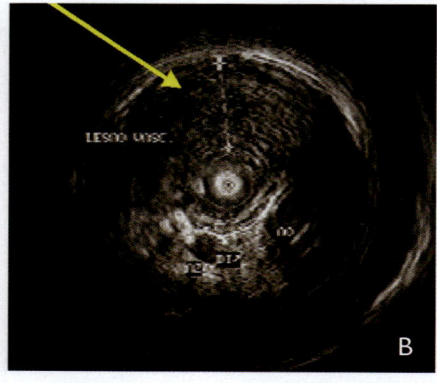

FIGURA 47.12

Tumor vascular do esôfago. (A) Observa-se, nos terços médio e inferior do esôfago, volumosa lesão protrusa e alongada levemente avermelhada, macia e regular; (B) A ecoendoscopia mostrou tratar-se de lesão anecóica, originária na submucosa

REFERÊNCIAS BIBLIOGRÁFICAS

1. Davis GB, Blanchard DK, Foster RS Jr et al. Tumors of the esophagus. World J Surg 2002;24:401-11.
2. Orlowska J, Pachlewski J, Gugulski A, Butruk E. A conservative approach to granular cell tumors of the esophagus: four cases report and literature review. Am J Gastroenterol 1993 Feb;88(2):311-5.
3. Bonavina L, Segalin A, Rosati R, Pavanello M, Peracchia A. Surgical therapy of esophageal leiomyoma. J Am Coll Surg 1995;181:257-62.
4. Kinney T, Waxman I. Treatment of benign esophageal tumors by endoscopic techniques. Seminars in Thoracic and Cardiac Surg 2003;15:27-34.
5. Solomon MP, Rosenblum H, Rosato FE. Leiomyoma of the esophagus. Ann Surg 1984;80:246-8.
6. Kim T, Park YS, Choi HE, Park WS, Chung BJ, Kang KJ et al. Endoscopic resection of a large leiomyoma of the esophagus. Gastrointest Endosc 2004;59:129-33.
7. Rice TW. Benign esophageal tumors: esophagoscopy and endoscopic esophageal ultrasound. Seminars in Thoracic and Cardiac Surg 2003;15:20-6.
8. Fleischer D. Endoscopic mucosal resection: (not) made in the USA (so commonly). A dissection of definition, technique, use, and controversies. Gastrointest Endosc 2000;52:440-4.
9. Rosch T, Sarbia M, Schumacher B, Deinert K, Frimberger E, Toermer T et al. Attempted endoscopic en bloc resection of mucosal and submucosal tumors using insulated-tip knives: a pilot series. Endoscopy 2004;36:788-801.
10. Waxman I, Saitoh Y. Clinical autocome of endoscopic mucosa resection for superficial GI lesions and the role of high-frequency US probe sonography in an American population. Gastrointest Endosc 2000;52:322-7.
11. Jinga M, Wolff S, Nestler G. The role of endoscopic ultrasonography in diagnosis and management of the subepithelial lesions in the upper gastrointestinal tract. Endoscopy 2006;38:S1-AWE13.
12. Lago P, Castro-Poças F, Moreira T. Submucosal lesions/extrinsic compression of the upper digestive tract: is it worthwhile to do endoscopic ultrasonography? Is it so in all cases? Endoscopy 2006;38:S1-AWE07.
13. Parmar K, Waxman I. Endosonography of submucosal lesions. Gastrointest Endosc 2000;2:89-93.
14. Lee SJ, Kim JO, Wi JH et al. The endoscopic ultrasound survey of upper gastrointestinal stromal tumor/leiomyoma. Gastrointest Endosc 2006;63:AB272.
15. Ando N, Goto H, Niwa Y, Hirooka Y, Ohmiya N, Nagasaka T, Hayakawa T. The diagnosis of GI stromal tumors with EUS-guided fine needle aspiration with immunohistochemical analysis. Gastrointest Endosc 2002;55:37-43.
16. Giovannini M, Seitz JF, Monges G, Perrier H, Rabbia I. Fine-needle aspiration cytology guided by endoscopic ultrasonography: results in 141 patients. Endoscopy 1995;27:171-7.
17. Fujishiro M, Yahagi N, Kashimura K, Mizushima Y, Oka M, Enomoto S et al. Comparison of various submucosal injection solutions for maintaining mucosal elevation during endoscopic mucosal resection. Endoscopy 2004;36:579-83.
18. Arantes V, Albuquerque W, Lima D, Vilela S, Lima G, Duarte D et al. Endoscopic mucosal resection (EMR) with a new solution: 0,4% Hydroxypropil methylcellulose (HPMC). Gastrointest Endosc 2006;63:AB247.
19. Shikuwa S, Matsunaga K, Osabe M, Ofukuji M, Omagari K, Mizuta Y et al. Esophageal granular cell tumor treated by endoscopic mucosa resection using a ligating device. Gastrointest Endosc 1998;47:529-32.
20. Wehrmann T, Martchenko K, Nakamura M, Riphaus A, Stergiou N. Endoscopic resection of submucosal esophageal tumors: a prospective case series. Endoscopy 2004;36:802-7.
21. Sun S, Jin Y, Chang G, Wang C, Li X, Wang Z. Endoscopic band ligation without electrosurgery: a new technique for excision of small upper-GI leiomyoma. Gastrointest Endosc 2004;60:218-22.
22. Hyun JH, Jeen YT, Chun HJ, Lee HS, Lee SW, Song CW et al. Endoscopic resection of submucosal tumor of the esophagus: results in 62 patients. Gastrointest Endosc 1998;29:165-70.
23. Yahagi N, Fujishiro M, Kakushima N et al. Endoscopic mucosal dissection for lesions of the esophago-gastric junction and gastric cardia. Gastrointest Endosc 2004;59:AB171.
24. Park YS, Park SW, Kim TI, Song SY, Choi EH, Chung JB et al. Endoscopic enucleation of upper-GI by using an insulated-tip electrosurgical knife. Gastrointest Endosc 2004;59:409-15.
25. Sun S, Wang M. Use of endoscopic ultrasound-guided injection in endoscopic resection of solid submucosal tumors. Endoscopy 2002;34:82-5.
26. Izumi H, Nakahara K, Mikami K, Obata K, Danbara T, Okazaki S, Masuda S. A resected case of esophageal leiomyoma with 15 cm in long diameter, diagnosed by transesophageal ultrasonic endoscopy. Kyobu Geka 1994;47:1075-7.
27. Choong CK, Meyers BF. Benign esophageal tumors: introduction, incidence, classification and clinical features. Seminars in Thoracic and Cardiac Surg 2003;15:3-8.
28. Waxman I, Dye C. Principles and techniques of endoscopic mucosal resection. Tech Gastrointest Endosc 2002;4:2-9.
29. Inoue H, Tani M, Nagai K et al. Treatment of esophageal and gastric tumors. Endoscopy 1999;31:47-55.
30. Shiraoa K, Yamaguchia H, Saitoa D et al. Endoscopic mucosal resection for treatment of early gastric cancer. Gut 2001;48:225-9.
31. Seremetis MG, Lyons WS, deGuzman VC, Peabody JW Jr. Leiomyomata of the esophagus: an analysis of 838 cases. Cancer 1976;38:2166-77.

32. Boyce GA, Sivak MV Jr, Rosch T, Classen M, Fleischer DE, Boyce HW Jr et al. Evaluation of submucosal upper gastrointestinal tract lesions by endoscopic ultrasound. Gastrointest Endosc 1991;37:449-54.

33. Gress F, Schmitt C, Savides T, Faigel DO, Catalano M, Wassef W et al. Interobserver agreement for EUS in the evaluation and diagnoses of submucosal masses. Gastrointest Endosc 2001;53:71-6.

34. Takada N, Higashino M, Osugi H, Tokuhara T, Kinoshita H. Utility of endoscopic ultrasonography in assessing the indications for endoscopic surgery of submucosal esophageal tumors. Surg Endosc 1999; 13:228-30.

35. Dodd LG, Nelson RC, Mooney EE, Gottfried M. Fine-needle aspiration of gastrointestinal stromal tumors. Am J Clin Pathol 1998;109:439-43.

36. Dorais J, Marcon N. Endoscopic resection of gastrointestinal tumors: how far can the endoscopist go? Endoscopy 1997;29:192-5.

37. Samphire J, Nafteux P, Luketich J. Minimally invasive techniques for resection of benign esophageal tumors. Seminars in Thoracic and Cardiac Surg 2003;15:35-43.

38. Eda Y, Asaki S, Yamagata L, Ohara S, Shibuya D, Toyota T. Endoscopic treatment for submucosal tumors of the esophagus: Studies in 25 patients. Gastroenterol Jpn 1990; 25:411-6.

39. Kajiyama T, Sakai M, Torii A, Kishimoto H, Kin G, Uose S et al. Endoscopic aspiration lumpectomy of esophageal leiomyomas derived from the muscularis mucosae. Am J Gastroenterol 1995;90:417-22.

40. Yu JP, Luo HS, Wang XZ. Endoscopic treatment of submucosal lesions of the gastrointestinal tract. Endoscopy 1992;24:190-3.

41. Kawamoto K, Yamada Y, Fururkawa N et al. Endoscopic submucosal tumorectomy for gastrointestinal submucosal tumors restricted to the submucosa: a new form of endoscopic minimal surgery. Gastrointest Endosc 1997;46:311-7.

42. Peiser J, Ovnat A, Herz A, Hirsch M, Charuzi I. Lipoma of the esophagus. Isr J Med Sci 1984; 20:1068-70.

43. Zschiedrich M, Neuhaus P. Pedunculated giant lipoma of the esophagus. Am J Gastroenterol 1990;85:1614-6

44. Allen Jr MS, Talbot WH. Sudden death due to regurgitation of a pedunculated esophageal lipoma. J Thorac Cardiovasc Surg 1967;54:756-8.

45. Abrikossoff AI. Über Myome, ausgehend von der quergestreiften willkürlichen Muskulatur. Virchows Arch Pathol Anat 1926;260:214-33.

46. Brady PG, Nord HJ, Connar RG. Granular cell tumor of esophagus: natural history, diagnosis and therapy. Dig Dis Sci 1988;33:1329-33.

47. Lack EE, Worsham GF, Callihan MD, Crawford BE, Klappenback S, Rowden G. Granular cell tumor: a clinicopathologic study of 100 patients. J Surg Oncol 1980;13:301-16.

48. Yasuda I, Tomita E, Nagura K, Nishigaki Y, Yamada O, Kachi H. Endoscopic removal of granular cell tumors. Gastrointest Endosc 1995;41:163-7.

49. Andrade J de S, Bambirra EA, de Oliveira CA, Lima GF, de Souza AF, Batista FA et al. Granular cell tumor of esophagus: a study of seven cases diagnosed by histologic examination of biopsies. Southern Medical Journal 1987;3:852-4.

50. Esaki M, Aoyagi K, Hizawa K, Nakamura S, Hirakawa K, Koga H et al. Multiple granular cell tumors of the esophagus removed endoscopically: a case report. Gastrointest Endosc 1998;48:536-9.

51. Jardines L, Cheung L, Livolsi V. Malignant granular cell tumors: report of a case and review of the literature. Surgery 1994;116:49-54.

52. Khansur T, Balducci L, Tavassoli M. Granular cell tumor: clinical spectrum of the benign and malignant entity. Cancer 1987;60:220-2.

53. Palazzo L, Landi B, Cellier C, Roseau G, Chaussade S, Couturier D et al. Endosonographic features of esophageal granular cell tumors. Endoscopy 1997;29:850-3.

54. Gleason JIO, Mirna JM, Mahendra T et al. Case report: malignant granular cell tumor disseminated. Skeletal Radiol 1991;20:529-32.

55. Rocha LCM, Lima GF, Carvalho MA, et al. Ressecção endoscópica de tumor de células granulares do esôfago. GED 2002;21:189-92.

56. Maccarini MR, Michieletti G, Tampieri I, Triossi O, Bertinelli E, Casetti T. Simple endoscopic treatment of a granular cell-tumor of the esophagus. Endoscopy 1996;28:730-1.

57. Tada S, Iida M, Yao T, Miyagahara T, Hasuda S, Fujishima M. Granular cell tumor of the esophagus: endoscopic ultrasonography demostration and endoscopic removal. Am J Gastroenterol 1990; 85:1507-11.

58. Norberto L, Urso E, Angriman I, Ranzato R, Erroi F, Marino S et al. Yttrium-aluminum-garnet laser terapy of esophageal granular cell tumor. Surg Endosc 2002;16:361-2.

59. Cassetti T, Salzetta A, Michieletti G. Endoscopic treatment of granular cell tumor of esophagus by argon plasma coagulation. Giorn Ital Endosc Dig 1999;22:39-43.

60. Moreira LS, Dani R. Treatment of granular cell tumor of the esophagus by endoscopic injection of dehydrated alcohol. Am J Gastroenterol 1992;87:659-61.

61. Cantero D, Yoshida T, Ito T, Suzumi M, Tada M, Okita K.Esophageal hemangioma: endoscopic diagnosis and treatment. Endoscopy 1994;26:250-3.

62. Araki K, Ohno S, Egashira A, Saeki H, Kawaguchi H, Ikeda Y, Kitamura K et al. Esophageal hemangioma: a case report and review of the literature. Hepatogastroenterology 1999;46:3148-54.

63. Hanel K, Talley NA, Hunt DR. Hemangioma of the esophagus: an unusual cause of upper gastrointestinal bleeding. Dig Dis Sci 1981;26:257-63.

64. Nagata-Narumiya T, Nagai Y, Kashiwagi H, Hama M, Taki-fuji K, Tanimura H. Endoscopic sclerotherapy for esophageal hemangioma. Gastrointest Endosc 2000 Aug;52(2):285-7

65. Okumura T, Tanoue S, Chiba K, Tanaka S. Lobular capillary hemangioma of the esophagus. A case report and review of the literature. Acta Pathol Jpn 1983;33:1303-8.

66. Schuman E, Nichols J. Esophageal hemangioma removed by endoscopic polypetomy. Gastrointest Endosc 1984;30:44-5.

67. Aoki T, Okagawa K, Uemura Y et al. Successful treatment of an esophageal hemangioma by endoscopic injection sclerotherapy: report of a case. Surg Today 1997;27:450-2.

68. Ohno M, Sugihara J, Miyamura K, Tabata T, Matsuura T, Matsui S, Fukuda H, Ohbayashi C. Benign schwannoma of the esophagus removed by enucleation: report of a case. Surg Today 2000;30:59-62.

69. Basoglu A, Celik B, Sengul TA, Yildiz L. Esophageal schwannoma. J Thorac Cardiovasc Surg 2006;131:492-3.

70. Naus PJ, Tio FO, Gross GW. Esophageal schwannoma: first report of succesful management by endoscopic removal. Gastrointest Endosc 2001;54:520-2.

CAPÍTULO 48

ESOFAGITE EOSINOFÍLICA

Gildo Barreira Furtado
José Ruver Lima Herculano Jr.

INTRODUÇÃO

A esofagite eosinofílica (EE) é uma doença benigna, caracterizada por intensa infiltração eosinofílica da mucosa esofágica, que se diferencia das demais gastroenteropatias eosinofílicas (GEs) pela ausência de infiltração eosinofílica anormal nos demais segmentos do trato digestório.[1]

De provável etiologia alérgica, a EE tem sido associada a diversas condições atópicas, como asma, rinoconjuntivite, dermatite e alergias alimentares.[2,3,4,5] Postula-se que os mecanismos de imunorreatividade envolvidos sejam o do tipo IV (mediação celular) e, em menor proporção, o do tipo I (mediação humoral pela imunoglobulina E).[6]

Os primeiros casos relatados de intensa eosinofilia esofágica foram interpretados como formas de GEs envolvendo o esôfago[7,8] ou como formas graves de DRGE.[9] Somente em 1993, a EE foi caracterizada como entidade clínica distinta.[10] Desde então, passou a ser reconhecida como importante causa de disfagia, inicialmente em crianças e, mais recentemente, em adultos.[2,3,11]

No Brasil, a esofagite eosinofílica tem sido diagnosticada com crescente freqüência, à medida que aumenta a familiarização dos endoscopistas com seus achados, os quais anteriormente não eram considerados de interesse ou eram atribuídos a outras patologias como a DRGE e a monilíase.

Embora o marcador da EE seja a densa infiltração eosinofílica ao exame histopatológico, os achados endoscópicos podem inferir o diagnóstico com bastante precisão.

A importância do reconhecimento da EE reside na possibilidade da instituição de tratamento específico e na prevenção da possível evolução para estenose. Além disso, terapêuticas equivocadas, como cirurgias anti-refluxo podem ser evitadas.

EPIDEMIOLOGIA

Dentre os poucos estudos populacionais envolvendo a EE, destacam-se o de Noel e colaboradores,[12] que observou incidência anual de 1:10.000 e prevalência de 4,3:10.000 em crianças, e o de Straumanne e colaboradores,[13] que estima incidência de 1,4:100.000 e prevalência de 23:100.000 em adultos. Em crianças portadoras de esofagite, Fox e colaboradores[14] relataram incidência de EE em 6,8%. Em nosso serviço, de um total de 1.583 pacientes adultos encaminhados para investigação endoscópica por indicações diversas, observamos prevalência de 0,7%. Parece haver predominância da EE no sexo masculino, com taxas variando de 60% a 77% em alguns estudos.[11,15,16]

DIAGNÓSTICO

O diagnóstico da EE baseia-se na apresentação clínica, nos achados endoscópicos e radiológicos e em critérios histopatológicos.

APRESENTAÇÃO CLÍNICA

Na criança, a apresentação clínica da EE é muito semelhante à da DRGE. Observa-se, sobretudo, dor epigástrica, rejeição alimentar, vômitos e retardo do crescimento.[17] No adulto, disfagia, dor torácica e impactação alimentar são as manifestações mais comuns, presentes em 29% a 83% dos pacientes.[11,15,16,18,19] Em geral, são queixas antigas, por vezes com anos de evolução. Outros sintomas, incluindo sintomas típicos de refluxo, *globus*, empachamento, dor epigástrica, náuseas e vômitos ocorreram entre 13% e 60% dos casos. Em nossa casuística, de um total de 23 portadores de EE, observamos dois casos de hematêmese secundária a lacerações de Mallory-Weiss. A associação de EE com doenças alérgicas é marcante na infância. Casos de asma, alergia alimentar, rinoconjuntivite e atopia entre familiares associam-se entre 35% a 75%.[12] Em adultos, a associação com alergia alimentar e atopia é menos freqüente, variando entre 25% e 46%.[15] Eosinofilia e elevação das taxas de IgE no sangue periférico ocorrem entre 5% e 62%, e testes alérgicos cutâneos, como *prick*, *patch* e *radioallergosorbent test* (RAST), são positivos entre 40% e 70% dos pacientes.[2,15,16]

ASPECTOS ENDOSCÓPICOS

Alterações endoscópicas estão presentes em quase todos os casos[11,15,16,20] de EE, embora possam ser sutis e freqüentemente passar despercebidas. Elas podem incluir uma ou mais combinações dos seguintes achados: fino pontilhado exsudativo brancacento (*white specks*), sulcos longitudinais (*furrows*), ondulações transversais delgadas (felinização do esôfago) ou grosseiras (*corrugations*), mucosa granulosa e frágil (*crêpe paper*), estenoses tubulares lisas e anéis de Schatzki[17,19,21,22,23,24] (Figura 48.1). As estenoses parecem representar estágios mais avançados da doença, podendo ser segmentares, mais freqüentemente proximais, ou acometer mais difusamente o órgão, caracterizando o esôfago de pequeno calibre (EPC).[11,24,25] Essas lesões comumente se associam à ocorrên-

cia de longas lacerações longitudinais da mucosa por dilatações terapêuticas ou pela própria passagem do endoscópio.[25] Achados característicos de DRGE, como erosões lineares distais e epitélio de Barrett, podem ocorrer em cerca de 30% dos pacientes.[15]

ASPECTOS RADIOLÓGICOS

O esofagograma convencional tem baixa sensibilidade na detecção de alterações de mucosa e de calibre associadas à EE. No entanto, quando realizado sob fluoroscopia e com a técnica da refeição baritada (*marshmallow* misturado ao bário), demonstra boa acurácia, sobre-

tudo para as alterações de calibre como o EPC.[11]

ASPECTOS HISTOPATOLÓGICOS

O diagnóstico da EE é estabelecido pelo achado de infiltração eosinofílica acentuada na mucosa esofágica, na ausência de eosinofilia patológica em outros segmentos do trato digestório. O infiltrado eosinofílico pode comprometer difusamente o esôfago ou poupar alguns segmentos.[26] Portanto, a fim de se evitar o risco de um diagnóstico falso-negativo, é recomendável a obtenção de biópsias esofágicas em pelo menos dois níveis (terço distal e terço médio ou superior).

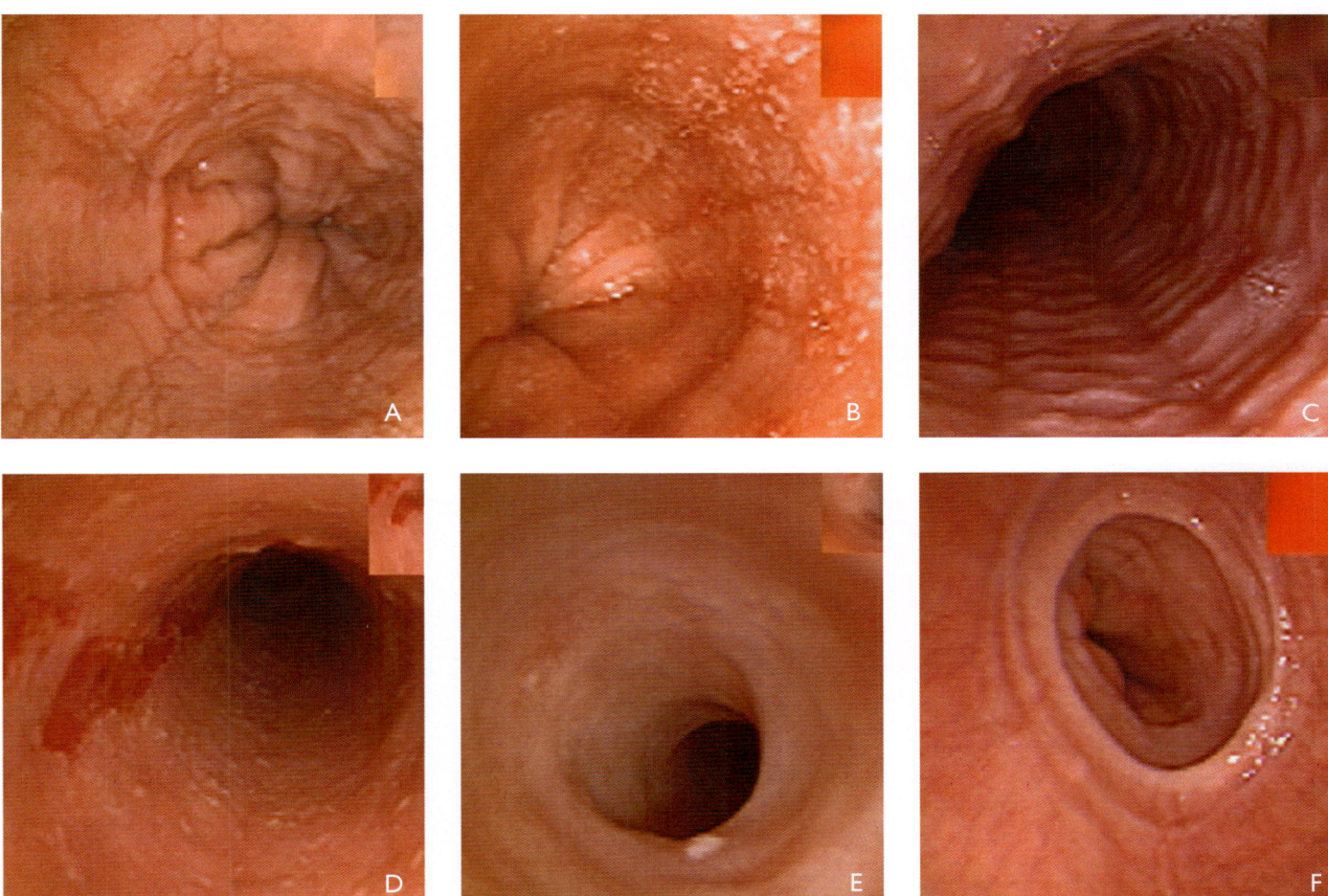

FIGURA 48.1

Achados endoscópicos freqüentes na esofagite eosinofílica. (A) Sulcos longitudinais (*furrows*); (B) Pontilhado brancacento (*white specks*); (C) Ondulações transversais delgadas (felinização); (D) Mucosa granulosa e frágil (*crêpe paper*) com lacerações superficiais pela passagem do endoscópio; (E) Estenose tubular lisa (esôfago de pequeno calibre); (F) Ondulações transversais grosseiras (*corrugations*)

Para afastar outras formas de GEs, devem-se incluir biópsias do estômago e do duodeno. Embora ainda não haja consenso, a maioria dos estudos aceita que infiltrações > 20 eosinófilos por campo de grande aumento (eo/cga) consolidam o diagnóstico de EE,[2,20,27,28] enquanto infiltrações < 10 eo/cga e limitadas ao terço distal associam-se com a DRGE.[28,29,30]

Hiperplasia da camada basal, alongamento papilar, microabscessos eosinofílicos e fibrose da lâmina própria são outras alterações que compõem o quadro histopatológico. Os microabscessos eosinofílicos, que correspondem aos *white specks* vistos ao exame endoscópico, estão associados a uma elevada especificidade diagnóstica.[31]

TRATAMENTO

ABORDAGEM CLÍNICA

Não existem ensaios controlados para o tratamento da EE. As opções terapêuticas vigentes, baseadas em pequenas séries ou em relatos de casos, se enquadram em duas categorias: (1) exclusão dos estímulos antigênicos e (2) terapia imunomoduladora.

A primeira pode ser subdividida em genérica ou específica. A genérica promove a eliminação indiscriminada de todos os potenciais antígenos alimentares envolvidos e consiste na introdução de dieta elementar de aminoácidos.[6,32] A específica baseia-se na eliminação de antígenos identificados por meio de testes alérgicos.

A terapia imunomoduladora é feita com corticosteróides, tópicos ou sistêmicos, inibidores de leucotrienos e anticorpos monoclonais. A abordagem inicial usualmente é feita com fluticasona *spray* 250 μg, 2 a 4 jatos 2 vezes ao dia por 8 semanas. O paciente deve ser orientado a aplicar o jato na boca após inspiração e a deglutir em seguida. Após as aplicações, deve fazer bochechos e gargarejos com água, permanecendo de 2 a 3 horas sem se alimentar. O efeito colateral mais freqüente é a monilíase orofaríngea, que, em geral, pode ser evitada com as lavagens bucais. Corticosteróides sistêmicos têm sido utilizados com boa resposta em crianças,[26] sendo escassos os dados referentes ao seu uso em adultos. Recidivas em um ano após a suspensão do tratamento com corticosteróides são relatadas em 50% a 60% dos casos.[2,26,33] Embora não diminuam a

densidade eosinofílica na mucosa esofágica, os inibidores de leucotrienos têm se mostrado bastante eficazes no controle dos sintomas da EE.[34,25] Dentre eles, o montelucaste tem sido o mais comumente utilizado, na dose inicial de 10 mg, uma vez ao dia, podendo esta ser ajustada até 100 mg/dia. Uma vez aliviados os sintomas, a dose é reduzida para níveis de manutenção entre 20 e 40 mg/d.[34] Ao contrário dos corticosteróides, o montelucaste tem sido empregado por períodos mais prolongados (>1 ano). No entanto, a recorrência precoce dos sintomas com suspensão ou diminuição das doses ocorre em cerca 75% dos casos.[34] Em casos resistentes aos corticosteróides e a outras formas de tratamento medicamentoso, a terapia imunológica com anticorpos monoclonais (mepolizumabe) tem se mostrado promissora em estudos preliminares.[36] Nossa experiência tem demonstrado que, independentemente do tratamento medicamentoso empregado, a dieta de exclusão com base nos antígenos identificados em testes alérgicos (*prick/patch skin tests* para antígenos alimentares) parece contribuir para a prevenção de recidivas (Figura 48.2) e deve, sempre que possível, ser implementada.

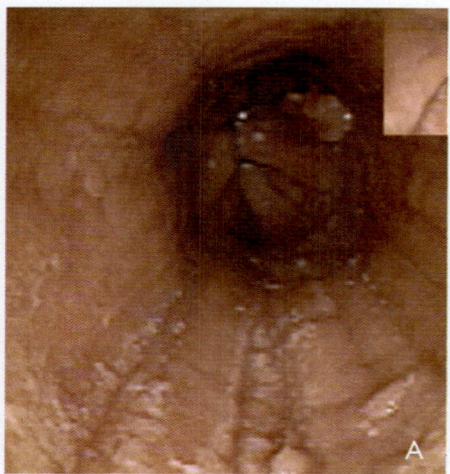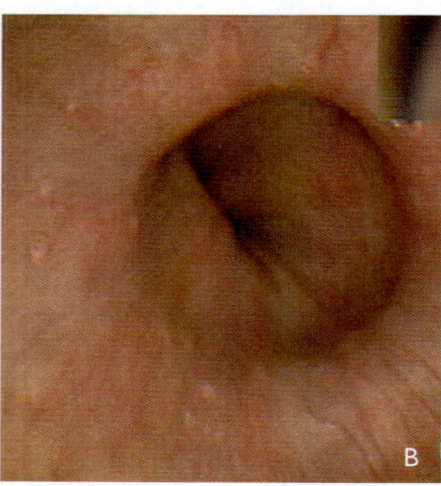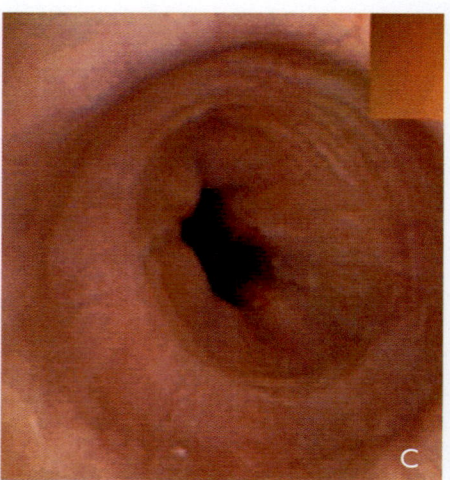

FIGURA 48.2

Achados endoscópicos em paciente feminina de 51 anos, tratada clinicamente. (A) Aspecto inicial mostrando mucosa espessada, sulcos longitudinais e pontilhado brancacento no esôfago distal (presença de 46 eo/cga); (B) Após 6 semanas de tratamento com fluticasona tópica (presença de 0,2 eo/cga); (C) Após 2 anos, em remissão sob dieta de exclusão antigênica (presença de 3 eo/cga)

TRATAMENTO ENDOSCÓPICO

Alguns estudos sugerem dilatações endoscópicas como opção inicial nos casos de EE associados a estenoses.[11,24] Contudo, diante do risco potencial de complicações, outros autores recomendam o tratamento endoscópico apenas para os casos não-responsivos ao tratamento medicamentoso.[37] Baseados em nossa experiência, consideramos que, em casos selecionados de estenoses, dilatações precoces, em associação ao tratamento clínico, podem antecipar o alívio da disfagia (Figuras 48.3 e 48.4).

TABELA 48.1

Tratamento da esofagite eosinofílica

Clínico	exclusão antigênica	genérica	dieta elementar
		específica	baseada em testes alérgicos (*prick/patch skin tests*)
	terapia imunomoduladora	corticóides tópicos	fluticasona *spray* 500-1.000 µg 2x/d, 6 – 8 sem.
		corticóides sistêmicos	*metilprednisolona 1,5 mg/kg/dia, 4 sem.
		inibidores de leucotrienos	montelucaste início gradual, 10-100 mg/1× dia até alívio dos sintomas, manutenção 20-40 mg/dia
		anticorpos monoclonais	mepolizumabe
Endoscópico	dilatação com Savary-Gilliard em casos selecionados de estenoses		

* Tratamento utilizado em crianças

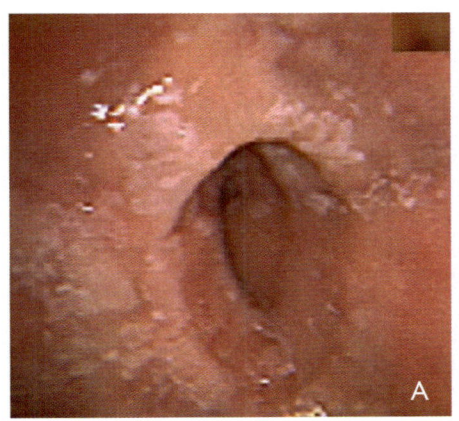 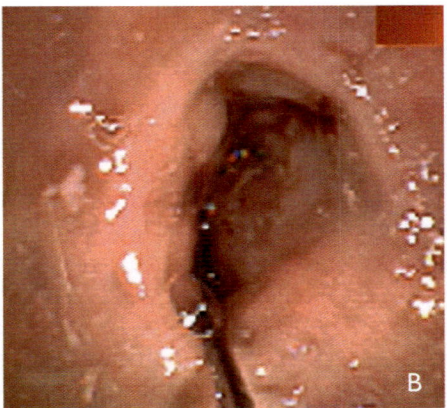 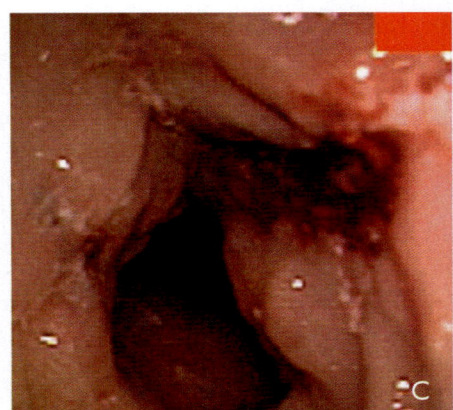

FIGURA 48.3

Tratamento endoscópico – dilatação de estenose anular no esôfago distal com sondas de Savary-Gilliard. (A) Aspecto prévio da estenose com presença de pontilhado brancacento; (B) Passagem de fio-guia; (C) Aspecto pós-dilatação

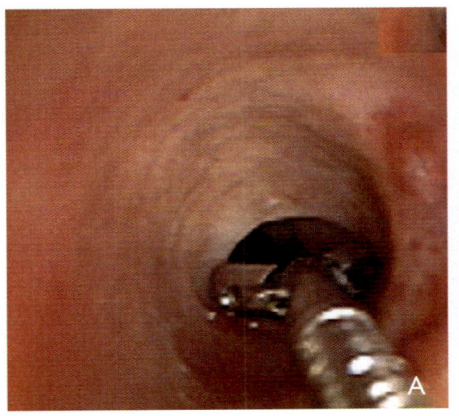 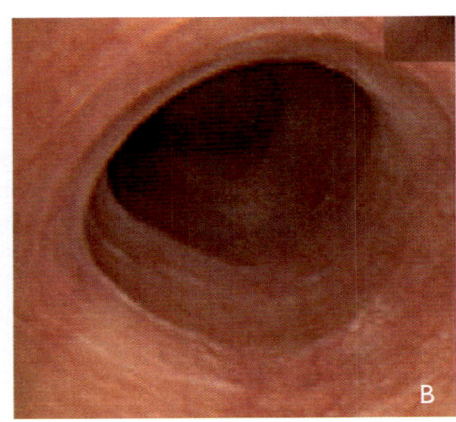

FIGURA 48.4

Tratamento endoscópico seguido de tratamento medicamentoso. (A) Aspecto prévio da estenose do esôfago proximal com diâmetro < 7 mm (esôfago de pequeno calibre); (B) Aspecto pós-dilatação com sondas de Savary-Gilliard de até 30 F, seguida pelo uso de montelucaste 20 mg/dia por 5 meses

REFERÊNCIAS BIBLIOGRÁFICAS

1. Rothenberg ME, Mishra A, Collins MH, Putnam PE. Pathogenesis and clinical features of eosinophilic esophagitis. J Allergy Clin Immunol 2001;108(6):891-4.
2. Arora AS, Yamazaki K. Eosinophilic esophagitis: asthma of the esophagus? Clin Gastroenterol Hepatol 2004;2: 523-30.
3. Vanderhoof JA, Young RJ. Allergic disorders of the gastrointestinal tract. Curr Opin Clin Nutr Metab Care 2001;4:553-6.
4. Sicherer SH. Clinical aspects of gastrointestinal food allergy in childhood. Pediatrics 2003;111:1609-16.
5. Schmid-Grendelmeier P, Altznauer F, Fischer B, Bizer C, Straumann A, Menz G, Blaser K, Wuthrich B, Simon HU. Eosinophils express functional IL-13 in eosinophilic diseases. J Immunol 2002;169:1021-7.
6. Markowitz JE, Spergel JM, Ruchelli E, Liacouras CA. Elemental diet is an effective treatment for eosinophilic esophagitis in children and adolescents. Am J Gastroenterol 2003;98:777-82.
7. Dobbins JW, Sheahan DG, Behar J. Eosinophilic gastroenteritis with esophageal involvement. Gastroenterology 1977;72:1312-6.
8. Landres RT, Kuster GG, Strum WB. Eosinophilic esophagitis in a patient with vigorous achalasia. Gastroenterology 1978;74:1298-301.
9. Lee RG. Marked eosinophilia in esophageal mucosal biopsies. Am J Surg Pathol 1985;9:475-9.
10. Attwood SE, Smyrk TC, Demeester TR, Jones JB. Esophageal eosinophilia with dysphagia. A distinct clinicopathologic syndrome. Dig Dis Sci 1993;38:109-16.
11. Potter J, Saeian K, Staff D, Massey B, Komorowski R, Shaker R, Hogan W. Eosinophilic Esophagitis in adults: an emerging problem with unique esophageal features. Gastrointest Endosc 2004;59:355-61.
12. Noel RJ, Putnam PE, Rothenberg ME. Eosinophilic esophagitis. N Engl J Med 2004;351:940-1.
13. Straumann A, Simon HU. Eosinophilic esophagitis: escalating epidemiology? J Allergy Clin Immunol 2005;115:418-9.
14. Fox VL, Nurko S, Furuta GT. Eosinophilic esophagitis: it's not just kid's stuff. Gastrointest Endosc 2002;56:260-70.
15. Croese J, Fairley SK, Masson JW, Chong AKH, Whitaker DA, Kanowski PA, Walter NI. Clinical and endoscopic features of eosinophilic esophagitis in adults. Gastrointest Endosc 2003;58:516-22.
16. Furtado G.B, Herculano J.R.L, Esofagite eosinofílica: aspectos clínicos, endoscópicos e terapêuticos em 10 casos. GED 2004;23(6):249-54.
17. Orenstein SR, Shalaby TM, Di Lorenzo C, Putnam PE, Sigurdsson L, Kocoshis SA. The spectrum of pediatric eosinophilic esophagitis beyond infancy: a clinical series of 30 children. Am J Gastroenterol 2000;95:1422-30.
18. Desai TK, Stecevic V, Chang CH, Goldstein NS, Badizadegan K, Furuta GT. Association of eosinophilic inflammation with esophageal food impaction in adults. Gastrointest Endosc 2005;61:795-801.
19. Straumann A, Spichtin HP, Grize L, Bucher KA, Beglinger C, Simon HU. Natural history of primary eosinophilic esophagitis: a follow-up of 30 adult patients for up to 11.5 years. Gastroenterology 2003;125:1660-9.
20. Remedios M, Campbell C, Jones DM, Kerlin P. Eosinophilic esophagitis in adults: clinical, endoscopic, histologic findings, and response to treatment with fluticasone propionate. Gastrointest Endosc 2006 Jan;63(1):13-5.
21. Walsh S, Antonioli D, Goldman H, Fox V, Bousvaros A, Leichtner A, et al. Allergic esophagitis in children: a clinicopathological entity. Am J Surg Path 1999;23:390-6.
22. Siafakas C, Ryan C, Brown M, Miller T. Multiple esophageal rings: an association with eosinophilic esophagitis. Case report and review of the literature. Am J Gastroentrol 2000;95(6):1572-5.
23. Langdon DE. Fluticasone in eosinophilic corrugated ringed esophagus. Am J Gastroenterol 2001;96:926-7.
24. Vasilopoulos S, Murphy P, Auerbach A, Massey BT, Shaker R, Stewart E et al. The small-caliber esophagus: an unappreciated cause of dysphagia for solids in patients with eosinophilic esophagitis. Gastrointest Endosc 2002;55:99-106.
25. Vitellas KM, Bennett WF, Bova JG, Johnston JC, Caldwell JH, Mayle JE. Idiopathic eosinophilic esophagitis. Radiology 1993;186:789-93.
26. Liacouras CA, Wenner WJ, Brown K, Ruchelli E. Primary eosinophilic esophagitis in children: successful treatment with oral corticosteroids. J Pediatr Gastroenterol Nutr 1998;26:380-5.
27. Markowitz JE, Liacouras CA. Eosinophilic esophagitis. Gastroenterol Clin North Am 2003;32:949-66.
28. Steiner SJ, Gupta SK, Croffie JM, Fitzgerald JF. Correlation between number of eosinophils and reflux index on same day esophageal biopsy and 24 hour esophageal pH monitoring. Am J Gastroenterol 2004;9(5):801-5.
29. Winter HS, Madara JL, Stafford RJ, Grand RJ, Quinlan JE, Goldman H. Intraepithelial eosinophils: a new diagnostic criterion for reflux esophagitis. Gastroenterology 1982;83:818-23.
30. Ruchelli E, Wenner W, Voytek T, Brown K, Liacouras C. Severity of esophageal eosinophilia predicts response to conventional gastroesophageal reflux therapy. Pediatr Rev Pathol 1999;2:15-8.
31. Parfitt JR, Gregor JC, Suskin NG, Jawa HA, Driman DK. Eosinophilic esophagitis in adults: distinguishing features from gastroesophageal reflux disease: a study of 41 patients. Mod Pathol. 2006;19(1):90-6.
32. Kelly KJ, Lazenby AJ, Rowe PC, Yardley JH, Perman JA, Sampson HA. Eosinophilic esophagitis attributed to gastro-

esophageal reflux: improvement with an amino acid-based formula. Gastroenterology 1995;109:1503-12.

33. Arora AS, Perrault J, Smyrk TC. Topical corticosteroid treatment of dysphagia due to eosinophilic esophagitis in adults. Mayo Clin Proc 2003; 78: 830-5.

34. Attwood SE, Lewis CJ, Bronder CS, Morris CD, Armstrong GR, Whittam J. Eosinophilic oesophagitis: a novel treatment using Montelukast. Gut 2003;52:181-5.

35. Gawrieh S, Shaker R. Treatment options for eosinophilic esophagitis: montelukast. Gut. 2003;52(2):181-5.

36. Garrett JK, Jameson SC, Thomson B, Collins MH, Wagoner LE, Freese DK et al. Anti-interleukin-5(mepolizumab) therapy for hypereosinophilic syndromes. J Allergy Clin Immunol 2004;113:115-9.

37. Kaplan M, Mutlu EA, Jakate S, Bruninga K, Losurdo J, Losurdo J et al. Endoscopy in eosinophilic esophagitis: "feline" esophagus and perforation risk. Clin Gastroenterol Hepatol 2003 Nov;1(6):433-7.

CAPÍTULO 49

DIVERTÍCULOS FARINGOESOFÁGICOS DE ZENKER

STAPLER ENDOLUMINAL

Wagner Colaiacovo

INTRODUÇÃO

A utilização do *stapler* no tratamento endoscópico do divertículo faringoesofágico de Zenker é uma modificação ou modernização da técnica endoscópica descrita por Mosher em 1917,[1] popularizada por Dohlman e Mattsson.[2] A meta é o posicionamento do grampeador, a cavaleiro, no "tabique" muscular que separa a luz esofágica do divertículo, e o seu acionamento, que corta e grampeia as margens, o que promove uma ampla anastomose laterolateral, não havendo possibilidade de perfuração e/ou hemorragia, duas complicações temidas nos outros métodos.

TÉCNICA

Descrita primeiramente por Collard,[3] o paciente é posicionado em decúbito dorsal, sob sedação profunda ou anestesia geral. Uma endoscopia digestiva alta é realizada para reavaliação do divertículo e passagem de uma sonda nasogástrica para melhor localização da luz esofágica. O laringoscópio rígido de suspensão (Weerda) é posicionado e apoiado no tórax do paciente. Em aproximadamente 1/3 dos casos não é possível a colocação do aparelho rígido em posição adequada, impedindo a utilização desse método. Quando bem locado, o laringoscópio pode ser adaptado a um microscópio com câmera, como na microcirurgia de laringe. Infelizmente, o material utilizado é adaptado de outros procedimentos médicos, como o *stapler*, que é o mesmo da cirurgia laparoscópica gastrointestinal. Quando possível, utiliza-se o *endo stitch*, acessório também oriundo da cirurgia laparoscópica, capaz de realizar a passagem de um fio pelo músculo cricofaríngeo, que será utilizado como reparo, dando "torque" no momento da colocação do *stapler*.

Quando a visualização é ideal, um grampeador de 3 cm a 5 cm de extensão é posicionado a cavaleiro sobre o tabique muscular, traciona-se o fio de reparo para que o *stapler* chegue ao fundo do divertículo.[4] O disparo do dispositivo é realizado; o grampeamento é imediato, seguido do corte, que secciona toda a parede que separa a luz do esôfago do divertículo, promovendo uma anastomose ampla e segura. O resultado é visto imediatamente.

RESULTADOS

Dezoito pacientes foram selecionados para o procedimento no período de 1997 a 2005. Apenas 12 foram submetidos ao método, pois em 6 pacientes, ou seja, 1/3 do total de casos, não foi possível um bom posicionamento do aparelho, o que contra-indicou a sua utilização.

Dos 12 pacientes submetidos à diverticulotomia com *stapler*, todos (100%) tiveram melhora significativa da disfagia, inclusive com comprovação manométrica pós-operatória.

Não houve qualquer caso de perfuração ou hemorragia, complicações descritas em 5% a 13% dos outros métodos.[5]

CONCLUSÃO

O tratamento do divertículo de Zenker, utilizando-se laringoscópio rígido de suspensão e grampeador, é um procedimento seguro e sem complicações. As dificuldades de posicionamento do aparelho poderiam ser resolvidas com o desenvolvimento de materiais específicos para o método, assim como de acessórios, muitos dos quais podem ser adaptados da cirurgia laparoscópica. Apesar das dificuldades, a baixa morbidade torna esse método de grande interesse para o tratamento de nossos pacientes.

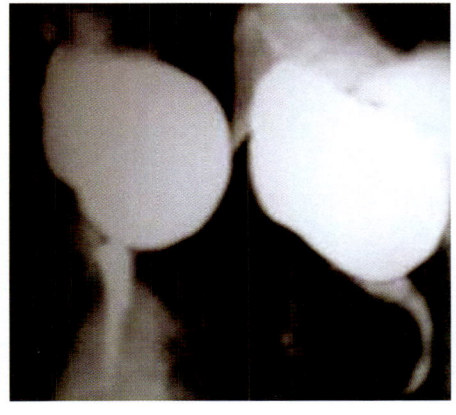 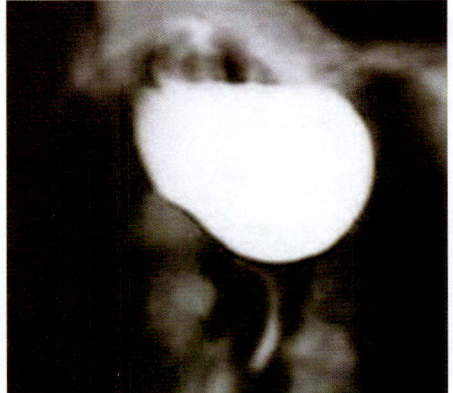 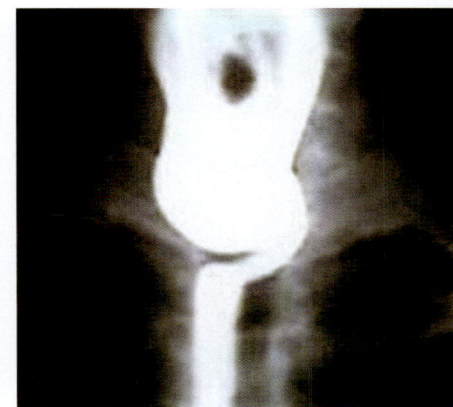

FIGURAS 49.1, 49.2 E 49.3

Imagens radiológicas

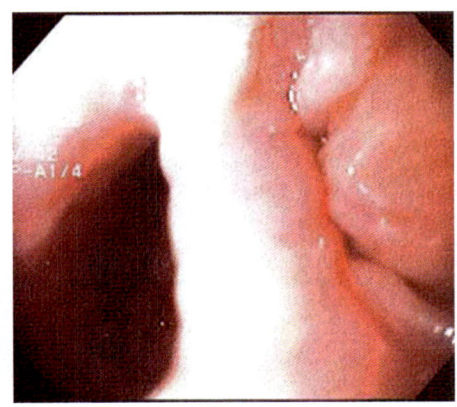 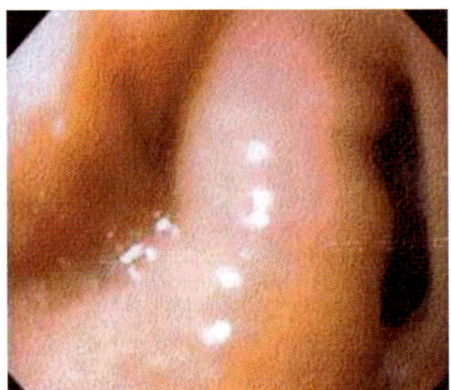 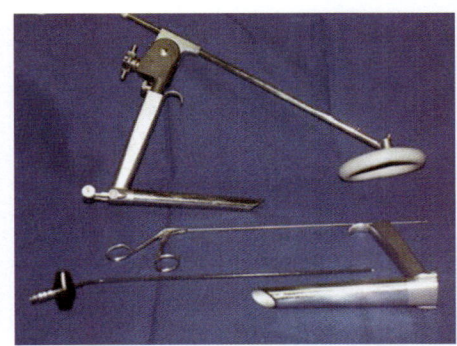

FIGURAS 49.4 E 49.5

Imagens endoscópicas

FIGURA 49.6

Laringoscópio de suspensão

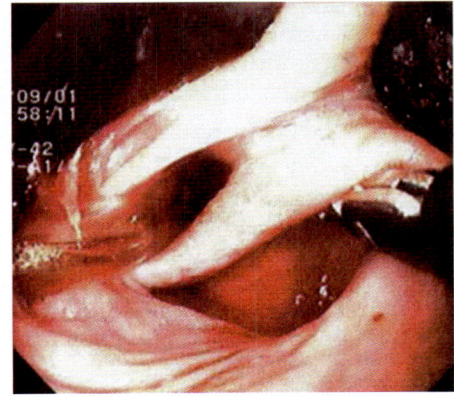 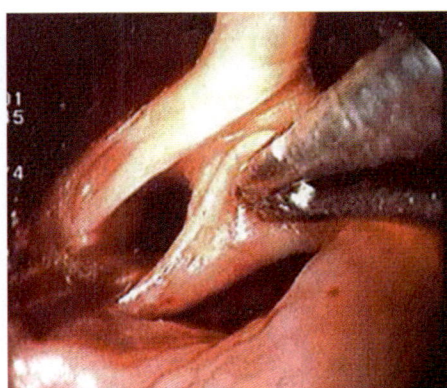 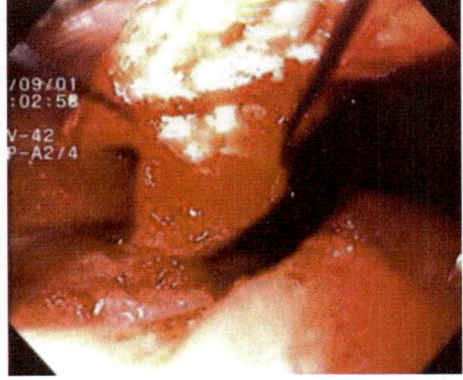

FIGURAS 49.7 E 49.8

Identificação do tabique muscular

FIGURA 49.9

Ponto de reparo com *endostitch*

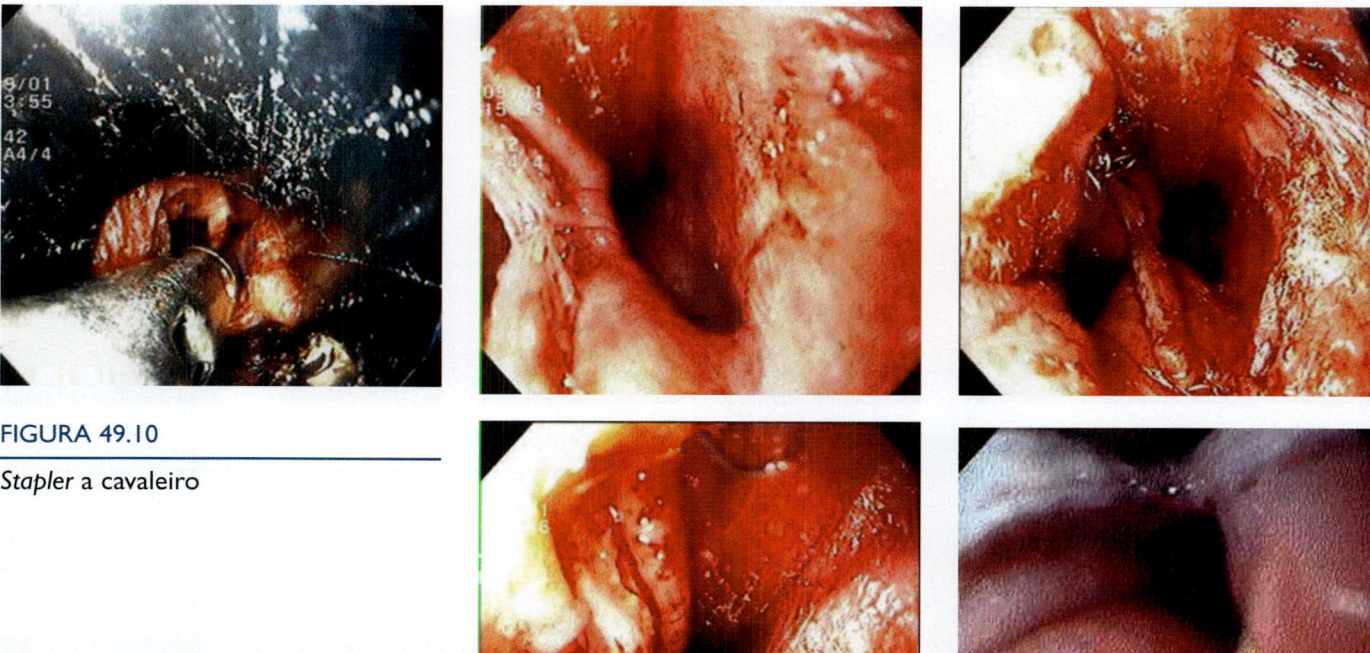

FIGURA 49.10

Stapler a cavaleiro

FIGURA 49.11

Pós-diverticulotomia com *stapler*

REFERÊNCIAS BIBLIOGRÁFICAS

1. Mosher HP. Webs and pouches of the esophagus: their diagnosis and treatment. Surg Gynecol Obstet 1917;25:175-87.
2. Dohlman G, Mattsson O. The endoscopic operation for hypopharyngeal diverticula. Arch Otolaryngol 1960;71:744-52.
3. Collard JM, Otte JB, Kestens PJ. Endoscopic stapling technique of esophagodiverticulostomy for Zenker's diverticulum. Ann Thorac Surg 1993;56:573-6.
4. Richard L, Scher MD, William J, Richtsmeier MD, PhD. Endoscopic staple-assisted esophagodiverticulostomy for Zenker's diverticulum. Laryngoscope 1996;106:951-6.
5. Evrard S, Moine O, Hassid S, Devière J. Zenker's diverticulum: a new endoscopic treatment with a soft diverticuloscope. Gastrointestinal Endoscopy 2003 Jul; 58(1):116-20.

TRATAMENTO ENDOSCÓPICO DO DIVERTÍCULO DE ZENKER

Eduardo Guimarães Horneaux de Moura • Paulo Sakai
Fábio Yuji Hondo • Shinichi Ishioka

INTRODUÇÃO

Os divertículos do esôfago são formações saculares ou receptáculos que protruem da parede do esôfago, podendo ocorrer retenção de alimentos. Existem vários tipos de divertículos esofágicos, entretanto o divertículo de abordagem endoscópica é o faringoesofágico descrito em 1878 por Zenker, daí a origem de sua denominação.

Os divertículos de Zenker (DZ) anatomicamente não pertencem ao esôfago, porém localizam-se entre a faringe e o esôfago cervical. A sua importância clínica e a sua localização são relevantes para justificar o seu estudo. Postlethwait[1] fez o levantamento de 2.183 casos, encontrando 63,1% de DZ, sendo mais freqüente em indivíduos do sexo masculino, com uma relação de 2,4:1, e tem predominância na raça branca.

O principal mecanismo de formação desse divertículo está relacionado à falha no relaxamento e incoordenação do esfíncter superior do esôfago no momento em que os alimentos chegam à hipofaringe. Essa alteração funcional origina uma zona de alta pressão com herniação da mucosa por meio de uma área anatômica triangular posterior debilitada (Triângulo de Killian), que se encontra acima do músculo cricofaríngeo. Portanto, é um distúrbio misto, inicialmente funcional e posteriormente anatômico.[2]

Outro mecanismo fisiopatológico relatado por Lerut e colaboradores[3] são as alterações degenerativas e fibrose do músculo cricofaríngeo com redução da elasticidade.

Os divertículos de Zenker podem ser classificados pelo seu tamanho e por meio de estudo radiológico em: pequenos (menores do que 2 cm); médios (entre 2 e 4 cm); e grandes (maiores do que 4,0 cm) (Figura 49.15).

Clinicamente, esses divertículos podem se manifestar de forma exuberante, com repercussões importantes quanto à deglutição e complicações. Quando os divertículos são pequenos em sua fase inicial, alguns sintomas são vagos como desconforto, sensação de corpo estranho e a presença de secreção mucóide na faringe. À medida que aumentam os sintomas, aparecem ruídos à deglutição, regurgitação, tosse e disfagia alta, que se acentuam com a ingestão de alimentos. Nos divertículos grandes, pode existir compressão progressiva do esôfago cervical, provocando obstrução. Essa afecção tem uma incidência predominante na sexta década de vida e, com os anos, a dificuldade progressiva para a deglutição produz diminuição do peso e desnutrição crônica. Esse quadro clínico pode agravar-se, pelos episódios de aspiração secundária, para regurgitação, levando esses pacientes a complicações pulmonares, desde bronquites até abscessos pulmonares.[4]

ASPECTOS ENDOSCÓPICOS

A avaliação endoscópica adequada do DZ é feita sempre precedida de um estudo radiológico contrastado. Entretanto, atualmente, a maior parte desses divertículos é diagnosticada no momento do exame endoscópico de maneira casual, quando são assintomáticos, e confirmada quando os sintomas são sugestivos.

O estudo endoscópico no divertículo faringoesofágico é importante, do

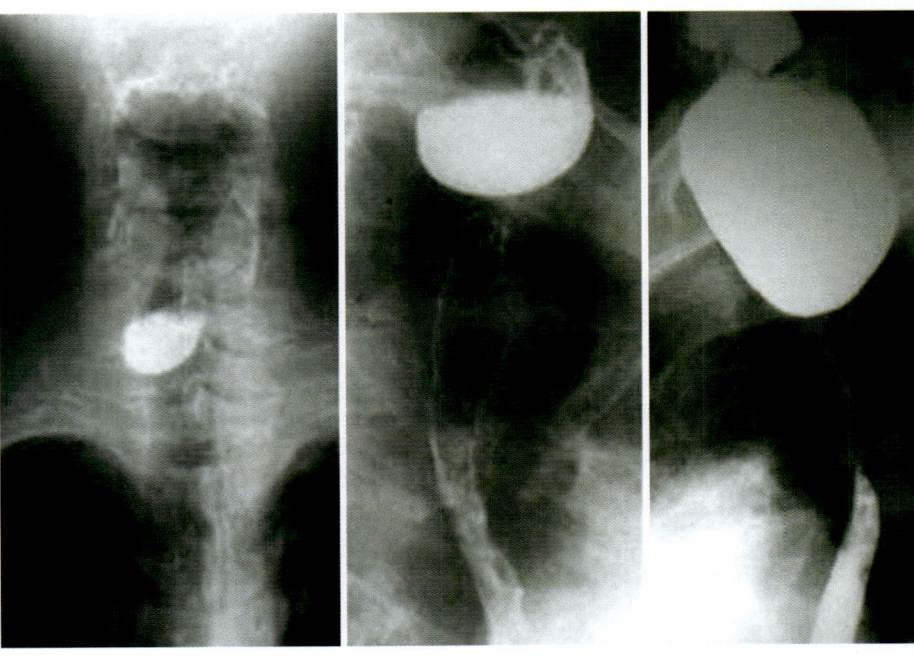

FIGURA 49.15

Classificação radiológica do divertículo de Zenker

ponto de vista clínico, pela necessidade de esclarecer suas características em relação ao tamanho, forma, aspecto da mucosa, relação com processos inflamatórios e eventualmente a processo neoplásico maligno.[5]

A inspeção seqüencial do DZ nem sempre é bem-sucedida como se espera, existindo dificuldade para identificar o trajeto que corresponde ao esôfago e ao divertículo. Em outras situações existe resistência na passagem do endoscópio através do óstio esofágico em conseqüência da contração ou espasmo do músculo cricofaríngeo, devendo ser usadas algumas táticas que permitem a passagem até o esôfago. A introdução do endoscópio sob visão direta é importante, pela tendência para penetrar no divertículo e pela dificuldade de passar a luz esofágica. Em algumas situações devemos passar um fio-guia ou uma pinça de biópsia para orientar o endoscópio até ao esôfago.

TRATAMENTO ENDOSCÓPICO

O tratamento do DZ caracteriza-se fundamentalmente pela sua importância no alívio dos sintomas, que é o principal inconveniente. O tratamento cirúrgico é um método já conhecido desde sua introdução por meio da ressecção do divertículo (diverticulectomia) e miotomia do músculo cricofaríngeo.[6] O tratamento endoscópico tem por objetivo fundamental a miotomia do músculo cricofaríngeo, pela qual se secciona o septo que separa o divertículo do esôfago. Esse procedimento proporciona uma comunicação ampla entre o divertículo e a luz esofágica sem realizar a diverticulectomia.

A técnica endoscópica foi empregada inicialmente por Mosher,[7] consistindo na secção da parede entre o esôfago e o divertículo, com instrumental rígido tradicional. Esse procedimento foi abandonado depois de algumas complicações fatais ocorridas, motivo pelo qual também não foi mais difundido. Posteriormente Dohlman e Mattsson[8]

retomaram essa técnica, utilizando um espéculo esofágico com fenda labiada na extremidade distal, para manter e expor a parede do esôfago entre a luz e a cavidade do divertículo. Esses autores relataram a secção do septo com eletrocautério, anteriormente descrita com a utilização de tesoura endoscópica, evitando assim hemorragias consideráveis.

A eficiência do método endoscópico é comparável ao tratamento cirúrgico e deve ser considerada alternativa adequada para aqueles pacientes com elevado risco para cirurgias. Pelo número limitado de médicos que realizavam esse procedimento na época e com a evolução do tratamento cirúrgico demonstrando bons resultados, novamente esse método endoscópico foi praticamente esquecido.

A avaliação de alguns pacientes portadores de DZ melhorou com o aparecimento dos endoscópios flexíveis de fibra óptica e visão frontal que possibilitaram a identificação, com maior nitidez, do septo entre o divertículo e o esôfago. Em nosso meio, Sakai em 1982, apresentou no IV Congresso Brasileiro de Endoscopia Digestiva os primeiros relatos do tratamento endoscópico do DZ, utilizando um fibroscópio para realizar a eletrossecção do septo com a denominação de diverticulotomia. Posteriormente, esse procedimento foi utilizado como rotina por esse autor e mostrou uma casuística com desaparecimento da disfagia em 93% dos pacientes, o que fez esse método ser novamente difundido paulatinamente.[9]

INDICAÇÕES

As principais indicações do tratamento endoscópico do divertículo de Zenker são: pacientes idosos e debilitados; insuficiência cardiorrespiratória; hipertensão arterial não-controlada; diabéticos; broncopneumonias freqüentes; contra-indicações, com risco elevado de anestesia geral ou cirurgia convencional.

Têm sido observadas outras indicações desse procedimento, entretanto, na

instituição em que atuamos, os pacientes em bom estado e principalmente jovens são tratados cirurgicamente.

CONTRA-INDICAÇÕES

As contra-indicações são relativas, como nas endoscopias de rotina: distúrbios da coagulação e quadros de isquemia cardíaca recente. A doença do refluxo gastroesofágico é uma contra-indicação quando o refluxo é intenso, já que pode aumentar o risco de broncoaspiração. Nessa situação, deve-se considerar a possibilidade do tratamento prévio ou concomitante ao tratamento do refluxo.

TÉCNICA

O procedimento sempre deve ser realizado com sedação profunda, de preferência com auxílio do anestesista e, se possível, com intubação orotraqueal. O paciente deve permanecer em posição de decúbito lateral esquerdo, mudando de posição quando for necessário, devendo ser usada em algumas circunstâncias a posição em decúbito dorsal ou ventral. Uma vez realizada a sedação do paciente, durante a passagem do aparelho, deve-se realizar a aspiração do conteúdo do divertículo. Em seguida, deve-se realizar um exame completo do esôfago, estômago e duodeno. Habitualmente, é introduzida uma sonda nasoenteral de 10 a 12 F, que tem como finalidade servir de parâmetro para visualização da luz esofágica e para alimentação enteral nas 48 horas seguintes ao procedimento, devido à dor intensa que esses pacientes podem apresentar à deglutição. Uma vez realizada a avaliação, tenta-se posicionar o septo do divertículo no centro do endoscópio para iniciar a secção com eletrocoagulação. Quando não é possível, introduz-se um fio-guia metálico para poder passar o endoscópio até o esôfago e assim identificar o septo do divertículo. Existem situações em que devem ser passadas sondas de Savary-Gilliard para melhorar sua apresentação e orientar a secção.

Nós adaptamos um dispositivo cilíndrico de acrílico transparente, seccionado em forma oblíqua na ponta do endoscópio, conhecido como *cap* oblíquo, introduzido por Sakai e colaboradores[10] (Figura 49.16) permitindo melhorar a visualização do septo.

Inicia-se a secção do septo na sua porção média, de preferência seguindo em sentido da luz do esôfago até o divertículo ou vice-versa, usando um estilete de ponta metálica (*needle-knife*), com extrema cautela para assim evitar hemorragias, pois, mesmo que não seja importante na maior parte dos casos, a presença de sangue e coágulos prejudicam a visualização da área a ser seccionada. O uso de corrente de coagulação pura de alta intensidade promove a secção sem hemorragias; a corrente mista pode ser usada, mas com predomínio da coagulação. Em geral, uma vez realizada a secção inicial do septo com uma incisão de aproximadamente 1 cm onde se localiza o segmento de músculo cricofaríngeo, a parede do esôfago separa-se do divertículo, expondo melhor a mesma com uma insuflação contínua. A extensão da secção depende do tamanho do divertículo.

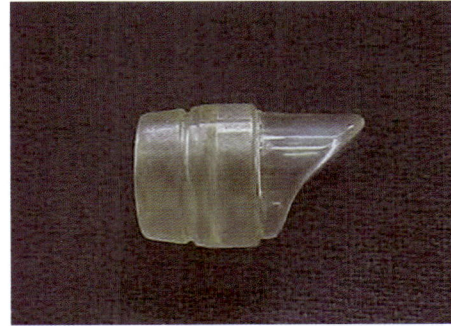 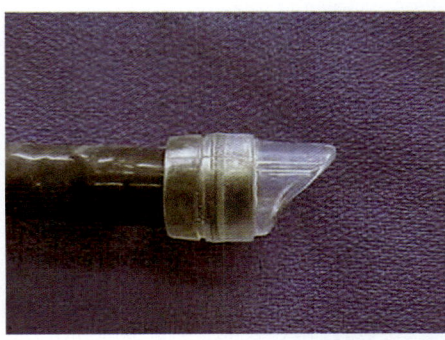

FIGURA 49.16

Cap oblíquo adaptado à ponta do endoscópio

Nos divertículos de Zenker pequenos a secção só do músculo cricofaríngeo é suficiente para resolver a disfagia; nos casos de divertículos médios e grandes, secciona-se o septo, mas não se deve passar o limite inferior da aderência que existe entre as paredes nem chegar até o fundo do DZ, portanto devemos evitar os últimos 5 mm a 10 mm. Em alguns casos, por segurança, o tratamento deve ser realizado em duas ou mais sessões, já que pode ocorrer perfuração. Geralmente utilizamos uma sessão quando o DZ é pequeno (< 2 cm) ou médios (de 2 cm a 4 cm) e duas ou mais sessões quando é grande (> 4 cm). É administrado antibiótico profilático durante o procedimento.

CUIDADOS IMEDIATOS

Deve-se realizar uma hemostasia rigorosa da área cruenta e verificar a presença de perfuração, que pode ser confirmada pelo achado de enfisema subcutâneo cervical ou por meio da realização de uma TC (tomografia computadorizada) de tórax em busca de pneumomediastino. O paciente permanece em jejum via oral, recebendo alimentação

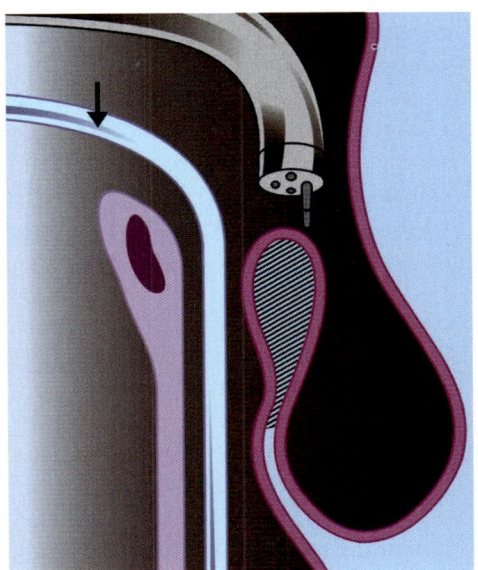 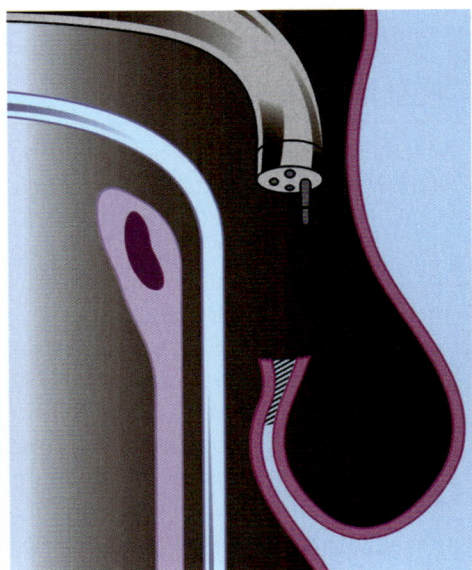 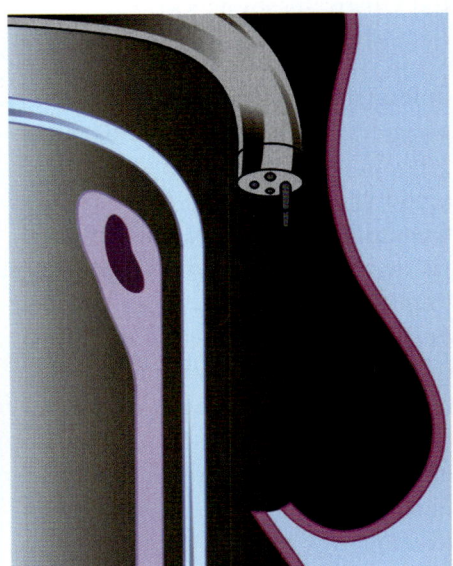

FIGURA 49.17

Ilustração do tratamento endoscópico do divertículo de Zenker

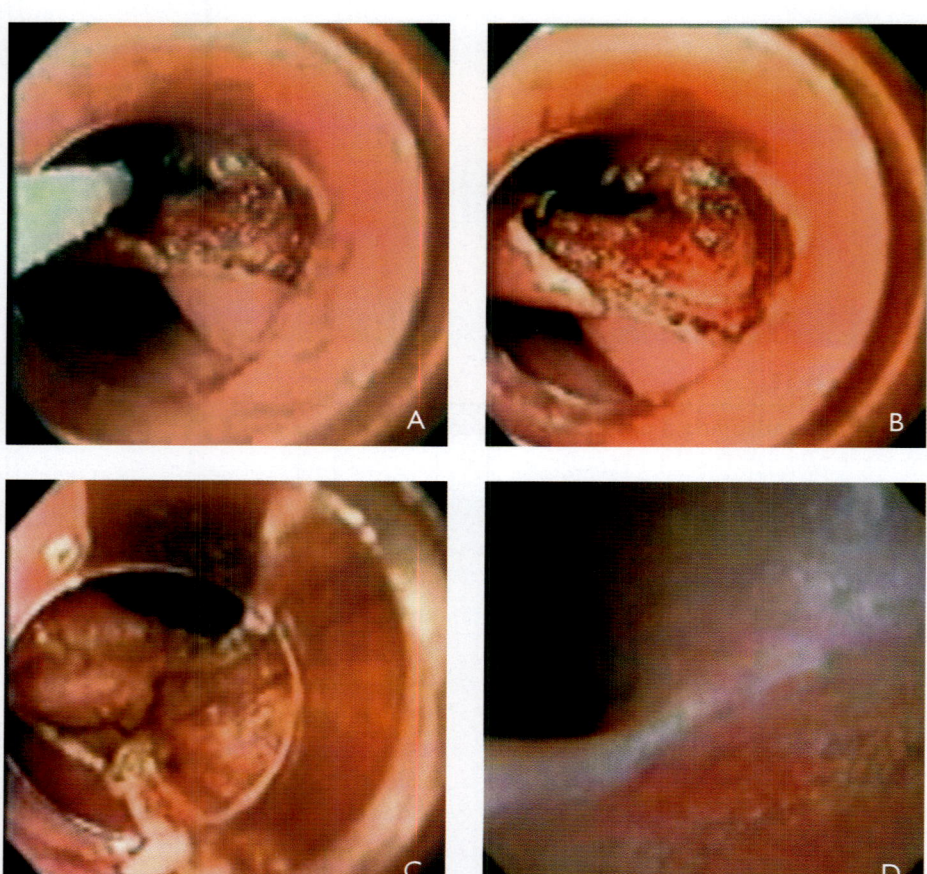

FIGURA 49.18

Aspecto endoscópico da diverticulotomia com *cap* oblíquo transparente adaptado ao endoscópio. (A e B) Incisão do septo com estilete; (C) Aspecto final; (D) Quatro meses depois

dos imediatos em todos os pacientes foi justificado pela redução da pressão do esfíncter superior do esôfago.

Desde 1982 até 2005 foram tratados 177 pacientes com uma idade média de 67 anos, 67% com divertículos de tamanho médio, 18% de tamanho pequeno e 15% de tamanho grande. Foram realizadas entre uma e três sessões com uma média de 1,8. A disfagia foi resolvida em 166 (93,78%) dos pacientes, com recidiva pós-cirúrgica entre três a 26 meses em 21 pacientes (11,8%) dos quais 17 foram a novos procedimentos endoscópicos e quatro a cirurgias. Esses pacientes foram orientados a retornar sempre que existisse algum quadro disfágico, mas, como a grande maioria é de idosos, não foi possível acompanhá-los por tempo prolongado.

COMPLICAÇÕES

A complicação mais freqüente dessas técnicas com manifestações imediatas é a hemorragia, que pode ser controlada por via endoscópica. As pequenas hemorragias podem ceder espontaneamente, podendo ser considerada a hemostasia por meio da injeção de vasoconstritores, esclerosantes ou hemoclipes. Em nossa experiência, a hemorragia ocorreu em 8,5% dos casos, com controle endoscópico em todos.

A perfuração ou outra complicação relevante deve ser diagnosticada no momento do procedimento de maneira direta ou por meio de sinais indiretos como: enfisema subcutâneo na região cervical, cianoses, dificuldade respiratória, dor torácica, hipotensão causada por pneumomediastino e até pneumotórax. Dependendo do grau de complicações e de cada caso em particular, pode-se optar desde o tratamento conservador até ao cirúrgico. Em 7,3% de nossos casos, houve perfuração, diagnosticada imediatamente depois de finalizar o procedimento. Esses pacientes permaneceram com sonda nasoenteral e antibiótico de amplo espectro por aproximadamente uma semana em média, com resolução

unicamente por sonda nasoenteral. Os pacientes que são submetidos a esse procedimento podem ter dor intensa, sendo necessário o uso de analgésicos. Quanto, à realimentação, inicia-se por via de sonda nasogástrica, assim que o paciente acordar da sedação e depois de 48 horas e, em ausência de complicações, reinicia-se a alimentação por via oral com líquidos como água, pausada e gradualmente, seguida de alimentos líquidos por dois a três dias, quando finalmente são introduzidos os alimentos brandos e sólidos. Antes de retirar a sonda nasoenteral, pode-se realizar um raio X contrastado para verificar a ausência de fístula ou perfuração.

RESULTADOS

O tratamento endoscópico do DZ como alternativa ao tratamento cirúrgico, além de ter um resultado satisfatório, atende outras tendências da cirurgia moderna como procedimento minimamente invasivo e ambulatorial.

Em nosso serviço, 42 pacientes foram tratados com essa técnica até 1992 e 29 (69,6%) não necessitaram internação. Ishioka e colaboradores,[9] em uma casuística de 80 pacientes, trataram 80% deles ambulatorialmente, uma vez que alguns se encontravam internados pelo seu estado de desnutrição e pelas doenças de base. O desaparecimento dos sintomas da disfagia com resulta-

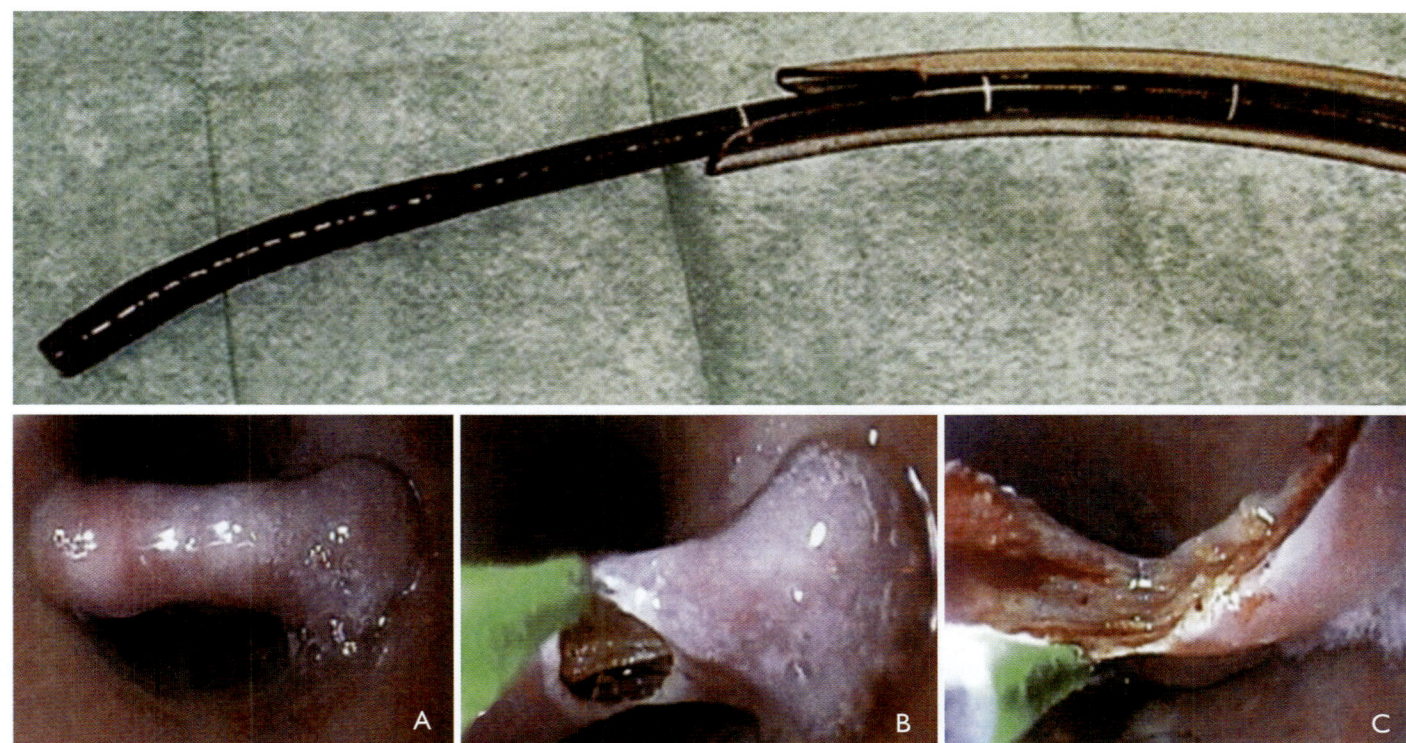

FIGURA 49.19

(A, B, C) Diverticuloscópio flexível. Seqüência da secção endoscópica do septo do divertículo de Zenker (*Evrard S et al, Gastrointest Endosc, 2003*)

completa do enfisema subcutâneo e ausência de fístulas ou falsos trajetos confirmados pelo exame radiológico com contraste. Evidentemente, os pacientes que persistirem com enfisema subcutâneo devem permanecer com sonda nasoenteral até seu desaparecimento, quando é iniciada a alimentação por via oral. Quando possível, uma medida de prevenção das perfurações é o uso de um clipe hemostático no ápice do septo na região do fundo do divertículo.

A recidiva da disfagia é considerada uma complicação tardia causada pela secção incompleta do septo ou por estenose cicatricial. Nesses casos, uma nova abordagem com secção do septo deve ser considerada ou dilatações com sondas nos casos de estenoses.

OUTRAS TÉCNICAS ENDOSCÓPICAS

Têm sido idealizadas outras técnicas endoscópicas, sempre com o mesmo princípio básico de secção do septo que separa o divertículo do esôfago. Van Overbeek e colaboradores[11] utilizaram o endoscópio rígido e a secção do septo com *laser* de CO_2. Collard e colaboradores[12] utilizaram grampeadores cirúrgicos com uso de um laringoscópio longo. A técnica é rígida e efetiva, entretanto nem sempre factível pela conformação anatômica individual de cada paciente e principalmente por provocar lesões dentárias. A coagulação com plasma de argônio (APC) tem sido utilizada com a finalidade de seccionar o septo e evitar hemorragias. Evrard e colaboradores[13] relataram o uso de um acessório denominado diverticuloscópio, similar ao usado por Dohlman e Mattsson,[8] fabricado com material sintético flexível que facilita o procedimento, entretanto, não pode ser aplicado em divertículos pequenos (Figura 49.19).

Os divertículos extremamente pequenos podem proporcionar sintomas exuberantes. A secção endoscópica do músculo cricofaríngeo em geral é uma solução efetiva, porém em alguns casos a ausência de uma aderência firme entre as paredes do divertículo pode causar eventualmente uma perfuração. Em vista dessa situação, realizamos a injeção de toxina botulínica (Botox®) no músculo cricofaríngeo totalizando 100 U em múltiplas punções, só no segmento semicircular. É uma alternativa teoricamente temporária, entretanto observamos em alguns pacientes a resolução da disfagia por mais de três 3 anos.

As novas perspectivas no campo da miotomia do músculo cricofaríngeo e a introdução de um grampeador flexível permitirão que o procedimento seja mais seguro e ao alcance de todos os endoscopistas.

CONCLUSÕES

O tratamento cirúrgico – por meio de cervicotomia, diverticulectomia e mio-

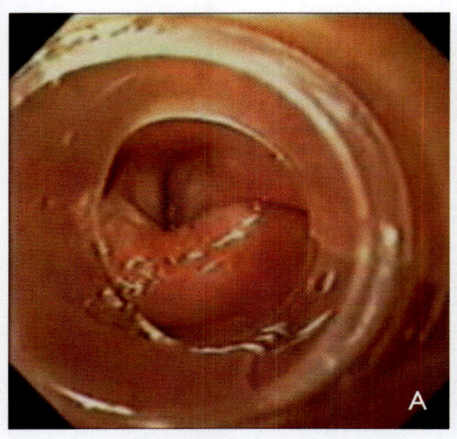
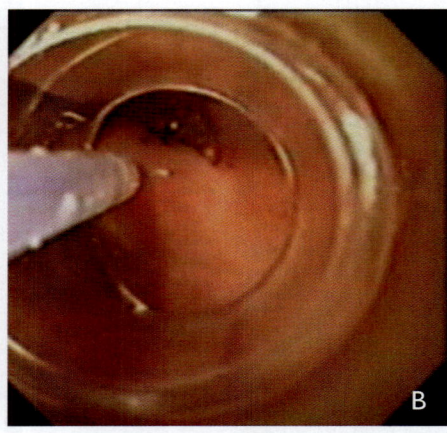

FIGURA 49.20

(A) Exposição do septo de divertículo pequeno com uso do *cap*; (B) Injeção de toxina botulínica (Botox) no músculo cricofaríngeo

tomia – é a conduta habitualmente indicada, proporcionando bons resultados em até 90% dos casos, com morbidade de 10% a 12% e mortalidade de 2% a 5%.[1,12]

O tratamento endoscópico do DZ é um procedimento simples, de baixo risco, com uma eficácia de 93% de resolução da disfagia a longo prazo, com uma morbidade de 5% e sem mortalidade.[9]

Esse procedimento deve ser considerado em pacientes de idade avançada, com doenças de base e alto risco para cirurgias, pois oferece baixa morbidade e rápida recuperação.

REFERÊNCIAS BIBLIOGRÁFICAS

1. Postlethwait RW. Diverticula of the esophagus. In: Surgery of the esophagus. New York: Appleton Century Crofts; 1986. P. 129-59.
2. Knuff TE, Benjamin SB, Castell D. Pharyngo-esophageal (Zenker's diverticulum): a reappraisal. Gastroenterology 1982;82:734-6.
3. Lerut T, Van Raemdonck D, Guelinckx P, Van Clooster P, Gruwez J, Dom R. Pharyngo-esophageal diverticulum (Zenker's): clinical, therapeutic and morphological aspects. Acta Gastroenterology Belg 1990;53:330-7.
4. Raia AA, Pinotti HW, Pollara WN. Divertículos do esôfago. In: Clínica cirúrgica Alípio Corrêa Neto. São Paulo: Sarvier; 1988. P. 146-54. (vol 4).
5. Wychulis AR, Gunnlaugson GH, Clagget OT. Carcinoma occurring in pharyngoesophageal diverticulum: report ot three cases. Surgery 1969;66:976-9.
6. Ellis Jr FH, Schelegel JF, Lynch VP, Payne WS. Cricopharyngeal miotomy for pharingoesophageal diverticulum. Ann Surg 1969;170:340-9.
7. Mosher HP. Webs and pouches of the oesophagus, their diagnosis and treatment. Surg Gynec Obst 1917;25:175-87.
8. Dohlman G, Mattsson O. The endoscopic operation for hypopharyngeal diverticula: a roentgencinematographic study. Arch Otolaryngol 1960;71:744-52.
9. Ishioka S, Sakai P, Maluf Filho F, Melo JM. Endoscopic incision of Zenker's diverticula. Endoscopy 1995;27:433-7.
10. Sakai P, Ishioka S, Maluf Filho F, Chaves D, Moura EGH. Endoscopic treatment of Zenker's diverticulum with an oblique-end hood attached to the endoscope. Gastrointest Endosc 2001;54:760-3.
11. Van Overbeek JJ. Meditation on the pathogenesis of hypopharyngeal (Zenker's) diverticulum and a report of endoscopic treatment in 545 patients. Ann Otol Rhinol Laryngol 1994;103(3):178-85.
12. Collard JM, Otte JB, Kestens PJ. Endoscopic stapling technique of esophagodiverticulostomy for Zenker's diverticulum. Ann Thorac Surg 1993;56(3):573-6.
13. Evrard S, Le Moine O, Hassid S, Devière J. Zenker's diverticulum: a new endoscopic treatment with soft diverticuloscope. Gastrointes Endosc 2003;58:116-20.

CAPÍTULO 50

DISTÚRBIOS MOTORES E MEGAESÔFAGO

DILATAÇÕES

Flávio Hayato Ejima

INTRODUÇÃO

As terapêuticas propostas para tratamento da acalasia têm como objetivo a redução da pressão do esfíncter inferior do esôfago. Os tratamentos podem ser baseados em medicamentos, ruptura ou secção das fibras musculares que atuam como esfíncter (por meio de dilatações com balões ou miotomias cirúrgicas), além de injeções de toxina botulínica (promovem um prejuízo na liberação de acetilcolina no nível do esfíncter) e cirurgias com ressecção do esôfago dilatado. A primeira descrição da utilização de um balão no tratamento de acalasia foi realizada por Russel,[18] em 1898. Em 1939 Browne e Mchardy[3] construíram um balão, que consistia de uma sonda de mercúrio, com um balão de borracha envolto por tecido resistente na ponta, para controlar a sua pressão. Em 1981, já na era da endoscopia flexível, Witzel[23] idealiza um balão pneumático, que é introduzido, encapando o endoscópio. Em 1986, Cox[4] e colaboradores introduziram os balões de polietileno Rigiflex, que têm como característica a manutenção do diâmetro predeterminado, mantendo sua forma cilíndrica, com maior segurança na dilatação.

INDICAÇÕES

Os métodos mais eficazes de tratamento da acalasia são as dilatações de cárdia e as miotomias cirúrgicas, reservando-se os outros métodos para casos especiais. Não há um consenso nacional ou internacional sobre as indicações de cada procedimento.[7,20,21,22] A indicação da dilatação pneumática como tratamento inicial da acalasia tem como argumentos:

- procedimento rápido, com bom resultado imediato;
- menor risco, com baixa morbidade e mortalidade;
- menor custo em regime ambulatorial;
- técnica simples, realizável por endoscopistas habilitados em serviços menores;
- não impede uma futura abordagem cirúrgica;
- pode ser realizado após abordagem cirúrgica.

As indicações de dilatação de cárdia, que tem adesão da maioria dos autores, incluem:
- megaesôfago de graus I e II;
- pacientes já submetidos à cardiomiotomia, com recidiva dos sintomas;
- idosos e pacientes sem condições cirúrgicas;
- para melhorar a nutrição em pré-operatório de megaesôfago avançado.

PREPARO DO PACIENTE [P1]

O paciente com acalasia deve ser obrigatoriamente submetido a uma endoscopia digestiva alta, com finalidade diagnóstica. Apesar de ser um método pouco sensível na detecção de alterações motoras ou nos estágios incipientes de megaesôfago, permite verificar a presença de resíduos alimentares, alterações da mucosa, realização de cromoscopia com Lugol para avaliação de displasias ou neoplasias precoces, além dos diagnósticos diferenciais com outros processos patológicos da cárdia e esôfago distal, que provocam retenção esofágica de contraste como as neoplasias (pseudoacalasia).[17]

O paciente e seus acompanhantes devem estar cientes, por meio de uma explicação clara, do procedimento, de seus cuidados e das possíveis complicações, incluindo a necessidade de internação ou cirurgia de emergência, além dos cuidados pós-procedimento, com períodos de observação maiores.

A dilatação é realizada em regime ambulatorial, em ambiente hospitalar, com serviço de radiologia disponível, apesar de ser dispensável o controle radioscópico com os balões de Witzel e de polietileno (Rigiflex). Com visão direta endoscópica na insuflação do balão, a avaliação radiológica pode ser necessária só em casos suspeitos de complicações, como a perfuração.

O preparo adequado do esôfago para o procedimento depende do estádio evolutivo da acalasia, que pode ser realizado pela análise do esofagograma, com jejum e dieta líquida no dia anterior para os graus I e II e dieta líquida de 3 dias ou lavagem esofágica com sonda calibrosa do tipo Fouchet em megaesôfagos dos tipos III e IV.

MATERIAL

Nos últimos anos, apenas os dilatadores de Witzel (Figura 50.1) e os balões Rigiflex (Figura 50.2) têm sido utilizados na dilatação de acalasia. Os dilatadores do tipo Rigiflex, que são os mais utilizados em nosso meio, consistem em um

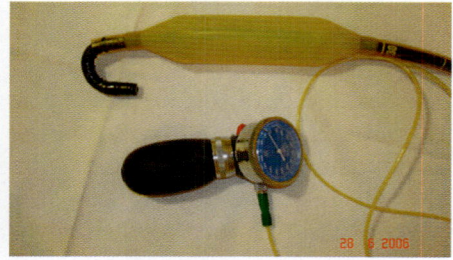

FIGURA 50.1

Dilatador de Witzel

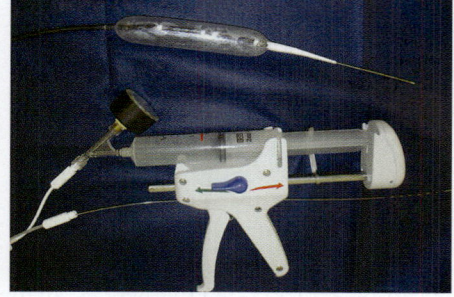

FIGURA 50.2

Dilatador Rigiflez

cateter de duplo canal, com 100 cm de comprimento, com um balão de polietileno cilíndrico de 13,5 cm fixado em sua extremidade distal. Esse balão tem como características: baixa complacência, mantendo a sua forma cilíndrica, e transparência, possibilitando a visão da região do esfíncter inferior do esôfago, por meio do balão, quando se executa a dilatação. Há três diâmetros de balões: 30 mm, 35 mm e 40 mm, sendo iniciado o tratamento com o de menor calibre.[9] Já o dilatador de Witzel é um tubo longo, pouco mais curto do que o endoscópio, de polivinil, que veste o endoscópio, mantendo a região distal do aparelho descoberta, permitindo a realização de retroversão, com um balão de poliuretano, com 15 cm de comprimento e 40 mm de diâmetro em sua extremidade distal.

A insuflação é monitorada por manômetros graduados com libras por polegadas (psi) e/ou milímetros de mercúrio (mmHg) conectados a pêras de borracha ou seringas. Os balões de polietileno são introduzidos por meio de fios-guias com extremidades espiraladas.

TÉCNICA

BALÃO DE POLIETILENO (RIGIFLEX)

O aparelho é introduzido na câmara gástrica. Após aspiração do conteúdo esofágico, posiciona-se o fio-guia na região pré-pilórica e retira-se o endoscópio cuidadosamente para que não haja mudanças no adequado posicionamento do fio-guia, que deve ser apreendido e fixado pelo auxiliar. O balão é lubrificado e introduzido sobre o fio-guia, que deve ser mantido fixo, para evitar que se dobre ou que haja mudanças de posicionamento. A posição adequada do balão é avaliada pela visualização de anéis radiopacos no balão, pela radioscopia, e a metade do balão deve encontrar-se acima da cárdia. Na ausência da radioscopia, a distância entre os dentes incisivos superiores e a cárdia deve ser medida e passada para o dilatador, com

início no meio do balão, até um ponto no dilatador que deve ser marcado com fita adesiva e permanecer entre os lábios do paciente durante a dilatação. A posição correta do dilatador é confirmada pela visão endoscópica (Figura 50.3), pois pode haver tortuosidade do esôfago distal e da transição esofagogástrica, com dificuldade de progressão do dilatador, com a falsa impressão de posicionamento correto.[1]

O balão é insuflado sob visão endoscópica direta, com orientação de o auxiliar manter fixo o dilatador, para evitar o deslocamento do balão para o estômago, com pressão de 10 psi, ou até que desapareça a cintura visualizada sob radioscopia (entalhe no balão devido à distensão das suas extremidades) (Figura 50.4), por 1 a 2 minutos. A seguir, avaliamos a região do esôfago distal e cárdia cuidadosamente, para avaliações de lacerações (Figura 50.5). As condutas nos diversos serviços quanto ao diâmetro e pressão do balão, ao tempo em que permanece insuflado e ao número de insuflações são muito variáveis. O diâmetro do balão pode ser de 3 cm, 3,5 cm ou 4 cm, mas as recomendações são para que se inicie com o de menor calibre e se repitam os procedimentos com dilatadores de maior calibre pro-

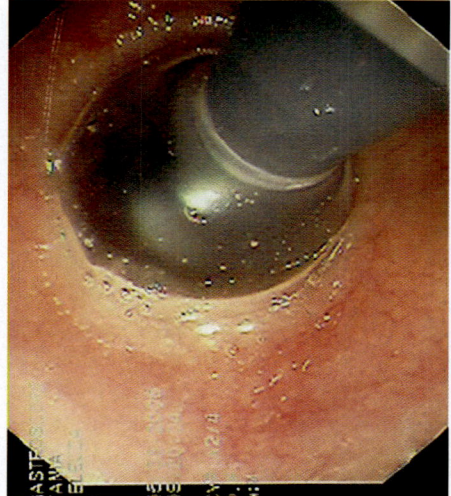

FIGURA 50.3

Dilatador Rigiflex sob visão endoscópica

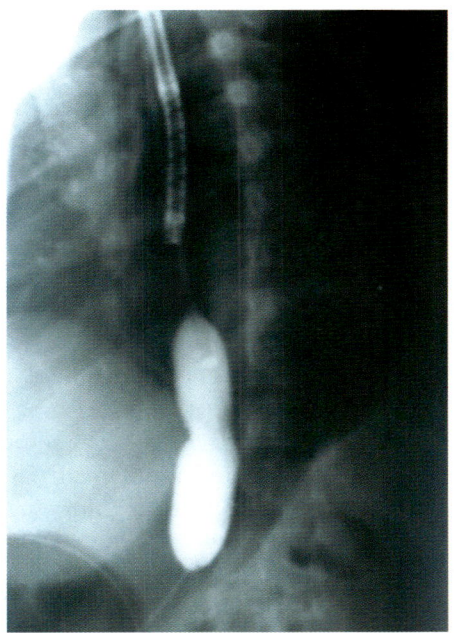

FIGURA 50.4

Visão radioscópica do balão Rigiflex

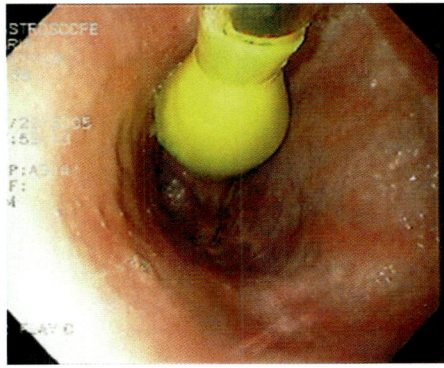

FIGURA 50.5

Dilatação com balão de Witzel

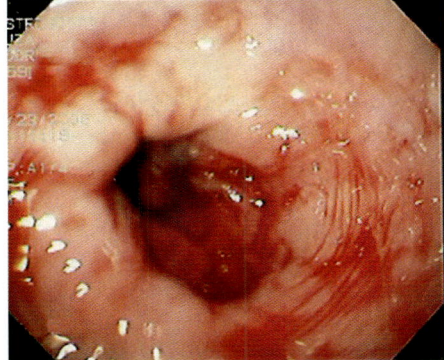

FIGURA 50.6

Cárdia pós-dilatação

gressivamente, na recidiva ou ineficácia do procedimento.[9,12,13] A pressão pode ser progressiva, em estágios, mas a maioria utiliza uma pressão de 10 psi ou, quando se realiza a dilatação com auxílio de radioscopia, até o desaparecimento do entalhe (cintura) no balão.[24] Os tempos de dilatação também são bastante variados, com autores que utilizam de 6 segundos até 5 minutos,[15,21] não apresentando diferenças significativas nos resultados.

BALÃO DE WITZEL

A avaliação endoscópica ao iniciar o procedimento é necessária para a realização de aspiração do conteúdo esofágico, além de facilitar a posterior passagem pelo esfíncter inferior do esôfago do conjunto endoscópio-dilatador. O balão de Witzel veste o aparelho de endoscopia e é introduzido sob visão endoscópica. A cárdia é ultrapassada e a ponta do endoscópio é conduzida em direção ao antro, facilitando a passagem do balão pela cárdia, com o posicionamento do balão sob visão direta, confirmado pela retroversão do aparelho (Figura 50.6), que se mantém durante todo o procedimento. A metade do balão é posicionada no estômago e inicia-se a insuflação de ar, com controle por meio de manômetro, com início em 100 mmHg, que permanece por cerca de 1 minuto, em estágios progressivos, com desinsuflação completa do balão entre eles e acréscimo de 20 mmHg a cada estágio. Interrompe-se pelo desconforto intenso do paciente e presença de laceração profunda, que pode ser detectada por visão direta, sem a necessidade de retirada do conjunto endoscópio-dilatador, podendo-se progredir a dilatação na dependência da avaliação imediata da região distal do esôfago e cárdia, ou no máximo até 200 mmHg.

PÓS-PROCEDIMENTO

O paciente deve ser observado por um período de 4 a 6 horas, em jejum. Os pacientes podem apresentar dor torácica imediatamente após o procedimento, que desaparece após alguns minutos; no entanto, se houver persistência do quadro doloroso ou aumento de intensidade, deverá ser submetido à esofagograma com contraste hidrossolúvel. A presença de enfisema subcutâneo, pneumotórax e pneumoperitônio indica a realização de avaliação radiológica contrastada. O paciente é liberado após o período de observação se não apresentar sinais ou sintomas de complicações, com orientação de dieta líquido-pastosa nas primeiras 24 horas.

RESULTADOS

A eficácia da terapêutica com balão é bastante satisfatória[12,19] com pacientes assintomáticos em avaliações precoces de 65% a 91%, que vão piorando com o passar do tempo, com cerca de 60% em 5 anos e cerca de 51% após mais de 15 anos. A realização de nova dilatação em pacientes com recidiva dos sintomas, ou nos pacientes não-responsivos à primeira dilatação com balão de 3 cm de diâmetro, com balões de diâmetros maiores, apresenta resultados também bastante satisfatórios, com resultados de melhora da sintomatologia semelhantes à primeira dilatação.[13,26] Segundo a maioria dos autores, a dilatação pneumática da cárdia não interfere nos índices de complicações ou de dificuldades técnicas da cardiomiotomia,[10,16] bem como a realização de cardiomiotomia prévia não interfere nos resultados da dilatação pneumática.[11,25]

Os parâmetros preditivos para o insucesso da dilatação de cárdia podem levar a mudanças nas opções de tratamento e são: pacientes jovens, com menos de 40 anos,[6,8] pressão basal do corpo esofágico menor do que 15 mmHg e pressão do esfíncter esofágico inferior maior do que 30 mmHg. Alguns parâmetros preditivos para o sucesso da dilatação forçada da cárdia são: manutenção da pressão do esfíncter inferior do esôfago menor do que 10 mmHg, após a dilatação, e esofagograma com esvaziamento rápido.

COMPLICAÇÕES

A principal complicação da dilatação pneumática de cárdia é a perfuração esofágica, devido à sua gravidade e necessidade de diagnóstico precoce, com início de tratamento imediato, para um bom prognóstico. Ocorre em cerca de 1 a 6% das dilatações[2, 26] e apresenta-se em geral com dor torácica persistente, podendo ser acompanhada de desconforto respiratório, taquicardia e enfisema subcutâneo. A perfuração ocorre em geral na parede lateral esquerda, acima da cárdia. É um local que deve ser avaliado cuidadosamente no controle endoscópico pós-dilatação, onde há presença de laceração profunda, cuja base não é identificada. Os pacientes com suspeita clínica ou endoscópica de perfuração devem ser submetidos a radiografias simples de tórax e abdome, que podem mostrar pneumotórax, pneumomediastino, pneumoperitônio e enfisema subcutâneo. A esofagografia com contraste hidrossolúvel confirma a perfuração com extravasamento de contraste para o mediastino, cavidade pleural ou peritonial e avalia a extensão da perfuração, sugerindo a conduta. A retenção de contraste no nível da cárdia pode ser um sinal indireto devido a edema e espasmo secundários à perfuração.[5]

A conduta depende da esofagografia. A conduta conservadora é adotada em pertuito pequeno, com extravasamento limitado, que ocorre na maioria dos casos, com internação, jejum, antibioticoterapia de largo espectro, hidratação parenteral e, se necessário, drenagem torácica. Na perfuração ampla, com extravasamento de contraste maciço, está indicada cirurgia imediata em geral, com boa evolução pós-operatória. Com as novas técnicas de tratamento endoscópico, com suturas por meio de clipes ou pontos, esses casos passarão a ser tratados cada vez mais no ato ou logo após o procedimento de dilatação.

Pneumonia aspirativa, hematoma de esôfago, hemorragia e a dor torácica prolongada são complicações imediatas pouco freqüentes. O refluxo gastroesofágico é uma complicação tardia que pode acometer cerca de 5% a 40% dos pacientes submetidos a dilatações.[14]

REFERÊNCIAS BIBLIOGRÁFICAS

1. Artifon ELA, Baracat R. Megaesôfago. In: Magalhães AGNM, Cordeiro FT, Quilici FA, Machado G, Amarante HMSB, Prolla JC et al., editors. Endoscopia digestiva — diagnóstica e terapêutica (SOBED). Rio de Janeiro: Revinter; 2005. P. 189-96.
2. Borotto E, Gaudric M, Danel B, Samama J, Quartier G, Chaussade S. Risk factors of esophageal perforation during pneumatic dilatation for achalasia. GUT 1996;39(1):9-12.
3. Browne DC, Mchardy G. A new instrument for use in esophagospam. JAMA 1939;113:1963-7.
4. Cox J, Buckton GK, Bennett JR. Balloon dilatation in achalasia: a new dilator. GUT 1986;27:986-9.
5. Eckardt VF, Aignherr C, Bernhard G. Preditors of outcome in patients with achalasia treated by pneumatic dilation. Gastroenterology 1992;103:1732-8.
6. Eckardt VF, Gockel I, Bernhard G. Pneumatic dilatation for achalasia: late results of a prospective follow up investigation. GUT 2004;53(5):629-33.
7. Felix VN, Cecconello I, Zilberstein B. Achalasia: a prospective study comparing the results of dilatation and myotomy. Hepatogastroenterol 1998;45:97-108.
8. Ghoshal VC, Kumar S, Saraswat VA, Aggarwal R, Misra A, Choudhuri G. Long term follow up after pneumatic dilation for achalasia cardia: factors associated with treatment failure and recurrence. Am J of Gastroenterol 2004;99(12): 2304-10.
9. Gideon RM, Castell DO, Yarze J. Prospective randomized comparison of pneumatic dilatation technique in patients with idiopathic achalasia. DDS 1999;44(9):1853-7.
10. Gockel I, Junginger T, Bernhard G, Eckardt VF. Heller myotomy for failed pneumatic dilatation in achalasia: how effective is it. Annal of Surgery 2004;239(3):371-7.
11. Guardino JM, Vela MF, Connor JT, Richter JE. Pneumatic dilatation for the treatment of achalasia in untreated patients and patients with failed Heller myotomy. J Clin Gastroenterol 2004;38(10):855-60.
12. Karamanolis G, Sgouros S, Karatzias G, Papadopoulou E, Vasiliadis K, Stefonids G et al. Long term outcome of pneumatic dilatation in the treatment of achalasia. Am J Gastroenterol 2005;100(2):270-4.
13. Khan AA, Shah SWH, Alam A, Butt AIC, Shafgat F. Sixteen years follow up of achalasia: A prospective study of graded dilatation using Rigiflex balloon. Diseases Esophagus 2005;18(1):41-5.
14. Leevwenburgh I, Van Dekken H, Syolten P, Hansen B, Haringsma J, Siersema P et al. Oesophagitis is common in patients with achalasia after pneumatic dilatation. Aliment Pharmacol Therap 2006;23(8):1197-203.
15. Moura EGH, Maluf FF, Sakai P, Ishioka S. Dilatação pneumática de cárdia em portadores de megaesôfago chagásico. GED 1991;10:83-7.

16. Patti MG, Feo CV, Arcerito M, De Pinto M, Tamburini A, Piener V et al. Effects of previous treatment on results of laparoscopic Heller myotomy for achalasia. DDS 1999;44(11):2270-6.

17. Rezende JM, Rosa H, Vaz MGM. Endoscopia no megaesôfago. Estudo prospectivo de 600 casos. Arq Bras Gastroenterol 1985;22:53-62.

18. Russell JC. Diagnosis and treatment of spasmodic stricture of esophagus. J Brit Med 1898;1:1450-1.

19. Sakai P, Ishioka S, Pinotti HW. Treatment of megaesophagus with forced dilatation of cardia through hydrostatic balloon attached to a fibroesophagoscope. Endoscopy. 1979;2:116-20.

20. Vaezi MF, Richter JE. Current therapies for achalasia: comparison and efficacy. J Clin Gastroenterol 1998;27:21-35.

21. Vargas C. Dilatação pneumática de cárdia. In: Cordeiro FTM, Magalhães AFN, Prolla JC, Quilici FA, eds. Endoscopia digestiva. 3ª ed. Rio de Janeiro: Medsi; 2000. P. 211-24.

22. Vela MF, Richter JE, Wachsberg D, Connor J, Rice TW. Complexities of managing achalasia at a tertiary referral center: use of pneumatic dilatation, Heller myotomy and botulin toxin injection. Am J Gastroenterol 2004;99(6):1029-36.

23. Witzel L. Treatment of achalasia with a pneumatic dilator attached to a gastroscope. Endoscopy 1981;13:176-9.

24. Wong RC, Maydonovitch C. Utility of parameters measured during pneumatic dilatation as predictors of successful dilatation. Am J of Gastroenterol 1996;91:1126-9.

25. Zaninotto G, Constantini M, Portala G, Bataglio G, Molena D, Carla A et al. Etiology, diagnosis and treatment of failures after laparoscopic Heller myotomy for achalasia. Annals of Surgery 2002;235(2):186-92.

26. Zerbib F, Thetiot V Richy F, Benajah DA, Message L, Lamouliatte H. Repeated pneumatic dilatation as long-term maintenance therapy for esophageal achalasia. Am J Gastroenterol 2006;101(4):692-7.

INJEÇÃO ENDOSCÓPICA DE TOXINA BOTULÍNICA

Renato Baracat

INTRODUÇÃO

A toxina botulínica (Botox®) é conhecida há muito tempo como um potente agente paralisante da musculatura esquelética,[1] agindo pela inibição da liberação de acetilcolina nas terminações nervosas. Apesar de ter sido amplamente usada para uma variedade de patologias da musculatura esquelética nas duas últimas décadas,[2] seu papel nos distúrbios da musculatura lisa do trato gastrointestinal em geral e na acalasia em particular está começando a ser melhor explorado. Entre as condições da musculatura esquelética, destacam-se o blefaroespasmo, o torcicolo e outras contraturas, ao passo que no trato gastrointestinal, para o relaxamento do músculo cricofaríngeo nas disfagias neurológicas, nas fissuras anais crônicas, nas odites funcionais e especialmente na acalasia.

MECANISMO DE AÇÃO DA TOXINA BOTULÍNICA

Foram descritos sete tipos de toxina botulínica, de A a G, e todos bloqueiam a acetilcolina nas terminações nervosas. Em geral, são produzidos como peptídeos de cadeia simples que sofrem ativação e clivagem proteolítica para produzir uma toxina de cadeia dupla: uma leve e outra pesada. O bloqueio da liberação do neurotransmissor é mediado pela toxina de cadeia leve, que é uma endopeptidase de zinco. Com Botox® do tipo A (a forma comercial disponível), o alvo dessa enzima é a SNAP-25, uma das proteínas responsáveis pela fusão da vesícula sináptica com a membrana plasmática.[3]

A razão para o uso dessa toxina na acalasia está baseada no entendimento de sua fisiopatologia. O tônus do esfíncter inferior do esôfago resulta do equilíbrio de dois conjuntos de influências: os excitatórios, como a acetilcolina, e os inibitórios, como o VIP e o óxido nítrico. Na acalasia, esse equilíbrio está prejudicado devido à perda seletiva dos nervos inibitórios, resultando em hipertonia do esfíncter inferior do esôfago e falha no relaxamento. A injeção local de toxina botulínica bloqueia a liberação de acetilcolina, diminuindo o tônus do esfíncter esofágico inferior e melhorando os sintomas. Essa ação foi primeiramente comprovada em animais e posteriormente por um estudo-piloto da eficácia clínica e sua viabilidade em pacientes.[4] Finalmente, um estudo randomizado duplo-cego foi executado para confirmar a eficácia dessa nova técnica endoscópica.[5]

MÉTODO PARA A INJEÇÃO ENDOSCÓPICA

A toxina botulínica é aprovada pelo FDA (Food and Drug Administration) para o tratamento de certos distúrbios espásticos da musculatura esquelética e está disponível na maioria das farmácias hospitalares. Ela é fornecida em frascos com 100 unidades da toxina liofilizada. Os frascos devem ser mantidos sob refrigeração contínua (4º C) enquanto não utilizados. Para uso em acalasia, esse frasco é diluído em 5 ml de solução salina para produzir uma solução com 20 unidades/ml.

Embora a droga seja potente, a dose letal para humanos gira em torno de 40 UI/kg. A dose utilizada é bastante segura tanto para o paciente quanto para as equipes médica e paramédica envolvidas no procedimento.

O exame endoscópico é realizado com sedação rotineira e é feito um cuidadoso exame do esôfago, do estômago e do duodeno. A identificação do esfíncter esofágico inferior é fundamental para o sucesso do procedimento. Este é estimado endoscopicamente pela identificação da junção escamocolunar (linha A). A toxina botulínica é injetada com uma agulha de escleroterapia de 5 mm, perfurando a mucosa cerca de 1 cm acima da linha Z, inclinando a agulha em aproximadamente 45º. Alíquotas de 1 ml (20 unidades de toxina botulínica/ml) são injetadas em cada um dos quatro quadrantes, atingindo um total de 80 unidades.

O procedimento não requer fluoroscopia e, normalmente, não dura mais de 15 minutos (incluindo o tempo para o exame endoscópico). Os pacientes são liberados logo que os critérios rotineiros pós-sedação forem obtidos e podem alimentar-se mais tarde no mesmo dia. Tipicamente, a maioria dos responsivos ao método vai começar a notar uma melhora marcante da disfagia na manhã seguinte.

Alguns estudos têm realizado a injeção da toxina ecoguiada, identificando a musculatura do esôfago distal ao ultra-som endoscópico linear e guiando a agulha para esta camada, sugerindo melhores resultados. Contudo, aguardam-se séries mais extensas e conclusivas para justificar tamanha complexidade técnica em procedimento tão simples.

RESULTADOS

EVOLUÇÃO SINTOMÁTICA

A resposta clínica imediata para a injeção de toxina botulínica é dramática, com 90% dos pacientes mostrando melhoras significativas e a maioria tornando-se praticamente assintomática após uma única injeção. Essa rápida melhoria, entretanto, não é uniformemente sustentada e, em seis meses, apenas cerca de dois terços dos pacientes estão ainda em remissão. O outro terço, não-responsivo, parece ser resistente a futuras injeções.

A expectativa de redução da resposta clínica com o passar do tempo nesses pacientes, como nos portadores de distúrbios da musculatura esquelética, felizmente não ocorre. A injeção local de toxina botulínica aparenta resultar em uma surpreendente resposta sustentada, com cerca de dois terços dos responsivos mantendo-se em remissão ao final do primeiro ano. A duração média de remissão após o primeiro tratamento em responsivos é de aproximadamente 1 ano e 4 meses (de 5 meses a 2 anos e meio). Dados preliminares sugerem que a maioria dos responsivos reage igualmente bem após a segunda e até a terceira injeções.[6]

EVOLUÇÃO OBJETIVA

A melhora sintomática após a injeção de toxina botulínica é acompanhada por melhora significativa em todos os testes objetivos funcionais, com as pressões do esfíncter esofágico inferior caindo cerca de 40%, diâmetro de abertura do esfíncter aumentando mais que o dobro e diâmetro esofágico decrescendo em 20%. Essas mudanças são similares àquelas geralmente relatadas após uma dilatação pneumática. A discrepância entre medidas clínicas e objetivas de melhoria em alguns dos nossos pacientes é também similar à notada em pacientes tratados por dilatação pneumática.

COMPLICAÇÕES

Uma importante vantagem da terapia com toxina botulínica é a sua simplicidade e segurança. Em contraste com a dilatação pneumática, a técnica acrescenta pouco ou nenhum risco adicional ao da endoscopia rotineira. Cerca de 25% dos pacientes reclamam de dores no peito, brandas a moderadas, imediatamente após o procedimento; elas são geralmente passageiras e parecem mais relacionadas à injeção do que à própria toxina. Sintomas de refluxo ocorrem em menos de 5% dos pacientes e, quando ocorrem, eles respondem prontamente à supressão ácida, que deve ser administrada imediata e agressivamente.

Deve ser enfatizado, entretanto, que faltam estudos em longo prazo do uso de toxina botulínica em pacientes com acalasia ou outros distúrbios da musculatura lisa do trato gastrointestinal. Mais adiante, com repetidas injeções, existe a possibilidade de pacientes desenvolverem anticorpos e eventualmente tornarem-se resistentes aos benefícios terapêuticos.

PROGNÓSTICO DE RESPOSTA

Apenas cerca de dois terços dos pacientes apresentam um benefício mantido (mais de seis meses) da toxina botulínica.[4-6] A razão disso não está clara. Dados preliminares sugerem que, como no caso da dilatação pneumática, pacientes mais velhos respondem melhor à toxina botulínica. Se fossem considerados todos os pacientes com acalasia, aqueles com mais de 50 anos teriam uma taxa de resposta de 82%, quase o dobro da taxa de 43% encontrada nos pacientes com menos de 50 anos. A outra principal determinação biológica de resposta parece ser o tipo manométrico da acalasia. Pacientes com acalasia vigorosa, tendo algumas evidências de contratilidade intrínseca no corpo do esôfago parecem reagir uniformemente bem após esse tratamento.

MIOTOMIA ENDOSCÓPICA

A miotomia endoscópica do esfíncter inferior do esôfago em que se utiliza um estilete, do tipo *needle-knife*, para cortar o músculo pelo lado luminal do esôfago foi descrita primeiramente em 1980.[7] Os autores trataram 17 pacientes com seguimento por um período entre 3 a 25 meses, obtendo bons resultados tanto clínicos, quanto radiológicos e manométricos. Ocorreu sangramento em três pacientes, mas foi facilmente controlado endoscopicamente. Teoricamente, essa abordagem tem duas limitações: na primeira, há o risco de uma contaminação mediastínica decorrente de uma fístula esofágica; na segunda, os limites da secção da musculatura não são fisicamente separados, como ficam durante uma cirurgia pelo lado extra-luminal, permitindo então, que ele se repare e reforme o esfíncter. Todavia, esses resultados foram intrigantes e sugeriram que essa técnica pode ser uma promessa de alternativa para os métodos mais invasivos de miotomia. Contudo, não ocorreram relatos posteriores na literatura sobre o uso dessa técnica.

REFERÊNCIAS BIBLIOGRÁFICAS

1. Simpson LL. The origin, structure, and pharmacological activity of botulinum toxin. Pharmacol Rev 1981;33:155-88.
2. Jankovic J, Brin MF. Therapeutic uses of botulinum toxin. N Engl J Med 1991;324:1186-94.
3. Blasi J, Chapman ER, Link E, Binz T, Yamasaki S, De Camilli P et al. Botulinum neurotoxin: a selectively cleaves the synaptic protein SNAP-25. Nature 1993;365:160-3.
4. Pasricha PJ, Ravich WJ, Hendrix TR, Sostre S, Jones B, Kalloo AN. Treatment of achalasia with intrasphincteric injection of botulinum toxin: a pilot trial. Ann Intern Med 1994;121:590-1.
5. Pasricha PJ, Ravich WJ, Hendrix TR, Sostre S, Jones B, Kalloo AN. Intrasphincteric botulinum toxin for the treatment of achalasia. N Engl J Med 1995;322:774-8.
6. Pasricha PJ, Rai R, Ravich WJ, Hendrix TR, Kalloo AN. Botulinum toxin for achalasia: long-term follow-up and predictors of outcome. Gastroenterology 1995;108:A187.
7. Ortega JA, Madureri V, Perez L. Endoscopic myotomy in the treatment of achalasia. Gastrointest Endosc 1980;26:8-10.

CAPÍTULO 51

ANÉIS E MEMBRANAS ESOFÁGICOS

José Flavio Andrade Silva
Regina Rie Imada

INTRODUÇÃO

Anéis e membranas são patologias pouco freqüentes, sendo geralmente achados de exames radiológicos ou endoscópicos. Constituem-se de projeções endoluminais do esôfago, de forma circunscrita, podendo ocasionar estreitamento de sua luz. Podem cursar com quadros de disfagia intermitente, de longa data, a sólidos e líquidos. De caráter benigno, sua etiologia é discutida, podendo ser congênita ou adquirida.

ANÉIS DO ESÔFAGO

HISTÓRICO

Dois relatos independentes, datados de 1953, descreveram grupos de pacientes com disfagia de longa duração, de caráter intermitente e sem perda de peso. Schatzki e Gary atribuíram como causa da sintomatologia uma constrição anelar na transição escamocolunar.[1] Por sua vez, Ingelfinger e Kramer relataram a presença de um anel muscular contrátil no nível da junção gastroesofágica como provável causa.[2]

Somente anos depois (em 1970), um estudo necroscópico realizado por Goyal demonstrou que os casos descritos por Ingelfinger e Kramer eram, na verdade, compostos de pacientes portadores de anéis mucosos, similares aos descritos por Schatzki e Gary.[3]

CONCEITO E DIAGNÓSTICO

Os anéis são estreitamentos anulares e simétricos encontrados no terço distal do esôfago. São geralmente constituídos de camadas de mucosa e submucosa e raramente de camada muscular. Podem ser divididos em dois tipos.

O tipo A, denominado anel muscular, é revestido por tecido epitelial escamoso, sendo comumente encontrado a cerca de 2 cm a 3 cm acima da junção escamocolunar, junto à margem proximal do esfíncter esofágico inferior (EEI). Autores atribuem como origem uma exacerbação da estrutura muscular fisiológica no nível da margem proximal da ampola frênica. Embora raros, podem ocasionar redução significante da luz do órgão, possibilitando surgimento de quadros disfágicos e impactação de corpos estranhos.[4,5]

Manifestam-se nos exames radiológicos como constrição anelar móvel, dependente dos movimentos respiratórios e da contração ou relaxamento da musculatura esofágica. Podem passar despercebidos ao exame endoscópico, pois dificilmente oferecem obstáculos ou resistência à passagem do aparelho. Apresentam-se revestidos por mucosa escamosa, tanto em sua face proximal como distal. Estudos manométricos demonstram a presença de contrações peristálticas de elevada amplitude no corpo do esôfago, com pressão e relaxamento normais no nível do EEI.[6]

O anel do tipo B – denominado anel esofágico mucoso ou de Schatzki – é constituído por estrutura mucosa no nível da junção escamocolunar. Trata-se de anel de diâmetro constante e independente das manobras respiratórias. Caracteriza-se como linha divisória entre o revestimento escamoso e o colunar, demarcando o final do esôfago tubular[7] (Figuras 51.1 e 51.2).

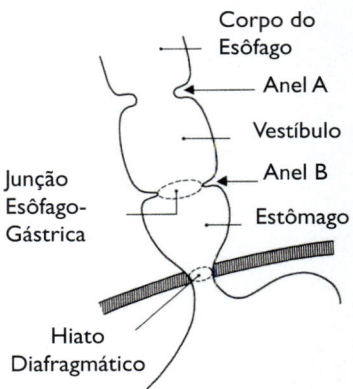

FIGURA 51.1

Radiologicamente, apresenta-se com diâmetro constante e fixo. Pela endoscopia, sua visualização só é possível quando o EEI está localizado acima do pinçamento diafragmático ou na presença de hérnia hiatal por deslizamento[7] (Figura 51.3). Marshall e Kritschmar (1990) demonstraram a associação do refluxo patológico em 65% desses pacientes.[8] Raramente cursam com quadros de disfagia relacionados a refeições às pressas ou ali-

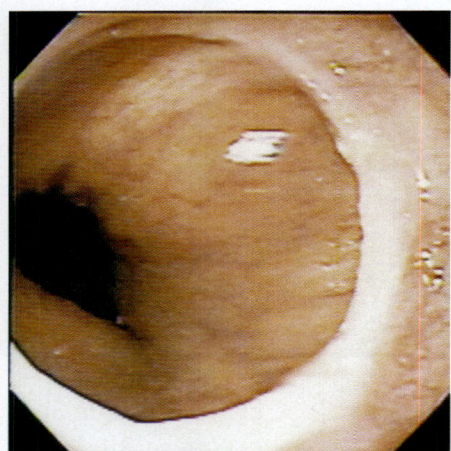

FIGURA 51.2

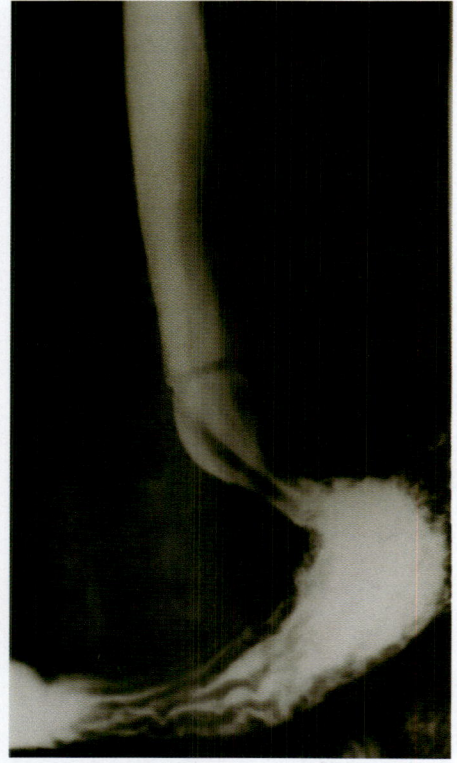

FIGURA 51.3

mentos sólidos e mal mastigados. No entanto, quando seu diâmetro é inferior a 13 mm, o desconforto pode estar presente e constante. Essa sensação é normalmente amenizada com ingesta de líquidos durante e após as refeições. Por muitas vezes, o paciente procura o serviço de emergência com queixas de dor torácica e impactação de cor-

pos estranhos. Publicações recentes que abordaram grupos de adultos demonstraram significante associação entre pacientes portadores de anel de Schatzki com quadros de impactação de corpo estranho e esofagite eosinofílica[9] (Figura 51.4).

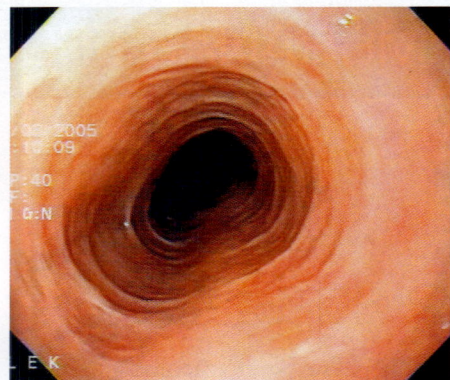

FIGURA 51.4

Relacionados como diagnósticos diferenciais das estenoses focais do esôfago, encontramos os anéis musculares, as acalasias, as estenoses pépticas e as de origem neoplásica. Como complemento, há na literatura relatos sobre estenoses focais do esôfago decorrentes de vasos aberrantes, resquícios cartilaginosos congênitos, estenoses cáusticas, após tratamento quimio e/ou radioterápico, anastomoses cirúrgicas, epidermólise bolhosa e esofagites infecciosas.[10]

TRATAMENTO

O tratamento está diretamente relacionado à sintomatologia apresentada. Em quadros leves, medidas comportamentais e alimentares amenizam os sintomas. Em casos não-responsivos, indica-se tratamento dilatador com sondas calibrosas ou balão pneumático calibrado. A recorrência da sintomatologia não é tão incomum, sendo então indicadas novas sessões de dilatação. Em casos resistentes ao tratamento dilatador convencional, pode-se utilizar dilatação combinada a métodos como a estenotomia radiada com *laser* ou eletrocautério.

Há ainda, na literatura, relatos com metodologia e resultados controversos sobre o uso de drogas anticolinérgicas, injeção de toxina botulínica e até mesmo miotomias cirúrgicas.[6,11,12]

MEMBRANAS

HISTÓRICO

Os primeiros relatos datam de 1893, quando Blackensteins descreveu casos de pacientes anêmicos com disfagia causada por estenoses espásticas do esôfago cervical que se aliviavam mediante sessões de dilatação. Patterson e Kelly, em 1919, descreveram um tipo clínico de disfagia que acometia principalmente mulheres, associado a fissuras nos ângulos da boca, glossite, faringite, ulcerações e fissuras da junção faringoesofágica.[13,14] Apenas em 1922, Plummer e Vinson descreveram uma condição incomum presente em mulheres com anemia ferropriva e sua maior associação com neoplasias.[14]

CONCEITO E DIAGNÓSTICO

Consiste de uma estrutura membranosa adelgaçada, com espessura menor do que 1 mm, composta de mucosa e submucosa. É revestida por epitélio do tipo escamoso e projeta-se para o lúmen do órgão em posição fixa. Acomete qualquer um dos segmentos do esôfago, geralmente única, podendo ocasionalmente ser múltipla. É classificada, segundo sua localização, em proximal, média e distal. Sua etiologia é incerta; no entanto, supõe-se também ter origem congênita ou adquirida.[15]

A membrana proximal é excêntrica e está situada na porção cervical do órgão, geralmente posterior à cartilagem cricóide (Figura 51.5). Tem origem na parede anterior, estendendo-se para as paredes laterais. Essa condição foi descrita por Plummer e Vinson quando associada a mulheres com anemia ferropriva.[16] Alguns relatos questionaram a origem do quadro anêmico, justifican-

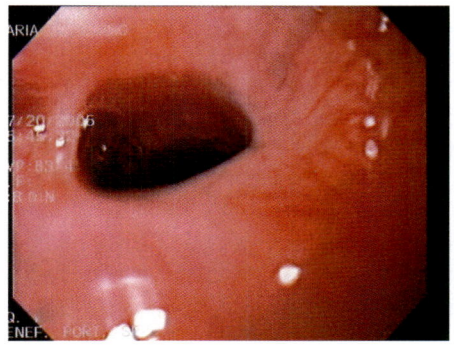 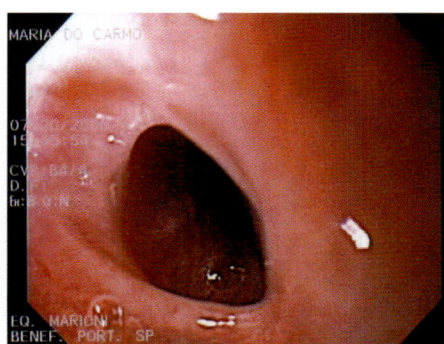

FIGURA 51.5

A ruptura ou a dilatação durante o exame endoscópico freqüentemente é suficiente para aliviar a disfagia (Figura 51.6).

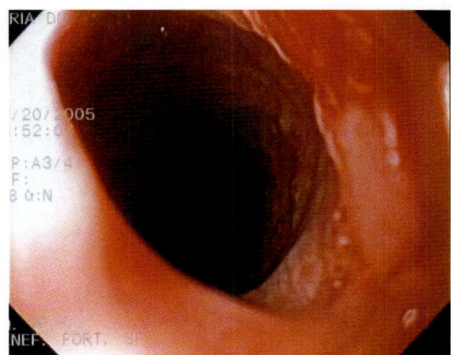

FIGURA 51.6

do como causa o fato de ser decorrente da diminuição da ingesta alimentar causada pela disfagia.[5]

As membranas do terço médio são incomuns. Quando presentes em criança, deve-se considerar a provável etiologia congênita. Podem ainda ser adquiridas, secundárias à doença do refluxo gastroesofágico ou a estenoses cáusticas.

Quando encontradas no terço distal, situam-se geralmente junto ou acima do pinçamento diafragmático. Podem ainda estar associadas a processos inflamatórios secundários ao refluxo gastroesofágico.

O exame radiológico contrastado impõe-se como "padrão-ouro" no diagnóstico de pacientes com dificuldade de deglutição. Faz-se necessária a ingesta cuidadosa de grande volume de solução baritada. A membrana geralmente se situa logo abaixo da junção faringoesofagiana, caracterizando-se como uma estenose constante, delgada e concêntrica. O grau de estreitamento é variável e visível a cada deglutição. Diante desse achado radiológico, a endoscopia deve ser realizada como exame complementar. A introdução do aparelho deve ser suave e cuidadosa. Observam-se projeções endoluminais delgadas de aspecto membranoso ou até mesmo fibrótico, que podem ser facilmente rompidas durante a progressão do aparelho.[7,17]

Quando isso não ocorre, o tratamento de escolha consiste de dilatações com sondas de grosso calibre, como Savary-Gilliard ou Malloney (45 a 50 F), suficientes para resolução dos sintomas em apenas uma sessão.

Faz-se ainda necessário o acompanhamento clínico e endoscópico desses pacientes em longo prazo, devido a uma maior incidência de carcinomas de orofaringe e esôfago.[15,18]

REFERÊNCIAS BIBLIOGRÁFICAS

1. Schatzki R, Gary J. Dysphagia due to a diafragm-like localized narrowing in the lower esophagus ("lower esophageal ring"). Am J Roentgenol 1953;70:911-22.
2. Ingelfinger F, Kramer P. Dysphagia produced by contractile ring in the lower esophagus. Gastroenterology 1953; 23:419-30.
3. Goyal RK, Bauer JL, Spiro HM. The nature and location of lower esophagus ring. N Engl J Med 1970;284:1175-80.
4. Murphy JR, Johnson LF. Esophageal motility and miscellaneous disorders. In: Sivak Jr MV. Gastroenterologic endoscopy. 2nd ed. Philadelphia: WB Saunders Company; 1987. P. 487-500.
5. Bockus LH, Disfagias ferropênicas (síndrome de Plummer-Vinson). In: Gastroenterologia. 3ª ed. Barcelona: Salvat; 1980. P. 354-9.
6. Hirano, MD. Clinical and manometric features of the lower esophageal muscular ring. Am J Gastroenterology 2000; 95:43-9.
7. Paul-Juhn. Interpretação radiológica, 3ª ed. Rio de Janeiro: Guanabara Koogan; 1977. P. 422-44.
8. Marshall JB, Kritschmar JM, Dias Arias AA. Gastroesophageal reflux as a pathogenic factor in a development of symptomatic lower esophageal ring. Arch Inter Med 1990;150(3): 1669-72.

9. Desai T, Stecevic V, Chang C, Goldstein N, Badizedegan K, Furuta G. Association of eosinophilic inflammation with esophageal food impaction in adults. Gastrointest Endosc 2005; 63:535-6.

10. Fylyk SN, Sakai P. Anéis e Membranas do esôfago. In: Sakai P, Ishioka S, Maluf FF. Tratado de endoscopia digestiva diagnóstica e terapêutica. São Paulo: Atheneu; 2000. P. 163-6.

11. Perez Arroyo H, Hunter J, Waring JP. Botulinum toxin injection for esophageal muscular A-ring. Gastrointest Endosc 1997;45:193-5.

12. Hollinger P, Johnston K, Potts W et al. The conservative and surgical management of benign strictures of the esophagus. J Thorac Surg 1954;28:345-66.

13. Paterson DR. A clinical type of disphagia. J Laringol Rhinol Otol 1919;34:289-91.

14. Kelly AB. Spasm of the entrance to the esophagus. J Laringol Rhinol Otol 1919;34:285-8.

15. Silverstein FE, Tytgat FNJ. Gastrointestinal endoscopy. 3rd ed. London: Mosby-Wolfe; 1997. P.29-58.

16. Vision P. Hysterical dysphagia. Minn Med 1922;5:107-8.

17. Sutton D. Textbook of radiology and medical imaging. 5th ed, New York: Churchill Livingstone; 1993. P. 759-71. (vol 2).

18. Shammala NH, Benedict EB. Esophageal webs. N Engl J Med 1958;259:378-84.

CAPÍTULO 52

TRATAMENTO ENDOSCÓPICO DA ESTENOSE BENIGNA ESOFÁGICA

Renato Luz Carvalho • Luiz Henrique de Souza Fontes
Rosana Prolungatti César • Eli Kahan Foigel

INTRODUÇÃO

A estenose é definida como o estreitamento patológico de qualquer canal, orifício ou conduto orgânico. A formação de estenoses benignas esofágicas (EBE) é causada pela produção de fibrina e depósito de colágeno estimulado por crônicas inflamações ou ulcerações profundas.

Em até uma semana após a lesão aguda, há a formação de tecido de granulação com a proliferação de novos vasos e fibroblastos. Estes últimos formam novas fibras de colágeno, duro e inflexível, durante a segunda e a terceira semanas seguintes à lesão.

Em lesões parietais mais profundas, ocorre dano à camada muscular e as fibras musculares lesadas não regeneram, sendo substituídas por tecido fibroso. A contração dessas fibras de colágeno resulta em progressiva diminuição do comprimento e redução da luz do esôfago, após a terceira semana. Depois de seis semanas, a epitelização está completa e a lesão é revestida por uma camada densa de fibrose que pode formar múltiplos canais ou até obstruir completamente a luz do esôfago. Pode haver deslocamento, no sentido cranial, da transição esofagogástrica pelo encurtamento do órgão, determinando o aparecimento de hérnia esofágica e sintomas de refluxo gastroesofágico. O refluxo, por sua vez, determina maior agressão ao esôfago.[2,3,5]

As causas principais da EBE estão relacionadas com esofagite de refluxo e ingestão cáustica e as menos comuns relacionam-se com injeção de esclerosantes para varizes esofágicas, terapia fotodinâmica e esofagites infecciosas.[1,4,5]

A esofagite eosinofílica vem sendo reconhecida como entidade causadora de estenose esofágica em pacientes jovens, apresentando-se clinicamente com disfagia, longas histórias de impactações intermitentes de alimentos sólidos e dor torácica.[6,7]

Os objetivos da terapia no tratamento das estenoses esofágicas benignas são o alívio da disfagia e a prevenção da recorrência das estenoses.

O tratamento conservador por meio de dilatações é a primeira escolha na EBE, eficaz no longo prazo, com índice baixo de complicações.[1,8,9]

DILATAÇÃO ENDOSCÓPICA

A dilatação endoscópica está indicada na presença de estenose com manifestações clínicas, com o objetivo de aliviar os sintomas, permitir a manutenção de nutrição adequada por via oral e reduzir os riscos de aspiração pulmonar.

As estenoses esofágicas podem ser categorizadas em dois grupos: *simples e complexas*.[10] As estenoses simples são concêntricas ou simétricas, com diâmetro >12 mm, e permitem facilmente a progressão do aparelho. As estenoses complexas apresentam uma ou mais das seguintes especificações: assimetria, diâmetro < 12 mm ou impossibilidade da progressão do aparelho. Independentemente da causa da EBE, a dilatação endoscópica está indicada na presença de disfagia.[1,5,9]

A dilatação endoscópica é considerada o melhor método terapêutico da EBE por se tratar de método barato e efetivo no alívio dos sintomas de disfagia; entretanto, várias sessões são necessárias pela recorrência da estenose. A melhor técnica e o melhor método de dilatação a serem utilizados ainda são objetos de discussão na literatura.[11]

PREPARO PARA DILATAÇÃO ENDOSCÓPICA

- A causa e a extensão da estenose esofágica devem ser minuciosamente estudadas
- Termo de consentimento informado
- Jejum
- Sedação
- Descontinuar uso de anticoagulantes em pacientes com baixo risco de fenômenos tromboembólicos e considerar heparina em pacientes de alto risco[1,9,12]
- Antibioticoprofilaxia somente indicada em pacientes de alto risco[1,9,13]

TIPOS DE DILATADORES

Existem dois grupos de dilatadores usados nas estenoses esofágicas:

a) Dilatadores tipo sonda ou *bougie*, que agem na estenose transformando uma força axial ou longitudinal em força radial. Para que apresentem bom desempenho, devem possuir boa flexibilidade, baixo atrito e alta consistência.

b) Dilatadores tipo balão, que agem no local da estenose por ação direta de força radial, evitando as rupturas causadas pelas forças longitudinais das sondas.

DILATADORES TIPO SONDA DE BORRACHA

São dilatadores preenchidos por mercúrio ou tungstênio e que apresentam a ponta arredondada ou afilada, sem pertuito para fio-guia (Hurst ou Malloney). Os dilatadores de Malloney apresentam a ponta afilada e podem ser passados às cegas ou com controle fluoroscópico.[16] O uso da fluoroscopia apresenta melhores resultados funcionais e menor quantidade de eventos adversos.[17] Esse tipo de dilatador deve ser utilizado para estenoses não complexas e apresenta maior risco de complicação quando comparado aos dilatadores de Savary ou balões, principalmente quando há presença de divertículos, hérnia hiatal volumosa e esôfago tortuoso[19] (Figura 52.1).

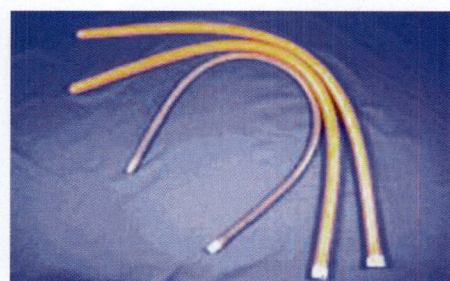

FIGURA 52.1

Dilatador de borracha tipo Hurst

DILATADORES METÁLICOS (EDER-PUESTOW)

São olivas metálicas, confeccionadas em diâmetros de 21 a 53 F, fixadas a hastes metálicas e introduzidas por fio-guia com ponta flexível de mola. Pela ocorrência de maior índice de complicações,

dor intensa durante e após a dilatação por períodos de até 36 horas e formações de fissuras profundas com maiores índices de reestenose, esse tipo de dilatador vem sendo pouco utilizado na prática clínica. Pode ser indicado por profissionais habilitados na terapêutica inicial de estenoses severas, obrigatoriamente com controle radiológico (Figura 52.2).

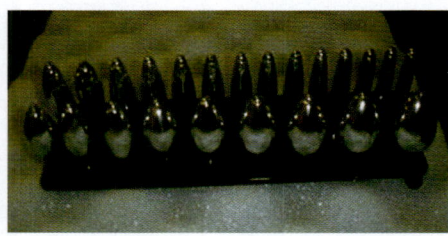

FIGURA 52.2

Dilatador Eder-Puestow

DILATADORES TERMOPLÁSTICOS OU DE POLIVINIL (SAVARY-GILLIARD)

Dilatador semi-rígido plástico de polivinil dotado de canal coaxial fino por onde é introduzido o fio de aço. Surgiu a partir de modificações das sondas de Malloney e tem se tornado popular nos últimos anos. Esse tipo de dilatador é formado por múltiplas sondas que variam de 5 mm a 20 mm com ponta afilada, flexível, de aproximadamente 20 cm, com marcas radiopacas (Figura 52.3).

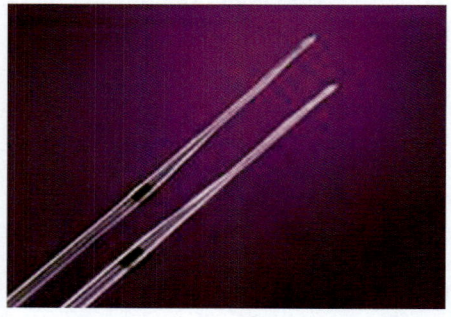

FIGURA 52.3

Dilatador de Savary-Gilliard

DILATADORES TIPO BALÃO

São balões hidrostáticos ou pneumáticos, de poliuretano, que propiciam boa distensibilidade com baixa complacência. Podem ser utilizados através do canal de biópsia do endoscópio ou com auxílio de fio-guia. Utilizam o princípio da força radial. Possuem diâmetros que variam entre 6 mm e 40 mm. Sua insuflação é feita por seringas com volume de 20 ml a 60 ml conectadas a manômetro graduado até 270 psi (libras por polegada quadrada). São muito utilizados e apresentam como maior desvantagem seu custo (Figura 52.4).

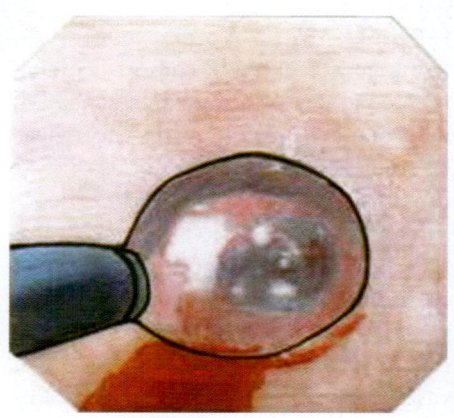

FIGURA 52.4

Dilatador tipo balão

DILATADORES ÓPTICOS

São dilatadores de uso único, feitos com polímeros flexíveis, transparentes, adaptados sobre a ponta do gastroscópio, com diâmetro progressivo. Apresentam como vantagens a possibilidade de visualização direta da dilatação, a manutenção da sensação tátil de resistência e a possibilidade de múltiplas dilatações com única passagem. Trata-se de método novo, com estudos iniciais, casuísticas pequenas, mas com perspectivas animadoras.[22,23]

ASPECTOS TÉCNICOS

Na prática clínica, em nosso meio, os dilatadores mais utilizados são os termoplásticos de Savary-Gilliard (SG) ou os balões tipo TTS (Figuras 52.5 e 52.6). A escolha adequada ao tipo de dilatador deve estar relacionada às características da estenose, às necessidades do paciente e à experiência do operador.[33]

Em pacientes com EBE, os resultados da dilatação são efetivos quando se consegue diâmetro luminal entre 13 mm e 15 mm. Diâmetros maiores podem ser preconizados quando há manutenção da sintomatologia, quando há presença de anel de Schatzki ou quando há presença de acalasia.[9]

O endoscopista deve atuar de maneira cuidadosa e conservadora ao primeiro contato com a estenose esofágica. A escolha do dilatador inicial da sessão de dilatação deve ser baseada no diâmetro estimado da estenose. Tradicionalmente, deve ser respeitada a "regra dos três", em que não mais que três dilatadores com diâmetros progressivos devam ser utilizados em uma mesma sessão a partir de uma resistência moderada, minimizando os riscos de complicações.[30]

A utilização de controle radiológico não necessita ser rotineira, mas somente quando há estenoses complexas com trajeto tortuoso, hérnia hiatal volumosa, divertículos ou resistência à progressão do fio-guia.[34]

A escolha do melhor dilatador para o tratamento da EBE ainda é objeto de discussão na literatura. Múltiplos estudos randomizados têm demonstrado que a utilização de sondas rígidas de polivinil ou do balão é igualmente efetiva e segura no tratamento da estenoses benignas, ainda que as sondas de Savary-Gilliard sejam de manuseio mais simples do que os balões. Entretanto, estenoses cervicais tortuosas e múltiplos segmentos estenóticos esofágicos apresentam melhores resultados com o manuseio inicial com balões seguido pelo uso de dilatadores rígidos. As sondas do tipo Malloney, quando passadas sem controle fluoroscópico, e as olivas de Eder-Puestow apresentam maior incidência de complicações.[35,36,37,39,40,41]

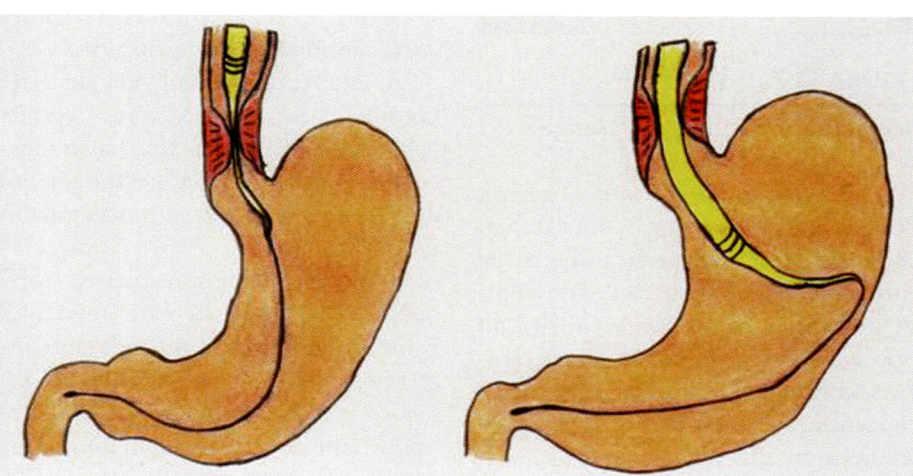

FIGURA 52.5

Dilatação com Savary-Gilliard – Aspectos técnicos

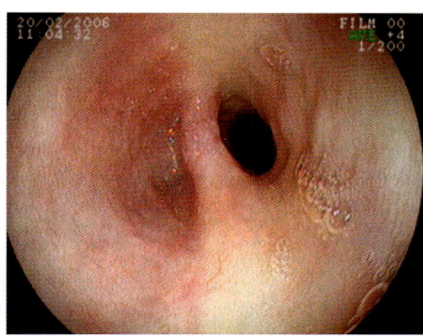
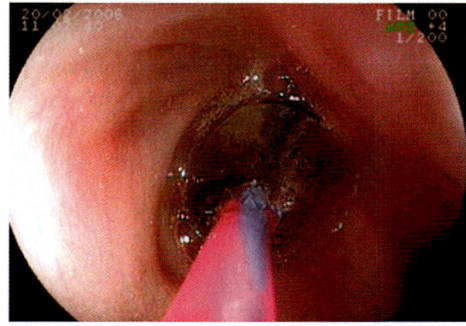
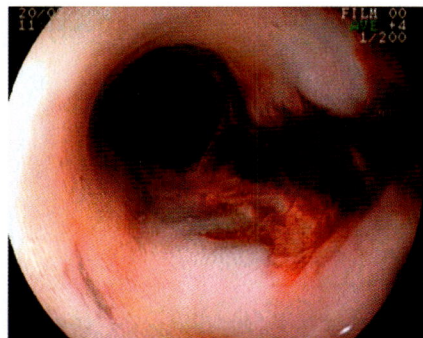
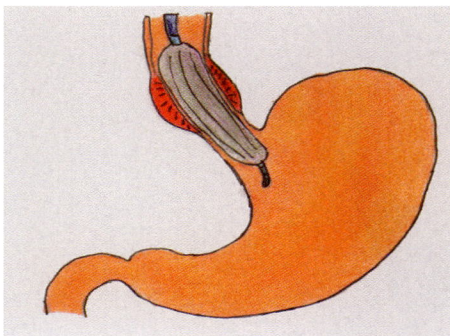

FIGURA 52.6

Dilatação com balão hidrostático – Aspectos técnicos

SEGUIMENTO

O seguimento dos pacientes com estenoses esofágicas deve ser individualizado. Pacientes submetidos a tratamento inicial devem ser reavaliados semanalmente até que se consiga diâmetro luminal adequado correspondente ao alívio dos sintomas. A resposta satisfatória ocorre entre 85% e 93% dos pacientes.[42,43,44]

Fatores relacionados com uma pobre resposta à dilatação e recorrência precoce dos sintomas são extensão da estenose > 8 cm, diâmetro luminal muito estreito, estenoses pépticas com hérnia hiatal volumosa, presença de dor torácica durante e após o procedimento e necessidade de múltiplas sessões.[1,5]

As dilatações endoscópicas na EBE são menos efetivas nas estenoses actínicas e cáusticas. Nas estenoses pépticas, a utilização de inibidores de bomba de prótons diminui a recorrência das estenoses.[1,5,45,46,47,48]

ESTENOSES REFRATÁRIAS

As estenoses refratárias são aquelas que apresentam resposta insatisfatória ao tratamento endoscópico convencional, necessitando de múltiplas sessões de dilatações com recorrência precoce dos sintomas por um período não superior a seis meses de acompanhamento. As opções terapêuticas nas estenoses refratárias estão relacionadas abaixo.

- Estenotomias
- Injeção de corticóide intralesional
- Próteses auto-expansíveis removíveis
- Tratamento cirúrgico

INJEÇÃO DE CORTICÓIDE INTRALESIONAL

Múltiplos estudos randomizados demonstram que a injeção de acetato de triancinolone melhora a eficácia do tratamento dilatador, aumenta o diâmetro luminal esofágico e diminui a necessidade de dilatações subseqüentes, sem aumento da morbidade em estenoses simples e complexas.[52-58]

A dose ideal de acetato de triancinolone a ser injetada ainda é objeto de discussão na literatura. A concentração de 10 mg/ml tem sido utilizada na maior parte dos trabalhos. O volume por punção varia entre 0,6 ml e 2,8 ml e a dose total entre 40 mg e 100 mg por sessão, com número de sessões variando de 1 a 4. A punção pode ser realizada antes do procedimento de dilatação junto ao segmento proximal e segmento estenótico às cegas ou após o procedimento de dilatação, com punções junto às bordas das lacerações (Figura 52.7).

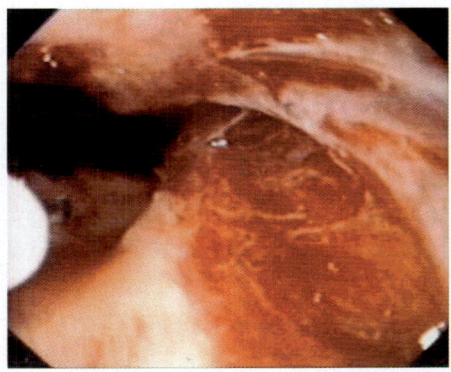

FIGURA 52.7

Injeção de corticóide pós-dilatação

O Serviço de Endoscopia Digestiva do Hospital do Servidor Público de São Paulo preconiza que se faça injeção de corticóide após a dilatação endoscópica com dilatador de Savary-Gilliard ou tipo balão junto às bordas das lacerações, com quatro punções de 1 ml na concentração de 10 mg/ml, em quatro sessões com intervalos semanais.

ESTENOTOMIA

A estenotomia é um procedimento endoscópico que pode ser utilizado nas estenoses refratárias. Apresenta bons resultados quando utilizada nas estenoses curtas < 1 cm, predominantemente em anastomoses e formações anelares em esôfago distal. O procedimento técnico caracteriza-se pela incisão radial junto ao esporão fibrótico, em três, quatro pontos cardinais ou em seis pontos eqüidistantes com uso de eletrocautério com a alça de polipectomia, cateter tipo estilete ou mesmo papilótomo[59,60] (Figura 52.8).

A incisão radial com eletrocautério, complementada com plasma de argônio, junto à cicatriz marginal mostrou-se efetiva no tratamento das estenoses curtas de anastomoses esofágicas.[61]

A terapêutica combinada de estenotomia com eletrocautério seguida pelo uso de dilatadores tipo balão mostrou-se segura e efetiva no tratamento de estenoses refratárias a procedimento único.[62]

O Nd YAG *laser* apresenta-se como opção terapêutica na EBE refratária. Estudos demonstram ser método conservador, podendo ser utilizado em estenoses curtas ou longas, com melhora importante dos sintomas em longo prazo e com baixa morbidade. No entanto, apresenta alto custo, o que dificulta sua utilização rotineira em nosso país.[63,64]

PRÓTESES AUTO-EXPANSIVAS

As próteses auto-expansivas plásticas (Polyflex®) podem apresentar-se como método terapêutico nas EBEs refratárias de variadas etiologias (pépticas, cáusti-

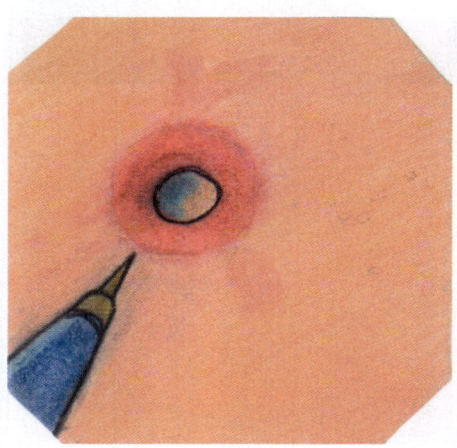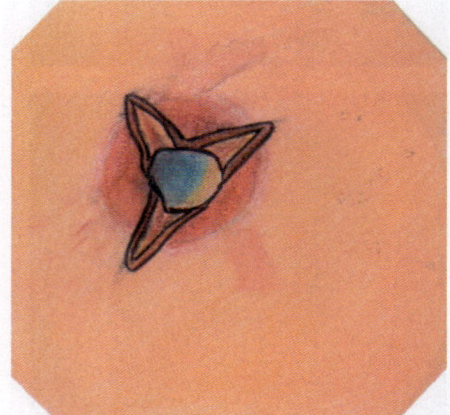

FIGURA 52.8

Estenotomia

cas, actínicas, anastomóticas), além das fístulas de anastomoses. A utilização de próteses metálicas é contra-indicação relativa nas lesões benignas pela intensa hiperplasia tissular que promovem, aderência e grande dificuldade ou mesmo impossibilidade de sua remoção.[65]

As próteses plásticas são constituídas por uma malha de poliéster totalmente recoberta por membrana siliconizada com diâmetro máximo de 25 mm e comprimento de até 15 cm com marcas radiopacas em sua porção proximal medial e distal (Figura 52.9). Devem ser locadas sob controle radiológico mantendo segmento de 2 cm a 3 cm acima e abaixo da estenose e de 3 cm a 4 cm da fístula. O revestimento siliconizado impede a granulação tissular ao redor para dentro da prótese, o que facilita sua remoção endoscópica ao término do tratamento.

A prótese plástica deve ser mantida por período de 3 a 6 meses junto às estenoses e período mínimo de 3 a 4 semanas para tratamento das fístulas. Trata-se de método novo, com resultados em longo prazo após remoção das próteses que demonstram alto índice de cura nas estenoses refratárias e fístulas, porém ainda com considerável morbidade.[66,67]

COMPLICAÇÕES

- Pouco freqüentes
- Principais são: perfuração, sangramento e broncoaspiração
- A perfuração é a mais freqüente das complicações relatadas em 0,1% a 0,4%
- Ocorre geralmente no sítio da estenose
- Suspeitar quando houver dor severa e persistente, dispnéia, taquicardia ou febre associada a exame físico com crepitações pulmonares ou em região cervical

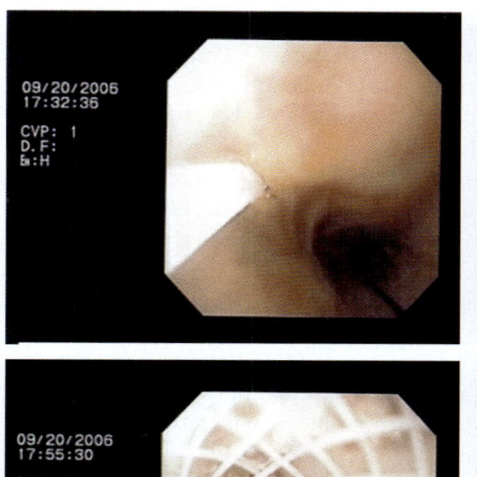
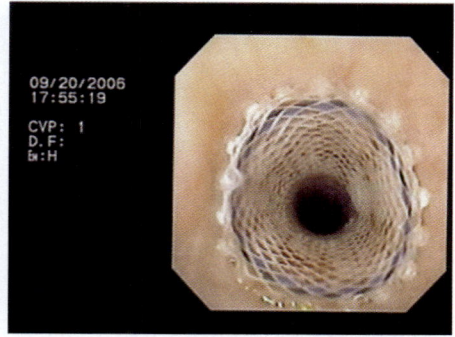
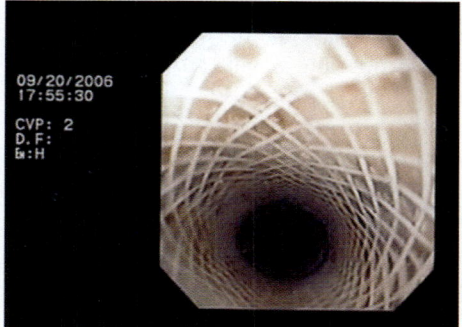
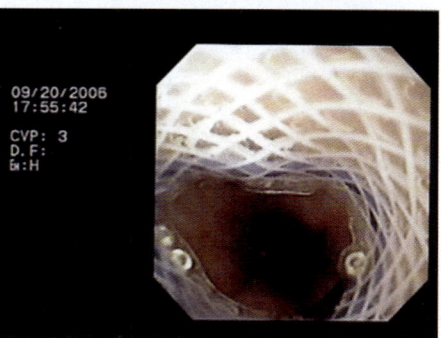

FIGURA 52.9

Prótese plástica auto-expansível em estenose benigna esofágica. HSPE-SP

REFERÊNCIAS BIBLIOGRÁFICAS

1. Guideline esophageal dilation. Gastrointestinal Endoscopy 2006;63(6):755-60.
2. Cakmak M, Nayci A, Renda N, Erekul S, Gokcora H, Yucesan S. The effect of corticosteroids and pentoxifylline in caustic esophageal burns. A prospective trial in rats.Int Surg 1997 Oct-Dec;82(4):371-5
3. Camargo MA, Lopes LR, Grangeia TAG, Andreollo NA, Brandalise NA. Use of corticosteroids after esophageal dilations on patients with corrosive stenosis – prospective, randomized and double-blind study. Rev Assoc Med Bras 2003;49(3).
4. Ferguson DD. Evaluation and management of benign esophageal strictures. Dis Esophagus 2005;18(6):359-64.
5. Lew RJ, Kochman ML. A review of endoscopic methods of esophageal dilation. J Clin Gastroenterol 2002;35:117-26.
6. Yan BM, Shaffer BA. Eosinophilic esophagitis: a newly established cause of dysphagia. World J Gastroenterol 2006;21:12(15):2328-34.
7. Sgouros SN, Bergele C, Mantides A. Eosinophilic esophagitis in adults: what is the clinical significance? Endoscopy 2006;38(5):515-20.

8. Andreollo NA, Lopes LR, Inogutti R, Brandalise NA, Leonardi LS. Conservative treatment of benign esophageal strictures using dilation. Analysis of 500 cases. Rev Assoc Med Bras. 2001;47(3):236-43.

9. Riley SA, Altwood SEA. Guidelines on the use of oesophageal dilatation in clinical practice.Gut 2004:53(Sup I)1-6.

10. Hernandez LV, Jacobson JW, Harris MS. Comparison among the perforation rates of Maloney, balloon, and savary dilation of esophageal strictures. Gastrointest Endosc 2000;51:460-2.

11. Pereira Lima JC, Ramires RP, Zamin I Jr, Cassal AP, Marroni CA, Mattos AA. Endoscopic dilation of benign esophageal strictures. Am J Gastroenterol 2000;95(1):329-30.

12. Eisen GM, Baron TH, Dominits JA. Guideline on the management of anticoagulation and antiplatelet therapy for endoscopic procedures. Gastrointest Endosc 2002;55(7):775-9.

13. Hirota K, Petersen K, Baron TH. Guidelines for antibiotic prophylaxis for GI endoscopy. Gastrointest Endosc 2003;58(4):475-82.

14. Guidelines for the training, appraisal and assessment of trainees in GI endoscopy, Joint Advisory Group on Gastrointestinal Endoscopy, 2001.

15. Sakai P, Ishioka S, Maluf F. Tratado de endoscopia digestiva — diagnóstica e terapêutica. 2ª ed. 2005; P. 19-31.

16. Ho SB, Cass O, Katsman RJ, Lipschultz EM, Metzger RJ, Onstad GR et al. Fluoroscopy is not necessary for Malloney dilation of chronic esophageal strictures. Gastrointest Endosc 1995;42:11-4.

17. McClave SA, Brady PG, Wright RA, Goldschmid S, Minocha A. Does fluoroscopic guidance for Maloney esophageal dilation impact on the clinical endpoint of therapy: relief of dysphagia and achievement of luminal patency? Gastrointest Endosc 1996;43:93-7.

18. Wang YG, Tio TL, Soehendra N. Endoscopic dilation of esophageal stricture without fluoroscopy is safe and effective. World J Gastroenterol 2002;8:766-8.

19. Hernandez LV, Jacobson JW, Harris MS. Comparison among the perforation rates of Maloney, balloon, and Savary dilation of esophageal strictures. Gastrointest Endosc 2000;51:460-2.

20. Shemesh E, Czerniak A. Comparison between Savary-Gilliard and balloon dilatation of benign esophageal strictures. World J Surg 1990;14:518-21, discussion 521-2.

21. Hernandez LV, Jacobson JW, Harris MS. Comparison among the perforation rates of Malloney, balloon, and Savary dilation of esophageal strictures. Gastrointest Endosc 2000;51(4 Pt 1):460-2.

22. Jones MP, Bratten JR, McClave SA. The optical dilator: a clear, over-the-scope bougie with sequential dilating segments. Gastrointest Endosc 2006 May;63(6):840-5.

23. Devault KR. Optical dilators: a potential advance in the treatment of patients with dysphagia? Gastrointest Endosc 2006;63(6):845-6.

24. Langdon DF. The rule of three in esophageal dilation. Gastrointest Endosc 1997;45:111.

25. Kozarek RA, Patterson DJ, Ball TJ, Gelfand MG, Jiranek GE, Bredfeldt JE et al. Esophageal dilation can be done safely using selective fluoroscopy and single dilating sessions. J Clin Gastroenterol. 1995 Apr;20(3):184-8.

26. Jalil S, Castell DO. Schatzki's ring: a benign cause of dysphagia in adults. J Clin Gastroenterol 2002;35:295-8.

27. Zein NN, Greseth JM, Perrault J. Endoscopic intralesional steroid injections in the management of refractory esophageal strictures. Gastrointest Endosc 1995;41:596-8.

28. Altintas E, Kacar S, Tunc B, Sezgin O, Parlak E, Altiparmak E et al. Intralesional steroid injection in benign esophageal strictures resistant to bougie dilation. J Gastroenterol Hepatol 2004;19:1388-91.

29. Pochron NL, Zinsmeister AR, Murray JA et al. A prospective, randomized, double-blind, placebo-controlled trial of endoscopic steroid injection therapy for recalcitrant esophageal peptic strictures. Am J Gastroenterol 2005;100:2419-25.

30. Langdon DF. The rule of three in esophageal dilation. Gastrointest Endosc 1997;45:111.

31. Kozarek RA, Patterson DJ, Ball TJ, Gelfand MG, Jiranek GE, Bredfeldt JE et al. Esophageal dilation can be done safely using selective fluoroscopy and single dilating sessions. J Clin Gastroenterol 1995;20:184-8.

32. Jalil S, Castell DO. Schatzki's ring: a benign cause of dysphagia in adults. J Clin Gastroenterol 2002;35:295.

33. Cox JG, Winter RK, Maslin SC, Jones R , Buckton GK , Hoare RC. Gut 1988 Dec;29(12):1741-7.

34. Kadakia SC, Parker A, Carrogher JG, Shaffer RT. Esophageal dilation with polyvinyl bougies , using a marked guidewire without the aid of fluoroscopy: an update. Am J Gastroenterol 1993 Sep; 88(9):1381-6.

35. Scolapio JS, Pasha TM, Gostout CJ, Mahoney DW, Zinsmeister AR, Ott BJ et al. A randomized prospective study comparing rigid to balloon dilators for benign esophageal strictures and rings. Gastrointest Endosc 1999;50(1):13-7.

36. Shemesh E, Czerniak A. Comparison between Savary-Gilliard and balloon dilatation of benign esophageal strictures. World J Surg 1990;14(4):518-21; discussion 521-2.

37. Yamamoto H, Hughes RW Jr, Schroeder KW, Viggiano TR, DiMagno EP. Treatment of benign esophageal stricture by Eder-Puestow or balloon dilators: a comparison between randomized and prospective nonrandomized trials. Mayo Clin Proc 1992 Mar;67(3):228-36.

38. Saeed ZA, Winchester CB, Ferro PS, Michaletz PA, Schwartz JT, Graham DY. Prospective randomized comparison of polyvinyl bougies and through-the-scope balloons for di-

lation of peptic strictures of the esophagus. Gastrointest Endosc 1995 ;41(3):189-95.

39. Hernandez LV, Jacobson JW, Harris MS. Comparison among the perforation rates of Malloney, balloon, and Savary dilation of esophageal strictures.Gastrointest Endosc 2000;51:460-2.

40. Ogilvie AL, Ferguson R, Atkinson M. Outlook with conservative treatment of peptic oesophageal stricture. Gut 1980;21:23–5.

41. Wesdorp IC, Bartelsman JF, den Hartog Jager FC, Huibregtse K, Tytgat GN. Results of conservative treatment of benign oesophageal strictures: a follow-up study in 100 patients. Gastroenterology 1982 Mar;82(3):487-93.

42. Patterson DJ, Graham DY, Smith JL et al. Natural history of benign esophageal stricture treated by oesophageal dilation. Gastroenterology 1983;85:346–50.

43. Grobe JL, Kozarek RA, Sanowski RA. Self-bougienage in the treatment of benign oesophageal stricture. J Clin Gastroenterol 984;6:109-12.

44. Smith PM, Kerr GD, Cockel R et al. A comparison of omeprazole and ranitidine in the prevention of recurrence of benign esophageal stricture. Restore Investigator Group. Gastroenterology 1994;107:1312-18.

45. Swarbrick ET, Gough AL, Foster CS, Christian J, Garrett AD, Langworthy CH. Prevention of recurrence of oesophageal stricture, a comparison of lansoprazole and high-dose ranitidine. Eur J Gastroenterol Hepat 1996;8:413–8.

46. Watson A. Reflux stricture of the oesophagus. Br J Surg 1987;74:443-8.

47. Ketchum LD, Smith J, Robinson DW, Master FW. The treatment of hypertrophic scar, keloid and scar contracture by triamcinolon acetonide. Plast Reconstr Surg 1966 Sep;38(3):209-18.

48. Mendelson HJ, Malloney WH. The treatment of benign strictures of the esophagus with cortisone injection. Ann Otol Rhinol Laryngol 1970;79:900-4.

49. Berenson GA, Wyllie R, Caulfield M, Steffen R. Intralesional steroids in the treatment of refractory esophageal strictures. J Pediatr Gastroenterol 1994;18:250-2.

50. Kochhar R, Makharia G. Usefulness of intralesional triamcinolone in treatment of benign esophageal strictures. Gastrointest Endosc 2002;56(6):829-34.

51. Altintas E, Kacar S, Tunc B, Sezgin O, Parlak E, Altiparmak E et al. Intralesional steroid injection in benign esophageal strictures resistant to bougie dilation. Journal of Gastroenterology and Hepatology 2004;19,1338-91.

52. Kochhar R, Makharia GK. Usefulness of intralesional triamcinolone in treatment of benign esophageal stricturures. Gastrointest Endosc 2002;56,829-34.

53. Ferguson DD. Evaluation and management of benign esophageal strictures. Diseases of the Esophagus 2005;18,359-64.

54. Shah JN. Benign refractory esophageal strictures: widening the endoscopist`s role. Gastrointest Endosc, 2006;63,164-7.

55. Kochhar R, Ray JD, Sriram PVJ, Kumar S, Singh K. Intralesional steroids augment the effects of endoscopic dilation in corrosive esophageal strictures. Gastrointest Endosc 1999;49,509-13.

56. Zein NN, Greseth JM, Perrault J. Endoscopy intralesional steroid injections in the management of refractory esophageal strictures. Gastrointest Endosc 1995;41,596-598.

57. Hordijk ML, Siersema PD, Tilanus HW, Kuipers EJ. Electrocautery therapy for refractory anastomotic strictures of the esophagus. Gastrointest Endosc 2006;63(1):157-63.

58. Brandimarte G, Tursi A. Endoscopic treatment of benign anastomotic esophageal stenosis with electrocautery. Endoscopy 2002;34(5):399-401.

59. Schubert D, Kuhn R, Lippert H, Pross M. Endoscopic treatment of benign gastrointestinal anastomotic strictures using argon plasma coagulation in combination with diathermy. Surg Endosc 2003 Oct;17(10):1579-82.

60. Hagiwara A, Togawa T, Yamasaki J, Shirasu M, Sakakura C, Yamagishi H. Endoscopic incision and balloon dilatation for cicatricial anastomotic strictures. Hepatogastroenterology 1999;46(26):997-9.

61. Sander R, Poesl H, Spuhler A. Photocoagulation using the Nd-YAG-laser in the treatment of non-neoplastic gastrointestinal stenosis. Fortschr Med 1984; 8;102(41):1045-7.

62. Sander R, Posl H, Spuhler A. Management of non-neoplastic stenoses of the GI-tract-a further indication for Nd-YAG laser application. Endoscopy 1984;16(4):149-51.

63. Sasako M, Iwasaki M, Konishi T, Maruyama Y, Wada T. Clinical application of the Nd:YAG laser endoscopy. Lasers Surg Med 1982;2(2):137-47.

64. Sander R, Poesl H. Treatment of non-neoplastic stenoses with the neodymium-YAG laser-indications and limitations. Endoscopy 1986;18 Suppl 1:53-6.

65. Evrard S, Le Moine O, Lazaraki G, Dormann A, El Nakadi I, Deviere J. Self-expanding plastic stents for benign esophageal lesions. Gastrointest Endosc 2004;60(6):894-900.

66. Radecke K, Gerken G, Treichel U. Impact of a self-expanding, plastic esophageal stent on various esophageal stenoses, fistulas, and leakages: a single-center experience in 39 patients. Gastrointest Endosc 2005;61(7):812-8.

67. Costamagna G, Shah SK, Tringali A, Mutignani M, Perri V, Riccioni ME. Prospective evaluation of a new self-expanding plastic stent for inoperable esophageal strictures. Surg Endosc 2003;17(6):891-5.

TRATAMENTO ENDOSCÓPICO DAS FÍSTULAS TRAQUEOESOFÁGICAS

Fabio Marioni

Julia Camargo Haje • Emiliano de Carvalho Almodova

INTRODUÇÃO

Há poucas décadas, o tratamento das fístulas traqueoesofágicas (FTE) consistia em suporte clínico e cirurgia. Contudo, a atual abordagem dessa morbidade considera a terapêutica endoscópica como uma forma de postergar ou até evitar a indicação cirúrgica, uma vez que houve importantes melhorias no suporte clínico a esses pacientes, com base em terapia intensiva e antibioticoterapia de amplo espectro, além de novos métodos nutricionais. Dessa forma, ganha-se tempo até a resolução definitiva da fístula.

Esses avanços reduziram os índices de mortalidade de 40% a 65%, na década de 60, para 5% a 20%, nos dias de hoje.[1] Um fato a se pesar antes da indicação cirúrgica precoce está no alto risco pré-operatório, visto que o indivíduo portador de FTE possui consideráveis comorbidades e complicações, como internações prolongadas, cirurgias prévias, má nutrição e infecções nos mais diferentes sítios. Outro dado a ser analisado refere-se ao próprio procedimento cirúrgico, o qual apresenta significante morbidade e taxas de recorrência não desprezíveis. Por exemplo, as taxas de insucesso do tratamento cirúrgico de recidiva de fístulas em crianças já operadas por atresia de esôfago variam entre 10% e 20%.[2]

Além disso, o desenvolvimento e a difusão de um amplo arsenal terapêutico endoscópico propiciaram o surgimento de técnicas minimamente invasivas que, associadas a cuidados clínicos e nutricionais modernos, levam ao fechamento das fístulas em 55% a 85% dos casos[2,3] sem a necessidade de cirurgia de grande porte.

ETIOLOGIA

As fístulas esofágicas possuem várias etiologias. Podem ser congênitas, relacionadas principalmente a atresias de esôfago, ou adquiridas. Estas últimas são divididas em benignas ou malignas, as quais são decorrentes da invasão e destruição tecidual pelo próprio processo tumoral ou por seu tratamento com radioterapia. As fístulas benignas são secundárias aos mais diversos processos como: doenças granulomatosas (tuberculose, histoplasmose e doença de Crohn), perfuração traumática do esôfago por corpo estranho, arma branca ou arma de fogo, ingestão de cáustico e síndrome de Boehaaves ou por doenças infecciosas em pacientes imunodeprimidos. Por fim, são mais freqüentes as complicações cirúrgicas relacionadas a procedimentos no esôfago, na traquéia ou em outras estruturas mediastinais, além dos casos de intubação ou traqueotomia prolongada em pacientes com sonda nasogástrica ou nasoenteral permanentes.

DIAGNÓSTICO CLÍNICO

Os sintomas de FTE são, muitas vezes, inespecíficos ou leves e podem passar despercebidos durante muito tempo. Deve-se suspeitar de fístula nos pacientes traqueostomizados ou com história de intubação por longo tempo que apresentam secreção copiosa, tosse, principalmente após ingesta líquida, vômitos, aspiração ou presença de alimentos em cânula de traqueotomia (ar ao redor do *cuff*) ou com raios X, infecção pulmonar recorrente. Nenhum desses achados isoladamente é patognomônico de FTE, e sim sugestivo.

As FTE benignas, quando pequenas, podem ficar sem diagnóstico por longos períodos, pois os sintomas são inespecíficos. O fato do atraso no diagnóstico pode levar a aumento na morbidade e mortalidade devido às complicações, como pneumonias, bronquiectasias e abscessos pulmonares.

Em um estudo recente realizado durante 40 anos de observações, 228 casos de fístulas foram estudados. Nos pacientes com fístulas benignas, o sintoma mais comum foi a tosse crônica, que levou em média sete anos para ser diagnosticada. Cinqüenta por cento dos pacientes referiam tosse após ingesta de líquidos, sendo que o exame físico foi inespecífico.[1]

Em pacientes sob ventilação mecânica, a distensão abdominal persistente e a presença de borborigmos audíveis em epigástrio sincronicamente ao ciclo do ventilador devem levar a forte suspeita de FTE.

DIAGNÓSTICO COMPLEMENTAR

O diagnóstico complementar pode ser radiológico e endoscópico.

RADIOLÓGICO

Raios X simples de tórax em PA e perfil com contraste pode visualizar o trajeto fistuloso. Tal método pode ter sua sensibilidade aumentada com videodeglutograma.

A tomografia computadorizada de alta resolução com contraste pode evidenciar a anatomia da fístula.[4]

ENDOSCÓPICO

Pode ser feito por meio de esofagoscopia e traqueoscopia (Figuras 53.1 e 53.2).

Dependendo do calibre da fístula, o óstio, ou mesmo o próprio trajeto fistuloso, pode ser visto claramente. Em fístulas menores, pode-se observar apenas irregularidade da mucosa. Nesses casos, a instilação de azul de metileno aumenta a sensibilidade de método (Figura 53.3).

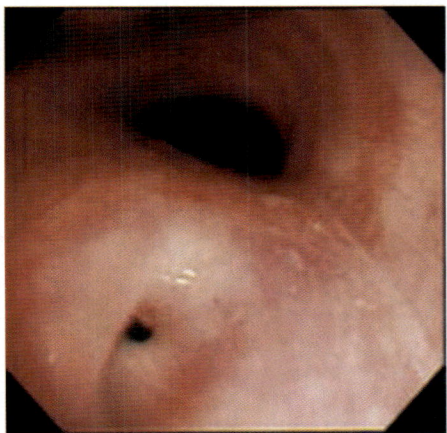

FIGURA 53.1

Fístula traqueoesofágica em parede posterior de traquéia

A broncoscopia deve ser feita com atenção especial para parede posterior de traquéia e brônquios fontes, principalmente à esquerda.

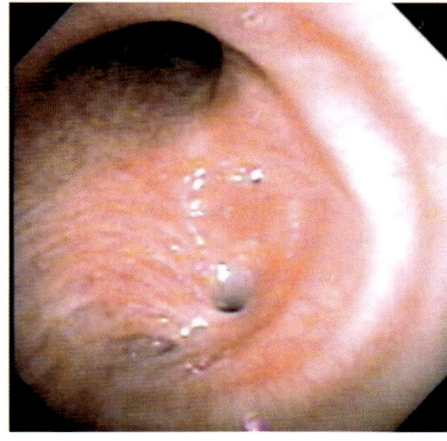

FIGURA 53.2

Fístula traqueoesofágica

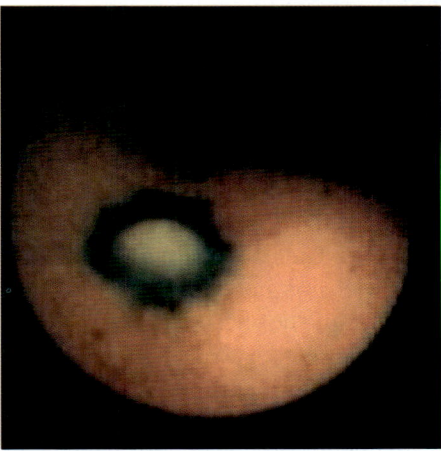

FIGURA 53.3

Evidência da fístula em traquéia após instilação de azul de metileno na luz esofágica

COMO PESQUISAR A FÍSTULA?

Instila-se solução de azul de metileno no terço superior do esôfago, enquanto observa-se a luz traqueal, com especial atenção ao ponto onde se suspeita da existência do óstio fistuloso. O paciente, se possível, deverá ser mantido em ventilação espontânea nesse período, pois os gradientes de pressão entre a traquéia e o esôfago durante os movimentos respiratórios favorecem a passagem do contraste da luz esofágica para a luz traqueal.

Em pacientes sob ventilação mecânica, pode-se deixar a extremidade distal da cânula de intubação na subglote e instilar pequenas alíquotas de soro fisiológico sob pressão através dela, ao mesmo tempo em que se observa o esôfago.[4]

Outro método para pesquisar o trajeto fistuloso é a utilização de um fio hidrofílico e teflonado introduzido por um dos óstios da fístula ou por onde se supõe que seja o óstio da fístula, enquanto se observa a luz esofágica ou traqueal. Idealmente esse exame deve ser realizado sob radioscopia (Figura 53.4).

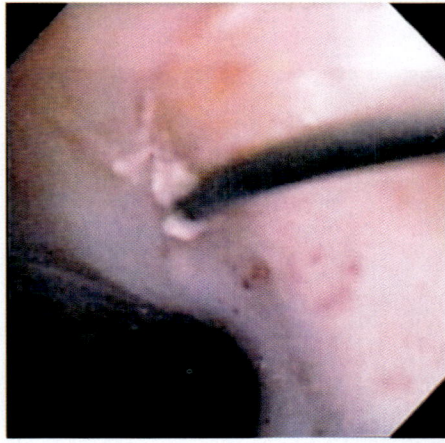

FIGURA 53.4

Pesquisa da fístula com auxílio de fio hidrofílico teflonado

TRATAMENTO ENDOSCÓPICO DAS FÍSTULAS TRAQUEOESOFÁGICAS BENIGNAS

DESBRIDAMENTO

O trajeto fistuloso é revestido por uma capa fibrótica ou até mesmo por epitélio, que mantém o canal pérvio. A retirada desse tecido deve ser o primeiro passo do tratamento endoscópico, seja ele qual for: cola biológica, enxerto tecidual (SIS), cianoacrilato ou clipe. Para tanto, dispõe-se de plasma de argônio,

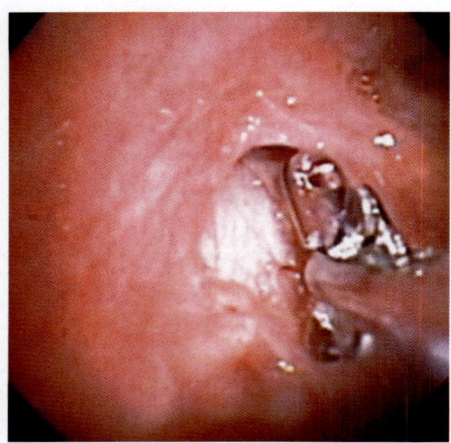

FIGURA 53.5

Escarificação da fístula com auxílio de pinça de biópsia

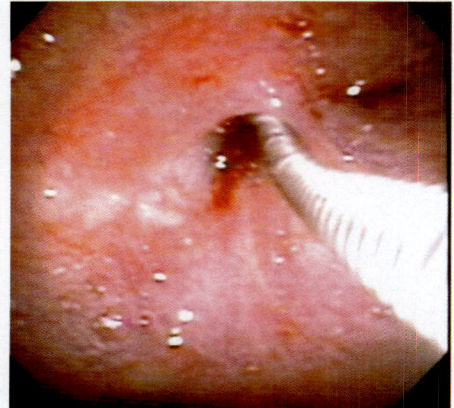

FIGURA 53.6

Escarificação da fístula com auxílio de pinça de biópsia

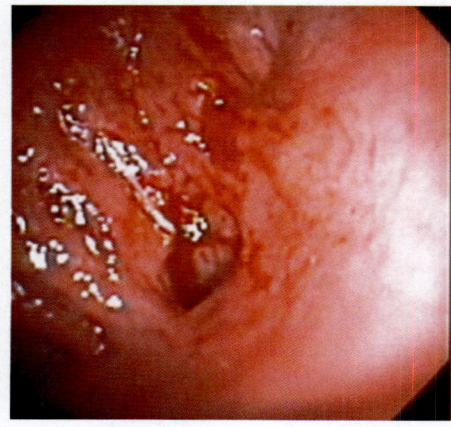

FIGURA 53.7

Fístula após escarificação

Nd:YAG *laser*, escovas esfoliativas ou até mesmo pinças de biópsias (Figuras 53.5, 53.6 e 53.7). O uso do eletrocautério não mostrou resultados favoráveis.[5,6] O desbridamento do trajeto fistuloso também tem o papel de desencadear a resposta inflamatória, a qual, associada a um substrato de oclusão, permite preencher a fístula com tecido conjuntivo.[7]

COLA DE FIBRINA

Esse agente começou a ser utilizado em endoscopia em meados dos anos 80 na Europa, sendo aprovado pelo FDA (Food and Drug Administration) dos EUA em 1998. O princípio básico do selante de fibrina é simular a fase final da cascata de coagulação, ou seja, o fibrinogênio é convertido à fibrina em presença de íons cálcio. A fibrina formada é ligada, então, de forma cruzada pelo fator XIII, criando uma rede estável e com boas propriedades adesivas. Também é adicionada à fórmula da cola a aprotinina de pulmão bovino que retarda a *fibinólise*.[8] Uma vez formada uma matriz de fibrina no trajeto da fístula, há um estímulo aos fibroblastos e a fibrina será lentamente substituída por tecido de granulação rico em colágeno.[9]

Quanto à segurança do seu uso, os componentes da cola de fibrina, por serem em sua maioria derivados do plasma humano, apresentam riscos similares aos das transfusões de hemoderivados com a agravante representada pela presença da aprotinina, a qual pode desencadear reações alérgicas[9] ou até anafilaxia.

Em relação à técnica, os autores[1,10,11] concordam nos passos discutidos a seguir. O uso da máscara laríngea garante uma via aérea segura que permite a introdução do broncoscópio. É preferível o acesso das fístulas pela via aérea.[1,10,11]

Após a escarificação da fístula, procede-se à sua lavagem com soro fisiológico, seguida pela aplicação do selante por meio de um cateter com duplo lúmen, numa quantidade de 1 ml a 4 ml, observando a oclusão da fístula. Quando se tenta ocluir a fístula usando cola de fibrina, o objetivo do procedimento endoscópico é promover a obliteração do orifício fistuloso pela injeção junto à sua borda, que, conforme mencionado, já foi escarificada. Deve-se fazer a injeção intramural da cola de fibrina em três a quatro pontos, dependendo do calibre da fístula, de maneira que se reduza ou oblitere totalmente o orifício fistuloso. Ressalta-se que o número de procedimentos varia conforme o diâmetro do orifício fistuloso: fístulas menores que 1,0 cm necessitam em média de 4,6 sessões, e fístulas maiores necessitam em média de 14,8 sessões. O sucesso da terapêutica endoscópica com cola de fibrina para fístulas varia entre 75% e 85% de acordo com a literatura[12] (Figuras 53.8, 53.9, 53.10 e 53.11).

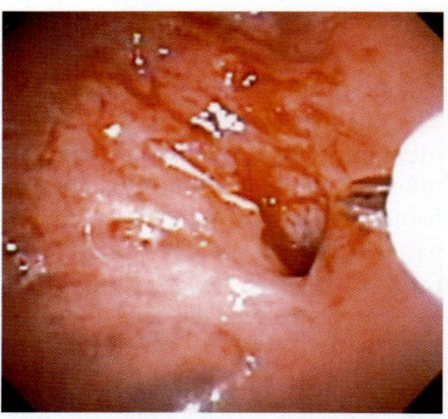

FIGURA 53.8

Posicionamento do cateter duplo-lúmen para injeção da cola de fibrina

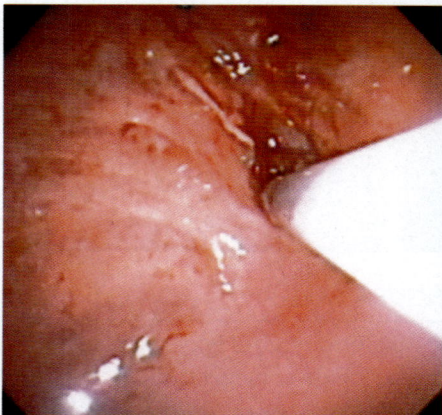

FIGURA 53.9

Injeção da cola de fibrina no trajeto fistuloso

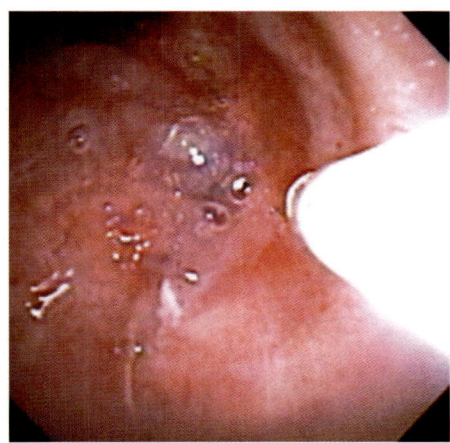

FIGURA 53.10

Aspecto após injeção de cola de fibrina

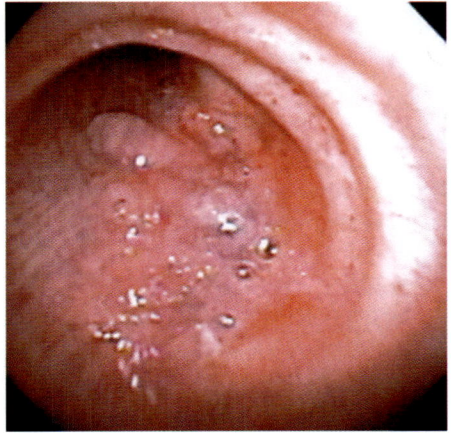

FIGURA 53.11

Aspecto após injeção de cola de fibrina

N-BUTIL-2-CIANOACRILATO

Trata-se de um adesivo tecidual químico que possui boa tolerância tecidual e apresenta inúmeras aplicações na prática cirúrgica. Já em 1975, Gdaniel e Krause publicaram um caso de fechamento de FTE em criança com o uso de adesivos plásticos.[13] A agressão tecidual causada pelo desbridamento e pela própria presença da cola plástica desencadeará a cascata inflamatória, levando à fibrose e oclusão do trajeto fistuloso. É importante ressaltar que o completo fechamento da fístula requer uma seqüência de terapêuticas endoscópicas,

diretamente relacionada ao diâmetro do orifício fistuloso.

Em relação à técnica, há algumas considerações. A via de acesso pode ser tanto digestiva quanto respiratória, sendo que em adultos a via respiratória é preferível. O paciente deve estar sob ventilação espontânea, sendo a ventilação mecânica fator de insucesso do método.

É importante esclarecer que utilizamos o óleo de papoula iodado (Lipiodol extrafluido) como excipiente e que também tem a função de retardar a polimerização do cianoacrilato. O uso de quantidades iguais de cianoacrilato e lipiodol aumenta o tempo de polimerização para cerca de 20 segundos. Esse fator é essencial para que se possa trabalhar com segurança, evitando danos ao material endoscópico. Utilizamos um injetor endoscópico cujo adaptador com a seringa deve necessariamente ser de metal, pois a reação de polimerização do cianoacrilato é exotérmica, chegando a cerca de 70° C a 80° C. Deve-se também proteger o canal do endoscópio com a injeção de 2 ml de Lipiodol® no canal terapêutico, bem como espalhar o Lipiodol® sobre a extremidade distal flexível do aparelho. Em seguida, faz-se o preenchimento do cateter com Lipiodol®. São preparadas três seringas: uma seringa de 5 ml com soro fisiológico, uma seringa de 20 ml com álcool a 70%, e uma seringa de 3 ml com a solução composta por 1 ml de cianoacrilato e 1 ml de Lipiodol®.

A seqüência orientada começa pela instilação da solução de cianoacrilato e Lipiodol® no trajeto fistuloso e no óstio da fístula, que já foram previamente escarificados. Em seguida, instila-se também 1 ml de soro fisiológico para que todo o cianoacrilato seja eliminado do cateter.

Após a retirada do endoscópio, porém com o cateter ainda exteriorizado, deve-se injetar mais 4 ml de soro fisiológico para limpar adequadamente, seguido por injeção de 20 ml de álcool a 70%, além de limpar as lentes e a extremidade distal do aparelho também

com álcool. Só então deve-se retirar o cateter do canal de trabalho. Essa técnica impede que restos de cianoacrilato possam aderir ao endoscópio, causando danos ao equipamento (Figuras 53.12 e 53.13).

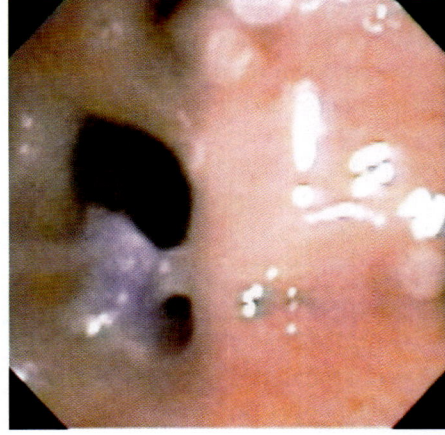

FIGURA 53.12

Aspecto da fístula após instilação de cianoacrilato (esofagoscopia). Observe o aspecto do cianoacrilato polimerizado, com coloração azulada

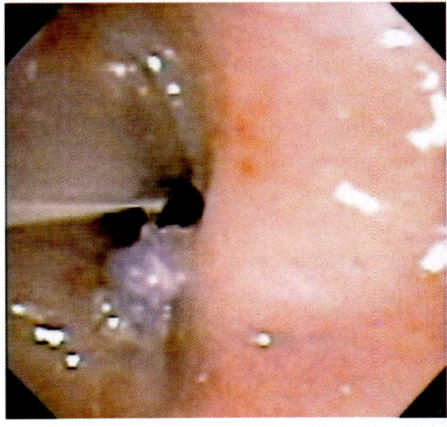

FIGURA 53.13

Cianoacrilato em luz esofágica, após instilação em trajeto fistuloso. Observa-se também a presença de sonda nasogástrica

ENDOCLIPES

O uso do endoclipe metálico (Olympus Corp., Tóquio, Japão) para o tratamento das fístulas foi divulgado com bons resultados por Rodella.[14] Outros autores, entretanto, defendem a associação dos clipes com adesivos teciduais principalmente na abordagem de fístulas maiores que 2,0 cm.[1] De uma forma ou de outra, é fundamental desbridar a fístula previamente à colocação dos clipes, a qual deve ser feita seqüencialmente a fim de aproximar as bordas das fístulas. Os clipes também podem ser utilizados para fixar SIS no interior do trajeto fistuloso.

ENXERTO TECIDUAL (SIS – COOK BIOTECH INCORPORATED)

É derivado acelular da submucosa de intestino delgado de suínos, constituído primariamente de colágeno tipo I, além de fatores de crescimento e glicosaminoglicanas. É gradualmente colonizado por células teciduais, vasos e matriz extracelular do tecido onde foi aplicado. Uma leve reação inflamatória ao SIS determina deposição de células e produção de citoquinas, relacionadas com reparação e proliferação do novo tecido.[15]

Apesar da escassez de relatos na literatura, torna-se uma promissora alternativa para o tratamento endoscópico das fístulas traqueoesofágicas. Modelos em animais mostram bons resultados no tratamento de complicações traqueais.[16]

TRATAMENTO ENDOSCÓPICO DAS FÍSTULAS TRAQUEOESOFÁGICAS MALIGNAS

Sãs chamadas de malignas as fístulas que ocorrem secundárias às neoplasias, como complicações da evolução da doença ou após rádio e/ou quimioterapia ou dilatação tumoral. As fístulas secundárias a neoplasias de esôfago, traquéia, pulmão e metástases mediastinais são as mais comuns e ocorrem em 5% a 15% dos pacientes.[17]

A mais freqüente é a do esôfago médio com brônquio principal esquerdo.

O tratamento paliativo nesses casos pode ser a única opção, sendo o tratamento endoscópico, por meio da colocação de próteses, o método de escolha.[17]

As próteses auto-expansíveis recobertas são as mais indicadas e são o único tratamento paliativo em portadores de fístula capaz de melhorar a sobrevida.[18-20] A colocação da prótese pode ser feita independentemente do tipo histológico do tumor. Existem vários modelos no mercado que diferem entre si no tipo de material usado na fabricação, na força radial de expansão, na flexibilidade e na forma de inserção. Elas são comercializadas com um sistema de liberação, que também varia na forma, de acordo com o fabricante.

A eficácia no fechamento da fístula varia na literatura de 66% a 100%.[18,21,22]

A persistência da fístula após a colocação da prótese é infreqüente. Nesses casos pode-se optar pela associação de outra prótese ou pela injeção de cola de fibrina, dependendo do caso.[4]

Tipos de próteses

Gianturco Z-stent® (Wilson Cook):[23] Feita de aço inoxidável, com cobertura de polietileno, com vários segmentos unidos uns aos outros em forma de ziguezague. Cada segmento tem cerca de 2,0 cm e no total varia entre 6 cm e 14 cm, com diâmetro de 18 mm a 22 mm. Toda a prótese é revestida por dentro. Por fora podem existir alguns ganchos que ajudam a ancorar na parede, evitando a migração. A vantagem do Z-stent® é que ele reduz pouco em comprimento após sua liberação e expansão.

Wallstent II® (Boston Scientific):[24] É composta de aço inoxidável (ou egiloy, que é uma liga metálica não-magnética de cobalto e cromo) e recoberta por membrana de polímero (Premalume®), porém, não na totalidade, pois existe uma margem livre de 1 cm nas bordas para melhor ancoramento. Tem comprimento variando de 10 cm a 15 cm, com diâmetro de 16 mm a 20 mm. Seu sistema de liberação tem 18 F. Permite ser reposicionada quando até 50% da prótese já foi liberada.

Ultraflex II® (Boston Scientific) (Figura 53.14):[24] É feita com um trançado de Nitinol® com cobertura parcial de poliuretano. Seu comprimento varia entre 7 cm e 15 cm. Seu sistema de liberação tem 18 F a 24 F. É muito flexível e tem força radial de expansão, permitindo seu uso nas estenoses mais anguladas, o que reduz a chance de necrose por pressão e a fratura da prótese.

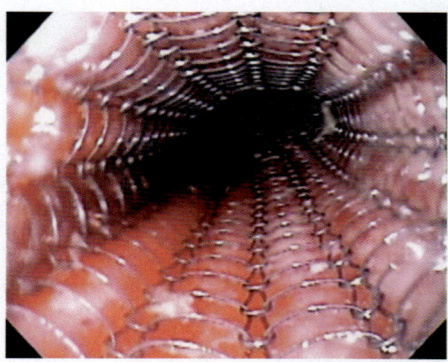

FIGURA 53.14

Prótese auto-expansiva metálica recoberta (modelo Ultraflex II®)

Polyflex® (Boston Scientific) (Figura 53.15):[24] É feita com uma malha de poliéster recoberta por silicone. Tem expansão radial similar à das próteses metálicas. Seu diâmetro varia entre 18 mm e 21 mm, com comprimento de 9 cm a 15 cm. Seu sistema introdutor tem de12 mm a 14 mm. Possui marcas coloridas e radiopacas nas pontas e no centro. Permite a realização de ressonância magnética e tomografia computadorizada, mas não pode ser usado argônio, *laser* ou qualquer outro método térmico em associação com esse tipo de prótese.

Contra-indicações específicas ao uso das próteses:

- estenose completa;
- ausência de borda tumoral identificável;
- estridor por compressão de via aérea durante a dilatação (deve-se colocar prótese em via aérea antes da esofágica);[25]
- lesões do esôfago proximal (a menos de 2 cm do cricofaríngeo);

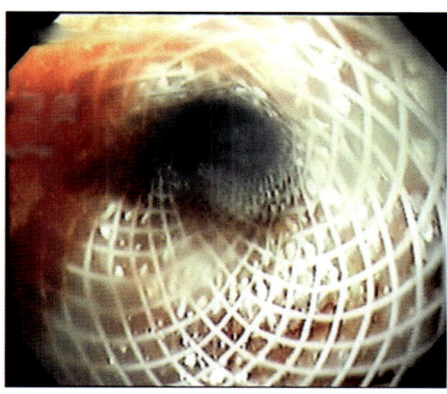

FIGURA 53.15

Prótese auto-expansiva de poliéster recoberta por silicone (modelo Polyflex®)

- pequena expectativa de vida;
- coagulopatia grave.

Para a colocação da prótese, algumas observações devem ser feitas:

- verificar se há possibilidade de obstrução da via aérea (é sempre necessária a realização de broncoscopia antes);
- o procedimento deve ser feito em ambiente hospitalar, com o paciente sob anestesia geral e com via aérea garantida por intubação orotraqueal, embora alguns autores refiram que realizam o procedimento ambulatorialmente;[17]

- todo o procedimento deve ser acompanhado por fluoroscopia;
- marcação por injeção com contraste lipossolúvel (Lipiodol®) em submucosa esofágica é preferível à localização com marcadores externos radiopacos. Pode-se também usar hemoclipe, porém há o risco de deslocamento durante a passagem do introdutor;
- com exceção de Z-stent®, a maioria das próteses encurta em 20% a 50% após a liberação. No Ultraflex II®, esse encurtamento é na extremidade distal. Já no Wallstent II®, ocorre encurtamento nas duas extremidades;
- após a liberação, pode-se fazer avaliação endoscópica, tomando-se devido cuidado com a avaliação da extremidade distal, pois a passagem do aparelho pode causar deslocamento da prótese. O uso de contraste também é indicado tanto para avaliar a patência do lúmen quanto para se certificar do fechamento da fístula. Para se obter a expansão total da prótese, pode-se usar um balão dilatador.

COMPLICAÇÕES DAS PRÓTESES

Precoces (ocorrem em 10% a 40% dos casos):[26]

- dor (12%);[27]

- febre por bacteremia (em pacientes com indicação, deve-se fazer antibioticoprofilaxia – antecedente de endocardite, válvulas protéticas cardíacas, próteses vasculares, doença cardíaca cianótica, prolapso mitral com regurgitação);[28]
- expansão incompleta;
- perfuração (1% a 2%);
- fratura da prótese (3% a 5%);[18]
- posicionamento incorreto;
- compressão de via aérea (1% a 10%);[29]
- hemorragia (7%).[30]

Tardias (ocorrem em 30% a 50% dos casos):[26]

- impactação de alimentos; sensação de corpo estranho;
- migração, principalmente nas localizadas em terço inferior, que ultrapassam a cárdia (2,6%);[30]
- crescimento tumoral (9,6%);[30]
- broncoaspiração (2,8%);[30]
- necrose por pressão, levando à formação de fístulas (via aérea, vasculares, cavidade peritoneal);
- refluxo (nos caso de prótese na transição gastroesofágica).

REFERÊNCIAS BIBLIOGRÁFICAS

1. Messmann H, Schimidbaur W, Jäckle J, Fürst A, Iesalnieks I. Endoscopic and surgival management of leakage and mediastinitis after esophageal surgery. Best Pract Res Clin Gastroenterol 2004;18(5):809-27.
2. Willets IE, Dudley NE, Tan PK. Endoscopic treatment of recurrent tracheo-oesophageal fistulae: long term results. Pediatr Surg Int 1998;13:256-8.
3. Wiseman NE. Endoscopic closure of recurrent tracheoesophageal fistula using Tisseel. J Pediatr Surg 1995;30(8):1236-7.
4. Silva JSA, Assef MS, Nakakubo S. Fístulas congênitas e adquiridas. In: Silva LCC, Oliveira HG, Xavier RG, Tonietto V,

editores. Endoscopia respiratória. Rio de Janeiro: Revinter; 2002. P. 308-14.
5. Rangecroft L, Bush GH, Lister J, Irving IM. Endoscopic diathermy obliteration of recurrent tracheoesophageal fistulae. J Pediatr Surg 1984;19:41-3.
6. Bathnagar V, Lal R, Sriniwas M, Agarwala S, Mitra DK. Endoscopic treatment of tracheoesophageal fistula using eletrocauthery and Nd-YAG laser. J Pediatr Surg 1999;34:464-7.
7. Luk HT, Lau CW. Endoscopic treatment of recurrent tracheo-oesophageal fistulae: the optimal tecnique. Pediatr Surg Int 1999;15:449-50.

8. Website: www.beriplast.com.
9. Dunn CJ, Goa KL. Fibrin sealant: a review of its use in surgery and endoscopy. Drugs 1999;58(5):863-86.
10. Broto J, Ansenio M, Gil Vernet JM, Giné C, Cedeño R. Tratamiento endoscópico de las fístulas traqueoesofágicas. Realidad o ficción? Cir Pediatr 2003;16:69-72.
11. Ogunmola N, Wyllie R, McDowell K, Kay M, Mahajan L. Endoscopic closure of esophagobronchial fistula with fibrin glue. J Pediatr Gastroenterol Nutr 2004;38(5):539-41.
12. Rabago LR, Ventosa N, Castro JL. Endoscopic treatment of pos operative fistulas resistant to conservative management using biological fibrin glue. Endoscopy 2002;34:632-8.
13. Gdanietz K, Krause I. Plastic adhesives for closing esophagotracheal fistulae in children [resumo]. Z Kinderchir 1975;17(Suppl):137-8.
14. Rodella L, Laterza E, De Mazoni G. Endoscopic clipping of anastomotic leakages in esophagogastric surgery. Endoscopy 1998;30:453-6.
15. Website: www.cookmedical.com.
16. Ugarte DA, Puapong D, Roostaeian J, Gillis N, Fonkalsreud EW, Dunn JC. Surgisis patch tracheoplasty in a rodent model for tracheal stenosis. J Surg Res 2003;112(1):65-9.
17. Dumonceau JM, Cremer M, Lalmand B, Devière J. Eshophageal fístula sealing: choice of stent, practical management, and coast. Gastrointest Endosc 1999;49(1):70-8.
18. Nelson DB, Axelrad AM, Fleisher DE, Kozarek RA, Silvis SE, Freeman ML et al. Silicone-covered wallstent prototypes for palliation of malignant esophageal obstruction and digestive-respiratory fistulas. Gastrointest Endosc 1997;45(1):31-7.
19. Baron TH. Expandable metal stents for the treatment of cancerous obstruction of the gastrointestinal tract. N Engl J Med 2001;344(22):1681-7.
20. Raijiman I, Siddique I, Ajani J, Lynch P. Palliation of malignant dysphagia and fistulae with coated expandable metal stents: experience with 101 patients. Gastrointest Endosc 1998;48(2):172-9.
21. Macken E, Gevers A, Hiele M, Rutgeerts P. Treatmente of esophagorespiratory fistulas with a polyurethane-covered self-expanding metalic mesh stent. Gastrointest Endosc 1996;44:324-6.
22. Saxon R, Barton RE, Katon RM, Lakin PC, Timmermans HA, Uchida BT et al. Treatment of malignant esophagorespiratory fistulas with silicone-covered metallic Z stents. J Vasc Interv Radiol 1995;6:237-42.
23. Website: www.cookendoscopy.com.
24. Website: www.bostonscientific.com.
25. Belleuic C, Lena A, Briens E, Desrues B, Bretagne JF, Delaval P et al. Transbronchial stenting in pacients with esophageal cancer involving the central airwais. Endoscopy 1999;31:232-6.
26. Ell C, May A. Self expanding metal stents for palliation of stenosing tumors of the esophagus and cardia: a critical review. Endoscopy 1997;29:392-8.
27. Martinez JMA, Galindo AG, Bernal FL, Belido CB, Laguna OB, Vaquero JM et al. Rev Esp Enferm Dig 2003;95(5):364-8.
28. Hirota WK, Petersen K, Baron TH, Goldstein JL, Jacobson BC, Leigton JA et al. Guideline for antibiotic prophylaxis for GI endoscopy. Gastrointest Endosc 2003;58(4):475-82.
29. Chan KPW, Eng P, Hsu AAL, Huat GM, Chow M. Rigid bronchoscopy and stenting for esophageal cancer causing airwai obstruction. Chest 2002;122(3):1069-72.
30. Murdock A, Moorehead RJ, Tham TCK. Closure of benign bronchoesophageal fistula with endoscopic clips.Gastrointest Endosc 2005;62(4):635-8.

CAPÍTULO 54

TRATAMENTO DAS COMPLICAÇÕES DAS CIRURGIAS ANTI-REFLUXO

Luiz João Abrahão Junior • Luiz João Abrahão
Ana Cristina de Azevedo Abrahão Oliveira • Eponina Maria de Oliveira Lemme

INTRODUÇÃO

A doença do refluxo gastroesofágico (DRGE) é considerada uma das afecções mais prevalentes em todo o mundo, afetando de forma significativa a qualidade de vida dos pacientes. Estima-se que a doença acomete cerca de 12% da população brasileira,[1] constituindo importante problema de saúde pública pelo elevado custo dos exames complementares e dos medicamentos.

Trata-se de uma afecção crônica decorrente do fluxo retrógrado de parte do conteúdo gastroduodenal para esôfago e/ou órgãos adjacentes, acarretando variável espectro de sintomas e/ou sinais esofagianos e/ou extra-esofagianos, associados ou não a lesões teciduais.[2]

Apesar do avanço farmacológico no tratamento da DRGE ocorrido nas últimas décadas, representado pelos potentes inibidores da bomba de prótons, muitos pacientes necessitam de tratamento anti-secretor contínuo para controlar os sintomas, manter a cicatrização da esofagite e prevenir complicações: esses fármacos não corrigem as alterações fisiopatológicas.

O desenvolvimento nas últimas décadas de técnicas cirúrgicas minimamente invasivas traduzido principalmente pela videolaparoscopia aumentou o interesse pelo tratamento cirúrgico da DRGE, tornando-se opção atrativa para pacientes em tratamento de manutenção. O aumento do número de cirurgias anti-refluxo ocorrido na última década tem colocado clínicos e endoscopistas diante de sintomas e complicações decorrentes desses procedimentos cirúrgicos.[3]

Embora a videolaparoscopia ofereça inúmeras vantagens quando comparada à cirurgia aberta, destacando-se, entre outras, melhor campo operatório e recuperação pós-operatória mais curta, ela não está isenta de complicações que são peculiares ao acesso laparoscópico e não observados na cirurgia aberta[4] (Tabela 54.1).

Considera-se falha da cirurgia anti-refluxo quando os sintomas que motivaram a sua indicação (típicos ou atípicos) persistem, pioram ou apenas reduzem de intensidade ou quando novos sintomas surgem, como disfagia, síndrome da distensão gasosa ou diarréia.

O objetivo deste capítulo é rever a avaliação endoscópica das fundoplicaturas e o diagnóstico e o tratamento de suas principais complicações.

AVALIAÇÃO ENDOSCÓPICA DAS FUNDOPLICATURAS

A endoscopia digestiva alta é o método mais importante na avaliação pós-operatória das cirurgias anti-refluxo, complicadas ou não. É de fundamental importância que o endoscopista tenha conhecimento da anatomia normal da junção esofagogástrica, estando atento às modificações anatômicas produzidas

TABELA 54.1

Complicações da cirurgia anti-refluxo videolaparoscópica[4]

Estenose do hiato	Pneumotórax
Trombose mesentérica	Pneumomediastino
Estômago bilobulado	Obstrução brônquica
Perfuração esofágica	Embolia pulmonar
Perfuração gástrica	Laceração e tamponamento cardíacos
Perfuração duodenal	Pleuropericardite
Perfuração intestinal	Lesões vasculares
Ruptura diafragmática tardia	Hérnia hiatal paraesofágica
Perfuração gástrica tardia	Fasciíte necrotizante
Gastroparesia	

TABELA 54.2

Tipos de cirurgia anti-refluxo

Tipo de cirurgia	Técnica
Nissen	Hiatoplastia e fundoplicatura a 360°
Collis-Nissen	Hiatoplastia, gastroplastia e fundoplicatura a 360°
Toupet	Hiatoplastia, fundoplicatura posterior a 270° com fixação na crura e no esôfago distal
Dor	Fundoplicatura anterior a 180° com fixação no esôfago e na crura diafragmática direita
Hill	Hiatoplastia, ancoramento da JEG ao ligamento arqueado medial (fixação dos feixes freno-esofágicos anterior e posterior à fáscia pré-aórtica por uma distância de 3 cm a 4 cm)
Belsey Mark IV	Hiatoplastia posterior, gastropexia anterior e fixação do esôfago distal ao diafragma

pelos diferentes tipos de procedimentos anti-refluxo, para que possa reconhecer eventuais complicações.

De maneira geral, os diferentes tipos de cirurgia anti-refluxo se propõem a corrigir a DRGE reposicionando o estômago na cavidade abdominal e promovendo o fechamento do hiato diafragmático e a construção de uma válvula com o fundo gástrico em torno do esôfago (Tabela 54.2).

O exame endoscópico permite, na maioria dos casos, estabelecer o tipo de procedimento anti-refluxo realizado. Com o objetivo de sistematizar a descrição endoscópica dos diferentes tipos de cirurgia anti-refluxo, Jobe e colaboradores propuseram dez critérios das válvulas a serem analisados[5] (Tabela 54.3).

Na cirurgia de Nissen, em que é confeccionada fundoplicatura a 360° associada à hiatoplastia, espera-se que a mucosa do esôfago se apresente com aspecto normal, a não ser que o paciente tenha previamente alterações cicatriciais ou epitélio de Barrett prévios. Na avaliação de pacientes com Barrett, merece especial atenção a possibilidade de parte ou todo (nos segmentos curtos) o epitélio estar englobado no interior da plicatura, o que comprometerá a análise endoscópica.[3] Nos portadores de esôfago de Barrett, deve-se realizar biópsias para identificação de displasias, uma vez que o risco de desenvolvimento de adenocarcinoma não desaparece após a cirurgia.[6] A junção epitelial esofago-gástrica deve estar até 1 cm acima do início da zona da plicatura. À retrovisão a plicatura é intra-abdominal, com aspecto mamilonado, formando molas ao longo do eixo do endoscópio, com lábio fino e tamanho de 3 cm a 4 cm, recesso anterior raso, posterior fundo, pequena curvatura estreita e bem aderida ao endoscópio em todas as fases da respiração (Tabela 54.4 e Figura 54.1).

A cirurgia de Collis-Nissen tem sua principal indicação em pacientes com esôfago curto, sendo construído segmento tubular em continuidade com o esôfago com parte do estômago por meio de gastroplastia vertical, confeccionando-se a seguir fundoplicatura a 360º. Apresenta-se com aspecto em espiral, sendo possível identificar a linha de sutura gástrica para o alongamento esofágico, com perda do recesso anterior e alargamento da pequena curvatura quando comparados à cirurgia de Nissen.

Na cirurgia de Toupet, a 270º, o aspecto endoscópico é de uma plicatura intra-abdominal com cerca de 3 cm, com lábio grosso e com aspecto em ômega,

TABELA 54.3

Critérios endoscópicos para avaliação das cirurgias anti-refluxo[5]

Critério	Descrição
Lábio	Largura da borda distal da válvula
Tamanho	Medida entre o ápice do fundo e o lábio
Recesso anterior	Ausente, raso ou fundo
Recesso posterior	Ausente, raso ou fundo
Largura da pequena curvatura	Estreito ou largo
Aderência ao endoscópio	Frouxo, moderado ou apertado
Respiração	Aderente em todas as fases
Tipo	Mamilonado ou *flap*
Localização intra-abdominal	Sim ou não
Posição adequada do reparo	Sim ou não
Características únicas	Particularidades de cada cirurgia

TABELA 54.4

Características endoscópicas das fundoplicaturas[5]

Critério	Nissen	Collis-Nissen	Toupet	Dor	Hill
Lábio	Fino	Grosso	Largo	Largo	Fino
Tamanho	3 cm a 4 cm	3 cm	3 cm	3 cm	4 cm a 5 cm
Recesso anterior	Raso	Ausente	Raso	Raso	Fundo
Recesso posterior	Fundo	Raso	Raso	Ausente	Fundo
Largura da pequena curvatura	Estreita	Larga	Larga	Larga	Larga
Aderência ao endoscópio	Apertada	Frouxa	Moderada	Moderada	Apertada
Respiração	Aderente em todas as fases	Abertura na inspiração	Períodos rápidos de abertura	Ocasionalmente abre-se na respiração	Aderente em todas as fases
Tipo	Mamilonada	Mamilonada	Aba	Aba	Mamilonada
Localização intra-abdominal	Sim	Sim	Sim	Sim	Sim
Posição adequada do reparo	Sim	Sim	Sim	Sim	Sim
Características únicas	Formato de molas	Aparência em espiral, linha de sutura no corpo da plicatura	Lábio em formato de ômega	Lábio em formato de "S"	Pequena curvatura em formato de cometa

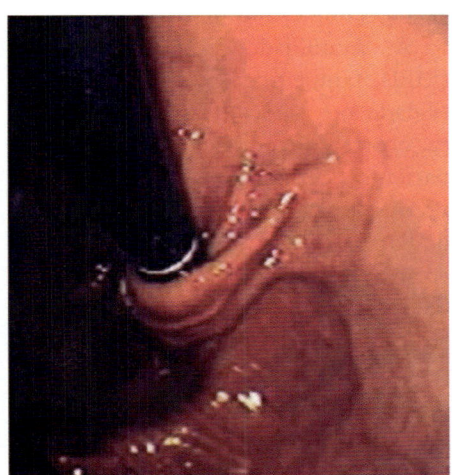

FIGURA 54.1

Fundoplicatura à Nissen (retrovisão)

recessos anteriores e posteriores rasos e pequena curvatura larga. A aderência ao aparelho é moderada, com períodos de abertura durante a respiração (Tabela 54.4 e Figura 54.2).

Na cirurgia de Hill, são realizados o ancoramento da JEG, o ligamento arqueado medial e a posterior hiatoplastia, o que fixa a junção em posição intra-abdominal. Endoscopicamente os recessos anterior e posterior são pro-

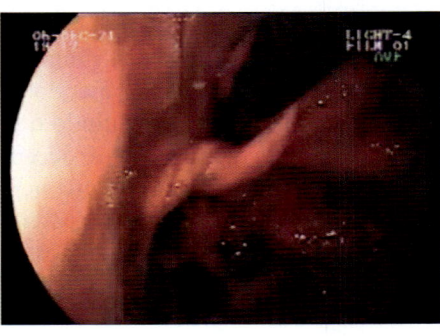

FIGURA 54.2

Fundoplicatura à Toupet (retrovisão)

fundos, com pequena curvatura larga e tamanho de 4 cm a 5 cm.

COMPLICAÇÕES DAS CIRURGIAS ANTI-REFLUXO

As complicações mais freqüentes das cirurgias anti-refluxo são a disfagia, a recidiva da DRGE, a síndrome da distensão gasosa (*bloating syndrome*) e a diarréia.

DISFAGIA

Disfagia é uma das complicações mais incômodas da cirurgia anti-refluxo, ocorrendo imediatamente após a cirurgia em cerca de 50% dos pacientes. Na maioria dos casos a disfagia é transitória, decorrente de edema, estiramento ou hipomotilidade esofágica temporária,[7,8] cedendo em um a três meses e exigindo apenas modificações dietéticas.

Cerca de 20% a 50% dos pacientes com DRGE apresentam disfagia no pré-operatório, decorrente de presença de hérnia hiatal (que retarda o clareamento esofagiano), deficiência da peristalse primária ou secundária, inflamação esofágica, hipersensibilidade ácida ou menor limiar de percepção da passagem do bolo alimentar (não havendo estenose péptica ou anel de Schatzki). Na grande maioria dos casos, a disfagia desaparece após a cirurgia, persistindo ou se agravando em uma pequena proporção de pacientes.[9-13] A existência de disfagia pré-operatória não se correlacionou à ocorrência de disfagia pós-operatória em dois estudos.[14,15]

Disfagia intermediária, observada de três a seis meses após a cirurgia, ocorre em cerca de 2% a 48% dos casos, e disfagia tardia (superior a seis meses), em 2% a 36% dos casos (em média 5,5%).[7,8,16-19] A grande variação observada na incidência de disfagia tardia descrita na literatura decorre não só das diferentes técnicas cirúrgicas empregadas como também dos critérios empregados para sua identificação e quantificação.

As causas mais comuns de disfagia pós-cirurgia anti-refluxo estão listadas na Tabela 54.5.

A experiência do cirurgião, a escolha da técnica operatória adequada e a correta seleção de pacientes constituem os fatores mais importantes na prevenção das complicações das cirurgias anti-refluxo.

Em um estudo realizado por Blom e colaboradores, pacientes do sexo feminino e a presença de estenose péptica não tratada foram as únicas variáveis pré-operatórias relacionadas ao desenvolvimento de disfagia pós-fundoplicatura.[21] Idosos e diabéticos também teriam a possibilidade de desenvolver com mais freqüência disfagia no pós-operatório, uma vez que em idosos ocorre comprometimento da peristalse secundária[22] e em diabéticos há prejuízo da peristalse primária e secundária,[23] assim como aumento da sensibilidade à distensão esofágica.[24] Não houve demonstração de aumento da incidência de disfagia em idosos em um estudo.[25]

TABELA 54.5

Causas de disfagia persistente pós-fundoplicatura[20]

Relacionadas à DRGE
Estenose péptica
Esofagite de refluxo recorrente
Obstrução mecânica secundária à fundoplicatura
Fundoplicatura muito longa e/ou apertada
Migração de fundoplicatura
Hérnia paraesofágica
Distúrbio motor esofágico
Motilidade esofágica ineficaz
Acalasia não diagnosticada no pré-operatório
Acalasia pós-fundoplicatura

O grau de esofagite e a presença de hérnia hiatal não se correlacionaram à ocorrência de disfagia pós-operatória.[15,26,27]

Fatores psicológicos também podem interferir com os resultados da cirurgia anti-refluxo. Kalomz e colaboradores compararam os resultados da cirurgia anti-refluxo em 38 pacientes com depressão maior e em 38 sem depressão, assim como os efeitos da fundoplicatura parcial (Toupet) com a total (*floppy* Nissen). Os autores encontraram maior incidência de disfagia (50,1% *versus* 2,6%), dor torácica (44,7% *versus* 2,6%) e *bloating* (68,4% *versus* 18,4%) nos pacientes com depressão maior. Esses sintomas foram menores naqueles submetidos à fundoplicatura parcial, concluindo que portadores de depressão maior devem ser selecionados com cautela e que nesses pacientes a fundoplicatura parcial pode apresentar melhores resultados.[28]

O tipo de técnica cirúrgica também pode influenciar na incidência de disfagia pós-operatória. A realização de fundoplicaturas parciais,[29] a divisão dos vasos gástricos curtos com mobilização do fundo,[15,30-33] o fechamento anterior do hiato[34] e a calibração da fundoplicatura com vela dilatadora de 52 F[35] se correlacionaram com menor incidência de disfagia.

O estudo do trânsito esofágico pré-operatório também é útil na seleção de pacientes para cirurgia anti-refluxo. Hunt e colaboradores, estudando pacientes com bolo de gelatina marcado com tecnécio, demonstraram que um tempo de trânsito superior a 24 segundos se correlacionou significativamente à ocorrência de disfagia pós-operatória.[36] Lundell e colaboradores, empregando bolo sólido, e Russell e colaboradores, utilizando bolo líquido, demonstraram que tempos de trânsito superiores a 93 segundos e 15 segundos respectivamente se correlacionaram com a ocorrência de disfagia pré-operatória, mas não com a pós-operatória.[37,38]

O estudo manométrico está indicado nos pacientes que serão submetidos à cirurgia anti-refluxo para avaliação da eficiência da peristalse esofágica, e dessa forma permitir a escolha do tipo de fundoplicatura (parcial ou total), e para o diagnóstico diferencial de outros distúrbios motores, tais como acalasia ou esofagopatia esclerodérmica.[2]

A motilidade esofágica ineficaz (MEI), também chamada de hipomotilidade ou hipocontratilidade esofágica, ocorre em cerca de 30% a 38% dos pacientes com DRGE,[40-42] sendo mais prevalente em pacientes com esôfago de Barrett que na DRGE erosiva e não-erosiva.[42] Tradicionalmente, a presença de motilidade ineficaz tem orientado cirurgiões a realizarem fundoplicaturas parciais pelo receio de ocorrência de disfagia pós-operatória. Fibbe e colaboradores realizaram estudo prospectivo duplo-cego e randomizado, em que 100 pacientes com MEI e 100 com motilidade normal foram submetidos à fundoplicatura parcial (Toupet, n = 50) e total (Nissen, n = 50). Disfagia pós-operatória ocorreu de forma semelhante nos dois grupos (31 com MEI e 30 sem) e, embora tenha sido maior nos pacientes submetidos à Nissen, não se correlacionou à presença de MEI no pré-operatório. Os autores concluem que a presença de MEI não impede a realização de fundoplicatura total e que alterações da motilidade esofágica podem melhorar, não ocorrer ou surgir após a fundoplicatura.[43]

Em relação aos distúrbios motores hipercontráteis (esôfago em quebra-nozes), Barreca e colaboradores demonstraram que a fundoplicatura à Nissen se correlacionou à melhora da disfagia pré-operatória em 80% dos casos, surgindo no pós-operatório em apenas um paciente nesse grupo, incidência semelhante ao grupo sem distúrbio motor, não sendo, portanto, contra-indicação à sua realização, embora esses pacientes tenham apresentado maior incidência de dor torácica no pós-operatório.[44]

Em relação ao esfíncter esofágico inferior, um estudo demonstrou que pacientes com comprimento normal ou pressão basal elevada pré-operatória desenvolveram mais disfagia pós-operatória que pacientes com esfíncter inferior hipotenso,[21] o que não se confirmou no estudo de Fibbe e colaboradores[43] e de Barreca e colaboradores.[44]

A impedância intraluminal de múltiplos canais associada à manometria é uma nova técnica que permite a análise simultânea do transporte do bolo associado aos achados manométricos e representa método promissor na avaliação pré-operatória de pacientes candidatos à fundoplicatura. Recentemente, Shane e colaboradores apresentaram os resultados da avaliação pré-operatória de cirurgia anti-refluxo utilizando a impedanciometria comparados à esofagomanometria. A impedanciometria foi capaz de identificar pacientes que apresentaram escores de sintomas inalterados ou piores após a cirurgia, enquanto a esofagomanometria não o fez isoladamente. Os melhores resultados foram obtidos quando havia concordância entre os dois métodos, isto é, os dois demonstravam alterações no pré-operatório. Os autores concluem que a impedanciometria combinada à esofagomanometria é ca-

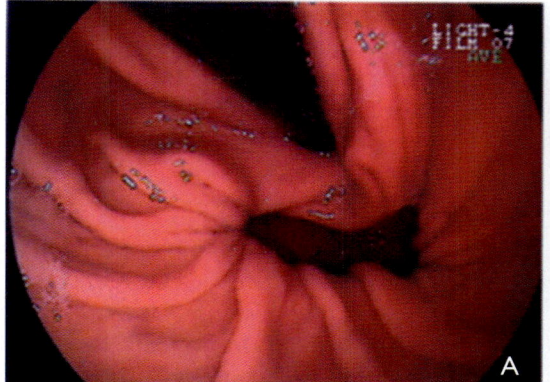

FIGURA 54.3

Aspecto endoscópico (A) e radiológico (B) da hérnia paraesofágica

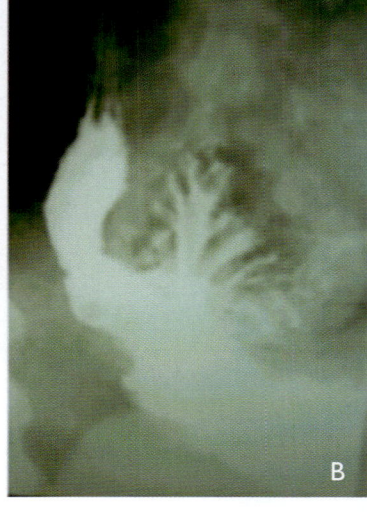

paz de identificar pacientes que apresentarão sintomas persistentes após a fundoplicatura.[45]

AVALIAÇÃO DE PACIENTES COM DISFAGIA PÓS-FUNDOPLICATURA

Os métodos mais freqüentemente empregados na avaliação de pacientes com disfagia pós-fundoplicatura são a endoscopia digestiva alta, a esofagografia convencional e a esofagomanometria computadorizada, esta última de grande valor em pacientes em que os outros métodos não demonstraram alterações anatômicas. A pHmetria prolongada e o estudo cintilográfico do esvaziamento gástrico também poderão ser solicitados em casos selecionados.

ENDOSCOPIA DIGESTIVA ALTA

A endoscopia digestiva alta é o método de escolha na avaliação de disfagias pós-fundoplicaturas, permitindo o diagnóstico de diversas complicações, tais como recidiva da esofagite, estenose péptica (Figura 54.4), alterações anatômicas relacionadas à cirurgia (migração distal ou proximal, fundoplicaturas apertadas, estenose péptica, hérnias paraesofágicas, vistas na Figura 54.3, e intussuscepção) ou identificação de outras lesões responsáveis pelo aparecimento de sintomas como a úlcera péptica, por exemplo (Figura 54.5).[20]

A migração da válvula pode ocorrer tanto proximal quanto distalmente. A migração caudal geralmente ocorre pela não-inclusão do esôfago distal na sutura com a plicatura ou pela falha na

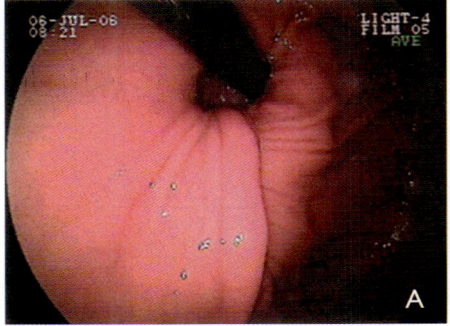

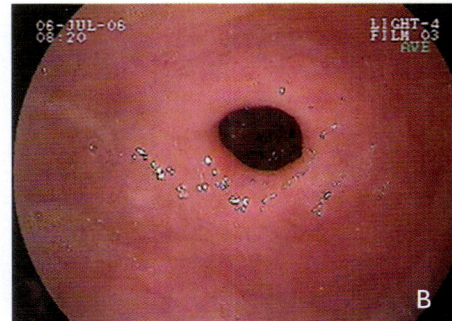

FIGURA 54.4

Estenose péptica pós-fundoplicatura desfeita

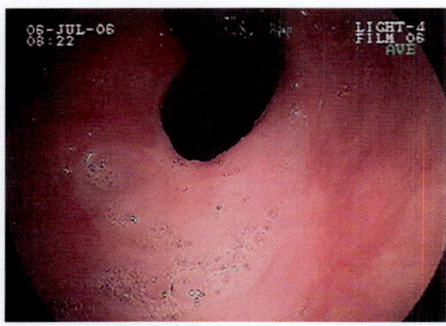

FIGURA 54.5

Ulceração abaixo da junção esofagogástrica por intussuscepção parcial de válvula

correta fixação da plicatura. À endoscopia, é identificada por recidiva da hérnia hiatal com uma pequena bolsa gástrica acima da impressão causada pela plicatura remanescente. Pode ocorrer ainda recidiva da esofagite ou formação de hérnia paraesofágica e, à retrovisão, a fundoplicatura pode parecer intacta.[20]

A plicatura apertada pode ocorrer por calibração inadequada, estenose do hiato[46] ou processo fibrótico periesofágico secundário a uso do eletrocautério ou vazamento perianastomótico. A endoscopia nesses casos pode ser normal ou demonstrar achados semelhantes aos da acalasia, como dilatação esofágica e resistência à passagem pela junção esofagogástrica.[20] À retrovisão, a fundoplicatura se mostra intacta e circundando firmemente o aparelho. Uma manobra útil para identificar válvula apertada é observar, em retrovisão, se ela se move para cima e para baixo junto com a retirada e a inserção do aparelho.[3]

A intussuscepção ou herniação da plicatura é uma complicação rara em que parte da mucosa gástrica se insinua para o interior da luz esofágica proximal à válvula ou para o espaço entre o esôfago e a válvula, geralmente na parede posterior que costuma se associar à plicatura frouxa, incompetente ou que se desfaz parcialmente.[47] Suspeita-se de intussuscepção quando se visualiza mucosa gástrica prolapsada para o interior do esôfago, acima da plicatura, e à retrovisão observa-se a válvula herniada,

parcialmente desfeita e ocasionalmente com herniação paraesofágica.[48] Encarceramento ou estrangulamento pode ocorrer.

ESTUDO RADIOLÓGICO

Considerado o segundo método mais útil na avaliação de pacientes com disfagia pós-fundoplicatura,[49] permite avaliar o tempo de trânsito esofágico, assim como detalhes anatômicos que podem passar despercebidos na endoscopia digestiva alta. Alguns grupos utilizam a esofagografia precoce rotineiramente após a cirurgia para permitir revisão cirúrgica precoce antes do desenvolvimento de aderências.[50]

Le Blanc-Louvry e colaboradores compararam os achados radiológicos de 20 pacientes com disfagia pós-fundoplicatura com os de 31 pacientes sem sintomas, todos com endoscopia normal e esofagomanometria normal ou inconclusiva. O achado de coluna de bário elevada (em esôfago médio) foi significativamente mais freqüente em pacientes com disfagia (p < 0,05) que naqueles assintomáticos. Algumas alterações foram identificadas apenas no grupo com disfagia: estreitamento longo da cárdia (Figura 54.6), plicatura médio-gástrica

e vôlvulo gástrico. Em revisão cirúrgica, em pacientes com afilamento longo da cárdia, foi encontrada estenose fibrótica do hiato, naqueles com plicatura médio-gástrica, vôlvulo gástrico ou válvula gástrica. Nos casos de volvo gástrico, a revisão cirúrgica confirmou todos, demonstrando a grande utilidade do método nesse grupo de pacientes.[49]

ESOFAGOMANOMETRIA

Do ponto de vista funcional, ocorre, no esfíncter esofagiano inferior, aumento do comprimento e da pressão basal,[51-53] elevação da pressão residual (nadir) de relaxamento,[52-54] falha do relaxamento secundário à distensão esofágica[55] e inibição dos relaxamentos transitórios espontâneos.[54,56] As alterações observadas no corpo esofágico decorrem do aumento da resistência à passagem do bolo alimentar pela junção esofagogástrica, secundárias à diminuição de sua abertura e à migração axial provocadas pela fundoplicatura. Essa resistência se traduz manometricamente pelo aumento da pressão intrabolus,[57,58,59] cuja compensação será realizada pelo aumento da contração da musculatura circular do esôfago. A incapacidade de compensar o aumento da resistência

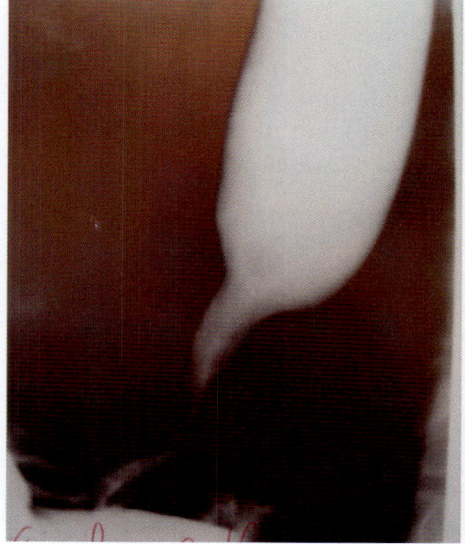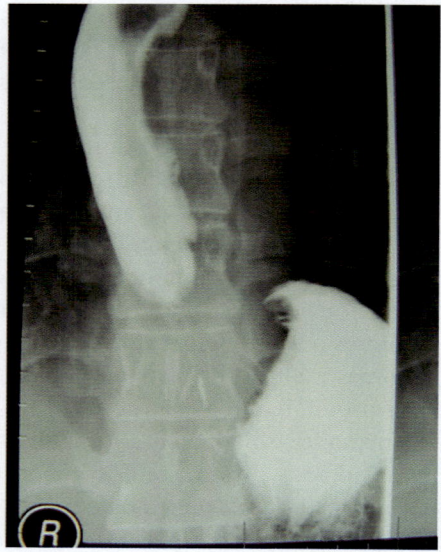

FIGURA 54.6

Esofagografia demonstrando dois casos de fundoplicatura longa e apertada

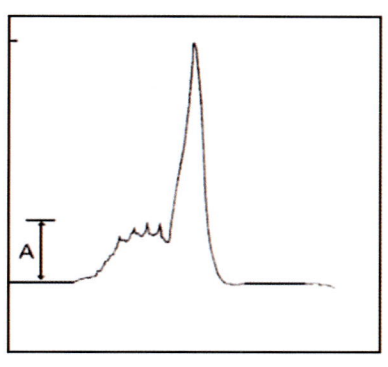
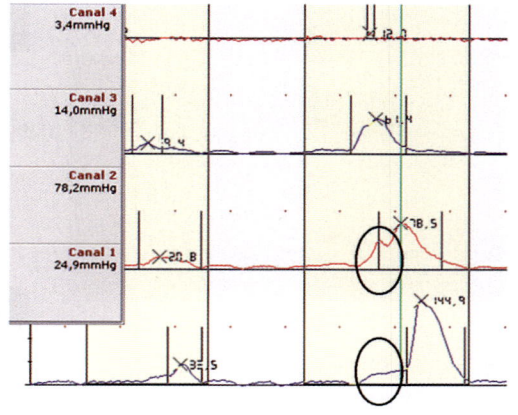

FIGURA 54.7

Traçado manométrico de corpo revelando pressão intrabolus elevada em paciente com disfagia pós-fundoplicatura (círculos)

na junção esofagogástrica pode levar à ocorrência de falha de condução peristáltica e ao surgimento de contrações repetitivas sustentadas.[57,60,61]

Pacientes com disfagia pós-fundoplicatura apresentam pressão basal do esfíncter inferior e pressão residual de relaxamento maiores que pacientes sem disfagia,[19,53] embora esses achados não sejam universalmente demonstrados.[55]

Quanto à motilidade do corpo esofágico, tem sido observado que pacientes com redução da contratilidade esofágica no pré-operatório submetidos à fundoplicatura à Nissen apresentam, na maioria dos casos, melhora ou desaparecimento do distúrbio motor.[19,43,53,63]

Foi demonstrado que as alterações motoras primárias de corpo esofagiano do tipo hipomotilidade ocorrem em uma mesma proporção em pacientes com e sem disfagia pós-operatória e não são capazes de diferenciar esses dois grupos.[19,55]

Aumento da pressão de rampa (intrabolus) tem se correlacionado à ocorrência de disfagia em alguns estudos,[59,64] achado também inconstante na literatura[58] (Figura 54.7).

Em alguns pacientes com disfagia pós-fundoplicatura, a esofagomanometria pode revelar alterações compatíveis com acalasia, isto é, aperistalse do corpo esofágico e relaxamentos incompletos do esfíncter inferior. Trata-se de condição rara, com cerca de 67 casos relatados na literatura até 2002. Duas teorias tentam explicar seu aparecimento após cirurgia anti-refluxo. Na primeira, tais alterações motoras seriam secundárias à fundoplicatura muito apertada (inflamação, edema, fibrose ou hematoma); e na segunda, as alterações seriam provocadas pela denervação esofágica gerada pela cirurgia.[67,68]

Poulin e colaboradores propuseram uma classificação das acalasias pós-fundolicatura em que o tipo 1 (primária sincrônica) decorreria de erro diagnóstico entre DRGE e acalasia (manometria pré-operatória não realizada), cursando com disfagia grave pós-operatória precoce; o tipo 2 (acalasia secundária) seria decorrente de fibrose ou estenose no local da cirurgia, também cursando com disfagia precoce; e finalmente o tipo 3 (acalasia primária metacrônica), em que a acalasia surgiria meses ou anos após a cirurgia (possuem um intervalo de tempo livre de disfagia) e que pareceria não estar relacionada à cirurgia anti-refluxo (Tabela 54.6).[67]

TRATAMENTO DAS DISFAGIAS PÓS-FUNDOPLICATURAS

Na maioria dos casos, a disfagia desaparecerá em até três meses, sendo necessários nesse período apenas modificações dietéticas, reafirmação de sua característica transitória e, em casos selecionados, suporte psicológico.

Nos pacientes com disfagia persistente, disfagia para líquidos e perda de peso significativa, a intervenção terapêutica é recomendada.

Em pacientes com migração da válvula ou herniação paraesofágica, está indicada revisão cirúrgica na maioria dos casos.[69] Em cerca de 27% dos pacientes com migração da válvula, o tratamento dilatador poderá aliviar a disfagia.[70]

Se a investigação revela obstrução na junção esofagogástrica pela fundoplicatura (fundoplicatura longa ou apertada, estenose do hiato, reação inflamatória

TABELA 54.6

Classificação das acalasias pós-fundoplicaturas[67]

		Disfagia	Período sem disfagia	*Status* da FP na cirurgia
Tipo 1	Ac primeira sincrônica	Precoce	Não	Normal
Tipo 2	Ac segunda	Precoce	Não	Fibrose, estenose da FP
Tipo 3	Ac primeira metacrônica	Anos após	Sim	Normal

FP: fundoplicatura

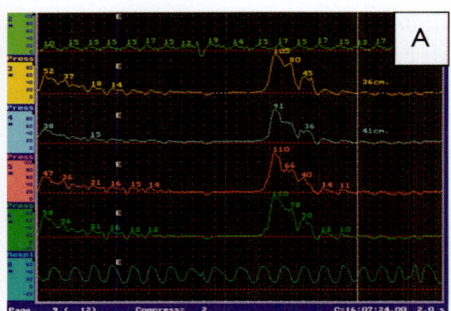
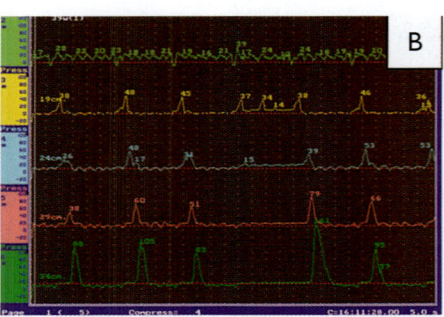
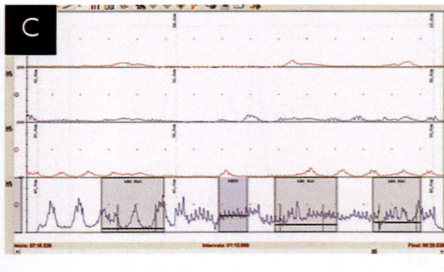
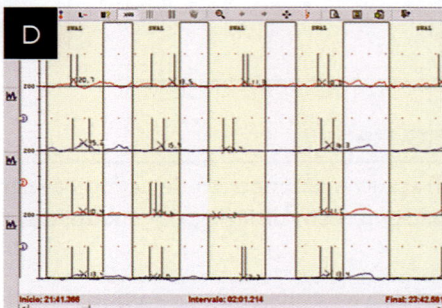

FIGURA 54.8

Estudo manométrico do esfíncter inferior com relaxamentos normais. (A) Corpo normal; (B) No pré-operatório e estudo pós-operatório por disfagia persistente demonstrando ausência de relaxamento do esfíncter inferior; (C) Aperistalse de corpo; (D) Compatível com acalasia pós-fundoplicatura

local) ou estenose péptica, a dilatação é o tratamento inicial de escolha.[7]

Poucos estudos avaliaram o tratamento dilatador em pacientes com disfagia pós-fundoplicatura. Wo e colaboradores compararam os resultados da dilatação com velas em 29 pacientes submetidos a uma cirurgia e em seis pacientes submetidos a duas ou mais cirurgias. No primeiro grupo houve desaparecimento da disfagia em 52% dos casos, com um calibre médio de 52 ± 4 F com uma média de $1,9 \pm 1,1$ sessão, enquanto no segundo grupo a eficácia foi de 16%. Os autores também observaram pior resposta à dilatação em pacientes com válvula migrada.[7]

Outro grupo publicou os resultados da dilatação com velas em 20 pacientes com disfagia pós-fundoplicatura, com melhora da disfagia em 67% na maioria dos casos após a primeira sessão e com calibre médio de 18,6 mm, sendo necessária em três pacientes a repetição do procedimento.[8]

Hui e colaboradores avaliaram a eficácia da dilatação pneumática com balões de 30 mm, 35 mm e 40 mm em 14 pacientes com disfagia pós-fundoplicatura, a maioria submetida à Nissen videolaparoscópica e previamente dilatada com bugias, com resposta favorável em 64% dos casos. Dos nove pacientes respondedores, cinco necessitaram de dilatação com 30 mm, dois com 35 mm e dois com 40 mm, sem ocorrência de perfurações. Os autores identificaram a pressão residual (nadir) de relaxamento elevada como fator preditivo de boa resposta à dilatação.[70]

Em pacientes em que houve diagnóstico manométrico pós-operatório de acalasia, a orientação terapêutica irá variar de acordo com a classificação proposta por Poulin e colaboradores.[67] Nos casos de acalasia primária sincrônica (tipo 1), a dilatação pode resultar em melhora sintomática em alguns pacientes, restando a cirurgia (miotomia) para os não-respondedores.[71,72] Naqueles com acalasia secundária (tipo 2), a revisão cirúrgica é necessária com conversão da plicatura total em parcial, sendo que alguns pacientes podem responder à dilatação.[73] Nos pacientes com acalasia metacrônica (tipo 3), alívio dos sintomas pode ser obtido com injeção de toxina botulínica,[68] dilatação pneumática ou miotomia cirúrgica[67] (Figura 54.8).

RECIDIVA DA DRGE

Estudos em curto prazo (até cinco anos) demonstram que o tratamento cirúrgico videolaparoscópico da DRGE possui a mesma eficácia que o tratamento clínico no controle de sintomas e cicatrização da esofagite (75% a 90% de eficácia),[74,75] porém, em seguimentos em longo prazo (superior a 10 anos), 25% a 66% dos pacientes operados voltam a usar medicações anti-secretoras.[76,77]

A recidiva dos sintomas de refluxo pode ocorrer por duas causas. A primeira, relacionada ao ato cirúrgico, decorre de realização de válvula frouxa, de sua migração ou de erro em sua confecção, ou ainda se a válvula se desfez parcial ou completamente (Figura 54.9). A segunda decorre do diagnóstico inicial de DRGE incompleto ou incorreto, principalmente quando os sintomas não são relacionados à exposição ácida. Este último cenário é mais comum nas manifestações atípicas da DRGE (tosse, dor torácica, asma), nos quais a hipersensi-

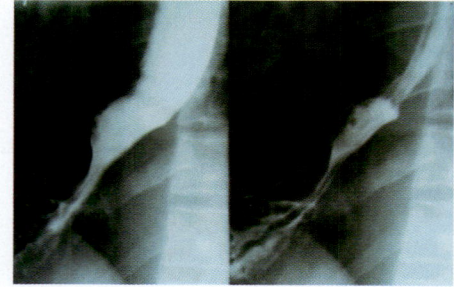

FIGURA 54.9

Válvula parcialmente desfeita com recidiva de hérnia hiatal por deslizamento

bilidade visceral é seu principal determinante.[78,79]

Nesses casos, a endoscopia digestiva pode demonstrar recidiva da esofagite, se a válvula foi desfeita (Figura 54.4), se sofreu migração ou herniação. A pHmetria está indicada nos casos em que a endoscopia não demonstra esofagite erosiva e a fundoplicatura está aparentemente intacta, permitindo não só a quantificação da exposição ácida em esôfago distal como a correlação entre sintomas e episódios de refluxo.

A conduta inicial em pacientes com recidiva da DRGE devidamente documentada (recidiva da esofagite ou pHmetria anormal) é a instituição de medidas comportamentais (dieta, perda de peso) associada ao retorno das medicações anti-secretoras (inibidoras da bomba de prótons).

A reoperação pode ser considerada nos pacientes que não desejam usar medicação em longo prazo, tendo conhecimento que sua eficácia é menor quanto maior o número de cirurgias (85% para uma, 66% para duas e 42% para três operações)[80] e que o procedimento é tecnicamente mais difícil, com maior mortalidade (cerca de 1% *versus* 0,1% a 0,3% na primeira cirurgia).[81] O papel da terapia endoscópica em pacientes com recidiva de DRGE pós-fundolicatura não está definido.

Nos pacientes com sintomas persistentes em que a investigação não demonstra recidiva do refluxo ácido (endoscopia demonstrando fundoplicatura intacta e pHmetria normal), o uso de drogas direcionadas para o controle da hipersensibilidade visceral (antidepressivos tricíclicos) pode ser benéfico.[82]

SÍNDROME DA DISTENSÃO GASOSA (*BLOATING SYNDROME*)

A dificuldade na passagem de ar do estômago para o esôfago provocada pela fundoplicatura pode provocar um conjunto de sinais e sintomas denominados síndrome de distensão gasosa (*gas-bloating syndrome*). Os sintomas mais frequentemente descritos são distensão epigástrica, saciedade precoce, náuseas, desconforto epigástrico, flatulência, incapacidade de eructar e de vomitar.[20]

Sua incidência é variável, na dependência dos critérios diagnósticos utilizados e do tipo de cirurgia realizada, variando de 19%[75] a 81%[84] na literatura. As fundoplicaturas à Hill e Belsey produzem menos síndrome da distensão gasosa que à Nissen.[85]

Os mecanismos envolvidos na sua produção compreendem incapacidade de relaxamento da junção esofagogástrica em resposta à distensão gástrica, aerofagia, defeito no relaxamento receptivo gástrico com aumento do esvaziamento gástrico e lesão vagal com consequente gastroparesia e redução dos relaxamentos transitórios do esfíncter inferior.[20]

Pacientes refluidores eretos também estão mais predispostos ao desenvolvimento dessa síndrome, uma vez que apresentam aerofagia mais frequentemente. Papasava e colaboradores, em estudo recente, demonstraram que, além dos refluidores em posição ereta, os refluidores biposicionais também apresentam maior risco de desenvolver essa síndrome.[86]

A investigação deve incluir a endoscopia digestiva alta, que será útil no diagnóstico diferencial (estenose pilórica, por exemplo), e a cintilografia do esvaziamento gástrico, para o diagnóstico de esvaziamento gástrico lento. É importante diferenciar a síndrome de distensão gasosa da obstrução intestinal intermitente, secundária a aderências provocadas pela cirurgia, o que ocorre mais frequentemente em crianças.[85]

O tratamento, nos casos leves, deve ser iniciado com dieta (evitar alimentos produtores de gás como gorduras e fibras), uso de drogas redutoras de gás (dimeticona) ou procinéticos (metoclopramina, bromporida, domperidona, eritromicina), refeições de menor volume, evitar aerofagia e reafirmar que os sintomas geralmente são transitórios e aliviarão em alguns meses (em média seis meses).[85]

Nos casos graves, a possibilidade de lesão vagal deve ser investigada, empregando-se testes de esvaziamento gástrico, vermelho-congo ou alimentação simulada.[87] Nos casos em que houve lesão dos vagos, procedimentos que visam a aumentar o esvaziamento gástrico tais como piloroplastia ou gastroenteroanastomose estão indicados. Alguns autores têm proposto, nesses pacientes, a injeção pilórica de toxina botulínica (200 U, injetados em cinco pontos ao redor da região pré-pilórica, a 2 cm do orifício pilórico) antes de indicar revisão cirúrgica, com bons resultados no pequeno número de pacientes estudados.[88,89]

Nos pacientes submetidos à Nissen, com inervação vagal intacta e refratários às medidas dietéticas e medicamentosas, conversão para fundoplicatura à Hill pode ser útil.[90]

A gastrostomia endoscópica, proposta por alguns autores para alívio da distensão gástrica nos casos graves,[85,91] não parece solução adequada, uma vez que pode se acompanhar de infecções locais e dificultar uma possível reoperação pela fixação do estômago à parede abdominal.[20]

DIARRÉIA

Diarréia após cirurgia anti-refluxo é descrita em 18% a 33% dos pacientes,[65,66,83,84] o que pode estar superestimado em algumas séries, por não terem documentado a sua ocorrência antes da cirurgia ou pela associação de outros procedimentos cirúrgicos, como a colecistectomia, que também pode provocar diarréia.

Diarréia é um sintoma comum em pacientes com DRGE, na grande maioria dos casos atribuída à síndrome do intestino irritável, que pode estar presente em 31% a 66% dos casos[39,83] e não parece ter um efeito negativo nos resultados da cirurgia anti-refluxo.[39]

Diarréia pós-operatória pode ser causada pelo aumento do esvaziamento gástrico e da redução do relaxamento gástrico pós-prandial,[62] por lesão vagal ou pelas modificações dietéticas após a cirurgia (dietas líquidas e brandas) e geralmente ocorre nas primeiras seis semanas de pós-operatório.

Tratamento empírico sintomático com anti-diarréicos (loperamida) ou colestiramina pode ser útil.[84]

REFERÊNCIAS BIBLIOGRÁFICAS

1. Moraes-Filho JP, Chinzon D, Eisig JN, Hashimoto CL, Zaterka S. Prevalence of heartburn and gastroesophageal reflux disease in the urban Brazilian population. Arq Gastroenterol 2005;42(2):122-7.

2. Moraes-Filho J, Cecconello I, Gama-Rodrigues J, Castro L, Henry MA, Meneghelli UG et al. Brazilian consensus on gastroesophageal reflux disease: proposals for assessment, classification, and management. Am J Gastroenterol 2002;97(2):241-8.

3. Johnson DA, Younes Z, Hogan WJ. Endoscopic assessment of hiatal hernia repair. Gastrointest Endosc 2000;52(5):650-9.

4. Watson DI, De Beaux AC. Complications of laparoscopic antireflux surgery. Surg Endosc 2001;15:344-52.

5. Jobe BA, Kahrilas PJ, Vernon AH, Sandone C, Gopal DV, Swanstrom LL et al. Endoscopic appraisal of the gastroesophageal valve after antireflux surgery. Am J Gastroenterol 2004;99(2):233-43.

6. Mcdonald ML, Trasek VF, Allen MS, Deschamps C, Pairolero PC. Barrett's esophagus: does a procedure reduce the need for endoscopic surveillance? J Thorac Cardiovasc Surg 1996;111:1135-8.

7. Wo JM, Trus TL, Richardson WS, Hunter JG, Branum GD, Mauren SJ et al. Evaluation and management of postfundoplication dysphagia. Am J Gastroenterol 1996;91(11):2318-22.

8. Malhi-Chowla N, Gorecki P, Bammer T, Achem SR, Hinder RA, Devault KR. Dilation after fundoplication: timing, frequency, indications, and outcome. Gastrointest Endosc 2002;55(2):219-23.

9. Hunter JG, Smith CD, Branum GD, Waring JP, Trus TL, Cornwell M et al. Laparoscopic fundoplication failures: patterns of failure and response to fundoplication revision. Ann Surg 1999;230:595-606.

10. Bohmer RD, Roberts RH, Utley RJ. Open Nissen fundoplication and highly selective vagotomy as a treatment for gastro-oesophageal reflux disease. Aust NZJ Surg 2000;70:22-5.

11. Wetscher GJ, Glaser K, Gadenstataetter M, Profanter C, Hinder RA. The effect of medical therapy and antireflux surgery on dysphagia in patients with gastroesophageal reflux disease without esophageal stricture. Am J Surg 1999;177:189-92.

12. Anvari M, Allen C, Borm A. Laparoscopic Nissen fundoplication is a satisfactory alternative to long-term omeprazole therapy. Br J Surg 1995;82:938-42.

13. Franzen T, Boström J, Tibbling GL, Johansson K. Prospective study of symptoms and gastro-oesophageal reflux 10 years after posterior partial fundoplication. Br J Surg 1999;86:956-60.

14. Rydberg L, Ruth M, Abrahamsson H, Lundell L. Tailoring antireflux surgery: a randomized clinical trial. World J Surg 1999;23(6):612-8.

15. Gotley DC, Smithers BM, Menzies B, Branicki FJ, Rhodes M, Nathanson L. Laparoscopic Nissen fundoplication and postoperative dysphagia-can it be predicted? Ann Acad Med Singapore 1996;25(5):646-9.

16. Perdikis G, Hinder RA, Lund RJ, Raiser F, Katada N. Laparoscopic Nissen fundoplication: where do we stand? Surg Laparosc Endosc 1997;7:17-21.

17. Perdikis G, Hinder RA, Wetscher GJ. Nissen fundoplication for gastroesophageal reflux disease. Laparoscopic Nissen fundoplication - technique and results. Dis Esophagus 1996;9:272-7.

18. Gotley DC, Smithers BM, Rhodes M, Menzies B, Branicki FJ, Nathanson L. Laparoscopic Nissen fundoplication - 200 consecutive cases. Gut 1996;38:487-91.

19. Anvari M, Allen C. Esophageal and lower esophageal sphincter pressure profiles 6 and 24 months after laparoscopic fundoplication and their association with postoperative dysphagia. Surg Endosc 1998;12:421-6.

20. Spechler SJ. The management of patients who have "failed" antireflux surgery. Am J Gastroenterol 2004;99(3):552-61.

21. Blom D, Peters JH, Demeester TR, Crookes PF, Hagan JA, Demeester SR et al. Physiologic mechanism and preoperative prediction of new-onset dysphagia after laparoscopic Nissen fundoplication. J Gastrointest Surg 2002;6(1):22-7.

22. Ren J, Shaker R, Kusano M, Podvrsan B, Metwally N, Dua KS et al. Effect of aging on the secondary esophageal peristalsis: presbyesophagus revisited. Am J Physiol 1995;268:G772-9.

23. Holloway RH, Tippett MD, Horowitz M, Maddox AF, Moten J, Russo A. Relationship between esophageal motility and transit in patients with type I diabetes mellitus. Am J Gastroenterol 1999;94:3150-7.

24. Rayner CK, Smout AJPM, Sun WM, Russo A, Semmler J, Sattawatthamrong Y et al. Effects of hyperglycemia on cortical response to esophageal distension in normal subjects. Dig Dis Sci 1999;44:279-85.

25. Trus TL, Laycock WS, Wo JM, Waring JP, Branum GD, Mauren SJ et al. Laparoscopic antireflux surgery in the elderly. Am J Gastroenterol 1998;93:351-3.

26. Patti MG, Goldberg HI, Arcerito M, Bortolasi L, Tong J, Way LW. Hiatal hernia size affects lower esophageal sphineter function, esophageal acid exposure, and the degree of mucosal injury. Am J Surg 1996;171:182-6.

27. Watson DI, Foreman D, Devitt PG, Jamieson GG. Preoperative endoscopic grading of esophagitis *versus* outcome after laparoscopic Nissen fundoplication. Am J Gastroenterol 1997;92:222-5.

28. Kamolz T, Granderath FA, Pointner R. Does major depression in patients with gastroesophageal reflux disease affect the outcome of laparoscopic antireflux surgery? Surg Endosc 2003;17(1):55-60.

29. Watson DI, Jamieson GG, Pike GK, Davies N, Richardson M, Devitt PG. Prospective randomized double-blind trial between laparoscopic Nissen fundoplication and anterior partial fundoplication. Br J Surg 1999;86:123-30.

30. Hunter JG, Swanstrom L, Waring JP. Dysphagia after laparoscopic antireflux surgery. The impact of operative technique. Ann Surg 1996;224:51-7.

31. Patti MG, Arcerito M, Feo CV, De Pinto M, Tong J, Gantert W et al. An analysis of operations for gastroesophageal reflux disease: identifying the important technical elements. Arch Surg 1998;133:600-7.

32. Dallemagne B, Weerts JM, Jeahes C, Markiewicz S. Results of laparoscopic Nissen fundoplication. Hepatogastroenterology 1998;45:1338-43.

33. Dalenbäck J, Lönroth H, Blomqvist A, Lundell L. Improved functional outcome after laparoscopic fundoplication by complete gastric fundus mobilization [resumo]. Gastroenterology 1999;114:A1384.

34. Devitt PG, Watson DI, Kennedy A, Game PA, Jamieson GG. Posterior versus anterior hiatal repair during laparoscopic Nissen fundoplication: a randomised controlled trial [resumo]. Aust N Z J Surg 1999;69 Suppl:A57-8.

35. Patterson E, Swanstrom L, Hansen P, Herron D, Ramzi N, Standage B. The effect of an esophageal bougie on long-term dysphagia rates following Nissen fundoplication: a double-blind, prospective, randomized trial [resumo]. Gastroenterology 1999;116:A1360.

36. Hunt DR, Humphreys KA, Janssen J, Mackay E, Smart R. Preoperative esophageal transit studies are a useful predictor of dysphagia after fundoplication. J Gastrointest Surg 1999;3:489-95.

37. Lundell LR, Myers JJ, Jamieson GG. The influence of preoperative oesophageal motor function on the long-term outcome of antireflux surgery. Gullet 1993;3:50-5.

38. Russell COH, Pope CE II, Gannan RM, Allen FD, Velasco N, Hill LD. Does surgery correct esophageal motor dysfunction in gastroesophageal reflux? Ann Surg 1981;194:290-6.

39. Raftopoulos Y, Papasavas P, Landreneau R, Hayetian F, Santucci T, Gagne D et al. Clinical outcome of laparoscopic antireflux surgery for patients with irritable bowel syndrome. Surg Endosc 2004;18(4):655-9.

40. Leite LP, Johnston BT, Barrett J, Castell JA, Castell DO. Ineffective esophageal motility (IEM): the primary finding in patients with nonspecific esophageal motility disorder. Dig Dis Sci 1997 Sep;42(9):1859-65.

41. Vinjirayer E, Gonzalez B, Brensinger C, Bracy N, Obelmejias R, Katzka DA et al. Ineffective motility is not a marker for gastroesophageal reflux disease. Am J Gastroenterol 2003 Apr;98(4):771-6.

42. Lemme EMO, Domingues GR, Abrahão LJ Jr. Gastroesophageal reflux, lower esophageal sphincter pressure and innefective esophageal motility in Barrett's esophagus: a comparative study. Dis Esophagus 2001;14 Suppl:A093.

43. Fibbe C, Layer P, Keller J, Strate U, Emmermann A, Zornig C. Esophageal motility in reflux disease before and after fundoplication: a prospective, randomized, clinical, and manometric study. Gastroenterology 2001;121(1):5-14.

44. Barreca M, Oelschlager BK, Pellegrini CA. Outcomes of laparoscopic Nissen fundoplication in patients with the "hypercontractile esophagus". Arch Surg 2002;137(6):724-8.

45. Shane M, Shane JP, Craig MB, Smith CD, Lin E, Swafford V et al. Multichanel intraluminal esophageal impedance predicts early persistent symptoms following fundoplication. Proceedings of the Digestive Disease Week; 2006 May 20-25; Los Angeles. S1159.

46. Granderath FA, Schweiger UM, Kamolz T, Pointner R. Dysphagia after laparoscopic antireflux surgery: a problem of hiatal closure more than a problem of the wrap. Surg Endosc 2005;19(11):1439-46.

47. Hill LD, Ilves R, Stevenson JK, Pearson JM. Reoperation for disruption and recurrence after Nissen fundoplication. Arch Surg 1979;114:542-8.

48. Henderson RD. Nissen hiatal hernia repair: problems of recurrence and continued symptoms. Ann Thorac Surg 1978; 28:587-93.

49. Le Blanc-Louvry I, Koning E, Zalar A, Touchais O, Savoye Collet C, Denis P et al. Severe dysphagia after laparoscopic fundoplication: usefulness of barium meal examination to identify causes other than tight fundoplication - a prospective study. Surgery 2000;128(3):392-8.

50. Watson DI, Jamieson GG, Baigrie RJ, Mathew G, Devitt PG, Game PA et al. Laparoscopic surgery for gastro-oesophageal reflux: beyond the learning curve. Br J Surg 1996;83:1284-7.

51. Goodall RJ, Temple JG. Effect of Nissen fundoplication on competence of the gastroesophageal junction. Gut 1980;21:607-13.

52. Gill RC, Bowes KL, Murphy PD, Kingma YJ. Esophageal motor abnormalities in gastroesophageal reflux and the effects of fundoplication. Gastroenterology 1986;91:364-9.

53. Lundell L, Myers JC, Jamieson GG. The effect of antireflux operations on lower oesophageal sphincter tone and postprandial symptoms. Scand J Gastroenterol 1993;28:725-31.

54. Ireland AC, Holloway RH, Toouli J, Dent J. Mechanisms underlying the antireflux action of fundoplication. Gut 1993;34:303-8.

55. Tew S, Jamieson GG, Holloway RH, Ferguson S, Tew P. A prospective study of the effect of fundoplication on primary

and secondary peristalsis in the esophagus. Dis Esophagus 1997;10:247-52.

56. Cox MR, Franzi SJ, Martin CJ. The effect of fundoplication on the motility of the canine lower oesophageal sphincter. Aust N Z J Surg 2000;70:68-72.

57. Kahrilas PJ, Lin S, Spiess AE, Brasseur JG, Joehl RJ, Manka M. Impact of fundoplication on bolus transit across esophagogastric junction. Am J Physiol 1998;275:G1386-93.

58. Mathew G, Watson DI, Myers JC, Holloway RH, Jamieson GG. Oesophageal motility before and after laparoscopic Nissen fundoplication. Br J Surg 1997;84:1465-9.

59. Staff D, Saeian K, Massey BT, Shaker R, Hogan WJ. Postfundoplication dysphagia: abnormal Ramp (intrabolus) pressure provides substantiation of a 'tight wrap' [resumo]. Gastroenterology 1998;114:A294.

60. Winship DH, Zboralske FF. The esophageal propulsive force: esophageal response to acute obstruction. J Clin Invest 1967;46:1391-401.

61. Mittal RK, Ren J, McCallum RW, Shaffer HA Jr, Sluss J. Modulation of feline esophageal contractions by bolus volume and outflow obstruction. Am J Physiol 1990;258:G208-15.

62. Vu MK, Ringers J, Arndt JW et al. Prospective study of the effect of laparoscopic hemifundoplication on motor and sensory function of the proximal stomach. Br J Surg 2000;87:338-43.

63. Heider TR, Behrns KE, Koruda MJ, Shaheen NJ, Lucktong TA, Bradshaw B et al. Fundoplication improves disordered esophageal motility. J Gastrointest Surg 2003;7:159-63.

64. Anderson JA, Myers JC, Watson DI, Gabb M, Mathew G, Jamieson GG. Concurrent fluoroscopy and manometry reveal differences in laparoscopic Nissen and anterior fundoplication. Dig Dis Sci 1998;43:847-53.

65. Kozarek RA, Low DE, Raltz SL. Complications associated with laparoscopic antireflux surgery: one multispecialty clinic's experience. Gastrointest Endosc 1997;46:527-31.

66. Collet D, Laurent C, Zerbib F, Monguillon M, Perissat J. Functional results of the laparoscopic treatment of gastroesophageal reflux (followup greater than 2 years). Chirurgie 1998;123:588-93.

67. Poulin EC, Diamant NE, Kortan P, Seshadri PA, Schlachta CM, Mamazza J. Achalasia developing years after surgery for reflux disease: case reports, laparoscopic treatment, and review of achalasia syndromes following antireflux surgery. J Gastrointest Surg 2000;4(6):626-31.

68. Stylopoulos N, Bunker CJ, Rattner DW. Development of achalasia secondary to laparoscopic Nissen fundoplication. J Gastrointest Surg 2002;6(3):368-76.

69. Horgan S, Pohl D, Bogetti D, Eubanks T, Pellegrini C. Failed antireflux surgery: what have we learned from reoperations? Arch Surg 1999;134(8):809-15.

70. Hui JM, Hunt DR, de Carle DJ, Williams R, Cook IJ. Esophageal pneumatic dilation for postfundoplication dysphagia: safety, efficacy, and predictors of outcome. Am J Gastroenterol 2002;97(12):2986-91.

71. Toffolon EP, Devers TJ. Achalasia following esophageal surgery. Conn Med 1982;46(5):249-50.

72. Mattox HE III, Albertson DA, Castell DO, Richter JE. Dysphagia following fundoplication: "slipped" fundoplication versus achalasia complicated by fundoplication. Am J Gastroenterol 1990;85(11):1468-72.

73. Ellingson TL, Kozarek RA, Gelfand MD, Botoman AV, Patterson DJ. Iatrogenic achalasia. A case series. J Clin Gastroenterol 1995;20(2):96-9.

74. Lundell L, Miettinen P, Myrvold HE, Pedersen SA, Liedman B, Hatlebakk JG et al. Continued (5-year) followup of a randomized clinical study comparing anti-reflux surgery and omeprazole in gastroesophageal reflux disease. J Am Coll Surg 2001;192:172-9.

75. Spechler SJ. Comparison of medical and surgical therapy for complicated gastroesophageal reflux disease in veterans. N Engl J Med 1992;326:786-92.

76. Spechler SJ, Lee E, Ahnen D, Goyal RK, Hirano I, Ramirez F et al. Long-term outcome of medical and surgical therapies for gastroesophageal reflux disease: follow-up of a randomized controlled trial. Jama 2001;285:2331-8.

77. Luostarinen M, Isolauri J, Laitinen J, Koskinen M, Keyrilainen O, Markkula H et al. Fate of Nissen fundoplication after 20 years. A clinical, endoscopical, and functional analysis. Gut 1993;34:1015-20.

78. Chahal PS, Rao SS. Functional chest pain: nociception and visceral hyperalgesia. J Clin Gastroenterol 2005;39:S204-9.

79. Sarkar S, Aziz Q, Woolf CJ, Koskinen M, Keyrilainen O, Markkula H et al. Contribution of central sensitisation to the development of noncardiac chest pain. Lancet 2000;356:1154-9.

80. Little AG, Ferguson MK, Skinner DB. Reoperation for failed antireflux operations. J Thorac Cardiovasc Surg 1986;91(4):511-7.

81. Waring JP. Management of postfundoplication complications. Semin Gastrointest Dis 1999;10(3):121-9.

82. Sayuk GS, Clouse RE. Management of esophageal symptoms following fundoplication. Curr Treat Options Gastroenterol 2005;8(4):293-303.

83. Swanstrom L, Wayne R. Spectrum of gastrointestinal symptoms after laparoscopic fundoplication. Am J Surg 1994;167:538-41.

84. Klaus A, Hinder RA, DeVault KR, Achem SR. Bowel dysfunction after laparoscopic antireflux surgery: incidence, severity, and clinical course. Am J Med 2003;114(1):6-9.

85. Low DE. Management of the problem patient after antireflux surgery. Gastroenterol Clin North Am 1994;23(2):371-89.

86. Papasavas PK, Keenan RJ, Yeaney WW, Caushaj PF, Gagne DJ, Landreneau RJ. Prediction of postoperative gas bloating after laparoscopic antireflux procedures based on 24-h pH acid reflux pattern. Surg Endosc 2003;17:381-5.

87. Thirlby RC, Patterson DJ, Kozarek RA. Prospective comparison of congo red and sham feeding testing to determine vagal innervation of the stomach. Am J Surg 1992;163(5):533-6.

88. Lacy BE, Zayat EN, Crowell MD, Schuster MM. Botulinum toxin for the treatment of gastroparesis: a preliminary report. Am J Gastroenterol 2002;97(6):1548-52.

89. Bromer MQ, Friedenberg F, Miller LS, Fisher RS, Swartz K, Parkman HP. Endoscopic pyloric injection of botulinum toxin A for the treatment of refractory gastroparesis. Gastrointest Endosc 2005;61(7):833-9.

90. Hocking MP, Maher JW, Woodward ER. Definitive surgical therapy for incapacitating "gas-bloat" syndrome. Am Surg 1982;48(3):131-3.

91. Moulis H, Vender RJ. Percutaneous endoscopic gastrostomy for treatment of gas-bloat syndrome. Gastrointest Endosc 1993;39(4):581-3.

CAPÍTULO 55

A ECOENDOSCOPIA NA AVALIAÇÃO DAS PATOLOGIAS ESOFÁGICAS

Fauze Maluf-Filho

Sérgio Eiji Matuguma • Paulo Sakai

INDICAÇÃO

As indicações mais comuns para o exame ecoendoscópico do esôfago e do mediastino posterior são:

- a definição da extensão do carcinoma espinocelular ou do adenocarcinoma, as neoplasias malignas mais comumente diagnosticadas nesse órgão. Por meio do exame ecoendoscópico é possível avaliar a profundidade de invasão tumoral (estadiamento T) e a presença de linfonodos metastáticos (estadiamento N), com acurácia estimada de 85% e 70%, respectivamente (Figuras 55.1 e 55.2);
- a avaliação de lesões elevadas revestidas por mucosa íntegra, compatíveis com lesão subepitelial ou compressão extrínseca;
- diagnóstico diferencial do paciente com acalasia e espessamento das paredes da cárdia, quando se aventa a possibilidade de pseudoacalasia, também conhecida por acalasia secundária, provocada por infiltração neoplásica da submucosa e camadas mais profundas, levando à destruição dos plexos nervosos submucosos e mioentéricos;
- embora não sejam doenças esofágicas, a ecoendoscopia (EE) transesofágica é utilizada para o estadiamento do câncer de pulmão não-pequenas células e para a avaliação de massas mediastinais (Figura 55.3).

INSTRUMENTOS

Dentre os equipamentos disponíveis, a tecnologia radial continua sendo a mais utilizada. Os ecoendoscópios mecânicos radiais, que utilizam freqüências de 7,5 MHz, são úteis para a definição do estádio de neoplasias avançadas, bem como para a avaliação de lesões maiores de 30 mm. As minissondas passadas por meio do canal operatório do aparelho utilizam-se de freqüências maiores (12, 15, 20, 30 MHz), sendo empregadas para o estudo das lesões endoluminais de tamanho inferior a 30 mm. Com as freqüências de 20 e 30 MHz a parede digestória se desdobra em 9 camadas, acrescendo 4 à usual ecoestrutura de 5 camadas. Assim, tornou-se possível

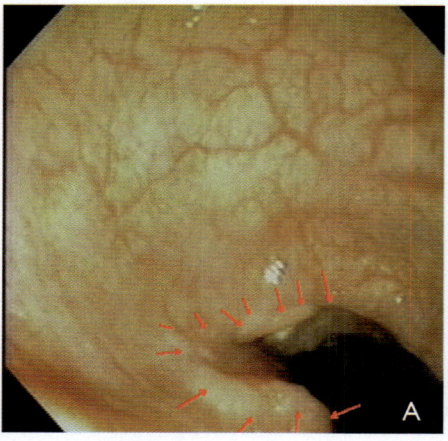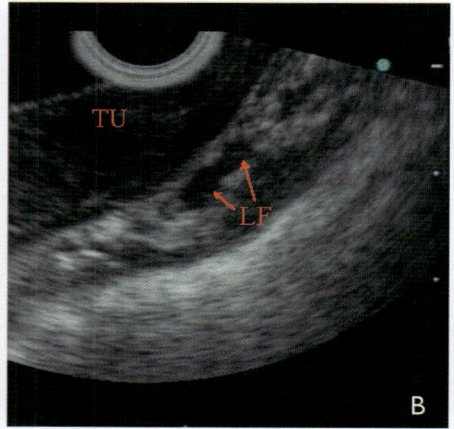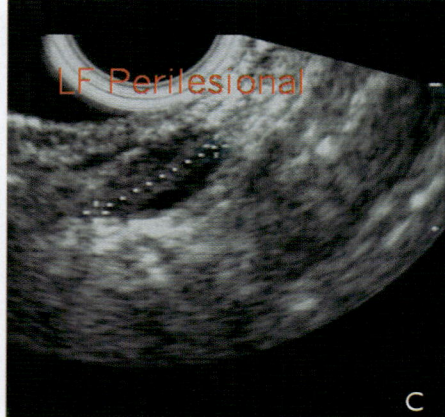

FIGURA 55.1

(A) Imagem endoscópica de lesão ulcerada de esôfago torácico distal; (B) À EE, identifica-se extensão tumoral limitada à muscular própria do órgão; (C) Linfonodomegalia metastática regional

do tumor mais nítida. Contudo, a pressão exercida pelo balão aproxima as camadas da parede digestória, induzindo o examinador ao superestadiamento.

O exame ecoendoscópico radial tem acurácia de cerca de 85% para a definição do estadiamento T do câncer esofágico. Essa cifra é limitada principalmente pela presença de estenose intransponível que ocorre em até 30% dos pacientes enviados para exame ecoendoscópico esofágico e representa o principal ponto crítico do exame. Descreveu-se perfuração em até 24% dos pacientes submetidos à dilatação com sondas de 18 mm (54 F) para permitir a passagem do ecoendoscópio.[2,3] Embora tenha sido sugerido o uso de minissondas e de ecoendoscópios mais delgados desprovidos de sistema óptico, as primeiras são frágeis e de resultados não-reprodutíveis, enquanto os últimos não são disponíveis. Os ecoendoscópios convencionais, mais recentes, são mais delgados. Assim, dilatações de até 14 mm são seguras e efetivas para permitir a sua passagem e o exame ecoendoscópico completo.[4,5]

Argumenta-se que lesões estenosantes são avançadas; para elas, as informações oferecidas pelo exame ecoendoscópico não têm impacto na conduta. Não compartilhamos desse raciocínio, pois, em várias situações, o exame ecoendoscópico completo confirma a invasão da árvore traqueobrônquica, ou a presença de linfonodos em tronco celíaco, ou, ao contrário, revela lesão menos extensa do que se imaginava, levando à mudança do planejamento terapêutico.

LESÕES SUBEPITELIAIS

As lesões subepiteliais são freqüentemente referidas como lesões submucosas ou extramucosas. São descobertas incidentalmente durante exame endoscópico. As biópsias endoscópicas são limitadas, pois não conseguem amostrar a submucosa. Na Tabela 55.1, pode-se apreciar a característica ecoendoscópica das principais lesões subepiteliais esofágicas.

O leiomioma é a lesão subepitelial mais comum do TGI proximal e do esô-

fago (Figuras 55.6 e 55.7). Em peças de autópsia, o leiomioma é relatado em até 5% de espécimes esofágicos, e em 50% dos pacientes ocorreu acima dos 50 anos. As lesões maiores do que 30 mm podem ulcerar e, nessa eventualidade, apresentar hemorragia por erosão vascular. Uma vez que, ao contrário do que ocorre no estômago e duodeno, o GIST esofágico é diagnóstico de exceção, sendo a maioria das lesões hipoecóicas de segunda e quarta camadas e leiomiomas, a realização de punção para comprovação histopatológica fica indicada em situações específicas. Por exemplo, lesões maiores do que 20 mm, ou aquelas que aumentaram de tamanho, ou quando há suspeita de lesões malignas radio/quimiossensíveis, fora do alcance da ressecção cirúrgica. Para melhor eficácia da punção ecoguiada, devem-se utilizar agulhas calibrosas de calibre 19, ou do tipo *trucut*. Quando se observar que se trata de cisto de duplicação, este deve ser completamente aspirado e ser instituída antibioticoterapia (Figura 55.8).

A segunda lesão benigna, não-epitelial, mais freqüentemente encontrada no

TABELA 55.1

Achados ecoendoscópicos das lesões esofágicas subepiteliais mais freqüentes

Diagnóstico	Achados ecoendoscópicos
Leiomioma	Hipoecóico; contíguo com a muscular própria; margem externa nítida; raramente da muscular da mucosa; consistência aumentada, bordas externas lisas e regulares
Leiomiossarcoma	Hipoecóico, contíguo com a muscular própria; lesões grandes podem ter margem externa irregular; adenopatia; pequenas lesões são idênticas ao leiomioma
Lipoma	Hiperecóico; submucoso
Carcinoma broncogênico e metastático de mama	Hipoecóico; rompe a submucosa e muscular própria; margem externa irregular
Tumor de células granulares	Hipoecóico; mucosa profunda; margem nítida
Pseudoacalasia	Hipoecóica, rompe a submucosa e muscular própria: linfonodomegalia adjacente
Varizes	Anecóico; subepitelial, submucosos; serpiginoso
Pólipo fibrovascular	Submucoso; ecogenicidade mista
Cisto de duplicação	Hipo ou anecóico, bordas lisas; submucoso ou na muscular própria, com reforço ecogênico posterior

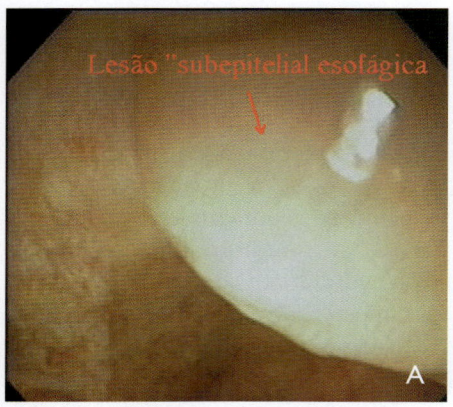
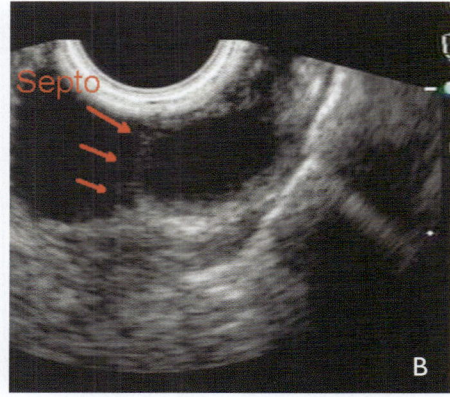

FIGURA 55.6

(A) Aspecto endoscópico de lesão subepitelial esofágica, volumosa;
(B) Nota-se, à EE, lesão hipoecóica, de muscular própria, septada, sem reforço sonoro posterior, compatível com leiomioma

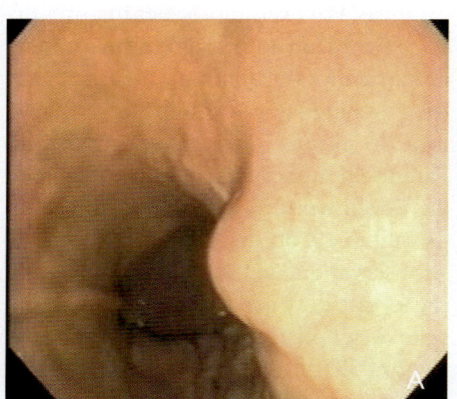
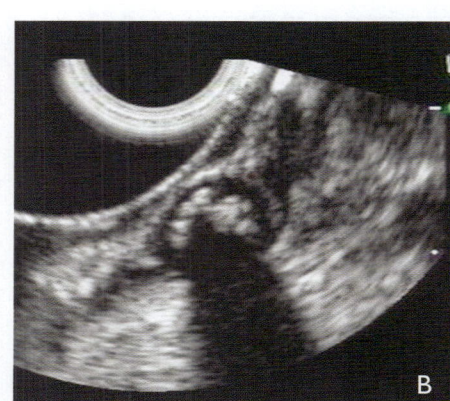

FIGURA 55.7

(A) Aspecto endoscópico de lesão subepitelial de esôfago torácico proximal; (B) Trata-se de lesão com calcificação grosseira, de mucosa profunda e submucosa. Foi ressecada endoscopicamente e revelou tratar-se de leiomioma

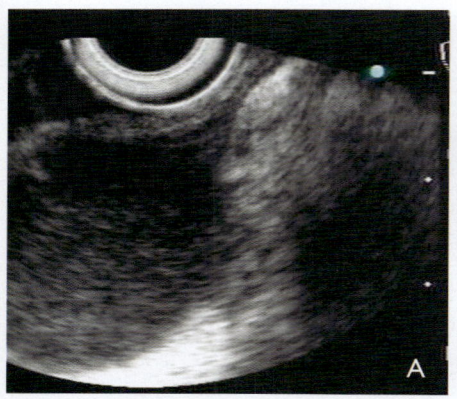
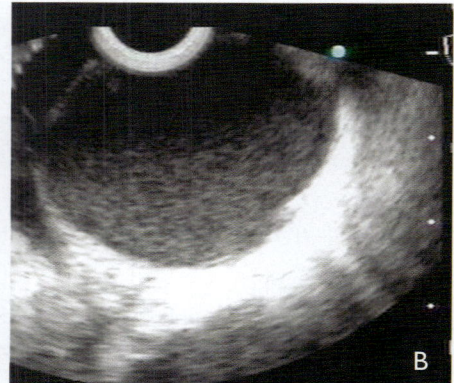
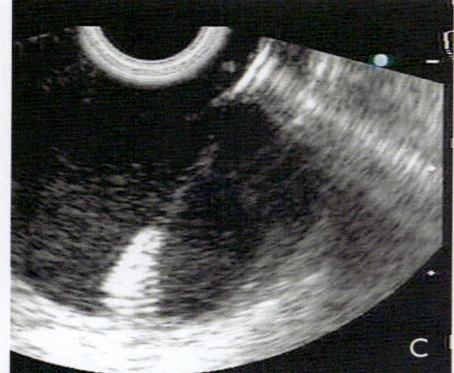
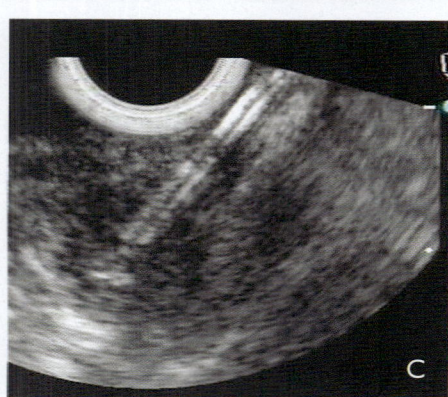

FIGURA 55.8

(A) Aspecto ecoendoscópico de cisto de duplicação esofágico; (B) Notar reforço hiperecóico sonoro posterior, provocado pela presença de líquido no interior da lesão, que foi puncionado; (C) Após a punção, observa-se colabamento completo do cisto

esôfago é o tumor de células granulares, também conhecido com o mioblastoma ou tumor de Abrikossoff. Trata-se de lesão de origem neural, provavelmente das células de Schwann, que se localiza no trato digestório em menos de 10% dos casos. Alberga-se na mucosa profunda e submucosa. Tem aspecto endoscópico característico de lesão elevada, endurecida, amarelada. A biópsia convencional consegue, em geral, amostrar a lesão e permitir o diagnóstico histopatológico. Embora seja benigna, pode crescer e até malignizar, levando à disfagia, ficando indicada, em geral, sua ressecção.[6] Apresentam perfil imuno-histoquímico característico: positivos para proteína S-100 e enolase, e negativos para desmina, actina e vicentina.[7] À EE, trata-se de lesão hipoecóica limitada à mucosa profunda e submucosa.

CÂNCER ESOFÁGICO

Dada a vasta literatura sobre EE e câncer esofágico, é possível identificar as melhores evidências sobre o assunto por meio da seleção de revisões sistemáticas e de estudos comparativos bem conduzidos.[9,10]

A acurácia da EE para estadiamento T do câncer esofágico é de cerca de 85% a 90%, independentemente de ser realizada com equipamento radial ou linear. Para o estadiamento N, essa cifra atinge 80%. Esses números são menores quando se depara com estenoses malignas intransponíveis ao ecoendoscópio. Nessa situação, o uso de minissondas ou de dilatação menos vigorosa é apoiado por evidências de menor peso. A acurácia da EE para a avaliação do estadiamento do câncer do esôfago é superior àquela obtida com a tomografia computadorizada, com a ressonância magnética e com a avaliação intra-operatória. Quando o aspecto endoscópico sugere lesão superficial, a relação custo-benefício aponta para a realização de EE como exame de primeira intenção para o estadiamento, indicando-se a tomografia helicoidal ou a de emissão de pósitrons (PET), se houver invasão da submucosa ou da camada muscular própria. Para lesões de aspecto avançado, a associação do PET-scan com a punção ecoguiada é o procedimento de estadiamento mais acurado e de melhor relação custo-benefício. Quando o PET-scan não estiver disponível, sugere-se o uso de tomografia computadorizada seguida de EE com punção ecoguiada. O planejamento terapêutico de pacientes com câncer esofágico é capaz de ser modificado pela EE com punção ecoguiada em até 85% dos casos.

O estadiamento TNM da União Internacional contra o Câncer é apresentado a seguir.

T	Tumor primário.
T0	Sem evidência de tumor primário.
Tis	Carcinoma *in situ*.
T1m	Invade lâmina própria.
T1sm	Invade submucosa.
T2	Invade muscular própria.
T3	Invade serosa (adventícia).
T4	Invade estruturas adjacentes.
Tx	Tumor primário que não pôde ser avaliado.
N	Linfonodos regionais.
N0	Sem metástases a linfonodos regionais.
N1	Metástases a linfonodos regionais, excluindo aqueles do tronco celíaco.
Nx	Linfonodos regionais que não puderam ser avaliados.
M	Metástases a distância.
M0	Sem metástases a distância.
M1a	Metástases a distância: linfonodos celíacos (para tumor de esôfago torácico) ou cervicais (para tumor de esôfago torácico ou inferior).
M1b	Metástases a distância: hepáticas, peritoniais, entre outras.
Mx	Metástases a distância não podem ser avaliadas.

ESTÁDIOS DO CÂNCER ESOFÁGICO

Estádio 0	TisN0M0
Estádio I	T1mN0M0, T1sm N0M0
Estádio IIA	T2N0M0, T3N0M0
Estádio IIB	T1mN1M0, T1sm N1M0, T2N1M0
Estádio III	T3N1M0, T4N0M0, T4N1M0
Estádio IVA	Qualquer T, Qualquer N, M1a.
Estádio IVB	Qualquer T, qualquer N, M1b.

ESÔFAGO DE BARRETT

Há consenso de que nem a EE, nem os tratamentos endoscópicos de ablação têm indicação para casos de esôfago de Barrett sem displasia. Quando da presença de displasia, a EE fica indicada a fim de descartar a presença de câncer invasivo na submucosa, que pode estar associado a ela. Outras situações em que se indica a EE são a presença de mucosa irregular, estenose, disfagia e nos casos de displasia de alto grau. Nessa última situação, a EE é obrigatória para a seleção de pacientes para tratamentos não-cirúrgicos, tais como mucosectomia e terapia fotodinâmica (Figura 55.9).[10] Nesses casos, demonstrou-se a alteração do planejamento terapêutico em 10% dos pacientes.[11,12] Deve-se realizar o exame apenas após o tratamento intensivo do refluxo, por tempo mínimo de 4 semanas, a fim de reduzir o processo inflamatório, que pode induzir ao superestadiamento da lesão à EE. A EE, por outro lado, não auxilia na identifi-cação de locais de maior rendimento da biópsia endoscópica,[13,14,15] ficando essa tarefa para tecnologias de biópsia óptica ou virtual, tais como magnificação, *narrow banding image* – NBI e fluorescência induzida por *laser*, entre outras. A identificação de linfonodos periesofágicos à EE em pacientes com displasia de alto grau deve contra-indicar qualquer terapêutica não-cirúrgica, pois a adenopatia deverá ser considerada metastática a princípio. Isto porque não se deve fazer a punção, atravessando-se mucosa potencialmente neoplásica, correndo-se o risco de semear a doença para fora da parede esofágica.

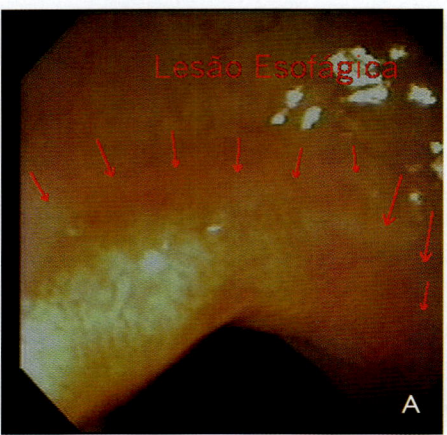
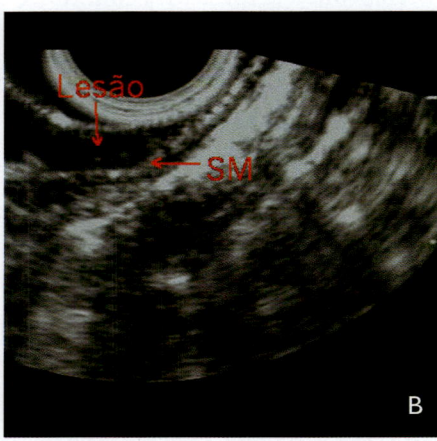

FIGURA 55.9

(A) Irregularidade de mucosa em esôfago de Barrett. Biópsias revelaram adenocarcinoma; (B) O exame ecoendoscópico confirma o caráter intramucoso da lesão.

REFERÊNCIAS BIBLIOGRÁFICAS

1. Polkowski M, Butruk E. Submucosal lesions. Gastrointes Endosc Clin N AM 2005;15:33-54.
2. Mallery S, Van Dam J. Increased rate of complete EUS staging of patients with esophageal cancer using the nonoptical wire-guided echoendoscope. Gastrointest Endosc 1999;50(1):53-7.
3. Menzel J, Hoepffner N. Preoperative staging of esophageal carcinoma: miniprobe sonography vs conventional endoscopic ultrasound in a prospective histopathologically verified study. Endoscopy. 1999;31:291-7.
4. Pfav PR, Ginsberg GG. Esophageal dilation for endosonographic evaluation of malignant esophageal strictures is safe and effective. Am J Gastroenterol. 2000;95:2813-5.
5. Wallace MB, Hawes RH. Dilation of malignant esophageal stenosis to allow EUS guided fine –needle aspiration: Saffety and effect on patient management. Gastrointest Endosc. 2000;51:309-13.
6. Yasuda I, Tomita E. Endoscopic removal of granular cell tumors. Gastrointest Endosc. 1995;41(2):163-7.
7. Nakachi A, Miyazato H. Granular cell tumor of the rectum: a case report and review of the literature. J Gastroenterol. 2000;35:631-4.
8. Kelly S, Harris KM. A systematic review of the staging performance of endoscopic ultrasound in gastro-oesophageal carcinoma. Gut. 2001;49:534-9.
9. Vickers J. Role of endoscopic ultrasound in the preoperative assessement of patients with esophageal cancer. Ann Royal College of Surgeons of England. 1998;80:233-9.
10. Owens MM, Kimmey MB. The role of endoscopic ultrasound in the diagnosis and management of Barrett's esophagus. Gastrointest Endosc Clin N Am. 2003;13(2):325-34.
11. Gangarosa LM, Halter S. Methylene blue staining and endoscopic ultrasound evaluation of Barrett's esophagus with low-grade dysplasia. Dig Dis Sci. 2000;45:225-9.
12. Mallery S. EUS in the evaluation of Barrett's esophagus. Is it necessary? Rev Gastroenterol Mex 2003;68:44-7.
13. Waxman I. Endosonography in columnar-lined esophagus. Gastroenterol Clin North Am 1997;26:607-12.
14. Canto MI. Barrett's esophagus and early esophageal cancer. Gastrointest Endosc 2002;56(4Suppl):S66-8.
15. Falk GW, Catalano MF. Endosonography in the evaluation of patients with Barrett's esophagus and high-grade dysplasia. Gastrointest Endosc. 1994;40(2):207-12.

PARTE 8

TERAPÊUTICA ENDOSCÓPICA DA DRGE

CAPÍTULO 56

TRATAMENTO ENDOSCÓPICO DA DOENÇA DO REFLUXO GASTROESOFÁGICO

Eduardo Guimarães Horneaux de Moura • Paulo Sakai
Fábio Yuji Hondo • José Giordano Nappi

INTRODUÇÃO

A doença do refluxo gastroesofágico (DRGE) envolve um amplo espectro de manifestações clínicas resultantes de um refluxo do conteúdo gástrico para o esôfago. É uma afecção comum, sendo o mais frequente dos distúrbios do esôfago. Nos países em desenvolvimento, o seu crescimento segue paralelamente ao aumento da obesidade e do sedentarismo.[1]

O sintoma típico e frequentemente descrito é a pirose, com a regurgitação do conteúdo gástrico para a boca. Aproximadamente, 40% da população ocidental sofre de pirose pelo menos uma vez ao mês; 14% semanalmente e 7% diariamente.[2] Há uma discrepância entre a intensidade da pirose com o grau de refluxo ácido e evidências objetivas do refluxo gastroesofágico patológico. Entretanto, a maioria dos pacientes tratados de maneira eficiente com a finalidade de resolver a esofagite erosiva continua apresentando uma variedade de sintomas persistentes, o que demonstra que podem existir vários sintomas semelhantes à pirose e que não conseguimos identificar.[3]

O aumento da frequência do relaxamento transitório do esfíncter inferior do esôfago (RTEIE) é uma característica bem conhecida da DRGE que pode estar aumentada com a presença da hérnia hiatal de deslizamento, o que explicaria sua associação com a DRGE. Recentemente, surgiram relatos de que o aumento da distensibilidade da tran-sição esofagogástrica em pacientes com DRGE, a hérnia hiatal de deslizamento e a presença de resíduo em fundo gástrico com um volume maior de secreção ácida do que o normal podem ser particularmente danosos para a mucosa esofagogástrica.[4]

Existem inibidores do RTEIE, como antagonistas da colecistoquinina (CCK), inibidores da síntese de óxido nítrico, canabinóides, tegaserode, derivados do ácido gama-aminobutírico e novos membros da crescente família de drogas, que estão sendo investigadas por suas prováveis eficácias no tratamento primário ou coadjuvante da DRGE. Entretanto, a atividade clínica dos agentes que estimulam a contração do esfíncter inferior do esôfago (EIE) e a teoria de que a diminuição da pressão do esfíncter é um fator influente na fisiopatologia da DRGE permanecem incertas.[3]

Com a disponibilidade dos inibidores da bomba de prótons (IBP), o tratamento da DRGE tem se tornado mais eficiente, com a redução da morbimortalidade e das complicações. Apesar do tratamento com medicamentos eficiente, a maioria dos pacientes continua com regurgitação. Se considerarmos que outro fator importante é a interrupção voluntária da medicação ou a dificuldade na sua aquisição (fator financeiro), por esses motivos há a necessidade de outras opções de terapêuticas.

Há várias modalidades de cirurgias anti-reflexo, particularmente por laparoscopia, que demonstram ser efetivas, porém, implicam um risco cirúrgico, não tendo boa aceitação por alguns pacientes, que em muitos casos após cinco anos necessitam usar novamente o IBP.

Na década de 1990, vários estudos envolvendo procedimentos endoscópicos para o tratamento da DRGE foram realizados, com o intuito de oferecer menos risco cirúrgico, menor desconforto, menos índice de complicações, menos custo e um retorno imediato a suas atividades diárias. Dessa forma, esse procedimento pode ser uma alternativa atraente para suprimir o refluxo em longo prazo.

TRATAMENTO ENDOSCÓPICO

As opções terapêuticas clássicas incluem o tratamento clínico, basicamente com o uso de medicamentos que inibem a secreção ácida, e o tratamento cirúrgico. Os tratamentos clínicos com IBP são geralmente efetivos em cerca de 80% a 90% dos pacientes com DRGE, entretanto, pode ocorrer recidiva dos sintomas em até 90% dos casos se interrompido seu uso. Por outro lado, existe a necessidade do uso contínuo do medicamento. Como já descrito, alguns pacientes se negam a utilizá-lo por seu custo, efeitos colaterais ou persistência da regurgitação. Para esses pacientes, o tratamento cirúrgico por meio da fundoplicatura por laparoscopia ou a cirurgia convencional tem sido a opção mais apropriada.

Entre esses extremos de abordagem terapêutica de tratamento clínico-cirúrgico, está em evidência uma terceira opção, o tratamento endoscópico.

A busca por métodos endoscópicos para o tratamento da DRGE tem um pouco mais de uma década. Os estudos dirigidos por pesquisadores clínicos e cirúrgicos envolvem predominantemente modelos experimentais com resultados variáveis. Uma grande variedade de técnicas com a finalidade de alterar a estrutura da junção esofagogástrica tem sido descrita. A intussuscepção gástrica em direção ao esôfago distal realizada endoscopicamente formando uma válvula anti-refluxo em modelos suínos,[5] a aplicação de *laser* Nd:YAG, resultando na formação de uma cicatriz na região da cárdia em modelos caninos,[6] a injeção de colágeno no EIE[7] e o uso de morruato sódico na cárdia gástrica proximal foram empregados em modelos experimentais.[8]

Em macacos foram realizados estudos envolvendo a escleroterapia do fundo gástrico[9] e, recentemente, os procedimentos de sutura endoscópica imediatamente abaixo da linha Z.[10] Nesse modelo é possível definir o melhor local, o número de suturas nas pregas gástricas e a configuração de uma barreira gástrica.[11]

Os seres humanos também foram envolvidos em investigações com tecnologia endoscópica para prevenir a DRGE. A injeção de colágeno na região do EIE em dez pacientes produziu uma melhora temporária dos sintomas e da exposição esofágica ao refluxo ácido.[12] A injeção de politetrafluoroetileno no EIE de 21 pacientes mostrou benefícios a curto prazo.[13] Mesmo assim, estudos com uso de máquinas de sutura em um grande grupo de pacientes e por um período variável mostraram melhoras significativas e diminuição do tempo de exposição ácida do esôfago,[14] razão pela qual novos estudos têm sido desenvolvidos por meio das novas tecnologias.

A intervenção endoscópica tem a intenção de criar um mecanismo anti-refluxo a partir de quatro técnicas básicas:

1. sutura endoluminal;
2. indução térmica;
3. injeção de polímeros;
4. implante de prótese.

INDICAÇÕES

Apesar de as técnicas terem princípios diferentes, os critérios para sua indicação têm sido praticamente os mesmos:

1. DRGE sintomática definida como pirose freqüente, nível dos sintomas superior, presença de esofagite grau A e B de Los Angeles na ausência de medicamentos;
2. resposta favorável ao tratamento, porém com dependência de medicamentos anti-secretores, incluindo antiácidos, drogas bloqueadores dos receptores H2 e IBP;
3. refluxo ácido diagnosticado por pH-metria, com evidência de pH constante abaixo de 4,0 por mais de 4% do tempo livre, depois da interrupção dos medicamentos para DRGE por sete dias.

CONTRA-INDICAÇÕES

Apesar de não haver estudos definitivos justificando as contra-indicações das terapêuticas endoscópicas, atualmente os métodos disponíveis não são realizados nas seguintes situações: hérnia hiatal de deslizamento superior a 2 cm de extensão, distúrbios de motilidade do esôfago, esofagites complicadas (esôfago de Barrett, estenoses por úlcera péptica do esôfago) e índice de massa corporal (IMC) superior a 30.

MÉTODOS ENDOSCÓPICOS

SUTURA ENDOLUMINAL

EndoCinch® (Bard, Billerica, MA, EUA)

Os primeiros estudos sobre sutura endoscópica se iniciaram no final da década de 1980, quando Swain e colaboradores[15] idealizaram uma máquina de sutura em miniatura adaptada à extremidade do endoscópio que passa a agulha através da região da parede gástrica próximo à cárdia com posterior aproximação das suturas, promovendo a fundoplicatura (Figura 56.1). Com a reali-

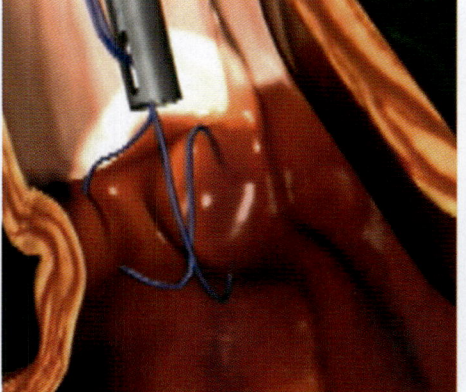
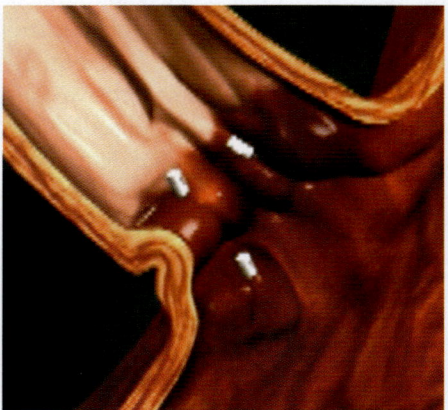

FIGURA 56.1

Aspectos ilustrativos da técnica de sutura endoscópica com EndoCinch®

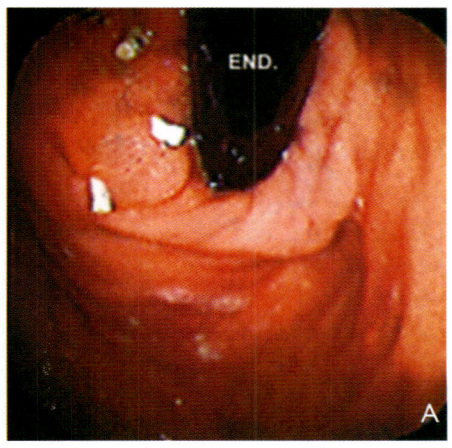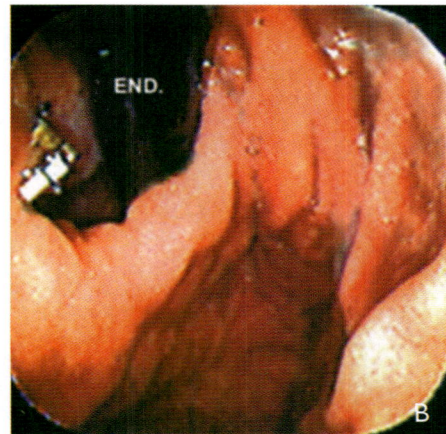

FIGURA 56.2

(A) Fundoplicatura com sutura endoscópica EndoCinch®; (B) Desgarro da sutura depois de 12 meses

zação de duas a três suturas, a pressão do EIE poderá ser reforçada ou de certa forma criar uma barreira anti-refluxo.

Em 2001, Filipi e colaboradores[16] mostraram um estudo multicêntrico avaliando 79 pacientes que foram submetidos ao Endocinch® para o tratamento da DRGE em 64 pacientes. Depois de seis meses do procedimento, os pacientes apresentaram uma melhora significativa (p menor que 0,0001) dos sintomas, como a intensidade da pirose, sua freqüência e regurgitação. A pHmetria de 24 horas demonstrou uma diferença de porcentagem do tempo total de pH inferior a 4,0 em comparação ao anterior realizado previamente ao procedimento endoscópico (p menor que 0,01). Não houve diferença em relação à pressão do EIE. A intensidade da esofagite observada pela endoscopia não se alterou significativamente. Os pacientes referiram melhora na qualidade de vida, já que 62% deixaram de usar IBP ou fazem uso esporadicamente.

Em nosso Serviço no ano de 2001, empregamos essa terapêutica em 20 pacientes e, após seguimento de 18 meses, obtivemos uma eficácia no controle da pirose e da regurgitação em 66,7%. A interrupção total do uso do IBP alcançou 60% dos casos. Não houve alteração na avaliação manométrica, na pHmetria de 24 horas e na avaliação endoscópica

da esofagite. Foram observadas complicações em quatro pacientes, dois por dor abdominal intensa e dois por hemorragias, controladas com terapêutica endoscópica. Esses dados permitiram concluir que esse método melhora parcialmente os sintomas e reduz a necessidade do uso de medicamentos.[18]

Schwartz e colaboradores[19] compararam em um estudo randomizado 20 pacientes nos quais realizaram fundoplicatura com o EndoCinch® e 20 pacientes com tratamento fictício (*sham study*). Depois de serem acompanhados por um ano, observou-se uma melhora dos sintomas da DRGE e da qualidade de vida e uma redução do uso de IBP. Entretanto, em relação aos valores da pHmetria e da manometria, não houve diferença estatística significativa.

Schiefke e colaboradores[20] demonstraram um fracasso de 80% em 70 pacientes nos quais realizaram esse procedimento, apresentando depois de 18 meses de seguimento recidiva dos sintomas de pirose e aumento da dose de IBP em comparação com as usadas anteriormente ao procedimento.

Tanto nesse estudo como em outros publicados posteriormente, utilizando esse método, demonstrou-se que a sutura não se mantinha efetiva, ocorrendo desgarro espontâneo ou relaxamento da fundoplicatura entre 52% a 90% dos casos[17,20] (Figura 56.2).

Existem variações das técnicas com sutura do tipo linear ou circunferencial; entretanto, sem diferença na sua evolução. Quando os pontos de sutura englobam apenas a mucosa, os desgarros são mais precoces. Contudo, não se sabe a evolução das suturas mais profundas envolvendo a camada muscular. Por meio da ecoendoscopia tem-se mostrado que a maioria das suturas acomete até a camada submucosa, sem envolver a camada muscular ou serosa.[17]

Fundoplicatura Transmural Plicator® (NDO Surgical Inc, Mansfield, MA, EUA)

O dispositivo tem forma tubular (*Overtube*), permitindo a introdução do endoscópio pediátrico, provido de braços mecânicos que favorecem, sob visão endoscópica, a plicatura do fundo gástrico à cárdia (Figura 56.3).

Pleskow e colaboradores[21] fizeram o seguimento da evolução de 64 pacientes com idade média de 46,3 anos (entre 23 e 71 anos) por 6 a 12 meses, nos quais se realizaram a fundoplicatura endoscópica fazendo uso do Plicator®. O tempo médio empregado para realizar o procedimento foi de 17,2 minutos.

Depois de 6 meses, 74% dos pacientes que previamente dependiam do IBP deixaram de usar o medicamento, comparado com 68% em 12 meses. O índice de qualidade de vida dos pacientes com DRGE de acordo com os critérios de Velanovich e colaboradores[22] (GERD-HRQL) melhorou em 67% com 6 meses e 61% em 12 meses. Também foi observada melhora na escala de sintomas gastrointestinais e na SF-36 (pesquisa de saúde composta por índices físicos e mentais). O exame endoscópico não demonstrou mudança significativa quanto à diminuição do grau de esofagite. A exposição ácida do esôfago melhorou significativamente (10 *versus* 8; p menor que 0,008) com normalização do pH em 30% dos pacientes, não sendo observadas alterações na manometria.

Em nossa experiência, empregamos o modelo NDO Plicator em 20 pacientes no ano de 2003, nos quais se realizou

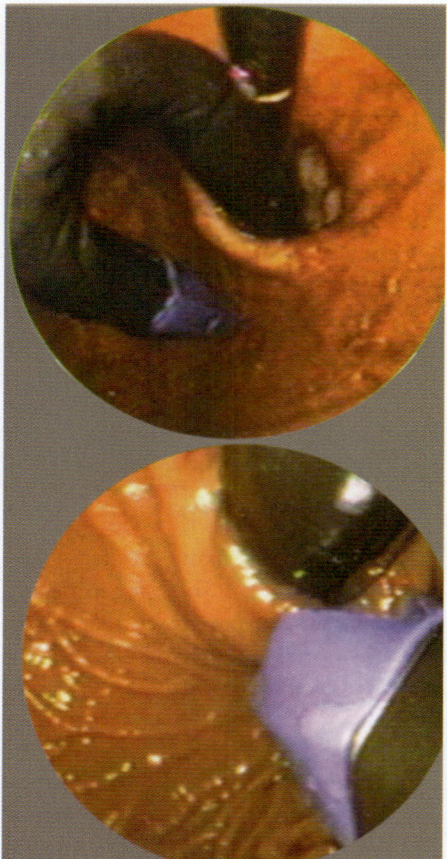
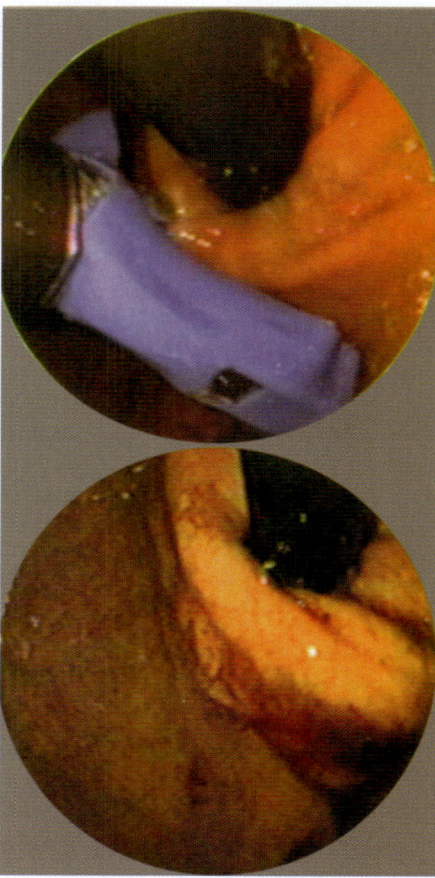

FIGURA 56.3

Seqüência do procedimento de fundoplicatura total gástrica – *Full Thickness Plicator®*

TÉCNICA DE INDUÇÃO TÉRMICA

Radiofreqüência: Stretta® (Curon Medical Inc, Sunnyvale, CA, EUA)

Essa modalidade de tratamento de DRGE foi iniciada no final da década de 90. Colocando-se quatro eletrodos penetrando a parede esofágica, um em cada quadrante, posteriormente é inflado um balão que permite sua fixação e é aplicada uma corrente de radiofreqüência. A vibração molecular gera calor, que é programado até 80º C e com determinados pulsos. A superfície da mucosa é esfriada com irrigação de água para prevenir lesões térmicas extensas (Figura 56.4). A finalidade desse mecanismo é o fortalecimento do músculo do EIE através do depósito de colágeno, fibrose e ablação da via neuronal aferente na região da cárdia para reduzir a freqüência e o tempo de relaxamento transitório do EIE.

Esse procedimento foi avaliado em um estudo prospectivo com 118 pacientes por Triadafilopoulos e colaboradores.[25] Em 12 meses, 94 pacientes foram avaliados. O índice de sintomas da DRGE, o índice de satisfação do pacientes (GERD-HRQL), o SF-36 e a pHmetria de 24 horas melhoraram significativamente (p maior ou igual 0,0001). O uso de IBP foi diminuído. A incidência do grau da esofagite não se modificou. Corley e colaboradores[26] relataram melhoras nos sintomas da DRGE e qualidade de vida em comparação com o procedimento simulado (*sham procedure*), porém, não foi relatada a diminuição do tempo de exposição ácida do esôfago ou do uso de medicamentos. Recentemente Noar e colaboradores[27] relataram o resultado desse tratamento em 109 pacientes, que foram seguidos por quatro anos, demonstrando melhora significativa nos sintomas e na qualidade de vida (GERD-HRQL) e diminuição do uso de IBP.

As complicações podem ocorrer em aproximadamente 8% a 9% dos casos, incluindo incômodo durante a libe-

uma gastroplicatura endoluminal, um centímetro abaixo da linha Z na parede anterior do estômago. Os exames de endoscopia, manometria e pHmetria, assim como a avaliação clínica e o uso de medicamentos, foram realizados com 3, 6 e 12 meses depois do procedimento. Com 12 meses, sete pacientes continuaram usando IBP, e a pHmetria de 24 horas com porcentagem de tempo pH menor que 4,0 reduziu de 8,4% antes do procedimento para 6,8% depois. A normalização da pHmetria foi alcançada em 30% do pacientes. As reações adversas observadas foram: dor epigástrica em dois (10%); laceração superficial em um (5%); pneumoperitôneo em um (5%) e dor em ombro em um (5%). Os resultados permitiram concluir que houve melhora dos sintomas, acompa-

nhados por redução do uso de IBP e melhora nos resultados de pHmetria, e não se observaram complicações graves. Esses resultados foram corroborados em estudos multicêntricos com a participação de nossa instituição, com seguimento por 12 meses, demonstrando interrupção do IBP em 68%, melhora no tempo de exposição ácida em 73% e normalização da pHmetria de 24 horas em 23% dos pacientes.[23]

Recentemente, foi apresentado um estudo que comparou um grupo de 78 pacientes nos quais se realizou esse procedimento com um segundo grupo (81 pacientes) de procedimento fictício (*sham study*), demonstrando que esse método é efetivo em 60% depois de três meses de seguimento.[24]

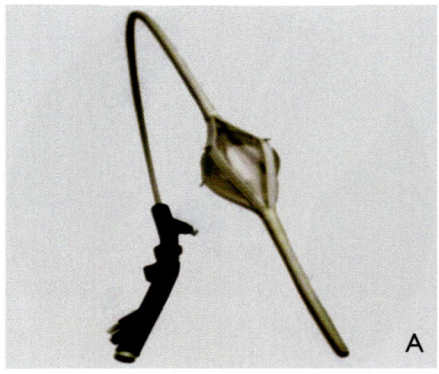
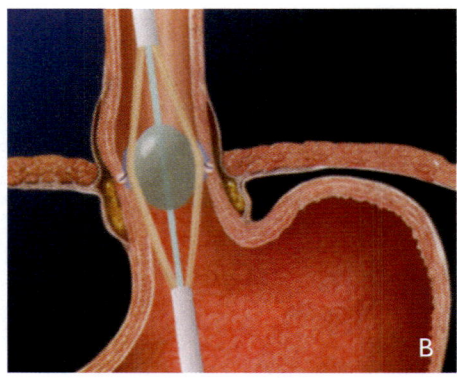
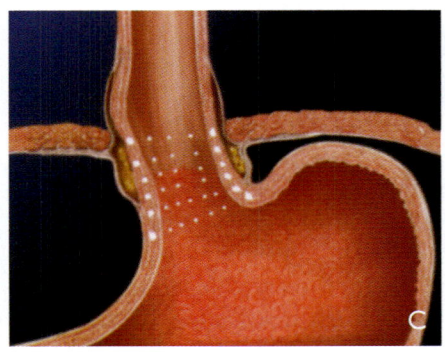
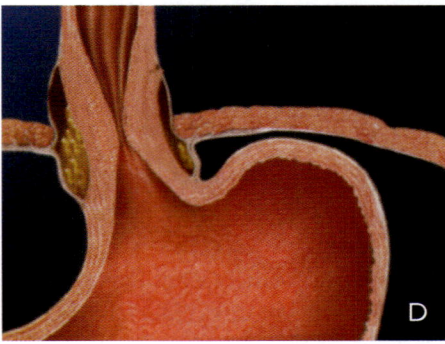

FIGURA 56.4

(A) Equipamento Stretta®. **(B)** Balão inflado; (C) Coagulação puntiforme;
(D) Fibrose da parede esofágica

ração de energia de radiofreqüência, ulcerações da mucosa, febre e disfagia. As complicações são consideradas transitórias e de fácil resolução com administração de analgésicos.

INJEÇÃO DE POLÍMEROS

O intuito desse tratamento é modificar a distensão do EIE, aumentando eventualmente sua pressão e sua capacidade de conter o refluxo gastroesofágico.

No início da década de 1980 foram realizados estudos experimentais com injeção de colágeno bovino no EIE de modelos caninos. Os mesmos autores, O'Connor e colaboradores,[12] aplicaram o mesmo tipo de colágeno no EIE de dez pacientes com quadro clínico de DRGE. Para obter resultados eficientes foram necessárias injeções repetidas do material com um volume de até 100 ml. Houve melhora significativa em relação ao aumento da pressão do EIE e melho-

ra dos sintomas e dos índices de refluxo. Entretanto, o período efetivo foi de seis meses, considerado muito curto, assim como seu custo-benefício.

Em 2001, Feretis e colaboradores[28] realizaram injeções no EIE de esferas de polimetilmetacrilato (PMMA) em uma solução de gelatina. Os autores se inspiraram no tratamento para as deficiências do esfíncter uretral do refluxo vesicouretral com injeções de substâncias biocompatíveis e inertes. O PMMA é uma substância biocompatível usada em cirurgia plástica para aumentar a grossura do subcutâneo nos casos de rugas faciais. Em dez pacientes tratados e acompanhados por 7,2 meses em média, houve melhora significativa nos sintomas e no tempo médio total com pH esofágico inferior a quatro. Em relação às características endoscópicas, cinco pacientes apresentaram esofagite antes do procedimento e, na avaliação tardia, foi constatada reparação completa em três.

Recentemente, foi introduzido o uso do polímero inerte à base de álcool-vinil-etileno e dimetil-sulfoxida. Ambas as substâncias em contato com a água se precipitam formando uma massa sólida esponjosa, inerte e biocompatível. A essa solução é adicionada uma substância, *tantalum*, com efeito radiopaco como meio de contraste radiológico. O polímero tem sido usado como agente de embolização arterial e sem efeitos colaterais. Seu nome comercial é Enteryx® (Boston Scientific, Natick, MA, EUA). Sua injeção é realizada no EIE através de um cateter com agulha de esclerose, com disposição circunferencial, formando um anel (Figura 56.5). Devière e colaboradores[29] observaram a difusão em forma circular do álcool-vinil-etileno (Enteryx®) injetado na camada muscular da cárdia em 10 dos 15 casos, e em 5 de forma não-circular, encontrando um aumento da pressão do EIE em 13 dos 15 casos em um mês, nos quais se manteve durante o seguimento de seis meses. Houve também uma redução importante no índice de pirose. Em 9 dos 15 pacientes, cerca de 50% do material injetado se encontrava no sítio de aplicação depois de uma segunda avaliação (em oito pacientes com seis meses e um com um ano). Somente em dois pacientes se observou perda de 75% da substância injetada. A permanência superior a 50% do material foi associada à injeção circular. Somente quatro pacientes tiveram que voltar para o tratamento com IBP.

Em nosso Serviço de Endoscopia Gastrointestinal, com o objetivo de avaliar o emprego desse produto, entre junho e julho de 2004 foram realizados dez procedimentos de injeção de polímero inerte no EIE, sob controle radiológico. Os pacientes eram portadores de deslocamento da transição esofagogástrica e pinçamento diafragmático inferior a dois centímetros, com esofagite erosiva grau A ou B de Los Angeles, pH-metria de 24 horas patológica, manometria do EIE com pressão expiratória maior que 5 mmHg e boa resposta clínica ao emprego do IBP. A avaliação após

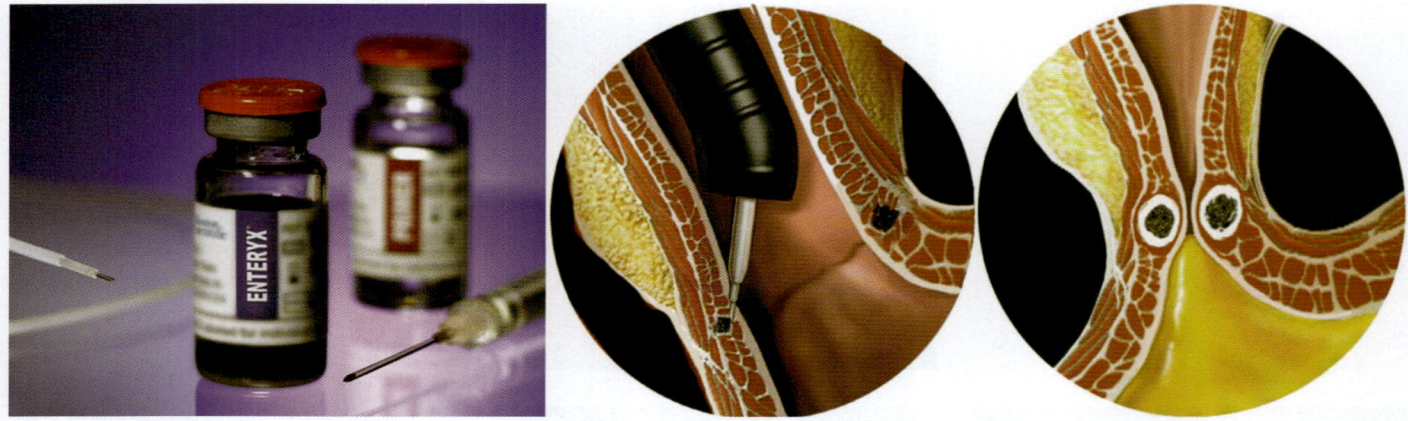

FIGURA 56.5

Aspectos ilustrativos da injeção intramural de Enteryx® na junção esofagogástrica

seis meses do procedimento demonstrou uma melhora clínica significativa dos sintomas e da qualidade de vida (GERD-HRQL) (p menor que 0,05). Dois pacientes usam diariamente IBP, porém, com metade da dose habitual. A complicação mais freqüente foi dor retroesternal na projeção do mediastino posterior e epigástrio, ocorrendo em aproximadamente 80% dos casos com melhora em 24 a 48 horas com o uso de analgésicos.

Nesse mesmo Serviço, foi realizada uma modificação da técnica em 20 pacientes com sintomas de DRGE, injetando-se na camada muscular do esôfago, sob controle radiológico, e 1 cm abaixo da linha Z, com um volume de 1 mm a 1,5 mm de Enteryx® para cada punção e com um volume total de 8 a 10 ml (Figura 56.6). Esses pacientes foram seguidos por um ano. Em três meses, cerca de 80% dos pacientes mostraram melhora quanto ao uso de IBP. Destes, 70% suspenderam completamente e 10% reduziram em menos de 50% seu uso. Com seis meses, 78,9% dos pacientes mostraram melhora com o uso de IBP, 47,3% eliminaram seu uso e 31,5% reduziram em menos de 50%. Já com 12 meses, 58,8% melhoraram, 52,9% suspenderam e 5,9% reduziram em menos da metade. O índice de regurgitação mostrou uma melhora estatisticamente significativa, assim como o grau de esofagite. Na pressão do EIE manometricamente não se evidenciou alteração, con-

trariamente à pHmetria de 24 horas, que alcançou 37,5% de melhora em seis meses. Esse procedimento mostrou as mesmas contra-indicações das injeções transmurais. A empresa que fabrica esse produto (Enteryx®) decidiu em setembro de 2005 suspender sua fabricação e comercialização.

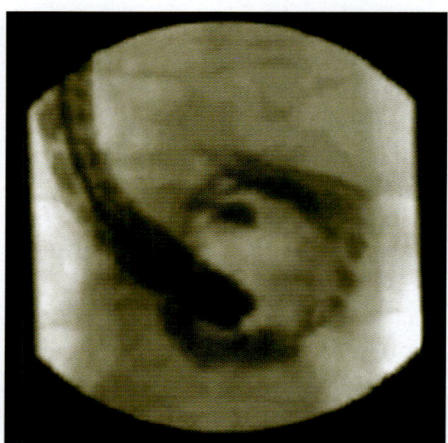

FIGURA 56.6

Aspecto radiológico da injeção intramural circunferencial de Enteryx® na junção esofagogástrica

Implantação de prótese de Hidrogel: Gatekeeper® (Medtronic Lexington, Schroeview, MN, EUA)

O princípio básico desse método é de provocar uma intumescência no esôfa-

go distal e na transição esofagogástrica com uma implantação submucosa de hidrogel expansível à base de poliacrilonitrilo, um material biocompatível que absorve água dos tecidos. Originalmente, é uma pequena lâmina de hidrogel de 1,5 mm por 15 mm que, introduzida na submucosa do esôfago distal, vai absorvendo a água dos tecidos, causando uma intumescência de até 6 mm de diâmetro em um período de quatro a sete dias. Em geral são implantadas duas próteses.

Fockens e colaboradores[31] trataram 67 pacientes com implantes, um total de 270 próteses. Houve eliminação espontânea da prótese com um e seis meses depois do procedimento, sendo que 80,4% e 70,4% dos pacientes mantiveram respectivamente as próteses. A pHmetria depois de seis meses demonstrou uma redução significativa (p menor que 0,05) do tempo de exposição ácida com pH menor que 4,0. A pressão média do EIE aumentou de 8,8 mmHg para 13,8 mmHg, com melhora significativa da qualidade de vida (GERD-HRQL). Entre as complicações podem ocorrer lacerações na região do músculo cricofaríngeo, apresentando disfagia transitória à deglutição. Em outubro de 2005 foi retirado do mercado pelo fabricante em vista de os resultados não serem considerados satisfatórios.

PERSPECTIVAS DE NOVAS TÉCNICAS

Suturas sob controle ecoendoscópico

As operações endoluminais são habitualmente limitadas pela impossibilidade da alterar a anatomia das estruturas externas de parede do estômago e do esôfago. O mecanismo de ação do dispositivo de sutura avaliado, que tem sido usado em estudos clínicos para o tratamento da DRGE, sugere que em todas essas técnicas os pontos de sutura devem penetrar as camadas submucosas, muscular própria e serosa para a formação da sutura. Várias técnicas cirúrgicas têm sido usadas para diminuir o hiato esofágico e fixar o EIE, os quais estão expostos ao aumento da pressão intra-abdominal. Vários estudos demonstram que, apesar das técnicas para o tratamento dessa enfermidade, também existe fracasso em longo prazo em pacientes nos quais se realizou um fechamento efetivo do hiato esofágico. Tomando em conta essas observações, têm sido desenvolvidos estudos em modelos animais, tentando corrigir as dificuldades antes expostas através da avaliação ecoendoscópica. A sutura sob controle ecoendoscópico demonstrou uma possibilidade de realizar gastropexia posterior e fechamento do hiato esofágico com endoscópio flexível sem necessidade de abordagem peritonial.[32]

Fundoplicatura Endoscópica Peroral à Nissen

O procedimento endoscópico que está sendo desenvolvido permite a invaginação e a fixação da junção esofagogástrica, criando uma válvula anti-refluxo funcional no nível do EIE. Essa técnica utiliza um equipamento constituído por um *overtube* com braços mecânicos, que permitem reduzir para o abdome o segmento gástrico herniado e fixar a parede esofágica distal. A fixação é realizada através de duas fileiras de suturas nos quatro quadrantes, proporcionando

a formação de uma válvula comparável com fundoplicatura à Nissen. Esses procedimentos experimentais têm-se mostrado efetivos, entretanto, necessitam de novos estudos com seguimento em longo prazo para se poder dar início a seu uso em humanos, para o qual não existe previsão.[33]

EsophyX®: fundoplicatura endoluminal

Nessa modalidade endoscópica para o tratamento da DRGE é realizada uma fundoplicatura através de uma sutura profunda na região da cárdia com o uso de um material polipropileno, o qual promove a aproximação de serosa com serosa. Depois de várias suturas, é estruturada uma válvula em forma de ômega firme e robusta. Esse equipamento desenhado com essa finalidade é considerado de fácil manipulação.[34]

His-Wiz®: procedimento anti-refluxo

É outra modalidade endoscópica baseada no uso de um *overtube*, permitindo a aplicação de sutura transmural com secção automática do fio de sutura depois de aplicada. Podem ser realizadas uma na parede anterior e outra na parede posterior na altura da cárdia.[35]

Syntheon Anti-Reflux Device®

É utilizado um equipamento para a implantação de titânio na cárdia ao longo da parede anterior. O objetivo é criar uma plicatura transmural por meio do uso de endoscópio convencional sem *overtube*.[36]

Durasphere®: injeção endoscópica submucosa

É uma substância biocompatível, não-migratória e não-absorvível, constituída por uma suspensão de carbono (*Pyrolytic carbon-coated bead suspension*), a qual é injetada com cateter de esclerose nos quatro quadrantes da submucosa abaixo da união escamocolunar. É considerada de fácil aplicação e mostra resultados favoráveis.[37]

CONSIDERAÇÕES FINAIS

O tratamento endoscópico da DRGE é uma área que tem estimulado muitas investigações na busca da técnica ideal. O método de sutura endoluminal foi o mais divulgado, porém com nítida cautela de sua indicação nos dias atuais por não ter uma boa sustentação em longo prazo.

O equipamento denominado Endocinch®, disponível atualmente continua sendo de difícil manipulação, apesar de seu fabricante estar realizando novos testes com a promessa de ser mais efetivo e de fácil aplicação.

A aplicação transmural Plicator® recebeu recentemente a aprovação da FDA americana e já está sendo comercializada.

A indução de fibrose do EIE por radiofreqüência deve ser utilizada na dependência de conhecimentos avançados de terapia térmica, dado que existem riscos de complicações como perfuração esofágica. No momento, essa modalidade tem demonstrado os melhores resultados em longo prazo.

O método de injeção de polímero no EIE utiliza uma técnica consagrada na endoscopia, e essa familiaridade poderia ter sido um fator de difusão. Entretanto, esse produto foi retirado do mercado pela possibilidade de complicações como perfuração, destruição e atrofia do tecido muscular do EIE em longo prazo.

Os métodos térmicos parecem, em curto prazo e em conformidade com os dados da literatura, ser os procedimentos que proporcionam melhores resultados.

Ao considerar a medicina baseada em evidências, os resultados disponíveis atualmente não cumprem os critérios necessários; assim, a maioria dos estudos não é controlada, tem tempo de seguimento curto e é comumente publicada em forma de resumo.

A fundoplicatura por via endoscópica poderá substituir a via cirúrgica?

Evidentemente que neste momento não, se levarmos em conta os próprios princípios da cirurgia anti-refluxo:

- colocação intra-abdominal de segmento esofágico distal;
- correção do hiato diafragmático (hiatoplastia);
- aumento da pressão do EIE com a valvuloplastia.

Os procedimentos endoscópicos para o tratamento da DRGE variam quanto à sua complexidade técnica, e sua execução exige destreza. Pode-se prever que as modificações futuras dos equipamentos e a experiência na sua utilização contribuirão para facilitar seu uso. Porém, o tratamento endoscópico da DRGE pode ser uma opção quando for:

- efetivo e seguro na redução dos sintomas de pirose tanto quanto o uso de IBP;
- menos invasivo que a cirurgia laparoscópica;
- efetivo no controle do refluxo gastroesofágico;
- efetivo por longo prazo;
- reversível, que não impossibilite a realização de um tratamento cirúrgico convencional.

Podemos concluir que:

- o tratamento endoscópico para evitar o refluxo gastroesofágico é promissor, uma vez que está na fase de desenvolvimento;

- as complicações não são freqüentes, entretanto, devem ser consideradas;
- o procedimento endoscópico é operador-dependente, necessitando sempre de uma curva de aprendizado;
- estudos controlados em longo prazo devem ser esperados;
- talvez no futuro, com a introdução da chamada cirurgia endoscópica transgástrica, possa ser desenvolvido nesse campo uma abordagem da região esofagogástrica externa.

REFERÊNCIAS BIBLIOGRÁFICAS

1. DeVault KR, Castell DO. Guidelines for the diagnosis and treatment of gastroesophageal reflux disease. Practice Parameters Committee of the American College of Gastroenterology. Arch Intern Med 1995;155:2165-73.
2. Moss SF, Armstrong D, Arnold R, Ferenci P. GERD 2003 – A consensus on the way ahead. Digestion 2003;67(3):111-7.
3. Klinkenberg-Knol EC, Nelis F, Dent J, Snell P, Mitchell B, Pritchard P. Long-term omeprazole treatment in resistant gastroesophageal reflux disease: efficacy, safety, and influence on gastric mucosa. Gastroenterology 2000;118(4):661-9.
4. Kahrilas PJ. Radiofrequency energy treatment of GERD. Gastroenterology 2003 Sep;125(3):970-3.
5. Jennings RW, Flake AW, Muasan G, Harrison MR, Adzick NS, Pellegrini CA. A novel endoscopic transgastric fundoplication procedure for gastroesophageal reflux: an initial animal evaluation. J Laparoscopic Surg 1992;2(5):207-13.
6. Mc Gouran RC, Galloway JM. A laser-induced scar at the cardia increases the yield pressure of the lower esophageal sphincter. Gastrointest Endosc 1990;36(5):439-43.
7. O'Connor KW, Madison SA, Smith DJ, Ransburg RC, Lehman GA. An experimental endoscopic technique for reversing gastroesophageal reflux in dogs by injecting inert material in the distal esophagus. Gastrointest Endosc 1984;30(5):275-80.
8. Donahue PE, Carvalho PF, Davis PE, Shen YJ, Miida I, Bombeck CT. Endoscopic esclerosis of the gastric cardia for prevention of experimental gastroesophageal reflux. Endosc 1990;36(3):253-6.
9. Mason RJ, Filipi CJ, DeMeester TR, Peters JH, Lund RJ, Flake AW. A new intraluminal antigastroesophageal reflux procedure in baboons. Gastrointest Endosc 1997;45(3):283-90.
10. Swain P, Broun G, Gong F, Mills T. An endoscopically deliverable tissue-transfixing device for securing biosensors in the gastrointestinal tract. Gastrointest Endosc 1994;40(6):730-4.
11. Martinez-Serna T, Davis RE, Mason R, Perciais G, Filyer C, Lehman G. Endoscopic valvuloplasty for GERD. Gastrointest Endosc 2000;52(5):663-70.
12. O'Connor KW, Lehman GA. Endoscopic placement of collagen at the lower esophageal sphincter to inhibit gastroesophageal reflux: a pilot study of 10 medically intractable patients. Gastrointest Endosc 1988;34(2):106-12.
13. Shafik A. Intraesophageal polytetraflurethylen injection for the treatment of reflux esophagitis. Surg Endosc 1996;10:529-31.
14. Swain P, Park P-O, Kjellin T, Gong F, Kaderkamanathan S, Appleyard M. Endoscopic gastroplasty for gastro-esophageal reflux disease. Gastrointest Endosc 2000;51:AB14.
15. Swain CP, Mills TN. An endoscopic sewing machine. Gastrointest Endosc 1986;32:36-8.
16. Filipi CJ, Lehman GA, Rothstein RI, Raijman I. Transoral, flexible endoscopic suturing for treatment or GERD: a multicenter trial. Gastrointestinal Endosc 2001;53(4):416-22.
17. Abou-RebyehH, Hopffner N, Rösch T, Osmanoglou E. Long-term failure of endoscopic suturing in the treatment of gastroesophageal reflux. A prospective follow-up study. Endoscopy 2005;37(3):213-6.
18. Moura EGH, Sakai P, Maluf-Filho F. Eighteen months follow-up of endoluminal gastroplication for GERD. 10th World Congress of the International Society for Diseases of the Esophagus: Congress Handbook –Adelaide, Australia 2006; AB0304:104.

19. Schwartz MP, Wellink H, Samson M, Smout AJ. One-year follow-up after a randomized, sham-controlled trial of endoscopc gastroplication for the treatment of gastro esophageal reflux disease (GERD). Gastrointest Endosc 2006;63:AB121.

20. Schiefke I, Zabel-Langhenning A, Neumann S, Feisthammel J. Long term failure of endoscopic gastroplication (Endo-Cinch). Gut 2005;54(6):752-8.

21. Pleskow D, Rothstein R, Lo S, Hawes R, Kozarek R, Haber G. Endoscopic full-thickness plication for the treatment of GERD: 12-month follow-up for the North American Open-Label Trial. Gastrointest Endosc 2005;61(6):6.

22. Velanovich V, Vallance SR, Gusz JR, Tapia FV, Harkabus MA. Quality of life scale for gastroesophageal reflux disease. J AM Coll Surg 1996;183(3):217-24.

23. Haber G, Sakai P, Moura EGH, Maluf Filho F. The plicator procedure for the treatment of GERD: 12-month multicenter result. Gastrointest Endosc 2005;61:5 AB96.

24. Rothstein R, Filipi C, Caca K, Pruitt R. Endoscopic full-thickness plication for GERD: 3 month follow-up and 6 month interim analysis in a randomized. Sham-controlled trial. Gastrointest Endosc 2006;63,5;AB125.

25. Triadafilopoulos G, Di Biase J, Nostrant TT, Stollman NH, Anderson PK, Wolfe MM. The Stretta procedure for the treatment of GERD: 6 and 12 month follow-up of the US open label trial. Gastrointestinal Endosc 2002;55(2):149-56.

26. Corley DA, Katz P, Wo JM, Stefan A, Patti M, Rothstein R. Improvement of gastroesophageal reflux symptoms after radiofrequency energy: a randomized, sham-controlled trial. Gastroenterology 2003;125(3):668-76.

27. Noar MD, Lotfi S. Radiofrequency correction of GERD procedure (Stretta) Results in significant, long term 4-year improvement in symptoms, quality of life and medication use in the medically refractory GERD patient. Gastrointest Endosc 2006;63:5 AB134.

28. Feretis C, Benakis P, Dimopoulus C, Dailanas A, Filatihis P, Stamouk M. Endoscopic implantation of plexi-glass (PMMA) microspheres for the treatment of GERD. Gastrointest Endosc 2001;53:423-6.

29. Deviere J, Pastorelli A, Louis H, de Maertelaer V et al. Endoscopic implantation of a biopolymer in the lower esophageal sphinter for gastroesophageal reflux: a pilot study. Gastrointest Endosc 2002;55(NÚMERO):335-41.

30. Moura EGH, Sakai P, Maluf-Filho F. Enteryx® implantation for GERD: new technique. 10th World Congress of the International Society for Diseases of the Esophagus: Congress Handbook –Adelaide, Australia 2006; AB0300:104.

31. Fockens P, Bruno MJ, Gabbrielli A, Odegaard S. Endoscopic augmentation of the lower esophageal sphincter for the treatment of gastroesophageal reflux: multicenter study of the Gatekeeper Reflux Repair System. Endosc 2004;36(NÚMERO):682-9.

32. Fritscher-Ravens A, Mosse BA, Mukherjee M, Yazaki T. Transgastric gastropexy and hiatal hernia repair for GERD under EUS control: a porcine model. Gastrointest Endosc 2004;59(NÚMERO):1.

33. Mason RJ, De Meester TR, Schurr MO, Buess GP, Kalanovic D. Per oral endoscopic nissen fundoplication: the introduction of a new era. Gastrointest Endosc 2001;53(NÚMERO):AB736.

34. Kraemer SJ. R. Kozarek, R. Carter B. EsophyX endoluminal funduplication for the treatment of severe chronic GERD: multiple tissue fasteners secure valvuloplasty as demostrated in animal model. Gastrointest Endosc 2006;63:5AB235.

35. Sud R, Puri R, Chung S, Cotton PB. The His-Wiz antireflux procedure results in symptomatic and pH improvement at 1 year of Follow-up. Gastrointest Endosc 2006;63:5AB131.

36. Ramage JI, Rothstein RI, Edmundowicz YK. Endoscopycally placed titanium plicator for GERD: pivotal phase – preliminary 6-month results. Gastrointest Endosc 2006;63:5AB126.

37. Ganz R, Wittchow T, Klein D. Endoscopic injection of Durasphere for the treatment of GERD – long term human pilot study. Gastrointest Endosc 2006;63:5AB136.

CAPÍTULO 57

TERAPÊUTICA ENDOSCÓPICA DA DRGE COM TÉCNICAS DE INJEÇÕES

Kleber Bianchetti de Faria

INTRODUÇÃO

A terapêutica anti-refluxo gastroesofágico (RGE) por métodos de injeção consiste na injeção de uma substância na parede esofagiana no nível da junção esofagogástrica que por mecanismos de ação desconhecidos funcionaria com uma válvula anti-refluxo.[1,2]

QUADRO 57.1

Características básicas ideais para uma substância ser utilizada no tratamento do RGE

Apresenta baixa viscosidade à injeção (possibilidade de injeção por uma agulha de esclerose de calibre 25)
É bioinerte (hipoalergênico, não-imunogênico e não-carcinogênico)
Não tem efeitos colaterais
Não é biodegradável
Apresenta alta persistência no local de implantação
Tem custo baixo
É capaz de resistir à tensão mecânica
É estéril
Apresenta elasticidade favorável
Tem plasticidade favorável
Não tem efeitos adversos na musculatura adjacente
Possibilita a realização de novo tratamento
Não impede o tratamento cirúrgico em caso de falha
Apresenta baixas taxas de morbimortalidade

Como não se conhece o real mecanismo de ação dessa substância, estabeleceram-se características básicas para que uma substância pudesse ser empregada para fins de tratamento de RGE que são mostradas no Quadro 57.1.[3]

Os principais efeitos ou as principais maneiras de se avaliar a eficácia de um método de terapia anti-refluxo seria verificar se ele elimina ou diminui os sintomas de refluxo e diminui o uso de medicamentos, como os inibidores de bomba de prótons (IBP), levando a uma melhora na qualidade de vida do paciente medida pelo índice GERD-HRQL (*gastroesophageal reflux disease – Health-Related Quality of Life*).

Várias tentativas de terapia por injeção para tratamento anti-refluxo já foram tentadas, como detalharemos a seguir.

POLYTEF E COLÁGENO

Tentativas de terapia anti-refluxo por métodos de injeção não são recentes. Nos anos 1980 tentativas com injeção de pasta de politetrafluoretileno (Teflon®, Polytef, Mentor O&O Inc, Hingham, Mass.)[4] e colágeno bovino[5] injetados na submucosa da porção distal do esôfago demonstraram que provocavam um aumento na pressão do esfíncter esofagiano inferior e diminuição da esofagite, mas foram malsucedidas pelo problema de durabilidade do implante após seis meses, o que limitou suas aplicações.

PLEXIGLAS™

Outra substância empregada para o tratamento do RGE foi o Plexiglas™ (polimetilmetacrilato – PMMA). Nesse tipo de tratamento, implantam-se de microesferas de polimetilmetacrilato (PMMA) na submucosa, 1 cm a 2 cm proximalmente à transição esofagogástrica (TEG), através de um cateter injetor de calibre 21, em 5 a 6 punções, até a diminuição da luz do órgão.[6]

O método apresentou complicações menores, como disfagia, dor torácica, empachamento pós-prandial, febre e sangramento.

Os resultados mostraram queda estatisticamente significativa na gravidade dos sintomas, no tempo médio total com pH esofágico menor do que 4 e melhora do padrão endoscópico com reparação cicatricial em 3 dos 5 pacientes que apresentavam esofagite pré-procedimento. Até então esses resultados foram encontrados em controle de 5 a 11 meses com média de 7,2 meses, que pode ser considerado um período curto para avaliação do método.

DURASPHERE®

Recentemente foi introduzida no tratamento da DRGE nova substância composta de glóbulos de carbono recoberto (Durasphere®). Nesse tipo de tratamento, são injetados glóbulos de carbono recoberto na submucosa dos quatro quadrantes abaixo da TEG com cateter de esclerose com volume entre 1 ml a 2 ml por injeção.

Nesse estudo[7] inicial foram incluídos dez pacientes com média de idade de 40 anos que apresentavam sintomas de RGE responsivos à terapia com inibidor de bomba de prótons, e em três deles o procedimento teve de ser repetido por não ter havido melhora dos sintomas.[7] Foram feitos controles endoscópicos, manometrias, pHmetrias, avaliação do índice de GERD-HRQL e de efeitos adversos aos 3, 6 e 12 meses após o procedimento, e ainda não foram divulgados os resultados do controle após 12 meses. Aos 6 meses, 80% dos pacientes haviam reduzido sua dose de inibidor de bomba de prótons à metade e 70% eliminaram completamente o uso do medicamento; o índice de GERD-HRQL reduziu em 66% e o tempo médio de pH $\leqslant$ 4 reduziu em

30%; sintomas de refluxo reduziram em 86% e 3 de 8 pacientes normalizaram seu índice de DeMeester.

Não houve efeitos adversos maiores, sendo a dor epigástrica a queixa mais freqüente (60%) dos casos sem necessidade de analgesia, sem episódios de disfagia, o que possibilitou a realimentação precoce. Os procedimentos foram realizados com os pacientes em regime ambulatorial e os endoscopistas classificaram o procedimento como de fácil execução.

Apesar de resultados iniciais animadores, devemos aguardar os resultados após 12 meses de realização do procedimento para uma melhor avaliação do método.

GATEKEEPER®

O sistema Gatekeeper® é um sistema de implantes de próteses expansíveis de hidrogel de poliacrilonitrila, injetados na submucosa do esôfago distal (Gatekeeper Reflux Repair System; Medtronic, Minneapolis, MN and Medtronic Europe, Tolochenaz, Switzerland), provocando um aumento do esfíncter esofagiano inferior.[8-10]

A técnica de implante das próteses de hidrogel é realizada com o paciente sob sedação ou anestesia geral com propofol, tendo sido realizada previamente uma endoscopia com posicionamento de um fio-guia e retirada do endoscópio. Passa-se o *overtube* do sistema Gatekeeper sob o fio-guia e reintroduz-se o endoscópio no *overtube*, até o posicionamento na área próxima à TEG, onde serão implantadas as próteses.[8] Uma agulha de injeção é inserida pelo canal do *overtube* e um vácuo é criado, estabilizando o tecido esofágico. Quando a mucosa é visualizada pelos orifícios do *overtube* são injetados de 3 ml a 6 ml de solução salina até que se perceba um clareamento da mucosa. A agulha é então removida do *overtube* e introduz-se a capa da agulha, que permite o posicionamento da prótese com um empurrador (Figuras 57.1 a 57.5).

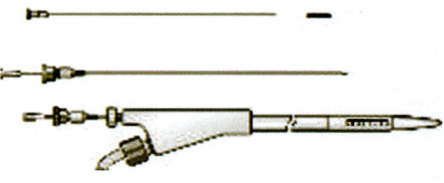

FIGURA 57.1

Material utilizado pelo sistema Gatekeeper: empurrador da prótese, prótese de hidrogel, agulha e *overtube*

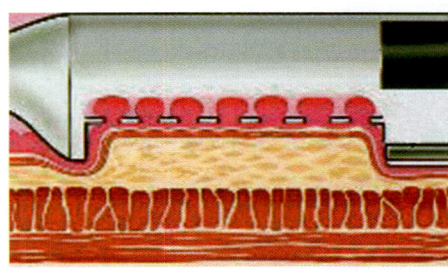

FIGURA 57.2

Overtube posicionado em esôfago distal com aspiração da mucosa sob visão direta do endoscópio

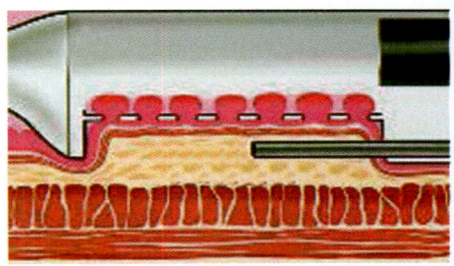

FIGURA 57.3

Capa da agulha posicionada na submucosa

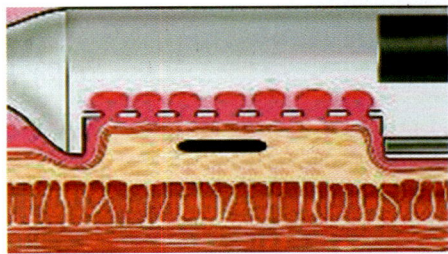

FIGURA 57.4

Prótese de hidrogel posicionada na submucosa

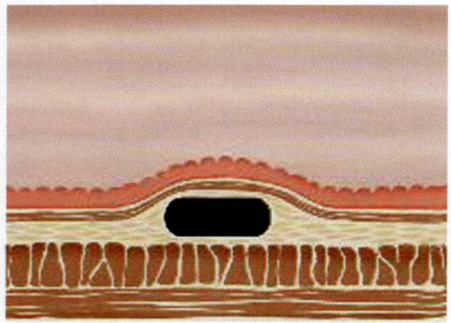

FIGURA 57.5

Prótese de hidrogel expandida após 24 horas, criando uma prega na parede esofágica

Após a soltura da prótese, o vácuo é desfeito e o *overtube* é deslocado até outro ponto, onde será introduzida nova prótese. Com 24 horas, as próteses estão completamente expandidas, criando pregas na parede esofágica.

Ao fim do procedimento, uma endoscopia digestiva alta e, opcionalmente, uma ecoendoscopia são realizadas para confirmar a exata localização das próteses. Exames hematimétricos são realizados caso exista alguma evidência de sangramento. Antibioticoterapia profilática é usada (ciprofloxacino 500 via oral, duas vezes ao dia) um dia antes e por cinco dias após o procedimento (sete dias no total). Dependendo da sedação ou anestesia utilizada, os pacientes tinham alta de 2 a 4 horas após o procedimento ou mantinham-se hospitalizados, com alta no dia subseqüente.

Em uma análise de dois estudos multicêntricos europeus, prospectivos e randomizados, foram realizados 77 procedimentos em 67 pacientes, sendo implantado um total de 270 próteses (média de 4,3 por procedimento).[9]

As próteses permaneceram bem posicionadas em 80,4%, 72,7% e 70,4% após 1, 3 e 6 meses de implantação, respectivamente. Aos seis meses, a pHmetria de 24 horas com pH < 4,0 por tempo maior do que 4% diminui de 9,1% para 6,1% (p < 0,05), a média da pressão do esfíncter esofagiano inferior aumentou de 8,8 mmHg para 13,8 mmHg

e o índice de GERD-HRQL diminuiu de 24 para 5 (p < 0,01).

Ocorreram efeitos adversos sérios em dois pacientes (3%), um dos quais apresentou náuseas intensas pós-prandiais uma semana após o procedimento, sem ter sido encontrada a causa do problema, e foram removidas as três próteses por via endoscópica, com melhora dos sintomas. Outra complicação grave foi a ocorrência de uma perfuração faríngea pelo *overtube*, levando à hospitalização do paciente, mas sem necessidade de intervenção cirúrgica. Sintomas menores, como epigastralgia e dor retroesternal, foram os mais comuns e foram tratados com medicação analgésica simples ou melhoraram espontaneamente. Um paciente solicitou a remoção das próteses por não ter evidenciado benefício com o método, e a prótese foi removida em um rápido procedimento endoscópico, o que demonstrou a reversibilidade do procedimento.

Esse estudo concluiu que o Gatekeeper trata-se de um método seguro, eficaz e reversível no tratamento do refluxo, mas que esses resultados devem ser confirmados em estudos futuros, principalmente valendo-se de estudos multicêntricos, randomizados e com grupo-controle.

ENTERIX™

Dos métodos de injeção para tratamento do refluxo gastroesofágico, o único pré-aprovado pelo FDA (Food and Drug Administration) foi o de injeção do copolímero de álcool-vinil-etileno a 8% com sulfóxido dimetil e tântalo, que é um marcador radiopaco para que possa ser visualizado sob fluoroscopia antes e após o procedimento (Enterix Polymer™ da Boston Scientific). O método que utiliza Enterix™ consiste na injeção desta substância em estado líquido diretamente na muscular própria do esôfago distal, onde esta irá rapidamente solidificar-se, assumindo uma consistência esponjosa e alterando a distensibilidade do esfíncter esofagiano inferior, por processos inflamatórios e encapsulamento do material (Figuras 57.6 a 57.9).

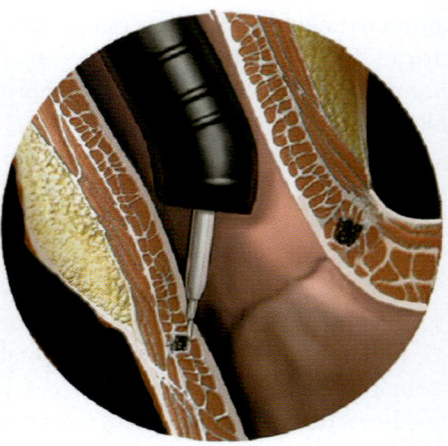

FIGURA 57.6

Injeção em muscular própria acima da TGE

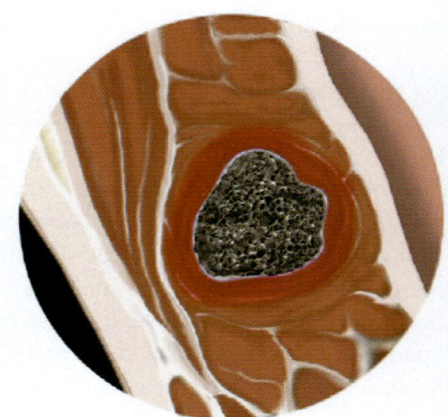

FIGURA 57.7

Processo inflamatório

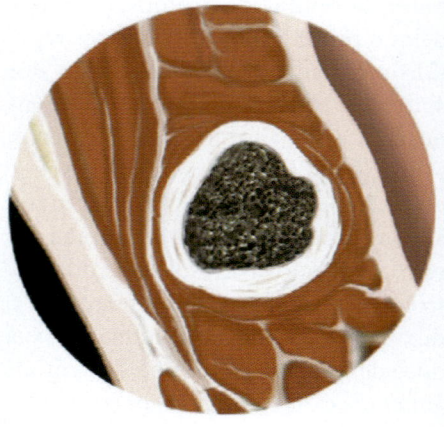

FIGURA 57.8

Encapsulamento

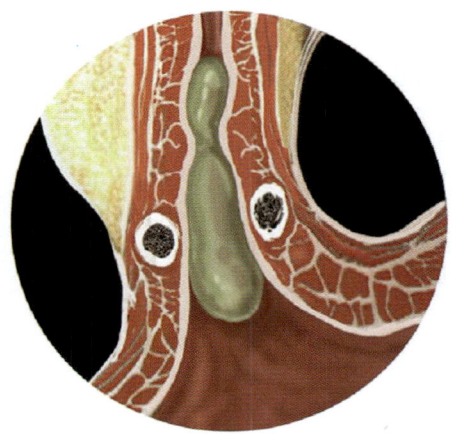

FIGURA 57.9

Efeito tardio

A segurança e durabilidade do Enterix™ foi testada em modelos animais,[11] não se encontrando dificuldades na execução do procedimento, sem ocasionar efeitos adversos, com permanência dos implantes por mais de 12 meses e com estudo histológico demonstrando uma cápsula fibrótica bem definida, circundando o implante aos três e seis meses. Em pacientes submetidos à esofagectomia após o procedimento, os implantes estavam posicionados no local adequado em 88% dos casos.[12]

A técnica de implantação do Enterix™ é realizada com o paciente em regime ambulatorial, sob sedação e com controle fluoroscópico. Uma agulha de grosso calibre (23 *gauge*) com 4 mm de extensão é purgada com o solvente dimetil-sulfóxido e preenchida com o Enterix™. A agulha é direcionada para a camada muscular própria próxima à junção escamocolunar e são realizadas injeções lentas de 1 ml a 2 ml da solução em 3 a 4 pontos em padrão circunferencial, até que se atinja um total de 6 ml a 8 ml injetado na camada muscular profunda do esôfago na região do esfíncter esofagiano inferior. Cada injeção é realizada sob controle radioscópico para se garantir a implantação mural profunda do polímero. Concomitante à visão fluoroscópica, a visão endoscópica é utilizada para controlar a injeção, evitando-se uma injeção submucosa, que levaria a uma ulceração da mucosa e à perda do implante por extrusão. Após completar a injeção em cada sítio, a agulha permane-

ce puncionando o local por cerca de 20 segundos até que o polímero se solidifique, evitando-se a perda do implante pelo ponto de punção. Os pacientes recebem alta em 2 a 4 horas após o procedimento (Figuras 57.10 a 57.14).

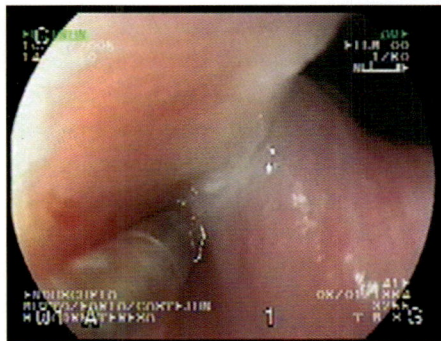

FIGURA 57.10

Visão endoscópica da punção acima da TEG

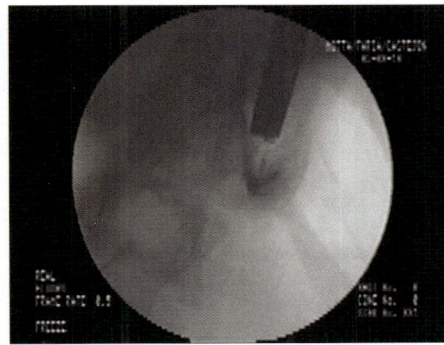

FIGURA 57.11

Visão radioscópica do implante que forma uma bolha intramural

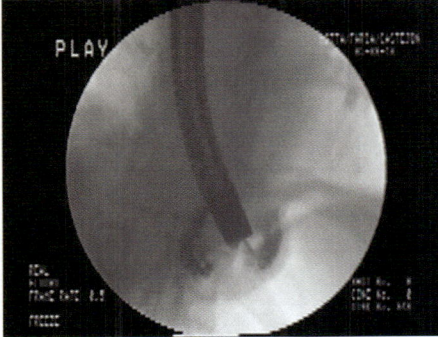

FIGURA 57.12

Visão radioscópica de implante que forma dois semicírculos no nível da TEG

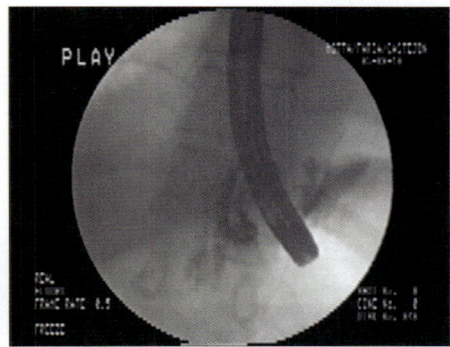

FIGURA 57.13

Visão radioscópica de implante que forma dois semicírculos com endoscópio passando pela TEG

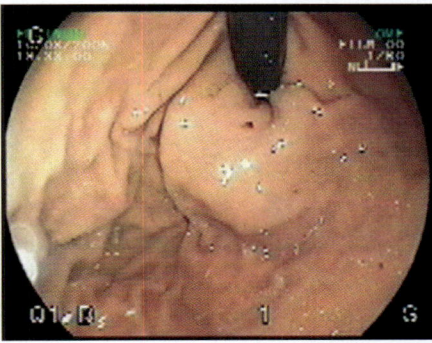

FIGURA 57.14

Visão endoscópica em retrovisão após implantação do Enterix™ com abaulamento da região cárdica

O estudo-piloto do implante de Enterix™[13] foi realizado com 15 pacientes com doença do refluxo gastroesofágico dependentes de inibidor de bomba de prótons diariamente e tinha como objetivo avaliar a segurança do procedimento, seus efeitos sobre a pressão do esfíncter esofagiano inferior e a permanência do material injetado.

Não se evidenciaram efeitos adversos ou complicações maiores no estudo. A pressão do esfíncter esofagiano inferior (EEI) elevou-se em 12 dos 15 pacientes (80%) e manteve-se elevada no controle após seis meses e houve permanência do material evidenciado por um anel no nível da junção esofagogástrica.

Esse estudo foi seguido de estudos multicêntricos[13-18] nos Estados Unidos,

Canadá e Bélgica, com acompanhamento de 6, 12 e 24 meses, e os resultados estão descritos no Quadro 57.2.

Os critérios de inclusão de pacientes nesses estudos eram: uso de inibidor de bomba de prótons por pelo menos dois anos para controle dos sintomas de RGE e confirmação do refluxo ácido quando o paciente descontinuava o uso de IBP. Os critérios de exclusão eram: gravidez, hérnia hiatal com mais de 3 cm de extensão, esofagite de alto grau persistente, esôfago de Barrett, estenose de esôfago, sintomas de DRGE refratários à terapêutica medicamentosa, esclerodermia, alterações da motilidade esofagiana, câncer gástrico ou esofágico, história prévia de cirurgia gástrica ou esofágica e obesidade mórbida com índice de massa corporal > 35.

Mais de 2.300 procedimentos de implantação do Enterix™ foram realizados no mundo, sendo relatados em 6,7% dos pacientes efeitos adversos menores como náuseas, vômitos, dor torácica, boca seca, ansiedade, disfagia e febre e duas complicações graves: um abscesso esofagiano quatro semanas após a implantação[19] e uma fístula aorto-esofágica com sangramento maciço que levou o paciente ao óbito. Essas complicações graves levaram a empresa Boston Scientific a recolher todos os *kits* para implantação de Enterix™ no final de 2005 para reavaliação do material.

CONCLUSÃO

No tratamento da DRGE, a terapia medicamentosa com supressão da secreção ácida é considerada a primeira linha de tratamento por promover rápido alívio dos sintomas e cicatrização da esofagite na maioria dos pacientes, mas, como a DRGE é uma condição crônica, torna-se um tratamento caro, com grande impacto econômico para o paciente.

A cirurgia anti-refluxo é a opção terapêutica de escolha quando a terapia medicamentosa é falha ou malsucedida, mas também apresenta morbidade considerável e falha em até 60% dos pacientes, que têm de retornar à terapia medicamentosa.

QUADRO 57.2

Estudos clínicos do Enterix™ antes e após aprovação pelo FDA

Tipo de Estudo	Pacientes	Objetivos	Resultados	Ref.
Piloto	15 pacientes em uso de IBP para controle dos sintomas de refluxo	Avaliação em 4 a 12 meses da segurança, avaliação de GERD-HRQL, pressão do EEI e permanência do implante	Sucesso na implantação do Enterix™, melhora dos sintomas de refluxo (GERD-HRQL), aumento da pressão do EEI em 80% dos pacientes e ausência de efeitos adversos	13
Multicêntrico (EUA, Canadá e Europa)	85 pacientes em uso de IBP para controle dos sintomas de refluxo	Avaliação do uso de IBP em 6 meses, GERD-HRQL, pHmetria e manometria	Redução do IBP ≥ 50% em 84% e eliminado em 74% aos 6 meses. Redução do IBP ≥ 50% em 80% e eliminado em 70% aos 12 meses. Melhora do GERD-HRQL, pHmetria de 24 horas normalizada em 38% dos pacientes. Sem efeitos adversos. Reimplantação foi necessária em 22%	14,15
	144 pacientes (85 iniciais mais 59 adicionais)	Uso de IBP em 12 meses	Redução do IBP ≥ 50% em 84% e eliminado em 73% dos pacientes. Melhora dos sintomas e da qualidade de vida	17
		Uso de IBP em 24 meses	Redução do IBP ≥ 50% em 72% e eliminado em 67% dos pacientes. Melhora do GERD-HRQL	16,17
Multicêntrico (Europa)	93 pacientes em uso de IBP para controle dos sintomas de refluxo	Avaliação do uso de IBP em 12 meses, qualidade de vida, pHmetria e manometria	Redução do IBP ≥ 50% em 86% e eliminado em 65% dos pacientes. Melhora do GERD-HRQL	18

IBP – inibidor de bomba de prótons, EEI – esfíncter esofagiano inferior, GERD-HRQL – *gastroesophageal reflux disease – Health-Related Quality of Life*

Nos últimos anos, surgiram diversos procedimentos endoscópicos para tratamento do RGE na tentativa de criar uma alternativa definitiva para os pacientes que usam cronicamente o IBP ou uma terapia menos invasiva do que a cirurgia. Porém, os métodos endoscópicos apresentam efeitos adversos praticamente inexistentes na terapia medicamentosa, como nos métodos por radiofreqüência com 6% de complicações e na sutura endoscópica com 11%. Dentre os métodos de injeção, a injeção de Enterix™ apresenta 6,7% de complicações[20] e o implante de próteses de hidrogel – Gatekeeper apresenta 3% de complicações graves. Veja no Quadro 57.3 os principais efeitos adversos e complicações da terapia anti-refluxo por métodos de injeção.

Diante disso, muitas questões ainda devem ser respondidas até que se chegue a um ponto de concordância sobre o melhor método endoscópico e sua aplicabilidade para o tratamento da DRGE. Nesses questionamentos devem ser respondidos: qual o mecanismo de ação da substância empregada, sua eficácia a curto e a longo prazo em relação a um grupo placebo e às terapias já instituídas (medicamentosa e cirúrgica), sua durabilidade, segurança, efeitos do tratamento e, sobretudo, sua relação custo-benefício, só assim teremos condições de avaliar e escolher o melhor método a ser empregado em cada paciente.

QUADRO 57.3

Principais efeitos adversos e complicações do tratamento anti-refluxo por métodos de injeção

Dor torácica
Disfagia
Febre
Vômito
Náusea pós-prandial grave (Gatekeeper)
Migração da prótese (Gatekeeper)
Perfuração faríngea por *overtube* (Gatekeeper)
Abscesso esofagiano (Enterix™)
Hemorragia grave por fístula aorto-esofágica (Enterix™)

REFERÊNCIAS BIBLIOGRÁFICAS

1. Ginsberg GG, Barkun AA, Bosco JJ, Burdick JS, Isenberg GA, Nakao NL et al. Endoscopic anti-reflux procedures. Gastrointest Endosc 2002;56(5):625-8.
2. Edmundowicz AS. Injection therapy of the lower esophageal sphincter for the treatment of GERD. Gastrointest Endosc 2004;59(4):545-51.
3. Rupp T, Lehman G. Endoscopic antireflux techniques. Gastrointest Endosc Clin N Am 1994;4:353-68.
4. Shafik A. Intraesophageal Polytef injection for the treatment of reflux esophagitis. Surg Endosc 1996;10:329-31.
5. O'Connor KW, Lehman GA. Endoscopic placement of collagen at the lower esophageal sphincter to inhibit gastroesophageal reflux: a pilot study of 10 medically intractable patients. Gastrointest Endosc 1988;34:106-12.
6. Feretis C, Benakis P, Dimopoulos C, Dailianas A, Filalithis P, Stamou KM et al. Endoscopic implantation of Plexiglas (PMMA) microspheres for the treatment of GERD. Gastrointest Endosc. 2001 Apr;53(4):423-6.
7. Ganz R, Wittchow T, Klein D. Endoscopic injection of durasphere for the treatment of GERD: Long Term Human Pilot Study. Gastrointest Endosc 2006;63(5):AB136.
8. Fockens P, Bruno JM, Gabbrielli A. Odegaard S, Hatlebakk J, Allescher HD et al. Endoscopic augmentation of the lower esophageal sphincter for the treatment of gastroesophageal reflux disease: multicenter study of the Gatekeeper reflux repair system. Endoscopy 2004 ;36:682-9.
9. Fockens P. Gatekeeper reflux repair system: technique, pre-clinical and clinical experience. Gastrointest Endosc 2003;13:179-89.

10. Fockens P, Bruno MJ, Boeckxstaens GE, Tytgat G. Endoscopic removal of the Gatekeeper system prosthesis [abstract]. Gastroenterology 2002;122:A1591.

11. Mason RJ, Hughes M, Lehman GA, Chiao G, Deviere J, Silverman DE, DeMeester TR, Peters JH. Endoscopic augmentation of the cardia with a biocompatible injectable polymer (Enteryx) in a porcine model.Surg Endosc. 2002 Mar;16(3):386-91. Epub 2001 Dec 17.

12. Peters JH, Silverman DE, Stein A. Lower esophageal sphincter injection of a biocompatible polymer. Surg Endosc 2003;17:547-50.

13. Devière J, Pastorelli A, Louis H, de Maertelaer V, Lehman G, Cicala M et al. Endoscopic implantation of a biopolymer in the lower esophageal sphincter for gastroesophageal reflux: a pilot study. Gastrointest Endosc 2002 Mar;55(3):335-41.

14. Johnson DA, Ganz R, Aisenberg J, Cohen LB, Deviere J, Foley TR et al. Endoscopic, deep mural implantation of Enteryx for the treatment of GERD: 6-month follow-up of a multicenter trial. Am J Gastroenterol. 2003 Feb;98(2):250-8.

15. Johnson DA, Ganz R, Aisenberg J, Cohen LB, Devière J, Foley TR et al. Endoscopic implantation of Enteryx for treatment of GERD: 12-month results of a prospective, multicenter trial. Am J Gastroenterol 2003;98:1921-30.

16. Johnson DA, Ganz R, Aisenberg J et al. Enterix®: 24-month clinical safety and effectiveness. Proc Digestive Disease Week 2004 Ab#104770

17. Cohen LB, Johnson DA, Ganz RA, Aisenberg J, Devière J, Foley R et al. Enterix implantation for GERD: expanded multicenter trial results and interim postapproval follow-up to 24 months. Gastrointest Endosc 2005;61:650-8.

18. Schumacher B, Neuhaus H, Ortner M, Laugier R, Benson M, Boyer J et al. Reduced medication dependency and improved symptoms and quality of life 12 months after Enterix implantation for gastroesophageal reflux. J Clin Gastroenterol 2005;39:212-9.

19. Tintillier M, Chaput A, Kirch L, Martinet JP, Pochet JM, Cuvelier C. Esophageal abscess complicating endoscopic treatment of refractory gastroesophageal reflux disease by Enterix injection: a first case report. Am J Gastroenterol 2004;99:1856-8.

20. Carlson MA, Frantzides CT. Complications and results of primary minimally invasive antireflux procedures: a review of 1.0735 reported cases. J Am Coll Surg 2001;193:428-39.

PARTE 9

ESÔFAGO DE BARRETT

CAPÍTULO 58

INTRODUÇÃO

Marcio Matheus Tolentino

José Guilherme Faifer • Eduardo Curvêllo Tolentino

Desde que Norman Rupert Barrett descreveu, em 1950, a presença de epitélio colunar próximo a ulcerações esofagianas,[2] essa doença, que hoje leva seu nome, tem despertado enorme interesse em uma gama muito ampla de especialidades médicas: profissionais das ciências básicas (ligados à morfologia e à biologia molecular), anatomopatologistas, epidemiologistas, clínicos, cirurgiões e endoscopistas. Hoje, atribui-se esse interesse ao aumento extraordinário na incidência do adenocarcinoma do esôfago ocorrido nas últimas décadas em países ocidentais do Primeiro Mundo. O perfil epidemiológico desses tumores mudou significativamente.[5] Observa-se que ainda na década de 1950 alguns relatos associaram o esôfago de Barrett ao adenocarcinoma do esôfago.[1,4]

Entretanto, mesmo antes da valorização do esôfago de Barrett como participante do novo contexto epidemiológico do câncer do esôfago, a atenção dada a essa doença já era excepcional. O grande desenvolvimento e a expansão da endoscopia digestiva a partir de meados da década de 1970 seguramente explicam parte desse fato: o esôfago de Barrett é inconcebível fora do universo da endoscopia. Porém, o avanço tecnológico dessa especialidade médica não explica o interesse que a doença desperta, muitas vezes exagerado, com relação à sua real importância. Isso pode ser explicado por vários aspectos do comportamento humano em geral e do pensamento científico em particu-

lar: a curiosidade (espírito investigativo dos cientistas), o desafio que problemas complexos despertam (procedimentos cirúrgicos e terapêutica endoscópica de vanguarda), os aspectos plásticos (é inegável a "beleza" da visão endoscópica, dos métodos de coloração e da magnificação) e mesmo o aspecto econômico (também é inegável o campo de trabalho que propicia a muitos profissionais).

Apenas a análise crítica rigorosa de todos esses aspectos pode solidificar a produção científica de todos os que estudam o esôfago de Barrett – inclusive os autores deste capítulo. Deve-se ter plena consciência do tamanho e do valor da peça que cada um coloca nesse grande quebra-cabeça que é o Barrett e a lucidez de reconhecer que sua figura completa está longe de ser montada.

Para que este capítulo introdutório não se restringisse a divagações filosóficas, os autores selecionaram um entre os inúmeros pontos polêmicos do Barrett, que entendem ser de particular importância: o *esôfago de Barrett Curto*.

No início da década de 1980, Skinner e colaboradores restringiram, pela primeira vez, o diagnóstico de esôfago de Barrett aos pacientes que têm três ou mais centímetros do esôfago distal recobertos por epitélio colunar.[6] Nessa publicação, os autores ressaltam a importância desse critério como prevenção do sobrediagnóstico, excluindo-se, assim, pequenos prolongamentos digitiformes (*tongues* ou *fingers*) de epitélio

colunar que podem estar presentes na junção escamocolunar, representando variações anatômicas normais.

Em meados da década de 1990, Spechler e colaboradores[8] observaram a presença de células caliciformes ou intestinalizadas (*goblets cells*) na junção esofagogástrica de 18% de pacientes que não tinham os três centímetros do esôfago recobertos por epitélio colunar – a forma clássica do esôfago de Barrett – definindo, assim, um novo conceito: Segmento Curto do Esôfago de Barrett ou Barrett Curto. Ao descreverem essa condição, acrescentaram outra variante geradora de novas controvérsias: a necessidade da existência de metaplasia com células intestinalizadas para caracterizar um tipo especial de revestimento colunar: o Epitélio de Barrett. Para muitos autores, a presença da metaplasia intestinal ao exame histopatológico é condição essencial para o diagnóstico de Barrett.[7,14] Essa opinião não é unânime.[13]

O problema da definição exata de Barrett Curto tornou-se consideravelmente complexo quando inúmeras publicações mostraram a presença de metaplasia intestinal na região da junção escamocolunar em pacientes submetidos à endoscopia por vários sintomas (não apenas DRGE). Minúsculas irregularidades da linha Z passaram a ser referidas como Barrett Ultracurto (*ultra-short segment Barrett's*). Biópsias endoscópicas revelaram alterações metaplásicas com células intestinalizadas em até 36% dos pacientes.[12]

Em parágrafo referente ao diagnóstico dessa complicação, o II Consenso Brasileiro da Doença do Refluxo Gastroesofágico refere que "o diagnóstico do esôfago de Barrett independe da extensão da área metaplásica, mas estima-se que 3% a 5% dos pacientes com DRGE apresentam mucosa metaplásica intestinalizada revestindo 3 cm ou mais do esôfago distal. Em torno de 10% a 15% dos pacientes com DRGE esse segmento é inferior a 3 cm (Esôfago de Barrett Curto)".[3] Apesar dessa definição, há controvérsias sobre se o esôfago de Barrett em sua apresentação clássica e o Esôfago de Barrett Curto devam ser abordados como uma só doença.[9] Quando se estuda a fisiopatologia do refluxo nos portadores de Esôfago de Barrett Curto, a tendência é considerar seu conjunto como de intensidade intermediária entre os portadores de doença do refluxo e os com Barrett.[10] Isso é válido com relação a vários parâmetros como: alterações na motilidade do corpo esofagiano, no esfíncter inferior do esôfago, na natureza e intensidade do conteúdo refluído. Também têm um comportamento intermediário com relação à prevalência de hérnias hiatais e provavelmente ao potencial de malignização. Por isso tudo se deve considerar a hipótese da separação no universo do esôfago de Barrett de dois conjuntos. Paralelamente à descrição do Barrett Curto e Ultracurto, uma outra doença passou a fazer parte do intenso debate que se estabeleceu na literatura sobre as metaplasias intestinais (ou com células intestinalizadas) que ocorrem na transição esofagogástrica: a cardite. Algumas dessas metaplasias não teriam origem no epitélio escamoso, mas sim na cárdia, como resposta inflamatória à doença do refluxo gastroesofágico ou a infecção pelo *Helicobacter pylori*. O universo do diagnóstico diferencial do esôfago de Barrett, assim como o da oncogênese dos adenocarcinomas juncionais, ampliou-se muito.[11]

Todo esse debate acadêmico é de interesse relevante na prática clínica diária. Pelo exame histopatológico habitual das biópsias endoscópicas rotineiras, não se pode distinguir as três condições metaplásicas que ocorrem na transição esofagogástrica:

1. cardites com metaplasia intestinal relacionadas com a infecção pelo *Helicobacter pylory*;
2. cardites com metaplasia intestinal relacionadas com a doença por refluxo gastroesofágico;
3. segmentos curtos e principalmente ultracurtos do esôfago de Barrett.

A inclusão de todas as considerações feitas nos parágrafos anteriores em um livro sobre endoscopia terapêutica tem como finalidade propor que os protocolos de pesquisa relacionados ao esôfago de Barrett restrinjam o universo dos pacientes. Infelizmente, um número significativo de publicações inclui pacientes portadores de esôfago de Barrett em sua apresentação clássica juntamente com outros portadores de esôfago de Barrett Curto. Os autores deste capítulo pensam que os dois conjuntos desses pacientes devam ser separados para fins de pesquisa, principalmente relacionada à terapêutica endoscópica do esôfago de Barrett sem displasia. Outro aspecto importante na concepção de protocolos rígidos é a separação de pacientes com e sem infecção por *Helicobacter pylori*, principalmente quando o propósito é estudar segmentos curtos de metaplasia intestinal. Também é comum na literatura que essa separação não fique explícita. Particularmente no Brasil, isso é fundamental pelos índices de infecção pela bactéria.

REFERÊNCIAS BIBLIOGRÁFICAS

1. Armstrong RA, Blalock JB, Carrera GM. Adenocarcinoma of the middle third of the esophagus arising from ectopic gastric mucosa. J Thorac Surg 1958;37:389.
2. Barrett NR. Chronic peptic ulcer of the oesophagus and "oesophagitis". Br J Surg 1950;38:174-82.
3. Moraes Filho JPP, Hashimoto C, eds. II Consenso Brasileiro da Doença do Refluxo Gastroesofágico. São Paulo: Departamento de Gastroenterologia da Faculdade de Medicina da Universidade de São Paulo, 2003:34.
4. Morson BC, Belcher JR. Adenocarcinoma of the oesophagus and ectopic gastric mucosa. Br J Cancer 1952;6:127-30.
5. Pera M, Manterola C, Vidal O, Grande L. Epidemiology of esophageal adenocarcinoma. J Surg Oncol 2005;92:151-9.
6. Skinner DB, Walther BC, Riddell RH et al. Barrett's esophagus: comparison of benign and malignant cases. Ann Surg 1983;198:554-66.
7. Spechler SJ. Barrett's esophagus. N Engl J Med 2002;346:836-42.
8. Spechler SJ, Zeroogian JM, Antonioli DA, Wang HH, Goyal RK. Prevalence of metaplasia at the gastro-oesophageal junction Lancet 1994;344:1533-6.
9. Tolentino MM, Faifer JG, Moron RA, Tolentino EC. Barrett curto, Barrett longo: a mesma doença? In: Savassi-Rocha, PR, Coelho LGV, Sanches MD, Rausch M, editores. Tópicos em gastroenterologia 14: controvérsias. Rio de Janeiro: Guanabara Koogan, 2004; P. 65-80.
10. Tolentino MM, Faifer JG, Tolentino EC. Esôfago de Barrett. In: Castro LP, Coelho LGV, editores. Gastroenterologia. Rio de Janeiro: Medsi, 2004; P. 659-73.
11. Tolentino MM, Faifer JG, Tolentino EC, Ferreira MA. Cardites. In: Endoscopia digestiva: diagnóstica e terapêutica (SOBED). Rio de Janeiro: Revinter, 2005; P. 271-81.

12. Voutilainen M, Farkkila M, Mecklin JP, Juhola M, Sipponen P. Classical Barrett esophagus contrasted with Barrett-type epithelium at normal-appearing esophagogastric junction. Scand J Gastroenterol. 2000 Jan;35(1):2-9.

13. Watson A, Sampliner RE, Appelman HD, Spechler SJ, Shepherd NA. The definition of "Barrett's esophagus". Consensus of a Panel at the end of the 6th OESO World Congress. In: Giuli R, Siewert JR, Couturier D, Scarpignato C, editors. Barrett's esophagus: columnar lined esophagus: 250 questions - 250 answers: volume I. Paris: O.E.S.O., 2003:1-4.

14. Weinstein WM, Ippoliti AF. The diagnosis of Barrett's esophagus: goblets, goblets, goblets. Gastrointest Endosc 1996;44:91-5.

CAPÍTULO 59

ESÔFAGO DE BARRETT – DIAGNÓSTICO ENDOSCÓPICO E HISTOLÓGICO

Artur A. Parada • Filadelfio Euclides Venco
Roberto El Ibrahim • Giulio Cesare Santos

DIAGNÓSTICO E PROGNÓSTICO

A grande maioria dos pacientes com esôfago de Barrett permanece sem diagnóstico e a grande maioria com câncer em Barrett realizam endoscopia quando já é muito tarde,[1] com um prognóstico ruim: sobrevida de 13% a 15% em 5 anos, enquanto os adenocarcinomas precoces têm boa chance de cura.[2]

BARRETT LONGO *VERSUS* BARRET CURTO

Quando examinamos um paciente e suspeitamos de esôfago de Barrett, com epitelizações colunares pequenas ou grandes, realizamos biópsias rotineiramente. Existia uma tendência na literatura de definir o esôfago de Barrett quando evidenciássemos 2,0 cm ou mais de epitelizações colunares do esôfago e alguns autores colocavam esse limite em 1,0 cm. Com as mudanças recentes dos conceitos, o Barrett clássico passou a ser aquele com mais de 3,0 cm de epitelização colunar e o Barrett curto, até 3,0 cm, como é aceito pela maioria dos autores, principalmente americanos, quando as biópsias evidenciarem metaplasia intestinal.

Já vimos também que existem casos descritos na literatura de adenocarcinomas em pequenas epitelizações colunares. Em análise de 1.099 pacientes, desse grupo que considera Barrett curto com menos de 1,0 cm de epitelizações colunares, evidenciou-se que 60% de todos os Barrett apresentam segmento curto (≤ 1,0 cm com MI); 89% com DBG e 40% com DAG têm segmentos curtos; 15% de todos os carcinomas prevalentes (diagnosticados inicialmente e não no seguimento endoscópico) e 9% dos casos incidentes (com o seguimento endoscópico) também ocorrem nos segmentos curtos.[3]

A prevalência de displasia em Barrett curto (< 3,0 cm, com MI) é de aproximadamente 8% a 10%.[4,5] A incidência de câncer em pacientes com Barrett curto (sem DAG na endoscopia inicial) foi de 0,4% em 69 pacientes seguidos por 3,7 anos em média. Essa incidência foi menor, porém não significativamente diferente da incidência de câncer no Barrett longo[6] (Figuras 59.1 e 59.2).

RISCO DE CÂNCER

Um trabalho recente sugeriu que o risco de câncer em esôfago de Barrett foi superestimado durante muito tempo devido à publicação seletiva de estudos com resultados positivos ou extremos. Embora o risco preciso permaneça não definido, estima-se que essa incidência seja de 0,5% ao ano (ou seja, 1 caso por ano a cada 200 pacientes seguidos endoscopicamente).[7] Essa estimativa está também de acordo com três grandes estudos prospectivos publicados nos últimos anos.[8,9,10]

INCIDÊNCIA DE ADENOCARCINOMAS ESOFÁGICOS

Nos Estados Unidos, a incidência total de carcinomas esofágicos não mu-

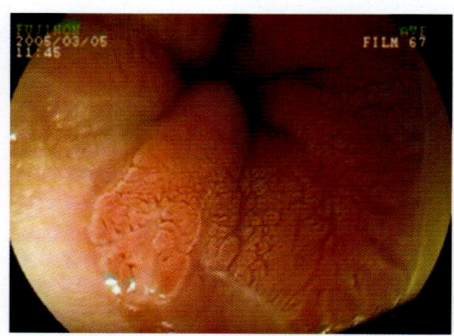

FIGURA 59.1

Pequena epitelização colunar do esôfago distal

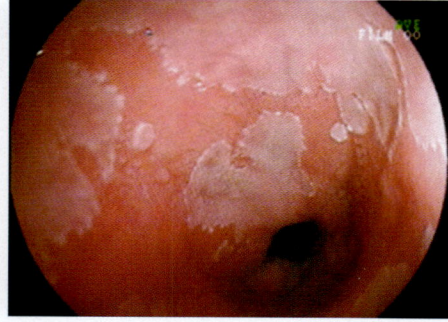

FIGURA 59.2

Extensa epitelização colunar do esôfago distal

dou substancialmente nos últimos 25 anos.[11] O que mudou foi a proporção de adenocarcinoma,[12] que praticamente quadruplicou.[11,12,13] Em 1997, havia uma estimativa de 12.500 novos casos de carcinomas esofágicos nos Estados Unidos, dos quais 5.750 (46%) seriam adenocarcinomas.[14] Para efeito comparativo, nesse mesmo ano se estimavam 131.200 novos casos de adenocarcinomas colorretais.[11]

A incidência de adenocarcinoma em esôfago de Barrett tem sido relatada como variando de 1 para 46 até 1/441 pacientes/ano.[15] No entanto, a maioria desses pacientes morre por outras causas.

Em estudo de adenocarcinomas do esôfago distal ou da cárdia, 64% dos casos se associavam com Barrett, sendo que desses 66% com Barrett longos e 34% com pequenos segmentos de MI.[16] Em outra série de 31 adenocarcinomas, 13 se relacionavam com Barrett e 6 com extensão de epitélio colunar com 2,7 ± 1,8 cm.[17]

Em uma grande série italiana, entre 1992 e 2000, foram avaliados 312 pacientes com adenocarcinomas esofágicos, sendo que 97 apresentavam adenocarcinomas em Barrett (31%). Desses, 12 foram diagnosticados em programa de seguimento com 9 tumores (75%) em estágios precoces contra 9 (10,6%, p < 0,01) do grupo não seguido (tumores prevalentes).[18]

NOSSA EXPERIÊNCIA

Em nossa experiência em São Paulo, tanto a prevalência quanto a incidência de adenocarcinomas em esôfago de Barrett são baixas. Em 25 anos realizando um grande número de endoscopias digestivas altas, diagnosticamos 28 casos de adenocarcinomas em esôfago de Barrett, sendo que somente um caso em epitelização colunar com menos de 2,0 cm de extensão.

Em nossa casuística de seguimento de pacientes com esôfago de Barrett longo (> 2,0 cm – média 4,6 cm), evidenciamos 3 adenocarcinomas precoces em 130 casos seguidos em média por 10 anos (incidência de 0,23% por ano: 1/433 pacientes/ano) e nenhum caso em 97 curtos (< 2,0 cm – média 1,1 cm) em média por 6 anos.[19]

PADRONIZAÇÃO DE ROTINA

Realizamos rotineiramente biópsias em todas as epitelizações colunares: 3 a 4 fragmentos nas pequenas epitelizações colunares e 4 fragmentos (1 em cada quadrante) a cada 2,0 cm nas epitelizações maiores e em todas as alterações visíveis endoscopicamente.

Além disso, quanto mais biópsias realizamos, mais MI é evidenciada. Um mesmo paciente pode não apresentar MI em um exame e 6 a 12 meses depois ela ser evidenciada e vice-versa. Além disso, com o passar dos anos, a extensão da MI pode aumentar.

DIFICULDADES

Os pequenos segmentos de epitelizações colunares podem ser confundidos com erosões em reparação, com pequenas irregularidades na linha Z normal e podem ser difíceis de identificar em pacientes com grandes hérnias hiatais e naqueles com pequenos segmentos esofágicos intra-abdominais e que não prolapsam para a porção supradiafragmática com esforços abdominais.

Geralmente esses segmentos são mais avermelhados, com vasos longitudinais visíveis e nitidamente acima da linha Z. Quanto menores, mais difíceis os diagnósticos. Os critérios que utilizamos rotineiramente para definir macroscopicamente a TEG são: 1) o limite proximal das pregas gástricas longitudinais; 2) o limite distal dos vasos esofágicos longitudinais; e 3) a mudança de calibre do esôfago distal tubular para o estômago proximal mais dilatado.

Grandes segmentos de epitelizações colunares também podem passar despercebidos por falta de atenção do endoscopista ou mesmo ser confundidos com exulcerações extensas que simulam Barrett, geralmente em pós-operatórios imediatos, o que chamamos de pseudo-Barrett. Acreditamos que essa situação corresponda a alguns casos descritos na literatura de desaparecimento no curto prazo do Barrett após tratamento intensivo com IBP.

MUDANÇA DE CONCEITOS?

Na grande maioria dos casos, os resultados histológicos, cerca de 75% nas pequenas epitelizações colunares (≤2,0 cm) e 50% nas grandes (≥2,0 cm), revelam mucosa pilórica regenerativa, sem metaplasia intestinal.[20] O problema é que a MI não é difusa e se manifesta em pequenas áreas ou em tufos e pode não ser evidenciada pelas biópsias. Isso ficou claramente demonstrado quando examinamos esses pacientes com magnificação de imagem associada a ácido acético ou índigo-carmim: 90% dos pacientes com epitelizações colunares com mais de 2,0 cm apresentavam metaplasia intestinal nas biópsias.[21]

A histogênese do esôfago de Barrett tem evidenciado que ocorre a troca do epitélio escamoso pelo epitélio colunar do tipo cárdico (pilórico) – juncional – e que, com o passar do tempo e com a inflamação persistente, áreas de metaplasias intestinais focais se desenvolvem.[15]

Nas epitelizações colunares pequenas (< 2,0 cm), evidenciamos aumento da metaplasia intestinal com o aumento da extensão do epitélio colunar (< 1,0 cm – 18,4%; 1,0 cm a 1,5 cm – 23,5%; 1,5 cm a 2,0 cm – 38,2%), que também aumentou com a idade (cerca de 5% aos 20 anos a 38% aos 60 anos). Nas ECED com mais de 2,0 cm, a MI foi detectada em 50% a 60% dos casos e se manteve nesse nível, independentemente da idade, o que está representado no Gráfico 59.1.[22]

RECOMENDAÇÕES

Independentemente dos resultados das biópsias endoscópicas e da extensão da epitelização colunar e apesar da baixa prevalência e incidência de adenocarcinoma

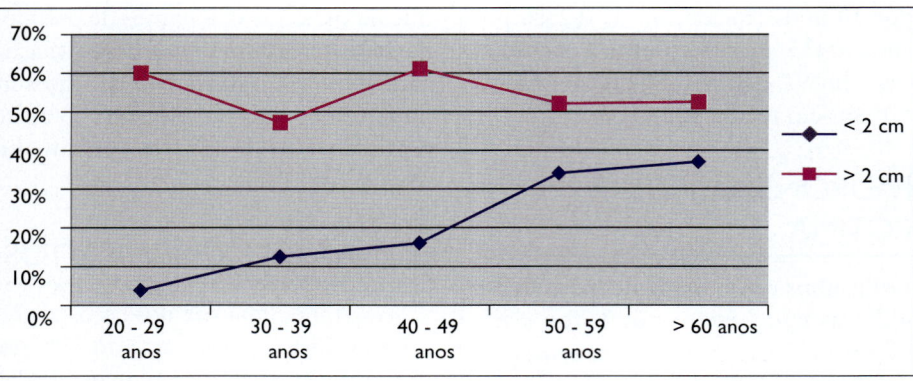

GRÁFICO 59.1

ECED: Idade X Metaplasia Intestinal

no Brasil, em virtude de dados alarmantes publicados na literatura mundial, e particularmente nos Estados Unidos, estamos recomendando seguimento endoscópico com biópsias anualmente ou no máximo bianualmente para todos esses casos (até que estratégias mais apropriadas sejam definidas).[23]

MAIS MUDANÇAS? NOVOS CONCEITOS?

Alguns dados sugerem que a extensão de mucosa cárdica (juncional) na junção escamocolunar aumenta com a idade do paciente[24,25] e com o aumento do RGE;[26] portanto, o limite entre o esôfago e o estômago seria muito mais bem definido histologicamente do que endoscopicamente: a TEG é o limite proximal da mucosa oxíntica pura (tudo que é proximal é esôfago).

MUCOSA CÁRDICA – AS BIÓPSIAS VOLTAM A SER IMPORTANTES NA DRGE?

A *mucosa cárdica* é composta por glândulas que secretam muco. Tem sido denominada também de *mucosa juncional*.[27, 28] Em 1976,[29] foi relatado que a metaplasia intestinal ocorre somente na mucosa com glândulas que secretam muco e que não coexistem com células parietais na mesma glândula.[30] As células caliciformes ocorrem em mucosa cárdica e nunca em oxíntico-cárdica. A mucosa cárdica, portanto, é a primeira alteração morfológica reconhecível na seqüência Refluxo-Barrett-Displasia-Carcinoma.[29] De acordo com essa definição, os pacientes com mucosa cárdica (juncional) no nível da junção escamocolunar apresentam RGE e essa seria a definição histológica de RGE, com 100% de sensibilidade e especificidade.[29]

RISCO DE ADENOCARCINOMA NA CÁRDIA

A maioria da população não apresenta mucosa cárdica no nível da junção escamocolunar e não apresenta risco de MI e adenocarcinoma nesse nível.[29,30] Quando associamos outros fatores de risco, como sexo masculino, raça branca e idade, é possível delimitar um grupo de pacientes de alto risco para prevenção de adenocarcinoma do estágio final da seqüência refluxo-adenocarcinoma[29] e que devem ser considerados para um programa de seguimento endoscópico.[31] Também foi sugerido que as biópsias endoscópicas sejam feitas por via anterógrada e retrógrada (retrovisão).[32]

CIRURGIA? OPERANDO A METAPLASIA INTESTINAL?

Em trabalho publicado em 1998, foi evidenciado que a cirurgia anti-refluxo leva à regressão da MI na cárdia, segundo os autores protegendo contra o adenocarcinoma.[33]

MI DA CÁRDIA – SEGUIMENTO ENDOSCÓPICO?

A MI na cárdia (abaixo da linha Z normal) é uma condição separada do Barrett curto[34] e aparece em 10% a 17% dos pacientes submetidos à EDA com biópsias.[35-38]

Analisamos 75 pacientes com mais de 50 anos (média de 62 anos) e sem queixas de RGE com exames videoendoscópios considerados normais por 2 endoscopistas experientes. As biópsias na cárdia revelaram metaplasia intestinal em 7 (9,3%), mucosa fúndica em 26 (34,6%) e mucosa pilórica em 24 (32,0%). Outros 40 pacientes com os mesmos critérios de inclusão (idade média de 63,8 anos) foram examinados com videoendoscopia com magnificação de imagem e também biopsiados na TEG com aspecto normal ao exame convencional. A metaplasia intestinal foi evidenciada em 10 casos (25%), mucosa fúndica em 13 (32,5%) e pilórica em 11 (27,5%). O diagnóstico de metaplasia intestinal foi significativamente maior quando utilizamos as biópsias dirigidas por magnificação de imagem (9,3% *versus* 25% – p = 0,024).[21]

Como a incidência de adenocarcinoma da cárdia é muito baixa, não recomendamos seguimento endoscópico para esses casos.[39]

HISTOLOGIA

As células caliciformes são células intestinais maduras, que contêm muco e que representam uma pequena parte de dois diferentes tipos de MI. Em um tipo são misturadas com outras células intestinais, incluindo células absortivas e de Paneth. Esta seria, então, a MI *completa*. No outro tipo são misturadas a células colunares com muco que lembram células foveolares e pilóricas, embora possam ter mucinas diferentes das do estômago. Seria, nesse caso, a MI *incompleta* e caracteristicamente encontrada no Barrett, sendo referenciada como "epitélio colunar especializado" (ECE).[40] A forma completa tem pouca associação com câncer, enquanto na incompleta essa associação é mais forte, especialmente o subtipo com sulfomicinas.[41] Em 2 estudos que separam a MI da cárdia nesses 2 tipos, a MI completa foi 1,5 a 2,0 vezes mais comum do que a incompleta[42,43] e, portanto, só 40% dos casos com MI estariam potencialmente associados ao risco maior de adenocarcinoma.

Alguns estudos têm sido realizados para tentar diferenciar a MI do esôfago da MI do estômago, ou da cárdia ou das displasias, utilizando-se anormalidades genéticas, marcadores de proliferação celular, anticorpos monoclonais, sulfomicinas ou citoqueratinas, porém os resultados são ainda discutíveis.[44-47]

ETIOLOGIA DA MI DA CÁRDIA

As principais causas implicadas no aparecimento dessa MI foram o RGE e o *H. pylori*.[48-51] É evidente que deve haver outras causas que ainda não foram descobertas, uma vez que alguns estudos não evidenciaram associação nem com o RGE, nem com o Hp.[52]

Mesmo em pacientes com esôfago de Barrett curto, alguns autores não evidenciaram relação entre metaplasia intestinal, queixas de refluxo GE e infecção por *H. pylori*.[53]

Embora pareça razoável supor-se associação entre MI e adenocarcinoma da cárdia, há poucas evidências que suportam esse fato. Provavelmente a MI, como já é conhecido no estômago, é o substrato, ou seja, é o epitélio onde nascem os adenocarcinomas diferenciados de Nakamura ou intestinais de Lauren.[54] Por essa razão o encontro de nódulos, pólipos ou pregas elevadas em esôfago de Barrett é altamente sugestivo de neoplasias malignas.[55] Nos últimos anos, temos diagnosticado alguns casos de carcinomas foveolares da cárdia do tipo indiferenciado e que não nascem em epitélio com metaplasia intestinal.

Alguns dados epidemiológicos também colocam em dúvida a importância extrema que se dá à MI na carcinogênese do câncer da cárdia. A maior predominância de MI na cárdia em homens foi verificada em um estudo japonês em que o carcinoma da cárdia é raro e aparentemente sua incidência não está aumentando.[56]

Em suposições estatísticas americanas foi estimado que em 1997, 10,8 milhões de pessoas teriam MI incompleta na cárdia, com uma prevalência de 8.400 adenocarcinomas nesse nível nesse ano, com uma média de 1 carcinoma em 1.286 pessoas com MI incompleta, o que é uma evidência clara do baixo risco para esses pacientes, que não deveriam ser submetidos a programa de seguimento endoscópico, uma vez que as células caliciformes na cárdia são tão comuns, que talvez sejam nada mais do que uma variante da normalidade,[40] ou seja, o processo de envelhecimento normal, o "cabelo branco do estômago ou da cárdia", devido a vários fatores como idade, carcinógenos, irritantes da mucosa etc.

A cardite, ou inflamação do epitélio da cárdia, é extremamente freqüente e não é uma condição pré-maligna.[57]

A provável origem dos adenocarcinomas, na sequência cardite–metaplasia intestinal especializada, ainda necessita ser esclarecida. A obesidade e o tabagismo são fatores de risco, mas os dados atuais não confirmam o *H. pylori* como um desses fatores.[58]

DISPLASIAS DE BAIXO E ALTO GRAU

NOSSA EXPERIÊNCIA

Não temos experiência com displasias de baixo grau. Os casos em que suspeitamos de adenocarcinomas (ou que nos foram encaminhados), com atipias citoarquiteturais importantes, reexaminamos após terapêutica intensiva com doses altas de inibidores de bomba de prótons (IBP) e em todos eles os carcinomas foram confirmados ou excluídos. Alguns foram seguidos por 3 a 6 anos, sem diagnóstico de displasia ou carcinoma. Recentemente, um paciente relativamente jovem (33 anos) apresentou vários focos de adenocarcinomas em Barrett longo e em 2 casos de carcinomas ocultos (invisíveis), as lesões foram endoscopicamente evidenciadas com a utilização de magnificação de imagem com índigo-carmim (0,4%) ou ácido acético (1,5%).

Há cerca de 15 anos utilizamos o azul de metileno em esôfago de Barrett, porém ultimamente temos dado preferência à magnificação de imagem com ácido acético (ou índigo-carmim). A associação do ácido acético com índigo-carmim não é boa. Não podemos nos esquecer de que o azul de metileno cora áreas com metaplasia intestinal e que as biópsias para diagnosticar carcinomas devem ser nas áreas não-coradas ou pouco coradas.

ENDOSCOPIA

Endoscopicamente, devemos sempre realizar exame minucioso, procurando principalmente pregas elevadas, pólipos, granulações, nodulações, depressões ou úlceras. As erosões ou úlceras, assim como as alterações de cor (áreas de enantema ou hipocrômicas), devem também ser biopsiadas. Alterações dos padrões foveolares, principalmente os apagamentos à cromoscopia ou magnificação de imagem, devem ser amplamente biopsiadas.[55,59]

DAG – ESOFAGECTOMIAS *VERSUS* SEGUIMENTO ENDOSCÓPICO

A prevalência de adenocarcinomas em esofagectomias, após a realização de biópsias endoscópicas revelando DAG, foi de 39% (89 de 228 casos)[60] a 41% (55 de 133 casos),[61] enquanto a incidência no seguimento endoscópico de 1 a 9 anos das DAG foi de 17% (32 de 182 casos), com biópsias em 4 quadrantes a cada 2,0 cm[8,62,63] ou a cada 1,0 cm.[64, 65]

PROTOCOLOS

A detecção de carcinomas precoces ou de DAG depende de vários fatores: do endoscopista, da qualidade e do tipo de aparelho, da qualidade das biópsias, do tipo de pinça utilizada, do protocolo para biópsias e do patologista.[66] Com o protocolo de biópsias em quaisquer alterações e nos 4 quadrantes a cada 2,0 cm para pacientes com DAG, um terço dos casos de carcinomas não é detectado (33% com biópsias com pinças maiores, do tipo jumbo, e 38% para as pinças comuns).[67-69]

Com biópsias-jumbo em quaisquer alterações e nos 4 quadrantes a cada 1,0 cm (o protocolo de Seattle para DAG), detectaram-se 37 de 45 casos de carcinomas (82%), enquanto com biópsias a cada 2,0 cm, 69%. Com as biópsias dirigidas para lesões visíveis, só 15 desses 45 casos foram diagnosticadas (33%).[70] Portanto, após a utilização de rotina de biópsias nos 4 quadrantes a cada 2,0, se houver DAG, devemos aplicar o protocolo de Seattle.[66]

Embora um trabalho recente tenha concluído que as biópsias em 4 quadrantes a cada 2,0 cm sejam ainda necessárias, a despeito de novas técnicas endoscópicas (autofluorescência, azul de metileno, endoscopia de alta resolução, magnificação com ácido acético ou índigo-carmim e imagem de banda estreita – NBI),[71,72,73] achamos que seria muito interessante comparar esses protocolos com a magnificação de imagem com ácido acético e com biópsias dirigidas para áreas com alterações dos padrões foveolares. O grande problema é que o número de pacientes com displasias de alto grau examinados é muito pequeno e poucos os casos em que repetimos os exames endoscópicos, com ou sem cromoscopias com magnificação de imagem, ou excluímos ou confirmamos a presença de carcinoma.

Os trabalhos que consideram também o diagnóstico de carcinomas intramucosos em peças de esofagectomias com biópsias prévias com DAG devem apresentar grandes desvios estatísticos, pois envolvem o interesse do patologista e do cirurgião em confirmar o diagnóstico de carcinoma.

ORIENTAÇÕES GERAIS

Devido a esses dados e considerando-se que o esôfago tem uma extensiva rede linfática e não tem serosa, facilitando a difusão das células malignas, algumas sociedades – como a International Society for Diseases of the Esophagus (ISDE), Society for Surgery of the Alimentary Tract (SSAT), American Gastroenterological Association (AGA) e a American Society for Gastrointestinal Endoscopy (ASGE) – recomendam que os pacientes com DAG confirmadas por outro patologista experiente sejam encaminhados para esofagectomias.[74,75]

O American College of Gastroenterology (ACG) recomenda que os pacientes com esôfago de Barrett devem se submeter a seguimento endoscópico com biópsias em 4 quadrantes a cada 2,0 cm de epitélio colunar. Para os pacientes sem displasias, o controle deve ser feito a cada 2 a 3 anos. Para os pa-cientes com DBG, controles de 6 a 12 meses, com endoscopias anualmente, se não ocorrer piora. Para os casos com DAG, o diagnóstico deve ser confirmado por outro patologista experiente. Se a DAG for confirmada, recomenda-se seguimento endoscópico a cada 3 meses, com as terapias mais invasivas ou esofagectomias sendo indicadas só após a confirmação de adenocarcinoma.[76,77]

O rastreamento para esôfago de Barrett e o seguimento desses pacientes endoscopicamente, conforme descrito comparam-se ao custo-benefício da mamografia para o câncer de mama e de outras práticas médicas aceitas na rotina clínica.[78,79]

Por outro lado, assumindo uma efetividade de 78% na redução da mortalidade relacionada ao adenocarcinoma esofágico, concluiu-se que a única estratégia viável economicamente seria o seguimento a cada 5 anos para os pacientes sem displasias.[80]

Como já afirmamos, independentemente dos resultados das biópsias endoscópicas (com ou sem metaplasia intestinal) e da extensão da epitelização colunar, recomendamos seguimento endoscópico periódico (a cada 1 ou 2 anos) para todos os pacientes com epitelização colunar do esôfago distal, até que estratégias mais apropriadas sejam definidas.

Para pacientes com DAG ou carcinomas superficiais em esôfago de Barrett, muito idosos, que apresentam mau estado geral ou que não concordam em assumir os consideráveis riscos das esofagectomias, as alternativas de tratamento endoscópico são interessantes.[81-84]

REFERÊNCIAS BIBLIOGRÁFICAS

1. Sontag SJ. Should Barrett's esophagus be treated at all? In: Robert Giuli, Jörg Rüdiger Siewert, Daniel Couturier, Carmelo Scarpignato, editors. Barrett's esophagus. OESO Vol II. Paris: John Libbey Eurotext; 2003. P. 827-30.

2. Moon MR et al. Transhiatal and transthoracic esophagectomy for adenocarcinoma of the esophagus. Arch Surg 1992;127(8):951-5; Spechler SJ, Goyal RK. Barrett's esophagus. N Engl J Med 1986;315(6):362-71.

3. Sontag SJ. What is the profile of the best potential candidates for ablation therapy? The powerful influence of the hiatal hernia. In: Robert Giuli, Jörg Rüdiger Siewert, Daniel Couturier, Carmelo Scarpignato, editors. Barrett's esophagus. OESO Vol II. Paris: John Libbey Eurotext; 2003. P. 587-90.

4. Weston AP, Krmpotich P, Makdisi WF et al. Short segment Barrett's esophagus: clinical and histological features, associated endoscopic findings, and association with gastric intestinal metaplasia. Am J Gastroenterol 1996;91:981-6.

5. Sharma P, Morales TG, Bhattacharyya A et al. Dysplasia in short-segment Barrett's esophagus: a prospective 3-year follow-up. Am J. Gastroenterol 1997;92:2012-6.

6. Rudolph RE, Vaughan TL, Storer BE et al. Effect of segment lenght on risk for neoplasia progression in patients with Barrett's esophagus. Ann Intern Med 2000;132:612-20.

7. Shaheen NJ, Crosby MA, Bozymski EM, Sandler RS. Is there publication bias in the reporting of cancer risk in Barrett's esophagus? Gastroenterology 2000;119:333-8.

8. O'Connor JB, Falk GW, Richter JE. The incidence of adenocarcinoma and dysplasia in Barrett's esophagus: report on Cleveland Clinic Barrett's Esophagus Registry. Am J Gastroenterol 1999;94(8):2037-42.

9. Spechler SJ et al. Long-term outcome of medical and surgical treatment for gastroesophageal reflux disease: follow-up of a randomized controlled trial. JAMA 2001;285:2331-8.

10. Drewitz DJ, Sampliner RE, Garewall HS. The incidence of adenocarcinoma in Barrett's esophagus: a prospective study of 170 patients followed 4,8-years. Am J Gastroenterol 1997;92:212-5.

11. Ries LAG, Eisner MP, Kosary CL, Hankey BF, Miller BA, Clegg L, Edwards BK. SEER Cancer Statistics review, 1973-1997. Bethesda: National Cancer Institute, 2000.

12. Hesketh PJ, Clapp RW, Doos WG, Spechler SJ. The increasing frequency of adenocarcinoma of the esophagus. Cancer 1989;64:526-30.

13. Devesa SS, Blot WJ, Fraumeni JF Jr. Changing patterns in the incidence of esophageal and gastric carcinoma in the United States. Cancer 1998;15(83):2049-53.

14. Spechler SJ. What is the annual incidence of adenocarcinoma in patients with endoscopically evident Barrett's esophagus? In: Robert Giuli, Jörg Rüdiger Siewert, Daniel Couturier, Carmelo Scarpignato, editors. Barrett's esophagus. OESO Vol II. Paris: John Libbey Eurotext; 2003. p. 720-1.

15. Weston AP. What factors can predict progression and regression of Barrett's esophagus? In: Robert Giuli, Jörg Rüdiger Siewert, Daniel Couturier, Carmelo Scarpignato, editors. Barrett's esophagus. OESO Vol II. Paris: John Libbey Eurotext; 2003. P. 659-61.

16. Hamilton SR, Smith R, Cameron JL. Prevalence of Barrett's esophagus in patients with adenocarcinoma of the esophagus or esophagogastric junction. Hum Pathol 1988;19:942-8.

17. Clark G, Smyrk TC, Burdiles P et al. Is Barrett's metaplasia the source of adenocarcinoma of the cardia? Arch Surg 1994;129:609-14.

18. Incarbone R, Bonavina L, Saino G, Bona D, Peracchia A. Outcome of esophageal adenocarcinoma detected during endoscopic biopsy surveillance for Barrett's esophagus. Surg Endosc 2002;16(2):263-6.

19. Parada AA, Homma MS, Zambrano M et al. Endoscopic study and follow-up of patients with columnar epithelization of the distal esophagus. 11th World Congress of Gastroenterology, Vienna 1998; Digestion 59;(Suppl 3)595.

20. Parada AA, Perez HJ, Santos CEO, Secchi T, Carvalho R. A study of intestinal metaplasia in columnar epithelization of the distal esophagus. Esophagus 2001 VIIIth World Congress International Society for Diseases of the Esophagus, São Paulo, 2001.

21. Parada AA, Perez HJ, Santos CEO, Ribeiro RG, Richard LA. Intestinal metaplasia at the esophagus-gastric transition level, evaluated by image magnification and biopsies. Is it Barrett's esophagus? VIIIth World Congress International Society for Diseases of the Esophagus, São Paulo, 2001.

22. Perez HJ, Almeida R, Arruda RC, Batista DBS, Parada AA. A idade influencia na prevalência da metaplasia intestinal em pacientes com epitelização colunar do esôfago distal? XV Seminário Brasileiro de Endoscopia Digestiva (SOBED); Campo Grande, 2001.

23. Sharma P. Can the rate of degeneration of short segment Barrett's esophagus be evaluated? In: Robert Giuli, Jörg Rüdiger Siewert, Daniel Couturier, Carmelo Scarpignato, editors. Barrett's esophagus. OESO Vol II. Paris: John Libbey Eurotext; 2003. P. 722-3.

24. Chandrasoma PT, Der R, Ma Y, Dalton T, Taira M. Histology of gastroesophageal junction: an autopsy study. Am J Surg Pathol 2000;24:402-9.

25. Ormsby AH, Goldblum JR, Kilgore SP, Richter JE, Rice TW, Falk GW, Gramlich TL. The frequency and nature of cardiac mucosa and intestinal metaplasia (IM) of the esophagogastric junction (EGJ): a population based study of 223 consecutive autopsies. Gastroenterology 1999;116:A273.

26. Chandrasoma PT, Lokuhetty DM, De Meester TR, Bremmer CG, Peters JH, Oberg S, Groshen S. Definition of histopatologic changes in gastroesophageal reflux disease. Am J Surg Pathol 2000;24:344-51.

27. Hayward J. The lower end of the esophagus. Thorax 1961; 16:36-41.

28. Paull A, Trier JS, Dalton MD, Camp RC, Loeb P, Goyal RK. The histologic spectrum of Barrett's esophagus. N Engl J Med 1976;295:476-80.

29. Chandrasoma P. How to define cardiac mucosa? Can it be found in patients without gastroesophageal reflux disease? Can it be considered as a pre-Barrett change? In: Robert Giuli, Jörg Rüdiger Siewert, Daniel Couturier, Carmelo Scarpignato, editors. Barrett's esophagus. OESO Vol I. Paris: John Libbey Eurotext; 2003. P. 100-3.

30. Jain R, Aquino D, Harford WV, Lee E, Spechler SJ. Cardiac epithelium is found infrequently in the gastric cardia. Gastroenterology 1998;114:A160.

31. Peters JH et al. Outcome of adenocarcinoma arising in Barrett's esophagus in endoscopically surveyed and nonsurveyed patients. J Thorac Cardiovasc Surg 1994;108:813-22.

32. Pring CM, Beardsmore DM, Clark GW. What is the correlation between the mode of endoscopy (retroflexed versus antegrade) and the diagnosis of Barrett's esophagus? In: Robert Giuli, Jörg Rüdiger Siewert, Daniel Couturier, Carmelo Scarpignato, editors. Barrett's esophagus. OESO Vol I. Paris: John Libbey Eurotext; 2003. P. 93-6.

33. De Meester SR, Campos GM, De Meester TR. The impact of an antireflux procedure on intestinal metaplasia of the cardia. Am J Surg 1998;228:547-56.

34. Nandurkar S, Talley NJ. Barrett's esophagus: the long and the short of it. Am J Gastroenterol 1999;94:30-40.

35. Spechler SJ et al. The frequency of specialized intestinal metaplasia at the squamo-columnar junction varies with the extent of columnar epithelium lining the esophagus. Gastroenterol 1995;108:A224.

36. Cameron AJ, Kamath PS, Carpenter HA. Prevalence of Barrett's esophagus and intestinal metaplasia at the esophagogastric junction. Gastroenterology 1997;112:A82.

37. Trudgill NJ, Suvarna SK, Kapur KC, Riley SA. Intestinal metaplasia at the squamocolumnar junction in patients attending for diagnostic gastroscopy. Gut 1997;41:585-9.

38. Voutilainen M, Farkkita M, Juhola M, Nuorva K, Mauranen K, Mantynen T, Kunnamo I, Mecklin JP, Siponen P. Specialized columnar epithelium of the esophagogastric junction: prevalence and associations. The Central Finland Endoscopy Study Group. Am J Gastroenterol 1999;94:913-8.

39. Cameron AJ. Should patients with purely histologic metaplasia be on a surveillance program? In: Robert Giuli, Jörg Rüdiger Siewert, Daniel Couturier, Carmelo Scarpignato, editors. Barrett's esophagus. OESO Vol II. Paris: John Libbey Eurotext; 2003. P. 639-40.

40. Appelman HD. What is the cause and significance of intestinal metaplasia distal to the Z-line? In: Robert Giuli, Jörg Rüdiger Siewert, Daniel Couturier, Carmelo Scarpignato, editors. Barrett's esophagus. OESO Vol I. Paris: John Libbey Eurotext; 2003. P. 106-13.

41. Voutilainen M, Farkkita M, Juhola M et al. Complete and incomplete intestinal metaplasia at the oesophagogastric junction: prevalence and associations with endoscopic erosive oesophagitis and gastritis. Gut 1999;45:644-8.

42. Peck-Radosavljevic M, Puspok A, Potzi R, Oberhuber G. Histological findings after routine biopsy at the gastro-oesophageal junction. Eur J Gastroenterol Hepatol 1999;11:1265-70.

43. Spechler Sj, Zeroogian JM, Antonioli DA et al. Prevalence of metaplasia intestinal at the gastro-oesophageal junction. Lancet 1994;344:1533-6.

44. Griffel LH, Amenta OS, Das KM. Use of a novel monoclonal antibody in diagnosis of Barrett's esophagus. Dig Dis Sci 2000;45(1):40-8.

45. Spechler SJ. Can histologic demonstration of sulphomucins in columnar cells in and around the gastroesophageal junction help in detecting short segment Barrett's mucosa? In: Robert Giuli, Jörg Rüdiger Siewert, Daniel Couturier, Carmelo Scarpignato, editors. Barrett's esophagus. OESO Vol I. Paris: John Libbey Eurotext; 2003. P. 162-83.

46. Boch JA, Shields HM, Antonioli DA, Zwas F, Sawhney RA, Trier JS. Distribution of cytokeratim markers in Barrett's specialized columnar epithelium. Gastroenterology 1997; 112:760-5.

47. Hong MK, Laskin WB, Herman BE, Johnston MH, Vargo JJ, Stemberg SM, Allegra CJ, Johnston PG. Expansion of the KI-67 proliferative compartment correlates with degree of dysplasia in Barrett's esophagus. Cancer 1995;75:423-29.

48. Genta RM, Huberman RM, Graham DY. The gastric cardia in Helicobacter pylori infection. Hum Pathol 1994;25:915-9.

49. Goldblum JR, Vicari JJ, Falk GW, et al. Inflamation and intestinal metaplasia of the gastric cardia: the role of gastroesophageal reflux and H. pylori infection. Gastroenterology 1998;114:633-9.

50. Hackelberger A, Gunther T, Schultze V et al. Intestinal metaplasia at the gastro-oesophageal junction: Helicobacter pylori gastritis or gastro-oesophageal reflux disease? Gut 1998;43:17-21.

51. Hirota WK, Loughney TM, Lazas DJ et al. Specialized intestinal metaplasia, dysplasia and cancer of the esophagus and esophagogastric junction: prevalence and clinical data. Gastroenterology 1999;116:277-85.

52. Byrne JP, Bhatnagar S, Hamid B et al. Comparative study of intestinal metaplasia and mucin staging at the cardia and esophagogastric junction in 255 symptomatic patients presenting for diagnosis open-access gastroscopy. Am J Gastroenterol 1999;94:98-103.

53. Dietz J, Meurer L, Maffazzoni DR, Furtado AD, Prolla JC. Intestinal metaplasia in the distal esophagus and correlation with symptoms of gastroesophageal reflux disease. Dis Esophagus 2003;16(1):29-32.

54. Nakamura K. Histogenesis of the gastric cancer and its clinical application. I Seminário Brasil-Japão Sobre Avanços em Patologia Gastrointestinal, São Paulo – JICA, 1989; P. 1-57.

55. Parada AA, Pollara WM, Cecconello I, Zilberstein B, Venco FE, Iriya K, Ishioka S, Pinotti HW. Diagnóstico e classificação endoscópica do Esôfago de Barrett. VII Seminário Brasileiro de Endoscopia Digestiva – SOBED, Guarapari, 1985.

56. Nakamura K, Kawano T, Endo M, Iwai T. Intestinal metaplasia at the esophagogastric junction in Japanese patients without clinical Barrett's esophagus. Am J Gastroenterol 1999;34:3145-9.

57. Lambert R. Diagnosis of esophagogastric tumors. Endoscopy 2004;36:110-9.

58. Pera M. Epidemiology of esophageal cancer, especially adenocarcinoma of the esophagus and esophagogastric junction. Recent Results Cancer Res 2000;155:1-14.

59. Parada AA. Adenocarcinoma em esôfago de Barrett tratado por mucosectomia. XIII Seminário Brasileiro de Endoscopia Digestiva – SOBED, Brasília, 1997.

60. Romagnoli R, Gutschow C, Collard MJ. What is the prevalence of undetected carcinoma in resection specimens for high-grade dysplasia? In: Robert Giuli, Jörg Rüdiger Siewert, Daniel Couturier, Carmelo Scarpignato, editors. Barrett's esophagus. OESO Vol I. Paris: John Libbey Eurotext; 2003. P. 343-6.

61. Appelman HD. Do the current data support that an endoscopic-biopsy surveillance program prevents or does not prevent cancer in Barrett's mucosa? In: Robert Giuli, Jörg Rüdiger Siewert, Daniel Couturier, Carmelo Scarpignato, editors. Barrett's esophagus. OESO Vol II. Paris: John Libbey Eurotext; 2003. P. 650-4.

62. Katz D, Rothstein R, Schned A, et al. The development of dysplasia and adenocarcinoma during endoscopic surveillance of Barrett's esophagus. Am J Gastroenterol 1998;93:536-41.

63. Iftikhar SY, James PD, Steele RJC et al. Length of Barrett's oesophagus important factor in the development of dysplasia and adenocarcinoma. Gut 1992;33:1155-8.

64. Levine DS, Haggitt RC, Irvine S, Reid BJ. Natural history of high-grade dysplasia in Barrett's esophagus. Gastroenterology 1996;110: A550.

65. Weston AP, Sharma P, Topalovski M et al. Long-term follow-up of Barrett's high-grade dysplasia. Am J Gastroenterol 2000;95:1888-93.

66. Weston AP. What are the elements of an endoscopic biopsy protocol that would minimize sampling errors. In: Robert Giuli, Jörg Rüdiger Siewert, Daniel Couturier, Carmelo Scarpignato, editors. Barrett's esophagus. OESO Vol I. Paris: John Libbey Eurotext; 2003. P. 319-20.

67. Bernstein DE, Barkin JS, Reiner DK, Lubin J, Phillips RS, Grauer L. Standard biopsy forceps versus large-capacity forceps with and without needle. Gastrointest Endosc 1995;41:573-6.

68. Cameron AJ et al. Barrett's esophagus high-grade dysplasia, and early adenocarcinoma: a pathological study. Am J Gastroenterol 1997;92(4):586-91.

69. Falk GW et al. Jumbo biopsy forceps protocol still misses unsuspected cancer in Barrett's esophagus with high-grade dysplasia. Gastrointest Endosc 1999;49(2):170-6.

70. Reid BJ, Blount PL, Feng Z, Levine DS. Optimizing endoscopic biopsy detection of early cancers in Barrett's high-grade dysplasia. Am J Gastroenterol 2000;95:3089-95.

71. Egger K, Werner M, Meining A, Ott R, Allescher HD, Hofler H, Classen M, Rosch T. Biopsy surveillance is still necessary in patients with Barrett's oesophagus despite new endoscopic imaging techniques. GUT 2003;52(1):18-23.

72. Rey JF, Inoue H, Guelrud M. Magnification endoscopy with acetic acid for Barrett's esophagus. Endoscopy 2005; 37:583-6.

73. Lambert R, Sharma P et al. Paris Workshop on columnar metaplasia in the esophagus and the esophagogastric junction. Endoscopy 2005;37:879-920.

74. Anonymous. Management of Barrett's esophagus. The Society for Surgery of the Alimentary Tract (SSAT), American Gastroenterological Association (AGA), American Society for Gastrointestinal Endoscopy (ASGE) Consensus Panel. J Gastrointest Surg 2000;4:115-6.

75. Stein HJ, Panel of experts. Esophageal cancer and surveillance. Results of a consensus conference held at the VIth World Congress of the International Society for Diseases of the Esophagus. Dis Esophagus 1996;9(suppl):3-19.

76. Sampliner RE. Practice guidelines on the diagnosis, surveillance, and therapy of Barrett's esophagus. The Practice Parameters Committee of the American College of Gastroenterology. Am J Gastroenterol 1998;93: 1028-32.

77. Fass R, Sampliner RE. Barrett's oesophagus: optimal strategies for prevention and treatment. Drugs 2003;63(6): 555-64.

78. Spechler SJ, Barr H. Review article: screening and surveillance of Barrett's oesophagus: what is a cost-effective framework? Aliment Pharmacol Ther 2004;19(1):49-53.

79. Gerson LB, Groeneveld PW, Triadafilopoulos G. Cost-effectiveness model of endoscopic screening and surveillance in patients with gastroesophageal reflux disease. Clin Gastroenterol Hepatol 2004;2(10): 868-79.

80. Provenzale D, Schmitt C, Wong JB. Barrett's esophagus: a new look at surveillance based on emerging estimates of cancer risk. Am J Gastroenterol 1999;94:2043-53.

81. Spechler SJ. Barrett's esophagus and esophageal adenocarcinoma: pathogenesis, diagnosis, and therapy. Med Clin N Am 2002;86(6):1423-45.

82. Peters FK, Kara MA et al. Endoscopic treatment of high grade dysplasia and early stage cancer in Barrett's esophagus. Gastrointest Endosc 2005;61:506-14.

83. Seewald S, Omar S et al. A novel multiband mucosectomy device facilitates circumferential endoscopic mucosal resection in Barrett's esophagus with early malignant changes (abstract). Gastrointest Endosc 2005;61:AB80.

84. Conio M, Ponchon T et al. Endoscopic mucosal resection. Clinical Reviews. Am J Gastroenterol 2006;101:653-63.

CAPÍTULO 60

ASPECTOS HISTOPATOLÓGICOS: DRGE – BARRETT – DISPLASIA – CÂNCER?

Filadelfio Euclides Venco
Roberto El Ibrahim • Artur A. Parada

HISTOGÊNESE

O esôfago de Barrett se desenvolve como uma complicação do RGE crônico e é encontrado, segundo autores americanos, em 15% dos pacientes com esofagite de refluxo.[1]

Com a cicatrização das lesões esofágicas, causadas pelo refluxo do conteúdo gástrico, em alguns pacientes, não se sabe o porquê, pode ocorrer um processo metaplásico em que o epitélio colunar anormal substitui o escamoso, resultando no esôfago de Barrett.[2]

O comprimento e a distribuição das erosões na esofagite de refluxo diferem muito da epitelização colunar do esôfago de Barrett. É pouco provável que o esôfago de Barrett longo nasça diretamente das cicatrizações das erosões e das evoluções do Barrett curto.[3] Sugerimos, como alguns autores, e como já evidenciamos clinicamente em alguns casos, que o esôfago de Barrett se desenvolve após a perda de um longo segmento de epitélio escamoso, com rápida epitelização colunar subseqüente na presença de refluxo ácido importante.[3,4]

Esse epitélio colunar costuma ser heterogêneo, em mosaico e pode conter células do tipo gástrico, do intestino delgado ou do tipo colônico. A seqüência da carcinogênese, segundo alguns autores, segue a progressão de epitelização colunar com metaplasia intestinal (MI) para displasia de baixo grau (DBG), para displasia de alto grau (DAG) e finalmente adenocarcinoma (ACA).[5]

Em nossa experiência, não temos evidenciado essa seqüência. Todos os casos de displasias de baixo grau (DBG) ou de displasias de alto grau (DAG) ou eram ou não eram carcinomas.

DIAGNÓSTICO

O diagnóstico do esôfago de Barrett é baseado no exame endoscópico e confirmado pelas biópsias. O que chamamos de Barrett invisível (diagnóstico histológico, com metaplasia intestinal na transição esofagogástrica, com aspecto endoscópico normal) ainda é bastante controverso. O epitélio de Barrett é definido pela presença de MI com células caliciformes (*goblet cells*), que podem ser facilmente visualizadas com a coloração com a hematoxicilina-eosina, porém, em alguns casos pode ser interessante a coloração com *alcian blue* em ph 2,5 (Figura 60.1).

Em nossa casuística de 75 pacientes, com mais de 50 anos e assintomáticos com endoscopias digestivas altas normais, as biópsias revelaram metaplasia intestinal na TEG em 9,3% dos casos. Outros 40 pacientes com as mesmas características foram examinados com magnificação de imagem e índigo-carmim a 0,4% com as biópsias dirigidas evidenciando 25% com MI (p = 0,024).[6]

Na avaliação histológica de metaplasia intestinal no Barrett curto, até 2,0 cm de extensão, e no longo (> 2,0 cm), evidenciamos:[7]

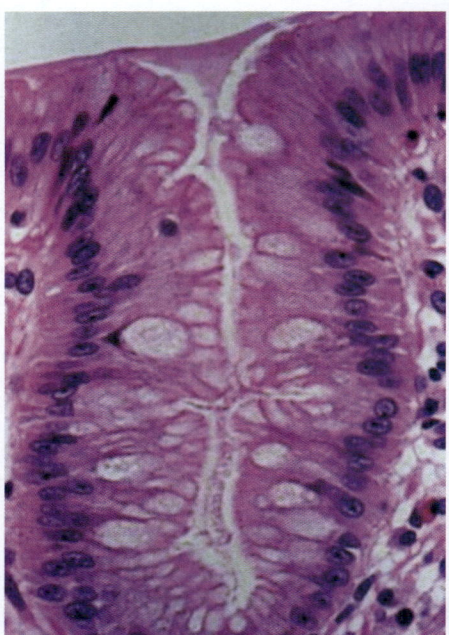

FIGURA 60.1

Aspecto histológico do esôfago de Barrett mostrando células caliciformes que caracterizam a intestinalização do epitélio

ECED < 2,0 cm e MI		
Tamanho (cm)	N	MI – N (%)
< 1,0	87	16 (18,4)
1,0 a 1,5	85	20 (23,5)
1,5 a 2,0	34	13 (38,2)
> 2,0	111	56 (50,5)
Total	317	105 (33,1)

O estudo comparativo das biópsias em pacientes normais e com Barrett curto e longo evidenciou:

Aspecto endoscópico	N	MI N / %
TEG normal	75	7 / 9,3
ECED < 2,0 cm	206	49 / 23,8
ECED > 2,0 cm	111	56 / 50,5
Total de ECED	317	105 / 33,1
Total de pacientes	392	112 / 28,8

No entanto, com a utilização de magnificação de imagem, em pacientes com epitelizações colunares do esôfago distal com mais de 2,0 cm de extensão, evidenciamos metaplasia intestinal em 90% dos casos contra 63,6% com biópsias padronizadas a cada 2,0 cm com a videoendoscopia convencional.[6]

DISPLASIA?

A displasia é definida pelos autores ocidentais como uma alteração neoplásica no epitélio. Uma das principais áreas a serem examinadas é o núcleo das células. Um núcleo displásico pode demonstrar hipercromasia, aumento de tamanho e forma com relação a outros núcleos e um padrão cromatínico grosseiro. Outras alterações incluem aumento do número de mitoses, macronúcleos irregulares e fragmentos cariorréticos. Os núcleos displásicos apresentam perda de polaridade e estratificação.

A displasia de baixo grau é definida como displasia nuclear no grau semelhante ao do adenoma tubular ou viloso do cólon e a estratificação nuclear não envolve a total espessura do epitélio.

A displasia de alto grau é definida de duas maneiras: 1) displasia com estratificação nuclear por toda a espessura do epitélio; 2) displasia com núcleos acentuadamente arredondados e aumentados independentemente do componente de estratificação[8] (Tabela 60.1).

A displasia, portanto, é categorizada como de baixo ou alto grau, dependendo da extensão das alterações celulares ou arquiteturais. O diagnóstico histológico de displasia sugere que um ou mais clones celulares adquiriram alterações genéticas que causam proliferação inadequada, diferenciação anormal e, segundo muitos autores, predisposição à malignização.[9]

As alterações histológicas observadas na displasia de baixo grau não são específicas para neoplasia e são bastante similares às que ocorrem no tecido colunar que pode aparecer na reparação das erosões esofágicas. Dessa forma, há uma grande discordância entre os patologistas quanto a esse diagnóstico, chegando a cerca de 50%, enquanto nas displasias de alto grau é de cerca de 15%.[10, 11, 12]

A displasia de baixo grau é mais comum do que a de alto grau. Em seguimento de 222 pacientes sem displasias, por um período de 4,2 a 4,8 anos, a displasia de baixo grau ocorreu em 48 pacientes (21,6%) e a de alto grau em 8 (3,6%), em dois trabalhos semelhantes.[13, 14]

O EXAME ENDOSCÓPICO – PADRONIZAÇÕES

Geralmente essas alterações displásicas e alguns casos de carcinomas (geralmente intramucosos) não são visíveis endoscopicamente, mesmo com as técnicas de cromoscopia, talvez nem mesmo com a magnificação de imagem. Por essa razão, recomenda-se a realização de biópsias nos 4 quadrantes, a cada 2,0 cm do epitélio colunar. Mesmo assim, áreas displásicas ou focos de adenocarcinomas podem não ser evidenciados. Alguns estudos sugerem que cerca de 1/3 de pacientes com displasias de alto grau já apresentam carcinomas invasivos que não foram evidenciados nas biópsias padronizadas.[9]

A realização de biópsias maiores e extensivas, a cada 1,0 cm, ou em quaisquer alterações, em pacientes com DAG (Protocolo de Seattle), reduz, mas não elimina esse problema.[15,16] A média de biópsias nesse protocolo é de 35/paciente, podendo chegar, em alguns casos, a 120, com o procedimento durando de 15 a 90 minutos.[17] Na verdade, poucos dados estão disponíveis na literatura a

TABELA 60.1

Displasia e Esôfago de Barrett

DBG	DAG
Arquitetura de Criptas	
• Preservada	• Distorcida, ramificada • Brotamento lateral • Glândulas costa a costa
Núcleo	
• Estratificado próximo da base • Aumentado • Hipercromático • Aumentados e comprimidos	• Estratificado na superfície apical • Perda de polaridade • Hipercromático • Forma e tamanho variados
Anormalidades	
• Na superfície mucosa	• Na superfície mucosa

esse respeito, pois as displasias de alto grau são pouco freqüentes.

Apesar dos marcadores moleculares (p53, ploidia etc.)[18-21] e de técnicas endoscópicas mais sofisticadas (cromoendoscopia, ultra-sonografia endoscópica, tomografia de coerência óptica, espectroscopia etc.), os exames endoscópicos detalhados, com as biópsias padronizadas (a cada 2,0 cm ou 1,0 cm), permanecem como os exames mais importantes nesses pacientes.

MARCADORES MOLECULARES

Poucos pacientes com esôfago de Barrett evoluem para carcinomas; mesmo assim, a identificação de um subgrupo de pacientes de alto risco seria muito interessante. Com os avanços nos estudos da carcinogênese, desenvolveram-se os marcadores moleculares ou genéticos de risco para câncer. A anormalidade do DNA (citometria de fluxo ou digital), a presença de p53 (gen supressor de tumor) e p16, entre outros, poderia permitir a estratificação dos pacientes com esôfago de Barrett de alto e de baixo risco para neoplasias. Além disso, seria interessante também para distinguir as alterações regenerativas das displasias, pois nem todo paciente com displasia evolui para carcinoma.

Outros marcadores – como c-erb-2, p63, c-myb, Ki67 e PCNA – não se mostraram úteis na previsão de risco. O significado deles, como testes diagnósticos, ainda é incerto.[22]

Em um estudo recente, cerca de 2/3 dos carcinomas em Barrett nasceram em pacientes com imuno-histoquímica negativa para p53.[23] No entanto, quando determinados por métodos moleculares, os genótipos p16 e p53 parecem promissores e merecem ser pesquisados clinicamente.[24]

De tudo o que foi pesquisado até agora, é claro que nenhum marcador molecular ou genético é suficiente para predizer ou determinar um grupo de risco mais alto para adenocarcinoma em esôfago de Barrett. A carcinogêne-se pode ser um processo de múltiplos passos e talvez sejam necessários vários marcadores moleculares para predizer o risco individual de neoplasia.

Por outro lado, a carcinogênese pode ser uma transformação qualitativa rápida e impossível de ser evidenciada por marcadores moleculares como fatores de risco. No momento, isso ainda não foi esclarecido. Com grandes estudos e em longo prazo, algum dia, talvez, possamos alcançar esse objetivo.

O QUE ACONTECE NO SEGUIMENTO DAS DISPLASIAS?

DISPLASIAS DE ALTO GRAU E ESOFAGECTOMIAS

Nas displasias de alto grau, em 10 séries cirúrgicas envolvendo 171 pacientes submetidos a esofagectomias, de 38% a 73% apresentavam adenocarcinomas.[25]

Em outra análise de esofagectomias por displasias de alto grau, de 22 séries de 1983 a 2000 envolvendo 228 pacientes, 89 (39%) apresentavam carcinomas invasivos nas peças. De 171 pacientes com dados histológicos detalhados, 62 (36%) tinham carcinomas invasivos confinados à parede esofágica e 6 (3,5%) tinham carcinomas invasivos que já comprometiam linfonodos regionais.[26]

Em uma série de 18 casos submetidos a esofagectomias, 9 (50%) já apresentavam adenocarcinomas, sendo que 6 no estágio I, 2 no estágio IIa e 1 no estágio IIB, com sobrevida total de 66,7% e de 100% nos casos só com displasias de alto grau.[27]

SEGUIMENTO ENDOSCÓPICO

Nas displasias de baixo grau, algumas séries evidenciaram evolução para alto grau e mesmo para adenocarcinomas. No seguimento de 48 casos por 41 meses, 4 evoluíram para alto grau (8,3%) e 1 para carcinoma (2,1%).[21] Outro gru-po seguiu 43 pacientes por 5 anos e 12% evoluíram para adenocarcinomas.[19]

Em estudo retrospectivo de 7 pacientes seguidos endoscopicamente, após o diagnóstico de metaplasia intestinal, a DBG foi diagnosticada após cerca de 24 meses; a DAG, 33 meses; o câncer, após 36 meses. Todos foram submetidos a esofagectomias.[28]

Nos pacientes com displasias de alto grau evidenciadas por biópsias endoscópicas e seguidas em longo prazo, há resultados um pouco conflitantes.

Um grupo encontrou 59% de incidência de adenocarcinoma em 76 pacientes seguidos por 5 anos (incidência cumulativa pela análise de Kaplan-Meier).[19]

DISPLASIAS DE ALTO GRAU: FOCAIS E DIFUSAS

Em outros trabalhos ocorreram 32 adenocarcinomas em 100 pacientes seguidos por 8 anos.[29] Nesse artigo, os pacientes foram divididos em 2 grupos: displasias de alto grau focais ou difusas. Nas focais, as displasias são limitadas a poucas criptas (no máximo 5) em só uma biópsia de todas as removidas. Na difusa, em mais de 5 criptas ou em mais de uma biópsia. Quando 33 pacientes com DAG focais foram comparados com os 67 com DAG difusas, os pacientes com a forma difusa tinham 5 vezes mais chance de desenvolver câncer em 4 anos de seguimento. Fato interessante, não houve diferenças evidentes nos marcadores biológicos (p53 e Ki67) entre os 2 grupos.

Ainda quanto a esse assunto bastante controverso, 15 pacientes com DAG unifocal (DAGu) foram avaliados com tratamento clínico intensivo e controle endoscópico. O final do estudo era a progressão para DAG multifocal (DAGm) ou adenocarcinoma ou DALM (displasia associada com lesão ou massa). Após 36,8 23,2 meses, 8 casos progrediram (4 para câncer, 2 para DAGm com DALM, com possíveis focos de carcinomas intramucosos, 1 para DAGm com 1 foco de possível carcinoma intramucoso e 1 para DAGm) e 7 regrediram (5 sem displasias e 2 para DBG). Nos 3 casos com Barrett curto com DAGm, ocorreram regressões.[30]

NOSSA EXPERIÊNCIA

Estudamos 14 pacientes com DAG nos últimos 7 anos (1997 a 2004).

Em 3 pacientes não encontramos lesões endoscópicas e as biópsias randomizadas a cada 1,0 cm também não evidenciaram alterações em seguimento de 3 a 6 anos.

Em 4 pacientes diagnosticamos neoplasias precoces com lesões visíveis endoscopicamente em 2 (1 IIa + IIc e outro IIa sm1) ou com magnificação de imagem e cromoscopia em 2 (1 do tipo IIb-IM e outro IIb + IIc-sm1).

Em 3 pacientes suspeitamos de bordas de erosões ou úlceras: nas erosões, as "displasias" sumiram após o tratamento e na borda da úlcera se firmou o diagnóstico de adenocarcinoma do tipo IIb – IM após cicatrização da mesma.

Em 1 paciente com 2 exames endoscópicos anteriores com biópsias com displasia de alto grau, diagnosticamos endoscopicamente neoplasia infiltrativa com as biópsias revelando adenocarcinoma, que na peça cirúrgica invadia até a adventícia, com gânglios comprometidos.

Em 3 pacientes também diagnosticamos neoplasias de cárdia e padrões foveolares aparentemente sem relação direta com o esôfago de Barrett (2 precoces e 1 avançado).

Portanto, de 14 pacientes analisados e seguidos endoscopicamente, evidenciamos: 5 (35,7%) neoplasias precoces (3 IM e 2 SM1); 1 (7,1%) carcinoma avançado; 3 carcinomas foveolares de cárdia (21,4%), sendo 2 precoces e 5 sem confirmação da DAG ou adenocarcinoma (35,7%). Do total de 14 DAG, 9 eram carcinomas (9/14 = 64,3%), sendo 7 precoces (50% das DAG e 77,7% dos carcinomas).

CÂNCER "DE NOVO" NO BARRETT?

Biologicamente, não está claro que o tipo de câncer que se diagnostica em um paciente em seguimento endoscópico seja o mesmo que se apresenta como "de novo" adenocarcinoma que pode ser mais agressivo, com crescimento mais rápido,[8] porque, embora muitos autores, principalmente americanos, acreditem que o câncer no Barrett se desenvolva por meio de uma seqüência do epitélio metaplásico para DBG, daí para DAG e finalmente adenocarcinoma, essa seqüência não tem sido muito documentada.

Muitos pacientes com displasias não as apresentam em exames de controle[10,19,31] e adenocarcinomas são diagnosticados no seguimento endoscópico em pacientes com biópsias prévias revelando tecido normal ou displasia de baixo grau.[12,14,31] Não está claro se ocorre erro de amostragem nas biópsias, se ocorre rápida transformação maligna ou se o câncer se desenvolve diretamente do epitélio metaplásico, sem alterações displásicas.

BARRETT E ÓBITOS

Com a incidência crescente de adenocarcinomas da cárdia e esofágicos em pacientes mais jovens, deve ocorrer aumento da mortalidade com impacto na sobrevida, o que ainda não foi evidenciado, porque, embora a incidência de câncer em Barrett seja relativamente alta na literatura americana, quando comparada com a da população geral (500 / 100.000 habitantes),[32,33] o risco absoluto é pequeno, porque a incidência desse câncer na população geral dos Estados Unidos é muito baixa (<10 / 100.000 habitantes).

Dados semelhantes foram evidenciados no Reino Unido, com risco aumentado para adenocarcinoma no esôfago de Barrett cerca de 50 vezes o da população geral (embora o risco absoluto seja também muito pequeno).[34]

Por outro lado, em uma série de 75 pacientes seguidos por 7,3 anos, somente 12 (16%) desenvolveram adenocarcinomas, sendo que dos 63 sem câncer, 18 morreram de outras causas,[31] reforçando algumas publicações que concluíram que o paciente com esôfago de Barrett geralmente morre por causas não relacionadas ao Barrett.[33, 35, 36]

Em outro seguimento de 155 pacientes, por 9,3 anos, ocorreram 79 óbitos, sendo que somente 2 por câncer de esôfago.[37]

Em análise de 554 trabalhos publicados na literatura e de 27 publicações selecionadas entre 1966 e 1998, se evidenciou que havia uma forte correlação entre o risco de câncer e o tamanho do estudo, com pequenas séries relatando maiores riscos e grandes séries com riscos menores, assim como diferenças nas definições de esôfago de Barrett, natureza do estudo (retrospectivo *versus* prospectivo), intervalo de seguimento e efeito do câncer detectado no primeiro ano. Embora o risco preciso permaneça ainda não definido, estima-se que sua incidência seja de 0,5% ao ano, ou seja, 1 caso a cada 200 pacientes seguidos anualmente por endoscopia digestiva alta.[32]

Em nossa casuística de seguimento de pacientes com esôfago de Barrett longo (> 2,0 cm – média 4,6 cm), evidenciamos 3 adenocarcinomas precoces em 130 casos seguidos, em média, por 10 anos (incidência de 0,23% por ano – 1 caso por 433,3 pacientes/ano) e nenhum caso em 97 Barretts curtos (< 2,0 cm – média 1,1 cm) seguidos em média por 6 anos.[3]

REFERÊNCIAS BIBLIOGRÁFICAS

1. Reid PJ, Weinstein WM. Barrett's esophagus and adenocarcinoma. ANNU Rev Med 1987;38:477-92.

2. Spechler SJ. Barrett's esophagus and esophageal adenocarcinoma: pathogenesis, diagnosis, and therapy. Med Clin North Am 2002;86(6):1423-45.

3. Parada AA, Homma MS, Zambrano M, Poletti PB, Venco FE, Cecconello I, Pinheiro EA. Endoscopic study and follow-up of patients with columnar epithelization of the distal esophagus. 11th World Congress of Gastroenterology, Vienna. Digestion 1998:59(Suppl 3):595.

4. Cameron AJ, Arora AS. Barrett's esophagus and reflux esophagitis: is there a missing link? Am J Gastroenterol 2002;97(2):273-8.

5. Hameeteman W et al. Barrett's esophagus: development of dysplasia and adenocarcinoma. Gastroenterology 1989;96:249-56.

6. Parada AA, Perez HJ, Santos CEO, Ribeiro RG, Richard LA. Intestinal metaplasia at the esophagus-gastric transition level, evaluated by image magnification and biopsies. Is it Barrett's esophagus? Esophagus 2001. VIIIth World Congress International Society for Diseases of the Esophagus; São Paulo, 2001.

7. Arruda RC, Almeida R, Batista DSB, Perez HJ, Parada AA. Relação entre a metaplasia intestinal e o tamanho da epitelização colunar do esôfago distal. XV Seminário Brasileiro de Endoscopia Digestiva; SOBED, Campo Grande, Brasil, 2001.

8. Katzka DA. Barrett's esophagus: surveillance and treatment. Gastroenterology Clinics 2002;31(2):481-97.

9. Spechler SJ. Disputing dysplasia. Gastroenterology 2001;120:1864-8.

10. Montgomery E, Bronner MP, Goldblum JR et al. Reproducibility of the diagnosis of dysplasia in Barrett's esophagus: a reaffirmation. Hum Pathol 2001;32:368-78.

11. Reid BJ, Haggitt RC, Rubin CE. Observer variation in the diagnosis of dysplasia in Barrett's esophagus. Hum Pathol 1988;19:166-78.

12. Skacel M, Petras RE, Gramlich TL et al. The diagnosis of low-grade dysplasia in Barrett's esophagus and its implications for disease progression. Am J Gastroenterol 2000;95:3383-7.

13. Katz D, Rothstein R, Schned A et al. The development of dysplasia and adenocarcinoma during endoscopic surveillance of Barrett's esophagus. Am J Gastroenterol 1998;93:536-41.

14. O'Connor JB, Falk GW, Richter JE. The incidence of adenocarcinoma and dysplasia in Barrett's esophagus: report on the Cleveland Clinic Barrett's Esophagus Registry. Am J Gastroenterol 1999;94(8):2037-42.

15. Falk GW et al. Jumbo biopsy forceps protocol still misses unsuspected cancer in Barrett's esophagus with high-grade dysplasia. Gastrointest Endosc 1999;49(2):170-6.

16. Levine DS, Haggitt RC, Blount PL et al. An endoscopic biopsy protocol can differentiate high-grade dysplasia from early adenocarcinoma in Barrett's esophagus. Gastroenterology 1993;105:40-50.

17. Levine DS, Blount PL, Rudolph RE, Reid BJ. Safety of a systematic endoscopic biopsy protocol in patients with Barrett's esophagus. Am J Gastroenterol 2000;95(5):1152-7.

18. Rabinovitch OS, Longton G, Blount PL, et al. Predictors of progression in Barrett's esophagus III: baseline flow cytometric variables. Am J Gastroenterol 2001;96:3071-83.

19. Reid BJ et al. Predictors of progression to cancer in Barrett's esophagus: baseline histology and flow cytometry identify low-and high-risk patients subsets. Am J Gastroenterol 2000;95:1669-76.

20. Reid BJ et al. Predictors of progression in Barrett's esophagus II: baseline 17p (p53) loss of heterozygosity identifies a patient subset at increased risk for neoplastic progression. Am J Gastroenterol 2001;96:2939-48.

21. Weston AP et al. p53 Protein overexpression in low-grade dysplasia (LGD) in Barrett's esophagus: immunohistochemical marker predictive of progression. Am J Gastroenterol 2001;96:1355-62.

22. Hashimoto CL, Sakai P, Baba ER, Iriya K, Moraes Filho JPP. Esôfago de Barrett. In: Endoscopia digestiva – diagnóstica e terapêutica (SOBED). Rio de Janeiro: Revinter; 2005. P. 167-80.

23. Bani-Hani K, Martin IG, Hardie LF et al. Prospective study of cyclin D1 overexpression in Barrett's esophagus: associating with increased risk of adenocarcinoma. J Natl Cancer Inst 2000;92:1316-21.

24. Sharma P, Mc Quaid K, Dent J et al. A critical review of the diagnosis and management of Barrett's esophagus: The AGA Chicago Workshop. Gastroenterology 2004;127:310-30.

25. Pacifico JR, Deschamps C, Wang KK. Management of Barrett's esophagus with high-grade dysplasia. Surg Clin North Am 2002;82(4):683-95.

26. Romagnoli R, Gutschow C, Collard JM. What is the prevalence of undetected carcinoma in resection specimmes for high-grade dysplasia? In: Robert Giuli, Jörg Rüdiger Siewert, Daniel Couturier, Carmelo Scarpignato, editors. Barrett's esophagus. OESO Vol I. Paris: John Libbey Eurotext; 2003. P. 343-6.

27. Pera M et al. Barrett's esophagus with high-grade dysplasia: an indication for esophagectomy? Ann Thor Surg 1992; 52(2):199-204.

28. Theisen J, Nigro JJ, de Meester TR, Peters JH, Gastal OL, Hagen JA, Hashemi M, Bremner CG. Chronology of the Barrett's metaplasia-dysplasia-carcinoma sequency. Dis Esophagus 2004;17(1):67-70.

29. Buttar NS et al. Extent of high-grade dysplasia in Barrett's esophagus correlates with risk of adenocarcinoma. Gastroenterology 2001;120:1630-9.

30. Weston AP, Sharma P, Topalovski M, Richards R, Cherian R, Dixon A. Long-term follow-up of Barrett's high-grade dysplasia. Am J Gastroenterol 2000;95(8):1888-93.

31. Schnell TG, Sontag SJ, Chejfec G, Aranha G, Metz A, O'Connell S. et al.Long-term nonsurgical management of Barrett's esophagus with high-grade dysplasia. Gastroenterology 2001;120:1607-19.

32. Shaheen NJ, Crosby MA, Bozymski EM et al. Is there publications bias in the reporting of cancer risk in Barrett's esophagus? Gastroenterology 2000;119:333-8.

33. Spechler SJ et al. Long-term outcome of medical and surgical treatment for gastroesophageal reflux disease: follow-up of a randomized controlled trial. JAMA 2001;285:2331-8.

34. Solaymani – Dodaran M, Coupland C, Logan RF. Risk of esophageal cancer in Barrett's oesophagus and in gastro-oesophageal reflux. Gastroenterology 2003;124:A-33.

35. Cameron AJ et al. The incidence of adenocarcinoma in columnar-lined (Barrett's) Esophagus. N Engl J Med 1985;313: 857-9.

36. Van der Veen AH et al. Adenocarcinoma in Barrett's oesophagus: an overrated risk. Gut 1989;30:14-8.

37. Van der Burgh A et al. Oesophageal cancer is an uncommon cause of death in patients with Barrett's oesophagus. Gut 1996;39:5-8.

CAPÍTULO 61

ATIPIAS E NEOPLASIAS EM ESÔFAGO DE BARRETT – NOVA CLASSIFICAÇÃO SIMPLIFICADA DE DISPLASIA

Filadelfio Euclides Venco • Roberto El Ibrahim
Giulio Cesare Santos • Artur A. Parada

DIAGNÓSTICO

O diagnóstico de displasias é baseado em anormalidades citológicas e arquiteturais que sugerem transformação neoplásica do epitélio colunar.[1,2] Segundo muitos autores, alterações displásicas intensas precedem o desenvolvimento de carcinoma invasivo.[3,4] Quando ocorre a regressão da displasia de alto grau (DAG) para displasia de baixo grau (DBG), provavelmente deu-se um erro de amostragem ou um diagnóstico inconsistente. O problema com essa definição é que ela não indica exatamente quais alterações microscópicas caracterizam um epitélio inequivocamente neoplásico.[5]

VARIAÇÕES INTEROBSERVADORES

Há uma grande variação interobservador no sistema convencional de graduação da displasia.[6,7,8] Os mecanismos que levam à metaplasia colunar e à displasia são pouco entendidos.

Na prática, há muitos pacientes com refluxo GE intenso e também refluxo duodeno-gastro-esofágico (biliar) com grandes hérnias hiatais, com o fenômeno da cavidade comum e que não desenvolvem metaplasia colunar.[9] Qual dos pacientes com esôfago de Barrett desenvolverá atipias ou displasias e a velocidade dessas alterações também permanecem além de nossa compreensão. A maioria dos pacientes diagnosticados tem mais de 50 anos e é impossível determinar quando a metaplasia colunar ocorreu e se isso é progressivo. Nos estudos prospectivos, a velocidade de piora da displasia até o aparecimento do câncer precoce difere muito de paciente para paciente[10] e as casuísticas apresentam números muito pequenos de casos (5 casos em cada um dos 2 estudos: um europeu e outro americano)[11,12] (Figuras 61.1 e 61.2).

CLASSIFICAÇÃO DE VIENA

Os patologistas japoneses e ocidentais usam critérios semelhantes para o diagnóstico de carcinoma submucoso. As divergências ocorrem na avaliação das lesões intramucosas, em que podem ser diagnosticadas como pré-malignas no Ocidente, como as DAG, e malignas, como carcinomas intramucosos, no Japão. Uma classificação de consenso foi recentemente proposta[13] e deve ser empregada para todo o trato gastrointestinal[14] (Tabela 69.1).

Esse sistema usa a entidade morfológica do carcinoma *in situ*, reconhecendo que no campo da biologia molecular, uma vez uniformemente definido, este pode ter associações moleculares específicas. Clinicamente, em esôfago de Barrett, geralmente esse termo é incluído em DAG.[15] Como não sabemos quando, como e em que velocidade se desenvolve a displasia, devemos nos basear nos seguimentos com os protocolos padronizados para biópsias.

Nessa classificação, a malignidade é caracterizada pela invasão da lâmina própria. São chamadas de *lesões superficiais* quando há invasão no máximo até a submucosa do esôfago; *lesões avançadas*, a partir de invasões da muscular

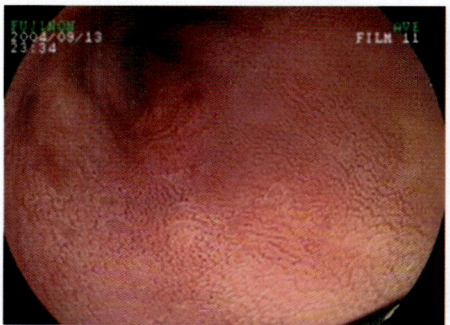

FIGURA 61.1

Barrett com área de atipia não confirmada no seguimento

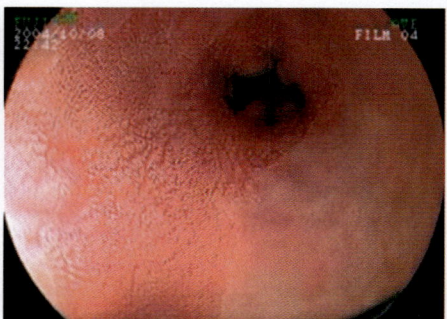

FIGURA 61.2

Barrett com área de atipia não confirmada no seguimento

TABELA 69.1

Grupo	Diagnóstico histológico
1	Negativo para displasia/neoplasia (inclui lesões reativas)
2	Indefinido para displasia/neoplasia
3	Neoplasia de baixo grau intra-epitelial, não-invasiva (equivale à displasia de baixo grau). Corresponde à displasia discreta e moderada no sistema de 3 graus (adenoma/displasia de baixo grau)
4	Neoplasia de alto grau intra-epitelial, não-invasiva (equivale à displasia de alto grau): 4.1 Adenoma/displasia de alto grau (displasia intensa no sistema de 3 graus); 4.2 Carcinoma não-invasivo (*in situ*) 4.3 Suspeita de carcinoma invasivo
5	Neoplasia invasiva 5.1 Intramucosa (invade até lâmina própria); pode ser classificada também como 4.4 5.2 Invasão até sm ou mais

própria. O termo curável, ou precoce, sugere um tumor localizado com potencial para cura após sua ressecção local completa, ou seja, tem risco muito baixo de metástases ganglionares. No esôfago, essas lesões são principalmente as intramucosas.[16,17]

PROTOCOLO DE SEATTLE

O Protocolo de Seattle assume:

- pacientes com DBG ou menos praticamente não apresentam aumento de risco para carcinoma;
- é possível aguardar que os pacientes desenvolvam evidências de invasão antes de recomendar esofagectomias e assim reduzir o número dessas indicações desnecessárias.[15]

No entanto, mesmo com esse protocolo (biópsias-jumbo nos 4 quadrantes a cada 1,0 cm ou em quaisquer alterações visíveis), alguns carcinomas podem passar despercebidos. Devido a essas dificuldades, levanta-se a questão de se realmente a DBG deveria ser usada como referência para seguimento e tratamento. O problema é que a DBG não pode ser distiguida claramente dos casos indefinidos para displasias.[15]

Alguns pontos ainda desafiam nossos conhecimentos: os adenocarcinomas da cárdia e os do esôfago de Barrett são os mesmos? Todos os adenocarcinomas que aparecem em esôfago de Barrett se desenvolvem a partir da metaplasia intestinal? Na ausência da MI, o risco de degeneração maligna é desprezível? Se o conceito de DBG é tão controvertido e subjetivo, por que não seguir todos os pacientes com Barrett?

O QUE ACONTECE COM AS DISPLASIAS?

DISPLASIAS DE BAIXO GRAU

Há poucos dados na literatura, a maioria na forma de resumos, correlacionando o diagnóstico de DBG com o seguimento clínico-endoscópico.[18]

Os estudos confirmam que a grande maioria dos pacientes com DBG (de 75% a 92%) não desenvolve DAG ou câncer.[19,20] Para se decidir se esses pacientes devem ser seguidos mais freqüentemente ou não, seria aconselhável que as biópsias fossem revistas por dois patologistas experientes.[18]

DISPLASIAS DE ALTO GRAU

A freqüência de DAG na endoscopia inicial com diagnóstico de esôfago de Barrett varia de 1% para o Barrett curto (8/875 casos da literatura) a 2,8% para o longo (19 de 673 casos da literatura de 1989 a 2000), com média de 1,85% (27/1458)[21] (Tabela 61.2).

TABELA 61.2

Displasias de Alto Grau – Prevalência		
1989 a 2000	N/Total	%
Barrett curto	8/875	1,0
Barrett longo	19/673	2,8
Total	27/1458	1,8

Nos pacientes com diagnóstico de DAG e que se submeteram a esofagectomias, carcinomas foram encontrados em 8%[22,23] a 73%,[24] com uma média de 39%.[25] Em outra análise de esofagectomias por displasias de alto grau de 22 séries de 1983 a 2000, envolvendo 228 pacientes, 89 (39%) apresentavam carcinomas invasivos nas peças. De 171 pacientes com dados histológicos detalhados, 62 (36%) tinham carcinomas invasivos confinados à parede esofágica e apenas 6 (3,5%) apresentavam carcinomas invasivos que já comprometiam linfonodos regionais.[26]

DAG → Esofagectomias → 39% com carcinomas

De 75 pacientes com DAG, sem carcinomas diagnosticados depois de 1 ano de busca intensiva, 12 desenvolveram câncer (16%) durante o seguimento médio de 7,3 anos. É claro que, pelo menos nesse trabalho, a DAG segue um curso relativamente benigno na maioria dos pacientes. Dessa forma, nesses pacientes com DAG, se a mucosa é plana e se no seguimento intensivo de 1 ano não se revela um adenocarcinoma, a ressecção cirúrgica pode ser seguramente evitada. Esse paciente tem 15% de chance de desenvolver câncer nos próximos 7 anos e, se isso ocorrer, o tratamento é provavelmente curativo.[25]

→

75 DAG sem carcinomas [7,3 anos] 16 % com carcinomas

A DISPLASIA DE ALTO GRAU É VISÍVEL ENDOSCOPICAMENTE?

A aparência endoscópica da displasia de alto grau foi estudada em 29 casos.[21] Do total, 23 (79%) apresentavam mucosa normal e 6 (21%) lesões visíveis (2 úlceras, 1 nódulo e 3 focos nodulares e friáveis). Em outro grupo,[27] a experiência foi diferente: aparência normal em 14 de 29 (48,3%) e anormal em 15 (51,7%), incluindo estenoses com nodularidades em 2, úlceras (com nodularidades, planas ou pólipos) em 11, apenas com nodularidade em 1 e apenas com foco de friabilidade em 1.

Em outra publicação de mucosectomias em lesões sugestivas de malignidade ou com DAG em 25 casos – 23 REM do tipo levantar (*lift*) e cortar (*cut*) e 2 com ligaduras –, entre 1995 e 1998, havia nódulos ou pólipos em 11 (44%) e suspeita histológica de câncer superficial ou DAG em 14 (56%). A mucosectomia diagnosticou 13 adenocarcinomas (52%), DAG em 4 (16%) e 8 lesões de baixo risco neoplásico (32%).

As lesões suspeitas geralmente são polipóides, com pregas elevadas, nodulares[28] ou ulceradas, friáveis, irregulares, com superfícies vilosas[29] ou com alterações de cor com apagamento do padrão foveolar.[30]

Em resumo, desses 83 casos de DAG relatados na literatura, 51 tinham lesões invisíveis (61,4%) e 32 visíveis (38,6%). Das 32 lesões visíveis, 13 eram úlceras (40,6%), 13 com nódulos (40,6%), 4 friabilidade com ou sem nódulos (12,5%) e 2 com estenoses (6,2%). Esses dados estão resumidos nos Quadros 61.3 e 61.4:

QUADRO 61.3

DAG – N = 83		
Lesões	N	%
Invisíveis	51	61,4
Visíveis	32	38,6

QUADRO 61.4

DAG (Lesões Visíveis) – N = 32		
Lesões	N	%
Úlceras	13	40,6
Nódulos	13	40,6
Friabilidade (com ou sem nódulos)	4	12,5
Estenoses	2	6,2
Total	32	100,0

Nos pacientes com DAG, após tratamento intensivo com IBP, devemos repetir as endoscopias com biópsias-jumbo nos 4 quadrantes a cada 1,0 cm e em quaisquer alterações visíveis endoscopicamente.[31]

A utilização de corantes como índigo-carmim ou azul de metileno ou de ácido acético com magnificação de imagem é extremamente interessante em esôfago de Barrett e particularmente em pacientes com suspeitas de adenocarcinomas.

REFERÊNCIAS BIBLIOGRÁFICAS

1. Hamilton SR. Adenocarcinoma in Barrett's oesophagus. In: Whitehead R, ed. Gastrointestinal and oesophageal pathology. Edinburgh: Churchill Livingstone; 1989. P. 683-700.
2. Ridell RH, Goldman H, Ransohoff DF, Appelman HD, Fenoglio CM, Haggitt RC et al. Dysplasia in inflammatory bowel disease: standardized classification with provisional clinical applications. Hum Pathol 1983;14:931-68.
3. Reid BJ, Blount PL, Rubin CE, Levine DS, Haggitt RC, Rabinovitch OS. Flow-cytometric and histological progression to malignancy in Barrett's esophagus: prospective endoscopic surveillance of a cohort. Gastroenterology 1992;102:1212-9.
4. Van Sandick JW et al. Impact of endoscopic biopsy surveillance of Barrett's oesophagus on pathological stage and clinical outcome of Barrett's carcinoma. Gut 1998;43:216-22.
5. Appelman HD. Are there specific morphometric features, particularly architectural, that correlate with different grades of dysplasia? In: Robert Giuli, Jörg Rüdiger Siewert, Daniel Couturier, Carmelo Scarpignato, editors. Barrett's esophagus. OESO Vol I. Paris: John Libbey Eurotext; 2003. P. 299.
6. Reid BJ, Haggitt RC, Rubin CE. Observer variation in the diagnosis of dysplasia in Barrett's esophagus. Hum Pathol 1988;19:166-78.
7. Sagan C, Fléjou JF, Diebold MD, Potet F, Le Bodic MF. Reproducibilité des critère histologiques de dysplasie sur muqueuse de Barrett. Gastroenterol Clin Biol. 1994; 18: D31-4.
8. Montgomery E, Bronner MP et al. Reproducibility of the diagnosis of dysplasia in Barrett's esophagus (BE): a reaffirmation. Mod Pathol 2000;13:85A.
9. Weston Ap, Badr AS, Hassanein RS. Prospective multivariate analysis of clinical, endoscopic, and histological factors predictive of the development of Barrett's multifocal high-grade dysplasia or adenocarcinoma. Am J Gastroenterol 1999;94:3413-9.

10. Tytgat GN. Without a standardized sampling technique, can the average time required for dysplastic epithelium to develop on Barrett's epithelium be determined and for dysplastic cells to become invasive? In: Robert Giuli, Jörg Rüdiger Siewert, Daniel Couturier, Carmelo Scarpignato, editors. Barrett's esophagus. OESO Vol I. Paris: John Libbey Eurotext; 2003. P. 304-6.

11. Hameeteman W et al. Barrett's esophagus: development of dysplasia and adenocarcinoma. Gastroenterology 1989; 96: 249-56.

12. Williamson WA, Ellis FH, Gibb SP, Shahian DM, Aretz HT, Heatley GJ, Watkins E. Barrett's esophagus. Prevalence and incidence of adenocarcinoma. Arch Med 1991;151:2212-6.

13. Dixon MF. Gastrointestinal epithelial neoplasia: Vienna revisited. Gut 2002;51:130-1.

14. Schlemper RJ, Riddell RH, Kato Y et al. The Vienna classification of gastrointestinal epithelial neoplasia. Gut 2000; 47:251-5.

15. Riddell RH. What are the advantages of a new simplified classification system of dysplasia? In: Robert Giuli, Jörg Rüdiger Siewert, Daniel Couturier, Carmelo Scarpignato, editors. Barrett's esophagus. OESO Vol I. Paris: John Libbey Eurotext; 2003. P. 287-8.

16. Endo M, Takeshita K, Yoshida M. How can we diagnosis the early stage of esophageal cancer ? Endoscopic Diagnosis. Endoscopy 1986;18:11-18.

17. Lambert R. Diagnosis of esophagogastric tumors. Endoscopy 2004;36:110-9.

18. Richter JE. What is the long-term significance of low-grade dysplasia? In: Robert Giuli, Jörg Rüdiger Siewert, Daniel Couturier, Carmelo Scarpignato, editors. Barrett's esophagus. OESO Vol I. Paris: John Libbey Eurotext; 2003. P. 306-7.

19. Weston Ap, Sharma P, Topaloski M et al. Low-grade dysplasia in Barrett's esophagus: variable fate during long-term prospective follow-up. Gastroenterology 1999;116:1349A.

20. Sontag SJ, Schnell T, Chejfec G et al. Barrett's, low-grade dysplasia and fear; yearly Endoscopy is not justified: surveillance every 2 to 3 years detects all cancers early. Gastroenterology 1999;116:1381.

21. Weston AP. How frequently can high-grade dysplasia be found in normal subjects? In: Robert Giuli, Jörg Rüdiger Siewert, Daniel Couturier, Carmelo Scarpignato, editors. Barrett's esophagus. OESO Vol I. Paris: John Libbey Eurotext; 2003. P. 317-8.

22. Cameron AJ et al. The incidence of adenocarcinoma in columnar-lined (Barrett's) esophagus. N Engl J Med 1985 ;313:857-9.

23. Van der Veen AH et al. Adenocarcinoma in Barrett's oesophagus: an overrated risk. Gut 1989;30:14-8.

24. Peters JH et al. Outcome of adenocarcinoma arising in Barrett's esophagus in endoscopically surveyed and nonsurveyed patients. J Thorac Cardiovasc Surg 1994;108:813-22.

25. Sontag SJ. Can a selective approach to the management of high-grade dysplasia be summarized? The role of the patient and the physican. In: Robert Giuli, Jörg Rüdiger Siewert, Daniel Couturier, Carmelo Scarpignato, editors. Barrett's esophagus. OESO Vol I. Paris: John Libbey Eurotext; 2003. P. 358-60.

26. Romagnoli R, Gutschow C, Collard JM. What is the prevalence of undetected carcinoma in resection specimmes for high-grade dysplasia? In: Robert Giuli, Jörg Rüdiger Siewert, Daniel Couturier, Carmelo Scarpignato, editors. Barrett's esophagus. OESO Vol I. Paris: John Libbey Eurotext; 2003. P. 343-6.

27. Levine DS, Haggitt RC, Blount PL et al. An endoscopic biopsy protocol can differentiate high-grade dysplasia from early adenocarcinoma in Barrett's esophagus. Gastroenterology 1993;105:40-50.

28. Parada AA, Pollara WM, Cecconello I, Zilberstein B, Venco FE, Iriya K, Ishioka S, Pinotti HW. Diagnóstico e classificação endoscópica do esôfago de Barrett. VII Seminário Brasileiro de Endoscopia Digestiva – SOBED; Guarapari, 1985.

29. Nijhawan PK, Wang KK. Endoscopic mucosal resection for lesions with endoscopic features suggestive of malignancy and high-grade dysplasia within Barrett's esophagus. Gastrointest Endosc 2000;52:328-32.

30. Parada AA, Homma MS, Valência G, Sarrapio FP, Venco FE, Pelizon C. Adenocarcinoma em esôfago de Barrett tratado por mucosectomia endoscópica. In: XIII Seminário Brasileiro de Endoscopia Digestiva. SOBED; Brasília, 1997.

31. Reid BJ, Blount PL, Feng Z, Levine DS. Optimizing endoscopic biopsy detection of early cancers in Barrett's high-grade dysplasia. Am J Gastroenterol 2000;95:3089-95.

CAPÍTULO 62

TRATAMENTO DO ESÔFAGO DE BARRETT – VISÃO GERAL

Artur A. Parada • Ricardo Mincis • Marco Zambrano
Silvana Dagostin • Simone Minari Guardado • Dauana Arruda Bastos

INTRODUÇÃO

O esôfago de Barrett, a DRGE e provavelmente o refluxo duodenogastroesofágico[1,2] de base são tratados com o objetivo de reduzir a mortalidade do câncer que nasce no epitélio colunar metaplásico.[3] Embora a maioria nunca desenvolva câncer, cerca de 5% o terão (incidência de 40 a 100 vezes a da população geral).[4] Várias estratégias têm sido propostas, embora não haja ainda um consenso claro quanto ao melhor tratamento:[5]

- Tratamento clínico anti-refluxo;[6]
- Cirurgia anti-refluxo;[7]
- Tratamento endoscópico;[8,9]
- Drogas antiinflamatórias não-esteróides (AINES) para inibir as isoenzimas ciclooxigenases (Cox) e seus efeitos na proliferação celular;[10,11]
- Seguimento endoscópico e histológico.[12,13]

Embora cada uma dessas estratégias seja baseada em justificativas plausíveis, não se provou ainda a redução da mortalidade por câncer no esôfago de Barrett. Além disso, cada uma apresenta custos, inconveniências e riscos variáveis.[14]

Dentre as estratégias preventivas para o câncer, somente o seguimento endoscópico regular tem sido recomendado na rotina clínica por várias sociedades médicas, incluindo a American Society for Gastrointestinal Endoscopy (ASGE) e o American College of Gastroenterology (ACG).[15]

TRATAMENTO CLÍNICO E CIRÚRGICO NA PREVENÇÃO DE CARCINOMAS

Tanto o tratamento clínico do RGE quanto o tratamento cirúrgico não resultam em reversão do esôfago de Barrett.[16] Eles também não reduzem significativamente o risco de adenocarcinoma.[17]

Quanto ao tratamento clínico, especula-se que a supressão ácida prolongada pode provocar o desenvolvimento de metaplasia e neoplasia.[18] De acordo com algumas observações,[19] o risco de adenocarcinoma esofágico é três vezes maior entre pacientes que utilizam supressão ácida em comparação com os que não utilizam.

O seguimento por 5 anos de 50 pacientes com tratamento com supressão ácida evidenciou aumento da metaplasia intestinal de 34 para 37 casos, assim como aumento da DBG de 6 para 10, DAG de 1 para 3 e o aparecimento de câncer em 5 pacientes.[20] No seguimento de 3 anos de 31 pacientes com supressão ácida, também se evidenciou incidência de 5,7% de progressão para displasia, sendo que a DAG ocorreu em 2 casos e 1 deles evoluiu para câncer.[21]

A utilização de omeprazol 20 mg duas vezes ao dia aumenta o pH gástrico, diminuindo o volume da secreção gástrica, e diminui o RGE para um grau similar ao da cirurgia anti-refluxo,[22,23] sem afetar o refluxo duodenogástrico.[24]

RISCO DE CÂNCER GÁSTRICO?

Em animais com indução experimental de refluxo enterogástrico e tratados com omeprazol, observou-se significante aumento de neoplasias gástricas e de hiperplasias esofagianas,[25] embora isso não tenha sido observado em humanos. Devido a essas considerações,[26] os pacientes em tratamento com supressão ácida por longo período deveriam ser incluídos em um programa de seguimento endoscópico com biópsias gástricas.

EXPOSIÇÃO ÁCIDA ESPORÁDICA

A expressão de PCNA (antígeno nuclear de células proliferativas – marcador de proliferação celular) diminuiu e a expressão de vilina (marcador de diferenciação) aumentou significativamente em biópsias de 24 pacientes nos quais os inibidores de bomba de prótons (IBP) normalizaram a exposição ácida esofágica, mas isso não ocorreu em 15 casos com persistência do refluxo ácido anormal durante a terapêutica com IBP.[27] Esses dados sugerem que a exposição ácida esporádica (escape noturno) no esôfago poderia estimular a hiperproliferação celular, suprimir a apoptose e promover a carcinogênese no Barrett; que só a inibição ácida intensiva e completa, com cautela, pode funcionar como terapia preventiva na carcinogênese do Barrett; e que a utilização do IBP pode ser uma alternativa viável,[10] pois vários estudos já demonstraram a eficácia dos IBP no controle dos sintomas da DRGE (de 67% a 87%) e cicatrizar esofagites (de 72,2% a 95%).[28]

Têm-se evidenciado o escape noturno em até 70% dos pacientes em tratamento clínico e que a terapêutica clínica não funciona muito bem se há hérnia hiatal com mais de 3,0 cm, se o comprimento do esôfago de Barrett é maior do que 2,0 cm e se há displasia no momento do diagnóstico.

A cirurgia tem sido bastante efetiva no aumento da pressão do esfíncter esofagiano inferior (EEI) e na diminuição dos relaxamentos transitórios do EEI, que são os maiores componentes da DRGE. Com isso, controla-se continuamente o refluxo ácido e alcalino para o esôfago.

Parece lógico, portanto, que o tratamento cirúrgico devesse ser o preferido para tratar os pacientes com esôfago de Barrett. A mortalidade da cirurgia laparoscópica é bem baixa e gira em torno de 0,1% a 0,2%, mas a morbidade é alta (diarréia em 14%, distensão abdominal em 8%, disfagia em 5% etc.).

O problema maior é que a falha da cirurgia é de cerca de 1% ao ano e que 5 anos após o procedimento, cerca de 35% dos pacientes estão em uso novamente de medicamentos. Esse tem sido o maior argumento contra a cirurgia anti-refluxo.[29]

Hoje, portanto, as principais indicações cirúrgicas para o esôfago de Barrett seriam para pacientes sintomáticos, a despeito da terapia medicamentosa, para os pacientes com hérnias hiatais moderadas ou grandes (> 3,0 cm), com longos segmentos de epitélio colunar (> 2,0 cm), para aqueles que preferem a cirurgia e as esofagectomias para os casos com DAG ou carcinomas.[29]

TRATAMENTO ENDOSCÓPICO ANTI-REFLUXO

O tratamento endoscópico anti-refluxo ainda se encontra em fase experimental e tem de provar seu valor como alternativa ao tratamento clínico com IBP e ao tratamento cirúrgico.

O número de aparelhos e técnicas em desenvolvimento para o tratamento endoscópico da DRGE tem aumentado bastante e atraído muito a atenção dos gastroenterologistas.[30]

Provavelmente, a técnica mais utilizada é a da ablação com radiofreqüência (procedimento de Stretta – RFA), com resultados razoáveis.[31]

As técnicas de suturas são outra opção endoscópica (EndoCinch®, da BARD, ou o Sew Right Device®, técnica similar oferecida pela Wilson-Cook) assim como a plicatura de toda a parede gástrica (EPS – Endoscopic Plication System, da NDO-Surgical).[32,33,34]

Outras técnicas recentemente utilizadas e que já estão sendo abandonadas são a injeção de Enterix® (*tantalum polyvinyl alcohol – Boston Scientific*) na camada muscular do esôfago[35] e a implantação de pequenas próteses de hidroxigel na submucosa esofágica junto a TEG (*Gatekeeper System*).[36] Já está em desenvolvimento também um *stapler* endoscópico[37-40] que talvez permita a confecção de um mecanismo anti-refluxo mais eficiente.

Em geral, os tratamentos endoscópicos incluem pacientes com doenças discretas e sem hérnias hiatais, para os quais o tratamento clínico com IBP é sabidamente muito efetivo.[41] Os dados sobre a eficácia dessas novas modalidades endoscópicas de tratamento da DRGE são ainda muito limitados. É interessante como muitas dessas técnicas têm sido aprovadas para uso clínico nos Estados Unidos, provavelmente porque são relativamente seguras, pois seus resultados ainda não foram bem estabelecidos. A maioria das publicações tem relatado ainda somente seguimento de curto prazo, geralmente com poucos pacientes, com doenças discretas e usualmente com estudos subótimos.[41] Apesar de nossa empolgação com essas modalidades endoscópicas, os trabalhos publicados em geral estão evidenciando ainda a pouca efetividade desses procedimentos anti-refluxo.[42]

CIRURGIA *VERSUS* IBP

Em um estudo randomizado comparando a cirurgia anti-refluxo (Nissen) com o tratamento clínico (IBP), com seguimento de 5 e 4 anos para os 2 grupos respectivamente, a incidência de adenocarcinomas foi de 1/116 pacientes/ano no grupo clínico e 1/319 no cirúrgico, sendo que nos 228 pacientes operados com sucesso (avaliados com pHmetria) não ocorreu nenhum carcinoma.[43]

Em revisão da literatura, 340 pacientes submetidos à cirurgia anti-refluxo foram seguidos por 4,4 anos (1 a 18 anos). A maioria dos pacientes (74%) não teve alterações no esôfago de Barrett. A regressão foi observada em 17% e a progressão em 9% dos pacientes. Das regressões, 12% foram parciais, 4% completas e em 1% a DBG desapareceu. Das progressões, 4% aumentaram de tamanho, 3% evoluíram para câncer e 2% para DBG.[44]

A maioria dos carcinomas relatados em esôfago de Barrett pós-cirurgia anti-refluxo se desenvolveu dentro dos primeiros 5 anos após o procedimento, sugerindo a possibilidade de que sejam carcinomas prevalentes, não detectados na época da cirurgia. Nos casos que se desenvolveram após 5 anos, as cirurgias não tinham sido eficientes e se evidenciaram refluxos recorrentes avaliados por sintomas ou pHmetria. Dessa forma, há evidências de que uma cirurgia eficaz protege contra o desenvolvimento do adenocarcinoma.[44]

REFERÊNCIAS BIBLIOGRÁFICAS

1. Iascone C, De Meester TR, Little AG, Skinner DB.Barrett's esophagus. Funtional assessment, proposed pathogenesis, and surgical therapy. Arch Surg 1983;118:543-9.

2. Attwood SE, De Meester TR, Bremner CG, Barlow AP, Hinder RA. Alkaline gastroesophageal reflux: implications in the development of complications in Barrett's columnar-lined lower esophagus. Surgery 1989;106:764-70.

3. Scarpignato C, Pelosini I, Molina E. Acid suppression in Barrett's esophagus: why and how? In: Robert Giuli, Jörg Rüdiger Siewert, Daniel Couturier, Carmelo Scarpignato, editors. Barrett's esophagus. OESO Vol II. Paris: John Libbey Eurotext; 2003. P. 437-55.

4. Fennerty MB. Endoscopic ablation of Barrett's related neoplasia: What is the evidence supporting its use? Gastrointest Endosc 2003;58(2):246-9.

5. Falk GW. Barrett's esophagus. Gastroenterology 2002;122 (6):1569-91.

6. Fitzgerald RC, Lascar R, Triadafilopoulos G. Review article: Barrett's oesophagus, dysplasia and pharmacologic acid suppression. Aliment Pharmacol Ther 2001;15:269-76.

7. De Meester TR. Surgical therapy for Barrett's esophagus: prevention, protection and excision. Dis Esophagus 2002;15:109-16.

8. Walker SJ, Selvasekar CR, Birbeck N. Mucosal ablation in Barrett's esophagus. Dis Esophagus 2002;15:22-9.

9. Urosevic P, Kiroff GK. Ablation of Barrett's epithelium: the promise and the problems. Dis Esophagus 2002;15:30-8.

10. Fennerty MB, Triadafilopoulos G. Barrett's-related esophageal adenocarcinoma is chemoprevention a potencial option? Am J Gastroenterol 2001;96:2302-5.

11. Fennerty MB. Barrett's-related esophageal cancer: has the final hurdle been cleared, now paving the way for human chemoprevention trials? Gastroenterology 2002;122:1172-5.

12. Sontag SJ. Prevention death of Barrett's cancer: does frequent surveillance endoscopy do it? Am J Med 2001;111 (Suppl 8A):137S-141S.

13. Craanen ME, Blok P, Neijer GA, Meuwissen SG. Surveillance in Barrett's oesophagus: a critical reappraisal. Scand J Gastroenterol 2002;37(suppl 236):4-8.

14. Spechler SJ. Managing Barrett's esophagus. Decisions have to be based on indecisive data. Br Méd J 2003;26:892-4.

15. Sampliner RE. Practice parameters commitee of the ACG. Practice guidelines on the diagnosis, surveillance and therapy of Barrett's esophagus. Am J Gastroenterol 1998;313:1028-32.

16. Pollara WM, Zilberstein B, Cecconello I, Parada AA, Pinotti HW. In: Siewert JR & Holscher AH, editors. Barrett's esophagus. Diseases of the esophagus. Berlin: Springer-Verlag;1988. P. 545-9.

17. Sampliner RE. Prevention of adenocarcinoma by reversing Barrett's esophagus with mucosal ablation. World J Surg 2003 Sep;27(9):1026-9.

18. Kauer WK, Peters JH, De Meester TR, Ireland AP, Bremner CG, Hagen JA. Mixed reflux of gastric and duodenal juices is more harmful to the esophagus than gastric juice alone. The need for surgical therapy re-emphasized. Ann Surg 1995;222:525-33.

19. Lagergren J, Bergstrom R, Lindgren A, Nyren O. Symptomatic gastroesophageal reflux as a risk factor for esophageal adenocarcinoma. N Engl J Med 1999;340:825-31.

20. Hameeteman W, Tytgat GN, Houthoff HJ, Van den Tweel JG. Barrett's esophagus: development of dysplasia and adenocarcinoma. Gastroenterology 1989;96:1249-56.

21. Sharma P, Morales TG, Bhattacharyya A, Garewal HS, Sampliner RE. Dysplasia in short-segment Barrett's esophagus: a prospective 3-year follow-up. Am J Gastroenterol 1997; 92:2012-16.

22. Marshall RE, Anggiansah A, Manifold DK, Owen WA, Owen WJ. Effect of omeprazole 20mg twice daily on duodenogastric and gastro-esophageal bile reflux in Barrett's oesophagus. Gut 1998;43:603-6.

23. Menges M, Muller M, Zeitz M. Increased acid and bile reflux in Barrett's esophagus compared to reflux esophagitis, and effect of proton pump inibitor therapy. Am J Gastroenterol 2000;96:331-7.

24. Manifold DK, Marshall RE, Anggiansah A, Owen WJ. Effect of omeprazole on antral duodenogastric reflux in Barrett's oesophagus. Scand J Gastroenterol 2000;35:796-801.

25. Wetscher GJ, Hinder RA, Smyrk T, Perdikis G, Adrian TE, Profanter C. Gastric acid blockade with omeprazole promotes gastric carcinogenesis induced by duodenogastric reflux. Dig Dis Sci 1999;44:1132-5.

26. Theisen J, Nehra D, Citron D, Johansson J, Hagen JA, Crookes PF et al. Suppression of gastric acid secretion in patients with gastroesophageal reflux disease results in gastric bacterial overgrowth and deconjugation of bile acids. J Gastrointest Surg 2000;4:50-4.

27. Ouatu-Lascar R, Fitzgerald RC, Triadafilopoulos G. Differeniation and proliferation in Barrett's esophagus and the effects of acid suppression. Gastroenterology 1999;117:327-35.

28. Chiba N, Gara CJ, Wilkinson JM, Hunt RH. Speed of healing and symptom relief in grade II to IV gastroesophageal reflux disease: a meta-analysis. Gastroenterology 1997;112:1798-1810.

29. Hinder RA. Is there a role for surgical treatment of Barrett's esophagus? AGA Postgraduate Course. A new era in gastroenterology and hepatology. New Orleans, DDW 2004;123-5.

30. Koop H. Gastroesophageal reflux disease and Barrett's esophagus. Endoscopy 2004;36:103-9.

31. Triadafilopoulos G, Di Base JK, Nostrant TT et al. The Stretta procedure for the treatment of GERD: 6 and 12 month follow-up of the us open label trial. Gastrointest Endosc 2002;55:149-56.

32. Kadirkamanathan SS, Evans DF, Gong F et al. Antireflux operations at flexible endoscopy using endoluminal stitching technique: an experimental study. Gastrointest Endosc 1996;44:133-43.

33. Mahmoos Z, Mc Mahon BP, Arfin Q et al. Endocinch therapy for gastroesophageal reflux disease: a one year prospective follow-up.Gut 2003;52:34-9.

34. Chuttani R, Sud R, Sachdeu G et al. A novel endoscopic full thickness plication for the treatment of GERD: a pilot study. Gastrointest Endosc 2003;58:770-6.

35. Devière J, Cohen LB, Aisenberg J et al. Predictors of Enteryx outcomes at 12 months (Abstract). Gastrointestinal Endosc 2004;59:AB243.

36. Fockens P, Boeckxstaens G, Gabrielli A et al. Endoscopic augmentation of the lower esophageal sphincter for GERD: final results of a European multicenter study of the Gatekeeper System (abstract). Gastrointest Endosc 2004;59:AB 242.

37. Edmundowicz AS, Perrone JM, Siegel LC et al. Randomized controlled evaluation of a novel endoscopic stapling system in an animal model for GERD (Abstract). Gastrointest Endosc 2004;59:AB 148.

38. De Maria EJ, McBride CL. Per-oral circular stapler in laparoscopic Roux-em-Y gastric bypass. Surg Technol Int 2005; 14:113-7.

39. Kaehler GF, Langner C et al. Endoscopic full-thickness resection of the stomach: an experimental approach. Surg Endosc 2006;20(3):519-21.

40. Waage A, Gagner M et al. Comparison between open hand-sewn, laparoscopic stapler and laparoscopic computer mediated, circular stapled gastro-jejunostomies in Roux-en-Y gastric bypass in the porcine model. Obes Surg 2005;15(6):782-7.

41. Bergman JJGHM. Gastroesophageal reflux disease and Barrett's esophagus. Endoscopy 2005;37:8-18.

42. Rösh T. Reflux disease and Barrett's esophagus. Endoscopy 2004;36:770-5.

43. Ortiz A, Martinez LF, Parilla P, Morales G, Molina J, Bermejo J et al. Conservative treatment versus antireflux surgery in Barrett's oesophagus: long-term results of a prospective study. Br J Surg 1996;83:274-8.

44. De Meester SR. Can the compared effect of acid-suppression and antireflux therapy on dysplasia be evaluated? In: Robert Giuli, Jörg Rüdiger Siewert, Daniel Couturier, Carmelo Scarpignato, editors. Barrett's Esophagus. OESO Vol I. Paris: John Libbey Eurotext; 2003. P. 313-6.

CAPÍTULO 63

TRATAMENTO DO ESÔFAGO DE BARRETT COM COAGULADOR DE PLASMA DE ARGÔNIO E COM TERAPÊUTICA FOTODINÂMICA

Artur A. Parada • Thiago F. Secchi • Paula B. Poletti
Ying S. Tung • Jimi Izaques Bifi Scarparo • Alberte Vieira

INTRODUÇÃO

Para casos selecionados de pacientes que apresentam mau estado geral, idosos, indivíduos inadequados para o tratamento cirúrgico ou que não desejem o tratamento cirúrgico das displasias de alto grau ou dos adenocarcinomas intramucosos, pode-se lançar mão das terapêuticas endoscópicas alternativas para ablação da mucosa: *laser* de Nd: YAG, radiofreqüência, coagulador de plasma de argônio (CPA), terapêutica fotodinâmica (TFD), eletrocoagulação e mucosectomias (ressecções endoscópicas da mucosa – REM).[1,2]

Essas técnicas de ablação, com reepitelização escamosa em ambiente de supressão ácida, pela utilização de inibidores de bomba de prótons ou por procedimentos cirúrgicos descritos inicial e independentemente, em 1993,[3,4] por Sampliner e colaboradores e Berenson e colaboradores, devem ser ainda consideradas experimentais para os pacientes com esôfago de Barrett sem displasia de alto grau (DAG) ou adenocarcinomas,[1] mas provavelmente, em um futuro próximo, terão papel primordial na terapêutica do esôfago de Barrett.[5,6]

COAGULADOR DE PLASMA DE ARGÔNIO (CPA)

O primeiro relato da utilização do CPA foi publicado em 1997.[7] Atualmente, há centenas de casos na literatura em que se empregou o CPA para tratamento de esôfago de Barrett, principalmente em sua forma tradicional (com mais de 2,0 cm a 3,0 cm).[7-19]

As complicações maiores (dor intensa, esofagites importantes, estenoses) ocorreram em cerca de 5% dos casos.[20] Em uma série de 30 pacientes, ocorreram 2 perfurações e 1 óbito.[9] O epitélio colunar residual foi observado em todas as séries e ocorreu em 6% a 69% dos casos,[4,11,21,22] inclusive 1 caso de DAG[23] e outro de adenocarcinoma[24] (submarino) que se desenvolveram após a reepitelização escamosa (Figuras 63.1, 63.2 e 63.3).

Os melhores candidatos para ablação térmica com CPA seriam aqueles com segmento curto e com bom controle do RGE. Mesmo nesses casos, 44% dos pacientes ainda tinham Barrett residual sob o epitélio escamoso.[25]

Com a combinação do CPA e altas doses de omeprazol (120 mg/dia), durante o seguimento de 3,8 anos (de 9 a

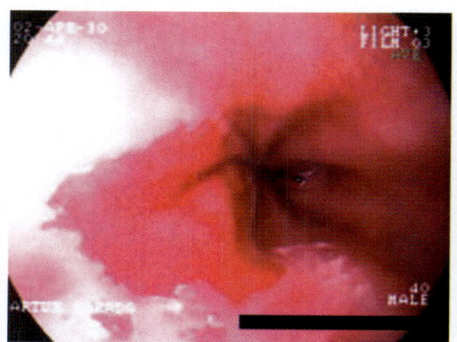
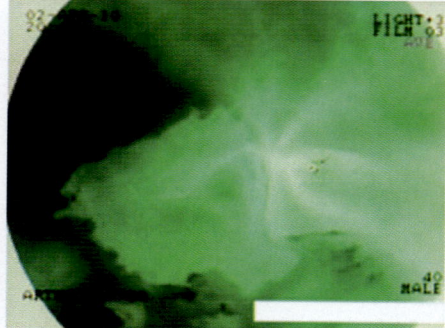
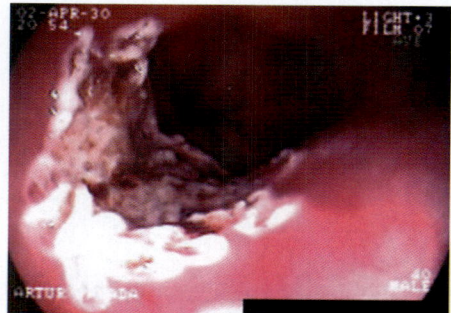
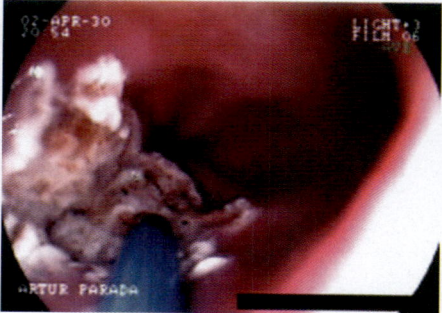

FIGURA 63.1

Epitelização colunar do esôfago distal com 2,0 cm de extensão em continuidade com o epitélio gástrico. Tratamento com coagulador de plasma de argônio

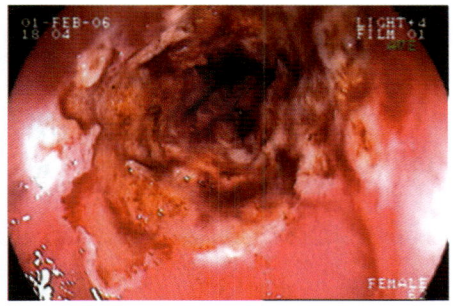

FIGURA 63.2

Aspecto final após aplicação do coagulador de plasma de argônio em paciente com esôfago de Barrett

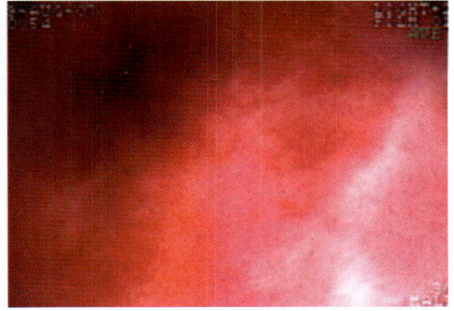

FIGURA 63.3

Aspecto de área de reepitelização escamosa após aplicação de coagulador de plasma de argônio

85 meses), a recorrência de esôfago de Barrett (metaplasia intestinal) foi observada em 5 de 62 pacientes (8,1%), mas nenhum desenvolveu displasia ou câncer.[26]

As opiniões são divergentes, com alguns autores recomendando o CPA,[22,27,28] outros restringindo seu uso às displasias de alto grau[29] e outros, ainda, contra-indicando a utilização, devido à sua baixa eficácia, necessidade de seguimento dos pacientes e persistência do risco de malignização.[30]

Em esôfago de Barrett associado à DAG, o CPA tem alguma efetividade em pacientes não adequados para o tratamento cirúrgico.[31] Atualmente, há outras técnicas endoscópicas que também podem ser adequadas, como a terapêutica fotodinâmica e as mucosectomias.[32-35]

TERAPÊUTICA FOTODINÂMICA (TFD)

A TFD (*Photo-Dynamic Therapy – PDT*) tem sido empregada para tratar pacientes com esôfago de Barrett com DBG, DAG e adenocarcinomas precoces (Tis ou T1-N0-M0).

Esse tratamento envolve o uso de uma droga fotossensibilizadora administrada endovenosamente 48 horas antes da aplicação de uma luz vermelha (630 nm) produzida por um *laser*. A ação da droga é ativada pela luz e causa destruição no tecido em que ela foi captada.

Os resultados publicados na literatura envolvendo 142 pacientes utilizando 5-ALA (ácido aminolevulínico), POR (derivado de porfirina) ou mTHPC (mesotetrahidroxifenilclorina) no tratamento de pacientes com carcinomas supostamente precoces evidenciam completa remoção da lesão depois de uma ou mais sessões de TFD, em 75% dos casos. No entanto, houve grande variação de eficácia nos trabalhos publicados (de 17% a 100%).

Na maior casuística publicada,[36] em um trabalho observacional, foram tratados 103 pacientes (14 com DBG, 80 com DAG e 9 com adenocarcinomas pretensamente precoces) entre 1993 e 2001, com 1 a 3 aplicações de TFD e com altas doses de IBP.

O objetivo do estudo foi a eliminação da displasia ou do câncer. Como a acurácia do diagnóstico da DBG é notoriamente não-confiável e, na presença de câncer, a indicação é discutível, vejamos o que ocorreu com os 80 casos com DAG tratados com TFD.

Desses, 65 continuavam sendo seguidos: 62 considerados curados, 2 com displasias e 1 com câncer. Dos outros 15, 7 faleceram (3 sem displasias, 2 com DBG, 1 com DAG e 1 com câncer), 7 foram encaminhados para cirurgias (2 carcinomas, 4 DAG e 1 DBG) e 1 foi perdido para o seguimento.

Segundo a análise dos autores,[36] observou-se eficiência de 78% nos pacientes com intenção de tratamento. À

primeira vista, temos a impressão de que o tratamento é altamente efetivo,[1] mas alguns trabalhos recentes têm evidenciado que esses pacientes com DAG podem ser controlados seguramente pelo seguimento endoscópico, pois a freqüência de câncer é menor do que previamente se pensava (somente 12 de 75 pacientes – 16% – desenvolveram câncer no seguimento médio de 7,3 anos).[37,38] O ideal seria um estudo randomizado e controlado comparando as esofagectomias com a TFD. Os estudos comparativos de resultados de tratamento em populações diferentes (*cross-study comparison*) estão muito sujeitos a erros estatísticos.

O problema é que utilizar um tratamento que causa substancial morbidade[39] em um paciente com uma doença possivelmente benigna pode resultar mais em perigo do que em benefício. As estenoses ocorrem em 30% dos pacientes e são difíceis de dilatar; 5% dos tratados com TFD desenvolvem adenocarcinomas subescamosos (submarinos) e 60% desenvolvem outros efeitos adversos, incluindo queimaduras cutâneas por hipersensibilidade à luz solar.[40] A eliminação da displasia ou a persistência dela não pode ser o objetivo final do tratamento, baseado em nosso conhecimento atual.[1] Podem ocorrer também epitélios colunares escondidos embaixo do novo epitélio escamoso.[41] Além disso, a incidência de câncer no esôfago de Barrett é tão baixa, que é provável que nunca se prove uma diferença significativa no seguimento de pacientes com câncer.[1]

Estamos aguardando os estudos randomizados e comparativos, em longo prazo, da incidência de câncer em pacientes com DAG tratados com TFD *versus* um grupo-controle de seguimento endoscópico.[42] Em 2003, foram apresentados os resultados de 2 anos de seguimento de um trabalho randomizado comparando a TFD com o IBP (n = 138) com o grupo de tratamento clínico com IBP (n = 70). Nesse período, ocorreu a eliminação da DAG em 76,8% no grupo da TFD contra 38,6% no grupo do IBP (p < 0,001) e a progressão para câncer ocorreu em 13% contra 28% (p = 0,006). As estenoses ocorreram em 37,1% dos casos tratados com a TFD.[43]

Objetivamente, essa terapêutica é promissora,[44,45,46] mas com um valor ainda não totalmente reconhecido e, portanto, ainda experimental. No entanto, é o único método, alternativo à esofagectomia, aprovado pelo FDA nos Estados Unidos para tratamento do esôfago de Barrett com displasia de alto grau.

REFERÊNCIAS BIBLIOGRÁFICAS

1. Fennerty MB. Endoscopic ablation of Barrett's related neoplasia: What is the evidence supporting its use? Gastrointest Endosc 2003;58(2):246-9.
2. Parada AA. Adenocarcinoma em esôfago de Barrett tratado por mucosectomia. XIII Seminário Brasileiro de Endoscopia Digestiva. SOBED; Brasília, 1997.
3. Sampliner RE, Hixson LJ, Fennerty MB, Garewal HS. Regression of Barrett's esophagus by laser ablation in an anacid environment. Dig Dis Sci 1993;38:365-8.
4. Berenson MM, Johnson TD, Markowitz NR, Buchi KN, Samowitz WS. Restoration of squamous mucosa after ablation of Barrett's esophageal epithelium. Gastroenterology 1993;104:1686-91.
5. Peitz U, Kahl S, Malfertheiner P. Ablative procedures for prevention and treatment of esophageal adenocarcinoma. Dig Dis Sci 2004;22(2):189-95.
6. Haringsma J. Barrett's oesophagus: new diagnostic and therapeutic techniques. Scand J Gastroenterol Suppl 2002;(236):9-14.
7. Dumoulin FL, Terjung B, Neubrand M, Scheurlen C, Fischer HP, Sauerbruch T. Treatment of Barrett's esophagus by endoscopic argon plasma coagulation. Endoscopy 1997;29:751-3.
8. Martin WR. Treatment of a Barrett's esophagus with argon plasma coagulation with acid suppression: a prospective study. Gastroenterol 1999;37:779-84.
9. Byrne JP, Armstrong GR, Attwood SEA. Restoration of the normal squamous lining in Barrett's esophagus by argon plasma coagulation. Am J Gastroenterol 1998;93:1810-5.
10. Mork H, Barth T, Kreipe HH, Kraus M, Al-Taie F, Jakob F, Scheurlen. Reconstitution of squamous epithelium in Barrett's oesophagus with endoscopic argon plasma coagulation: a prospective study. Scand J Gastroenterol 1998;33:1130-4.
11. Van Laethem JL, Cremer M, Peny MO, Delhaye M, Devieri J. Erradication of Barrett's mucosa with argon plasma coagulation and acid suppressed: Immediate and mid-term results. Gut 1998;43:747-51.
12. Grade JF, Shah IA, Medlin SM, Ramirez FC. The efficacy and safety of argon plasma coagulation therapy in Barrett's esophagus. Gastrointest Endosc 1999;50:18-22.
13. Stuker D, Dopieralski A, Zindel C, Farin G, Grund KE. Argon plasma coagulation (APC) for ablation of Barrett's epithelium: first clinical results in 21 patients. Gastroenterology 1998;114:A296.
14. Porthun M, Brand B, Thonke F, BohnackerS, Seitz U, Binmoeller KF,Schrenck TV, Matsui U, Soehendra N. Endoscopic therapy of Barret's esophagus using argon plasma coagulation (APC). Gastroenterology 1998;114:A260.
15. Schaulz H, Miehlke S, Antos D, Scheentke KU, Vieth M, Stolte M, Bayeredoerffer E. Ablation of Barret's epithelium by endoscopic argon plasma coagulation used in combination with high-dose omeprazole. Gastroenterology 199;116:A306.
16. Hashiba K, Brasil HA, Moribe D, D'Assunção MA, Armeline ST, Cappellanes CA. Is argon plasma coagulation (APC) effective in Barrett's esophageal mucosa ablation therapy? Gastrointest Endosc 1999;49:AB52.
17. Rahmani EY, Rex DK, Sherman S, Imperiale T, Lehman GA. Barrett's esophagus ablation using argon plasma coagulation. Gastrointest Endosc 1999;49:AB54.
18. Pereira-Lima JC, Lopes CV, Toneloto EB, Rynkowsky C, Blaya C, Busnello JV, Does high power setting argon plasma coagulation (APC) ablate Barrett's esophagus without letting metaplastic mucosa underneath the new squamous epithelium? Gastrointest Endosc 1999;49:AB53.
19. Tigges H, Fuchs KH, Maroske J, Fein M,Thiede A. Combination of endoscopic argon plasma coagulation (EAPC) and antireflux surgery for treatment of Barrett's esophagus. Gastrointest Endosc 2000;51(A):3716.
20. Barnett JL. What information can be drawn from available data regarding argon plasma coagulation for Barrett's esophagus? In: Robert Giuli, Jörg Rüdiger Siewert, Daniel Couturier, Carmelo Scarpignato, editors. Barrett's Esophagus. OESO Vol II. Paris: John Libbey Eurotext; 2003. P. 593-8.
21. Barham CP, Jones RL, Biddlestone LR, Hardwick RH, Shepherd NA, Barr H. Photothermal laser ablation of Barrett's esophagus: endoscopic and histological evidence of squamous re-epithelisation. Gut 1997;41:281-4.
22. Pereira-Lima JC, Busnello JV, Saul C, Toneloto EB, Lopes CV, Rynkowski CB et al. High power seting argon plasma coagulation for the erradication of Barrett's esophagus. Am J Gastroenterol 2000;95:1661-8.
23. Maass S, Martin WR, Spiethoff A, Riemann JF. Barrett esophagus with severe dysplasia in argon beam therapy Z. Gastroenterol 1998;36:301-6.
24. Van Laethem JL, Peny MO, Salmon J, Cremer M, Deviere J. Intramucosal adenocarcinoma arising under squamous reepithelisation of Barrett's oesophagus. Gut 2000;46:574-7.

25. Basu KK, Pick B, Bale R, et al. Efficacy and one year follow-up of argon plasma coagulation therapy for ablation of Barrett's oesophagus: factors determining persistence and recurrence of Barrett's epithelium. Gut 2002;51:776-80.

26. Madisch A, Miehlke S, Bayerdoerffer E, Vieth M, et al. 4-year follow-up of patients with Barrett's epithelium after ablation with argon plasma coagulation. Gastroenterology 2003,124: A-634.

27. Morris CD, Byrne JP, Attwood SEA. What are the indications of argon plasma coagulation for erradication of Barrett's esophagus? In: Robert Giuli, Jörg Rüdiger Siewert, Daniel Couturier, Carmelo Scarpignato, editors. Barrett's Esophagus. OESO Vol II. Paris: John Libbey Eurotext; 2003. P. 600-3.

28. Ackroyd R, Tam W, Schoeman M, Devitt PG, Watson DI. Prospective randomized controlled trial of argon plasma coagulation ablation vs endoscopic surveillance of patients with Barrett's esophagus after antireflux surgery. Gastrointest Endosc 2004;59(1):1-7.

29. Attwood SE, Lewis CJ, Caplin S, Hemming K, Armstrong G. Argon beam plasma coagulation as therapy for high-grade dysplasia Barrett's esophagus. Clin Gastroenterol Hepatol 2003;1(4):258-63.

30. Kahaleh M, Van Laethem JL, Nagy N, Cremer M, Devière J.Long-term follow-up and factors predictive of recurrence in Barrett's esophagus treated by argon plasma coagulation and acid suppression. Endoscopy 2002;34(12):950-5.

31. Van Laethem JL, Jagodzinski R, Peny MO, Cremer M, Devière J. Argon plasma coagulation in the treatment of Barrett's high-grade dysplasia and in situ adenocarcinoma. Endoscopy 2001;33:257-61.

32. Kahaleh M, Van Laethem JL, Devière J. What are the indications of argon beam plasma coagulation for erradications of Barrett's esophagus? In: Robert Giuli, Jörg Rüdiger Siewert, Daniel Couturier, Carmelo Scarpignato, editors. Barrett's esophagus. OESO Vol II. Paris: John Libbey Eurotext; 2003. P. 598-600.

33. Peters FP, Kara MA, Rosmolen WD, Aalders MCG, TenKate FJW et al. Endoscopic treatment of high-grade dysplasia and early stage cancer in Barrett's esophagus. Gastrointest Endosc 2005;61:506-14.

34. Seewald S, Omar S et al. A novel multiband mucosectomy device facilitates circumferential endoscopic mucosal resection in Barrett's esophagus with early malignant changes (abstract). Gastrointest Endosc 2005;61:AB80.

35. Conio M, Ponchon T, Blanchi S, Filiberti R. Endoscopic mucosal resection. Clinical Reviews. Am J Gastroenterol 2006; 101(3):653-63.

36. Overholt BF, Panjehpour M, Halberg DL. Photodynamic therapy for Barrett's esophagus with dysplasia and/or early carcinoma: long-term results. Gastrointest Endosc 2003;58: 183-8.

37. Reid BJ, Levine DS, Longton G, Blount PL, Rabinovitch OS. Predictors of progression to cancer in Barrett's esophagus: baseline histology and flow cytometry identify low and high risk patient subsets. Am J Gastroenterol 2000;95:1669-76.

38. Schnell TG, Sontag SJ, Chejfec G, Aranha G, Metz A, O'Connell S. et al. Long-term nonsurgical management of Barrett's esophagus with high-grade dysplasia. Gastroenterology 2001;120:1607-19.

39. Wolfsen HC, Woodward TA, Raimondo M. Photodynamic therapy for dysplastic Barrett esophagus and early esophageal adenocarcinoma. Mayo Clin Proc 2002;77(11):1176-81.

40. Wang KK. Symposium on controversies in Barrett's Esophagus. Drawing your weapons: when and how. In: Turning Science into Medicine – New Orleans – DDW 2004; 57-60.

41. Sharma P, Morales TG, Bhattacharyya A, Garewal HS, Sampliner RE. Squamous islands in Barrett's esophagus: what lies underneath? Am J Gastroenterol 1998;93:332-5.

42. Overholt BF, Haggitt R, Bronner M, Taylor SL, Hao Y, Colin P et al. A multi-center, partially blinded, randomized study of the efficacy of photodynamic therapy (PDT) using porphimer sodium (POR) for the ablation of high-grade dysplasia (HGD) in Barrett's esophagus (BE): results of 6 month follow-up. Gastroenterology 2001;120:A79.

43. Overholt BF, Lighdale CJ, Wang K et al. International multicenter, partially blinded, randomized study of the efficacy of photodynamic therapy (PDT) using porfimer sodium (POR) for the ablation of high-grade dysplasia (HGD) in Barrett's esophagus (BE): results of 24-month follow-up. Gastroenterology 2003;124:A-20.

44. E tienne J, Dorme N, Bourg-Heckly G, Raimbert P, Flijou JF. Photodynamic therapy with green light and m-tetrahydroxyphenyl chlorin for intramucosal adenocarcinoma and high-grade dysplasia in Barrett's esophagus. Gastrointest Endosc 2004;59(7):880-9.

45. Panjehpour M, Overholt BF. Porfimer sodium photodynamic therapy for management of Barrett's esophagus with high grade dysplasia. Lasers Surg Med 2006;38(5):390-5.

46. Overholt BF, Lighdale CJ et al. Phodynamic grade dysplasia in Barrett's esophagus: international, partially blinded, randomized phase III trial. Gastrointest Endosc 2005;62(4):488-98.

CAPÍTULO 64

ESÔFAGO DE BARRETT – ABLAÇÃO COM COAGULADOR DE PLASMA DE ARGÔNIO

Júlio C. Pereira-Lima • Daniela Lemos Marques

Alexander Porley Hornos • Lucas F. Pereira-Lima

INTRODUÇÃO

O esôfago de Barrett (EB) é uma das mais sérias complicações da doença do refluxo gastroesofágico, acometendo cerca de 10% dos pacientes com esofagite erosiva.[1] A mucosa de Barrett caracteriza-se pela substituição do epitélio escamoso estratificado do esôfago por um epitélio tipo gástrico que contenha concomitantemente metaplasia intestinal. Esse epitélio metaplásico possui reconhecidamente um potencial de malignização que varia de 2% a 40%, de acordo com diferentes fatores como extensão da região metaplásica, grau de displasia celular no momento do diagnóstico, duração da doença, presença de antígeno p53 à imuno-histoquímica, percentual de células aneuplóides à citometria de fluxo etc.[2,3,4] Assim, essa população apresenta um risco de desenvolvimento de câncer de esôfago de 30 a 125 vezes superior ao resto da população.[5,6] Neste capítulo, pretendemos realizar uma análise crítica sobre o tratamento endoscópico do EB em relação a outros métodos vigentes, como a vigilância endoscópica e a cirurgia anti-refluxo.

DIAGNÓSTICO

A endoscopia digestiva alta é o único método que possibilita o diagnóstico macroscópico de EB e ainda possibilita sua confirmação histológica por meio da retirada de fragmentos por biópsias. O diagnóstico endoscópico de segmen-

tos mais longos (> 3 cm) de esôfago de Barrett é bastante fácil. Entretanto, em pacientes que apresentem segmentos curtos de mucosa de Barrett (< 3 cm), o diagnóstico pode tornar-se bastante complicado, pois muitas vezes é extremamente difícil determinar onde termina a hérnia hiatal e onde começa o esôfago. Isso se deve à elasticidade do esôfago, à flexibilidade do próprio endoscópio e deve-se, principalmente, à variabilidade da posição do pinçamento diafragmático de acordo com a respiração do paciente, que pode achatar as pregas gástricas da hérnia hiatal, dando a falsa impressão de que existe algum segmento de mucosa gástrica no esôfago distal.[7,8]

O EB-forma curta é assim diagnosticado pela presença de, pelo menos, 0,5 cm a 1 cm de mucosa vermelho-alaranjada tipo gástrica, proximal ao término das pregas da hérnia hiatal. A confirmação histológica de metaplasia intestinal com células caliciformes sela o diagnóstico. O uso de corantes como o *azul de metileno* ou o *ácido acético* poderia auxiliar no diagnóstico endoscópico; entretanto, também ocorre impregnação das células metaplásicas da cárdia no caso do azul de metileno ou descoloração no caso do ácido acético, não sendo úteis, portanto, no discernimento entre a *metaplasia intestinal da cárdia* e o esôfago de Barrett.[1,9] O diagnóstico diferencial entre essas duas entidades é fundamental, pois, ao contrário do EB, a metaplasia intestinal da cárdia não tem indicação de vigilância endoscópica.[10,11]

Cabe lembrar que a presença de metaplasia intestinal na junção esofago-gástrica pode ocorrer em 9% a 32% dos pacientes submetidos à endoscopia por diversas queixas e sem suspeita de doença do refluxo gastroesofágico.[10,11,12]

Histologicamente, a única maneira possível de distinguir a metaplasia intestinal da cárdia da metaplasia intestinal do EB seria por meio do estudo das citoceratinas, que é de origem gástrica na primeira e de origem esofágica na segunda.[1]

VIGILÂNCIA

A freqüência de degeneração maligna nos pacientes com EB varia de 1 para 55 pacientes/ano a 1 para 285 pacientes/ano em diferentes séries.[13,14] Em média, 1% dos pacientes com *EB-forma longa* e 0,5% dos pacientes com *EB-forma curta* desenvolvem neoplasia ou displasia de alto grau ao ano.[13,15,16] Em estudo norte-americano, Sharma e colaboradores[17] seguiram 618 pacientes com EB-forma longa em um total de 2.546 pacientes/ano. Doze desenvolveram (1/212 pt/ano) adenocarcinoma de esôfago após uma média de 5 anos. Entretanto, a presença de *displasia de alto grau (DAG)* também é desfecho para EB. Sendo assim, outros 22 casos desenvolveram DAG (1/116 pt/ano), 11 dos quais com *displasia de baixo grau (DBG)* no momento do diagnóstico, após uma média de 4 anos. A incidência de adenocarcinoma/DAG nessa amostra foi de 1,3%/

ano (1/75 pt/ano).[17] Entre os pacientes com EB que apresentaram DBG no momento do diagnóstico, a freqüência de adenocarcinoma de esôfago em 5 anos varia de 10% a 28%.[4,5,6,16,18] Essa alta freqüência de desenvolvimento de neoplasia e a constatação de que nos pacientes com esôfago de Barrett sob *screening* endoscópico para câncer eram diagnosticados tumores com melhor estadiamento oncológico, além do fato de os pacientes com diagnóstico de adenocarcinoma de esôfago por *screening* endoscópico apresentarem maior sobrevida do que aqueles diagnosticados após o início dos sintomas da doença, levaram diversos autores a recomendar vigilância endoscópica periódica nesse grupo de pacientes com o intuito de diagnosticar o câncer de esôfago em um estágio curável.[19,20,21]

O intervalo entre cada endoscopia de *screening* em pacientes com EB varia de acordo com o grau de displasia no momento do diagnóstico. Segundo recomendação do Colégio Americano de Gastroenterologia, nos pacientes sem displasia, a endoscopia de *screening* deve ser realizada a cada 3 anos após 2 endoscopias negativas para displasia; de 6-12 meses nos pacientes com displasia de baixo grau e nos pacientes com displasia de alto grau deve ser feita trimestralmente ou deve-se submeter o paciente a uma intervenção terapêutica.[22] Cabe ressaltar que, nesse último caso, o diagnóstico deve ser confirmado por outro patologista.

As recomendações dadas devem ser vistas como sugestões, e não como regras, pois existe grande variabilidade de diagnóstico entre os próprios patologistas em termos de presença e grau de displasia e também variabilidade diagnóstica entre os endoscopistas, de acordo com o protocolo de feitura de biópsias seguido.

Em estudo avaliando 20 patologistas americanos, 30% identificaram corretamente os casos de displasia de alto grau; 35% acertaram o diagnóstico de displasia de baixo grau; finalmente, o epitélio de Barrett sem displasia foi diagnosticado corretamente por 35% dos 20 patologistas consultados.[23]

Em estudo realizado em nosso meio, observou-se uma concordância intra-observador de 21% no diagnóstico de displasia em 42 casos de EB e de 9% a 31% de concordância inter-observador.[24] O número de biópsias realizadas, o tipo de pinça de biópsia utilizado e a experiência do endoscopista em lidar com EB também alteram a detecção de displasia de alto grau e carcinoma precoce nos pacientes com EB.[15]

Apesar de o custo para evitar uma morte por câncer em pacientes com EB sob *screening* endoscópico ser 12 vezes inferior ao custo para que seja evitada uma morte por câncer em mulheres sob *screening* para câncer de mama,[25] alguns autores têm criticado a vigilância no EB em termos de análise custo-eficácia.[4,5] Dessa maneira, fatores de risco que possam vaticinar quais pacientes desenvolverão adenocarcinoma têm sido estudados por vários grupos.

Weston e colaboradores[5] seguiram 108 pacientes com EB por uma média de 40 meses e encontraram uma incidência de adenocarcinoma/DAG de 1 para 71,9 pacientes/ano. A propensão para adenocarcinoma/DAG em análise multivariada era associada ao tamanho da hérnia hiatal, ao tamanho do EB, à presença de DBG no diagnóstico ou em qualquer momento durante o programa de vigilância. O tipo de tratamento (cirúrgico ou clínico) ou a adesão ao tratamento não apresentaram influência no desenvolvimento de adenocarcinoma/DAG na população estudada.

Reid e colaboradores,[4] utilizando *citometria de fluxo*, avaliaram retrospectivamente 327 pacientes por uma média de 3,9 anos. Vinte e oito por cento dos pacientes com DBG e aneuploidia à citometria de fluxo desenvolveram adenocarcinoma no período, ante 0% dos pacientes com DBG sem aneuploidia. Ou seja, o emprego da citometria de fluxo pode auxiliar em muito na predição de quais pacientes desenvolverão câncer.

Em outro estudo desse grupo, o risco de desenvolvimento de adenoma de esôfago em um seguimento de 3 anos era 16 vezes maior nos pacientes p53+, do que nos p53- (38% *versus* 3,3%).[26]

Em estudo realizado na Espanha, houve correlação entre freqüência da população de células aneuplóides à citometria de fluxo e positividade para a *proteína p53* à *imuno-histoquímica*.[3] Dessa maneira, pode-se observar que os marcadores tumorais e a citometria de fluxo têm papel promissor em um futuro próximo em termos de aplicabilidade clínica, como fatores determinantes na identificação de quais pacientes deverão ser submetidos a uma vigilância mais intensiva e quais casos devem ser submetidos a uma vigilância mais espaçada ou mesmo a tratamento definitivo.

TRATAMENTO ENDOSCÓPICO DO ESÔFAGO DE BARRETT

As *cirurgias anti-refluxo* não demonstraram de forma convincente, tanto em estudos retrospectivos como prospectivos, obter uma redução na extensão do EB e uma diminuição no risco de transformação maligna.[27,28,29] Da mesma maneira, o tratamento farmacológico prolongado também não demonstrou de forma consistente reverter o EB, nem impedir a evolução para adenocarcinoma.[30] Com o uso de *bloqueadores de bomba de prótons* em doses acima das habituais (60 mg a 90 mg de lansoprazol; 20 mg a 60 mg de omeprazol), relata-se a reversão da mucosa de Barrett em 1 de 175 casos analisados.[27,31] Com o controle cirúrgico do refluxo gastroesofágico há 6 relatos de reversão da mucosa de Barrett após um seguimento de 4 a 6 anos em 190 pacientes operados; entretanto, outros 6 pacientes desenvolveram adenocarcinoma no período.[32]

Parrilla e colaboradores[33] – em estudo prospectivo comparativo entre tratamento clínico com inibidores de bomba de prótons (IBPs) e cirurgia anti-refluxo envolvendo 101 pacientes com EB-forma longa seguidos por uma média de 5 anos – observaram alívio dos sintomas em 91% dos pacientes tratados em ambos os grupos. Não houve desaparecimento da metaplasia intestinal em nenhum caso. A DAG desenvolveu-se em 5% dos casos no grupo clínico e em 3% dos casos no grupo cirúrgico.

Csendes e colaboradores,[34] seguindo 161 pacientes com EB-forma longa, observaram que 10,5% desenvolveram DAG e 2,5% adenocarcinoma no *follow-up*, ocorrendo significativamente mais desenvolvimento de alterações displásicas nos casos em que houve falha da cirurgia anti-refluxo (21% da amostra). Por outro lado, o grupo de DeMeester[35] relata regressão da DBG para metaplasia intestinal sem displasia em 17 de 25 pacientes (68%) e eliminação de metaplasia em 11 de 52 (21%) casos após a fundoaplicatura. Entretanto, 18% dos casos com EB-forma longa apresentaram progressão da displasia ante 20% de regressão nos casos de Barrett longo.[35]

A resolução da metaplasia intestinal ocorreu quase exclusivamente em casos de EB-forma curta, situação de difícil diagnóstico e com freqüência de negatividade de metaplasia intestinal por erro amostral superior a 40%.[17] Além disso, nesse estudo retrospectivo os autores não definem a quantidade de biópsias realizadas. Também devem ser enfatizadas a grande variação amostral que existe na coleta de biópsias e a grande variabilidade da história natural da DBG.[6]

De qualquer forma, nos casos que seguramente apresentavam EB, aqueles com a forma longa do EB, 20% apresentaram regressão histológica e 18% progressão da mesma. À luz do conhecimento atual, não existem evidências de que o tratamento anti-refluxo, quer clínico quer cirúrgico, possa prevenir a progressão neoplásica no EB.[22,33,36,37,38] Embora estudos experimentais mostrem que a abolição total da acidez esofágica diminua marcadores de proliferação celular como o PCNA e aumente a quantidade de vilina (um marcador de diferenciação celular),[39] o aumento da gastrina provocado pela supressão ácida com IBPs induz a proliferação celular via receptor CCK2 na mucosa de Barrett.[40] Dessa maneira, a terapêutica cirúrgica

poderia trazer vantagens, uma vez que com a mesma não ocorre hipergastrinemia.

Como citado anteriormente, uma vez que o EB esteja estabelecido, a possibilidade de degeneração maligna independe da eliminação do agente causal da afecção (o refluxo gastroesofágico). Isso demonstra que as medidas anti-refluxo a serem tomadas (sejam clínicas ou cirúrgicas) devem visar ao alívio dos sintomas, pois elas não influenciarão no prognóstico da mucosa de Barrett.

Assim, a única maneira de se eliminar esse risco aumentado de câncer nessa população seria a ressecção cirúrgica ou a ablação endoscópica do epitélio de Barrett.[41] A ablação endoscópica é baseada na hipótese de que a mucosa metaplásica é um processo cicatricial efetuado pelas células totipotenciais da camada basal do epitélio escamoso em resposta às lesões causadas pelo refluxo de conteúdo gástrico.[24,41] Uma vez que essa mucosa seja totalmente destruída por técnicas endoscópicas e o refluxo é efetivamente controlado, essas células totipotenciais tenderiam a repovoar a área destruída com epitélio escamoso.[41]

As primeiras técnicas endoscópicas utilizadas com esse fim foram o *laser e a terapia fotodinâmica* (*laser* + substância fotossensibilizante); entretanto, ambas as técnicas foram abandonadas devido ao alto índice de estenose do esôfago pós-tratamento. Hoje são largamente utilizadas em pacientes com displasia de alto grau ou carcinoma *in situ*.[32,42]

Técnicas de contato térmico direto com o *heater probe, eletrocoagulação multipolar ou bipolar* combinadas com inibidores de bomba de prótons em altas doses também podem ser usadas na ablação do EB; entretanto, essas técnicas apresentam como percalço o elevado número de sessões necessárias para a ablação e, principalmente, a incerteza quanto à profundidade de mucosa que está sendo destruída.[43,44,45]

A *eletrocoagulação com argônio* é outra técnica que pode ser usada na destruição do epitélio de Barrett. O uso dessa técnica em alta potência é capaz

de cauterizar a uma profundidade em torno de 3 mm, o que seria suficiente para eliminar a mucosa de Barrett, que apresenta em média 1,5 mm de espessura.[41] Entretanto, alguns autores usando a eletrocoagulação com argônio em potências baixas ou com supressão ácida inadequada relatam o achado de metaplasia intestinal (glândulas de Barrett) sob o novo epitélio escamoso em até 40% dos pacientes tratados.[46,47]

Pereira-Lima e colaboradores[41] e Schulz e colaboradores,[48] atuando independentemente, foram os primeiros a relatar a alta eficiência da eletrocoagulação com argônio em alta potência e com longo tempo de contato aliada a altas doses de omeprazol na eliminação completa do esôfago de Barrett. Outros grupos utilizando-se do *laser* em alta potência[29,49] também referem sucesso total na ablação do EB.

Schulz e colaboradores, em estudo multicêntrico, seguiram 70 pacientes com EB sem displasia por uma média de 12 meses, obtendo sucesso na manutenção da erradicação da mucosa metaplásica em 69 dos 70 pacientes.

Em nossa experiência, obtivemos eliminação do EB em curto prazo em 79 de 85 casos tratados. Desses, 44 apresentavam DBG, 4 DAG e 1 adenocarcinoma intramucoso. Quatro pacientes com áreas de *DALM (dysplasia associated lesion or mass – lesão elevada associada à displasia)* ou ca precoce foram inicialmente submetidos à *mucosectomia* e depois disso o restante do epitélio foi submetido à cauterização. Os seis casos de falha devem-se a abandono do tratamento. Após o seguimento médio de 28 meses (6-58), houve 5 (6%) recidivas macroscópicas de EB sem displasia associadas a falhas cirúrgicas (4 casos) e outra devido à falta de adesão ao uso de IBPs.[50] Nenhum caso de EB sob o novo epitélio escamoso foi observado em mais de 3.200 fragmentos de biópsia. Esses dados também demonstram que a secreção ácida é essencial para a manutenção da neomucosa escamosa e que esses pacientes apresentam grande tendência a formar EB, uma vez que

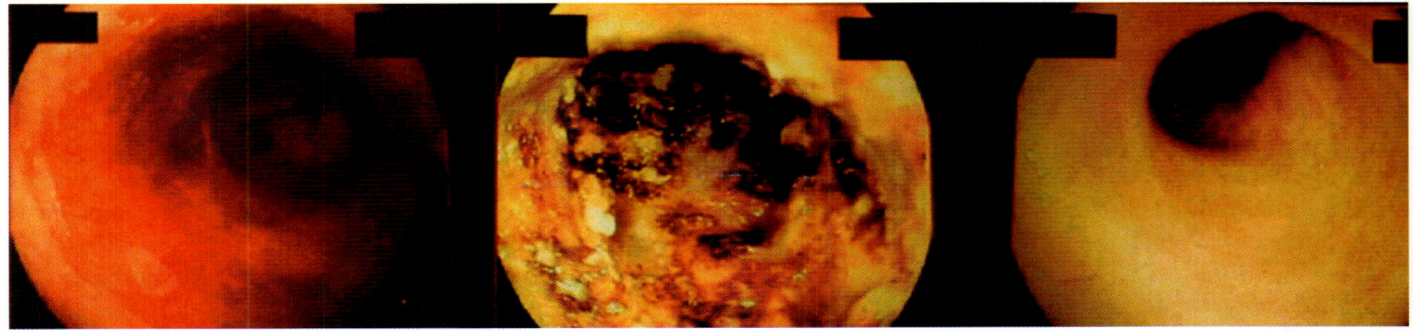

FIGURA 64.1

Presença de DALM (*dysplasia associated lesion or mass* – lesão elevada associada a displasia), que será submetida a mucosectomia. Realiza-se ablação endoscópica no restante da zona afetada (EB)

esses 5 casos apresentaram Barrett "de novo". Essa técnica, ao provocar úlceras profundas, leva a efeitos colaterais mais freqüentes, como febre e estenose, além de odinofagia por alguns dias, com ocorrência em mais da metade dos casos (Figura 64.1).

O mais grave efeito colateral que pode advir da terapêutica endoscópica é a persistência da metaplasia intestinal sob o novo epitélio escamoso.

Maas e colaboradores,[51] usando uma potência de 50 W e um pequeno tempo de contato do cateter com a mucosa de Barrett, relatam o surgimento de DAG sob a neomucosa escamosa. Van Laethem e colaboradores,[47] usando supressão ácida inadequada (20 mg de omeprazol) e potência de cauterização inadequada (50 W), relatam o surgimento de adenocarcinoma sob o novo epitélio escamoso. No nosso entender, a população de células que repovoa a zona destruída pela cauterização provém de mucosa escamosa adjacente, já que uma cauterização adequada atinge a submucosa do esôfago. Logo, as glândulas de Barrett sob a neomucosa escamosa (que podem evoluir para câncer) não nascem "de novo", mas são deixadas em meio ao epitélio por uma cauterização inadequada, pois em uma cauterização adequada em termos de profundidade, as células totipotenciais da camada basal do epitélio também devem ser destruídas. Isso é demonstrado pela manutenção das características celulares do

epitélio escamoso adjacente (como p53 e mucina-2) na neomucosa escamosa.[24]

A ablação da mucosa de Barrett apresentaria como vantagens a diminuição da freqüência de neoplasia[52] e a diminuição do número de endoscopias de controle no longo prazo com conseqüente aumento da qualidade de vida. Entretanto, o método apresenta efeitos colaterais e pode falhar (em caso de má técnica) na eliminação completa do EB. Mas, principalmente, o maior percalço ao emprego da técnica de maneira generalizada é que muitos pacientes necessitariam ser tratados para se evitar um desfecho (carcinoma). Dessa forma, o ideal seria selecionar pacientes com DBG, DAG ou portadores de marcadores biológicos como a p53 ou alterações à citometria de fluxo para submetê-los à ablação. Vladimirov e colaboradores,[53] em estudo randomizado controlado, submeteram à ablação com argônio 30 pacientes com DBG e utilizaram como controle outros 20 casos de EB com DBG. Os dois grupos receberam omeprazol a uma dose diária de 40 mg. Ao final de 2 anos de seguimento, nenhum caso submetido à ablação desenvolveu carcinoma e 3 de 20 (15%) dos controles desenvolveram carcinoma (NNT=6,6) (Figura 64.2).

Em pacientes com lesão visível (como 5 casos de nossa série), é recomendável a remoção por mucosectomia. May e colaboradores[54] relatam remissão local completa em curto prazo de 108 de 110

(98%) pacientes com DAG em DALM ou adenocarcinoma intramucoso em EB-forma curta. Após um seguimento médio de 34 meses, 31% dos pacientes apresentaram lesões metacrônicas. Provavelmente o surgimento de lesões neoplásicas seria maior ainda, caso se tratasse de casos de EB-forma longa, em que há massa celular bem maior. Assim, entendemos que idealmente deve-se realizar a mucosectomia nas lesões visíveis e efetuar ablação no restante da mucosa, nos casos com DALM ou carci-

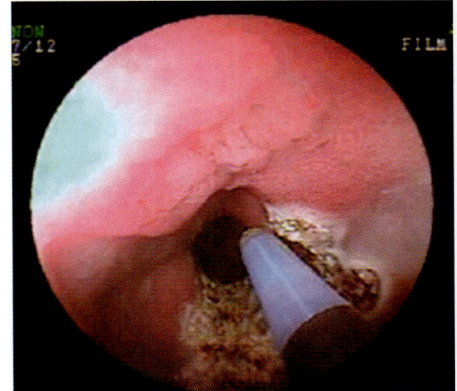

FIGURA 64.2

Paciente com Esôfago de Barrett e DAG sem alterações macroscópicas visíveis sugestivas de displasia. Foto correspondente a aspecto da mucosa durante o tratamento. Realizada ablação endoscópica com argônio em 4 sessões, associado a IBP. Seguimento total de 4 anos, sem recidiva do EB

noma intramucoso, no intuito de evitar lesões metacrônicas, como o observado por esse grupo em um seguimento de menos de 3 anos.

Recentemente, a realização de ressecção endoscópica de toda a mucosa de Barrett em pacientes com DAG vem sendo descrita por alguns grupos[55] como outra forma de ablação do EB. Em porcos, essa técnica apresenta altíssimo índice de complicações (50%), como perfuração e estenose.[56]

Estudos comparativos necessitam ser realizados entre as diferentes técnicas de ablação, em vez de em uma série de casos, como a quase totalidade dos trabalhos publicados na literatura endoscópica. De qualquer forma, a endoterapia, em especial por meio de eletrocoagulação com argônio, é muito eficaz na erradicação do EB. Estudos futuros necessitam ser feitos para determinar quais pacientes mais se beneficiariam do método, além de qual a melhor técnica para cada grupo de pacientes. Os autores acreditam que não só os pacientes com DAG e com carcinoma intramucoso devam ser submetidos à ablação endoscópica, mas também, provavelmente, pacientes portadores de DBG e aqueles com marcadores biológicos de progressão para carcinoma como a p53 ou aneuplodia à citometria de fluxo. Contudo, no momento, essa prática deve ser restrita a centros de referência e empregada sob protocolos rígidos.

REFERÊNCIAS BIBLIOGRÁFICAS

1. Koop, H. Reflux disease and Barrett's esophagus. Endoscopy 2000;32:101-7.

2. Pereira-Lima JC, Marques DL, Hornos AP, Pereira-Lima L. Esôfago de Barrett: diagnóstico, vigilância e tratamento. In: Copelman H, editor. Gastroproct. São Paulo: Lemos; 2003. P. 475-80.

3. Giménez A, Minguela A, Parrilla P, Bermejo J, Pérez D, Molina J et al. Flow cytometric DNA analysis and p53 protein expression show a good correlation with histologic findings in patients with Barrett's esophagus. Cancer 2000;83(4)641-51.

4. Reid BJ, Levine DS, Lougton G, Blount PL, Rabinovitch PS. Predictors of progression to cancer in Barrett's esophagus: baseline histology and flow cytometry identify low- and high-risk patient subsets. Am J Gastroenterol 2000;95: 1669-76.

5. Weston AP, Badr AS, Hassanein RS. Prospective multivariate analysis of clinical, endoscopic, and histological factors predictive of the development of Barrett's multifocal high-grade dysplasia or adenocarcinoma. Am J Gastroenterol 1999;94:3413-19.

6. Falk GW. Barrett's esophagus. Gastroenterology 2002;122: 1569-91.

7. Pereira-Lima JC, Busnello JV, Pfeifer GK, Cirne R, Brandeburski C, Petter R. Erradicação do esôfago de Barrett através da eletrocoagulação por meio de argônio. GED 1998;17:159-62.

8. Pereira-Lima JC, Toneloto EB, Busnello JV, Blaya C, Lopes CV. Resultados imediatos da eletrocoagulação com argônio no tratamento do esôfago de Barrett em pacientes com e sem displasia. GED 2000;19:63-8.

9. Canto MI, Setrakian S, Willis J, Chak A, Petras R, Powe NR, Sivak MV Jr. MI, Setrakian S, Willis J. Methylene blue-directed biopsies improve detection of intestinal metaplasia and dysplasia in Barrett's esophagus. Gastrointest Endosc 2000 May;51(5):560-8.

10. Morales TG, Camargo E, Bhattacharyya A, Sampliner RE. Long-term follow-up of intestinal metaplasia of the gastric cardia. Am J Gastroenterol 2000;95:1677-80.

11. Spechler SJ. The role of gastric carditis in metaplasia and neoplasia at the gastroesophageal junction. Gastroenterology 1999;117:218-28.

12. Hirota WK, Loughney TM, Lazas DJ, Maydonovitch CL, Rholl V, Wong RKH. Specialized intestinal metaplasia, dysplasia, and cancer of the esophagus and esophagogastric junction: prevalence and clinical data. Gastroenterology 1999; 116:277-85.

13. Katz D, Rothstein R, Schned A et al. The development of dysplasia and adenocarcinoma during endoscopic surveillance of Barrett's esophagus. Am J Gastroenterol 1998;93:536-41.

14. O'Connor JB, Falk GW, Richter JE. The incidence of adenocarcinoma and dysplasia in Barrett's esophagus. Am J Gastroenterol 1999;94:2037-42.

15. Eisen GM, Montgomery EA, Azumi N et al. Qualitative mapping of Barrett's metaplasia: a prerequisite for intervention trials. Gastrointest Endosc 1999;50:814-8.

16. Sharma P, Morales TG, Bhattacharyya A, Garewal HS, Sampliner RE. Dysplasia in short-segment Barrett's esophagus: a prospective 3-year follow-up. Am J Gastroenterol 1997; 92:2012-6.

17. Sharma P, Topalovski M, Mayo MS, Weston AP. Methylene blue chromoendoscopy for detection of short-segment Barrett's esophagus. Gastrointest Endosc 2001;54(3):289-93.

18. Skacel M, Petras RE, Gramlich TL, Sigel JE, Richter JE, Goldblum JR. The diagnosis of low-grade dysplasia in Barrett's esophagus and its implications for disease progression. Am J Gastroenterol 2000;95(12):3383-7.

19. Falk GW, Ours TM, Richter JE. Practice patterns for surveillance of Barrett's esophagus in the United States. Gastrointest Endosc 2000;52:197-202.

20. Peters JH, Clark GW, Ireland AP, Chandrasoma P, Smyrk TC, DeMeester TR. Outcome of adenocarcinoma arising in Barrett's esophagus in endoscopically surveyed and nonsurveyed patients. J Thorac Cardiovasc Surg 1994;108:813-21.

21. Van Sandick JW, Lanscot JJ, Kuiken BW, Tytgat GN, Offerhaus GJ, Obertop H. Impact of endoscopic biopsy surveillance of Barrett's oesophagus on pathological stage and clinical outcome of Barrett's carcinoma. Gut 1998;43:216-22.

22. Carlson N, Lechago J, Richter J, Sampliner RE, Peterson L, Santella RM, Goldblum JR, Falk GW, Ertan A, Younes M. Acid suppression therapy may not alter malignant progression in Barrett's metaplasia showing p53 protein accumulation. Am J Gastroenterol 2002;97(6):1340-5.

23. Alikhan M, Rex D, Khan A, Rahmani E, Cummings O, Ulbright TM. Variable pathologic interpretation of columnar lined esophagus by general pathologists in community practice. Gastrointest Endosc 1999;50:23-6.

24. Lopes CV. Expressão imunoistoquímica mucina-2 e da p-53 no Esôfago de Barrett, no epitélio escamoso adjacente ao metaplásico e na mucosa escamosa gerada após a ablação endoscópica do Esôfago de Barrett por eletrocoagulação com argônio. Tese de Doutorado apresentada ao Programa de Pós-graduação em Medicina: Patologia da FFFCMPA; Porto Alegre, 2003.

25. Streitz JM, Ellis FH, Tilden RL, Erickson RV. Endoscopic surveillance of Barrett's esophagus: a cost-effectiveness comparison with mammographic surveillance for breast cancer. Am J Gastroenterol 1998;93:911-5.

26. Reid BJ, Prevo LJ, Galipeau PC, Sanchez CA, Longton G, Levine DS, Blount PL, Rabinovitch PS. Predictors of progression in Barrett's esophagus II: baseline17p (p53) loss of heterozygosity identifies a patient subset at increased risk for neoplastic progression. Am J Gastroenterol 2001;96:2839-48.

27. Bozymski EM, Shaheen J. Barrett's esophagus: acid supression, but no regression. Am J Gastroenterol 1997;92:556-7.

28. Haag S, Nandurkar S, Talley J. Regression of Barrett's esophagus: the role of acid supression, surgery, and ablative methods. Gastrointest Endosc 1999;50:229-40.

29. Sagar PM, Ackroyd R, Hosie KB, Patterson JE, Stoddard CJ, Kingsnorth AN. Regression and progression of Barrett's oesophagus after antireflux surgery. Br J Surg 1995 Jun;82(6):806-10.

30. Neumann CS, Isqbal TH, Cooper BT. Long-term continuous omeprazole treatment of patients with Barrett's esophagus. Aliment Pharmacol Ther 1995;9:451-4.

31. Sharma P, Sampliner RE, Camargo E. Normalization of esophageal pH with high-dose proton pump inhibitor therapy does not result in regression of Barrett's esophagus. Am J Gastroenterol 1997;92:582-5.

32. Sampliner RE. Ablative therapies for the columnar-lined esophagus. Gastroenterol Clin North Am 1997;26:685-94.

33. Parrilla P, Martinez de Haro LF, Ortiz A, Munitiz V, Molina J, Bermejo J, Canteras M. Long-term results of a randomized prospective study comparing medical and surgical treatment of Barrett's esophagus. Ann Surg 2003;237(3):291-8.

34. Csendes A, Burdiles P, Braghetto I, Smok G, Castro C, Korn O, Henriquez A. Dysplasia and adenocarcinoma after classic antireflux surgery in patients with Barrett's esophagus: the need for long-term subjective and objective follow-up. Ann Surg 2002;235(2):178-85.

35. Gurski RR, Peters JH, Hagen JA, DeMeester SR, Bremner CG, Chandrasoma PT, DeMeester TR. Barrett's esophagus can does regress after antireflux surgery: a study of prevalence and predictive features. J Am Coll Surg 2003;196(5):706-13.

36. Von Rahden BH, Stein HJ, Siewert JR. Barrett's esophagus and Barrett's carcinoma. Curr Oncol Rep 2003;5(3):203-9.

37. Fass R, Sampliner RE. Barrett's oesophagus: optimal strategies for prevention and treatment. Drugs 2003;63(6):555-64.

38. Gutschow CA, Schroder W, Prenzel K, Bollschweiler E, Romagnoli R, Collard JM, Holscher AH. Impact of antireflux surgery on Barrett's esophagus. Langenbecks Arch Surg 2002;387(3-4):138-45.

39. Ouatu-Lascar R, Fitzgerald RC, Triadafilopoulos G. Differentiation and proliferation in Barrett's esophagus and the effects of acid supression. Gastroenterology 1999;117:327-35.

40. Haigh CR, Attwood SE, Thompson DG, Jankowski JA, Kirton CM, Pritchard DM, Varro A, Dimaline R. Gastrin induces proliferation in Barrett's metaplasia through activation of the CCK2 receptor. Gastroenterology 2003;124:615-25.

41. Pereira-Lima JC, Busnello JV, Saul C et al. High power setting argon plasma coagulation for the eradication of Barrett's esophagus. Am J Gastroenterol 2000;95:1661-8.

42. Overholt BF, Panjehpour M, Haydek JM. Photodynamic therapy for Barrett's esophagus: follow-up in 100 patients. Gastrointest Endosc 1999;49:1-7.

43. Michopoulos S, Tsibouris P, Bouzakis H et al. Complete regression of Barrett's esophagus with heat probe thermocoagulation: mid-term results. Gastrointest Endosc 1999;50:165-72.

44. Montes CG, Brandalise NA, Deliza R et al. Antireflux surgery followed by bipolar electrocoagulation in the treatment of Barrett's esophagus. Gastrointest Endosc 1999;50:173-7.

45. Sharma P, Bhattacharyya A, Garewal HS et al. Durability of new squamous epithelium after endoscopic reversal of Barrett's esophagus. Gastrointest Endosc 1999;50:159-64.

46. Byrne J, Armstrong G, Attwood S. Restoration of the normal squamous lining in Barrett's esophagus by argon beam plasma coagulation. Am J Gastroenterol 1998;93:1810-5.

47. Van Laethem J, Cremer M, Peny MO et al. Eradication of Barrett's mucosa with argon plasma coagulation and acid supression: immediate and mid term results. Gut 1998;43:747-51.

48. Schulz H, Miehlke S, Antos D et al. Ablation of Barrett's epithelium by endoscopic argon plasma coagulation in combination with high-dose omeprazole. Gastrointest Endosc 2000;51:659-63.

49. Salo JA, Salminen JT, Kiviluoto TA, Nemlander AT, Ramo J, Farkkila MA et al. Treatment of Barrett´s esophagus by endoscopic laser ablation and antireflux surgery. Ann Surg 1998;227:40-4.

50. Pereira-Lima JC, Marques DL, Hornos AP, Pereira-Lima L et al. High power setting and long contact time argon plasma coagulation erradicates Barrett's esophagus without letting intestinal metaplasia beneath the new squamous epithelium. Gut supl 2003;6(52):A127.

51. Maas S, Martin WR, Spiethoff A et al. Barrett´s esophagus with severe dysplasia in argon beam therapy. Z Gastroenterol 1998;6:301-6.

52. Morris CD, Byrne JP, Armstrong GR, Attwood SE. Prevention of the neoplastic progression of Barrett's oesophagus by endoscopic argon beam plasma ablation. Br J Surg 2002; 89(5):626.

53. Vladimirov BG et al. (Clínica de Gastroenterologia e Departamento de Patologia do Hospital Universitário de Sofia, Bulgária). Endoscopic argon plasma coagulation (APC) plus PPI versus PPI only in patients with low-grade dysplasia of Barrett's esophagus. Trabalho apresentado no X UEGW – United European Gastroenterology Week - Suíça, outubro de 2002.

54. May A, Gossner L, Pech O, Müller H, Vieth M, Stolte M, Ell C. Intraepithelial high-grade neoplasia and early adenocarcinoma in short-segment Barrett's esophagus: Curative treatment using local endoscopic treatment techniques. Endoscopy 2002;34:604-10.

55. Seewald S, Akaraviputh T, Seitz U, Brand B, Groth S, Mendoza G, He X, Thonke F, Stolte M, Schroeder S, Soehendra N. Circunferencial EMR and complete removel of Barrett's epithelium: a new approach to management of Barrett's esophagus contaning high-grade dysplasia intraepithelial dysplasia and intramucosal carcinoma. Gastrointest Endosc 2003;57(7):854-9.

56. Kamler JP, Borsatto R, Binmoeller KF. Circunferencial endoscopic mucosal resection in the swine esophagus assisted by a cap attachment. Gastrointest Endosc 2002;55(7).

CAPÍTULO 65

ADENOCARCINOMA PRECOCE EM ESÔFAGO DE BARRETT

Artur A. Parada

EPIDEMIOLOGIA

Os estudos mais recentes sugerem que a incidência de adenocarcinoma em esôfago de Barrett seja de 0,5% ao ano, o que é baixo, em termos absolutos, mas é mais de 30 vezes maior do que a da população geral.[1]

Em nossa casuística de seguimento de pacientes com esôfago de Barrett longo (> 2,0 cm – média de 4,6 cm), evidenciamos 3 adenocarcinomas precoces em 130 casos seguidos em média por 10 anos (incidência de 0,23% por ano: 1/433 pacientes/ano) e nenhum caso em 97 Barretts curtos (< 2,0 cm – média de 1,1 cm) em média por 6 anos.[2] Alguns estudos de sobrevida em pacientes com esôfago de Barrett têm avaliado predominantemente homens velhos, para os quais os riscos de outros eventos letais excede em muito os 0,5% do adenocarcinoma do esôfago.[3,4] Um estudo em longo prazo com pacientes jovens com esôfago de Barrett ainda não foi publicado.

Parece estranho e até mesmo um paradoxo que o risco de adenocarcinoma tenha sido superestimado nas últimas décadas nos Estados Unidos, um período no qual a freqüência desse tumor cresceu dramaticamente naquele país.[5] A incidência de câncer de esôfago não mudou nos últimos 25 anos[6] – o que mudou foi a proporção de adenocarcinomas em relação aos carcinomas epidermóides.[7] A despeito do grande aumento da incidência desse tumor, o número total de casos permanece baixo. Em 1997, ocorreram 12.500 novos casos de cânceres esofágicos nos Estados Unidos, dos quais 5.750 (46%) eram adenocarcinomas.[8] Nesse mesmo ano ocorreram 131.200 novos casos de carcinomas colorretais.[6]

Com a utilização em larga escala da endoscopia digestiva alta e com os programas de seguimento dos pacientes com esôfago de Barrett, cada vez mais se detectam pacientes com displasias de alto grau, carcinomas ocultos ou pequenas alterações na mucosa que talvez possam ser tratados por terapêuticas menos agressivas do que as esofagectomias. Além disso, esses pacientes são em grande número idosos, com alto risco cirúrgico, e que poderiam também se beneficiar dessas terapêuticas alternativas.

CLASSIFICAÇÃO DOS TUMORES PRECOCES

A classificação TNM revista em 1997 distingue o carcinoma *in situ* (intra-epitelial) do T1 (invasão da lâmina própria e submucosa).[9] Dessa forma, no Tx o tumor não foi avaliado; no T0, não há evidência do tumor primário; no Tis, o tumor é intra-epitelial (*in situ*); no T1, invade lâmina própria ou até a submucosa.

A Sociedade Japonesa para Doenças Esofágicas (JSED) subdivide o T1 em: m1 – intra-epitelial (*in situ*); m2 – lâmina própria; m3 – muscular da mucosa; sm1 – terço superior da submucosa; sm2 – até terço médio; sm3 – até terço inferior da submucosa.[10,11,12]

CARCINOMA PRECOCE DO ESÔFAGO

É aquele cuja invasão é restrita à mucosa (p T1a) ou à submucosa (p T1b),[13] sem metástases ganglionares. Alguns autores acham que o carcinoma precoce do esôfago é aquele restrito à mucosa.[14,15]

O risco de metástases ganglionares, de acordo com a profundidade de invasão tumoral na parede esofágica, para os carcinomas epidermóides superficiais, de acordo com vários autores japoneses,[10,11,12] está resumido na Tabela 65.1.[16]

ADENOCARCINOMAS ESOFAGOGÁSTRICOS

Os tumores esofagogástricos estão distribuídos em três regiões diferentes: o esôfago, em região esofagogástrica e o estômago (não-cárdico). Os tumores cujos centros estão localizados não mais que 2,0 cm distal ou proximal à junção do esôfago tubular com o estômago deveriam ser classificados como tumores da região esofagogástrica.

Os tumores superficiais devem ser classificados em seus subtipos após exame detalhado de sua morfologia, incluindo a cromoscopia (I, IIa, IIb, IIc ou III). O diagnóstico de lesões precoces é baseado exclusivamente no exame endoscópico. A maioria das lesões apresenta-se como não-polipóides, superficialmente elevadas (IIa) ou planas (IIb), sendo as deprimidas (IIc) mais raras.

TABELA 65.1

Profundidade de invasão e comprometimento ganglionar

Profundidade	Gânglios (%)
M1 – intra-epitelial	0 – 1
M2 – lâmina própria	1 – 5
M3 – perto da mm ou invasão até mm	10 – 15
Sm1 – invasão até terço superior da sm	15 – 20
Sm2 – metade da sm	20 – 40
Sm3 – maciça	20 – 40

No atual consenso de classificação das lesões neoplásicas intramucosas, os termos *displasias de baixo grau* (DBG) ou *displasia de alto grau* (DAG) deveriam ser substituídos por neoplasias intra-epiteliais de baixo ou de alto grau. Quando a lâmina própria é afetada, a lesão é conhecida como *carcinoma intramucoso* ou *microinvasivo*.[15]

CIRURGIA

Como em outros tipos de tumores epiteliais, a ressecção cirúrgica com esvaziamento ganglionar pode ser curativa em pacientes com carcinomas esofágicos, mesmo quando há vários gânglios envolvidos. Em 10 pacientes com carcinomas esofagianos ocultos, apenas 1 apresentava comprometimento ganglionar após análise histológica e por imuno-histoquímica.[17] Em 37 pacientes: 15 T1 m e 12 T1 sm, evidenciou-se 7% de gânglios positivos (2/15) no grupo T1 m e 50% (6/12) no grupo T1 sm[18] (Figuras 65.1, 65.2 e 65.3).

Em outra casuística,[19] evidenciou-se que apenas 1 de 38 pacientes (2,6%)

com carcinoma esofágico intramucoso apresentava metástases ganglionares, enquanto em 27 casos que invadiam a sm essa porcentagem subia para 22,2%, uma diferença estatisticamente significante. A possibilidade de metástases aumenta quando o tumor atinge a lâmina própria. Se o tumor atinge a submucosa, essa possibilidade aumenta ainda mais, como vimos, de 30% a 50%, e no tratamento cirúrgico, deve-se realizar um amplo esvaziamento ganglionar para aumentar as chances de cura do paciente.[18,20]

Cerca de 30% dos pacientes com adenocarcinomas esofágicos que se submeteram a ressecções cirúrgicas recentemente na Universidade do Sul da Califórnia tinham tumores confinados à mucosa ou submucosa.[20,21] Outras instituições também relatam dados semelhantes.[22,23]

LESÕES VISÍVEIS E INVISÍVEIS

Os dados indicam que biópsias sugestivas de DAG ou carcinomas, na ausência de lesões visíveis endoscopicamente, quase sempre correspondem a tumores intramucosos sem metástases ganglionares (88% m e 12 sm).[24] Desses casos (10 pacientes), só 1 apresentou comprometimento ganglionar. Dos pacientes com DAG, 43% apresentavam adenocarcinomas ocultos nas peças cirúrgicas.

Em pacientes com lesões visíveis endoscopicamente, 75% penetravam além da mucosa e 56% apresentavam metástases ganglionares. Todos esses pacientes foram submetidos a esofagectomias e a sobrevida atuarial de 5 anos foi em média de 90% e 82%, respectivamente para pacientes sem e com lesões visíveis. Por essa razão, recomendamos, para pacientes sem lesões visíveis, o tratamento cirúrgico com preservação do vago (esofagectomia trans-hiatal simples); para os pacientes com lesões visíveis, com tumores já invadindo a sm, esofagectomia trans-hiatal estendida, incluindo linfadenectomia completa do mediastino inferior e do abdome superior. Isso seria suficiente para 97% dos

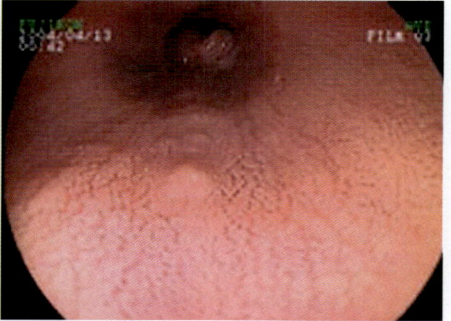
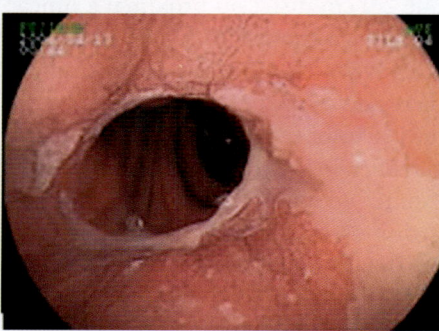
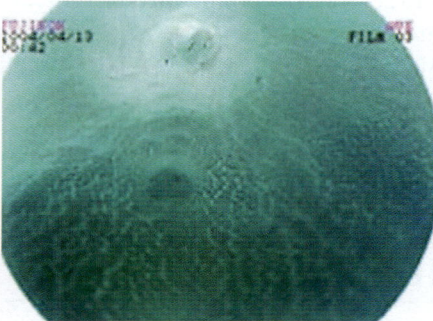
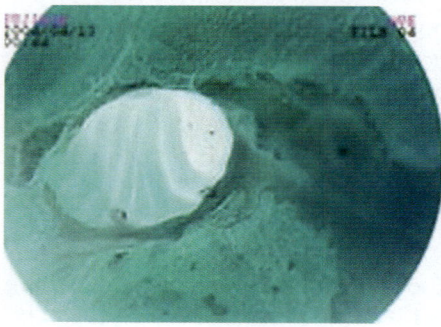

FIGURA 65.1

Carcinoma residual pós-ressecção esofágica em Barrett

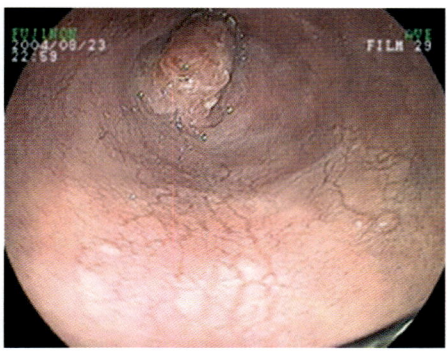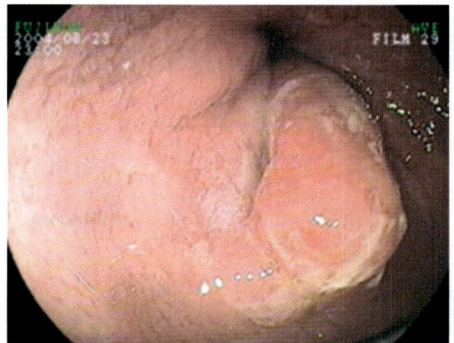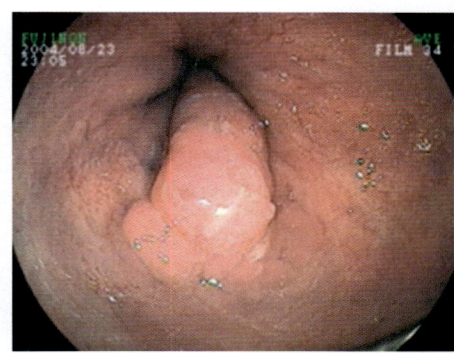

FIGURA 65.2

Adenocarcinoma de células foveolares com padrão microtubular e tubular indiferenciado de Nakamura e difuso de Lauren. Neoplasia intramucosa. Área de epitelização colunar com metaplasia intestinal em continuidade com a neoplasia

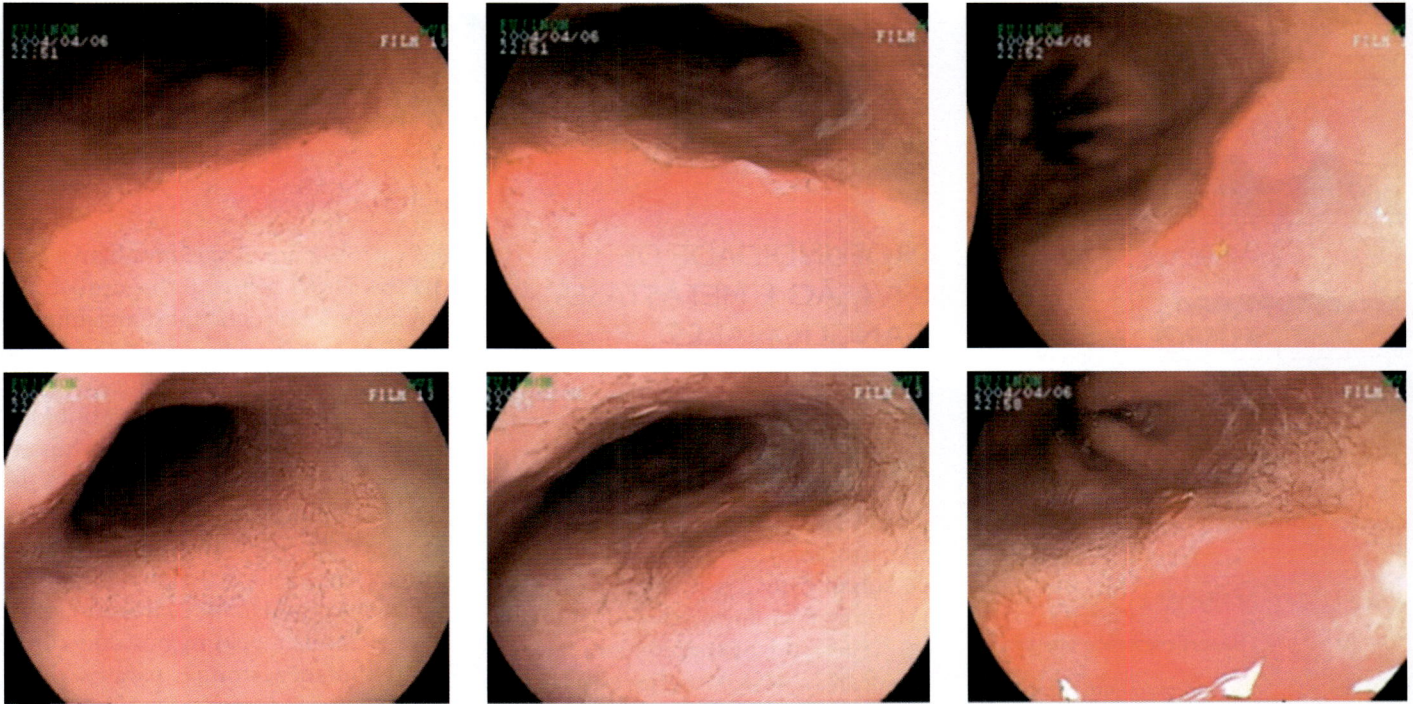

FIGURA 65.3

Adenocarcinomas tubulares bem diferenciados. Neoplasias invasivas até em camada muscular da mucosa profunda

pacientes.[25] Esplenectomias e ressecções gástricas estendidas não são necessárias para adenocarcinoma em esôfago de Barrett.[26]

Esses dados, aliados a dificuldades da ultra-sonografia endoscópica (que, nas melhores casuísticas, mesmo com *probes* de alta freqüência, para neoplasia T1, é de 80,7%[27]), indicam que a presença ou ausência de lesão visível poderia ser o melhor modo de identifi-

car candidatos para o tratamento mais limitado.

Além disso, esses dados indicam que os endoscopistas precisam treinar mais e aprimorar o diagnóstico para detectar "lesões invisíveis".

A morfologia das lesões ao exame endoscópico, como geralmente aplicado pela escola japonesa, pode colaborar muito para a identificação de lesões intramucosas.[20]

CLASSIFICAÇÃO MACROSCÓPICA

Do ponto de vista macroscópico-endoscópico, classificamos há muitos anos os tumores avançados (com invasão neoplásica profunda, a partir da muscular própria) conforme a Classificação de Borrmann, de 1926, em: tipos I (vegetante); II (úlcero-vegetante); III (úlcero-infiltrativo); IV (infiltrativo); e posteriormente o V (avançado não-classificado). Os precoces ou superficiais do esôfago, estômago, duodeno, cólon e reto, de acordo com a escola japonesa e conforme padronizado recentemente pela Classificação Endoscópica de Paris em tipo 0 (zero).[28]

CLASSIFICAÇÃO DE BORRMANN

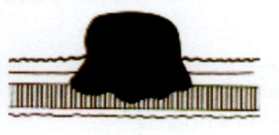

Tipo I

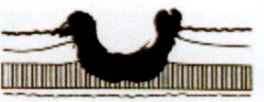

Tipo II

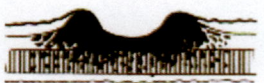

Tipo III

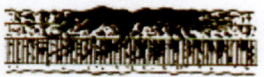

Tipo IV

Em todo o tubo digestivo, essas lesões precoces ou superficiais, do tipo 0, são subdivididas de acordo com os seguintes tipos macroscópicos:

0 – I	Polipóide
0 – IIa	Superficialmente elevado
0 – IIb	Superficialmente plano
0 – IIc	Superficialmente deprimido
0 – III	Ulcerativo (escavado)
0 – IIa + IIc, IIc + IIa, etc.	Misto

As lesões são consideradas superficialmente elevadas quando protruem até 2,5 mm além da superfície mucosa adjacente. Acima disso são consideradas polipóides.[15]

Outro aspecto importante é a multicentricidade dos tumores que aparecem em até 15% dos casos.[29]

Esquema: Neoplasias Precoces – Tipo 0

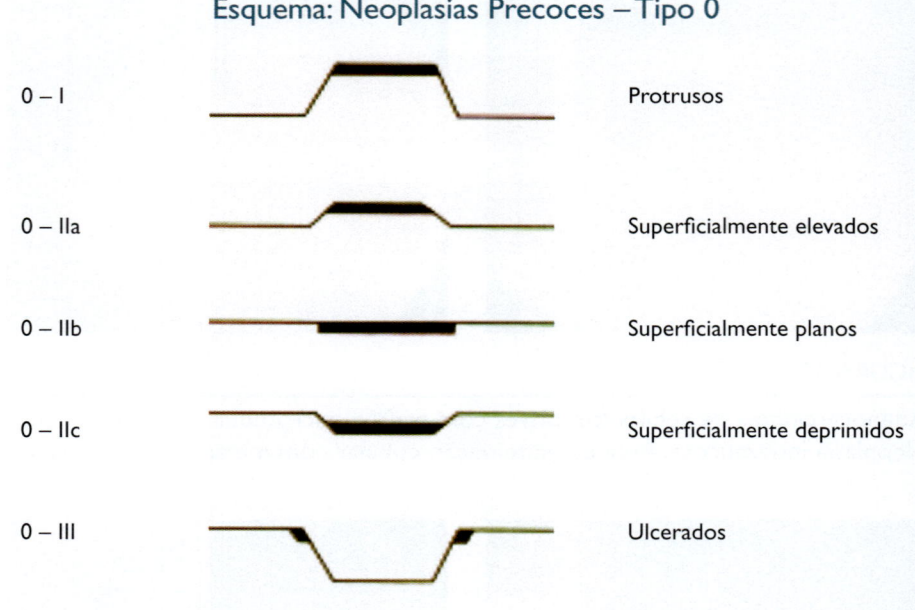

0 – I		Protrusos
0 – IIa		Superficialmente elevados
0 – IIb		Superficialmente planos
0 – IIc		Superficialmente deprimidos
0 – III		Ulcerados
0 – Mistos	(IIc + III, III + IIc, etc.)	

PROFUNDIDADE DE INVASÃO E METÁSTASES GANGLIONARES

Os estudos dos adenocarcinomas superficiais em esôfago de Barrett, de 6 séries publicadas de 1991 a 1999,[24,29-33] de um total de 145 pacientes, seguidos em média por 1,7 a 5,5 anos, evidenciaram que 59 casos eram intramucosos (p T1a) e 86 submucosos (p T1b). Nenhum dos IM apresentou metástases ganglionares e 6 (18,6%) dos SM apresentaram variação de 0% a 44% nas séries estudadas.

SOBREVIDA

A sobrevida de 5 anos para pT1a foi de 100% (exceto na série de Menke-Pluymers, em que foi de 76%) e de 36% a 85% para os que invadiam a SM (pT1b). Dessa forma, o diagnóstico de carcinomas precoces substancialmente aumenta a chance de cura. Esses dados também são melhores do que os apresentados para carcinomas epidermóides das séries japonesas, em que o tumor IM apresenta 6,5% e os SM até 50% de metástases ganglionares.[34]

Hoje, o tratamento do adenocarcinoma em esôfago de Barrett, para a maioria dos pacientes, é cirúrgico, com esofagectomia e pelo menos dois campos de linfadenectomias para os casos com invasão SM, com sobrevida de cerca de 80% nesses casos[34] (Tabela 65.2).

Existem também as possibilidades de tratamentos endoscópicos para os pacientes de alto risco cirúrgico, que serão discutidas em outros capítulos.

TABELA 65.2

Adenocarcinomas Superficiais em Esôfago de Barrett – N = 145			
1991 – 1999	N	Metástases GGS (%)	Sobrevida (%)
Intramucosos	59	0	100
Submucosos	86	18,6	80

REFERÊNCIAS BIBLIOGRÁFICAS

1. Shaheen NJ, Crosby MA, Bozymski EM et al. Is there publications bias in the reporting of cancer risk in Barrett's esophagus? Gastroenterology 2000;119:333-8.
2. Parada AA, Homma MS, Zambrano M et al. Endoscopic study and follow-up of patients with columnar epithelization of the distal esophagus. 11th World Congress of Gastroenterology, Vienna. Digestion 1998;59;(Suppl 3),595.
3. Eckardt V F, Kanzler G, Bernhard G. Life expectancy and cancer risk in patients with Barrett's esophagus: a prospective controlled investigation. Am J Med 2001;111:33-7.
4. Woloshin S, Schwartz LM, Welch HG. Risk charts: putting cancer in context. J Natl Cancer Inst 2002;94:799-804.
5. Devesa SS, Blot WJ, Fraumeni JF Jr. Changing patterns in the incidence of esophageal and gastric carcinoma in the United States. Cancer 1998;15(83):2049-53.
6. Ries LAG, Eisner MP, Kosary CL, Hankey BF, Miller BA, Clegg L, Edwards BK. SEER Cancer Statistics Review, 1973-1997. Bethesda: National Cancer Institute, 2000.
7. Hesketh PJ, Clapp RW, Doos WG, Spechler SJ. The increasing frequency of adenocarcinoma of the esophagus. Cancer 1989;64:526-30.
8. SEER Program, National Cancer Institute. Bethesda, MD, August 1999 submission.
9. AJCC Cancer Staging Manual. 3rd. Philadelphia: Lippincott-Raven; 1997.
10. Nakagawa S, Watanabe H. Mucosal carcinomas of the esophagus – Their subclassification of depth of invasion, histologic risk factors and macroscopic features. Stomach and Intestine 1994;29(4):273-88.
11. Ohkura Y et al. Esophageal mucosal cancer: classification and the depth of invasion from the pathological view point. Stomach and Intestine 1994;29(4):263-71.
12. Momma K, Yoshida M, Hanashi T, Sasaki N. Clinical and pathological study on esophageal cancers reaching to the muscularis mucosae and upper third of the submucosa. Stomach and Intestine 1994;29(4):1207-15.
13. Hermanek P, Hutter RVP, Sobin LH, Wagner G, Wittekind C. UICC TNM classification of malignant tumors. 4th ed. Berlin: Springer; 1998. P. 71-80.
14. Nakamura K. Aspectos anatomopatológicos do carcinoma precoce do esôfago. In: Parada AA, Venco FE, Gutierres A. Atualização em endoscopia digestiva. São Paulo: Tropicus; 1991. P. 190.
15. Lambert R. Diagnosis of esophagogastric tumors. Endoscopy 2004;36:110-9.
16. Parada AA. Câncer precoce do esôfago e estômago: diagnóstico e tratamento endoscópico São Paulo: Massis; 2001.
17. De Meester SR. Is lymphadenectomy necessary for intramucosal carcinoma? In: Robert Giuli, Jörg Rüdiger Siewert, Daniel Couturier, Carmelo Scarpignato, editors. Barrett's esophagus. OESO Vol II. Paris: John Libbey Eurotext; 2003. P. 787-8.
18. Nigro JJ et al. Prevalence and location of nodal metastases in distal esophageal adenocarcinoma confined to the wall: implications for therapy. J Thorac Cardiovasc Surg 1999; 117(1):16-25.
19. Rice TW, Zuccaro G Jr, Adelstein DJ, Rybicki LA, Blackstone EH, Goldblum JR. Esophageal carcinoma: depth of tumor invasion is predictive of regional lymph node status. Ann Thorac Surg 1998;65:787-92.
20. Hagen JE. Barrett's carcinoma, is incipient invasion of the lamina propria the minimal criteria for performing lymph node clearance? In: Robert Giuli, Jörg Rüdiger Siewert, Daniel Couturier, Carmelo Scarpignato, editors. Barrett's esophagus. OESO Vol II. Paris: John Libbey Eurotext; 2003. P. 795-9.
21. Peters JH, De Meester SR. Surgical therapy for cancer of the esophagus and cárdia. In: Castell DO, Richter JE, editors. The esophagus. Philadelphia: Lippincott, Williams & Wilkins; 1999. P. 259-93.
22. Streitz Jr JM et al. Endoscopic surveillance of Barrett's esophagus: does it help? J Thorac Cardiovasc Surg 1993;105: 383-8.
23. Van Sandick JW et al. Impact of endoscopic biopsy surveillance of Barrett's oesophagus on pathological stage and clinical outcome of Barrett's carcinoma. GUT 1998;43: 216-22.
24. Nigro JJ et al. Occult esophageal adenocarcinoma extent of disease and implications for effective therapy. Ann Surg 1999;230:433-40.
25. Blom D, Peters JH, DeMeester TR. Controversies in the current therapy of carcinoma of the esophagus. Journal of the American College of Surgeons 2002;195(2):241-50.
26. Clark GW et al. Nodal metastasis and sites of recurrence after en bloc esophagectomy for adenocarcinoma. Ann Thorac Surg 1994;58:46-53.
27. Fukuda M, Hirata K, Natori H. Endoscopic ultrasonography of the esophagus. World J Surg 2000;24(2):216-26.
28. Lightdale CJ, Lambert R. The Paris endoscopic classification of superficial neoplastic lesions: esophagus, stomach, and colon. Gastrointest Endosc 2003;58(6Suppl):S1.
29. Hölscher AH, Bollschweiler E, Schneidert PM, Siewert JR. Early adenocarcinoma in Barrett's esophagus. Br J Surg 1997;84:1470-3.
30. Streitz JM, Ellis FH, Gibb SP, Balogh K, Watkins E. Adenocarcinoma of the Barrett's esophagus – a clinicopathologic study of 65 cases. Ann Surg 1991;213(2):122-5.
31. Menke-Pluymers BEM, Schoute NW, Mulder AH, Hop WCJ, Van Blankenstein M, Tilanus HW. Outcome of surgical treatment of adenocarcinoma in Barrett's esophagus. GUT 1992;23:1454-8.

32. Pera M et al. Barrett's esophagus with high-grade dysplasia: an indication for esophagectomy? Ann Thor Surg 1992;52(2): 199-204.

33. Paraf F, Flejou JF, Pignon JP, Potet F. Surgical pathology of adenocarcinoma: arising in Barrett's esophagus – analysis of 67 cases. Am J Pathol 1995;19(2):183-91.

34. Hölscher AH, Bollschweiler E, Schröder W, Gustchow C, Siewert JR. Prognostic difference between early squamous-cell and adenocarcinoma of the esophagus. Dis Esophagus 1997;10:174-84.

CAPÍTULO 66

ESÔFAGO DE BARRETT: MUCOSECTOMIAS E RESSECÇÕES ENDOSCÓPICAS COM DISSECÇÃO DA SUBMUCOSA

Artur A. Parada • Paula B. Poletti • Horácio Joaquin Perez • Carlos Eduardo Oliveira dos Santos
Mario Homma • Guido Valencia Zanabria • Helder Vianey Batista

INTRODUÇÃO – HISTÓRICO

A técnica de injeção salina submucosa foi sugerida em 1955 para o tratamento de pólipos colorretais.[1]

Em 1973, também foi sugerida a injeção submucosa como um novo método para a ressecção de pólipos sésseis do cólon e reto.[2]

Em 1989, o primeiro caso de câncer T1a em Barrett (0-IIa) foi tratado com sucesso por mucosectomia. Após 11 anos, não se evidenciou recorrência.[3]

Na experiência inicial japonesa, empregou-se um tubo transparente (EMRT – Endoscopic Mucosal Resection Tube) ou a ponta da ligadura elástica acoplada ao aparelho (EMRC – Endoscopic Mucosal Resection Cap-Fitted Endoscope).

Em 1997, realizamos nossa primeira mucosectomia para tratamento de adenocarcinoma precoce em esôfago de Barrett.[4]

VANTAGENS DA MUCOSECTOMIA

A grande vantagem da mucosectomia (Ressecção Endoscópica da Mucosa – REM) sobre os outros métodos de ablação é a obtenção do tecido para análise histopatológica, com adequado estudo do tumor em sua expansão lateral e vertical.[5] Se o câncer invade a submucosa ou os vasos linfáticos, o paciente deve ser submetido à esofagectomia com esvaziamento ganglionar. Em geral, a mucosectomia permite a ressecção de toda a mucosa, da muscular da mucosa e de grande parte da submucosa.[5] O grande problema é a multicentricidade das lesões e o epitélio colunar remanescente, porém hoje já se realizam ressecções endoscópicas circunferenciais de todo o epitélio colunar no esôfago.[6, 7, 8]

VARIANTES TÉCNICAS DA MUCOSECTOMIA

Novas técnicas com aparelhos rígidos ou flexíveis, ainda experimentais, também estão sendo desenvolvidas, inclusive com a utilização da mitomicina C para se evitarem as estenoses[9] e de uma nova solução hidroxipropilmetilcelulose (HPMC) a 0,83%, associada a uma ponta plástica especial (cap) que permite ressecções extensas.[10]

Temos grande experiência com mucosectomias colorretais[11] e experiências menores no estômago e no esôfago. O que podemos afirmar é que em geral as mucosectomias no cólon e reto são mais fáceis do que no estômago ou esôfago.[12] Em geral, não utilizamos acessórios além de uma agulha injetora e alça de polipectomia.[13] No entanto, alguns não utilizam nada além da alça de polipectomia[14] e outros utilizam técnicas que podem ser interessantes, como o aparelho terapêutico com duplo canal (lift and cut), 2 aparelhos finos e grandes pinças de apreensão ou mesmo estiletes simples ou isolados na ponta.[2,15,16,17,18,19]

As técnicas de aspirar e cortar (suck and cut) utilizando a ponta da ligadura elástica,[20] com alças internas ou externas, ou cortar após ligadura elástica (EMRL – EMR Ligation), ou a utilização de tubos especiais[21] são outras alternativas que podem ser interessantes.[22-26] Embora o diâmetro de 2,0 cm das lesões pareça ser o limite de uma só ressecção em bloco por mucosectomia, lesões maiores podem ser ressecadas por fragmentos (piecemeal EMR).

A solução empregada para a injeção na submucosa também tem variado bastante: desde soro fisiológico puro ou com adrenalina, até inclusão de azul de metileno ou índigo-carmim, soluções de cloreto de sódio hipertônico (utilizamos a 4%) e outras mais recentes como a hidroxipropilmetilcelulose (HPMC) e o hialuronato de sódio ou ácido hialurônico.[5,20,27,28,29] O volume de solução injetada também varia de 2 ml a 30 ml, ou mais, se necessário. Se não ocorrer elevação da lesão durante a injeção da solução, pode ser por erro técnico ou por infiltração neoplásica da submucosa (non-lifting sign).[30]

As alças de polipectomia também podem ser de vários tipos: crescentes, com espículas, reforçadas, monofilamentares, grandes, pequenas etc. Pode-se usar clipes após as ressecções extensas ou para perfurações ou sangramentos pequenos.[31]

Poucos trabalhos comparam diferentes tipos de técnicas para ressecções endoscópicas da mucosa (mucosectomias).[32]

INDICAÇÕES GERAIS DA MUCOSECTOMIA

Em geral as mucosectomias são potencialmente curativas para lesões neoplásicas superficiais sem comprometimento ganglionar ou metástases a distância.[33] A ultra-sonografia endoscópica pode também ser utilizada na seleção dos casos para avaliar a profundidade de invasão tumoral e o comprometimento ganglionar,[34,35] assim como para punções e biópsias aspirativas com agulhas finas (FNA – Fine Needle Aspiration).

Alguns autores sugerem que a mucosectomia seja utilizada no estadiamento das lesões esofágicas para determinar a profundidade de invasão do adenocarcinoma esofágico, uma vez que a USE não é muito adequada para determinar se um pequeno tumor já penetrou a sm ou não.[36] Em 1995, a acurácia da USE para avaliar a profundidade tumoral (T) variou de 71% a 92% e na avaliação do T1, em torno de 80%.[37] Ainda hoje, com os miniprobes de 20 MHz e com as endoscopias de alta resolução, há muitas dificuldades na avaliação de lesões invasivas para a submucosa e a acurácia total dos dois métodos gira em torno de 80%.[38] O T1, invasão até a sm, foi subdividido em uT1a, indicando que a lesão é intramucosa e uT1b significando penetração na sm.[39]

CRITÉRIOS PARA INDICAÇÕES DE MUCOSECTOMIAS ESOFÁGICAS

Os critérios sugeridos para neoplasias esofágicas apropriadas para mucosectomias incluem: 1) lesões com até 2,0 cm de diâmetro; 2) envolvimento de menos do que 1/3 da circunferência esofágica; 3) lesão limitada à mucosa ao exame ultra-sonográfico endoscópico e confirmado histologicamente;[40,41] 4) lesão não-ulcerada;[42] 5) macroscopicamente tipos I, IIa, IIb e IIc[43] (Tabela 66.1).

No estudo de 41 casos de adenocarcinomas esofágicos superficiais ressecados, todos os pacientes com disseminação linfática (16%) apresentavam lesões com invasões da submucosa.[44]

MUCOSECTOMIAS – CASUÍSTICAS INTERNACIONAIS

Em outra publicação de mucosectomias em lesões sugestivas de malignidade ou com DAG em 25 casos (23 REM do tipo lift and cut e 2 com ligaduras), entre 1995 e 1998, havia nódulos ou pólipos em 11 (44%) e suspeita histológica de câncer superficial ou DAG em 14 (56%). A mucosectomia diagnosticou 13 adenocarcinomas (52%), DAG em 4 (16%) e 8 lesões de baixo risco neoplásico (32%). Não ocorreram complicações. As lesões suspeitas geralmente são polipóides, nodulares ou ulceradas, friáveis, irregulares, com superfície vilosa[39] ou com descolorações com apagamento do padrão foveolar.[4]

Só lesões confinadas à mucosa, uT0, ou uT1, ultra-sonograficamente sem evidências de comprometimento ganglionar, são consideradas adequadas para EMR.[46] Os linfonodos são considerados metastáticos à USE se têm mais do que 1,0 cm, arredondados e com ecotextura hipoecóica homogênea.[39]

Fato interessante, neste trabalho,[39] apenas 2 pacientes apresentavam epitelizações colunares menores do que 3,0 cm, suspeitos para carcinoma ou DAG e não confirmados na peça da mucosectomia (1 com reação hiperplásica e outro persistiu com o diagnóstico de DAG). Em outros 2 casos com 3,0 cm, um confirmou adenocarcinoma (sm) e outro DAG. Os outros casos apresentavam mais de 4,0 cm de extensão. Depois da REM, 2 pacientes foram submetidos a esofagectomias e outros 4 apresentaram carcinomas residuais e foram submetidos também à TFD, devido a comorbidades. O seguimento foi em média de 10 meses (de 4 a 42 meses) e nenhum outro paciente apresentou câncer ou displasia de alto grau.

Outro aspecto que chama atenção é que houve mudança em 44% dos diagnósticos histológicos após análise da peça ressecada por mucosectomia.[39]

Na experiência do grupo que tem uma das maiores casuísticas publicadas,[41] a REM foi realizada em 64 pacientes, com idade média de 65 ± 10 anos com carcinomas precoces (61) ou DAG (3). Desses, 35 apresentavam critérios considerados adequados (Grupo A: baixo risco) para o tratamento endoscópico: 1) macroscopicamente tipos I, IIa, IIb ou IIc; 2) lesões com até 2,0 cm de diâmetro; 3) lesões intramucosas; 4) histologicamente G1 e G2 ou DAG. Os outros 29 foram considerados não totalmente adequados para o tratamento endoscópico e, portanto, de alto risco (Grupo B).

Foram realizadas 120 ressecções, com média de 1,3 ± 0,6 no Grupo A e 2,8 ± 2,0 no B (p < 0,0005). Houve a

TABELA 66.1

Indicações – Mucosectomias: Neoplasias em Barrett
1) Lesões com até 2,0 cm de diâmetro
2) Envolvimento de menos do que 1/3 da circunferência esofágica
3) Lesão limitada à mucosa ao exame ultra-sonográfico endoscópico e confirmado histologicamente
4) Lesão não-ulcerada
5) Macroscopicamente tipos I, IIa, IIb e IIc

ocorrência de apenas um grande sangramento, tratado endoscopicamente. A remissão completa foi observada em 97% no GA e em 59% no GB. Durante o seguimento de 12 ± 8 meses, tumores recorrentes ou metacrônicos foram observados em 14% dos casos.

Em outro trabalho desse mesmo grupo,[46] entre 1996 e 1999, 50 de 115 pacientes (43%) com DAG ou carcinomas precoces submetidos a tratamento endoscópico apresentaram pequenos segmentos de epitelização colunar (Barrett curto). Desses, 28 foram tratados com REM; 13 com TFD; 3 com CPA; 6 com terapêuticas combinadas. Não houve mortalidade. Em 1 paciente foi indicada esofagectomia por invasão da sm e em outro ocorreu falha no tratamento. As complicações maiores (estenoses e sangramentos) ocorreram em 6% dos casos (3/50). No seguimento de 34 ± 10 meses, recorrências ou tumores metacrônicos intra-epiteliais ocorreram em 11/48 pacientes (23%), os quais também receberam tratamentos endoscópicos bem-sucedidos. Ocorreram 4 óbitos, porém só 1 devido ao adenocarcinoma (Figura 66.1).

Analisando o total destes 115 pacientes[47] – 19 com DAG e 96 com carcinomas precoces, tratados endoscopicamente por mucosectomias (70), TFD (32) e CPA (3), com combinação de REM e TFD em 10, seguidos por 34 ± 10 meses (variando de 24 a 60 meses) –, observou-se que a completa remissão local ocorreu em 98% e complicações menores em 9,5%. Óbitos ocorreram em 13 casos, porém só 1 faleceu pelo carcinoma em Barrett. A sobrevida calculada em 3 anos foi de 88%. Durante o seguimento ocorreram lesões metacrônicas em 30% dos casos que foram retratados com sucesso (exceto 1 paciente). Em resumo, dos 115 pacientes, 4 foram para esofagectomias após REM; 1 faleceu por infarto do miocárdio; em 2 ocorreram falhas de tratamento (2 /110 = 1,8%); ao final de 34 meses, 88% (97/110) estavam vivos. Dos 13 óbitos, 6 foram por causas cardiovasculares, 5 por outras neoplasias, 1 por cirrose e só 1 pelo tumor em Barrett (T1, N1 submetido à esofagectomia com óbito após 15 meses).

Em análise das peças de mucosectomias de 326 pacientes,[48] evidenciou-se que 31 não apresentavam neoplasias (9,5%) e 295 apresentavam. Desses, 1% apresentava neoplasias de baixo grau, 2% de alto grau, 80,3% carcinomas intramucosos e 16% carcinomas submucosos (7,5% sm1; 3,7% sm2 e 4,8% sm3, com invasão de vasos linfáticos em 3,5% e nenhuma invasão venosa). A maioria era bem diferenciada (72,2%) e dessas 92,7% eram limitadas à mucosa, enquanto nas moderadamente diferenciadas 73,7% eram limitadas à mucosa e nas pouco diferenciadas somente 22,7%.

Em dois estudos sobre mucosectomias esofágicas, os sangramentos ocorreram em 3,6% e 20% dos pacientes, com 1 perfuração.[49, 50]

RECENTES AVANÇOS NAS RESSECÇÕES ENDOSCÓPICAS

TÉCNICA DE DISSECÇÃO ENDOSCÓPICA DA SUBMUCOSA

Como já afirmamos, lesões com até 2,0 cm de diâmetro podem ser ressecadas em bloco por diferentes técnicas de mucosectomias endoscópicas. As lesões com mais de 2,0 cm devem ser resse-

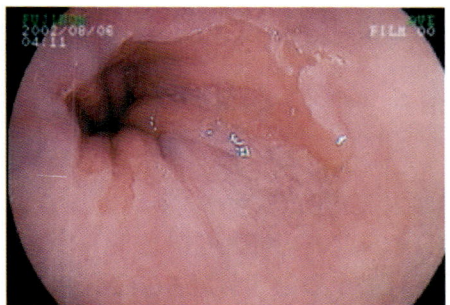
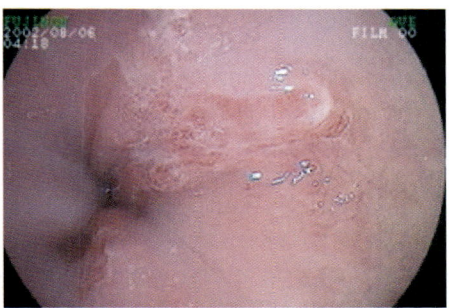
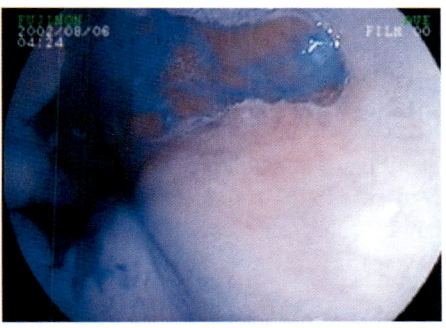
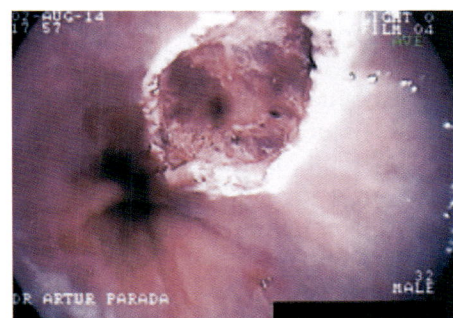

FIGURA 66.1

Epitelização colunar do esôfago distal com 1,0 cm de extensão com lesão superficialmente elevada ao nível da junção escamocolunar tipo IIa, com 7 mm de diâmetro, superfície finamente granulosa e com alteração do padrão foveolar. Ressecção por mucosectomia endoscópica. AP = Adenocarcinoma tubular bem diferenciado, permeando muscular da mucosa

cadas por fragmentos (*piecemeal*) ou por técnica de dissecção endoscópica da submucosa (*Endoscopic Submucosal Dissection – ESD*).

Com essa técnica, já foram descritas ressecções em bloco de neoplasias gástricas e do cólon, intramucosas, com 97 mm X 50 mm e com 70 mm X 55 mm, respectivamente, utilizando-se injeção submucosa de hialuronato sódico e um cilindro transparente de pequeno calibre na ponta do aparelho.[51]

A ressecção em bloco permite melhor análise histológica da peça ressecada, tanto horizontal quanto verticalmente, e menores índices de recidivas quando comparada com a ressecção por fragmentos.[52,53,54]

Diferentes soluções têm sido utilizadas para essa técnica, ressaltando-se as vantagens do hialuronato de sódio,[55,56] da hidroxipropilmetilcelulose (HPMC), do fibrinogênio a 2%,[56] assim como da mistura de ácido hialurônico (1900 KDa) com glicerina a 10% e frutose a 5%.[57]

A incisão na mucosa e a dissecção da submucosa pode ser realizada com grande variedade de instrumentos, como o estilete isolado na ponta (*Insulated-Tip-Knife*),[18,58-61] o *Flex-knife* (tipo ponta da alça de polipectomia), com ponta triangular, o estilete com ponta dobrada (*Hook-knife*) etc.

Outras técnicas penduram uma âncora na mucosa incisionada (*sinker-assisted – ESD*)[62] ou utilizam clipes na abertura e dissecção da submucosa,[63] ou em seu fechamento, isoladamente ou em conjunto com laços endoscópicos.

Apesar de todas as vantagens, esses procedimentos ainda são muito demorados, necessitam de um grande treinamento endoscópico e talvez ainda de outras inovações tecnológicas.[64]

Uma outra técnica descrita recentemente é a mucosectomia com o *kit* de ligaduras elásticas múltiplas, que permite acoplar uma alça de polipectomia, não sendo necessária sua remoção a cada ressecção, sendo possível se realizar 6 ressecções com cada um desses acessórios (*Multibanding Mucosectomy Device – MMD*), sem injeções submu-cosas e com remoção de extensas áreas de epitélio colunar do esôfago (média de 4,0 cm e circunferenciais).[65]

PERSPECTIVAS DAS RESSECÇÕES ENDOSCÓPICAS

Há necessidade de se comparar o tratamento endoscópico com o tratamento cirúrgico com esofagectomias, em estudos controlados e randomizados, embora os tratamentos endoscópicos tenham se mostrado uma alternativa bastante atrativa em relação ao cirúrgico, devendo, no futuro, substituir as esofagectomias nos casos de lesões com DAG ou carcinomas precoces.[47,66]

ADENOCARCINOMAS SUPERFICIAIS DO ESÔFAGO – TRATAMENTO CIRÚRGICO

Quanto ao tratamento cirúrgico, em análise retrospectiva de 1985 a 1999, 122 pacientes com adenocarcinomas superficiais do esôfago foram submetidos a ressecções.[67] Quanto ao sexo, 89% eram homens e a idade variou de 35 a 83 anos, com média de 63 ± 10 anos. Desses, 60 (49%) foram diagnosticados em programa de seguimento endoscópico e 48 (39%) tinham o diagnóstico pré-operatório de DAG. A esofagectomia trans-hiatal foi realizada em 75 (61%) e somente 8 (7%) pacientes apresentavam comprometimento ganglionar (N1). A sobrevida de 1, de 5 e de 10 anos foi de 89%, 77% e 68%, com o prognóstico pior para os jovens e com invasão ganglionar.

Estudando-se 367 pacientes submetidos a esofagectomias subtotais para DAG ou adenocarcinomas, entre 1993 e 2001,[68] evidenciaram-se 77 casos que confirmaram o diagnóstico de DAG ou T1. Histopatologicamente, as lesões foram classificadas de acordo com a profundidade de invasão da mucosa (m1, m^2 e m^3) e da sm (sm1, sm2 e sm3). A USE estagiou 61 pacientes e acertou em 93% dos casos quanto ao comprometimento ganglionar. Os resultados estão na Tabela 66.2:

TABELA 66.2

Profundidade	Nº	Ggs + / nº – %
M – Sm1	51	0 / 51 – 0
Sm2	13	3 / 13 – 23
Sm3	13	9 / 13 – 69

Fatores preditivos para gânglios +
Tumores > 3,0 cm
Invasão além de Sm1
Adenocarcinoma pouco diferenciado
Invasão venosa ou linfática

RESSECÇÃO ENDOSCÓPICA DA MUCOSA (REM)

TERAPÊUTICA FOTODINÂMICA (TFD)

A combinação dessas duas técnicas tem apresentado resultados também atrativos e representa mais uma opção no tratamento das DAG ou dos adenocarcinomas precoces em esôfago de Barrett em pacientes sem condições clínicas adequadas para as esofagectomias.[69-72]

Recentemente foram relatados mais de 250 casos submetidos a tratamento com mucosectomias com ou sem TFD ou CPA. A remissão completa foi obtida com altos índices de cura (de 80% a 98%), sem mortalidade.[73]

MUCOSECTOMIAS CIRCUNFERENCIAIS E TOTAIS DO ESÔFAGO DE BARRETT COM NEOPLASIAS DE ALTO GRAU E CARCINOMAS INTRAMUCOSOS

Devido aos altos índices de doenças metacrônicas pós-mucosectomias endoscópicas, alguns grupos de endoscopistas passaram a ressecar todo o epitélio do esôfago de Barrett.[6,7,8]

Nos três trabalhos publicados recentemente, foram tratados 34 pacientes, evidenciando a viabilidade da técnica. As complicações ocorreram em 11 pacientes, sendo 3 estenoses e 8 sangramentos. O tratamento foi considerado eficiente em 31 casos. Nos outros 3, ocorreram ressecções incompletas dos tumores, sendo que 1 foi encaminhado para tratamento cirúrgico e 2 para quimiorradioterapia com bons resultados em 18 e 24 meses de seguimento.[8]

Vários estudos têm demonstrado que a mucosectomia endoscópica é segura e efetiva para a ressecção completa de lesões superficiais e permite também a ressecção de todo o epitélio colunar do esôfago. Na Europa e no Japão, tem sido amplamente utilizada, e as técnicas de ablação são utilizadas como complemento. Nos Estados Unidos, as técnicas de ablação são mais freqüentemente utilizadas.[74,75]

Apesar desses bons resultados, devemos ser prudentes[76] e considerarmos a ressecção cirúrgica ainda como o tratamento de escolha para os pacientes com carcinomas superficiais em esôfago de Barrett e que apresentem condições clínicas adequadas para as esofagectomias.

REFERÊNCIAS BIBLIOGRÁFICAS

1. Rosenberg N. Submucosal saline wheal as a safety factor in fulguration of rectal and sigmoid polyps. Arch Surg 1955;70:120-3.

2. Deyhle P, Largiardeer F, Jenny S, Fumagalli I. A new method for endoscopic eletroresection of sessile colonic polyps. Endoscopy 1973;5:38-40.

3. Inoue H, Nagai K, Kawano T, Iwai T, Endo M. Early adenocarcinomas are endoscopic ultrasonography findings of value for the indications of endoscopic mucosal resection? In: Robert Giuli, Jörg Rüdiger Siewert, Daniel Couturier, Carmelo Scarpignato, editors. Barrett's esophagus. OESO Vol II. Paris: John Libbey Eurotext; 2003. P. 780-2.

4. Parada AA, Homma MS, Valência G, Sarrapio FP, Venco FE, Pelizon C. Adenocarcinoma em esôfago de Barrett tratado por mucosectomia endoscópica. XIII Seminário Brasileiro de Endoscopia Digestiva (SOBED), Brasília; 1997.

5. Parada AA. Câncer precoce do esôfago e estômago: diagnóstico e tratamento endoscópico. São Paulo: Massis; 2001.

6. Satodate H et al. Circumferential EMR of carcinoma arising in Barrett's esophagus: Case report. Gastrointest Endosc 2003;58(2):288-92.

7. Seewald S et al. Circumferential EMR and complete removal of Barrett's epithelium: A new approach to management of Barrett's esophagus containing high-grade intraepithelial neoplasia and intramucosal carcinoma. Gastrointest Endosc 2003;57(7):854-9.

8. Giovannini M et al. Circumferential endoscopic mucosal ressection in Barrett's Esophagus high-grade intraepithelial neoplasia or mucosal cancer. Preliminary results in 21 patients. Endoscopy 2004;36(9):782-7.

9. Radu A, Grosjean P, Fontolliet C, Monnier P. Endoscopic mucosal resection in the esophagus with a new rigid device: an animal study. Endoscopy 2004; 36(4):298-305.

10. Rajan E et al. Widespread EMR: a new technique for removal of large areas of mucosa. Gastrointest Endosc 2004;60 (4): 623-7.

11. Parada AA, Scarparo JIB, Santos CEO. Terapêutica das lesões superficiais do cólon e reto. Endoscopia digestiva diagnóstica e terapêutica (SOBED). Rio de Janeiro: Revinter; 2005. P. 613-24.

12. Parada AA. In: Câncer precoce do cólon e reto: diagnóstico e tratamento endoscópico. São Paulo: Baleeiro; 2002.

13. Parada AA, Zambrano M, Homma MS, Poletti PB, Secchi TF. Mucosectomias. In: Endoscopia digestiva (SOBED). Rio de Janeiro: Medsi; 2000. P. 141-58.

14. Soehendra N, Binmoeller KF, Bohnacker S, Seitz U, Tronke F et al. Endoscopic snare mucosectomy in the esophagus without any additional equipment: a simple technique for ressection of flat early cancer. Endoscopy 1997;29:380-3.

15. Karita M, Tada M, Orita K, Kodama T. Endoscopic therapy for early colon cancer: the strip biopsy resection technique. Gastrointest Endosc 1991;37:128-32.

16. Tada M, Murakami A, Karita M, Tanai H, Okita K. Endoscopic resection of early gastric cancer. Endoscopy 1993; 25:445-50.

17. Yokota T, Sugihara K, Yoshida S. Endoscopic mucosal resection for colorectal neoplastic lesions. Dis Colon Rectum 1994;37:1108-11.

18. Gotoda T, Kondo H, Ono H, Saito Y, Yamaguchi H, Saito D et al. A new endoscopic mucosal resection procedure using an insulation-tipped electrosurgical knife for rectal flat lesions: report of two cases. Gastrointest Endosc 1999;50:560-3.

19. Takekoshi T, Baba Y, Ota H, Kato Y, Yanagisawa A, Takagi et al. Endoscopic resection of early gastric carcinoma: results of a retrospective analysis of 308 cases. Endoscopy 1994; 26:352-8.

20. Torii A, Sakai M, Kajiyama T, Kishimoto H, Kin G, Inoue K, Koizumi T, Ueda S, Okuma M. Endoscopic aspiration mucosectomy as curative endoscopic surgery: analysis of 24 cases of early gastric cancer. Gastrointest Endosc 1995;42:475-9.

21. Makuuchi H. Endoscopic mucosa resection for early esophageal cancer. Dig Endosc 1996;8:175-9.

22. Inoue H, Tani M, Nagai K et al. Treatment of esophageal and gastric tumors. Endoscopy 1999;31:47-55.

23. Inoue H, Endo M. Endoscopic esophageal mucosal resection using a transparent tube. Surg Endosc 1990;4:198-201.

24. Inoue H, Takeshita K, Hori H, Muraoka Y, Yoneshima H, Endo M. Endoscopic mucosal resection with a cap-fitted panesdoscope for esophagus, stomach and coloc mucosal lesions. Gastrointest Endosc 1993;39:58-62.

25. Chaves DM, Sakai P, Mester M, Spinosa SR, Tomishige T, Ishioka S. A new endoscopic technique for the resection of flat polypoid lesions. Gastrointest Endosc 1994;40:224-6.

26. Fleischer DE, Wang GQ, Dawsey S, Tio TL, Newsome J, Kidwell J et al. Tissue band ligation followed by snare resection (band and snare): a new technique for tissue acquisition in the esophagus. Gastrointest Endosc 1996;44:68-72.

27. Hirao M, Masuda K, Asauma T, Naka H, Noda K, Matsuura K et al. Endoscopic resection of early gastric cancer and other tumors with local injection of hipertonic saline-epinephrine. Gastrointest Endosc 1988;34:264-9.

28. Yamamoto H, Yube T, Isoda N, Sato Y, Higashizawa T et al. A novel method of endoscopic mucosal resection using sodium hyaluronate. Gastrointest Endosc 1999;50:251-6.

29. Shirai M, Nakamura T, Matsuura A, Ito Y, Kobayashi S. Safer colonoscopic polypectomy with local submucosal injection of hypertonic saline-epinephrine solution. Am J Gastroenterol 1994;89:334-8.

30. Uno Y, Munakata A. The non-lifting sign of invasive colon cancer. Gastrointest Endosc 1994;40:485-9.

31. Ahmad NA et al. Efficacy, safety, and clinical outcomes of endoscopic mucosal resection: a study of 101 cases. Gastrointest Endosc 2002;55(3):390-6.

32. May A et al. A prospective randomized trial of two different endoscopic resection techniques for early stage cancer of the esophagus. Gastrointest Endosc 2003;58(2):167-75.

33. Kojima T, Parra-Blanco A, Takehashi H, Fujiota R. Outcome of endoscopic mucosal resection for early gastric cancer: review of the japanese literature. Gastrointest Endosc 1998; 48:550-5.

34. Hizawa K, Suekane H, Aoyagi K, Matsumoto T, Nakamura S, Fujishima. Use of endosonographic evaluation of colorectal tumor depth in determining the appropiateness of endoscopic mucosal resection. Am J Gastroenterol 1996;91:768-71.

35. Murata Y, Suzuki S, Mitsunaga A, Iizuka Y, Uchiyama M, Uchida K et al. Endoscopic ultrassonography in diagnosis and mucosal resection for early esophageal cancer. Endoscopy 1998;30(suppl1):A44-68.

36. Maish MS, De Meester SR. Endoscopic mucosal resection as a staging technique to determinate the depth of invasion of esophageal adenocarcinoma. Ann Thorac Surg 2004; 78(5):1777-82.

37. Rösch T. Endosonographic staging of esophageal cancer: a review of literature results. Gastrointest Endosc Clin N Am 1995;5:537-48.

38. May A, Gunter E, Roth F, Goosner L, Stole M, Vieth M, Ell C. Accuracy of staging in early oesophageal cancer using high resolution endoscopy and high resolution endosonography: a comparative, prospective, and blinded trial. Gut 2004;53(5):634-40.

39. Nijhawan PK, Wang KK. Endoscopic mucosal resection for lesions with endoscopic features suggestive of malignancy and high-grade dysplasia within Barrett's esophagus. Gastrointest Endosc 2000;52:328-32.

40. Takeshita K, Tani M, Inoue H, Saeki I, Hayashi S, Honda T et al. Endoscopic treatment of early esophageal or gastric cancer. Gut 1997;40:123-7.

41. Ell C, May A, Gossner L, Pech O, Günter E, Mayer G et al. Endoscopic mucosal resection of early cancer and high-grade dysplasia in Barrett's esophagus. Gastroenterology 2000;118:670-7.

42. Peitz U, Kahl S, Malfertheiner P. Ablative procedures for prevention and treatment of esophageal adenocarcinoma. Dig Dis 2004;22(2):189-95.

43. Gossner L. Endoscopic mucosal resection for Barrett's esophagus. Clinical Symposium. Endoscopic Therapy of Barrett's esophagus. DDW – ASGE 2001, 5-6.

44. Hölscher A, Bollschweiler E, Myazono F, Gutschow C, Schäfer H, Schröder W. Barrett's esophagus and adenocarcinoma: surgical results of superficial adenocarcinoma of the esophagus. In: Imamura M, editor. Superficial esophageal neoplasm. Pathology, diagnosis, and therapy. Tokyo: Springer–Verlag; 2002. P. 45-53.

45. Japanese Society for Gastroenterology and Endoscopy. Guidelines for mucosal, resection of esophageal dysplasia and early esophageal carcinoma. Gastroenterol Endosc 1997;39:1296-7.

46. May A, Gossner L, Pech O, Muller H, Veith M, Stolte M, Ell C. Intraepithelial high-grade neoplasia and early adenocarcinoma in short segment Barrett's esophagus (SSBE): curative treatment using local endoscopic treatment techniques. Endoscopy 2002;34(8):604-10.

47. May A, Gossner L, Pech O, Fritz A, Gunter E, Mayer G, Muller H, Seitz G, Veith M, Stolte M, Ell C. Local endoscopic therapy for intraepithelial high-grade neoplasia and early adenocarcinoma in Barrett's oesophagus: acute-phase and intermediate results of a new treatment approach. Eur J Gastroenterol Hepatol 2002;14(10):1085-91.

48. Vieth M, Ell C, Gossner L, May A, Stolte M. Histological analysis of endoscopic resection specimens from 326 patients with Barrett's esophagus and early neoplasia. Endoscopy 2004; 36(9):776-81.

49. Iascone C, De Meester TR, Little AG et al. Barrett's esophagus. Arch Surg 1983;118:543-9.

50. McClave SA, Bayce HW, Gottfried MR. Early diagnosis of columnar lined esophagus: A new endoscopic criterion. Gastrointest Endosc 1987;33:413-6.

51. Yamamoto H, Kawata H et al. Successfull em-bloc resection of large superficial tumors in the stomach and colon using sodium hyaluronate and small-caliber-tip transparent hood. Endoscopy 2003;35:690-4.

52. Fujishiro M, Yahagi N et al. Endoscopic submucosal dissection of esophageal squamous cell neoplasms. Clin Gastroenterol Hepatol 2006;4(6):688-94.

53. Watanabe K, Ogata S et al. Clinical outcomes of EMR for gastric tumors: historical pilot evaluation between endoscopic submucosal dissection and conventional mucosal resection. Gastrointest Endosc 2006;63(6):776-82.

54. Lee MS. Update on techniques of colonic endoscopic mucosal resection. Digestive Endoscopy 2006;18:105-7.

55. Fujishiro M, Yahagi N et al. Comparison of various submucosal injection solutions for maintaining mucosal elevation during endoscopic mucosal resection. Endoscopy 2004; 36(7):579-83.

56. Jin Hyun J, Rae Chun H et al. Comparison of the characteristics of submucosal injection solutions used in endoscopic mucosal resection. Scand J Gastroenterol 2006;41(4):488-92.

57. Fujishiro M, Yahagi N et al. Successful outcomes of a novel endoscopic treatment for GI tumors: endoscopic submucosal dissection with a mixture of high-molecular-weight hyaluronic acid, glycerin, and sugar. Gastrointest Endosc 2006;63(2):243-9.

58. Yahagi N, Fujishiro M et al. Em-bloc resection of colorectal neoplasma by submucosal dissection method using Flex knife. Early Colorectal Cancer 2003;7:550-6.

59. Oyama T, Kikuchi Y et al. Aggressive endoscopic mucosal resection for early gastric cancer. Hook Knife EMR method. Endoscopia Digestiva 2002;14:1747-52.

60. Cho JY. Indications and limitations of endoscopic mucosal resection in gastric cancer. Kor J Gastroenterol 2005;45:3-8.

61. Kodashima S, Fujishiro M et al. Endoscopic submucosal dissestion using flexknife. J Clin Gastroenterol 2006;40(5):378-84.

62. Saito Y, Emura F et al. A new sinker-assisted endoscopic submucosal dissection for colorectal cancer. Gastrointest Endosc 2005;62:297-301.

63. Lee MS. Endoscopic diagnosis and treatment of colorectal cancer. Symposium of the Korean Society of Gastroenterology 2004:211-8.

64. Rosch T, Sarbia M et al. Attempted endoscopic en bloc resection of mucosal and submucosal tumors using insulated-tip knives: a pilot series. Endoscopy 2004;36(9):788-801.

65. Seewald S, Omar S et al. A novel multiband mucosectomy device facilitates circumferential endoscopic mucosal resection in Barrett's esophagus with early malignant changes (abstract). Gastrointest Endosc 2005;61:AB80.

66. Pech O, May A, Gossner L, Ell C. Barrett's oesophagus: endoscopic resection. Gastrointest Endosc Clin N Am 2003; 13(3):505-12.

67. Rice TW et al. Superficial adenocarcinoma of the esophagus. The Journal of Thorac Cardiovasc Surg 2001;122(6):1077-90.

68. Buskens CJ, Westerterp M, Lagarde SM, Bergman JJ et al. Prediction of appropriateness of local endoscopic treatment for high-grade dysplasia and early adenocarcinoma by EUS and histopathologic features. Gastrointest Endosc 2004;60(50):703-10.

69. Pacifico RJ et al. Combined endoscopic mucosal resection and photodynamic therapy versus esophagectomy for management of early adenocarcinoma in Barrett's esophagus. Clin Gastroenterol Hepatol 2003;1(4):252-7.

70. Buttar NS, Wang KK, Lutzke LS, Krishnadath KK, Anderson MA. Combined endoscopic mucosal resection and photodynamic therapy for esophageal neoplasia within Barrett's esophagus. Gastrointest Endosc 2001;54:682-8.

71. Wolfsen HC, Hemminger LL, Raimondo M, Woodward TA. Photodynamic therapy and endoscopic mucosal resection for Barrett dysplasia and early esophageal adenocarcinoma. South Med J 2004;97(9):827-30.

72. Spinelli P et al. The association of endoscopic mucosal resection and photo-dynamic therapy in the treatment of nodular dysplastic areas arising in Barrett's esophagus. Gastrointest Endosc 2000;51(4)A-3475.

73. Behrens A, Pech O, May A, Gossner L et al. Curative endoscopic therapy of early cancer and high-grade neoplasia in Barrett's esophagus: additional endoscopic ablation of Barrett's esophagus can reduce the risk of recurrent carcinomas. Gastroenterology 2003;124:A-637.

74. Bergman JJ. Endoscopic mucosal resection for treatment of high-grade dysplasia and early cancer in Barrett's esophagus. Up to date; 2006.

75. Conio M, Ponchon T et al. Endoscopic mucosal resection. Clinical Reviews. Am J Gastroenterol 2006;101:653-63.

76. Scheiman JM, Wang KK. EMR for early stage esophageal cancer: setting the stage for improved patient outcomes. Gastrointest Endosc 2003;58(2):244-6.

CAPÍTULO 67

APLICAÇÃO DA ECOENDOSCOPIA (EE) NO ESÔFAGO DE BARRETT (EB)

José Celso Ardengh

INTRODUÇÃO

A terapêutica endoscópica pode ser curativa para o esôfago de Barrett (EB) com displasia de alto grau (DAG) ou adenocarcinoma precoce (ADP) confinado à mucosa (T1m). O risco de nódulos linfáticos (NL) metastáticos aumenta proporcionalmente ao grau de invasão em profundidade da lesão na parede do esôfago e é maior com a invasão da submucosa (T1sm). Apesar disso, a ecoendoscopia (EE) é um excelente método para o diagnóstico da classificação T, porém seus resultados ainda são imperfeitos.[1]

A EE utiliza um transdutor colocado na ponta de um endoscópio clássico. O material atualmente disponível permite o estudo de esôfago, estômago, duodeno, ânus, reto, todos os segmentos cólicos e estruturas adjacentes. O exame possui numerosas aplicações clínicas, dominadas principalmente pelo estádio (TNM) dos tumores.[2]

Este capítulo tem por objetivo mostrar a real contribuição a clínicos e médicos em geral desse exame no paciente com EB de forma rápida e sucinta, sempre com base em evidências dos relatos da literatura.

ECOENDOSCOPIA NO CÂNCER PRECOCE

ESTÁDIO DO CÂNCER PRECOCE DO ESÔFAGO

A EE é o melhor método para o estádio de tumores do sistema digestório. O estádio é importante no câncer precoce do esôfago, pois apresenta um enorme impacto clínico e terapêutico.

Tumores T0 e T1 não devem penetrar à submucosa e podem ser efetivamente tratados de forma curativa pela remoção endoscópica da mucosa, também conhecida por mucosectomia, pela terapia fotodinâmica ou pelo uso do plasma de argônio. Tumores precoces (Figura 67.1) podem invadir a mucosa e a mucosa profunda (primeira e segunda camadas), podendo se estender até a submucosa, mas não tocando a quarta camada (muscular própria).

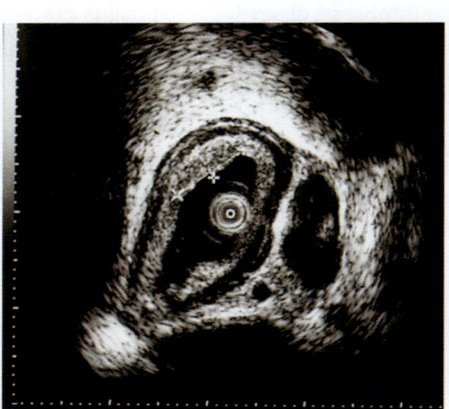

FIGURA 67.1

Paciente com EB e ADP à endoscopia. À EE observa-se área ovalada, hipoecóica, homogênea, que mede 0,8 cm por 0,3 cm. Nota-se ao lado nódulo linfático, provavelmente inflamatório. A cirurgia classificou como estádio I (T1N0M0)

A acurácia para o estádio nos casos de tumores T1 e T2 é baixa. O uso de *miniprobes* de alta freqüência tem sido feito na tentativa de melhorar a acurácia em pacientes com câncer precoce.[3] A acurácia dos *miniprobes* no estádio T do carcinoma espinocelular precoce está em torno de 71% a 92% (71% a 86% para os T1 mucosos e de 78% a 94% para os T1 submucosos).[3] Entretanto, existem poucos dados publicados a respeito da acurácia da EE em pacientes com adenocarcinoma precoce sobre o EB. Alguns estudos realizados com a primeira e a segunda geração de ecoendoscópios dedicados radiais sugerem baixa acurácia para o estádio.[4,5] Entretanto, outro estudo relatou alta sensibilidade (100%), especificidade (94%) e valor preditivo positivo de 100% na detecção pré-operatória da invasão submucosa pelo tumor à EE.[6] Preliminarmente, dados desses estudos, com *miniprobes* de alta freqüência, indicam que a presença de interrupções na terceira camada sugerem invasão submucosa, e a sua ausência não exclui essa possibilidade.[7] Realmente em uma larga série de doentes (n = 130) da Clínica Mayo,[5] a taxa de acurácia global para o estádio T pela EE foi de 61% (43% para T1 e 70% para T0) por causa de super e subestadiamento das lesões. A acurácia do estádio T não teve nenhum aumento com o uso de *miniprobes* de 20 MHz (Figura 67.2).

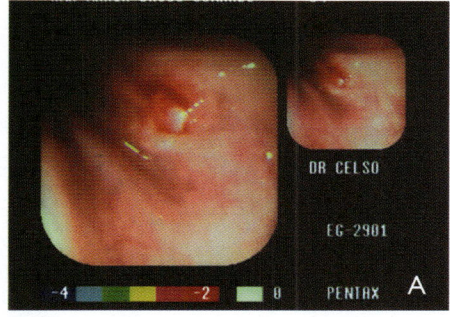

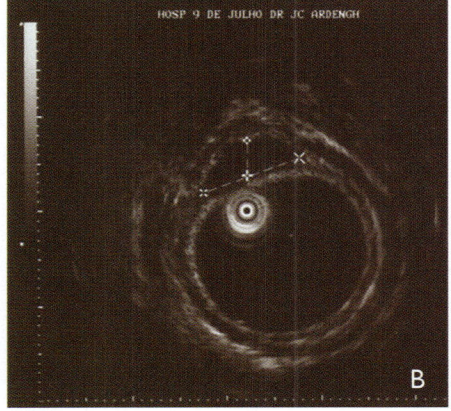

FIGURA 67.2

(A) Diminuta lesão friável, elevada e irregular à endoscopia. Biópsia revelou ADP sobre EB; (B) Lesão hipoecóica, homogênea e regular, que mede 1,0 cm por 0,4 cm. Realizada remoção da lesão por mucosectomia (T1smN0Mx). Cirurgia = T0N0M0

O risco de metástase em NL se aproxima de 40% em pacientes com tumores T1 com invasão da submucosa. Conseqüentemente o estádio (N) ecoendoscópico é importante para selecionar pacientes passíveis de terapia curativa. Quando os resultados da EE no estádio (N) são comparados aos resultados de uma meticulosa dissecção linfonodal cirúrgica, a acurácia global para o estádio N se encontra entre 87% e 88%,[8] mas a maioria dos pacientes relatados nesses estudos tem doença avançada. Existem poucos trabalhos determinando a acurácia da EE em detectar ou não o envolvimento linfonodal em pacientes com adenocarcinoma precoce. Nódulos linfáticos mediastinais podem ser encontrados em pacientes com esôfago de Barrett (Figura 67.3).

Em uma série de pacientes operados, com displasia de alto grau, submetidos à EE pré-operatória, a prevalência de NL malignos, benignos e indeterminados foi de 0%, 25%, e 12%, respectivamente.[9] Dados limitados indicam que a acurácia da EE para detectar NL ou excluir sua presença é elevada. Uma série pequena de doentes submetidos à EE pré-operatória revelou a presença de metástases em NL em 1 de 17 pacientes (esse paciente tinha T3N1), e de outro lado a EE previu a presença do estádio N1 em quatro doentes.[6] A especificidade da EE foi de 81%, e a sensibilidade, de 100%. Um estudo prospectivo realizado no Johns Hopkins[9] sobre 27 pacientes com Barrett associado à displasia de alto grau ou adenocarcinoma precoce que foram submetidos a EE pré-operatória demonstrou a prevalência de NL malignos de 3,7% (um paciente com câncer submucoso T1N1 corretamente diagnosticado pela EE). Nesse estudo, a detecção de NL metastáticos apresentou sensibilidade, especificidade, valor preditivo positivo, negativo e acurácia de 100%, 88%, 25%, 100% e 89%, respectivamente.[9] Os resultados preliminares de um estudo desenvolvido pela Clínica Mayo mostram acurácia global de 88%,[10] mas sensibilidade, especificidade, valor preditivo positivo e negativo não foram relatados. Conseqüentemente, a sensibilidade e o valor preditivo negativo devem ser altos para que a terapia endoscópica possa ser leva-

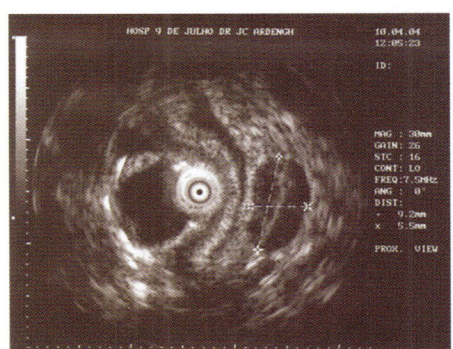

FIGURA 67.3

Paciente com EB. Note a presença de NL infracarinal com características inflamatórias

da a cabo quando uma EE não detecta a presença de NL metastáticos. Além disso, estudos com seguimento de longo prazo devem ser realizados após a terapia endoscópica curativa para obtermos resultados definitivos.

Acreditamos que a EE apresenta um impacto clínico evidente em pacientes com câncer precoce do esôfago e em pacientes com esôfago de Barrett acompanhados por displasia de alto grau ou câncer precoce. Essa assertiva pode ser confirmada pelo estudo de Canto e colaboradores,[9] que demonstraram, após o uso da EE na detecção de NL, a mudança da estratégia terapêutica em 10% dos pacientes com esôfago de Barrett associado à displasia de alto grau e em 40% dos doentes com Barrett e adenocarcinoma (p = 0,01).

A EE não pode de forma acurada determinar as diferenças entre um NL metastático e um NL inflamatório. A EE-PAAF tem-se mostrado eficaz no diagnóstico diferencial dessa situação. Ela pode determinar a migração de um tumor de um estádio I para o estádio IIb, mudando de forma correta a administração pré-operatória de quimiorradioterapia. A acurácia global da EE-PAAF comparada à cirurgia para o diagnóstico de NL metastáticos está em torno de 82% a 91%.[11,12] A EE-PAAF contribui favoravelmente quando o resultado é positivo para a presença de NL metastático (VPP de 100%),[13] mas não se deve esquecer que a taxa de falso-negativo está em torno de 20%.

As características de apresentação dos NL à EE-PAAF podem ser muito diferentes se considerarmos os cânceres precoces do esôfago, nos quais a prevalência de NL metastáticos é baixa. A PAAF, sobre NL, pode ser problemática para o patologista em pacientes com esôfago de Barrett longo, pois a passagem da agulha pela mucosa do Barrett com displasia de alto grau ou carcinoma oculto pode levar a um diagnóstico falso-positivo de um NL devido à contaminação por células epiteliais malignas da parede. Conseqüentemente, é importante considerarmos a realização

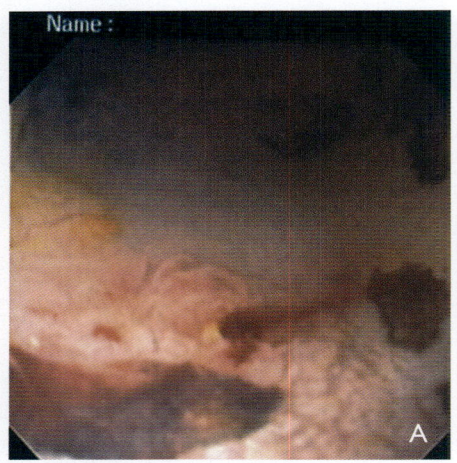
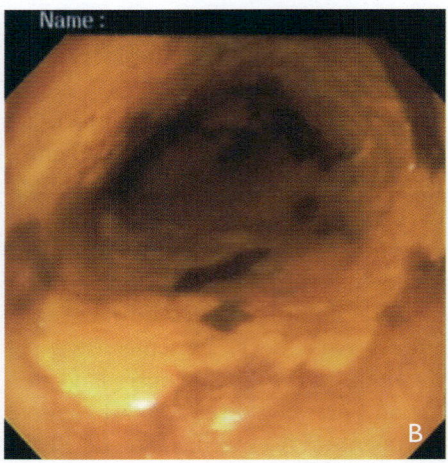
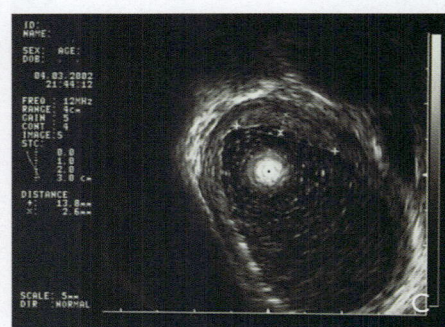

FIGURA 67.4

(A) Imagem endoscópica de EB; (B) Imagem endoscópica do EB após coloração com lugol. Note a área nodular bem no centro da foto; (C) Imagem ecoendoscópica mostrando lesão hipoecóica, homogênea e regular (ADP) com *miniprobe* de 30 MHz (uTlN0Mx). Confirmado por mucosectomia

da PAAF apenas em NL onde a parede é normal, não havendo o risco de contaminação.

DETECÇÃO PRECOCE DE RECIDIVA OU CÂNCER DO ESÔFAGO RESIDUAL

Em um recente estudo japonês prospectivo sobre 51 pacientes avaliados com *miniprobes* de alta freqüência (20 MHz e 30 MHz) depois de mucosectomia ou tratamento quimiorradioterápico,[14] sete casos de câncer residual ou recidivado (submucosa) foram detectados na lâmina própria pela EE e confirmados pela biópsia endoscópica e PAAF. Em cinco de sete casos, a malignidade foi comprovada, e tratamentos adicionais foram impostos. Esses resultados preliminares demonstram a possibilidade do diagnóstico precoce do câncer residual ou da recidiva desses tumores.

ECOENDOSCOPIA E ESÔFAGO DE BARRETT

O papel da EE no controle de pacientes com esôfago de Barrett é limitado. A EE não tem sido recomendada para tal seguimento. Dados limitados sugerem que possa existir um papel para a EE

no futuro em pacientes que apresentem alto risco de desenvolver câncer. Estudos preliminares sugerem que a EE tem potencial para a detecção de câncer em doentes com Barrett quando a endoscopia digestiva não o faz, particularmente naqueles com disfagia, nódulos focais ou estenoses, ou naqueles com displasia de alto grau nas biópsias (Figura 67.4).[7,15,16]

Pacientes com estenoses ou nódulos têm alta chance de apresentar invasão da submucosa.[6] Quando um câncer superficial está presente, podem aparecer áreas focais de invasão na segunda e na terceira camadas. Na presença de um adenocarcinoma precoce em Barrett com interrupção da terceira camada, deve-se inferir que haja invasão da submucosa (Figura 67.5).[7]

Quando realizamos biópsia endoscópica e EE com *miniprobe* de alta freqüência, podem-se demonstrar áreas focais de invasão com irregularidade da segunda camada, com ou sem interrupção da terceira camada em pacientes com displasia de alto grau sobre esôfago de Barrett.[17] A especificidade da EE com *miniprobes* de alta freqüência para excluir adenocarcinoma oculto numa série pequena de pacientes foi elevada (100%: 95% CI [89%, 100%]).[17] É então razoável pensar que a EE deve ser realizada em pacientes com displa-

sia de alto grau por causa do risco de adenocarcinoma, que por sua vez pode ser identificado e estadiado no mesmo procedimento. A sensibilidade para o diagnóstico com a EE nesses pacientes é pequena, particularmente se não existir nenhuma lesão visível à endoscopia.

Lightdale e colaboradores,[1] em estudo prospectivo sobre 50 pacientes com EB associado a DAG e ADP, fizeram o diagnóstico pela EE de invasão da submucosa (T1sm) em 8 pacientes, que foi confirmado pela cirurgia em 7 (87,5%). Nos demais 42 pacientes, nos quais a EE revelou se tratar de T1m, houve confir-

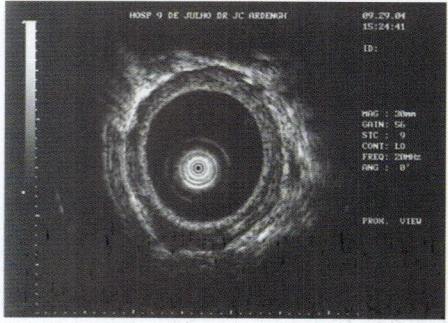

FIGURA 67.5

Paciente com EB e ADP à endoscopia. EE revelou a presença de lesão hipoecóica, com invasão até adventícia (uT3N0Mx). Estádio confirmado pela cirurgia

mação pela mucosectomia endoscópica em 36 deles (85,7%). Nesse trabalho os autores concluem que o estádio de pacientes com EB associado a DAG ou ADP pode ser realizado de forma segura pela EE seguida de mucosectomia. Usando-se essa manobra, a invasão da mucosa e da submucosa pode ser muito bem estabelecida antes de qualquer atitude terapêutica. No seguimento, nenhum dos pacientes com DAG ou de ADP limitados à mucosa desenvolveram metástases.

FUTURO

Essa tecnologia continua em desenvolvimento por meio da idealização de novos equipamentos, como, por exemplo, aparelhos tridimensionais e novas agulhas de biópsia. Essa evolução permitirá a obtenção de informações clínicas cada vez mais precisas, o que facilitaria o tratamento de pacientes com câncer do esôfago precoce. O seu papel sobre o ADP precoce continua se expandindo com o aumento da experiência dos ecoendoscopistas. No caso de pacientes com EB, a EE tem ainda o seu papel limitado ao diagnóstico e ao estádio do adenocarcinoma oculto em pacientes com DAG (particularmente naqueles com lesões visíveis). Estudos futuros sobre a EE-PAAF no adenocarcinoma esofagiano, no tumor residual oculto ou na doença superficial recidivante são indicados, podendo assim expandir as indicações no dia-a-dia do clínico.

REFERÊNCIAS BIBLIOGRÁFICAS

1. Lightdale CJ, Larghi A, Rotterdam H, Okpara N. Endoscopic ultrasonography (EUS) and endoscopic mucosal resection (EMR) for staging and treatment of high grade dysplasia (HGD) and early adenocarcinoma (EAC) in Barrett's esophagus (BE). Gastrointest Endosc 2004;59:AB183.
2. Ardengh JC, Pauphilet C, Ganc AJ. Ecoendoscopia, uma nova opção propedêutica. GED 1993;12(1):32-6.
3. Hasegawa N, Niwa Y, Arisawa T, Hase S, Goto H, Hayakawa T. Preoperative staging of superficial esophageal carcinoma: comparison of an ultrasound probe and standard endoscopic ultrasonography. Gastrointest Endosc 1996;44(4):388-93.
4. Falk GW, Catalano MF, Sivak MV Jr, Rice TW, Van Dam J. Endosonography in the evaluation of patients with Barrett's esophagus and high-grade dysplasia. Gastrointest Endosc 1994;40(2 Pt 1):207-12.
5. Wang K, Norbash A, Geller A, DiMagno E. Endoscopic ultrasonography in the assessment of Barrett's Esophagus with high grade dysplasia or carcinoma. Gastroenterology 1996;110:A611.
6. Scotiniotis IA, Kochman ML, Lewis JD, Furth EE, Rosato EF, Ginsberg GG. Accuracy of EUS in the evaluation of Barrett's esophagus and high-grade dysplasia or intramucosal carcinoma. Gastrointest Endosc 2001;54(6):689-96.
7. Parent J, Levine DS, Haggit RC, Wood DE, Reid BJ, Kimmey MB. Accuracy of endoscopic ultrasound staging in patients with Barrett's esophagus and intramucosal carcinoma. Gastrointest Endosc 1997;47:AB76.
8. Botet JF, Lightdale CJ, Zauber AG, Gerdes H, Urmacher C, Brennan MF. Preoperative staging of esophageal cancer: comparison of endoscopic US and dynamic CT. Radiology 1991;181(2):419-25.
9. Canto MIF, Cruz-Correa MR, Heitmiller RF, Kantsevoy RF, Kalloo AN. What is the accuracy of EUS lymph node staging in patients with Barrett's esophagus and high grade dysplasia or early cancer? A prospective study with implications for endoscopic therapy. Gastrointest Endosc 2001;53:AB171.
10. Buttar N, Wang K, Lutzke L, Krishnadath K. The use of endoscopic ultrasonography in Barrett's esophagus. Gastrointest Endosc 2001;53:AB172.
11. Binmoeller KF, Seifert H, Soehendra N. Endoscopic ultrasonography-guided fine-needle aspiration biopsy of lymph nodes. Endoscopy 1994;26(9):780-3.
12. Wiersema MJ, Vilmann P, Giovannini M, Chang KJ, Wiersema LM. Endosonography-guided fine-needle aspiration biopsy: diagnostic accuracy and complication assessment. Gastroenterology 1997;112(4):1087-95.
13. Wiersema MJ, Wiersema LM, Khusro Q, Cramer HM, Tao LC. Combined endosonography and fine-needle aspiration cytology in the evaluation of gastrointestinal lesions. Gastrointest Endosc 1994;40(2 Pt 1):199-206.
14. Murata Y, Ohta M, Hayashi K, Takayama Y, Ohi I. The role EUS in early detection of a residual or recurrent mass after treatment of superficial esophageal cancer. Gastrointest Endosc 2002;55:AB227.
15. Savoy AD, Wallace MB. EUS in the management of the patient with dysplasia in Barrett's esophagus. J Clin Gastroenterol 2005;39(4):263-7.
16. Scotland B, Kochman M, Smith D, Rosato E, Furth E, Ginsberg G. Endosonography is indicated for selected patients with Barrett''s esophagus. Gastrointest Endosc 1997;45:AB181.
17. Parent J, Levine D, Haggitt R, Reid B, Kimmey M. Role of endoscopic ultrasound in patients with Barrett's esophagus and high grade dysplasia. Gastrointest Endosc 1997;45:AB76.

CAPÍTULO 68

ESTADIAMENTO DO CÂNCER ESOFÁGICO

Artur A. Parada

Loana H. Valiati • Alberte Vieira

ORIENTAÇÕES GERAIS

Uma vez que a endoscopia com biópsia confirme carcinoma esofágico, o estadiamento clínico se inicia com um exame detalhado que inclui gânglios supraclaviculares, o fígado e os pulmões. Exames hematológicos de função hepática e raios X de tórax devem ser realizados.[1] Para uma adequada avaliação local, regional ou metastática da doença, pode-se empregar as seguintes modalidades diagnósticas: tomografia computadorizada (TC), ressonância magnética (RM), ultra-sonografia endoscópica (USE), toracoscopia e laparoscopia, todas com consideráveis limitações.[2] No entanto, os exames mais importantes, hoje, são a tomografia computadorizada e a USE.[3,4]

TOMOGRAFIA COMPUTADORIZADA

As tomografias computadorizadas do tórax e do abdome são realizadas inicialmente e subestimam o estadiamento tumoral em 40% dos casos, com acurácia de 55% a 63% na detecção de doença regional, sendo mais importantes para a detecção de metástases a distância.[3,4] Se os exames tomográficos forem normais, pode-se indicar a USE.

ULTRA-SONOGRAFIA ENDOSCÓPICA

A USE erra na avaliação da profundidade do tumor em 15% a 20% dos casos e na avaliação regional do comprometimento linfático em 25% a 30%.[5]

A USE tem se mostrado melhor que a TC para estadiamento regional.[5] Mesmo as tomografias mais modernas e helicoidais não evidenciam também as camadas da parede esofágica como a USE.[6] A RM não adiciona praticamente nada à TC.[7]

Com a USE, a espessura da parede de 5 mm é considerada o limite superior da normalidade. O tumor que invade a mucosa e a submucosa (T1) pode não ser distinguido do que invade a muscular própria (T2). T1 e T2 são diagnosticados se a espessura da parede mede entre 5 mm e 15 mm e T3 (invasão da adventícia), se a espessura é maior do que 15 mm com um contorno externo irregular. No tumor que invade estruturas adjacentes (T4), ocorrem perda dos planos gordurosos e efeito de massa.[4,7,8]

Gânglios linfáticos com mais do que 10 mm de diâmetro à TC são geralmente considerados metastáticos.[8] A USE, além desse critério, considera os gânglios redondos, hipoecóicos e claramente demarcados como malignos.[9] A realização de biópsias aspirativas com agulhas ecoguiadas pode aumentar a especificidade dos diagnósticos.[10] Além disso, a USE é importante para avaliar os gânglios do tronco celíaco (considerados metástases a distância no estadiamento dos carcinomas esofágicos).

A combinação da TC e da USE aumenta a acurácia do estadiamento para 85%.[5,8]

A USE pré-operatória altera a conduta em um número significativo de pacientes (44%) e a esofagectomia passa a ser indicada em um número pequeno de pacientes (15%). A acurácia da USE, comparada ao exame histológico, foi de 80% para T1 e T2; 77% para T3 e T4; 75% para o comprometimento ganglionar.[11]

A USE deve ser indicada após a avaliação negativa com a TC e com o PET/CT.[12] No entanto, a USE é um exame altamente operador-dependente, principalmente na realização de punções ecoguiadas com agulhas finas (FNA-Fine).[13]

Talvez a Classificação TNM também tenha de ser modificada, uma vez que a sobrevida se relaciona com o número de gânglios periesofágicos comprometidos ao exame com USE, sendo a média de sobrevida para pacientes sem gânglios acometidos de 66 meses, com 1 a 2 gânglios, de 14,5 meses e de 6,5 meses para aqueles com mais de 2 gânglios.[14]

LAPAROSCOPIAS, TORACOSCOPIAS E BRONCOSCOPIAS

As laparoscopias e toracoscopias são indicadas por alguns grupos, mas são invasivas e ainda permanecem como investigacionais.[2,15,16] As laparoscopias são úteis para detectar metástases hepáticas e peritoniais, evitando laparotomias desnecessárias em até 20% dos pacientes com carcinomas avançados.[17] As broncoscopias devem ser realizadas para neoplasias do esôfago proximal ou médio.[18]

IMUNO-HISTOQUÍMICA DE LINFONODOS

Recentes investigações incluem a imuno-histoquímica de linfonodos histologicamente normais,[19,20,21] que revelam metástases ocultas em 30% a 40% desses pacientes, mas o significado desses achados ainda é discutível.[22,23]

CLASSIFICAÇÃO JAPONESA

A classificação japonesa baseia-se na Classificação de Tumor Precoce e na Classificação de Borrmann (1926). De forma resumida, são assim classificadas:[24,25]

Tipo 0 – Correspondem ao T1 da classificação TNM: invasão no máximo até submucosa (carcinomas superficiais precoces).

0 – I : Protrusos
0 – IIa: Superficialmente elevados
0 – IIb: Superficialmente planos
0 – IIc: Superficialmente deprimidos
0 – III: Ulcerados
0 – Mistos: IIc + III, II a + IIc etc.

A subdivisão de níveis de infiltração neoplásica das lesões superficiais (até a submucosa) do esôfago em mucosa (M1, M2, M3) e submucosa (Sm1, Sm2, Sm3) será apresentada em outra sessão deste livro.

Tipos I, II, III, IV e V – Neoplasias avançadas (invasão além da submucosa).

Tipo I = Polipóides
Tipo II = Úlcero-vegetantes
Tipo III = Úlcero-infiltrativos
Tipo IV = Infiltrativos
Tipo V = Não Classificados

FIGURA 68.1

Esquema: Neoplasias Precoces: Tipo 0

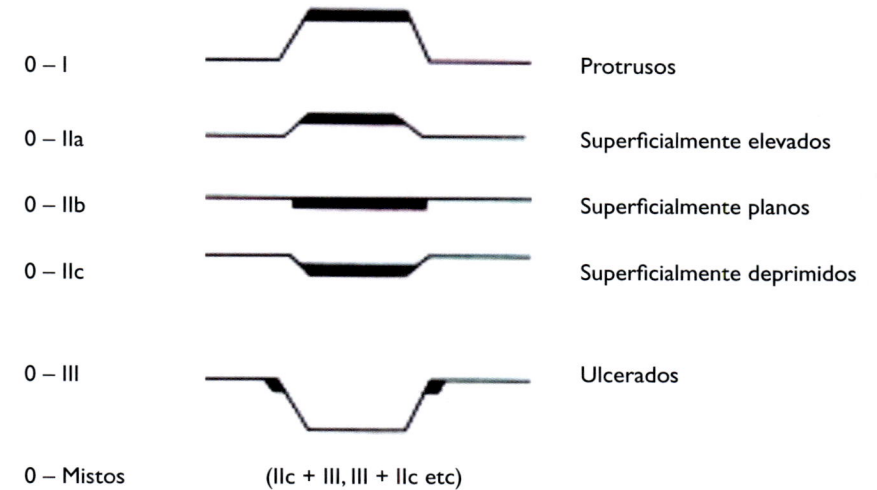

0 – I   Protrusos
0 – IIa   Superficialmente elevados
0 – IIb   Superficialmente planos
0 – IIc   Superficialmente deprimidos
0 – III   Ulcerados
0 – Mistos   (IIc + III, III + IIc etc)

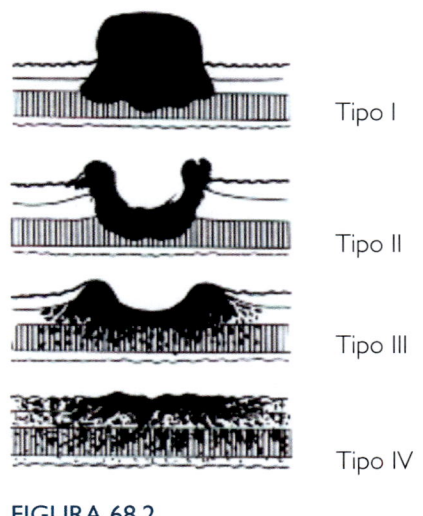

Tipo I
Tipo II
Tipo III
Tipo IV

FIGURA 68.2

Esquema: Neoplasias Avançadas (Borrmann)

ESTADIAMENTO

O estadiamento pré-operatório, ainda hoje, é impreciso.[25] O American Joint Committee on Cancer (AJCC) e a International Union Against Cancer (UICC) têm classificações praticamente idênticas para o câncer esofágico.[26,27] O estadiamento é baseado no sistema TNM.[28]

T: indica a profundidade de invasão do tumor primário

N: indica o comprometimento dos linfonodos regionais

M: indica metástases a distância (inclui linfonodos fora da região do tumor)

Na avaliação do tumor (T), considera-se:

Tx = não avaliado
T0 = sem evidência de tumor
Tis = carcinoma *in situ*
T1 = compromete lâmina própria ou até a submucosa (T1m = mucosa T1sm = submucosa)
T2 = tumor invade até muscular própria
T3 = até adventícia
T4 = estruturas adjacentes

Na avaliação ganglionar (N), considera-se:

Nx = não avaliado
N0 = sem gânglios comprometidos
N1 = gânglios regionais comprometidos
OBS.: Os gânglios celíacos e gânglios fora da região do tumor são considerados metástases a distância.

Na avaliação das metástases a distância (M), considera-se:

Mx = não avaliadas
M0 = sem metástases

M1 = com metástases
- M1a: gânglios celíacos nos tumores do terço inferior do esôfago
- M1b: outras metástases
- M1a: gânglios em região cervical nos tumores do terço superior
- M1b: outras metástases

ESTADIAMENTO

No estadiamento final, temos 4 estágios (6 categorias):

O = Tis N0 M0

I = T1 N0 M0

Tumores precoces (até sm e sem ggs ou metástases)

IIA = T2 N0 M0; T3 N0 M0 →

Tumores avançados, limitados ao esôfago e sem ggs ou metástases

IIB = T1 N1 M0; T2 N1 M0

III = T3 N1 M0; T4 Nq M0

Tumores superficiais ou avançados, com gânglios comprometidos e sem metástases a distância ou invadindo estruturas adjacentes

IV = qT qN M1 →

Tumores com metástases a distância

(q = qualquer)

Esquematicamente, o estadiamento está resumido na Tabela 68.1:

TABELA 68.1

Estadiamento TNM

	T1	T2	T3	T4
N0	I	IIA	IIA	III
N1	IIB	IIB	III	III
M1	IV	IV	IV	IV

REFERÊNCIAS BIBLIOGRÁFICAS

1. Lightdale CJ. Esophageal cancer. The American Journal of Gastroenterology 1999;94(1):20-9.
2. Blom D, Peters JH, De Meester TR. Controversies in the current therapy of carcinoma of the esophagus. Journal of the American College of Surgeons 2002;195(2):241-50.
3. Lightdale CJ. Staging of esophageal cancer I: ultrassonography. Semin Oncol 1994;21:438-46.
4. Thompson WM, Halvorsen RA Jr. Staging esophageal carcinoma II: CT and MRI. Semin Oncol 1994;21:447-52.
5. Rosch T. Endossonographic staging of esophageal cancer: a review of literature results. Gastrointest Endosc Clin North Am 1995;5:537-47.
6. Maerz LL, Deveney CW, Lopez RR, McConnell DB. Role of computed tomographic scans in the staging of esophageal and proximal gastric malignancies. Am J Surg 1993; 165(5):558-60.
7. Takashima S, Takeuchi N, Shiozaki H, Kobayashi K, Morimoto S, Ikezoe J et al. Carcinoma of the esophagus: CT vs. MR imaging in determining resectability. AJR Am J Roentgenol 1991;156(2):297-302.
8. Botet JF, Lightdale CJ, Zauber AG, Gerdes H, Urmacher C, Brennan MF. Preoperative staging of esophageal cancer: Comparison of endoscopic US and dynamic CT. Radiology 1991;181(2):419-25.
9. Tio TL, Cohen P, Coene PP, Udding J, den Hartog Jager FC, Tytgat GN. Endosonography and computed tomography of esophageal carcinoma. Gastroenterology 1989 Jun;96(6):1478-86.
10. Chang KJ, Katz KD, Durbin TE et al. Endoscopic ultrasound-guided fine-needle aspiration. Gastrointest Endosc 1994;40:694-9.
11. Gheorghe C, Stanescu C, Gheorghe L, Bancila I, Herlea V, Becheanu G et al. Preoperative noninvasive EUS evaluation in patients with esophageal cancer considered for esophagectomy. J Gastrointestin Liver Dis 2006 Jun;15(2):137-41.
12. Familiari P, Marchese M, Larghi A, Spada C, Costamagna G. Staging of esophageal carcinoma: endoscopic ultrasonography. Rays 2005 Oct-Dec;30(4):357-62.
13. VanVliet, Eijkemans MJ et al. Staging of esophageal carcinoma in a low-volume EUS center compared with reported results from high volume centers. Gastrointest Endosc 2006;63(7):938-47.
14. Chen J, Xu R et al. Influence of the number of malignant regional lymph nodes detected by endoscopic ultrasonography on survival stratification in esophageal adenocarcinoma. Clin Gastroenterol Hepatol 2006;4(5):573-9.
15. Mollopy RG, McCourtney JS, Anderson JR. Laparoscopy in the management of patients with cancer of the gastric cardia and oesophagus. Br J Surg 1995;82:352-4.
16. Sugarbaker DJ, Jaklitsch MT, Liptay MJ. Thoracoscopic staging and surgical therapy for esophageal cancer. Chest 1995;107:218S-23S.
17. Triboulet JP, Fabre S, Castel B, Toursel H. Adenocarcinomas of the distal esophagus and cárdia: surgical management. Cancer Radiother 2001;5(1):90-7.
18. Roth JA, Putnam JB, Rich TA et al. Cancer of the esophagus. In: DeVita VT, Hellman S, Rosenberg SA, editors. Cancer:

principles and practice of oncology. 5th ed. Philadelphia: Lippincott-Raven; 1997. P. 980-1021.

19. Robert-Cafferty SS, El-Naggar AK, Sahin AA et al. Prognostic factors in esophageal squamous carcinoma. Am J Pathol 1991;95:844-9.

20. Clark G, Peters J, Ireland A et al. Nodal metastasis and sites of recurrence after en-bloc esophagectomy for adenocarcinoma. Ann Thorac Surg 1994;58:646-54.

21. Holscher A, Bollschweiler E, Bumm R et al. Prognostic factors of resected adenocarcinoma of the esophagus. Surgery 1995;118:845-55.

22. Glickman JN, Torres C, Wang HH et al. The prognostic significance of lymph node micrometastasis in patients with esophageal carcinoma. Cancer 1999;85:769-78.

23. Bonavina L, Ferrero S, Midolo V et al. Lymph node micrometastases in patients with adenocarcinoma of the esophagogastric junction. J Gastrointest Surg 1999;3:468-76.

24. Nishi M, Omori Y, Miwa K. Japanese Research Society for Gastric Cancer. Japanese Classification. First English Edition. Tokyo: Kanehara & CO; 1995.

25. Parada AA. Parada Câncer precoce do esôfago e estômago: diagnóstico e tratamento endoscópico. São Paulo: Massis; 2001. P. 63-4.

26. Beahrs OH, Henson DE, Hutter RVP et al. Manual for staging of cancer. 4th ed. American Joint Committee on Cancer. Philadelphia: Lippincott; 1992.

27. Hermaneck P, Sobin LH. TNM Classification of Malignant Tumors. International Union Against Cancer. 4th ed. Berlin: Springer-Verlag; 1987.

28. AJCC Cancer Stagning Manual. 3rd ed. Philadelphia: Lippincott-Raven: 1997.

PARTE 10

CARCINOMAS ESOFÁGICOS

CAPÍTULO 69

PRECOCES

CÂNCER PRECOCE DO ESÔFAGO

Cláudio L. Hashimoto

Alessandra Rita Asayama Lopes Rossini • Elisa Ryoka Baba

INTRODUÇÃO

A maioria dos casos de cânceres do esôfago é diagnosticada em estadiamento avançado. Esse fato pode ser explicado, em parte, porque nas fases iniciais o tumor não apresenta sintoma ou, se presente, este é inespecífico. Outra hipótese é que os cânceres superficiais são de difícil detecção pelo exame endoscópico convencional e raios X contrastados. Quando sintomas como disfagia progressiva e odinofagia são percebidos pelos pacientes, geralmente mais da metade da luz do órgão está comprometida. Nessa fase a extensão e o grau de comprometimento de estruturas adjacentes ao tumor estão tão avançados que qualquer tentativa terapêutica, seja cirúrgica, radioterápica ou quimioterápica, falha no sentido curativo. Somente 7% a 20% dos pacientes cirurgicamente ressecáveis estarão vivos ao final de cinco anos.[1,2]

Recentes progressos sobre a etiopatogenia e a história natural do câncer esofágico, bem como o aperfeiçoamento das técnicas diagnósticas, em especial da videoendoscopia, com utilização de corantes e magnificação, têm possibilitado o diagnóstico e o estadiamento cada vez mais precoces, oferecendo taxas de sobrevida de até 80% em cinco anos.[3,4]

DEFINIÇÃO

A Sociedade Japonesa de Pesquisa para Doenças do Esôfago classifica o câncer precoce de esôfago em duas categorias.[4,5,6] *Câncer Precoce propriamente dito* corresponde aos tumores limitados à camada mucosa ou submucosa, necessariamente sem presença de metástases linfonodais. *Câncer Superficial de Esôfago* são os tumores que invadem a camada mucosa ou submucosa, independentemente da presença ou não de metástases linfonodais. Essa distinção faz-se necessária devido à diferença na sobrevida relacionada à presença de metástases linfonodais. Os pacientes com cânceres superficiais tratados cirurgicamente, sem metástases, apresentaram 75% a 88% de sobrevida ao final de cinco anos, enquanto os que apresentavam metástases linfonodais, 40% a 55%.[4]

CLASSIFICAÇÃO

A classificação macroscópica atualizada do câncer superficial foi adaptada da proposta pela Sociedade Japonesa para Doenças do Esôfago,[7,8] em polipóide, superficial e escavado (ulcerado) (Tabela 69.1).

TABELA 69.1

Aspecto macroscópico do câncer superficial do esôfago

0-Is	Polipóide, séssil
0-Ip	Polipóide, pediculado
0-IIa	Não-polipóide, elevado
0-IIb	Não-polipóide, plano
0-IIc	Não-polipóide, deprimido
0-IIa + 0-IIc	Lesão plana-elevada com depressão central
0-IIc + 0-IIa	Lesão deprimida com elevação na periferia
0-III	Lesão escavada (ulcerada)

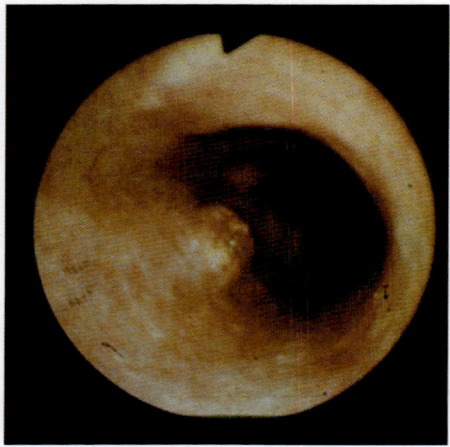

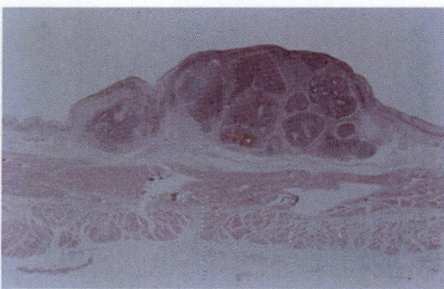

FIGURA 69.1

Câncer precoce de esôfago, tipo histológico epidermóide, tipo macroscópico 0-Is, profundidade de invasão sm 2

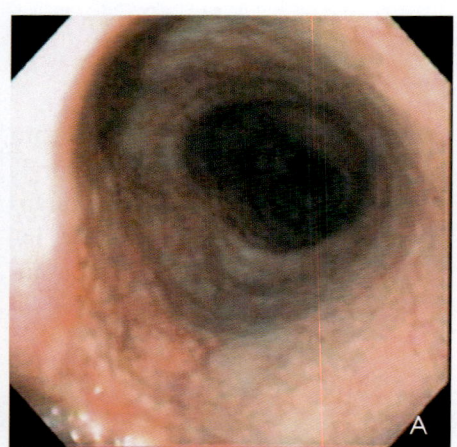

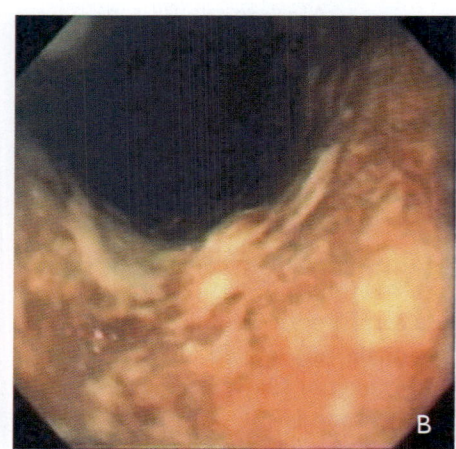

FIGURA 69.2

Câncer precoce de esôfago, tipo histológico epidermóide, tipo macroscópico 0-II a, profundidade de invasão sm 1; (A) Endoscopia convencional; (B) Cromoendoscopia; (C) Histologia

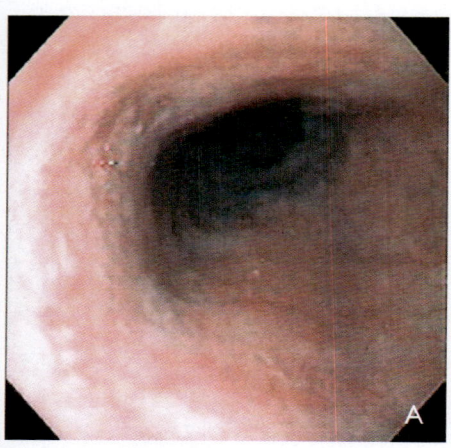

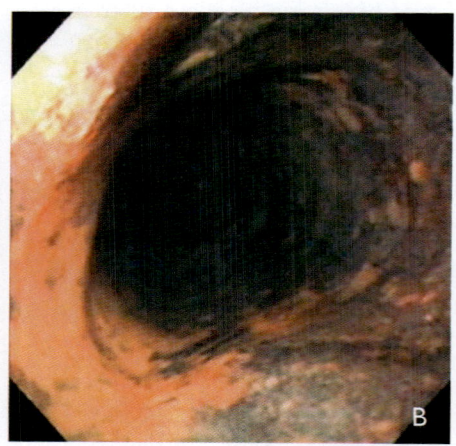

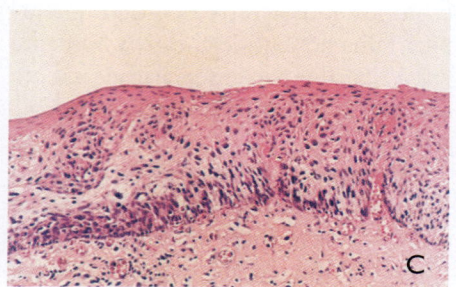

FIGURA 69.3

Câncer precoce de esôfago, tipo histológico epidermóide, tipo macroscópico 0-II b, profundidade de invasão m2.
(A) Endoscopia Convencional; (B) Cromoendoscopia; (C) Histologia

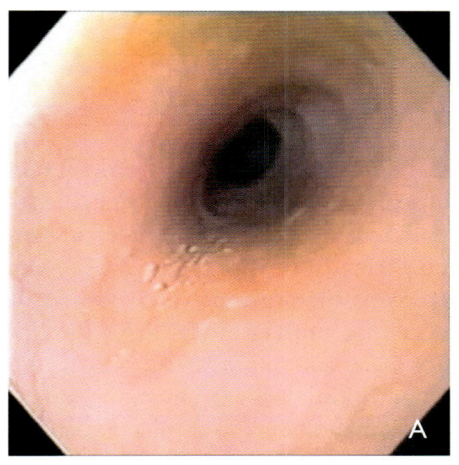
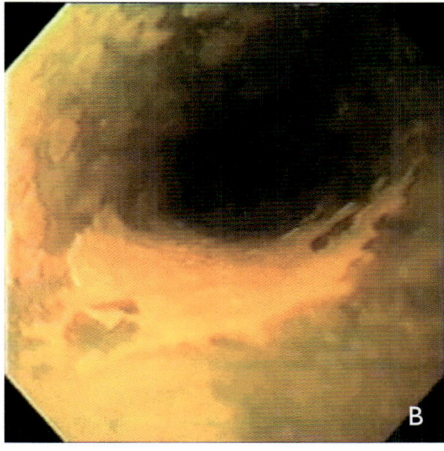
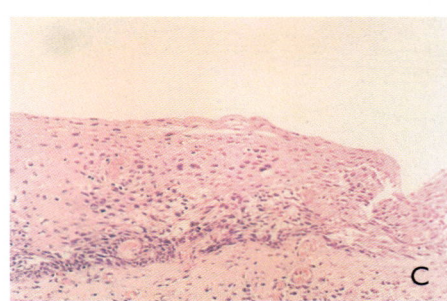

FIGURA 69.4

Câncer precoce de esôfago, tipo histológico epidermóide, tipo macroscópico 0-II c, profundidade de invasão m2.
(A) Endoscopia Convencional; (B) Cromoendoscopia; (C) Histologia

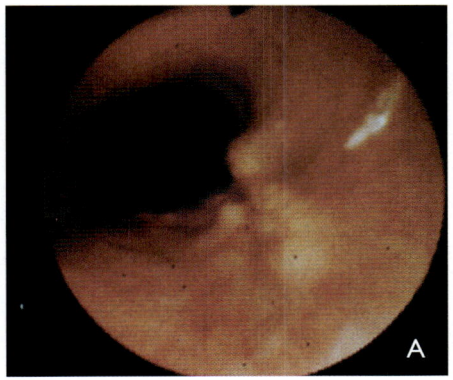
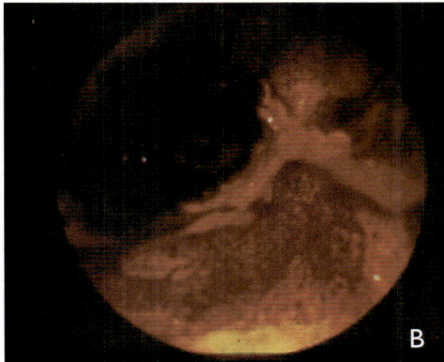
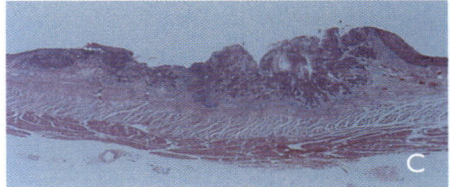

FIGURA 69.5

Câncer precoce de esôfago, tipo histológico epidermóide, tipo macroscópico 0-III, profundidade de invasão sm 3.
(A) Endoscopia convencional; (B) Cromoendoscopia; (C) Histologia

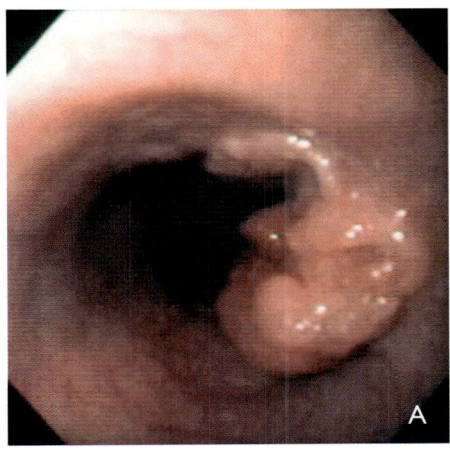
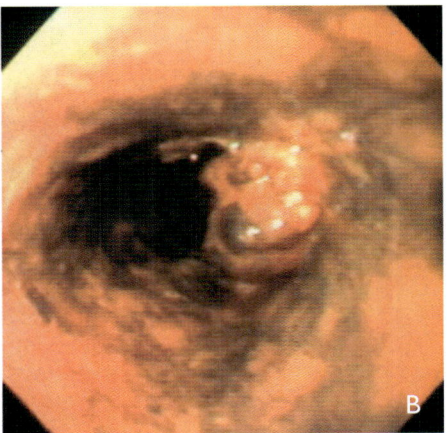
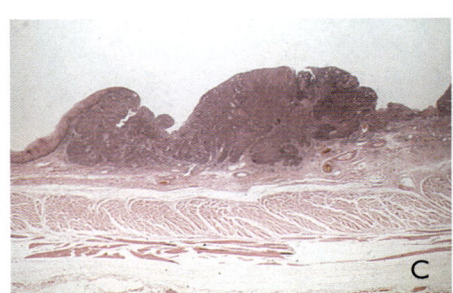

FIGURA 69.6

Câncer precoce de esôfago, tipo histológico epidermóide, tipo macroscópico 0-I + III, profundidade de invasão sm 3.
(A) Endoscopia convencional; (B) Cromoendoscopia; (C) Histologia

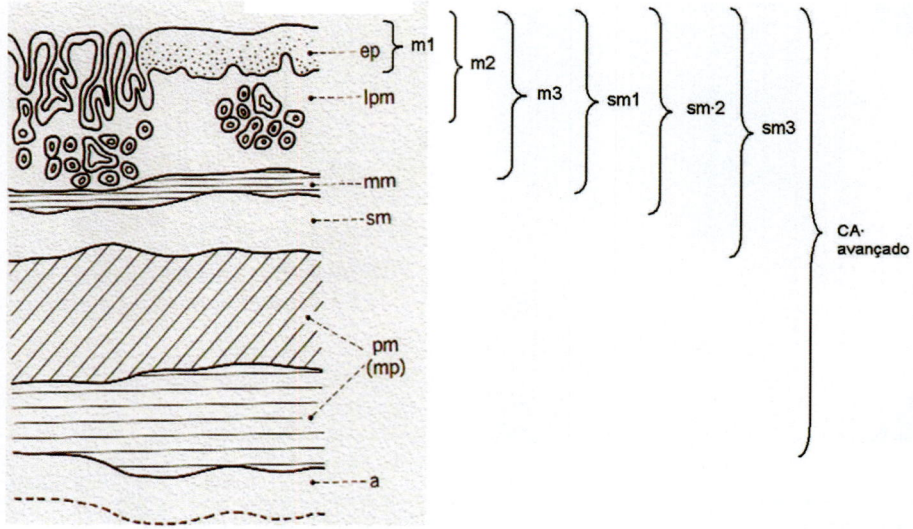

FIGURA 69.7

Classificação histológica do câncer superficial de esôfago conforme a Sociedade Japonesa para o Estudo das Doenças do Esôfago

No diagnóstico histológico do câncer superficial, um dos fatores mais importantes é a profundidade da camada atingida. Atualmente devido à freqüente divergência entre os conceitos da escola japonesa e a ocidental, propôs-se a classificação revisada de Viena,[9] adotada pela Organização Mundial da Saúde[10] (Tabela 69.2).

tástase linfonodal.[11,12] A escola japonesa classifica a invasão da camada mucosa e submucosa em seis tipos, detalhando a relação entre profundidade de invasão com freqüência de metástases linfonodais[11,12] (Figura 69.1; Tabela 69.3). Essa classificação não está incluída no sistema TNM de estadiamento.

DIAGNÓSTICO

DIAGNÓSTICO CLÍNICO

Os sintomas no câncer precoce estão ausentes ou são inespecíficos, não chamando a atenção nem do médico, nem do paciente. A maioria dos casos reportados na literatura de carcinoma espinocelular precoce do esôfago (limitados à camada muscular da mucosa) foi diagnosticada em exames endoscópicos de acompanhamento de úlcera gástrica, em exames de rastreamento para câncer de estômago no Japão ou em estudos de vigilância em pacientes de alto risco para neoplasia de esôfago.[22-24]

DIAGNÓSTICO ENDOSCÓPICO

O diagnóstico endoscópico do câncer precoce de esôfago do tipo epidermóide requer avaliação minuciosa das alterações de relevo e coloração da mucosa do órgão. As alterações macroscópicas esofágicas são mínimas e de difícil caracterização, como mudança de coloração e alterações na superfície da mucosa (elevação ou depressão discreta e

TABELA 69.2

Classificação das alterações histopatológicas no esôfago de Barrett (Adaptada de Montgomery, 2001, OMS, 2000; Dixon, 2002)

Negativo para *neoplasia intra-epitelial* (displasia)
Indefinido para *neoplasia intra-epitelial*
Neoplasia intra-epitelial de baixo grau
Neoplasia intra-epitelial de alto grau
Carcinoma invasivo intramucoso
Carcinoma invasivo submucoso
Carcinoma invasivo avançado

Quanto mais superficial a camada atingida, menor a possibilidade de me-

TABELA 69.3

Classificação histológica do câncer superficial de esôfago conforme a Sociedade Japonesa para o Estudo das Doenças do Esôfago

m1	Limitado ao epitélio. Pode atingir a membrana basal, mas não invade a lâmina própria. Não apresenta metástase linfonodal
m2	Ultrapassa a membrana basal. Invade a lâmina própria, mas não atinge a muscular da mucosa. Não apresenta metástase linfonodal
m3	Quando a muscular da mucosa está intacta, o m3 pode ser considerado neoplasia precoce. Caso contrário, o risco de metástases linfonodais é estimado em 8% a 9%,[13] pois pode ocorrer infiltração intraductal com comprometimento das glândulas da camada submucosa
sm1	Invade o terço superior da camada submucosa. Apresenta cerca de 8% de metástases linfonodais.[14] Em caso de ausência de invasão vascular ou perineural, a taxa de metástase linfonodal pode ser 0%[15]
sm2	Invade dois terços superiores da camada submucosa. Apresenta 22% de metástases linfonodais[14]
sm3	Invade toda a camada submucosa. Freqüência de 36% a 44% de metástases linfonodais[14,15]

TABELA 69.4

Taxa de metástases em linfonodos de acordo com a profundidade de invasão do câncer de esôfago

Autor	Número de pacientes (histologia)	Invasão da camada mucosa		Invasão da camada submucosa		
Araki e colaboradores, 2002[14]	98 (carcinoma epidermóide)	m1+m2+m3: 0/40 (0%)		sm1: 1/12 (8%)	sm2: 4/18 (22%)	sm3: 10/28 (36%)
Fujita e colaboradores, 2001[16]	113 (carcinoma epidermóide)	m: 1/35 (3%)		sm: 24/78 (31%)		
Tajima e colaboradores, 2000[12]	240 (carcinoma epidermóide)	m1+m2: 0/54	m3: 1/20 (5%)	sm: 79/166 (48%)		
Kodama e Kakegawa, 1998[15]	1690 (carcinoma epidermóide)	m1+m2: 5/352 (1.4%)	m3+sm1: 86/449 (19%)	sm2+sm3: 393/889 (44%)		
Van Sandick e colaboradores, 2000[17]	32 (adenocarcinoma)	m: 0/12 (0%)		sm: 6/20 (30%)		
Thomson e Cade, 2003[18]	12 (adenocarcinoma no Barrett)	m: 0/5 (0%)		sm: 0/7 (0%)		
Holscher e colaboradores, 1997[19]	41 (adenocarcinoma)	m: 0/10 (0%)		sm: 5/31 (16%)		
Rusch e colaboradores, 1994[20]	21 (adenocarcinoma)	m: 0/10 (0%)		sm: 0/11 (0%)		
Buskens e colaboradores, 2004[21]	77 (adenocarcinoma)	m1, m2, m3, sm1: 0%			sm2: 23%	sm3: 69%

granularidade). Essas alterações podem ser tão sutis a ponto de dificultar a delimitação da margem da lesão e do local mais apropriado para biópsia.[22-25]

TABELA 69.5

Achados endoscópicos no câncer precoce de esôfago do tipo epidermóide limitado à mucosa

- desaparecimento do padrão vascular;
- alteração de cor: palidez ou hiperemia;
- elevação ou depressão sutil na superfície mucosa;
- granularidade na superfície.

No adenocarcinoma associado ao esôfago de Barrett, a identificação é ainda mais difícil, a maioria das lesões neoplásicas intramucosas apresenta alteração de cor ou elevação discreta (0-IIa e 0-IIb), sendo rara a presença de lesões discretamente deprimidas (0-IIc).[26]

CROMOENDOSCOPIA

A utilização dos videoendoscópios de alta resolução e a aplicação de corantes possibilitaram avaliação mais detalhada das alterações de relevo da mucosa, melhorando a acurácia diagnóstica em 30% a 50%.[27]

CROMOENDOSCOPIA COM LUGOL

Para diagnóstico do câncer precoce do tipo epidermóide, a cromoscopia com solução de lugol é o método mais efetivo, simples, rápido, de baixo custo e seguro.[24,25,28,29] Na presença de alterações macroscópicas mínimas, a aplicação da solução de lugol pode delimitar claramente a lesão (áreas não coradas ou lugol negativas), facilitando a execução das biópsias. O iodo presente no lugol reage com o glicogênio contido nos três quartos superiores do epitélio escamoso normal, conferindo coloração acastanhada característica. A intensidade da coloração depende da quantidade de glicogênio presente nas células epiteliais. O afilamento da porção do epitélio que contém glicogênio pode ocorrer por exfoliação, expansão ou atrofia (Tabela 69.5). Áreas com neoplasia, inflamação e mucosa ectópica apresentam menor quantidade de glicogênio ou mesmo ausência dele, explicando por que coram com menos intensidade, contrastando com o epitélio normal (Tabela 69.6).

Não há nenhuma complicação grave desse método descrita na literatura.[24,25,28,29] Alguns pacientes podem apresentar pirose retrosternal após o exame, de duração passageira. É importante certificar-se de que o paciente não apresenta alergia ao iodo ou a contraste iodado.

CROMOSCOPIA COM AZUL DE METILENO

O azul de metileno é um corante vital que tinge de azul seletivamente células caliciformes, indicando que áreas captantes apresentam metaplasia intestinal. Esse corante pode identificar, portanto, metaplasia intestinal no epitélio colunar do esôfago de Barrett, na cárdia e focos residuais após terapia de ablação de epitélio intestinalizado.[30] O azul de metileno pode aumentar a acurácia de detecção de lesões displásicas durante exame de vigilância, pela identificação de áreas hipocoradas e não-coradas, direcionando a coleta de biópsias.[30] Convém lembrar, no entanto, que a ausência de coloração pode indicar tanto displasia quanto epitélio metaplásico não intestinalizado. Os resultados da cromoscopia com azul de metileno são controversos. Canto e colaboradores relataram maior acurácia para detecção de displasia, necessitando de menor número de biópsias em comparação ao método tradicional com biópsias nos quatro quadrantes a cada 2 cm.[30] Outros autores, por outro lado, não observaram melhora significativa na sensibilidade e especificidade.[31]

ENDOSCOPIA COM MAGNIFICAÇÃO DE IMAGENS

A magnificação fornece imagem ampliada e de alta resolução da mucosa gastrointestinal e é usada desde a década de 1990 na pesquisa de neoplasias do cólon. O método poderá ser útil para selecionar áreas a serem biopsiadas em pacientes que apresentam metaplasia colunar no esôfago e, também, para pacientes em seguimento para detecção de câncer.[8]

A magnificação de imagens associada à cromoscopia com ácido acético pode auxiliar no diagnóstico diferencial entre áreas com metaplasia intestinal e metaplasia do tipo fúndica ou cárdica. Um estudo conduzido por Kiesslich e colaboradores[32] utilizou endoscópio de magnificação de 35 vezes em 48 pacientes com esôfago de Barrett. Utilizou os padrões de criptas descritos previamente: tipo I, com criptas regulares e arredondadas (semelhante à mucosa gástrica normal); tipo II, de padrão reticular com criptas ovaladas ou alongadas; tipo III, com padrão viloso; e tipo IV, com padrão cerebriforme, correspondendo ao epitélio especializado. A comparação desses padrões com achados histológicos demonstrou: (I) sensibilidade da endoscopia convencional para detecção de metaplasia intestinal muito próxima a zero (1,5%); (II) cromoscopia com endoscópio convencional e ácido acético (8,5%); (III) magnificação sem ácido acético (38%); (IV) cromoscopia com ácido acético e magnificação (100%). Novos estudos no sentido de avaliar a sensibilidade do método na detecção de neoplasia intra-epitelial no esôfago de Barrett serão bem-vindos.[8,32]

TRATAMENTO ENDOSCÓPICO

O tratamento endoscópico do câncer de esôfago (epidermóide e adenocarcinoma no esôfago de Barrett) pode ser realizado por meio de três modalidades: mecânica (mucosectomia), térmica e terapia fotodinâmica.[33]

O método ideal para a ressecção de lesões localizadas seria aquele que permitiria: (I) avaliar o grau de diferenciação; (II) distinguir a infiltração mucosa e submucosa; (III) analisar detalhadamente as margens profundas e laterais da ressecção.

Dentre as modalidades de tratamento endoscópico, a mucosectomia desponta atualmente como opção terapêutica curativa para portadores de *neoplasia intra-epitelial* de alto grau e carcinoma invasivo intramucoso, baseado em: (I) baixo risco de metástases linfonodais nos casos de carcinoma intramucoso (0%);[33] (II) bons resultados em longo

TABELA 69.6

Interpretação da cromoendoscopia com solução de lugol no esôfago

Cor Normal	Aspecto homogêneo de cor marrom-escuro ou marrom-esverdeado
Hipocorado	Edema e atrofia da mucosa Inflamação da mucosa Erosão e prolongamento das papilas na esofagite erosiva aguda
Sem Cor[22]	Câncer Neoplasia intra-epitelial de alto grau (displasia intensa) Úlcera péptica Inflamação submucosa importante Mucosa gástrica ectópica
Hipercorado	Acantose glicogênica Hiperplasia mucosa

prazo; (III) baixa morbidade e mortalidade em comparação à esofagectomia tradicional; (IV) possibilidade de avaliação histológica completa da lesão.[34-39]

Esse tipo de tratamento, quando indicado precisamente, com o paciente informado em relação ao risco-benefício, pode apresentar ótimos resultados. O índice de complicações da mucosectomia é baixo, a cicatrização rápida, com poucos sintomas no pós-operatório. Não se altera a qualidade de vida do paciente, preservando a capacidade de trabalho, ingestão alimentar e atividade normal após o tratamento.[34-39]

Situações em que a ressecção da lesão pode confirmar o diagnóstico ou lesões com elevado potencial de progressão para câncer são, também, importantes indicações da mucosectomia endoscópica.[33]

A profundidade de invasão pode ser definida com elevado índice de acerto por endoscopista experiente, baseado em critérios subjetivos do aspecto macroscópico. A avaliação por ultra-som endoscópico, realizando o exame sob visão direta com a utilização dos *sonoprobes* de alta freqüência (20 Mhz), pode auxiliar no diagnóstico diferencial entre tumor mucoso e submucoso com até 80% de acerto.

A ressecção endoscópica da mucosa (mucosectomia, *strip biopsy, endoscopic mucosal resection*) é, portanto, o procedimento de escolha para diagnóstico definitivo e tratamento do câncer precoce de esôfago. A margem profunda da peça ressecada livre de invasão neoplásica é fundamental no sucesso do procedimento. A margem lateral, em caso de comprometimento, pode ser

TABELA 69.7

Indicações para mucosectomia endoscópica curativa. Adaptado de Makuuchi,[13] Inoue[40] e Conio[34]

Critério	Indicação Absoluta	Indicação Relativa
Profundidade de Invasão	m1 e m2	m3 e sm1
Diâmetro	menor que 3 cm	maior que 3 cm
Circunferência comprometida	menor que três quartos	maior que três quartos
Número de lesões	até quatro lesões	mais que cinco lesões
Localização	terço médio do esôfago terço inferior do esôfago parede póstero-lateral	terço superior do esôfago esôfago abdominal parede anterior

tratada com ablação endoscópica térmica adicional (*laser*, coagulador de argônio, *heater probe*), sem prejuízo ao paciente.[34-39]

É importante lembrar o potencial de surgimento de lesões metacrônicas e/ou sincrônicas, que podem ocorrer em até 20%, conforme a série, indicando necessidade de vigilância permanente.[37-39,41]

ABLAÇÃO TÉRMICA E TERAPIA FOTODINÂMICA

O princípio da ablação mucosa implica a erradicação do epitélio de Barrett por meio de terapia fotodinâmica, coagulação bipolar, *laser* ou plasma de argônio, com posterior reepitelização por mucosa escamosa e prevenção da progressão da doença.[42-44]

Nos casos de neoplasia intra-epitelial de alto grau e adenocarcinoma invasivo intramucoso, a terapia fotodinâmica com ácido 5-aminolevulínico tem sido aplicada com sucesso. Entretanto, lesões com maior profundidade de invasão (submucosas ou mais profundas) não foram erradicadas.[45] É importante considerar, destarte, que os progressos com novos equipamentos de fototerapia e sensibilizantes permitirão melhor controle da liberação de energia e, em conseqüência, melhor manejo da profundidade de ablação e menor número de aplicações.

A ablação com coagulador de plasma de argônio erradica neoplasia intraepitelial de baixo e alto grau; entretanto, restos de epitélio glandular podem permanecer sob o epitélio escamoso neoformado, e o desenvolvimento de câncer foi descrito após a ablação.[46]

Atualmente, a ablação térmica tem sido relegada às situações nas quais a mucosectomia é de difícil realização técnica ou na complementação de margens de ressecção.[42-44]

REFERÊNCIAS BIBLIOGRÁFICAS

1. Ide H, Nakamura T, Hayashi K, Endo T, Kobayashi A, Eguchi R et al. Esophageal squamous cell carcinoma: pathology and prognosis. World J Surg 1994;18(3):321-30.

2. Sugimachi K, Ohno S, Matsuda H, Mori M, Kuwano H. Lugol-combined endoscopic detection of minute malignant lesions of the thoracic esophagus. Ann Surg 1988;208 (2):179-83.

3. Yoshinaka H, Shimazu H, Fukumoto T, Baba M. Superficial esophageal carcinoma: a clinicopathological review of 59 cases. Am J Gastroenterol 1991;86(10):1413-8.

4. Sugimachi K, Kitamura K, Matsuda H, Mori M, Kumano H, Ide H. Proposed new criteria for early carcinoma of the esophagus. Surg Gynecol Obstet 1991;173(4):303-8.

5. Shimazu H, Kobori O, Shoji M, Yokohata T, Morioka Y, Okuyama Y et al. Superficial carcinoma of the esophagus. Gastroenterol Jpn 1983;18(5):410-6.

6. Bogomeletz WV, Molas G, Gayet B, Potet F. Superficial squamous cell carcinoma of the esophagus. A report of 76 cases and review of the literature. Am J Surg Pathol 1989;13 (7):535-46.

7. Lightdale CJ, Lambert R. The Paris endoscopic classification of superficial neoplastic lesions: esophagus, stomach, and colon. Gastrointest Endosc 2003;58 Suppl 6:S1.

8. Lambert R. Diagnosis of esophagogastric tumors. Endoscopy 2004;36(2):110-9.

9. Dixon MF. Gastrointestinal epithelial neoplasia: Vienna revisited. Gut 2002;51(1):130-1.

10. Werner M, Flejou JF, Hainaut P, Höfler H, Lambert R, Keller G et al. Adenocarcinoma of the oesophagus. In: Hamilton SR, Aaltonen LA, editores. Pathology and genetics of tumors of the digestive system. World Health Organization Classification of Tumors, 2000:20-6.

11. Japanese Society for Esophageal Disease. Guidelines for the clinical and pathologic studies for carcinoma of the esophagus. Jpn J Surg 1976;6:79-86.

12. Tajima Y, Nakanishi Y, Ochiai A, Tachimori Y, Kato H, Watanabe H et al. Histopathologic findings predicting lymph node metastasis and prognosis of patients with superficial esophageal carcinoma: Analysis of 240 surgically resected tumors. Cancer 2000;88:1285-93.

13. Makuuchi, H. Endoscopic mucosal resection for early esophageal cancer - Indications and techniques. Digestive Endoscopy 1996;8:175-9.

14. Araki K, Ohno S, Egashira A, Saeki H, Kawagushi H, Sugumachi K. Pathologic features of superficial esophageal squamous cell carcinoma with lymph node and distal metastasis. Cancer 2002;94:570-5.

15. Kodama M, Kakegawa T. Treatment of superficial cancer of the esophagus: a summary of responses to a questionnaire on superficial cancer of the esophagus in Japan. Surgery 1998;123:432-9.

16. Fujita H, Sueyoshi S, Yamana H, Shinozaki K, Toh U, Tanaka Y et al. Optimum treatment strategy for superficial esophageal cancer: endoscopic mucosal resection versus radical esophagectomy. World J Surg 2001;25:424-31.

17. van Sandick JW, van Lanschot JJ, ten Kate FJ, Offerhaus GJ, Fockens P, Tytgat GN et al. Pathology of early invasive adenocarcinoma of the esophagus or esophagogastric junction: Implications for therapeutic decision making. Cancer 2000; 88:2429-37.

18. Thomson BN, Cade RJ. Oesophagectomy for early adenocarcinoma and dysplasia arising in Barrett's oesophagus. ANZ J Surg 2003;73:121-4.

19. Holscher AH, Bollschweiler E, Schneider PM, Siewert JR. Early adenocarcinoma in Barrett's oesophagus. Br J Surg 1997;84:1470-3.

20. Rusch VW, Levine DS, Haggitt R, Reid BJ. The management of high grade dysplasia and early cancer in Barrett's esophagus. Cancer 1994;74(4):1225-9.

21. Buskens CJ, Westerterp M, Lagarde SM, Bergman JJ, ten Kate FJ, van Lanschot JJ. Prediction of appropriateness of local endoscopic treatment for high-grade dysplasia and early adenocarcinoma by EUS and histopathologic features. Gastrointest Endosc 2004;60:703-10.

22. Sugimachi K, Kitamura K, Baba K, Ikebe M, Kuwano H. Endoscopic diagnosis of early carcinoma of the esophagus using Lugol's solution. Gastrointest Endosc 1992;38:657-61.

23. Adachi Y, Kitamura K, Tsutsui S, Ikeda Y, Matsuda H, Sugimachi K. How to detect early carcinoma of the esophagus. Hepato-Gastroenterol 1993;40:207-11.

24. Hashimoto CL, Iriya K, Baba ER, Navarro-Rodriguez T, Zerbini MC, Eisig JN et al. Lugol's dye spray chromoendoscopy establishes early diagnosis of esophageal cancer in patients with primary head and neck cancer. Am J Gastroenterol 2005;100:275-82.

25. Yokoyama A, Ohmori T, Makuuchi H, Maruyama K, Okuyama K, Takahashi H et al. Sucessful screening for early esophageal cancer in alcoholics using endoscopy and mucosa iodine staining. Cancer 1995;76(6):928-34.

26. Dar MS, Goldblum JR, Rice TW, Falk GW. Can extent of high grade dysplasia in Barrett's oesophagus predict the presence of adenocarcinoma at oesophagectomy? Gut 2003;52:486-9.

27. May A, Günter E, Roth F, Gossner L, Stolte M, Vieth M et al. Accuracy of staging in early oesophageal cancer using high resolution endoscopy and high resolution endosonography: a comparative, prospective, and blinded trial. GUT 2004;53:634-40.

28. Meyer V, Burtin P, Bour B, Blanchi A, Cales P, Oberti F et al. Endoscopic detection of early esophageal cancer in a high-risk population: does Lugol staining improve videoendoscopy? Gastrointest Endosc 1997;45(6):480-4.

29. Freitag CPF, Barros SGS, Kruel CDP, Putten ACK, Dietz J, Gruber AC et al. Esophageal dysplasias are detected by endoscopy with Lugol in patients at risk for squamous cell carcinoma in southern Brazil. Dis Esophagus 1999;12:191-5.

30. Canto MIF, Setrakian S, Wilis JE, Chak A, Petras RE, Sivak MV. Methylene blue staining of dysplastic and non dysplastic Barrett's esophagus: an in vivo and ex vivo study. Endoscopy 2001;33:391-400.

31. Wo JM, Roy MB, Mayfield-Stokes S, AL-Sabbagh G, Gebrail F, Slone SP et al. Comparison of methylene blue-directed biopsies and conventional biopsies in the detection of intestinal metaplasia in Barrett's esophagus: a preliminary study. Gastrointest Endosc 2001;54:294-301.

32. Kiesslich R, Jung M. Magnification endoscopy: does it improve mucosal surface analysis for the diagnosis of gastrointestinal neoplasias? Endoscopy 2002;34:819-22.

33. Stein HJ, Feith M, Mueller J, Werner M, Siewert JR. Limited resection for early adenocarcinoma in Barrett's esophagus. Ann Surg 2000;231:733-42.

34. Conio M, Ponchon T, Blanchi S, Filiberti R. Endoscopic Mucosal Resection. Am J Gastroenterol 2006;101:653-63.

35. Heitmiller RF, Redmond M, Hamilton SR. Barrett's esophagus with high grade dysplasia: an indication for prophylactic esophagectomy. Ann Surg 1996;224:66-71.

36. Hölscher AH, Bollschweiler E, Schneider PM, Siewert JR. Early adenocarcinoma in Barrett's esophagus. Br J Surg 1997;84:1470-3.

37. Hull MJ, Mino-Kenudson M, Nishioka NS, Ban S, Sepehr A, Puricelli W et al. Endoscopic mucosal resection – An improved diagnostic procedure for early gastroesophageal epithelial neoplasms. Am J Pathol 2006;30(1):114-8.

38. Soetikno R, Kaltenbach T, Yeh R, Gotoda T. Endoscopic mucosal resection for early cancers of the upper gastrointestinal tract. J Clin Oncol 2005;23(20):4490-8.

39. Nogushi H, Naomoto Y, Kondo H, Haisa M, Yamatsuji T, Shigemitsu K et al. Evaluation of endoscopic mucosal resection for superficial esophageal carcinoma. Surg Laparosc Endosc Percutan Tech 2000;10(6):343-50.

40. Inoue H, Fukami N, Yoshida T, Kudo SE. Endoscopic mucosal resection for esophageal and gastric cancer. J Gastroenterol Hepatol 2002;17:382-8.

41. Ell C, May A, Gossner L, Pech O, Gunter E, Mayer G et al. Endoscopic mucosal resection of early cancer and high-grade dysplasia in Barrett's esophagus. Gastroenterology 2001;118:670-7.

42. Sampliner RE. Cancer prevention: endoscopic therapy of Barrett's and chemoprevention. In: Endoscopy oncology: gastrointestinal endoscopy and cancer management. ASGE Annual Postgraduate Course 2002. P. 37-8.

43. Sampliner RE. Endoscopic ablative therapy for Barrett's esophagus: current status. Gastrointest Endosc 2004;59(1):66-9.

44. Sampliner RE. Practice Parameters Committee of the American College of Gastroenterology. Practice guidelines on the diagnoses surveillance and therapy of Barrett's esophagus. Am J Gastroenterol 1998;93:1028-32.

45. Gossner L, Stolte M, Sroka R, Rick K, May A, Hahn EG et al. Photodynamic ablation of high-grade dysplasia and early stage carcinomas by means of 5-aminolevulinic acid. Gastroenterology 1998;114:447-55.

46. Van Laethem JL, Peny MO, Salmon I, Cremer M, Deviere J. Intramucosal adenocarcinoma arising under squamous re-epithelization of Barrett's esophagus. Gut 2000;46(4):574-7.

CLASSIFICAÇÃO MICROSCÓPICA. RISCO DE METÁSTASES

Humberto Setsuo Kishi

De acordo com a mais recente classificação histopatológica da Organização Mundial de Saúde (OMS), os tumores esofágicos são classificados em:

TUMORES EPITELIAIS

1. Papiloma de células escamosas;
2. Neoplasia intra-epitelialglandular e escamosa;
3. Carcinoma
   * Epidermóide;
   * Verrucoso;
   * Basalóide;
   * Células fusiformes/Carcinossarcoma;
   * Adenocarcinoma;
   * Adenoescamoso;
   * Mucoepidermóide;
   * Adenóide cístico;
   * Pequenas células;
   * Indiferenciado.

TUMORES NÃO-EPITELIAIS

1. Leiomioma;
2. Lipoma;
3. Tumor de células granulares;
4. GIST;
5. Leiomiossacroma;
6. Rabdomiossarcoma;
7. Sarcoma de Kaposi;
8. Melanoma.

NEOPLASIAS SECUNDÁRIAS

Desde 1999, no Japão, define-se como carcinoma precoce do esôfago a neoplasia restrita à mucosa sem metástase linfonodal. Deve-se ressaltar que essa definição não é ainda aceita no Ocidente, que considera neoplasia precoce aquela que infiltra mucosa e submucosa sem metástase linfonodal.

O diagnóstico dessa entidade deve ser sempre baseado na correlação de achados endoscópicos e histopatológicos.

À microscopia óptica observam-se: linha oblíqua, que é o limite observado quando do crescimento neoplásico sobre o epitélio normal; papilomatose epitelial; atipia citológica da camada basal com perda de polarização, hipercromasia nuclear e eventuais mitoses (Figura 69.8). Entretanto, nem sempre é possível visualizar todos esses critérios na biópsia endoscópica.

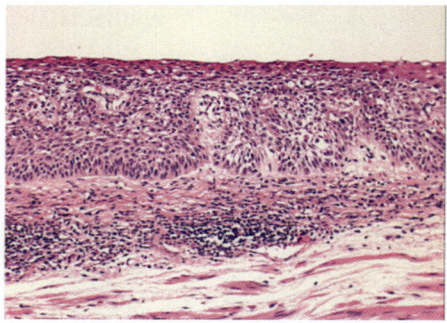

FIGURA 69.8

Carcinoma esôfagico epidermóide precoce restrito á mucosa

Quando factível, pode-se proceder à ressecção endoscópica da lesão. Nessa situação, é fundamental o processamento adequado do espécime que se inicia no momento da coleta: fixa-se o material aberto e esticado com alfinetes em placa rígida. Gotas de butilescopolamina podem evitar o espasmo da túnica muscular da mucosa e, assim, facilitar o processo. O conjunto é então mergulhado em formalina.

A avaliação histopatológica fornece parâmetros que podem nortear o tratamento subseqüente e indicar o prognóstico. Além do diagnóstico, devem constar no relatório profundidade máxima de invasão neoplásica, comprometimento vascular e estado das margens (livres ou comprometidas).

De acordo com o nível de infiltração, o carcinoma pode ser classificado em carcinoma *in situ* ou intra-epitelial; carcinoma intramucoso e carcinoma submucoso. As neoplasias intramucosas e submucosas podem ser estratificadas em três níveis (Figura 69.9).

Se a neoplasia é restrita ao epitélio, o risco de comprometimento linfonodal pode ser de até 1%; invasão até a metade superficial da altura da lâmina própria da mucosa o risco chega a 5%; toda a espessura da mucosa, 10% a 15% (Figura 69.10). Casos de carcinomas precoces (pT1a) têm sobrevida de 100% em 5 anos.

Neoplasias que acometem a submucosa (pT1b) têm comprometimento linfonodal em aproximadamente 47% dos casos. A sobrevida em 5 anos é de 86% naqueles livres de comprometimento linfonodal e de 43% naqueles com linfonodos comprometidos.

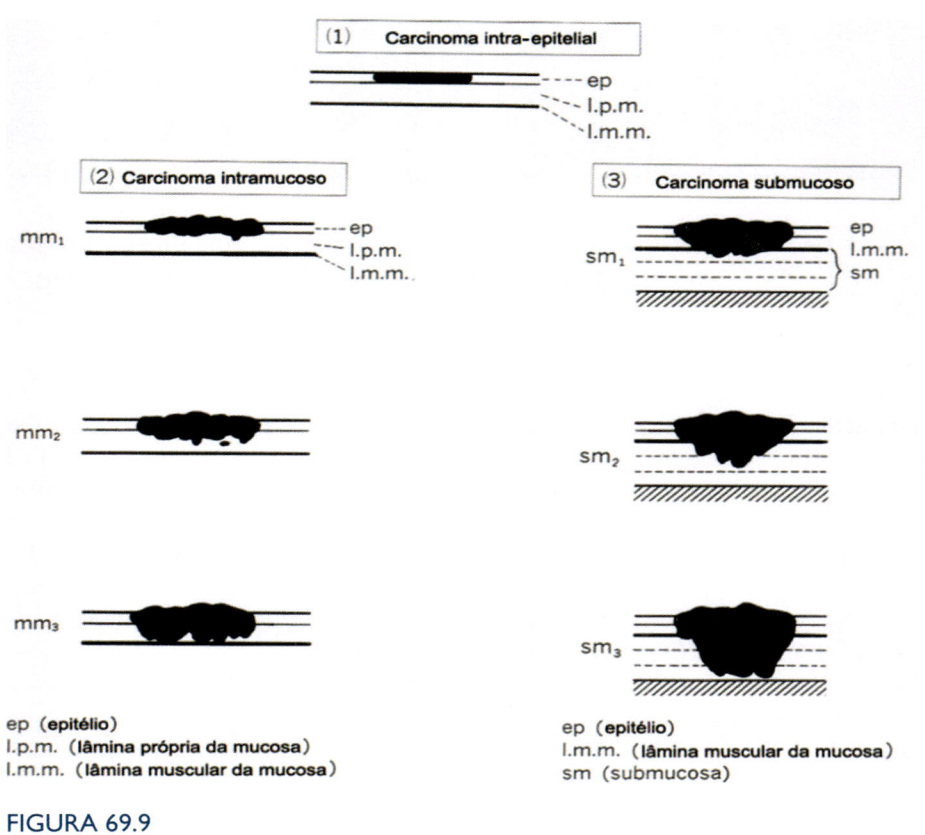

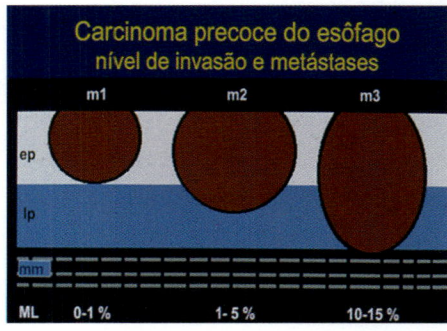

FIGURA 69.10

Ep - epitélio; lp – lâmina própria; mm – muscular da mucosa; ml – metástase linfonodal

ep (epitélio)
l.p.m. (lâmina própria da mucosa)
l.m.m. (lâmina muscular da mucosa)

ep (epitélio)
l.m.m. (lâmina muscular da mucosa)
sm (submucosa)

FIGURA 69.9

Estratificação das neoplasias mucosas e submucosas em três níveis

BIBLIOGRAFIA RECOMENDADA

Bacchi CE, Franco MF, Almeida PCC, editores. Manual de padronização de laudos histopatológicos. Sociedade Brasileira de Patologia. 3ª ed. São Paulo: Reichmann & Autores; 2005.

Hamilton SR, Aaltonen LA, editors. World Health Organization classification of tumours. Pathology and genetics of tumours of the digestive system. Lyon: IARC Press; 2000.

May A, Ell, C. Diagnosis and treatment of early esophageal cancer. Current Opinion in Gastroenterology 2006 Jul;22(4):433-436.

Schlemper RJ, Riddell RH, Kato Y et al. The Vienna classification of gastrointestinal epithelial neoplasia. GUT 2000;47:251-5.

Yoshida M, Makuuchi H, Khozu T, Itabashi M, Unagami M, Kawanao T. Superficial esophageal cancer – clinical and pathological diagnosis. 1st ed. Tokyo: IGAKU-SHOIN; 1993.

http://www.cap.org/apps/docs/cancer_protocols/2005/esophagus05_pw.pdf. Acessado em 16 de setembro de 2006.

CARCINOMA ESOFÁGICO PRECOCE MUCOSECTOMIAS ENDOSCÓPICAS: TÉCNICAS E RESULTADOS

Luis Masúo Maruta

Thelma Christina Nemoto • Haruhiro Inoue

INTRODUÇÃO

A estratégia de tratamento para o carcinoma epidermóide de esôfago evoluiu muito nos últimos anos. Antes do desenvolvimento da mucosectomia endoscópica (EMR), a maioria dos casos, incluindo tumores mucosos, tinha indicação de tratamento cirúrgico.

Dados histológicos obtidos de peças de tratamento cirúrgico revelam que os cânceres de tipo m1 (carcinoma *in situ*) e o de tipo m2 (carcinoma que invade a lâmina própria, sem atingir a *muscularis mucosa*) usualmente não apresentam risco de metástase linfonodal. O câncer m3/sm1 tem aproximadamente 10% de risco de metástase e o câncer sm2, que invade a parte média da submucosa tem de 30% a 50% de risco de metástase linfonodal.

O tratamento endoscópico do carcinoma esofágico apresenta-se como método seguro e eficaz para o tratamento curativo do câncer de esôfago, porém, a indicação deve seguir critérios rígidos para se obter a sua erradicação.

INDICAÇÕES PARA A MUCOSECTOMIA ENDOSCÓPICA NO CÂNCER PRECOCE DE ESÔFAGO

Para os casos de carcinoma epidermóide de esôfago, a indicação de mucosectomia (EMR) ou dissecção endoscópica da submucosa (ESD) está restrita aos casos em que a profundidade da invasão carcinomatosa está limitada à parte superficial da mucosa (m1) ou com invasão da lâmina própria sem atingir a *muscularis mucosa* (m2).[1] A segunda restrição é que acometa menos da metade da circunferência da superfície esofágica.

Com a análise da mucosa ressecada, caso se comprove que o câncer atingiu o terço distal da mucosa (m3) ou ultrapassou a *muscularis mucosa* (sm1), há necessidade de tratamento adicional com quimioterapia ou tratamento cirúrgico.[1]

Para os casos comprovados de invasão da submucosa até sm2, há indicação de tratamento cirúrgico com esvaziamento linfonodal.

TÉCNICAS DE MUCOSECTOMIA ENDOSCÓPICA

O tratamento endoscópico do câncer esofágico precoce tem evoluído consideravelmente nos últimos anos.

As técnicas endoscópicas podem ser divididas em três principais modalidades: as técnicas sem sucção, as técnicas com acessórios que permitem sucção e as técnicas modificadas com o uso de acessórios de dissecção.

As técnicas sem sucção incluem a mucosectomia tradicional por *strip biopsy*, originalmente descrita por Tada e colaboradores; que consiste na elevação da mucosa por meio da injeção de solução fisiológica na submucosa para formação de bolha, seguida de aplicação de alça de polipectomia para estrangulamento e corte. Outra técnica de mucosectomia sem sucção é a preconizada por Takekoshi e colaboradores[2] que

utiliza equipamento de dois canais. O primeiro canal é utilizado para alocar a alça de polipectomia e o segundo canal serve para a utilização de pinça de apreensão. A pinça de apreensão traciona a lesão a ser incisada para dentro da alça de polipectomia, que efetua o estrangulamento e corte. Existe uma variante dessa técnica que associa a injeção submucosa de solução salina ou outra solução para a elevação da lesão.

As técnicas com sucção incluem o uso de cilindro (CAP) transparente fixado na ponta do endoscópio descrito por Inoue e Endo,[6] uso de *overtube* desenhado por Makuuchi e colaboradores[3] e outra variante de *overtube* desenhado por Kawano e colaboradores[4] que apresenta janela lateral para permitir sucção do tecido para dentro do tubo. Outros métodos que utilizam sucção incluem a técnica com uso de ligadura elástica de varizes, que transforma a lesão a ser removida em um formato polipóide,[15] facilitando a mucosectomia e a técnica descrita por Soehendra, de apreensão simples da mucosa por pressão negativa, utilizando alça de polipectomia monofilamentar.[16]

Podem ser utilizadas várias soluções para criar um espaço de fluido entre a lesão e seus planos profundos. O uso deste artifício previne perfuração do órgão durante a ressecção endoscópica. São utilizadas as seguintes soluções: solução fisiológica a 0,9%; com ou sem adrenalina associada (1 amp. em 10 a 20 ml de solução fisiológica); solução de glicose a 50%; glicerol e ácido hialurônico. As diferentes soluções apresentam tempos diferentes de espraiamento e/ou reabsorção com desaparecimento da bolha formada. Estudo comparativo que utilizou diversas soluções em esôfago de porco[5] mostra que o ácido hialurônico é o ideal, pois é o que permite maior tempo de duração da elevação que chega a média de 22,1 minutos. O tempo de desaparecimento médio para a dextrose 50% e glicerina 10% foi de, respectivamente, 4,7 e 4,2 minutos. Para a solução fisiológica, o tempo foi de 2,4 minutos e, para a solução fisiológica com adrenalina, foi de 3 minutos.

Embora existam várias técnicas descritas, algumas etapas são comuns e importantes para a realização de mucosectomia. A delimitação exata da lesão é uma dessas etapas. Para o esôfago, a cromoscopia com lugol permite visualização nítida das margens. Inoue preconiza ainda a marcação das margens com a ponta do eletrocautério,[1] pois há desaparecimento progressivo da cromoscopia. Outra importante etapa é tentar a remoção da lesão em um único bloco para prevenir recorrência no local, que é maior com a ressecção multifragmentada. A terceira etapa importante é dar correto tratamento à peça retirada, promovendo a fixação desta em placa de cortiça com agulha fina de modo que alongue a peça, antes de colocar na solução de formol a 10%, para permitir exame histopatológico detalhado do nível de invasão.

TÉCNICA DE INOUE PARA MUCOSECTOMIA ENDOSCÓPICA I

Há necessidade de utilização de cilindro transparente (CAP) que se adapta na ponta de aparelho de visão frontal.

Etapa 1. Durante a preparação da mucosectomia, o CAP é adaptado na ponta do endoscópio e fixado firmemente com fita adesiva. O autor prefere a utilização dos CAPs mais largos existentes, adaptáveis à ponta do endoscópio digestivo. Para a sessão inicial da mucosectomia, há preferência pela utilização de CAP com ponta oblíqua para permitir a retirada de fragmentos maiores. Para a retirada de lesões residuais ou menores, pode ser utilizado o CAP com ponta reta de médio calibre.

Etapa 2. É realizada a cromoscopia com lugol para permitir visualização nítida da lesão a ser removida. Marcar a margem da lesão com eletrocautério e com a ponta da alça de polipectomia.

Etapa 3. Injeção submucosa de solução salina com adrenalina (0,5 ml de adrenalina 0,5% diluído em 100 ml de solução salina a 0,9%) com cateter injetor com agulha de calibre 23 e 4 mm de tamanho. A injeção deve ser feita em ângulo fechado para evitar transfixação. O volume total injetado depende do tamanho da lesão. Deve ser suficiente para elevar completamente a lesão. Normalmente é injetado volume maior do que 20 ml. Deve se iniciar a injeção preferencialmente pela parte distal da lesão.

Etapa 4. Para essa técnica é necessária a utilização de minialça de polipectomia de 1,8 cm de diâmetro externo. A alça é fixada na borda do CAP, previamente alocada no endoscópio. Para a fixação da alça na borda do CAP, pode ser utilizado o artifício de encostar a ponta em qualquer parte da mucosa para permitir a abertura da alça.

Etapa 5. Após a alça ser alocada na ponta do CAP, deve-se buscar a lesão a ser removida e aspirá-la totalmente para dentro do CAP, quando deve ser feita a apreensão com a alça de polipectomia previamente alocada. Nesse momento, a mucosa estrangulada assume forma polipóide.

Etapa 6. A lesão estrangulada é seccionada com eletrocautério em corrente mista (*blend*) e deve ser removida com pinça apropriada.

Etapa 7. Deve ser revisada a superfície de remoção, procurando possíveis focos hemorrágicos. Caso haja sangramento, pode ser efetuada discreta compressão com a borda lateral do CAP. Geralmente o sangramento é autolimitado. Para se avaliar a remoção completa, deve ser feita nova cromoscopia com lugol.

Etapa 8. Caso haja lesão residual, todos os passos descritos anteriormente devem ser repetidos para a remoção da parte residual, inclusive com uma nova injeção submucosa de solução salina. Na experiência de Inoue, houve apenas um acidente perfurativo que ocorreu com a alocação para retirada de lesão residual, sem injeção de solução adicional.

CICATRIZAÇÃO APÓS MUCOSECTOMIA

Três dias após a mucosectomia, a úlcera artificial é recoberta por fibrina branca. Doze dias após, a úlcera está quase totalmente recoberta por camada fina de epitélio escamoso.[1]

Quase todos os pacientes apresentam discreta dor de garganta e dor retroesternal, tratada com medicação sintomática.

É conveniente administrar protetor da mucosa. A antibioticoterapia é indicada com aplicação endovenosa nos dois primeiros dias e por via oral nos cinco dias subseqüentes. Na experiência de Inoue, um paciente que foi tratado com mucosectomia com ressecção quase total da circunferência da mucosa e recebeu antibioticoterapia por apenas dois dias desenvolveu estenose grave. A estenose foi considerada conseqüente a processo inflamatório crônico persistente.[1]

RESULTADOS CLÍNICOS

Resultados clínicos publicados por Inoue et al[1] mostram que de 250 casos de câncer precoce de esôfago tratados por mucosectomia endoscópica, 72% tinham indicações absolutas de tratamento endoscópico, de acordo com os critérios descritos previamente. Os demais tinham indicações devidas a alto risco ou recusa do tratamento cirúrgico.

Nos casos com indicações absolutas, o índice de sobrevida de 5 anos foi de 95%. Foram descritas complicações como uma perfuração esofágica e uma estenose de esôfago, que necessitou de tratamento cirúrgico.

TÉCNICA DE DISSECÇÃO ENDOSCÓPICA (ESD)

Devido à dificuldade de ressecção de fragmentos maiores em uma única peça, foi desenvolvido o método de dissecção endoscópica.[7,8,14]

A técnica consiste na utilização de acessórios especialmente desenvolvidos para promover a dissecção submucosa para a retirada completa da lesão.

A técnica original foi descrita por Ono e Hosokawa, que utilizaram estilete com ponta protegida com cerâmica (*It Knife*).[11]

A incisão inicial é realizada com estilete. A seguir, realiza-se a dissecção submucosa com adaptação de cilindro transparente na ponta do endoscópio (CAP), e acessórios como o *triangle tip knife*, *hook knife*, *flex knife* e outros.

Para a realização desse método, há necessidade de se contar com diversos acessórios complementares para hemostasia e tratamento de eventuais perfurações. Há necessidade também de realizar o procedimento sob anestesia geral, pois, em geral, o tempo do procedimento é prolongado. Por se tratar de procedimento que envolve riscos de complicações, julgamos importante manter o paciente em regime de internação para a avaliação de possíveis intercorrências.

REFERÊNCIAS BIBLIOGRÁFICAS

1. Inoue H, Fukami N, Yoshida T, Kudo S. Endoscopic mucosal resection for esophageal and gastric cancers. J Gastroenter Hepatol 2002;17:382-8

2. Takekoshi T, Takagi K, Kato Y. Radical Endoscopic treatment of early gastric cancer. Gann Monograph on Cancer Research 1990;37:111-26.

3. Makuuchi H, Machimura T, Sugihara T et al. Endoscopic diagnosis and treatment of mucosal cancer of the esophagus. Dig Endosc 1990;2:501-6.

4. Kawano T, Miyake S, Yasuno M et al. A new techique for endoscopic esophageal mucosectomy using a transparent overtube with intraluminal negative pressure. Dig Endosc 1991;3:159-67.

5. Conio M, Rajan E, Sorbi D, Norton I, Herman L, Filiberti R et al. Comparative performance in the porcine esophagus of different solutions used for submucosal injection. Gastrointest Endosc 2002;56:513-6.

6. Inoue H, Takeshita K, Hori H, Muraoka Y, Yoneshima H, Endo M. Endoscopic mucosal resection with a cap-fitted panendoscope for esophagus, stomach, and colon mucosal lesions. Gastrointes Endosc 1993;39:59-62.

7. Takeshita K. The purposes of EMR, ESD and their conditions for use. Intern Med 2006 Feb 15;45(2):39.

8. Lambert R. Treatment of Esophagogastric Tumors. Endoscopy 2003;35(2):118-26.

9. Narahara H, Iishi H, Tatsuta M, Uedo N, Sakai N, Yano H et al. Effectiveness of endoscopic mucosal resection with submucosal saline injection technique for superficial esquamous carcinomas of the esophagus. Gastrointest Endosc 2000; 52:730-4.

10. Inoue H, Sugaya S, Kudo S. Impact of ultrassonography on diagnosis of T1 esophageal cancer as a candidate for endoscopic mucosal resection. Digest Endoscopy 2004;16(suppl): S173-S175.

11. Rembacken BJ, Gotoda T, Fujii T, Axon A T R. Endoscopic mucosal resection. Endoscopy 2001;33(8):209-18.

12. Greff M, Palazzo, Ponchon TH, Canard JM. Guidelines of the French Society of Digestive Endoscopy: Endoscopic Mucosectomy. Endoscopy 2001;33(2):187-90.

13. Shim CS. Endoscopic mucosal resection: an overview of the value of different techniques. Endoscopy 2001;33(3):271-5.

14. Ohkuwa M, Hosokawa K, Boku N, Ohtu A, Tajiri H, Yoshida S. New endoscopic treatment for intramucosal gastric tumors using an insulated-tip diathermic knife. Endoscopy 2001;33(3):221-6.

15. Chaves DM, Sakai P, Mester M et al. A new endoscopic technique for the resection of flat polypoid lesions. Gastrointest Endosc 1996;40:224-6.

16. Soehendra N, Binmoeller KF, Bohnacker S et al. Endoscopic snare mucosectomy in the esophagus without any additional equipment: a simple technique for resection of flat early cancer. Endoscopy 1997;29:380-3.

CAPÍTULO 70

AVANÇADOS – ESÔFAGO E CÁRDIA. PRÓTESES, CPA, *LASER*, TFD. COMPLICAÇÕES E MANEJO DAS COMPLICAÇÕES

Gilberto Reynaldo Mansur
Gustavo Francisco de Souza e Mello

Várias modalidades de tratamento endoscópico paliativo foram desenvolvidas para o manejo dos tumores de esôfago e cárdia: dilatações forçadas, braquiterapia, colocação de sondas alimentares (enterais ou de gastrostomia), ablação local (crioablação, eletrocoagulação bipolar ou com plasma de argônio, injeção de álcool absoluto ou agentes quimioterapêuticos e fotoablação com *laser* ou com terapia fotodinâmica) e o uso de próteses (rígidas ou auto-expansíveis). Todas essas modalidades apresentam vantagens e desvantagens, devendo-se levar em conta a melhoria da qualidade de vida, custo, facilidade de aplicação, disponibilidade, necessidade de intervenções repetidas e riscos de complicações.

O planejamento para o tratamento paliativo independe do tipo histológico do tumor (predominantemente carcinoma epidermóide ou adenocarcinoma), sendo guiado pelas características da lesão (localização, extensão, grau de envolvimento da luz, presença de fístula etc.).

PRÓTESES METÁLICAS AUTO-EXPANSÍVEIS

INTRODUÇÃO

Os objetivos primários da terapia paliativa dos tumores avançados de esôfago são o alívio da disfagia e o controle das complicações da broncoaspiração, que podem ser obtidos com a colocação de uma prótese, permitindo o restabelecimento da alimentação oral e a deglutição de saliva, além da oclusão de tratos fistulosos.

INDICAÇÕES

Lesões irressecáveis, lesões inoperáveis, lesões residuais pós-radioterapia ou quimioterapia, recidivas tumorais e presença de fístula esofagorrespiratória.

Tumores situados no terço médio do órgão, com envolvimento circunferencial e pequena extensão, são os mais adequados para colocação de próteses.

CONTRA-INDICAÇÕES

Absolutas

Pacientes com expectativa de vida limitada (até quatro semanas), portadores de carcinomatose peritonial com múltiplos níveis de obstrução do trato digestivo ou pacientes restritos ao leito.

Lesões obstrutivas completas, que não permitam o posicionamento de um fio-guia e a obtenção de uma luz patente para dilatação e passagem do cateter introdutor, pela impossibilidade de colocação da prótese.

Pacientes não-cooperativos, não-motivados e sem desejo de alimentação oral.

Relativas

Lesões da região subcricóide e esôfago cervical, a menos de 2 cm do esfíncter esofágico superior. Nessa localização, as próteses podem causar desconforto permanente, com sensação de *globus* ou corpo estranho, além de compressão de vias aéreas e risco aumentado de broncoaspiração.

Lesões exofíticas não-circunferenciais, predominantemente submucosas ou muito necróticas, podem dificultar a ancoragem e fixação da prótese, com risco importante de migração.

Lesões complexas com grandes desvios de eixo, excessivamente anguladas, longas ou fibróticas.

CARACTERÍSTICAS GERAIS

Uma variedade de modelos está disponível comercialmente (Wallstent®, Ultraflex®, Gianturco-Z Stent® e Choostent®), cada um com sua particularidade em relação ao comprimento e diâmetro, material utilizado (nitinol, aço inoxidável, Elgiloy), estrutura de construção, mecanismo de liberação (contenção por fio ou por bainha plástica), força de expansão radial, flexibilidade e percentual de retração. Apesar das diferenças, todos compartilham características semelhantes de concepção e utilização (malha aramada tubular auto-expansível, pré-comprimida em um dispositivo introdutor com diâmetros entre 18 F e 24 F, com revestimento central para impedir crescimento tumoral por entre as tramas da malha e extremidades não recobertas ou com outros sistemas para ancoragem na mucosa).

A maioria dos modelos não parece oferecer riscos para os pacientes durante realização de ressonância magnética.

São poucos os trabalhos comparativos entre os diversos tipos de próteses.

CARACTERÍSTICAS ESPECÍFICAS

Ultraflex® (Microvasive)

É a mais flexível e tem a menor força de expansão radial, sendo a mais indicada para uso em lesões muito tortuosas ou próximas ao músculo cricofaríngeo. Feita de fio único entrelaçado de nitinol (liga de níquel-titânio). As extremidades são atraumáticas, permitindo o reposicionamento por tração das amarras existentes na porção proximal. Existem modelos cobertos por membrana de poliuretano e sem cobertura, com diâmetros de 17 mm e 22 mm e comprimentos de 7 cm a 15 cm. Está disponível em sistemas de liberação proximal ou distal, e é disparada do cateter introdutor pela liberação do fio de contenção. Após a liberação, apresenta retração de 27% a 40% do seu comprimento (Figura 70.1B).

Wallstent® (Microvasive)

Malha tubular flexível, com padrão de fios paralelos entrelaçados, com as pontas expostas para facilitar a fixação da prótese na mucosa. Feita de liga metálica não-magnética, de cobalto e cromo (comercializada como Elgiloy), e recoberta com membrana central interna de silicone. Possui diâmetros de 16 mm e 20 mm e comprimentos de 10 cm a 15 cm. São pré-montadas em um cateter de introdução com liberação distal por deslizamento de uma capa retentora externa sobre o conjunto prótese-introdutor, o que permite seu reposicionamento se houver liberação de até 50% da extensão. Após a liberação, apresenta retração de 20% a 30% do comprimento (Figura 70.1).

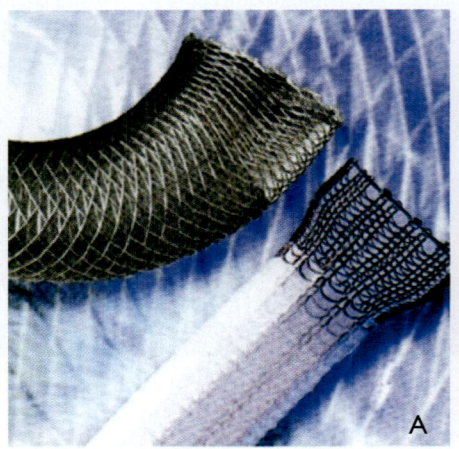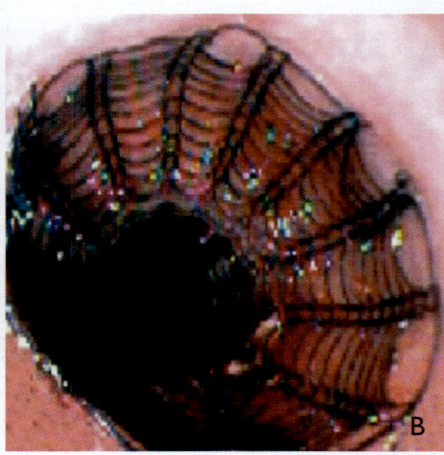

FIGURA 70.1

(A) Prótese Wallstent®; **(B)** Prótese Ultraflex®

Gianturco-Z Stent® (Wilson-Cook)

Feita de aço inoxidável, subdividida em segmentos cilíndricos seqüenciais de fios metálicos em padrão de ziguezague, com 2 cm de comprimento cada. Disponível em modelos parcialmente ou completamente recobertos por uma membrana de polietileno, além de um modelo com mecanismo de válvula anti-refluxo. A força de expansão radial é comparável com a da prótese Wallstent®, mas é pouco flexível, não sendo adequada para lesões anguladas. Possui diâmetros de 18 mm e 22 mm e comprimentos de 6 cm a 14 cm. Após a liberação, apresenta retração de 10% (Figura 70.2).

Choostent® (MI Tech)

Modelo coreano modificado da prótese Gianturco-Z Stent®, feita de nitinol e revestida por poliuretano. Tem cordão resistente entrelaçado nas extremidades, o que facilita sua retração e seu reposicionamento. (Figura 70.3)

TÉCNICA DE INTRODUÇÃO

A introdução segura de próteses esofágicas é diretamente dependente da experiência do médico endoscopista, do conhecimento dos diversos modelos disponíveis e das vantagens e desvantagens de cada modelo em relação ao tipo de lesão.

O procedimento pode ser realizado em ambiente ambulatorial hospitalar, sob sedação e analgesia, com alta após algumas horas de observação. Alimentação por via oral, após teste com líquidos, pode ser iniciada de imediato.

Como a bacteremia é comum durante a manipulação, é recomendada a antibioticoterapia profilática para pacientes com valvas cardíacas artificiais, história de endocardite, *shunt* sistêmico-pulmonar, enxerto vascular sintético recente, doenças cardíacas congênitas cianóticas complexas, disfunções valvares adquiridas, cardiomiopatia hipertrófica e prolapso mitral com regurgitação.

É fundamental realizar uma traqueobroncoscopia, com o próprio gastroscópio, antes do procedimento sobre o esôfago, para avaliar a presença, local e grau de comprometimento da árvore respiratória pelo tumor esofágico. Pode haver, em graus crescentes de gravidade, apenas compressão, infiltração, vegetação intraluminal e fístula. Quando a compressão ou invasão luminal ocluir 50% do lúmen traqueal ou brônquico, considerar a possibilidade de insuficiência respiratória aguda após a colocação da prótese. Nesses casos, a colocação prévia de uma prótese na árvore respiratória está indicada.

Antes da introdução, quase sempre é necessária uma dilatação da estenose tumoral até cerca de 11 mm de diâme-

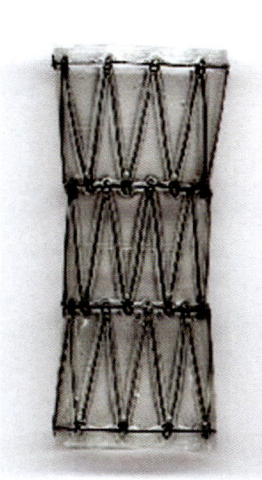
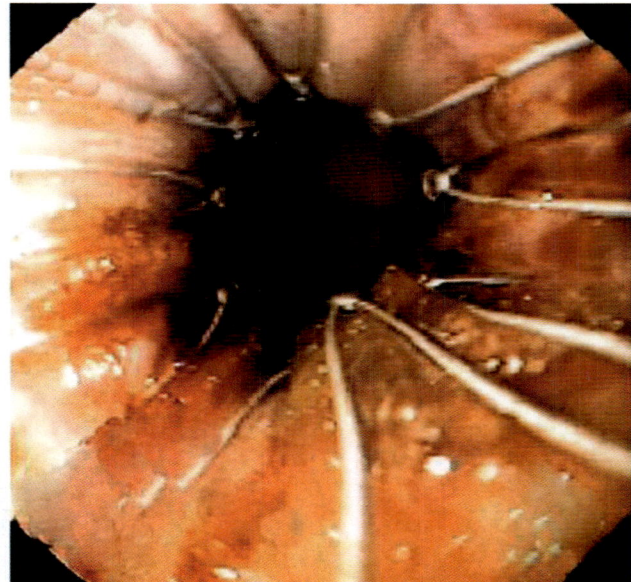
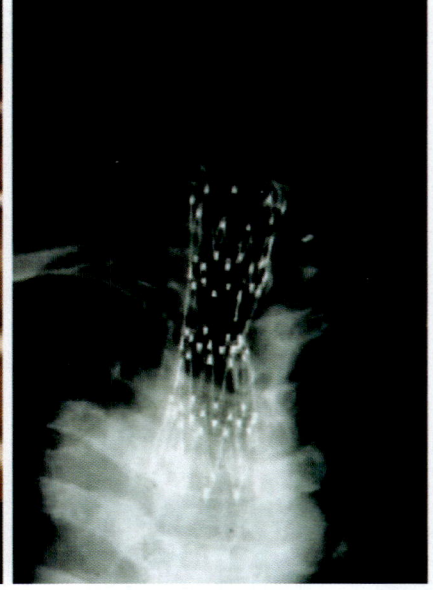

FIGURA 70.2

Prótese Gianturco (*Z stent*)

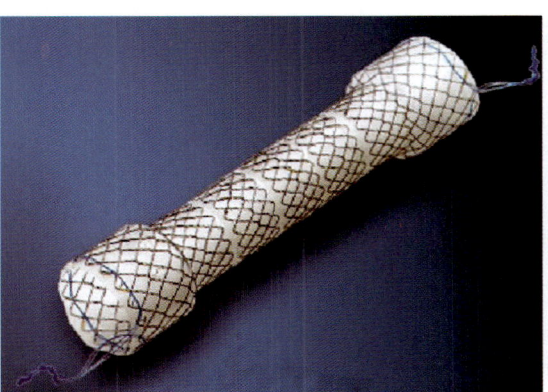
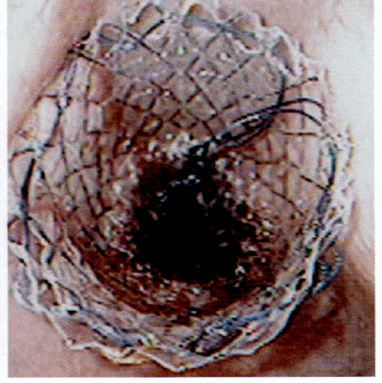

FIGURA 70.3

Prótese Choostent

tro, permitindo a passagem dos endoscópios e a maioria dos introdutores. Após essa dilatação inicial, avalia-se a lesão a ser tratada, em sua extensão total, distâncias dos incisivos e esfíncter esofágico superior e inferior, grau de envolvimento circunferencial, consistência, angulação e presença de fístulas. Em seguida marcam-se internamente as margens proximal e distal do tumor com injeção submucosa de agente radiopaco ou externamente com peças metálicas sobre a pele, para verificação do posicionamento da prótese por fluoroscopia. A seguir, é colocado o sistema introdutor da prótese sobre o fio-guia.

O controle endoscópico combinado facilita e dá segurança ao procedimento. É possível, também, colocar as próteses sob controle endoscópico exclusivo, pela introdução do aparelho paralelamente ao dispositivo introdutor, com acompanhamento e correção da posição da prótese na margem proximal do tumor, durante a liberação do sistema. Terminada a liberação, o sistema introdutor descarregado deve ser cuidadosamente retirado e a prótese examinada com o endoscópio.

É importante a escolha correta do tamanho e do tipo da prótese em relação à lesão, de maneira que toda ela esteja contida dentro da porção central recoberta, sem esquecer da retração que sempre ocorre durante a expansão. Em geral, após a expansão completa, o comprimento da porção recoberta da prótese selecionada deve ser igual ao da lesão, com pelo menos mais 2 cm adicionais em cada extremidade, para se evitar o crescimento tumoral proximal e distal e facilitar a fixação (Figura 70.4).

COMPLICAÇÕES

Precoces

A complicação imediata mais grave é a perfuração do esôfago, geralmente após

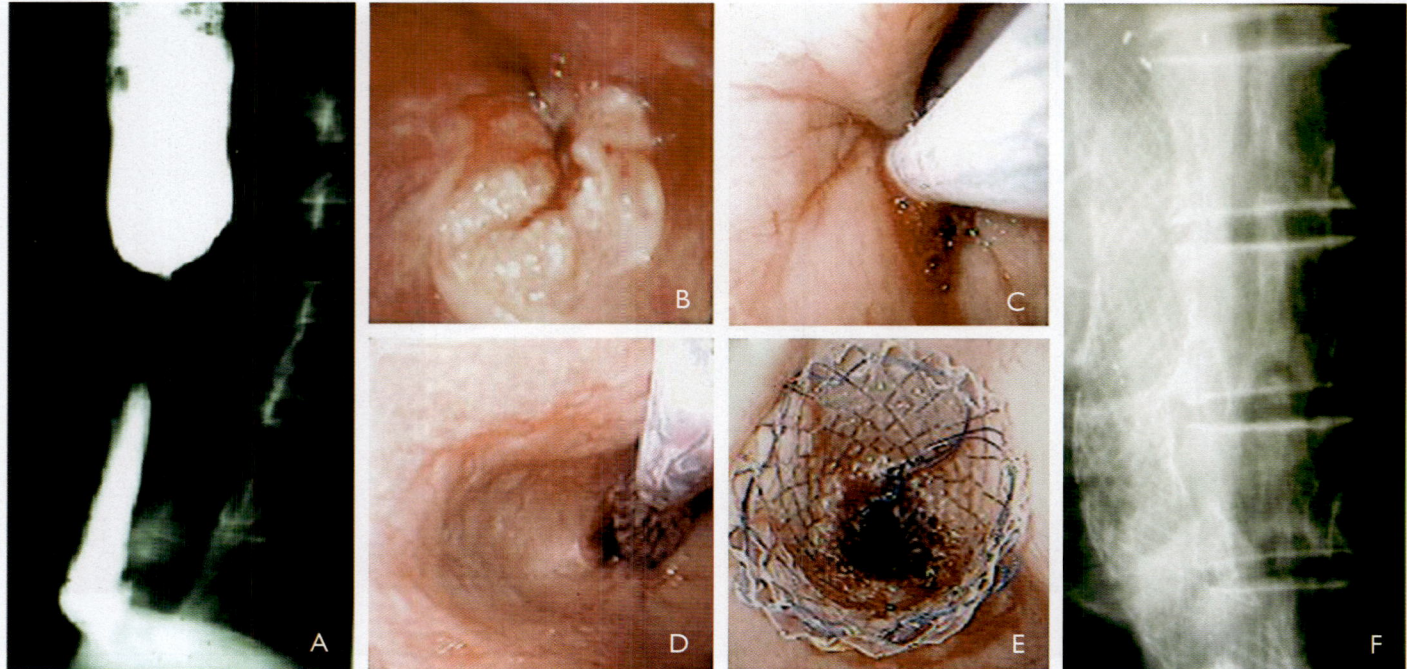

FIGURA 70.4

Seqüência de colocação de prótese Choostent em tumor obstrutivo: (A) Esofagografia; (B) Tumor obstrutivo; (C) Cateter de introdução posicionado; (D) Liberação em progresso; (E) Prótese colocada; (F) Radiografia: expansão completa

a dilatação da estenose para colocação do cateter introdutor, variando entre 1% e 6%. A perfuração causada pela dilatação da estenose ou pela colocação da prótese tem no próprio procedimento o seu tratamento imediato.

Uma complicação potencial importante das próteses auto-expansíveis esofágicas é a compressão de vias aéreas, em 1% a 10% dos casos, principalmente porque após a colocação geralmente não é possível ou é muito difícil a retirada. Isto pode ser evitado pela observação de sinais de dificuldade respiratória durante a dilatação da estenose. Caso ocorra, deve ser colocada uma prótese adicional na via aérea, antes da colocação da prótese esofágica.

Outras complicações incluem a expansão incompleta da prótese após a liberação do cateter introdutor, cujo tratamento imediato é a dilatação intraluminal da prótese por balão, o posicionamento incorreto, por dificuldade na localização ou pelo encurtamento durante o processo de expansão, cujo tratamento dependerá da localização da lesão e tipo de prótese utilizada e a fratura da prótese. Esses eventos adversos ocorrem em 3% a 25% dos casos. Complicações hemorrágicas agudas não são freqüentes (0,2%).

É comum a queixa imediata de desconforto local (irritação, tosse ou dor torácica) após a expansão inicial da prótese. Geralmente a dor pós-procedimento é de intensidade leve a moderada, em 14% a 85% dos pacientes, com duração média de 24 a 48 horas, tratada com analgésicos por via oral. Em 5% a 9% dos pacientes, esta dor pode ser intensa e persistente, necessitando analgesia prolongada com opióides.

Pode ocorrer febre alta (> 38°C) nas primeiras 24 horas, devido a bacteremia pela manipulação do tumor (dilatação endoscópica e expansão da prótese), devendo ser tratada com antibióticos e antitérmicos e afastadas complicações mais graves (como perfurações não identificadas).

O estado clínico geralmente precário desses pacientes obriga a um cuidado redobrado com complicações especificamente relacionadas ao procedimento endoscópico (hipoxemia, aspiração, reações medicamentosas, arritmias etc.).

Tardias

Obstrução por bolo alimentar, que ocorre em cerca de 5% dos pacientes, é relacionada com inobservância aos cuidados da dieta e resolvida por aspiração ou retirada com cestas, balões ou alças.

Crescimento de tecido tumoral ou de granulação nas margens proximal e distal das próteses, que ocorre em 5% a 32% dos casos, pode ser tratado pela colocação de próteses adicionais, ablação por *laser*, plasma de argônio, terapia fotodinâmica, injeção de álcool absoluto ou desbridamento com alça diatérmica (Figura 70.5).

Migração distal de próteses revestidas é freqüente e ocorre em 10% a 37% dos casos, principalmente se posicionadas em lesões distais que atravessam a cárdia. A migração proximal é incomum.

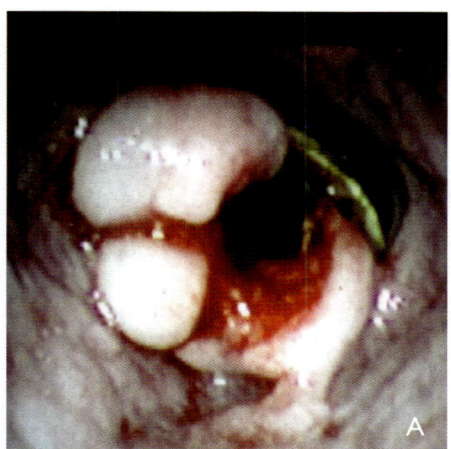 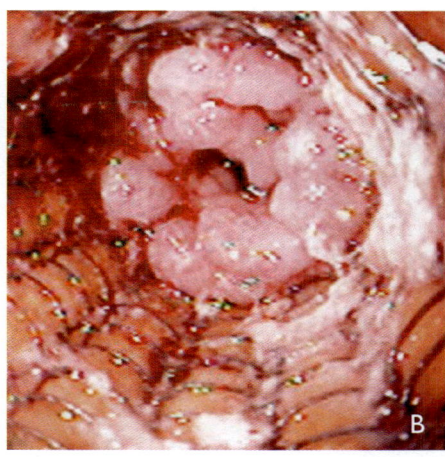

FIGURA 70.5

(A) Obstrução tumoral supraprótese; (B) Obstrução tumoral infraprótese

Migração distal de próteses revestidas é freqüente e ocorre em 10% a 37% dos casos, principalmente se posicionadas em lesões distais que atravessam a cárdia. A migração proximal é incomum.

Também são descritas penetrações para árvore traqueobrônquica, aorta e pericárdio, por necrose de pressão, resultando em fístulas (1% a 2,8%), perfurações (0,5% a 3%), abscessos e sangramentos (3% a 9%). Hemorragias fatais podem ocorrer quando há erosão para vasos calibrosos (principalmente aorta).

SITUAÇÕES ESPECIAIS

Tumor da junção esofagogástrica e cárdia

A incidência do câncer de esôfago distal e de cárdia vem crescendo nas últimas três décadas, principalmente no Ocidente, devido ao aumento dos adenocarcinomas relacionados ao esôfago de Barrett. Diante da maior freqüência de tumores distais, cada vez mais se indica tratamento paliativo para carcinomas avançados da região da cárdia.

Os tumores da junção esofagogástrica são tratados pela colocação de próteses metálicas auto-expansíveis, com alto índice de sucesso técnico e clínico. No entanto, a colocação de uma prótese que comunica diretamente a luz esofágica com a luz gástrica está associada a uma maior taxa de complicações graves e potencialmente fatais, como migração, refluxo e broncoaspiração (Figura 70.6).

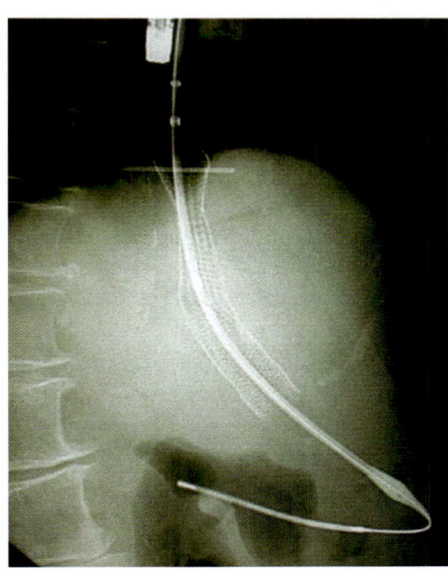

FIGURA 70.6

Ultraflex transcárdica com conjunto introdutor; observar marcação externa metálica

O risco aumentado de migração pode ser reduzido pelo uso de próteses de maior diâmetro ou próteses não recobertas.

O refluxo gastroesofágico é comum com a utilização de próteses que atravessam a cárdia. Devem ser utilizadas medidas posturais rígidas, principalmente per e pós-prandiais e medicamentos anti-refluxo. Podem ser utilizadas próteses com sistema valvular anti-refluxo, modificadas a partir de um modelo Gianturco-Z Stent®.

Fístula esofagorrespiratória maligna

Devido à estreita relação anatômica entre o esôfago e a árvore respiratória, tumores esofágicos situados acima do nível da carina podem estar associados à invasão de vias aéreas em cerca de 30% dos casos. Fístulas malignas complicam o carcinoma de esôfago em 3% a 15% dos pacientes.

A broncoscopia tem papel primordial no estadiamento, devendo ser realizada rotineiramente em pacientes com tumores supracarinais para avaliação de invasão de vias aéreas. Alguns autores, entretanto, indicam a realização de broncoscopia em todos os pacientes portadores de câncer de esôfago, já que mesmo tumores distais podem cursar com infiltração da árvore respiratória.

A fístula pode ocorrer devido à invasão direta da árvore respiratória pelo tumor do esôfago, ou conseqüente à radioterapia ou quimioterapia, por necrose da parede das vias aéreas infiltrada pela massa tumoral. A colocação de prótese auto-expansível representa uma medida paliativa definitiva, permitindo fechamento completo do trato fistuloso e melhora na qualidade de vida, com taxa de sucesso na colocação de 70% a 100%. Em caso de tratos fistulosos mais difíceis, o uso de uma segunda prótese, colocada na via aérea, pode permitir o fechamento. Todos os tipos de próteses recobertas mostraram-se efetivas no tratamento das fístulas (Figura 70.7).

Recidiva em boca anastomótica

Existem poucos trabalhos sobre uso de próteses metálicas auto-expansíveis em pacientes com recidiva tumoral após esofagectomia subtotal. As reconstruções mais comuns são por anastomose esofagogástrica, esofagocolônica e esofagojejunal. A recidiva anastomótica é freqüente, ocorrendo em cerca de 20% dos pacientes.

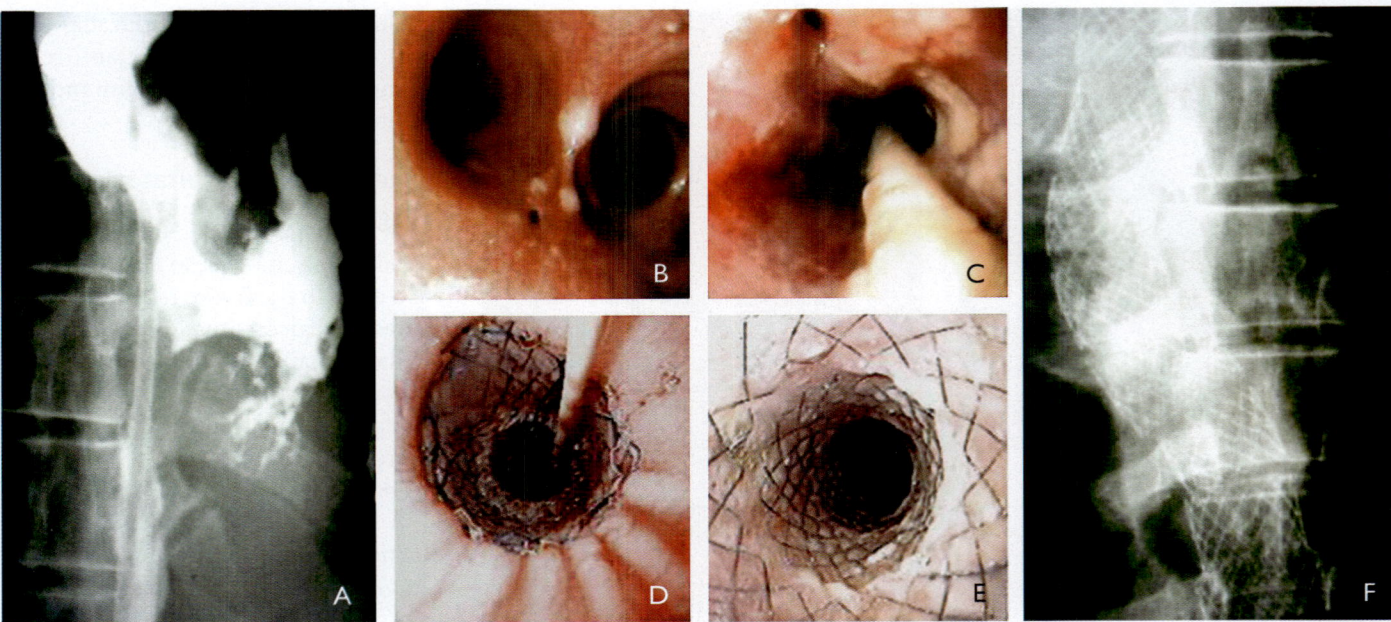

FIGURA 70.7

Seqüência de colocação de prótese Choostent em fístula tumoral: (A) Esofagografia; (B) Fístula traqueal; (C) Tumor de esôfago com sonda e fístula; (D) Prótese liberada do sistema; (E) Prótese colocada; (F) Radiografia: expansão completa

A recidiva pós-esofagectomia subtotal pode ser de difícil tratamento, devido ao caráter de infiltração predominantemente submucoso e extrínseco, com angulação e desvio de eixo. Além disso, a lesão geralmente situa-se em proximidade com a região crico-faríngea, com a extremidade proximal da prótese, podendo causar sensação de *globus* ou corpo estranho, e a extremidade distal da prótese dentro da cavidade do substituto esofágico (tubo gástrico ou segmento jejunal ou colônico), com conseqüente risco de trauma parietal, refluxo e migração.

Nos casos de esofagectomia subtotal com remanescente esofágico mais longo e interposição de tubo gástrico ou colônico, principalmente em lesões extrínsecas, o posicionamento de próteses não revestidas de maior calibre pode reduzir o risco de migração. Nesse caso, o crescimento tumoral por entre as malhas da prótese, caso ocorra, deve ser tratado por ablação endoscópica (*laser*, plasma de argônio ou ressecção com alça diatérmica) ou colocação de uma segunda prótese por dentro da primeira. (Figura 70.8)

Pacientes submetidos à radioterapia e quimioterapia

Pacientes submetidos à radioterapia, quimioterapia ou ambas as terapias combinadas apresentam maior incidência de complicações graves relacionadas ao uso de próteses auto-expansíveis, como sangramento, perfuração, fístula e migração. Essas complicações podem ser causadas por necrose de pressão ou pela força de expansão radial da prótese sobre o tecido esofágico desvitalizado pelo tratamento anterior. Pacientes portadores de tumores T4 com invasão de aorta apresentam o maior risco de sangramentos fatais.

Tumor da região subcricóide

Carcinomas da região subcricóide requerem consideração especial. A colocação de próteses em lesões do esôfago proximal, junto ao esfíncter superior, pode causar sensação de corpo estranho e aumenta o risco de broncoaspiração. Pode haver complicações graves, como a compressão de vias aéreas. Ademais, o próprio posicionamento da prótese pode ser dificultado, pela falta de uma margem proximal não envolvida pela lesão.

Nesses casos, a utilização de modelos de próteses mais flexíveis, sem cone de admissão proximal e de menor diâmetro, pode ser tentada, com sucesso na colocação e alívio dos sintomas.

RESULTADOS

Com seleção adequada dos pacientes e escolha apropriada das próteses, a taxa de sucesso na colocação é superior a 90%, com 10% a 40% de complicações precoces e 28% a 47% de complicações tardias. Reintervenções, com realização de desbridamento, reposicionamento, desobstrução e colocação de nova prótese, podem ser necessárias em até 50% dos casos. A mortalidade relacionada ao procedimento varia de 0,5% a 8%. A colocação de uma prótese auto-expansível fornece alívio imediato da disfagia em cerca de 80% dos pacientes. Apesar da melhora na qualidade de vida, o uso de próteses auto-expansíveis não se relacionou com aumento na sobrevida se comparado com o de próteses

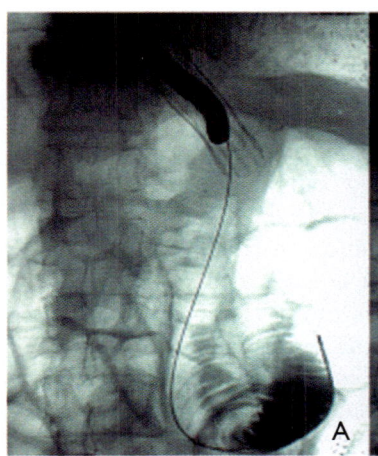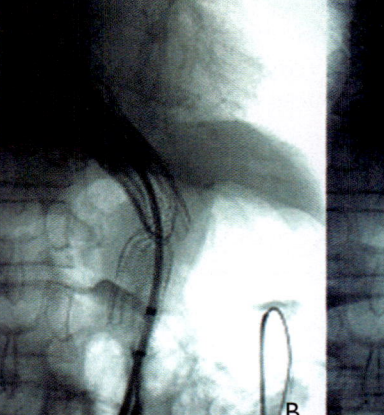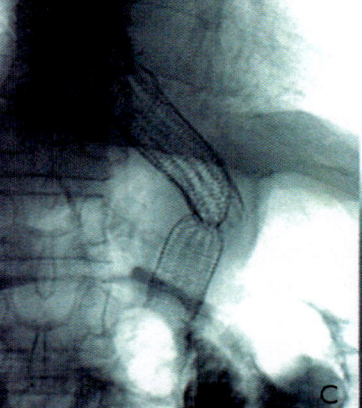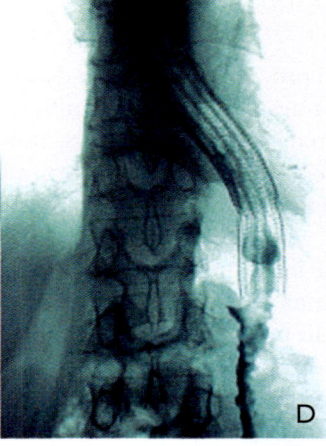

FIGURA 70.8

Seqüência de colocação de prótese sobre prótese em recidiva tumoral de anastomose esôfago-jejunal: (A) Prótese excessivamente angulada, disfuncional, com endoscópio, contraste no jejuno e fio-guia colocado; (B) Conjunto introdutor da segunda prótese; (C) Segunda prótese em expansão; (D) Expansão completa e fluxo livre de contraste

plásticas e de outras formas de tratamento paliativo, embora estudos mostrem diminuição do número de reintervenções e redução de permanência hospitalar, complicações e custos.

A comparação de resultados entre os diferentes tipos de próteses metálicas auto-expansíveis não mostrou diferenças significativas em relação ao sucesso na colocação, alívio sintomático, complicações ou sobrevida. A escolha deve ser baseada, portanto, de acordo com cada caso particular de lesão, com a disponibilidade local da prótese e com a experiência e preferência do endoscopista.

A maior desvantagem das próteses auto-expansíveis ainda é, sem dúvida, seu preço, o que torna sua utilização restrita a centros com mais recursos.

PRÓTESES PLÁSTICAS AUTO-EXPANSÍVEIS

Recentemente foi desenvolvido um novo tipo de prótese auto-expansível recoberta, feita de malha de poliéster e silicone em vez de metal (Polyflex®, Rüsch, Alemanha – (Figura 70.9).

O mecanismo de colocação é semelhante ao das próteses metálicas, com a vantagem de possibilitar sua posterior retirada. Dessa maneira, pode ser uti-

lizada também em condições benignas, como estenoses pépticas ou cirúrgicas, perfurações e fístulas perianastomóticas ou traumáticas.

CARACTERÍSTICAS GERAIS

As próteses Polyflex® são construídas com uma malha cilíndrica auto-expansível de poliéster (monofilamentos de Trevira®), com flange proximal alargado, de superfície externa reticulada, para facilitar a fixação na mucosa, e são revestidas internamente por uma membrana de silicone lisa. Marcas radiopacas no centro e nas extremidades proximal e

distal facilitam o controle radioscópico. As pontas dos monofilamentos de poliéster nas extremidades apresentam proteções de silicone que reduzem o trauma da mucosa, diminuindo a formação de tecido hiperplásico e a penetração da prótese na parede sadia do órgão.

A força de expansão radial da prótese plástica Polyflex® é semelhante à da prótese metálica Gianturco-Z Stent®.

As próteses são disponíveis em três diferentes tamanhos (90, 120 e 150 mm), diâmetros internos (14, 16, 18 e 21 mm) e combinações de ambos, permitindo sua aplicação precisa numa variedade de casos.

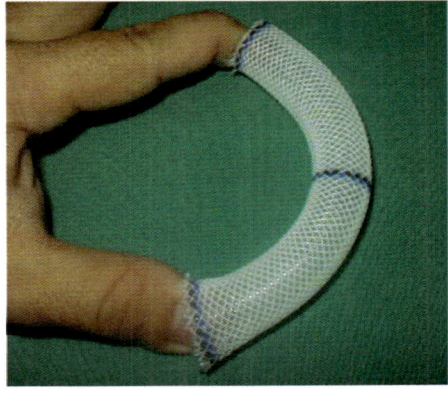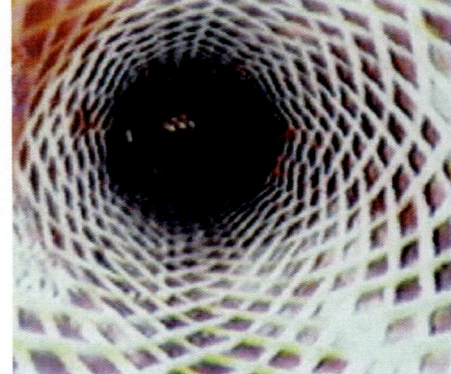

FIGURA 70.9

Prótese Polyflex®

TÉCNICA DE INTRODUÇÃO

O procedimento básico de colocação da prótese Polyflex® é muito semelhante ao das próteses metálicas auto-expansíveis. Apesar da semelhança, alguns fatores ainda dificultam sua introdução.

O diâmetro externo do dispositivo de introdução (12 mm a 14 mm) determina uma maior necessidade de dilatação prévia para a passagem do sistema pela área estenótica e pode tornar a introdução paralela do endoscópio mais difícil.

O mecanismo de montagem do sistema introdutor, apesar de não ser complexo, exige algumas etapas de trabalho que não são necessárias nas próteses metálicas.

Apesar de apresentar três faixas marcadoras radiopacas, no centro e nas extremidades, sua maior transparência dificulta o acompanhamento radioscópico durante o procedimento de colocação. A retração da prótese, de cerca de 30%, é outro fator que dificulta o posicionamento.

Esses fatores desfavoráveis são contrabalançados pela característica diferencial desse modelo de prótese. O reposicionamento ou a retirada da prótese pode ser feita com pinça de corpo estranho, balão extrator ou alça de polipectomia, mesmo após um prolongado tempo de permanência. Ao ser aplicada tração na extremidade proximal na prótese, ocorre afunilamento deste segmento com estiramento e estreitamento da prótese, permitindo a extração.

RESULTADOS

O sucesso técnico na colocação dessas próteses varia de 75% a 100%. Os dados sugerem uma taxa de complicações possivelmente mais baixa do que as relatadas para as próteses metálicas, com resolução da disfagia e fechamento de tratos fistulosos.

Existem poucos trabalhos, compostos de pequenas séries, sobre o uso de próteses plásticas auto-expansíveis em estenoses malignas e benignas. O futuro

desenvolvimento no desenho, no mecanismo e diâmetro do dispositivo de introdução, além da redução do preço, pode torná-la uma opção mais atraente de tratamento.

OUTRAS TÉCNICAS ENDOSCÓPICAS PALIATIVAS

PRÓTESES PLÁSTICAS RÍGIDAS

As próteses plásticas foram largamente utilizadas no tratamento do tumor avançado de esôfago antes do advento e popularização das próteses metálicas auto-expansíveis. Atualmente, menos de 10% dos casos são tratados com próteses plásticas, numa perspectiva mundial.

Existem vários modelos (Wilson-Cook, KeyMed-Atkinson, Eska-Buess, Medoc-Celestin), construídos com tubos de silicone, polivinil ou borracha, alguns dos quais reforçados por uma armação espiral metálica ou plástica, de vários comprimentos, porém com diâmetro interno máximo de 12 mm, o que pode limitar o alívio da disfagia.

A colocação de próteses rígidas é tecnicamente mais difícil do que a das auto-expansíveis, pela maior necessidade de dilatação da estenose, resultando em freqüência maior de complicações, principalmente perfuração, em 6% a 8%, e com mortalidade relacionada ao procedimento de 3,4% a 16,8%.

Apesar do baixo custo unitário e do resultado semelhante no alívio da disfagia, a maior freqüência de complicações determinou que fossem substituídas pelas próteses metálicas auto-expansíveis.

DILATAÇÃO ENDOSCÓPICA

A dilatação endoscópica de estenoses malignas de esôfago, apesar do baixo custo, da praticidade e da baixa freqüência de complicações, é raramente utilizada de forma contínua pelos resultados fugazes na paliação da disfagia, durando em média uma a duas semanas. Para o controle dos sintomas são necessárias

múltiplas e repetidas sessões de tratamento, com pequenos intervalos.

São utilizados dilatadores comuns, plásticos ou metálicos, passados sobre fio-guia metálico, e o procedimento é realizado com ou sem radioscopia, mas também podem ser utilizados balões hidrostáticos. A taxa global de complicações é de 2,5% a 10%. A complicação mais grave é a perfuração, com um risco isolado de aproximadamente 5%. Atualmente, esse método é aplicado apenas como etapa inicial na realização dos diversos outros tipos de tratamento paliativo endoscópico.

ABLAÇÃO COM *LASER*

Essa terapia utiliza a aplicação direta do *laser* para coagular as proteínas e vaporizar o tecido neoplásico, sob visão endoscópica, restaurando a luz do órgão.

O uso paliativo do Nd:YAG (*neodymium:yttrium-aluminium-garnet*) *laser* para tratamento de lesões obstrutivas malignas curtas (menores do que 5 cm), pouco anguladas ou com componente predominante vegetante e não-circunferencial do esôfago é efetivo em mais de 80% dos casos. A duração do intervalo livre de sintomas após o tratamento com *laser* é de 1 a 4 meses.

A ablação tumoral é realizada por meio de múltiplas sessões de tratamento, a cada 4 a 8 semanas, até que a desobstrução adequada seja conseguida. Trabalhos que compararam o grau de disfagia final não mostraram diferenças entre os tratamentos com *laser*, próteses plásticas rígidas ou próteses metálicas auto-expansíveis.

Utiliza-se a técnica retrógrada, principalmente em lesões tortuosas, iniciando-se o tratamento pela porção distal da lesão e estendendo-se cranialmente até a porção proximal.

Cerca de 20% dos pacientes necessitam de dilatação prévia para a passagem do endoscópio e posterior tratamento com o *laser*, aumentando o risco de perfuração relacionada ao procedimento. As taxas de morbidade e mortalidade são de 5% a 9%. As principais complicações são dor torácica, febre, leucocitose, sangramento, perfuração, estenose e fístula. O principal fator limitante é o alto custo da aparelhagem.

TERAPIA FOTODINÂMICA

É uma técnica de ablação não-térmica, que utiliza a administração por via endovenosa de um agente fotossensibilizador derivado de hematoporfirina (Photofrin II) ou por via oral de um precursor endógeno de porfirina (ácido 5-aminolevulínico). Esses agentes concentram-se seletivamente no tecido neoplásico, sendo posteriormente ativados pela aplicação de uma fonte de luz vermelha com um comprimento de ondas específico (entre 580 e 720 nm), inserida por via endoscópica. Essa ativação determina a liberação de radicais ativos de oxigênio que causam destruição isquêmica e necrose das células tumorais por dano microvascular localizado.

A citotoxicidade da terapia fotodinâmica inicia-se em minutos ou horas. Normalmente, após 2 ou 3 dias da aplicação é necessária a repetição da endoscopia para desbridamento do tecido necrótico e reaplicação de nova sessão de luz, se houver ainda lesão tumoral viável. A paliação da disfagia é similar à conseguida com o uso do Nd:YAG *laser*, em cerca de 80% a 90% dos pacientes, e é mais evidente em 5 a 7 dias após o tratamento.

As complicações mais comuns são perfuração (1%), estenose (15%) e fístula traqueoesofágica (5% a 30%). São comuns o aparecimento de dor torácica, disfagia, odinofagia, febre, náuseas, leucocitose e, em 5% a 20% dos pacientes, derrames pleural e pericárdico (que geralmente não necessitam de tratamento específico).

As limitações ao uso da terapia fotodinâmica são o alto custo do equipamento e do agente fotossensibilizador e a necessidade de repetidos tratamentos. A fotossensibilidade cutânea pelo agente é comum, devendo-se evitar exposição direta à luz solar por cerca de 4 a 6 semanas.

COAGULAÇÃO COM PLASMA DE ARGÔNIO

É uma forma de ablação por eletrocautério, sem contato direto com o tecido doente, que envolve a coagulação do tumor por meio de transferência de energia na forma de um gás ionizado, eletricamente condutivo. Esse procedimento é realizado pela passagem, por via endoscópica, do cateter conectado a uma unidade fornecedora de radiofrequência e de gás argônio.

A paliação efetiva é observada em cerca de 80% dos casos, porém múltiplas sessões de tratamento são necessárias em até 25% dos pacientes. Pode ser necessária a dilatação prévia da estenose tumoral, para passagem do endoscópio.

A principal complicação é a perfuração, em até 8% dos casos, semelhante ao tratamento com *laser*.

ELETROCOAGULAÇÃO BIPOLAR

É uma técnica de ablação térmica e de contato que utiliza um cateter de eletrocoagulação bipolar (Bicap), em forma de oliva (com 6 mm e 15 mm de diâmetro), sob controle radioscópico. A energia dispensada (50 W) é distribuída circunferencialmente no local da lesão obstrutiva, determinando coagulação tecidual com 1 mm a 2 mm de profundidade.

A eletrocoagulação bipolar de lesões esofágicas estenosantes é uma técnica de fácil realização e baixo custo, com índice de sucesso de cerca de 80%. A necessidade de repetição do tratamento por várias sessões e a pouca duração do efeito, em torno de 2 meses, tornam esse método pouco prático para paliação. Como a ablação térmica é distribuída em um campo de 360º, apenas tumores circunferenciais exofíticos podem ser tratados.

As complicações mais comuns são dor torácica, febre e leucocitose. Complicações graves, como sangramento (20%), fístula (18%), estenose e perfuração podem ocorrer.

REFERÊNCIAS BIBLIOGRÁFICAS

1. Altorki NK, Miglioni M, Skinner DB. Esophageal carcinoma with airway invasion: evolution and choices of therapy. Chest 1994;106(3):742-5.
2. Wu WC, Katon RM, Saxon RR, Barton RE, Uchida BT, Leller FS et al. Silicone-covered self-expanding metallic stents for the palliation of malignant esophageal obstruction and esophagorespiratory fistulas: experience in 32 patients and a review of the literature. Gastrointest Endosc 1994;40(1):22-33.
3. Carr-Locke DL, Branch MS, Byrne WJ, Conn MI, Laing K, Nelson DB et al. ASGE technology assessment status evaluation: stents for gastrointestinal strictures. Gastrointest Endosc 1998;47(6):588-93.
4. Enzinger PC, Mayer RJ. Esophageal cancer. N Engl J Med 2003;349(23):2241-52.
5. Warren WH. Palliation of disphagia. Chest Surg Clin N Am 2000;10(3):605-23.
6. Mokhashi MS, Hawes RH. The ultraflex stents for malignant esophageal obstruction. Gastrointest Endosc Clin N Am 1999;9:413-22.

7. Siersema PD, Hop WCJ, Blankenstein MV, Tilburg AJPV, Bac DJ, Homs MYV et al. A comparision of 3 types of covered metal stents for the palliation of patients with dysphagia caused by esophagogastric carcinoma: a prospective, randomized study. Gastrointest Endosc 2001;54(2):145-53.

8. Knyrim K, Wagner HJ, Bethge N, Keymling M, Vakil N. A controled trial of an expansible metal stent for palliation of esophageal obstruction due to inoperable cancer. N Engl J Med 1993;329:1302-7.

9. Lambert R. An overview of the management of cancer of the esophagus. Gastrointest Endosc Clin N Am 1998;8(2): 415-34.

10. Adler DG, Baron TH. Endoscopic palliation of malignant dysphagia. Mayo Clin Proc 2001;76:731-8.

11. Nelson DB, Axelrad AM, Fleischer DE, Kozarek RA, Silvis SE, Freeman ML et al. Silicone-covered Wallstent prototypes for palliation of malignant esophageal obstruction and digestive-respiratory fistulas. Gastrointest Endosc 1997;45(1): 31-7.

12. Neuhaus H. The use of stents in the management of malignant esophageal strictures. Gastrointest Endosc Clin N Am 1998;8(2):503-19.

13. Lightdale CJ. Esophageal cancer. Am J Gastroenterol 1999; 94(1):20-9.

14. Nash CL, Gerdes H. Methods of palliation of esophageal and gastric cancer. Surg Oncol Clin N Am 2002;11:459-83.

15. Cancerous Obstruction of the Baron TH. Expandable metal stents for the treatment of gastrointestinal tract. N Engl J Med 2001;344(22):1681-7.

16. Saxon RR, Morrison KE, Lakin PC, Petersen BD, Barton RE, Katon RM et al. Malignant esophageal obstruction and esophagorespiratory fistula: palliation with a polyethilene-covered Z-Stent. Radiology 1997;202(2):349-54.

17. Hoffmann D. The Ultraflex esophageal and diamond biliary stents. Gastrointest Endosc Clin N Am 1999;9(3):383-93.

18. Lee SH. The role of oesophageal stenting in the non-surgical management of oesophageal strictures. British J Radiol 2001;74:891-900.

19. Kozarek RA. Intestinal tract stenting. In: Classen M, Tytgat GNJ, Lightdale CJ, editors. Gastroenterological Endoscopy. 1st ed. New York: Thieme; 2002. P. 372-86.

20. Kozarek RA, Ball TJ, Brandabur JJ, Patterson D, Low D, Hill L et al. Expandable versus convencional esophageal prosthesis: easier insertion may not preclude subsequent stent-related problems. Gastrointest Endosc 1996:43(3):204-8.

21. Baron TH. A pratical guide for choosing an expandable metal stent for GI malignancies: is a stent by any other name still a stent? Gastrointest Endosc 2001;54(2):269-72.

22. Ell C, May A. Self-expanding metal stents for palliation of stenosing tumors of the esophagus and cardia: a critical review. Endoscopy 1997;29:392-8.

23. Chan ACW, Shin FG, Lam YH, Ng EKW, Sung JJY, Lau JYW et al. A comparision study on physical properties of self-expandable esophageal metal stents. Gastrointest Endosc 1999;49(4, part 1):462-5.

24. McIntee BE. The Wallstent endoprothesis. Gastrointest Endosc Clin N Am 1999;9(3):373-81.

25. Skerven GJ, Spain-Stewart B. The Z-stent. Gastrointest Endosc Clin N Am 1999;9(3):367-72.

26. Mayoral W, Fleischer DE. The esophacoil stent for malignant esophageal obstruction. Gastrointest Endosc Clin N Am 1999;9(3):423-30.

27. Weigel TL, Frumiento C, Gaumintz E. Endoluminal palliation for dysphagia secondary to esophageal carcinoma. Surg Clin N Am 2002;82(4):741-61.

28. Rahmani EY, Rex DK, Lehman GA. Z-stent for malignant esophageal obstruction. Gastrointest Endosc Clin N Am 1999;9(3):395-402.

29. Nelson D. The Wallstent I and II for malignant esophageal obstruction. Gastrointest Endosc Clin N Am 1999;9(3): 403-12.

30. Hirota WK, Petersen K, Baron TH, Goldstein JL, Jacobson BC, Leighton JA et al. Guidelines for antibiotic prophylaxis for GI endoscopy. Gastrointest Endosc 2003;58(4):475-82.

31. White RE, Mungatana C, Topazian M. Esophageal stent placement without fluoroscopy. Gastrointest Endosc 2001; 53(3):348-51.

32. Friedland S, Soetikno R. Placement of esophageal self-expandable metallic stents without fluoroscopy. Gastrointest Endosc 2001;54(3):420.

33. Austin AS, Khan Z, Cole AT, Freeman JG. Placement of esophageal self-expanding metallic stents without fluoroscopy. Gastrointest Endosc 2001;54(3):357-9.

34. Ramirez FC, Dennert B, Zierer ST, Sanowski RA. Esophageal self-expandable metallic stents – indications, practice, techniques, and complications: results of a national survay. Gastrointest Endosc 1997;45(5):360-4.

35. Chan KPW, Eng P, Hsu AAL, Huat GM, Chow M. Rigid bronchoscopy and stenting for esophageal cancer causing airway obstruction. Chest 2002;122(3):1069-72.

36. Freitag L, Tekolf E, Steveling H, Donovan TJ, Stamatis G. Management of malignant esophagotracheal fistulas with airway stenting and double stenting. Chest 1996;110(5):1155-60.

37. McManus K, Khan I, McGuigan J. Self-expanding oesophageal stents: strategies for re-intervention. Endoscopy 2001;33(7):601-4.

38. Mayoral W, Fleischer D, Salcedo J, Roy P, Al-Kawas F, Benjamin S. Nonmalignant obstruction is a common problem with metal stents in the treatment of esophageal cancer. Gastrointest Endosc 2000;51(5):556-9.

39. May A, Ell C. Palliative treatment of malignant esophagorespiratory fistulas with Gianturco-Z Stents. Am J Gastroenterol 1998;93:532-5.

40. Blot WJ, Devessa SS, Kneller RW, Fraumeni JF. Rising incidence of adenocarcinoma of the esophagus and gastric cardia. JAMA 1991;265:1287-9.

41. Gamliel Z. Incidence, epidemiology, and etiology of esophageal cancer. Chest Surg Clin N Am 2000;10(3):441-50.

42. Dua KS, Kozarek R, Kim J, Evans J, Medda BK, Lang I et al. Self-expanding metal esophageal stent with anti-reflux mechanism. Gastrointest Endosc 2001;53(6):603-13.

43. Bethge N, Sommer A, Vakil N. A prospective trial of self-expandable metal stents in the palliation of malignant esophageal strictures near the upper esophageal sphincter. Gastrointest Endosc 1997; 45:300-3.

44. Kozarek RA, Raltz S, Brugge WR, Schapiro RH, Waxman I, Boyce HW et al. Prospective multicenter trial of esophageal Z-Stent placement for malignant dysphagia and tracheoesophageal fistula. Gastrointest Endosc 1996;44(5):562-7.

45. Melissas J, Minnaar R, Mannel A. Bronchoscopic findings in patients with oesophageal carcinoma. S African J Surg 1986;24:24-6.

46. Choi TK, Siu KFS, Lam KH, Wong J. Bronchoscopy and carcinoma of the esophagus I: findings of bronchoscopy in carcinoma of the esophagus. Am J Surg 1984;147:757-9.

47. Choi TK, Siu KFS, Lam KH, Wong J. Bronchoscopy and carcinoma of the esophagus II: carcinoma of the esophagus with tracheobronchial involvement. Am J Surg 1984;147:760-2.

48. Argyros GJ, Torrington KG. Fiberoptic bronchoscopy in the evaluation of newly diagnosed esophageal carcinoma. Chest 1995;105(5):1447-9.

49. Riedel M, Hauck RW, Stein HJ, Mounyam L, Schulz C, Schömig A et al. Preoperative bronchoscopic assessment of airway invasion by esophageal cancer: a prospective study. Chest 1998;113(3):687-95.

50. Reed MF, Mathisen DJ. Tracheoesophageal fistula. Chest Surg Clin N Am 2003;13:271-89.

51. Morgan RA, Ellul JPM, Denton ERE, Glynos M, Mason RC, Adam A. Malignant esophageal fistulas and perforations: management with plastic-covered metallic endoprotheses. Radiology 1997;204(2):527-32.

52. Watanabe A, Saka A, Sakai S, Hirao T, Hattori T, Shimokata K. Bronchoscopic and cytopathological findings of tracheobronchial involvement in esophageal carcinoma. Endoscopy 1990;22:273-5.

53. Baisi A, Bonavina L, Peracchia A. Bronchoscopic staging of squamous cell carcinoma of the upper thoracic esophagus. Arch Surg 1999;134:140-3.

54. Riedel M, Stein HJ, Mounyam L, Busch R, Siewert JR. Predictors of tracheobronchial invasion of suprabifurcal oesophageal cancer. Respiration 2000;67(6):630-7.

55. Fiks IN. Estadiamento do carcinoma de esôfago. In: Silva LCC, Oliveira H, Xavier R, Tonietto V, editors. Endoscopia respiratória. Rio de Janeiro: Revinter; 2002. P. 194-6. (Série Pneumologia brasileira; vol 2).

56. Bongard HJGD, Boot H, Baas P, Taal BG. The role of parallel stent insertion in patients with esophagorespiratory fistulas. Gastrointest Endosc 2002;55(1):110-4.

57. Siersema PD, Hop WCJ, Van Blankenstein M, Van Tilburg AJP, Bac DJ, Homs MYV et al. Self-expanding metal stents for complicated and recurrent esophagogastric cancer. Gastrointest Endosc 2001;54(5):579-86.

58. Cook TA, Dehn TCB. Use of covered expandable metal stent in the treatment of oesophageal carcinoma and tracheo-oesophageal fistula. Britsh J Surg 1996;83:1417-8.

59. Ellul JP, Morgan R, Gold D. Parallel self-expanding covered metal stent in the trachea and oesophagus for the palliation of complex high tracheo-oesophageal fistula. Br J Surg 1996;83:1767-8.

60. Law S, Tung PH, Chu KM, Wong J. Self-expanding metallic stents for palliation of recurrent malignant esophageal obstruction after subtotal esophagectomy for cancer. Gastrointest Endosc 1999;50(3):427-31.

61. Fan Z, Dai N, Chen L. Expandable thermal-shaped memory metal stent: experiences with a new nitinol stent in 129 patients. Gastrointest Endosc 1997;46(4):352-7.

62. Kinsman KJ, DeGregorio BT, Katon RM, Morrison K, Saxon RR, Keller FS et al. Prior radiation and chemotherapy increase the risk of life-threatening complications after insertion of metallic stents for esophagogastric malignancy. Gastrointest Endosc 1996;43(3):196-203.

63. Bethge N, Sommer A, Von Kleist D, Vakil N. A prospective trial of self-expanding metal stents in the palliation of malignant esophageal obstruction after failure of primary curative therapy. Gastrointest endosc 1996;44(3):283-6.

64. Sumiyoshi T, Gotoda T, Muro K, Rembacken B, Goto M, Sumiyoshi Y et al. Morbidity and mortality after self-expandable metallic stent placement in patients with progressive or recurrent esophageal cancer after chemoradiotherapy. Gastrointest Endosc 2003;57(7):882-5.

65. De Palma GD, Di Matteo E, Romano G, Fimmano A, Rondidone G, Cantazano C. Plastic prosthesis versus expandable metal stents for palliation of inoperable esophageal thoracic carcinoma: a controled prospective study. Gastrointest Endosc 1996;43(5):478-82.

66. Ell C, May A, Hahn EG. Gianturco-Z Stents in the palliative treatment of malignant esophageal obstruction and esophagotracheal fistulas. Endoscopy 1995;27:495-500.

67. May A, Hahn EG, Ell C. Self-expanding metal stents for palliation of malignant obstruction in the upper gastrointestinal tract: comparative assessment of three stent type implemented in 96 implantations. J Clin Gastroenterol 1996;22:261-6.

68. Broto J, Asensio M, Vernet JMG. Results of a new technique in the treatment of severe esophageal stenosis in children: Polyflex Stents. J Ped Gastroenterol Nutr 2003;37(2):203-6.

69. Dorrmann AJ, Wigginghaus B, Deppe H, Huchzermeyer H. Successful treatment of esophageal perforation with removable self-expanding plastic stent. Am J Gastroenterol 2001, 96(3):923-4.

70. Roldán AB, Andrada JMLC, Silvae MEL. Treatment of a postsurgical esophageal-pleural fistula with polyester stent. Gastrointest Endosc 2003;57(4):630-1.

71. Repici A, Romagnoli R, Reggio D, Salizzoni M, De Angelis C, Musso A et al. Successful closure of a postsurgical benign esophagomediastinal fistula by temporary placement of a polyester, expandable stent: case report and review. Gastrointest Endosc 2002;56(5):747-50.

72. Dorrmann AJ, Eisendrath P, Wigginghaus B, Huchzermeyer H, Devière J. Palliation of esophageal carcinoma with a new self-expanding plastic stent. Endoscopy 2003;207-11.

73. Costamagna G, Shah SK, Tringali A, Mutignani M, Perri V, Riccioni ME. Prospective evaliation of a new self-expanding plastic stent for inoperable esophageal strictures. Surg Endosc 2003;17:891-5.

74. Decker P, Lippler J, Decker D, Hirner A. Use of the Polyflex Stent in the palliative therapy of esophageal carcinoma: results in 14 cases and review of the literature. Surg Endosc 2001;15: 1444-7.

75. Bethge N, Vakil N. A prospective trial of a new self-expanding plastic stent for malignant esophageal obstruction. Am J Gastroenterol 2001;96(5):1350-4.

76. Parker C, Peura DA. Palliative treatment of esophageal carcinoma using esophageal dilation prosthesis. Gastroenterol Clin N Am 1991;20:717-29.

77. Ng TM, Spencer GM, Sargeant IR, Thorpe SM, Bown SG. Management of strictures after radiotherapy for esophageal cancer. Gastrointestinal Endosc 1996;43(6):584-90.

78. Gevers AM, Macken E, Hiele M, Rutgeerts P. A comparison of laser therapy, plastic stents, and expandable metal stents for palliation of malignant dysphagia in patients without a fistula. Gastrointest Endosc 1998;48(4):383-8.

79. Gossner L, Ell C. Malignant strictures: thermal treatment. Gastrointest Endosc Clin N Am 1998;8(2):493-501.

80. Konigsraider A. Expandable Metal stents versus laser combined with radiotherapy for palliation of unresectable esophageal cancer: a prospective randomised trial. Hepatogastroenterol 2000;47:724-7.

81. Mitty RD, Cave DR, Birkett DH. One stage retrograde approach to Nd:YAG Laser palliation of esophageal carcinoma. Endoscopy 1996;28:350-5.

82. Tam DS. Minimally invasive therapy for advanced oesophageal malignancy. Clin Radiol 1996;51:828-36.

83. Greenwald BD. Photodynamic therapy for esophageal cancer: update. Chest Clin N Am 2000;10(3):625-37.

84. Saidi RF, Marcon NE. Nonthermal ablation of malignant esophageal strictures: photodynamic therapy, endoscopic intramural injections, and novel modalities. Gastrointest Endosc Clin N Am 1998;8(2):465-91.

85. Heindorff H, Wojdemann M, Bisgaard T, Svendsen LB. Endoscopic palliation of inoperable cancer of the oesophagus or cardia by argon electrocoagulation. Scand J Gastroenterol 1998;33:21-3.

PARTE 11

ESTÔMAGO

CAPÍTULO 71

INTRODUÇÃO

José Luiz Pimenta Módena

A gastroenterologia sofreu uma verdadeira revolução com a introdução do exame endoscópico no arsenal terapêutico. No espaço de poucos anos, no final da década de 1960, a imensa maioria das lesões do tubo digestivo, que se assentam na mucosa, teve seus segredos desvendados: patologias obscuras, antes dificilmente diagnosticadas por exame radiológico, ficaram totalmente expostas à análise visual com confirmação diagnóstica possibilitada por exame histológico de biópsias e mesmo de peças retiradas por tratamento endoscópico.

Os vários tipos de esofagite, da gastrite, os ciclos vitais da úlcera péptica e do câncer gástrico precoce, seu diagnóstico diferencial, os tumores epiteliais benignos, dentre inúmeras outras patologias, entraram na rotina médica e deixaram de ser patologias raramente diagnosticadas e mal compreendidas.

Muitas condutas médicas de uso consagrado tiveram de ser mudadas: basta citar a evolução no tratamento da úlcera gástrica. Por muitos anos, toda úlcera gástrica diagnosticada radiologicamente recebia um "tratamento de prova" rigoroso com antiácido por 30 dias; se após esse tempo seu tamanho não mostrasse redução de 50%, indicava-se ressecção cirúrgica, pois havia o risco de se tratar de um câncer ulcerado! O diagnóstico correto de úlcera péptica pela endoscopia acarretou drástica redução de tratamento cirúrgico para essa doença.

Poucos médicos conhecem atualmente as laparotomias exploradoras "brancas", tão freqüentes no passado, até 1970, conseqüentes às falsas imagens de lesões não existentes encontradas em estudo radiológico contrastado do tubo digestivo. Constituem uma raridade nos nossos dias!

Muitas lesões epiteliais polipóides benignas, mostradas como falhas de enchimento no exame radiológico, eram tratadas como malignas, levando a grandes ressecções mutiladoras. O mesmo ocorria com as úlceras pépticas gástricas gigantes, encaradas de início como cânceres ulcerados e logo operadas como tal. A endoscopia reverteu esse quadro, mostrando o diagnóstico correto e evitando cirurgias desnecessárias.

Logo os endoscopistas tornaram-se cirurgiões endoscópicos, evitando mais laparotomias e ressecções no tubo digestivo com o manejo correto dos pólipos, a mucosectomia em determinados casos de câncer gástrico precoce, a hemostasia endoscópica de lesões sangrantes, a esclerose e a ligadura de varizes de esôfago, dentre outros.

Neste capítulo serão abordados temas variados, alguns de encontro freqüente na lida endoscópica, como o fácil manejo dos tumores epiteliais benignos pela moderna endoscopia e as várias doenças vasculares que não raramente sangram; alguns outros temas estão se tornando cada vez mais raros de se encontrar, como a estenose antro-piloro-bulbar por úlcera e as diversas complicações da ressecção gástrica, tornadas raras pela eficácia atual do tratamento da doença péptica pelos inibidores da bomba de prótons associados a esquema antibacteriano.

Temas ainda mais raros, como o volvo gástrico, a gastrite flegmonosa, a gastrite actínica, a gastroparesia, os bezoares e a realização da piloromiotomia por via endoscópica também serão discutidos. Será exposta a dificuldade do diagnóstico correto de tumores subepiteliais pelo exame endoscópico isolado e o auxílio que outros exames subsidiários, como a ecoendoscopia, podem oferecer. Para terminar, serão abordados os avanços da ecoendoscopia nas patologias gástricas, tema esse que vem apresentando avanços significantes com o uso de *miniprobes* de alta freqüência.

CAPÍTULO 72

TUMORES SUBEPITELIAIS

Vitor Arantes

INTRODUÇÃO

Os tumores subepiteliais são definidos como protrusões ou abaulamentos para a luz do tubo digestório recobertos por mucosa de aspecto normal.[1]

Embora freqüentemente chamados de "tumores submucosos", esse termo deve ser evitado. Freqüentemente esses abaulamentos se originam de lesões situadas em outras camadas da parede visceral (que não a submucosa) ou podem resultar de compressões extrínsecas por estruturas adjacentes. No estômago, a maioria dessas lesões são detectadas incidentalmente por endoscopia ou estudo contrastado.[1] Quando de maior tamanho, esses tumores podem manifestar sintomas de dor abdominal, sangramento digestivo ou massa palpável.

O ultra-som abdominal e a tomografia computadorizada têm baixa acurácia no diagnóstico das lesões subepiteliais gastrointestinais e não permitem distinguir com precisão as camadas da parede gástrica. A ecoendoscopia veio revolucionar a propedêutica dos tumores subepiteliais.

No presente capítulo, abordaremos o diagnóstico diferencial das lesões subepiteliais gástricas, bem como as técnicas endoscópicas para obtenção de amostras e ressecção desses tumores.

AVALIAÇÃO ENDOSCÓPICA

É freqüente o achado de lesões subepiteliais no estômago durante a endoscopia digestiva alta (aproximadamente uma em cada 300 esofagogastroduodenoscopias).[2] O endoscopista deve analisar atentamente a lesão quanto a tamanho, formato, mobilidade, consistência ao toque da pinça ("sinal da almofada"), pulsação, cor e aspecto da superfície mucosa. Um recurso adicional para distinguir a massa intramural da compressão extrínseca é observar o efeito da mudança de decúbito e da insuflação de ar no abaulamento. O desaparecimento completo do abaulamento com essas manobras sugere compressão extrínseca. A definição etiológica dos abaulamentos e tumores subepiteliais baseada apenas no exame endoscópico oferece dificuldades até para o examinador experiente. Em um estudo multicêntrico, a endoscopia convencional apresentou sensibilidade de 87% e especificidade de 29% na distinção entre massa intramural e compressão extrínseca.[3] A biópsia endoscópica convencional tem baixo rendimento no esclarecimento desses tumores, pois geralmente são revestidos por epitélio normal. Em tumores superficiais, localizados na lâmina própria ou na muscular da mucosa, a biópsia pode esclarecer o diagnóstico e evitar investigações adicionais. Antes de executar a biópsia, o endoscopista deve observar cuidadosamente a lesão subepitelial, particularmente em nódulos do fundo gástrico. Se houver suspeita de natureza vascular, a biópsia deve ser evitada.

ECOENDOSCOPIA

O surgimento da ultra-sonografia endoscópica representou um grande avanço no manejo dos tumores subepiteliais.

A ecoendoscopia pode ser realizada por ecoendoscópios dedicados ou por *miniprobes*, que são cateteres introduzidos através do canal de trabalho do endoscópio. Para o estudo de pequenos nódulos subepiteliais, os *miniprobes* são os instrumentos ideais. Além de fornecerem alta resolução, os *probes* podem ser posicionados precisamente em paralelo à lesão-alvo submersa em água deaerada, estudando-se com facilidade e nitidez o nódulo submucoso (Figura 72.1).

CARACTERÍSTICAS ENDOSSONOGRÁFICAS DOS TUMORES SUBEPITELIAIS GÁSTRICOS

A ecoestrutura da parede gástrica é composta de 5 camadas principais (mucosa superficial, mucosa profunda, submucosa, muscular própria e serosa). Empregando-se *miniprobes* de alta freqüência, o nível de detalhamento pode chegar a 7 ou 9 camadas. Na avaliação dos tumores subepiteliais, o endossonografista tem os seguintes objetivos principais:

I. definir se a lesão é intra ou extramural;

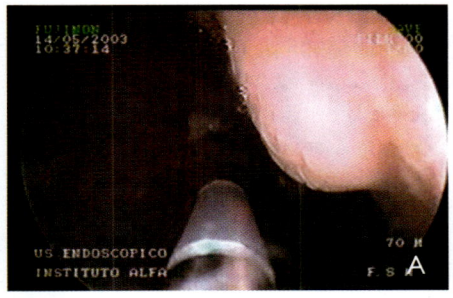 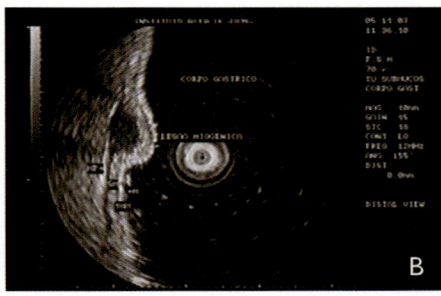

FIGURA 72.1

Ecoendoscopia por *miniprobe* em lesão subepitelial de estômago. Cortesia: *Dr. Vitor Arantes, Dr. Walton Albuquerque, Instituto Alfa de Gastroenterologia, HCUFMG.* (A) *Miniprobe* de 12 MHz posicionado rente à lesão elevada no corpo gástrico; (B) Ecoendoscopia com *miniprobe* de 12 MHz, evidenciando no corpo gástrico lesão hipoecogênica homogênea originária da muscular própria. Aspecto endossonográfico sugestivo de lesão miogênica (GIST). Observe detalhamento das camadas do estômago (M – mucosa, MM – muscular da mucosa, SM – submucosa, MP – muscular própria)

2. se a lesão é intramural, identificar na parede do órgão em qual camada se origina;
3. estudar ecogenicidade, contornos, limites e características internas;
4. pesquisar a existência de linfonodos perilesionais.

A conjugação dessas informações estreita o diagnóstico diferencial e permite a elucidação etiológica em até 80% dos casos, orientando a terapêutica a ser adotada. Adicionalmente, a realização de punção com agulha fina guiada por ecoendoscopia possibilita o diagnóstico citológico em até 90% destes tumores.[1] A seguir, descreveremos as características endossonográficas das principais lesões subepiteliais gástricas, de acordo com sua camada de origem.

CAMADA 1 – Epitélio

A primeira camada é hiperecogênica e representa a interface acústica entre o lúmen e a superfície do epitélio gástrico. Assim, por definição, nenhuma lesão subepitelial se origina nessa camada.

CAMADA 2 – Mucosa profunda e *muscularis mucosae*

A segunda camada da parede compreende as porções profundas da mucosa, precisamente a lâmina própria e *muscularis mucosae*, e apresenta-se como hipoecóica. Lesões originadas da lâmina própria ou da muscular da mucosa podem ter a superfície epitelial preservada. A maioria dos tumores da segunda camada no estômago é hipoecogênico. O diagnóstico diferencial principal está entre os tumores carcinóides e os tumores estromais gastrointestinais (GIST) que eventualmente podem ser originados da muscular da mucosa. Ocasionalmente, pequenos cistos de retenção podem originar-se dessa camada, apresentando aspecto anecóico à ecoendoscopia.

CAMADA 3 – Submucosa

A terceira camada da parede é uma lâmina hiperecóica que corresponde à submucosa. Tumores de ecogenicidade variável podem surgir dessa camada.

Hiperecogênicos

Classicamente, os lipomas são lesões hiperecogênicas da submucosa. O aspecto endoscópico é de uma nodulação de superfície lisa, suave, tonalidade amarelada e facilmente compressível ao toque da pinça ("sinal da almofada"). Os lipomas gástricos não necessitam de tratamento, salvo se forem grandes e manifestarem sintomas de obstrução da saída gástrica,

dor abdominal ou sangramento. Outras raras lesões hiperecogênicas da camada submucosa são os fibromas, neurofibromas, osteocondromas, lipossarcomas e granulomas.

Hipoecogênicos

Os carcinóides gástricos podem se apresentar como lesões hipoecogênicas bem delimitadas de terceira camada. Existem três tipos de carcinóides gástricos: tipo 1: associado a atrofia gástrica, hipergastrinemia e anemia perniciosa; tipo 2: relacionado ao gastrinoma e à síndrome da neoplasia endócrina múltipla (MEN I); tipo 3: carcinóide esporádico sem relação com a atrofia gástrica, que tem comportamento agressivo e pode cursar com síndrome carcinóide e metástases.

Os carcinóides dos tipos 1 e 2 são geralmente pequenos, múltiplos, de comportamento indolente e baixo potencial de metastatização. Os carcinóides gástricos de até 1 cm, localizados na camada mucosa ou submucosa, em número menor que 5, podem ser ressecados endoscopicamente e controlados periodicamente. Os carcinóides acima de 2 cm de tamanho, que invadem a muscular própria ou que são classificados como tipo 3, apresentam maior propensão à metastatização e devem ser tratados cirurgicamente (ver o capítulo sobre Carcinóides Gastrointestinais).

As ectopias pancreáticas são tecidos pancreáticos existentes em outro órgão que não o pâncreas. São também chamados pâncreas ectópico ou heterotópico e habitualmente possuem aspecto endoscópico típico, caracterizado por lesão elevada com umbilicação central e localização antral pela grande curvatura.[4] Essas características, quando presentes, são suficientes para o diagnóstico endoscópico e dispensam a ecoendoscopia. O pâncreas ectópico, à ecoendoscopia, tem ecogenicidade variável.[4] Predominantemente é hipoecogênico, heterogêneo e localiza-se na submucosa. Áreas hiperecóicas podem coexistir, representando tecido adiposo. Pode apresentar ainda estrutura anecóica central, que corresponde ao componente ductular. Não raramente a ectopia pancreática se origina da segunda ou quarta camadas e, por vezes, intensa sombra acústica pode ser registrada (observação pessoal). Histologicamente, o pâncreas ectópico pode conter alguns ou todos os elementos do pâncreas normal.[5]

Anecóicos

Estruturas anecóicas na submucosa podem representar cistos ou vasos sangüíneos (varizes gástricas, malformações vasculares). Essas duas possibilidades geralmente são facilmente distinguidas observando-se os efeitos provocados pelo movimento do ecoendoscópio. Os vasos geralmente persistirão ou se alongarão, enquanto os cistos tendem a aparecer e desaparecer. A função *doppler* auxilia na identificação precisa das lesões vasculares.

Cistos intramurais no trato gastrointestinal são geralmente benignos e podem representar duplicações congênitas. Os cistos de duplicação gástrica são considerados anomalias do desenvolvimento embrionário e geralmente se manifestam na criança ou no adulto jovem.[6] Costumam ser únicos e não se comunicam com a luz gástrica, podendo alcançar grande tamanho.[6] À ecoendoscopia, possuem parede própria, constituída por fina camada de mucosa e de musculatura lisa, o que os diferencia dos outros cistos. O cisto de duplicação pode ter conteúdo mucinoso espesso, conter septos ou debris. A localização mais freqüente do cisto de duplicação se dá na grande curvatura do estômago.[6]

Os cistos usualmente são assintomáticos e não existe consenso quanto à necessidade de tratamento ou de acompanhamento dessas lesões. Existem relatos anedóticos de transformação maligna dos cistos de duplicação gástrica.[7] Geralmente, a ecoendoscopia é suficiente para o diagnóstico, porém, em casos duvidosos ou suspeitos para transformação maligna, a punção ecoguiada é alternativa segura e confiável.[8]

CAMADA 4 – Muscular própria

A quarta camada é composta pela muscular própria e tem padrão hipoecóico. Os *miniprobes* de alta freqüência permitem subdividi-la em três camadas: camada circular interna, feixe intermuscular (lâmina hiperecóica) e camada longitudinal externa. A maioria dos tumores provenientes da quarta camada tem origem miogênica.

Hipoecogênicos

Os tumores da quarta camada do estômago em geral são hipoecogênicos, arredondados ou ovais, bem delimitados, de consistência miogênica, podendo corresponder aos tumores mesenquimais, que incluem os tumores do estroma gastrointestinal (GIST), o leiomioma e o tumor neurogênico (ou schwannoma). Os tumores estromais ocasionalmente podem se originar na *muscularis* da mucosa (segunda camada). É importante considerar que outras raras lesões – tais como metástases (especialmente broncogênica ou de mama), tumores glômicos e linfomas com apresentação em massa – podem apresentar aspecto hipoecogênico semelhante aos tumores estromais.

No estômago, o tumor estromal mais freqüente é o GIST, enquanto no esôfago é o leiomioma. O GIST ocorre a partir da quinta década de vida e afeta homens e mulheres em igual proporção. A localização mais comum do GIST é o estômago (70%). Cerca de 6.000 novos casos de GIST são diagnosticados anualmente nos Estados Unidos e de 10% a 30% têm comportamento maligno.[9] O diagnóstico preciso dos tumores estromais é firmado por meio do estudo imuno-histoquímico de material biológico colhido diretamente do nódulo. A expressão do proto-oncogene c-kit (CD117), um receptor de membrana celular com atividade tirosina quinase,[9] caracteriza o GIST com elevada especificidade. O GIST também pode ser positivo para o CD34 em 70% dos casos.[10] O leiomioma está associado com positividade para os marcadores desmina e a actina de músculo liso, e os

neuromas ou schwannomas expressam a proteína S100.[10]

Em caso de GIST gástrico maior que 3 cm ou sintomático, deve ser considerada a ressecção cirúrgica. Aqueles menores que 1 cm em sua maioria são benignos, porém todo GIST tem potencial de malignidade e pequenos GISTs podem cursar com metástases.[9]

A definição precisa do caráter benigno ou maligno do GIST é difícil e apóia-se em dois fatores principais: tamanho do tumor e contagem do número de mitoses por campo de grande aumento.[10] Tumores maiores que 5 cm ou que tenham mais de 5 mitoses em 50 campos de grande aumento possuem alto risco de malignidade.[10] A ecoendoscopia tem sido investigada para a diferenciação entre GIST benigno e maligno.

Dois ensaios multicêntricos avaliaram a acurácia da ultra-sonografia endoscópica em definir o risco de malignidade dos tumores miogênicos intramurais.[11,12] Esses estudos determinaram que os seguintes critérios sonográficos estão associados com comportamento maligno: focos ecogênicos, borda extraluminal irregular, espaços císticos, tamanho maior que 3 ou 4 cm, linfadenomegalias perigástricas e crescimento rápido.[2-3,11-13] O crescimento rápido do tumor é considerado um sintoma de alarme para malignidade, embora inexistam evidências científicas consistentes para sustentar essa hipótese.[2] A presença de ulceração na superfície da massa também sugere malignidade.

Os critérios mencionados não são perfeitos e estão sujeitos a significativa variação entre examinadores.[10] Não existindo nenhum dos fatores citados, a presença de malignidade torna-se menos provável.

Hiperecogênicos

São muito raros, contemplando-se para o diagnóstico diferencial linfoma, tumor neurogênico e metástases. Eventualmente, um hematoma intramural antigo também pode se apresentar como massa hiperecóica.[1]

CAMADA 5 – Serosa

A quinta camada é evidenciada como uma lâmina hiperecogênica representando a serosa ou adventícia, que não costuma ser sede de tumores.

Compressões extrínsecas

Uma ampla variedade de processos externos ao trato gastrointestinal, patológicos ou não, podem resultar em compressão luminal, e sua diferenciação baseando-se apenas no exame endoscópico é pouco precisa.[3] A natureza extraluminal desses abaulamentos é confirmada pela verificação da integridade das duas camadas hipoecóicas da parede (respectivamente mucosa profunda e muscular própria), interpondo-se entre o ecoendoscópio e a estrutura que exerce o efeito de compressão na parede. Mesmo em pessoas normais, a compressão no estômago pode ser observada pelas seguintes estruturas: baço e vasos esplênicos (fundo gástrico), tronco celíaco e pâncreas (parede gástrica posterior), lobo esquerdo do fígado e vesícula biliar (antro superior e bulbo). Compressões extrínsecas no estômago também podem advir de linfadenomegalia celíaca, cistos pancreáticos, vesícula hidrópica, hepatomegalia ou esplenomegalia e tumores intra-abdominais.

BIÓPSIAS ENDOSCÓPICAS DE LESÕES SUBEPITELIAIS

A definição precisa da etiologia do tumor subepitelial gástrico baseado em dados endoscópicos e endossonográficos pode ser insuficiente, e a confirmação histológica é desejável na maioria dos casos. Se a massa estiver localizada na muscular da mucosa, podem ser tentadas biópsias com pinça jumbo ou em "túnel", punções com cateteres de esclerose e incisão da mucosa gástrica seguida de biópsia profunda. Esses métodos possuem baixo rendimento e estão associados a riscos moderados de sangramento. A punção ecoguiada com agulha fina de massas subepiteliais vem se firmando como alternativa eficaz para ob-

tenção de amostras.[1] Esse método consiste na aspiração de tecido por meio de uma agulha introduzida diretamente no centro da lesão-alvo, sob controle endossonográfico em tempo real. A precisão é elevada e os riscos são baixos.

Estudos preliminares sugeriram que o diagnóstico celular definitivo poderia ser obtido em apenas 60% dos casos. Séries recentes que adicionaram à citologia convencional o estudo imuno-histoquímico aumentaram a positividade da punção ecoguiada com agulha fina para níveis de 80% a 90% de acurácia.[1,14]

Uma limitação da punção com agulha fina é a impossibilidade de se determinar o índice mitótico no material citológico colhido. Para superar essa dificuldade, pode ser utilizada a agulha de trucut.[2] Essa agulha fornece fragmentos de maior tamanho, que permitem o estudo histológico e a contagem do número de mitoses.

Não é consenso o real impacto da punção ecoguiada na conduta diante de uma lesão hipoecóica de muscular própria. Entretanto, ainda que a análise citológica de amostras obtidas por ecoendoscopia não permita a caracterização precisa do potencial de malignidade do GIST, é possível afastar outras lesões de aspecto ecográfico similar (linfoma, metástase, tumor glômico etc.), cujo tratamento difere.[1]

ABORDAGEM DO TUMOR SUBEPITELIAL GÁSTRICO

A primeira decisão a ser tomada diante do paciente com nódulo gástrico subepitelial é se devemos ignorá-lo ou se prosseguimos com a investigação. A conduta deve ser individualizada, baseando-se em parâmetros como tamanho e aspecto da lesão, presença de sintomas, condição clínica do paciente e recursos propedêuticos disponíveis.

Lesões elevadas e umbilicadas de antro, típicas de ectopia pancreática, não necessitam de ecoendoscopia para seu diagnóstico. Nódulos subepiteliais inferiores a 1 cm, assintomáticos, em pacientes idosos ou com comorbidades

importantes, segundo alguns autores poderiam ser ignorados.[15] Sabe-se que a maioria dos nódulos subepiteliais tem comportamento benigno. Contudo, no estômago, até 22% dos tumores subepiteliais são malignos ou possuem potencial de malignidade,[2] e idealmente deveriam ser ressecados. Por outro lado, a ressecção sistemática de todas as lesões resulta em operações desnecessárias para lesões sem valor patológico, com riscos inerentes ao ato cirúrgico. O acompanhamento endoscópico ou endossonográfico, com monitoração periódica do tamanho do nódulo, também é uma opção que pode ser adotada. A desvantagem dessa estratégia em pacientes jovens é seu custo elevado, sem evidência científica consistente. Além disso, pode ser gerado um impacto emocional negativo em alguns pacientes, que se tornam demasiado preocupados com a possibilidade de portarem um tumor maligno.

Quando indicada a ecoendoscopia, o primeiro objetivo é definir se o abaulamento resulta de uma massa intramural ou de uma compressão extrínseca. Se intramural, devem ser definidos os vários aspectos ecográficos, sobretudo a camada de origem do tumor e sua ecogenicidade. Lesões hiperecogênicas de submucosa são lipomas em sua grande maioria e, se assintomáticos, dispensam acompanhamento ou ressecção. Tumores hipoecóicos de submucosa ou muscular própria representam diagnóstico diferencial entre lesões benignas e potencialmente malignas, e o diagnóstico definitivo idealmente requer estudo histopatológico.

Biópsias convencionais em geral são inconclusivas, salvo para carcinoides gástricos. Se a lesão se situa na mucosa profunda ou submucosa e possui até 2 cm, a melhor opção é a ressecção endoscópica.

Cantor e colaboradores[16] compararam prospectivamente a performance da biópsia com pinça jumbo e da ressecção endoscópica de mucosa e submucosa no diagnóstico de tumores submucosos. Os autores selecionaram

23 pacientes que foram submetidos a 8 biópsias do tumor submucoso com pinça jumbo, seguida da resseção endoscópica da lesão com alça diatérmica (com auxílio de *cap* em alguns casos). O rendimento da ressecção endoscópica para o diagnóstico do tumor foi significativamente superior ao da biópsia com pinça jumbo (87% *versus* 17%, p = 0,0001).

Foram descritas várias técnicas de ressecção endoscópica de tumores subepiteliais:[17] polipectomia simples, *strip biopsy* com aparelho de duplo-canal precedido ou não de injeção submucosa, ressecção com auxílio de ligadura elástica ou *cap*, técnica do "destelhamento" e enucleação endoscópica.

A polipectomia pode ser indicada se respeitados os seguintes critérios: lesões protusas menores que 2 cm, originárias da muscular da mucosa ou submucosa, com formato polipóide ou pediculado, e que deslizem facilmente ao toque da pinça, sem fixação na parede gástrica.[17] Para lesões subepiteliais profundas, originárias da muscular própria, a polipectomia simples deve ser evitada, pois perfuração e ressecção incompleta podem ocorrer facilmente.[17]

Outro recurso é a utilização do aparelho de duplo-canal, empregando-se a pinça para apreensão e tração da lesão, associada a alça diatérmica para ressecção. Essa técnica é conhecida como *strip biopsy* e, em nossa experiência, é uma alternativa eficaz e segura para ressecção de pequenos tumores superficiais, tais como os carcinóides (observação pessoal, dados não publicados).

A ligadura elástica e o emprego do *cap* podem ser vantajosos na remoção de lesões menores que 1 cm, situadas em local de difícil acesso, tais como a pequena curvatura e a parede posterior do corpo gástrico. A técnica do "destelhamento" tem sido pouco estudada e consiste na secção do nódulo submucoso em seu meio, removendo-se apenas a metade superior. Essa técnica já foi empregada em pacientes com lipoma e linfangioma cístico, com menores índices de hemorragia quando comparados à polipectomia convencional.[17,18]

Alguns autores utilizam a injeção submucosa antes da ressecção endoscópica de tumores subepiteliais, objetivando prevenir complicações.[17] Entretanto, ocasionalmente a injeção submucosa pode inviabilizar o procedimento. Se a solução for injetada adjacente ao tumor, e não exatamente abaixo dele, a tendência é tornar a lesão mais séssil ou até mesmo aprofundá-la na parede gástrica, o que tornará mais difícil sua apreensão com a alça. Para minimizar essa dificuldade, a ecoendoscopia pode ser utilizada para guiar a injeção abaixo da lesão-alvo, confirmando endossonograficamente a elevação do nódulo.[17]

Outra técnica recentemente descrita é a enucleação de tumores subepiteliais.[17,19] Utiliza-se injeção submucosa de solução de adrenalina 1:10.000 na borda proximal do tumor, afastando o mesmo da camada mucosa. Em seguida realiza-se incisão na mucosa com papilótomo do tipo pré-corte (*needle-knife*) ou bola de cerâmica (*insulated-tip, IT-knife*). Procede-se então à dissecção da nodulação com movimentos finos, utilizando-se pinça de biópsia, alça de polipectomia ou *IT-Knife*. Após a liberação do nódulo, realiza-se sua enucleação completa com alça diatérmica, seguida do fechamento da incisão com endoclipes (veja o caso ilustrativo – Figura 72.2).

Quando o nódulo hipoecogênico encontra-se na muscular própria do estômago, a principal causa é o GIST. Para lesões sintomáticas ou que possuam critérios ecoendoscópicos de malignidade, a ressecção cirúrgica preferencialmente pelo acesso laparoscópico é a opção de escolha.

A ressecção endoscópica de tumores de muscular própria, embora descrita,[19] possui risco elevado de complicação, além da possibilidade de permanecer tumor residual. Se o diagnóstico preciso do tumor for importante para definição de conduta cirúrgica, a punção ecoguiada com aquisição de material para citologia e imuno-histoquímica é opção atraente.[1]

Recentemente, Park e colaboradores inovaram ao empregar a técnica de enucleação para tratar pacientes com tumores subepiteliais provenientes da muscular própria. Empregando a dissecção com *IT-Knife*, os autores conseguiram enuclear 14 de 15 lesões (11 da muscular própria) em um tempo médio de 35 minutos. Os tumores mediam 2 cm em média, sendo que o maior tumor foi um leiomioma de esôfago que media 6 cm. Ocorreu um caso de hemorragia e outro de perfuração, ambos controlados com endoclipes. Embora promissora, essa técnica ainda deve ser considerada experimental e, em nossa opinião, sua aplicação em lesões de muscular própria deve estar restrita a protocolos de investigação científica.

A ressecção endoscópica de lesões subepiteliais por todos os métodos citados não é isenta de complicações, com índices semelhantes aos observados em mucosectomias.

O benefício evidente da ressecção endoscópica é fornecer ao patologista material suficiente para análise histológica e ser curativo para lesões benignas. Nos últimos anos, um dos mais significativos avanços da terapêutica endoscópica foi a capacidade de reparar com sucesso as complicações hemorrágicas e as perfurações gastrointestinais iatrogênicas.[20,21]

Esta evolução tem permitido ao endoscopista intervir em afecções até pouco tempo dominadas exclusivamente pelos cirurgiões, tais como a enucleação de tumores de muscular própria.[19] Contudo, é importante enfatizar que essas intervenções devem ser realizadas em centros de referência dotados de recursos humanos e logística adequada ao procedimento proposto.

Como comentário final, o desenvolvimento recente de grampeadores flexíveis (*stapler*) tem possibilitado a ressecção por via endoscópica de toda a espessura da parede gástrica, englobando a lesão-alvo (*full-thickness endoscopic resection*).[22] O aperfeiçoamento desses protótipos e o progresso desses experimentos brevemente proporcionarão ao endoscopista uma nova perspectiva de tratamento dos tumores subepiteliais gástricos.

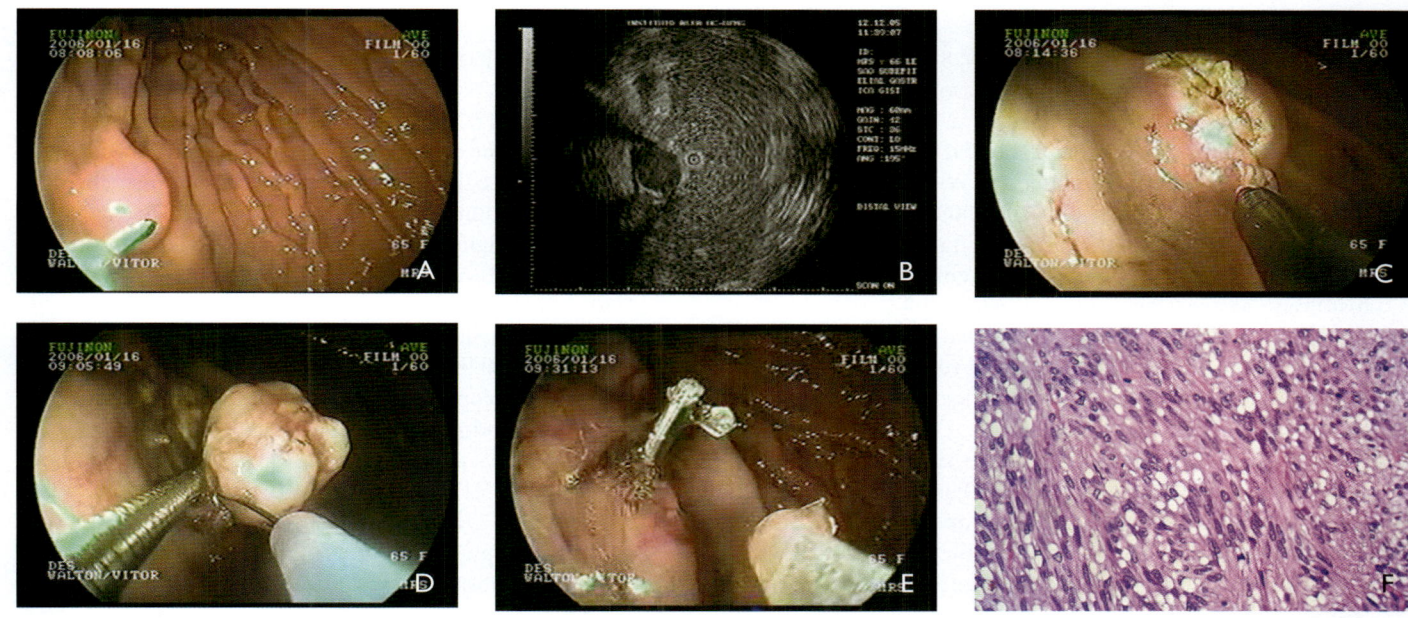

FIGURA 72.2

Seqüência da enucleação endoscópica de um tumor subepitelial gástrico em paciente feminina de 65 anos, com antecedentes de câncer de mama. *Cortesia Dr. Walton Albuquerque, Dr. Vitor Arantes, Dra. Letícia T. Gresta (patologia), Instituto Alfa de Gastroenterologia, HCUFMG. (A)* Lesão subepitelial no corpo gástrico, sendo preparada a injeção de solução de adrenalina 1:10.000; (B) Ecoendoscopia com *miniprobe* de 15 MHz evidenciando nódulo hipoecogênico homogêneo localizado na mucosa profunda. Observe camada submucosa e muscular própria abaixo do nódulo; (C) Incisão da superfície mucosa com papilótomo tipo pré-corte; (D) Dissecção e enucleação do nódulo com emprego de pinça e alça diatérmica; (E) Fechamento da incisão endoscópica com dois endoclipes metálicos; (F) Estudo histológico do espécime, corado em hematoxilina e eosina, evidenciando no maior aumento neoplasia fusocelular caracterizada por baixa celularidade e reduzido índice mitótico (<5). Imuno-histoquímica foi consistente com GIST: c-kit e CD34 positivos, actina de músculo liso e desmina negativos

CONCLUSÃO

A ecoendoscopia é o método de imagem de maior acurácia para a avaliação de abaulamentos gástricos, distinguindo com alta precisão lesões intramurais de compressão extrínseca.

Baseado nas características endossonográficas, pode-se afunilar o diagnóstico diferencial das lesões intramurais e orientar a melhor conduta.

Nódulos hipoecogênicos de camada mucosa profunda ou submucosa podem ser ressecados endoscopicamente por várias técnicas, com elevado rendimento diagnóstico e perspectiva de cura para tumores benignos.

Para lesões hipoecogênicas de muscular própria, a punção ecoguiada é um recurso adicional que permite a avaliação citológica e imuno-histoquímica da lesão-alvo. A enucleação endoscópica de tumores subepiteliais de muscular própria é uma alternativa promissora, que no momento ainda deve ser considerada experimental. O desenvolvimento do *stapler* endoscópico poderá abrir novas perspectivas de tratamento endoscópico dos tumores subepiteliais.

REFERÊNCIAS BIBLIOGRÁFICAS

1. Arantes V, Logroño R, Faruqi S, Ahmed I, Waxman I, Bhutani MS. Endoscopic sonographically guided fine-needle aspiration yield in submucosal tumors of the gastrointestinal tract. J Ultrasound Med 2004;23:1141–50.

2. Polkowski M. Endoscopic ultrasound and endoscopic ultrasound-guided fine-needle biopsy for the diagnosis of malignant submucosal tumors. Endoscopy 2005;37: 635-45.

3. Rosch T, Kapfer B, Will U, Baronius W, Strobel M, Lorenz R, Ulm K. Accuracy of endoscopic ultrasonography in upper gastrointestinal submucosal lesions: a prospective multi-center study. Scand J Gastroenterol 2002 Jul;37(7):856-62.

4. Arantes V, Benfica E, Albuquerque W. Pâncreas ectópico – aspectos endossonográficos. GED 2005;24:44.

5. Matsushita M, Hajiro K, Okazaki K, Takakuwa H. Gastric aberrant pancreas: EUS analysis in comparison with the histology. Gastrointest Endosc 1999;49:493-7.

6. Arguello L, Pellisé M, Miquel R. Utilidad de la ultrasonografía endoscópica en la evaluación de los tumores submucosos y compresiones extrínsecas del tubo digestivo. Gastroenterol Hepatol 2002;25:13-8.

7. Colt DG, Mies C. Adenocarcinoma arising within a gastric duplication cyst. J Surg Oncol 1992;50:274-7.

8. Faigel DO, Burke A, Ginsberg GG, Stotland BR, Kadish SL, Kochman ML. The role of endoscopic ultrasound in the evaluation and management of foregut duplications. Gastrointest Endosc 1997 Jan;45(1):99-103.

9. Miettinen M, Sarlomo-Rikala M, Lasota J. Gastrointestinal stromal tumors: recent advances in understanding of their biology. Hum Pathol 1999;30:1213–20.

10. Davila RE, Faigel DO. GI stromal tumors. Gastrointest Endosc 2003;58:80-9.

11. Chak A, Canto MI, Rosch T, Dittler HJ, Hawes RH, Tio TL, Lightdale CJ et al. Endosonographic differentiation of benign and malignant stromal tumors. Gastrointest Endosc 1997 Jun;45(6):468-73.

12. Palazzo L, Landi B, Cellier C, Cuillerier E, Roseau G, Barbier JP. Endosonographic features predictive of benign and malignant gastrointestinal stromal cell tumors. Gut 2000; 46:88-92.

13. Shen EF, Arnott IDR, Plevris J, Penman ID. Endoscopic ultrasonography in the diagnosis and management of sus-pected upper gastrointestinal submucosal tumours. Br J Surg 2002;89:231-5.

14. Ando N, Goto H, Niwa Y, Hirooka Y, Ohmiya N, Nagasaka T, Hayakawa T. The diagnosis of GI stromal tumors with EUS-guided fine needle aspiration with immunohistochemical analysis. Gastrointest Endosc 2002 Jan;55(1):37-43.

15. Faigel D. Managing subepithelial lesions: when and how to use EUS. ASGE Annual Postgraduate Course. DDW 2006; 41-50.

16. Cantor MJ, Davila RE, Faigel DO. Yield of tissue sampling for subepithelial lesions evaluated by EUS: a comparison between forceps biopsies and endoscopic submucosal resection. Gastrointest Endosc 2006;64:29-34.

17. Shim CS, Jung IS. Endoscopic removal of submucosal tumors. Endoscopy 2005;37:646-54.

18. Kim HJ, Kim BR, Kim SH et al. Unroofing technique for endoscopic therapy of gastrointestinal lipoma [Resumo]. Korean J Gastrointest Endosc 2003;27:362.

19. Park YS, Park SW, Kim TI, Song SY, Choi EH, Chung JB, Kang JK. Endoscopic enucleation of upper-GI submucosal tumors by using an insulated-tip electrosurgical knife. Gastrointest Endosc 2004 Mar;59(3):409-15.

20. Albuquerque W, Arantes V. Large gastric perforation after endoscopic mucosal resection treated by application of metallic clips. Endoscopy 2004;36:752-3.

21. Minami S, Gotoda T, Ono H, Oda I, Hamanaka H. Complete endoscopic closure of gastric perforation induced by endoscopic resection of early gastric cancer using endoclips can prevent surgery. Gastrointest Endosc 2006;63:596-601.

22. Kaehler G, Grobholz R, Langner C, Suchan K, Post S. A new technique of endoscopic full-thickness resection using a flexible stapler. Endoscopy 2006;38:86-9.

CAPÍTULO 73

VOLVO GÁSTRICO

Lincoln Eduardo Villela Vieira de Castro Ferreira
Laura Cotta Ornellas

INTRODUÇÃO

Volvo gástrico é uma condição rara e potencialmente letal, que consiste da rotação anormal do estômago sobre si mesmo. O termo volvo ou vólvulo deriva do latim *volvulum*, que significa "enrolamento".[1] Em 1579, Ambroise Paré descreveu o primeiro caso de volvo gástrico, em paciente que sofreu lesão diafragmática conseqüente a um ferimento com espada.[2] Os primeiros relatos de necrópsia e tratamento cirúrgico foram publicados, respectivamente, em 1866 e 1897.[3,4]

O volvo gástrico ocorre predominantemente em idosos, mas tem sido descrito em crianças e adolescentes com defeitos diafragmáticos congênitos. Acomete igualmente homens e mulheres. A manifestação clínica pode variar de um evento transitório, com sintomas leves de dor abdominal e vômitos, até a completa obstrução, com isquemia e necrose do estômago, que pode resultar em choque e morte se não reconhecido e tratado prontamente.[2, 5-7]

CLASSIFICAÇÃO

O volvo gástrico pode ser classificado de acordo com:

- eixo de rotação: organoaxial, mesenteroaxial ou combinação de ambos;
- etiologia: primário ou secundário;
- extensão da rotação: parcial ou completo;
- gravidade: agudo ou crônico.

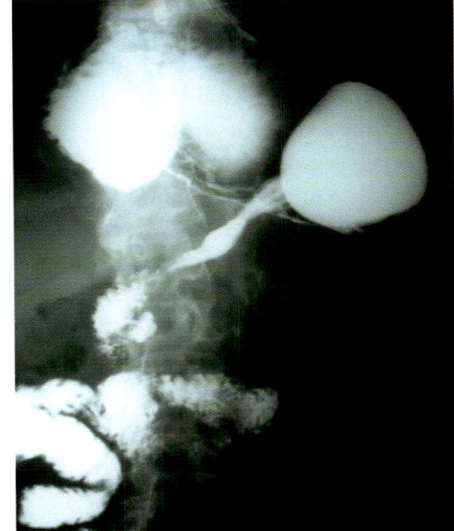

FIGURA 73.1

Volvo gástrico do tipo organoaxial visto à radiografia contrastada (*Cortesia do Dr. Adilton Toledo Ornellas*)

O volvo do tipo organoaxial (Figura 73.1) corresponde à maioria dos casos e consiste na rotação do estômago no eixo longitudinal, que liga a cárdia ao piloro. O antro gira anterior e superiormente, e o fundo, posterior e inferiormente, torcendo a grande curvatura em algum ponto da sua extensão. Em alguns casos, o eixo longitudinal passa pelo corpo gástrico, e a grande curvatura do corpo e do fundo gira anterior e superiormente. O volvo organoaxial é habitualmente um evento agudo, associado à hérnia diafragmática.[2] Isquemia e conseqüente gangrena do estômago são mais freqüentes na rotação organoaxial,

mas ocorrem em apenas 5% a 28% dos casos agudos devido ao rico suprimento de sangue no órgão.[5] O tipo mesenteroaxial (Figura 73.2) ocorre em aproximadamente um terço dos pacientes e consiste na rotação do estômago no eixo transversal, que liga a pequena à grande curvatura em ângulo reto, resultando em deslocamento anterior e superior do antro. Raramente, o antro e o piloro giram posteriormente.[2] O volvo mesenteroaxial está geralmente associado a relaxamento dos ligamentos que fixam o estômago ao duodeno, baço, fígado e diafragma, e ausência de defeitos diafragmáticos. A obstrução costuma ser parcial e intermitente, apresentando-se com sintomas crônicos. O terceiro tipo de volvo, que combina os dois tipos citados anteriormente, é raro.[2,8]

O volvo primário, também denominado de subdiafragmático, compreende aproximadamente um terço dos casos e acontece na ausência de defeitos diafragmáticos ou alterações intra-abdominais. Teoricamente, seria causado pelo relaxamento dos ligamentos de sustentação do estômago.[5,6,9] O tipo secundário, também denominado de supradiafragmático, corresponde aos dois terços restantes dos casos e ocorre em pacientes com defeitos diafragmáticos. No entanto, hérnia hiatal por deslizamento não tem relação com o desenvolvimento de volvo gástrico.[2] O principal fator predisponente é a hérnia hiatal pára-esofágica, mas o volvo também pode estar relacionado a elevação do diafragma, hérnia diafragmática traumática, neoplasia ou úlcera gástrica, lesão do nervo frênico causando paralisia diafragmática, compressão extrínseca no estômago por órgãos abdominais aumentados ou por aderências no abdome e no pós-operatório imediato ou tardio de algumas cirurgias no abdome superior. Freqüentemente, ocorre a associação de um ou mais dos fatores predisponentes citados anteriormente com o relaxamento dos ligamentos de sustentação do estômago.[5,10]

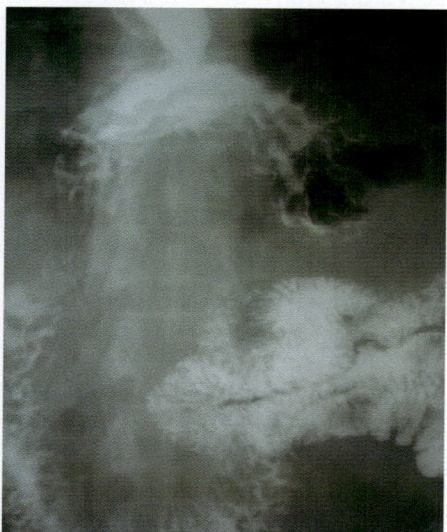

FIGURA 73.2

Volvo gástrico tipo mesenteroaxial visto à radiografia contrastada. (*Cortesia do Dr. Adilton Toledo Ornellas*)

O volvo gástrico parcial corresponde à rotação de menos de 180º do estômago e o completo se caracteriza pela rotação de 180º a 360º. A diferenciação entre volvo parcial e completo pode ser difícil na apresentação do quadro. Além disso, pacientes com volvo parcial crônico bem documentado podem evoluir para volvo completo.[11] Os tipos agudo e crônico serão descritos detalhadamente a seguir.

DIAGNÓSTICO

MANIFESTAÇÕES CLÍNICAS

Os sintomas do volvo gástrico variam na dependência da sua classificação. Em

1904, Borchardt[12] descreveu a tríade clínica clássica com o objetivo de nortear o diagnóstico do volvo gástrico agudo. A tríade compreende os seguintes achados: dor epigástrica intensa e distensão, vômitos seguidos de ânsias de vômito improdutivas, e dificuldade ou incapacidade de progressão de uma sonda nasogástrica. O reconhecimento rápido do volvo gástrico agudo é fundamental para o sucesso terapêutico, já que a mortalidade pode chegar a 50%.[5,6,13] Na maioria dos casos de volvo agudo, os pacientes sofrem rotação que excede 180º. O atraso no diagnóstico aumenta a chance de isquemia, perfuração, choque hipovolêmico e morte. Entretanto, os casos que apresentam diagnóstico rápido seguido de pronto tratamento têm baixo índice de morbidade e mortalidade.[6,14,15]

O volvo gástrico crônico apresenta sintomas vagos e inespecíficos. As queixas mais freqüentes são dor ou desconforto no epigástrio, saciedade precoce e sintomas relacionados a refluxo gastroesofágico.[8,16] Outros achados são disfagia, salivação e dispnéia.[8,9] Acredita-se que vários casos passam despercebidos durante meses ou anos. O achado de uma grande hérnia diafragmática na radiografia contrastada deve levantar a suspeita diagnóstica de volvo crônico, mesmo que o estômago não esteja torcido no momento do exame.[2]

EXAMES COMPLEMENTARES

A radiografia simples mostra uma víscera distendida, com nível líquido, localizada no tórax ou abdome superior.[17] O estudo radiológico contrastado com bário do trato gastrointestinal superior confirma o diagnóstico e demonstra o eixo de rotação do volvo.[2] Embora a ultra-sonografia não seja usada rotineiramente na avaliação do volvo gástrico, foi descrita uma alteração característica denominada "sinal do amendoim", que consiste na observação de estreitamento do estômago, com dilatação acima e abaixo da constrição.[18]

A endoscopia digestiva alta ajuda na definição do diagnóstico pela observa-

ção do estômago torcido e distendido, preenchido com um grande volume de secreção gástrica, e dificuldade em alcançar o antro. O líquido deve ser aspirado para permitir visualização adequada da mucosa gástrica. O piloro não pode ser identificado inicialmente. O endoscopista deve seguir o pregueado mucoso em direção a uma área de convergência de pregas e estreitamento da luz, localizada no fundo ou corpo e que deve ser cuidadosamente transposta em direção ao corpo distal e antro. Algumas vezes, a identificação da saída para o antro é difícil e, com freqüência, só pode ser alcançada com o endoscópio em retroversão. Devido ao risco de perfuração do estômago necrótico ou isquêmico ao se avançar o aparelho através de pregas torcidas, deve-se avaliar atentamente a superfície mucosa e evitar força excessiva na introdução do endoscópio. Assim que o antro for alcançado, o aparelho deve ser retrovertido para confirmação da passagem através do volvo.[7,11] A extensão do esôfago deve ser determinada durante a endoscopia, pois o esôfago encurtado limita a identificação da sua porção intra-abdominal durante a cirurgia e favorece a migração intratorácica da fundoplicatura.[16]

A manometria é importante na avaliação pré-operatória do volvo gástrico crônico, principalmente na detecção de desordens motoras do esôfago e na orientação da estratégia cirúrgica.[16] No entanto, os resultados da manometria devem ser interpretados com cautela na presença de volvo intratorácico. O deslocamento do estômago atua como uma "válvula" extra e pode aumentar erroneamente a pressão média do esfíncter esofágico inferior.[19]

Não há exames laboratoriais específicos que confirmem ou sugiram o diagnóstico de volvo.[8,15] Elevações da amilase e da fosfatase alcalina já foram relatadas, o que pode levar a um erro diagnóstico. A elevação da fosfatase alcalina pode ser justificada pela torção do ducto biliar comum quando ocorre a rotação da porção proximal do duodeno.[20] Foram relatados dois casos de volvo gástrico com níveis elevados de amilase, levando ao diagnóstico errôneo de pancreatite aguda.[21]

DIAGNÓSTICO DIFERENCIAL

Deve incluir infarto do miocárdio, pancreatite aguda, obstrução gástrica distal, úlcera péptica perfurada e ruptura da vesícula biliar.[8]

COMPLICAÇÕES

As complicações relacionadas ao volvo gástrico incluem ulceração, perfuração, hemorragia, necrose pancreática, avulsão do omento, necrose esofágica e, raramente, tamponamento cardíaco e ruptura do baço.[7,9,22-25]

TRATAMENTO

O volvo gástrico agudo é considerado uma emergência. Mesmo que o estômago não esteja encarcerado e os sintomas sejam vagos, o volvo requer pronto reconhecimento e conduta terapêutica imediata com a intenção de prevenir sua evolução para obstrução gástrica aguda, que é uma condição potencialmente letal.[26]

Inicialmente, a descompressão do estômago pode ser tentada com a passagem de uma sonda nasogástrica. A redução do volvo agudo pode até ser conseguida com essa intervenção isolada.[6,27] No entanto, talvez a passagem de sonda seja impossível, principalmente no volvo organoaxial, que apresenta obstrução da cárdia. No tipo mesenteroaxial, em que a cárdia permanece aberta, esse procedimento é mais factível.[8]

O tratamento do volvo pode ser realizado por meio de procedimentos cirúrgicos ou técnicas endoscópicas.

TRATAMENTO CIRÚRGICO

A correção do volvo gástrico pode ser feita por cirurgia aberta ou laparoscopia. Os objetivos da cirurgia são: a redução do volvo, fixação do estômago na sua posição intra-abdominal habitual (gas-tropexia) e a prevenção da sua recorrência com a reparação dos fatores predisponentes, ou seja, dos defeitos diafragmáticos e alterações intra-abdominais. O procedimento cirúrgico geralmente inclui a realização de fundoplicatura para tratar doença do refluxo gastroesofágico preexistente, prevenir possível refluxo gastroesofágico pós-operatório e fixar o estômago no abdome. No caso da presença de necrose, excisão local e gastrectomia parcial ou total podem ser necessárias.[9,16,28] A recorrência do volvo no pós-operatório é rara.[29]

Nos últimos anos, surgiu uma tendência para tratamento do volvo gástrico por laparoscopia. Não há estudo publicado que compare a cirurgia laparoscópica com a aberta para tratamento do volvo gástrico. Sabe-se, porém, que o procedimento laparoscópico demanda grande habilidade técnica e experiência do cirurgião, estando associado a um tempo operatório maior. Entretanto, a cirurgia aberta geralmente apresenta maior morbidade e tempo de hospitalização mais prolongado.[16,30]

TRATAMENTO ENDOSCÓPICO

A redução endoscópica do volvo deve ser tentada, a princípio, como medida temporária, proporcionando um tempo valioso para que o paciente possa ser preparado para uma cirurgia eletiva em melhores condições. No volvo agudo, o tratamento endoscópico pode reduzir a morbidade e a mortalidade da cirurgia de emergência, que chegam a 60% no paciente com isquemia gástrica. A redução pré-operatória do volvo também diminui o edema, facilitando o procedimento cirúrgico. Pode ser usada no tratamento provisório do volvo agudo ou crônico, embora a maioria dos relatos publicados envolva pacientes com volvo crônico.[7,11]

As técnicas endoscópicas descritas na literatura incluem manobras rotacionais não-específicas,[14,31] manobra em "J" ou manobra em "J" estendida[14,24,31-34] e a "técnica da alça alfa". A última foi descrita em 1995 por Tsang e colaboradores[11] e consiste no posicionamento do endoscópio no estômago proximal, sua retroversão e avanço com leve pressão no estômago proximal para formar uma alça alfa. Depois, a ponta do endoscópio é passada anteriormente à porção retrovertida e avançada novamente através da luz estreitada em direção ao antro e, se possível, até ao bulbo duodenal. Finalmente, o endoscópio é submetido a uma torção em sentido horário para desenrolar a alça alfa e, conseqüentemente, reduzir o volvo gástrico. O procedimento deve ser realizado sob fluoroscopia com o objetivo de observar a anatomia gástrica e assegurar que o estômago não seja mais torcido, potencialmente agravando a situação. A anatomia do estômago deve ser, então, reavaliada. Caso não se consiga a redução do volvo por meio da rotação do endoscópio em sentido horário, os autores recomendam uma tentativa de rotação em sentido anti-horário, depois de avançar a ponta do endoscópio para a direita da porção retrovertida. Assim, ocorreria a redução do volvo secundário à rotação posterior do estômago, que é pouco freqüente. A "técnica da alça alfa" apresenta uma provável vantagem sobre as outras técnicas, pois o desenrolamento da alça alfa proporciona uma força maior para a redução do volvo do que a proporcionada pelo giro do endoscópio em forma de "J".[11]

Pode haver recorrência do volvo gástrico, caso a alteração predisponente não seja reparada e o estômago não seja fixado na sua posição anatômica normal. Portanto, a redução endoscópica não pode ser considerada tratamento definitivo do volvo gástrico secundário.[7] O papel da redução endoscópica como tratamento definitivo nos casos de alto risco cirúrgico e de volvo idiopático deve ser mais bem avaliado. Bhasin e colaboradores[32] observaram persistência da anatomia gástrica normal em 5 de 6 pacientes com volvo organoaxial idiopático submetidos à redução endoscópica e acompanhados durante 5 a 26 meses com estudo radiológico contrastado. Outros exemplos de tratamento endoscópico definitivo são encontrados no trabalho de Akamatsu e colaboradores[35] com 13 doadores vivos que apresentaram volvo gástrico do tipo mesenteroaxial no pós-operatório de retirada do enxerto hepático. A redução endoscópica foi bem-sucedida em 12 dos 13 pacientes, com desaparecimento dos sintomas de obstrução gástrica. Nenhum caso apresentou recorrência do volvo, provavelmente devido à expansão gradual do fígado remanescente para o mesmo tamanho que apresentava antes da ressecção, levando ao desaparecimento do espaço morto. O doador que não respondeu ao tratamento (três tentativas) foi submetido novamente à redução endoscópica, com subseqüente colocação de uma sonda nasogástrica guiada por endoscopia e posicionada no duodeno. A sonda foi retirada depois de 14 dias, sem recorrência do volvo. Não foi necessária a correção cirúrgica do volvo em nenhum doador.

A revisão da literatura não evidencia complicação significativa durante ou após a redução endoscópica de volvo organoaxial ou mesenteroaxial. O tratamento endoscópico pode ser realizado com segurança desde que os pacientes não apresentem sinais de irritação peritoneal ou outros achados sugestivos de necrose ou isquemia gástrica, como sinais radiológicos (ar livre ou na parede do estômago, extravasamento de bário) ou endoscópicos (mucosa friável e escurecida).[7,11]

Após a redução do volvo, gastrostomia percutânea endoscópica pode ser realizada com o objetivo de fixar a parede anterior do estômago à parede abdominal nos casos de relaxamento dos ligamentos. Alguns autores[14,36,37] relataram a colocação com sucesso de duas sondas de gastrostomia endoscópica percutânea (no antro e no corpo) para tratamento de volvo gástrico recorrente, em pacientes com alto risco cirúrgico. Os procedimentos resultaram em persistência do estômago na sua posição normal mesmo após a retirada das sondas. Posteriormente, foi sugerido que uma única gastrostomia endoscópica percutânea seria suficiente para fixação do estômago.[38] A recorrência do volvo após redução endoscópica pode ocorrer devido à fixação do estômago em apenas dois pontos: junção gastroesofágica e região pilórica. Teoricamente, três pontos de fixação seriam necessários para a prevenção tanto da torção quanto do giro do estômago. Essa definição pode ser exemplificada com uma cadeira, que precisa de no mínimo três pernas para se manter estável, apesar de quatro pernas propiciarem maior segurança. Como o risco de complicação aumenta com a colocação de várias sondas, a inserção de mais uma sonda deve ser considerada apenas se houver recorrência do volvo. Teoricamente não há necessidade da realização de gastrostomias, e sim de pontos fixadores na parede gástrica à parede abdominal, que podem ser realizados com agulhas retas ou curvas, por via percutânea e sob controle endoscópico.

A combinação de endoscopia e laparoscopia para tratamento do volvo gástrico crônico primário foi relatada por Beqiri e colaboradores.[39] Inicialmente, o volvo foi reduzido durante laparoscopia e o endoscópio foi passado para dentro do estômago. A fixação do órgão foi, então, realizada com a colocação de quatro prendedores endoscópicos em "T" na parede anterior do antro e do corpo. Os prendedores foram retirados depois de três semanas, sem recorrência do volvo. Os autores relataram que se trata de um método rápido, simples e seguro, que promove boa fixação do estômago com pouco desconforto para o paciente.

Embora a terapia endoscópica permita a redução e até a fixação do estômago em sua posição normal com sucesso, ainda não pode ser considerada como tratamento definitivo, principalmente se existem dúvidas quanto à viabilidade do órgão, presença de defeitos diafragmáticos ou alterações intra-abdominais predisponentes. São necessários estudos em pacientes com vários tipos de volvos sintomáticos submetidos a tratamento endoscópico, com longos períodos de acompanhamento, para determinação do significado e da freqüência de recorrência. A conduta mais apropriada no momento seria a realização do tratamento endoscópico com o objetivo de preparar o paciente para uma cirurgia eletiva com menor risco pré-operatório. No entanto, a redução endoscópica com gastrostomia ou fixação percutânea pode ser realizada como tratamento definitivo nos pacientes muito idosos, portadores de comorbidades e com alto risco cirúrgico.[7]

REFERÊNCIAS BIBLIOGRÁFICAS

1. Houaiss IA. Dicionário Houaiss da língua portuguesa. Rio de Janeiro: Objetiva; 2001.

2. Harford W, Jeyarajah R. Abdominal hernias and their complications, including gastric volvulus. In: Feldman M, Friedman LS, Sleisenger MH, editors. Sleisenger & Fordtran's gastrointestinal and liver disease: pathophysiology, diagnosis, management. 7th ed. Philadelphia: Saunders; 2002. P. 369-85.

3. Berti A. Singolare attortigliamento dele'esofago col duodeno segultta della rapida morte. Gazz Med Ital 1866;9:139-41.

4. Berg J. Zwei falle von axendrehung des magens; operation; heilung. Nord Med Arkiv 1897;30:1-6.

5. Wasselle JA, Norman J. Acute gastric volvulus: pathogenesis, diagnosis, and treatment. Am J Gastroenterol 1993;88(10): 1780-4.

6. Carter R, Brewer LA, 3rd, Hinshaw DB. Acute gastric volvulus. A study of 25 cases. Am J Surg 1980;140(1):99-106.

7. Wolfgang R, Lee JG. Endoscopic treatment of acute gastric volvulus causing cardiac tamponade. J Clin Gastroenterol 2001;32(4):336-9.

8. Godshall D, Mossallam U, Rosenbaum R. Gastric volvulus: case report and review of the literature. J Emerg Med 1999; 17(5):837-40.

9. Tanner NC. Chronic and recurrent volvulus of the stomach with late results of "colonic displacement". Am J Surg 1968;115(4):505-15.

10. Milne LW, Hunter JJ, Anshus JS, Rosen P. Gastric volvulus: two cases and a review of the literature. J Emerg Med 1994; 12(3):299-306.

11. Tsang TK, Walker R, Yu DJ. Endoscopic reduction of gastric volvulus: the alpha-loop maneuver. Gastrointest Endosc 1995;42(3):244-8.

12. Borchardt M. Zur pathologie und therapie des magnevolvulus. Arch Klin Chir 1904;74:243-60.

13. Smith RJ. Volvulus of the stomach. J Natl Med Assoc 1983; 75(4):393-7.

14. Eckhauser ML, Ferron JP. The use of dual percutaneous endoscopic gastrostomy (DPEG) in the management of chronic intermittent gastric volvulus. Gastrointest Endosc 1985; 31(5):340-2.

15. Teague WJ, Ackroyd R, Watson DI, Devitt PG. Changing patterns in the management of gastric volvulus over 14 years. Br J Surg 2000;87(3):358-61.

16. Katkhouda N, Mavor E, Achanta K, Friedlander MH, Grant SW, Essani R et al. Laparoscopic repair of chronic intrathoracic gastric volvulus. Surgery 2000;128(5):784-90.

17. Kontorinis N, Waters TE, Zimmerman M, Kaard A. Images of interest. Gastrointestinal: gastric volvulus. J Gastroenterol Hepatol 2001;16(2):227.

18. Matsuzaki Y, Asai M, Okura T, Tamura R. Ultrasonography of gastric volvulus: "peanut sign". Intern Med 2001;40(1):23-7.

19. Zaninotto G, Costantini M, Anselmino M, Boccu C, Molena D, Rigotti P et al. Oesophageal and cardia function in patients with paraoesophageal hiatus hernia. Br J Surg 1997; 84(8):1163-7.

20. Llaneza PP, Salt WB, 2nd, Partyka EK. Extrahepatic biliary obstruction complicating a diaphragmatic hiatal hernia with intrathoracic gastric volvulus. Am J Gastroenterol 1986;81(4):292-4.

21. Williams L, Lansdown MR, Larvin M, Ward DC. Gastric volvulus: a rare cause of hyperamylasaemia. Br J Clin Pract 1990;44(12):708-9.

22. Chessick KC, Hoye SJ. Paraesophageal hernia and gastric volvulus. J Fla Med Assoc 1975;62(9):30-4.

23. Giblin TR, Martin JD, Jr. Volvulus of the stomach. Am Surg 1960;26:759-62.

24. Haddad JK, Doherty C, Clark RE. Acute gastric volvulus – endoscopic derotation. West J Med 1977;127(4):341-6.

25. Kram M, Gorenstein L, Eisen D, Cohen D. Acute esophageal necrosis associated with gastric volvulus. Gastrointest Endosc 2000;51(5):610-2.

26. Hill LD. Incarcerated paraesophageal hernia. A surgical emergency. Am J Surg 1973;126(2):286-91.

27. Llaneza PP, Salt WB. 2nd. Gastric volvulus. More common than previously thought? Postgrad Med 1986;80(5):279-83, 287-8.

28. Ellis H. Diaphragmatic hernia-a diagnostic challenge. Postgrad Med J 1986;62(727):325-7.

29. Lee TC, Liu KL, Lin MT, Wang HP. Unusual cause of emesis in an octogenarian: organoaxial gastric volvulus associated with paraesophageal diaphragmatic hernia. J Am Geriatr Soc 2006;54(3):555-7.

30. Carlson MA, Condon RE, Ludwig KA, Schulte WJ. Management of intrathoracic stomach with polypropylene mesh prosthesis reinforced transabdominal hiatus hernia repair. J Am Coll Surg 1998;187(3):227-30.

31. Lowenthal MN, Odes HS, Fritsch E. Endoscopic reduction of acute gastric volvulus complicating motor neuron disease. Isr J Med Sci 1985;21(6):552-3.

32. Bhasin DK, Nagi B, Kochhar R, Singh K, Gupta NM, Mehta SK. Endoscopic management of chronic organoaxial volvulus of the stomach. Am J Gastroenterol 1990;85(11):1486-8.

33. Bhasin DK, Nagi B, Kochhar R, Singh K, Mehta SK. Endoscopic correction of organo-axial volvulus. Endoscopy 1988; 20(5):283.

34. Patel NM. Endoscopic correction of chronic gastric volvulus. Gastrointest Endosc 1983;29(1):63.

35. Akamatsu T, Nakamura N, Kiyosawa K, Ikegami T, Hashikura Y, Miyagawa S et al. Gastric volvulus in living, related liver transplantation donors and usefulness of endoscopic correction. Gastrointest Endosc 2002;55(1):55-7.

36. Ghosh S, Palmer KR. Double percutaneous endoscopic gastrostomy fixation: an effective treatment for recurrent gastric volvulus. Am J Gastroenterol 1993;88(8):1271-2.

37. Baudet JS, Armengol-Miro JR, Medina C, Accarino AM, Vilaseca J, Malagelada JR. Percutaneous endoscopic gastrostomy as a treatment for chronic gastric volvulus. Endoscopy 1997;29(2):147-8.

38. Tsang TK, Johnson YL, Pollack J, Gore RM. Use of single percutaneous endoscopic gastrostomy in management of gastric volvulus in three patients. Dig Dis Sci 1998;43(12):2659-65.

39. Beqiri A, VanderKolk WE, Scheeres D. Combined endoscopic and laparoscopic management of chronic gastric volvulus. Gastrointest Endosc 1997;46(5):450-2.

CAPÍTULO 74

GASTROPATIA ACTÍNICA

Jairo Silva Alves

Maria de Fátima Masiero Bittencourt

INTRODUÇÃO

Com a descoberta dos raios X, em 1895, pelo professor Wilhelm Konrad Roentgen, a radiação eletromagnética começou a ser utilizada para fins diagnósticos e terapêuticos. O grande avanço dessa técnica ocorreu a partir da década de 1950, com a descoberta de novos agentes para radiação que apresentavam melhor capacidade de distribuição em profundidade, permitindo tratar, com maior eficácia, tumores profundamente situados. Além disso, desenvolveram-se os aceleradores lineares de partículas, fundamentais para o direcionamento adequado da radiação. Desde então, grandes avanços ocorreram e hoje pode-se determinar com absoluta segurança a dose de radiação para qualquer ponto da área de interesse.

Os estudos relativos à proteção radiobiológica e aos mecanismos de ação da radiação em nível celular, juntamente com a atuação de equipes multidisciplinares capacitadas para a utilização das novas técnicas de radiação, têm auxiliado na redução dos efeitos negativos dessa modalidade terapêutica no ser humano.[1-2] Mesmo assim, lesões relacionadas à radiação ocorrem com freqüência. O tubo digestivo apresenta sensibilidade e resistência variável, dependendo do local envolvido. O acometimento gástrico raramente é observado e por isso os relatos na literatura médica são escassos. Quando ocorre, entretanto, pode comprometer de forma significativa a qualidade de vida. Lesões potencialmente tratadas por métodos endoscópicos motivaram esta revisão.

EPIDEMIOLOGIA

Não existe, na literatura médica, estimativa adequada de quantos pacientes recebem tratamento radioterápico para as neoplasias. Na Inglaterra, anualmente, 12 mil indivíduos recebem radioterapia radical para tratamento de câncer pélvico, sendo alta a incidência de sintomas gastrointestinais crônicos, independentemente de sua gravidade (80%).[3-5] Quando se emprega rigidez metodológica na definição da toxicidade gastrointestinal, uma estimativa adequada parece ser de 50%[6] dentre os pacientes irradiados. Existem poucos relatos isolados de casos sobre a prevalência de complicações gástricas tardias da radioterapia em pacientes com doença de Hodgkin e outros linfomas, como as descritas por Kellum e colaboradores[7] e Cosset e colaboradores,[8] que relataram prevalência de 7% dessas complicações, a maioria lesões ulceradas. Somente encontramos dois relatos publicados de hemorragia digestiva devido à gastropatia actínica.[9-10] Rowsit e colaboradores[11] evidenciaram maior prevalência de complicações gástricas (64%) nos casos em que a dosagem da radiação total empregada foi maior. Essas complicações incluíam úlceras, perfurações gástricas, estenoses e sintomas dispépticos.

MECANISMO DAS LESÕES INDUZIDAS PELA RADIOTERAPIA

As radiações convencionais, à disposição para uso clínico, exercem o seu maior efeito no nível da molécula do DNA. Pode ocorrer ação direta ou indireta, com conseqüente ruptura da cadeia molecular. Por meio da ação indireta, há uma interação da radiação com substâncias intracelulares, principalmente a água, com produção de radicais livres, altamente reagentes, determinando a ruptura da cadeia da molécula. Esse é o principal mecanismo da radiação. A ruptura da cadeia de bases púricas e pirimídicas poderá ser simples ou dupla. No primeiro caso, é possível a recuperação do dano celular, enquanto na ruptura dupla há, freqüentemente, um dano celular irreversível.[1]

A sensibilidade celular à radiação é dependente da fase do ciclo celular. Células que estão em mitose ou aquelas que se encontram em fase tardia de G1 e na fase inicial de síntese apresentam maior sensibilidade à radiação. A incidência de lesões induzidas pela radioterapia é menor se a dose é fracionada.[2] Aplicam-se pequenas doses diariamente, baseadas em um princípio da radiobiologia conhecido como "quatro Rs" (redistribuição, reparação, repopulação e reoxigenação).[1]

Os efeitos da radioterapia podem ser imediatos, mediatos ou tardios. Os efeitos imediatos decorrem da inflamação aguda com edema, com ou sem hemorragia nos locais irradiados, que aparecem em poucos dias. Podem ocorrer sintomas que, em conjunto, são considerados como uma síndrome denominada "mal da radiação", caracterizada por inapetência, mal-estar geral, diarréia, náuseas e vômitos. Os efeitos mediatos são os que aparecem de dois a seis meses da exposição à radiação, e os tardios são os que ocorrem após seis meses. Os efeitos mediatos e tardios da radiação em um órgão ou tecido normal dependem da sua capacidade de regeneração ou reparação. Podem ocorrer ulceração, fibrose e até atrofia dos órgãos.[1]

Todo o tubo gastrointestinal é susceptível à ação da radioterapia em doses que podem variar entre 4.000 rads e 7.000 rads, dependendo do local irradiado. Boca, esôfago, intestino delgado e reto são os segmentos do tubo digestivo mais sensíveis à radiolesão.[12] As células da mucosa gástrica apresentam sensibilidade intermediária, e o acometimento do estômago pode ocorrer após o tratamento radioterápico de linfomas, tumores retroperitoniais, ovário, mediastino ou pulmão. Os mecanismos fisiopatológicos desencadeados pela radiação no estômago parecem ser semelhantes ao que se observa no restante do tubo digestivo, porém a seqüência exata das alterações patológicas responsáveis pelos sintomas gástricos ainda é pouco estudada.

Warren e Friedman[13] avaliaram 38 casos de pacientes com sinais e sintomas digestivos pós-radioterapia e propuseram que as alterações causadas pela radiação no trato digestivo deveriam ser divididas em critérios diagnósticos primários e secundários. Os principais achados histopatológicos são hialinização do tecido conectivo, presença de fibroblastos anormais, telangiectasia e degeneração hialina da parede dos vasos. Como achados secundários, incluíram anormalidades endoteliais, fleboesclerose e alterações epiteliais. Mulligan[14] realizou ampla revisão sobre as altera-

ções histológicas em humanos (peças cirúrgicas e autópsias) e por meio de estudos experimentais. Concluiu que as alterações evidenciadas em laboratório eram similares às encontradas nos pacientes avaliados.

DIAGNÓSTICO

O envolvimento agudo do estômago pode determinar sintomas, tais como náuseas, vômitos e dor ou desconforto epigástrico.[10] Esses sintomas, geralmente, permanecem por mais de 30 dias após o término da aplicação da dose total, e raramente ocorre a fibrose, a ulceração ou a necrose tardia. Sintomas relacionados às alterações crônicas incluem anemia, melena, dor epigástrica, sintomas obstrutivos gástricos nos raros casos de estenose por fibrose e sintomas gerais, como emagrecimento.

Os achados endoscópicos na gastropatia actínica são variáveis e incluem palidez ou eritema da mucosa, anormalidades vasculares (Figura 74.1), ulcerações na mucosa e estenose (Figura 74.2). Kellum e colaboradores[11] publicaram uma série de casos de pacientes com lesões gástricas secundárias à radioterapia, que incluíam úlceras gástricas, gastrite hemorrágica, forma pseudotumoral e estenose pilórica.

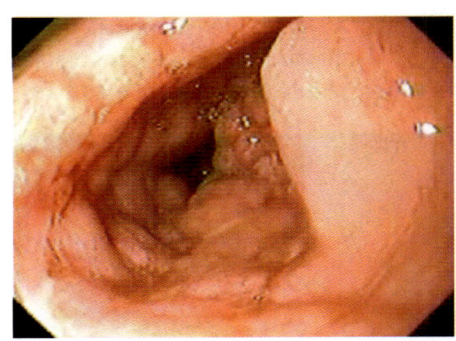

FIGURA 74.1

Intenso processo inflamatório da mucosa gástrica pós-radioterapia, com lesões vasculares *(Cortesia do Dr. Paulo Bittencourt, Serviço de Endoscopia do Hospital Felício Rocho)*

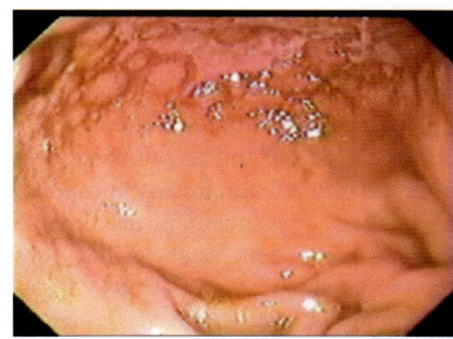

FIGURA 74.2

Lesões vasculares ectásicas e ulcerações rasas da mucosa na gastropatia actínica *(Cortesia do Serviço de Endoscopia do Hospital Felício Rocho)*

As descrições sobre o efeito da radiação em outras regiões do tubo digestivo sugerem que as alterações histológicas são principalmente de natureza vascular, como fibrose subintimal e trombos plaquetários nas arteríolas da submucosa com fibrose do tecido conectivo.[15] Alguns trabalhos sugerem que o sangramento ou a perfuração representam os dois extremos do espectro da doença, estando a estenose em posição intermediária.[16] Relacionam a profundidade do acometimento da parede intestinal à intensidade do dano causado pela radiação (sangramento, estenose, perfuração ou fístula).

TRATAMENTO

Os sintomas gastrointestinais, muito freqüentes durante o tratamento radioterápico, são tratados pelo oncologista e raramente pelo gastroenterologista. Avaliação endoscópica raramente é solicitada. Os relatos de alterações agudas gástricas de natureza actínica são raros, mas podem ocorrer hemorragias que necessitem de abordagem endoscópica e utilização das técnicas habituais de abordagem das lesões agudas gástricas (métodos térmicos ou de injeção).

As complicações crônicas incluem as lesões vasculares e as lesões relacionadas à fibrose da parede, que podem levar à estenose do órgão. As propostas terapêuticas apresentadas para o tratamento dessas lesões apresentam nível de evidência IV,[17] ou seja, baseiam-se na opinião de *experts*. Assim, os raros relatos de casos sobre o tratamento de lesões gástricas actínicas publicados ou apresentados em congressos[18] propõem abordagens convencionais, usualmente empregadas e bem estabelecidas para lesões semelhantes por outras causas. A terapêutica endoscópica dessas lesões inclui métodos térmicos de contato como *heater probe* e cateter bipolar (Figura 74.5), injeção local de substâncias vasoativas e esclerosantes (adrenalina, álcool) e métodos térmicos sem contato, como fotocoagulação e coagulação com plasma de argônio (APC).[19]

Nos relatos de casos publicados sobre lesões sangrantes gástricas de natureza actínica, foram empregados métodos de injeção e de coagulação com plasma de argônio e métodos mecânicos como a ligadura elástica (Figuras 74.3 e 74.4).[10,18]

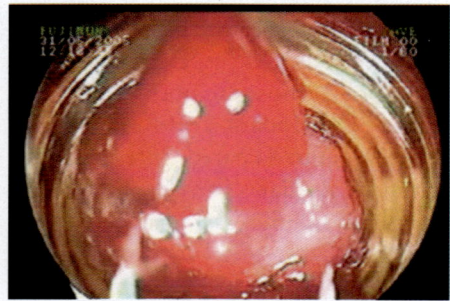

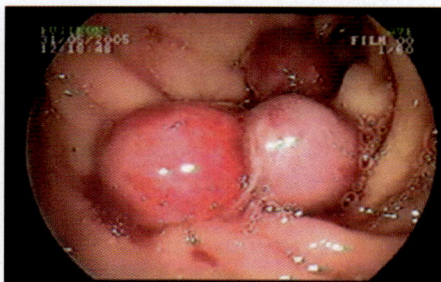

FIGURAS 74.3 E 74.4

Ligadura elástica de lesões sangrantes da gastropatia actínica *(Cortesia do Serviço de Endoscopia do Hospital Felício Rocho)*

A injeção de solução de adrenalina, 1:10.000, em lesões sangrantes gástricas,

contribui para a interrupção do sangramento agudo. O tratamento definitivo dessas lesões vasculares, no entanto, é realizado com a injeção endoscópica de soluções com agentes esclerosantes. Em uma série de oito pacientes, Rose[20] observou redução significativa na necessidade de transfusão sangüínea com a injeção de álcool absoluto.

Entre os métodos térmicos, o *laser* de Nd:Yag e o de argônio estão disponíveis apenas em grandes centros. A coagulação com plasma de argônio é uma técnica de eletrocoagulação na qual o cateter não toca a mucosa e utiliza uma corrente monopolar de alta freqüência conduzida à superfície tecidual por meio do gás de argônio ionizado.[17,19,21] A vantagem da aplicação dessa técnica deve-se à limitada penetração na profundidade da mucosa com conseqüente redução no risco de perfuração. Essa modalidade terapêutica tem sido empregada na hemostasia de lesões vasculares superficiais, como as presentes na retite actínica[22] e angiodisplasias.[23,24]

Devemos considerar, entretanto, que ainda não existem estudos comparativos randomizados entre o plasma de argônio e as outras modalidades terapêuticas. A sua utilização no tratamento da hemorragia causada pelas lesões actínicas no estômago tem sido descrita nos poucos casos publicados. Não foram avaliados a incidência de complicações, o número de sessões necessárias e a eficácia em longo prazo. A técnica, no entanto, além dos bons resultados iniciais, é promissora, devido à redução dos custos e ao baixo

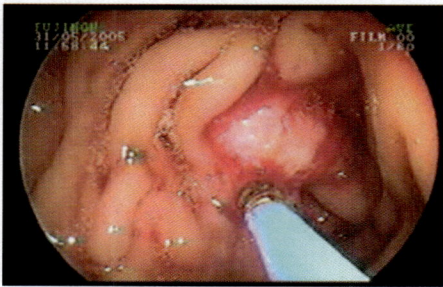

FIGURA 74.5

Tratamento endoscópico de lesão sangrante da gastrite actínica com método térmico (cateter bipolar)

índice de complicações. O emprego da coagulação com plasma de argônio para o tratamento da retite actínica foi avaliado em várias séries de casos publicados.[17] A potência utilizada variou de 40 W a 60 W, com fluxo de gás entre 1,0 e 1,5 litro por minuto. Uma complicação potencial na utilização dessa técnica é a excessiva distensão gástrica pela rápida insuflação do gás. O emprego do endoscópio de duplo-canal pode ser benéfico na utilização dessa técnica.[10]

Estenoses do trato gastrointestinal constituem complicações tardias pós-radioterapia. Abordagem endoscópica, por meio da dilatação com balão hidrostático, sob visão direta, representa uma modalidade terapêutica com baixo índice de complicações. Os balões hidrostáticos estão disponíveis em diferentes marcas e podem ser introduzidos pelo canal do aparelho ou por fios-guia. Apresentam entre 150 cm e 180 cm de extensão e, quando inflados, atingem um diâmetro de até 20 mm.[23] As maiores séries publicadas sobre o método, em estenoses gástricas, referem-se a estenoses pépticas.[26] Raros casos de estenoses gástricas pós-radioterapia tratados com esse método foram descritos. Estudos prospectivos sobre o método, por outros motivos, sugerem a manutenção da insuflação por três minutos. A escolha do diâmetro do balão dependerá da estenose a ser tratada. O sucesso do tratamento é definido pela melhora do esvaziamento gástrico com conseqüente alívio sintomático. Resultados em longo prazo, bem como a freqüência e o intervalo das dilatações, ainda são indefinidos.

A baixa prevalência das complicações gástricas, relacionadas à radiação, dificulta a realização de estudos prospectivos para a avaliação das melhores abordagens desses pacientes. Não existem estudos metodologicamente bem conduzidos para avaliar a eficácia dos métodos empregados nem a incidência de complicações na abordagem endoscópica da gastrite actínica. As publicações têm demonstrado, entretanto, bons resultados em curto e médio prazo, com baixos índices de complicações.

REFERÊNCIAS BIBLIOGRÁFICAS

1. Filho AB, Ferreira PR. Princípios de tratamento radioterápico. In: Schwartsmamnn G et al, editores. Oncologia clínica, princípios e prática. Porto Alegre: Artes Médicas Sul; 1991. P. 97-105.

2. Ramos J Jr. Oncologia clínica. 2ª ed. São Paulo: Savier; 1994.

3. Gami B, Harrington K, Blake P, Dearnaley D, Tait D, Davies J et al. How patients manage gastrointestinal symptoms after pelvic radiotherapy. Aliment Pharmacol Ther 2003;18(10): 987-94.

4. Potosky AL, Legler J, Albertesen PC, Stanford JL, Gilliland FD, Hamilton AS et al. Health outcomes after prostatectomy or radiotherapy for prostate cancer: results from the prostate cancer outcomes study. J Natl Cancer Inst 2000;92(19):1582-92.

5. Kollmorgen CF, Meagher A, Wolff B, Pernberton JH, Materson JA, Illstrup DM et al. The long term effect of adjuvant post-operative chemoradiotherapy for rectal carcinoma on bowel function. Ann Surg 1994;220:676-82.

6. Yeoh EE, Botten R, Russo AP, Mcgowan R, Fraser R, Roos D et al. Chronic effects of therapeutic irradiation for localized prostatic carcinoma on anorectal function. Int J Radiation Oncology Biol Phys 2000;47(4):915-24.

7. Kellum JM Jr, Jaffe BM, Calhoun TR, Ballinger WF. Gastric complications after radiotherapy for Hodgkin's disease and other lynphomas. Am J Surg 1977;134(3):314-7.

8. Cosset JM, Henry-Amar M, Burgers JMV, Noordijk EM, Werf-Messing BV, Meerwaldt JH et al. Late radiation injuries of the gastrointestinal tract in the H2 and H5 EORTC Hodgkin's disease trials: emphasis on the role of exploratory laparotomy and fractionation. Radiother Oncol 1988;13(1):61-8.

9. Grover N, Johnson A. Aminocaproic acid used to control upper gastrointestinal bleeding in radiation gastritis. Dig Dis Sci 1997;42(5):982-3.

10. Morrow JB, Dumot JA, Vargo II JJ. Radiation-induced hemorrhagic carditis treated with argon plasma coagulator. Gastrointest Endosc 2000;51(4):498-9.

11. Roswit B, Malsky SJ, Reid CB. Severe radiation injuries of the stomach, small intestine, colon and rectum. Am J Roentgenol Radium Ther Nucl Med 1972;114(2):460-75.

12. Khan SA, Wingard JR. Infection and mucosal injury in cancer treatment. J Natl Cancer Inst Monog 2001;(29):31-6.

13. Warren S, Friedman NB. Pathology and pathologic diagnosis of radiation lesions in the gastro-intestinal tract. Am J Path 1942;18:499-507.

14. Mulligan RM. The lesions produced in the gastro-intestinal tract by irradiation. Am J Path 1942;18:515-25.

15. Haboubi NY, Schofield PF, Rowland PL. The light and electron microscopic features of early and late phase radiation-induced proctitis. Am J Gastroenterol 1988;83(10):1140-4.

16. Galland RB, Spencer J. The natural history of clinically established radiation enteritis. Lancet 1985;1(8440):1257-8.

17. Vargo JJ. Clinical applications of the argon plasma coagulator. Gastrointest Endosc 2004;59(1):81-8.

18. Albuquerque W, Arantes V, Scalabrini-Neto AO, Duarte DL, Uejo P, Cunha-Melo JR. Gastrite actínica hemorrágica: tratamento endoscópico por ligadura elástica múltipla. Rev Méd Minas Gerais 2005;15(2 Suppl 2):S118-S55.

19. Sebastian S, O'Morain CA, Buckley MJM. Review article: current therapeutic options for gastric antral vascular ectasia. Aliment Pharmacol Ther 2003;18(2):157-65.

20. Rose JDR. Endoscopic injection of alcohol for bleeding from gastroduodenal vascular anormalies. Br Med J 1987;295:93-4.

21. ASGE. The argon plasma coagulator. Gastrointest Endosc 2002;55(7):807-10.

22. Silva RA, Correia AJ, Dias LM, Viana HL, Vianna RL. Argon plasma coagulation therapy for hemorrhagic radiation proctosigmoiditis. Gastrointest Endosc 1999;50(2):221-4.

23. Sebastian SS, McLoughlin R, Steele C et al. Argon plasma coagulation for the treatment of gastrointestinal vascular ectasia: a study of 51 patients [resumo]. Gastroenterology 2002;122(4):A334.

24. Pavey DA, Craig PI. Endoscopic therapy for upper-GI vascular ectasias. Gastrointest Endosc 2004;59(2):233-8.

25. Tanure JC. Dilatação da estenose péptica piloroduodenal com balão hidrostático. In: Castro LP, Savassi-Rocha PR, Lima DA, Tanure JC, editores. Tópicos em gastroenterologia 8: diagnóstico e tratamento. Rio de Janeiro: Medsi; 1998. P.193-8.

26. Lam Y, Lau JY, Fung TM, Ng EK, Wong SK, Sung JJ et al. Endoscopic ballon dilatation for benign gastric outlet obstruction with Helicobacter pylori infection. Gastrointest Endosc 2004;60:229-33.

CAPÍTULO 75

DESORDENS VASCULARES: DEFINIÇÃO E TRATAMENTO ENDOSCÓPICO

Gilberto Reynaldo Mansur
Gustavo Francisco de Souza e Mello

INTRODUÇÃO

A doença ulcerosa péptica e a hipertensão portal respondem pela maioria dos casos de hemorragia digestiva alta, porém um pequeno, mas importante contingente de pacientes apresenta lesões sangrantes vasculares do tipo angiodisplasias, estômago em melancia ou Dieulafoy. Uma endoscopia cuidadosa é crítica nesses casos, já que o diagnóstico freqüentemente é difícil. A chance de terapêutica endoscópica e a avaliação prognóstica dependem da acurácia do exame inicial. A hemostasia definitiva dessas lesões tem impacto definido na morbimortalidade e na evolução desses pacientes.[1]

ANGIODISPLASIAS

Angiodisplasias, ou ectasias vasculares, são representadas microscopicamente por vasos mucosos ou submucosos ectasiados, com redução de músculo liso parietal e sem processo inflamatório associado. O termo "telangiectasia" designa lesões semelhantes, no contexto de doenças hereditárias ou sistêmicas. Essas lesões respondem por cerca de 5% dos casos de hemorragia digestiva alta,[2] por vezes intensa, e são eventualmente acompanhadas de lesões no delgado e no cólon. Existe associação dessas lesões com doenças do colágeno, insuficiência renal crônica, lesões valvulares cardíacas e síndrome telangiectásica hemorrágica hereditária (Rendu-Osler-Weber).

A endoscopia habitualmente revela um ponto avermelhado intenso, até mesmo em pacientes intensamente anemiados, ou um novelo de diminutos vasos subepiteliais ingurgitados, podendo assumir aspecto aracneiforme ou "de samambaia" (Figura 75.1). A ausência de sinais de sangramento ativo, de coágulos ou erosões não confirma as angiodisplasias como causa do sangramento, devendo-se prosseguir na busca sistemática de outras causas. O diagnóstico diferencial com trauma endoscópico, principalmente por sucção, deve ser considerado.

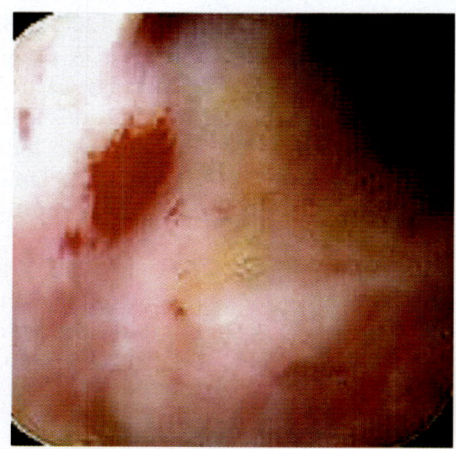

FIGURA 75.I

Angiodisplasia gástrica

As opções de tratamento endoscópico são: térmica – *heater probe*, coagulador bipolar (CB), coagulação argônio-assistida (CAA) e *laser*; injetável – álcool e esclerosantes; e mecânica – ligadura elástica e clipagem.

Existe apenas um trabalho comparativo entre os diversos métodos, exclusivamente entre CAA e CB, que mostra leve superioridade para CB.[3] Desta maneira, a escolha depende da disponibilidade de equipamento, custos e experiência do operador. Os métodos de injeção e CB são atrativos em virtude de seu baixo preço, de sua disponibilidade e de sua facilidade de execução.

Algumas recomendações, descritas a seguir, são necessárias para minimizar as complicações.

- Evitar sedar com opiáceos, pela sua possibilidade de mascarar as lesões vasculares.
- Em caso de lesões múltiplas, tentar localizar a lesão sangrante e tratá-la exclusivamente, evitando a indução do sangramento em lesão inocente e obscurecimento do campo visual por sangue.
- Reduzir a possibilidade de lesão transmural, trabalhando com o mínimo de insuflação necessário, o mínimo de potência elétrica (usualmente 10 W de corrente de coagulação, em pulsos de 1 a 2 segundos) e exercendo a pressão mínima com o acessório escolhido, a fim de obter o branqueamento da lesão. Lembrar que esta é a única variável não mensurável.
- Não insistir no tratamento de pequenos sangramentos ao redor da lesão, o que pode aumentar o trauma térmico e o próprio sangramento.

Em caso de recidiva do sangramento, o tratamento endoscópico pode ser utilizado por várias vezes, inclusive com mudança de métodos, restando a opção cirúrgica para os portadores de múltiplas lesões sangrantes não-responsivas e lesões sincrônicas em outros órgãos.

LESÃO DE DIEULAFOY

Descrita há mais de 100 anos, a lesão de Dieulafoy caracteriza-se patologicamente como uma artéria de mucosa ou submucosa superficial com parede normal, porém anormalmente calibrosa nessa topografia. Endoscopicamente, aparece como um sangramento ativo, puntiforme, geralmente intenso, sem haver ulceração ao redor. Ocorre principalmente no fundo gástrico, podendo, no entanto, ser encontrada em outros sítios do aparelho digestivo, como no duodeno e no reto.

A terapêutica endoscópica é similar à utilizada no tratamento da hemorragia não-varicosa.[4] Sangramento ativo em jato, coágulo aderido ou vasovisível sem sangramento são indicações absolutas de tratamento. A terapêutica combinada (injeção de adrenalina e método térmico) apresenta os melhores resultados.[5] Uma análise retrospectiva recente mostrou a superioridade da injeção de adrenalina associada ao *heater probe*

sobre a injeção de adrenalina exclusivamente.[6] Como alternativa viável, há o uso de ligadura elástica ou de clipes, já comparados em uma pequena série randomizada, sem diferença quanto à eficácia na hemostasia ou à taxa de ressangramento,[7-10] porém com custos maiores. Há relatos isolados de hemostasia obtida com injeção de esclerosantes (Figura 75.2).

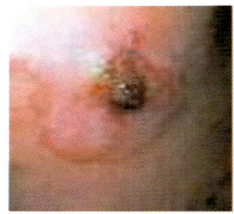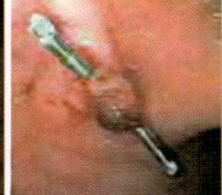

FIGURA 75.2

Dieulafoy tratado com endoclipes

Cerca de 15% dos pacientes apresentam recorrência do sangramento após o tratamento endoscópico combinado, com hemostasia primária. Nesses casos, indica-se novo tratamento endoscópico. A tatuagem com nanquim, do local tratado, é indicada para facilitar a localização, em caso de recorrência do sangramento ou de tratamento cirúrgico.

A cirurgia está indicada na falha da abordagem endoscópica, inclusive repetida e com mudança de modalidade terapêutica. Deve-se, preferencialmente,

realizar ressecção em cunha, evitando a simples ráfia da lesão.

ESTÔMAGO EM MELANCIA

Descrito em 1984,[11] o estômago em melancia, (EM) também chamado de ectasia vascular antral gástrica, é uma causa rara de hemorragia digestiva alta, participando com menos de 1% dos casos de hemorragia não-varicosa. Causa anemia ferropriva, especialmente no idoso, politransfundido pela carência crônica.

Endoscopicamente, caracteriza-se por estrias intensamente avermelhadas irradiando-se do piloro, assumindo aspecto semelhante à casca de melancia (Figura 75.3).

Patologicamente, são ectasias vasculares com fibro-hialinose, usualmente coalescentes.[12]

Algumas situações clínicas podem estar associadas, como a cirrose, doenças auto-imunes, insuficiência renal, cardiopatias hipertróficas e câncer. Nos hipertensos portais, o EM pode confundir-se ou coexistir com a gastropatia hipertensiva.[12] Esta costuma ter um caráter difuso, acometendo o corpo e fundo.

A terapêutica endoscópica é realizada com métodos térmicos de coagulação. A coagulação argônio-assistida, a coagulação bipolar e o *heater probe* po-

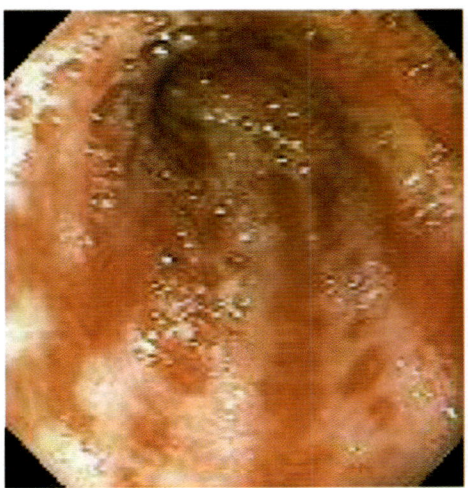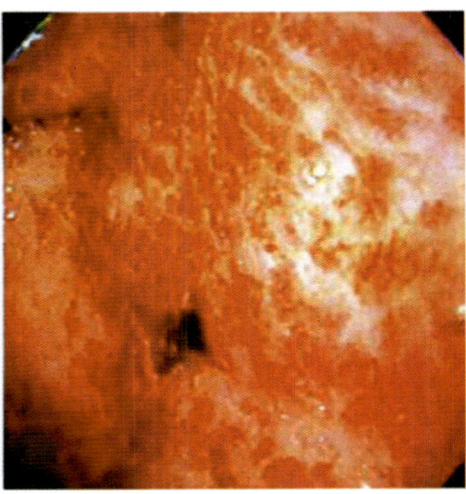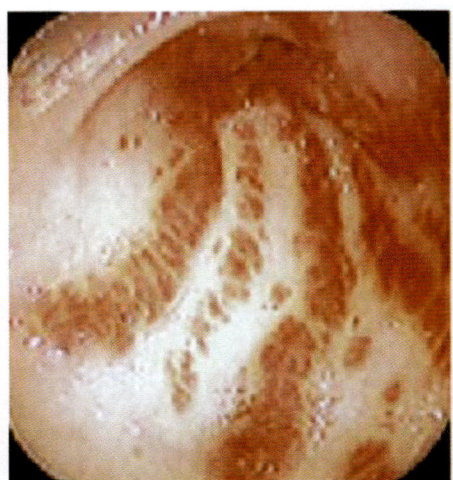

FIGURA 75.3

Estômago em melancia

dem ser utilizados.[13] Uma série comparativa entre o *heater probe* e a coagulação bipolar mostrou eficácia semelhante.[14]

O uso da CAA não foi comparado a outros métodos, em trabalhos randomizados. A técnica deve priorizar o tratamento de todas as lesões visíveis, por meio de coagulação frontal ou tangencial "em pinceladas", em várias sessões, até a erradicação completa. O objetivo do tratamento é eliminar o sangramento e as necessidades transfusionais.

Na falha do tratamento endoscópico está indicada a antrectomia.

REFERÊNCIAS BIBLIOGRÁFICAS

1. Kovacs TOG. Tech Gastrointest Endosc 2005;7:139-47.
2. Kovacs TOG, Jensen DM. Therapeutic endoscopy for upper gastrointestinal bleeding. In: Taylor MB, Gollan J, Peppercorn MA et al, editors. Gastrointestinal Emergencies. 2nd ed. Baltimore: Williams & Wilkins; 1997. P. 181-8.
3. Jensen DM, Jutabha R, Kovacs TOG. A randomized prospective study of endoscopic hemostasis with argon plasma coagulator (APC) compared to gold probe (GP) for bleeding angiomas. Gastrointest Endosc 1999;A442.
4. Kovacs TOG, Jensen DM. Recent advances in the endoscopic diagnosis and therapy of upper gastrointestinal, small intestinal, and colonic bleeding. Med Clin North Am 2002;6:1319-56.
5. Naroyan S, Jensen DM, Randall GM et al. Gastric bleeding from Dieulafoy's lesion versus peptic ulcer. Gastrointest Endosc 1992;38:239.
6. Cheng CL, Liu NJ, Lee CS et al. Endoscopic management of Dieulafoy's lesions in acute nonvariceal upper gastrointestinal bleeding. Dig Dis Sci 2004;49:1139-44.
7. Mumtaz R, Shaukat M, Ramirez FC. Outcomes of endoscopic treatment of gastroduodenal Dieulafoy's lesions with rubber band ligation and thermal/injection therapy. J Clin Gastroenterol 2003;36:310-4.
8. Park CH, Sohn YH, Lee WS, Joo Ye, Choi SK, Rew JS. The usefulness of endoscopic hemoclipping for bleeding Dieulafoy's lesions. Endoscopy 2003;35:388-92.
9. Yamaguchi Y, Yamato T, Katsumi N et al. Short-term and long-term benefits of endoscopic hemoclip application for Dieulafoy's lesions in the upper GI tract. Gastrointest Endosc 2003;57:653-6.
10. Park CH, Joo YE, Kim HS, Choi SK, Rew JS, Kim SJ. A prospective randomized trial of endoscopic band ligation versus endoscopic hemoclip placement for bleeding gastric Dieulafoy's lesions. Endoscopy 2004;36:677-81.
11. Jabbari M, Cherry R, Lough JO, Daly DS, Kinnear DG, Goresky CA. Gastric antral vascular ectasia: the watermelon stomach. Gastroenterology 1984 Nov;87(5):1165-70.
12. Payen JL, Cales P, Voigt JJ. Severe portal hypertensive gastropathy and antral vascular ectasia are distinct entities in patients with cirrhosis. Gastroenterology 1995;108:138-44.
13. Sebastian S, O'Morain CA, Buckley JM. Review article: Current therapeutic options for gastric antral vascular ectasia. Aliment Pharmacol Ther 2003;18:157-65.
14. Machicado GA, Jensen DM. Upper gastrointestinal angiomata: diagnosis and treatment. Gastrointest Endosc Clin North Am 1991;1:241-62.

CAPÍTULO 76

BEZOARES GÁSTRICOS

Herbeth Toledo

Carlos Henrique Barros Amaral • Ivo Jatobá Leite

INTRODUÇÃO

Os bezoares gástricos são corpos estranhos pouco comuns formados por conglomerados de substâncias ingeridas que se acumulam com o tempo no estômago. Podem ser constituídos por uma variedade de substâncias, sendo as mais comuns: fibras vegetais (fitobezoar), cabelo (tricobezoar), derivados de produtos do leite (lactobezoar), medicamentos (farmacobezoar), areia, cimento e outros corpos estranhos intactos.[2, 23]

O termo *bezoar* é de origem arábica e persa e significa *antídoto*. No século XVIII, a ele se atribuíam poderes especiais para neutralizar venenos, em especial aqueles extraídos de animais. Além de neutralizar venenos, acreditava-se que era possível evitar epilepsia, disenteria, peste e lepra; às vezes era usado como amuleto e proporcionava proteção contra espíritos malignos.[2, 6, 25]

Os bezoares gástricos são mais comuns após cirurgias gástricas, mas em pacientes que não são submetidos à cirurgia, quase sempre são acompanhados de distúrbio psiquiátrico, como a tricotilomania (compulsão de arrancar os próprios cabelos) e a tricofagia (hábito de engolir o cabelo). Eles também ocorrem, embora raramente, em pacientes diabéticos (com fisiologia gástrica alterada), com distrofia muscular miotrófica e em alguns casos em terapia com cimetidina.[2, 5, 6, 25]

Os fitobezoares são os mais comuns de todos os bezoares e se atribui a Quain o primeiro relato de fitobezoar produzido com restos de coco. Apresentam-se com maior freqüência (mais de 70%) no sexo masculino, favorecidos pela ingestão de determinados alimentos, defeitos no mecanismo de esvaziamento gástrico e antecedente de cirurgia gastrointestinal.[1, 2, 17]

Os tricobezoares foram os tipos mais comuns de bezoar antes do advento das modernas técnicas cirúrgicas e ocorrem com maior freqüência no sexo feminino, sendo encontrados em cerca de 90% dos pacientes. Quanto à idade, 80% compreendem menores de 30 anos, e o grupo etário mais freqüente situa-se dos 10 aos 20 anos, geralmente em pacientes com transtornos emocionais ou retardo mental. O tamanho é variável e depende do tempo de evolução e do hábito de tricofagia. O maior tricobezoar já relatado tinha 3,2 kg e 62 cm. Os tricobezoares se compõem de cabelo e substâncias vegetais e compreendem cerca de 3% do total de casos reportados na literatura médica.[2, 6, 7, 8, 25]

PATOGENIA

Os tricobezoares em geral são compostos por cabelos do próprio doente; outras fontes são cabelos de outras pessoas, pêlos de animais, de almofadas, tapetes, cortinas e outros materiais sintéticos. Eles podem se armazenar com lentidão durante muitos anos, formando um molde do estômago e prolongando-se até o intestino.

Aproximadamente uma em cada duas mil crianças apresenta tricotilomania, mas nem todas evoluem com tricobezoar. Considera-se o comprimento do cabelo um fator de grande importância na formação do tricobezoar, assim como a quantidade deglutida, a motilidade intestinal diminuída, as alterações da mucosa, as secreções gástricas e o óleo da dieta.[2, 5, 21, 25]

Acredita-se que a retenção do cabelo nas pregas da mucosa gástrica se dá devido à insuficiente superfície de fricção necessária para a propulsão. Independentemente da cor do cabelo, ele torna-se negro, devido à desnaturalização das proteínas pelo ácido do suco gástrico.[1, 2, 5, 25]

Os tricobezoares também estão associados com outros objetos ou lesões intragástricas anormais, tais como pólipos na polipose gástrica, sondas de gastrostomia endoscópica percutânea e *staples* gástricos.[3, 11, 22]

Os fitobezoares são compostos de material vegetal. O níspero (*Diospyro virginiana*) constitui a fibra patógena em 75% dos casos. Outras substâncias incluem pele de uva, passas, laranja, fibra de coco, maçã, caqui, tâmara e vegetais. Em sua composição, os fitobezoares são concreções de fibras de celulose aderidas por um cimento proteináceo. O fator fundamental para sua formação são as fibras vegetais de celulose e hemicelulose que são polissacarídeos não-absorvíveis, e a lignina, que é um composto hidrocarbonado presente em distintas proporções, segundo os tipos de planta e o estado funcional deles.[1, 2, 5, 6, 17, 25]

Ainda não está bem claro por que se formam, mas são atribuídos a alguns fatores como mastigação insuficiente, hipocloridria e motilidade inadequada do antro gástrico.[2, 5]

A perda do mecanismo regulador de evacuação gástrica favorece a estase e a retenção de alimentos, com o conseqüente acúmulo de fibras vegetais. A gastrite resultante aumenta a produção de muco, que colabora para a formação e o crescimento do fitobezoar.[2]

O uso de opiáceos, a distrofia muscular e a neuropatia alcoólica são fatores predisponentes, com mecanismo parecido com a gastroparesia diabética.

Os lactobezoares são descritos em lactentes que recebem leite artificial insuficientemente diluído, ou que estão recebendo leite espesso como tratamento antiemético, e também naqueles tratados com atropina ou seus derivados. A princípio acreditava-se que a causa relacionava-se com o alto conteúdo de caseína nas fórmulas para prematuro. Para a formação de um coágulo mais firme contribuem, entre outros fatores: alimentação de lactentes muito pequenos ou muito graves; uso de fórmulas de alta densidade e alto conteúdo calórico; com lactose, caseína e triglicerídeos de cadeia média; aumento do conteúdo de cálcio nas fórmulas para prematuros e uso de alimentação por gotejamento.[9, 14]

Os farmacobezoares são compostos por medicamentos, sendo os mais freqüentes: antiácidos (gel hidróxido de alumínio, sucralfato), colestiramina, fórmulas enterais, preparados de psillium, nifedipina, teofilina, aspirina tamponada, entre outros.

Os prematuros e os pacientes em unidade de tratamento intensivo têm maior risco de desenvolver esses tipos de bezoares. Consideram-se fatores predisponentes a hipoatividade intestinal, a desidratação e o uso de anticolinérgicos e narcóticos concomitantes.

MANIFESTAÇÕES CLÍNICAS

Os sinais e os sintomas dos bezoares são geralmente inespecíficos e variam de acordo com a localização do bezoar. Os bezoares podem se apresentar com sintomas de obstrução intestinal alta: dor abdominal, náuseas, vômitos, anorexia, distensão abdominal, perda de peso, dispepsia e intolerância alimentar. Pode-se palpar uma massa abdominal de localização epigástrica, relativamente móvel, firme e dolorosa, em cerca de 60% dos pacientes com fitobezoares e 88% dos tricobezoares.[21, 28] (Figura 76.1.) Em alguns casos eles se comportam como uma subobstrução intestinal crônica e com halitose intensa pelo material em putrefação no estômago. Úlceras gástricas com hemorragia ocorrem em cerca de 20% dos casos, particularmente se o bezoar é um fitobezoar mais abrasivo. A perfuração gástrica ou intestinal com peritonite é menos freqüente. Cerca de 30% dos pacientes apresentam perda de peso. Essa observação levou ao desenvolvimento de um dos mais populares balões intragástricos para perda de peso. A respeito desses possíveis sintomas, alguns pacientes são inteiramente assintomáticos e os bezoares são descobertos acidentalmente.[1, 2, 5, 12]

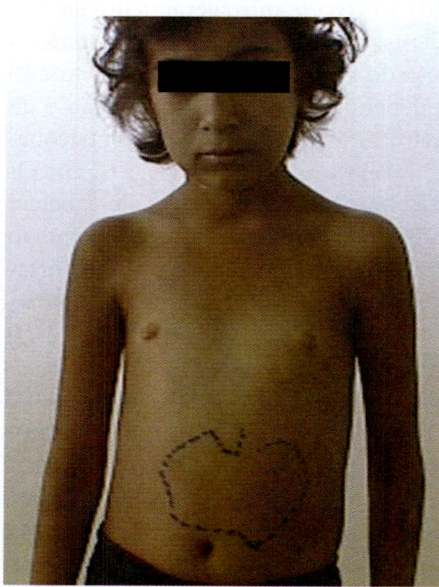

FIGURA 76.1

O prolongamento do tricobezoar para o intestino delgado denomina-se síndrome de Rapunzel, podendo ocorrer quadro de icterícia obstrutiva e pancreatite. Também se tem relatado quadro de esteatorréia e enteropatia perdedora de proteínas em relação com os tricobezoares. Os bezoares podem desprender fragmentos e causar obstrução intestinal intermediária ou baixa.[5, 32]

Devemos considerar o diagnóstico de lactobezoar em prematuros utilizando leite artificial com distensão abdominal, vômitos e retenção gástrica progressiva.

As principais complicações dos bezoares incluem: obstrução intestinal, perfuração gástrica, úlcera gástrica e gastrite. A obstrução intestinal é a complicação mais comum e requer cirurgia. Tem sido relatado que cerca de 60% dos fitobezoares podem causar quadros de obstrução intestinal.[24]

DIAGNÓSTICO

Histórias de antecedentes de transtornos psicológicos ou retardo mental, tricotilomania, tricofagia e áreas de alopecia facilitam o diagnóstico no caso dos tricobezoares.[2, 25]

Podem ocorrer quadros de anemia, leve leucocitose, hipoproteinemia e esteatorréia, mas anormalidades nos testes laboratoriais não são descobertas na maioria dos pacientes.

O exame radiológico fluoroscópico contrastado pode visualizar o bário que flui lentamente ao redor da massa; uma vez expulso, observa-se uma sombra de densidade aumentada pelo contraste aderido na superfície do bezoar. Deve-se realizar radiografia de controle após 24 horas do exame contrastado[5, 10, 25] (Figura 76.2).

Os bezoares aparecem na ultra-sonografia como uma massa intraluminal hiperecóica com sombra acústica posterior. A tomografia computadorizada evidencia massa intraluminal heterogênea no segmento afetado e alças intestinais dilatadas com contorno bem definido, caso comprometa o intestino delgado.[25, 10]

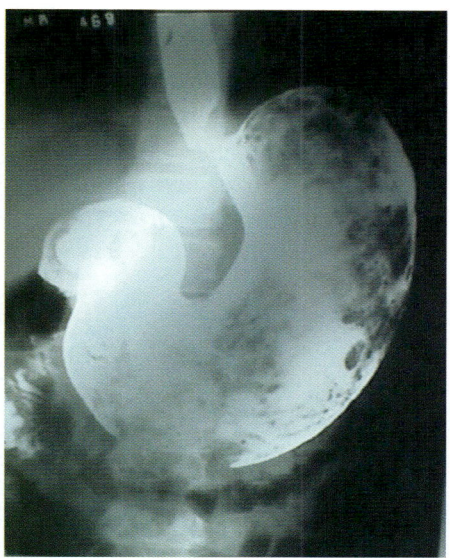

FIGURA 76.2

A endoscopia digestiva alta é o método diagnóstico mais efetivo e permite confirmar o diagnóstico pela visualização direta de uma massa gelatinosa, irregular, de volume variável, dependendo do tipo e do tamanho. O fitobezoar aparece geralmente como uma massa amarela, verde ou marrom, freqüentemente associada a ulcerações. Os tricobezoares tendem a ser maiores, pretos ou marrom-escuros, caracterizados por uma massa coberta por muco, que pode se estender por toda a câmara gástrica e até o intestino delgado. A aparência dos outros bezoares varia conforme sua composição.[12, 15, 19] (Figura 76.3.)

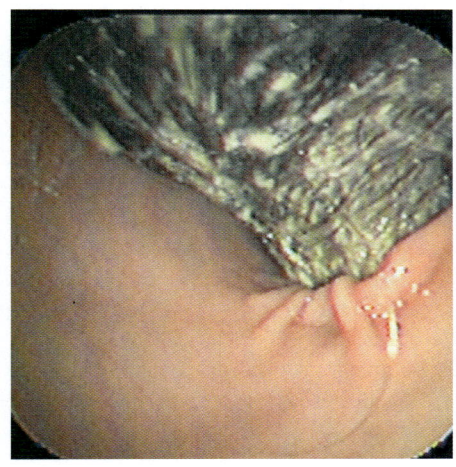

FIGURA 76.3

TRATAMENTO

Após o primeiro relato de extração de bezoar por gastroscopia realizada por McKechne em 1972,[29] surgiram vários métodos endoscópicos, que incluem: jato de água por pressão, pinças "dente de rato", cestas de Dormia, alças de polipectomia, litotripsia mecânica, entre outros; atualmente, porém, ainda se discute se o tratamento é clínico, endoscópico ou cirúrgico.

A conduta varia de acordo com a composição e o tamanho do bezoar. Os fitobezoares são efetivamente tratados sem cirurgia na maioria dos casos.

Os bezoares gástricos pequenos podem ser extraídos endoscopicamente e alguns fitobezoares podem ser eliminados por métodos enzimáticos ou tratados conjuntamente.[13] Dos métodos enzimáticos descritos, destacamos a dissolução do bezoar com papaína ou acetilcisteína,[27] associada à metoclopramida ou à cisaprida nos pacientes com retardo no esvaziamento gástrico. A enzima mais efetiva é a celulase, que apresenta um índice de dissolução de 83% a 100%, sendo, porém, de difícil obtenção.[1] Os fitobezoares maiores podem ser fragmentados endoscopicamente e dissolvidos por métodos enzimáticos, mas podem ter complicações. As complicações relacionadas com o uso de soluções enzimáticas incluem: úlcera gástrica, obstrução intestinal, natremia hiperosmolar, edema pulmonar hemorrágico, abscesso faríngeo, obstrução do tubo endotraqueal e lesões iatrogênicas esofagogástricas (perfuração, laceração da mucosa, hematoma).[4, 20]

Na literatura, o relato mais interessante é o tratamento com sucesso de fitobezoar com lavagem com o refrigerante Coca-Cola.[26]

O tratamento endoscópico dos fitobezoares é efetivo. O bezoar pode ser fragmentado de vários modos e então removido, auxiliado por lavagem do estômago, por meio de grande *overtube*. Métodos endoscópicos alternativos para a fragmentação do bezoar incluem *laser neodymium:yttrium-aluminum-garnet (Nd:YAG)*, litotripsia eletroidráulica, ou litotriptor mecânico. Raramente tem resolução espontânea.[5, 12, 15, 16, 18, 29]

Os tricobezoares são mais resistentes ao tratamento do que os fitobezoares. Nenhuma lavagem ou terapia enzimática tem sucesso e geralmente são tão volumosos, que não é possível sua rotura endoscópica pelos métodos habituais, requerendo, freqüentemente, extração cirúrgica. Nesses casos, é necessário considerar sua extensão até o intestino delgado. A remoção cirúrgica é a conduta mais utilizada, embora se recomende atenção para evitar contaminação da cavidade peritoneal com o material rico em bactéria da massa de cabelo, principalmente se for pelo método laparoscópico.[2, 8, 30, 31] (Figura 76.4.)

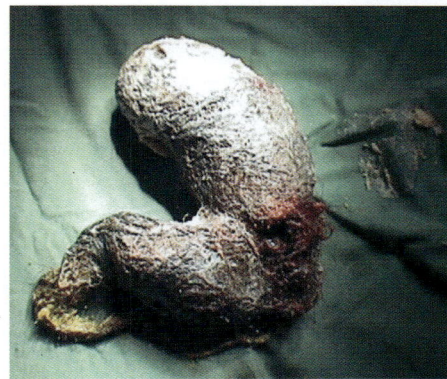

FIGURA 76.4

Os lactobezoares e farmacobezoares são tratados mediante jejum de 24 horas, hidratação endovenosa e eliminação da causa; raramente é necessária a rotura endoscópica.

Em alguns casos, os bezoares também podem mostrar quadro de obstrução intestinal intermediária ou baixa e necessitar tratamento cirúrgico.

Wang relata o uso de um bezótomo (papilótomo tipo "faca" modificado) e de um bezotriptor (litotriptor mecânico modificado) em grandes bezoares de componentes variados, em 18 pacientes, com excelente resultado, com resolução de dez casos em apenas uma sessão, e oito em duas sessões, sem apresentar complicações.[29]

PREVENÇÃO

Após a remoção do bezoar, a prevenção da recorrência é um desafio. As anormalidades fisiológicas que promovem a formação do bezoar persistem e predispõem à recorrência. O tratamento profilático enzimático tem sido recomendado para a destruição de pequenos bezoares recém-formados. A metoclopramida pode ser usada para tratar a estase gástrica e indiretamente prevenir a formação do bezoar recorrente.[2, 25] O objetivo final do tratamento deve ser a abordagem da tricofagia, fitofagia ou outra, bem como sua prevenção. Embora ainda discutível se exista nitidamente ou não uma associação entre bezoares e desordens psíquicas, diagnosticadas apenas na minoria dos casos, sugerimos o encaminhamento de todos os pacientes para o Serviço de Neuropsiquiatria para o devido acompanhamento. As recidivas são freqüentes e o tratamento, justificável e necessário.

REFERÊNCIAS BIBLIOGRÁFICAS

1. Andrus CH, Ponsky Jl. Bezoars: classification, pathophysiology, and treatment. Am J Gastroenterol 1988;83:476-8.
2. Arbelo TF, Fragoso EL, Lorenzo TD. Bezoares. Rev Cubana Pediatr 2002;74(1):77-82.
3. Bates CK, Keefe EB, Sahin A. Trichobezoar associated with gastric polyposis. West J Med 1988;149:220-3.
4. Blam ME, Lichtenstein GR. A new endoscopic technique for the removal of gastric phytobezoars. Gastrointest Endosc 2000; 52(3):404-8.
5. Byrne WJ. Cuerpos estraños, bezoares e ingestión de cáustico. Clin Endosc N Am 1994;1:103-24.
6. Chaves DM. Bezoar gástrico. Corpos estranhos de estômago e duodeno. In: Sakai P. Tratado de endoscopia digestiva diagnóstica e terapêutica: estômago e duodeno. São Paulo: Atheneu, 2001. P. 307-11.
7. Correa Antúnez MI, Serrano Calle A, Pimentel Leo JJ, Sanjuan Rodriguez S. Gastric bezoar. Cir Pediatr 2001;14(2):82-4.
8. Coulter R, Antony MT, Bhuta P, Memon MA. Large gastric trichobezoar in a normal healthy woman: case report and review of pertinent literature. South Med J 2005;98(10):1042-4.
9. Erenberg A, Shaw RD, Yousefzader D. Lactobezoar in the low birth weight infant. Pediatrics 1997;63:642-46.
10. Erzurumlu K, Malazgirt Z, Bektas A, Dervisoglu A, Polat C, Senyurek G et al. Gastrointestinal bezoars: a retrospective analysis of 34 cases. World J Gastroenterol 2005;11(12):1813-7.
11. Evans JR, Mitchell RD. Tissue paper bezoar associated with percutaneously placed gastrostomy tube. Gastrointest Endosc 1988;34:142-4.
12. Gaia E, Gallo M, Caronna S, Angeli A. Endoscopic diagnosis and treatment of gastric bezoars. Gastrointest Endosc 1998;48(1):113-4.
13. Gayà J, Barranco l, Llompart A, Reyes J, Obrador A. Persimmon bezoars: a successful combined therapy. Gastrointest Endosc 2002;55(4):581-3.
14. Kashyab S. Lactobezoar risk. Pediatrics 1998;81:177-9.
15. Kaplan LJ, Emami ER, Santora TA, Trooskin SZ. Gastric bezoar following penetrating abdominal injury. Diagnosis and endoscopic therapy. Surg Endosc 1996;10(1):62-4.
16. Kuo J-Y, Mo R-L, Tsai C, Chou C, Lin R, Chang K. Nonoperative treatment of gastric bezoars using electrohydraulic lithitripsy. Endoscopy 1999;31(5):386-8.
17. López-cantarero B, Belda PR, Calvo NV, García JM, Gómez VR. Fitobezoar: a propósito de 5 casos. Revisión etiopatogénica y tratamiento. Rev Esp Ap Digest 1986;69(1):31-6.
18. Manbeck MA, Walter MH, Chen YK. Gastric bezoar formation in a patient with scleroderma: endoscopic removal using the gallstone mechanical lithotripter. Am J Gastroenterol 1996;91(6):1285-6.
19. Nathwani R, Suh J, Simpson N, Shaposhnikov R, Chang A, Laine L. Foreign body "bezoar". Gastrointest Endosc 2006; 63(1):150.
20. Nomura H, Kitamura T, Takahashi Y, Mai M. Small-bowel obstruction during enzimatic treatment of gastric bezoar. Endoscopy 1997;29(5):424-6.
21. Raffin SB. Bezoars. In: Schlesinger MH, Fordtran JS. Gastrointestinal Disease. 4th ed. Vol 1. Philadelphia: WB Saunders, 1989; 741-5.
22. Reeves-Darby V, Halpert R. Gastric bezoar complicating gastric stapling. Am J Gastroenterol 1990;85:326-7.
23. Rimar Y, Babich J, Shaoul R. Chewing gum bezoar. Gastrointest Endosc 2004;59(7):872.
24. Robles R, Parrilla P, Escamilla C, Lujan JA, Torralba JA, Liron R et al. Gastrointestinal bezoars. Br J Surg 1994;81:1000-1.
25. Sanowisk RA, Harrinson ME, Young MF, Berggreen PJ. Foreign body extraction. In: Sivak MV. Gastroenterologic Endoscopy. Second edition. Philadelphia: WB Saunders Co., 1999.
26. Sechopoulos P, Robotis J, Rokkas T. Gastric bezoar treated endocopically with carbonated beverage: case report. Gastrointest Endosc 2004;60(4):662-4.
27. Silva FG. Endoscopic and enzymatic treatment of gastric bezoar with acetylcysteine. Endoscopy 2002;34:845.
28. Sodhi KS, Khandelwal N, Khandelwal S, Suri S. Gastric bezoar: an uncommon yet important cause of abdominal pain. J Emerg Med 2005;28(4):467-8.
29. Wang YG, Seitz U, Li ZL, Soehendra N, Qiao XA. Endoscopic management of huge bezoars. Endoscopy 1998;30(4):371-4.
30. Yao CC, Wong HH, Chen CC, Wang CC, Yang CC, Lin CS. Laparoscopic removal of large gastric phytobezoars. Surg Laparosc Endosc Percutan Tech 2000;10(4):243-5.
31. Zamir D, Goldblum C, Linova L, Polychuck I, Reitblat T, Yoffe B. Phytobezoars and trichobezoars: a 10-year experience. J Clin Gastroenterol 2004;38(10):873-6.
32. Zent RM, Cothren CC, Moore EE. Gastric trichobezoar and Rapunzel syndrome. J Am Coll Surg 2004;199(6):990.

CAPÍTULO 77

GASTRECTOMIZADOS: COMPLICAÇÕES E TERAPÊUTICA ENDOSCÓPICA

Carlos A. F. Guedes (Caíto)

INTRODUÇÃO

O número de pacientes gastrectomizados (aqueles decorrentes da doença ulcerosa péptica) tem diminuído como resultado do desenvolvimento de medicamentos, em especial dos inibidores de bomba de prótons e dos esquemas de antibioticoterapia para erradicação do *Helicobacter pylori*. Entretanto, esse procedimento ainda é muito indicado em pacientes portadores de lesões neoplásicas e de complicações das doenças ulcerosas, como perfurações, estenoses ou sangramentos não controlados com a terapia endoscópica.

Diante dessas considerações, não é incomum, nos serviços de endoscopia, um paciente gastrectomizado ser submetido à avaliação endoscópica. Portanto, é importante que o endoscopista reconheça e avalie os segmentos gástricos remanescentes, ou mesmo a ausência total do estômago, os tipos de reconstrução cirúrgica, bem como as complicações da cirurgia. Isso se torna cada vez mais importante à medida que o desenvolvimento técnico da endoscopia tem permitido realizar o tratamento dessas complicações com sucesso.

Deve-se destacar ainda que, quando possível, é necessária uma insuflação mais vigorosa, pois o "reservatório gástrico" nesses pacientes encontra-se reduzido e a eructação durante o exame é mais intensa.

Segue-se descrição sucinta das principais intervenções cirúrgicas sobre o estômago, necessária para o entendimento das complicações desses procedimentos.

GASTRECTOMIA À BILLROTH I – (BI)

Gastrectomia parcial que consiste na ressecção distal do estômago e parte da primeira porção duodenal e subseqüente anastomose entre esses segmentos (gastroduodenostomia término-terminal)[1] (Figura 77.1).

Durante o procedimento endoscópico, identifica-se, então, um segmento proximal de estômago, de dimensões variáveis, a "boca" de anastomose e, além dela, o duodeno com a papila.[2]

GASTRECTOMIA À BILLROTH II – (BII)

Técnica cirúrgica muito realizada no passado e que agora está sendo substituída pela gastrectomia à BI, pois esta parece apresentar menor repercussão nutricional e também menor número de complicações. O procedimento consiste em efetuar ressecção gástrica distal e anastomose do segmento remanescente com o segmento proximal do jejuno – gastrojejunostomia (Figura 77.2).

Durante o procedimento endoscópico, identicam-se também um segmento gástrico e a presença de anastomose gastrojejunal, de amplitude variável, dependendo de um eventual fe-

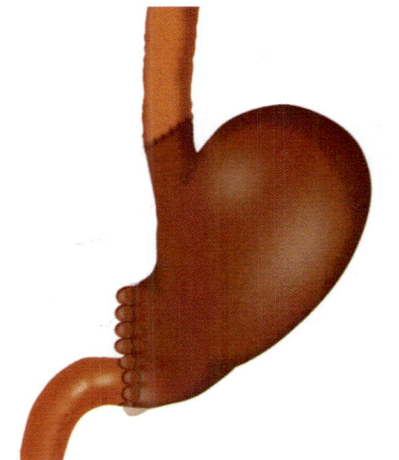
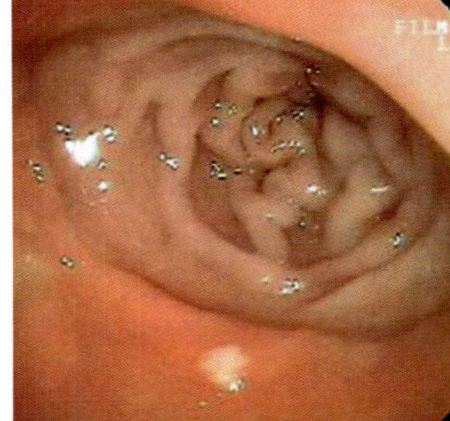

FIGURA 77.1

À esquerda, observa-se esquema mostrando gastrectomia à BI, seguida de imagem endoscópica

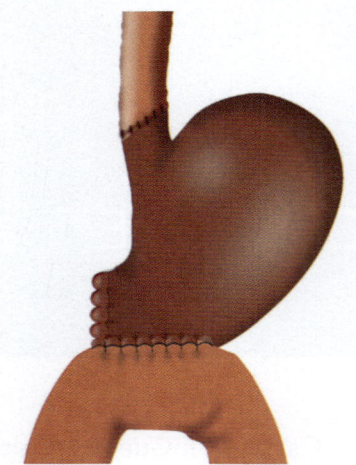

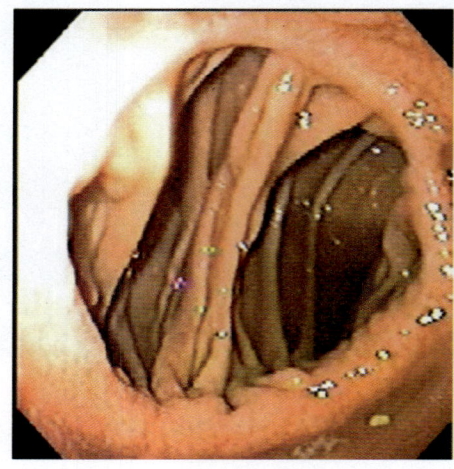

gulo duodenojejunal, seguida de outra anastomose, agora jejuno-jejunal (término-lateral). Essa anastomose une o segmento jejunal que provém do coto gástrico com o segmento do jejuno que provém do duodeno. Essa junção é feita 40 cm além da gastrojejunostomia. Esse procedimento é preconizado por cirurgiões com o propósito de reduzir ou eliminar as complicações decorrentes do refluxo biliar para o estômago, habitualmente presente na gastrectomia à BII clássica (Figura 77.3).

FIGURA 77.2

Esquema da gastrectomia à BII e foto mostrando visão endoscópica da mesma

chamento parcial da "brecha" gástrica. Na área de anastomose, o examinador observa duas aberturas que correspondem à entrada da *alça aferente* e *alça eferente*. Nesta última, *alça (segmento) eferente*, geralmente de fácil penetração, pode-se progredir pelo interior do intestino delgado, sendo o limite o próprio comprimento do endoscópio. Na primeira, *alça (segmento) aferente*, pode haver discreta dificuldade de sua penetração. Sua identificação se estabelece pela presença de bile em seu interior e alça em "fundo cego". A saída dessas alças pode estar tanto à direita quanto à esquerda, na "boca" de anastomose, também dependendo da técnica de reconstrução cirúrgica empregada (iso ou anisoperistáltica).

GASTRECTOMIA COM RECONSTRUÇÃO EM Y DE ROUX

Consiste na realização de anastomose do coto gástrico com alça jejunal (1ª anastomose), em área próxima ao ân-

GASTRECTOMIA TOTAL

Esse procedimento cirúrgico caracteriza-se por remoção total do estômago, seguido, em geral, de anastomose término-lateral, entre o esôfago distal e o jejuno na forma de Y de Roux. Essa técnica é muito empregada na ressecção das neoplasias gástricas da junção esofagogástrica ou neoplasias no "corpo" gástrico proximal. Pode-se reconstruir o trânsito com anastomose sem "Y", mas isso poderá permitir o refluxo de bile para o esôfago, geralmente com conseqüências graves. A Figura 77.4 mostra esquematicamente esses dois procedimentos.

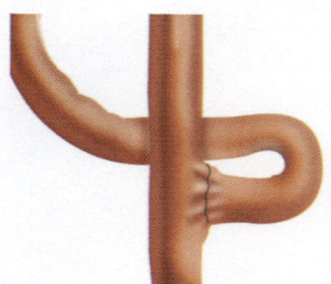

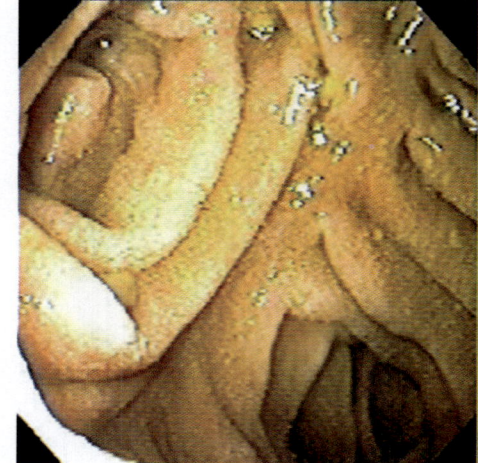

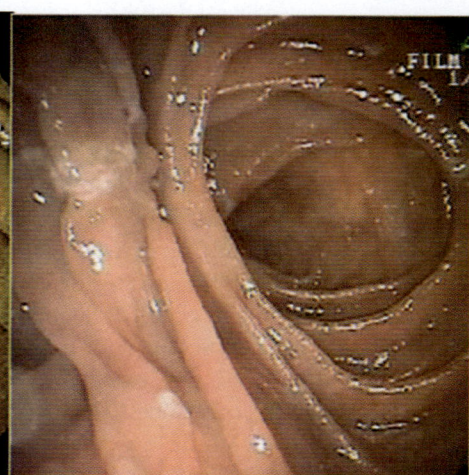

FIGURA 77.3

Esta figura mostra anastomose jejuno-jejunal realizada a **40 cm** da anastomose gastrojejunal. A alça transversal é proveniente do duodeno e a alça vertical é o segmento jejunal proveniente do coto gástrico. A imagem à esquerda mostra a figura esquemática e a imagem à direita mostra segmento jejunal em "fundo cego" da gastroenteroanastomose (Y de Roux)

OUTRAS INTERVENÇÕES GÁSTRICAS

O endoscopista precisa reconhecer outras situações diferentes das citadas, principalmente as que ocorrem em cirurgias bariátricas. Na maior parte delas, há um coto gástrico proximal mínimo e a reconstrução é em "Y", mas não há ressecção e, sim, estômago distal excluso. Todavia, nessas situações, a avaliação do coto, as complicações e o tratamento delas seguem a mesma conduta das gastrectomias clássicas. Há também ressecções parciais, mas sem descontinuidade do trânsito. Reconhece-se, assim, uma sutura bastante extensa, geralmente no lado da grande curvatura. Devem ser mencionadas, também, as derivações sem ressecção (gastroenteroanastomoses) feitas, por exemplo, devido à obstrução duodenal. Encontra-se, então, somente derivação gastrojejunal, geralmente na porção média do órgão, na face posterior, estando o estômago íntegro. A penetração da alça aferente nesse tipo de cirurgia é muitas vezes de difícil execução.

ENDOSCOPIA NAS COMPLICAÇÕES DAS GASTRECTOMIAS

COMPLICAÇÕES NO PÓS-OPERATÓRIO PRECOCE

O procedimento nesse período deverá ser realizado com cuidado para não comprometer a área anastomosada. Um procedimento inadequado pode causar ruptura parcial da sutura e conseqüente extravasamento do conteúdo gástrico para o interior da cavidade abdominal. *Sangramento* e *obstrução* são as mais freqüentes complicações no pós-operatório.

Sangramento. Seu aparecimento poderá ser decorrente de vaso na área de sutura que não foi adequadamente tratado no ato cirúrgico. Assim, poderá ser indicada alguma terapia endoscópica como escleroterapia, aplicação de clipe ou eletrocoagulação. A hemorragia também pode ocorrer por trauma da própria sonda nasogástrica e, habitualmente, cessa espontaneamente.

Obstrução. O aparecimento do processo obstrutivo habitualmente poderá resultar de amplitude reduzida do lúmen da anastomose, compressão ou torção da alça jejunal anastomosada e presença de bridas. Na primeira e na segunda situações, a terapia endoscópica pouco contribui, pois essas condições requerem nova abordagem cirúrgica. Entretanto, sempre é possível introduzir sonda no jejuno, além da "boca", o que permite adiar uma nova cirurgia e, eventualmente, tentar o tratamento endoscópico posteriormente. Porém, a endoscopia nos pacientes com brida tenderá a ser efetiva, pois, sendo recente, poderá ser desfeita. Outra situação que pode dificultar o esvaziamento do órgão é a atonia gástrica prolongada (funcional), devendo o tratamento de suporte ser estabelecido inclusive com introdução de sonda nasogástrica, que, muitas vezes, permanece por período prolongado.

Edema. Logo após o procedimento cirúrgico, na área de anastomose, poderá ser intenso e, habitualmente, é acompanhado por importante enantema. Observa-se zona de necrose da sutura total, que simula úlcera anular. Essa situação poderá ser tão importante a ponto de ocluir o lúmen,[3] mas quase nunca impede a progressão do aparelho.

Fístula e deiscência. São situações não muito freqüentes no serviço de endoscopia, pois, diante do aparecimento das mesmas, o cirurgião recorre a procedimentos terapêuticos como NPP (nutrição parenteral prolongada) antes de encaminhar o paciente para a endoscopia. O tratamento da fístula nessa circunstância poderá utilizar recursos como clipe ou cola. A deiscência geralmente implica novo tratamento cirúrgico.

COMPLICAÇÕES TARDIAS

Esofagite. Complicação presente principalmente nos pacientes com gastrectomia ampla, quando o refluxo alcalino alcança com mais facilidade o esôfago distal. Esse quadro é de difícil tratamento, promovendo, às vezes, acentuada

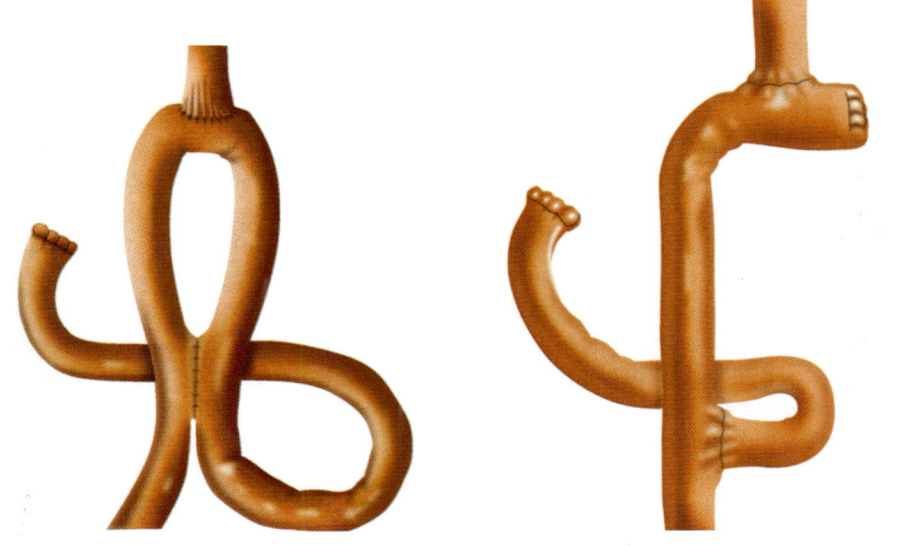

FIGURA 77.4

A imagem à esquerda representa anastomose esofagojejunal término-lateral e jejuno-jejunal (látero-lateral). A imagem à direita representa a reconstrução tipo Y de Roux

área de estenose muito precocemente. Nessa circunstância, deverá ser considerada nova intervenção cirúrgica.

Gastrite de refluxo. Esse quadro é atribuído ao refluxo de bile para o estômago e é achado comum, principalmente no gastrectomizado com reconstrução à BII (também pode ocorrer nos pacientes submetidos à BI); a endoscopia é o mais importante exame para avaliar as lesões promovidas pelo refluxo biliar. Nesses casos, encontra-se mucosa friável, congesta, facilmente sangrante ao toque do aparelho, áreas de atrofia e intenso enantema. Este último desenvolve-se em quase todos os pacientes submetidos à gastrectomia à BII incidência menor em BI e em ambos de intensidade variável, sendo mais evidente em torno da anastomose. Histologicamente, a gastrite por refluxo está presente em quase 100% dos pacientes que foram submetidos à gastrectomia por doença ulcerosa péptica, e o grau de intensidade do processo inflamatório não apresenta correlação com a clínica.[4,5] A terapia mais empregada é a medicamentosa, com o uso de ácido ursodesoxicólico (*ursacol*) e, não havendo melhora, deverá ser aventada a possibilidade de tratamento cirúrgico. Nas cirurgias com reconstrução em Y de Roux, esse achado geralmente não está presente.[6]

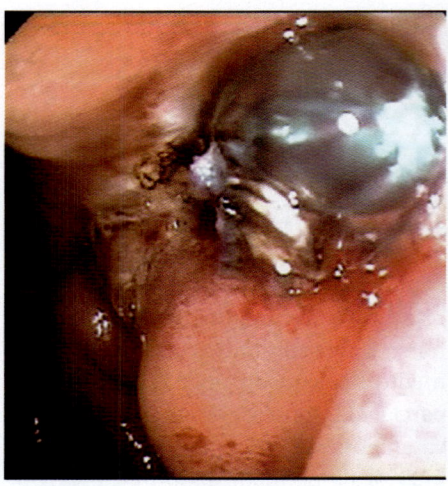
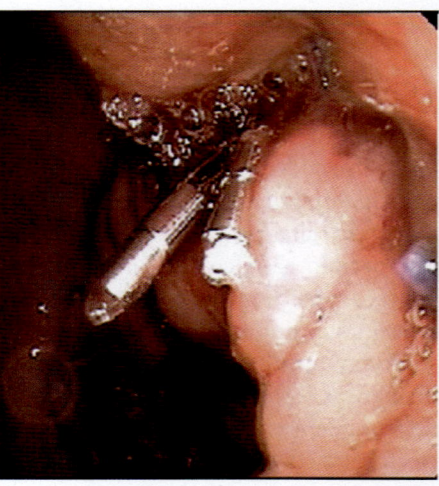

FIGURA 77.6

Na foto à esquerda, observa-se orifício fistuloso preenchido por uma sonda. Após aplicação de argônio (indução de processo inflamatório), com posterior colocação de clipe, conforme se verifica na foto à direita

Fístula. Era evento pouco freqüente nas gastrectomias, mas não é tão raro nos pequenos cotos criados nas cirurgias bariátricas do tipo *bypass*. A terapêutica endoscópica poderá ser efetiva com aplicação de *argon plasma*, clipe, cola ou fibrina, isolados ou associados, com o propósito de fechamento do trajeto. Em muitos casos, as fístulas são complexas, com vários trajetos, necessitando de estudo radiológico para melhor planejamento do tratamento endoscópico. Após esse estudo, a aplicação de argon plasma seguida de aplicação de clipe tem tido bons resultados, como em caso recentemente tratado (Figura 77.6.)

Obstrução por estenose. Habitualmente ocorre na área de anastomose e o procedimento endoscópico preconizado é a dilatação por meio do balão do tipo TTS, que se ajusta mais adequadamente na estenose "curta", que é tipicamente observada na área de anastomose. Esses balões, de expansão radial, dilatam-se progressivamente por meio de uma série crescente de diâmetros e por pressão de inflação também crescente. Embora não exista padronização bem estabelecida, o uso tem mostrado que a dilatação é executada durante aproxi-

madamente três minutos e, em duas ou mais ocasiões, conforme a evolução do tratamento. A dilatação em que é necessário o uso de haste metálica (Savary) deverá ser efetuada sob visão fluoroscópica perante a possibilidade de perfuração. O fio-guia, habitualmente usado em colangiopancreatografia, poderá ser uma opção em substituição às hastes metálicas (Figura 77.7).

Metaplasia intestinal. A metaplasia habitualmente é encontrada próxima à "boca" de anastomose ou se estende a ela. Alguns pesquisadores acreditam que ela é uma condição pré-maligna, em virtude da freqüente associação com neoplasias.[7] Endoscopicamente, observa-se lesão plana, de limites bem definidos, perolácea, a qual é reforçada quando se efetua coloração com azul de metileno. Esses pacientes deverão ser acompanhados a curto intervalo, principalmente aqueles em que a metaplasia apresenta graus de displasia moderada. Os que apresentam displasia severa, que por motivos outros não optaram por terapia cirúrgica, devem realizar seguimento endoscópico com biópsia a cada três meses (Figura 77.8).

Úlcera péptica. Alguns pacientes submetidos à gastrectomia para tratamento

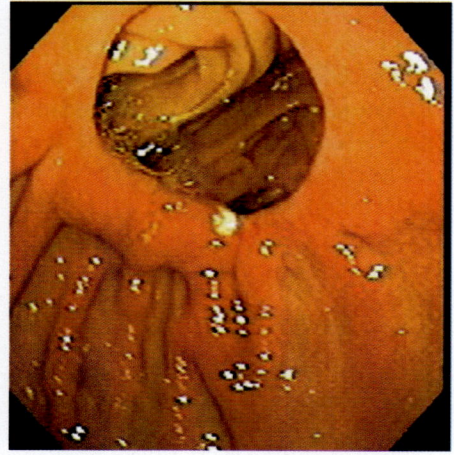

FIGURA 77.5

Na gastrectomia à BII, o enantema pode apresentar graus de intensidades variáveis

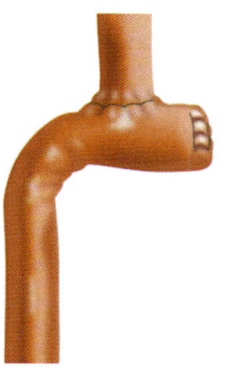

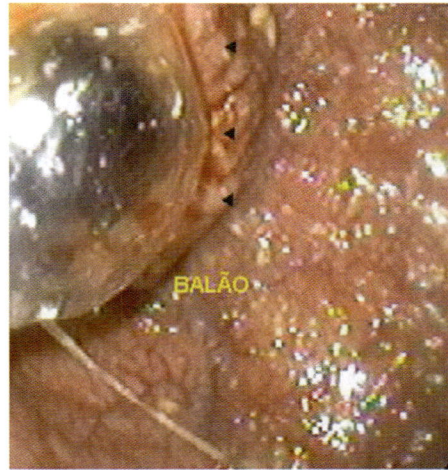

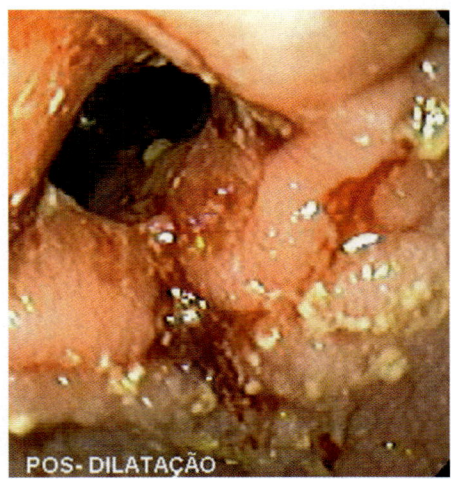

FIGURA 77.7

Esta figura mostra anastomose esofagojejunal. Na foto à esquerda, observa-se área de estenose da anastomose esofagojejunal sendo dilatada com uso de balão. À foto direita mostra o resultado da dilatação e recidiva de lesão neoplásica

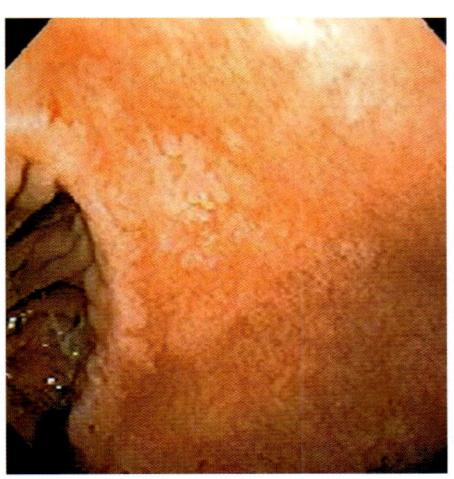

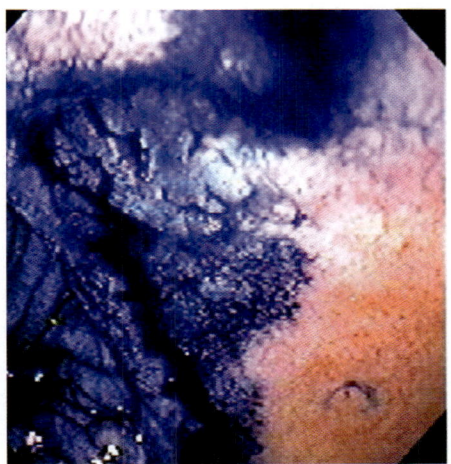

FIGURA 77.8

Na foto foi efetuada aplicação de azul de metileno (corante vital) com o propósito de identificar a metaplasia intestinal

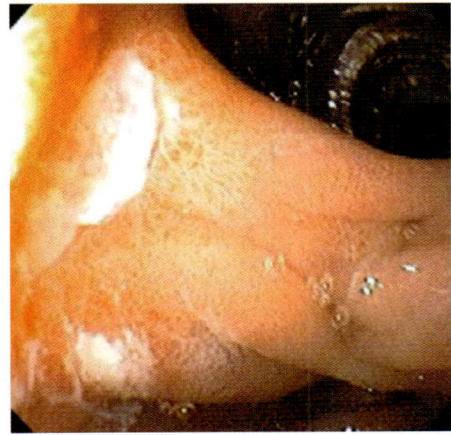

FIGURA 77.9

Úlcera de boca anastomática

de doença ulcerosa poderão apresentar recidiva. A localização, geralmente no segmento jejunal, e o aspecto são caracteristicamente pépticos.[8] Então, afastadas patologias mais complexas, como mastocitose e gastrinoma, estará recomendado o tratamento clínico com inibidores de bomba de prótons e, na persistência da recidiva, a reintervenção cirúrgica é indicada (Figura 77.9).

Neoplasia. As gastrectomias parciais, principalmente gastrectomia à BII, apresentam aumento na incidência de neoplasias malignas após 10-20 anos de realização do procedimento cirúrgico, principalmente na região da "boca" de anastomose ou próximo a ela.[9] O acompanhamento endoscópico desses pacientes deverá ser iniciado após os primeiros cinco anos da cirurgia e, na evidência de agravamento do grau de displasia, este deverá ser acompanhado com avaliações endoscópicas em períodos curtos (três meses).

Granuloma de sutura. O material usado nas anastomoses quase sempre desaparece espontaneamente no decorrer dos anos.[3] Entretanto, resíduos desse material são algumas vezes visíveis na área de anastomose (Figura 77.10), envoltos por mucosa inflamada e, às vezes, parcialmente ulcerada. Embora

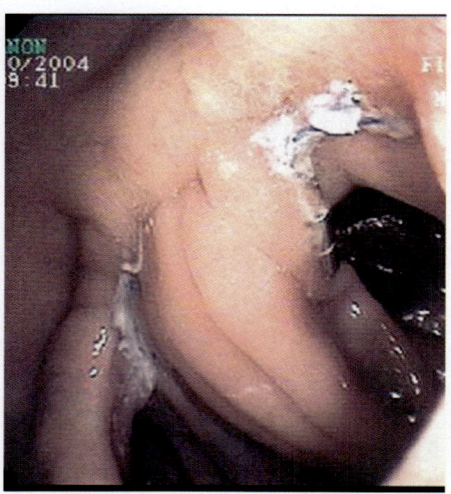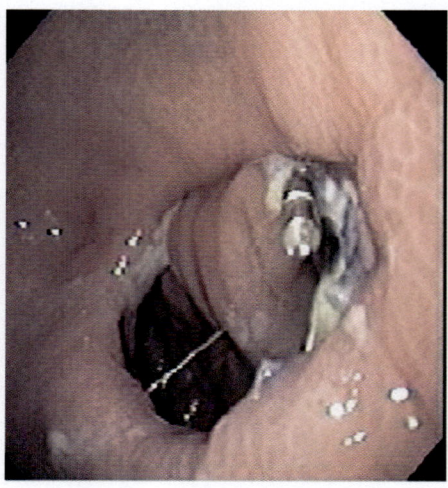

FIGURA 77.10

Granulomas de sutura. À esquerda, presença de fio de sutura; à direita, presença de clipe

seja discutível, eles podem causar dor e sangramento, conforme citações na literatura.[10] As suturas contínuas, em que a queda da sutura total é parcial, possibilitam a formação de uma "ponte" com esse fio, que fica preso em dois pontos. Em casuística própria, foi verificada a retenção acentuada de alimentos na anastomose. Nesses casos, a secção endoscópica do fio resolve a complicação.

Formação de bezoar. A dismotilidade do coto gástrico predispõe a formação de bezoar, que pode dificultar e até impedir o esvaziamento gástrico. Alguns métodos são utilizados para remoção do corpo estranho, como a combinação de aspiração e de jato d'água, com remoção dos fragmentos por meio de rede e alça de polipectomia.[3] O *overtube* pode ser utilizado para inserção do en-

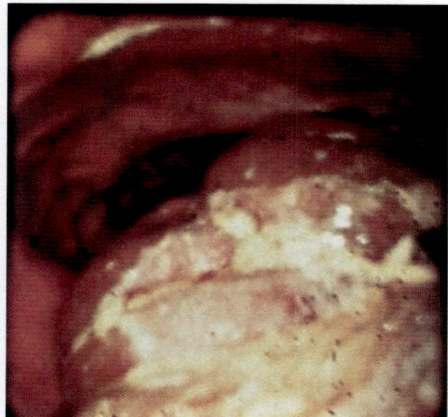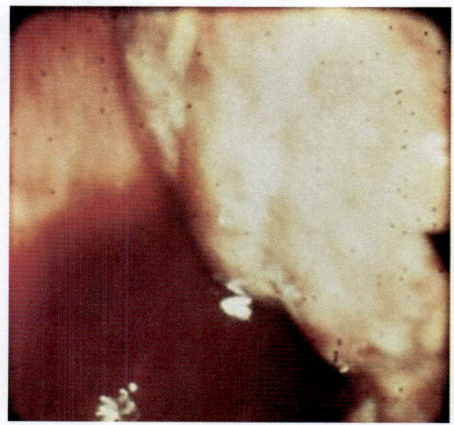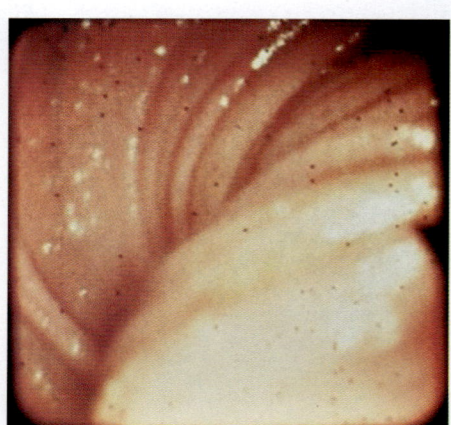

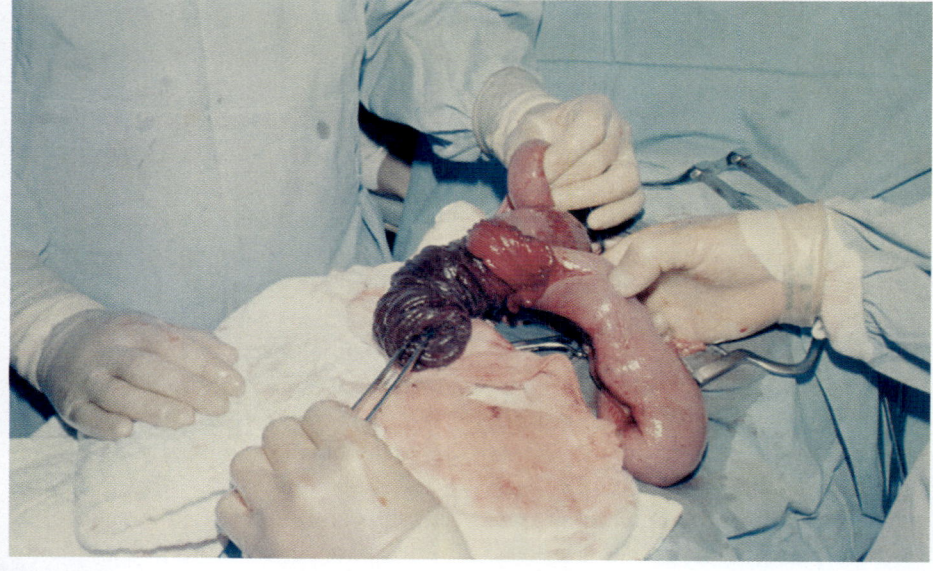

FIGURA 77.11

Intussuscepção (*Cortesia do Prof. Kiyoshi Hashiba*)

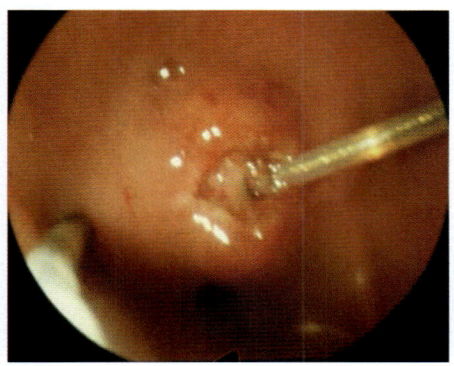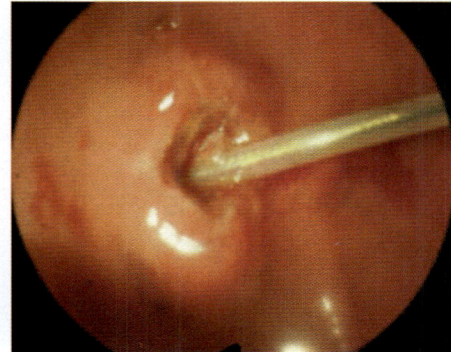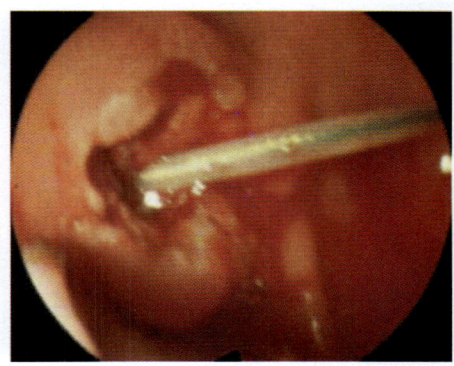

FIGURA 77.12

Papilotomia (*Cortesia do Prof. Kiyoshi Hashiba*)

doscópio e para facilitar a remoção do corpo estranho.[11]

Intussuscepção do estoma. Habitualmente, é uma complicação grave, porém rara. Endoscopicamente está presente "massa" avermelhada com pregas jejunais edemaciadas, às vezes de coloração enegrecida, sugerindo necrose, projetando-se através do estoma, para o interior do lúmen do estômago ressecado.[3] A indicação cirúrgica é preconizada quando a necrose jejunal é evidente.

Por fim, apesar de não ser uma complicação, um procedimento endoscópico como a colangiopancreatografia torna-se de difícil realização, principalmente em pacientes com gastrectomia à BII.[12]

REFERÊNCIAS BIBLIOGRÁFICAS

1. Madden JL. Atlas de técnicas cirúrgicas: geral e abdominal. 2ª ed. São Paulo: Roca; 1987.
2. Allen JI, Allen MO'C. Endoscopy in the postoperative upper gastrointestinal tract. In: Sivak Jr MV; Schleutermann DA. Gastroenterologic endoscopy. 2nd ed. Philadelphia: W. B. Saunders; 2000. P. 752-82.
3. Tytgat GNJ. Doenças gástricas. In: Classen M, Tytgat GNJ, Lightdale CJ. Endoscopia gastrointestinal. Rio de Janeiro: Revinter; 2006. P. 486-521.
4. Cotton PB, Rosenberg A, Axon ATR, Davis M, Pierce JW, Price AB et al. Diagnostic yield of fibre-optic endoscopy in the operated stomach. Br J Surg 1973;60:629-32.
5. Geboes K, Rutgeerts P, Broeckaert L, Vantrappen G, Desmet V. Histologic appearances of endoscopic gastric mucosal biopsies 10-20 years after partial gastrectomy. Ann Surg 1980;192:179-82.
6. Davidson ED, Hersh T. The surgical treatment of bile reflux gastritis: a study of 59 patients. Ann Surg 1980;192:175-8.
7. Reynolds KW, Johnson AG, Fox B. Is intestinal metaplasia of the gastric mucosa a premalignant lesion? Clin Oncol 1975;1:101-9.
8. Alexander-Williams J, Hoare AM. The stomach. Part II: Partial gastric resection. Clin Gastroenterol 1979;8:321-53.
9. Offerhaus GJA, Stadt J, Huibregtse K, Tytgat GNJ. Endoscopic screening for malignancy in the gastric remnant: the clinical significance of dysplasia in gastric mucosa. J Clin Pathol 1984;37:748-54.
10. Bono JA. Upper gastrointestinal fibreoptic endoscopy reveals the silk suture-line ulcer. Am Surg 1978;44:282-5.
11. Delpre G, Glanz I, Neeman A, Avidor I, Kadish U. New therapeutic approach in postoperative phytobezoars. J Clin Gastroenterol 1984;6:231-7.
12. Hashiba K. An alternative procedure for endoscopic sphincterotomy in patients with Billroth II. Digestive Endoscopy 1992;4:151-2.

CAPÍTULO 78

GASTROPARESIA – PAPEL DO ENDOSCOPISTA

Flavio Luis de Sousa Brandão • Henri César Castanheira
Fabrício Munhen Ferreira • Newton Teixeira dos Santos

INTRODUÇÃO E DEFINIÇÃO

O esvaziamento gástrico normal reflete um esforço coordenado entre diferentes regiões do estômago e do duodeno, bem como uma modulação extrínseca pelo sistema nervoso central e fatores do tubo digestivo distal. Eventos importantes relacionados ao esvaziamento gástrico normal incluem relaxamento do fundo gástrico para acomodar a comida, contrações antrais para a trituração de grandes partículas alimentares, relaxamento pilórico para permitir que a comida saia do estômago e coordenação antro-piloro-duodenal de eventos motores.

A gastroparesia é uma desordem sintomática crônica do estômago caracterizada pelo esvaziamento gástrico lentificado na ausência de obstrução mecânica.

ENTENDENDO A GASTROPARESIA

Analisando a gastroparesia como um distúrbio motor funcional, por meio do estudo manométrico do estômago, observam-se, normalmente, padrões motores distintos presentes nos períodos interdigestivo (jejum) e digestivo (alimentar). O padrão interdigestivo (jejum) consiste de três fases cíclicas conhecidas como *complexo motor migratório* (CMM), que

recorrem aproximadamente a intervalos de 2 horas, a menos que sejam interrompidas por uma refeição.

A fase I é um período motor de quiescência seguido por um período de contrações fásicas intermitentes (fase II). O CMM culmina em um grande número de contrações regulares rítmicas que se propagam do antro por meio do intestino delgado (fase III). As intensas contrações propulsivas durante a fase III têm sido consideradas como seqüenciais "faxinas" intestinais fisiológicas e são responsáveis pela limpeza de fibras da dieta e de alimentos sólidos indigeríveis do tubo digestivo proximal. A alimentação interrompe o CMM, que é seguido por um padrão motor alimentar de contrações antrais e duodenais segmentares ou de propagação, mais regulares e com amplitudes variáveis.

Na gastroparesia, ocorre uma diminuição da freqüência ou força das contrações antrais e da maioria dos complexos da fase III no duodeno. Em alguns indivíduos, podem ser observados aumentos do tônus e da atividade fásica do piloro ("piloroespasmo") ou um grande número de contrações irregulares do intestino delgado. Além disso, a prevalência de disfunção motora do intestino delgado concomitante a essas outras disfunções motoras já comentadas, em pacientes com gastroparesia, varia de 17% a 85% em alguns estudos.[1, 2]

QUADRO 78.1

Complexo Motor Migratório

Fases	Descrição
Fase I	Período motor de quiescência
Fase II	Período de contrações fásicas intermitentes.
Fase III	Período de contrações regulares, propulsivas

DIAGNÓSTICO

APRESENTAÇÃO CLÍNICA

A maioria dos pacientes com gastroparesia é composta de mulheres. Em uma extensa investigação, 82% dos pacientes com gastroparesia eram mulheres.[3] As mulheres tendem a exibir taxas de esvaziamento gástrico mais lentas que os homens, especialmente durante a fase final do ciclo menstrual e em período de pré-menopausa.[4,5] Acredita-se que a contratilidade muscular gástrica seja reduzida pela progesterona.

Os sintomas da gastroparesia são inespecíficos e podem simular desordens estruturais como doença ulcerosa, obstrução parcial do estômago ou do intestino delgado, câncer gástrico e desordens pancreático-biliares. Esses sintomas são variáveis e incluem saciedade precoce, náuseas, vômitos, distensão abdominal e desconforto no abdome superior. Em um estudo bem controlado,[3] de uma análise de 146 pacientes com gastroparesia, a ocorrência de náusea estava presente em 92% dos pacientes, vômitos em 84%, distensão abdominal em 75% e saciedade precoce em 60%.

A correlação dos sintomas do esvaziamento gástrico lentificado é variável para gastroparesia diabética, gastroparesia idiopática e dispepsia funcional. [6,7]

Na maioria das vezes, existe uma equivalência de sintomas entre a gastroparesia e a dispepsia funcional. A dispepsia funcional é caracterizada por desconforto recorrente em abdome superior; entretanto, muitos indivíduos relatam sintomas de dismotilidade, incluindo náuseas, vômitos e saciedade precoce, e subgrupos de pacientes com dispepsia funcional exibem atrasos no esvaziamento gástrico e, afirmativamente, a gastroparesia idiopática pode ser considerada como uma das causas de dispepsia funcional.

Desconforto abdominal ou dor estão presentes em 46% a 89% dos pacientes com gastroparesia, mas usualmente não é o sintoma predominante, em contraste com a predominância na dispepsia funcional.[3,8] Em pacientes com diabetes, plenitude e distensão abdominal parecem predizer um esvaziamento gástrico lentificado.

Assim, podemos suspeitar de gastroparesia diabética em um paciente com sintomas típicos e *diabetes mellitus* tipo 1 (também pode afetar os pacientes portadores de *diabetes mellitus* tipo 2),[6] enquanto sintomas similares em uma mulher jovem nos fazem suspeitar de gastroparesia idiopática. Para o diagnóstico de uma provável dispepsia funcional, deve-se atentar, principalmente, para a ocorrência de dor como sintoma predominante.

PROTOCOLO DE INVESTIGAÇÃO[9]

Para o diagnóstico da gastroparesia, uma avaliação pode ser feita da seguinte forma:

1. Investigação inicial: história e exame físico, exames laboratoriais (hemograma completo, glicose, potássio, creatinina, proteína total, albumina, cálcio, β-HCG e amilase) e rotina de abdome agudo para investigar possível obstrução se os vômitos ou a dor se apresentam de forma severa.

2. Avaliação de possíveis desordens orgânicas: solicita-se a endoscopia digestiva alta ou estudos contrastados com bário como alternativa e ultra-sonografia do trato biliar.

3. Avaliação de causas de lentificação do esvaziamento gástrico: cintigrafia com teste de esvaziamento gástrico (fase sólida) – *gold standard* – e investigação de causas secundárias (testes de função de tireóide, sorologias reumatológicas e hemoglobina glicosilada).

4. Tratamento empírico medicamentoso com agentes antieméticos e procinéticos.

5. Investigação complementar, caso a resposta clínica seja negativa: EGG, manometria antroduodenal, trânsito de delgado e testes laboratoriais mais específicos se indicados (p. ex.: ANNA).

6. Outros exames que podem auxiliar no diagnóstico: ressonância magnética, ultra-sonografia da região antral do estômago, testes usando C,[13] entre outros.

Dessa forma, podemos perceber que, quando se trata de investigação diagnóstica, a endoscopia digestiva exerce papel secundário, já que deve participar como exame de exclusão de causas orgânicas, podendo ainda confirmar a presença de estase gástrica.

ABORDAGEM INICIAL DO PACIENTE COM GASTROPARESIA

Ao receber um paciente com suspeita de gastroparesia, seja baseado em sintomas típicos ou por indicação clínica do exame feita pelo médico-assistente,

o endoscopista deve estar atento a alguns pontos básicos para uma abordagem adequada ao paciente com essa patologia.

Uma correta abordagem do paciente com gastroparesia deve começar prioritariamente na marcação do exame. Em serviços categorizados e experimentados, o serviço de recepcionistas responsável pela marcação do exame deve estar alerta para uma possível mudança na orientação do preparo para o exame. Assim, o médico que realizará o exame não se surpreenderá com prováveis preparos inadequados e insuficientes para esses tipos de pacientes. Em outras palavras, deve-se realizar um preparo especial e diferente para os pacientes com suspeita de gastroparesia, já que, na maioria das vezes, o preparo convencional torna-se qualitativamente ruim.

Assim, é recomendável que se institua dieta líquida prévia de 24 a 48 horas, com período de jejum completo, anterior ao exame, de cerca de 8 a 12 horas. Na maioria das vezes, esse preparo torna-se eficaz e suficiente para um exame de boa qualidade. Porém, em alguns casos, após se realizar um exame em que o preparo não foi suficiente para uma boa limpeza do estômago, pode-se tornar necessário acrescentar ao preparo um agente procinético, prescrito e orientado pelo médico responsável pelo exame, não cabendo ao serviço de marcação executar essa tarefa.

Vale ressaltar que o uso de algumas substâncias prévias ao exame pode dificultar ainda mais o esvaziamento gástrico, devendo ser evitadas ou suspensas temporariamente, se possível for, para que se possa realizar um exame de boa qualidade com preparo adequado. Para a maioria delas, baseado no estudo da meia-vida de cada droga em particular, esse período de suspensão corresponde a 48-72 horas. Essas substâncias incluem: analgésicos opióides, agentes anticolinérgicos, glucagon, calcitonina, antidepressivos tricíclicos, bloqueadores de canal de cálcio, progesterona, octreotide, inibidores de bomba de prótons, antagonistas de receptores H2, interferon alfa, l-dopa, fibras, sucralfato, hidróxido de alumínio, agonistas-adrenérgicos, dexfenfluramina, difenidramina, álcool, tabaco (nicotina) e THC (substância ativa da maconha).

Os exames em pacientes diabéticos suspeitos de apresentarem gastroparesia, em nível ambulatorial ou hospitalar, devem ser feitos em situação de euglicemia, com bom controle dos níveis sangüíneos de glicose, já que a hiperglicemia (nível de glicose > 270 mg/dl) é responsável também pelo retardamento do esvaziamento gástrico, dificultando e atrapalhando a execução de um exame adequado.[10]

Finalmente, um bom endoscopista deve saber as possíveis causas de gastroparesia (Quadro 78.2), destacando como principais aquelas que possam estar ao seu alcance em um exame diagnóstico de endoscopia digestiva alta. Apesar de as principais causas serem a gastroparesia idiopática e a gastroparesia diabética,[3] também são freqüentes as causas pós-cirúrgicas (gastrectomia parcial, vagotomia, cirurgia bariátrica, fundoplicatura de Nissen e transplante de pulmão e coração-pulmão). Existem outras causas menos freqüentes, mas que podem ser diagnosticadas pelo endoscopista, como: doença do refluxo gastroesofágico, acalasia, gastropatia isquêmica, gastroparesia secundária a malignidade, infecções gástricas (especialmente pelo CMV), pancreatite crônica, entre outras.

QUADRO 78.2

Causas de Gastroparesia

Causas Principais	Causas Secundárias
• Idiopática	• DRGE
	• Acalasia
	• Gastropatia Isquêmica
	• Secundária a Neoplasias
• Diabética	• Infecções Gástricas
	• Pancreatite Crônica
• Pós-cirúrgica	

PARTICULARIDADES DAS CAUSAS DE GASTROPARESIA

Nesta seção, abordaremos apenas alguns pontos-chave importantes para o entendimento da gastroparesia e sua correlação com o exame endoscópico, baseados nas principais causas detalhadas anteriormente. Dentre esses, temos:

GASTROPARESIA DIABÉTICA

Grande parte dos sintomas e da ocorrência de gastroparesia nos pacientes diabéticos ocorre devido a um controle insuficiente dos níveis de glicose no sangue. A hiperglicemia diminui a contratilidade antral, diminui a fase III do CMM no antro, aumenta as contrações pilóricas, causa disritmias gástricas (primariamente taquigastria), lentifica o esvaziamento gástrico e ainda modula as propriedades de relaxamento do fundo gástrico.[11,12] Portanto, antes de realizar um exame eletivo em um paciente diabético, em nível hospitalar, suspeito de gastroparesia, questione sobre os níveis de glicose sangüínea com o médico-assistente e converse com ele sobre a importância desse controle, para que se possa realizar um exame de boa qualidade.

GASTROPARESIA IDIOPÁTICA

Essa é a forma mais comum de gastroparesia. A maioria dos pacientes é mulher, na meia-idade ou jovens.[13] Sua origem pode estar baseada também em uma infecção viral que evolui com sintomas de retardo no esvaziamento gástrico.[14] Após alguns anos, esses pacientes suspeitos de terem gastroparesia por infecção viral tendem a ter melhora lenta e gradual do quadro, enquanto os outros casos, sem etiologia suspeita ou confirmada, tendem a não apresentar a mesma melhora.

Por isso, ao se deparar com um possível quadro suspeito de gastroparesia idiopática, questione o paciente sobre a possibilidade de infecção viral recente. Esses dados podem inclusive ajudar na identificação de possíveis causas de lesões endoscópicas, como as aparentes lesões por CMV.

GASTROPARESIA PÓS-CIRÚRGICA

A gastroparesia pode ocorrer como complicação de vários procedimentos cirúrgicos, mas, historicamente, a maioria dos casos resulta de cirurgia prévia de úlcera péptica, usualmente com realização de vagotomia.[15] Mais recentemente têm-se observado casos freqüentes como complicações das fundoplicaturas laparoscópicas para tratamento de doença do refluxo gastroesofágico (DRGE).

GASTROPARESIA PÓS-VAGOTOMIA

A combinação de vagotomia, ressecção gástrica distal e gastrojejunostomia em Y de Roux predispõem a estase gástrica severa, como resultado tanto do esvaziamento retardado do estômago remanescente quanto do trânsito lentificado do intestino delgado na alça eferente denervada. Além disso, as atividades motora e mioelétrica na alça de Roux podem ser retrógradas, causando peristalse reversa em direção ao estômago e permitindo que essa alça cause uma obstrução funcional.[16]

GASTROPARESIA PÓS-FUNDOPLICATURA

Apesar de em alguns pacientes ocorrer o efeito reverso pós-cirúrgico (aceleração do esvaziamento gástrico pós-fundoplicatura),[17,18] outros pacientes tendem a desenvolver saciedade precoce, plenitude pós-prandial, náuseas e vômitos após a cirurgia de fundoplicatura para correção de DRGE, como conseqüência de hipomotilidade antral pós-prandial ou esvaziamento gástrico lentificado.[19,20] O retardo no esvaziamento gástrico pode ter precedido a cirurgia, porém sem reconhecimento prévio da patologia. O desenvolvimento de gastroparesia após a fundoplicatura de Nissen é incomum, mas às vezes pode resultar em morbidade significativa.[20] A lesão do nervo vago pode ocorrer em 4% a 40% dos pacientes que se submetem a uma fundoplicatura laparoscópica.

Por esses motivos, a gastroparesia preexistente tem sido considerada uma contra-indicação relativa para a confecção de fundoplicatura para tratamento de DRGE.

GASTROPARESIA APÓS CIRURGIA BARIÁTRICA

A cirurgia mais comumente realizada em todo o mundo é o *bypass* gástrico em Y de Roux, em que o estômago é dividido em um pedaço fúndico proximal e um estômago distal desviado. Uma gastrojejunostomia em *loop* por meio de uma pequena gastroenterostomia drena o pedaço proximal. Nesses casos, o esvaziamento gástrico para sólidos é mais lento e para líquidos é mais rápido após a cirurgia gástrica de *bypass*.[21] Não existem relatos bem controlados de gastroparesia pós-gastroplastia com banda gástrica, e um estudo em especial observou esvaziamento normal na porção proximal.[22]

OUTRAS CAUSAS

GASTROPARESIA ASSOCIADA À DRGE

A presença de esvaziamento gástrico retardado tem sido detectada em alguns subgrupos de pacientes com DRGE. Alguns investigadores têm relatado prevalência de 10% a 40%.[23,24] Estudos recentes têm sugerido que o esvaziamento retardado do estômago proximal, e não de todo o estômago, pode se correlacionar com a exposição ácida esofágica.[25] Mesmo que não se saiba a causa exata dessa associação, é razoável pensar na realização de cintigrafia gástrica nos pacientes que mantêm sintomas de DRGE refratários ao tratamento de supressão ácida.[26]

GASTROPARESIA ASSOCIADA À CONSTIPAÇÃO

Não é incomum a presença de esvaziamento gástrico retardado em pacientes com constipação. Em um estudo, 19% dos pacientes com constipação primária apresentaram quadro associado.[27] Em uma segunda investigação de pacientes com síndrome do intestino irritável, foi observado esvaziamento gástrico retardado em 64% dos pacientes, especialmente naqueles com predominância de constipação.[28]

GASTROPARESIA ASSOCIADA À ISQUEMIA GÁSTRICA

A presença de isquemia gástrica geralmente ocorre de doença aterosclerótica crônica e pode se apresentar como gastrite, ulceração ou gastroparesia.[29,30] O endoscopista tem papel importante na identificação dessas possíveis conseqüências associadas, para a instituição do tratamento adequado; nesse caso, cirúrgico.[30]

GASTROPARESIA ASSOCIADA À MALIGNIDADE

A ocorrência de gastroparesia associada à malignidade tem sido descrita com carcinoma esofágico, gástrico, pancreático e pulmonar. A fisiopatologia é desconhecida e freqüentemente é atribuída a efeitos paraneoplásicos, invasão neural do tumor, ou efeitos colaterais da quimioterapia. A gastroparesia pode ocorrer durante o tratamento das malignidades, como na radioterapia abdominal,[31] durante tratamento com agentes quimioterápicos,[32] após transplante de medula óssea,[33] e bloqueio do plexo celíaco para dor crônica de câncer pancreático.[34]

GASTROPARESIA ASSOCIADA À PANCREATITE CRÔNICA

Em estudos retrospectivos, 44% dos pacientes com pancreatite crônica de pequenos ductos tinham esvaziamento gástrico retardado.[35] Algumas das dores abdominais, náuseas e vômitos vistos nos pacientes com pancreatite crônica, documentada ou suspeita, podem ser decorrentes de gastroparesia, já que um estudo recente demonstrou atividade mioelétrica gástrica deficiente em pancreatite crônica.[36] Portanto, antes da realização de uma possível CPRE para diagnóstico ou tratamento de pancreatite crônica, o endoscopista deve atentar para a possibilidade de encontrar um estômago repleto de alimentos e tentar adequar o preparo para que não ocorram imprevistos durante o exame.

GASTROPARESIA ASSOCIADA A INFECÇÕES

Relata-se a ocorrência de infecção pelo citomegalovírus (CMV) do trato digestivo superior em 1/3 dos pacientes após transplante hepático e produz sintomas típicos de gastroparesia, incluindo náuseas e plenitude pós-prandial. A endoscopia pode mostrar pregas alargadas no antro, inflamação gástrica incluindo gastrite aguda superficial e erosões e ulcerações duodenais. Culturas virais de fragmentos de biópsia gástrica e a demonstração histológica das inclusões de CMV na mucosa gástrica podem confirmar o diagnóstico.[37]

O esvaziamento gástrico retardado também é visto em um terço dos pacientes soropositivos para HIV, particularmente naqueles com doença avançada evidenciada por contagem baixa de

CD4, perda de peso importante e infecções entéricas.[38,39] Esses pacientes também podem demonstrar lesões endoscópicas sugestivas de infecção por HIV.

Os efeitos do *Helicobacter pylori* na função motora gástrica têm sido alvo de controvérsias. Embora um número razoável de estudos tenha sugerido uma associação com gastroparesia,[40] a maioria das investigações não observa relação entre infecção ativa pelo *H. pylori* e dispepsia funcional ou esvaziamento gástrico retardado.[41]

USO DE AGENTES PROCINÉTICOS NO EXAME DE ENDOSCOPIA DIGESTIVA

ERITROMICINA

Clinicamente, tem sido relatado que a eritromicina estimula o esvaziamento gástrico em gastroparesia diabética, gastroparesia idiopática e gastroparesia pós-vagotomia.[42,43] Certamente, os efeitos da eritromicina no esvaziamento gástrico são melhores que aqueles observados com outras drogas procinéticas. Interessantemente, a eritromicina acelera o esvaziamento em pacientes pós-cirúrgicos em que o antro, o local primário desse efeito motor, foi ressecado.[44] Nesses indivíduos, a eritromicina pode exercer efeitos estimulatórios no fundo gástrico. A eritromicina é mais potente quando usada de forma intravenosa.[45] A eritromicina intravenosa (100 mg a cada 8 horas) é usada em pacientes hospitalizados muito sintomáticos e com gastroparesia severa refratária.[46] Em um estudo randomizado, controlado e duplo-cego,[47] confirmado por outro estudo randomizado e controlado[48] envolvendo pacientes com hemorragia digestiva alta e a administração de eritromicina intravenosa prévia ao exame, ficou comprovado que o uso de eritromicina (250 mg IV em *bolus* ou 3 mg/kg em infusão lenta superior a 30 minutos) promove motilidade gástrica e esvazia-

mento do conteúdo gástrico e pode melhorar significativamente a qualidade do exame com considerável aumento da visibilidade. Baseando-se nesses estudos, alguns autores têm sugerido o uso da eritromicina IV em pacientes que apresentam quadros importantes de gastroparesia, com o intuito de melhorar a qualidade do exame, inclusive na realização do exame de cápsula endoscópica.[49,50]

METOCLOPRAMIDA

O uso da metoclopramida para auxiliar no preparo da endoscopia alta não é uma técnica muito difundida, já que essa droga apresenta muitos efeitos colaterais decorrentes de suas ações antidopaminérgicas no sistema nervoso central, principalmente quando administrada na forma intravenosa. Dessa forma, esses efeitos podem restringir seu uso a mais de 30% dos pacientes. Efeitos comumente vistos com a administração intravenosa incluem: ausência de relaxamento, agitação, irritabilidade e acatisia.

Estudos controlados relataram que o uso da metoclopramida promove alívio sintomático enquanto acelera o esvaziamento gástrico de sólidos e líquidos em pacientes com gastroparesia idiopática, diabética e pós-vagotomia e em pacientes com DRGE.[51,52] Por essa razão, ainda existem alguns estudos que abordam o uso da metoclopramida intravenosa em pacientes portadores de gastroparesia e que realizarão exames endoscópicos, principalmente o exame de cápsula.[53]

OUTRAS DROGAS

O uso de domperidona ou de cisaprida intravenosa foi proibido nos Estados Unidos e, conseqüentemente, na maioria dos países da América e da Europa, devido a seus efeitos geradores de arritmias cardíacas.

Apesar de não existirem estudos controlados sobre o uso da domperidona via oral previamente ao exame de endoscopia em período predeter-

minado, podendo variar de 24 horas a uma semana, em pacientes sabidamente portadores de gastroparesia, observa-se grande auxílio dessa droga no preparo prévio para o exame, propiciando um esvaziamento gástrico muito eficiente na maioria dos casos.

A ENDOSCOPIA NO DIAGNÓSTICO DA GASTROPARESIA

O diagnóstico endoscópico primário é dependente de uma boa avaliação clínica prévia pelo médico-assistente, já que a gastroparesia é um diagnóstico praticamente feito por exclusão de outras causas. Com isso, para o endoscopista concluir um laudo de possível gastroparesia é necessária uma indicação clínica precisa do suposto diagnóstico. Alguns achados endoscópicos que podem ajudar no diagnóstico primário incluem um estômago repleto de alimentos após jejum de 8 a 12 horas prévio ao exame (Figura 78.1), estômago aumentado de volume, e diminuição ou ausência de ondas peristálticas durante o exame.

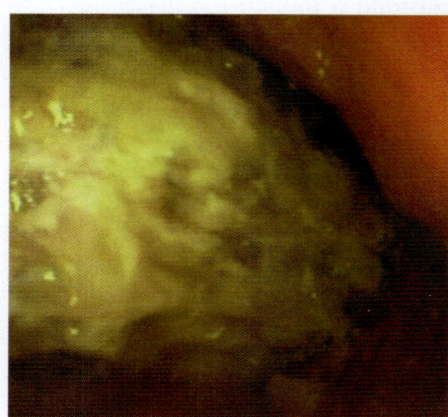

FIGURA 78.1

Estômago repleto de alimentos (após jejum de 12 horas) em paciente com quadro de gastroparesia refratária

Por essa dificuldade na avaliação primária do paciente com possível quadro de gastroparesia, a maioria dos autores sugere um papel secundário para a endoscopia digestiva alta no diagnóstico dessa patologia, destacando sua capacidade de fazer muitos diagnósticos diferenciais evidentes, como a obstrução gástrica mecânica por estenose pilórica ou neoplasia, e a doença ulcerosa de localização pré-pilórica, no canal pilórico e no bulbo duodenal.

A ENDOSCOPIA NO TRATAMENTO DA GASTROPARESIA

Nos últimos anos, com a evolução da endoscopia e o aparecimento de novas técnicas endoscópicas, foram observados grandes avanços no tratamento da gastroparesia, já que o uso da endoscopia terapêutica tem proporcionado significativa melhora na qualidade de vida dos pacientes. Assim, explicaremos a seguir a abordagem de cada técnica separadamente, evidenciando suas peculiaridades e destacando suas vantagens e desvantagens.

PASSAGEM DE CATETER NASOJEJUNAL GUIADO POR ENDOSCOPIA

A técnica mais simples de auxílio na alimentação de pacientes com gastroparesia é a colocação de cateter nasoenteral (tubo de 9 F com adaptador e 250 cm de comprimento) posicionado no jejuno. Em alguns casos, um outro tipo de cateter conhecido como tubo de Dennis (tubo de 16 F com triplo-lúmen e um balão na extremidade e 210 cm de comprimento) também pode ser utilizado para descomprimir o intestino delgado de pacientes que apresentam problemas motores intestinais concomitantes à gastroparesia.

Realização da técnica: previamente ao auxílio do endoscópio na passagem e no posicionamento do cateter nasojejunal, o cateter deve ser passado por meio da cavidade nasal e capturado na boca para a confecção da correta técnica endoscópica em que o cateter é passado pelo canal de trabalho do endoscópio (*through-the-scope*), que possua diâmetro superior a 3,7 mm, podendo ser

auxiliado pela passagem de um fio-guia de teflon de 0,035 polegadas. Deve-se tomar cuidado com a progressão do fio-guia, que não deve ir além da ponta do cateter de alimentação, para evitar lesão da parede intestinal. Para o posicionamento do tubo de Dennis, ele deve ser primariamente passado pela cavidade nasal para o estômago, já que possui diâmetro muito largo para passar pelo canal de trabalho. Uma vez no estômago, o endoscopista, sob visão direta, apreende o tubo com uma pinça dente-de-rato e conduz ao duodeno, onde o balão deve ser inflado com 60 ml de ar para prevenir a migração retrógrada do tubo enquanto o endoscópio é retirado. Após a retirada, desinsufla-se todo o balão e depois se insufla novamente com 15 ml de ar para permitir que o tubo seja conduzido pela peristalse.

GASTROJEJUNOSTOMIA ENDOSCÓPICA PERCUTÂNEA (PEG-J)

A PEG-J pode ser realizada para pacientes que não toleram alimentação gástrica ou que apresentam risco significativo de aspiração do conteúdo alimentar. Isso inclui os pacientes com gastroparesia, principalmente com quadros mais avançados da doença. Os *kits* comerciais disponíveis de PEG-J utilizam um método de passagem de um tubo de jejunostomia (*J-tube*) sobre o fio por meio de uma PEG existente. Esses *kits* permitem que um *J-tube* de 9 F a 12 F seja passado através de uma PEG existente de 18 F a 28 F.

Apesar do sucesso técnico inicial pela colocação do tubo de alimentação além do ligamento de Treitz, o sucesso funcional é extremamente desapontador, devido à freqüente migração retrógrada do tubo para o estômago e à disfunção do tubo ocasionada por dobramento ou obstrução. Estudos retrospectivos mostram que o mau funcionamento da PEG-J ocorre em 53% a 84% dos casos.[54]

Realização da técnica: após a colocação de uma gastrostomia endoscópica

percutânea (PEG), o endoscópio é reintroduzido e um fio-guia, passado através da PEG, é preso dentro do estômago com o uso do endoscópio e uma pinça dente-de-rato. O fio-guia avança com o endoscópio para o intestino delgado. O *J-tube* é passado sobre o fio guia até a posição alcançada no intestino delgado e preso à extremidade proximal da PEG. Modificações dessa técnica incluem a manutenção da apreensão do fio-guia no intestino delgado enquanto o endoscópio é retirado para prevenir o deslocamento do *J-tube*, ou a passagem de um endoscópio ultrafino através de uma PEG de 28 F em que o fio-guia é passado através do endoscópio até o posicionamento no intestino delgado e, então, o endoscópio é removido e o *J-tube* é passado através do fio-guia até o jejuno.

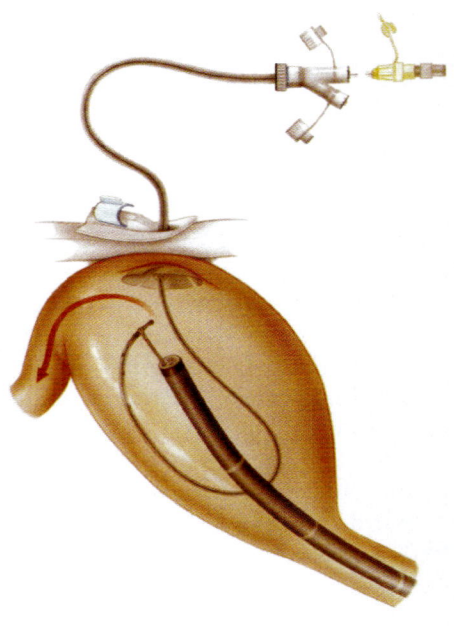

FIGURA 78.2

Um tubo de jejunostomia de 9 F é introduzido através de uma PEG de 15 F. Um adaptador em Y é primeiro preso à extremidade da PEG. O tubo de jejunostomia, fornecido com um cateter rígido, é introduzido através do adaptador em Y até o estômago. A ponta é apreendida com uma pinça dente-de-rato sob visão endoscópica e empurrada através do piloro até o jejuno

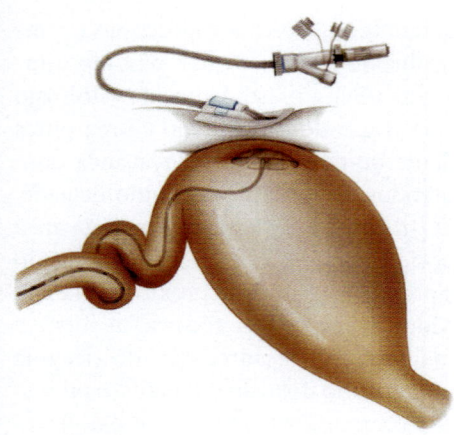

FIGURA 78.3

O cateter rígido é removido após a colocação. Um adaptador apropriado é preso ao tubo de jejunostomia

Figuras retiradas do livro *Therapeutic endoscopy.* Soehendra, N, Binmoeller K.F, Seifert H, Schreiber HW (Editora Thieme, 1998).

JEJUNOSTOMIA ENDOSCÓPICA PERCUTÂNEA DIRETA (DPEJ)

A técnica da DPEJ é uma modificação da colocação da PEG. Um endoscópio longo (colonoscópio ou enteroscópio) avança em direção ao intestino delgado. A transiluminação endoscópica é feita de dentro do jejuno e não de dentro do estômago. Um trocanter é passado através da parede anterior do abdome diretamente ao jejuno. Uma vez que esse acesso é conseguido, um tubo de gastrostomia do tipo *pull* é introduzido. Apesar de a colocação ser similar à da PEG, a realização da DPEJ é considerada tecnicamente mais difícil. O sucesso técnico é reportado em 72% a 88% dos casos.[55] O mau funcionamento relacionado ao tubo (*J-tube*) similarmente àquele ocasionado na PEG pode ocorrer. Um estudo retrospectivo demonstrou um acesso jejunal mais estável com a DPEJ do que com a PEG-J.[56]

GASTROSTOMIA PERCUTÂNEA ENDOSCÓPICA (PEG) DESCOMPRESSIVA

Uma PEG pode ser feita para descompressão na condução da gastroparesia refratária, tanto pela forma tradicional quanto por uma forma modificada conhecida como VPG (*Venting percutaneous gastrostomy*). A VPG é uma solução razoável na melhora da qualidade de vida dos pacientes com quadros avançados da doença, já que proporciona alívio real dos sintomas.

Em um relato sobre a utilização dessa técnica em pacientes com gastroparesia idiopática refratária, o método foi utilizado como uma alternativa não-farmacológica do controle de sintomas.[57] Nesse estudo, tubos de gastrostomia de 20 F foram colocados endoscopicamente usando o método *pull*, e os pacientes eram orientados a aliviar os sintomas por meio da aplicação de pressão negativa ventilando e descomprimindo o estômago, com o uso de uma seringa de 60 ml acoplada na entrada do tubo da VPG. A maioria dos pacientes recebeu alimentação enteral de suplementos líquidos via gastrostomia por aproximadamente duas semanas e depois voltou a comer pela boca.

A vantagem desse método — avaliada por meio desse estudo controlado de variáveis que incluíam alívio dos sintomas, impacto na qualidade de vida, perda ou ganho de peso, uso de medicações procinéticas e complicações e reclamações relacionadas ao método — foi de significância estatística em todas as variáveis, destacando-se o alívio consistente dos sintomas ($p < 0.001$) evidenciado por melhora sintomática acima de um a três anos em todos os pacientes acompanhados nesse período. Apesar de estudos prospectivos e comparativos subseqüentes serem necessários para a confirmação da eficácia, essa abordagem pôde demonstrar grande aplicabilidade clínica no controle de sintomas de pacientes com doença refratária.

INJEÇÃO DE TOXINA BOTULÍNICA

O uso da injeção de toxina botulínica tipo A no piloro tem sido feito nos últimos anos, baseado no sucesso do uso dessa substância em outras desordens espásticas da musculatura lisa e estriada. A toxina botulínica tipo A (*Botox*) inibe a transmissão neural colinérgica por interferir irreversivelmente na liberação de acetilcolina. Vários estudos avaliaram a eficácia da injeção de toxina botulínica no piloro,[58,59,60,61] porém um estudo de revisão publicado em 2005[62] pôde avaliar de forma mais extensa, mas não-controlada, a eficácia do método, demonstrando ser uma técnica eficaz para o alívio da maioria dos sintomas, e sendo ineficaz no controle de outros, como vômitos. Ainda assim, essa melhora tem sido de curta duração, com uma média de melhora dos sintomas por cerca de dois meses somente. Nesse mesmo estudo, os autores sugerem que são necessários outros estudos bem controlados, prospectivos, cegos e placebo-controlados.

Realização da técnica: na maioria dos estudos, a injeção de toxina botulínica é feita através do uso de uma agulha de escleroterapia, com a toxina sendo injetada em quatro a cinco pontos circunferenciais na área pré-pilórica (no máximo 2 cm distante do piloro), após a ponta da agulha ser penetrada firmemente na parede gástrica. A dose total injetada varia de 100 U a 200 U diluídas em solução salina, observando-se melhores resultados com doses maiores.

POSICIONAMENTO ENDOSCÓPICO DE VIDEOCÁPSULA

Nos pacientes que apresentam gastroparesia refratária e que tenham indicação de realizar um exame de cápsula endoscópica, o posicionamento endoscópico da videocápsula pode ser necessário, já que a gastroparesia pode atrasar a entrada da mesma no intestino delgado. Por essa razão, diversos autores publicaram métodos diferentes de posicionamento da cápsula. Entre estes métodos, temos:

1. Posicionamento com *overtube* e rede de captura de corpo estranho.[63] O *overtube* é posicionado no estômago. O cateter com a rede de captura

de corpo estranho é passado através do canal de instrumentação do endoscópio (nesse estudo, endoscópio de duplo-canal) e é aberto para a apreensão da cápsula. Após a apreensão da cápsula, a rede é fechada e o cateter é retraído até encostar a ponta do endoscópio. Em seguida o endoscópio é passado através do *overtube* e progredido até o duodeno, onde a rede é aberta e a cápsula é solta no intestino delgado. É importante ressaltar a relevância de se realizar endoscopia digestiva alta prévia ao método, para exclusão de contra-indicações absolutas e relativas do método, como a presença de tumores, divertículos esofágicos e estenose esofágica.

2. Posicionamento com acessório especial (Advance™, US Endoscopy).[64] O acessório consiste de uma fibra metálica coberta por plástico oco introduzida através do canal de trabalho do gastroscópio. Um *cap* plástico é rosqueado sobre a fibra, que fica pronto para segurar firmemente a cápsula endoscópica, com o intuito de conduzi-la até o duodeno (Figura 78.4).

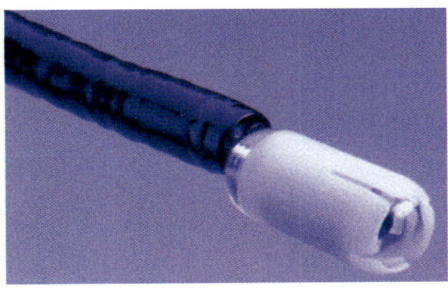

FIGURA 78.4

Advance™, US Endoscopy. Foto retirada do artigo: Keuchel M, Csomos G, Al-Harthi S, Bruhn JP, Hagenmueller F. Endoscopic placement of the video capsule with the Advance™ Delivery Device. *Gastrointest Endosc* 2006;63-5: AB185

3. Posicionamento de cápsula capturada em exame de endoscopia digestiva alta. Em pacientes que ingeriram a cápsula, por indicação médica,

sem diagnóstico prévio de gastroparesia, e em que essa cápsula ficou estagnada no estômago, devido à deficiência de peristalse para impulsioná-la para o duodeno, o endoscopista pode capturá-la com o auxílio de alças de polipectomias (Figura 78.5) ou *basket* (cesto de Dormia), e com o próprio acessório de captura posicioná-la no duodeno.

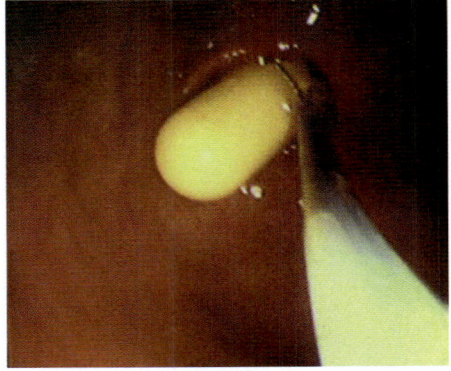

FIGURA 78.5

Cápsula endoscópica capturada no estômago através de uma alça de polipectomia. (*Foto gentilmente cedida por Gastroendo Serviços Médicos – Rio de Janeiro*)

IMPLANTAÇÃO ENDOSCÓPICA DE ELETRODOS GÁSTRICOS PARA ESTIMULAÇÃO ELÉTRICA[65]

O posicionamento de eletrodos para estimulação gástrica elétrica (EGE), endoscopicamente e por meio da PEG, é uma técnica segura, praticável e rapidamente demonstra se a EGE será um tratamento eficaz da gastroparesia refratária a drogas. Os efeitos de longa duração da EGE são similares àqueles observados na EGE temporária. Assim, a estimulação gástrica elétrica temporária parece predizer um provável resultado da estimulação gástrica elétrica permanente. Apesar de existirem poucos relatos sobre esse método, essa técnica parece ser promissora no tratamento futuro da gastroparesia refratária a drogas, ainda que os resultados iniciais não tenham sido animadores quanto à significância estatística da melhora de sintomas.

Realização da técnica de colocação endoscópica dos eletrodos de estimulação gástrica elétrica: utilizando um endoscópio longo de 140 cm com canal acessório de 7 F, uma área mais próxima possível à junção do antro com o corpo do estômago é selecionada. Depois, um condutor temporário de marca-passo cardíaco (modelo 6414-200; Medtronic) é inserido através do canal acessório do endoscópio. Esse condutor temporário possui um eletrodo interno bipolar condutor de freqüência e uma bainha externa de cobertura. Esta última apresenta apenas 120 cm de comprimento e não sai do endoscópio. O condutor interno é passado pelo canal acessório e é rosqueado para dentro da mucosa do estômago com um movimento tipo "saca-rolhas" no sentido horário. A bainha externa então é retirada, deixando o condutor interno no lugar (Figura 78.6). O endoscópio é retirado enquanto se avança o condutor interno, fazendo com que se mantenha na posição, com um comprimento extra de no mínimo 10 cm dentro do estômago. Para facilitar a apreensão dos clipes, deve ser evitada a lubrificação excessiva do eletrodo. O endoscópio é reintroduzido no estômago e um clipador endoscópico é passado pelo canal acessório. Depois, 3 a 5 clipes são aplicados para segurar o condutor no lugar dentro do estômago. Colocar pelo menos um clipe próximo a parte metálica distal do condutor ajuda a atingir a impedância elétrica desejável. O condutor é conectado a um acessório externo de estimulação gástrica elétrica (Enterra), que pode ser colocado dentro do bolso da camisa, e a impedância é determinada (desejável 400-800). O acessório de estimulação gástrica elétrica é programado, começando previamente com parâmetros básicos: freqüência, 14 Hz; amplitude, 5 a 10 mA; espaço entre os pulsos, 330 microssegundos; ciclo ON, 0.1 a 1.0 segundo; ciclo OFF, 5.0 a 4.0 segundos. Esses parâmetros são usados como ponto de partida. A modificação dos parâmetros é permitida para casos individuais. Os eletrodos *ENDOstim* permanecem no lugar até um teste de esvaziamento gástrico ser realizado dois dias depois. O eletrodo então é removido manualmente girando-se no sentido anti-horário e aplicando-se uma tração suave.

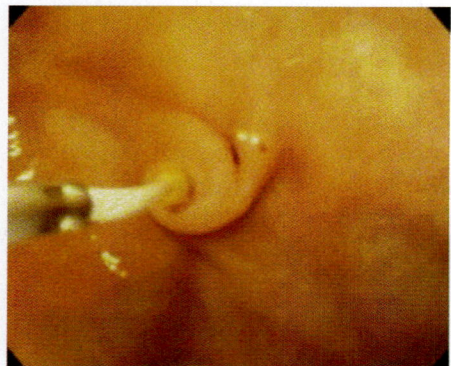

FIGURA 78.6

Visão endoscópica do eletrodo de estimulação gástrica elétrica inserido através do endoscópio e rosqueado para dentro da mucosa gástrica

Realização da técnica de colocação dos eletrodos de estimulação gástrica elétrica através da PEG: um endoscópio com 140 cm de comprimento é utilizado para visualizar o estômago, e a trava do tubo e o tubo de gastrostomia endoscópica percutânea (PEG) são removidos. Um fio-guia pode ser usado para facilitar o posicionamento do eletrodo. Um eletrodo (modelo ESSE 1000 ou equivalente; Ghaphics Controls Canadá, Gananoque, Ontário, Canadá) é introduzido através do espaço de acesso da PEG, sendo rosqueado para dentro da mucosa gástrica com um movimento no sentido horário, tipo "saca-rolha", sob visão endoscópica direta. O condutor é posicionado próximo da junção do antro com o corpo gástrico (Figura 78.7). No mínimo dois condutores são colocados, com uma distância de pelo menos 1 cm entre eles. Por causa do tamanho e da profundidade desses condutores, os clipes endoscópicos não são necessários para mantê-los na posição adequada. Os condutores são conectados a um acessório externo de estimulação gástrica elétrica (Enterra), a impedância é checada (desejável 400-800), e o acessório é programado utilizando os

mesmos parâmetros para os eletrodos *ENDOstim*. Um tubo de gastrostomia de tamanho menor ou um cateter de Foley pode ser posicionado no espaço de acesso da gastrostomia para manter a potência do trajeto. Os eletrodos *PEGstim* permanecem no lugar até um teste de esvaziamento gástrico ser realizado 2 a 3 dias depois.

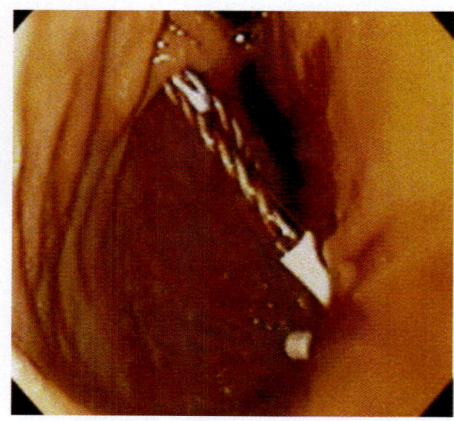

FIGURA 78.7

Visão endoscópica demonstrando a apreensão do eletrodo à mucosa gástrica através da gastrostomia endoscópica percutânea (PEG)

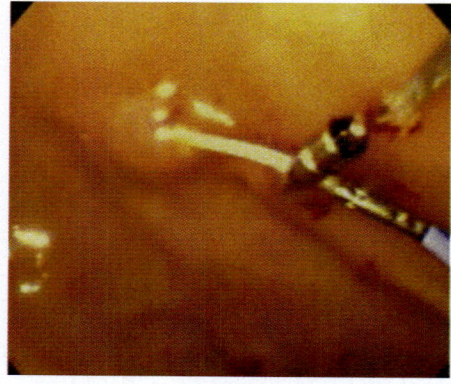

FIGURA 78.8

Visão endoscópica demonstrando o ancoramento do eletrodo com o clipe Fotos (78.6 a 78.8), retiradas do artigo: Ayinala S, Batista O, Goyal A, Al-Juburi A, Abidi N, Familoni B et al. Temporary gastric electrical stimulation with orally or PEG-placed electrodes in patients with drug refractory gastroparesis. *Gastrointest Endosc* 2005; 61-3:455-61.

ORIENTAÇÃO DE IMPLANTAÇÃO CIRÚRGICA DE MARCA-PASSO GÁSTRICO COM ULTRA-SOM ENDOSCÓPICO (EUS)

Nesse método, o endoscopista pode ter papel fundamental no correto posicionamento do marca-passo gástrico. A correta colocação dos condutores na camada muscular antral é crucial para o sucesso do procedimento cirúrgico. O ultra-som endoscópico é realizado com um aparelho de freqüências de 7,5 Mhz e 12 Mhz, com mínima instilação de água para dentro do balão colocado sobre o transdutor e para dentro do lúmen gástrico (para evitar risco de aspiração), durante o ato operatório de colocação do condutor na camada muscular gástrica, confirmando o correto posicionamento do condutor. Em um estudo de observação, esse método se mostrou superior ao ultra-som convencional auxiliado por insuflação endoscópica de ar.[66]

COMENTÁRIOS FINAIS

Apesar de o endoscopista exercer papel secundário no diagnóstico da gastroparesia, as diversas técnicas endoscópicas terapêuticas utilizadas nessa patologia evidenciam a real importância desse profissional na condução e evolução dessa doença. Assim, utilizando as técnicas apresentadas nesse capítulo, o especialista pode promover relevante melhora na qualidade de vida dos pacientes, além de contribuir significativamente para o tratamento do paciente realizado pelo médico assistente.

O grande objetivo desse capítulo foi descrever, então, de forma extensa e atualizada, uma visão mais completa do entendimento da gastroparesia, apresentando desde suas alterações motoras fisiopatológicas até o relato de técnicas endoscópicas terapêuticas recentes e ainda promissoras, podendo, assim, demonstrar integralmente o assunto e incentivar o especialista a desenvolver uma visão mais global da possível e evidente relevância de sua participação na gastroparesia.

QUADRO 78.3

Opções de Tratamento Endoscópico da Gastroparesia

• Posicionamento de sonda nasojejunal	• Injeção de toxina botulínica
• Gastrojejunostomia endoscópica percutânea	• Posicionamento de cápsula endoscópica
• Jejunostomia endoscópica percutânea direta	• Implantação de eletrodos gástricos
• Gastrostomia endoscópica percutânea descompresssiva	• Orientação de implantação cirúrgica de marca-passo por meio de endossonografia

REFERÊNCIAS BIBLIOGRÁFICAS

1. Dooley CO, el Newihi HM, Zeider A, Valenzuela JE. Abnormalities of the migrating motor complex in diabetics with autonomic neuropathy and diarrhea. Scand J Gastroenterol 1988;23:217-23.

2. Camilleri M, Malagelada J-R. Abnormal intestinal motility in diabetics with the gastroparesis syndrome. Eur J Clin Invest 1984;14:420-7.

3. Soykan I, Sivri B, Sarosiek I, Kierran B, McCallum RW. Demography, clinical characteristics, psychological profiles, treatment and long-term follow-up of patients with gastroparesis. Dig Dis Sci 1998;43:2398-2404.

4. Datz FL, Christian PE, Moore J. Gender related differences in gastric emptying. J Nucl Med 1987;28:1204-7.

5. Gill RC, Murphy PD, Hooper HR, Bowes KL, Kingma YJ. Effect of the menstrual cycle on gastric emptying. Digestion 1987;36:168-74.

6. Horowitz M, Harding PE, Maddox AF, Wishart JM, Akkermans LM, Chatterton BE et al. Gastric and oesophageal emptying in patients with type-2 (non-insulin-dependent) diabetes mellitus. Diabetologia 1989;32:151-9.

7. Talley NJ, Shuter B, McCrudden G, Jones M, Hoschl R, Pipper DW. Lack of association between gastric emptying of solids and symptoms in nonulcer dyspepsia. J Clin Gastroenterol 1989;11:625-30.

8. Hoogerwerf WA, Pasricha PJ, Kalloo AN, Schuster MM. Pain (the overlooked symptom in gastroparesis). Am J Gastroenterol 1999;94:1029-33.

9. Parkman HP, Hasler WL, Fisher RS. American Gastroenterological Association technical review on the diagnosis and treatment of gastroparesis. Gastroenterology 2004;127;5: 1592-1622.

10. Hornbuckle K, Barnett JL. The diagnosis and work-up of the patient with gastroparesis. J Clin Gastroenterol 2000;30: 117-24.

11. Jebbink RJA, Samsom M, Bruijs PPM, Bravenboer B, Akkermans LM, Van-Berge-Henegouwen GP, et al. Hyperglycemia induces abnormalities of gastric myoeletrical activity in patients with type-1 diabetes mellitus. Gastroenterology 1994;107-1390-7.

12. Rayner CK, Samsom M, Jones KL, Horowitz M. Relationships of upper gastrointestinal motor and sensory function with glycemic control. Diabetes Care 2001;24:371-81.

13. Stanghellini V, Tosetti C, Paternico A, Barbara G, Morselli-Labate AM, Monetti N et al. Risk indicators of delayed gastric emptying of solids in patients with functional dyspepsia. Gastroenterology 1996;110:1036-42.

14. Bityutskiy LP, Soykan I, McCallum RW. Viral gastroparesis (a subgroup of idiopathic gastroparesis – clinical characteristics and long-term outcomes). Am J Gastroenterol 1997;92:1501-6.

15. Eagon JC, Miedema BW, Kelly KA. Postgastrectomy syndromes. Surg Clin North Am 1992;72:445-65.

16. Mathias JR, Fernandez A, Sninsky CA, Clech MA, Davis RH. Nausea, vomiting, and abdominal pain after Roux-en-Y anastomosis (motility of the jejunal limb). Gastroenterology 1985;88:101-7.

17. Vassilakis JS, Xynos E, Kasapidis P, Chrysos E, Mantides A, Nicolopoulos N. The effect of floppy Nissen fundoplication on esophageal and gastric motility in gastroesophageal reflux. Surg Gynecol Obst 1993;177:608-16.

18. Bais JE, Samsom M, Boudesteijn EA, van Rijk PP, Akkermans LM, Gooszen HG. Impact of delayed gastric emptying on the outcome of antireflux surgery. Ann Surg 2001;234: 139-46.

19. Haque M, Pehlivanov N, Moncure M, Udobi K, Childs E, Sarosiek I et al. Is there a shift in symptomatology in patients after laparoscopic Nissen fundoplication? (abstr). Am J Gastroenterol 2001;96:S66.

20. Hunter RJ, Metz DC, Morris JB Rothstein RD. Gastroparesis (a potential pitfall of laparoscopic Nissen fundoplication). Am J Gastroenterol 1996;91:2617-8.

21. Horowitz M, Cook DJ, Collins PJ, Harding PE, Hooper MJ, Walsh JF et al. Measurement of gastric emptying after gastric bypass surgery using radionuclides. Br J Surg 1982;69:655-7.

22. Mistiaen W, Vaneerdeweg W, Blockx P, Van Hee R, Hubens G, Bortier H et al. Gastric emptying rate measurement after vertical banded gastroplasty. Obes Surg 2000;10:245-9.

23. Keshavarzian A, Bushnell DL, Sontag S, Yegelwel EJ, Smid K. Gastric emptying in patients with severe reflux esophagitis. Am J Gastroenterol 1991;86:738-42.

24. McCallum RW, Berkowitz DM, Lerner E. Gastric emptying in patients with gastroesophageal reflux. Gastroenterology 1981;80:285-91.

25. Barnert RJA, Dumitrascu DL, Wienbeck M. Gastroeso-phageal reflux disease (Emptying of the proximal and distal stomach measured by ultrasonography (abstr). Gastroente-rology 2001;120:A460.

26. Lundell LR, Myers JC, Jamieson GG. Delayed gastric emptying and its relationship to symptoms of "gas bloat" after antireflux surgery. Eur J Surg 1994;160:161-6.

27. Bonapace ES, Davidoff S, Krevsky B, Fisher RS, Parkman HP. Whole gut transit scintigraphy in the clinical evaluation of patients with upper and lower gastrointestinal symptoms. Am J Gastroenterol 2000;95:2838-47.

28. Caballero-Plasencia AM, Valenzuela-Barranco M, Herre-rias-Gutierrez JM, Esteban-Carretero JM. Altered gastric emptying in patients with irritable bowel syndrome. Eur J Nucl Med 1999;26:404-9.

29. Casey KM, Quigley TM, Kozarek RA, Raker EJ. Lethal nature of ischemic gastropathy. Am J Surg 1993;165:646-9.

30. Liberski SM, Koch KL, Atnip RG, Stern RM. Ischemic gas-troparesis (resolution after revascularization). Gastroente-rology 1990;99:252-7.

31. Layer P, Demol P, Hotz J, Goebell H. Gastroparesis after ra-diation – successful treatment with carbachol. Dig Dis Sci 1986;31:1377-80.

32. Brand RE, DiBaise JK, Quigley EMM, Gobar LS, Harmaon KS, Lynch JC et al. Gastroparesis as a cause of nausea and vomiting after high-dose chemotherapy and haemopoietic stem-cell transplantation. Lancet 1998;352:1985.

33. Eagle DA, Gian V, Lauwers GY, Manivel JC, Moreb JS, Mastin S et al. Gastroparesis following bone marrow tranplantation. Bone Marrow Transplant 2001;28:59-62.

34. Iftikhar S, Loftus EV. Gastroparesis after celiac plexus block. Am J Gastroenterol 1998;23:2223-5.

35. Chowdhury RS, Forsmark CE, Davis RH, Toskes PP, Verne GN. Prevalence of gastroparesis in patients with small duct chronic pancreatitis. Pancreas 2003;26:235-8.

36. Lu CL, Chen CY, Chang FY, Lee SD, Wu HC, Chen JD. Im-paired gastric myoeletrical activity in patients with chronic pancreatitis. (abstr) Dig Dis Sci. 2001; 46:692.

37. Van Thiel DH, Gavaler JS, Schade RR, Chien MC, Starzl TE. Cytomegalovirus infection and gastric emptying. Transplan-tation 1992;54:70-3.

38. Corley DA, Cello JP, Koch J. Evaluation of upper gastroin-testinal tract symptoms in patients infected with HIV. Am J Gastroenterol 1999;94:2890-6.

39. Neild PJ, Nijran KS, Yazaki E, Evans DF, Wingate DL, Jewkes R et al. Delayed gastric emptying in human immunodeficiency virus infection. Dig Dis Sci 2000;45:1491-9.

40. Mearin F, de Ribot X, Balboa A, Salas A, Varas MJ, Cucala M et al. Does Helicobacter pylori infection increase gastric sensitivity in functional dyspepsia? Gut 1995;37:47-51.

41. Tucci A, Corinaldesi R, Stanghillini V, Tosetti C, DiFebo G, Paparo GF et al. Helicobacter pylori infection and gastric function in patients with chronic idiopathic dyspepsia. Gastro-enterology 1992;103:768-74.

42. Janssens J, Peeters TL, Vantrappen G, Tack J, Urbain JL, De Roo M et al. Improvement of gastric emptying in diabe-tic gastroparesis by erythromycin. N Engl J Med 1990;322: 1028-31.

43. Talley NJ, Verlinden M, Geenen DJ, Hogan RB, Riff D, Mc-Callum RW et al. Effects of a motilin receptor agonist (ABT-229) to relieve the symptoms of functional dyspepsia in patients with and without delayed gastric emptying (a ran-domized double-blind placebo-controlled trial). Aliment Pharmacol Ther 2000;14:1653-61.

44. Ramirez B, Eaker EY, Drane WE, Hocking MP, Sninsky CA. Erythromycin enhances gastric emptying in patients with gastroparesis after vagotomy and antrectomy. Dig Dis Sci 1994;39:2295-2300.

45. Camilleri M. The current role of erythromycin in the clinical management of gastric emptying disorders. Am J Gastroenterol 1993;88:169-71.

46. DiBaise JK, Quigley EMM. Efficacy of prolonged adminis-tration of intravenous erythromycin in an ambulatory set-ting as treatment of severe gastroparesis. J Clin Gastroenterol 1999;28:131-4.

47. Frossard JL, Spahr L, Queneau PE, Giostra E, Burckhardt B, Ory G et al. Erythromycin IV bolus infusion in acute upper gastrointestinal bleeding: a randomized, controlled, double-blind trial. Gastroenterology 2002;123:17-23.

48. Coffin B, Pocard M, Panis Y, Riche F, Laine MJ, Bitoun A et al. Erythromycin improves the quality of EGD in patients with acute upper gastrointestinal bleeding: a randomized controlled study. Gastrointest Endosc 2002;56:174-9.

49. Caddy GR, Moran L, Chong AKH, Miller AM, Taylor AC, Desmond PV. The effect of erythromycin on video capsule endoscopy intestinal-transit time. Gastrointest Endosc 2006; 63-2:262-6.

50. Lee HW, Condon D, Mineyama Y, Wallace D. Effect of erythromycin on transit time in video capsule endoscopy: a randomized prospective placebo controlled trial. Gastrointest Endosc 2006;63-5:AB159.

51. Brownlee M, Kroopf SS. Metoclopramide for gastroparesis diabeticorum. N Engl J Med 1974;291:1257-58.

52. Patterson D, Abell T, Rothstein R, Koch K, Barnett J. A double-blind multicenter comparison of domperido-ne and metoclopramide in the treatment of diabetic pa-tients with symptoms of gastroparesis. Am J Gastroenterol 1999;94:1230-4.

53. Selby W. Complete small-bowel transit in patients undergoing capsule endoscopy: determining factors and improvement with metoclopramide. Gastrointest Endosc 2001;61-1:80-5.

54. DiSario JA, Foutch PG, Sanowski RA. Poor results with percutaneous endoscopic gastrojejunostomy. Gastrointest Endosc 1990;36:257-60.

55. Shike M, Latkany L. Directed percutaneous endoscopic jejunostomy. Gastrointest Endosc Clin N Am 1998;569-80.

56. Fan AC, Baron TH, Rumalla A, Harewood GC. Comparison of direct percutaneous endoscopic jejunostomy and PEG with jejunal extension. Gastrointes Endosc 2002;56:890-4.

57. Kim C.H, Nelson D.K. Venting percutaneous gastrostomy in the treatment of refractory idiopathic gastroparesis. Gastrointest Endosc 1998;47-1:67-70.

58. Ezzeddine D, Jit R, Katz N, Gopalswamy N, Bhutani MS. Pyloric injection of botulinum toxin for treatment for diabetic gastroparesis. Gastrointest Endosc 2002;55:920-3.

59. Miller LS, Szych GA, Kantor SB, Bromer MQ, Knight LC, Maurer AH et al. Treatment of idiopathic gastroparesis with injection of botulinum toxin into the pyloric sphincter muscle. Am J Gastroenterol 2002;97:1653-60.

60. Lacy BE, Zayat EN, Crowell MD, Schuster MM. Botulinum toxin for the treatment of gastroparesis: a preliminary report. Am J Gastroenterol 2002;97:1548-52.

61. Arts J, Gool SJ, Caenepeel P, Tack J. Effect of intrapyloric injection of botulinum toxin on gastric emptying and meal-related symptoms in gastroparesis. Abstract Gastroenterology 2003; 124:A431.

62. Bromer MQ, Friedenberg F, Myller LS, Fisher RS, Swartz K, Parkman HP. Endoscopic pyloric injection of botulinum toxin A for the treatment of refractory gastroparesis. Gastrointest Endosc 2005;61-7:833-9.

63. Carey EJ, Heigh RI, Fleischer DE. Endoscopic capsule endoscope delivery for patients with dysphagia, anatomical abnormalities, or gastroparesis. Gastrointest Endosc 2004;59-3:423-6.

64. Keuchel M, Csomos G, Al-Harthi S, Bruhn JP, Hagenmueller F. Endoscopic placement of the video capsule with the AdvanceTM Delivery Device. Gastrointest Endosc 2006;63-5: AB185.

65. Ayinala S, Batista O, Goyal A, Al-Juburi A, Abidi N, Familoni B et al. Temporary gastric electrical stimulation with orally or PEG-placed electrodes in patients with drug refractory gastroparesis. Gastrointest Endosc 2005;61-3:455-61.

66. Raju GS, Forster J, Sarosiek I, Rosenthal SJ, Lin Z, McCallum R. EUS guidance in gastric pacemaker implantation. Gastrointest Endosc 2002;55-6:728-30.

CAPÍTULO 79

OBSTRUÇÃO ANTRO-PILORO-BULBAR

Júlio C. Pereira-Lima

Carlos Eduardo Batista Martins • Aline Weyne Schuch

INTRODUÇÃO

A estenose duodeno-pilórica é a mais rara das complicações da úlcera péptica.[1] Antes do advento dos inibidores da secreção ácida nas décadas de 1970 e 1980, a úlcera péptica benigna era a causa mais comum de estenose pilórica. Atualmente, as obstruções malignas por neoplasia de pâncreas ou estômago sobrepujaram largamente a úlcera péptica como causa de obstrução antro-piloro-bulbar.[2]

A obstrução decorrente da úlcera pode ocorrer por espasmo, edema, hipertrofia muscular ou retração cicatricial. À exceção da retração por tecido fibroso, as demais causas de obstrução piloro-duodenal podem involuir com tratamentos medicamentosos que reduzam a secreção ácida e, conseqüentemente, diminuam a inflamação.[1,3]

APRESENTAÇÃO CLÍNICA

Pacientes com estenose antro-piloro-bulbar benigna geralmente apresentam dor epigástrica, saciedade precoce e vômitos de repetição, que podem ocorrer durante ou logo após as refeições e que, freqüentemente, aliviam a dor. Esses casos também apresentam perda de peso – que pode ser de grande monta –, desidratação e distúrbios hidroeletrolíticos. Ao exame físico, pode ser percebido o sinal do vascolejo.

TRATAMENTO

A exemplo do que ocorre com as estenoses benignas de esôfago, a dilatação endoscópica é o tratamento inicial de escolha nos pacientes com estenose pilórica.[4-5-6]

A dilatação deve ser realizada com balões colocados endoscopicamente através da estenose (balões TTS – *through the scope*), sem necessidade de fluoroscopia.

Os balões hidrostáticos apresentam maior força de expansão que os balões que utilizam ar e podem ser expandidos de 12 mm a 18 mm, de acordo com o tipo e a marca comercial utilizados. Em geral, quanto maior o diâmetro utilizado, mais efetiva é a dilatação; entretanto, maior é o risco de perfuração.[5]

Ahuja e colaboradores[6] relatam a execução de 20 sessões de dilatação com balão em 15 casos de estenose péptica por úlcera. Utilizando um balão dilatador de 12 mm, observaram resposta clínica completa em apenas 54% dos casos em um segmento médio de 21 semanas, mas não houve nenhum caso de perfuração.

Boylan e Gradzka[7] também não relatam nenhum caso de perfuração usando um balão de 15 mm durante 128 procedimentos em 40 pacientes; entretanto, a recidiva sintomática nessa série foi de 70%.

Lam e colaboradores[5] relatam 2 perfurações em 33 (6%) pacientes tratados com balão de 16 mm. Contudo, a resolução dos sintomas deu-se em 25 de 33 casos nessa série: ou seja, uma recidiva de 36% em 2 anos de seguimento.

A dilatação endoscópica não é o único tratamento não-cirúrgico nessa complicação da úlcera péptica. É essencial diminuir ou praticamente eliminar a inflamação da mucosa gastroduodenal por meio de potentes inibidores da secreção ácida, como os inibidores da bomba de prótons (IBP). Inicialmente, com a aplicação endovenosa dessas drogas, uma vez que os pacientes apresentam vômitos de repetição pela estenose. Há casos que somente apresentam estenose por edema do órgão e sequer necessitam de dilatação mecânica. Após a resolução inicial dos sintomas por tratamento farmacológico ou endoscópico, é essencial erradicar o *Helicobacter pylori*, nos casos de úlcera causada pela bactéria. A erradicação da bactéria reduz significativamente a recidiva de estenose pilórica nesses casos, pela abolição do fator causador da inflamação.[5,8]

Em casos de recidiva da estenose em pacientes tratados adequadamente (dilatação por balão mais erradicação do *Helicobacter pylori* em pacientes positivos; dilatação por balão mais IBPs em casos de úlcera por AINEs; e pesquisa de síndrome de Zollinger-Ellison ou doença de Crohn em casos negativos para *Helicobacter pylori* e AINEs), pode-se indicar diferentes tratamentos para esses doentes.

É válido proceder a novas sessões de dilatação endoscópica; entretanto, o

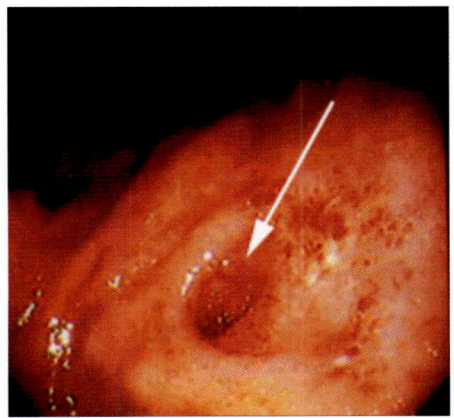

FIGURA 79.1

Presença de estenose pilórica após cicatrização de úlcera tratada com IBPs

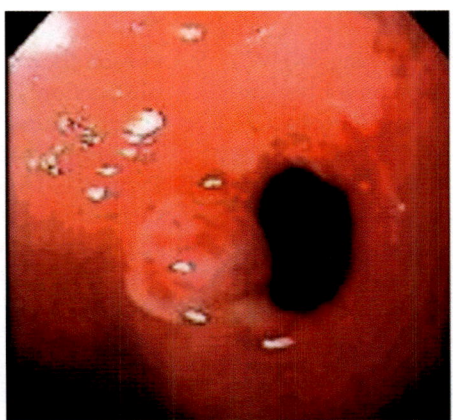

FIGURA 79.2

Dilatação com balão hidrostático sob visão endoscópica (à esquerda); à direita, observa-se resultado imediato após a dilatação endoscópica

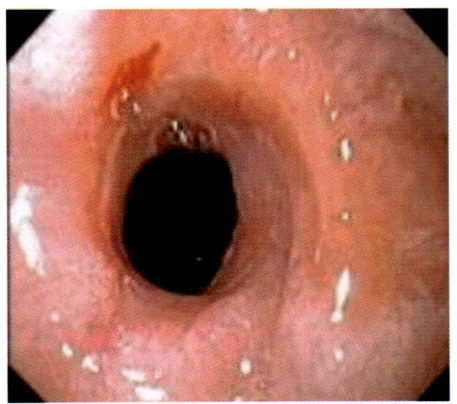

FIGURA 79.3

O mesmo paciente da Figura 79.2 três semanas após a dilatação endoscópica. Ainda não foi possível a passagem do endoscópio pelo piloro, tendo o paciente sido submetido a nova sessão de dilatação

risco de recidiva é bastante alto.[7-10] Outra opção não-cirúrgica de tratamento é a colocação, por um a dois meses, de próteses auto-expansíveis removíveis com o intuito de moldar a estenose, por meio de uma gradual e constante dilatação do segmento estenosado.

Kim e colaboradores[11] relataram o uso de próteses metálicas auto-expansíveis cobertas removíveis em oito pacientes com recidiva da estenose piloro-duodenal após dilatação com balão. Os autores trataram oito pacientes obtendo sucesso na colocação da prótese em sete. Desses sete, a sintomatologia foi resolvida em cinco (70%). Houve migração da prótese auto-expansível em 57% (4/7) dos casos entre uma e quatro semanas após a colocação.

Em suma, em pacientes com recidiva da estenose antro-piloro-duodenal por úlcera (de 20% a 40% dos casos), deve-se proceder à nova dilatação endoscópica.[3] Caso haja falha, ou nova recidiva da estenose, em pacientes com boas condições clínicas, deve ser indicada cirurgia. Uma terceira sessão de dilatação deve ser reservada exclusivamente para pacientes com alto risco cirúrgico ou que recusem a operação.

REFERÊNCIAS BIBLIOGRÁFICAS

1. Chinzon D, Eisig JN, Cury M, Zaterka S. Úlcera péptica. In: Coelho JCU. Aparelho digestivo – clínica e cirurgia. 3ª ed. São Paulo: Atheneu; 2005. P. 522-543.
2. Johnson CD, Ellis H. Gastric outlet obstruction now predicts malignancy. Br J Surg 1990;77:1023-24.
3. Spechler SJ. Peptic ulcer disease and its complications. In: Feldman M, Friedman LS, Sleisenger MH, editors. Sleisenger and Fordtran's gastrointestinal and liver disease – pathophysiology/diagnosis/management. 7th ed. Philadelphia: Saunders; 2002. P. 747-81.
4. Pereira-Lima JC, Ramires RP, Zamin Jr. I, Marroni CA, Cassal AP, Mattos AA. Endoscopic dilation of benign esophageal strictures: Report on 1043 procedures. Am J Gastroenterol 1999;94:1497-501.

5. Lam YH, Lau JYW, Fung TMK, Kwok-wai E, Wong SKHW, Sung JJY, Chung SSC. Endoscopic balloon dilation for benign gastric outlet obstruction with or without Helicobacter pylori infection. Gastrointest Endosc 2004;60:229-233.

6. Ahuja V, Bhatia V, Madan K, Sathyanarayan G, Sharma MP. Endoscopic balloon dilatation should be the initial therapy of choice in benign ulcer related gastric outlet obstruction [abstract]. Gastrointest Endosc 2004;59:153.

7. Boylan JJ, Gradzka MI. Long-term results of endoscopic balloon dilation for gastric outlet obstruction. Dig Dis Sci 1999;44:1883-6.

8. Taskin V, Gurer I, Ozyilkan E, Sare M, Hilmioglu F. Effect of Helicobacter pylori eradication on peptic ulcer disease complicated with outlet obstruction. Helicobacter 2000;5:38-40.

9. Gibson JB, Behrman SW, Fabian TC, Britt LG. Gastric outlet obstruction resulting from peptic ulcer disease requiring surgical intervention is infrequently associated with Helicobacter pylori infection. J Am Coll Surg 2000;191:32-7.

10. Perng CL, Lin HJ, Lo WC, Lai CR, Guo WS, Lee SD. Characteristics of patients with benign gastric outlet obstruction requiring surgery after endoscopic ballon dilation. Am J Gastroenterol 1996;91:987-90.

11. Kim HJ, Park JJ, Kang CD, Lee SJ, Kim JY, Yeon JE, Kim JS, Byun KS, Bak YT, Lee CH. Effect of the temporary placement of stent in benign pyloric stenosis [abstract]. Gastrointest Endosc 2004;59:153.

CAPÍTULO 80

ECOENDOSCOPIA NAS PATOLOGIAS GÁSTRICAS

Mauricio Saab Assef • Rogério Colaiácovo
Lucio Giovanni B. Rossini • Wagner Valentino

INTRODUÇÃO

A ecoendoscopia (EE) também chamada de ultra-som endoscópico ou endossonografia apresenta excelente índice de acurácia no diagnóstico e estadiamento das neoplasias do pulmão, mediastino e do tubo digestório (esôfago, estômago, duodeno, pâncreas e reto).

Em relação à parede do tubo digestório, *probes* entre 5 MHz e 12 MHz, normalmente, distinguem cinco camadas, com correlação histológica, a saber: primeira camada hiperecóica, correspondendo à interface entre o *probe* e a mucosa; segunda camada hipoecóica, correspondendo à mucosa propriamente dita; terceira camada hiperecóica, correspondendo à submucosa; quarta camada hipoecóica, correspondendo à muscular própria do órgão e quinta camada hiperecóica, correspondendo à serosa ou adventícia.

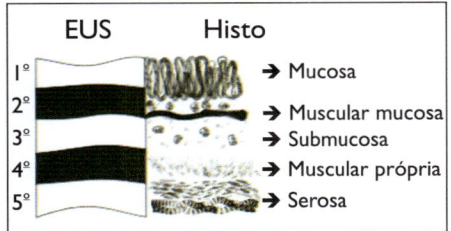

FIGURA 80.1

Representação esquemática das camadas ecográficas da parede gástrica

A EE realiza tanto uma avaliação da parede gástrica como permite uma varredura perigástrica, diferenciando as lesões pertencentes à própria parede das estruturas adjacentes, que podem determinar compressão extrínseca do órgão. Atua ainda na identificação e punção ecoguiada (PAAF) de linfonodos nessa região.

LESÕES SUBEPITELIAIS

Lesões elevadas ou abaulamentos da parede gástrica, recobertos por mucosa com aspecto normal, são freqüentemente identificados por meio da endoscopia convencional.

Essas lesões são comumente chamadas de lesões submucosas. Porém, a denominação subepitelial é mais correta, uma vez que as lesões podem ter origem em todas as camadas da parede do tubo digestório, inclusive nas zonas mais profundas da mucosa, como a muscular mucosa, ou ser extrínsecas ao órgão.

Os achados endoscópicos isolados, na definição da localização da lesão subepitelial (intra ou extramural), apresentam acurácia de 84%. Já a EE, nesse tipo de avaliação, alcança acurácia de 99%, o que justifica o uso do método nesses casos.[1]

Dentre as lesões subepiteliais vistas por endoscopia, cerca de 20% a 30% apresentam-se na EE como lesões extrínsecas à parede do órgão, das quais cerca de 60% são compressões por órgãos e

estruturas normais, dentre estes o baço, a veia esplênica, a vesícula, o fígado e o pâncreas[2,3] (Figuras 80.2 e 80.3).

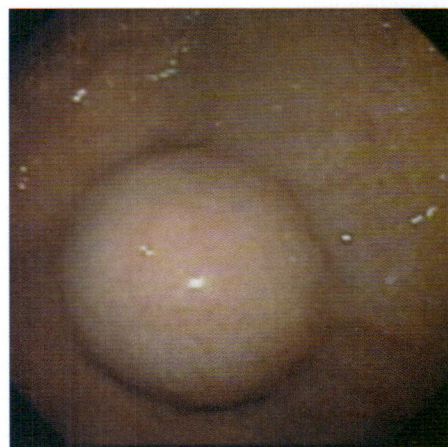

FIGURA 80.2

Lesão subepitelial gástrica

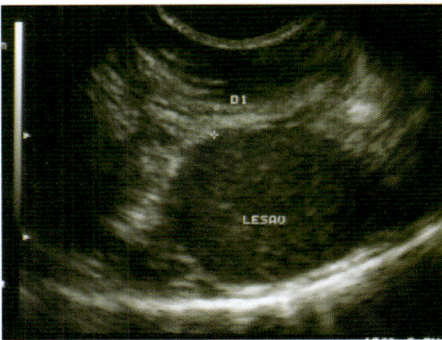

FIGURA 80.3

Imagem ecográfica mostrando lesão extrínseca à parede gástrica (baço acessório)

A maioria das lesões vistas por meio da endoscopia, entretanto, é oriunda da própria parede do órgão e pode ser dividida em dois grupos: as lesões menos freqüentes, originadas de células específicas, como lipócitos (lipomas), células neurais (schwanomas), células musculares lisas (leiomiomas), entre outras; e as mais freqüentes, que são os tumores estromais, responsáveis por cerca de 90% das lesões subepiteliais gástricas.[4]

A distribuição desses tumores subepiteliais no trato gastrointestinal alto não é uniforme, sendo o estômago o órgão mais acometido, com cerca de 60% dos casos; seguido pelo esôfago (30%) e pelo duodeno (10%).[5 e 6]

Os achados ecográficos nessas lesões permitem a avaliação da sua camada de origem, diâmetro, ecogenicidade, homogeneidade e identificação precisa dos seus limites. Ainda é possível uma avaliação loco-regional, com foco na detecção de linfonodos (Figuras 80.4, 80.5, 80.6 e 80.7).

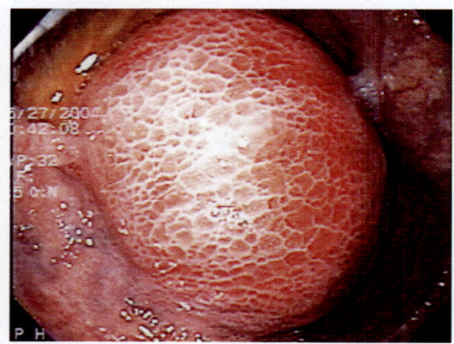

FIGURA 80.4

Lesão subepitelial gástrica

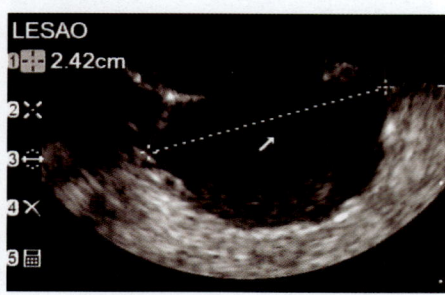

FIGURA 80.5

Imagem ecográfica mostrando lesão hipoecogênica da parede gástrica

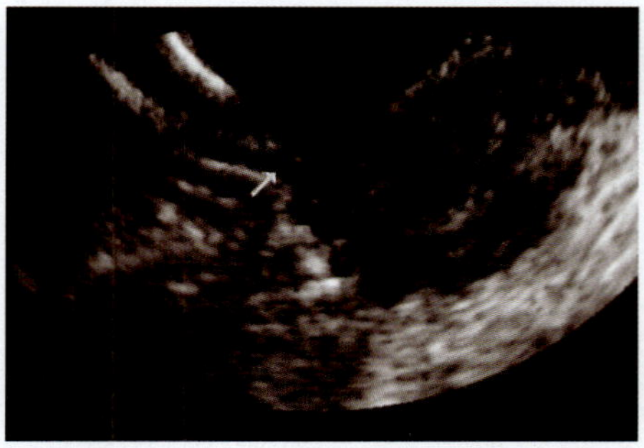

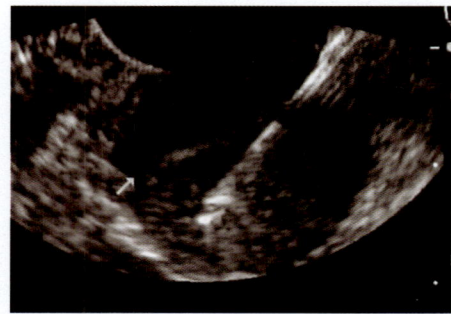

FIGURA 80.6

Detalhe da imagem ecográfica que mostra a camada de origem da lesão (muscular mucosa)

FIGURA 80.7

Imagem ecográfica da punção ecoguiada da lesão

Com base nesses achados pode-se distinguir diversas lesões, conforme visto na Tabela 80.1.

Existem alguns critérios ecográficos preditivos de malignidade nas lesões subepiteliais, que incluem: tamanho maior do que 3 cm ou 4 cm, margens ecográficas irregulares e mal definidas, áreas hipoecóicas centrais maiores do que 4 mm sugestivas de necrose, crescimento exofítico e ulceração mucosa.[7,8,9] Além disso, a presença de linfonodos loco-regionais, com ecogenicidade semelhante à lesão, também pode ser sugestiva de malignidade.

No entanto, para o diagnóstico das lesões subepiteliais, a ecoendoscopia associada à punção guiada por agulha fina (EE-PAAF) apresenta melhor acurácia se comparada com a EE isolada no diagnóstico etiológico (91% *versus* 78%). Nos casos dos tumores estromais (GIST), a análise imuno-histoquímica para o *c-kit*, CD34, S-100 com adição do Ki-67 aumenta a acurácia, sensibilidade e especificidade da EE-PAAF para até 100%.[10] Atualmente, as punções ecoguiadas realizadas com agulhas de *trucut* apresentam, em alguns trabalhos, acurácia aparentemente superior à das realizadas com agulha convencional.[11]

TABELA 80.1

Critérios ecoendoscópicos das lesões subepiteliais

Ecogenicidade	Tipo de lesão	Camada da parede
Anecóide	Cistos	SM/extramural
	Varizes	SM/extramural
	Linfangiomas	SM
Hipoecóide	Tumores mesenquimais (GIST, leiomiomas, schwanomas etc.)	MP/MC
	Tumor de células granulares (Abrikosov)	SM/MP
	Carcinóides	SM
	Pólipos inflamatórios	MC/SM
Hiperecóide	Lipoma	SM
Mistos	Pâncreas ectópico	SM
	Tumores malignos mesenquimais	MP (origem)

SM – submucosa; MP – muscular própria; MC – mucosa

Fonte: Jenssen C, Dietrich CF. Endoscopic ultrasound in subepithelial tumors of the gastrointestinal tract. In: Dietrich CF. *Endoscopic ultrasound*. New York: Thieme Verlag; 2006. P. 129. (vol 1).

Outro ponto importante da avaliação ecoendoscópica é a definição das camadas comprometidas pela lesão subepitelial, que interfere na conduta terapêutica, já que lesões localizadas na muscular da mucosa são passíveis de ressecção endoscópica, seja pelo método de mucosectomia, seja por dissecção submucosa, com baixa morbimortalidade.[12,13]

TUMORES EPITELIAIS

As lesões neoplásicas apresentam-se, na EE, como áreas hipoecóicas, por vezes heterogêneas, que rompem ou fundem as camadas ecográficas da parede normal (Figuras 80.8 e 80.9).

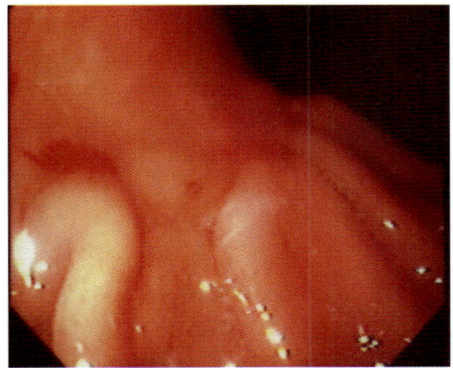

FIGURA 80.8

Adenocarcinoma gástrico

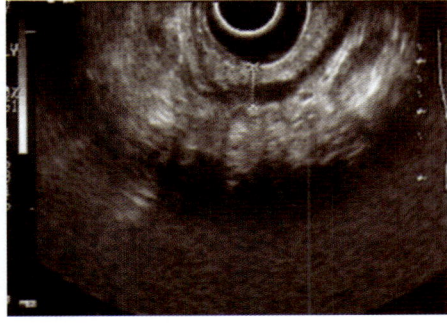

FIGURA 80.9

Imagem ecográfica que mostra lesão que acomete todas as camadas ecográficas da parede gástrica (T3)

Baseando-se nessas imagens, consegue-se classificar as neoplasias da parede do tubo digestório no fator T da classificação TNM (T1 – invasão até a submucosa, T2 – invasão até muscular própria, T3 – invasão da serosa e ou adventícia e T4 – invasão de órgãos adjacentes) (Figuras 80.10, 80.11, 80.12 e 80.13).

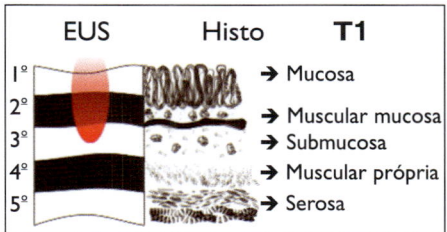

FIGURA 80.10

Representação esquemática de neoplasia T1

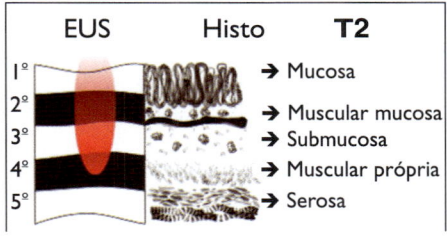

FIGURA 80.11

Representação esquemática de neoplasia T2

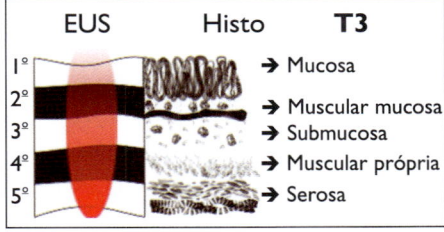

FIGURA 80.12

Representação esquemática de neoplasia T3

Para o estadiamento do fator T a ecoendoscopia mostra índices de acurácia superiores ou semelhantes quando comparada a outros métodos, de acordo com as Tabelas 80.2 e 80.3.

Os índices menores no estádio T2 se repetem em todas as séries da literatura e, possivelmente, são devidos ao subestadiamento (microimplantes de células neoplásicas na profundidade da parede do órgão comprometido, não identifica-

dos no exame) ou ao superestadiamento (presença de processo inflamatório peritumoral que, durante o exame, se apresenta como área hipoecóica que infiltra camadas adjacentes àquela onde se localiza o tumor, simulando a imagem ultra-sonográfica de neoplasia).

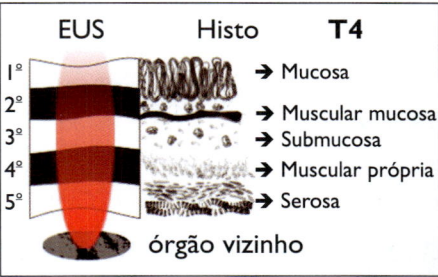

FIGURA 80.13

Representação esquemática de neoplasia T4

Em relação ao estadiamento do fator N, o método também apresenta índices de acurácia semelhantes ou melhores do que os outros métodos, principalmente em relação à tomografia computadorizada helicoidal (TCH), conforme visto nas Tabelas 80.4 e 80.5.

Os linfonodos acometidos geralmente apresentam-se arredondados, hipoecóicos, com limites bem definidos e maiores do que 1 cm. Porém, essas características aparecem em apenas 25% dos gânglios metastáticos e o diagnóstico definitivo deve ser feito por meio da punção-biópsia aspirativa, possível com os aparelhos setoriais. A acurácia pode chegar entre 80% e 97% com a punção[19,20] (Figura 80.14).

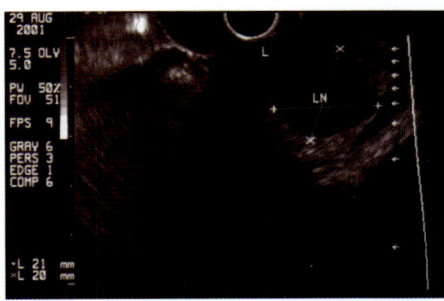

FIGURA 80.14

Linfonodo perigástrico maligno

TABELA 80.2

Acurácia do estádio T pela ecoendoscopia (*probes* de 7,5 MHz, 12 MHz e 20 MHz)

Autor	N.º pacientes	Total T	T1	T2	T3	T4
Wang[14]	119	70%	68%	67%	81%	53%
Willis[15]	116	78%	80%	61%	94%	82%
Xi[16]	32	80%	100%	71%	88%	73%

TABELA 80.3

Acurácia da EE no estádio T dos cânceres gástricos, comparada à da tomografia computadorizada helicoidal (TCH)

Autor	Nº pacientes	Método	Total T	T1	T2	T3	T4
Habermann[17]	51	EE	86%	–	90%	79%	100%
		TCH	76%	–	83%	63%	100%
Polkowski[18]	88	EE	63%	36%	55%	80%	33%
		TCH	44%	18%	22%	56%	38%

TABELA 80.4

Acurácia do estádio N pela ecoendoscopia

Autor	Nº pacientes	Total N	N0	N1	N2
Wang[14]	119	65%	73%	69%	52%
Willis[15]	116	77%	84%	75%	65%
Xi[16]	32	69%	70%	67% + LN	nd

nd – não disponível; LN – linfonodos

TABELA 80.5

Acurácia da EE no estádio N dos cânceres gástricos, comparada à da tomografia computadorizada helicoidal (TCH)

Autor	Nº pacientes	Método	N total	N0	N1	N2
Habermann[17]	51	EE	90%	100%	83%	84%
		TCH	70%	84%	42%	74%
Polkowski[18]	88	EE	47%	64%	36%	43%
		TCH	52%	50%	54%	51%

A EE pode fornecer outro dado de relevância: a extensão proximal do tumor. Essa informação é importante porque as neoplasias podem infiltrar-se pelas camadas mais profundas da parede do órgão sem manifestações visíveis na mucosa. A identificação pré-operatória dessa infiltração permite uma programação cirúrgica com maior segurança em relação à margem proximal de ressecção.

A opção pela ressecção endoscópica de alguns tumores pode ser feita após a determinação ecoendoscópica da infiltração parietal do tumor. Nesses casos, a lesão não deve ultrapassar a camada mucosa, além de não serem identificados linfonodos acometidos. Em alguns casos neste estádio (T1), onde há confirmação histológica de neoplasia, podem até não ser observadas alterações ecográficas da parede do órgão à EE convencional (7,5 MHz a 12 MHz).[20]

LINFOMA GÁSTRICO

A EE é tida, atualmente, como um exame fundamental no estadiamento dos linfomas gástricos. Isso porque consegue avaliar, com níveis satisfatórios de acurácia, tanto o estádio T, que pode chegar a 95%, quanto o estádio N, chegando a 77%.[21,22,23]

Existe, entretanto, uma classificação particular para essa doença, denominada Classificação de Ann Arbor, que mantém uma íntima relação com a classificação TNM, conforme mostrado na Tabela 80.6.

Os linfomas gástricos, pela EE, aparecem como lesões hipoecóicas, que levam a um espessamento difuso de uma ou mais camadas, geralmente acometendo a segunda e a terceira camadas ecográficas, ou seja, mucosa e submucosa, e cujo crescimento é predominantemente vertical, ao contrário dos tumores epiteliais, que tendem a crescer extrapolando os limites da parede gástrica. Podem, ainda, ser vistas massas hipoecóicas, que podem corresponder a focos de linfoma de alto grau[23,24] (Figuras 80.15 e 80.16).

TABELA 80.6

Estadiamento dos linfomas gástricos

Classificação de Ann Arbor	Classificação TNM	Disseminação da lesão
E I 1	T1 N0 M0	Mucosa, submucosa
E I 2	T2 N0 M0	Muscular própria, subserosa
E I 2	T3 N0 M0	Serosa
E I 2	T4 N0 M0	Invasão de órgãos adjacentes
E II 1	T1-4 N1 M0	Invasão de linfonodos regionais
E II 2	T1-4 N2 M0	Invasão de linfonodos além das estações regionais
III	T1-4 N3 M0	Invasão de linfonodos infra e supradiafragmáticos
IV	T1-4 N0-3 M1	Metástases

Fonte: Fiscbach W. Endosonmographic diagnosis and treatment planning in gastrointestinal lymphoma. In: Dietrich CF. *Endoscopic ultrasound*. New York: Thieme Verlag; 2006. P. 156. (vol 1).

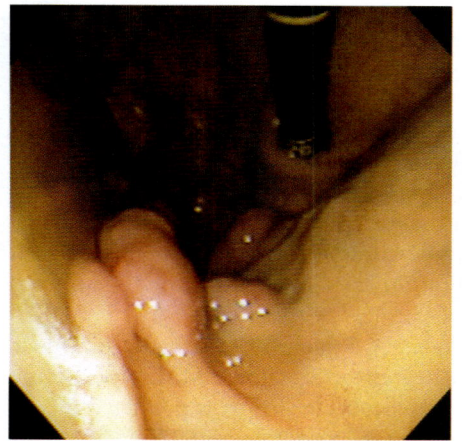

FIGURA 80.15

Linfoma gástrico

Em relação aos diagnósticos endoscópicos diferenciais, ecograficamente, o linfoma difere-se da linite plástica, que geralmente acomete uma extensão maior do órgão, freqüentemente de forma circunferencial, e da doença de Ménetriér, cuja lesão é hiperecóica e focal.

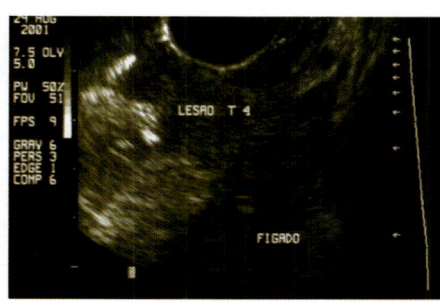

FIGURA 80.16

Imagem ecográfica de lesão hipoecóica, que acomete o fígado (T4)

Os dados obtidos com o exame ajudam tanto na definição do tratamento, se cirúrgico ou com quimioterapia e radioterapia, quanto na opção do tratamento exclusivo por meio da erradicação do *Helicobacter pylori*. Alguns autores mostram que 85,7% dos pacientes com linfoma do tipo MALT, classificados como T1 pela ecoendoscopia, apresentaram remissão do quadro após erradicação exclusiva da bactéria, e este índice caiu para 0% nos pacientes T2.[25] Ainda nos pacientes classificados como T1, aqueles cuja neoplasia apresentava-se restrita à mucosa, a remissão após a erradicação do *Helicobacter pylori* chegou a 93%, e naqueles com neoplasia na submucosa o índice foi de apenas 23%.[26]

Nos linfomas, a EE pode ser utilizada como método de controle pós-tratamento e, quando identificado espessamento de alguma das camadas ecográficas da parede gástrica, há alta probabilidade de recorrência ou persistência de neoplasia, mesmo com biópsias negativas ao exame endoscópico.[27]

REFERÊNCIAS BIBLIOGRÁFICAS

1. Hwang JH, Saunders MD, Rulyak SJ. A prospective study comparing endoscopy and EUS in the evaluation of GI subepithelial masses. Gastrointest Endosc 2005;62:202-8.

2. Rosch T, Kapfer B, Will U, Baronius W, Strobel M, Lorenz R et al. German EUS Club. Endoscopic ultrasonography. Accuracy of endoscopic ultrasonography in upper gastrointestinal submucosal lesions: a prospective multicenter study. Scand J Gastroenterol 2002 Jul;37(7):856-62.

3. Chen TK, Wu CH, Lee CL et al. Endoscopic ultrasonography in the diagnosis of extraluminal compressions mi-

micking gastric submucosal tumor. J Formos Med Assoc 2001; 100:758-61.

4. Perez EA, Livingstone AS, Franceschi D, Rocha-Lima C, Lee DJ, Hodgson N et al. Current incidenceand outcomes of gastrointestinal mesenchymal tumors including gastrointestinal stromal tumors. J Am Coll Surg 2006;202(4):623-9.

5. Polkowski M, Butruk E. Submucosal lesions. Gastrointest Endosc Clin N Am 2005;15:33-54viii.

6. Polkowski M. Endoscopic ultrasound and endoscopic ultrasound-guided fine-needle biopsy for diagnosis of the maliognant submucosal tumors. Endoscopy 2005;37:635-45.

7. Chak A, Canto MI, Rosch T, Dittler HJ, Hawes RH et al. Endosonographic differentiation of benign and malign stromal cell tumors. Gastrointest Endosc 1997;45:468-73.

8. Nickl N, Gress F, McClave S, Fockens P, Chak A, Savides T et al. Hypoecoic intramural tumor study: final report [Abstract]. Gastrointest Endosc 2002;5:AB98.

9. Palazzo L, Landi B, Cellier C, Cuillerier E, Roseau G, Barbier J-P. Endosonographic features predictive of benign and malignant gastrointestinal stromal cell tumors. Gut 2000;46:88-92.

10. Ando N, Goto H, Yasumasa N, Hirooka Y, Ohimiya N, Hayakawa T. The diagnosis of GI stromal tumors with EUS-guided fine needle aspiration with immunohistochemical analysis. Gastrointest Endosc 2002;55:37-43.

11. Levy M, Jondal ML, Clain J, Wiersema MJ. Preliminary experience with an EUS-guided trucut biopsy needle compared with EUS-guided FNA. Gastrointest Endosc 2003;57:101-6.

12. Kojima T, Takahashi H, Parra-Blanco A, Kohsen K, Fujita R. Diagnosis of submucosal tumor of the upper GI tract by endoscopic resection. Gastrointest Endosc 1999;50:516-22.

13. Watanabe K, Ogata S, Kawazoe S, Watanabe K, Koyama T, Kajiwara T et al. Clinical outcomes of EMR for gastric tumors: historical pilot evaluation between endoscopic submucosal dissection and conventional mucosal resection. Gastrointest Endosc 2006;63:776-82.

14. Wang JY, Hsien JS, Huang CJ, Hou MF, Huang TJ. Endoscopic ultrasonography for preoperative locoregional staging and assesment of resectability in gastric cancer. Clin Imaging 1998;22:355-9.

15. Willis S, Truong S, Gribnitz S, Fass J, Schumpelick V. Endoscopic ultrasonography in the preoperative staging of gastric cancer: accuracy and impact on surgical therapy. Surg Endosc 2000;14:951-4.

16. Xi WD, Zhao C, Ren GS. Endoscopi ultasonography in preoperative staging of gastric cancer: determination of tumor invasion depth, nodal involvement and surgical resectability. World J Gastroenterol 2003;9:254-7.

17. Habermann CR, Weiss F, Riecken R, Honarpisheh H, Bohnacker S, Staedler C et al. Preoperative staging of gastric adenocarcinoma: compaarisson of helical CT em endoscopic US. Radiology 2004;230:465-71.

18. Polkowski M, Palucki J, Wronka E, Szawlowski A, Nasierowska-Guttemejer A, Butruk E. Endosonography versus helical computed tomography for locoregional staging of gastric cancer. Endoscopy 2004;36:617-23.

19. Bhutani MS, Hawes RH, Hoffman BJ. A comparisson of accuracy of echo features during endocopic ultrasound (EUS) and EUS-guided fine-needle aspiration for diagnosis of malignat lymph node invasion. Gastrointest Endosc 1997;45:474-9.

20. Monkewich GJ, Haber GB. Novel endoscopic therapies for gastrointestinal malignancies: endoscopic mucosal resection and endoscopic ablation. Med Clin N Am 2005;89:159-86.

21. Caletti G, Ferrari A, Brocchi E, Barbara L. Accuracy of endoscopic ultrasonography in the diagnosis and staging of gastric cancer and lymphoma. Surgery 1993;39:139-45.

22. Fischbach W, Goebeler-Kolve ME, Greiner A. Diagnostic accuracy of EUS in the local staging of primary gastric lymphoma: results of a perspective, multicentric study comparing EUS with histopathologic stage. Gastrointes Endosc 2002;56:696-700.

23. Caletti G, Pietro F, Togliani T. EUS in MALT lymphoma. Gastrointest Endosc 2002;56:S21-S26.

24. Toyoda H, Ono T, Kiyose M, Toyoda M, Yamagushi M, Shiku H et al. Gastric mucosa-associated lymphoid tissue lymphoma with focal high-grade component diagnosed by EUS and endoscopic resection for histologic evaluation. Gastrointes Endosc 2000;51:752-5.

25. Sackmann M, Morgner A, Rudolph B, Neubauer A, Thiede C, Schulz H et al. Regression of gastric MALT lymphoma after eradication of Helicobacter pylori is predicted by endosonographic staging. Gastroenteology 1997;113:1087-90.

26. Nakamura S, Matsumoto T, Suekane H, Takeshita M, Hizawa K, Kawasaki M et al. Predictive value of endoscopic ultrasonography for regression of gastric low grade and high grade MALT lymphomas after eradication of Helicobacter pylori. Gut 2001;48:454-60.

27. Lévy M, Hammel P, Lamarque D, Marty O, Chaumette MT, Haioun C et al. Endoscopic ultrasonography for the initial staging and follow-up in patients with low-grade gastric lymphoma of mucosa-associated lymphoid tissue treated mediccaly. Gastrointes Endosc 1997;46:328-33.

PARTE 12

CARCINOMAS GÁSTRICOS

CAPÍTULO 81

INTRODUÇÃO

José Luiz Pimenta Módena

O carcinoma gástrico é o tumor maligno mais freqüente do estômago, incidindo em mais de 90% dos casos. Na Seção de Endoscopia Digestiva do Hospital das Clínicas da Faculdade de Medicina de Ribeirão Preto da Universidade de São Paulo, foi encontrado em 91,26% dos 1.396 casos de tumores gástricos malignos diagnosticados nos últimos 35 anos (abril de 1971 a março de 2006). Ocupa o segundo lugar em mortalidade por câncer no mundo, suplantado apenas pelo câncer de pulmão,[1,2] sendo responsável por 10,4% das mortes globais por câncer no ano 2000.[1]

A incidência varia muito de país para país e mesmo em diversas regiões de um mesmo país; as maiores incidências ocorrem no Japão, na China e na Rússia, enquanto a menor se dá entre a população branca dos Estados Unidos da América. Enquanto a incidência entre os japoneses do sexo masculino é de quase 80 casos por 100.000 habitantes/ano, entre os brancos americanos é pouco acima de 10 casos por 100.000 habitantes/ano.[3]

No Brasil estão previstos 23.200 casos novos de câncer gástrico no ano de 2006 (14.970 entre os homens e 8.230 entre as mulheres), pouco acima dos 20.640 casos que haviam sido previstos em 2003 (13.630 entre os homens e 7.010 entre as mulheres),[4-6] sendo que nas últimas décadas houve discreta redução da mortalidade, conforme evidencia-se na Tabela 81.1.

Por ser tumor de origem epitelial, o método diagnóstico por excelência do carcinoma gástrico é o endoscópico, por permitir, além da visualização perfeita da lesão, a colheita de material para o diagnóstico histopatológico definitivo.

Dos pontos de vista anatomopatológico e epidemiológico, a melhor classificação histológica do carcinoma gástrico é a do patologista finlandês Laurèn,[8] que o subdivide em tipo intestinal (bem ou moderadamente diferenciado de Nakamura[9]) e tipo difuso (ou indiferenciado de Nakamura[9]), e que tem sido aceita e adotada globalmente. O adenocarcinoma do tipo intestinal, mais freqüente entre as classes sociais desfavorecidas, mais pobres, e nas áreas endêmicas de câncer gástrico,[10] tem nítida relação com fatores ambientais, principalmente hábitos dietéticos adquiridos precocemente, na infância e na juventude, enquanto o tipo difuso, mais agressivo e de pior prognóstico, tem distribuição mais regular e uniforme nas diversas classes sociais e nos mais diversos países, parecendo estar mais relacionado a causas genéticas.

É citado na literatura declínio da incidência mundial de câncer gástrico nas últimas décadas,[11] mais acentuado principalmente nos países mais desenvolvidos; a melhoria das condições de vida, com maior ingestão de alimentos frescos e crus, conservados em geladeiras, e menor ingestão de alimentos e grãos estocados ou conservados em sal, acarretou redução da incidência do câncer do tipo intestinal;[12,13] com o tipo difuso, não se nota essa redução, parecendo mesmo que tem havido um pequeno crescimento na incidência.

A ação danosa desses maus hábitos alimentares sobre a mucosa gástrica soma-se à agressão do *Helicobacter pylori*[14-18] na gênese da gastrite crônica, que evolui para gastrite crônica atrófica, gastrite crônica atrófica com metaplasia intestinal, displasia e carcinoma invasor do tipo intestinal;[19] quanto mais rápida e precoce for essa seqüência, maior será o risco de o paciente desenvolver câncer. Esse tipo de câncer intestinal é menos invasivo que o difuso, geralmente apresenta-se com os limites nítidos e desenvolve-se mais lentamente, demorando a invadir a submucosa, e as metástases aparecem mais tardiamente. É mais freqüente no antro e corpo gástricos e, quando se ulcera, os sintomas são parecidos com os de úlcera péptica gástrica crônica.

TABELA 81.1

Taxas de mortalidade por câncer gástrico no Brasil (1979-2003), expressas por 100.000 habitantes[4,5,7]

Ano	Homens	Mulheres
1979	9,69	4,79
1980	9,89	4,87
1997	8,82	4,87
1999	10,94	5,47
2000	8,66	5,47
2003	8,45	4,27

REFERÊNCIAS BIBLIOGRÁFICAS

1. Parkin DM. Global cancer statistics in the year 2000. Lancet Oncol 2001;2:533-43.

2. Haglund UH, Wallner B. Current management of gastric cancer. J Gastrointest Surg 2004;8:905-12.

3. Fuchs CS, Mayer RJ. Medical progress: Gastric carcinoma. N Engl J Med 1995;333:32-41.

4. INCA (MS – Brasil). Estimativas da incidência e mortalidade por câncer. Rio de Janeiro: INCA; 1999.

5. INCA (MS – Brasil). Estimativas da incidência e mortalidade por câncer. Rio de Janeiro: INCA; 2003.

6. INCA (MS – Brasil). Estimativas da incidência e mortalidade por câncer. Rio de Janeiro: INCA; 2006.

7. INCA (MS – Brasil). Estimativas da incidência e mortalidade por câncer. Rio de Janeiro: INCA; 1997.

8. Laurèn P. The two histological main types of gastric carcinoma: diffuse and so-called intestinal type carcinoma - an attempt at a histoclinical classification. Acta Pathol Microbiol Scand 1965;64:31-49.

9. Nakamura K, Sugano H, Takagi K. Histogenesis of cancer of the stomach, with special reference to light an electron microscopic and statistical studies of primary microcarcinoma of the stomach. Gan No Rinsho (Jpn J Cancer Clin) 1969; 15:627-47.

10. Muñoz N, Correa P, Cuello C, Duque E. Histologic types of gastric carcinoma in high-and low-risk areas. Int J Cancer 1968;3:809-18.

11. Coleman MP, Esteve J, Damiecki P, Arslan A, Renard H. Trends in cancer incidence and mortality. Lyon International Agency for Research on Cancer (IARC). Scientific Publications 1993 (121).

12. Howson CP, Hiyama T, Winder EL. The decline in gastric cancer: epidemiology of an unplanned triumph. Epidemiol Rev 1986;8:1-27.

13. Haenszel W, Correa P. Developments in the epidemiology of stomach cancer over the past decade. Cancer Res 1975; 35:452-9.

14. Correa P, Fox J, Fontham E, Ruiz B, Lin YP, Zavala D et al. Helicobacter pylori and gastric carcinoma: serum antibody prevalence in populations with contrasting cancer risks. Cancer 1990;66:2569-74.

15. Parsonnet J, Friedman GD, Vandersteen DP, Chang Y, Vogelman JH, Orentreich N et al. Helicobacter pylori infection and the risk of gastric carcinoma. N Engl J Med 1991;325: 1127-31.

16. Nomura A, Stemmermann GN, Chyou PH, Kato I, Perez-Perez GI, Blaser MJ. Helicobacher pylori infection and gastric carcinoma among Japanese Americans in Hawaii. N Engl J Med 1991;325:1170-1.

17. Forman D, Newell DG, Fullerton F, Yarnell JW, Stacey AR, Wald N et al. Association between infection with Helicobacter pylori and risk of gastric cancer: evidence from a prospective investigation. Br Med J 1991;302(6791):1534.

18. Uemura N, Okamoto S, Yamamoto S, Matsumura N, Yamaguchi S, Yamakido M. et al. Helicobacter pylori infection and the development of gastric cancer. N Engl J Med 2001;345:784-9.

19. Correa P, Haenszel W, Cuello C, Tannenbaum S, Archer M. A model for gastric cancer epidemiology. Lancet 1975;12: 58-60.

CAPÍTULO 82

PRECOCES

CARCINOMAS GÁSTRICOS PRECOCES. DEFINIÇÃO, CLASSIFICAÇÃO MACROSCÓPICA E CORRELAÇÃO COM METÁSTASES

José Luiz Pimenta Módena

HISTÓRIA DO CÂNCER GÁSTRICO PRECOCE

Apesar das enormes dificuldades econômicas do Japão, após a Segunda Guerra Mundial, estabeleceram-se programas para detecção de câncer gástrico, principalmente nas populações de risco, com grandes investimentos iniciais em equipamentos radiológicos e endofotográficos. Várias empresas investiram no desenvolvimento da fibrogastrocâmera[1] e do fibroscópio inventado por Hirschowitz em 1956,[2,3] destacando-se os aparelhos construídos por Machida, Olympus e posteriormente pela Asahi Pentax e Fujinon.

O resultado desses esforços conjugados de entidades públicas e privadas foi o número progressivamente crescente de casos de cânceres gástricos precoces diagnosticados a cada ano que se passava no Japão, chegando atualmente a ultrapassar 50% dos casos de neoplasia gástrica tratados nas maiores instituições.[4,5,6] Nos países ocidentais, esse número gira entre 5% e 25%, sendo que no Hospital das Clínicas da Faculdade de Medicina de Ribeirão Preto da Universidade de São Paulo, de abril de 1971 a março de 2006, foram diagnosticados 1.274 casos de adenocarcinomas gástricos, dos quais 138 eram precoces (11%).

CONCEITO DE CÂNCER GÁSTRICO PRECOCE E CLASSIFICAÇÃO MACROSCÓPICA

Da análise metódica e cuidadosa da peça cirúrgica (tão no feitio dessa raça oriental) e da curva de sobrevida de 400 pacientes operados e coletados em todo o Japão, até 1962, feita por uma comissão de endoscopistas, radiologistas, patologistas, clínicos e cirurgiões japoneses, da qual participaram Tasaka, Murakami, Sakita, Ashizawa, Utsumi e Shirakabe, dentre outros, surgiu o conceito do *early gastric cancer*, traduzido por câncer gástrico precoce ou incipiente, que é aquele localizado na mucosa ou, no máximo, na submucosa, não importando a presença de linfonodos metastáticos, passíveis de cura pela cirurgia, com sobrevida após 5 anos em torno de 90% dos casos.[7]

Nesta análise, eles verificaram que o câncer gástrico de localização mucosa elevava a sobrevida para quase 100% dos casos. Entretanto, restringir a definição apenas para o câncer mucoso diminuiria muito o número de casos, e consideraram que 90% de sobrevida, com a adição dos casos com invasão da submucosa, ainda seria um índice satisfatório.

Essa comissão propôs então uma classificação macroscópica baseada na classificação de Borrmann,[8] em que, levando em conta a espessura da lesão e seu aspecto na superfície de corte do órgão, determinaram 3 tipos fundamentais, o tipo I, o II e o III, com 3 subtipos no grupo II, aceita pela Sociedade Japonesa de Endoscopia Gastroenterológica e que se difundiu progressivamente, tendo hoje aceitação mundial, encaixando-se como o grupo 0 de Borrmann. Assim, a denominação atual para cada tipo é: tipo 0-I, 0-II e 0-III, e dos subgrupos 0-IIa, 0-IIb, 0-IIc; quando for lesão mista, 0-IIc+III, por exemplo. Na tentativa de padronizar as neoplasias superficiais do tubo digestivo, subdividiu-se o tipo 0 em tipo 0-Ip para as lesões protrusas com pedúnculo e tipo 0-Is para as protrusas sésseis[9,10,11] (Figura 82.1).

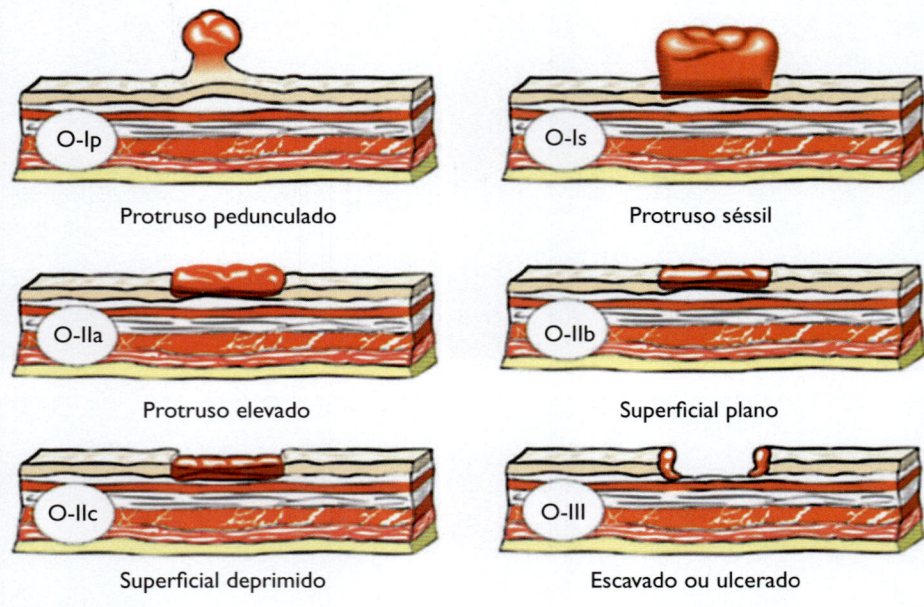

O-Ip
Protruso pedunculado

O-Is
Protruso séssil

O-IIa
Protruso elevado

O-IIb
Superficial plano

O-IIc
Superficial deprimido

O-III
Escavado ou ulcerado

FIGURA 82.1

Classificação macroscópica atual do câncer gástrico precoce

CLASSIFICAÇÃO MACROSCÓPICA E CORRELAÇÃO COM METÁSTASES GANGLIONARES

No câncer gástrico precoce é rara a presença de metástases a distância, assim como a carcinomatose peritoneal, porque o tumor está totalmente confinado à parede do órgão. Só é possível a metastatização para os linfonodos e por via sangüínea.

Em 1988, Hirao e colaboradores[12] citaram que nas grandes séries de casos publicados em revistas japonesas,[13,14] a incidência de metástases nodais no câncer mucoso era praticamente nula, aumentando para 4,1% quando havia úlcera no seu interior. Com invasão da submucosa, essa incidência subia para 11% até 40% dos casos. Considera-se que todo tumor mucoso, sem úlcera ou sem cicatriz de úlcera, não apresenta metástases ganglionares, independentemente do tamanho.[15]

A incidência e a extensão das metástases ganglionares são diretamente proporcionais à profundidade da invasão tumoral na parede gástrica.[16] Como os coletores linfáticos iniciam-se na submucosa, explica-se por que é raro o tumor mucoso dar metástases ganglionares (0% a 3,5% dos casos), enquanto o tumor submucoso, dependendo de seu tamanho, pode dar metástases em até 46% dos casos. Quanto mais profundo o tumor na submucosa, maior a incidência de metástases nodais. Tsuchiya e colaboradores[17] verificaram que tumores no terço superior da submucosa (sm1) dão metástases em 9%; no terço médio (sm2), em 17%, e quando no terço mais profundo (sm3), em 50% dos casos. Alguns autores[18-22] consideram que invasões superficiais da submucosa, limitada ao seu terço superior (sm1), não dão metástases; para outros, entretanto, a ausência de metástases não pode ser provada diretamente em cada caso,[23] havendo sempre a possibilidade de ocorrer micrometástases.

Na Tabela 82.1 está expressa a incidência de metástases ganglionares de casos de alguns autores:

Em análise tabular de 10.000 casos de câncer gástrico do CIH de Tóquio, Nakajima[36] demonstrou que cânceres precoces do tipo I menores que 3 cm, IIa e IIb menores que 2 cm e IIc menores que 1 cm não invadem a submucosa, sendo que em IIc menores que 2 cm apenas 0,4% apresentam essa invasão. Ele não encontrou metástases em nenhum caso de câncer IIa na submucosa de tamanho menor de 2 cm, enquanto em cânceres submucosos menores que 3 cm evidenciou-as em 28,6% dos casos.

TABELA 82.1

Metástases linfonodais no câncer gástrico precoce

Autor	Ano	*Status*	Tumor m (%)	Tumor sm (%)
Hirota et al.[24]	1982	–	–	6,2
Takagi e Ohta[25]	1982	–	–	8,2
Kitaoka et al.[26]	1983	bem difer. menor 2 cm	–	0
Takekoshi et al.[20]	1990	bem difer. menor 3 cm		0

TABELA 82.1

Metástases linfonodais no câncer gástrico precoce   (Continuação)

Autor	Ano	*Status*	Tumor m (%)	Tumor sm (%)
Torii et al.[27]	1994	—	3,4	23,5
Idem	idem	menor que 2 cm	0	—
Namieno et al.[28]	1996	—	2,6	16,5
Idem	idem	menor que 1 cm	0	—
Yamao et al.[29]	1996	dentro dos critérios	0,36	—
Idem	idem	extrapolando critérios	3,5	—
Koufuji-et al.[30]	1997	—	2,0	19,4
Idem	idem	tipo elevado	0,9	25,3
Idem	idem	tipo deprimido	2,4	17,3
Idem	idem	menor que 1 cm	0	0
Tsujitani et al.[31]	1998	—	1,1	15,8
Yoshida et al.[32]	1998	bem difer. qq. tamanho	0,64	—
Yasuda et al.[16]	1999	—	—	14
Idem	idem	menor que 1 cm	—	0
Idem	idem	entre 1 e 4 cm	—	5
Idem	idem	maior que 4 cm	—	46
Idem	idem	bem diferenciado	—	9
Idem	idem	indiferenciado	—	19
Gotoda et al.[33]	2000	—	2,2	17,9
Idem	idem	bem difer. menor 3 cm	0	16,3
Idem	idem	bem difer. maior 3 cm	1,7	22,4
Idem	idem	bem difer. sem úlcera	0	—
Idem	idem	bem difer. menor 1 cm	0	7,9
Idem	idem	sm1	—	8,8
Idem	idem	sm2	—	23,7
Shimada et al.[15]	2001	qualquer tamanho	2,3	19,8
Idem	idem	qq. tamanho sem úlcera	0	—
Módena[34]	2005	qualquer tamanho	1,2	28,5
Endo et al[35]	2006	qualquer tamanho	—	19

REFERÊNCIAS BIBLIOGRÁFICAS

1. Uji T, Shirotokoro T, Hayashida T. The gastrocamara. Tokyo Med J 1952;61:135 (In Japanese with English abstract).

2. Curtiss LE, Hirschowitz BI, Peters CW. A long fiberscope for internal medical examinations. J Am Optical Soc 1956; 46:1030.

3. Hirschowitz BI, Curtiss LE, Peters CW, Pollard HM. Demonstration of a new gastroscope, the "fiberscope". Gastroenterology 1958;35:50-3.

4. Shimizu S, Tada M, Kawai K. Early gastric cancer: its surveillance and natural course. Endoscopy 1995;27:27-31.

5. Ono H, Kondo H, Gotoda T, Shirao K, Saito D, Hosokawa K et al. Endoscopic mucosal resection for treatment of early gastric cancer. Gut 2001;48:225-9.

6. Inoue M, Tsugane S. Epidemiology of gastric cancer in Japan. Postgrad Med J 2005;81:419-24.

7. Tasaka S. The survey of early gastric carcinoma. Gastroenterol Endosc 1962;4:4 (In Japanese with English abstract).

8. Borrmann R. Geschwulste des magens und duodenum. In: Henke F, Lubarch O. Handbuch der speziellen pathologischen anatomie und histologie. Berlin: Springer-Verlag, 1926.

9. Participants in the Paris Workshop. The Paris endoscopic classification of superficial neoplastic lesions: esophagus, stomach and colon. Gastrointest Endosc 2003;58(Suppl 6): S3-S43.

10. Japanese Gastric Cancer Association. Japanese classification of gastric carcinoma 2nd English Edition. Gastric Cancer. 1998. P.10-24.

11. Lambert R, Axon A, Diebold MD, Fujino M, Fujita R, Genta RM et al. Update of the Paris classification of superficial neoplastic lesions in the digestive tract. Endoscopy 2005;37: 570-8.

12. Hirao M, Masuda K, Asanuma T, Naka H, Noda K, Matsuura K et al. Endoscopic resection of early gastric cancer and others tumors with local injection of hypertonic saline-epinefrine. Gastrointest Endosc 1988;34:264-9.

13. Sano R, Hirota T, Shimoda T. Pathological evaluation of 300 cases of early stage gastric cancer with particular reference to ulcerative malignant lesions. Naika (Intern Med) 1970;26:15-21 (In Japanese).

14. Hirota T et al. Pathology of the early stomach cancer. Special reference to morphological types and prognosis. Shokakigeka 1981;4:295-300 (In Japanese).

15. Shimada S, Yagi Y, Shiomori K, Honmyo U, Hayashi N, Matsuo A et al. Characterization of early gastric cancer and proposal of the optimal therapeutic strategy. Surgery 2001; 129:714-9.

16. Yasuda K, Shiraishi N, Suematsu T, Yamaguchi K, Adachi Y, Kitano S. Rate of detection of lymph node metastasis is correlated with the depth of submucosal invasion in early stage gastric carcinoma. Cancer 1999;85:2119-23.

17. Tsuchiya A, Kikuchi Y, Ando Y, Yoshida T, Abe R. Lymph nodes metastases in gastric cancer invading the submucosal layer. Eur J Surg Oncol 1995;21:248-50.

18. Takekoshi T, Fujii A, Takagi K, Kato Y. Curative endoscopic polypectomy in the treatment of early gastric cancer. Gan No Rinsho (Jpn J Cancer Clin) 1986; 32:1185-90 (In Japanese with English abstract).

19. Takekoshi T, Fujii A, Takagi K. Radical endoscopic treatment of early gastric cancer. Indication for and evaluation of endoscopic resection. Gan To Kagaku Ryoho (Jpn J Cancer Chemother) 1988;15:1449-59 (In Japanese with English abstract).

20. Takekoshi T, Takagi K, Kato Y. Radical endoscopic treatment of early gastric cancer. Gann Monograph on Cancer Research 1990;37:111-26.

21. Takekoshi T, Baba Y, Ota H, Kato Y, Yanagisawa A, Takagi et al. Endoscopic resection of early gastric carcinoma: results of a retrospective analysis of 308 cases. Endoscopy 1994; 26:352-8.

22. Yamada H, Nihei Z, Yamashita T, Shirota Y, Ychikawa W, Sugihara K. Is lymphadenectomy needed for all submucosal gastric cancers? Eur J Surg 2001;167:199-203.

23. Tada M, Tanaka Y, Matsuo N, Shimamura T, Yamaguchi K. Mucosectomy for gastric cancer: current status in Japan. J Gastroenterol Hepatol 2000;15 (suppl):D98-D102.

24. Hirota T, Yamamichi N, Itabashi M, Kitaoka K, Maruyama K et al. Clinicopathological study of the early gastric cancer with submucosal invasion: relationship between macroscopic and microscopic findings. Stomach Intest 1982;17:497-508 (In Japanese with English abstract).

25. Takagi K, Ohta H. Factors influencing a prognosis of early gastric cancer with submucosal involvement. Stomach Intest 1982;17:485-95 (In Japanese with English abstract).

26. Kitaoka H, Yoshikawa K, Suzuki M, Yoshida S, Yamaguchi H et al. Study on local resection of the tumor with preservation of the regional lymph nodes for early gastric cancer. Gan To Kagaku Ryoho (Jpn J Soc Cancer Chemother) 1983; 25: 969-78.

27. Torii A, Sakai M, Inoue K, Yamabe H, Ueda S, Okuma M. A clinicopathological analysis of early gastric cancer: retrospective study with special reference to lymph node metastasis. Cancer Detect Prev 1994;18: 437-41.

28. Namieno T, Koito K, Higashi T, Sano N, Uchino J. General pattern of lymph node metastasis in early gastric carcinoma. World J Surg 1996;20:996-1000.

29. Yamao T, Shirao K, Ono H, Kondo H, Saito D, Yamaguchi H et al. Risk factors for lymph node metastasis from intramucosal gastric carcinoma. Cancer 1996;77:602-6.

30. Koufuji K, Takeda J, Toyonaga A, Yoshihara S, Tanaka Y, Ohta J et al. Early gastric cancer and lymph node metastasis. Kurume Med J 1997;44:157-64.

31. Tsujitani S, Oka S, Saito H, Kondo A, Ikeguchi M, Maeta M et al. Less invasive surgery for early gastric cancer based on the low probability of lymph node metastasis. Surgery 1998; 125:148-54.

32. Yoshida S. Endoscopic diagnosis and treatment of early gastric cancer. Digestion 1998;59:502-8.

33. Gotoda T, Yanagisawa A, Sasako M, Ono H, Nakanishi Y, Shimoda T et al. Incidence of lymph node metastasis from early gastric cancer: estimation with a large number of cases at two large centers. Gastric Cancer 2000;3:219-25.

34. Módena JLP. Câncer gástrico precoce. In: Magalhães AF, Cordeiro FT, Quilici FA, Machado G, Amarante HMBS et al. Endoscopia digestiva diagnóstica e terapêutica (SOBED). Rio de Janeiro: Revinter; 2005.

35. Endo K, Kohnoe S, Okamura T, Haraguchi M, Nishiyama K, Toh Y et al. Evaluation of endoscopic mucosal resection and nodal micrometastasis in pNO submucosal gastric cancer. Oncol Rep 2005;13:1059-63.

36. Nakajima T. Tabular analysis of 10.000 cases of gastric cancer in CIH. Gan To Kagaku Ryoho (Jpn J Cancer Chemother) 1994;21:1813-97 (In Japanese with English abstract).

CARCINOMAS GÁSTRICOS PRECOCES. TRATAMENTOS, RESULTADOS E COMPLICAÇÕES

José Luiz Pimenta Módena

CROMOENDOSCOPIA NO CÂNCER GÁSTRICO PRECOCE

O corante mais usado no câncer gástrico precoce é o índigo-carmim a 0,1-0,3%, aplicado sobre a lesão suspeita por meio de um cateter *spray* que se deposita nos sulcos entre as pregas, realçando-as e melhorando a visualização, o que permite a identificação de pequenas lesões 0-IIc e mesmo do tipo 0-IIb.[1,2]

O azul de metileno, usado na concentração de 0,5% a 2%, necessita de preparo prévio da mucosa com proteínase (Pronase) para permitir absorção uniforme pelas células metaplásicas do estômago, geralmente presentes na vizinhança de cânceres diferenciados. Na mucosa cancerosa, ele permeia entre as células, conferindo coloração grosseira, amorfa e irregular.[3,4] Como não se tem Pronase à disposição, a lavagem prévia da lesão com o agente mucolítico acetilcisteína (Fluimucil-Zambon), 10 ml diluído em 10 ml de água, conforme proposto por Fennerty e colaboradores,[5] apresenta os mesmos resultados.

ECOENDOSCOPIA NO CÂNCER GÁSTRICO PRECOCE

Para diferenciar câncer gástrico precoce localizado estritamente na mucosa daquele que invade a submucosa no pré-operatório, na ausência de úlcera ou cicatriz, os aparelhos mais indicados são os *miniprobes* de 12 MHz, 20 MHz e 30 MHz; os de 12 MHz têm penetração de 29 mm e os de 20 MHz penetram 18 mm na parede do órgão,[6] o que os torna extremamente precisos (principalmente os de 20 MHz e 30 MHz) em identificar nitidamente as camadas mucosa, muscular da mucosa e submucosa, com resultados corretos acima de 90%.[7-11]

Para alguns,[12] a acurácia diagnóstica da ecoendoscopia com *miniprobe* depende do tipo macroscópico do tumor e de seu grau de diferenciação.

ENDOSCOPIA DE VISÃO AMPLIADA (*MAGNIFYING ENDOSCOPY*) E SISTEMA DE IMAGEM DE BANDA ESTREITA (*NARROW BAND IMAGING SYSTEM* – NBI) NO CÂNCER GÁSTRICO PRECOCE

A endoscopia de visão ampliada pode ajudar a selecionar casos para ressecção endoscópica: os cânceres planos e deprimidos, bem diferenciados, apresentam-se como lesões hiperêmicas[13] devido à proliferação de microvasos, irregulares tanto na forma como na distribuição, enquanto o câncer difuso apresenta-se como estrutura amorfa (sem estrutura), pálida e descorada.[14-20]

As lesões elevadas podem também ser assim diferenciadas, após *spray*, de sua superfície com adrenalina associada ao corante índigo-carmim.[21]

Recentemente, a associação da endoscopia de visão ampliada com fonte de luz dotada de filtros RGB de banda estreita para as cores vermelha (485-515 nm), verde (430-460 nm) e azul (400-430 nm) têm mostrado imagens muito claras e nítidas dos vasos da mucosa. Apesar de insuficiente para substituir o exame histológico convencional, essa técnica é capaz de prever as características dos cânceres gástricos deprimidos em muitos casos, diferenciando-os das erosões e cicatrizes de úlceras.[22,23]

HISTÓRICO DA MUCOSECTOMIA E SUAS TÉCNICAS

Com o desenvolvimento das alças de polipectomia[24] na década de 1970, pólipos aparentemente benignos foram ressecados, revelando-se malignos ao estudo patológico. Muitos desses casos, operados, não mostraram resíduo do tumor, o que motivou alguns endoscopistas a ressecar pela técnica de polipectomia lesões cancerosas superficiais polipóides e sésseis, inicialmente do cólon e posteriormente do estômago, além de lesões consideradas pré-cancerosas, demonstrando que alguns casos teriam sido curados pelo procedimento.[25-27] A técnica clássica de polipectomia está ilustrada na Figura 82.2.

Lesões polipóides sésseis do intestino grosso foram elevadas com injeção submucosa de salina e enlaçadas pela alça para ressecção por Deyhle e colaboradores,[28,29] recurso já aventado por Rosenberg,[30] em 1955, para ajudar a fulguração de pólipos retais e do sigmóide por meio de retossigmoidoscópios rígidos.

Em 1976, Martin e colaboradores[31] descreveram técnica em que puxavam a mucosa com pinça para dentro do laço aberto da alça de polipectomia; fechando-a, estrangulavam e cortavam por diatermia, obtendo-se, assim, fragmen-

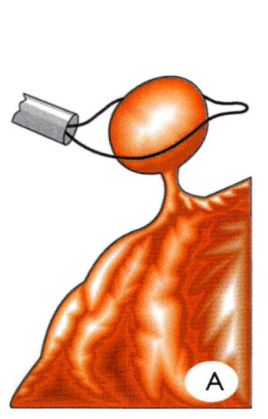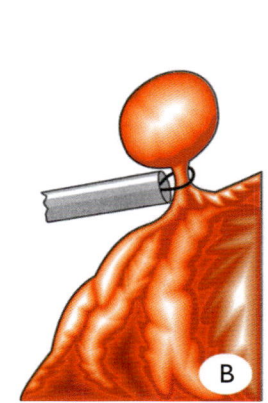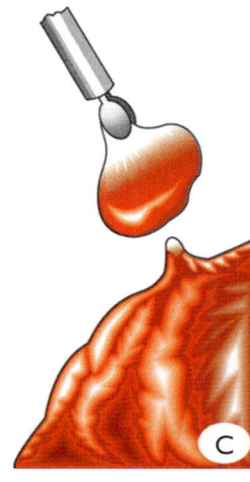

FIGURA 82.2

Técnica clássica de polipectomia

tos mucosos bem grandes e tornando fácil o diagnóstico de lesões de mucosa e submucosa.

Em 1980, Rösch e Frümorgen[32] mostraram que a ressecção endoscópica pode ser eficaz em casos selecionados de câncer gástrico, sendo de se esperar os melhores resultados nos tumores restritos à mucosa e bem diferenciados, ressecados com margem de segurança. Ferindo os dogmas até então aceitos para o tratamento do câncer gástrico, esses trabalhos foram praticamente ignorados, aliado ao fato de que só as lesões elevadas haviam sido assim tratadas, e de que constituíam pequena minoria dos cânceres precoces, ficando fora as lesões planas e deprimidas. Na literatura japonesa, um dos primeiros a abordar o uso da polipectomia no tratamento de câncer gástrico precoce do tipo polipóide foi Oguro.[33,34]

Avanços nos conhecimentos também foram alcançados pelo uso do raio *laser* na destruição de tumores superficiais,[35,36] buscando-se no estudo das grandes séries de casos, no Japão, a indicação dos que se beneficiariam com o tratamento. Entretanto, devido à destruição da lesão, não era possível a determinação da real extensão e da real profundidade da mesma na parede gástrica, o que trouxe resultados conflitantes e, aliado ao alto preço dos equipamentos, o método foi caindo aos pou-

cos em descrédito. Ressalvas iguais são feitas aos outros métodos de destruição endoscópica de lesões, como a eletrocoagulação, a destruição por microondas, a injeção de álcool absoluto etc.

Em 1983, Hirao e colaboradores[37] descreveram técnica original de mucosectomia em que, após demarcar a periferia da lesão com margem de segurança de 5 mm a 10 mm com pontos cauterizados feitos com estilete e, após a injeção submucosa de salina hipertônica com adrenalina, com a finalidade de evitar sangramento, e corada por mistura com índigo-carmim, em um volume total médio de 30 ml, fazia-se corte circunferencial da mucosa ao redor da lesão com estilete; em seguida, usavam-se dois endoscópios, um de visão oblíqua ou um aparelho de dois canais, e outro de visão frontal de pequeno diâmetro. Na seqüência, com a pinça passando pelo canal deste, elevava-se a borda cortada da mucosa e enlaçava-se a totalidade da lesão com alça passada pelo outro canal do outro aparelho, ressecando (Figura 82.3).

Em 1986, esses autores publicaram recorrência de 0% em 65 casos de tumores mucosos[38] e em 1988 descreveram o bom resultado desse tratamento em 83 cânceres precoces encontrados em 79 pacientes, com apenas uma recidiva, em que a lesão maior mediu 12,7 mm e foram operados 10 desses casos,

um por invasão da margem de ressecção e 9 por invasão da submucosa.[39] Concluíram que a cura pelo procedimento endoscópico é alcançada no tumor limitado à mucosa, sem invasão de vasos ou da margem de ressecção. Com base em trabalhos de Sano e Hirota[40,41] publicados em revistas japonesas e não acessíveis para nós, mas citados em sua bibliografia, foram analisadas grandes séries de casos de câncer precoce operados em todo o Japão e observou-se que a incidência de metástases nodais de câncer mucoso era praticamente nula desde que não houvesse úlcera péptica no interior da lesão, situação essa que aumentava a incidência até 4,1%; quando havia invasão da submucosa, gânglios metastáticos eram identificados de 11% até 40% dos casos. Assim sendo, eles propõem como condições absolutas para cura pela mucosectomia que o câncer deve ser limitado à mucosa, bem diferenciado, sem úlcera no interior.[39] Esse trabalho também não teve o impacto merecido, mas pode ser encarado como a base da dissecção submucosa do câncer precoce empregada atualmente.

Em 1984, Tada e colaboradores,[42] do Primeiro Departamento de Medicina Interna da Yamaguchi University School of Medicine (Japão), descreveram a *strip-off biopsy*, uma técnica de biópsia "jumbo" destinada a obter fragmentos maiores de tecido para melhor estudo patológico de lesões suspeitas de malignidade. A área-alvo era elevada por injeção submucosa de 3 ml a 5 ml de salina e a seguir enlaçada e cortada por alça de polipectomia.

Essa técnica, conhecida informalmente como *técnica levanta e corta* (Figura 82.4), revelou-se útil para a obtenção de macrobiópsias para o diagnóstico histológico mais seguro, retirando fragmentos muito maiores do que os removidos com pinça de biópsia comum, e progressivamente foi sendo modificada e tornando-se uma técnica de ressecção endoscópica de mucosa para a remoção de tumores precoces planos e deprimidos, dando margem à publicação de vários trabalhos que logo

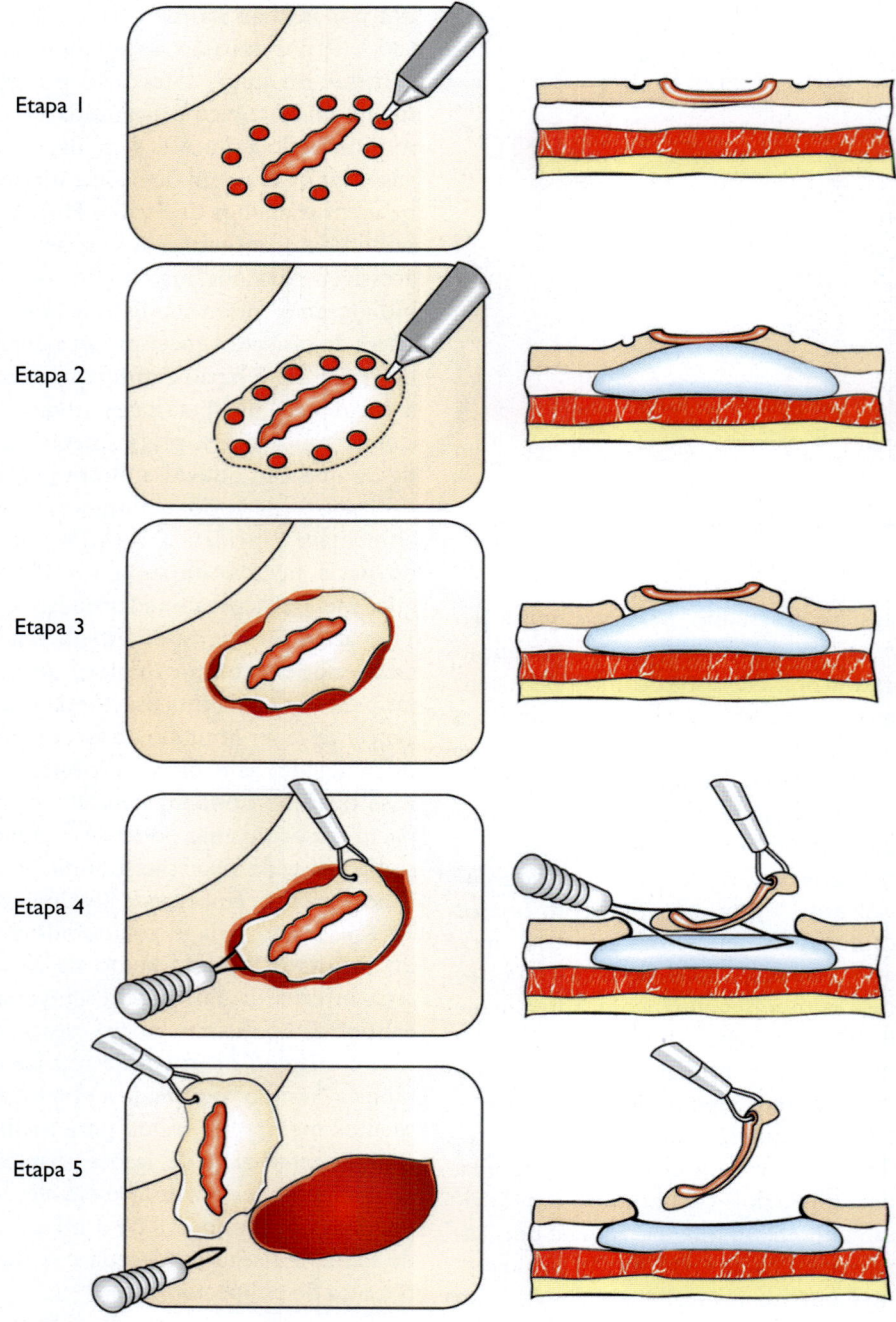

FIGURA 82.3

Técnica de Hirao e colaboradores.[37] Etapa 1: marcação da lesão; Etapa 2: injeção submucosa; Etapa 3: corte com estilete ao redor da lesão; Etapa 4: elevação da lesão e posicionamento da alça de polipectomia, com uso de dois aparelhos; Etapa 5: lesão ressecada

Devido à baixa taxa de ressecção completa da lesão alcançada com o uso indiscriminado dessa técnica nos primeiros casos (65,3% em 137 lesões), recomendou-se que o câncer mucoso bem diferenciado deva ter no máximo 2 cm de extensão, sem úlcera,[52,53] admitindo que esse método resseca no máximo 3 cm da mucosa com parte substancial da submucosa.[54] Essa técnica foi a mais usada no Japão para mucosectomia de câncer gástrico precoce até 1988. Em uma revisão feita em 12 instituições japonesas, foi a responsável por 1.515 ressecções em um total de 1.832 casos (82,6%), conseguindo-se ressecção em bloco em 75% deles e ressecção completa em 74%.[55]

Nos primeiros tempos, seguindo os cânones clássicos que regiam o tratamento do câncer gástrico, com indicação de ressecção gástrica quando polipectomia de lesões elevadas ou *strip biopsy* de lesões planas e deprimidas mostravam câncer no estudo histopatológico, muitas vezes verificava-se, com grande surpresa, que essas pequenas intervenções endoscópicas haviam curado os pacientes, não se identificando câncer residual ou metástases na peça cirúrgica, principalmente quando o câncer era pequeno, bem diferenciado e localizado na mucosa. Isso também ocorreu em dois de nossos primeiros casos ressecados endoscopicamente em 1987 e em 1988.

Em pouco tempo, rompendo os "grilhões" do passado, os endoscopistas sentiram-se encorajados e autorizados a ressecar pequenas lesões neoplásicas em pacientes idosos[56] e naqueles que constituíam alto risco para intervenção cirúrgica,[57] demonstrando, assim, a utilidade do método aos cirurgiões, que o encaravam com ceticismo. Em vista dos bons resultados nos casos de indicação correta, paulatinamente pacientes mais jovens foram sendo tratados endoscopicamente. Assim, a casuística foi aumentando em vários serviços no Japão e mesmo em alguns centros do Ocidente. Com isso, as precisas indicações que levam à cura foram sendo sedimentadas,

ajudaram a estabelecer as regras, visando a seu uso terapêutico.[43-51] Essa técnica recebeu posteriormente a denominação de *mucosectomia endoscópica (técnica de Tada)*, apesar de quase sempre remover parte substancial da submucosa. Houve acentuada melhora da técnica com a adoção de aparelho de dois canais e o uso de pinça de tração para elevar a lesão (Figura 82.5).

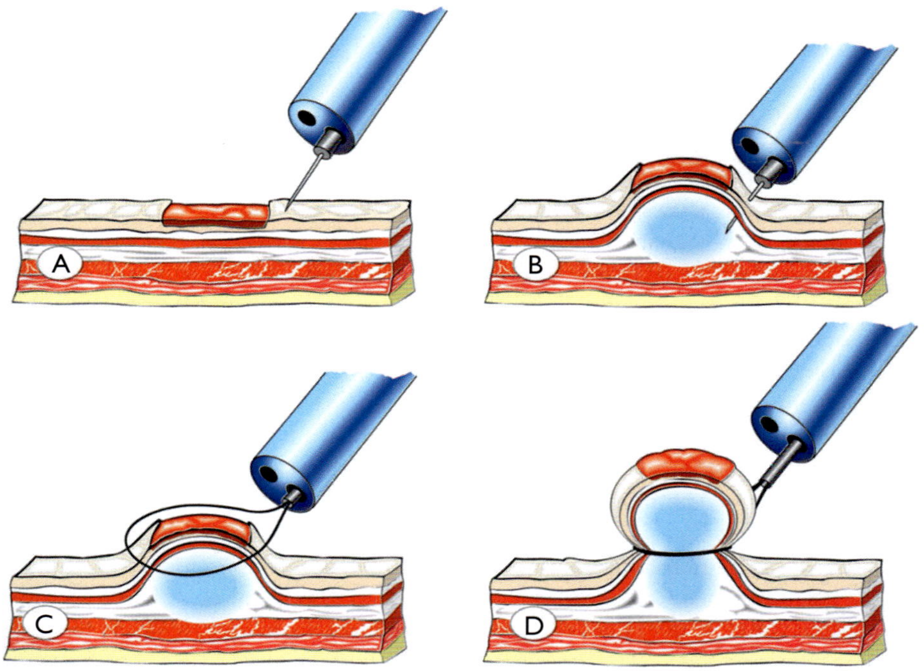

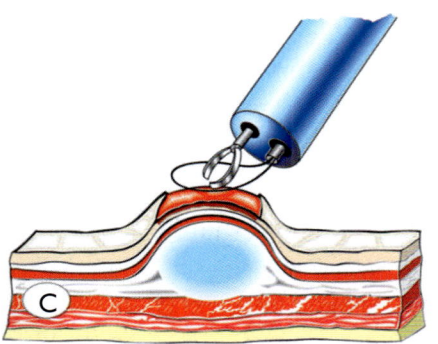

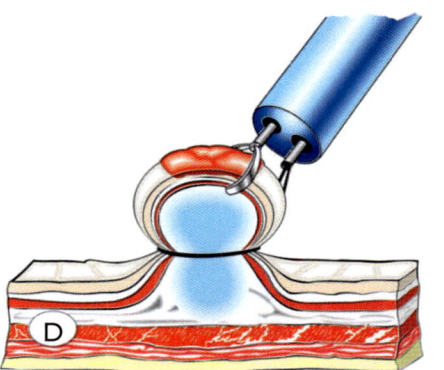

FIGURA 82.4

Técnica "levanta e corta" original de Tada e colaboradores[42]. Em (A e B) Injeção submucosa; (C) Posicionamento da alça de polipectomia; (D) Fechamento da alça para a passagem de corrente elétrica, em aparelho de um canal de biópsia

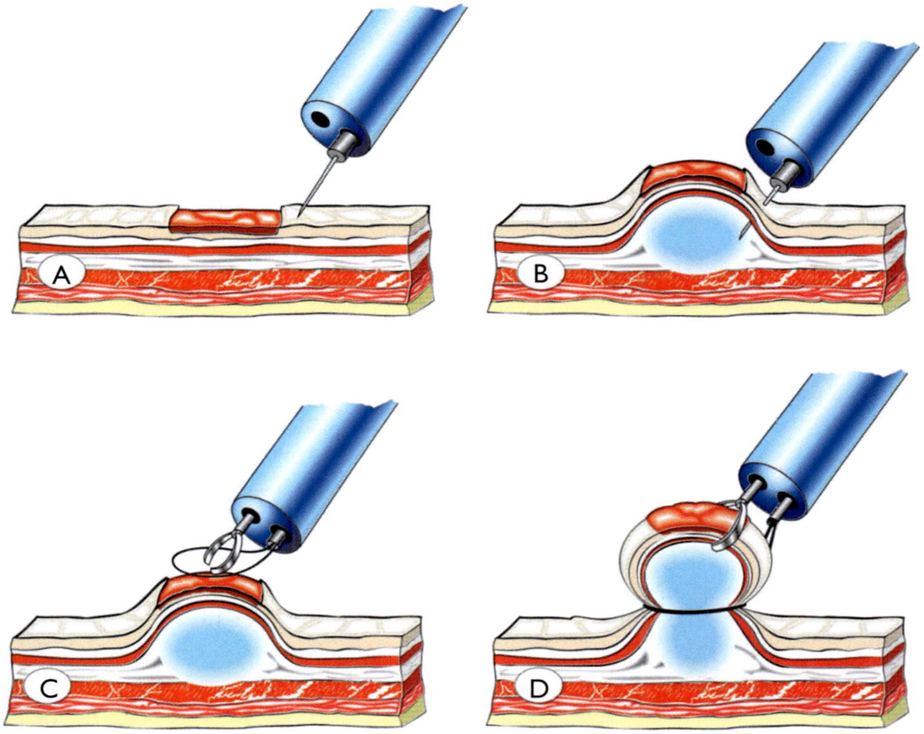

FIGURA 82.5

Técnica de Tada modificada, com o uso de aparelho de dois canais de biópsia. Em (A e B) Injeção submucosa;[6] (C) Posicionamento da pinça de tração para elevar a lesão e da alça de polipectomia para a ressecção; (D) Alça de polipectomia fechada para a passagem de corrente elétrica

ao lado de variações e novas técnicas de mucosectomia.

Em 1986, Takekoshi e colaboradores[58] do Cancer Institute Hospital em Tóquio, Japão, ressuscitaram a técnica de Martin para o tratamento de câncer gástrico precoce séssil ou deprimido: com aparelho de dois canais, no qual a alça de polipectomia passada por um deles eleva a lesão tipo IIa ou IIc, transformando-a em lesão pedunculada para facilitar o enlace e o corte por outra alça de polipectomia passada pelo segundo canal, técnica essa denominada por ele *polipectomia endoscópica por dupla alça de polipectomia* e que era usada para obtenção de grandes fragmentos de mucosa desde 1978.[59,60-62] Posteriormente, trocaram a primeira alça por uma pinça de preensão passada através da abertura da outra alça introduzida pelo segundo canal, usando injeção submucosa prévia de tinta Nankin com a finalidade de delinear e não de elevar a lesão (hoje conhecida informalmente como técnica puxa e corta) (Figura 82.6).

Em 308 casos de ressecção endoscópica, os pesquisadores concluem que os melhores resultados são alcançados nos cânceres mucosos bem diferenciados do tipo IIa menores que 2 cm e nos IIc menores que 1 cm, sem úlcera ou cicatriz.[63]

Esses resultados também foram confirmados por Takeshita e colaboradores em 1997,[64] usando cap (ou cabeçote) transparente acoplado à ponta de endoscópio de um canal para sucção da lesão para seu interior, previamente elevada por injeção submucosa de 10 ml de salina com adrenalina, formando pedículo que será cortado por alça de polipectomia crescente, modelos SD-221L25 ou SD-7P-1 (Olympus Co), passada pelo canal de biópsia, armada no interior do cap e mantida aberta nesse

local por pequeno ressalto na extremidade do mesmo, método idealizado por Inoue e colaboradores,[65,66] do Departamento de Cirurgia da Tokyo Medical and Dental University, conhecida informalmente como levanta, aspira e corta ou EMR-C (ressecção mucosa com cap) (Figura 82.7), com caps acoplados tanto a aparelhos de um canal como de dois canais de biópsia.

Os caps podem apresentar vários diâmetros, objetivando a retirada de fragmentos menores ou maiores, e ter também extremidade angulada em relação à ponta do endoscópio (cap oblíquo), para facilitar abordagens tangenciais da lesão (Figura 82.8).

Esses caps são atualmente comercializados pela Olympus Co, Japan, sob as referências de nº K-001 a K-009. Eles também têm utilidade na recuperação da peça endoscópica: após a secção, ela é aspirada para o seu interior, ficando protegida durante a retirada do endoscópio.

Posteriormente, essa técnica foi modificada por Torii e colaboradores,[67] da mesma equipe de Inoue, que colaram lateralmente ao cap um longo tubo de teflon, construindo, assim, um canal acessório para os endoscópios convencionais de um canal de biópsia e pelo qual passa a alça de polipectomia, para enlaçar a lesão trazida para o interior do cap por sucção plena do canal de aspiração/biópsia, sucção esta não prejudicada por nenhum acessório no interior do mesmo. Assim, em lugar da alça ser armada no interior do cap, ela é posicionada por fora do mesmo e, após a aspiração da lesão, aberta, introduzida e fechada às cegas, apreendendo o pedúnculo formado (Figura 82.9).

Logo esse canal acessório foi usado por outros para aperfeiçoar as técnicas de Tada, Takekoshi (dispensando o uso do dispendioso aparelho de dois canais) e Inoue. O uso do canal acessório acoplado externamente ao endoscópio convencional apresenta vantagem sobre o endoscópio terapêutico de duplo-canal por permitir maior afastamento dos dois acessórios introduzidos por ele, facilitando o posicionamento. Esse acessório foi comercializado posteriormente no Japão com o nome de Mucosector®, pela Top Co,[68] mas pode facilmente ser construído por qualquer pessoa usando-se a ponta descartável de um sistema de ligadura elástica de varizes usado e adequadamente trabalhado, colada lateralmente a um tubo protetor de fios-guia de tamanho apropriado (Figura 82.10).

Em levantamento dos casos japoneses,[55] as técnicas com cap foram as que obtiveram o maior índice de ressecção completa, removendo 98% das lesões. Na Coréia,[69] o resultado foi menor, com 88% de casos de ressecção completa. A principal vantagem do seu uso é empregar um endoscópio convencional com um único canal de biópsia e necessitar de apenas um assistente para fechar a alça de polipectomia, sendo fácil de ser executado e com menor risco de sangramento em relação às técnicas puxa e corta. Entretanto, a técnica não é tão

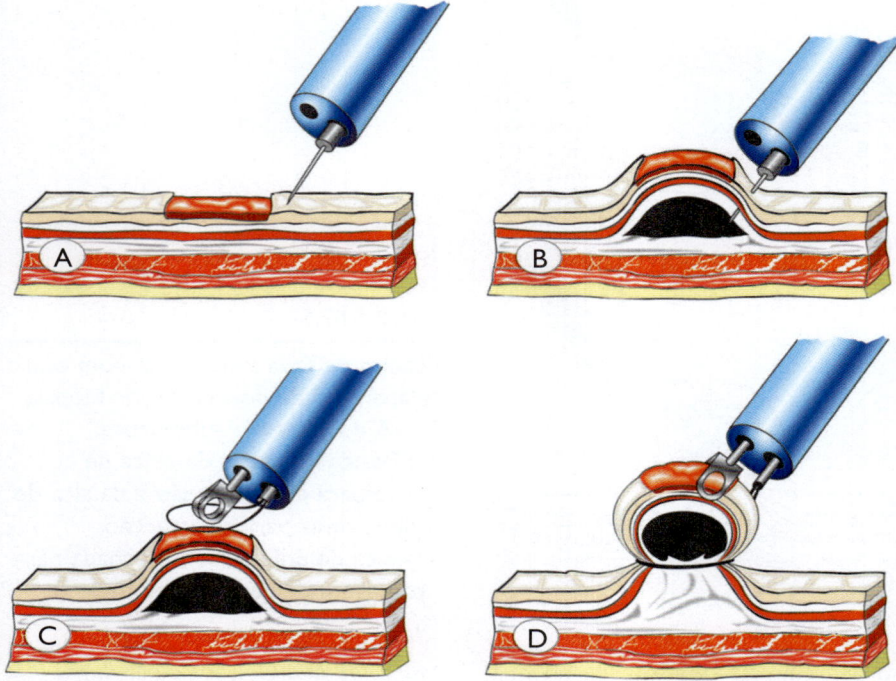

FIGURA 82.6

Técnica "puxa e corta" de Takekoshi modificada[63]. Em (A e B) Injeção submucosa de tinta nanquim para delinear a lesão; (C) Posicionamento de pinça para elevar a lesão e da alça de polipectomia; (D) Alça fechada para passagem da corrente elétrica

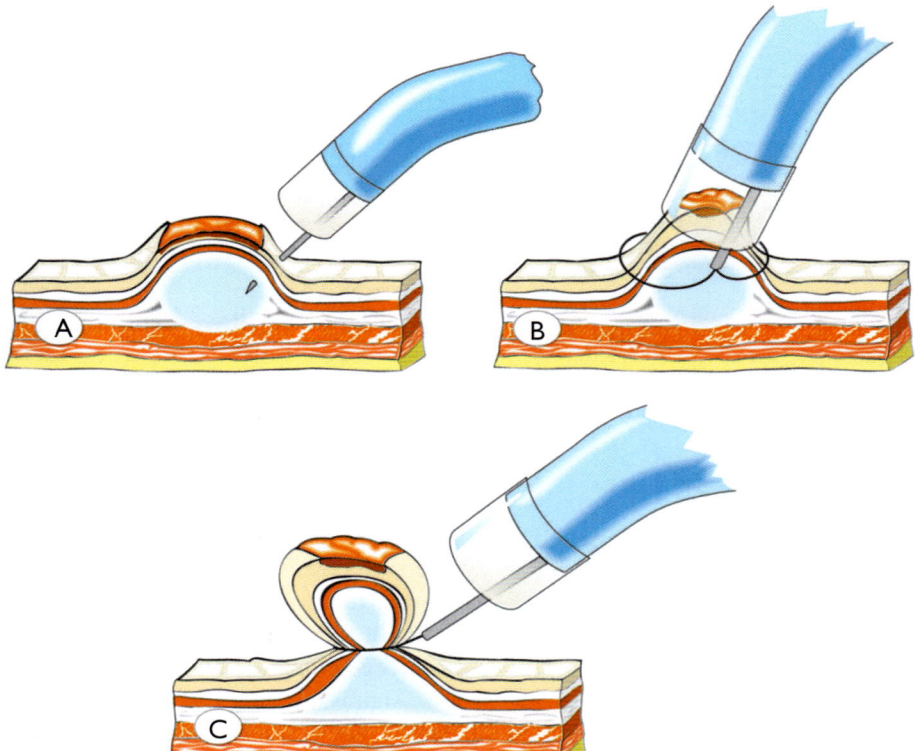

FIGURA 82.7

Técnica "levanta, aspira e corta" (EMR-C) de Inoue e colaboradores.[65,66] (A) Injeção submucosa para elevar a lesão; (B) Aspiração da lesão para dentro do cap e colocação da alça de polipectomia ao seu redor, passada pelo canal de biópsia do endoscópio; (C) Passagem de corrente elétrica pela alça fechada

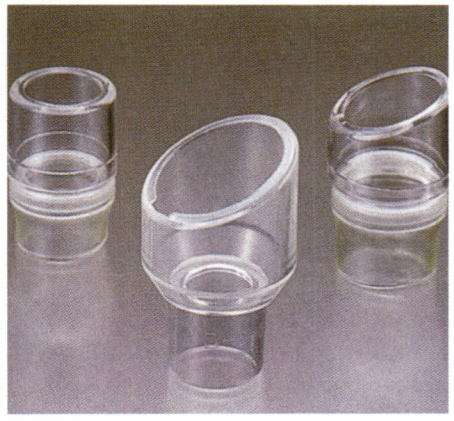

FIGURA 82.8

Vários tipos de *caps* comercializados na atualidade

precisa, pois é difícil ter certeza de que o centro da lesão foi corretamente posicionado no interior do *cap*. Geralmente nas lesões maiores que 1 cm o fragmento sai excêntrico, deixando câncer residual e forçando a retirada de novos fragmentos. Nessa eventualidade, talvez seja impossível reconstruir a lesão *in vitro*. Essa reconstrução é mais fácil de ser feita com as técnicas derivadas da *strip-biopsy*, pois o centro da lesão é monitorado continuadamente, com o posicionamento correto e simétrico do centro da lesão dentro da alça, sem ter a visão atrapalhada pelo *cap*; a desvantagem é necessitar de aparelho de dois canais e dois assistentes, cada um manejando o acessório de um canal. O uso do *cap* com um canal externo, para tratar a lesão por *strip-biopsy*, dispensa o dispendioso aparelho de dois canais e permite o manejo da lesão com maior segurança do que quando se usa o *cap* para aspirar a lesão, e retirando-se fragmentos bem maiores.

O uso do sistema de ligadura elástica de varizes para transformar lesões planas em lesões polipóides – publicado por Chaves e colaboradores em 1994,[70] do Serviço de Endoscopia do Hospital das Clínicas da Universidade de São Paulo, mas descrito anteriormente em 1993 por Masuda e colaboradores[71] e por Lee e colaboradores,[72] do Departamento de Medicina Interna da Soon Chun Hyang University School of Medicine, de Seul, Coréia, em revistas de baixa circulação, para ressecção de lesões esofagogástri-cas, fazendo injeção prévia de salina com adrenalina na submucosa – foi logo adotado para o tratamento de pequenos cânceres precoces do estômago, não maiores que 1 cm, por Yokoyama e colaboradores[73] em 1995 e por Sakai e colaboradores em 1996,[74] também do Hospital das Clínicas de São Paulo.

A ligadura elástica aplicada na base da lesão aspirada pelo *cap* transforma-a em um *pólipo* que é facilmente ressecado por qualquer alça de polipectomia e tem-se revelado um método acessível, fácil e seguro, podendo ser realizado por qualquer endoscopista capaz de fazer ligadura elástica de varizes do esôfago, com excelentes resultados dentro de suas limitações e podendo dispensar a elevação da lesão pela injeção submucosa.[75-77] Informalmente, essa técnica é conhecida como *técnica liga e corta ou EMC-L* (Ressecção mucosa com ligadura) (Figura 82.11).

Katsube e colaboradores[78] descreveram modificação da técnica de aspiração, realizando pré-corte com estilete da periferia da lesão, como já proposto por Hirao, no passado, em sua técnica,[37]

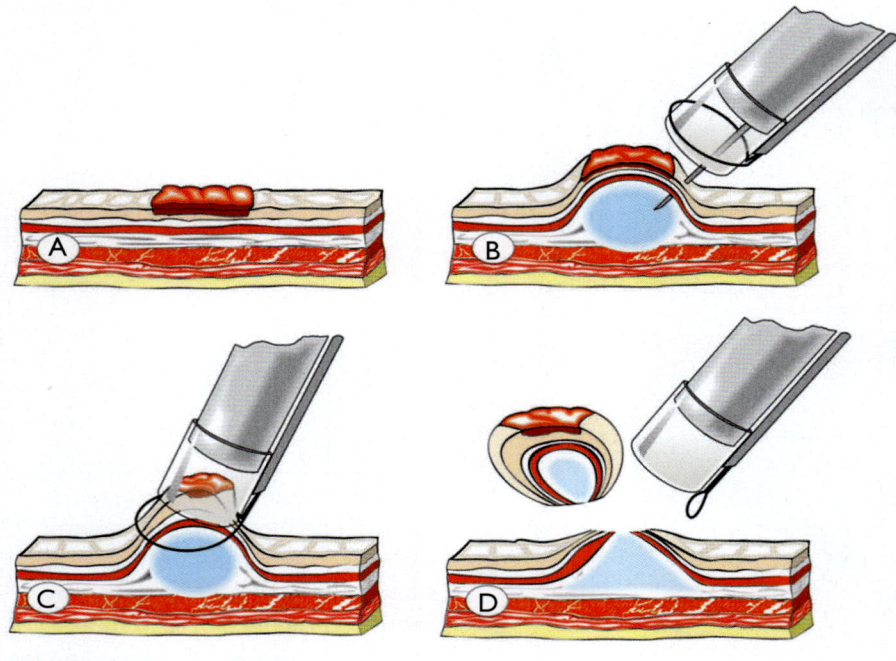

FIGURA 82.9

Modificação de Torii e colaboradores[67] para a técnica de Inoue e colaboradores, com o uso do *cap* com canal externo. (A e B) Lesão e elevação por injeção submucosa; (C) Aspiração da lesão para dentro do *cap* e posicionamento da alça de polipectomia; (D) Lesão ressecada

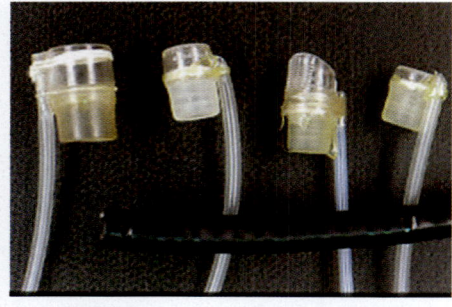

FIGURA 82.10

Canal externo com *cap* artesanal: vários formatos

denominada *mucosectomia de aspiração com pré-corte*. Outras variantes de mucosectomia surgiram, algumas de uso limitado, como o uso de dois endoscópios de fino calibre, um para puxar a lesão com pinça apropriada e outro para enlaçar portando alça de polipectomia, usado em 1992 por Takechi e colaboradores[79] no Departamento de Gastroenterologia do Kizawma Memorial Hospital de Minokamo, Japão (Figura 82.12).

Um dos grandes inconvenientes dessa técnica pode ser contornado pelo uso do *overtube* do sistema DEILO, que permite a passagem dos dois aparelhos até o estômago, sem atrito,[80] sendo usado também em casos que extrapolam os critérios clássicos para mucosectomia. Alças de polipectomia especiais, com arame de aço dotado de memória de sua forma, foram usadas para demarcar por cauterização a margem da lesão, empregando endoscópios de visão lateral, antes de elevar a lesão com salina para posterior ressecção com a *strip-biopsy* original com alça e panendoscópio convencional.[81]

CRITÉRIOS ABSOLUTOS PARA MUCOSECTOMIA

Da combinação dos exaustivos trabalhos de análise de grandes casuísticas de casos operados no Japão e dos resultados obtidos por mucosectomia, estabeleceram-se critérios ditos absolutos, que regem a mucosectomia com intuito curativo.[43,46,50,52-55,63,82,83,84,85-94] São eles:

a) localização do tumor restrita à mucosa;

b) adenocarcinoma bem diferenciado;

c) tumor protruso ou vegetante (tipo I) até 3 cm de maior diâmetro;

c) tumor elevado (IIa) até 2 cm de maior diâmetro;

d) tumor plano (IIb) ou deprimido (IIc) até 1,0 cm (tolera-se até 1,5 cm);

e) as lesões anteriores não devem ter úlcera nem cicatriz.

Foram propostas expansões desses critérios para mucosectomia endoscópica sob determinadas condições.[95,96] Dada a possibilidade de ressecção incompleta, esses casos devem ser tratados por dissecção submucosa e não por mucosectomia.

Alguns autores indicam mucosectomia em pequenos tumores do tipo difuso, sem úlcera,[87,97] ressecando tumores do tipo IIc indiferenciados menores que 0,5 cm. Entretanto, essas lesões geralmente não se apresentam com margens bem definidas devido à infiltração difusa, muitas vezes estendendo-se até 10 mm da margem visível de cânceres de 20 mm de diâmetro em mucosa de glândulas pilóricas e de 8 mm em cânceres em mucosa de glândulas fúndicas,[98] motivo pelo qual outros contra-indicam a intervenção endoscópica,[63,86,93] mesmo com auxílio de cromoscopia e principalmente quando o tumor está situado no corpo gástrico.[63,97]

Pacientes com cânceres precoces do estômago submetidos à mucosectomia endoscópica e que se encaixam dentro dos critérios considerados absolutos, quando comparados com pacientes submetidos à cirurgia convencional, mostram melhores resultados nos dois primeiros anos de seguimento e os mesmos resultados após o terceiro ano.[108] É justamente isso que se tem observado em nossos casos: baixíssima morbidade e mortalidade nula, com nenhuma recidiva, enquanto a intervenção cirúrgica tem mortalidade de 9,6% (11 óbitos pós-operatórios em 114 casos operados).

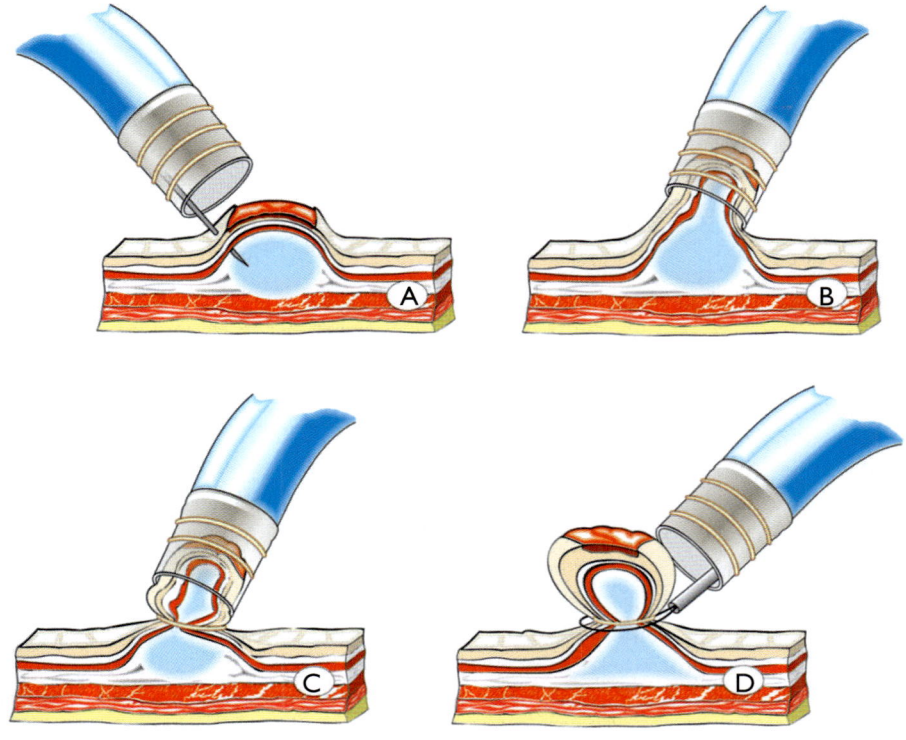

FIGURA 82.11

Técnica "liga e corta" ou EMC-L. (A) Injeção submucosa; (B) Aspiração da lesão pelo sistema de ligadura elástica; (C) Ligadura elástica colocada; (D) Secção da lesão por alça de polipectomia[74]

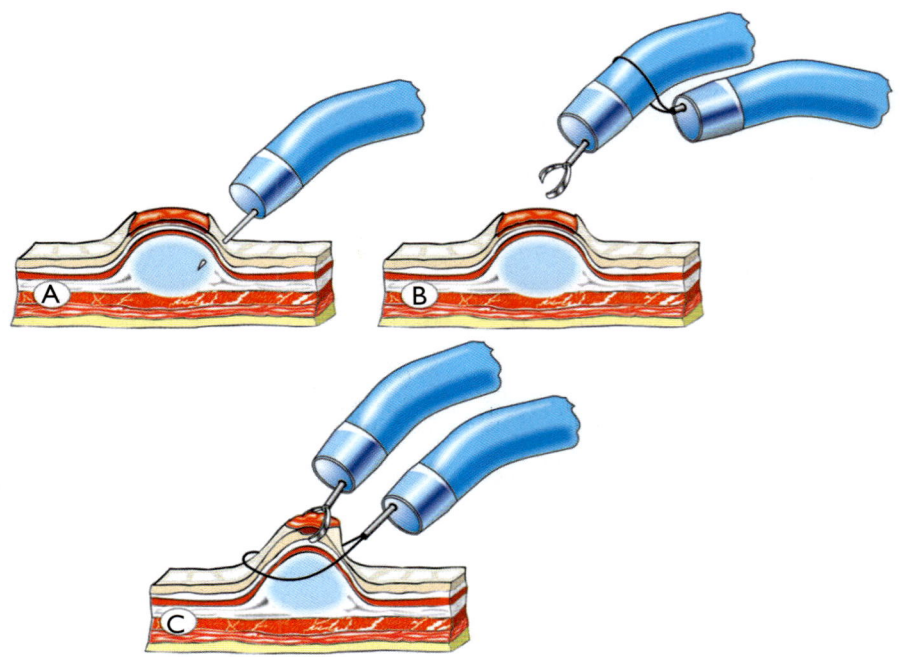

FIGURA 82.12

Técnica de Takechi e colaboradores:[79] ressecção com o auxílio de dois aparelhos de finos calibres

MANEJO DAS LESÕES POLIPÓIDES

Toda lesão polipóide gástrica encontrada durante exame endoscópico rotineiro, que tenha diâmetro entre 0,5 cm e 3,0 cm, geralmente é semipedunculada ou pedunculada (do tipo Yamada III e Yamada IV, respectivamente) e deve ser retirada endoscopicamente pela técnica de polipectomia convencional.[99] Com isso, toda lesão é encaminhada para exame anatomopatológico, que deve ser extremamente cuidadoso para levar a um diagnóstico preciso.

Na maioria dos casos, a lesão do tipo Yamada IV, pedunculada, revela-se pólipo hiperplásico, lesão benigna, que muito raramente degenera para neoplasia maligna (0% a 4%, no máximo);[100-102] por exemplo, em 263 pólipos hiperplásicos removidos por polipectomia endoscópica em 202 pacientes, foram encontrados quatro casos (1,5%) de adenocarcinoma mucoso;[103] Daibo e colaboradores,[104] em 477 pólipos hiperplásicos no Japão, encontraram carcinomas focais em 2,1% deles; esses pólipos geralmente são grandes, maiores que os pólipos hiperplásicos puros. Uma parte menor dos pólipos gástricos revela-se como pólipo adenomatoso,[105,106] considerado atualmente como neoplasia de baixo grau e uma minoria como pólipo adenomatoso com área focal de malignização ou neoplasia de alto grau. Todos os pólipos adenomatosos devem ser ressecados endoscopicamente devido ao seu potencial maligno.[99,107-110] Nos casos de adenoma com neoplasia, se não for encontrada invasão neoplásica do pedículo, deve-se considerar que o paciente foi convenientemente tratado pela polipectomia e colocando-o em programa de controle endoscópico, inicialmente semestral e a seguir anual por toda a vida. O mesmo raciocínio vale para o câncer precoce do tipo 0-Ip.

A lesão Yamada III tem maior chance de se revelar maligna, principalmente quando tem diâmetro maior que 2 cm; toda lesão desse tipo, até 3 cm de diâmetro, deve ter sua base bem enlaçada pela alça de polipectomia; se com o fechamento da mesma observar-se a elevação da lesão, assumindo a forma de Yamada IV, completa-se a polipectomia com passagem de corrente mista e alternando pulsos rápidos de corte e coagulação. Deve-se estar ciente de que as biópsias endoscópicas, mesmo múltiplas, dos grandes pólipos nem sempre representam a verdadeira natureza dos mesmos, podendo haver câncer albergado dentro de lesões benignas e não alcançado por elas.[111]

Se o estudo microscópico da peça mostrar adenoma com área focal de malignização ou câncer precoce do tipo 0-Is, bem diferenciado, o paciente deverá ser convocado para controle endoscópico o mais precoce possível, para realização de várias biópsias do local da polipectomia; é regra não se encontrar câncer residual nesse caso. Entretanto, se o enlace da lesão mostrar base larga, não elevando suficientemente a lesão, mesmo assim realiza-se polipectomia. Nos casos em que se detecta neoplasia, a não elevação da lesão pode ser devida à infiltração da submucosa pelo tumor e, nesses casos, o controle endoscópico com biópsias costuma detectar câncer residual no leito de ressecção. Nessa alternativa, encara-se o procedimento endoscópico como macrobiópsia e encaminha-se o paciente para intervenção cirúrgica; no primeiro caso, considera-se o paciente curado, sendo incluído em programa de controle anual.

Deve-se sempre ter em mente que a infiltração da submucosa é freqüente nos tumores precoces do tipo 0-Is maiores que 3 cm, podendo chegar até 57% dos casos, na casuística do National Cancer Center de Tóquio, período 1990-1999.[112,113]

As lesões polipóides do tipo Yamada IV maiores que 3 cm também podem ser retiradas por polipectomia, tomando-se o cuidado de estrangular previamente sua base com uma ligadura do tipo *endoloop*, antes do enlace e corte pela alça de polipectomia, para evitar sangramento, pois nas grandes lesões muitas vezes não se consegue posicio-

nar a alça precisamente na base da lesão, forçando a polipectomia em vários fragmentos (ou aos pedaços).

As grandes lesões Yamada III, maiores que 3 cm, devem ser previamente biopsiadas, com a conduta posterior ditada pelo resultado do exame anatomopatológico; na presença de câncer bem diferenciado, recomenda-se exame ecoendoscópico com *miniprobe* para avaliar presença de invasão submucosa, que é mais freqüente quanto maior for a extensão do tumor; se isso for constatado, a ressecção endoscópica é contra-indicada e o paciente deve ser encaminhado para ressecção cirúrgica. Os tumores restritos à mucosa podem ser retirados endoscopicamente pela técnica de dissecção submucosa, em uma extrapolação dos critérios absolutos clássicos, ainda com grande índice de sucesso.

As grandes lesões benignas Yamada III, tanto hiperplásicas como adenomatosas, devem ser retiradas, pelo risco de sangramento e de malignização, principalmente as adenomatosas, quer endoscopicamente, dependendo dos recursos e da experiência do endoscopista, quer pela intervenção cirúrgica. Não é raro

encontrar um foco neoplásico no interior de um grande pólipo aparentemente benigno às biópsias prévias; eventualmente, grandes cânceres precoces do tipo 0-Is e cânceres avançados Borrmann I podem não serem atingidos e identificados no exame histológico das biópsias endoscópicas (Figura 82.13).

MANEJO DAS LESÕES ELEVADAS, PLANAS E DEPRIMIDAS

Recomenda-se avaliar inicialmente a real extensão da lesão após cromoscopia de sua área com índigo-carmim a 0,2%, que acentua os contornos da mucosa e define suas margens,[114] e a profundidade da invasão por ecoendoscopia com *miniprobe* de 20 MHz.[115]

Pequenos cânceres precoces do estômago bem diferenciados, menores que 0,5 cm de diâmetro, dos tipos 0-IIa, 0-IIb e 0-IIc, com limites bem regulares e bem nítidos (principalmente quando localizados no antro e nas paredes anterior, posterior e na grande curvatura do corpo) e que se elevam acentuadamente

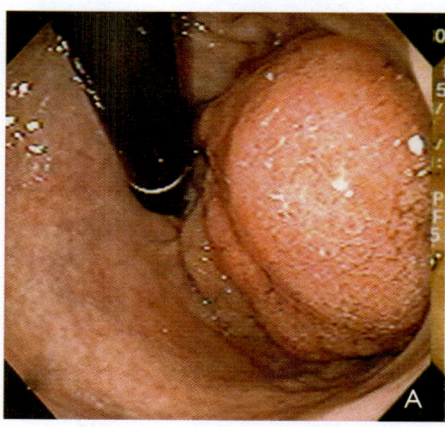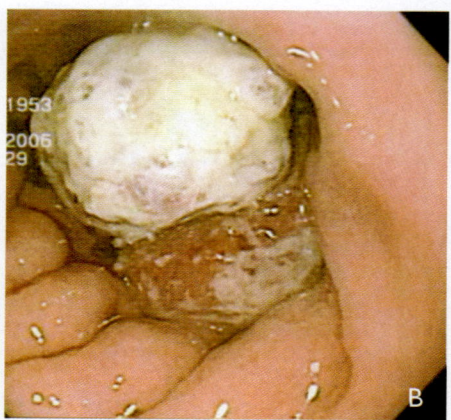

FIGURA 82.13

Duas grandes lesões polipóides do corpo gástrico, com mucosa lisa em (A) e ulcerada em (B); Três macrobiópsias em A e nove biópsias convencionais em B compatíveis com "pólipo hiperplásico". Ambos foram operados. Diagnóstico final: (A) Adenoma túbulo-viloso com focos de neoplasia de alto grau intra-epitelial, sem invasão do córion; (B) Adenocarcinoma pouco diferenciado do tipo Borrmann I, ulcerado no topo, com invasão até a muscular própria, com vasos e linfonodos livres de neoplasia quando das colheitas das biópsias, podem ser ressecados facilmente pela técnica "puxa e corta" de Takekoshi,[58] usando aparelho de dois canais, um aparelho de um canal com canal externo, ou ainda pelas técnicas de aspiração da lesão com uso do *cap* ou da ressecção após colocação de ligadura elástica, dispensando a injeção submucosa e mesmo a marcação, em mãos muito habilidosas (Figuras 82.14 e 82.15).

Nas lesões pequenas e nítidas, nas posições já citadas no estômago, é muito fácil verificar se a alça está respeitando uma margem de segurança satisfatória em toda a periferia da lesão, mesmo durante aspiração dela para o interior do *cap*. Como há risco de sangramento,

o cuidado que se deve tomar é alternar pequenos pulsos de corte e coagulação durante a passagem de corrente mista de diatermocoagulação. Esse procedimento assemelha-se muito à polipectomia convencional.

Quando lesões como as citadas não se elevam satisfatoriamente pela tração da pinça de biópsia em estômago com pouca insuflação aérea, é indispensável a injeção submucosa, antecipada pela marcação da periferia da lesão, deixando a margem de segurança de 5 mm em todo o seu contorno; entretanto, para Watanabe e colaboradores[116] é suficiente demarcar de 1 mm a 2 mm. Essa demarcação é fundamental, pois a elevação da lesão pela injeção submucosa

geralmente apaga seus limites e não haverá um controle visual tão nítido como no caso anterior.

A injeção submucosa elevando a lesão facilita a preensão pela alça de polipectomia e melhora a segurança do procedimento terapêutico: separando a submucosa da muscular própria, estira os vasos sangüíneos e os comprimem, facilitando a coaptação de suas luzes pela diatermo-coagulação, diminuindo, assim, o risco de sangramento e também prevenindo a lesão térmica das camadas mais profundas, diminuindo o risco de perfuração.

Várias substâncias foram usadas, além da salina original de Tada,[42,79,81] procurando um efeito de "elevação" mais duradouro, às vezes associando adrenalina à salina visando a efeito hemostático;[94,114] também associou-se hialuronato de sódio[117] e usou-se glicerina a 10% com adrenalina.[118] A salina hipertônica com adrenalina de Hirao[37] também foi usada por Miyata e colaboradores[91] com sucesso, com alguns associando o índigo-carmim para melhor visualização.

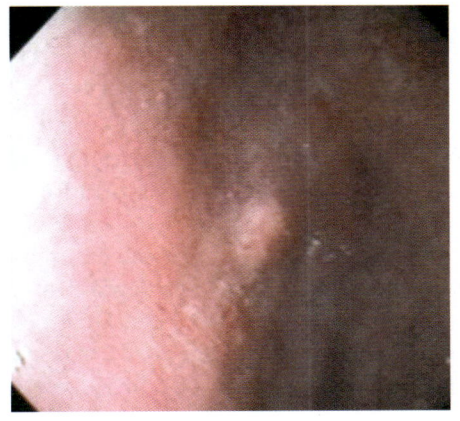
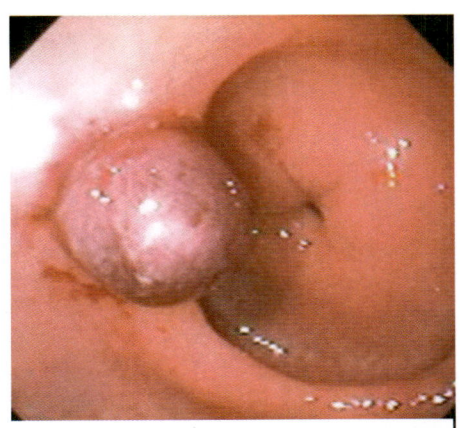
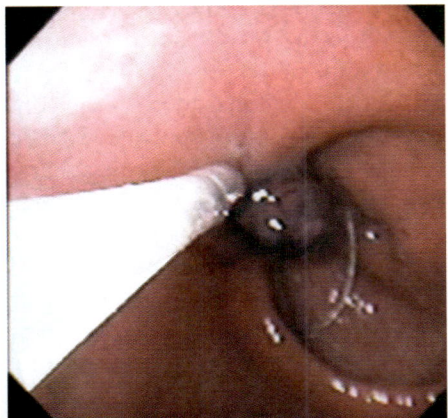
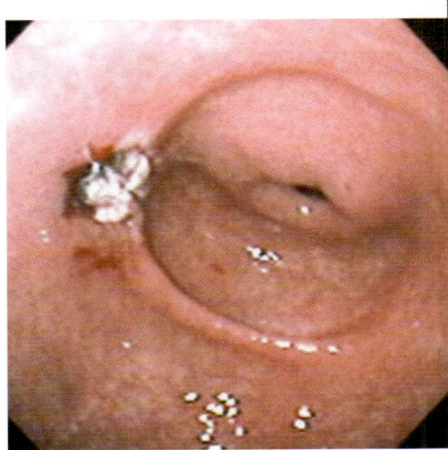

FIGURA 82.14

Xantelasma no centro, parede anterior do antro, com lesão vizinha levemente deprimida e hiperêmica, de borda irregular e medindo 0,4 cm, em direção à grande curvatura. Biópsias mostraram adenocarcinoma bem diferenciado intramucoso. Aspecto após ligadura elástica englobando ambas as lesões. Secção com alça de polipectomia. Leito de ressecção

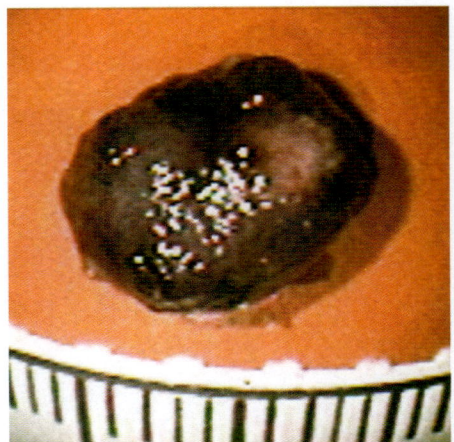

FIGURA 82.15

Peça endoscópica do caso anterior: pequeno adenocarcinoma bem diferenciado intra-epitelial nas vizinhanças de xantelasma, com bordas de ressecção livres de neoplasia. Esse paciente exibe sobrevida atual de nove anos, sem recidiva

Quando uma lesão deprimida com nítida convergência de pregas não se eleva por tração nem após injeção submucosa, isso pode ser indicação de que ela apresentou úlcera no passado ou de que há invasão tumoral da submucosa.

As lesões dos tipos 0-IIa, 0-IIb e 0-IIc entre 0,5 cm – 1,0 cm, com a mesma localização descrita para as menores que 0,5 cm, devem ser demarcadas, elevadas por injeção submucosa e ressecadas, de preferência em bloco, com margem de segurança, sendo eficaz, para isso, qualquer uma das técnicas de mucosectomia descritas anteriormente (Figuras 82.16 e 82.17).

Como é essencial deixar margem de segurança de 0,5 cm ao redor da lesão e quando se usa técnica com *cap* o maior fragmento que se consegue retirar é de 2 cm de diâmetro,[64] fica fácil compreender que lesões maiores que 1 cm de diâmetro não podem ser retiradas em um único fragmento por essa técnica. Assim, 1 cm é o limite de tamanho de uma lesão para retirada em fragmento único com as técnicas que empregam o *cap*.

Cânceres precoces 0-IIa e 0-IIb, entre 1 cm e 2 cm, e 0-IIc, entre 1 cm e 1,5 cm, da mesma localização já citada, são retirados mais facilmente pela técnica de Tada modificada por Takekoshi (*levanta, puxa e corta*), com aparelho de duplo-canal de biópsia ou de um único canal com canal acessório externo em um único fragmento, ainda com baixo risco de sangramento; geralmen-

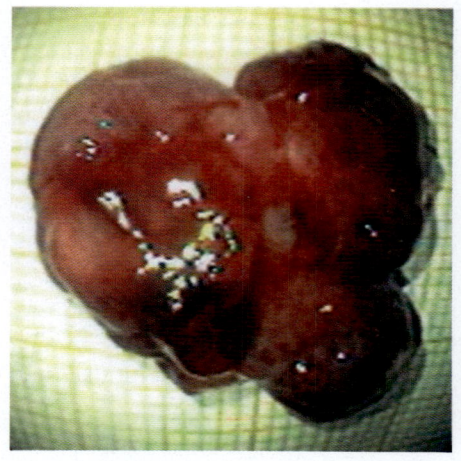

FIGURA 82.17

Peça endoscópica do caso anterior: câncer precoce do tipo 0-IIc intramucoso, bem diferenciado, ressecado com margem de segurança. Esse paciente exibe sobrevida de sete anos

te, quando isso ocorre, consegue-se o controle endoscópico da hemorragia na maioria dos casos.[119,120]

Por outro lado, a ressecção em fragmentos reduz o risco de sangramento, pois a hemostasia é mais eficaz em pequenas áreas de apreensão da alça de polipectomia. Em cerca de 30% dos casos que se encaixam dentre os critérios clássicos, não se consegue a remoção total da lesão em um único fragmento.[120] Assim, nesses casos, quando não se conseguir englobar toda a lesão com margem de segurança dentro do laço da alça, deve-se soltar a alça e re-estudar a lesão para ressecção em 2 ou 3 fragmentos, conforme o esquema proposto por Tani e colaboradores[94] (Figura 82.18).

Agindo desse modo, o risco de ficar câncer residual em ilhas entre os fragmentos retirados é praticamente nulo. Esse recurso também é válido para a retirada dessas lesões com o uso de técnicas que empregam *cap*, mas devem ser evitadas em lesões muito grandes, que extrapolam os limites expressos nos critérios absolutos para mucosectomia, apesar de alguns acharem que o uso do mucosector permite a retirada segura dessas lesões.[68]

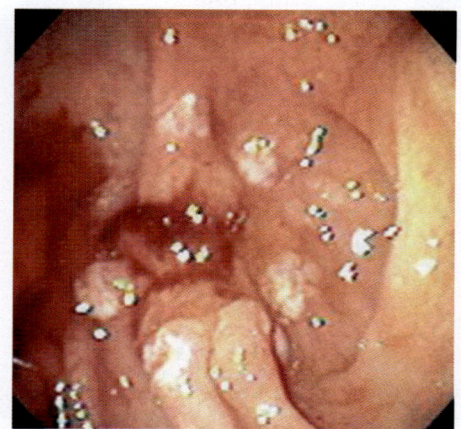
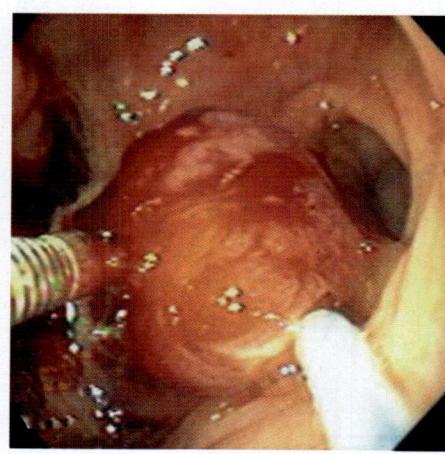

FIGURA 82.16

Câncer gástrico precoce do tipo 0-IIc no antro, de 1,2 cm de diâmetro. Lesão demarcada. Alça de polipectomia em posição. A lesão foi elevada por pinça passada através de canal externo, com a alça passada pelo canal de biópsia estrangulando a lesão

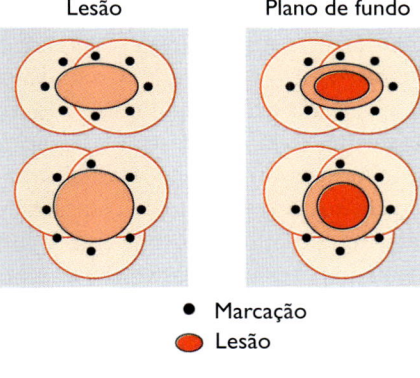

Lesão   Plano de fundo

● Marcação
🔴 Lesão

FIGURA 82.18

Esquema da ressecção em dois ou três fragmentos

É praticamente impossível remover lesões gástricas que medem 2 cm de diâmetro com boa margem de segurança, em bloco único, pelas técnicas já descritas de mucosectomia.[121]

Quando a abordagem da lesão for tangencial, como naquelas localizadas na pequena curvatura ou parede posterior do corpo, região subcárdica, parede posterior do antro, a mucosectomia pode ser difícil com as técnicas de Tada e Takekoshi; nesses casos, pequenas lesões são facilmente ressecadas com o uso do *cap* de aspiração pelas técnicas de Inoue e de Torii, e mesmo pela de Chaves/Sakai; as lesões maiores que 1,5 cm só podem ser retiradas em fragmentos, com risco aumentado de ressecção incompleta.[63,69,81,122,123] Na pequena curvatura do corpo alto, as ressecções com o uso do *cap* pela técnica de Inoue ou de Torii podem ser mais profundas do que nos outros lugares, retirando fragmentos que chegam em alguns casos ao plano muscular, devido à parede do órgão ser mais fina nessa região e também haver maior tensão nesse local do que em outras áreas do estômago,[94,124] mas geralmente sem maiores conseqüências, fora deixar o endoscopista bem preocupado e o paciente em observação por um ou dois dias sem receber alimentação via oral.

As lesões mistas que exibem associados os componentes IIa e IIc, como a 0-IIa+IIc, a 0-IIc+IIa, mesmo pequenas, menores que 1,5 cm e sem úlceras, têm risco maior de invasão cancerosa da submucosa e não devem ser ressecadas endoscopicamente, salvo se não houver mínimas condições cirúrgicas.[59]

Não é raro o câncer gástrico precoce ser multicêntrico; isso varia de 6,8% a 18,7% dos casos,[63,125,126,127] o que obriga o exame endoscópico bem detalhado de todo o órgão. Logicamente, uma lesão que extrapola os quesitos para ressecção endoscópica curativa contra-indica mucosectomia de outras que os exibem.

COMPLICAÇÕES DA RESSECÇÃO MUCOSA ENDOSCÓPICA

São raras as complicações da mucosectomia endoscópica quando os critérios absolutos de cura são obedecidos. As mais graves complicações descritas foram: hemorragia, perfuração e ressecção incompleta.

A maioria dos casos de hemorragia exibe sangramento discreto, autolimitado, muitas vezes parando espontaneamente, não demandando maiores cuidados. Hemorragias mais significativas foram anotadas de 2% a 4% dos casos, sendo que menos de 1% deles necessitaram de transfusão de sangue.[39,42,52,53,65,119,128,129] Muto e colaboradores[129] relataram a maior incidência de hemorragia (14,3%); Takemoto e colaboradores[119] registraram incidência de 2,4% durante o procedimento e mais 0,7% dos casos com sangramento tardio, o que também pode ocorrer raramente. Shim[97] notou hemorragia durante o procedimento em 1,3% dos casos e sangramento tardio em mais 2,0%, atribuindo seus bons resultados ao uso da injeção de salina-adrenalina e ao uso de clipes hemostáticos para aproximar grandes lacerações após a mucosectomia.

A maioria dos sangramentos ativos é controlada com terapêutica endoscópica, sendo que as técnicas mais usadas são: a terapêutica injetora, o *heater probe*, o clipe hemostático e a coagulação com plasma de argônio (veja o capítulo correspondente).

O paciente raramente apresenta dor durante a mucosectomia. Quando isso ocorre, pode ter havido queimadura transmural ou mesmo perfuração do órgão; nas ressecções que obedecem aos critérios absolutos, a perfuração é muito rara, ocorrendo em frações de 1% dos casos. Muto e colaboradores[129] registraram 0,45% de perfuração em 223 pacientes ressecados; Takemoto e colaboradores,[115] em 445 casos de mucosectomia gástrica, não tiveram nenhuma perfuração e apenas um caso em mais de 2.555 mucosectomias de outra localização. Outros autores também citam a perfuração como extremamente rara.[39,42,65,115] A perfuração é prevenida pela elevação suficiente da lesão, pelo afrouxamento seguido de novo aperto da alça de polipectomia durante o corte diatérmico e evitando o uso constante de corrente pura de corte, dando preferência à corrente mista.[97]

A ressecção endoscópica dá origem a uma úlcera, que geralmente chega até o plano muscular do estômago; essa úlcera artificial geralmente cicatriza no primeiro mês de tratamento e até mesmo sem tratamento com bloqueador da bomba de prótons.

A ressecção endoscópica completa do câncer precoce do estômago foi alcançada de 65% a 93% nas grandes séries japonesas de mucosectomia.[130] As lesões que correm o maior risco de ressecções incompletas são as maiores que 2 cm de maior diâmetro e as localizadas na pequena curvatura do corpo e no terço proximal do estômago, principalmente as justa-cárdicas.[131]

AVALIAÇÃO PÓS-MUCOSECTOMIA

É essencial o estudo perfeito e acurado da peça endoscópica feito por patologista experiente para o correto seguimento do paciente submetido à mucosectomia de câncer precoce do estômago.

Considera-se a ressecção completa quando não há evidência de neoplasia na margem de ressecção; isso não é difícil de comprovar quando a lesão é retirada em bloco, principalmente quando montada inteira em um bloco de parafina, com cortes orientados e seriados do micrótomo para montagem correta nas lâminas.

Hamada e colaboradores[132] consideram a lesão totalmente removida quando há margem de segurança de pelo menos 2 mm em sua periferia. A retirada da lesão em bloco é essencial para o estudo histopatológico completo e seguro, sendo considerada por muitos como padrão-ouro para avaliar fidedignamente o resultado da mucosectomia.[133] As lesões retiradas em até 3 fragmentos ainda são passíveis de reconstrução e estudo histológico com facilidade em mãos experientes e bem orientadas por informações completas e fidedignas do endoscopista,[134] que deve enviar os fragmentos montados em uma placa de cortiça como foram retirados do estômago acompanhados de um desenho esclarecedor no pedido de exame. Entretanto, quando a lesão é retirada em quatro ou mais fragmentos, considera-se quase impossível reconstruí-la durante o estudo histológico, ficando muito prejudicada a avaliação do comprometimento marginal da peça e devendo esse caso ser considerado de ressecção incompleta.[135] Nesse caso, faz-se necessário controle endoscópico com biópsias do local da mucosectomia em curto espaço de tempo, bem como de exames periódicos freqüentes no primeiro ano, no caso de negatividade de neoplasia nas biópsias colhidas.

Assim, o câncer precoce bem diferenciado, com margens livres de neoplasia, dentro dos tamanhos e tipos macroscópicos dentro dos critérios absolutos para mucosectomia, localizado estritamente na mucosa, deve ser considerado curado pelo procedimento endoscópico após o laudo anatomopatológico.

A ressecção incompleta, com resíduo do tumor (recorrência), em lesões dentro desses parâmetros, deve ser tratada por nova mucosectomia; a remoção completa dessa lesão, se ainda restrita à mucosa, também leva à cura.[91,92,131,136,137,138] Por outro lado, se o câncer revelar-se indiferenciado ou se constatar a invasão da submucosa, o mais correto é considerar o procedimento como macrobiópsia e indicar ressecção gástrica com limpeza ganglionar nos pacientes que tiverem condições cirúrgicas.[138,139]

A invasão até o terço superior da submucosa (sm1) ainda representa baixo risco de metástases, mais evidente nas pequenas lesões, mas deve ser tratada pela técnica de ressecção submucosa para completa segurança. Tada e colaboradores[50] consideram que, no câncer indiferenciado submetido à *strip-biopsy*, os achados histopatológicos são insuficientes para demonstrar a ausência de metástases; assim, sendo difícil comprovar que a ressecção foi completa, o paciente deve ser operado posteriormente para ressecção gástrica e limpeza ganglionar.

O seguimento dos pacientes que tiveram lesões ressecadas em múltiplos fragmentos deve ser mais rigoroso do que naqueles portadores de lesões ressecadas em bloco único, mesmo que o exame anatomopatológico da peça tenha demonstrado margens livres de neoplasia, pois esse exame nunca será tão fidedigno como naquele outro caso.[92]

Todos os pacientes tratados com sucesso por mucosectomia devem ser submetidos a controles endoscópicos periódicos, com um controle imediato de 30 a 60 dias, o segundo aos 6 meses e, a seguir, controles anuais, devido à possibilidade de existirem lesões multifocais, quer sincrônicas, quer metacrônicas,[140,141] e receber tratamento de erradicação do *Helicobacter pylori,* na esperança de reduzir o risco de aparecimento de novos cânceres gástricos.[142,143]

REFERÊNCIAS BIBLIOGRÁFICAS

1. Ida K, Kohli Y, Shimamoto K, Kawai K. Endoscopic findings of fundic and pylori gland area using dye scattering method. Endoscopy 1973;5:21-6.
2. Ida K, Hashimoto Y, Takeda S. Endoscopic diagnosis of gastric cancer with dye scattering. Am J Gastroenterol 1975;63:316-20.
3. Suzuki SH, Suzuki H, Endo M, Takemoto T, Kondo T, Nakayama K. Endoscopic dyeing method for diagnosis of early cancer and intestinal metaplasia of the stomach. Endoscopy 1973;5:124-9.
4. Ida K, Hashimoto Y, Kawai K. In vivo staining of gastric mucosa: its application to endoscopic diagnosis of intestinal metaplasia. Endoscopy 1975;7:18-24.
5. Fennerty MB, Sampliner RE, McGee DL, Hixson LJ, Garewal HS. Intestinal metaplasia of the stomach: identification by a selective mucosal staining. Gastrointest Endosc 1992;38:696-8.
6. ASGE Technology Status Evaluation Report. Endoscopic ultrasound probes. Gastrointest Endosc 2006:63:751-4.
7. Takemoto T, Yanai H, Tada M, Aibe T, Fujimura H, Murata N et al. Application of ultrasonic probes prior to endoscopic resection of early gastric cancer. Endoscopy 1992;24(Suppl1):329-33.
8. Yanai H, Okita K. Endoscopic ulttrasonography and endoscopy for staging of depth of invasion in early gastric cancer. A prospective blind study. Endoscopy 1998;30 (Suppl1):A 63.
9. Waxman I, Saitoh Y. Clinical outcome of endoscopic mucosal resection for superficial GI lesions and the role of high-frequency US probe sonography in an American population. Gastrointest Endosc 2000;52:322-7.
10. Waxman I, Saitoh Y, Raju GS. High-frequency probe EUS – assisted endoscopic mucosal resection; a therapeutic

strategy for submucosal tumors of the GI tract. Gastrointest Endosc 2002;55:44-9.

11. Yoshida S, Tanaka S, Kunihiro K, Mitsuoka Y, Hara M, Kitadai Y et al. Diagnostic ability of high-frequency ultrasound probe sonography in staging early gastric cancer, especially for submucosal invasion. Abdom Imaging 2005;30:518-23.

12. Akahoshi K, Chijiiwa Y, Hamada S, Sasaki I, Nawata H, Kabemura T et al. Pretreatment staging of endoscopically early gastric cancer with a 15 MHz ultrasound catheter probe. Gastrointest Endosc 1998;48:542-5.

13. Honmyo U, Misumi A, Murakami A, Mizumoto S, Yoshinaka I, Maeda M et al. Mechanisms producing color change in flat early gastric cancers. Endoscopy 1997;29:366-71.

14. Tobita K. Study on minute surface structures of the depressed-type early gastric cancer with magnifying endoscopy. Dig Endosc 2001;13:121-6.

15. Yao K, Iwashita A, Matsui T. The magnified endoscopic finding of an irregular microvascular pattern is a very useful marker for differentiating between gastritis and gastric cancer: a prospective study. Gastrointest Endosc 2004;59:AB169.

16. Yao K, Oishi T, Matsui T. Novel magnified endoscopic findings of microvascular architecture in intramucosal gastric cancer. Gastrointest Endosc 2002;56:279-84.

17. Yao K, Iwashita A, Kikuchi Y, Yao T, Matsui T, Tanabe H et al. Novel zoom endoscopy technique for visualizing the microvascular architecture in gastric mucosa. Clin Gastroenterol Hepatol 2005;3(suppl1):S23-S26.

18. Tajiki H, Doi T, Endo H, Nishina T, Terao T, Hyodo I et al. Routine endoscopy using a magniflying endoscope for gastric cancer diagnosis. Endoscopy 2002;34:772-7.

19. Otsuka Y, Niwa Y, Ohmiya N, Ando N, Ohashi A, Hirooka Y et al. Usefulness of magnifying endoscopy in the diagnosis of early gastric cancer. Endoscopy 2004;36:165-9.

20. Yoshida T, Kawachi H, Sasajima K, Shiokawa A, Kudo SE. The clinical meaning of a nonstructural pattern in early gastric cancer on magnifying endoscopy. Gastrointest Endosc 2005;62:48-54.

21. Shirakawa K, Nakamura T, Okura Y. New technique of magnification pharmaco-endoscopy for detection of early gastric cancer. Gastrointest Endosc 2004;59:AB146.

22. Nakayoshi T, Tajiri H, Matsuda K, Kaise M, Ikegami M, Sasaki H. Magnifying endoscopy combined with narrow band imaging system for early gastric cancer: correlation of vascular pattern with histopathology. Endoscopy 2004;36:1080-4.

23. Kuznetsov K, Lambert R, Rey J-F. Narrow-band imaging: potential and limitations. Endoscopy 2006;38:76-81.

24. Shinya H, Wolff WI. Therapeutic applications of colon fiberscopy: polypectomy via the colon fiberscope. Gastroenterology 1971;60:830-5.

25. Ottenjann R, Lux G, Henke M. Reports on new instruments and new methods. Endoscopy 1973;5:139-43.

26. Henke M, Ottenjann R. Therapeutic snare ectomy of an early gastric carcinoma in the cardia. Endoscopy 1973;5:225-7.

27. Papp JP, Joseph JI. Adenocarcinoma occurring in a hyperplastic gastric polyp. Removal by electrosurgical polypectomy. Gastrointest Endosc 1976;23:38-9.

28. Deyhle P, Largiader FF, Jenny S, Fumagalli I. A method for endoscopic electro section of sessile colonic polyps. Endoscopy 1973;5:38-40.

29. Deyhle P, Säuberli H, Sulser H. Endoscopic snare ectomy of an early gastric cancer – a therapeutic method. Endoscopy 1974;6:195.

30. Rosenberg N. Submucosal saline wheat as a safety factor in fulguration of rectal and sigmoidal polyps. Arch Surg 1955;70:120-2.

31. Martin TR, Onstad GR, Silvis SE, Vennes JA. Lift and cut biopsy technique for submucosal samplings. Gastrointest Endosc 1976;23:29-30.

32. Rösch W, Frühmorgen P. Endoscopic treatment of precancerous and early gastric carcinoma. Endoscopy 1980;12:109-13.

33. Oguro Y, Fukotomi H, Suzuki S et al. Experience of polypectomy for elevated early gastric cancer. Shokaki Naisikyo no Sinpo (Progr Dig Endosc) 1974;5:77-80 (In Japanese with English abstract).

34. Oguro Y, Tajiri H, Hirashima T. Endoscopic therapy for gastric cancer: Indication and problem seen from the standpoint of internal medicine. Stomach and Intestine 1984;19:855-63 (In Japanese with English abstract).

35. Mizushima K, Harada K, Okamura T. Clinical application of YAG Laser: The second report. Gastroenterol Endosc 1979;21:1289-96 (In Japanese with English abstract).

36. Takemoto T. Laser therapy of early gastric carcinoma. Endoscopy 1986;18:32-6.

37. Hirao M, Kobayashi T, Hase Y, Ikeda Y, Matsuura K et al. Endoscopic resection of early gastric carcinomas and other gastric lesions with malignant potential. Gastroenterol Endosc 1983;25:1942-53 (In Japanese with English abstract).

38. Hirao M, Masuda K, Nakamura M. Endoscopic resection with local injection of HSE (ERHSE) in early gastric carcinomas Gan no Rinsho (Jpn J Cancer Clin) 1986;32:1180-4 (In Japanese with English abstract).

39. Hirao M, Masuda K, Asanuma T, Naka H, Noda K, Matsuura K et al. Endoscopic resection of early gastric cancer and others tumors with local injection of hypertonic saline-epinefrine. Gastrointest Endosc 1988;34:264-9.

40. Sano R, Hirota T, Shimoda T. Pathological evaluation of 300 cases of early stage gastric cancer with particular reference to ulcerative malignant lesions. Naika (Intern Med) 1970;26:15-21 (In Japanese).

41. Hirota T et al. Pathology of the early stomach cancer. Special reference to morphological types and prognosis. Shokakigeka 1981; 4: 295-300 (In Japanese).

42. Tada M, Murata M, Murakami F, Takemoto T. Development of the strip off biopsy. Gastroenterol Endosc 1984;26:883-9 (In Japanese with English abstract).

43. Taka M, Karita M, Yanai H, Takemoto T. Treatment of early gastric cancer using strip biopsy, a new technique for jumbo biopsy. In: Takemoto T, Kawai K, eds. Recent topics of disgestive endoscopy. Excerpta Medica (Tokyo) 1987:137-42.

44. Yanai H, Tada M, Karita M et al. Diagnostic and therapeutic application of strip biopsy to gastric adenoma. Gastroenterol Endosc 1987;29:79-83 (In Japanese with English abstract).

45. Yanai H. Diagnostic and therapeutic application of strip biopsy for early gastric cancer and lesions of atypical epithelium. Gastroenterol Endosc 1987;29:1396-1407 (In Japanese with English abstract).

46. Takemoto T, Tada M, Yanai H, Karita M, Okita K. Significance of strip biopsy with particular reference to endoscopic "mucosectomy". Dig Endosc 1989;1:4-9.

47. Tada M, Karita M, Yanai H. Evaluation of endoscopic strip biopsy therapeutically used for early gastric cancer. Stomach and Intestine 1989;23:373-85 (In Japanese with English abstract).

48. Takemoto T, Yanai H, Tada M. Evalution of endoscopic resection of early gastric cancer – a follow-up study of strip biopsy. Stomach and Intestine 1991;26:365-70 (In Japanese with English abstract).

49. Karita M, Tada M, Okita K. The successive strip biopsy partial resection technique for large early gastric and colon cancers. Gastrointest Endosc 1992;38:174-8.

50. Tada M, Murakami A, Karita M, Yanai H, Okita K. Endoscopic resection of early gastric cancer. Endoscopy 1993;25:445-50.

51. Tada M. One piece resection and piecemeal resection of early gastric cancer by strip biopsy. Tokyo: Igaku-Shorn 1998;68-87 (In Japanese with English abstract).

52. Tada M, Karita M, Yanai H, Takemoto T. Endoscopic therapy of early gastric cancer by strip biopsy. Gan to Kagaku Ryoho (Jpn J Cancer Chemother) 1988;15:1460-5 (In Japanese with English abstract).

53. Tada M, Karita M, Yanai H, Kawana H, Takemoto T. Evaluation of endoscopic strip biopsy therapeutically used for early gastric cancer. Stomach and Intestine 1988;23:373-85 (In Japanese with English abstract).

54. Tada M, Tanaka Y, Matsuo N, Shimamura T, Yamaguchi K. Mucosectomy for gastric cancer: current status in Japan. J Gastroenterol Hepatol 2000;15(Suppl):D 98-102.

55. Kojima T, Parra-Blanco A, Takahashi H, Fujita R. Outcome of endoscopic mucosal resection for early gastric cancer: review of the Japanese literature. Gastrointest Endosc 1998;48:550-4.

56. Nishida T, Haruma K, Tanaka S, Inoue K, Teshima H, Yoshihara M et al. Comparison of endoscopic therapy and conventional surgery for the treatment of early gastric cancer in elderly patients. Nippon Ronen Igakhai Zasshi (Jpn J Geriatr) 1993;30:376-81 (In Japanese with English abstract).

57. Haruma K, Sumii K, Inoue K, Teshima H, Kajiyama G. Endoscopic therapy in patients with inoperable early gastric cancer. Am J Gastroenterol 1990;85:522-6.

58. Takekoshi T, Tajiri H, Ohashi K, Takagi K, Katoh Y et al. Evaluation of endoscopic double snare polypectomy by comparison of biopsy and polypectomy diagnostic specimens. Nihon Gan Chiryo Gakkai Zasshi (J Jpn Soc Cancer Ther) 1980;16:395 (In Japanese with English abstract).

59. Takekoshi T, Takagi K, Kato Y. Radical endoscopic treatment of early gastric cancer. Gann Monograph on Cancer Research 1990;37:111-26.

60. Takekoshi T, Tajiri H, Ohashi K, Takagi K, Katoh Y et al. Evaluation of endoscopic double snare polypectomy by comparison of biopsy and polypectomy diagnostic specimens. Nihon Gan Chiryo Gakkai Zasshi. (J Jpn Soc Cancer Ther) 1980;16:395 (In Japanese with English abstract).

61. Takekoshi T, Takagi K. Atypical epithelium lesions of the stomach: present status of diagnosis and clinical management. Prog Dig Endosc 1981;19:21-7 (In Japanese with English abstract).

62. Tainaka K, Takekoshi T, Fujii A, Takagi K, Kato Y et al. Indication of endoscopic polypectomy for gastric cancer. Prog Dig Endosc 1986;28:121-6 (In Japanese with English abstract).

63. Takekoshi T, Baba Y, Ota H, Kato Y, Yanagisawa A, Takagi et al. Endoscopic resection of early gastric carcinoma: results of a retrospective analysis of 308 cases. Endoscopy 1994;26:352-8.

64. Takeshita K, Tani M, Inoue H, Saeki I, Honda T, Kando F et al. A new method of endoscopic mucosal resection of neoplastic lesions in the stomach: its technical features and results. Hepatogastroenterology 1997;44:1602-11.

65. Inoue H, Takeshita K, Hori H, Muraoka Y, Yoneshima H, Endo M. Endoscopic mucosal resection with a cap-fitted panendoscope for esophagus, stomach and colon mucosal lesions. Gastrointest Endosc 1993;40:263-4.

66. Inoue H, Noguchi O, Saito N, Takeshita K, Endo M. Endoscopic mucosectomy for early cancer using a pré-looped plastic cap. Gastrointest Endosc 1994;40:263-4.

67. Torii A, Sakai M, Kajiyama T, Kishimoto H, Kin G, Inoue K et al. Endoscopic aspiration mucosectomy as curative endoscopic surgery: analysis of 24 cases of early gastric cancer. Gastrointest Endosc 1995;42:475-9.

68. Yoshikane H, Sakakibara A, Hidano H, Niwa Y, Goto H, Yokoi T. Piecemeal endoscopic aspiration mucosectomy for large superficial intramucosal tumors of the stomach. Endoscopy 2001;33:795-9.

69. Shim CS. Endoscopic mucosal resection: an overview of the value of different techniques. Endoscopy 2001;33:271-5.

70. Chaves DM, Sakai P, Mester M, Spinosa SR, Tomishige T, Ishioka S. A new endoscopic technique for the resection of flat polypoid lesions. Gastrointest Endosc 1994;40:224-5.

71. Masuda K, Fujisaki J, Suzuki H et al. Endoscopic mucosal resection using a ligating devie (EMRL). Endoscopia Digestiva 1993;5:1215-9 (In Japanese with English abstract).

72. Lee MS, Lee JS, Kim JS, Cho SW, Shim CS. The usefulness of suction ligation jumbo biopsy using an O-band in esophagogastric lesions. Korean J Gastrointest Endosc 1993;13:821.

73. Yokoyama T, Usui K, Tsujimoto M, Kitamura S, Makuuchi M. A new endoscopic resection technique for early gastric cancer, using an endoscopic ligating device designed to treat esophageal varices: preliminary report of four cases. Endoscopy 1995;27:283.

74. Sakai P, Maluf Filho F, Iryia K, Moura EGH, Tomishige T, Scabbia A et al. An endoscopic technique for resection of small gastrointestinal carcinomas. Gastrointest Endosc 1996; 44:65-8.

75. Suzuki Y, Hiraishi H, Kanke K, Watanabe H, Ueno N, Ishida M et al. Treatment of gastric tumors by endoscopic mucosal resection with a ligating device. Gastrointest Endosc 1999;49:192-9.

76. Kim HS, Lee KD, Baik SK, Kim JM, Kwon SO, Kim DS et al. Endoscopic mucosal resection with a ligation device for early gastric cancer and precancerous lesions: comparison of its therapeutic efficacy with surgical resection. Yonsei Med J 2000;41:577-83.

77. Sakai P, Kuga R, Ishioka S. Mucosectomia endoscópica: como evitar as complicações. GED (Gastroenterol Endosc Dig) 2002;21:17-22.

78. Katsube T, Ogawa K, Hamaguchi K, Shimao K, Yamaguchi K, Konno S et al. Modification of endoscopic aspiration mucosectomy (EAM) for early gastric cancer: EAM with precutting. Hepatogastroenterology 2002;49:1510-3.

79. Takechi K, Mihara M, Saito Y, Endo J, Maekawa H, Usui T et al. A modified technique for endoscopic mucosal resection of small early gastric carcinomas. Endoscopy 1992; 24:215-7.

80. Kuwano H, Mochiki E, Asao T, Kato H, Shimura T, Tsutsumi S. Double endoscopic intraluminal operation for upper digestive tract disease: proposal of a novel procedure. Ann Surg 2004;239:22-7.

81. Fujimori T, Nakamura T, Hirayama D, Satonaka K, Ajiki T, Kitazawa S et al. Endoscopic mucosectomy for early gastric cancer using modified strip biopsy. Endoscopy 1992;24: 187-9.

82. Torii A, Sakai M, Inoue K, Yamabe H, Ueda S, Okuma M. A clinicopathological analysis of early gastric cancer: retrospective study with special reference to lymph node metastasis. Cancer Detect Prev 1994;18:437-41.

83. Yamao T, Shirao K, Ono H, Kondo H, Saito D, Yamaguchi H et al. Risk factors for lymph node metastasis from intramucosal gastric carcinoma. Cancer 1996;77:602-6.

84. Nakajima T. Tabular analysis of 10.000 cases of gastric cancer in CIH. Gan To Kagaku Ryoho (Jpn J Cancer Chemother) 1994;21:1813-97 (In Japanese with English abstract).

85. Hiki Y, Sakakibara Y, Mieno H, Shimao H, Kobayashi N, Katada N. Endoscopic treatment of gastric cancer. Surg Endosc 1991;5:11-3.

86. Sano T, Kobori O, Muto T. Symph node metastasis from early gastric cancer: endoscopic resection of tumour. Br J Surg 1992;79:241-4.

87. Ishihara S, Nakajima T, Ota K, Oyama S, Nishi M. The changes in the treatment of early gastric cancer – endoscopic mucosal resection and limited (nerve preserving) operation. Gan To Kagaku Ryoko (Jpn J Cancer Chmoter) 1994;21:1787-92 (In Japanese with English abstract).

88. Tsujitani S, Oka S, Saito H, Kondo A, Ikeguchi M, Maeta M et al. Less invasive surgery for early gastric cancer base don the low probability of lymph node metastasis. Surgery 1999;125:148-54.

89. Giovannini M, Bernardini D, Moutardier V, Monges G, Houvenaeghel G, Seitz JF et al. Endoscopic mucosal resection (EMR): results and prognostic factors in 21 patients. Endoscopy 1999;31:698-701.

90. Makuuchi H, Kise Y, Shimada H, Chino O, Tanaka H. Endoscopic mucosal resection for early gastric cancer. Semin Surg Oncol 1999;17:108-16.

91. Miyata M, Yokoyama Y, Okoyama N, Joh T, Seno K, Sasaki M et al. What are the appropriate indications for endoscopic mucosal resection for early gastric cancer? Analysis of 256 endoscopically resected lesions. Endoscopy 2000;32:773-8.

92. Tanabe S, Koizumi W, Mitomi H, Nakai H, Murakami S, Nagaba S et al. Clinical outcome of endoscopic aspiration mucosectomy for early stage gastric cancer. Gastrointest Endosc 2002;56:708-13.

93. Soetikno RM, Gotoda T, Nakanishi Y, Soehendra N. Endoscopic mucosal resection. Gastrointest Endosc 2003;57: 567-79.

94. Tani M, Sakai P, Kondo H. Endoscopic mucosal resection of superficial cancer in the stomach using the cap technique. Endoscopy 2003;35:348-55.

95. Noda M, Kodama T, Atsumi M, Nakajima M, Sawai N, Kashima K et al. Possibilities and limitations of endoscopic resection for early gastric cancer. Endoscopy 1997;29:361-5.

96. Amano Y, Ishihara S, Amano K, Hirakawa K, Adachi K, Fududa R et al. An assessment of local curability of endoscopic surgery in early gastric cancer without satisfaction of current therapeutic indications. Endoscopy 1998;30:548-52.

97. Shim C-S. Endoscopic mucosal resection. J Korean Med Sci 1996;11:457-66.

98. Ninomiya Y, Yanagisawa A, Kato Y, Tomimatsu H. Unrecognizable intramucosal spread of diffuse-type mucosal gastric carcinomas of less than 20 mm in size. Endoscopy 2000;32:604-8.

99. Ginsberg GG, Al-Kawas FH, Fleischer DE, Reilly HF, Benjamin SB. Gastric polyps: relationship of size and histology to cancer risk. Am J Gastroenterol 1996;91:721-2.

100. Ming SC. The classification and significance of gastric polyps. In Yardley JH, Morson BC, Abel MR, eds. The gastrointestinal ract. Baltimore: Williams and Wilkins; 1977. P 149-75.

101. Kudis V, Siegel E, Schilling D, Nusse T, Bohrer MH, Riemann JF. The hyperplastic gastric polyp- a precancerosis? Z Gastroenterol 2002;40:295-8.

102. Shibahara K, Haraguchi Y, Sasaki I, Kiyonari H, Oishi T, Iwashita A et al. A case of gastric hyperplastic polyp with malignant transformation. Hepatogastroenterology 2005; 52:319-21.

103. Hizawa K, Fuchigami T, Iida M et al. Possible neoplastic transformation with gastric hyperplastic polyp. Application of endoscopic polypectomy. Surg Endosc 1995;9:714-8.

104. Daibo M, Itabashi M, Hirota T. Malignant transformation of gastric hyperplastic polyps. Am J Gastroenterol 1987; 82:1016-25.

105. Tomasulo J. Gastric polyps: Histologic types and their relation to gastric carcinoma. Cancer 1971;27:1346-55.

106. Ming SC, Goldman H. Gastric polyps: a histogenic classification and its relation to carcinoma. Cancer 1982;18:721-6.

107. Fujiwara Y, Arakawa T, Fukuda T, Kimura S, Uchida T, Obata A et al. Diagnosis of borderline adenomas of the stomach by endoscopic mucosal resection. Endoscopy 1996;28:425-30.

108. Stolte M. Clinical consequences of the endoscopic diagnosis of gastric polips. Endoscopy 1995;27:32-7.

109. Lau C, Hui P, Mak K, Wong AMC, Yee KS, Loo CK et al. Gastric polypoid lesions: illustrative cases and literature review. Am J Gastroenterol 1998;93:2559-64.

110. Debongnie JC. Gastric polyps. Acta Gastroenterol Belg 1999;62:187-9.

111. Muehldorfer SM, Stolte M, Martus P, Hahn EG, Ell C. Diagnostic accuracy of forceps biopsy versus polypectomy for gastric polyps: a prospective multicenter study. Gut 2002;50:465-70.

112. Japanese Gastric Cancer Association. Japanese classification of gastric carcinoma, 2nd English Edition. Gastric Cancer 1998;1:10-24.

113. Lambert R, Axon A, Diebold MD, Fujino M, Fujita R, Genta RM et al. Update of the Paris classification of superficial neoplastic lesions in the digestive tract. Endoscopy 2005;37:570-8.

114. Rembacken BJ, Gotoda T, Fujii T, Axon ATR. Endoscopic mucosal resection. Endoscopic 2001;33:709-18.

115. Takemoto T, Yanai H, Tada M, Aibe T, Fujimura H, Murata N et al. Application of ultrasonic probes prior to endoscopic resection of early gastric cancer. Endoscopy 1992;24(Suppl.1):329-33.

116. Watanabe K, Ogata S, Kawazoe S, Watanabe K, Koyama T, Kajiwara T. et al. Clinical outcomes of EMR for gastric tumors: historical pilot evaluation between endoscopic submucosal dissection and conventional mucosal resection. Gastrointest Endosc 2006;63:776-82.

117. Yamamoto H, Yube T, Isoda N, Sato Y, Sekine Y, Higashizawa T et al. A novel method of endoscopic mucosal resection using sodium hyaluronate. Gastrointest Endosc 1999; 50:251-6.

118. Imaeda H, Iwao Y, Ogata H, Suzuki H, Hosoe N, Masaoka T et al. Novel procedure of grasper-associated endoscopic mucosal resection against early gastric cancer. Gastrointest Endosc 2004;59:AB 91.

119. Takemoto T, Tada M, Yanai H, Karita M, Okita K. Significance of strip biopsy, with particular reference to endoscopic mucosectomy. Dig Endosc 1989;1:4-9.

120. Karita M, Tada M, Okita K. The successive strip biopsy partial resection technique for large early gastric and colonic cancers. Gastrointest Endosc 1992;38:174-8.

121. Kida M, Tanabe S, Saigenji K. Endoscopic mucosal resection for gastric cancer necessity of incision and stripping method and present status. Dig Endosc 2003;15:S15-S18.

122. Matsushita M, Hajiro K, Okazaki K, Takakuwa H. Endoscopic mucosal resection of gastric tumors located in the lesser curvature of the upper third of the stomach. Gastrointest Endosc 1997;45:512-5.

123. Tani M, Takeshita K, Kawano T. Characteristics and role of endoscopic mucosal resection using cap-fitted panendoscope for early gastric cancer. Dig Endosc 2005;17:17-20.

124. Inoue H. Endoscopic mucosal resection for esophageal and gastric mucosal cancers. Can J Gastroenterol 1998;12:355-9.

125. Iwanaga T, Kumano T, Nakai A. Clinicopathological aspects of synchronous gastric cancer. Jpn J Clin Radiol 1973;18:89-100 (In Japanese with English abstract).

126. Noguchi Y, Ohta H, Takagi K. Synchronous multiple early gastric carcinoma: A study of 178 cases. World J Surg 1985; 9:786-93.

127. Okajima K, Yamada S, Isozaki H. Some consideration on endoscopic radical resection of early gastric cancer. Stomach and Intestine 1991;26:377-9 (In Japanese with English abstract).

128. Kaneko E, Harada E, Kasugai T, Sakita T. The 2nd National Survey of complications related to the gastrointestinal endoscopy from 1988 to 1992. Gastroenterol Endosc 1995;37:642-52 (In Japanese with English abstract).

129. Muto M, Sato Y, Koike T, Ikeya S, Sasaki T, Hoshino F. Complications of endoscopic polypectomy and endoscopic mucosal resection in stomach. Gastroenterol Endosc 1996;38:358-65 (In Japanese with English abstract).

130. Misumi A, Honmyo U. The present state of endoscopic mucosal resection for early gastric cancer. Gastroenterol Endosc 1998;40:1947-56 (In Japanese with English abstract).

131. Ono H, Kondo H, Gotoda T, Shirao K, Saito D, Hosokawa K et al. Endoscopic mucosal resection for treatment of early gastric cancer. Gut 2001;48:225-9.

132. Hamada T, Yoshimine H, Kubota H. Endoscopic resection for early gastric cancer measuring 1 cm or less in size. Stomach & Intestine 1991;26:255-65 (In Japanese with English abstract).

133. Eguchi T, Gotoda T, Oda I, Hamanaka H, Hasuike N, Saito D. Is endoscopic one-piece mucosal resection essential for early gastric cancer? Dig Endosc 2003;15:113-6.

134. Tani M, Inoue H, Kando F, Saito N, Takeshita K, Endo M. Endoscopic mucosal resection for early gastric cancer – usefulness of planning fractionated ressection. Shokaki Naisikyo no Simpo (Prog Dig Endosc) 1995;47:64-8 (In Japanese with English abstract).

135. Tani M, Takeshita K, Inoue H, Iwai T. Adequate endoscopic mucosal resection for early gastric cancer obtained from the dissecting microscopic features of the resected specimens. Gastric Cancer 2001;4:122-31.

136. Gotoda T, Yanagisawa A, Sasako M, Ono H, Nakanishi Y, Shimoda T et al. Incidence of lymph node metastasis from early gastric cancer: estimation with a large number of cases at two large centers. Gastric Cancer 2000;3:219-25.

137. Misaka R, Kawaguchi M, Umezawa H, Kudou H, Sakai Y, Tani Y et al. A study of the efficacy of additional treatment of residual and recurrent cancer after endoscopic mucosal resection (EMR) for early gastric cancer. Stomach & Intestine 1998;33:1719-25 (In Japanese with English abstract).

138. IdaA K, Nakazawa S, Yoshino J, Hiki Y, Akamatsu T, Asaki S et al. Multicentre collaborative prospective study of endoscopic treatment of early gastric cancer. Dig Endosc 2004;16:295-302.

139. Nagano H, Ohyama S, Fukunaga T, Seto Y, Fujisaki J, Yamaguchi T et al. Indications for gastrectomy after incomplete EMR for early gastric cancer. Gastric Cancer 2005; 8:149-54.

140. Takeshita K, Tani M, Honda T, Saeki I, Kando F, Saito N. et al. Treatment of primary multiple early gastric cancer from the view point of clinico pathological features. World J Surg 1997;21:832-6.

141. Nasu J, Doi T, Endo H, Nishina T, Hirasaki S, Hyodo I. Characteristics of metachronous multiple early gastric cancers after endoscopic mucosal resection. Endoscopy 2005; 37:990-3.

142. Uemura N, Mukai T, Okamoto S, Yamaguchi S, Mashiba H, Taniyama K et al. Effect of *Helicobacter pylori* eradication on subsequent development of cancer after endoscopic resection of early gastric cancer. Cancer Epidemiol Biomarkers Prev 1997;6:639-42.

143. Kato M, Nakagawa M, Shimizu Y, Asaka M, Nakagawa S. Stomach after endoscopic mucosal resection of early gastric cancer for witch H pylori eradication is recommended. Nippon Rinsho 2005 (Jpn J Clin Med) 63(Suppl11):275-9.

VARIANTES TÉCNICAS DAS POLIPECTOMIAS E MUCOSECTOMIAS, DISSECÇÃO ENDOSCÓPICA DA SUBMUCOSA, RESSECÇÕES TRANSMURAIS

Rodrigo Roda
Walton Albuquerque

INTRODUÇÃO

A ressecção endoscópica de carcinoma gástrico superficial (CGS) é considerada uma excelente alternativa ao tratamento cirúrgico para lesões com baixo risco de metástase linfonodal e que possam ser ressecadas em monobloco.[1]

As técnicas convencionais de mucosectomia endoscópica (ME) propiciam a ressecção em monobloco de lesões com até 20 mm. Novas técnicas de ressecção endoscópica foram desenvolvidas no intuito de permitir ressecções em monobloco de lesões maiores que 20 mm, o que melhora a técnica para o tratamento endoscópico do CGS.

As técnicas de ME que envolvem a dissecção direta da submucosa utilizando estiletes de formas diversas são chamadas de dissecção endoscópica da submucosa (DES) e são o objetivo principal deste capítulo.

Outras técnicas como as ressecções transmurais de tumores gástricos com grampeadores (*staplers*) começam a ser relatadas e poderão representar um enorme avanço para o tratamento endoscópico do CGS.[2]

INDICAÇÕES CLÁSSICAS DE RESSECÇÃO ENDOSCÓPICA DO CGS

As indicações clássicas de tratamento endoscópico para o CGS incluem os carcinomas bem diferenciados, intramucosos, medindo menos de 20 mm para as lesões do tipo protruso (0-I) e superficialmente elevadas (0-IIa) ou menos de 10 mm para lesões planas (0-IIb) e deprimidas (0-IIc).[3] A ressecção em múltiplos fragmentos (*piecemeal resection*) dificulta o exame das margens de ressecção lateralmente e em profundidade, impedindo o correto estadiamento, além de associar-se a maiores índices de recidiva.[4,5]

A DES permite a ressecção em monobloco de lesões maiores que 20 mm e ampliou as indicações do tratamento endoscópico para o CGS. É importante ressaltar que os demais critérios clássicos de irressecabilidade continuam sendo válidos, como invasão da submucosa, presença de ulceração e tumor indiferenciado. Entretanto, os critérios clássicos começam a ser revisados pelos japoneses em virtude da maior difusão da técnica de DES pelo Japão e Ocidente.[1,6]

INDICAÇÕES ESTENDIDAS DE TRATAMENTO ENDOSCÓPICO DO CGS

As indicações ampliadas de tratamento endoscópico do CGS (Tabela 82.2) são válidas somente para as ressecções por meio da técnica de DES e são atualmente adotadas exclusivamente no Japão.

A base desses critérios ampliados é o artigo publicado pelo grupo nipônico liderado por Takuji Gotoda.[7] Os autores estudaram 5.265 pacientes gastrectomizados com dissecção linfonodal para câncer gástrico precoce no National Cancer Center Hospital e no Cancer Institute Hospital, no Japão. Estratificaram as lesões segundo morfologia, tamanho, grau de diferenciação celular e tipo histológico e correlacionaram com os achados de invasão ganglionar (Tabelas 82.3 a 82.9).

TABELA 82.2

Critérios expandidos para o tratamento local de acordo com os resultados de Gotoda e colaboradores[7]

Critério	MLn*	95% IC
Câncer intramucoso, diferenciado, sem invasão linfovascular, com ou sem úlcera, menor que 3 cm	0/1230 (0%)	0% a 0,3%
Câncer intramucoso, diferenciado, sem invasão linfovascular, sem úlcera, independentemente do tamanho	0/929 (0%)	0% a 0,4%
Câncer intramucoso, indiferenciado, sem invasão linfovascular, sem úlcera, menor que 3 cm	0/141 (0%)	0% a 2,6%
Sm1, diferenciado, sem invasão linfovascular, menor que 3 cm	0/145 (0%)	0% a 2,5%
*MLn: incidência de metástases linfonodal por número de pacientes		

Na Tabela 82.3, dentre todos os cânceres intramucosos diferenciados (1.230), com tamanho menor ou igual a 30 mm, nenhum apresentava metástase ganglionar, enquanto, para o mesmo grupo com lesões maiores que 31 mm (417), a metástase linfonodal ocorreu em 1,7%. Ainda nesse grupo, para as lesões indiferenciadas (1.369), a metástase linfonodal variou de 1,3% a 7,3%.

Na Tabela 82.5, dentre todos os cânceres diferenciados invadindo a submucosa (1.846), a metástase linfonodal ocorreu de 6,9% a 22,4%. Entretanto, quando se estratificaram as lesões acometendo até a Sm1, bem diferenciadas, sem invasão linfovascular (223), a metástase linfonodal ocorreu em 0,9%. Ainda nesse grupo, nas lesões menores ou iguais a 30 mm, nenhum teve metástase linfonodal (Tabela 83.8).

Devemos lembrar que esses resultados são baseados na análise de peças cirúrgicas, e nesses casos normalmente as peças são seccionadas com intervalos de 5 mm, o que possibilita o não-reconhecimento de invasão de submucosa entre as secções examinadas. As micrometástases em gânglios também podem ser perdidas nos exames patológicos de rotina.[8]

De qualquer forma, esses novos critérios já são utilizados por alguns centros no Japão, e estudos são necessários para a determinação dos resultados em longo prazo.

DISSECÇÃO ENDOSCÓPICA DA SUBMUCOSA (DES)

A DES foi desenvolvida para ressecções de grandes lesões, em uma única peça, utilizando um endoscópio convencional, com dissecção da camada submucosa utilizando estiletes endoscópicos diatérmicos em vez de alças de polipectomias. A DES requer maior tempo de aprendizagem,[9] sendo mais demorada que a mucosectomia com alça. Lesões com menos de 20 mm ressecadas pela técnica de DES exigem normalmente mais de 60 minutos em serviços de referência no Japão.[9,10]

Hirao e colaboradores[11] foram os primeiros a relatar a incisão da mucosa em torno da lesão utilizando um estilete (*needle-knife*) para determinação precisa da área a ser removida, mas sem dissecar a submucosa.

A técnica que utiliza o *IT-Knife* (*insulated-tipped diathermic knife*) foi a primeira técnica de DES a ser desenvolvida[12,13] e é atualmente a técnica de DES mais popular no Japão. Outras técnicas de DES foram descritas, utilizando diversos tipos de acessórios, como *Hook-knife*,[14] *Flex-knife*[15] e diferentes tipos de *caps*.[16]

TABELA 82.3

Metástases linfonodais em câncer intramucoso de acordo com o tamanho e a histologia da lesão: todos os casos

Tamanho	Total	MLn*	%	Diferenciada	MLn	%	Indiferenciada	MLn	%
menor ou igual a 10 mm	357	4	1,1	257	0	0,0	100	4	4,0
menor ou igual a 20 mm	767	4	0,5	455	0	0,0	312	4	1,3
menor ou igual a 30 mm	927	10	1,1	518	0	0,0	409	10	2,4
maior que 31 mm	965	47	4,9	417	7	1,7	548	40	7,3
Total	3016	65	2,2	1647	7	0,4	1369	58	4,2

*MLn: metástases linfonodais

TABELA 82.4

Metástases linfonodais em câncer intramucoso não-ulcerado, de acordo com o tamanho e a histologia da lesão

Tamanho	Total	MLn*	%	Diferenciada	MLn	%	Indiferenciada	MLn	%
menor ou igual a 10 mm	206	0	0,0	163	0	0,0	43	0	0,0
menor ou igual a 20 mm	372	0	0,0	274	0	0,0	98	0	0,0
menor ou igual a 30 mm	422	2	0,5	305	0	0,0	117	2	1,7
maior que 31 mm	284	4	1,4	187	0	0,0	97	4	4,1
Total	1284	6	0,5	929	0	0,0	355	5	1,4

*MLn: metástases linfonodais

TABELA 82.5

Metástases linfonodais em câncer invasor da submucosa: todos os casos

Tamanho	Total	MLn*	%	Diferenciada	MLn	%	Indiferenciada	MLn	%
menor ou igual a 10 mm	99	8	8,1	70	6	8,6	29	2	6,9
menor ou igual a 20 mm	437	56	12,8	266	32	12,0	171	24	14,0
menor ou igual a 30 mm	567	106	18,7	344	56	16,3	223	50	22,4
maior que 31 mm	743	130	17,5	411	92	22,4	332	38	11,4
Total	1846	300	16,3	1091	186	17,0	755	114	15,1

*MLn: metástases linfonodais

TABELA 82.6

Metástases linfonodais de acordo com o tamanho e a profundidade da penetração do tumor na submucosa com tipo histológico diferenciado

Tamanho	Sm1	MLn*	%	Sm2	MLn	%
menor ou igual a 10 mm	31	1	3,2	39	5	12,8
menor ou igual a 20 mm	71	4	5,6	195	28	14,4
menor ou igual a 30 mm	71	4	5,6	273	52	19,0
maior que 31 mm	92	6	6,5	319	86	27,0
Total	265	15	5,7	826	171	20,7

*MLn: metástases linfonodais

TABELA 82.7

Metástases linfonodais nos tumores ulcerados, com invasão da submucosa e de tipo histológico diferenciado de acordo com o tamanho

Tamanho	Sm1	MLn*	%	Sm2	MLn	%
menor ou igual a 10 mm	42	3	7,1	28	3	10,7
menor ou igual a 20 mm	140	13	9,3	126	19	15,1
menor ou igual a 30 mm	158	27	17,1	186	29	15,6
maior que 31 mm	188	44	23,4	223	48	21,5
Total	528	87	16,5	563	99	17,6

*MLn: metástases linfonodais

TABELA 82.8

Metástases linfonodais dentre os tumores diferenciados que invadem a submucosa, com envolvimento linfovascular de acordo com o tamanho

Tamanho	Sm1	MLn*	%	Sm2	MLn	%
menor ou igual a 10 mm	56	3	5,4	14	3	21,4
menor ou igual a 20 mm	181	14	7,7	85	18	21,2
menor ou igual a 30 mm	202	14	6,9	142	42	29,6
maior que 31 mm	231	21	9,1	180	71	39,4
Total	670	52	7,8	421	134	31,8

*MLn: metástases linfonodais

TABELA 82.9

Metástases linfonodais de acordo com o tamanho do tumor bem diferenciado, envolvendo somente a Sm1 e sem invasão linfovascular

Tamanho	Número	MLn*	%
menor ou igual a 10 mm	28	0	0,0
menor ou igual a 20 mm	59	0	0,0
menor ou igual a 30 mm	58	0	0,0
maior que 31 mm	78	2	2,6
Total	223	2	0,9

*MLn: metástases linfonodais

AVALIAÇÃO DOS LIMITES LATERAIS E DA PROFUNDIDADE DA LESÃO

Antes da ressecção endoscópica de neoplasias superficiais do trato digestório é essencial o estadiamento da lesão por meio das características endoscópicas e endossonográficas.[17,18]

O estadiamento por meio das **características endoscópicas** tem acurácia de 70% a 80%.[9,18] Os CGSs do tipo 0-I ou 0-IIa de pequeno tamanho, de superfície lisa, sugerem lesão restrita à mucosa. Lesões com leves depressões, mas sem bordas elevadas ou superfícies irregulares, também sugerem neoplasias intramucosas. Lesões com base rígida, superfície nodular nas margens ou pregas interrompidas ou alargadas, sugerem neoplasias acometendo pelo menos até a submucosa. Lesões ulceradas, de bordas elevadas, são consideradas lesões avançadas.

A **ecoendoscopia** pode ser útil em combinação à endoscopia convencional no estadiamento em profundidade do CGS. Para lesão intramucosa, a ecoendoscopia com *probe* de alta freqüência tem acurácia de até 90%, com valor preditivo positivo de até 100%, quando realizado por *expert* japonês.[19] A acurácia da ecoendoscopia é maior para lesões diferenciadas e elevadas quando comparada às lesões indiferenciadas e deprimidas.[9,17]

As margens laterais do CGS devem ser bem examinadas antes de se proceder à ressecção endoscópica. A **cromoendoscopia** com índigo-carmim é procedimento rápido e barato para a determinação dos limites laterais da lesão. A observação da superfície mucosa e da vascularização das margens é beneficiada com a **magnificação**.[20] Com o mesmo intuito pode-se recorrer aos endoscópios com magnificação e sistema NBI (*narrow band imaging*), que realçam a microvascularização nas margens da lesão.[21]

TÉCNICA

Inicialmente são feitas marcas com eletrocautério na mucosa normal a 5 mm da margem da lesão, com corrente de coagulação em baixa potência, com o objetivo de orientação das margens laterais durante a manipulação. Em seguida, toda a área demarcada é elevada por injeção submucosa. Geralmente a solução salina fisiológica é preferida para a injeção, mas o hialuronato de sódio tem demonstrado manter a elevação submucosa por mais tempo, tornando a dissecção mais precisa e segura.[16,22] Pequenas quantidades de epinefrina e índigo-carmim são freqüentemente misturadas à solução para injeção. A injeção de índigo-carmim cora a submucosa, facilitando a identificação do plano de clivagem. Mais recentemente, um grupo de endoscopistas no Brasil tem utilizado o hidroxipropilmetilcelulose (HPMC) a 0,4% para injeção na submucosa, com grande vantagem para as ressecções mais extensas por manter o tecido elevado por tempo prolongado, além de ser substância de baixo custo.[23]

A mucosa é incisada externamente às marcações utilizando vários acessórios endoscópicos de dissecção, enquanto a elevação da mucosa é mantida. Após a incisão circunferencial de toda a área demarcada, um estilete é inserido na abertura abaixo dela e o tecido submucoso é dissecado. Há vários tipos de estiletes que podem ser utilizados, como já afirmamos, para dissecar a submucosa e remover toda a mucosa comprometida em uma única peça (Figura 82.19). A seguir, alguns detalhes técnicos dos principais métodos de DES conhecidos (Figura 82.20).

DES UTILIZANDO O *IT-KNIFE* (OLYMPUS, TÓQUIO, JAPÃO)[5,6,24]

O *IT-Knife* é um instrumento para incisão endoscópica desenhado por Hosokawa e colaboradores[25] que consiste de uma pequena esfera de cerâmica acoplada à ponta de um estilete diatérmico de alta freqüência. A cerâmica funciona como um isolante da ponta do estilete, permitindo a incisão e a dissecção mais seguras da mucosa e da submucosa, minimizando a perfuração por lesão térmica acidental da camada muscular própria.

Após a injeção submucosa de uma das substâncias citadas, um pequeno orifício é feito na mucosa, permitindo a inserção da esfera de cerâmica do *IT-Knife*. O mesmo instrumento é utilizado para o restante do procedimento, que inclui a incisão circunferencial da mucosa intacta em torno da lesão e a remoção da mucosa comprometida por dissecção da camada submucosa abaixo dela.

A ressecção em monobloco é possível em 90% dos casos,[5,26] independentemente do tamanho das lesões.

DES UTILIZANDO HIALURONATO DE SÓDIO E *CAP* CILÍNDRICO (*ST HOOD*)

Essa técnica, desenvolvida por Yamamoto e colaboradores,[16] utiliza elevação submucosa de longa duração com o hialuronato de sódio para uma dissecção submucosa mais segura com o *needle-knife*. Um pequeno cilindro transparente de material plástico acoplado à ponta do endoscópio (*ST hood – small-calibre-tip transparent hood* – Fujinon, Tóquio, Japão) é utilizado para abrir espaço sob a mucosa incisada, facilitando o controle dos movimentos do estilete. Esse acessório permite a incisão submucosa sob visão direta, proporcionando a determinação mais precisa dos limites vertical e lateral das margens ressecadas.[9] Pequenos vasos submucosos podem ser coagulados individualmente, com o eletrocautério em corrente de coagulação. Yamamoto e colaboradores[16] realizaram 307 ressecções gástricas com esse método, das quais 91% em monobloco, sem um único caso de perfuração.

DES UTILIZANDO ESTILETE EM GANCHO (*HOOK-KNIFE*)

A ponta do estilete em gancho (*hook-knife* – Olympus, Tóquio, Japão) desenvolvido por Oyama e Kikuchi[14] é disposta em ângulo reto, com 1 mm de tamanho, facilitando tração tecidual e eletrossecção. Comparado ao *needle-knife*, a segurança na dissecção é maior, porque o tecido submucoso é apreendido, tracionado e seccionado sob visão mais próxima, principalmente se utilizado em conjunto com o *cap* cilíndrico transparente. Esse estilete tem uma função de rotação que permite ao endos-

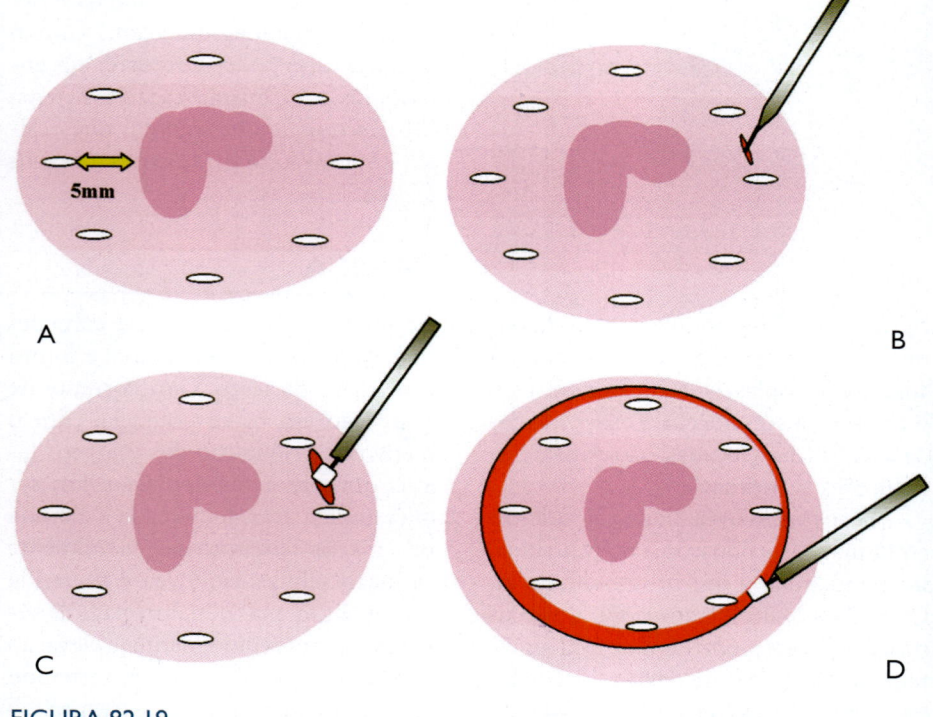

FIGURA 82.19

Representação esquemática da DES com *IT-knife*. (A) Demarcação dos limites de ressecção com eletrocautério, cerca de 5mm da lesão; (B) Incisão da mucosa inicialmente com o estilete (*needle-knife*); (C) Dissecção da submucosa com *IT-Knife*; (D) Dissecção completa ao redor da lesão. Posteriormente a lesão é liberada dos planos profundos utilizando-se o *IT-Knife*

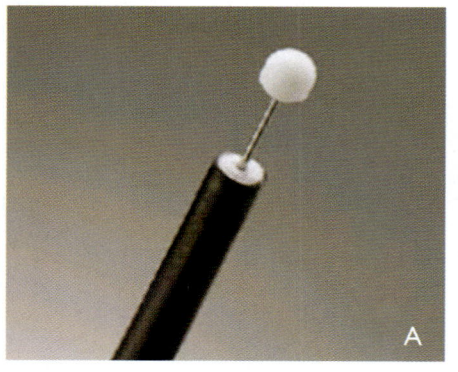
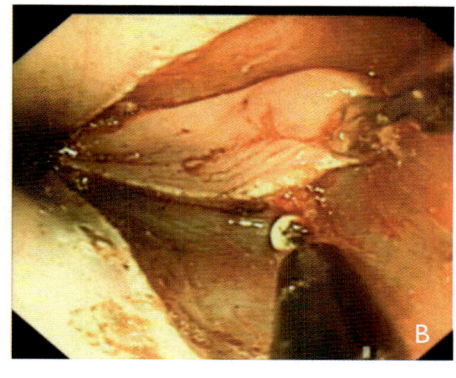
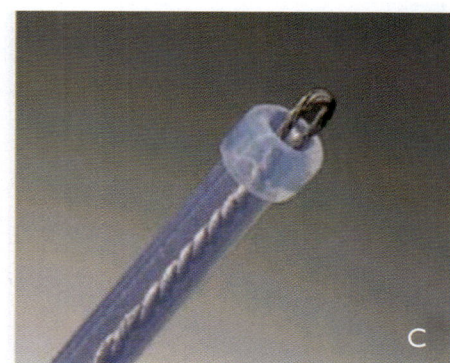
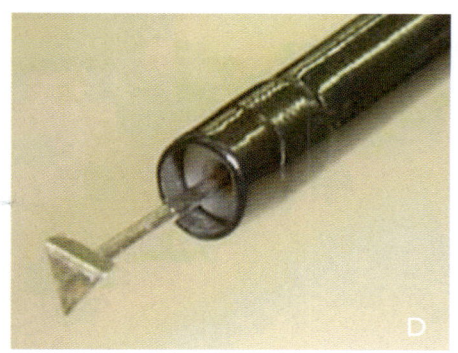
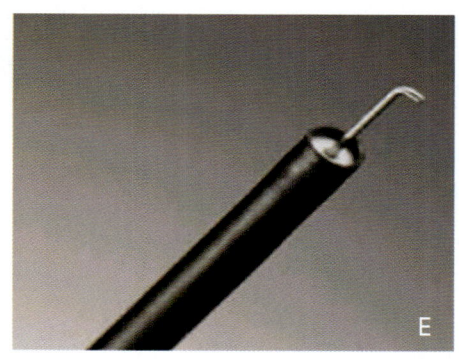
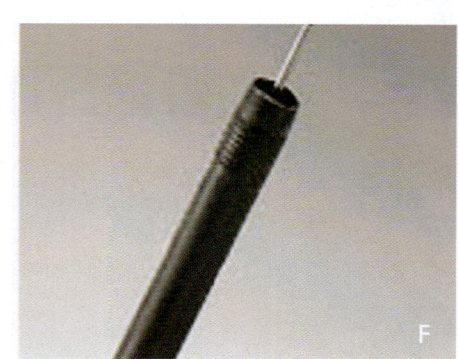

FIGURA 82.20

(A e B) *IT Knife*; C) *Flex-knife*; (D) *Triangle-Tip Knife*; (E) *Hook-knife*; (F) *Needle-knife* (*Fotos A, B e D gentilmente cedidas pelo Prof. Dr. Thierry Ponchon*)

copista selecionar a melhor direção do gancho, que deve ser sempre paralela à camada muscular própria a fim de evitar perfuração.

DES UTILIZANDO ESTILETE FLEXÍVEL (*FLEX-KNIFE*)

A ponta do *flex-knife* (Olympus, Tóquio, Japão) desenhado por Yahagi e colaboradores[15] é formada por um fio trançado curvo, como uma pequena alça para polipectomia. O cateter é macio e flexível. Comparado com o *needle-knife*, o *flex-knife* parece ser mais seguro quanto à perfuração da camada muscular, devido à forma arredondada de sua ponta e à sua maior flexibilidade. A extensão do estilete além da bainha pode ser ajustada para diferentes situações. Como a porção distal da bainha é mais larga e funciona como um limitador, o endoscopista pode controlar mais facilmente a profundidade da incisão. Um *cap* transparente na ponta do endoscópio

também é útil para melhor visibilização do campo operatório.

DES UTILIZANDO ESTILETE DE PONTA TRIANGULAR (*TRIANGLE-TIP KNIFE*)

O *triangle-tip knife* (*TT-Knife*) funciona como um acessório multifuncional que serve para a realização de todos os passos técnicos da DES, como marcação, incisão da mucosa, dissecção submucosa e até hemostasia. Com a sua ponta triangular, o *TT-knife* permite a tração tecidual antes da eletrossecção, assim como a secção tecidual no sentido lateral, e a sua ponta romba diminui a chance de perfuração da camada muscular. Inoue e colaboradores[27] realizaram DES com *TT-knife* em 78 casos, sendo 63 lesões gástricas, todas ressecadas em monobloco. A perfuração gástrica ocorreu em sete casos, todos tratados com aplicação de clipes metálicos, com mortalidade nula (Figura 82.21).

AVALIAÇÃO HISTOLÓGICA APÓS DES

A avaliação histológica após DES segue os mesmos princípios da mucosectomia convencional. A peça é recuperada, esticada e fixada com agulhas finas sobre cortiça, confirmando se todas as marcas do limite da ressecção foram incluídas. É essencial que a peça seja esticada e fixada antes de entrar em contato com o formaldeído. Após a fixação, a peça pode ser seccionada em intervalos de 2 mm.

Tipo histológico, tamanho da maior dimensão do tumor, presença ou ausência de ulceração, invasão linfática e venosa devem ser avaliados. O grau de invasão em profundidade deve ser registrado somente se a margem de ressecção vertical for negativa. A invasão da submucosa é medida em micrômetros (μm) a partir da muscular da mucosa. Para as lesões gástricas, considerase invasão de Sm1 quando a invasão é

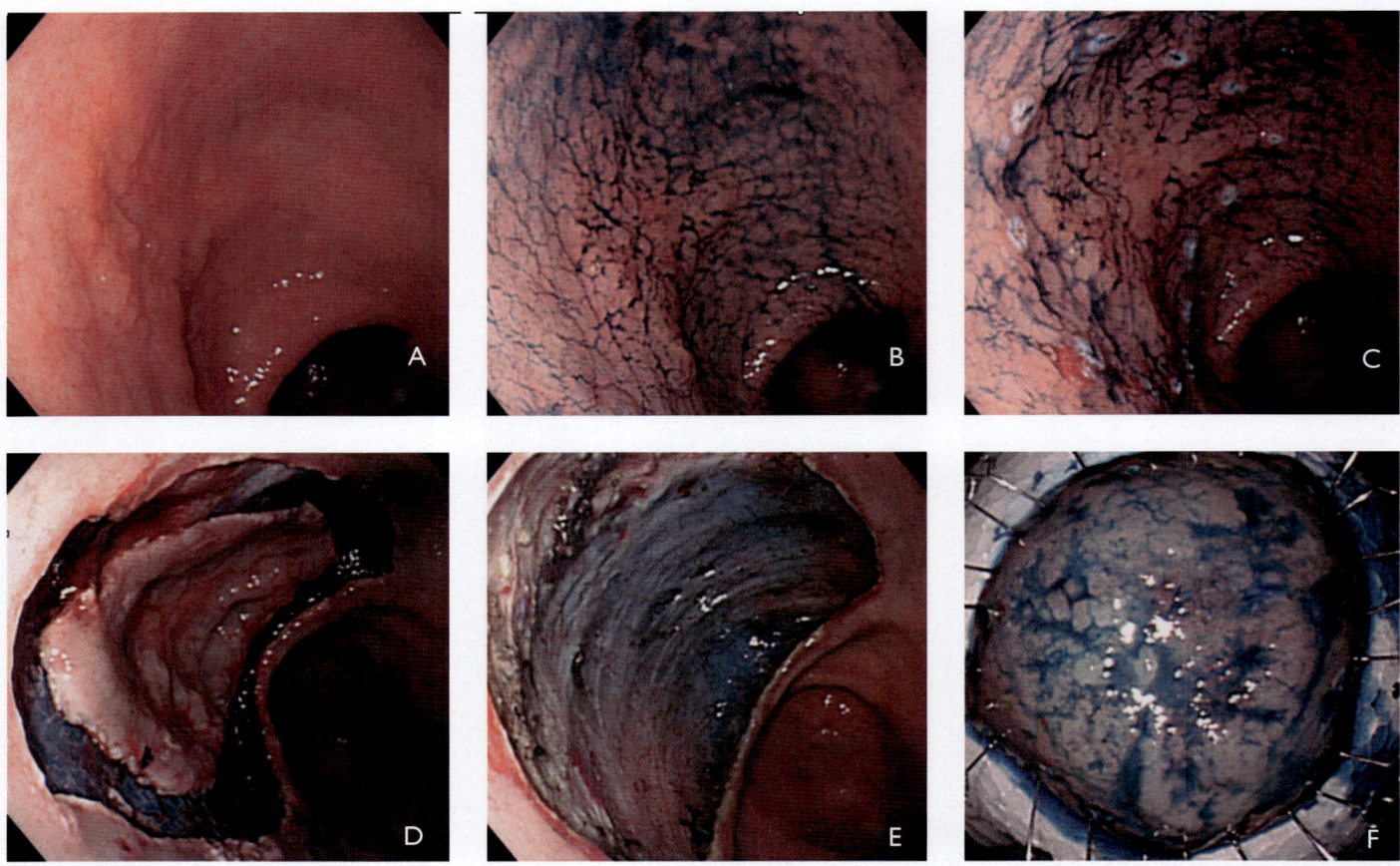

FIGURA 82.21

A) CGP do tipo 0-IIa; B) Cromoscopia com índigo-carmim; C) Marcação dos limites da ressecção; D) Incisão circunferencial completa; E) Muscular própria completamente exposta após DES; F) Peça estendida em isopor antes de ser fixada pelo formaldeído. (*Fotos gentilmente cedidas pelo Dr. Takuji Gotoda*)

menor que 500 μm, e de Sm2 se maior que 500 μm.

A distância da lesão até as margens laterais, assim como o número de criptas normais nas margens, deve ser avaliada e registrada.

POTENCIAL CURATIVO DO TRATAMENTO ENDOSCÓPICO

Apesar de trabalhos[7,28,29] demonstrarem que lesões que invadem superficialmente a submucosa quando associadas a outros dados apresentam baixos índices de metástases ganglionares (Tabela 82.8), os critérios para tratamento endoscópico curativo do CGS ainda não se modificaram para uso generalizado.

O tratamento endoscópico é curativo se a lesão é restrita à mucosa, histologicamente bem diferenciada, sem ulceração ou cicatriz, com margens de ressecção vertical e lateral livres, sem invasão linfática ou venosa.

RESULTADOS

Devemos ressaltar que mesmo no Japão as técnicas convencionais de ME são ainda mais utilizadas que a DES. Portanto, os resultados em longo prazo do tratamento endoscópico do CGS com essa técnica são ainda restritos.

Provavelmente a DES proporcionará os resultados semelhantes às demais técnicas de ME quando adotados os critérios convencionais (lesões menores que 2 cm, bem diferenciadas e não-ul-

ceradas). Nesses casos, o tratamento endoscópico proporciona uma sobrevida em cinco anos de 85%, equivalente ao tratamento cirúrgico, e com menor morbidade e mortalidade.[30,31]

Os resultados em longo prazo da DES, quando se utilizam os critérios expandidos sugeridos por Gotoda, devem ser avaliados com cautela (Tabela 82.1). A maior série de casos publicada seguindo os critérios expandidos é a de Oda e colaboradores.[32] Trata-se de uma série retrospectiva de 1.033 CGS ressecados, em 945 pacientes consecutivos, submetidos a DES pela técnica de *IT-Knife*. Obtiveram a ressecção em bloco em 98% dos casos (1.008 de 1.033). As margens de ressecção estavam livres em 93% (957 de 1.033). Estratificando-se os casos, obtiveram a ressecção completa em 86% dos casos com lesões maiores que 21 mm e em 89% das lesões com ulceração (216 de 243). O tempo médio de procedimento foi de 60 minutos (variando de 10 a 540 minutos).

Ono e colaboradores[5] reportam os resultados de 329 lesões ressecadas, segundo os critérios expandidos de Gotoda, após o acompanhamento de 24 meses. Dentre as 329 ressecções, 214 foram consideradas curativas. Dentre 37 lesões que não puderam ser adequadamente avaliadas histologicamente, ocorreram nove recidivas. Não houve metástase a distância. Os resultados em longo prazo dos pacientes submetidos à DES devem ser ainda mais bem avaliados.

COMPARAÇÃO ENTRE DES E TÉCNICAS CONVENCIONAIS DE ME

Watanabe e colaboradores[26] avaliaram a evolução clínica de 229 pacientes submetidos a 245 ressecções endoscópicas de CGS, comparando a DES com as técnicas convencionais de ME. Os pacientes foram divididos em dois grupos. O primeiro (n = 125) foi submetido à ressecção pelas técnicas convencionais de ME. No segundo grupo (n = 120) foi realizada DES. Em relação às lesões maiores que 10 mm, as taxas de ressecção em monobloco (63% *versus* 91,3%) e ressecção completa (51,5% *versus* 85,9%) foram significativamente maiores nos pacientes submetidos à DES quando comparadas às técnicas de ME convencionais.

COMPLICAÇÕES

As complicações da DES são as mesmas que as da ME convencional, incluindo dor, sangramento e perfuração. A hemorragia é a principal complicação e ocorre em até 25% dos casos dos pacientes submetidos à DES.[10] Hemorragia durante o procedimento é freqüente, e a hemostasia deve ser feita aos moldes de qualquer procedimento cirúrgico, utilizando-se pinças do tipo *hot biopsy*, endoclipes, coagulação com plasma de argônio etc.

A perfuração ocorre em cerca de 5%[1] dos pacientes submetidos à DES. O tratamento endoscópico (endoclipes) associado a medidas clínicas (sonda nasogástrica e uso de antimicrobianos) é eficaz na maioria dos casos.

Oda e colaboradores[32] analisaram retrospectivamente 1.033 ressecções de CGS pela técnica de *IT-Knife*. Não houve nenhum óbito associado ao procedimento. Hemorragia durante o procedimento ocorreu em 7% dos casos e foi mais freqüente na ressecção de lesões do terço proximal do estômago (p < 0,01). A hemorragia após o procedimento ocorreu em 6% dos pacientes, sendo mais freqüente após as ressecções de lesões do terço distal do estômago (p < 0,001). Todos os casos foram tratados endoscopicamente (hemoclipes ou eletrocoagulação) e não necessitaram de intervenção cirúrgica. Hemotransfusão foi necessária em apenas um paciente. A perfuração ocorreu em 35 de 945 pacientes (4%). Todas as perfurações foram reconhecidas durante o procedimento e tratadas com endoclipes. Somente um paciente necessitou ser encaminhado à cirurgia.

Dor abdominal de forte intensidade também pode ocorrer, mesmo na ausência de perfuração.[6] Kakushima e colaboradores[33] relataram que as grandes úlceras formadas após as ressecções fecharam depois de oito semanas, independentemente do tamanho e da localização. Esse é o período em que se deve manter o inibidor de bomba de prótons em doses habituais.

INVASÃO DE SM1: O QUE FAZER?

Quando após a realização da ressecção endoscópica constata-se no exame histopatológico a presença de invasão da submucosa, deve-se mensurar rigorosamente qual é o grau de invasão.

Investigadores[7,28,29] afirmam que o risco de metástases ganglionares é desprezível quando um tumor gástrico bem diferenciado, não-ulcerado, invade a submucosa em uma extensão inferior a 500 μm. Nesses casos não haveria necessidade de complementação terapêutica, e o paciente poderia ser considerado curado. Entretanto, devemos lembrar que tais achados baseiam-se em peças obtidas por cirurgia, sendo questionável se os mesmos valores podem ser aplicados para as ressecções endoscópicas. Choe colaboradores[34] questionam a mensuração da invasão da submucosa após demonstrarem que, dependendo da força aplicada para esticar a peça ressecada sobre a cortiça, a espessura da camada submucosa pode variar enormemente. Nessas situações, a decisão de se indicar ou não o tratamento cirúrgico deve ser multidisciplinar, levando-se em consideração a opinião do paciente e de suas condições clínicas para ser submetido a uma gastrectomia com dissecção linfonodal.

A DES É UM PROCEDIMENTO SOMENTE PARA OS JAPONESES?

A DES tem-se mostrado segura, eficaz e superior às técnicas convencionais para ressecção em monobloco quando comparada às técnicas convencionais de ME. Entretanto, apesar das vantagens inquestionáveis da DES, a sua difusão ainda é restrita. Pode-se apontar alguns fatores, tais como: baixa freqüência de diagnóstico de lesões superficiais no nosso meio, necessidade de endoscopista com grande experiência, longo tempo de procedimento, baixa remuneração, indisponibilidade dos acessórios em nosso meio e necessidade de mais estudos com maior tempo de acompanhamento para se determinar a evolução das lesões ressecadas por DES.

PERSPECTIVAS

Alterações nos endoscópios têm sido descritas na tentativa de facilitar a DES. Endoscópicos com dois pontos de flexão (*M-scopes*) podem facilitar a visão frontal de lesões de difícil acesso aos endoscópios convencionais.[1]

Outra dificuldade na DES é a ausência de tração da lesão a ser retirada. A tração expõe a submucosa e facilita a dissecção endoscópica. Kondo e colaboradores[35] relataram a inserção de um trocarte em posição intragástrica aos moldes de uma gastrostomia. Inicialmente incisa-se a mucosa ao redor da lesão, clipa-se a lesão e, por um trocarte, é passada uma alça que prende os clipes e pode ser movimentada livremente dentro da cavidade gástrica, possibilitando a melhor exposição do plano de clivagem submucoso. Com o mesmo intuito, foi relatado o uso de ímãs externos ao paciente para melhorar a tração da lesão.[1] Inicialmente incisa-se a mucosa ao redor da lesão, aplica-se o clipe e, por força magnética, por meio de um ímã externo, é possível direcionar a força de tração. Uma pinça introduzida por via oral e ancorada na lesão a ser retirada também pode ser alternativa para facilitar a contra-tração e expor a submucosa.[36]

A ressecção endoscópica de lesão indiferenciada associada à dissecção ganglionar por laparoscopia já foi relatada.[37]

Recentemente Kaehler e colaboradores[2] relataram dois casos de ressecção endoscópica de tumores gástricos por meio de um grampeador de 55 mm projetado para ser utilizado por via endoscópica. O pequeno *stapler* é introduzido até a cavidade gástrica por via oral, paralelamente ao endoscópio. Após ser corretamente posicionado, é feita a apreensão da parede a ser ressecada aos moldes dos grampeadores convencionais, e resseca-se toda a espessura da parede gástrica juntamente com a lesão. Não ocorreram complicações nesses dois casos. Tal técnica poderá representar um avanço enorme para o tratamento endoscópico, principalmente se for mais fácil, rápida e segura. Novos estudos são necessários para a determinação de seu real valor.

CONCLUSÃO

O tratamento endoscópico do CGS deve ser realizado somente nas lesões que apresentem baixo potencial de metástases ganglionares. Portanto, como em toda neoplasia, o estadiamento é fundamental e a morfologia da lesão por endoscopia já orienta qual a possibilidade de comprometimento ganglionar. Se disponível, a ecoendoscopia é desejável antes de se proceder a qualquer técnica de ressecção endoscópica de neoplasias.

A DES permite a ressecção em bloco de grandes lesões com resultados excelentes e complicações aceitáveis. Trata-se de uma técnica refinada, ainda restrita a poucos centros no mundo. Apesar das enormes vantagens dessa técnica, ela é demorada, requer curva de aprendizado com complicações iniciais elevadas, o que bloqueia o avanço da técnica mesmo no Japão.

Apesar de o tamanho da lesão não representar mais um limite à ressecção endoscópica do CGS após o advento da DES, o tratamento endoscópico continua restrito às lesões bem diferenciadas e restritas à mucosa. Se após a ressecção observa-se a presença de lesão indiferenciada, o tratamento cirúrgico deve ser considerado. Se a lesão é bem diferenciada, mas há invasão da submucosa inferior a 0,5 mm, devem-se avaliar a qualidade do exame histopatológico realizado e a opinião do paciente e suas condições clínicas para ser submetido à gastrectomia.

O uso de grampeadores por via endoscópica poderá significar um grande avanço na cirurgia endoscópica se forem de fácil manuseio e permitirem a ressecção em bloco de grandes lesões de forma segura e mais rápida que as atuais técnicas de DES.

Finalmente, o endoscopista moderno deve acompanhar atentamente a evolução dos aparelhos e acessórios, bem como os resultados dos novos procedimentos, por meio de estudos bem desenhados e com tempo de acompanhamento adequado, para que conclusões consistentes possam sem tiradas. O endoscopista envolvido no tratamento das neoplasias superficiais do trato digestório deve ter sólida formação em gastroenterologia e em cirurgia digestiva, além de conhecimento sobre oncologia. A abordagem multidisciplinar permitirá que esses pacientes sejam tratados em centros de referência, de forma sistematizada, seguindo corretamente os princípios terapêuticos oncológicos.

REFERÊNCIAS BIBLIOGRÁFICAS

1. Hamanaka H, Gotoda T. Endoscopic resection for early gastric cancer and future expectations. Dig Endosc 2005; 17:275-85.
2. Kaehler G, Grobholz R, Langner C, Suchan K, Post S. A new technique of endoscopic full-thickness resection using a flexible stapler. Endoscopy 2006;38:86-9.
3. Japanese Gastric Cancer Association. Guidelines for the treatment of gastric cancer. Tokyo: Kanehara; 2001.
4. Eguchi T, Gotoda T, Oda I, Hamanaka H, Hasuike N, Saito D. Is endoscopic one-piece mucosal resection essential for early gastric cancer? Dig Endosc 2003;15:113-6.
5. Ono H, Kondo H, Gotoda T, Shirao K, Yamaguchi H, Saito D et al. Endoscopic mucosal resection for treatment of early gastric cancer. GUT 2001;48:225-9.
6. Rösch T, Sarbia M, Schumacher B, Deiner K, Frimberger E, Toermer T et al. Attempted endoscopic en bloc resection of

mucosal and submucosal tumors using insulated-tip knives: a pilot series (including videos). Endoscopy 2004;36:788-801.

7. Gotoda T, Yanagisawa A, Sasako M, Ono H, Nakanishi Y, Shimoda T et al. Incidence of lymph node metastasis from early gastric cancer: estimation with a large number of cases at two large centers. Gastric Cancer 2000;3:219-25.

8. Kashimura H, Ajioka Y, Watanabe H, Nishikura K, Iiri T, Asakura H. The risk factors for nodal micrometastasis of submucosal invasive gastric carcinoma with special reference to assessment of the indication for endoscopic treatment. Gastric Cancer 1999;2:33-9.

9. Yamamoto H, Kita H. Endoscopic therapy of early gastric cancer. Best Pract Res Clin Gastroenterol 2005;19(6):909-26.

10. Kato M, Shimizu Y, Nakagawa S, Sugiyama T, Asaka M. The results of questionnaire about endoscopic mucosal resection in stomach. Dig Endosc 2003;15 Suppl:S2-7.

11. Hirao M, Masuda K, Asanuma T, Naka H, Noda K, Matsuura K et al. Endoscopic resection of early gastric cancer and other tumors with local injection of hypertonic saline-epinephrine. Gastrointest Endosc 1988;34:264-9.

12. Gotoda T, Kondo H, Ono H, Saito Y, Yamaguchi H, Saito D et al. A new endoscopic mucosal resection (EMR) procedure using an insulation-tipped diathermic (IT) knife for rectal flat lesions. Gastrointest Endosc 1999;50:560-3.

13. Hosokawa K, Yoshida S. Recent advances in endoscopic mucosal resection for early gastric cancer [resumo]. Jpn J Cancer Chemother 1998;25:483.

14. Oyama T, Kikuchi Y. Aggressive endoscopic mucosal resection in the upper GI tract – hook knife EMR method. Minim Invasive Ther Allied Technol 2002;11:291-5.

15. Kodashima S, Fujishiro M, Yahagi N, Kakushima N, Omata M. Endoscopic submucosal dissection using flexknife. J Clin Gastroenterol 2006;40:378-84.

16. Yamamoto H, Kawata H, Sunada K, Sasaki A, Nakazawa K, Miyata T et al. Successful en bloc resection of large superficial tumors in the stomach and colon using sodium hyaluronate and small-caliber-tip transparent hood. Endoscopy 2003;35:690-4.

17. Matsumoto Y, Yanai H, Tokiyama H, Nishiaki M, Higaki S, Okita K. Endoscopic ultrasonography for diagnosis of submucosal invasion in early gastric cancer. J Gastroenterol 2000;35:326-31.

18. Sano T, Okuyama Y, Kobori O, Shimizy T, Morioka Y. Early gastric cancer: endoscopic diagnosis of depth of invasion. Dig Dis Sci 1990;35:1340-4.

19. Yanai H, Noguchi T, Mizumachi S, Tokiyama H, Nakamura H, Tada M, Okita K. A blind comparison of the effectiveness of endoscopic ultrasonography and endoscopy in staging early gastric cancer. GUT 1999 Mar;44(3):361-5.

20. Yao K, Oishi T, Matsui T, Yao T, Iwashita A. Novel magnified endoscopic findings of microvascular architecture in intramucosal gastric cancer. Gastrointest Endosc 2002; 56:279-84.

21. Sumiyama K, Kaise M, Nakayoshi T, Kato M, Mashiko T, Uchiyama Y et al. Combined use of a magnifying endoscope with a narrow band imaging system and a multibending endoscope for en bloc EMR of early gastric cancer. Gastrointest Endosc 2004;60:79-84.

22. Yamamoto H, Kawata H, Sunada K, Satoh K, Kaneko Y, Ido K et al. Success rate of curative endoscopic mucosal resection with circumferential mucosal incision assisted by submucosal injection of sodium hialuronate. Gastrointest Endosc 2002;56:507-12.

23. Arantes V, Albuquerque W, Lima DCA, Vilela S, Lima G Jr, Duarte D et al. Endoscopic mucosal resection (EMR) with a new solution: 0.4% hydroxypropyl methylcellulose (HPMC). Gastrointest Endosc 2006;63(5):AB247(T1517).

24. Ohkuwa M, Hosokawa K, Boku N, Ohtu A, Tajiri H, Yoshida S. New endoscopic treatment for intramucosal gastric tumors using an insulated-tip diathermic knife. Endoscopy 2001;33:221-6.

25. Hosokawa K, Yoshida S. Recent advances in endoscopic mucosal resection for early gastric cancer. Gan To Kagaku Ryoho 1998;25(4):476-83.

26. Watanabe K, Ogata S, Kawazoe S, Watanabe K, Koyama T, Kajiwara T et al. Clinical outcomes of EMR for gastric tumors: historical pilot evaluation between endoscopic submucosal dissection and conventional mucosal resection. Gastrointest Endosc 2006 May;63(6):776-82.

27. Inoue H, Sato Y, Sugaya S, Inui M, Odaka N, Satodate H et al. Endoscopic mucosal resection of early-stage gastrointestinal cancers. Best Pract Res Clin Gastroenterol 2005;19:264-9.

28. Endoscopic Classification Review Group. Update on the Paris classification of superficial neoplastic lesions in the digestive tract. Endoscopy 2005;37:570-8.

29. The Paris endoscopic classification of superficial neoplastic lesions. Esophagus, stomach, and colon. Gastrointest Endosc 2003 Dec;58(6 Suppl):S3-43.

30. Makuuchi H, Kise Y, Shimada H, Chino O, Tanaka H. Endoscopic mucosal resection for early gastric cancer. Semin Surg Oncol 1999;17:108-16.

31. Nishi M, Ishihara S, Nakajima T, Ohta K, Ohyama S, Ohta H. Chronological changes of characteristics of early gastric cancer and therapy: experience in the Cancer Institute Hospital of Tokyo, 1950-94. J Cancer Res Clin Oncol 1995;121: 535-41.

32. Oda I, Gotoda T, Hamanaka H, Eguchi T, Saito Y, Matsuda T et al. Endoscopic submucosal dissection for early gastric cancer: technical feasibility, operation time and complications from a large consecutive series. Dig Endosc 2005;17:54-8.

33. Kakushima N, Fujishiro M, Kodashima S, Kobayashi K, Tateishi A, Iguchi M et al. Histopathologic characteristics of gastric ulcers created by endoscopic submucosal dissection. Endoscopy 2006;38:412-5.

34. Cho JY, Kim YS, Jung IS, Ryu CB, Lee MS, Shim CS et al. Controversy concerning the cut off value for depth of sub-

mucosal invasion after endoscopic mucosal resection of early gastric cancer. Endoscopy 2006;38:429-30.

35. Kondo H, Gotoda T, Ono H, Oda I, Kozu T, Fujishiro M et al. Percutaneous traction-assisted EMR by using a insulation-tipped electrosurgical knife for early stage gastric cancer. Gastrointest Endosc 2004;59:284-8.

36. Imaeda H, Iwao Y, Ogata H, Ichikawa H, Mori M, Hosoe N et al. A new technique for endoscopic submucosal dissection for early gastric cancer using an external grasping forceps. Endoscopy 2006;27:1- 4.

37. Abe N, Mori T, Izumisato Y, Sasaki H, Ueki H, Masaka T et al. Successful treatment of undifferentiated early gastric cancer by combined en bloc EMR and laparoscopic regional lymphadenectomy. Gastrointest Endosc 2003;57:972-5.

ESTADIAMENTO DOS TUMORES MALIGNOS DO ESTÔMAGO

Juarez Sampaio

Tendo em vista que 95% dos tumores malignos do estômago constituem-se de adenocarcinomas, esta abordagem se limitará a esse tipo de neoplasia.

Estadiar câncer gástrico significa avaliar seu grau de disseminação, que por sua vez vincula-se à taxa de sobrevida. Quanto mais disseminado, menor a sobrevida. O estadiamento também orienta sobre qual a melhor opção terapêutica para cada caso, ou seja, se o tratamento tem intenção curativa ou paliativa, se a situação comporta um ou mais tipos de terapia e se tais tipos são concomitantes ou não.[1]

História clínica, exame físico, exames complementares e achados cirúrgicos constituem as ferramentas necessárias para se avaliar o nível de disseminação do tumor. Deve-se lembrar que os métodos auxiliares podem ser falhos, principalmente os de imagens operador-dependentes, e que nem todos os centros possuem os recursos necessários para um estadiamento ideal.

O nível de penetração do tumor na parede gástrica, a invasão linfonodal e a presença de metástase constituem as principais variáveis utilizadas no estadiamento, permitindo a partir daí selecionar a terapêutica, prever complicações e obter informações sobre o prognóstico, incluindo os resultados esperados com o tratamento.[1]

Três entidades têm elaborado, individualmente, regras para estadiar câncer gástrico, regras essas que vêm sofrendo aperfeiçoamentos periódicos. Todas utilizam a tríade: tumor-nódulo-metástase (Sistema TNM). São elas: The American Joint Committee for Staging Cancer/Results Reporting; Union Inter-nationale Controle de Cancer (UICC) e Japanese Research Society for Gastric Cancer (JRSGC). Estas duas últimas são as mais destacadas e adotadas, sendo a da UICC a mais utilizada no Ocidente, enquanto a JRSGC é principalmente utilizada no Oriente. Ambas têm tentado aproximar seus critérios de avaliação da doença no sentido de permitir comparar resultados de estudos ocidentais e orientais sobre câncer gástrico. Apesar desse esforço, ainda persistem diferenças importantes, como critérios do que se considera metástase *versus* comprometimento linfonodal ou número de linfonodos comprometidos *versus* cadeia de drenagem linfática.[2] A análise comparativa entre ambas tem gerado algumas críticas e sugestões para novas alterações.[3]

A seguir serão abordados detalhes dessas duas classificações.

SISTEMA DA UICC-TNM

Essa classificação, desde sua criação entre os anos de 1944 e 1952, vem sofrendo aperfeiçoamentos periódicos e, a partir de sua penúltima edição (a quinta), em 1997,[4] deixou de considerar a distância entre os linfonodos comprometidos e tumor primário e passou a utilizar apenas o número de linfonodos comprometidos. Esse critério foi mantido em sua sexta revisão, realizada em 2002.[5]

Isso permitiu conhecer melhor a real extensão da doença. Estabeleceu-se que no mínimo 15 linfonodos deverão ser ressecados para avaliar a extensão da doença, porém isso gera certo desconforto entre os cirurgiões orientais e os ocidentais, uma vez que estes nem sempre conseguem atingir esse escore de linfonodos ressecados.[6,7]

Segundo o INCA, Instituto Nacional de Câncer, esse sistema baseia-se na extensão anatômica da doença, levando em conta as características do tumor primário (T), as características dos linfonodos das cadeias de drenagem linfática do órgão em que o tumor se localiza (N) e a presença ou ausência de metástases a distância (M). Esses parâmetros recebem graduações, geralmente de T0 a T4, compreendendo a invasão da mucosa até órgãos vizinhos ao estômago; de N0 a N3, sendo N0 ausência de comprometimento linfonodal; e de M0 a M1, conforme presença ou não de metástases.

Além das graduações numéricas, as categorias T e N podem ser subclassificadas em graduações alfabéticas (a, b, c). Tanto as graduações numéricas como as alfabéticas expressam o nível de evolução do tumor e dos linfonodos atingidos.

Os critérios dessas variáveis podem ser avaliados tanto do ponto de vista clínico (cTNM) quanto anatomopatológico (pTNM), este baseado em estudo de biópsias e/ou peças cirúrgicas.

Quando essas categorias T, N e M são agrupadas em combinações pre-estabelecidas, ficam distribuídas em estádios que variam de I a IV. Eles podem ser subclassificados em A e B, para melhor expressar o nível de evolução da doença.[8]

Para melhor compreensão, detalhes de cada item dessa classificação são apresentados a seguir.

"T" – TUMOR

A principal atenção em relação ao tumor primário é determinar seu nível de penetração na parede gástrica, independentemente do grau de diferenciação histológica (classificação de Lauren). Esse nível de penetração constitui-se em um dos mais importantes fatores prognósticos do câncer gástrico.[9] O nível de penetração pode variar desde a mucosa até as estruturas adjacentes ao estômago e, como se sabe, há uma flagrante redução na taxa de sobrevida à medida que o tumor avança da mucosa à serosa.

Exame físico, diagnóstico por imagem, endoscopia e/ou exploração cirúrgica constituem a lógica da investigação sobre o nível de invasão tumoral. No entanto, nem sempre se consegue avaliar o tumor primário e, nessas condições, utiliza-se a letra "X" (TX). Quando não se consegue identificar o tumor primário, utiliza-se o numeral "0" junto à letra "T" dessa classificação (T0). Assim, tipifica-se o nível de infiltração do tumor gástrico, conforme Tabela 82.10, cuja representação esquemática encontra-se na Figura 82.22.

O câncer gástrico em sua fase inicial, ainda restrito à parede gástrica, em geral mostra-se semiologicamente pobre. No entanto, a presença de determinados achados clínicos já indica doença avançada, tais como: linfonodos cervical esquerdo palpável (gânglio de Virchow), que corresponde ao sinal de Troisier; massa abdominal palpável; sinais de infiltração da cicatriz umbilical conseqüente à invasão tumoral no ligamento falciforme (nódulo da Irmã Jose); prateleira de Blumer comprometida, detectada pelo toque retal; presença de ascite, entre outros.[10,11]

Os achados dos exames clínico, endoscópico e histopatológico orientam quais outros métodos diagnósticos devem ser utilizados, ou seja, métodos de investigação mais indicados quando se tratar de um tumor precoce (T1) e quando se tratar de um tumor mais avançado (T3, T4). Exames e métodos diagnósticos complementares utilizados na investigação da extensão da neoplasia gástrica estão representados no Tabela 82.11.

Dentre os recursos apontados na Tabela 82.2, a ultra-sonografia endoscópica (USE) e a tomografia computadorizada (TC) são os mais indicados para avaliar o nível da invasão parietal do tumor, com a vantagem de acurácia diagnóstica de 85% a favor da USE. Lightdale reportou concordância de 92% entre a USE e achados cirúrgicos e apenas de 42% com a TC.[12] A acurácia diagnóstica da USE também varia conforme o nível de penetração do tumor na parede gástrica.[13]

A maior dificuldade encontrada é não se poder distinguir claramente uma invasão da suberosa (T2) de uma invasão da serosa (T3). Tal distinção é muito importante, uma vez que se separa o tumor com avanço localizado daquele avançado, alterando, assim, o estadiamento e, conseqüentemente, a sobrevida. Embora seja a USE o único método capaz de fazer essa distinção, ela não é tão precisa, podendo ocorrer sub ou superestadiamento do tumor. Deve-se

TABELA 82.10

Níveis de penetração do tumor na parede gástrica

Categoria	Nível de infiltração
TX	O tumor primário não pode ser avaliado
T0	Não há evidência de tumor primário
Tis	Carcinoma *in situ*: tumor intra-epitelial sem invasão da lâmina própria
T1	Tumor que invade a lâmina própria ou a submucosa
T2	Tumor que invade a muscular própria ou a subserosa[1]
T2a	Tumor que invade a muscular própria
T2b	Tumor que invade a subserosa
T3	Tumor que penetra a serosa (peritônio visceral sem invadir estruturas adjacentes)[1,2,3]
T4	Tumor que invade as estruturas adjacentes[1,2,3]

[1] O tumor pode penetrar a muscular própria com extensão para os ligamentos gastrocólico ou gastro-hepático ou para o omento maior ou menor, sem perfuração do peritônio visceral que cobre essas estruturas. Nesse caso, o tumor é classificado como T2b. Se existe perfuração do peritônio visceral que reveste os ligamentos gástricos ou os omentos, o tumor é classificado como T3.
[2] As estruturas adjacentes ao estômago são baço, cólon transverso, fígado, diafragma, pâncreas, parede abdominal, supra-renal, rim, intestino delgado e retroperitônio.
[3] A extensão intramural para duodeno ou esôfago é classificada pela profundidade da maior invasão em qualquer dessas localizações, inclusive o estômago.[5]

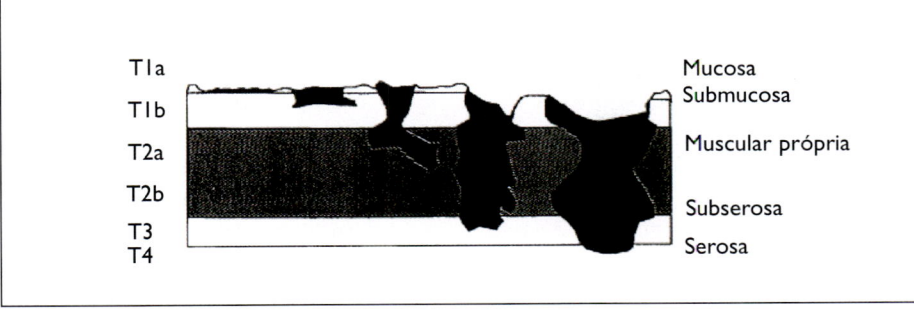

FIGURA 82.22

Níveis de invasão do tumor primário na parede gástrica

TABELA 82.11

Exames e métodos diagnósticos disponíveis para investigação de disseminação do tumor gástrico

Histopatologia
Ultra-sonografia transparietal (US)
Tomografia computadorizada (TC)

Laparoscopia
     Citologia do lavado peritonial
     Biópsias

Ultra-sonografia endoscópica (USE)
Cirurgia
Ressonância nuclear magnética (RNM)
Laparoscopia com US
Positron emission tomography (PET-Scan)
Linfonodo sentinela

lembrar que esse método depende da experiência do investigador, além de seu uso ainda limitar-se a poucos centros.[9]

N – NÓDULO

Os linfonodos regionais do estômago são os perigástricos, ao longo da pequena e da grande curvatura; os localizados ao longo das artérias gástrica esquerda, hepática comum, esplênica e celíaca; e os hepatoduodenais. Os linfonodos regionais da junção esôfago-gástrica são paracárdicos, gástricos esquerdos, celía-

cos, diafragmáticos e mediastinais inferiores paraesofageanos. O envolvimento de outros linfonodos intra-abdominais – tais como retropancreáticos, mesentéricos e para-aórticos – é classificado como metástase a distância.[5]

Aqui, a exemplo do que ocorre no "T", também se acrescentam numerais à letra "N", a fim de se estabelecer o grau de comprometimento dos linfonodos. A investigação clínica de linfonodos se-

gue as mesmas diretrizes utilizadas na avaliação do tumor primário, com os mesmos detalhes para o exame físico, conforme já descrito. Os recursos auxiliares diagnósticos são mais dirigidos para investigação extragástrica da doença.

A importância de se estabelecer o grau de comprometimento linfonodal do tumor deve-se à sua correlação com a taxa de sobrevida, além da orientação sobre o nível de linfadenectomia a ser realizado, uma vez que a taxa de sobrevida também está vinculada ao número de linfonodos comprometidos (Figura 82.23)[14] e também ao de ressecados.[15,16,17]

A UICC, desde sua penúltima edição em 1997, alterou os critérios quanto ao comprometimento linfonodal. Abandonou o critério de distância dos linfonodos comprometidos em relação a tumor primário e passou a considerar apenas o número de linfonodos comprometidos, independentemente da distância do tu-

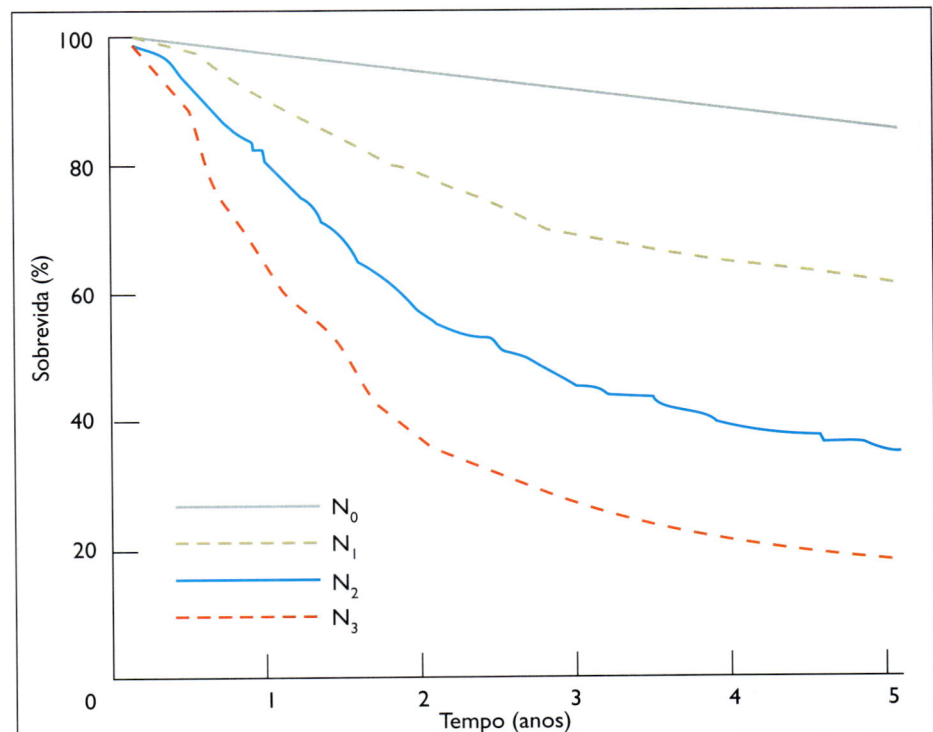

FIGURA 82.23

Correlação entre nível de comprometimento linfonodal e sobrevida em cinco anos

mor primário, classificando o nível de comprometimento dos linfonodos conforme descrito na Tabela 82.12.

O argumento para tal alteração foi a correlação observada entres esses achados e a taxa de sobrevida. Embora surjam críticas quanto a possíveis subestadiamentos, foi um avanço em simplificar a investigação.

Há uma correlação de proporcionalidade entre o nível de penetração do tumor primário na parede gástrica (T) e o nível de invasão linfonodal (N) (Figura 82.24). Isso é fundamental na decisão do tipo de abordagem terapêutica: se endoscópica, videolaparoscópica, cirúrgica convencional com intenção curativa ou simplesmente paliativa.[9]

A ultra-sonografia percutânea, a TC, e a USE são os métodos de imagens habitualmente indicados na investigação do comprometimento linfonodal, sendo, dentre esses, a USE o de maior acurácia diagnóstica (65% a 87%) quando se investigam linfonodos perigástricos.[9] Tal

acurácia vai decrescendo com o distanciamento dos linfonodos comprometidos em relação à parede gástrica.[13,18]

Todos esses métodos, inclusive a USE, só identificam linfonodos volumosos, com a limitação de não se distinguir claramente entre os com neoplasia daqueles apenas infartados. A não-identificação de microlinfonodos deixa margem a um subestadiamento.[9]

"M" – METÁSTASE

Devido à rotação embrionária do estômago, o câncer gástrico metastatiza não somente para os linfonodos do grande e do pequeno omento, mas também para os linfonodos ao longo do eixo celíaco e do espaço retroperitonial e ao longo dos grandes vasos abdominais. Por contiguidade, o tumor pode atingir fígado, baço, pâncreas, intestino delgado e grosso. Em um percentual baixo (3%), pode metastatizar para estruturas distantes, como medula óssea e cérebro e

para o ovário (tumor de Krukenberg). Metástases para linfonodos distantes também podem ocorrer e ser detectadas já ao exame físico, conforme descrito anteriormente.

Apesar de um exame clínico meticuloso, dos métodos auxiliares de diagnóstico e da abordagem cirúrgica, a investigação de metástases pode ser limitada e, assim, nem sempre é possível afastar a possibilidade de metástase a distância (MX).

As metástases, segundo essa classificação, podem ser especificadas conforme o órgão comprometido, com a abreviatura em inglês desse órgão:

Pulmonar	PUL
Medular óssea	MO [MAR]
Óssea	OSS
Pleural	PLE
Hepática	HEP
Peritonial	PER
Cerebral	CER [BRA]
Supra-renal (Adrenal)	ADR
Linfonodal	LIN [LYM]
Cutânea	CUT [SKI]
Outras	OUT [OTH]

A US percutânea, o *scanning* com tomografia computadorizada e a RNM são os métodos habitualmente utilizados para pesquisa de metástases hepáticas maiores que 1,0 cm; metástases menores em geral escapam a esses métodos, justamente as lesões de tamanho mais freqüentemente encontradas. A sensibilidade da US e da TC para detectar presença ou ausência de doença metastática hepática é em torno de 85%.[19]

Os três métodos (US/TC/RNM), juntos, não permitem atingir um percentual diagnóstico de 100%. Lesões a distância que escapam a esses métodos podem eventualmente ser detectadas através da *positron emission tomography* (PET), cujo princípio baseia-se na captação do fluorodesoxiglicose pela célula tumoral, que é deficiente em exoquinase para degradar a glicose e, assim, acu-

TABELA 82.12

Categorização dos linfonodos segundo nível de comprometimento

Categoria	Nível de comprometimento
NX	Os linfonodos regionais não podem ser avaliados
N0	Ausência de metástase em linfonodos regionais
N1	Metástase em 1 a 6 linfonodos regionais
N2	Metástase em 7 a 15 linfonodos regionais
N3	Metástase em mais de 15 linfonodos regionais

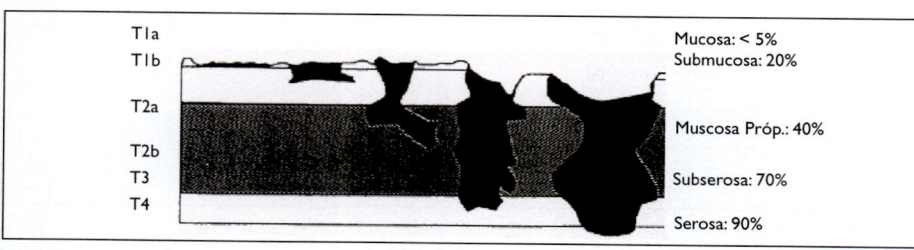

FIGURA 82.24

Relação entre profundidade da infiltração do tumor na parede gástrica e a conseqüente metastatização linfonodal do câncer gástrico

mula-se na célula emitindo pósitrons suficientes para serem transformados em imagens.[20,21]

Vários estudos têm demonstrado a grande importância da laparoscopia pré-operatória naqueles pacientes candidatos ao tratamento cirúrgico do câncer gástrico. O método, além de permitir avaliação mais detalhada do comprometimento peritonial e hepático em relação aos métodos acima, por detectar microcarcinomatose, possibilita a realização de biópsias e coleta de lavado peritonial e assim auxilia na decisão quanto à conveniência ou não de um tratamento cirúrgico com intenção curativa. Lesões não detectadas pela TC podem ser identificadas, inclusive as hepáticas menores que 1,0 cm. Reduzir a permanência hospitalar, os custos e o sofrimento do paciente também é outra vantagem do método. Possik e colaboradores encontraram percentual de eficiência de 89,4% e 96,5% na identificação de metástase peritonial e hepática, respectivamente, ressaltando a importância dos métodos em evitar laparotomia desnecessária.[11,14,22,23,24]

A escolha de cada método diagnóstico depende de qual variável (TNM) se deseja investigar, uma vez que a acurácia de cada método varia conforme o avanço da doença, como demonstrado na Tabela 82.13.

A avaliação do cirurgião no ato operatório reveste-se de grande importância, já que se tem a oportunidade de realizar biópsia de congelação, investigar comprometimento de linfonodos, peritônio, grandes vasos, órgãos, como fígado, ovário, cólons, além de detectar micrometástases. O inventário da ca-

vidade pode alterar o nível de estadiamento previamente estabelecido e, por conseguinte, orientar qual a conduta terapêutica mais conveniente. Deve-se lembrar, contudo, que o estadiamento final só ocorrerá após minucioso estudo da peça cirúrgica, obviamente, depois da cirurgia realizada e às vezes até com intenção curativa.

Nos últimos anos tem renascido o interesse sobre a pesquisa de linfonodo sentinela, oriunda dos anos 1950. Através da injeção de um corante (azul patente) nos quadrantes do tumor durante o ato operatório, pode-se identificar o seu sítio de drenagem linfática por meio da coloração de linfonodo sentinela.[26] Isso tem contribuído para melhorar a acurácia do estadiamento de tumores em fases mais precoces (T1NX), permitindo orientar e limitar a linfadenectomia. Segundo a UICC-TNM,[5] o linfonodo sentinela é o primeiro linfonodo a receber a drenagem linfática do tumor primário. Se ele contém tumor metastático, indica que outros linfonodos também podem conter tumor. Se ele não contém tumor metastático, é improvável que os outros linfonodos contenham tumor. Ocasionalmente existe mais de um linfonodo sentinela. As designações que se seguem são aplicáveis quando se faz a avaliação do linfonodo sentinela:

pNX (sn)	O linfonodo sentinela não pode ser avaliado
pN0 (sn)	Ausência de metástase em linfonodo sentinela
pN1 (sn)	Metástase em linfonodo sentinela

GRUPAMENTO POR ESTÁDIO

O resultado final das combinações desses itens – TNM – compõe o estadiamento clínico conforme exposto na Tabela 82.14.

REGRAS DE ESTADIAMENTO SEGUNDO A SOCIEDADE JAPONESA PARA PESQUISA DO CÂNCER GÁSTRICO

Em 1961, a Sociedade Japonesa para Pesquisa do Câncer Gástrico publicou a primeira edição sobre "Regras Gerais para Estudo do Câncer Gástrico", e somente em 1995 foi editada a primeira edição em inglês, após a 12ª edição em língua japonesa.[27] A segunda edição em inglês ocorreu em 1997,[28] já com base na 13ª edição japonesa.[29]

A seguir serão enfocados esses critérios japoneses, tendo sempre como referência essa segunda edição publicada em 1998.

Ao longo desse período, essas regras vêm sofrendo modificações, aperfeiçoando critérios e tentando maior integração junto às regras da UICC, no sentido de universalizar um conceito sobre estadiamento, mesmo que por caminhos diferentes. A escola japonesa utiliza critérios anatomoclínicos de forma pormenorizada, setorizando a anatomia dos linfonodos conforme a localização do tumor primário, com o objetivo de ter uma avaliação da extensão da neoplasia muito próxima do ideal. Outro aspecto considerado são os resultados cirúrgicos alcançados, levando-se em consideração a linfadenectomia, com base nos sítios de drenagem linfática.

Abordam-se quatro princípios:

- Achados clínicos: Envolvem o exame clínico e os métodos de diagnóstico, inclusive laparoscopia diagnóstica;
- Achados cirúrgicos: Achados durante a cirurgia, inclusive congelação e citologia;
- Achados patológicos: Exames microscópicos de espécimes obtidos de

TABELA 82.13

Acurácia de quatro métodos de diagnósticos para avaliação de pacientes com câncer gástrico[25]

	TC	USE	Hidro-TC	LAP
Categoria T	25%-66%	71%-92%	51%	47%
Categoria N	25%-68%	55%-87%	51%	60%-90%
Categoria M	65%-72%	-----	79%	80%-90%

TABELA 82.14

Estadiamento de câncer gástrico segundo a UICC-TNM

Estádio 0	Tis	N0			M0
Estádio IA	T1	N0			M0
Estádio IB	T1	N1			M0
	T2a/b	N1			M0
	T3	N0			M0
Estádio IIIA	T2a/b	N2			M0
	T3	N1			M0
	T4	N0			M0
Estádio IV	T4	N1	N2	N3	M0
	T1,T2,T3			N3	M0
	Qualquer T	Qualquer N			M1

endoscopia, laparoscopia ou ressecção cirúrgica;

● Aspecto final: Um compilado dos três itens anteriores com a intenção de se definir o nível de avanço da neoplasia.

QUANTO AO TUMOR PRIMÁRIO – "T"

Considera os aspectos macroscópicos do tumor, seja precoce, seja avançado (Figuras 82.25 e 82.26).

LOCALIZAÇÃO DO TUMOR

Diferentemente das normas da UICC, em que a topografia do tumor primário dentro do estômago não é considerada, aqui o estômago é dividido em três partes caracterizadas por letras: U (*upper*), M (*middle*), L (*lower*), E e D se há comprometimento esofágico e/ou duodenal respectivamente (Figura 82.27).

Quando o tumor invade mais de uma dessas porções, considera-se a região mais fortemente comprometida, seguido das menos invadidas. Exemplo: ML, UML.

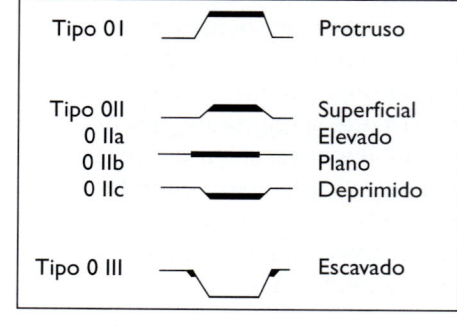

FIGURA 82.25

Câncer gástrico precoce

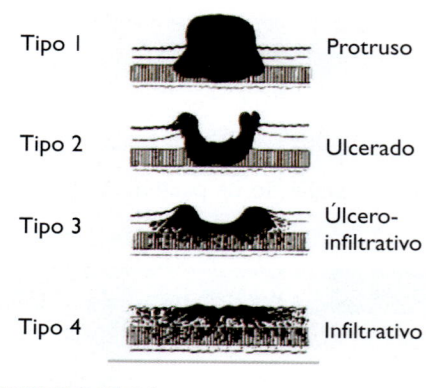

FIGURA 82.26

Câncer gástrico avançado

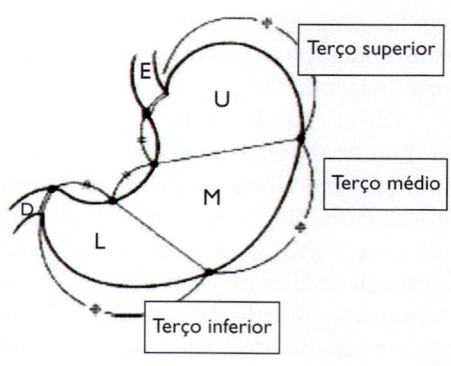

FIGURA 82.27

Divisão esquemática da topografia do câncer gástrico

O estômago também é seccionado transversalmente para melhor caracterização da topografia do tumor, recebendo abreviaturas (Figura 82.28).

NÍVEL DE INVASÃO DO TUMOR NA PAREDE GÁSTRICA

Nesse aspecto, há uma clara concordância em relação às regras utilizadas pela UICC, inclusive no que se refere a T2, em que, mesmo que o tumor se estenda até o grande e/ou pequeno omento ou ocasionalmente até os ligamentos gastrocólico ou gastrohepático sem haver perfuração do peritônio visceral que cobre essas estruturas, continua sendo considerado T2. Se houver perfuração de serosa, passa a ser considerado T3. Invasão do grande e pequeno omento, do esôfago e do duodeno não é considerada como T4 (Tabela 82.15).

QUANTO AOS LINFONODOS

Nos critérios da escola japonesa, os linfonodos são identificados, numerados e agrupados segundo seus sítios de drenagem, que por vez estão vinculados à topografia do tumor primário, ou seja, adota-se um conceito claramente anatomofisiológico, determinando e isolando as cadeias linfáticas (Tabela 82.16). Isso também objetiva servir de guia ao cirurgião quanto à extensão e localização da linfadenectomia a ser realizada.[7]

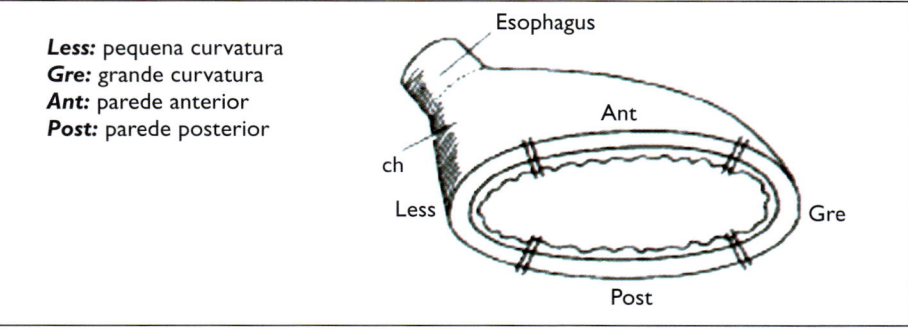

Less: pequena curvatura
Gre: grande curvatura
Ant: parede anterior
Post: parede posterior

FIGURA 82.28

Divisão transversal do estômago

TABELA 82.15

Categorização dos níveis do tumor na parede gástrica

Categoria	Níveis de invasão do tumor na parede gástrica
T1a	Invade a mucosa
T1b	Invade a submucosa
T2a	Invade a *muscularis* própria
T2b	Invade a subserosa
T3	Penetra na serosa
T4	Invade estruturas adjacentes
TX	Desconhecido

Na classificação da UICC, não se leva em consideração a topografia, mas tão-somente o número de linfonodos comprometidos pela neoplasia.

A correlação entre o nível de penetração do tumor na parede gástrica e as cadeias linfáticas comprometidas caracteriza os níveis de envolvimento linfático – N1, N2, N3 –, como também as metástases (Tabela 82.17).

A distribuição anatômica dos linfonodos é demonstrada a seguir esquematicamente (Figura 82.29).

O resultado final dos diversos níveis de invasão linfonodal fica determinado como exposto na Tabela 82.18.

METÁSTASES – "M"

O comprometimento do fígado e do peritônio, segundo a JRSGC, é considera-

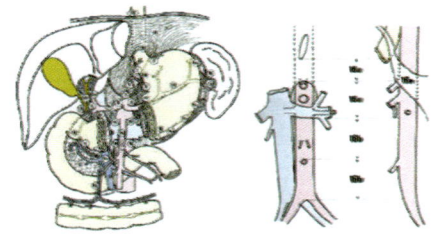

FIGURA 82.29

Representação esquemática da distribuição anatômica dos linfonodos

do em separado em relação à metástase a distância, tendo em vista a constatação de baixas taxas de sobrevida dos indivíduos nessa situação.

O comprometimento hepático é simbolizado pela letra H:

H0	Livre de metástases
H1	Com metástases
HX	Desconhecida a presença de metástases

Abandonou-se o critério de "poucas" e "numerosas" metástases como era utilizado. Metástases peritoniais também são rotuladas com o mesmo critério, apenas utilizando-se a letra "P":

P0	Sem metástase
P1	Metástase peritonial
PX	Desconhecido

Os achados do lavado peritonial – citologia peritonial (CY) – por meio da coloração pelo método de Papanicolaou são classificados pelas letras:

CY0	Células peritoniais benignas ou indeterminadas
CY1	Células neoplásicas
CYX	Citologia não realizada

O critério de metástases "M" refere-se à metástase a distância:

M0	Sem metástase a distância (mesmo que haja comprometimento hepático e/ou peritonial)
M1	Metástase a distância outra que não hepática ou peritonial. Nessa categoria incluem-se órgãos ou estruturas como osso, pulmão, cérebro, pleura, medula óssea, linfonodos, meninges, pele e outros.
MX	Desconhecido

Na categoria M1, a escola japonesa preconiza a identificação dos locais das metástases conforme o órgão, anotando-se:

TABELA 82.16

Linfonodos regionais do estômago numerados e classificados em cadeias

Nº 1	Cárdico direito
Nº 2	Cárdico esquerdo
Nº 3	Ao longo da pequena curvatura
Nº 4sa	Ao longo dos vasos gástricos curtos
Nº 4sb	Ao longo dos vasos gastroepiplóicos esquerdos
Nº 4d	Ao longo dos vasos gastroepiplóicos direitos
Nº 5	Suprapilóricos
Nº 6	Infrapilóricos
Nº 7	Ao longo da artéria gástrica esquerda
Nº 8a	Ao longo da artéria hepática comum (grupo ântero-superior)
Nº 8p	Ao longo da artéria hepática comum (grupo posterior)
Nº 9	Em torno da artéria celíaca
Nº 10	No nível do hilo esplênico
Nº 11p	No nível da porção proximal da artéria esplênica
Nº 11d	No nível da porção distal da artéria esplênica
Nº 12a	No nível do ligamento hepatoduodenal (ao longo da artéria hepática)
Nº 12b	No nível do ligamento hepatoduodenal (ao longo do ducto biliar)
Nº 12p	No nível do ligamento hepatoduodenal (ao lado da veia porta)
Nº 13	Na superfície posterior da cabeça do pâncreas
Nº 14v	Ao longo da veia mesentérica superior
Nº 14a	Ao longo da artéria mesentérica superior
Nº 15	Ao longo dos vasos da cólica média
Nº 16a1	Ao nível do hiato aórtico
Nº 16a2	Peri-aorta abdominal (da margem superior do tronco celíaco à margem inferior da veia renal esquerda)
Nº 16b1	Peri-aorta abdominal (da margem inferior da veia renal esquerda à margem superior da artéria mesentérica inferior)
Nº 16b2	Peri-aorta abdominal (da margem superior da artéria mesentérica inferior à bifurcação da aorta)
Nº 17	Na superfície anterior da cabeça do pâncreas
Nº 18	Ao longo da margem inferior do pâncreas
Nº 19	Infradiafragmático
Nº 20	No nível do hiato esofágico do diafragma
Nº 110	Paraesofágico no tórax inferior
Nº 111	Supradiafragmático
Nº 112	Mediastino posterior

LYM	Linfonodos
PUL	Pulmão
PLE	Pleura
MAR	Medula óssea
OSS	Ossos
BRA	Cérebro
MEN	Meninges
SKI	Pele
OTH	Outros

A análise dos achados de cada tópico – "T" "N" "M" – constitui a formatação do estadiamento do tumor gástrico segundo os critérios da escola japonesa e, por conseguinte, pode-se propor um tratamento mais adequado, além de se ter noção quanto à sobrevida (Tabela 82.19 e Figura 82.30).

COMENTÁRIOS FINAIS

As duas entidades – UICC e JRSGC – possuem critérios de estadiamento que mostram pontos concordantes e discordantes.

Há concordância quanto à nomenclatura para cada nível de infiltração parietal do tumor primário, ao comprometimento linfonodal e às metástases. Os critérios são idênticos em relação ao tumor primário.

Por outro lado, há discordância quanto ao tipo de comprometimento linfonodal. No critério japonês, considera-se a cadeia comprometida, e na UICC, simplesmente o número de linfonodos comprometidos, independentemente da cadeia a que pertença. Neste critério, pode-se incorrer no risco de se subestadiar o tumor, já que a conclusão final sobre o número de linfonodos metastáticos decorre de quantos são identificados na peça cirúrgica. Portanto, a etapa está sujeita a falhas para menos, ou seja, a identificação de seis linfonodos não garante que tenha escapado um linfonodo na pesquisa, e assim se estaria classificando N1 em vez de N2, o que tem importância na taxa de sobrevida.[30] Aliás, essa adoção do número de lin-

TABELA 82.17

Grupos de linfonodos N1 – N2 – N3 e correlação com o nível de penetração do tumor na parede gástrica

Linfonodos	LMU/MUL MLU/UML	LD/L	LM/M/ML	UM/UM	U	E+
1 cárdico direito	N1	N2	N1	N1	N1	
2 cárdico esquerdo	N1	M	N3	N1	N1	
3 pequena curvatura	N1	N1	N1	N1	N1	
4sa vasos gástricos curtos	N1	M	N3	N1	N1	
4sb gastroepiplóicos esq.	N1	N3	N1	N1	N1	
4d gastroepiplóicos dir.	N1	N1	N1	N1	N2	
5 suprapilóricos	N1	N1	N1	N1	N3	
6 infrapilóricos	N1	N1	N1	N1	N3	
7 aa. gástrica esquerda	N2	N2	N2	N2	N2	
8a aa. hepática comum	N2	N2	N2	N2	N2	
8b aa. hep. com. post.	N3	N3	N3	N3	N3	
9 aa. celíaca	N2	N2	N2	N2	N2	
10 hilo esplênico	N2	M	N3	N2	N2	
11p porção prox. aa. espl.	N2	N2	N2	N2	N2	
11d porção dist. aa. espl.	N2	M	N3	N2	N2	
12a lig. hepatoduod. aa. hep.	N2	N2	N2	N2	N3	
12b p. lig. hepatoduod duc. bil.	N3	N3	N3	N3	N3	
13 post. cabeça do pâncreas	N3	N3	N3	M	M	
14v veia mesentérica sup.	N2	N2	N3	N3	M	
14a artéria mesent. sup.	M	M	M	M	M	
15 vasos da cólica média	M	M	M	M	M	
16a1 hiato aórtico	M	M	M	M	M	
16a2 peri-aorta abd-tronco celíaco/inf. v. renal E	N3	N3	N3	N3	N3	
16b2 peri-aorta abd. (veia renal E / aa. MI)	M	M	M	M	M	
17 sup. ant. cab. do pâncreas	M	M	M	M	M	
18 inf. do pâncreas	M	M	M	M	M	
19 infradiafragmático	N3	M	M	N3	N3	N2
20 hiato esof. diafragma	N3	M	M	N3	N3	N1
110 paraesôfago. tórax inf.	M	M	M	M	M	N3
111 supradiafragmático	M	M	M	M	M	N3
112 mediastino posterior	M	M	M	M	M	N3

L = Low   M = Middle   U= Upper   D = Duodeno   E = Esôfago

TABELA 82.18

Níveis de infiltração linfonodal

N0	Sem evidência de metástase linfonodal
N1	Metástases para o grupo 1 dos linfonodos, mas sem metástase para o grupo 2 ou 3
N2	Metástases para o grupo 2, mas sem metástase para o grupo 3
N3	Metástases para o grupo 3 de linfonodos
NX	Desconhecido

TABELA 82.19

Estadiamento do câncer gástrico segundo a escola japonesa

IA	Tumor invade a mucosa/submucosa, mas sem invasão linfonodal
IB	Tumor invade a mucosa/submucosa e grupo de linfonodos N1
	Tumor invade a muscular própria, mas sem invasão linfonodal
II	Tumor invade a mucosa/submucosa e grupo de linfonodos N2
	Tumor invade a muscular e o grupo de linfonodos N1
	Tumor invade a serosa e sem invasão linfonodal
IIIA	Tumor invade a muscular e o grupo de linfonodos N2
	Tumor invade a serosa e linfonodos N1
	Tumor invade estruturas vizinhas, mas sem invasão linfonodal
IIIB	Tumor invade a serosa e linfonodos do grupo N2
	Tumor invade estruturas vizinhas e linfonodos do grupo N1
IV	Tumor com metástases a distância, hepática, peritonial, citologia peritonial +, e nível de invasão de linfonodos do grupo N3

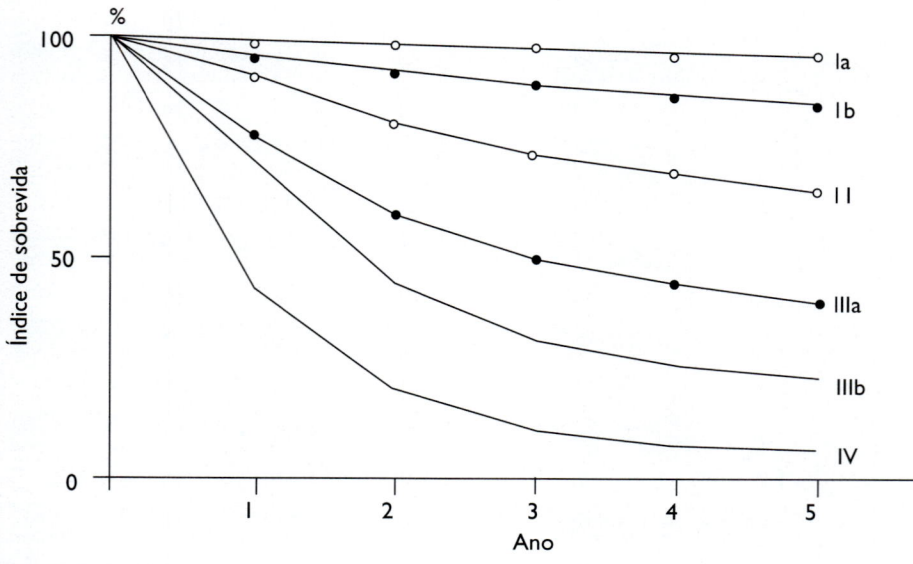

FIGURA 82.30

Correlação entre sobrevida e estádios clínicos para o câncer gástrico

fonodos ressecados e comprometidos (maior que 15) não é consenso entre os cirurgiões. Há quem recomende número maior do que 15[30] e quem recomende menos que isso,[31] argumentos baseados em estudos individuais.

Há grupos de envolvimento linfonodal considerados como tal no critério japonês, enquanto nos da UICC são considerados metástases a distância, como, por exemplo, linfonodos para-aórticos. Há quem considere mais racional em termos de prognóstico a classificação TNM da UICC em relação à japonesa.[7]

Para definir qual o tratamento mais adequado, deve-se estadiar a lesão. Para isso, têm-se, na prática, dados anteriores ao tratamento – métodos de imagem, histologia do tumor (biópsias endoscópicas), histologia via laparoscopia (citologia oncótica, biópsias peritoniais ou hepáticas) – e dados obtidos durante o tratamento, no caso, durante o ato cirúrgico: avaliação macroscópica, pelo cirurgião, do nível de extensão da lesão e dados de biópsia seguidos de congelação. Com isso é proposto o tratamento definitivo do tumor. Após essa etapa, o estadiamento pode sofrer alterações, agora com bases nas informações histológicas de linfonodos ressecados, de invasão de vasos linfáticos, de peritônio etc., ou seja, o estadiamento final só ocorre após o tratamento definitivo já ter sido realizado.

A tentativa de harmonização entre as duas categorias de estadiamento – UICC e japonesa – tem por objetivo, como já referido, permitir avaliar os resultados de tratamento realizado tanto no Ocidente quanto no Oriente. À luz dos critérios atuais já é possível estadiar um paciente com base nos dados japoneses para o sistema TNM da UICC, mas o inverso ainda não é possível, principalmente pela forma de se investigar o envolvimento linfonodal (Tabela 82.20).[32]

Quando se comparam as duas classificações com base no comprometimento linfonodal (número de linfonodos *versus* sítio de drenagem) em relação ao valor prognóstico, a classificação da UICC tem-se mostrado melhor na opinião de alguns pesquisadores.[7]

TABELA 82.20

Aspectos comparativos entre as regras propostas por UICC x JRSGC

	UICC – TNM	JRSGC
Linfonodos	apenas nº comprom.	estuda a cadeia
Fígado	metástase	estudo isolado
Peritônio	metástase	estudo isolado
Sítio tu no estômago	não importante	divide em três sítios
Laparoscopia	importante	muito importante
Citologia lavado perit.	–	meta. a distância
AP > Sítio linfonodos	simples	complicado
Foco	prognóstico	tratamento cirúrgico

REFERÊNCIAS BIBLIOGRÁFICAS

1. Malheiros CA, Kassab P. Estadiamento do câncer do estômago. Rev Assoc Med Bras 2004;50(1):1-20.

2. D'Ugo D, Pacelli F, Persiani R, Pende V, Ianni A, Papa V et al. Impact of the latest TNM classification for gastric cancer: retrospective analysis on 94 D2 gastrectomies. World J Surg 2002;26(6):672-7.

3. Kunisaki C, Shimada H, Nomura M, Matsuda G, Otsuka Y, Ono H et al. Comparative evaluation of gastric carcinoma staging: Japanese. Ann Surg Oncol 2004;11(2):203-6.

4. Hermanek P, Hutter RVP, Sobin LH, Wagner G, Wittekind CH, editores. UICC-TNM classification of malignant tumors. 4th ed. Berlin: Springer-Verlag; 1997.

5. Sobin LH, Wittekind CH, editores. TNM classification of malignant tumors. 6th ed. New York: Wiley-Liss; 2002.

6. Del Rio P, Dell'Abate P, Solian Pi, Arcur MF, Tacci S, Ziegler S et al. Old and new TNM in carcinoma of the gastric antrum: analysis of our personal experience. J Gastrointest Surg 2003;7(7):912-6.

7. Sayegh ME, Sano T, Dexter S, Katai H, Fukagawa T, Sasako M. International and Japanese Gastric Cancer Associations TNM and Japanese staging systems for gastric cancer: how do they coexist? Gastric Cancer 2004;7:140-8.

8. Instituto Nacional de Câncer. TNM: classificação de tumores malignos. 6ª ed. Rio de Janeiro: INCA; 2004 [acesso em 2006 Jun 26]. Disponível em: http://www.inca.gov.br/tratamento/tnm/tnm2.pdf.

9. Siewert JR, Sendler A. Stomach duodenum preoperative staging for gastric cancer. In: Holzheimer RG, Mannick JA. Surgical treatment evidence-based, problem-oriented. Munich: Zuckschwerdt Verlag GmbH; 2001 [acesso em 2006 Jun 26]. Disponível em: http://www.ncbi.nlm.nih.gov/books/bv.fcgi?rid=surg.chapter.475

10. Boland CR, Scheiman JM. Tumors of the stomach. In: Yamada T, Lapers DH, Owyang C, Powell DW, Silvertein FE. Gastroenterology. 2nd ed. Philadelphia: J.B.Lippincott Company; 1995. P. 1495-523.

11. Possik R, Mincis M. Câncer gástrico In: Mincis M, editor. Gastroenterologia & hepatologia: diagnóstico e tratamento. São Paulo: Lemos; 1997. P. 343-56.

12. Lightdale CJ. Endoscopic ultrasonography in the diagnosis, staging and follow-up of esophageal and gastric cancer. Endoscopy 1992;24(suppl 1):297.

13. Ganpathi IS, So JB, Ho KY. Endoscopic ultrasonography for gastric cancer: does it influence treatment? Surg Endosc 2006 Apr;20(4):559-62.

14. Archie V, Kauhb J, Jones DV Jr, Cruz V, Karpeh MS Jr, Thomas CR Jr. Gastric cancer: standards for the 21st century. Crit Rev Oncol Hematol 2006;57:123-31.

15. Ilias EJ. Impacto do número de linfonodos retirados na sobrevida após gastrectomia por câncer gástrico. Rev Assoc Med Bras 2005;51(6).

16. Liu KJM, Loewen M, Atten MJ, Millikan K, Tebbit C, Walter RJ. The survival of stage III gastric cancer patients is affected by the number of lymph nodes removed. Surgery 2003;134(4):639-46.

17. Folli S, Morgagni P, Roviello F, De Manzoni G, Marrelli D, Saragoni L et al. Risk factors for lymph node metastases and their prognostic significance in early gastric cancer for the

Italian Research Group for Gastric Cancer. Jpn J Clin Oncol 2001;31(10):495-9.

18. Yasuda K. EUS in the detection of early gastric cancer. Gastrointest Endosc 2002;56(suppl 4):S68-75.

19. Saine S. Imaging of the hepatobiliary tract. N Engl J Med 1997;336(26):1889-94.

20. Tian J, Chen L, Wei B, Shao M, Ding Y, Yin D et al. The value of vesicant 18F-fluorodeoxyglucose positron emission tomography in gastric malignancies. Nucl Med Commun 2004;25(8):825-31.

21. Lim JS, Yun MJ, Kim M, Hyung WJ, Park MS, Choi JY et al. CT and PET in stomach cancer preoperative staging and monitoring of response to therapy. Radiographics 2006; 26(1):143-56.

22. Blacshow GRJC, Barry JD, Edwards P, Allinson MC, Thomas GV, Lewis WG. Laparoscopy significantly improves the perceived preoperative stage of gastric cancer. Gastric Cancer 2003;6(4):225-9.

23. Karpeh MS. Staging laparoscopy for gastric cancer operative techniques in general surgery 2003;5(1):50-4.

24. Feussner H, Kraemer SJM, Siewert JR. Staging-Laparoskopie [abstract]. Chirurg 1997;68:201.

25. Hohenberg P, Gretschel S. Gastric cancer. Lancet 2003; 362(26):305-15.

26. Pinheiro LGP, Soares AH, Lopes AJT, Naguére MASP, Gondim FAL et al. Estudo experimental de linfonodos sentinela na mama da cadela com azul patente e tecnécio Tc99m. Acta Cir Bras 2003;18(6):514-7.

27. Japanese Research Society for Gastric Cancer. Japanese classification of gastric carcinoma. 1st English ed. Tokyo: Kanehara; 1995.

28. Japanese Gastric Cancer Association. Japanese classification of gastric carcinoma. 2nd English ed. Gastric Cancer 1998; 1: 10-24.

29. Japanese Gastric Cancer Association. Japanese classification of gastric carcinoma. 13th Japanese ed. Tokyo: Kanehara; 1998.

30. Lee HK, Yang HK, Kim WH, Lee KU, Choe KJ, Kim JP. Influence of the number of lymph nodes examined on staging of gastric cancer. Br J Surg 2001;88(10):1408-12.

31. Ichikura T, Ogawa T, Chochi K, Kawabata T, Sugasawa H, Mochizuki H. Minimum number of lymph nodes that should be examined for the Internatioanl Union Against Cancer/American Joint Committee on Cancer TNM classification of gastric carcinoma. World J Surg 2003;27:330-3.

32. Oiko T, Sasako M. The new Japanese classification of gastric carcinoma: points to be revised. Gastric Cancer 1998; 1:25-30.

CAPÍTULO 83

AVANÇADOS – TRATAMENTO ENDOSCÓPICO PALIATIVO

Silvério Soares S. Neto

INTRODUÇÃO

O objetivo deste capítulo é mostrar como e quando é possível intervir endoscopicamente sobre as lesões tumorais do estômago, objetivando reduzir o tamanho dos tumores e diminuir o crescimento desse tipo de câncer avançado, procurando agir tanto nos tumores que ainda se encontram virgens de tratamento como nas recidivas que surgem pós-tratamento cirúrgico.

Com o desenvolvimento tecnológico de novos materiais e equipamentos, consegue-se uma abordagem mais segura e com melhores resultados, além de proporcionar menores índices de complicações dos métodos endoscópicos usados nos diversos estágios de evolução do adenocarcinoma gástrico.

MATERIAL E MÉTODOS

Foram feitas revisões sistemáticas da literatura a partir de 1992, encontrando-se pouco material sobre o tema nos trabalhos internacionais. Foram consultadas as principais fontes eletrônicas de assuntos médicos: Medline, Lilacs e The Crochane Library.

RESULTADOS

O carcinoma gástrico é a segunda causa mais freqüente de morte por câncer em todo o mundo. Estatisticamente, em sua maioria os pacientes procuram o médico quando o tumor gástrico já está em estágio avançado de crescimento, limitando, assim, as possibilidades terapêuticas. A primeira opção de tratamento é cirúrgica, objetivando-se retirar o máximo do órgão comprometido, pesquisar a existência de metástases e coletar material dessas lesões e das cadeias ganglionares para exame histopatológico: em outras palavras, estadiar o tumor.

Sabe-se, no entanto, que cerca de 50% dos tumores malignos do estômago são irressecáveis e, dessa maneira, a tarefa de melhorar as condições do paciente, aumentando sua sobrevida e proporcionando-lhe melhor qualidade de vida, fica a cargo dos oncologistas clínicos, dos radioterapeutas e dos endoscopistas intervencionistas.

Avaliados e estabelecidos os critérios de intratabilidade cirúrgica – tais como metástases a distância, doença sistêmica, tumor avançado de grandes proporções ou recidiva da doença maligna –, os pacientes são encaminhados para tratamento alternativo, associando-se os procedimentos clínicos não-invasivos (radioterapia, quimioterapia) ao tratamento endoscópico. As urgências clínicas dos pacientes com carcinoma avançado do estômago que requerem de imediato a atuação do endoscopista são as hemorragias digestivas que em grande número de pacientes atendidos nos prontos-socorros constituem a primeira manifestação grave da doença carcinomatosa. As lesões obstrutivas do tubo digestivo alto e baixo são de evolução mais lenta, tornando o paciente mais acomodado.

Neste capítulo, destacam-se as intervenções endoscópicas nas lesões oclusivas localizadas entre a cárdia e o piloro, com comprometimento a partir do esôfago distal até o duodeno, por invasão contígua. Essas estenoses malignas eram submetidas à dilatação com bugias e balões manométricos no passado, sem grandes resultados. Hoje, as intervenções endoscópicas visam obter destruição parcial do tumor, por meio de agentes físico-químicos, desde a necrólise química até ablações com *laser* e argônio, passando pela instalação de próteses metálicas auto-expansivas.[1,2] Esses procedimentos podem ser realizados isoladamente ou combinados entre si, associando-se aos demais procedimentos disponíveis na atualidade.

A seguir, relacionamos os principais campos de atuação da endoscopia terapêutica, tanto nas hemorragias quanto nas estenoses:

- ALCOOLIZAÇÃO de tumores sangrantes com álcool absoluto, provocando-se necrólise tecidual e estancando-se a hemorragia aguda. Também usado na tunelização das lesões tumorais.
- HEMOSTASIA por cautério bipolar com conseqüente necrose e coagulação dos vasos da lesão hemorrágica.
- FOTOCOAGULAÇÃO E TUNELIZAÇÃO com Nd: YAG *laser* (*Neodymium: Yttrium-Aluminun-Garnet*). O objetivo desse tratamento é refazer o trânsito alimentar abrindo

uma passagem através da lesão neoplásica obstrutiva, podendo-se associar com a colocação de prótese. Conseguem-se também hemostasia das lesões hemorrágicas e redução do tamanho do tumor com aplicações sucessivas. Para se obter um resultado satisfatório, são necessárias em média 2,6 sessões com grande quantidade de energia aplicada.[3]

● ELETROCOAGULAÇÃO com plasma de argônio (APC: *argon plasma coagulation*). Além de sua aplicação para hemostasia do trato gastrointestinal superior, é indicada também para recanalização dos tumores da cárdia e do esôfago distal. A eletrocoagulação se dá por meio da associação de gás argônio com um feixe de eletricidade, conduzidos até o sítio da lesão. A vantagem desse método é ser mais barato que o *laser* e as próteses, além de seguro e de fácil execução. A complicação mais freqüente é a perfuração, que, na maioria das vezes, é tratada conservadoramente.[4]

● COLOCAÇÃO DE PRÓTESE METÁLICA auto-expansiva – Wallstent®. A tentativa de se tunelizar as lesões estenosantes malignas do estômago com próteses vem se aprimorando desde 1992. No início não houve muitos resultados positivos, mas, a partir da evolução dos *stents* das vias biliares e do esôfago, ocorreram bons resultados também nas obstruções gástricas distais por tumor, conseguindo-se restabelecer a alimentação oral por um período mais prolongado. As complicações maiores desse método são hemorragia e perfuração, pós-procedimento imediato e migração e obstrução da prótese mais tardiamente. Todos os trabalhos realizados nos diversos centros de endoscopia internacionais e nacionais atestam que a colocação endoluminal de prótese metálica auto-expansiva é um procedimento que está consagrado, constituindo-se em uma alternativa eficaz para os pacientes com obstrução maligna inoperável. A quimioterapia após colocação da prótese, ao diminuir a velocidade de crescimento da lesão carcinomatosa, ajuda a manter a dieta de suporte enteral por mais tempo, melhorando a qualidade de vida dos pacientes.

● QUIMIOTERAPIA INTRALESIONAL: trata-se de outra possibilidade de tratamento endoscópico, porém ainda pouco utilizada e sem resultados satisfatórios.

● RADIOTERAPIA: também apresenta resultados pouco alentadores.[5]

CONCLUSÃO

Alguns estudos publicados, em geral com casuísticas pequenas, ilustram as possibilidades de terapêuticas endoscópicas paliativas em pacientes com carcinomas gástricos inoperáveis, irressecáveis ou recidivantes. O intuito desses procedimentos é propiciar melhor qualidade de vida para os pacientes com prognósticos sombrios.

REFERÊNCIAS BIBLIOGRÁFICAS

1. Telford JJ, Carr-Locke DL, Baron TH, Tringali A, Parsons WG, Gabbrielli A, Costamagna G. Palliation of patients with malignant gastric outlet obstruction with the enteral Wallstent: outcomes from a multicenter study. Gastrointest Endosc 2004 Dec;60(6):916-20.

2. Gimenez EM, Suarez FA, Cerisoli CC, Enrique LD, Caro FLA. Use of metallic expandable prosthesis in digestive tract. Rev Argent Cir 1997;73(1/2):41-8.

3. Ferraro P, Beauchamp G, Aumais G. Endoscopic Nd:YAG laser therapy of malignant esophageal obstruction on an outpatient basis. Can J Surg. 1990 Dec;33(6):479-82.

4. Heindorff H, Wojdemann M, Bisgaard T, Svendsen LB. Endoscopic palliation of inoperable cancer of the oesophagus or cardia by argon electrocoagulation.. Scand J Gastroenterol. 1998 Jan;33(1):21-3.

5. Minsky BD. The role of radiation therapy in gastric cancer. Semin Oncol. 1996 Jun;23(3):390-6.

PARTE 13

DUODENO

CAPÍTULO 84

ECOENDOSCOPIA NAS LESÕES DUODENAIS

Simone Guaraldi da Silva

As lesões duodenais incluem pólipos benignos e lesões tumorais com topografia e origens celulares diferentes, algumas com aparência endoscópica semelhante, mas com aspectos ecoendoscópicos distintos, o que pode representar uma mudança radical na estratégia terapêutica do paciente (Figura 84.1). O diagnóstico dessas lesões elevadas é problemático, principalmente devido à incapacidade da biópsia convencional de determinar a origem histológica das lesões subepiteliais.

A ecoendoscopia (EE) é o melhor método de imagem para demonstrar e avaliar a parede do trato gastrointestinal e, conseqüentemente, para estudar suas lesões subepiteliais e tumorais (Figura 84.2). Pela visibilização das camadas da parede do duodeno, ela demonstra a origem da lesão, seu aspecto ecográfico (tamanho, conteúdo, margens etc.) e o grau de invasão transmural (Figura 84.3). Esse recurso representa, portanto, etapa importante no diagnóstico diferencial das lesões subepiteliais, no estádio locorregional e na determinação da ressecabilidade local das lesões superficiais, antes da tentativa de tratamento endoscópico (polipectomia ou mucosectomia), na pesquisa de critérios ecográficos sugestivos de malignidade e de critérios preditivos da resposta terapêutica à erradicação do *Helicobacter pylori* no linfoma associado ao tecido mucoso (MALT) (Quadros 84.1 e 84.2).

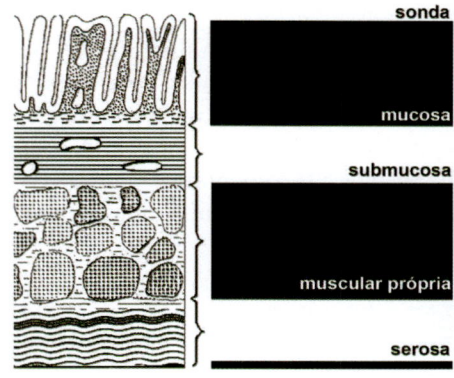

FIGURA 84.2

Ilustração demonstrando as camadas da parede duodenal (à esquerda) correlacionadas com a apresentação ecoendoscópica da mesma (à direita)

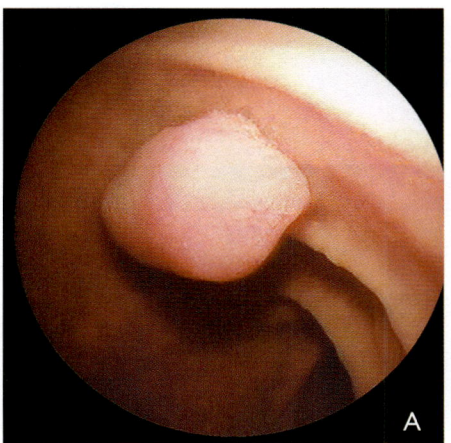
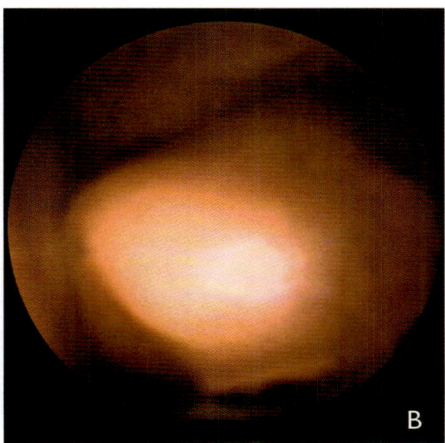
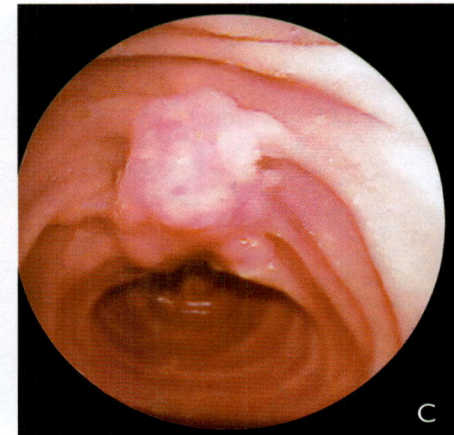

FIGURA 84.1

Aspectos endoscópicos das lesões duodenais: (A) Lesão adenomatosa de bulbo duodenal; (B) Lesão subepitelial de bulbo duodenal; (C) neoplasia maligna de papila de Vater

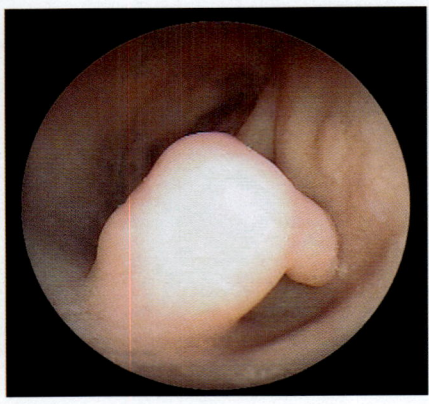
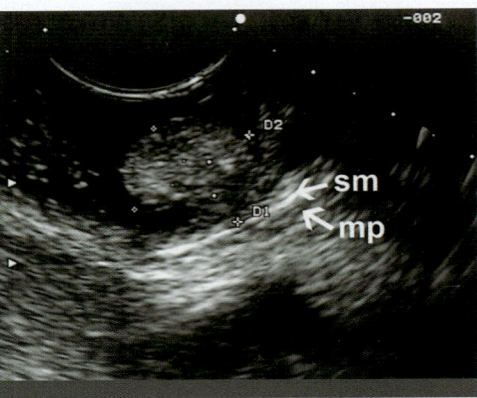

FIGURA 84.3

Lesão polipóide de bulbo duodenal restrita à camada mucosa com 16 mm de tamanho. As camadas submucosa e muscular própria estão preservadas (sm e mp)

Para melhor entendimento dos aspectos ecoendoscópicos, separamos as lesões em dois grupos: as de origem epitelial e as de origem nos tecidos subepiteliais. Os comentários sobre a ecoendoscopia com minissonda (EEms) são descritos ao final.

LESÕES EPITELIAIS

ADENOMA/ADENOCARCINOMA DE PAPILA

Embora classificados como tumores benignos, são considerados lesões pré-malignas que surgem do epitélio da papila de Vater e, portanto, têm o poten-cial para se transformar em carcinoma papilar.

Para a detecção da lesão, a EE é semelhante à CPRE e superior ao TC e ao US abdominal.[1] Embora a CPRE tenha a vantagem de visualizar a papila e de fazer a colangiopancreatografia, não fornece dados sobre a extensão do tumor.

A EE é capaz de demonstrar simultaneamente a presença da extensão intraductal e de avaliar o grau de invasão tumoral da lesão. Seu grau de exatidão para o item "T" do estádio TNM é alto, entre 70% e 90%, o que torna a EE a modalidade mais exata para esse tipo de avaliação. Para a avaliação "N" e "M", ela é menos precisa.[1]

A imagem ecoendoscópica propriamente dita não é capaz de diferenciar a lesão benigna da maligna, exceto se houver sinais de invasão local, como limites irregulares, imprecisos e espiculados, ruptura da camada muscular própria ou invasão direta do parênquima pancreático, o que pode alterar a estratégia terapêutica (Figura 84.4). Os adenomas de papila apresentam-se como estruturas hiperecóicas ou com padrão ecogênico misto, enquanto os adenocarcinomas são hipoecóicos, heterogêneos e com tendência a estender-se em direção ao parênquima pancreático. A definição cito-histológica é necessária para provar a presença de malignidade e a EE permite biopsiar tanto a superfície mucosa quanto realizar punção aspirativa por agulha fina (EE-PAAF) de estruturas mais profundas, incluindo linfonodos regionais.[1]

A EEms constitui método complementar no estudo das lesões adenomatosas da papila de Vater. Nessa condição clínica, tanto a EEms quanto a ecoendoscopia intraductal (EEID) podem contribuir para a decisão terapêutica mais adequada. (*Ver seção específica mais adiante.*)

Portanto, o papel da EE nos neoplasmas ampulares consiste nas avaliações "T" e "N" pré-operatórias e na pesquisa de área invasiva "oculta" nas lesões interpretadas como adenomas papilares.[1] Dessa forma, em uma lesão considera-

QUADRO 84.1

Quando a EE "faz a diferença" nas lesões duodenais

	Como atua?
Lesões epiteliais	• Determina o grau de invasão parietal (minissondas melhor que EE) • Investiga sinais de malignidade (minissondas melhor que EE) • Avalia região periduodenal e metástase a distância e permite, a critério, o diagnóstico citológico por punção ecoguiada (EE) • Estabelece critérios para tratamento local, como mucosectomia e papilectomia (EE e EEms) • Pesquisa critérios para resposta ao tratamento do H. pylori, no linfoma MALT (EE e EEms)
Lesões subepiteliais	• Faz o diagnóstico diferencial entre lesão parietal e lesão extrínseca (EE) • Identifica a camada de origem da lesão • Caracteriza o padrão ecóico da lesão (EE e EEms) • Permite o diagnóstico citológico por punção ecoguiada (EE)

QUADRO 84.2

Correlação entre os tipos de lesões intramurais, as camadas de origem da parede do trato gastrointestinal, as camadas ecoendoscópicas habitualmente comprometidas e o potencial de invasão transmural das lesões duodenais

Tipo de Lesão	Camada(s) Comprometida(s)		Potencial de Invasão
	Origem da lesão	Na EE	
Adenoma	m	1ª e 2ª	-
Adenocarcinoma	m	1ª e 2ª	3ª, 4ª, 5ª, LF e vizinhança
Pólipo inflamatório	m	1ª e 2ª	-
Mucosa ectópica gástrica	m	1ª e 2ª	-
Hiperplasia das glândulas de Brünner	m e sm	1ª a 3ª	-
Linfoma MALT	m	1ª e 2ª	3ª, 4ª, 5ª, LF e vizinhança
Púrpura Henoch-Schölein	m e sm	1ª a 3ª	-
Carcinóide	sm	2ª e 3ª	3ª a 5ª e LF
Linfangioma	sm	3ª	-
Lipoma	sm	3ª	
Leiomioma	m ou mp	2ª ou 4ª	-
Leiomiossarcoma	m ou mp	2ª ou 4ª	1ª, 2ª, 3ª, 5ª, LF e vizinhança
Tumores estromais (GIST)	mp	4ª	1ª, 2ª, 3ª, 5ª, LF e vizinhança

EE (ecoendoscopia), m (mucosa), sm (submucosa), mp (muscular própria), LF (linfonodo)

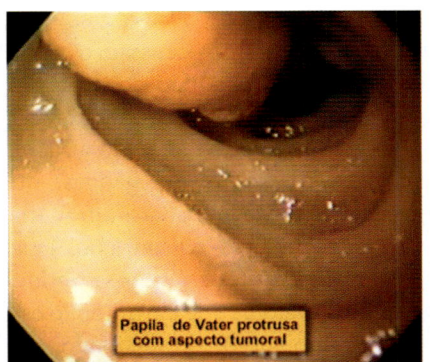
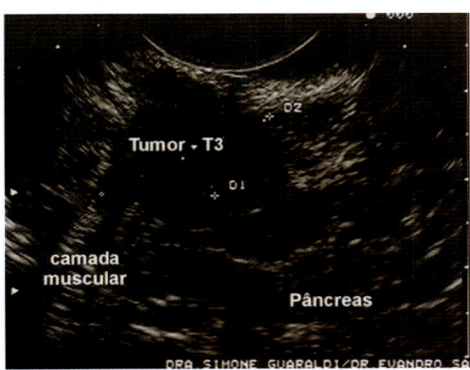
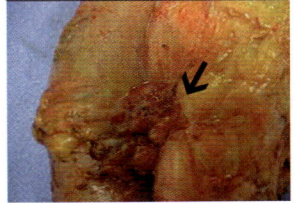
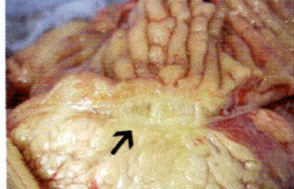
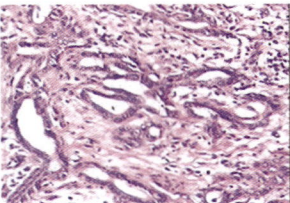

FIGURA 84.4

Tumor maligno da papila duodenal, estádio T3: (A) Papila de Vater protrusa com aspecto tumoral; (B) Ecoendoscopia demonstrando a lesão de 21 mm de tamanho com infiltração da camada muscular própria subjacente e do parênquima pancreático; (C e D) peça cirúrgica confirmando os achados ecoendoscópicos (setas); (E) microscopia revelando adenocarcinoma (Laboratório MicroImagem®)

da, a princípio, apenas adenomatosa, a detecção de invasão tumoral pode alterar a estratégia terapêutica.

HIPERPLASIA DAS GLÂNDULAS DE BRÜNNER

Entre os tumores benignos do duodeno, a hiperplasia das glândulas de Brünner representa 5% a 11% delas.[2,3] Essa lesão se manifesta predominantemente por sangramento digestivo alto ou obstrução duodenal.[2,3] Na endoscopia digestiva alta, tem aspecto polipóide, superfície lisa e regular, eventualmente apresentando ulceração superficial. Na ecoendoscopia, é possível avaliar o grau de penetração parietal da lesão.[4]

Em geral, essas lesões são regulares, estão restritas às camadas mucosa e submucosa, podem conter estruturas com padrão ecóico variável (áreas císticas ou tubulares) que representam as glândulas dilatadas e não comprometem a quarta camada (muscular própria). East e colaboradores[2], em relato de caso, descreveram lesão limitada às camadas mucosa e submucosa (com camada muscular própria normal) contendo estruturas ductais dilatadas semelhantes ao padrão histológico do hamartoma. Essa aparência ecoendoscópica exclui a presença de invasão tumoral no duodeno e, possivelmente, a indicação cirúrgica. Esses autores recomendam a realização de rotina da EE nas lesões polipóides antes da ressecção cirúrgica, devido à possibilidade da ressecção endoscópica ser suficiente como opção terapêutica.

LINFOMA MALT

O linfoma MALT duodenal é raro (2% a 4% dos linfomas primários[5] e 5% a 16% dos linfomas do intestino delgado[6,7]). Os aspectos endoscópicos variam entre erosões múltiplas, ulcerações, relevo mucoso rugoso ou granular e pólipos.[8] Como a estratégia terapêutica ideal para o linfoma MALT duodenal ainda é objeto de discussão na literatura[9] e a erradicação do *Helicobacter pylori* tem sido considerada como primeira linha de tratamento, antes da quimioterapia ou da ressecção cirúrgica, os achados ecoendoscópicos nessa doença assumem importância fundamental. Embora ainda não estejam bem documentados, parece haver interesse prognóstico quanto ao grau de comprometimento parietal pela lesão.

Quanto aos achados ecoendoscópicos, eles são semelhantes aos descritos para o linfoma MALT gástrico.[10] No duodeno, Nakamura e colaboradores[8] descreveram dois pacientes, um com espessamento hipoecóico focal da segunda camada (mucosa) e outro com envolvimento tumoral mais extenso, das segunda e terceira camadas (mucosa e submucosa). Lepicard e colaboradores[11] relataram o comprometimento da camada muscular própria e de linfonodos periduodenais.

O estádio ecoendoscópico, especialmente a verificação do envolvimento da camada submucosa profunda ou da camada muscular própria, parece ser útil para a previsão da resposta à terapia de erradicação do *Helicobacter pylori*. Nakamura e colaboradores[10] obtiveram resposta completa em 93% dos pacientes que tinham linfoma MALT restrito à camada mucosa, enquanto essa taxa caiu para 20% naqueles com invasão submucosa profunda.

PÚRPURA HENOCH-SCHÖNLEIN

Nessa doença, pode haver espessamento duodenal parietal decorrente do aparecimento de erosões difusas eritematosas e de lesões ulceradas que na ecoendoscopia se manifesta pelo espessamento exclusivo das camadas mucosa e submucosa, especialmente dessa última.[12]

LESÕES SUBEPITELIAIS

Por se apresentarem de forma elevada e com superfície mucosa íntegra, as lesões subepiteliais (LSE), mesmo com origem diversa (tumores estromais, leiomiomas, lipomas, tumor neuroendócrino, varizes etc.), apresentam aspecto endoscópico semelhante que limite o poder diagnóstico da endoscopia digestiva alta convencional. A habilidade de ver através da parede do trato gastrointestinal privilegia a EE no que se refere ao estudo dessas lesões, especialmente no diagnóstico diferencial entre lesões parietais (lesões benignas e malignas não-epiteliais, vasos murais) e extraparietais (compressão extrínseca). Um estudo prospectivo avaliando o grau de exatidão da imagem ecoendoscópica em caracterizar 100 pacientes com LSE, no entanto, demonstrou que a EE foi correta em apenas 48% delas, ressaltando sua alta sensibilidade, mas baixa especificidade.

Sendo capaz de identificar a camada de origem da lesão (Quadro 84.2), ela orienta o pensamento diagnóstico, permite a avaliação da extensão da doença locorregional e a realização de procedimentos complementares, como a punção ecoguiada. As principais causas de erro de interpretação foram lesões hipoecóicas situadas nas camadas submucosa (terceira camada) e muscular própria (quarta camada). Um estudo recente[13] mostrou que 3 de 13 pacientes, nas quais a EE errou o diagnóstico, apresentavam lesões duodenais. Nesses, apesar de a EE ter interpretado 2 como carcinoide e 1 como cisto, a histologia, posteriormente, revelou serem todos hiperplasia das glândulas de Brünner.[13] Principalmente nessas lesões, deve-se tentar a confirmação histológica, porém, permanece em discussão o valor desse método na exatidão do diagnóstico histopatológico. Com a melhoria dos acessórios de punção como as agulhas de maior calibre (19 gauges) ou com mecanismos de disparo alternativos (Quick-Core® da Wilson-Cook® e a ShotGun® da Olympus®), têm-se obtido fragmentos maiores que permitem o estudo anatomopatológico adequado.

LESÕES EXTRAMURAIS

Estruturas anatômicas normais e lesões extramurais benignas e malignas podem comprimir o trato gastrointestinal e mimetizar uma lesão intramural

(LSE). Na EE, a parede intestinal composta pelas cinco camadas normais aparece interposta entre a luz intestinal e a lesão. Constituem exemplos de estruturas que podem comprimir o duodeno: pseudocistos pancreáticos (estruturas hipoecóica ou anecóica), linfonodos, aneurismas e lesões metastáticas.[14] O diagnóstico depende do conhecimento da anatomia ecográfica normal da região duodenal e periduodenal, apresentando taxa de exatidão de 100%.[15]

TUMORES ESTROMAIS (GIST)

Os tumores mesenquimais gastrointestinais derivam, em tese, ou das células intestinais de Cajal ou de células pluripotenciais precursoras das células de Cajal.[14] A nomenclatura desses tumores tem evoluído com o maior conhecimento sobre os aspectos moleculares, histológicos e os quadros clínicos que compõem os diferentes tipos de tumores. No intestino delgado, os GISTs incidem menos, em torno de 20% a 25% dos casos.[16] O diagnóstico diferencial inclui leiomiomas, leiomiossarcomas, schwannomas, tumor miofibroblástico inflamatório, lipomas, lipossarcomas, tumores metastáticos e tumores desmóides e a distinção entre eles é feita tomando-se por base o quadro clínico, os achados histológicos e, principalmente, os achados moleculares. A expressão positiva para os receptores CD-117

(c-kit) e para o CD-34, que ocorre em 80% a 100% dos casos, indica diferenciação tumoral em direção às células de Cajal e estabelece o diagnóstico de GIST.[17] A actina muscular e a proteína S-100 constituem outros marcadores moleculares estudados para o diagnóstico diferencial[16] dessas lesões.

Em geral, esses tumores são benignos. Porém, seu potencial maligno está relacionado, entre outros fatores, ao aumento do tamanho, à taxa de mitose e à presença de necrose tumoral.

O aspecto endoscópico é de uma lesão subepitelial (Figura 84.5). Na EE, essas lesões são hipoecóicas, homogêneas e apresentam, na maioria das vezes, margens bem definidas, embora possa haver lesões irregulares com áreas de ulceração. Eles se originam da camada muscular da mucosa (segunda camada) ou da muscular própria (quarta camada). Menos freqüente é a presença de áreas de necrose e degeneração cística e hialina.

A EE colabora demonstrando elementos endossonográficos distintos característicos da doença benigna e maligna. A sensibilidade para detectar malignidade varia entre 80% e 100%[14] e é operador-dependente. Chak e colaboradores,[18] assim como outros autores, demonstraram que o tamanho tumoral determinado pela EE (> 4 cm), a margem externa irregular, a heterogeneidade, a presença de focos hiperecóicos e de áreas císticas

maiores que 4 mm de tamanho estavam associados à doença maligna, configurando um grupo de fatores prognósticos negativos da lesão. Outro aspecto que sugere malignização da lesão é a presença de linfonodomegalia.[19] A presença de pelo menos um desses elementos apresenta sensibilidade, especificidade e valor preditivo positivo para lesão maligna ou lesão de comportamento intermediário (considerado altamente suspeito de malignidade) de 91%, 88% e 93%, respectivamente. A presença de dois elementos os eleva para 100%. Os aspectos considerados preditivos de benignidade incluem: margens regulares, tamanho do tumor até 3 cm e padrão ecóico homogêneo.

O estudo histológico da lesão é importante e a biópsia endoscópica convencional, freqüentemente, não fornece material adequado ao mesmo. A EE-PAAF constitui uma opção minimamente invasiva para colheita de material para estudo citológico. Apesar de interessante, alguns pontos negativos devem ser considerados quando a EE-PAAF é realizada com a agulha fina (22 gauges), tais como a quantidade de aspirado (geralmente hipocelular), a dificuldade para avaliar se o material recolhido é adequado à avaliação citológica e o grau variável de desmoplasia da lesão, que limitam a qualidade do aspirado adquirido e, conseqüentemente, o valor do procedimento. Uma alternativa é

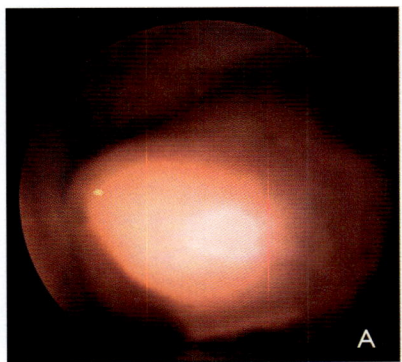 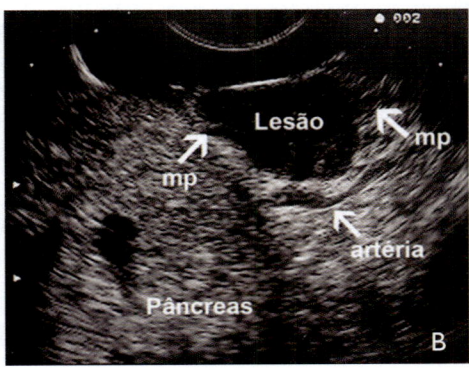 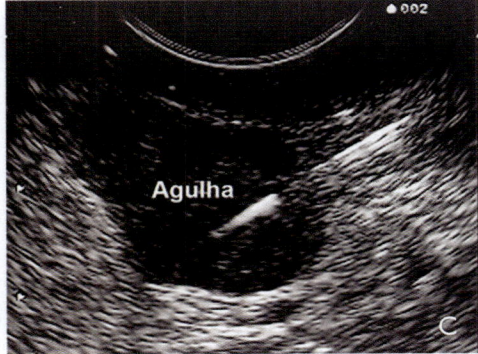

FIGURA 84.5

Lesão elevada subepitelial em bulbo duodenal. (A) Aspecto endoscópico com superfície mucosa íntegra; (B) Aspecto ecoendoscópico demonstrando lesão da parede duodenal, hipoecóica, heterogênea, com 25 mm de tamanho, com origem na camada muscular própria e que desloca a artéria gastroduodenal inferiormente; (C) Punção ecoguiada

usar agulhas mais calibrosas, como as de 19 gauges. Ocorre que essas são tecnicamente mais difíceis de serem posicionadas e manipuladas, principalmente em locais cuja anatomia não favorece a retificação do conjunto aparelho-agulha de punção, como na situação do duodeno. Outro avanço foi o desenvolvimento do estudo imuno-histoquímico,[17,20] que permite complementar o estudo citológico convencional, mesmo em amostras celulares de pequeno volume. Esse estudo pode melhorar o grau de exatidão diagnóstica da EE-PAAF. No estudo de Ando e colaboradores,[17] a exatidão para detectar malignidade da EE com EE-PAAF comparada à da EE sozinha foi 91% *versus* 78%. Quando acrescido do estudo imuno-histoquímico (Ki-67), essa taxa subiu para 100%. Poucos têm experiência com a agulha *trucut*, mas seu valor reside na aquisição de verdadeiros fragmentos tissulares. Entretanto, não é recomendado seu uso em lesões duodenais, devido à distorção do mecanismo de funcionamento desta pela angulação do aparelho natural nessa região.[21]

Os achados histopatológicos preditivos de mau prognóstico incluem o pleomorfismo nuclear, a hipercromasia, a alta taxa mitótica (> 5/50 hpf) e a relação núcleo-citoplasmática alta.

Assim, lesões com até 3 cm de diâmetro são, usualmente, benignas e, teoricamente, podem ser acompanhadas por endoscopia ou ecoendoscopia seriada. Entretanto, não está estabelecida a periodicidade desse segmento. A literatura sugere EE a cada 12 meses e, se constatado crescimento tumoral ou mudança de padrão ecóico, o encaminhamento para ressecção cirúrgica. Acima de 3 cm de tamanho, ou se existem elementos suspeitos de malignidade, indica-se a ressecção cirúrgica.

LEIOMIOMAS E LEIOMIOSSARCOMAS

Os leiomiomas são tumores benignos constituídos por células fusiformes regulares, sem atipia, com pouca ou nenhuma mitose, que se originam na camada muscular (muscular da mucosa ou muscular própria) e que expressam positivo para a actina muscular e a desmina, ou ambas. Considerando a nova nomenclatura para os tumores mesenquimais com base no estudo imunohistoquímico, atualmente consideram-se os leiomiomas gastrointestinais incomuns.[22] Os leiomiomas duodenais são raros e existem poucos trabalhos publicados na literatura sobre ele, estando a maioria agrupada com os tumores estromais. Miettnen e colaboradores[22] relataram incidência de 2,5% em seu estudo. Eles têm comportamento biológico semelhante aos leiomiomas esofagianos, com baixa taxa de atividade mitótica, embora possa ocorrer atipia focal.

Os leiomiossarcomas duodenais, como os retroperitoniais, são tumores malignos raros (~3%[22]) constituídos por células fusiformes irregulares, com graus variados de displasia.[23] Quando o componente epitelióide predomina, são chamados de leiomioblastoma. O comportamento clínico dos leiomioblastomas pode variar entre o maligno (leiomiossarcoma epitelióide) e o benigno (leiomioma epitelióide).[23]

A EE é o método de imagem mais exato para distinguir os leiomiomas das outras lesões subepiteliais. Os leiomiomas se originam na camada muscular, portanto, na segunda ou na quarta camada, respectivamente mucosa (muscular da mucosa) ou muscular própria. O aspecto ecoendoscópico é semelhante ao dos GIST. As lesões benignas (leiomiomas) apresentam padrão hipoecóico, homogêneo e contorno regular, diferente dos leiomiossarcomas, que são heterogêneos e podem invadir o tecido circunjacente. Características que auxiliam a distingui-los incluem: ruptura do limite externo da lesão, presença de áreas císticas e linfonodomegalias.[23] Entretanto, não raro, as características endossonográficas isoladas são insuficientes para a conclusão diagnóstica. A combinação do estudo citológico com a imuno-histoquímica e a pesquisa da PCR reversa para a mutação KIT no aspirado adquirido pela EE-PAAF pode permitir o diagnóstico de algumas dessas lesões; ainda assim, novamente, a amostra tecidual, mais que a amostra celular, é necessária, o que pode ser difícil de ser conseguido pela EE-PAAF (dificuldade técnica para aquisição de fragmentos com acessórios de grosso calibre, mencionado no item GIST.

LIPOMA

Os lipomas são tumores benignos sem potencial maligno constituídos por adipócitos maduros, sendo achados freqüentes em exames de endoscopia e colonoscopia. Os lipomas duodenais são raros. Em um estudo retrospectivo, eles representam cerca de 2,8% de 178 tumores benignos tratados cirurgicamente.[24] Raramente, são sintomáticos (sangramento intestinal, dor abdominal e obstrução intestinal).[14]

Endoscopicamente, essas lesões são elevadas, regulares, medem menos que 4 cm (em sua maioria), apresentam coloração amarelada e são recobertas por mucosa típica.[14] Na EE, elas são visibilizadas como lesões hiperecóicas, homogêneas, com contorno regular e que se situam na camada submucosa (terceira camada).

Quando diagnosticados de forma incidental, devem ser seguidos conservadoramente. Não é necessário controle endoscópico ou ecoendoscópico. Para aquelas lesões sintomáticas ou quando não foi possível se estabelecer o diagnóstico diferencial com o lipossarcoma, recomenda-se a excisão endoscópica (benigna e se até 2 cm de tamanho) ou cirúrgica (> que 2 cm de tamanho).[14]

NEOPLASIA ENDÓCRINA

A neoplasia endócrina múltipla do tipo 1 (NEM1) consiste na síndrome que tem predisposição hereditária para desenvolver tumores endócrinos com transmissão autossômica dominante cujo gene está localizado no braço longo do cromossomo 11.[25] Ela é caracterizada pela presença de lesões neoplásicas, funcionantes ou não, nas paratireóides, na glândula pituitária anterior, no pâncreas ou no duodeno e nas adrenais.[26] Entre os pacientes com NEM1, os tumores endócrinos pancreático-duodenais (TEPD) incidem entre 36% e 81% dos mesmos, dependendo da população estudada e do método diagnóstico empregado.[27] Thomas-Marques e colaboradores[27] registraram, entre outras, a presença de uma lesão duodenal de 3 mm no bulbo duodenal. A EE é o procedimento de escolha para detecção dos TEPD, apresentando sensibilidade de 82% a 94%.[27] Para aquelas lesões com < 20 mm de tamanho, a sensibilidade é maior (em torno de 88%[28]) do que na tomografia computadorizada, na ressonância magnética e na cintilografia com somatostatina. Entretanto, para detectar tumores endócrinos duodenais, a sensibilidade é menor, em torno de 38% a 40% dos casos.[29,30] A literatura enfatiza a importância da EE na detecção precoce e no monitoramento desses tumores, especialmente naqueles pacientes com lesões não-funcionantes.[27]

O tumor carcinóide é relativamente incomum,[31] se origina das células enterocromafins e ocorre predominantemente no bulbo duodenal, sendo de agressividade biológica variável. O tumor de origem duodenal incide em cerca de 2,6% dos carcinóides.[32] Alguns estudos sugerem que os carcinóides duodenais menores que 2 cm de diâmetro permanecem restritos à camada submucosa e, portanto, teriam um potencial metastático limitado e poderiam ser tratados pela ressecção local.[31] No entanto, são trabalhos realizados com poucos pacientes e outros tumores neuroendócrinos associados. Outro dado importante, o carcinóide periampular apresenta comportamento clínico mais agressivo com metástase linfonodal periduodenal em lesões menores que 1 cm, não relacionado ao tamanho do tumor e à atividade mitótica, devendo, conseqüentemente, ser considerado à parte.[31]

Burke e colaboradores,[33] procurando, em 99 tumores carcinóides duodenais, elementos patológicos preditivos da disseminação da doença, identificaram três aspectos do tumor primário como fatores independentes: invasão da camada muscular própria, tamanho > 2 cm e presença de mitose.

Mais recentemente, Zyromski e colaboradores,[34] em estudo retrospectivo com 27 pacientes com carcinóide duodenal (sem gastrinomas), concluíram que tumores < 2 cm poderiam ser tratados de forma segura pela excisão local, apesar de não ter sido realizada linfadenectomia regional naqueles pacientes com carcinóide em outra topografia duodenal. Na experiência de Mullen e colaboradores,[31] todos os quatro pacientes tinham tumor > que 2 cm com invasão da camada muscular própria e linfonodomegalia metastática. Nesse grupo de pacientes, a EE (EE ou EEms) contribui informando principalmente o tamanho da lesão e o grau de invasão na parede duodenal.

PARAGANGLIOMA GANGLIOCÍTICO

O paraganglioma gangliocítico, também conhecido como ganglioneuroma duodenal ou paraganglioneuroma, é um tumor raro.[35] É composto histologicamente por uma mistura de três tipos celulares: epitelióide (predominante), fusiforme e células ganglionares. Sua patogênese ainda é desconhecida. Na maioria das vezes, essas lesões têm comportamento benigno, embora já tenham sido descritas metástases linfonodais. Com relação aos achados clínicos, ele pode variar desde o achado acidental até a presença de dor abdominal e sangramento digestivo alto, que é o quadro clínico mais freqüente.

No duodeno, essas lesões ocorrem preferencialmente na segunda porção duodenal. Elas apresentam aspecto polipóide, sésseis ou pediculadas, com tendência à ulceração e à hemorragia. O tamanho varia entre 0,5 cm e 10 cm, com média de 2,9 cm.[36] A lesão se localiza tipicamente na camada submucosa e a biópsia convencional endoscópica pode não fazer o diagnóstico. Seu contorno é bem definido e não-encapsulado, mas pode comprometer a camada muscular própria.[35] Nwakakwa e colaboradores[35] ressaltam a importância da EEms para demonstrar a camada de origem e avaliar o grau de penetração da lesão na parede duodenal. Associada à CPRE, eles acrescentam que é possível excluir o envolvimento intraductal pela lesão, o que, por fim, colabora para a decisão mais adequada da terapêutica do paciente: se ressecção local (endoscópico) ou cirúrgica (duodenotomia).

Com relação ao tratamento local, existem poucos trabalhos descrevendo a ressecção endoscópica dos paragangliomas gangliocíticos duodenais:[37,38] dois relatos de papila de Vater (ampulectomia)[35,39] e um relato da papila menor.[40]

TUMOR DAS CÉLULAS GRANULARES

Os tumores das células granulares (ou Schwannomas) são tumores submucosos raros que expressam positivamente para a proteína S-100, na maioria das vezes, benignos e encontrados de forma incidental à endoscopia ou colonoscopia. No duodeno, são incomuns.[41] A forma maligna é descrita na literatura.[14]

Endoscopicamente, eles apresentam-se usualmente como lesões nodulares ou polipóides isoladas, recobertas por superfície mucosa amarelada e medindo menos de 4 cm de tamanho. Na EE, são lesões hipoecóicas, homogêneas, com margens bem definidas e originadas nas camadas mucosa ou submucosa (segunda ou terceira camadas do trato gastrointestinal).[42] Recomenda-se seguimento anual ou a cada dois anos para as lesões não-ressecadas ou assintomáticas. A ressecção local pode ser realizada para as lesões pequenas e limitadas à camada mucosa.[14]

VARIZES

A variz duodenal é rara, incidindo em 0,4% dos pacientes com hipertensão portal.[43] O bulbo é o local mais comum seguido da segunda porção duodenal. Na endoscopia, ela pode apresentar aspecto semelhante às lesões subepiteliais com relevo mucoso liso, róseo, diferente do aspecto habitualmente visualizado no esôfago, o que pode confundir a interpretação diagnóstica da mesma. A EE demonstra lesão tubular ou arredondada, anecóica e com sinal Doppler® na camada submucosa. Na literatura, faz-se menção à mensuração de seu calibre, uma vez que, acima de 15 mm de diâmetro, ela pode não ser totalmente ocluída pelos tratamentos endoscópicos habituais (ligadura elástica).[44]

PÂNCREAS ECTÓPICO

O pâncreas ectópico (aberrante ou heterotópico) corresponde ao tecido pancreático situado "fora" do pâncreas. Essas lesões submucosas e incomuns são compostas predominantemente por dilatação cística das células exócrinas. São mais freqüentes no estômago distal, no duodeno e no jejuno proximal.

O aspecto endoscópico é o de lesão subepitelial com uma área central umbilicada (ducto de drenagem). Na EE, essas lesões são hipoecóicas ou apresentam um padrão ecóico heterogêneo intermediário com margens imprecisas. Tem origem na camada submucosa ou muscular própria (terceira ou quarta camadas) ou ainda verifica-se uma combinação dessas duas camadas. As estruturas anecóicas identificadas dentro da lesão correspondem a estruturas tubulares.[14] O diagnóstico é feito por meio de biópsias endoscópicas (biópsia convencional ou "em cunha") ou mais profundas (biópsia em túnel ou EE-PAAF). O tratamento é feito em função dos sintomas. Segundo Krinsky e Binmoeller,[14] a ressecção cirúrgica é preferível quando a camada muscular própria está envolvida.

ECOENDOSCOPIA COM MINISSONDAS (EEMS)

Para algumas lesões do trato gastrointestinal, a ecoendoscopia com minissondas é considerada importante e elemento adjunto da ecoendoscopia convencional.

Ela é realizada com cateteres finos e de alta freqüência que são passados através do canal de trabalho do endoscópio convencional (mínimo de 2,8 mm de diâmetro) ou do duodenoscópio e fornecem imagens da parede do trato gastrointestinal com alta resolução. O método de escaneamento pode ser radial mecânico (a maioria das minissondas) e com duplo plano de reconstrução. Sua freqüência varia entre 12 MHz e 30 MHz, o que permite estudar detalhadamente extensões variáveis entre 2,9 cm e 1,0 cm, da parede intestinal, respectivamente.[45] Quando introduzida nos ductos biliar ou pancreático, recebe o nome de EE intraductal (EEID).

A imagem produzida pela EEms é composta, em geral, por 7 a 9 camadas, de acordo com a freqüência utilizada. Com minissondas de 12 MHz a 20 MHz são identificadas 7 camadas, com as acima de 20 Mhz, 9 camadas (Quadro 84.3).

Constituem vantagens para seu uso a possibilidade de realizar dois exames no momento (endoscopia e ecoendoscopia com minissonda), a facilidade de aprendizado e uso, o diâmetro fino do cateter, o valor do equipamento e a alta resolução da imagem, que permite

QUADRO 84.3

Correlação descritiva e ilustrativa entre as camadas da parede gastrointestinal e o padrão ecóico observado nas imagens adquiridas pela EEms

Camadas da imagem		Ecogenicidade	Freqüência das minissondas	
			12 – 20MHz	> 20MHz
Mucosa	Interface sonda-mucosa	↑	1ª	1ª
	Epitélio	↓		2ª
	Lamina própria	↑	2ª	3ª
	Muscular da mucosa	↓		4ª
Submucosa	Submucosa	↑	3ª	5ª
Muscular própria	Camada interna circular	↓	4ª	6ª
	Interface de tecido conectivo	↑	5ª	7ª
	Camada externa longitudinal	↓	6ª	8ª
Subserosa/serosa	Subserosa/serosa	↑	7ª	9ª

EEms (ecoendoscopia com minissonda), ↑ (hiperecóico), ↓ (hipoecóico)

o estudo detalhado da parede intestinal, especialmente das camadas mucosa e submucosa. Esse conjunto torna a EEms um método complementar interessante quando se consideram, entre as opções terapêuticas, a mucosectomia, a ablação térmica, a coagulação por gás argônio ou a terapia fotodinâmica. Quanto às desvantagens, ela tem resultados semelhantes aos da EE convencional:[46] investiga parte da parede e não visualiza a região periduodenal, requer instilação constante de meio líquido (tem fuga distal do mesmo que oferece dificuldade no acoplamento da sonda à mucosa e, conseqüentemente, na obtenção da janela acústica ideal), pode aumentar o risco de broncoaspiração[45] e seu tempo de uso é limitado a cerca de 100 procedimentos, em média,[46] pela deterioração da qualidade da imagem.

A EEms, segundo alguns autores, é a técnica ideal para avaliar lesões submucosas pequenas que medem entre 1 cm e 2 cm.[45] Lesões, como cistos, lipomas, tumores de células granulares, tumores estromais e tumores neuroendócrinos, podem ser localizadas de forma precisa. A aparência mais freqüente para os lipomas é a lesão homogênea e hiperecóica situada na camada submucosa enquanto para os tumores estromais é a lesão hipoecóica com origem na camada muscular própria.

Nas lesões ampulares, a combinação da EEms e da EEID pode ser importante na determinação da ressecabilidade endoscópica.[47] A sobrevida em 5 anos dos pacientes com tumor papilar que não invadia o esfíncter de Oddi é praticamente de 100%.[45] Em estudo prospectivo de tumores polipóides da papila de Vater em 27 pacientes, Menzel e colaboradores[48] concluíram que a EEID foi superior à EE e ao TC para a visualização e o diagnóstico (100% x 59,3% x 29,6%, respectivamente) dos tumores papilares. Os fragmentos de biópsia dessas lesões demonstraram apenas 20% de carcinoma e 75% de adenomas benignos. As taxas de sensibilidade e especificidade da EEID e da EE foram, respectivamente, 100% x 62,5% e 75% x 50%. O grau de exatidão "T" da EEID para todas as le-sões foi 88,9%, significativamente maior (p = 0,05) do que a EE (56,3%)[48]. Com relação às complicações, a pancreatite pós-CPRE/EEID é mencionada em poucos trabalhos, com incidência variando entre 0,4% e 1,5%.[49, 50]

Entre os avanços tecnológicos da EEms, estão o desenvolvimento de sondas em 3D (melhor caracterização do tumor e mensuração do volume tumoral), com capacidade Doppler® e fluxométrica, de transdutores com multifreqüência (ampliar o grau de penetração do feixe ultra-sonográfico) e o uso de contrastes (facilitar a detecção do tumor sólido).

De maneira geral, para as lesões duodenais, a EEms combinada ou não à CPRE parece constituir uma forma nova e vantajosa para investigar as lesões da papila de Vater e do duodeno. Conseqüentemente, critérios eletivos mais uniformes e precisos possivelmente poderão ser estabelecidos de forma a permitir terapias minimamente invasivas com intuito curativo, como a papilectomia.

REFERÊNCIAS BIBLIOGRÁFICAS

1. Martin JA, Haber GB. Ampullary adenoma: clinical manifestations, diagnosis, and treatment. Gastrointest Endosc Clin N Am. 2003 Oct;13(4):649-69.

2. East JE, Dickinson RJ. Giant Brunner's gland hamartoma. Gastrointest Endosc 2003 Mar;57(3):384.

3. Walden DT, Marcon NE. Endoscopic injection and polypectomy for bleeding Brunner's gland hamartoma: case report and expanded literature review. Gastrointest Endosc 1998 May;47(5):403-7.

4. Yadav D, Hertan H, Pitchumoni CS. A giant Brunner's gland adenoma presenting as gastrointestinal hemorrhage. J Clin Gastroenterol 2001 May-Jun;32(5):448-50.

5. Cirillo M, Federico M, Curci G, Tamborrino E, Piccinini L, Silingardi V. Primary gastrointestinal lymphoma: a clinicopathological study of 58 cases. Haematologica 1992 Mar-Apr;77(2):156-61.

6. Nakamura S, Matsumoto T, Takeshita M, Kurahara K, Yao T, Tsuneyoshi M et al. A clinicopathologic study of primary small intestine lymphoma: prognostic significance of mucosa-associated lymphoid tissue-derived lymphoma. Cancer 2000 Jan 15;88(2):286-94.

7. Sackmann M, Morgner A, Rudolph B, Neubauer A, Thiede C, Schulz H et al. Regression of gastric MALT lymphoma after eradication of Helicobacter pylori is predicted by endosonographic staging. MALT Lymphoma Study Group. Gastroenterology 1997 Oct;113(4):1087-90.

8. Nakamura S, Matsumoto T, Kusano Y, Esaki M, Kurahara K, Fukuda T. Duodenal mucosa-associated lymphoid tissue lymphoma treated by eradication of Helicobacter pylori: report of 2 cases including EUS findings. Gastrointest Endosc 2001;54(6):772-5.

9. Nagashima R, Takeda H, Maeda K, Ohno S, Takahashi T. Regression of duodenal mucosa-associated lymphoid tissue lymphoma after eradication of Helicobacter pylori. Gastroenterology 1996 Dec;111(6):1674-8.

10. Nakamura S, Matsumoto T, Suekane H. Predictive value of endoscopic ultra-sonography for regression of gastric low grade and high grade MALT lymphomas after eradication of Helicobacter pylori. Gut 2001;48:454-60.

11. Lepicard A, Lamarque D, Levy M, Copie-Bergman C, Chaumette MT, Haioun C, et al. Duodenal mucosa-associa-

ted lymphoid tissue lymphoma: treatment with oral cyclo-phosphamide. Am J Gastroenterol 2000 Feb;95(2):536-9.

12. Tai CM, Liou JM, Tsai MC, Wang HP. EUS features of duodenal lesions in Henoch-Schonlein purpura. Gastrointest Endosc 2005 Aug;62(2):307.

13. Hwang JH, Saunders MD, Rulyak SJ, Shaw S, Nietsch H, Kimmey MB. A prospective study comparing endoscopy and EUS in the evaluation of GI subepithelial masses. Gastrointest Endosc 2005 Aug;62(2):202-8.

14. Krinsky ML, Binmoeller K. Endosonographic characterization of subepithelial lesions of the upper gastrointestinal tract, May 10, 2006.

15. Motoo Y, Okai T, Ohta H, Satomura Y, Watanabe H, Yamakawa O et al. Endoscopic ultrasonography in the diagnosis of extra-luminal compressions mimicking gastric submucosal tumors. Endoscopy 1994 Feb;26(2):239-42.

16. Miettinen M, Lasota J. Gastrointestinal stromal tumors-definition, clinical, histological, immunohistochemical, and molecular genetic features and differential diagnosis. Virchows Arch 2001;438(1):1-12.

17. Ando N, Goto H, Niwa Y, Hirooka Y, Ohmiya N, Nagasaka T et al. The diagnosis of GI stromal tumors with EUS-guided fine needle aspiration with immunohistochemical analysis. Gastrointest Endosc 2002;55(1):37-43.

18. Chak A, Canto MI, Rosch T, Dittler HJ, Hawes RH, Tio TL et al. Endosonographic differentiation of benign and malignant stromal cell tumors. Gastrointest Endosc 1997;45(6):468-73.

19. Palazzo L, Landi B, Cellier C, Cuillerier E, Roseau G, Barbier JP. Endosonographic features predictive of benign and malignant gastrointestinal stromal cell tumours. Gut 2000;46(1):88-92.

20. Hunt GC, Rader AE, Faigel DO. A comparison of EUS features between CD-117 positive GI stromal tumors and CD-117 negative GI spindle cell tumors. Gastrointest Endosc 2003;57(4):469-74.

21. Levy MJ, Wiersema M. Endoscopic ultrasound guided trucut biopsy, July 18, 2005.

22. Miettinen M, Kopczynski J, Makhlouf HR, Sarlomo-Rikala M, Gyorffy H, Burke A et al. Gastrointestinal stromal tumors, intramural leiomyomas, and leiomyosarcomas in the duodenum: a clinicopathologic, immunohistochemical, and molecular genetic study of 167 cases. Am J Surg Pathol 2003;27(5):625-41.

23. Demetri G, Morgan J. Gastrointestinal stromal tumors, leiomyomas, and leiomyosarcomas of the gastrointestinal tract. UpToDate 2006; april, 23.

24. Mendes da Costa P, Beernaerts A. Benign tumours of the upper gastro-intestinal tract (stomach, duodenum, small bowel): a review of 178 surgical cases. Belgian multicentric study. Acta Chir Belg 1993 Mar-Apr;93(2):39-42.

25. Lemmens I, Van de Ven WJ, Kas K, Zhang CX, Giraud S, Wautot V et al. Identification of the multiple endocrine neoplasia type 1 (MEN1) gene. The European Consortium on MEN1. Hum Mol Genet 1997 Jul;6(7):1177-83.

26. Chanson P, Cadiot G, Murat A. Management of patients and subjects at risk for multiple endocrine neoplasia type 1: MEN 1. GENEM 1. Groupe d'Etude des Neoplasies Endocriniennes Multiples de type 1. Horm Res 1997;47(4-6):211-20.

27. Thomas-Marques L, Murat A, Delemer B, Penfornis A, Cardot-Bauters C, Baudin E et al. Prospective endoscopic ultrasonographic evaluation of the frequency of nonfunctioning pancreaticoduodenal endocrine tumors in patients with multiple endocrine neoplasia type 1. Am J Gastroenterol 2006 Feb;101(2):266-73.

28. Ruszniewski P, Amouyal P, Amouyal G, Grange JD, Mignon M, Bouche O et al. Localization of gastrinomas by endoscopic ultrasonography in patients with Zollinger-Ellison syndrome. Surgery 1995 Jun;117(6):629-35.

29. Cadiot G, Lebtahi R, Sarda L, Bonnaud G, Marmuse JP, Vissuzaine C et al. Preoperative detection of duodenal gastrinomas and peripancreatic lymph nodes by somatostatin receptor scintigraphy. Groupe D'etude Du Syndrome De Zollinger-Ellison. Gastroenterology 1996 Oct;111(4):845-54.

30. Langer P, Kann PH, Fendrich V, Richter G, Diehl S, Rothmund M et al. Prospective evaluation of imaging procedures for the detection of pancreaticoduodenal endocrine tumors in patients with multiple endocrine neoplasia type 1. World J Surg 2004 Dec;28(12):1317-22.

31. Mullen JT, Wang H, Yao JC, Lee JH, Perrier ND, Pisters PW et al. Carcinoid tumors of the duodenum. Surgery 2005 Dec;138(6):971-7; discussion 7-8.

32. Modlin IM, Lye KD, Kidd M. A 5-decade analysis of 13,715 carcinoid tumors. Cancer 2003 Feb 15;97(4):934-59.

33. Burke A, Lee YK. Adenocarcinoid (goblet cell carcinoid) of the duodenum presenting as gastric outlet obstruction. Hum Pathol 1990 Feb;21(2):238-9.

34. Zyromski NJ, Kendrick ML, Nagorney DM, Grant CS, Donohue JH, Farnell MB et al. Duodenal carcinoid tumors: how aggressive should we be? J Gastrointest Surg 2001 Nov-Dec;5(6):588-93.

35. Nwakakwa V, Kahaleh M, Bennett A, Berg C, Brock A, Wick MR et al. EMR of ampullary gangliocytic paragangliomas. Gastrointest Endosc 2005 Aug;62(2):318-22.

36. Smithline AE, Hawes RH, Kopecky KK, Cummings OW, Kumar S. Gangliocytic paraganglioma, a rare cause of upper gastrointestinal bleeding. Endoscopic ultrasound findings presented. Dig Dis Sci 1993;38(1):173-7.

37. Hengstler P, Binek J, Meyenberger C. Endoscopic resection of a juxtapapillary gangliocytic paraganglioma. Endoscopy 2003 Jul;35(7):633-4.

38. Nagai T, Torishima R, Nakashima H, Tanahashi J, Iwata M, Ookawara H et al. Duodenal gangliocytic paraganglioma treated with endoscopic hemostasis and resection. J Gastroenterol 2004;39(3):277-83.

39. Sanchez-Pobre P, Saenz-Lopez S, Rodriguez S, Sanchez F, Alemany I, Lopez G et al. Safe endoscopic resection of gangliocytic paraganglioma of the major duodenal papilla. Rev Esp Enferm Dig 2004 Sep;96(9):660-2; 3-4.

40. Nakamura T, Ozawa T, Kitagawa M, Takehira Y, Yamada M, Yasumi K et al. Endoscopic resection of gangliocytic paraganglioma of the minor duodenal papilla: case report and review. Gastrointest Endosc 2002 Feb;55(2):270-3.

41. Cacovean D, Gheorghe C, David L, Stanciulea O, Herlea V, Vasilescu C. [Upper digestive haemorrhage of a rare cause: benign duodenal schwannoma]. Chirurgia (Bucur). 2004 Nov-Dec;99(6):571-4.

42. Palazzo L, Landi B, Cellier C, Roseau G, Chaussade S, Couturier D et al. Endosonographic features of esophageal granular cell tumors. Endoscopy. 1997;29(9):850-3.

43. Hashizume M, Tanoue K, Ohta M, Ueno K, Sugimachi K, Kashiwagi M et al. Vascular anatomy of duodenal varices: angiographic and histopathological assessments. Am J Gastroenterol 1993 Nov;88(11):1942-5.

44. Akazawa Y, Murata I, Yamao T, Yamakawa M, Kawano Y, Nomura N et al. Successful management of bleeding duodenal varices by endoscopic variceal ligation and balloon-occluded retrograde transvenous obliteration. Gastrointest Endosc 2003 Nov;58(5):794-7.

45. Isenberg GA. Catheter-probe-assisted endoluminal US. Gastrointest Endosc 2004 Oct;60(4):608-22.

46. Schembre D, Ayub K, Jiranek G. High-frequency mini-probe ultrasound: the Rodney Dangerfield of endoscopy? J Clin Gastroenterol 2005 Aug;39(7):555-6.

47. Aiura K, Imaeda H, Kitajima M, Kumai K. Balloon-catheter-assisted endoscopic snare papillectomy for benign tumors of the major duodenal papilla. Gastrointest Endosc 2003 May;57(6):743-7.

48. Menzel J, Hoepffner N, Sulkowski U, Reimer P, Heinecke A, Poremba C et al. Polypoid tumors of the major duodenal papilla: preoperative staging with intraductal US, EUS, and CT--a prospective, histopathologically controlled study. Gastrointest Endosc 1999;49(3 Pt 1):349-57.

49. Furukawa T, Naitoh Y, Tsukamoto Y, Mitake M, Yamada M, Ishihara A et al. New technique using intraductal ultrasonography for the diagnosis of diseases of the pancreatobiliary system. J Ultrasound Med 1992;11(11):607-12.

50. Menzel J, Domschke W. Intraductal ultrasonography (IDUS) of the pancreato-biliary duct system. Personal experience and review of literature. Eur J Ultrasound 1999;10(2-3):105-15.

PARTE 14

INTESTINO DELGADO

CAPÍTULO 85

ENTEROSCOPIAS

Ricardo de Sordi Sobreira • Celso Eduardo Patrício
Angelita Habr-Gama • Joaquim Gama-Rodrigues

INTRODUÇÃO

A avaliação endoscópica do duodeno distal, jejuno e íleo é chamada de *enteroscopia*. Historicamente, seu desenvolvimento ocorreu mais tardiamente em relação aos métodos de estudo do trato digestivo alto e intestino grosso. Isso provavelmente se deve a dois fatores principais. Apesar de o intestino delgado compreender mais da metade da extensão do aparelho digestório, as patologias que nele incidem são menos freqüentes e carregam menor impacto social e econômico do que aquelas nos demais segmentos. Por exemplo, dentre as hemorragias digestivas, menos de 5% têm origem no intestino delgado e, entre as neoplasias, a incidência é ainda menor.

A anatomia do intestino delgado (comprimento, tortuosidade, fixação do ângulo de Treitz) e sua distância das vias de acesso (boca e ânus) criam grandes dificuldades para a engenharia médica desenvolver um equipamento que vença esses obstáculos de maneira prática.

Recentemente, o surgimento da enteroscopia por duplo-balão e da cápsula endoscópica trouxe novo impulso aos gastroenterologistas comprometidos com o estudo e a busca de causas e soluções nesse campo ainda obscuro de atuação médica.

Há três métodos para realização de enteroscopia (excluindo o duplo-balão) que serão nosso objetivo principal neste capítulo: a *enteroscopia por sonda*, hoje não mais utilizada, porém com importante papel histórico; a *push-enteroscopia*; e a *enteroscopia intra-operatória*.

ENTEROSCOPIA POR SONDA

Esse método foi introduzido em 1986[1] utilizando um instrumento muito flexível, com diâmetro de 5 mm e extensão de 274 cm com balão na extremidade. Era introduzido por via nasal, insuflando-se o balão quando em posição duodenal, aguardando a progressão por peristaltismo. Não possuía canal de biópsia nem comando para controle do campo de visão. A fase de introdução inicialmente levava em média cerca de 14 horas.[2] Em 1987, Lewis e Waye[3] desenvolveram uma técnica em que utilizavam um colonoscópio pediátrico introduzido via oral para levar com pinça de biópsia o enteroscópio (com fio de sutura preso na extremidade) o mais distal possível no duodeno. O balão era inflado retirando-se o colonoscópio e dando-se início à fase passiva do procedimento. Assim, o tempo foi reduzido para 6 a 8 horas, dispensando internação.[4]

O exame endoscópico era feito na retirada do instrumento e a visualização da mucosa era limitada pela impossibilidade de deflexão da ponta e falta de controle da movimentação da extremidade com ocasionais "sobressaltos".

Lewis estimou que com o procedimento cerca de 50% da mucosa seria ava-liada.[3] O íleo podia ser observado em 75% dos exames e a válvula íleo cecal em 10%.

Em uma série de 81 pacientes avaliados por sangramento de origem indefinida, o achado diagnóstico da enteroscopia por sonda foi de 38%.[5]

Em outra casuística com 504 pacientes[6] investigados tanto por *push*-enteroscopia como por sonda, também por sangramento, o índice de diagnóstico foi de 42%. Dezoito por cento das lesões foram identificadas pela *push*-enteroscopia na região fora do alcance da EDA e 26% foram encontradas pela enteroscopia com sonda além dos limites da *push*-enteroscopia. Oitenta por cento dos achados eram lesões vasculares.

As complicações nesse método eram raras, mas o tempo prolongado do estudo, o desconforto relacionado e o insuficiente controle pelo operador da área observada tornaram o procedimento impopular. O maior número dos artigos relacionados a enteroscopia por sonda foi publicado no ano de 1991.[1] A partir de então, o entusiasmo pelo procedimento diminuiu e o método foi abandonado, não ocorrendo nenhuma publicação na literatura médica desde o ano 2000 (Figura 85.1).

PUSH-ENTEROSCOPIA

Esse método consiste na introdução de endoscópio longo peroral avançando o mais distalmente possível além do ligamento de Treitz no jejuno, com manobras de retificação.

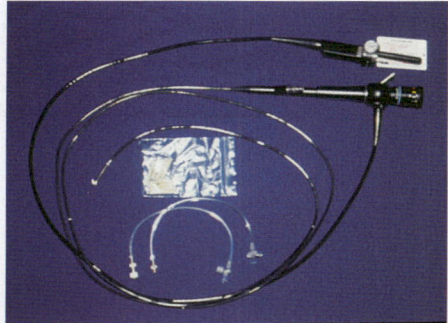

FIGURA 85.1

Enteroscópio por sonda de fibra óptica

A experiência inicial foi obtida utilizando-se colonoscópio adulto ou pediátrico e os primeiros relatos datam de 1973.[7]

Instrumentos apropriados foram desenvolvidos com maior flexibilidade, sem perda de força de transmissão, com diâmetro e extensão adequados e dispondo de canal de trabalho. Essas características, associadas à experiência clínica inicial, levaram a uma boa aceitação do método, principalmente no final dos anos de 1980.

É limitada a extensão de introdução pela própria anatomia duodenal, que dissipa a força vetorial transmitida, resultando em formação de "alça" no estômago e adicionando desconforto ao paciente, levou o grupo de Kyoto[8] a introduzir, em 1987, a técnica utilizando o *overtube* (Figuras 85.2, 85.3 e 85.4).

TÉCNICA

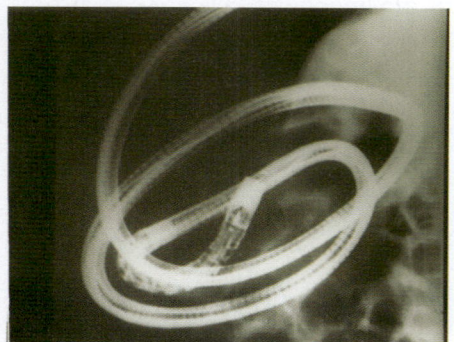

FIGURA 85.2

Push-enteroscopia – visão radioscópica

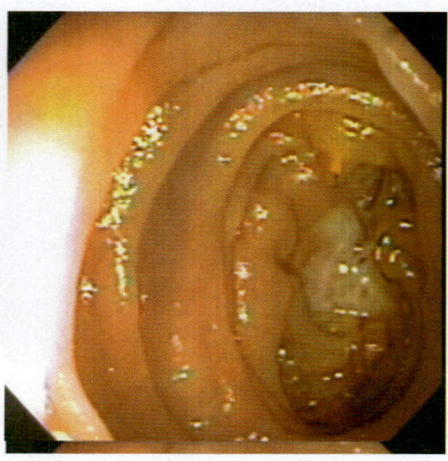

FIGURA 85.3

Adenocarcinoma na terceira porção duodenal

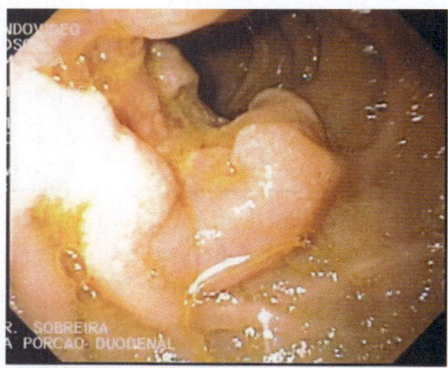

FIGURA 85.4

Tumor estromal epitelióide em duodeno

O paciente é posicionado em decúbito lateral esquerdo sob sedação, que deve ser tão profunda como aquela exigida para um exame colonoscópico. Inicia-se pelo exame completo do esôfago e estômago, aspirando-se a seguir o ar para introdução no duodeno. Como na CPRE, faz-se a retificação com movimento de retirada na segunda porção duodenal. A pressão abdominal externa no andar superior esquerdo pode ajudar a reduzir a formação da alça no estômago.

O ligamento de Treitz encontra-se entre 85 cm e 110 cm além dos incisivos superiores e requer flexão completa da ponta para acessar a luz jejunal. A primeira alça jejunal apresenta-se retificada em direção caudal, como se observa à radioscopia.[4] Se utilizarmos o *overtube*,

neste ponto ele é avançado a partir da haste proximal do aparelho, sendo posicionado na segunda porção duodenal no caso de *overtubes* de 60 cm, ou além do ligamento de Treitz para os modelos de 100 cm. A manutenção do posicionamento do *overtube* deve ser verificada constantemente à radioscopia (geralmente os modelos dispõem de anel radiopaco na extremidade).

A *push*-enteroscopia, além de ser um procedimento diagnóstico de curta duração, permite a realização de biópsias, hemostasia térmica, injetoterapia, polipectomia, posicionamento de sondas jejunais de alimentação[9,10,11] e realização de jejunostomia percutânea.[12,13]

As complicações são incomuns e relacionam-se principalmente a lacerações e descolamento de fitas de mucosa durante a introdução do *overtube*.

Nossa experiência em sangramento oculto, melena ou enterorragia consta de ectasias vasculares, em sua maioria, além de neoplasia maligna, divertículos, doenças inflamatórias com acometimento importante no intestino delgado, lipomas ulcerados, linfomas e outras patologias mais raras. Nas ectasias vasculares hemorrágicas, realizamos injetoterapia com solução de oleato de monoetanolamina ou terapêutica térmica (*heater probe*). Houve um caso em que a paciente foi submetida a cirurgia, sendo realizadas ráfias das ectasias hemorrágicas com auxílio do endoscopista, que apontava com o aparelho a lesão também reconhecida e tratada pelo cirurgião.

Foi realizada a retirada de um grande lipoma ulcerado hemorrágico por meio da enteroscopia, localizado na terceira porção duodenal; outro lipoma ulcerado e hemorrágico localizado no jejuno foi submetido a cirurgia, também com auxílio da enteroscopia intra-operatória. Nas outras patologias, o diagnóstico foi feito pelas biópsias obtidas, particularmente nos casos de doença celíaca, o que depende de um alto índice de suspeita pelo clínico. Isso nos levou a fazer biópsias de duodeno em um maior número de exames de EDA, quando evidenciamos pequenas alterações na superfície da mucosa, principalmente naqueles casos com diminuição do pregueado mucoso.

Nos casos em que foi possível a terapêutica pela enteroscopia, não houve complicações, assim como não ocorreu nos exames diagnósticos (Figuras 85.5, 85.6, 85.7 e 85.8).

Pacientes com sangramento digestivo de origem obscura podem apresentar-se de três maneiras: sangramento macroscópico (melena/hematoquezia) recorrente; sangramento macroscópico persistente, definido como aquele que se mantém durante a internação após EDA e colonoscopia negativos; sangramento oculto que engloba os pacientes sem sangramento evidente, mas com anemia crônica e teste positivo para sangue oculto nas fezes.

Lara e colaboradores[14] revisaram 63 pacientes submetidos à *push*-enteroscopia, classificando-os nesses três grupos, e obtiveram índice diagnóstico de 47% para os pacientes com sangramento recorrente; 66% para o grupo com sangramento persistente; e 63% para o grupo com sangramento oculto. Os autores relatam que uma lesão proximal ao alcance da EDA ocorreu com mais freqüência nos grupos com sangramento persistente e sangramento oculto e, portanto, esses pacientes deveriam passar por nova EDA antes de se submeterem a enteroscopia ou cápsula endoscópica.

Apesar de a enteroscopia ter sido utilizada de forma crescente nos últimos 20 anos para investigação de sangramento obscuro, pouco se fala no impacto que ela causa no tratamento e na evolução dos pacientes. Pensando nisso, Nguyen e colaboradores[15] estudaram prospectivamente um grupo de 55 pacientes que se submeteram à *push*-enteroscopia por sangramento digestivo sem diagnóstico em gastroscopia e colonoscopia prévias. Os pacientes foram divididos em dois grupos: (1) anemia sem sangramento macroscópico e (2) enterorragia ou melena. Encontraram-se lesões potencialmente hemorrágicas em 38 pacientes (69%). Em 21 casos (38%), as lesões situavam-se ao alcance da gastroscopia e

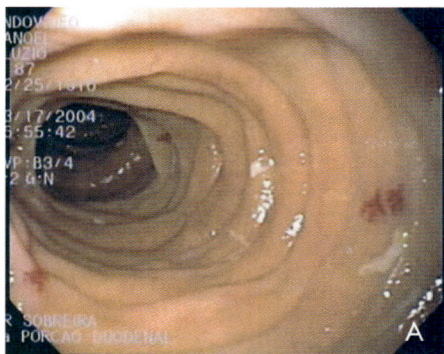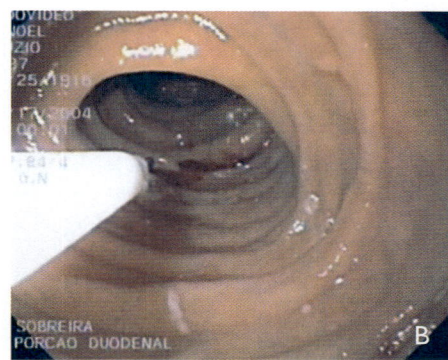

FIGURA 85.5

(A) Ectasia vascular; (B) Injetoterapia

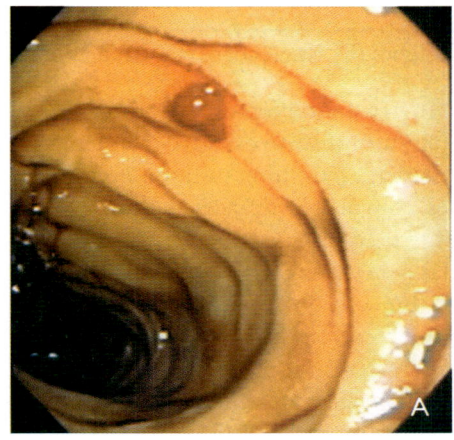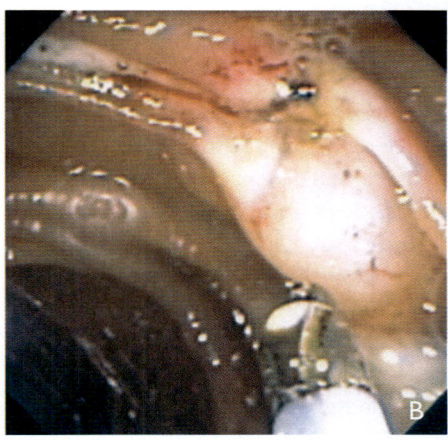

FIGURA 85.6

(A) Ectasia vascular hemorrágica; (B) Tratamento por *heater probe*

incluíam hérnias hiatais volumosas com erosões e úlceras de Cameron, varizes esofagogástricas, ectasias vasculares, lesão de Dieulafoy, ectasia vascular antral (*Watermelon Stomach*), úlcera gástrica.

No intestino delgado, além da segunda porção duodenal, o achado mais comum foi a ectasia vascular. Cinco pacientes apresentavam lesões concomitantes no estômago/duodeno e intestino delgado.

Diagnósticos foram identificados na mesma proporção entre os grupos, novamente demonstrando que a forma de apresentação não se relaciona com a maior probabilidade de um achado positivo. O diagnóstico enteroscópico alterou a conduta em 41 pacientes (75%).

Quinze pacientes foram tratados endoscopicamente, sendo a coagulação por plasma de argônio o método mais

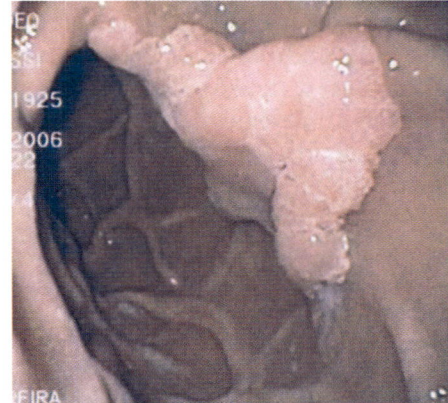

FIGURA 85.7

Adenoma em terceira porção duodenal

utilizado. Dez pacientes foram tratados cirurgicamente.

Com um período médio de acompanhamento de 11 meses, a quantida-

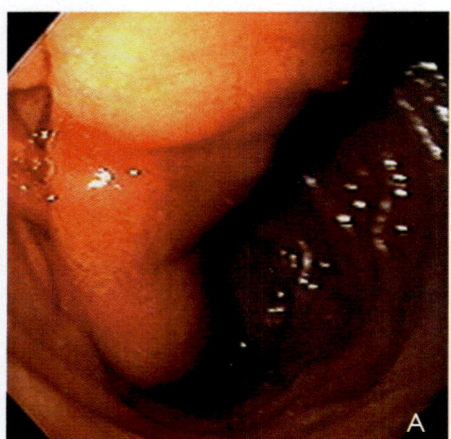
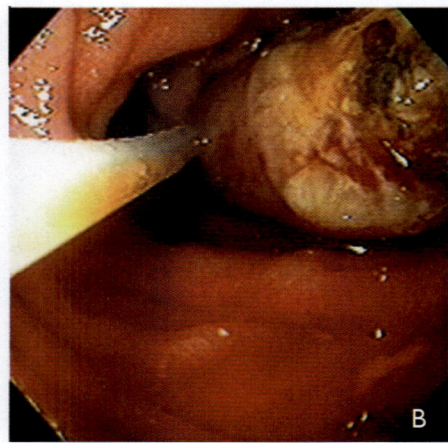
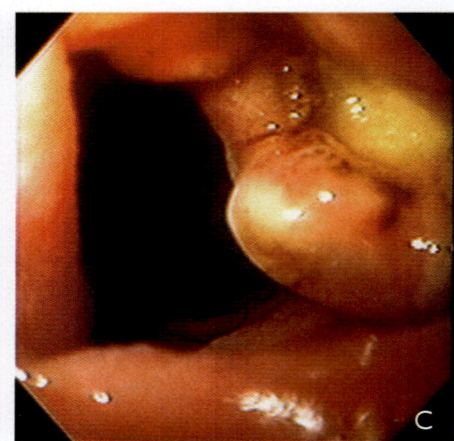

FIGURA 85.8

(A) Lipoma ulcerado e hemorrágico em duodeno; (B) Ressecção; (C) Base após ressecção

de de reposição de hemoderivados e o índice de ressangramento mostraram-se menores nos pacientes com lesões identificadas na enteroscopia, concluindo que ela apresentou impacto positivo na condução e evolução dos indivíduos com sangramento digestivo obscuro.

Romelaer[16] também estudou o impacto da *push*-enteroscopia na evolução de 119 pacientes encaminhados por sangramento de origem obscura (n = 66) ou anemia (n = 53). O índice diagnóstico foi de 42% e as lesões encontradas estavam ao alcance da gastroscopia ou colonoscopia em 30% dos pacientes e exclusivamente à enteroscopia em 12%. Malformações arteriovenosas correspondiam a dois terços das lesões.

O resultado da enteroscopia mostrou-se preditivo quanto ao risco de ressangramento, uma vez que, quando o exame foi negativo, a recorrência ocorreu duas vezes menos que quando uma alteração vascular foi observada.

Na experiência dos autores, o tratamento endoscópico das lesões vasculares não alterou o índice de recidiva hemorrágica. Na literatura, a eficiência do tratamento endoscópico ou hormonal das lesões vasculares do intestino é controversa.[17,18]

Nos pacientes que participaram desse estudo, a enteroscopia teve impacto positivo definitivo em menos de 15% dos pacientes (tratamento específico sem ressangramento) e o autor relata que futuramente esse procedimento se reservará para uma minoria de pacientes com lesões de acesso exclusivo ao enteroscópio previamente diagnosticadas pela cápsula endoscópica.

Em estudo multicêntrico com 182 pacientes[19] em que se realizaram *push*-enteroscopia por sangramento digestivo de origem indefinida à endoscopia/colonoscopia, os autores pesquisaram retrospectivamente diversas condições clínicas que poderiam associar-se a um maior valor preditivo para um diagnóstico enteroscópico.

Em uma análise multivariável, apenas a insuficiência renal crônica atingiu valor estatístico significativo para um exame positivo. Sabe-se que a IRC é fator de risco para o surgimento de malformações arteriovenosas,[20] lesões mais freqüentes encontradas à enteroscopia.[21,22]

ENTEROSCOPIA INTRA-OPERATÓRIA

A enteroscopia intra-operatória é provavelmente o método endoscópico mais eficaz para identificação e tratamento de focos hemorrágicos no intestino delgado.[4] Geralmente utiliza-se um colonoscópio adulto ou pediátrico e há um índice de diagnóstico entre 70% e 100%, sendo as lesões vasculares o principal achado.[23,24,25] O tratamento definitivo é realizado no mesmo tempo.

O instrumento pode ser introduzido por via transoral ou por enterotomia. No primeiro caso, deve ser avançado até o jejuno proximal antes da laparotomia, pois a pressão da parede abdominal contribui nessa fase. É interessante obstruir com *clamp* a válvula ileocecal, evitando a distensão colônica.

O exame é feito por segmentos durante a inserção do aparelho, com o controle da extremidade pelo cirurgião, que deve observar as alterações vasculares por transiluminação da parede intestinal. Examinado o segmento, ele é telescopado no colonoscópio ou enteroscópio.

As lesões encontradas são marcadas com pontos serosos para identificação após a retirada do aparelho e tratamento definitivo.

Outra opção é realizar uma enterotomia, geralmente no jejuno médio, para entrada de um endoscópio direcionando-o nos dois sentidos.

As complicações são pouco freqüentes, relatando-se íleo prolongado e infecção, o que não ocorreu em nossa experiência.

Por muitos anos a enteroscopia intra-operatória foi o único método para avaliação completa do intestino delgado. Entretanto, limita-se a pacientes candidatos a tratamento cirúrgico pela recorrência ou intensidade dos episódios de sangramento.[26]

Jacobs[27] estudou 81 pacientes com sangramento digestivo submetidos à EIO.

Todos apresentavam endoscopia alta e baixa, enteroscopia e USG negativos. A técnica utilizada foi de acesso por enterotomia no terço médio, com observação total do intestino em todos os casos.

O autor identificou o foco hemorrágico em 68 dos 81 pacientes (84%) com angiodisplasias em 44 pacientes (54%), úlceras em 9 (11%), tumor em 6 (7%) e 6 divertículos (7%). Todos os pacientes foram tratados no mesmo tempo. Houve uma complicação maior relativa a abscesso intraperitonial. Outras séries também mostram baixos índices de morbidade e mortalidade.[28,29,30]

Além de um caso já citado de ectasia vascular hemorrágica grave tratada por enteroscopia intra-operatória, fizemos um estudo em pacientes com Doença de Crohn. Os exames duraram em média 20 minutos, não havendo prolongamento hospitalar ou complicações. O cirurgião mudou a conduta em alguns casos, evitando a ressecção ampla de delgado e realizando estenoplastias.

Em nossa experiência, o melhor posicionamento é aquele em que o endoscopista fica entre as pernas do paciente. Faz-se uma enterotomia no local mais próximo a ser estudado e o cirurgião promove o enluvamento do aparelho pelo delgado; durante a retirada, fazemos o estudo, exceto nos casos com estenose (Figuras 85.9, 85.10 e 85.11).

MÉTODOS RECENTES

CÁPSULA ENDOSCÓPICA

A cápsula endoscópica constitui-se de uma microcâmera com fonte de luz em uma cápsula de 30 × 11 mm que transmite duas imagens por segundo a um receptor usado pelo paciente durante o período de 8 horas de vida útil da bateria da câmara. As imagens são posteriormente transferidas para um computador e revisadas pelo gastroenterologista.

Segundo Lim,[31] o método surgiu para modificar a abordagem dos pacientes com sangramento gastrointestinal de origem obscura, uma vez que

os estudos têm demonstrado maior capacidade diagnóstica em procedimento não-invasivo.

Comparando o método com a *push-enteroscopia*, em pacientes com sangramento, Saurin[32] obteve maior índice de acerto com a cápsula endoscópica, assim como Mata e colaboradores.[33] Já Van Gossum[34] investigou 21 pacientes pelos

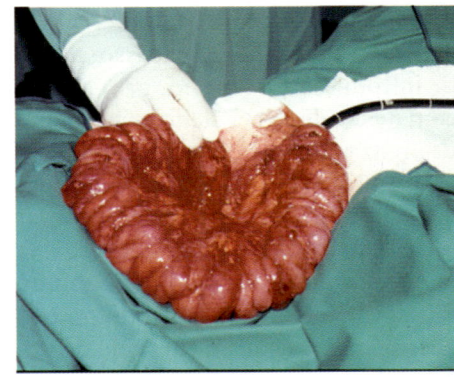

FIGURA 85.9

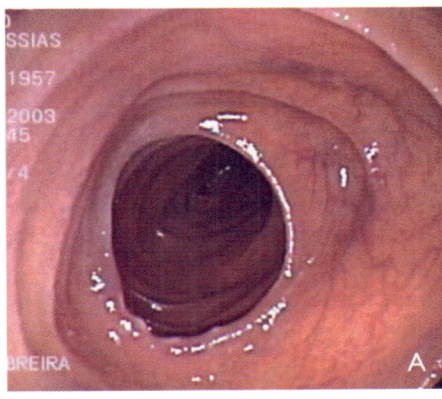

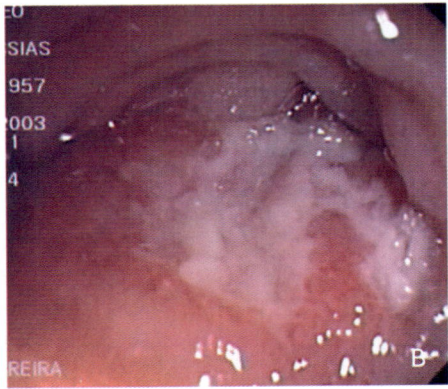

FIGURA 85.10

(A) Doença de Crohn – estenose; (B) Doença de Crohn – úlcera

dois métodos com um índice diagnóstico igual para ambos, se levadas em conta apenas as lesões localizadas no intestino delgado. Houve um número significativo de achados nos segmentos ao alcance

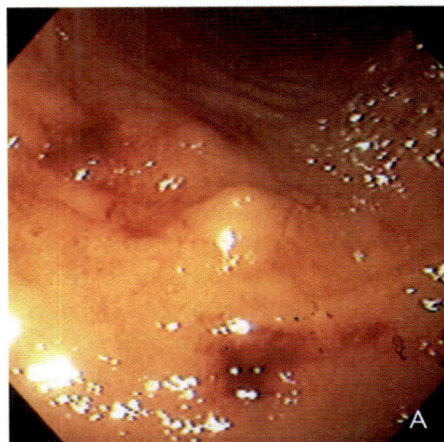

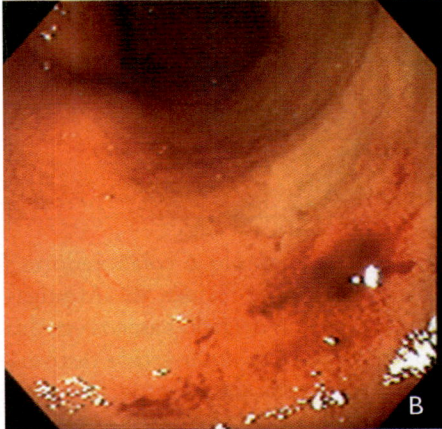

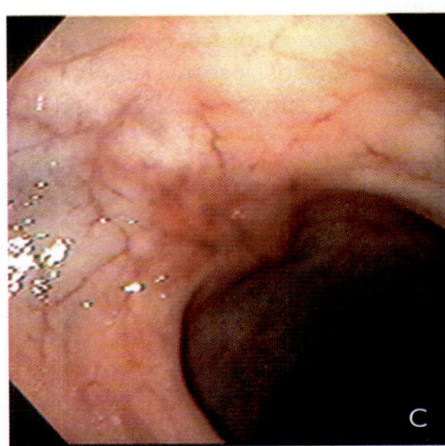

FIGURA 85.11

(A e B) Ectasia vascular hemorrágica em enteroscopia intra-operatória; (C) Ráfia cirúrgica acompanhada por EIO

da EDA/colonoscopia. O autor reforça a necessidade de revisão da endoscopia alta e baixa por equipe mais comprometida com esse tipo de paciente.

Portanto, parece razoável indicar-se a cápsula endoscópica antes da *push*-enteroscopia na investigação de sangramento de origem indefinida,[35] principalmente se não relevarmos o aspecto econômico.

Pennazio e colaboradores[36] relatam os resultados de estudo multicêntrico com cápsula endoscópica em 100 pacientes com sangramento gastrointestinal obscuro. O índice diagnóstico foi de 47%. Nos 26 pacientes em que o exame foi realizado, durante manifestação de sangramento o índice diagnóstico foi de 92%.

Lepére[19] atesta em sua revisão (2003 a 2004) que a *push*-enteroscopia é ainda o método de escolha para terapêutica endoscópica do intestino proximal enquanto a enteroscopia intra-operatória, também bastante aplicada, reserva-se as lesões difusas ou mais distais.

ENTEROSCOPIA POR DUPLO-BALÃO

Em 2001, Yamamoto e colaboradores[37] descreveram uma técnica de investigação do intestino delgado baseada em um enteroscópio e em um *overtube* flexíveis, ambos com balão na extremidade distal.

O endoscópio tem diâmetro de 8.5 mm e 200 cm de extensão e o *overtube* 12,2 mm de diâmetro externo e 145 cm de extensão. De forma simplificada, enquanto o endoscópio é avançado, o

overtube permanece com balão inflado e fixo à parede intestinal; alternadamente, o balão do endoscópio é inflado, fixando-o para avanço do *overtube*. Realizam-se manobras de retificação por tração com ambos os balões inflados. As vias anterógrada e retrógrada podem ser utilizadas.

Matsumoto[38] comparou a performance da *push*-enteroscopia e a enteroscopia por duplo-balão anterógrada e demonstrou que a extensão média de introdução foi superior para a EDB, com média de 92 cm além do ligamento de Treitz contra 22 cm para a PE.

Como Yamamoto,[37,39] em alguns pacientes (2 em 27) foi possível observar toda a extensão do intestino delgado. O índice diagnóstico obtido nesse estudo foi semelhante para os métodos, o que possivelmente ocorreu em razão do pequeno número de casos estudados por EDB (27), uma vez que a capacidade diagnóstica deve relacionar-se à extensão da área estudada.

CONSIDERAÇÕES FINAIS

A enteroscopia tem sua grande indicação nos pacientes com sangramento intestinal de origem obscura. Outras indicações são: síndromes de má absorção, controle de lesões diagnosticadas por trânsito intestinal e diarréia não esclarecida em imunodeficientes.

Entre os pacientes com sangramento, há uma grande proporção de lesões que se localizam ao alcance da EDA ou co-

lonoscopia, independentemente do número de vezes que elas são repetidas. Isso demonstra que provavelmente as lesões podem ser vistas, porém não valorizadas como foco de sangramento. Assim, o exame realizado por equipe comprometida e com experiência nesse tipo de paciente pode poupar a enteroscopia.

Entre as lesões hemorrágicas do intestino delgado, a experiência mostra que a maioria delas localiza-se no duodeno e jejuno proximal, particularmente as neoplasias, e, portanto, a *push*-enteroscopia, apesar da limitação de seu alcance, tem papel importante.

A enteroscopia intra-operatória, por sua ampla disponibilidade, além do alto potencial diagnóstico e terapêutico, constitui-se em alternativa eficiente na condução dos pacientes com sangramento intestinal obscuro, que em nosso meio ainda é muitas vezes negligenciada ou, quando indicada, é realizada em momento tardio na evolução do quadro, com o paciente já em condições clínicas inadequadas.

A cápsula endoscópica demonstra ser um bom método diagnóstico, mas permanecerá restrita a alguns centros de referência por mais alguns anos em função de seu custo.

A enteroscopia por duplo-balão, em um futuro próximo, substituirá a *push*-enteroscopia por permitir, em maior número de casos, o estudo do jejuno distal e do íleo.

REFERÊNCIAS BIBLIOGRÁFICAS

1. Waye JD. Small bowel endoscopy. Endoscopy 2003;35(1):15-21.
2. Bowden TA Jr. Endoscopy of the small intestine. Surg Clin North Am 1989 Dec;69(6):1237-47.
3. Lewis BS, Waye JD. Total small bowel enteroscopy. Gastrointest Endosc 1987;33(6):435-8.
4. Swain P. Enteroscopy. In: Yamada T, editor. Textbook of gastroenterology. 3rd ed. Philadelphia: Lippincott Williams & Wilkins; 1999. P. 2695-2700.
5. Lewis BS, Waye JD. Small bowel enteroscopy. In 1988: pros and cons. Am J Gastroenterol 1988;83 (8):799-802.
6. Gostout C, Schroeder K, Burton D. Small bowel enteroscopy: an early experience in gastrointestinal bleeding of unknown origin. Gastrointest Endosc 1991;37(1):5-8.
7. Ogoshi K, Hara Y, Ashizawa S. New technic for small intestinal fiberoscopy. Gastrointest Endosc 1973;20 (2):64-5.

8. Shimizu S, Tada M, Kawai K. Development of a new insertion technique in push-type enteroscopy. Gastroenterology 1987;82:844.

9. Swain CP. Therapeutic small bowel endoscopy. Gut 1997;40 (suppl 1):A 40.

10. Lewis B. Perform PEJ not PED. Gastrointest Endosc 1990;36 (3):311-3.

11. Lewis B. Direct percutaneous endoscopic jejunostomy. Gastrointest Endosc 1991;37(4):493.

12. Lewis B, Mauer K, Bush A. The rapid placement of jejunal feeding tubes; the Seldinger technique applied to the gut. Gastrointest Endosc 1990;36(2):139-41.

13. Cohen M, Barkin J: Enteroscopy and enteroclysis: the combined procedure. Am J Gastroenterol 1989; 84(11):1413-5.

14. Lara LF, Bloomfeld RS, Pineau BC. The rate of lesions found within reach of esophagogastroduodenoscopy during push enteroscopy depends on the type of obscure gastrointestinal bleeding. Endoscopy 2005;37(8):745-50.

15. Nguyen NQ, Rayner CK, Schoeman MN. Push enteroscopy alters management in a majority of patients with obscure gastrointestinal bleeding. J Gastroenterol Hepatol 2005;20 (5):716-21.

16. Romelaer C, Le Rhun M, Beaugerie L, Gournay J, Masliah C, Coron E et al. Push enteroscopy for gastrointestinal bleeding: diagnostic yield and long-term follow-up. Gastroenterol Clin Biol 2004;28(11):1061-66.

17. Barkin JS, Ross BS. Medical therapy for chronic gastrointestinal bleeding of obscure origin. Am J Gastroenterol 1998;93:1250-4.

18. Karmam US, Barkin JS. Vascular malformations of the small intestine. Curr Treat Options Gastroenterol 2001;4:173-9.

19. Lepere C, Cuillerier E, Van Gossum A, Bezet A, Schmit A, Landi B et al. Predictive factors of positive findings in patients explored by push enteroscopy for unexplained GI bleeding. Gastrointest Endosc 2005;61(6):709-14.

20. Marcuard S, Weinstock J. Gastrointestinal angiodysplasia in renal failure. J Clin Gastroenterol 1988;10:482-4.

21. Chak A, Koehler MK, Sundaram SN, Cooper JS, Canto MI, Sivak MV. Diagnostic and therapeutic impact of push enteroscopy: analysis of factors associated with positive findings. Gastrointest Endosc 1998;47:18-22.

22. Hayat M, Axon AT, O'Mahony S. Diagnostic yield and effect on clinical outcomes of push enteroscopy in suspected small bowel bleeding. Endoscopy 2000;32:369-72.

23. Webb W. Intra-operative endoscopy of the total gastrointestinal tract in familial polyposis syndrome. Gastrointest Endosc 1979;25:167.

24. Spigelman AD, Thompson JPS, Phillips RKS. Towards decreasing the relaparotomy rate in Peutz-Jeghers syndrome: the role of preoperative small bowel endoscopy. Br J Surg 1990;77:301.

25. Douard R, Wind P, Panis Y, Marteau P, Bouhnik Y, Cellier C et al. Intra-operative enteroscopy for diagnosis and management of unexplained gastrointestinal bleeding. Am J Surg 2000;180:181-84.

26. Dulai GS, Jensen DM. Severe gastrointestinal bleeding of obscure origin. Gastrointest Endosc Clin N Am 2004;14:101-13.

27. Jacobs R, Hartmann D, Benz C, Schilling D, Weickert U, Eickhoff A, et al. Diagnosis of obscure gastrointestinal bleeding by intra-operative enteroscopy in 81 consecutive patients. World J Gastroenterol 2006;12(2):313-16.

28. Lau WY. Intraoperative enteroscopy – indications and limitations. Gastrointest Endosc 1990;36:268-71.

29. Kendrick ML, Buttar NS, Anderson MA, Lutzke LS, Peia D, Wang KK et al. Contribution of intra-operative enteroscopy in the management of obscure gastrointestinal bleeding. J Gastrointest Surg 2001;5:162-7.

30. Lopez MJ, Cooley JS, Petros JG, Sullivan JG, Cave DR. Complete intra-operative small bowel endoscopy in the evaluation of occult gastrointestinal bleeding using the sonde enteroscope. Arch Surg 1996;131:272-7.

31. Lim JK, Ahmed A. Endoscopic approach to the treatment of gastrointestinal bleeding. Tech Vasc Interv Radiol 2004;7(3):123-9.

32. Saurin JC, Delvaux M, Gaudin JL, Fassler I, Villarejo J, Vahedi K et al. Diagnostic value of endoscopic capsule in patients with obscure digestive bleeding: blinded comparison with video push-enteroscopy. Endoscopy 2003;35:576-84.

33. Mata A, Bordas JM, Feu F et al: Wireless capsule endoscopy in patients with obscure gastrointestinal bleeding: a comparative study with push enteroscopy. Aliment Pharmacol Ther 2004;20:189-94.

34. Van Gossum A, Hittelet A, Schmit A et al. A prospective comparative study of push and wireless-capsule enteroscopy in patients with obscure digestive bleeding. Acta Gastroenterol Belg 2003;66:199-205.

35. Redondo-Cerezo E, Sanchez-Manjavacas N, Gomes-Ruiz CJ. Capsule endoscopy vs. push enteroscopy: which one should we perform first? Gastroenterology 2005;129(4):1358.

36. Pennazio M, Santucci R, Rondonotti E et al. Outcome of patients with obscure gastrointestinal bleeding after capsule endoscopy: report of 100 consecutive cases. Gastroenterology 2004;126:643-53.

37. Yamamoto H, Sekine Y, Sato Y, Higashizawa T, Miyata T, Lino S et al. Total enteroscopy with a nonsurgical steerable double-balloon method. Gastrointest Endosc 2001;53:216-20.

38. Matsumoto T, Moriyama T, Esaki M, Nakamura S, Lida M. Performance of antegrade double-balloon enteroscopy: comparison with push enteroscopy. Gastrointest Endosc 2005;62(3):392-98.

39. Yamamoto H, Kita H, Sunada K, Hayashi Y, Sato H, Yano T et al. Clinical outcomes of double-balloon endoscopy for the diagnosis and treatment of small intestinal diseases. Clin Gastroenterol Hepatol 2004;2:1010-6.

CAPÍTULO 86

ENTEROSCOPIA POR DUPLO-BALÃO

Rogério Kuga • Adriana Vaz Safatle-Ribeiro
Robson Kiyoshi Ishida • Paulo Sakai

INTRODUÇÃO

A avaliação endoscópica e o estudo das patologias do intestino delgado sempre foram um desafio para o gastroenterologista. Até recentemente, os métodos endoscópicos disponíveis para a endoscopia desse órgão eram a enteroscopia por sonda,[1] a enteroscopia intra-operatória,[2] a enteroscopia de empurrar (*push*)[3] e a enteroscopia por cápsula.[4]

O método por sonda depende da peristalse para a sua progressão, tornando-se um exame prolongado e de baixa tolerabilidade pelo paciente. Estima-se que, por essa técnica, cerca de 50% a 70% da mucosa do intestino delgado seja avaliada, já que o íleo é alcançado em cerca de 75% das vezes e a válvula ileocecal somente em 10%.[5]

A enteroscopia intra-operatória é realizada durante a laparotomia exploradora, seja pela via oral, seja pela anal, seja por enterotomia, na qual o endoscópio é progredido ao longo do intestino delgado por meio da ação combinada do cirurgião e do endoscopista. Por ser um método invasivo de avaliação, possui complicações relacionadas à laparotomia, íleo pós-operatório prolongado decorrente na manipulação das alças intestinais, lacerações da mucosa em 50% das situações e perfuração em 5%.[6]

A enteroscopia de empurrar, ou *push*-enteroscopia, é um método mais difundido na avaliação endoscópica do intestino delgado, em que o enteroscó-pio convencional pode ser ou não utilizado em associação com o *overtube*. No entanto, a progressão do aparelho além do ângulo de Treitz é limitada, podendo variar de 90 cm a 160 cm.[7]

A enteroscopia por cápsula (*wireless capsule endoscopy*), introduzida na prática clínica em 2001, revolucionou o diagnóstico endoscópico das patologias do intestino delgado. É um método não-invasivo que permite o estudo total da mucosa do intestino delgado, sendo superior à *push*-enteroscopia[8] e ao estudo contrastado do intestino delgado[9] na avaliação diagnóstica. Apesar disso, possui algumas limitações quanto à incapacidade de realização de biópsias, impossibilidade de terapêutica endoscópica, não localização com precisão das lesões diagnosticadas e também o inconveniente da sua retenção durante a progressão em até 5% dos casos.[10]

Diantes dos métodos de avaliação endoscópica do intestino delgado descritos, com as suas potenciais limitações, houve necessidade de desenvolvimento de um novo método que permitisse a avaliação endoscópica total do intestino delgado de maneira controlada, com imagem em tempo real, assim como intervenções terapêuticas no momento do procedimento. Desenvolvida por Yamamoto e colaboradores,[11] a enteroscopia pela técnica de duplo-balão tem se difundido universalmente e passou a ser uma nova opção diagnóstica e também terapêutica nas patologias do intestino delgado.

EQUIPAMENTO E ACESSÓRIOS – ENTEROSCÓPIO DE DUPLO-BALÃO

O sistema de duplo-balão consiste do enteroscópio, do *overtube* e da insufladora dos balões. Atualmente, há dois modelos de enteroscópios disponíveis (Tabela 86.1). O modelo EN-450P5/20 (*standard*) possui diâmetro de 8,5 mm, comprimento de 200 cm e canal de trabalho de 2,2 mm (Figura 86.1). O *overtube* utilizado para esse modelo é o TS-12140, que tem diâmetro externo de 12,2 mm e comprimento de 140 cm. O enteroscópio terapêutico (EN-450T5) possui diâmetro de 9,4 mm, comprimento de 200 cm e canal de trabalho de 2,8 mm. Para esse modelo, utiliza-se o *overtube* TS-13140, com 13,2 mm de diâmetro externo e comprimento de 140 cm. O controle de

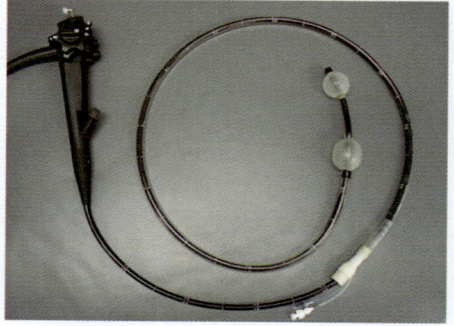

FIGURA 86.1

Enteroscópio de duplo-balão (EN-450P5/20) com o *overtube* (TS-12140)

TABELA 86.1

Especificações do sistema de duplo-balão

Endoscópio		EN-450 P5/20	EN-450T5
	Diâmetro (mm)	8,5	9,4
	Comprimento (mm)	2.000	2.000
	Canal de trabalho (mm)	2,2	2,8
	Campo de visão	120°	140°
Overtube		TS-12140	TS-13140
	Diâmetro externo (mm)	12,2	13,2
	Diâmetro interno (mm)	10	11
	Comprimento (mm)	1.400	1.400
Insuflador dos balões		PB-10	PB-20
	Pressão (kPa)	5,6±2,0	5,6±2,0
	Velocidade de fluxo	170 mL/10 seg	170 mL/10 seg

insuflação e desinsuflação é realizado pela insufladora PB-10 (Figura 86.2) ou PB-20, que mantém pressão máxima dos balões de 5,6±2,0 kPa (42±15 mmHg) e fluxo de ar de 170 ml/10 segundos. Caso a pressão dos balões aumente acima do seu limite máximo, automaticamente é acionado o alarme sonoro para que se interrompa a insuflação.

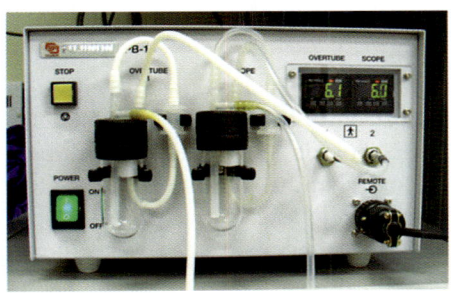

FIGURA 86.2

Insufladora dos balões (PB-10)

MONTAGEM DO APARELHO, PREPARO DO PACIENTE E TÉCNICA DE INSERÇÃO

Previamente à realização do procedimento, há necessidade de se montar o sistema de duplo-balão. Inicialmente, injetamos cerca de 10 ml de água destilada no interior do *overtube*, o que

facilita a introdução do enteroscópio e seu deslizamento durante o exame. Em seguida, acoplamos o balão avulso (BS-1) na extremidade do enteroscópio e o fixamos com duas bandas elásticas nas suas extremidades. Poderá também, dependendo da preferência do endoscopista, ser acoplado o *cap* de látex na extremidade do aparelho e fixado com fita adesiva para não haver perda durante o procedimento. Vale lembrar que o *overtube* já possui um balão acoplado na sua extremidade. Após a montagem do sistema, devemos conectar os cabos de insuflação dos balões (enteroscópio e *overtube*) e testar se ambos os balões estão insuflando e desinsuflando adequadamente.

À semelhança da esofagogastroduodenoscopia, recomenda-se jejum oral por cerca de 8 a 12 horas e o paciente é posicionado inicialmente em decúbito lateral esquerdo. Anestesia tópica da orofaringe, oxigênio suplementar por cateter e sedação endovenosa com benzodiazepínico e opióide são administrados. Caso haja disponibilidade do anestesiologista, a utilização de propofol traz mais conforto para o paciente e para o endoscopista durante o exame.

De acordo com a localização estimada da lesão, a enteroscopia por duplo-balão pode ser iniciada tanto pela via

oral (via anterógrada) quanto pela via anal (via retrógrada). Se a via anal é escolhida, o preparo intestinal com solução de Manitol é realizado, assim como na colonoscopia. Nos casos selecionados em que há necessidade de abordagem por ambas as vias, recomenda-se que sejam realizadas em dias diferentes, devido à distensão gasosa e sobrecarga ao paciente. Nessa situação, independentemente da via inicial escolhida, é necessário a injeção submucosa de tinta nanquim no local mais distante alcançado, para que no exame subseqüente essa marcação seja encontrada. A depender da disponibilidade do local a ser realizado o exame, preconiza-se a utilização de fluoroscopia para melhor entendimento dos *loops* formados pelo aparelho. O exame necessita de dois médicos para a sua realização, já que o manuseio, a tração e a progressão do conjunto *overtube*-enteroscópio não são feitos pelo endoscopista, e sim pelo auxiliar.

A enteroscopia por duplo-balão, também chamada de *push and pull enteroscopy*, pode ser considerada uma modificação da *push*-enteroscopia, porém a maneira de progressão do endoscópio é diferente. Na *push*-enteroscopia, a inserção mais profunda do enteroscópio é limitada pela formação de "alças" no intestino delgado que impedem e absorvem a força axial exercida ao se introduzir o aparelho. No sistema de duplo-balão, o *overtube*, além de manter o sistema mais rígido, o que impede ou diminui a formação de "alças", também possui a função de manter no eixo o intestino delgado já encurtado. Já os dois balões, quando insuflados, aderem na mucosa intestinal, permitindo que a tração do conjunto *overtube*-enteroscópio encurte o trajeto progredido.

TÉCNICA DE INSERÇÃO – VIA ORAL (ANTERÓGRADA)

O exame é iniciado com os dois balões desinsuflados, e o enteroscópio é progredido até o estômago. Em seguida, o *overtube* é avançado sobre o endoscópio até atingir o balão da extremidade do endoscópio. O aparelho é introduzido até a segunda porção duodenal, e o balão do aparelho é insuflado nessa posição, mantendo-o estável nesse local. O *overtube* é progredido até a segunda porção duodenal, e o seu balão também é insuflado nessa posição. O balão do aparelho é desinsuflado (o balão do *overtube* ainda está insuflado para não retornar à cavidade gástrica inadvertidamente), e o endoscópio é progredido o mais profundamente possível, tentando-se ultrapassar o ângulo de Treitz. Posteriormente, insufla-se novamente o balão do endoscópio e desinsufla-se o balão do *overtube*; logo o *overtube* é avançado até o limite distal do endoscópio, e insufla-se o balão do *overtube* novamente. Nesse momento, os dois balões estão insuflados, adjacentes entre si e além do ângulo de Treitz, podendo o conjunto *overtube*-enteroscópio ser tracionado e o trajeto, encurtado. O passo seguinte é a desinsuflação do balão do endoscópio e a sua progressão o mais adiante possível (Figura 86.3). Essa seqüência é repetida e o enteroscópio é progredido cada vez mais distalmente. Apesar de esse procedimento poder ser realizado sem o auxílio da fluoroscopia após certa experiência do examinador,

ela sempre será útil no reconhecimento do eixo de inserção, no acompanhamento do avanço do *overtube* e também durante a manobra de tração do conjunto *overtube*-enteroscópio.

TÉCNICA DE INSERÇÃO – VIA ANAL (RETRÓGRADA)

Após preparo colônico adequado, o procedimento poderá ser iniciado. A progressão retrógrada do enteroscópio de duplo-balão seguirá os mesmos princípios básicos da técnica de inserção pela via oral. Ou seja, alternância de insuflação dos balões, introdução do *overtube* e do enteroscópio e tração do conjunto *overtube*-enteroscópio. Após alcançar o ceco, o endoscópio é inserido na válvula ileocecal e progredido o mais retrogradamente possível. Após a insuflação do balão do endoscópio a fim de manter a posição alcançada estável, progride-se o *overtube*. Esse momento, ou seja, a passagem do *overtube* pela válvula ileocecal, é uma das etapas mais difíceis e limitantes do procedimento. A progressão retrógrada do conjunto enteroscópio-*overtube* de maneira ascendente no intestino delgado é continuada utilizando-se a técnica descrita.

INDICAÇÕES

Todas as patologias ou suspeitas de afecção do intestino delgado são indicações para a realização do procedimento: hemorragia digestiva de causa obscura,[12] dor abdominal crônica,[12] doença inflamatória intestinal,[13] enteropatia droga-induzida,[14] neoplasias,[15-17] poliposes intestinais,[18,19] diarréia crônica,[20] doença celíaca[21] e outras. No entanto, por se tratar de método de enteroscopia controlada e por possuir canal de trabalho, há a possibilidade de se atingir e investigar órgãos derivados cirurgicamente,[22] além de se realizar procedimentos terapêuticos como hemostasias,[23] dilatação de estenose,[24] remoção de corpo estranho,[25-27] polipectomia,[28] mucosectomia[29] e colangiografia endoscópica em derivação biliodigestiva.[30]

RESULTADOS E COMPLICAÇÕES

Vários artigos foram recentemente publicados, descrevendo tanto o potencial diagnóstico como terapêutico da enteroscopia por duplo-balão nas patologias do intestino delgado. A primeira publicação na literatura foi de Yamamoto e colaboradores[11] em 2001, relatando a experiência inicial do método em quatro pacientes e utilizando dois modelos protótipos de enteroscópio de duplo-balão (Olympus XP-240 e SIF-Q240), conseguindo a realização de enteroscopia total e diagnóstico de divertículo de Meckel em paciente com hemorragia digestiva de causa obscura.

Em 2004, Yamamoto e colaboradores[23] descreveram os achados em casuística de 178 enteroscopias por duplo-balão (89 pela via oral e 89 pela via anal) em 123 pacientes. Relataram sucesso de enteroscopia total em 86% (24 de 28 tentativas), em que se conseguiu atingir o ceco pela via oral em dois pacientes. Apresentou positividade diagnóstica para o foco de hemorragia em 50 de 66 pacientes (76%) e possibilitou a realização de procedimentos terapêuticos como hemostasia, polipectomia, mu-

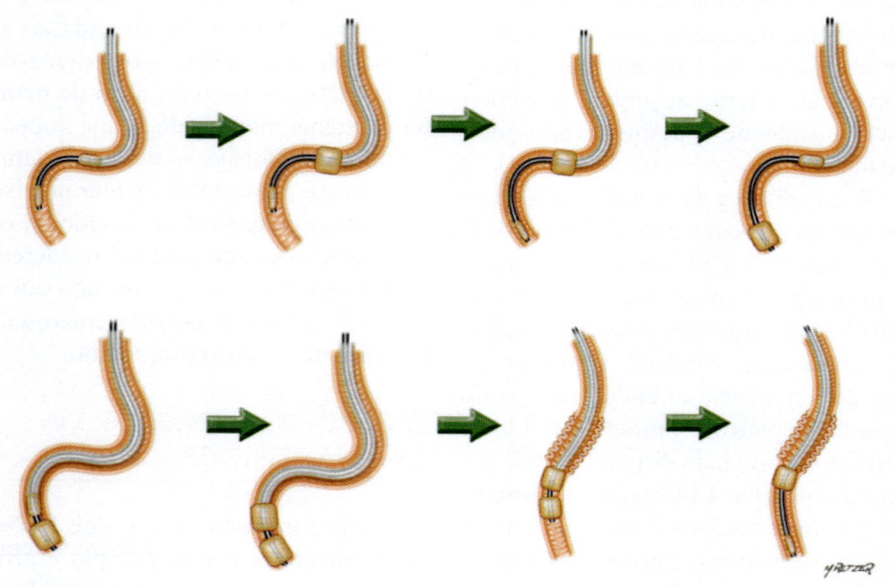

FIGURA 86.3

Seqüência esquemática da técnica de duplo-balão

cosectomia, dilatação de estenoses com balão hidrostático e passagem de endoprótese metálica. Mais recentemente, em 2006,[31] o grupo do mesmo autor relatou a sua mais recente casuística com 411 enteroscopias (225 via oral e 194 via anal) em 250 pacientes, com o diagnóstico do foco hemorrágico em 82 de 123 casos (67%) e com especial atenção à utilização do modelo terapêutico de enteroscópio (EN-450T5) e à terapêutica endoscópica em 107 situações.

Em 2005, May e colaboradores[32] relataram 248 enteroscopias por duplo-balão (153 via oral e 95 via anal) em 137 pacientes, com tempo de exame de 73,5±25 minutos e diagnóstico positivo em 80% (109 de 137 pacientes), cujo principal diagnóstico foi a angiodisplasia em 37% dos pacientes (40 de 109 pacientes). A enteroscopia total foi conseguida somente em 45% das tentativas (25 de 55 tentativas).

Dois estudos multicêntricos da Europa, um retrospectivo[33] e outro prospectivo,[20] com 62 e 100 pacientes respectivamente, relataram resultados semelhantes em relação ao rendimento diagnóstico do procedimento (80% e 72%, respectivamente), assim como a casuística de Heine e colaboradores com 79% de positividade em 275 pacientes.[21]

No Serviço de Endoscopia Gastrointestinal do Hospital das Clínicas da Faculdade de Medicina da Universidade de São Paulo, foram realizadas 165 enteroscopias por duplo-balão, com as seguintes indicações (Tabela 86.2): 38 na hemorragia de causa obscura, 24 na investigação de diarréia, 15 com alteração em topografia do intestino delgado à tomografia computadorizada de abdome, 14 em pacientes portadores de Doença de Behçet, 10 nas poliposes intestinais e 9 nas outras indicações (dor abdominal crônica, emagrecimento e pós-gastrectomia total). Em 55 pacientes, realizou-se enteroscopia por duplo-balão no pós-operatório tardio de gastroplastia vertical com reconstrução em Y de Roux para obesidade mórbida a fim de se investigar o estômago excluso (Figura 86.4). A positividade diagnóstica do método foi de 74%, excluindo-se os pacientes pós-cirurgia bariátrica (Figura 86.5).

Complicações menores relacionadas ao procedimento são descritas em 9% a 20% dos casos, tais como: dor abdominal até o dia seguinte, dor de garganta que necessite de analgesia e febre de remissão espontânea sem necessidade de antibióticos ou foco aparente.[20,21,32,33] Outras complicações relatadas e em menor freqüência são: pneumonia aspirativa decorrente do uso do propofol,[20] pancreatite aguda,[21,34] perfuração intestinal[23,33] e íleo paralítico.[35]

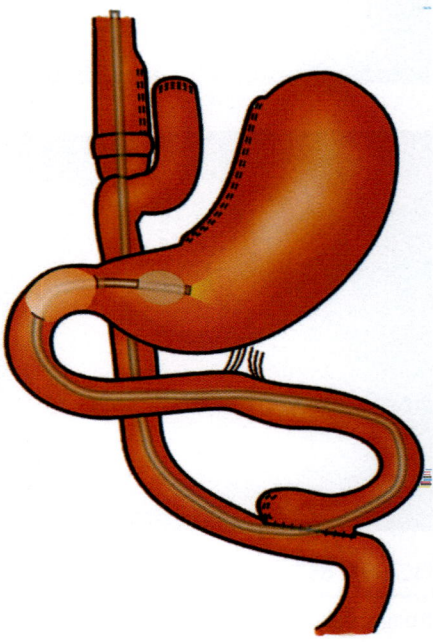

FIGURA 86.4

Desenho esquemático do trajeto do enteroscópio de duplo-balão na gastroplastia vertical com derivação gastrojejunal em Y de Roux (cirurgia de Capella)

CONSIDERAÇÕES FINAIS

A enteroscopia por duplo-balão é um novo método de endoscopia do intestino delgado que permite a avaliação diagnóstica total do órgão, assim como a terapêutica, contribuindo significativamente para o entendimento das patologias que acometem esse segmento do trato digestório. Por ser um método de enteroscopia controlado, também permite o diagnóstico e o tratamento de lesões nos órgãos cirurgicamente derivados. A enteroscopia por duplo-balão poderá substituir, na maioria das

TABELA 86.2

Indicações da enteroscopia por duplo-balão no Serviço de Endoscopia Gastrointestinal do HCFMUSP.

Indicação	Nº de pacientes
Hemorragia digestiva de causa obscura	38
Diarréia	24
TC de abdome com alteração na topografia do intestino delgado	15
Doença de Behçet	14
Polipose	10
Miscelânea (dor abdominal, emagrecimento, pós-operatório de gastrectomia total)	9
Pós-operatório de cirurgia bariátrica (cirurgia de Capella)	55
Total	165

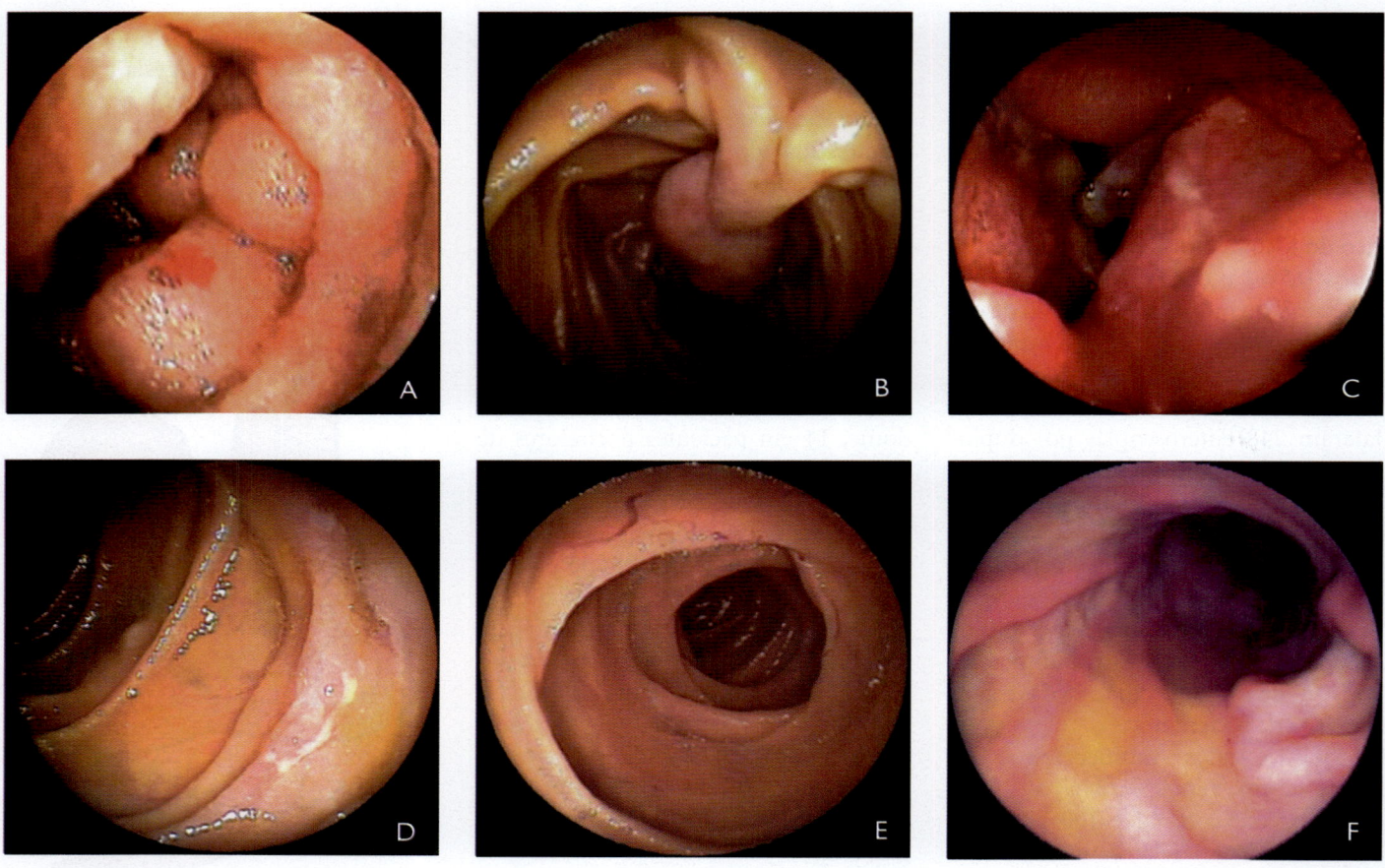

FIGURA 86.5

Imagens endoscópicas da enteroscopia por duplo-balão: (A) Angiodisplasia de intestino delgado; (B) Pólipo pediculado de intestino delgado; (C) Adenocarcinoma de intestino delgado; (D) Úlcera ativa de intestino delgado (Doença de Crohn); (E) Telangiectasia de intestino delgado; (F) Estômago excluso na cirurgia de Capella

circunstâncias, a *push*-enteroscopia e a enteroscopia intra-operatória, podendo se tornar o método enteroscópico controlado de eleição. Tanto a cápsula endoscópica quanto a enteroscopia por duplo-balão são capazes de investigar totalmente o intestino delgado. A cápsula endoscópica possui a vantagem de ser um método não-invasivo, sem desconforto para o paciente, e de não

necessitar de sedação endovenosa. Por outro lado, a enteroscopia por duplo-balão é um procedimento mais invasivo, porém possui a vantagem da possibilidade terapêutica endoscópica, complementando essa limitação da cápsula endoscópica. Tal constatação foi relatada por Kita e colaboradores,[36] em que um pólipo hemorrágico de intestino delgado diagnosticado pela cápsula foi

tratado na seqüência pela enteroscopia por duplo-balão, destacando o papel complementar, e não competitivo, entre os dois métodos. Estudos comparativos entre os dois métodos e com pequena amostra já foram recentemente publicados;[18,37,38] no entanto, há necessidade de ensaios clínicos com uma maior casuística comparativa.

REFERÊNCIAS BIBLIOGRÁFICAS

1. Tada M, Akasaka Y, Misaki F, Kwaie K. Clinical evaluation of a sonde-type small intestinal fiberscope. Endoscopy 1977;9(1):33-8.

2. Lewis B. Small bowel enteroscopy. Lancet 1991;337:1093-4.

3. Dykman DD, Killian SE. Initial experience with the Pentax VSB-P2900 enteroscope. Am J Gastroenterol 1993;88:570-3.

4. Iddan G, Meron G, Glukhovsky A, Swain P. Wireless capsule endoscopy. Nature 2000;405-417.

5. Lewis BS, Waye JD. Total small bowel enteroscopy. Gastrointest Endosc 1987;33:435-8.

6. Lewis BS, Wenger JS, Waye JD. Small bowel enteroscopy and intraoperative enteroscopy for obscure gastrointestinal bleeding. Am J Gastroenterol 1991;86:171-4.

7. Perez-Cuadrado E, Macenlle R, Iglesias J, Fabra R, Lamas D. Usefulness of oral video push enteroscopy in Crohn's disease. Endoscopy 1997;29:745-7.

8. Appleyard M, Fireman Z, Glukhovsky A, Jacob H, Shreiver R, Kadirkamanathan S et al. A randomized trial comparing wireless capsule endoscopy with push enteroscopy for the detection of small-bowel lesions. Gastroenterology 2000;119(6):1431-8.

9. Costamagna G, Shah SK, Riccioni ME, Foschia F, Mutignani M, Perri V et al. A prospective trial comparing small bowel radiographs and video capsule endoscopy for suspected small bowel disease. Gastroenterology 2002;123(4):999-1005.

10. Pennazio M, Santucci R, Rondonotti E, Abbiati C, Beccari G, Rossini FP et al. Outcome of patients with obscure gastrointestinal bleeding after capsule endoscopy: report of 100 consecutive cases. Gastroenterology 2004;126(3):643-53.

11. Yamamoto H, Sekine Y, Sato Y, Higashizawa T, Miyata T, Iino S et al. Total enteroscopy with a nonsurgical steerable double-balloon method. Gastrointest Endosc 2001;53(2):216-20.

12. May A, Nachbar L, Wardak A, Yamamoto H, Ell C. Double-balloon enteroscopy: preliminary experience in patients with obscure gastrointestinal bleeding and chronic abdominal pain. Endoscopy 2003;35(12):985-91.

13. Kaffes AJ, Koo JH, Meredith C. Double-balloon enteroscopy in the diagnosis and the management of small bowel diseases: an initial experience in 40 patients. Gastrointest Endosc 2006;63(1):81-6.

14. Yen HH, Chen YY, Soon MS. Nonsteroidal anti-inflammatory drug-associated ileal ulcers: an evaluation by double-balloon enteroscopy. Gastrointest Endosc 2006;63(2):328.

15. Nishimura M, Yamamoto H, Kita H, Yano T, Sunada K, Miyata T et al. Gastrointestinal stromal tumor in the jejunum: diagnosis and control of bleeding with electrocoagulation by using double-balloon enteroscopy. J Gastroenterol 2004;39:1001-4.

16. Scherubl H, Faiss, Tschope R, Zeitz M. Double-balloon enteroscopy for the detection of midgut carcinoids. Gastrointest Endosc 2005;62(6):994.

17. Iwamoto M, Yamamoto H, Kita H, Sunada K, Hayashi Y, Sato H et al. Double-balloon endoscopy for ileal GI stromal tumor. Gastrointest Endosc 2005;62(3):440-1.

18. Matsumoto T, Esaki M, Moriyama T, Nakamura S, Iida M. Comparison of capsule endoscopy and enteroscopy with the double-balloon method in patients with obscure bleeding and polyposis. Endoscopy 2005;37:827-32.

19. Yamazaki K, Safatle-Ribeiro AV, Artifon ELA, Kuga R, Ishida RK, Baba ER et al. O papel da enteroscopia de duplo-balão na síndrome de Peutz-Jeghers: relato de caso. GED 2006;24:231-4.

20. Ell C, May A, Nachbar L, Cellier C, Landi B, di Caro S et al. Push-and-pull enteroscopyin the small bowel using the double-balloon technique: results of a prospective European multicenter study. Endoscopy 2005;37:613-6.

21. Heine GDN, Hadithi M, Groenen MJM, Kuipers EJ, Jacobs MAJM, Mulder CJJ. Double-balloon enteroscopy: indications, diagnostic yield and complications in a series of 275 patients with suspected small-bowel disease. Endoscopy 2006;38(1):42-8.

22. Sakai P, Kuga R, Safatle-Ribeiro AV, Faintuch J, Gama-Rodrigues JJ, Ishida RK et al. Is it feasible to reach the bypassed stomach after Roux-en-Y gastric bypass for morbid obesity? The use of the double-balloon enteroscope. Endoscopy 2005;37(6):566-9.

23. Yamamoto H, Kita H, Sunada K, Hayashi Y, Sato H, Yano T et al. Clinical outcomes of double-balloon endoscopy for the diagnosis and treatment of small-intestinal diseases. Clin Gastroenterol Hepatol 2004;2(11):1010-6.

24. Sunada K, Yamamoto H, Kita H, Yano T, Sato H, Hayashi Y et al. Clinical outcomes of enteroscopy using the double-balloon method for strictures of the small intestine. World J Gastroenterol 2005;11(7):1087-9.

25. May A, Nachbar L, Ell C. Extraction of entrapped capsules from the small bowel by means of push-and-pull enteroscopy with the double-balloon technique. Endoscopy 2005;37(6):591-3.

26. Lee BI, Choi H, Choi KY, Ji JS, Kim BW, Cho SH et al. Retrieval of a retained capsule endoscope by double-balloon enteroscopy. Gastrointest Endosc 2005;62(3):463-5.

27. Al-Toma A, Hadithi M, Heine D, Jacobs M, Mulder C. Retrieval of a video capsule endoscope by using a double-balloon endoscope. Gastrointest Endosc 2005;62(4):613.

28. Ohmiya N, Taguchi A, Shirai K, Mabuchi N, Arakawa D, Kanazawa H et al. Endoscopic resection of Peutz-Jeghers polyps throughout the small intestine at double-balloon enteroscopy without laparotomy. Gastrointest Endosc 2005;61(1):140-7.

29. Kuno A, Yamamoto H, Kita H, Sunada K, Yano T, Hayashi Y et al. Double-balloon enteroscopy through a Roux-en-Y anastomosis for EMR of an early carcinoma in the afferent duodenal limb. Gastrointest Endosc 2004;60(6):1032-4.

30. Haruta H, Yamamoto H, Mizuta K, Kita Y, Uno T, Egami S et al. A case of successful enteroscopic balloon dilation for late anastomotic stricture of choledochojejunostomy after living donor liver transplantation. Liver Transpl 2005;11(12):1608-10.

31. Kita H, Yamamoto H, Yano T, Miyata T, Iwamoto M, Sunada K et al. Over four hundred experiences of double-balloon

endoscopy for small intestinal disorders. Gastrointest Endosc 2006;63:AB174.

32. May A, Nachbar L, Ell C. Double-balloon enteroscopy (push-and-pull enteroscopy) of the small bowel: feasibility and diagnostic and therapeutic yield in patients with suspected small bowel disease. Gastrointest Endosc 2005;62(1):62-70.

33. Di Caro S, May A, Heine DGN, Fini L, Landi B, Petruzziello L et al. The European experience with double-balloon enteroscopy: indications, methodology, safety and clinical impact. Gastrointest Endosc 2005;62(4):545-50.

34. Groenen MJ, Moreels TG, Orlent H, Haringsma J, Kuipers EJ. Endoscopy 2006;38(1):82-5.

35. Attar A, Maissiat E, Sebbagh V, Cellier C, Wind P, Benamouzig R. First case of paralytic ileus after double balloon enteroscopy. Gut 2005;54(12):1823-4.

36. Kita H, Yamamoto H, Nakamura T, Shirakawa K, Terano A, Sugano K. Bleeding polyp in the mid small intestine identified by capsule endoscopy and treated by double-balloon endoscopy. Gastrointest Endosc 2005;61(4):628-9.

37. Nakamura M, Niwa Y, Ohmiya N, Miyahara R, Ohashi A, Itoh A et al. Preliminary comparison of capsule endoscopy and double-balloon enteroscopy in patients with suspected small-bowel bleeding. Endoscopy 2006;38(1):59-66.

38. Hadithi M, Heine GDN, Jacobs MAJM, van Bodegraven AA, Mulder CJJ. A prospective study comparing video capsule endoscopy with double-balloon enteroscopy in patients with obscure gastrointestinal bleeding. Am J Gastroenterol 2006; 101(1):52-7.

CAPÍTULO 87

ENTEROSCOPIA POR CÁPSULA. IMPACTO NA TERAPÊUTICA DOS SANGRAMENTOS E TUMORES

Álvaro Augusto Guimarães Freire • Gregório Feldman • Gutemberg Correa da Silva
José Mauro Teixeira • Newton Teixeira dos Santos • Paula Peruzzi Elia

INTRODUÇÃO

O intestino delgado é o segmento do trato gastrointestinal (TGI) mais difícil de ser examinado, devido à sua anatomia, ao seu comprimento e à sua localização. Durante muitos anos, a avaliação desse segmento era muito precária,[19] sendo limitada a métodos radiológicos (trânsito de delgado, enteróclise, angiograma abdominal ou tomografia computadorizada), medicina nuclear, endoscopia (panendoscopia ou colonoscopia, *push*-enteroscopia ou enteroscopia por sonda), ou por meio da cirurgia, com ou sem endoscopia intra-operatória.[16] Com os avanços nos métodos diagnósticos, esse problema vem sendo gradativamente solucionado, principalmente com o desenvolvimento dos métodos endoscópicos, dentre os quais a cápsula endoscópica.[29]

Na década de 1980, cientistas israelenses iniciaram o desenvolvimento da cápsula endoscópica, baseada em tecnologia militar, a partir da idealização de um "míssil" em miniatura que pudesse viajar ao longo do trato gastrointestinal, transmitindo as suas imagens. Esse projeto tornou-se realidade em 1997.[23] No ano de 2000, Graviel Iddan[15] apresenta ao mundo uma nova forma de enteroscopia, a qual era realizada por tal cápsula medindo 1,1 cm por 2,6 cm, com quatro diodos emissores de luz (LEDs), uma câmera colorida, duas baterias, um transmissor de radiofreqüência e uma antena, que realiza duas fotos por segundo e as transmite por ondas de radiofreqüência para sensores acoplados ao abdome do paciente e deles para um dispositivo gravador localizado em um cinturão que acompanha o paciente por todo o exame. Completado o estudo, o gravador é removido e as imagens são passadas para uma *workstation* com um programa que mostra essas imagens em forma de vídeo. Dessa forma, torna-se possível visualizar todo o intestino delgado sem nenhum incômodo ao paciente, produzindo imagens de excelente qualidade com poucas contra-indicações (mulheres grávidas, uso de marca-passo, oclusão intestinal), além de nos propiciar novas informações sobre anatomia, patologia e motilidade.[10,12] Estudos posteriores demonstraram uma melhor acurácia diagnóstica desse exame em relação à enteroscopia tradicional.[13,33]

Tal método apresenta diversas vantagens: não necessita de sedação nem de insuflação, não há exposição à radiação, pode ser realizado ambulatorialmente, não há risco de transmissão de infecções (é descartável), as imagens são de qualidade boa a excelente em um longo período (em torno de oito horas se obtêm cerca de 55 mil imagens), verifica precisamente o tempo de esvaziamento gástrico e o trânsito intestinal,[23] além de ser bem tolerado em adultos e em crianças maiores[6] e poder ser repetido sem grande desconforto ao paciente. As limitações desse método estão relacionadas com a incapacidade de se colherem secreções ou de se obterem biópsias das lesões diagnosticadas ou de tratá-las.[16]

As contra-indicações absolutas incluem quadros obstrutivos ou de suboclusões gastrointestinais, que possam provocar a impactação da cápsula.[7,16,24,28] A presença de um trânsito de delgado normal não garante a passagem da cápsula sem impactação. Para evitar tal fato, foi desenvolvida uma cápsula que se desintegra após cem horas de impactação.[24] Essa cápsula pode ser utilizada antes do exame com a cápsula original. Caso ela seja excretada nas fezes sem intercorrências, significa que o exame pode ser realizado sem problemas, mas, se for excretada deformada, em fragmentos, ou se o paciente apresentar dor abdominal durante esse exame, indica que existe um risco de retenção da cápsula, e o exame é contra-indicado.[24]

As contra-indicações relativas estão relacionadas com alterações de motilidade intestinal (gastroparesia), suspeita de aderências ou fístulas, presença de marca-passos ou desfibriladores implantáveis,[17] grandes ou numerosos divertículos de delgado, divertículo de Zenker,[1] doença de Crohn de delgado, sintomas sugestivos de quadro subestenosante e gestação.[7,23]

CÁPSULA E SANGRAMENTO GASTROINTESTINAL

A principal indicação para o seu uso é a avaliação de sangramento gastrointestinal obscuro (SGIO), que corresponde ao sangramento que persiste ou recorre após uma avaliação inicial que não tenha identificado nenhuma lesão, por meio da endoscopia digestiva alta (EDA) e da colonoscopia, com ou sem realização de outros métodos para diagnóstico.[10,23,33]

O SGIO pode se manifestar por meio de sangramento oculto (anemia ferropriva ou teste de sangue oculto positivo nas fezes) ou de sangramento evidente.[23,33] Entende-se por hemorragia evidente aquela em que se pode observar a perda sangüínea por suas formas habituais, melena, hematêmese ou hematoquezia. Por outro lado, a hemorragia oculta tem por definição o achado de sangue oculto nas fezes, sendo a anemia ferropriva sua mais comum conseqüência e, por vezes, o fator desencadeante dessa avaliação. Tal fato ocorre devido a perdas sangüíneas menores que 100 ml por 24 horas não levarem a alterações do aspecto das fezes. Dessa forma, por passarem despercebidas, duram longos períodos, podendo assim levar à anemia.[16]

Dessa forma, tratando-se de sangramento de origem obscura, observa,-se duas variáveis possíveis para tal definição:[29]

- sangramento oculto-obscuro: subcategoria do sangramento obscuro caracterizada por ser de origem desconhecida, persistente ou recorrente, sem alteração nas fezes;
- sangramento visível-obscuro: subcategoria do sangramento obscuro caracterizada por perda de sangue vermelho vivo ou digerido, tanto por via gastrointestinal alta quanto baixa, de origem desconhecida, persistente ou recorrente, após resultados negativos na avaliação endoscópica.

Estudos têm demonstrado que, na presença de sangramento inexplicado pelo TGI, o intestino delgado parece ser a causa em 45% a 70% dos pacientes.[16,19] Mesmo assim, recomenda-se repetir a endoscopia digestiva alta e a colonoscopia com visualização do íleo terminal antes de se indicar o uso da cápsula endoscópica. Isso porque algumas lesões podem passar despercebidas ou ser subestimadas em um exame inicial, principalmente erosões em grandes hérnias de hiato (úlceras de Cameron), doença ulcerosa péptica, ectasia vascular no TGI superior e ectasia vascular antral. Na colonoscopia, as principais são angiodisplasias, neoplasias e divertículos.[23,33] O Quadro 87.2 apresenta as principais causas de SGIO.

A cápsula endoscópica tem sido descrita como um método melhor para diagnóstico de sangramento obscuro pelo TGI do que a *push*-enteroscopia[2,31]. Conforme levantamento por Viazis e colaboradores, a *push*-enteroscopia tem uma capacidade de diagnóstico de sangramento obscuro pelo TGI em 38% a 75% dos pacientes.[32] No entanto, esse exame não permite a visualização de todo o intestino delgado, alcançando até cerca de 60 cm a 80 cm além do ângulo de Treitz,[23] e necessita de sedação profunda, por ser bastante desconfortável para o paciente. Outro método utilizado pode ser a enteroscopia por sonda, que é demorada, necessita de sedação e acompanhamento radiológico e tem uma acurácia diagnóstica em torno de 26% a 54% para sangramento de origem obscura. A enteroscopia intra-operatória tem uma elevada acurácia diagnóstica, em torno de 70% a 100%, mas é realizada sob anestesia geral, submete o paciente ao risco operatório e tem complicações como lacerações da mucosa, perfuração e íleo paralítico.[23]

Atualmente um método endoscópico de grande eficácia e que está sendo

QUADRO 87.1

Vantagens e desvantagens da enteroscopia por cápsula

Vantagens	Desvantagens
• método pouco invasivo e indolor; • alta qualidade de imagens de todo o intestino delgado; • exame ambulatorial; • realização mesmo no paciente debilitado; • não requer insuflação de ar; • não requer sedação; • descartável.	• não realiza biópsias; • não é guiada; • contra-indicada em portadores de marca-passo; • contra-indicada na oclusão intestinal; • contra-indicada em mulheres grávidas.

QUADRO 87.2

Causas de hemorragia gastrointestinal crônica de origem obscura

• ectasias vasculares;	• doença de Crohn;
• tumores (leiomioma, leiomiossarcoma, adenocarcinoma, linfoma, tumor carcinóide e hamartoma);	• ulcerações infecciosas;
	• síndromes polipóides;
	• úlceras de Cameron;
• sarcoma de Kaposi;	• vasculites;
• divertículo de Meckel;	• fístula aortoentérica;
• divertículos duodenojejunais;	• hemobilia;
• lesões medicamentosas.	• lesão de Dieulafoy.

utilizado em centros médicos de referência mundial é a enteroscopia com duplo-balão.[9,21] Na prática, consiste em um enteroscópio com um balão acoplado na sua extremidade distal introduzido através de um *overtube*, o qual também possui um sistema de balão inflável. Com esse equipamento, é possível atingir quase a totalidade do intestino delgado, porém é necessária a técnica de *rendez-vous*, ou seja, uma parte do exame é realizada por via oral e, num segundo tempo, utiliza-se a enteroscopia com duplo-balão por via retal para a visualização de todo o delgado. A maior vantagem desse método é poder realizar biópsias e aplicar medidas terapêuticas. Porém, é um método invasivo, com longa curva de aprendizado, que requer sedação, por vezes anestesia geral do paciente e de longa duração[14] (as duas vias não devem ser realizadas no mesmo dia). Dessa maneira, tem sido considerado um importante método terapêutico com poder diagnóstico, complementar à enteroscopia por cápsula.[14]

Dessa forma na investigação da hemorragia digestiva de origem obscura, recomendamos o algoritmo ao lado.

Uma dificuldade em relação ao uso da cápsula endoscópica tem sido a interpretação e a classificação dos achados nesse exame.[32] Algumas lesões podem ser facilmente consideradas a causa do sangramento; entretanto, outras lesões são de difícil interpretação, podendo corresponder a apenas um achado, como, por exemplo, pequenas angiodisplasias, diminutas erosões, úlcera aftóide única e pólipo recoberto por mucosa normal. É de extrema importância a interpretação adequada dos achados nesse exame, uma vez que muitos trabalhos[32] têm demonstrado que o uso da cápsula endoscópica tem impacto positivo na evolução de pacientes com achados considerados definitivos para o diagnóstico de hemorragia, permitindo a intervenção terapêutica em 82,5% dos pacientes, enquanto parece não interferir na evolução de pacientes com lesões indeterminadas.[32]

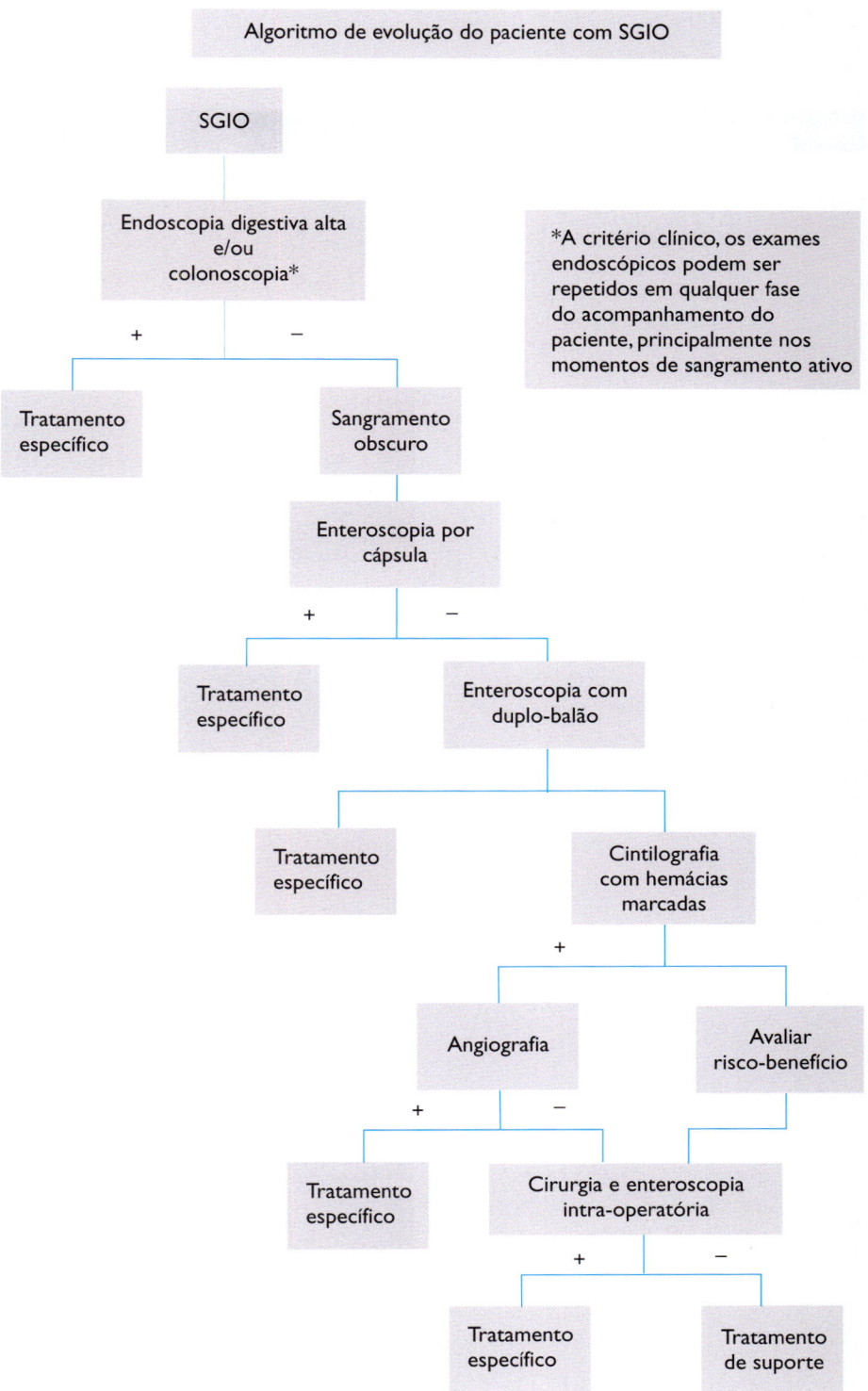

Por ser uma região só recentemente examinada por métodos endoscópicos, Saurin sugeriu uma classificação que facilita o entendimento do potencial de sangramento dos achados endoscópicos (Quadro 87.3).[25]

Estudos de grandes centros mundiais testam a aplicabilidade da classificação de Saurin. Em nossa casuística, já publicada,[10] em 43 pacientes que se submeteram à enteroscopia com cápsula para pesquisa de sangramento obscuro,

QUADRO 87.3

Classificação de Saurin para potencial de sangramento

Nível	Descrição		
P0	Lesões sem potencial de sangramento, incluindo vasos mucosos visíveis, divertículo sem presença de sangue no interior, nodulações sem perda de continuidade mucosa	Flebectasia	Vaso mucoso visível
P1	Lesões com potencial hemorrágico incerto, como manchas hematocísticas na mucosa intestinal, erosões mucosas pequenas ou então isoladas	Mancha hematocística	Mancha hematocística
P2	Lesões consideradas com alto potencial de sangramento, como angiodisplasias típicas, grandes ulcerações, tumores ou varizes	Angiodisplasia	Pólipo jejunal

12 (27,9%) apresentaram lesões do tipo P2 (elevado potencial de sangramento), 15 (34,8%) apresentaram lesões P1 (moderado potencial de sangramento) e 16 apresentaram achados do tipo P0 (potencial mínimo de sangramento).

Conforme levantamento realizado por Viazis e colaboradores e por nós reproduzido, a causa mais freqüente de sangramento obscuro tem sido atribuída a angiodisplasias. Em menor proporção, temos úlceras de mucosa pelo uso de antiinflamatórios não-esteroidais, ulcerações aftóides na doença de Crohn, tumores e pólipos.[8,10,32]

CÁPSULA E TUMORES DE DELGADO

Uma outra indicação para o uso da cápsula endoscópica é a investigação de tumores do intestino delgado. Essas neoplasias correspondem a um pouco mais que 1% de todos os tumores do trato gastrointestinal,[11] sendo a maior parte assintomática nas fases iniciais. Quando presentes, os sintomas mais freqüentes são sangramento oculto no trato gastrointestinal, emagrecimento, dor abdominal, diarréia (especialmente nos linfomas). Sangramento evidente, intussuscepção e perfuração são menos freqüentes. Massa abdominal palpável pode ocorrer em 40% dos pacientes e freqüentemente é um achado tardio, já sugerindo doença avançada[11] (Quadro 87.4).

Os métodos endoscópicos convencionais (EDA e colonoscopia) são muito precários para avaliação desses tumores. Além disso, o estudo baritado tem uma acurácia de apenas 30% a 44%,[11] e a tomografia computadorizada é pouco eficaz na avaliação de lesões de mucosa e pequenas lesões intraluminais, sendo mais eficaz para o diagnóstico de patologias extraluminais ou metástases. A cápsula endoscópica tem a grande vantagem de permitir a visualização de todo o intestino delgado, com a limitação de não permitir a realização de biópsias.

Com o advento da enteroscopia por duplo-balão, alguns estudos têm demonstrado que tal método pode ser superior à cápsula no diagnóstico de lesões polipóides de pequeno tamanho, porém, não há diferenças entre os métodos quando se trata de pesquisar sangramento de origem obscura,[20] cabendo a nós julgar o momento adequado para tal procedimento, avaliando custo-risco-benefício.

Em nossa casuística, neoplasias de delgado representam 16,2% do total dos nossos exames, sendo que nesses casos o exame com a cápsula apresentou um impacto favorável na evolução dos pacientes, pois todos foram tratados cirurgicamente após o diagnóstico (Figuras 87.1 e 87.2).

Uma outra indicação recente para o uso da cápsula endoscópica é a avaliação do intestino delgado em pacientes com alto risco para o desenvolvimento de carcinoma de delgado, tais como pacientes com poliposes adenomatosas familiares, síndrome de Peutz-Jeghers,[22] polipose juvenil familiar e câncer colorretal não-polipóide hereditário.[27] Durante muito tempo, o rastreamento e a vigilância do intestino delgado eram um desafio.[27] A cápsula endoscópica tem sido descrita como superior à *push*-enteroscopia na avaliação desses pacientes,[5] pois corresponde a um exame simples, não-invasivo, que permite o seguimento periódico antes e depois da cirurgia.[5]

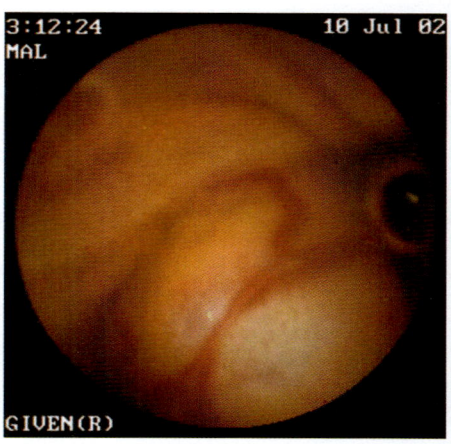

FIGURA 87.1

Exame de enteroscopia por cápsula realizado em paciente com sangramento gastrointestinal crônico evidente. Observa-se tumor submucoso, com neoformação vascular, localizado em íleo proximal

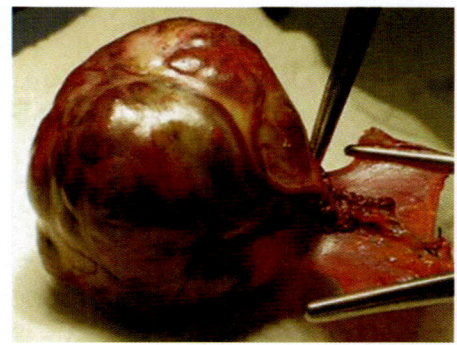

FIGURA 87.2

Ressecção do tumor submucoso visualizado em exame de enteroscopia por cápsula (Figura 87.1). Exame histopatológico foi compatível com leiomiossarcoma
(Cortesia da Dra. Renata Fachada)

Estudos mais recentes sobre o futuro da cápsula endoscópica nos mostram que ainda há muito a evoluir tecnologicamente. Já existem protótipos de novas cápsulas em que o examinador pode, por meio de controle remoto, em tempo real, direcioná-la,[30] o que possibilitará a realização de exames mais precisos.

QUADRO 87.4

Sintomas dos tumores de delgado

Mais Freqüentes	Menos Freqüentes
• sangramento obscuro; • emagrecimento; • dor abdominal; • diarréia.	• sangramento evidente; • intussuscepção; • perfuração; • massa abdominal.

Outras aplicações da cápsula estão surgindo, como em exames do cólon, combinados com endoscopia, endocirurgia transgástrica e laparoscopia,[3] porém ainda em fase experimental.

Com certeza o futuro da cápsula fica muito além da imaginação do famoso filme de ficção científica *Viagem Fantástica*, da década de 1960.

REFERÊNCIAS BIBLIOGRÁFICAS

1. Aabakken L, Blomhoff JP, Jermstad T, Lynge AB. Capsule endoscopy in a patient with Zenker's diverticulum. Endoscopy 2003 Sep;35(9):799.

2. Adler DG, KnipschieldM, Gostout C. A prospective comparison of capsule endoscopy and push enteroscopy in patients with GI bleeding of obscure origin. Gastrointest Endosc 2004 Apr;59(4):492-8.

3. Allison E, Kiraly Z, Springer G, Van Dam J. Design, development and testing of a remote- controlled, stereoscopic (three-dimensional) imaging, self-propelled, wireless capsule endoscope. Gastrointest Endosc 2006 Apr;63(5):AB24-762.

4. Amarante HMBS, Prolla JC et al, editores. Endoscopia digestiva diagnóstica e terapêutica (SOBED). Rio de Janeiro: Revinter; 2005. P. 85-93.

5. Barkay O, Moshkowitz M, Fireman Z, Shemesh E, Goldray O, Revivo M et al. Initial experience of videocapsule endoscopy for dignosing small-bowel tumors in patients with GI polyposis syndromes. Gastrointest Endosc 2005 Sep;62(3):448-52.

6. Barth BA, Donovan K, Fox VL. Endoscopic placement of the capsule endoscope in children. Gastrointest Endosc 2004 Nov;60(5):818-21.

7. Carey EJ, Heigh RI, Fleischer De. Endoscopic capsule endoscope delivery for patients with disphagia, anatomical abnormalities, or gastroparesis. Gastrointest Endosc 2004 Mar;59(3):423-6.

8. Carlo JT, DeMarco D, Smith BA, Livingston S, Wiser K, Kuhn JA et al. The utility of capsule endoscopy and its role for diagnosing pathology in the gastrointestinal tract. Am J Surg 2005 Dec;190(6):886-90.

9. Di Caro S, May A, Heine DGNH, Fini L, Landi B, Petruzziello L et al. The European experience with double-balloon enteroscopy: indications, methodology, safety, and clinical impact. Gastrointest Endosc 2005 Oct;62(4):545-50.

10. Feldman G, Teixeira J, Silva G, Freire A, Teixeira N. Clinical value of the Saurin classification for potential small bowell bleeding lesions in a Brazilian capsule endoscopy study. Gastrointest Endosc 2006 Apr;63(5):AB181.

11. Franchis R, Rondonotti E, Abbiati C, Beccari G, Signorelli C. Small bowel malignancy. Gastrointest Endoscopy Clin N Am 2004 Jan;14(1):139-48.

12. Freire A, Feldman G, Silva G, Teixeira J, Teixeira N. Sangramento gastrointestinal crônico – Oculto e/ou obscuro. In: Cordeiro FTM, Filho JPPM, Magalhães AFN, Dantas V, Kotze LMS, Habr-Gama A et al, editores. Condutas em gastroenterologia. Rio de Janeiro: Revinter; 2004. P. 164-6.

13. Freire A, Feldman G, Silva G, Teixeira J, Teixeira N. Sangramento gastrointestinal crônico – oculto e/ou obscuro. In: Colpelman H, editor. Gastroproct. São Paulo: Lemos; 2003. P. 107-12.

14. Gay G, Delvaux M. Small-bowel endoscopy. Endoscopy 2006;38(1):22-6.

15. Iddan G, Meron G, Glukhovsky A, Swain P. Wireless capsule endoscopy. Nature 2000;405-17.

16. Jensen DM. Current diagnosis and treatment of severe obscure GI hemorrhage. Gastrointest Endosc 2003 Aug;58(2):256-66.

17. Leighton JA, Sharma VK, Srivathsan K, Heigh RI, McWane TL, Post JK et al. Safety of capsule endoscopy in patients with pacemakers. Gastrointest Endosc 2004 Apr;59(4):567-9.

18. Lewis BS, Swain P. Capsule endoscopy in the evaluation of patients with suspect small intestinal bleeding: results of a pilot study. Gastrointest Endosc 2002 Sep;56(3):349-53.

19. Liangpunsakul S, Maglinte DDT, Rex DK. Comparison of wireless capsule endoscopy and conventional radiologic methods in the diagnosis of small bowel disease. Gastrointest Endoscopy Clin N Am 2004 Jan;14(1):43-50.

20. Matsumoto T, Esaki M, Moriyama T, Nakamura S, Iida M. Comparison of capsule endoscopy and enteroscopy with double-balloon method in patients with obscure bleeding and polyposis. Endoscopy 2005 Sep;37(9):827-32.

21. May A, Nachbar L, Ell C. Double-balloon enteroscopy (push-and-pull enteroscopy) of the small bowel: feasibility and diagnostic and therapeutic yield in patients with suspected small bowel disease. Gastrointest Endosc 2005 Jul;62(1):62-70.

22. Parsi MA, Burke CA. Utility of capsule endoscopy in Peutz-Jeghers syndrome. Gastrointest Endoscopy Clin N Am 2004 Jan;14(1):159-67.

23. Poletti PB, Secchi TF, Tung YS, Neto MPG, Parada AA. Cápsula endoscópica. In: Magalhães AF, Cordeiro FT, Quilici FT, Machado G, Amarante HMBS, Prolla JC et al, editores. SOBED – Endoscopia digestiva diagnóstica e terapêutica. Rio de Janeiro: Revinter; 2005. P. 85-93.

24. Rondonotti E, Herrerias JM, Pennazio M, Caunedo A, Mascarenhas-Saraiva M, Franchis R. Complications, limitations and failures of capsule endoscopy: a review of 733 cases. Gastrointest Endosc 2005 Nov;62(5):712-6.

25. Saurin JC, Delvaux M, Gaudin JL, Fassler I, Villarejo J, Vahedi K et al. Diagnostic value of endoscopic capsule in patients with obscure digestive bleeding: Blinded comparison with video push-enteroscopy. Endoscopy 2003 Mar;35:576-84.

26. Selby W. Can clinical features predict the likelihood of finding abnormalities when using capsule endoscopy in patients with GI bleeding of obscure origin? Gastrointest Endosc 2004 Jun;59(7):782-7.

27. Schulman K, Schmiegel W. Capsule endoscopy for small bowel surveillance in hereditary intestinal polyposis and non-polyposis syndromes. Gastrointest Endoscopy Clin N Am 2004 Jan;14(1):149-58.

28. Sears D, Avots-Avotins A, Culp K, Gavin MW. Frequency and clinical outcome of capsule retention during capsule endoscopy for GI bleeding of obscure origin. Gastrointest Endosc 2004 Nov;60(5):822-7.

29. Sturniolo GC, Leo VD, Vettorato MG, Boni MD, Lamboglia F, Bona MD et al. Small bowel exploration by wireless capsule endoscopy: results from 314 procedures. Am J Med 2006 Apr;119(4):341-7.

30. Swain P, Mosse S, Ikeda K, Bergstrom M, Park P. Deconstructing the endoscope: intragastric, transgastric, and laparoscopic wireless endosurgery using manipulable attached and free capsule images. Gastrointest Endosc 2006 Apr;63(5): AB24-763.

31. Tang S, Haber G. Capsule endoscopy in obscure gastrointestinal bleeding. Gastrointest Endoscopy Clin N Am 2004 Jan;14(1):87-100.

32. Viazis N, Papaxoinis K, Theodoropoulos I, Sgouros S, Vlachogiannakos J, Pipis P et al. Impact of capsule endoscopy in obscure small-bowel bleeding: defining strict diagnostic criteria for favorable out come. Gastrointest Endosc 2005 Nov;62(5):717-22.

33. Zucherman GR, Prakash CP, Askin MP, Lewis B. AGA technical review on the evalution and management of occult and obscure gastrointestinal bleeding. Gastroenterol 2000 Jan;118(1):201-21.

CAPÍTULO 88

ENTEROSCOPIA POR CÁPSULA. IMPACTO NA TERAPÊUTICA DAS DOENÇAS INFLAMATÓRIAS INTESTINAIS E DAS DORES ABDOMINAIS

Ana Botler Wilheim • Andréa Iglesias Coutinho • Dayse Célia Aroucha

INTRODUÇÃO

O intestino delgado é um segmento de grande interesse para avaliação clínica de vários sintomas, mas, devido às suas propriedades anatômicas – grande extensão e difícil acesso –, somente pôde ser adequadamente avaliado nos últimos cinco anos, com o advento da Cápsula Endoscópica (CE) e da Enteroscopia de Duplo-Balão.

A Cápsula Endoscópica (hoje PillcamSB), introduzida na prática clínica nos Estados Unidos[19,30] e no Brasil em 2001, foi eleita em 2003 pelo FDA (Food and Drug Administration) como padrão-ouro para o diagnóstico de doenças do intestino delgado. Trata-se de um procedimento ambulatorial, indolor, não-invasivo e que não necessita de sedação. A cápsula propriamente dita é de fácil deglutição, progredindo naturalmente com a peristalse, até ser eliminada espontaneamente nas fezes. É descartável, medindo 26 mm x 11 mm e pesando 3,7 g. Em seu interior existe uma microcâmera, luz própria, bateria e antena de transmissão (Figura 88.1).

Antes do exame, o paciente submete-se a um jejum de 12 horas, quando são posicionados oito sensores em pontos predeterminados do tórax e do abdome. Em um cinto, adaptado à cintura, um gravador é acoplado (*Given Recorder*), no qual são conectados os sensores e uma bateria externa para alimentá-lo (Figura 88.2).

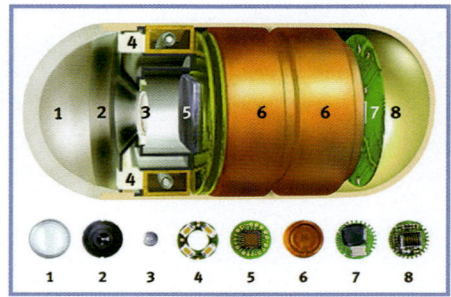

FIGURA 88.1

1. Abóbada óptica; 2. Apoio de lentes; 3. Lentes; 4. LEDs (Light Emitting Diodes). Iluminação; 5. CMOS (Complementary Metal Oxide Semiconductor). Imagem; 6. Bateria; 7. ASIC (Application-Specific Integrated Circuit). Transmissão; 8. Antena
Dimensão: 11 x 26 mm
Peso: 3,7 kg

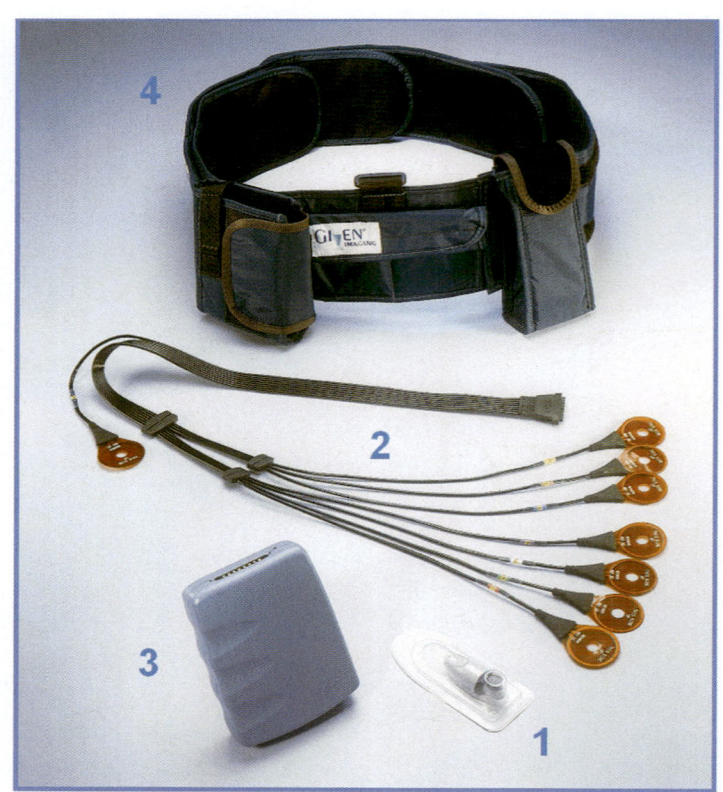

FIGURA 88.2

1. Cápsula; 2. Sensores; 3. Gravador; 4. Cinto

Procede-se, então, à ingestão da cápsula, que capta e emite duas imagens por segundo, por um período médio de oito horas, que são armazenadas no gravador. Durante esse período, o paciente é liberado para exercer suas atividades habituais. Após duas horas da ingestão, uma dieta líquida é introduzida. Ao final do exame, são produzidas em média 55 mil imagens digitais. O gravador é levado a uma central de computador na qual as imagens são processadas, gerando um vídeo digital pronto para ser analisado.

Neste capítulo, enfocaremos a importância da Cápsula Endoscópica na terapêutica atual das Doenças Inflamatórias Intestinais (DII) e da Dor Abdominal e suas possíveis perspectivas futuras.

DOENÇAS INFLAMATÓRIAS INTESTINAIS

CONSIDERAÇÕES CLÍNICAS

Doenças inflamatórias intestinais são doenças de extensão e intensidade variáveis, de etiologia desconhecida, representadas pela Doença de Crohn (DC) e Retocolite Ulcerativa (RCU). Enquanto a RCU caracteriza-se por comprometer o intestino grosso, a DC pode acometer qualquer segmento do trato digestivo, da boca ao ânus.

Em 30% dos casos de DC, os pacientes apresentam comprometimento apenas do intestino delgado. Em 50%, os intestinos delgado e grosso são afetados simultaneamente. Isoladamente, o acometimento dos cólons ocorre em 20% dos casos. É na DC do intestino delgado que a CE tem sua maior expressão diagnóstica.

Existe, entretanto, 10% dos pacientes com DII que são considerados portadores de colite indeterminada. Esses pacientes possuem aspectos híbridos para DC e RCU, não sendo possível sua distinção pelos métodos endoscópicos, patológicos, laboratoriais ou radiológicos convencionais.[35] O emprego da CE em pacientes que tenham tido diagnóstico inicial de colite indeterminada e que revele lesões em intestino delgado é capaz de modificar seu diagnóstico para DC. Essa situação pode causar grande impacto no prognóstico e influenciar na escolha da conduta medicamentosa ou cirúrgica.[30]

MÉTODOS DE DIAGNÓSTICO

- TRÂNSITO DE DELGADO – embora útil para avaliação de estenoses, pode resultar em achados negativos, principalmente quando existirem lesões entéricas em estágios precoces.[28] A enteróclise é uma alternativa para aumentar a resolução do exame, pela capacidade de distender a luz intestinal, permitindo um exame detalhado de duplo contraste.[36]
- TOMOGRAFIA COMPUTADORIZADA (TC) – útil na identificação de abscessos, fístulas, espessamentos de parede do delgado e comprometimentos extra-intestinais.[36] A tomografia computadorizada helicoidal com contraste oral não parece trazer benefícios adicionais para o diagnóstico da DC.[32]
- RESSONÂNCIA MAGNÉTICA (RM) – identifica espessamento da parede do delgado, mas mesmo o emprego de técnicas mais sofisticadas, utilizando infusão intestinal de metilcelulose, não permite detecção de lesões mais sutis, como úlceras aftóides.[39]
- PUSH-ENTEROSCOPY – por avaliar apenas o terço proximal do intestino delgado, o diagnóstico de DC somente é possível quando existirem lesões neste segmento.[11] Neste exame, podem-se obter biópsias e realizar procedimentos terapêuticos de áreas comprometidas.
- ENTEROSCOPIA POR DUPLO-BALÃO (EDB) – ferramenta diagnóstica introduzida na prática clínica em 2004, possibilita a avaliação de todo o intestino delgado, comportando realização de biópsias, além de procedimentos terapêuticos.[41] Alguns estudos recomendam a realização da CE previamente à EDB.[15,40] Este tópico será objeto de estudo em outro capítulo.
- CÁPSULA ENDOSCÓPICA – vários estudos têm revelado o predomínio diagnóstico da CE, quando comparada a outros métodos complementares, em especial aos estudos de imagem. Esse fato deve-se à capacidade da CE de visualizar a mucosa do intestino delgado, detectando a presença, a extensão e a gravidade das lesões.

Em um estudo cego de 35 pacientes com suspeita de DC, o diagnóstico foi feito em 77% com o uso da cápsula *versus* 23% pelo trânsito de delgado e 20% com a tomografia computadorizada.[12] Outros estudos sugeriram que a CE deva ser complementar à endoscopia convencional, mostrando sua superioridade em relação ao trânsito de delgado,[14,27] enteróclise[8,24], *push-endoscopy*[8] e tomografia computadorizada com enteróclise.[10] Dubcenco e colaboradores estimaram a sensibilidade e a especificidade da cápsula endoscópica para Doença de Crohn em 89,6% e 100%, respectivamente.[10]

Um estudo de metanálise realizado em maio de 2006, comparando a CE com o trânsito de delgado, revelou a superioridade da CE em 40% (p < 0.001, IC 95% = 28-51%); em relação à tomografia, sua superioridade foi de 38% (p < 0.001, IC 95% = 15-60%), tendo a mesma sido superior em relação à *push-enteroscopy* em 38% (p < 0.001, IC 95% = 26-50%). Neste estudo, os autores concluíram que a CE é superior às outras modalidades diagnósticas em relação à DC estabelecida, recorrente e não-estenosante.[38]

Dos 73 exames de CE realizados entre 2003 e 2006 em Pernambuco, foi encontrado apenas um caso de Doença de Crohn, no qual os demais métodos complementares mostraram-se inconclusivos. A alta prevalência de parasitoses intestinais, associada à baixa prevalência da DC em nosso meio – ambas causas plausíveis de diarréia –, pode levar o médico-assistente a não considerar um possível diagnóstico de DC. O custo da CE, ainda elevado, pode estar limitando o acesso da população, que seria beneficiada pelo método.

IMPORTÂNCIA DA CÁPSULA ENDOSCÓPICA NA DOENÇA DE CROHN

Critérios Diagnósticos

Os seguintes critérios clínicos e laboratoriais podem ser considerados para o diagnóstico da Doença de Crohn:

- Dor abdominal ou diarréia
- Anemia ferropriva
- Elevação do VHS ou PCR
- Hipolbuminemia
- Manifestações extra-intestinais
- História familiar de DII
- Marcadores sorológicos positivos

Para pacientes que apresentem pelo menos dois desses critérios, com ileocolonoscopia e trânsito de delgado negativos, recomenda-se a enteroscopia por cápsula.[9]

De acordo com ensaios clínicos randomizados, revisões sistemáticas e estudos de metanálise encontrados na literatura, o impacto da CE no diagnóstico da DC pode ser observado nas seguintes situações:[8,19,22,31,33,38]

1. quando não houver definição do diagnóstico por outros métodos convencionais;
2. nos 30% dos pacientes portadores de DC com doença restrita ao delgado;
3. nos 10% dos pacientes portadores de colite indeterminada, quando é feito o diagnóstico diferencial de DC e RCU;
4. em pacientes sabidamente portadores de DC, com suspeita de intercorrências da doença;
5. no diagnóstico diferencial de DC e outras doenças do intestino delgado, como doença celíaca, tumores, doenças infecciosas, enterite por medicação e enterite eosinofílica.

6. no rastreamento de tumores entéricos associados à DC.

Futuramente, podemos considerar a utilização da CE com o objetivo de observar a evolução das lesões (cicatrização da mucosa) após tratamento clínico ou cirúrgico.

Assim, a CE poderá fornecer subsídios para o entendimento da história natural da doença, em especial nos pacientes subclínicos. Outra possível futura indicação para a CE é a avaliação dos familiares de pacientes portadores de DC.

A real importância da CE no tratamento da DC consiste em subsidiar ao clínico o melhor diagnóstico, disponibilizando, assim, chances de sucesso na escolha terapêutica.

Achados Endoscópicos

Os achados endoscópicos pela CE na Doença de Crohn incluem edema, eritema, lesões aftóides, úlceras lineares, espessamento de pregas, granulosidade da mucosa, pseudopólipos, estenoses e orifícios de fístulas. As úlceras longitudinais ou transversais podem confluir, alternando-se com áreas de mucosa normal. Áreas de linfangiectasias podem ser visualizadas, estando adjacentes às áreas comprometidas.[4]

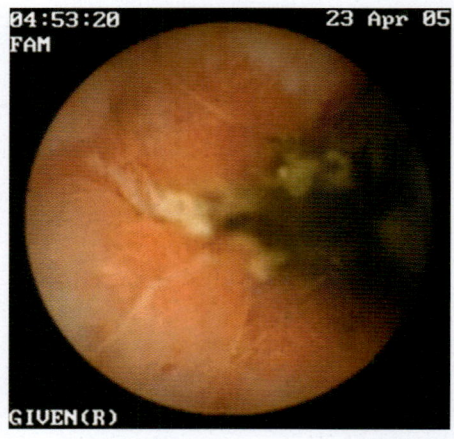

FIGURA 88.4

Outro segmento apresentando as mesmas alterações além de discreta estenose inflamatória

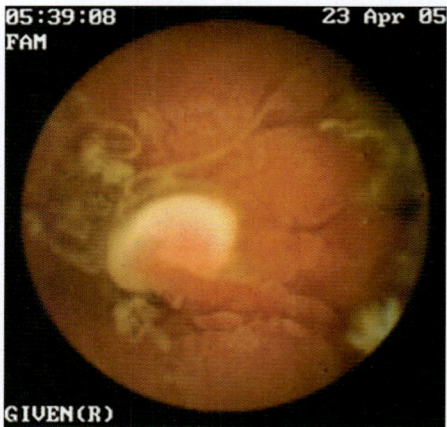

FIGURA 88.5

Pseudopólipo visto no centro da imagem

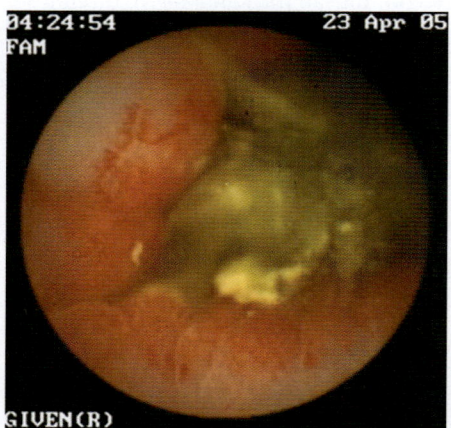

FIGURA 88.3

Mucosa com edema, hiperemia e úlceras lineares, em jejuno

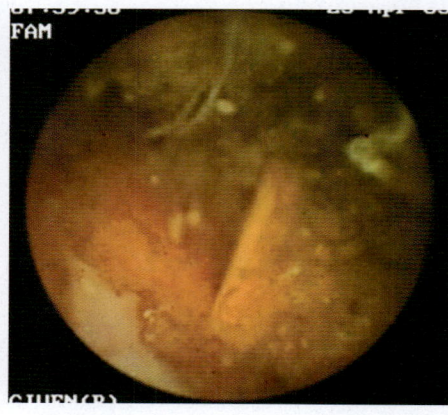

FIGURA 88.6

Ás 7 horas, observamos úlcera com fundo fibrinoso, localizada em íleo terminal

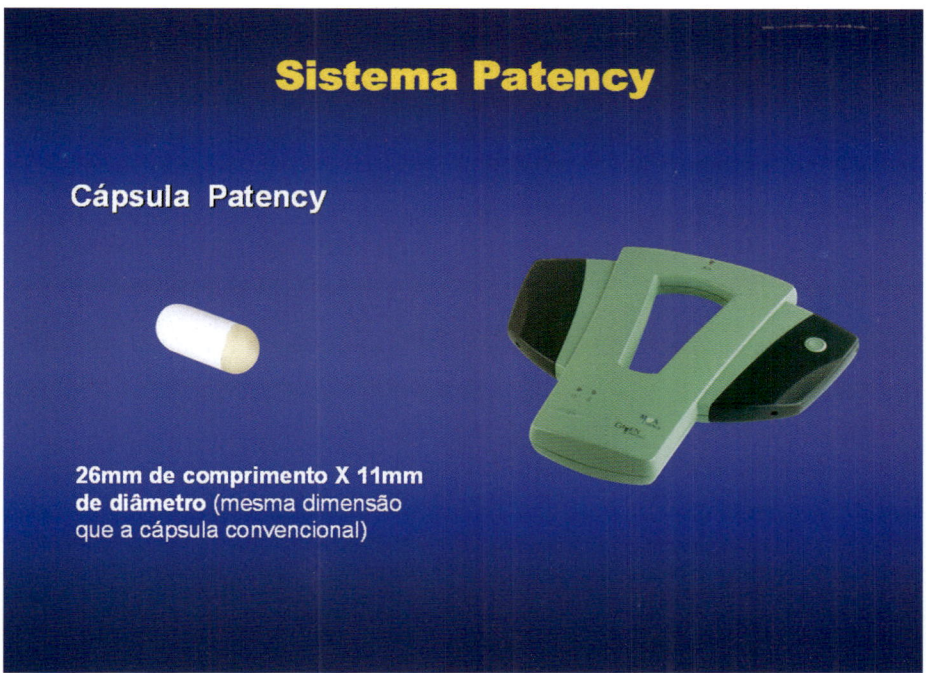

FIGURA 88.7

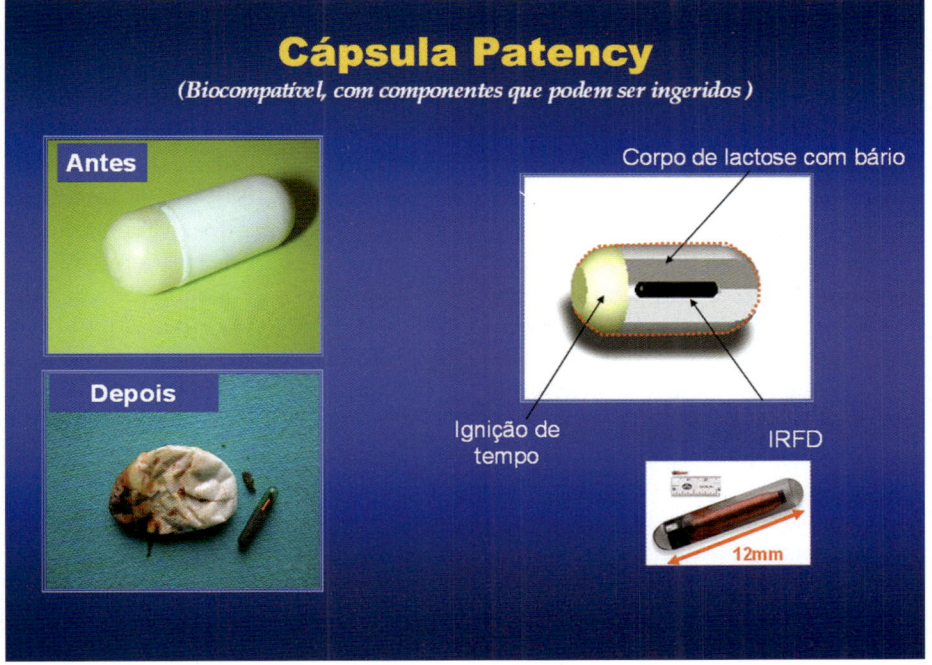

FIGURA 88.8

Sistema Patency de Cápsula

Este sistema, aprovado para uso clínico na Europa em novembro de 2003, tem o propósito de avaliar a presença de obstruções ou estreitamentos no trato gastrointestinal.[3,37]

O sistema consiste de uma cápsula radiopaca, sem câmera, com dimensões equivalentes às da cápsula endoscópica convencional, e de um *scanner* manual. (Figura 88.7)

A eliminação da cápsula após sua ingestão traduz a permeabilidade do trato digestivo, oferecendo a informação de que a cápsula endoscópica convencional não ficará retida no segmento suspeito de estreitamento. Por outro lado, se for retida, o núcleo da Cápsula Patency se dissolve depois de 40 horas, fazendo com que sua membrana externa, insolúvel, colabe e ultrapasse o estreitamento. A Cápsula Patency tem uma identificação de radiofreqüência (RFID), ativada e detectada pelo *scanner,* que aponta sua presença no abdome. A fluoroscopia pode se utilizada para localização do ponto de retenção (Figuras 88.8 e 88.9).

Em maio de 2006, o FDA aprovou o Agile Patency System para uso clínico nos Estados Unidos, semelhante ao Sistema Patency já utilizado na Europa.

Segurança da Cápsula Endoscópica na Doença de Crohn

A CE deve ser usada com cuidado em pacientes com suspeita de obstrução ou fístula. A melhor opção para prevenir a retenção é a utilização prévia da Cápsula Patency.

É importante ressaltar que um trânsito de delgado normal não assegura a permeabilidade do trajeto da CE,[2] assim como a suspeita de estreitamento, vista neste exame, não implica obrigatoriamente que a CE ficará retida.[7]

A retenção da cápsula é definida como a permanência da mesma por no mínimo duas semanas ou a necessidade de utilização de terapêutica dirigida para auxiliar sua ultrapassagem.[7]

A incidência de retenção foi relatada em 1,5% a 5% dos pacientes com suspeita de DC ou com sangramento digestivo de origem indeterminada. As cápsulas retidas, habitualmente sem sintomatologia clínica, podem prescindir de remoção endoscópica ou cirúrgica.[2]

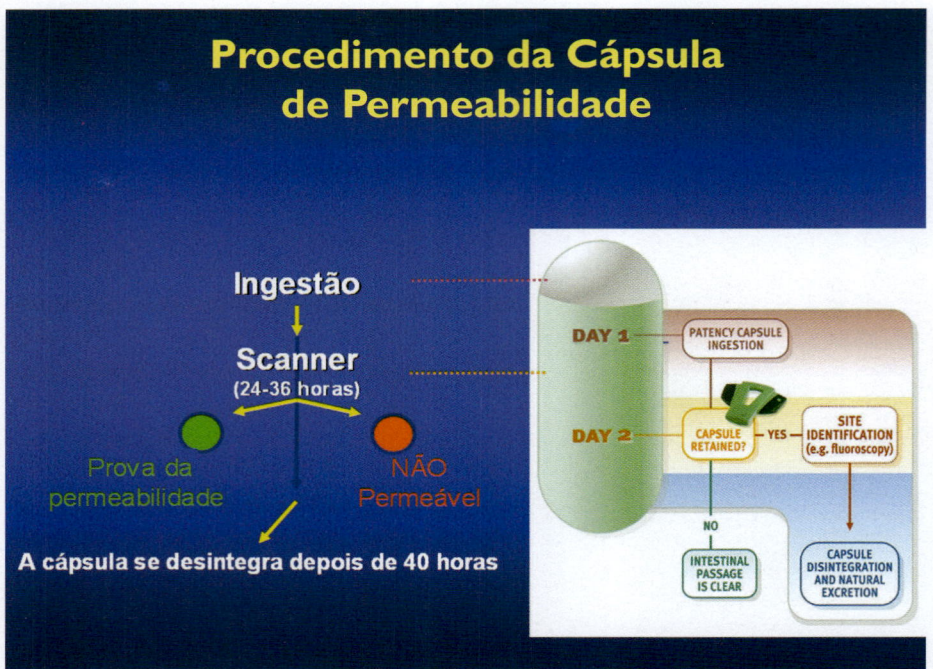

FIGURA 88.9

DORES ABDOMINAIS

CONSIDERAÇÕES CLÍNICAS

A dor abdominal crônica é um sintoma freqüente, mas inespecífico, que pode estar relacionado a uma variedade de distúrbios, sendo que somente parte deles tem uma natureza orgânica. Como a CE permite imagens de alta resolução, ela é uma ferramenta promissora para a detecção de alterações morfológicas da mucosa do intestino delgado, bem como de lesões que ocupem sua luz.

ASPECTOS DIAGNÓSTICOS

Uma anamnese e um exame físico apropriados são necessários para estabelecer o diagnóstico e a estratégia terapêutica adequados. Se os exames laboratoriais convencionais não forem esclarecedores, métodos de imagem deverão ser considerados, como ultra-sonografia e tomografia computadorizada abdominais.

● ULTRA-SONOGRAFIA ABDOMINAL – de valor no diagnóstico de doença intestinal, especialmente na Doença de Crohn do íleo e do ceco. Entretanto, sua sensibilidade é baixa por não detectar comprometimento do delgado. Por ser um exame não-invasivo, facilmente disponível e capaz de diagnosticar muitas outras causas extra-intestinais de dor abdominal (colelitíase, nefrolitíase, linfomas e lesões expansivas), pode ser usado como exame inicial para a investigação do intestino.[1]

● ENDOSCOPIA ALTA E BAIXA NO DIAGNÓSTICO DE DOR ABDOMINAL – na suspeita de doença orgânica do trato digestivo, esses exames devem ser solicitados antes de se cogitar a realização da enteroscopia por cápsula, especialmente se estiverem presentes sinais de alarme, como perda de peso, anemia ferropriva e disfagia.

● COLANGIOPANCREATOGRAFIA ENDOSCÓPICA RETRÓGRADA (CPRE) – recurso de valor no diagnóstico e na terapêutica de pacientes com dor de origem bíleo-pancreática, principalmente quando ictéricos. Como ferramentas exclusivamente diagnósticas, a *colangiorressonância magnética* e a *ultra-sonografia endoscópica* podem estar indicadas nesses casos.[13]

● LAPAROSCOPIA – útil como procedimento diagnóstico em pacientes com dor abdominal crônica, especialmente quando submetidos à cirurgia abdominal prévia. Os principais achados são aderências, doenças apendiculares e ginecológicas. Em um estudo, Salky demonstrou que o diagnóstico laparoscópico levou à terapêutica definitiva em 48% de todos os pacientes, nos quais a apendicectomia e a resolução de aderências foram realizadas.[34]

Diante de pacientes com dor abdominal isolada, existem situações em que a CE pode desempenhar algum papel no diagnóstico e na condução terapêutica:

1. Doença de Crohn – no primeiro ensaio clínico para o diagnóstico de casos suspeitos de DC,[14] 12 de 17 pacientes tiveram achados positivos com a CE. A suspeita clínica foi baseada em dor abdominal (71%), anemia (59%), diarréia (35%) e perda de peso (18%). Entretanto, dentre os pacientes que tiveram achados compatíveis com DC, a anemia foi queixa mais freqüente que a dor abdominal (75% *versus* 67%).

2. Tumores do intestino delgado – dor abdominal e sintomas obstrutivos intermitentes são considerados sintomas de tumor avançado, enquanto sangramento oculto e anemia ferropriva são sinais que atentam para a presença desses tumores em fases mais precoces. Tumores do delgado encontrados pela CE foram relatados em pacientes com sangramento oculto.[23] O sintoma de dor abdominal isolada não parece justificar o emprego da CE para rastreamento desses tumores, a não ser que existam fortes suspeitas clínicas e que outros métodos complementares, realizados previamente, não tenham sido elucidativos.

3. Enteropatia por antiinflamatórios não-esteróides (AINEs) – esta entidade foi detectada pela CE como causa de dor abdominal, sangramento devido a pequenas úlceras de delgado e estenoses, fazendo parte do diagnóstico diferencial da Doença de Crohn.[6]

4. Doença celíaca – sintomas persistentes ou recorrentes de dor abdominal em pacientes sabidamente portadores de doença celíaca, submetidos à dieta isenta de glúten, podem levar à suspeição de complicações malignas. Além disso, alguns pacientes que preenchem os critérios de Síndrome do Intestino Irritável (SII)[5] têm se mostrado portadores de doença celíaca. Nos pacientes celíacos, a CE pode vir a assumir papel importante no rastreamento de tumores entéricos e no diagnóstico diferencial de SII.[18]

Estudos recentes não recomendam a CE como exame de primeira linha para o diagnóstico da dor abdominal isoladamente.[1] No entanto, quando associada a um conjunto de sintomas não esclarecidos por outros métodos diagnósticos convencionais, a CE tende a ser de grande valor.

CONSIDERAÇÕES FINAIS

A CE é hoje considerada o melhor método não-invasivo para o diagnóstico de doenças do intestino delgado.[22] Na prática clínica há cinco anos, é inquestionável sua contribuição para o diagnóstico da Doença de Crohn, o que tem fornecido subsídios para adoção de terapêuticas adequadas. Ensaios clínicos têm sido realizados para melhor estabelecer seu papel no diagnóstico, na terapêutica e no prognóstico desta doença, o que pode conduzir a um melhor entendimento de sua história natural. Na dor abdominal, o ponto crucial é compreender quais são os pacientes com probabilidade de ter doença orgânica do intestino delgado. No momento, não há evidências que suportem o emprego da CE na dor abdominal isolada. Entretanto, outros sintomas podem justificar o emprego da CE na dor abdominal, quando endoscopias digestivas alta e baixa se mostrarem negativas. Esses sintomas incluem anemia ferropriva, sangramento digestivo de origem obscura ou perda de peso em pacientes com suspeita de Doença de Crohn ou tumor abdominal. Estudos prospectivos em grupos maiores são necessários para definir o lugar da cápsula endoscópica na investigação da dor abdominal.

REFERÊNCIAS BIBLIOGRÁFICAS

1. Astegiano M, Bresso F, Cammarota T, Sarno A, Robotti D, Demarchi B et al. Abdominal pain and bowel dysfunction: diagnostic role of intestinal ultrasound. Eur J Gastroenterol Hepatol 2001;13(8):927-31.

2. Barkin J, Friedman S. Wireless capsule endoscopy requiering surgical intervention: the world's experience. Am J Gastroenterol 2002;97(9):S298.

3. Boivin ML, Lochs H, Voderholzer WA. Does passage of a patency capsule indicate small-bowel patency? A prospective clinical trial? [errata publicada em Endoscopy 2005 Oct; 37(10):1029]. Endoscopy 2005 Sept;37(9):852-6.

4. Buchman AL. Inflammatory diseases of the small intestine. In: Halpern M, Jacob H. Atlas of Capsule Endoscopy. EUA 2002: 33-35.

5. Camilleri M. Management of patients with chronic abdominal pain in clinical practice. Neurogastroenterology and Motility 2006 Jul;18(7):499-506.

6. Cave D, Bhinder G, Schneider D, Wolff R, Toth L, Ferris K. Small intestinal NSAID injury: an expanding spectrum. Abstracts of the 2nd Conference on Capsule Endoscopy. Berlin: March 23-25,2003. P.19.

7. Cave D, Legnani P, de Franchis R, Lewis BS. ICCE consensus for capsule retention. Endoscopy 2005;37(10):1065-7.

8. Chong AK, Taylor A, Miller A, Hennessy O, Connell W, Desmond P. Capsule endoscopy vs. push enteroscopy and enteroclysis in suspected small-bowel Crohn's disease. Gastrointest Endosc. 2005 Feb;61(2):255-61.

9. De Bona M, Bellumat A, Cian E, Valiante F, Moschini A, De Boni M. Capsule endoscopy findings in patients with suspected Crohn's disease and biochemical markers of inflammation. Dig Liver Dis 2006 May;38(5):331-5.

10. Dubcenco E, Jeejeebhoy KN, Petroniene R, Tang SJ, Zalev AH, Gardiner GW, Baker JP. Capsule endoscopy findings in patients with established and suspected small-bowel Crohn's disease: correlation with radiologic, endoscopic, and histologic findings. Gastrointest Endosc 2005 Oct;62(4):538-44.

11. Eisen GM, Dominitz JA, Faigel DO, Goldstein JL, Kalloo NA, Petersen BT et al. Ethnic issues in endoscopy. Gastrointest Endosc 2001;53:874-5.

12. Eliakim R, Suissa A, Yassin K, Katz D, Fischer D. Wireless capsule video endoscopy compared to barium follow-through and computerized tomography in patients with suspected Crohn's disease – final report. Digestive & Liver Disease 2004;36: 519-522.

13. Farrell RJ, Noonan N, Mahmud N, Morrin MM, Kelleher D, Keeling PW, Potential impact of magnetic ressonance

cholangiopancreatography on endoscopic retrograde cho-langiopancreatography workload and complication rate in patients referred because of abdominal pain. Endoscopy 2001;33(8):668-75.

14. Fireman Z, Mahajna E, Broide E, Shapiro M, Fich L, Sternberg A, Kopelman Y et al. Diagnosing small bowel Crohn's disease with wireless capsule endoscopy. Gut 2003 Mar;52(3):390-2.

15. Gay G, Delvaux M, Fassler I. Outcome of capsule endoscopy in determining indication and route for push-and-pull enteroscopy. Endoscopy 2006 Jan;38(1):49-58.

16. Hara AK, Leighton JA, Sharma VK, Fleisher DE. Small bowel: preliminary comparison of capsule endoscopy with barium study and CT. Radiology 2004;230:260-5.

17. Kalantzis N, Papanikolaou IS, Giannakoulopoulou E, Alogari A, Kalantzis C, Papacharalampous X, Gabriel P et al. Capsule endoscopy; the cumulative experience from its use in 193 patients with suspected small bowel disease. Hepatogastroenterology 2005 Mar-Apr;52(62):414-9.

18. Keuchel F, Hagenmüller F. Gastrointest Endoscopy Clin N Am 2004:14(1):201. Fry LC, Carey EJ, Shiff AD, Heigh RI,Sharma VK, Post JK, Hentz JG, Fleisher DE, Leighton JA. The yield of capsule endoscopy in patients with abdominal pain or diarrhea. Endoscopy 2006 May;38(5):398-502.

19. Leighton JA, Triester SL, Sharma VK. Capsule endoscopy: a meta-analysis for use with obscure gastrointestinal bleeding and Crohn's disease. Gastrointest Endosc Clin N Am 2006 Apr;16(2):229-50.

20. Lewis B, Swain P. Capsule endoscopy in the evaluation of patientes with suspected small intestinal bleeding, a blinded analysis: results of a pilot study. Gastrointest Endosc 2002;56:3.349-53.

21. Lewis B, Swain P. Capsule endoscopy in the evaluation of the patients with suspected small intestinal bleeding. A blinded analysis: the results of the first clinical trial. Gastrointest Endosc 2001; 53:AB70.

22. Lewis BS, Eisen GM, Friedman S. A pooled analysis to evaluate results of capsule endoscopy trials. Endoscopy 2005 Oct;37(10):960-5.

23. Lewis BS, Swain P. Capsule endoscopy in the evaluation of patients with suspected small intestinal bleeding: results of a pilot study. *Gastrointest Endosc* 2002;56(3):349-53

24. Liangpunsakul S, Chadalawada V,Rex DK, Maglinte D, Lappas J. Wireless Capsule Endoscopy detects small bowel ulcers in patients with normal results from state of the art enteroclysis. Am J Gastroenterol 2003;98:1295-8.

25. Mishkin DS, Chuttani R, Croffie J, Disario J, Liu J, Shah R, Somogyi L, Tierney W, Song LM, Petersen BT; Technology Assessment Committee, American Society for Gastrointestinal Endoscopy. ASGE Technology Status Evaluation Report: wireless capsule endoscopy. Gastrointest Endosc 2006 Apr;63(4):539-45.

26. Morris, AJ. Nonsteroidal anti-inflamatory drug enteropathy. Gastrointest Endosc Clin N Am 1999;9(1):125-33.

27. Mow WS, Lo SK, Targan SR, Dubinsky MC, Treyzon L, Abreu-Martin MT, Papadakis KA, Vasiliauskas EA. Initial experience with wireless capsule enteroscopy in the diagnosis and management of inflammatory bowel disease. Clin Gastroenterol & Hepatol 2004;2:31-40.

28. Nolan DJ. The true yield of the small bowel intestinal barium study. Endoscopy 1997;29:447-53.

29. Papakadis KA, Lo SK, Fireman Z, Hollerbach S. Wireless capsule endoscopy in the evaluation of patients with suspected or known Crohn's disease. Endoscopy 2005;37:1018-22.

30. Papakadis KA, Tabibzadeh S. Diagnosis and misdiagnosis of inflammatory bowel disease. Gastrointest Endosc Clin N Am 2002;12:433-49.

31. Rastogi A, Schoen RE, Slivka A. Diagnostic yield and clinical outcomes of capsule endoscopy. Gastrointest Endosc 2004 Dec;60(6):959-64.

32. Reittner P. Multiplanar spiral CT enterography in patients with Crohn's disease using a negative oral contrast material: initial results of a noninvasive imaging approach. Eur Radiol 2002;12:2253-7.

33. Ruano-Ravina A, Rey-Liste T. Effectiveness of endoscopic capsule for the detection of small-bowel bleeding of unknown origin and for the diagnosis of Crohn's disease. Med Clin (Barc) 2004 Jun 12;123(2):70-6.

34. Salky BA, Edye MB. The role of laparoscopy in the diagnosis and treatment of abdominal pain syndromes. Surg Endosc 1998;12(7):911-4.

35. Sands BE. Crohn's disease. In: Feldman M, Friedman LS, Sleisenger MH, editors. Sleisenger & Fordtran's gastrointestinal and liver disease. 7th ed. Philadelphia: Saunders; 2002. P. 2005-38.

36. Scotiniotis I, Rubesin SE, Ginsberg GG. Imaging modalities in inflamatory bowel disease. Gastroenterol Clin N Am 1999;28:391-421.

37. Signorelli C, Rondonotti E, Villa F, Abbiati C, Beccari G, Avesani EC, Vecchi M. Use of the Given (R) Patency System for the screening of patients at high risk for capsule retention. Dig Liver Dis 2006 May;38(5):326-330.

38. Triester SL. Leighton JA, Leontiadis GI, Gurudu SR, Fleischer DE, Hara AK, Heigh RI, Shiff AD, Sharma VK. A meta-analysis of the yield of capsule endoscopy compared to other diagnostic modalities in patients with non-stricturing small bowel Crohn's disease. Am J Gastroenterol 2006 May;101(5):954-64.

39. Umschaden HW, Gasser J, MR enteroclysis. Radiol Clin N Am 2003;41(2):231-48.

40. Yamamoto H, Kita H. Double-balloon endoscopy: from concept to reality. Gastrointest Endosc Clin N Am 2006 Apr;16(2):347-61.

41. Yamamoto H. Total enteroscopy with a nonsurgical steerable double-balloon method. Gastroint Endosc 2001;53;216-20.

PARTE 15

CÓLON E RETO

CAPÍTULO 89

INTRODUÇÃO

Artur A. Parada

Recentemente, a colonoscopia assumiu um papel cada vez maior no diagnóstico das doenças colorretais, substituindo o enema opaco.

O procedimento tem sido recomendado também como método de rastreamento devido às suas altas sensibilidade e especificidade no diagnóstico de pequenos adenomas e neoplasias malignas precoces e avançadas.

Como cerca de 30% a 50% dos pacientes acima de 50 anos de idade apresentam lesões colorretais ressecáveis por via endoscópica, a colonoscopia desempenha um importante papel terapêutico, o que é uma grande vantagem em relação aos métodos de imagens, como a colonoscopia virtual.

As principais indicações terapêuticas da colonoscopia, hoje, são as seguintes:

1. Polipectomias e mucosectomias;
2. Hemostasias nas HDBs;
3. Dilatações de estenoses benignas (inflamatórias ou pós-operatórias);
4. Descompressões e cecostomias (vólvulos e pseudo-obstruções);
5. Tratamento paliativo das estenoses malignas;
6. Remoção de corpos estranhos;
7. Ressecções de lesões subepiteliais;
8. Procedimentos intra-operatórios;
9. Outras indicações – escleroses ou ligaduras elásticas das hemorróidas ou varizes, clipes nas perfurações, colas e clipes nas fístulas, tratamento das colopatias e retopatias actínicas etc.

Os recentes avanços colonoscópicos e o treinamento adequado dos endoscopistas permitiram o diagnóstico cada vez mais freqüente de neoplasias superficiais do cólon e reto, dos tipos IIa, IIb, IIc, tumores de espraiamento lateral e suas combinações (IIa + IIc, IIc+ IIa, etc.), que passaram a ser ressecados por mucosectomias.

As ressecções de grandes pólipos foram se tornando cada vez mais seguras com os critérios mais detalhados de riscos de metástases ganglionares e com o desenvolvimento de acessórios para ressecções e hemostasias (alças especiais, clipes, laços etc.).

As ressecções de lesões superficiais também se expandiram, com mucosectomias extensas, em fragmentos, complementações com coagulador de plasma de argônio, com hemostasias mais efetivas, com suturas das perfurações e com as amplas dissecções da submucosa com soluções e estiletes apropriados, que agora se iniciam no Japão.

A colonoscopia se firmou nos últimos anos como o primeiro exame diagnóstico na avaliação das grandes hemorragias digestivas e também com grande potencial terapêutico nesses casos, principalmente nos divertículos e nas ectasias vasculares hemorrágicas.

Os outros procedimentos terapêuticos experimentaram grande crescimento com a melhoria significativa dos aparelhos, dos acessórios e com o maior treinamento dos endoscopistas.

Com a expansão geométrica da endoscopia digestiva, hoje presente em inúmeros centros médicos, a tendência natural é a de se ampliar cada vez mais o número de lesões diagnosticadas e tratadas endoscopicamente e também de se aumentar o número de procedimentos terapêuticos em situações antes manejadas clínica ou cirurgicamente, melhorando os resultados, reduzindo os custos dos tratamentos e beneficiando cada vez mais os pacientes submetidos a tratamentos minimamente invasivos.

CAPÍTULO 90

DIAGNÓSTICO E TRATAMENTO ENDOSCÓPICO DOS PEQUENOS PÓLIPOS DE CÓLON E RETO

Horácio Joaquin Perez

PEQUENOS PÓLIPOS: PEQUENA IMPORTÂNCIA CLÍNICA?

A incidência do câncer colorretal está aumentando em todo o mundo, com destaque para os países mais ricos e as regiões industrializadas dos países em desenvolvimento. Nos Estados Unidos já é a segunda causa de morte por câncer. A chance média de um norte-americano vir a ter um câncer de cólon ou reto ao longo da vida é de 6%. Sabemos que essas neoplasias se originam a partir de pequenas lesões, geralmente benignas (adenomas), mas também podendo ser malignas desde o início (carcinomas "de novo"). *Consideram-se pequenos os pólipos que medem até 10 mm e diminutos até 5 mm.*

Quando um endoscopista detecta um grande pólipo pediculado, geralmente sabe o que fazer. A própria auxiliar já vai preparando a alça e o eletrocautério, de modo quase telepático. É uma beleza. No entanto, quando contempla uma pequena lesão, se pergunta: "Tiro com alça ou tiro com pinça?" Ou então: "Será que eu tiro?" Considerando que a grande maioria (80% a 90%) dos pólipos removidos por colonoscopia apresenta até 1 cm, é provável que essas perguntas ocupem mais tempo de exame do que gostaríamos, por isso tentaremos fornecer algumas respostas.

Nos adenomas pequenos, o risco de carcinoma é de 0,1% a 9%. Essa grande variação se deve, provavelmente, a duas razões: por um lado, à discrepância na capacidade de os endoscopistas diagnosticarem (ou valorizarem) pequenas lesões e, por outro, à divergência entre patologistas quanto à distinção entre carcinoma precoce e adenoma com atipia intensa (displasia de alto grau).

Essa controvérsia é um desdobramento de um antigo debate que coloca, de um lado, autores que defendem a idéia da seqüência adenoma–carcinoma como única via para o câncer colorretal[1,2,3,4,5,6] e, de outro, os que defendem a tese do carcinoma "de novo" associada àquela.[7,8,9,10,11] Estes últimos admitem que uma lesão pode ser chamada de carcinoma mesmo sem invadir a submucosa (carcinoma *in situ* ou intramucoso). Já os primeiros chamam essas lesões de adenomas com displasias de alto grau.

Discutir a conduta perante as pequenas lesões, sem situar o endoscopista neste contexto teórico, pode torná-la incompreensível, por isso este tema será recorrente, embora aprofundar este debate ultrapasse o objetivo do presente capítulo.

EXISTEM DADOS OBJETIVOS E CONFIÁVEIS PARA ADMITIR A IMPORTÂNCIA DOS PEQUENOS PÓLIPOS?

Jerome Waye, em 1.048 pólipos diminutos (até 5 mm), encontrou 60% de adenomas, e a incidência de câncer nessas lesões foi 0,1%.[12] Nas séries japonesas, 80% dos adenomas medem até 1 cm, caindo para 60% na Inglaterra.[13] Hackelsberger, analisando 86 pólipos adenomatosos com carcinoma invasivo, verificou que nove (10,3%) mediam entre 5 mm e 10 mm.[3]

Parada, Perez, Santos e colaboradores estudaram uma série de 1.389 lesões colorretais diagnosticadas com magnificação de imagem em 935 pacientes consecutivos e verificaram que 85% dos pólipos eram menores do que 1 cm. Destes, 70% eram adenomas. No retossigmóide, de um total de 364 adenomas com até 1 cm, seis (1,65%) apresentavam carcinomas invasivos (1 MM, 1 SM1, 2 SM2 e 2 SM3).[14]

No Serviço de Gastroenterologia da Universidade Federal de Santa Catarina e em serviço privado, revisamos as polipectomias realizadas em 1.090 colonoscopias em pacientes com idade média de 56 anos. Todos os exames foram realizados pelo mesmo colonoscopista (HJP) e os estudos histológicos pela mesma patologista (IV), no período de março de 2002 a julho de 2005. Em 292 colonoscopias foram removidos 479 pólipos e diagnosticados 28 carcinomas avançados. Do total de 230 adenomas, 182 (79,5%) apresentavam até 10 mm de tamanho. Os adenomas diminutos ou microadenomas (até 5 mm) somaram 89 (38,7%). Chamou nossa atenção a quantidade de pequenas lesões com graus de atipias citoarquiteturais moderadas e acentuadas: 57,3% nos microadenomas e 87% nos adenomas entre 6 mm e 10 mm.[15,16]

Os dados apresentados respondem à primeira pergunta: *Pequenos pólipos têm grande importância clínica.*

O ASPECTO ENDOSCÓPICO É IMPORTANTE?

Nos últimos anos, um novo paradigma, somado às inovações tecnológicas, vem ampliando as fronteiras da colonoscopia no rastreamento e prevenção do câncer colorretal. Trata-se da evolução de conceitos sobre carcinogênese colorretal, que associou à clássica teoria da seqüência adenoma–carcinoma a idéia do "carcinoma de novo". Segundo essa hipótese, o câncer nasceria em mucosa normal, sem passar por um estágio adenomatoso, e sua aparência endoscópica variaria entre superficialmente elevado, plano ou ligeiramente deprimido. Por isso é mais difícil de detectar do que o clássico pólipo que protrui para a luz do cólon, que tende a crescer lentamente e geralmente maligniza com tamanho acima de 20 mm, tornando-se "presa fácil" para o endoscopista (Figura 90.1). Essa teoria, do "carcinoma de novo", defendida inicialmente por autores japoneses, ganha força no Ocidente, jus-

tamente por orientar os endoscopistas para a procura das lesões superficiais (não-polipóides), independentemente do tamanho. O resultado dessa procura está bem claro: aumenta o diagnóstico de pequenos adenomas e carcinomas precoces em muitas séries.[9,10,11]

Portanto, o conhecimento das formas macroscópicas, ou seja, da aparência endoscópica dos adenomas e carcinomas, passa a ser decisivo para que o endoscopista saiba como diagnosticar e manejar as pequenas lesões. Para isso, é fundamental que os endoscopistas conheçam e utilizem em sua rotina a classificação japonesa para o câncer precoce de cólon e reto (Figura 90.2), agora também utilizada e conhecida como classificação de Paris.

NOVAS TECNOLOGIAS

Vários recursos tecnológicos auxiliam o estudo dos pequenos pólipos, como o uso de cromoscopia e magnificação de imagem, ambos já consagrados, e outros recentemente lançados. Uma novidade é a endocitoscopia (*confocal microscopy*), que permite ao endoscopista realizar um estudo histopatológico virtual *in vivo*, em tempo real. O sistema funciona por meio de um dispositivo passado pelo canal de

biópsia, que emite um feixe de *laser* aplicado diretamente sobre a lesão. O método é promissor na análise das pequenas lesões e poderá ser utilizado também em endoscopia digestiva alta no diagnóstico de atipias em Barrett e até mesmo na detecção do *Helicobacter pylori* por observação direta.[17,18,19]

Outra novidade é o *Narrow Band Imaging* (NBI), um dispositivo que realiza cromoscopia virtual (sem uso de corante), com filtros ópticos para visualizar a cor e o tamanho dos vasos da mucosa normal, adenomas e carcinomas. O NBI tem enorme acurácia para diferenciar lesões neoplásicas de não-neoplásicas, além de dispensar o uso de corantes. O NBI é capaz de analisar o padrão de criptas pela classificação de Kudo[26] em adenomas com tamanhos inferiores a 1 mm. Dos 25 trabalhos apresentados no DDW 2006 (Los Angeles) sobre NBI com magnificação de imagem, oito deles trazem interessantes contribuições na área de detecção de pequenos pólipos em cólon e reto.[20,21]

Com esses recursos, o diagnóstico histopatológico praticamente é antecipado. Desse modo, a escolha do tratamento endoscópico (remoção com pinça de biópsia, alça sob diatermia ou mucosectomia) é norteada pelas características da lesão.

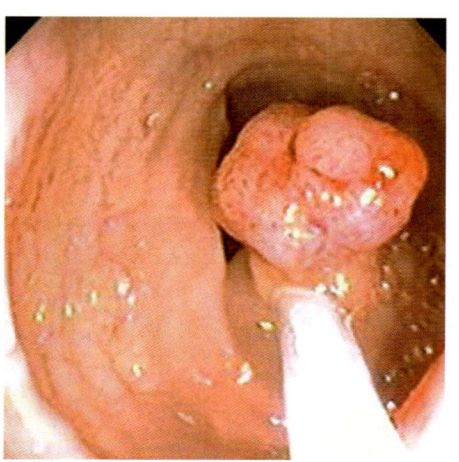
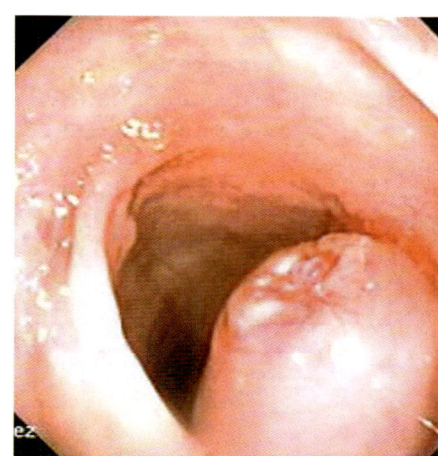
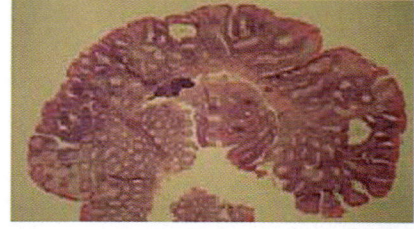
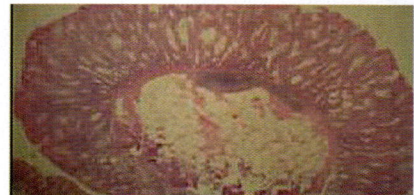

FIGURA 90.1

Grande pólipo com pedículo grosso, que foi injetado com solução de adrenalina e ressecado com alça sob diatermia. AP: Adenoma túbulo-viloso com atipia citoarquitetural. Costuma-se dizer em casos assim que é "o pólipo que vê o endoscopista"

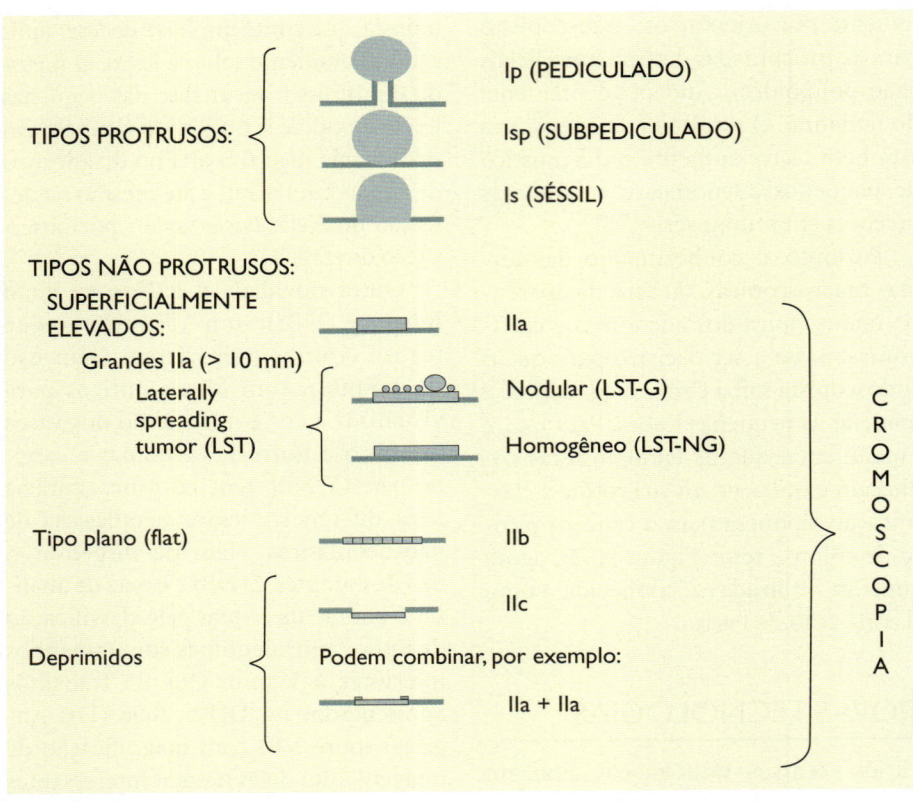

FIGURA 90.2

O uso de cromoscopia é o complemento necessário para o reconhecimento das lesões superficiais. Em outras palavras, quando detectamos um pólipo pediculado ou subpediculado, dispensamos seu uso. Já em alguns pólipos sésseis com suspeita de depressão focal (Figura 90.3) e em todas as lesões superficialmente elevadas (IIa), planas (IIb) e deprimidas (IIc), o uso de corantes é fundamental para firmar o diagnóstico e decidir a conduta. Lesões com componente deprimido (tipo IIc da classificação japonesa), mesmo sendo diminutas, exigem sempre tratamento agressivo (mucosectomia) (Figura 90.4). Em nosso serviço, temos utilizado a cromoscopia com índigo-carmim a 0,8% como rotina em todas as lesões superficiais e no retossigmóide dos pacientes acima de 40 anos, independentemente da presença de fatores de risco para câncer colorretal. Desse modo, modificamos radicalmente a conduta quando há suspeita cromoscópica de malignidade, optando por uma técnica mais invasiva, como o uso do eletrocautério ou de mucosectomia.

A CROMOENDOSCOPIA E OS PEQUENOS PÓLIPOS

Com as inovações tecnológicas que acabamos de citar, percebemos quantos recursos a medicina tem à disposição para o diagnóstico do câncer precoce. Mas também percebemos como está ficando cara praticá-la, principalmente em nosso meio, onde os recursos econômicos são escassos.

Com relação a isso, a cromoscopia merece menção especial. Estudos recentes demonstraram que seu uso é fácil, barato e, ao contrário do que se imaginava, não prolonga a duração do exame de modo significativo. Além disso, aumenta o número de pólipos detectados e orienta a técnica a ser utilizada para a remoção. O índigo-carmim, entre 0,1% e 0,8%, é o corante mais utilizado em cólon e reto.[9,22]

LIMITAÇÕES NO DIAGNÓSTICO

Os grandes avanços em colonoscopia, que a credenciam cada vez mais como exame de eleição no rastreamento do câncer, inclusive com relação custo–benefício favorável,[23,24] contrastam com alguns problemas. Muitos colonoscopistas ocidentais não utilizam a

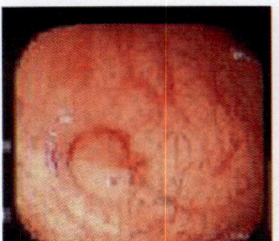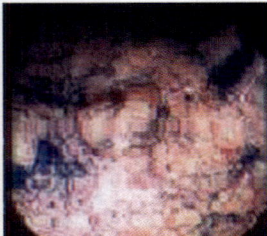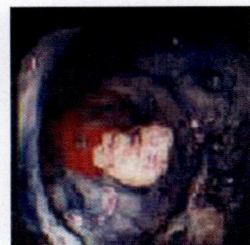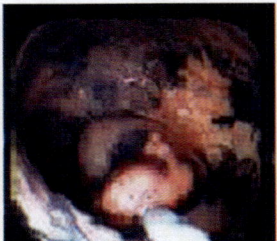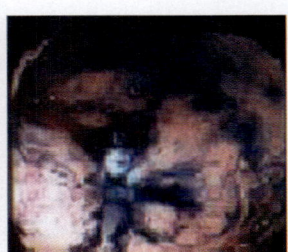

FIGURA 90.3

Pequeno pólipo subpediculado (Isp) de reto com 6 mm. À cromoscopia apresentou depressão focal. Ressecado por mucosectomia. AP: Adenoma túbulo-viloso com adenocarcinoma intramucoso (10% da lesão). Margens livres. Seguimento após 2 anos. Colonoscopia normal

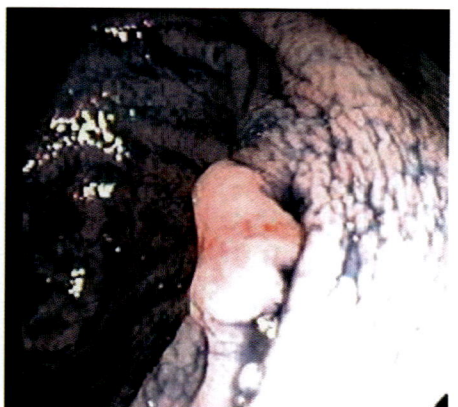
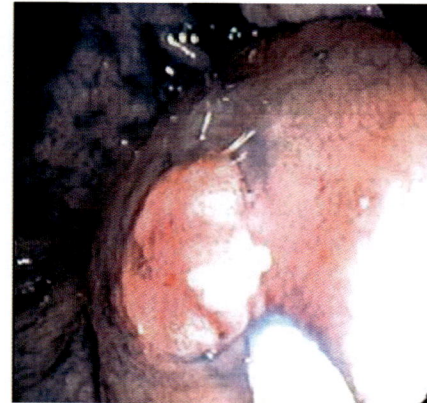

FIGURA 90.4

Imagem à esquerda: lesão superficialmente elevada com depressão central (IIa + IIc) em cólon ascendente de paciente do sexo feminino com 57 anos. Tamanho: 4 mm. À direita: momento da injeção submucosa. Observar como a lesão se eleva, sugerindo que não invade planos profundos

classificação japonesa do câncer precoce do cólon e reto e não realizam cromoscopia. Portanto, as lesões superficiais tendem a passar despercebidas, o que é uma das razões para explicar as diferentes incidências dos carcinomas precoces e dos adenomas superficiais. Desse modo, estamos provavelmente deixando de diagnosticar muitos cânceres tratáveis pela endoscopia.[11] Mas há problemas ainda mais sérios. Muitos endoscopistas sequer conseguem realizar um exame com qualidade mínima, em tópicos como intubação do ceco, índice de complicações, cuidados anestésicos etc. Um estudo inglês muito bem conduzido "colocou o dedo nessa ferida". Foram analisadas a capacitação e a qualidade dos colonoscopistas de 68 unidades de endoscopia da Inglaterra, monitorando 9.223 colonoscopias. Os resultados são preocupantes: o índice de intubação cecal foi 56,9% (o índice mínimo por critérios de qualidade é 90%), citando o desconforto dos pacientes (34,7%), a formação de alças (29,7%) e o mal preparo dos cólons (19,6%) como as principais razões para não se atingir o ceco. Vários pacientes de risco não receberam oxigenoterapia (11,4%) e alguns sequer eram mantidos com acesso venoso durante o exame (2,2%). O índice de

perfurações foi 1:769 colonoscopias, tendo ocorrido 6 óbitos atribuíveis às perfurações. Por último, constatou-se que somente 17% dos colonoscopistas tinham recebido treinamento supervisionado durante suas primeiras 100 colonoscopias. Diante desse quadro, os autores fazem um questionamento corajoso: "Nós estamos adequadamente preparados para um rastreamento nacional de câncer colorretal?"[25]

No Brasil, não temos estudos nacionais semelhantes, representativos das diversas regiões, para aferir a qualidade das colonoscopias. A superação dessas limitações passa por um esforço maior na formação de colonoscopistas em centros de treinamento. Até lá, devemos ter cautela quanto à expectativa de sucesso na prevenção do câncer colorretal por programas de rastreamento e prudência na aplicação de técnicas como as que serão apresentadas a seguir.

POLIPECTOMIA ENDOSCÓPICA

Polipectomia é a ressecção de uma lesão, que pode ser epitelial (hamartoma, adenoma e carcinoma precoce) ou submucosa (tumor carcinóide, lipoma, mioma, linfangioma, fibroma e tumor

neurogênico).[26] Descrita pela primeira vez por Deyhle em 1971,[27] a polipectomia consiste em laçar firmemente um pólipo pelo pedículo (que é constituído por tecido normal) e passar uma corrente elétrica de alta freqüência enquanto se fecha o laço. Pode ser usada também para pólipos subpediculados e alguns sésseis. Além desse procedimento, há outros modos de remover uma lesão no cólon: pinça de biópsia (*cold biopsy*), pinça com corrente monopolar (*hot biopsy*), mucosectomia (*strip biopsy*) e mais recentemente a dissecção endoscópica da submucosa.

A polipectomia colonoscópica já é a melhor técnica de prevenção de câncer visceral em toda a medicina, com índices de prevenção em torno de 80%.[28,29,30,23,24,31,32]

Além de realizar a polipectomia, devemos recuperar o material para estudo histopatológico. O endoscopista deve estar preparado para realizar um exame completo e remover, se possível, todos os pólipos em um único procedimento.

Entretanto, sabemos que as complicações colonoscópicas, principalmente os sangramentos e as perfurações, geralmente decorrem das polipectomias.[33] Tais complicações são particularmente desafortunadas quando ocorrem após a remoção de pequenos pólipos, que geralmente não evoluem para câncer e nunca incomodariam o paciente. Nesse sentido, serão revisadas as principais técnicas de polipectomia quanto às indicações, eficiência, conveniência e segurança.

POLIPECTOMIA COM ALÇA A FRIO (*COLD SNARE*)

Alguns autores advogam o uso de alças a frio (*cold snare*), a fim de evitar as lesões teciduais profundas produzidas pelo eletrocautério e o conseqüente risco de perfuração, bem como síndrome pós-polipectomia.[34]

As principais críticas à alça a frio são: o risco de sangramento e a dificuldade em recuperar os pólipos devido à imagem "suja" pelo sangue. Com relação a isso, a pinça de biópsia (*cold biopsy*) seria superior, pois garante a recuperação do material. O problema é que a pinça pode não remover completamente o pólipo.

Tappero e colaboradores relataram 100% de recuperação dos pólipos após remoção com alça a frio.[35]

Rex DK, em estudo recente de sua casuística, relata que não teve nenhum sangramento sério em cerca de 15 mil polipectomias a frio. Acrescenta que é comum haver um pequeno sangramento, que cessa espontânea e rapidamente, pois esses pólipos não contêm vasos calibrosos, apenas capilares. Esse mesmo autor analisou a técnica quanto à recuperação dos pólipos após a ressecção, e constatou um índice de recuperação de 98% a 100%, dependendo de pequenas variações técnicas.[34] A Força-Tarefa contra o Câncer Colorretal, nos Estados Unidos, recomenda um índice de recuperação de pólipos acima de 95% como um indicador de qualidade em endoscopia.[29]

Portanto, esses autores concluem que a remoção de pólipos com alça a frio é segura e efetiva, não se podendo utilizar contra ela o argumento da dificuldade para recuperar os pólipos.

HOT OU COLD?

O conceito de passar uma corrente de alta freqüência por meio de um instrumento para obter um efeito cirúrgico foi introduzido pelo investigador russo Cusel, em 1847, fundamentado na teoria de que a resistência elétrica dos tecidos resulta na geração de calor.[36] Hoje, praticamente todos os pólipos diagnosticados durante uma colonoscopia podem ser removidos com eletrocautério. A segurança desse procedimento tem sido bem demonstrada pela baixa incidência de complicações em numerosas séries.[37]

Em cirurgia colonoscópica, o sucesso terapêutico depende da interação entre o tipo de corrente, a potência do gerador e a escolha do instrumento (eletrodo). Se a injúria tecidual produzida por essas interações é excessiva, a coagulação pode ser inadequada, resultando em hemorragia ou, dependendo da profundidade da injúria, pode resultar em síndrome pós-polipectomia ou ainda em perfuração.[37,38]

Um interessante estudo que comparou diferentes tipos de corrente eletrocirúrgica, realizado em modelo animal (porcos), concluiu que, sob a mesma potência do gerador, o modo misto (*blend*) é o melhor para polipectomia, pois a coagulação pura produz um dano tecidual profundo cinco vezes maior do que a corrente mista e dez vezes maior do que o corte puro. Esse último, porém, apresenta maior risco de hemorragia. Apesar disso, o modo misto foi inferior ao corte puro em relação à incisão.[39]

HOT BIOPSY

A pinça monopolar do tipo *hot biopsy* foi desenvolvida por Williams em 1973,[40] para realizar simultaneamente biópsia de tecido e coagulação. A idéia é conseguir uma amostra para estudo histopatológico e ao mesmo tempo fulgurar com a onda de calor o tecido neoplásico remanescente. Para evitar danos profundos é aconselhável elevar bem a lesão antes de aplicar a corrente.

A polipectomia por *hot biopsy* ganhou grande popularidade entre os colonoscopistas nos anos 1980, tendo sido amplamente recomendada para o tratamento dos pólipos diminutos e das ectasias vasculares. Um estudo da época avaliou 517 endoscopistas, dos quais 369 (71%) utilizavam *hot biopsy*.

Nesse estudo foram constatadas 117 complicações, incluindo 85 episódios de sangramento, 19 perfurações e um óbito.[41]

O comitê de avaliação de novas tecnologias da American Society for Gastrointestinal Endoscopy (ASGE) revisou este acessório e não recomendou seu uso rotineiro, devido aos riscos de perfuração, exigindo maior habilidade do endoscopista.[42]

Ellis e colaboradores compararam a eficácia de três técnicas: *hot biopsy*, mi-

nialça a frio e minialça com cautério. Os pacientes foram reexaminados 7 a 10 dias depois e o local da polipectomia foi biopsiado para pesquisar lesão residual. Concluiu que a minialça com cautério é mais eficiente do que *hot biopsy* (p = 0,098) em relação à remoção completa do tecido neoplásico. Apesar de randomizado e bem desenhado, o trabalho teve uma amostra muito pequena (72 polipectomias).[43]

Um estudo mais recente comparou três tipos de correntes eletrocirúrgicas (corte puro, coagulação e corrente mista) e duas técnicas diferentes (alça e *hot biopsy*), chegando às seguintes conclusões: O uso de corrente de corte no modo misto (*blend*) é recomendável em vez de corrente de coagulação, pois é mais adequada para realizar a incisão e produz hemostasia efetiva. A pinça do tipo *hot biopsy* requer maior habilidade do endoscopista, devido ao seu potencial para produzir danos teciduais profundos.[39]

MINIALÇAS (*TINY SNARES*)

Um problema comum na remoção dos pequenos pólipos é o fato de as alças convencionais serem muito grandes e "desajeitadas". As minialças (*tiny snares*) são eficazes e de fácil manipulação.

Um estudo, que comparou minialças ovais e hexagonais para remover pólipos com até 7 mm, apresentou os seguintes resultados: 183 pólipos que mediam entre 2 mm e 7 mm foram removidos em 90 pacientes com minialças, utilizando eletrocauterização após a laçada. Os pacientes foram contactados por telefone 5 a 10 dias após o procedimento e nenhuma queixa foi registrada. A única complicação foi uma hemorragia que requereu três unidades de concentrado de hemácias 5 dias após a colonoscopia. Nesse paciente, um novo exame foi realizado, demonstrando um coágulo fresco na base de ressecção de um pólipo de ceco, que media 6 mm e tinha sido removido a frio (*cold snare*). Não ocorreram perfurações ou óbitos.

Todas as outras lesões foram removidas com uso de eletrocautério, sem complicações.[44]

MUCOSECTOMIA NAS PEQUENAS LESÕES

A mucosectomia consiste na remoção, com alça sob diatermia, de uma lesão superficial ou com extensa base séssil, artificialmente elevada por injeção submucosa de solução salina, como descrito originalmente por Deyhle em 1973.[45] Seu uso em larga escala começou bem mais tarde, por endoscopistas japoneses. Esse método é muito utilizado em grandes adenomas com crescimento horizontal, do tipo LST (*lateral spreading tumor*), e como auxiliar na ressecção de grandes pólipos subpediculados, visando a prevenir perfurações e sangramentos.

Entretanto, o uso mais interessante desta técnica é na remoção de pequenas lesões superficiais com componente deprimido, ou seja, suspeitas de serem carcinomas precoces ou adenomas com displasias de alto grau. Obviamente tal conduta exige cromoscopia prévia, não só para confirmar o aspecto macroscópico como para avaliar se a lesão é ressecável, baseado na intensidade e na extensão da depressão. Os carcinomas precoces deprimidos com menos de 10 mm são ressecáveis, ao passo que os maiores de 10 mm provavelmente invadem maciçamente a submucosa, não sendo candidatos à mucosectomia. Nesses casos, a ressecção deve ser realizada em bloco, em vez de por fragmentos *piecemeal*. Também é importante remover uma certa extensão de tecido normal para que o patologista possa informar se as margens são livres.[26]

No Serviço de Gastroenterologia da Universidade Federal de Santa Catarina (UFSC), a conduta após a mucosectomia é preencher de modo detalhado a requisição do exame histopatológico, avisando que a lesão foi removida por este método e enviando as fotos digitalizadas do procedimento para o patologista. Todos esses casos são discutidos em reunião anatomoclínica, na qual as imagens endoscópicas são confrontadas com as lâminas da histologia. Com essa interação entre clínicos, endoscopistas e patologistas, procuramos melhorar nossa capacidade de diagnosticar e tratar o câncer precoce de cólon e reto.

CONSIDERAÇÕES FINAIS

Há fartas evidências científicas sobre a importância de ressecar os pequenos pólipos na prevenção do câncer colorretal. O endoscopista não deve se limitar ao diagnóstico dos pólipos que protruem para a luz colônica, e sim realizar um estudo detalhado da mucosa para detectar as pequenas lesões superficiais. Estas podem ser suspeitadas por discretas alterações de cor (leve hiperemia ou palidez) por borramento da vascularização ou por pequenas irregularidades que se mantêm com a insuflação.

A cromoscopia permite delimitar a lesão, constatar a interrupção das linhas inominadas e aferir a presença de depressão. Portanto, o uso de corantes, notadamente o índigo-carmim, deve entrar na rotina dos colonoscopistas.

O endoscopista deve conhecer e acompanhar a evolução das diversas técnicas de polipectomias. Entretanto, a melhor técnica costuma ser aquela na qual temos mais experiência. As novidades devem ser absorvidas com senso crítico e prudência e aplicadas de acordo com a estrutura do serviço e com a habilidade de cada um.

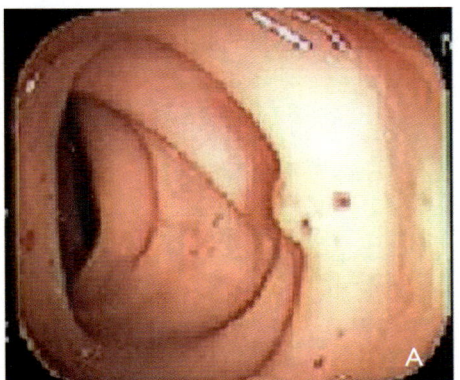 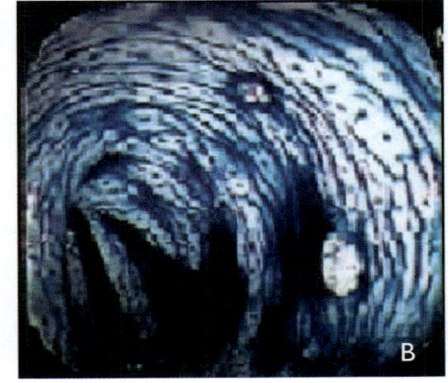 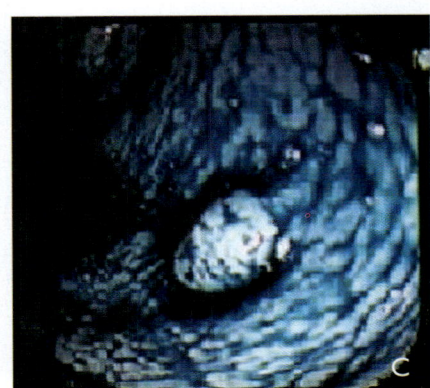

FIGURA 90.5

(A) Pólipo séssil sobre uma prega do sigmóide; (B) Cromoscopia: a lesão mede 3 mm AP: Pólipo hiperplásico; (C) Após instilar o corante, um segundo pólipo é notado. AP: Adenoma tubular com atipia citoarquitetural moderada

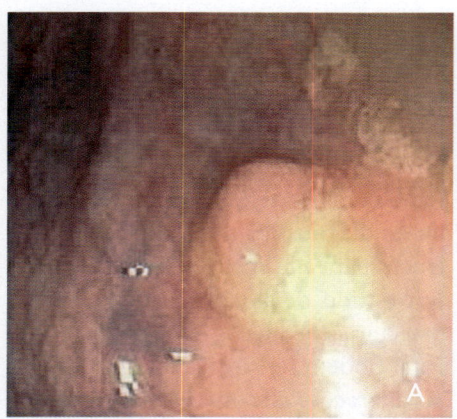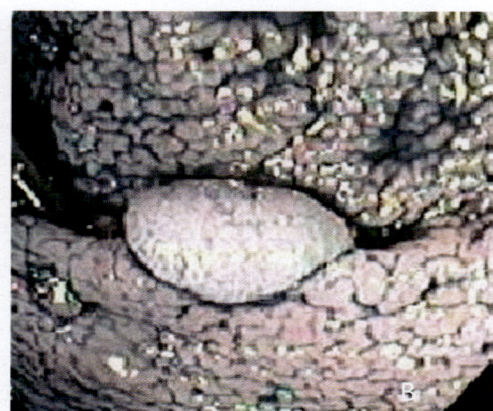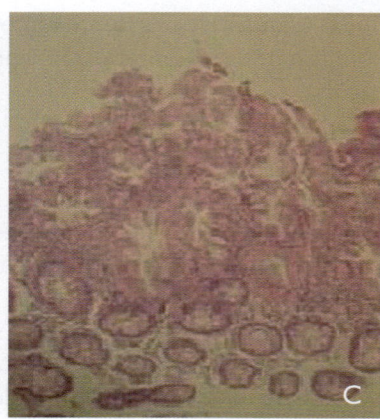

FIGURA 90.6

(A) Pólipo diminuto em reto tamanho 4 mm; (B) Cromoscopia: Aspecto séssil, sem depressões. Remoção com pinça;
(C) Microscopia: Hiperplásico

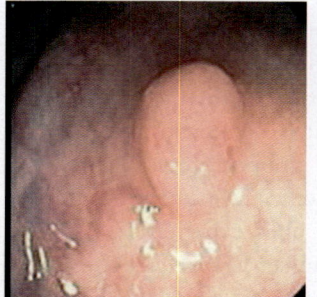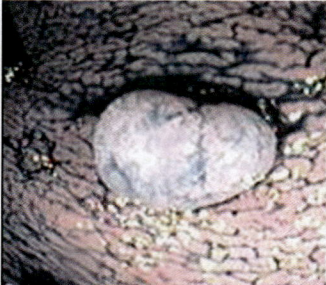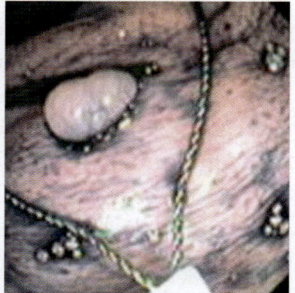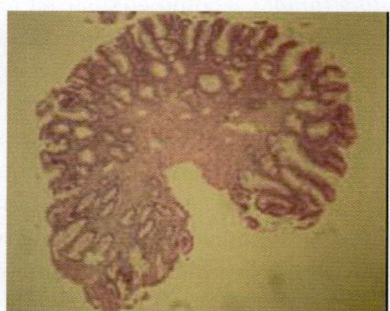

FIGURA 90.7

Pólipo séssil antes e depois da cromoscopia. Tamanho 5 mm. Polipectomia sob diatermia. Histopatologia: Adenoma tubular com atipia citoarquitetural discreta

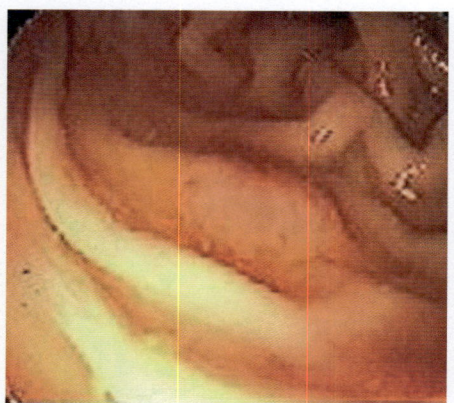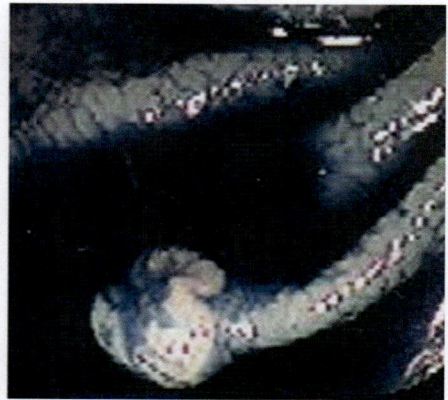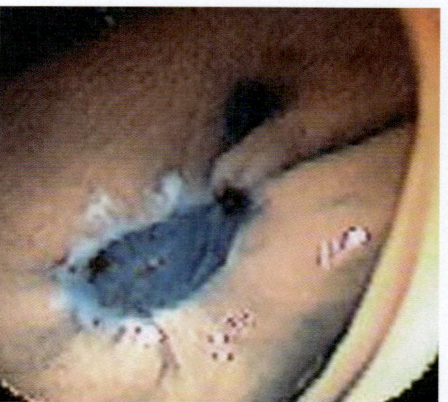

FIGURA 90.8

Mínima hiperemia sobre uma prega. Após cromoscopia: Lesão tipo IIa + IIc com 3 mm. Ressecção por mucosectomia em bloco. AP: Adenoma tubular com atipia moderada

REFERÊNCIAS BIBLIOGRÁFICAS

1. Morson BC, Whiteway JE, Jones EA, Macrae FA, Williams CB. Histopathology and prognosis of malignant colorectal polyps treated by endoscopic polypectomy. Gut 1984 May; 25(5):437-44.

2. Rex DK, Alikhan M, Cummings O, Ulbright TM. Accuracy of pathologic interpretation of colorectal polyps by general pathologists in community practice. Gastrointest Endosc 1999 Oct;50(4):468-74.

3. Hackelsberger A, Fruhmorgen P, Weiler H, Heller T, Seeliger H, Junghanns K. Endoscopic polypectomy and management of colorectal adenomas with invasive carcinoma. Endoscopy 1995 Feb;27(2):153-8

4. Geraghty JM, Williams CB, Talbot IC. Malignant colorectal polyps: venous invasion and successful treatment by endoscopic polypectomy. Gut 1991;32:774-8.

5. Lane N, Kaye G. Pedunculated adenomatous polyp of the colon with carcinoma, lymph node metastasis and sutureline recurrence: report of a case and discussion of terminology problems. Am J Clin Pathol 1967;48:170-82.

6. Rex DK, Ulbright TM, Cummings OW. Coming to terms with pathologists over colon polyps with cancer or high-grade dysplasia. Journal of Clinical Gastroenterology 2005 Jan;39(1):1-3.

7. Tanaka S, Oka S, Nagata S, Ito M, Haruma K, Chayama K Endoscopic diagnosis and treatment of local residual/recurrent lesions after endoscopic mucosal resection for early colorectal carcinoma. Digestive Endoscopy 2003; 15(1)536.

8. Yamada H, Ikenobe H, Maruyama M, Ichikawa H, Ikegami M. Minute superficial-type de novo colorectal carcinoma with submucosal invasion. [Abstract]. Digestive Endoscopy 2001 Jan;13(1):61-4.

9. Tsuda S. Veress B, Toth E, Fork FT. Flat and depressed colorectal tumours in a southern swedish population: a prospective chromoendoscopic and histopathological study. Gut 2002 Oct;51(4):550-5.

10. Hart AR, Kudo S, Mackay EH, Mayberry JF, Atkin WS. Flat adenomas exist in asymptomatic people: important implications for colorectal cancer screening programmes. Gut 1998 Aug;43(2):229-31.

11. Rembacken BJ, Fujii T. Dixon M, Axon ATR. Flat and depressed colorectal neoplasia in England: are treatable cancers being missed? 34.01 Gut 1997 Oct;41(4S) Supplement:58A.

12. Waye JD, Frankel A, Braunfelds F. The histopatology of small colon polyps. [Abstract]. Gastrointest Endosc 1980;26:80.

13. Muto T, Ishikawa K, Kino I, Nakamura K, Sugano H, Morson BC et al. Comparative histological study of large bowel adenomas in Japan and England with special reference to malignant potencial. Diseases of Colon and Rectum 1977;20:11-6. In: Parada AA. Câncer precoce do cólon e reto: diagnóstico e tratamento endoscópico. São Paulo: CLR Balieiro; 2002.

14. Parada AA, Perez HJ, Santos CEO, Malaman D, Ibrahim RE, Ribeiro RG et al. Qual é a correlação entre o tamanho e a histologia das lesões do reto e sigmóide em relação ao restante do cólon? Seminário Brasileiro de Endoscopia Digestiva, Foz do Iguaçu, 2000.

15. Perez HJ, Guimarães AC, Nova ML, Perez MA, Souza IV. Diagnóstico dos pólipos colônicos. Seminário Brasileiro de Endoscopia Digestiva, Vitória, 2005.

16. Perez MA, Guimarães AC, Baumgarten CD, Souza IV, Perez HJ. Características dos adenomas colorretais. Seminário Brasileiro de Endoscopia Digestiva, Vitória, 2005.

17. Polglase AL, McLaren WJ, Skinner AS, Kiesslich R, Neurath NF, Delaney PM A fluorescence confocal endomicroscope for in vivo microscopy of the upper – and lower – GI tract. Gastrointestinal Endoscopy 2005;62:686-95.

18. Sasajima K, Kudo S, Inoue H, Takeuchi T, Kashida H, Hidaka E et al. Real time in vivo histology of colorectal lesions when using the endocytoscopyc system. Gastrointestinal Endoscopy 2006;63:1010-7.

19. Evans JA, Nishioka NS. Endoscopic confocal microscopy. Curr Opin Gastroenterol 2005;21:578-84.

20. Sano Y, Horimatsu T, Fu KI, Katagiri A, Muto M, Yoshida S et al. Magnified observation of microvascular architecture using Narrow Band Imaging (NBI) for the diferential diagnosis between non-neoplastic and neoplastic colorectal lesions: a prospective study. Gastrointestinal Endoscopy 2006;63(5):AB102, 757.

21. East JE, Suzuki N, Palmer N, Thapar C, Swain D, Saunders BP Autofluorescence Imaging (AFI) and Narrow Band Imaging (NBI) with magnification in colonoscopy: an early experience. Gastrointestinal Endoscopy 2006;63(5):AB230, T1453.

22. Hurlstone DP, Cross SS, Slater R, Sanders DS, Brown S. Detecting diminutive colorectal lesions at colonoscopy: a randomised controlled trial of pan-colonic versus targeted chromoscopy. Gut 2004 Mar;53(3):376-80.

23. Lieberman DA, Weiss DG, Bond JH, Ahnen DJ, Garewal H, Chejfec G. Use of colonoscopy to screen asymptomatic adults for colorectal cancer. N Engl J Med 2000;343:162-8. [Erratum] N Engl J Med 2000;343:1204.

24. Imperiale TF, Wagner DR, Lin CY, Larkin GN, Rogge J, Ransohoff DF. Risk of advanced proximal neoplasms in asymptomatic adults according to the distal colorectal findings. N Engl J Med 2000;343:169-74.

25. Bowles CJA, Leicester R, Romaya C, Swarbrick E, Williams CB, Epstein O. A prospective study of colonoscopy practice in the UK today: are we adequately prepared for national colorectal cancer screening tomorrow? Gut 2004 Feb;53(2):277-83.

26. Kudo S. Early colorectal cancer: detection of depressed types of colorectal carcinomas. Tokyo/New York: Igaku-Shoin; 1996.

27. Deyhle P, Demling L. Colonoscopy: technique, results and indications. Endoscopy 1971;3:143-51.

28. Citarda F, Tomaselli G, Capocaccia R, Barcherini S, Crespi M. The italian multicentre study group. Efficacy in standard clinical practice of colonoscopic polypectomy in reducing colorectal cancer incidence. Gut 2001;48:812-5.

29. Winawer SJ, Zauber AG, Ho MN, O'Brien MJ, Gottlieb LS, Sternberg SS et al. Prevention of colorectal cancer by colonoscopic polypectomy. The National Polyp Study Workgroup. N Engl J Med. 1993;329:1977–81.

30. Lieberman D, Schoenfeld P, Cash B, Flood A, Dobhan R, Eastone J et al. Colonoscopic screening of average-risk women for colorectal neoplasia. N Engl J Med 2005;352:2061-8.

31. Atkin WS, Morson BC, Cuzick J. Long-term risk of colorectal cancer after excision of rectosigmoid adenomas. N Engl J Med 1992;326:658-62.

32. Williams AR, Balasooriya BA, Day DW. Polyps and cancer of the large bowel: a necropsy study in Liverpool. Gut 1982; 23:835-42.

33. Singaram C, Torbey CF, Jacoby RF. Delayed postpolypectomy bleeding. Am J Gastroenterol 1995;90:146-7.

34. Deenadayalu VP, Rex DK. Colon polyp retrieval after cold snaring Gastrointestinal Endoscopy 2005;62(2):253-6.

35. Tappero G, De Giuli P, Gubetta L. Cold snare excision of small colorectal polyps. Gastrointest Endosc 1992;38:310-3.

36. Hall JC. Electrosurgery a short history. Aust N Z J Surg 1976;46:400-1.

37. Parra-Blanco A, Kaminaga N, Kojima T, Endo Y, Tajiri A, Fujita R. Colonoscopic polypectomy with cutting current: is it safe? Gastrointest Endosc 2000:51;676-81.

38. Grace HE, Jefferey LB, Richard TW, Kimberly AB, William DC, James MS. Pure cut electrocautery current for sphincterotomy causes less post-procedure pancreatitis than blended current. Gastrointest Endosc 1998;47:149-53.

39. Chino A, Karasawa T, Uragami N, Endo Y, Takahashi H, Fujita R. A comparison of depth of tissue injury caused by different modes of electrosurgical current in a pig colon model. Gastrointest Endosc 2004;59:374-9.

40. Williams CB. Diathermy biopsy: a technique for endoscopic management of small polyps. Endoscopy 1973;5:215.

41. Wadas DD, Sanowski RA. Complications of the hot biopsy forceps technique. Gastrointest Endosc 1988;34:32-7.

42. Gilbert DA, DiMarino AJ, Jensen DM, et al. Status evaluation: hot biopsy forceps. *Gastrointest Endosc* 1992;38:753-6.

43. Ellis K, Shiel M, Marquis S, Katon R. Efficacy of hot biopsy forceps, cold microsnare and microsnare with cautery techniques in the removal of diminutive colonic polyps. [Abstract] *Gastrointest Endosc* 1997;45:AB107.

44. McAfee JH, Katon RM. Tiny snares prove safe and effective for removal of diminutive colorectal polyps. Gastrointest Endosc 1994;40:301-3.

45. Deyhle P, Demling L. Colonoscopy: technique, results and indications. Endoscopy 1973;5:38.

CAPÍTULO 91

MUCOSETOMIAS E DISSECÇÕES ENDOSCÓPICAS DA SUBMUCOSA NO CÓLON E RETO

Artur A. Parada • Jimi Izaques Bifi Scarparo • Ricardo Anuar Dib

A MUCOSECTOMIA

A idéia de se interpor uma certa quantidade de líquido na submucosa para elevar artificialmente uma lesão da mucosa, facilitando sua ressecção com alça de polipectomia, foi inicialmente relatada por Deyhle, em 1973.[1]

Após 1980, Tada e colaboradores e Takemoto e colaboradores iniciaram sua utilização clínica como método diagnóstico – *jumbo-biopsy* ou *strip-biopsy* – em patologias gástricas, uma vez que o tecido obtido é muito maior (de 2,0 cm a 3,0 cm de diâmetro) do que o tecido das biópsias convencionais.[2,3,4]

Posteriormente, o procedimento passou a ser utilizado para ressecção completa de algumas lesões,[5,6,7] expandindo as possibilidades de tratamento endoscópico para as lesões superficiais (IIa, IIb e IIc),[4] e o termo utilizado para descrever esse procedimento foi *Ressecção Endoscópica da Mucosa (REM)* ou Mucosectomia, que, a nosso ver, não é uma designação muito apropriada, pois quase sempre se resseca também uma porção considerável da submucosa.[8] Do nosso ponto de vista, esse procedimento deveria ser chamado de *Ressecção Endoscópica (Polipectomia) pela Técnica da Injeção Submucosa (SIP: submucosal injection polypectomy)*, ou, de maneira mais simples, *Ressecção Endoscópica pela Técnica da Bolha*.

Esse procedimento representou um grande avanço na terapêutica, pois, como já afirmamos, permite a ressecção de lesões superficiais (IIb, IIa, IIc), assim como a ressecção de grandes lesões superficialmente elevadas, em tapetes, tornando mais segura a ressecção de grandes lesões sésseis.[9] Pode ser aplicado também para facilitar a ressecção de lesões atrás de pregas ou em angulações acentuadas (Figuras 91.1, 91.2 e 91.3).

A TÉCNICA

Após uma avaliação endoscópica adequada da lesão a ser removida, com ou sem cromoscopia e/ou magnificação de imagem, em que se supõe que não haja infiltração maciça da submucosa, inicia-se o procedimento.

Geralmente, a técnica é simples e conveniente,[10] consistindo em injetar uma solução salina na submucosa sob a lesão que deve ser removida, com o intuito de elevá-la e de interpor um meio protetor entre a mucosa e a parede muscular, para atenuar o efeito desnaturalizador do calor sobre a parede do órgão, evitando perfurações e lesões de vasos mais calibrosos. A solução injetada pode ser soro fisiológico, glicose a 25% ou 50%, ou salina hipertônica com epinefrina.[11] Temos utilizado, de rotina, solução de cloreto de sódio a 4%[12] porque a "bolha" com soro fisiológico tem vida curta, desaparecendo em alguns minutos.[13]

A quantidade de líquido injetado depende do tamanho e da localização da lesão e pode variar de 2 ml a 40 ml,[14] sendo que em geral 3 ml a 10 ml são suficientes para lesões com menos de 1,5 cm a 2,0 cm de diâmetro, que geralmente podem ser ressecadas com uma só laçada.[10]

Inicia-se a injeção na borda distal da visão endoscópica da lesão ou no centro dela, de modo a posicioná-la de frente para o endoscopista. Algumas vezes isso não é possível e é preciso puncionar novamente a bolha inicial, de modo a calibrá-la adequadamente para a ressecção.[15]

Se a lesão não se elevar com a injeção submucosa, pode ser por erro técnico ou por infiltração maciça da submucosa pelo processo neoplásico (*non-lifting*), impedindo a ressecção endoscópica.

Após a punção inicial, se a agulha realmente penetrou no tecido e com a injeção do líquido não ocorreu a formação da bolha, deve-se removê-la milimetricamente enquanto se injetam pequenas quantidades da solução, observando atentamente em que ponto se inicia a injeção na submucosa, ocorrendo a elevação da mucosa (*lifting signal*). A partir daí, injeta-se a quantidade necessária (em geral de 3 ml a 10 ml) para uma adequada ressecção com a alça de polipectomia, que pode ser do tipo comum ou com pequenas farpas laterais ou pontiagudas.

Após a apreensão da lesão sobre a bolha, com a alça de polipectomia, geralmente com boa parte de tecido normal adjacente, deve-se verificar se não se apreendeu profundamente a parede do órgão ou as pregas ao lado.

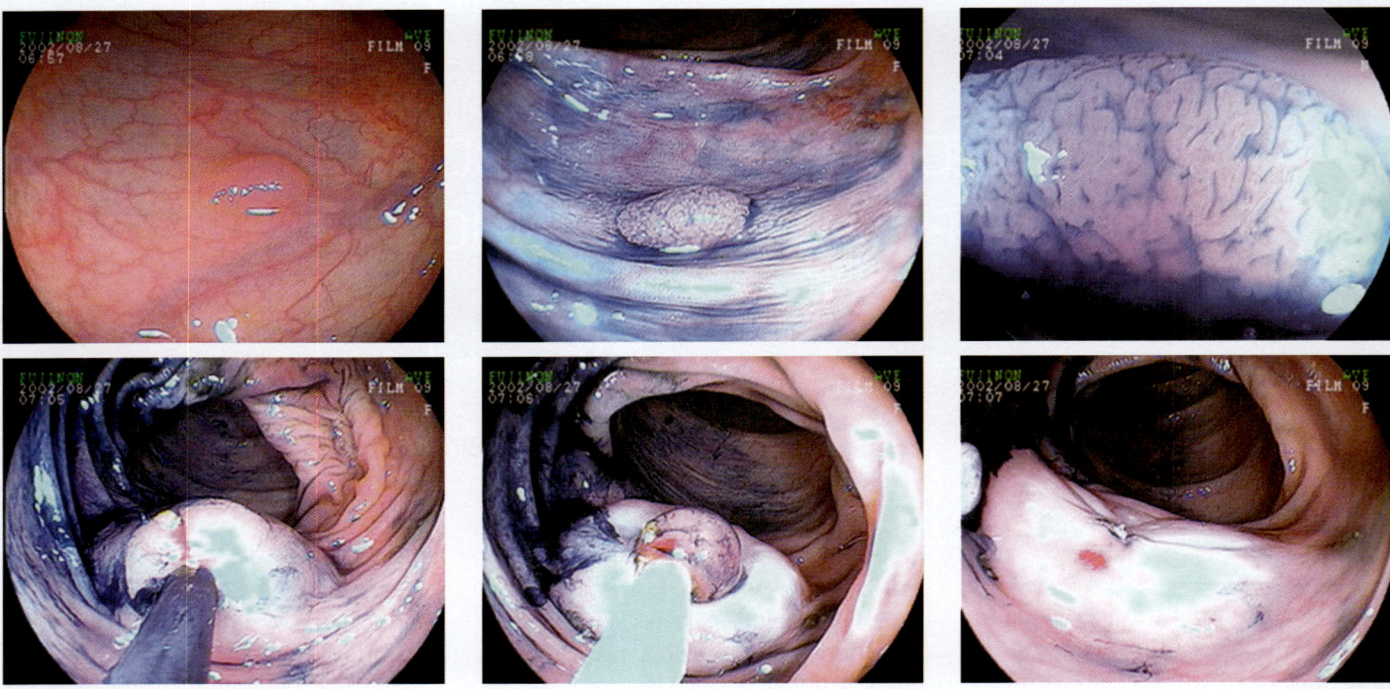

FIGURA 91.1

IIa – Adenoma tubular – Mucosectomia

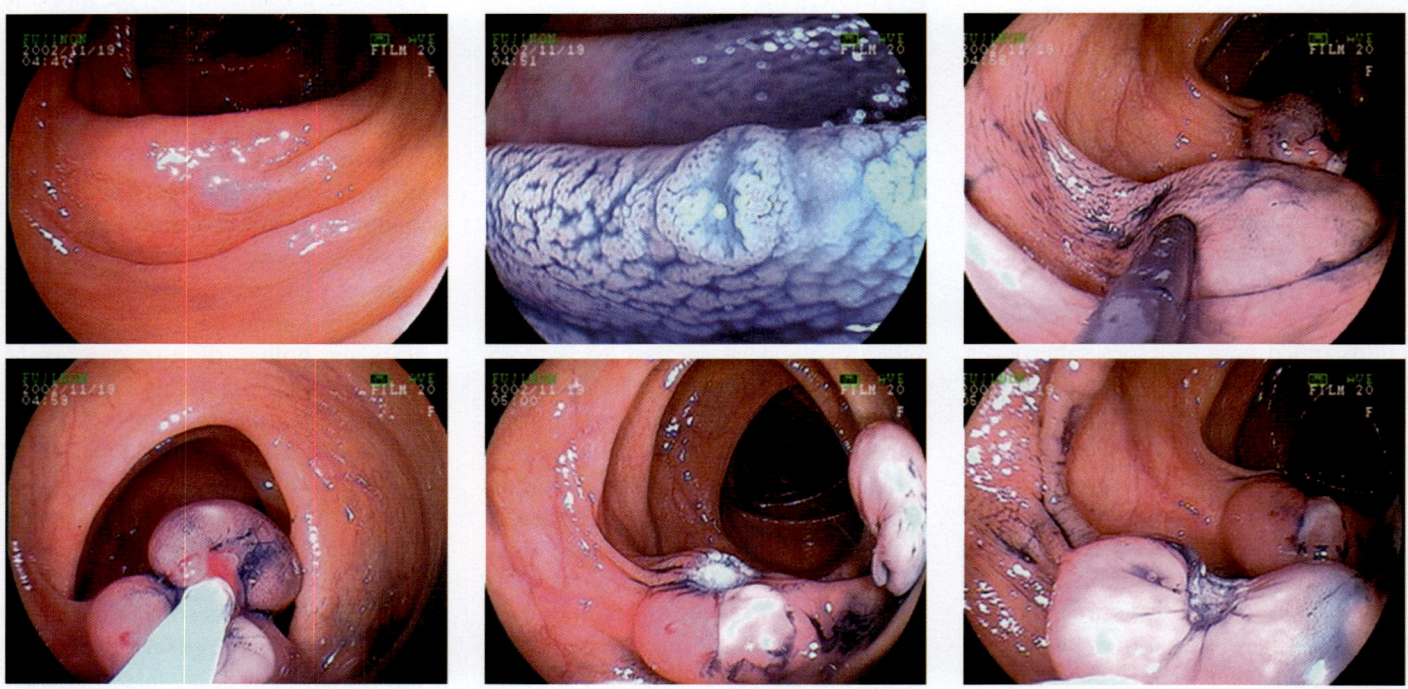

FIGURA 91.2

IIc – Mucosectomia

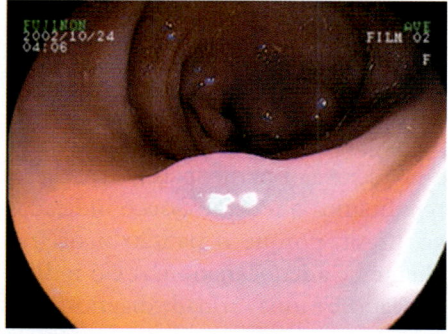
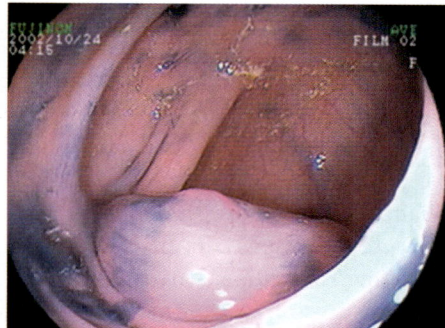
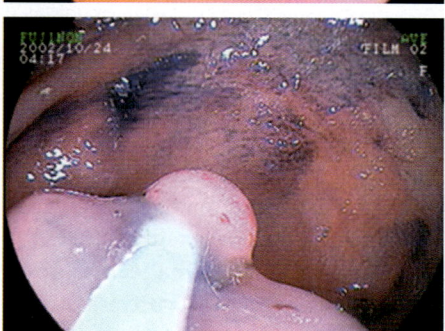
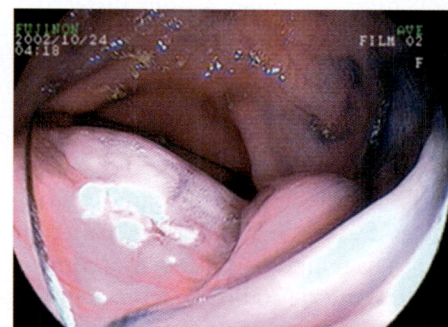

FIGURA 91.3

IIa – Mucosectomia

Uma vez confirmado o adequado posicionamento e tracionando-se a alça para a luz do órgão, evitando-se o contato com a parede contralateral, procede-se à passagem da corrente elétrica do tipo mista (corte e coagulação), sendo que alguns autores preferem somente a corrente pura de corte.[8]

Ao término da ressecção da lesão, observa-se atentamente as bordas, para verificar se as margens laterais não estão comprometidas, e a superfície cruenta com o intuito de detectar eventuais perfurações ou hemorragias. Se estas ocorrerem, podem ser inicialmente tratadas endoscopicamente com clipes (perfurações ou hemorragias) ou com injeções de soluções esclerosantes (hemorragias).

VARIANTES TÉCNICAS E DIFICULDADES

Em linhas gerais, pode-se afirmar que as mucosectomias no esôfago são mais difíceis que no estômago, que por sua vez são mais difíceis que no cólon e reto. Há várias técnicas interessantes descritas na literatura, com a utilização de tubos especiais, de alças modificadas ou com pontas,[14] de clipes, de ligaduras elásticas, com aparelhos de visão lateral,[16] de 2 canais, com a utilização de 2 aparelhos, levantando e cortando (LC–EMR) ou só cortando (C–EMR)[17] etc., mas raramente sentimos necessidade de utilizá-las no estômago, no cólon e no reto. No esôfago, os tubos especiais ou cilindros plásticos na ponta (*cap fitted*) têm mais utilidade. Essa técnica é conhecida pela sigla em inglês EMRC (*Endoscopic Mucosal Resection Using Capp-fitted Endoscope*).[18,19] Uma outra técnica é a ressecção após aspiração (*EAM: Endoscopic Aspiration Mucosectomy*), que combina uma alça de polipectomia já acoplada (interna ou externamente) com o cilindro plástico na ponta.[20]

Deve-se resistir à tentação de ressecar grandes lesões com uma única laçada. É melhor ressecar em pedaços de 1,0 cm a 2,0 cm (*piecemeal polipectomy*).[21] Embora alguns autores refiram ressecções de pólipos sésseis gigantes (com mais que 3,0 cm) do cólon, por fragmentos, utilizando somente corrente de coagulação,[22] temos dado preferência às ressecções após injeções submucosas, assim como Kanamori e colaboradores,[14] com corrente mista, principalmente para as lesões superficiais. Mesmo hoje em dia, com a ressecção do cólon por via laparoscópica tornando-se cada vez mais popular, a realização de polipectomia por via colonoscópica, mesmo requerendo várias sessões, ainda pode ser a melhor opção para o paciente.[21]

COMPLICAÇÕES DAS MUCOSECTOMIAS

As complicações das mucosectomias são praticamente as mesmas das polipectomias, sendo as principais as hemorragias e as perfurações, mas teoricamente em menor número.

Algumas outras complicações da injeção de líquido na submucosa foram sugeridas:

1. Injeção de bactéria na cavidade peritonial;
2. Injeção em outras camadas (mucosa, muscular própria, subserosa e serosa);
3. Risco de implantação de células carcinomatosas.

No entanto, até agora não há dados suficientes confirmando essas outras sugestões.[23] Nossos índices de complicações com mais de 700 mucosectomias são muito baixos e também não evidenciamos esses problemas.

Em nossa experiência com 742 mucosectomias do cólon e reto, entre 1991 e 2000, os índices foram de 9% de recorrência em seguimento de 146 pacientes por 2 anos e as cirurgias foram indicadas em 4 casos por perfurações no cólon direito e em 7 casos por infiltração maciça da submucosa. Considerando-se o total dos procedimentos, teríamos 0,5% de perfurações e 1,5% de indicação cirúrgica, mas, se considerarmos esses índices para as ressecções de carcinomas (n = 159), teríamos 2,5% de perfurações e 0,7% de indicações cirúrgicas por perfurações ou infiltração na submucosa. Todas as hemorragias

(2,2%) foram controladas endoscopicamente.

Na literatura, o índice de recorrências tem variado de 0% a 40%, de perfurações de 0% a 4%, de sangramento de 0% a 45% e de cirurgias após mucosectomias de 0% a 54%.[24]

MUCOSECTOMIAS: NOSSA EXPERIÊNCIA

Apresentamos no Quadro 91.1, de forma resumida, 10 anos de nossa experiência, de 1991 a 2000, com mucosectomias no cólon e reto:

QUADRO 91.1

Mucosectomias de Cólon e Reto

Histologia	Nº	%
Não-neoplásicos	246	33,2
Adenomas	336	45,2
Ca. I.M.	131	17,7
Ca. S.M.	28	3,8
Carcinóide	1	0,1
TOTAL	742	100

Complicações = Perfurações = 4/742 = 0,5%

Hemorragias = 16/742 = 2,2% (Escleroses)

Cirurgias por Ca. Invasivo S.M. = 7/28 = 25%

DISSECÇÃO ENDOSCÓPICA DA SUBMUCOSA (DES)

Com o avanço tecnológico e em virtude de índices relativamente altos de recidivas pós-mucosectomias, principalmente quando realizadas em fragmentos (*piecemeal*) para lesões com mais de 2,0 cm de diâmetro, algumas variantes técnicas da mucosectomia foram idealizadas por autores japoneses, com dissecções endoscópicas amplas e extensas da submucosa, permitindo remoções em bloco de lesões com grandes extensões laterais.

Como se trata de uma ressecção bem mais demorada, é interessante a utilização de substâncias que permaneçam por mais tempo na submucosa, como o hialuronato de sódio, preferencialmente com dextrose a 20% e a hidroxipropilmetilcelulose (usada pelos oftalmologistas).[25,26,27,28] Pode-se adicionar também epinefrina e índigo-carmim.[29]

Após a injeção de uma substância adequada na submucosa, realizam-se algumas incisões com o estilete, por onde são introduzidos vários tipos de dissectores, como o estilete isolado na ponta (*IT-Knife*), o tipo alça de polipectomia (*Flex-knife*), o estilete dobrado em 90º na ponta (*Hook-knife*), a utilização de cilindros afilados e transparentes na ponta do aparelho (*ST-Hood*), de âncoras para DES etc.[29-39]

Esses procedimentos são incríveis e, como o risco de metástases ganglio-

nares aumenta com a profundidade de invasão tumoral e não com a extensão lateral da lesão, é possível realizarmos extensas ressecções de tumores de espraiamento lateral do cólon e reto com essa técnica. Em neoplasias gástricas, acreditamos que serão pouco indicadas no Brasil, porque o padrão mais freqüente de adenocarcinomas é o indiferenciado, e é uma raridade diagnosticarmos neoplasias diferenciadas extensas e intramucosas passíveis de ressecção por DES (Figuras 91.4 e 91.5).

A grande vantagem da DES é a ressecção em bloco das lesões, permitindo uma avaliação detalhada dos aspectos histopatológicos e uma orientação com mais segurança aos pacientes.[40]

Como se trata de uma técnica nova, que envolve indicações precisas, tempo muito maior do procedimento (no início cerca de uma hora e meia a duas horas), altos índices de complicações (também na fase inicial – 50% nas primeiras 14 DES: 5 sangramentos e 2 perfurações, conforme Sano e colaboradores[41]), necessita-se de um treinamento especial para sua realização.[42,43]

Segundo um levantamento realizado no Japão em 2003 e publicado em 2004,[25] 11 de 18 grandes instituições já realizavam a DES, sendo que apenas uma tinha experiência com mais de 100 casos no cólon e reto. A freqüência de perfurações variou de 0% a 33%, excetuando-se uma instituição em que foi de 100% (1 caso de 1). Nesse grupo

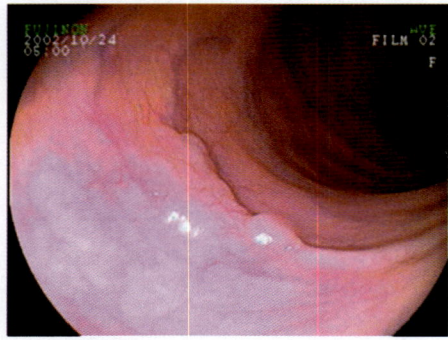
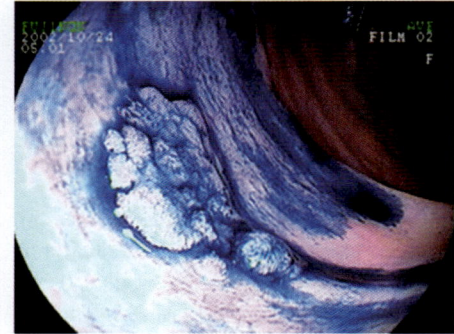
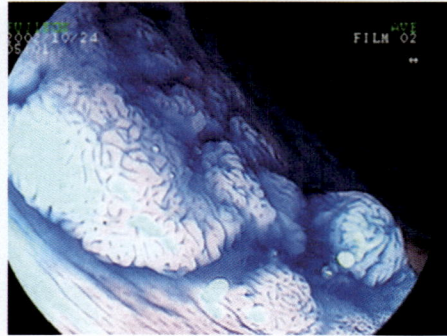

FIGURA 91.4

Tumor de espraiamento lateral

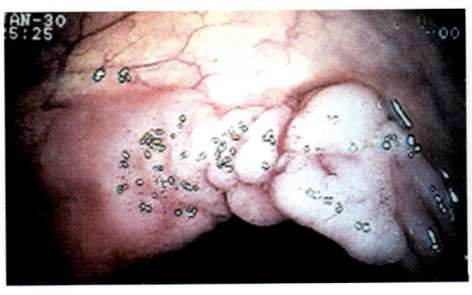 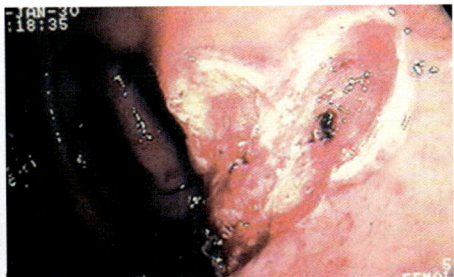

FIGURA 91.5

Grande tumor de espraiamento lateral. Mucosectomia por fragmentos

com mais experiência, o índice de perfurações foi de 7%.

Segundo Yagahi e colaboradores, as perfurações ocorreram em 2 de 35 casos de neoplasias retais (5,7%) e as ressecções em bloco foram possíveis em 31 casos (88,6%). As cirurgias complementares foram indicadas em 3 pacientes (8,5%), ocorreu um caso com tumor residual (3,1%) e o seguimento em 36 casos não evidenciou recidiva local.[44]

RESUMINDO

A incidência de câncer colorretal está aumentando em todo o mundo. O número de neoplasias precoces diagnosticadas por colonoscopia também tem aumentado. As neoplasias superficiais do cólon e reto representam hoje cerca de 50% de todas as lesões, tanto na experiência japonesa[45,46] quanto na nossa.[47] A presença de metástases ganglionares é menor do que 1% quando a invasão tumoral atinge a submucosa superficial – Sm1; 6% quando atinge a submucosa média – Sm2; 14% quando chega até a submucosa profunda – Sm3. O comprometimento ganglionar é raro quando a invasão da submucosa é menor do que 1.000 μm.[48,49]

Lesões elevadas até 2,0 cm, com espraiamento lateral até 3,0 cm e deprimidas até 1,0 cm podem ser ressecadas em bloco. No entanto, as lesões maiores necessitam de ressecções em fragmentos (*piecemeal*) e, nesses casos, aumentam os risco de lesões residuais.[50] Além disso, é mais difícil determinar as margens laterais e verticais do comprometimento neoplásico nos vários fragmentos encaminhados ao patologista.[51]

Nesse contexto, a dissecção endoscópica da submucosa assume um papel importante, pois permite a ressecção em bloco das lesões e a análise detalhada da peça ressecada. Trata-se de um procedimento mais difícil, que requer maior treinamento e representa, portanto, um desafio aos endoscopistas.

A perspectiva de dissecções linfonodais, por via laparoscópica, aliada às dissecções endoscópicas da submucosa, pode apresentar uma nova abordagem do câncer precoce gastrointestinal, com expansão das técnicas minimamente invasivas, respeitando os princípios oncológicos de cura dos pacientes.[52]

CONCLUSÃO

Com o aprimoramento dos aparelhos e dos diagnósticos endoscópicos, passamos a diagnosticar, nos últimos anos, grande número de lesões superficiais (elevadas, planas e deprimidas) em todo o trato digestivo alto e baixo.

Essas lesões representam um desafio aos endoscopistas do ponto de vista de diagnósticos e em geral só podem ser adequadamente ressecadas por mucosectomias ou por dissecções endoscópicas da submucosa, que representam um avanço significativo na terapêutica endoscópica.

REFERÊNCIAS BIBLIOGRÁFICAS

1. Deyhle P, Largiader F, Jenny S, Fumagalli I. A method for endoscopic eletroresection of sessile colonic polyps. Endoscopy 1973;5:38-40.
2. Takemoto T, Yanai H. Endoscopy in gastroenterology: an overview. In: Maruyama M, Kimura K, editors. Review of clinical research in gastroenterology. Tokyo: Igaku-Shoin; 1988. P. 5-9.
3. Tada M, Shimada M, Yanai H et al. Development of a new meted of endoscopic biopsy: "strip biopsy" (in Japanese with Engish abstract). Stomach and Intestine 1984;19:1109-16.
4. Tada M, Iida Y, Sakai N, Saito M, Oshita Y, Okazaki Y et al. Preliminary trial of jumbo biopsy using newly developed fiberscope (in Japanese with Engish abstract). Gastrointest Endosc 1980;22:450-7.
5. Karita M, Cantero D, Okita K. Endoscopic diagnosis and resection treatment for flat adenoma with severe dysplasia. Am J Gastroenterol 1993;88:1421-3.
6. Karita M, Tada M, Okita K, Kodama T. Endoscopic therapy for early colon cancer: the strip biopsy resection technique. Gastrointest Endosc 1991;37:128-32.

7. Tada M, Karita M, Yanai H. Evaluation of endoscopic strip biopsy therapeutically used for early gastric cancer (in Japanese with English abstract). Stomach and Intestine 1989;23:373-85.

8. Kudo S et al. Early colorectal cancer: detection of depressed types of colorectal carcinomas. Tokyi: Igaku-Shoin; 1996.

9. Kanamori T, Itoh M, Yokoyama Y et al. Studies of endoscopic resection of flat lesions in the colon: an attempt for improvement of removal method. Gastroenterol Endoscopy 1993;35:1290-8.

10. Tada M, Karita M, Yanai H. Treatment of early gastric cancer using strip biopsy: a new technique for jumbo-biopsy. In: Takemoto T, Kawai K, editors. Recent topics of digestive endoscopy. Tokyo: Japan Excerpta Medica 1987;137-142.

11. Hirao M, Masuda K, Asanuma T, Naka H, Noda K, Matsuura K et al. Endoscopic resection of early gastric câncer and other tumors with local injection of hipertonic saline-epinephrine. Gastrointest Endosc 1988;34:264-9.

12. Parada, AA, Valência G, Zambrano MN, Poletti PB. Colonoscopia. In: Mincis M, ed. Gastroenterologia e hepatologia – diagnóstico e tratamento. São Paulo: Lemos; 1997. P. 157-64.

13. Gostout CJ. Colonoscopy. Early lesions: staining, magnifying scopes and mucosectomy. In: Frontiers of therapeutic endoscopy. ASGE Postgraduate Course. New Orleans; 1997. P. 63-6.

14. Kanamori T, Itoh M, Yokoyama Y, Tsuchida K. An injection–incision-assisted snare resection of large sessile colorectal polyps. Gastrointest Endosc 1996;43:189-95.

15. Parada AA. Atlas interativo de colonoscopia. São Paulo: MS Imagem; 1996.

16. Fujimori T, Nakamura T, Hirayama D, Satonaka K, Ajiki T et al. Endoscopic mucosectomy for early gastric cancer using modified strip biopsy. Endoscopy 1992;24:187-9.

17. Matsushita M, Hajiko K, Okazaki K, Takakuwa H. Endoscopic mucosal resection of gastric tumors located in the lesser curvature of the upper third of the stomach. Gastrointest Endosc 1997;45:512-5.

18. Inoue H, Takeshita K, Hori H, Muraoka Y, Yoneshima H, Endo M. Endoscopic mucosal resection with a cap-fitted panendoscope for esophagus, stomach and colon mucosal lesion. Gastrointest Endosc 1993;39:58-62.

19. Tada M, Inoue H, Yabata E, Okabe S, Endo M. Colonic mucosal resection using a transparent cap-fitted endoscope. Gastrointest Endosc 1996;44:63-5.

20. Torii A, Sakai M, Kajiyama T, Kishimoto H, Gin G, Inoue K et al. Endoscopic aspiration mucosectomy as curative endoscopic surgery: analysis of 24 cases of early gastric cancer. Gastrointest Endosc 1995;42:475-9.

21. Waye JD. Editorial: How big is too big? Gastrointest Endosc 1996;43:256-7.

22. Binmoeller KF, Bohnacker S, Seifert H, Thonke F, Valdeyar H, Soehendra N. Endoscopic snare excision of "giant" colorectal polyps. Gastrointest Endosc 1996;43:183-8.

23. Rex D K. Polypectomy and tattooing techniques. In: Endoscopic solutions to common clinical problems: a case-oriented approach – the large sessile polyp. Postgraduate Course, DDW. San Diego;1995. P. 47-50.

24. Conio M, Ponchon T et al.Endoscopic mucosal resection. Am J Gastroenterol 2006;101:653-63.

25. Fujishiro M, Yahagi N et al. Different mixtures of sodium hyaluronate and their ability to create submucosal fluid cushions for endoscopic mucosal resection. Endoscopy 2004;36(7):584-9.

26. Fujishiro M, Yahagi N et al. Comparison of various submucosal injection solutions for maintaining mucosal elevation during endoscopic mucosal resection. Endoscopy 2004;36:579-83.

27. Feitoza AB, Gostout CJ et al. Hydroxypropyl methylcellulose: a better submucosal fluid cushion for endoscopic mucosal resection. Gastrointest Endosc 2003;57:41-7.

28. Yamamoto H, Yube T et al. A novel method of endoscopic mucosal resection usin sodium hyaluronate. Gastrointest Endosc 1999;50:215-6.

29. Yahagi N, Fujishiro M et al. Endoscopic submucosal dissection for the reliable en bloc resection of colorectal mucosal tumors. Dig Endosc 2004;16:S89-92.

30. Yamamoto H, Yahagi N et al. Mucosectomy in the colon with endoscopic submucosal dissection. Endoscopy 2005;37(8):764-8.

31. Oyama T, Kikuchi Y. Aggressive endoscopic mucosal resection in the upper GI tract – hook knife method. Minim Invasive Ther Allied Technol 2002;11:291-5.

32. Yamamoto H, Kawata H et al. Succesful en bloc resection of large superficial tumors in the stomach and colon using sodium hyaluronate and small-caliber-tip transparent hood. Endoscopy 2003;35:690-4.

33. Ookuwa M, Hosokawa K et al. New endoscopic treatment for intramucosal tumors using an insulated-tip diathermic knife. Endoscopy 2001;33:221-6.

34. Gotoda T, Kono H et al. A new endoscopic mucosal resection procedure using an insulation-tipped electrosurgical knife for rectal flat lesions: report of two cases. Gastrointest Endosc 1999;50:560-2.

35. Hirasawa D, Fujita N et al. Handmade outer flushing channel for safe endoscopic submucosal dissection. Dig Endosc 2005;17:183-5.

36. Yamamoto H. Endosocpic submucosal dissection of early cancers and large flat adenomas. Clin Gastroenterol Hepatol 2005;3(7):S74-6.

37. Yahagi N, Fujishiro M et al. En-bloc resection of colorectal neoplasms by submucosal dissection method using Flexknife. Early Colorectal Cancer 2003;7:550-6.

38. Farrell JJ, Lauwers GY et al. Endoscopic mucosal resection using a cap-fitted endoscope improves tissue ressection and pathology interpretation: an animal study. Gastric Cancer 2006;9(1):3-8.

39. Saito Y, Emura F et al. A new sinker-assisted endoscopic submucosal dissection for colorectal cancer. Gastrointest Endosc 2005;62(2):297-301.

40. Yamamoto H, Yahagi N et al. Mucosectomy in the colon with endoscopic submucosal dissection. Endoscopy 2005;37:764-8.

41. Sano Y, Machida H et al. Endoscopic mucosal resection and submucosal dissection method for large colorectal tumors. Digestive Endoscopy 2004;16:S93-6.

42. Yagi K, Nakamura A et al. Is it difficult for endoscopists who have done conventional endoscopic mucosal resection to perform submucosal dissection Digestive Endoscopy 2004;16:S76-9.

43. Oda Y, Goto H et al. The technical fundamentals of endoscopic mucosal resection in the colon: our method. Digestive Endoscopy 2004;16:S97-9.

44. Fujishiro M, Yahagi N et al. Endoscopic submucosal dissection for rectal epithelial neoplasia. Endoscopy 2006;38(5):493-7.

45. Axon A, Diebold D, Fujino M et al (Members of the Endoscopic Classification Review Group). Uptodate on the Paris Classification of superficial neoplastic lesions in the digestive tract. Endoscopy 2005;37:570-8.

46. Gunaratnam N, Kathawala M et al. Overview of endoscopic mucosal resection of gastrointestinal tumors; 2006.

47. Parada AA. Câncer precoce do cólon e reto – diagnóstico e tratamento endoscópico. São Paulo: Balieiro; 2002.

48. Watanabe H, Komukai S et al. Histopathology of m3 and sm1 invasive squamous cell carcinoma of the esophagus, with special reference to endoscopic resection [in Japanese]. Stomach Intest 1998;33:1001-9.

49. Kobayashi M, Watanabe H et al. Correlation of histological atypia and cancer-sprouting with vascular permeation and lymph nodal metastasis by our new histological classification of submucosal invasion by colorectal carcinomas [in Japanese]. Stomach Intest 1994;29:1151-60.

50. Sano Y, Machida H et al. Endoscopic mucosal resection and submucosal dissection method for large colorectal tumors. Dig Endosc 2004;16:S93-6.

51. Choi H. Indications for endoscopic mucosal resection for early colorectal cancer: should they be strict or should they be expanded? Dig Endosc 2006;18:1.

52. Abe N, Mori T et al. Laparoscopic lymph node dissection after endoscopic submucosal dissection: a novel and minimally invasive approach to treating early-stage gastric cancer. Am J Surg 2005;190(3):496-503.

CAPÍTULO 92

LESÕES POLIPÓIDES NAS DOENÇAS INFLAMATÓRIAS INTESTINAIS

Huang Ling Fang

INTRODUÇÃO

O diagnóstico de displasia se constitui em um dos maiores desafios no seguimento de pacientes portadores de doença inflamatória intestinal, devido ao reconhecido risco e associação com câncer colorretal. Apesar das variações existentes quanto à forma e tempo ideais para o início e intervalos do rastreamento, a utilização da colonoscopia é o método amplamente aceito para realizá-lo. Os fatores de riscos estão relacionados à duração, extensão e intensidade da doença.[1] Alguns autores estimam que o risco de câncer colorretal, após os dez anos de doença, se eleva de 0,5% a 1% ao ano.[2] Na doença restrita ao reto, ou seja, na proctite, não se evidencia aumento do risco de câncer.

A colonoscopia nos permite o diagnóstico diferencial entre as diversas causas de colites, assim como a diferenciação entre retocolite ulcerativa e doença de Crohn. Avaliamos, ainda, extensão e intensidade[3] da doença, sinais de atividade inflamatória e o seguimento para presença de displasias em lesões planas, pólipos e massas. Essencialmente, o rastreamento pela colonoscopia tem o objetivo de reduzir a morte dos pacientes portadores de doença inflamatória intestinal com acometimento colônico por câncer colorretal por meio do diagnóstico precoce, identificando lesões, polipóides ou não, que possam sugerir algum grau de displasia ou aspecto de malignidade.

TIPOS DE LESÕES POLIPÓIDES

DALM[3] (DISPLASIA ASSOCIADA A LESÕES E MASSAS)

As DALMs são caracterizadas por displasias em lesões vegetantes, heterogêneas na morfologia (massas, lesões nodulares, polipóides), única ou múltiplas, de consistência aumentada, geralmente de base larga, com bordas mal definidas, em áreas de mucosa com doença inflamatória (Figura 92.1). O achado de DALM é indicativo de tratamento cirúrgico.

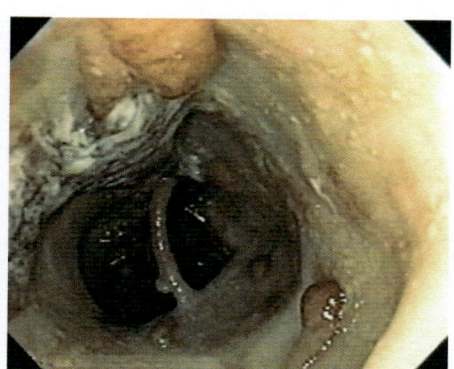

FIGURA 92.1

DALM – Massa em cólon E em área de mucosa com atividade leve, perda das haustrações e do padrão vascular, dando um aspecto tubular, com pseudopólipos inflamatórios e ponte mucosa

PÓLIPOS ADENOMATOSOS

São pólipos adenomatosos esporádicos, que não diferem da população geral nas características quanto ao seu potencial maligno e obedecem a seqüência adenoma–carcinoma. Geralmente são identificados em áreas proximais aos segmentos de mucosa inflamada. A simples polipectomia, com ressecção completa da lesão, seria suficiente no seu tratamento, porém a sua diferenciação com as lesões classificadas como DALM muitas vezes é difícil e nem sempre é possível.

PSEUDOPÓLIPOS INFLAMATÓRIOS

São estruturas polipóides que se desenvolvem a partir de áreas de inflamação e ulceração, resultando em pólipos inflamatórios ou pseudopólipos. Geralmente são múltiplos, de tamanhos variados, porém na maioria das vezes menores do que 1 cm, sésseis, pediculados, filamentados ou formadores de pontes mucosas, podendo coalescer, com textura amolecida (Figura 92.2), por vezes recobertas de exsudato, ou até apresentar erosões na sua superfície (Figuras 92.3 e 92.4). Podem ser semelhantes à superfície mucosa ou avermelhados. Quando são típicos, esses pólipos não necessitam ser ressecados, já que raramente são sítios de displasias.

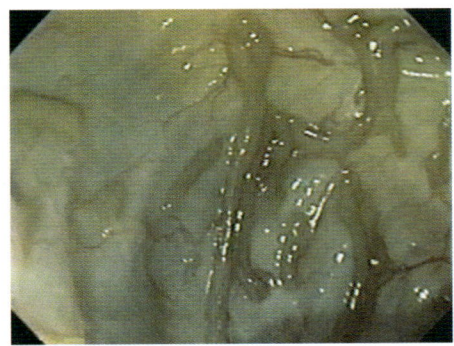

FIGURA 92.2

Cólon transverso com pseudopólipos de aspecto filamentado e pontes mucosas em paciente portador de retocolite ulcerativa idiopática em remissão, com 15 anos de evolução

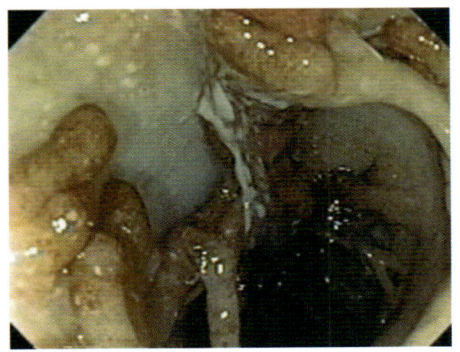

FIGURA 92.3

Pólipos inflamatórios de superfície avermelhada em área com atividade de doença – cólon sigmóide com mucosa inflamada, recoberta de fibrina

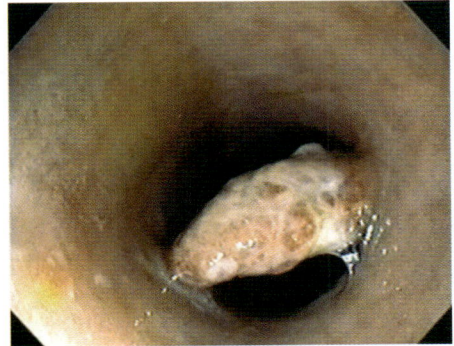

FIGURA 92.4

Pólipo inflamatório, de superfície algo irregular com fibrina, em mucosa de cólon sigmóide com aspecto tubular (*foto cedida pelo Dr. Evandro Sá*)

DISPLASIAS

Não há dúvidas quanto à recomendação de colectomia na presença de câncer, carcinoma *in situ*, ou displasias (de alto ou baixo grau) em lesões sugestivas de DALM, com estenoses e massas de bases largas de aspecto tumoral.

A grande dificuldade está na identificação de displasias, mais especificamente da displasia leve, pela baixa concordância entre os patologistas e a falta de consenso na história natural dessas lesões. Da mesma forma, a diferenciação entre lesões polipóides adenomatosas esporádicas com displasias e as lesões definidas como DALMs que apresentam displasias em tecido de aspecto adenomatoso nem sempre é possível. Alguns autores sugerem que a simples polipectomia das lesões adenomatosas poderá ser realizada com segurança, associando a ela biópsias das áreas adjacentes, e mantendo a vigilância endoscópica, sem a necessidade de submeter o paciente à colectomia.[5,6] Em caso de dúvidas sobre a presença de displasias, recomenda-se redução dos intervalos de avaliação (em 3 a 6 meses).

Além dessas dificuldades, a realização de biópsias em mucosa inflamada pode resultar em interpretações errôneas com identificação de lesões pseudodisplásicas em pseudopólipos inflamatórios ou nas lesões em reparação.

Recomenda-se, pelas controvérsias e a baixa concordância entre os patologistas, que a avaliação, na presença de displasia, seja feita por mais de um patologista experiente.

RASTREAMENTO POR COLONOSCOPIA: QUANDO E COMO FAZER?

A maioria dos autores recomenda iniciar o rastreamento e avaliação periódica em pacientes com a forma extensa da doença após oito anos de início dos sintomas, ao passo que nos pacientes com colite esquerda e formas segmentares de colite de Crohn o rastreamento está indicado após 12 a 15 anos de doença, seguido de intervalos de 1 a 2 anos. Após 20 anos de doença, recomenda-se rastreamento anual.[7,8]

A American Society for Gastrointestinal Society (ASGE),[9] em sua última publicação, recomenda o rastreamento após 8 a 10 anos de doença, em intervalos de 1 a 2 anos, na pancolite, na colite esquerda ou colite de Crohn extensa, ou seja, com acometimento de mais de um terço do cólon. Lembrar que o critério de avaliação da extensão de envolvimento do cólon é endoscópico e histológico.[7] Além disso, devem ser consideradas a existência de história familiar de câncer colorretal e associação com colangite esclerosante primária (Tabela 92.1).

TABELA 92.1

Risco de desenvolvimento de câncer colorretal

Aumento do risco	Baixo risco Semelhante à população em geral
Duração da doença (> 8 a 15 anos)	Proctite isolada
Extensão da doença (pancolite, presença de *backwash ileitis*)	Doença de Crohn somente em intestino delgado
Tempo de início da doença	
Associação com colangite esclerosante primária	
Intensidade da inflamação	

A Sociedade Francesa de Endoscopia Digestiva também recomenda início de seguimento a partir dos 8 anos na pancolite e 15 anos na colite esquerda, porém a cada 3 anos nos primeiros 10 a 20 anos, a cada 2 anos entre 20 e 30 anos e anual após 30 anos de doença.[10]

É recomendável evitar a realização da colonoscopia na presença de sinais de atividade intensa da doença pelo aumento de incidência, tanto durante o preparo de cólon como no procedimento, de complicações tais como perfuração e megacólon tóxico. Soma-se, ainda, a dificuldade de interpretação por parte do patologista em diferenciar alterações inflamatórias de displasias.

A identificação de lesões polipóides não apresenta grandes dificuldades durante a colonoscopia, assim como a sua ressecção, cuja técnica não difere das outras polipectomias em cólon. O problema está na identificação de lesões displásicas em áreas de mucosa com lesões planas e até macroscopicamente normais, fato questionado por alguns autores, com a melhoria dos equipamentos atuais, facilitando a identificação dessas lesões.[11]

A recomendação atual é a realização de múltiplas biópsias: 4 biópsias circunferenciais a intervalos de 10 cm, em cerca de 9 sítios diferentes, em um total de cerca de 32 a 40 biópsias, além das biópsias nas áreas de estenoses e lesões elevadas.[8,9] Alguns autores recomendam um maior número de biópsias em reto e cólon sigmóide pela maior incidência de câncer colorretal nestes sítios.[11]

COLONOSCOPIA + CROMOENDOSCOPIA[13,14,15]

O objetivo da cromoendoscopia é identificar áreas de displasia na doença inflamatória intestinal, assim como lesões adenomatosas e câncer precoce, caracterizar a lesão e determinar as suas bordas.

Alguns estudos randomizados, prospectivos, com a cromoendoscopia demonstraram melhora da sensibilidade na detecção de áreas de displasia. Kiesslich e colaboradores[13] utilizaram o azul de metileno, que não é absorvido pelas células displásicas, para identificação de displasias de alto e baixo grau, em áreas de mucosa com aspecto endoscópico normal, comparativamente com a colonoscopia convencional, observando um aumento de 6 vezes da capacidade de identificação dessas áreas (24 versus 4). Porém, a detecção de displasias por meio da cromoendoscopia é prejudicada em pacientes com atividade de doença, já que nas regiões inflamadas e nas ulcerações o corante apenas delineia as irregularidades e não é absorvido, mimetizando displasias. O mesmo ocorre em pacientes com múltiplos pólipos inflamatórios e grandes irregularidades da mucosa.[15] Assim, quanto às lesões polipóides, deve-se estar atento para lesões atípicas e irregulares. A utilização da colonoscopia com magnificação poderia auxiliar na identificação de áreas com alterações das criptas.

Quanto aos corantes, existem aqueles que atuam pelo contraste, como o índigo-carmim, realçando a extensão das lesões polipóides ou planas, e facilitando a avaliação das criptas por meio da colonoscopia com magnificação de imagem, e o azul de metileno, que age por absorção pelas células intestinais normais, mas não pelas áreas displásicas e inflamadas (Tabela 92.2).

A colonoscopia com magnificação de imagem associada ao uso do corante tem sido descrita como um método auxiliar para melhor identificação de áreas a serem biopsiadas por meio da observação do padrão das criptas: tipos I e II sugerem lesões não-neoplásicas e tipos III, IV e V predizem lesões com displasia ou neoplásicas e devem ser biopsiadas. Em estudos comparativos houve um significativo aumento da correlação com a histopatologia quando comparado à colonoscopia convencional (89% versus 52%, p < 0,0001). Porém, este é um método restrito a alguns centros de endoscopia digestiva, sua execução é trabalhosa e exige bom treinamento do profissional.[16]

TABELA 92.2

Tipos de corante[14]

Característica	Índigo-carmim 0,1% – 0,4%	Azul de metileno 0,1%
Apresentação	Ampola = 5 ml a 0,4%	Ampola = 5 ml a 1%
Diluição	Em 15 ml de água	Em 45 ml de água
Classe	Contraste	Absortiva
Ação	Realce das lesões	Absorção pela mucosa normal em cerca de 1 min. Não absorvida pelas áreas inflamadas e displásicas

COLONOSCOPIA DE ALTA DEFINIÇÃO ASSOCIADA À *NARROW BAND IMAGING*

A associação da endoscopia de alta definição com *Narrow Band Imaging* (NBI) caracteriza-se pela utilização de um filtro de luz, promovendo um contraste visual das estruturas da superfície mucosa e padrão capilar. Ela permite uma "cromoscopia" sem uso de corante e avaliação detalhada do padrão mucoso e de sua vascularização. Da mesma forma que a cromoscopia, permite biópsias mais direcionadas, porém ainda é um método em estudo.

CONDUTAS NAS DISPLASIAS

É reconhecido o maior risco das lesões planas no desenvolvimento de displasias de alto grau e carcinomas. Porém, quanto aos pólipos displásicos, questiona-se: devemos sempre considerá-los como DALM, requerendo colectomia, ou podem ser tratados endoscopicamente com ressecção da lesão? Vários estudos têm recomendado e demonstrado a possibilidade de ressecção completa das lesões polipóides por meio de simples polipectomia, com avaliação histopatológica da lesão e das áreas adjacentes e manutenção da vigilância endoscópica, sem aumento da incidência ou mortalidade desses pacientes por carcinoma colorretal.[5,6,8]

A recomendação atual da ASGE é que a avaliação seja sempre feita por dois patologistas experientes. Há indicação de colectomia na presença de lesões planas com displasia de alto grau ou displasia de baixo grau multifocal. A conduta em uma lesão displásica unifocal de baixo grau é discutível (Tabela 92.3).[9] Biópsias devem ser sempre colhidas em áreas de estenoses, lesões do tipo massas e outras alterações macroscópicas, à exceção de pseudopólipos típicos.[9,11]

CONCLUSÃO

O futuro da endoscopia diagnóstica e terapêutica na doença inflamatória intestinal, com relação à detecção precoce de lesões malignas e pré-malignas, polipóides ou planas, está na sua capacidade de identificar essas áreas e garantir a eficácia da terapêutica instituída, seja ela endoscópica, seja cirúrgica.

A recomendação atual de múltiplas biópsias aleatórias é dispendiosa, demorada e pouco específica, tornando necessária a identificação de outros métodos mais eficazes. A grande melhoria da imagem dos videoendoscópios tem facilitado a detecção de áreas de tecido saudáveis e doentes. Além disso, novas tecnologias vêm sendo desenvolvidas e aperfeiçoadas, tais como: endoscopia com magnificação associada à cromo-endoscopia; endoscópios de alta definição associado ao NBI; endoscopia por autofluorescência e sensibilização sistêmica ou local com ácido 5-aminolevulínico; endoscopia com *laser* confocal com utilização de anticorpos tumorais marcados com corantes fluorescentes; espectroscopia; tomografia por coerência óptica; além de marcadores de biologia molecular. Porém, todos ainda necessitam de mais protocolos prospectivos para serem recomendados.

TABELA 92.3

Conduta nas lesões polipóides com displasias

Lesão	Recomendação
Lesão plana com displasia de alto grau ou displasia de baixo grau multifocal	Colectomia
Displasia de baixo grau unifocal	Colectomia controversa
Lesão polipóide adenomatosa sem inflamação	Polipectomia completa e biópsias de áreas planas adjacentes para pesquisa de displasia
Pólipo displásico em área de inflamação ativa (DALM), séssil, não passível de ressecção endoscópica completa ou evidência de displasia na mucosa adjacente	Colectomia
Pólipo pequeno em área inflamatória	Polipectomia completa e biópsias de áreas planas adjacentes para pesquisa de displasia. Tatuagem deve ser considerada
Indefinição para a presença de displasia	Nova colonoscopia em 3 a 6 meses

REFERÊNCIAS BIBLIOGRÁFICAS

1. Fefferman DS, Farrell RJ. Endoscopy in inflammatory bowel disease: indications, surveillance, and use in clinical practice. Clinical Gastroenterology and Hepatology 2005;3:11-24.

2. Eaden JA, Abrams KT, Mayberry JF. The risk of colorectal cancer in ulcerative colitis: a meta-analysis. Gut 2001;48:526-35.

3. Rumbles S, Schofield G, Kamm M et al. Severity of inflammation is a risk factor for colorectal neoplasia in ulcerative colitis. Gastroenterology 2004;126:451-9.

4. Blackstone MO, Aiddell AM, Rogers BHG, Levin D. Dysplasia associated lesion of a mass detected by colonoscopy in longstanding ulcerative colitis: an indication for colectomy. Gastroenterology 1980;80:366-74.

5. Rubin PH, Friedman S, Harpaz N, Goldstein E, Weiser J, Schiller J et al. Colonoscopic polypectomy in chronic colitis: conservative management after endoscopic resection of dysplastic polyps. Gastroenterology 1999;117:1295-300.

6. Engelsgjerd M, Farraye FA, Odze RD. Polypectomy may be adequate treatment for adenoma-like dysplastic lesions in chronic ulcerative colitis. Gastroenterology 1999;117:1288-94; discussion 1488-91.

7. Choi PM, Nugent FW, Schoetz DJJ, Silverman ML, Haggitt RC. Colonoscopic surveillance reduces mortality from colorectal cancer in ulcerative colitis. Gastroenterology 1993;105:418-24.

8. Itzkowitz SH, Present DH. Crohn's and Colitis Foundation of America Colon Cancer in IBD Study Group: consensus conference: colorectal cancer screening and surveillance in inflammatory bowel disease. Inflamm Bowel Dis 2005;11:314-21.

9. Standards of Practice Committee ASGE guideline: endoscopy in the diagnosis and treatment of inflammatory bowel disease. Gastrointest Endosc 2006;63:558-65.

10. Barthet M et al. Endoscopic surveillance of chronic inflammatory bowel disease. Endoscopy 2005;37(6):597-9.

11. Rutter MD, Saunders BP, Wilkinson KH, Kamm MA, Williams CB, Forbes A. Most dysplasia in ulcerative colitis is visible at colonoscopy. Gastrointest Endosc 2004 Sep;60(3):334-9.

12. Eaden JA, Mayberry JF. Guidelines for screening and surveillance of asymptomatic colorectal cancer in patients with inflammatory bowel disease. Gut 2002;51(Suppl):V10-2.

13. Kiesslich R, Fritsch J, Holtmann M et al. Methylene blue-aided chromoendoscopy for the detection of intraepithelial neoplasia and colon cancer in ulcerative colitis. Gastroenterology 2003;124:880-8.

14. Rutter M, Bernstein C, Matsumoto T, Kiesslich R, Neurath M. Endoscopic appearance of dysplasia in ulcerative colitis and the role of staining. Endoscopy 2004; 36(12): 1109-14.

15. Odze RD, Farraye FA, Hecht JL et al. Long-term follow-up after polypectomy treatment for adenoma-like dysplastic lesions in ulcerative colitis. Clin Gastroenterol Hepatol 2004;2:534-41.

16. Kiesslich R, Jung M, DiSario JA, Galle PR, Neurath MF. Perspectives of chromo and magnifying endoscopy: how, how much, when, and whom should we stain? Clinical Review. J Clin Gastroenterol 2004;38(1):7-13.

CAPÍTULO 93

TRATAMENTO ENDOSCÓPICO DAS FÍSTULAS COLOCUTÂNEAS

Marcelo Averbach
Giovana P. N. da Gama

Fístula é todo trajeto anômalo que comunica um órgão a outro ou ao meio exterior.

As fístulas colocutâneas podem decorrer de complicações cirúrgicas, de trauma, de tumores, de radioterapia, de diverticulite ou de doença inflamatória intestinal.[1,4] As formas mais comuns de fístulas do cólon são aquelas derivadas de processos agudos como na diverticulite (41% a 59%). Outras causas são doença de Crohn (14% a 17%), tumores malignos (20% a 28%), radioterapia (2%), trauma (2%) e pós-operatório.[2,3,5]

O tratamento conservador visa ao fechamento espontâneo da fístula e deve ser indicado para pacientes com trajeto bem definido na ausência de coleções intra-abdominais. Consiste em suporte nutricional, controle da sépsis e medidas que busquem a redução do débito da fístula por meio de restrições alimentares e de medicamentos.[1,2,4] As fístulas colônicas são geralmente de baixo débito e o fechamento espontâneo pode ser esperado em 80% a 90% dos pacientes em um período de 40 dias. Isso implica hospitalização prolongada e retardo na eventual utilização de outros tratamentos adjuvantes, como quimioterapia. Princípios gerais do manuseio inicial incluem controle da perda de fluidos pela fístula, suporte nutricional e controle da sépsis.[2,5-8]

Fatores como presença de corpo estranho, fístula labiada, tumor, infecção e estenose distal irão dificultar o fechamento da fístula.[2,5]

O tratamento cirúrgico tem como objetivo a ressecção do segmento intestinal no qual se originou o trajeto fistuloso podendo ser realizado com anastomose primária ou ressecção com colostomia de proteção. Como a morbidade desses procedimentos é elevada, variando de 25% a 34%, e a mortalidade perioperatória é de 4,5% a 20%, tem-se buscado uma modalidade de tratamento menos agressiva e com menores índices de complicações.[6,9-11]

O manejo endoscópico das fístulas colocutâneas, só recentemente abordado na literatura, inclui uma série de táticas que visam sempre ocluir o orifício interno do trajeto.

Para tal finalidade contamos com cola biológica de fibrina, clipes metálicos, utilização de próteses, além da possibilidade de associar diversas táticas.

O método mais simples é o emprego da coagulação ao redor do óstio fistuloso. A termocoagulação resulta na produção de calor, produzindo espasmo da musculatura colônica, promovendo o fechamento do lúmen. A mínima morte tecidual é gerada e induz um processo de cicatrização e fechamento da fístula.[12]

A aplicação de cola tecidual, como o adesivo de fibrina ou cianoacrilato, tem sido o método relatado para o fechamento de fístulas do cólon.[13-24]

O kit de cola de fibrina contém fibrinogênio e trombina congelados e desidratados, além de cloreto de cálcio. Essas substâncias são misturadas para formar dois componentes: o selante e a trombina, que são mantidos em duas seringas separadas. A aplicação local desses dois componentes simultaneamente permite uma rápida coagulação e a formação de um coágulo de fibrina. Já o cianoacrilato, cola sintética, além de ocluir o orifício do trajeto fistuloso, promove uma reação inflamatória, resultando na cicatrização da ferida.

Lamont e colaboradores[21] relataram o uso da cola de fibrina com sucesso em quatro pacientes com fístulas colorretais pós-operatórias. Dois apresentavam fístulas em anastomoses J-pouch, uma fístula colocutânea e uma fístula retocutânea complexa. O tempo médio de duração do tratamento foi de 33 dias, sendo necessárias uma ou duas sessões.

Del Rio e colaboradores[23] descreveram o tratamento de 13 pacientes portadores de fístulas pós-operatórias, 6 colorretais e 7 esofagianas, nos quais a cola de fibrina foi empregada com total sucesso terapêutico.

Já Rábago e colaboradores[24] apresentaram 32 casos de fístulas gastrointestinais pós-operatórias tratadas com cola biológica de fibrina, incluindo fístulas do trato gastrointestinal alto e baixo, de alto e baixo débito, internas e externas. O tempo médio para fechamento foi de 17 dias e o número médio de sessões foi de 2,8. O completo fechamento foi atingido em 75% dos casos.

Outro possível tratamento é a colocação de prótese intraluminal para oclusão da abertura da fístula.[25]

O Surgisis® é um tecido transplantável bioabsorvível derivado da submucosa intestinal de porco liofilizada. Tem grande resistência à infecção, podendo ser implantado em áreas contaminadas, não produz reação de corpo estranho e induz uma repopulação local com células do receptor em um período de 3 meses. Faz-se um *plug* desse material em forma de cone ou corta-se uma tira e introduz-se sob pressão através do orifício fistuloso, após leve hidratação do tecido com soro fisiológico.[22,26] No caso de ser introduzido por um orifício fistuloso externo recomenda-se a retirada do excesso do Surgisis® no meio externo, podendo completar-se sua fixação com um fio do tipo *cat gut*.

Johnson e colaboradores[22] verificaram bons resultados na utilização do Surgisis® no fechamento de fístulas retais com sucesso em 86% dos casos.

O uso de clipes metálicos surgiu no Japão para estancamento de sangramento gastrointestinal.[27] Primeiramente o método foi usado profilaticamente antes ou após polipectomias em trato digestivo alto para evitar sangramento.[2,28] Recentes inovações tecnológicas aperfeiçoaram os clipes metálicos e seus dispositivos de aplicação, tornando-os instrumentos de fácil manuseio, e então passaram a ser empregados também no fechamento de fístulas de esôfago e do cólon quando o tratamento conservador não obtinha sucesso.[14, 28-33]

Familiari e colaboradores[33] relataram um caso de fístula colocutânea após quadro de pancreatite aguda necro-hemorrágica, no qual o tratamento foi bem-sucedido apenas por meio da aplicação de endoclipes metálicos. Pode ser uma opção terapêutica em pacientes selecionados.

Podemos ainda encontrar na literatura a utilização de métodos alternativos no tratamento das fístulas, como o descrito por Hoyos[34], que, para o fechamento de uma fístula colocutânea pósoperatória, aplicou dois *endoloops* no orifício fistuloso interno.

Na literatura existem relatos de casos isolados do tratamento endoscópico de fístulas colocutâneas, não havendo séries de maior porte.[15, 18, 20-22, 30]

A nossa experiência reúne seis pacientes portadores de fístulas colocutâneas que foram tratados endoscopicamente.

Inicialmente é importante a identificação do orifício interno do trajeto fistuloso, o que nem sempre é fácil, principalmente quando existem óstios diverticulares. Para tanto, a injeção de azul de metileno diluído pelo orifício cutâneo é útil, pois evidencia o orifício (Figura 93.1).

A utilização da tática terapêutica não só depende da disponibilidade de equipamentos mas também da experiência individual.

Em todos os pacientes, a primeira abordagem foi por meio de injeção de cola de fibrina (Figura 93.2), que tinha por finalidade a redução do calibre do orifício e a elevação de suas bordas, o que facilita a colocação de clipes metálicos (Figuras 93.3 e 93.4).

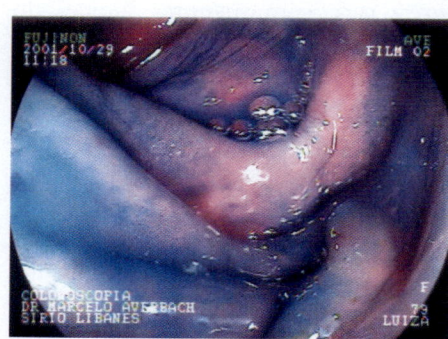

FIGURA 93.1

Localização do orifício interno por meio da injeção de azul de metileno através do orifício externo

Nessa experiência inicial, houve sucesso do tratamento em 5 dos 6 pacientes e o número de sessões necessárias variou de 1 a 3.

A experiência inicial com a abordagem endoscópica das fístulas colocutâneas leva-nos a crer que, por se tratar de procedimento pouco invasivo pode ser considerado adequado na abordagem inicial, especialmente em pacientes com elevado risco cirúrgico.

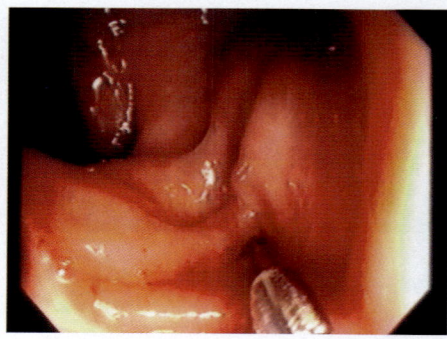

FIGURA 93.2

Injeção de cola de fibrina na borda do orifício interno

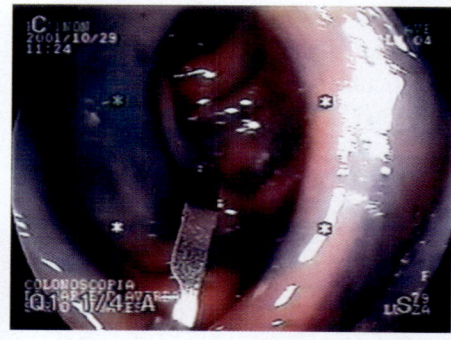

FIGURA 93.3

Aplicação de clipe para ocluir o orifício interno

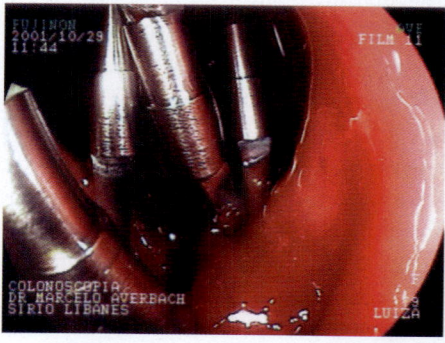

FIGURA 93.4

Aspecto final após colocação dos clipes

REFERÊNCIAS BIBLIOGRÁFICAS

1. Rao PN, Knox R, Barnard RJ, Schofield PF. Management of colovesical fistula. Br J Surg 1987;74:362-3.

2. Lichtenstein GR. Treatment of fistulizing Crohn's disease. Gastroenterology 2000;119:1132-47.

3. Deshmukh AS, Bansl NK, Kropp KA. Use of methylene blue in suspected colovesical fistula. J Urol 1977;118:819-20.

4. Amin M, Nallinger, R, Polk Jr HC. Conservative treatement of selected patients with colovesical fistula due to diverticulitis. Surg Gynecol Obstet 1984;159:442-4.

5. Sarfeh J, Jakowartz G. Surgical treatment of enteric "bud" fistulas in contaminated wounds. Arch Surg 1992; 127: 1027-31.

6. Dudrik SJ, Maharaj AR, McKelvey A. Artificial nutritional support in patients with gastrointestinal fistulas. World J Surg 1999;23:570-6.

7. Pontari MA, McMilen MA, Garvey RH, Ballatyne GH. Diagnosis and treatment of enterovesical fistulae. Am Surg 1992;58:258-63.

8. Alvarez C, McFadden DW, Reber, HA. Complicated enterocutaneous fistulas: failure of octreotide to improve healing. World J Surg 2000;24:533-8.

9. Puente I, Sosa JL, Desai U, Sleeman D, Hartmann R. Laparoscopic treatment of colovesical fistulas: technique and report of two cases. Surg Laparosc Endosc 1994;4:157-60.

10. Berry SM, Fisher JE, Classificação e fisiopatologia das fístulas enterocutâneas. Em Clínicas Cirúrgicas da América do Norte: Controle cirúrgico das fístulas gastrointestinais. Rio de Janeiro: Interlivros; 1996. P. 1021-30.

11. Soeters PB, Maharaj AM, Fisher JE. Review of 404 patients with gastrointestinal fistulas: impact of parenteral nutrition. Ann Surg 1979;190:189-202.

12. Van Thillo EL, Delaere KJ Endoscopic treatment of colovesical fistula an endoscopical approach. Acta Urol Belg 1992;60:151-2.

13. Hedelin H, Nilson AE, Teger-Nilson AC, Thorsen G, Petterson S. Fibrin occlusion of fistulas postoperatively. Surg Gynecol Obstet 1982;154:366-8.

14. Jacobson BC, Briggs DR, Carr-Locke DL. Endoscopic closure of a colovesical fistula. Gastrointest Endosc 2001; 54:248-50.

15. Kurokawa T, Okushiba S, Kadoya M, Miyamoto D, Kurashima Y, Kitagami H, et al. Seletive occlusion with fibrin glue under fistuloscopy: seven cases of postoperative management for intractable complex fistulas. Endoscopy 2002;34(3):220-2.

16. Grimes DA, Schulz KF. Descriptive studies: what they can and cannot do. Lancet 2002;359:57-61.

17. Jessen C, Sharma P. Use of fibrin glue in thoracic surgery. Ann Thorac Surg 1985;39:521-4.

18. Eleftheriadis E, Tzartinoglou E, Kotzampassi K, Aletras H. Early endoscopic fibrin sealing of high-output postoperative enterocutaneous fistulas. Acta Chir Scand 1990;156:625-8.

19. Battaglia G, Morbin T, Patarnello E, Merkel C, Corona MC, Ancona E. Visceral fistula as a complication of endoscopic treatment of esophageal and gastric varices using isobutyl-2-cyanoacrylate: report of two cases. Gastrointest Endosc 2000;52:267-70.

20. Hashiba K, Averbach M, Armellini SAT, D'Assunção MA, Cutait R, Corrêa PAF. Endoscopic treatment of gastrointestinal fistulas: initial experience. Gastrointest Endosc 2002;55(5):AB118.

21. Lamont JP, Hooker G, Espenschied JR, Lichliter WE, Franko E. Closure of proximal colorectal fistulas using fibrin sealant. Am Surg 2002;68(7):615-8.

22. Johnson EK, Gaw JU, Armstrong DN. Efficacy of anal fistula plug vs. fibrin glue in closure of anorectal fistulas. Dis Colon Rectum 2006;49(3):371-6.

23. Del Rio P, Dell'Abate P, Soliani P, Ziegler S, Arcuri M, Sianesi M. Endoscopic treatment of esophageal and colo-rectal fistulas with fibrin glue. Acta Biomed Ateneo Parmense 2005;76(2):95-8.

24. Rábago L, Ignacio M, Guerra I, Delgado M, Llorente R, Castro JL et al. Endoscopic treatment of post surgical gastrointestinal fistulas with biological fibrin glue. Gastrointest Endosc 2005;61(5):AB236.

25. Bethge N, Sommer A, Vakil N. Treatment of esophageal fistulas with a new polyurethane-covered, self-expanding mesh stent: a prospective study: Am J Gastroenterol 1995;90:2143-6.

26. Ueno T, Pickett LC, De la Fuente SG, Lawson DC, PappasTN. Clinical application of porcine small intestinal submucosa in the management of infected or potentially contaminated abdominal defects. J Gastrointest Surg 2004;8(1):109-12.

27. Hayashi I, Yonazawa TM, Kuwabara T, Kudoh T. The study on staunch clip for the treatment by endoscopy. Gastroenterol Endosc 1975;17:92-101.

28. Cipolletta L, Bianco MA, Rotondano G, Catalano M, Prisco A, De Simone T. Endoclip-assisted resection of large pedunculated colon polyps. Gastrointest Endosc 1999;50:405-7.

29. Kaneko T, Akamatsu T, Shimodaira K, Ueno T, Gotoh A, Mukawa K et al. Nonsurgical treatment of duodenal perforation by endoscopic repair using a clipping device. Gastrointest Endosc 1999;50:410-3.

30. Lee YC, Na HG, Suh JH, Park IS, Chung KY, Kim NK. Three cases of fistulae arising from gastrointestinal tract treated with endoscopic injection of histoacryl. Endoscopy 2001;33:184-6.

31. Christie JP, Marrazzo III J. "Mini-perforation" of the colon-not all postpolypectomy perforations require laparotomy. Dis Colon Rectum 1991;34:132-5.

32. Binmoeller K, Thonke F, Soehendra N. Endoscopic hemoclip treatment for gastrointestinal bleeding. Endoscopy 1993;25:167-70.

33. Familiari P, Macri A, Consolo P, Angio L, Scaffidi MG, Famulari C et al. Endoscopic clipping of a colocutaneous fistula following necrotizing pancreatitis: case report. Dig Liver Dis 2003;35(12):907-10.

34. De Hoyos A, Villegas O, Sánchez JM, Monroy MA. Endoloops as a therapeutic option in colocutaneous fistula closure. Endoscopy 2005;37(12):1258.

CAPÍTULO 94

COLOPATIA ISQUÊMICA

Giovani A. Bemvenuti

INTRODUÇÃO

A isquemia no intestino grosso é causada por bloqueio do fluxo sangüíneo que irriga as alças colônicas e, por vezes, o reto. A insuficiência circulatória pode desencadear o surgimento de vários graus de isquemia tecidual e, conseqüentemente, distintos tipos de lesões e de apresentações clínico-patológicas (Quadro 94.1).

A expressão mais grave é originada de uma interrupção total da circulação de sangue por um período de tempo suficientemente prolongado para que produza destruição dos tecidos e necrose das paredes intestinais. Esse evento, muitas vezes, abrange contemporaneamente o intestino delgado e acarreta um quadro clínico agudo, muito grave, cujo envolvimento dos cólons se denomina a forma gangrenosa da colopatia isquêmica, enquanto as lesões associadas do intestino delgado configuram a isquemia mesentérica aguda.

No outro extremo das características clínico-patológicas da isquemia intestinal, está a ocorrência de um bloqueio circulatório incompleto e temporário, isto é, limitado na intensidade e no tempo, e que compromete essencialmente porções segmentares do intestino grosso. Por conseqüência, esse fenômeno determina apenas o surgimento de lesões isquêmicas superficiais na mucosa colônica, em geral, transitórias, e que constituem a forma não-gangrenosa da colopatia isquêmica. É necessário en-

fatizar que entre as duas condições de gravidade diametralmente opostas interpõe-se toda uma graduação progressiva de condições clínico-patológicas. No entanto, como é a isquemia colônica na forma não-gangrenosa que representa o quadro mais comum das afecções isquêmicas intestinais, este capítulo se aterá à sua qualificação e descrição dos aspectos etiopatogênicos, morfológicos e clínicos de suas manifestações.

A conseqüência derradeira da isquemia do intestino grosso é variável e está em consonância com a gravidade das lesões que por sua vez depende de três fatores, (1) o grau de intensidade da

interrupção do fluxo sangüíneo; (2) o tempo de duração desse bloqueio circulatório; (3) a extensão do acometimento dos segmentos colônicos. Enquanto o espectro final da isquemia colônica na forma gangrenosa ostenta uma elevada mortalidade e morbidade, sua contrapartida não-gangrenosa costuma evoluir sem maiores transtornos na maioria dos casos, podendo transformar-se em um quadro inflamatório crônico, em geral transitório, ou então evoluindo para a ausência de seqüelas ou de cicatrizes significativas.

Algumas formas de isquemia dos cólons culminam em uma complica-

QUADRO 94.1

Algoritmo representativo dos mecanismos causais da instalação da colopatia isquêmica e seus respectivos aspectos evolutivos

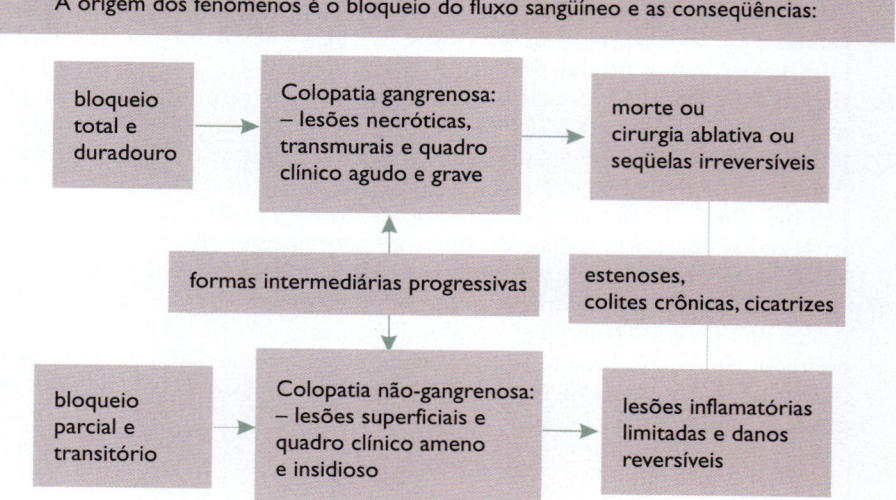

ção inflamatória crônica que não é rara. Uma vez que essa doença inflamatória dos intestinos tenha confirmada sua natureza isquêmica, ela adquire a denominação de *colite isquêmica*. Esse termo, entretanto, tem sido utilizado por alguns autores genericamente para indicar a ocorrência de qualquer forma clínico-patológica de colopatia isquêmica, o que parece impróprio, visto que em algumas etapas evolutivas essa afecção não apresenta atributos de atividade inflamatória. A denominação "colite isquêmica" deve ser reservada para as situações em que for patente a presença do componente inflamatório e, consoante com a lógica, a literatura médica tem apresentado como alternativas de nomenclatura simplesmente *Isquemia Colônica* ou *Doença Isquêmica dos Intestinos*.

ETIOLOGIA

As causas de bloqueio completo ou incompleto, persistente ou transitório, da circulação sangüínea nas alças colônicas são numerosas (Quadro 94.2). Os eventos oclusivos de artérias são capazes de determinar as situações de maior gravidade e entre eles tradicionalmente estão implicadas as doenças vasculares de natureza degenerativa, como a arteriosclerose, ou inflamatória, como as vasculites.

Por outro lado, os fenômenos não-oclusivos habitualmente estão relacionados a situações de baixo débito circulatório ou de vasoconstrição. A par disso, a colopatia isquêmica pode estar associada a variadas entidades nosológicas em que somente se justifica a produção da isquemia por meio da interveniência de mecanismos mais complexos. Um dos exemplos em que se registram causas mistas na colopatia isquêmica é o pós-operatório de alguns casos de aneurismectomia da aorta abdominal, tendo sido comprovado que, além do bloqueio vascular causado pela própria técnica cirúrgica, ao mesmo tempo ocorre vasoconstrição no nível da circulação capilar. Em algumas outras condições, a explica-

ção quanto ao mecanismo do fenômeno isquêmico é mais difícil, como é o caso de doenças colônicas obstrutivas em que existe aumento da pressão intraluminal, nas quais aparecem lesões de origem isquêmica a montante da oclusão. Isso é observado em casos de carcinoma de cólon e se qualifica como isquemia atribuída a causas indeterminadas.

Estudos epidemiológicos com base populacional sobre a incidência e fatores de risco da colopatia isquêmica revelam que as pessoas com mais de 65 anos de idade e do sexo feminino são mais suscetíveis. No entanto, numerosas publicações nas últimas décadas estão continuamente demonstrando que o universo da isquemia colônica é muito mais amplo e que mesmo indivíduos jovens podem apresentar quadros de isquemia colônica, particularmente do tipo não-oclusiva.

Uma variável por vezes inexplicável é a extensão do envolvimento dos cólons e reto, pois tanto pode acometer breves segmentos intercalados, como mais extensos e contínuos, até toda a extensão dos cólons. Mais comumente se observam lesões no cólon sigmóide e parte do cólon descendente (Quadro 94.3) e são muito raros os casos que demonstram abrangência exclusiva do reto. Quando os segmentos direitos dos cólons estão comprometidos, especialmente o ceco,

com freqüência o processo abrange também porções do intestino delgado e o quadro clínico mostra-se mais grave.

MECANISMOS DA ISQUEMIA COLÔNICA

A etiopatogenia das lesões da isquemia do intestino grosso consiste em dois mecanismos distintos: *anóxia* e *reperfusão*. No caso de interrupção total do aporte sangüíneo, a anóxia provoca uma ação destrutiva dos tecidos e dá lugar à necrose. Essa situação pode desencadear a forma gangrenosa da colopatia isquêmica. Por outro lado, quando ocorre o bloqueio incompleto e temporário da circulação intestinal, além de uma hipóxia ou anóxia relativa, sobrevém a chamada lesão de reperfusão. A lesão de reperfusão, por um mecanismo aparentemente paradoxal, é causada exatamente pelo retorno da circulação sangüínea ao segmento afetado. Está descrito que, após um período de isquemia, quando o sangue inunda novamente a rede de finos vasos capilares, estes estão apresentando perda da permeabilidade seletiva e permitem a ocorrência de transudação de líquido e mesmo extravasamento de sangue devido ao dano na estrutura endotelial e ruptura da parede de vasos. Como resultado, a mucosa colônica apresentará edema e hemorragia intraepitelial. Alternativamente, além dessa

QUADRO 94.2

Causas de isquemia do intestino grosso

Fenômenos oclusivos	Fenômenos não-oclusivos (baixo débito e vasoconstrição)
• trombose e embolismo • ateromatose • vasculites • coagulopatias • colagenosas • distúrbios mecânicos, como vôlvulo intestinal e na hérnia estrangulada	• insuficiência e arritmias cardíacas • desidratação, hipotensão, choque • competições como corridas longas • medicamentos (digital, vasopressina, ergotamina, estrógenos, AINEs) • uso de cocaína
Fenômenos mistos	Fenômenos indeterminados
• aneurismectomia de aorta abdominal (associa ocorrência de bloqueio vascular e redução de fluxo capilar)	• condições obstrutivas dos cólons com hipertensão intraluminal • colites, p. ex. por *Escherichia coli*

QUADRO 94.3

Distribuição aproximada do envolvimento dos segmentos colônicos e do reto na colopatia isquêmica não-gangrenosa

Segmentos envolvidos	Percentual
Reto (em geral juntamente com o cólon sigmóide)	6%
Cólon sigmóide, algumas vezes estende ao descendente	54%
Cólon descendente, em geral estende ao transverso	26%
Cólon transverso, algumas vezes estende ao ascendente	4%
Cólon ascendente e ceco	8%
Vários segmentos colônicos	2%

ação mecânica, existe um outro fenômeno que decorre da reoxigenação das células do epitélio colônico e desencadeia um processo de natureza química em que o oxigênio molecular dá origem a radicais oxidativos citotóxicos e igualmente danificam os tecidos, tornando-se coadjuvantes no aparecimento do edema e da hemorragia intramucosa. Estudos experimentais demonstram que em alguns casos o dano provocado pela reperfusão é superior àquele causado pela anóxia.

APRESENTAÇÃO CLÍNICA

A colopatia isquêmica costuma expressar-se por meio de um amplo espectro clínico, exatamente devido à intercorrência de múltiplos fatores causais e de uma variada escala progressiva de gravidade (Quadro 94.4).

Quando a isquemia decorre de causa oclusiva completa e duradoura, quase sempre determina um quadro clínico inicial agudo e grave, por vezes dramático, que se expressa por uma colite aguda fulminante, pelo megacólon tóxico ou ainda por abdome agudo com peritonite, devido à gangrena intestinal. Essa apresentação incorpora todos os comemorativos de sua periculosidade e rapidamente se sucedem toxemia, sépsis e choque. Os pacientes invariavelmente são atendidos em emergências e sua condição urge por decisões rápidas e criteriosas na avaliação e na conduta.

Mesmo com intervenção cirúrgica precoce ablativa dos segmentos colônicos envolvidos, a mortalidade é muito elevada. Quando sobrevivem sem cirurgia, os danos residuais, assim como as seqüelas cicatriciais, são irreversíveis.

Em oposição, o quadro clínico que se sucede à instalação da isquemia por mecanismos não-oclusivos e transitórios na maioria é pouco expressivo e, por vezes, passa até despercebido. A manifestação clínica é proporcional à suavidade das lesões, que, na fase aguda inicial, são representadas por edema, hemorragia intramucosa e úlceras rasas. Não raro sintomas estão ausentes ou se resumem a uma sensação noturna de desconforto abdominal vago que apenas permite suspeitar de um distúrbio hemodinâmico passageiro. Cólicas, distensão abdominal, evacuações diarréicas e hematoquezia são comuns. Hemorragia digestiva baixa mais significativa e diarréia persistente costumam indicar que a colopatia isquêmica já está evoluindo para uma forma de doença inflamatória intestinal.

A partir daí, as lesões assumem as características evolutivas ditadas pela gravidade da instalação. Elas podem cicatrizar rapidamente, sem seqüela ou marca de sua ocorrência, deixar cicatrizes perenes, como estenoses, ou ainda exprimir-se pela superveniência da colite isquêmica, um processo inflamatório crônico que pode ser transitório e reversível ou perdurar por longo tempo. A colite isquêmica assume idênticas manifestações sintomáticas de outras doenças inflamatórias crônicas dos intestinos.

QUADRO 94.4

Freqüência de alternativas do curso clínico da colopatia isquêmica

Danos irreversíveis (bloqueio total)	
Colite crônica	20 – 25%
Estenose	10 – 15%
Gangrena	15 – 20%
Colite fulminante	1 – 2%
Danos reversíveis (bloqueio transitório)	
Hemorragia e edema	30 – 35%
Colite transitória	15 – 20%

DIAGNÓSTICO

A avaliação clínica preliminar tem importância fundamental no entendimento dos fenômenos que cercam o surgimento do quadro clínico da isquemia intestinal. O raciocínio clínico é substancialmente enriquecido por uma meticulosa colheita de informações, porquanto existem muitas variáveis com relação a comorbidades intercorrentes, aspectos epidemiológicos, uso de medicamentos, atividades e estilo de vida, história familiar e várias outras.

Na forma não-gangrenosa da colopatia isquêmica, o reconhecimento das lesões na mucosa intestinal mediante a visão direta pela inspeção endoscópica representa a melhor maneira de qualificar sua natureza isquêmica, bem como o estágio evolutivo em que se encontra, o que será descrito adiante.

A realização das biópsias está implícita no procedimento endoscópico, particularmente porque a contribuição da anatomia patológica é fundamental e decisiva na confirmação do diagnóstico da colopatia isquêmica. A avaliação por meio das biópsias permite o reconhecimento da ocorrência de isquemia em todas as fases evolutivas, desde as amostras obtidas nas etapas mais precoces, como também nas mais avançadas, e é capaz de discriminar, por exemplo, a inflamação crônica da retocolite ulcerativa inespecífica e de outras colites que muitas vezes são de difícil diferenciação.

Exames da categoria do diagnóstico por imagens podem ser úteis, tais como a ultra-sonografia abdominal, os exames radiológicos simples de abdome, os contrastados de cólon e a própria tomografia computadorizada, bem como a ressonância magnética, que contribuem complementarmente para a obtenção de informações que conduzem ao diagnóstico da condição isquêmica dos intestinos.

Um achado de imagem característico e precoce da isquemia intestinal é o sinal do dedo (*thumb-printing*), em que aparece uma deformidade na forma de depressões digitiformes ao longo do contorno do segmento colônico envolvido. Também na fase mais avançada, os testes de imagem podem reconhecer as manifestações de doença inflamatória intestinal, como, por exemplo, o espessamento da mucosa, as úlceras pelo aspecto do "serrilhado", a deformidade tubular, a correção das flexuras dos cólons e o enrijecimento das paredes intestinais. É notável que a arteriografia abdominal não tem contribuído para o diagnóstico da condição isquêmica do intestino grosso, na grande maioria dos casos.

ACHADOS ENDOSCÓPICOS

As imagens obtidas por meio de procedimentos endoscópicos representam a forma mais eficaz de se qualificar as lesões da forma não-gangrenosa da colopatia isquêmica.

Na fase inicial, imediatamente ao aparecimento dos sintomas, o procedimento pode ser resumido a uma retossigmoidoscopia flexível realizada sem preparo dos intestinos ou com mínima limpeza mediante enemas de 500 ml a 1.000 ml de solução fisiológica para evi-

tar o risco de dano traumático sobre as lesões agudas.

A colonoscopia total poderá ser realizada um pouco adiante para inspeção de todos os segmentos colônicos, confirmação do diagnóstico do processo isquêmico e indicação de sua fase evolutiva. De fato, os achados endoscópicos configuram com razoável fidedignidade as lesões que caracterizam as etapas evolutivas da colopatia isquêmica nos cólons e reto. São três fases, de acordo com as etapas evolutivas que compõem a Classificação Endoscópica da forma não-gangrenosa da colopatia isquêmica (Quadro 94.5).

A primeira fase é denominada *inicial ou edematosa-hemorrágica*, o que descreve com perfeição as características das lesões predominantes. Surgem manchas avermelhadas correspondentes à hemorragia intramucosa (Figura 94.1), como se houvessem sufusões ou hematomas em meio à mucosa com aparência normal, assim como bocelações edematosas que podem ser muito vultosas e exuberantes (Figura 94.2), a ponto de estreitar o espaço luminar dos cólons e dificultar a progressão do endoscópio. Ainda nessa fase, podem surgir úlceras rasas, por vezes serpiginosas, deixando a impressão de que somente houve a deposição de fibrina suavemente aderida sobre a mucosa plana e com

um mínimo halo de hiperemia ou sem ele (Figura 94.3). Essa fase costuma ter duração evolutiva a partir dos primeiros momentos após a instalação e pode simplesmente regredir para uma condição cicatricial completamente reversível em um período de duas semanas. Pode também, alternativamente, evoluir para a etapa seguinte, a segunda fase, que é denominada *intermediária ou inflamatória*.

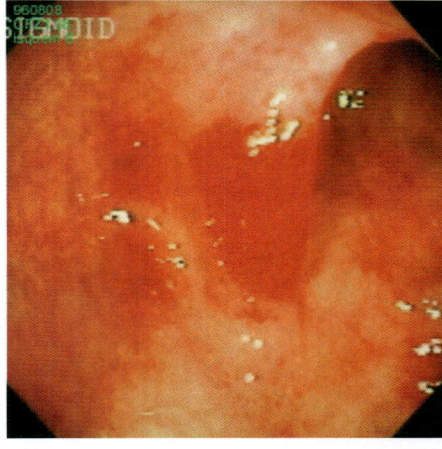

FIGURA 94.1

Imagem endoscópica de hemorragia intramucosa no cólon sigmóide, à semelhança de sufusões ou hematomas em meio à mucosa com aparência normal

QUADRO 94.5

Classificação endoscópica e correlação com as fases evolutivas da forma não-gangrenosa da colopatia isquêmica

Fases Evolutivas	Características Predominantes das Lesões	Tempo Aproximado da Evolução
I) inicial ou edematoso-hemorrágica	edema e hemorragia intramucosa, úlceras rasas e serpiginosas	poucos dias até 2 semanas
II) intermediária ou inflamatória	infiltração inflamatória, erosões e úlceras isoladas ou confluentes	de 10 a 14 dias até cerca de 2 a 3 meses
III) tardia ou das seqüelas	doença inflamatória crônica, cicatrizes e/ou estenoses	de 2 meses até alguns anos

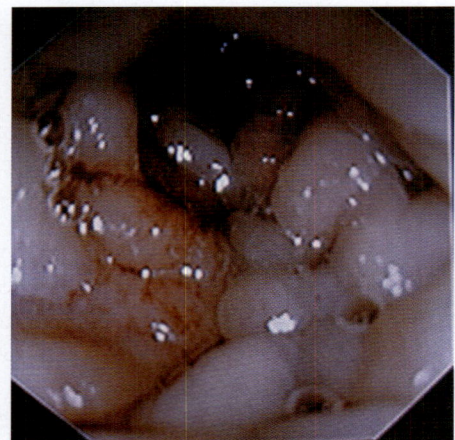

FIGURA 94.2

Imagem endoscópica de edema acentuado da mucosa do cólon sigmóide, que se expressa por bocelações exuberantes

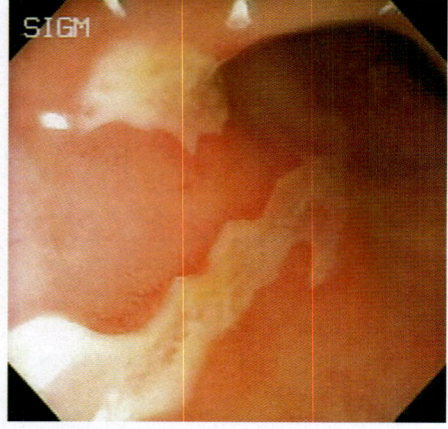

FIGURA 94.3

Imagem endoscópica de úlceras rasas, alongadas e serpiginosas na mucosa plana e com um mínimo halo de hiperemia

A fase intermediária ou inflamatória se instala aproximadamente no 10º ao 14º dia de evolução e transparece como uma infiltração de natureza inflamatória por espessamento da mucosa, exsudação mucopurulenta, pequenas úlceras isoladas e erosões (Figura 94.4) ou até úlceras maiores que podem se tornar confluentes. O relevo da superfície mucosa torna-se irregular com pequenas formações nodulares, granulosidade e desaparecimento ou marcada distorção

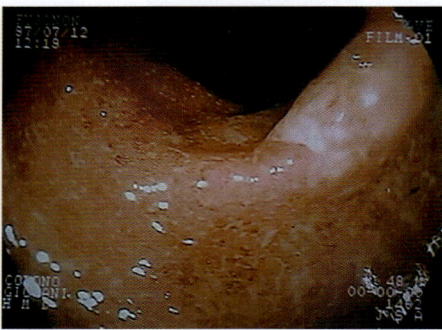

FIGURA 94.4

Imagem endoscópica da infiltração de natureza inflamatória: espessamento da mucosa, exsudação mucopurulenta, pequenas úlceras isoladas e erosões; por vezes as úlceras podem ser grandes e confluentes

do padrão vascular submucoso. Esses achados expressam uma maior gravidade do evento isquêmico, que pode estender-se para uma duração de até alguns meses, mas usualmente o processo inflamatório cede mediante tratamento adequado.

Na terceira fase, denominada *tardia ou das seqüelas*, as imagens endoscópicas podem demonstrar três aspectos que a caracterizam: *doença inflamatória intestinal crônica, estenose ou cicatrizes*. São casos em que o curso clínico da colopatia isquêmica teve maior gravidade e as alterações cicatriciais aparecem na forma de estenoses concêntricas ou áreas extensas de cicatrizes claras em que a mucosa fica espessada e fibrótica, com vasos submucosos distorcidos (Figura 94.5). Se, todavia, evolui para uma doença inflamatória crônica, esta tem características morfológicas marcadas por pseudopólipos e pelo desaparecimento das haustrações, enrijecimento das paredes, retração e correção das flexuras das alças colônicas, dando-lhe o aspecto tubular ou fusiforme, o que a torna indistinguível do quadro da Retocolite Ulcerativa Inespecífica de longa duração e com atividade inflamatória importante. Nos casos de colite crônica decorrente de fenômeno isquêmico, o diagnóstico diferencial pode ser favorecido pelo fato de que usualmente o

reto está poupado, além de que a afecção de natureza isquêmica é mais freqüente em indivíduos mais idosos comparativamente com as doenças intestinais inflamatórias inespecíficas que usualmente têm início nas faixas etárias de 20 a 40 anos de idade.

DIAGNÓSTICO DIFERENCIAL

Na fase inicial da colopatia isquêmica na forma não-gangrenosa, o diagnóstico diferencial deve considerar doenças intestinais capazes de expressar-se por diarréia ou hematoquezia. Aí se enquadram infecções intestinais de variadas causas, assim como a ocorrência de sangramento por neoplasias, lesões vasculares tipo angiodisplasia e doença diverticular. Ao configurar-se o quadro de cronicidade, a diarréia sanguinolenta pode ser sugestiva de doenças inflamatórias intestinais inespecíficas, assim como outras formas de colites devem ser consideradas.

Dentro das considerações sobre o diagnóstico diferencial, cabe um alerta com referência à origem de certas colites que merece ser revisada, uma vez que o fenômeno isquêmico pode emergir como um componente a ser considerado, ao menos como coadjuvante. É o caso de certas colites medicamentosas como as que eventualmente estão

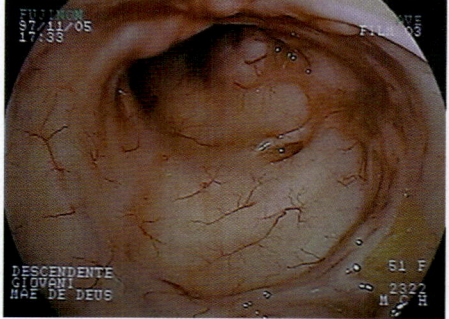

FIGURA 94.5

Imagem endoscópica da fase cicatricial com estenose e espessamento da mucosa em áreas extensas com cicatrizes claras e fibrótica; os vasos submucosos estão distorcidos

associadas ao emprego de antibióticos, antiinflamatórios, hormônios e outros. Da mesma forma, se deve atentar para as colites que acompanham as doenças colagenosas, que igualmente podem ter sido geradas por isquemia decorrente das vasculites. Outro aspecto que necessita reavaliação é o registro na literatura de um segundo pico de incidência da Retocolite Ulcerativa Inespecífica na faixa dos 60 a 70 anos de idade. Essa doença tradicionalmente afeta adultos jovens e essa segunda proeminência da curva de distribuição etária de sua incidência pode corresponder a uma ponta de *iceberg* encobrindo casos de natureza isquêmica.

CONDUTA

Na forma não-gangrenosa da colopatia isquêmica, a conduta quase invariavelmente é conservadora, porquanto o prognóstico é tipicamente favorável.

Em casos de apresentação mais branda, a via oral pode ser mantida. Já em situações em que sinais de alarme apontam para uma potencialidade de evolução de forma mais grave, indica-se a suspensão da via oral, utilizando-se então a via parenteral para reposição de volume, a manutenção do equilíbrio salino e a aplicação dos medicamentos.

Entre os cuidados gerais, adota-se como prioridade a restrição a quaisquer fatores que possam agravar o problema da perfusão pelo baixo débito, assim como a suspensão de drogas com ação vasoconstritora e outras que possam estar incriminadas na patogenia da colopatia isquêmica, porquanto é fundamental otimizar a função cardiocirculatória. Antibióticos da ordem da amoxicilina associados a clavulanato de potássio, cefalosporinas e quinolonas são recomendados na fase inicial, enquanto a sulfassalazina e os derivados do 5-ASA podem ser úteis na colite crônica. O uso de corticóides é discutível, pois, assim como as drogas vasodilatadoras, não têm demonstrado contribuição para uma evolução favorável.

Uma questão da maior importância é que os pacientes com doença isquêmica dos intestinos necessitam vigilância clínica continuada e avaliações repetidas, inclusive endoscópicas, a fim de monitorar a evolução progressiva do quadro clínico e dos danos provocados pela isquemia. No curso do processo de acompanhamento clínico-endoscópico, podem ocorrer alterações que indicam agravamento da condição isquêmica e exigem mudança nos planos da conduta.

BIBLIOGRAFIA SUGERIDA

Brandt LJ, Boley SJ. Colonic ischemia. Surg Clin North America 1992;72:203-29.

Higgins PDR, Davis KJ, Laine L. The epidemiology of ischaemic colitis. Aliment Pharmacol Ther 2004;19:729-38.

Oliveira LAR. Colite isquêmica. Quilici FA, Grecco EC, editores. In: Colonoscopia. São Paulo: Lemos; 2000. P. 191-6.

Bemvenuti GA. O espectro clínico da isquemia do intestino grosso. Nader F, editor. In: Gastroenterologia. Rio Grande do Sul: F. Editora e Gráfica Universitária; 2001. P. 389-404.

Morson BC, Dawson IMP. Ischaemic lesions in vascular disorders. Gastrointestinal Pathology. Blackwell Scientific Publications, Oxford 1990:551-7.

Greenwald DA, Brandt LJ, Reinus JF. Ischemic bowel disease in the elderly. Gastroenterol Clin North Am 2001;30:445-73.

Wolf EL, Sprayregen S, Bakal CW. Radiology in intestinal ischemia – plain film, contrast, and other imaging studies. Surg Clin North Am 1992 Feb;72(1):107-24.

Welch M, Baguneid MS, McMahon RF, Dodd PD, Fulford PE, Griffiths GD, Walker MG. Histological Study of Colonic Ischaemia after aortic surgery. Br J Surg 1998 Aug;85(8):1095-8.

Gratama S, Smedts F, Whitehead R. Obstructive colitis: an analysis of 50 cases and review of the literature. Pathology 1995 Oct;27(4):324-9.

Zimmerman BJ, Granger DN. Reperfusion Injury in Intestinal Ischemia. Surg Clin North America 1992;72:65-83.

Robert JH, Mentha G, Rohner A. Ischaemic colitis: two distinct patterns of severity. Gut 1993 Jan;34(1):4-6.

Longo WE, Ward D, Vernava AM 3rd, Kaminski DL. Outcome of patients with total colonic ischemia. Dis Colon Rectum 1997 Dec;40(12):1448-54.

Longo WE, Ballantyne GH, Gusberg BJ. Ischemic colitis: patterns and prognosis. Dis Colon Rectum 1992;35:726-30.

CAPÍTULO 95

DIVERTICULITE

Artur A. Parada • Rodrigo Mota
Lilian Ziviani • Paulo Sergio Leal de Matos

INTRODUÇÃO

A Doença Diverticular do Cólon é muito comum em países do Ocidente, especialmente nos mais desenvolvidos. Sua prevalência aumenta com a idade. Cerca de 50% a 70% dos pacientes acima de 80 anos apresentam divertículos no cólon, sem predileção por sexo, e a maioria assintomática. Por isso questiona-se inclusive o conceito de "doença" nesses casos. Cerca de 20% apresentarão sintomas.[1]

PREVALÊNCIA

É difícil calcular a real prevalência, já que a maioria dos pacientes é assintomática. Em exames de colonoscopia, observamos que de 20% a 30% dos pacientes, sintomáticos ou assintomáticos, com idade média de 57 anos, apresentaram DDC.[2]

Não discutiremos aqui as classificações dos divertículos em *congênitos* ou *adquiridos*, nem suas formas *hipotônica, hipertônica* ou *mista*.

MANIFESTAÇÕES CLÍNICAS

Dos pacientes sintomáticos, 75% apresentarão cólicas abdominais e de 10% a 25% (5% do total com divertículos) desenvolverão diverticulites e um pequeno número apresentarão suas complicações, como abscessos, fístulas, obstruções e hemorragias.[3,4]

Na Tabela 95.1, se comparam as manifestações clínicas e os achados patológicos e clínicos e a orientação terapêutica nas várias formas de apresentação da DDC.

DIAGNÓSTICO DIFERENCIAL

Diagnóstico Diferencial das DDC Sintomáticas e das Diverticulites envolve várias afecções, que estão relacionadas na Tabela 95.2.[3,4]

Em geral, o diagnóstico é suspeitado pela história clínica e pelo exame físico. Os exames laboratoriais e os métodos de imagem são muito importantes para confirmar a suspeita clínica e para excluir outras causas. O raio X simples de abdome, a ultra-sonografia e a tomografia computadorizada (principalmente nos casos mais graves) devem ser solicitados. Enemas com contrastes hidrossolúveis e sigmoidoscopias também podem eventualmente ser necessários.

A internação é recomendada se o paciente aparenta sinais significantes

TABELA 95.1

Manifestações Clínicas e Tratamento da DDC

Clínica	Achados	Tratamento
Assintomáticos	Divertículos sem sinais clínicos	Dieta
Sintomáticos	Divertículo e dor abdominal com ou sem alteração do hábito intestinal, sem inflamação	Dieta
Diverticulite não-complicada (pacientes estáveis)	Dor abdominal, febre, leucocitose, ingerindo líquidos	Antibióticos orais e dieta líquida
Diverticulite não-complicada (pacientes doentes ou idosos)	Dor abdominal, febre, leucocitose, ingerindo líquidos, idosos	Antibióticos e hidratação endovenosa; analgésicos
Diverticulite complicada	Dor abdominal, febre, leucocitose, com ou sem perfuração, abscesso, fístula e obstrução	Antibióticos e hidratação endovenosa; drenagem percutânea; avaliação cirúrgica

TABELA 95.2

DD da DDC e das Diverticulites

Apendicite	Cisto, abscesso ou neoplasia de ovário
Câncer colorretal	Torção ovariana
Doença ulcerosa complicada	Doenças do pâncreas
Doença de Crohn	Inflamação pélvica
Cistites	Peritonite
Gravidez ectópica	Colite pseudomembranosa
Colecistopatias	Doença renal
Hérnias encarceradas	Obstrução intestinal
Colite isquêmica	Colite ulcerativa
Isquemia ou infarto mesentérico	Doença de Crohn

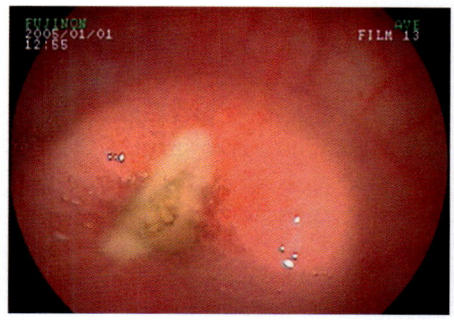

FIGURA 95.2

Diverticulite aguda ulcerada

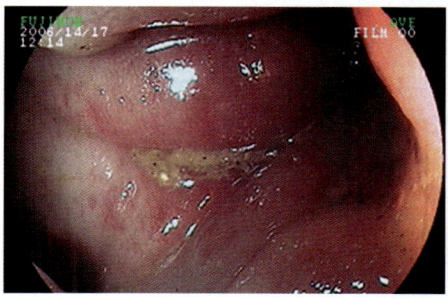

FIGURA 95.3

Diverticulite aguda com moderado processo inflamatório adjacente

de inflamação, se não consegue ingerir líquidos, para os mais idosos (acima de 80 a 85 anos) e para os pacientes com comorbidades importantes (diabéticos, cardiopatas, imunodeprimidos etc.).[3,4]

A extensão, a intensidade e a localização da inflamação determinam o comportamento clínico. Microperfurações podem permanecer bem localizadas e contidas pela gordura mesentérica ou pericólica, formando pequenos abscessos pericólicos. As perfurações maiores podem formar grandes abscessos, flegmões com grandes massas inflamatórias, podem se estender a outros órgãos e causar fístulas. A perfuração no peritônio, causando peritonite franca, tem mau prognóstico, porém felizmente é rara.[5]

Hinchey e colaboradores[6] classificaram as perfurações em quatro graus:

1. Abscesso pericólico localizado;
2. Abscesso distante (retroperitoneal ou pélvico);
3. Peritonite generalizada causada por ruptura de abscesso pericólico ou pélvico (não comunicante com a luz do cólon);
4. Peritonite fecal (perfuração comunicante com a luz do cólon).

TRATAMENTO

A maioria dos pacientes responde ao tratamento médico conservador. Cerca de 15% a 30% necessitarão de cirurgias na mesma admissão,[4,7] com uma mortalidade que pode chegar a 18% em uma série publicada.[8] A peritonite generalizada, após perfuração, é rara, mas requer intervenção cirúrgica urgente e apresenta mortalidade de até 35%.[7]

Para todos os casos que evoluem bem, e principalmente para os casos com evolução arrastada após o tratamento clínico, é indicada uma avaliação posterior do cólon, para se excluir a possibilidade de neoplasia colorretal (Figuras 95.1, 95.2, 95.3 e 95.4)

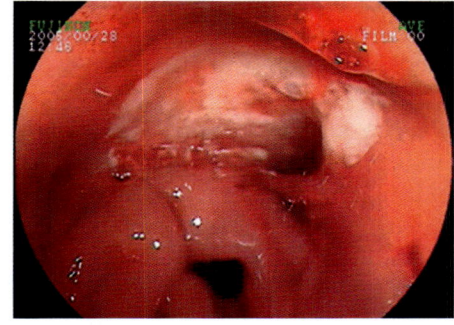

FIGURA 95.1

Diverticulite aguda perfurada

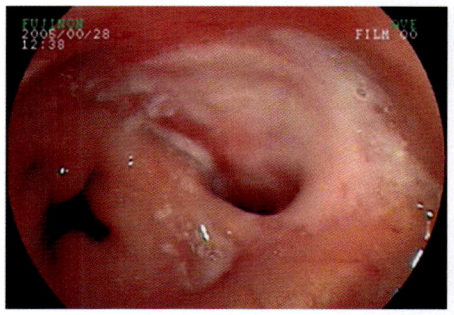

FIGURA 95.4

Diverticulite aguda perfurada

Uma outra importante questão é a recorrência da diverticulite, que tem sido relatada com índices que variam de 7% a 62%, com a maioria dos autores aceitando índices de 25% a 33%.[4,7,9] Esses ataques recorrentes respondem menos ao tratamento clínico e apresentam maiores índices de mortalidade. Por isso, muitos advogam a cirurgia eletiva após dois ataques de diverticulites não-complicadas, embora essa recomendação seja discutível.[10]

A diverticulite é rara em pacientes com menos de 40 a 50 anos de idade, representando de 2% a 5% do total das diverticulites,[4] com predominância no sexo masculino e com quadros clínicos mais graves (de 25% a 80% necessitando de cirurgias de urgência)[11,12] e mais recorrentes, sendo razoável considerar a ressecção cirúrgica após um episódio bem documentado de diverticulite.[5,13]

A mesma postura pode ser recomendada para os pacientes imunodeprimidos que apresentam, em relação aos não-imunodeprimidos, índices alarmantes de perfurações (43% *versus* 14%), necessidade de cirurgia de urgência (58% *versus* 33%) e alta mortalidade (39% *versus* 2%).

As cirurgias eletivas também podem ser realizadas por técnicas laparoscópicas e grandes séries têm sido publicadas com resultados favoráveis.[14-17] Nos casos de diverticulites do cólon direito, operados com suspeitas de apendicites agudas, e com intensas reações inflamatórias locais, pode-se proceder à avaliação do ceco e do cólon ascendente por meio de uma cecoscopia intra-operatória, com clampeamento do íleo e do cólon ascendente e introdução de um broncofibroscópio (ou endoscópio fino) pelo óstio do apêndice.[18]

Mesmo após as ressecções cirúrgicas, mais de 10% dos casos apresentarão diverticulite recorrente e a re-operação pode ser requerida em mais de 3% dos pacientes[7,19,20] com índices menores quando as anastomoses distais são realizadas no reto e não no sigmóide.[19,20]

TRATAMENTO DAS COMPLICAÇÕES DAS DIVERTICULITES

Em um interessante trabalho publicado em 2003,[21] são analisadas 192 internações por diverticulites entre 1992 e 2001. A idade média dos pacientes foi de 61 anos, sendo 59% do sexo feminino. Desses, 118 (61%) tinham história de episódios prévios de diverticulites e 61 (32%) já tinham realizado colonoscopias. A avaliação com TC revelou diverticulite em 37%, abscessos em 16%, diverticulose em 15%, ar livre em 10% e fístula em 1%.

Os abscessos foram drenados pré-operatoriamente em 10 casos (5%), sendo 6 por via percutânea e 4 por via transmural.

As fístulas ocorreram em 9 casos (6%), sendo colovesicais em 3%, colocutâneas em 1%, enterocólicas em 1% e colovaginais em 1%.

As cirurgias foram indicadas em 73 pacientes (38%), com ressecções com anastomoses em 67 (92%), sendo que em 38 dos 67 foram realizados estomas de proteção (56%). Para os pacientes de alto risco, a preferência foi por ileostomia (não Hartman). Em 5 dos 73 operados, carcinomas foram diagnosticados (7%).

As complicações ocorreram em 15% dos casos e a mortalidade global foi de 2%.

Analisaremos a seguir as complicações isoladamente.

ABSCESSOS

Os pequenos abscessos pericólicos (estágio I) podem ser tratados conservadoramente com antibióticos e repouso do intestino. Seu prognóstico favorável pode ser atribuído à fistulização entre o abscesso e a luz do cólon, com drenagem espontânea.[5] Em alguns raros casos, a drenagem endoscópica pode ser tentada.[22] Quando se requer cirurgia, a ressecção com anastomose primária geralmente pode ser realizada.

Para os pacientes com abscessos distantes (estágio II) ou para abscessos pericólicos não-resolvidos, a drenagem é indicada. Se o preparo do cólon é viável e não há contaminação peritonial, a ressecção com anastomose primária também é possível. Quando isso não é factível, realiza-se um procedimento à Hartman.

A drenagem guiada por ultra-sonografia ou TC, por via percutânea, tem assumido um papel complementar importante, eliminando as cirurgias em 2 estágios em 70% a 80% dos casos.[23,24] O procedimento cirúrgico é requerido em 20% a 25% dos pacientes em que o abscesso é multilobulado, inacessível anatomicamente ou que não responde à drenagem.[5] Em alguns casos, provavelmente as drenagens endoscópicas ecoguiadas serão possíveis. As ressecções laparoscópicas também têm sido descritas.[14]

Os abscessos hepáticos piogênicos podem ocorrer como complicações das diverticulites[5] e serão tratados por antibioticoterapia, drenagens percutâneas ou cirurgias.

FÍSTULAS

Em uma revisão de 84 pacientes com fístulas pós-diverticulites,[25] 65% eram com a bexiga (principalmente em homens) em proporção de 2:1, 25% com a vagina e as outras com o intestino delgado, com o útero, com o ureter e raramente colocutâneas. Em geral, o tratamento é cirúrgico. A endoscopia pode ser indicada em alguns casos, colocando-se colas biológicas e clipes e eventualmente próteses por via endoscópica ou radiológica.[26,27]

OBSTRUÇÕES

A obstrução aguda durante um episódio de diverticulite usualmente é autolimitada e responde bem ao tratamento clínico. Em alguns casos, podem ser realizadas drenagens endoscópicas com drenos ou com próteses.[26,28,29,30] As estenoses crônicas requerem colonoscopias para excluir neoplasias. Se estas não podem ser excluídas, mesmo após as avaliações colonoscópicas, tomográficas, ultra-sonográficas e radiológicas, o paciente deve ser submetido à ressecção colônica da área afetada. Naquelas em que se excluíram os carcinomas, a terapêutica endoscópica eventualmente pode ser tentada, com dilatações, eletrocautério, *laser*, próteses etc.[28,29,31-34]

HEMORRAGIAS

Embora o sangramento por DDC seja a principal causa de HDB, raramente ele é associado com diverticulites. Quando ocorre, também pode ser avaliado e tratado endoscopicamente com injeções de vasoconstritores (adrenalina), esclerosantes (etanolamina), clipagens etc. Se o sangramento recorrer ou persistir, pode-se realizar o tratamento por arteriografia ou cirurgia, dependendo das condições clínicas do paciente.

OUTRAS CONSIDERAÇÕES

TRATAMENTO CLÍNICO

Além do tratamento clínico habitual nos pacientes sintomáticos, com recomendações de dietas com mais fibras e anticolinérgicos, e antibióticos quando há sinais de infecções, parece que os resultados têm sido favoráveis com a utilização de mesalamina (5-ASA) com ou sem associação com antibióticos, pois diminui a crise de diverticulite e a incidência de ataques recorrentes. Ao que tudo indica, trata-se de uma droga promissora no tratamento das diverticulites aguda e crônica.[31]

A teoria de que a inflamação, no paciente que já apresentou diverticulite, é crônica também coloca a questão de se estimular o processo imunológico nesses casos. Dessa forma, a adição de probióticos (*E. coli* não-patogênica) ao antibiótico poderia aumentar o período de remissão da doença.[32]

DOENÇA INFLAMATÓRIA (DI) E DOENÇA DIVERTICULAR (DD)

A ocorrência simultânea de DD e DI tem sido cada vez mais relatada na literatura.

Alguns casos de diverticulite podem simular RCUI[18,33] ou mesmo doença de Crohn. Outros se apresentam com colite crônica segmentar associada à DD.[18]

A progressão de colite diverticular para colite ulcerativa já foi também referida,[34] porém, se isso realmente ocorrer, deve ser um evento extremamente raro.

DIVERTICULITE ENDOSCÓPICA

Dentro desse espectro do processo inflamatório de DD concomitante com DI, que raramente temos encontrado, coloca-se a questão, a nosso ver mais importante, da diverticulite endoscópica – ou seja, pacientes com sinais inflamatórios na mucosa em segmento com divertículos do cólon e totalmente assintomáticos. Em 1.000 exames consecutivos realizados recentemente, 18 pacientes apresentavam esse achado endoscópico, sendo que em todos havia pontos ou áreas hiperêmicas e edemaciadas entremeadas com os divertículos; em 2, drenagem de pus por um óstio diverticular; e em 1, um granuloma com intensa hiperemia também em um óstio diverticular. Os hemogramas foram normais e a evolução clínica favorável por um período de três meses sem antibioticoterapia.

A COLONOSCOPIA NA DIVERTICULITE AGUDA

Em geral, a colonoscopia é contra-indicada na diverticulite aguda. Poderia ser indicada nos casos em que o diagnóstico não é evidente, para excluir outras patologias como carcinomas, doenças inflamatórias ou colites isquêmicas.[5] Nessas situações, o colonoscopista deve proceder a um exame extremamente cauteloso e com a mínima insuflação de ar.

Há muitos anos se relatam na literatura casos de doenças diverticulares complicadas em que se indicaram colonoscopias, sobretudo para esclarecimentos diagnósticos.

A utilização da colonoscopia em pacientes com diverticulite aguda foi relatada em um trabalho prospectivo publicado recentemente.[35] Foram avaliados 107 pacientes com idade média de 63 anos, porém 14 apresentavam ar, líquido pericólico ou perfurações e foram excluídos. Em 93 pacientes, a colonoscopia até o ceco ou até um tumor obstrutivo foi possível em 76 (81,7%), ocorrendo 1 perfuração.

A repetição do exame nesses 17 pacientes em que não foi possível o exame completo inicialmente, foi possível em 16, após 6 semanas. Na primeira colonoscopia, 9 pacientes apresentavam pólipos, um com pólipo com adenocarcinoma, um adenocarcinoma obstrutivo e um corpo estranho (osso) impactado em um divertículo. As falhas nesse exame inicial foram devidas a estenoses nos locais das diverticulites em 10 casos, dor em 5, obstrução neoplásica em 1 e preparo inadequado em 2. No total, 3 de 93 pacientes (3,2%) se beneficiaram da indicação da colonoscopia na diverticulite aguda (1 adenocarcinoma em pólipo, 1 adenocarcinoma obstrutivo e 1 com corpo estranho impactado). Mais 8 pacientes tiveram um pequeno benefício, com a remoção de pólipos (8,6%). As desvantagens foram o aumento do índice de perfuração (1/93 = 1,07%) e a necessidade de uma segunda colonoscopia, após 6 semanas, em 16 (17,2%).[35]

Assim, pode-se concluir que a colonoscopia é viável na vigência da diverticulite aguda, mas com poucos benefícios. O procedimento deveria ser reservado para casos especiais de dificuldade de diagnóstico ou para aqueles com curso clínico prolongado sem uma complicação óbvia.

Alguns outros trabalhos têm relatado o papel terapêutico da colonoscopia na diverticulite aguda, seja com a utilização de sondas de drenagem[28] ou de próteses metálicas auto-expansíveis.[29]

EM RESUMO

A DDC é muito freqüente, especialmente em países ocidentais industrializados. É mais freqüente em pacientes idosos e geralmente é assintomática. Dos sintomáticos, de 10% a 25% desenvolverão diverticulites e poucos evoluirão com suas complicações. O manejo das diverticulites em geral é conservador, com antibioticoterapia por via oral ou endovenosa e medidas de suporte clínico. Em alguns casos de dificuldade diagnóstica ou de crises prolongadas de diverticulites, a colonoscopia pode ser indicada, desde que não haja sinais de pequenas ou grandes perfurações colônicas. No geral, o manejo das complicações das diverticulites agudas é cirúrgico. No en-tanto, alguns trabalhos de terapêutica endoscópica estão sendo recentemente publicados na literatura, com drena-gens de abscessos, fechamentos de fís-tulas, drenagens endoscópicas com son-das de estenoses benignas inflamatórias agudas ou mesmo com a introdução de próteses metálicas auto-expansíveis em casos selecionados.

REFERÊNCIAS BIBLIOGRÁFICAS

1. Almy TP, Howell DA. Diverticular disease of the colon. Engl J Med 1980;302:324-31.

2. Parada AA, Perez HJ, Poletti PB, Secchi TF. Colonoscopia. In: Moysés Mincis, editor. Gastroenterologia e hepatologia – diagnóstico e tratamento. São Paulo: Lemos; 2003. P. 169-78.

3. Salzman H, Lillie D. Diverticular disease: diagnosis and treatment. American Family Physician 2005;72(7):1229-34.

4. Parks TG. Natural history of diverticular disease of the colon. Clin Gastroenterol 1975;4:53-69.

5. Stollman NH, Raskin JB. Diagnosis and management of diverticular disease of the colon in adults. Am J Gastroenterol 1999;94(11):3110-20.

6. Hinchey EJ, Schaal PG, Richards GK. Treatment of perforated diverticular disease of the colon. Adv Surg 1978;12:85-109.

7. The Standards Task Force of the American Society of Colon and Rectal Surgeons. Practice parameters for sigmoid diverticulitis-supporting documentation. Dis Colon Rectum 1995;38:126-32.

8. Elliot TB, Yego S, Irvin TT. Five-year audit of the acute complications of diverticular disease. Br J Surg 1997;84(4):535-9.

9. Munson KD, Hensien MA, Jacob LN, Robinson AM, Liston WA. Diverticulitis: a comprehensive follow-up. Dis Colon Rectum 1996 Mar;39(3):318-22.

10. Lorimer JW. Is prophylatic resection valid as an indication for eletive surgery in diverticular disease? Can J Surg 1997;40:445-8.

11. Konvolinka CW. Acute diverticulitis under age forty. Am J Surg 1997;11:264-7.

12. Vignati PV, Welch JP, Cohen JL.Long-term management of diverticulitis in young patients. Dis Colon Rectum 1995 Jun;38(6):627-9.

13. Hartman D, Riemann JF. Surgical therapy of inflamatory bowel diseases. Rational diagnosis-endoscopy, contrast media administration, CT? Indications for operation. Kongressbd Disch Ges Chir Kongr 2002;119:73-5.

14. Franklin ME Jr, Dorman JP, Jacobs M, Plasencia G. Is laparoscopic surgery applicable to complicated colonic diverticular disease? Surg Endosc 1997 Oct;11(10):1021-5.

15. Stevenson R, Stitz RW, Lumley JW, Fielding GA. Laparoscopically assisted anterior resection for diverticular disease: Follow-up of 100 consecutive patients. Ann Surg 1998;227(3):335-42.

16. Sher ME, Agachan F, Bortul M, Nogueras JJ, Weiss EG, Wexner SD. Laparoscopic surgery for diverticulitis. Surg Endosc 1997;11(3):264-7

17. Abedi N, McKinlay R, Park A. Laparoscopic colectomy for diverticulitis. Curr Surg 2004 Jul-Aug;61(4):366-9.

18. Ludeman l, Shepherd NA. What is diverticular colitis? Pathology 2002;34(6):568-72.

19. Benn PL, Wolff BG, Ilstrup DM. Level of anastomosis and recurrent colonic diverticulitis. Am J Surg 1986 Feb;151(2):269-71.

20. Frizelle FA, Dominguez JM, Santoro GA. Management of post-operative recurrent diverticulitis: A review of the literature. J R Coll Surg Edinb 1997 Jun;42(3):186-8.

21. Bahadursingh AM, Virgo KS, Kaminski DL, Longo WE. Spectrum of disease and outcome of complicated diverticular disease. Am J Surg 2003 Dec;186(6):696-701.

22. Baron TH, Morgan DE. Endoscopic transrectal drainage of a diverticular abscess. Gastrointest Endosc 1997;45(1):84-7.

23. Schecter S, Eisenstat TE et al. Computed tomography scan-guided drainage of intra-abdominal abscesses. Dis Colon Rectum 1994;37:984-8.

24. Stabile BE, Puccio E, vanSonnenberg E, Neff CC. Preoperative percutaneous drainage of diverticular abscesses. Am J Surg 1990 Jan;159(1):99-104.

25. Woods RJ, Lavery IC, Fazio VW, Jagelman DG, Weakley FL. Internal fistulas in diverticular disease. Dis Colon Rectum 1988 Aug;31(8):591-6.

26. Davidson R, Sweeney WB. Endoluminal stenting for benign colonic obstrution. Surg Endosc 1998;12(4):353-4.

27. Paúl L, Pinto I, Gómez H, Fernández-Lobato R, Moyano E. Metallic stents in the treatment of benign diseases of the colon: preliminary experience in 10 cases. Radiology 2002;223(3):715-22.

28. Horiuchi A, Nakayama Y, Tanaka N, Kajiyama M, Fujii H, Yokoyama T, Hayashi K. Acute colorectal obstruction treated by means of transanal drainage tube: effectiveness before surgery and stenting. Am J Gastroenterol 2005 Dec;100(12):2765-70.

29. Suzuki N, Saunders BP, Thomas-Gibson S, Akle C, Marshall M, Halligan S. Colorectal stenting for malignant and benign disease: outcomes in colorectal stenting. Dis Colon Rectum 2004 Jul;47(7):1201-7.

30. Douglas K, Lapas JC et al. Desordens Colorretais. In: M Classen, GNJ Tytgat, CJ Lightdale, editores. Endoscopia gastrointestinal. Rio de Janeiro: Revinter; 2006. P. 548-72.

31. Di Mario F, Comparato G, et al. Use of mesalazine in diverticular disease. J. Clin Gastroenterol 2006;40(7 Suppl3); S155-9.

32. White JA. Probiotics and their use in diverticulitis. J. Clin Gastroenterol 2006;40(7 Suppl3);S160-2.

33. Koutroubakis IE, Antoniou P, et al. The spectrum colitis associated with diverticulosis. Int J Colorectal Dis 2005;20 (1):28-32.

34. Hokama A, Kinjo F, Tomiyama R, et al. Progression of diverticular colitis to ulcerative colitis. Inflamm Bowel Dis 2005;11(6):618.

35. Sakhnini E, Lahat A, Melzer E et al. Early colonoscopy in patients with acute diverticulitis: results of a prospective pilot study. Endoscopy 2004;36(6):504-7.

CAPÍTULO 96

LESÕES SUBEPITELIAIS DE CÓLON E RETO

Mônica Soldan

DEFINIÇÃO E IMPORTÂNCIA DAS LESÕES SUBEPITELIAIS COLORRETAIS

Define-se como lesão subepitelial color-retal (LSCR) a lesão oriunda de camadas abaixo do epitélio tubular que reveste internamente o trato digestivo. Embora a maioria dos tumores de cólon e reto seja de origem epitelial, principalmente adenomas e adenocarcinomas, o núme-ro de casos diagnosticados de tumores não-epiteliais tem aumentado significa-tivamente desde o desenvolvimento da endoscopia, do ultra-som endoscópico (EUS) e da tomografia computadorizada (TC). O termo "lesão submucosa" deve ser reservado para as lesões oriundas da camada submucosa, que correspondem a uma fração das lesões subepiteliais. Lesões extramurais são aquelas situadas externamente à parede do tubo digestivo e não serão abordadas neste capítulo.

Lesões subepiteliais podem ocorrer em todo o tubo digestivo. Hwang e co-laboradores,[1] ao avaliarem 100 pacien-tes com esse tipo de lesão diagnostica-da por endoscopia digestiva seguida de EUS, relataram que somente 5% delas se encontravam no segmento colorre-tal. Nesse estudo, o estômago foi o sítio mais acometido pelas lesões subepite-liais, seguido do esôfago e do duode-no.[1] Os tumores estromais são os mais freqüentes na localização alta, seguidos por lipomas, cistos e varizes.[1]

TIPOS E MANIFESTAÇÕES CLÍNICAS DAS LSCR

Os tipos de LSCR são muito variados, tratando-se, em sua maioria, de relatos raros na literatura[2-8] (Tabela 96.1). Em todo o tubo digestivo, as lesões subepite-liais predominantes são os tumores me-senquimais. Enquanto no tubo digestivo alto existe uma clara predominância dos tumores estromais (GIST),[9] no cólon e no reto há predominância dos lipomas, como descrito por Kameyama e colabo-radores[2] na maior série de casos de LSCR da literatura (46 pacientes), que identifi-cou lipomas em um terço das lesões co-lorretais. Usualmente as LSCR são lesões benignas, encontradas fortuitamente em exames endoscópicos, cuja indicação não tem relação com o seu diagnóstico. Especificamente no acompanhamento por EUS de pacientes submetidos a ci-rurgia para ressecção de câncer do reto, a recorrência da neoplasia maligna é o diagnóstico mais freqüente.[3]

Os sinais e sintomas vão depen-der do tamanho da lesão e da camada acometida, assim como da doença em questão. De maneira geral, as principais queixas relacionadas são sangramento, dor abdominal e obstrução intestinal.

LIMITAÇÕES DA COLONOSCOPIA

A colonoscopia, assim como a endosco-pia digestiva alta, é capaz de identificar a lesão subepitelial quando ela se apre-senta como abaulamento, massa ou im-pressão, mesmo que recoberta por mu-cosa de aspecto normal. A endoscopia é ainda capaz de definir o tamanho, a cor, a mobilidade e a consistência, informa-ções às vezes suficientes para o diagnós-tico. A sensibilidade e a especificidade da colonoscopia para diagnóstico de lesão intramural são, respectivamente, 98% e 64%, tendo o EUS como padrão-ouro.[1] A endoscopia não é capaz de identificar de qual camada da parede a lesão se ori-gina, tampouco de definir se a origem é mural ou extramural. No caso particu-lar do lipoma, a endoscopia tem sensi-bilidade baixa (40%), mas especificida-de alta (98,8%),[1] baseada na presença ou ausência do sinal do travesseiro, que corresponde ao retorno do aspecto ini-cial da lesão após compressão e retirada da pinça de biópsia fechada. Segundo Hwang e colaboradores,[1] qualquer lesão maior que 1 cm no exame endoscópico e que não tenha aspecto de lipoma deve ser avaliada por EUS.

EUS NA LESÃO SUBEPITELIAL DO TUBO DIGESTIVO ALTO

O EUS é capaz de diferenciar lesões in-tramurais de compressões extrínsecas, fornecendo alguns diagnósticos especí-ficos como compressões vasculares e por vísceras sólidas. Uma vez identificada como lesão intramural, o tamanho e a

TABELA 96.1

Achados histopatológicos de LSCR

Autor / Tipo Histológico	Kameyama[2] n = 46	Sasaki[3] n = 22	Bhutani[4] n = 3	Sohn[5] n = 1	Fotiadis[6] n = 1	Hornick[7] n = 1	Souza[8] n = 1
Recorrência de câncer do reto	3	6	–	–	–	–	–
Abscesso	–	1	–	–	–	–	–
Fibrose	–	1	–	–	–	–	–
Perineuroma	–	–	–	–	–	1	–
Schwannoma	–	–	–	–	1	–	–
Lipoma	15	1	1	–	–	–	–
Cisto epidermóide	–	1	–	–	–	–	–
Hemangioma	–	–	–	–	–	–	–
Linfangioma	9	–	–	–	–	–	–
GIST	–	1	–	–	–	–	–
Leiomioma	6	–	1	–	–	–	–
Leiomiossarcoma	3	–	–	–	–	–	–
Linfoma	2	1	–	–	–	–	–
Tumor neuroendócrino	–	2	–	–	–	–	–
Metástases	–	6	–	–	–	–	–
Varizes retais	–	–	1	–	–	–	–
Endometriose	7	–	–	–	–	–	–
Granuloma esquistossomótico	–	–	–	–	–	–	1
Tumor de células granulares	–	–	–	1	–	–	–

localização da lesão, segundo a camada endossonográfica, podem ser obtidos. Além disso, o EUS informa sobre as características morfológicas, como ecotextura, homogeneidade, margens, limites e septação. Massas anecóicas podem ser investigadas com Doppler para avaliação da existência de fluxo sangüíneo.

Algumas características identificadas ao EUS podem ser úteis para determinar a necessidade ou não de investigação subseqüente, com obtenção de tecido através de punção por agulha fina. Uma lesão anecóica, por exemplo, se homogênea, intramural e sem sinal de fluxo ao Doppler, deve ser diagnosticada como um cisto sem significado clínico, a não ser que cause obstrução da luz. Igualmente, uma lesão hiperecóica da terceira camada é, a princípio, um lipoma. A limitação ocorre para as lesões hipoecóicas das terceira e quarta camadas, onde se faz necessária complementação com a histologia.[1]

O diagnóstico presuntivo das lesões subepiteliais após endoscopia e após EUS é concordante em 71% dos casos segundo Hwang e colaboradores.[1] No mesmo trabalho, o grau de certeza do diagnóstico aumentou para 90% após EUS (p < que 0,001).

EUS NA LSCR: TÉCNICA E DESCRIÇÃO DAS LESÕES

Há poucas publicações sobre o aspecto das LSCR ao EUS.[2-4] As características das LSCR mais freqüentes podem ser vistas na Tabela 96.2.

A instrumentação usada para avaliação das LSCR pode variar de acordo com o segmento do tubo digestivo que se deseja avaliar e a profundidade da lesão. Para o exame do reto, do sigmóide e do cólon descendente, pode-se utilizar o ecoendoscópio alto (GF-UM20, Olympus, Melville, NY) com visão frontal-oblíqua.[4] Deve-se primeiro fa-

TABELA 96.2

Aspecto endossonográfico das LSCR

Característica da lesão	Forma	Bordos	Camada	Ecogenicidade	Eco interno
Câncer metastático	irregular	irregulares	qualquer	hipoecóico	heterogêneo
Carcinóide	redonda	regulares	2ª/3ª	hipoecóico	homogêneo
Cisto epidermóide	redonda	regulares	qualquer	anecóico	homogêneo
Endometriose	redonda ou fusiforme	regulares ou irregulares	4ª	hipoecóico	homogêneo
GIST	redonda	regulares	4ª	hipoecóico	homogêneo
Leiomioma	redonda	regulares	4ª	hipoecóico	homogêneo
Leiomiossarcoma	redonda lobulada	regulares	4ª	hipoecóico	heterogêneo
Linfangioma	redonda	regulares	3ª/4ª	anecóico	multilocular
Linfoma	irregular	irregulares	2ª a 4ª	hipoecóico	heterogêneo
Lipoma	redonda	regulares	3ª	hiperecóico	homogêneo
Recorrência de câncer colorretal	irregular	irregular	4ª	hipoecóico	heterogêneo
Tumor de células granulares	redonda	regular	2ª/3ª	hipoecóico	homogêneo
Varizes	tubular	regulares	2ª/3ª	anecóico	homogêneo

zer o exame endoscópico com lavagem prévia por meio de clister. Para o exame de porções proximais do cólon usa-se o ecocolonoscópio, fabricado exclusivamente para cólon e reto (Olympus CF-UM200), ou a minissonda (Olympus UM-2R) através do canal operatório do colonoscópio.[3] O ecocolonoscópio é disponível comercialmente, mas pouco utilizado devido ao alto custo e à restrição de indicações para o seu uso.

Esse tipo de exame exige preparo para colonoscopia com ingestão de laxativos e sedação com benzodiazepínicos associados ou não a opióides. Com relação à intubação do cólon direito, pode-se lançar mão da técnica de *overtube* descrita por Sasaki e colaboradores.[3] Após inserção do colonoscópio até o cólon direito vestido de um *overtube* (Olympus ST-C3), deixa-se o *overtube* posicionado no cólon esquerdo, com o objetivo de retificar o sigmóide e então permitir a progressão proximal do ecoendoscópio no cólon. Pode-se ainda usar um fio-guia (0,045 pol, 3.500 mm) através do canal operatório do colonos-

cópio para tornar a inserção do ecoendoscópio mais segura.

Para definição de freqüência do transdutor, deve-se levar em conta o tamanho da lesão a ser examinada. As sondas de 12 MHz (UM-2R) têm penetração limitada, sendo inadequadas para avaliação de lesões parietais maiores de 2 cm². Para essas lesões é mais adequada a freqüência de 7,5 MHz.

As limitações do EUS para identificação das lesões das terceira e quarta camadas do trato digestivo alto podem ser extrapoladas para o cólon e o reto. O sucesso diagnóstico para lesões malignas e benignas por imagem (EUS) está entre 79,3%[10] e 81,8%.[3]

BIÓPSIAS COM PINÇA JUMBO E RESSECÇÕES ENDOSCÓPICAS

Os resultados obtidos com biópsias realizadas com pinça tipo jumbo através da técnica de biópsias sobre biópsias são insatisfatórios para o diagnóstico de lesões subepiteliais. O rendimento está

entre 20% e 42% com essa técnica.[11,12] As ressecções endoscópicas de mucosa e submucosa (ESMR) são uma técnica alternativa com rendimento melhor (87% a 89%) e maior índice de complicações (dor e sangramento em até um terço dos pacientes)[11] quando comparadas às biópsias.[11,12] Além disso, não abrangem todas as possibilidades diagnósticas, sendo somente indicadas para lesões até a terceira camada. O índice de perfurações está em torno de 2% e 3% para remoção de lesões da camada submucosa via ESMR e é ainda maior para lesões com acometimento da camada muscular.[12]

PAPEL DA BIÓPSIA ASPIRATIVA POR AGULHA FINA GUIADA POR EUS (EUS-FNA)

A EUS-FNA é uma alternativa para o diagnóstico histológico das LSCR. Em estudo publicado por Gress e colaboradores,[13] a acurácia da EUS-FNA foi excelente para linfonodos mediastinais e massas perirretais (95% e 100%, respectivamente) e intermediária para lesões pancreáticas e subepiteliais, assim como para linfonodos abdominais (85%, 84% e 85%, respectivamente). O índice de complicações imediatas foi de 2%, todas ocorrendo em punções pancreáticas (sangramento e pancreatite). Resultados semelhantes para as punções de lesões subepiteliais foram apresentados por Mallery e colaboradores.[14] Nesse trabalho os autores destacam o bom rendimento para as lesões sólidas hipoecóicas (81%). Em contrapartida, o resultado foi ruim para as lesões em que a suspeita era lipoma, assim como para os cistos. Na região colorretal, a EUS-FNA já foi usada para o diagnóstico de lesões subepiteliais com acurácia de 95,5%.[3]

DIAGNÓSTICO DIFERENCIAL

RECIDIVA

A recorrência local do câncer retal ocorre entre 15% e 25% dos pacientes que tiveram uma ressecção aparentemente curativa. Mais da metade tem recorrência somente no local da cirurgia, sem metástases a distância. Uma parte dos pacientes pode ser candidata à reoperação curativa se a recorrência local for diagnosticada em exames de seguimento pós-operatório. De outra forma, radioterapia e quimioterapia podem melhorar o prognóstico e proporcionar razoável qualidade de vida se a cirurgia não for possível. Aproximadamente 80% das recorrências locais são perianastomóticas ou pélvicas, não acessíveis às biópsias endoscópicas. O diagnóstico dessas lesões através de métodos radiológicos incluindo a TC e a cintigrafia é difícil e alguns autores sugerem melhor acurácia com a ressonância nuclear magnética (RNM) e tomografia com emissão de pósitrons.[15] O US endorretal tem tido maior sensibilidade que os outros métodos para identificação de recorrência precoce, mas necessi-

ta de diagnóstico histológico, pois as alterações pós-operatórias são indistinguíveis da recorrência tumoral. Hunerbein e colaboradores[15] encontraram uma sensibilidade maior para o EUS em comparação com a TC (91% *versus* 86%), mas especificidade insatisfatória. A EUS-FNA foi significantemente mais acurada que a TC e o EUS (p < 0,01), e o resultado da biópsia teve impacto no manuseio de um quarto dos pacientes.

CARCINÓIDE

Os tumores neuroendócrinos (NET) do trato gastrointestinal podem se apresentar como carcinóides. São tumores raros, originados das células enterocromafins ou de Kultschitzky do intestino e têm habilidade de produzir vários peptídeos e hormônios.[16] São classificados segundo sua localização, grau de diferenciação histopatológica e índice proliferativo. Eles podem também ser classificados segundo seu comportamento clínico em tumores não-funcionantes e funcionantes, sendo os últimos responsáveis pela síndrome carcinóide (10% das lesões de delgado e cólon direito). A localização mais freqüente é o íleo terminal, junto à válvula ileocecal.[16] Os NET do cólon se apresentam como tumores sintomáticos avançados, freqüentemente diagnosticados erroneamente como adenocarcinomas. No reto, a maioria das lesões é menor que 1 cm e confinada à mucosa e à submucosa, geralmente não produzindo sintomas e permanecendo assintomática durante anos. São tumores descobertos incidentalmente ou na investigação de neoplasia metastática para fígado. Tumores maiores que 1 cm são geralmente malignos e metastáticos. Os carcinóides de jejuno e íleo têm prognóstico pior se comparados aos de estômago, duodeno e reto, pela freqüência de metástases para linfonodos, fígado e outros.

A incidência de carcinóide no cólon direito, assim como de delgado, é de 0,2 a 2 casos por 100 mil habitantes ao ano. A incidência de NET é maior em afro-americanos que em caucasianos.[16]

No cólon esquerdo e reto, a incidência é de 0,1 a 0,31 caso por 100 mil habitantes ao ano. Os achados de necropsia indicam incidência oito vezes maior do que nos achados de cirurgia. A porcentagem de NET em relação aos tumores colônicos varia entre 0,33% e 0,99%. De 5,8% a 8,7% dos NET são do cólon. A porcentagem de NETs gastrointestinais localizados no cólon é de 8,22% a 11,7%. A média de idade é de 65 anos, discretamente menor que aquela dos pacientes com adenocarcinoma (70 anos), e a taxa mulher/homem é 1,4/2. O reto é o terceiro sítio mais comum, depois da localização apendicular e do delgado. NET menores que 2 cm são encontrados em 1/1.400 retossigmoidoscopias.[17]

LIPOMA

Os lipomas do cólon foram descritos em 1757. A incidência é estimada em 0,26% ao ano, em dados da década passada.[18] Idosos têm maior probabilidade de serem acometidos e não há predominância quanto ao sexo. A maioria das lesões está localizada no cólon direito (90%) e se apresenta como lesão única. Somente em 10% dos casos são lesões múltiplas. O tipo mais freqüente é a lesão da submucosa de aparência séssil ou pediculada (90%) e o restante são as lesões subserosas.

A maior parte dos pacientes é assintomática ou levemente sintomática, sendo a lesão geralmente um achado acidental em exames com outros propósitos. Os lipomas com mais de 2 cm têm maior probabilidade de causar sintomas, que podem incluir hábito intestinal alterado, dor abdominal, diarréia, sangramento retal, auto-amputação de parte da lesão com eliminação de restos de tecido e intussuscepção.[18]

O diagnóstico à endoscopia pode ser confirmado pela presença do sinal do travesseiro. A compressão com a pinça sobre a superfície da lesão pode também interromper o fluxo de vasos e permitir que a cor amarelada do lipoma se deixe revelar sob a mucosa do cólon.

O tecido adiposo pode sofrer protrusão através do sítio de biópsias (sinal da gordura nua). À microscopia, a lesão é indistinguível da gordura normal. Ao EUS, os lipomas são geralmente ovóides, bem delimitados, homogêneos e hiperecóicos. As ressecções podem ser consideradas nas lesões grandes (maiores que 3 cm) e com sintomas atribuíveis à lesão.[18] A lesão é típica, não havendo, salvo raras exceções, diagnóstico diferencial a ser feito.

LINFOMA

Desde que foi descrita a regressão de linfomas de baixo grau (MALT) no estômago através da erradicação do *H. pylori* (HP) com antibióticos, séries de relatos similares se seguiram.[19] Existem também relatos da utilidade de estratégias de erradicação do HP para o tratamento do linfoma MALT de outros sítios do TGI que não o estômago, apesar de o mecanismo não ser bem entendido. Kikuchi e colaboradores[19] relatam uma série de três casos de linfoma MALT do cólon em que a testagem para o HP foi negativa (múltiplos métodos incluindo sorologia) e cuja resposta ao tratamento para erradicação do HP foi positiva. Na maioria das vezes os linfomas MALT são originados do estômago, sendo raros os do cólon. Na revisão de dez casos por Kikuchi e colaboradores,[19] a média de idade foi de 64,2 anos e todas as lesões, exceto uma, eram do reto e do tipo protruso. Os autores associam o sucesso do tratamento com antibióticos a uma possível ligação com outros agentes infecciosos, justificando o uso dessa abordagem nos linfomas MALT do cólon. Os diagnósticos diferenciais são as metástases e os carcinóides. Os critérios para diagnóstico histológico são semelhantes aos do linfoma MALT gástrico.

LEIOMIOMA E LEIOMIOSSARCOMA

Os leiomiomas e leiomiossarcomas fazem parte do grupo de neoplasias mesenquimais gastrointestinais, definidas como neoplasias não-epiteliais que exibem uma proliferação de células epitelióides imaturas ou fusiformes, originadas de camadas musculares do TGI. Distinguem-se dos GIST pela diferenciação em músculo liso e perfil imuno-histoquímico específico (Tabela 98.3). Existem classificações patológicas e prognósticas que separam os leiomiomas, os leiomiossarcomas de baixo grau e os leiomiossarcomas de alto grau. As orientações histológicas para tumores de alta malignidade incluem tamanho (maior que 5 cm), taxa de mitoses (maior que 10 por 10 campos de grande aumento), número de necroses, vascularidade e atipia celular.[20]

São mais freqüentes no tubo digestivo alto, notadamente estômago e delgado, sendo o acometimento retal responsável por 7% a 11% de todos os tumores de músculo liso do TGI. A incidência é de 0,15% a 0,3% dentre as neoplasias colorretais. A cada 2 mil tumores de reto, um é leiomioma. A faixa etária de acometimento é entre 40 e 50 anos.[20]

Os leiomiomas são curáveis cirurgicamente, enquanto os leiomiossarcomas têm ressecção curativa em 60% dos casos, sendo a sobrevida nestes de 40% em cinco anos. A sobrevida para tumores graus 2 e 3 é de 30% em cinco anos, enquanto para o grau 1 (lesão menor que 5 cm e uma mitose por 10 campos de grande aumento) é de 75%.[21]

O aspecto endossonográfico do leiomioma é de uma lesão acometendo a segunda ou quarta camada, hipoecóica, homogênea e de bordas regulares. Já o leiomiossarcoma tem conteúdo heterogêneo, limites não precisos (quando há invasão de outras camadas) e bordas irregulares. O principal diagnóstico diferencial a ser feito é com os GIST.

PERINEUROMAS

Os tumores benignos originados da bainha de nervos periféricos são incomuns, representam de 2% a 6% dos tumores estromais do TGI[6] e incluem os ganglioneuromas, neurofibromas, schwannomas e perineuromas. No cólon e no reto os dois últimos já foram descritos como LSCR.[7]

Os perineuromas incluem as variantes de tecidos moles, intraneural e esclerosante. A maioria dos originados de tecidos moles acomete o subcutâneo, enquanto uma parte acomete tecidos moles profundos. Numa série de dez casos descrita por Hornick e colaboradores,[7] a maioria dos perineuromas foi descrita como lesões intramucosas, mas um caso de LSCR oriundo de ressecção cirúrgica foi descrito. O tumor media 3 cm, era bem circunscrito e histologicamente composto de estroma colágeno com uma arquitetura algo fascicular. As células eram do tipo fusiformes, com núcleos afilados e processos citoplasmáticos bipolares alongados. A histoquímica foi positiva para o antígeno de membrana epitelial (EMA). Os dados epidemiológicos disponíveis apontam para uma incidência maior de perineuromas em mulheres na quinta década de vida. O diagnóstico diferencial são os GIST e os schwannomas.

SCHWANNOMAS

Os schwannomas são tumores mesenquimais em geral benignos, derivados das células de Schwann que formam a bainha neural, e que podem tornar-se malignos se não tratados. Podem localizar-se em qualquer parte, mas o tipo mais comum é o schwannoma benigno do VIII par craniano (neurinoma do acústico).[6] Relatos de schwannomas isolados do reto e do cólon são muito raros. Eles têm a mesma incidência em mulheres e homens e a média de idade na apresentação é de 65 anos. São tumores de crescimento lento e assintomáticos, mas às vezes podem causar sangramento retal, obstrução colônica, distúrbios da defecação e dor. É importante ressaltar que a dor retal pode ser o único sintoma de um schwannoma intra-espinha, podendo ser confundida com proctalgia fugaz ou neuralgia retal.

Dois tipos histológicos são descritos: Antoni tipo A, com células fusiformes densamente envelopadas (corpos de Verocav); e Antoni tipo B, com células fusiformes frouxamente organizadas (ausência de corpos de Verocav) no estroma mixóide.

A imunologia tem papel central no diagnóstico, assim como em outras LSCR. É fortemente positiva para proteína *s-100*, tem baixa afinidade para receptor do fator de crescimento dos nervos (P75), colágeno IV, GFAP e CD-34; e negativa para CD-117 (*kit*), proteína de neurofilamentos, actina de músculo liso e desmina.

Schwannomas podem ocorrer em pacientes com doença de Von Recklinghausen (NF I), apesar de não existir uma correlação evidente entre schwannomas colorretais e NF. Os diagnósticos diferenciais incluem outros tumores da bainha dos nervos e os GIST.

TUMORES ESTROMAIS

Os tumores estromais gastrointestinais são um grupo distinto de neoplasias que ocorrem no trato gastrointestinal, no mesentério, no omento e no retroperitôneo. Constituem a neoplasia mesenquimal mais comum do trato gastrointestinal e são definidos pela expressão de *kit* (CD117), um receptor para o fator de crescimento tirosina quinase.[22] A expressão de *KIT* é importante para distinguir os GIST de outras neoplasias mesenquimais como leiomiomas, leiomiossarcomas, schwannomas e neurofibromas, assim como determinar a responsividade à terapia com inibidores do *KIT*.

A sua exata prevalência é difícil de determinar, mas estima-se uma freqüência de 10 a 20 casos por milhão de pessoas. Não existe associação com localização geográfica, raça, etnia ou ocupação. Alguns estudos mostram uma leve predominância em homens, e a maioria tem mais de 50 anos na época da apresentação da doença. Pacientes com neurofibromatose tipo 1 têm maior prevalência de GIST. GIST é um achado comum da Tríade de Carney, uma condição rara que associa leiomiossarcoma

epitelióide, paraganglioma e condroma pulmonar.

A maioria dos GIST origina-se da camada muscular própria da parede do estômago ou intestino, expressando-se como massas de crescimento exofítico, com projeção para a cavidade abdominal. Com freqüência, um componente dessas lesões pode distender a mucosa do segmento acometido do cólon, causando ulceração e sangramento (manifestação mais freqüente), dor, distensão e obstrução. As lesões originadas da camada muscular da mucosa se manifestam como pólipos diagnosticados em exames colonoscópicos de rotina e provavelmente representam leiomiomas verdadeiros.[22]

A maior parte dos GIST é do estômago (70%), seguida pelo intestino delgado (20% a 30%), ânus e reto (7%), cólon e esôfago.

Histologicamente, os GIST podem ser classificados quanto à morfologia predominante das células em fusiformes e epitelióides. Na literatura antiga, os tumores com morfologia epitelióide eram referidos como leiomioblastomas ou leiomiossarcomas epitelióides.

A maioria das lesões localizadas no ânus, reto e cólon (localização baixa) é do tipo fusiforme, sendo ocasionais o epitelióide e alguns tumores com mistura dos dois tipos celulares.[22] Em geral os GIST malignos são maiores, mais hipercelulares e têm mais atividade mitótica que os benignos. A maioria dos que possuem localização baixa é maligna.

Os GIST fusiformes são compostos de células em forma de cigarrilha com núcleos alongados e citoplasma eosinofílico a basofílico. Os GIST epitelióides são compostos de células arredondadas ou poligonais com núcleo disposto centralmente. A sua arquitetura pode variar entre um arranjo em faixas de fascículos entrelaçados, lembrando os tumores de músculo liso, e um arranjo em paliçada dos núcleos, lembrando os tumores da bainha dos nervos. Podem também apresentar um padrão com vascularização exuberante e, ocasionalmente, são compostos de pequenas células ar-

redondadas uniformes, dispostas em um padrão organóide, aninhado, lembrando os tumores neuroendócrinos. As porções estromais do tumor podem exibir hialinização perivascular intensa, alterações mixóides ou sangramento.

Os aspectos imuno-histoquímicos incluem a expressão do *KIT* (por definição, presente), a co-expressão de CD34 (presente em 70% dos casos), a positividade para actina de músculo liso e, raramente, para desmina e proteína s-100.[22]

Os diagnósticos diferenciais mais importantes são com os tumores de origem mesenquimal como leiomioma, leiomiossarcoma e schwannoma para os quais a realização de imuno-histoquímica (avaliação da expressão do *KIT*) é imprescindível, assim como para os tumores neuroendócrinos. Para tal, torna-se ferramenta importante a punção aspirativa por agulha fina ecoguiada, já que o aspecto endossonográfico não é definitivo (Tabela 96.2).

TUMOR DE CÉLULAS GRANULARES

O tumor de células granulares (TCG) é um tumor de tecidos moles, provavelmente derivado de nervo periférico,[23] que pode ser localizado em qualquer parte do corpo. Ocorre comumente na cavidade oral e no tecido subcutâneo, sendo raro no cólon e no reto. No trato gastrointestinal, a localização mais freqüente é no esôfago, seguido por duodeno, ânus e estômago. Inicialmente descrito por Abrikossoff, a maior parte dos casos até hoje foi descrita como achado incidental de endoscopia, tendo aspecto de pequenas (em geral < 2 cm) lesões arredondadas, da camada submucosa, nodulares e recobertas por mucosa normal. Os TCG podem ser encontrados na camada muscular e subserosa do TGI, apesar de ser achado incomum. Segundo relato de série de casos por Sohn e colaboradores,[5] a maioria das lesões acomete o cólon proximal, sendo mais comum em mulheres (relação mulher:

homem de 1,3:1,0), com média de idade de 41± 6,5 anos (31-49).

O diagnóstico final de TCG depende dos seguintes achados histopatológicos e imuno-histoquímicos: são tumores compostos de células poligonais, com núcleos pequenos vesiculares (histiócito-*like*), nos quais as figuras de mitose estão ausentes; e abundante citoplasma grosseiramente granular eosinofílico, com grânulos PAS-positivos, diastase-resistentes. Os marcadores neurais incluindo a proteína s-100 ou NSE expresso uniformemente estão presentes. São negativos para queratina, desmina e actina de músculo. O antígeno carcinoembriogênico pode estar presente.[5,23] Os TCGs são geralmente benignos e a malignidade se correlaciona com o tamanho, com mais de 60% das lesões metastáticas maiores que 4 cm. Como no cólon as lesões encontradas têm geralmente menos de 2 cm e são bem dissociadas da muscular própria, em geral a ressecção endoscópica pode ser a escolha inicial. O diagnóstico diferencial principal são os GIST e os tumores da bainha do nervo.

HEMANGIOMA

Hemangiomas (HA) estão entre as malformações vasculares presentes no TGI, mas são raras. Podem estar associadas a HA em outras localizações. Menos de 2% dos pacientes com HA cutâneos têm lesões no TGI.[23] São definidas pela presença de aberrações na arquitetura vascular normal. O termo HA é reservado para as anormalidades vasculares com características sólidas.[24] São em sua maioria hamartomas, podem ser únicos ou múltiplos e se apresentar em qualquer idade.[24] Além das formas esporádicas, os HA podem ser encontrados em várias síndromes raras: a síndrome de Peutz-Jegher, a síndrome do nevo azul, a síndrome de Klippel-Trenaunay-Weber, a síndrome de Maffucci e a síndrome de Kasabach-Merritt.[23]

Os HA são classificados em: cavernosos, capilares e mistos (capilares/cavernosos). O termo cavernoso refere-se à presença de canais vasculares grandes e dilatados, recobertos por uma camada de endotélio. São geralmente grandes e sintomáticos. Ocorrem mais comumente no cólon sigmóide e no reto e têm aparência de tumores subepiteliais com sangramento petequial na mucosa que recobre a lesão. Com o tempo pode ocorrer calcificação dentro dos canais levando à aparência de flebolitos no raio X simples de abdome.

As manifestações clínicas mais comuns são sangramento (40%), dor abdominal (30%) e intussuscepção (10%). O risco maior está nos HA cavernosos infiltrantes, que podem envolver estruturas adjacentes como mesentério e retroperitôneo e o sistema linfático (como linfangiomas) e serem associados à enteropatia perdedora de proteínas. Eles consomem plaquetas e levam à trombocitopenia. A angiografia, a endoscopia e a enteroscopia são diagnósticas. O sangramento recorrente é mais bem tratado por cirurgia, mas a mucosectomia pode ser usada em alguns casos para lesões pequenas do reto. Nas lesões não operáveis, o interferon-alfa (agente antiangiogênico) mostrou involução da lesão documentada pela RNM.[24]

LINFANGIOMA

O linfangioma (LA) é um tumor benigno comumente encontrado em crianças. Muitos linfangiomas são malformações congênitas do sistema linfático e são consideradas hamartomas linfáticos.[25] Os LA geralmente ocorrem na cabeça, pescoço e axilas. São massas que consistem de células endoteliais e tecido conectivo de suporte. Células arredondadas, ilhotas de células de gordura e células musculares lisas estão presentes. O linfangioma colorretal foi primeiro descrito por Chisholm e Hillkowitz em 1932 e recentemente tem sido mais diagnosticado por biópsia, polipectomia e ESMR. As localizações relatadas para os linfangiomas abdominais foram mesentério, retroperitônio, omento, mesocólon, vesícula biliar, ductos biliares, pâncreas, esôfago, estômago, duodeno,

delgado, cólon e ureter. As lesões intra-abdominais são raras e compreendem 5% de todos os linfangiomas.[25] A média de idade na apresentação inicial do LA é 30,7 anos e 55,2 ±14,1 anos para o colorretal. É mais incidente em homens, com razão homem:mulher de 150:92. Geralmente são lesões únicas em cólon direito e transverso. Têm aparência lisa e arredondada, base larga, cor vinhosa, translúcida, tensa e lustrosa. O sinal de Cushion é presente quando há compressão pela pinça de biópsias.

As manifestações clínicas são de dor abdominal, náusea e vômitos descritos para os casos de intussuscepção, assim como sangramento nas fezes, sangramento maciço e enteropatia perdedora de proteína.[25]

A histologia pode mostrar um tumor cístico da submucosa, revestido por uma camada única de células endoteliais. A arquitetura do LA pode ser dos tipos cavernomatoso, cístico e multilocular.

O diagnóstico diferencial são lipoma, hemangioma cavernoso, leiomioma, duplicação entérica, cisto mesotelial ou tumores subepiteliais miogênicos ou neurogênicos.[25]

ENDOMETRIOSE

Endometriose é uma doença ginecológica definida pela presença de glândulas endometriais e estroma fora da cavidade endometrial e da musculatura uterina. O sítio de implantes endometrióticos mais comum é a pelve, e o sítio extrapélvico mais comum é o TGI, notadamente o reto e o sigmóide.[26]

O TGI é afetado em 5% a 15% das mulheres submetidas à laparoscopia ou laparotomia por sintomas relacionados à endometriose e em até 40% das mulheres pós-menopausa com endometriose sintomática. Os implantes são geralmente encontrados no reto e no sigmóide, no apêndice e no íleo terminal, em ordem decrescente de freqüência. Na maioria dos casos a endometriose gastrointestinal (EMGI) é assintomática e diagnosticada durante cirurgia ou laparoscopia para endometriose pélvica. Existem somente alguns casos relatados na literatura descrevendo doença sintomática.[26]

A doença atinge mulheres em idade fértil ou pós-menopausa, e as manifestações clínicas são exceção, podendo incluir hematoquezia, disquezia, dor abdominal, constipação, tenesmo e, raramente, perfuração ou obstrução. As queixas podem ou não guardar relação com o ciclo menstrual.

A TC e a ressonância nuclear magnética são boas técnicas de imagem para o diagnóstico da endometriose pélvica, mas não para o envolvimento intestinal e retal, com sensibilidades de 66% e 67%, respectivamente.[26] Achados endoscópicos variam de uma lesão arredondada, bem definida, recoberta por mucosa normal a uma mucosa retal com nodularidade irregular, por vezes de cor azul-violácea. No exame endossonográfico, os implantes endometrióticos são lesões hipoecogênicas ou heterogêneas, às vezes com áreas anecóicas, com envolvimento das camadas mais profundas (até a quinta camada).[26]

CISTO EPIDERMÓIDE

Os cistos de desenvolvimento (CD) são as lesões císticas mais comuns em adultos.[27] São classificados em cistos epidermóides, cistos dermóides, cistos entéricos (cistos da cauda do intestino e cistos de duplicação retal) e cistos neuro-entéricos, de acordo com a origem e achados histopatológicos. Ocorrem mais em mulheres de meia-idade numa taxa de 3:1. Apesar de serem com freqüência assintomáticos (50% dos casos), podem se apresentar com sintomas locais relativos ao efeito de massa (constipação, plenitude retal, dor abdominal baixa e disúria). A infecção, a fistulização, o sangramento e a degeneração maligna são as principais complicações dos CD. São em grande parte descobertos durante exame de rotina (toque retal) ou exame ultra-sonográfico transretal. O aspecto de imagem típico é de uma lesão cística

com parede fina, unilocular ou multilocular. Raramente os CD estão associados a defeitos do sacro e calcificações pré-sacrais. A Síndrome de Curraino é uma síndrome incomum que associa uma massa pré-sacral à malformação anorretal (estenose anal ou ânus imperfurado tipo baixo) e defeito do sacro. A massa pode ser um CD, um teratoma, uma meningocele, um cisto entérico, um cisto dermóide ou uma combinação desses. O diagnóstico diferencial inclui: o teratoma sacrococcígeo cístico, a meningocele sacral anterior, os cistos de glândulas ou ductos anais, o leiomiossarcoma retal com necrose, a adenomucinose extraperitonial, o LA cístico, o abscesso piogênico e o condroma sacral com necrose. A excisão cirúrgica está indicada para diagnóstico e prevenção das complicações.[27]

VARIZES RETAIS

A prevalência de varizes retais (VR) foi estudada por Dhiman e colaboradores.[28] Eles relataram uma prevalência dessas lesões nos pacientes com hipertensão portal de 43,3%, resultados similares aos relatos anteriores.[28] A prevalência das VR foi de 75% quando os pacientes eram estudados com EUS, mostrando uma sensibilidade maior do método com diferença significativa (p > 0,0005). Entre os fatores estudados associados à maior prevalência de VR, destaca-se a realização de escleroterapia das varizes de esôfago. A histologia pode mostrar vasos ectasiados, edema de mucosa e submucosa, infiltrado inflamatório agudo ou crônico e alterações das criptas.[28]

METÁSTASES

A metástase mais freqüente no intestino é a do melanoma maligno.[23] A maioria tem história conhecida da doença, mas alguns pacientes não forneceram essa informação no momento do exame. Comumente envolvem a submucosa e a muscular, produzindo massas que raramente causam sangramento e obs-

trução. O diagnóstico é óbvio quando a melanina está presente. Nos casos acromáticos, a proliferação de células fusiformes e epitelióides pode lembrar os GIST. A diferenciação dos GIST e outras neoplasias malignas depende da positividade para vimentina, proteína s-100 e HMB45. Outro tumor metastático que pode gerar confusão diagnóstica é o sarcoma de endométrio de baixo grau, que se caracteriza por ninhos de células fusiformes dentro de canais vasculares, podendo ser confundido com GIST.[23]

São ainda relatadas metástases de tumores de vias biliares, estômago e ovário para o reto.[3]

EXEMPLOS

Quatro casos de LSCR foram apresentados em 2005 por Souza.[8]

ESQUISTOSSOMOSE INTESTINAL

Feminina, branca, 42 anos, com queixa de dor abdominal e diarréia. No reto médio, lesões endurecidas ao toque. À retoscopia havia imagens nodulares (Figura 96.1) de aspecto subepitelial, de cor amarelada, biopsiadas. O exame histopatológico (Figura 96.2) mostrou granulomas sarcóides com células gigantes e ovos degenerados de *Schistosoma mansoni*.

TUMOR CARCINÓIDE

Feminina, 59 anos, com queixa de constipação e dor em fossa ilíaca esquerda. À colonoscopia havia lesão polipóide séssil (Figura 96.3) de 9 mm, localizada no ceco junto ao apêndice, de aspecto subepitelial, recoberta por mucosa normal, retirada com alça diatérmica. A histologia com imuno-histoquímica (Figuras 96.4 e 96.5) mostrou lesão de aspecto nuclear salpicado, positiva para cromogranina A.

LEIOMIOMA DE SIGMÓIDE

Feminina, 31 anos, com queixa de anemia e hematoquezia. A sigmoidoscopia

TABELA 96.3

Perfil imuno-histoquímico das LSCR

Marcador Lesão	kit	CD-34	ker	vim	HMB45	CLA	CEA	Des	Act	S-100	NSE	EMA
GIST	+	+/-	-	-	-	-	-	-/+	+/-	-/+	-	-
TCG	-	-	-	+	-	-	-/+	-	-	+	+	-
Perineuromas	-	-	-	+	-	-	-	-	-	-	-	+
Schwannomas	-	-/+	-	+	-	-	-	-	-	+	-	-
Melanoma	-	-	-/+	+/-	+/-	-	-	-	-	+/-	-	-
Linfoma	-	-	-	-	-	+	-	-	-	-	-	-
Adenocarcinoma	-	-	+	-/+	-	-	+	-	-	-	-	-
Leiomioma	-	-	-	-	-	-	-	+	+	-	-	-

Ker – queratina; Vim – vimentina; Des – desmina; Act - actina; CLA – antígeno leucocitário comum; CEA – antígeno carcinoembrionário; NSE – enolase específica do neurônio; EMA – antígeno de membrana epitelial; + positivo; – negativo; +/- geralmente positivo, às vezes negativo; -/+ geralmente negativo, às vezes positivo.

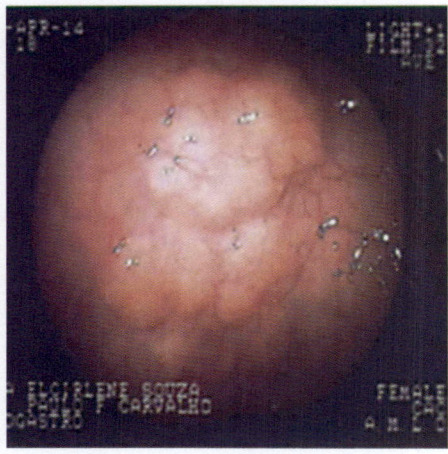
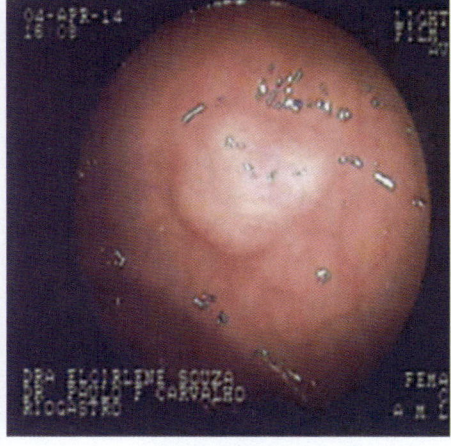

FIGURA 96.1

Granuloma do reto

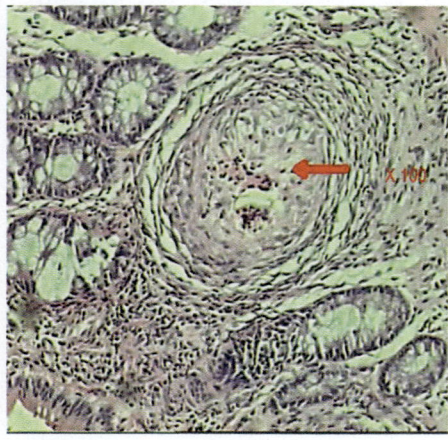
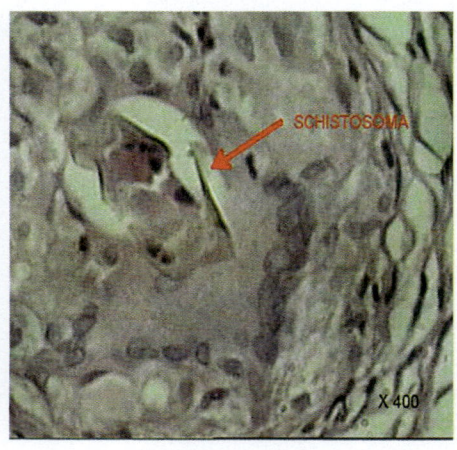

FIGURA 96.2

Histologia do granuloma

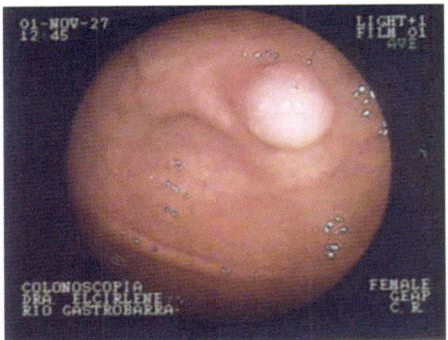

FIGURA 96.3

Tumor carcinóide do ceco

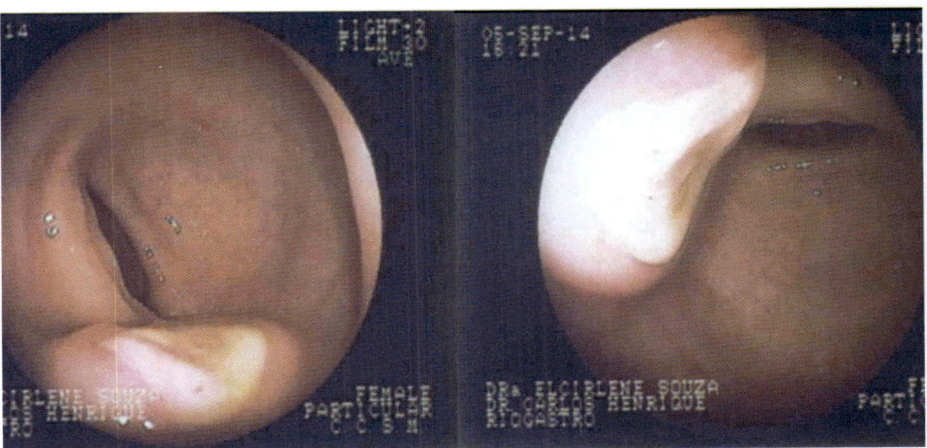

FIGURA 96.6

Leiomioma do sigmóide

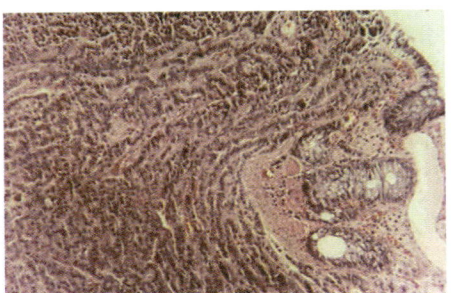

FIGURA 96.4

Tumor carcinóide (imuno-histoquímica no menor aumento)

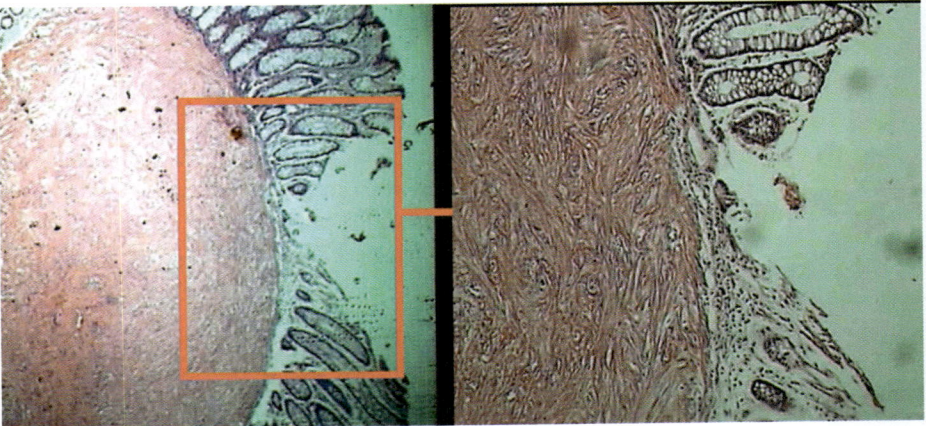

FIGURA 96.7

Histologia do leiomioma

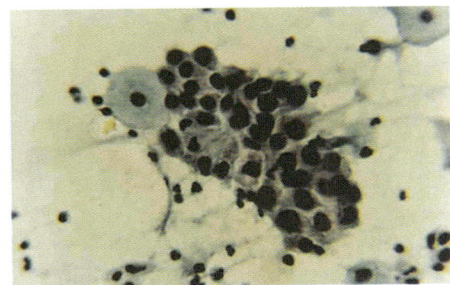

FIGURA 96.5

Tumor carcinóide (imuno-histoquímica no maior aumento)

mostrou lesão de aspecto subepitelial (Figura 96.6), medindo 2,5 cm, com ulceração central, biopsiada. Na histologia (Figura 96.7) foram vistas células fusiformes, sem atipia, bem delimitadas. Leiomioma ulcerado do sigmóide.

TUMOR DE CÉLULAS GRANULARES.

Masculino, 62 anos, com alternância do hábito intestinal. A colonoscopia mostrou lesão polipóide séssil (Figura 96.8) de 6 mm, móvel, de aspecto subepitelial, localizada no cólon ascendente, retirada com alça de polipectomia. A histologia (Figura 96.9) mostrou tumor submucoso composto por massas sólidas de células histiócito-*like* com abundante citoplasma eosinofílico.

CONCLUSÕES

As LSCR são raras. Com o alargamento das indicações de colonoscopia, espera-se um aumento no diagnóstico dessas lesões. A endoscopia não é capaz de fornecer o diagnóstico, exceto para lipomas. O EUS é ferramenta útil para avaliação dessas lesões e deve ser feito sempre que disponível. Ele pode indicar lesões anecóicas das segunda e terceira camadas (cistos ou varizes). No caso de lesões anecóicas com fluxo onde o diag-

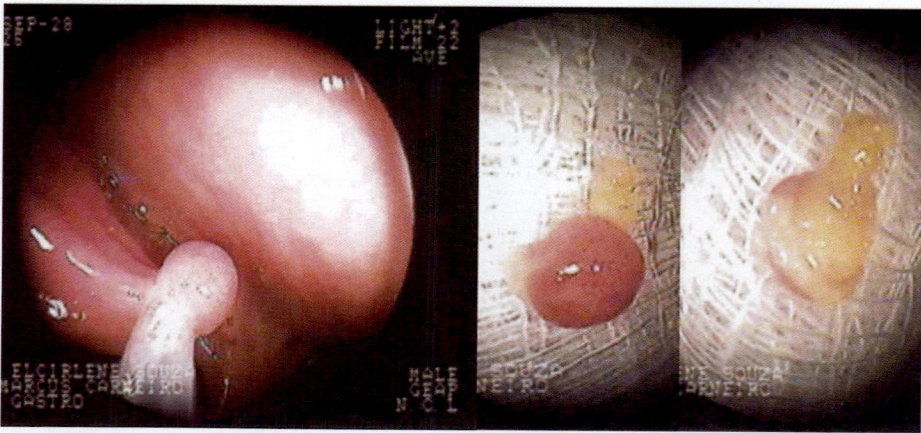

FIGURA 96.8

Tumor de células granulares

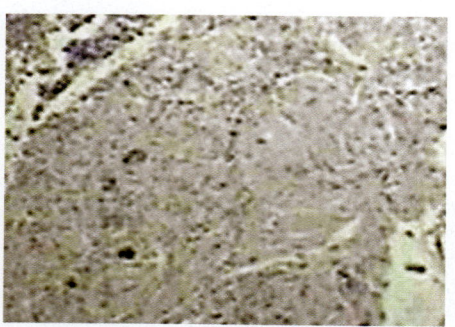

FIGURA 96.9

Histologia do tumor de células granulares

nóstico de variz pode ser atribuído, nada mais precisa ser realizado. No caso de lesões anecóicas do reto, faz-se necessária investigação complementar por punção e possivelmente ressecção cirúrgica, devido à rentabilidade da punção nos cistos. No caso de lesões não-anecóicas ou não hiperecóicas, faz-se necessária a complementação histopatológica através da punção aspirativa por agulha fina ou ressecção endoscópica, quando esta for restrita à submucosa. A histologia e a imuno-histoquímica geralmente são diagnósticas para as lesões hipoecóicas das terceira e quarta camadas, considerando-se que os principais diagnósticos são os GIST, o TCG, os tumores da bainha de mielina, os tumores de músculo liso e os linfangiomas.

REFERÊNCIAS BIBLIOGRÁFICAS

1. Hwang JH, Saunders MD, Rulyak SJ, Shaw S, Nietsch H, Kimmey MB. A prospective study comparing endoscopy and EUS in the evaluation of GI subepithelial masses. Gastrointest Endosc 2005;62(2):202-8.

2. Kameyama H, Niwa Y, Arisawa T, Goto H, HayakawaT. Endoscopic ultrasonography in the diagnosis of submucosal lesions of the large intestine. Gastrointest Endosc 1997;46(5):406-11.

3. Sasaki Y, Niwa Y, Hirooka Y, Ohmiya N, Itoh A, Ando N et al. The use of ultrasound-guided fine-needle aspiration for investigation of submucosal and extrinsic masses of the colon and rectum. Endoscopy 2005;37(2):154-60.

4. Bhutani MS, Nadella P. Utility of an upper echoendoscope for endoscopic ultrasonography of malignant and benign conditions of the sigmoid/left colon and the rectum. Am J Gastroenterol 2001;96(12):3318-22.

5. Sohn D-K, Choi H-S, Chang Y-S, Huh J-M, Kim D-H, Kim D-Y et al. Granular cell tumor of colon: report of a case and review of literature. World J Gastroenterol 2004;10(16):2452-4.

6. Fotiadis CI, Kouerinis IA, Papandreou I, Zografos GC, Agapitos G. Sigmoid schwannoma: a rare case. World J Gastroenterol 2005;11(32):5079-81.

7. Hornick JL, Fletcher CDM. Intestinal perineuromas. Clinicopatologic definition of a new anatomic subset in a series of 10 cases. Am J Surg Pathol 2005;29(7):859-65.

8. Souza EA. Lesões submucosas colônicas. In: XVII Seminário Brasileiro de Endoscopia Digestiva; 2005 Nov 15-18; Vitória, Brasil.

9. Hwang JH, Kimmey MB. The incidental upper gastrointestinal subepithelial mass. Gastroenterology 2004;126(1):301-7.

10. Kwon JG, Kim EY, Kim YS, Chun JW, Chung JT, You SS. Accuracy of endoscopic ultrasonographic impression compared with pathologic diagnosis in gastrointestinal submucosal tumors. Korean J Gastroenterol 2005;45(2):88-96.

11. Cantor MJ, Davilla RE, Faigel DO. Yield of tissue sampling for submucosal lesions evaluated by EUS: a comparision between forceps biopsies and endoscopic submucosal-mucosal resection. Gastrointest Endosc 2004;59(5):234A.

12. Hunt GC, Smith PP, Faigel DO. Yield of tissue sampling for submucosal lesions evaluated by EUS. Gastrointest Endosc 2003;57(1):68-72.

13. Gress FG, Hawes RH, Savides TJ, Ikemberry SO, Lehman GA. Endoscopic ultrasound-guided fine-needle aspiration biopsy using linear array and radial scanning endosonography. Gastrointest Endosc 1997;45(3):243-50.

14. Mallery S, Lai R, Bardales R, Stelow E, Debol S, Stanley M. EUS-guided needle aspiration (EUS-FNA) in subepitelial intramural GI-tract masses (SIGIM): results in 105 lesions. Gastrointest Endosc 2004;59(5):234A.

15. Hunerbein M, Totkas S, Moesta KT, Ulmer C, Handke T, Schlag PM. The role of transrectal ultrasound-guided biopsy in the postoperative follow-up of patients with rectal cancer. Surgery 2001;129(2):164-9.

16. De Herder WW. Tumors of the midgut (jejunum, ileum and ascending colon, including carcinoid syndrome). Best Pract Res Clin Gastroenterol 2005;19(5):705-15.

17. Vogelsang H. Endocrine tumors of hidgut. Best Pract Res Clin Gastroenterol 2005;19(5):739-51.

18. Zhang H, Cong J-C, Chen C-S, Qiao L, Liu E-Q. Submucous colon lipoma: a rare case report and review of the literature. World J Gastroenterol 2005;11(20):3167-69.

19. Kikuchi Y, Matsui T, Hisabe T, WadaY, Hoashi T, Tsuda S. Deep infiltrative low-grade MALT (mucosal-associated lymphoid tissue) colonic lymphomas that regressed as result of antibiotic administration: endoscopic ultrasound evaluation. J Gastroenterol 2005;40(8):843-7.

20. Campos FG, Leite AF, Araújo SEA, Atuí FC, Seid V, Habr-Gama A. Anorectal leiomyomas: report of two cases with different anatomical patterns and review of literature. Rev Hosp Clin Fac Méd S Paulo 2004;59(5):296-301.

21. Yamamoto BH, Tsuchiya T, Ishimaru Y, Kisaki Y, Fugino J, Ushida H. Infantile intestinal leiomyosarcoma is prognostically favorable despite histologic aggressiveness: case report and literature review. J Ped Surg 2004;39:1257-60.

22. Levy AD, Remotti HE, Thompson WM, Sobin LH, Miettinen M. Gastrointestinal stromal tumors: radiologic features with pathologic correlation. Radiographics 2003;23(2):283-304.

23. Chondroma P. Gastrointestinal pathology. In: Appleton, Lange, editores. Mesenquimal tumors of the gastrointestinal tract. Stanford, Connecticut; 1999. P. 365-91.

24. Gordon FH, Watkinson A, Hodgson H. Vascular malformations of the gastrointestinal tract. Best Pract Res Clin Gastroenterol 2001;15(1):41-58.

25. Matsuba Y, Mizuiri H, Murata T, Niimi K. Adult intussertion due to lymphangioma of the colon. J Gastroenterol 2003;38:181-5.

26. Charabaty A, Ahlawat SK, Garvin D, Haddad NG. Role of EUS-guided FNA in the diagnosis of symptomatic rectosigmoid endometriosis. Gastrointest Endosc 2006;63(2):331-5.

27. H Dahan, L Arrive, D Wendum, HD le Pointe, H Djouhri, J-M Tubiana. Retrorectal developmental cysts in adults: clinical and radiologic-histopathologic review, differential diagnosis and treatment. Radiographics 2001;21:575-84.

28. RK Dhiman, VA Saraswat, G Choudhuri, BC Sharma, R Pandey, SR Naik. Endosonographic, endoscopic, and histologic evaluation of alterations in the rectal venous system in patients with portal hypertension. Gastrointest Endosc 1999;49(2):218-27.

CAPÍTULO 97

VÓLVULO DE SIGMÓIDE

Admar Borges da Costa Junior

INTRODUÇÃO

Vólvulo ou volvo é uma torção axial de segmento do intestino sobre seu mesentério resultando em obstrução intestinal mecânica aguda. O sigmóide é o segmento colônico mais freqüentemente acometido. Embora pareça relativamente pouco freqüente na prática clínica diária, o vólvulo de sigmóide é a terceira causa de obstrução colônica, superada apenas por neoplasias e pela doença diverticular.[1,2]

A incidência de vólvulo de sigmóide varia de acordo com a região do mundo. Nos Estados Unidos, participa com 2% a 5% das obstruções colônicas.[3] Em certas regiões da África, a incidência atinge de 20% a 50%.[4] No altiplano andino sul-americano, o vólvulo de sigmóide é a causa mais freqüente de obstrução intestinal, por razões ainda não muito claras, participando com até 75% das obstruções colônicas.[5] Vólvulos de outros segmentos do cólon são eventos raríssimos e não apresentam tratamento endoscópico satisfatório.

ETIOLOGIA E FISIOPATOLOGIA

A causa do vólvulo é multifatorial, porém duas condições são indispensáveis para seu surgimento: segmento redundante do cólon e mesocólon longo, porém estreito no seu ponto de fixação parietal, fazendo com que as duas extremidades da alça possam se aproximar entre si, ocorrendo, assim, a rotação.[6] A torção, que pode ser horária ou anti-horária, resulta em obstrução e distensão do cólon com gás e líquido.[3] Se a válvula ileocecal for competente, uma dupla obstrução em alça fechada ocorre com risco de perfuração da fina parede cecal.[6]

Suspeita-se que o vólvulo de sigmóide deva estar relacionado a condições adquiridas, já que raramente ocorre em jovens; apresenta maior incidência em certas regiões do mundo, em populações predispostas ao megacólon chagásico e em certas partes da Índia e da África em que predomina alta ingestão de fibras na dieta, levando à redundância do cólon.[7,8] Outros fatores etiológicos são: constipação intestinal crônica, doenças neurológicas sistêmicas e intestinais, aderências, gestação, toxinas e doenças metabólicas. Ocorre mais comumente em idosos, acamados e em pacientes psiquiátricos quando hospitalizados por longo tempo, possivelmente em razão do uso de medicamentos que possuem como efeito colateral a constipação.[9]

Durante a gestação, o vólvulo ocorre em 1/1.500 a 1/66.431 gestações,[10,11] fazendo com que 44% das obstruções intestinais mecânicas das gestantes estejam relacionadas a vólvulo de sigmóide.[10,12] A gestação é um fator predisponente porque o crescimento uterino eleva o sigmóide para fora da pelve, possibilitando sua rotação em seu ponto de fixação pélvico.[12]

Vólvulo de sigmóide após realização de manobras durante colonoscopia é um acontecimento muito raro.[13]

DIAGNÓSTICO

Dor e distensão abdominais com interrupção da eliminação de fezes e flatos são os achados mais predominantes.[14,15,16] A distensão abdominal é por vezes acentuada, podendo ser maior do que a observada em obstrução de intestino delgado ou obstrução colônica tumoral. Ao exame físico, encontra-se abdome distendido, timpânico, sobretudo em abdome superior. O cólon distendido pode ser palpado ou mesmo sua assimetria abdominal notada na inspeção. Alguns pacientes já se apresentam febris, toxemiados, taquicárdicos, hipotensos, com dor abdominal importante à palpação, levando à suspeita de gangrena e peritonite.

A radiografia simples mostra alça intestinal dilatada com aspecto típico de "U" invertido emergindo vertical ou obliquamente da pelve e se estendendo ao abdome superior, às vezes atingindo o diafragma (Figura 97.1). É comum a ausência de gás no reto.[17] Em casos em que o diagnóstico é duvidoso, a tomografia computadorizada pode mostrar isquemia conseqüente à estrangulação e também esclarecer a causa e o sítio da obstrução em se tratando de outras patologias.[18]

Em exame endoscópico, a junção retossigmoideana encontra-se estenosada, com mucosa torcida formando pregas em espiral (Figura 97.2), devendo ser ultrapassada com o mínimo de insuflação. O sigmóide apresenta-se muito distendido, por grande quantidade de gás e fezes líquidas, dificultando sua iluminação (Figura 97.3). A mucosa pode estar normal ou evidenciar sinais de isquemia com congestão e coloração violácea.

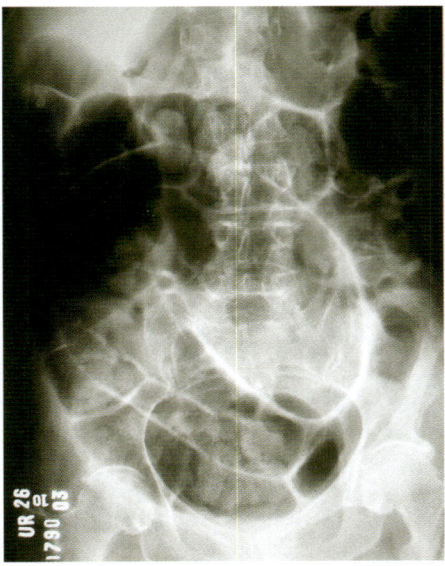

FIGURA 97.1

Sigmóide distendido com aspecto típico de "U" invertido emergindo da pelve

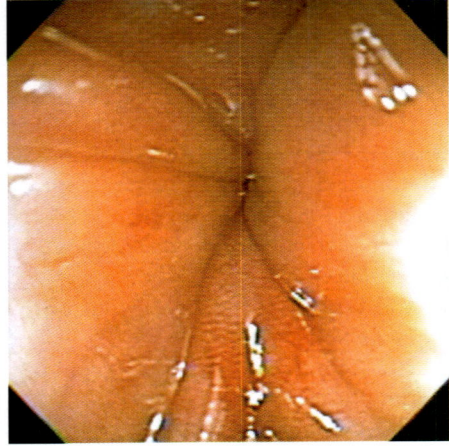

FIGURA 97.2

Junção retossigmoideana estenosada com mucosa torcida formando pregas em espiral

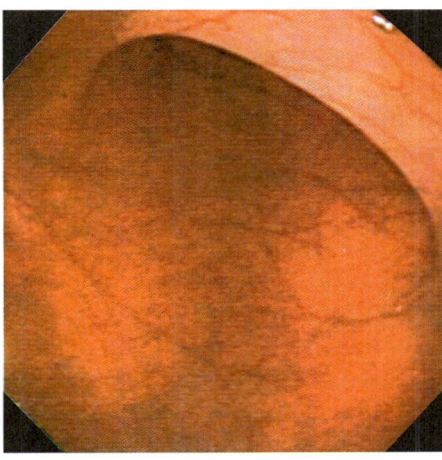

FIGURA 97.3

Sigmóide muito distendido

TRATAMENTO

O vólvulo de sigmóide é uma emergência que requer diagnóstico rápido e tratamento adequado imediato. Quando a intervenção é retardada, a obstrução em alça fechada com estrangulamento pode resultar em gangrena e perfuração do cólon, elevando muito a mortalidade. Descompressão colonoscópica com redução é o tratamento de escolha quando o cólon está viável, ou seja, sem sintomas ou sinais de isquemia ou perfuração, resolvendo o problema de maneira rápida e impressionante em 70% a 90% dos pacientes.[19,20,21]

O tratamento endoscópico consta da ultrapassagem da obstrução que está na junção retossigmoideana, entrando-se com o colonoscópio no interior da alça fechada. Aspiram-se os gases aprisionados e as fezes líquidas se forem fluidas o suficiente. Avança-se o colonoscópio até ângulo esplênico para realização de manobra de retificação de todo o cólon esquerdo, desfazendo-se, com isso, a rotação do sigmóide.

A manutenção de sonda retal calibrosa após a descompressão é recomendável. O colonoscópio não deve progredir além do sigmóide se houver evidências de comprometimento vascular evidenciado por mucosa com sinais de sofrimento, como friabilidade, coloração purpúrea ou cianótica. Nessa situação,

nenhuma tentativa de redução do sigmóide é efetuada, limitando-se o endoscopista a se posicionar em sigmóide distal e aspirar todo o gás possível para em seguida o paciente ser levado à cirurgia de urgência.

Quando o paciente já se apresenta com febre, taquicardia, dor à descompressão ou defesa da parede abdominal, leucocitose, sugere-se a desvitalização do cólon, o que torna a abordagem colonoscópica contra-indicada, impondo-se, nessas situações, o tratamento cirúrgico imediato.

Em uma série de 149 pacientes tratados, sem complementação cirúrgica, a recidiva ocorreu em 43% dos pacientes com mortalidade em 10%.[22] Em razão das altas taxas de recorrência após tratamento descompressivo não-cirúrgico, que variam de 40% a 70%, recomenda-se que o tratamento endoscópico seja uma medida temporária, permitindo que a cirurgia venha a ser realizada eletivamente e reduzindo assim, acentuadamente, o risco cirúrgico.[22,23,24,25] Idade avançada, comorbidades cardiovasculares, respiratórias e renais elevam muito o risco cirúrgico, podendo, nesses casos, se optar por condução clínica e expectar uma provável recidiva futura a ser mais uma vez tratada endoscopicamente.

SIGMOIDOPEXIA

Pinedo e Kirberg[27] descreveram uma técnica em que usaram *T-fasteners®* (Ross Laboratories, Columbus, OH) para sigmoidopexia endoscópica. Após o diagnóstico, o vólvulo é imediatamente descomprimido e destorcido endoscopicamente. Depois de se assegurar que a mucosa está viável, insere-se uma sonda retal de silicone longa até o sigmóide para evitar recorrência do vólvulo. Após correção hidroeletrolítica, com melhora clínica do paciente, inicia-se o preparo oral do cólon com fosfato de sódio líquido. Assim que o cólon estiver limpo, realiza-se a sigmoidopexia endoscópica administrando-se antes antibioticoterapia profilática. O procedimento pode ser realizado em sala de endoscopia sob sedação. Participam do procedimento o colonoscopista, que introduz o aparelho até visualizar a mucosa do sigmóide, e o operador, que comprime digitalmente a parede abdominal para ter certeza de que a parede do sigmóide está em contato direto com a parede abdominal, sem nenhuma estrutura interposta. A seguir o operador introduz três *T-fasteners®* distando cerca de 4 cm entre si e dispostos em forma triangular, fixando o sigmóide à parede abdominal (Figura 97.4). A tensão aplicada aos *T-fasteners®* pelo operador é determinada pela visão endoscópica simultânea, a qual permite a direta observação do acessório na mucosa do cólon sigmói-

de. Alimenta-se o paciente no mesmo dia e após 30 dias ele deve retornar para que os *T-fasteners®* sejam seccionados ao nível da pele, sendo sua parte intra-luminal expelida com as fezes. George Pinedo realizou seis casos dos quais um mostrou complicação com peritonite e necessitando de cirurgia (comunicação pessoal). Pinedo sugeriu ainda que o procedimento não seja realizado em casos de vólvulo de megacólon chagásico, pois o peso do intestino pode levar a deiscência da fixação.

Estudos com maior número de casos e seguimento mais longo se fazem necessários, a fim de se estabelecer o real lugar da sigmoidopexia endoscópica no tratamen-

to do vólvulo de sigmóide. No momento, parece razoável limitar essa técnica a pacientes com risco cirúrgico alto.

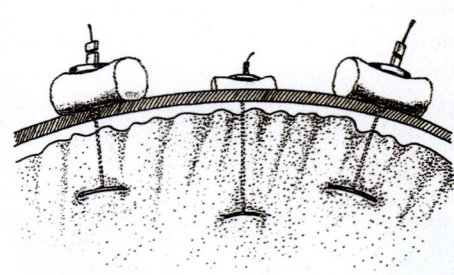

FIGURA 97.4

T-fasteners® fixando o sigmóide à parede abdominal (Pinedo G., 3 Kirberg A)

REFERÊNCIAS BIBLIOGRÁFICAS

1. Ballantyne GH. Review of sigmoid volvulus: clinical patterns and pathogenesis. Dis Colon Rectum 1982;25:823-30.
2. Jones IT, Fazio VW. Colonic volvulus. Dig Dis 1989;7:203-9.
3. Mangiante, EC, Croce, MA, Fabian, TC, Moore, OF and Britt, LG. Sigmoid volvulus: a four-decade experience. Am Surg 1989;55:41-4.
4. Bagarani M, Conde AS, Longo R, Italiano A, Terenzi A, Venuto G. Sigmoid volvulus in West Africa — a prospective study on surgical treatments. Dis Colon & Rectum 1993 Feb;36(2):186-90.
5. Asbun HJ, Castellanos H, Balderrama B, Ochoa J, Arismendi R, Teran H, Asbun J. Sigmoid volvulus in the high altitude of the Andes: review of 230 cases. Dis Colon Rectum 1992 Apr;35(4):350-3.
6. Lal SK, Morgenstern R, Vinjirayer EP, Matin A. Sigmoid volvulus an update. Gastrointest Endoscopy Clin N Am; 2006;(16):175-87.
7. Andersen DA. Volvulus of the sigmoid colon in Pathans. BMJ 1967;1:366.
8. Riedl P. Radiological morphology of the sigmoid colon in the Ethiopian population with reference to the occurrence of volvulus. East Afr Med J 1978;55:470-6.
9. Chiulli RA, Swantkowski TM. Sigmoid volvulus treated with endoscopic sigmoidopexy. Gastrointest Endosc 1993;39(2):194-6.
10. Lord AS, Boswell WC, Hungerpiller JC. Sigmoid volvulus in pregnancy. Am Surg 1994;60:329-331.
11. Couglan BM, O'Herlihy CO. Acute intestinal obstruction during pregnancy. J R Coll Surg Eding 1978;23:175-7.
12. Ballantyne GH, Brandner MD, Beart RW Jr, Ilstrup DM. Volvulus of the colon: incidence and mortality. Ann Surg 1985 Jul;202(1):83-92.
13. Smith LE. Fiberoptic colonoscopy: complications of colonoscopy and polypectomy. Dis Colon Rectum 1976;19(5):407-12.
14. Arnold GJ, Nance FC. Volvulus of the sigmoid colon. Ann Surg 1973;177:527-37.
15. Gibney EJ. Volvulus of the sigmoid colon. Surg Gynecol Obstet 1991;173:243-55.
16. Anderson RJ, Lee D. The management of acute sigmoid volvulus. Br J Surg 1981;68:117-20.
17. Eisenberg RL. Gastrointestinal radiology-a pattern approach. Philadelphia: Lippincott; 1983. P 744-7.
18. Khan NA, Howat J. Sigmoid volvulus. eMedicine June 2004. Available at: www.emedicine.com.
19. Ghazi A, Shinya H, Woll WI. Treatment of volvulus of the colon by colonoscopy. Ann Surg 1976;183:263-5.
20. Madiba TE, Thomson SR. The management of sigmoid volvulus. J R Coll Surg Edimb 2000;45:74-80.
21. Avots-Avotins KV, Waugh DE. Colon volvulus and the geriatric patient. Surg Clin North Am 1982;62:249-60.
22. Ballantyne GH. Review of sigmoid volvulus. History and results of treatment. Dis Colon Rectum 1982;25:494-501.

23. Ballantyne GH. Volvulus of the colon. In: Fazio VW, editor. Current therapy in colon and rectal surgery. Toronto: B.C. Decker, Inc., 1990:254-65.

24. Bak MP, Boley SJ. Sigmoid volvulus in elderly patients. Am J Surg 1986;151:71-5.

25. Brothers TE, Strodel WE, Eckhauser FE. Endoscopy in colonic volvulus. Ann Surg. 1987;206(1):1-4.

26. Baker DM, Wardrop PJC, Burreell H, Hardcastle JD. The management of acute sigmoid volvulus in Nottingham. J R Coll Surg Edinb 1994;39:304-6.

27. Pinedo G, Kirberg A. Percutaneous endoscopic sigmoidopexy in sigmoid volvulus with T-fasteners: report of two cases. Dis Colon Rectum 2001;44:1867-9.

CAPÍTULO 98

PSEUDO-OBSTRUÇÃO COLÔNICA AGUDA

Edson Jurado da Silva

INTRODUÇÃO

A pseudo-obstrução colônica aguda é caracterizada pela distensão do cólon na ausência de obstrução mecânica. Geralmente está associada à cirurgia recente, doença grave e uso de medicamentos, sobretudo narcóticos.[1,2] Na gênese desse quadro, observamos diminuição da propulsão intestinal configurando-se aspecto clínico semelhante ao encontrado na obstrução. É mais freqüente no cólon, podendo, no entanto, acometer também o intestino delgado. Pode-se apresentar na forma aguda, subaguda e crônica. Geralmente é conhecida como síndrome de Ogilvie, que tem como particularidade principal intensa distensão gasosa do abdome identificada à inspeção/percussão e confirmada na radiografia simples do abdome[3] ou eventualmente por outros métodos de imagens – tais como tomografia computadorizada e ultra-sonografia.

PATOGENIA

A fisiopatologia dessa entidade permanece obscura. É multifatorial, tendo no desequilíbrio do sistema nervoso autônomo fator primordial, caracterizado pela diminuição do efeito parassimpático, acompanhado de excesso da função simpática,[4] secundário a fatores metabólicos, farmacológicos e espinhais, isto é, no nível da medula.[5] Van Dinter descreveu um caso de portador de diarréia secretora com hipopotassemia que evoluiu com síndrome de pseudo-obstrução intestinal colônica.[6]

QUADRO CLÍNICO

Distensão abdominal intensa aguda decorrente de dilatação colônica, progressiva, difusa predominando em cólon proximal, sobretudo ceco e transverso, que, se não tratada com certa urgência, poderá acarretar necrose do ceco, perfuração e óbito.[7,8] Há sempre comorbidades importantes associadas. Chama-nos a atenção intensa distensão abdominal gasosa maciça (abdome hipertimpânico) com peristalse geralmente débil ou ausente. O tônus da parede se encontra normal, não sendo a dor espontânea ou à palpação achados importantes. Não percebemos obviamente peristalse de luta. O toque retal é importante, devendo ser afastada a presença de fecaloma. Não é raro encontrarmos pequena quantidade de fezes moles na ampola retal, identificada durante o toque digital. A ampola retal completamente vazia só é encontrada após algumas horas de evolução em portadores de obstrução intestinal mecânica ou em paciente submetido anteriormente a uma lavagem intestinal ou a um clister evacuador. Quando observamos dor abdominal espontânea agravada durante a palpação, estamos diante de outra entidade mórbida ou então complicação na síndrome de Ogilvie, prenunciando desfecho cirúrgico.

Conforme foi descrito na introdução, as comorbidades fazem parte do quadro clínico; contudo, para que se tenha idéia da abrangência do tópico, relatamos a ocorrência de síndrome de pseudo-obstrução intestinal nas seguintes situações, a saber: pós-cesárea,[9] trauma retroperitonial, infecções, hemorragia, distúrbio hidroeletrolítico, alterações hormonais, uso de certos medicamentos,[10] após cirurgias ortopédicas em quadril e extremidades, artroplastia,[11,12] em portadores de cálculo na bexiga,[13] colite pseudomembranosa sem diarréia,[14] amiloidose,[15] anemia falciforme,[16] toxoplasmose[17], mieloma múltiplo,[18] uso de inseticida[19] e em lúpus eritematoso sistêmico.[20]

DIAGNÓSTICO

O diagnóstico deverá ser feito por exclusão. O cenário mais comum é do idoso distendido e hipertimpânico (Figura 98.1). Inicialmente pensaremos em obstrução intestinal mecânica baixa e, para tanto, o toque retal é fundamental para afastar fecaloma, massa freqüente em idosos com comorbidades. Estando vazia a ampola retal, a próxima hipótese será de obstrução mecânica. Nesse caso, observaremos dor em cólica associada a ruídos peristáticos exacerbados e com timbre metálico. Ocasionalmente poderemos inclusive ver a peristalse coincidindo com a cólica durante a inspeção abdominal. Radiografias simples de abdome em duas posições e RX de tórax, estando o paciente de pé, quando possível, são o próximo passo (Figura 98.2).

FIGURA 98.1

Abdome distendido

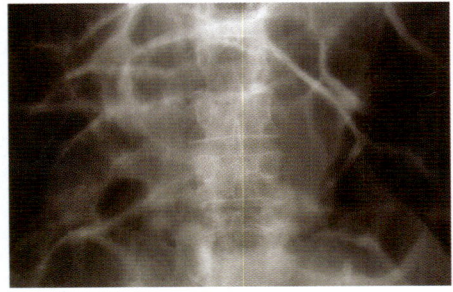

FIGURA 98.2

RX simples de abdome: grande distensão gasosa

Em paciente sem dor, tendo abdome distendido e hipertimpânico, as hipóteses mais prováveis serão síndromes de Ogilvie e volvo intestinal, sobretudo de sigmóide. No conjunto, levando-se em consideração que alguns pacientes nessa faixa etária informam mal, estão desorientados e às vezes em coma, a hipótese de obstrução por tumor de cólon também não poderá ser descartada. Nessas circunstâncias, o próximo passo será a realização de colonoscopia, que deverá ser executada sem preparo (dependerá dos achados no toque retal) ou, se necessário, após preparo por baixo com enemas. O exame deverá ser feito com pouca insuflação de ar, geralmente lavando continuamente com soro fisiológico introduzido pelo canal de instrumentação. Quanto à sedação, dependerá do estado do paciente, levando-se em conta inclusive seu estado de lucidez. Pode-se fazê-lo até sem sedação.

Quando a hipótese for de pseudo-obstrução colônica, poderemos usar neostigmina 2 g IV lento, por cerca de 5 minutos, estando o paciente monitorizado para controle de possível bradicardia. Não havendo resposta, poderá ser tentada outra dose 3 horas mais tarde.[21] O bloqueio AV e a asma brônquica são contra-indicações a essa conduta. Aguarda-se meia hora. Não havendo resposta, realiza-se descompressão colônica. Essa opção tanto vale para tratamento como para confirmar diagnóstico; porém, só deverá ser tentada quando não houver dúvida quanto à síndrome de Ogilvie. No entanto, essa dúvida nem sempre é fácil de ser afastada.

TRATAMENTO

Neostigmina conforme descrito no parágrafo anterior.

Descompressão colônica por meio de colonoscopia. É sem dúvida o método mais usado.

Procuramos insuflar o necessário para progredir com segurança. Não aspiramos muito. Quando atingimos o cólon proximal, ângulo hepático, costumamos nos deter e introduzimos o guia metálico ou preferencialmente o zebrado, até percebermos sua saída pelo canal de instrumentação. Retiramos o colonoscópio com ajuda de auxiliar, cuidando para que o guia não volte. Terminada a operação, introduzimos cateter nasogástrico de diâmetro acima de 24 F, utilizando-se a técnica de Seldinger (o cateter desliza pelo guia) até sua total inserção no cólon. Retiramos o guia e fixamos o cateter na nádega com fio de sutura, não raro sem necessidade de anestesia local, pois o paciente estará sedado, ou grave o suficiente para não sentir tanto incômodo. Deixamos drenagem em sifonagem. (Figuras 98.3 e 98.4).

Algumas vezes o diagnóstico de síndrome de Ogilvie se mostra equivocado, sendo o paciente portador, por exemplo, de volvo atípico de sigmóide e a colonoscopia, nesse caso, serve como método diagnóstico e terapêutico.

Quando, por algum motivo, não se consegue descompressão colônica em caso de recidiva, ou quando o ceco permanece perigosamente distendido, devemos optar por drenagem (cecostomia) por cirurgia, por via endoscópica (semelhante à utilizada em estomias endoscópicas, cujo exemplo é a gastrostomia endoscópica percutânea).[22-25] Em caso de evolução para complicação, isquemia, perfuração etc., que se manifestará por dor, sinais de irritação peritonial com leucocitose e em caso de perfuração por pneumoperitônio, cirurgia convencional.

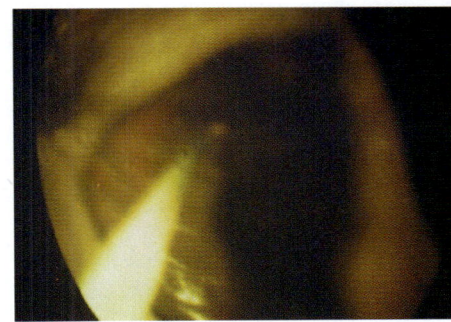

FIGURA 98.3

Colonoscopia descompressiva: guia zebrado posicionado

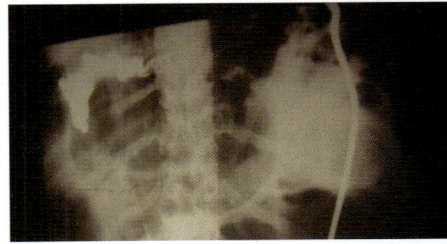

FIGURA 98.4

Raio X simples de abdome: CNG posicionado pela colonoscopia descompressiva

PROGNÓSTICO

O prognóstico dependerá da doença básica, dos distúrbios hidroeletrolíticos que eventualmente desencadearam a crise e das possíveis complicações.

REFERÊNCIAS BIBLIOGRÁFICAS

1. Eaker EY. Update on acute colonic pseudo-obstruction. Curr Gastroenterol Rep 2001;3:433-6.

2. Loftus CG, Harewood GC, Baron TH. Assessment of predictors of response to neostigmine for acute colonic pseudo-obstruction. Am J Gastroenterol 2002;97:31.

3. DelgadoAros S, Camilleri M. Pseud-obstruction in the critically ill. Best Pract Res Clin Gastroenterol 2003;17:427-44.

4. Fazel A, Verne GN. New solutions to an old problem: acute colonic pseudo-obstruction. J Clin Gastroenterol 2005;39:17-20.

5. Saunders MD, Kimmey MB. Systematic review: acute colonic pseudo-obstruction. Aliment Pharmacol Ther 2005;22:917-25.

6. Van Dinter TG, Fuerst FC, Richardson CT, Ana CA, Polter DE, Fordtran JS et al. Stimulated active potassium secretion in a patient with colonic pseudo-obstruction: a new mechanism of secretory diarrhea. Gastroenterology 2005;129:1268-73.

7. Lobato C, Póvoa P, Murinello F, Sabino H. Ogilvie's syndrome. Therapeutic efficacy of cecostomy. Acta Med Port 1998;11:919-21.

8. Pham TN, Cosman BC, Chu P, Savides TJ. Radiographic changes after colonoscopic decompression for acute pseudo-obstruction. Dis Colon Rectum 1999;42:1586-91.

9. Busch FW, Hamdorf JM, Carroll CS, Mageann EF, Morrison JC. Acute colonic pseudo-obstruction following cesarian delivery. J Miss Med Assoc 2004;45:323-6.

10. Schjoldager BT, Christensen JK. Ogilvie syndrome. Ugeskr-Laeger 2001;163:3059-63.

11. Wick M, Martin D, Muller EJ, Muhr G. Acute pseudo-obstruction of the colon as complication of hip surgery. Unfall-chirur 2000;103:533-7.

12. elMaraghy AW, Schemitsch EH, Burnstein MJ, Waddell JP. Ogilvie syndrome after lower extremity arthroplasty. Can J Surg 1999;42:133-7.

13. Harouna YD, Seibou A, Ganda S, Bazira L. Prog Urol 2001;11:700-2.

14. Sheikh RA, Yasmeen S, Pauuly MP, Trudeau WL. Pseudomembranous colitis without diarrhea presenting clinically as acute intestinal pseudo-obstruction. J Gastroenterol 2001;36:629-32.

15. Maeda N, Murai M, Nakazawa A, Suzuki O, Mizuno Y, Yamamoto Y et al. Nipón Shokakibyo Gakkai Zasshi 2004;10:609-15.

16. Knox-Macaulay H, Ayyaril M, Nusrat N, Daar A. Colonic pseudo-obstruction in sickle cell disease. South Med J.2003;96:93-5.

17. Polignano FM, Caradonna P, Maiorano E, Ferrarese S. Recurrence of acute colonic psedo-obstruction in selective adrenergic dysautonomia associated with infectious toxoplasmosis. Scand J Gastroenterol 1997;32:89-4.

18. Goral V, Uyar A, Muftuoglu E, Parmaksiz Y. Ogilvie's syndrome in patient with multiple myeloma. Turk J Gastroenterol 2002;13:115-8.

19. Aslan S, Bilge F, Aydinli B, Ocak T, Uzkeser M, Erdem AF, et al. Amitraz: an unusual aettiology of Ogilivie's syndrome. Hum Exp Toxocol 2005;24:481-3.

20. Chen YY Yen HH, Hsu YT. Intestinal pseudo-obstruction as the initial presentation of systemic lupus erythematosus: the need for enteroscopic evaluation. Gastrointest Endosc 2005;62:984-987.

21. Ponec RJ, Saunders MD, Kimmey MB. Neostigmine for the treatment of acute colonic pseudo-obstruction. N Engl J Med 1999;341:137-41.

22. Chevallier P, Marcy PY, François E, Peten EP, Motamedi JP, Padovani B et al. Controlled transperitoneal percutaneous cecostomy as a therapeutic alternative to the endoscopic decompession for Ogilvie's syndrome. Am J Gastroenterol 2002;97:471-4.

23. Ramage JI, Baron TH. Percutaneous endoscopic cecostomy: a case series. Gastrointest Endosc 2003;57:752-5.

24. Thompson AR, Pearson T, Ellul J, Simson JN. Percutaneous endoscopic colostomy in patients with chronic intestinal pseudo-obstruction. Gastrointest Endosc 2004;59:113-5.

25. Atuí FC, Alves PRA. Cecostomia por punção guiada por colonoscopia. In: Endoscopia digestiva — diagnóstica e terapêutica. Revinter: Rio de Janeiro, 2005. P. 631-3.

CAPÍTULO 99

A ECOENDOSCOPIA NAS DOENÇAS ANORRETAIS

Lucio Giovanni B. Rossini • Mauricio Saab Assef

Rogério Colaiácovo • Simone P. Pilli

O estudo ecográfico da região anorretal pode ser realizado utilizando-se aparelhos rígidos ou aparelhos flexíveis com visão endoscópica (ecoendoscópios) ou ainda *miniprobes* (minitransdutores ecográficos que podem ser introduzidos pelo canal terapêutico do endoscópio). A varredura ecográfica desses transdutores pode ser radial ou linear, e, para o estudo anorretal, são utilizadas, preferencialmente, freqüências entre 5 MHz e 12 MHz. Os transdutores rígidos têm limitação de introdução, mas como são mais práticos e econômicos estão sendo cada vez mais utilizados para o estudo da região anorretal. Os ecoendoscópios e os *miniprobes* podem ser utilizados para a avaliação de lesões mais proximais e são úteis no estudo de pequenas lesões epiteliais, já que podem ser posicionados sob visão endoscópica. Os ecoendoscópios setoriais apresentam a vantagem de permitir a realização de punção-biópsia aspirativa, ecoguiada em tempo real (PAAF). Nesse capítulo utilizaremos o termo endossonografia para o estudo ecográfico endoluminal, realizado por qualquer um dos transdutores anteriormente citados.

A ecoendoscopia (EE) é um método que pode ser realizado em pacientes em regime ambulatorial, com ou sem sedação, necessitando apenas, como preparo, de jejum e da realização de enemas para a limpeza da ampola retal. Caso seja necessária uma punção ou uma drenagem ecoguiada (abscessos pélvicos), a coagulação do paciente deve ser avaliada.

As principais indicações da sua aplicação são: o estadiamento e acompanhamento do câncer retal, o estudo da incontinência fecal, a avaliação pré-operatória de fístulas e abscessos e o diagnóstico e estadiamento da endometriose intestinal.

ENDOSSONOGRAFIA NO CÂNCER RETAL

O estadiamento do câncer retal é fundamental para selecionar a forma de tratamento mais adequada. A melhor opção é estabelecida de acordo com o grau de invasão da parede intestinal, comprometimento linfonodal, distância da borda anal e envolvimento do complexo esfincteriano.[1] O tratamento cirúrgico varia de ressecção local a ressecção segmentar radical, com ou sem preservação esfincteriana, com ou sem quimiorradioterapia neoadjuvante.

O estadiamento clínico é, em geral, realizado utilizando-se uma combinação entre exame físico e tomografia computadorizada (CT), podendo ser complementado, utilizando-se outros métodos de imagem, como ressonância nuclear magnética (MRI) e ultra-som endoscópico (EE).

Em pacientes com estádio T3 ou T4 ou que apresentem linfonodos comprometidos (N1), os benefícios da quimiorradioterapia pré-operatória foram demonstrados em um estudo randomizado de 823 pacientes realizado pelo German Rectal Cancer Study Group.

Os pacientes que receberam a neoadjuvância apresentaram curvas de sobrevida semelhantes, mas com menor recorrência pélvica, quando comparados aos que receberam quimiorradioterapia pós-operatória.[2] Em pacientes com tumores T3 ou T4 do reto baixo, a neoadjuvância, por promover a regressão do tumor, pode modificar a conduta cirúrgica, de ressecção abdominoperinial do reto para ressecção anterior, com preservação esfincteriana.[3]

EE NA AVALIAÇÃO DA INVASÃO PARIETAL DO CÂNCER RETAL

Utilizando transdutores de 7,5 MHz, a parede retal apresenta-se com cinco camadas ecográficas, com correlação histológica com as camadas da parede retal, a saber: primeira camada hiperecóica, correspondendo à interface entre o *probe* e a mucosa; segunda camada hipoecóica, correspondendo à mucosa propriamente dita; terceira camada hiperecóica, correspondendo à submucosa; quarta camada hipoecóica, correspondendo à muscular própria do órgão e quinta camada hiperecóica, correspondendo à serosa ou adventícia (Figura 99.1). Ocasionalmente pode-se identificar a separação entre a muscular interna e externa.[4]

As lesões neoplásicas apresentam-se como áreas hipoecogênicas, geralmente homogêneas, que determinam espessamento ou fusão das camadas ecográficas da parede retal normal.[5] A avaliação

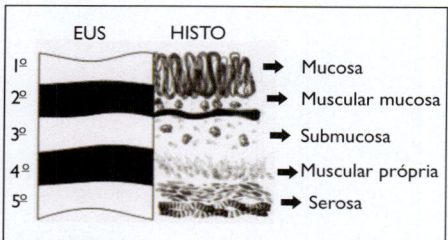

FIGURA 99.1

Correlação ecográfica e histológica da parede intestinal

ecográfica da profundidade da invasão das camadas da parede retal, assim como a avaliação das estruturas adjacentes, possibilitam o estadiamento da lesão no fator T da classificação TNM. A utilização da EE melhora o estadiamento do fator T, modificando o tratamento em até um terço dos pacientes.[6]

Quanto à posição do tumor no reto, não se observou diferença de acurácia na avaliação de lesões pela parede acometida (anterior, posterior ou lateral), porém, quando avaliada a distância da borda anal, observou-se melhor acurácia para lesões localizadas no terço proximal, em decorrência da anatomia local e da dificuldade de posicionamento de transdutores radiais no terço distal do órgão.[7] Na opinião dos autores, esse problema pode ser eliminado com o uso de transdutores lineares.

A acurácia da EE na determinação do fator T da classificação TNM é de 93%, e é superior à CT (73%) e MRI (82%).[8] A utilização de técnicas mais modernas de MRI tem melhorado a acurácia do estadiamento, principalmente na distinção dos tumores T2 e T3, uma vez que a reação peritumoral apresenta sinal diferente do tumor. Para os tumores precoces, a EE mantém-se como o método com os melhores resultados.[9] Quando analisados separadamente os diversos estádios, observa-se que as principais falhas do estadiamento do fator T pela EE ocorrem no superestadiamento de T2 como T3 (atribuído ao processo inflamatório peritumoral) e subestadiamento de T3 como T2 (relacionado à microinvasão tumoral de uma camada

parietal e/ou órgão adjacente).[10] O superestadiamento é mais freqüente que o subestadiamento, ocorrendo, respectivamente, em cerca de 4% a 25% e 5% a 12%.[11,12,13,14]

EE NA AVALIAÇÃO DO COMPROMETIMENTO LINFONODAL NO CÂNCER RETAL

Nenhuma modalidade diagnóstica isolada é suficientemente acurada para predizer, de forma confiável, a presença ou ausência de comprometimento linfonodal. Existem aspectos ecográficos que sugerem comprometimento neoplásico, pois cerca de 80% dos linfonodos que se apresentam com tamanho maior do que 10 mm, hipoecóicos, ar-

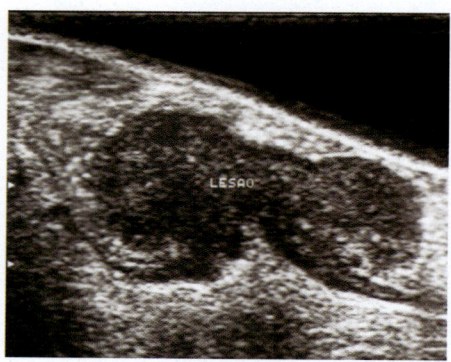

FIGURA 99.2

Neoplasia retal uT3 *probe* setorial

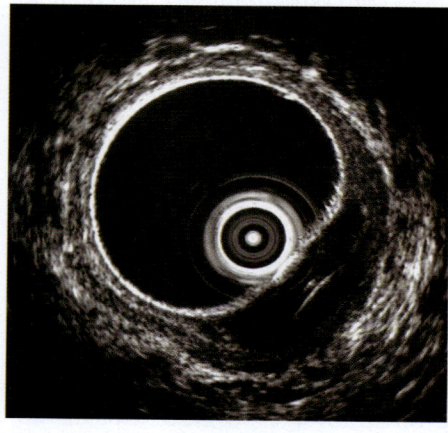

FIGURA 99.3

Neoplasia retal uT3 *probe* radial

redondados e de limites bem definidos, estão acometidos; porém, essas quatro características estão presentes, simultaneamente, em apenas 25% dos pacientes.[15] O diagnóstico definitivo do comprometimento linfonodal pode ser firmado com a obtenção de material histológico por PAAF.

Nos tumores do reto, a simples visualização de linfonodos perirretais é indicativa de possível comprometimento neoplásico, uma vez que habitualmente não se consegue identificar linfonodos normais em meio à gordura perirretal.[16] Nesse contexto é esperado que a utilização de PAAF pouco acrescente ao estadiamento do fator N, exceto nos tumores T1 ou T2, onde a presença de linfonodos comprometidos modifica a abordagem terapêutica do tumor.

Uma revisão sistemática realizada em 2000 compilou dados de 38 trabalhos com dados de 2.448 pacientes, obtendo sensibilidade e especificidade de 71% e 76%, respectivamente, para a EE (sem PAAF) na avaliação de comprometimento linfonodal.[8] A acurácia da EE (sem PAAF) na avaliação linfonodal varia de 70% a 75%,[17,18] com trabalhos que mostram acurácia de cerca de 65% para a CT, 74% para MRI e 82% para a MRI com a utilização de "*coil* endorretal".[8]

EE NO ACOMPANHAMENTO PÓS-OPERATÓRIO DO CÂNCER RETAL

A recidiva local é um problema significante em cirurgias de intuito curativo, ocorrendo entre 5% a 30% dos casos e de forma assintomática em estádios precoces.[19] Apesar de uma recorrência anastomótica verdadeira poder acontecer, a maioria das recorrências é originária de mesorreto remanescente ou células cancerosas localizadas além da margem de ressecção circunferencial em pacientes tratados com excisão total do mesorreto.[20] A recorrência desenvolve-se então, inicialmente, extraluminal, o que dificulta a detecção precoce apenas com o acompanhamento endoscópico.

Nesse contexto, a EE é um método sensível e específico para detecção de recorrência local e cerca de 30% dos pacientes terão recorrência diagnosticada somente pela EE.[21] A acurácia da EE (75% a 79%) pode ser melhorada pela adição de PAAF (92% a 100%).[19,22] A utilização de radioterapia no pós-operatório reduz o rendimento da EE, pela dificuldade de distinguir recidiva de processo inflamatório induzido pela radiação, porém, a EE se mostra superior à CT, e, nesse caso, é extremamente útil a PAAF.[23]

Apesar de a EE e principalmente a PAAF oferecerem benefícios quando comparadas aos estudos tomográficos, na avaliação da recorrência local, não há consenso quanto ao tempo e freqüência que devam ser realizadas. Uma abordagem razoável é a realização de vigilância mais próxima nos pacientes com tumores localmente avançados e nos submetidos a ressecções locais, nos quais há maiores chances de recorrência local.

A realização da primeira EE após três meses da cirurgia pode reduzir a limitação de má interpretação decorrente das alterações pós-operatórias, uma vez que nesse momento estas já se estabilizaram.[24]

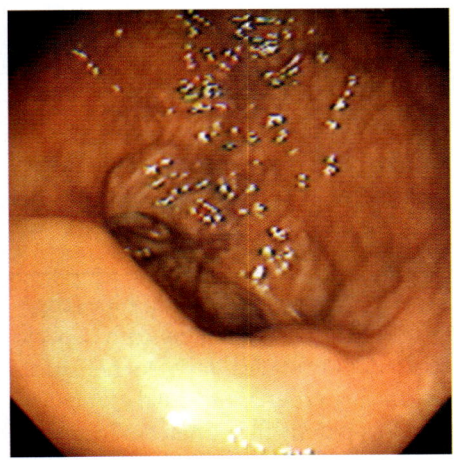

FIGURA 99.4

Abaulamento em anastomose

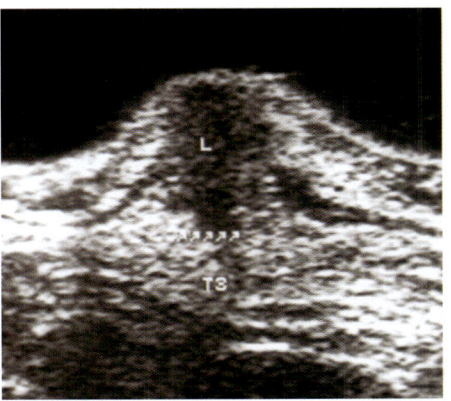

FIGURA 99.5

Evidência ecográfica de recidiva

ENDOSSONOGRAFIA NO ESTUDO DA INCONTINÊNCIA FECAL

A incontinência anal é um desafio para os médicos e pacientes, pois o estigma de perda de fezes de maneira involuntária afeta a autoconfiança e a imagem pessoal, levando ao isolamento social.

Apesar de úteis, a manometria anal, eletroneuromiografia e estudos de latência do nervo pudendo não fornecem evidência direta de lesão do esfíncter. A avaliação por imagem do esfíncter anal é útil por fornecer essa informação.

Na EE anorretal normal, o esfíncter anal interno (IAS) apresenta-se como um anel hipoecóico formado por um espessamento da camada muscular circular do reto, ao passo que o esfíncter anal externo (EAS) apresenta-se hiperecóico, externamente ao IAS, sendo formado pela extensão inferior do músculo puborretal. O IAS normal tem cerca de 2 mm de espessura e o EAS atinge de 7 mm a 9 mm.[25] Há também uma diferença na configuração anterior do EAS em homens e mulheres: nestas apresenta-se ser mais curto.[26]

A EE apresenta acurácia de 89% na avaliação dos defeitos esfincterianos,[27] com sensibilidade de até 100%[28] e excelente correlação com a eletroneuromiografia (0,96), com a vantagem de ser mais bem tolerada.[29] Os defeitos do IAS aparecem como segmentos hiperecóicos em meio ao anel normalmente hipoecóico, em contraste com os defeitos do EAS, que aparecem como áreas relativamente hipoecóicas em meio à estrutura normalmente hiperecóica.

Vários estudos têm comparado a acurácia da EE com a MRI na detecção dos defeitos do esfíncter, com resultados heterogêneos, sendo necessários mais estudos para elucidação das qualidades e limitações dos métodos.

ENDOSSONOGRAFIA NA AVALIAÇÃO DE FÍSTULAS E ABSCESSOS ANORRETAIS

Abscessos e fístulas anais são manifestações aguda e crônica do mesmo processo perirretal e, em sua maioria, originam-se de glândulas anais infectadas. O risco de cicatrização incompleta, fístula recorrente e até mesmo lesão inadvertida do esfíncter, é aumentado se a anatomia não for corretamente identificada ou um abscesso oculto passar despercebido.

Os abscessos anais podem envolver diferentes planos na região anorretal (perianal, isquiorretal, interesfinctérico, supra-elevador e em ferradura), com apresentações e tratamentos distintos.[30] Aproximadamente metade dos abscessos irá resultar no desenvolvimento de uma fístula crônica. Quatro tipos de fístulas anorretais são reconhecidos (interesfinctérico, transesfinctérico, supra-esfinctérico e extra-esfinctérico), contudo, a anatomia pode ser complexa, com mais de uma extensão e trajetos secundários associados.[31]

Os métodos de imagem auxiliam o médico na opção do tratamento, que depende da localização do abscesso e da classificação da fístula. A identificação correta dos orifícios interno e externo, do trajeto da fístula e da quantidade de músculo esfincteriano envolvido auxilia na erradicação cirúrgica da fístula e na preservação da continência. O tratamento cirúrgico é, em geral, necessário para pacientes sintomáticos, com exceção dos pacientes com doença de Crohn, que devem ser tratados de forma clínica sempre que possível, com a cirurgia reservada para os casos refratários.[32]

A EE na avaliação das fístulas anorretais tem sensibilidade de 90%, com acurácia de 83% na identificação do orifício interno.[33] Pode-se utilizar o peróxido de hidrogênio, injetado pelo orifício cutâneo, como contraste ultra-sonográfico (criação de bolhas hiperecóicas no trajeto fistuloso hipoecóico) na tentativa de melhora da sensibilidade.[34]

Os estudos que comparam a EE e a MRI têm resultados conflitantes, e a MRI tem melhores resultados nos pacientes com doença de Crohn e nos pacientes com fístulas complexas associadas à recorrência, pela melhor definição entre trajeto fibroso e em atividade.[35] A utilização da EE associada a MRI ou ao exame sob anestesia resultou em acurácia de 100% quando comparada ao padrão-ouro formado pelas três modalidades reunidas.[36]

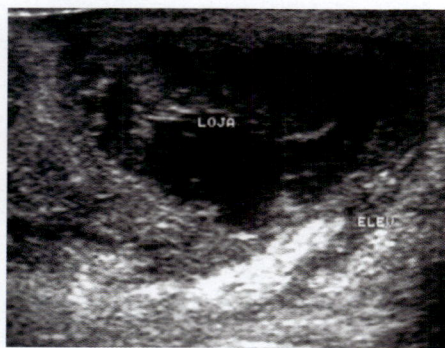

FIGURA 99.6

Abscesso pararretal

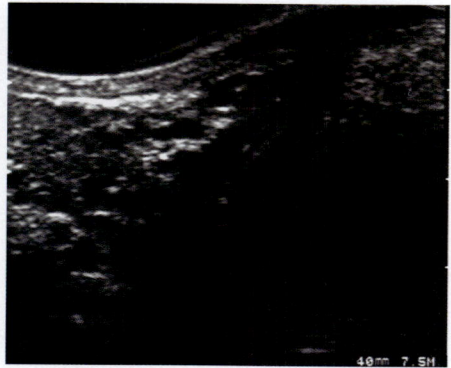

FIGURA 99.7

Anatomia normal do esfíncter

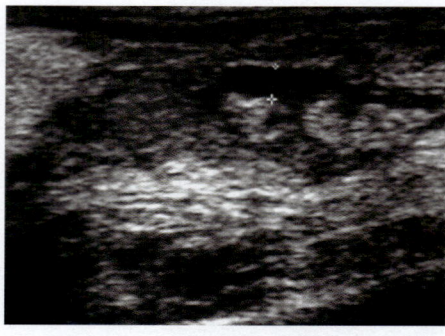

FIGURA 99.8

Fístula anal (EE)

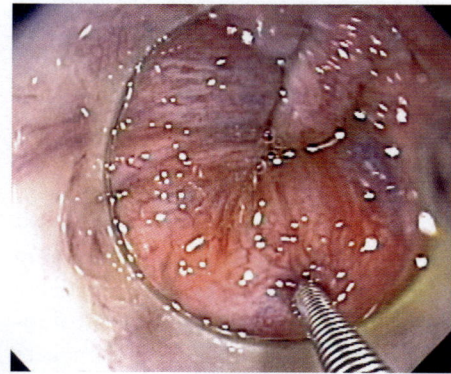

FIGURA 99.9

Fístula anal (anuscopia)

ENDOSSONOGRAFIA NA ENDOMETRIOSE INTESTINAL

Define-se endometriose como a presença de implantes ectópicos, excluindo os localizados no miométrio, de glândulas e ou estroma endometriais sensíveis a hormônios.[37,38,39] A doença acomete entre 8% e 15% das mulheres na idade fértil [40,41] e se implanta isoladamente ou em vários locais do organismo.[42,43,44]

O comprometimento intestinal está presente entre 3% e 37% das pacientes com endometriose. A doença pode cursar de forma assintomática e suas manifestações clínicas, inespecíficas, podem estar presentes em outras enfermidades como doenças inflamatórias e neoplasias do cólon e do reto. Marcadores séricos, exames radiográficos, colonoscopia, ultra-sonografia, ressonância magnética e laparoscopia[45,46,47,48]

são exames indicados para a avaliação da endometriose. No entanto, muitas vezes esses métodos não estabelecem o diagnóstico e o estádio preciso do comprometimento intestinal.

A confirmação histológica da suspeita clínica e o inventário da extensão da doença são parâmetros essenciais para a escolha terapêutica adequada. Abstenção terapêutica, tratamento medicamentoso, tratamento cirúrgico ou mesmo associação médico-cirúrgica são indicados, dependendo do estádio da doença, sua localização, idade da paciente, sintomas dolorosos e de infertilidade associada.[38,47]

Para o tratamento cirúrgico da endometriose, a videolaparoscopia é o método de escolha e, diante de comprometimento intestinal, recomenda-se a presença de um cirurgião do sistema digestório.[46,49,50]

A endossonografia intestinal é considerada exame de escolha para a avaliação pré-operatória das lesões que acometem a parede do tubo digestório[51] e tem sido aplicada na determinação do envolvimento da parede intestinal, dos ligamentos uterossacrais e do septo reto-vaginal por focos de endometriose.[46,47,52] As imagens obtidas com a endossonografia correspondem à histologia e são úteis para a programação do tratamento cirúrgico, principalmente no que tange à indicação de ressecção intestinal.[44] Além disso, podem auxiliar a evitar uma cirurgia de ressecção incompleta, decorrente da persistência de lesões profundas não aparentes na laparoscopia.[47]

EE NA AVALIAÇÃO DA INVASÃO PARIETAL DA ENDOMETRIOSE INTESTINAL

Áreas hiperecogênicas ou hipoecogênicas ou aquelas imagens com aspecto misto denominadas "favo de mel", localizadas na periferia intestinal e/ou penetrando a parede intestinal, em locais em que a endoscopia não identificou a existência de lesões ulceradas e/ou vegetantes da mucosa, são consideradas sugestivas de focos de endometriose.[53,54,55,56]

O comprometimento da parede intestinal inicia-se com a ruptura da quinta camada ecográfica hiperecogênica, correspondente à serosa, segue-se com o espessamento da muscular própria (longitudinal externa e depois circular interna), e pode estender-se para a submucosa (imagem de serrilhamento da linha hiperecogênica correspondente à submucosa) e mais raramente atingir a camada mucosa.

O registro topográfico e de profundidade de invasão parietal intestinal das lesões identificadas é feito com base na classificação Echo-logic de Rossini e Ribeiro, de 2002 (Figuras 99.10A e B), que divide a localização dos focos de endometriose em cinco sítios pélvicos (L1 – lesão pré-cervical, L2 – lesão paracervical, L3 – lesão retrocervical, L4 – lesão no fundo de saco posterior e L5 lesão no septo retovaginal) e avalia a penetração ou não do foco na parede do tubo digestivo em cinco diferentes estágios (T1 – lesão extraparietal, T2 – lesão que invade a parede intestinal até a camasa serosa, T3 – lesão que invade a parede intestinal até a camada muscular própria, T4 – lesão que invade até a submucosa e T5 – lesão que invade até a camada mucosa).[57]

A endossonografia oferece ótima correlação entre achados ecográficos e achados operatórios e histológicos de comprometimento intestinal por endometriose com sensibilidade de 97,1%, especificidade de 89,4%, valor preditivo positivo de 86,8% e valor preditivo negativo de 97,7%[58].

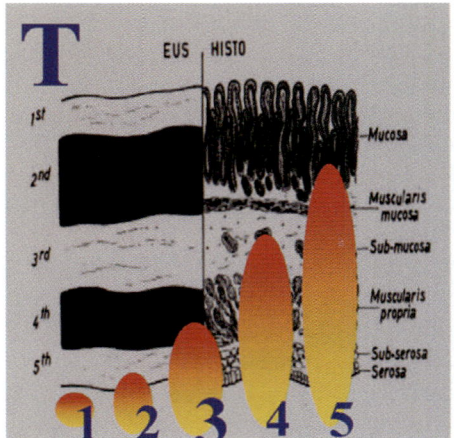
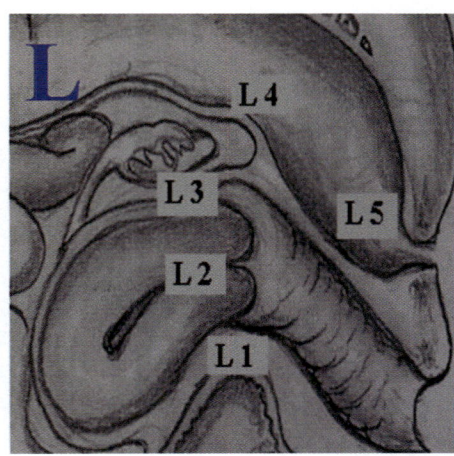

FIGURAS 99.10A E B

Classificação Echo-logic para a endometriose

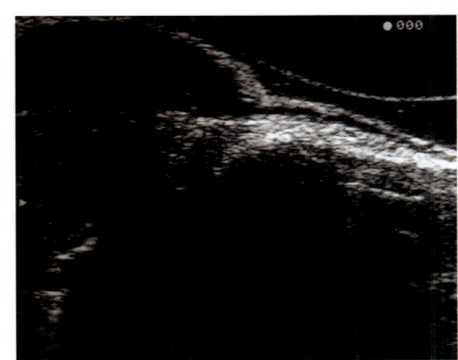
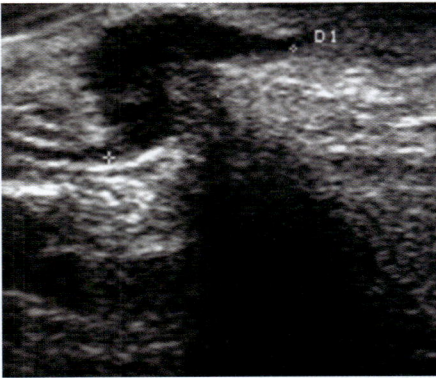

FIGURA 99.11

Espessamento de muscular (EDT)

FIGURA 99.12

Foco de endometriose ueT4

REFERÊNCIAS BIBLIOGRÁFICAS

1. Savides TJ, Master SS. EUS in rectal cancer. Gastrointest Endosc 2002;56(4):S12-8.
2. Sauer R, Becker H, Hohenberger W, Rodel C, Wittekind C, Fietkau R et al. Preoperative versus postoperative chemoradiotherapy for rectal cancer. N Engl J Med 2004;351:1731-40.
3. Minsky BD. Adjuvant Therapy for rectal cancer – a good first step. N Engl J Med 1997;336(14): 1016-7.
4. Beynon J, Foy DMA, Temple LN, Charnner JL, Virjee J, Mortensen McC. The endosonic appearances of normal colon e rectum. Dis Colon Rectum 1986;29(12):810-3.
5. Katsura Y, Yamada K, Ishizawa T, Yoshinaka H, Shimazu H. Endorectal ultrasonography for the assessment of wall invasion and lymph node metastasis in rectal cancer. Dis Colon Rectum 1992;35:362-8.

6. Harewood GC, Wiersema MJ, Nelson H, Maccarty RL, Olson JE, Clain JE et al. A prospective, blinded assessment of the impact of preoperative staging on the management of rectal cancer. Gastroenterology 2002;123:24-32.

7. Sailer M, Leppert R, Bussen D, Fuchs KH, Thiede A. Influence of tumor position on accuracy of endorectal ultrasound staging. Dis Colon Rectum 1997;40(10):1180-6.

8. Kwok H, Bisset IP, Hill GL. Preoperative staging of rectal cancer. Int J Colorectal Dis 2000;15:9-20.

9. Brown G, Richards CJ, Newcombe RG, Dallmore NS, Radcliff AG, Carey DP et al. Rectal carcinoma: thin-section MR imaging for staging in 28 patients. Radiology 1999;211:215-22.

10. Hulsmans FJH, Tio TL, Fochens P, Bosna A, Tytgat GNJ. Assessmentt of tumor infiltration depth in rectal cancer with transrectal sonography: caution is necessary. Radiology 1994;190:715-20.

11. Kim JC, Yu CS, Jung HY, Kim HC, Kim SY, Park SK et al. Source of errors in the evaluation of early rectal cancer by endoluminal ultrasonography. Dis Colon Rectum 2001;44:1302-9.

12. Garcia-Aguilar J, Pollack J, Lee SH, De Anda EH, Mellgren A, Wong WD et al. Accuracy of endorectal ultrasonography in preoperative staging of rectal tumors. Dis Colon Rectum 2002;45:10-5.

13. Massari M, De Simone M, Cioffi U, Rosso L, Chiarelli M, Gabrielli F. Value e limits of endorectal ultrasonography for preoperative staging of rectal carcinoma. Surg Laparosc Endosc 1998;8(6):438-44.

14. Kauer WKH, Pratl L, Dittler HJ, Siewert JR. The value of endosonographic rectal carcinoma staging in routine diagnostics. Surg Endosc 2004;18:1075-8.

15. Bhutani MS, Hawes RH, Hoffman BJ. A comparison of the accuracy of echo features during endoscopic ultrasound (EUS) and EUS-guided fine-needle aspiration for diagnosis of malignant lymph node invasion. Gastrointest Endosc 1997;45(6):474-9.

16. Schwartz DA, Harewood GC, Wiersema MJ. EUS for rectal disease. Gastrointest Endosc 2002;56(1):100-9.

17. Hildebrandt U, Klein T, Feifel G, Schwarz HP, Kock B, Schmitt RM. Endosonography of pararectal lymph nodes. Dis Colon Rectum 1990;33(10):863-8.

18. Rifkin MD, Ehrlich SM, Marks G. Staging of rectal carcinoma: prospective comparison of endorectal US and CT. Radiology 1989;170:319-22.

19. Lohnert MSS, Doniec JM, Henne-Bruns D. Effectiveness of endolumial sonography in the identification of occult local rectal cancer recurrences. Dis Colon Rectum 2000;43(4):483-91.

20. Quirke P, Durdey P, Dixon MF, Willians NS. Local recurrence of rectal adenocarcinoma due to inadequate surgical resection. Histophatological study of lateral tumor spread and surgical excision. Lancet 1986;2:996-9.

21. De Anda, EH, Lee SH, Finne CO, Rothenberger DA, Madoff RD, Garcia-Aguillar J. Endorectal ultrasound in the follow-up of rectal cancer pacients treated by local excision or radical surgery. Dis Colon Rectum 2004;47:818-24.

22. Hünerbein M, Totkas S, Moesta KT, Ulmer C, Handke T, Schlag M. The role of transrectal ultrasound-guided biopsy in the postoperative follow-up of patients with rectal cancer. Surgery 2001;129(2):164-9.

23. Novell F, Pascual S, Viella P, Trias M. Endorectal ultrasonography in the follow-up of rectal cancer. Is it a better way of to detect early local recurrence? Int J Colorect Dis 1997;12:78-81.

24. Rotondano G, Esposito P, Pellechia L, Novi A, Romano G. Early detection of locally recurrent rectal cancer by endosonography. Br J Radiol 1997;70:567-71.

25. Nielsen MB; Hauge C; Rasmussen OO; Sorensen M; Pedersen JF; Christiansen J. Anal sphincter size mearured by endosonography in healthy volunteers. Effect of age, sex, and parity. Acta Radiol 1992;33(5):453-6.

26. Oh C, Kark AE. Anatomy of the external anal sphincter. Br J Surg 1972;59(9):717-23.

27. Meyenberger C, Bertschinger P, Zala GF, Buchmann P. Anal sphincter defects in fecal incontinence: correlation between endosonography and surgery. Endoscopy 1996;28(2):217-24.

28. Deen KI; Kumar D; Williams JG; Olliff J; Keighley MR. Anal sphincter defects. Correlation between endoanal ultrasound and surgery. Ann Surg 1993;218(2):201-5.

29. Law PJ, Kamm MA, Bartram CI. A comparison between electroneuromyography and anal endosonography in mapping external anal sphincter defects. Dis Colon Rectum 1990;33(5):370-3.

30. The American Society of Colon and Rectal Surgeons. Pratice parameters for the treatment of perianal abscess and fistula-in-ano. Dis Colon Rectum 2005;48(7):1337-42.

31. Parks AG, Gordon PH, Hardcastle JD. A classification of fistula-in-ano. Br J Surg 1976;63(1):1-12.

32. Thornton M, Solomon MJ. Long-term indwelling seton for complex anal fistulas in Crohn's disease. Disease Colon Rectum 2005;48(3):459-63.

33. Law PJ, Talbot RW, Bartram CI, Northover JM. Anal endosonography in the evaluation of perianal sepsis and fistula-in-ano. Br J Surg 1989;76(7):752-5.

34. Poen AC, Felt-Bersna RJ, Eijsbouts QA, Cuesta MA; Meuwissen SG. Hydrogem peroxide-enhanced transanal ultrasound in the assessment of fistula-in-ano. Dis Colon Rectum 1998;41(9):1147-52.

35. Beets-Tan RG; Beets GL; Van Der Hoop AG; Kessels AG; Vliegen RF; Baeten CG et al. Preoperative MR imaging of anal fistulas: does it really help the surgeon? Radiology 2001;218(1):75-84.

36. Schwartz DA; Wiersema MJ; Dudiak KM; Fletcher JG; Clain JE; Tremaine WJ et al. A comparison of endoscopic ultrasound, magnetic resonance imaging, and exam under anesthesia for evaluation of Crohn's perianal fistulas. Gastroenterology 2001;121(5):1064-72.

37. Ridley JH. The histogenesis of endometriosis: a review of facts and fancies.[Review] Obstet Gynecol Surv 1968;23:1-35.

38. Rock JA, Markham SM. Pathogenesis of endometriosis. [Review] Lancet 1992; 340:1264-7.

39. Abrão MS, Dias Júnior JA, Podgaec S. Histórico e aspectos epidemiológicos da endometriose: uma doença prevalente e de conhecimento antigo. In: Abrão MS. Endometriose: uma visão contemporânea. Rio de Janeiro: Revinter; 2000. P. 1-11.

40. Jenkinson EL, Brown WH. Endometriosis: a study of 117 cases with special reference to constricting lesions of the rectum and sigmoid colon. JAMA 1943;122:349-54.

41. Samper ER, Slagle GW, Hand AM. Colonic endometriosis: its clinical spectrum. South Med J 1984;77:912-4.

42. Williams TJ, Pratt JH. Endometriosis in 1,000 consecutive celiotomies: incidence and management. Am J Obstet Gynecol 1977;129:245-50.

43. Vercellini P, Vendola N, Presti M, Bolis G. Multifocal endometriosis. A case report. J Reprod Med 1993;38:815-9.

44. Chapron C, Fauconnier A, Vieira M, Barakat H, Dousset B, Pansini V et al. Anatomical distribution of deeply infiltrating endometriosis: surgical implications and proposition for a classification. Hum Reprod 2003;18:157-61.

45. Badawy SZA, Freedman L, Numann P, Bonaventura M, Kim S. Diagnosis and management of intestinal endometriosis. A report of five cases. J Reprod Med 1988;33:851-5.

46. Canis M, Botchorishvili R, Slim K, Pezet D, Pouly JL, Wattiez A et al. Endométriose digestive. A propos de huit cas de résection colorectale. J Gynecol Obstet Biol Reprod (Paris) 1996;25:699-709.

47. Tardif D, Poncelet C, Bénifla JL, Madelenat P. Exploration paraclinique des endométrioses. Rev Prat 1999;49:263-8.

48. Rankin GB, Sivak MV Jr. Indications, contraindications and complications of colonoscopy. In: Sivak MV Jr. Gastroenterology endoscopy. 2nd ed. Philadelphia: WB Saunders; 2000. P. 1226. (vol 2)

49. Régenet N, Métairie S, Cousin GM, Lehur PA. Endométriose colorectale. Diagnostic et prise en charge. Ann Chir 2001;126:734-42.

50. Duepree HJ, Senagore AJ, Delaney CP, Marcello PW, Brady KM, Falcone T. Laparoscopic resection of deep pelvic endometriosis with rectosigmoid involvement. J Am Coll Surg 2002;195:754-8.

51. Van Dam J, Sivak MV Jr. Foreword. In: Van Dam J, Sivak MV Jr, editors. Gastrointestinal endosonography. Philadelphia: WB Saunders; 1999. P. ix.

52. Roseau G, Dumontier I, Palazzo L, Chapron C, Dousset B, Chaussade S et al. Rectosigmoid endometriosis: endoscopic ultrasound features and clinical implications. Endoscopy 2000;32:525-30.

53. Ohba T, Mizutani H, Maeda T, Matsuura K, Okamura H. Evaluation of endometriosis in uterosacral ligaments by transrectal ultrasonography. Hum Reprod 1996;11:2014-7.

54. Schröder J, Lohnert M, Doniec JM, Dohrmann P. Endoluminal ultrasound diagnosis and operative management of rectal endometriosis. Dis Colon Rectum 1997;40:614-7.

55. Chapron C, Dumontier I, Dousset B, Fritel X, Tardif D, Roseau G et al. Results and role of rectal endoscopic ultrasonography for patients with deep pelvic endometriosis. Hum Reprod 1998;13:2266-70.

56. Dumontier I, Roseau G, Vincent B, Chapron C, Dousset B, Chaussade S et al. Apport comparé de l'enchoendoscopie et l'imagerie par résonance magnétique dans le bilan de l'endométriose pelvienne profonde. Gastroenterol Clin Biol 2000;24:1197-204.

57. Rossini L, Ribeiro PAG, Aoki T, Assef MS, Nakakubo S. The echo-logic classification for deep pelvic endometriosis [abstract 124]. Gastrointest Endosc 2002;56(4) (Suppl):S133.

58. Chapron C, Vieira M, Chopin N, Balleyguier C, Barakat H, Dumontier I et al. Accuracy of rectal endoscopic ultrasonography and magnetic resonance imaging in the diagnosis of rectal involvement for patients presenting with deeply infiltrating endometriosis. Ultrasound Obstet Gynecol 2004;24:175-9.

CAPÍTULO 100

MICROCIRURGIA ENDOSCÓPICA TRANSANAL – TEM

Roberto da Silveira Moraes • Ricardo Schmitt de Bem • Gerhard F. Buess
Ulrich Weiss • Julio Ricardo Torres Bermudez • Sérgio Luiz Bizinelli • Júlio Cezar Uili Coelho

INTRODUÇÃO

A anatomia da pélvis pode de certa forma dificultar a ressecção local de alguns tumores do reto distantes da linha pectínea. Nesses casos, até bem pouco tempo, o tratamento era feito por meio de procedimentos cirúrgicos invasivos. Recentemente, Buess e Weiss desenvolveram um novo método denominado microcirurgia endoscópica transanal (TEM), que oferece várias vantagens em relação aos procedimentos tradicionais. Com relação à técnica, trata-se de um procedimento minimamente invasivo, com uma visão estereoscópica tridimensional ampliada, com um sistema combinado de insuflação, irrigação e aspiração, com dilatação uniforme e constante do reto, o que proporciona segurança quanto aos limites de ressecção. Quanto à qualidade de vida, há menor desconforto pós-operatório, menor dor, curto período de internamento, bons resultados cosméticos, baixa taxa de complicações quando comparada com os procedimentos cirúrgicos convencionais (9%), baixa taxa de recidiva (4%), menor tempo de reabilitação, mortalidade (0%) e curva de sobrevida, no carcinoma pT1, superponível ao da retossigmoidectomia.

REVISÃO HISTÓRICA

Em 1980, Buess, Theiss e Hutterer iniciaram o desenvolvimento de um método novo no Departamento de Cirurgia do Hospital Universitário de Colônia em colaboração com a Fundação Richard Wolf Company Knittlingen, FRG. A aplicabilidade clínica do método estabeleceu-se a partir de 1982, sendo atualmente praticado em todo o mundo. No Brasil ele foi introduzido a partir de 2002 por Moraes,[1] no Serviço de Cirurgia do Aparelho Digestivo no Hospital de Clínicas da Universidade Federal do Paraná. Embora a ressecção de pólipos pediculados com alças já esteja bem estabelecida na literatura, os adenomas sésseis, os carcinomas de baixo risco (carcinoma intramucoso invasor ou não-invasor) e o carcinoma pT1, que invade a submucosa, permaneciam necessitando de procedimentos invasivos. Esses tumores foram, em um passado recente, ressecados pelas técnicas desenvolvidas por Parks, Mason e Kraske ou por meio das retossigmoidectomias.[1-4]

INDICAÇÕES

ADENOMAS SÉSSEIS

São indicações para a TEM todos os adenomas sésseis localizados no reto até 25 cm da linha cutâneo-mucosa que possam ser claramente visualizados pelo retoscópio rígido e que não excedam 8 cm em extensão.

CARCINOMAS

Podem ser reconhecidas quatro classes:

1. Carcinoma pT1: Bem diferenciado e moderadamente diferenciado (carcinoma de baixo risco, segundo Hermaneck)[6]. Eles têm alta probabilidade de cura (a infiltração linfonodal ocorre em pouco menos de 3% dos casos);

2. Carcinoma pT2: Carcinomas em idosos ou pacientes de alto risco (acima de 75 anos). Eles têm limitada probabilidade de cura (a infiltração linfonodal ocorre em torno de 10% naqueles de baixo risco);

3. Carcinoma pT3: Carcinomas com boa mobilidade no exame digital, com diâmetro inferior a 4 cm, independentemente da diferenciação, em idosos de alto risco. Essa indicação é conveniente apenas para tratamento paliativo;

4. Carcinoma incidental: Aproximadamente 20% dos pacientes portadores de adenomas sésseis extensos contêm áreas de carcinoma in situ, invasor ou pT1 de baixo risco não diagnosticados previamente. Eles constituem a maioria dos cânceres localizados operados. Eles têm alta probabilidade de cura.

A ressecção total da parede, procedimento mandatório no tratamento do carcinoma, só é possível quando o tumor está localizado nas porções extraperitoniais do reto, especificamente dentro dos seguintes limites: parede anterior, até 12 cm; parede lateral, 15 cm; e parede posterior, 20 cm da linha pectínea.

Para os carcinomas pT1, pT2 e pT3, a margem distal da ressecção pode estar até 2 cm da linha pectínea. Dessa forma, a sutura reto-anal pode ser realizada sem problemas técnicos após a retirada da lesão e com margem oncológica.

Prolapso retal – Retopexia Transanal Endoscópica (TER)

Indicado somente para os pacientes de alto risco, cujo prolapso é moderado e facilmente redutível, uma vez que esse procedimento permanece nos estádios iniciais de avaliação. Em casos de prolapsos extensos, em jovens, prefere-se a retopexia laparoscópica com tela tipo Wells.

DIAGNÓSTICO PRÉ-OPERATÓRIO

Para selecionarmos adequadamente os pacientes para TEM, eles devem ser submetidos aos seguintes procedimentos:

- toque retal;
- retossigmoidoscopia rígida;
- ultra-sonografia endorretal.

TOQUE RETAL

Os achados podem ser classificados de acordo com a sistematização de Mason:[3]

- CS0: tecido de consistência macia;
- CSI: tumor desliza livremente;
- CSII: tumor é móvel;
- CSIII: tumor tem mobilidade limitada;
- CSIV: tumor é fixo.

RETOSCOPIA

Os achados de retoscopia podem ser classificados em:

- pólipo pediculado;
- pólipo pediculado alargado;
- pólipo séssil com característica de adenoma;
- pólipo séssil com característica de carcinoma;
- pólipo ulcerado com característica de carcinoma;

A retoscopia rígida é importante para se estabelecer a distância entre o tumor e a margem anal e definir sua circunferência. Esses achados orientam a posição do doente na mesa para a TEM. Se o tumor estiver na parede posterior, o paciente é colocado na posição de litotomia; na parede anterior, ele é colocado em decúbito ventral; na parede lateral direita, em decúbito contralateral; e na parede lateral esquerda, também em decúbito contralateral. Uma biópsia pré-operatória com diagnóstico histológico e uma colonoscopia total são imperativas no pré-operatório.

PREPARO DO CÓLON

É realizado com solução de manitol a 10% por via oral, com volume de 1.500 ml. A antibioticoprofilaxia é feita com cefoxitina 2,0 g endovenoso no início da operação e 24 horas após.

ANESTESIA

A TEM pode ser realizada com anestesia geral ou epidural, a critério do anestesiologista e do risco operatório.

TÉCNICA DA TEM[9-11]

POSIÇÃO DO PACIENTE

De acordo com a localização do tumor, ele é posicionado em decúbito dorsal, decúbito lateral e decúbito ventral.

EQUIPAMENTOS NECESSÁRIOS

Manejo do retoscópio: o retoscópio de Buess tem 40 mm de diâmetro e 20 cm de comprimento e é introduzido no reto utilizando um obturador atraumático. O obturador é removido, a janela é fechada e o cabo da fonte de luz é conectado.

O tumor é visualizado por insuflação de ar manual, como no retoscópio convencional. Após obter-se a melhor visão e o melhor posicionamento, ele é fixado ao suporte de Martin. A janela de trabalho com quatro portais de silicone é inserida no retoscópio, sendo três deles para o instrumental e o quarto para o telescópio binocular rígido com visão tridimensional estereoscópica. Uma ótica de documentação (câmera) é acoplada ao equipamento e permite a demonstração do ato operatório à equipe cirúrgica. O campo operatório é ampliado pela insuflação de dióxido de carbono por meio de canal próprio, com manutenção eletrônica de pressão constante e uniforme de 15 mmHg, o que permite bom controle visual do campo operatório durante todo o procedimento e determina segurança quanto aos limites de ressecção.

TELESCÓPIO TRIDIMENSIONAL ESTEREOSCÓPICO

Um telescópio estereoscópico propicia uma imagem tridimensional ampliada.

INSTRUMENTAL CIRÚRGICO

Os instrumentos incluem fórceps, tesouras anguladas para direita e esquerda, bisturi de alta freqüência, cânula de sucção, porta-agulhas e clipador.

O clipe de prata substitui o nó de sutura. Após a reabsorção do fio de sutura (polidioxanone), os clipes são eliminados com as fezes. Atualmente utiliza-se um cautério de alta freqüência conectado a um bisturi de múltiplas funções, comandado por uma bomba pneumática. Essa bomba é controlada por um pedal que ordena corte, coagulação, aspiração e irrigação de acordo com a necessidade do cirurgião, tornando o procedimento mais rápido, mais seguro e com menos complicações operatórias e pós-operatórias.

UNIDADE ENDOCIRÚRGICA COMBINADA

A exposição adequada do campo operatório é obtida por meio de um sistema que permite o controle eletrônico do gás insuflado. Se a pressão endoluminal cai abaixo de valores predeterminados (15 mmHg), uma insuflação automática começa até o fluxo máximo de 4 L por minuto. O uso do dispositivo de sucção isoladamente pode causar uma perda rápida de pressão retal e a perda do controle de visão. Por essa razão, uma bomba cilíndrica especial é utilizada com um máximo de capacidade de sucção bem abaixo do índice de insuflação da unidade endocirúrgica, garantindo desse modo uma dilatação constante da parede retal durante a sucção máxima. A água para lavar a ótica também está integrada ao sistema. Como o lúmen do reto é pequeno, os insufladores laparoscópicos convencionais não são apropriados para operações retais.

DETALHES TÉCNICOS

O paciente é posicionado na mesa operatória de tal maneira que o tumor fique sempre na parte posterior do campo cirúrgico. O retoscópio é introduzido com um obturador, a janela de visão é colocada, a área a ser operada é exposta e o retoscópio é fixado em uma posição de trabalho confortável. Em seguida, a janela é recolocada em uma posição de trabalho e a ótica e os instrumentos são introduzidos. Se o cirurgião é destro, o canal superior esquerdo é reservado ao fórceps. A ressecção se inicia com a demarcação de margem distal segura do tumor com pontos de coagulação, recomendando-se 5 mm nos adenomas e 10 mm nos carcinomas. Diferentes técnicas de ressecção podem ser utilizadas. A ressecção total da parede é feita em todos os tumores localizados extraperitonialmente. Isso é obrigatório para os carcinomas. A gordura perirretal com linfonodos também deve ser retirada, o que torna o procedimento oncológico e minimamente invasivo. A TEM não é indicada para pacientes com carcinoma acima da reflexão, pois a ressecção total da parede nesses casos determina a perda de ar para o peritônio livre. Pela mesma razão, os adenomas localizados na porção intraperitonial do reto são tratados pela mucosectomia ou pela ressecção parcial da parede, o que previne a perfuração em peritônio livre.

Se o tumor estiver na parede anterior, é necessária cautela pela proximidade com a vagina na mulher (fístula retovaginal) ou a próstata no homem (sangramento). Após a ressecção do tumor, a brecha residual é fechada com sutura transversa e continua iniciando-se na margem direita da ferida. Um clipe de prata substitui o nó convencional. O espécime é fixado com alfinetes em uma superfície lisa com grade quadriculada de 1 cm para documentação da sua extensão e das margens de segurança preparando-a para os cortes histológicos que serão classificados pelos critérios de Hermaneck.[6]

MUCOSECTOMIA

Na mucosectomia, a mucosa, incluindo o pólipo, é removida da *muscularis mucosae*. Esse procedimento deve ser realizado com maior ampliação possível para prevenir uma excisão demasiadamente profunda. A mucosectomia pode ser realizada no adenoma e no carcinoma intramucoso com segurança de até 3 cm.

RESSECÇÃO PARCIAL DA PAREDE

A ressecção parcial da parede é uma mucosectomia modificada com a retirada adicional das fibras superficiais da muscular própria. A ressecção parcial da parede é realizada nos pólipos grandes localizados intraperitonialmente ou nos tumores que estão próximos da margem anal.

RESSECÇÃO TOTAL DA PAREDE

A ressecção total da parede então compreende a mucosa, a submucosa, a muscular própria e a gordura perirretal. Se um carcinoma for diagnosticado antes da operação, esse procedimento permite inclusive a remoção dos linfonodos. Recomenda-se que todos os tumores extraperitoniais sejam tratados pela ressecção total da parede. Sangramento pode ocorrer durante esse procedimento. Os vasos menores do que 1 mm são diretamente coagulados por sucção e coagulação, enquanto os maiores são pinçados e coagulados. Se o peritônio é inadvertidamente aberto, o defeito deve ser fechado para impedir a perda de gases para a cavidade, o que pode ser feito por via transanal.

RESSECÇÃO SEGMENTAR

A ressecção segmentar pode ser usada para tumores circunferenciais do reto médio. São operações extremamente difíceis, que só devem ser realizadas por cirurgiões endoscopistas experientes e hábeis. Para essas lesões, a melhor indicação é a retossigmoidectomia.

RETOPEXIA ENDOSCÓPICA TRANSANAL

Na retopexia endoscópica transanal, a parede posterior do terço médio do reto é aberta, e cerca de 5 cm dos ligamentos pré-sacrais são expostos; o terço superior do reto médio é suturado a essas estruturas com pontos separados invaginantes em U em número de três. A incisão retal é fechada por sutura contínua transversa.

RESULTADOS CLÍNICOS

Entre julho de 1983 e setembro de 1990, foram realizadas 314 operações por TEM nos hospitais universitários de Colônia, Mainz e Tuebingen. A avaliação histológica final revelou 227 adenomas, 74 carcinomas, 4 carcinóides, 3 pólipos hiperplásicos e 1 linfoma maligno. Outros procedimentos realizados foram a ressecção de uma úlcera solitária e a correção de quatro prolapsos retais.

Os dados que serão apresentados correspondem a um estudo prospectivo realizado nos hospitais universitários de Mainz e Colônia, de 1983 a 1989.[12-13] Durante esse período, 137 adenomas e 49 carcinomas foram tratados pela TEM.

Média de idade: a média de idade dos pacientes foi de 63,7 para os adenomas e de 68,5 para os carcinomas.

Operações prévias: dos pacientes com adenomas, 40% tinham sido submetidos à ressecção prévia com alça, e 10%, à remoção cirúrgica local. Dos pacientes com carcinoma, 29% tinham sido tratados por fulguração com alça, e 6%, por ressecção local convencional.

Técnica de ressecção: os adenomas, bem como os carcinomas, foram em sua maioria tratados pela ressecção total da parede. Em 13 dos 49 carcinomas, a gordura perirretal foi incluída na ressecção.

Duração da operação: o tempo médio operatório foi de 84 minutos. O tempo está relacionado ao tipo de procedimento realizado.

COMPLICAÇÕES

Adenomas

A taxa de complicações pós-operatórias nos adenomas foi de 5% (Tabela 100.1). As estenoses pós-operatórias que ocorreram em cinco pacientes foram tratadas com sucesso com dilatações. Dificuldade no esvaziamento da bexiga é relativamente freqüente, mas desaparece em 24 horas. Ela é resultado da compressão da uretra pelo retoscópio durante a operação. Uma simples cateterização resolve o problema.

CARCINOMAS

A deiscência de sutura ocorreu em dois carcinomas (Tabela 100.2). Um deles necessitou de colostomia protetora temporária, e o outro foi tratado conservadoramente. Fístula retovaginal foi observada em dois pacientes. Um deles necessitou de colostomia temporária. No outro, a histologia revelou pT2 e o paciente foi submetido à amputação do reto.

INCONTINÊNCIA

A incontinência parcial é freqüente durante alguns dias pós-operatórios. Normalmente se resolve após uma semana. Em um dos pacientes, a incontinência a gases persistiu por cinco meses.

HISTOLOGIA

Tamanho dos espécimes

Para adenomas, a média dos espécimes foi de 17,7 cm^2, e a área média tumoral foi de 11,7 cm^2. Para os carcinomas, a média do espécime foi de 19,2 cm^2, e a área média do tumor foi de 10,4 cm^2. Essa diferença maior entre o tamanho do espécime e a área ressecada deve-se às margens de segurança na ressecção.

ESTADIAMENTO E GRADUAÇÃO

Nos adenomas foi encontrado o estádio G1 em 17, G2 em 96 e G3 em 24 casos. Dos 49 carcinomas, somente 16 foram diagnosticados pré-operatoriamente. Em todos os outros casos, os carcinomas diagnosticados foram incidentais. Em 40 dos 49 casos, o tumor se restringia à submucosa (pT1); 37 desses 40 casos foram graduados em G1 ou G2 (pT1 de baixo risco), e 3 casos, em G3 (pT1 de alto risco). Dois tinham tumores pT3.

Em cinco pacientes com carcinomas nos quais se ressecou a gordura perirretal, um total de nove linfonodos foi removido. Nenhum deles estava invadido.

RE-RESSECÇÃO APÓS RESSECÇÃO LOCAL

Um dos sete pacientes com pT2 e um dos pacientes com pT3 foram re-ressecados, não se encontrando metástases linfonodais. Os outros pacientes recusaram-se a uma segunda operação ou eram de alto risco.

TAXA DE RECIDIVA

Foram diagnosticados sete recidivas de adenomas e dez pólipos novos em ou-

TABELA 100.1

Complicações pós-operatórias nos pacientes com carcinoma

Complicação	Número de pacientes	Terapia
Incontinência	1	–
Apoplexia	1	–
Deiscência de sutura	2	Colostomia temporária 1 Conservadora 1
Fístula retovaginal	2	Colostomia temporária 1 Extirpação (tumor T2)
Hemorragia perianal	1	Coagulação por retoscopia
Estenose	2	Dilatação

TABELA 100.2

Comparação das diferentes técnicas cirúrgicas

Técnica operatória	Parks	Kraske	Mason	Ressecção anterior	TEM
Taxa de recorrência	17,3%[15]	5,5%[15]	3,3%[14]	2,6%[19]	5,0%[16,17]
Fístula	0%[18]	18,8%[14]	7,4%[14]	4,6%[25]	1,6%[16,17]
Infecção	1,6%[18]	22,2%[14]	2,2%[14]	11,6%[25]	1,6%[16,17]
Mortalidade	0,4%[18]	1,7%[14]	1,3%[14]	4,8%[25]	0,3%[16,17]

tras áreas que não as operadas. A operação convencional foi necessária em três pacientes (2%). Dos 25 pacientes com carcinoma pT1 de baixo risco, somente um desenvolveu uma recidiva local extensa com metástases hepáticas. Quando se fez uma segunda avaliação dos espécimes, verificou-se que a ressecção não fora completa. Em dois dos três carcinomas de alto risco, a recorrência local foi tratada com reoperação radical.

COMPARAÇÃO COM A TÉCNICA ABERTA

A superioridade da TEM em relação às técnicas convencionais em termos de taxas de recidiva, complicações e mortalidade tem sido comprovada no tratamento dos adenomas sésseis e dos carcinomas de baixo risco (Tabela 100.2). Como os resultados funcionais não haviam sido avaliados, foi realizado um estudo prospectivo para avaliar pré e pós-operatoriamente a função esfincteriana dos 50 pacientes submetidos a TEM no período de abril de 1991 a marco de 1992 no Hospital Universitário de Tuebingen.[22] Foram avaliados no pré e pós-operatório e três meses após a cirurgia por meio da eletromanometria de perfusão reto-anal e de uma entrevista-padrão a respeito da incontinência e da evacuação. Embora a pressão anal de repouso e a pressão máxima de esforço medidas por manometria de perfusão fossem baixas no pré-operatório e três meses depois, a entrevista-padrão mostrava que a continência fora restaurada aos níveis pré-operatórios. A

incontinência a gases foi documentada em alguns casos. A alta incidência de incontinência de urgência e o aumento no número de evacuações indicam diminuição da capacidade retal após a TEM. O reflexo inibitório reto-anal, que permite o relaxamento do esfíncter interno após a distensão da parede retal, importante fator na continência e no controle da evacuação, foi preservado em 54% dos casos. Em contraste, após a ressecção anterior, esse reflexo esteve ausente em 80% a 100% deles.

Concluindo, a TEM altera temporariamente a função do esfíncter na maioria dos pacientes, mas a condição pré-operatória é restaurada três meses após a cirurgia. Esse é um argumento a mais de que a TEM é superior às técnicas convencionais e confirma o seu *status* como tratamento de escolha para adenomas sésseis e carcinomas de baixo risco.

COMENTÁRIOS

A ressecção local para o tratamento dos adenomas sésseis e dos carcinomas pT1 de baixo risco é atualmente bem aceita, com base nos estudos histológicos de Morson[7] e Hermaneck.[6] O acesso à cavidade retal pode ser realizado por via transanal (Parks), por via posterior (Mason[4] e Kraske)[5] e por via anterior com as retossigmoidectomias. A ressecção anterior pela via laparotômica necessita de uma abertura abdominal ampla, e a por via laparoscópica, menos invasiva, não apresenta vantagens ao doente quando da ressecção de adenomas de reto baixo e

dos carcinomas de baixo risco. No acesso posterior, estruturas funcionais importantes devem ser isoladas antes que o tumor esteja acessível. A técnica transanal, pela exposição ruim dos afastadores convencionais, acaba determinando um arrancamento do tumor, sem qualidade técnica. Todas essas técnicas são restritas a áreas especiais do reto.

Ao contrário, a TEM, com a dilatação constante e uniforme pelo gás e com a visão estereoscópica tridimensional ampliada, permite uma dissecção meticulosa até a altura de 25 cm. A TEM propicia uma vantagem adicional sobre o método de Parks, com baixa taxa de recidiva, e sobre os outros métodos convencionais, com menores taxas de complicações e bom resultado funcional.[14-23]

Uma desvantagem da TEM é que é um método com tecnologia avançada que requer instrumentos relativamente de alto custo. É uma técnica mais difícil do que a colecistectomia laparoscópica pelo menor número de doentes operados e porque a liberdade de movimentos é limitada, o que determina um treino especial em centros de treinamento utilizando-se de simuladores especiais como os do Centro de Treinamento da Universidade de Tuebingen.[24-25]

CONCLUSÃO

Podemos concluir que nas indicações atuais da TEM estão os tumores retais benignos (adenomas), os carcinomas intramucosos e o câncer retal (pT1) de baixo risco.

REFERÊNCIAS BIBLIOGRÁFICAS

1. Moraes RS, Buess G, Campos ACL, Malafaia O, Marinho CH Jr, Coelho JCU. Transanal endoscopic microsurgery in the treatment of superficial rectal cancer. Report of a case. ABCD Arq Bras Cir Dig 2002;15(1):36-9.

2. Mason AY. Surgical access to the rectum: a trans-sphincteric exposure. Proc R Soc Med 1970;63:91-4.

3. Mason AY. Trans-sphincteric surgery of the rectum. Prog Surg 1974;13:66-97.

4. Mason AY. Trans-sphincteric surgery for lower rectal cancer. In: Reifferscheid M, Langer S, editores. Der Mass-darmkrebs. Stuttgard: Thieme; 1980.

5. Kraske P. Zur exstirpation hochsitzender Mast-darmkrebse. Verh Dtsch Ges Chir 1885;14:464-74.

6. Hermanek P. Behandlung colorectaler Carcinome durch endoskopische Polypektomie. Vortrag Symposium der CAO; 1990; Heidelberg.

7. Morson BC. Factors influencing the prognosis of early cancer of the rectum. Proc R Soc Med 1966;59:607-8.

8. Buess G, Heintz A, Frank K. Endoluminale Sonographie der Rektums. In: Buess G, editor. Endoskopie. Von der diagnostik bis zur neuen chirurgie. Cologne: Deutscher Ärzte-Verlag; 1990.

9. Buess G, Kipfmüler K, Hack D. Technique of transanal endoscopic microsurgery. Surg Endosc 1988;2:71-5.

10. Buess G, Hutterer F, Theiss R. Das system für die transanale endoskopische rektumoperation. Chirurgie 1984;55:677.

11. Buess G, editor. Endoskopie. Von der diagnostikbis zur neuen chirurgie. Cologne: Deutscher Ärzte-Verlag; 1990.

12. Buess G. Endoluminal rectal surgery. In: Cuschieri A, Perissat I, editores. Manual of endoscopy surgery. New York: Springer-Verlag; 1992.

13. Mentges B, Buess G. Transanal endoscopic microsurgery in the treatment of rectal tumours. Perspect Colon Rectal Surg 1991;4: 265-79.

14. Schildberg FW, Wenk H. Der posteriore Zugang zum rektum. Chirurg 1986;57:779-91.

15. Häring R, Karavias T, Konradt J. Die posteriore proktorektotomie. Chirurgie 1978; 49:265-71.

16. Buess G, Mentges B, Manncke. Minimal invasive surgery in the local treatment of rectal cancer. J Colorectal Dis 1991;6:77-81.

17. Buess G, Mentges B. Transanal endoscopic micro-surgery (TEM). Minimal Invas Ther 1992;1:101-9.

18. Galandiuk S, Fazio VW, Jagelman DG. Villous and tubulovillous adenomas of the colon and rectum. Am J Surg 1987;153:41-7.

19. Heald RJ, Ryall RDH. Recorrence and survival after total mesorectal excision for rectal cancer. Lancet 1986;1:1479-82.

20. Farin G. Pneumatically controlled bipolar cutting instruments. End Surg 1993;2:97-101.

21. Gall FP, Hermanek P. Cancer of the rectum – local excision. Surg Clin N Am 1988;68:1353-65.

22. Graham RA, Garnsey L, Milburn Jessup J. Local excision of rectal carcinoma. Am J Surg 1990;160:306-12.

23. Buess G, Kipfmüler K, Ibald R. Clinics results of transanal endoscopic microsurgery. Surg Endosc 1988;2:245-50.

24. Buess G, Mentges B, Manncke K. Technique and results of transanal endoscopic microsurgery in early rectal cancers. Am J Surg 1992;163:63-70.

25. Gall FP. Cancer of the rectum. Int J Colon Dis 1991;6:84-5.

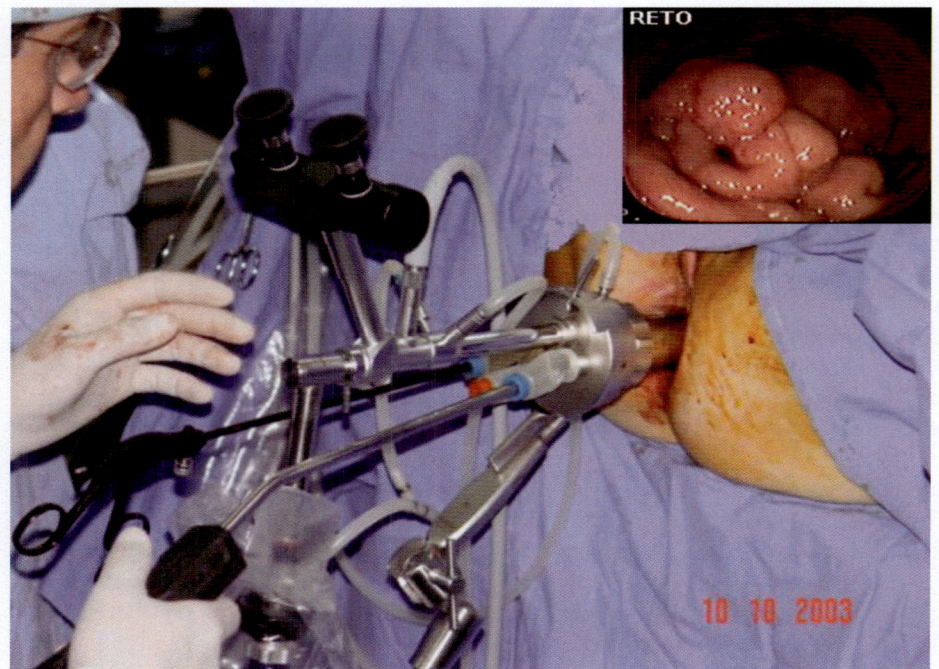

FIGURA 100.1

Demonstração do ato operatório de colocação do equipamento para a realização da TEM. No destaque, o aspecto visual do campo cirúrgico

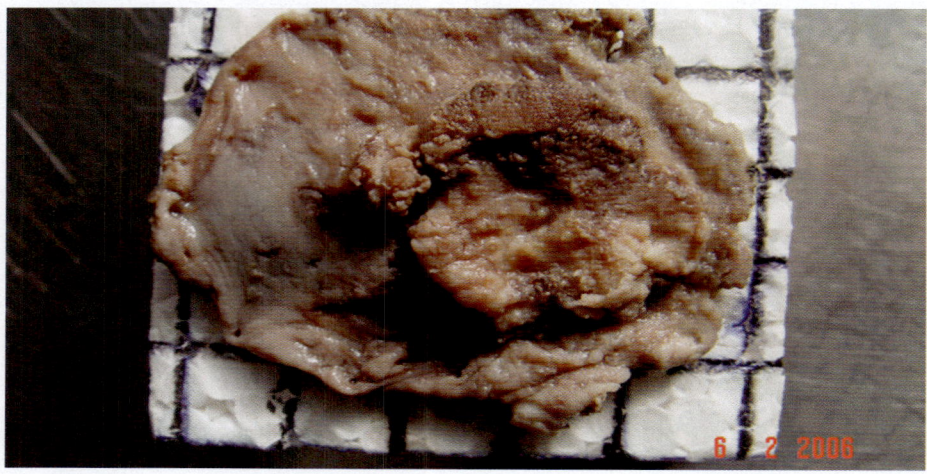

FIGURA 100.2

Aspecto macroscópico do espécime (carcinoma T1) distendido em superfície plana. Observa-se a boa margem de segurança circunferencial

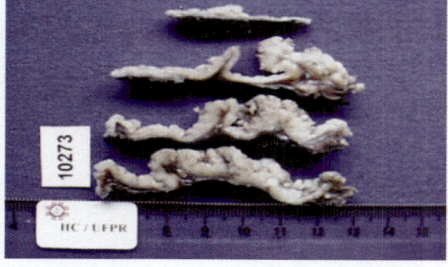

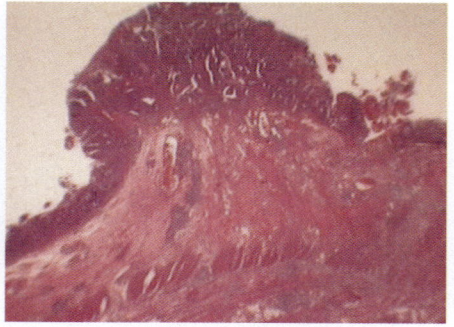

FIGURA 100.4

Aspecto histológico demonstrando nível de invasão submucosa (T1) e margens de ressecção adequadas (ressecção total da parede retal) – Coloração H.E. – 10x

FIGURA 100. 3

Aspecto macroscópico do espécime fatiado para estudo histológico, observando-se a profundidade da ressecção

CAPÍTULO 101

MUCOSECTOMIA (EMR) *VERSUS* MICROCIRURGIA ENDOSCÓPICA TRANSANAL (TEM)

Roberto da Silveira Moraes • Ricardo Schmitt de Bem

Gerhard F. Buess • Julio Ricardo Torres Bermudez • Sérgio Luiz Bizinelli

A ressecção endoscópica da mucosa (EMR), denominada mucosectomia, pode ser realizada no esôfago, no estômago, no cólon e no reto. Com o desenvolvimento dos aparelhos de videocolonoscopia de alta qualidade nos últimos anos, inclusive com o artifício da magnificação de imagem, associado à utilização de corantes de contraste e reativos, tem sido possível a abordagem de uma quantidade maior e mais avançada de lesões retais por meio da EMR.[1] Desse modo, a identificação de alterações não-polipóides (lesões planas e lesões com crescimento ou extensão lateral) e de lesões pequenas, somadas àquelas previamente diagnosticadas (pólipos pediculados e lesões sésseis maiores), ampliou a aplicabilidade da mucosectomia, tornando-a uma ferramenta segura e eficaz no tratamento de alterações tumorais selecionadas.

Segundo Hurlstone e colaboradores,[2] a taxa de cura por meio da mucosectomia pode alcançar 96% em um período de seguimento de dois anos no tratamento de lesões retais adenomatosas da mucosa e de carcinoma precoce (invasão máxima até a camada sm2, pela classificação de Paris),[3] além de conferir uma baixa morbidade (próximo de 10%) e mortalidade zero. Estatísticas semelhantes foram obtidas por alguns grupos japoneses.[4,5] Essas taxas demonstradas por esses diferentes grupos provam a qualidade da técnica e corroboram sua semelhança em relação a outras técnicas cirúrgicas, tais como a

excisão perianal e a microcirurgia endoscópica transanal (TEM).[6-8]

Como em toda técnica endoscópica a ser empregada, a EMR possui determinados critérios de aplicabilidade, ou seja, todo possível candidato a essa técnica deve ter a sua lesão estudada cuidadosamente (circunferência, tamanho, profundidade, distância da linha denteada, comprometimento linfonodal, grau de diferenciação) e cumprir todas as etapas de investigação após sua identificação inicial. Essas etapas incluem: colonoscopia total (para afastar alterações sincrônicas), ultra-som endorretal de alta freqüência (capaz de definir pelo menos cinco camadas concêntricas do órgão e detectar invasão linfonodal, excluindo-se pacientes com invasão da submucosa – padrão sm3 – estágio T2 e com embolia linfangiomatosa – estágio N1), padrão de elevação da lesão pós-injeção submucosa de solução de salina-epinefrina (padrão *non-lifting* ou padrão assimétrico), localização da lesão em relação à linha denteada (pelo menos 10 mm), avaliação de coagulabilidade (tempo de protrombina não superior a quatro segundos e plaquetas superiores a 90 por 10⁹/l) e, obviamente, disponibilidade local de material adequado (p. ex. corante índigo-carmim).[9]

Existem diferentes modalidades técnicas para a realização da mucosectomia, sendo as principais: *strip biopsy* (Figuras 101.1 e 101.2),[10,11] mucosectomia endoscópica por aspiração,[12] mucosectomia endoscópica por aspiração

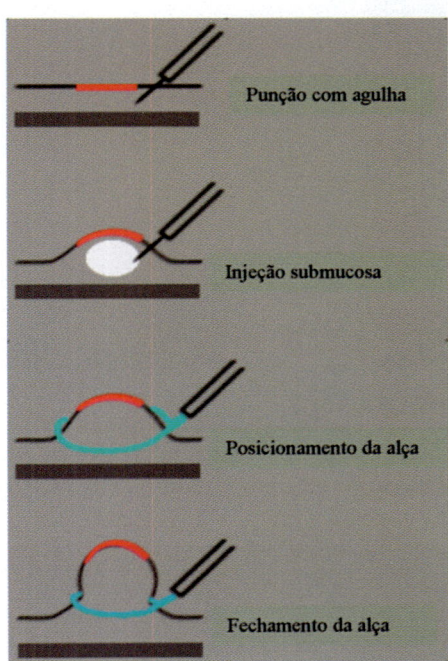

FIGURA 101.1

Modelo esquemático da técnica de *strip-biopsy*, mucosectomia tradicional com alça de polipectomia

com cilindro adaptado ao endoscópio e mucosectomia por dissecção com estilete especial *IT-knife* (*insulation-tipped electrosurgical knife*) (Figuras 101.3 a 101.5).[14]

De acordo com as informações da literatura,[15] a taxa global de ressecção completa das lesões planas por EMR varia entre 87% e 94%, salientando-se que atenção especial às lesões planas e com discreta depressão (padrão IIc) se

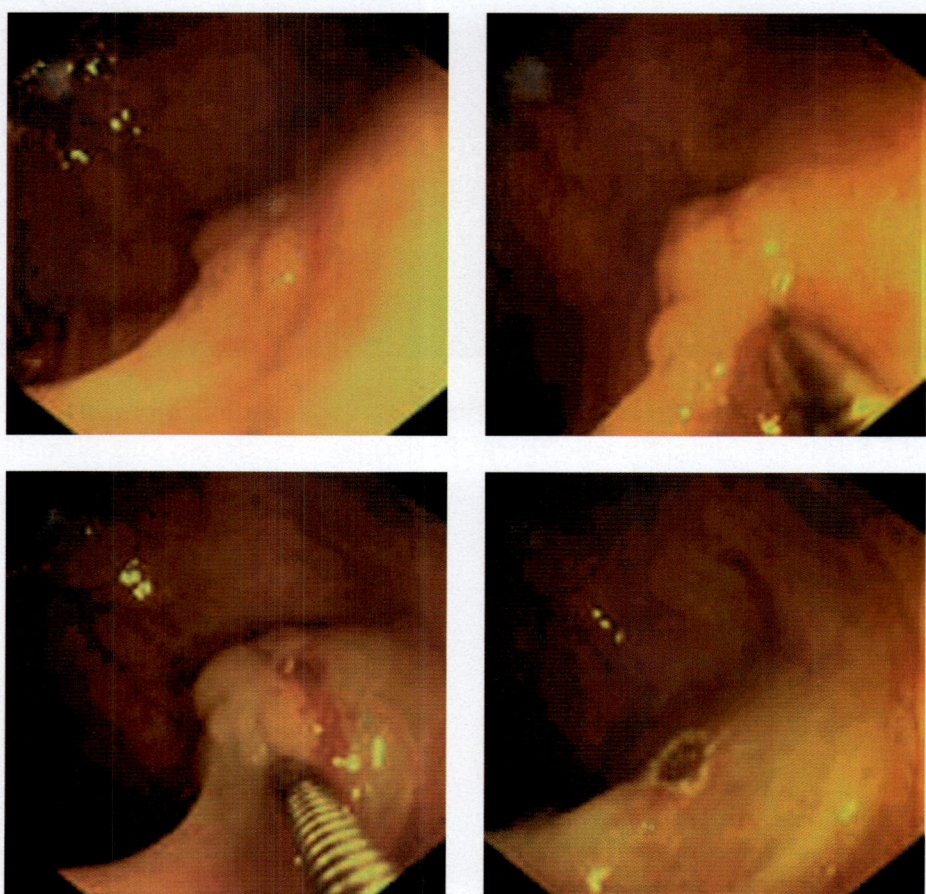

FIGURA 101.2

Tradução endoscópica da técnica de mucosectomia com alça de polipectomia, conforme esquematizado na Figura 101.1

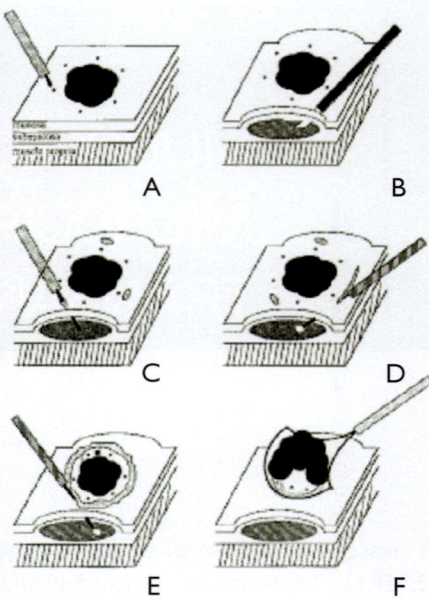

FIGURA 101.4

Modelo esquemático da EMR utilizando o *IT-Knife*. (A) Marcações ao redor da lesão-alvo após aplicação de corante índigo-carmim; (B) Injeção submucosa de solução de adrenalina (0,025 mg/ml) visando à separação da camada muscular; (C) Incisão inicial para a introdução do IT-knife; (D) A ponta cerâmica do IT-knife é introduzida no espaço submucoso e inicia-se o corte da lesão por meio de uma corrente elétrica de corte; (E) A lesão é totalmente separada do tecido adjacente sadio; (F) Injeta-se novamente solução de adrenalina ao redor da lesão, a qual se levanta, e procede-se à sua retirada com alça de polipectomia por meio de corrente mista, acompanhada de sua apreensão e retirada com pinça cata-pólipo (Adaptado de Gotoda e colaboradores)[14]

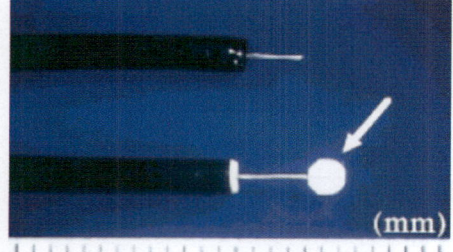

FIGURA 101.3

IT-Knife, que consiste em uma espécie de faca convencional com uma ponta revestida de cerâmica. (Adaptado de Gotoda e colaboradores)[14]

deve ao alto potencial de invasão além de submucosa e embolização linfangiomatosa. Essa variabilidade (87% a 94%) de ressecção completa é diretamente dependente do tamanho da lesão (resultados piores em lesões padrão IIa maiores que 20 mm e padrão IIc maiores que 10 mm) e do tipo de técnica utilizada, assim como se essa ressecção foi possível em um primeiro tempo ou se se deu de maneira fatiada ou em blocos (tipo *piecemeal*). Outro fator que deve ser analisado para o sucesso do tratamento, somando-se ao fato da eficácia da ressecção, é a taxa de recorrência, estimando-se que possa haver entre 3% e 8% de falha do procedimento primário,[9,16] sendo que as lesões removidas pelo método do *piecemeal* tendem a possuir maiores taxas de recidiva.[1] Nessas situações de falha ou quando a lesão primária tem dimensão superior a 20 mm e invasão superior a 1.000 μm, pode-se utilizar uma nova abordagem endoscópica (dissecção submucosa com ressecção em bloco) para o tratamento definitivo, de acordo a técnica de Yamamoto,[17] tornando-se uma alternativa a cirurgia transanal. Salienta-se que a complementação da ressecção primária com a aplicação de plasma de argônio pode reduzir em mais de 50% a chance de recidiva.[18]

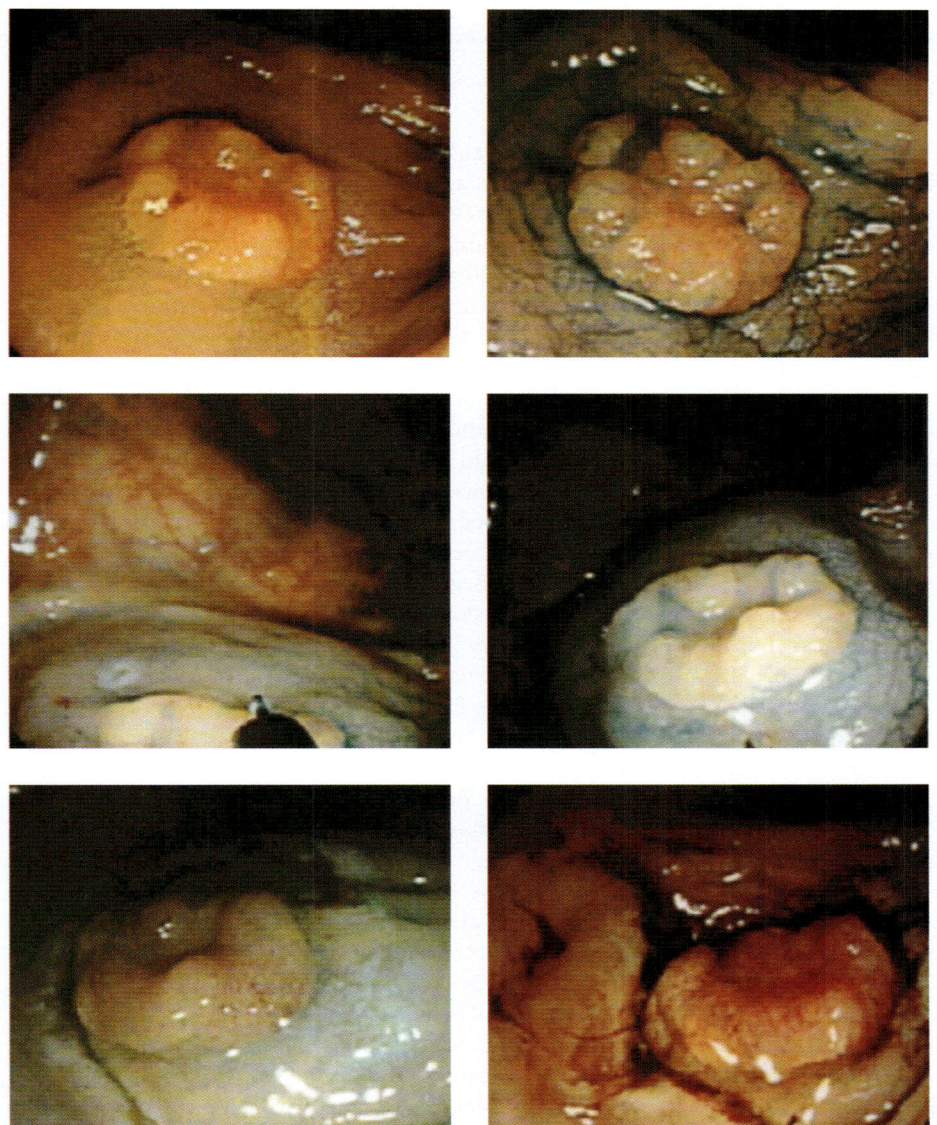

FIGURA 101.5

Tradução endoscópica da técnica esquematizada na Figura 102.4 para uma lesão de reto do tipo plana (Adaptado de Gotoda e colaboradores)[14]

De acordo com os dados, que são limitados na literatura, sobre a remoção completa de pólipos sésseis com alça, podemos estimar que a remoção total (em bloco) da lesão com uma margem adequada circunferencial não se consegue na mucosectomia em 30% a 50% dos casos.

Por outro lado, a TEM permite a remoção total em bloco com margens adequadas em 95% a 98% dos casos.

De acordo com informações da literatura, as taxas de recidiva após a remoção de pólipos sésseis pela EMR são muito maiores do que com a TEM, mas novamente não há muitos dados sobre a taxa de recidiva com esse procedimento. A taxa de recidiva dos adenomas sésseis após TEM está entre 3% e 5%.

A remoção de carcinomas pela EMR não permite margens adequadas laterais e na profundidade; então, novamente, a remoção incompleta é freqüente. Na maioria dos casos de ressecção de carcinomas sésseis com alça, a reoperação radical é necessária para se obter a ressecção total do tumor primário.

Novamente na TEM, a remoção da mucosa ou do câncer T1 é completa de acordo com as publicações, com uma taxa de eficácia de 98% a 99%. Essa taxa no câncer é quase sempre maior do que nos adenomas, uma vez que ele freqüentemente se apresenta com diâmetros menores do que os dos adenomas sésseis.

Concluindo, quando a TEM é realizada, na maioria dos casos o procedimento local é suficiente, as taxas de recidiva são baixas e a qualidade de vida é excelente. Por outro lado, após a ressecção com alça, freqüentemente uma reoperação radical é necessária nos casos de câncer. Nos casos de adenomas, elas são necessárias em decorrência das altas taxas de recidiva.[19,20]

Todos os pacientes submetidos à terapêutica por mucosectomia devem, posteriormente, proceder a colonoscopias periódicas de controle, pelo menos nos tempos de 3, 6 e 12 meses, buscando sempre o diagnóstico precoce de uma lesão recidivante.[7]

A EMR pode ser uma alternativa à ressecção transanal convencional com afastadores nas lesões do reto baixo e à TEM nas lesões localizadas fora do alcance do retossigmoidoscópio rígido.

Quando se compara a TEM com a EMR, alguns fatores devem ser considerados, como: recidiva (dependente de tamanho, profundidade de invasão, localização, ressecção oncológica minimamente invasiva), taxa de sangramento e alteração funcional pós-procedimento.

A vantagem da TEM sobre a EMR é que, de acordo com os resultados clínicos, sua taxa de recidiva é comparativamente menor quando indicada no tratamento dos adenomas e dos carcinomas.

REFERÊNCIAS BIBLIOGRÁFICAS

1. Hurlstone DP, Cross SS, Adam I, Shorthouse AJ, Brown S, Sanders DS et al. An evaluation of colorectal endoscopic mucosal resection using high-magnification chromoscopic colonoscopy. a prospective study of 1000 colonoscopies. Endoscopy 2004;36(6):491-8.

2. Hurlstone DP, Sanders DS, Cross SS, Adam I, Shorthouse AJ, Lobo AJ et al. Colonoscopic resection of lateral preading tumours: a prospective analysis of endoscopic mucosal resection. Gut 2004;53:1334-9.

3. Endoscopic Classification Review Group. Update on the Paris classification of superficial neoplastic lesions in the digestive tract. Endoscopy 2005;37:570-8.

4. Higaki S, Hashimoto S, Harada K, Nohara H, Saito Y, Gondo T et al. Long-term follow-up of large flat colorectal tumors resected endoscopically. Endoscopy 2003;35:845-9.

5. Kudo S, Kashida H, Tamura T, Kogure E, Imai Y, Yamano H et al. Colonoscopic diagnosis and management of non-polypoid early colorectal cancer. World J Surg 2000;24: 1081-90.

6. Saito Y, Fujii T, Kondo H, Mukai H, Yokota T, Kozu T et al. Endoscopic treatment for laterally spreading tumors in the colon. Endoscopy 2001;33:682-6.

7. Tanaka S, Haruma K, Oka S, Takahashi R, Kunihiro M, Kitadai Y et al. Clinicopathologic features and endoscopic treatment of superficially spreading colorectal neoplasms larger than 20 mm. Gastrointest Endosc 2001;54:62-6.

8. Yokata T, Sugihara K, Yoshida S. Endoscopic mucosal resection for colorectal neoplastic lesions. Dis Colon Rectum 1994;37:1108-11.

9. Hurlstone DP, Sanders DS, Cross SS, George R, Shorthouse AJ, Brown S. A prospective analysis of extended endoscopic mucosal resection for large rectal villous adenomas: an alternative technique to transanal endoscopic microsurgery. Colorectal Dis 2005;7:339-44.

10. Matsukawa M, Yamada S, Ogihara T, Sato N, Takemoto T, Kurihara M. Endoscopic treatment of early colorectal cancer. Gan To Kagaku Ryoho 1992;19:1274-8.

11. Kudo S, Tamegai Y, Yamano H, Imai Y, Kogure E, Kashida H. Endoscopic mucosal resection of the colon: the Japanese technique. Gastrointest Endosc Clin N Am 2001 Jul;11(3):519-35.

12. Tanabe S, Koisumi W, Kokutou M, Imaizumi H, Ishii K, Kida M et al. Usefulness of endoscopic aspiration mucosectomy as compared with strip biopsy for the treatment of gastric mucosal cancer. Gastrointest Endosc 1999;50:819-22.

13. Inoue H, Kawano T, Tani M, Takeshita K, Iwai T. Endoscopic mucosal resection using a cap: techniques for use and preventing perforation. Can J Gastroenterol 1999;13:477-80.

14. Gotoda T, Kondo H, Ono H, Saito Y, Yamaguchi H, Saito D et al. A new endoscopic mucosal resection procedure using an insulation-tipped electrosurgical knife for rectal flat lesions: report of two cases. Gastrointest Endosc 1999;50:560-63.

15. Bergmann U, Beger HG. Endoscopic mucosal resection for advanced non-polypoid colorectal adenoma and early stage carcinoma. Surg Endosc 2003;17:475-9.

16. Yoshikane H, Hidano H, Sakakibara A, Mori S, Takahashi Y, Niwa Y et al. Endoscopic resection of laterally spreading tumours of the large intestine using a distal attachment. Endoscopy 1999;31:426-30.

17. Yamamoto H, Yahagi N, Oyama T. Mucosectomy in the colon with endoscopic submucosal dissection. Endoscopy 2005;37:764-8.

18. Zlatanic J, Waye JD, Kirn PS, Baiocco PJ, Gleim GW. Large sessile colonic adenomas: use of argon plasma coagulator to supplement piecemeal snare polypectomy. Gastrointest Endosc 1999;49:731-5.

19. Buess G, Buckhard M, Manncke K, Starlinger M, Becker HD. Technique and results of transanal endoscopic microsurgery in early rectal cancer. Am J Surg 1992;163:63-70.

20. Moraes RS, Buess G, Campos ACL, Malafaia O, Marinho CH Jr, Coelho JCU. Transanal endoscopic microsurgery in the treatment of superficial rectal cancer. Report of a case. ABCD Arq Bras Cir Dig 2002;15(1):36-9.

CAPÍTULO 102

RESSECÇÃO CIRÚRGICA TRANSANAL DE LESÕES RETAIS

Carlos Walter Sobrado
Guilherme Cutait de Castro Cotti

INTRODUÇÃO

O tratamento cirúrgico padrão-ouro do câncer de reto com intenção curativa compreende a ressecção radical do tumor primário, do mesorreto e das cadeias de drenagem linfática, quer seja por meio de uma amputação abdominoperinial do reto (APR) ou de ressecção anterior baixa com preservação esfincteriana. Embora apresentem bons resultados com relação à sobrevida dos pacientes, esses procedimentos associam-se a significativa morbidade, mortalidade e conseqüências funcionais para os pacientes.[1,2]

A necessidade de colostomia definitiva nos casos de cânceres do reto distal em que a preservação esfincteriana não é possível certamente representa uma mutilação com drásticas conseqüências na imagem corporal e psicossocial do indivíduo. Não obstante, mesmo nos casos em que a preservação esfincteriana é possível, a cirurgia ainda se associa não raramente a alterações importantes da dinâmica evacuatória traduzidas clinicamente por: incontinência fecal, *soiling*, urgência evacuatória e tenesmo.[3] Além disso, a ressecção do reto ainda impõe riscos significativos de disfunção urinária e sexual[4] e, muitas vezes, mesmo nos casos de preservação esfincteriana, faz-se necessária a utilização de estomia temporária.[5,6]

Com relação aos diferentes estágios em que o câncer de reto pode ser diagnosticado, parece claro que nem todos os pacientes se beneficiam das vantagens do tratamento radical loco-regional. Alguns indivíduos são diagnosticados quando o tumor localizado no terço distal ainda encontra-se localizado exclusivamente na parede retal e podem ser tratados com intenção curativa por cirurgias menos radicais.[7] Enquanto isso, pacientes com lesões avançadas, muitas vezes, não se beneficiam de abordagem radical junto ao tumor primário, em especial quando apresentam doença metastática muito disseminada.[8]

Além da preservação esfincteriana com bons resultados funcionais, outras vantagens de abordagens mais localizadas para o tratamento do câncer no reto seriam mínima morbidade, recuperação rápida e alto grau de satisfação.[9,10] Entre as principais opções destacam-se: ressecção local transanal (TLE), abordagens por via dorsal transesfincteriana (York-Mason) ou transcoccígea (Kraske), microcirurgia endoscópica transretal (TEM), radioterapia endocavitária e fulguração transanal.

Atualmente, a TLE e a TEM representam as principais alternativas para tratamento de lesões retais pela via transanal. Contudo, essas técnicas vão de encontro aos dogmas da cirurgia oncológica clássica, que contempla a ressecção do órgão afetado com drenagem linfonodal correspondente, já que tanto a TLE quanto a TEM atuam única e exclusivamente sobre a lesão retal, desconsiderando a questão relativa à abordagem dos linfonodos correspondentes.[7,11]

Assim, embora a abordagem local apresente nítidas vantagens relacionadas à menor agressividade cirúrgica, menor morbidade e ausência de necessidade de estomia, quando comparada com a abordagem oncológica radical, é mais propensa à ocorrência de recidiva local da doença.[11] A recidiva local em pacientes submetidos à ressecção por via transanal pode ocorrer por duas vias: ressecção incompleta (casos em que há comprometimento da margem de ressecção da lesão primária) ou recorrência local pela presença de linfonodos acometidos.

INDICAÇÕES

As técnicas de ressecção transanal de lesões retais podem ser utilizadas tanto como forma de tratamento radical quanto tratamento paliativo.

TRATAMENTO PALIATIVO

Muitas vezes o diagnóstico do câncer no reto ocorre quando o mesmo já se encontra muito avançado (estádio IV, sem possibilidades de tratamento com intenção curativa). Nesses pacientes, quaisquer tratamentos utilizados, de forma individual ou em associação, têm caráter exclusivamente paliativo.

Alguns desses pacientes apresentam tumores retais pequenos, porém com metástases disseminadas em múltiplos órgãos como fígado e pulmão. A sobrevida de muitos desses pacientes acaba dependendo mais da evolução e do controle da doença metastática do que do tumor primário. Nesses casos, o tratamento cirúrgico radical da doença primária acaba não tendo impacto relevante na sobrevida dos pacientes.[8]

Nesse contexto, a ressecção transanal surge como excelente opção terapêutica para alívio de sintomas, como puxo e tenesmo, e prevenção de complicações, como sangramento e obstrução intestinal.

TRATAMENTO RADICAL

A utilização da ressecção transanal de lesões retais sempre foi aceita como alternativa à cirurgia radical em pacientes com idade muito avançada e comorbidades clínicas que tornassem o risco cirúrgico associado à intervenção abdominal de médio/grande porte proibitivo.[10]

Aos poucos, a ressecção transanal passou a ser considerada uma alternativa à cirurgia radical em pacientes selecionados com câncer de reto localizados exclusivamente na parede retal. Apesar de resultados iniciais promissores, as grandes séries atuais da literatura com seguimento tardio desses pacientes vêm demonstrando índices de recidiva local muito superiores na abordagem transanal quando comparados à cirurgia radical, o que parece promover impacto negativo na sobrevida, em especial quando os pacientes não são selecionados de forma rigorosa.[10-14]

Dessa forma, a indicação da abordagem transanal no câncer de reto com intenção curativa fica reservada para pacientes portadores de adenocarcinomas localizados apenas na mucosa ou que invadam até a submucosa no exame proctológico e na ultra-sonografia endorretal, sem evidências de comprometimento linfonodal ou a distância (T1N0M0), localizados no reto distal (até 6 cm da linha pectínea), com histologia favorável (bem ou moderadamente diferenciados).[10] Se o exame anatomopatológico após o tratamento local evidenciar lesão mais avançada (T2/T3) ou com fatores histológicos de risco (pouco diferenciado, invasão vascular ou linfática), existirá indicação formal para a realização de tratamento cirúrgico radical.[10] Nos casos em que não ocorre essa situação, mas há comprometimento da margem de ressecção após tratamento local, deve-se considerar a possibilidade de re-ressecção ou tratamento cirúrgico radical clássico.

É oportuno ressaltar ainda que pacientes portadores de lesões que infiltram a camada muscular própria do reto (T2) não devem ser submetidos à ressecção local exclusiva quando a intenção é o tratamento radical, pois os índices de recidiva local são muito elevados.[10-12,15] Nos casos de pacientes portadores de tumor T2, conforme já mencionado, a opção terapêutica complementar clássica é a ressecção cirúrgica radical. Contudo, pacientes com muitas comorbidades e idade avançada ou aqueles que se recusam ao tratamento cirúrgico podem ser incluídos em alguns protocolos que utilizam quimiorradioterapia neoadjuvante seguidos de ressecção local transanal.[16,17] Embora os resultados preliminares de alguns estudos prospectivos pareçam apoiar essa opção de tratamento, esses pacientes devem ser tratados exclusivamente sobre protocolos de pesquisa,[10] devendo estar cientes de seus riscos.

AVALIAÇÃO PRÉ-OPERATÓRIA E TÉCNICA

Conforme mencionado, a seleção criteriosa dos pacientes é fator essencial para o sucesso do tratamento através da ressecção transanal, qualquer que seja a técnica empregada.

Dessa forma, a avaliação pré-operatória deve incluir anamnese e exame físico completos. No exame proctológico, busca-se a avaliação da lesão quanto à localização, ao tamanho, à distância da borda anal e à fixação a planos profundos. O diagnóstico de adenocarcinoma deve ser confirmado por biópsia e a colonoscopia completa é mandatória para excluir lesões sincrônicas. A complementação do estadiamento deve incluir ainda uma tomografia computadorizada de abdome e pelve, radiografia de tórax e dosagem de CEA.

A despeito das limitações dos métodos disponíveis, é essencial uma avaliação complementar quanto ao grau de profundidade do acometimento do tumor na parede intestinal.[18,19] A ultra-sonografia endorretal (USG-ER) é o método em geral utilizado nessa avaliação. Contudo, a ressonância nuclear magnética apresenta resultados semelhantes à USG-ER na avaliação da variável "T" do estadiamento e também pode ser utilizada com esse propósito.

Após essa avaliação inicial, deve-se ainda atestar a ressecabilidade da lesão por via transanal, uma vez que a posição da lesão no reto, a distância da borda anal, a geometria e a extensão da lesão podem impedir uma ressecção completa com margens livres.

A excisão local transanal deve ser sempre considerada como uma macrobiópsia excisional de espessura total. A decisão se a ressecção transanal funcionará como tratamento definitivo dependerá do exame anatomopatológico da lesão, levando em consideração os seguintes fatores: grau de invasão na parede intestinal, avaliação das margens de ressecção, tipo histológico, grau de diferenciação, invasão linfovascular e presença de componente mucinoso.

Existem duas técnicas para ressecção transanal de lesões retais: a *ressecção local transanal (TLE)* e a *microcirurgia endoscópica transretal (TEM)*.

RESSECÇÃO LOCAL TRANSANAL – TLE

A TLE constitui técnica que oferece mínima morbidade e permite avaliação anatomopatológica completa da lesão, o que representa vantagem crítica sobre outros métodos de tratamento local, como fulguração e a radioterapia intracavitária, uma vez que permite o estadiamento adequado da lesão primária.[11] Além disso, a TLE constitui alternativa técnica excelente para ressecção de adenomas vilosos por via transanal.

Os pacientes são submetidos a preparo de cólon anterógrado e antibioticoprofilaxia como no tratamento cirúrgico radical. Para lesões localizadas no reto anterior, dá-se preferência à posição de canivete e, para lesões da parede posterior do reto, à posição de litotomia modificada. São utilizados afastadores (Hill-Ferguson®, Lone Star® ou mesmo a meia-cânula do PPH) para promover exposição adequada da lesão, o que é essencial para o sucesso do procedimento. Após essa etapa, procede-se à demarcação da lesão com eletrocautério nas margens mucosas, que devem distar pelo menos 1 cm das bordas do tumor. A seguir, aprofundam-se as margens em direção à serosa do reto, iniciando-se pela margem inferior e prosseguindo circunferencialmente de forma a promover a ressecção da lesão em espessura total da parede, verificada por meio da exposição da gordura perirretal (Figuras 102.1 e 102.2). Nos tumores localizados na parede anterior do reto, deve-se ter cautela para evitar lesões de estruturas adjacentes como a próstata, a vagina e a uretra. Em casos selecionados, mais precisamente em adenomas, aconselha-se a infiltração de solução salina com epinefrina na camada submucosa, para elevar a lesão, facilitando a ressecção, procedimento esse mais comumente utilizado nas mucosectomias por via endoscópica (Figura 102.3).

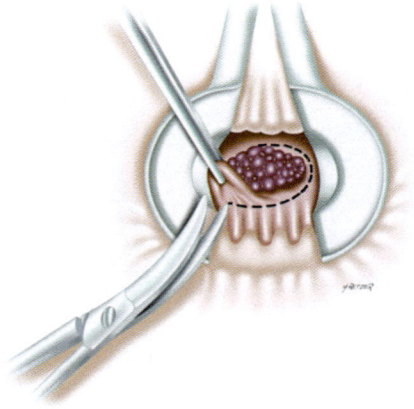

FIGURA 102.2

Ressecção lateral do tumor retal com 1 cm de margem de segurança. A seguir, aprofundam-se as margens em direção à serosa do reto, circunferencialmente, de forma a promover a ressecção da lesão em espessura total da parede, verificada por meio da exposição da gordura perirretal

É necessária extrema gentileza na manipulação das lesões, pois a tração de forma exagerada ou com pinças pode promover fragmentação, comprometendo a avaliação das lesões por parte do patologista.

A abertura na parede retal pode ser deixada aberta, para cicatrizar por segunda intenção, ou o cirurgião pode promover uma sutura transversa com

pontos totais separados de fio absorvível (Figuras 102.4 e 102.5). Não é necessário utilizar drenos ou curativos especiais.

É ainda essencial que o cirurgião realize a fixação da peça sobre um isopor ou papelão com pontos ou alfinetes, juntamente com a correta identificação das margens (cranial, caudal, laterais e profunda) para avaliação anatomopatológica adequada.

MICROCIRURGIA ENDOSCÓPICA TRANSRETAL – TEM

Proposta por Buess em 1983, a TEM pode ser utilizada, como a TLE, no tratamento tanto de lesões benignas quanto malignas do reto.[20] As indicações para a TEM são basicamente as mesmas utilizadas para a TLE, com exceção de o método poder ser utilizado para lesões localizadas mais distantes da borda anal e que, eventualmente, não seriam passíveis de abordagem pela via transanal clássica.[20,21]

Essa técnica necessita de um retoscópio especial que permite uma visão direta do reto e que pode ser projetada em um monitor. Esse retoscópio possui canais de trabalho por meio dos quais são introduzidas pinças semelhantes ao material laparoscópico e utiliza-se insuflação retal com CO_2 para permitir visão adequada e campo de trabalho para o cirurgião. A execução técnica da ressecção segue os preceitos mencionados na TLE.

Embora a TEM permita ressecção de lesões localizadas de 20 cm a 25 cm da borda anal, quando são consideradas ressecções de espessura total, costuma ser utilizada apenas para lesões do reto extraperitonial (aproximadamente de 8 cm a 10 cm anteriormente e de 12 cm a 15 cm posteriormente), pois ressecções de espessura total na região intraperitonial resultarão em perfuração livre para o peritônio com limitações técnicas e complicações inerentes. Quando se considera ressecção de adenomas nos quais não serão realizadas ressecções de espessura total, a distância da bor-

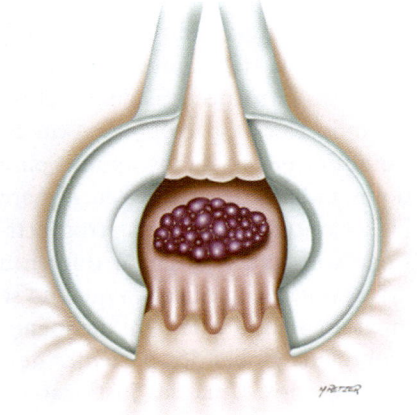

FIGURA 102.1

Presença de lesão elevada e não-infiltrativa no reto distal

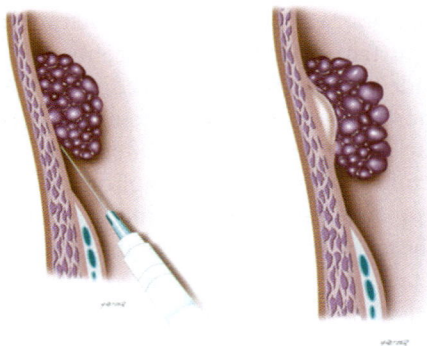

FIGURA 103.3

Infiltração na camada submucosa de solução salina com epinefrina (1:200.000), utilizada para ressecções de lesões benignas superficiais

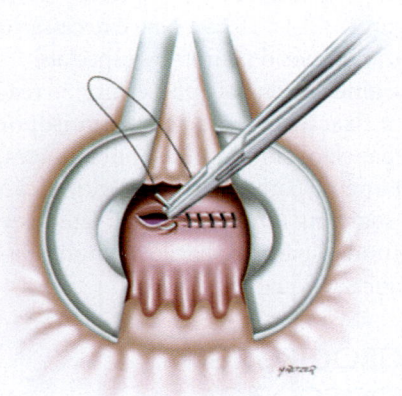

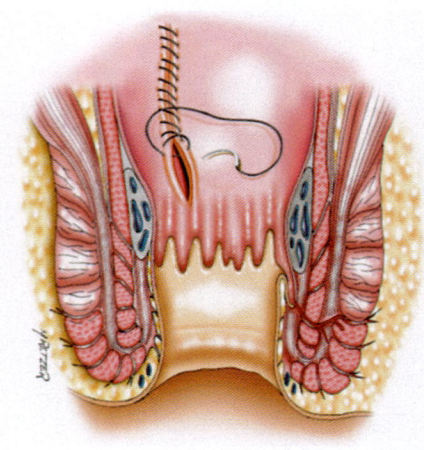

FIGURA 102.4

Fechamento da parede retal com pontos de fio absorvível

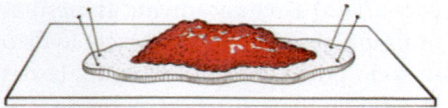

FIGURA 102.5

Fixação da peça ressecada sobre um isopor ou papelão com pontos ou alfinetes, juntamente com a correta identificação das margens (cranial, caudal, laterais e profunda) para avaliação anatomopatológica adequada

da anal não constitui contra-indicação para emprego do método.

Apesar de sua grande versatilidade, a TEM apresenta duas grandes limitações: a primeira relacionada com o alto custo do equipamento, que permanece como obstáculo para maior aceitação do método e conseqüente divulgação do mesmo. A segunda diz respeito ao treinamento técnico dos cirurgiões, uma vez que o procedimento não é de simples execução, o que dificulta ainda mais sua difusão.

RESULTADOS

Os resultados de tratamento das lesões retais por via transanal são semelhantes tanto para a TLE quanto para a TEM.[10,21] É necessário ressaltar que esses resultados são extremamente dependentes da seleção adequada dos pacientes e da experiência do cirurgião, em especial quando se contempla o tratamento com intenção curativa e que deve seguir os princípios já mencionados. Além disso, muitos estudos incluem grupos distintos de pacientes e ainda misturam os resultados entre tratamento de lesões benignas, como adenomas, e malignas, o que dificulta muito a interpretação e a análise dessas informações.

MORBIMORTALIDADE

A ressecção de lesões retais por via transanal é considerada uma cirurgia segura, embora poucos estudos na literatura reportem os índices de morbimortalidade associados a esse procedimento. A morbidade relacionada a essas técnicas varia entre 0% até 22% na literatura,[10,21] sendo normalmente complicações de pequena gravidade. As principais complicações imediatas são: sangramento retal pós-operatório, retenção urinária, deiscência de linha de sutura, fístulas, abscessos e incontinência fecal. Com relação à taxa de óbito, chega a atingir níveis compatíveis com os melhores índices de mortalidade nos pacientes submetidos a tratamento cirúrgico radical, porém sem contemplar que existe tendência a vício de seleção nos pacientes submetidos à ressecção transanal, já que em geral são pacientes com idade mais avançada e com maior número de comorbidades.[10,21]

RECIDIVA LOCAL E SOBREVIDA

Os resultados do tratamento do câncer no reto com intenção curativa por TLE devem ser interpretados sempre com cautela, uma vez que os estudos disponíveis são, em sua maioria, séries retrospectivas de um grupo heterogêneo de pacientes submetidos à ressecção cirúrgica por via transanal por diferentes diagnósticos. Muitos desses estudos não trazem informações relevantes para a interpretação dos dados sobre índices de recidiva local e sobrevida, tais como: estadiamento pré-operatório, exame anatomopatológico e margens de ressecção.

Uma revisão das séries publicadas nos últimos dez anos acerca dos resultados da ressecção transanal como forma exclusiva de tratamento para o câncer de reto em estágio inicial aponta índices de recidiva local de 0% até 27% para lesões T1 e de 11% a 45% para lesões T2.[10] Por sua vez, a sobrevida variou de 74% a 90% para tumores T1 e de 55% a 75% para tumores T2.[10]

Não existem estudos prospectivos randomizados comparando os resultados do tratamento do câncer de reto T1 através de cirurgia radical *versus* TLE. Assim, a Tabela 102.1 apresenta as principais séries retrospectivas da literatura abordando esses aspectos.[7,12,13] A análise conjunta desses dados aponta para maiores índices de recidiva local para a TLE. Contudo, as séries retrospectivas não conseguem observar diferença estatisticamente significativa quando se comparam a sobrevida livre de doença e a sobrevida global dos pacientes nesses dois grupos. Uma das justificativas para esse fato pode ser o curto período de seguimento dos pacientes submetidos a TLE, em especial considerando-se tumores cujo diagnóstico foi precoce. Assim, pode ser que essa diferença tor-

TABELA 102.1

Resultados do tratamento do câncer de reto T1 comparando excisão local transanal com cirurgia radical

Autor	Número de pacientes	Intervalo	Recidiva global	Recidiva local	Sobrevida do câncer	Sobrevida global
Mellgreen e colaboradores, 2000						
TLE	69	5 anos	21%	18%*	95%	72%
RAD	30	5 anos	9%	0%	95%	80%
Nascimbeni e colaboradores, 2004						
TLE	70	5 anos	NR	6,6%	89%	72,4%
RAD	74	5 anos		2,8%	NR	90,4%*
Bentrem e colaboradores, 2005						
TLE	151	5 anos	23%*	15%*	93%	89%
RAD	168	5 anos	6%	3%	97%	93%

* = estatisticamente significante
TLE = excisão local transanal
RAD = cirurgia radical
NR: não relatado
Adaptado de Bentrem e colaboradores, 2005

ne-se nítida apenas após 5 ou 10 anos de seguimento desses pacientes, e que a taxa real de cura por meio da TLE seja inferior à cirurgia radical ao longo do tempo.

É interessante ainda observar a evolução dos pacientes submetidos a TLE que evoluem com recidiva local. Embora a maioria desses casos seja passível de resgate cirúrgico com intenção curativa associado ou não à quimiorradiação, uma minoria desses pacientes será efetivamente curada por meio do tratamento de resgate,[7,15] e muitas vezes por meio de cirurgias que envolvem ressecções múltiplas, como exenterações pélvicas.

As principais vantagens da cirurgia radical sobre a ressecção por via transanal são o benefício terapêutico da linfadenectomia regional ampla por meio da ressecção total do mesorreto e o esta-diamento mais adequado da neoplasia traduzido pela possibilidade de identificação de pacientes que apresentem comprometimento linfonodal e se beneficiam de tratamento adjuvante com quimiorradioterapia. É importante frisar que a acurácia do estadiamento pré-operatório acerca do comprometimento linfonodal ainda é limitada, e cerca de 10% a 25% dos casos classificados como T1N0 no estadiamento pré-operatório apresentam linfonodos comprometidos no exame anatomopatológico de ressecções cirúrgicas radicais.

CONCLUSÃO

A ressecção cirúrgica transanal constitui alternativa técnica valiosa no arsenal de tratamento das afecções benignas e malignas localizadas no terço distal do reto. A seleção adequada dos pacientes a serem submetidos a essa forma de tratamento é essencial para o sucesso do método, assim como a experiência do cirurgião.

Pacientes com câncer de reto em fase inicial submetidos à ressecção por via transanal com intenção curativa devem ser plenamente informados sobre os riscos de recidiva local, possibilidade da necessidade de cirurgias de resgate e limitações do tratamento nessa situação, bem como sobre os índices de sobrevida tardia, devendo realizar seguimento médico cuidadoso por longos períodos. Por meio desse diálogo, médico e paciente serão capazes de decidir em conjunto pela opção terapêutica que melhor contemple as expectativas de ambos para o caso em questão.

REFERÊNCIAS BIBLIOGRÁFICAS

1. Rothenberger DA, Wong WD. Abdominoperineal resection for adenocarcinoma of the low rectum. World J Surg 1992;16:478-5.

2. Petrelli NJ, Nagel S, Rodriguez-Bigas M, Piedmonte M, Herrera L. Morbidity and mortality following abdominoperineal resection for rectal adenocarcinoma. *Am Surg* 1993;59:400-4.

3. Williamson ME, Lewis WG, Finan PJ, Miller AS, Holdsworth PJ, Johnston D. Recovery of physiologic and clinical function after low anterior resection of the rectum for carcinoma: myth or reality? *Dis Colon Rectum* 1995;38:411-8.

4. Havenga K, Enker WE, McDermott K, Cohen AM, Minsky B, Guillem J. Male and female sexual and urinary function after total mesorectal excision with autonomic nerve preservation for carcinoma of the rectum. *J Am Coll Surg* 1996;182:495-502.

5. Averbach AM, Chang D, Koslowe P, Sugarbaker PH. Anastomotic leak after double-stapled low colorectal resection. *Dis Colon Rectum* 1996;39:780-7.

6. Enker WE, Havenga K, Polyak T, Thaler H, Cranor M. Abdominoperineal resection via total mesorectal excision and autonomic nerve preservation for low rectal cancer. *World J Surg* 1997;21:715-20.

7. Bentrem DJ, Okabe S, Wong WD, Guillem JG, Weiser MR, Temple LK et al. T1 adenocarcinoma of the rectum: transanal excision or radical surgery? Ann Surg 2005;242:472-7; discussion 477-479.

8. Zaheer S, Pemberton JH, Farouk R, Dozois RR, Wolff BG, Ilstrup D. Surgical treatment of adenocarcinoma of the rectum. Ann Surg 1998;227:800-11.

9. Kim HK, Jessup JM, Beard CJ, Bornstein B, Cady B, Stone MD et al. Locally advanced rectal carcinoma: pelvic control and morbidity following preoperative radiation therapy, resection, and intraoperative radiation therapy. Int J Radiat Oncol Biol Phys 1997;38:777-83.

10. Perretta S, Guerrero V, Garcia-Aguilar J. Surgical treatment of rectal cancer: local resection. Surg Oncol Clin N Am 2006;15:67-93.

11. Visser BC, Varma MG, Welton ML. Local therapy for rectal cancer. Surg Oncol 2001;10:61-9.

12. Mellgren A, Sirivongs P, Rothenberger DA, Madoff RD, Garcia-Aguilar J. Is local excision adequate therapy for early rectal cancer? *Dis Colon Rectum* 2000;43:1064-71; discussion 1071–1074.

13. Nascimbeni R, Nivatvongs S, Larson DR, Burgart LJ. Long-term survival after local excision for T1 carcinoma of the rectum. Dis Colon Rectum 2004;47:1773-9.

14. Madbouly KM, Remzi FH, Erkek BA, Senagore AJ, Baeslach CM, Khandwala F et al. Recurrence after transanal excision of T1 rectal cancer: should we be concerned? Dis Colon Rectum 2005;48:711-9; discussion 719-721.

15. Weiser MR, Landmann RG, Wong WD, Shia J, Guillem JG, Temple LK et al. Surgical salvage of recurrent rectal cancer after transanal excision. Dis Colon Rectum 2005;48:1169-75.

16. Lezoche E, Guerrieri M, Paganini AM, D'Ambrosio G, Baldarelli M, Lezoche G et al. Transanal endoscopic versus total mesorectal laparoscopic resections of T2-N0 low rectal cancers after neoadjuvant treatment: a prospective randomized trial with a 3-years minimum follow-up period. Surg Endosc 2005;19:751-6.

17. Ruo L, Guillem JG, Minsky BD, Quan SH, Paty PB, Cohen AM. Preoperative radiation with or without chemotherapy and full-thickness transanal excision for selected T2 and T3 distal rectal cancers. Int J Colorectal Dis 2002;17:54-8.

18. Blumberg D, Paty PB, Guillem JG, Picon AI, Minsky BD, Wong WD et al. All patients with small intramural rectal cancers are at risk for lymph node metastasis. *Dis Colon Rectum* 1999;42:881-5.

19. Garcia-Aguilar J, Pollack J, Lee SH, Hernandez de Anda E, Mellgren A, Wong WD et al. Accuracy of endorectal ultrasonography in preoperative staging of rectal tumors. Dis Colon Rectum 2002;45:10-5.

20. Buess G, Theiss R, Hutterer F, Pichlmaier H, Pelz C, Holfeld T et al. Transanal endoscopic surgery of the rectum - testing a new method in animal experiments. Leber Magen Darm 1983;13:73-7.

21. Middleton PF, Sutherland LM, Maddern GJ. Transanal endoscopic microsurgery: a systematic review. Dis Colon Rectum 2005;48:270-84.

CAPÍTULO 103

HEMORRÓIDAS E DOENÇA HEMORROIDÁRIA – TRATAMENTO NÃO-CIRÚRGICO

Sergio Carlos Nahas   •   Carlos Frederico Sparapan Marques
Carlos Walter Sobrado   •   Caio Sergio Rizkallah Nahas

INTRODUÇÃO

O termo "hemorróidas" tem sido utilizado para designar uma afecção anal hemorrágica e desconfortante decorrente de dilatações dos plexos hemorroidários localizados no segmento anorretal. Essa denominação está incorreta, uma vez que se sabe que hemorróidas são as veias dos plexos hemorroidários encontradas em todas as faixas etárias e, portanto, estruturas normais da anatomia humana. Do ponto de vista anatômico, as hemorróidas são primariamente plexos venosos normais situados na parte superior do canal anal, presentes desde o início da vida embrionária, e que podem ser observados por meio da anuscopia como coxins vasculares submucosos.

As hemorróidas estão localizadas na região anorretal e podem ser divididas em duas estruturas vasculares distintas: plexo hemorroidário superior (submucoso) e plexo hemorroidário inferior (subcutâneo). Desse modo, a drenagem venosa da região anorretal é realizada pelos plexos hemorroidários superior e inferior, delimitados pela linha pectínea ou denteada. O plexo hemorroidário superior ou interno localiza-se no espaço submucoso do canal anal e drena cranialmente para o sistema porta por meio da veia hemorroidária ou retal superior. O plexo hemorroidário superior é constituído por três coxins vasculares localizados na submucosa do canal anal, sendo dois posicionados no quadrante lateral direito, anterior e posterior e um no esquerdo.

Com relação ao plexo hemorroidário externo ou inferior, está localizado distalmente à linha pectínea, mais precisamente no espaço subcutâneo do canal anal, e drena preferentemente para a circulação sistêmica por meio das veias hemorroidárias ou retais inferiores, tributárias das veias pudendas internas e sistema cava. Os coxins vasculares submucosos podem dilatar e evoluir com prolapso, produzindo sintomas (hemorragia, ardência, prurido, dor etc.), quando então se denomina doença hemorroidária. Em 1975, Thomson descreveu que os coxins vasculares anais são constituídos por arteríolas, vênulas, sinusóides e por comunicações arteriovenosas, não diferindo em pessoas sintomáticas ou assintomáticas anatômica e histologicamente.[1] O mesmo autor mostrou que o músculo liso localizado na submucosa, primeiramente descrito por Treitz, em 1853, era o responsável pela sustentação e pelo posicionamento dos coxins vasculares anais no interior do canal anal. Stelzner e colaboradores (1962)[2] criaram o termo *corpus cavernosum recti* para descrever essa estrutura angiocavernosa. Thomson (1975),[1] por meio de estudos com injeção de corantes no sistema venoso retal inferior, mostrou que a submucosa anal recebia sangue arterial proveniente da artéria retal superior e confirmou a presença de três dilatações venosas, definindo-as como *mamilos*. Esses mamilos hemorroidários são encontrados em ambos os sexos, nas variadas faixas etárias e

também em indivíduos assintomáticos; portanto, pode-se concluir que apenas quando sintomáticos podem ser considerados doença. Os mamilos hemorroidários estão preenchidos com sangue e apenas no momento evacuatório murcham para facilitar a passagem da matéria fecal, tendo também seu papel na continência anal, especialmente no que diz respeito aos gases e líquidos. Várias teorias foram propostas para tentar explicar a etiopatogenia da doença hemorroidária, tendo como principais: teoria da veia varicosa, hiperplasia vascular, teoria hemodinâmica, deslizamento distal do canal anal e disfunção do esfíncter interno do ânus – EIA (Quadro 103.1).

Em seu clássico estudo, Thomson[1] concluiu que as hemorróidas eram originárias de fraqueza dos elementos de sustentação-suporte dos coxins anais, decorrentes de processos degenerativos, nos quais teríamos o deslizamento distal de parte do revestimento do canal anal, dando pouco valor para as teorias da veia varicosa e da hiperplasia vascular. Em decorrência disso, teríamos o prolapso dos mamilos hemorroidários que seria mais exuberante naqueles pacientes com história familiar, que fazem intenso esforço evacuatório por longos períodos e que relatam história de obstipação intestinal. O deslocamento freqüente da mucosa retal para o interior do canal anal pode explicar a sensação de massa anal, a mucorréia e alguns relatos de incontinência feitos por alguns pacientes. O prolapso mucoso e dos mamilos hemorroidários é

QUADRO 103.1

Etiopatogenia da Doença Hemorroidária

Teorias	Fisiopatologia
Teoria da veia varicosa	Posição ortostática e aumento da pressão intra-abdominal; infecções anais crônicas
Teoria da hiperplasia vascular	Hiperplasia e metaplasia dos corpos cavernosos retais
Teoria mecânica (degenerativa)	Degeneração dos tecidos de sustentação-suporte das hemorróidas internas
Teoria hemodinâmica	Comunicações arteriovenosas na submucosa
Teoria da disfunção do EIA	Hiperatividade do esfíncter interno do ânus

uma queixa freqüente em pacientes com mais de 50 anos.[3]

O fato de a doença hemorroidária estar associada freqüentemente a outras desordens do tecido conjuntivo – como hérnia inguinal e prolapsos genitais – reforça essa teoria mecânica degenerativa, assim como a possibilidade de predisposição genética. Outro fator a ser lembrado é que na idade avançada teríamos uma fraqueza do tecido conjuntivo de suporte dos coxins vasculares que, associada à posição ortostática e ao aumento da pressão intra-abdominal, resultaria em um ingurgitamento venoso, com dilatações varicosas que permitiriam maior mobilidade do mamilo hemorroidário, com subseqüente deslizamento distal.[3]

Com relação à teoria da disfunção do esfíncter interno do ânus, Hancock e Smith (1975),[4] por meio de estudos manométricos, demonstraram que os portadores de doença hemorroidária tinham um aumento da atividade do esfíncter anal interno quando comparados com controles normais. Arabi e colaboradores (1977)[5] observaram também uma anormalidade funcional do EIA em portadores de hemorróidas sintomáticas. Resultados similares foram também obtidos por outros pesquisadores, como Read e colaboradores (1982)[6] e Hiltunen e Matikainen (1985).[7] A hiperatividade do EIA poderia ser, então, responsável pela manutenção do ingurgitamento venoso e por eventual estrangulamento hemorroidário.[4]

Tem sido relatada hipertrofia do esfíncter anal externo (EAE) com aumento das fibras musculares tipo I em portadores de hemorróidas sintomáticas, mas sem relação com tempo de história, idade, gravidade da doença e presença ou não de obstipação.[8]

CLASSIFICAÇÃO

A doença hemorroidária pode ser classificada em interna, externa ou mista, de acordo com o plexo hemorroidário acometido. Quando os sintomas são decorrentes de dilatações vasculares localizadas acima da linha pectínea, ou seja, mais precisamente do plexo hemorroidário superior, são denominadas hemorróidas internas; quando distalmente à linha denteada, são denominadas externas. Hemorróidas mistas são aquelas em que os dois plexos estão envolvidos.

A tradicional classificação das hemorróidas internas em quatro graus está baseada em dois sintomas: sangramento e prolapso:

1º grau: sangramento anal e não prolapso;

2º grau: apresentam prolapso durante o esforço evacuatório (com ou sem sangramento), retornando espontaneamente para o interior do canal anal;

3º grau: apresentam prolapso (com ou sem sangramento), mas requerem redução manual;

4º grau: estão sempre exteriorizadas (com ou sem sangramento).

As hemorróidas externas são decorrentes do plexo externo e recebem as seguintes denominações: plicomas, mariscos e hemorróidas cutâneas.

QUADRO CLÍNICO E DIAGNÓSTICO

As hemorróidas podem ser assintomáticas, sendo achado de exame proctológico, e nessa situação nenhuma terapêutica deverá ser instituída. Vale lembrar que a expressão *hemorróidas* é freqüentemente utilizada pelos pacientes para definir as mais variadas afecções anorretais e seus sintomas. Pacientes portadores de doença hemorroidária apresentam sintomatologia (sangramento, desconforto anal, prurido, prolapso, edema anal, dor e mucorréia) muito variável, com diferentes intensidades, de acordo com o grau e com a presença ou não de complicações. As queixas mais freqüentemente referidas pelos pacientes, pela ordem de freqüência, são: hemorragia, desconforto anal, prolapso, prurido e mucorréia.

O sangramento anal é geralmente vivo, com características arteriais e relacionado com as evacuações. A hemorragia é freqüentemente intermitente, podendo ocorrer sob a forma de laivos ou estrias, e é a principal responsável por levar o paciente ao consultório médico. Pelo fato de o sangramento ser esporádico, ocorrendo em crises de poucos dias, pouco volumoso e sempre relacionado às evacuações, isso faz com que a presença de anemia ferropriva seja rara. Quando em pequena monta, apenas é percebido durante a higiene anal. O desconforto anal é geralmente decorrente do edema local e ingurgitamento venoso, observado mais freqüentemente em pacientes que fazem muito esforço evacuatório. Já a presença de dor anal às evacuações não é comum, aparecendo apenas na presença de complicações (hematoma perianal, trombose e tromboflebite hemorroidária) ou na associação com outras afecções anorretais, como abscesso e fissura anal. O prolapso hemorroidário é sintoma freqüente, ocorrendo em aproximadamente 50% dos pacientes durante a evacuação, podendo ser reduzido espontaneamente ou digitalmente. Nos prolapsos maiores e persistentes, ou naqueles irredutíveis, observam-se secreção local com mucorréia que suja as vestes e produz irritação local ou dermatite e ulceração superficial. A mucorréia também pode ser notada nos casos de prolapsos mucosos volumosos, associadamente a prurido anal secundário.

O diagnóstico deve ser suspeitado durante a história clínica pelos sintomas expostos. Deve ser lembrado que a doença hemorroidária raramente acomete crianças e adolescentes; portanto, a presença de enterorragia nessa faixa etária não deve ser atribuída primariamente à hemorróida, mas sim à presença de pólipos ou à fissura anal. Nos pacientes acima dos 60 anos de idade, ou que fazem parte de população de risco para neoplasia de intestino grosso, com queixa de sangramento anal, sempre aconselhamos estudo minucioso do cólon e reto, para afastar a presença de outras causas de enterorragia comuns nessa faixa etária, tais como: neoplasias, moléstia diverticular, pólipos, entre outras. A confirmação é feita pelo exame proctológico com retossigmoidoscopia, podendo ser necessária a realização de colonoscopia para excluir outras doenças associadas, especialmente nos pacientes com mais de 60 anos de idade.

A inspeção da região anal nada nos revela nos casos de hemorróidas internas incipientes; porém, nos casos de hemorróidas externas e nas internas do terceiro e quarto graus, pode-se visualizar o ingurgitamento venoso, as dilatações vasculares e os plicomas anais quando presentes. As hemorróidas do segundo grau podem ser diagnosticadas durante a inspeção dinâmica e pela manobra de Valsalva. Normalmente, têm-se três mamilos hemorroidários, sendo dois à direita e um à esquerda, designados tradicionalmente como 3, 7 e 11 horas, sendo que Thomson,[1] em seu estudo, encontrou essa distribuição

em apenas 19% dos indivíduos normais. O prolapso hemorroidário volumoso deve ser diferenciado do prolapso mucoso circular e da procidência retal e, na dúvida diagnóstica, o períneo deve ser examinado na posição sentada ou de cócoras com manobra de Valsalva. Na palpação da região anal, pode-se avaliar a integridade e o tônus do esfíncter anal e também a presença de áreas com trombos locais. O toque digital do reto não serve para detecção de mamilos hemorroidários e sim para afastar a presença de pólipos ou tumores localizados no reto inferior e canal anal, além de verificar a capacidade contrátil do esfíncter anal. A anuscopia e a retossigmoidoscopia confirmam a presença dos mamilos hemorroidários e informam sobre a presença ou não de outras lesões associadas.

DIAGNÓSTICO DIFERENCIAL

O diagnóstico de doença hemorroidária apenas deve ser confirmado após a realização de história minuciosa combinada com exame proctológico completo, devendo-se sempre duvidar da sugestão diagnóstica dada pelo paciente, uma vez que, como mencionamos acima, para o leigo todas as queixas relacionadas com a região anorretal são "hemorróidas". Os principais diagnósticos diferenciais devem ser feitos com: plicomas, papila anal hipertrófica, fissura anal, prolapso mucoso, procidência retal pequena, condiloma, pólipo pediculado, tumores,

varizes anorretais da hipertensão portal, hemangiomas e melanomas anais.

TRATAMENTO NÃO-CIRÚRGICO

As hemorróidas fazem parte da anatomia humana normal e, portanto, apenas quando sintomáticas necessitam de tratamento. A terapêutica a ser instituída dependerá do tipo de sintomas apresentados, da sua gravidade, assim como do grau de intensidade do prolapso e do sangramento. Inúmeros tratamentos clínicos ou cirúrgicos podem ser empregados na abordagem de pacientes com doença hemorroidária, cabendo ao proctologista encontrar o mais eficiente para cada caso em particular. As opções terapêuticas são relacionadas ao grau da doença e a tratamentos prévios (Quadro 103.2). O tratamento clínico está indicado para aqueles pacientes com sintomatologia discreta e esporádica, com longos períodos de acalmia, que não se constituem em problemas sérios para o doente em sua rotina diária. Nas gestantes, principalmente no terceiro trimestre, quando se exacerbam os sintomas dessa enfermidade, o tratamento deve ser conservador, exceção feita nos casos de complicações que não melhoram, apesar da medicação instituída. Em pacientes moribundos, cirróticos e classificação CHILD C, cardiopatas graves, com doença pulmonar obstrutiva crônica (DPOC), com coagulopatias, ou portadores de moléstias com grave comprometimento do estado geral também devem ser manejadas de modo conservador.

QUADRO 103.2

Tratamento da doença hemorroidária

Grau da doença hemorroidária	Opções de tratamento
Grau I	– Dieta + correção dos hábitos
Grau II	– Escleroterapia
Grau III	– Ligadura elástica (LE) – Fotocoagulação por radiação infravermelha (FRI)
Grau IV	– Ressecção de tecido hemorroidário (hemorroidectomia)
Recidivantes	– Sem ressecção de tecido hemorroidário (grampeador circular)

Os princípios mais importantes do tratamento da doença hemorroidária consistem em:

- Medidas higieno-dietéticas para o amolecimento das fezes e diminuição do tempo de trânsito intestinal, objetivando a abolição do trauma local e do esforço evacuatório. O paciente é estimulado a ingerir dieta rica em fibras (dose diária de 20 g a 25 g) que inclua verduras cruas e cozidas, legumes, frutas como mamão, laranja com bagaço e farelo ou germe de trigo. Além do regime alimentar, orienta-se ao paciente ingerir líquidos (1,5 a 2,0 litros/dia) e evacuar sempre que sentir desejo de fazê-lo. Recomenda-se a supressão de álcool, pimentas e condimentos, dada a sua ação irritante sobre as mucosas, e de alimentos constipantes (farináceos, banana-maçã, maçã, pêra etc.) para a profilaxia das crises.
- Em associação às medidas dietéticas, orientam-se os seguintes cuidados locais: minimizar o uso de papel higiênico, devendo ser substituído pela higiene com água corrente ou pelo banho de assento com água morna. Caso as medidas alimentares adotadas para regularização do hábito intestinal não sejam bem-sucedidas, prescrevem-se os laxativos que aumentam o bolo fecal, como o mucilóide hidrófilo de psillium, fruto de sene, metilcelulose, semente de plantago ou outros.
- Apesar de sua ação local ainda não devidamente comprovada, as pomadas e os supositórios compostos por anestésicos e antiinflamatórios têm sido muito utilizados na prática clínica diária, por produzirem um alívio temporário do desconforto local. Esses agentes tópicos são compostos por anestésicos, antiinflamatórios, enzima hialuronidase, anti-sépticos locais, dentre outras substâncias, e não devem ser utilizados por períodos prolongados uma vez que produzem hipersensibilidade local.
- A administração oral de drogas vasoativas (diosmina) tem sido utiliza-

da com o objetivo de aliviar os sintomas locais, por reduzir o edema congestivo e pela sua atividade antiinflamatória local, principalmente nas crises de agudização da doença hemorroidária. Relatos de sua utilização no período pós-operatório com objetivo de diminuir a incidência de sangramento após hemorroidectomia também foram feitos com resultados favoráveis.[9]

Nas hemorróidas internas do primeiro e do segundo graus que não respondem satisfatoriamente ao tratamento medicamentoso e às medidas higieno-dietéticas, outros métodos conservadores que visam a curar a afecção com o mínimo de dor possível, porém invasivos, têm sido utilizados: escleroterapia, ligadura elástica e fotocoagulação com radiação infravermelha (*INFRARED*).

ESCLEROTERAPIA

A escleroterapia tem sua melhor indicação nas hemorróidas sintomáticas de primeiro grau, que sangram freqüentemente, e em alguns casos especiais de segundo grau pode-se obter algum benefício. Nessa técnica, injeta-se de 1 ml a 3 ml de solução esclerosante (solução de fenol em óleo de amêndoas a 5%, cloridrato duplo de quinino-uréia a 5%, ou outra solução esclerosante) logo acima do botão hemorroidário, no plano submucoso. As injeções são feitas com auxílio de uma agulha apropriada e na região de afluxo dos mamilos hemorroidários. O tratamento compreende de 2 a 3 aplicações a intervalos de 2 a 3 semanas ou até a interrupção do sangramento. Trata-se de uma técnica praticamente indolor, que pode ser realizada no consultório e repetida sempre que necessário. As principais complicações relatadas são: dor, ulceração, sangramento e abscesso local. Há relatos de resultados satisfatórios com interrupção do sangramento em 70% a 85% dos pacientes.[10, 11]

No ambulatório do Hospital das Clínicas da FMUSP, no período de 1988 a 1991, tivemos a oportunidade de realizar esse procedimento em 22 pacientes

portadores de doença hemorroidária de primeiro grau, sendo que em 5 realizamos 2 aplicações, em 17, três aplicações, e em 3, quatro sessões. Utilizou-se como solução esclerosante o cloridrato duplo de quinino-uréia, na dose de 2 ml por sessão, com intervalo de 3 semanas entre cada aplicação. Após 6 meses, no retorno ambulatorial, observou-se interrupção do sangramento em 15 (68%), sendo que a dor foi relatada por apenas um doente que necessitou de medicação analgésica. Atualmente, esse procedimento tem sido reservado para os casos de sangramento anal decorrentes de coxins anais pouco volumosos em que a ligadura elástica não se aplica.

LIGADURA ELÁSTICA

A ligadura elástica tem por objetivo a fixação da mucosa e submucosa a planos mais profundos, impedindo desse modo o prolapso. Essa técnica foi introduzida por Blaisdel em 1958,[12] sendo posteriormente modificada e difundida por Barron em 1963.[13] Por meio do anuscópio e com o auxílio de um dispositivo aplicador desenvolvido por Barron, faz-se o estrangulamento dos mamilos hemorroidários com um anel de borracha colocado em sua base, logo acima da linha pectínea. Após a passagem do anuscópio e identificado o mamilo a ser ligado, deve-se ter o cuidado de identificar a base do coxim hemorroidário, que está localizada em média 2 cm acima da linha pectínea. Após sua identificação, a base do mamilo é então tracionada para dentro do aparelho de ligadura, sendo disparado o aparelho, com a colocação dos anéis na base da hemorróida, sem produzir sensação dolorosa. Após 7 a 10 dias ocorre a queda do tecido necrosado, quando pode ser observado um pequeno sangramento anal. Cerca de três semanas depois, o local da ligadura está completamente cicatrizado e novamente recoberto por mucosa, quando então nova sessão em outro mamilo pode ser realizada. Em cada sessão pode-se realizar ligadura de 1 a 3 mamilos, dependendo da experiência do profissional e também do volume das hemorróidas. Desde que tecnicamente bem realizado, esse procedimento é indolor, podendo ser feito em ambulatório, sem anestesia e com baixos índices de complicação.

As principais complicações do método incluem: dor persistente, sangramento, retenção urinária e, apesar de raros, casos de sépsis pélvica grave e óbitos já foram relacionados à ligadura elástica.

FOTOCOAGULAÇÃO POR RADIAÇÃO INFRAVERMELHA (*INFRARED*)

A fotocoagulação por radiação infravermelha ou *infrared*, tal como a ligadura elástica, tem por objetivo a fixação da mucosa e submucosa a planos mais profundos, impedindo desse modo o prolapso. Essa técnica foi introduzida por Neiger em 1982.[14] Por meio do anuscópio, e com o aparelho de emissão de radiação infravermelha, aplica-se três a quatro pulsos de cerca de 1,5 segundo cada no mesmo local da ligadura elástica, em sua base, logo acima da linha pectínea. A vantagem dessa técnica é que a área de isquemia e necrose é controlada e menos profunda, ao contrário da ligadura elástica. Assim, a morbimortalidade relacionada ao tratamento seria diminuída. Vários estudos comparativos apontaram nessa direção; outros, todavia, eram inconclusivos. Portanto, havia controvérsias sobre qual das técnicas é a mais dolorosa, mórbida, eficaz e preferida pelo paciente: fotoco-

agulação por radiação infravermelha (FRI) ou ligadura elástica (LE). Assim, realizamos um estudo[15] com o objetivo de comparar prospectivamente e de maneira aleatória a FRI e a LE quanto à dor, às complicações, à eficácia, à satisfação e à referência do paciente. Com metodologia inédita, aplicaram-se as duas técnicas em um mesmo paciente, sendo este tratado inicialmente, após sorteio, por uma técnica; na semana seguinte pela outra; e a terceira semana a de escolha do paciente. Foram acompanhados 95 pacientes durante o período de um mês. Não houve diferença quanto à dor média pós-tratamento. A persistência de dor após 6 horas foi maior nos pacientes submetidos à FRI (p = 0,008) e a persistência de dor até 24 horas foi maior, quando submetidos à LE (p < 0,0001). Doentes submetidos à LE apresentaram maior chance de consumir analgésicos (p < 0,003). Não houve diferença na chance de ocorrência de náuseas, vômitos, cefaléia, sensação de peso, tenesmo e necessidade de repouso. Oito pacientes (100%) sentiram retenção urinária após a LE. Ocorreu chance maior de sangramento após a LE (p < 0,0001). Nenhum paciente necessitou de internação para controle do sangramento. Não houve diferença quanto à eficácia. Obteve-se sucesso do tratamento em 92 pacientes (96,9%), sendo que em apenas três pacientes (3,1%) realizou-se segundo tratamento. Apenas um doente (1,0%) sofreu hemorroidectomia; 99% dos pacientes sentiram-se muito satisfeitos com o tra-

tamento empregado. Concluiu-se então que a fotocoagulação por radiação infravermelha foi o método menos doloroso e com menos complicações que a ligadura elástica; a fotocoagulação por radiação infravermelha e a ligadura elástica foram métodos com igual grau de eficácia e satisfação; a fotocoagulação por radiação infravermelha e a ligadura elástica foram métodos com baixo índice de dor, baixa morbidade, com alto grau de eficácia e satisfação para o tratamento da doença hemorroidária interna grau I e grau II e a preferência dos pacientes pelos métodos foi semelhante. Outros procedimentos podem ser realizados conjuntamente à ligadura elástica, tais como: escleroterapia, crioterapia, aplicação de radiação infravermelha, sem vantagens claramente demonstradas até o momento.

RESUMO

Conforme apresentado, o tratamento inicial da doença hemorroidária não-complicada deve-se basear na correção de hábitos alimentares e de higiene associados ao tratamento medicamentoso. Nas hemorróidas internas do primeiro e do segundo graus e eventualmente nas do terceiro grau que não respondem satisfatoriamente a essas medidas, outros métodos conservadores, porém invasivos – como a escleroterapia, a ligadura elástica e a fotocoagulação com radiação infravermelha (*INFRARED*) –, podem ser utilizados de maneira segura e eficaz.

REFERÊNCIAS BIBLIOGRÁFICAS

1. Thomson WH. The nature of haemorrhoids. Br J Surg 1975;62(7):542-52.
2. Stelzner F, Staubesand J, Machleidt H. [The corpus cavernosum recti--basis of internal hemorrhoids.]. Langenbecks Arch Klin Chir Ver Dtsch Z Chir 1962;299:302-12.
3. Haas PA, Haas GP, Schmaltz S, Fox TA, Jr. The prevalence of hemorrhoids. Dis Colon Rectum 1983;26(7):435-9.
4. Hancock BD, Smith K. The internal sphincter and Lord's procedure for haemorrhoids. Br J Surg 1975;62(10):833-6.
5. Arabi Y, Alexander-Williams J, Keighley MR. Anal pressures in hemorrhoids and anal fissure. Am J Surg 1977;134(5):608-10.
6. Read MG, Read NW, Haynes WG, Donnelly TC, Johnson AG. A prospective study of the effect of haemorrhoidectomy on sphincter function and faecal continence. Br J Surg 1982;69(7):396-8.

7. Hiltunen KM, Matikainen M. Anal manometric findings in symptomatic hemorrhoids. Dis Colon Rectum 1985;28(11):807-9.

8. Teramoto T, Parks AG, Swash M. Hypertrophy of the external and sphincter in haemorrhoids: a histometric study. Gut 1981;22(1):45-8.

9. Ho YH, Foo CL, Seow-Choen F, Goh HS. Prospective randomized controlled trial of a micronized flavonidic fraction to reduce bleeding after haemorrhoidectomy. Br J Surg 1995;82(8):1034-5.

10. Greca F, Hares MM, Nevah E, Alexander-Williams J, Keighley MR. A randomized trial to compare rubber band ligation with phenol injection for treatment of haemorrhoids. Br J Surg 1981;68(4):250-2.

11. Cheng FC, Shum DW, Ong GB. The treatment of second degree haemorrhoids by injection, rubber band ligation, maximal anal dilatation, and haemorrhoidectomy: a prospective clinical trial. Aust N Z J Surg 1981;51(5):458-62.

12. Blaisdell PC. Office ligation of internal hemorrhoids. Am J Surg 1958;96(3):401-4.

13. Barron J. Office ligation treatment of hemorrhoids. Dis Colon Rectum 1963;6:109-13.

14. Neiger A. [Management of hemorrhoids using infrared coagulation]. Schweiz Rundsch Med Prax 1982;71(5):171-6.

15. Marques CF, Nahas SC, Nahas CS, Sobrado Junior CW, Habr-Gama A, Kiss DR. Early results of the treatment of internal hemorrhoid disease by infra-red photocoagulation and elastic banding: a prospective randomized cross-over comparison of techniques. 2006 Tech Coloproc.

CAPÍTULO 104

TRATAMENTO ENDOSCÓPICO DAS HEMORRÓIDAS (INJEÇÕES E LIGADURAS ELÁSTICAS)

Derival Santos
Walton Albuquerque

INTRODUÇÃO

O tratamento esclerosante das hemorróidas vem do final do século XIX, por meio de Morgan e Mitchell.[1] Consiste na injeção de substâncias irritantes no mamilo hemorroidário para promover uma irritação química, conseqüentemente trombose e obliteração do vaso. Várias substâncias esclerosantes já foram usadas e, atualmente, a mais utilizada é o fenol a 5% em óleo de amêndoa ou a água fenolada a 5%. Resultados satisfatórios quanto à interrupção do sangramento foram largamente demonstrados na literatura, embora não alcance o mesmo quanto ao prolapso.[1]

A ligadura elástica para tratamento das hemorróidas internas foi idealizada por Blaisdell em 1958,[2] mas modificada e difundida por Barron em 1962.[3] Consiste em estrangular o mamilo hemorroidário com anéis elásticos aplicados através do anuscópio. É o tratamento de escolha para as hemorróidas de I, II e III graus sintomáticas segundo a classificação de Goligher JC.[4]

Os primeiros trabalhos sobre a ligadura elástica endoscópica no tratamento das varizes de esôfago (LEVE) como alternativa à escleroterapia foram publicados por Van Stiegmann e outros.[5,6] Após 1995, com a utilização dos aplicadores de múltiplos elásticos, propostos por Hashizume e outros[7] e depois por Saeed,[8] a LEVE tornou-se o padrão-ouro no tratamento das varizes do esôfago de maneira geral.

Em 1998, foi publicada por Sadahiro e outros[9] a classificação da doença hemorroidária pela retroflexão do colonoscópio no reto correlacionando o achado endoscópico, (coloração e elevação da mucosa) com a classificação de Goligher JC.[4]

Berkelhammer e outros[10] foram os primeiros a descrever em 2002 a ligadura elástica das hemorróidas usando o endoscópio flexível em retroflexão.

CLASSIFICAÇÃO DA DOENÇA HEMORROIDÁRIA

Segundo Goligher JC:[4]

1. Hemorróidas de I grau: ocorre o ingurgitamento dos coxins internos com hematoquezia esporádica, mas sem o prolapso ao evacuar.
2. Hemorróidas de II grau: os coxins internos prolapsam ao evacuar, mas reduzem espontaneamente com o seu término, e a hematoquezia pode ou não ocorrer.
3. Hemorróidas de III grau: os coxins internos prolapsam ao evacuar, mas a redução é lenta e geralmente apenas como resultado de manobras manuais, e a hematoquezia pode ou não ocorrer.
4. Hemorróidas de IV grau: os coxins internos estão permanentemente exteriorizados.

Segundo a endoscopia flexível:[11]

1. Classificação de acordo com a ocupação da circunferência anal:
   a. Estágio 0 – ausência;
   b. Estágio 1 – um quarto;
   c. Estágio 2 – metade;
   d. Estágio 3 – três quartos;
   e. Estágio 4 – toda a circunferência.
2. Classificação de acordo com o diâmetro tendo como base os 12 mm do colonoscópio (Figura 104.1).
   a. Estágio 0 – ausência;
   b. Estágio 1 – < 12 mm;
   c. Estágio 2 – ≥ 12 mm.
3. Presença de manchas vermelhas e telangiectasias.

Foi observada a correlação entre a ocupação na circunferência do canal anal e a presença das manchas vermelhas com o sangramento antes do tratamento e também entre o prolapso e o diâmetro das hemorróidas.

Não existe correlação entre o prolapso e a ocupação na circunferência do canal anal ou com a presença das manchas vermelhas.

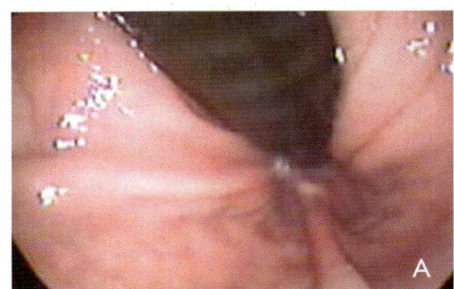

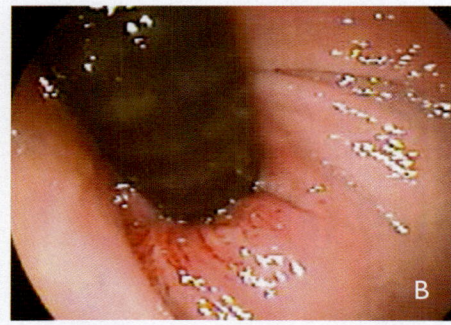

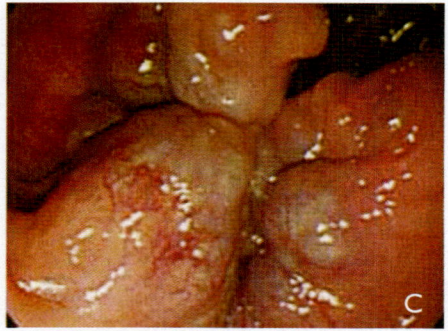

FIGURA104.1

(A) Estágio 0; (B) Estágio 1;
(C) Estágio 2[11]

TÉCNICAS

LIGADURA ELÁSTICA ENDOSCÓPICA DAS HEMORRÓIDAS[12, 13]

Material

O aplicador de elásticos é constituído de dois cilindros de plástico adaptáveis à ponta do endoscópio com diâmetros de 9 mm (gastroscópio) e de 13 mm (colonoscópio). O cilindro externo se fixa na ponta do endoscópio e se projeta por cerca de 10 mm. O cilindro interno encaixa dentro do cilindro externo. O fio disparador é passado por dentro do canal de trabalho do endoscópio fixando-se à roldana sobre a válvula do canal de instrumentação. O aplicador de múltiplos elásticos de Saeed[8] (*Wilson-Cook Medical Inc. Winston-Salem, N.C.*) permite o uso de 4 a 10 elásticos e, ao girar a roldana, novo elástico é liberado (Figura 104.2).

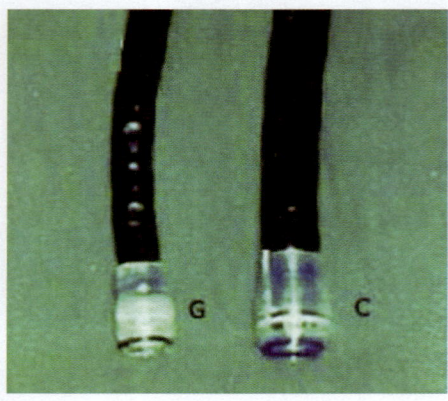

FIGURA 104.2

Cilindros de 9,5 mm –
G (gastroscópio) e de 13 mm –
C (colonoscópio)

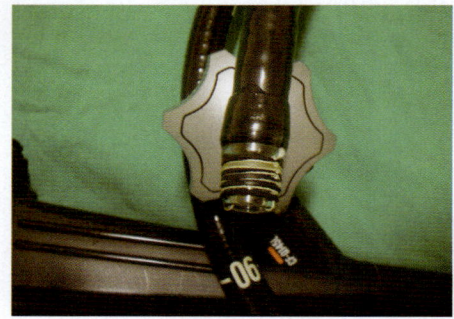

FIGURA 104.3

Aplicador de múltiplos elásticos de Saeed (*Wilson-Cook Medical Inc. Winston-Salem, N.C.*)

TÉCNICA

Utiliza-se apenas um elástico para cada ligadura. Inicia-se a ligadura pelo maior mamilo, e o primeiro elástico é colocado próximo à linha pectínea, cerca de 2 mm acima, em número suficiente para ligar todos os mamilos (4 a 14 ligaduras, média de 8,1) e coladas umas às outras, para que nenhum tecido hemorroidário fique entre as ligaduras. A mucosa retal, junto aos mamilos ligados, é aspirada e ligada, quando possível, na tentativa de retrair as ligaduras proximamente (à semelhança da hemorroidectomia cirúrgica), evitando, assim, a descida da

mucosa e dos coxins vasculares da parte superior do canal anal, uma das causas das recidivas. O mamilo hemorroidário aspirado é estrangulado pelo elástico desprendido adquirindo o aspecto polipóide. Após completar as ligaduras, a ponteira é removida e o aparelho reintroduzido para verificar o resultado. É considerado satisfatório quando as ligaduras estão localizadas proximalmente à linha pectínea e o paciente não relata dor forte.

O tecido apreendido sofrerá necrose em 3 a 5 dias e após a queda formará uma úlcera rasa.

O tempo gasto no procedimento varia de 13 a 50 minutos, com média de 26 minutos.

Novas sessões podem ser realizadas após 30 dias, caso o resultado não tenha sido satisfatório, pela permanência ou melhora apenas parcial dos sintomas. Geralmente consegue-se erradicar as hemorróidas em cerca de 90% após uma sessão (Figura 104.5).

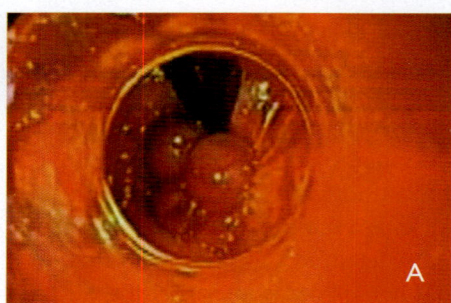

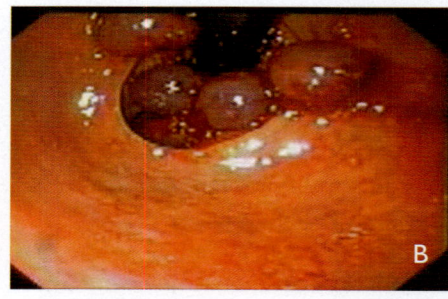

FIGURA 104.4

(A) Visão com o cilindro após a realização de três ligaduras;
(B) Resultado final após a realização de cinco ligaduras e a retirada do cilindro

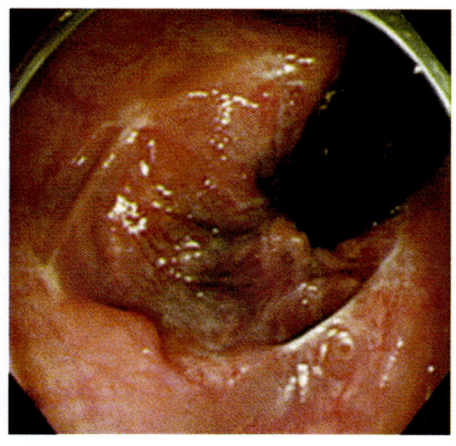

FIGURA 104.5

Hemorróidas erradicadas[11]

ESCLEROTERAPIA ENDOSCÓPICA DAS HEMORRÓIDAS[1, 11]

MATERIAL

Utiliza-se a agulha para biópsia aspirativa da submucosal do trato gastrointestinal. Cateter de 8.0 F com 200 cm de comprimento e agulhas retráteis de 10 a 15 mm de 18 *gauge*. (*Wilson-Cook Medical Inc., Winston-Salem, N.C.*) (Figura 104.6).

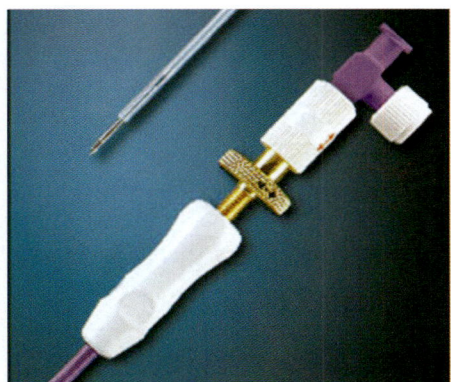

FIGURA 104.6

Agulha para biópsia aspirativa da submucosa do trato gastrointestinal. Cateter de 8.0 F com 200 cm de comprimento e agulhas retráteis de 10 a 15 mm de 18 *gauge* (*Wilson-Cook Medical Inc., Winston-Salem, N.C.*)

Como já mencionamos, atualmente o esclerosante mais utilizado é o fenol a 5% em óleo de amêndoa ou a água fenolada a 5%, preferível por evitar a formação dos oleomas e apresentar menor resistência durante a injeção. Recentemente foi publicada a utilização do novo esclerosante OC-108,[14] a base de sulfato de alumínio e potássio e ácido tânico. Esse novo esclerosante, além de tratar efetivamente a hematoquezia, à semelhança do fenol a 5%, trata também o prolapso por induzir a intensa fibrose, promovendo a fixação definitiva do coxim fibrovascular na camada muscular.

TÉCNICA[1]

A retroflexão no reto é realizada após a exteriorização do cateter pelo canal de trabalho do colonoscópio. Inicia-se sempre pelo maior mamilo hemorroidário encontrado porque torna o procedimento mais fácil e permite a melhora rápida dos sintomas. A injeção é ministrada lentamente na submucosa acima do mamilo escolhido. Em caso de dor ou desconforto maior, o procedimento é interrompido, a agulha é reposicionada, retirando-a, provavelmente da camada muscular, para a continuação do procedimento. A injeção intramucosa provoca a necrose precoce, aumentando o risco de sangramento. Nos mamilos maiores, injeta-se inicialmente 5 ml e nos menores ou que necessitam de uma segunda aplicação, 3 ml. Mantém-se a agulha por alguns segundos no local para evitar o refluxo da solução e eventual sangramento pela perfuração. A seguir, a escleroterapia é repetida nos outros mamilos.

Para cessar os sintomas, geralmente são necessárias uma a duas aplicações em cada mamilo.

O esclerosante OC-108[14] é associado ao cloridrato de lidocaína a 0,5%. São injetados de 2 ml a 3 ml em cada ponto da submucosa localizados na região superior, central e inferior do mamilo hemorroidário e de 1 ml a 2 ml na mucosa central, correspondendo aos quatro pontos de Xiaozhiling.[13]

PREPARO DO PACIENTE

CONTRA-INDICAÇÕES

1. O encontro de câncer colorretal ou de pólipos maiores de 10 mm durante a colonoscopia ou a retossigmoidoscopia flexível propedêutica;[12]
2. Hipertonia do esfíncter interno;
3. Sépsis anorretal: dermatite, fissura, fístula e abscessos anorretais;
4. Doenças Sexualmente Transmissíveis: condiloma acuminado (HPV), herpes etc.;
5. A imunodepressão e a Doença de Crohn não contra-indicam os procedimentos, mas limitam o tratamento a apenas um mamilo por sessão e, para alguns autores, tanto a ligadura elástica quanto a escleroterapia são preferíveis à cirurgia nesses pacientes com alterações no estado geral e na cicatrização.[15]

CUIDADOS COM O PACIENTE

Em geral, deve-se suspender de 7 a 10 dias antes os medicamentos antiagregantes plaquetários e anticoagulantes.[16]

Risco cirúrgico habitual e preparo do cólon para os pacientes com indicação de realizar a colonoscopia propedêutica. Para os demais pacientes, o preparo é retrógrado, com *clister* à base de glicerina a 12% ou à base de fosfato monossódico e fosfato dissódico (Fleet Enema®). Realiza-se sempre a retossigmoidoscopia flexível propedêutica.

SEGUIMENTO DOS PACIENTES E RESULTADOS

Nova retossigmoidoscopia flexível é realizada em 30 dias, mesmo nos pacientes assintomáticos, para avaliar a erradicação das hemorróidas ou o insucesso do tratamento, efetuando, assim, novas ligaduras ou escleroterapia.

O tratamento é considerado completo nos pacientes assintomáticos quando, pela retroflexão, observa-se a ausência de hemorróidas maiores que a do estágio endoscópico I e ausência de manchas vermelhas.[17]

O insucesso é demonstrado pela recorrência do sangramento, presença de manchas vermelhas em hemorróidas de qualquer estágio endoscópico e presença de hemorróidas do estágio endoscópico II ou maiores. Alguns não consideram insucesso a presença de prurido, escapes e de pequenos prolapsos.[17]

Entre 38% e 90% dos pacientes submetidos à ligadura elástica endoscópica das hemorróidas o tratamento é completado com apenas uma sessão.[13, 17]

Os resultados tardios em pacientes submetidos à ligadura elástica endoscópica das hemorróidas foram relatados por Fukuda e outros[11] e podem ser vistos na Tabela 104.1.

O resultado tardio foi classificado como excelente (assintomático), bom (sintomas ocasionais) e pobre (nenhuma melhora ou agravamento dos sintomas).

Os resultados da escleroterapia com o fenol a 5% em óleo de amêndoa ou a água fenolada a 5% das hemorróidas são conflitantes. Enquanto Khoury e outros[18] conseguiram 89,9% de sucesso para as hemorróidas de I e II graus, Senapati e Nicholls[19] não encontraram diferença na recidiva do sangramento seis meses após a escleroterapia associada aos laxativos formadores de massa em relação aos tratados apenas com esses laxantes.

O novo esclerosante OC-108,[14] além de tratar efetivamente a hematoquezia, à semelhança do fenol a 5%, trata também o prolapso por induzir a intensa fibrose, promovendo a fixação definitiva do coxim fibrovascular na camada muscular, resultados alcançados também para as hemorróidas de III e IV graus.

COMPLICAÇÕES

LIGADURA ELÁSTICA ENDOSCÓPICA DAS HEMORRÓIDAS[10]

As complicações precoces acontecem nos primeiros dez dias. Dor moderada em 29% dos pacientes, informada como tenesmo ou desconforto anorretal, durando de horas a sete dias. Ocorre melhora rápida com o uso de antiinflamatórios não-esteróides (AINE). Dor intensa associada à retenção urinária ou disúria, hiperemia e edema perianal são sinais sugestivos de sépsis pélvica e devem ser abordados com o uso de AINE, cuidados locais, antibióticos empíricos e drenagem cirúrgica. A dor intensa associada à trombose hemorroidária externa pode ser tratada clinicamente com o uso de AINE, flebotônicos e cuidados locais.

Um sangramento leve ocorre alguns dias após, em cerca de 10%, sem a necessidade de tratamento específico. Um sangramento intenso com repercussão clínica pode ocorrer em menos de 1% dos pacientes e requer internação hospitalar com medidas específicas de compensação clínica. Inicialmente são tratados com enemas de sucralfato e, quando refratários a essa medida, nova retossigmoidoscopia flexível é realizada para a terapêutica endoscópica, geralmente a injetável.

Observa-se em menos de 1% retenção urinária transitória, sem a necessidade de cateterização vesical, ou pequenos escapes de urina

ESCLEROTERAPIA ENDOSCÓPICA DAS HEMORRÓIDAS[20-25]

As complicações são raras, mas podem ser graves e ameaçadoras.

Sépsis perianal é a complicação mais temida e se manifesta por dor anorretal intensa associada à retenção urinária ou disúria, hiperemia e edema perianal. É tratada com AINE, cuidados locais, antibióticos empíricos e drenagem cirúrgica.

Bacteremia pós-escleroterapia é observada em cerca de 8%, mas o desenvolvimento dos sintomas de septicemia é muito raro. Pacientes imunodeprimidos, valvulopatas e portadores de próteses receberão sempre antibióticos profiláticos.

Sépsis urológica (prostatismo, abscesso prostático, epididimite e fístula urinária-perineal) decorrente da injeção inadvertida intraprostática do fenol pode ocorrer. Clinicamente, manifesta-se com dor perineal, febre, retenção urinária, hematúria e hemospermia.

Foi reportado um caso na literatura de abscesso hepático.[25] A toxicidade do fenol absorvido pode provocar complicações precoces como letargia, arritmias cardíacas, acidose metabólica, epiglotite, laringoedema e também complicações tardias como edema pulmonar, insuficiência hepática e insuficiência renal.

COMPARAÇÃO ENTRE OS TRATAMENTOS

LIGADURA ELÁSTICA COM O ANUSCÓPIO *VERSUS* LIGADURA ELÁSTICA POR ENDOSCOPIA FLEXÍVEL

Baseados nos resultados de metanálise, MacRae e McLeod[26] recomendam a ligadura elástica para as hemorróidas de

TABELA 104.1

Resultado tardio	Estágio inicial: classificação de Goligher JC[4]				
	I	II	III	IV	Total
Excelente	15 (100%)	17 (90%)	40 (87%)	0	72 (89%)
Bom	0	2 (10%)	4 (9%)	1 (100%)	7 (9%)
Ruim	0	0	2 (4%)	0	2 (2%)
Total	15	19	46	1	81

I a III graus de Goligher JC[4] e na complementação terapêutica em pacientes submetidos a outro tipo de tratamento.

O *kit* de ligadura por colonoscopia com o cilindro de 9 mm de diâmetro e seis elásticos custa em torno de 600 dólares. O elástico convencional custa um dólar. O reaproveitamento do *kit*, à semelhança do *kit* para as ligaduras elásticas das varizes de esôfago, com os elásticos convencionais, parece tornar o procedimento custo-efetivo, principalmente quando comparado com a cirurgia tradicional.[17]

Não existe diferença entre o uso dos cilindros de 9 mm (gastroscópio) com os de 13 mm (colonoscópio) em relação ao controle do sangramento em curto ou longo prazo. Quando se usa o cilindro menor, como seria de se esperar, realiza-se um maior número de ligaduras por sessão.[27]

Um estudo randomizado de Wehrmann e outros[17] revela o equilíbrio das duas técnicas no controle do sangramento e na incidência de complicações. Entretanto, a ligadura elástica por endoscopia flexível proporciona entre 38% a 90% de erradicação das hemorróidas em apenas uma sessão, enquanto a ligadura convencional consegue essa erradicação em menos de 16% dos pacientes.[11,17]

LIGADURA ELÁSTICA *VERSUS* HEMORROIDECTOMIA CIRÚRGICA TRADICIONAL

A revisão realizada por Shanmugam e outros[28] em 2005 – comparando a ligadura elástica através do anuscópio com a cirurgia tradicional – confirmou a eficácia em longo prazo da hemorroidectomia tradicional para hemorróidas de III ou IV graus, mas à custa de maiores taxas de complicações, maior tempo de recuperação e afastamento do trabalho, dor mais intensa, necessidade da presença do anestesista e de hospitalização. Apesar dessas desvantagens, o grau de satisfação e de aceitação dos pacientes foi semelhante. Eles concluíram que a ligadura elástica estaria indicada para as hemorróidas de I e II graus, quando apresentam resultados semelhantes aos da cirurgia, mas sem seus efeitos colaterais, enquanto a cirurgia tradicional ficaria reservada para as hemorróidas de III e IV graus e para as hemorróidas refratárias à ligadura elástica.

A ligadura elástica endoscópica das hemorróidas e da mucosa retal imediatamente acima pode ser realizada ambulatorialmente, sem sedação e conseqüente ausência do anestesista. O custo é reduzido com o reaproveitamento do *kit* e a montagem com elásticos convencionais. A técnica proporciona a erradicação das hemorróidas em até 90% dos pacientes em apenas uma sessão e recidivas após um ano em pouco mais de 2% dos pacientes.[11,17]

LIGADURA ELÁSTICA *VERSUS* ESCLEROTERAPIA

Ambas são realizadas ambulatorialmente, apenas com o preparo retrógrado.

As complicações leves (desconforto anal, dor anal leve e tenesmo) ocorrem em taxas semelhantes, mas as graves são mais freqüentes após a ligadura elástica.[29]

A associação da escleroterapia com a ligadura elástica mantém as vantagens de ambas e não parece aumentar as taxas de complicações.[29]

A ligadura elástica proporciona a erradicação das hemorróidas em uma única sessão em 38% a 90%,[11,17] o mesmo não ocorrendo com a escleroterapia, que sempre precisa de novas sessões com intervalos de 30 dias – exceção feita quando se usa o esclerosante OC-108.[14]

CONSIDERAÇÕES FINAIS

A Associação Americana de Cirurgiões Colorretais publicou em 2005 as diretrizes para o tratamento da doença hemorroidária.[30]

TRATAMENTO CONSERVADOR

Hemorróidas de graus I e II com hematoquezia e pequeno prolapso são tratadas com o acréscimo de fibras e líquidos para reduzir o esforço evacuatório e com o uso de flebotônicos. Há melhora rápida do sangramento, mas a duração do efeito é desconhecida.

Para as hemorróidas de graus III e IV, o tratamento conservador é ineficaz e, portanto, deve-se sempre considerar um tratamento mais agressivo.

TRATAMENTO AMBULATORIAL

Os pacientes com hemorróidas de graus I, II e III refratários ao tratamento conservador são candidatos ao tratamento ambulatorial – ligadura elástica, escleroterapia, crioterapia etc.

A ligadura elástica é o tratamento ambulatorial mais efetivo, com as menores taxas de recorrência, embora se associe a dor mais intensa e freqüente quando se compara com a escleroterapia. As ligaduras únicas ou múltiplas apresentam resultados controversos, embora a última esteja associada a maiores taxas de complicações e recorrência.

A associação da ligadura elástica com a escleroterapia aumenta as taxas de sucesso sem alterar o risco de complicações.

Os outros tratamentos ambulatoriais são realizados por poucos e os resultados são semelhantes ou inferiores.

TROMBOSE HEMORROIDÁRIA EXTERNA

Nas primeiras 48 a 72 horas, a excisão ambulatorial em elipse sob anestesia local é o tratamento de escolha. Deve-se evitar a simples remoção do trombo, porque geralmente são múltiplos e pequenos, o que aumenta as taxas de recorrência. Após esse período, o tratamento conservador da constipação quando presente, o uso de AINE, gelo ou banhos de assento (ducha ou bidê) promovem rápido alívio.

TRATAMENTO CIRÚRGICO

Esse tipo de tratamento é reservado para os pacientes refratários aos tratamentos ambulatoriais ou incapazes de tolerá-los; associação com outra doença orificial de tratamento cirúrgico e hemorróidas mistas e de grau IV.

É o tratamento com melhores resultados no curto e longo prazos, com menores taxas de recidivas, mas à custa de maiores taxas de complicações, maior tempo de recuperação e afastamento do trabalho, dor mais intensa e necessidade de hospitalização.

TRATAMENTO PELA TÉCNICA DE GRAMPEAMENTO

O uso dos grampeadores circulares no tratamento da doença hemorroidária é uma nova alternativa. Considerada simples, de baixa morbidade e com pouca dor pós-operatória, associada à eficácia semelhante à da hemorroidectomia clássica. Indicada nas hemorróidas internas de graus III e IV. Há relatos, embora raros, de sépsis pélvica grave.[31]

REFERÊNCIAS BIBLIOGRÁFICAS

1. Cruz GMG. Coloproctologia, vol. 1 (Propedêutica Geral), vol. 2 (Propedêutica Nosológica) e vol. 3 (Terapêutica). Rio de Janeiro: Revinter; 1999.
2. Blaisdell PC. Office ligation of internal hemorrhoids. Am J Surg 1958;96:401-4.
3. Barron J. Office ligation treatment of hemorrhoids. Dis Colon Rectum 1963;6:109-13.
4. Goligher JC. Haemorrhoids or piles. In: Surgery of the anus rectum and colon. 4th ed. London: Bailliere Tindall; 1980 P. 93-135.
5. Van Stiegmann G. Endoscopic ligation of esophageal varices. Am J Surg 1988 Sep;156:9B-12B.
6. Van Stiegmann G, Goff JS, Sun JH, Hruza D, Reveille RM. Endoscopic ligation of esophageal varices. Am J Surg 1990 Jan;159: 21-5.
7. Hashizume M, Ohta M, Ueno K, Tanoue K, Kitano S, Sugimachi K. Endoscopic ligation of esophageal varices compared with injection sclerotherapy: a prospective randomized trial. Gastrointest Endosc 1993;39:123-6.
8. Saeed ZA. Endoscopic therapy of bleeding esophageal varices: ligation is still the best. Gastroenterology 1996;110:635-8.
9. Sadahiro S, Mukai M, Tokunaga N, Tajima T, Makuuchi H. A new method of evaluating hemorrhoids with the retroflexed fiberoptic colonoscope. Gastrointest Endosc 1998;48:272-5.
10. Berkelhammer C, Moosvi SB. Retroflexed endoscopic band ligation of bleeding internal hemorrhoid. Gastrointest Endosc 2002;55:532-7.
11. Fukuda A, Kajiyama T, Kishimoto H, Arakawa H, Someda H, Sakai M et al. Colonoscopic classification of internal hemorrhoids: usefulness in endoscopic band ligation. J Gastroenterol Hepatol 2005;20:46-50.
12. Su MY, Chiu CT, Wu CS, Ho YP, Lien JM, Tung SY, Chen PC. Endoscopic hemorrhoidal ligation of symptomatic internal hemorrhoids. Gastrointest Endosc 2003;58:871-4.
13. Fukuda A, Kajiyama T, Arakawa H, Kishimoto H, Someda H, Sakai M, et al. Retroflexed endoscopic multiple band ligation of symptomatic internal hemorrhoids. Gastrointest Endosc 2004;59:380-4.
14. Takano M, Iwadare J, Ohba H, Takamura H, Masuda Y, Matsuo K, et al. Sclerosing therapy of internal hemorrhoids with a novel sclerosing agent. Comparison with ligation and excision. Int J Colorectal Dis 2006;21:44-51. Epub 2005 Apr 21.
15. Scaglia M; Delaini GG; Destefano I, Hultén L. Injection Treatment of Hemorrhoids in Patients with Acquired Immunodeficiency Syndrome. Dis Colon Rectum 2001; 44:401-4.
16. Zuckerman MJ, Hirota WK, Adler DG, Davila RE, Jacobson BC, Leighton JA, et al. ASGE guideline: the management of low-molecular-weight heparin and nonaspirin antiplatelet agents for endoscopic procedures. Gastrointest Endosc 2005;61:189-94.
17. Wehrmann T, Riphaus A, Feinstein J, Stergiou N. Hemorrhoidal elastic band ligation with flexible videoendoscopes: a prospective, randomized comparison with the conventional technique that uses rigid proctoscopes. Gastrointest Endosc 2004;60:191-5.
18. Khoury GA, Lake SP, Lewis MC, Lewis AA. A randomized trial to compare single with multiple phenol injection treatment for hemorrhoids. Br J Surg 1985; 72:741-2.
19. Senapati A, Nicholls RJ. A randomised trial to compare the results of injection sclerotherapy with a bulk laxative alone in the treatment of bleeding haemorrhoids. Int J Colorectal Dis 1988;3:124-6.
20. Suppiah A, Perry EP. Jaundice as a presentation of phenol induced hepatotoxocity following injection sclerotherapy for haemorrhoids. Surgeon 2005;3:43-4.
21. Adami B, Eckardt VF, Suermann RB, Karbarech U, Ewe K. Bacteremia after proctoscopy and hemorrhoidal injection sclerotherapy. Dis Colon Rectum 1981;24:373-4.
22. Namasivayam J, Payne D, Maguire D. Prostatic abscess following injection of internal haemorrhoids. Clin Radiol 2000;55:67-8.
23. Kaman L, Aggarwal S, Kumar R, Behera A, Katariya RN. Necrotising fasciitis after injection sclerotherapy for haemorrhoids: report of a case. Dis Colon Rectum 1999;42:419-20.
24. Barwell J, Watkins RM, Lloyd-Davies E, Wilkins DC. Life-threatening retroperitoneal sepsis after hemorrhoid in-

jection sclerotherapy: report of a case. Dis Colon Rectum 1999;42:421-3.

25. Murray-Lyon IM, Kirkham JS. Hepatic abscesses complicating injection sclerotherapy of hemorrhoids. Eur J Gastroenterol Hepatol 2001;13:971-2.

26. MacRae HM, McLeod RS. Comparison of hemorrhoidal treatments: a meta-analysis. Can J Surg 1997;40:14-7.

27. Su MY, Tung SY, Wu CS, Sheen IS, Chen PC, Chiu CT. Long-term results of endoscopic hemorrhoidal ligation: two different devices with similar results. Endoscopy 2003;35:416-20.

28. Shanmugam V, Thaha MA, Rabindranath KS, Campbell KL, Steele RJ, Loudon MA. Systematic review of randomized trials comparing rubber band ligation with excisional hemorrhoidectomy. Br J Surg 2005;92:1481-7.

29. Kanellos I, Goulimaris I, Christoforidis E, Kelpis T, Betsis D. A comparison of the simultaneous application of sclerotherapy and rubber band ligation, with sclerotherapy and rubber band ligation applied separately, for the treatment of hemorrhoids: a prospective randomized trial. Colorectal Dis 2003;5:133-8.

30. Cataldo P, Ellis CN, Gregorcyk S, Hyman N, Buie WD, Church J et al. The Standards Practice Task Force, The American Society of Colon and Rectal Surgeons, USA. Practice parameters for the management of hemorrhoids (revised). Dis Colon Rectum 2005;48:189-94.

31. Guy RJ, Seow-Choen F. Septic complications after treatment of haemorrhoids. Br J Surg. 2003;90(2):147-56. Review.

CAPÍTULO 105

A ECOENDOSCOPIA (EE) NA AVALIAÇÃO DAS AFECÇÕES PROCTOLÓGICAS

José Celso Ardengh

Luiz Felipe Pereira de Lima • Eliane Teixeira Orsini

INTRODUÇÃO

A EE retal tem adquirido espaço no diagnóstico das doenças do reto e do canal anal. Ela permite diagnóstico, punção e estadiamento das lesões dessa região. Neste capítulo, abordaremos seu papel e suas aplicações no estudo de fístulas, abscessos, lesões do canal anal e estádio do câncer do canal anal e retal.

ANATOMIA ANORRETAL

O canal anal estende-se por cerca de 4 cm e é formado pelos esfíncteres interno (EAI) e externo (EAE), sendo eles constituídos por musculatura cilíndrica. O EAI forma-se pela musculatura circular lisa do reto, com 2 mm a 3 mm de espessura, enquanto o EAE forma-se pela musculatura esquelética puborretal e mede cerca de 7 a 9 mm.[1-4]

À EE os esfíncteres anais mostram-se como dois anéis, sendo o EAI o anel hipoecóico (contém mais água em sua composição) e o EAE como anel hiperecóico (Figura 105.1).

À medida que a idade avança, o colágeno deposita-se sobre o EAI, tornando-o mais hiperecóico, assim como o EAE torna-se mais espesso. Acima do canal anal, originando-se na linha pectínea, encontra-se o reto, que se estende até cerca de 15 cm da borda anal. Sua drenagem ocorre pelas veias hemorroidárias e mesentérica inferior em direção ao sistema porta, com a drenagem linfática seguindo paralela à drenagem venosa (Figura 105.2).

O conhecimento e o reconhecimento dessas estruturas são fundamentais para o correto estádio do câncer anorretal, assim como a detecção de nódulos linfáticos (NL) perilesionais (Figura 105.3).

PREPARO DO PACIENTE

Alguns serviços adotam o mesmo preparo da colonoscopia convencional. Em nosso serviço, prescrevemos lavagem retal simples com enema uma hora antes do procedimento, com resultados satisfatórios em 100% dos casos.

TÉCNICA DO EXAME

O exame é realizado com o paciente em decúbito lateral esquerdo. Porém, há casos em que, quando o paciente adota outro decúbito, favorece a avaliação ecoendoscópica. Nos casos de incontinência fecal, por exemplo, com o paciente de bruços podemos obter imagens mais claras. Também nos casos de lesões superficiais, nos quais o reto é preenchido de água e o balão é pouco inflado, a mudança de decúbito pode auxiliar o correto estádio T.

São raros os casos em que há necessidade de se realizar uma retossigmoidoscopia flexível antes da ecoendoscopia. No caso de pequenas lesões, a retossigmoidoscopia auxilia a identificação prévia da lesão, além de avaliar o preparo realizado.

Inserimos então a sonda de ecoendoscopia radial ou setorial, rígida ou flexível, até cerca de 20 cm, onde inflamos

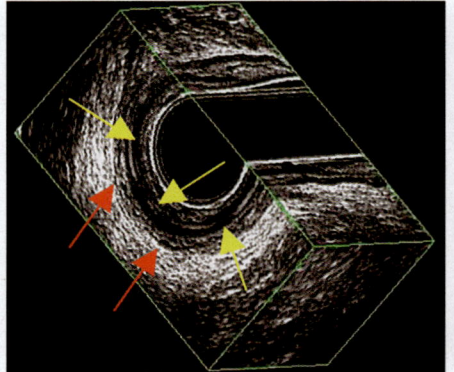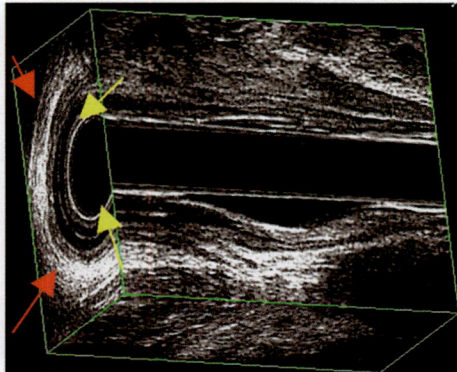

FIGURA 105.1

Imagem ecoendoscópica tridimensional do canal anal. Note o EAI (setas amarelas) hipoecóico e o EAE (setas vermelhas) hiperecóico

o balão e reparamos o cólon sigmóide e, acima, os vasos ilíacos. Ao retirarmos a sonda, visualizamos as estruturas perirretais e também a parede retal e o canal anal. Na avaliação do canal anal, devemos inflar discretamente o balão para evitar a distorção causada por sua compressão às estruturas a serem avaliadas. No caso de haver necessidade de punção, o aparelho setorial é utilizado.

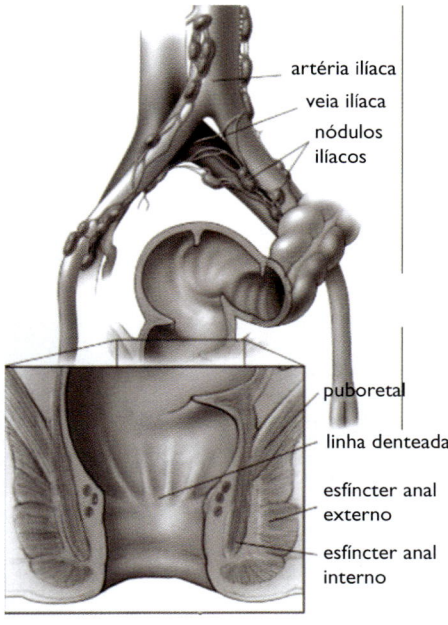

FIGURA 105.2

Anatomia do canal anal e do reto com a drenagem venosa e linfática

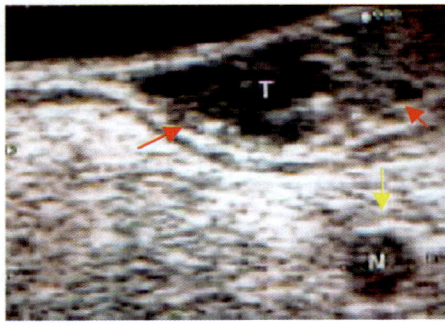

FIGURA 105.3

Nódulo linfático (seta amarela) perirretal em tumor (seta vermelha) do canal anal (uT2N1Mx)

DOENÇAS

FÍSTULAS E ABSCESSOS

As doenças perianais devem ser reconhecidas, pois o correto diagnóstico permitirá o seu tratamento. O não-diagnóstico ou o diagnóstico incorreto de uma fístula pode levar a má cicatrização, sua recorrência ou até comprometimento do esfíncter anal. A EE repara o trajeto e permite o planejamento terapêutico da fístula com alta acurácia. Um trajeto hiperecóico ou "gotas" hiperecóicas (correspondentes a ar) podem ser visualizados com uma área hipoecóica adjacente, que corresponde ao processo inflamatório local (Figura 105.4).

Schratter-Sehn e colaboradores[5] compararam a EE e a TCH no diagnóstico de fístulas em pacientes suspeitos de serem portadores de doença de Crohn perianal. Os autores utilizaram sonda radial com freqüência de 5 MHz. Os resultados foram comparados aos achados cirúrgicos, à evolução clínica do pacientes ou a ambos. A EE apresentou acurácia de 82% contra 24% da TCH. Orsoni e colaboradores[6] compararam a EE à RM no diagnóstico de fístula, também em pacientes com doença de Crohn perianal, utilizando freqüência de 7 MHz. Os achados foram comparados aos resultados cirúrgicos, sendo a sensibilidade da ecoendoscopia de 82% contra 50% da RM.

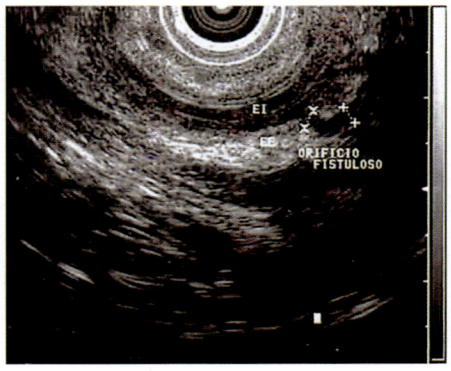

FIGURA 105.4

Orifício fistuloso interesfincteriano (F)

Vários estudos mostram acurácia de 100% quando se associa a EE à RM ou à TCH. Porém, como método isolado, a EE mostra-se mais efetiva principalmente por poder ser realizada ao mesmo tempo que a colonoscopia.

LESÕES DO ESFÍNCTER ANAL

A incontinência fecal é um acometimento que leva o paciente ao afastamento social. Esse é um problema de saúde pública grave e subestimado. Sultan e colaboradores[7] relataram que a EE detecta o comprometimento do esfíncter anal em 35% das mulheres primíparas e em 40% das multíparas, causando incontinência anal ou urgência fecal em 13% e 23%, respectivamente.[7]

A avaliação do comprometimento esfincteriano nem sempre foi possível. A eletromiografia foi o primeiro método a avaliar a integridade do EAE, porém pouco tolerado pela necessidade da inserção de agulhas na musculatura. A EE tem se mostrado acurada e pouco dolorosa para esse fim. No início os estudos mostraram sensibilidade similar entre a eletromiografia e a EE.[8-10]

À EE o comprometimento do EAI apresenta-se como uma falha hiperecóica (Figura 105.5A) no anel hipoecóico. Já no EAE, a falha mostra-se hipoecóica no anel hiperecóico (Figura 105.5B).

O esfíncter anal externo da mulher, na face anterior, é mais delgado que no homem, o que pode ser interpretado como comprometimento esfincteriano de forma errada (falso-positivo), principalmente pela dificuldade em visualizar todo o esfíncter em um só plano.[11]

Diversas publicações comparam os achados de comprometimento esfincteriano da EE com a esfincteroplastia. Deen e colaboradores[12] compararam prospectivamente os achados da EE com a cirurgia de reparação do assoalho pélvico e encontraram sensibilidade diagnóstica de 100% para a EE em ambos os esfíncteres.

No seguimento pós-esfincteroplastia, a EE também tem demonstrado sua

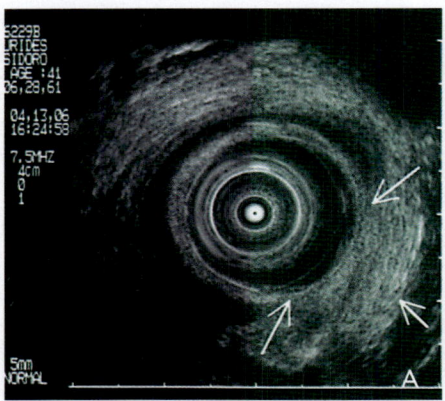 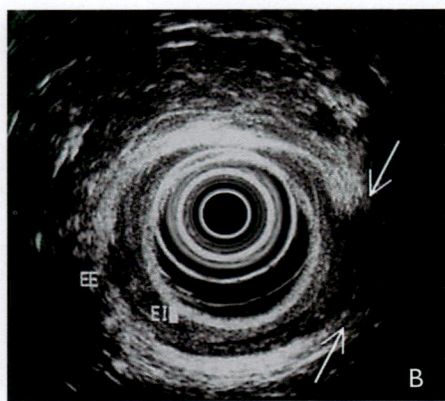

FIGURA 105.5.

(A) Imagem ecoendoscópica de lesão do EAI. Notar a hiperecogenicidade da área lesada (setas); (B) Lesão do EAE. Normalmente as lesões nessa região apresentam característica de hipoecogenicidade (setas)

aplicação. Savoye-Collet e colaboradores[13] avaliaram 31 pacientes submetidos à esfincteroplastia por incontinência fecal. Em 21 ela revelou resolução cirúrgica do comprometimento do EAE. Em 18 pacientes (86%) houve confirmação devido à melhora clínica. De dez pacientes que relatavam não ter havido melhora do quadro de incontinência fecal, a EE evidenciou persistência de comprometimento do EAE em oito (80%).

CÂNCER RETAL

De acordo com a recomendação de 1990 do National Institute of Health Consensus Conference, o câncer retal (Figura 105.6) que necessita de terapia adjuvante é aquele que apresenta estádio loco-regional avançado (que compromete a gordura perirretal e/ou o mesorreto ou os NL pélvicos – T3 ou T4N0, TxN1ou N2, ou estádio II-III).[14]

Diversas publicações na literatura demonstram melhores resultados da terapia adjuvante pré-operatória nesse estádio do câncer.[15-18] O Swedish Rectal Cancer Trails, o mais acurado estudo confirmando o benefício da radioterapia pré-operatória comparado com os resultados da radioterapia pós-operatória, demonstrou que os benefícios se mostram apenas nas lesões com estadiamento loco-regional avançado (T3/ T4N0 e TxN1ouN2). Por esse motivo, o correto estadiamento do câncer retal é fundamental para a correta indicação de terapia neo-adjuvante.[15]

À EE, o câncer retal se mostra como uma hipoecóica, irregular, rompendo as camadas normais da parede retal (Figura 105.7).

Estudos demonstraram a acurácia da EE em determinar a profundidade da lesão (estadiamento T) em relação aos demais métodos de imagem. Hildebrandt e colaboradores[19] e Tio e colaboradores[20] demonstraram acurácia da EE em torno de 80% a 95% comparado aos resultados da TC e da RM, que se encontram em torno de 65% a 75% e de 75% a 81%, respectivamente.[21-24] O maior problema ecoendoscópio no es-

tádio uT está na superestima das lesões uT2, pois o processo inflamatório perilesional, hipoecóico, fica indistinguível do tumor (Figura 105.8).[25,26]

A subestima também pode ocorrer quando a EE falha na detecção de infiltração microscópica do câncer. O aumento da freqüência pode ajudar a diminuir esse falso-negativo, uma vez que permite visualizar mais detalhadamente as camadas da parede retal, mas pode também prejudicar a visualização da profundidade do acometimento em relação às estruturas vizinhas e NL, uma vez que, quanto maior é a freqüência, mais detalhes se tem da parede e menos detalhes se tem da profundidade. Outros fatos que influenciam nos resultados são: a experiência do operador e o nível em que o tumor se encontra no reto, sendo menos acurada a avaliação

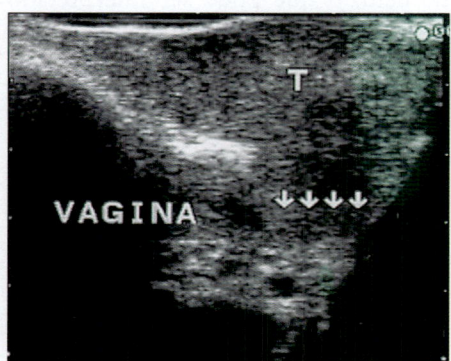

FIGURA 105.6

Diagnóstico ecoendoscópico de câncer retal infiltrando a vagina (T4)

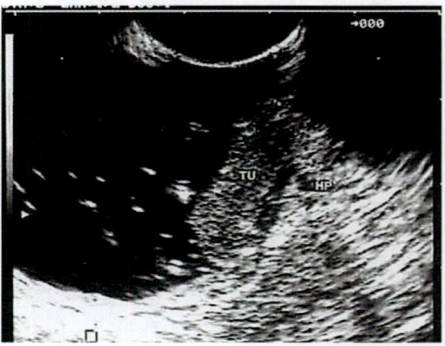

FIGURA 105.7

Imagem ecoendoscópica de um tumor retal superficial

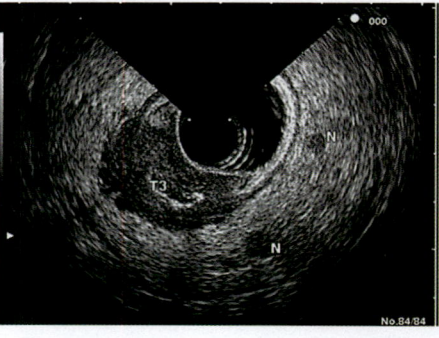

FIGURA 105.8

Imagem ecoendoscópica do comprometimento das camadas da parede retal pelo câncer

dos tumores do reto distal.[27-30] A estenose promovida pelo tumor também é um problema. Dezessete por cento delas impedem a passagem da sonda através da lesão, dificultando seu correto estádio. A radioterapia também diminui a acurácia ecoendoscópica, devido ao aumento local da ecogenicidade após o tratamento.[31]

Em relação à acurácia na detecção de NL metastáticos, nenhum método de imagem tem se mostrado efetivo o suficiente para confirmar sua presença. Nos vários estudos publicados na literatura, a acurácia da EE é desapontadora e se encontra em torno de 70% a 75%, comparado a 55% a 65% para a TCH e a 60% a 65% para a RM.[19-21] A acurácia da EE, portanto, é maior para o estádio uT que para o uN.

As características da EE do NL metastático são: aspecto hipoecóico, redondo e bem delimitado (Figura 105.8). Com relação ao tamanho do NL, cerca de 50% a 70% dos NL maiores que 0,5 cm estarão comprometidos. Para aqueles menores que 0,4 cm, a chance de comprometimento encontra-se abaixo de 20%.[32]

A associação da punção aspirativa com agulha fina (PAAF) à ecoendoscopia foi um avanço no estadiamento dos NL (estádio uN).[33-36] Algumas publicações, porém, demonstram acurácia para o estadiamento uN similar entre a EE, a TC e a EE-PAAF de aproximadamente 80%. Quando os NL apresentam características ecográficas sugestivas de comprometimento neoplásico, o resultado negativo da EE-PAAF normalmente é um falso-negativo.[36-39] Por outro lado, devido ao diminuto diâmetro, os NL perirretais não-metastáticos podem não ser visualizados pela EE.[36,39]

Dessa forma, a aplicação da EE pré-operatória na avaliação do câncer retal é ferramenta acurada para o estádio uT, podendo alterar a conduta a ser adotada.[40] Embora a PAAF traga pouco benefício na conduta do paciente, seu potencial de impacto na mudança de conduta aplica-se aos pacientes uT1/uT2, e seu uso deve estar confinado a esse subgrupo.

RECORRÊNCIA DO CÂNCER RETAL

Na recorrência do câncer retal, o sucesso da reintervenção se dará na dependência da exata localização da recidiva e na presença de um estádio ressecável. Por ser extraluminal na maioria das vezes, o seguimento pela colonoscopia falha em detectá-la em estágios iniciais.[41] A TC mostra-se limitada, uma vez que a lesão necessita ter mais de 2 cm para uma boa acurácia, além da dificuldade de se distinguir recidiva local de alterações pós-operatórias com processo inflamatório além dos artefatos produzidos na presença de clipes metálicos.[42]

A EE tem se mostrado ferramenta sensível e específica na detecção da recidiva loco-regional, combinada ao diagnóstico videoendoscópico (detectando o tumor endoluminal) e tomográfico (detectando o tumor extraluminal), mas, assim como na TC, a EE tem sua sensibilidade diminuída pelas alterações pós-operatórias e pós-radioterapia (Figura 105.9).[43]

Alguns estudos demonstram a superioridade da EE sobre a TC na detecção da recidiva loco-regional, entre eles os de Novel e colaboradores[43] e de Rontodano e colaboradores.[44] Mostra-se sensibilidade da EE de 100% em ambos e da TC de 82% a 85%. A limitação da EE nesses estudos diz respeito à especi-

ficidade, uma vez que a EE ocasionalmente errou ao diferenciar carcinoma de processo inflamatório. Hunerbein e colaboradores[45] encontraram especificidade de 57% para a EE nesse quesito. Ao realizarem a EE-PAAF no intuito de avaliar a especificidade em 312 pacientes, a EE-PAAF apresentou acurácia de 92% contra 75% da EE isolada. Lohnert e colaboradores[46] também avaliaram a acurácia da EE contra da EE-PAAF, com resultados de 79% contra 100%, respectivamente. Nesse estudo, a EE-PAAF foi fundamental na orientação da conduta, uma vez que detectou recidivas de até 3 mm.

Apesar de acurada na detecção da recidiva loco-regional, ainda não há consenso sobre o tempo de seguimento que se deve ter com a EE ou com a EE-PAAF. Devido ao fato de as alterações pós-operatórias ocorrerem nos três meses iniciais, sugere-se que a EE deva ser aplicada após esse período.[44]

CÂNCER DO CANAL ANAL

A EE é uma técnica bem estabelecida no estádio dos tumores do sistema digestório, mas poucos dados existem sobre sua aplicação no câncer do canal anal. O reconhecimento da extensão tumoral define a correta estratégia terapêutica. As pequenas lesões podem ser ressecadas sem a necessidade de cirurgias

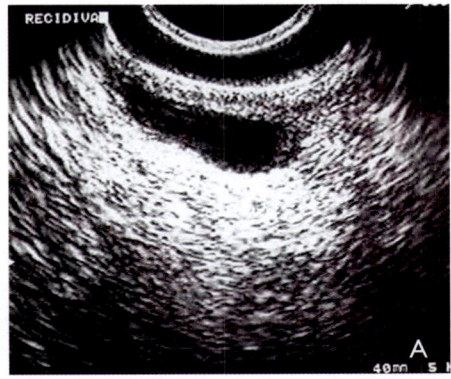
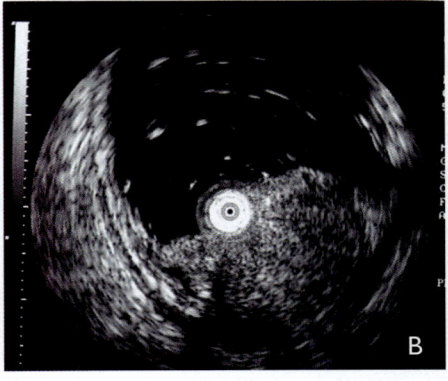

FIGURA 105.9

(A) Diminuta área hipoecóica, suspeita de recorrência de câncer retal submucoso. Houve confirmação pela EE-PAAF; (B) Recorrência de câncer retal sem lesão de mucosa. Nesse caso também houve confirmação pela EE-PAAF

mutilantes, enquanto as grandes lesões necessitarão de terapia adjuvante.

A EE permite avaliar a profundidade da lesão (estádio uT) e a presença de NL metastáticos, definindo assim a conduta terapêutica. Além disso, auxilia no seguimento desses pacientes e permite realizar a PAAF, se necessário (Figura 105.10).

A classificação do carcinoma do canal anal baseia-se nos achados clínicos e na sua dimensão (Union Internationale Contra le Cancer – UICC). Atualmente os tumores T1 e T2 têm sido tratados por radioterapia, enquanto os tumores T3 e T4 têm sido tratados pela associação da RT/QT. A classificação ecoendoscópica tem se mostrado mais acurada que a classificação da UICC, com menor subestima, já que esta última leva em conta os aspectos clínicos e endoscópicos.

Giovannini e colaboradores[47] compararam o prognóstico e a recorrência loco-regional do câncer do canal anal com base no estádio da EE em comparação ao estádio da UICC. Das lesões classificadas como uT1/uT2N0 pela EE, 94,5% atingiram resposta completa, contra 80% classificados pela UICC. O estádio T previu a recidiva local, o que não foi observado na classificação UICC.

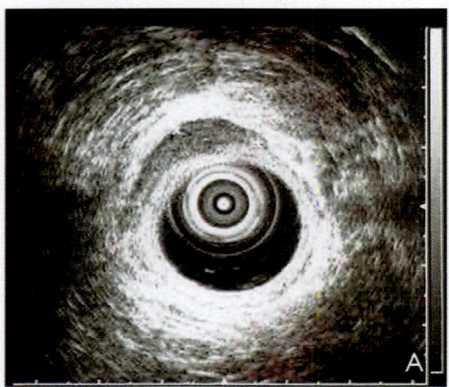
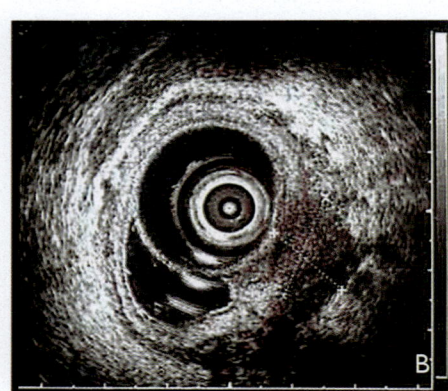

FIGURA 105.10

(A) Imagens ecoendoscópicas de tumor circunscrito ao canal anal (uT1N0Mx); (B) Imagem de tumor de canal anal que ultrapassa os esfíncteres (uT3N0Mx)

REFERÊNCIAS BIBLIOGRÁFICAS

1. Nielsen MB, Hauge C, Rasmussen OO, Sorensen M, Pedersen JF, Christiansen J. Anal sphincter size measured by endosonography in healthy volunteers. Effect of age, sex, and parity. Acta Radiol 1992;33(5):453-6.
2. Burnett SJ, Bartram CI. Endosonographic variations in the normal internal anal sphincter. Int J Colorectal Dis 1991;6(1):2-4.
3. Papachrysostomou M, Pye SD, Wild SR, Smith AN. Anal endosonography in asymptomatic subjects. Scand J Gastroenterol 1993;28(6):551-6.
4. Sultan AH, Kamm MA, Hudson CN, Nicholls JR, Bartram CI. Endosonography of the anal sphincters: normal anatomy and comparison with manometry. Clin Radiol 1994;49(6):368-74.
5. Schratter-Sehn AU, Lochs H, Vogelsang H, Schurawitzki H, Herold C, Schratter M. Endoscopic ultrasonography versus computed tomography in the differential diagnosis of perianorectal complications in Crohn's disease. Endoscopy 1993;25(9):582-6.
6. Orsoni P, Barthet M, Portier F, Panuel M, Desjeux A, Grimaud JC. Prospective comparison of endosonography, magnetic resonance imaging and surgical findings in anorectal fistula and abscess complicating Crohn's disease. Br J Surg 1999;86(3):360-4.
7. Sultan AH, Kamm MA, Bartram CI, Hudson CN. Anal sphincter trauma during instrumental delivery. Int J Gynaecol Obstet 1993;43(3):263-70.
8. Law PJ, Kamm MA, Bartram CI. A comparison between electromyography and anal endosonography in mapping external anal sphincter defects. Dis Colon Rectum 1990;33(5):370-3.
9. Law PJ, Kamm MA, Bartram CI. Anal endosonography in the investigation of faecal incontinence. Br J Surg 1991;78(3):312-4.
10. Burnett SJ, Speakman CT, Kamm MA, Bartram CI. Confirmation of endosonographic detection of external anal sphincter defects by simultaneous electromyographic mapping. Br J Surg 1991;78(4):448-50.
11. Oh C, Kark AE. Anatomy of the external anal sphincter. Br J Surg 1972;59(9):717-23.
12. Deen KI, Kumar D, Williams JG, Olliff J, Keighley MR. Anal sphincter defects. Correlation between endoanal ultrasound and surgery. Ann Surg 1993;218(2):201-5.
13. Savoye-Collet C, Savoye G, Koning E, Thoumas D, Michot F, Denis P et al. Anal endosonography after sphincter repair: specific patterns related to clinical outcome. Abdom Imaging 1999;24(6):569-73.

14. NIH Consensus Conference. Adjuvant therapy for patients with colon and rectal cancer. Jama 1990;264(11):1444-50.

15. Improved survival with preoperative radiotherapy in resectable rectal cancer. Swedish Rectal Cancer Trial. N Engl J Med 1997;336(14):980-7.

16. Randomised trial of surgery alone versus radiotherapy followed by surgery for potentially operable locally advanced rectal cancer. Medical Research Council Rectal Cancer Working Party. Lancet 1996;348(9042):1605-10.

17. Minsky BD. Adjuvant therapy for rectal cancer - a good first step. N Engl J Med 1997;336(14):1016-7.

18. Grann A, Feng C, Wong D, Saltz L, Paty PP, Guillem JG et al. Preoperative combined modality therapy for clinically resectable uT3 rectal adenocarcinoma. Int J Radiat Oncol Biol Phys 2001;49(4):987-95.

19. Hildebrandt U, Klein T, Feifel G, Schwarz HP, Koch B, Schmitt RM. Endosonography of pararectal lymph nodes. In vitro and in vivo evaluation. Dis Colon Rectum 1990;33(10):863-8.

20. Tio TL, Coene PP, van Delden OM, Tytgat GN. Colorectal carcinoma: preoperative TNM classification with endosonography. Radiology 1991;179(1):165-70.

21. Thaler W, Watzka S, Martin F, La Guardia G, Psenner K, Bonatti G et al. Preoperative staging of rectal cancer by endoluminal ultrasound vs. magnetic resonance imaging. Preliminary results of a prospective, comparative study. Dis Colon Rectum 1994;37(12):1189-93.

22. Meyenberger C, Huch Boni RA, Bertschinger P, Zala GF, Klotz HP, Krestin GP. Endoscopic ultrasound and endorectal magnetic resonance imaging: a prospective, comparative study for preoperative staging and follow-up of rectal cancer. Endoscopy 1995;27(7):469-79.

23. Guinet C, Buy JN, Ghossain MA, Sezeur A, Mallet A, Bigot JM et al. Comparison of magnetic resonance imaging and computed tomography in the preoperative staging of rectal cancer. Arch Surg 1990;125(3):385-8.

24. Rifkin MD, Ehrlich SM, Marks G. Staging of rectal carcinoma: prospective comparison of endorectal US and CT. Radiology 1989;170(2):319-22.

25. Katsura Y, Yamada K, Ishizawa T, Yoshinaka H, Shimazu H. Endorectal ultrasonography for the assessment of wall invasion and lymph node metastasis in rectal cancer. Dis Colon Rectum 1992;35(4):362-8.

26. Hulsmans FJ, Tio TL, Fockens P, Bosma A, Tytgat GN. Assessment of tumor infiltration depth in rectal cancer with transrectal sonography: caution is necessary. Radiology 1994;190(3):715-20.

27. Herzog U, von Flue M, Tondelli P, Schuppisser JP. How accurate is endorectal ultrasound in the preoperative staging of rectal cancer? Dis Colon Rectum 1993;36(2):127-34.

28. Orrom WJ, Wong WD, Rothenberger DA, Jensen LL, Goldberg SM. Endorectal ultrasound in the preoperative staging of rectal tumors. A learning experience. Dis Colon Rectum 1990;33(8):654-9.

29. Solomon MJ, McLeod RS, Cohen EK, Simons ME, Wilson S. Reliability and validity studies of endoluminal ultrasonography for anorectal disorders. Dis Colon Rectum 1994;37(6):546-51.

30. Sailer M, Leppert R, Bussen D, Fuchs KH, Thiede A. Influence of tumor position on accuracy of endorectal ultrasound staging. Dis Colon Rectum 1997;40(10):1180-6.

31. Napoleon B, Pujol B, Berger F, Valette PJ, Gerard JP, Souquet JC. Accuracy of endosonography in the staging of rectal cancer treated by radiotherapy. Br J Surg 1991;78(7):785-8.

32. Beynon J, Mortensen NJ, Foy DM, Channer JL, Rigby H, Virjee J. Preoperative assessment of mesorectal lymph node involvement in rectal cancer. Br J Surg 1989;76(3):276-9.

33. Wiersema MJ, Kochman ML, Cramer HM, Tao LC, Wiersema LM. Endosonography-guided real-time fine-needle aspiration biopsy. Gastrointest Endosc 1994;40(6):700-7.

34. Chang KJ, Nguyen P, Erickson RA, Durbin TE, Katz KD. The clinical utility of endoscopic ultrasound-guided fine-needle aspiration in the diagnosis and staging of pancreatic carcinoma. Gastrointest Endosc 1997;45(5):387-93.

35. Giovannini M, Seitz JF, Monges G, Perrier H, Rabbia I. Fine-needle aspiration cytology guided by endoscopic ultrasonography: results in 141 patients. Endoscopy 1995;27(2):171-7.

36. Catalano MF, Alcocer E, Chak A, Nguyen CC, Raijman I, Geenen JE et al. Evaluation of metastatic celiac axis lymph nodes in patients with esophageal carcinoma: accuracy of EUS. Gastrointest Endosc 1999;50(3):352-6.

37. Botet JF, Lightdale CJ, Zauber AG, Gerdes H, Urmacher C, Brennan MF. Preoperative staging of esophageal cancer: comparison of endoscopic US and dynamic CT. Radiology 1991;181(2):419-25.

38. Tio TL, Coene PP, Schouwink MH, Tytgat GN. Esophagogastric carcinoma: preoperative TNM classification with endosonography. Radiology 1989;173(2):411-7.

39. Ziegler K, Sanft C, Zeitz M, Friedrich M, Stein H, Haring R et al. Evaluation of endosonography in TN staging of oesophageal cancer. Gut 1991;32(1):16-20.

40. Ardengh JC, Ganc AJ, B. FMC. Estadiamento ecoendoscópico do adenocarcinoma retal. Rev Bras Med 1996;53: 120(074).

41. Mascagni D, Corbellini L, Urciuoli P, Di Matteo G. Endoluminal ultrasound for early detection of local recurrence of rectal cancer. Br J Surg 1989;76(11):1176-80.

42. Ramirez JM, Mortensen NJ, Takeuchi N, Humphreys MM. Endoluminal ultrasonography in the follow-up of patients with rectal cancer. Br J Surg 1994;81(5):692-4.

43. Novell F, Pascual S, Viella P, Trias M. Endorectal ultrasonography in the follow-up of rectal cancer. Is it a better way to detect early local recurrence? Int J Colorectal Dis 1997;12(2):78-81.

44. Rotondano G, Esposito P, Pellecchia L, Novi A, Romano G. Early detection of locally recurrent rectal cancer by endosonography. Br J Radiol 1997;70(834):567-71.

45. Hunerbein M, Totkas S, Moesta KT, Ulmer C, Handke T, Schlag PM. The role of transrectal ultrasound-guided biopsy in the postoperative follow-up of patients with rectal cancer. Surgery 2001;129(2):164-9.

46. Lohnert MS, Doniec JM, Henne-Bruns D. Effectiveness of endoluminal sonography in the identification of occult local rectal cancer recurrences. Dis Colon Rectum 2000;43(4):483-91.

47. Giovannini M, Bardou VJ, Barclay R, Palazzo L, Roseau G, Helbert T et al. Anal carcinoma: prognostic value of endorectal ultrasound (ERUS). Results of a prospective multicenter study. Endoscopy 2001;33(3):231-6.

CAPÍTULO 106

TERAPÊUTICA ENDOSCÓPICA NAS OBSTRUÇÕES

Eduardo Carlos Grecco
Renato Luz Carvalho

INTRODUÇÃO

As obstruções colorretais são situações clínicas que exigem diagnóstico preciso e resolução rápida, pois os pacientes nessas condições encontram-se em desequilíbrio, com graus variáveis de alteração da homeostase. Dentre as várias causas de obstrução, o câncer apresenta-se como a mais freqüente. Causas menos freqüentes são as moléstias inflamatórias, estenoses de anastomoses e compressões extrínsecas relacionadas principalmente aos tumores ginecológicos.[33]

Aproximadamente 75% dos tumores colorretais ocorrem no cólon esquerdo e uma significativa proporção (de 8% a 29%) evolui com obstrução.[29, 31, 33]

O tratamento da obstrução colorretal é eminentemente cirúrgico e implica um ou mais procedimentos operatórios, por isso mesmo sujeitos a índices maiores de morbidade (60%) e mortalidade (22%).

A possibilidade de resolver o quadro obstrutivo com terapêutica menos invasiva para depois, com o paciente restabelecido, submetê-lo a tratamento eletivo parece ser opção interessante, assim como com o intuito de paliação em pacientes com doença avançada e muitas comorbidades.[9,11,14,17,18,19,20,23] Para tanto, impõe-se a necessidade de permear a região obstruída.

Recentemente, o laser e as próteses de metal auto-expansíveis têm surgido como alternativas efetivas, seguras e menos invasivas para o tratamento da obstrução intestinal.[7]

TERAPÊUTICA COM LASER

INDICAÇÕES E ASPECTOS TÉCNICOS

A terapêutica com laser tem sido indicada em pacientes com lesões malignas avançadas do cólon e reto, em que a fotocoagulação pode diminuir a secreção e o sangramento e, em casos de obstrução, sendo utilizado para a recanalização tumoral, evitando-se, assim, a realização de colostomia.[1,2,5,16]

Na técnica, utiliza-se um colonoscópio por onde, através do seu canal de biópsia, passa-se um feixe de fibra óptica, que conduzirá o raio. Por esse motivo, os laser hoje mais utilizados são o de Nd:YAG, o de diodo e o argônio, que conseguem ser transmitidos por meio da fibra óptica.

O laser de Nd:YAG é usado na forma de não-contato, com potência entre 70 W e 110 W, a uma distância de 5 mm a 10 mm da parede. Atualmente, tem-se dado preferência ao laser de diodo, cuja penetração na mucosa é de menos de 1 mm; é utilizado na potência de 60 W a uma distância de 5 mm da parede, possuindo um bom poder de coagulação e vaporização. Nos tumores anulares, inicia-se pela margem proximal e caminha-se para a porção distal, uma vez que o edema que se forma no tecido tratado dificulta a visibilização a montante. Nos tumores maiores, pode-se utilizar a técnica de scanning ou "em escova", que permite a exposição por tempo maior a potências mais baixas.[6] O laser de argônio geralmente é utilizado em lesões mais próximas da borda anal.

RESULTADOS E COMPLICAÇÕES

Apesar dos resultados interessantes obtidos com o uso do laser nas obstruções colorretais (70%),[3] a taxa de sobrevida varia de acordo com o serviço, indo de 6 meses a 8 anos.[4,12] Os autores, porém, são unânimes em afirmar que o tempo médio de recorrência se situa em torno de 8 semanas.

As principais complicações relacionam-se à perfuração, em torno de 2,3%, e à hemorragia.[7,13,18]

TERAPÊUTICA COM O USO DAS PRÓTESES DE METAL AUTO-EXPANSÍVEIS (PMAE)

A utilização de Prótese de Metal Auto-Expansível (PMAE) foi primeiramente publicada por Dohmoto em 1991, que relatou com sucesso a colocação de stents em 12 de 13 pacientes com obstrução maligna colorretal. Atualmente, mesmo não sendo extensa, a literatura apresenta a casuística de vários autores.[14]

INDICAÇÕES

São duas as principais indicações para o uso das PMAE:

1. Pacientes com neoplasia colorretal avançada ou irressecável que apresentam obstrução. Nesses casos, o uso do *stent* pode ser considerado tratamento paliativo primário, evitando-se cirurgia desnecessária (Figura 106.1).
2. Obstrução colorretal aguda em pacientes com possibilidade de cirurgia curativa, que poderá ser levada a cabo alguns dias após a descompressão pelo *stent*.

A utilização de *stents* em pacientes em obstrução colorretal benigna com uso de próteses plásticas auto-expansíveis removíveis ou mesmo as PMAE é objeto de discussão na literatura. O método apresenta altas taxas de morbidade em pacientes com moléstia diverticular aguda; no entanto, melhores resultados têm sido obtidos no tratamento da obstrução em anastomoses, quando não há resposta adequada ao tratamento convencional de dilatação[24] (Figura 106.1).

CONTRA-INDICAÇÕES

Há apenas uma contra-indicação ao uso dos *stents* metálicos: a evidência de perfuração intestinal, em que a laparotomia é mandatória. O grau de experiência do endoscopista na utilização dessa técnica também deve ser levado em consideração.

STENTS

Há alguns tipos de *stents* metálicos à disposição no mercado. No cólon, utilizam-se principalmente os *Wallstents* confeccionados com uma malha de Nitinol (Ni-Li) ou de aço, de diâmetros e sistemas de liberação variados. O *stent* ideal deve ser estreito o suficiente para passar pelo canal de biópsia do colonoscópio, altamente flexível e com um forte poder expansível (patência).

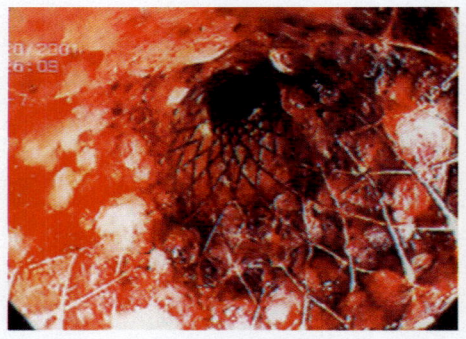
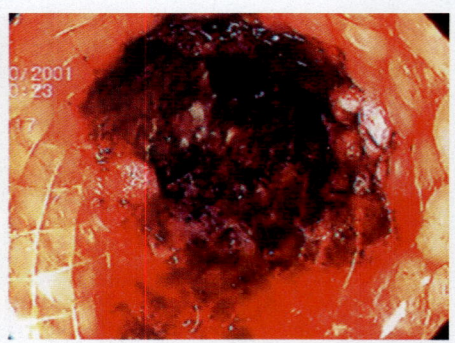
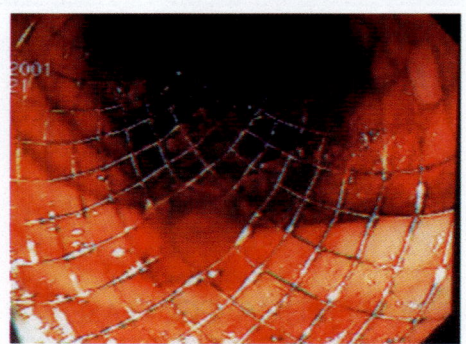

FIGURA 106.1

Visão endoscópica após expansão do *stent* em neoplasia obstrutiva de cólon sigmóide

ASPECTOS TÉCNICOS

São duas as principais técnicas para a colocação das PMAE:

1. *Radiológica*: a obstrução é localizada radiologicamente usando-se contraste hidrossolúvel; a seguir é passado um fio-guia metálico através do pertuito da obstrução, sobre o qual o *stent* é inserido e levado até o interior da lesão, sendo então liberado. Fica claro que nas lesões localizadas mais proximalmente, ou nos casos com redundância de cólon sigmóide, pode haver dificuldades de atingir a lesão com o fio-guia.
2. *Endoscópica/Radiológica*: o colonoscópio é introduzido até o local da lesão e, por meio de um cateter, injeta-se contraste hidrossolúvel para documentar a extensão da estenose. Em seguida, introduz-se o fio-guia, que deve ultrapassar toda essa extensão. O sistema de liberação do *stent* pode então ser inserido por meio do endoscópio, e o *stent* é liberado sob controle endoscópico e fluoroscópico (Figuras 106.2 e 106.3).

Até o presente, a técnica mista endoscópica radiológica é a preferida, com sucesso entre 75% a 100%. Dificuldades no posicionamento das próteses estão relacionadas a grandes lesões tumorais, formação de estenoses complexas tortuosas e muito anguladas ou nos casos de cólon sigmóide bastante redundante e móvel, dificultando, assim, a progressão do fio-guia.[8,10,13] A utilização de vários tipos de cateteres, inclusive o tipo papilótomo, pode ser efetiva para o posicionamento proximal do fio-guia.[21,22]

COMPLICAÇÕES

A complicação mais comum é a obstrução do *stent* por invasão tumoral. Nessa situação, pode-se utilizar a dilatação, o argônio ou o *laser*; contudo, a técnica mais efetiva tem sido a colocação de um segundo *stent*.[10,14]

As fezes também podem ser causa de obstrução e isso pode ser evitado com o uso de laxativos suaves.

Outra complicação observada é a migração do *stent*, que geralmente ocorre nas primeiras horas após a co-

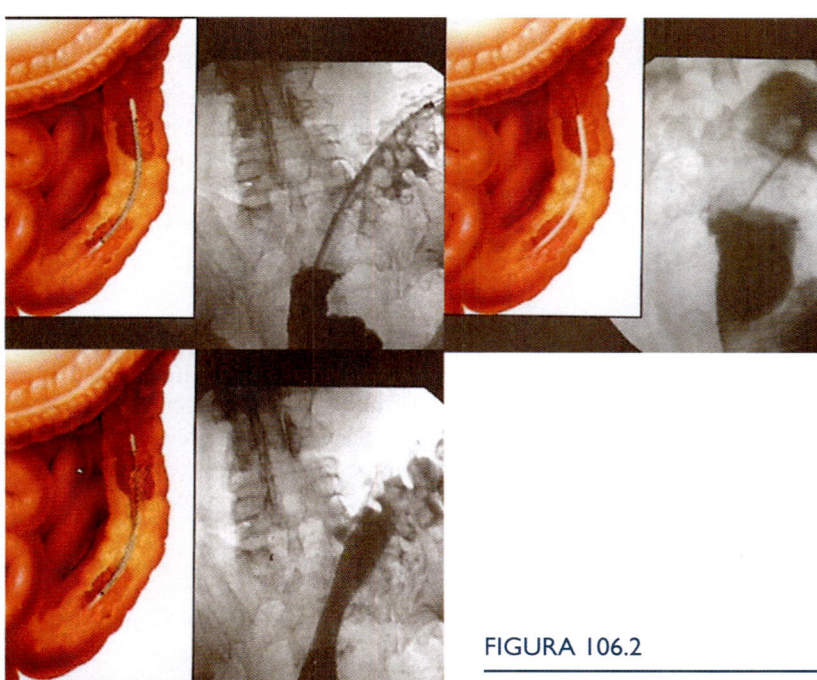

FIGURA 106.2

Técnica de colocação do *stent*

locação. Freqüentemente ocorre devido à má colocação, *stents* inadequados ou tumores muito macios. A presença de grande quantidade de fezes a montante da obstrução também pode promover a mobilização do *stent*. Outra situação descrita é após quimioterapia, por diminuição do volume tumoral.

O sangramento pós-*stent* é considerado raro e acontece em < 5% dos casos, é de origem traumática e autolimitado.[23]

As complicações mais graves e temidas são a perfuração[18] e a hemorragia, geralmente devidas à tentativa prévia de dilatação ou a *stent* inadequado.

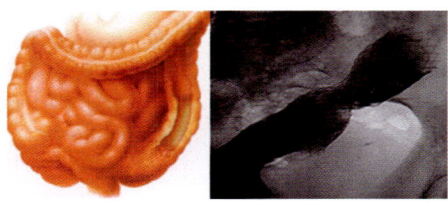

FIGURA 106.3

Stent adequadamente posicionado

DISCUSSÃO E RESULTADOS

Pacientes com obstrução intestinal são comuns em ambientes de pronto-socorro. A descompressão torna-se imperativa nessas situações. O manejo cirúrgico dos pacientes nessas condições apresenta altas taxas de morbimortalidade quando comparado ao tratamento cirúrgico eletivo.[29,30,33]

A descompressão colônica por via endoscópica utilizando-se o *laser* ou as PMAE, quando adequadamente indicada, se apresenta como método eficaz e seguro, permitindo a remissão dos sintomas clínicos em até 97% dos pacientes e a possibilidade de planejamento do tratamento cirúrgico definitivo.[10,12, 15, 33]

Dessa forma, seria interessante propor aos pacientes com obstruções colônicas uma abordagem minimamente invasiva por meio de descompressão endoscópica inicial, seguida de adequado preparo colônico e posterior ressecção videolaparoscópica durante a mesma internação.[34]

A utilização das PMAE em obstruções intestinais benignas vem sendo relatada na literatura. Apresentam resultados efetivos no tratamento de estenoses de anastomoses que respondem mal ao tratamento dilatador e em estenoses associadas a fístulas. Não devem ser utilizadas na doença diverticular aguda devido à alta morbidade. Apresenta como alternativa a utilização de próteses plásticas auto-expansíveis removíveis.

O tratamento endoscópico, quando comparado com a colostomia descompressiva, apresenta menor morbidade, menor tempo de internação, mesma eficácia e menor sobrevida, mas com melhor qualidade de vida.

REFERÊNCIAS BIBLIOGRÁFICAS

1. Ahlquist DA, Gostout CJ, Viggiano TR. Laser therapy for severe radiation-induced rectal bleeding. Mayo Clinic proceedings 1986;61(12):927-31.

2. Bhardwaj R, Parker MC. Palliative therapy of colorectal carcinoma: stent or surgery? Colorectal Dis 2003 Sep; 5(5): 518-21.

3. Brunetaud JM, Enger A, Flament JB, Petit J, Berjot M, Moschetto Y. Utilization d'un laser a argon ionise en endoscopie digestive: photocoagulation des lesions hemorragiques. Rev Phys Appl 1979;14:385-90.

4. Daneker GW Jr, Carlson GW, Hon DC, Lynch P, Roubein L, Levin B. Endoscopic laser recanalization is effective for prevention and treatment of obstruction in sigmoid and rectal cancer. Arch Surg 1991 Nov;126(11):1348-52.

5. De Palma GD, Di Matteo E, Monaco A, Abbruzzese P, Belardo A, Catanzano C. Risultati del trattamento perendosco-

pico con Nd:YAG laser del,colon-retto non operabille. Minerva chirugica 1996;51(3):87-91.

6. Dohmoto M, Hunerbein M, Schlag PM. Application of rectal stents for palliation of obstructing rectosigmoid cancer. Surg Endosc 1997;11(7):758-61.

7. Endres JC, Steinhagen RM. Lasers in ano I anorectal surgery. Surgical Clinics of North America 1994;74(6):1415-32.

8. Eckhauser ML, Imbembo AL, Mansour EG. The role of pre-resectional laser recanalization for obstructing carcinomas of the colon and rectum. Surgery 1989;106(4):710-6; discussion 716-7.

9. Garcia-Cano J et all. Treatment of malignant colorectal obstructing by means of endoscopic inserction of self-expandible metallic stents. An Med Interna 2003;20(10):515-20.

10. Gukovsky-Reicher S, Lin RM, Sial S, Garrett B, Wu D, Lee T et al. Self-expandable metal stents in palliation of malignant gastrointestinal obstructing: review of the current literature data and 5-year experience at Harbor-UCLA Medical Center. MedGenMed 2003 Jan 10;5(1):16.

11. Keymling M. Colorectal stenting. Endoscopy 2003;35:234-8.

12. Lambertini M, Tamburini A, Corinaldesi F, Cicetti M, Cioccolini P, Fabi MT. Metal endoprosthesis in the treatment of acute neoplastic occlusion of the colon: our experience. Tumori 2003 Jul-Aug;89(4 Suppl):86-9.

13. Law WL, Choi HK, Lee YM, Chu KW. Palliation for advanced malignant colorectal obstruction by self-expanding metallic stents: prospective evaluation of outcomes. Dis Colon Rectum 2004;47(1):39-43.

14. Law WL, Choi HK, Chu KW. Comparison with emergency surgery as palliative treatment for obstructing primary left-sided colorectal cancer. Br J Surg 2003;90(11):1429-33.

15. McGrath K. Clinical applications for expandable metal stents in the lumen of the gastrointestinal tract. MedGenMed 3(3), 2001.

16. Pujol SR, Aran RJ. Indicaciones del uso del laser de alta potencia en proctologia. Revista Española de Enfermedades del Aparato Digestivo 1987;71(3):223-7.

17. Saida Y, Sumiyama Y, Nagao J. Nippon Geka Gakkai Zasshi. Self-expandable metallic stent in the treatment of colorectal obstruction. 2003;104(8):554-7.

18. Scurtu R, Barrier A, Andre T, Houri S, Hughier M. Self-expandable metallic stents for palliative treatment of colorectal malignant obstructions: risk of perforation. Ann Chir 2003;128(6):359-63.

19. Tack J, Gevers AM, Rutgeerts P. Self-expandable metallic stents in the palliation of rectosigmoidal carcinoma: a follow-up study. Gastrointest Endosc 1998;48(3):267-71.

20. Van Cutsem E, Boonem A, Geboes K, Coremans G, Hiele M, Vantrappen G, et al. Risk factors which determine the long term outcome of Nd:YAG laser paliation of corectal carcinoma. International Journal of Colorectal Disease 1989;4:15-9.

21. Garcýa-Cano J, Gonzalez JA, Redondo-Cerezo E, Morillas J, Perez MG,Gomez CJ et al. Treatment of malignant colorectal obstruction by means of endoscopic insertion of self-expandable metallic stents. An Med Interna 2003;20:515-20.

22. Iglesias Vasquez JL, Conde BG, Milla´n Vasquez MA,Prieto EEV, Aguirre PA. Self-expandable stents in malignant colonic obstruction: insertion assisted with a sphincterotome in technically difficult cases. Gastrointest Endosc 2005 62 (3):437-9.

23. Chun-Tao Wai, Christopher Khor, Siew-Eng Lim, Khek-Yu Ho.Post-metallic stent placement bleeding caused by stent-induced ulcers. World J Gastroenterol 2005;11(36):5739-41.

24. M. J. Forshaw, D. Sankararajah, M. Stewart, M. C. Parker. Self-expanding metallic stents in the treatment of benign colorectal disease: indications and outcomes. Colorectal Disease 2005; 8:102-11.

25. Y. Tomiki, T. Watanabe, Y. Ishibiki, M. Tanaka, S. Suda, T. Yamamoto, K. Sakamoto, T. Kamano. Comparison of stent placement and colostomy as palliative treatment for inoperable malignant colorectal obstruction. Surg Endosc 2004;18:1572-7.

26. Baron TH, Rey JF, Spinelli P. Expandable metal stent placement for malignant colorectal obstruction. Endoscopy 2002;34:823-30.

27. Binkert CA, Ledermann H, Jost R, Saurenmann P, Decurtins M, Zollikofer CL. Acute colonic obstruction: clinical aspects and cost-effectiveness of preoperative and palliative self-expanding metallic stents: a preliminary report. Radiology 1998;206:199-204.

28. Keymling M Colorectal stenting. Endoscopy 2003;35:234-38.

29. Khot UP, Wenk Lang A, Murali K, Parker MC. Systematic review of the efficacy and safety of colorectal stents. Br J Surg 2002; 89:1096–102.

30. Bhardwaj R, Parker MC. Palliative therapy of colorectal carcinoma: stent or surgery? Colorectal Dis 2003;5:518-21.

31. Law WL, Choi HK, Chu KW. Comparison of stenting with emergency surgery as palliative treatment for obstructing primary left-sided colorectal cancer. Br J Surg 2003;90:1429-33.

32. Tekkis PP, Poloniecki JD, Thompson MR, Stamatakis JD. Operative mortality in colorectal cancer: prospective national surgery. BMJ 2003;327:1196-201.

33. Watson AJM, Shanmugam V, Mackay I, Chaturvedi S, Loudon MA, Duddalwarand V, Hussey JK. Outcomes after placement of colorectal stents. Colorectal Disease 2005;7:70–3.

34. Morino M, Bertello A, Garbarini A, Rozzio G., Repici A. Malignant colonic obstruction managed by endoscopic stent decompression followed by laparoscopic resections. Surg Endosc 2002;16:1483-7.

PARTE 16

CARCINOMAS COLORRETAIS

CAPÍTULO 107

PRECOCES

DEFINIÇÃO

Artur A. Parada • Filadelfio Euclides Venco
Roberto El Ibrahim • Giulio Cesare Santos

INTRODUÇÃO

Em geral, o prognóstico do câncer gastrointestinal é, ainda hoje, ruim. Pode ser melhorado por meio da detecção e do tratamento em suas fases iniciais. O problema é que, nessas fases, a grande maioria das neoplasias é assintomática, necessitando de prevenção secundária – diagnóstico em fase precoce ou remoção de lesões pré-cancerosas – com rastreamento de pessoas pouco sintomáticas ou assintomáticas para seus diagnósticos.

Uma outra possibilidade é o encontro incidental de neoplasias durante exames realizados por sintomatologia não relacionada ao câncer.

Os exames endoscópicos do cólon e reto permitem o diagnóstico de um grande número de lesões polipóides, o que permite suas remoções por meio das polipectomias. Nos últimos anos, tem aumentado muito o diagnóstico de lesões não-polipóides, superficiais (elevadas, planas ou deprimidas), que devem ser removidas, em geral, por mucosectomias.[1]

CLASSIFICAÇÃO MACROSCÓPICA DO CÂNCER PRECOCE DO CÓLON E DO RETO

O câncer precoce colorretal é aquele com invasão no máximo até a submucosa.

Hoje, a Classificação Macroscópica do Câncer Precoce do Cólon e Reto, utilizada no Japão,[2] é a seguinte:

	Ip	Pediculado
	Isp	Subpediculado
	Is	Séssil
	IIa	Superficialmente elevado
	IIa + IIc	Superficialmente elevado com depressão
	IIb	Plano
	IIc	Deprimido
	IIc + IIa	Deprimido com bordas superficialmente elevadas

Os carcinomas precoces do cólon, como vemos, podem ser de dois tipos:

1. polipóides (Ip, Isp e Is);
2. superficiais ou não-polipóides (IIa, IIb, IIc ou mistos como IIa + IIc e IIc + IIa).

Além dessas formas macroscópicas, poderíamos acrescentar os tumores de espraiamento lateral.

As neoplasias de crescimento horizontal podem também ser de dois tipos:

1. as superficiais (*flat*), com glândulas tubulares e macroscopicamente IIa, IIb, IIc ou mistas, com no máximo 20 mms de tamanho;
2. as de espraiamento lateral ou superficial, com glândulas vilotubulares ou vilosas, arranjadas lado a lado, ou adenocarcinomatosas, geralmente com mais que 20 mm a 30 mm de tamanho (Figuras 107.1, 107.2, 107.3, 107.4, 107.5 e 107.6).

CARCINOMAS PRECOCES POLIPÓIDES

Sua morfogênese pode ser a seguinte:

a) séssil desde o começo;
b) séssil na evolução de um carcinoma pediculado submucoso;

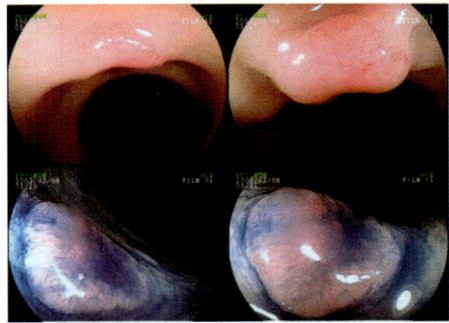

FIGURA 107.1

Neoplasia do cólon tipo IIa + dep

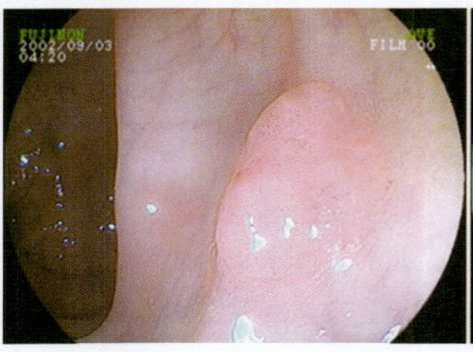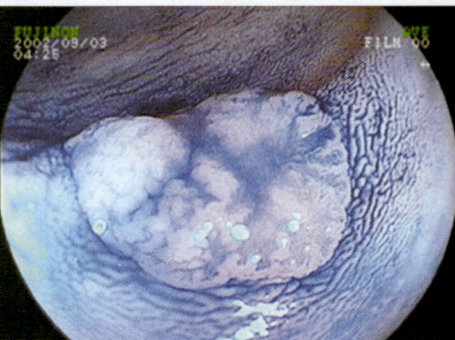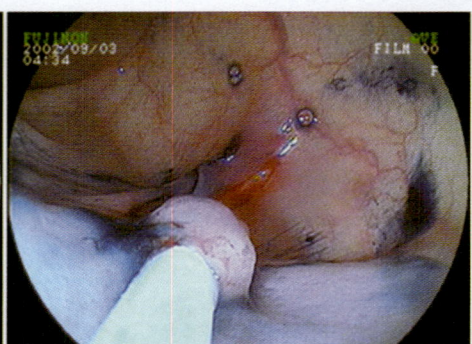

FIGURA 107.2

Neoplasia precoce do cólon – tipo IIa + IIc

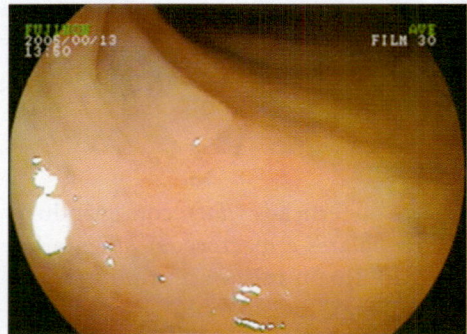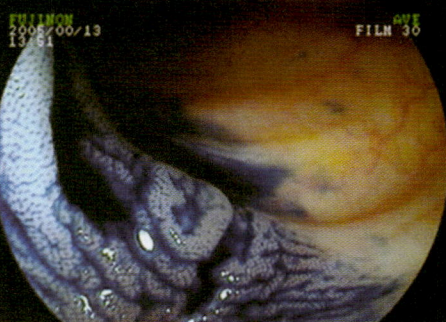

FIGURA 107.3

Lesão tipo IIc

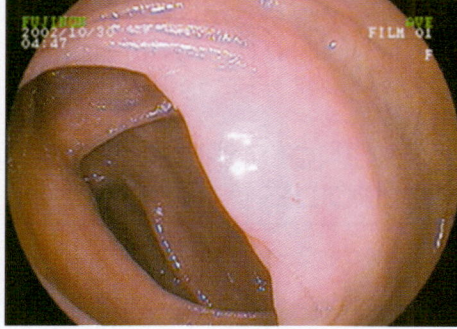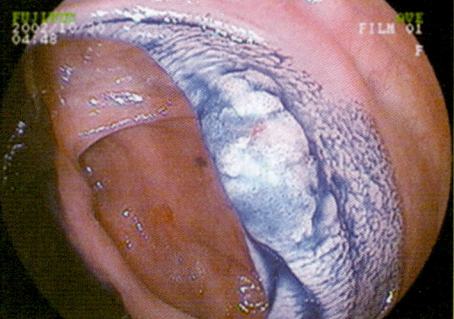

FIGURA 107.4

Lesão tipo IIa / IIb

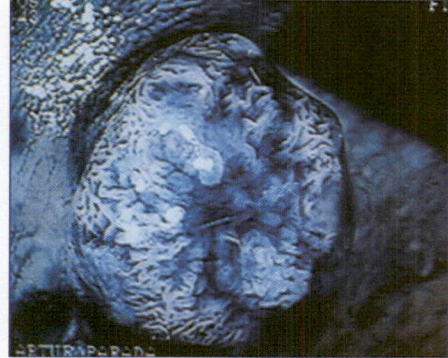

FIGURA 107.5

Lesão tipo IIa + IIc, padrão de criptas Vn

c) séssil após invasão submucosa de um carcinoma superficial.

Muitos adenomas são sésseis quando pequenos. A maioria permanece como lesão pequena e séssil. Alguns se tornam grandes e outros são carcinomas desde pequenos. Os carcinomas sésseis invasivos são compostos somente ou principalmente de tecido canceroso. Os carcinomas sésseis na submucosa são pequenos ou eventualmente deprimidos. É por isso que se pensa que essas lesões são do tipo ou se tornam malignas muito cedo. Os carcinomas avançados sésseis devem representar o estágio tardio de uma lesão polipóide (séssil ou pediculada) em sua origem.[3]

LESÕES SUPERFICIAIS DO CÓLON E DO RETO

Neoplasias superficiais existem e não são raras no cólon e no reto. Elas não foram diagnosticadas por um longo período. São lesões cujas superfícies são paralelas à da mucosa adjacente. Podem ser superficialmente elevadas, planas ou deprimidas, sendo que a altura ou a depressão não deve exceder o dobro da espessura da mucosa normal (de 800μ a 1.500μ).[3]

Os estudos endoscópicos e macroscópicos têm evidenciado que as formas superficiais de lesões, e principalmente as deprimidas,[4] são mais raras do que as polipóides, requerem a utilização de aparelhos com alta resolução óptica e de corantes como o azul de metileno a

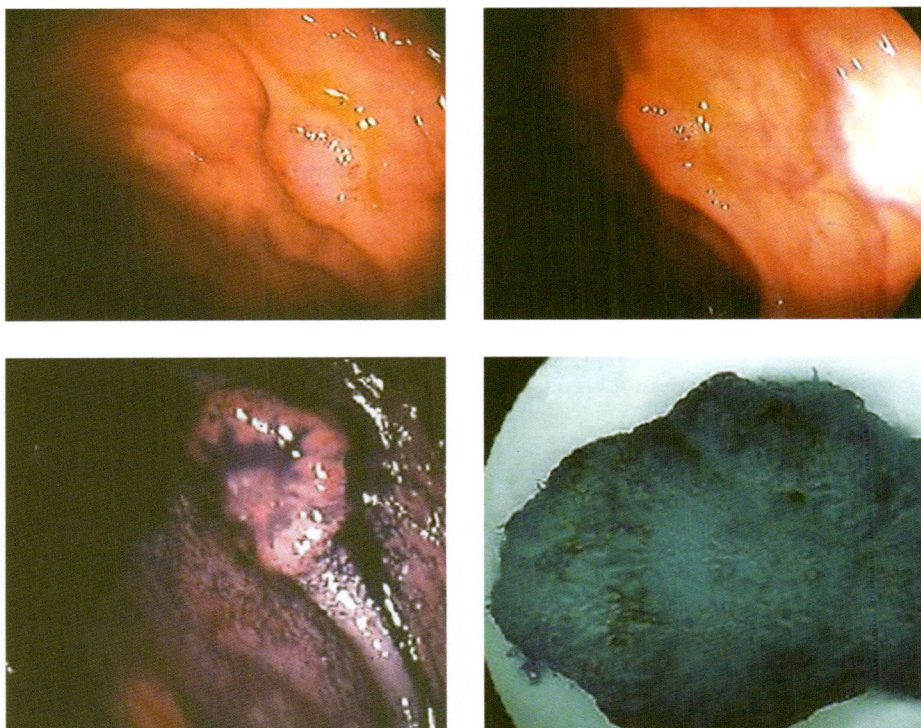

FIGURA 107.6

Lesão do tipo IIc + IIa, com invasão até Sm2

0,05% ou índigo-carmim a 0,4%, para seu adequado diagnóstico,[5] mas correspondem a carcinomas ou apresentam altos graus de atipias celulares[6,7,8] mais freqüentemente do que as polipóides.

A descrição original por Muto e colaboradores, que as considerou adenomas planos,[8] envolvia lesões pequenas (< 1,0 cm) com tendência a displasias intensas (25% em lesões até 4 mm de diâmetro e 80% até 1,0 cm). Alguns acham que as lesões deprimidas têm mais potencial de malignidade ou são malignas desde o início.[9,10] Acreditamos que nesse ponto deve haver um certo desvio estatístico pela mistura de carcinomas precoces com adenomas planos (*flat adenomas*),[11] que são placas avermelhadas com cerca de 1 mm de altura em relação à mucosa adjacente ou mesmo com depressão central.[12] Há pequenos carcinomas deprimidos que aparentemente não se originam de pólipos adenomatosos. Em outras palavras, as lesões polipóides são mais freqüentes, mas em poucos casos correspondem a carcinomas ou evoluem para carcinomas. As lesões superficialmente elevadas e pequenas (IIa) são as mais freqüentes das lesões superficiais e representam geralmente a forma inicial dos pólipos. Ao contrário, as lesões deprimidas são malignas desde o início e avançam rapidamente.[11,13]

Em 1997, Kariya e colaboradores relataram o primeiro caso de carcinoma precoce deprimido, no cólon, no Japão. Nos 10 anos seguintes, os carcinomas superficiais passaram a ser cada vez mais diagnosticados. Agora sabemos que são muito freqüentes e reconhecidos como precursores dos carcinomas avançados ulcerados. Sua detecção é, como já afirmamos, difícil e freqüentemente invadem camadas mais profundas quando são ainda pequenos (menores do que 5 mm). Alguns sinais indiretos sugerem neoplasias superficiais:[3]

1. pontos brancos;
2. perda do padrão vascular;
3. indentação;
4. pontos de sangramento espontâneo;
5. pregas convergentes.

Nas lesões superficialmente elevadas, as glândulas tubulares são maiores do que as normais; nas planas, são iguais; nas deprimidas, são menores.

As neoplasias superficiais, discretamente elevadas (IIa), planas (IIb) ou deprimidas (IIc), ou suas combinações (IIa + IIc, IIc + IIa etc.), geralmente são róseas ou avermelhadas e histologicamente, em sua maioria, correspondem a adenomas. As deprimidas podem ser mais freqüentemente carcinomas. Ao contrário do estômago, os IIb ou IIc do cólon geralmente são pequenos e, quando crescem, apresentam elevação marginal e podem ser acompanhados de uma coleção de pontos brancos adjacentes. O diagnóstico diferencial se dá com angiodisplasias, lesões inflamatórias ou traumáticas.

Sua grande maioria apresenta menos de 2,0 cm de diâmetro (os maiores correspondem a neoplasias avançadas).

Quando a lesão é superficialmente elevada e com mais de 2,0 cm a 3,0 cm de diâmetro, deve ser considerada *neoplasia de espraiamento lateral* ou *neoplasia de espraiamento superficial*. Elas são subdivididas em:

1. neoplasias rastejantes e tumores de agregação nodular;
2. adenomas vilosos do tipo em tapete.

As do tipo 1 são adenomas vilotubulares, sendo os tipos rastejantes muito baixos, com superfícies homogêneas e de difícil diagnóstico. Já os tumores de agregação nodular (*Nat*, do inglês) parecem uma coleção de pequenas elevações superficiais e mais facilmente diagnosticáveis, principalmente com a utilização de corantes.[3]

As lesões de espraiamento lateral já podem assim ser caracterizadas a partir de 1,0 cm de diâmetro e também são classificadas de acordo com suas superfícies em tipos granulares, nodulares ou planas (LST-G) e não-granular (LST-NG ou LST F-FLAT), sendo que, no total, as não-granulares invadem mais a submucosa (14% *versus* 7%; p < 0,01).[14]

Vejamos a relação entre carcinoma invasivo na submucosa, características das lesões e metástases ganglionares:

ADENOCARCINOMA NA SUBMUCOSA[3]

Macroscopia		Metástases Ganglionares	
Tipo	Nº	Nº	%
Ip	20	0	0
Is	30	4	12
Superficiais	15	2	12
Total	65	6	8

ADENOCARCINOMA NA SUBMUCOSA[3]

Tamanho		Gânglios +	
Mm	Nº	Nº	%
<10	8	0	0
11 – 20	23	2	9
> 21	20	4	20
Total	51	6	12

ADENOCARCINOMA NA SUBMUCOSA[3]

Profundidade		Gânglios	
Sm–S e Sm–M	Nº	Nº	%
Sm–S	6	0	0
Sm–M	29	6	17
Total	35	6	15

Sm-S = discreta invasão da submucosa
Sm-M = invasão maciça (Sm2 ou Sm3)

CARCINOMAS INVASIVOS NA SUBMUCOSA E METÁSTASES GANGLIONARES[3]

CRITÉRIOS DE CURA APÓS RESSECÇÕES ENDOSCÓPICAS

Após a ressecção endoscópica, o paciente é considerado curado quando:[15-18]

- o tumor for bem ou moderadamente bem diferenciado;
- não houver invasão linfática ou venosa;
- tiver 1 mm a 2 mm de margens livres entre a linha de invasão e o tecido normal;
- endoscopicamente se acha que o tumor tenha sido completamente removido;[15]
- a peça foi adequadamente processada pelo patologista;
- a invasão atingiu no máximo até SM1 (terço superior da submucosa).[19]

PROGNÓSTICO DE CARCINOMAS EM ADENOMAS

Os fatores prognósticos de carcinomas em adenomas foram estudados por Haggitt e colaboradores,[20] que dividiram os níveis de invasões neoplásicas conforme o esquema abaixo, considerando-os o principal fator na determinação do prognóstico (Figura 107.7).

MODIFICADO DE HAGGITT E COLABORADORES[20]

Níveis:

1. Intramucoso ou *in situ*;
2. Até S.m. na cabeça do pólipo;
3. Até S.m. ao nível do pescoço (junção da cabeça com o pedículo);
4. Até S.m. em qualquer parte do pedículo;
5. Até S.m. da parede colônica ou retal.

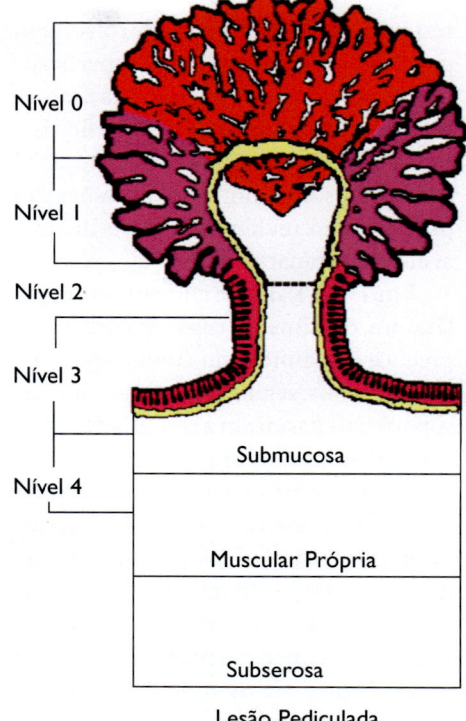
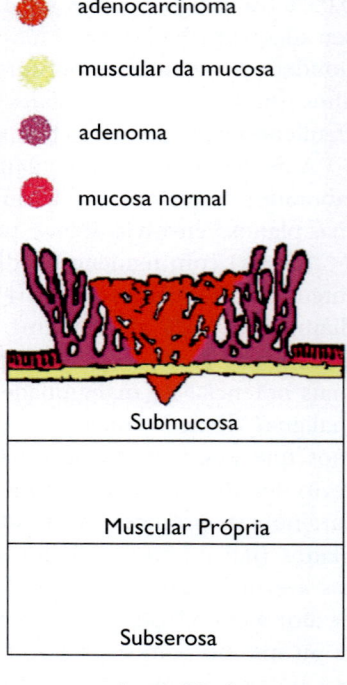

FIGURA 107.7

Níveis de invasões submucosas em lesões pediculadas e sésseis. Modificado de Haggitt et al[20]

Os carcinomas em nível 0 (*in situ* ou intramucoso) não apresentam metástases (65 casos seguidos por 90 meses), se comportam biologicamente como "benignos" e não necessitam de colectomias complementares se não se evidenciarem resíduos após as ressecções endoscópicas.[20]

O risco de metástases é muito pequeno, até que o carcinoma tenha atingido o nível 4 (submucosa da parede do cólon). A invasão da submucosa própria do cólon (nível 4), e não a presença de pedículos, passou a ser o fator crítico na determinação do prognóstico.

Embora o comprometimento ganglionar tenha sido relatado em lesões com carcinomas invasivos limitados à cabeça do pólipo, esses casos são raros e apresentam outros fatores prognósticos adversos, como a invasão linfática ou tumores pouco diferenciados.[20,21] Portanto, a invasão por dentro do pedículo não indica risco significativo de doença metastática.[20]

Nivatvongs e colaboradores constataram que, para pacientes com invasão linfovascular, a incidência total de metástases foi de 31%; para lesões sésseis, de 40%; para pólipos pediculados com carcinomas em nível 4, de 60%.[22]

FATORES DE RISCO PARA METÁSTASES GANGLIONARES

Os carcinomas intramucosos apresentam pequenas chances de metástases ganglionares (em torno de 1%) e aqueles que invadem a submucosa apresentam índices bem maiores (15% no total).[23]

Quanto maior a invasão da submucosa, que foi dividida em 3 níveis (Sm1 – terço superior; Sm2 – terço médio; Sm3 – terço profundo), maior o risco de acometimento ganglionar, como vimos na tabela anterior. Na Classificação de Haggitt, as ressecções endoscópicas não incluem o nível 4 e às vezes pouco nível 3. A Classificação de Kudo para invasão submucosa, que considera a relação dos maiores diâmetros (da lesão e ao nível da invasão de Sm1), também é complicada e hoje se considera que o risco

para metástases ganglionares é maior quando se invade além de 1.000µ da submucosa. Abaixo desse valor, o risco é praticamente desprezível e o paciente pode ser considerado curado. Outros fatores de risco são a invasão linfática e, como vimos, as lesões deprimidas (IIa + IIc ou IIc + IIa), o tumor indiferenciado, o brotamento neoplásico e a invasão venosa[20,22,24,25,26,27,28] (Figura 107.8).

RESUMINDO

Após essas considerações, podemos afirmar que os carcinomas precoces do cólon e reto são aqueles que invadem no máximo até a submucosa, independentemente do comprometimento ganglionar. O risco de metástases ganglionares é praticamente nulo para invasões neoplásicas até no máximo 1000µ da submucosa. Outros fatores de risco são as invasões linfáticas ou venosas, o tumor indiferenciado, o brotamento neoplásico e o tipo macroscópico da lesão (IIa + IIc ou IIc + IIa).

As orientações para ressecções endoscópicas encontram-se na tabela a seguir (Tabela 107.1).

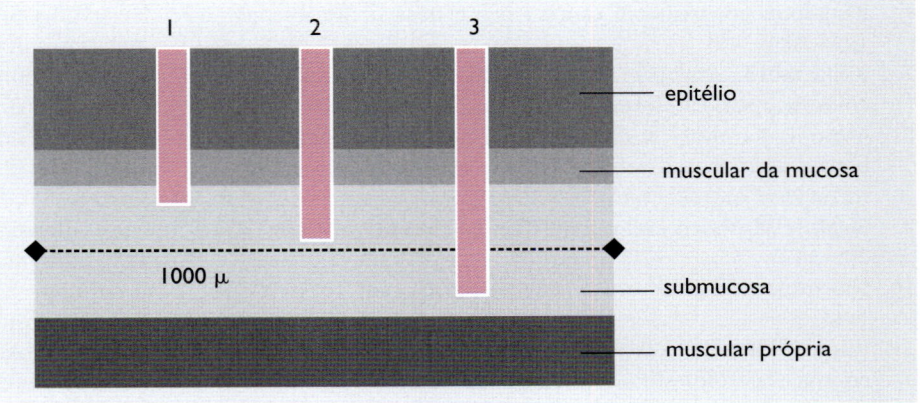

FIGURA 107.8

Profundidade de invasão submucosa e risco de metástases ganglionares[29]

TABELA 107.1

Macroscopia e tamanho das lesões colorretais e indicações de ressecções endoscópicas[30]

Procedimento	Tipo	Tamanho (cm)	
		Absolutas	Relativas
Polipectomias	Ip	< 3,0	> 3,0
	Ips, Is	< 2,0	> 2,0
Mucosectomias	Ips, Is	---	> 2,0
	IIa, IIa + dep.	< 2,0	> 2,0
	IIb	< 3,0	----
	IIc, IIc + IIa, IIa + IIc	0,5 a 1,0	1,0 a 2,0
	LST	< 4,0	> 4,0

REFERÊNCIAS BIBLIOGRÁFICAS

1. Lambert R. Endoscopic Mucosal Resection. ESGE Headline News 2005;3:1-10.
2. The Japanese Research Society for Cancer of Colon and Rectum. General rules for clinical and pathological studies on cancer of colon, rectum and anus. 2nd ed. Tokyo: Kanehara & CO; 1983.
3. Nagasako K. Colonoscopic interpretation. Tokyo: Igaku-Shoin; 1998.
4. Kudo S, Muto T. Superficial depressed type (IIc) of colorectal carcinoma. Gastroenterological Endoscopy 1986;28:2811-3.
5. Kim C, Fleisher D. Colonic chromoscopy. A new perspective on polyps and flat adenomas. Gastrointest Endosc Clin N Am 1997;7:423-37.
6. Fujii T, Rembaken J et al. Flat adenomas in the United Kingdom: are treatable cancers being missed? Endoscopy 1998;30:437-43.
7. Kobayashi K, Sivak Jr M. Editorial. Flat adenoma: are western colonoscopists careful enough? Endoscopy 1998;30:487-9.
8. Muto T, Kamiya J et al. Small "flat adenoma" of the large bowel, with special reference to its clinopathological features. Dis Colon Rectum 1985;28:847-51.
9. Sivak Jr M. Video endoscopy. Clin Gastroenterol 1986;15:205-34.
10. Nakamura K. Estructura del cancer colorrectal. JICA 1988; 1-43.
11. Kudo S, Kashida H et al. The problem of "flat" colonic adenoma. Gastrointest Endosc 1997;7:87-98.
12. Gostout C. Colonoscopy. Early lesions: staining; magnifying scopes and mucosectomy. In: Frontiers of therapeutic endoscopy. ASGE Postgraduate Course. New Orleans; 1997. P. 63-6.
13. Kudo S, Tamura S et al. Depressed type of colorectl cancer. Endoscopy 1995;27:54-7.
14. Uraoka T, Saito Y et al. Endoscopic indications for endoscopic mucosal ressection of laterally spreading tumors in the colorectum. Gut 2006;8.
15. Waye J, Lieberman D et al. Screening, surveillance and management of colon polyps and cancer. ASGE, Annual Postgraduate Course. DDW New Orleans; 1998. P. 21-33.
16. Williams C. Colonoscopy. British Medical Bulletin 1986;42(3):265-9.
17. Bond J. Evolving strategies for colonoscopic management of patients with colorectal polyps. Endoscopy 1995;27:38-42.
18. Whitlow C, Gathright J et al. Long-term survival after treatment of malignant colonic polyps. Dis Colon Rectum 1997;8:929-34.
19. Matsuda K, Watanabe H et al. Diagnosis and treatment of colorectal microcarcinoma measuring 5 mm or less – from histological and macroscopic deatures. Stomach and Intestine 1995;30(12):1551-64.
20. Haggitt R, Glotzbach R et al. Prognostic factors in colorectal carcinomas arising in adenomas: implications for lesions removed by endoscopic polypectomy. Gastroenterology 1985;89:328-36.
21. Fenoglio C, Kaye G et al. Distribution of human lymphatics in normal, hyperplastic and adenomatous tissue. Gastroenterology 1973;64:51-66.
22. Nivatvongs S, Rojanasakul A et al. The risk of lymph node metastases in colorecatl polyps with invasive adenocarcinoma. Dis Colon Rectum 1991;34:323-8.
23. Greff M, Palazzo L et al. Guidelines of the French Society of Digestive Endoscopy: endoscopic mucosectomy.Edoscopy 2001;33(2):187-90.
24. Kudo S et al. Early colorectal cancer: detection of depressed types colorectal carcinomas. Tokyo: Igaku-Shoin; 1996.
25. Tada M, Inoue H et al. Endoscopic aspiration mucosectomy as curative endoscopic surgery: analyses of 24 cases of early gastric cancer. Gastrointest Endosc 1995;42:475-9.
26. Tanaka S, Yokota T et al. Clinicopathologic features of early rectal carcinoma and indications for endoscopic treatment. Dis Colon Rectum 1995;38:959-63.
27. Ikegami M, Liu T et al. Clinicopathological study on submucosal invasive colorectal carcinoma with special reference to relationship between risk factors for hepatic and lymph nodal metastasis and vessel permeation. Early Colorectal Cancer 2001;5:449-57.
28. Ueno H, Mochizuki H et al. Risk factors for an adverse outcome in early invasive colorectal carcinoma. Gastroenterology 2004;127:285-394.
29. Members of the Endoscopic Classifications Review Group. Update on the Paris Classification of superficial neoplastic lesions in the digestive tract. Endoscopy 2005;37:570-8.
30. Parada AA. Câncer precoce do cólon e reto. Diagnóstico e tratamento endoscópico. São Paulo: Balieiro; 2002. P. 123-34.

CLASSIFICAÇÃO MACROSCÓPICA E CORRELAÇÃO COM METÁSTASES

David Corrêa Alves de Lima • Rodrigo Macedo Rosa • Shinji Tanaka

INTRODUÇÃO

Com o advento das ressecções endoscópicas das lesões planas e deprimidas, a abordagem das neoplasias colorretais tem mudado dramaticamente. A incorporação dos colonoscópios de alta resolução e a magnificação de imagens, associada ou não ao uso de corantes, e, mais recentemente, a NBI (*Narrow Band Imaging*)[1,2] e a FICE (Fujinon Inteligent Chromoendoscopy), têm proporcionado a aquisição de novos conhecimentos sobre o assunto. Técnicas seguras tornaram exeqüível a ressecção de lesões cada vez maiores e mais complexas do ponto de vista morfológico e topográfico, com baixos índices de morbidade e mortalidade, ampliando-se as indicações de ressecção endoscópica para os vários tipos de neoplasias colorretais.[3,4,5] A experiência acumulada com grande número de casos de carcinoma invasor da submucosa tem levado à análise detalhada das lesões com o intuito de identificar os fatores de risco para metástases linfonodais e sua relação com os achados histológicos como profundidade de invasão, condições no local de invasão mais profunda e invasão vascular/linfática. Tem sido demonstrado que a profundidade de invasão relaciona-se significativamente com metástases linfonodais, e esse fato deve ser considerado pelo endoscopista previamente à ressecção endoscópica das lesões colorretais.[6]

No Japão, a porcentagem de carcinomas colorretais diagnosticados em fase precoce e com critérios de cura após ressecção endoscópica tem aumentado nos últimos anos. Estima-se que, atualmente, cerca de 90% dos carcinomas colorretais no Japão sejam diagnosticados em fase precoce, enquanto no Brasil a maioria dessas lesões é encontrada em fase avançada, com expressiva morbimortalidade. Seguindo a tendência japonesa, muitos serviços de endoscopia em países ocidentais começam a utilizar videoendoscópios com imagens de alta resolução e magnificação, no sentido de realizar colonoscopias de forma mais detalhada e minuciosa, possibilitando a descoberta de lesões colorretais malignas em fases que ainda permitam o tratamento endoscópico definitivo. Diante dessa situação surgem indagações: *Qual é o limite de atuação do endoscopista? Como o endoscopista pode e deve intervir nessas lesões? Quais os requisitos mínimos em termos de conhecimento, habilidade técnica e infra-estrutura necessários para abordar corretamente os carcinomas colorretais precoces?*

À medida que vários países procuram enfatizar a importância da prevenção do câncer colorretal, sobretudo utilizando colonoscopias de rastreamento, torna-se cada vez mais necessária uma compreensão detalhada dos variados tipos de apresentação dessas lesões. É sabido que o pólipo ainda ocupa papel importante na origem do câncer colorretal, e a seqüência adenoma-carcinoma estabelecida por Muto e colaboradores[7] em 1975 ainda é válida. Porém, o achado de adenomas planos ou deprimidos tem mudado esse conceito, observando-se que séries publicadas na Suécia sugerem que mais de 40% dos cânceres colorretais avançados desenvolvem-se a partir de um precursor não-polipóide.[8]

Este capítulo foi baseado na classificação macroscópica japonesa, e nele abordamos a classificação mais utilizada para as lesões neoplásicas colorretais, correlacionando aspecto morfológico das lesões neoplásicas, profundidade de invasão e metástases linfonodais. No entanto, para estabelecer essa correlação, é imprescindível o conhecimento da forma como essas lesões podem se apresentar aos olhos do endoscopista e os variados tipos morfológicos.

CLASSIFICAÇÃO MACROSCÓPICA DAS LESÕES NEOPLÁSICAS COLORRETAIS SUPERFICIAIS

As classificações endoscópicas das lesões neoplásicas do trato digestório, estabelecidas pelos japoneses, têm sido cada vez mais difundidas e utilizadas pelos endoscopistas de todo o mundo. Apesar das diferenças entre observadores e das dificuldades em se obter consenso mesmo entre especialistas, tem-se observado um esforço, por parte dos endoscopistas, em classificar as lesões neoplásicas superficiais de acordo com o preconizado pela escola japonesa.

Os carcinomas colorretais, do ponto de vista macroscópico, podem se apresentar inicialmente aos olhos do endoscopista sob variadas formas, como manchas avermelhadas, pequenas elevações, pregas irregulares e áreas deprimidas. Essas lesões são de difícil detecção e requerem, além de primoroso treinamento do endoscopista, cólons bem preparados, uso de videoendoscópios de alta resolução e utilização da cromoendoscopia. A partir do momento em que o endoscopista encontrou anormalidades ou lesões suspeitas, deverá proceder a uma inspeção cuidadosa, lavando a lesão, removendo muco e resíduos, empregando corantes e, se houver disponibilidade, usando o recurso de magnificação. Dessa forma são obtidas as condições necessárias para classificar corretamente as lesões, do ponto de vista macroscópico.

A classificação macroscópica do câncer colorretal precoce utilizada no Japão foi revista e proposta por Kudo[4] em 1993 e encontra-se descrita a seguir (Figura 107.9).

A partir da experiência acumulada nos últimos anos pelos grupos japoneses na tentativa de se estabelecer uma correlação entre os tipos morfológicos das lesões neoplásicas colorretais, o grau de profun-

didade e invasão, o tipo histológico e o comportamento evolutivo, foi realizado em 2002 um *workshop* em Paris com a participação de endoscopistas, cirurgiões e patologistas, definindo a real utilidade e relevância clínica da classificação endoscópica japonesa para as lesões neoplásicas superficiais no trato digestório.[9]

Essa classificação teve como principal objetivo uniformizar a descrição dos aspectos macroscópicos das lesões neoplásicas superficiais do trato digestório, correlacionando-os com o tipo histológico, o grau de profundidade de invasão e a melhor opção terapêutica. A classificação das lesões colorretais, que teve origem na classificação inicialmente estabelecida

para as lesões gástricas, define as lesões neoplásicas superficiais como tipo 0 para fazer distinção da classificação de Borrmann, utilizada para lesões avançadas. Muitos endoscopistas consideram essa classificação complexa e de difícil aplicação prática, o que tem limitado o seu uso de forma mais ampla. Além disso, existe uma tendência dos endoscopistas ocidentais a basear suas decisões terapêuticas no tamanho e na localização dos tumores ou em resultados histológicos de biópsias convencionais. No entanto, cada vez mais se confirma a utilidade prática da classificação endoscópica japonesa como importante determinante na conduta terapêutica a ser tomada.

A partir de uma análise criteriosa das lesões, o endoscopista poderá então definir pela possibilidade ou não de ressecção endoscópica de uma determinada lesão por meio do auxílio de métodos complementares adicionais, como o ultra-som endoscópico (USE) e técnicas endoscópicas, como a elevação ou não da lesão após injeção na submucosa.

CLASSIFICAÇÃO MORFOLÓGICA E HISTOLÓGICA

Uma lesão neoplásica é chamada superficial ou tipo 0 quando sua aparência endoscópica sugere profundidade de penetração na parede digestiva até a camada submucosa, isto é, sem infiltração da muscular própria. As neoplasias superficiais incluem as lesões sem invasão da lâmina própria e os carcinomas com invasão da lâmina própria e profundidade de penetração até a submucosa, no caso do intestino grosso. Em geral, quanto mais profundo for o grau de invasão da submucosa, maior será o risco de metástases.

O termo *câncer precoce* sugere um tumor localizado com potencial de cura após ressecção completa, com baixos índices de metástases linfonodais. De acordo com a classificação de Paris, as lesões neoplásicas superficiais podem se apresentar de variadas formas, sendo classificadas como polipóides e não-polipóides, descritas e exemplificadas na Figura 107.10.[9]

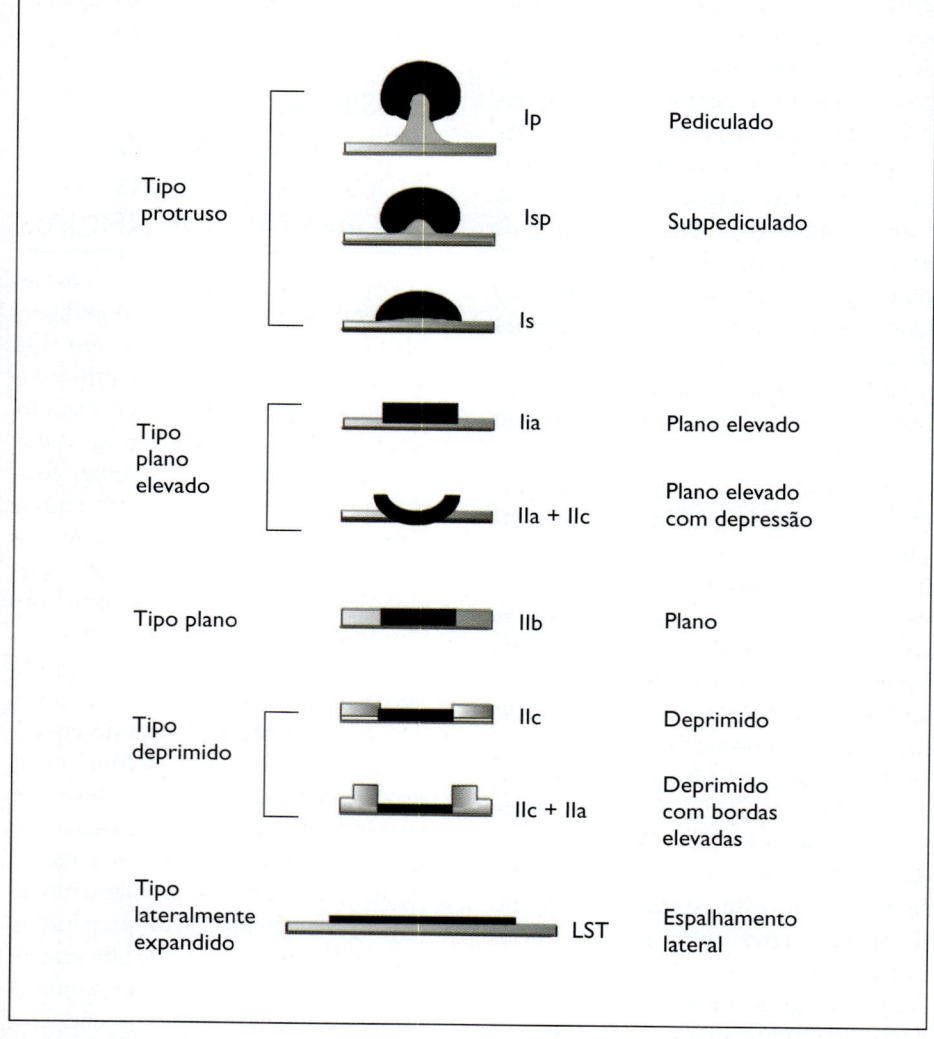

FIGURA 107.9

Classificação macroscópica japonesa do câncer precoce de cólon e reto

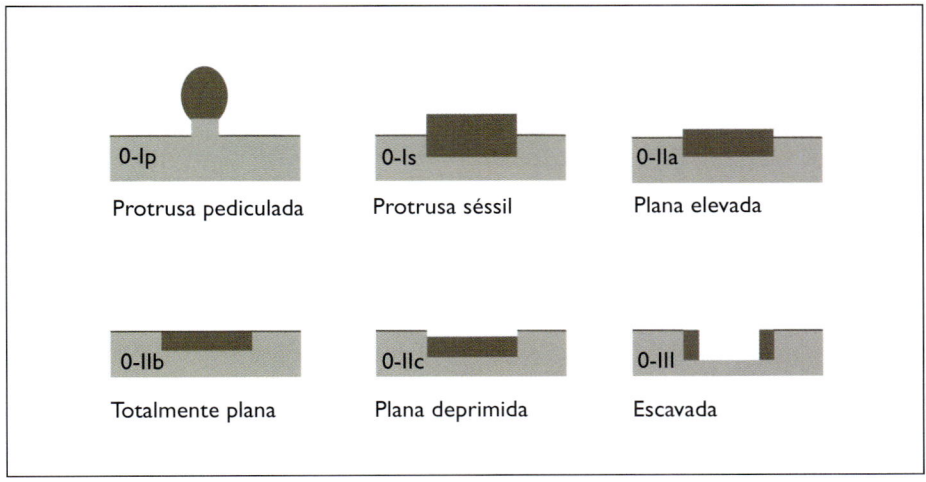

FIGURA 107.10

Representação esquemática das lesões superficiais (tipo 0) segundo a classificação de Paris

POLIPÓIDES OU PROTRUSAS (0-IP, 0-ISP, 0-IS)

Lesões polipóides pedunculadas são aquelas que apresentam a altura maior do que o dobro da largura e base estreita (tipo 0-Ip), e as lesões polipóides sésseis são aquelas que apresentam a base e o topo da lesão com diâmetros semelhantes (tipo 0-Is). As lesões intermediárias são chamadas por alguns de subpenduculadas (tipo 0-Isp) e devem ser abordadas da mesma forma que os pólipos sésseis.

SUPERFICIAIS OU NÃO-POLIPÓIDES (0-IIA, 0-IIB, 0-IIC, 0-III OU MISTOS)

Com relação às lesões superficiais ou não-polipóides (não-protrusas), estão incluídas as lesões planas e as lesões ulceradas. As lesões planas podem ser subdivididas em ligeiramente elevadas (0-IIa), completamente planas (0-IIb) ou ligeiramente deprimidas (0-IIc). Quando escavadas ou ulceradas, são consideradas como tipo 0-III. Nem sempre é fácil classificar com clareza essas lesões, sendo que a distinção se torna mais nítida durante a análise do espécime após ressecção, comparando-se a altura da lesão com a espessura da mucosa normal. Algumas lesões superficialmente elevadas apresentam áreas de depressão central e são chamadas por alguns de pseudodeprimidas.

As lesões poliposas tipo 0-I são as mais fáceis de se classificar, sobretudo as pediculadas (tipo 0-Ip). As lesões menores do que 5 mm e sésseis (tipo 0-Is) podem ser confundidas com as lesões planas superficialmente elevadas (tipo 0-IIa), e a distinção é realizada com a colocação da extremidade distal da pinça de biópsias fechada (2,5 mm) próxima às lesões. Aquelas que fazem protrusão acima desse parâmetro são classifica-das como sésseis, e as localizadas abaixo, como planas elevadas. No intestino grosso, as lesões tipo 0-IIc, mesmo quando pequenas, apresentam risco comparativamente maior de serem neoplasia avançada com possibilidade de invasão profunda e metástases linfonodais, em comparação aos demais tipos. As lesões totalmente planas (tipo 0-IIb) e as lesões escavadas (tipo 0-III) são raramente descritas no cólon e no reto, ao contrário do que se observa no estômago. A associação dos aspectos morfológicos descritos também é observada, e a classificação das lesões levará em conta os aspectos presentes, sendo citado primeiramente aquele dominante.

Além desses tipos macroscópicos, existem as neoplasias com espraiamento lateral, caracterizadas por lesões com diâmetro superior a 10 mm, de crescimento horizontal e insignificante crescimento vertical, classificadas em dois tipos: a) lesões superficiais (*flat*), que apresentam glândulas tubulares, também classificadas como superficialmente elevadas (IIa), planas (IIb), superficialmente deprimidas (IIc) e mistas, com no máximo 20 mm de diâmetro; b) lesões superficiais com espraiamento lateral, com glândulas túbulo-vilosas ou com componente predominante viloso e possibilidade maior de degeneração, geralmente com diâmetro superior a 20 mm (Figura 107.11).

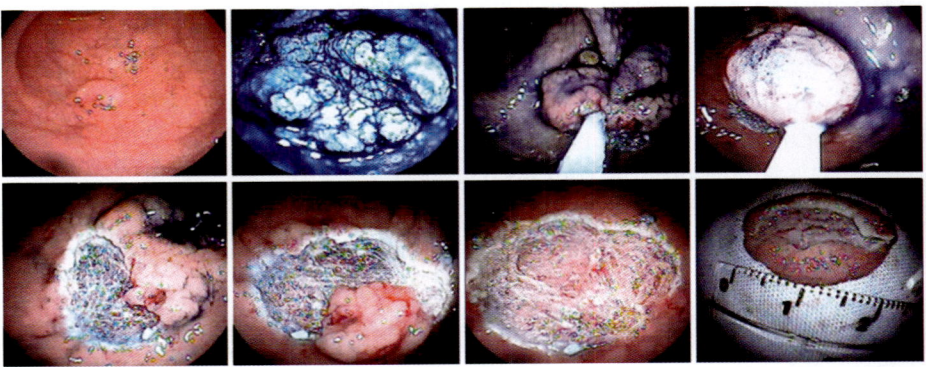

FIGURA 107.11

Lesão com espraiamento mais bem delimitada após cromoscopia (sem magnificação) ressecada por meio de mucosectomia com técnica de fatiar (*piecemeal*). Histologia demonstrou adenoma túbulo-viloso com displasia de alto grau e focos de adenocarcinoma

Outro termo importante a ser considerado quando se fala de classificação morfológica é o câncer *de novo*, aplicado para lesões com diâmetro inferior a 5 mm, planas ou deprimidas e com áreas de malignização, com ausência de glândulas adenomatosas, sugerindo que o carcinoma se desenvolveu a partir de lesões displásicas e não de tecido adenomatoso.[10,11] Tem-se cada vez mais enfatizado o potencial evolutivo das lesões superficiais para carcinomas avançados, com maior risco de invasão comparativamente aos pólipos tradicionalmente descritos (lesões tipo 0-I). As lesões tipo 0-II (IIa, IIb e IIc) são menos freqüentes, e o seu diagnóstico implica grande esforço e interesse por parte dos endoscopistas.

A classificação histológica de consenso das lesões neoplásicas digestivas foi proposta no *Workshop* de Viena[12] e recentemente revisada,[13] classificando as lesões neoplásicas não-invasoras em neoplasias intra-epiteliais, divididas em lesões de baixo grau e alto grau. As neoplasias intra-epiteliais de alto grau, com alterações nucleares acentuadas e arquitetura complexa, equivalem ao carcinoma, também chamado carcinoma *in situ*, que, quando presente no intestino grosso, representa risco praticamente nulo de invasão e comprometimento linfonodal. Existe, inclusive, uma tendência nos países orientais de se evitar a terminologia *carcinoma* para as lesões sem invasão da submucosa, já que são completamente curadas após excisão local. Nos casos em que a lesão ultrapassa a lâmina própria, com invasão da submucosa, é chamada de *carcinoma invasor*. Cabe ainda ressaltar que existem diferenças importantes no uso da terminologia pelos patologistas, havendo discrepâncias entre profissionais ocidentais e orientais. Essas diferenças foram amplamente discutidas e revisadas no consenso de Viena, quando se procurou definir melhor os termos *displasia, adenoma, câncer precoce e câncer avançado*.[12,13]

IDENTIFICAÇÃO DAS LESÕES, CROMOENDOSCOPIA E MAGNIFICAÇÃO

Com o intuito de detectar lesões precoces no cólon, algumas medidas são fundamentalmente necessárias, como preparo colônico adequado, uso de videoendoscópios de alta resolução, endoscopista com formação primorosa e familiarização com as formas de apresentação dessas lesões. O primeiro passo para o diagnóstico é a identificação de áreas com alterações da mucosa, seja de coloração (áreas avermelhadas ou hipocoradas, interrupção da vascularização) ou de relevo (discretas elevações ou depressões; pregas entalhadas ou irregulares). O segundo passo é o exame minucioso das alterações encontradas, que devem ser irrigadas com jato de água sem muita pressão, podendo-se utilizar soro fisiológico morno ou mucolíticos. O uso do ácido acético é útil para remover o muco e realçar o relevo. A seguir, pode-se borrifar corantes nas áreas suspeitas para melhor estudo e, caso disponível, utilizar o recurso de magnificação de imagens.

No cólon, o corante mais utilizado é a solução de índigo-carmim, em concentrações que variam de 0,5% a 1%. A cromoendoscopia é comprovadamente útil para distinguir lesões não-neoplásicas (hiperplásicas) de lesões neoplásicas, sendo seu uso praticamente rotineiro no Japão[14,15] e cada vez maior e mais difundido no Ocidente (Figura 107.12).

Com o advento dos videoendoscópios, utilizando os *chips* com alta densidade de *pixels* e imagens de alta resolução, e mais recentemente dos aparelhos com *zoom* óptico de 30 a 80 vezes, possibilitando magnificação, pode-se obter imagens detalhadas e precisas. A magnificação é usada seletivamente ao se encontrarem alterações da mucosa, permitindo o exame detalhado da sua superfície e de regiões específicas. Tornou-se possível então descrever com detalhes a abertura de criptas das glândulas, estabelecendo-se correlação entre os achados da magnificação e a histopatologia. A interpretação da abertura de criptas com magnificação de imagens (*pit pattern*) tem permitido a descrição de diferentes padrões, possibilitando diferenciação da mucosa normal, de áreas de lesões não-neoplásicas e neoplásicas (neoplasia intra-epitelial de baixo e alto grau).[16-20] As lesões são classificadas em cinco padrões ou tipos, os quais podem ser agrupados em três categorias:

a) tipos I e II (não-neoplásicas);
b) tipos IIIS, IIIL e IV (neoplasia intramucosa de baixo e alto grau);
c) tipo V (carcinoma com suspeita de invasão da submucosa) (Figura 107.13).

Várias publicações sugerem que os padrões de abertura de criptas III, IV e V estão relacionados a neoplasia, e o padrão de criptas tipo V é preditivo de câncer, com o tipo morfológico freqüentemente deprimido, não-polipóide (tipo 0-IIc), ressaltando que as lesões degeneradas já com carcinoma habitualmente apresentam superfície irregular (VI) ou amorfa (VN).[20-22] No entanto, cabe ao endoscopista estar atento e realizar exame minucioso de toda a lesão, pois a aparência inicial e vista sob um ângulo pode não retratar toda a sua extensão, como observado na Figura 107.14A. Esse paciente foi encaminhado para ressecção de pólipo retal, tendo as biópsias demonstrado adenoma túbulo-viloso com displasia de baixo grau. A cromoendoscopia e a magnificação da lesão inicialmente demonstraram padrão de criptas tipo IIIL e tipo IV (Figura 107.14B). No entanto, após manobra de retroflexão e estudo detalhado da sua porção proximal, evidenciou-se área deprimida com aspecto morfológico típico de lesão com invasão maciça, confirmando-se padrão de criptas tipo V (Figura 107.14C). Apenas uma biópsia dirigida da área suspeita confirmou tratar-se de adenocarcinoma colônico moderadamente diferenciado (Figura 107.14D), estando formalmente contra-indicada a ressecção endoscópica.

O sistema de captura de imagens com documentação digital é recurso

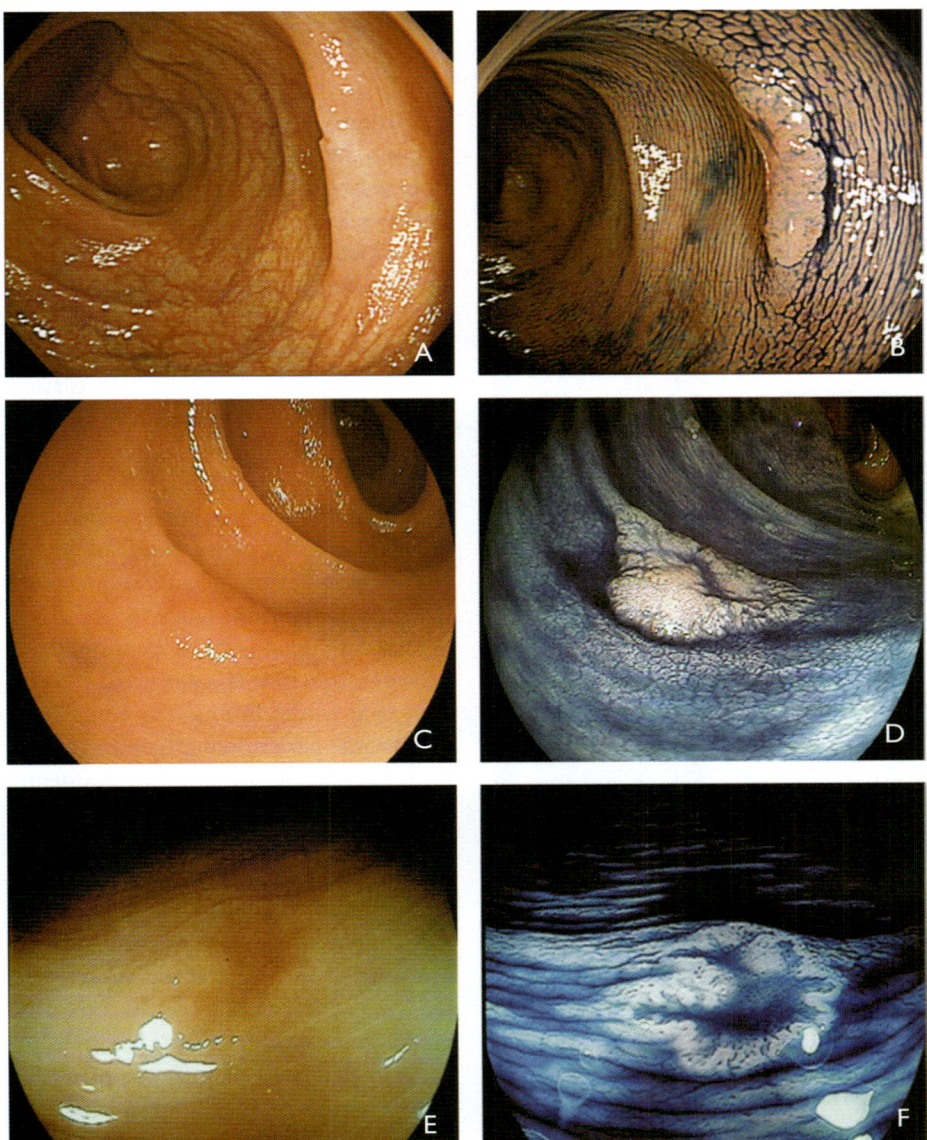

FIGURA 107.12

Emprego da cromoendoscopia na identificação e na classificação das lesões neoplásicas precoces colorretais. (A) e (B) Lesão 0-IIa; (C) e (D) Lesão 0-IIc + IIa; (E) e (F) Lesão 0-IIc

com diâmetro de cerca de 5 mm, que, apesar do tamanho e de não se tratar de tipos deprimidos, apresentam invasão maciça da submucosa. O primeiro caso trata-se de uma pequena lesão elevada de reto, aparentemente lesão subepitelial (a magnificação demonstrou padrão de criptas tipo I), e biópsia da superfície evidenciou mucosa normal à histologia. Foi procedida ressecção endoscópica, e a histologia demonstrou carcinoma com invasão maciça da submucosa (Figura 107.15).

O segundo caso, em paciente submetida a colonoscopia com videocolonoscópio convencional, sem imagens de alta resolução, evidenciou-se pequeno pólipo séssil avermelhado em descendente, medindo cerca de 5 mm. Foi procedida a polipectomia com alça diatérmica sem injeção na submucosa, e a histologia demonstrou pólipo adenomatoso com focos de carcinoma invasor até a submucosa e invasão vascular (Figura 107.16). Foi indicada colectomia esquerda, e o estudo da peça evidenciou um linfonodo metastático.

ESTADIAMENTO ENDOSCÓPICO

O aspecto morfológico das lesões neoplásicas superficiais (tipo 0) do trato digestório guarda correlação quanto à profundidade de invasão da parede, propiciando um estadiamento endoscópico de acordo com a classificação de Paris, o que influencia significativamente na decisão terapêutica, se cirúrgica ou endoscópica.[9] *O estadiamento endoscópico é significativo para predizer o risco de invasão da submucosa e a conseqüente associação com risco de metástases linfonodais.* Para as lesões tipo 0-I, o diâmetro é um fator importante, já que o risco de invasão da submucosa aumenta proporcionalmente ao aumento da lesão. Por outro lado, nas lesões tipo 0-II, os subtipos morfológicos têm grande importância, sendo a invasão da submucosa mais freqüente nas lesões tipo 0-IIc, que apresentam maior risco de metástases.

importante para correlações e trocas de experiências entre profissionais, favorecendo o treinamento e reduzindo as discrepâncias entre observadores. É notório que a curva de aprendizagem requer dedicação e interesse especial por parte do endoscopista, esforçando-se em classificar as lesões. Dentro do possível, e de preferência rotineiramente, a cromoendoscopia deve ser realizada em todas as lesões e alterações da mucosa colorretal. Deve-se fazer uma correla-

ção sistemática do laudo descritivo, da documentação fotográfica e do estudo histológico, com revisão de lâminas e discussão com o patologista, nos casos duvidosos. Quando não se dispuser desses recursos, é preferível remover de forma completa, com alça diatérmica, as lesões com mais de 5 mm com o intuito de realizar estudo histológico adequado. Exemplificamos dois casos em que a ressecção endoscópica permitiu o diagnóstico definitivo de duas lesões

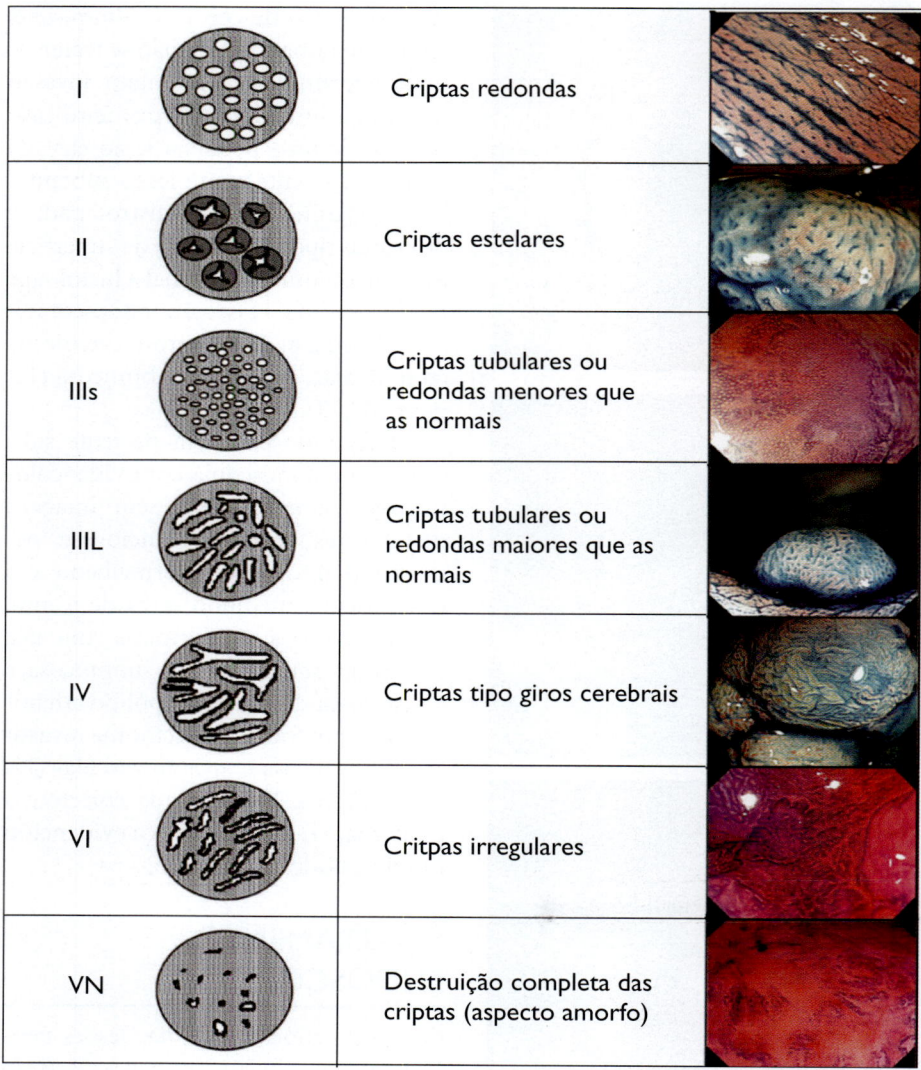

I		Criptas redondas
II		Criptas estelares
IIIs		Criptas tubulares ou redondas menores que as normais
IIIL		Criptas tubulares ou redondas maiores que as normais
IV		Criptas tipo giros cerebrais
VI		Critpas irregulares
VN		Destruição completa das criptas (aspecto amorfo)

FIGURA 107.13

Classificação do padrão de abertura de criptas (*pit pattern*) das glândulas do cólon e reto, segundo Kudo

O estadiamento endoscópico pode ser melhorado com uso do USE, especialmente com sondas de 20 MHz, que possibilitam pequeno alcance em profundidade, porém com excelente definição de imagem e estratificação das camadas da parede do trato digestório. Importante ressaltar que os estadiamentos morfológicos por endoscopia e USE apresentam suas limitações, com a endoscopia tendendo a subestimar a invasão, e o USE, a superestimá-la. A concordância dos dois métodos apresenta alto valor preditivo diagnóstico.[23]

ASPECTO MORFOLÓGICO DAS LESÕES PRECOCES, RISCO DE INVASÃO DA SUBMUCOSA E METÁSTASES

O aspecto morfológico das lesões neoplásicas superficiais pode predizer o risco de invasão da submucosa e, conseqüentemente, o risco de metástases. Os parâmetros incluem o diâmetro da lesão e as variações dos subtipos. A invasão da submucosa nas lesões tipo 0 menores que 1 cm ocorre em menos de 1%,

aumentando proporcionalmente ao diâmetro das lesões polipóides (tipos 0-Ip e 0-Is) e alcançando 30% quando o diâmetro é acima de 2 cm. O risco de invasão submucosa é maior nas lesões tipo 0-Is do que nas lesões 0-Ip. Nas lesões não-deprimidas e não-polipóides (tipos 0-IIa e 0-IIb), a proporção de invasão da submucosa é menor que nas lesões tipo 0-I, quando o diâmetro é levado em consideração. Nas lesões deprimidas (0-IIc e tipos mistos), o risco de invasão da submucosa é alto, mesmo em lesões com diâmetro menor que 1 cm. Em conclusão, as lesões deprimidas, apesar de pouco freqüentes, merecem atenção especial, observando-se invasão da submucosa mesmo naquelas de pequeno tamanho (Figura 107.17).

A correlação entre a profundidade de acometimento da submucosa e o risco de metástases linfonodais é um dado importante para orientar o endoscopista na possibilidade ou não do tratamento endoscópico. Segundo Kudo,[4] é baixo o risco de metástases no câncer invasor limitado à parte superficial da submucosa, aumentando significativa e proporcionalmente com a invasão de seus planos profundos. Após divisão da submucosa em três segmentos e de acordo com a sua espessura (sm1, sm2 e sm3), o risco de metástase linfonodal foi alto quando a invasão alcançou o plano mais profundo (sm3), próximo à muscular própria. Nos espécimes ressecados endoscopicamente, o risco de metástase linfonodal é nulo ou muito baixo quando a invasão ocorre nos planos superficiais da submucosa até 1.000 micras, sendo esse um critério de segurança para ressecções endoscópicas. A tendência atual dos japoneses é subdividir a submucosa em superficial e profunda em vez da clássica subdivisão proposta por Kudo em três subcamadas, já que muitas vezes o espécime obtido de ressecções endoscópicas não contém toda a espessura da submucosa (Figura 107.18). A interpretação histológica dos espécimes ressecados é de suma importância e deve ser realizada adequadamente por patologistas experientes com medida micrométrica e quantitativa.

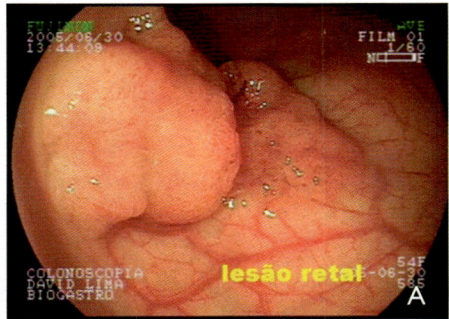

FIGURA 107.14

(A) Lesão retal observada em visão axial; (B) Cromoscopia e magnificação da lesão, ainda em visão axial, evidenciando inicialmente padrão de criptas tipo IIIL e tipo IV; (C) Estudo detalhado da sua porção proximal com manobra de retroflexão evidenciando área deprimida, com aspecto morfológico típico de lesão com invasão maciça, confirmando-se padrão de criptas tipo V após magnificação; (D) Histologia da biópsia dirigida demonstrando mucosa colônica com neoplasia epitelial constituída pela proliferação de estruturas glandulares atípicas, compatível com adenocarcinoma colônico moderadamente diferenciado

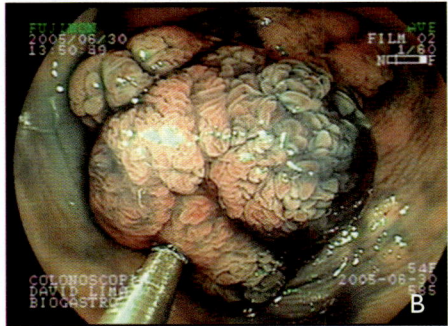

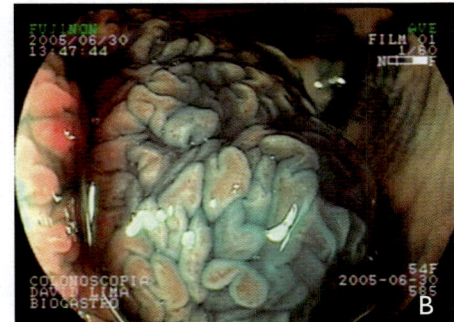

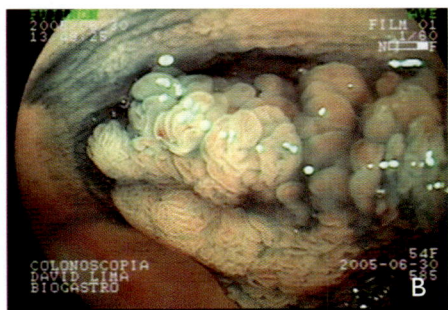

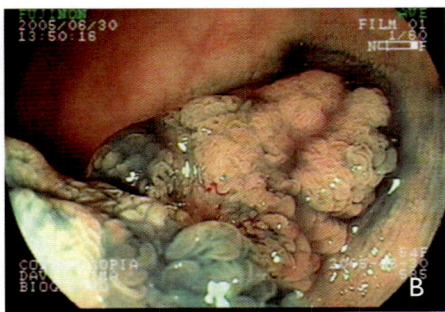

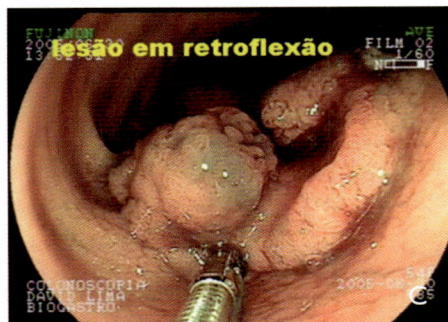

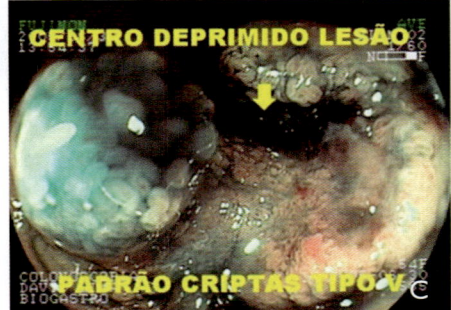

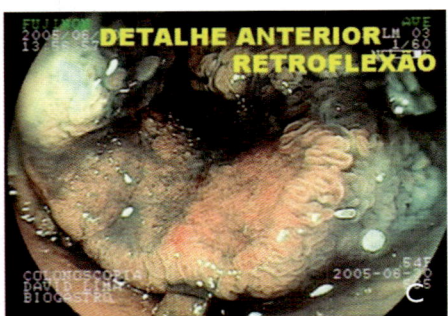

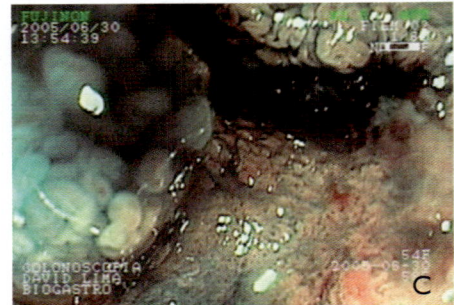

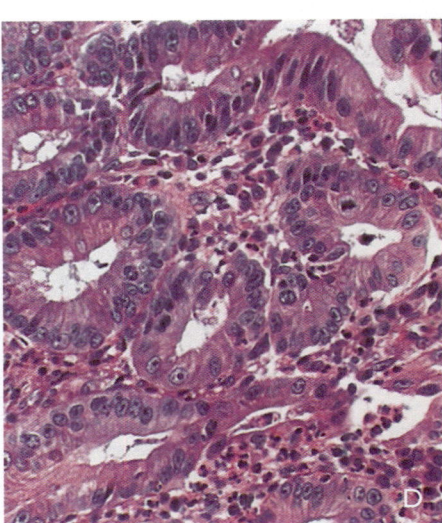

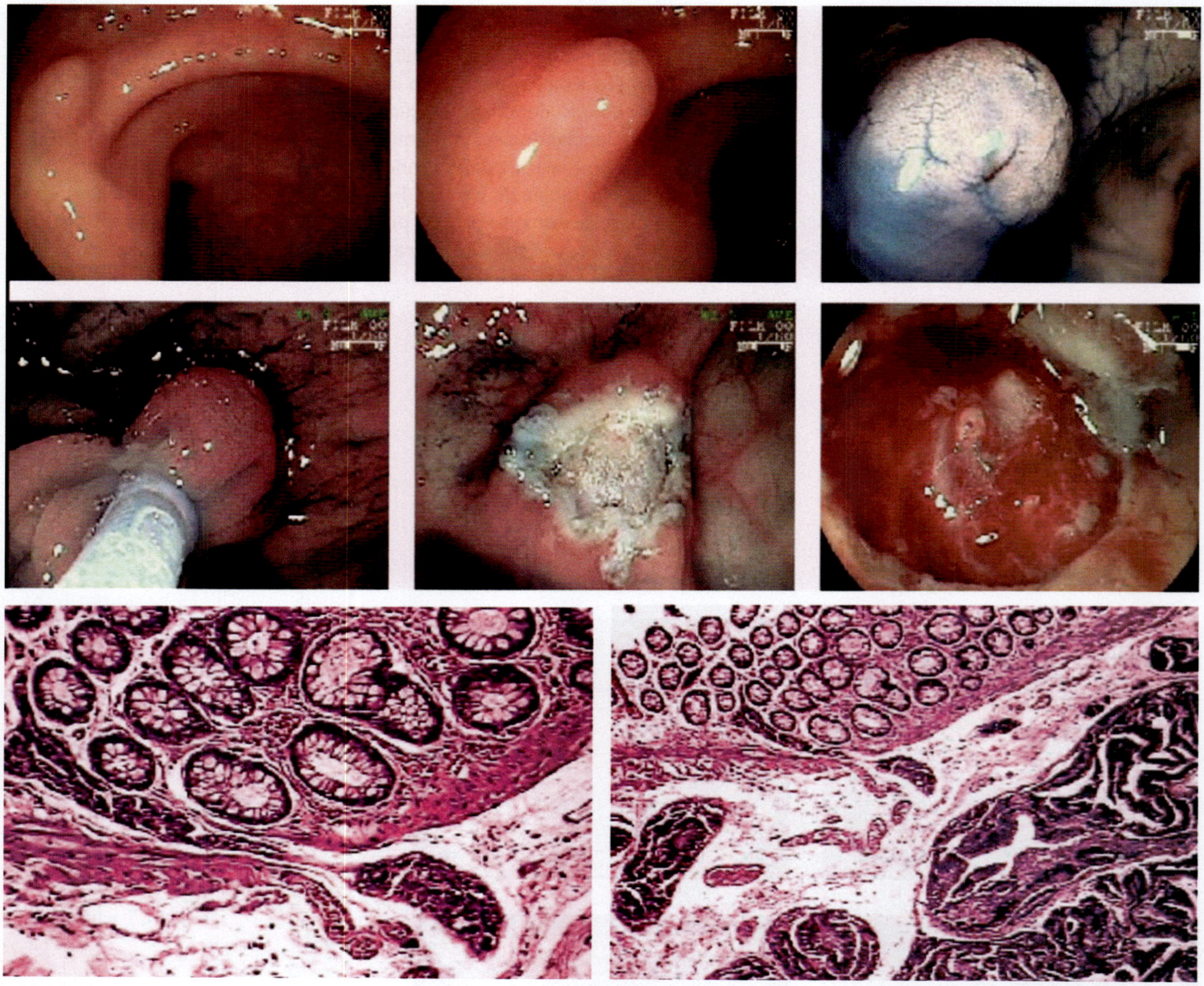

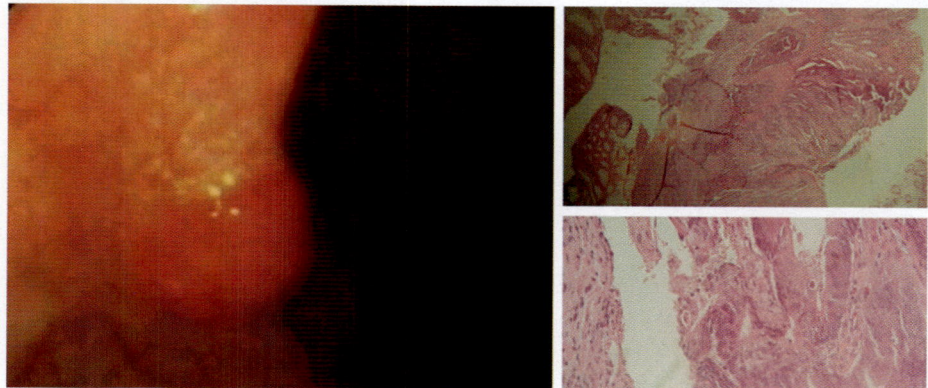

FIGURA 107.15

Lesão elevada de reto, aspecto subepitelial (magnificação demonstrou padrão de criptas tipo I) e biópsias da superfície evidenciando mucosa normal à histologia. Estudo histológico do espécime após ressecção endoscópica demonstrou adenocarcinoma com invasão maciça da submucosa

FIGURA 107.16

Pólipo séssil avermelhado em descendente, medindo cerca de 5 mm, ressecado com alça diatérmica sem injeção. Histologia demonstrou pólipo adenomatoso com focos de carcinoma invasor até a submucosa e invasão vascular. Submetida a colectomia. Histologia da peça cirúrgica evidenciou um linfonodo metastático

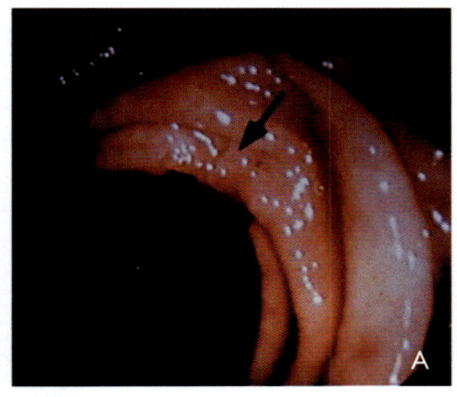
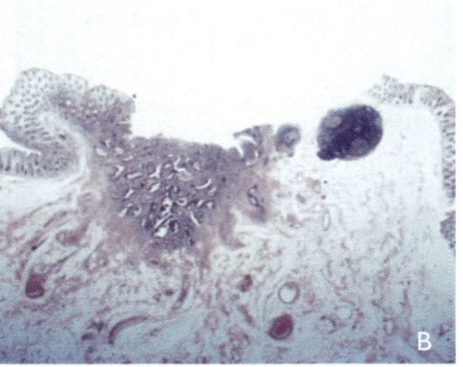

FIGURA 107.17

Carcinoma diminuto e infiltrativo de cólon. (A) Lesão de 7 mm, 0-IIc; (B) Invasão maciça de Sm, com gânglio comprometido

proposto em 2005, definiu as condições necessárias para se estabelecer critério de cura após ressecção endoscópica e estudo histológico do câncer restrito à camada submucosa, listadas a seguir:

a) ressecção completa da lesão (*cut-end tumor free*);
b) invasão da Sm inferior a 1.000 micras;
c) adenocarcinoma bem ou moderadamente diferenciado;
d) ausência de comprometimento vascular-linfático.

CONSIDERAÇÕES FINAIS

De acordo com o exposto e com base nos dados da literatura, podemos concluir que a precisa classificação morfológica das lesões superficiais colorretais é fundamental para a definição da conduta adequada a cada caso. A cromoendoscopia e os endoscópios com imagem de alta resolução aumentam a possibilidade de detectar alterações da mucosa, especialmente as lesões pequenas não-polipóides. As lesões neoplásicas pequenas não-deprimidas são freqüentes e com baixo risco de progressão para câncer, devendo ser diferenciadas das lesões não-neoplásicas, eventualmente sem risco de malignização. A escolha de vigilância, remoção imediata ou tardia é baseada na morfologia e, em alguns casos, no estudo histológico. Enquanto nas lesões polipóides (tipo 0-I) o tamanho é uma boa referência de segurança pelos baixos riscos de invasão e metástases, nas lesões deprimidas essa análise deve ser meticulosa, sendo a sua detecção de extrema importância, mesmo nas lesões diminutas. Apesar de nem sempre ser fácil, deve-se fazer um esforço para diferenciar as lesões planas e deprimidas, tendo em vista comportamentos biológicos completamente diferentes. O ritmo de invasão da submucosa é muito elevado nas lesões deprimidas e habitualmente lento nos adenomas planos. A Figura 107.19 é uma representação ilustrada do comportamento dessas lesões, fato comprovado por vários pesquisadores japoneses.

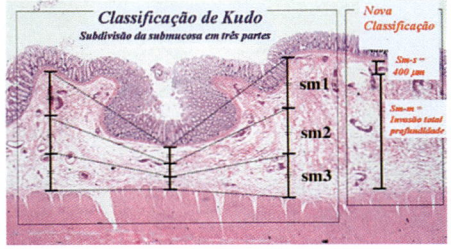

FIGURA 107.18

Classificação proposta por Kudo com subdivisão da submucosa em três subcamadas e nova classificação japonesa

RESSECÇÃO ENDOSCÓPICA DAS LESÕES

Ao se identificarem lesões, deve-se procurar delimitá-las adequadamente por meio do uso de corantes e, quando disponível, utilizar-se do recurso de magnificação no intuito de realizar ressecções completas e seguras. Nas lesões de maior tamanho, a cromoendoscopia e a magnificação das bordas do sítio de ressecção podem ser de importante utilidade nos casos de dúvida quanto às margens, possibilitando alargar a ressecção ou empregar métodos complementares de destruição, como argônio ou eletrocoagulação.

A ressecção das lesões deve ser completa e preferencialmente em bloco, independentemente da técnica utilizada, com recuperação do espécime para estudo histológico minucioso, sendo de suma importância para orientar a conduta definitiva. A fixação do espécime

deve ser cuidadosa, com o uso de alfinetes sobre um pedaço de cortiça ou isopor, preferencialmente material poroso, com a superfície mucosa voltada para cima e imediatamente imersa em solução de formol. A fixação do espécime é um procedimento simples e rápido que deve ser realizado ainda na sala de exame pelo próprio endoscopista.

No caso das lesões removidas por meio de técnica de fatiar (*piecemeal*), o endoscopista deve tentar reconstruir a superfície completa da lesão com os fragmentos. Da mesma forma, após fixação é interessante realizar fotografias e, quando possível, estereomicroscopia com o próprio aparelho de magnificação. Todos os passos descritos e realizados em conjunto é que possibilitarão o diagnóstico de maior número de lesões precoces e a melhor conduta para cada paciente.

A Sociedade Japonesa para o Câncer do Cólon e Reto, através de um *guideline*

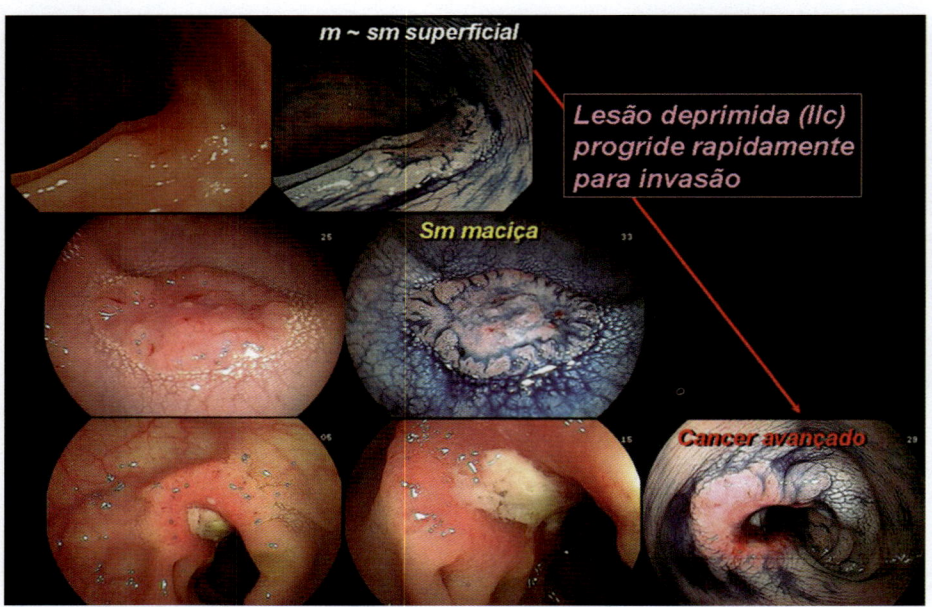

FIGURA 107.19

Ilustração do comportamento das lesões deprimidas com comportamento agressivo com invasão rápida e maciça da submucosa

Dessa forma, devem-se evitar tanto ressecções extensas de lesões não-neoplásicas, potencialmente abortadas após cromoendoscopia, quanto de lesões neoplásicas invasoras, já com indicação de tratamento cirúrgico. Em conclusão, a classificação adequada das lesões neoplásicas superficiais (tipo 0) requer atenção cuidadosa, detalhada e observação criteriosa pelo endoscopista em cada passo da realização do exame, possibilitando o diagnóstico mais preciso e a correta abordagem dessas lesões.

REFERÊNCIAS BIBLIOGRÁFICAS

1. Machida H, Sano Y, Hamamoto Y, Muto M, Kozu T, Tajiri H et al. Narrow-band imaging in the diagnosis of colorectal mucosal lesions: a pilot study. Endoscopy 2004;36(12):1094-8.
2. Saito S, Ikegami M, Arakawa H, Tajiri H, Tsuruta O. Narrow band imaging: is the observation of vascular pattern in neoplastic colonic lesions by using magnifying colonoscopy useful method or not? Gastrointest Endosc 2006;63:AB217.
3. Karita M, Tada M, Okita K, Kodama T. Endoscopic therapy for early colon cancer: the strip biopsy resection technique. Gastrointest Endosc 1991;37(2):128-32.
4. Kudo S. Endoscopic mucosal resection of flat and depressed types of early colorectal cancer. Endoscopy 1993;25(7):455-61.
5. Yokota T, Sugihara K, Yoshida S: Endoscopic mucosal resection for colorectal neoplastic lesions. Dis Colon Rectum 1994;37(11):1108-11.
6. Tanaka S, Haruma K, Oh-e H, Nagata S, Hirota Y, Furudoi A et al. Conditions of curability after endoscopic resection for colorectal carcinoma with submucosally massive invasion. Oncol Rep 2000;7(4):783-8.
7. Muto T, Bussey HJ, Morson BC. The evolution of cancer of the colon and rectum. Cancer 1975;36:2251-70.
8. George SM, Makinen MJ, Jernvall P, Makela J, Vihko P, Karttunen TJ. Classification of advanced colorectal carcinomas by tumor edge morphology: evidence for different pathogenesis and significance of polypoid and nonpolypoid tumors. Cancer 2000;89:1901-9.
9. The Paris endoscopic classification of superficial neoplastic lesions: esophagus, stomach, and colon (review). The Paris Workshop; 2002 Nov 30-Dec 1; Paris, France. Gastrointest Endosc 2003;58(Suppl):s3-s43.
10. Shimoda T, Ikegami M, Fujisaki J, Matsui T, Aizawa S, Ishikawa E. Early colorectal carcinoma with special reference to its development de novo. Cancer 1989;64(5):1138-46.
11. Mueller JD, Bethke B, Stolte M. Colorectal de novo carcinoma: a review of its diagnosis, histopathology, molecular biology, and clinical relevance. Virchows Arch 2002;440(5):453-60.
12. Schlemper RJ, Riddell RH, Kato Y, Borchard F, Cooper HS, Dawsey SM et al. The Vienna classification of gastrointestinal epithelial neoplasia. Gut 2000;47:251-5.
13. Dixon MF. Gastrointestinal epithelial neoplasia: Vienna revisited. Gut 2002;51:130-1.
14. Mitooka H, Fujimori T, Maeda S, Nagasako K. Minute flat depressed neoplastic lesions of the colon detected by contrast chromoscopy using an indigo carmine capsule. Gastrointest Endosc 1995;41(5):453-9.
15. Fujii T, Hasegawa RT, Saitoh Y, Fleischer D, Saito Y, Sano Y et al. Chromoscopy during colonoscopy. Endoscopy 2001;33(12):1036-41.

16. Tajiri H, Matsuda K, Fujisaki J. What can we see with the endoscope? Present status and perspectives. Dig Endosc 2002;14(4):31-7.

17. Kudo S, Hirota S, Nakajima T, Hosobe S, Kusaka H, Kobayashi T et al. Colorectal tumours and pit pattern. J Clin Pathol 1994;47(10):880-5.

18. Kawano H, Tsuruta O, Ikeda H, Toyonaga A, Tanikawa K. Diagnosis of the level of depth in superficial depressed-type colorectal tumors in terms of stereomicroscopic pit patterns. Int J Oncol 1998;12(4):769-75.

19. Kudo S, Tamegai Y, Yamano H, Imai Y, Kogure E, Kashida H. A study of the relationship of the pit pattern and pathological features in colorectal neoplasm. Gut 2000;47:E264-E5.

20. Nagata S, Tanaka S, Haruma K, Yoshihara M, Sumii K, Kajiyama G. Pit pattern diagnosis of early colorectal carcinoma by magnifying colonoscopy: clinical and histological implications. Int J Oncol 2000;16(5):927-34.

21. Tanaka S, Haruma K, Ito M, Nagata S, Oh-e H, Hirota Y et al. Detailed colonoscopy for detecting early superficial carcinoma: recent developments. J Gastroenterol 2000;35(Sup12):121-5.

22. Tanaka S, Nagata S, Oka S, Kuwai T, Tamura T, Kitadai Y et al. Determining depth of invasion by VN pit pattern analysis in submucosal colorectal carcinoma. Oncol Rep 2002;9(5):1005-8.

23. Yanai H, Matsumoto Y, Harada T, Nishiaki M, Tokiyama H, Shigemitsu T et al. Endoscopic ultrasonography and endoscopy for staging depth of invasion in early gastric cancer: a pilot study. Gastrointest Endosc 1997;46(3):212-6.

RECOMENDAÇÕES PARA O SEGUIMENTO APÓS RESSECÇÃO DE NEOPLASIA COLORRETAL

Giovani A. Bemvenuti
João Carlos Prolla

O risco de todo indivíduo que teve neoplasia de origem epitelial no intestino grosso é conhecido e, na atualidade, estão razoavelmente delineadas as medidas que visam à prevenção e ao controle do câncer.

Com essa finalidade, deve ser instituído um programa de seguimento que tem como objetivo surpreender futuras lesões em tempo de manter o indivíduo livre de neoplasia incurável.

O dimensionamento desse plano de seguimento depende do grau de risco e a avaliação desse risco se alicerça basicamente em fatores que se encontram em elementos morfológicos da própria lesão.

Alguns deles detêm particular importância, pois são considerados agravantes patológicos da condição neoplásica e sua presença confere às lesões colônicas a denominação de neoplasias avançadas, especialmente nos casos de lesões ressecadas no curso de procedimentos endoscópicos.

As características morfológicas das lesões que apontam a condição de neoplasia avançada estão na Tabela 107.2, em uma lista em ordem decrescente de gravidade, e compreendem aquelas na designação numérica de 1 a 8.

Por vezes, a mensuração do grau de risco de um indivíduo após a remoção de uma neoplasia intestinal deve ainda levar em conta a hereditariedade.

De fato, a história familiar de neoplasia colorretal ou de tumores geneticamente correlatos como carcinoma de mama, de endométrio e de ovário em parentesco de primeiro grau, tem importância na qualificação do risco inicial de um indivíduo ao ser admitido em um plano de rastreamento.

Já a partir da avaliação endoscópica, a questão da hereditariedade somente se mantém relevante se a afecção por neoplasia intestinal ou câncer geneticamente correlato em algum dos órgãos referidos tiver ocorrido em parente no nível de primeiro grau e em idade inferior a 50 anos.

Outra questão que envolve hereditariedade e tem especial significação é quando se trata das síndromes poliposas familiares (FAP e suas variantes), bem como as síndromes familiares não relacionadas a poliposes (síndromes de Lynch ou HNPCC). Além disso, é relevante mencionar que poliposes, mesmo não sendo de natureza neoplásica, como as hamartomatoses – síndrome de Peutz-Jeghers e polipose juvenil –, por questões relacionadas às mutações e outras alterações genéticas envolvidas em sua etiologia, podem determinar uma condição de maior vulnerabilidade ou suscetibilidade a neoplasias malignas comparativamente com a população em geral.

Uma vez definido o grau de risco, cada indivíduo é enquadrado no plano de seguimento conforme esquematizado no algoritmo da Tabela 107.3 e, em cada etapa evolutiva, o grau de risco é reavaliado. Se houver novas lesões, conseqüentemente o plano de seguimento é atualizado. Nesses momentos, a informação mais significativa que pesa sobremaneira para aumentar o grau de risco é a recidiva de lesões neoplásicas denominadas *metacrônicas*, notadamente quando vão surgindo repetitivamente ao longo do tempo, em especial se forem caracterizadas na categoria de neoplasias avançadas.

Na atualidade, o método mais recomendado para as revisões no seguimento de pacientes que tiveram neoplasia colorretal é a colonoscopia, em virtude de sua definida eficácia.

Os métodos alternativos – como pesquisa de sangue oculto nas fezes,

TABELA 107.2

Características morfológicas que qualificam o risco de câncer colorretal, em ordem decrescente de gravidade, em neoplasias ressecadas no intestino grosso

1	Carcinoma invasor
2	Carcinoma intramucoso ou adenoma com displasia de alto grau
3	Lesões planas ou plano-elevadas com celularidade sugestiva de malignidade
4	Adenoma com componente viloso
5	Multiplicidade das lesões adenomatosas (três ou mais adenomas)
6	Adenoma com dimensão superior a 1 cm
7	Adenoma "serrado" em lesões mistas com componente hiperplásico associado
8	Adenoma de qualquer outra qualificação

TABELA 107.3

Algoritmo da qualificação do risco de lesões neoplásicas ressecadas do intestino grosso e dos respectivos prazos para as revisões colonoscópicas

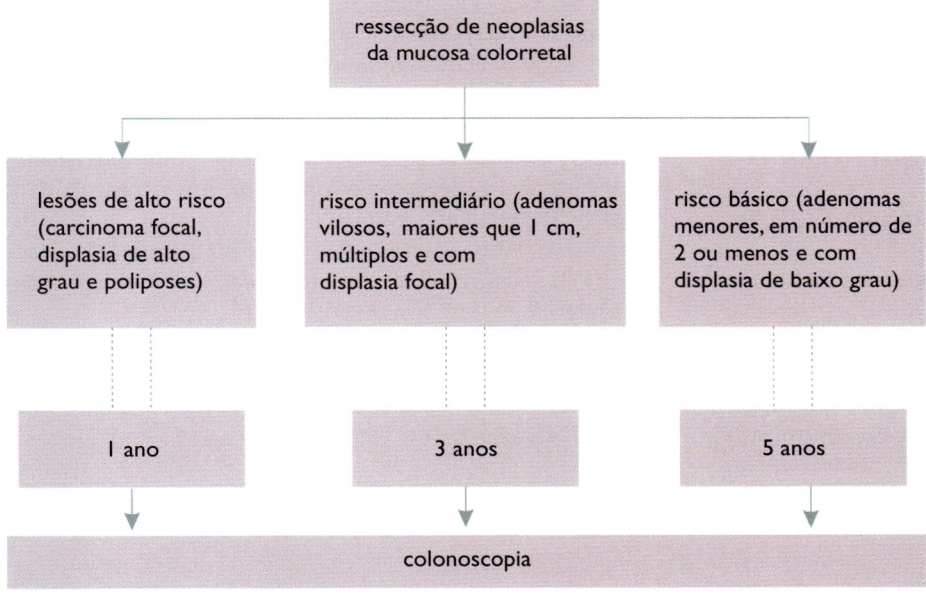

programada em curto prazo, tal como 3 a 6 meses ou menos.

Por outro lado, se o procedimento tiver sido realizado nas condições ideais, está comprovado como perfeitamente suficiente que as revisões para a prevenção e o controle do câncer colorretal devam ter lugar em períodos de 1 ano, 3 anos ou 5 anos, de acordo com a qualificação do grau de risco (Tabela 107.3).

Os períodos de tempo podem parecer muito amplos, mas guardam considerável margem de segurança porquanto se deve considerar que, em regra, o tempo para a instalação e a evolução do carcinoma do intestino grosso é longo, sendo estimado para ser maior do que 5 anos, podendo alcançar até 10 a 15 anos.

Deve-se lembrar que, no tocante ao carcinoma invasor em adenoma, por exemplo, existem casos em que deve ser considerada a indicação de colectomia segmentar, salvo se houver algum impedimento clínico excepcional.

Por outro lado, nas poliposes pode estar indicada uma intervenção cirúrgica mais radical, como a colectomia total.

Em populações em que a ressecção das lesões precursoras – adenomas de um modo geral, assim como as lesões planas e plano-elevadas com celularidade sugestiva de malignidade – vai sendo sistematicamente realizada, tem sido demonstrada redução da taxa de incidência do carcinoma colorretal.

Ainda uma palavra quanto à metodologia empregada no seguimento desses pacientes: tem-se como certo que em um futuro não muito distante, testes genéticos que avaliam a patogenia molecular permitirão uma definição mais adequada do prognóstico e da estratégia de seguimento dos pacientes portadores de neoplasias do intestino grosso.

retossigmoidoscopia flexível, exames radiológicos por enema opaco e por duplo contraste e até a colonoscopia virtual – não têm demonstrado justificativa de seu emprego, tendo em vista sua menor eficiência.

Deve-se levar em conta que se está estabelecendo a conduta para indivíduos que tiveram neoplasia e que são portadores de risco de grau avançado. Para eles, é justo que seja utilizado somente o método que tenha demonstrado o melhor resultado no aspecto custo-eficiência.

Outra questão que deve ser levada em consideração reside na possibilidade da incidência de metástases ganglionares em lesões ressecadas e de que o exame anatomopatológico descreva a ocorrência de malignidade invasora focal.

Esse fato é excepcional, mas, tendo em vista que modificará substancialmente a qualificação de risco e o prognóstico nesses casos, é recomendável que pelo menos deva ser realizada a dosagem do antígeno carcinoembriônico, para então determinar a conduta a ser seguida.

A freqüência das revisões colonoscópicas é ditada pelas características das lesões detectadas e removidas, com foco principal no que concerne à sua gravidade.

Desde a primeira abordagem e em cada sucessiva revisão, quando não existe segurança de que a inspeção endoscópica dos cólons tenha sido totalmente satisfatória ou de que as lesões existentes tenham sido completamente ressecadas, a nova colonoscopia deve ser

LITERATURA SUGERIDA

Winawer SJ, Fletcher RH, Miller L, Godlee F, Stolar MH, Mulrow CD et al. Colorectal cancer screening: clinical guidelines and rationale.Gastroenterology 1997 Feb;112(2):594-642.

Guidelines for colorectal cancer screening and surveillance. American Society for Gastrointestinal Endoscopy. Gastrointest Endosc 2000;51:777-82.

Hampel H, Peltomaki P. Hereditary colorectal cancer: risk assessment and management. Clin Genet 2000;58:89-97.

Hawkins NJ, Ward RL. Sporadic colorectal cancers with microsatellite instability and their possible origin in hyperplastic polyps and serrated adenomas. J Natl Cancer Inst 2001;93:1307-13.

Kaneko K, Kurahashi T, Makino R, Konishi K, Mitamura K. Growth patterns of superficially elevated neoplasia in the large intestine.Gastrointest Endosc 2000 Apr;51(4 Pt 1):443-50.

Morson BC. The evolution of colorectal carcinoma. Clin Radiology 1984;35:425-31.

Muto T, Kamiya J, Sawada T, Konishi F, Sugihara K, Kubota Y et al. Small "flat adenoma" of the large bowel with special reference to its clinicopathologic features.Dis Colon Rectum 1985 Nov;28(11):847-51.

Müller AD, Sonnenberg A. Prevention of colorectal cancer by flexible endoscopy and polypectomy: a case-control study of 32.702 Veterans. Ann Intern Med 1995;123:904-10.

Ouyang DL, Chen JJ, Getzsenberg RH. Noninvasive testing for colorectal cancer: a review. Am J Gastroenterol 2005;100:1393-1403.

Park YJ, Kim WH, Paeng SS. Histoclinical analysis of early colorectal cancer. World J Surg 2000;24:1029-35.

Rex DK. Surveillance colonoscopy after resection of colorectal polyps and cancer. ASGE Clinical Update 1998;6:1-4.

Rex DK, Bond JH, Winawer SJ et al. Quality in the technical performance of colonoscopy and the continuos quality improvement process for colonoscopy. Am J Gastroenterol 2002;97:1296-1308.

Stryker SJ, Wolff BG, Culp CE, Libbe SD, Ilstrup DM, MacCarty RL. Natural history of untreated colonic polyps. Gastroenterology 1987 Nov;93(5):1009-13.

Winawer SJ, Zauber AG, Gerdes H, O'Brien MJ, Gottlieb LS, Sternberg SS et al. Risk of colorectal cancer in the families of patients with adenomatous polyps. N Engl J Med 1996;334(2):82-7.

PARTE 17

OSTOMIAS, SONDAGENS E DRENAGENS ENDOSCÓPICAS

CAPÍTULO 108

INTRODUÇÃO

Gilberto Reynaldo Mansur

A ampla gama de procedimentos endoscópicos hoje disponíveis para aposição de uma víscera oca à parede abdominal, com ou sem suturas, derivou das idéias concebidas no início dos anos 1980 por dois médicos: Michael Gauderer – nascido na Alemanha, criado no Brasil, onde se diplomou em Medicina, e radicado nos EUA – e Kiyoshi Hashiba, paulista, conhecido por todos os endoscopistas brasileiros. Trabalhando ambos sem nenhum contato profissional ou conhecimento das idéias um do outro, publicaram, com intervalo de apenas alguns meses, suas técnicas originais, extremamente práticas, rápidas e seguras, há muito tempo já incorporadas ao cotidiano. Gauderer, movido pela enorme demanda de gastrostomias convencionais em sua prática de cirurgião pediátrico, idealizou sua técnica de tração. Hashiba, cirurgião e endoscopista, encantado com a facilidade com que se transiluminava a parede abdominal com o forte facho de luz dos gastroscópios de fibra óptica, idealizou sua técnica de pulsão.

Tive a oportunidade, a enorme honra e a imensa satisfação de reuni-los em um Simpósio Internacional de Gastrostomia Endoscópica, no Rio de Janeiro, em agosto de 2005 (Figura 108.1).

Das técnicas idealizadas por ambos evoluíram todas as demais, que serão abordadas nos capítulos a seguir.

As contra-indicações, ao longo do tempo, diminuíram à medida que avançavam a experiência e a consolidação dos conhecimentos obtidos com as lições da prática diária, enfrentando as complicações. Hoje, uma coagulopatia não corrigida permanece como a única e verdadeira contra-indicação absoluta.

A prevenção e o controle das complicações também se aprimoraram ao longo do tempo, deixando claro que o acompanhamento sistemático dos pacientes e a educação e o treinamento dos que cuidam deles são as medidas mais importantes.

Várias dúvidas e questionamentos surgiram, no decorrer dos anos, interessando os aspectos éticos nas indicações, especialmente em pacientes demenciados ou em fase terminal de neoplasia maligna. "É necessário?"; "Quem se beneficia?". Tais perguntas permanecem sem respostas objetivas, apesar de exaustivamente discutidas.[1,2,3,4]

Os procedimentos de estomias endoscópicas, ao lado de várias intervenções, anteriormente exclusivas da cirurgia convencional – a papilotomia, a diverticulotomia esofágica, a drenagem de cistos pancreáticos, a lise de estenoses, a hemostasia varicosa e não-varicosa –, são hoje, em sua imensa maioria, do domínio da endoscopia digestiva.

Seus elevados índices de sucesso e baixos percentuais de complicação os qualificam como o método de escolha.

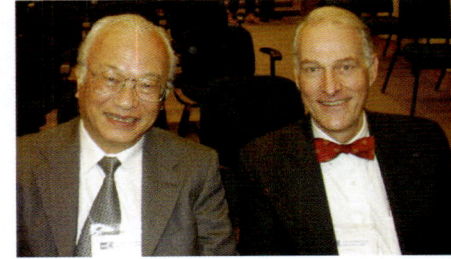

FIGURA 108.1

Dr. Kiyoshi Hashiba e Dr. Michael Gauderer

REFERÊNCIAS BIBLIOGRÁFICAS

1. Gillick MR. Rethinking the role of tube feeding in patients with advanced dementia. NEJM 2000;342:206.
2. Loser C, Muller MJ. Ethical guidelines for performing PEG. Gastroenterol 1998;36:475.
3. Tham TC, Taitelbaum G, Carr-Locke DL. PEGs: are they being done for the right reasons? QJM 1997;90:495.
4. Rabeneck L, McCullough LTB, Wray NP. Ethically justified, clinically comprehensive guidelines for performing PEG. Lancet 1997;349:496.

CAPÍTULO 109

FARINGOSTOMIAS E ESOFAGOSTOMIAS. INDICAÇÕES, TÉCNICAS, RESULTADOS E COMPLICAÇÕES

Eduardo Guimarães Horneaux de Moura

Spencer Cheng • Paulo Sakai

INTRODUÇÃO

Com o objetivo de desviar totalmente as secreções da cavidade oral em casos de obstrução, fístulas ou deiscências de anastomoses esofágicas, ou ainda servindo como via de suporte nutricional, as diferentes técnicas de faringostomia e esofagostomia cervical são empregadas.

Atualmente, com o intuito específico nutricional, o surgimento de técnicas como a gastrostomia e a jejunostomia, de acesso com menor taxa de complicações e que requerem cuidados mais simples, ocupou o espaço da faringostomia cervical e da esofagostomia, que passaram a ser raramente empregadas.

Orientações recentes da British Society of Gastroenterologists ressaltam a importância de se manter a introdução de nutrição em pacientes hospitalizados.[1] Em pacientes em estado grave com função intestinal preservada, isso se faz com o uso de sondas enterais. Apesar do sucesso em muitos dos casos, existem pacientes que não toleram sondas orogástricas ou nasogástricas. Nesses pacientes, deve-se optar entre a inserção repetida das sondas, freqüentemente resultando na redução da introdução nutricional, e outra via mais tolerável de colocação de sonda enteral.

A alimentação por gastrostomia endoscópica percutânea (PEG) é provavelmente a forma mais adequada para nutrição enteral em longo prazo. Todavia, alguns pacientes se recuperam rapidamente, sendo a PEG excessivamente

invasiva. Nesses pacientes, a faringostomia percutânea cervical (PCP) ou a esofagostomia por punção parece ser uma alternativa apropriada.

A inserção de sonda enteral via faringe ou esôfago superior não é novidade. Em 1951, Klopp descreveu uma técnica cirúrgica de colocação de sonda de alimentação no estômago por meio de estoma no esôfago proximal.[2] Até o final da década de 1960, desenvolveram-se abordagens mais proximais por via membrana tireohióidea e pelo seio piriforme[3-5] e, a partir dessa data, a maioria das técnicas descritas utilizou esse trajeto.

Vários métodos têm sido utilizados para colocação de sondas, incluindo uma agulha confeccionada com linha e variedades de técnicas percutâneas ou acessos cervicais por cirurgia convencional.[6,7] Contudo, nenhum *kit* montado está disponível comercialmente e, com o surgimento de equipamentos descartáveis para acessos vasculares práticos e disponíveis, acreditamos que as técnicas de dilatação percutânea merecem ser revistas.

INDICAÇÕES

No Serviço de Endoscopia Gastrointestinal e da disciplina de Cirurgia do Aparelho Digestivo do Departamento de Gastroenterologia do Hospital das Clínicas da FMUSP, as indicações do emprego da técnica de faringostomia descrita por Skolnik (1966) e Shumrick

(1967) e da esofagostomia cervical descrita por Klopp (1951) são:

- como via de suporte nutricional, em pacientes portadores de afecções neurológicas, neoplásicas e traumáticas ou pós-operatório de intervenções cirúrgicas na área buco-maxilo-facial;
- para aspiração de secreções da cavidade oral em caso de fístulas, deiscências ou perturbações do trato digestivo alto, facilitando a cicatrização;
- em casos de obstrução esofágica, evitando a aspiração de secreções deglutidas na árvore respiratória;
- acesso técnico associado a procedimentos endoscópicos de derivação.

BASES ANATÔMICAS RELEVANTES DA FARINGE E DO ESÔFAGO PARA CONFECÇÃO DO ESTOMA

A faringe é um tubo fibromuscular que forma a parte superior da passagem respiratória e digestória. Estende-se da base do crânio até o nível da sexta vértebra cervical na borda inferior da cartilagem cricóide, onde se continua com o esôfago. Anteriormente abre-se de cima para baixo na cavidade nasal, oral e laringe e por isso se divide em três partes: a nasofaringe, a orofaringe e a hipofaringe.

A hipofaringe é limitada superiormente pela borda superior da epiglote e anteriormente pelo vestíbulo laríngeo. Seu limite inferior é a borda inferior da cartilagem cricóide, onde se continua com o esôfago.

Anatomicamente, a hipofaringe é freqüentemente descrita como sendo composta de três áreas: o seio piriforme, a parede posterior da faringe e a área pós-cricóide. A mucosa dessas áreas é contínua, sem barreiras distintas, e doenças como as neoplasias malignas podem facilmente envolver outras áreas.

Relações da faringe: o pescoço é dividido em triângulos anterior e posterior pelo músculo esternocleidomastóideo. O triângulo anterior se estende da borda inferior da mandíbula até o esterno abaixo, sendo limitado pela linha média e pelo músculo esternocleidomastóideo. O triângulo posterior se estende para trás até a borda anterior do trapézio e inferiormente até a clavícula. A parte superior do triângulo anterior é freqüentemente subdividida em triângulo submandibular acima do músculo digástrico e triângulo submental inferiormente.

A drenagem linfática da cabeça e do pescoço é de importância clínica considerável. A cadeia de linfonodos mais importante é a cervical profunda, que se estende adjacente à veia jugular interna. Outros grupos principais são: submental, submandibular, pré-auricular e pós-auricular, occipital e nodos do triângulo posterior.

As glândulas salivares parótida e submandibular, a tireóide e a paratireóide são estruturas cervicais adicionais importantes.

O esôfago é um tubo muscular de aproximadamente 25 cm de extensão, ocupando o mediastino posterior e se estendendo do esfíncter cricofaríngeo até a cárdia gástrica, situando-se 2 cm abaixo do diafragma. A musculatura dos 5% proximais, incluindo o esfíncter esofágico, é estriada; os 40% do esôfago médio possuem músculos estriados e lisos, com a proporção de músculo liso aumentando distalmente; os 55% distais são inteiramente músculos lisos.

O revestimento é constituído de epitélio escamoso. O suprimento nervoso parassimpático é mediado pelo vago que possui conexões sinápticas para o plexo mioentérico (Auerbach's). O ple-

xo submucoso de Meissner é bem esparso no esôfago.

Há o esfíncter esofágico superior e inferior. O esfíncter superior é um poderoso músculo estriado, enquanto o esfíncter inferior é muito mais discreto; entretanto, estudos elegantes de Liebermann-Meffert mostraram que existe um esfíncter anatômico na junção esofagogástrica. O arco aórtico causa impressão definida no esôfago, que pode ser vista radiologicamente ou durante endoscopia. É útil lembrar as distâncias de 15, 25 e 40 para localização anatômica durante a endoscopia.

TÉCNICAS

Várias são as técnicas e modificações sugeridas na literatura para a realização de faringostomias e esofagostomias. Abordaremos as técnicas e variações passíveis de realização pelos médicos endoscopistas, basicamente as de acesso lateral do órgão, deixando as considerações de técnicas terminais aos cirurgiões de cabeça e pescoço e aos cirurgiões do esôfago.

FARINGOSTOMIA POR PUNÇÃO DA MEMBRANA TIREOIDEANA (GAGGIOTTI, 1989)

A faringostomia é efetuada por meio da membrana tireohióidea. Esse local

é usado como sítio do estoma por sobrepor diretamente o seio piriforme na laringofaringe, (relativamente avascular e facilmente identificado na maioria dos pacientes). As relações mais importantes da membrana tireohióidea estão demonstradas na Figura 109.1. O ramo interno do nervo laríngeo superior situa-se a aproximadamente 1,5 cm anterior ao corno maior do osso hióide e 5 mm superior ao ponto médio entre o osso hióide e a cartilagem tireóide.[8] O seio piriforme situa-se profundamente à linha vertical-oblíqua, dividindo o terço posterior e os dois terços anteriores da ala tireóidea.

Após a limpeza e a desinfecção da pele, oro e hipofaringe, realiza-se a laringofaringoscopia direta para orientar o procedimento e abrir a faringe. O osso hióide e a borda superior da cartilagem tireóide são palpados.

Após a infiltração de anestésico local, uma agulha de 23 G é inserida perpendicularmente à pele em ponto imediatamente inferior ao osso hióide e aproximadamente 2 cm anterior ao seu corno maior. Nesse ponto, a agulha deve estar livre de artéria tireóidea superior e o ramo interno do nervo laríngeo superior e vasos.

Confirmada a posição satisfatória da agulha, a técnica de dilatação guiada de Seldinger é utilizada para introduzir a sonda de alimentação. É inserida agu-

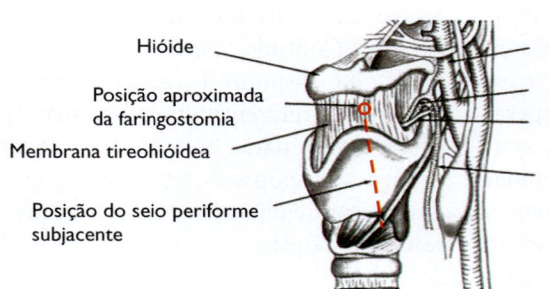

FIGURA 109.1

Relações anatômicas da membrana tireohióidea e o local do estoma (círculo), mostrando a artéria tireóidea superior ínfero-lateralmente, o ramo interno do nervo laríngeo superior com a artéria correspondente e a posição aproximada do seio piriforme subjacente (linha tracejada) (Modificado de Licameli GR, Portugal LG. Congenital disorders. In: Seiden AM, Tami TA, Pensak ML, Cotton RT, Gluckman JL, eds. *Otolaryngology – the essentials*. New York: Thieme, 2002. P. 493)

lha-padrão 18 G adjacente à agulha de 23 G, o fio-guia com linha e ambas as agulhas são retiradas. O trajeto é então dilatado, com cuidado para não lesar a parede faríngea oposta; um introdutor com camisa destacável é inserido (9 F Peel-Away Introducer Set, Cook (UK) Ltd., Letchworth, Hertfordshire, UK).

Uma sonda de alimentação 8 F, cortada em 90 cm (NJFT-8, Cook [UK] Ltd.), é então passada pela camisa para dentro da faringe, sob controle laringoscópico. O tubo é então direcionado com pinça Magill para dentro do esôfago até o estômago. A confirmação da posição gástrica é feita por aspiração ou endoscopia; a camisa é dividida, removida e a sonda é suturada nessa posição.

Os estágios descritos são mostrados na Figura 109.2. A alimentação é iniciada após a confirmação radiológica da posição satisfatória da sonda no estômago (Jones TM e Bodenham AR. *Anaesthesia* 2005;60,1032).

FARINGOSTOMIA CLÁSSICA – SKOLNIK (1966) E SHUMRICK (1967)

Trata-se de um procedimento tecnicamente simples, que pode ser efetuado com anestesia local. O cirurgião ou o primeiro auxiliar localiza o seio piriforme mediante introdução de uma pinça de Mixter até um ponto situado logo abaixo e ligeiramente medial ao corpo maior do osso hióide (Figura 109.3).

Efetua-se incisão transversal de 1 cm a 2 cm de extensão, ponto onde a pinça determina saliência na pele, que corresponde externamente à borda medial do músculo esternocleidomastóideo, ao nível do corpo superior da cartilagem tireóide. Rebate-se lateralmente o músculo; o Mixter ou uma pinça de biópsia são exteriorizados e prendem a extremidade da sonda tipo Folley ou Mallecot que é tracionada para a cavidade faríngea. A sonda é posicionada na faringe ou no esôfago, de acordo com a finalidade a que se propõe, sendo fixada à pele com ponto de algodão.

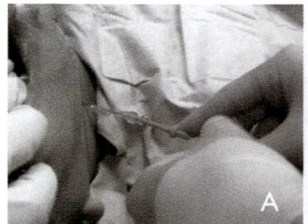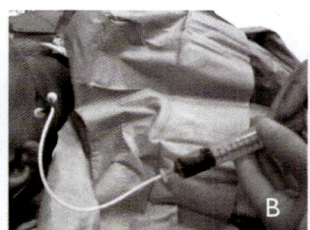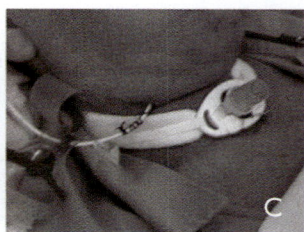

FIGURA 109.2

Série de três imagens da técnica de inserção da faringostomia. (A) A laringe e a faringe são observadas com laringoscópio em paciente anestesiado recebendo IPPV via traqueostomia, enquanto o fio-guia é inserido por meio da agulha com a agulha de "procura" (23 G) ainda *in situ*. (B) A sonda de alimentação é passada pela camisa destacável até a faringe e direcionada ao esôfago com pinça Magill sob visão direta, com aspiração do conteúdo gástrico. (C) A sonda de alimentação é suturada ao local, mostrando sua posição em relação à traqueostomia

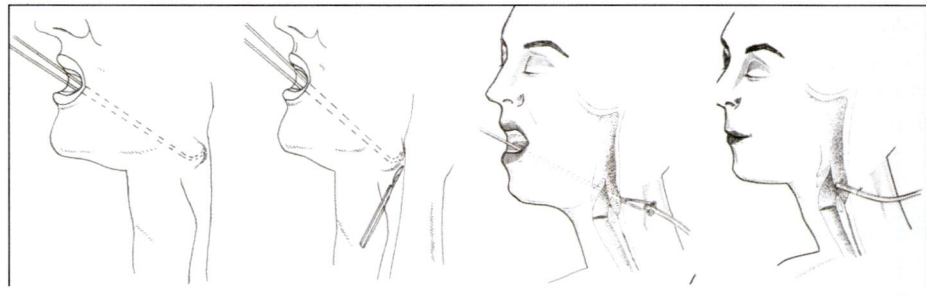

FIGURA 109.3

Imagem com posicionamento de pinça de Mixter em região do cricofaríngeo; incisão transversal na pele e exteriorização da pinça; apreensão e tração da sonda e fixação externa (*Esquema técnico da faringostomia*. Pinotti HW, Oliveira MA, Nasi A [*Faringostomias*]. In: *Atlas de cirurgia do esôfago*. Pinotti HW, Cecconello I, Pollara WM, Domene C, Oliveira MA. São Paulo: Kronos Gráfica e Editora Ltda.; 1983. p. 30)

Uma opção terapêutica à faringostomia é a realização da esofagostomia guiada por ultra-sonografia, minimizando os riscos de complicações do método convencional,[21,25] bem como a miniesofagostomia cervical transcutânea.[23]

ESOFAGOSTOMIA MÍNIMA (ELLENBOGEN, 1978)

Uma opção técnica extremamente simples é a assim chamada *esofagostomia mínima* (Ellenbogen, 1978), efetuada de modo análogo às faringostomias. Com o paciente sob anestesia geral, o endoscopista introduz um esofagoscópio rígido até um ponto situado 2 cm a 3 cm abaixo do músculo cricofaríngeo. Orientado pela saliência na pele produzida pelo instrumento, o cirurgião efetua incisão transversa de 1 cm a 2 cm, atingindo facilmente o esôfago mediante dissecção dos planos musculares superficiais.

Efetua-se incisão de 0,5 cm no esôfago, suficiente para a exteriorização de pinça apropriada, que permite a tração e o posicionamento correto da sonda, sob visão direta. Temos utilizado sondas plásticas ou de Folley número 20 ou 22, modificada, com uma nova abertura posicionada acima do balão, ocluindo-se o orifício original com ponto de algodão 00 (Figura 109.4).

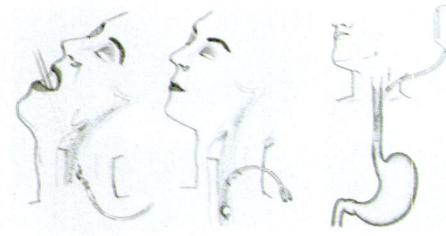

FIGURA 109.4

Imagem com posicionamento de pinça de Mixter em região do esôfago cervical com divulsão dos planos e exteriorização na pele; apreensão e tração da sonda, posicionamento intraluminar e fixação externa. (*Esquema técnico da faringostomia.* Pinotti HW, Oliveira MA, Nasi A [*Faringostomias*]. In: *Atlas de cirurgia do esôfago.* Pinotti HW, Cecconello I, Pollara WM, Domene C, Oliveira MA. São Paulo: Kronos Gráfica e Editora Ltda; 1983. p. 36)

RESULTADOS E COMPLICAÇÕES

Até o início da década de 1990, séries de casos relataram mais de 270 procedimentos de sondas de faringostomias colocadas pelo seio piriforme e quase 800 incluindo as esofagostomias cervicais.[6,7,9-13]

As sondas de alimentação são normalmente bem toleradas e podem permanecer no local por vários meses e ocasionalmente anos.[6,10,11,14] As complicações mais freqüentemente relatadas são deslocamento da sonda, inflamação leve ou drenagem purulenta ao redor dela.[10,11] Reportou-se também sangramento, na maior parte limitado; porém, há três relatos de hemorragia intensa, sendo fatal em um dos casos.[3,10,15] Os dois casos não-fatais de hemorragia datam dos anos 1960 e envolveram sondas de alimentação de látex vermelho. Um dos pacientes teve acesso cervical baixo para o esôfago e o outro se submeteu a radioterapia antes da ressecção da neoplasia e inserção da sonda de alimentação.[3,15]

Embora muitos desses pacientes atualmente tivessem recebido alimentação via PEG, acreditamos que as in-dicações para as duas técnicas não são idênticas e pode existir papel para as sondas de faringostomias em pacientes selecionados.

Na população hospitalar adulta, em geral, o suporte nutricional artificial é necessário quando a ingestão oral é ausente ou tornar-se-á por período maior que 5-7 dias. Em pacientes pós-operados, a nutrição por sonda enteral deve ser considerada dentro de 1-2 dias de cirurgia em intensamente desnutridos, de 3-5 dias em moderadamente desnutridos e em 7 dias nos normais ou bem nutridos. Caso a nutrição enteral seja necessária por mais de 4-6 semanas, deve-se considerar a gastrostomia como via de nutrição.[1]

Muitos pacientes de cirurgias neurológicas e terapia intensiva em geral, inicialmente confusos e que não toleram SNG, recuperarão a consciência o suficiente para aceitar dieta oral ou nasogástrica em um período de 4-6 semanas. Nesses pacientes, as tentativas repetidas iniciais de colocação de SNG e alimentação resultarão em nutrição inadequada. Entretanto, a inserção precoce de PEG poderia ser desnecessariamente invasiva, expondo aos riscos de inserção e necessidade de permanência da sonda por período de pelo menos 14 dias para permitir retirada segura. Dessa forma, a nutrição por faringostomia ou esofagostomia por punção pode promover via confortável e menos invasiva de nutrição contínua. Publicações iniciais enfatizaram que essas vias de colocação de sonda são mais confortáveis que a SNG.

A confecção de faringostomia em pacientes com alto risco de infecção do estoma é relativamente contra-indicada. Contudo, como já foi mencionado, o risco de mortalidade e morbidade da inserção da PEG para esses pacientes foi considerado de 1% e 10%, respectivamente. É possível que esses problemas infecciosos sejam reduzidos ou evitados por critérios rígidos na execução de faringo ou esofagostomias transcutâneas de punção.

Uma opção tecnicamente de fácil execução é a observada no artigo *Per-cutaneous transesophageal gastrostomy tube for decompression of malignant obstruction*, de Mackey e colaboradores.[23]

Muitos pacientes necessitam de descompressão gástrica prolongada. As razões são variadas, como, por exemplo, íleo pós-operatório prolongado, recorrência da obstrução de delgado, obstrução funcional sem causa evidente, todos com problema específico necessitando de abordagem adequada. Pacientes com neoplasia maligna primária ou recorrente e obstrução intensa ou íleo hipotônico, com ou sem ascite, somam-se à lista de pacientes complicados.

Nos anos 1960 e 1970, houve difusão da abordagem operatória para resolver esse problema. A sonda de esofagostomia cervical era colocada à direita no pescoço, sob anestesia geral. Normalmente, esse procedimento era realizado no momento da laparotomia exploratória em pacientes que necessitariam de descompressão gástrica prolongada, onde a gastrostomia não seria adequada. Também há relatos da utilização dessa abordagem em indivíduos na vigência de quimioterapia prolongada. O procedimento foi aceito com reações variadas.

Não foram relatadas complicações maiores como hemorragia ou problemas infecciosos decorrentes da realização da punção da faringe. Contudo, não houve elevada aceitação dos cirurgiões e dos pacientes em longo prazo, valendo a pena ressaltar a preocupação com a drenagem de saliva.

Em nosso meio, Ellenbogen e colaboradores (1978) salientaram que a utilização do lado esquerdo do pescoço levaria a uma menor incidência de complicações e a uma menor insatisfação.[26]

A esofagostomia mínima, quando indicada, é de execução simples e rápida e tem como vantagem o fato de não seccionar o esôfago, permitindo que ele volte à sua função assim que a sonda é retirada. A contração da parede muscular provoca a oclusão rápida do orifício, facilitando o retorno do paciente à ingestão oral de alimentos.

As técnicas de faringostomia, esofagostomia cervical, gastrostomia percutânea transesofágica ou esofagostomia percutânea ecoguiada ou, ainda, técnicas similares podem ter papel importante no tratamento de pacientes com seqüelas de acidente vascular cerebral ou outras doenças neuromusculares que provocam alterações na deglutição ou de pacientes com contra-indicação para PEG, bem como na abordagem de complicações pós-operatórias com baixo índice de morbidade.

O avanço tecnológico na área da endoscopia terapêutica permitiu o desenvolvimento de próteses metálicas auto-expansíveis empregadas primordialmente no tratamento da neoplasia avançada do esôfago, posteriormente em estenose benigna e também na terapêutica conservadora das deiscências de anastomoses esofagogástrica ou jejunal.

Nessa específica condição, em paciente tratado no Serviço de Cirurgia do Esôfago do Hospital das Clínicas da FMUSP, submetido à esofagectomia distal com reconstrução gástrica que evoluiu com deiscência superior a 50% do diâmetro da anastomose, a opção primeira de tratamento foi a realização de faringostomia pela técnica de Skolnik (1966) para derivação das secreções da orofaringe, bem como realimentação por sonda. O resultado obtido não foi o esperado, persistindo a deiscência da anastomose com alto débito por meio do dreno de tórax.

Como opção a novo procedimento cirúrgico, após análise das possibilidades terapêuticas, optamos pela preservação do orifício da faringostomia que utilizamos para passarmos os fios de sustentação de modelo de prótese metálica auto-expansível com intuito temporário, posicionada entre a área de deiscência, desviando totalmente o fluxo das secreções deglutidas.

Essa metodologia permitiu a realimentação e o fechamento da área de deiscência sem causar estenose após quatro semanas do procedimento, evitando outras técnicas mais agressivas de derivação. Dessa forma, em lesões benignas, em que não há sustentação para a colocação da prótese, a utilização da faringostomia torna-se opção atrativa, sem evidências de aumento da morbidade.

A razão pela opção e resgate da faringostomia ou esofagostomia prende-se ao fato de que a passagem de fio-guia de sustentação da prótese por meio da fossa nasal acarreta grande desconforto, lesões de mucosa, infecção dos seios nasais e maxilares e aspecto anti-social.

Assim, podemos concluir que o emprego da terapêutica endoscópica como método auxiliar deve ser lembrado, sendo utilizado como via de suporte nutricional e para prevenir complicações respiratórias graves,[27] visto ser uma opção técnica simples, de rápida execução e com baixa incidência de complicações.

REFERÊNCIAS BIBLIOGRÁFICAS

1. Stroud M, Duncan H, Nightingale J. Guidelines for enteral feeding in adult hospital patients. Gut 2003;52(Suppl. VII): vii1-12.

2. Klopp CT. Cervical esophagostomy. Journal of Thoracic Surgery 1951;21:490-1.

3. Skolnik EM, Tenta LT, Massari FS. Pharyngo-esophagostomy. Archives of Otolaryngology – Head and Neck Surgery 1966; 84:534-7.

4. Shumrick DA. Pyriform sinusostomy. A useful technique for temporary or permanent tube feeding. Archives of Surgery 1967;94:277-9.

5. Graham WP 3rd, Royster HP. Simplified cervical esophagostomy for long term extraoral feeding. Surgery, Gynecology and Obstetrics 1967;125:127-8.

6. Gaggiotti G, Orlandoni P, Boccoli G, Caporelli SG, Patrizi I, Masera N. A device to perform percutaneous cervical pharyngostomy (PCP) for enteral nutrition. Clinical Nutrition 1989;8:273-5.

7. Bucklin DL, Gilsdorf RB. Percutaneous needle pharyngostomy. Journal of Parenteral and Enteral Nutrition 1985;9:68-70.

8. Stockwell M, Lozanoff S, Lang SA, Nyssen J. Superior laryngeal nerve block: an anatomical study. Clinical Anatomy 1995;8:89-95.

9. Nissan S, Bar-Maor JA, L'Ernau O. Piriformostomy in the treatment of malignant tumors obstructing the esophagus. Israel Journal of Medical Sciences 1980;16:682-3.

10. Edge CJ, Langdon JD. Complications of pharyngostomy. British Journal of Oral and Maxillofacial Surgery 1991;29: 237-40.

11. John DG, Fielder CP. The feeding pharyngostomy: an alternative approach to enteral feeding. Journal of Laryngology and Otology 1991;105:451-3.

12. Du Plessis JJ. Percutaneous pharyngostomy versus gastric tube placement in head injured patients – a prospective comparative study of 50 patients. Acta Neurochirurgica 1992;119:94-6.

13. Kendrick ML, Sarr MG. Prolonged gastrointestinal decompression of the inoperable abdomen: the forgotten tube pharyngostomy. Journal of the American College of Surgeons 2000;191:221-3.

14. Meehan SE, Wood RAB, Cuschieri A. Percutaneous cervical pharyngostomy: a comfortable and convenient alternative to protracted nasogastric intubation. American Journal of Surgery 1984;148:325-30.

15. Pevow FM. Complications of cervical esophagostomy. Archives of Otolaryngology 1969;90:171-2.

16. Jones TM and Bodenham AR. Percutaneous cervical pharyngostomy. Anaesthesia, 2005, 60,1031-5.

17. Feldman M, Friedman LS, Sleisenger MH. Sleisenger & Fordtran's Gastrointestinal and Liver Disease. 7th. Philadelphia: Elsevier; 2002.

18. Meehan SE, Wood RA, Cuschieri A. Percutaneous cervical pharyngostomy. A comfortable and convenient alternative to protracted nasogastric intubation. Am J Surg 1984;148:325-30.

19. Bucklin DL, Gilsdorf RB. Percutaneous needle pharyngostomy. J Parenter Enteral Nutr, 2001,9:68-70.

20. Jones GR, Nicholson DM. Percutaneous ultrasound-guided esophagostomy. J Ultrasound Med 1988;7:643-5.

21. Rigberg DA, Centeno JM, Blinman TA, Towfigh S, Mc Fadden DW. Two decades of cervical esophagostomy: indications and outcomes. Am Surg 1998;64:939-41.

22. Har-El G, Balwally AA. Transcutaneous cervical miniesophagostomy. The Annual Meeting of the American Academy of Otolaryngology – Head and Neck Surgery, San Diego, California, Sept.18-21,1994.

23. Mackey R, Chand B, Oishi H, Kameoka S, Ponsky JL. Percutaneous transesophageal gastrostomy tube for decompression of malignant obstruction: report of the first case and our series in the US. J Am Coll Surg. 2005 Nov;201(5):695-700.

24. Ireland LM, Hohenhaus AE, Broussard JD, Weissman BL. A comparison of owner management and complications in 67 cats with esophagostomy and percutaneous endoscopic gastrostomy feeding tubes. J Am Anim Hosp Assoc 2001,39:241-6.

25. Oishi H, Shindo H, Shirotani N, Kameoka S. A nonsurgical technique to create an esophagostomy for difficult cases of percutaneous endoscopic gastrostomy. Surg Endosc 2003;17:1224-7.

26. Pinotti HW, Cecconello I, Pollara WM, Domene CE, Oliveira MA. Atlas de cirurgia do esôfago. São Paulo: Kronos 1983. P. 30-9.

27. Ellenbogen G, Gama-Rodrigues JJ, Barros RA, Pinto MS, Pinotti HW, Raia, A. Esofagostomia lateral de derivação. Novo procedimento técnico simplificado. Rev Ass Med Bras 1978;24:191.

28. Noone, RB and Graham, WP. Nutricional care after head and neck surgery. Postgrad. Med 1973;53:80.

CAPÍTULO 110

SONDAS PARA ALIMENTAÇÃO ENTERAL E VIAS DE ACESSO ENTERAL

Carlos Alberto Capellanes
Jarbas Faraco Maldonado Loureiro

INTRODUÇÃO

Apesar dos inegáveis avanços da nutrição parenteral, a alimentação enteral ainda permanece sendo a mais fisiológica e prática, com menos complicações e com melhor apelo econômico.[7]

No final do século XVIII, um fisiologista inglês denominado Hunter pensou na possibilidade de nutrir uma pessoa por meio de um tubo, o qual foi confeccionado com pele de enguia, um peixe fino e longo.[1]

Com o avanço tecnológico nos materiais médicos, novos tubos foram surgindo e com eles outras vias de acesso também foram criadas, como as ostomias.

Define-se como nutrição enteral a ingestão controlada de nutrientes, na forma isolada ou combinada, de composição definida ou estimada, especialmente formulada e elaborada para uso por sondas ou via oral. Pode ser industrializada ou não, utilizada exclusiva ou parcialmente para substituir ou completar a alimentação oral em pacientes desnutridos ou não, conforme suas necessidades nutricionais, em regime hospitalar, ambulatorial ou domiciliar, visando à síntese ou manutenção dos tecidos, órgãos e sistemas.

É consenso que a alimentação enteral oferece maior aporte calórico do que a via parenteral, além de praticamente anular o surgimento de distúrbios metabólicos e eletrolíticos causados pela dieta parenteral infundida.[2] Nas unidades de terapia intensiva, a alimentação enteral é o método de escolha quando a função do trato digestivo está preservada, sendo a principal via de acesso a sonda nasoenteral.[6]

Encontra-se uma grande diversidade de sondas no mercado, confeccionadas com diferentes materiais, como polivinil (PVC), silicone ou poliuretano. Elas também apresentam diversos modelos, podendo ser compostas por extremidade com peso ou sem peso (mercúrio ou tungstênio),[9] com extremidade aberta, só com orifícios laterais ou até mesmo ambos. Como as sondas são confeccionadas por materiais flexíveis, certa dificuldade técnica pode ser observada durante seu posicionamento; portanto, criou-se a sonda com o peso distal e, posteriormente, a existência de um fio-guia no interior do dispositivo.

Pensou-se também que a presença do peso na extremidade diminuiria o risco da retirada proposital ou acidental da sonda pelo próprio doente ou durante o manejo da enfermagem. No entanto, a presença do peso não alterou a taxa de remoção acidental (58% a 74% *versus* 63% a 70%).[3] Em adição, a existência do peso também não facilitou a passagem espontânea do piloro pela sonda, tendo uma estatística de passagem transpilórica de 32% a 67% para sondas sem peso e de 27% a 59% para sondas com peso.[4,5] A manutenção da sonda nasoenteral no local desejado, devido ao peso distal, também é controversa.[8]

Atualmente, as vias de acesso ao tubo digestivo ampliaram-se substancialmente, sendo elas:

- via oral;
- por sonda:
  - naso ou orogástrica;
  - naso ou oroenteral: duodeno ou jejuno;
- por ostomias:
  - esofagostomia cervical;
  - gastrostomia;
  - gastrostomia com avanço até o jejuno;
  - jejunostomia com cateter ou com sonda.

Eventualmente, a passagem das sondas alimentadoras pelo método clássico, ou seja, às cegas, habitualmente realizada pela enfermagem, não é possível, havendo então a necessidade da introdução da sonda por métodos mais sofisticados, tais como o endoscópico e o radiológico.

Não há consenso na literatura mundial sobre o melhor método alternativo para passagem de sonda nasoenteral, ficando à escolha do médico assistente usar aquele que lhe for mais habitual.[6]

Já para a realização de gastrostomias ou jejunostomias, os métodos são:

- endoscópico;
- radiológico;
- laparoscópico;
- cirúrgico convencional.

Neste capítulo voltaremos a atenção para a via de acesso enteral por sondas e para a técnica endoscópica empregada (Figuras 110.1 e 110.2).

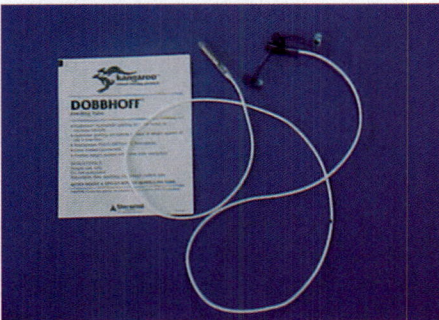

FIGURA 110.1

Sonda nasoenteral

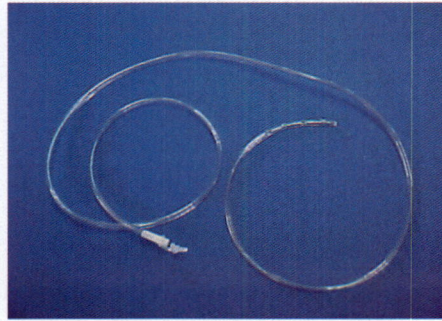

FIGURA 110.2

Sonda nasogástrica (Levin)

Indicações da Terapia Nutricional Enteral em Adultos	
Pacientes que não podem se alimentar	• Inconsciência • Anorexia nervosa • Lesões orais • AVC • Neoplasias • Doenças desmielinizantes
Pacientes com ingestão oral insuficiente	• Trauma • Septicemia • Alcoolismo crônico • Depressão grave • Queimaduras
Pacientes nos quais a alimentação comum produz dor e/ou desconforto	• Doença de Crohn • Colite ulcerativa • Neoplasia do TGI • Pancreatite • Quimioterapia • Radioterapia
Pacientes com disfunção do TGI	• Síndrome de má absorção • Fístulas • Síndrome do intestino curto

Contra-indicações de Nutrição Enteral

- Obstrução mecânica do TGI
- Disfunção do TGI ou condições que requerem repouso intestinal
- Vômitos e diarréia grave
- Refluxo gastroesofágico intenso
- Instabilidade hemodinâmica
- Fístulas enterocutâneas proximais de alto débito
- Hemorragia digestiva
- Enterocolite severa
- Pancreatite aguda grave
- Doença terminal

MANEJO DO PACIENTE

O manejo do paciente que será submetido à passagem de sonda alimentadora deve ser o mesmo do paciente que será submetido a uma endoscopia digestiva alta. Saber previamente ao exame as condições clínicas do paciente, as comorbidades, as possíveis intervenções cirúrgicas prévias e as alergias é fundamental para o sucesso do procedimento, já que na maioria das vezes nos deparamos com pacientes críticos.

O jejum de seis horas deve ser respeitado.

A monitorização do paciente com o oxímetro de pulso é fundamental, e o posicionamento de um cateter nasal para suplementação de oxigênio pode ser necessário, já que o tempo do proce-dimento é imprevisível devido a possíveis dificuldades.

Anestesia tópica da orofaringe e da cavidade nasal deve ser realizada.

A sedação deve ser feita de forma habitual, condizente com as condições clínicas do paciente, e, caso se julgue necessário, o auxílio de um anestesista pode ser útil, trazendo maior segurança ao procedimento e conforto ao doente.

Inicia-se o procedimento com uma endoscopia digestiva alta convencional e, caso não haja nenhuma contra-indicação para a passagem da sonda, o endoscópio é trazido até a cavidade oral do paciente, local em que se possa observar os seios piriformes e as cartilagens aritenóides.

TÉCNICAS ENDOSCÓPICAS DE PASSAGEM DE SONDAS ALIMENTADORAS

PASSAGEM SOB VISÃO ENDOSCÓPICA

Essa técnica é realizada quando não se consegue a progressão da sonda devido a compressões na luz esofágica, discretas estenoses ou grandes hérnias hiatais.

Com o endoscópio posicionado na hipofaringe, introduz-se a sonda pela narina até que se alcance um dos seios piriformes. Assim que a sonda penetrar no esôfago, o endoscópio também é levado para a luz do órgão, observando-se a trajetória da sonda até que ela penetre na câmara gástrica.

A sonda é mantida fixa, e o endoscópio é retirado vagarosamente para que se evite a retirada concomitante da sonda. Essa retirada deve ser minuciosa, avaliando o trajeto percorrido pela sonda.

Por fim, confirma-se o posicionamento adequado da sonda com a insuflação de ar e promove-se sua fixação no nariz ou na região malar do paciente.

É importante retirar o fio-guia da luz da sonda ao término do procedimento, mantendo-a fechada.

PASSAGEM SOB VISÃO ENDOSCÓPICA COM AUXÍLIO DE FIO E PINÇA

Quando não se consegue a passagem da sonda alimentadora sob visão endoscópica, opta-se pelo auxílio de fio e pinças de biópsia. Justifica-se tal método quando há luz esofágica diminuída (estenoses parciais que não impedem a progressão do aparelho, acalasia, entre outros), tortuosidade esofágica, deformidades gástricas ou causas relacionadas ao próprio material utilizado (sonda muito flexível, muito rígida ou sem fio-guia interno).[16]

Na extremidade distal da sonda, amarra-se um fio (algodão 0 ou 2-0) por um nó,[10,11] ou confecciona-se um ponto agulhado para a formação de uma alça.

Pelo mesmo método descrito anteriormente, introduz-se a sonda e o endoscópio até a luz do esôfago. Onde se observar a dificuldade de progressão da sonda, uma pinça de biópsia é introduzida pelo canal de trabalho do aparelho e exteriorizada distalmente, apreendendo o fio fixado na ponta da sonda. Ambos

são introduzidos concomitantemente até a câmara gástrica ou o duodeno. Ao atingir-se o local desejado, libera-se o fio, fixa-se a sonda manualmente na narina do paciente e inicia-se a retirada cuidadosa do endoscópio para que não haja movimentação retrógrada da sonda.

Após a remoção total do endoscópio, confirma-se o posicionamento da sonda por aspiração de suco gástrico ou pela insuflação de ar.

PASSAGEM SOB VISÃO ENDOSCÓPICA GUIADA POR FIO-GUIA FLEXÍVEL

Técnica descrita em 1983 por Mathus-Vliegen e Tytgat,[12] tem sua principal indicação em pacientes portadores de estenoses intransponíveis ao gastroscópio, pépticas, cáusticas ou neoplásicas. Deve-se ressaltar que essa técnica foi desenvolvida para vencer estenoses não muito tortuosas, curtas e com uma luz de aproximadamente 0,5 cm de diâmetro.

Um estudo contrastado prévio é fundamental para elucidar a anatomia do órgão, o tamanho e a complexidade da estenose, confirmar fístulas esofágicas e estudar anatomia dos órgãos existentes distalmente à estenose.

Geralmente utiliza-se um fio-guia metálico, de 0,035 mm, com 3 m de comprimento e ponta flexível.

O endoscópio é introduzido até a área da estenose intransponível. Ao alcançá-la, o fio-guia é introduzido pelo canal de trabalho e exteriorizado distalmente ao aparelho. Então, introduz-se o fio-guia pela área estenótica existente, com o intuito de atingir a câmara gástrica. Caso haja resistência, deve-se interromper o procedimento, devido ao risco aumentado de perfuração, e utilizar a fluoroscopia para melhor orientação.

Ao atingir o local desejado, por meio de um movimento combinado entre o fio-guia e o endoscópio, este é retirado sem que haja movimentação retrógrada daquele. Ao término da retirada do endoscópico, tem-se a extremidade distal

do fio-guia posicionada na câmara gástrica e a extremidade proximal exteriorizada pela cavidade oral do paciente.

Como a sonda é nasogástrica, há a necessidade de inseri-la pela narina; logo, uma sonda plástica é inserida pela narina escolhida e retirada pela boca do paciente. Portanto, a extremidade proximal à sonda plástica estará exteriorizada pela narina, e a distal, pela cavidade oral. Devido à flexibilidade do fio-guia, ele é introduzido no interior da sonda plástica até que se exteriorize na sua porção proximal. Por fim, remove-se a sonda plástica e obtém-se a porção proximal do fio-guia exteriorizada pela narina.

Deve-se então seccionar o peso existente na ponta da sonda nasoenteral, com a finalidade de criar um orifício distal para a introdução do fio-guia.

Pela extremidade distal da sonda previamente seccionada, introduz-se a extremidade proximal do fio-guia (localizada na narina do paciente). Após a exteriorização da extremidade proximal do fio-guia pela extremidade proximal da sonda, ele é mantido sob tensão pelo auxiliar para que proporcione sustentação ao deslizamento da sonda sobre ele, até atingir o local desejado (extremidade distal do fio-guia).

Após o posicionamento correto da sonda, o fio-guia é retirado com muito cuidado para que não haja movimentação retrógrada da sonda e a tão indesejada perda do posicionamento adequado.

O teste com insuflação de ar ou aspiração de suco gástrico ou a fluoroscopia deve ser realizado após a retirada do fio-guia, para que então se possa fixar a sonda na região nasal do paciente.

PASSAGEM SOB VISÃO ENDOSCÓPICA GUIADA POR FIO-GUIA SEMI-RÍGIDO

Descrita por Shukla e colaboradores,[13] é muito semelhante à técnica que utiliza o fio-guia flexível. Nesse método utiliza-se o fio-guia de Savary, usado em dilatações. Essa técnica foi descrita para transpor estenoses complexas por neoplasias de esôfago e posicionar sondas alimentadoras.

Ao se atingir a extremidade proximal da estenose, posiciona-se o gastroscópio e exterioriza-se o fio-guia de Savary, empurrando-o pela estenose. Caso haja resistência, a fluoroscopia deve ser usada. Ao ultrapassar a lesão e atingir a câmara gástrica, o movimento combinado entre o endoscópio e o fio-guia deve ser empregado para que se retire o aparelho e se mantenha o fio-guia na posição ideal.

A ponta proximal do fio-guia estará exteriorizada pela boca do paciente e precisará estar na narina, pois a sonda é nasogástrica. Utiliza-se da mesma artimanha descrita na técnica anterior, mas, em vez de se introduzir o fio-guia no interior da sonda plástica, ele é somente fixado na ponta dela com esparadrapo, pois, devido à sua semi-rigidez, não apresenta a flexibilidade desejada para deslizar-se por dentro do cateter e se exteriorizar pelo nariz.

Por fim, a sonda nasogástrica "veste" o fio-guia e é empurrada até o local desejado, retirando-o após a confirmação do posicionamento adequado da sonda.

O índice de sucesso no posicionamento de sondas alimentadoras por essa técnica é de 75%.[13]

Recentemente, Lin e colaboradores publicaram um índice de sucesso de 99% no posicionamento de sondas alimentadoras em pacientes portadores de câncer de esôfago, utilizando o endoscópio transnasal ultrafino.[14]

PASSAGEM DA SONDA PELO CANAL DE TRABALHO DO ENDOSCÓPIO TERAPÊUTICO

É uma técnica pouco empregada devido à escassez do endoscópio terapêutico nos serviços de endoscopia.

Esse aparelho tem um canal de trabalho de 0,6 cm e aceita sondas de até 8 F.[16]

Sem os conectores da sonda, introduz-se o aparelho até a estenose e, pelo canal de trabalho, empurra-se a sonda com um fio-guia metálico (Savary) em seu interior. Então, sob visão direta, inicia-se a retirada do aparelho. Ao seu término, a extremidade proximal da sonda estará exteriorizada pela cavidade oral do paciente, sendo necessário exteriorizá-la pela cavidade nasal pela técnica já descrita anteriormente.

COMPLICAÇÕES

As complicações associadas ao posicionamento de sondas nasoenterais incluem remoções acidentais ou propositais, epistaxe, sinusite, refluxo gastroesofágico, obstrução mecânica da sonda, diarréia, pneumonia aspirativa[15] e perfuração do tubo digestivo.[17]

Doede e colaboradores publicaram que a remoção acidental e a obstrução mecânica da sonda são as duas principais causas de reposicionamento.[18]

Os índices de reposicionamento por remoção acidental da sonda nasoenteral e da nasogástrica foram de 35% e 32%, respectivamente.[19]

Quanto ao refluxo esofagogástrico, sabe-se que a sonda nasogástrica causa maior dano à mucosa esofágica, devido ao seu maior calibre, que mantém a cárdia aberta, e ao material confeccionado (polivinil). Logo, presume-se que a sonda nasogástrica lesa a mucosa esofagiana por refluxo gastroesofágico e por irritação local.[16]

REFERÊNCIAS BIBLIOGRÁFICAS

1. Faintuch J, Machado MCC. Clínica Cirúrgica Alípio Correa Neto. 4ª ed. São Paulo: Sarvier; 1988. P. 82. V. 1.
2. Cataldi-Betcher EL, Seltzer MH, Slocum BA, Jones KW. Complications ocurring during enteral nutrition support: a prospective study. J. Parenter Enter Nutr 1983;7:546-52.
3. Silk DBA, Rees RG, Keohane PP, Attrill H. Clinical efficacy and design chances of 'fine bore' nasogastric tubes: a seven year experience involving 809 intubations in 403 patients. JPEN 1987;11:378-83.
4. Rees RGP, Payne-James JJ, King C, Silk DBA. Spontaneous transpyloric passage and performance of "fine bore" polyurethane feeding tubes: a controlled clinical trial. JPEN 1981;5:80-2.
5. Leveson R, Turner WW, Dyson A, Zike L, Reisch J. Do weighted nasoenteric feeding tubes facilitate duodenal intubations? JPEN 1988;12:135-7.
6. Haslam D, Fang J. Enteral access for nutrition in the intensive care unit. Curr Opin Clin Nutr Metab Care 2006 Mar;9 (2):155-9.
7. Ellett ML. Important facts about intestinal feeding tube placement. Gastroenterol Nurs 2006 Mar-Apr;29(2):112-24; quiz 124-5.
8. Zaloga GP. Bedside method for placing small bowel feeding tubes in critically ill patients: a prospective study. Chest 1991;100(6):1643-6.
9. Eisenberg PG. Enteral nutrition: indications, formulas, and delivery techniques. Nurs Clin North Am 1989;24(2):315-38.
10. Keller RT. A technique of intestinal intubation with the fiberoptic endoscope. Gut 1990;14:143-4.
11. Meissner K, Weissenhofer W. The effective placement of Miller-Abbott tubes under endoscope guidance. Technical improvements. Endoscopy 1978;10:13-4.

12. Mathus-Vliegen EM, Tytgat GN. The role of endoscopy in the correct and rapid positioning of feeding tubes and gastrostomy. Endoscopy 1983 May;15(3):78-84.

13. Shukla NK, Goel AK, Seenu V, Nanda R, Deo SV, Kriplani AK. Endoscopically guided placement of nasogastric tubes in patients with esophageal carcinoma with absolute disphagia: report of a 3-year experience. J Surg Oncol 1994 Aug;56(4):217-20.

14. Lin CH, Liu NJ, Lee CS, Tang JH, Wei KL, Yang C et al. Nasogastric feeding tube placement in patients with esophageal cancer: application of ultrathin transnasal endoscopy. Gastrointest Endosc 2006 Jul;64(1):104-7.

15. Baskin WN. Acute complications associated with bedside placement of feeding tubes. Nutr Clin Pract 2006 Feb;21(1):40-55.

16. Sakai P, Shinichi I, Filho FM. Tratado de endoscopia digestiva diagnóstica e terapêutica – Esôfago. 2ª ed. Rio de Janeiro: Atheneu; 2005. P. 302.

17. Flores JC, López-Herce J, Sola I, Carrillo A. Duodenal perforation caused by a transpyloric tube in a critically ill infant. Nutrition 2006 Feb;22(2):209-12.

18. Doede T, Faiss S, Schier F. Jejunal feeding tubes via gastrostomy in children. Endoscopy 2002;34(7):539-42.

19. Meert KL, Daphtary KM, Metheny NA. Gastric vs. small-bowel feeding in critically ill children receiving mechanical ventilation: a randomized controlled trial. Clinical Investigations in Critical Care 2004;126(3):872-8.

CAPÍTULO 111

GASTROSTOMIA ENDOSCÓPICA PERCUTÂNEA

Hannah Pitanga Lukashok

Mariceli Santos Costa • Gustavo Francisco de Souza e Mello

INTRODUÇÃO

A gastrostomia endoscópica percutânea (GEP), introduzida a partir de 1980, está progressivamente substituindo a gastrostomia cirúrgica.[1] Trata-se de um procedimento que tem por objetivo oferecer acesso alimentar prolongado a pacientes com trato gastrointestinal íntegro e funcional, porém com impossibilidade ou dificuldade de deglutição.[2]

Essa técnica de aproximação do estômago à parede abdominal ganhou rapidamente popularidade e tornou-se procedimento amplamente realizado em todo o mundo, uma vez que se trata de método simples, seguro e efetivo, mostrando inúmeras vantagens em comparação com a gastrostomia cirúrgica. Entre algumas vantagens, pode-se citar: não há necessidade de laparotomia e anestesia geral; permite execução na sala de endoscopia ou à beira do leito nos pacientes internados em centros de terapia intensiva; provoca menos dor no pós-operatório; necessita de menor tempo para a realização do procedimento; apresenta menor freqüência de complicações; viabiliza menor tempo de hospitalização e oferece menor custo.[3]

HISTÓRICO

A gastrostomia é uma das mais antigas cirurgias abdominais. Corresponde à criação de uma fístula entre a parede gástrica e a parede abdominal.[4] Foi proposta em 1837 por Egeberg, mas realizada com sucesso pela primeira vez em 1876 por Verneuil,[5] tendo sido utilizada durante a maior parte do século XX.

A gastrostomia cirúrgica implica a necessidade de laparotomia, freqüentemente com o paciente sob anestesia geral, o que limita seu uso em pacientes com condições clínicas precárias.[4]

Até o fim da década de 1970, a alternativa para a nutrição enteral, nos pacientes com contra-indicação à realização de gastrostomia cirúrgica, era o uso da sonda nasoenteral (SNE). Entretanto, seu uso prolongado é causa de irritação laríngea, refluxo gastroesofágico persistente, necrose alar nasal e sinusite. Além disso, a SNE obstrui com facilidade, é removida acidentalmente com freqüência e tem efeito estético e social insatisfatório.[6]

Diante do grande número de crianças que necessitavam de gastrostomia cirúrgica para suporte nutricional, internadas no Children's Hospital de Philadelphia, e do alto risco de complicações anestésicas e cirúrgicas a que estavam sujeitas (a maioria das crianças com distúrbios neurológicos, como contraturas musculares e convulsões, aumento da pressão intra-abdominal e desnutrição), o Dr. Michael W. L. Gauderer idealizou uma técnica alternativa para a realização de uma fístula gastrocutânea sem necessidade de sutura ou laparotomia.[1] Durante a realização de uma gastrostomia cirúrgica, Gauderer pediu ao anestesista para insuflar o estômago com uma sonda nasogástrica e observou o deslocamento do fígado e do baço cranialmente, e do cólon no sentido caudal. O resultado era a delimitação de uma área triangular no quadrante superior esquerdo do abdome e aproximação das paredes gástrica e abdominal. Ele estava convencido de que o procedimento poderia ser realizado com auxílio da endoscopia flexível e postulou que se um guia pudesse passar pela parede abdominal e pela parede gástrica anterior, fosse apanhado por uma alça dentro do estômago insuflado e posteriormente trazido até a boca, um trajeto seguro poderia ser estabelecido. Um cateter conectado na extremidade oral do fio-guia e trazido de volta pelo esôfago e pelo estômago aproximaria a serosa gástrica ao peritônio parietal, resultando em uma aderência firme após cicatrização. A primeira gastrostomia endoscópica percutânea foi realizada em 12 de junho de 1979 (University Hospitals of Cleveland, Ohio, Estados Unidos) em uma criança de quatro anos e meio, pelo Dr. Gauderer (cirurgião pediátrico) e pelo Dr. Ponsky (endoscopista), utilizando um cateter de 12 F.

A partir de então, foram introduzidas várias outras técnicas de gastrostomia percutânea por via endoscópica (GEP), sem laparotomia, com o paciente sob sedação consciente.[14,15] Mais recentemente, a gastrostomia percutânea radiológica vem sendo utilizada como método alternativo, principalmente em pacientes com neoplasia de cabeça e pescoço, com taxas de sucesso semelhantes à GEP.[7]

A GEP – por ter se mostrado ao longo dos anos um procedimento seguro, relativamente não-invasivo, de menor custo que a gastrostomia cirúrgica[8] e mais disponível que a gastrostomia radiológica – é considerada atualmente o método preferencial para realização do procedimento.[9]

INDICAÇÕES E CONTRA-INDICAÇÕES

Os pacientes submetidos à GEP para acesso enteral podem ser divididos em três grupos: *neurológicos, geriátricos e oncológicos.*[4] As principais indicações são as decorrentes de disfagia por alterações neurológicas (AVC, tumores), neoplasias de cabeça e pescoço e trauma facial severo. Outras indicações menos comuns são para descompressão do trato gastrointestinal (nos casos de carcinomatose peritonial avançada ou obstrução intestinal maligna), recirculação de bile, tratamento do volvo gástrico (por meio da fixação do estômago na parede abdominal anterior), instrumentação cirúrgica transgástrica, caquexia neoplásica, queimaduras severas e prevenção ou tratamento da deficiência de desenvolvimento em crianças com fibrose cística e doença de Crohn. Quanto aos pacientes com diagnóstico de demência, trabalhos revelam que eles apresentam prognóstico pior em relação a outros grupos: cerca de 54% em um mês e 90% em um ano. De acordo com revisões recentes, a GEP não prolonga a vida e não melhora o estado nutricional de pacientes demenciados, justificando sua indicação de maneira individualizada.[10]

As contra-indicações absolutas incluem: incapacidade de transiluminação da parede abdominal anterior, obstrução da faringe ou do esôfago, peritonite difusa, expectativa de vida pequena e anorexia nervosa. Quanto às contra-indicações relativas, podemos citar ascite maciça, diálise peritonial, coagulopatias, varizes gástricas, hipertensão portal, hérnia de hiato volumosa, hepatomegalia, obesidade mórbida, gastrectomia subtotal prévia, infecções concomitantes, doenças sistêmicas agudas, doenças neoplásicas e infiltrativas da parede gástrica, neoplasia metastática avançada terminal e demência. A presença de derivação ventrículo-peritonial não constitui contra-indicação para a realização da GEP, pois vários trabalhos demonstram que não houve piora no funcionamento do *shunt* ou infecção.

As principais indicações e contra-indicações da GEP encontram-se nas Tabelas 111.1 e 111.2.[11]

PROCEDIMENTO

Independentemente da técnica de GEP utilizada, os pacientes que serão submetidos ao procedimento devem fazer jejum de pelo menos oito horas. A sedação é a mesma utilizada em exame endoscópico diagnóstico, com benzodiazepínico e opióide suficientes para manter o paciente sonolento, mas consciente. Administra-se uma dose de antibiótico intravenoso, geralmente cefalosporina, 30 minutos antes do procedimento. Faz-se um exame endoscópico completo do

TABELA 111.1

Indicações de gastrostomia endoscópica

- Doença benigna, com uso permanente de sonda enteral para suporte nutricional: neuropatias, polineurites, síndrome de Guillain-Barré, mal de Parkinson, demência senil, AVC, traumas de face e cranioencefálicos, paralisia cerebral, tétano etc.
- Doenças malignas com expectativa de vida prolongada: tumores de cabeça, pescoço e esôfago
- Gastroparesia
- Necessidade de descompressão gástrica crônica
- Necessidade de readministração de secreção biliar: fístulas biliocutâneas

TABELA 111.2

Contra-indicações da gastrostomia endoscópica

Absolutas
- Recusa do paciente
- Doenças em fase terminal
- Coagulopatia grave ou não compensada
- Impossibilidade de passagem do endoscópio para o estômago
- Estômago intratorácico
- Lesões ulceradas, infiltrativas ou infectadas em parede abdominal
- Ausência de transiluminação
- Ausência de motilidade intestinal

Relativas
- Hipertensão portal
- Hepatopatia
- Gastrectomia subtotal
- Obesidade grave
- Ascite
- Peritonite
- Cirurgia abdominal prévia em andar supramesocólico
- Fístula esofágica
- Fístula proximal de intestino delgado
- Varizes de esôfago

trato gastrointestinal alto, seguido de assepsia da parede abdominal, colocação de campos estéreis e posicionamento do endoscópio no estômago. A seguir realiza-se, por meio do estômago, a transiluminação da parede abdominal, com o objetivo de observar se não há órgão sólido (fígado) interposto entre o estômago e a parede abdominal. O assistente, então, realiza a digitopressão na parede abdominal, e o endoscopista identifica claramente a parede gástrica abaulada. Escolhe-se, assim, o ponto da gastrostomia, geralmente na parede anterior da junção corpo-antro, que corresponde ao quadrante superior esquerdo do abdome.[2] A partir daí, opta-se por uma das diferentes técnicas de GEP.

Em geral, o procedimento é realizado após hospitalização do paciente, com tempo de internação de até sete dias.[12] Tradicionalmente, baseado em dados de gastrostomia cirúrgica, a alimentação enteral por essa via é iniciada cerca de 24 horas após o procedimento,[4] o que implica a necessidade de suporte hídrico-calórico intravenoso durante esse período.

Entretanto, estudos mais recentes relativos à GEP demonstram a segurança da nutrição precoce.[2,9,13] McCarter e colaboradores[13] realizaram um estudo prospectivo em 111 pacientes submetidos à GEP randomizados para início da dieta em 4 horas ou em 24 horas após o procedimento. Em 30 dias de acompanhamento, não houve diferença significativa quanto às complicações relacionadas ao procedimento.

Outro estudo prospectivo, realizado por Choudry e colaboradores,[8] randomizou 41 pacientes em 2 grupos, o primeiro com início da dieta em 3 horas e o segundo 24 horas após realização da GEP. Não houve diferença significativa entre os dois grupos em relação a volume residual gástrico, eventos adversos e mortalidade em 30 dias.

Dubagunta e colaboradores[9] avaliaram um protocolo para iniciar a nutrição enteral precoce após inserção da sonda de GEP. Participaram do estudo 77 pacientes observados por 4 horas após a GEP, com posterior início

da infusão da dieta. Cabe ressaltar que 27 pacientes (35%) realizaram o procedimento em nível ambulatorial, retornando ao domicílio no mesmo dia do procedimento. Os pacientes foram acompanhados por 30 dias, sendo verificado um caso de pneumonia aspirativa seguida de óbito, dentre os 77 pacientes, sem nenhuma outra complicação. Os autores concluíram que esse protocolo, além de seguro, pode ter impacto significativo nos custos, eliminando a necessidade de hospitalização para realização do procedimento.

TÉCNICAS

São três as principais técnicas para a realização de uma gastrostomia endoscópica: técnica de *tração* (Gauderer-Ponsky), de *pulsão* (Sachs-Vine) e de *punção* (Russell),[1,14] que podem ser associadas ou não à fixação da parede gástrica à parede abdominal pela técnica de sutura (Hashiba)[15] (Tabelas 111.3 a 111.6).

Todos os métodos apresentam vantagens e desvantagens.

As técnicas de tração e de pulsão têm como desvantagem o maior potencial de introdução de bactérias nos tecidos da parede abdominal, uma vez que a sonda de gastrostomia percorre o trato gastrointestinal alto antes de se exteriorizar. Além disso, em pacientes portadores de neoplasia de cabeça/pescoço e esôfago, a passagem da sonda pelo trajeto do tumor pode provocar o implante de tecido neoplásico no sítio de gastrostomia. Todos os relatos de implante metastático em sítio de gastrostomia, exceto por um, foram em pacientes submetidos a GEP pela técnica de tração.[16] A vantagem dessa técnica é a sua simplicidade e segurança, sendo atualmente a mais utilizada pelos endoscopistas[2] (Figuras 111.1 a 111.15).

Por meio da técnica de punção, as ocorrências indesejáveis descritas anteriormente são contornadas, uma vez que a sonda é introduzida pela parede abdominal. Entretanto, pela necessidade de dilatação da região da punção, na

parede abdominal, para introdução da sonda de gastrostomia, pode formar-se um túnel submucoso antes da penetração do dilatador na parede gástrica. A sonda usada nesse método, por ter um balonete insuflável como anteparo interno, pode deslocar-se facilmente em caso de desinsuflação, causando vazamento da dieta na cavidade peritonial e peritonite. Isso pode ser evitado pela associação com a técnica de sutura, em que os pontos garantem a fixação da parede gástrica à abdominal.

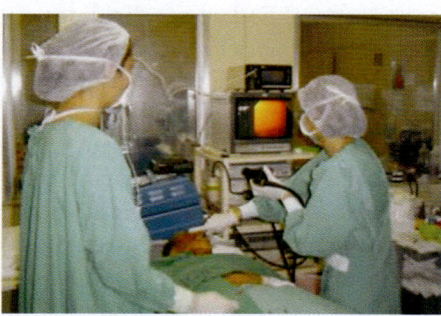

FIGURA 111.1

Exame endoscópico inicial

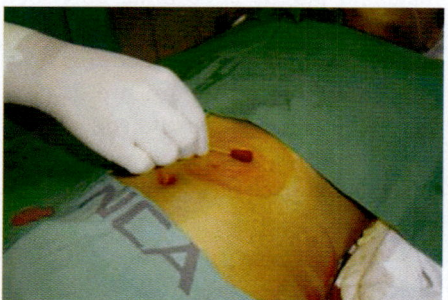

FIGURA 111.2

Assepsia da parede abdominal

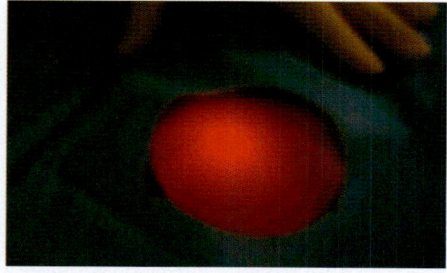

FIGURA 111.3

Transiluminação da parede abdominal no ponto escolhido para GEP

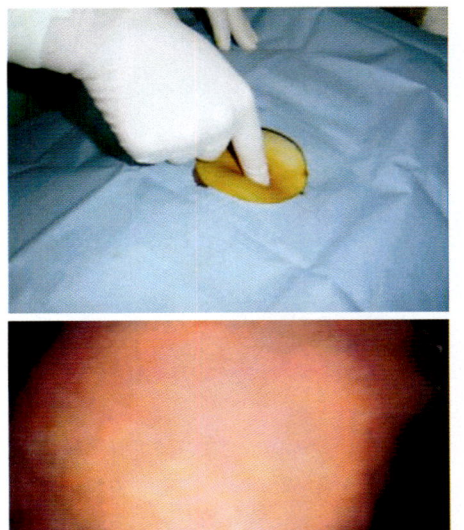

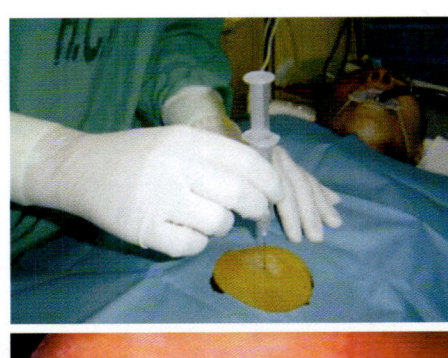

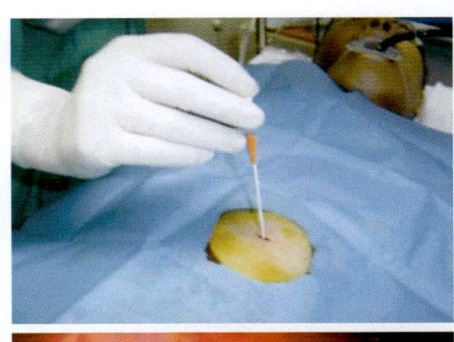

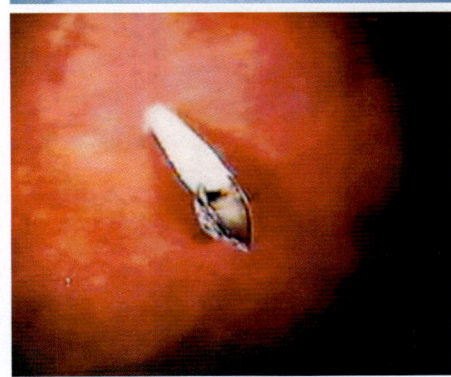

FIGURA 111.4

Digitopressão no ponto escolhido para GEP, mostrando compressão na parede gástrica anterior

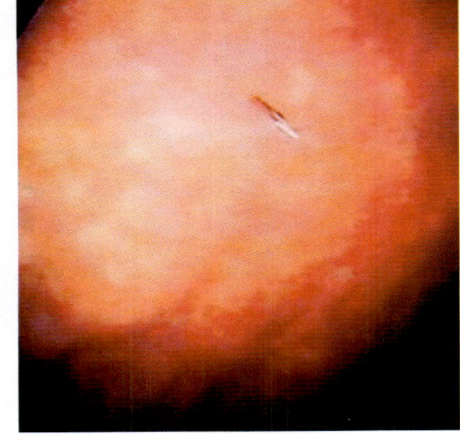

FIGURA 111.6

Técnica do *safe tract*

FIGURA 111.8

Introdução do Jelco 14 na parede abdominal até a luz gástrica

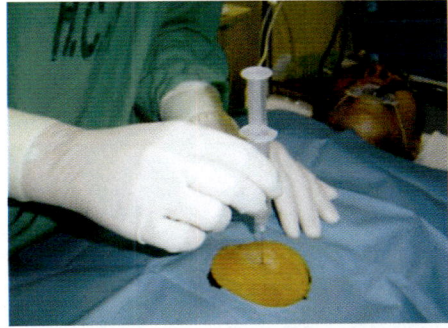

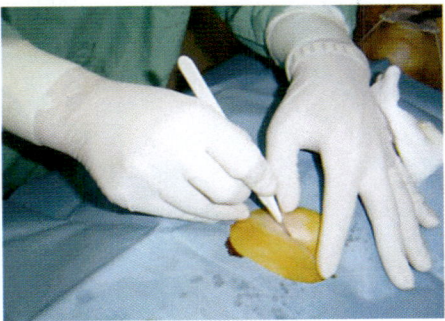

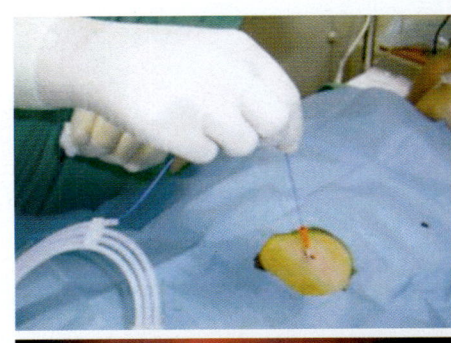

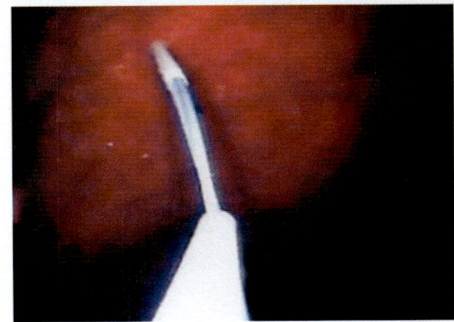

FIGURA 111.7

Incisão na parede abdominal

FIGURA 111.5

Anestesia local com lidocaína a 2%

FIGURA 111.9

Introdução do fio-guia longo pelo Jelco 14 e apreensão do fio pelo endoscopista com alça de polipectomia

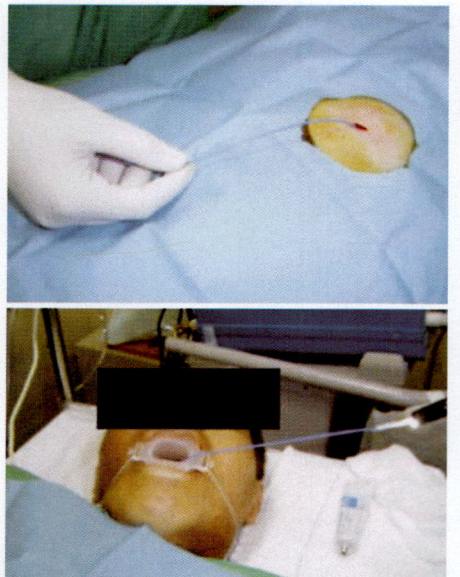

FIGURA III.10

O fio é retirado com o endoscópio pela cavidade oral

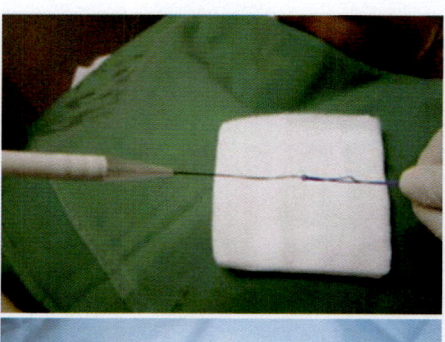

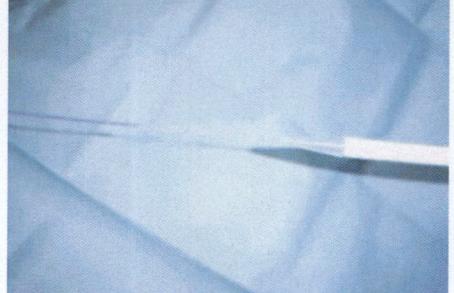

FIGURA III.12

Fixa-se a alça da sonda de gastrostomia ao fio-guia

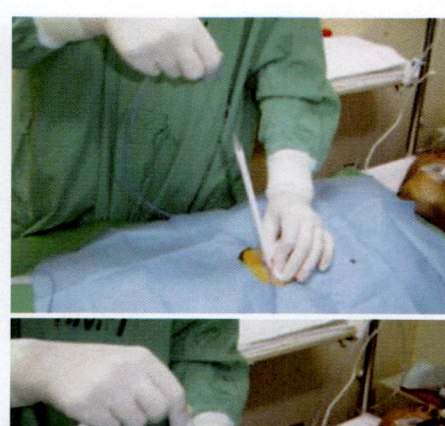

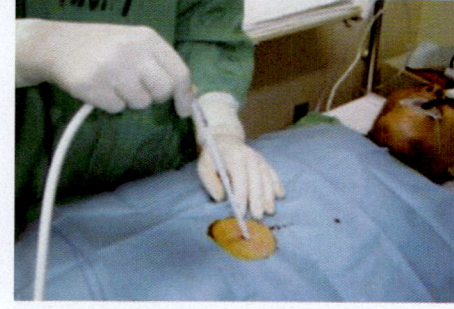

FIGURA III.14

A sonda de gastrostomia percorre o esôfago e o estômago até se exteriorizar pela parede abdominal

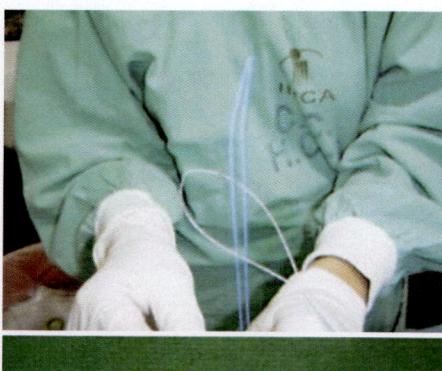

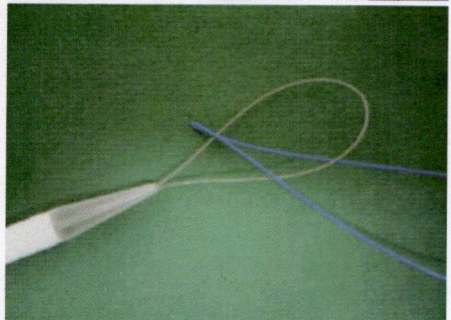

FIGURA III.11

A alça da sonda de gastrostomia é entrelaçada ao fio-guia

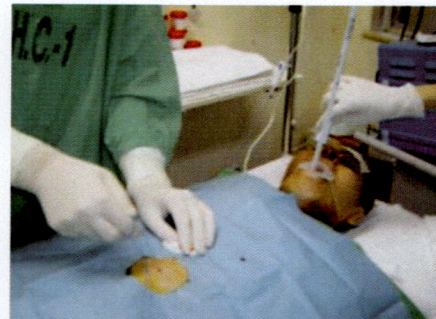

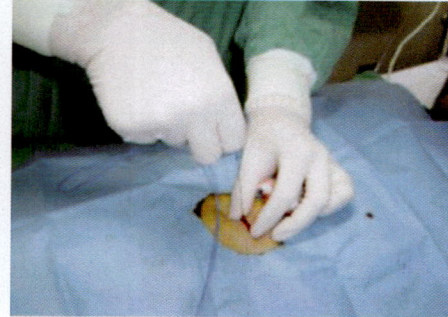

FIGURA III.13

A sonda de gastrostomia é tracionada pela extremidade do fio-guia que se exterioriza pela parede abdominal

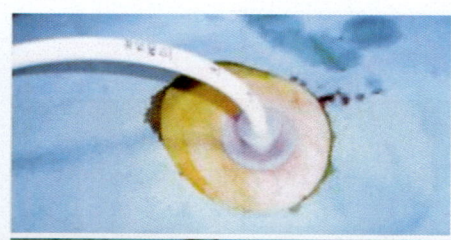

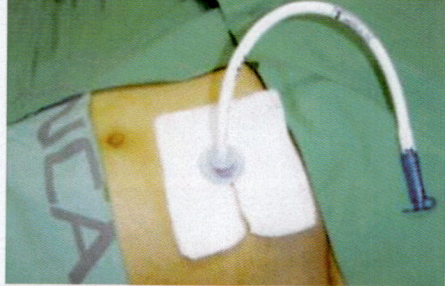

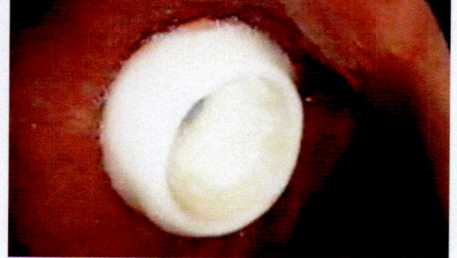

FIGURA III.15

Posicionamento correto da sonda de gastrostomia (visão externa e interna)

TABELA 111.3

Técnica de tração (Gauderer-Ponsky)

- Realiza-se a infiltração anestésica com lidocaína a 2% no ponto escolhido para GEP na parede abdominal, após compressão digital externa e visualização endoscópica
- Utilizando a técnica do *safe tract*, a agulha usada para a anestesia é inserida na parede abdominal em direção à luz gástrica com o êmbolo tracionado até que entrem bolhas de ar na seringa. Isso deve ocorrer ao mesmo tempo que a agulha é vista entrando no estômago
- Faz-se a incisão da pele (1 cm) com o bisturi e a dissecção dos planos até a aponeurose
- Inserção de agulha calibrosa (tipo Jelco 14), acompanhada de visão endoscópica, até a luz do estômago
- Passa-se um fio-guia longo através da agulha, sendo este apreendido pelo endoscopista com alça de polipectomia
- O fio é retirado com o endoscópio pela cavidade oral
- Fixa-se o fio à sonda de gastrostomia, sendo esta tracionada pela outra extremidade do fio, que se exterioriza pela parede abdominal
- A sonda percorre o esôfago e o estômago e é exteriorizada pela parede abdominal
- Reintroduz-se o endoscópio para verificar o correto posicionamento da sonda, sendo que a aproximação das paredes gástrica e abdominal é mantida por tração entre o anteparo interno e o externo

TABELA 111.4

Técnica de pulsão (Sachs-Vine)

- Realiza-se a infiltração anestésica com lidocaína a 2% no ponto escolhido para GEP na parede abdominal
- Utilizando a técnica do **safe tract**, a agulha usada para a anestesia é inserida na parede abdominal em direção à luz gástrica com o êmbolo tracionado até que entrem bolhas de ar na seringa. Isso deve ocorrer ao mesmo tempo que a agulha é vista entrando no estômago
- Faz-se a incisão da pele (1 cm) com o bisturi e a dissecção dos planos até a aponeurose
- Inserção de agulha calibrosa (tipo Jelco 14), acompanhada de visão endoscópica, até a luz do estômago
- Passa-se um fio-guia rígido longo através da agulha, sendo este apreendido pelo endoscopista com alça de polipectomia
- O fio é retirado com o endoscópio pela cavidade oral
- Empurra-se a sonda de gastrostomia pela extremidade oral do fio-guia em direção ao estômago, mantendo o fio-guia retificado nas suas duas extremidades, até que a sonda se exteriorize pela parede abdominal
- Reintroduz-se o endoscópio para verificar o correto posicionamento da sonda, sendo que a aproximação das paredes gástrica e abdominal é mantida por tração entre o anteparo interno e o externo

TABELA 111.5

Técnica de punção (Russell)

- Após anestesia do ponto da GEP na parede abdominal com lidocaína a 2%, introduz-se uma agulha até o estômago, sob visão endoscópica
- Passa-se um fio-guia pela agulha
- O fio-guia orienta a passagem de um dilatador, que tem uma bainha externa
- Retiram-se o dilatador e o fio-guia e passa-se a sonda de gastrostomia pela bainha
- Infla-se o balonete da sonda (anteparo interno)
- Coloca-se o anteparo externo para fixar o estômago à parede abdominal

TABELA III.6

Técnica de sutura (Hashiba)

- Após anestesia do ponto de gastrostomia na parede abdominal com lidocaína a 2%, insere-se uma agulha até o estômago sob visão endoscópica. Essa agulha leva um fio de sutura
- Uma segunda agulha, com uma chanfradura, paralela à primeira, é introduzida e recupera-se o fio, trazendo-o para o exterior. Confecciona-se assim um ponto em U
- Após dois a quatro pontos, faz-se uma pequena incisão com o bisturi na área central
- Com os fios de sutura tracionados, introduz-se na incisão um trocarte como os usados em laparoscopia, no interior do qual é passada a sonda de gastrostomia
- Infla-se o balonete (anteparo interno) e retira-se o trocarte
- Amarram-se os pontos, aproximando assim as paredes gástrica e abdominal

A taxa de sucesso na realização da GEP varia de 95% a 98% em todos os estudos, independentemente da técnica utilizada.[17]

COMPLICAÇÕES

Complicações referentes ao procedimento e à utilização da sonda de gastrostomia podem ser divididas, quanto à gravidade, em *maiores e menores* (Tabela 111.7), e quanto ao tempo decorrido do procedimento, em *precoces e tardias* (menos ou mais de duas semanas).[17,18]

Complicações maiores ocorrem no total em 2,7% a 22,5% dos casos e complicações menores em 6% a 17,5% dos casos.[19] A mortalidade associada ao procedimento é menor que 1%.

COMPLICAÇÕES RELACIONADAS AO PROCEDIMENTO

As complicações relacionadas ao procedimento constituem cerca de 1,5% a 4% dos casos. A aspiração diretamente relacionada ao procedimento ocorre em apenas 0,3% a 1%, tendo como principais fatores de risco posição supina, idade avançada, necessidade de sedação e alterações neurológicas.

A hemorragia aguda também não é freqüente (1%) e está relacionada com punção direta de um vaso na parede abdominal ou erosões traumáticas do esôfago ou mucosa gástrica. Habitualmente cessa espontaneamente por compressão do cateter de gastrostomia.

Lacerações do esôfago, estômago, punção do delgado e cólon foram descritas em menos de 0,5% a 1,8% dos casos.

O pneumoperitônio transitório é descrito em 40% a 56% dos casos, mas, na ausência de sinais de peritonite, não tem significado clínico e não contra-indica o início da alimentação.

Íleos prolongados podem ocorrer em até 3% dos casos.

COMPLICAÇÕES ESPECÍFICAS

A remoção inadvertida do cateter ocorre em 1,6% a 4,4% dos casos, metade antes da maturação do trajeto fistuloso (geralmente de 7 a 10 dias). Nos pacientes em uso crônico de corticosteróides, desnutrição ou ascite, a maturação pode demorar de 3 a 4 semanas. Com o trajeto imaturo, ocorre o afastamento da parede do estômago da parede abdominal anterior, formando-se uma perfuração livre para a cavidade peritonial. Se essa complicação é identificada imediatamente, pode-se colocar uma segunda sonda de gastrostomia usando o mesmo sítio de punção na parede abdominal. Embora a nova sonda não passe exatamente pelo trajeto original, este é selado à medida que a parede gástrica é novamente fixada à parede abdominal anterior. Se houver demora na identificação dessa complicação, na ausência de sinais de peritonite, deve-se descomprimir o estômago com sonda nasogástrica, iniciar antibioticoterapia de amplo espectro e refazer a gastrostomia em 7 a 10 dias.

No caso de remoção tardia da sonda, é aceitável a colocação de um cateter com balão, tipo Foley, certificando-se da posição intragástrica da sonda por meio de exame endoscópico ou injeção de contraste e controle por fluoroscopia.

A infecção no sítio de punção constitui a complicação mais comumente encontrada. Os fatores que aumentam o risco de infecção podem ser relacionados ao paciente (diabetes, obesidade, desnutrição, uso crônico de corticóides), à técnica (técnicas de tração e pulsão têm maior risco que a de introdução, incisões pequenas, antibioticoprofilaxia) e aos cuidados de enfermagem (tração excessiva do anteparo externo). A freqüência pode variar de 5,4% a 30%. A profilaxia antibiótica, geralmente com cefalosporina de primeira geração, diminui significativamente o risco de infecção da ferida operatória.

A peritonite como progressão de infecção ao sítio de punção não é freqüente (0,4% a 1,6% dos casos), sendo geralmente conseqüência de extravasamento do conteúdo gástrico para o peritônio.

A fasciíte necrotizante é rara, mas potencialmente letal. Os pacientes apresentam edema, eritema e equimoses localizados na parede abdominal, que

TABELA 111.7

Classificação das complicações da GEP

Complicações menores	Complicações maiores
Infecção periestomal	Peritonite
Obstrução da sonda	Perda precoce da sonda
Degradação da sonda	Perfuração
Migração da sonda para delgado	Aspiração
Vazamento de dieta pelo óstio da GEP	Sepultamento do retentor interno
	Fístula gastrocolocutânea
	Hemorragia
	Fascíte necrotizante
	Implantação tumoral no sítio do estoma

progridem para a formação de bolhas e eventualmente choque séptico. O tratamento consiste em antibioticoterapia sistêmica para infecção polimicrobiana e debridamento cirúrgico.

O vazamento é a complicação mais comum em longo prazo, embora com freqüência relatada na literatura de 1% a 2%, provavelmente subestimada. Os principais fatores determinantes incluem uso de agentes corrosivos (infusão de ácido ascórbico para cicatrização da ferida, aumento da secreção ácida, lavagem da sonda com peróxido de hidrogênio), infecção cutânea e desenvolvimento de tecido de granulação exofítica ao redor do estoma. Como fatores mecânicos, podemos citar torção da sonda com ulceração de um dos lados do trajeto, ausência de anteparo externo (o que permite o deslizamento da sonda) e síndrome de sepultamento do anteparo interno. O tratamento depende do fator desencadeante. No caso de infecções fúngicas, podem ser usados cremes à base de óxido de zinco. O nitrato de prata reduz o tecido de granulação ao redor da GEP. Um anteparo externo pode ser confeccionado utilizando pedaço de látex adaptado à sonda de Foley. Nos casos mais graves, pode ser necessária a conversão da GEP para Gastrojejunostomia Endoscópica Percutânea ou a remoção completa do sistema

e a colocação de sonda nasoentérica para cicatrização do sítio de gastrostomia.

A síndrome de sepultamento do anteparo interno ocorre em até 21% dos casos. O principal fator precipitante é a tensão excessiva entre o anteparo externo e o interno. Fatores adicionais incluem anteparo interno muito rígido, desnutrição e cicatrização ineficaz e ganho de peso significante em resposta à nutrição enteral. Pode-se apresentar como simples vazamento ao redor da sonda, infecção no sítio de punção, imobilidade do cateter, resistência à infusão e dor abdominal durante a infusão. Várias técnicas foram descritas para o manejo dessa complicação.

A metástase no sítio de punção é rara. O tempo médio para aparecimento é de 8 meses. Sugere-se a disseminação hematogênica para o sítio de punção, mas também se questiona o carregamento de células neoplásicas pela sonda para o estoma, durante a colocação do cateter.

O sangramento gastrointestinal ocorre em 0,6% a 1,2% dos casos, podendo estar relacionado ao procedimento ou ao surgimento posterior de úlcera péptica, sepultamento do anteparo interno ou desenvolvimento de ulcerações da parede gástrica por necrose de pressão causada pelo anteparo interno (trauma mecânico).

A fístula gastrocolocutânea ocorre por meio da perfuração do cólon, por punção inadvertida de alça de transverso interposta durante a colocação da sonda ou erosão de alça adjacente. Os fatores que podem ser responsáveis pelo desenvolvimento dessa complicação são transiluminação insuficiente, insuflação gástrica inadequada e cirurgia abdominal prévia. Os pacientes podem apresentar peritonite, infecção local, fasciíte ou obstrução à infusão de dieta. Mais comumente, a apresentação é insidiosa, com manifestações crônicas como aparecimento de fezes ao redor do sítio de punção, perda de peso inexplicável ou diarréia e relato de fezes com o mesmo aspecto da dieta. Ocasionalmente, essa complicação torna-se aparente apenas quando a sonda é removida. Após documentação da presença de fístula por exames radiológicos contrastados, a sonda pode ser removida manualmente. A cirurgia somente é necessária na presença de peritonite e nos casos raros de persistência do trajeto fistuloso.

Outras complicações raras incluem desenvolvimento de fístula aortogástrica, enfisema subcutâneo, volvo gástrico, neuralgia subcostal, apnéia reversível, laceração hepática e fístula broncoesofagiana.

REFERÊNCIAS BIBLIOGRÁFICAS

1. Gauderer MW, Ponsky JL, Izant RJ Jr. Gastrostomy without laparotomy: a percutaneous endoscopic technique. J Pediatr Surg 1980;15(6):872-5.

2. Ponsky JL. Percutaneous endoscopic gastrostomy. J Gastrointest Surg 2004;8(7):903-6.

3. DiSario JÁ, Baskin NA, Brown DR, DeLegge MH, Fang CJ, Ginsberg GG, McClave SA. Endoscopic approaches to enteral nutritional support. Gastrointest Endosc 2002;(55):7.

4. Capellanes CA. Gastrostomia endoscópica. In: Magalhães AF, Cordeiro F, Quilici FA, editores. Endoscopia digestiva diagnóstica e terapêutica (SOBED). Rio de Janeiro: Revinter; 2005. P. 384-9.

5. Mamell JJ. Percutaneous endoscopic gastrostomy. Am J Gastroenterol 1989;84:703-10.

6. Raynor EM, Williams MF, Martindale RG, Porubsky ES. Timing of percutaneous endoscopic gastrostomy tube placement in head and neck cancer patients. Otolaryngol Head Neck Surg 1999;120(4):479-82.

7. Marcy PY, Magne N, Bensadoun RJ, Bentolila F, Bleuse A, Dassonville O et al. Technique de gastrostomie percutanée radiologique: evaluation cout/bénéfice chez les patients porteurs d'un cancer des vois aerodigestives supérieurs. Bull Cancer 2000;87(4):329-33.

8. Choudhry U, Barde CJ, Markert R, Gopalswamy N. Percutaneous endoscopic gastrostomy: a randomized prospective comparison of early and delayed feeding. Gastrointest Endosc 1996;44(2):164-7.

9. Dubagunta S, Still CD, Kumar A, Makhdoom Z, Inverso NA, Bross RJ et al. Early initiation of enteral feeding after percutaneous endoscopic gastrostomy tube placement. Nutr Clin Pract 2002;17(2):123-5.

10. Lang A, Bardan E, Chowers Y, Sakhinini E, Fidder HH, Bar Meir S et al. Risk factors for mortality in patients undergoing percutaneous endoscopic gastrostomy. Endoscopy 2004;522-6.

11. Matuguma S, Ishioka S. Gastrostomia e jejunostomia endoscópica. In: Sakai P, Ishioka S, Filho FM, editores. Tratado de endoscopia digestiva diagnóstica e terapêutica - estômago e duodeno. São Paulo: Editora Atheneu, 2001. P. 297-306.

12. Hull MA, Rawlings J, Murray FE, Field J, McIntyre AS, Mahida YR et al. Audit of outcome of long-term enteral nutrition by percutaneous endoscopic gastrostomy. Lancet 1993;341(8849):869-72.

13. McCarter TL, Condon SC, Aguilar RC, Gibson DJ, Chen YK. Randomized prospective trial of early versus delayed feeding after percutaneous endoscopic gastrostomy placement. Am J Gastroenterol 1998;93(3):419-21.

14. Russell TR, Brotman M, Forbes N. Percutaneous gastrostomy: a new simplified and cost- effectivre technique Am J Surg 1984;148:132.

15. Hashiba K. Técnica de abertura de gastrostomia sob controle e manipulação endoscópica. Rev Paul Med 1980;95:38-9.

16. Cruz I, Mamel JJ, Brady PG, Cass-Garcia M. Incidence of abdominal wall metastasis complicating PEG tube placement in untreated head and neck cancer. Gastrointest Endosc 2005;62(5):708-11.

17. McClave SA, Chang WK Complications of enteral access. Gastrointest Endosc 2003;58(5):739-51.

18. Schapiro GD, Edmundowicz SA. Complications of percutaneous endoscopic gastrostomy. Gastrointest Endosc Clin N Am 1996;6(2):409-22.

19. Chandu A, Smith AC, Douglas M. Percutaneous endoscopic gastrostomy in patients undergoing resection for oral tumors: a retrospective review of complications and outcomes. J Oral Maxillofac Surg 2003;61(11):1279-84.

CAPÍTULO 112

GASTROSTOMIA COM ENTEROSCÓPIO DE DUPLO-BALÃO EM ESTÔMAGO EXCLUSO

Carlos Alberto Cappellanes
Giovana P. N. da Gama

Algumas técnicas utilizadas no tratamento cirúrgico da obesidade alteram a anatomia do trato alimentar e oferecem dificuldades na avaliação endoscópica de órgãos como o estômago e o duodeno.[1] O artifício de se usar o colonoscópio e o duodenoscópio com o objetivo de se atingir esses órgãos raramente é bem-sucedido. De acordo com essa consideração, uma das importantes objeções a essas operações é o desenvolvimento de doenças em órgãos excluídos do exame endoscópico de rotina, como têm sido relatados casos de câncer gástrico no estômago excluso.[2,3] Muito embora a abordagem do intestino delgado, incluindo os segmentos gastrointestinais excluídos, esteja sendo realizada com sucesso com o advento do enteroscópio de duplo-balão, a gastrostomia, quando necessária em pacientes com cirurgia prévia de Fobi-Capella, tem sido realizada por meio de laparotomia.[4-7]

A gastrostomia endoscópica em pacientes com cirurgia de Fobi-Capella tem sido realizada com o uso do sistema de enteroscópio de duplo-balão (Fujinon Toshiba ES Systems Co., LTD, Japão), que consiste de um videoendoscópio de alta resolução (EN-450P5/20) com 8,5 mm de diâmetro externo e 200 cm de comprimento total, e de um *overtube* flexível, com 140 cm de comprimento e 12 mm de diâmetro externo. Balões de látex são fixados na ponta do enteroscópio e do *overtube* e insuflados com ar e desinsuflados sob um sistema controlado de pressão.

Utiliza-se a rota oral, não havendo necessidade de nenhuma preparação específica para essa abordagem, a não ser o jejum idêntico ao dos exames endoscópicos diagnósticos. Os dois balões são desinsuflados no início do procedimento, com o enteroscópio introduzido até o jejuno por meio do estômago proximal.[12]

O enteroscópio é introduzido o mais distante possível, enquanto o balão do *overtube* permanece insuflado, mantendo a sua posição estável. Em um segundo passo, após desinsuflar o balão do *overtube* e insuflar o balão do enteroscópio, o *overtube* é introduzido sobre o enteroscópio até atingir a sua extremidade distal. Após completar o procedimento de empurrar, o procedimento de puxar se inicia, durante o qual ambos, enteroscópio e *overtube*, devem ser tracionados, sob visão endoscópica. O procedimento de empurrar e puxar é então repetido. Alcançado o piloro por via retrógrada, ele é facilmente transposto e o local da gastrostomia é escolhido por meio de digitopressão na parede abdominal. São introduzidas, à semelhança da técnica descrita inicialmente por Hashiba e colaboradores,[13-15] duas agulhas (Figura 112.1), a primeira com um fio de metal multifilamentar em forma de *loop*, artifício especialmente desenvolvido para essa técnica. O próximo passo é a introdução da segunda agulha, distando cerca de 2,0 cm da primeira e paralela a ela, levando um fio de sutura (mononylon 0) que, intro-

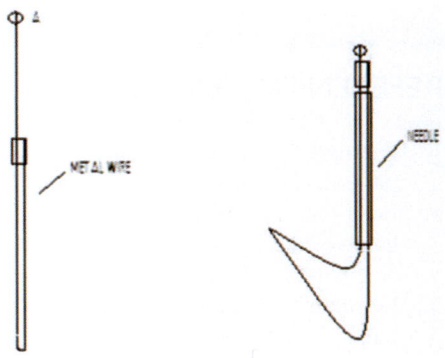

FIGURA 112.1

Desenho esquemático das agulhas utilizadas para a sutura em "U" na parede abdominal. À direita, a agulha com o fio em forma de *loop* e, à esquerda, a agulha com fio

duzido no interior do estômago (Figura 112.2) dentro da alça criada com fio na primeira agulha, é capturado e tracionado por meio da parede abdominal para o exterior, confeccionando assim um ponto em "U". Outro ponto em "U", seguindo a mesma técnica, é confeccionado, paralelamente e a 2,0 cm do primeiro. No espaço entre os dois pontos, um *cystocat* é inserido e é colocada uma sonda de Foley 18 F (Figura 112.3). Os pontos são mantidos sob tração durante a inserção da sonda, e a sutura é realizada ao final do procedimento.

O uso da técnica de punção para a gastrostomia parece ser útil nos casos de estômago excluso. É indicada porque não é necessário remover o endoscópio

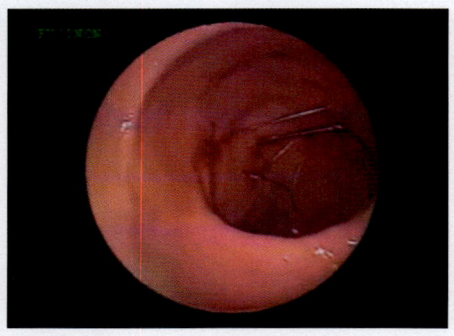

FIGURA 112.2

Visão endoscópica das agulhas sendo introduzidas na parede abdominal para sutura em "U"

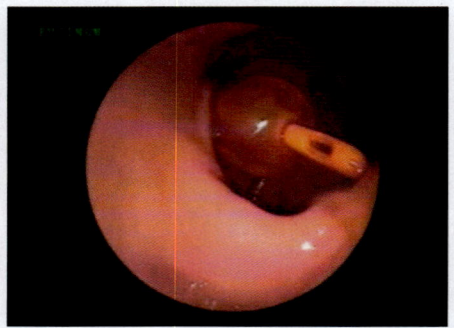

FIGURA 112.3

Visão endoscópica do aspecto final pós-gastrostomia

para realizar o procedimento. Além do mais, esse tipo de gastrostomia tem algumas vantagens, principalmente em relação à diminuição da contaminação do ferimento das paredes gástrica e abdominal com microrganismos ou células neoplásicas de tumores do trato digestivo superior, e também em relação ao fato de a sutura total evitar a separação do estômago da parede abdominal.[16-17]

REFERÊNCIAS BIBLIOGRÁFICAS

1. Huang CS, Farraye FA. Endoscopy in the bariatric surgical patient. Gastroenterol Clin North Am 2005 Mar;34:151-66.
2. Lord RV, Edwards PD, Coleman MJ. Gastric cancer in the bypassed segment after operation for morbid obesity. Aust N Z J Surg 1997;67:580-2.
3. Raijman I, Strother SV, Donegan WL. Gastric cancer after bypass for obesity: case report. J Clin Gastroenterol 1991;13:191-4.
4. Hodgeman WH, Etz KP, Harig JM, Watkins JL. Endoscopic retrograde cholangiopancreatography and stent placement via gastrostomy: technical aspects and clinical application. Endoscopy 1995;1:135-7.
5. Gray R, Leong S, Marcon N, Haber G. Endoscopic retrograde cholangiography, sphincterotomy, and gallstone extraction via gastrostomy. Gastrointest Endosc 1992;38:731-2.
6. Todd HB, Selwyn MV. Surgical gastrostomy placement as access for diagnostic and therapeutic ERCP. Gastrointest Endosc 1998;48:640-1.
7. Schapira L, Falkenstein DB, Zimmon DS. Endoscopy and retrograde cholangiography via gastrostomy. Gastrointest Endosc 1975;22:103-4.
8. Yamamoto H, Yano T, Kita H, Sunada K, Ido K, Sugano K. New system of double-balloon enteroscopy for diagnosis and treatment of small intestinal disorders. Gastroenterology 2003;125:1556-7.
9. Yamamoto H, Sekine Y, Sato Y, Higashizawa T, Miyata T, Lino S et al. Total enteroscopy with no surgical steerable double-balloon method. Gastrointest Endosc 2001;53:216-20.
10. May A, Nachbar L, Ell C. Extraction of entrapped capsules from the small bowel by means of push-and-pull enteroscopy with the double-balloon technique. Endoscopy 2005;37:591-3.
11. Ohmiya N, Taguchi A, Shirai K, Goto H, Okamura S. Endoscopic resection of Peutz-Jeghers polyps throughout the small intestine at double-balloon enteroscopy without laparotomy. Gastrointest Endosc 2005;61:140-7.
12. Yamamoto H, Sato H, Hayoshi Y, Kita H, Sunada K, Iwamoto M et al. Mission impossible with double-balloon endoscopy ERCP in patient with Roux-en-Y anastomosis. ASGE Guide to Endoscopy at DDW; May 14-19, 2005:15.
13. Hashiba, K. Técnica de abertura de gastrostomia sob controle e manipulação endoscópica. Rev Paul Med 1980;95:39-40.
14. Hashiba K, Fabbri CA, Cappellanes CA, Branco PD, Birolini D, Oliveira MR. Endoscopic percutaneous gastrostomy without laparotomy. Endoscopy 1984;16:217-22.
15. Hashiba, K. Endoscopic gastrostomy. Endoscopy 1987;19:23-4.
16. Hosseini M, Lee JG. Metastatic esophageal cancer leading to gastric perforation after repeat PEG placement. Am J Gastroenterol 1999;94:2556-8.
17. Stephen AMC, Chang W. Complications of enteral access. Gastrointest Endosc 2003;58:739-51.

CAPÍTULO 113

JEJUNOSTOMIAS POR GASTROSTOMIAS (JPEG) E DIRETAS (DPEJ). MÉTODOS DE ACESSO ENTERAL

Gustavo Francisco de Souza e Mello
Gilberto Reynaldo Mansur

INTRODUÇÃO

O acesso enteral permite a administração de nutrientes, líquidos e/ou medicamentos para pacientes incapazes de manter ingesta oral adequada. Sempre que for possível deve ser utilizado, pois o suporte parenteral é associado com mais complicações infecciosas e maior morbimortalidade.[1,2,3]

Embora sondas de alimentação oro ou nasoenteral possam ser utilizadas para suporte nutricional de curto prazo ou para avaliação inicial de tolerância à dieta, quando o suporte enteral for necessário por um período prolongado (mais de quatro semanas), a via percutânea é a mais adequada.[1,2]

Desde a descrição da gastrostomia endoscópica percutânea (PEG) por Gauderer e colaboradores,[4] em 1980, houve uma revolução no acesso enteral para nutrição, administração de medicamentos e descompressão do TGI alto. A partir de então, numerosos trabalhos descreveram a aplicação desse procedimento em diversas situações clínicas, com aprimoramentos de técnicas, materiais e indicações.[5]

Apesar do impacto clínico decorrente do uso difundido da PEG, pacientes com quadros intensos de refluxo gastroesofágico e gastroparesia podem apresentar graves complicações pulmonares aspirativas relacionadas com a alimentação enteral. Em casos selecionados, algumas técnicas endoscópicas, adaptadas do procedimento original da PEG, podem permitir a infusão da dieta distalmente no delgado e reduzir as complicações respiratórias.[6]

O acesso jejunal pode ser conseguido por duas técnicas endoscópicas diferentes, que não devem ser confundidas: a gastrojejunostomia endoscópica percutânea (JPEG) é a colocação de uma sonda jejunal por meio de uma gastrostomia, desviando a alimentação do estômago para o duodeno distal ou jejuno; a jejunostomia endoscópica percutânea direta (DPEJ) é a colocação direta de uma sonda jejunal, de maneira semelhante ao procedimento de PEG.[7]

A escolha da via de acesso e do material a ser utilizado é dependente da situação clínica do paciente, além da experiência e da preferência do endoscopista.[1]

INDICAÇÕES

O acesso jejunal está indicado em pacientes com intolerância para alimentação gástrica e risco aumentado de aspiração traqueal de repetição por refluxo gastroesofágico.[3]

Aspiração traqueobrônquica é definida como inalação de secreção orofaríngea ou gástrica para o trato respiratório.[8] A ocorrência de pneumonia por aspiração no curso clínico de um paciente representa uma complicação significativa, associada com uma alta taxa de mortalidade.[9] Infusão de dieta enteral proximalmente ao ângulo de Treitz pode aumentar a freqüência de refluxo gástrico e aspiração.[10] Apesar de constituir matéria ainda controversa,[11] pacientes submetidos a PEG podem, portanto, estar sujeitos a maior incidência de refluxo gastroesofágico e broncoaspiração de repetição.[12,13] Embora a presença de esofagite não seja um marcador de risco para aspiração,[14] hérnia hiatal esteve presente em todos os pacientes de PEG com complicações relacionadas a refluxo gastroesofágico, em um estudo.[15] A colocação de uma sonda jejunal pode reduzir a freqüência dos episódios de aspiração secundária ao refluxo de conteúdo gástrico nesses pacientes.

São várias as situações clínicas ou cirúrgicas nas quais os pacientes podem necessitar de alimentação infundida distalmente no delgado (Tabela 113.1). A principal indicação é evitar complicações da gastroparesia com risco potencial de refluxo e broncoaspiração. Além disso, é possível manter a oferta de nutrição enquanto se permite o repouso da função pancreática exócrina, em casos de pancreatite aguda, pseudocisto e lesões do ducto pancreático.[2] Pacientes submetidos a ressecções gástricas parciais ou totais também podem necessitar de um acesso jejunal para alimentação.[16]

CONTRA-INDICAÇÕES

Em um paciente com PEG prévia, não existe contra-indicação formal para colocação da extensão jejunal, com a possível exceção de lesões obstrutivas distais. No caso de posicionamento da

TABELA 113.1

Indicação de JPEG em pacientes de alto risco

Situações Clínicas	Situações Cirúrgicas
Ventilação mecânica prolongada	Pancreatite grave
AVC	Pseudocisto/abscesso
TCE	Câncer gástrico
Íleo generalizado	Ressecções gástricas
Seqüelas neurológicas	Procedimentos de *bypass* gástrico
Gastroparesia	Cirurgia complicada de úlcera
Uso de próteses esofágicas	Cirurgia biliar complicada
	Procedimentos de *shunt* varicoso

JPEG no mesmo tempo da colocação primária da PEG, as contra-indicações são as referentes ao procedimento da gastrostomia: quadro clínico instável, ascite maciça, diálise peritonial, cirrose com hipertensão portal, obesidade, obstrução esofágica completa, coagulopatias e incapacidade de transiluminação.

As contra-indicações para a DPEJ são basicamente as mesmas para a PEG.

JEJUNOSTOMIA ENDOSCÓPICA POR GASTROSTOMIA (JPEG)

Uma JPEG é criada pela inserção de um tubo de extensão jejunal por meio de uma sonda de gastrostomia preexistente ou colocada simultaneamente. É, atualmente, a técnica mais utilizada para acesso endoscópico jejunal.[17]

As sondas de extensão jejunal podem ter um diâmetro de 8,5 F a 12 F (Figura 113.1). As sondas mais calibrosas são menos propensas a obstrução e acotovelamento,[18] mas requerem sondas de gastrostomia maiores (24 F a 28 F) para permitir sua colocação. Além disso, como na JPEG a sonda jejunal não tem nenhum mecanismo de fixação na parede jejunal, são comuns a instabilidade da posição e a migração proximal para a luz gástrica, principalmente com as sondas mais finas.[17] O uso de sondas jejunais mais calibrosas pode também reduzir esse problema, pois são menos flexíveis.

Como a maioria das sondas jejunais não é muito longa, a sonda de gastrostomia deve ser encurtada, de maneira a permitir uma intubação mais profunda do delgado.

Mesmo com os *kits* atuais, a colocação transpilórica da extensão jejunal, a partir de uma gastrostomia, pode ser um procedimento endoscópico por vezes difícil e frustrante.[18,19]

A JPEG oferece vantagem em relação à DPEJ pelo fato de permitir a descompressão do estômago pela via gástrica da sonda, concomitantemente à infusão de dieta pela via jejunal, característica importante em pacientes portadores de esvaziamento gástrico alterado.[20]

TÉCNICAS DE COLOCAÇÃO

Várias técnicas para inserção das sondas de extensão jejunal foram descritas. Em todas as variações, a sonda jejunal é colocada por dentro da sonda de gastrostomia e avançada até o jejuno, com auxílio de um fio-guia, ou levada com o endoscópio até a posição desejada.

Na técnica original, descrita por Ponsky e Aszodi em 1984,[21] após a PEG uma sonda jejunal é introduzida pela sonda de gastrostomia, apreendida pelo endoscópio na luz gástrica com uma pinça, e levada até o jejuno (Figuras 113.2 e 113.3). Essa técnica apresenta numerosas limitações técnicas, pela dificuldade de levar a sonda jejunal por via transpilórica até o delgado e principalmente mantê-la em posição após sua liberação pela pinça durante a retirada do aparelho.

A técnica descrita por Duckworth e colaboradores[22] marcou uma signifi-

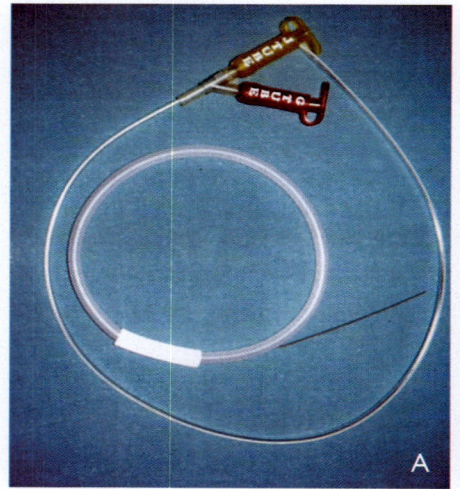
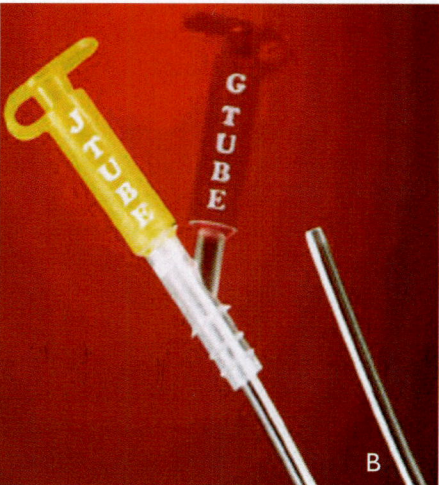

FIGURA 113.1

JPEG. (A) Sonda jejunal e fio-guia; (B) Detalhe da ponta da sonda e do conector em Y, mostrando as vias gástrica (G-Tube, vermelha) e jejunal (J-Tube, amarela)

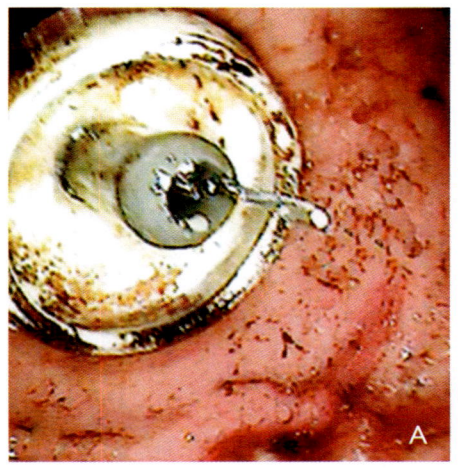
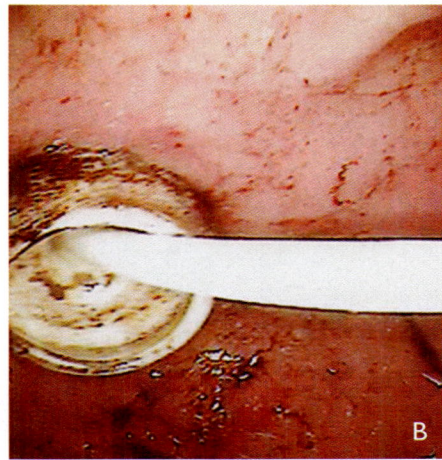
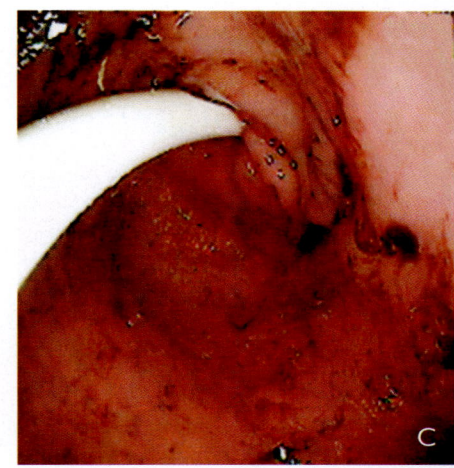

FIGURA 113.2

Técnica original de JPEG, por tração da sonda com pinça. (A) Introdução da uma sonda enteral pela gastrostomia, com o próprio fio-guia exteriorizado ou um fio de sutura preso na extremidade, para ser apreendido pelo aparelho com uma pinça; (B) A sonda é tracionada até o intestino delgado junto com o aparelho; (C) Sonda em posição transpilórica, após a retirada cuidadosa do aparelho

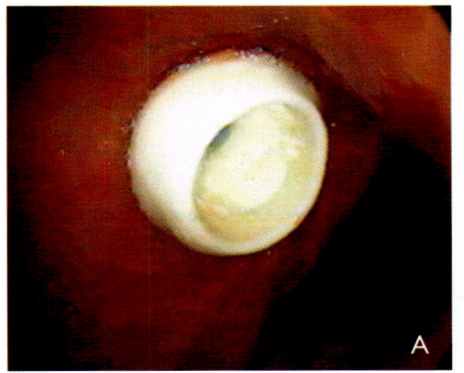
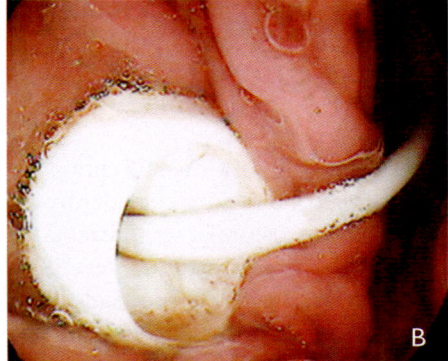
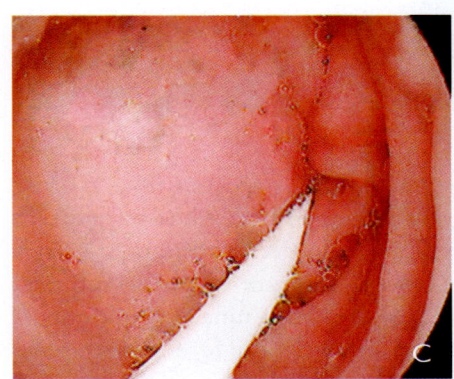

FIGURA 113.3

Técnica original de JPEG. (A) Retentor interno da sonda de gastrostomia; (B) Sonda enteral introduzida pela gastrostomia, sem formação de redundância na luz gástrica; (C) Sonda em posição transpilórica

cativa evolução na colocação da sonda jejunal. Após a PEG, é passado pela sonda de gastrostomia um fio-guia, que é apreendido por uma pinça, levado até o delgado e lá deixado (Figura 113.4). Posteriormente, a sonda jejunal é posicionada por sobre o fio-guia (técnica de Seldinger) até o jejuno. Nesse ponto, é importante que o fio esteja bem retificado para facilitar a entrada da sonda jejunal sem redundância intragástrica. Para se manter a insuflação gástrica durante essas manobras, é necessária a colocação de um *plug* com canal central, por onde passa o fio-guia, adaptado na ponta li-

vre da sonda de gastrostomia. Os *kits* de JPEG do mercado seguem esse modelo. No caso de dificuldade para manter o fio-guia retificado após a retirada do endoscópio para o estômago, ele pode ser mantido preso e tracionado no delgado com a pinça enquanto se introduz a sonda jejunal pela gastrostomia.

Uma modificação dessa técnica consiste no uso de sondas de gastrostomia de maior diâmetro que permitam a passagem de um endoscópio ultrafino, um enteroscópio, um broncoscópio ou um colonoscópio pediátrico, introduzidos pela gastrostomia até o jejuno mais

distalmente possível, e através dos quais será introduzido o fio-guia para posicionamento da sonda jejunal.[19,23]

Outra modificação da técnica com fio-guia foi descrita por Parasher e colaboradores,[24] consistindo na colocação do fio-guia, da mesma maneira convencional, mas passando por sobre ele um cateter de rigidez progressiva, que permite uma posterior introdução manual mais profunda do fio-guia, sem necessidade de controle endoscópico.

Leichus e colaboradores[25] descreveram uma técnica que também utiliza um fio-guia para posicionamento da

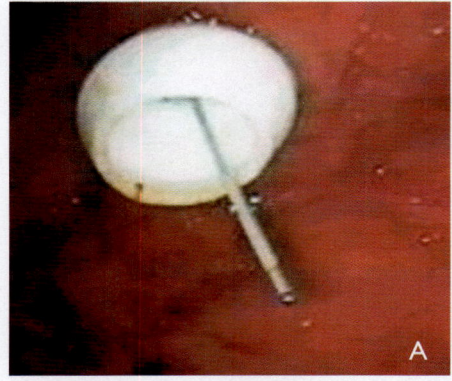
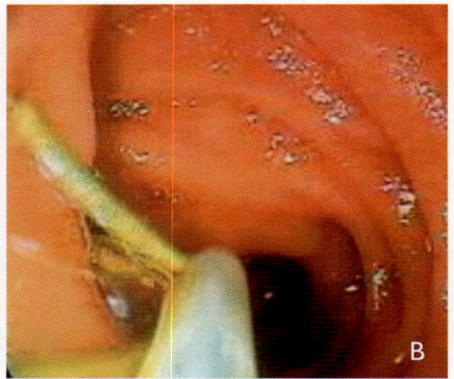
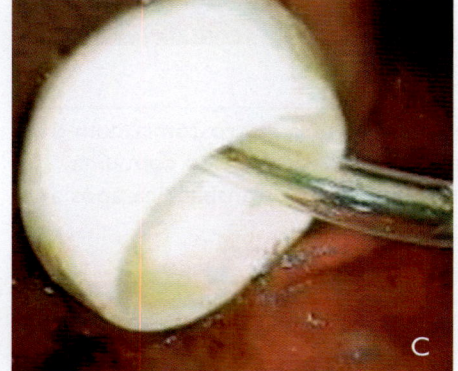
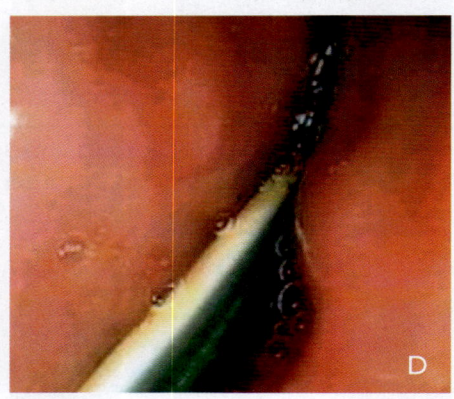

FIGURA 113.4

Técnica de JPEG com fio-guia. (A) Introdução do fio-guia pela gastrostomia, para ser apreendido com uma alça, pelo endoscópio; (B) Posicionamento do fio-guia o mais distalmente possível no delgado, levado pela alça; (C) Passagem da sonda jejunal por sobre o fio-guia, retificada na luz gástrica; (D) Sonda jejunal transpilórica e bem posicionada

sonda enteral, mas com uma abordagem diferente. O aparelho é introduzido pela boca do paciente até o estômago, enquanto que um assistente introduz pela gastrostomia uma alça, que é aberta na luz, permitindo a passagem do aparelho por dentro dela. O endoscópio é avançado o mais profundamente possível no delgado, deixando um fio-guia. Após a retirada do aparelho, o fio-guia é capturado firmemente pela alça e cuidadosamente exteriorizado pela gastrostomia. A alça que se exterioriza pela boca é tracionada com o cuidado de não se desposicionar a alça jejunal, até que seja completamente retirada pela gastrostomia, e então é colocada a sonda jejunal. Pode haver dificuldades para a retirada do fio-guia pela gastrostomia, na dependência da rigidez do fio, e a dobra decorrente do pinçamento deve ser desfeita antes da introdução da sonda jejunal no fio-guia.

Uma maneira original para o posicionamento da sonda jejunal foi descrita por Sibile e colaboradores,[26] não necessitando de fio-guia ou tração da

sonda até o jejuno. Um assistente posiciona uma sonda jejunal por dentro da sonda de gastrostomia, sem ultrapassá-la. A sonda de gastrostomia deve estar com o retentor externo afrouxado, para que possa ser introduzida livremente na luz gástrica. O endoscopista, com uma pinça de corpo estranho (dente-de-rato) ou uma alça, passada pelo canal de trabalho do aparelho, apreende o retentor interno da sonda de gastrostomia e o direciona até o piloro. Nesse momento, o assistente introduz a sonda jejunal na sonda de gastrostomia, deslizando sua extremidade pelo duodeno até o jejuno. Ao final dessa manobra, a sonda de gastrostomia é recolocada na sua posição original e fixada. Embora essa manobra seja provavelmente mais segura com um trajeto de gastrostomia já maduro, o procedimento original foi descrito com a sonda jejunal colocada logo após a realização da PEG, sem intercorrências.

A utilização de controle fluoroscópico durante o processo de colocação da sonda jejunal na JPEG nas diferentes

técnicas não é primordial para o procedimento, mas pode auxiliar endoscopistas novatos ou não acostumados com o método.[5]

É importante, para facilitar o procedimento de colocação da JPEG, que o interior da sonda de gastrostomia, o fio-guia e a sonda jejunal estejam todos bem lubrificados, permitindo o livre deslizamento dos componentes uns sobre os outros, sem resistência.[5] Após a colocação, o cateter jejunal deve estar retificado no trajeto gástrico, mas com o cuidado de evitar tração excessiva que pode resultar em dobra no ponto de contato com a borda do retentor interno.[18]

Por fim, deve ser lembrado que o retentor externo da sonda de gastrostomia tem que ser colocado sempre antes da introdução da sonda jejunal na sonda de gastrostomia, caso tenha sido retirado, pois a peça adaptadora terminal em Y da sonda jejunal não permite a passagem do retentor depois de posicionada. Da mesma maneira, o *plug* adaptador do *kit* de JPEG também deve ser retirado após a colocação do fio-guia no jejuno e antes da introdução da sonda jejunal por cima do fio-guia.[5]

JEJUNOSTOMIA ENDOSCÓPICA PERCUTÂNEA DIRETA (DPEJ)

A técnica da DPEJ é uma modificação do procedimento de PEG para permitir alimentação jejunal direta de longo prazo.[2,16,27] Descrita pela primeira vez em 1987,[28] oferece a possibilidade de ser empregada em casos de pacientes submetidos a ressecção gástrica parcial ou total.[16] As taxas de sucesso do procedimento são mais elevadas em pacientes magros ou com alterações cirúrgicas prévias da anatomia do TGI alto, principalmente após ressecções de segmentos gástricos ou de delgado.[29]

A falha em completar o procedimento é maior na DPEJ quando comparada com PEG e JPEG, podendo atingir 15% a 25% dos casos.[16,29] A maioria das falhas decorre de dificuldades técnicas durante o procedimento, como a incapacidade de conseguir ou manter a transiluminação através da alça jejunal ou estabilizar o pertuito da punção. Lesões obstrutivas gástricas ou duodenais também podem impossibilitar a realização do procedimento.[29]

Caso seja necessária a descompressão gástrica concomitante, pode ser associada uma PEG no momento da realização da DPEJ,[29] embora isso aumente o risco de complicações infecciosas locais.[18]

Em comparação com a JPEG, oferece a vantagem de ser fixada diretamente no jejuno e utilizar sondas de maior calibre, menos propensas a obstrução.[17,30]

TÉCNICA BÁSICA DE COLOCAÇÃO

A técnica do procedimento deve ser estéril, e é recomendado o uso de profilaxia antibiótica.[29] Com auxílio de um colonoscópio pediátrico (ou de um enteroscópio) avançado até o jejuno, é realizada a transiluminação e a ma-

nobra de compressão na alça escolhida. De uma maneira semelhante à da PEG, a parede abdominal é puncionada com uma agulha de sondagem (de 21-Gauge) para identificação da ponta da agulha na luz da alça. A agulha de sondagem é deixada no local para estabilização da alça e é realizada uma incisão de 1 cm na pele em torno dela. Em seguida, um trocater com bainha, mais calibroso (de 14-Gauge), é utilizado para puncionar a alça. Após a punção, é passado um fio-guia para a luz, que é apreendido por uma alça, retirado em conjunto com o endoscópio pela boca e conectado com a sonda. O conjunto é, então, tracionado pela ponta do fio que se exterioriza através da parede abdominal, trazendo a sonda para a posição correta na alça jejunal e fixando a alça na parede abdominal com o anteparo interno.[2,16,17,29] A reintrodução do aparelho para avaliação do posicionamento da sonda não é obrigatória, mas geralmente é feita por medida de segurança. Um *kit* de gastrostomia pediátrico ou de calibre menor (com 20 F) da técnica de tração é geralmente adequado para o procedimento, pois o retentor interno de menor tamanho é menos provável de causar obstrução da luz ou ulceração da mucosa jejunal.[16,29]

A DPEJ pode ser realizada, também, pela passagem de um endoscópio ultrafino por meio de uma gastrostomia previamente colocada,[31] manobra que pode facilitar uma intubação jejunal mais distal.

A dieta enteral de prova (50 ml/h a 75 ml/h) pode ser iniciada logo após o fim do procedimento, com o cuidado de se esvaziar o excesso de ar insuflado na alça.[2,16,29]

COMPLICAÇÕES

As complicações podem ser relacionadas com a sedação, com o exame endoscópico, com a realização da PEG ou com o procedimento para acesso jejunal propriamente dito.

Em comparação com a PEG e a DPEJ, a JPEG exibe uma maior freqüência de

complicações relacionadas à disfunção da sonda, principalmente devido ao seu menor diâmetro.

JPEG

Complicações maiores podem ocorrer em 24,1% e as menores em 31,4% dos casos, no acompanhamento de longo prazo.[32] A disfunção do tubo pode ocorrer em 26,8% a 84% dos casos.[2,18,32-35] Dentre as complicações mais freqüentes encontramos aspiração (5,7%), obstrução (4% a 45%), remoção acidental (11% a 18%), migração retrógrada da sonda para o estômago (6% a 42%), dobra (23%) e fratura da sonda (7,6%).[1,2,18,32,36,37]

DPEJ

As complicações podem ocorrer em 12% a 19% dos casos. Em 2% deles, essas complicações são classificadas como complicações maiores, que incluem sangramento (0,6%), formação de abscesso (0,6%), perfuração colônica (0,6%), peritonite, fasciíte necrotizante e fístula persistente após a retirada da sonda, as quais podem necessitar de tratamento cirúrgico.[29] As complicações menores, mais freqüentes, são infecção periestomal (6% a 8%), extravasamento (8% a 12%) e ulceração mucosa do jejuno (5%).[2,7,29,38] Uma complicação pouco comum é a obstrução intermitente do intestino delgado, causada por um retentor interno da sonda de grande calibre.[36] A disfunção do tubo é pouco freqüente, sendo relatada em 3% dos casos.[17,29]

EFICÁCIA E SEGURANÇA

Os estudos sobre JPEG mostram resultados conflitantes em relação à efetiva diminuição do risco de broncoaspiração.[13,34,39-43] A aspiração pode ocorrer em 17% a 60% dos pacientes, valor não muito diferente para a PEG, mas em grande parte dos trabalhos a avaliação foi prejudicada por posicionamento inadequado da extremidade da sonda no duodeno.[3,24] Um estudo prospectivo demonstrou redução no risco relativo estimado de aspiração de 91%,[32] e vários outros trabalhos mostraram que o uso de sondas de extensão jejunal por JPEG pode diminuir (mas não evitar) a aspiração relacionada com alimentação enteral.[13,14] Por outro lado, seu valor é dúbio na prevenção dos episódios de aspiração orofaríngea,[6] mesmo quando seu uso resulta na retirada de sondas oro ou nasoenterais (fatores de risco estabelecidos para aspiração orofaríngea).[38] Embora a taxa de sucesso inicial de posicionamento da JPEG seja alta (acima de 90%), o sucesso funcional prolongado é geralmente desapontador, devido a freqüente desposicionamento (migração gástrica) e oclusão da sonda jejunal (por acotovelamento ou obstrução).[2,16]

Os dados disponíveis sugerem que a DPEJ é capaz de fornecer um acesso jejunal seguro e estável, embora seja considerado um procedimento mais desafiador e complexo do que as demais técnicas de acesso enteral endoscópico.[16,30] Aspiração é relatada em apenas 3% dos casos.[29]

Não existem trabalhos randomizados comparando diretamente JPEG, DPEJ e PEG.[2,17] Para um acesso jejunal prolongado, a DPEJ parece ser superior à JPEG, com uma patência maior da sonda e menor necessidade de reintervenções endoscópicas.[17]

CUIDADOS COM A SONDA JEJUNAL

Os cuidados de acompanhamento de pacientes submetidos à jejunostomia endoscópica devem ser ainda mais intensos do que com a gastrostomia. Os cuidados de enfermagem, do preparo e infusão da dieta e medicações, e a educação de cuidadores e pacientes têm importância vital no manejo em curto e longo prazo das sondas de jejunostomia.

Toda a equipe, hospitalar ou domiciliar, em cada um dos ambientes por onde a evolução do paciente determine sua passagem (CTI, quarto hospitalar, acompanhamento ambulatorial, residência etc.), deve ser cuidadosamente treinada e instruída sobre o funcionamento da sonda. Cada fabricante emprega cores e códigos diferentes para cada marca de sonda, de maneira que os conceitos sobre a sonda de JPEG devem ser exaustiva e periodicamente explicados e relembrados.

Dentre os cuidados mais importantes está a irrigação freqüente da luz, com água filtrada, da via de entrada (ou de descompressão) gástrica e da via de alimentação jejunal, no adaptador em forma de Y. Essa lavagem das vias deve ser feita com 30 ml a 50 ml de água a cada quatro a seis horas, e sempre antes e após a administração de dieta ou medicamentos.[37]

A administração de medicamentos deve ser feita preferencialmente pela via gástrica, quando possível. Os medicamentos, caso tenham de ser obrigatoriamente dados pela via jejunal, devem ser em forma de líquidos ou muito bem triturados e diluídos, para se evitar obstrução da sonda. Os medicamentos devem ser infundidos separadamente e com irrigação da sonda entre eles para evitar interações que levem a possível formação de borras ou grumos na luz.[37]

Esses simples cuidados podem permitir um período de meses sem a ocorrência de disfunção (obstrução, fratura, dobra ou remoção) da sonda.

Geralmente as sondas jejunais necessitam ser trocadas em média a cada seis meses,[32] por conta da degradação do material. A troca pode ser realizada ambulatorialmente, pela colocação de um fio-guia e reposicionamento de uma nova sonda, com controle radiológico posterior para confirmação do sucesso do procedimento.

REFERÊNCIAS BIBLIOGRÁFICAS

1. ASGE. Endoscopic enteral nutritional access devices. Gastrointest Endosc 2002;56(6):796-802.
2. DiSario JA, Baskin WN, Brown RD, DeLegge MH, Fang JC, Ginsberg GG et al. Endoscopic approaches to enteral nutritional support. Gastrointest Endosc 2002;55(7):901-8.
3. Habib A, Kirby D. Enteral nutrition access devices. Curr Gastroenterol Reports 1999;1:354-61.
4. Gauderer MWL, Ponsky J, Izant RJ. Gastrostomy without laparotomy: a percutaneous endoscopic technique. J Pediatr Surg 1980;15:872-5.
5. Baskin WN. Percutaneous endoscopic gastrostomy and placement of a jejunal extension tube. Tech Gastrointest Endosc 2001;3(1):30-41.
6. ASGE. Role of PEG/PEJ in enteral feeding. Gastrointest Endosc 1998;48(6):699-701.
7. Mellert J, Naruhn MB, Grund KE, Becker HD. Direct endoscopic percutaneous jejunostomy (EPJ). Surg Endosc 1994;8:867-70.
8. Marik PE. Aspiration pneumonitis and aspiration pneumonia. N Engl J Med 2001;344:665-71.
9. Cameron JL, Mitchell WH, Zuidema GD. Aspiration pneumonia: clinical outcome following documented aspiration. Arch Surg 1973;106:49-52.
10. Gustke RF, Varma RR, Soergel KH. Gastric reflux during perfusion of the proximal bowel. Gastroenterol 1970;59:890-5.

11. Razeghi S, Lang T, Behrens R. Influence of percutaneous endoscopic gastrostomy on gastroesophageal reflux: a prospective study in 68 children. J Ped Gastroenterol Nutr 2002;35:27-30.

12. Guedon C, Ducrotte P, Hochain P, Zalar A, Dechelotte P, Denis P et al. Does percutaneous endoscopic gastrostomy prevents gastro-oesophagic reflux during the enteral feeding of elderly patients? Clin Nutr 1996;15:179-83.

13. Lien HC, Chang CS, Chen GH. Can percutaneous endoscopic jejunostomy prevent gastroesophageal reflux in patients with preexisting esophagitis? Am J Gastroenterol 2000;95:3439-43.

14. Carnes ML, Sabol DA, DeLegge M. Does the presence of esophagitis prior to PEG placement increase the risc for aspiration pneumonia? Dig Dis Sci 2004;49(11/12):1798-802.

15. Ono H, Azuma T, Miyaji H, Ito S, Ohtaki H, Ohtani M et al. Effects of percutaneous endoscopic gastrostomy tube placement on gastric antral motility and gastric emptying. J Gastroenterol 2003;38:930-6.

16. Ginsberg GG. Direct percutaneous jejunostomy. Tech Gastrointest Endosc 2001;3(1):42-9.

17. Fan AC, Baron TH, Rumalla A, Harewood GC. Comparision of direct percutaneous endoscopic jejunostomy and PEG with jejunal extension. Gastrointest Endosc 2002;56(6):890-4.

18. Simon T, Fink AS. Recent experience with percutaneous endoscopic gastrostomy/jejunostomy (PEG/J) for enteral nutrition. Surg Endosc 2000;14:436-8.

19. Chaurasia OP, Chang KJ. A novel technique for percutaneous endoscopic gastrojejunostomy tube placement. Gastrointest Endosc 1995;42(2):165-8.

20. Scheidbach H, Horbach T, Groitl H, Hohenberger W. Percutaneous endoscopic gastrostomy/jejunostomy (PEG/PEJ) for decompression in the upper gastrointestinal tract. Surg Endosc 1999;13:1103-5.

21. Ponsky JL, Aszodi A. Percutaneous endoscopic jejunostomy. Am J Gastroenterol 1984;79:113-6.

22. Duckworth PF, Kirby DF, McHenry L, DeLegge MH, Foxx-Orenstein A. Percutaneous endoscopic gastro-jejunostomy made easy: a new over-the-wire technique. Gastrointest Endosc 1994;40:350-3.

23. Baskin WN, Johanson JF. Trans-PEG endoscopy for rapid PEJ placement. Am J Gastroenterol 1994;89:701.

24. Parasher VK, Abramowicz CJ, Bell C, Delledonne AM, Wright A. Successful placement of percutaneous gastrojejunostomy using steerable guidewire – a modified controlled push technique. Gastrointest Endosc 1995;41(1):52-5.

25. Leichus L, Patel R, Johlin F. Percutaneous endoscopic gastrostomy/jejunostomy (PEG/PEJ) tube placement. Gastrointest Endosc 1997;45(1):79-81.

26. Sibile A, Glorieux D, Fauville JP, Warzee P. An easier method for percutaneous endoscopic gastrojejunostomy tube placement. Gastrointest Endosc 1998;48(5):514-7.

27. Barrera R, Schattner M, Nygard S, Ahdoot A, Adeyeye S, Groeger J et al. Outcome of direct percutaneous endoscopic jejunostomy tube placement for nutritional support in critically ill, mechanically ventilated patients. J Crit Care 2001;16(4):178-81.

28. Shike M, Schroy P, Ritchie MA, Lightdale CJ, Morse R. Percutaneous endoscopic jejunostomy in cancer patients with previous gastric resection. Gastrointest Endosc 1987;33:372-4.

29. Shike M, Latkany L, Gerdes H, Bloch AS. Direct percutaneous endoscopic jejunostomies for enteral feeding. Gastrointest Endosc 1996;44(5):536-40. Baron TH. Direct percutaneous endoscopic jejunostomy through a mature tract. Gastrointest Endosc 2002;56(6):946-7.

30. Bueno JT, Schattner MA, Barrera R, Gerdes H, Bains M, Shike M. Endoscopic placement of direct percutaneous tubes in patients with complications after esophagectomy. Gastrointest Endosc 2003;57(4):536-40.

31. Baron TH. Direct percutaneous endoscopic jejunostomy through a mature gastrostomy tract. Gastrointest Endosc 2002;56(6):946-7.

32. Mathus-Vliegen LMH, Koning H. Percutaneous endoscopic gastrostomy and gastrojejunostomy: a clinical reappraisal of patient selection, tube function and the feasibility of nutritional support during extended follow-up. Gastrointest Endosc 1999;50(6):746-54.

33. Ben-Menachem T, Schoeppner HL. J-Tube knot in the stomach. Gastrointest Endosc 1995;42(4):379-80.

34. Wolfsen HC, Kozarek RA, Ball TJ, Patterson DJ, Botoman VA. Tube disfunction following percutaneous endoscopic gastrostomy and jejunostomy. Gastrointest Endosc 1990;36:261-3.

35. Kaplan DS, Murthy UK, Linscheer WG. Percutaneous endoscopic jejunostomy: long-term follow-up of 23 patients. Gastrointest Endosc 1989;35:403-6.

36. McClave SA, Chang WK. Complications of enteral access. Gastrointest Endosc 2003;58(5):739-51.

37. Simon T, Fink AS. Current Management of endoscopic feeding tube dysfunction. Surg Endosc 1999;13:403-5.

38. Nicholas JM, Cornelius MW, Tchorz KM, Tremblay LN, Spiegelman ER, Easley KA et al. A two institution experience with 226 endoscopically placed jejunal feeding tubes in critically ill surgical patients. Am J Surg 2003;186:583-90.

39. DiSario JA, Foutch PG, Sanawski RA. Poor results with percutaneous endoscopic jejunostomy. Gastrointest Endosc 1990;36:257-60.

40. Henderson JM, Strodel WE, Gilinski NH. Limitations of percutaneous endoscopic gastrostomy. JPEN 1993;17:446-50.

41. Kadakia SC, Sullivan HO, Starnes E. Percutaneous endoscopic gastrostomy or jejunostomy and the incidence of aspiration in 79 patients. Am J Surg 1992;164:114-8.

42. Lewis BS. Perform PEJ. Gastrointest Endosc 1990;36:311-3.

43. Lazarus BA, Murphy JB, Culpepper L. Aspiration associated with long-term gastric versus jejunal feeding: a critical analysis of the literature. Arch Phys Med Rehabil 1990;71:46-53.

CAPÍTULO 114

CECOSTOMIA ENDOSCÓPICA

Arnaldo José Ganc
Ricardo Leite Ganc

INTRODUÇÃO

A comunicação dos órgãos intra-abdominais com o meio externo, para drenagem ou alimentação, não é um conceito novo. As colostomias e as gastrostomias cirúrgicas têm sido realizadas há mais de um século.[1]

Com a descrição da gastrostomia endoscópica por Gauderer e Ponsky em 1980,[2] um novo conceito foi introduzido à idéia inicial: a mínima agressão.

Com o sucesso da gastrostomia endoscópica, novos e mais perfeitos modelos de sondas foram desenvolvidos. Com isso, o surgimento de outras ostomias endoscópicas era uma questão de tempo. O mesmo Ponsky descreveu a primeira jejunostomia endoscópica e, posteriormente, em 1986, introduziu o conceito da cecostomia endoscópica (CE).[3] Em seguida, em 1988, tivemos a oportunidade de modificar a técnica com a extraperitonização do ceco com o auxílio de um coloscópio.[4] Apesar de mais segura, era um pouco mais trabalhosa que a técnica de Ponsky, o que levou à popularização desta última. No entanto, nos casos em que haja o risco de mobilização precoce da sonda de cecostomia, nossa técnica permanece como uma opção válida.

Existe, também, a possibilidade de realizar a cecostomia por radiologia, que parece ter um menor índice de complicações infecciosas, ainda que possa provocar perfuração de outros órgãos.[5] Essa técnica não será discutida neste capítulo.

INDICAÇÕES

Tanto Ponsky quanto nós descrevemos a CE para a descompressão do cólon na síndrome de Ogilvie, sendo até hoje a maior indicação (Figura 114.1).[3,4]

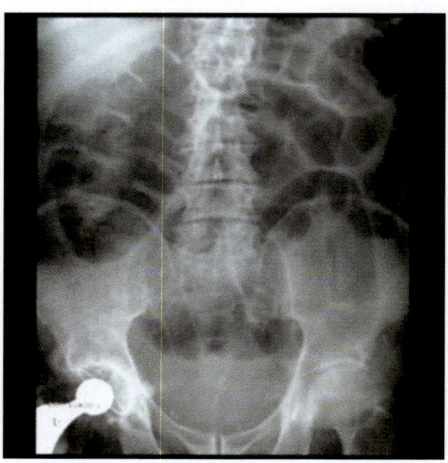

FIGURA 114.1

Raio X de abdome em um paciente com síndrome de Ogilvie

Não há dúvida de que o tratamento clínico dessa afecção se impõe sobre o cirúrgico e o endoscópico.[6] Na falha daquele, deve-se optar pela colonoscopia aspirativa com a colocação de uma sonda de aspiração ligando o cólon direito ao ânus.[6,7] Caso esta falhe, a CE parece ser uma alternativa menos invasiva que a cecostomia cirúrgica.[6] Posteriormente, a CE foi indicada para constipação crônica e incontinência fecal em pacientes com enteropatias de origem neurológica, como espinha bífida, malformações anorretais e doença de Hirschsprung.[8] Outras indicações são menos usuais, havendo somente raros relatos de casos.

TABELA 114.1

Principais indicações de cecostomia endoscópica

Síndrome de Ogilvie
Doença de Hirschsprung
Colite pseudomembranosa para administração de antibióticos
Constipação crônica e incontinência fecal em:
- espinha bífida
- malformações anorretais
- paralisia cerebral
- neuropatias anóxicas
Outras

TÉCNICAS

A técnica mais utilizada para a realização da CE é a de Ponsky, muito similar à técnica descrita para a gastrostomia endoscópica.

Preferimos a internação de todos os pacientes previamente ao procedimento.

O preparo de cólon deve ser o melhor possível, mesmo que demore mais que o habitual. A exceção é a síndrome de Ogilvie, em que a própria pseudo-obstrução impede o preparo adequado. Nesse caso, o exame deve ser feito sem preparo anterógrado. Como a primeira opção terapêutica é o uso de medicações seguido da passagem de sonda descompressiva por colonoscopia, imagina-se que o cólon já esteja parcialmente preparado e com pouco resíduo no momento da cecostomia endoscópica.

Usualmente os pacientes selecionados para a CE já estão na vigência de antibioticoterapia de amplo espectro. Caso contrário, a antibioticoprofilaxia é obrigatória, visando a combater as bactérias da pele e as do trato digestivo baixo.

Inicia-se o procedimento, tanto o de Ponsky quanto o de Ganc, com anestesia geral ou com sedação profunda. Em nosso serviço, damos preferência ao uso de Diprivan, com ou sem a associação de opióides.

A inserção do colonoscópio até o ceco e o íleo terminal deve ser feita com pouca insuflação, principalmente nos pacientes com síndrome de Ogilvie, caso em que o risco de perfuração durante o procedimento colonoscópico pode chegar a 3%.[7]

O melhor ponto para a cecostomia deve ser selecionado por transiluminação. Para facilitar a identificação, deve-se diminuir a luz da sala cirúrgica; caso o paciente ainda esteja em decúbito lateral, deve-se mudar o decúbito para dorsal. Caso haja necessidade, pode-se aumentar a luz do colonoscópio.

A assepsia deve ser a habitual de uma gastrostomia, assim como o *kit* utilizado.

A anestesia local pode ou não ser realizada. Isso dependerá do tipo de sedação utilizada.

Deve-se realizar uma pequena incisão na pele, puncionar a parede abdominal e a do ceco de modo a passar o fio-guia até a luz do órgão (Figura 114.2).

Em seguida, deve-se laçar o fio-guia com uma alça de polipectomia, trazendo-o, juntamente com o aparelho, até a borda anal (Figura 114.3).

Coloca-se a sonda de gastrostomia/cecostomia no fio-guia, que é tracionada até a pele, seguindo-a com o colo-

noscópio até o sítio de fixação da sonda no ceco (Figura 114.4).

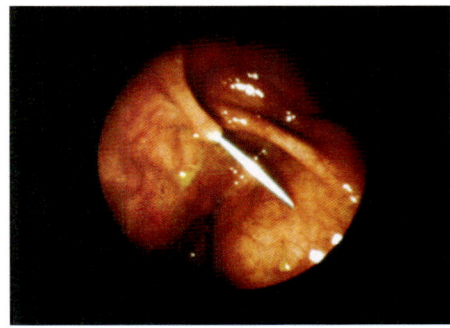

FIGURA 114.2

Punção com agulha da parede cecal

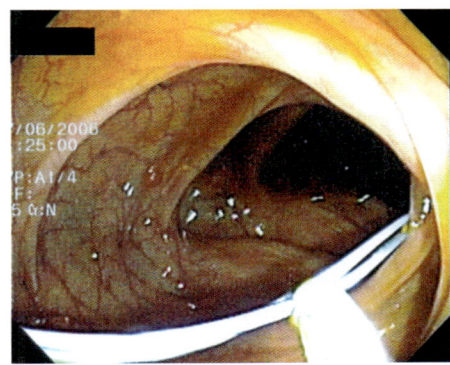

FIGURA 114.3

Fio-guia sendo levado à borda anal com a alça de polipectomia

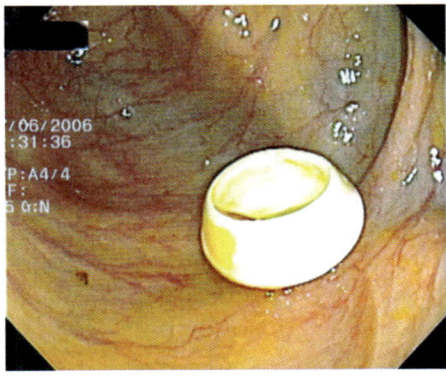

FIGURA 114.4

Aspecto final da cecostomia endoscópica

Após terminado o procedimento, nossa opção é a manutenção da sonda drenada por pelo menos dois dias, po-

dendo ser utilizada para aplicação de enemas e antibióticos após esse período. Nos casos de síndrome de Ogilvie, somente a drenagem se faz necessária.

No procedimento descrito por Ganc e colaboradores, após a localização do melhor ponto de punção do ceco, realiza-se uma pequena incisão na pele e no subcutâneo, apreendendo-se a aponevrose, que é fixada à parede abdominal com dois pontos (Figura 114.5). Só então, a cecostomia é realizada, sob visão colonoscópica, conferindo maior segurança ao procedimento e, principalmente, ao pós-operatório, prevenindo-se a mais temível complicação, que é a peritonite fecal, por "arrancamento" inadvertido ou intencional da cecostomia.

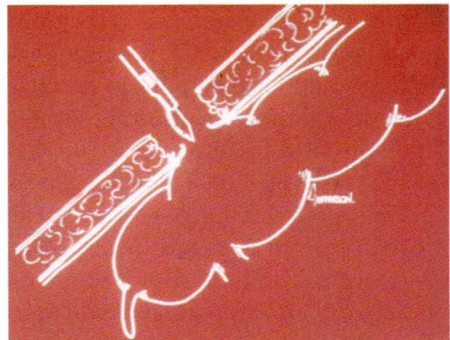

FIGURA 114.5

Ilustração original da abertura da aponevrose na técnica de Ganc

RESULTADOS

Por ser uma técnica de indicações restritas e pouco usuais, além de requerer um endoscopista bastante experiente, não há grandes séries na literatura. A maioria dos trabalhos são relatos de casos, e as pequenas séries existentes são todas retrospectivas. Ainda assim, o consenso é que a cecostomia endoscópica é um procedimento menos invasivo que a cecostomia cirúrgica, com menor morbimortalidade e igualmente eficaz.[8]

Raros são os casos em que a cecostomia endoscópica não levou à resolução dos problemas dos pacientes (Figura 114.6). A vantagem da cecostomia endoscópica sobre a cirúrgica está no tipo de sedação a ser utilizada e na prevenção da estenose da cecostomia, uma vez que a sonda permanece no local.[9]

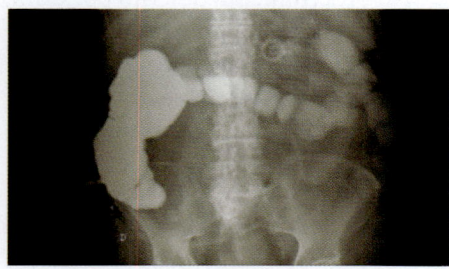

FIGURA 114.6

Controle radiológico após a cecostomia em um paciente com constipação crônica por neuropatia anóxica

Quando comparada à cecostomia guiada por raio X, a CE permite a visibilização do local de punção no ceco, evitando a punção inadvertida do íleo ou de outras alças. Além disso, nos casos de síndrome de Ogilvie, sabe-se, com certeza, que a mucosa cecal é viável e não apresenta isquemia, o que pode, *per se*, contra-indicar o procedimento ou determinar o sítio diferente de punção no ceco.

A presença da tulipa interna nos *kits* endoscópicos também propicia um obstáculo mais adequado e confiável para a formação da aderência com a parede abdominal, o que não ocorre na cecostomia guiada por raio X. Por último, o calibre da sonda endoscópica já é adequado (20 F a 24 F), não sendo necessárias dilatações posteriores para aumentar o calibre da cecostomia, como ocorre no processo radiológico.[5,10]

Nos casos de síndrome de Ogilvie, a cecostomia é removida após a resolução do caso, e o orifício cicatriza automaticamente em poucos dias. Deve-se tomar o cuidado de não se remover a sonda muito precocemente, sob risco de vazamento de conteúdo fecal para a cavidade abdominal. Sugerimos um período de pelo menos oito semanas antes da remoção da sonda de CE, a não ser que o paciente esteja em uso de corticóides, imunossupressores e quimioterápicos, que retardam a formação de aderências.

O orifício deve ser fechado com um curativo oclusivo e limpado diariamente durante o fechamento da cecostomia.

Nos casos de uso crônico, como nos neuropatas, os cuidados com a CE devem ser os mesmos que de uma colostomia normal. Substâncias cicatrizantes e protetoras podem ser utilizadas para evitar as irritações da pele, que podem ocorrer.

COMPLICAÇÕES

A complicação mais freqüente é o vazamento de líquido entérico periostomia, causando usualmente uma irritação local e, mais raramente, uma celulite na parede abdominal. No primeiro caso, utilizamos protetores de barreira, como hidrocolóides, soluções com silicone ou até pastas manipuladas. Hoje em dia, são inúmeras as opções. Caso o endoscopista não se sinta confortável com o tratamento dessa complicação, pode-se solicitar para os grupos de ostomias, presentes em vários hospitais, para tratarem do paciente. Nos casos de celulite, curativos freqüentes com PVPI e antibioticoterapia devem ser instituídos.

Durante o procedimento, há descrições de hemorragia e impossibilidade de realizar o procedimento por não se chegar ao ceco ou até por insegurança na localização do ponto ideal para a cecostomia. Nos casos de hemorragia, normalmente a simples compressão local é suficiente. Caso isso não solucione o problema, pode-se explorar a incisão com pinças cirúrgicas, cauterizando-se o foco de sangramento. Não há relatos na literatura de hemorragias que exigiram procedimentos mais complexos.

A mais temida e grave complicação da CE é a perda da sonda por arrancamento antes da formação de aderências no local da punção. Ao contrário da gastrostomia, em que a contaminação é mínima e é possível a recuperação do trajeto em uma grande porcentagem dos casos (particularmente temos mais de cinco casos com sucesso), o arrancamento precoce da cecostomia pode acarretar conseqüências trágicas com peritonites graves, e a correção cirúrgica se impõe. A técnica descrita por nós (extraperitonização cecal prévia) pode evitar esse contratempo, devendo ser considerada nos pacientes mais agitados e com maior risco de arrancar a CE.

CONCLUSÕES

Assim como a gastrostomia endoscópica, a cecostomia endoscópica é menos invasiva que a opção cirúrgica, exigindo, no entanto, mãos mais experientes e corajosas para sua execução.

Por esse motivo e pelas indicações restritas dessa técnica, não há, na literatura, séries muito expressivas.

No entanto, vale lembrar que é um procedimento relativamente seguro e, com certeza, mais rápido e menos invasivo que a opção cirúrgica.

REFERÊNCIAS BIBLIOGRÁFICAS

1. Mamell JJ. Percutaneous endoscopic gastrostomy. Am J Gastroenterol 1989;84:703-10.

2. Gauderer MW, Ponsky JL, Izault RJ. Gastrostomy without laparotomy: a percutaneous endoscopic technique. J Pediatr Surg 1980;15:872-5.

3. Ponsky JL, Aszordi A, Perse D. Percutaneous endoscopic cecostomy: a new approach to nonobstructive colonic dilatation. Gastrointest Endosc 1986;32:108-10.

4. Ganc AJ, Netto AJF, Morrell AC, Plapler H, Ardengh JC. Transcolonoscopic extraperitoneal cecostomy: a new therapeutic and technical proposal. Endoscopy 1988;20:309-12.

5. Uno Y. Introducer method of percutaneous endoscopy cecostomy and antegrade continence enema by use of the Chait Trapdoor cecostomy catheter in patients with adult neurogenic bowel. Gastrointest Endosc 2006;63(4):666-73.

6. ASGE Guideline. Acute colonic pseudo-obstruction. Gastrointest Endosc 2002;56(6):789-92.

7. Geller A, Petersen BT, Gostout CJ. Endoscopic decompression for acute colonic pseudo-obstruction. Gastrointest Endosc 1996;44(2):144-50.

8. Ramage JI, Baron TH. Percutaneous endoscopic cecostomy: a case series. Gastrointest Endosc 2003;57(6):752-5.

9. De Peppo F, Iacobelli BD, De Gennaro M, Colajacomo M, Rivosecchi M. Percutaneous endoscopic cecostomy, for antegrade colonic irrigation in fecally incontinent children. Endoscopy 1999;31:501-3.

10. Morrison MC, Lee MJ, Stafford SA, Saini S, Mueller PR. Percutaneous cecostomy: controlled transperitoneal approach. Radiology 1990;176:574-6.

CAPÍTULO 115

SONDAS DE DRENAGENS E DESCOMPRESSÕES ENDOSCÓPICAS

Ricardo Leite Ganc
Marco A. Camunha • Arnaldo José Ganc

INTRODUÇÃO

A maioria das descompressões e drenagens endoscópicas é realizada sem a manutenção de sondas exteriorizadas, que, além de esteticamente desagradáveis, causam incômodo físico e complicações já bem descritas e reconhecidas.[1]

Por vezes, no entanto, essas sondas ainda são necessárias, seja pela incapacidade de a drenagem simples resolver o caso (alguns casos de pseudocisto de pâncreas), seja por ser menos invasiva que um procedimento cirúrgico (como nos casos de síndrome de Ogilvie, em que a passagem de uma sonda ano-cólica pode ser salvadora), seja nos casos em que a sonda permanecerá por um curto espaço de tempo, como as sondas nasogástricas.[2,3] Neste capítulo, discorreremos sobre as várias sondas de drenagens que, apesar de pouco utilizadas, podem ser muito úteis em ocasiões específicas.

SONDAS NASOGÁSTRICAS (SNG)

Não há dúvida de que esse é o tipo de sonda de drenagem mais utilizado. Pelo fato de usualmente ser fácil de inserir, esse procedimento é, em geral, realizado por enfermeiras ou técnicos de enfermagem, o que pode talvez justificar a ocorrência de várias complicações e intercorrências.[1,4-7]

As mais comuns são: laringites, sangramentos nasais, inserção inadvertida na traquéia, lacerações no esôfago, úlceras no esôfago, além do desconforto próprio do método.[1]

Há inúmeros relatos de lacerações gástricas (Figura 115.1) e perfurações esofágicas seguidas de hemorragia ou mediastinite, com conseqüências geralmente fatais, em decorrência da presença de alterações anatômicas como hérnias, estreitamentos e divertículos, ou ainda da falta de habilidade ou treinamento do *staff* de enfermagem.[8,9,15] Há, também, relatos de inserções da sonda na via aérea com conseqüente administração de substâncias ou alimentos, causando morte por asfixia ou extensas pneumonias, além de lesões nas pregas vocais, entre outras. Mais raramente, há relatos de perfuração da base do crânio, com a inserção da sonda junto à base do cérebro.[10,11]

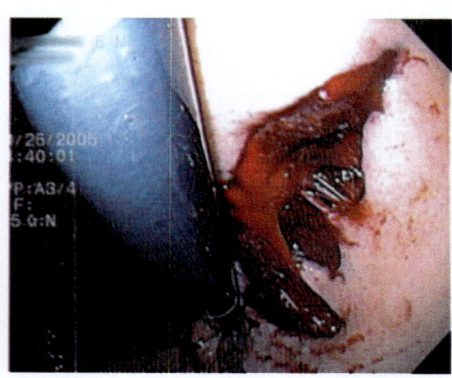

FIGURA 115.1

Laceração gástrica após a passagem de SNG às cegas (*Foto gentilmente cedida pelo Dr. Gilberto Kier*)

Os motivos habituais para acidentes durante a passagem de SNG estão na Tabela 115.1. Por eles, a passagem da sonda nasogástrica deve ser realizada com muita cautela e por alguém com experiência, independentemente do *status* profissional. Caso haja dificuldades, um endoscopista deve ser chamado para a realização do procedimento sob visão endoscópica.

Existem várias técnicas de passagem de SNG com o auxílio de um endoscópio. Alguns utilizam fio-guia pela boca, com posterior passagem para o nariz; outros preferem seguir a sonda com o endoscópio e auxiliar o posicionamento com uma pinça de corpo estranho.[12] Há ainda a possibilidade de amarrar um fio em alça na ponta da sonda para levá-la ao estômago (manobra do golfinho). Alguns utilizam o endoscópio ultrafino ou o broncoscópio, introduzindo-os pelo nariz, para, então, deixar um fio-guia no estômago ou no duodeno, fazendo posteriormente a sonda deslizar sobre o fio-guia.[13,14] Enfim, deve-se utilizar a técnica com que se esteja mais habituado e que seja mais adequada ao caso.

Vale lembrar que banalizar o procedimento não é uma boa idéia, pois, mesmo com o auxílio de um endoscópio, o procedimento pode ser bem difícil, com estenoses, hérnias de hiato gigantes, fraturas complexas de face, entre outras situações.

TABELA 115.1

Causas de acidentes durante passagem de SNG

Inexperiência do profissional
Fraturas craniofaciais
Desvio de septo
Rigidez de nuca (artrose ou osteófitos)
Divertículos esofágicos (Zenker ou epifrênico)
Estenose de esôfago
Hérnia de hiato
Tumores de esôfago
Outras

A SNG pode ser utilizada para uma gama enorme de razões, mas para drenagem e descompressão as causas mais comuns são as obstruções do trato digestivo alto e baixo, as gastroparesias e as paresias gastrointestinais no pós-operatório imediato.[1]

Nas obstruções intestinais, a SNG auxilia no diagnóstico, na monitorização da evolução do caso e também no tratamento. A diminuição do débito da SNG em um pós-operatório ou em uma suboclusão intestinal significa uma boa evolução. Já a presença de débito fecalóide significa uma piora do quadro obstrutivo.[16,17]

Em pacientes com íleo adinâmico prolongado, seja por processos inflamatórios, seja por complicações pós-operatórias, a sonda deve ser deixada até a melhora do quadro, não só para drenar o conteúdo gástrico, como também para administrar medicações.

É importante salientar que a própria presença da sonda por tempo prolongado pode acarretar complicações severas como necrose da asa de nariz, laringite, sinusite, úlceras esofágicas, refluxo gastrofágico e, mais raramente, a assim chamada síndrome fatal da SNG.[1] A síndrome fatal da sonda nasogástrica foi descrita por Sofferman em 1981 como uma complicação da permanência prolongada da sonda nasogástrica, que provoca uma ulceração pós-cricóide, afetando a musculatura cricoaritenoídea posterior, o que provoca a paralisia em abdução das pregas vocais, ocasionando uma obstrução da via aérea superior. Ela é tratada com a descanulação.[18-20]

Uma variação da SNG é a sonda nasogastrojejunal ou sonda de Moss. Essa sonda nada mais é do que uma sonda enteral fina, que passa por dentro de uma sonda gástrica multiperfurada. Ela é extremamente útil para pacientes com gastroparesia, que se beneficiam de nutrição enteral, como nos casos de pancreatite aguda necro-hemorrágica, ou em pós-operatórios de pacientes diabéticos ou, ainda, com distúrbios metabólicos, produzindo uma paresia gástrica, enquanto o restante do trato digestivo funciona normalmente. Pode ser também utilizada no pós-operatório de gastroplastias e no tratamento conservador de perfurações esofágicas.[21,22] Temos utilizado essa técnica há mais de cinco anos com resultados excepcionais. A opção barata para essa sonda é a passagem de uma sonda gástrica por uma narina e uma enteral pela outra, com os inconvenientes decorrentes de duas sondas nasais. Outra maneira de drenar o estômago é a gastrostomia, inclusive com a mesma possibilidade de alimentação enteral por meio de uma JEG-PEG, o que não é o tópico deste capítulo.

DRENAGEM NASOMEDIASTINAL

As fístulas intratorácicas, seja por uma perfuração por um corpo estranho, seja por uma deiscência de sutura, seja por qualquer outra causa, podem acarretar a formação de uma coleção local ou até de uma mediastinite maciça e severa.[23] Na vigência desta, a equipe médica deve estar pronta para o pior, pois a mediastinite tem uma mortalidade altíssima, podendo chegar a mais de 70%. A regra do tratamento são a antibioticoterapia de amplo espectro e a drenagem do mediastino. Usualmente isso deve ser realizado por meio de uma cirurgia; no entanto, vários autores têm publicado outras opções, como a passagem de uma prótese esofágica para selar o orifí-

cio e a conseqüente alimentação (saliva e secreções) da fístula. Outros autores, como nós, pregam a passagem de uma sonda grossa (tipo Jackson-Prat) pelo orifício da fístula, para drenagem e lavagem da loja abscedada. Nos quatro casos que tivemos nos últimos dez anos, o resultado foi surpreendente, com três pacientes evoluindo bem, com o completo fechamento da fístula e a resolução do abscesso. Um paciente faleceu, por escara infectada, já com a fístula quase fechada (Figuras 115.2 e 115.3).

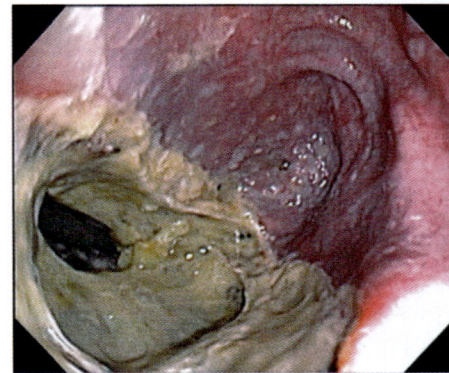

FIGURA 115.2

Aspecto de uma fístula esôfago-pleuromediastinal gigante

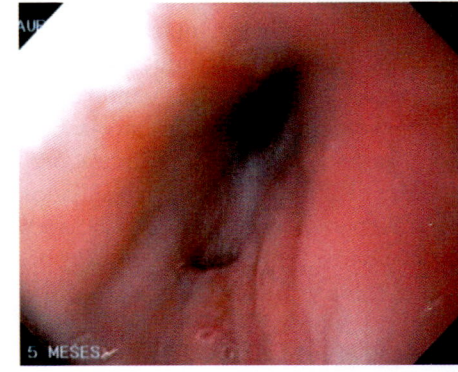

FIGURA 115.3

Aspecto da mesma fístula após cinco meses de tratamento

Uma das críticas a esse tratamento é o fato de a sonda ser um fator mantenedor da fístula. Observamos, porém, que, com a diminuição do orifício, podemos diminuir o calibre da sonda até diâmetros mínimos, quando, então, a retiramos. Vale lembrar que o abscesso também diminui de tamanho, conforme a evolução do quadro, e isso acaba por expulsar a sonda do abscesso, momento em que ela não é mais necessária. Obviamente, esse não é o tratamento de primeira escolha, e os poucos relatos de caso não constituem uma evidência científica. Em pacientes, no entanto, que recusem a cirurgia ou cujo risco cirúrgico seja muito elevado, a sondagem nasomediastinal é uma opção viável, assim como a passagem de uma prótese esofágica, que pode ser, por vezes, salvadora.

DRENAGEM NASOCÍSTICA

As pancreatites agudas ou crônicas podem levar à formação de pseudocistos em uma porcentagem significativa dos casos. Uma porção não desprezível desses pacientes acaba por reabsorver esses pseudocistos, principalmente os menores. Por se tratar de coleção estéril e de curso benigno, a drenagem endoscópica pode ser realizada, dependendo dos sintomas dos pacientes, além do tamanho do pseudocisto. Sabe-se que pseudocistos maiores que 6 cm dificilmente são reabsorvidos e freqüentemente causam dor. Além dos sintomas, a outra indicação para a drenagem do pseudocisto (PC) é a presença de sua infecção, quando então a drenagem passa a ser mandatória. Esta pode ser feita de maneira cirúrgica, percutânea ou endoscópica, com resultados bastante comparáveis. Outras indicações mais recentes de drenagem endoscópica das coleções pancreáticas é a necrose pancreática por pancreatite aguda e os abscessos pancreáticos. Apesar da literatura ainda escassa, os índices de sucesso são de 72% nas necroses pancreáticas e de 90% nos abscessos, resultados esses a serem comprovados com novos trabalhos e casuísticas mais amplas.[24-27]

De maneira geral, os PC podem ser drenados com sucesso na grande maioria dos casos (80% a 89%), com índices de complicações aceitáveis (5% a 16%) e taxas de recidivas baixas (4% a 18%).[24,27,28]

Quando a drenagem simples não for suficiente, pode-se colocar uma prótese plástica ou um dreno nasocístico (Figura 115.4). A escolha da melhor maneira de obter uma drenagem eficaz depende do bom senso e, principalmente, da experiência do endoscopista.

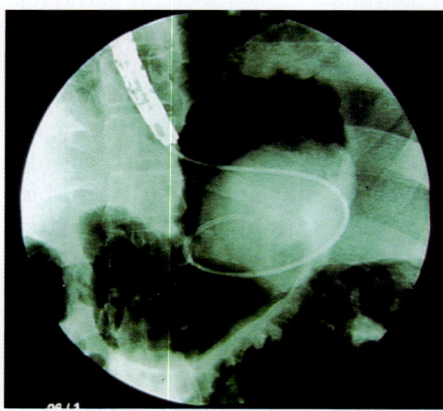

FIGURA 115.4

Colocação endoscópica de um dreno nasocístico

A conduta parece ser mais clara nas coleções infectadas, nos abscessos e nos casos de necrose pancreática, em que a lavagem funciona mecânica e quimicamente (instilação de substâncias) para a desinfecção do local. Nesses casos, parece mais sensata a colocação do dreno nasocístico para lavagem e drenagem exaustivas.

Nos casos de PC grandes, sem infecção, as opiniões variam, mas parece que a drenagem nasocística garante uma menor recorrência quando comparada com a punção esvaziadora simples. No entanto, quando a punção não traz melhora sintomática ao paciente, a drenagem contínua não é garantia de melhora.[29]

Nos pacientes com PC menores, parece que a simples colocação de próteses é suficiente.

A técnica de colocação de um dreno nasocístico é a mesma da drenagem habitual, com exceção do último passo, quando, em vez de se passar a prótese pelo fio-guia, passa-se um dreno nasobiliar (*pigtail*) dentro do PC.

As substâncias administradas têm sido as mais variadas possíveis, sempre empiricamente, não havendo estudos sérios que possam definir a melhor técnica. Alguns optam por solução salina, outros por antibióticos (garamicina, metronidazol) e, por último, há quem administre mucolíticos. Por serem relatos empíricos, é difícil determinar a real eficácia de qualquer uma dessas substâncias, sendo válidas (ou inválidas) as várias opções.

DRENAGEM NASOBILIAR

Há tempos o tratamento endoscópico da colangite e das fístulas biliares é realizado com taxas de sucesso acima de 90%, sendo, atualmente, o tratamento de escolha em tais situações.[30] Dentre os tratamentos endoscópicos, há duas possibilidades, igualmente válidas: a colocação de uma prótese biliar ou a passagem de um dreno nasobiliar. Vários trabalhos comparativos demonstram a igualdade nos resultados. A vantagem da colocação da prótese reside no conforto dos pacientes e na impossibilidade de remoções acidentais, o que pode ocorrer nos pacientes com drenos nasobiliares. Outros trabalhos afirmam que a manutenção de um dreno dispensa a realização de uma nova CPRE para a retirada da prótese, uma vez que ela se faz manualmente à beira do leito ou no consultório.

Nos casos de fístulas pós-operatórias, a manutenção do dreno permite o controle do fechamento e sua remoção, o que não acontece com as próteses. Nos casos em que são deixados drenos, o tempo médio de permanência é de uma semana, eventualmente sendo necessária sua manutenção por período maior.[31,32] A impossibilidade do controle radiológico na vigência das próteses biliares acaba por prolongar sua manutenção, e elas geralmente são removidas durante uma nova CPRE após seis a oito semanas, adicionando, portanto, novos riscos e custos ao paciente.[33]

Há, porém, casos em que a colocação dos drenos nasobiliares são mais indicados do que as próteses.

Nos pacientes com abscessos hepáticos ou nos casos em que o endoscopista ache necessário a lavagem da via biliar com antibióticos (ou outras substâncias), o dreno nasobiliar é mais adequado que a prótese biliar (Figura 115.5).

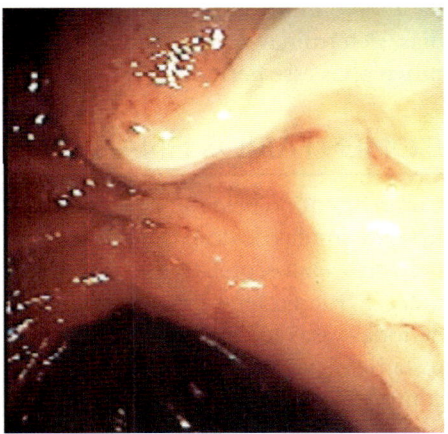

FIGURA 115.5

Colangite purulenta em que a opção de drenagem nasobiliar é válida

Nos casos em que a remoção endoscópica dos cálculos não é possível, a manutenção de um dreno nasobiliar não só permite a administração de solventes químicos como o ácido etilenodiaminotetraacético (procedimento praticamente abandonado), como também pode guiar a litotripsia extracorpórea (LECO) por meio da administração de contraste pelo dreno durante a LECO (Figura 115.6). Isso torna os cálculos de colesterol visíveis para que o radiologista possa bombardeá-los. Posteriormente uma nova colangiografia é realizada, possibilitando o acompanhamento radiológico do tratamento. Quando o endoscopista achar que pode remover os fragmentos remanescentes dos cálculos, ele remove o dreno e realiza a CPRE com a coledocolitotomia. Essa prática é muito útil em nosso meio, uma vez que raros são os serviços que possuem a litotripsia eletroidráulica, que seria a opção puramente endoscópica para esses cálculos de difícil remoção. Na falha desse método, a remoção cirúrgica se impõe.

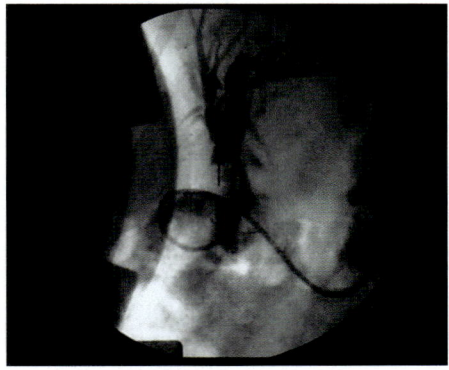

FIGURA 115.6

Dreno nasobiliar auxiliando a LECO com a contrastação da árvore biliar

Na vigência de colangite aguda purulenta com sépsis (tríade de Charcot), a melhor e mais segura opção é a drenagem da via biliar (papilotomia ou coledocotomia infundibular) e a colocação de um dreno nasobiliar, deixando a remoção dos cálculos para ser feita após a melhora clínica do paciente.

CECOSTOMIA ENDOSCÓPICA

Ao contrário da gastrostomia endoscópica, a cecostomia não tem a função de alimentação, sendo utilizada somente para descompressão colônica e aplicação de medicações ou substâncias laxativas. Todos os aspectos dessa modalidade terapêutica estão abordados em capítulo específico.

SONDAGEM ANO-COLÔNICA

O uso das sondas ano-colônicas é uma modalidade pouco freqüente em nosso meio. Utilizada para a descompressão do cólon, principalmente em casos de pseudo-obstrução colônica (síndrome de Ogilvie) e de volvos colônicos recorrentes, trata-se de um procedimento relativamente simples, seguro e de alta eficácia.[34]

A síndrome de Ogilvie (SO), inicialmente descrita em 1948, é bem conhecida, porém pouco entendida. Até os dias de hoje sua fisiopatologia exata ainda está indefinida. Acredita-se que, por um estímulo parassimpático, a paralisia da porção distal do cólon inervada pelas raízes de S2-S4 cause uma obstrução funcional. O que causa esse estímulo ainda está para ser determinado. A isso se segue uma dilatação a montante até o ceco, causando sua intensa distensão, com conseqüente translocação bacteriana, isquemia e até perfuração, que pode ocorrer em 3% a 15% dos casos, com uma mortalidade conseqüente próxima a 50%.[35]

Exatamente por não sabermos a fisiopatologia, devemos optar por condutas pouco invasivas. Inicialmente, o tratamento clínico deve ser instituído, com sondagem nasogástrica e prostigmine em alta dose EV, a única droga que, comprovadamente, tem algum efeito para o tratamento da SO. Advogou-se por muito tempo o tratamento cirúrgico, porém a mortalidade pode chegar a 35%.[36]

Por esse motivo, em 1977, Kukora e Dent descreveram a passagem de uma sonda transanal para descomprimir o cólon. Desde então, esse tem sido o tratamento preferido em relação à cirurgia.[37] Alguns sugerem que somente a descompressão colônica poderia ser suficiente, mas vários autores já demonstraram que a manutenção da sonda no cólon direito ou pelo menos no cólon transverso é mais eficaz.[38] Em um estudo comparando essas duas técnicas, Harig demonstrou a superioridade da manutenção da sondagem retal, quando comparada à descompressão simples (100% contra 56%).[34] Há quem advogue a manutenção de uma sonda retal mas, hoje, sabemos que sua eficácia é menor que a colocação da sonda nas porções mais proximais do cólon.

O procedimento deve ser realizado por um colonoscopista experiente, uma vez que o cólon não está preparado e o risco de perfuração pode alcançar 4%. Deve-se insistir ao máximo na passagem do colonoscópio até o cólon direito. Isso também é útil para o diagnóstico de isquemia cecal, o que muda a opção terapêutica em função da gravidade do quadro. Nesses casos a cirurgia é a principal opção.

Ao atingir o ceco, um fio-guia deve ser locado no cólon direito e, após a retirada do aparelho, uma sonda deve ser inserida até o local. Essa parte deve ser guiada pela visão endoscópica ou radiológica, não sendo aconselhável a colocação da sonda às cegas.

Um aspecto pouco comentado é a manutenção da sonda, que, além de desconfortável e dolorosa, é de difícil fixação, podendo causar assaduras graves, somando mais um problema ao já sofrido paciente. Para tal, tentamos deixar a sonda o menor tempo possível (três a cinco dias), mesmo que tenhamos que realizar um novo procedimento posteriormente.

O sucesso terapêutico pode atingir até 100%, nas melhores séries, porém a média é por volta de 88%.[38,39] Por vezes, múltiplos procedimentos são necessá-rios e, no caso de falha, a cecostomia endoscópica pode ser indicada.

Nos casos de volvos recorrentes, a passagem de uma sonda descompressi-va é a única opção à cirurgia e, ao con-trário da SO, é sempre uma urgência médica. Isso porque, ao contrário da primeira, ocorre abruptamente e leva a complicações graves mais precoce-mente (isquemia e perfuração). Aqui a discussão entre deixar uma sonda des-compressiva e somente drenar endosco-picamente é mais difícil, isso porque o cólon tem peristalse normal e, uma vez desfeito o volvo, todo o conteúdo é es-vaziado imediatamente. A manutenção da sonda seria útil somente para evitar a formação de um novo volvo de cólon. Também por esse motivo a sonda, se deixada, só precisa atingir o ponto de obstrução e não todo o cólon proximal. Nos volvos recorrentes, a endoscopia é paliativa, sendo raramente definitiva, e o tratamento final deve ser outro (nor-malmente cirúrgico), seja com a fixa-ção das alças na parede abdominal, seja com a ressecção parcial do cólon. Essa discussão não cabe neste capítulo e não será comentada.

Em nosso serviço, optamos empiri-camente pela manutenção de uma son-da ano-colônica grossa por dois a três dias, determinando o tratamento defi-nitivo após esse período.

COMENTÁRIOS FINAIS

Como discutido pelos autores, há vários tipos de sondas de drenagens e descom-pressões endoscópicas extremamente úteis. É fundamental o conhecimento de todas essas técnicas para o endosco-pista bem treinado. É claro que as mais comuns são do domínio de todos, po-rém as menos freqüentes podem, por vezes, mudar o prognóstico dos pacien-tes em casos específicos e graves, sendo igualmente importantes.

REFERÊNCIAS BIBLIOGRÁFICAS

1. Chen H, Sonnnday CJ. Manual of common bedside surgical procedures. Lippincott: Williams & Wikins; 2000.
2. Giovannini M, Pesenti C, Rolland AL, Moutardier V, Delpero JR. Endoscopic ultrasound-guided drainage of pancreatic pseudocysts or pancreatic abscesses using a therapeutic echo endoscope. Endoscopy 2001;33(6):473-7.
3. Tenofsky PL, Beamer L, Smith RS. Ogilvie syndrome as a postoperative complication. Arch Surg 2000 Jun;135(6):682-6; discussion 686-7.
4. Wynne DM, Borg HK, Geddes NK, Fredericks B. Nasogas-tric tube misplacement into Eustachian tube. Int J Pediatr Otorhinolaryngol 2003 Feb;67(2):185-7.
5. Weinberg L, Skewes D. Pneumothorax from intrapleural placement of a nasogastric tube. Anaesth Intensive Care 2006 Apr;34(2):276-9.
6. Fisman DN, Ward ME. Intrapleural placement of a nasogas-tric tube: an unusual complication of nasotracheal intuba-tion. Can J Anaesth 1996 Dec;43(12):1252-6.
7. Sweatman AJ, Tomasello PA, Loughhead MG, Orr M, Datta T. Misplacement of nasogastric tubes and oesophageal mo-nitoring devices. Br J Anaesth 1978 Apr;50(4):389-92.
8. Cohen-Gadol AA, White CB, Dekutoski MB, Shaughnessy WJ. Arterial-esophageal fistula: a complication of nasogas-tric tube placement after lumbar spine surgery: a case re-port. Spine 2003 Mar 1;28(5):E98-E101.
9. Wu PY, Kang TJ, Hui CK, Hung MH, Sun WZ, Chan WH. Fatal massive hemorrhage caused by nasogastric tube mis-placement in a patient with mediastinitis. J Formos Med As-soc 2006 Jan;105(1):80-5.
10. Borovich B, Braun J, Yosefovich T, Guilburd JN, Grushkiewi-cz J, Peyser E. Intracranial penetration of nasogastric tube. Neurosurgery 1981 Feb;8(2):245-7.
11. Ferreras J, Junquera LM, Garcia-Consuegra L. Intracranial placement of a nasogastric tube after severe craniofacial trauma. Oral Surg Oral Med Oral Pathol Oral Radiol Endod 2000 Nov;90(5):564-6.
12. Alderson DJ, O'Sullivan DG. Oro-nasal transfer of nasogas-tric tube following endoscopic placement. J Laryngol Otol 1998 Jul;112(7):644-5.
13. Bordas JM, Llach J, Mondelo F, Teres J. Nasogastric tube in-sertion over a guide wire placed with a thin transnasal en-doscope. Gastrointest Endosc 1996 Jan;43(1):83.

14. Siu KF, Lee NW, Wong J. A simple method of endoscopy-guided insertion of nasogastric tubes. Endoscopy 1984 Jan;16(1):24-5.

15. Merchant FJ, Nichols RL, Bombeck CT. Unusual complication of nasogastric esophageal intubation-erosion into an aberrant right subclavian artery. J Cardiovasc Surg (Torino) 1977 Mar-Apr;18(2):147-50.

16. Ellozy SH, Harris MT, Bauer JJ, Gorfine SR, Kreel I. Early postoperative small-bowel obstruction: a prospective evaluation in 242 consecutive abdominal operations. Dis Colon Rectum 2002 Sep;45(9):1214-7.

17. Luckey A, Livingston E, Tache Y. Mechanisms and treatment of postoperative ileus. Arch Surg 2003 Feb;138(2):206-14.

18. Marcus EL, Caine Y, Hamdan K, Gross M. Nasogastric tube syndrome: a life-threatening laryngeal obstruction in a 72-year-old patient. Age Ageing 2006.

19. Sanaka M, Kishida S, Yoritaka A, Sasamura Y, Yamamoto T, Kuyama Y. Acute upper airway obstruction induced by an indwelling long intestinal tube: attention to the nasogastric tube syndrome. J Clin Gastroenterol 2004 Nov-Dec;38(10):913.

20. Isozaki E, Tobisawa S, Naito R, Mizutani T, Hayashi H. A variant form of nasogastric tube syndrome. Intern Med 2005 Dec;44(12):1286-90.

21. Caropreso P, Oakley HF, Brindle C. Moss nasogastric tube and treatment of a perforated esophagus. Iowa Med 1990 Dec;80(12):567-70.

22. Nassif AC. Efficient decompression and immediate enteral hyperalimentation via gastrostomy as an adjunct to gastroplasty. Obes Surg 1991 Mar;1(1):99-102.

23. Pierce TB, Razzuk MA, Razzuk LM, Luterman DL, Sutker WL. Acute mediastinitis. Proc (Bayl Univ Med Cent) 2000 Jan;13(1):31-3.

24. Baron TH, Harewood GC, Morgan DE, Yates MR. Outcome differences after endoscopic drainage of pancreatic necrosis, acute pancreatic pseudocysts, and chronic pancreatic pseudocysts. Gastrointest Endosc 2002;56:7-17.

25. Baron TH, Thaggard WG, Morgan DE, Stanley RJ. Endoscopic therapy for organized pancreatic necrosis. Gastroenterology 1996;111:755-64.

26. Park JJ, Kim SS, Koo YS, Choi DJ, Park HC, Kim JH et al. Definitive treatment of pancreatic abscess by endoscopic transmural drainage. Gastrointest Endosc 2002;55:256-62.

27. Telford JJ, Farrell JJ, Saltzman JR, Shields SJ, Banks PA, Lichtenstein DR et al. Pancreatic stent placement for duct disruption. Gastrointest Endosc 2002;56:18-24.

28. Beckingham IJ, Krige JE, Bornman PC, Terblanche J. Long term outcome of endoscopic drainage of pancreatic pseudocysts. Am J Gastroenterol 1999;94:71-4.

29. Giovannini M, Pesenti C, Rolland AL, Moutardier V, Delpero JR. Endoscopic ultrasound-guided drainage of pancreatic pseudocysts or pancreatic abcesses using a therapeutic echo endoscope. Endoscopy 2001;33(6):473-7.

30. Sarli L, Iusco D, Sgobba G, Roncoroni L. Gallstone cholangitis: a 10-year experience of combined endoscopic and laparoscopic treatment. Surg Endosc 2002 Jun;16(6):975-80. Epub 2002 Mar 5.

31. Terajima H, Ikai I, Hatano E, Uesugi T, Yamamoto Y, Shimahara Y et al. Effectiveness of endoscopic naso-biliary drainage for postoperative bile leakage after hepatic resection. World J Surg 2004 Aug;28(8):782-6. Epub 2004 Aug 3.

32. Besser P. Naso-biliary drainage for biliary leaks after laparoscopic cholecystectomy. Med Sci Monit 2001 May;7 Suppl 1:118-9.

33. Agarwal N, Sharma BC, Garg S, Kumar R, Sarin SK. Endoscopic management of postoperative bile leaks. Hepatobiliary Pancreat Dis Int 2006 May;5(2):273-7.

34. Harig JM, Fumo DE, Loo FD, Parker HJ, Soergel KH, Helm JF et al. Treatment of acute nontoxic megacolon during colonoscopy: tube placement versus simple decompression. Gastrointest Endosc 1988 Jan-Feb;34(1):23-7.

35. Nanni G, Garbini A, Luchetti P, Nanni G, Ronconi P, Castagneto M. Ogilvie's syndrome (acute colonic pseudo-obstruction): review of the literature (October 1948 to March 1980) and report of four additional cases. Dis Colon Rectum 1982 Mar;25(2):157-66.

36. Grassi R, Cappabianca S, Porto A, Sacco M, Montemarano E, Quarantelli M et al. Ogilvie's syndrome (acute colonic pseudo-obstruction): review of the literature and report of 6 additional cases. Radiol Med (Torino) 2005 Apr;109(4):370-5.

37. Kukora JS, Dent TL. Colonoscopic decompression of massive nonobstructive cecal dilation. Arch Surg 1977 Apr;112(4):512-7.

38. Geller A, Petersen BT, Gostout CJ. Endoscopic decompression for acute colonic pseudo-obstruction. Gastrointest Endosc 1996 Aug;44(2):144-50.

39. Stratta RJ, Starling JR, D'Alessandro AM, Love RB, Sollinger HW, Kalayoglu M et al. Acute colonic ileus (pseudo-obstruction) in renal transplant recipients. Surgery 1988 Oct;104(4):616-23.

CAPÍTULO 116

BURIED BUMPER SYNDROME

Carlos Alberto Silva Barros

INTRODUÇÃO

A Gastrostomia Endoscópica Percutânea (PEG) é uma técnica consagrada que substitui, com muitos benefícios, a gastrostomia cirúrgica (rapidez, menores custos, facilidade de realização, ambiente não-cirúrgico etc.).[4]

Porém, como todo procedimento invasivo, essa técnica apresenta riscos de complicação[2,4,6,9,10] que podem ser menores ou maiores. Entre os riscos menores, citamos: infecção da ferida cirúrgica, pneumoperitônio, íleo paralítico, hemorragia no local da punção, enfisema subcutâneo e outros, com uma incidência variável de 4% a 30%. Entre os riscos de complicação maiores, incluímos: perfuração gástrica, fístula gastrocólica, hemorragia digestiva, peritonite, fasciite necrotizante, infecção profunda da ferida cirúrgica e aspiração broncopulmonar relacionada ao procedimento, com incidência variando de 2% a 11%.[4,8,9]

DIAGNÓSTICO

A *buried bumper syndrome* é uma complicação tardia do procedimento,[2,4,5,6,9,10,12] apesar de existir relato sobre sua ocorrência em apenas 15 dias. Ela relaciona-se com a tração excessiva da sonda ou por isquemia da parede gástrica devido à pressão elevada entre os dois anteparos, com necrose e migração do anteparo interno da sonda de gastrostomia. Esse anteparo localiza-se na parede gástrica ou abdominal, sendo recoberto total ou parcialmente pela mucosa gástrica[5,8,9] (Figuras 116.1 e 116.2).

Quando isso ocorre, há dificuldade ou interrupção de progressão do alimento pela sonda, infecção da parede abdominal, podendo evoluir para formação de abscesso, peritonite, perfuração gástrica e fístula, o que leva, às vezes, o paciente a óbito.[13]

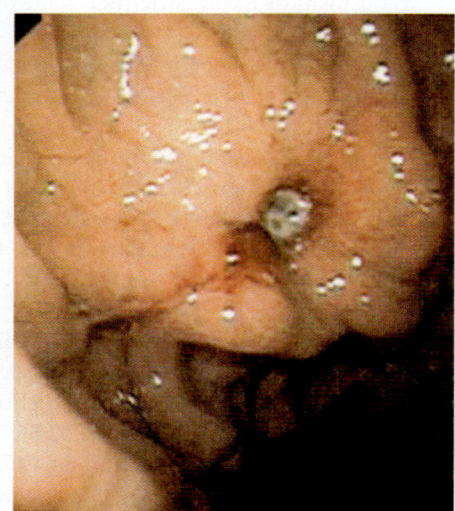

FIGURA 116.1

Para se evitar essas complicações, é essencial o diagnóstico precoce. Há suspeita do problema quando ocorre a dificuldade de ingestão do alimento. Também pode ocorrer sialorréia, dor e extravasamento da dieta ao redor do tubo da PEG, e, ao exame físico, pela imobilização da sonda e a palpação do anteparo interno na parede abdominal, sendo confirmada por meio da endoscopia, na qual se observa o sepultamento do an-

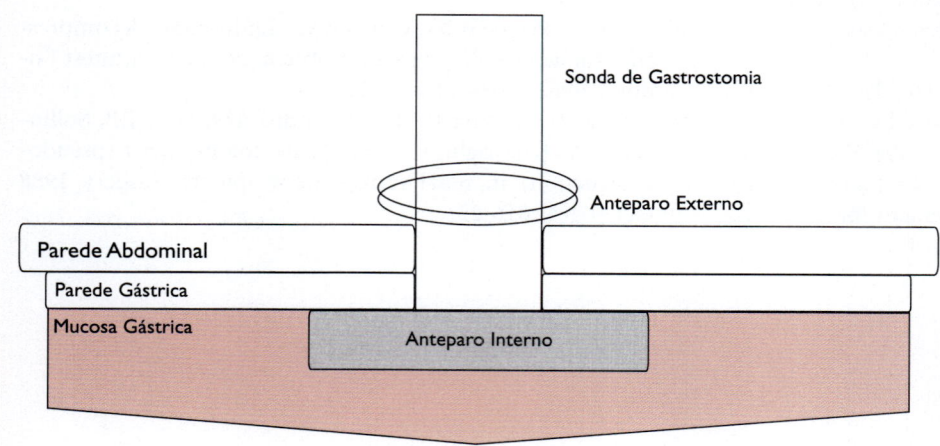

Sonda de Gastrostomia

Anteparo Externo

Parede Abdominal

Parede Gástrica

Mucosa Gástrica

Anteparo Interno

FIGURA 116.2

teparo interno na parede gástrica com o orifício da sonda pérvio ou não.

Pode haver uma pseudotumoração na mucosa (Figura 116.3) ou um alargamento do pertuito da sonda na parede gástrica, com deslocamento do anteparo para o interior do mesmo.

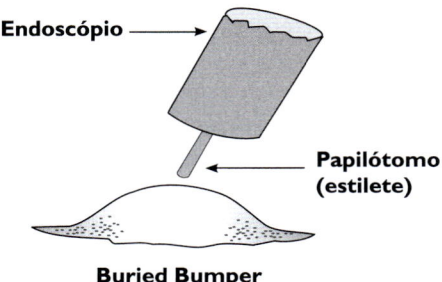

FIGURA 116.3

A *buried bumper syndrome* aparece em cerca de 2% a 6% dos casos.[3,10] Para evitá-la, faz-se um controle endoscópico do posicionamento do anteparo interno durante a PEG, evitando a tração excessiva e verificando sua rotação. Devemos também orientar os "cuidadores" do paciente (familiares e a equipe de enfermagem) para que fiquem atentos a qualquer alteração na PEG e como proceder (cuidados locais ou convocar a equipe médica responsável). Temos por hábito transmitir essas orientações verbalmente e por escrito.

TÉCNICAS

Foram descritas várias técnicas endoscópicas, cirúrgicas e radiológicas para o manejo dessa síndrome. Braden et al.[3] usaram o ultra-som endoscópico para localizar o anteparo e definir a melhor técnica a ser empregada.

A sonda pode ser retirada por arrancamento, utilizando uma pinça de corpo estranho, alça ou balão dilatador TTS,[11] puxando o conjunto para a cavidade gástrica (Figuras 116.4 e 116. 5).

A técnica do balão foi usada por Strock et al.,[11] sendo o balão dilatador TTS introduzido dentro do orifício do anteparo interno da sonda e o conjunto tracionado para a cavidade gástrica.

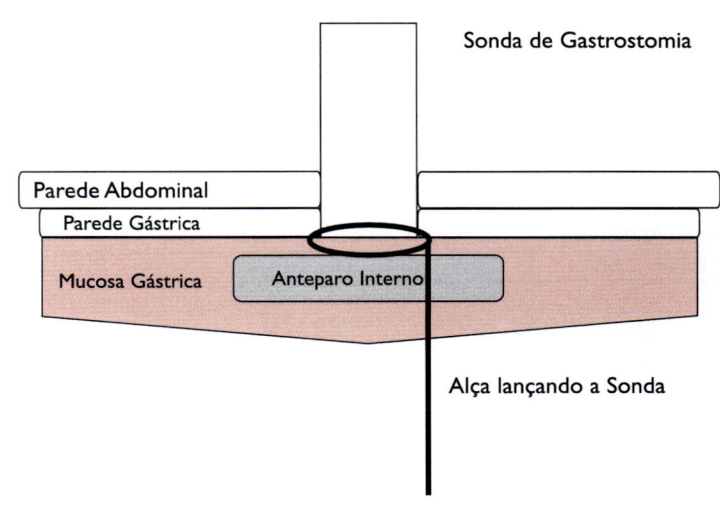

FIGURA 116.4

Klein et al. utilizaram a dilatação do orifício com o dilatador de Savarry-Gilliard.[6] Boyd et al. realizaram a técnica de empurrar e puxar a sonda por meio de uma alça,[2] levando-a para dentro do estômago. A mesma sonda de gastrostomia pode ser mantida ou trocada. Venu et al.[12] descreveram outro método que empurra a sonda com uma nova sonda de gastrostomia, sendo que esta é puxada pelo mesmo orifício, passando o fio de tração por dentro da sonda impactada (Figura 116.6).

Kuga e col.[7] utilizaram a técnica de uma pequena incisão cirúrgica na pele para a retirada da sonda por tração manual. Quando o anteparo interno da sonda é maleável, essas técnicas de tração são fáceis, até mesmo sem a incisão cirúrgica da pele. Porém, quando ele é rígido, com cobertura total ou quase total do anteparo, optamos pela técnica do estilete. Nesse caso, realiza-se uma incisão em cruz na mucosa gástrica com estilete (Figura 116.3) até expor o anteparo interno, sendo este tracionado

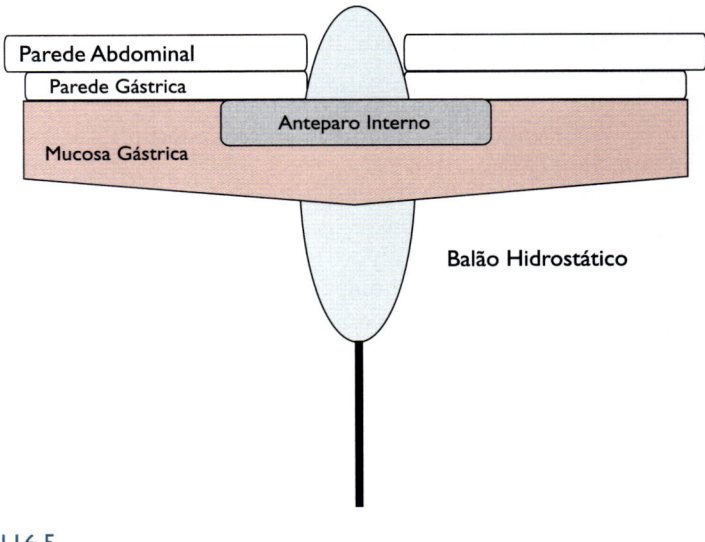

FIGURA 116.5

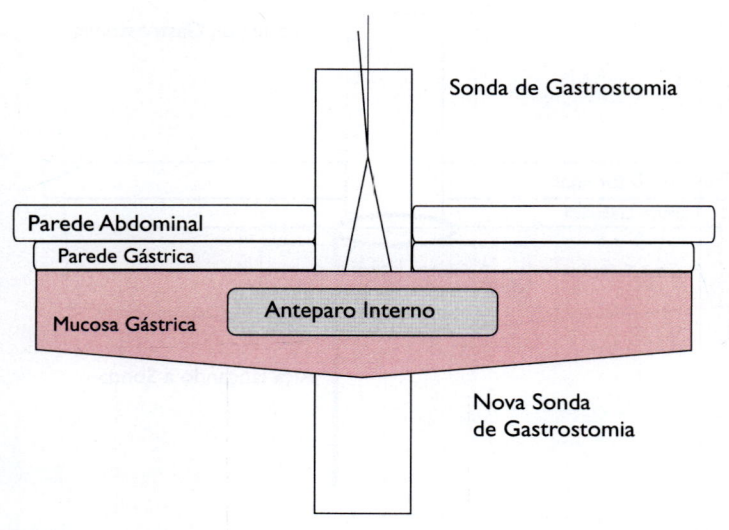

Sonda de Gastrostomia

Parede Abdominal

Parede Gástrica

Anteparo Interno

Mucosa Gástrica

Nova Sonda
de Gastrostomia

FIGURA 116.6

com uma alça ou pinça de corpo estranho, introduzindo o conjunto na cavidade gástrica, após cortar a sonda junto da parede abdominal, técnica descrita por Ma et al.[10] Na seqüência, coloca-se imediatamente uma nova sonda de gastrostomia utilizando o orifício da PEG anterior. Como complicação do método podem ocorrer hemorragia (geralmente controlada pela via endoscópica) e perfuração em cavidade peritonial livre. Contudo, devido à fístula e à aderência criadas, isso raramente acontece. Técnicas cirúrgicas laparoscópicas também foram descritas.[1]

REFERÊNCIAS BIBLIOGRÁFICAS

1. Breham M B, Ammori BJ. Laparoscopic percutaneous endoscopic gastrostomy removal in patient with buried bumper syndrome. Surg Laparosc Endosc Percutan Tech 2002,12(5)356-8.

2. Boyd JW, DeLegge MH, Schamburek RD, Kirby DF. The buried bumper syndrome: a new techinique for safe, endoscopic PEG removal. Gastrointest Endosc 1995;41(5):508-11.

3. Braden B, Brandstaetter M, Caspary WF, Seifert H. Buried bumper syndrome: treatment guided by catheter probe. US Gastrointest Endosc 2003;57(6)747-50.

4. Cappellanes, CA. Gastrostomia endoscópica. In: Magalhães AF, Cordeiro FT, Quilici FA, Machado G, Amarante HMBS, Prola JC, Leitão OR, Alves PRA, Sakai P, editores. Endoscopia digestiva: diagnóstica e terapêutica. Rio de Janeiro: Revinter; 2005.

5. Grant JP. Percutaneous endoscopic gastrostomy: initial placement by single endoscopic technique and long-term follow-up. Ann Surg 1993;217:168-74.

6. Klein S, Heare BR, Soloway RD. The buried bumper syndrome: a complication of percutaneous gastrostomy. Am J Gastroenterol 1990;85(4):448-50.

7. Kuga R., Sakai P, Ishioka S. Buried bumper syndrome: uma rara complicação da gastrostomia endoscópica percutânea GED 2002;21(4)-181-4.

8. Larson DE, Burton DD, Shoreder KW, DiMagno EP. Percutaneous endoscopic gastrostomy: indication, success, complications and mortality in 314 consecutive patients. Gastrenterology 1987;93:48-52.

9. Mamel JJ. Percutaneous endoscopic gastrostomy. Am J Gastroent 1989;84:703-10.

10. Ma MM, Semlacher EA, Fredorak RN, Lalor EA, Duerksen DR, Chalpelsky CE et al. The buried gastrostomy bumper syndrome: prevention and endoscopic approaches to removal. Gastrointest Endosc 1995;41(5):505-8.

11. Strock P, Weber J. Buried bumper syndrome: endoscopic managemente using a balloon dilatador. Endoscopy 2005;37(3):279.

12. Venu RP, Bronw RD, Pastika BJ, Erikson Jr LW. The buried bumper syndrome: a simple management approach in two patients. Gastrointest Endoscopic 2002;56(4)582-4.

13. Walters G, Ramaesh P, Memon MI. Buried bumper syndrome complicated by intra-abdominal sepsis. Age Ageing 2005;34(6)650-1.

PARTE 18

HIPERTENSÃO PORTAL

CAPÍTULO 117

INTRODUÇÃO

Igelmar Barreto Paes

INTRODUÇÃO

A hipertensão portal é uma síndrome caracterizada pelo aumento crônico da pressão venosa no território portal, causada pela interferência no fluxo sangüíneo venoso hepático e traduzida clinicamente pela circulação colateral visível na parede abdominal, ascite e varizes esofágicas, sendo uma complicação comum e grave das doenças hepáticas crônicas.

A hipertensão porta (HP) é definida como um aumento do gradiente de pressão entre a veia porta e a veia hepática, ou cava inferior, acima de 6 mmHg. O aumento da pressão portal induz numerosas alterações, como a formação de colaterais porto-sistêmicas e o desenvolvimento de circulação hiperdinâmica, como manifestações clínicas em diferentes órgãos ou sistemas.

O mais importante dos componentes que iniciam o desenvolvimento da HP é certamente o aumento da resistência hepática. No início das hepatopatias crônicas, o fígado é o principal local de aumento da resistência ao fluxo sangüíneo portal. Com o desenvolvimento do sistema porto-colateral, à resistência portal soma-se a resistência induzida pelo sistema vascular colateral. A fibrose hepática e as alterações na estrutura do fígado eram reconhecidas como únicas responsáveis para esse aumento de resistência. Entretanto, esse conceito foi se modificando nos últimos anos, com a demonstração de que, para o aumento da resistência, contribuiu também outro importante componente: o funcional.

CLASSIFICAÇÃO

A HP pode ter diversas etiologias. Levando-se em conta a fisiopatologia da doença em que o aumento da pressão em um sistema venoso pode ser devido a um aumento do fluxo que o atravessa, ou a um aumento da resistência a ele imposta, observa-se que tanto patologias que cursam com aumento de fluxo esplênico (fístulas arteriovenosas esplênicas, esplenomegalias não relacionadas a doença hepática) quanto com o aumento da resistência em qualquer ponto do tronco esplênico-portal podem ser responsáveis pelo aparecimento da síndrome. Na grande maioria das vezes, o aumento da pressão portal decorre dessa resistência e, de acordo com a localização anatômica do aumento da resistência ao fluxo venoso portal, as doenças que levam à hipertensão portal serão agrupadas em pré-hepáticas (envolvendo baço, veias porta e mesentéricas), intra-hepáticas (doença hepática aguda ou crônica) ou pós-hepáticas (doenças interferindo com o fluxo venoso do fígado).

DIAGNÓSTICO DA HIPERTENSÃO PORTAL

Para estudo e visualização do sistema portal, principalmente das colaterais que se formam na hipertensão portal, são realizadas diferentes técnicas, invasivas e não-invasivas. A esplenoportografia foi utilizada nos humanos com boa visualização do sistema porta, mas, devido a grandes riscos de sangramento, com eventual necessidade de esplenectomia, caiu em desuso. Uma das técnicas mais utilizadas é a arteriografia seletiva do tronco celíaco, que em sua fase venosa permite visualização do sistema portal. Por ser indireta, a nitidez nem sempre é perfeita e as colaterais são mal visualizadas. O outro método direto, invasivo, que oferece boa nitidez de imagem é a portografia transparietohepática, que possibilita medidas pressóricas diretas. Entretanto, também é pouco utilizada em decorrência dos maiores riscos de hemorragia, devido à função do fígado.[1]

A supra-hepatografia, que permite o acesso às veias intra-hepáticas, possibilita a realização das medidas de pressão livre e ocluída, necessária ao cálculo dos gradientes pressóricos. Gradientes superiores a 6 mmHg definem a hipertensão portal nos casos em que o aumento da resistência é pós-sinusoidal. Embora extremamente útil na cirrose hepática, esse método não é fidedigno em casos de HP pré-sinusoidal, como a esquistossomose ou a HP idiopática.

Dentre os métodos não-invasivos de visualização do sistema portal destacam-se, atualmente, a ultra-sonografia com Doppler e a ressonância magnética. Além de visualizarem o sistema portal, verificando eventuais tromboses, esses métodos permitem avaliar com segurança a direção do fluxo sangüíneo, hepatopetal ou hepatofugal, particularmente nas cirroses mais avançadas. Esses métodos com finalidades diagnósticas são muito utilizados atualmente para verificar a ação de medicamentos que procuram controlar a hipertensão portal.[2,3]

No estudo da HP, além da visualização das colaterais, duas outras variáveis são de fundamental importância clínica, a saber: os dados pressóricos e o fluxo sangüíneo hepático. Assim, o estudo da hemodinâmica hepática tem permitido não apenas a compreensão do fenômeno nas diferentes doenças que acometem o fígado, como também o estudo da ação de novas drogas no tratamento da hipertensão portal.[4]

A HP clinicamente significativa com potencial para ocasionar complicações se define como aquela em que o gradiente de pressão portal é igual ou maior que 10 mmHg. A presença de varizes, hemorragia por varizes e ascite é indicativa de HP clinicamente significativa. Tem-se publicado muitos estudos sobre fatores preditivos da presença de varizes em geral.[5,6] Esses estudos demonstram que a presença de plaquetopenia é um fator preditivo, independentemente da presença de varizes. O número de plaquetas que se associa com a presença de varizes varia em função da gravidade da hepatopatia. Assim, nos estudos que incluem pacientes com cirrose compensada, tem-se observado que a concentração de plaquetas inferior a 150.000/ml se associa de maneira independente à presença de varizes à endoscopia.

Em pacientes sem varizes esofágicas, recomenda-se repetir a endoscopia a cada ano ou quando do aparecimento de qualquer descompensação clínica ou da presença de sinais de HP que não existiam, como plaquetopenia, esplenomegalia ou demonstrado nos métodos de imagem. Em pacientes com varizes de finos calibres, aconselha-se repetir a endoscopia com periodicidade anual. Devemos levar em consideração também que a medida da pressão transmural das varizes esofágicas tem se correlacionado com o risco da primeira hemorragia. Nevens e colaboradores[7] demonstraram que uma pressão venosa maior que 15,2 mmHg mostra valor preditivo independente de primeira hemorragia em pacientes sem episódios prévios. A ultra-sonografia endoscópica tem papel importante na valoração e na progressão da HP e do risco de hemorragia por varizes. Mediante essa teoria, pode-se mensurar de maneira objetiva tanto o tamanho das varizes como a espessura de sua parede, parâmetros esses que participam do cálculo da tensão da parede das varizes, fator determinante da sua ruptura. Pode obter-se o cálculo da superfície transversal das varizes esofagianas, parâmetro que se tem relacionado mais recentemente com o risco de primeira hemorragia por varizes, com sensibilidade e especificidade elevadas.[8]

A hemorragia digestiva por ruptura de varizes gastroesofágicas é uma das principais complicações da HP por cirrose e aparece em 25% a 45% dos pacientes cirróticos, causando cerca de 80% a 90% dos episódios hemorrágicos desses pacientes. A mortalidade devido ao episódio de hemorragia por varizes gira em torno de 20% nas primeiras seis semanas do episódio hemorrágico e cerca de 60% dos sobreviventes apresentarão um novo episódio de hemorragia dentro de um ano, se não for feito algum tratamento preventivo eficaz.[9] A probabilidade de sobrevivência ao ano é reduzida em torno de 50% após o primeiro episódio de hemorragia.

FATORES PROGNÓSTICOS ASSOCIADOS À RECIDIVA HEMORRÁGICA INICIAL E TARDIA

A incidência de hemorragia digestiva na fase inicial é elevada, em torno de 20% durante os primeiros cinco dias, e os fatores prognósticos incluem varizes de grossos calibres, varizes gástricas, hemorragia ativa durante a realização de endoscopia, presença de infecção bacteriana e insuficiência renal. Os fatores prognósticos de hemorragia recente são o tamanho das varizes, o grau de insuficiência hepática, o consumo de álcool, a insuficiência hepática e a presença de hepatocarcinoma.[9,10]

VARIZES GÁSTRICAS

As varizes gástricas são menos freqüentes que as varizes esofágicas e estão presentes em torno de 20% dos pacientes com HP. O comportamento das varizes gástricas é menos compreendido que o das esofágicas e a pressão portal média dos pacientes com varizes gástricas pode ser inferior à dos pacientes com varizes esofágicas,[11] o que pode dever-se a maior prevalência de *shunt* gastro-renal. O sangramento pelas varizes gástricas, embora seja menos freqüente que as esofágicas, quando ocorre, encerra maior gravidade, necessitando de mais transfusões sangüíneas e se acompanhando de maior mortalidade.

A classificação das varizes gástricas habitualmente utilizada é a proposta por Sarin e colaboradores.[12] Ela é baseada na localização da variz no estômago e sua relação com as varizes esofagianas. As varizes esofagogástricas (GOV) que se prolongam de 2 cm a 5 cm abaixo da transição esofagogástrica subdividem-se em Tipo 1 (GOV1), que se estendem pela pequena curvatura, e Tipo 2 (GOV2), que se estendem para o fundo gástrico. As varizes isoladas, com ausência de varizes esofágicas, são classificadas em Tipo 1 (IGV1), que são as gástricas isoladas localizadas em fundo, e Tipo 2 (IGV2), que compreendem as do corpo, antro e duodeno. A variz gástrica pode ser considerada primária ou secundária, sendo a primária aquela que está presente no diagnóstico inicial sem histórico de terapêutica endoscópica e a secundária aquela que aparece após terapêutica endoscópica.

ANÁLISE CRÍTICA DOS MÉTODOS DE TRATAMENTO PROFILÁTICO DA HEMORRAGIA NA HIPERTENSÃO PORTAL

A evolução desfavorável dos pacientes que não recebem tratamento específico depois de uma hemorragia por ruptura de varizes esofagianas torna consenso que todos os sobreviventes recebam tratamento para prevenir a recidiva hemorrágica e que este se inicie imediatamente após o controle do episódio inicial.[11,13] Tanto o tratamento endoscópico como o farmacológico são opções de primeira escolha na maioria dos casos.

Durante muitos anos, a escleroterapia foi o tratamento endoscópico de eleição. Sua eficácia foi demonstrada em diversos estudos controlados, que em conjunto incluíram mais de 2.000 pacientes e que mostraram uma redução do risco de recidiva hemorrágica a taxas em torno de 70% dos casos e melhora na sobrevida.[11,14,15]

A ligadura elástica surgiu há mais de uma década como um método mecânico para conseguir erradicar varizes, evitando as complicações locais e sistêmicas associadas à esclerose.[16] Múltiplos estudos têm comparado ligadura *versus* esclerose na profilaxia secundária da hemorragia por varizes. Metanálises têm demonstrado que a ligadura endoscópica reduz significativamente a incidência de recidiva hemorrágica.[17] Cabe relacionar a eficácia da ligadura elástica com distintos fatores como a diminuição do número de sessões e do tempo de erradicação das varizes. Ela também se associa com uma menor incidência de complicações graves que a esclerose e melhora a sobrevida.

Tem-se utilizado a combinação de injeções de pequena quantidade de agentes esclerosantes com a ligadura elástica no intuito de erradicar pequenas varizes que não são tratadas pela ligadura e obliterar as veias perfurantes para evitar a recorrência varicosa. Seu emprego, no entanto, não tem conseguido estabelecer que a associação das duas técnicas endoscópicas resulte em benefício substancial.[18,19]

A combinação de escleroterapia com betabloqueadores aumenta de forma significativa a eficácia dos bloqueadores na prevenção das recidivas hemorrágicas;[20] entretanto, o aumento da sobrevida desses pacientes não tem sido demonstrado.

A combinação de betabloqueadores com a ligadura endoscópica também reduz significativamente a taxa de recidiva hemorrágica e se acompanha de tendência a melhor sobrevida.[21] Em função dos resultados obtidos até o momento, a combinação de betabloqueadores tanto com o mononitrato de isossorbida como com a ligadura endoscópica pode ser considerada tratamento de primeira escolha.

Distintos estudos controlados têm comparado o uso do TIPS com o tratamento endoscópico, demonstrando que o TIPS é mais efetivo quanto a prevenção da recidiva hemorrágica; entretanto, a incidência de encefalopatia hepática aumenta com o TIPS e a sobrevida é similar em ambos os grupos.[22,23]

Os betabloqueadores estão indicados na prevenção do primeiro episódio de hemorragia em pacientes com varizes gástricas. Em pacientes com hemorragia aguda, o tratamento inicial consiste na administração de substâncias vasoativas. Se a endoscopia demonstra hemorragia ativa, o tratamento endoscópico de eleição é a injeção de adesivos tissulares (cianoacrilato). Se a hemorragia não for controlada pela endoscopia, o uso do TIPS deve ser indicado, pois sua eficácia se assemelha à das varizes esofágicas, girando em torno de 90%.

Ainda são necessários mais estudos controlados que analisem a eficácia das diferentes modalidades de terapêutica endoscópica na profilaxia primária e secundária da hemorragia por varizes gástricas, assim como o valor da terapêutica medicamentosa no tratamento da hemorragia aguda e na profilaxia da formação de varizes gástricas secundárias.

A gastropatia da HP tem alta prevalência na cirrose hepática, porém com prevalência baixa de sangramento, estando em torno de 5% na hemorragia aguda e de 12% a 15% na hemorragia crônica. O uso de substâncias vasoativas no tratamento da hemorragia aguda por gastropatia se baseia na capacidade de reduzir o fluxo sanguíneo gástrico. A coagulação endoscópica com o plasma de argônio pode ser útil em lesões localizadas que sangraram persistentemente. Apenas um estudo controlado tem demonstrado a eficácia do propanolol de reduzir em 50% a recidiva hemorrágica nesses pacientes.[24]

CONCLUSÕES

A identificação dos pacientes com maior risco de ruptura das varizes esofagogástricas é considerada atualmente uma das metas mais importantes quando da avaliação de terapêutica profilática da HP.

A disfunção hepática, que pode ser avaliada pela classificação de Child-Pugh ou outro método fidedigno, assim como a simples presença de ascite volumosa, associa-se a altos riscos de hemorragia por varizes, principalmente nos pacientes com alterações de coagulação sanguínea. A não abstinência alcoólica na cirrose por essa etiologia cursa com maior risco de sangramento (50%), contra apenas 10% nos pacientes com abstinência.[25] Recentemente, o acompanhamento de pacientes com varizes de pequeno calibre mostrou índices de sangramento ainda menores (3% a 8%). Na evolução, a piora da função hepática é concomitante ao aumento do calibre das varizes e há maior risco de sangramento.

Diferentes critérios endoscópicos têm sido estudados no sentido de serem detectados aqueles que possam predizer, com maior segurança, o risco eminente de sangramento.[26] Existe consenso de que as varizes de grossos calibres, assim como a presença de estrias vermelhas, sugerem maior risco de ruptura. Na presença desses sinais, torna-se legítima a opção de testar terapêuticas preventivas. Técnicas não-invasivas, como o US Doppler, têm sido utilizadas para avaliar a HP do cirrótico. Realizadas por profissionais experientes, podem fornecer medidas do fluxo sanguíneo porta que se correlacionam com os dados hemodinâmicos.

REFERÊNCIAS BIBLIOGRÁFICAS

1. Okuda K, Takayasuk M. Angiography in portal hypertension. Gastroenterol Clin North Am 1992;21:61-83.
2. Schepke M, Raob P, Happe A, Sauerbruch T. Comparison of portal vein velocity and the hepatic venous pressure gradient in assessing the acute portal hemodynamic response to propranolol in patients with cirrhosis. Am J Gastroenterol 2000;95(10):2.905-9.
3. Noishida H, Grosta E, Spahr L, Mentha G, Mitamura K, Hedengue A. Validation of color Doppler EUS for azygos blood flow measurement in patients with cirrhosis: application to octreotide, or placebo. Gastrointest Endosc 2001;54(1).
4. Merkel C, Bolognesi M, Sacerdoti D et al. The hemodynamic response to medical treatment of portal hypertension as a predictor of clinical effectiveness in the primary prophylaxis of variceal bleeding in cirrhosis. Hepatology 2000;32(5):930-4.
5. Zein CO, Lindor, KD, Angelo P. Prevalence and predictors of esophageal varices in patients with primary sclerosing cholangites. Hepatology 2004;39:204-10.
6. Garcia, Tsao G, Escorsell A, Zakko M, Patch D, Grace N et al. Predicting the presence of significant portal hypertension and varices in compensated cirrhotic patients. Hepatology 1997;26:360.
7. Nevens F, Bnstami R, Scheys I, Lesaffre E, Fevery J. Variceal pressure is a factor predicting the risk of a first variceal bleeding: a prospective cohort study in cirrhotic patient. Hepatology 1998:27:15-9.
8. Miller L, Banson EL, Bazir K, Kerimilli A, Lin JB, Dewan R et al. Risk of esophageal variceal bleeding based on endoscopic ultrasound evaluation of the sum of esophageal variceal cross-sectional surface area. Am J Gastroenterol 2003;361;952-4.
9. Bosch J, Garcia-Rajan JC. Prevention of variceal reebleeding. Lancet 2003;361:952-4.
10. Bosch J, Abraldes JE, Groszmann RJ. Current management of portal hypertension. J Hepatol 2003;38:554-68.
11. D'Amico G, Pagliaro L, Bosch J. The treatment of portal hypertension: a meta-analytic review. Hepatology 1995;22:332-54.
12. Sarin SK, Kuma A. Gastric varices: prople, classification and management. Am J Gastroenterol 1989;84(12):114-9.
13. De Franchis R. Updating consensus in portal hypertension: report of the Baveno III Consensus Workshop on definitions, methodology and therapeutic strategies in portal hypertension. J Hepatol 2000;33:846-52.
14. De Franchis R, Primignani M. Endoscopic treatments of portal hypertension. Semin Liver Disease 1999;19:439-55.
15. Infante-Rivard C, Esnaola S, Villenenve JP. Role of endoscopic variceal sclerotheraphy in the long-term management of variceal bleeding: a meta-analysis. Gastroenterology 1989;96:1087-92.
16. Stiegmann GV, Goff J S, Michaletz-Onody PA, Korula J, Lieserman D, Saeed ZA et al. Endoscopy sclerotherapy as compared with endoscopic ligation for bleeding esophageal varices. N Engl J Med 1992;326:1527-32.
17. Laine L, Cook D. Endoscopic ligation compared with sclerotherapy of treatment of esophageal variceal bleeding: a meta-analysis. Am Inter Med 1995;123:280-7.
18. Laine L, Stern C, Sharma V. Randomized comparison of ligation versus ligation plus sclerotherapy in patients with bleeding esophageal varices. Gastroenterology 1996;110:529-33.
19. Cheng YS, Pan S, Lien GS, Suk Fu, Wu us, Chen VN et al. Adjuvant Sclerotherapy after ligation for the treatment for esophageal varices: a prospective randomized long-term study. Gastrointest Endosc 2001;53:566-71.
20. D'Amico G, Pagliaro L, Bosch J. Pharmacological treatment of portal hypertension: an evidence based approach. Semin Liver Dis 1999;19:475-505.
21. Lo EH, Lai KH, Cheng JS, Chen MH, Huang HC, Hsu PI et al. Endoscopic variceal ligation plus nadolol and sucralfate compared with ligation alone for the prevention of variceal re-bleeding: a prospective randomized tral. Hepatology 2000;32:461-5.
22. Papatheodoridis EV, Goubs J, Leandro E, Patch D, Burroughs AK. Transjugular intrahepatic portosystemic shunt compared with endoscopic treatment for the prevention of variceal rebleeding: a meta-analysis. Hepatology 1999; 30:612-22.
23. Luca A, D'Amico G, La Galla R, Midiri M, Morabito A, Plaparo L. TIPS for prevention of recurrent bleeding in patient with cirrhosis: meta-analysis of randomized clinical trials. Radiology 1999; 212:411-21.
24. Perez–Ayuso RU, Piqué JU, Bosch J, Parres J, Gonzales A, Perez et al. Propranolol in prevention of recurrent bleeding from severe portal hipertensión gastropathy in cirrhosis. Lancet 1991:337:1431-4.
25. Lopes GM, Grace ND. Gastroesophageal varices: prevention of bleeding and rebleeding. Gastroenterol Clin North Am 1993;22:801-20.
26. De Franchis R, Primignani M, Cosentino F. Endoscopic diagnosis and classification of varices. Gastrointest Endosc Clin North Am 1992;2(1):17-30.

CAPÍTULO 118

IMPORTÂNCIA DA CLASSIFICAÇÃO ENDOSCÓPICA DAS VARIZES ESOFAGOGÁSTRICAS

Ramiro Robson Fernandes Mascarenhas • Genoile Oliveira Santana
Tatiana Souza Matos

VARIZES ESOFÁGICAS

Varizes esofágicas são definidas como dilatações reversíveis do plexo venoso submucoso, que ocorrem nos pacientes portadores de hipertensão portal, secundárias a causas intra ou extra-hepáticas.

Diante do quadro de hipertensão portal, o sangue da veia porta flui para as veias gástricas curtas e coronárias, para o plexo venoso esofágico e depois para a circulação sistêmica, pelo sistema ázigos (Figura 118.1).

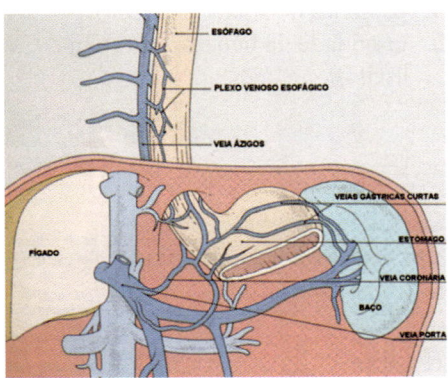

FIGURA 118.1

Diagrama das varizes esofágicas

Os fatores mais importantes relacionados com o desenvolvimento das varizes são:[1]

1. resistência vascular portal aumentada. Gradiente pressórico entre a veia porta e as veias hepáticas acima de 12 mmHg é necessário antes que significantes varizes possam se desenvolver e sangrar;[2]
2. vasodilatação esplâncnica e sistêmica;
3. anatomia venosa do esôfago inferior. A anatomia venosa da junção gastroesofágica é formada por quatro zonas:[3] gástrica, paliçada, perfurante e truncal. A variz desenvolve-se como resultado do fluxo retrógrado pelas válvulas venosas incompetentes das veias perfurantes ou por dilatação das veias em paliçada (Figura 118.2).

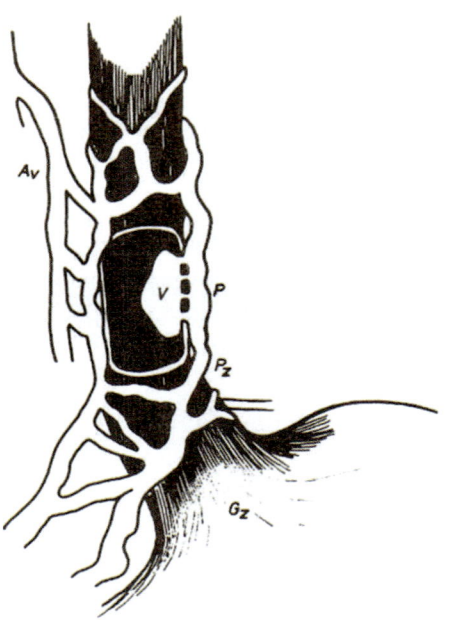

FIGURA 118.2

Representação esquemática da anatomia venosa gastroesofágica. **Av:** veia ázigos; **V:** variz; **P:** zona perfurante; **Pz:** zona paliçada; **Gz:** zona gástrica

A hemorragia digestiva por varizes esofágicas é uma das principais complicações da síndrome de hipertensão portal, considerada a principal causa de morte e transplante hepático em pacientes cirróticos.[4] Dentre os pacientes cirróticos, 90% desenvolverão varizes esofágicas durante a história natural da cirrose,[5] com risco de sangramento de 25% a 35% durante os 24 meses subseqüentes ao diagnóstico.[6] A mortalidade na primeira hemorragia varicosa de pacientes cirróticos situa-se entre 20% e 70%.[7-9] A sobrevida é inversamente proporcional ao número de transfusões requerida e diretamente proporcional à reserva hepática funcional. Na ausência de alguma forma de tratamento, mais de 60% dos pacientes que sobrevivem após o primeiro sangramento varicoso apresentam sangramento recorrente.[10,11]

Diversas metodologias utilizadas nos estudos da incidência do sangramento varicoso têm, possivelmente, contribuído para diferentes resultados. Paquet[12] encontrou uma incidência de 66% de sangramento varicoso em pacientes com varizes de grossos calibres e manchas de cor vermelha. No trabalho prospectivo realizado pelo Clube Endoscópico do Norte da Itália (NIEC),[6] de 321 pacientes com varizes e nenhum sangramento prévio, 26,5% apresentaram hemorragia varicosa durante o período do estudo (mediana de 23 meses). Após avaliação de dados clínicos e endoscópicos por análise multivariada, foram consideradas variáveis preditoras:

TABELA 118.1

Classificação de Child modificada

Parâmetros	Escore numérico		
	1	2	3
Ascite	Ausente	Discreta	Moderada a intensa
Encefalopatia	Ausente	Leve a moderada	Moderada a intensa
Bilirrubina (mg/dl)	menor que 2	2 a 3	maior que 3
Albumina (g/dl)	maior que 3,5	2,8 a 3,5	menor que 2,8
Tempo de protrombina (segundos acima da referência)	1 a 3	4 a 6	maior que 6

Escore numérico	Classificação
5 a 6	A
7 a 9	B
10 a 15	C

classificação de Child modificada[13] (Tabela 118.1), calibre das varizes e sinais da cor vermelha.

O índice de NIEC tem cálculo complexo, utilizando a seguinte equação:

Índice de NIEC $= [(0,6450 \times C) + (0,4365 \times F) + (0,3193 \times R)] \times 10$, sendo:

C = classificação de Child;
F = calibre da variz;
R = sinais da cor vermelha na variz.

Porém, os autores apresentaram uma forma simplificada de estimar o risco de sangramento pelo somatório da pontuação. A Tabela 118.2 mostra os pontos que deverão ser adicionados para cada classe de risco, e a Tabela 118.3 mostra a taxa de sangramento prevista em seis meses, um ano e dois anos para seis faixas de índice. Por exemplo, um paciente com Child A (6,5 pontos), com varizes de grosso calibre (17,4 pontos) e discretas manchas vermelhas sobre elas (6,4 pontos) tem um índice de NIEC de 30,3 pontos, o que o classifica como risco 4, estimando 23,3% de risco de sangra-

mento em 12 meses.

Posteriormente, foi publicado um novo índice chamado Rev-NIEC.[14] Foram estudados 627 pacientes cirróticos sem sangramento ou tratamento prévio e validou-se o índice de NIEC como adequado preditor de risco do primeiro

TABELA 118.2

Índice numérico de NIEC

Parâmetros	Pontuação
Classificação de Child	
A	6,5
B	13,0
C	19,5
Calibre das varizes	
Fino	8,7
Médio	13,0
Grosso	17,4
Manchas vermelhas sobre varizes	
Ausente	3,2
Leve	6,4
Moderada	9,6
Intensa	12,8

sangramento varicoso, porém demonstrando maior eficácia ao modificar os coeficientes, dando maior peso para o calibre das varizes e menor para a classificação de Child-Pugh, o que resultou em uma nova equação para o cálculo de predição de sangramento:

Rev-NIEC $= (1,12 \times F) + (0,36 \times RWM) + (0,04 \times Pugh)$, sendo:

F = calibre (1 a 3);
RWM = vergões vermelhos (0 a 3);
Pugh = classificação de Child-Pugh (5 a 15).

A contribuição da endoscopia em determinar o calibre e a presença de sinais vermelhos na superfície das varizes torna esse exame um procedimento importante no acompanhamento e no tratamento dos pacientes portadores de hipertensão portal.

Embora a patogênese da ruptura das varizes continue obscura, vários fatores de risco para hemorragia varicosa têm sido identificados, e os mais descritos são:[15-18]

1. pressão portal e intravaricosa aumentadas;
2. tensão aumentada na parede das varizes;
3. calibre das varizes;
4. presença de sinais vermelhos;
5. gravidade da hepatopatia (Child C e ascite).

TABELA 118.3

Porcentagem cumulativa de pacientes com hemorragia pelas varizes esofágicas em 321 pacientes classificados de acordo com o índice de NIEC

Classes de risco	Índice NIEC	Nº de pacientes com hemorragia	Porcentagem (%) de Hemorragia		
			6 meses	12 meses	24 meses
1	menor que 20,0	6 de 63	0,0	1,6	6,8
2	20,0 a 25,0	12 de 76	5,4	11,0	16,0
3	25,1 a 30,0	14 de 63	8,0	14,8	25,5
4	30,1 a 35,0	18 de 56	13,1	23,3	27,8
5	35,1 a 40,0	24 de 48	21,8	37,8	58,8
6	maior que 40,0	7 de 11	58,5	68,9	68,9

Se os fatores responsáveis pela formação das varizes esofágicas não forem controlados, elas tendem a dilatar progressivamente, resultando em uma diminuição na espessura da parede varicosa e, conseqüentemente, no aumento da tensão sobre esta. O risco de ruptura ocorre quando o limite de distensibilidade da variz é ultrapassado. Com isso, podemos dizer que a tensão na parede da variz e, conseqüentemente, o risco de sangramento são diretamente proporcionais à pressão intramural e ao diâmetro, bem como inversamente proporcionais à espessura de sua parede.[19]

Outro fator descrito como relacionado com a ruptura das varizes esofágicas em portadores de hipertensão portal é o aumento da pressão intra-abdominal. Escorsell e colaboradores demonstraram em 14 pacientes com cirrose que o aumento na pressão intra-abdominal tem relação com o aumento no volume, na pressão e na tensão na parede varicosa, contribuindo para a dilatação que precede a ruptura das varizes.[20]

A determinação da pressão portal pode avaliar a severidade da doença e monitorar a resposta ao tratamento medicamentoso, identificando os pacientes respondedores, os quais se beneficiam do uso de drogas. Essa avaliação é realizada pelo estudo hemodinâmico portal, de maneira indireta, por meio da medida do gradiente da pressão venosa hepática (HVPG),[21] método invasivo obtido pelo cateterismo das veias supra-hepáticas. Os pacientes respondedores ao tratamento com drogas (HVPG menor ou igual a 12 mmHg ou redução do HVPG maior ou igual a 20%) apresentam significante diminuição na probabilidade de sangramento varicoso recorrente em relação aos não-respondedores (72% versus 43%, p = 0,013).[22]

A avaliação da pressão portal pode ser realizada ainda por abordagens menos invasivas como a ultra-sonografia com Doppler[23] e pela medida da pressão varicosa via endoscópica. Esta pode ser obtida por meio da técnica de punção intravaricosa,[24] não mais realizada na atualidade, da manometria das varizes esofágicas guiada por endossonografia com Doppler ou de um medidor de pressão pneumático acoplado à porção distal do endoscópio. Nevens e colaboradores[25] demonstraram, pelo último método, o Varipress, correlação entre a pressão varicosa, o tamanho e a presença de sinais da cor vermelha nas varizes. A pressão varicosa maior que 15,2 mmHg é um valor preditivo independente da primeira hemorragia. Pontes e colaboradores[26] mostraram, por meio da manometria das varizes esofágicas guiada por endossonografia com Doppler, significante correlação entre a pressão varicosa e o HVPG, sendo que a pressão varicosa foi inferior ao HVPG (21,2 ± 5,3 mmHg versus 24,3 ± 7,8 mmHg; p < 0,001).

Recentemente Annet e colaboradores[27] descreveram estudo prospectivo sobre o uso da ressonância magnética transesofágica para determinar a morfologia e as características hemodinâmicas das varizes esofágicas. Por meio de um probe colocado no esôfago, foram obtidas imagens de 42 pacientes com varizes esofágicas recentemente demonstradas por endoscopia digestiva e foram feitas avaliações hemodinâmicas em 21 pacientes, antes e após a injeção intravenosa de octreotide ou placebo. Demonstrou-se que houve decréscimo na velocidade e no fluxo nas varizes esofágicas após a injeção do octreotide em relação ao placebo, sendo um método promissor para a avaliação dos pacientes com alto risco de sangramento e para o acompanhamento da terapêutica. Infelizmente, na atualidade, os métodos menos invasivos apresentam variações metodológicas e ainda não estão aptos para substituir a medida do HVPG. A realização de trabalhos clínicos com esses promissores métodos ainda é necessária antes que eles sejam recomendados para uso na rotina clínica. Até o momento, a medida do HVPG permanece como o melhor método para avaliação da pressão portal basal e para monitorização hemodinâmica do tratamento farmacológico, porém não pode ser recomendada para uso rotineiro.[28]

A identificação dos pacientes de alto risco durante o sangramento agudo também tem grande importância prognóstica. Estudo hemodinâmico em pacientes cirróticos com sangramento varicoso agudo mostrou que pacientes com HVPG maior ou igual a 20 mmHg tiveram maior freqüência de falha no controle do sangramento agudo, de ressangramento precoce, de mortalidade em um ano e maior número de hemotransfusões, além de maior permanência em UTI e maior duração do internamento.[29]

Amitrano e colaboradores[30] analisaram, quanto à sobrevida, 172 pacientes cirróticos admitidos com o primeiro episódio de hemorragia por varizes esofágicas e concluíram que o índice de MELD maior que 15 e a presença de hepatocarcinoma avançado podem ser considerados como fatores de risco para mortalidade em curto prazo nesses pacientes. O MELD (Model for End-Stage Liver Disease) é um modelo matemático desenvolvido pela Clínica Mayo que utiliza variáveis numéricas objetivas, como os níveis séricos de creatinina e bilirrubina e o tempo de protrombina, que, por meio de um escore (10 a 40), é capaz de prever a taxa de sobrevida dos pacientes em lista de transplante hepático.[31]

O prognóstico da hemorragia digestiva varicosa, em pacientes cirróticos, provavelmente está associado, de maneira complexa, à gravidade da doença de base e a parâmetros hemodinâmicos. Apesar do grande número de estudos com esse objetivo, continuamos em busca do modelo ideal.

DIAGNÓSTICO

Nos levantamentos de autópsia, dois terços dos pacientes cirróticos apresentam varizes esofágicas.[32] O sintoma clínico de varizes esofagianas é o sangramento varicoso; portanto, a suspeita de varizes antes da hemorragia é baseada em parâmetros não-invasivos, clínicos ou por meio de métodos de imagem. Giannini e colaboradores[33] demonstraram, por meio de um estudo prospectivo com 121 pacientes, que a contagem de plaquetas e o diâmetro do baço têm valor preditivo negativo de 100% e valor preditivo positivo de 74% no diagnóstico de varizes. Thomopoulus e colaboradores[34] mostraram que trombocitopenia, esplenomegalia e ascite estão independentemente associadas com varizes de grosso calibre. Além disso, Zaman e colaboradores[35] demonstraram que tanto a contagem de 90 plaquetas por $10^3/\mu l$, ou menos, quanto o escore de Child avançado são fatores de risco independentes para a presença de varizes.

O diagnóstico eletivo de varizes esofágicas pode ser realizado por vários métodos, incluindo esofagograma, que apresenta acurácia de 87%,[36] ressonância magnética com gadolínio,[37] tomografia computadorizada helicoidal,[38] esplenoportografia[38] e ultra-sonografia endoscópica,[39,40] que identifica tanto as varizes gastroesofágicas intraluminais, como anormalidades venosas extraluminais. Entretanto, a endoscopia consegue fazer uma estimativa do risco de sangramento, permitindo selecionar pacientes para tratamento profilático endoscópico ou medicamentoso. Em pacientes cirróticos sem diagnóstico de varizes ou com varizes de finos calibres sem estigmas, recomenda-se a realização de endoscopia digestiva alta para investigação de varizes esofagogástricas a cada dois anos nos casos compensados e anualmente nos pacientes com cirrose descompensada.[41]

Recentemente, Ramirez e colaboradores descreveram o uso da cápsula endoscópica esofágica para o diagnóstico de varizes de esôfago, com sensibilidade de 96%.[42] Lapalus e colaboradores demonstraram 81,2% de sensibilidade em comparação com a endoscopia digestiva e 100% no diagnóstico de varizes esofágicas de médio e grosso calibre e/ou identificação de sinais da cor vermelha.[43] Porém, o custo da cápsula endoscópica esofágica precisa ser reduzido para que possa superar a endoscopia digestiva na relação custo-efetividade. Até o momento, permanece a endoscopia digestiva como padrão-ouro para diagnóstico de varizes esofágicas.

Admite-se que 80% a 90% das hemorragias digestivas em cirróticos sejam secundárias à ruptura das varizes esofágicas,[44] que acontecem nos 2 cm a 5 cm distais do esôfago e na região subcárdica.[45] No sangramento varicoso agudo, a endoscopia é a primeira opção diagnóstica, inclusive recomenda-se que seja realizada nas primeiras 12 horas após o início da hemorragia.[46] No exame endoscópico, podemos identificar, na maioria dos casos, o ponto de ruptura com sangramento em jato

(Figura 118.3), em porejamento (Figura 118.4), recoberto por fibrina (Figura 118.5), com coágulo ou em forma de escara (Figura 118.6). A endoscopia permite, ainda, a realização de terapêutica, mediante escleroterapia (Figura 118.7), ligadura (Figura 118.8), obliteração com cianoacrilato[47] ou hemoclipe,[48] resultando, em todos os casos, em uma eficácia em torno de 90%.

Além da realização de avaliação endoscópica detalhada do cordão varicoso, o endoscopista deve ter em mente fatores que podem causar alterações das características durante a evolução de um paciente. Isso pode ocorrer devido

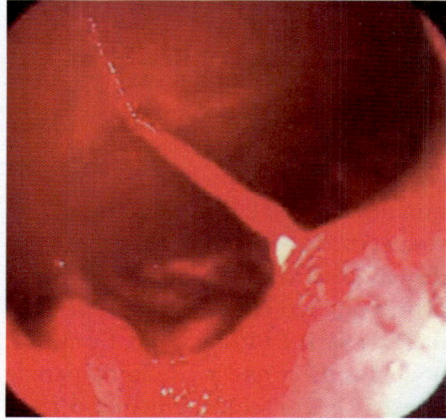

FIGURA 118.3

Sangramento varicoso em jato

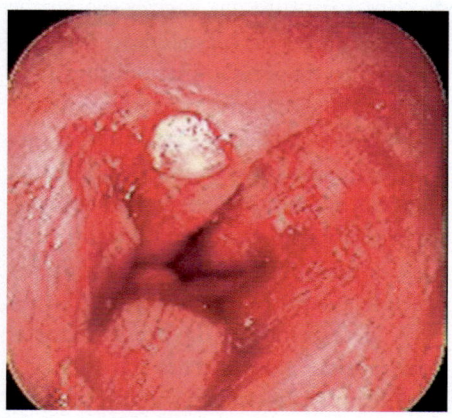

FIGURA 118.4

Sangramento varicoso em porejamento

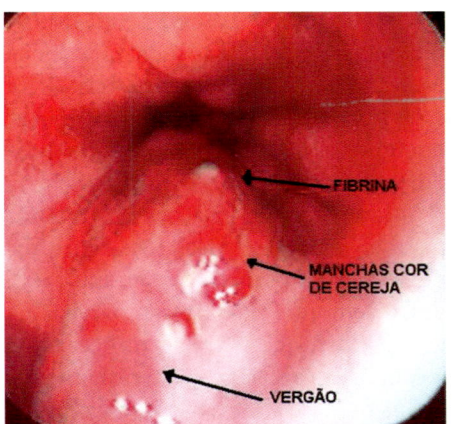

FIGURA 118.5

Variz de grosso calibre com ponto de ruptura recoberto por fibrina e sinais da cor vermelha

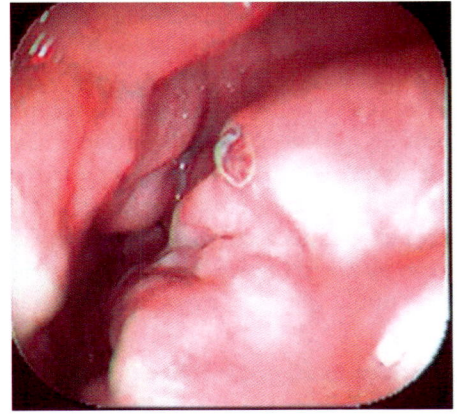

FIGURA 118.6

Ponto de ruptura com escara

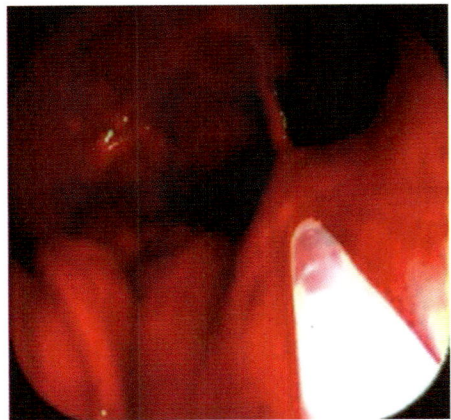

FIGURA 118.7

Escleroterapia no sangramento agudo

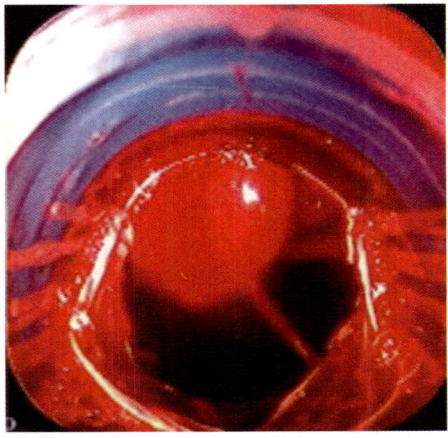

FIGURA 118.8

Ligadura elástica no sangramento agudo

a aspectos como: estado hemodinâmico (presença ou não de choque hipovolêmico), flutuações no uso de álcool[49] e evolução natural da doença.[15,50]

CLASSIFICAÇÃO

A importância da descrição detalhada do cordão varicoso consiste, principalmente, na predição de sangramento a partir de determinadas características endoscópicas, como veremos a seguir.

A observação e a classificação endoscópica das varizes esofágicas devem ser realizadas, de preferência, sob sedação venosa, durante insuflação máxima (nos casos de dúvida, a prega tende a desaparecer, enquanto as varizes permanecem visíveis) e na ausência de ondas peristálticas. O diâmetro de um cordão varicoso muda ao longo do esôfago, por isso convencionou-se que seja descrita nos laudos a aparência das varizes localizadas no terço inferior.

Inúmeras classificações foram publicadas no sentido de unificar a descrição de varizes nos laudos endoscópicos. Neste capítulo, citaremos apenas as de maior interesse em nosso meio.

O calibre varicoso é uma característica de relevância e pode ser classificado da seguinte forma, segundo Palmer e Brick:[51]

a. fino: o cordão varicoso tem diâmetro aproximado menor que 3 mm (Figura 118.9);

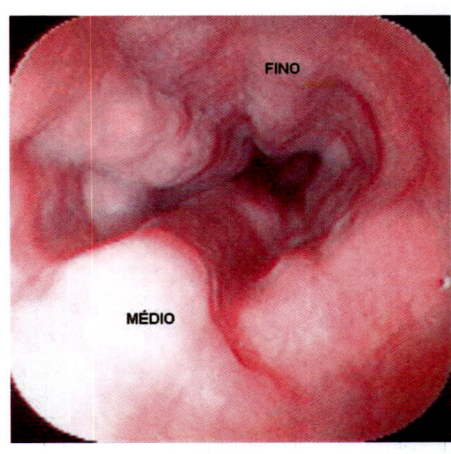

FIGURA 118.9

Varizes esofágicas de finos e médios calibres

b. médio: o diâmetro aproximado do cordão varicoso está entre 3 mm e 6 mm (Figura 118.9);

c. grosso: o cordão varicoso tem mais de 6 mm de diâmetro.

Essa é uma das primeiras classificações, descrita em 1956, e ainda muito utilizada, porém outros dados devem ser incluídos na avaliação endoscópica das varizes esofágicas.

A Sociedade Japonesa de Pesquisa em Hipertensão Portal propôs em 1980 uma classificação complexa, entretanto de grande utilidade em protocolos de pesquisa, pois leva em conta vários aspectos do cordão varicoso. O objetivo dessa classificação foi identificar pacientes em risco de sangramento para proceder à profilaxia. Essa classificação inclui cinco aspectos:[6]

1. cor branca ou azul;
2. sinais da cor vermelha na superfície das varizes (representam a dilatação e a hipertensão das veias intra-epiteliais):
    a. vergões vermelhos (vênulas longitudinais dilatadas);
    b. manchas cor de cereja (pontos vermelhos menores que 2 mm);
    c. hematocistos (grande mancha vermelha solitária na variz) (Figura 118.10);
    d. hiperemia difusa;

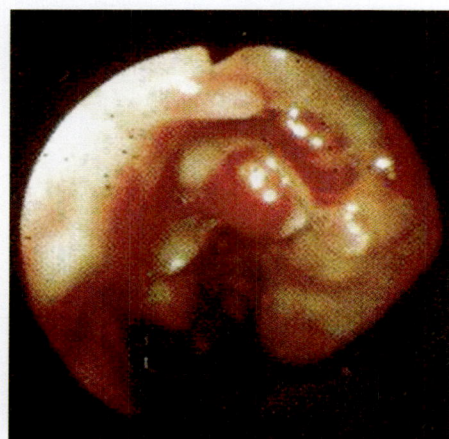

FIGURA 118.10

Variz esofágica com hematocisto

3. formas retas que desaparecem após insuflação (fino); pouco tortuosas ocupando menos que um terço do lúmen (médio); tortuosas ocupando mais que um terço do lúmen (grosso);
4. localização no terço inferior, no terço médio (abaixo da bifurcação da traquéia) e no terço superior (acima da bifurcação da traquéia);
5. presença ou ausência de esofagite.

Essa classificação foi utilizada durante o estudo prospectivo realizado pelo Clube de Endoscopia do Norte da Itália (NIEC), citado anteriormente.

Em nosso meio, Sakai e colaboradores[51] sugeriram uma classificação simplificada, para uso diário, incluindo graus de I a IV e baseada na descrição inicial de Palmer e Brick:

Grau I: variz menor que 3 mm de diâmetro;

Grau II: variz entre 3 mm e 6 mm de diâmetro;

Grau III: variz com mais de 6 mm e em geral tortuosa;

Grau IV: variz com mais de 6 mm, tortuosa e com telangiectasias ou manchas hematocísticas na superfície.

Do ponto de vista prático, consideramos de grande valia durante a descrição de varizes a caracterização da cor, a forma, o calibre, a presença de sinais da cor vermelha e a extensão. A adoção de uma classificação específica deve ser baseada nas peculiaridades de cada serviço e do protocolo de pesquisa em andamento.

Tendo como base as características das varizes esofágicas e os parâmetros clínicos, pode-se definir a indicação de profilaxia do sangramento varicoso. Na prática clínica, de maneira geral, recomenda-se profilaxia primária para pacientes portadores de varizes esofágicas de médio e grosso calibre.[41] O betabloqueador não-seletivo é a primeira escolha, visando a reduzir o gradiente de pressão venosa hepática (HVPG) para abaixo de 12 mmHg ou provocar uma queda de 20% do valor inicial.[52] Outro parâmetro de resposta, com maior interesse prático, é a queda na freqüência de pulso basal de 25%, mas sem cair abaixo de 55 batimentos por minuto. A ligadura elástica profilática[53] é recomendada para os pacientes que apresentam contra-indicações ao uso do betabloqueador (15% a 20% dos casos), como insuficiência cardíaca congestiva, doença pulmonar obstrutiva crônica, bloqueio átrio-ventricular, doença valvular aórtica e diabetes melitus insulino-dependente, ou para os que desenvolvem efeitos colaterais durante o tratamento (15% dos casos), tais como broncoespasmo, bradicardia, fadiga, hipotensão, distúrbios do sono e impotência.[41] Não há indicação para escleroterapia profilática.

VARIZES GÁSTRICAS

As varizes gástricas são mais incomuns que as varizes esofágicas, ocorrendo em 20% dos pacientes com hipertensão portal,[54] assim como a hemorragia por varizes gástricas, que tem uma freqüência menor. Porém, quando ocorre, tem uma elevada gravidade, com maior número de transfusões e maior mortalidade quando comparada ao sangramento por varizes esofágicas.[54-56] Além disso, as varizes gástricas caracterizam-se por alta incidência de ressangramento.[55,57,58]

A identificação e a caracterização das varizes gástricas são importantes preditoras do risco de hemorragia. Em algumas situações, o endoscopista tem dificuldade no diagnóstico diferencial entre variz gástrica e prega gástrica. Para esses casos em que ocorrem dúvidas, podemos usar métodos como espleno-portografia[59,60] e endossonografia.[61]

Algumas classificações complexas para as varizes gástricas têm sido propostas. Hashizume e colaboradores[62] descrevem uma classificação baseada na forma (tortuosa, nodular, tumoral), na localização (anterior, posterior, na pequena ou na grande curvatura da cárdia, na região fúndica), na coloração (branca ou vermelha) e na presença de sinais da cor vermelha. Já a classificação proposta por Sarin e colaboradores[54,63] é baseada na localização das varizes gástricas no estômago e na sua relação com as varizes esofágicas. As varizes gástricas são divididas em varizes esofagogástricas (GOV) e varizes gástricas isoladas (IGV) (Figura 118.11). As varizes esofagogástricas (GOV) são varizes que se prolongam do esôfago para o estômago e são subdivididas em tipo 1 (GOV1), varizes em continuidade com varizes esofágicas pela pequena curvatura por 2 cm a 5 cm abaixo da transição esofagogástrica; e tipo 2 (GOV2), varizes geralmente

Varizes Esôfagogástricas (GOV)

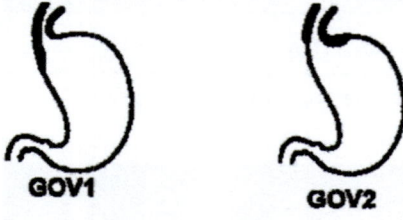

Varizes Gástricas Isoladas (IGV)

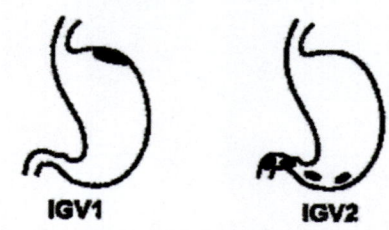

Adaptado de Sarin SK. Gastrointest. Endosc. 1997

FIGURA 118.11

Classificação de varizes gástricas de Sarin

tortuosas em continuidade com varizes esofágicas pela transição esofagogástrica para o fundo. As varizes gástricas isoladas ocorrem na ausência de varizes esofágicas e são subclassificadas em tipo 1 (IGV1), varizes localizadas no fundo, geralmente tortuosas; e tipo 2 (IGV2), varizes ectópicas localizadas no antro, no corpo, no piloro ou no duodeno.

Essas classificações são pouco práticas, geralmente usadas em protocolos de pesquisa. A classificação proposta por Hosking e Johnson[64] parece ser mais aplicável devido à sua simplicidade e praticidade. Classifica as varizes gástricas em três tipos:

Tipo 1: varizes esofágicas que se estendem à pequena curvatura gástrica (Figura 118.12);
Tipo 2: varizes gástricas (associadas às varizes esofágicas) localizadas no fundo, podendo ter convergência à cárdia;
Tipo 3: varizes gástricas localizadas no fundo ou no corpo, na ausência de varizes esofágicas por hipertensão portal segmentar (Figura 118.13).

Com base nessa classificação e na importância da definição da abordagem terapêutica, Sakai e colaboradores[65] propuseram a estratificação do tipo 2:

Tipo 2a: varizes gástricas (associadas às varizes esofágicas) de forma longitudinal localizadas no fundo, podendo ter conexão com a cárdia (Figura 118.14);
Tipo 2b: varizes gástricas (associadas às varizes esofágicas) de forma pseudotumoral localizadas no fundo, podendo ter conexão com a cárdia (Figura 118.15).

As varizes gástricas também podem ser classificadas em primárias ou secundárias. As primárias ocorrem em pacientes que nunca foram submetidos à terapêutica endoscópica para erradicação das varizes esofágicas, e as secundárias são varizes gástricas que surgem após a terapêutica com esclerose ou ligadura elástica das varizes esofágicas. As varizes gástricas isoladas (IGV) usualmente são secundárias, mas também podem ocorrer em indivíduos com hipertensão portal segmentar, em conseqüência de pato-

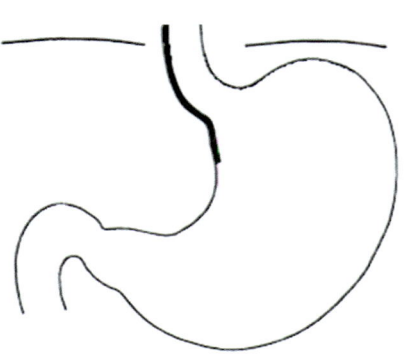
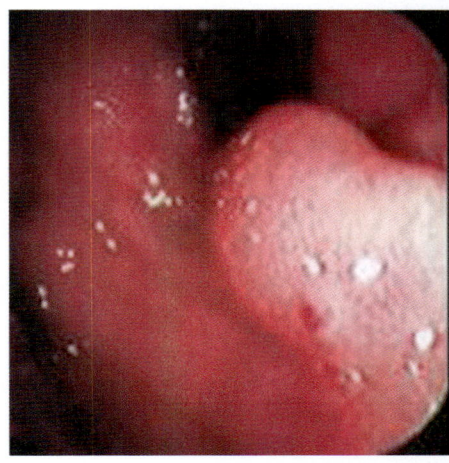

FIGURA 118.12

Classificação de varizes gástricas: tipo 1

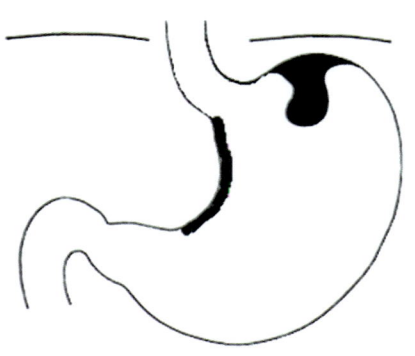
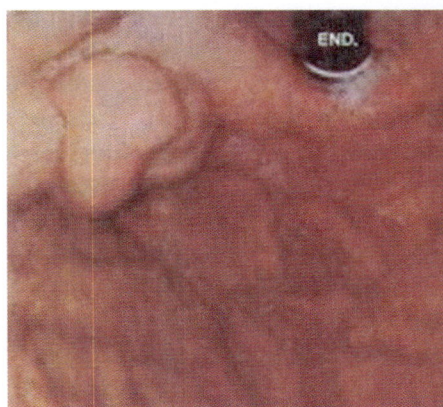

FIGURA 118.13

Classificação de varizes gástricas: tipo 3

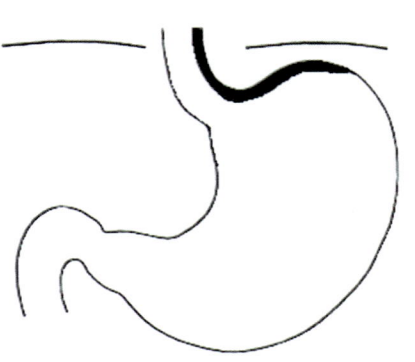
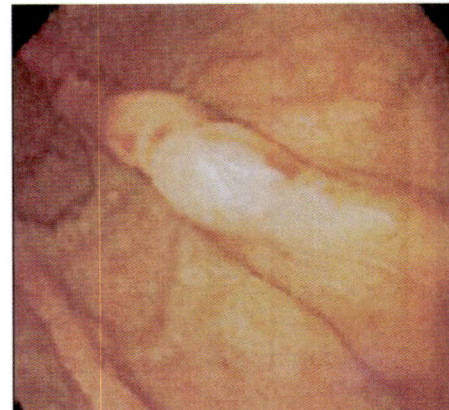

FIGURA 118.14

Classificação de varizes gástricas: tipo 2a

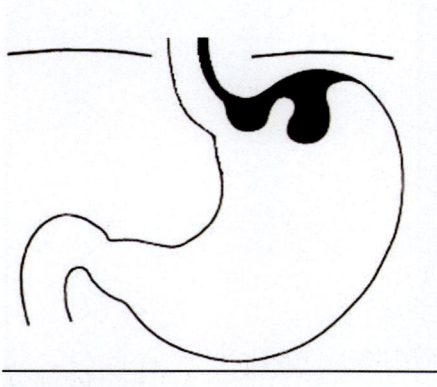

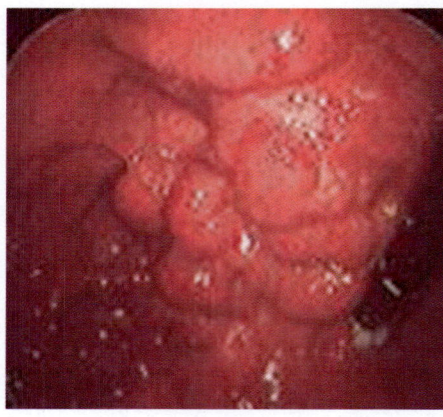

FIGURA 118.15

Classificação de varizes gástricas: tipo 2b

GRÁFICO 118.1

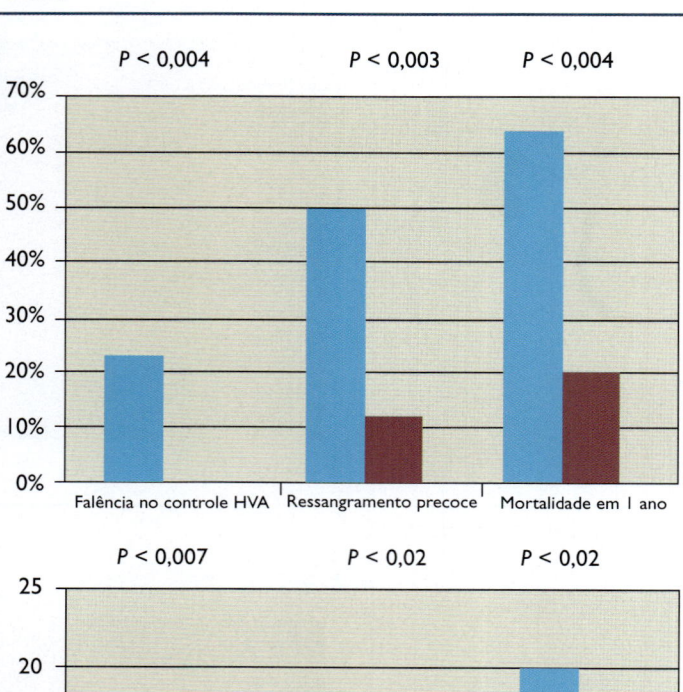

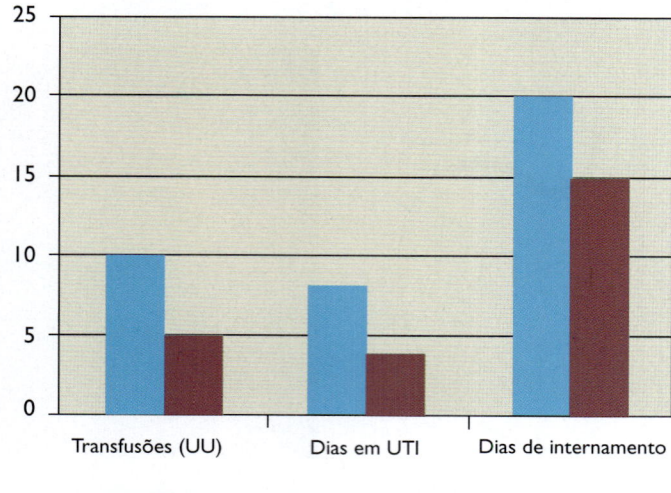

logias da veia esplênica como trombose e estenose.[66-68]

Sarin e colaboradores,[54] em estudo prospectivo de 568 pacientes com hipertensão portal, obtiveram uma incidência de 20% de varizes gástricas, sendo 9% de varizes gástricas secundárias. A classificação tipo GOV1 foi a mais freqüente (74%), seguida pela GOV2 (16%), pela IGV1 (8%) e pela IGV2 (2%).

A descrição endoscópica das varizes gástricas, assim como a classificação, tem grande importância na identificação de fatores de risco para hemorragia. Os fatores de risco descritos são: presença de sinais da cor vermelha, variz nodular grande e localização na região fúndica.[62] Kim e colaboradores acrescentam como fator de risco para o primeiro episódio de sangramento: gravidade da hepatopatia (Child-Pugh avançado), variz maior que 5 mm de diâmetro e presença de sinais da cor vermelha.[69] Diferente das varizes esofágicas, para a formação e a ocorrência de hemorragia por varizes gástricas, não é necessário um gradiente de pressão portal acima de 12 mmHg. Isso ocorre provavelmente devido à alta prevalência de *shunt* gastro-renal espontâneo nos pacientes com varizes gástricas (60% a 85%).[70-72]

A avaliação minuciosa por endoscopista experiente constitui-se em valiosa contribuição na definição diagnóstica da presença de cordão varicoso gástrico e das suas características, tanto em exame eletivo como em hemorragia ativa. A descrição cuidadosa e atenta durante exame de rotina seguramente será de grande valia para o clínico e para o endoscopista de emergência na definição do sítio de sangramento, contribuindo para a resolução de quadros de hemorragia digestiva. Portanto, o relato de ausência de varizes gástricas e a descrição completa, quando presentes, devem fazer parte do laudo em pacientes de risco, independentemente da classificação adotada.

A terapêutica endoscópica das varizes esofagogástricas será abordada com mais detalhes em outro capítulo.

REFERÊNCIAS BIBLIOGRÁFICAS

1. MacMathuna P. The pathogenesis of variceal rupture. Gastrointest Endosc Clin N Am 1992;2:1-15.

2. Mahl TC, Graszmann RJ. Pathophysiology of portal hypertension and variceal bleeding in management of variceal haemorrhage. Surg Clin North Am 1990;70:251-66.

3. Viana A, Hayes P, Moscoso G, Driver M, Portmann B, Westaby D et al. Normal venous circulation of the gastroesophageal junction: a route to understanding varices. Gastroenterology 1987;93:876-89.

4. Bosh J, Albillos A, Abraldes JG, Bañares R, Calleja JL, Escorsell A et al. Consensus document – Portal hypertension. Gastroenterol Hepatol 2005;28(Suppl 5):1-26.

5. Rigo GP, Marighi A, Chahin NJ, Mastronardi M, Codeluppi PL, Ferrari A et al. A prospective study of the ability of three endoscopic classifications to predict hemorrhage from esophageal varices. Gastrointest Endosc 1992;38(4):425-9.

6. The North Italian Endoscopic Club for the Study and Treatment of Esophageal Varices. Prediction of the first variceal hemorrhage in patients with cirrhosis of the liver and esophageal varices. N Engl J Med 1988;310:983-9.

7. Grahan D, Smith J. The course of patients after variceal hemorrhage. Gastroenterology 1981;80:800-9.

8. Silverstein FE, Gilbert DA, Tedesco FJ, Buenger NK, Persing J. The national ASGE survey an upper gastrointestinal bleeding II. Clinical prognostic factors. Gastrointest Endosc 1981;27:80-93.

9. Tabak C, Eugene J, Juler GL, Sarfeh IJ. Upper gastrointestinal hemorrhage in cirrhosis: timing and indicators for active intervention. Am J Gastroenterol 1982;77:947-8.

10. Christensen E, Fauerholdt L, Schlichting P, Juhl E, Poulsen H, Tygstrup N. Aspects of the natural history of gastrointestinal bleeding in cirrhosis and the effect of prednisone. Gastroenterology 1981;81:944-52.

11. Jackson FC, Perrin EB, Degradi AE et al. Clinical investigation of the portacaval shunt. I. Study design and preliminary survival analysis. Arch Surg 1965;91:43-54.

12. Paquet K-J. Prophiylatic endoscopic sclerosing treatment of the esophageal wall in varices – A prospective controlled randomized trial. Endoscopy 1982;14:4-5.

13. Pugh RNH, Murray-Lyon IM, Dawson JL, Pietroni MC, Williams R. Transection of the oesophagus for bleeding oesophageal varices. Br J Surg 1973;60:646-9.

14. Merkel C, Zoli M, Siringo S, van Buuren H, Magalotti D, Angeli P et al. Prognostic indicators of risk for first variceal bleeding in cirrhosis: a multicenter study in 711 patients to validate and improve the North Italian Endoscopic Club (NIEC) Index. Am J Gastroenterol 2000;95:2915-20.

15. Beppu K, Inokuchi K, Koyanagi N, Nakayama S, Sakata H, Kitano S et al. Prediction of variceal haemorrhage by esophageal endoscopy. Gastrointest. Endosc 1981;27:213.

16. Boyer JL, Chatterjee C, Iber FL, Basu AK. Effect of plasma-volume expansion on portal hypertension. N Engl J Med 1966 Oct 6;275(14):750-5.

17. Piai G, Minieri M, Catalano M et al. A prospective evaluation of two indices of first variceal bleeding in liver cirrhosis [A 210] [resumo]. Digestive Disease Week, New Orleans, 1991.

18. Vlavianos P, Gimson A, MacMathuna P et al. The prognostic significance of systemic and portal hemodynamic parameters in patients with cirrhosis and previous variceal bleeding. Gut 1990;31:952

19. Polio J, Groszmann RJ. Hemodynamic factors involved in the development and rupture of esophageal varices: a pathophysiologic approach to treatment. Semin Liver Dis 1986;6:318-31.

20. Escorsell A, Gines A, Llach J, Garcia-Pagan J, Bordas JM, Bosch J et al. Increasing intra-abdominal pressure increases pressure, volume, and wall tension in esophageal varices. Hepatology 2002;36(1):936-40.

21. Keiding S, Vilstrup H. Intrahepatic heterogeneity of hepatic venous pressure gradient in human cirrhosis. Scand J Gastroenterol 2002;37:960-4.

22. Abraldes JG, Tarantino I, Turnes J, Garcia-Pagan JC, Rodes J, Bosch J. Hemodynamic response to pharmacological treatment of portal hypertension and long term prognosis of cirrhosis. Hepatology 2003;37:902-8.

23. Choi YJ, Baik SK, Park DH, Kim MY, Kim HS, Lee DK et al. Comparison of Doppler ultrasonography and the hepatic venous pressure gradient in assessing portal hypertension in liver cirrhosis. J Gastroenterol Hepatol 2003;18:424-9.

24. Kleber G, Sauerbruch T, Fischer G, Paumgartner G. Pressure of intraoesophageal varices assessed by fine needle puncture: its relation to endoscopic signs and severity of liver disease in patients with cirrhosis. Gut 1989;30:228-32.

25. Nevens F, Sprengers D, Feu F, Bosch J, Fevery J. Measurement of variceal pressure with an endoscopic pressure sensitive gauge: validation and effect of propranolol therapy in chronic conditions. J Hepatology 1996;24:66-73.

26. Pontes JM, Leite MC, Portela F, Nunes A, Freitas D. Endosonographic Doppler – Guided manometry of esophageal varices: experimental validation and clinical feasibility. Endoscopy 2002;34:966-72.

27. Annet L, Peeters F, Horsmans Y, Hermoye L, Starkel P, Van Beers BE. Esophageal varices: evaluation with transesophageal MR imaging - Initial experience. Radiology 2006;238(1):167-75.

28. de Franchis R. Evolving consensus in portal hypertension report of the Baveno IV Consensus Workshop on methodology of diagnosis and therapy in portal hypertension. J Hepatol 2005;43:167-76.

29. Moitinho E, Escorsell A, Bandi JC, Salmeron JM, Garcia-Pagan JC, Rodes J et al. Prognostic value of early measurements of portal pressure in acute variceal bleeding. Gastroenterology 1999;117:626-31.

30. Amitrano L, Guardascione MA, Bennato R, Manguso F, Balzano A. MELD score and hepatocellular carcinoma identify patients at different risk of short-term mortality among cirrhotics bleeding from esophageal varices. J Hepatol 2005;42(6):820-5.

31. Kremers W, Therneau TM, Kosberg CL et al. A model to predict survival in patients with end-stage liver disease. Hepatology 2001;3392):464-70.

32. Olsson R. The natural history of the esophageal varices. A retrospective study of 224 cases with liver cirrhosis. Digestion 1972;6:65-74.

33. Giannini E, Botta F, Borro P, Risso D, Romagnoli P, Fasoli A et al. Platelet count/spleen diameter ratio: proposal and validation of a noninvasive parameter to predict the presence of esophageal varices in patients with liver cirrhosis. Gut 2003;52:1200-5.

34. Thomopoulos KC, Labropoulou-Kamatza C, Mimidis KP, Katsakoulis EC, Iconomou G, Nikolopoulou VN. Non-invasive predictors of large esophageal varices in patients with cirrhosis. Dig Liver Dis 2003;35:473-8.

35. Zaman A, Becker T, Lapidus J, Benner K. Risk factors for the presence of varices in cirrhotic patients without a history of variceal hemorrhage. Arch Intern Med 2001;161:2564-70.

36. Farber E, Fischer D, Eliakim R, Beck-Razi N, Engel A, Veitsman E et al. Esophageal varices: evaluation with esophagography with barium versus endoscopic gastroduodenoscopy in patients with compensated cirrhosis--blinded prospective study. Radiology 2005;237(2):535-40.

37. Matsuo M, Kanematsu M, Kim T, Hori M, Takamura M, Murakami T et al. Esophageal varices diagnosis with gadolinium-enhanced MR imaging of the liver for patients with chronic liver damage. AJR Am J Roentgenol 2003;180:461-6.

38. Nakayama Y, Imuta M, Funama Y, Kadota M, Utsunomiya D, Shiraishi S et al. CT photography by multidetector helical CT: comparison of three rendering models. Radiat Med 2002;20:273-9.

39. Lee YT, Chan FK, Ching JY, Lai CW, Leung VK, Chung SC et al. Diagnosis of gastro esophageal varices and portal collateral venous abnormalities by endosonography in cirrhotic patients. Endoscopy 2002;34:391-8.

40. Miller LS. Endoscopic ultrasound in the evaluation of portal hypertension. Gastrointest Endosc Clin N Am 1999;9:271-85.

41. Bassin L, Groszmann RJ. Primary prophylaxis of variceal bleeding. In: Arroyo V, Bosch J, Bruix J. Therapy in hepatology. Barcelona: Ars Medica; 2002. P. 23-32.

42. Ramirez FC, Hakim S, Tharalson EM, Shaukat MS, Akins R. Feasibility and safety of string wireless capsule endoscopy in the diagnosis of esophageal varices. Am J Gastroenterol 2005;100(5):1065-71.

43. Lapalus MG, Dumortier J, Fumex F, Roman S, Lot M, Prost B et al. Esophageal capsule endoscopy versus esophagogastroduodenoscopy for evaluating portal hypertension: a prospective comparative study of performance and tolerance. Endoscopy 2006;38(1):36-41.

44. Trudean W, Kottila R. Gastrointestinal manifestations of portal hypertension. In: Di Marino AJ, Benjamin SB. Gastrointestinal diseases. Malden: Blackwell Science; 1997. P. 424-45.

45. Westaby D. The management of an episode of variceal bleeding. In: Okuda K, Benhamou JP. Portal hypertension clinical and physiological aspects. Tokyo, New York: Springer-Verlag; 1991. P. 463-79.

46. Cotton PB. Severe upper gastrointestinal bleeding. Part IV: problems for emergency endoscopic treatment. Clin Gastroenterol 1981;10:59-64.

47. Bhasin DK, Siyad I. Variceal bleeding and portal hypertension: new lights on old horizon. Endoscopy 2004;36(2):120-9.

48. Yol S, Belvirauli M, Topiak S, Kortal A. Endoscopic clipping versus band ligation in the management of bleeding esophageal varices. Surg Endosc 2003 Jan;17(1):38-42.

49. Dagradi AE. The natural history of esophageal varices in paients with alcohoolic liver cirrhosis. An endoscopic and clinical study. Am J Med 1972;57:520-40.

50. Stiegmann GV, Goff JS, Sun JH. Endoscopic elastic band ligation for active variceal hemorrhage. Ann Surg 1989;55:124-8.

51. Sakai P, Ishioka S, Maluf F. Varizes de esôfago. In: Sakai P. Tratado de endoscopia digestiva diagnóstica e terapêutica – Esôfago. São Paulo: Atheneu; 2000. P.197-213.

52. Merkel C, Bolognesi M, Sacerdoti D, Bombonato G, Bellini B, Bighin R et al. The hemodynamic response to medical treatment of portal hypertension as a predictor of clinical effectiveness in the primary prophylaxis of variceal bleeding in cirrhosis. Hepatology 2000;32(5):930-4.

53. Imperiale TF, Chalasani N. A meta-analysis of endoscopic variceal ligation for primary prophylaxis of esophageal variceal bleeding. Hepatology 2001;33:802-7.

54. Sarin SK, Lahoti O, Saxena SP, Murthy NS, Makwana UK. Prevalence, classification and natural history of gastric varices: a long-term follow-up study in 568 portal hypertension patients. Hepatology 1992;16:1343-9.

55. Trudeau W, Prindiville T. Endoscopic injection sclerosis in bleeding gastric varices. Gastrointest Endosc 1986;32:264-8.

56. Thakeb F, Salem SA, Abdallah M, el Batanouny M. Endoscopic diagnosis of gastric varices. Endoscopy 1994;26:287-91.

57. Bretagne JF, Oudicourt JC, Morisot O, Thevenet F, Raoul JL, Gastard J. Is endoscopic variceal sclerotherapy effective for the treatment of gastric varices? [resumo] Dig Dis Sci 1986;31:505S.

58. Sarin SK. Long-term follow-up of gastric variceal sclerotherapy: an eleven-year experience. Gastrointest Endosc 1997;46:8-14.

59. Mohletaler C, Gertock AJ, Goncharenko V, Avant GR, Flexner JM. Gastric varices secondary to splenic vein occlusion:

radiographic diagnosis and clinical significance. Radiology 1979;132:593-8.

60. Okuda K, Yasumoto M, Goto A, Kunisaki T. Endoscopic observations of gastric varices. Am J Gastroenterol 1973;60:357-65.

61. Lo GH, Lai KH, Cheng JS, Huang RL, Wang SJ, Chiang HT. Prevalence of paraesophageal varices and gastric varices in patients achieving variceal obliteration by banding ligation and by injection sclerotherapy. Gastrointest Endosc 1999;49:428-36.

62. Hashizume M, Kitano S, Yamaga H, Koyanagi N, Sugimachl K. Endoscopic classification of gastric varices. Gastrointest Endosc 1990;36:276-80.

63. Sarin SK, Kumar A. Gastric varices: profile, classification, and management. Am J GastroenteroI 1989;84:1244-9.

64. Hosking SW, Johnson AG. Gastric varices: a proposed classification leading to management. Br J Surg 1988;75:195-6.

65. Sakai P, Ishioka S, Ide E. Varizes do estômago e duodeno. In: Sakai P, Ishioka S, Maluf F. Tratado de endoscopia digestiva diagnóstica e terapêutica – Estômago e duodeno. São Paulo: Atheneu; 2001. P. 229-30.

66. Madsen MS, Petersen TH, Sommer H. Segmental portal hypertension. Ann Surg 1986;204:72-7.

67. Sutton JP, Yarborough OY, Richards JT. Isolated splenic vein occlusion. Arch Surg 1970;100:623-6.

68. Evan GR, Yellin AE, Weaver FA, Stain SC. Sinistral (left-sided) portal hypertension. Am Surg 1990;56:758-63.

69. Kim T, Shijo H, Kokawa H, Tokumitsu H, Kubara K, Ota K et al. Risk factors for hemorrhage from gastric fundal varices. Hepatology 1997;25:307-12.

70. Watanabe K, Kimura K, Matsutani S, Ohto M, Okuda K. Portal hemodynamics in patients with gastric varices. A study in 230 patients with esophageal and/or gastric varices using portal vein catheterization. Gastroenterology 1988;95:434-40.

71. Matsumoto A, Hamamoto N, Nomura T, Hongou Y, Arisaka Y, Morikawa H et al. BaIloon-occluded retrograde transvenous obliteration of high-risk gastric fundal varices. Am J GastroenteroI 1999;94:643-9.

72. Ohnishi K, NakayamaT, Koen H, Saito M, Chin N, Terabayashi H et al. Interrelationship between type of spontaneous portal systemic shunt and portal vein pressure in patients with Iiver disease. Am J Gastroenterol 1985;80:561-4.

CAPÍTULO 119

HIPERTENSÃO PORTAL – PREVENÇÃO PRIMÁRIA DA HEMORRAGIA DIGESTIVA ALTA

Angelo Alves de Mattos

A hipertensão portal (HP) é responsável pela maior parte das complicações que ocorrem em um paciente com cirrose. Dentre elas, a que mais atemoriza é a hemorragia digestiva por ruptura de varizes gastroesofágicas. A importância de seu estudo baseia-se no fato de ser uma situação extremamente freqüente na história natural das hepatopatias crônicas, empobrecendo sobremaneira o prognóstico dos pacientes.

Quando avaliamos os pacientes com hepatopatia crônica, cerca de 30% daqueles com doença compensada e 60% daqueles com doença descompensada apresentam varizes gastroesofágicas. Dessa população, 30% irão sangrar em algum momento da evolução da doença. Além disso, a taxa de ressangramento em 1 ano gira ao redor de 70%.[1,2] Tendo em vista a alta prevalência de sangramento observada em pacientes com cirrose, deve-se salientar que a mortalidade de cada episódio de hemorragia digestiva gira em torno de 30%.[3,4,5,6]

A despeito do tratamento da HP e de suas complicações permanecer um desafio constante ao hepatologista, é importante que se diga que ele melhorou sobremaneira o prognóstico desses pacientes nas últimas duas décadas. Assim, um estudo retrospectivo avaliando 295 pacientes com hemorragia digestiva por ruptura de varizes demonstrou que a mortalidade hospitalar diminuiu de 42,6% nos anos 80 para 14,5% em 2000 (de 9% para 0% em Child A; de 46% para 0% em Child B; de 72% para 32% em Child C). A diminuição de três vezes da mortalidade nas últimas duas décadas deve-se, entre outros fatores, a terapias farmacológica e endoscópica mais eficazes.[7]

Para melhor compreensão do tratamento farmacológico da HP, é importante que estudemos suas bases fisiopatológicas. Vejamos:

Em qualquer sistema vascular, a pressão é o resultado do produto do fluxo sangüíneo e da resistência a tal fluxo. Essa é a lei de Ohm e é traduzida pela equação $P = Q \times R$, em que P é a pressão em determinado sistema vascular, Q é o fluxo sangüíneo e R é a resistência vascular. Por sua vez, os fatores que influenciam a resistência vascular são inter-relacionados pela lei de Poiseuille na seguinte equação: $R = 8\mu L / \P r^4$, em que μ é o coeficiente de viscosidade do sangue, L é o comprimento do vaso e r é o raio do vaso. Como se vê pela equação, a alteração no raio do vaso é o principal fator a alterar a resistência vascular.[8]

A pressão no sistema portal segue as regras gerais anteriormente citadas e, portanto, pode elevar-se como resultado do aumento da resistência vascular, do fluxo sangüíneo portal ou de ambos.[8]

A resistência ao fluxo constitui o componente retrógrado da HP e é o evento desencadeante do processo.

Em indivíduos normais, o principal ponto de resistência ao fluxo sangüíneo portal é a microcirculação hepática. O fato de ser um grande leito vascular e de ter uma pressão de perfusão baixa indica que, em situações normais, a resistência intra-hepática ao fluxo é muito pequena.[9]

O local de aumento da resistência vascular varia conforme a causa da HP. Na cirrose, a resistência vascular encontra-se nos sinusóides hepáticos. Inicialmente se acreditava que essa resistência aumentada ao fluxo devia-se simplesmente à fibrose e à distorção vascular decorrente da formação nodular (componente fixo), causando HP pós-sinusoidal. No entanto, mais recentemente, se comprovou haver alterações no tônus vascular oriundas da ação de substâncias vasoativas (componente variável), como as endotelinas, o óxido nítrico e mais recentemente o sulfito de hidrogênio, sobre os miofibroblastos que envolvem vênulas terminais e que estão presentes nos septos fibrosos, contribuindo, assim, para a variação da resistência vascular intra-hepática.[10,11,12] O componente variável corresponde a 20%-30% do aumento da resistência intra-hepática, podendo ser manipulado farmacologicamente.[13]

A circulação colateral que se desenvolve nos pacientes com HP pode ser responsável por até 90% do fluxo sangüíneo portal, influenciando, então, na resistência ao fluxo.[8] Os vasos colaterais abertos ou neoformados descomprimem parcialmente o sistema portal. No entanto, a pressão não diminui de maneira significativa. Essa falha na redução da pressão é explicada, em parte, pelo fato de que, embora a resistência vascular nas colaterais seja menor do que aquela oferecida pela vasculatura intra-hepática, ainda assim é superior à resistência portal observada em indivíduos normais. Deve-se ressaltar que os vasos da circulação colateral possuem músculo liso em suas paredes e, portanto, também são suscetíveis à ação de substâncias vasoativas.[14,15,16,17]

O segundo fator importante para a manutenção da HP nos pacientes com hepatopatia crônica é o fluxo venoso portal aumentado (componente anterógrado da HP), decorrente da circulação hiperdinâmica observada em estágios mais avançados da cirrose e da HP. Esse estado de circulação hiperdinâmica é caracterizado por aumento do débito cardíaco, vasodilatação sistêmica e esplâncnica, bem como por aumento da volemia, fatores que agravam e perpetuam a hipertensão portal. Essa vasodilatação é produzida por substâncias vasoativas – fundamentalmente pelo óxido nítrico. Outras substâncias vasoativas – como o glucagon, as prostaglandinas, o fator de necrose tumoral alfa e, talvez, o monóxido de carbono – também desempenham um papel nesse mecanismo.[18] Entre outras substâncias envolvidas na circulação hiperdinâmica, tem sido dado destaque à adrenomedulina, um potente peptídeo vasodilatador descoberto recentemente, cuja produção é estimulada por citocinas, em particular, pelo fator de necrose tumoral alfa e pelos ácidos biliares, que possuem propriedades vasoativas também responsáveis pela hiperemia intestinal pós-prandial.[19,20,21] Paralelamente à vasodilatação descrita, observa-se uma hipervolemia que contribui para o aumento do fluxo vascular. Deve-se ressaltar que atualmente é muito valorizado o papel da translocação bacteriana no aumento do fator de necrose tumoral e do óxido nítrico.[12]

Após essas considerações relativas à fisiopatologia da HP, é importante salientar que, quando nos deparamos com um paciente cirrótico, devemos ter critérios para a realização de um

screening das varizes gastroesofágicas. Em pacientes Child A, a realização de endoscopia deve ser limitada àqueles com sinais preditivos de HP (atividade de protombina inferior a 70%, diâmetro da veia porta superior a 13 mm e níveis de plaquetas inferiores a 100.000)[22] ou com sinais evidentes de sua presença (por exemplo, circulação colateral). Por outro lado, em pacientes Child B ou C, devemos realizar endoscopia no momento do diagnóstico.[1] No que tange a parâmetros não-invasivos no diagnóstico das varizes de esôfago, é importante ressaltar o estudo de Giannini e outros,[23] que avaliaram o papel da relação do número de plaquetas com o diâmetro do baço. Nesse estudo, os pacientes em que tal relação fosse inferior a 909 tinham um valor preditivo negativo de 100% e uma eficiência em identificar a presença de varizes de 84%.

É importante ressaltar que há autores que sugerem que a endoscopia deva ser realizada em todo paciente com cirrose, independentemente do grau de disfunção hepatocelular, uma vez que a proposta não-invasiva não teria acurácia suficiente para evitá-la.[22,24,25]

Quando não há evidências de varizes, nos pacientes Child A, o acompanhamento deve ser bianual e, naqueles Child B ou C, anual. Por outro lado, quando for constatada a presença de varizes, o seguimento deve ser sempre anual.[1]

O seguimento endoscópico mais freqüente dos pacientes com varizes de pequeno calibre, quando comparado com o daqueles que ainda não desenvolveram essa complicação, está baseado nos estudos que constatam que a velocidade anual do crescimento das varizes (12%) é maior do que a de seu surgimento (4%-5%).[22,26]

Nos pacientes com varizes, é importante avaliar os fatores preditivos de sangramento. Eles estão relacionados ao diâmetro das varizes (há uma correlação entre o mesmo e a tensão na variz, que segue a lei de Laplace); à presença de manchas vermelhas na superfície das varizes; ao grau de falência

hepatocelular; ao uso continuado de etanol.[4,27] O indicador mais importante para predizer o sangramento é o calibre das varizes. Tanto é assim que, na reunião de Baveno IV, não foi considerada como indicativo de tratamento profilático a presença de sinais endoscópicos adicionais.[28]

Tendo em vista a freqüência da hemorragia digestiva por ruptura de varizes e o mau prognóstico que empresta ao paciente com hepatopatia crônica, é importante que o tratamento seja ágil e bem fundamentado. No entanto, a conduta mais sábia seria aquela que evitasse um primeiro episódio de sangramento (profilaxia primária), prevenindo, assim, as conseqüências muitas vezes desastrosas decorrentes do mesmo. Quando avaliadas as tentativas propostas, consideram-se o tratamento farmacológico, a esclerose ou a ligadura endoscópicas das varizes, a colocação de TIPS (*transjugular intra-hepatic portal-systemic shunt*) e as cirurgias de derivação. Dentre elas, a terapia farmacológica parece ser a mais aceita, por oferecer uma conduta menos invasiva.[29] No entanto, ultimamente, a ligadura endoscópica, por ser menos agressiva do que a escleroterapia,[30] tem obtido algum prestígio. Dessa forma, parece-nos fundamental que o clínico domine as bases doutrinárias que justificam uma ou outra conduta.

A moderna era do tratamento farmacológico da HP iniciou em 1980 com o estudo de Lebrec e outros,[31] quando foi preconizado o uso do propranolol na prevenção do sangramento recorrente.

Na terapia farmacológica, o propranolol é utilizado com a finalidade de diminuir de forma sustentada os níveis de pressão portal.[29] Essa droga reduziria a pressão portal por diminuir o fluxo sangüíneo no sistema portal e ao nível das colaterais. Sua ação decorre, em parte, da diminuição de débito cardíaco por meio do bloqueio dos receptores cardíacos $\beta 1$ e, em parte, de vasoconstrição esplâncnica causada pelo bloqueio dos receptores esplâncnicos $\beta 2$.[26,32] O parâmetro utilizado para se identificar a resposta ao medicamento tem sido uma queda de 25% da freqüência cardíaca em repouso, devendo ela não se situar em níveis inferiores a 55 bpm, bem como a pressão sistólica não atingir cifras inferiores a 90 mmHg. No entanto, é importante salientar que o betabloqueio clínico não traduz de forma fidedigna uma queda significativa na pressão do sistema portal. Estudos demonstraram que a taxa de pacientes não respondedores ao uso de terapia com betabloqueadores pode superar 50%.[2,25,32]

É importante destacar que os betabloqueadores parecem não impedir o desenvolvimento de varizes gastroesofágicas. Recentemente, Groszmann e outros[33] avaliaram o papel dos mesmos na prevenção do desenvolvimento de varizes em pacientes com cirrose. Eles randomizaram 213 pacientes ao uso de timolol ou de placebo, observando não haver diferença na prevenção das varizes em um seguimento médio de 54,9 meses. O grupo que utilizou a droga ativa esteve mais propenso a efeitos adversos.

Diversos estudos prospectivos, controlados e randomizados, na profilaxia primária, demonstraram a eficácia do propranolol em reduzir o risco de sangramento. Uma metanálise de 11 estudos, realizada por D'Amico e outros,[26] avaliou o papel do propranolol (9 estudos) e do nadolol (2 estudos), controlados com placebo, na profilaxia primária. Estudando-se 1.189 doentes, observou-se uma proporção de sangramento de 25% nos controles e de 15% nos tratados após um seguimento médio de dois anos. Uma redução de mortalidade, embora sem significância estatística, foi também observada. O benefício da profilaxia foi comprovado em pacientes com varizes de calibre moderado a grande.[26,32]

É interessante ressaltar, no entanto, o estudo que avaliou o papel dos betabloqueadores no crescimento das varizes. Merkel e outros[34] avaliaram, de forma prospectiva, controlada e randomizada, 161 pacientes com varizes pequenas, 83 pacientes com nadolol e 78 com placebo, sendo o crescimento das varizes no

final do seguimento de 20% *versus* 51% respectivamente (p < 0,001). Observaram também uma probabilidade cumulativa de sangramento menor, embora a sobrevida fosse semelhante. Esse estudo trouxe a reflexão de que os betabloqueadores poderiam ser utilizados em varizes de calibre pequeno.

Deve-se ressaltar que, uma vez introduzido os betabloqueadores, sua utilização deve se dar por tempo indefinido, já que a suspensão anula o efeito protetor e aumenta a mortalidade dos pacientes quando comparada à do grupo não tratado.[2,5,35]

Os nitratos, por alterarem a resistência hepática e no nível da circulação colateral, poderiam atuar como opção terapêutica nos pacientes com varizes gastroesofágicas. No entanto, seu papel como droga isolada não encontra respaldo nos *trials* realizados.[25] Seu uso combinado com o do propranolol não parece ser vantajoso no controle do sangramento, além de trazer maior incidência de complicações.[24,26,32,36] Dentre os estudos que avaliaram essa associação, parece-nos de interesse o do grupo de Toulouse.[37] Nesse estudo, foi avaliado – tanto na profilaxia primária quanto na secundária – o papel do propranolol nos parâmetros hemodinâmicos preconizados classicamente. Naqueles pacientes em que não se conseguisse uma resposta, eram adicionados os nitratos e um terceiro estudo hemodinâmico era realizado. Avaliando essa proposta '*à la carte*', observou-se que a determinação do gradiente de pressão venosa hepática (GPVH), em análise multivariada, foi o único fator preditivo independente de sangramento e que, no grupo da profilaxia primária, somente dois pacientes sangraram (ambos considerados não-respondedores). Quando, em editorial, esse estudo foi analisado por Bosch,[38] várias ponderações foram feitas e a que nos pareceu mais relevante e que poderia limitar a proposta seria a factibilidade da realização do gradiente de pressão da maneira proposta, bem como a acurácia do mesmo quando fosse avaliado em centros com menor experiência.

Recentemente, García-Pagan e outros[39] avaliaram de forma prospectiva e randomizada, em 349 pacientes, o papel dos nitratos associados aos betabloqueadores, em estudo multicêntrico controlado com placebo. Eles concluíram não haver diferença na sobrevida ou no sangramento entre os grupos, demonstrando, inclusive, maior prevalência de efeitos colaterais no grupo que utilizou nitrato.

A escleroterapia endoscópica, na profilaxia primária, foi avaliada em uma metanálise[4] que congregou 19 *trials* randomizados e controlados. A despeito de haver mostrado um efeito benéfico na prevenção do sangramento, a heterogeneidade dos dados impediu um posicionamento mais definido na sua indicação. Além de não se mostrar superior aos betabloqueadores, há descrição de estudos bem desenhados do ponto de vista metodológico que observaram aumento da mortalidade nos pacientes tratados. Dessa forma, essa modalidade terapêutica não encontra respaldo na literatura atual.[32]

Tendo em vista o fato de a ligadura endoscópica das varizes de esôfago (LEVE) ter se mostrado uma terapia mais segura do que a esclerotepia,[30] aquela começou a ter seu papel avaliado na profilaxia primária. Um *trial* controlado,[40] em que um grupo de pacientes realizou LEVE e o outro uma conduta expectante, a despeito de uma recorrência das varizes após a LEVE de 29%, demonstrou que esse procedimento proporcionou menor incidência de sangramento, bem como maior sobrevida. Nesse estudo, a eficiência do método foi maior nos pacientes Child A. Posteriormente, um estudo[41] avaliou, de forma prospectiva, 30 pacientes com varizes de graus III e IV, tendo sido randomizados a receber propranolol ou a realizar LEVE. Os resultados, no que tange à profilaxia primária, foram semelhantes em ambos os grupos. No entanto, a validade do estudo é discutível, tendo em vista o pequeno número de pacientes avaliados.

Sarin e outros,[42] com uma maior casuística (89 pacientes), também realizaram um estudo avaliando a ligadura na profilaxia primária de pacientes com varizes calibrosas, de forma prospectiva, randomizada e controlada com propranolol. Após 18 meses, a probabilidade atuarial de sangramento foi de 43% no grupo que utilizou terapêutica medicamentosa e de 15% no da ligadura. Eles concluíram que a terapêutica endoscópica é uma forma de tratamento mais eficaz nessa população de pacientes. Várias críticas, no entanto, foram feitas ao estudo:[43,44] a porcentagem de sangramento do grupo com a terapia medicamentosa foi extremamente elevada, sendo que a dose média de propranolol utilizada era muito baixa; foram avaliados, na mesma casuística, pacientes com hipertensão portal de natureza não-cirrótica; excluiu-se um paciente do grupo da ligadura, embora se preconizasse avaliar a resposta terapêutica por "intenção de tratamento".

Lui e outros[45] avaliaram, de forma prospectiva, randomizada e controlada, uma população de 172 cirróticos com varizes de moderado a grande calibre. Nesse estudo, foram comparados os papéis da LEVE, do propranolol e dos nitratos. Concluiu-se que os resultados da LEVE foram semelhantes aos do propranolol na prevenção da hemorragia, embora superiores aos dos nitratos. A mortalidade não foi diferente entre os grupos, embora a terapia farmacológica tenha proporcionado maior percentual de efeitos colaterais. Dessa forma, esses autores entenderam que a LEVE poderia ser colocada como tratamento de primeira linha nessa população de pacientes. Ressaltamos, no entanto, que um paciente do grupo da LEVE apresentou perfuração esofágica, complicação potencialmente fatal, e ocorreram recorrências das varizes em 23% dos casos. Por outro lado, seria de interesse avaliar a relação custo-benefício dessa proposta terapêutica.[46]

Schepke e outros[47] realizaram análise multicêntrica comparando o propranolol e a ligadura por meio de estudo prospectivo, controlado e randomizado, com 152 pacientes, demonstrando semelhança na incidência de sangramento e na sobrevida dos pacientes, com elevado índice de recorrência de varizes no grupo da LEVE.

Jutabha e outros,[48] em um estudo multicêntrico e prospectivo, randomizaram pacientes com cirrose e varizes de alto risco de sangramento para utilizarem propranolol ou LEVE e os seguiram, em média, por 15 meses. Esse estudo foi interrompido, em uma análise interina, tendo em vista o alto índice de hemorragia no grupo do propranolol. No entanto, Boyer,[49] em editorial, critica os resultados do estudo e inclusive sua interrupção prematura.

Lay e outros,[50] estudando de forma prospectiva e randomizada 100 pacientes com cirrose e varizes com potencialidade de sangramento, observaram terem ambos os procedimentos, LEVE e uso de propranolol, eficácia similar no concernente à profilaxia do primeiro sangramento e à sobrevida observada.

Imperiale e Chalasani,[51] em uma metanálise, avaliaram nove estudos com homogeneidade, com uma média de seguimento de 19 meses. Deles, cinco *trials* compararam a LEVE com controles não tratados (601 pacientes) e quatro, sendo dois *abstracts*, com propranolol (283 pacientes). No primeiro grupo, foi observada diminuição do risco relativo de sangramento e da mortalidade e, no segundo, só houve diminuição do risco de sangramento. Boyer,[52] em uma análise crítica da LEVE e do tratamento farmacológico, avaliando 6 estudos comparando LEVE *versus* betabloqueador, observou que, em 2, o sangramento era menor com a LEVE e, em 1, também a mortalidade, a despeito de em ambos haver críticas ao desenho metodológico, concluindo por haver semelhança na sobrevida e no sangramento com os métodos em estudo.

Em recente metanálise,[53] em que foi comparada a ligadura de varizes com os betabloqueadores por meio de 8 estudos controlados e randomizados, que incluíram 596 pacientes (285 com LEVE e 311 com betabloqueadores), foi observada diferença em relação à freqüência do sangramento e de efeitos adversos em favor da LEVE, embora ela não se fizesse presente em relação à sobrevida dos pacientes. Apesar desses resultados, os autores foram cautelosos, tendo em vista as dificuldades que esse tipo de análise traz em seu bojo, e concluíram que a LEVE deveria ser indicada como terapia de primeira linha fundamentalmente em pacientes com varizes de grosso calibre e que não tolerassem o propranolol ou que apresentassem contra-indicações ao mesmo. Dada a mesma mortalidade demonstrada nos dois grupos, o uso dos betabloqueadores ainda permaneceria mais conveniente.

Caberia ainda destacar o editorial escrito por Franchis, publicado na *Hepatology*,[54] em que o autor refere que, entre 1998 e 2005, a LEVE foi comparada com os betabloqueadores em 13 estudos, sete dos quais publicados como trabalhos completos. A avaliação desses estudos mostra que, embora apresentem homogeneidade no que concerne ao tamanho das varizes e à dose dos medicamentos, diferem no que tange ao tamanho da amostra, à proporção de pacientes com disfunção hepática grave e ao tempo de seguimento. Dez estudos não mostraram diferença na prevenção do primeiro sangramento com uma ou com a outra abordagem, enquanto, em três, a LEVE foi superior. Uma modesta diferença na mortalidade em favor da LEVE foi demonstrada em um estudo. Os efeitos adversos, quando da metanálise, foram mais freqüentes nos pacientes que realizaram tratamento medicamentoso, embora não houvesse diferença quanto à gravidade dos mesmos.

Como último estudo a ser abordado, parece-nos de interesse aquele que avalia o papel do uso associado de betabloqueadores e LEVE.[55] A população avaliada foi de 144 pacientes com hipertensão portal. Embora, em seu desenho metodológico, não tenha sido utilizado placebo no grupo-controle (só ligadura), não foi demonstrada diferença na incidência de sangramento ou na sobrevida dos pacientes avaliados. Apesar da recorrência das varizes ter sido menor no grupo que utilizou propranolol, os resultados obtidos sugerem que essa associação não deva ser recomendada.

A despeito de todos os estudos aqui abordados, nos parece, no mínimo de interesse para reflexão, a análise de custo-efetividade realizada por Spiegel e outros.[56] Esses autores avaliaram não só o tratamento a ser oferecido, como também a validade do *screening* proposto para a detecção de varizes em pacientes com cirrose classificada como Child A ou B. Usando o modelo de Markov, avaliaram seis estratégias: endoscopia de *screening* universal seguida de betabloqueador; endoscopia seguida de ligadura; endoscopia de *screening* seletivo em pacientes de risco seguida de betabloqueador; endoscopia de *screening* seletivo seguida de ligadura; betabloqueador empírico para todos os pacientes e não realizar terapia profi-

lática. Eles concluíram que a utilização empírica de betabloqueador é a medida mais custo-efetiva na profilaxia primária e que a utilização de endoscopia como *screening* para guiar uma futura terapia adiciona um custo significativo, com um benefício marginal a essa população de pacientes. Deve-se ressaltar que já fora publicado estudo anterior,[57] com modelo analítico semelhante, que demonstrou ser a profilaxia empírica a estratégia de melhor custo-efetividade em pacientes Child B e C. Embora os resultados dos dois estudos apresentem algumas discrepâncias, eles têm como linha comum a opção pela utilização empírica de betabloqueador sem *screening*. Essa conduta foi ratificada por outros autores.[58] Tendo em vista as limitações metodológicas desses estudos, faz-se necessária a realização de trabalhos prospectivos para melhor avaliação das estratégias tradicionalmente propostas. Consideramos sábias as palavras de

Rubenstein e Inadomi[59] quando dizem que "verdadeiramente, as análises de decisão não são aptas para dizer o que devemos fazer, mas sim o que devemos pensar em fazer".

Conclui-se que a ligadura, no estágio atual do conhecimento, só deve ser ofertada como tratamento de primeira linha, na profilaxia primária, àqueles pacientes que apresentem contra-indicação à terapia farmacológica ou que venham a desenvolver intolerância a ela. A estratégia a ser considerada nos dias atuais deve repousar sobre a terapia farmacológica, a despeito de se aguardarem resultados de estudos prospectivos, controlados e randomizados, em que seja mais bem definido o papel da terapia endoscópica,[24,25,32,36,44,49,60,61,62] uma vez que ela começa a competir com o tratamento farmacológico.[63] Essa estratégia de atuação vai ao encontro do consenso de Baveno IV, realizado recentemente.[28]

REFERÊNCIAS BIBLIOGRÁFICAS

1. Grace ND, Groszmann RJ, Garcia-Tsao G, Burroughs AK, Pagliaro L, Makuch RW et al. Portal hypertension and variceal bleeding: an AASLD single topic symposium. Hepatology 1998;28:868-80.

2. Groszmann RJ & Franchis R. Portal hypertension. In: Schiff ER, Sorrel MF, Maddrey WC Schiff's. Diseases of the liver. 8ª ed. Philadelphia: J.B. Lippincott; 1999. P. 387-442.

3. Bass NM & Somberg KA. Portal hypertension and gastrointestinal bleeding. In: Sleisenger MH, Fortran JS. Gastrointestinal disease, pathophysiology/diagnosis/management. 6ª ed. Philadelphia: W.B. Saunders Company; 1998. P.1284-1309.

4. D'amico G, Pagliaro L, Bosch J. The treatment of portal hypertension: A meta-analytic review. Hepatology 1995; 22:332-48.

5. Nader A, Grace N. Pharmacologic intervention during the acute bleeding episode. Gastrointest Endosc Clin N Am 1999;9:287-99.

6. Pagliaro L, D'Amico G, Luca A, Pasta L, Politi F, Aragona E et al. Portal hypertension: diagnosis and treatment. J Hepatol 1995;23 suppl 1: 36-44.

7. Carbonell N, Pauwels A, Serfaty L, Fourdan O, Levy VG, Poupon R. Improved survival after variceal bleeding in pa-

tients with cirrhosis over the past two decades. Hepatology 2004;40:652-9.

8. Choijkier M, Groszmann RJ. Measurement of portal systemic shunting in the rat by using labelled microspheres. Am J Physiol 1981;240:G371-5.

9. Bruix J. Fisiopatología de la hipertensión portal: estudio hemodinámico en ratas con hipertensión portal por ligadura parcial de la vena porta y en ratas con cirrosis hepática. Barcelona, University of Barcelona; 1990.

10. Bathal PS, Grozsman HJ. Reduction of the increased portal vascular resistence of the isolated perfused cirrhotic rat liver by vasodilatators. J Hepatol 1985;1:325-37.

11. Rockey D. The cellular pathogenesis of portal hypertension: stellate cell contractility, endothelin and nitric oxide. Hepatology 1997;25:2-5.

12. Garcia-Tsao G. Portal hypertension. Curr Opin Gastroenterol 2006;22:254-62.

13. Garcia-Tsao G. Current management of the complications of cirrhosis and portal hypertension: variceal hemorrhage, ascites and spontaneous bacterial peritonitis. Gastroenterology 2001;120:726-748.

14. Bosch J, Groszmann RJ, García-Pagan JC, Teres J, Garcia-Tsao G, Navasa M et al. Association of transdermal nitro-

glycerin to vasopressin infusion in the treatment of variceal hemorrhage. A placebo controlled clinical trial. Hepatology 1989;10:962-8.

15. Kravetz D, Bosch J, Arderiu MT, Pizcueta MP, Casamitjana R, Rivera F et al. Effects of somatostatin on splanchnic hemodynamic and plasma glucagon in portal hypertensive rats. Am J Physiol 1988;254:G322-8.

16. Kroeger RJ, Groszmann RJ. Increased portal venous resistence hinders portal pressure reduction during the administration of beta-adrenergic blocking agents in a portal hypertensive model. Hepatology 1985;5:97-101.

17. Pizcueta MP, De Lacy AM, Kravetz D, Bosch J, Rodes J. Propranolol decreases portal pressure without changing portocollateral resistance in cirrhotic rats. Hepatology 1989;10:953-7.

18. Vorobioff J, Bredfeldt JE, Groszmann RJ. Hyperdynamic circulation in a portal hypertensive rat model: a primary factor for maintenance of chronic portal hypertension. Am J Physiol 1983;244:G52-6.

19. Chun TH, Itoh H, Ogawa Y, Tamura N, Takaya K, Igaki T et al. Shear sress augments expression of C-type natriuretic peptide and adrenomedullin. Hypertension 1997;29:1296-1302.

20. Horio T, Nishikimi T, Yoshihara F, Nagaya N, Matsuo H, Takishita S et al. Production and secretion of adrenomeullin in cultured rat cardiac myocytes and nonmyocytes: simulation by interleukin-1beta and tumor alpha. Endocrinology 1998;139:4576-80.

21. Kvietys PR, McLendon JM & Granger DN. Postprandial intestinal hyperemia: role of bile salts in the ileum. Am J Physiol 1981;241:G469-77.

22. Schepis F, Cammà C, Niceforo D, Magnano A, Pallio S, Cinquegrani M et al. Wich patients with cirrhosis should undergo endoscopic screening for esophageal varices detection? Hepatology 2001;33:333-8.

23. Giannini EG, Botta F, Borro P, Dulbecco P, Testa E, Mansi C et al. Application of the platelet count/spleen diameter ratio to rule out the presence of oesophageal varices in patients with cirrhosis: a validation study based on follow-up. Dig Liver Dis 2005;37:779-85.

24. Bosch J, Abraldes JG, Groszmann R. Current management of portal hypertension. J Hepatol 2003;38 suppl 1:54-S68.

25. Zaman A, Chalasani N. Bleeding caused by portal hypertension. Clin Gastroenterol Clin North Am 2005;34:623-42.

26. D'Amico G, Pagliaro L, Bosch J. Pharmacological treatment of portal hypertension: an evidence-based approach. Semin Liver Dis 1999;19:475-505.

27. North Italian Endoscopic Club for the Study and Treatment of Esophageal Varices. Prediction of the first variceal hemorrhage in patients with cirrhosis of the liver and esophageal varices. N Engl J Med 1988;319:983-9.

28. Franchis R. Evolving consensus in portal hypertension. Report of the Baveno IV consensus workshop on methodology of diagnosis and therapy in portal hypertension. J Hepatol 2005;43:167-76.

29. Pascal JP & Cales P. Propranolol in the prevention of first upper gastrointestinal tract hemorrhage in patients with cirrhosis of the liver and esophageal varices. N Engl J Med 1987;317:856-61.

30. Laine L & Cook D. Endoscopic ligation compared with sclerotherapy for the treatment of esophageal variceal bleeding: a meta-analysis. Ann Int Med 1995;123:280-7.

31. Lebrec D, Nouel O, Corbic M, Benhamou JP. Propranolol, a medical treatment for portal hypertension? Lancet 1980;2:180-2.

32. Lowe RC & Grace ND. Primary prophylaxis of variceal hemorrhage. Clin Liver Dis 2001;5:665-76.

33. Groszmann RJ, Garcia-Tsao G, Bosch J, Grace ND, Burroughs AK, Planas R et al. Portal Hypertension Collaborative Group. Beta-blockers to prevent gastroesophageal varices in patients with cirrhosis. N Engl J Med 2005;353:224-61.

34. Merkel C, Marin R, Angeli P, Zanella P, Felder M, Bernardinello E et al. Gruppo Triveneto per l'Ipertensione Portale. A placebo-controlled clinical trial of nadolol in the prophylaxis of growth of small esophageal varices in cirrhosis. Gastroenterology 2004;127:476-84.

35. Abraczinskas DR, Ookubo R, Grace ND, Groszmann RJ, Bosch J, Garcia-Tsao G et al. Propranolol for the prevention of first esophageal variceal hemorrhage: a lifetime commitmment? Hepatology 2001;34:1096-102.

36. García-Pagan JC. Non-selective beta-blockers in the prevention of first variceal bleeding. Is there any definite alternative? J Hepatol 2002;37:393-5.

37. Bureau C, Péron JM, Alric L, Morales J, Sanchez J, Barange K et al. "À la carte" treatment of portal hypertension: adapting medical therapy to hemodynamic response for the prevention of bleeding. Hepatology 2002;36:1361-6.

38. Bosch JB. À la carte or menu fixe: improving pharmacologic therapy of portal hypertension. Hepatology 2002;36:1330-2.

39. García-Pagan JC, Morillas R, Banares R, Albillos A, Villanueva C, Vila C et al. Spanish Variceal Bleeding Study Group. Propranolol plus placebo versus propranolol plus isosorbide-5-mononitrate in the prevention of a first variceal bleed: a double-blind RCT. Hepatology 2003;37:1260-6.

40. Lay C-S, Tsai Y-T, Teg C-Y, Shyu WS, Guo WS, Wu KL et al. Endoscopic variceal ligation in prophylaxis of first variceal bleeding in cirrhosis patients with high-risk esophageal varices. Hepatology 1997;25:1346-50.

41. De BK, Ghoshal UC, Das T, Santra A, Biswas PK. Endoscopic variceal ligation for primary prophylaxis of oesophageal variceal bleed: Preliminary report of a randomized controlled trial. J Gastroenterol Hepatol 1999;14:220-4.

42. Sarin SK, Lamba GS, Kumar M, Misra A, Murthy NS. Comparison of endoscopic ligation and propranolol for the primary prvention of variceal bleeding. N Engl J Med 1999;340:988-93.

43. Burroughs AK, Patch D. Primary prevention of bleeding from esophageal varices. New Engl J Med 1999;340:1033-5.

44. Deschenes M, Barkun AN. Comparison of endoscopic ligation and propranolol for the primary prevention of variceal bleeding. Gastrointestinal Endoscopy 2000;51:630-3.

45. Lui HF, Stanley AJ, Forrest EH, Jalan R, Hislop WS, Mills PR et al. Primary prophylaxis of variceal hemorrhage: a randomized controlled trial comparing band ligation, propranolol and isosorbide mononitrate. Gastroenterology 2002;123:735-44.

46. Sharara AI & Rockey DC. Therapy for primary prophylaxis of varices: and, the winner is ...? Hepatology 2003;37:473-5.

47. Schepke M, Kleber G, Nurnberg D, Willert J, Koch L, Veltzke-Schlieker W et al. German Study Group for the Primary Prophylaxis of Variceal Bleeding. Ligation versus propranolol for the primary prophylaxis of variceal bleeding in cirrhosis. Hepatology 2004;40:65-72.

48. Jutabha R, Jensen DM, Martin P, Savides T, Han SH, Gornbein J. Randomized study comparing banding and propranolol to prevent initial variceal hemorrhage in cirrhotics with high-risk esophageal varices. Gastroenterology 2005;128:870-81.

49. Boyer TD. Primary prophylaxis for variceal bleeding: are we there yet? Gastroenterology 2005;128:1120-2.

50. Lay CS, Tsai YT, Lee FY, Lai YL, Yu CJ, Chen CB et al. Endoscopic variceal ligation versus propranolol in prophylaxis of first variceal bleeding in patients with cirrhosis. J Gastroenterol Hepatol 2006;21:413-9.

51. Imperiale TF & Chalasani N. A meta-analysis of endoscopic variceal ligation for primary prophylaxis of esophageal variceal bleeding. Hepatology 2001;33:802-7.

52. Boyer TD. Primary prophylaxis for variceal bleeding: are we there yet? Gastroenterol 2005;128:1120-2.

53. Khuroo MS, Khuroo NS, Farahat KL, Khuroo YS, Sofi AA, Dahab ST. Meta-analysis: endoscopic variceal ligation for primary prophylaxis of oesophageal variceal bleeding. Aliment Pharmacol Ther 2005;21:347-61.

54. Franchis R. Endoscopy critics vs. endoscopy enthusiasts for primary prophylaxis of variceal bleeding. Hepatology 2006;43:24-6.

55. Sarin SK, Wadhawan M, Agarwal SR, Tyagi P, Sharma BC. Endoscopic variceal ligation plus propranolol versus endoscopic variceal ligation alone in primary prophylaxis of variceal bleeding. Am J Gastroenterol 2005;100:797-804.

56. Spiegel BMR, Targownik L, Dulai GS, Karsan HÁ, Gralnek IM. Endoscopic screening for esophageal varices in cirrhosis: is it ever cost effective. Hepatology 2003;37:366-77.

57. Arguedas MR, Heudebert GR, Eloubeidi MA. Cost effectiveness of screening, surveillance, and primary prophylaxis strategies for esophageal varices. Am J Gastroenterol 2002;97:2441-52.

58. Saab S, DeRosa V, Nieto J, Durazo F, Han S, Roth B. Costs and clinical outcomes of primary prophylaxis of variceal bleeding in patients with hepatic cirrhosis: A decision analytic model. Am J Gastroenterol 2003;98: 763-70.

59. Rubenstein JH & Inadomi JM. Empiric β-blocker for the prophylaxis of variceal hemorrhage: cost effective or clinically applicable? Hepatology 2003;37:249-51.

60. Green JA, Amaro R, Barkin JS. Therapeutic face-off: band ligation versus beta blockage for variceal bleeding. Am J Gastroenterol 2000;95:1358-9.

61. Lebrec D. Primary prevention of variceal bleeding. What's new? Hepatology 2001;33:1003-4.

62. Cardenas A, Gines P. Management of complications of cirrhosis in patients awaiting liver transplantation. J Hepatol 2005; 42 Suppl 1:124-33.

63. Seewald S, Mendonza G, Seitz U, Salem O, Soehendra N. Variceal bleeding and portal hypertension: has there been any progress in the last 12 months? Endoscopy 2003;35:136-44.

CAPÍTULO 120

TRATAMENTO PROFILÁTICO DAS VARIZES ESOFAGOGÁSTRICAS – PAPEL DA ENDOSCOPIA

Igelmar Barreto Paes

Para o correto tratamento dos pacientes com hipertensão portal que apresentam varizes, é importante poder identificar os pacientes com maior risco de apresentar hemorragia das varizes.

Estima-se que em pacientes com cirrose e varizes, cerca de um terço apresentará uma hemorragia por varizes no período de dois anos.[1,2] Os principais fatores relacionados com o risco de se apresentar uma primeira hemorragia por varizes são o tamanho das varizes, a presença de manchas hematocísticas na superfície das varizes e o grau de insuficiência hepática, evoluindo segundo a classificação de Child-Pugh.[3] Esses indicadores de risco têm combinado com o índice do North Italian Endoscopic Club, que permite classificar os pacientes em diferentes grupos com uma predição de risco de hemorragia por ano de segmento que varia entre 6% e 76%.[4]

Apesar dos distintos índices de risco hemorrágico propostos e dos diferentes fatores de risco evolutivo, na prática clínica, o tamanho das varizes esofágicas é o fator de risco mais amplamente utilizado para a seleção de pacientes que devem receber profilaxia primária. Aqueles com varizes de grossos calibres e sinais premonitórios de hemorragia são os pacientes considerados de alto risco, e existe consenso geral de que devem receber tratamento para prevenir a hemorragia por varizes.[5]

Existe ampla controvérsia sobre se os pacientes com varizes de finos calibres devem receber tratamento profilático ou simplesmente ser inseridos em programas de seguimento endoscópico, iniciando-se tratamento somente naqueles em que as varizes aumentam de tamanho.[6]

O primeiro tratamento profilático realizado na hipertensão portal foi anastomose portocava. Diversos estudos demonstraram que, apesar de prevenir eficazmente a hemorragia, a sobrevida não se prolongava, havendo piora com a maior incidência de encefalopatia hepática. Com base nesses estudos, abandonou-se definitivamente a cirurgia derivativa profilática.[7]

O papel da escleroterapia profilática foi comparado à ausência de tratamento em 22 estudos em que se incluiu um total de 2.052 pacientes.[8,9] Os resultados dos estudos foram muito heterogêneos devido a diferentes riscos basais de hemorragia. Assim, a escleroterapia diminuiu significativamente o risco de hemorragia em pacientes com risco basal de hemorragia superior a 40%, mas foi prejudicial em pacientes com riscos inferiores. Como não existem critérios fidedignos para detectar os pacientes com risco de hemorragia tão elevado e existem outras técnicas alternativas, com menos complicações, é consenso que a escleroterapia não deve ser utilizada.[10]

A ligadura elástica tem sido utilizada como uma opção para profilaxia primária do primeiro sangramento varicoso. A ligadura elástica, particularmente por apresentar efeitos colaterais bem menores que a escleroterapia, tem sido utilizada como um bom método para a profilaxia de sangramento, principalmente nos casos em que existem nas varizes sinais premonitórios de sangramento.[11]

Estudos têm sido realizados comparando a ligadura endoscópica com betabloqueadores, demonstrando eficácia semelhante, porém com uma tendência para a ligadura de maior redução do risco de sangramento, bem como maior aderência ao tratamento.

Em uma metanálise, concluiu-se que a ligadura endoscópica reduz o risco do primeiro sangramento varicoso quando comparado aos betabloqueadores, mas sem diferenças quanto à mortalidade, devendo ser considerada como opção associada aos betabloqueadores ou isolada naqueles pacientes que não toleram o uso desses fármacos.[12]

Tem-se utilizado a combinação de injeções de pequena quantidade de agentes esclerosantes com a ligadura elástica no intuito de erradicar pequenas varizes que não são tratadas pela ligadura e obliterar as veias perfurantes para evitar a recorrência varicosa. Seu emprego, no entanto, não tem conseguido fazer com que a associação das duas técnicas endoscópicas resultem em benefício substancial.[13]

REFERÊNCIAS BIBLIOGRÁFICAS

1. Grace ND. Prevention of initial variceal hemorrhage. Gastroenterol Clin North Am 1992;21:149-61.

2. De Franchis R, Primignani M. Natural history of portal hypertension in patients with cirrhosis. Clin Liver Dis 2001;5:645-63.

3. Polo J, Groszmann RJ. Hemodynamic factors involved in the development and rupture of esophageal varices: a pathophysiologic approach to treatment. Semin. Liver Dis 1986; 6:318-31.

4. The North Italian Endoscopic Club for the study and treatment of esophageal varices. Prediction of the first variceal hemorrhage in patients with cirrhosis of the liver and esophageal varices. A prospective multicenter study. N Engl J Med 1988;319:983-9.

5. Zoli M, Merkel C, Magalloti D, Marchisini G, Gatta A, Prsi E. Evaluation of a new endoscopic index to predict first bleeding from the upper gastrointestinal tract in patients with cirrhosis. Hepatology 1996;24:1047-52.

6. García-Pagán, Grace ND. Primary prophylaxis. In: De Franchis R, editor. Portal hypertension III. Proceeding of the third Baveno International Consensus Workshop on Definition, Methodology and Terapeutic Strategies (2001). Oxford: Blackwell Science; 2005. P. 127-31.

7. D'Amico G, Pagliaro L, Bosch J – The treatment of portal hypertension: a meta-analytic review. Hepatology 1995; 22:332-54.

8. De Franchis R, Primignani M. Endoscopic treatment for portal hypertension: Semin Liver Disease 1999;19:439-55.

9. D'Amico G, Pagliaro L, Bosch J. Pharmacological treatment of portal hypertension: an evidence-based approach. Semin Liver Dis 1999:19:475-505.

10. De Franchis R. Updating consensus in portal hipertensión: report of the Baveno III Consensus Workshop on definitions, methodology and treatment strategies in portal hipertensión. J Hepatol 2000;33:846-52.

11. Sarin SK, Guptan RK, Jain AK, Suridaram KR. A randomized controlled trial of endoscopic variceal band ligation for primary prophylaxis of variceal bleeding. Eur J Gastroenterol Hepatol 1996;8(4):802-7.

12. Imperiale TE, Chalasani N. A meta-analysis of endoscopic variceal ligation for primary prophylaxis of esophageal variceal bleeding. Hepatology 2001;33(4):802-7.

13. Cheng YS, Pan S, Lieu GS, Suk FU, Wu US, Chen JN et al. Adequant sclerotherapy after ligation for the treatment of esophageal varices: A prospective randomized long-term study: Gastrointest Endosc 2001;53:566-71.

CAPÍTULO 121

MEDICAMENTOS *VERSUS* TERAPÊUTICA ENDOSCÓPICA NA HIPERTENSÃO PORTAL

Heraldo Arcela Rocha

INTRODUÇÃO

A hipertensão portal é estabelecida em decorrência da obstrução do fluxo sangüíneo, conduzido pela veia porta, em direção à veia cava inferior. Atualmente, é definida como um aumento do gradiente de pressão entre a veia porta e a veia hepática acima de 6 mmHg. Os fatores que contribuem para esse regime de hipertensão são o aumento da resistência hepática, o do fluxo sangüíneo portal ou o de ambos.[1]

Quando existe hipertensão, na tentativa de descomprimir o território venoso portal e com a necessidade de fazer chegar à circulação sistêmica por vias alternativas o sangue proveniente do trato gastrointestinal, instalam-se sistemas de veias colaterais e há inversão de fluxo sangüíneo de alguns ramos do sistema porta. Nessas condições, as veias gástricas, esquerda e curtas, dilatam-se, e como conseqüência ocorre dilatação venosa no nível das cardiotuberositárias, acarretando a formação de varizes esofagogástricas (VEG), as quais drenam para a veia cava superior.[2] Entre 24% a 81% dos hepatopatas crônicos desenvolverão essas ectasias venosas.[3]

A ruptura e o conseqüente sangramento das VEG são a principal complicação da hipertensão portal, sobretudo nos pacientes com cirrose hepática.

O conhecimento da história natural dessa doença estabelece uma probabilidade de 25% a 40% de os pacientes evoluírem com pelo menos um episódio de hemorragia por ruptura das VEG. Deles, aproximadamente de 20% a 50% têm êxito letal, como conseqüência do primeiro episódio hemorrágico. Os pacientes não tratados têm um risco de ressangramento de aproximadamente 60%.[3,4] Os fatores que favorecem a hemorragia, nesses pacientes, estão relacionados à gravidade da doença hepática, ao nível da hipertensão portal e aos aspectos endoscópicos das varizes esofagogástricas.[6-11]

Várias modalidades de tratamento têm sido utilizadas nos últimos 60 anos na abordagem da hipertensão portal e da sua complicação principal.[5,12] Apesar disso, o controle da hemorragia por VEG continua sendo um desafio para hepatologistas, intensivistas, endoscopistas, radiologistas intervencionistas e cirurgiões.

Durante todo esse período, desenvolveu-se verdadeiro arsenal terapêutico na abordagem da vigência do sangramento após sua parada e restabelecimento das condições hemodinâmicas ou antes do primeiro episódio hemorrágico. Assim, podem ser empregados métodos endoscópicos (escleroterapia, adesivos teciduais, *endoloops*, ligadura elástica e clipes), agentes farmacológicos (vasopressina, nitroglicerina, somatostatina, octreotride, terlipressina, betabloqueadores e mononitrato de isossorbide), tamponamento mecânico com balão de Sengstaken-Blakemore, técnicas radiológicas (TIPS – Transjugular Intrahepatic Portossystemic Shunt, e embolização das VEG) e procedimentos cirúrgicos (anastomoses portossistêmicas, anastomoses seletivas, esplenectomia e transplante hepático).

Neste capítulo, o enfoque será dado à correlação entre os agentes farmacológicos e a terapêutica endoscópica na profilaxia e na vigência do primeiro episódio hemorrágico, assim como na prevenção do ressangramento.

TRATAMENTO ENDOSCÓPICO

O tratamento endoscópico pode ser realizado através da escleroterapia e da ligadura elástica das varizes. Mais recentemente, o uso de clipes e do *endoloop* tem sido preconizado como opções de tratamento, com bons resultados; no entanto estudos adicionais são necessários para estabelecer em quais circunstâncias esses elementos poderão ser mais bem utilizados.[13,14]

ESCLEROTERAPIA

Essa modalidade endoscópica foi iniciada há mais de meio século e tem demonstrado efetividade no controle do sangramento entre 70% e 90% dos casos.[15,16]

Para que essa técnica seja realizada, têm sido empregadas diferentes soluções esclerosantes (Tabela 121.1).

TABELA 121.1

Soluções esclerosantes utilizadas na escleroterapia

- álcool absoluto;
- glicose hipertônica;
- morruato de sódio 5%;
- oleato de etanolamina 5%;
- tetradicil sulfato de sódio;
- polidocanol 2%;
- trombina.

A técnica intravaricosa (IV) injeta diretamente no interior dos vasos ectasiados, e a paravaricosa (PV), em torno deles. Com a primeira, espera-se determinar flebite química, ocasionando trombose e espessamento da camada íntima do vaso. Com a segunda, produz-se fibrose perivenosa, com a vantagem de evitar a interrupção do sistema colateral porto-ázigos, mantendo efetivo o sistema de drenagem.[17] De forma alternativa, procede-se à forma mista (IV + PV).[18]

Utiliza-se endoscópico de visão frontal para a realização do procedimento. Os acessórios empregados para a injeção esclerosante são constituídos por agulhas 23-Gauge ou 25-Gauge e com exteriorização que varia de 3,6 mm a 5,6 mm.

O tratamento endoscópico poderá ser realizado de forma eletiva ou na vigência do sangramento. Nesta última situação, o procedimento deverá ser iniciado após a estabilização do paciente. Nos casos graves, a participação do anestesiologista, a intubação orotraqueal e a sedação adequada são recomendáveis. Toda uma retaguarda deve ser estruturada, visando a uma possível ressuscitação de parada cardiorrespiratória.

No episódio agudo, a solução esclerosante deverá ser administrada utilizando uma das técnicas propostas por meio de punção acima e abaixo do local de sangramento, com volume de 2 ml a 4 ml, empregando, por exemplo,

solução de etanolamina a 2,5%. Nesse procedimento, mais duas punções a intervalos de 2 cm serão realizadas acima do ponto de ruptura. O volume global geralmente administrado é de 20 ml. Quando o sangramento ocorre no nível da cárdia, sem identificar-se o local exato, o agente esclerosante é injetado em todos os vasos ectasiados, na altura da junção esofagogástrica.[19,20]

Novas sessões de esclerose endoscópica são necessárias a intervalos de 15 dias, em nível ambulatorial, até completa erradicação ou diminuição do calibre dos cordões varicosos. Fora do episódio agudo, as varizes com sinais endoscópicos premonitores de sangramento são abordadas inicialmente. Nas sessões posteriores, todas as ectasias venosas são tratadas.[19]

Os objetivos da escleroterapia são controlar a hemorragia aguda e prevenir os episódios de ressangramentos.

As complicações mais observadas são: febre, bacteremia, dor retroesternal, disfagia e derrame pleural assintomático, que ocorrem geralmente nas primeiras horas após o procedimento e não necessitam de tratamento específico.[21]

Escaras e úlceras no local da injeção da solução esclerosante desenvolvem-se em cerca de 90% dos pacientes, após 24 horas do procedimento. Alguns autores não as consideram como complicações, e sim como fatores inerentes ao método, em função do desenvolvimento de tecido cicatricial após a ulceração, o que auxiliaria na obliteração do vaso.[20] Por outro lado, a úlcera pode promover recidiva do sangramento em cerca de 20% dos pacientes, que geralmente ocorre na primeira semana após a escleroterapia.[20,22,23]

De menor ocorrência são relatadas: peritonite bacteriana, estenose esofágica, hematoma dissecante do esôfago e perfuração esofágica.[24,25] Esta última é potencialmente grave e, em alguns casos, letal.

A maioria dessas complicações pode ser tratada de forma conservadora, com exceção das perfurações de esôfago.

Constituem-se fatores de risco para essas complicações: grandes volumes de solução esclerosante, agulhas injetoras longas (mais de 5 mm) e pacientes com doença hepática grave (classe C de Child-Pugh).

LIGADURA ELÁSTICA

Introduzida há 20 anos, a ligadura elástica representa um marco importante no tratamento das varizes esofágicas.[26] Essa modalidade terapêutica, desenvolvida a partir do princípio da abordagem da doença hemorroidária, alcançou maior aceitação por parte dos endoscopistas com o advento dos dispositivos de múltiplas ligas, que dispensam a utilização do *overtube*, inicialmente preconizado para auxiliar esse método.

Os dispositivos de múltiplas ligas com cerca de quatro a dez elásticos caracterizam-se por um cilindro de plástico sobre o qual as ligas são montadas em série e fixadas a dois fios que passam através do canal de biópsia do gastroscópio. Estes, por sua vez, são presos a uma roldana, que se encaixa na válvula do referido canal.[27]

O procedimento inicia-se com a aspiração do cordão varicoso para dentro do cilindro, que está adaptado à extremidade distal do endoscópio. Em seguida, ao girar a roldana, as ligas elásticas são disparadas separadamente e promovem o estrangulamento da porção da variz aspirada. A hemostasia, nos episódios hemorrágicos, é obtida pela compressão mecânica e conseqüente interrupção do fluxo sangüíneo. Nos dias subseqüentes, irá se desenvolver necrose isquêmica da mucosa e submucosa aspiradas e, conseqüentemente, os seus desprendimentos, dando origem a uma ulceração rasa. A reepitelização dessa área geralmente ocorre entre 14 e 21 dias, com substituição das estruturas vasculares por tecido fibroso.[20]

As ligaduras são realizadas a partir do terço inferior do esôfago, próximo à junção escamocolunar, em sentido cranial, a intervalos de 2 cm. Podem ser efetuadas apenas no cordão varicoso mais calibroso (tratamento eletivo) e no ponto de ruptura da ectasia venosa (tratamento de emergência). Quando não é possível identificar o local exato do sangramento, mas com a convicção de que é originado das varizes esofágicas, após prévio inventário do estômago e duodeno, inicia-se, "às cegas", a ligadura no nível da cárdia.[27]

Geralmente, por sessão, utilizam-se de seis a dez ligas elásticas, as quais devem ser empregadas de forma helicoidal para evitar, assim, a obstrução do lúmen esofágico.

Os objetivos da ligadura elástica são os mesmos da escleroterapia. Para erradicação das varizes, são necessárias duas a quatro sessões, com intervalo médio de 14 dias.

As complicações são raras. As mais comuns são disfagia transitória, dor retroesternal, ulcerações com hemorragia, mais freqüentes em pacientes com doença hepática severa (Child-Pugh C) e bacteremia.[19] No entanto, as complicações mais preocupantes estão relacionadas ao uso do *overtube*, tais como: trauma da laringe e faringe, lacerações e perfurações do esôfago, que tendem a desaparecer em função do uso cada vez mais habitual dos dispositivos de múltiplas ligas.

Essa modalidade de tratamento tem-se mostrado efetiva no controle da hemorragia pelas varizes esofágicas e da recidiva do sangramento, com resultados semelhantes àqueles obtidos com a escleroterapia, com a vantagem adicional de apresentar menor número de complicações.[20,28-30] Por outro lado, a ligadura elástica das varizes é mais difícil de ser utilizada do que a esclerose endoscópica, por ocasião do episódio hemorrágico, em função da redução do campo visual pela presença do cilindro na extremidade distal do gastroscópio e do grande volume sangüíneo presente no esôfago.[20]

Tem-se mostrado útil também na profilaxia primária do primeiro episódio hemorrágico dos pacientes cirróticos quando comparada ao uso dos betabloqueadores.

TRATAMENTO FARMACOLÓGICO

O uso de drogas vasoativas tem como finalidade diminuir a pressão portal, que está aumentada em função da vasodilatação esplâncnica, e reduzir a resistência vascular hepática que se encontra elevada pela contração da musculatura lisa dos vasos hepáticos e da ativação das células estelares.[31]

Os principais objetivos do tratamento farmacológico da hipertensão portal são: prevenção do primeiro episódio hemorrágico e do ressangramento e controle do sangramento agudo. Neste último aspecto, tem a praticidade de ser utilizado, imediatamente, em qualquer local, mesmo antes da admissão hospitalar.

Para alcançar tal finalidade, dois tipos de fármacos são empregados: os vasoconstritores e os vasodilatadores. A seguir, alguns comentários serão realizados sobre as drogas mais utilizadas.

VASOPRESSINA

A vasopressina foi o medicamento usado inicialmente.[31] Atua promovendo acentuada vasoconstrição esplâncnica e conseqüentemente reduções do fluxo sangüíneo e da pressão portal, e dessa maneira procura-se controlar a hemorragia. A análise de uma série de publicações nas quais esse fármaco foi utilizado observou que, de 417 episódios de sangramento, ele foi efetivo em cerca de 50% das situações.[32] Por outro lado, a vasopressina apresenta efeitos adversos graves, no nível sistêmico, tais como: isquemia miocárdica, acidente vascular cerebral, arritmias, dor abdominal, entre outros.

A fim de diminuir a incidência dos efeitos colaterais, a nitroglicerina, com sua ação vasodilatadora, tem sido associada à vasopressina, com bons resultados terapêuticos, no controle da hemorragia.[33,34]

TERLIPRESSINA

Trata-se de um análogo sintético da vasopressina que atua por meio de seu metabólito ativo (lisina-vasopressina), que possui potente ação vasoconstritora arteriolar e esplâncnica, reduzindo assim a pressão portal. Difere do seu precursor por apresentar vida média mais prolongada e menor número de efeitos colaterais, mesmo quando a vasopressina foi associada à nitroglicerina.[31,32]

A terlipressina tem-se revelado eficaz em vários ensaios clínicos, com o controle do sangramento por ruptura de VEG variando de 74% a 80%.[37,38] A dose preconizada é de 2 mg, a intervalos de 4 horas nas primeiras 24 horas. Reduz-se para a metade, no entanto mantendo o mesmo intervalo de tempo, nas 24 horas subseqüentes. A duração do tratamento varia de 24 a 36 horas.[31]

SOMATOSTATINA

Esse hormônio é sintetizado em vários setores do organismo, tais como: sistema nervoso central, pâncreas, fígado, rins, tireóide, adrenais, baço e próstata. Trata-se de um peptídeo de 14 aminoácidos que controla várias funções fisiológicas, incluindo modulação de neurotransmissão, secreção e proliferação de células, contratilidade da musculatura lisa, motilidade intestinal, absorção de nutrientes, entre outros.[32]

No nível do sistema porta, promove vasoconstrição esplâncnica em poucos segundos após a sua administração, com conseqüente redução da pressão portal e do fluxo sangüíneo dos vasos colaterais. Sua ação decorre por inibição da síntese de peptídeos vasodilatadores, como glucagon, peptídeo intestinal vasoativo (VIP) e substância P.[31]

Em estudos experimentais, tem-se observado diminuição da resistência vascular intra-hepática, decorrente da dilatação sinusoidal, via ativação das terminações vagais intra-hepáticas e da inibição da contratilidade das células estelares.[37,38] No entanto, sua atuação não está restrita à circulação esplâncnica, já tendo sido relatado aumento transitório da pressão arterial média e da resistência vascular sistêmica após administração em bolos do fármaco.[39]

As ações da somatostatina são mediadas por cinco receptores específicos ($SSTR_1$ a $SSTR_5$), identificados inicialmente na aorta de ratos. No homem, foram reconhecidos os subtipos $SSTR_1$, $SSTR_2$ e $SSTR_4$.[40]

Mecanismos de ações distintos da somatostatina sobre a contratilidade vascular foram registrados, provavelmente relacionados a diferentes expressões dos subtipos dos receptores SSTR. Assim, por exemplo, a ativação dos $SSTR_1$ promove relaxamento, e a dos $SSTR_4$, contração dos vasos.

A dose recomendada é de 250 µg por via intravenosa (IV) em bolos, seguida de 6 mg IV por 24 horas, como dose de manutenção. A sua vida média é curta (um a dois minutos).

A eficácia da somatostatina no controle do sangramento por VEG tem sido constada em diversos estudos[41-45] e tem apresentado eficiência semelhante ao uso da vasopressina[46] e da terlipressina.[47]

OCTREOTIDE

É um octapeptídeo sintético da somatostatina com a qual tem em comum quatro aminoácidos, que são responsáveis por sua atividade biológica.[32] Tem afinidade também pelos receptores SSTR, particularmente subtipos $SSTR_2$ e $SSTR_5$. A sua vida média é de uma a duas horas. Atua promovendo acentuada redução da pressão portal e do fluxo sangüíneo do sistema ázigo, sobretudo quando administrada em bolos.[40]

A dose recomendada é de 25 µg/h a 50 µg/h em infusão contínua, por 24 a 48 horas após dose inicial de 100 µg por via intravenosa, em bolos. Os efeitos colaterais são semelhantes àqueles provocados pela somatostatina.[33]

O controle do sangramento é significativo, e a taxa de ressangramento é baixa com o uso desse peptídeo sintético.[48]

O octreotide tem-se apresentado superior à vasopressina e à terlipressina no controle de hemorragia por VEG, com a vantagem de apresentar menor número de complicações.[49]

VAPREOTIDE

É também um análogo sintético da somatostatina, que tem alta afinidade pelos receptores $SSTR_2$ e $SSTR_5$ e possui vida média de 30 minutos.[50]

Em estudo experimental, foi capaz de promover considerável redução do fluxo sangüíneo das veias ázigos por meio da vasoconstrição da circulação colateral na hipertensão portal.[51]

Ainda não é comercializado no nosso país, e a literatura carece de mais publicações a respeito de sua utilização no controle da hemorragia por varizes esofagogástricas.

BETABLOQUEADORES NÃO SELETIVOS

Esses agentes farmacológicos têm a propriedade de reduzir a pressão portal pela redução do débito cardíaco e pela vasoconstrição esplâncnica em decorrência do bloqueio dos receptores β1-cardíacos e β2-esplâncnicos.[52] Os mais utilizados são o propranolol e o nadolol. A dose recomendada é de 20 mg/dia a 40 mg/dia, e o objetivo é diminuir em 25% a freqüência cardíaca basal. Até alcançar essa meta, pode-se aumentar a posologia inicial em 10 mg a cada semana.

Podem ser utilizados tanto na profilaxia primária (antes do primeiro episódio de sangramento) quanto na secundária (após o primeiro episódio de sangramento) dos pacientes cirróticos com varizes esofagogástricas.[53]

A análise de uma série de estudos randomizados de betabloqueadores *versus* placebo na prevenção do primeiro episódio hemorrágico em cirróticos constatou taxa de sangramento de 15% em 590 pacientes tratados com o fármaco e de 25% em 600 do grupo-placebo após seguimento médio de 24 meses, com a diferença favorecendo aqueles que usaram os betabloqueadores.[31]

Porém, nem sempre há uma resposta satisfatória com o emprego do tratamento farmacológico. Alguns pacientes não apresentam redução significativa da pressão portal e ficam mais propensos a desenvolverem sangramento digestivo.[8]

Em relação à prevenção do ressangramento de VEG, o uso do propranolol tem-se mostrado efetivo, com taxas que variam de 52% a 84%, quando comparado ao placebo.[54-56]

As contra-indicações ao uso dos betabloqueadores, sobretudo ao propranolol, são bem conhecidas. Eles não devem ser utilizados em pacientes com: bloqueios da condução cardíaca, doença pulmonar obstrutiva crônica, diabetes dependente de insulina, bradiarritmias e insuficiência arterial periférica.

Por sua vez, os principais efeitos colaterais do propranolol são representados por: redução da libido, astenia, lipotimia e broncoespasmo.

Com a finalidade de potencializar a ação dos betabloqueadores naqueles pacientes com pequena resposta e nos não-respondedores, foram realizados diversos estudos propondo a associação desses medicamentos com nitrovasodilatadores (mono ou dinitrato de isossorbide), antagonista alfa-adrenérgico (prazosin) e agonista alfa$_2$-adrenérgico (clonidina). A avaliação da pressão portal, por meio de parâmetros hemodinâmicos, evidenciou queda dos níveis pressóricos com a terapia combinada nesses estudos.[57-60]

Entretanto, em dois ensaios randomizados comparando o uso isolado do betabloqueador e a sua associação aos nitratos na prevenção do ressangramento por VEG, não se revelou nenhum benefício adicional para os pacientes que utilizaram o tratamento combinado.[61,62] Contudo, os efeitos colaterais foram mais freqüentes no grupo tratado de forma conjunta.

NITRATOS ORGÂNICOS

A nitroglicerina (NTG) e o mono ou dinitrato de isossorbide são substâncias que causam vasodilatação, principalmente venosa. Elas atuam promovendo a liberação de óxido nítrico, que induz à redução da concentração de cálcio intracelular, e dessa forma promovem a diminuição da resistência vascular intrahepática.[63] De forma benéfica, ocorre redução da pressão portal nos pacientes com cirrose hepática, mas, no nível da circulação sistêmica, a ação dos nitro-vasodilatadores apresenta importantes efeitos colaterais.[64]

A NTG tem sido utilizada em conjunto com a vasopressina, conforme já comentado neste capítulo.

O mononitrato de isossorbide (5 MnIs) pode ser usado de forma isolada ou em associação com betabloqueadores.

O 5 MnIs apresenta resultados semelhantes ao propranolol na prevenção do primeiro episódio hemorrágico em cirróticos. No entanto, no seguimento em médio prazo, tem-se registrado aumento da mortalidade nos pacientes em uso de nitrato de causas não relacionadas à hemorragia.[65]

Ainda em relação à profilaxia primária, a associação de nadolol e mononitrato de isossorbide apresentou bons resultados em estudo randomizado, porém, com maior número de efeitos colaterais.[66]

Outras drogas têm sido mencionadas como capazes de promover a redução da pressão portal (Tabela 121.2), no entanto nenhuma delas apresenta o perfil dos betabloqueadores em termos de resultados satisfatórios e de menor número de efeitos colaterais.[67]

TRATAMENTO PROFILÁTICO

A significativa mortalidade associada ao primeiro episódio hemorrágico; o fato de que, uma vez desenvolvidas, as varizes progridem de pequeno para grosso calibre em 12% de pacientes ao ano, a partir do diagnóstico endoscópico, nos primeiros dois anos; e que nesse intervalo de tempo aqueles que apresentam ectasias venosas mais calibrosas têm risco de sangramento de 25% a 40%[31] constituem-se nos argumentos para se estabelecer a prevenção do sangramento nos portadores da cirrose hepática.

Duas modalidades de tratamento despontam nesse cenário: o uso de betabloqueadores não-seletivos e a ligadura elástica das varizes (LEV).

Nos últimos anos, vários trabalhos têm sido publicados comparando os dois métodos.

No final da década de 90, o propranolol foi comparado com a LEV em 89 pacientes com varizes de médio e grosso calibre e se observaram melhores resultados no grupo com tratamento endoscópico em relação à prevenção do sangramento por varizes esofagogástricas.[69] Recente ensaio clínico, usando os dois métodos terapêuticos, alcançou

TABELA 121.2

Drogas que reduzem a hipertensão portal (adaptado a partir de Lebrec)[68]

Classe	Droga
Antagonistas beta-adrenérgicos Não-seletivos	Propranolol Nadolol Mepindolol Sotalol Penbutolol Timolol
Antagonistas beta-adrenérgicos Cardiosseletivos	Atenolol Metoprolol Betaxolol Levomoprolol
Agonistas beta$_2$-adrenérgicos	Terbutaline
Antagonistas alfa-adrenérgicos	Fenoxibenzamine Prazosin Regitine
Agonistas alfa$_1$-adrenérgicos	Metoxamine
Agonistas alfa$_2$-adrenérgicos	Clonidine
Fator inibidor do hormônio de crescimento	Somatostatina
Análogos do fator inibidor do hormônio de crescimento	Octreotide Vapreotide
Vasoconstritores	Vasopressina Triglicil-vasopressina Octapressina Angiotensina Terlipressina
Nitrovasodilatadores	Nitroprussiato de sódio Nitroglicerina Mononitrato de isossorbide Dinitrato de isossorbide
Vasodilatadores	Pentoxifiline Hormônio da paratireóide Fator natriurético atrial
Diuréticos	Furosemida Espironolactona Clorotiazida

resultados semelhantes, demonstrando a segurança e a eficácia da ligadura elástica.[70]

A análise de trabalhos randomizados, com 379 pacientes, dos quais 179 foram submetidos a LEV e 200 receberam propranolol, demonstrou que a freqüência do primeiro episódio hemorrágico foi menor naqueles com a terapêutica endoscópica (16 de 179) quando comparada ao grupo em uso do betabloqueador (32 de 200).[71]

Não foram diferentes os resultados quando compararam-se o nadolol e a LEV, com a profilaxia primária sendo mais efetiva nos pacientes que usaram a modalidade endoscópica.[72]

Há questionamentos em relação à freqüência do sangramento nos pacientes que usaram o betabloqueador nesses estudos. Acredita-se que um ajuste posológico do fármaco poderia propiciar melhor resultado no controle hemorrágico desses doentes, em função da variação circadiana da pressão portal, que atinge o máximo durante a noite.[73]

A associação do propranolol com a LEV na profilaxia primária da hemorragia por hipertensão portal foi comparada à ligadura elástica isolada.[74] Não houve benefício adicional na prevenção do sangramento, e, além disso, os efeitos colaterais foram mais comuns no grupo LEV + betabloqueador.

Estudo comparativo da LEV com vasodilatador também já foi realizado.[75] Nesse ensaio, o procedimento endoscópico obteve resultados semelhantes ao propranolol; no entanto, foram superiores àqueles alcançados pelo mononitrato de isossorbide na prevenção primária da hemorragia em cirróticos. Entretanto, significativo número de pacientes (44%) apresentou efeitos colaterais com o uso dos fármacos.

Apesar dos bons resultados obtidos em diversas publicações com LEV na prevenção do primeiro episódio hemorrágico com baixos índices de complicações, não houve aumento significativo da sobrevida. Em função desse aspecto, pela ausência de estudos com seguimento mais prolongado de pa-

cientes submetidos à ligadura elástica de varizes, a primeira opção para a profilaxia primária dos pacientes cirróticos continua sendo o tratamento com betabloqueadores não-seletivos, que ainda têm a seu favor a praticidade.[53,76]

Entretanto, é bom ressaltar que há alguns problemas com uso desses medicamentos: a) cerca de 15% dos pacientes apresentam contra-indicações ao uso dos fármacos; b) 15% a 20% experimentam efeitos colaterais; c) em torno de 25% a 30% daqueles que utilizam o betabloqueador não alcançam redução satisfatória da pressão portal; d) considerável parcela (12%) de hepatopatas crônicos não continua o tratamento e conseqüentemente aumenta o risco de apresentar hemorragia secundária à hipertensão portal.[74,77]

O tratamento endoscópico deve ser recomendado aos pacientes que sejam portadores de varizes de médios ou grossos calibres, aos que apresentem contra-indicação ou efeitos colaterais importantes e aos não-respondedores ao uso dos betabloqueadores.[53] Os melhores resultados com a LEV são alcançados nos pacientes classificados como Child-Pugh A e B.[72,74]

A escleroterapia profilática tem sido desestimulada em função de suas complicações e da taxa de mortalidade, observadas em vários estudos.[20,60,74,78]

TRATAMENTO DE EMERGÊNCIA

A hemorragia por ruptura de varizes esofagogástricas é a mais temível das complicações da cirrose. Alguns aspectos devem ser ressaltados: a) a mortalidade imediata, em decorrência do sangramento não controlado, é de cerca de 8% dentro das 24 a 48 horas a partir da admissão dos doentes; b) infecções, sobretudo a peritonite bacteriana espontânea, são freqüentes nesses pacientes, podendo contribuir para a descompensação da doença hepática; c) o ressangramento ocorre em 40% a 60% dos hepatopatas, que conseguem sobreviver a essa complicação dentro de

seis semanas, sendo mais freqüente na primeira semana após o evento inicial; d) a mortalidade após seis semanas é de 20% a 50%.[31]

Esses pacientes devem ser conduzidos em unidade de tratamento intensivo ou semi-intensivo por equipe multidisciplinar, pois trata-se de doentes graves.

Em seguida, serão analisadas de forma correlata as opções de tratamentos farmacológico e endoscópico para essa tão importante situação clínica.

A escleroterapia endoscópica (EE), há vários anos, tem sido eficaz no controle da hemorragia por VEG com percentuais de sucesso variando entre 62% e 100%.[16]

Por sua vez, os agentes farmacológicos, em função de sua praticidade e com base nos bons resultados obtidos,[32] têm ocupado cada vez mais espaço na abordagem do sangramento decorrente da hipertensão portal. Naturalmente a comparação entre os métodos seria inevitável e, ao mesmo tempo, interessante para os profissionais que lidam com tal emergência médica.

A década de 1990 foi promissora nos estudos comparativos. Logo no início, três trabalhos randomizados correlacionaram a somatostatina (SMT) com a escleroterapia endoscópica, envolvendo 207 pacientes com características clínicas semelhantes. Não houve diferença significativa em relação ao controle do sangramento, ao ressangramento, nem à taxa de mortalidade, entretanto as complicações foram menos freqüentes naqueles conduzidos com o agente farmacológico.[43-45]

No final daquela década, outro estudo randomizado[79] obteve resultados semelhantes, comparando EE e SMT na prevenção do ressangramento precoce de pacientes cirróticos.

No nosso meio, também foi avaliada a eficácia da somatostatina e da escleroterapia no sangramento digestivo por ruptura de varizes de esôfago.[80] De forma prospectiva, 40 pacientes foram estudados. Vinte e um receberam somatostatina e 19 realizaram EE. Foram avaliados em 48 horas e no sétimo dia após o tratamento. Os resultados entre os grupos foram semelhantes no que se refere à falha terapêutica em 48 horas, à necessidade de transfusão sangüínea e à mortalidade. Pequena discrepância ocorreu em relação ao ressangramento no sétimo dia, que foi maior no grupo da EE (35,71%). As taxas de complicações não diferiram entre os grupos.

A terlipressina foi comparada à EE em estudo com 219 pacientes, dos quais 114 foram submetidos ao tratamento endoscópico e 105 receberam o agente terapêutico.[81] O controle do sangramento foi de 83% e 79%, respectivamente. O ressangramento ocorreu em 13% do grupo da EE e em 15% da terlipressina. Não houve diferença significativa em relação aos efeitos colaterais e à mortalidade.

Quando se comparou o uso do octreotide com a EE em pacientes cirróticos de diversas etiologias, não houve diferença em relação ao controle do sangramento, ao ressangramento e à mortalidade.[82,83]

De forma geral, observa-se que os tratamentos endoscópico e farmacológico são equivalentes no controle do sangramento por ruptura de VEG e em relação à mortalidade. A diferença reside na ocorrência dos efeitos colaterais, que são mais freqüentes com a escleroterapia endoscópica.[84]

Estudo de metanálise ressaltou de forma mais enfática essa diferença. Por meio da observação de 15 ensaios randomizados, a EE não foi superior às drogas vasoativas (terlipressina, somatostatina e octreotide) no controle da hemorragia por varizes esofagogástricas em cirróticos e esteve associada a um maior número de efeitos colaterais.[85] Ao final, houve recomendação para que a escleroterapia endoscópica fosse apenas utilizada quando houvesse falha do tratamento farmacológico.

Diferentes foram os resultados obtidos quando a ligadura elástica de varizes foi comparada ao tratamento farmacológico. A LEV se apresentou superior à somatostatina em relação ao controle

do episódio hemorrágico, na necessidade de hemotransfusão e na permanência hospitalar.[86] As complicações mais freqüentes foram dor torácica no grupo da LEV e hiperglicemia nos tratados com SMT. No entanto, há necessidade da realização de outros estudos para referendar essa superioridade.

Na perspectiva que a associação de drogas vasoativas com o tratamento endoscópico (esclerose ou ligadura elástica) pudesse ter melhor eficácia em relação ao controle da hemorragia nos hepatopatas crônicos, diversos estudos foram realizados.[42,50,84,87-91]

A proposta baseava-se em reunir a ação das substâncias vasoativas sobre o sistema porta, reduzindo o regime de hipertensão com o efeito hemostático local do procedimento endoscópico.

De forma geral, a associação dos métodos foi superior aos agentes farmacológicos ou à terapêutica endoscópica quando empregados de forma isolada no controle do sangramento. A ocorrência de efeitos colaterais importantes foi similar; no entanto, não houve redução da mortalidade com o uso do tratamento combinado.

De maneira prática, o uso de drogas vasoativas na abordagem inicial dos pacientes com hemorragia por VEG poderia controlar ou reduzir esse temível evento e facilitar a execução da endoscopia diagnóstica e/ou terapêutica.[42]

Portanto, o tratamento combinado seria a melhor alternativa para esses doentes, e, sempre que possível, as drogas vasoativas deveriam ser administradas antes do procedimento endoscópico.[53,76]

PROFILAXIA DO RESSANGRAMENTO

Os pacientes que sobrevivem ao primeiro episódio de hemorragia por VEG apresentam alta possibilidade de ressangramento.[31] O risco é maior nos primeiros cinco dias e vai gradativamente reduzindo ao longo das seis semanas consecutivas. Nesse período é que se observam as maiores taxas de mortalidade.[92]

A evolução desses pacientes, após superarem a hemorragia inicial, é marcada por novos episódios de sangramento, encefalopatia e insuficiência hepática. Na tentativa de evitar o ressangramento, os pacientes devem ser submetidos à profilaxia secundária após controle do surto hemorrágico inicial.

Para tal finalidade, dispõe-se de medicamentos, da escleroterapia endoscópica e da ligadura elástica de varizes.

Dentre os medicamentos, os mais empregados estão os betabloqueadores e o mononitrato de isossorbide, baseados nos mesmos princípios hemodinâmicos que fundamentam sua utilização na profilaxia primária.

A escleroterapia, há vários anos, tem sido uma das opções terapêuticas mais utilizadas na prevenção do ressangramento das varizes.

No final da década de 1980, foram publicados os primeiros estudos comparando propranolol e escleroterapia endoscópica, e não foram registradas diferenças significativas entre os grupos em relação ao ressangramento e à mortalidade. No entanto, os efeitos colaterais foram menos freqüentes com o uso do betabloqueador.[93-96]

Por sua vez, quando a associação de betabloqueadores com a EE foi comparada ao uso isolado dos fármacos, a taxa de ressangramento foi menor com o uso da terapia combinada, não havendo diferença em relação à mortalidade.[97-99]

A redução da hipertensão portal se constitui como recurso fundamental na condução desses pacientes. É o que se observa quando foi avaliada a combinação de nadolol e mononitrato de isossorbide com a escleroterapia endoscópica na prevenção do ressangramento de hepatopatas crônicos. Por meio da avaliação do gradiente venoso hepático-portal (GHP), realizada antes e três meses após o início da terapia, em ambos os grupos, percebeu-se que aqueles que apresentavam redução significativa do GHP foram os que evoluíram com menor índice de ressangramento.[100] Isso foi particularmente marcante nos pacientes com uso das drogas vasoativas.

A ligadura elástica de varizes também tem sido eficaz na profilaxia secundária, como demonstram vários estudos.[101-103]

A comparação da LEV com o tratamento farmacológico ainda apresenta controvérsias. Quando se analisa o procedimento endoscópico com a utilização de betabloqueador e nitrato em cirróticos, observam-se resultados divergentes levando-se em consideração a prevenção do ressangramento, a ocorrência de efeitos colaterais e a mortalidade.[104-106] O fator em comum, quando se analisam esses trabalhos, foi que os pacientes que apresentaram melhor resposta à terapêutica empregada foram aqueles com preservação da função hepática.

O uso em conjunto da LEV com betabloqueador, quando comparado à LEV administrada de forma isolada, apresentou-se superior em relação à prevenção do ressangramento e à recorrência das varizes. No entanto, a mortalidade foi equivalente.[107,108]

Os efeitos colaterais constituem-se verdadeiros desafios a serem contornados por ocasião da ligadura elástica. Dentre eles, a formação da ulceração vem merecendo atenção especial. Na tentativa de bloquear a secreção gástrica e conseqüentemente oferecer melhor proteção à mucosa esofágica, associou-se o pantoprazol à LEV. No entanto, a freqüência da ocorrência de úlceras, após dez dias do tratamento, não foi diferente da de pacientes que utilizaram placebo pós-LEV. Contudo, as lesões ulceradas formadas foram menores no grupo LEV + pantoprazol.[109]

Recente publicação procurou analisar os fatores que poderiam contribuir para o sucesso da ligadura elástica na profilaxia secundária de cirróticos.[110] Foi identificado que o intervalo médio entre as sessões endoscópicas foi menor nos pacientes que apresentaram sangramento (duas semanas) do que naqueles que não apresentaram a referida complicação (cinco semanas).

Entretanto, estudos adicionais são necessários para comprovar se o aumento do intervalo entre as sessões endoscópicas constitui-se em benefício real para esses pacientes.

O outro aspecto relevante da LEV após a obliteração das varizes é a acentuação da gastropatia da hipertensão portal, que representa uma das causas de sangramento nos pacientes cirróticos. Contudo, essa situação pode ser atenuada com a associação de betabloqueadores.[111]

Em resumo, a profilaxia secundária pode ser realizada pela abordagem endoscópica (de preferência a LEV, em função do menor número de complicações), pelo uso de drogas vasoativas (betabloqueador isolado ou associado a nitrato) ou por ambos.

Deve ser iniciada a partir do sexto dia do episódio hemorrágico, e atualmente a combinação de LEV e betabloqueador é considerada a forma mais efetiva de tratamento.[53]

Finalmente, os tratamentos endoscópico e farmacológico da hipertensão portal não são excludentes; ao contrário, muitas vezes são complementares.

REFERÊNCIAS BIBLIOGRÁFICAS

1. Strauss E. Hipertensão portal. In: Mattos AA, Dantas V, editores. Compêndio de hepatologia. 2ª ed. São Paulo: BYK; 2001. P. 625-55.
2. D'Albuquerque LC, Rodrigues JG, Silva AO. Hipertensão portal – aspectos fisiopatológicos. In: Silva AO, D'Albuquerque LC, editores. Hepatologia clínica e cirúrgica. São Paulo: Sarvier; 1986. P. 627-37.
3. Cales P, Pascal JP. Histoire naturelle des varices oesophagiennes au cours de la cirrhose (de la naissance à la rupture). Gastroenterology Clin Biol 1988;12:245-54.
4. Baker LA, Smith C, Lieberman G. The natural history of esophagral varices. Am J Med 1959;26:228-37.
5. Carbonell N, Pauwels A, Serfaty L, Fourdan O, Levy VG, Poupon R. Improved survival after variceal bleeding in patients with cirrhosis over the past two decades. Hepatology 2004;40:652-9.
6. Dimagno EP, Zinsmeiter AR, Larson DE. Influence of hepatic reserve and cause of esophageal varices on survical and rebleendig before and after the introduction of sclerotherapy: A retrospective analysis. Mayo Clin Proc 1985;60:149-57.
7. Beppu K, Inokuchi K, Koyanagi N. Prediction of variceal hemorrhage by esophageal endoscopy. Gastrointest Endosc 1981;27:213-8.
8. Turnes J, Garcia-Pagan JC, Abraldes JG, Hernandez-Guerra M, Dell'era A, Bosch J. Pharmacological reduction of portal pressure and long-term risk of first variceal bleeding in patients with cirrhosis. Am J Gastroenterol 2006;101(3):506-12.
9. Abraldes JG, Tarantino M, Turnes J, Garcia-Pagan JC, Rodes J, Bosch J. Hemodynamic response to pharmacological treatment of portal hypertension and long-term prognosis of cirrhosis. Hepatology 2003;37(4):902-8.
10. Feu F, Garcia-Pagán JC, Bosch J, Luca A, Teres J, Escorsell A, Rodes J. Relation between portal pressure response to pharmacotherapy and risk of recurrent variceal haemorrhage in patients with cirrhosis. Lancet 1995;346(8982):1056-9.
11. Pugh RN, Murray-Lyon IM, Dawson JL, Pietroni MC, Williams R. Transection of the oesophagus for bleeding oesophageal varices. Brit J Surg 1973;60(8):646-8.
12. McCormick PA, O'Keefe C. Improving prognosis following a first variceal haemorrhage over four decades. Gut 2001;49:682-5.

13. Wu JC, Chan FK. Esophageal bleeding disorders. Curr Opin Gastroenterol 2005;21:485-9.

14. Yol S, Belviranli M, Toprak S, Kartal A. Endoscopic clipping versus band ligation in the management of bleeding esophageal varices. Surg Endosc 2003;17:38-42.

15. Crafford C, Frenckner P. New surgical treatment of varicoses veins of the oesophagus. Acta Otolaryngol (Stockholm) 1939;27:422-9.

16. Hartigan PM, Gebhard RL, Gregory PB. Sclerotherapy for actively bleeding esophageal varices in male alcoholics with cirrhosis. Gastrointest Endosc 1997;46:1-7.

17. Smith PM. Variceal sclerotherapy: further progress. Gut 1987;28:645-9.

18. Soehendra N, Heer K, Kempeneers I, Runge M. Sclerotherapy of esophageal varices: Acute arrest of gastrointestinal hemorrhage or long-term therapy? Endoscopy 1983;15:136-40.

19. Sakai P, Maluf Filho F, Ishioka S. Varizes do esôfago. In: Sakai P, Ishioka S, Maluf Filho F, editores. Tratado de endoscopia digestiva diagnóstica e terapêutica – esôfago. 2ª ed. São Paulo: Atheneu; 2005. P. 205-21.

20. De Franchis R, Primignani M. Endoscopic treatments for portal hypertension. Semin Liver Dis 1999;19:439-55.

21. Sanowski RA, Waring P. Endoscopic techniques and complications in variceal sclerotherapy. J Clin Gastroenterol 1987;9:504-13.

22. Sauerbruch T, Weinzierl M, Köpcke W, Paumgartner G. Long-term sclerotherapy of bleeding esophageal varices in patients with liver cirrhosis. Scand J Gastroenterol 1985;20:51-8.

23. Kitano S, Koyanagi N, Iso Y et al. Prevention of recurrence of esophageal varices after endoscopic infection sclerotherapy with ethanolamine oleate. Hepatology 1987;7:810-5.

24. Korula J, Pandya K, Yamada S. Perforation of esophagus after endoscopic variceal sclerotherapy. Dig Dis Sci 1989;34:324-9.

25. Beggs DA, Weston AP. Massive esophageal hematoma: Incidence of a rare complication of sclerotherapy. Gastrointest Endosc 1996;43:331.

26. Stiegmann GV, Cambre T, Sun JH. A new endoscopic elastic band ligation clevice. Gastroistest Endosc 1986;32:230-3.

27. Furtado GB. Ligadura elástica de varizes. In: Cordeiro FTM, Magalhães AFN, Prolla JC, Quilici FA, editores. Endoscopia digestiva. 3ª ed. São Paulo: Medsi; 2000. P. 128-40.

28. Lo GH, Lai KH, Cheng JS, Lin CK, Huang JS, Hsu PI, Chiang HT. Emergency banding ligation versus sclerotherapy for the control of active bleeding from esophageal varices. Hepatology 1997;25(5):1101-4.

29. Jarlan R, Hayes PC. UK guidelines on the management of varices haemorrhage in cirrotic patients. Gut 2000;46 Suppl:1-15.

30. Melo JM, Maluf Filho F, Sakai P, Ishioka S. Tratamento endoscópico ambulatorial das varizes esofágicas: estudo comparativo entre escleroterapia e ligadura elástica. GED 1996;15:135-8.

31. D'Amico G, Pagliaro L, Bosch J. Pharmacological treatment of portal hypertension: a evidence-based approach. Semin Liver Dis 1999;19:475-505.

32. Burroughs AK. Pharmacological treatment of acute variceal bleeding. Digestion 1998;59 Suppl 2:28-36.

33. Zhang HB, Wong BCY, Zhou XM, Guo XG, Zho SJ, Wang JH et al. Effects of somatostatin, octreotide and pitressin plus nitroglycerine on systemic and portal haemodynamics in the control of acute variceal bleeding. Int J Clin Pract 2002;56(6):447-51.

34. Bosch J, Groszmann RJ, Garcia-Pagan JC, Teres J, Garcia-Tsao G, Navasa M et al. Association of transdermal nitroglycerin to vasopressin infusion in the treatment of variceal haemorrhage: a placebo-controlled clinical trial. Hepatology 1989;10(6):962-8.

35. Walker S, Stiehl A, Raedsch R, Kommerell B. Terlipressin in bleeding esophageal varices. A placebo controlled double-blind study. Hepatology 1986;6:112-5.

36. Levacher S, Letoumelin PH, Pateron D, Blaise M, Lapandry C, Pourriat JL Early administration of terlipressin plus glyceril trinitrate for active upper gastrointestinal bleeding in cirrhotic patients. Lancet 1995;346(8979):865-8.

37. Nakabayashi H, Niijima A, Kurata Y, Usukura N, Takeda R. Somatostatin-sensitive neural system in the liver. Neurosci Lett 1986;67(1):78-81.

38. Reynaert H, Vaeyens F, Quin H, Hellemans K, Chatterjee N, Winand D et al. Somatostatin suppresses endothelin-1-induced rat hepatic stellate cell contraction via somatostatin receptor subtype 1. Gastroenterology 2001;121(4):915-30.

39. Cirera J, Feu F, Luca A, Garcia-Pagan JC, Fernandez M, Escorsell A et al. Effects of bolus injections and continuous infusions of somatostatin and placebo in patients with cirrhosis: a double blind hemodynamic investigation. Hepatology 1995;22(1):106-11.

40. Reynaert H, Geerts A. Pharmacological rationale for the use of somatostatin and analogues in portal hypertension. Aliment Pharmacol Ther 2003;18:375-86.

41. Burroughs AK, McCormick A, Hugher MD. Randomized double-blind, placebo-controlled trial of somatostatin for variceal bleeding. Emergency control and prevention of early variceal rebleeding. Gastroenterology 1990;99:1388-95.

42. Avguerinos A, Nevens F, Raptis S, Fevery J, ABOVE Study Group. Early administration of somatostatin and efficacy of sclerotherapy in acute oesophageal variceal bleeds: The European Acute Bleeding Oesophageal Variceal Episodes (ABOVE) randomized trial. Lancet 1997;350:1495-9.

43. Di Febo G, Siringo S, Vacirca M et al. Somatostatin and urgent sclerotherapy in active esophageal varices bleeding [resumo]. Gastroenterology 1990;98:A583.

44. Shields R, Jenkis SA, Baxter JN et al. A prospective randomized controlled trial comparing the efficacy of somatostatin with injection sclerotherapy in the control of bleeding oesophageal varices. J Hepatol 1992;16:128-37.

45. Planas R, Quer JQ, Boix J et al. A prospective randomized trial comparing somatostatin and sclerotherapy in the treatment of acute variceal bleeding. Hepatology 1994;20:370-5.

46. Kravetz D, Bosch J, Terés J et al. Comparison of intravenous somatostatin and vasopressin infusion in treatment of acute variceal hemorrhage. Hepatology 1984;4:442-6.

47. Feu F, Del Arbol LR, Bañares R, Planas R, Bosch J, Variceal Bleeding Study Group. Double-blind randomized controlled trial comparing terlipressin and somatostatin for acute variceal hemorrhage. Gastroenterology 1996;111:1291-9.

48. Besson I, Ingrand P, Person B, Boutroux D, Heresbach D, Bernard P et al. Sclerotherapy with or without octreotide for acute variceal bleeding. N Engl J Med 1995;333(9):555-60.

49. Corley DA, Cello JP, Adkisson W, Ko WF, Kelikowske K et al. Octreotide for acute esophageal variceal bleeding: a meta-analysis. Gastroenterology 2001;120(4):946-54.

50. Cales P, Masliah C, Bernard B, Garnier PP, Silvain C, Szostak-Talbodec N et al. Early administration of vapreotide for variceal bleeding in patients with cirrhosis. N Engl J Med 2001;344(1):23-8.

51. Veal N, Moal F, Oberti F, Vuillemin E, Cales P Hemodynamic effects of acute and chronic administration of vapreotide in rats with cirrhosis. Dig Dis Sci 2003;48(1):154-61.

52. Wilbur K, Sidhu K. Beta blocker prophylaxis for patients with variceal hemorrhage. J Clin Gastroenterol 2005;39:435-40.

53. De Franchis R. Evolving consensus in portal hypertension report of the Baveno IV consensus workshop on methodology of diagnosis and therapy in portal hypertension. J Hepatol 2005;43:167-76.

54. Colman J, Jones P, Finch C, Dundley F. Propranolol in the prevention of variceal hemorrhage in alcoholic cirrhotic patients [resumo]. Hepatology 1990;12:851.

55. Rossi V, Calés P, Burtin P, Charneau J, Person B, Pujol P et al. Prevention of recurrent variceal bleeding in alcoholic cirrhotic patients: prospective controlled trial of propranolol and sclerotherapy. J Hepatol 1991;12(3):283-9.

56. Lebrec D, Poynard T, Bernau J, Bercoff E, Nouel O, Capron JP et al. A randomised controlled study of propranolol for prevention of recurrent gastrointestinal bleeding in patients with cirrhosis: a final report. Hepatology 1984;4:355-8.

57. Albillos A, Garcia-Pagan JC, Iborra J, Bandi JC, Cacho G, Perez-Paramo M et al. Propranolol plus prazosin compared with propranolol plus isosorbide-5-mononitrate in the treatment of portal hypertension. Gastroenterology 1998;115(1):116-23.

58. Garcia-Pagan JC, Navasa M, Bosch J, Bru C, Pizcueta P, Rodes J. Enhancement of portal pressure reduction by the association of isosorbide-5-mononitrate to propranolol administration in patients with cirrhosis. Hepatology 1990;11(2):230-8.

59. Poynard T, Cales P, Pasta L, Ideo G, Pascal JP, Pagliaro K et al. Beta-adrenergic-antagonist drugs in the prevention of gastrointestinal bleeding in patients with cirrhosis and esopha-geal varices: an analysis of data and prognostic factors in 589 patients from four randomized clinical trials. N Eng J Med 1991;324(22):1532-8.

60. Cho CS, Rikkers LF. ACS Surgery on line. 2002; © 2002 Web MD Inc.

61. Masilah C, Gournay J, Martin T et al. 5-Mononitrate d'isossorbide associè au propranolol contre propranolol seul aprè hémorragie par rupture de varices oesophagiennes: un étude randomisée. Gastroenterol Clin Biol 1997;4:A87.

62. Pasta L, D'Amico G, Patti R et al. Isosorbide mononitrate with nadolol compared to nadolol alone for prevention of recurrent bleeding in cirrhosis. A double-blind placebo-controlled randomized trial [resumo]. J Hepatol 1993;30 Suppl:81.

63. Elkayam V. Tolerance to organic nitrates: evidence, mechanisms, clinical relevance, and strategies for prevention. Ann Inter Med 1991;114:667-77.

64. Bosch J, Groszmann RJ, Garcia-Pagan JC, Teres J, Garcia-Tsao G, Navasa M et al. Association of transdermal nitroglycerin to vasopressin infusion in the treatment of variceal hemorrhage: a placebo-controlled clinical trial. Hepatology 1989;10(6):962-8.

65. Angelico M, Carli L, Piat C, Gentile S, Capocaccia L et al. Effects of isosorbide-5-mononitrate compared with propranolol on first bleeding and long-term survival in cirrhosis. Gastroenterology 1997;113(5):1632-9.

66. Merkel C, Marin R, Enzo E, Donada C, Cavallarin G, Torboli P et al. Randomised trial of nadolol alone or with isosorbide mononitrate for primary prophylaxis of variceal bleeding in cirrhosis. Lancet 1996;348:1677-81.

67. Chalasani N, Boyer TD. Primary prophylaxis against variceal bleeding: β-blockers, endoscopic ligation, or both? Am J Gastroenterol 2005;100:805-7.

68. Lebrec D. Pharmacological prevention of variceal bleeding and rebleeding. In: Rodés J, Arroyo V, editores. Therapy in liver diseases. Barcelona: Doyma; 1992. P. 102-13.

69. Sarin SK, Lamba GS, Kumar M et al. Comparison of endoscopic ligation and propranolol for the primary prevention of variceal bleeding. N Engl J Med 1999;340:988-93.

70. Psilopoulos D, Galanis P, Galas S et al. Endoscopic variceal ligation vs. propranolol for prevention of first variceal bleeding: a randomized controlled trial. Eur J Gastroenterol Hepatol 2005;17:1111-7.

71. Marmo R, Bianco MA, Rotondano G et al. Endoscopic band ligation (EBL) vs. non-selective β-blockers in the prevention of first variceal bleeding in cirrhosis: a meta-analysis [resumo]. Gastrointest Endosc 2001;53:195.

72. Lo GH, Chen WC, Chen MH et al. Endoscopic ligation vs. nadolol in the prevention of first variceal bleeding in patients with cirrhosis. Gastrointest Endosc 2004;59:333-8.

73. Mann NS. Nadolol versus band ligation for prevention of variceal bleeding. Gastrointest Endosc 2004;60:1036-7.

74. Sarin SK, Wadhawan M, Agarwal SR et al. Endoscopic variceal ligation plus propranolol *versus* endoscopic variceal

ligation alone in primary prophylaxis of variceal bleeding. Am J Gastroenterol 2005;797-804.

75. Lui HF, Stanley AJ, Forrest EH et al. Primary prophylaxis of variceal hemorrhage: a randomized controlled trial comparing ban ligation, propranolol, and isosorbide mononitrate. Gastroenterology 2002;123:735-44.

76. Garcia-Tsao G. Portal hypertension. Curr Opin Gastroenterol 2006;22:254-62.

77. de Franchis R. Endoscopy critics vs endoscopy enthusiasts for primary prophylaxis of variceal bleeding. Hepatology 2006;43:24-6.

78. Santangelo WC, Dueno MI, Estes BL, Krejs EJ. Prophylactic sclerotherapy of large esophageal varices. N Engl J Med 1988;318:814-8.

79. Escorsell A, Bordas JM, del Arbol LR et al. Randomized controlled trial of sclerotherapy versus somatostatin infusion in the prevention of early rebleeding following acute variceal hemorrhage in patients with cirrhosis. J Hepatol 1998;29:779-88.

80. Ramires RP, Zils CK, Mattos AA. Escleroterapia versus somatostatina na hemorragia digestiva alta por ruptura de varizes esofágicas. Arq Gastroenterol 2000;37:148-54.

81. Cooperative Spanish-French Group for Treatment of Bleeding Esophageal Varices. Randomized controlled trial comparing terlipressin vs endoscopic sclerotherapy in the treatment of acute variceal bleeding and prevention of early rebleeding. Hepatology 1997; 26 Suppl:249A.

82. Sung JJY, Sydney Chung SC, Lai CW et al. Octreotide infusion or emergency sclerotherapy for variceal haemorrhage. Lancet 1993;342:637-41.

83. Jenkis SA, Copeland G, Kingsnorth A, Shields R. A prospective randomized controlled clinical trial comparing sandostatin (SMS) and injection sclerotherapy in the control of acute variceal haemorrhage: an interim report [resumo]. Gut 1992;33:221.

84. Bañares R, Albillos A, Rincón D et al. Endoscopic treatment versus endoscopic plus pharmacological treatment for acute variceal bleeding: a meta-analysis. Hepatology 2002;35:609-15.

85. D'Amico G, Pietrosi G, Tarantino I, Pagliaro L. Emergency sclerotherapy versus vasoactive drugs for variceal bleeding in cirrhosis: a Cochrane meta-analysis. Gastroenterology 2003;124:1277-91.

86. Chen WC, Lo GH, Tsai WL et al. Emergency endoscopic variceal ligation versus somatostatin for acute esophageal variceal bleeding. J Chin Med Assoc 2006;69:60-7.

87. Besson I, Ingrand P, Person B et al. Sclerotherapy with or without octreotide for acute variceal bleeding. N Engl J Med 1995;333:555-60.

88. Balanzó J, Villanueva C, Novella MT et al. Octreotide vs. sclerotherapy and octreotide for acute variceal bleeding. A pilot study [resumo]. Gastrointest Endosc 1996;43:331.

89. Villanueva C, Ortiz J, Sabat M et al. Somatostatin alone or combined with emergency sclerotherapy in the treatment of acute esophageal variceal bleeding: a prospective randomized trial. Hepatology 1999;30:384-9.

90. Silva G, Quera R, Fluxá F et al. Octreotide administration and/or endoscopic treatment in cirrhotic patients with acute variceal bleeding: a multicentric study. Rev Med Chile 2004;132:285-94.

91. Sung JJY, Chung SC, Yung MY et al. Prospective randomized study of effect of octreotide on rebleeding from oesophageal varices after endoscopic ligation. Lancet 1995;34:1666-9.

92. Mela M, Thalheimer U, Burroughs A. Prevention of variceal rebleeding-aproach to management. MedGenMed 2003;5(2).

93. Fleig WE, Stange EF, Hunecke R et al. Prevention of recurrent bleeding in cirrhotics with recent variceal hemorrhage: Prospective, randomized comparison of propranolol and sclerotherapy. Hepatology 1987;7:355-61.

94. Fleig WE, Stange EF, Schonborn W et al. Propranolol (P) versus endoscopic sclerotherapy (EPS) for the prevention of recurrent hemorrhage in cirrhosis. Final analysis of a randomized clinical trial [resumo]. J Hepatol 1988;7 Suppl:S32.

95. Alexandrino PT, Martin Alves M, Pinto Correia J. Propranolol or endoscopic sclerotherapy in the prevention of recurrence of variceal bleeding. A prospective, randomized clinical trial. J Hepatol 1988;7:175-85.

96. Westaby D, Polson RJ, Gimson AES et al. A controlled trial of oral propranolol compared with injection sclerotherapy for the long-term management of variceal bleeding. Hepatology 1990 11:353-9.

97. O'Connor KW, Lehman G, Yune H et al. Comparison of three non surgical treatments for esophageal varices. Gastroenterology 1989;96:899-906.

98. Ink O, Martin T, Poynard T et al. Does elective sclerotherapy improve the efficacy of long-term propranolol for prevention of recurrent bleeding in patients with severe cirrhosis? A prospective multicenter randomized trial. Hepatology 1992;16:912-9.

99. Signorelli S, Negrini F, Paris B et al. Prevention of rebleeding from varices: Trial of nadolol compared to nadolol plus scletotherapy [resumo]. J Hepatol 1996;2 Suppl 1:S92.

100. Villanueva C, Balanzó J, Novella M et al. Nadolol plus isosorbide mononitrate compared with sclerotherapy for the prevention of variceal bleeding. N Engl J Med 1996;334:1624-9.

101. De Franchis R, Primignani M. Endoscopic treatments for portal hypertension. Semin Liver Dis 1999;19:439-55.

102. Laine L, Cook D. Endoscopic ligation compared with sclerotherapy for treatment of esophageal variceal bleeding. A meta-analysis. Ann Intern Med 1995;123:280-7.

103. Lo GH, Lai KH, Cheng JS et al. A prospective, randomized trial of sclerotherapy versus ligation in the management of bleeding esophageal varices. Hepatology 1995;22:466-71.

104. Villanueva C, Miñana J, Ortiz J et al. Endoscopic ligation compared with combined treatment with nadolol and isosorbide mononitrate to prevent recurrent variceal bleeding. N Engl J Med 2001;345:647-55.

105. Lo GH, Chen WC, Chen MH et al. Banding ligation versus nadolol and isosorbide mononitrate for the prevention of esophageal variceal rebleeding. Gastroenterology 2002;123:728-34.

106. Sarin SK, Wadhawan M, Gupta R, Shahi H. Evaluation of endoscopic variceal ligation (EVL) versus propanolol plus isosorbide mononitrate/nadolol (ISMN) in the prevention of variceal rebleeding: comparison of cirrhotic and noncirrhotic patients. Dig Dis Sci 2005;50:1538-47.

107. De la Peña, Brullet E, Sanchez-Hernández E et al. Variceal ligation plus nadolol compared with ligation for prophylaxis of variceal rebleeding: a multicenter trial. Hepatology 2005;41:572-78.

108. Lo GH, Lai KH, Cheng JS et al. Endoscopic variceal ligation plus nadolol and sucralfate compared with ligation alone for the prevention of variceal rebleeding: a prospective, randomized trial. Hepatology 2000;32:461-5.

109. Shaheen NJ, Stuart E, Schmitz SM et al. Pantoprazole reduces the size of post banding ulcers after variceal band ligation: a randomized, controlled trial. Hepatology 2005;41:588-94.

110. Harewood GC, Baron TH, Song LMW. Factors predicting success of endoscopic variceal ligation for secondary prophylaxis of esophageal variceal bleeding. J Gastroenterol Hepatol 2006;21:237-41.

111. Lo GH, Lai KH, Cheng JS, Hsu P, Chen T, Wang E et al The effects of endoscopic variceal ligation and propranolol on portal hypertensive gastropathy: a prospective, controlled trial. Gastrointest Endosc 2001;53(6):579-84.

CAPÍTULO 122

ECOENDOSCOPIA (EE) NA HIPERTENSÃO PORTAL

Gustavo Andrade de Paulo

Luiz Felipe Pereira de Lima • José Celso Ardengh

"O esforço é grande e o homem é pequeno. (...)
A alma é divina e a obra é imperfeita.
Este padrão sinala ao vento e aos céus.
Que, da obra ousada, é minha a parte feita:
O por-fazer é só com Deus."

Padrão, 1934
Fernando Pessoa (1888-1935)

INTRODUÇÃO

A hipertensão porta (HP) é complicação grave de diversas doenças hepáticas crônicas.[1] É caracterizada por aumento anormal da pressão portal, sendo responsável pelas três principais complicações das hepatopatias crônicas: hemorragia digestiva alta por ruptura de varizes esofagogástricas, ascite e encefalopatia hepática.[2]

Na América do Norte e na Europa, cerca de 90% dos pacientes com HP têm cirrose hepática.[3] Quando esta é diagnosticada, de 30% a 40% dos pacientes com doença compensada (ausência de ascite, encefalopatia ou icterícia grave) e 60% daqueles com doença descompensada apresentam varizes.[2-5] Só nos Estados Unidos, as complicações relacionadas à HP contribuem substancialmente para mais de 32 mil mortes e mais de 20 milhões de dias de trabalho perdidos anualmente.[6] Além disso, naquele país, o tratamento da hemorragia digestiva secundária à HP resulta em gastos superiores a 1,2 bilhão de dólares anualmente.[7] Outras causas de HP, tais como a esquistossomose mansônica (forma hepato-esplênica), fibrose portal não-cirrótica e trombose portal são mais comuns na Ásia e na América do Sul.[4]

Na cirrose hepática, a HP é conseqüência do aumento do fluxo sangüíneo portal e da elevação da resistência vascular intra-hepática causada pela distorção da arquitetura hepática e do aumento da pressão nos sinusóides.[4] Como resposta, uma grande rede de veias colaterais portossistêmicas se desenvolve pela abertura ou pela dilatação de vasos preexistentes e, possivelmente, por angiogênese.[1,4] Entre os diversos ramos colaterais que se desenvolvem, os de maior importância clínica são as varizes esofágicas e gástricas.[4,7-9]

Estima-se que a incidência de varizes de esôfago em pacientes cirróticos seja de 5% a 20%.[5,10,11] Quando acompanhadas, as varizes aumentam de diâmetro em 10% a 20% dos pacientes após um a dois anos da avaliação inicial.[4,5,11,12]

O sangramento digestivo por ruptura de varizes esofágicas é uma complicação clínica grave e ocorre em até 30% dos pacientes com doença hepática crônica.[7,10,13-18] A mortalidade associada ao sangramento inicial varia de 30% a 50%.[5] Se não tratados, até 60% dos pacientes que sobreviveram ao sangramento inicial apresentam ressangramento.[19] Quanto mais avançada for a hepatopatia, maior o risco de sangramento, atingindo mais de 40% dos pacientes com hepatopatia avançada (Child C) e com varizes esofágicas de grosso calibre em dois anos de seguimento.[12,14,20]

ANATOMIA DO SISTEMA VENOSO PORTAL E DO ESÔFAGO DISTAL

ANATOMIA DO SISTEMA VENOSO PORTAL

A veia porta é formada pela confluência das veias mesentérica superior e esplênica. A primeira drena o sangue do intestino delgado e de parte do cólon, enquanto a segunda drena o sangue proveniente do baço, do estômago e do pâncreas. A veia mesentérica inferior, que drena o sangue do restante do cólon, junta-se à veia esplênica na maioria dos indivíduos, embora possa, ocasionalmente, drenar para a veia mesentérica superior ou para a veia porta. A veia gástrica esquerda, uma importante tributária da veia porta, drena a região da cárdia e a junção gastroesofágica.[6,17]

A veia porta é responsável por cerca de dois terços do suprimento sangüíneo hepático. O restante, bem como 30% a 60% do oxigênio consumido, é fornecido pela artéria hepática. O sangue arterial, rico em oxigênio e com alta pressão, mistura-se completamente com o sangue venoso, rico em nutrientes e pobre em oxigênio, no interior dos sinusóides hepáticos. Após perfundir os sinusóides, o sangue passa pelas vênulas hepáticas, pelas veias hepáticas e pela veia cava inferior.[21]

ANATOMIA VENOSA DO ESÔFAGO DISTAL

As varizes esofágicas são conseqüência da dilatação do plexo venoso na lâmina própria da porção distal do esôfago. Elas recebem sangue da veia gástrica esquerda e drenam para o sistema ázigos por meio de vasos perfurantes que atravessam a camada muscular. No esôfago distal, é possível a identificação da chamada "zona de paliçada", na qual inúmeros vasos finos e paralelos correm longitudinalmente pela camada superficial subepitelial da lâmina própria. Nessa zona de paliçada, que inicia-se junto à transição esofagogástrica (TEG) e estende-se cranialmente por 4 cm a 5 cm, o plexo esofágico é mais superficial que no restante do esôfago e pouco protegido pelo tecido conectivo adjacente.[22]

Em um estudo tridimensional da anatomia venosa do esôfago distal, Kitano e colaboradores[23] descreveram quatro camadas de veias no esôfago de pacientes normais e com HP. São elas:

1. **Canais intra-epiteliais**: Finos vasos que correm radialmente no interior do epitélio do esôfago e drenam a rede capilar dessa área. Esses canais se unem aos plexos venosos superficiais em ângulo reto, imediatamente abaixo do epitélio.

2. **Plexo venoso superficial**: As veias formam uma complexa rede e apresentam comunicação com o plexo equivalente do estômago.

3. **Veias intrínsecas profundas**: Constituem três a cinco troncos venosos principais com algumas comunicações entre si. Localizam-se abaixo do plexo superficial, com o qual mantêm ampla comunicação. Nas porções distais do esôfago, esses troncos principais se conectam com troncos semelhantes no estômago.

4. **Veias da adventícia**: São numerosas pequenas veias localizadas na região periesofágica. Segundo Hashizume e colaboradores,[24] elas são extensões das veias subserosas do estômago proximal (Figuras 122.1 e 122.2).

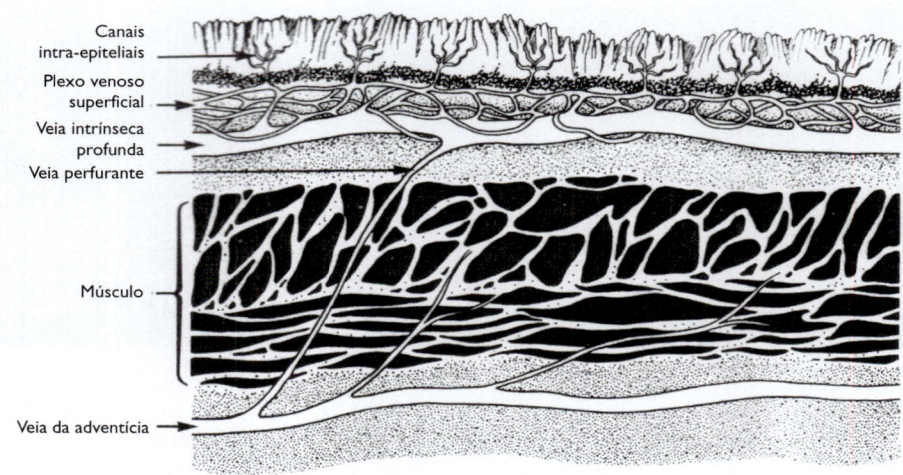

FIGURA 122.1

Representação da drenagem venosa do esôfago em pessoas normais[23]

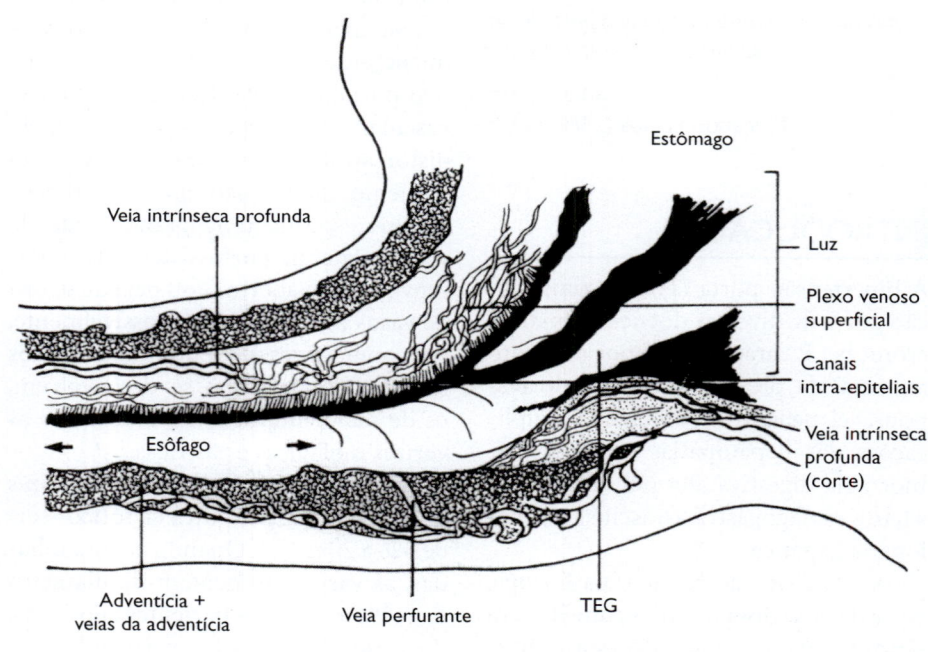

FIGURA 122.2

Representação da drenagem venosa da transição esofagogástrica em pessoas normais[23]

Veias perfurantes conectam as veias intrínsecas profundas com as veias da adventícia.[23,25]

Em pacientes com HP, todos os canais venosos descritos por Kitano e colaboradores[23] apresentam-se significativamente dilatados. Entretanto, são as veias intrínsecas profundas que se dilatam mais.[26] Kitano e colaboradores[23] demonstraram que, em geral, três a cinco veias intrínsecas profundas apresentam-se tortuosas e muito dilatadas, formando os canais varicosos principais vistos pela endoscopia. Assim como em indivíduos normais, esses canais quase não possuem comunicações entre si. Por outro lado, o plexo venoso superficial, também dilatado, apresenta várias intercomunicações, com uma média de quatro a cinco conexões por centímetro. Conexões entre as veias intrínsecas profundas e o plexo venoso superficial existem, porém em menor número (uma a duas por centímetro). Com isso, pode-se dizer que as varizes esofágicas estão interconectadas de forma indireta.[23,27] Dilatação das veias da adventícia também ocorre, e elas se comunicam com as veias profundas por meio de veias perfurantes calibrosas[23] (Figuras 122.3 e 122.4).

McCormack e colaboradores[25] demonstraram fluxo bidirecional nas varizes no terço distal do esôfago e atribuíram esse fato à presença de veias perfurantes entre os vasos submucosos (intrínsecos) e os vasos da adventícia. A presença desses vasos perfurantes pode ser a explicação para a dificuldade de se erradicar as varizes em alguns pacientes.[23]

Kitano e colaboradores[23] propuseram que os sangramentos varicosos de grande quantidade ocorrem pela ruptura de canais varicosos intrínsecos profundos, calibrosos, que se encontram adjacentes à superfície epitelial, ou pela ruptura de um ramo principal do plexo venoso superficial no local da (ou próximo à) conexão direta com uma variz. Por outro lado, sangramentos menos volumosos, que cessam espontaneamente, podem ser originados de ramos do plexo superficial sem conexão direta com uma variz calibrosa, ou ainda de canais intra-epiteliais dilatados.

A ECOENDOSCOPIA (EE) NA HIPERTENSÃO PORTAL

Desde meados da década de 1980, o ultra-som endoscópico, também conhecido como ecoendoscopia (EE) ou endossonografia, tem sido utilizado como um método complementar importante no estudo da HP, sendo capaz de fornecer informações detalhadas e precisas sobre quase todo o sistema venoso portal. A EE pode visualizar as veias ázigos, esplênica, mesentéricas (superior e inferior), porta e gástrica esquerda, bem como varizes esofágicas, gástricas, veias

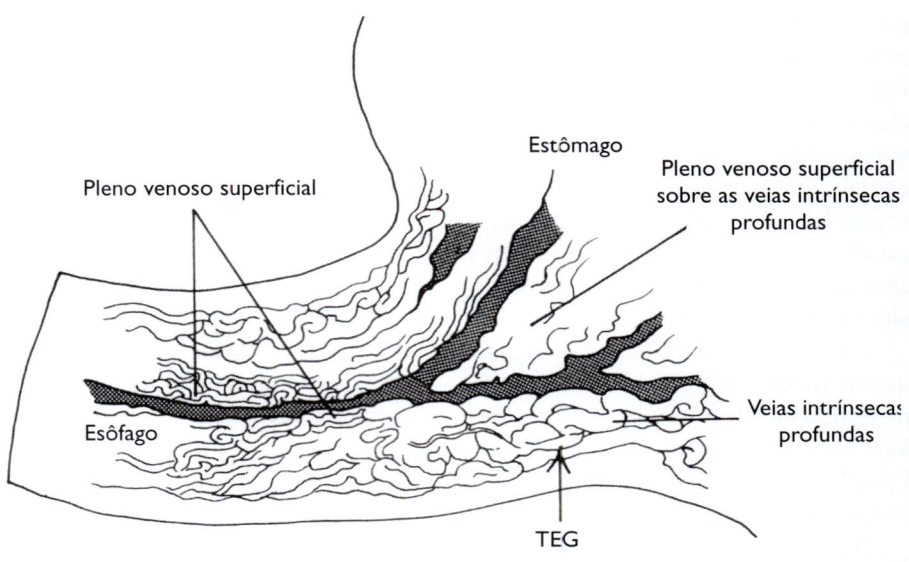

FIGURA 122.3

Representação da drenagem venosa da transição esofagogástrica em pacientes com hipertensão portal inicial[23]

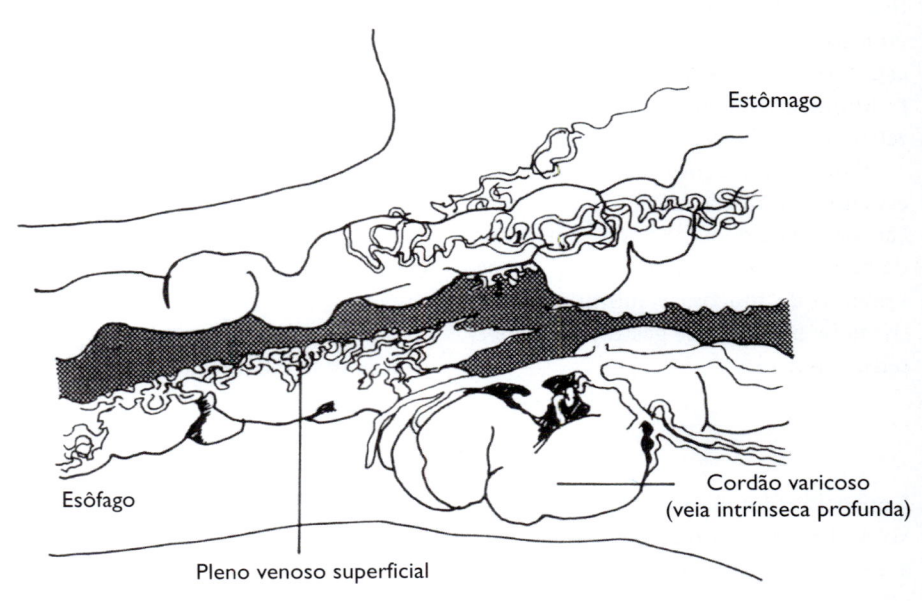

FIGURA 122.4

Representação da drenagem venosa da transição esofagogástrica em pacientes com hipertensão portal avançada[23]

colaterais periesofágicas, paraesofágicas, perigástricas e sinais de gastropatia congestiva. Além disso, a EE fornece informações sobre a presença de ascite e dilatação do ducto torácico.[28-35]

DIAGNÓSTICO DA HP

A elevação da pressão portal dá origem a uma série de transformações na circulação portal, que inclui diminuição ou inversão do sentido do fluxo sangüíneo pela veia porta, dilatação e aumento do fluxo sangüíneo nos vasos colaterais, incluindo a veia esplênica e os plexos venosos do esôfago distal, estômago proximal e veia ázigos e desenvolvimento de varizes esofagogástricas. A ecoendoscopia é capaz de detectar precocemente essas três alterações, permitindo um diagnóstico em estágios menos avançados.[33,36-38]

Tanto os ecoendoscópios radiais quanto os setoriais têm sido empregados no estudo da HP. A vantagem dos aparelhos setoriais é permitir a utilização do Doppler colorido, identificando a presença de fluxo no interior dos vasos.

Lee e colaboradores[39] compararam 52 pacientes com HP com 166 pacientes dispépticos e observaram que sensibilidade, especificidade, valor preditivo positivo (VP+) e valor preditivo negativo (VP-) da EE no diagnóstico da HP foram de 92,3%, 94,6%, 84,2% e 97,5%, respectivamente. A ecoendoscopia é superior à endoscopia no diagnóstico da HP, pois esta não detecta alterações vasculares extraluminais. Achados semelhantes foram relatados por Faigel e colaboradores.[29]

Outras alterações observadas pela ecoendoscopia na HP incluem dilatação da veia ázigos,[32,40,41] da esplênica,[38] da porta,[36,38] do ducto torácico,[31] espessamento da mucosa e submucosa gástricas[29] e presença de gastropatia hipertensiva portal.[36]

VARIZES GÁSTRICAS

Com o transdutor posicionado logo abaixo da TEG e o estômago cheio de água, a EE detecta as varizes gástricas como estruturas hipoecóicas, arredondadas, localizadas abaixo da mucosa e da submucosa, geralmente no fundo. Quando disponível, o Doppler colorido confirma o fluxo sangüíneo nessas varizes.

A ecoendoscopia tem se mostrado melhor que a endoscopia convencional na detecção de varizes gástricas, sendo de valor incalculável quando a endoscopia não consegue diferenciar uma prega espessada ou uma lesão submucosa de uma variz.[28,30,33,34,42-44] Além disso, as va-

rizes gástricas podem ser diagnosticadas mais freqüentemente com a EE do que com a endoscopia (100% contra 45%; p < 0,0005).[45] É interessante notar que as alterações vistas à EE podem preceder os achados endoscópicos.

Ao estudarem 66 cirróticos com e sem história de hemorragia varicosa, Faigel e colaboradores[29] encontraram varizes gástricas em apenas dois (3%) durante a endoscopia e em 33 (50%) com a ecoendoscopia (p < 0,0001). Achados semelhantes foram relatados por Choudhuri e colaboradores.[46] No estudo de Lee e colaboradores,[39] usando-se a EE como padrão-ouro, a sensibilidade, a especificidade, o VP+ e o VP- da endoscopia no diagnóstico de varizes gástricas foram de 43,8%, 94,4%, 77,8% e 79,1%, respectivamente.

VARIZES PERIGÁSTRICAS

Ainda hoje, pouco é sabido sobre a real importância do estudo das varizes perigástricas no manejo dos pacientes com HP. Cerca de metade dos pacientes com HP apresenta veias perigástricas, que se mostram como numerosas estruturas arredondadas, anecóicas, externas à parede gástrica. Entretanto, é preciso fazer a diferenciação das varizes de vasos vistos em pessoas normais, como é o caso da veia gastroepiplóica, que corre pela grande curvatura do corpo.[34] Varizes perigástricas foram visualizadas em 97% dos pacientes cirróticos. Entretanto, 22% dos pacientes no grupo de controle também possuíam essas varizes. Isso pode, então, corresponder a um achado normal.[29]

GASTROPATIA HIPERTENSIVA PORTAL

Nos pacientes com gastropatia hipertensiva portal (GHP), múltiplas estruturas pequenas, arredondadas, anecóicas podem ser visualizadas na submucosa gástrica.[28,34,36] Caletti e colaboradores[45] mostraram que a ecoendoscopia é tão sensível quanto a endoscopia na detecção de GHP.

Faigel e colaboradores[29] observaram que pacientes cirróticos apresentam espessamento da mucosa e da submucosa gástricas. Esse espessamento pode ser causado por obstrução ao fluxo venoso ou linfático. Entretanto, nesse estudo, não foi possível correlacionar o espessamento encontrado com a GHP, pois muitos pacientes apresentavam anormalidades da mucosa.

VARIZES ESOFÁGICAS

As varizes esofágicas aparecem na EE como estruturas anecóicas, arredondadas ou ovaladas, localizadas na submucosa, projetando-se na luz do esôfago.[28,46,47] Dependendo da posição do transdutor em relação à variz, esta pode se mostrar como estrutura anecóica longitudinal.[46]

Os primeiros trabalhos importantes empregando a ecoendoscopia radial no estudo das varizes esofágicas foram publicados em 1986 e 1988 por Caletti e colaboradores.[45,48] A sensibilidade da ecoendoscopia no diagnóstico das varizes foi de 50% quando comparada com a endoscopia (p < 0,005).

Em 1996, Burtin e colaboradores[38] compararam a EE com a endoscopia no estudo de 58 cirróticos. A EE detectou varizes em 25% dos pacientes com varizes finas, em 73% daqueles com varizes de médio calibre e em 89% daqueles com varizes grossas. No geral, varizes esofágicas foram identificadas em 88% dos cirróticos durante a endoscopia e em apenas 55% durante a ecoendoscopia (p < 0,01). Além disso, a ecoendoscopia não detectou os sinais da cor vermelha vistos à endoscopia.

No mesmo ano, Choudhuri e colaboradores[46] mostraram que a EE detectou 100% (30 em 30) das varizes de grosso calibre, mas apenas 45% (9 em 20) das varizes de fino calibre (p < 0,00001). Os sinais da cor vermelha também não foram identificados.

Existem algumas possíveis explicações para a falta de sensibilidade dos antigos aparelhos de ecoendoscopia no diagnóstico das varizes esofágicas. Em primeiro lugar, a distância focal máxima do aparelho estava fora do alcance das varizes. A segunda explicação seria a compressão dos cordões varicosos pelo balão colocado na ponta do ecoendoscópio.[28,39,46,49] Além disso, esses aparelhos eram muito grossos e de difícil manipulação, o que prejudicava seu desempenho.[39]

Nos últimos anos, melhorias tecnológicas e na técnica do exame mudaram radicalmente esse cenário.[28,30,33,39] Urabe e colaboradores[50] conseguiram excelentes resultados (100%) na visualização de varizes não tratadas ao colocarem um balão 7 cm acima da ponta do aparelho e preencherem o esôfago com água (o balão impedia a broncoaspiração da água).

O emprego de *miniprobes* de alta freqüência (20 MHz) durante a endoscopia digestiva alta também permite a avaliação direta do raio da variz e da espessura de sua parede.[51,52] Surpreendentemente, no estudo de Schiano e colaboradores[51] não foi observada correlação direta entre o raio da variz e a espessura de sua parede. Essa falta de correlação sugere que a tensão na parede da variz não pode ser estimada corretamente apenas pela observação do diâmetro do vaso. Acredita-se que as medidas feitas pelos *miniprobes* de alta resolução sejam mais acuradas do que as feitas durante uma endoscopia.[28]

A presença de manchas hematocísticas também pode ser avaliada com *miniprobes* de alta freqüência.[28] Elas aparecem como projeções saculares da variz, lembrando dilatações aneurismáticas, e podem ser evidenciadas em até 60% dos casos diagnosticados por endoscopia.

Recentemente, Lee e colaboradores[39] empregaram ecoendoscópios modernos no estudo das varizes esofágicas e obtiveram resultados encorajadores quando comparados à endoscopia: sensibilidade de 96,4%, especificidade de 95,8%, VP+ de 96,4% e VP- de 95,8%. A concordância entre a endoscopia e a EE foi boa, com coeficiente *kappa* de 0,855. A definição do número de cordões também mostrou boa correlação (coeficiente

kappa de 0,785). A EE identificou todos os pacientes com sinais da cor vermelha, com uma concordância de 100% com a endoscopia.

Considerando essa nova geração de ecoendoscópios, a EE pode ser empregada como principal exame no diagnóstico da HP e de varizes esofagogástricas.[29,33]

Além de diagnosticar as varizes esofágicas, a ecoendoscopia com Doppler colorido nos traz informações importantes sobre sua formação e evolução. Em uma análise hemodinâmica da veia gástrica esquerda, Hino e colaboradores[53] observaram que: a) a velocidade do fluxo sangüíneo hepatofugal na veia gástrica esquerda aumenta com o aumento do tamanho das varizes, podendo ser o fator mais importante no seu desenvolvimento; b) a detecção e o diâmetro das veias perfurantes aumentam com o aumento das varizes; c) pacientes com o ramo anterior da veia gástrica esquerda dominante tendem a ter varizes mais grossas quando comparados com os que têm o ramo posterior dominante. Esse ramo anterior corre em direção à TEG e, após formar os vasos em paliçada, penetra nas varizes. O ramo posterior penetra no sistema ázigos/hemiázigos, em outras colaterais mediastinais e/ou no *shunt* renal. Acredita-se que o fluxo na veia gástrica esquerda, em seus ramos e nas perfurantes, regule o suprimento de sangue para as varizes esofágicas, contribuindo para seu desenvolvimento.[53,54]

A ecoendoscopia com Doppler pode, ainda, ser empregada na determinação da pressão no interior das varizes, sem a necessidade de puncioná-las.[55]

VARIZES PERIESOFÁGICAS

Além das varizes esofágicas, os pacientes portadores de HP apresentam dilatação das veias localizadas externamente à parede esofágica (colaterais), originadas das veias gástricas curtas e esquerda.[8] Quanto à direção do fluxo sangüíneo, as colaterais podem ser divididas em dois grupos: 1) colaterais descendentes

da veia porta, como os *shunts* gastrorenal ou espleno-renal; e 2) colaterais ascendentes da veia porta, como as varizes esofágicas e colaterais ao redor do esôfago.[56]

As colaterais periesofágicas podem ser identificadas em 80% a 90% dos pacientes com HP.[28] Caletti e colaboradores[45] observaram varizes periesofágicas em 57% dos pacientes com varizes esofágicas finas, em 80% dos com varizes de médio calibre e em 100% dos pacientes com varizes grossas. Houve uma correlação direta entre o grau endoscópico das varizes e o diâmetro das veias periesofágicas.

O entendimento da distribuição dos vasos colaterais portossistêmicos que perfuram ou correm em paralelo à parede esofágica é útil para se prever a eficácia e a segurança da injeção intravasal de esclerosantes.[57]

Empregando *miniprobes* de 20 MHz, Irisawa e colaboradores[8] dividiram essas veias colaterais esofágicas de acordo com suas relações com a muscular externa do esôfago em (Figura 122.5):

1. **Veias Colaterais Periesofágicas:** Mostram-se como vasos pequenos, adjacentes à muscular externa, podendo ser classificadas em *pequenas* (até quatro vasos com diâmetro menor que 2 mm) e *grandes* (cinco ou mais vasos finos com diâmetro maior ou igual a 2 mm);

2. **Veias Colaterais Paraesofágicas:** Apresentam-se como vasos grossos, separados da muscular externa por uma nítida borda hiperecóica. São também divididas em *pequenas* (poucos vasos com menos de 5 mm de diâmetro) e *grandes* (vasos grossos com diâmetro maior que 5 mm);

3. **Veias Perfurantes** (*veias perfurantes periesofágicas* e *perfurantes paraesofágicas*): Conectam as varizes de esôfago às colaterais peri e paraesofágicas;

4. **Veias Conectantes:** Fazem a comunicação entre as colaterais peri e paraesofágicas.[8,58]

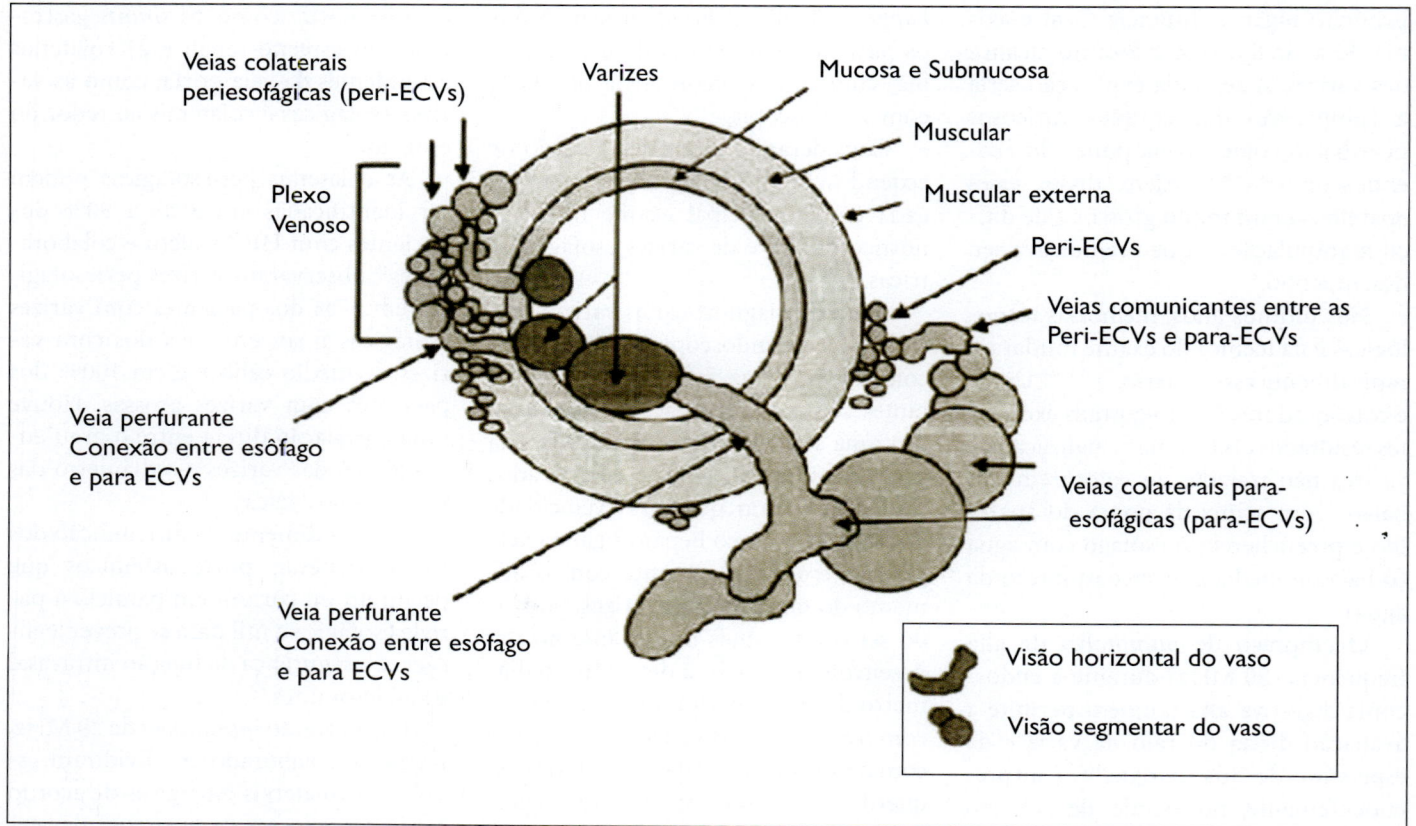

FIGURA 122.5

Varizes esofágicas e estruturas vasculares ao redor do esôfago[8]

No trabalho de Irisawa e colaboradores,[8] 18 dos 22 (81,8%) pacientes estudados apresentavam varizes periesofágicas, e 14 (63,6%), paraesofágicas. Quanto maior o diâmetro das varizes esofágicas, mais facilmente identificavam-se colaterais periesofágicas. Entretanto, não houve correlação entre o calibre das varizes e a presença de varizes paraesofágicas. Esses autores observaram, ainda, a formação de um plexo venoso no interior da camada muscular do terço distal, gerado a partir das colaterais periesofágicas. Esse plexo venoso era tão mais freqüente quanto maior fosse o diâmetro das varizes.

Um estudo mais cuidadoso revelou uma conexão venosa entre as veias colaterais periesofágicas e esses plexos venosos. Essa conexão corresponde às veias perfurantes, encontradas em 59,1% (13 em 22) dos pacientes. As veias conectantes, ligando as periesofágicas e as paraesofágicas, foram encontradas em 40,9% (9 em 22) dos pacientes, mais freqüentemente em associação com varizes esofágicas de médio (5 em 8, 62,5%) e grosso (4 em 7, 57,1%) calibre. Esses autores concluíram que o desenvolvimento de colaterais periesofágicas e do plexo venoso está relacionado ao desenvolvimento de varizes esofágicas. As colaterais paraesofágicas contribuiriam para o surgimento e a manutenção das varizes pelas conectantes e pelas colaterais periesofágicas.

No estudo de Lee e colaboradores,[39] foi observada uma correlação positiva entre o tamanho das colaterais para e periesofágicas e a classificação de Child-Pugh. Também houve uma forte correlação positiva entre o tamanho das varizes esofágicas e o das colaterais peri e paraesofágicas.

Os vasos colaterais ao redor do esôfago e as perfurantes encontradas pela EE em pacientes com HP correlacionam-se perfeitamente com os achados de necropsia. Devido à sua grande precisão, Irisawa e colaboradores consideram a ecoendoscopia como o exame mais sensível para a avaliação da anatomia vascular do esôfago distal em pacientes com HP.[58]

ACOMPANHAMENTO DO TRATAMENTO DAS VARIZES ESOFÁGICAS

Apesar da eficácia da escleroterapia endoscópica (esofagite erosiva) na erradicação das varizes, alguns pacientes são resistentes ao tratamento, mesmo com sessões repetidas. A taxa de falha varia de 2% a 10%.[33] Algumas possíveis explicações para essas falhas podem ser identificadas com a ecoendoscopia: volume de fluxo hepatofugal na veia gástrica esquerda, presença de perfurantes, número e tamanho das colaterais.[33]

Ziegler e colaboradores[59] demonstraram que, mesmo quando a endoscopia considera as varizes erradicadas, a ecoendoscopia identifica varizes residuais em quase um terço (10 em 32) dos pacientes. No estudo de Pontes e colaboradores,[60] essa taxa foi de 17% (6 em 36 pacientes). A EE pode ser empregada para monitorizar o progresso da EE e confirmar a erradicação das varizes, reduzindo injeções excessivas e minimizando os riscos.[33] A trombose vascular é identificada como uma massa hiperecóica no interior da variz, associada com espessamento da parede vascular e, eventualmente, desaparecimento do vaso.[60]

Dhiman e colaboradores[47] observaram que uma EE bem-sucedida está associada à redução do número e do diâmetro das colaterais paraesofágicas, com desaparecimento das veias perfurantes. Contrariamente, pacientes que não respondem ao tratamento persistem com esses vasos. A obliteração das veias submucosas pode depender (inicial ou simultaneamente) da obliteração das colaterais paraesofágicas e perfurantes, que atuam como nutridoras das varizes. De fato, um estudo empregando a portografia mostrou que o grau de embolização durante a EE é inversamente proporcional à recidiva das varizes em longo prazo.[61]

Ao comparar a EE com a ligadura elástica (LE), Lo e colaboradores[62] evidenciaram que pacientes submetidos a repetidas sessões de LE tinham uma maior prevalência de varizes paraesofágicas (86% contra 51%), que eram mais calibrosas que no grupo EE.

A diferença nas prevalências de colaterais paraesofágicas pode ser atribuída ao tipo de tratamento. Na LE, a obliteração é alcançada por estrangulamento mecânico do vaso, sendo seu efeito superficial e localizado. A irritação química causada pela EE resulta em fibrose, que se estende profundamente para tecidos submucosos. Portanto, pacientes tratados com LE mantêm suas varizes paraesofágicas, podendo até haver um aumento compensatório. Por outro lado, na EE ocorre diminuição, ou mesmo desaparecimento, das colaterais paraesofágicas.

Pontes e colaboradores[60] observaram que os pacientes que tiveram suas varizes erradicadas com menos de três sessões de LE mantinham patente (ou parcialmente trombosado) pelo menos um cordão varicoso. Para tentar compensar essa falha, Nagamine e colaboradores[63] propuseram um método de LE mais intenso, no qual os anéis são colocados nos locais das veias perfurantes identificadas pelo *miniprobe*. Esses autores comprovaram que o tempo médio sem recidiva aumentou para 18 meses com o método mais agressivo (3,2 sessões e 41 anéis, em média, por paciente).[64]

Lin e colaboradores[65] mostraram que pacientes com sangramento varicoso que possuem colaterais paraesofágicas calibrosas precisam de mais sessões de EE, maior volume de esclerosante e maior período de tratamento para conseguirem erradicação das varizes, bem como apresentam maiores taxas de recidiva e ressangramento. Eles consideram que as colaterais paraesofágicas e as veias perfurantes afetam a eficácia da EE se a hipertensão e o fluxo sangüíneo continuarem a nutrir as varizes submucosas durante o tratamento.

Após o término da EE, a ecoendoscopia é capaz de identificar um espessamento fibrótico da parede esofágica, com desaparecimento das varizes submucosas em 34% a 100% dos pacientes.[42,66]

AVALIAÇÃO DA RECIDIVA DAS VARIZES ESOFÁGICAS

Quando acompanhados por tempo suficientemente longo, uma significativa porcentagem dos pacientes que tiveram suas varizes erradicadas apresenta recidiva. Nos poucos estudos controlados que avaliaram tal problema, as taxas de recidiva oscilaram entre 15% e 65%.[67-73] A ampla variação entre as cifras pode ser explicada por diferenças na forma de tratamento, tempo de acompanhamento, etiologia da HP e gravidade dos pacientes estudados nos diversos trabalhos.[74]

Westaby e colaboradores[75] observaram que a recidiva é identificada, geralmente, nos primeiros 12 meses após erradicação. Além disso, esses autores notaram que, apesar da alta recidiva, apenas um terço dos pacientes com varizes neoformadas apresentou novo sangramento varicoso. Esses resultados são semelhantes aos relatados por Hou e colaboradores,[70] nos quais as recidivas foram mais freqüentes nos primeiros dois anos de acompanhamento e os episódios de sangramento por recidiva foram muito raros.

Os fatores responsáveis pela recidiva das varizes não são claramente compreendidos.[5,76,77] Takase e colaboradores,[61] empregando portografia trans-hepática percutânea antes e após EE, observaram que a embolização das varizes esofágicas e dos vasos que as nutriam era essencial para reduzir a recidiva após EE. Lin e colaboradores[65] mostraram que varizes paraesofágicas calibrosas detectadas pela tomografia computadorizada estavam associadas com maior taxa de recidiva de varizes e ressangramento após EE. Acredita-se que a persistência de veias perfurantes, peri e/ou paraesofágicas patentes após o tratamento endoscópico das varizes de esôfago esteja associada à recidiva.[23,78,79] Luketic[80] propôs que a recidiva após a LE esteja associada à presença de varizes paraesofágicas calibrosas, sugerindo que a eficácia da LE deva ser monitorizada. Nesses casos, o emprego da ecoendoscopia poderia ser de grande importância. De fato, com o uso de *miniprobes*, Suzuki e colaboradores[66] encontraram vasos intramurais no esôfago que não eram evidentes à endoscopia em 61% dos pacientes.

Leung e colaboradores[78] avaliaram a recidiva das varizes de esôfago com relação à presença e ao calibre das varizes paraesofágicas. De um total de 40 pacientes, 24 (60%) apresentaram recidiva, sendo 13 nos primeiros seis meses após erradicação e os outros 11 antes do término do primeiro ano. A recidiva foi detectada em 13 dos 14 pacientes (93%) com paraesofágicas calibrosas, e em 11 dos 24 pacientes (46%) sem ou com paraesofágicas finas (p = 0,0019). Nove pacientes apresentaram ressangramento no primeiro ano, sendo seis no grupo com paraesofágicas calibrosas (p = 0,0044). Os outros três pacientes (que estavam no grupo com paraesofágicas finas) sangraram de varizes gástricas ou na cárdia.

Lo e colaboradores[62] avaliaram a prevalência de varizes paraesofágicas em pacientes tratados por EE (n = 35) e LE (n = 44) e observaram 70% de recidiva no grupo LE e 43% no grupo EE (p = 0,04) após 18 meses de acompanhamento. No grupo LE a taxa de recidiva foi mais baixa (17%) nos pacientes sem paraesofágicas e mais elevada (87%) nos com paraesofágicas maiores do que 5 mm (p = 0,002). No grupo EE, as taxas de recidiva foram de 12% e 80%, respectivamente (p = 0,001). Dez pacientes apresentaram ressangramento, sendo seis no grupo LE. Todos os dez apresentavam paraesofágicas (calibrosas em nove).

Irisawa e colaboradores[74] constataram recidiva das varizes em 10 de 38 pacientes tratados por EE. Colaterais periesofágicas calibrosas foram observadas com maior freqüência no grupo com recidiva (8 em 10, 80%) que no grupo sem recidiva (2 em 28, 7,1%) (p < 0,001). Além disso, a freqüência com que veias perfurantes foram observadas foi maior no grupo com recidiva (9 em 10, 90%) do que no sem recidiva (6 em 28, 21,4%) (p < 0,001). O número e o diâmetro médio das perfurantes foram maiores no grupo com recidiva (p < 0,001).

Ao compararem a EE com a cintilografia hepática após a EE, Irisawa e colaboradores[56] observaram que, na presença de varizes paraesofágicas calibrosas e veias perfurantes patentes, o risco de recidiva das varizes é grande. Por outro lado, na ausência de perfurantes, a recidiva é improvável mesmo quando as paraesofágicas são calibrosas. Neste caso, colaterais paraesofágicas não conectadas às varizes esofágicas pelas perfurantes contribuíram para a redução da pressão portal e para a prevenção da recidiva após o tratamento.

A ECOENDOSCOPIA COMO FORMA DE TRATAMENTO DAS VARIZES PERIESOFÁGICAS

A injeção ecoguiada de substâncias tem-se mostrado eficaz, com boas perspectivas. Em um estudo envolvendo cinco pacientes, Lahoti e colaboradores[49] empregaram a ecoendoscopia para a escleroterapia das veias perfurantes esofágicas. A substância esclerosante foi injetada nos vasos perfurantes por meio de um cateter injetor convencional, sob controle ultra-sonográfico, até a parada completa do fluxo sangüíneo no interior do vaso. Após uma média de 2,2 sessões, todas as varizes foram erradicadas com apenas uma estenose. Após um período médio de acompanhamento de 15 meses, nenhum paciente apresentou ressangramento.

Ao comparar a injeção guiada pela EE com a LE, Catalano e colaboradores[81] observaram que houve necessidade de um número menor de sessões com a esclerose ecoguiada para alcançar erradicação (2,2 contra 3,8), menos episódios de ressangramento (0 contra 2) e redução da mortalidade (0 contra 2).

Em um estudo realizado na Disciplina de Gastroenterologia da Universidade Federal de São Paulo (UNIFESP-EPM) entre maio de 2000 e novembro de 2004, foram tratados e acompanhados prospectivamente 50 pacientes cirróticos, aleatórios, com varizes de esôfago de médio e/ou grosso calibre. Esses pacientes foram randomizados em dois grupos: escleroterapia convencional (EE; n = 25) e escleroterapia guiada por ecoendoscopia (EE-USE; n = 25). A EE foi realizada com injeção de oleato de etanolamina a 2,5% no interior das varizes esofágicas. A EE-USE foi realizada com a injeção do mesmo agente esclerosante nas colaterais periesofágicas e nas veias perfurantes, empregando uma agulha para punção guiada por ecoendoscopia (Figuras 122.6 e 122.7). Os pacientes foram acompanhados periodicamente por no mínimo seis meses após a erradicação das varizes.[82]

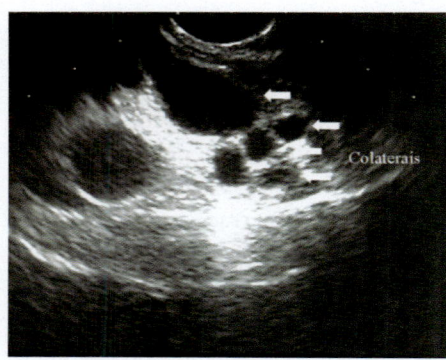

FIGURA 122.6

Vasos colaterais esofágicos na região da cárdia identificados pela EE

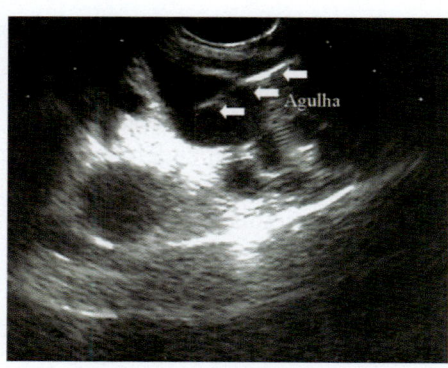

FIGURA 122.7

Escleroterapia das colaterais esofágicas guiada pela EE

Dos 50 pacientes estudados, 33 (66%) eram do sexo masculino. A média de idade foi de 38,48 ± 11,52 anos. As principais etiologias da cirrose hepática foram alcoolismo crônico (24 pacientes, 48%) e hepatite crônica pelos vírus B ou C (24 pacientes, 48%). Quanto à gravidade da hepatopatia, 13 pacientes (26%) eram Child A, 25 (50%) eram Child B e 12 (24%) eram Child C. Dois pacientes (4%) abandonaram o estudo antes do término do programa de escleroterapia. Todos os pacientes que aderiram ao protocolo tiveram suas varizes erradicadas. Dos 48 pacientes que completaram a erradicação, 42 foram acompanhados por mais de 12 meses após a erradicação. Os seis pacientes restantes foram acompanhados por pelo menos seis meses. A média de sessões de escleroterapia foi de 4,3 ± 1,5 no grupo EE e de 4,1 ± 1,2 no EE-USE, sem diferença significativa (p = 0,52). No grupo EE, quatro pacientes apresentaram sangramento autolimitado e dois relataram dor. No grupo EE-USE, quatro pacientes relataram dor (de forte intensidade em um) e um apresentou sangramento autolimitado. O tempo médio de acompanhamento foi de 22,6 ± 6,9 meses no grupo EE e de 24,9 ± 8,1 meses no grupo EE-USE. Quatro pacientes no grupo EE apresentaram recidiva das varizes (após 4, 5, 7 e 25 meses) e dois no grupo EE-USE (após 13 e 18 meses) (p = 0,32). A persistência de colaterais esofágicas ao término do programa de escleroterapia esteve associada à recidiva das varizes esofágicas (p = 0,003).

CONCLUSÕES

A possibilidade de a EE permitir o estudo de vasos além das varizes vistas por endoscopia convencional vem estimulando a pesquisa do seu emprego na HP, mudando o foco de atenção, que, tradicionalmente, se limitava ao desenvolvimento das varizes intramucosas. O entusiasmo justifica-se, pois as informações fornecidas pela EE sobre a circulação colateral porto-sistêmica podem levar a um melhor entendimento dos eventos hemodinâmicos envolvidos na HP. Essas informações podem, então, ser usadas em protocolos de tratamentos mais amplos e personalizados, otimizando a terapêutica e prevenindo complicações.[30,32,83]

O advento da ecoendoscopia intervencionista abriu uma miríade de possibilidades terapêuticas nos pacientes com HP e varizes esofágicas. Dentre estas últimas, a escleroterapia guiada por ultra-som endoscópico se apresenta como uma possibilidade de tratamento mais completo. Além de permitir melhor avaliação da anatomia venosa do esôfago distal em pacientes com HP, ela possibilita administração mais racional e controlada do agente esclerosante.[49,84] Os resultados dos estudos pioneiros[49,82] são encorajadores e fortalecem a crença de que os vasos perfurantes desempenham papel importante no desenvolvimento das varizes esofágicas.[85]

REFERÊNCIAS BIBLIOGRÁFICAS

1. Gupta TK, Chen L, Groszmann RJ. Pathophysiology of portal hypertension. Baillieres Clin Gastroenterol 1997;11(2):203-19.
2. Roberts LR, Kamath PS. Pathophysiology of variceal bleeding. Gastrointest Endosc Clin N Am 1999;9(2):167-74.
3. Burroughs AK, Patch D. Primary prevention of bleeding from esophageal varices. N Engl J Med 1999;340(13):1033-5.
4. D'Amico G, Luca A. Natural history. Clinical-haemodynamic correlations. Prediction of the risk of bleeding. Baillieres Clin Gastroenterol 1997;11(2):243-56.
5. Marrero JA, Scheiman JM. Prevention of recurrent variceal bleeding: as easy as A.P.C.? Gastrointest Endosc 2002;56(4):600-3.
6. Comar KM, Sanyal AJ. Portal hypertensive bleeding. Gastroenterol Clin North Am 2003;32(4):1079-105.
7. Roberts LR, Kamath PS. Pathophysiology and treatment of variceal hemorrhage. Mayo Clin Proc 1996;71(10):973-83.
8. Irisawa A, Obara K, Sato Y, Saito A, Takiguchi F, Shishido H et al. EUS analysis of collateral veins inside and outside the esophageal wall in portal hypertension. Gastrointest Endosc 1999;50(3):374-80.
9. Helmy A, Hayes PC. Review article: current endoscopic therapeutic options in the management of variceal bleeding. Aliment Pharmacol Ther 2001;15(5):575-94.
10. Christensen E, Fauerholdt L, Schlichting P, Juhl E, Poulsen H, Tygstrup N. Aspects of the natural history of gastrointestinal bleeding in cirrhosis and the effect of prednisone. Gastroenterology 1981;81(5):944-52.
11. Calès P, Desmorat H, Vinel JP, Caucanas JP, Ravaud A, Gerin P et al. Incidence of large oesophageal varices in patients with cirrhosis: application to prophylaxis of first bleeding. Gut 1990;31(11):1298-302.
12. Pagliaro L, D'Amico G, Pasta L. Portal hypertension in cirrhosis: natural history. In: Bosch J, Groszmann R, editores. Portal hypertension: pathophysiology and treatment. Cambridge: Blackwell Scientific; 1994. P. 72-92.
13. Dagradi AE. The natural history of esophageal varices in patients with alcoholic liver cirrhosis. An endoscopic and clinical study. Am J Gastroenterol 1972;57(6):520-40.
14. The North Italian Endoscopic Club for the Study and Treatment of Esophageal Varices (NIEC). Prediction of the first variceal hemorrhage in patients with cirrhosis of the liver and esophageal varices. A prospective multicenter study. N Engl J Med 1988;319(15):983-9.
15. Groszmann RJ, Bosch J, Grace ND, Conn HO, Garcia-Tsao G, Navasa M et al. Hemodynamic events in a prospective randomized trial of propranolol versus placebo in the prevention of a first variceal hemorrhage. Gastroenterology 1990;99(5):1401-7.
16. Tait IS, Krige JE, Terblanche J. Endoscopic band ligation of oesophageal varices. Br J Surg 1999;86(4):437-46.
17. Luketic VA, Sanyal AJ. Esophageal varices. I. Clinical presentation, medical therapy, and endoscopic therapy. Gastroenterol Clin North Am 2000;29(2):337-85.

18. Bhasin DK, Siyad I. Variceal bleeding and portal hypertension: new lights on old horizon. Endoscopy 2004; 36(2):120-9.

19. de Franchis R, Primignani M. Endoscopic treatments for portal hypertension. Baillieres Clin Gastroenterol 1997;11 (2):289-309.

20. Gores GJ, Wiesner RH, Dickson ER, Zinsmeister AR, Jorgensen RA, Langworthy A. Prospective evaluation of esophageal varices in primary biliary cirrhosis: development, natural history, and influence on survival. Gastroenterology 1989;96(6):1552-9.

21. Bass NM, Yao FY. Portal hypertension and variceal bleeding. In: Feldman M, Scharschmidt BF, Sleisenger MH, editores. Sleisenger & Fordtran's gastrointestinal and liver disease - Pathophysiology / diagnosis / management. 7th ed. Philadelphia: Elsevier; 2002. P. 1488-516.

22. de Franchis R, Primignani M. Endoscopic treatments for portal hypertension. Semin Liver Dis 1999;19(4):439-55.

23. Kitano S, Terblanche J, Kahn D, Bornman PC. Venous anatomy of the lower oesophagus in portal hypertension: practical implications. Br J Surg 1986;73(7):525-31.

24. Hashizume M, Kitano S, Sugimachi K, Sueishi K. Three-dimensional view of the vascular structure of the lower esophagus in clinical portal hypertension. Hepatology 1988; 8(6):1482-7.

25. McCormack TT, Rose JD, Smith PM, Johnson AG. Perforating veins and blood flow in oesophageal varices. Lancet 1983;2(8365-66):1442-4.

26. Spence RA. The venous anatomy of the lower oesophagus in normal subjects and in patients with varices: an image analysis study. Br J Surg 1984;71(10):739-44.

27. Spence RAJ. Variceal Bleeding. In: Sivak M, editor. Gastroenterologic endoscopy [CD-ROM]. WB Saunders; 1999.

28. Miller LS. Endoscopic ultrasound in the evaluation of portal hypertension. Gastrointest Endosc Clin N Am 1999; 9(2):271-85.

29. Faigel DO, Rosen HR, Sasaki A, Flora K, Benner K. EUS in cirrhotic patients with and without prior variceal hemorrhage in comparison with noncirrhotic control subjects. Gastrointest Endosc 2000;52(4):455-62.

30. Sanyal AJ. The value of EUS in the management of portal hypertension. Gastrointest Endosc 2000;52(4):575-7.

31. Parasher VK, Meroni E, Malesci A, Spinelli P, Tommasini MA, Markert R et al. Observation of thoracic duct morphology in portal hypertension by endoscopic ultrasound. Gastrointest Endosc 1998;48(6):588-92.

32. Kassem AM, Salama ZA, Zakaria MS, Hassaballah M, Hunter MS. Endoscopic ultrasonographic study of the azygos vein before and after endoscopic obliteration of esophagogastric varices by injection sclerotherapy. Endoscopy 2000;32(8):630-4.

33. Sung JJ, Lee YT, Leong RW. EUS in portal hypertension. Gastrointest Endosc 2002;56(4 Suppl):S35-43.

34. Caletti GC, Ferrari A, Bocus P, Togliani T, Scalorbi C, Barbara L. Portal hypertension: review of data and influence on management. Gastrointest Endosc Clin N Am 1995; 5(3):655-65.

35. Lebrec D, Sogni P, Vilgrain V. Evaluation of patients with portal hypertension. Baillieres Clin Gastroenterol 1997; 11(2):221-41.

36. Caletti G, Brocchi E, Baraldini M, Ferrari A, Gibilaro M, Barbara L. Assessment of portal hypertension by endoscopic ultrasonography. Gastrointest Endosc 1990;36(2 Suppl): S21-7.

37. Nakamura H, Endo M, Shimojuu K, Goseki N, Inoue H. Esophageal varices evaluated by endoscopic ultrasonography: observation of collateral circulation during non-shunting operations. Surg Endosc 1990;4(2):69-74.

38. Burtin P, Cales P, Oberti F, Joundy N, Person B, Carpentier S et al. Endoscopic ultrasonographic signs of portal hypertension in cirrhosis. Gastrointest Endosc 1996;44(3):257-61.

39. Lee YT, Chan FK, Ching JY, Lai CW, Leung VK, Chung SC et al. Diagnosis of gastroesophageal varices and portal collateral venous abnormalities by endosonography in cirrhotic patients. Endoscopy 2002;34(5):391-8.

40. Salama ZA, Kassem AM, Giovannini M, Hunter MS. Endoscopic ultrasonographic study of the azygos vein in patients with varices. Endoscopy 1997;29(8):748-50.

41. Lee YT, Sung JJ, Yung MY, Yu AL, Chung SC. Use of color Doppler EUS in assessing azygos blood flow for patients with portal hypertension. Gastrointest Endosc 1999;50(1):47-52.

42. Tio TL, Kimmings N, Rauws E, Jansen P, Tytgat G. Endosonography of gastroesophageal varices: evaluation and follow-up of 76 cases. Gastrointest Endosc 1995;42(2):145-50.

43. Boustiere C, Dumas O, Jouffre C, Letard JC, Patouillard B, Etaix JP et al. Endoscopic ultrasonography classification of gastric varices in patients with cirrhosis. Comparison with endoscopic findings. J Hepatol 1993;19(2):268-72.

44. Liu JB, Miller LS, Feld RI, Barbarevech CA, Needleman L, Goldberg BB. Gastric and esophageal varices: 20-MHz transnasal endoluminal US. Radiology 1993;187(2):363-6.

45. Caletti G, Brocchi E, Zani L, Barbara L. The important role of EUS in the assessment of patients with portal hypertension. Gastrointest Endosc 1988;34(2):154-5.

46. Choudhuri G, Dhiman RK, Agarwal DK. Endosonographic evaluation of the venous anatomy around the gastro-esophageal junction in patients with portal hypertension. Hepatogastroenterology 1996;43(11):1250-5.

47. Dhiman RK, Choudhuri G, Saraswat VA, Agarwal DK, Naik SR. Role of paraoesophageal collaterals and perforating veins on outcome of endoscopic sclerotherapy for oesophageal varices: an endosonographic study. Gut 1996;38(5):759-64.

48. Caletti GC, Bolondi L, Zani L, Brocchi E, Guizzardi G, Labo G. Detection of portal hypertension and esophageal varices by means of endoscopic ultrasonography. Scand J Gastroenterol Suppl 1986;123:74-7.

49. Lahoti S, Catalano MF, Alcocer E, Hogan WJ, Geenen JE. Obliteration of esophageal varices using EUS-guided sclerotherapy with color Doppler. Gastrointest Endosc 2000;51 (3):331-3.

50. Urabe T, Yoneshima M, Unoura M, Kobayashi K. Evaluation of patients treated by endoscopic injection sclerotherapy by endoscopic ultrasonography – variceal recurrence and rupture. Nippon Rinsho 1990;48(4):792-5.

51. Schiano TD, Adrain AL, Cassidy MJ, McCray W, Liu JB, Baranowski RJ et al. Use of high-resolution endoluminal sonography to measure the radius and wall thickness of esophageal varices. Gastrointest Endosc 1996;44(4):425-8.

52. Miller LS, Schiano TD, Adrain A, Cassidy M, Liu JB, Ter H et al. Comparison of high-resolution endoluminal sonography to video endoscopy in the detection and evaluation of esophageal varices. Hepatology 1996;24(3):552-5.

53. Hino S, Kakutani H, Ikeda K, Uchiyama Y, Sumiyama K, Kuramochi A et al. Hemodynamic assessment of the left gastric vein in patients with esophageal varices with color Doppler EUS: factors affecting development of esophageal varices. Gastrointest Endosc 2002;55(4):512-7.

54. Fusaroli P, Caletti G. Endoscopic ultrasonography. Endoscopy 2003;35(2):127-35.

55. Pontes JM, Leitao MC, Portela F, Nunes A, Freitas D. Endosonographic Doppler-guided manometry of esophageal varices: experimental validation and clinical feasibility. Endoscopy 2002;34(12):966-72.

56. Irisawa A, Obara K, Bhutani MS, Saito A, Shishido H, Shibukawa G et al. Role of para-esophageal collateral veins in patients with portal hypertension based on the results of endoscopic ultrasonography and liver scintigraphy analysis. J Gastroenterol Hepatol 2003;18(3):309-14.

57. Soderlund C, Backman L, Erwald R, Forsgren L, Marions O, Wiechel KL. Sclerotherapy of esophageal varices: an endoscopic and portographic study. Hepatology 1984;4(5):877-84.

58. Irisawa A, Shibukawa G, Obara K, Saito A, Takagi T, Shishido H et al. Collateral vessels around the esophageal wall in patients with portal hypertension: comparison of EUS imaging and microscopic findings at autopsy. Gastrointest Endosc 2002;56(2):249-53.

59. Ziegler K, Gregor M, Zeitz M, Zimmer T, Habermann F, Riecken EO. Evaluation of endosonography in sclerotherapy of esophageal varices. Endoscopy 1991;23(5):247-50.

60. Pontes JM, Leitao MC, Portela FA, Rosa AM, Ministro P, Freitas DS. Endoscopic ultrasonography in the treatment of oesophageal varices by endoscopic sclerotherapy and band ligation: do we need it? Eur J Gastroenterol Hepatol 1995;7(1):41-6.

61. Takase Y, Shibuya S, Chikamori F, Orii K, Iwasaki Y. Recurrence factors studied by percutaneous transhepatic portography before and after endoscopic sclerotherapy for esophageal varices. Hepatology 1990;11(3):348-52.

62. Lo GH, Lai KH, Cheng JS, Huang RL, Wang SJ, Chiang HT. Prevalence of paraesophageal varices and gastric varices in patients achieving variceal obliteration by banding ligation and by injection sclerotherapy. Gastrointest Endosc 1999;49(4 Pt 1):428-36.

63. Nagamine N, Ido K, Ueno N, Kimura K, Kawamata T, Kawada H et al. The usefulness of ultrasonic microprobe imaging for endoscopic variceal ligation. Am J Gastroenterol 1996;91(3):523-9.

64. Nagamine N, Ueno N, Tomiyama T, Aizawa T, Tano S, Wada S et al. A pilot study on modified endoscopic variceal ligation using endoscopic ultrasonography with color Doppler function. Am J Gastroenterol 1998;93(2):150-5.

65. Lin CY, Lin PW, Tsai HM, Lin XZ, Chang TT, Shin JS. Influence of paraesophageal venous collaterals on efficacy of endoscopic sclerotherapy for esophageal varices. Hepatology 1994;19(3):602-8.

66. Suzuki T, Matsutani S, Umebara K, Sato G, Maruyama H, Mitsuhashi O et al. EUS changes predictive for recurrence of esophageal varices in patients treated by combined endoscopic ligation and sclerotherapy. Gastrointest Endosc 2000;52(5):611-7.

67. Korula J. Technique of endoscopic sclerotherapy. In: Sivak M, editor. Gastroenterologic endoscopy [CD-ROM]. WB Saunders; 1999.

68. Avgerinos A, Armonis A, Manolakopoulos S, Poulianos G, Rekoumis G, Sgourou A et al. Endoscopic sclerotherapy versus variceal ligation in the long-term management of patients with cirrhosis after variceal bleeding. A prospective randomized study. J Hepatol 1997;26(5):1034-41.

69. Sarin SK, Govil A, Jain AK, Guptan RC, Issar SK, Jain M et al. Prospective randomized trial of endoscopic sclerotherapy versus variceal band ligation for esophageal varices: influence on gastropathy, gastric varices and variceal recurrence. J Hepatol 1997;26(4):826-32.

70. Hou MC, Lin HC, Kuo BI, Lee FY, Chang FY, Lee SD. The rebleeding course and long-term outcome of esophageal variceal hemorrhage after ligation: comparison with sclerotherapy. Scand J Gastroenterol 1999;34(11):1071-6.

71. Hou MC, Lin HC, Lee FY, Chang FY, Lee SD. Recurrence of esophageal varices following endoscopic treatment and its impact on rebleeding: comparison of sclerotherapy and ligation. J Hepatol 2000;32(2):202-8.

72. Krige JE, Bornman PC, Goldberg PA, Terblanche J. Variceal rebleeding and recurrence after endoscopic injection sclerotherapy: a prospective evaluation in 204 patients. Arch Surg 2000;135(11):1315-22.

73. Hashizume M, Ohta M, Kawanaka H, Kishihara F, Sugimachi K. Recurrence rate of oesophageal varices with endoscopic banding ligation followed by injection sclerotherapy. Lancet 1994;344(8937):1643.

74. Irisawa A, Saito A, Obara K, Shibukawa G, Takagi T, Shishido H et al. Endoscopic recurrence of esophageal varices is associated with the specific EUS abnormalities: severe periesophageal collateral veins and large perforating veins. Gastrointest Endosc 2001;53(1):77-84.

75. Westaby D, Macdougall BR, Williams R. Improved survival following injection sclerotherapy for esophageal varices: final analysis of a controlled trial. Hepatology 1985;5(5):827-30.

76. Ahmad N, Ginsberg GG. Variceal ligation with bands and clips. Gastrointest Endosc Clin N Am 1999;9(2):207-30.

77. Woods KL, Qureshi WA. Long-term endoscopic management of variceal bleeding. Gastrointest Endosc Clin N Am 1999;9(2):253-70.

78. Leung VK, Sung JJ, Ahuja AT, Tumala IE, Lee YT, Lau JY et al. Large paraesophageal varices on endosonography predict recurrence of esophageal varices and rebleeding. Gastroenterology 1997;112(6):1811-6.

79. Sakai T, Iwao T, Oho K, Toyonaga A, Tanikawa K. Influence of extravariceal collateral channel pattern on recurrence of esophageal varices after sclerotherapy. J Gastroenterol 1997;32(6):715-9.

80. Luketic VA. Management of portal hypertension after variceal hemorrhage. Clin Liver Dis 2001;5(3):677-707,ix.

81. Catalano MF, Lahoti S, Alcocer E, Hogan WJ, Nelson JB, Geenen JE. Obliteration of esophageal varices using EUS guided sclerotherapy with color Doppler: comparison with esophageal band ligation. Gastrointest Endosc 1998;47(4): AB65.

82. de Paulo GA, Ardengh JC, Nakao FS, Ferrari AP. Treatment of esophageal varices: a randomized controlled trial comparing endoscopic sclerotherapy and EUS-guided sclerotherapy of esophageal collateral veins. Gastrointest Endosc 2006;63(3):396-402.

83. Kassem AM, Salama ZA, Rosch T. Endoscopic ultrasonography in portal hypertension. Endoscopy 1997;29(5):399-406.

84. Bhutani MS. Interventional endoscopic ultrasonography: state of the art at the new millenium. Endoscopy 2000; 32(1):62-71.

85. Seewald S, Seitz U, Yang AM, Soehendra N. Variceal bleeding and portal hypertension: still a therapeutic challenge? Endoscopy 2001;33(2):126-39.

PARTE 19

HDA

CAPÍTULO 123

INTRODUÇÃO

Igelmar Barreto Paes • Luciana Rodrigues Leal Silva
Marcos Clarêncio Batista Silva

A hemorragia digestiva alta (HDA) é definida como sangramento do sistema digestório originado proximalmente ao ângulo de Treitz. Trata-se de uma entidade freqüente nas unidades de emergência. Nos Estados Unidos ocorrem cerca de 300 mil internamentos ao ano por hemorragia digestiva,[1] sendo que 75% desses casos se devem a HDA.[2]

A despeito dos grandes avanços dos métodos diagnósticos e terapêuticos, a taxa global de mortalidade hospitalar em HDA vem mantendo-se em torno de 13%, sendo que a faixa etária avançada e a presença de comorbidades são fatores determinantes na manutenção desse percentual.[3] No entanto, nos últimos 40 anos, houve uma redução na mortalidade dos cirróticos com HDA por ruptura de varizes esofagogástricas de 65% para 40%,[4] fato esse que, associado a outros fatores, deve-se também aos avanços da endoscopia diagnóstica e terapêutica.

A endoscopia digestiva alta (EDA) é o principal e mais importante método de que dispomos na abordagem do indivíduo com HDA, tanto para o diagnóstico como para a terapêutica, com conseqüente influência no prognóstico, tornando-se essencial que seja realizada em condições de segurança para o paciente e com qualidade técnica para o profissional endoscopista.

EXAME ENDOSCÓPICO NA HDA

O preparo do paciente com HDA para ser submetido a EDA tem seu início no momento da admissão na unidade de emergência. A HDA manifesta-se clinicamente como hematêmese (vômitos com sangue vivo, coágulos ou escuro) ou melena (fezes escuras, amolecidas, com odor *sui generis*), mas, nos casos de sangramentos profusos, pode aparecer como hematoquezia (sangue vivo ou coágulos através do reto). Após caracterização da HDA, com anamnese e exame físico adequados (rápidos e bem direcionados), deve seguir-se uma avaliação do quadro hemodinâmico, com estimativa da perda sangüínea para as reposições volêmicas necessárias com o uso de substâncias cristalóides e hemoderivados por meio de acessos venosos calibrosos (Quadro 123.1). Nos pacientes com desconforto respiratório importante ou diminuição do nível de consciência, deverá ser garantida a permeabilidade das vias aéreas, às vezes com intubação orotraqueal naqueles com alto risco de broncoaspiração, o que permite a realização de procedimentos endoscópicos com maior segurança. Exames laboratoriais como hemoglobina/hematócrito, classificação sangüínea, coagulograma, função renal e perfil hepático (naqueles com suspeita de hipertensão portal) são fundamentais para a abordagem clínica inicial. Especial atenção deve ser dada àqueles pacientes que apresentem um ou mais critérios de alto risco (Quadro 123.2), pois tendem a ter um pior prognóstico.

A administração de medicamentos por via venosa, com o objetivo de iniciar um tratamento específico para a HDA, é imperativa nos pacientes com suspeita de ruptura de varizes esofagogástricas.[5] Nesses pacientes, o uso de drogas com efeitos vasoativos – levando à diminuição da pressão na circulação portal, a exemplo da terlipressina, da somatostatina e de seus análogos (como o octreotide) – deve ser iniciado o mais precocemente possível, pois elas controlam a

QUADRO 123.1

Mensuração da perda sangüínea

	Presssão arterial	Freqüência cardíaca	Perda
Leve	Deitado: sem alteração Em pé: diminuição de 20mmHg	Deitado: sem alterações Em pé: aumento de 20bpm	< 1000ml
Moderada	90-100 mmHg	Cerca de 100bpm	Cerca de 1500ml
Maciça	Menor que 90mmHg	Cerca de 120bpm	> 2000ml

QUADRO 123.2

Critérios clínicos de alto risco

Idade maior que 60 anos
Choque, instabilidade hemodinâmica e hipotensão postural
Comorbidades associadas (cardiorrespiratória, renal, hepática e coagulopatia)
Uso de medicações: anticoagulantes e AINEs
Hematêmese volumosa
Enterorragia volumosa
Melena persistente
Hemorragia em pacientes internados
Ressangramento em pacientes já tratados endoscopicamente
Necessidade de transfusão sangüínea

hemorragia e o ressangramento precoce, principalmente quando associadas à terapêutica endoscópica.[6,7]

Quando há a suspeita de HDA não-varicosa, a infusão de inibidores de bomba de prótons (IBP), preferencialmente de forma contínua (R), deve ser instituída. Substâncias procinéticas com o intuito de acelerar o esvaziamento gástrico e permitir melhor avaliação da mucosa pelo endoscopista têm sido utilizadas como rotina em algumas unidades hospitalares. Referências mostram que o uso da eritromicina antes da EDA contribui para o esvaziamento do estômago, melhorando a visualização do órgão e diminuindo a necessidade da repetição do exame.[8] Outros procinéticos, a exemplo da bromoprida e da metoclopramida, também podem ser utilizados com esse objetivo.

Outra medida com o intuito de melhorar a visualização endoscópica, o uso de sonda nasogástrica para lavagem, contribui apenas para a melhora da avaliação do fundo gástrico, não se mostrando eficiente na visualização do esôfago, corpo e antro gástrico mais duodeno.[9] No Serviço de Endoscopia Digestiva e no Centro de Hemorragia Digestiva do Hospital Geral Roberto Santos (SED-CHD-HGRS), em Salvador-Bahia, a lavagem gástrica não é rotina.

Para realização do exame endoscópico, dispomos de aparelhos de canal de trabalho único e os de duplo canal, sendo que estes últimos ajudam de maneira significativa a aspiração de resíduos sangüíneos e simultaneamente tem condições de realizar a terapêutica endoscópica. No SED-CHD-HGRS dispomos dos dois modelos de aparelhos, porém não notamos diferenças significativas em relação a eficácia quanto ao diagnóstico e terapêutica.

CLASSIFICAÇÃO DE FORREST E DAS VARIZES ESOFAGOGÁSTRICAS — IMPORTÂNCIA NO PROGNÓSTICO

A EDA é o principal exame para diagnóstico e terapêutica na HDA e é responsável pelo diagnóstico etiológico em 90% dos casos.[10] A úlcera péptica e a ruptura de varizes esofagogástricas são responsáveis por 9% a 46% das causas de HDA.[11,12] No SED-CHD-HGRS, a ruptura por varizes esofagogástricas corresponde a 51,2% e a úlcera péptica a 33,7% dos diagnósticos de HDA. (Quadro 123.3.)

A importância da EDA na HDA está além do seu valor no diagnóstico etiológico e na terapêutica, contribuindo também, significativamente, para avaliar os pacientes com maior risco de ressangramento, por meio da identificação de fatores prognósticos para a recidiva hemorrágica.

Na HDA varicosa, o escore do North Italian Endoscópio Club (NIEC) mostra os sinais preditivos de ressangramento, utilizando-se das seguintes variáveis: disfunção hepatocelular por meio da classificação Child-Pugh modificada, calibre das varizes e sinais da cor vermelha na superfície das varizes esofagogástricas (Quadros 123.4 e 123.5). Esse escore apresenta uma pontuação que mostra que quanto maior o calibre da variz, quanto pior a disfunção hepatocelular e quanto maior a presença de *red spots*, maior a chance de sangramento por ruptura das varizes esofagogástricas.

Na HDA não-varicosa, a classificação de Forrest (Quadro 123.6) é utilizada como indicador para risco de sangramento. A visualização de sangramento ativo e determinados estigmas, como coágulo aderido ou protuberâncias vasculares, orienta o endoscopista quanto à necessidade ou não de terapêutica endoscópica, no intuito de realizar a hemostasia aguda e diminuir a possibilidade de um novo sangramento.

IMPACTO DA TERAPÊUTICA ENDOSCÓPICA

A terapêutica endoscópica (TE) na hemostasia da HDA, varicosa e não-varicosa, tem uma eficácia em aproximadamente 90% dos casos,[13] diminuindo também a recidiva do sangramento.

A TE trouxe para o paciente com HDA benefícios significativos que mudaram a evolução, reduzindo os fatores determinantes para um pior prognóstico. Portanto, a habilidade do endosco-

QUADRO 123.3

Etiologia de HDA no SED-CHD-HGRS, Salvador-Ba —1998 a 2004 n= 3618

Varizes esofagogástricas	51,2%
Úlceras duodenais	23,5%
Úlceras gástricas	11,7%
Outras	13,5%

pista em aplicar a terapêutica apropriada tem sido de fundamental importância nessa situação.

Evidências demonstram que a realização da EDA associada à TE leva à redução do número de unidades de sangue transfundidas, período de internação, necessidade de tratamento cirúrgico emergencial ou eletivo e custos gerais de hospitalização.[13,14,15,16] A TE na profilaxia secundária da ruptura das varizes esofagogástricas mostra-se custo efetivo, em particular quando há aderência por parte do paciente no tratamento dessa situação.[17]

QUADRO 123.4

Risco de HDA por varizes esofágicas de acordo o índice do NIEC

Classe de risco	Índice NIEC	% de sangramento 6 e 12 meses
I	< 20,0	0,0 e 1,6
2	20,0-25,0	5,4 e 11,0
3	25,1-30,0	8,0 e 14,8
4	30,1-35,0	13,1 e 23,3
5	35,1-40,0	21,8 e 37,8
6	>40,0	58,5 e 68,9

QUADRO 123.5

Índice numérico do NIEC

Parâmetros	Pontuação
Child	6,5
A	13,0
B	19,5
C	
Calibre das varizes	
Fino	8,7
Médio	13,0
Grosso	17,4
Manchas vermelhas	
Ausente	3,2
Leve	6,4
Moderada	9,6
Intensa	12,8

QUADRO 123.6

Classificação de Forrest para HDA não varicosa

Descrição	Forrest	Prevalência (%)	Risco de Ressang (%)
Prevalência e Ressangramento			
Base limpa	III	42	5
Hematina na base	IIC	20	10
Coágulo aderido	IIB	17	22
Vaso visível vermelho	IIA	17	43
Sangramento ativo em jato	IA	18	55
Sangramento tipo porejamento	IB	20	30

REFERÊNCIAS BIBLIOGRÁFICAS

1. Gilbert DA. Epidemiology of upper gastrointestinal bleeding. Gastrointest Endosc 1990;36(5 Suppl):S8-13.

2. McQuaid KR. Sangramento gastrointestinal. Em: Tierney Jr, Mcphee SJ, Papadakis MA, editores. Diagnóstico & tratamento. 41ª ed. São Paulo: Atheneu; 2004. P.586-90.

3. Depolo A, Dobrila-Dintinjana R, Uravi M, Grbas H, Rubini M. Upper gastrointestinal bleeding- Review of our ten years results. Zentralbl Chir 2001;126(10):772-6

4. Mccormick PA, O´Keefe C. Improving prognosis following a first variceal haemorrhage over four decades. Gut 2001;49(5): 682-5.

5. De Franchis R. Evolving consensus in portal hypertension. Report of the Baveno IV consensus workshop on methodology of diagnosis and therapy in portal hypertension. J Hepatol 2005 Jul;43(1):167-76.

6. Franchis R. Somatostatin, somatostatin analogues and others vasoactives drugs in the treatment of bleeding oesophageal varices. Dig Liver Dis 2004 Feb;36 Suppl 1:S93-100.

7. D'Amico G, Pietrosi G, Tarantino I, Pagliaro L Emergency sclerotherapy versus vasoactive drugs for variceal bleeding in cirrhosis: a Cochrane meta-analysis.Gastroenterology 2003 May;124(5):1277-91.

8. Frossard JL, Spahr L, Queneau PE, Giostra E, Burckhardt B, Ory G, De Saussure P, Armenian B, De Peyer R, Hadengue A. Erythromycin intravenous bolus infusion in acute upper gastrointestinal bleeding: a randomized, controlled, double-blind trial. Gastroenterology Jul;123(1):17-23, 2002.

9. Lee SD, Kearney DJ. A randomized controlled trial of gastric lavage prior to endoscopy for acute upper gastrointestinal bleeding. J Clin Gastroenterol 2004 Nov-Dec;38(10):861-5.

10. Savides TJ, Jensen DM. Therapeutic endoscopy for nonvariceal gastrointestinal bleeding. Gastroenterol Clin North Am 2000;29:465-87.

11. Van Leerdam ME, Vreeburg EM, Rauws EA, Geraedts AA, Tijssen JG, Reitsma JB, Tytgat GN. Acute upper GI bleeding: did anything change? Time trend analysis of incidence and outcome of acute upper GI bleeding between 1993/1994 and 2000. Am J Gastroenterol 2003 Jul;98(7):1494-9.

12. Zaltman C, Souza HS, Castro ME, Sobral Mde F, Dias PC, Lemos V Jr. Upper gastrointestinal bleeding in a Brazilian hospital: a retrospective study of endoscopic records. Arq Gastroenterol 2002 Apr-Jun;39(2):74-80. Epub 2003 Feb 19.

13. Van SteigmannG, Cambee T, Sun JH. A new endoscopic elastic band ligating device. Gastrointest Endosc 1986;32:230-3.

14. Meier R, Wettstein AR. Treatment of acute nonvariceal upper gastrointestinal hemorrahage. Digestion 1999;60 (suppl 2)):47-52.

15. Bini EJ, Cohen J. Endoscopic treatment compared with medical therapy for the prevention of recurrent ulcer hemorrhage in patients with adherent clots. Gastrointest Endosc 2003;58(5):707-14.

16. Sung JJ, Chan FK, Lau JY, Yung MY, Leung WK, Wu JC, Ng EK, Chung SC. The effect of endoscopic therapy in patients receiving omeprazole for bleeding ulcers with nonbleeding visible vessels or adherent clots: a randomized comparison. Ann Intern Med 2003;139(4):237-43.

17. Rubenstein JH, Eisen GM, Inadomi JM. A cost-utility analysis of secondary prophylaxis for variceal hemorrhage. Am J Gastroenterol 2004 Jul;99(7):1274-88.

CAPÍTULO 124

IMPORTÂNCIA DO EXAME ENDOSCÓPICO PRECOCE NA HDA

Laércio T. Ribeiro

A utilização de procedimentos diagnósticos e terapêuticos em medicina deve ser orientada pela real utilidade dos mesmos. Não há como justificar a aplicação de qualquer instrumento para diagnóstico se ele não trouxer, reconhecidamente, informações que direcionem a abordagem médica para condutas mais específicas e efetivas. Da mesma maneira, não é ético submeter o paciente a procedimentos terapêuticos que não tenham base em evidências, salvo nos casos de protocolos clínicos bem conduzidos, quando, com o devido consentimento do paciente, se busca definir estratégias para melhorar abordagens em relação a uma patologia específica.

Vários parâmetros clínicos têm sido utilizados para definir a gravidade de um episódio de hemorragia digestiva, como instabilidade hemodinâmica, idade, níveis de hemoglobina, entre outros. A análise da interferência dos mesmos no manuseio, na evolução e na mortalidade na HDA, quando avaliada em estudos de boa qualidade metodológica, pode fornecer aos médicos que lidam com essa patologia um guia seguro na tomada de decisões diagnósticas e terapêuticas, visando melhorar o desfecho final do episódio de hemorragia e reduzir os custos gerais do atendimento a esse tipo de paciente.

Buscando atingir essas metas, inúmeros estudos têm sido realizados, criando diretrizes de conduta baseadas em critérios clínicos e endoscópicos.

Esses estudos visam à avaliação do paciente com HDA,[1,2,3] oferecendo ao médico variáveis que demonstraram ter valor preditivo em relação à gravidade do episódio de sangramento. Idealmente, as principais variáveis utilizadas na avaliação inicial de risco do paciente com HDA devem ser parâmetros clínicos. Estes estarão mais provavelmente disponíveis na maioria dos centros de atendimento a esse tipo de paciente, não são invasivos e apresentam bom valor preditivo em relação à evolução da HDA, sendo útil, até mesmo, para definir qual é o momento adequado para a realização da endoscopia.[4,5] A associação desses parâmetros a achados do exame endoscópico[1] aumenta o valor preditivo para evolução adversa, uma vez que várias características endoscópicas identificam, individualmente, maior probabilidade de ressangramento.[6,7] (Tabela 124.1.)

A importância do exame endoscópico na hemorragia digestiva alta (HDA) vem sendo avaliada há décadas, desde os tempos dos endoscópios rígidos. Em 1950, Carter e Zamcheck,[8] que utilizaram o esofagoscópio de Jackson, revelavam o interesse no diagnóstico etiológico mais precoce da HDA, de forma a definir com mais segurança a conduta terapêutica e, já então, e apesar das limitações dos equipamentos disponíveis, seus resultados foram favoráveis à realização do exame para os pacientes com HDA maciça. O surgimento dos endoscópios flexíveis, o contínuo aperfeiçoamento tecnológico dos mesmos e

o desenvolvimento de instrumentos que possibilitam a terapêutica endoscópica levaram à pesquisa, por inúmeros autores, do valor do exame endoscópico no diagnóstico e no manuseio do paciente com HDA, assim como a possível interferência de sua realização precoce ou eletiva na evolução clínica e nos índices de mortalidade.

Os estudos feitos para quantificar o valor da endoscopia na evolução da HDA apresentam uma grande variedade metodológica, evidente, principalmente, na escolha dos parâmetros principais a nortear a avaliação. Assim, um estudo que tem como meta avaliar custos e utilidade da endoscopia em pacientes com HDA que é interrompida durante o tratamento clínico,[9] concluindo que a endoscopia digestiva não deve ser um exame de rotina para esses pacientes, poderia concluir de forma diferente se avaliasse a acuidade diagnóstica da endoscopia nesse grupo. Além disso, os resultados poderão ser diferentes entre estudos, dependendo do momento histórico em que eles foram realizados. O estudo referido é de uma época em que a abordagem terapêutica endoscópica ainda era incipiente, não permitindo, portanto, grandes interferências do procedimento na evolução do quadro hemorrágico. O mesmo autor, em 1997, em editorial publicado no JAMA,[10] estabelece a endoscopia precoce como claramente justificada.

O exame endoscópico permite definir o local de sangramento, estabelecer

TABELA 124.1

Preditores de ressangramento de úlcera sem tratamento endoscópico

Clínicos	Endoscópicos
Grandes hemorragias • choque* • baixos níveis de hemoglobina* • necessidade de grandes transfusões • hematêmese*	**Estigmas maiores** • sangramento ativo* • vaso visível* • coágulo aderido (sangue no estômago)*
Cicatrização mais difícil • sangramento durante internação* • comorbidades* • coagulopatia • idade avançada*	**Localização da úlcera** • parede póstero-inferior do bulbo • úlcera gástrica alta Tamanho da úlcera*/Doppler positivo?
* significantes em análise multivariada	

Transcrito de Freeman[7]

a presença ou não de sangramento ativo ou de sinais de sangramento recente e, assim, utilizando a classificação de Forrest[6] modificada, amplamente validada em inúmeros estudos, prever risco de ressangramento, além de, quando necessário, fazer uma abordagem terapêutica na lesão sangrante, podendo, dessa maneira, afetar a evolução do quadro hemorrágico,[11] reduzir os custos do tratamento[12] e, aspecto discutível, interferir nos índices de mortalidade.

Tendo como meta atingir todas as etapas relacionadas acima, qual é a vantagem da realização precoce da endoscopia, definida como o exame realizado em até 24 horas da apresentação do paciente para atendimento médico?[1,12,13,14] Devemos ter em mente que o achado de sinais endoscópicos preditivos de ressangramento é mais freqüente quanto mais precocemente é realizada a endoscopia,[15] que o ressangramento aumenta a taxa de mortalidade em 4 a 16 vezes[16] e que a abordagem endoscópica terapêutica evita ressangramento em cerca de 80% dos casos.[11]

Além dos sinais preditivos de ressangramento clássicos,[6] outros achados endoscópicos podem ajudar a definir indivíduos de alto risco para eventos adversos, como a presença de sangue na cavidade gástrica durante a endoscopia. Seves e outros[17] demonstraram que os pacientes que apresentavam conteúdo hemático no estômago durante o exame endoscópico precoce apresentaram tempo de internação, recidiva hemorrágica, necessidade de transfusão sangüínea e mortalidade significativamente superiores aos que não apresentavam esse achado à endoscopia.

O Consenso Brasileiro em Hemorragia Digestiva[18] subdivide o exame endoscópico (quanto ao momento de sua realização) em dois grupos: imediata, para o exame endoscópico realizado em até seis horas após o atendimento inicial; precoce, para o exame realizado entre seis e doze horas, sugerindo que sejam submetidos a exame imediato os pacientes de alto risco (Tabela 124.2), podendo os demais pacientes aguardar até 24 horas para sua realização. Essa subdivisão é encontrada em outras publicações,[19] porém a maioria dos estudos utiliza a avaliação apenas do exame realizado nas primeiras 24 horas, sem individualizar essas duas categorias.

Vários trabalhos definem parâmetros clínicos úteis na avaliação inicial do paciente com HDA, estabelecendo critérios que norteiam a conduta nesses casos. Em um estudo cuja meta foi definir parâmetros clínicos que possibilitassem decisão quanto à realização de endoscopia precoce ou não, Adamopoulos e outros. criaram um escore com alta acurácia para diferenciar esses pacientes e demonstraram que aqueles classificados como de alto risco se beneficiam com o exame precoce.[5] O nível de risco foi definido por meio de quatro variáveis clínicas: sangue vivo no aspirado gástrico, presença de instabilidade hemodinâmica, hemoglobina < 8 g, % e contagem de leucócitos acima de 12.000/mm^3. Quanto maior o número de variáveis presentes em um paciente, maior o risco da presença de sangramento ativo ao exame endoscópico (Tabela 124.3) e, portanto, maior a possibilidade da interferência da abordagem endoscópica na evolução do paciente. Usando outras variáveis clínicas em um grupo que envolvia sangramento varicoso, e tendo como meta principal definir possibilidade de ressangramento,

TABELA 124.2

Critérios clínicos de alto risco

- Idade acima de 60 anos
- Choque, instabilidade hemodinâmica, hipotensão arterial
- Comorbidades associadas (cardiorrespiratória, renal, hepática, coagulopatia)
- Uso de medicações: antigoagulantes, AINEs
- Hematêmese volumosa
- Enterorragia volumosa
- Melena persistente
- Hemorragia em pacientes internados
- Ressangramento em pacientes já tratados endoscopicamente
- Necessidade de transfusão sangüínea
- Aspirado nasogástrico com sangue vivo

Consenso Brasileiro em Hemorragia Digestiva[15]

TABELA 124.3

Classificação dos pacientes quanto ao número de fatores de risco independentes

Número de fatores presentes	Número de pacientes (% dos pacientes)	Pacientes com sangramento ativo (%)
0	78 (41)	0
1	52 (27)	5 (10)
2	24 (13)	14 (58)
3	21 (11)	17 (81)
4	15 (8)	15 (100)

Transcrito de Adamopoulos et al.[5]

Corley e outros[20] demonstraram o valor dos parâmetros clínicos na predição de evolução adversa do episódio de HDA, estabelecendo grupos com maior risco, candidatos a se beneficiar com a realização da endoscopia precoce.

Cooper e outros, em estudo realizado com a finalidade de avaliar o impacto da endoscopia precoce em pacientes com HDA, demonstraram que no grupo específico de pacientes de alto risco essa conduta teve interferência significativa na evolução dos pacientes (Tabela 124.4), com melhora clinicamente expressiva na taxa de ressangramento e necessidade de cirurgia e com redução estatisticamente significativa no tempo de permanência hospitalar.[12] Da mesma maneira, Lee e outros[21] demonstraram que a endoscopia precoce reduz significativamente o tempo de permanência hospitalar e o custo.

Os vários consensos sobre Hemorragia Digestiva Alta recomendam a realização da endoscopia precoce nos pacientes de alto risco,[14,18] com a finalidade de reduzir os eventos adversos, como o ressangramento, por meio da abordagem terapêutica endoscópica, assim como os custos, pela caracterização mais objetiva de pacientes que podem receber alta precoce.

Dispomos, portanto, de um arsenal de dados baseados em evidências que estabelecem, indiscutivelmente, a importância do exame endoscópico precoce no paciente com HDA, seja para complementar a avaliação de risco, seja para implementar medidas terapêuticas que influenciarão na evolução clínica do paciente.

É necessário enfatizar que a experiência do endoscopista é importante fator prognóstico independente na HDA. Parente e colaboradores demonstraram que a taxa de ressangramento em pacientes com HDA não-varicosa atendidos por endoscopista experiente foi de 13,6%, contra 37,9% naqueles atendidos por profissionais com pouca experiência (p <0,001).[22]

TABELA 124.4

Associações bivariada e multivariada de tratamento endoscópico precoce e recorrência do sangramento/cirurgia, permanência hospitalar em subgrupos de risco alto e intermediário

	Ressangramento/cirurgia		Permanência hospitalar	
	Taxa não ajustada (%)	OR Multivariada (95% CI)	Dias não ajustados	% de diferença ajustada (95% CI)
Subgrupo de alto risco (n = 132)				
Tratamento precoce	29,2	0,21(0,10; 0,47)	5,0	− 30,6(− 43,9; − 14,1)
Sem tratamento precoce	65,1		7,0	
Valor de p	0,001	0,0001	0,004	0,001
Subgrupo de risco intermediário (n = 129)				
Tratamento precoce	15,2	0,88 (0,29; 2,66)	3,5	−16,3 (− 33,9; +6,4)
Sem tratamento precoce	16,7		4,0	
Valor de p	0,84	0,82	0,07	0,15

Transcrito de Cooper et al.[12]

REFERÊNCIAS BIBLIOGRÁFICAS

1. Rockall TA, Logan RFA, Devlin HB, Northfield TC. Influencing the practice and outcome in acute upper gastrointestinal haemorrhage. Gut 1997;41:606-11.

2. Gorard DA, Newton M, Burnham WR. APACHE II scores and deaths after upper gastrointestinal endoscopy in hospital inpatients. J Clin Gastroenterol 2000;30(4):392-6.

3. Hay JA, Lyubashevsky E, Elashoff J, Maldonado L, Weingarten SR, Ellrodt AG. Upper gastrointestinal hemorrhage clinical guideline: determining the optimal hospital length of stay. Am J Med 1996;100(3):313:22.

4. Barkun A, Sabbah S, Enns R, Armstrong D, Gregor J, Fedorak RNN et al. The Canadian registry on nonvariceal upper gastrointestinal bleeding and endoscopy (RUGBE): Endoscopic hemostasis and proton pump inhibition are associated with improved autcomes in a real-life setting. Am J Gastroenterol 2004;99(7):1238-46.

5. Adamopoulos AB, Baibas, NM, Efstathiou SP, Tsioulos DI, Mitromaras AG, Tsami AA, Mountokalakis TD. Differentiation between patients with acute upper gastrointestinal bleeding who need early urgent upper gastrointestinal endoscopy and those who do not. A prospective study. Eur J Gastroenterol Hepatol 2003;15(4):381-7.

6. Forrest JA, Finlayson ND, Shearman DJ. Endoscopy in gastrointestinal bleeding. Lancet 1974;2(7877):394-7.

7. Freeman ML. Value of stigmata in decision-making in gastrointestinal haemorrhage. Bailliére's Clin Gastroenterol 2000;14(3):411-25.

8. Carter MG, Zamcheck N. Esophagoscopy in upper gastrointestinal bleeding. New Eng J Med 1950; 242(8):280-5.

9. Peterson WL, Barnett CC, Smith HJ, Allen MH, Corbett DB. Routine early endoscopy in upper gastrointestinal-tract bleeding. New Eng j Med 1981;304(16):925-9).

10. Peterson WL, Cook DJ. Using a practice for safely shortening hospital stay for upper gastrointestinal tract hemorrhage (editorial). JAMA 1997;278(24):2186-7.

11. Nikolopoulou V, Katsakoulis E, Thomopoulos K, Tsiotos P. Does haemostatic therapy improve the prognosis in upper gastrointestinal bleeding? BJCP 1995;49(4):186-8.

12. Cooper GS, Chak A, Way LE, Hammar PJ, Harper DL, Rosenthal GE. Early endoscopy in upper gastrointestinal hemorrhage: associations with recurrent bleeding, surgery, and length of hospital stay. Gastrointest Endosc 1999;49(2):145-52.

13. Terdiman JP, Ostroff JW. Risk of persistent or recurrent and intractable upper gastrointestinal bleeding in the era of therapeutic endoscopy. Am J Gastroenterol 1997;92(10):1805-11.

14. Barkun A, Bardou M, Marshall JK. Consensus recommendations for managing patients with nonvariceal upper gastrointestinal bleeding. Ann Inter Med 2003;139(10):843-57.

15. Bjorkman DJ, Zaman A, Fennerty B, Lieberman D, DiSario JA, Guest-Wamick G. Urgent vs. elective endoscopy for acute non-variceal upper-GI bleeding: an effectiveness study. Gastrointest Endosc 2004;60(1):1-8.

16. Exon DJ, Chung SCS. Endoscopic therapy for upper gastrointestinal bleeding. Best Pract & Research Clin Gastroenterol 2004;18(1):77-98.

17. Seves I, Sousa C, Luz Z. Valor prognóstico da presença de sangue/coágulos no lúmen gástrico na endoscopia de urgência. Acta Médica Portuguesa 2002;15:413-16.

18. Sakai P, Vargas C, Maguilnik I, Silva MB, Mascarenhas R, Ritter R, Kuga R. Consenso Brasileiro em Endoscopia Digestiva da Sociedade Brasileira de Endoscopia Digestiva (SOBED) – Hemorragia digestiva varicosa e não-varicosa. GED 2002;21(1):33-42.

19 . Lee YC, Wang HP, Wu MS, Yang DS, Chang YT, Lin JT. Urgent bedside endoscopy for clinically significant upper gastrointestinal hemorrhage after admission to the intensive care unit. Intens Care Med 2003;29:1723-28.

20. Corley DA, Stefan AM, Wolf M, Cook EF, Lee TH. Early indicators of prognosis in upper gastrointestinal hemorrhage. Am J Gastroenterol 1998;93(3):336-40.

21. Lee JG, Turnipseed S, Romano PS, Vigil H, Azari R, Melnikoff N et al. Endoscopy-based triage significantly reduces hospitalization rates and costs of treating upper GI bleeding: a randomized controlled trial. Gastrointest Endosc 1999;50(6):755-61.

22. Parente F, Anderloni A, Bargiggia S, Imbesi B, Trabucchi E, Baratti C et al. Outcome of non variceal acute upper gastrointestinal bleeding in relation to the time of endoscopy and the experience of the endoscopist: A two-year survey. World J Gastroenterol 2005;11(45):7122-30.

CAPÍTULO 125

ESTRATÉGIAS HEMOSTÁTICAS NA HEMORRAGIA DIGESTIVA ALTA. RESULTADOS E COMPLICAÇÕES.

Luiza Romanello

INTRODUÇÃO

A hemorragia digestiva alta é encontrada com grande freqüência nas salas de urgência da maioria dos hospitais, sendo ainda considerada um grande problema devido à sua alta morbidade e mortalidade, que pode chegar a 14%.[1]

Vários estudos têm demonstrado o aumento da incidência da hemorragia digestiva alta (HDA) entre os pacientes com mais de 60 anos de idade e principalmente nas mulheres.[2] Esse aumento deve-se à ingestão de medicamentos – antiinflamatórios não-hormonais, antidepressivos (principalmente fluoxetina e paroxetina) e bifosfonatos (alendronato e risedronato) utilizados no tratamento da osteoporose. Todos esses medicamentos são lesivos para a mucosa do tubo digestivo, podendo ocasionar erosões, ulcerações extensas ou hemorragia das úlceras preexistentes.[3,4,5,6]

ETIOLOGIA

Apesar do uso crescente dos inibidores da bomba de prótons (IBPs), as úlceras gastroduodenais ainda são as causas mais freqüentes da HDA.[7,8]

Vários estudos apresentam um aumento da incidência da úlcera gástrica que, com a erradicação do *Helicobacter pylori,* passou a ser mais encontrada do que a úlcera duodenal, tornando-se a principal causa da HDA.[9,10]

A partir da década de 1980, o uso da endoscopia digestiva alta nos setores de emergência aumentou progressivamente, permitindo que o diagnóstico da causa da HDA fosse realizado com maior rapidez.

Na Tabela 125.1 estão relacionadas as patologias mais encontradas na HDA, distribuídas por órgão.

TABELA 125.1

Esôfago

- Varizes esofágicas
- Esofagite erosiva
- Síndrome de Mallory-Weiss
- Ulcerações
- Carcinoma

Estômago

- Úlceras
- Gastrite hemorrágica com ou sem erosões
- Síndrome de Mallory-Weiss
- Lesão de Dieulafoy
- Varizes gástricas
- Malformações vasculares
- Linfomas e carcinomas gástricos

Duodeno

- Úlcera péptica
- Malformações vasculares
- Fístulas aortoentéricas
- Varizes

Outras

- Úlcera de boca anastomótica
- Hemobilia

TERAPÊUTICA ENDOSCÓPICA

Hoje não se admite um serviço de endoscopia sem as condições básicas para serem efetuadas as condutas terapêuticas necessárias. Sabe-se que cerca de 70% das HDA solucionam-se sem a necessidade de intervenções médicas. O grande problema ainda está nos 30% restantes, que continuam sangrando ou voltarão a sangrar.

Assim, os estudos de diferentes terapêuticas endoscópicas estão crescendo muito, com a finalidade de diminuir ou até abolir o ressangramento.

HDA VARICOSA

As varizes de esôfago ocorrem em 60% a 70% dos pacientes com hipertensão portal,[11] sendo a causa mais freqüente da HDA varicosa. Sabe-se que esses pacientes, quando sangram pelas varizes, são, na grande maioria, portadores de cirrose hepática por vírus, com freqüência associada a etilismo crônico. Portanto, são pacientes muito graves, com alterações da coagulação e necessitando de cuidados especiais.

Atualmente, a mortalidade desses pacientes em seu primeiro sangramento diminuiu para 20%, quando, nas décadas passadas, era de 40% até 60%.[12] Mesmo assim, apresentam alta incidência de ressangramento, sendo de 30% durante a primeira semana e de 50% durante o primeiro ano após o primeiro episódio de hemorragia pelas varizes esofágicas.

A utilização do método da ligadura elástica das varizes esofágicas ou do método da escleroterapia, em que são injetadas substâncias esclerosantes, intravasal ou paravasal, é igualmente eficaz na interrupção do sangramento agudo.[13]

Um estudo de metanálise[14] apresentou melhores resultados das duas terapêuticas endoscópicas (escleroterapia e ligadura elástica) quando associadas a substâncias vasoativas aplicadas por via endovenosa, em relação às mesmas terapêuticas endoscópicas utilizadas isoladamente.

Esse estudo demonstrou que ambos os métodos de terapêutica endoscópica das varizes esofágicas são eficazes em cessar o sangramento agudo e obtiveram um resultado ainda melhor quando ambos foram associados à terapêutica farmacológica, como octeotride ou somatostatina ou terlipressina endovenosas.

O método da ligadura elástica mostrou-se superior à escleroterapia quando foram analisados parâmetros como a ocorrência de estenoses do esôfago, recidiva do sangramento e número de sessões necessárias para obliteração das varizes esofágicas. Portanto, a ligadura elástica das varizes ocasiona menos efeitos colaterais.

Outro estudo[15] mostrou que, após a realização da ligadura elástica no sangramento agudo das varizes esofágicas, o gradiente de pressão venosa hepática caiu e manteve-se mais baixo do que durante o sangramento. O mesmo não ocorreu na escleroterapia das varizes esofágicas. A recidiva do sangramento nos primeiros 5 dias após as terapêuticas endoscópicas foi significativamente menor nos pacientes submetidos a ligadura elástica.

O sangramento intenso das varizes esofágicas em pacientes cirróticos, classificados como Child-Pugh C, é sempre complexo. O uso do adesivo tissular Histoacryl® (N-butil-2-cianoacrilato) continua polêmico. Um estudo[16] mostrou que a utilização do cianoacrilato

em pacientes graves, com sangramento intenso pelas varizes esofágicas, foi estatisticamente mais eficiente em cessar o sangramento agudo, prevenir a recidiva precoce do sangramento e diminuir a mortalidade hospitalar, quando comparado com o oleato de etanolamina. A ocorrência de efeitos colaterais – como embolia sistêmica, perda dos acessórios endoscópicos e danos ao próprio fibroscópio – é que dificulta o uso desse produto.

Uma alternativa para o tratamento do sangramento agudo das varizes de esôfago, em pacientes com alterações graves de coagulação, que pode ocorrer naqueles classificados como Child-Pugh C, é o uso do *endoloop* modificado[17], que depois de algumas semanas desprende-se da variz. Essa ligadura das varizes esofágicas por meio de uma alça de fio de náilon demora mais tempo para cair, podendo durar até 4 semanas aderida à variz. Já a ligadura elástica convencional, a partir do quarto dia pode cair, ocasionando sangramentos importantes nesse tipo de paciente.

O uso do fator VIIa recombinante,[18] em pacientes com cirrose classificados como Child-Pugh C e com sangramento ativo das varizes esofágicas, mostrou-se mais eficaz em cessar o sangramento, quando associado à terapêutica endoscópica. Nesse estudo também foram incluídos pacientes com cirrose hepática classificados como Child-Pugh B e C, com grau mais grave de coagulopatia, e demonstrou-se uma eficácia estatisticamente significativa na interrupção do sangramento durante os primeiros 5 dias após a ligadura elástica ou a escleroterapia das varizes esofágicas, em relação a qualquer uma das duas terapêuticas endoscópicas utilizadas isoladamente.

Para prevenir a recorrência das varizes esofágicas após o tratamento endoscópico, seria essencial não somente eliminar as varizes, mas também produzir fibrose da mucosa que as recobre. Assim, alguns estudos[19,20] foram realizados utilizando aplicações de coagulação de plasma de argônio sobre a mucosa, após a erradicação das varizes do esôfago com

a ligadura elástica ou escleroterapia, e os resultados foram estatisticamente superiores, com menor recidiva, quando comparados com a ligadura elástica ou a escleroterapia isoladamente.

O uso da ultra-sonografia endoscópica é promissor, pois auxilia na avaliação da recorrência das varizes esofágicas após sua erradicação.[21]

VARIZES GÁSTRICAS

As varizes gástricas podem ocorrer em até 57% dos pacientes que já possuem varizes esofágicas e até 36% desses pacientes poderão apresentar ruptura dessas varizes.[22]

Na grande maioria dos casos, o sangramento das varizes gástricas é muito grave, visto que ocasiona grande perda sangüínea, devido ao grosso calibre dos vasos. A terapêutica convencional com escleroterapia, utilizando-se substâncias esclerosantes como oleato de etanolamina, injetado intravasal, em altas doses, não foi eficaz na sua abordagem, por provocar febre, dores abdominais, ulcerações profundas, com ressangramento intenso e até perfurações.

A ligadura elástica também não se mostrou eficiente na abordagem dessas varizes, uma vez que ocorreu a formação de úlceras a partir da queda da ligadura. Por serem utilizadas em vasos calibrosos, as úlceras formadas são grandes, profundas, com recidiva do sangramento, que muitas vezes é intenso e até incontrolável.

A melhor opção para o tratamento das varizes gástricas hemorrágicas, do fundo e do corpo alto, é o uso dos adesivos tissulares. No mercado existem dois: o N-butil-2-cianoacrilato – cujo nome comercial é Histoacryl® – e o 2-octil-cianoacrilato – denominado comercialmente Dermabond®. Na sua utilização, ambos são diluídos em quantidades iguais de lipiodol, com a finalidade de diminuir o tempo da polimerização, ou seja, essas substâncias, em contato com bases fracas, como água ou sangue, solidificam-se rapidamente e dificultam sua aplicação.

O adesivo tissular mais estudado é o Histoacryl® (N-butil-2-cianoacrilato), cuja polimerização é mais rápida que o Dermabond® (2-octil-cianoacrilato). Alguns estudos, no entanto, mostram que o 2-octil-cianoacrilato necessita de uma dosagem maior para atingir sua eficácia. Verificaram-se, contudo, complicações semelhantes nos dois adesivos tissulares estudados.[24]

Um estudo[25] no qual foram analisados 10 anos de experiência com escleroterapia de varizes gástricas utilizando-se Histoacryl® mostrou que a taxa de hemostasia inicial, ou seja, a interrupção do sangramento nas primeiras 48 horas após a terapêutica endoscópica foi de 96,2%, com uma taxa de mortalidade de 4,0%, devido à falência do tratamento. Nesse estudo, verificou-se que o uso do Histoacryl® reduz a recorrência do sangramento e ocasiona a obliteração das varizes em 70% a 90% dos pacientes.

Quando utilizado por profissionais experientes, a taxa de complicações do Histoacryl[R] é baixa (cerca de 3%) e a embolia pulmonar, a ocorrência mais freqüente, raramente chega a ser fatal.[26]

Outra opção que pode ser utilizada para coibir o sangramento agudo das varizes gástricas é a cola biológica. A cola de fibrina Beriplast P®, onde existe uma solução de fibrinogênio e trombina, pode ser aplicada com técnica intravasal. Um estudo[27] em que os autores utilizaram essa cola em 13 pacientes com varizes de fundo e 2 com varizes de pequena curvatura do corpo alto mostrou hemostasia inicial em 14 dos 15 pacientes estudados. Houve recidiva do sangramento em 4 pacientes. Esse trabalho teve a participação de um número baixo de pacientes e serão necessários estudos com número maior para se chegar a uma conclusão adequada.

As colas biológicas – Beriplast P® ou Tissucol® – podem ocasionar efeitos colaterais como transmissão viral, anafilaxia pela produção de anticorpos contra fibrinogênio, fator V e trombina ou até embolia sistêmica, se forem injetadas em uma artéria.

No Serviço de Endoscopia Digestiva da Unidade de Emergência do Hospital das Clínicas da Faculdade de Medicina de Ribeirão Preto – USP, realiza-se um trabalho com cola biológica Beriplast P® e adesivo tissular Dermabond® injetados em pacientes com varizes gástricas hemorrágicas. Em fase inicial, o estudo tem um número pequeno de casos, mas já houve um paciente que apresentou discreta embolia pulmonar após a aplicação de Dermabond®, sem maiores complicações, recebendo alta em poucos dias. O grupo da cola biológica não apresentou efeitos colaterais. A dificuldade maior está na retirada do N-octil-cianoacrilato da sua embalagem, que é composta de dois recipientes de vidro. Já a cola biológica é mais fácil de ser aplicada e não há necessidade de um cateter de duplo lúmen. A cola pode ser aplicada na seqüência: trombina → soro fisiológico → fibrina → soro fisiológico. Outro detalhe é o calibre da agulha do cateter para injetar a cola biológica, que deverá ser mais calibroso (o ideal é 1 mm). A cola biológica e o adesivo tissular devem ser aplicados com rapidez, na seqüência, e deve-se lavar o cateter com soro fisiológico em abundância no final do procedimento. Uma precaução importante é desligar o aspirador enquanto estiver aplicando essas substâncias, para não danificar o fibroscópio.

HDA NÃO-VARICOSA

As úlceras gástricas e duodenais continuam sendo a causa mais freqüente da HDA não-varicosa. Os estigmas das lesões hemorrágicas não-varicosas são divididos segundo a classificação de Forrest modificado (Tabela 125.2) para melhor compreensão do tratamento endoscópico.

Atualmente existe um consenso de que as úlceras com sangramento em "jato" (FIa), sangramento em "superfície" (FIb) ou com vaso visível de qualquer coloração (FIIa) devem ser submetidas a tratamento endoscópico.[7] Continua polêmico o que fazer com o coágulo protruso aderido (FIIb). Muitos endoscopistas acreditam que esse coágulo deva ser retirado de qualquer maneira, chegando a utilizar alça de polipectomia para ver o que há por baixo. Dependendo do que for encontrado, a conduta seria terapêutica, endoscópica ou a terapêutica apenas clínica, com uso de IBPs. Outros acreditam que o coágulo está presente para ajudar no mecanismo da coagulação; portanto, tentam retirá-lo com cuidado, usando jato de água ou água oxigenada a 3%. Se o coágulo não sair, a conduta tomada será a terapêutica endoscópica. Os estudos[28,29] ainda não conseguiram mostrar vantagem nesse tipo de estigma hemorrágico, quando esses pacientes foram tratados apenas com a terapêutica clínica (IBPs) em relação à terapêutica endoscópica. Eles concluíram que o mais sensato seria utilizar a conduta terapêutica endoscópica, mesmo com o coágulo ainda presente.

O método endoscópico por meio da utilização de um injetor (injetoterapia),

TABELA 125.2

Forrest Modificado

Sangramento ativo
Forrest Ia- sangramento em "jato"
Forrest Ib- sangramento em "superfície"
Sem sangramento ativo
Forrest IIa- vaso visível de qualquer coloração
Forrest IIb- coágulo protruso aderido
Forrest IIc- restos de hematina aderida
Sem sinais de sangramento
Forrest III- lesão ulcerada sem estigmas hemorrágicos

que nada mais é do que um cateter de teflon com uma agulha de insulina na extremidade distal, ainda é o mais econômico, mais fácil de ser aprendido e mais utilizado.

A adrenalina em diferentes concentrações e volumes é o agente esclerosante mais utilizado e o mais estudado. Na maioria dos centros endoscópicos, essa substância é utilizada na concentração de 1:10.000, diluída em soro fisiológico ou em água destilada. Sabe-se que a adrenalina causa vasoconstrição, alteração da função plaquetária e estimula a cascata da coagulação.[31]

Ainda não está bem estabelecida qual seria a melhor dosagem de adrenalina aplicada nessas lesões hemorrágicas, com a finalidade de cessar o sangramento, evitar o ressangramento e não causar efeitos colaterais.

Um estudo randomizado[32] foi realizado com 72 pacientes portadores de úlceras pépticas, com sangramento ativo ou com vaso visível, sem sangramento ativo. Esses pacientes foram divididos em dois grupos. Todos receberam IBPs por via endovenosa. O tratamento do *Helicobacter pylori*, quando encontrado, foi realizado durante a primeira semana pós-terapêutica endoscópica. Um grupo foi tratado endoscopicamente com 15 ml a 25 ml da solução de adrenalina 1: 10.000, injetada ao redor do vaso visível hemorrágico ou não. Outro grupo foi tratado endoscopicamente com 35 ml a 40 ml da mesma solução e com a mesma técnica. A hemostasia inicial foi de 97,2% no primeiro grupo e de 100% no segundo. A hemostasia permanente, ou seja, 7 dias sem apresentar novo sangramento, foi de 94,4% e 97,2% nos grupos 1 e 2, respectivamente. Esse estudo mostrou que as úlceras do corpo gástrico tiveram um resultado estatisticamente superior quando se injetaram volumes maiores de solução de adrenalina. O mesmo não ocorreu com as úlceras de antro e as duodenais. Os efeitos colaterais também foram maiores no grupo que recebeu maior volume de solução de adrenalina, com um caso de perfuração duodenal em um pacien-

te portador de úlcera com vaso visível, sem sangramento ativo.

Para melhorar a eficácia da terapêutica endoscópica, realizaram-se vários estudos, utilizando-se altas doses de IBPs endovenosos, os quais foram aplicados assim que o paciente chegava à sala de emergência. Um estudo de metanálise,[33] no qual foram incluídos 23 trabalhos randomizados e que envolveu 4.308 pacientes, mostrou que o uso de IBPs reduziu significativamente a taxa de ressangramento e de cirurgia, com aparente efeito na mortalidade. Entretanto, esse efeito tornou-se significativo quando a análise foi restrita a 2.102 pacientes, com alto risco de ressangramento (Forrest Ia, Forrest Ib e Forrest IIa).

Outro estudo[34] a favor do uso de IBPs para prevenir o ressangramento das úlceras pépticas demonstrou sua ação no auxílio da erradicação do *Helicobacter pylori*. Segundo os autores, houve menor recidiva do sangramento em pacientes que utilizaram IBP durante sua hospitalização por HDA e em seguida trataram o *H. pylori*. Concluiu-se que o sangramento não prejudica o diagnóstico do *H. pylori*.

A utilização do *second look* (segunda visualização endoscópica) continua discutível. Alguns endoscopistas sugerem que esse processo, definido como uma nova endoscopia, realizada no máximo 24 horas após a primeira, com retratamento dos estigmas hemorrágicos na base da úlcera, utilizando a mesma técnica inicial, pode reduzir o sangramento ulceroso recorrente.

Um estudo de metanálise efetuado por um grupo canadense[36] que analisou seis trabalhos randomizados concluiu que a endoscopia repetida rotineiramente é ineficaz e de alto custo. Essa conclusão contrasta com outro estudo[37] prospectivo realizado com 194 pacientes randomizados divididos em dois grupos após a realização da endoscopia digestiva alta terapêutica. No primeiro grupo, após a terapêutica endoscópica, os pacientes foram submetidos a uma nova endoscopia, 16 a 24 horas após

a primeira, e quando se encontrou algum estigma hemorrágico realizou-se novo tratamento endoscópico, com a mesma técnica utilizada anteriormente. Os pacientes do segundo grupo, após a endoscopia terapêutica realizada inicialmente, continuaram o seguimento sem nova endoscopia. Os autores seguiram clinicamente e laboratorialmente os pacientes dos dois grupos durante 30 dias. No segundo grupo, a recidiva do sangramento ocorreu em 13 pacientes. A necessidade de conduta cirúrgica devido ao sangramento incontrolável efetuou-se em seis pacientes do segundo grupo e em apenas um paciente do grupo retratado endoscopicamente. Portanto, a utilização rotineira da segunda visualização endoscópica parece eficaz, mas ainda faltam estudos para indicar qual é o tipo de paciente que se beneficiará desse tipo de conduta.

Vários endoscopistas são adeptos do uso dos hemoclipes, os grampos hemostáticos endoscópicos. Esses grampos foram desenvolvidos como um método auxiliar para se obter hemostasia permanente da oclusão mecânica e direta do vaso sangrante, com pouco ou nenhum dano ao tecido circundante. Trata-se de um método mecânico de alto custo, muito embora, atualmente, sejam fabricados hemoclipes descartáveis e até múltiplos, sem a necessidade de remontagem de cada clipe, o que dificultava o procedimento. Outra desvantagem do método é a dificuldade de fixá-lo no vaso visível quando as lesões são tangenciais, ou com sangramento intenso, onde não se consegue visualizar o vaso adequadamente ou ainda quando a base da lesão está fibrosada, como ocorre na maioria das úlceras crônicas, impedindo que o clipe adira ao vaso visível.

Cipolletta e colaboradores[37] demonstraram que pacientes tratados com hemoclipes apresentaram menor índice de ressangramento (13%) quando comparados aos tratados com o método da coagulação térmica, *heater probe* (35%). Entretanto, o índice de ressangramento no grupo do *heater probe* foi muito maior que o encontrado em estudos posteriores.

Lin e colaboradores,[38] ao contrário, encontraram índices maiores de sangramento recorrente com hemoclipes (23%) em comparação com a terapêutica térmica, *heater probe* (5%). Nesse estudo, eles relataram a dificuldade da colocação do hemoclipe em úlceras de difícil acesso ou úlceras grandes, profundas e fibrosadas.

Outra substância utilizada é a trombina ou cola de fibrina. Sabendo-se que a trombina promove a conversão de fibrinogênio em fibrina, acredita-se que a injeção de trombina ocasione a formação de um coágulo local de fibrina, impedindo o ressangramento. A injeção de trombina foi mais eficaz na redução do ressangramento quando comparada com a injeção de solução de adrenalina em úlceras pépticas hemorrágicas.[39] As complicações da cola de fibrina incluem tromboses, embolização, reações anafiláticas e transmissão viral. Sua aplicação, como já foi dito, não necessita do cateter de duplo lúmen. A cola pode ser aplicada na seqüência: trombina → soro fisiológico → fibrina → soro fisiológico.

Atualmente, a coagulação por plasma de argônio (CPA) é muito utilizada em lesões com sangramento envolvendo grandes áreas superficiais, como malformações arteriovenosas, ectasias vasculares no antro gástrico e gastropatia hipertensiva. Essa técnica, unipolar, sem contato, utiliza gás de argônio ionizado como meio para transmitir energia elétrica. Mais recentemente, tem sido usada para tratar úlceras pépticas hemorrágicas.

Cipolletta e colaboradores[40] demonstraram que os resultados da hemostasia de úlceras pépticas hemorrágicas, com a utilização do CPA, são semelhantes àqueles encontrados na terapêutica endoscópica térmica, *heater probe*. Outro estudo[41] envolveu 185 pacientes portadores de úlceras pépticas, com sangramento ativo (Forrest Ia, Forrest Ib), com vaso visível não-hemorrágico (Forrest IIa) ou com coágulo protruso aderido (Forrest IIb), tratados

com injeção de adrenalina e, em seguida, randomizados para serem tratados com CPA ou terapêutica térmica, *heater probe*. O índice de sangramento recorrente ou persistente após a terapêutica inicial foi semelhante para o grupo da coagulação por CPA (19%), em comparação aos pacientes tratados com *heater probe* (26%). Portanto, a terapêutica de associação com CPA mais adrenalina é tão eficiente quanto *heater probe* mais adrenalina.

Kanai e colaboradores[42] estudaram 254 pacientes com sangramento digestivo alto não-varicoso. Todos os pacientes foram inicialmente tratados com CPA. Devido à dificuldade de se obter a hemostasia permanente apenas com a utilização da CPA, em alguns casos foi usado, após a CPA, injetoterapia com solução salina hipertônica mais adrenalina, e, em outros, hemoclipes. A hemostasia inicial após o uso de apenas CPA foi de 75,9%, que, com associação dos outros métodos, subiu para 99,6%. A recorrência do sangramento foi observada em 11 pacientes (5,5%) tratados com CPA. A hemostasia permanente com CPA ocorreu em 74,8% e com os demais métodos associados subiu para 99,6%. Apenas um paciente necessitou de conduta cirúrgica por não se ter conseguido cessar o sangramento com a terapêutica endoscópica instituída.

Com o objetivo de diminuir a recidiva do ressangramento, a tendência atual é utilizar duas modalidades de terapêutica endoscópica.

Um estudo randomizado[43] prospectivo no qual foram envolvidos 90 pacientes portadores de úlcera péptica, com vaso visível hemorrágico ou vaso visível sem sangramento ativo, utilizou dois tipos de terapêutica endoscópica para verificar sua eficácia. Os autores dividiram esses pacientes em dois grupos de 45. Um total de 12 ml a 25 ml de solução de adrenalina 1: 10.000 foi injetado ao redor do estigma hemorrágico em todos os pacientes. Um grupo recebeu só a terapêutica injetora e o outro foi tratado com hemoclipes ou ligadura elástica do vaso hemorrágico,

seguido de injeção de solução de adrenalina. A ligadura elástica foi utilizada nas úlceras rasas, sem fibrose e pequenas (< 1,5 cm), úlceras lineares, ou úlceras grandes (> 1,5 cm), rasas, com o vaso visível situado entre 2 mm a 3 mm da margem. Todos os pacientes receberam IBPs ou ranitidina por via endovenosa e foram tratados do *H. pylori*, quando encontrado, com a terapêutica tríplice durante uma semana. A hemostasia inicial foi de 97,8% em ambos os grupos. A taxa de recidiva do sangramento foi significativamente menor no grupo da terapêutica endoscópica combinada (4,5% *versus* 20,5%). A taxa de ressangramento foi menor no grupo da terapêutica combinada, quando analisaram as úlceras maiores de 2,0 cm, mas não houve diferença estatisticamente significativa nas úlceras duodenais em ambos os grupos.

Em outro estudo randomizado[44] comparou-se a eficácia da solução de adrenalina 1:10.000 associada a coagulação térmica bipolar com a termocoagulação bipolar isolada. Foram selecionados 114 pacientes com úlceras pépticas, com vaso visível hemorrágico ou vaso visível sem sangramento ativo. Um grupo de 58 pacientes foi tratado com terapêutica combinada (injeção de solução de adrenalina ao redor do estigma hemorrágico aplicada antes da terapêutica com termocoagulação). O máximo de volume da solução de adrenalina utilizado foi 30 ml. Todos os pacientes foram medicados com omeprazol 40 mg por via endovenosa, aplicado duas vezes ao dia. O tratamento do *H. pylori*, quando encontrado, foi realizado com esquema tríplice durante uma semana. A taxa de hemostasia inicial foi significativamente superior no grupo tratado com terapêutica endoscópica combinada (100% *versus* 68,4%). A taxa de ressangramento não foi significativa entre os dois grupos (14,3% *versus* 8,2%). Não houve diferença estatisticamente significativa entre os dois grupos, quando analisadas taxas de mortalidade, necessidade de cirurgia, ocorrência de perfurações ou mortes relacionadas com a intervenção endoscópica ou o tempo de permanência no hospital. Conclui-se que apenas a taxa de hemostasia inicial foi superior na terapêutica endoscópica combinada em relação à termocoagulação bipolar isolada.

Um estudo de metanálise[45] no qual foram incluídos 2.478 pacientes confirmou que a utilização da terapêutica endoscópica combinada (injetoterapia mais terapêutica térmica ou hemostasia mecânica) foi significativamente superior que a monoterapia, quando foram analisados ressangramento, cirurgia de urgência e mortalidade em pacientes com estigmas hemorrágicos de alto risco ou úlceras com sangramento ativo.

Diante das dificuldades de se obter métodos terapêuticos que elevem a taxa de hemostasia permanente, alguns trabalhos são realizados com a finalidade de identificar os fatores que predispõem ao ressangramento.

Um estudo[46] no qual foram selecionados 191 pacientes portadores de úlceras gastroduodenais com vaso visível sem sangramento ativo, submetidos ao tratamento endoscópico com solução de adrenalina, mostrou, em uma análise de múltiplas variáveis, que, quando os pacientes chegavam ao hospital com hemoglobina baixa, portadores de úlceras na parede posterior do duodeno e história de sangramento digestivo prévio, evoluíam pior; portanto, esses são fatores negativos para o sucesso da terapêutica endoscópica. Assim, esses pacientes deverão ser tratados mais agressivamente e, dependendo do caso, com conduta cirúrgica.

Amano e colaboradores[47] estudaram 2.002 pacientes com úlceras pépticas gástricas com vaso visível sem sangramento ativo. Esses pacientes não puderam ser tratados com terapêutica endoscópica, por falta de material adequado. Todos os pacientes receberam bloqueadores dos receptores H_2 por via endovenosa. Os vasos visíveis foram classificados endoscopicamente baseados na sua coloração, forma e localização no fundo da úlcera. Os grupos foram divididos: a) por coloração dos vasos: branco, vermelho e preto; b) quanto ao tipo de vaso: protruso ou raso; c) quanto à sua localização: central ou periférica. O tipo de vaso mais encontrado foi o de coloração vermelha, protruso e de localização central, mas o ressangramento foi estatisticamente superior nas úlceras com vaso visível branco, protruso e de localização periférica. Portanto, os autores concluíram que o parâmetro de pior prognóstico para o ressangramento é o vaso visível de coloração branca, protruso e de localização periférica.

No Serviço de Endoscopia Digestiva da SU do HCFMRP-USP, em estudo[48] retrospectivo, foi analisada a eficácia de várias substâncias injetadas ao redor do estigma hemorrágico com a finalidade de cessar o sangramento.

Nesse estudo, foram incluídos pacientes submetidos à endoscopia digestiva alta não-varicosa, de diferentes causas, sendo as úlceras duodenais mais freqüentes. Os estigmas hemorrágicos tratados endoscopicamente foram os seguintes: Forrest Ia, Forrest Ib, Forrest IIa e Forrest II b segundo a classificação de Forrest modificada (Tabela 125.2).

Esses pacientes foram divididos em geriátricos (n = 236, com idade maior de 60 anos de idade) e não-geriátricos (n = 187, com menos de 60 anos de idade). Os pacientes geriátricos e não-geriátricos foram submetidos a quatro tipos de tratamento.

No tratamento 1, foi injetada solução de glicose a 50% + adrenalina 1: 10.000 (9:1) até o máximo de 20 ml ao redor do estigma hemorrágico. No tratamento 2, foi injetada apenas água destilada em quantidade ilimitada ao redor do estigma hemorrágico e da lesão ulcerada. No tratamento 3, injetou-se primeiramente solução de glicose a 50% + adrenalina 1: 10.000 (9:1) até o máximo de 20 ml ao redor do estigma hemorrágico e em seguida água destilada em quantidade ilimitada ao redor do estigma hemorrágico e da lesão ulcerada. No tratamento 4, não foi efetuada injetoterapia endoscópica, pois os pacientes eram Forrest IIc ou Forrest III. Os resultados mostraram que os pacientes não-geriátricos tiveram 100% de parada do sangramento durante as primeiras 48 horas (hemostasia inicial), quando foi utilizado o tratamento 3, sendo estatisticamente superior aos outros três tratamentos. O mesmo resultado ocorreu no grupo geriátrico, com taxa de 94,9% de hemostasia inicial no tratamento 3. Portanto, esse estudo mostra que a utilização de duas substâncias diferentes ocasiona melhor hemostasia do que o uso de apenas uma substância no método da injetoterapia. Nesse caso, injetou-se inicialmente solução de adrenalina com glicose hipertônica, sabendo-se que ambas são isquemiantes, podendo ocasionar necrose tecidual; em seguida utilizou-se água destilada, que age apenas por compressão, não ocorrendo grande dano tecidual e podendo ser utilizada em grandes quantidades (Figuras 125.1A e B).

LESÕES NÃO-ULCEROSAS

As lesões não-ulcerosas, como, por exemplo, a de Dieulafoy, ocorrem mais freqüentemente no estômago proximal e ocasionam sangramento intenso e muitas vezes de difícil controle. Vários métodos de terapêutica endoscópica já foram utilizados com bons resultados, pois no passado a conduta era sempre cirúrgica.

Park e colaboradores[49] estudaram 32 pacientes com lesão de Dieulafoy; aplicaram hemoclipes em 16 pacientes, comparando-o ao método da injetoterapia em que utilizaram a solução de adrenalina injetada ao redor do vaso visível, com ou sem sangramento, nos outros 16 pacientes. Nesse estudo, a lesão de Dieulafoy estava presente no duodeno de 5 indivíduos – em 2 no antro gástrico, em 5 na cárdia e em 20 no corpo gástrico. A hemostasia inicial foi maior no grupo que utilizou hemoclipes (93,8%) em relação ao da injetoterapia com solução de adrenalina (87,5%). A hemostasia permanente também foi significativamente superior no grupo do hemoclipe.

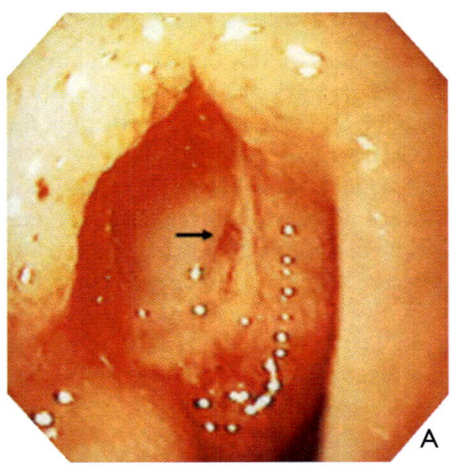 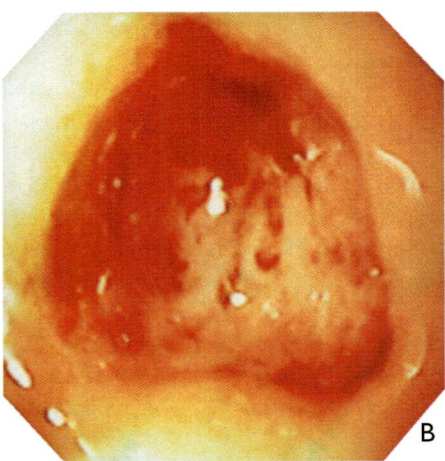

FIGURA 125.1

(A) úlcera duodenal com vaso visível de coloração vermelha; (B) Úlcera duodenal após a injeção da solução de glicose com adrenalina, seguida de água destilada, ao redor do vaso e da úlcera

O mesmo foi encontrado por Cheng e colaboradores,[50] que, revisando sua experiência em 29 pacientes, mostraram que a injetoterapia com solução de adrenalina não foi suficiente para cessar o sangramento na lesão de Dieulafoy. Foi necessário adicionar a terapêutica endoscópica térmica ou a ligadura elástica, ou hemoclipes ou injeção de Histoacryl® para obter maior eficácia.

Outra lesão não-ulcerosa encontrada no estômago é a ectasia vascular de antro gástrico (*watermelon*), que pode estar presente concomitantemente com a gastropatia hipertensiva. A ocorrência dessas dilatações venosas proporciona uma aparência de múltiplos vergões vermelhos na mucosa gástrica do antro, longitudinais em todas as paredes, denominada *watermelon* pelos endoscopistas norte-americanos.

Nesse tipo de lesão, o sangramento é difuso e muitas vezes pode ser intenso. Hoje o método de escolha para o tratamento é a coagulação, utilizando-se plasma de argônio,[51] que é um método fácil, seguro e com bons resultados. Outra possibilidade é a crioterapia,[52] utilizada também nos casos de angiectasias

múltiplas, com bons resultados, porém de maior custo.

CONCLUSÃO

Diante de todos esses estudos realizados com a finalidade de diminuir o ressangramento das lesões hemorrágicas do sistema digestivo alto, pode-se concluir que a terapêutica endoscópica para cessar o sangramento varicoso e não-varicoso tem apresentado progressos expressivos.

No caso das lesões hemorrágicas não-varicosas, o método da terapêutica endoscópica combinada – ou seja, a utilização de dois métodos de hemostasia endoscópica diferentes em uma mesma lesão hemorrágica – aumenta a eficácia da hemostasia inicial, mas a hemostasia permanente ainda continua com resultados contraditórios.

Quanto ao uso de hemoclipes, injetoterapia ou *heater probe*, cada endoscopista deve fazer sua escolha, dependendo do tipo e do local da lesão, verificando o que mais se adapta à sua personalidade e à sua própria experiência. Infelizmente, os hemoclipes e o *heater probe* são métodos de alto custo, mas a injetoterapia, por ser de fácil manuseio, baixo custo e eficaz acaba por ser a mais utilizada entre os profissionais, podendo-se associar várias substâncias hemostáticas com a finalidade de aumentar a eficácia do método.

REFERÊNCIAS BIBLIOGRÁFICAS

1. Van Leerdam ME, Vreeburg, EM, Rauws EAJ, Geraedts AAM, Tijssen JGP, Reitsma JB et al. Acute upper G.I. bleeding: did anything change? Time trend analysis of incidence and outcome of acute upper G.I. bleeding between 1993/1994 and 2000. Am J Gastroenterol 2003;98(7):1494-99.

2. Church NI, Palmer KR. Ulcers and nonvariceal bleeding. Endoscopy 2003;35(1):22-6.

3. Gordon C, Elders A, Majeed A et al. Recent time trends (1991-2002) in hospital admissions and mortality due to peptic ulcer in Scotland (abstract). Gastroenterology 2005;128(Suppl.2):A 149.

4. Wessinger S, Williams M, Choi L et al. Increased use of selective serotonin reuptake inhibitors in patients admitted with acute gastrointestinal hemorrhage; preliminary observations (abstract). Gastroenterology 2005;128(Suppl.2):A48.

5. Takeuchi K, Tanaka A, Takahira Y et al. Selective serotonin re-uptake inhibitors (SSRIs) aggravate antral ulcers induced by indomethacin in rat stomachs (abstract). Gastroenterology 2005;128(Suppl.2):A 48.

6. Rollhauser C, Fleischer DE. Nonvariceal upper gastrointestinal bleeding. Endoscopy 2004;36:52-8.

7. Guglielmi A, Ruzzenente A, Sandri M, Kind R, Lombardo F, Rodella L et al. Risk assessment and prediction of rebleeding in bleeding gastroduodenal ulcer. Endoscopy 2002;34(10):778-86.

8. Thomopoulos KC, Vagenas KA, Vagianos CE, Margaritis VG, Blikas AP, Katsakoulis EC et al. Changes in aetiology and clinical outcome of acute upper gastrointestinal bleeding during the last 15 years. Eur J Gastroenterol Hepatol 2004;16(2):177-82.

9. Boonpongmanee S, Fleischer DE, Pezzullo JC, Coollier K, Mayoral W, Al-Kawas F et al. The frequency of peptic ulcer as a cause of upper-GI bleeding is exaggerated. Gastrointestinal Endosc 2004;59(7):788-94.

10. Guglielmi A, Ruzzenente A, Sandri M, Kind R, Lombardo F, Rodella L et al. Risk assessment and prediction of rebleeding in bleeding gastroduodenal ulcer. Endoscopy 2002;34(10):778-86.

11. D'Amico G, Luca A. Postal hypertension. Natural history: clinical-hemodynamic correlations, prediction of the risk of bleeding. Bailliere's Clin Gastroenterol 1997;11(2):243-56.

12. Bosch J. Treatment of portal hypertension. Turning science into Medicine. Proceedings of the Digestive Disease Week[R] 2006; May 21-24; Los Angeles Convention Center, Los Angeles, California, EUA, p 11-14.

13. Gross M, Schiemann U., Mühlhöfer A and Zoller WG. Meta-analysis: efficacy of therapeutic regimens in ongoing variceal bleeding. Endoscopy 2001;33(9)737-46.

14. Bafiares R, Albillos A, Rincon D, Alonso S, Gonzalez M, Ruiz-del-Arbol L et al. Endoscopic treatment versus endoscopic plus pharmacologic treatment for acute variceal bleeding: a meta-analysis. Hepatology 2002;35(3):609-15.

15. Avgerinos A, Armonis A, Stefanidis G, Mathou N, Vlachogiannakos J et al. Sustained rise of portal pressure after sclerotherapy, but not band ligation, in acute variceal bleeding in cirrhosis. Hepatology 2004;39(6):1623-30.

16. Maluf-Filho F, Sakai P, Ishioka S, Matuguma SE. Endoscopic sclerosis versus cyanoacrylate endoscopic injection for the first episode of variceal bleeding a prospective, controlled and randomized study in Child-Pugh class C patients. Endoscopy 2001;33(5):421-7.

17. Naga MI, Okasha HH, Foda AR, Gomaa MS, Fouad AM et al. Detachable endoloop vs elastic band ligation for bleeding esophageal varices. Gastrointest Endosc 2004;59(7):804-9.

18. Bosch J, Thabut D, Bendtsen F, D'Amico G, Albillos A, Gonzales AJ et al. Recombinant factor VIIa for upper gastrointestinal bleeding in patients with cirrhosis: a randomized, double blind trial. Gastroenterology 2004;127(4):1123-30.

19. Nakamura S, Mitsunaga A, Murata Y, Suzuki S, Hayashi N. Endoscopic induction of mucosal fibrosis by argon plasma coagulation (APC) for esophageal varices: a prospective randomized trial of ligation plus APC vs ligation alone. Endoscopy 2001;33(3):210-5.

20. Matsui S, Kudo M, Nakaoka R et al. Comparison of argon plasma coagulation and paravariceal injection sclerotherapy with 1% polidocanol in mucosa-fibrosing therapy for esophageal varices. J Gastroenterol 2004;39:397-9.

21. Senjyu S, Nishida H, Sakamoto M, Ishikawa A, Ishii M, Yoneyama K et al. Endoscopic color Doppler Ultrasonographic evaluation of recurrent esophagogastric varices following endoscopic injection of sclerotherapy. Hepatol Res 2003;26(3):174-80.

22. Evrard S, Dumonceau JM, Delhaye M. et al. Endoscopic histoacryl obliteration vs propanolol in the prevent on of esophagogastric variceal rebleeding: A randomized trial. Endoscopy 2003;35(9):729-35.

23. Chen C-Y and Cheng H-C. Limitations of cyianoacrylate injection for the treatment of gastric fundic varices: repply to Matsumoto et al. Endoscopy 2004; 36: 925-6.

24. ASGE: Technology assessment committee: Petersen B, Barkun A, Carpenter S et al. Tissue adhesives and fibrin gues. Gastrointest Endosc 2004;60(3):327-33.

25. Akahoshi T, Hashizume M, Shimabukuro R et al. Long-term results of endoscopic histoacryl injection scleroterapy for gastric variceal bleeding: a 10-year experience. Surgery 2002;131(1):S176-S81.

26. D'Imperio N, Piemontese A, Baroncin D et al. Evaluation of undiluted N-butyl-2-cyanoacrylate in the endoscopic treatment of upper gastrointestinal tract varices. Endoscopy 1996;28:239-43.

27. Datta D, Vlavianos P, Alisa A, Westaby D. Use of fibrin glue (Beriplast) in the management of bleeding gastric varices. Endoscopy 2003;35(8):675-8.

28. Jensen DM, Kovacs TOG, Jutabha R, Machicado GA, Gralnek IM, Savides TJ et al. Randomized trial of medical or endoscopic therapy to prevent recurrent ulcer hemorrhage in patients with adherent clots. Gastroenterology 2002;123(2):407-13.

29. Bleau BL, Gostout CJ, Sherman KE, Shaw MJ, Harford WV, Keate RF et al. Recurrent bleeding from peptic ulcer associated with adherent clot: a randomized study comparing endoscopic treatment with medical therapy. Gastrointest Endosc 2002;56(1):1-6.

30. Brasin DK, Rana SS. Gastrointestinal bleeding: from overt to obscure. Endoscopy 2006;38(2):116-21.

31. O'Brien JR. Some effects of adrenaline and anti-adrenaline compounds on platelets in vitro and in vivo. Nature 1963;200;763-4.

32. Chang-Hwan P, Soon-Jung L, Jeong-Ho P, Jae-Hong P, Wan-Sik L, Young-Eun J et al. Optimal injection volume of epinephrine for endoscopic prevention of recurrent peptic ulcer bleeding. Gastrointest Endosc 2004;60(6):875-80.

33. Leontiades G, Sharma VK, Howden CW. Proton pump inhibitor (PPI) treatment for peptic ulcer (PU) bleeding: an updated Cochrane Collaboration (CC) meta-analysis of

randomized controlled trials (RCTs) (Abstract). Gastroenterology 2005;128(Suppl.2):A639.

34. Laine L, Nathwani RA, Naritoku W. GI bleeding does not decrease sensitivity of H. pylori diagnostic testing: a prospective study in patients at the time of bleeding and one month later (abstract). Gastroenterology 2005;128(Suppl.2):A3.

35. Romagnuolo J. Routine second look endoscopy: ineffective, costly and potentially misleading. Can J Gastroenterol 2004;14:401-4.

36. Chiu PWY, Lam CYW, Lee SW, Kwong KH, Lam SH, Lee DTY et al. Effect of scheduled second therapeutic endoscopy on peptic ulcer rebleeding: a prospective randomized trial. Gut 2003;52:1403-7.

37. Cipolletta L, Bianco MA, Marmo R, Rotondano G, Piscopo R, Vingiani AM et al. Endoclips versus heater probe in preventing early recurrent bleeding from peptic ulcer: a prospective and randomized trial. Gastrointest Endosc 2001; 53(2):147-51.

38. Lin HJ, Hsieh YH, Treng GY et al. A prospective, randomized trial of endoscopic hemoclip versus heater probe thermocoagulation for peptic ulcer bleeding. Am J Gastroenterol 2002;97:2250-4.

39. Kubba AK, Merphy W, Palmer KR. Endoscopic injection for bleeding peptic ulcer: a comparison of adrenaline alone with adrenaline plus human thrombin. Gastroenterology 1996;111:623-8.

40. Cipolletta L, Bianco MA, Rotondano G et al. Prospective comparison of argon plasma coagulator and heater probe in the endoscopic treatment of major peptic ulcer bleeding. Gastrointest Endosc 1998;48:191-5.

41. Chau CH, Sieu WT, Law BKB et al. Randomized controlled trial comparing adrenaline injection plus heater probe versus adrenaline injection plus argon plasma coagulation for bleeding peptic ulcers. Gastrointest Endosc 2003;57:455-61.

42. Kanai M, Hamada A, Endo Y et al. Efficacy of argon plasma coagulation in nonvariceal upper gastrointestinal bleeding. Endoscopy 2004;36(12):1085-8.

43. Park CH, Joo YE, Kim HS et al. A prospective randomized trial comparing mechanical methods of hemostasis plus epinephrine injection to epinephrine injection alone for bleeding peptic ulcer. Gastrointest Endosc 2004;60:173-9.

44. Bianco MA, Rotondano G, Marmo R et al. Combined epinephrine and bipolar coagulation vs bipolar probe coagulation alone for bleeding peptic ulcer: a randomized, controlled trial. Gastrointest Endosc 2004;60:910-5.

45. Marmo R, Rotondano G, Falasco G et al. Dual therapy versus monotherapy in the endoscopic treatment of high-risk bleeding ulcers: a meta-analysis (abstract). Gastrointest Endosc 2005;61:AB91.

46. Thomopoulos KC, Theocharis GJ, Vagens KA et al. Predictors of hemostatic failure after adrenaline injection in patients with peptic ulcers with non-bleeding visible vessel. Scand J Gastroenterol 2004;39:600-4.

47. Amano Y, Moriyama N, Suetsugu H et al. Which type of non-bleeding visible vessels in gastric peptic ulcers should be treated by endoscopic hemostasis? J Gastroenterol Hepatol 2004;19:13-7.

48. Melo SBC, Modena JLP, Roriz JA et al. Fatores de ressangramento na hemorragia digestiva alta não-varicosa. [Apresentado e premiado no XVII Seminário Brasileito de Endoscopia Digestiva de novembro de 2005, em Vitória, Espírito Santo.]

49. Park CH, Sohn YH, Lee WS et al. The usefulness of endoscopic hemoclipping for bleeding Dieulafoy lesions. Endoscopy 2003;35(5):388-92.

50. Cheng CL, Liu NJ, Lee CS et al. Endoscopic management of Dieulafoy lesions in acute nonvariceal upper gastrointestinal bleeding. Dig Dis Sci 2004;49:1139-44.

51. Aabakken L. Nonvariceal upper gastrointestinal bleeding. Endoscopy 2005;37(3):195-200.

52. Defreyne L, Vanlangenhove P, Decruyenaere J et al. Outcome of acute nonvariceal gastrointestinal haemorrhage after nontherapeutic arteriography compared with embolization. Eur Radiol 2003;13:2604-14.

PARTE 20

HDA VARICOSA

CAPÍTULO 126

ABORDAGEM TERAPÊUTICA NA HEMORRAGIA DIGESTIVA VARICOSA

Carlos Gantois

Antônio Carlos Conrado • Renata Vieira

INTRODUÇÃO

A hemorragia devido à ruptura das varizes esofágicas representa a complicação da hipertensão portal de maior importância para o endoscopista, sendo uma das principais causas de morte nesse grupo de pacientes. Está associada a altas taxas de ressangramento quando comparada com outras causas de hemorragia digestiva alta (HDA). A mortalidade no primeiro episódio de ruptura de varizes esofágicas varia de 30% a 40%[1]. Dos pacientes que sobrevivem à hemorragia do primeiro episódio, mais da metade tem recidiva hemorrágica dentro de um ano. A mortalidade está diretamente relacionada ao grau de insuficiência hepática, avaliado pela classificação de Child-Pugh.

Segundo Ferraz e colaboradores,[2] o problema das varizes de esôfago é particularmente preocupante quando sabemos que no Brasil existem cerca de oito milhões de indivíduos portadores de esquistossomose mansônica, com uma estimativa de que 2% a 7% desses pacientes desenvolverão a forma hepatoesplênica da doença com conseqüente hipertensão portal, cuja principal causa de morte se constitui na ruptura de varizes de esôfago.

PATOGENIA

A partir do aumento da pressão no sistema portal, desenvolvem-se vasos colaterais na tentativa de descomprimir o sistema hipertenso. Normalmente 100% do sangue portal atravessa o fígado,[3] alcançando as veias hepáticas[3] e a veia cava inferior. No paciente cirrótico, por exemplo, apenas cerca de 10% do sangue proveniente do sistema portal pode ser obtido pelas veias hepáticas;[3] o sangue restante é recebido pela rede de vasos colaterais.

Entre essas redes colaterais, a de maior importância clínica é a localizada na junção esofagogástrica. Nesse nível as veias do plexo submucoso do esôfago dilatam-se (varizes vistas endoscopicamente) para servir como via de fluxo reverso entre o sistema porta hipertenso, através da veia gástrica esquerda e seus ramos, com o sistema da cava superior via ázigos. As varizes aí desenvolvidas são as que merecem maior atenção, pois são as que, quando se rompem, determinam hemorragia de maior vulto.

A pressão portal deve estar acima de 12 mmHg para que as varizes de esôfago surjam e sangrem.[4] Entretanto, a hipertensão portal é definida quando ocorre um aumento no gradiente venoso portossistêmico (pressão portal-pressão na veia cava inferior) superior a 5 mmHg.[4] Dentre as etiologias da hipertensão portal, as mais freqüentes são: cirrose viral, alcoólica e criptogênica, esquistossomose e trombose portoesplênica.

AVALIAÇÃO DO PACIENTE COM HEMORRAGIA DIGESTIVA ALTA

Nos casos de HDA confirmada pela exteriorização de sangue, seja por hematêmese, melena ou hematoquezia, é importante inicialmente colher dados da história clínica como: sangramentos anteriores, uso de medicamentos e presença de comorbidades. Por se tratar de situações clínicas de alto risco, algumas características dos pacientes com HDA devem ser consideradas, pois contribuem para elevar a morbimortalidade[5] (Tabela 126.1). Ao mesmo tempo, sempre se deve proceder a um exame físico minucioso na tentativa de classificar e quantificar a perda sanguínea, que é parâmetro para as medidas clínicas de estabilização hemodinâmica para cada paciente. Os critérios são o do Consenso Brasileiro em Endoscopia para Hemorragia Digestiva na HDA[5] (Tabela 126.2).

Paralelamente, é recomendado incluir na rotina médica um esforço na tentativa de prever, através de história clínica, exame físico e dados laboratoriais, aqueles pacientes que estão sangrando por ruptura de varizes. Isso porque esse grupo tem um sangramento clinicamente mais intenso (com significantes complicações, tais como transfusões sanguíneas, internações e mortes) que os pacientes com outras causas de sangramento gastrintestinal alto.[6] Deve-se, também, descartar os falso-positivos, ou seja, hemorragias orais, epistaxes e hemoptises.

TRATAMENTO

Atualmente dispomos de um arsenal amplo e eficiente no controle do san-

TABELA 126.1

Critérios Clínicos de Alto Risco
Idade acima de 60 anos
Choque, instabilidade hemodinâmica, hipotensão postural
Comorbidades associadas (cardiorrespiratória, renal, hepática e coagulopatia)
Uso de medicações: anticoagulantes e AINEs
Hematêmese volumosa
Enterorragia volumosa
Melena persistente
Hemorragia em pacientes internados
Ressangramento em pacientes já tratados endoscopicamente
Necessidade de transfusão sanguínea
Aspirado nasogástrico com sangue vivo

TABELA 126.2

Mensuração da Perda Sangüínea			
	Pressão arterial	Freqüência cardíaca	Perda
Leve	Deitado: sem alteração Em pé: diminuição de 20 mmHg	Deitado: sem alteração Em pé: aumento de 20 bpm	Menor que 1.000 mL
Moderada	90 a 100 mmHg	Cerca de 100 bpm	Cerca de 1.500 mL
Maciça	Menor que 90 mmHg	Cerca de 120 bpm	Maior que 2.000 mL

gramento varicoso: drogas vasoativas, escleroterapia, ligadura elástica, injeção intravaricosa de cianoacrilato, clipes, *endoloops* endoscópicos, tamponamento esofagiano com balão, Sengstaken-Blakemore, *shunt* transjugular intra-hepático portossistêmico (TIPS) e tratamento cirúrgico.

As drogas vasoativas devem ser empregadas precocemente nos pacientes com sangramento agudo, presumivelmente por varizes, antes do tratamento endoscópico.

Essas drogas (somatostatina, octreotide e terlipressina) reduzem a pressão portal e são tão efetivas quanto a terapêutica endoscópica, devendo sempre ser consideradas no tratamento do sangramento agudo decorrente de ruptura de varizes do esôfago.[7] As condições endoscópicas para o diagnóstico e a terapêutica melhoram com o controle do sangramento agudo. Entretanto, a hemostasia endoscópica nunca deve ser negligenciada, já que a hemostasia obtida inicialmente deve ser garantida quando a droga vasoativa for descontinuada.

Todos os pacientes cirróticos, principalmente os com ascite, após HDA por ruptura de varizes de esôfago deverão receber antibióticos visando à profilaxia da peritonite bacteriana espontânea, sendo a droga de escolha a norfloxacina.[8]

O exame endoscópico deve ser realizado de emergência nos pacientes instáveis hemodinamicamente, porém não antes de a reposição volêmica já ter sido iniciada. Muitos desses pacientes se encontram com coágulos na câmara gástrica e alteração no nível de consciência por choque e/ou encefalopatia. Em virtude desses fatores, alguns pacientes deverão ser entubados para proteção das vias aéreas durante a endoscopia.

Os pacientes que alcançaram a estabilidade hemodinâmica com a reposição volêmica podem ser submetidos à endoscopia mais tardiamente, mas em até 24 horas. A precocidade da endoscopia está diretamente relacionada a um maior índice de detecção do foco de hemorragia.[5]

TERAPÊUTICA ENDOSCÓPICA

Durante o exame endoscópico, se as varizes de esôfago são identificadas como a fonte do sangramento (sangramento ativo, coágulo sobre as varizes ou sangue acumulado no estômago, com a não-identificação de um outro sítio com potencial para sangrar visto à endoscopia), então a terapêutica endoscópica específica deverá ser instituída,[6] já que só 27% dos pacientes com varizes de esôfago apresentam-se sangrando ativamente no início da endoscopia [6] (Figura 126.1).

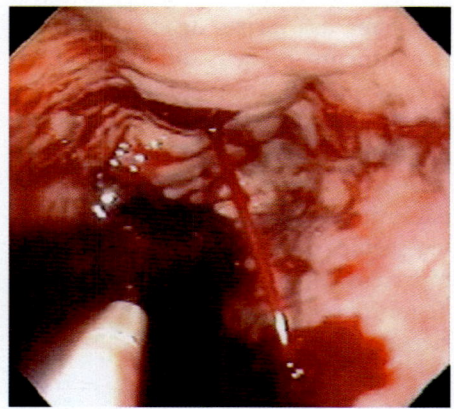

FIGURA 126.1

Sangramento agudo por ruptura de varizes esofagianas

Para a terapêutica endoscópica das varizes de esôfago hemorrágicas, poderá ser utilizada a escleroterapia ou a ligadura elástica, pois ambas são métodos eficazes no controle da hemorragia aguda e na diminuição da recidiva hemorrágica. Entretanto, a ligadura elástica tem menor índice de complicações locais e sistêmicas. A terapia sincrônica (escleroterapia em associação com a ligadura elástica no mesmo procedimento) não é recomendada pelo Consenso da SOBED para HDA.[5]

Os cirróticos Child C são os que pior respondem à terapêutica endoscópica. Esses pacientes apresentam risco de ressangramento e mortalidade quase três vezes maior que os cirróticos Child A e B. Entretanto, apesar desses maus resultados, deve ser enfatizado que nenhum tratamento para hipertensão portal é razoavelmente eficaz nesse grupo de pacientes. Ressalta-se, assim, o papel da reserva hepatocelular como fator fundamental na eficácia da terapêutica endoscópica. Como se observa, exceto com o transplante, não há tratamento ideal para os cirróticos Child C.[9]

O tratamento endoscópico consiste de injeção de substâncias esclerosantes, aplicação de ligas elásticas, adesivos tissulares, clipes hemostáticos, *miniloops* e uma combinação deles. A injeção de substâncias esclerosantes permite o controle da hemorragia em 90% dos casos,[10] porém o ressangramento pode ocorrer em mais de 55%.[11] Além disso, taxas de complicações acima de 40% têm sido relatadas, com taxas de mortalidade alcançando 2% em alguns estudos.[12] Devido a essas limitações, métodos alternativos foram desenvolvidos para o manejo desses episódios hemorrágicos. A ligadura elástica tem sido largamente utilizada na prática clínica,[13] além da utilização de adesivos tissulares para varizes de esôfago, refratárias ao tratamento com a esclerose, e a utilização de ligas elásticas.[14,15] Outros artefatos que vêm sendo utilizados são alças (*loops*) descartáveis[16] e clipes hemostáticos,[17] ainda em fases experimentais.

Neste capítulo vamos tecer comentários das técnicas habitualmente empregadas, dos resultados obtidos e de suas complicações.

ESCLEROSE ENDOSCÓPICA DAS VARIZES ESOFAGIANAS (EVE)

A primeira referência ao tratamento endoscópico de varizes esofagianas (EVE) data de 1939. Realizada por Craaford e Frenckner, com endoscópio rígido e anestesia geral, foi publicada numa revista de otorrinolaringologia.[18] Com o aparecimento dos endoscópios flexíveis, essa técnica se desenvolveu e se tornou amplamente utilizada. É o tratamento de primeira escolha na grande maioria dos serviços, devido a seu baixo custo, fácil execução e altas taxas de sucesso conseguidas. A EVE pode ser utilizada durante o exame diagnóstico quando o sítio hemorrágico for detectado (sangramento ativo, coágulo aderido ou proeminência branca) ou quando as varizes apresentarem na sua superfície estigmas de sangramento ou risco iminente de ruptura, caracterizados por turgidez dos vasos, tortuosidade e volume bem acentuado das varizes. De fácil execução, como já dissemos, a erradicação das varizes ocorre rapidamente, mas existe um percentual, em torno de 10%, de vasos que não é erradicado e, portanto, não tratado devidamente. As situações em que a EVE pode ser utilizada incluem sangramento agudo para prevenção do sangramento imediato, prevenção do ressangramento e erradicação das varizes, e, embora seja controverso, profilaxia primária em algumas excepcionais situações em pacientes com função hepática bem prejudicada.

A EVE é um procedimento associado à elevada taxa de bacteremia transitória. A antibioticoprofilaxia está indicada nos pacientes portadores de condições que conferem um elevado risco para endocardite infecciosa como: prótese valvar, história prévia de endocardite infecciosa, prolapso de válvula mitral com regurgitação e *shunt* pulmonar-sistêmico. Em situações de emergência, a identificação dessas condições de risco nem sempre é fácil; no entanto, nunca devemos negligenciar o esforço para identificá-las. O esquema recomendado de profilaxia é com 2 g de ampicilina IV e gentamicina 1,5 mg/kg IV (até 80 mg), injetados 30 minutos antes do procedimento, seguidos de amoxicilina 1,5 g via oral seis horas após o procedimento. Vancomicina 1 g IV é substituta da penicilina em pacientes alérgicos[19] (Figura 126.2).

Em pacientes que receberam uma prótese vascular sintética recente, antes da pseudo-intimoepitelização da prótese que deverá se completar em um ano, existe um risco de infecção da prótese pela bacteremia transitória da EVE, que está associada com uma morbimortalidade devastadora, risco que decresce com o tempo. Durante o primeiro ano após a colocação de uma prótese vascular sintética, indica-se a antibioticoprofilaxia a pacientes submetidos a EVE. O esquema supracitado é suficiente.[19] Para outras situações clínicas, o endoscopista pode considerar a antibioticoprofilaxia, baseando-se caso a caso.

A EVE consiste na injeção de substâncias esclerosantes, agentes que produzem trombose dos vasos e inflamação do tecido celular adjacente, provocando uma fibrose secundária. Na hemorragia aguda, o sucesso da escleroterapia consiste em obter hemóstase por induzir trombose venosa e compressão dos vasos pelo edema que cria em torno deles. Em longo prazo, a inflamação da parede da variz e/ou da mucosa e submucosa leva a obliteração das varizes e fibrose local, obtendo um resultado satisfatório.

TÉCNICA DA ESCLEROTERAPIA

A escleroterapia das varizes é realizada com endoscópios flexíveis, utilizando injetores especiais, que são agulhas descartáveis cujo comprimento varia de 3,6 mm a 5,6 mm, com 23 mm a 25 mm de espessura. O paciente deve estar convenientemente sedado e confortável para o sucesso do procedimento.

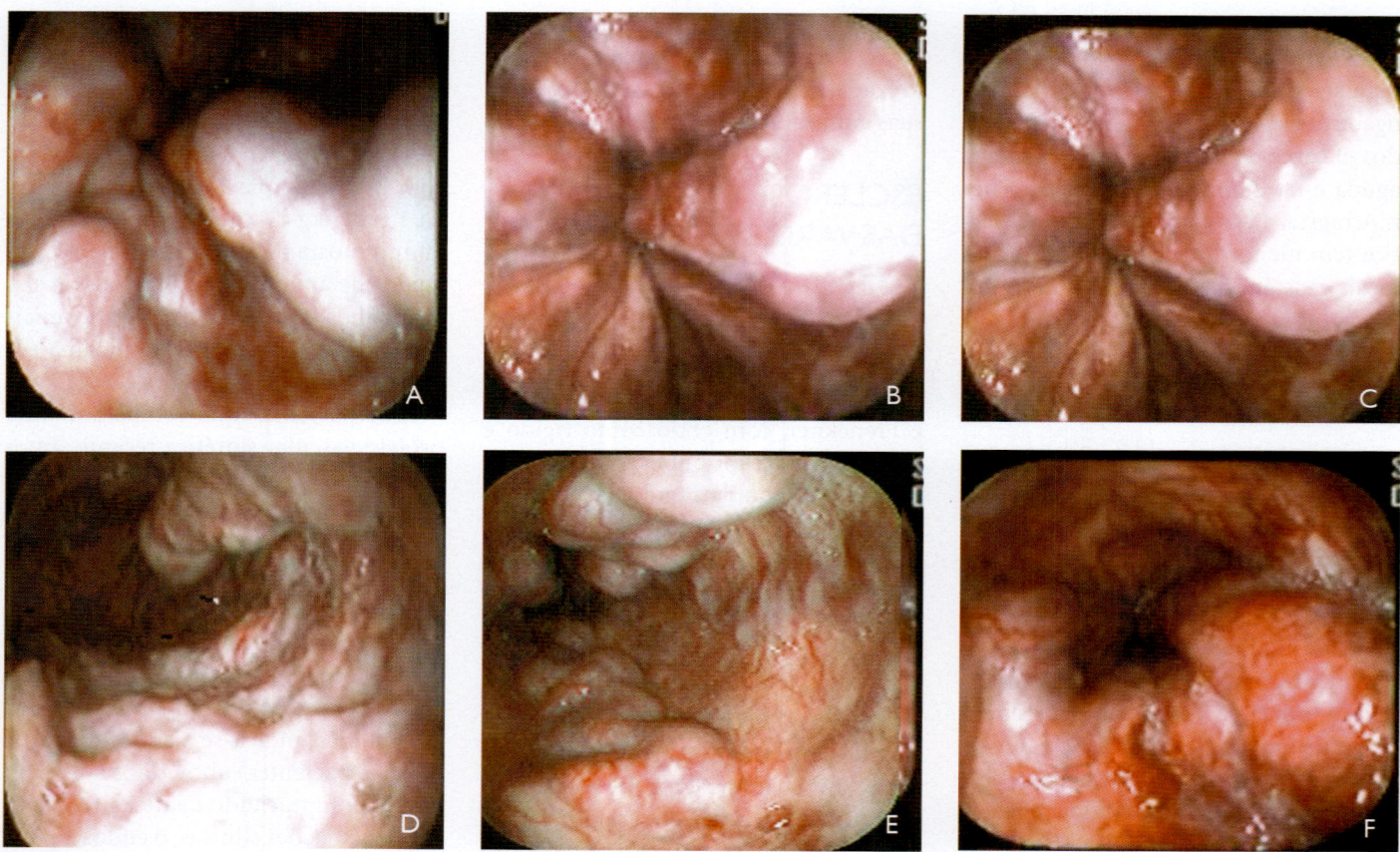

FIGURA 126.2

Varizes esofagianas secundárias à hipertensão portal (seqüência)

Em pacientes inquietos ou com desorientação, recomenda-se que seja realizado o procedimento sob anestesia com entubação endotraqueal para prevenir broncoaspiração. Quando o exame for realizado em regime de urgência, com sangramento ativo, é sempre aconselhável a utilização de um endoscópio com largo canal de biópsia para facilitar a aspiração de sangue, coágulos e secreções. Convém lembrar que o exame completo de esôfago, estômago e duodeno é sempre necessário em pacientes com hemorragia aguda, em virtude da possibilidade de sangramento combinado. Entretanto, se no início da investigação o sangramento varicoso for detectado, deve-se de imediato proceder à escleroterapia, e o exame deve ser completado após a sessão de esclerose. As injeções devem ser realizadas acima da junção gastroesofágica, dando atenção especial à variz de maior gravidade. Utilizam-se aplicações circulares com a injeção suave do agente esclerosante em volumes de 2 ml a 5 ml por sítio de aplicação. No sentido cranial, utiliza-se um volume que varia de 10 ml a 30 ml da solução esclerosante, dependendo do calibre das varizes. A solução esclerosante pode ser injetada no espaço intravasal, perivasal ou em uma combinação desses (Figuras 126.3A e B). Essas injeções devem ser realizadas preferencialmente nas veias ectasiadas localizadas no terço distal, próximas à cárdia e subindo cranialmente. Lembramos que, toda vez que injetamos no espaço intravasal, parte do líquido difunde-se para o espaço perivasal e vice-versa, sendo que, na verdade, quase sempre utilizamos a técnica combinada (intra e perivasal). Injeções no terço médio e superior devem ser evitadas pelo risco de o agente esclerosante escapar da variz para a veia ázigos e depois para a circulação pulmonar, podendo ocorrer efeitos colaterais sérios.[20] Obtida a hemostasia inicial, esses pacientes devem participar de um programa em longo prazo para prevenir o ressangramento.

Esses programas podem incluir o tratamento farmacológico, endoscópico ou ambos. Caso a opção seja pela escleroterapia, dependendo do calibre dos vasos, habitualmente os endoscopistas realizam sessões a cada mês, até a completa erradicação das varizes, o que significa seu desaparecimento total ou redução significativa em finíssimos cordões trombosados[21] (Figura 126.4). Essa erradicação habitualmente se consegue com três a seis sessões de escleroterapia, ao fim das quais o examinador deve orientar o paciente a retornar com 3, 6 e 12 meses, para avaliação do tratamento e detecção e tratamento subseqüente de varizes recorrentes.

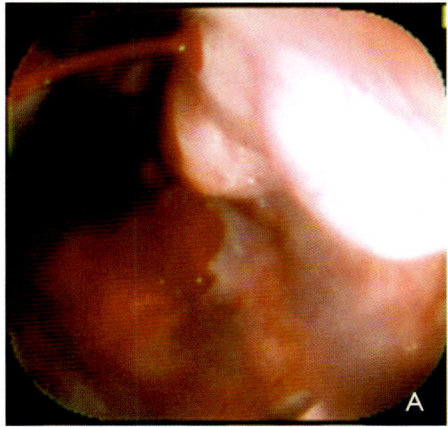

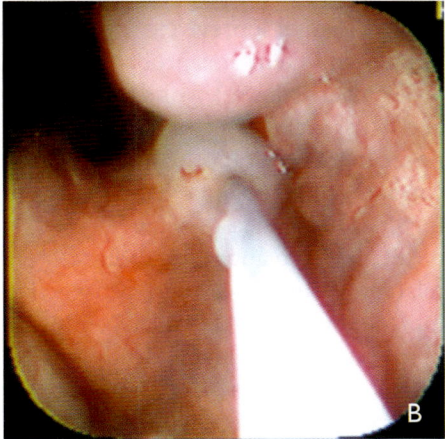

FIGURA 126.3

(A) Intravasal – promove trombose venosa; (B) Paravasal – promove espessamento mucoso

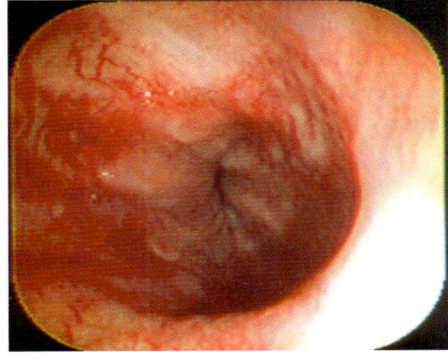

FIGURA 126.4

Aspecto endoscópico pós-escleroterapia, desaparecimento completo das varizes

AGENTES ESCLEROSANTES

Uma variedade enorme de agentes esclerosantes está disponível no mercado. Entretanto, os mais utilizados são: polidocanol de 1% a 3% e oleato de etanolamina a 5% na Europa; e sulfato de tetradecil de 1% a 2% e morruato de sódio nos Estados Unidos. No Brasil, o agente mais utilizado tem sido o oleato de etanolamina a 5%, porém nessa concentração ele é ulcerogênico e doloroso, devendo ser diluído para 2,5% ou 3% em glicose hipertônica a 50% ou água destilada. Sua preferência deve-se ao fato de fácil disponibilidade e custo baixo, além de bons resultados obtidos. Esses agentes esclerosantes, quando utilizados por profissionais afeitos ao método, têm dado bons resultados e demonstrado segurança similar.[22]

A Tabela 126.3 mostra os principais agentes esclerosantes utilizados nos procedimentos endoscópicos.

TÉCNICA INTRAVASAL *VERSUS* PERIVASAL

A maioria dos endoscopistas utiliza a via intravasal, esperando uma trombose venosa mais adequada. Entretanto, outros advogam a utilização da via perivasal por formar uma camada protetora em torno dos vasos. Na verdade, parte do líquido injetado no espaço intravasal extravasa para o perivasal e vice-versa. A técnica combinada, advogada por outros, acaba sendo sempre realizada, e as alterações histológicas que ocorrem no esôfago são similares.

TABELA 126.3

Principais agentes esclerosantes

Polidocanol	1% a 3%
Oleato de Etanolamina	5%
Morruato de Sódio	
Sulfato de Tetradecil	1% a 2%
Dextrose	50%
Álcool Etílico	50% e 100%

MOMENTO IDEAL PARA UTILIZAÇÃO DA INJEÇÃO ESCLEROSANTE

O momento ideal para a utilização do agente esclerosante é o instante em que o diagnóstico endoscópico for realizado.[23]

COMPLICAÇÕES DA ESCLEROTERAPIA

As complicações da escleroterapia variam muito na literatura, dependendo dos serviços e das séries publicadas, da experiência dos examinadores e também do seguimento desses pacientes, se completam as séries ou não. Complicações menores ocorrem nas primeiras 24 a 48 horas e habitualmente não requerem tratamento específico, apenas medidas preventivas e medicação sintomática. Relatam-se febre baixa, dor retroesternal, disfagia temporária, efusões pleurais assintomáticas e alterações radiológicas transitórias não específicas.[24] A complicação mais comum é a ulceração da mucosa, que ocorre em mais de 90% dos pacientes nas primeiras 24 horas e tende a cicatrizar rapidamente na maioria dos casos (Figura 126.5). Questiona-se muito, entre os autores, se a ulceração da mucosa deve ser considerada realmente como uma complicação e não como um efeito desejável, uma vez que o processo de reparação cicatricial ajuda a obliterar as varizes. Entretanto, quando no exame de seguimento for encontrada uma ulceração, deve-se evitar a injeção do agente esclerosante. As ulcerações podem causar ressangramento em mais de 20% dos pacientes.[22] A utilização de substâncias cicatrizantes, como o sulcralfate, é controversa na cicatrização dessas úlceras e na prevenção do ressangramento.[25] Úlceras crônicas profundas são raras e tendem a se desenvolver em pacientes com doença hepática mais intensas ou se forem utilizados grandes volumes de agentes esclerosantes, pequenos intervalos de tempo ou a associação dos dois.[26] Usualmente, cicatrizam com inibidores de bomba de prótons. A estenose esofágica tem sido relatada em 2% a

10% dos pacientes. Na série do Clube de Endoscopia do Norte da Itália, esse percentual foi de 6,5% (Tabela 126.1), mas é facilmente resolvida com a dilatação com velas de Savary-Gilliard (Figuras 217.6 A, B e C). A perfuração esofágica pode ocorrer tanto pelo trauma direto na parede da mucosa esofágica, quanto como conseqüência de necrose secundária da parede do esôfago, secundária à utilização de grandes quantidades do agente esclerosante em um mesmo ponto. A primeira ocorre logo após o procedimento e pode seguir-se um enfisema subcutâneo, enquanto a segunda pode ocorrer de forma insidiosa com desenvolvimento de febre por alguns dias, seguindo-se a perfuração manifesta. O tratamento geralmente consiste de alimentação parenteral, drenagem mediastinal e antibióticos. A mortalidade pela perfuração é de aproximadamente 50%, e complicações regionais são raras, incluindo síndrome de angústia respiratória no adulto, fístula broncoesofágica, pneumotórax e mediastinites. Episódios de bacteremia são freqüentes, mas o desenvolvimento de sépsis é raro. Abscessos e peritonites bacterianas também são complicações raras (Figuras 126.5 e 126.6A, B e C).

ESCLEROTERAPIA PROFILÁTICA

Quando se pensa em evitar o primeiro sangramento por varizes esofágicas, deve-se ter em mente quais grupos de pacientes estariam em alto risco de san-

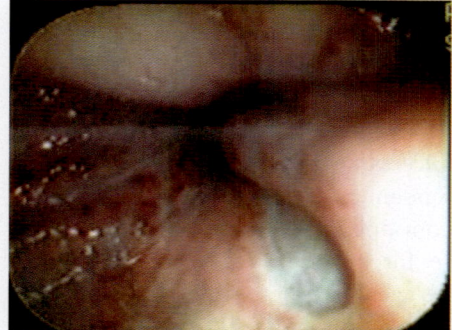

FIGURA 126.5

Úlcera esofagiana pós-escleroterapia

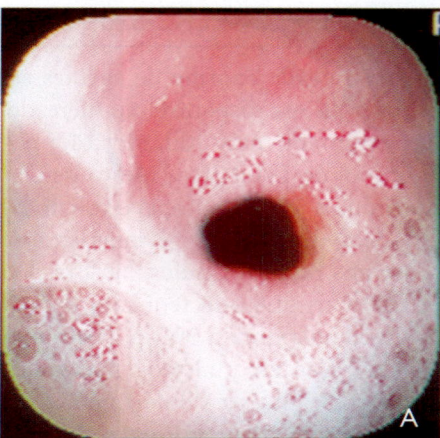

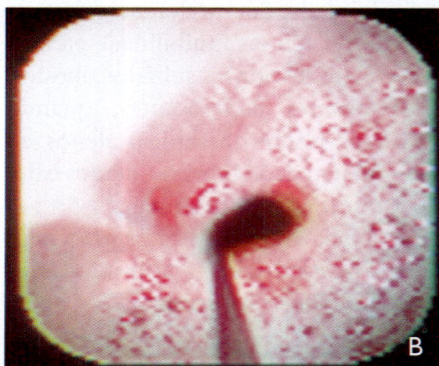

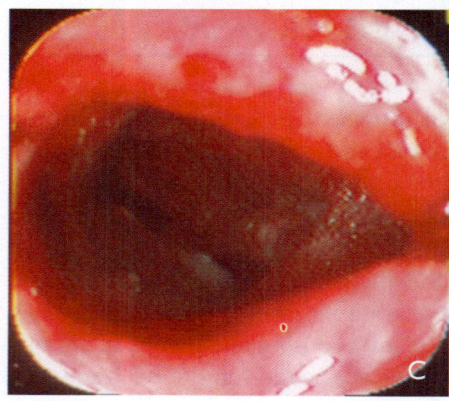

FIGURA 126.6

Estenose esofágica secundária à escleroterapia, seguida de dilatação com velas de Savary-Gilliard

gramento e quais fatores preditivos estariam relacionados que pudessem nos orientar quanto a quais pacientes tratar profilaticamente.

A literatura mundial não recomenda o tratamento endoscópico profilático para o primeiro sangramento das varizes esofagianas, em virtude da divergência de resultados da maioria dos trabalhos apresentados. Em 21 trabalhos realizados em diferentes estudos, a escleroterapia mostrou-se nem melhor nem igual ou pior do que os tratamentos para a prevenção do primeiro sangramento e da sobrevida dos pacientes.[27] Essas afirmações foram recentemente confirmadas em dois *workshops* internacionais para consenso no tratamento de hipertensão portal.[28,29] Sabemos, dos estudos da literatura mundial, que, quando um cirrótico apresenta o primeiro episódio hemorrágico por ruptura de varizes esofagianas, eles apresentam um risco de 40% de morrer no episódio inicial.[30,31] Os que sobrevivem ao primeiro sangramento têm uma probabilidade de 30% de permanecer vivos dentro de um ano.[30] Essa alta percentagem de morte no primeiro episódio hemorrágico encorajou alguns grupos a pesquisarem medidas profiláticas.

Beppu e colaboradores, em 1981,[32] relataram em um estudo prospectivo que algumas características endoscópicas estavam intimamente associadas com a probabilidade de sangramento pelas varizes esofágicas. Essas características foram a cor das varizes, a forma, a localização e a presença de manchas vermelhas na superfície das varizes (Figuras 126.7A, B e C). Um ano depois, Paquet[33] descreveu um estudo controlado de escleroterapia profilática em pacientes com varizes de grande calibre, com pontos escuros na endoscopia ou com a presença de varizes de grande calibre associadas a um tempo de protrombina menor de 30% ou ambos. Esses critérios foram utilizados como uma ameaça hemorrágica por Paquet nesse estudo e realmente se mostram extremamente confiáveis, pois 60% desse grupo sangraram nos dois primeiros anos de seguimento. Então, existem evidências de que os achados endoscópicos isolados ou associados às amostras bioquímicas e à clínica do paciente podem ser de extrema importância para o reconhecimento de pacientes que apresentam risco elevado de sangramento – aqueles que melhor se beneficiarão com o tratamento profilático. O

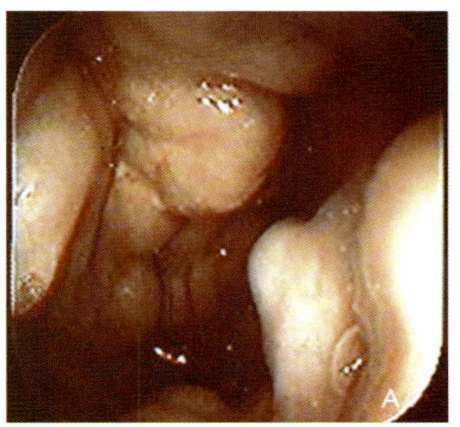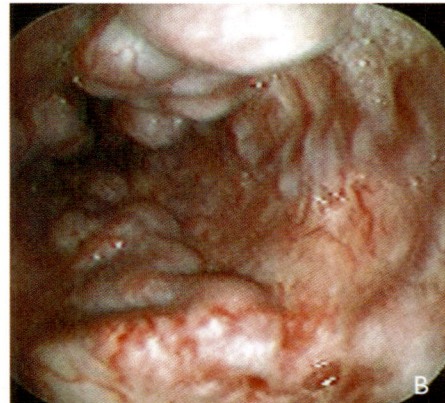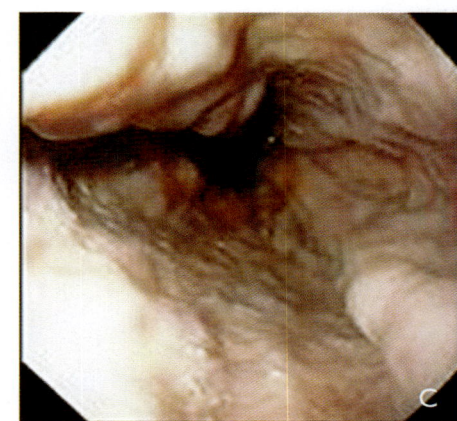

FIGURA 126.7

Tipo de varizes esofagianas

Clube de Endoscopia do Norte da Itália (NIEC)[30] conduziu um estudo prospectivo com 321 pacientes com cirrose hepática e varizes esofagianas que haviam sangrado. O objetivo era compreender melhor se as características clínicas associadas à aparência endoscópica das varizes esofagianas poderiam ser úteis na identificação dos pacientes que estariam enquadrados no grupo com alto risco de sangramento. Estabeleceu-se um índice prognóstico, o qual identifica grupos de pacientes com probabilidade de sangramento. Esse estudo concluiu que apenas a classificação de Child-Pug, o calibre das varizes e as manchas vermelhas tinham valor preditivo. Dessa forma, conclui-se que os critérios de Beppu e colaboradores e o índice do NIEC são aceitos na literatura mundial como fatores preditivos de risco hemorrágico, respaldando o tratamento profilático nesse grupo de pacientes (Figuras 126.8A, B, C e D) (Tabela 126.4).

LIGADURA ELÁSTICA DE VARIZES DE ESÔFAGO (LEVE)

A EVE foi considerada a terapêutica padrão até que, em 1986, Stiegmann e colaboradores[34] desenvolveram um tratamento endoscópico alternativo para controle da HDA por ruptura de varizes de esôfago. Essa nova técnica, a ligadura elástica de varizes de esôfago (LEVE), consiste na colocação de uma banda elástica estrangulando o cordão varicoso que havia sido aspirado para o interior de pequeno cilindro adaptado na extremidade distal do endoscópio (Figuras 126.9A e B). Durante o procedimento, pode-se colocar até dez bandas a partir do terço distal do esôfago, em níveis diferentes, para evitar obstrução da luz. Utilizando-se o aplicador para múltiplas bandas, o procedimento torna-se mais prático e requer apenas uma reintrodução do endoscópio.

Uma metanálise com sete trabalhos randomizados comparando LEVE com EVE em 547 pacientes demonstrou redução no ressangramento, nas complicações locais, no número de sessões para erradicação, na mortalidade causada pelo ressangramento e na mortalidade geral com a LEVE.[21] A LEVE mostrou-se efetiva no controle do sangramento ativo em 86% a 92% dos casos,[21] esteve associada com menor número de sessões para erradicação e menos complicações, mas com maior recorrência das varizes.[4]

Em um esforço para reduzir as taxas de recorrência, combinação de LEVE com EVE tem sido utilizada, baseada no raciocínio lógico de que uma injeção intravasal trataria também as varizes paraesofagianas e perfurantes, que são as nutridoras das varizes submucosas. Considerando que a liga dura só tem alcance terapêutico sobre as varizes submucosas e que as veias nutridoras podem ser suficientemente tratadas

TABELA 126.4

Índice NIEC

Classe de Risco	Índice NIEC	Nº Part c/ Hemorragia	(%) de Hemorragia		
			6 Meses	12 Meses	24 Meses
1	< 20,0	6/63	0,0	1,6	6,8
2	20,0 – 25,0	12/76	5,4	11,0	6,0
3	25,1 – 30,0	14/63	8,0	14,8	25,5
4	30,1 – 35,0	18/56	13,1	23,3	27,8
5	35,1 – 40,0	24/48	21,8	37,8	58,8
6	> 40,0	7/11	58,5	68,9	68,9

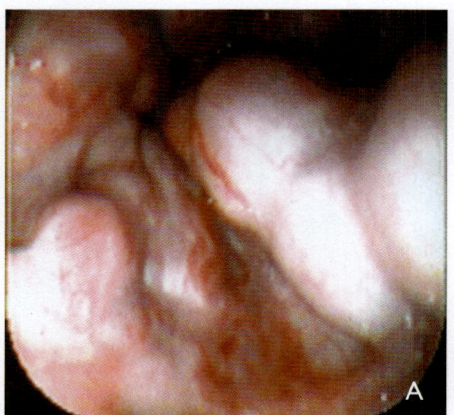 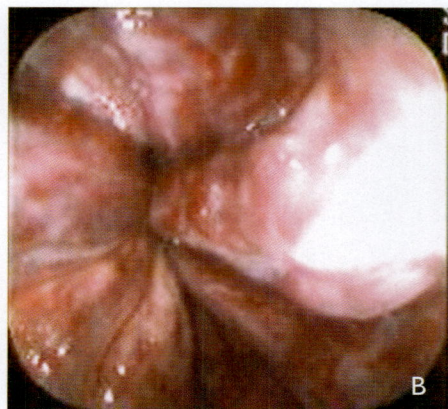 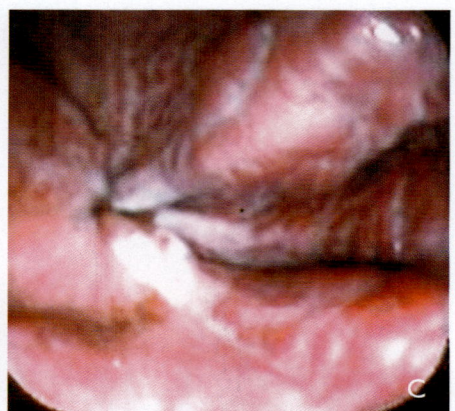

FIGURA 126.8

Critérios endoscópicos das manchas vermelhas

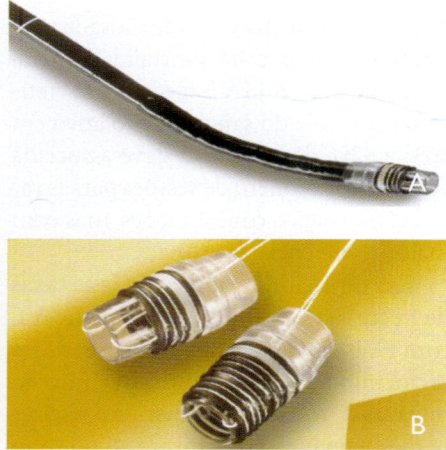

FIGURA 126.9

(A) Endoscópio acoplado ao artefato cilíndrico das bandas elásticas; (B) Multibandas elásticas com 4, 6 e 10 bandas

com injeção intravasal, então a adição estratégica da EVE complementa promovendo a completa erradicação das varizes residuais após o fim das sessões de LEVE, finalizando por promover um retardo na recorrência das varizes neoformadas.[4]

Uma metanálise com oito trabalhos comparativos não demonstrou diferenças significativas em favor da terapia combinada sobre a LEVE sozinha quanto a risco do ressangramento varicoso, mortalidade ou número de sessões endoscópicas para erradicação das varizes.[35,36]

Atualmente, a LEVE é considerada o tratamento endoscópico de escolha para varizes de esôfago sangrantes. De qualquer modo, ambas EVE e LEVE podem ser consideradas efetivas no grupo de pacientes com sangramento ativo. Ainda mais, a LEVE às vezes pode ser tecnicamente difícil de ser realizada em pacientes com uma grande quantidade de sangue no esôfago. O cilindro acoplado na extremidade do endoscópio diminui marcadamente o campo visual, e o sangue que entra no interior do cilindro também contribui para obscurecer a visão endoscópica. O tratamento do sangramento ativo pode ser mais facilmente realizado com a EVE do que com LEVE em muitos casos.[6] Os cateteres injetores são menos onerosos e mais rápidos, já que não requerem remoção inicial do endoscópio para montagem dos componentes do dispositivo de ligadura elástica com posterior reintrodução para que o procedimento seja realizado. Todavia, deveria ser empregada a LEVE para o subseqüente tratamento eletivo em três ou quatro sessões programadas a cada 10 a 14 dias, até a total erradicação das varizes.[4]

COMPLICAÇÕES DA TERAPÊUTICA ENDOSCÓPICA

As complicações da EVE são comuns e podem ocorrer em mais de 50% dos pacientes.[37] Elas são separadas em complicações locais, incluindo dor retroesternal, disfagia, odinofagia, úlcera hemorrágica pós-escleroterapia, estenose, sangramento de vulto, perfuração, hematoma submucoso dissecante e complicações sistêmicas como: febre, bacteremia, sépsis, efusão pleural, pneumonia e síndrome da angústia respiratória do adulto.[4,6,7,21,35-43] Um sangramento discreto e autolimitado durante a escleroterapia faz parte do método, não se constituindo em complicação. Como se observa, na prática diária, a grande maioria das complicações é local e considerada leve (dor, disfagia e odinofagia).

As complicações relatadas após LEVE incluem dor no peito, disfagia, odinofagia, ulceração, hemorragia das ulcerações e estenose do esôfago, mas são incomuns. Complicações sistêmicas têm sido relatadas em uma significante baixa incidência quando comparadas com EVE.[4,6,9,14,21,34,35,37,38,41,42]

PROGRAMA DE ESCLEROTERAPIA

Todo paciente que sobreviveu a um episódio de sangramento por ruptura de varizes de esôfago deve posteriormente ser tratado por EVE ou LEVE. A LEVE é comumente aceita como terapia-padrão para a profilaxia secundária. Entretanto, nos serviços em que só se dispõe da EVE, esta igualmente tem-se mostrado efetiva em prevenir ressangramento e em erradicar varizes.[36,39] Os pacientes em programas de erradicação endoscópica de varizes de esôfago devem continuar recebendo betabloqueador enquanto suas varizes não forem erradicadas. Essa combinação estratégica mostrou ser benéfica em reduzir a incidência do ressangramento e a mortalidade.[4]

As sessões de EVE devem ser realizadas a cada 10 a 14 dias até as varizes serem erradicadas ou se tornarem finas e fibrosas, o que ocorre usualmente em quatro ou seis sessões.[4] A técnica consiste na injeção intencionalmente intravasal, utilizando-se esclerosante diluído em baixa concentração (oleato de etanolamina a 2,5%), com volumes limitados a 20 ml por sessão. Com essa técnica pode-se conseguir erradicação das varizes em até 83,5% dos pacientes.[36] Entretanto, após obliteração, as varizes tendem a recorrer ao longo do tempo em 50% a 70% dos indivíduos,[39] e, como varizes são um risco para ressangramento, um controle endoscópico deve ser realizado, inicialmente com seis meses e posteriormente a intervalos de um ano.[4]

A LEVE também pode ser realizada com dificuldades no fim do curso do tratamento endoscópico, quando só pequenas varizes permanecem, e a mucosa fibrosada do tratamento endoscópico impede a entrada aspirativa da variz para o interior do cilindro. Nesse caso também a EVE deve ser empregada, usando pequenas quantidades do esclerosante para tratar os cordões varicosos remanescentes.[6]

ADESIVO TECIDUAL

O N-butil-2-cianoacrilato é um adesivo tecidual que apresenta solidificação instantânea em contato com o sangue. Essa substância detém instantaneamente as hemorragias ativas em 100%[40] dos casos com uma única injeção intravasal, obliterando a luz da variz de maneira permanente por funcionar como um corpo estranho.

Com o sucesso alcançado pelo advento do uso do cianoacrilato por Soehendra e colaboradores[14] nas varizes gástricas, foi mais recentemente usado, por extensão, com o mesmo sucesso nas varizes esofágicas sangrantes de pacientes Child C, uma vez que o mecanismo de obliteração das varizes não depende dos fatores de coagulação e cicatrização para promover a hemostasia do sangramento ativo e, conseqüentemente, o risco de ressangramento.

Maluf e colaboradores,[40] em estudo prospectivo e randomizado, analisaram 36 pacientes com cirrose hepática classificados como Child C que apresentaram episódio de hemorragia por ruptura de varizes esofágicas, dividindo-os em dois grupos. O primeiro grupo foi tratado por meio da escleroterapia com etanolamina a 3%, e o segundo grupo com obliteração das varizes com injeção do cianoacrilato. A hemostasia inicial foi obtida em 55,6% dos pacientes tratados com escleroterapia e em 100% dos pacientes tratados com N-butil-2-cianoacrilato. Respectivamente, a recidiva hemorrágica ocorreu em 55,6% e 11,1% e a mortalidade, em 72,2% e 33,3%. Baseados nesses dados, os autores recomendam o uso do cianoacrilato em cirróticos Child C com hemorragia varicosa grave e o abandono da escleroterapia convencional para esses pacientes.

Furuya e colaboradores[1] comentam que a LEVE, apesar de demonstrar bons índices no controle hemorrágico agudo, pode ocasionar sangramento maciço e muitas vezes fatal durante o período da queda isquêmica da ligadura, o que ocorre em torno do terceiro dia, contra-indicando seu uso nesses pacientes.

A insuficiência hepática é o mais importante fator de mau prognóstico nos pacientes com varizes de esôfago sangrantes e os que pior respondem à terapêutica endoscópica convencional. Como se vê, nesses pacientes, a EVE (fator de coagulação dependente) só tem êxito em parar o sangramento ativo em pouco mais da metade dos casos, e a LEVE (fator de cicatrização dependente) apresenta elevadas taxas de ressan-

gramentos severos. Resta, assim, como única opção terapêutica endoscópica efetiva para os pacientes Child C, na vigência do sangramento ativo de vulto, a injeção intravasal do cianoacrilato. As principais complicações desse método são: úlceras, embolização, sépsis, necrose isquêmica e formação de fístulas. A injeção de no máximo 2 ml, conforme preconizado por Soehendra,[14] deverá prevenir riscos de complicações sistêmicas. Após a obtenção da hemostasia inicial com cianoacrilato e a posterior estabilização, esses pacientes deverão seguir com o emprego do tratamento endoscópico até a completa erradicação de suas varizes.

LIMITES DA TERAPÊUTICA ENDOSCÓPICA

Por meio das técnicas endoscópicas de hemostasia por EVE, LEVE ou injeção de cianoacrilato, obtém-se sucesso, com índices que variam de 85% a 96%,[41] no controle do sangramento ativo e na manutenção da hemostasia alcançada. O restante dos pacientes não irá se beneficiar das opções terapêuticas supracitadas e necessitará de outras formas de abordagens. Não há consenso sobre o que constitui falha da terapêutica endoscópica.[42] Pode-se considerar que houve falha em sangramento persistente e continuado ou em um segundo ressangramento precoce, com repercussão hemodinâmica, apesar da terapêutica endoscópica específica.

Na Emergência do Serviço de Endoscopia do Hospital Estadual da Restauração, em Recife, por exemplo, usamos a solução de etanolamina 2,5% com aplicação intravasal na variz hemorrágica como terapêutica inicial. Vale ressaltar que não dispomos de drogas vasoativas para o conjunto da abordagem clínica inicial desses pacientes. Diante da falha do tratamento endoscópico inicial, dependendo do vulto do sangramento, repetimos o tratamento endoscópico ou utilizamos o balão de Sengstaken-Blackemore como método hemostático temporário, com bons resultados. Após a parada do sangramento agudo e a estabilização clínica do paciente, realizamos uma segunda abordagem endoscópica em no máximo 12 horas após o balonamento. Ainda persistindo o sangramento, o paciente é então considerado fora do alcance da terapêutica endoscópica e prontamente encaminhado para tratamento cirúrgico, já que não dispomos do TIPS como última opção em nosso serviço, como recomenda o consenso da SOBED para HDA.[5] O endoscopista deve ter bom senso, não deixando para encaminhar um paciente ao tratamento cirúrgico quando não existirem mais chances para recuperação.

O TIPS alcança sua efetividade em parar o sangramento ativo de varizes de hepatopatas descompensados por criar um canal de baixa resistência, intra-hepático, entre o sistema portal hipertenso e o sistema cava inferior. Tem sido utilizado como método temporário, servindo de ponte para o transplante hepático. Por privar o fígado do sangue portal, cerca de 20% a 40% dos pacientes submetidos a esse procedimento evoluem com encefalopatia portossistêmica.[44] Esse é o principal motivo pelo qual o TIPS só deve ser empregado como último recurso, após esgotadas todas as opções clínicas e endoscópicas em controlar o sangramento recidivante ou continuado de um hepatopata descompensado.

NOVAS SOLUÇÕES

Com os avanços alcançados pela eco-endoscopia nos últimos anos, um novo campo tem-se aberto no estudo da anatomia venosa do esôfago distal e no tratamento das varizes esofágicas. A escleroterapia ecoguiada das veias colaterais periesofagianas e das veias perfurantes mostrou-se tão segura e eficiente em erradicar as varizes quanto a escleroterapia endoscópica convencional. A recorrência tende a ser menos freqüente e mais tardia, já que o esclerosante é injetado diretamente dentro do tronco venoso, alimentador das varizes vistas endoscopicamente.[43]

TRATAMENTO ENDOSCÓPICO COM O USO DO ENDOLOOP

É uma nova técnica endoscópica desenvolvida para conseguir hemostasia no sangramento varicoso agudo e erradicação das varizes. Consiste em um cilindro adaptado na extremidade distal do endoscópio que suporta um laço de náilon, o qual pode ser fechado no tecido, aspirado para o interior do cilindro e então liberado do sistema de tração (Figuras 126.10A, B e C, 126.11A, B e C). Os trabalhos, até agora, não mostraram qualquer vantagem do *endoloop* sobre a LEVE, sendo sua principal desvantagem a necessidade de recarga externa para cada *endoloop*, o que torna esse método pouco prático, trabalhoso e demorado.

A LEVE com o ligador multibanda veio justamente para eliminar o incômodo da necessidade das reintroduções do aparelho.

Porém, como o *endoloop* engloba maior quantidade de tecido com maior firmeza e permanece por um período de tempo maior, poderia mais apropriadamente ser aplicado em varizes juncionais da cárdia, no lado gástrico, onde as varizes são mais profundas e calibrosas.[45,46]

TRATAMENTO ENDOSCÓPICO COM O USO DO CLIPE HOMOSTÁTICO

Os estudos têm comprovado o sucesso do seu uso para sangramentos de várias origens, principalmente para úlceras

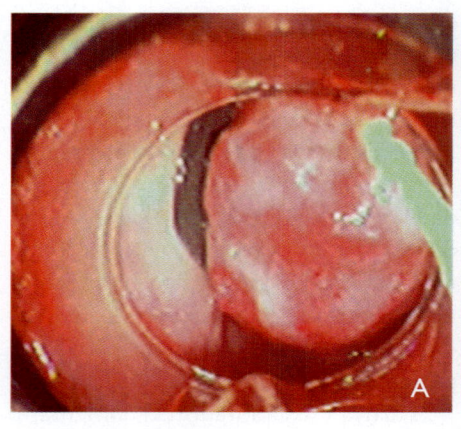
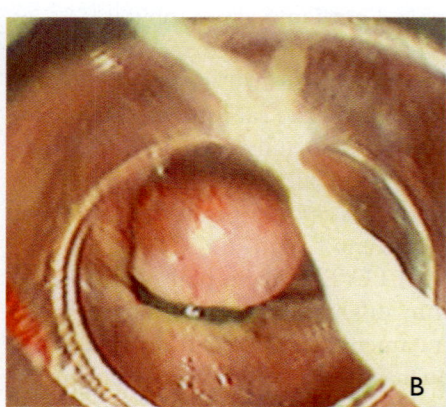
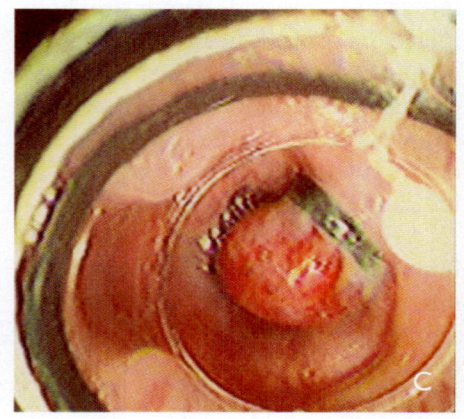
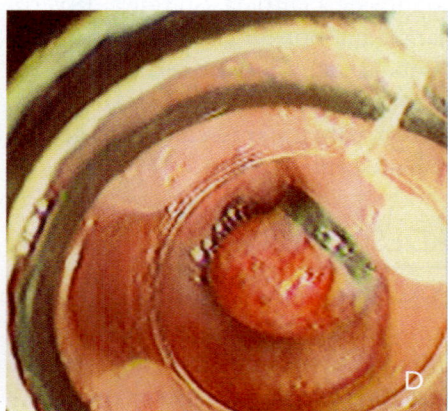

FIGURA 126.10

(A) Variz aspirada; (B) Variz ligada;
(C) Liga elástica disparada e estrangulando a variz; (D) Liga elástica disparada e estrangulando a variz

hemorrágicas. Apresentam a vantagem de o clipador poder ser inserido através do canal de trabalho, sem que seja necessário remover o endoscópio para sua montagem. Apesar de já ter sido usado como método hemostático em varizes de esôfago sangrantes, em casos isolados, ainda não foi extensivamente utilizado, devidamente avaliado e comparado com outros métodos hemostáticos para o sangramento varicoso agudo[47] (Figuras 126.12A, B e C).

TRATAMENTO ENDOSCÓPICO COM O USO DO GEL DE POLI-N-ACETIL GLUCOSAMINA

Um estudo experimental recente, usando cães como modelo,[48] mostrou que a injeção intra e paravaricosa do gel de poli-N-acetil glucosamina, numa concentração que varia de 2,5% a 3,5%, foi capaz de conseguir a hemostasia e a erradicação das varizes com uma única sessão de tratamento.

O gel de poli-N-acetil glucosamina é derivado de uma microalga marinha, é biocompatível e estimula a agregação eritrocitária e a reação inflamatória local.

Se mais estudos confirmarem o fato, o uso do gel de poli-N-acetil glucosamina pode se tornar uma alternativa viável em relação aos adesivos tissulares.

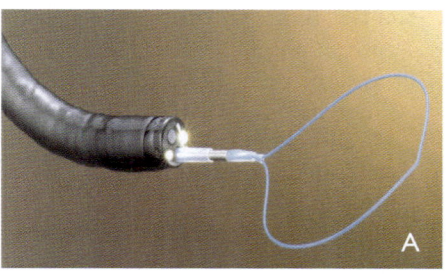 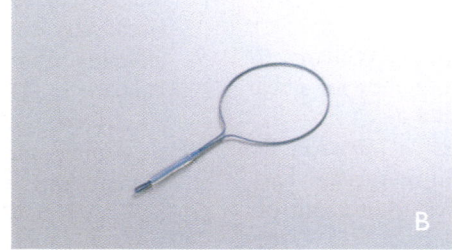 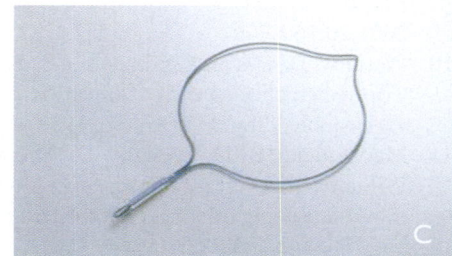

FIGURA 126.11

(A) Endoscópio exteriorizando o *endoloop*; (B) *Endoloop*; (C) *Endoloop*

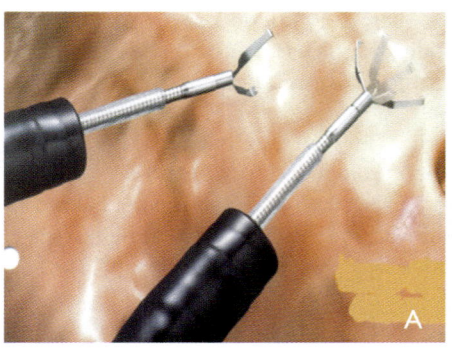 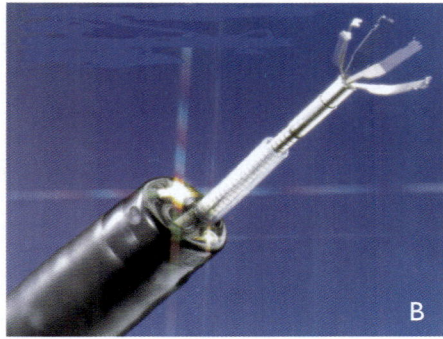 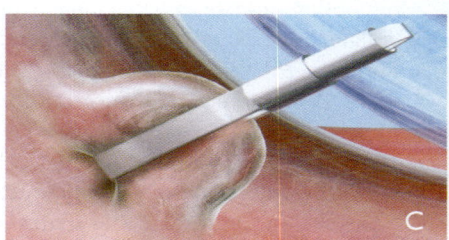

FIGURA 126.12

(A) Clipe montado; (B) Clipe montado; (C) Clipe posicionado na variz

REFERÊNCIAS BIBLIOGRÁFICAS

1. Grosso M, Shemann U, Muhlofer A, Zoller WG. Meta-analysis: efficacy of therapeutic regimens in ongoing variceal bleeding. Endoscopy 2001;33(9):737-46.
2. Ferraz AAB, Ferraz EM. Hemorragia digestiva alta. In: Ferraz AAB, Mathias CAC, Ferraz EM, editores. Condutas em cirurgia geral. Rio de Janeiro: Medsi; 2003;48:520-35.
3. Oliveira ME. Fisiopatologia da hipertensão portal. In: Hemorragia digestiva alta: diagnóstico e terapêutica. Clín. Brás. de Cir 2003;14:145-51.
4. Mela M, Thalheimer U, Burroughs A. Prevention of variceal rebleeding – approach to management. Medscape 2003; 5(2):9.

5. Consenso Brasileiro em Endoscopia Digestiva da SOBED. Hemorragia digestiva. GED 2002;21:33-7.

6. Laine L. ASGE: management of actively bleeding esophageal varices. Gastrointest Endosc 1997;46:83-4.

7. Ramires RP, Zils CK, Mattos AA. Escleroterapia vs. somatostatina na hemorragia digestiva alta por ruptura de varizes esofágicas. Arq Gastroenterol 2000;37(3).

8. Rimola A, Garcia-Tsao G, Navasa M, Piddock LJ, Planas R et al. Diagnosis, treatment and prophylaxis of spontaneous bacterial peritonitis: a consensus document. J Hepatology 2000;32(1):142-53.

9. Lopes CV, Pereira-Lima JC. Resultados da ligadura elástica de varizes de esôfago na prevenção do ressangramento varicoso em cirróticos conforme a reserva hepatoceluar. GED 2001;20:169-75.

10. Westaby D, Hayes P, Gimson AE, Polson RJ, Williams R. Controlled clinical trial of injection sclerotherapy for active variceal bleeding. Hepatology 1989;9(2):274-7.

11. MacDougall BRD, Westaby D, Theodossi A, Dawson JL, Williams R. Increased long-term survival in variceal haemorrhage using injection sclerotherapy. Results of a controlled trial. Lancet 1982;1(8264):124-7.

12. Infante-Rivard C, Esnaola S, Villeneuve JR. Role of endoscopic sclerotherapy in the long-term management of variceal bleeding: a meta-analysis. Gastroenterology 1989;96(4):1087-92.

13. Stiegmann GV, Goff JS, Sun JH, Davis D, Silas D. Technique and early clinical results of endoscopic variceal ligation (EVL). Surg Endosc 1989;3(2):73-8.

14. Soehendra N, Nam VC, Grimm H, Kempeneers I. Endoscopic obliteration of large esophago-gastric varices with Bucrylate. Endoscopy 1986;18(1):25-6.

15. Ramond MJ, Valla D, Mosnier JF, Degott C, Bernuau J, Rueff B, Benhamou JP. Successful endoscopic obturation of gastric varices with butyl cyanoacrylate. Hepatology 1989;10(4):488-93.

16. Lee MS, Bong HK, Kim JO et al. Endoscopic ligation of gastric varices using detachable snares and rubber bands [resumo]. Gastroenterology 1996;110:A25.

17. Koutsomanis D, Sebti MF, Essaid A. A randomized study of endoscopic haemostatic clipping versus endoscopic variceal ligation [resumo]. Gastroenterology 1995;108:A630.

18. Crafoord C, Freckner P. New surgical treatment of varicose veins of the esophagus. Acta Otolaryngol (Stockh) 1939;27:422-9.

19. ASGE. Guidelines for antibiotic prophylaxis for gastrointestinal endoscopy. Gastrointest Endosc 2003;58(4):475-82.

20. Kitano S, Iso Y, Yamaga H, Hashizume M, Wada H, Sugimaki K. Temporary deterioration of pulmonary functions after injection sclerotherapy for cirrhotic patients with esophageal varices. Eur Surg Res 1988;20(5-6):298-303.

21. Laine L, Cook D. Endoscopic ligation compared with sclerotherapy for treatment of esophageal variceal bleeding. A meta-analysis. Ann Intern Med 1995;123:280-7.

22. Westaby D. Prevention of recurrent variceal bleeding. Gastrointest Endosc Clin North Am 1992.

23. Westaby D, Binmöller K, de Francis R et al. Baveno II consensus statements: the endoscopic management of variceal bleeding. In: de Franchis R, editor. Portal hypertension II. Proceedings of the Second International Consensus Workshop on Definitions, Methodology and Therapeutic Strategies. Oxford: Blackwell; 1996. P. 126.

24. Schuman BM, Beckman JW, Tedesco FJ, Griffin JW, Assad R. Complications of injection sclerotherapy: a review. Am J Gastroenterol 1987;82(9):823-9.

25. Burroughs AK, McCormick PA. Prevention of rebleeding. Gastroenterol Clin North Am 1992;21):119-47.

26. Singal A, Sarin SK, Sood GK, Broor SL. Ulcers after intravariceal sclerotherapy – correlation of symptoms and factors affecting healing. J Clin Gastroenterol 1990;12:250-4.

27. Pagliaro L, D'Amico G, Sorensen TI, Lebrec D, Burroughs AK, Morabito A et al. Prevention of first bleeding in cirrhosis. A meta-analysis of randomized trials of nonsurgical treatment. Ann Intern Med 1992;117(1):59-70.

28. de Francis R. Developing consensus in portal hypertension. J Hepatol 1996;25:390-4.

29. Grace ND, Groszmann RJ, Garcia-Tsao G, Burroughs AK, Pagliaro L, Makuch RW. Portal hypertension and variceal bleeding: an AASLD single topic symposium. Hepatology 1998;28(3):868-80.

30. North Italian Endoscopic Club for the Study and Treatment of Esophageal Varices. Prediction of the first variceal hemorrhage in patients with cirrhosis of the liver and esophageal varices. A prospective multicenter Study. N Engl J Med 1988;319:983-9.

31. Graham DY, Smith JL. The course of patients after variceal hemorrhage. Gastroenterology 1981;80(4):800-6.

32. Beppu K, Inokuchi K, Koyanagi N, Nakayama S, Sakata H, Kitano S, Kobayashi M. Prediction of variceal hemorrhage by esophageal endoscopy. Gastrointest Endosc 1981;27(4):213-8.

33. Paquet KJ. Prophylactic endoscopic sclerosing treatment of the esophageal wall in varices – a prospective controlled randomized trial. Endoscopy 1982;14:4-5.

34. Stiegmann GV, Cambre T, Sum JH. A new endoscopic elastic band ligating device. Gastrointest Endosc 1986;32(3):230-3.

35. Karsan HA, Morton SC, Shekelle PG et al. Combination of endoscopic band ligation and scleroterapy compared with endoscopic band ligation alone for the secondary prophylaxis of esophageal variceal hemorrhage: a meta-analysis. Dig Dis Sci 2005;50(2):399-406.

36. Tomikawa M, Hashizume M, Okita K, Kitano S, Ohta M, Higashi H, Akahoshi T. Endoscopic injection sclerotherapy in the management of 2105 patients varices. Surgery 2002;131(1):171-6.

37. ASGE. Technology Committee: Endoscopic hemostatic devices. Gastrointest Endosc 2001; 54(6):833-40.

38. Sakai P, Ishioka S, Maluf F – Tratado de Endoscopia Digestiva Diagnóstica e Terapêutica – Varizes de Esôfago – Vol. 1 – Atheneu. 16:197-213, 1999.

39. Arantes V, Campolina COC, Valério SHS et al. Eficácia da escleroterapia no controle da hemorragia varicosa aguda. GED 2003; 22(3):73-8.

40. Maluf F, Sakai P, Ishioka S, Matuguma SE. Endoscopic sclerosis vs. cyanoacrylate injection for the first episode of variceal bleeding: a prospective, controlled, and randomized study in Child-Pugh class C patients. Endoscopy 2001;33:421-7.

41. Sakai P, Ide E. Hemorragia digestiva alta varicosa. In: Condutas em gastroenterologia – FBG. Rio de Janeiro: Revinter 2004;60:683-6.

42. Pinho PRA. Tratamento endoscópico das varizes de esôfago e de estômago. In: AUTORES. Hemorragia digestiva alta: diagnóstico e tratamento. Clín. Brasileira de Cir 2003;7:183-212.

43. Paulo GA, Ardengh JC, Nakao FS, Ferrari AP. Treatment of osophageal varices: a randomized controlled trial comparing endoscopic sclerotherapy and EUS-guided sclerotherapy of esophageal collateral veins. Gastroint Endosc 2006; 63(3):396-402.

44. Sesti FS, Silva AO, D'Albuquerque LAC et al. Contribuição ao estudo dos parâmetros preditivos de instalação de encefalopatia portossistêmica em cirróticos tratados pela anastomose portossistêmica intra-hepática transjugular (TIPS). GED 2004;23(4):165-70.

45. Naga MI, Okasha HH, Foda AR, Gomaa MS, Fouad AM, Masoud AG, El-din HH. Detachable endoloop vs. elastic band ligation for bleeding esophageal varices. Gastrointest Endosc 2004;59(7):804-10.

46. Hepworth CC, FRCS, Burnham WR, Swain CP. Development and application of endoloops for the treatment of bleeding esophageal varices. Gastrointest Endoc 1999;50(5):677-84.

47. Koutsomanis D. Endoscopic clippin for bleeding varices. Gastrointest Endosc 1994;40(1):126-7.

48. Kulling D, Hawes RH, Woo S et al. Endoscopic injection of bleeding esophageal varices using poly-*N*-acetyl glucosamine gel induces hemostasis and varix obliteration in one session [resumo]. Gastrointest Endosc 1998;47:AB71.

CAPÍTULO 127

USO DO BALÃO DE SENGSTAKEN-BLAKEMORE NA HDA VARICOSA

Seiji Nakakubo   •   Armindo Kusaba

Joaquim Alves de Carvalho Júnior   •   Emiliano de Carvalho Almodova

INTRODUÇÃO

A hemorragia digestiva alta varicosa associada à doença ulcerosa péptica corresponde a 75% dos sangramentos do trato digestório alto.

Em 1930, Westphal[1] fez uso de sonda dilatadora de cárdia para cessar a hemorragia digestiva varicosa por meio de compressão mecânica. Rowtree e colaboradores,[2] em 1945, adaptaram um balão a uma sonda de intubação duodenal, obtendo sucesso ao utilizá-la no sangramento de varizes esofágicas. Em 1950, Sengstaken e Blakemore[3] desenvolveram o primeiro dispositivo específico para coibir o sangramento das varizes esofagogástricas. Para tanto criaram um instrumento composto de três vias e dois balões: uma sonda nasogástrica com um balão esofágico e outro gástrico, descrito posteriormente neste capítulo. Em 1953, Linton[4] idealizou sonda com único balão gástrico, que, ao ser insuflado e tracionado contra o fundo gástrico, impediria o fluxo venoso em direção ao esôfago e conseqüentemente o sangramento.

Com o advento de terapêuticas endoscópicas para o tratamento da ruptura de varizes, por meio da injeção de esclerosantes, adesivos tissulares e ligadura elástica, o tamponamento mecânico das varizes tem sido cada vez menos freqüente. Em nosso meio, contudo, ainda se faz necessário, tendo em vista a grande incidência de hipertensão portal decorrente da doença parenquimatosa crônica do fígado e a forma hepatosplênica da esquistossomose, além do fato de que a grande maioria dos serviços não dispõe do acesso rápido ao endoscopista capacitado.

A interrupção do sangramento propicia condições favoráveis para a estabilização hemodinâmica do paciente, dando tempo para o estabelecimento das condutas necessárias até a disponibilidade do procedimento endoscópico. O doente estável suporta e responde melhor à terapêutica endoscópica proposta. Nesses casos, o balonamento é utilizado como medida de suporte; já em situações de falência do tratamento endoscópico, assume importante papel terapêutico, dispondo o paciente para propostas futuras como TIPS (*transjugular intrahepatic portasystemic shunt,* ou desvio portossistêmico intra-hepático transjugular)*, transplante hepático, derivação ou desconexão cirúrgica.[5,6]

O método é contra-indicado nos casos de estenoses esofágicas, nos quais a introdução é dificultada pelas condições anatômicas, em cirurgias esofagogástricas recentes, provocando deiscências das suturas em processos iniciais de cicatrização e em pacientes alérgicos ao látex.

O balão é radiopaco, graduado e feito de borracha macia; possui três vias: uma sonda nasogástrica que comunica a câmara gástrica e o meio externo, fundamental para manejo do conteúdo gástrico e monitoramento da recidiva hemorrágica; a segunda via corresponde a um balão de forma esférica, calibrado com volume, tendo como função fixar a extremidade distal no estômago, além de comprimir as varizes justacárdicas; a terceira via pertence a um balão de forma cilíndrica, calibrado a pressão, locado mais proximalmente na sonda para a compressão de varizes esofágicas. Os balões são compostos de látex, também radiopaco (Figura 127.1).

Comercializado sob duas formas, para o adulto, mede 100 cm de comprimento, e o balão esofágico apresenta 22 cm, disponível em três tamanhos Ch. 16, 18, 21; para a criança, mede 65 cm com balão esofágico de 13 cm, disponível apenas no tamanho Ch. 14.

TÉCNICA DE APLICAÇÃO

O paciente e familiares devem ser informados sobre as etapas do procedimento e sobre os seus riscos e complicações.

Primeiramente devemos escolher sonda compatível com o biotipo do doente. Sondas extensas podem levar à oclusão de laringe e à conseqüente insuficiência respiratória; sondas curtas podem não comprimir os vasos em sua totalidade, levando à falência do tratamento. Deve-se testar os balões insuflando-os por completo, a fim de detectar perfurações ou deformidades causadas por defeitos de fabricação e principalmente pelos danos causados pela reesterilização. Sabemos que em nosso meio a reutilização do tubo é uma prática comum devido ao seu alto

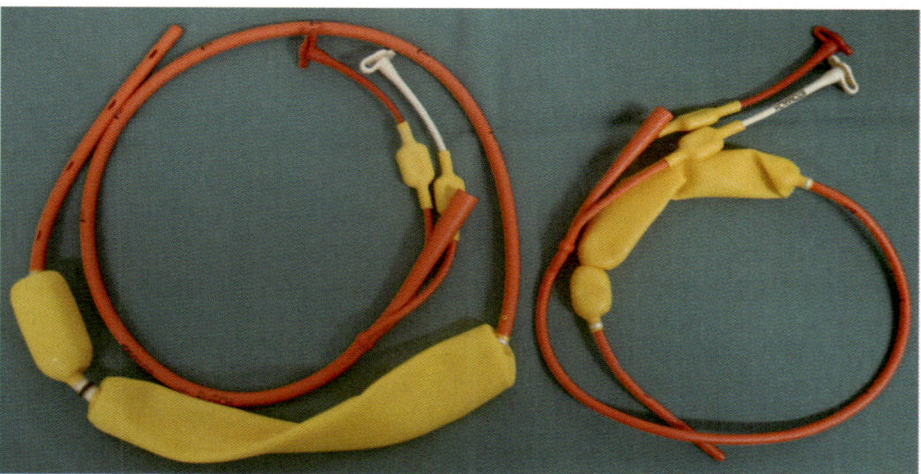

FIGURA 127.1

Características do tubo

custo, porém é importante salientar que o fabricante não recomenda o múltiplo uso, uma vez que o material é descartável. A insuflação prévia, além de testar o aparelho, também auxilia na determinação do volume de ar necessário para que o balão gástrico atinja o diâmetro desejado (Tabela 127.1). Após o teste, devemos esvaziar os balões com pressão negativa e fechar as vias de insuflação, obtendo-se assim um menor diâmetro e facilitando a passagem pela narina.

A introdução segue os seguintes passos:

- Anestesia tópica do nariz com anestésico associado a vasoconstritores para diminuir possíveis sangramentos da mucosa, perante o trauma direto causado pela sonda. Na faringe devem ser utilizados anestésicos na forma *spray*.
- Realizar sedação caso necessário. Nas situações que seu uso for imprescindível, a dose deve ser ajustada, uma vez que os pacientes graves são mais suscetíveis às suas complicações.
- O balão deve ser lubrificado com anestésico em forma de gel e não devem ser utilizados lubrificantes à base de óleo mineral que danificam o látex da sonda. A introdução faz-se preferencialmente pelo nariz. A boca deve ser utilizada nos casos em que a narina não é pérvia.

- A transposição do músculo cricofaríngeo, marco anatômico entre a faringe e o esôfago, pode trazer dificuldade; neste momento o paciente ocasionalmente apresenta reflexo de tosse pelo estímulo da sonda na laringe e há dificuldade de progressão do tubo. Pedir ao paciente degluta, inspire profundamente, ou até mesmo estimulá-lo com oferta de pequenas alíquotas de água, facilita a passagem do tubo para o esôfago quando associado a uma impulsão suave. Nos pacientes que se encontram sob intubação orotraqueal, a desinsuflação do *cuff* diminui a compressão extraesofágica facilitando a passagem do balão.
- Após a introdução, até 50 cm de sua graduação, testamos a presença da sonda na câmara gástrica por meio da instilação de ar e controle com concomitante palpação ou ausculta do epigástrio; a aspiração do conteúdo gástrico também auxilia como sinal para sua localização.
- A insuflação dos balões deve ser feita com ar, propiciando uma distribuição uniforme da pressão sobre as paredes do órgão. O uso de líquidos deve ser evitado, uma vez que o "peso da coluna de água" causa maior pressão na parede posterior.

- O balão gástrico deve ser insuflado por meio de seringa, com a quantidade de ar previamente determinada (Tabela 127.1), os valores entre 200 ml a 400 ml são os mais respaldados pela literatura médica.[12,13,14] Uma vez insuflado, traciona-se o conjunto para a correta posição no fórnix gástrico, fixando-o por meio de diferentes técnicas: coxim de gazes ancorado no nariz; apreensão nasal com espuma de plástico (platispuma); além de fixadores que previnem o sofrimento da asa do nariz, como os fixadores Helmet-Mounted[7] e Reilly Maginn,[8] que atualmente estão em desuso. A fixação com roldanas, fios e pesos são instáveis às mudanças de decúbito e desconfortáveis para o paciente, o que desestimula o seu uso.
- Por fim, o balão esofágico deve ser insuflado com ar até se obter uma pressão capaz de comprimir as varizes, em torno de 30 a 40 mmHg (40 a 54 cm^3 de água). A torneira de três vias facilita a aferição da pressão durante a instilação de ar, evitando hiperinsuflação e colabamento traqueal; uma via se conecta ao balão, outra ao manômetro e a última à "pêra" de insuflação.

CUIDADOS

O acúmulo de saliva, decorrente da dificuldade de deglutição pela obstrução

TABELA 127.1

Insuflação do balão gástrico

Volume de ar	Diâmetro exterior em mm (aprox.)
50 a 100 ml	45 a 60 mm
100 a 200 ml	60 a 75 mm
200 a 300 ml	75 a 85 mm
300 a 400 ml	85 a 95 mm
400 a 500 ml	95 a 100 mm
500 a 600 ml	100 a 108 mm
600 a 750 ml	108 a 115 mm

esofágica, deve ser evitado com a finalidade de prevenir complicações causadas pela broncoaspiração. O uso de aspiração contínua, a diminuição da produção de secreções por meio da administração de atropina endovenosa (0,5 mg em intervalos de seis horas) e o uso de antibioticoprofilaxia de amplo espectro colaboram para diminuição significativa dessas complicações. Com a finalidade de prevenir a broncoaspiração, Boyce e colaboradores[9], em 1962 modificaram a sonda de Sengstaken-Blakemore, incluindo uma quarta via com orifício acima do balão esofágico para obter a aspiração contínua da saliva.

A câmara gástrica deve ser completamente lavada com soro fisiológico até dissolução de coágulos e saída de líquido claro. Tal medida é importante para monitorar novos episódios de sangramento e diminuir a absorção de proteínas e a encefalopatia portossistêmica nos cirróticos. A sonda deve permanecer aberta e seu material deve ser coletado durante a sua permanência.

Em casos de exteriorização de conteúdo hemático pela sonda nasogástrica do balão, antes de diagnosticar a falência do tamponamento ou ressangramento, deve-se estudar a localização do balão, pois a técnica incorreta de aplicação e o mau posicionamento são as principais causas de fracasso terapêutico.[5,10,11,12] O estudo radiológico tem sido usado com freqüência para localização do tubo, e o raio X simples toracoabdominal é o método mais utilizado, pois apresenta baixo custo e é acessível. Na literatura há relatos da utilização da ultra-sonografia abdominal para localização do balão gástrico, também com bons resultados,[12] apresentando-se como método acessório para este fim.

Deve-se realizar controle periódico das pressões dos balões gástrico e esofágico. A mudança do valor pressórico inicial pode indicar mau posicionamento devido à migração do balão ou perfuração. Com a detecção precoce das distocias pressóricas, o tubo pode ser trocado ou reposicionado em tempo hábil, sem interferência na proposta terapêutica inicial.

TEMPO DE PERMANÊNCIA E REMOÇÃO

O balão esofágico deve ser desinsuflado em intervalos de 6 a 8 horas, por períodos de 15 a 30 minutos, o esvaziamento intermitente diminui o índice de complicações decorrentes da compressão, como necrose, perfuração e ulcerações esofágicas e também fornece parâmetros para avaliar a eficiência do tamponamento durante o tratamento. A permanência total deve ser de 12 a 24 horas da introdução do balão, quando não houver sangramento nos períodos de alívio. Nos casos em que, durante o esvaziamento, houver nova incidência de sangramento, deve-se aguardar de 12 a 24 horas a contar deste último episódio hemorrágico.

Após 12 horas do esvaziamento do balão esofágico, não havendo recidiva, o balão gástrico deve ser desinsuflado, aguardando-se 12 horas para que o peristaltismo e a deglutição da saliva soltem o balão das paredes dos órgãos. Essas medidas, associadas à oferta de 5 ml de anestésico em forma de gel diluídos em 15 ml de água e divididos em quatro alíquotas, ajudam a retirada e impedem a impactação do balão. Os balões devem ser desinsuflados com sucção, certificando-se da total retirada do ar. É melhor retirar o tubo com a sonda nasogástrica fechada, evitando assim que a

secreção presente em seu trajeto escorra durante a retirada.

COMPLICAÇÕES

As complicações ocorrem em razão da fixação nasal, da broncoaspiração, da compressão, além da migração do balão e do seu mau posicionamento. Necrose, ulcerações, lacerações e erosões da asa do nariz decorrem da má fixação ou de sua longa permanência. A broncoaspiração leva à pneumonite ou pneumonia; já a compressão causada pelos balões causa ruptura, perfuração, lacerações e ulcerações esofágicas, fibrilação ventricular, fístula traqueobrônquica, rotura de traquéia torácica,[17,18,19,20,21,22] podendo até ocorrer ruptura jejunal,[23,24] caso descrito em paciente portador de gastroenteroanastomose. Nos casos em que há migração do balão ou mau posicionamento, pode ocorrer recidiva hemorrágica, persistência do sangramento, oclusão de vias aéreas e insuficiência respiratória. Outras complicações também podem ocorrer, como dor em orofaringe, em região retroesternal ou epigástrica, regurgitação do balão e impactação (Tabela 127.2).[25,26,27]

É importante salientar que todas as complicações podem ser evitadas ou minimizadas com o estabelecimento dos cuidados descritos e da técnica correta.

TABELA 127.2

Complicações no uso do balão

	Complicações
Fixação	Necrose, ulcerações, lacerações e erosões da asa do nariz
Broncoaspiração	Pneumonite ou pneumonia
Compressão	Ruptura, perfuração, lacerações e ulcerações esofágicas, fístula traqueobrônquica, ruptura de traquéia torácica, fibrilação ventricular
Migração do balão ou mau posicionamento	Recidiva hemorrágica, persistência do sangramento, oclusão de vias aéreas e insuficiência respiratória
Outras complicações	Dor em orofaringe, região retroesternal ou epigástrica, regurgitação do balão e impactação

REFERÊNCIAS BIBLIOGRÁFICAS

1. Westphal K. Über eine Kompressions behandlung der blutungen aus esophagus varizen. Deustsche Med Wchnschr 1930;56:1135-6.

2. Rountree LG, Zimmerman EF, Todd MN, Ajac J. Intraesophageal venous tamponade. J Amer Med Ass 1947;135:630-1.

3. Sengstaken RW, Blakemore AH. Balloon tamponade for the control of hemorrhage from esophageal varices. Ann Surg 1950;131:781-9.

4. Linton RR. The emergency and definitive treatment of bleeding esophageal varices? Gastroenterol 1953;24:1-9.

5. Bogossian AT, Bogossian L. Hemorragia digestiva aguda: tratamento específico da lesão sangrante. J Bras Med 2004;86(6):20-8.

6. Harry R, Wendon J. Management of variceal bleding. Curr Opin Crit Care. 2002;8:167-70.

7. Head HB, Kukral JC, Prestow FW. Helmet-Mounted constant traction spring for maintenace of position of Sengstaken tube. Am J Surg 1966;112(3):465-8.

8. Maginn RR, Mulligan LV. Technical refinaments in the use of the Sengstaken tube. Am J Surg 1968;116(1):140-1.

9. Boyce JRHW. Modification of the Sengstaken-Blakemore balloon tube. New Engl J Med 1962;267;1955-6.

10. Kaza CS, Rigos B. Rapid placemnet of the Sengstaken-Blakemore tube using a guidewire. J Clin Gastrointest 2002;34(3):282.

11. Lin TC, Bilir BM, Powis ME. Endoscopic placement of Sengstaken-Blakemore tube. J Clin Gastroenterol 2000;31(1):29-32.

12. Lock G, Reng M, Messman H, Grüne S, Schölmerich J, Holstege A. Inflation and positiong of the gastric balloon of a Sengstaken-Blakemore tube under ultrasonographic control. Gastrointest Endosc 1997;45(6):538.

13. MacCormick PA, Burrughs AK, McInyre N. How to insert a Segstaken-Blakemore tube. Br J Hosp Med 1990;43:274-7.

14. Pasquale MD, Cerra FB. Sengstaken-Blakemore tube placement. Use of balloon tamponade to control bleending varices. Crit Care Clin 1992;8:743-53.

15. Haddock G, Garden OJ, Mckee RF, Anderson JR, Carter DC. Esophageal tamponade the management of acute variced hemorrage. Dig Dis Sci 1989;34:913-8.

16. Feneyrou B, Hanana J, Daures JP, Prioton JB. Initial control of bleending from esophageal varices with the Sengstaken-Blakemore tube: experience in 82 patients. Am J Surg 1988;155: 509-11.

17. Thomas P, Auge A, Lonjon T, Perrin G, Giudicelli R, Fuentes P. Rupture of the thoracic trachea with a Sengstaken-Blakemore tube. J Cardiovasc Surg 1994;35(4):351-3.

18. Akgun S, Lee DE, Weissman PS, Yook CR, Vujic DM, Rellosa I. Hemoptysis and tracheoesophageal fistula in a patient with esophageal varices and Sengstaken-Blakemore tube. Am J Med 1988;85:450-2.

19. Zeid SS, Young PC, Reeves JT. Rupture of the esophagus after introduction of the Sengstaken-Blakemore tube. Gastroenterology 1959;36:128-31.

20. Hamm DD, Papp JP. Rupture of esophagus during use of Sengstaken-Blakemore tube. Postgrad Med 1974;56:199-200.

21. Stark P, Philips JM. Esophageal rupture as a complication of the use of a Sengstaken-Blakemore tube. Radiologeg 1985;25:76-7.

22. Barringer M, Meredith J. Distal esophageal perforation: esophageal exclusion using a modified Sengstaken-Blakemore tube. Am Surg 1992;48:518-9.

23. Schleinitz P. Jejunal rupture by Sengstaken-Blakemore tube. Gastroenterology 1982;83:159.

24. Goff JS, Thompson JS, Pratt CF, Tomasso GI, Penn I. Jejunal rupture caused by a Sengstaken-Blakemore tube. Gastroenterology 1982;82: 573-5.

25. Kochhar R, Saxena R, Singer R, Mehta SR. Endocopic management of impacted Sengstaken-Blakemore tube. J Emerg Méd 1989;7:469-70.

26. Bhasin DK, Zargar SA, Mandal M, Goentra M, Singt R, Endoscopic removal of impacted Sengstaken-Blakemore tube. Surg Endosc 1989;3: 54-5.

27. Chawlay, Ram S, Ramesh GN, Dilawari JB. Impacted Sengstaken-Blakemore tube. Am J Gastroenterol 1988;83(12): 1438-9.

CAPÍTULO 128

GASTROPATIA HIPERTENSIVA PORTA

Luiz Pinheiro Quinellato   •   Marcius Batista da Silveira

Alice Ruberti Schmal   •   Rafael Pires Quinellato

INTRODUÇÃO

A Gastropatia Hipertensiva Porta (GHP) e a rotura das varizes esofago-gástricas (VEG) constituem-se nas duas principais causas de Hemorragia Digestiva Alta (HDA) no paciente com hipertensão porta (HP).[1-7,38]

Embora há apenas duas décadas venha recebendo atenção da literatura, em recente revisão realizada sobre a GHP, encontramos citações de épocas bastante remotas, como as de Osler, em 1898,[8] chamando a atenção para condições da circulação portal causando ingurgitamento crônico da mucosa gástrica como na cirrose. Logo a seguir, Preble,[9] em 1900, assinalou uma clara distinção entre a HDA originada nas varizes esofagianas (VE) e na mucosa gástrica de pacientes cirróticos com HP. Dessa época em diante, entre os poucos estudos que se destinaram a ressaltar a importância da participação gástrica na etiologia da HDA em pacientes com HP, destacamos uma série de estudos de necropsia[03,10,11] e também radiológicos.[1,6,12,13,15]

O uso praticamente universalizado da endoscopia digestiva alta (EDA), no início dos anos 1970, e, posteriormente, a adição da EDA terapêutica por meio da esclerose das varizes esofagianas (EVE) propiciaram, segundo alguns autores,[14] a maior oportunidade para o melhor conhecimento e a interpretação das lesões gástricas encontradas no paciente com HP. Desde então, múltiplos aspectos endoscópicos com potencial hemorrágico foram registrados e genericamente denominados "gastrite".[6,7,16-22]

O início da década de 1980 representa o marco fundamental no conhecimento e para maior entendimento da doença, por meio dos trabalhos clássicos realizados pela equipe de Sarfeh e Tarnawski.[22-27] Trabalhando com modelos de HP experimental em ratos, esses pesquisadores encontraram alterações acentuadas na microvasculatura da parede gástrica desses animais. Essas alterações eram traduzidas por ectasia e dilatação dos vasos da mucosa e submucosa e tortuosidade dos mesmos. Esses achados foram logo a seguir encontrados também em humanos, por meio dos estudos de McCormack[14] e também de outros.[39-41] A partir de então, com o estabelecimento do conceito de *vasculopatia mucosa*, a antes denominada "gastrite" passou a ser substituída por uma terminologia com base vascular, surgindo, então, uma nomenclatura bastante vasta: *gastropatia congestiva* (GC),[28-30] *gastropatia hipertensiva porta*,[31-33] *vasculopatia mucosa gástrica*[23] etc. Posteriormente, alguns autores chamaram a atenção para um espectro mais amplo dessas lesões, tentando estendê-las até o tubo digestivo mais baixo. Surgiram, então, termos como *gastroenteropatia congestiva* (GEC)[34,35] e *vasculopatia intestinal hipertensiva portal*, havendo alterações vasculares desde o trato digestivo alto até o cólon, todas com potencial de sangramento.[36,37]

McCormack e colaboradores,[14] em seu estudo pioneiro, foram os primeiros a descrever as alterações macroscópicas ocorrendo na mucosa gástrica de pacientes com HP de todas as etiologias. Utilizando a classificação de gastrites de Taor,[42] classificaram a GC em duas formas: uma que chamaram de "leve", que compreendia três aspectos endoscópicos: um *rash* ou uma erupção escarlatiniforme; um avermelhamento difuso da mucosa ou sobre as pregas gástricas, conferindo um aspecto em listras; um fino padrão reticular branco circundando áreas de mucosa edematosa, levemente elevada e avermelhada, lembrando a *snake skin* (ou pele de cobra) e mais tarde chamado de *padrão mosaico* (PM).[43] A outra forma ele denominou *gastropatia acentuada*, traduzida por discretos *red spots*, confluentes ou não e semelhantes aos *cherry red spots* descritos nas varizes esofagianas e também por uma gastrite hemorrágica difusa. McCormack[14] distinguiu ainda uma forma transitória e uma outra persistente da GC. A primeira assim definida presente em uma primeira EDA e ausente em uma segunda EDA, oito semanas após. A segunda, se presente por mais de oito semanas, em duas ou mais EDAs consecutivas.

As alterações macroscópicas assim descritas foram encontradas em 51% dos pacientes, sendo mais freqüentemente vistas nas regiões do fundo e corpo gástrico. Fato interessante, essas alterações foram independentes do grau funcional hepático e também do grau ou aumento da HP medidos pela pressão venosa hepática encunhada (WHVP). Igualmente, idade, sexo e drogas prescritas não influenciaram na presença dessas alterações. À exceção dos *cherry red spots*, todas as outras alterações foram igualmente vistas tanto em pacientes com HP quanto naqueles sem ela. Entretanto, o aspecto histológico encontrado foi muito diferente daquele descrito por Whitehead[44] para definir gastrite crônica, havendo, ao contrário, uma proeminência de alterações vasculares, traduzidas por dilatação das veias submucosas, tortuosas e com diâmetro irregular ao lado de focos de espessamento da íntima. Os vasos mucosos mostraram áreas de anormalidade focal, traduzidas por ectasia de capilares e veias. Essas alterações histológicas, tal como as alterações endoscópicas, foram vistas em todas as regiões do estômago, mas foram mais freqüentes no corpo e na cárdia, sendo encontradas também em outras localizações no trato gastrointestinal.

A hemorragia secundária à GC representou 25% do número total de sangramentos de todos os sítios. Com relação à EVE, um maior número de sessões e também um segmento mais longo foram associados com a forma acentuada ou persistente de GC.

Devido à sua simplicidade e à habilidade em predizer o risco de hemorragia, a classificação de McCormack[14] ganhou popularidade universal. Entretanto, vários outros estudos não conse-guiram repetir seus resultados. Misra[45] encontrou as alterações microvasculares antes mencionadas em 36 de 50 pacientes (72%) com HP. Somente 7 dos 50 (14%) exibiam o padrão mosaico. Biópsias desses sete pacientes mostraram dilatação capilar e ectasia. Biópsias de 100 pacientes controle mostraram essas mesmas alterações em 59 (59%). A conclusão foi por não haver correlação endoscópico–histológica na GC.

Do mesmo modo, no estudo de Sarin[46], a ectasia vascular esteve ausente, tanto em pacientes com HP quanto em controles, ambos apresentando o aspecto em mosaico da mucosa. Corbishley e colaboradores[28] estudaram 20 pacientes com HP, 20 pacientes hepatopatas sem HP e 20 pacientes com estômago normal. Histologia compatível com a GC foi encontrada em 47%, 85% e 84% em cada grupo respectivamente. Concluíram que não havia especificidade nos achados de biópsia endoscópica para o diagnóstico de GC. McCormick e colaboradores[30] mostraram, adicionalmente, não haver correlação entre a severidade da GC endoscópica e o grau da dilatação capilar mucosa medida morfometricamente. Em nosso estudo,[47] a ectasia vascular microscópica apresentou-se em 36 de 79 (45,56%) pacientes com HP e GC endoscópica e em somente 1 de 29 (3,44%) pacientes do grupo-controle sem HP. Em contrapartida, alterações vasculares foram encontradas também em 2 de 5 (40%) com HP e mucosa normal. Em seu es-tudo, Viggiano e colaboradores[36] concluíram que a dilatação capilar não era específica de HP e sugeriram estudos ulteriores em que melhor se determine entre ectasia e dilatação e paralelamente se contemple o espessamento da parede dos vasos. Foster e colaboradores[41] utilizaram uma técnica especial de coloração para antígenos relacionados ao fator VIII, um marcador específico de células endoteliais e encontraram uma evidência maior de dilatação capilar mucosa do que para fragmentos corados convencionalmente.

Quanto à prevalência da GC, resultados igualmente discrepantes foram comumente observados e dependeram, entre outros fatores, do critério adotado. Assim, quando a presença ou a ausência do PM foi considerada, a prevalência variou de 11% a 94% nos diversos estudos[19,43,46,48,50] (Tabela 128.1).

De outro modo, quando a gastropatia como um todo foi considerada, embora ainda houvesse diferença significativa nessa prevalência, ela ocorreu em patamares mais altos – 51% a 98%[14,50,52] (Tabela 128.2).

Calès,[50] utilizando um modelo estatístico de K índice, observou um pobre acordo para o padrão mosaico isolado (K = 0,38) e, diferentemente, um bom acordo para gastropatia (K = 0,50).

Iwao[55] utilizou uma modificação da classificação de McCormack[14] da GC. Suprimiu o aspecto *reddening* ou avermelhamento difuso, sinal considerado pouco específico para o diagnóstico da

TABELA 128.1

Autor	Ano	Nº de Pacientes	Nº de Pacientes com Aspecto Mosaico	Prevalência (%)
Papazian	1986	100	94	94
Sarin	1988	64	07	11
Pretolani	1988	22	13	59
D'amico	1990	212	110	52
Calès	1990	100	83	83
Total		498	307	62

TABELA 128.2

Autor	Ano	N° de Pacientes	N° de Pacientes com Aspecto Mosaico	Prevalência (%)
McCormack	1985	51	27	51
Pretolani	1988	22	17	77
D'amico	1990	212	130	61
Calès	1990	100	98	98
Total		385	271	71

GC, e observou que a sensibilidade e a especificidade dos sinais gástricos em conjunto foram muito maiores que aquelas de cada sinal isolado para o diagnóstico da GC.

Ainda Calès e seu grupo, em uma série de estudos,[49-52] encontraram uma pobre concordância interobservadores para a semiologia dos sinais gástricos em pacientes cirróticos com HP. O nível dessa concordância foi proporcional à qualidade dos exames. Analisando em outro estudo a concordância dos sinais endoscópicos entre 12 observadores de diferentes serviços, concluíram que o acordo interobservadores foi significantemente melhor dentro de um centro do que entre diferentes centros. A concordância foi máxima para um grau mais desenvolvido de severidade de um sinal e mínima para os graus intermediários. Os autores enfatizam as diferenças nas prevalências dos sinais gástricos em seus estudos em comparação com outros[14,43] e responsabilizam as diferentes populações de pacientes selecionados; os pequenos tamanhos amostrais dos estudos iniciais; o desenho estatístico incorreto, sem utilizar K índice, o qual elimina "bias"; e a não-especificação do endoscópio utilizado. Finalmente, observaram que o sempre pobre acordo intercentro poderia ser devido, além dos fatores já citados, às múltiplas classificações endoscópicas utilizadas por vários endoscopistas. Assim, recomendam esforços para padronizar a descrição das lesões e uma reunião de consenso, visando a uma classificação simples e que contemple o maior valor preditivo de hemorragia.

Para Viggiano,[36] uma multiplicidade de fatores estaria envolvida com os já mencionados conflitantes resultados estatísticos relacionados à GC. Como Calès, ele enfatiza diferentes critérios na seleção das populações estudadas, bem como suas diferentes etnias; diferentes técnicas de biópsias empregadas, assim como o pequeno alcance das biópsias endoscópicas convencionais; a experiência individual do patologista e, finalmente, as diferentes técnicas de coloração empregadas na histologia.

Para Yoo,[53] embora a classificação de McCormack seja popular universalmente, ela é passível de algumas críticas. Em primeiro lugar, os sinais endoscópicos observados são, na maioria das vezes, de intensidade moderada e, desse modo, não representativos das formas leve ou acentuada classificadas. Em segundo lugar, essa classificação estaria muito mais voltada para graduar a severidade da GC do que propriamente para diagnosticá-la, uma vez que seus sinais ainda não foram validados para esse propósito.

McCormick e colaboradores[30] investigaram o grau de dilatação capilar na mucosa gástrica medido morfometricamente e sua relação com aspectos endoscópicos gástricos. Para eles, se os segundos seriam uma conseqüência dos primeiros, um padrão endoscópico mais acentuado seria o esperado em vigência de maiores graus de dilatação capilar. Assim, utilizaram uma escala de graduação de severidade de GC, introduzindo uma modificação na classificação de McCormack.[14] Uma escala de quatro pontos foi então utilizada:

O = aspecto normal
Leve = aspecto em mosaico ou *snake skin*
Moderada = presença de eritema
Acentuada = presença de erosões ou gastrite hemorrágica

Nessa classificação, a gastropatia leve (padrão mosaico) foi subdividida em gastropatia leve e moderada. A conclusão foi de que a severidade dos aspectos endoscópicos da GC em pacientes com varizes não se correlaciona com o grau de dilatação capilar mucosa.

Spina e o North Italian Endoscopic Club (NIEC)[54] conduziram um estudo multicêntrico na tentativa de melhor definir o significado clínico, uniformizar a nomenclatura e estabelecer o risco de hemorragia dessas lesões gástricas. Elaboraram uma classificação com quatro lesões elementares básicas da mucosa gástrica em três níveis:

1. *Padrão Mosaico*: já descrito previamente
   • leve: aréola toda rósea;
   • moderado: ponto vermelho no centro da aréola sem alcançar a borda branca;
   • acentuado: aréola toda vermelha.
2. *Red Point Lesions* (RPL): pontos avermelhados planos, < 1mm, com discreta ou confluente distribuição.
3. *Cherry Red Spots* (CRS): lesões vermelhas, levemente protrusas, ar-

redondadas, raras ou difusamente distribuídas > 2mm.

4. *Black Brown Spots* (BBS): poucos ou múltiplos *spots* planos, pretos ou marrons, persistentes após lavagem, resultando de hemorragia subepitelial.

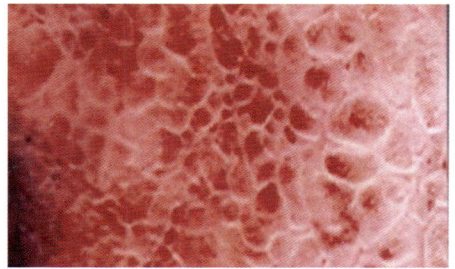

FIGURA 128.1

GHP acentuada – Padrão mosaico com aréola toda vermelha

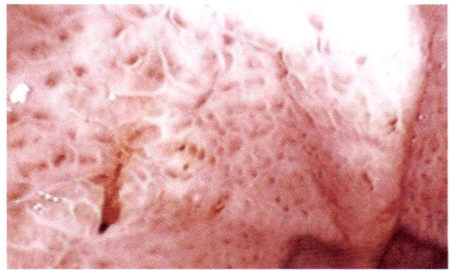

FIGURA 128.2

GHP moderada – Padrão mosaico com ponto vermelho central e área de hemorragia

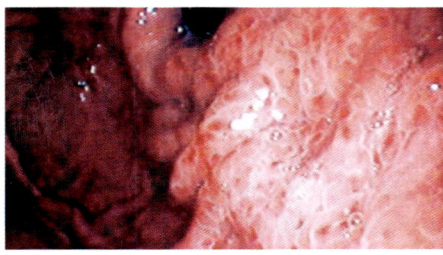

FIGURA 128.3

GHP leve – Padrão mosaico com aréola rósea

As conclusões foram as seguintes: a reprodutibilidade dessa classificação obteve bom acordo interobservadores; a prevalência do padrão mosaico e *red point lesions* foi significantemente maior em pacientes com HP que na-

queles sem ela; *cherry red spots* e *black brown spots* estiveram muito associados à HP somente quando presentes difusamente, mas esse achado foi raro; houve consenso em considerar o PM um sinal sensível mas não muito específico da GC. Se o PM é leve, a possibilidade de um falso-positivo devido ao uso da videoendoscopia é grande. Houve então a recomendação para a especificação do tipo do endoscópio usado; houve consenso para a combinação de *red point lesions* e *cherry red spots*, considerando que a distinção entre as duas lesões é difícil. Ambos os sinais foram considerados por pertencerem ao mesmo espectro, sem considerar a forma ou a dimensão. As duas lesões foram então redenominadas *Red Marks* (RM); *black brown spots* foram considerados não-específicos de HP, representando apenas hemorragia subepitelial.

- Padrão Mosaico (PM) é um sinal de GHP, mais prevalente no corpo e fundo gástricos;
- *Red Marks* (RM) não tem localização específica. Se difusas, elas são um sinal de GHP;
- *Black Brown Spots* não são sinais de GHP, mas sim de hemorragia subepitelial; assim:
  - Padrão Mosaico = gastropatia hipertensiva porta leve → baixo risco de sangramento;
  - *Red Marks* = gastropatia hipertensiva porta acentuada → alto risco de sangramento.

Esses achados, embora reais, não podem ser conclusivos, dado o caráter mutável desses sinais com o tempo. São necessários estudos da história natural da GC para melhor definição.

Yoo e colaboradores[53] compararam a classificação tradicional de dois níveis (McCormack) com aquela de três níveis (NIEC). Para eles, quando um sistema de graduação é detalhado, ele representa a extensão e a severidade da condição em questão com grande precisão. O nível desse detalhamento é baseado na habilidade desse sistema para confiavelmente discriminar os graus

de severidade. O mais importante é que esse sistema precisa ser reproduzível na prática. Os autores finalizaram o estudo concluindo que: embora ambas as classificações, em dois e três níveis respectivamente, apresentassem substanciais limitações no que diz respeito à especificidade e à confiabilidade, houve melhor concordância e reprodutibilidade com a classificação mais simples em dois níveis. Recomendaram cautela ao se utilizar ambas as classificações, para o diagnóstico da GC, considerando que nenhuma das duas foi ainda validada para esse propósito.

Stewart e colaboradores[56] conduziram um outro estudo para avaliar a reprodutibilidade e para validar o sistema de graduação da GC proposto pelo grupo de estudos Baveno, usando K índice e sua relação com achados clínicos, incluindo hemorragia relacionada à GC, e secundariamente avaliar a habilidade desse sistema na predição de hemorragia futura.

Score do Baveno Consensus Conference

Parâmetro	Score
1 – Padrão Mosaico	
• Leve	1
• Acentuado	2
2 – *Red Marks*	
• Isoladas	1
• Confluentes	2
3 – GAVE	
• Ausente	0
• Presente	2
GC leve	*Score* ≤ 3
GC acentuada	*Score* ≥ 4

Assim, concluíram que: a GAVE (ectasia vascular gástrica antral), as *Red Marks* e o PM foram encontrados com freqüência aumentada em pacientes com cirrose e GHP. A presença de RM e GAVE está associada com ambas, hemorragias agudas e crônicas, e o risco de hemorragia é refletido pelo sistema de graduação da GC proposto pela conferência de Baveno. Além disso, esse sistema de graduação foi altamente reproduzível e muito capaz de predizer o risco de hemorragia futura.

HISTÓRIA NATURAL DA GASTROPATIA HIPERTENSIVA PORTA

Um caráter dinâmico das lesões gástricas da GHP foi primeiramente observado por McCormack e colaboradores[14] e posteriormente confirmado em outros estudos da história natural dessa doença.[32,57,58,59] D'Amico,[48] diferentemente de McComarck,[14] observou que ao lado das alterações vasculares já descritas havia também uma proeminência de alterações inflamatórias encontradas especialmente na GC leve, enquanto a distorção arquitetural com atrofia foi um achado de GC acentuada. Esses achados sugerem que a GC pode progredir com o tempo de um estágio precoce, caracterizado por alterações vasculares, com leve a intensa inflamação (GC leve), até rarefação e encurtamento das glândulas em estágios tardios, nos quais torna-se proeminente e as alterações vasculares ficam mais evidentes. No estudo de McCormack,[14] uma pequena série de 20 pacientes foi acompanhada por 2 anos. Nela, a GC leve progrediu para GC acentuada apenas uma vez. Nessa mesma série, a GC apareceu pela primeira vez após a EVE em 6 pacientes, enquanto em outros 5 pacientes, a EVE coincidiu com o desaparecimento das lesões gástricas. Para esse autor, uma forma permanente de GC estaria ligada ao tempo de duração da doença, enquanto uma outra forma transitória seria secundária a causas autolimitadas, tais como infecção ou EVE.

Sarin e colaboradores[57] analisaram prospectivamente 967 pacientes que haviam sangrado recentemente de varizes. Nesse estudo, a GC foi transitória em um terço dos pacientes e desapareceu após três meses do seu aparecimento. Ela foi progressiva em somente 9% e persistente em 56% dos pacientes. Conforme McCormack,[14] distinguiu duas formas de GC, uma transitória e menos severa, desenvolvendo-se após erradicação das varizes esofagianas, e uma outra já existindo previamente à EVE, a qual teria seu curso agravado pela EVE, com maior tendência a hemorragia. Uma outra observação desse estudo foi a de que se a GC persiste por mais de três meses, é provável que ela persista por períodos mais longos e nunca regrida após 6 meses.

Primignami e colaboradores,[58] em seu estudo multicêntrico com seguimento de três anos, observaram como McCormack[14] que a prevalência da GC (80%) está relacionada ao tempo de duração da doença. Nesse estudo, a GC progrediu de leve a severa e vice-versa, ou mesmo desapareceu completamente ao longo do estudo. Outra observação foi a de que a evolução da GC com o tempo foi idêntica tanto em pacientes com EVE prévia quanto em pacientes em vigência de EVE. Resultados semelhantes foram também observados para a ligadura elástica das varizes (LEV). Outros dois estudos confirmaram o caráter dinâmico das lesões da GC.

No estudo de Merli e colaboradores,[128] a GHP foi encontrada em 48 de 222 (21,62%) pacientes cirróticos, com varizes de pequeno calibre ou sem elas no início do estudo. Estes foram seguidos por 47 meses, com endoscopia a cada 12 meses. A incidência de GHP foi de 3% e 14% respectivamente em 1 ano e aos 3 anos. Hemorragia importante foi observada em apenas 1 de 16 pacientes que sangraram nos 47 meses. Desses, 9 sangraram agudamente e 7 cronicamente. Essa evolução dinâmica poderia justificar os discrepantes resultados relacionados à prevalência da GC. A mutabilidade temporal das lesões gástricas estaria ligada, entre outros aspectos, às características do fluxo sanguíneo local, que poderiam ou não permitir a transmissão de diferentes níveis da aumentada HP às veias gástricas mucosas e submucosas.[14]

Uma grande evidência da influência desses fatores hemodinâmicos locais é encontrada no estudo de Nakayama e colaboradores.[61] Esses pesquisadores investigaram o papel do padrão venoso colateral extravaricoso e sua contribuição para o desenvolvimento da GC antes e após a EVE. A conclusão foi a de que a presença de um *shunt* gastrorenal espontâneo, mais do que as veias paraesofagianas, exerce papel protetor no desenvolvimento das lesões gástricas da GC, antes e após a EVE. De acordo com eles, vários *shunts* portassistêmicos desenvolvem-se em pacientes com HP. O mais freqüente desses canais colaterais é o coronário-gastroesofagiano. Geralmente, a veia gástrica esquerda supre as varizes esofagianas (*shunt* gastroesofago-ázigos) e as veias gástricas curta ou posterior suprem as varizes fundais (*shunt* esplenogastrorrenal). Considerando que varizes fundais (VF) são usualmente formadas por *shunts* gastrorrenais, igualmente um papel protetor das varizes fundais bem desenvolvidas é sugerido contra o desenvolvimento da GC. Embora seja confirmado em outros estudos,[62,63] esse achado não é consensual.[64,65,72] Encontramos outra evidência da importância desses fatores no estudo de Shimoda e colaboradores.[66] Eles observaram um paciente que desenvolveu GC hemorrágica de difícil controle ao utilizar a técnica de B-RTO para tratar varizes fundais, a qual consiste da obliteração do maior *shunt* portassistêmico.

Ohta e colaboradores,[67] em estudo da hemodinâmica portal, também observaram a presença de um *shunt* gastrorrenal em 11 pacientes sem GHP e em apenas um paciente com GHP. Uma outra observação desse estudo foi a de que varizes esofagianas do tipo paliçada foram mais freqüentes do que as varizes do tipo barra no grupo de pacientes com GHP. A interpretação foi a de que o tipo paliçada oferece maior resistência à drenagem do território gástrico, favorecendo, assim, a congestão.

A GHP E O TRATAMENTO ENDOSCÓPICO DAS VARIZES ESOFAGIANAS

Uma vez estabelecida a importância dos fatores hemodinâmicos locais na presença ou graduação da severidade da GHP e, por sua vez, considerando o papel que a terapêutica endoscópica pode exercer, alterando esses fatores, torna-se importante saber e quantificar a real influência dessa tão freqüente modalidade terapêutica nas lesões da GHP.

A maioria dos estudos iniciais indica maior prevalência e também agravamento das lesões da GHP preexistentes à EVE.[46,68,69] Para alguns autores,[14,70] esses trabalhos não representam os melhores modelos para o estudo da GHP. Nesses, a avaliação das lesões gástricas foi feita logo após o estabelecimento da HP. Sendo a GHP uma condição dinâmica com o tempo, os estudos prospectivos e lineares seriam os mais apropriados.

McCormack e colaboradores[14] foram os primeiros a mostrar resultados diferentes dos estudos iniciais. Em sua série, como já mencionado, somente um paciente teve agravada sua GHP com o tempo de estudo, enquanto em cinco pacientes a EVE coincidiu com o desaparecimento das lesões gástricas. Baseado no resultado desse estudo, eles introduziram pela primeira vez o conceito da GHP persistente e transitória. A primeira relacionada basicamente à HP crônica e sustentada ao longo do tempo, enquanto a segunda relacionada, além disso, a fatores intervenientes e transitórios tais como a EVE. A observação de que pacientes com a forma acentuada de GHP tinham recebido um número significativamente maior de tratamentos por EVE, em comparação com aqueles com a forma leve da GHP, estaria relacionada, segundo ele, a um período de tempo de observação maior nos pacientes submetidos àquele tratamento, uma vez que o número de tratamentos por paciente mês não foi significativamente diferente.

Nos estudos de McCormick e colaboradores,[30] nenhuma relação foi observada entre uma história prévia de EVE e a severidade da GHP, tanto endoscópica quanto histologicamente.

Pérez-Ayuso e colaboradores[32] observaram que a GC severa melhorou em 8 de 26 pacientes (30,8%) no grupo propranolol (grupo de intervenção), mas também em 5 de 28 (17,9%) pacientes no grupo-placebo.

Hou e colaboradores[59] observaram – em seu estudo prospectivo com seguimento a intervalos de três meses, antes, durante e após a erradicação das varizes – que as alterações na severidade da GHP após EVE ou LEV são reversíveis, sendo essa reversão mais precoce com LEV do que com EVE. Reforçam a teoria de que os resultados conflitantes de estudos prévios com relação à prevalência da GHP sejam relacionados às diferenças nos tempos de observação.

Em estudo da história natural da GHP, Sarin e seu grupo[57] observaram evolução diferente para pacientes desenvolvendo GHP após erradicação varicosa em relação aos casos com GHP preexistente. No primeiro caso, ela é transitória na maioria das vezes e menos acentuada, enquanto, de outro modo, quando já presente antes da EVE, esta pode agravá-la, havendo, nesse caso, tendência à hemorragia. Ainda nesse estudo, as lesões da GHP foram menos freqüentes e mais vezes transitórias em pacientes não-cirróticos do que em cirróticos. Para eles, lesões de GHP em pacientes não-cirróticos só ocorrem nos pacientes submetidos à terapia endoscópica das varizes.

Um outro estudo da história natural, agora conduzido por Primignani e colaboradores,[58] concluiu que a prevalência da GHP esteve relacionada com a duração da doença, presença e tamanho das varizes esofagianas e história prévia da EVE. Entretanto, a evolução da GHP com o tempo foi idêntica tanto em pacientes que não receberam EVE quanto naqueles com EVE prévia, e também nos outros em vigência de EVE. A conclusão final foi de que a EVE não in-

fluenciou a história natural da doença. Resultados semelhantes foram encontrados por esse grupo para LEV.

Em outro estudo, Yoshikawa e colaboradores,[73] com seguimento temporal curto (2 semanas), observaram poucos casos de agravamento de GHP (5,7%) nesse período. Esses resultados podem ser debitados ao próprio curto intervalo de observação.

Lo e colaboradores[74] demonstraram aumento tanto na freqüência (de 18% para 85%) quanto na severidade da GHP, após LEV. Mostraram ainda um pico máximo desse aumento seis meses após o tratamento. Paralelamente, um aumento menor nessa prevalência (de 22% para 48%), bem como na severidade, foi demonstrado nos pacientes que receberam terapia adicional com propranolol. Entretanto, após doze meses, não houve diferença estatística entre o grupo tratado e aquele sem tratamento.

Resultados semelhantes foram encontrados nos estudos de Tanoue e colaboradores[70] e Hou e colaboradores.[59] Como observado em estudos prévios, pacientes que desenvolveram varizes gástricas ou que apresentaram recorrência das varizes esofagianas exibiram também freqüência e severidade menores de GHP.

Yuksel e colaboradores[65] demonstraram que a EVE e a LEV aumentaram, de modo similar, tanto a freqüência quanto a severidade da GHP.

Higashi e colaboradores[71] observaram em uma série de 457 pacientes japoneses que a "gastrite" hemorrágica foi a principal causa de hemorragia digestiva após EVE e que essas hemorragias, tiveram um curso incontrolável e fatal nos pacientes com pobre função hepática (Child C).

Para McCormack e colaboradores,[14] sendo varizes esofagianas as principais vias colaterais de drenagem do território gástrico, a interrupção desse fluxo por meio da terapêutica endoscópica poderia aumentar a congestão gástrica, favorecendo, assim, o aparecimento de novas lesões ou mesmo agravando as lesões já existentes. Entretanto, esses mesmos autores,[60] em estudos com ultra-som com Doppler, observaram uma grande variabilidade no padrão do fluxo sangüíneo na transição esofagogástrica. Este poderia ser cefálico (o mais freqüente), caudal (26%) e até mesmo bidirecional. Uma direção de fluxo caudal poderia explicar por que nem todos os pacientes submetidos à terapêutica endoscópica das varizes desenvolvem GHP, enquanto, inversamente, uma direção de fluxo cefálico seria a explicação mais plausível para o aparecimento e mesmo o agravamento das lesões já existentes.

GHP COMO CAUSA DE SANGRAMENTO DIGESTIVO E MORTALIDADE

O único sintoma associado à Gastropatia Hipertensiva Acentuada é a hemorragia, que pode ser leve e insidiosa ou aguda e intermitente.[31,36,48] D'Amico e colaboradores[48] confirmaram essa associação em seu estudo, ao observar sangramento gastrointestinal oculto e anemia em 8 de 82 pacientes sem gastropatia, em 35% dos 110 pacientes com GHP leve e em 90% dos 20 pacientes com gastropatia acentuada respectivamente. Embora raro, sangramento maior, algumas vezes requerendo transfusões sangüíneas, pode ocorrer. Este pode cessar espontaneamente, mas um caráter recidivante é a regra.[31]

Estudos antigos[75] reportaram uma incidência de 23% para as causas de hemorragia digestiva alta com origem no estômago em pacientes com HP. Nessa série, a GHP foi considerada junto com as erosões e as ectasias vasculares. Quando foi considerada a presença concomitante de varizes, esse número baixou de 23% para 14%. Em estudos mais recentes,[57,58,59,63,74,77,78] empregando critérios de seleção mais rígidos, esses números mostraram-se inferiores a 5% e até a 2,5%. Esses critérios incluíram: tempo entre o sangramento e a realização do exame endoscópico de no máximo 24 horas; lavagem cuidadosa de lesões hiperêmicas, coágulos e secreções na tentativa de se identificar uma real lesão

mucosa; anamnese com ênfase no uso de drogas sabidamente lesivas à mucosa gástrica, tais como a aspirina e os antiinflamatórios não-hormonais (AINH).

Uma série de fatores está relacionada ao sangramento por GHP. Muitos autores[36,48,57,59] encontraram hemorragia somente relacionada à forma acentuada de GHP. Diferentemente, outros[58,77] observaram hemorragia também proveniente do padrão mosaico acentuado (aréola uniformemente vermelha) e propõem considerá-lo como GHP acentuada. A maioria dos estudos encontrou uma freqüência aumentada de hemorragia por GHP seguindo-se à EVE.[14,48,77,78] Entretanto, não existem evidências de que a EVE predisponha ao início do sangramento.[31] Para muitos,[29,45,72] a hemorragia por GHP está mais freqüentemente associada a causas cirróticas de HP.

Triger[31] observou que a hemorragia secundária à GHP é mais freqüente em pacientes que já sangraram de varizes esofagianas. Para alguns autores,[57,78] os maiores determinantes de sangramento por GHP foram: o tempo do primeiro aparecimento da GHP, o tempo de duração das lesões gástricas e a extensão e a severidade dessas lesões. Para Primignani e colaboradores,[58] a hemorragia não é um fenômeno precoce no curso da doença.

Uma grande variedade de aspectos mucosos de GHP, isolados ou em combinação, esteve associada à hemorragia significante.[56,77] *Red marks* na forma acentuada foi o achado mais freqüentemente associado à HDA por GHP (100%) em comparação a 50% dos pacientes sem hemorragia. O padrão mosaico foi a segunda lesão elementar em freqüência – 13 de 96 pacientes (13,54%). GAVE esteve presente em uma elevada proporção de pacientes com hemorragia em comparação com aqueles sem ela. Esses achados em conjunto resultaram em um alto *score* de GHP nos pacientes com hemorragia relacionada à GHP. Assim, um *score* < 3 acuradamente prevê ausência de hemorragia, enquanto inversamente um outro *score* > 4 esteve associado à hemorragia. Em um modelo de regressão

logística múltipla, somente o *score* de GHP foi significantemente associado à hemorragia em comparação com outras variáveis.[56] Uma outra importante observação foi a associação de lesões nodulares no antro, com hemorragia relacionada à GHP. Essas lesões, embora associadas à GAVE, foram endoscopicamente distintas. Seu exame histológico não mostrou qualquer achado específico, mas hiperplasia foveolar consistente com pólipo gástrico hiperplásico associado a uma inflamação crônica do estômago.

Para a maioria dos autores,[58,59,63,74,77,78] a hemorragia secundária à GHP é um evento raro, com pequeno índice de complicações[77,78] e muito baixa mortalidade.[58,77,78)] A hemorragia aguda patente é rara[59,77,79] e freqüentemente representada por episódios repetidos de melena, na maioria das vezes autolimitada, e também estabilidade hemodinâmica. Hemorragia mucosa gástrica crônica e anemia recorrente por deficiência de ferro, algumas vezes requerendo transfusão sangüínea, são as formas mais usuais de apresentação.[79] A real prevalência de ambas, hemorragias aguda e crônica, são limitadas, de um lado, pela coexistência de varizes esofagogástricas, que poderiam ser a causa de hemorragia em alguns casos, demandando a realização de várias EDAs em um mesmo paciente; de outro, as dificuldades no diagnóstico correto das hemorragias crônicas estão atreladas à falta de acurácia da classificação da severidade da GHP, bem como à superestimação da sua prevalência nos estudos que utilizaram a queda do hematócrito como critério.[78]

A conseqüência da anemia crônica e sustentada nos pacientes com GHP severa seria o agravamento da circulação hiperdinâmica, aumentando o fluxo sangüíneo mucoso gástrico e também agravando a vasodilatação sistêmica. Esse efeito é produzido pelo aumento na disponibilidade de óxido nítrico (ON) na corrente sangüínea, como conseqüência da redução da hemoglobina no sangue, um dos mais importantes *scavengers* do ON na luz dos vasos.[79] Para Gostout,[77] um episódio de hemorragia aguda significa o prenúncio de um padrão de perda sangüínea crônica e persistente, podendo evoluir para uma forma de vasculopatia mais intensa, surgindo, então, uma enteropatia ou uma colopatia. Mesmo assim, embora sejam mais difíceis de manejar, esses casos não são acompanhados de significante morbimortalidade.

GHP *VERSUS* GAVE

Embora a maioria dos autores[84,85,87] considere a GHP e a GAVE doenças distintas, as duas condições dividem aspectos clínicos, endoscópicos e histológicos comuns, sugerindo, desse modo, uma possível associação entre ambas.[78] As duas condições são consideradas importantes causas de sangramento agudo e crônico, com sede no estômago de pacientes com e sem cirrose.[56,84,87] Nesses casos, *red spots* localizados no antro ou no estômago proximal são os achados endoscópicos mais freqüentes nas duas situações, e a ectasia vascular constitui-se no substrato histopatológico também comum nas duas condições.[81,84]

O diagnóstico de GAVE é relativamente fácil em sua forma de apresentação clássica: tipicamente mulheres idosas, com anemia de origem obscura ou mesmo pequenos sangramentos causados pelo *watermelon stomach* e a associação com desordens do tecido conectivo, autoimunes e com ausência de cirrose.[84] A resposta à terapêutica endoscópica nesses casos é considerada boa[87] em detrimento de uma pobre resposta nos casos com HP associada.[89]

Uma outra situação bastante diferente é aquela quando, em um contexto de cirrose, *red spots* vistos em pacientes com GHP acentuada confluem, assumindo um aspecto em listras do tipo GAVE com localização atípica no antro.[78] Também nesse mesmo contexto, as lesões de GAVE assumem freqüentemente um padrão difuso, podendo acometer até mesmo o estômago proximal, localização preferencial da GHP.[80,81,89]

Para Payen e colaboradores,[84] cerca de um terço dos pacientes com GAVE exibe red *spots* em localizações ectópicas, sendo esse achado muito raro na GHP acentuada. Uma outra forte evidência da peculiaridade das lesões de GAVE em pacientes cirróticos foi encontrada nos estudos de Merkel e colaboradores.[88] Esses pesquisadores observaram que lesões de GAVE nunca foram vistas isoladamente, mas, ao contrário, estiveram sempre associadas com lesões gástricas de GHP severa em diferentes localizações. Para eles, um padrão de GHP acentuada no corpo e fundo, associado com lesões também acentuadas no antro (incluindo GAVE), é mais freqüente do que lesões acentuadas isoladas em uma única região, sugerindo que o padrão de GHP acentuada de localização no antro possa estar relacionado a outros fatores, além da HP.

Sarin e colaboradores[57] também encontraram GAVE mais vezes associada à lesão de GHP e, nesses casos, uma relação positiva com sangramento.

Stotzer e colaboradores[81] encontraram em sua série uma grande freqüência de lesões ectáticas sincrônicas na região da cárdia em pacientes com GAVE freqüentemente associadas a doenças isquêmicas do coração e também a doenças do fígado. Para eles, o achado de ectasia vascular em ambas as regiões, do antro e da cárdia respectivamente, suporta o proposto mecanismo de fluxo venoso reduzido em zonas de alta pressão. Esse fluxo sangüíneo reduzido pode causar dilatação dos vasos superficiais em pacientes com baixo débito cardíaco.

Para Salazar e colaboradores,[89] um mesmo paciente pode apresentar lesões de GHP e de GAVE simultaneamente. Segundo eles, em pacientes com HP, os mesmos fatores podem participar da patogênese de ambas. Assim, alterações da regulação do tônus vascular e aumento do fluxo sangüíneo esplâncnico seriam bons exemplos desses fatores, estando essas alterações em possível relação com a síntese de PGE_2 e ON. Além disso, a hipergastrinemia, os níveis bai-

xos de pepsinogênio demonstrados em pacientes cirróticos e os distúrbios da motilidade seriam outros fatores.

Para McCormick e colaboradores,[90] não está claro se a GAVE é uma variante da GHP ou uma condição distinta. O fato de que a maioria dos pacientes com GAVE (70%) é não-cirrótica sugere que, em vigência da cirrose, a GAVE seja uma condição diferente. Nesse caso, a HP poderia ser um fator incidental ou agravante.

Para Ohmato e colaboradores,[91] são necessários estudos da história natural da GAVE com seguimentos longos. Para esses autores, é incerto se em pacientes com ectasia vascular na cárdia as lesões antrais são mais avançadas do que naqueles pacientes sem essas lesões. Em sua experiência, as lesões da GAVE são dinâmicas e progressivas, mesmo em pacientes assintomáticos. Nesses casos, eles recomendam seguimento cuidadoso de no mínimo cinco anos.

Goustout e colaboradores,[82] diferentemente de Payen,[84] observaram que as alterações histológicas na mucosa antral, em pacientes com GAVE endoscópica, são idênticas tanto em pacientes com HP quanto naqueles sem ela. Para eles, as manifestações endoscópicas de HP na mucosa gástrica são heterogêneas e provavelmente relacionadas a fatores localizados no antro, tais como motilidade ou prolapso mucoso.

Piqué[79] sugere que a mesma alteração vascular gástrica, relacionada a HP, pode parecer levemente diferente macroscópica e histologicamente, na dependência da localização anatômica no estômago. Ele afirma que a hemodinâmica da drenagem venosa do antro é diferente daquela do corpo e do fundo gástricos. Desse modo, especula se as alterações histológicas específicas da GAVE, tais como fibrose e trombose, poderiam também ser vistas em estágios mais crônicos e acentuados de GHP. Além disso, admite que a variável resposta aos betabloqueadores e ao TIPS na GHP poderia refletir avançadas alterações histológicas.

Para Thuluvath,[78] o termo GAVE deveria ser reservado para as lesões vermelhas lineares típicas no antro gástrico, na ausência do padrão mosaico no resto do estômago. Quando ao contrário, existindo evidência de GHP severa no corpo, fundo ou no antro, em um contexto de PM, esta seria classificada dentro do espectro da GHP.

Para Payen e colaboradores,[84] a distinção entre GAVE e GHP estaria relacionada a uma multiplicidade de fatores em seu estudo:

- pacientes com GAVE apresentavam mais doença hepática severa e menor nível de hemoglobina no sangue;
- não existe relação entre a severidade do grau de disfunção hepática e o grau correspondente de GHP descritos na literatura;
- a perda sangüínea foi maior em pacientes com GAVE do que naqueles com GHP;
- pacientes com GHP freqüentemente têm uma história prévia de EVE e a EVE é um fator preditivo para essa condição;
- lesões patológicas de GAVE são específicas, enquanto as lesões de GHP não o são;
- a GHP acentuada vista à endoscopia é muito mais freqüente em cirrose;
- a cirrose está presente em somente 30% dos casos de GAVE.

As lesões endoscópicas, embora semelhantes em alguns casos, apresentam diferenças:

GAVE – red spots consistem de grupos de vários micropontos avermelhados ou *red wale marking* que lembram microvasos.

GHP severa – as lesões são o resultado de eritema difuso, arranjado em *spots*, pela superposição do padrão mosaico.

Essas diferenças foram muito bem demonstradas por microendoscopia.[123]
A – De acordo com a epidemiologia
- muitos pacientes com GAVE não têm cirrose;
- o *watermelon stomach* é o mais freqüente achado de GAVE em pacientes sem cirrose, enquanto a forma difusa é o mais freqüente achado de GAVE entre cirróticos.
B – De acordo com as características endoscópicas, *red spots* são comuns a ambas as condições – GAVE e GHP acentuada.

Os resultados desse estudo sugerem fortemente que a distinção endoscópica entre GAVE e GHP seja respaldada por substrato histopatológico, utilizando o *score* de Gilliam (método padronizado que compara alterações morfológicas da GAVE com outros tipos de gastropatia)

associado ao achado de fibro-hialinose (importante lesão para a diferenciação entre GAVE e GHP). Essa associação resultou no *score* GAVE, que teria uma acurácia diagnóstica aumentada. Por outro lado, o achado da proliferação de células em fuso e fibro-hialinose é tão acurado quanto esse *score*, sendo assim suficientes na avaliação da rotina. Entretanto, a avaliação desses dois sinais é mais subjetiva que a avaliação do trombo. Então, o recomendado é uma cuidadosa avaliação, em vários cortes seriados, para a presença de todas as quatro lesões elementares e, conseqüentemente, o *score* GAVE.

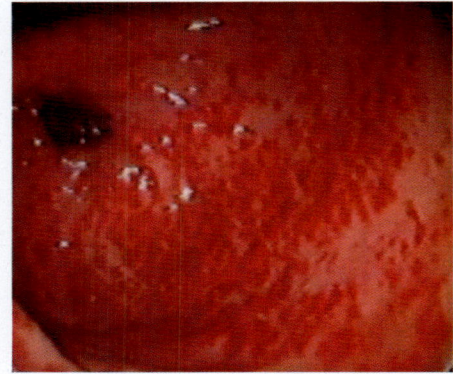

FIGURA 128.5

GAVE forma difusa

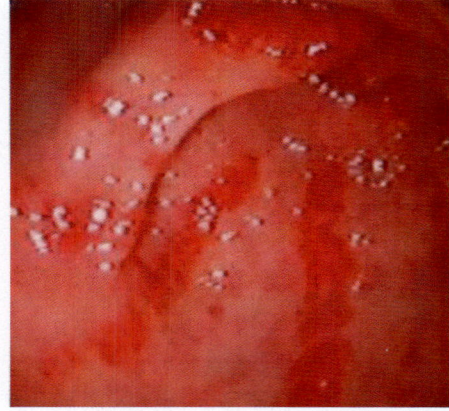

FIGURA 128.6

GAVE *watermelon stomach*

Payen[84] acredita que GAVE não seja o termo mais apropriado, porque ectasia vascular esteve presente no antro

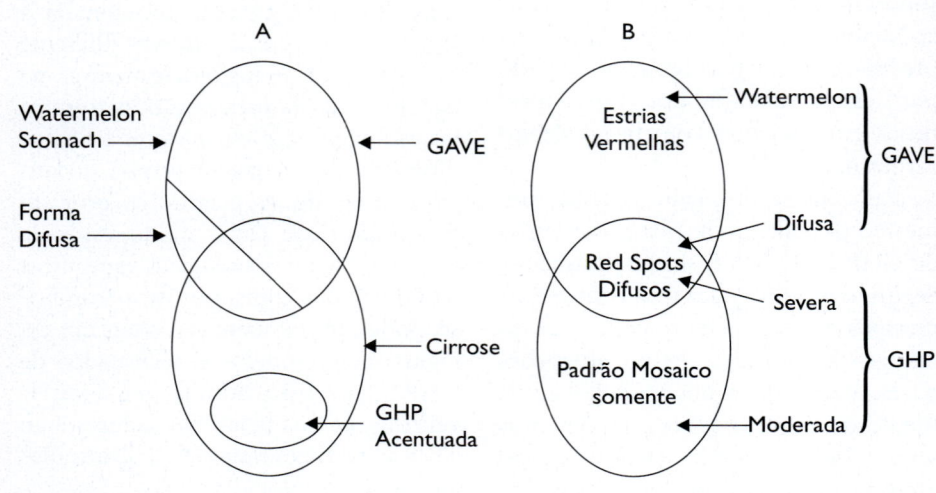

FIGURA 128.4

Relação entre a GHP acentuada e a GAVE

em 64% dos seus pacientes com GHP e também os achados da GAVE são descritos no estômago proximal, duodeno e jejuno. Em lugar de GAVE, ele propõe o termo GIVETHA (ectasia vascular gastrointestinal com trombo, hiperplasia fibromuscular ou fibro-hialinose predominantemente no antro).

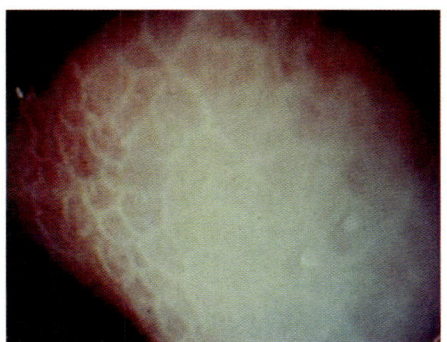

FIGURA 128.7

Padrão mosaico ou "Snake skin"

ETIOPATOGENIA DA GHP

Um grande número de doenças e condições é capaz de produzir lesões na mucosa gástrica semelhantes às lesões da GHP.[79,93,95]

McCormack e seu grupo[14] observaram que, à exceção dos *cherry red spots* (GHP acentuada), todas as outras lesões macroscópicas foram igualmente vistas entre os pacientes com e sem HP, respectivamente.

A gastrite crônica é a mais freqüente causa de lesão da mucosa gástrica semelhante à GHP leve.[97] A primeira está freqüentemente associada à infecção pelo *Helicobacter pylori* (alta prevalência).[92,97,98] Entretanto, a maioria dos estudos indica um improvável papel dessa microbactéria na gênese da GHP.[92,96,98] Uma prevalência igual e até mesmo mais baixa dessa infecção é encontrada em pacientes com HP, na comparação com aqueles sem HP.[41,100]

Um estudo indiano observou inclusive uma correlação inversa entre a prevalência da bactéria e a gravidade da GHP.[100] Como Foster,[41] sugere que a mucosa gástrica da HP seja um ambiente inóspito para o *H. pylori*.

Diferentemente, Paoluzi e colaboradores[101] encontraram alta prevalência de *H. pylori* entre cirróticos com HP e erosões gástricas. De forma não surpreendente, houve também uma grande associação entre a gastrite histológica e a presença de *H. pylori* nesses pacientes. Esses autores admitem que o *H. pylori* possa desempenhar um papel importante no desenvolvimento de erosões gástricas na HP. Eles recomendam terapêutica antimicrobiana específica anti-*H. pylori* nesses casos, como profilaxia de um possível sangramento. Uma aumentada expressão do óxido nítrico sintetase induzível (iNOS) é encontrada na mucosa gástrica de pacientes com infecção pelo *H. pylori* ou GHP.

Arafa e colaboradores[96] conduziram um estudo para avaliar o efeito da infecção pelo *H. pylori* na expressão da iNOS na ausência de GHP. De outro modo, a GHP também induziu significantemente a expressão da enzima iNOS em pacientes *H. pylori* negativos. Não foi observado efeito sinergístico ou aditivo entre *H. pylori* e GHP nessa expressão. Além disso, a expressão de iNOS foi significantemente maior nos pacientes com GHP acentuada do que naqueles com a forma leve ou nos sem GHP.

Triger e colaboradores[102] chamam atenção para a importância na distinção entre gastrite alcoólica e GHP. Para eles, embora a macroscopia da mucosa gástrica seja semelhante, a microscopia na gastrite alcoólica mostra tipicamente hemorragia subepitelial, que a distingue da GC.[103,104]

Segundo Laine,[103] a primeira descrição *in vivo* de lesões gástricas álcool-induzidas foi feita por William Beaumont em 1883, no paciente Alexis St. Martin, via fístula gástrica.

Tarnawski e colaboradores[104] mostraram que a mucosa gástrica é mais suscetível à lesão pelo álcool em modelos experimentais de HP.[104] Mais recentemente, eles descobriram também que o maior alvo dessa lesão seria o endotélio microvascular anormal e que isso seria um fator crítico no desenvolvimento de necrose mucosa profunda.

Em estudo recente, Auraux e colaboradores,[93] observaram que recente ingestão de álcool favoreceu a ocorrência de erosões gastroduodenais em pacientes com HP. Em séries antigas,[105] o papel da gastropatia alcoólica (hemorragia subepitelial) como causa de hemorragia digestiva em bebedores agudos e crônicos foi superestimado. Estudos mais recentes[94] documentam a raridade da gastropatia alcoólica como causa de significante hemorragia digestiva e enfatizam, nesses casos, o papel das causas relacionadas à HP, incluindo a GHP. Admitem ainda que alguns dos pacientes dessa série tivessem agravado sua GHP pelo uso de álcool. Chamam a atenção para a possibilidade de mais grave lesão mucosa com a associação de álcool e aspirina, em comparação ao álcool isoladamente.

Um papel atribuído ao óxido nítrico sintetase constitutiva endotelial (ecNOS), na aumentada suscetibilidade da mucosa gástrica à lesão, é considerado no estudo de Ohta e colaboradores.[122] Eles observaram que a necrose mucosa álcool-induzida em ratos com HP aumenta após a administração de altas doses de *N-nitro-L-Arginina methyl ester* (inibidor de NOS), porém diminui com a administração de baixas doses.

Estudos também experimentais[25] sugerem que a mucosa gástrica hipertensiva porta seja mais suscetível à ação irritante dos sais biliares.[25] Entretanto, não existem evidências clínicas suportando essa teoria em humanos.[102] Foster e colaboradores[41] descreveram achados histológicos na mucosa gástrica de pacientes com HP consistentes com gastrite biliar de refluxo. Porém, eles ressaltaram que sua relevância para a GHP não está bem estabelecida.

O papel do ácido gástrico na gênese da GHP é improvável, uma vez que a maioria desses pacientes cursa com hipocloridria ou acloridria[47] e uma diminuída resposta secretória à estimulação da pentagastrina foi mostrada em ratos.[79]

Em um outro estudo, a secção de ambos os nervos vagos não afetou a hiperemia esplâncnica.[106] Estudos experimentais em ratos com HP[127] sugerem que a resposta das células parietais ao estímulo de histamina e carbacol é bloqueada nesses animais, devido à redução dos níveis dos segundos mensageiros do tipo cálcio, AMP cíclico e proteína C quinase. Então, uma diminuição na secreção ácida estimulada em GHP seria devida a uma ineficiência do mecanismo modulatório intracelular, que é inábil para responder à estimulação com secretagogos.

Outros dois estudos[16,18] enfatizaram o papel da endotoxemia na gastrite hemorrágica e na insuficiência renal funcional associadas a cirrose. Shibayama mostrou que a bradicinina endotoxina-induzida atua dilatando capilares e pequenas veias da mucosa e marcadamente aumenta sua permeabilidade em ratos com HP. Isso foi associado à enteropatia e à gastrite aguda hemorrágica, respectivamente.

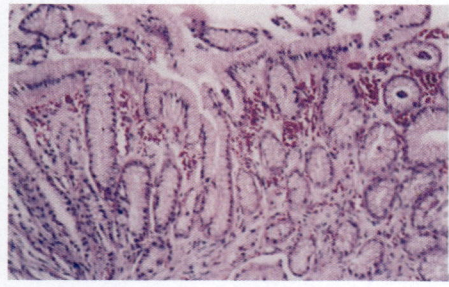

FIGURA 128.8

Vasos capilares dilatados e congestos – HE 100x

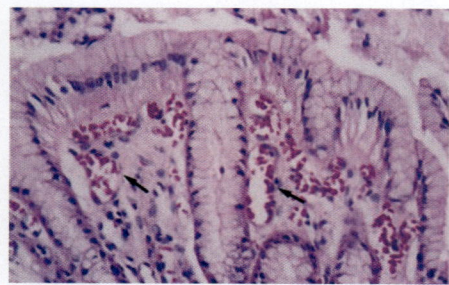

FIGURA 128.9

Capilares dilatados e congestos – Detalhe da foto 128.7 – seta – HE 250 x

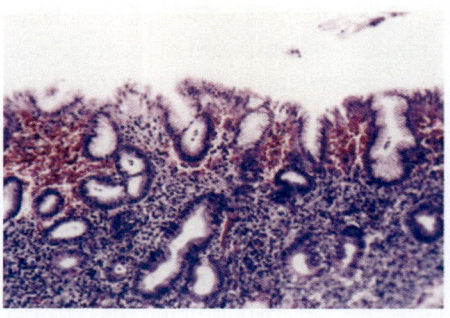

FIGURA 128.10

Hemorragia subepitelial e gastrite crônica em atividade – HE 100x

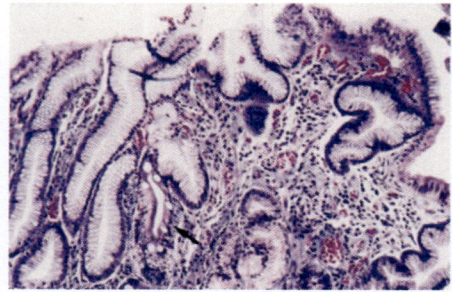

FIGURA 128.11

Capilares dilatados e congestos em área com metaplasia intestinal (seta) Tricrônico de Masson 100x

ALGUMAS PECULIARIDAES DA DINÂMICA VASCULAR GÁSTRICA

Alguns estudos mostram que em condições normais aproximadamente 90% do volume sangüíneo que chega ao estômago contemplaria a mucosa.[107] Esse achado, além de mostrar as exigências energéticas dessa mucosa, evidencia a vulnerabilidade dela às possíveis alterações hemodinâmicas ocorrendo na HP, tornando-a suscetível às lesões. Outras peculiaridades do fluxo sangüíneo no estômago seriam, em primeiro lugar, sua distribuição não-homogênea pelos segmentos do órgão, conforme mostrado por Allen.[108] Em segundo lugar, Prokopiw e colaboradores[109] observaram em um modelo canino a existência de inúmeras interconexões horizontais de capilares na região do corpo gástrico em oposição à pobreza desses vasos no antro gástrico. Para eles, isso poderia explicar uma maior incidência de úlceras e erosões no antro que no corpo. Em terceiro lugar, Ganon e colaboradores,[110] em seu estudo, mostraram que o fluxo sangüíneo intramural gástrico se processa de forma unidirecional, ou seja, na direção da serosa para a mucosa.

Em HP experimental, medidas do fluxo sangüíneo mucoso gástrico praticadas em diferentes estágios mostraram diminuição no terceiro dia, normalização no sétimo e aumento aos 28 dias da criação dessa hipertensão.[111,112] As peculiaridades desse fluxo, antes mencionadas – associadas à utilização de diferentes metodologias na sua medição, com diferentes sensibilidades, associadas a diferenças nas espécies estudadas –, poderiam corroborar os resultados heterogêneos encontrados na literatura.[102] Independentemente de maior ou menor fluxo, um padrão isquêmico mucoso, traduzido por baixo teor de O_2 mucoso, com oxigenação normal da serosa, é a observação de alguns estudos.[102] Fatores outros, como abertura de *shunts* arteriovenosos submucosos e congestão, associados a alterações estruturais da parede do estômago, traduzidos por edema da submucosa e da lâmina própria, poderiam corroborar essa isquemia.[27]

A fisiopatologia da GHP ainda não é totalmente compreendida. O reconhecimento de que a GHP tornou-se inaparente após medidas descompressivas portais[85,113,114,115] elegeu a HP crônica e sustentada como o evento fisiopatológico fundamental, resultando em uma microvasculopatia gástrica, cujo resultado final seria uma isquemia mucosa.[14,43,116,117] Entretanto, os resultados dos primeiros estudos[27] em modelos animais contrastam com os de estudos mais recentes em humanos, em relação a essa microvasculopatia.[48,118] Enquanto nos primeiros encontramos a presença de um endotélio capilar proeminente, fazendo protrusão para a luz do vaso, com marcada redução da luz desse vaso (de 3 a 5 vezes), associados ainda a pronunciado edema da lâmina própria e submucosa, nos segundos, de modo contrário, a luz desses capilares encontra-se dilatada e suas paredes, adelgaçadas. Para alguns autores, essa discrepância poderia ser explicada por diferentes estágios do processo hipertensivo porta (estágios precoces nos primeiros e estágios avançados nos segundos).[119]

Albillos e colaboradores[119] investigaram as alterações ocorrendo na microvasculatura gástrica em ratos, em diferentes fases da HP (1, 2, 3, 4 e 15 dias), após a indução da mesma. Nesse estudo, após dois dias de estenose da veia porta, o fluxo sangüíneo gástrico estava diminuído e os microvasos tinham luz dilatada e paredes adelgaçadas. Após o quarto dia, o fluxo sangüíneo estava aumentado, enquanto os microvasos apresentavam luz reduzida e parede espessada. Por volta do 15º dia, os microvasos gástricos apresentavam uma grande luz e paredes adelgaçadas. Para esses autores, as alterações microvasculares desse modelo animal de 15 dias são as que melhor representam as anormalidades estruturais descritas na GHP em humanos.

Estudos mais atuais[72,79,88,95] confirmam a importância do sustentado aumento da HP e da congestão venosa esplâncnica na ainda mal conhecida patogênese da GHP. Entretanto, admitem que, além disso, haja a interferência de outros fatores, uma vez que não há relação linear direta entre a gravidade da HP e o grau de vasodilatação microvascular ou mesmo entre a prevalência de *red spots* gástricos.[118]

A discussão aprofundada de pontos polêmicos e a formulação de um hipotético modelo fisiopatogênico para a GHP constituem o formato desses estudos: a relação entre o tratamento endoscópico das varizes e a GHP foi amplamente estudada em parágrafo anterior. Vários artigos mostraram um agravamento, mesmo que temporário, após esse tratamento.[60,70,71] Esse efeito parece mais relacionado a fatores hemodinâmicos locais do tipo congestão do estômago proximal do que propriamente à hemodinâmica portal.[95] Para

Ohta e colaboradores,[95] o fluxo sangüíneo portal não exerce um papel importante no desenvolvimento da GHP. Eles observaram que o gradiente da pressão porta varicosa (pressão venosa portal menos a pressão na variz esofagiana) constitui-se em um bom índice da congestão gástrica alta, que aumentou significantemente após a EVE, no grupo GHP positivo, em comparação com o grupo GHP negativo.

Medidas do fluxo sangüíneo mucoso gástrico em estudos experimentais mostram aumento consistente no fluxo sangüíneo total quando se usa diferentes técnicas.[95] Diferentemente, medidas do fluxo sangüíneo mucoso gástrico em pacientes cirróticos, utilizando técnicas mais sofisticadas, como *laserdoppler*, fluxometria e espectrofotometria, mostram resultados conflitantes, ora com aumentos (*overflow*) ou hiperemia,[67] ora com diminuição do mesmo (*underflow*) ou congestão passiva.[120] Estudos mais recentes,[67] diferentemente dos primeiros, observaram a existência de ambos os fenômenos em pacientes com GHP (*overflow* e *underflow*) respectivamente. Fatores como os já mencionados anteriormente, principalmente relacionados à angioarquitetura dos microvasos gástricos, associados à anemia crônica desses pacientes, poderiam justificar esses dados controversos sobre esse tópico.

A GHP é considerada mais prevalente entre causas cirróticas do que não-cirróticas de HP.[37,45,46,72,67] Esse fato permite, mais uma vez, a consideração de que outros fatores, além da dilatação vascular, sejam responsáveis pelos aspectos macroscópicos da GHP em pacientes cirróticos.[67]

FATORES VASOATIVOS E GHP

A HP crônica está associada a um estado de circulação hiperdinâmica com reduzida resistência vascular e aumentado fluxo sangüíneo esplâncnico e sistêmico. A superprodução de vasodilatadores endógenos, tais como glucagon e prostaciclinas, e também uma reduzida

sensibilidade vascular a vasoconstritores endógenos são fatores implicados nesse estado circulatório.[125]

O óxido nítrico (ON), uma dessas substâncias, é um potente vasodilatador e exerce um grande papel na defesa da mucosa, protegendo-a contra a lesão pelo etanol e pela endotelina 1(ET-1). Além disso, a inibição da óxido nítrico sintetase (NOS), a principal estimuladora da sua produção, aumenta a lesão mucosa gástrica.[124] Embora haja discordância,[125] a superprodução dessa substância é a principal responsável pela manutenção do estado circulatório hiperdinâmico e também pelo desenvolvimento de colaterais.[122]

A expressão da NOS mRNA e a atividade da ecNOS estão aumentadas nos vasos hipertensivos portais. Essa aumentada atividade é provavelmente associada à isoforma constitutiva, uma vez que a inibição pela dexametasona da isoforma induzível não afetou a circulação hiperdinâmica. A atividade da NOS e dos metabólitos do ON na mucosa gástrica da GHP também aumenta em pacientes cirróticos.[124] A excessiva produção de ON pela superexpressão da ecNOS exerce um importante papel no aumento da suscetibilidade à lesão mucosa. A excessiva quantidade de ON pode produzir peroxinitrito, o qual inicia a peroxidação da membrana lipídica, resultando, então, em lesão celular.[126]

O fator de necrose tumoral, (TNF-α), é uma citocina multifuncional cujos níveis encontram-se elevados na GHP.[129] Essa citocina é uma estimuladora da produção de ON e de endotelinas (ET). Ela pode aumentar a permeabilidade vascular, resultando em alterações metabólicas e estruturais nas células endoteliais vasculares.[130] Ela pode também regular a atividade de ecNOS na GHP, uma vez que o tratamento com substâncias anti-TNF-α, do tipo talidomida, pentoxifilina e dexametasona, revertem esse efeito, aumentando a resistência da mucosa.[129,131]

A endotelina é um aminoácido peptídeo, considerado um potente vasoconstritor, cuja atividade está diretamente relacionada à localização dos seus receptores específicos.[133] Esses receptores são de dois tipos principais: um receptor de endotelina A (ET$_A$R), localizado no músculo liso vascular e mediando a vasoconstrição; um outro receptor de endotelina B (ET$_B$R), localizado nas células endoteliais, e que é mediador da produção de ON e prostaciclinas.[133] A ET-1 exógena diminui o fluxo sangüíneo mucoso gástrico e aumenta a permeabilidade microvascular gástrica pela ativação da ET$_A$R.[134] O nível plasmático de ET-1 está elevado em pacientes cirróticos.[135] O nível da ET-1 mRNA e das proteínas está elevado na mucosa gástrica hipertensiva portal, em comparação com controles.[133] Embora a administração de antagonistas do ET$_A$R não afete o fluxo sangüíneo mucoso gástrico, ela significantemente reduz a lesão mucosa gástrica induzida pelo etanol em animais hipertensivos portais.[133] De outro modo, a hiperpermeabilidade da mucosa gástrica é revertida pela ação dos antagonistas do ET$_A$R e do ET$_B$R respectivamente.[135] A superprodução do ET-1 no estômago em HP pode diminuir a microcirculação mucosa por meio do ET$_A$R, podendo, assim, estar implicada na patogênese da GHP.[95] Essa mesma superprodução da ET-1 pode modular a atividade da ecNOS na mucosa gástrica da HP por meio do ET$_B$R. O TNF-α pode ativar o gene da ecNOS e também o gene do ET-1 em culturas de células endoteliais no estômago hipertensivo portal.[136]

DEFESA MUCOSA E REPARO NO ESTÔMAGO HIPERTENSIVO PORTAL

Considerado o papel dos fatores vasoativos, um fragilizado sistema de defesa da mucosa também parece estar envolvido na aumentada suscetibilidade à lesão da mucosa gástrica na HP.[137]

Estudos em animais com HP observaram uma importante diminuição na espessura da camada de gel mucoso gástrico.[138] A oxigenação da superfície mucosa gástrica está diminuída na

GHP, enquanto o fluxo sangüíneo mucoso gástrico total aumenta na HP.[138]

Esses mecanismos de defesa mucosa alterados podem resultar em uma diminuída citoproteção adaptativa contra a lesão da mucosa na GHP.[139] Estudos em modelos de HP experimental mostram uma diminuída angiogênese após lesão mucosa etanol-induzida.[140]

O fator de crescimento endotelial vascular (VEGF) é um fator angiogênico endotelial específico. Uma elevação na expressão do mRNA do VEGF e seus receptores, bem como a fosforilação desses receptores após dano mucoso alcoól-induzido, está significantemente reduzida na GHP, na comparação com controles operados.[141] A expressão de adrenomedulina mRNA e proteínas, um potente vasodilatador, diminui significantemente após lesão mucosa etanol-induzida em GHP, comparando com controles.[143] O sinal extracelular regulado pela quinase 2 (ERK) faz parte da cascata mitogênica proteína quinase ativada. A fosforilação e a atividade da ERK2 não aumentaram na mucosa gástrica hipertensiva portal após lesão pelo etanol em relação aos valores de base, enquanto houve um significante aumento nos controles.[143] Esses achados poderiam explicar o mecanismo da diminuída angiogênese e cicatrização, após lesão mucosa devida à HP.

Assim, na consideração dos fatores antes analisados, o seguinte modelo fisiopatológico hipotético é sugerido: a hipertensão portal crônica e sustentada pode induzir a alterações na hemodinâmica local, resultando em congestão na parte alta do estômago e então lesão tecidual gástrica. A lesão tecidual ativaria citoquinas e fatores de crescimento, tais como o TNF-α. Essas substâncias ativariam a ecNOS e provavelmente também o ET-1. Uma superativada ecNOS produziria então uma quantidade excessiva de ON, induzindo a um estado circulatório hiperdinâmico, um aumento no fluxo sangüíneo mucoso gástrico e uma superprodução de peroxinitrito. A superprodução de peroxinitrito, associada a uma também superprodução de ET-1, resultaria na aumentada suscetibilidade da mucosa gástrica à lesão. Combinando esses achados com os mencionados defeitos nos mecanismos de defesa e reparo mucoso, esses juntos podem produzir GHP na HP. Adicionalmente, uma interação entre ON e prostaglandinas é sugerida na regulação do fluxo sangüíneo mucoso gástrico.[95]

DIAGNÓSTICO

A literatura nos oferece evidências suficientes para indicar que a endoscopia com biópsias não representa um meio

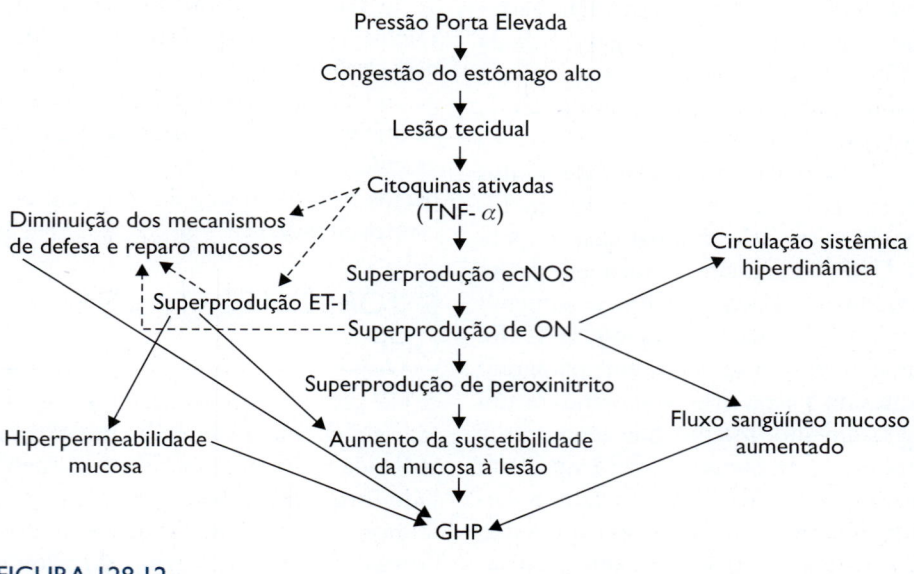

FIGURA 128.12

totalmente seguro para diagnosticar GHP. No presente, até que se esclareçam melhor as questões pendentes em termos de uma melhor semiologia dos sinais endoscópicos e paralelamente qual seria a melhor técnica para se obter biópsias e processá-las, o diagnóstico dessa condição deve se basear nos dados da história clínica do paciente, auxiliados pela endoscopia com biópsias, que, mesmo não sendo específicos, pelo pouco risco que acarretam, poderiam ajudar em situações especiais no diagnóstico diferencial com outras condições. A sensibilidade e a especificidade da endoscopia com biópsia foram avaliadas na literatura com resultados variáveis. No estudo de Papazian,[43] uma sensibilidade de 93% e uma especificidade de 99% foram encontradas para o padrão mosaico. Em geral, a sensibilidade da endoscopia é maior que a especificidade.

Douglas e colaboradores[144] publicaram o caso de um paciente com HP secundária à hepatopatia auto-imune, a qual mostrou um aspecto de múltiplos defeitos de enchimento tipo pequenos pólipos, mantidos em duas séries radiológicas contrastadas, com intervalo de 1 ano. Uma endoscopia com biópsias comprovou o diagnóstico de GHP acentuada em correspondência com essas lesões radiológicas. Embora reconheçam que esse não seja o melhor método para diagnosticar GHP, os pesquisadores chamam a atenção para o achado de lesões semelhantes à radiologia, principalmente no estômago proximal e o diagnóstico diferencial com GHP.

Em outro estudo, Ishihara e colaboradores[145] analisaram por tomografia computadorizada 32 pacientes com HP. Observaram um espessamento da camada interna da parede gástrica, a qual representa a mucosa e a submucosa, em 90% dos pacientes com GHP, nas três fases do exame (precoce, tardia e demorada), em comparação com 72,7%, 68,2% e 27,7% para cada fase respectivamente naqueles pacientes sem GHP. As diferenças foram estatisticamente significantes, principalmente quando se considera a fase demorada.

Calès e colaboradores[146] avaliaram a mucosa gástrica de 39 pacientes cirróticos e 20 pacientes controle usando endoscopia com magnificação (25x) e microscopia eletrônica por Scan (SEM), para melhor caracterizar a morfologia da mucosa gástrica em pacientes cirróticos e avaliar a acurácia diagnóstica desses métodos.

O resultado desse estudo mostrou que ambas, endoscopia com magnificação e SEM, não acrescentaram significante contribuição para o diagnóstico da GHP, na comparação com a endoscopia convencional. Não houve melhora na acurácia diagnóstica com endoscopia por magnificação, uma vez que uma análise multivariada não identificou nenhum sinal diagnosticado somente por esse método. Entretanto, embora não sejam úteis na prática clínica, algumas observações desse estudo podem ser úteis para a pesquisa clínica: certas elevações da superfície e detalhes da mucosa só podem ser vistos com essas técnicas. Além disso, a endoscopia por magnificação mostrou que o padrão mosaico é originado da área gástrica normal e que os *brown spots* são parte do muco e não hemorragia subepitelial. Ainda, a endoscopia por magnificação mostrou dados adicionais apoiando a teoria de que a GAVE e a GHP são doenças distintas.

TRATAMENTO DA GHP

A gastropatia hipertensiva porta é parte de uma síndrome mais complexa causada principalmente por elevada e sustentada HP. Desse modo, seu tratamento, no presente, está voltado para o tratamento da HP em si. Mostramos anteriormente que a GHP na forma acentuada (*score* > 4) esteve significantemente associada à hemorragia em comparação com outras variáveis.[56] Também mostramos que o único sintoma associado à GHP acentuada é a hemorragia.[48,57,58,77,78] Embora essas hemorragias sejam consideradas eventos raros, com pequeno índice de complicações e muito baixa mortalidade,[77,78]

sangramentos maiores eventualmente ocorrem, algumas vezes requerendo transfusões sangüíneas e, nesses casos, o tratamento específico impõe-se. Desse modo, o tratamento deve ser dividido em dois tipos: um primeiro, profilático, para aqueles casos sem sangramentos, mais diagnosticados como GHP acentuada, principalmente na forma difusa, e também para os pacientes submetidos à terapêutica endoscópica das varizes, notadamente quando a GHP está presente antes desse tratamento;[57] outro tipo de tratamento será aquele voltado para os episódios de sangramento agudo ou crônico.

TRATAMENTO PROFILÁTICO

Medidas visando ao bloqueio da secreção ácida, seja ele químico, seja cirúrgico, mostraram resultados não favoráveis no tratamento da GHP.[14,20,31,106,113,148] Diferentemente, a GHP tornou-se inaparente após procedimentos descompressivos portais.[113] As cirurgias de *shunt*, muito utilizadas até a década de 1960, embora bastante eficazes no tratamento de pacientes hipertensos portais com hemorragia, desde então caíram em desuso. Isso se deveu ao pleno desenvolvimento da endoscopia terapêutica surgido àquela época, associado ao expressivo índice de mortalidade operatória e também morbidade pós-operatória (encefalopatia hepática), demonstrados em estudos de revisão metanalítica.[152]

O papel do TIPS (*transjugular intrahepatic portosystemic shunt*) na profilaxia primária ainda não foi especificamente estudado para GHP. Dois estudos mais recentes[85,115] mostraram melhora endoscópica da GHP em alguns pacientes, na observação no curto prazo, após a coloração de TIPS.

Kamath e colaboradores[85] observaram melhora endoscópica e também menor necessidade de transfusões em 89% dos pacientes com GHP leve e em 75% daqueles com a forma acentuada respectivamente, em um período de observação de seis meses. Mezawa e colaboradores,[115] semelhantemente a Kamath, observaram melhora endoscópica após duas semanas, em todos os quatro pacientes com GHP severa (retorno a forma leve), e desaparecimento em 5 de 12 pacientes com GHP leve. Nenhum paciente agravou a GHP após a colocação do TIPS. Nenhuma complicação letal foi observada com o procedimento.

Apesar dos bons resultados encontrados nesses dois estudos, o relato de complicações – encefalopatia hepática (25%); disfunção do *shunt* (estenose) ocorrendo em uma considerável proporção de pacientes no seguimento de 1 ano, a qual pode levar ao desenvolvimento de GHP e por último ao agravamento da função hepática em alguns casos de doença hepática avançada, devido a uma redução na perfusão portal – tem limitado o uso desse procedimento na profilaxia do primeiro sangramento. Baseado no resultado de estudos de metanálise, para a prevenção secundária, o emprego do TIPS na profilaxia do primeiro sangramento, além de não trazer benefícios, pode até ser prejudicial.[153]

Betabloqueadores não-seletivos, tipo propranolol e nadolol, diminuem a pressão porta por um duplo mecanismo: um antagonismo β-1, diminuindo o débito cardíaco e assim reduzindo a perfusão venosa porta e arterial hepática, e um bloqueio de β$_2$-receptores do território esplâncnico, permitindo atividade vasoconstritora α, não oponente, diminuindo a pressão porta.[151]

Desde os trabalhos iniciais de Lebrec e colaboradores,[147] o propranolol é empregado para prevenção da primeira hemorragia e da hemorragia recorrente das varizes e da GHP. Kiire,[150] em estudo controlado e randomizado, em pacientes esquistossomóticos, mostrou uma redução de quatro vezes tanto no índice de hemorragias recorrentes das varizes e também das "erosões gástricas agudas" quanto na mortalidade (sem significado estatístico). Estudos de metanálise empregando essas drogas[154] mostraram uma redução de 50% no risco de san-

gramento e redução de 25% a 45% na mortalidade.

Dois outros estudos prospectivos, randomizados e duplo-cegos,[29,32] avaliaram o papel do propranolol, agora especificamente na GHP. Hosking e colaboradores[29] encontraram melhora endoscópica em 6 de 18 pacientes com GHP leve, e em 3 de 4 com *cherry red spots* (GHP acentuada), em seguimento de 24 meses, sendo que este último achado representou uma evidência do papel da droga na profilaxia primária.

No outro estudo, Pérez-Ayuso e colaboradores[32] observaram significantes diferenças na percentagem de pacientes livres de hemorragia, comparando o grupo tratado com propranolol com o grupo-controle sem tratamento. O resultado foi: 65% x 38% aos 12 meses (p < 0,05) e 52% x 7% aos 30 meses (p < 0,05) respectivamente. A sobrevivência atuarial foi maior no grupo propranolol que no grupo-controle, mas sem significado estatístico. Nesse estudo, o propranolol foi a única variável preditiva de ressangramento.

Apesar desses animadores resultados, somente uma pequena parcela de pacientes responde a esse tratamento.[155] Para Reichen,[155] em pacientes cirróticos não selecionados com hemorragia varicosa, somente 23% foram elegíveis para receber essa forma de tratamento. Eles sugerem dosagens de catecolaminas no plasma ou de receptores nos linfócitos na tentativa de melhor selecionar os pacientes respondedores. Estudos mostraram que a hemorragia é um fenômeno improvável se a HVWPG é mantida abaixo de 12 mmHg, ou mesmo diminui 20% dos valores de base.[156,157] Sugerem ainda que a resposta hemodinâmica aos betabloqueadores pode predizer o risco de hemorragia subseqüente.

No estudo de Merkel e colaboradores,[157] somente 30 de 49 pacientes (61%) apresentaram uma resposta favorável aos betabloqueadores, utilizando medidas da HVWPG antes, e um e três meses após o tratamento. No seguimento de 5 anos, 7 de 19 e 2/30, maus e bons respondedores respectivamente apresen-

taram hemorragia. A probabilidade de hemorragia em três anos foi de 41% nos maus respondedores e de 7% nos bons. No grupo de 12 pacientes que alcançou uma redução de HVWPG para menos que 12 mmHg, não houve sangramento. A medida de HVWPG para selecionar pacientes respondedores à terapia com betabloqueadores, embora atraente, apresenta alguns inconvenientes. Trata-se de um procedimento invasivo e não é custo-efetivo.

Hicken e colaboradores[158] compararam a terapia com betabloqueadores sem medida de HVWPG com um outro grupo em que as medidas foram realizadas 4 semanas após esse tratamento ou duas medidas, uma antes e outra quatro semanas após o tratamento. Na comparação com a prática *standard* (sem medida do HVWPG), o incremento de custo para o grupo de uma medida foi de US$ 108,185 por episódio de sangramento prevenindo e US$ 355,200 por morte evitada. O incremento para o grupo com duas medidas foi US$ 202,796 e US$ 719,300, respectivamente. Então, até que se disponha de métodos não-invasivos e menos dispendiosos para selecionar pacientes para essa forma de tratamento, o propranolol será o tratamento de primeira linha, para todos os pacientes de risco, apesar das conhecidas baixas tolerância e adesão em longo prazo. Apesar disso, os betabloqueadores são custo-efetivos e deverão ser administrados por tempo indeterminado ou até a realização do transplante hepático para os cirróticos. Em termos práticos, o objetivo é alcançar uma freqüência cardíaca em repouso de 60 batimentos por minuto ou menos, ou uma redução de 25% da freqüência de base. Medicamentos de longa ação, aumento gradual nas dosagens e melhor orientação dos pacientes podem favorecer uma maior adesão.

Uma outra forma de terapêutica alternativa, para os pacientes que desenvolveram intolerância aos betabloqueadores, são os nitratos (ISMN). Os nitratos reduzem a resistência intrahepática e a pressão porta por meio de uma vasoconstrição arterial esplâncnica reflexa em resposta a uma vasodilatação em outros leitos vasculares.[159,160] Utilizados como monoterapia, não parecem ter valor na profilaxia primária.

García-Pagán e colaboradores,[161] trabalhando com 113 pacientes que desenvolveram intolerância aos betabloqueadores, compararam em estudo randomizado, duplo-cego, um grupo de tratamento com ISMN com outro grupo-placebo. O índice de hemorragia em 1 e 2 anos foi idêntico para ambos os grupos.

Em outro estudo,[162] também comparando ISMN com placebo, mortalidade aumentada foi observada no grupo ISMN, nos pacientes com mais de 50 anos e também tendência a aumento da ascite.

Baseados na observação de que um significativo número de pacientes apresenta sangramento, mesmo na vigência da terapêutica com betabloqueadores,[154] alguns autores estudaram o efeito da combinação de drogas e os resultados são conflitantes. Merkel e colaboradores[163] compararam nadolol sozinho e nadolol mais ISMN em 146 pacientes. No seguimento de 30 meses, 11 de 74 pacientes no grupo nadolol sozinho e 4 de 72 no grupo-combinação apresentou um primeiro episódio de hemorragia (p = 0,03). O risco cumulativo de hemorragia foi 18% no grupo nadolol sozinho e 7,5% no grupo-combinação respectivamente. A mortalidade não foi diferente estatisticamente entre os dois grupos (14/74 x 8/72), com uma tendência favorável ao grupo-combinação. No seguimento em longo prazo desse estudo (7 anos), 16 pacientes no grupo nadolol e oito pacientes no grupo-combinação apresentaram sangramento, com risco acumulado de sangramento de 29% e 12% respectivamente e uma mortalidade similar.

Em um outro estudo, controlado e randomizado,[164] comparando propranol mais placebo e propranolol mais ISMN, não houve diferença estatisticamente significante no risco de primeira hemorragia em 1 ano (8,3% × 5%) e a dois anos (10,6% × 12,5%) respectiva-

mente. Efeitos adversos, principalmente cefaléia, foram mais freqüentes no grupo-combinação.

Em resumo, a terapêutica combinando drogas deve ser reservada para aqueles casos com intolerância a doses plenas de betabloqueadores. Em estudo conduzido por Abecasis,[165] a associação de nadolol à espironolactona para a profilaxia da primeira hemorragia não mostrou qualquer efeito benéfico.

TRATAMENTO DO SANGRAMENTO AGUDO

Embora a fisiopatologia da GHP ainda não esteja totalmente compreendida, a HP continua sendo sua principal causa.[114] Assim, medidas voltadas para a diminuição da pressão no território portal seriam as mais indicadas no sangramento agudo. O conhecimento já sedimentado dos altos índices de mortalidade peroperatória já referidos com as cirurgias de *shunt*[152] abriu espaço para a utilização de várias drogas vasoativas e suas associações. Betabloqueadores foram utilizados em dois estudos controlados com muito bons resultados, tanto no tratamento do sangramento agudo, com eficácia de 93%,[29] quanto na profilaxia do ressangramento.[32] Entretanto, a administração de um betabloqueador a pacientes com hemorragia aguda pode dificultar os mecanismos fisiológicos básicos para compensar a hipovolemia.[166] Dois outros fatores limitam o uso dessa droga como tratamento de primeira escolha no sangramento agudo: a incapacidade de selecionar não invasivamente respondedores para esse tratamento associada à dificuldade de monitorizar o betabloqueio utilizando o critério da freqüência cardíaca em um paciente com hemorragia aguda.

A vasopressina foi uma das primeiras drogas vasoativas utilizadas no sangramento agudo em HP. Marcados efeitos colaterais, principalmente isquêmicos cardíacos, têm estimulado a procura de outras drogas.[166] A glipressina ou a terlipressina, um análogo sintético da vasopressina, tem prolongada atividade bio-

lógica em comparação com a vasopressina, permitindo a administração da droga em *bolus* intravenosos a 4-6 horas.[167] Uma metánalise de três estudos controlados randomizados comparando a eficácia da glipressina com placebo em 131 pacientes mostrou significante melhora no índice de controle de sangramento e também na sobrevivência. A glipressina é a única droga que mostrou redução na mortalidade por hemorragia.

A glipressina foi comparada com a vasopressina sozinha em três estudos e também com a vasopressina mais nitroglicerina em dois estudos. Uma metánalise desses estudos não demonstrou maior eficácia da glipressina sobre a vasopressina ou sozinha, ou em combinação com a nitroglicerina, no controle do sangramento ou na redução da mortalidade. Entretanto, significantes menores índices de complicações foram observados com a glipressina, quando comparada com a vasopressina, com ou seu nitroglicerina.

Para Bruha e colaboradores,[169] a terlipressina é a droga de primeira escolha no tratamento do sangramento ativo. Em um seguimento de dois anos, esses autores trataram pacientes cirróticos com GHP com episódios de sangramento da seguinte forma: terlipressina 0,2 mg EV a cada 4 horas por 2 dias (grupo 1) e 1 mg EV cada 4 horas por 5 dias (grupo 2). Os índices de sucesso foram de 75% e 89% respectivamente.

A somatostatina e seus análogos reduzem a pressão portal e o fluxo sangüíneo porta colateral e são desprovidos dos efeitos colaterais da vasopressina. Uma metanálise dos estudos comparando somatostatina ou octreotide com vasopressina ou terlipressina mostrou que a somatostatina é algo superior a vasopressina e equivalente à terlipressina no controle da hemorragia, apresentando poucos efeitos colaterais. Não houve diferença na mortalidade. O octreotide foi melhor que a vasopressina e a terlipressina no controle da hemorragia, com similar mortalidade e poucas complicações.[167]

A eficácia da somatostatina comparada ao placebo apresenta resultados controversos. Em dois estudos com resultados negativos, a somatostatina foi administrada por um tempo relativamente curto (30 e 24 horas). Em um terceiro estudo com metodologia apurada, a somatostatina foi administrada por 5 dias com resultados positivos no controle do sangramento.

Zhou e colaboradores,[170] em estudo controlado, avaliaram a eficácia do octreotide, da vasopressina e do omeprazol no controle do sangramento agudo por GHP em três grupos: 1º grupo – infusão de 100 µg de octreotide em *bolus* seguida pela infusão EV contínua de 25 µg/min, nas primeiras 24 horas e 20 µg/min, nas 24 horas seguintes (48 horas); 2º grupo: infusão de omeprazol 40 mg em *bolus* e a mesma dose repetida a cada 12 horas (4 *bolus*) 48 horas. Se a hemorragia não fosse controlada em 48 horas, então a vasopressina era adicionada à razão de 0,1unid./min por 48 horas; 3º grupo: infusão de vasopressina 1 unid./min nos primeiros 10 min seguida pela infusão contínua de 0,1 unid./min por 48 horas. Se a hemorragia não fosse controlada em 48 horas, então era adicionado o omeprazol 40 mg a cada 12 horas. Se um completo controle do sangramento não fosse alcançado com a vasopressina e o omeprazol, então o octreotide era adicionado na dose de 20 µg/hora por 24 horas. As conclusões foram as seguintes: controle da hemorragia em 100%, 64% e 59%, respectivamente para os grupos 1, 2 e 3. Nos casos de insucesso dos grupos 2 e 3, a associação de vasopressina e omeprazol pareceu ter efeito aditivo no controle do sangramento; o octreotide parece ser mais efetivo no controle do sangramento agudo em pacientes com GHP, com ação significantemente rápida, menor requerimento de transfusões e menos efeitos colaterais. Para esses autores, o octreotide é o tratamento de escolha no sangramento agudo por GHP. Trata-se de um análogo sintético da somatostatina com meia-vida de 90 min. Além de reduzir a pressão portal, ele também inibe a liberação de certos peptídios vasoativos e a secreção de ácido e pepsinogênio.[170] Esses dois últimos fatores poderiam explicar sua maior eficácia em relação à vasopressina, além do que esta última causa marcada redução de O_2 na mucosa gástrica, possivelmente pela redução do débito cardíaco e aumento do consumo de O_2 gastrointestinal. O omeprazol, embora tenha sua ação questionada, foi capaz de controlar a hemorragia em 59% dos pacientes, efeito comparável à vasopressina. Embora a maioria desses pacientes apresente hipocloridia, a simples presença do ácido em um regime de quebra da barreira mucosa poderia propiciar a retrodifusão de íons H^+, agravando, assim, a GHP.

FORMAS DE ADMINISTRAÇÃO E DOSES DAS DROGAS VASOATIVAS[167]

Vasopressina – infusão contínua EV – pouco usada em função dos seus efeitos colaterais.

Terlipressina – usada em *bolus* EV em doses de 2 mg a cada 4 a 6 horas por 48 horas.

Somatostatina – usada em infusão venosa contínua de 250 µg/h, seguindo-se a *bolus* EV inicial de 250 µg. *Bolus* adicionais de 250 mg podem ser usados se o sangramento não é controlado. Melhores resultados com tratamentos estendidos por 5 dias.

Um estudo multicêntrico espanhol[171] comparou três diferentes programas de administração de somatostatina:

a) Um *bolus* de 250 µg + infusão contínua de 250 µg/h;
b) Três *bolus* de 250 µg + infusão contínua de 250 µg/h;
c) Três *bolus* de 250 µg + infusão contínua de 500 µg/h.

Uma análise exploratória mostrou que controle do sangramento e sobrevivência, foram significantemente melhores com doses de infusão maiores.

Octreotide – usado em injeções subcutâneas na dose de 100 µg, a cada 8 horas por 48 horas ou por infusão contínua EV, nas doses de 25 ou 50 µg/h em algumas situações, seguindo a infusão de um *bolus* inicial de 50 mg. A duração do tratamento é de 5 dias. A via de administração, bem como a dose ótima e a duração do tratamento, ainda estão por ser determinadas.

Dois estudos recentes[173,174] mostraram resultados muito expressivos com a utilização de drogas que corrigem a coagulopatia. Bosch e colaboradores[173] administraram oito doses de 100 µg/kg de fator VII a recombinante a pacientes do Grupo Child B e C com hemorragia por varizes não controladas. Na comparação com o grupo-placebo, o grupo tratamento mostrou importante diminuição na falha do tratamento. Em outro estudo,[174] esse mesmo fator foi administrado a oito pacientes com hemorragia não controlada pelo uso de drogas vasoativas. Hemostasia completa com uma única dose foi alcançada nos oito pacientes. Embora esses resultados sejam animadores, essa estratégia é limitada pelo alto custo da droga.

Quando o sangramento é mantido ou recidiva em 48 horas, apesar da utilização de toda a estratégia anterior, está indicada a terapêutica de resgate ou com o TIPS ou com as cirurgias de *shunt*. A escolha entre um ou outro procedimento deve ser criteriosa, levando em consideração cada caso em particular e também a disponibilidade e a experiência de cada serviço com cada método.

Um estudo bem conduzido por Rossle[175] definiu muito bem os parâmetros da falência do tratamento, bem como o momento ideal da indicação do TIPS. Sua eficácia foi muito bem documentada em estudo prospectivo, com pacientes de alto risco e sangramento agudo.[176] A colocação precoce do TIPS nos pacientes com HVPG > 20 mmHg, na comparação com tratamento padrão, reduziu tanto a falha do tratamento (falha em parar o sangramento ou ressangramento precoce) quanto a mortalidade intra-hospitalar em 1 ano.

As principais complicações com o TIPS, já referidas previamente, são a encefalopatia hepática e a disfunção (obstrução do *shunt*) e, por último, o alto custo. Estudos recentes[175,177,178] sugerem que os TIPS recobertos com politetrafluoroetileno (PTFE) reduzem o percentual de disfunção de 44% para 13% e também diminuem a encefalopatia e a mortalidade em dois anos de seguimento.[177] O uso de *shunts* menores de até 8 mm também sugere melhora da encefalopatia.[175,178]

Estudos com seguimento em longo prazo, comparando a utilização do TIPS com *shunt* cirúrgico (portocava ou espleno-renal distal), em paciente Child-Pugh A e B, observaram no grupo TIPS maior mortalidade em curto e longo prazos e também um custo maior.[183] Um número maior de episódios de ressangramento, bem como de internações hospitalares, de exames complementares, de revisões do *shunt*, esteve relacionado a esse maior custo no grupo com TIPS.[179]

Uma previsão de resultados ruins após a colocação do TIPS é possível por meio da identificação de *scores* prognósticos.[180,181] Um *score* Child-Pugh maior que 11 e MELD (*model for end stage liver disease*) de 14 indicam mortalidade precoce (3 meses) após a colocação de um TIPS, estando o procedimento, nesse casos, contra-indicado.

Apesar dos altos índices de mortalidade operatória e morbidade pós-operatória já referidos anteriormente com as cirurgias de *shunt*,[152] estudos mais recentes apresentam resultados animadores.[114,182] Henderson e colaboradores[182] vêm priorizando a realização maior de *shunts* em relação ao TIPS, principalmente em pacientes Chid-Pugh A e B.

Impressionantes resultados são encontrados nos estudos de Orloff e colaboradores.[114] Em sua série – em que, diferentemente de Henderson, a maioria dos pacientes era Child-Pugh C –, 12 pacientes foram submetidos a uma cirurgia descompressiva de *shunt* (11 em regime de urgência e 1 eletivamente). Após longo seguimento (6,75 anos), todos os *shunts* permaneceram patentes, a mucosa gástrica manteve-se normal em endoscopias seriadas, não houve hemorragia gastrointestinal ou mortes operatórias. A encefalopatia hepática ocorreu em somente 8% dos pacientes e a qualidade de vida foi considerada muito boa. Embora os números de Orloff nunca fossem reproduzidos em outros estudos, eles são baseados em experiência própria de mais de 30 anos, em cerca de 400 pacientes.

Em importante editorial do *Hepatology*, Conn[184] enfatiza em tom crítico a natureza única dos resultados do estudo de Orloff, acreditando que a chave para esses bons resultados seja a rapidez da realização desses procedimentos em pacientes não selecionados e em regime de urgência. Ele recomenda a realização de estudos bem desenhados, comparando esses *shunts* com as outras modalidades terapêuticas, incluindo principalmente TIPS, os quais poderiam confirmar ou infirmar os resultados de Orloff.

A embolização arterial esplênica transcateter é uma técnica alternativa empregada com bons resultados,[185,186] em um grupo selecionado de pacientes: graves e com hiperesplenismo.

Uma vez constatado o sangramento agudo, é necessário fazer a profilaxia da infecção e da encefalopatia hepática. A infecção bacteriana está associada com recorrência do sangramento.[187]

No estudo de Hou e colaboradores,[187] no grupo de pacientes tratado profilaticamente com ofloxacin, o índice de infecções baixou de 26% para 3% e o ressangramento precoce das varizes, de 34% para 7%.

Estudos experimentais sugerem que o uso de dieta enteral rica em gorduras reduz a endotoxemia e a translocação bacteriana,[188] ambas associadas à infecção bacteriana nesses pacientes. Níveis elevados de amônia no sangue, hiponatremia, ON estão todos envolvidos com a encefalopatia hepática. A amônia é gerada tanto no intestino delgado (ação da glutaminase na glutamina) quanto no cólon (ação da urease da flora bacteriana). A lactulose é usada na prevenção e no tratamento da encefalopatia hepática. Probióticos e fibras fermentáveis, tal como a lactulose, modulam e acidificam a luz intestinal, criando um meio hostil às bactérias produtoras de urease.[189,190]

PROMESSAS FUTURAS

A associação de estrógenos e progestagenos é usada há bastante tempo no controle do sangramento secundário às angiodisplasias gástricas. Estudos experimentais em ratos com HP[191] mostraram efeitos bastante promissores no tratamento da GHP, uma lesão histologicamente similar. A administração dessa associação de drogas a esses animais induziu a uma significante redução na pressão portal, na resistência porta-colateral, no fluxo sangüíneo mucoso gástrico e finalmente na hiperemia gástrica. Considerando que a magnitude dessa redução foi maior do que aquela obtida com propranolol, essa associação tornou-se uma alternativa atraente no tratamento da GHP.

Os corticosteróides são considerados úteis no tratamento da GAVE.[192] Cremers e colaboradores[192] administraram 20 mg/dia de predinisona a uma paciente com a forma difusa de GHP, resistente à terapia com betabloqueadores e com anemia severa, após a quinta internação em cinco meses. No seguimento de três anos, houve uma melhora endoscópica importante da GHP e não ocorreu mais sangramento ou anemia.

Inúmeros estudos mostram que a mucosa gástrica na HP é mais suscetível à lesão por vários agentes.[25] Essas lesões são inicialmente mediadas por radicais livres de oxigênio. Em modelos de HP experimental,[193] a proteína quinase mitogen-ativada (MAP ERK_2) protege contra o estresse celular e induz à proliferação celular. A ativação da ERK_2 na mucosa gástrica HP está diminuída, devido a um contínuo estado oxidativo dessa mucosa.[193] A suplementação com vitamina E, um *scavenger* de radicais livres, reduz esse estado oxidativo, revertendo a diminuída ativação da ERK_2 estresse-induzida. Então, a vitamina E administrada oralmente reverte completamente a aumentada suscetibilidade da mucosa gástrica HP à lesão.[193]

Em outro estudo experimental,[137] a atividade do quercetin, um pentahidroxiflavonóide presente em muitos constituintes da dieta humana, foi avaliada em ratos com HP. Devido também à sua atividade antioxidante, é considerado um *scavenger* de superóxidos, protegendo contra o estresse oxidativo, abolindo a via de transdução do sinal NF-$_K$B e bloqueando a produção de mediadores nocivos envolvidos na patogênese da GHP.

Em outro estudo conduzido por Austin e colaboradores,[131] um inibidor da produção de TNF-α endotoxina induzido reduziu o gradiente da pressão venosa hepática em cirróticos estáveis. O TNF-α está envolvido na patogênese da GHP e a inibição da sua ação por drogas do tipo talidomida poderá vir a ser uma alternativa interessante no tratamento da GHP.

Estudos mostraram a importância do componente vasoconstritivo intrahepático na manutenção do estado hipertensivo portal. Esse componente parece relacionado, pelo menos em parte, a deficiência de ON.[194] A sinvastatina, uma droga muito usada no tratamento da hipercolesterolemia, aumenta a produção de ON pelo endotélio vascular, diminuindo a resistência vascular intra-hepática, resultando em redução da HP.[195] O nível sangüíneo de ON aumentou em 13 pacientes após a administração de 40 mg de sinvastatina via oral. Houve uma redução de 14% na resistência sinusoidal e aumento no fluxo venoso hepático. A mesma dose de 40 mg de sinvastatina via oral foi capaz de diminuir o aumento fisiológico pósprandial do HVPG, o qual aumentou somente 10% em comparação com os 21% do grupo-placebo.

REFERÊNCIAS BIBLIOGRÁFICAS

1. Dagradi AE, Mehler R, Tan DTD, Stempien SJ. Sources of upper gastrintestinal bleeding in patients with liver cirrhosis and large esofagogastric varices. Am J Gastroenterol 1970;54:458-63.

2. Mc Cray RS, Martin F, Amir–Ahmade H, Sheahan PG, Zamcheck N. Erroneous diagnosis of hemorrhage from esophageal varices. Am J Dig Dis 1969;14(11):755-60.

3. Palmer ED, Brich IB. Sources of upper gastrointestinal hemorrhage in cirrhotic patients with esophageal varices. N Engl J Med 1953;248(25):1057-58.

4. Silva AO, Brandão JF, Carvalhes A, Leandro PA, Silva C. Endoscopia de urgência na hemorragia digestiva alta em pacientes esquistossomóticos ou cirróticos com hipertensão portal. GED 1982;1(1):19-24.

5. Terés J, Bordas JM, Bru C, Diaz F, Bruguera M, Rodés J. Upper gastrointestinal bleeding in cirrhosis: Clinical and endoscopic correlations. GUT 1976;17:37-40.

6. Glass GBJ, Khodadoost J. Erosive gastritis and acute gastro-duodenal ulcerations as source of upper Gastrointestinal bleeding in liver cirrhosis, Franç Mal Ap Dig 1972;61 (8):439-44.

7. Macedo ALV, Sorbelo AA, Silva OE, Maluli AM, Ganc AJ. Korkes H et al. Descompressão portal seletiva como tratamento de emergência da gastrite aguda hemorrágica em cirróticos. Bases fisiopatólogicas e apresentação de um caso. GED 1985;4(1):26-28.

8. Osler W. The principles and practice of medicine. 6th ed. Edinburgh, UK: Young J Pentland; 1898. P. 466.

9. Preble RB. Conclusions based on 60 cases of fatal gastrointestinal haemorrhage due to cirrhosis of the liver. Am J Med Sci 1900;119(3):263-80.

10. Enquist IF, Gliedman ML. The sources of upper gastrointestinal bleeding in patients with cirrhosis. Surg Ginecol Obstet 1958;106:153-58.

11. Kamata T, Kobayashi K, Hatayana M. The source of gastrointestinal bleeding in autopsieds cases with chronic hepatic diseases. Jpn J Gastroenter 1978; 75:315-23.

12. Dagradi AE, Sanders D, Stempien J. The source of upper gastrointestinal bleeding in the liver cirrhosis. Ann Intern Med 1955;42:852-55.

13. Rider JÁ, Klotz AP, Kirsner JB. Gastrits with venocappilary ectasia as a source of massive gastric hemorrhage. Gastroenterology 1953; 24(1):118-23.

14. McCormack TT, Sims J, Eire-Brook I, Kennedy H, Goelp J, Johnson AG et al. Gastric lesions in portal hypertension: inflamatory gastrits or congestive gastropathy? GUT 1985;26:1226-32.

15. Miniconi P, Perrin D. Étiologie des hémorragies digestives hautes de la cirrhose alcoolique: à propo de 100 cas fibroscopé et radiographies avant la 48° heure. Arch Fr Mal App Dig 1973;62:133-39.

16. Clemente C, Bosch J, Rodés J, Arroyo U, Mas A, Maragall S. Functional renal failure and hemorrhagic gastritis associated with endotoxemia in cirrhosis. GUT 1977;18:556-60.

17. Nagamine K, Inokuchi K, Sakata H, Beppu K, Koianagi N, Sugimachi K. Development of erosive gastritis in a canine model of esophageal varices. Jpn J Surg 1986;16(3):218-24.

18. Shibayama Y. An experimental study in the cause of hemorrhagic gastritis in cirrhosis. J Pathol 1986;149:307-313.

19. Pretolani S, Bonvicini F, Baraldine M, Brocchi E, Caredu N, Funaro S et al. Hypertensive gastritis and campylo-

bacter Pylori colonization in cirrhotic patientes. Hepatology 1988;8(5):1346 (abstrat).

20. Babb RR, Mitchell RL. Persistent hemorrhagic gastritis in patient with portal hypertension and esophagogastric varices: The role of portal descompressive surgery. Am J Gastroenterol 1988;83(7):777-79.

21. Iwao T, Toyonaga A, Tanaka J, Yamashita F, Irie A, Harada H et al. Endoscopic and clinical stud on hemorrhagic gastritis in patients with liver cirrhosis. Dig Endosc 1990;2(1):28–39.

22. Sarfeh IJ, Tabak C, Eugene J, Juler GL. Clinical Significance of erosive gastritis in patients with alcoholic liver disease and upper gastrointestinal hemorrhage. Ann Surg 1981;194(2):149-51.

23. Sarfeh IJ, Tarnawiski A. Gastric mucosal vasculopathy in portal hypertension. Gastroenterology 1987;93(6):1129-31.

24. Sarfeh IJ, Tarnawisky A, Hajduczek A, Stachura J, Bui HX. Kranuse WJ. The portal hypertensive gastric mucosa: Histologic, ultrastructural, and funcional analysis after aspirin – induced damage. Surgery 1988; 104(1):79-85.

25. Sarfeh IJ, Tarnawsky A. Increased susceptility of the portal hypertensive gastric mucosa to damage. J Clin Gastroent 1991; 13(Suppl 1):s18-s22.

26. Tarnawski A, Sarfeh IJ, Stachura J, Hatduczek A, Bui HX. Portal hypertensive gastropathy or vasculopathy? Gastroenterology 1987; 92(5):1786.

27. Tarnawski A, Sarfeh IJ, Stachura J, Hatduczek A, Bui HX, Dabros W et al. Microvascular abnormalites of the portal hypertensive gastric mucosa. Hepatology 1988; 8(6):1488-94.

28. Corbishiley CM, Saverymuttu SH, Maxwell JD. Use of endoscopic biopsy for diagnosing congestive gastropathy. J Clin Pathol 1988;41:1187-90.

29. Hosking SW, Kennedy HJ, Seddon L, Trigger DR. The role of propranolol in congestive gastropathy of portal hypertension. Hepatology 1987; 7(3):437-41.

30. McCormick PA, Sankey EA, Cardin F, Dhilon AP, Mc Intyre N, Burroughs AK. Congestive gastropathy and helicobacter pylori: An endoscopic and morphometric study GUT 1991; 32:351-54.

31. Triger DR. Natural historia and treatment of portal hypertensive gastropathy. J Gatroenterol Hepatol 1989; 4 (SUPPL1):8-14.

32. Pérez–Ayuso RM, Pique JM, Bosch J, Panés J, Gonzales A, Péres R et al. Propranolol in prevention of recurrent bleeding from portal hypertensive gastropathy in cirrhosis. Lancet 1991;337:1431-34.

33. Iwao T, Toyonaga A, Sumino M, Takagik K, Oho K, Nishizono M et al. Portal hypertensive gastropathy in patients with cirrhosis. Gastroenterology 1992;102(6):2060–65.

34. Thiruvengadan R, Gostout CJ. Congestive gastroenteropathy – An extension of nonvariceal upper gastrointestinal bleeding in portal hypertension. Gastrointest Endosc 1989;35(6):504-507.

35. Vigneri S, Termini R, Pirino A, Scialabba A, Bovero E, Pisciotta G et al The duodenum in liver cirrhosis: endoscopic, morphologycal and clinical findings. Endoscopy 1991; 23:210-12.

36. Viggiano TR, Goustout CT. Portal hypertensive intestinal vasculopathy: A review of the clinical, endoscopic and hystopathologic features. Am J Gastroenterol 1992;87(8):944-54.

37. Gangule S, Sarin SK, Bhatia V, Lahot D. The prevalence and spectrum of colonic lesions in patients with cirrhotic and noncirrhotic portal hypertension. Hepatology 1995; 21:1226-31.

38. Sandblom P. The source of bleeding in portal hypertension. Bull Soc Int Chir 1975;34(3):165-67.

39. Hashizume M, Tanaka K, Inokuchi K. Morphology of gastric microcirculaton in cirrhosis. Hepatology 1983;6(3):1008-1012.

40. Adachi H, Muruyama M, Naito H, Hashimoto H, Mitsunaga A, Ito Y et al. study of gastric mucosal changes and mucosal hemodynamics in patients with liver cirrhosis. Dig Dis Sci 1986;31(10):70s.

41. Foster PN, Wyatt JI, Bullimore DW, Losowsky MS. Gastric mucosa in patients with portal hypertension: Prevelence of capillary dilatation and campylobacter pylori. J. Clin Pathol 1989;42:919-21.

42. Taor RE, Fox B, Wape J, Johnson G. Gastritis – Gastroscopic and microscopic. Endoscopy 1975;7:209-215.

43. Papazian A, Brailon A, Dupas JL, Sevene F, Capron JP. Portal hypertensive gastric mucosa: on endoscopic study. GUT 1986;27:1199-1203.

44. Whitehead R, Truelove SC, Gear MWL. The histologycal diagnosis of chronic gastritis in fibreoptic gastroscope biopsy specimens. J Clin Pathol 1972;25:1-11.

45. Misra SP, Dwivedi M, Misra V, Agarwal SW, Gupta R, Gupta SC et al. Endoscopic and histologic appeerence of the gastric mucosal in patients with portal hypertension. Gastrointest Endosc 1990;36(6):575-79.

46. Sarin SK, Misra SP, Singal A, Trorat V, Bror SL. Evaluation of the incidence and significance of the "Mosaic Pattern" in patients with cirrhosis, noncirrhotic portal fibrosis and extrahepatic obstruction – Am J Gastroenterol 1988;83 (11):1235-39.

47. Quinellato LP. Gastropatia congestiva: Estudo da sua prevalência e correlação endoscópico – histológica – Tese apresentada para obtenção de título, no grau de mestre pela Universidade Federal do Rio de Janeiro; 1993.

48. D'Amico G, Montalbano L, Traina M, Pisa R, Menozzi M, Spano C et al. Natural history of congestive gastropathy in cirrhosis. Gatroenterology 1990;99(6):1558-1564.

49. Cales P, Buscail L, Bretagne JF, Champigneulle B, Bourbon P, Duclos B et al. Concordance inter–observateurs inter–centers des signes endoscopiques gastro-esophagiens au cours de la cirrhose – Résultats d'une étude prospective multicentrique. Gastroenterol Clin Biol 1989;13:967-73.

50. Calès P, Zaboto B, Meskens C, Caucanas JP, Vinel JP, Desmorat H et al. Gastroesophageal endoscopic features in cirrhosis – Observer variabilíty, interassociations, and relations hip to hepatic dysfunction. Gastroenterology 1990;98(1):156-62.

51. Calès P, Pascal JP. Gastroesophageal endoscopic features in cirrhosis: Comparison of intracenter and intercenter observer variability. – Gastroenterology 1990;99:1189-96.

52. Calès P, Burtin P, Ferrero P, Person; Charlois T, Ruget O et al. – Realibility of endoscopic patterns of gastric mucosa in cirrhosis. Gastroenterology 1991;100(5):Part 2. A38.

53. Yoo HY, Eustace JA, Verma S, Zhang L, Harris M, Kantsevoy S et al. Accuracy and realibility of the endoscopic classification of portal hypertensive gastropathy. – Gastrointest Endosc 2002;56:675-80.

54. Spina GP, Arcidiacono R, Bosch J, Pagliaro L, Burroughs AR, Santambrogio R et al. Gastric endoscopic features in portal hypertension: Final report of a Consensus Conference, Milan, Italy, september 19, 1992. J. Hepatol 1994;21:461-67.

55. Iwao T, Toyanaga A, Ikegami M, Shigemori H, Oho K, Sumino M et al. Mc Cormack's endoscopic signs for diagnosing portal hypertension: Comparison with gastroesophageal varices. Gastrointest Endosc 1994;40:470-73.

56. Stewart CA, Sanyal AJ. Grading portal gastropathy: Validation of a gastropathy scoring system. Am J Gastrenterol 2003;98(8):1758-65.

57. Sarin SK, Shahi HM, Jain M, Jain AK, Issar SK, Murthy NS. The natural history of portal hypertensive gastropathy: Influence of variceal eradication. Am J Gastroenterol 2000;95(10):2888-93.

58. Primignani M, Carpinelli L, Preatoni P, Battaglia G, Carta A, Prada A et al. Natural history of portal hypertensive gastropathy in patients with liver cirrhosis. Gastroenterology 2000;119(1):181-87.

59. Hou MC, Lin HC, Chen CH, Kuo BIT, Pern CL, Lee FX et al. Changes in portal hypertensive gastropathy after endoscopic variceal sclerotherapy or ligation: an endoscopic observation. Gastrointest Endosc 1995;42:139-44.

60. McCormack T, Smallwood RH, Walton L, Martin T, Robinson P, Johnson AG. Doppler ultrasond probe for assessment of blood flow in oesophageal varices. Lancet 1983;2:677-78.

61. Nakayama M, Iwao T, Oho K, Toyonaga A, Tanikawa K. Role of extravariceal collateral channels in the development of portal hypertensive gastropathy before and after sclerotherapy. J Gastroenterol 1988;33:142-146.

62. Tayama C, Iwa T, Oho K, Toyonaga A, Tanikawa K. Effect of large fundal varices on changes in gastric mucosal hemodynamics after endoscopc variceal ligation. Endoscopy 1998;30:25-31.

63. Iwao T, Toyonaga A, Oho K, Sakai T, Tayama C, Masumoto H et al. Portal hypertensive gastropathy develops less in patients with cirrhosis and fundal varices J Hepatol 1997; 26:1235-41.

64. Poddar U, Thapa BR, Sing K. Frequency of gastropathy and gastric varices in children with extrahepatic portal venous obstruction treated with sclerotherapy. J Gastroentertol Hepatol 2004;19:1253-56.

65. Yuksel O, Koklu S Arham M, Yolcu OF, Erturvl I, Odemis B et al. Effects of esophageal varice eradication on portal hypertensive gastropathy and fundal varices: A restropective and comparative study. Dig Dis Sci 2006;5(1):27-30.

66. Shimoda R, Horiuchi K, Hagiwara S, Suzuki H, Yamazaki Y, Kosone T et al. Short term complications of retrograde transvenous obliteration of gastric varices in patients with portal hypertension: effects of obliteration of major portosystemic shunts. Abdom Imaging 2005;30:306-13.

67. Otha M, Hashizume M, Higashi H, Ueno K, Tomikawa M, Kishiara F et al. Portal and gastic mucosal hemodynamics in cirrhotic patients with portal hypertensive gastropathy. Hepatology 1994;20:1432-36.

68. Eleftheriadis E, Kotzampassi K, Tzartinoglov E, Alvanou A, Aletras H. Congestive gastropathy and antral varices: Is there an association? Endoscopy 1989;21:208-11.

69. Kotzampassi K, Eleftheriadis E, Aletras H. The "mosaic-like" pattern of portal hypertensive gastric mucosa after variceal eradication by sclerotherapy. J Gastroenterol Hepatol 1990; 5:659-63.

70. Tanoue K, Hashizume M, Wada H, Ohta M, Kitano S, Sugimachi K. Effects of endoscopic injection sclerotherapy on portal hypertensive gastropathy: A prospective study. Gastrointest Endosc 1992;38(5):582-85.

71. Higashi H, Kitano S, Hashizume M, Yamaga H, Wada H, Sugimachi K. Gastrc bleeding after endoscopic injection sclerotherapy for esofageal varices may be fatal Int Surg 1991;76:214-17.

72. Bayraktar Y, Balkanci F, Uzunalimoglu B, Gokoz A, Koseglu T, Batman F et al. Is portal hypertension due to liver cirrhosis a major factor in the development of portal hypertensive gastropathy Am J Gastroenterol 1996;91(3):554-58.

73. Yoshikawa I, Murata I, Nakano S, Otsuki M. Effects of endoscopic variceal ligation on portal hypertensive gastropathy and gastric mucosal blood flow – Am J Gastroenterol 1998;93(1):71-74.

74. Lo GH, Lai KH, Cheng JS, Hsu PI, Chen TA, Wang EM et al. The effects of endoscop variceal ligation and propranolol on portal hypertensive gastropathy: a prospective, controlled trial. Gastrointest Endosc 2001;53(6):579-84.

75. Payen JL, Cales P. Modifications gastriques au cours de la cirrhose. – Gastroenterol Clin Biol 1991;15:285-95.

76. Boldys H, Romanczyk T, Novak A. Short term effects of variceal sclerotherapy on portal hypertensive gastropathy; Endoscopy 1996;28:735-39.

77. Gostout CJ, Viggiano TR, Balm RK. Acute gastrointestinal bleeding from portal hypertensive gastropathy: Prevalence and clinical features. Am J Gastroenterol 1993;88(12): 2030-33.

78. Thuluvath PJ, Yoo HY. Portal hypertensive gastropathy – Am J Gastroenterol 2002;97(12):2973-78.

79. Piqué JM. Portal Hypertensive gastropathy, Baill Clin Gastrenterol 1997;11(2):257-70.

80. Jabbari M, Cherri R, Lough JO, Daly DS, Kinnear DG, Goresky CA. Gastric antral vascular ectasia: The watermelon stomach, Gastroenterology 1984;87(5):1165-67.

81. Stotzer PO, Willén R, Kilander AF. Watermelon stomach: not only an antral disease. Gastrointest Endosc 2002;55:897-900.

82. Gostout CJ, Viggiano TR, Ahlquist DA et al. The clinical and endoscopic spectrum of the watermelon stomach , J Clin Gastroenterol 1992;15:256-63.

83. Marmaduke D, Greenson D, Cunningham I et al. Gastric vascular ectasia in patients undergoing bone marrow trasplantation. Am J Clin Pathol 1994;102:194-98.

84. Payen JL, Calès P, Voigt J et al Severe portal hypertensive gastrophaty and antral vascular ectasia are distinct entities in patients with cirrhosis. Gastroenterology 1995;108:138-44.

85. Kamath PS, Lacerda M Ahlquist DA, Mc Kusick MA; Andrews JC, Nagorney D. Gastric mucosal response to intra – hepatic portosystemic shunting in patients with cirrhosis. Gatroenterology 2000;118:905-911.

86. Afessa B, Kubilis PS. Upper Gastrointestinal bleeding in patients with hepatic cirrhosis: Clinical course and mortality prediction. Am J Gastroenterol 2000;95(2):484-89.

87. Spahr L, Villeneuve P, Dufresne MP, Tasse D, Bui B, Willems B et al. Gastric antral vascular ectasia in cirrhotic patients: absence of relation with portal hypertension. GUT 1999 44:739-42.

88. Merkel C, Schipilliti M, Bigihn R, Bellini B, Angeli P, Bolognesi M et al. Portal hypertension and portal hypertensive gastropathy in patients with liver cirrhosis: a haemodynamic study. Dig Liv Dis 2003;35:269-74.

89. Salazar LIF, Otero RM, Monteagudo JAM, Perona JC, Garcia JMP. Ectasia vascular antral: aspectos etiopatogênicos, clinicos e terapeuticos, Rev Clin Espan 1998; 198(6);369-75.

90. McCormick PA, Ooi H, Crosbie O. Tranexamic acid for severe bleding gastric antralvascular ectasia in cirrhosis. Gut 1998;42:750-52.

91. Ohmoto K, Mimura N, Yamamoto S. Watermelon stomach: vascular ectasia may involve the cardia. Gastroint Endosc 2003;57(4):631.

92. Balan KK, M.R.C.P; Jones AT, Roberts NB, Pearson JR, Critchley M et al. The effects of Helicobacter pylori colonization on gastric function and the incidence of portal hypertensive gastropathy in patients with cirrhosis of the liver. Am J Gastroenterol 1996;91(7):1400-406.

93. Auroux J, Dominique L, Roudot-Thoraval F, Deforges L, Chaumette MT, Richardet JP et al. Gastroduodenal ulcer and erosions are related to portal hypertensive gastropathy and recent alcohol intake in cirrhotic patients. Dig Dis Sci 2003;48(6):1118-23.

94. Wilcox CM, Alexander LN, Straub RF, Clark WS. A prospective endoscopic evaluation of the causes of upper GI hemorrhage in alcoholics: A focus on Alcoholic Gastropathy. Am J Gastroenterol 1996;91(7):1343-47.

95. Ohta M, Yamaguchi S, Gotoh N, Tomikawa M. Pathogenesis of portal hypertensive gastropathy: A clinical and experimental review. Surgery 2002;131:S165-70.

96. Arafa UA, Fujiwara Y, Higuchi K, Shiba M, Uchida T, Watanabe T et al. No additive effect between Helicobater pylory infection and portal hypertensive gastropathy on inducible Nitric Oxide sythase expression in gastric mucosa of cirrhotic patients. Dig Dis Sci 2003;48(1) 162-68.

97. Guslandi M, Soughi M, Foppa L, Tittobelo A. Congestive gastropathy versus chronic gastrits: A comparison of some pathophisiological aspects. Digestion 1993;54:160-62.

98. Parikh SS, Desai SB, Prabhu SR, Trivedi MH, Shankaran K, Bhukhanwala FA et al. Congestive gastropathy: factor influencing development, endoscopic features, helicobacter pylori infection and microvessel changes. Am J Gastroenteral 1994;89(7):1036-42.

99. Pinheiro JOP, Matos AA. Etiopatogenia da gastropatia da hipertensão portal: O papel do Helicobacter pylori. GED 1997;16(4):111-118.

100. Batmanabane U, Kate V, Ananthakrishinan N. Prevalence of Helicobater pylori in patients with portal hypertensive gastropathy: a study from South India. Med Sci Monit 2004;10:133-36.

101. Paoluzi P, Pietrotusti A, Marchaggiano A, Iannoni C, Ferrari S, Pagnannelli A et al. Prevalence of campylobacter pylori in cirrhotic patients with gastric erosions. – Gastroenterology 1988;94(5):A 342.

102. Triger DR. Gastric mucosal abnormalities in portal hypertension. - J Clin Nut Gastroenterol 1991;6(3):166-75.

103. Laine L, Weinstein WM. Subepithelial hemorrhages and erosões of human stomach. Dig Dis Sci 1988;33(4):490-503.

104. Tarnawski A, Sheffield MF, Sarfeh IJ, Douglas TG, Stachura J. Microvascular endothelium of portal hipertensive gastric mucosa is a major target for alcohol injury and prostaglandin protection. Gastroenterology 1990;98(5):A 638.

105. Naparstek Y, Rachmilewitz DD. U.G.I. bleeding in a nonalcoholic population with portal hypertension. J Clin Gastroenterol 1980;2:239-41.

106. Benoit JN, Barrowman JA, Harper SL, Kvietyz PR, Granger DN. Role of humoral factores in the intestinal hiperemia associated with chronic portal hypertension. Am J Physiol 1984;247(10):G486-G493.

107. Baxter JN, Dobbs BR. Portal hypertensive gastropathy. J gastroenterol Hepatol 1988;3:635-44.

108. Allen PIM, Chesner I, Whetley K, Goldman M. Human gastric perfusion: evidence for non–uniformity of blood flow. Br J Surg 1988; 75(8):741-42.

109. Prokopiw I, Hynna-Liepert TT, Dinda PK, Prentice SA, Beck IT. The microvascular anatomy of the canine stomach. Gastroenterology 1991;100(3):638-47.

110. Gannon B, Browning J, Oibrien P, Rogers P. Mucosal microvascular architecture of the fundus and body of human stomach. Gastroenterology 1984;86(5):866-75.

111. Geraghty JG, Angerson WJ, Carter DC. Autoradiographic study of the regional distribution of gastric body flow in hypertensive rats. Gastroenterology 1989;97(5):1108-1114.

112. Groszmann RJ, Colombato LA. Gatric Vascular changes in portal hypetension, Hepatology 1988;8(6):1708-1710.

113. Sarfeh IJ, Juler GL, Stemmer EA, Mason GR. Results of surgical management of hemorrhagic gastritis in patients with gastroesophageal varices. Surg Gynecol obstet 1982;155:167-70.

114. Orloff MJ, Orloff MS, Orloff SL, Haynes KS. Treatment of bleeding from portal hypertensive gastropathy by portacaval shunt, Hepatology 1995;21:1011-1017.

115. Mezawa S, Homma H, Ohta H, Masuko E, Doi T, Miyanishi K et al. Effect of transjugular intrahepatic portosystemic shunt formation on portal hypertensive gastropathy and gastric circulation, Am J gastroenterol 2001; 96(4):1155-59.

116. Blackstone MO. Congestive gastropathy in cirrhosis.How bad is red? Hepatology 1991;13(5):1000-1003.

117. Palmer ED. Erosive gastritis in cirrhosis – influence of portal hypertension on the gastric mucosa. Am J Dig Dis 1957;2(1):31-36.

118. Quintero E, Piqué JM, Bombi JA, Bordas JM, Sentis J, Elena M et al. Gastric mucosal vascular ectasia causing bleeding in cirrhosis. A distinct entity associated with hypergastrinemia and low serum levels of pepsinogen I Gastroenterology 1987;93:1054-1061.

119. Albillos A, Colombato LA, Enriques R, Cheng NG, OI, Sikuler E et al. Sequence of morphologycal and hemodynamic changes of gastric microvessels in portal hypertension. Gastroenterology 1992;102(6):2066-70.

120. Iwao T, Toyonaga A, Ikegami M, Oho K, Sumino M, Harada H et al. Reduced gastric mucosal blood flow in patients with portal hypertensive gastropathy. Hepatology 1993;18:36-40.

121. Chaves DM, Sakai P, Mucenic M, Iriya K, Iriya Y, Ishioka S. Comparative study of portal hypertensive gastropathy in schistosomiasis and hepatic cirrhosis. Endoscopy 2002;34(3):199-202.

122. Ohta M, Tanque K, Tarnawski AS, Pai R, Itani RM, Sander FC et al. Overexpressed Nitric Oxide Synthase in portal hypertensive stomach of rat: a key to increased susceptibility to damage? Gastroenterology 1997;112:1920-30.

123. Calès P, Delmotte JS, Obert F, Fouchard I, Burtin P, Person B et al. Estude de la muqueuse gastrique de malade cirrhotique em microendoscopie (abstr). Gastroenterol Clin Biol 1992;16:A108.

124. El-Newihi HM, Kanji VK, Mihas AA. Activity of gastric mucosal nitric oxide synthase in portal hypertensive gastropathy. Am J Gastroenterol 1996;91(3):535-38.

125. Fernández M, García-Pagán JC, Casadeval M, Bernadich C, Piera C, Whittle BJR et al. Evidence against a role for inducible nitric oxide synthase in the hyperdynamic circulation of portal hypertensive rats. Gastroenterology 1995;108:1487-95.

126. Tarnawski AS, Tomikawa M, Kawanaka H, Sugimachi K, Sarfeh IJ. Increased oxigen free radicalls nitrotyrosine and enhanced lipid peroxydation susceptibility to injury. Gastroenterology 1999;116:A1282.

127. Kaur S, Kaur U, Agnhotri N, Tandon CD, Majundar S. Gastritis, gastric ulcer, gastric metaplasia: clinical and experimental studies. Modulation of acid seeretion in commom bile duct ligation related gastropathy in wistar rats. J Gastroenterol Hepatol 2001;16:755-62.

128. Merli M, Nicolini G, Angeloni S et al. The natural history of portal hypertensive gastropathy in patients with liver cirrhosis and mild portal hypertension. Am J Gastroenterol 2004;99:1959-65.

129. Ohta M, Tarnawski AS, Itani R, Pai R, Tomikawa M, Sugimachi K et al. Tumor necrosis factor α regulates nitric oxide synthase expression in portal hypertensive gastric mucosa of rats. Hepatology 1988;27:906-13.

130. Stephens KE, Ishizaka A, Larryk JW, Raffin TA. Tumor necrosis fator causes increased pulmonary permeability and edema. Comparison to septic acute lung injury. Am Rev Respir Dis 1988;137:1364-70.

131. Austin AS, Mahida YR, Clarke D et al. A pilot study to investigate the use of oxipentofylline (pentoxifylline) and thalidomide in portal hypertension secondary to alcoholic cirrhosis. Aliment Phar macol Ther 2004;19:79-88.

132. Yanagisawa M, Kurihara H, Kimura S et al. A novel potente vasocontrictor peptide produced by vascular endothelial cells. Nature 1998;332:411-415.

133. Ohta M, Nguyen TH, Tarnawski AS et al. Overexpression of endothelin-1 mRNA and protein in portal hypertensive gastric mucosa of rats: a key to increased susceptibilyty to damage? Surgery 1997;122:936-42.

134. Kai S, Bandoh T, Ohta M, Matsumoto T, Tominaga M, Kitano S. Expression of endothelin receptores in the gastric mucosa of portal hypertensive rats. J Gastroenterol Hepatol 2006;21:242-250.

135. Migo S, Hashizume M, Tsugawa K, Tonoue K, Sugimachi K. Mechanism and control of gastric mucosal injury and bleeding: role of endothelin-1 in congestive gastropathy in portal hypertensive rats. J Gastroenterol Hepatol 2000;15:142-147.

136. Marssen PA, Brenner BM. Transcriptional regulation of the endothelin-1 gene by TNF-α. Am J Physiol 1992;262:C854-61.

137. Moreira AJ, Fraga C, Alonso M, Collado OS, Zetler C, Marroni C et al. Quercetin prevents oxidative stress and NF-kB Activation in gastric mucosa of portal hypertensive rats. Bioch Pharmacol 2004;68:1939-46.

138. Tomikawa M, Akiba Y, Kaunitz JD, Kawanak H, Sugimachi K, Sarfeh IJ et al. New insights into impairement of muco-

sal defense in portal hypertensive gastric mucosa. J Gastroenterol Surg 2000;4:458-63.

139. Ninomiya K, Kitano S, Yoshida T, Bandoh T, Baatar D, Tsuboi S. Impaired adaptive cytoprotection to ethanol-induced damage in gastric mucosa of portal hypertensive rats. Dig Dis Sci 1999;44:1254-60.

140. Ichikawa Y, Tarnawski A, Sarfeh IJ, Ishikawa T, Shimada H. Distorcida microangioarchitecture and impaired angiogenesis in gastric mucosa of portal hypertensive rats. Gastroenterology 1994;106:702-708.

141. Kawanaka H, Tomikawa M, Jones MK, Pai R, Szabo IL, Sugimach K et al. Reduced expression of VEGF and its receptors in portal hypertensive gastric mucosa following o alcohol injury: a key to impaired angiogenesis? Gastroenterology 2000;118:A1049.

142. Tomikawa M, Wang H, Jones MK, Sugimachi K, Sarah IJ, Tarnawski AS. Reduced adrenomedullin expression in gastric mucosa of portal hypertensive rats after ethanol-induced injury. Ann Surg 1999;230:38-44.

143. Kawanaka H, Tomikawa M, Jones MK, Pai R, Szabo IL, Sugimach K et al. Portal hypertensive gastric mucosa has reduced ativation of MAP kinase (ERKQ) in reponse to alcohol injury: a key to impaired healing? FASEB J 2001;15:574-76.

144. Douglas BR, Johnson CD, Czaja AJ, Gostout CJ. Portal hypertensive gastropathy: upper gastrointestinal x-ray appearence. Mayo Clin Proc 1994;69:1195-1196.

145. Ishiara K, Ishida R, Saito T, Teramoto K, Hosomura Y, Shibuya H. Computed tomography features of portal hypertensive gastropathy. J Comp Assist Tomogr 2004;28:832-35.

146. Calès P, Oberti F, Delmotte JS, Baslé M, Casa C, Arnaud JP. Gastric mucosal surface in cirrhosis evaluated by magnifying endoscopy and scanning eletronic microscopy, Endoscopy 2000; 32(8):614-23.

147. Lebrec D, Poynard T, Bernuau J, Bercoff E, Novel O, Capron JP et al. A randomized controlled study of propranolol for prevention of recurrent gastrointestinal bleeding in patients with cirrhosis: a final report. Hepatology 1984;4(3):355-58.

148. Walker S, Krishna DR, Klotz U, Bode JC. Frequent non-response to histamine H_2 – receptor antagonists in cirrotics. GUT 1989;30:1105-109.

149. Macedo ALU, Sorbello AA, Silva OE, Maluli AM, Ganc AJ, Korkes H et al. Descompressão portal seletiva como tratamento de emergência de gastrite aguda hemorrágica em cirróticos. Bases fisiopatológicas e apresentação de um caso. GED 1985;4(1):26-28.

150. Kiire CR. Propranolol-induced reduction in recurrent variceal hemorrhage in schistosomiasis. Br Med J 1989;298:1363-65.

151. Rikker LF. New concepts of pathophysiology and treatment of portal hypertension. Sugery 1990;107(5):481-88.

152. D'Amico G, Pagliaro L, Bosch J. The treatment of portal hypertension: a meta-analytc review. Hepatology 1995;22:332-54.

153. Papatheodoridis GV, Goulis J, Leandro G, Patch D, Burroughs AK. Transjugular inthahepatic portosystemic shunt compared with endoscopic treatment for prevention bleeding: A meta-analysis. Hepatology 1999;30:612-622.

154. Thuluvath PJ, Krishnan A. Primary prophylaxis of variceal bleeding. Gastrointest Endosc 2003;58(4):558-67.

155. Reichen J. Liver function and pharmacological considerations in pathogenesis and treatment of portal hypertension. Hepatology 1990;11(6):1066-78.

156. Groszmann RJ, Bosch J, Grace ND, Con HO, Garcia-Tso G, Navasa M et al. Hemodynamics events in a prospective randomized trial of propranolol o versus placebo in the prevention of variceal hemorrhage. Gastroenterology 1990 99:1401-407.

157. Merkel C, Bolognesi M, Sacerdoti D, Bombonato G, Bellini B, Bighin R, Gatta L. The hemodynamic response to medical treatment of portal hypertension as a predictor of clinical effectiveness in the primary prophylaxis of variceal bleeding in cirrhosis. Hepatology 2000;32:930-34.

158. Hicken BL, Sharara AI, Abrams GA, Eloubeidi M, Fallon MB, Arguedas MR. Hepatic venous pressure gradient measurements to assess response to primary prophylaxis in patients with cirrhosis: a decision analytical study. Aliment Pharmacol Ther 2003;17:145-53.

159. Rockey DC. Vasoactive agents in intrahepatic portal hypertension and fibrogenesis: implications for therapy. Gastroenterology 2000;118:1261-65.

160. Saab S, De Rosa V, Nieto J et al. Costs and clinical outcomes of primary prophylaxis of variceal bleeding in patients with hepatic cirrhosis: a decision analysis model. Am J Gastroenterol 2003;98:763-70.

161. García-Pagan JC, Villanueva C, Villa MC, Albilos A, Genesca J, Ruiz-del-Arbol L et al. Isosorbide mononitrate in the prevention of first variceal bleeding in patients who can not receive beta-blockers. Gastroenterology 2001;121:908-14.

162. Angelico M, Carli L, Piat C, Gentile S, Capocaccia L. Effects of isosorbide-5-mononitrate compared with propranolol on first bleeding and longterm survival in cirrhosis. Gastroenterology 1997;113:1632-39.

163. Merkel C, Marin R, Enzo E, Donada C, Cavallarin G, Troboli P et al. Randomized trial of nadolol alone or with isosorbide mononitrate for primary prophylaxis of variceal bleeding in cirrhosis. Lancet 1996;348:1677-81.

164. García-Pagán JC, Feu F, Bosch J, Rodes J. Propranolol compared with propranolol plus isosorbide-5monitrate for portal hypertension in cirrhosis. Ann Intern Med 1991;114:869-73.

165. Abecasis R, Kravetz D, Fassio E, Ameigeiras B, Garcia D, Isla R et al. Nadolol plus spironolactone in the prophylaxis of first variceal bleeding in non ascitic cirrhotic patients: a preliminary study. Hepatology 2003;37:359-65.

166. Panés J, Pique JM, Bordas JM, Llach J, Bosch J, Terés J et al. Reduction of gastric hyperemia by glypressin and va-

sopressin administration in cirrhotic patients with portal hypertensive gastropathy. Hepatology 1994;19:55-60.

167. Francchis R. Somatostatin, somatostatin analogues and other vasoactive drugs in the treatment of bleeding esophageal varices. Dig Liv Dis 2004;36(suppl1):s93-s100.

168. D'Amico G, Pagliaro L, Bosch J. Pharmacological treatment of portal hypertension: on evidence-based approach. Sem Liv Dis 1999;19:475-505.

169. Bruha R, Marecek Z, Spicak J et al. Double blind randomized comparative multicenter study of the effect of terlipressin in the treatment of acute variceal and or hypertensive gastropathy bleeding. Hepatogastroenterology 2002;49:1161-6.

170. Zhou Y, Qiao L, Wu J, Hu W, Xu C. Comparison of the efficacy of octreotide, vasopressin, and omeprozole in the control of acute bleeding in patients with portal hypertensive gastropathy: a controlled stud. J Gastroenterol Hepatol 2002;17:973-79.

171. Moitinho E, Planas R, Banares R, Albilos A, Ruiz-del-Arbol L, Galvez C et al. Multicenter randomised controlled trial comparing differents schedules of somatostatin in treatment of acute variceal bleeding. J Hepatol 2001;35:712-8.

172. Radosavljevic MP, Travner M, Schreiber F. Austrian consensus on the definition and treatment of portal hypetensive and its complications. Endoscopy 2005;37(7):667-73.

173. Bosch J, Thabut D, Bendtesen F et al. Recombinant factor VII for upper gastrointestinal bleeding in patients with cirrhosis: a randomized double-blind trial. Gastroenterology 2004;127:1123-30.

174. Romero-Catro R, Jimenez-Saens M, Pellicer-Bautista F et al. Recombinant-activated factor VII as hemostatic therapy in light cases of severe hemorrhage from esophageal varices. Clin Gastroenterol Hepatol 2004;2:78-84.

175. Rossle M. When endoscopic therapy and pharmacotherapy fails to control variceal bleeding: what should be done? Immediate control of bleeding by TIPS? Langenbecks Arch Surg 2003;388:155-62.

176. Monescillo A, Martinez-Lagares F, Ruiz-del-Arbol F et al. Influence of portal hypetension and its early descompression by TIPS placement on the outcome of variceal bleeding. Hepatology 2004;40:793-801.

177. Bureau C, García-Pagan J, Otal P et al. Improved clinical outcome using polytetrafuorothylene – coated stents for TIPS: results of a randomized study. Gastroenterology 2004;126:469-75.

178. Rossle M, Grandt D. TIPS: an update. Best Pract Res Clin Gastroenterol 2004;18:99-123.

179. Helton WS, Maves R, Wicks K et al. Trasjugular intrahepatic portosystemic shunt us surgical shunt in good-risk cirrhotic patients: a case control caparison. Arch Surg 2001;136:17-20.

180. Angermayer B, Cejna M, Karnel F et al. Child pugh versus MELD score in prediction survival in patients undering trasjugular intrahepatic portosystemic shunt.

181. Ferral H, Gamboa P, Postoak DW et al. Survival after elective trasjugular intrahepatic portosystemic shunt creation: prediction with model for endstage liver disease score. Radiology 2004;231:231-36.

182. Henderson JM, Magle A, Curtas S et al. Surgical shunts and TIPS for variceal descompression in 1990s. Surgery 2000;128: 540-47.

183. Zacks SI, Sandler RS, Biddle AK et al. Decision analysis of trasjugular intrahepatic portosystemic shunt versus distal splenorenal shunt for portal hypertension. Hepatology 1999;29:1399-405.

184. Conn HO. Emergency portocaval anastomosis in portal hypertensive gastropathy: Another piece of the puzzle. Hepatology 1995;21(4):1190-2.

185. Ohmagari K, Toyonaga A, Tanikawa K. Effects of trascatheter splenic arterial embolization on portal hypertensive gastric mucosa. Am J Gastroenterol 1993;88(11):1837-41.

186. Shimizu T, Onda M, Tajiri T et al. Bleeding portal hypertensive gastropathy managed successfully by parcial splenic embolization. Hepatogastroenterology 2002;49:947-9.

187. Hou MC, Lin HC, Liu TT et al. Antibiotic prophilaxis after endoscopic therapy prevents rebleeding in acute variceal hemorrhage: a randomized trial. Hepatology 2004;39:746-53.

188. Luyer MD, Jacobs JA, V AC et al. Enteral administration of high-fat nutrition before and directly after hemorrhagic shock reduce endotoxemia and bacterial traslocation. Ann Surg 2004;239:257-64.

189. Ortiz M, Córdoba J, Alonso J et al. Oral glutamine challenge and magnetic ressonance spectroscopy in three patients with congenital portosystemic shunts. J. Hepatol 2004;40:552-57.

190. Liv Q, Duan ZP, Hada K et al. Synbiotc modulation of gut flora: effect on minimal hepatic encephalopathy in patients with cirrhosis. Hepatology 2004;39:1441-9.

191. Panés J, Casadevall M, Fernández M, Pique JM, Bosch J, Casamitjana R et al. Gastric microcirculatory changes of portal hypertensive rats can be attenuated by long-term estrogen-progestagen treatment. Hepatology 1994;20:1261-70.

192. Cremers MI, Oliveira AP, Alves AJ, Freitas J. Portal hypertensive gastropathy: Treatment with corticosteroids. Endoscopy 2002;34:177.

193. Kawanaka H, Tomikawa M, Jones MK, Szabo IL, Pai R, Baatar D et al. Defective mitogen-activated protein kinase (ERK$_2$) signaling in gastric mucosa of portal hypertensive rats: potential therapeutic implications. Hepatology 2001;34:990-999.

194. García-Pagán JC, Bosch J. The resistence of the cirrhotic liver: a new target for the treatment of portal hypertension. J Hepatol 2004;40:887-90.

195. Zafra C, Abraldes JG, Turnes J et al. Sinvastatin enhances hepatic nitric oxide production and decreases the hepatic vascular tone in patients with cirrhosis. Gastroenterology 2004;126:749-55.

CAPÍTULO 129

CONDUTA NA HEMORRAGIA DIGESTIVA VARICOSA PERSISTENTE OU RECORRENTE

Pedro Achilles • Giovanni Faria Silva • Pedro Padula Neto

DEFINIÇÕES DOS EVENTOS RELACIONADOS COM O EPISÓDIO SANGRANTE

Nos consensos de Baveno II, III e IV foram introduzidos critérios para uniformização na denominação dos eventos relacionados ao episódio hemorrágico.

Esses critérios têm sido aplicados extensivamente nos ensaios de pesquisa, apesar de não terem correspondência adequada na parte clínica.

1. A hemorragia digestiva varicosa é definida como um sangramento de varizes esofágicas ou gástricas no momento da endoscopia ou a constatação de grossas varizes esofágicas e sangue no estômago, sem nenhuma outra causa reconhecível de sangramento.[1]

2. Considera-se que existe cessação do sangramento ativo quando ocorrer, dentro das primeiras 48 horas, um período de 24 horas sem sinais de sangramento.

3. Considera-se que não existe controle do sangramento (Baveno II-III):[2]

   3.1 se nas primeiras seis horas apresentar um ou mais dos seguintes acontecimentos:

   3.1.1 sinais de persistência da hemorragia associados à instabilidade hemodinâmica, apesar do tratamento instituído;

   3.1.2 necessidade transfusional acima de quatro unidades de concentrado de glóbulos;

   3.2 se depois das primeiras seis horas o paciente apresentar:

   3.2.1 nova hematêmese (ou aspirado hematínico persistente ou presença de sangue fresco após clareamento);

   3.2.2 necessidade transfusional de duas ou mais unidades adicionais de sangue para manter Ht (hematócrito) acima de 24% ou Hb (hemoglobina) acima de 8 g/dl.

4. Considera-se que não existe controle do sangramento (Baveno IV):[2]

   4.1 em falha de controle do sangramento, que significa *necessidade de alterar a terapia*: qualquer um dos critérios abaixo define persistência do sangramento, independentemente de qual deles possa ocorrer primeiro:

   4.1.1 hematêmese fresca maior ou igual a duas horas após início do tratamento medicamentoso específico ou endoscópico ou se a aspiração nasogástrica for maior que 100 ml de sangue vivo;

   4.1.2 decréscimo de 3 g na Hb (aproximadamente 9% do Ht) se nenhuma transfusão for efetuada;

   4.1.3 morte;

   4.1.4 índice de necessidade ajustado de sangue (INAS) maior ou igual a 0,75.

INAS = ABRI (Adjusted Blood Requirements Index)

$$ABRI = \frac{\text{unidades transfundidas de sangue}}{(\text{Ht final} - \text{Ht inicial}) + 0,01}$$

Ht (ou Hb) medido:
$$\begin{cases} 6/6 \text{ horas durante os primeiros 2 dias} \\ 12/12 \text{ horas do } 3^{\circ} \text{ ao } 5^{\circ} \text{ dia} \end{cases}$$

O objetivo da transfusão é alcançar Ht = 24% (Hb = 8 g/dl)

5. Recidiva hemorrágica ou sangramento recorrente significa qualquer episódio de hematêmese e/ou melena clinicamente significativo (com repercussão hemodinâmica e necessidade transfusional de 2 U de concentrado de glóbulos), após haver mantido o controle inicial da hemorragia durante 24 horas.[3]

   De acordo com consenso de Baveno IV, considera-se falha para prevenir recidiva de sangramento como novo episódio de sangramento clinicamente significativo.

   Recidiva de sangramento clinicamente significativo é:

   5.1 hematêmese/melena ou aspirado nasogástrico maior ou igual a 100 ml de sangue fresco. Essa situação acrescida de:

   5.2 ABRI maior ou igual a 0,5 ou decréscimo de 3 g no Ht se nenhuma transfusão for efetuada.

FATORES PROGNÓSTICOS ASSOCIADOS COM A RECIDIVA HEMORRÁGICA PRECOCE

Reconhece-se que a recidiva hemorrágica precoce situa-se em torno de 15% durante os primeiros cinco dias.[4]

Fatores de risco de recidiva hemorrágica precoce:[5,6,7,8]

- Varizes de grosso calibre;
- Varizes gástricas;
- Hemorragia ativa durante endoscopia;
- Presença de infecção bacteriana;
- Insuficiência renal;
- Gradiente de Pressão da Veia Hepática (GPVH) > 20 mmHg.

FATORES PROGNÓSTICOS ASSOCIADOS COM RECIDIVA HEMORRÁGICA TARDIA E MORTE

Sabe-se que a recidiva hemorrágica, em pacientes cirróticos não tratados no primeiro episódio hemorrágico, oscila entre 55% e 67% ao longo de dois anos,[9] sendo que 33% deles têm êxito letal.[8]

Fatores prognósticos de recidiva hemorrágica tardia e morte:[6,8,10]

- Tamanho das varizes;
- Grau de insuficiência hepática;
- Consumo de álcool;
- Insuficiência renal;
- Presença de hepatocarcinoma.

Trabalho publicado pelos autores[10] analisando 83 casos de hemorragia digestiva por hipertensão portal constatou a ocorrência de recidiva hemorrágica intra-hospitalar em sete pacientes.

O total geral de óbitos atingiu cifra de nove pacientes, sendo quatro deles diretamente relacionados com a recidiva hemorrágica. Os fatores independentes associados ao óbito foram: gravidade da doença hepática, encefalopatia avançada (graus 3 e 4), tempo de protrombina e elevações de uréia e creatinina durante internação (Tabela 129.1).

CONDUTA NO SANGRAMENTO PERSISTENTE OU RECORRENTE

A literatura relata que 80% a 90% das hemorragias digestivas altas não varicosas cessam espontaneamente, mas que somente 40% a 50% daquelas de origem varicosa têm a mesma evolução.[11]

No tratamento da hemorragia digestiva aguda de origem varicosa, espera-se que todos os recursos tenham sido aplicados de forma e no tempo corretos de tal modo a, após o seu insucesso, considerar a persistência do sangramento como falha de tratamento (Tabela 129.2).

Nessa situação, é imperativa a revisão das medidas terapêuticas, desde a estabilização hemodinâmica do paciente até a detecção e o tratamento de complicações que possam estar prejudicando o sucesso terapêutico.

Fatores que dificultam o controle da hemorragia:[6,7,12,13,14]

- Presença de infecções;
- Pacientes do grupo C de Child-Pugh;
- portadores de trombose venosa portal;
- GPVH maior que 20 mmHg;
- Vigência de ingestão alcoólica.

A reposição volêmica vigorosa, após episódio hemorrágico agudo, é causa freqüente de persistência do sangramento.[15,16] Recomenda-se que essa medida seja feita de tal forma a manter o paciente em estado de hipovolemia controlada para se evitar novas elevações de risco da pressão portal. A transfusão de sangue, preferencialmente concentrado de glóbulos, deve ser suficiente para manter hematócrito (Ht) de 24% ou hemoglobina (Hb) de 8 g/dl.

Não existe consenso sobre a utilização de transfusões de plasma fresco congelado ou concentrado de plaquetas no tratamento da hemorragia digestiva varicosa. Como norma geral, aceita-se a utilização de plasma fresco quando constatar-se atividade de protrombina menor que 40% e necessidade de transfusão de plaquetas quando a sua contagem for menor que 30.000 mm³. Um único estudo mostrou que a adição de

TABELA 129.1

Análise de regressão logística para o óbito intra-hospitalar

Variável	OR	IC (95%)	P
Child	1,64	1,02; 2,63	0,039
EHPS 0x3/4	48,0	4,47; 515,3	0,002
TP (seg)	1,24	1,07; 1,43	0,003
U60, Cr1,2	5,92	0,89; 38,4	0,06
OR = *odds ratio*; IC = intervalo de confiança			
EHPS = encefalopatia hepática portossistêmica; TP = tempo de protrombina			
U = uréia; Cr = creatinina			

TABELA 129.2

Tratamento de primeira linha da hemorragia digestiva varicosa

Estabilização hemodinâmica controlada;
Administração precoce de droga vasoativa;
Antibioticoterapia de largo espectro;
Hemorragia massiva ou incontrolável: balão de Sengstaken-Blakemore;
Endoscopia diagnóstica;
Endoscopia terapêutica, preferencialmente ligadura elástica;
Insucesso terapêutico: balão de Sengstaken-Blakemore;
Tratamento definitivo: segunda tentativa de hemostasia endoscópica individualizada;
Terapêutica de resgate: TIPSS ou *shunt* cirúrgico.

fator Vll recombinante ativado ao tratamento farmacológico e endoscópico melhora o controle inicial da hemorragia e reduz a recidiva hemorrágica precoce naqueles pacientes com função hepática precária (Child B e C).[17]

Todo paciente portador de hemorragia digestiva varicosa deve receber terapia antibiótica de largo espectro, preferencialmente via endovenosa e no mínimo durante cinco dias.[14,18,19,20,21]

Nas décadas de 1960 a 1980, predominava o conceito de que o sangramento de origem varicosa deveria ter tratamento oclusivo do vaso sangrante (tamponamento por balões) ou cirúrgico, quer por derivações, quer por desconexões portais.[22]

Com o avanço nos conhecimentos da importância do gradiente de pressão portal no desencadeamento da hemorragia digestiva varicosa, a atenção voltou-se para a utilização de drogas que pudessem atuar no seu controle, de tal modo que, interferindo nos seus valores, diminuísse o risco de hemorragia. Recente trabalho multicentro[23] comprova tal afirmativa e espelha o consenso atual da literatura. Do mesmo modo, aceita-se como verdadeira a opinião de que a utilização de drogas vasoativas precedendo a endoscopia diminui a incidência do sangramento ativo durante o exame endoscópico e facilita o tratamento do vaso sangrante.[2,24,25]

As duas principais classes de drogas vasoativas utilizadas no controle da hemorragia digestiva varicosa são: a vasopressina ou seus derivados (terlipressina) e a somatostatina ou seus análogos (octreotide).

A terlipressina é a droga que apresenta maior eficácia hemostática, em torno de 80%, no tratamento da hemorragia varicosa e com resposta favorável na sobrevida do paciente.[26]

Durante episódio agudo hemorrágico, o sangue contido no reservatório gástrico funciona como se fosse uma refeição e, causando hiperemia esplâncnica, passa a ser estímulo para aumento do gradiente de pressão portal, fator esse determinante responsável pela recidiva hemorrágica precoce. A somatostatina e seus derivados têm a propriedade de estabilizar esse gradiente de pressão, o que realça sua vantagem na indicação do tratamento da hemorragia varicosa.[27,28]

Para se conseguir maior sucesso na hemostasia do sangramento agudo, torna-se necessária a utilização das drogas vasoativas o mais precocemente possível[4,29] e, quando associada à endoscopia, passa a ser o tratamento de primeira linha na hemostasia do sangramento varicoso.[24,25] Devido à sua maior eficácia e menor mortalidade, a ligadura elástica é o método de escolha preferível para a realização da hemostasia endoscópica.[30,31,32,33,34] Como rotina, estabelecemos em nosso atendimento o uso oral do sucralfato, diluído em água, durante 21 dias, objetivando a proteção de lesão esofágica decorrente da queda do elástico. A escleroterapia é reservada para as situações em que a ligadura foi impeditiva.[35]

Em 5% a 10% dos casos existe refratariedade ao tratamento farmacológico e endoscópico ou constata-se recidiva precoce do sangramento.[17,24]

Se durante a terapêutica endoscópica não se conseguir hemostasia segura, resta o recurso da utilização do balão de Sengstaken-Blakemore (SB), até que outro tratamento definitivo possa ser instituído. O tamponamento esofágico é medida heróica para coibir sangramento inicialmente incontrolável e massivo. Nessas situações, o balão é altamente efetivo e controla o sangramento agudo em torno de 90%, se bem que 50% desses pacientes voltam a sangrar quando o balão é desinsuflado.[36] Sua permanência não deve exceder período de 24 horas, tempo suficiente para possível necessidade de estabilização hemodinâmica do paciente.

Como meta de tratamento definitivo, uma segunda tentativa de terapêutica endoscópica deve ser avaliada e, como medida de precaução, a remoção do balão, quando utilizado, será sempre efetuada na sala onde será realizado o procedimento endoscópico. A decisão de uma terapêutica endoscópica adicional deve ser sempre individualizada. O valor do uso de clipes, laços "destacáveis", injeção de trombina ou de cianoacrilato, como terapêutica de resgate, ainda não é conhecido.[37] Após a aplicação de uma segunda hemostasia endoscópica, esses pacientes devem ser submetidos a uma vigilância rigorosa para detecção precoce de sinais de recorrência ou persistência do sangramento. Se constatado esse fato, medidas terapêuticas de resgate deverão ser instituídas.

Vários estudos têm abordado a utilização do TIPSS (*shunt* portossistêmico transjugular intra-hepático) no tratamento da hemorragia incontrolável.[38,39]

Os resultados demonstram que o método pode ser realizado na urgência com bastante sucesso e com controle imediato do sangramento.[40,41] É o método de escolha no tratamento de pacientes com sangramentos e recidivas graves.

Apesar de vivenciarmos a era do TIPSS, ainda existe lugar para a cirurgia de *shunt* para pacientes cirróticos compensados e naqueles em que não se conseguiu a cessação da hemorragia com os recursos farmacológicos e endoscópicos ou naqueles cujos sangramentos têm origem nas varizes gástricas. Também tem a mesma indicação para aqueles pacientes em que houve recorrência hemorrágica sintomática decorrente de estenose do TIPSS e naqueles pacientes que vivem distantes de serviços médicos especializados disponíveis.[42]

A cirurgia de *shunt* portossistêmico H *graft* de pequeno diâmetro ou cirurgias derivativas esplenorrenal distal são opções preferenciais, permitindo que a veia porta continue ainda disponível se existir opção futura para transplante hepático.[43,44]

Quanto às varizes gástricas, a forma mais comum encontrada em pacientes cirróticos é do tipo GOV1. Pacientes que sangram por varizes tipo IGV têm risco significativamente maior de óbito, quando comparado com pacientes que sangraram por GOV.

A abordagem terapêutica das varizes gástricas sangrantes tipo GOV1 não difere do tratamento dado às varizes esofágicas (Tabela 129.3).

As varizes fúndicas, isoladas (IGV1) ou em continuidade com as varizes esofágicas (GOV2), requerem tratamento endoscópico com injeção de colas, preferencialmente com cianoacrilato. O tratamento com ligadura fica como alternativa diante da impossibilidade de aplicação de adesivos tissulares.

A utilização de drogas vasoativas favorece a abordagem endoscópica da lesão sangrante. Entretanto, por apresentar fisiopatologia distinta das varizes esofagogástricas, as varizes tipo IGV geralmente não respondem igualmente ao tratamento às drogas vasoativas.

Em cerca de 70% a 80%, a escleroterapia é efetiva no controle do sangramento ativo em todos os tipos de varizes gástricas,[45,46] porém, quando relacionada aos tipos IGV, esse percentual cai para 26%[47] e com recidiva hemorrágica ocorrendo em 60% a 90% dos casos.[45,46,47]

A ligadura elástica ou laços "destacáveis" nas varizes gástricas mostraram controlar o sangramento ativo, mas o procedimento é seguido, quase invariavelmente, por recorrência hemorrágica.[48,49]

Resultados de pesquisa mostram a eficácia da injeção de cianoacrilato no tratamento das varizes gástricas sangrantes.[50,51] Sua aplicação mostrou melhores resultados que a escleroterapia com etanolamina no controle do sangramento e sobrevida significativamente maior.[52]

A injeção intravaricosa de trombina bovina obteve hemostasia de varizes gástricas em todos os 11 pacientes nos quais o método foi empregado, e o seguimento desses pacientes, durante nove meses, mostrou recidiva em apenas um caso.[53]

A combinação de fibrinogênio com trombina foi avaliada em um pequeno estudo com bons resultados no tratamento do sangramento por varizes gástricas.[54] Infelizmente houve elevado índice de recidiva em todos os casos.

A utilização do balão de SB também é alternativa temporária para tratamento da hemorragia aguda grave e incontrolável, decorrente de varizes gástricas tipo GOV e IGV1.

A cirurgia de derivação esplenorrenal tem bom controle do sangramento por varizes gástricas e pode ser uma alternativa de tratamento em pacientes do grupo A e B de Child-Pugh.[55]

Recentemente, descreveu-se método pioneiro de tratamento da hemorragia por varizes gástricas por cateterização retrógrada da veia cava, via femoral ou jugular interna, obliteração com balão da gástrica-renal ou gástrica-inferior e injeção retrógrada de etalonamina a 5%. Com essa técnica conhecida como B-RTO, obteve-se o controle de todos os 60 pacientes nos quais o método foi utilizado, constatando-se recidiva hemorrágica em apenas 10% dos casos.[56]

A utilização do TIPSS mostra ser um método efetivo no controle do sangramento por varizes gástricas em todos os pacientes nos quais o *shunt* pôde ser realizado com sucesso. A mortalidade decorrente da aplicação do método é pequena, em torno de 1% e com recidiva hemorrágica de 15%, por insuficiência do *shunt*.

Em conclusão, o TIPSS parece ser, atualmente, o melhor e mais confiável método de tratamento da hemorragia varicosa, também de origem gástrica.

TABELA 129.3

Tratamento das varizes gástricas

I – Tratamento clínico idêntico dado às varizes esofágicas
II – Tratamento específico
III – Endoscópico
• Injeção com adesivos tissulares, preferencialmente com cianoacrilato ou escleroterapia
• Ligadura elástica (opcional)
Em caso de insucesso: tamponamento com balão de Sengstaken-Blakemore
IV – TIPSS ou cirurgia de *shunt*

REFERÊNCIAS BIBLIOGRÁFICAS

1. Jalan R, Hayes PC. UK Guidelines on the management of variceal haemorrhage in cirrhotic patients. Gut 2000;46(Suppl III):iii1-iii15.

2. De Franchis R. Evolving consensus in portal hypertensive report of the Baveno IV Consensus Workshop on methodology of diagnosis and therapy in portal hypertension. J Hepatol 2005;43:167-76.

3. De Franchis R. Updating consensus in portal hypertension: report of the Baveno III Consensus Workshop on definitions, methodology and therapeutic strategies in portal hypertension. J Hepatol 2000;33:846-52.

4. Graham DY, Smith JL. The course of patients after variceal hemorrhage. Gastroenterology 1981;80(4):800-9.

5. De Franchis R, Primignani M. Natural history of portal hypertension in patients with cirrhosis. Clin Liver Dis 2001;5(3):645-63.

6. De Franchis R, Primignani M. Why do varices bleed? Gastroenterol Clin North Am 1992;21(1):85-101.

7. Moitinho E, Escorsell A, Bandi JC, Salmeron JM, García-Pagán JC, Rodes J et al. Prognostic value of early measurements of portal pressure in acute variceal bleeding. Gastroenterology 1999;117(3):626-31.

8. Bosch J, Abraldes JG, Groszmann RJ. Current management of portal hypertension. J Hepatol 2003;38:554-68.

9. Bosch J, García-Pagán JC. Prevention of variceal rebleeding. Lancet 2003;361:952-4.

10. Silva GF, Usuy-J E, Malacrida G, Silveira L, Batista M, Achilles P et al. Análise de regressão logística para o óbito na hemorragia digestiva alta por hipertensão portal em pacientes tratados com octreotida e ligadura elástica. Gastren 2004;16:231.

11. Fleischer D. Etiology and prevalence of severe persistent upper gastrointestinal bleeding. Gastroenterology 1983;84 (3):538-43.

12. D'Amico G, Pagliaro L, Bosch J. The treatment of portal hypertension: a meta-analytic review. Hepatology 1995;22(1):332-54.

13. Ben Ari Z, Cardin F, Mc Cormick AP, Wannamethee G, Burroughs AK. A predictive model for failure to control bleeding during acute variceal hemorrhage. J Hepatol 1999;31(3):443-50.

14. Goulis J, Armonis A, Patch D, Sabin C, Greenslade C, Burroughs AK. Bacterial infection is independently associated with failure to control bleeding in cirrhotic patients with gastrointestinal hemorrhage. Hepatology 1998;27(5): 1207-12.

15. Castañeda B, Debernardi-Venon W, Bandi JC, Andrew V, Pérez-del-Pulgar S, Moitinho E et al. The role of portal pressure in the severity of bleeding in portal hypertensive rats. Hepatology 2000;31(3):581-6.

16. Castañeda B, Morales J, Lionetti R, Moitinho E, Andrew V, Pérez-del-Pulgar S et al. Effects of blood volume restitution following a portal hypertensive-related bleeding in anesthetized cirrhotic rats. Hepatology 2001;33(4):821-5.

17. Bosch J, Thabut D, Bendtsen F, D'Amico G, Albillos A, González AJ et al. European Study Goup on rFVlla in UGI Hemorrhage: Recombinant factor VIIa for upper gastrointestinal bleeding in patients with cirrhosis: a randomized double-blind trial. Gastroenterology 2004;127:1123-30.

18. Bernard B, Cadranel JF, Valla D, Escolano S, Jarlier V, Opolon P. Prognostic significance of bacterial infection in bleeding cirrhotic patients: a prospective study. Gastroenterology 1995;108(6):1828-34.

19. Vivas S, Rodrigues M, Palacio MA, Linares A, Alonso JL, Rodrigo L. Presence of bacterial infection in bleeding cirrhotic patients is independently associated with early mortality and failure to control bleeding. Dig Dis Sci 2001;46(12):2752-7.

20. Hou MC, Lin HC, Lin TT, Kuo BIT, Lee FY, Chang FY et al. Antibiotic prophylaxis after endoscopic therapy prevents rebleeding in acute variceal hemorrhage: a randomized trial. Hepatology 2004;39(3):746-53.

21. Soares-Weiser K, Brezis M, Tur-Kaspa R, Paul M, Yahav J, Leibovici L. Antibiotic prophylaxis of bacterial infections in cirrhotic inpatients: a meta-analysis of randomized controlled trials. Scand J Gastroenterol 2003;38(2):193-200.

22. D'Albuquerque LAC, Silva AO. Tratamento de hipertensão portal: o caminho teve agora um novo e bom começo, mas ainda será longo e árduo. Arq Gastroenterol 2000;37(3):145-7.

23. Silva GP, Quera RP, Fluxa FG, Sanhueza EB, Segovia RM, Brahm JB et . Octreótido, tratamiento endoscópico o ambos em la hemorragia variceal activa enpacientes cirróticos: estudio multicéntrico. Rev Méd Chile 2004;132:285-94.

24. Bañares R, Albillos A, Rincón D, Alonso S, González M, Ruizdel-Arbol L et al. Endoscopic treatment versus endoscopic plus pharmacologic treatment for acute variceal bleeding: a meta-analysis. Hepatology 2002;35(3):609-15.

25. Avgerinos A, Nevens F, Raptis S, Fevery J, ABOVE Study Group. Early administration of somatostatin and efficacy of scherotherapy in acute oesophageal variceal bleeds: the European Acute Bleeding Oesophageal Variceal Episodes (ABOVE) randomized trial. Lancet 1997;350:1495-9.

26. D'Amico G, Pagliaro L, Bosch J. Pharmacological treatment of portal hypertension: an evidence-based approach. Sem Liver Dis 1999;19:475-505.

27. McCormick PA, Jenkins SA, McIntyre N, Burroughs AK. Why portal hypertensive varices bleed and bleed: a hypotesis. Gut 1995;36:100-3.

28. Villanueva C, Ortiz J, Minana J, Soriano G, Sàbat M, Boadas J et al. Somatostatin treatment and risk stratification by continuous portal pressure monitoring during acute variceal bleeding. Gastroenterology 2001;121:110-7.

29. Silva GF, Oliveira FAM, Ferreira Junior DM, Padula Neto P, Achilles P. Octreotide in the acute upper gastrointestinal

tract bleeding (UGB) due to portal hypertention (PH). Can J Gastroenterol 1999;13:144.

30. Artigan PM, Gebhard RL, Gregory PB. Sclerotherapy for actively bleeding esophageal varices in male alcoholics with cirrhosis. Veterans Affairs Cooperative Variceal Sclerotherapy Group. Gastrointest Endosc 1997;46:1-7.

31. Lo GH, Lai KH, Cheng JS, Lin CK, Huang JS, Hsu PI et al. Emergency banding ligation versus sclerotherapy for the control of active bleeding from esophageal varices. Hepatology 1997;25(5):1101-4.

32. Hou MC, Lin HC, Kuo BI, Chen CH, Lee FY, Lee SD. Comparison of endoscopic variceal injection sclerotherapy and ligation for the treatment of esophageal variceal hemorrhage: a prospective randomized trial. Hepatology 1995;21(6):1517-22.

33. Maluf-Filho F, Sakai P, Ishioka S, Matuguma SE. Endoscopic sclerosis versus cyanoacrilate endoscopic injection for the first episode of variceal bleeding: a prospective, controlled and randomized study in Child-Pugh class C patients. Endoscopy 2001;33:421-7.

34. Argeninos A, Armonis A, Stefanidis G, Mathou N, Vlachogiannakos J, Kougioumtziau A et al. Sustained rise of portal pressure after sclerotherapy, but not band ligation, in acute variceal bleeding in cirrhosis. Hepatology 2004;39(6):1623-30.

35. Bosch J, Albillos A, Abraldes JG, Bañares R, Calleja JL, Escorsell A et al. Hipertensión portal. Gastroenterol Hepatol 2005;28(Suppl 5):1-26.

36. Panes J, Teres J, Bosch J, Rodes J. Efficacy of balloon tamponade in treatment of bleeding gastric and esophageal varices. Results in 151 consecutive episodes. Dig Dis Sci 1988;33:454-9.

37. Mihas AA, Sanyal AJ. Recurrent variceal bleeding despite endoscopic and medical therapy. Gastroenterology 2004;127(2):621-9.

38. Sanyal AJ, Freedman AM, Luketic VA, Purdum PP, Shiffman ML, Tisnado J et al. Transjugular intra hepatic portosystemic shunts for patients with active variceal hemorrhage unresponsive to sclerotherapy. Gastroenterology 1996;111(1):138-46.

39. Jalan R, John TG, Redhead DN, Garden OJ, Hayes PC, Simpson K et al. A comparative study of emergency transjugular intrahepatic portosystemic stent-shunt and esophageal transection in the management of uncontrolled variceal hemorrhage. Am J Gastroenterol 1995;90(11):1932-7.

40. McCormick PA, Dick R, Panagou EB, Chin JKT, Greenslade L, Burroughs AK. Emergency transjugular intrahepatic portosystemic stent-shunt salvage treatment for uncontrolled variceal bleeding. Br J Surg 1994;81:1324-7.

41. Burroughs AK, Patch D. Transjugular intrahepatic portosystemic shunt. Semin Liver Dis 1999;19:457-73.

42. Samonakis DN, Triantos CK, Thalheimer U, Patch DW, Burroughs AK. Management of portal hypertension. Postgrad Med J 2004;80:634-41.

43. Sarfeh IJ, Rypins EB. Partial versus total portocaval shunt in alcoholic cirrhosis. Results of a prospective, randomized clinical trial. Ann Surg 1994;219:353-6.

44. Collins JC, Ong MJ, Rypins EB, Sarfeh J. Partial portocaval shunt for variceal hemorrhage: longitudinal analysis of effectiveness. Arch Surg 1998;133(6):590-2.

45. Sarin SK. Long-term follow-up of gastric variceal sclerotherapy: an eleven-year experience. Gastrointest Endosc 1997;46(1):8-14.

46. Trudeau W, Prindiville T. Endoscopic injection sclerosis in bleeding gastric varices. Gastrointest Endosc 1986;32(4):264-8.

47. Gimsom AE, Ramage JK, Panos MZ, Hayllar K, Harrinson PM, Williams R et al. Randomized trial of variceal banding ligation versus injection sclerotherapy for bleeding oesophageal varices. Lancet 1994;343:116-7.

48. Harada T, Yoshida T, Shigemitsu T, Takeo Y, Tada M, Okita K. Therapeutic results of endoscopic variceal ligation for acute bleeding of oesophageal and gastric varices. J Gastroenterol Hepatol 1997;12(4):331-5.

49. Takeuchi M, Nakai Y, Syu A, Okamoto E, Fujimoto J. Endoscopic ligation of gastric varices. Lancet 1996;348(9033):1038.

50. Ramond MJ, Valla D, Mosnier JF, Degott C, Bernuau J, Rueff B et al. Successful endoscopic obturation of gastric varices with butyl-cyanoacrylate. Hepatology 1989;10(4):488-93.

51. Soehendra N, Grimm H, Nam VC, Berger Bl. N-Butyl-2-cyanoacrylate: a supplement to endoscopic sclerotherapy. Endoscopy 1987;19(6):221-4.

52. Oho K, Iwao T, Sumino M, Toyonaga A, Tanikawa K. Ethanolamine oleate versus butyl cyanoacrilate for bleeding gastric varices: a nonrandomized study. Endoscopy 1995;27:349-54.

53. Williams SG, Peters RA, Westaby D. Thrombin-an effective treatment for gastric variceal haemorrhage. Gut 1994;35:1287-9.

54. Datta D, Vlavianos P, Alisa A, Westaby D. Use of fibrin glue (beriplast) in the management of bleeding gastric varices. Endoscopy 2003; 35(8):675-8.

55. Thomas PG, D'Cruz AJ. Distal splenorenal shunting for bleeding gastric varices. Br J Surg 1994;81(2):24-4.

56. Kanagawa H, Mima S, Kouyama H, Goroh K, Uchida T, Okuda K. Treatment of gastric fundal varices by balloon-occluded retrograde trasvenous obliteration. J Gastrenterol Hepatol 1996;11:51-8.

CAPÍTULO 130

PROFILAXIA SECUNDÁRIA DO SANGRAMENTO POR VARIZES DE ESÔFAGO

Esther Buzaglo Dantas Correa

Lígia Rocha De Luca • Silvana Dagostin

INTRODUÇÃO

O sangramento por varizes de esôfago é a complicação grave mais freqüente da hipertensão portal e uma das principais causas de óbito e de indicação para transplante hepático nos pacientes com cirrose hepática.[1,2] O risco de recorrência de sangramento por rotura de varizes de esôfago é de 17% nas primeiras seis semanas e de até 70% em dois anos.[1,2,3] Um terço dos pacientes evolui para o óbito. Sendo assim, recomenda-se iniciar a profilaxia secundária ainda na mesma internação hospitalar e, se possível, a partir da primeira semana do sangramento inicial.[3,4]

As modalidades terapêuticas para a profilaxia secundária incluem o tratamento farmacológico com betabloqueadores não-seletivos, isolados ou associados a mononitrato de isossorbida, o tratamento endoscópico com escleroterapia ou ligadura elástica das varizes, a anastomose portossistêmica intra-hepática via transjugular (TIPS) e o tratamento cirúrgico.[2,3,4,5]

Os dois consensos de conduta em hipertensão portal mais recentes estabeleceram recomendações bastante semelhantes para profilaxia secundária do sangramento por varizes de esôfago, considerando a condição prévia do paciente.[3,4] Caso o paciente esteja sob o uso de betabloqueador em dose adequada, este não deve ser continuado isoladamente e a ligadura elástica endoscópica deve ser iniciada.[3,4] Entretanto, se a dose do betabloqueador não estiver adequada, pode-se corrigi-la ou introduzir a ligadura elástica endoscópica das varizes.[3] Na ausência de terapêutica profilática prévia, pode-se optar entre iniciar betabloqueador, ligadura elástica endoscópica ou ambos.[4] Na falha da terapêutica endoscópica (ligadura elástica) como profilaxia secundária e o paciente ter contra-indicação para usar betabloqueador, o TIPS é a próxima opção.[3] Transplante hepático deve ser considerado em todos os casos, principalmente naqueles com cirrose avançada (Child-Pugh B e C).[3,4] Em situações especiais, pacientes com cirrose Child-Pugh A ou B podem também se beneficiar de cirurgia, principalmente a anastomose esplenorrenal distal ou mesocava, desde que haja disponibilidade de cirurgiões experientes.[4,6] Salienta-se que embora a terapêutica cirúrgica seja eficaz na prevenção secundária do sangramento, aumenta o risco de encefalopatia hepática e não aumenta a sobrevida.[7]

TRATAMENTO FARMACOLÓGICO

O tratamento farmacológico da recorrência do sangramento está baseado na utilização de betabloqueadores não-seletivos (propranolol, nadolol), que reduzem a pressão portal por meio da redução do fluxo portal.[5] Isso ocorre devido à redução do débito cardíaco pelo bloqueio dos receptores beta-1-adrenérgicos e também pela vasoconstrição esplâncnica.[2,9] Sua eficácia na prevenção da recorrência do sangramento está bem estabelecida.[10] Recomenda-se a utilização de duas doses ao dia, alcançando o ajuste de acordo com a tolerância do paciente, a freqüência cardíaca e a pressão arterial. Em geral a dose é aumentada a cada dois dias até que a freqüência cardíaca reduza aproximadamente 25% daquela inicial, mas que não seja inferior a 55 batimentos por minuto. Se o nadolol for a escolha, apenas uma dose matinal se faz necessária.[5] Algumas contra-indicações impedem a utilização de betabloqueadores em cerca de 15% dos casos, e as mais freqüentes são a doença pulmonar obstrutiva, bloqueios na condução cardíaca, doença valvular aórtica, psicose e *diabetes mellitus* insulino-dependente associado à história de hipoglicemia. Entre os efeitos colaterais, encontrados em até 15% dos pacientes, há fadiga, redução da capacidade respiratória e distúrbios do sono.[5]

Vários estudos randomizados e controlados que comparam a terapêutica com betabloqueadores ao placebo revelaram uma significativa redução na taxa de recidiva do sangramento.[5] Uma metanálise publicada em 1997 demonstrou uma redução da taxa de recorrência do sangramento de 63% nos controles para 42% naqueles em uso de betabloqueadores, além da redução na mortalidade de 27% para 20%.[10]

No entanto, sabe-se que apenas 60% a 70% dos cirróticos que utilizam betabloqueadores (propranolol, nadolol) apresentam queda no gradiente de pressão portal considerado suficiente para determinar redução da taxa de recorrência do sangramento.[5,9] Se possível, é recomendável a medida do gradiente de pressão portal quando da utilização de betabloqueadores e que deve estar abaixo de 12 mmHg, para que esse tratamento farmacológico seja eficaz.[10a,10b] A dificuldade em se chegar a essa redução de pressão portal apenas com os betabloqueadores não-seletivos estimulou a busca por uma combinação de drogas que, atuando de formas diferentes, visa a atingir maior redução na pressão.[5,9]

O mononitrato de isossorbida libera óxido nítrico que reduz ou previne o aumento da resistência portal determinada pelo propranolol, sendo superior a este último isoladamente, na manutenção da perfusão hepática e da função hepática, ao passo que o efeito benéfico da redução do fluxo ázigo se mantém estável.[11,12,13] Estudos hemodinâmicos revelam uma maior redução na pressão portal com a combinação da terapêutica propranolol e mononitrato de isossorbida.[5,13] No entanto, embora vários estudos tenham procurado demonstrar que essa melhora na resposta hemodinâmica se associa a melhores resultados clínicos, com menor taxa de recorrência de sangramento, essa associação não é primariamente recomendada.[3,4,14,15]

TRATAMENTO ENDOSCÓPICO

Embora não modifique o mecanismo fisiopatológico que induz a hemorragia, a erradicação das varizes por métodos endoscópicos é, indiscutivelmente, um procedimento eficaz na prevenção da recorrência do sangramento por varizes de esôfago.[2,5,6] É indispensável o seguimento criterioso dos pacientes e, em muitos casos, várias sessões de terapia endoscópica se fazem necessárias ao longo do tempo.[16]

A escleroterapia foi um dos primeiros tratamentos ativos para a profilaxia da recorrência do sangramento de varizes de esôfago e o único a ser comparado com placebo.[5,17] A taxa de complicações varia nos diversos estudos realizados e depende da experiência do endoscopista. Dor esternal, disfagia e febre são as complicações mais comuns, além de ulcerações da mucosa, que podem ocorrer em até 90% dos pacientes e que são responsáveis por sangramento em 20%.[5]

A comparação da terapia por esclerose endoscópica de varizes de esôfago com placebo resultou em uma redução da taxa de recidiva do sangramento e na mortalidade.[17] Estudos que compararam escleroterapia com outras formas de tratamento não-ativos foram realizados em 10 trabalhos randomizados e controlados, incluindo 1.259 pacientes, e a metanálise desses estudos demonstrou uma redução significativa da recorrência do sangramento e da taxa de mortalidade.[16]

A alternativa de terapia combinada, medicamentosa e endoscópica também tem sido utilizada. O racional para essa combinação é adicionar o benefício do procedimento local (obliteração das varizes) à redução da pressão portal, antes mesmo que haja a obliteração das varizes, além de tentar reduzir o número das sessões endoscópicas e manter as varizes obliteradas.[5]

Em metanálise que incluiu 862 pacientes tratados com betabloqueadores não-seletivos e escleroterapia endoscópica, não houve diferença em termos de recidiva do sangramento, nem da taxa de mortalidade. Entretanto, um número significativamente maior de efeitos colaterais foi observado nos pacientes submetidos à terapia endoscópica.[18]

A utilização da terapêutica combinada, escleroterapia e betabloqueadores, em estudos controlados, não revelou redução da taxa de recorrência do sangramento nem da mortalidade, quando comparada com a terapêutica isolada.[19,20]

Em um estudo recente, a utilização da escleroterapia endoscópica guiada por ultra-sonografia endoscópica para tratamento das veias colaterais mos-

trou-se mais eficaz na erradicação, com tendência a determinar menor taxa de recidiva, bem como ser a recidiva mais tardia quando comparada à esclerose realizada aleatoriamente.[21] No entanto, trata-se de um estudo inicial e que associa uma terapia mais cara e de muito menor disponibilidade em nosso meio.

A ligadura elástica foi um importante avanço na abordagem terapêutica da recidiva do sangramento por rotura de varizes de esôfago e é, atualmente, a terapêutica preferida, pois ao mesmo tempo que reduz o risco de recorrência do sangramento se associa a menor índice de complicações. No entanto, a freqüência de recidiva das varizes após a sua erradicação tem-se mostrado maior e não há consenso de que a ligadura elástica determine redução na mortalidade quando comparada à escleroterapia.[2,5,16,22,23,24] A aplicação das bandas elásticas costuma ser realizada a cada 7 a 14 dias, necessitando menor número de sessões para a erradicação das varizes do que a terapia por esclerose endoscópica.[5] Recentemente, um estudo controlado sugere um intervalo maior ou igual a três semanas, que seria mais apropriado, pois esteve associado a uma menor taxa de recidiva do sangramento.[25]

A combinação das duas terapêuticas endoscópicas, ligadura elástica e esclerose, não parece ser mais eficaz do que a ligadura elástica isolada.[3,26] Estudos realizados não confirmaram a idéia de que a associação de esclerose após algumas sessões de ligadura elástica, em que as varizes se tornaram pequenas e a ligadura torna-se difícil, poderia determinar menor taxa de recorrência das varizes assim como da recidiva do sangramento.[3,5,22,27]

A associação de ligadura elástica e drogas também tem sido avaliada. Dois estudos recentes demonstraram que a associação de betabloqueadores não-seletivos e 5-mononitrato de isossorbida é tão eficaz quanto a ligadura na prevenção da recidiva do sangramento, sem determinar diferença na mortalidade.[28,29] A associação de betabloqueadores não-seletivos e sucralfato com ligadura elástica é mais eficaz do que a ligadura elástica isolada.[30]

ANASTOMOSE PORTOSSISTÊMICA INTRA-HEPÁTICA VIA TRANSJUGULAR

TIPS é uma técnica radiológica intervencionista que cria uma comunicação portocava no interior do parênquima hepático, através de uma prótese vascular expansível e com a finalidade de reduzir a pressão no sistema porta.[31] É considerada a opção terapêutica quando a profilaxia secundária com beta-bloqueador ou a terapia endoscópica (preferencialmente a ligadura elástica) falharem.[3,4,5,6] Embora seja mais eficaz

na prevenção da recorrência do sangramento, não está associada a uma maior sobrevida e tem grande risco de complicação com encefalopatia hepática.[32] Além disso, o grave problema com essa terapêutica era a freqüência de estenoses ou oclusões que obrigavam a cerca de 80% de novas intervenções em um ano, o que não tem mais sido observado com a colocação de próteses revestidas.[33] A utilização de prótese revestida com politetrafluoretileno (PTFE) tem determinado redução significativa na freqüência de obstrução, assim como uma tendência a menor desenvolvimento de encefalopatia e de mortalidade do que quando se utilizava a prótese não-revestida.[33,34]

TIPS está indicada naqueles pacientes refratários ao tratamento medicamentoso ou endoscópico, que são

Child-Pugh B ou C, e que associadamente devem ser encaminhados para transplante hepático.[3,5,35]

CIRURGIA

É conhecida de longa data a eficácia da cirurgia de descompressão portal na prevenção da recidiva do sangramento por rotura de varizes de esôfago. Embora não determine aumento da sobrevida e cause mais freqüentemente encefalopatia hepática do que as outras medidas terapêuticas utilizadas, continua tendo a sua indicação naqueles pacientes refratários e com boa reserva funcional hepática.[3,5] As derivações *esplenorrenal distal* ou *mesocava* são as preferidas, mas requerem profissionais experientes nesses procedimentos.[4,6,7]

REFERÊNCIAS BIBLIOGRÁFICAS

1. De Franchis R, Primignani M. Natural history of portal hypertension in patients with cirrhosis. Clin Liver Dis 2001;5:645-63.
2. Bosch J, García-Pagán JC. Prevention of variceal rebleeding. Lancet 2003;361:952-4.
3. Lebrec D, Vinel JP, Dupas JL. Complications of portal hypertension in adults: a french consensus. Eur J Gastroenterol 2005;17:403-10.
4. De Franchis R. Evolving consensus in portal hypertension. Report of the Baveno IV Consensus Workshop on methodology and therapy in portal hypertension. J Hepatol 2005;43:167-76.
5. Tarantino GI, Bosch J, García-Pagán. Secondary prevention of variceal rebleeding. In: Arroyo V, Bosch J, Bruix J, Binès P, Nevasa M, Rodés J, editors. Therapy in hepatology. Barcelona: Ars Medica; 2001. P. 17-21.
6. Cardenas A, Ginès P. Management of complications of cirrhosis in patients awaiting liver transplantation. J Hepatol 2005;42:S124-33.
7. Henderson JM, Boyer TD, Kutner MH, Galloway JR, Rikkers LF, Jeffers LJ et al. Distal splenorenal shunt versus transjugular intrahepatic portal systematic shunt for variceal bleeding: a randomized trial. Gastroenterology 2006 May;130(6):1643-51.
8. Boyer TD. Pharmacologic treatment for portal hypertension: past, present, and future. Hepatology 2001;34:834-9.
9. García-Pagán JC, Escorsell A, Moitinho E, Bosch J. Influence of pharmacological agents on portal hemodynamics: basis for its use in the treatment of portal hypertension. Sem Liver Dis 1999;19:427-38.
10. Bernard B, Lebrec D, Mathurin P, Opolon P, Poynard T. Beta-adrenergic antagonists in the prevention of gastrointestinal rebleeding in patients with cirrhosis: a meta-analysis. Hepatology 1997 Jan;25(1):63-70.
10a. Bosch J, Abraldes JG, Groszmann R. Current management of portal hypertension. J Hepatol 2003;38:S54-68.
10b. De Franchis R. Updating consensus in portal hypertension: report of the Baveno III Consensus Workshop on definitions, methodology and therapeutic strategies in portal hypertension. J Hepatol 2000;33:846-52.
11. Grupta TK, Torunner M, Chung MK, Groszmann RJ. Endothelial dysfunction and decrease production of nitric oxide in the intrahepatic microcirculation of cirrhotic rats. Hepatology 1998;28:926-31.
12. Groszmann RJ, Abraldes J. Portal hypertension. From bedside to bench. J Clin Gastroenterol 2005;39:S125-30.
13. García-Pagán JC, Navasa M, Bosch J, Bru C, Pizcueta P, Rodes J. Enhancement of portal pressure reduction by the association of isosorbide-5-mononitrate to propranolol administration in patients with cirrhosis. Hepatology 1990 Feb;11(2):230-8

14. Gournay J, Masliah C, Martin T, Perrin D, Galmiche JP. Isosorbide mononitrate and propranolol compared with propranolol alone for the prevention of variceal rebleeding. Hepatology 2000 Jun;31(6):1239-45.

15. Talwalkar JA. An evidence-based medicine approach to beta-blocker therapy in patients with cirrhosis. Am J Med 2004;116:759-66.

16. De Franchis R, Primignani M. Endoscopic treatments of portal hypertension. Sem Liver Dis 1999;19:439-55.

17. Luketic VA. Management of portal hypertension after variceal hemorrhage. Clin Liver Dis 2001;5:677-707.

18. D'Amico G, Pagliaro L, Bosch J. Pharmacological treatment of portal hypertension: an evidence-based approach. Sem Liver Dis 1999;19:475-505.

19. Ink O, Martin T, Poynard T, Reville M, Anciaux ML, Lenoir C et al. Does elective sclerotherapy improve the efficacy of long-term propranolol for prevention of recurrent bleeding in patients with severe cirrhosis? A prospective multicenter, randomized trial. Hepatology 1992 Oct;16(4):912-9.

20. O'Connor KW, Lehman G, Yune H et al. Comparision of three nonsurgical treatments for bleeding esophageal varices. Gastroenterology 1989;96:899-906.

21. De Paulo GA, Ardengh JC, Nakao FS, Ferrari AP. Treatment of esophageal varices: a randomized controlled trial comparing endoscopic sclerotherapy and EUS-guided sclerotherapy of esophageal collateral veins. Gastrointest Endosc 2006;63:396-402.

22. Dib N, Oberti F, Calès P. Current management of the complications of portal hypertension: variceal bleeding and ascites. CMAJ 2006;174:1433-43.

23. D'Amico G, Pagliaro L, Bosch J. The treatment of portal hypertension: a meta-analytic review. Hepatology 1995:22;332-54.

24. Groszmann RJ, Garcia-Tsao G. Endoscopic variceal banding vs pharmacological therapy for the prevention of recurrent variceal hemorrahage: what makes the difference? Gastroenterology 2002;123:1388-91.

25. Harewood GC, Baron TH, Song LM. Factors predicting success of endoscopic variceal ligation for secondary prophylaxis of esophageal variceal bleeding. J. Gastroenterol Hepatol 2006;21:237-41.

26. Karsan HA, Morton SC, Shekelle PG, Spiegel BM, Suttorp MJ, Edelstein MA, Gralnek IM. Combination endoscope band ligation and sclerotherapy compared with endoscopic band ligation alone for the secondary prophylaxis of esophageal variceal hemorrhage: a meta-analysis. Dig. Dis Sci 2005;50:399-406.

27. Lo G, Lai KH, Cheng JS. Additive effect of sclerotherapy to patients receiving repeated endoscopic variceal ligation: a prospective randomized trial. Hepatology 1998;28:391-5.

28. Gallego A, Villanueva C, Ortiz J et al. A randomised trial comparing endoscopic ligation with nadolol plus isosorbide-5-mononitrate for the prevention of variceal rebleeding. Preliminary results. J Hepatol 2001;28(Suppl):77.

29. Goulis J, Patch D, Greenslade L et al. RCT of variceal ligation vs. propranolol-isosorbide for variceal rebleeding with target pressure reduction: methodological problems. J Hepatol 1998;2874.

30. Lo GH, Lai KH, Cheg JS et al. Endoscopic variceal ligation plus nadolol and sucralfate compared with ligation alone for the prevention of variceal rebleeding: a prospective, randomized trial. Hepatology 2000;34:461-5.

31. Burroughs AK, Patch D. Transjugular intrahepatic portosystemic shunt. Sem Liver Dis 1999;19:457-73.

32. Spina GP, Henderson JM, Rikkers LF et al. Distal splenorenal shunt versus endoscopic sclerotherapy in the prevention of variceal rebleeding. A meta-analysis of a randomized clinical trials. J Hepatol 1992;16:338-45.

33. Henderson JM, Nagle A, Curtas S et al. Surgical shunts and tips for variceal decompression in the 1990s. Surgery 2000;128:540-7.

34. Angermayr B, Cejna M, Koenig F et al. Survival in patients undergoing transjugular intrahepatic portosystemic shunt: ePTFE-covered stentgrafts versus bare stents. Hepatology 2003;38:1043-50.

35. Garcia-Tsao G. Portal Hypertension. Curr Opin Gastroenterol 2005;21:313-22.

CAPÍTULO 131

MEDICINA BASEADA EM EVIDÊNCIAS – HDA VARICOSA

Luiz Paulo Reis Galvão
Emanuelle Gomes Reis Galvão

A gravidade e a mortalidade que acompanham a hemorragia digestiva alta varicosa aumentam a responsabilidade das pessoas e das instituições envolvidas com a saúde desses pacientes.

Existe a necessidade de se adotar uma metodologia com embasamento científico na escolha dos critérios de abordagem para o tratamento e a prevenção dessa entidade. É necessário, portanto, uma medicina baseada em evidências que utilize em tempo hábil os armamentos endoscópicos e clínicos exatos e não as técnicas baseadas em observações pessoais ou trabalhos não controlados.

Infelizmente, vaidades pessoais e interesses políticos e financeiros já tolheram o surgimento de terapêuticas que viriam depois a se consagrar cientificamente, ao mesmo tempo que fizeram surgir, e mantiveram, técnicas que depois não resistiram a análises criteriosas.

A medicina baseada em evidências estabelece normas científicas de conduta, mas não prescinde do bom senso do profissional de saúde considerando a complexidade do ato médico e da assistência médica como um todo.

Nem sempre dispomos daquele instrumento ideal, e o paciente que sangra não pode esperar. Há mais ou menos duas décadas, questionava-se o papel da endoscopia na hemorragia digestiva em sua capacidade de alterar índices de morbimortalidade e tempo de internação hospitalar, apesar da melhora significativa na capacidade diagnóstica.

Hoje já podemos afirmar, baseados em evidências, que esses índices foram reduzidos em três vezes graças a uma abordagem objetiva e controlada com endoscopia, antibioticoterapia e drogas vasoativas.[1] Na busca de uma padronização de condutas na hipertensão portal e varizes esofagogástricas, especialistas de vários países têm promovido encontros para análise das evidências e formação de consensos sobre o assunto – Groningen, Holanda (1986); Baveno, Itália (1990 – Baveno I; 1995 – Baveno II); Milão (1992); Reston, Estados Unidos (1996); Stresa, Itália (2000 – Baveno III); Baveno IV, em abril de 2005.[2]

Utilizando o sistema Oxford de níveis de evidência e graus de recomendação, o Consenso de Baveno IV definiu condutas no diagnóstico, na prevenção e no tratamento da hipertensão portal. O sistema Oxford utilizado estabelece uma gradação de níveis de 1 a 5 com subdivisões, sendo #1 o de mais alta *evidência* e #5 o de mais baixa. No que diz respeito à recomendação da afirmativa, os graus vão de A (o mais forte) até D (o mais fraco).

RESUMO DO CONSENSO DE BAVENO IV – ITÁLIA (2005) – COM NÍVEIS DE EVIDÊNCIA E GRAUS DE RECOMENDAÇÃO

Indicadores de varizes e preditivos do seu desenvolvimento:

- Não há outro indicador satisfatório da presença de varizes, além do exame endoscópico;
- A medida do gradiente pressórico da veia hepática (GPVH) é o procedimento mais confiável para a predição do desenvolvimento de varizes.

Avaliação do prognóstico em pacientes compensados:

- O desenvolvimento de ascite e o sangramento são os indicadores de prognóstico mais relevantes;
- O GPVH é o único preditivo conhecido no desenvolvimento de ascite;
- O escore NIEC[3] (Classe Child-Pugh, calibre varicoso e sinais vermelhos) é, no momento, o preditivo mais confiável da ruptura de varizes.

Avaliação em pacientes descompensados:

- As gradações Child-Pugh e MELD são preditivos da mortalidade como um todo.

OPÇÕES TERAPÊUTICAS EM PACIENTES COM HIPERTENSÃO PORTAL

Profilaxia pré-primária (prevenção da formação de varizes)

Recomendações de condutas:

- Todos os pacientes cirróticos deveriam se submeter à pesquisa endoscópica de varizes por ocasião do diagnóstico (5;D);

- Não há indicação para o uso de betabloqueadores em cirróticos sem o diagnóstico de varizes (5;D);
- Não há indicação, no momento, para qualquer tratamento preventivo de aparecimento de varizes (1b;A).

Profilaxia primária (prevenção do primeiro sangramento)

Varizes de pequenos calibres:

- Poderiam ser tratadas com betabloqueadores para prevenir o aumento do calibre e o sangramento, mas os estudos ainda são insuficientes para que haja uma indicação formal (5;D);
- Quando associadas a "marcas vermelhas" ou gradação Child-Pugh C, podem se beneficiar com a medicação (5;D).

Profilaxia farmacológica:

- Betabloqueadores não-seletivos reduzem o risco do primeiro sangramento em pacientes com varizes esofagianas de médios e grossos calibres (1a;A);
- Nitratos isolados não devem ser usados (1a;A);
- Ainda não há dados suficientes para se recomendar as associações de betabloqueadores com nitratos ou com espironolactona na profilaxia primária (1b;A).

Uso da medida do GPVH:

- Define quais pacientes se beneficiarão mais com o tratamento com betabloqueadores na profilaxia (1a;A);
- O uso de rotina para avaliação da resposta ao betabloqueador na prevenção primária ainda não pode ser recomendado, principalmente em pacientes de alto risco (5;D).

Tratamento endoscópico:

- A ligadura elástica de varizes (LEV) profilática é útil na prevenção do sangramento em pacientes com varizes de médios e grossos calibres (1a;A);
- A LEV é mais efetiva do que os betabloqueadores na prevenção do primeiro sangramento varicoso, mas não aumenta a sobrevida (1a;A). Os

benefícios em longo prazo da LEV ainda não podem ser definidos, já que os tempos de seguimento dos pacientes estudados ainda não são suficientes (1a;A);
- A LEV *deve* ser realizada nos pacientes com varizes de médios e grossos calibres que apresentem contra-indicação ou intolerância aos betabloqueadores não-seletivos (5;D).

Varizes gástricas:

Não há estudos controlados randomizados suficientes para que se recomende o tratamento profilático primário das varizes gástricas.

Áreas com necessidade de mais estudos controlados:

- Comparação da LEV com os betabloqueadores no que diz respeito à relação custo-eficácia e à qualidade de vida dos pacientes tratados;
- Estudos para definir se a associação LEV/betabloqueador é melhor do que cada tratamento isolado.

Tratamento do sangramento agudo

Reposição de volume:

- Deve ser feita de forma conservadora e cautelosa, podendo-se usar expansores do plasma para a estabilidade hemodinâmica e concentrado de hemácias para manter os níveis de hemoglobina em torno de 8 g/dl, na dependência, porém, de outros fatores: comorbidades, idade, situação hemodinâmica e sangramento vigente (1b;A);
- Recomendações sobre o manejo de coagulopatias e trombocitopenia não podem ser feitas com base nos dados atualmente disponíveis (5;D).

Uso de antibióticos:

A profilaxia com antibióticos deve ser parte integral de tratamento de pacientes com varizes hemorrágicas desde a admissão no hospital (1a;A).

Encefalopatia hepática:

- Pacientes que desenvolvem encefalopatia devem ser tratados com

lactulose/lactitol ou outras drogas (5;D);
- Não há estudos avaliando a eficácia da lactulose/lactitol na prevenção da encefalopatia (5;D).

Prognóstico evolutivo:

- Nenhum modelo adequado de prognóstico foi desenvolvido que possa predizer a evolução do processo (2b;B);
- Características individuais não são suficientes para definir o prognóstico (2b;B);
- Classe Child-Pugh, sangramento ativo ao exame endoscópico, GPVH, infecção, insuficiência renal, intensidade do sangramento inicial, trombose da veia porta são indicadores de prognóstico sombrio (2b;B).

A hora do exame endoscópico:

- O exame deve ser realizado o mais rápido possível dentro do período de 12 horas, principalmente nas hemorragias de grande expressão clínica e nos cirróticos (5;D).

Tamponamento com balão:

- Deve ser usado apenas nos sangramentos maciços e como medida temporária, até que o tratamento definitivo seja instituído. Prazo máximo de 24 horas e de preferência em unidade de cuidados intensivos (5;D).

Tratamento farmacológico:

- Havendo a suspeita de sangramento varicoso, deve-se iniciar drogas vasoativas o mais rápido possível, antes do diagnóstico endoscópico (1b;A);
- A terapia com drogas vasoativas (terlipressina, somatostatina, octreotide) deve ser mantida por 2-5 dias (1a;A);

Tratamento endoscópico:

- A terapia endoscópica está indicada em todos os casos de sangramentos por varizes (1a;A).
- A LEV é a forma recomendada de tratamento, ainda que a escleroterapia possa ter lugar em alguns casos de sangramento ativo quando a ligadura for tecnicamente difícil (1b;A);

O uso de adesivos tissulares (cianoacrilato) é recomendado para as varizes gástricas sangrantes (1b;A);

O tratamento endoscópico tem melhores resultados quando em associação com a terapêutica farmacológica (1a;A).

Falhas do tratamento:

Nos casos de falha no tratamento endoscópico-farmacológico, deve ser feita uma nova tentativa endoscópica ou TIPS, de preferência com *stent* coberto (2b;B).

Áreas que requerem mais estudos controlados (5;D):

Duração ideal da terapêutica com drogas vasoativas;

Eficácia da criação precoce de TIPS (*stent* coberto);

Qual é o melhor tratamento para varizes gástricas (principalmente adesivo *versus* TIPS);

O melhor tratamento para os pacientes que, em terapia farmacológica, não têm sangramento ativo no momento da endoscopia;

Um modelo de prognóstico para o sangramento agudo.

Profilaxia secundária (prevenção do ressangramento)

A profilaxia secundária deve começar a partir do sexto dia do sangramento inicial.

Pacientes com cirrose que não faziam profilaxia primária:

Devem ser utilizados: betabloqueadores (1a;A), ligadura elástica (1a;A) ou ambos (1b;A);

A combinação de LEV e betabloqueadores é provavelmente a melhor abordagem (1b;A); porém, mais estudos são necessários;

A avaliação da resposta hemodinâmica à terapia medicamentosa fornece subsídios para se prever o risco de ressangramento (2b;B).

Pacientes com cirrose que vinham fazendo a prevenção primária (betabloqueadores):

Acrescentar ligadura elástica de varizes (5;D).

Pacientes com contra-indicação ou intolerância aos betabloqueadores:

A ligadura elástica é a melhor opção para a prevenção do ressangramento.

Pacientes em que há falha na profilaxia secundária:

TIPS ou *shunts* cirúrgicos (esplenorrenal distal ou derivação em =H= com prótese de 8 mm) são efetivos para os pacientes Child A e B (2b;B);

Para pacientes não-cirúrgicos, TIPS é a única opção;

O transplante oferece bons resultados de longo prazo e deve ser considerado (2b;B). TIPS pode ser usado como uma ponte até o transplante (4;C).

Pacientes que sangraram por varizes gástricas ou gastroesofágicas:

Podem ser tratados com cianoacrilato, ligadura elástica para as varizes esofagianas ou betabloqueadores (2b;B).

Pacientes que sangraram por gastropatia hipertensiva portal:

Betabloqueadores para prevenir o ressangramento (1b;A).

A American Society for Gastrointestinal Endoscopy (ASGE) publicou em novembro de 2005 orientações sobre o papel da endoscopia no manejo da hemorragia varicosa, atualizado em julho do mesmo ano.[4] O resumo das recomendações é mostrado no Quadro 131.1.

Vários estudos controlados têm comparado recentemente a ligadura elástica e os betabloqueadores não-seletivos na prevenção do primeiro sangramento.[5]

Em metanálise envolvendo 8 trabalhos e 596 pacientes na Arábia Saudita, Khuroo e colaboradores[6] mostraram resultados favoráveis à LEV em relação à ocorrência de ruptura de varizes e aos efeitos adversos, embora sem diferença nos índices de mortalidade.

Juthaba e colaboradores,[7] na Califórnia, acompanharam 62 pacientes por 15 meses e não observaram falha, sangramento ou morte em nenhum caso do grupo da LEV, enquanto no grupo do

betabloqueador ocorreu sangramento em 13%, inclusive com 4 óbitos. Devido à grande diferença entre os grupos, o estudo foi suspenso antes de se atingir o número de casos com representação estatística (104), pelo que tem sido criticado.

Sarin e colaboradores[8] compararam a LEV com a associação LEV + BB na profilaxia primária. Encontraram números semelhantes nos índices do primeiro sangramento e de mortalidade, porém, tiveram uma recorrência menor das varizes no grupo da associação.

Em estudo mais recente realizado em 100 pacientes cirróticos com varizes de alto risco, Lay e colaboradores[9] concluíram que a LEV e o BB são igualmente efetivos e seguros na prevenção do primeiro sangramento e na redução nos índices de mortalidade. As conclusões da maioria dos estudos controlados recentes mantêm válidas as recomendações do Consenso de Baveno IV. Há uma tendência da literatura para um uso mais liberado da LEV na profilaxia primária, avançando um pouco nas áreas ocupadas pelo betabloqueador ou associando-se a ele. Um nível significativo de evidências, porém, ainda não foi atingido.

Harewood e colaboradores[10] propõem uma uniformização na técnica da LEV, bem como melhor definição dos intervalos entre sessões, para que haja homogeneidade no conjunto de estudos controlados e, conseqüentemente, melhor gradação de evidências. A área mais carente de definições ainda é a de profilaxia e tratamento das varizes gástricas. Os adesivos tissulares controlam o sangramento agudo em 80% dos casos e, embora tenham índices de ressangramento de 20% a 30%, devem ser a terapia de primeira linha.[11] A ultra-sonografia endoscópica pode ajudar no sentido de uma erradicação mais eficiente.[12,13] O uso de selante de fibrina,[14] ligadura elástica[15] e com *endoloops*, escleroterapia com uso transvenoso de balão para oclusão nos casos de *shunt* esplenorrenal espontâneo (B-RTO)[16,17] e melhor definição do momento da realização de TIPS[18] são alternativas para as varizes gástricas à espera de mais estudos controlados para que possam ser recomendadas com base em evidências.

QUADRO 131.1

Resumo das recomendações da ASGE sobre o papel da endoscopia na hemorragia varicosa

	Situação clínica	Conduta
I. Nunca sangrou		
Cirrótico – Especialmente com Plaquetas <140.000 ou Child B e C	Realizar endoscopia	*Varizes de médio/grosso calibre* • Usar betabloqueador (BB) • LEV se houver contra-indicação *Varizes pequeno calibre* • EGD a cada 1 ou 2 anos *Sem varizes* • EGD cada 3 anos
II. Sangramento atual ou anterior		
Realizar LEV	• Repetir cada 2-4 sem. Até erradicar • Fazer esclerose se a LEV falhar • Considerar o uso de BB	Após erradicação • EGD a cada 6-12 meses • Repetir LEV se houver varizes
III. Sangramento de varizes gástricas		
Fazer cianoacrilato	Tratamentos alternativos: escleroterapia, ligadura com ou sem laços destacáveis	
	Profilaxia primária ou secundária das varizes gástricas	
	Dados insuficientes para a recomendação	

Adaptado de Qureshi W, Adler DG, Davila R, Egan J, Eroda W, Leighton J. et al.

REFERÊNCIAS BIBLIOGRÁFICAS

1. Carbonell M, Pauwells A, Serfaty L, Fourdan O, Levy VG, Poupon R. Improved survival after variceal bleeding in patients with cirrhosis over the past two decades, Hepatology 2004;40:652-9.

2. De Franchis R. Evolving consensus in portal hypertension. Report of the Baveno IV Consensus workshop on methodology of diagnosis and therapy in portal hypertension. J. Hepatology 2005;43:167-76.

3. The North Italian Endoscopic Club for the Study and Treatment of esophageal varices. Prediction of the first variceal hemorrhage in patients with cirrhosis of the liver and esophageal varices. A prospective multicenter study. N Engl J Med 1996;319:983-9.

4. Qureshi W, Adler DG, Davila R, Egan J, Hirota W, Leighton J. et al. ASGE Guideline: the role of endoscopy in the management of variceal hemorrhage, updated in July 2005. Gastrointest Endosc 2005;62:651-5.

5. Thuluvath PJ, Maeshwari A, Jagannath S, Arepally A. A randomized controlled trial of beta-blockers versus endoscopic band ligation for primary prophylaxis: a larger sample size is required to show a difference in bleeding rates. Dig Dis Sci 2005;50(2):407-10.

6. Khuroo MS, Khuroo NS, Farahat KL, Khuroo YS, Sofi AA, Dahab ST. Meta-analysis: endoscopic variceal ligation for primary prophylaxis of oesophageal variceal bleeding. Aliment Pharmacol 2005;21:347-61.

7. Jutabha R, Jensen DM, Martin P, Savides T, Han SH, Gornbein J. Randomised study comparing banding and propranolol to prevent initial variceal hemorrhage in cirrhotic with high-risk esophageal varices. Gastroenterology 2005;128(4):870-81.

8. Sarin SK, Wadhawan M, Argawal SR, Tyagi P, Sharma BC. Endoscopic variceal ligation plus propranolol versus variceal ligation alone in primary prophylaxis of variceal bleeding. Am J Gastroenterol 2005;100(4):797-804.

9. Lay CS, Tsai YT, Lai yl, Yu CJ, Cheng CB, Peng CY. Endoscopic variceal ligation versus propranolol in prophylaxis of

first variceal bleeding in patients with cirrhosis. J Gastroenterol Hepatol 2006;21(2):413-9.

10. Harewood GC, Baron TH, Song LM. Factors predicting success of endoscopic variceal ligation for secondary prophylaxis of esophageal variceal bleeding. J Gastroenterol Hepatol. 2006 Jan;21(1 Pt 2):237-41.

11. Tripathi D, Ferguson JW, Therapondos G, Plevris JN, Hayes PC. Review article: recents advances in the management of bleeding gastric varices. Aliment Pharmacol Ther 2006;24(1):1-17.

12. Tsubouchi N, Hori T, Iwamitsu A, Onaga Y,Koumagai K, Nagata K. Endoscopic ultrassonographic classification of cardiac varices in liver cirrhosis and predition of associated hemorrhage. Gastrointest Endosc 2005;61:AB184.

13. Imamura H, Irisawa A, Hikichi T, Shibukawa G, Takagi TJ, Wakatsuki T, et al. Echo-endoscopic analysis of variceal hemdynamics in patients with isolated gastric varices. Gastrointest Endosc;2006:AB262.

14. RameshJ, Limdi JK, Sharma V, Aboutwerat, Makim AJ. The use of thrombin injection in the management of bleeding gastric varices – A single center experience. Gastrointest Endosc 2006;63:AB127.

15. Tan PC, Hou MC Lin HC, Liu TT, Lee FY, Chang FY. A randomized trial of endoscopic treatment of acute gastric variceal hemorrhage: N-butyl-2-cyanoacrylate injection versus band ligation. Hepatology 2006;43:690-7.

16. Kanagawa H, Kouyama MS, Goroh K, Uchida T, Okuda K. Treatment of gastric fundal varices by balloon-occluded retrograde transvenous obliterationJ Gastroenterol Hepatol 1996;11:51-8.

17. Miyamoto Y, Oho K, Kumamoto M, Toyonaga A,Sata M. Balloon-occluded retrograde transvenous obliteration improves liver function in patients with cirrhosis and portal hypertension. J Gastroenterol Hepatol 2003;18:934-42.

18. Boyer TD, Haskal ZJ. American Society for the Study of Liver Diseases-Guideline: the role of transjugularintrahepatic shunt in the management of portal hypertension. Hepatology 2005;41(2):386-400.

PARTE 21

HDA NÃO-VARICOSA

CAPÍTULO 132

EROSÕES E ÚLCERAS GÁSTRICAS E DUODENAIS

Carlos Kupski
Myriam Moretto

A hemorragia digestiva alta (HDA) não-varicosa consiste no sangramento proveniente de erosões ou úlceras. Neste capítulo serão abordadas as erosões e úlceras gástricas e duodenais.

Considera-se HDA qualquer sangramento cuja origem seja proximal ao ângulo de Treitz (transição duodeno-jejunal). O atendimento primário a um paciente com HDA é, sem dúvida, fundamental no que se refere ao seu prognóstico, existindo evidências de que uma abordagem inicial adequada reduz a morbidade e a mortalidade causada pelo sangramento. Dessa forma, o atendimento primário está dividido em seis etapas.

TRIAGEM DE ATENDIMENTO

Inicialmente, deve-se verificar se existe obstrução de vias aéreas, repercussão hemodinâmica e sangramento ativo. Portanto, a seqüência mais adequada no atendimento seria:

1. garantir via aérea e ventilação;
2. aferir pulso e pressão arterial (PA), pesquisando hipotensão postural para estimar perda sangüínea;
3. obter acesso vascular e amostragem sangüínea (tipagem, hemograma e coagulograma);
4. se o paciente estiver hemodinamicamente estável, realizar anamnese, exame físico e continuar a investigação — endoscopia;
5. se o paciente estiver hemodinamicamente instável, iniciar ressuscitação

e após isso seguir como se o paciente estivesse estável;
6. se o paciente não responder à ressuscitação, deve-se realizar a investigação de emergência para identificar o local do sangramento ao mesmo tempo que se continua com a ressuscitação; acessar rapidamente as equipes de endoscopia e cirurgia.

ANAMNESE

As manifestações mais comuns da HDA são *hematêmese* (vômito com sangue vermelho-vivo ou em "borra de café") ou *melena* (fezes líquidas, pretas e com odor fétido característico, resultante da degradação do sangue e que não deve ser confundida com o efeito de escurecimento das fezes causado pela ingestão de substâncias como o ferro e o bismuto). Os casos de HDA maciça podem apresentar-se também como *enterorragia* (evacuação de sangue vivo que não foi digerido devido à aceleração do tempo de trânsito gastrointestinal causada pela presença de sangue no tubo digestório).

Deve-se pesquisar o uso de medicações que possam ser responsáveis ou exacerbantes do sangramento, principalmente os antiinflamatórios não-esteróides (AINEs) do tipo salicilatos e não-salicilatos e os anticoagulantes.

A ingesta de álcool também deve ser questionada, pois a ocorrência de hematêmese após consumo de grande quantidade de álcool sugere lesão aguda do estômago.

EXAME FÍSICO

Após excluir alteração nas vias aéreas (obstrução, estridor, aspiração, cianose), devemos avaliar o estado hemodinâmico do paciente. Pressão arterial sistólica <100 mmHg, freqüência cardíaca >100 bpm, pulsos finos, taquipnéia, hipotensão postural, midríase, extremidades frias e sudorese apontam *instabilidade hemodinâmica*. A PA normal não exclui hipovolemia, sendo por isso importante a pesquisa de hipotensão postural.

Após a estabilização, devemos fazer o restante do exame físico. O toque retal é essencial para verificar a presença de sangramento não evidente.

RESSUSCITAÇÃO

Após via aérea desobstruída e ventilação adequada, obter um acesso venoso periférico calibroso (cateter 14 G) para iniciar a infusão de líquidos. O acesso venoso central nesse momento não é essencial, mas útil na monitorização da pressão venosa central (PVC).

Nos pacientes com instabilidade hemodinâmica, há necessidade de registros freqüentes de pressão arterial, pulso e oximetria, além de manter o débito urinário acima de 30 ml/hora. Sugerimos o seguinte regime de infusão de líquidos:

1. infusão rápida de solução cristalóide isotônica (solução salina normal, Ringer lactato) 500 ml-1.000 ml para restaurar perfusão tecidual;

2. expansor plasmático (colóide): recentes estudos concluem que o uso de colóide, exceto em situações especiais como em pacientes cirróticos ou com potencial de insuficiência renal, não é benéfico no manejo do choque em comparação aos cristalóides. Se for considerado seu uso, infundir 500 ml em 15 minutos;

3. a taxa de infusão de solução salina deve ser aumentada caso a PA diminua;

4. interromper a infusão no momento em que o paciente estiver clinicamente estável e manter apenas os fluidos de manutenção. Se a PVC estiver sendo medida, deve-se manter a infusão rápida até a pressão atingir 5 cm de H_2O;

5. se a PVC estiver maior do que 12 cm de H_2O e a PA maior do que 100 mmHg depois de cessada a infusão, houve sobrecarga de volume e deve-se cogitar iniciar com diurético;

6. se a PVC estiver maior do que 12 cm de H_2O e a PA menor do que 100 mmHg, há uma falha do inotropismo cardíaco. O paciente deve ser transferido para a UTI;

7. transfusão sangüínea: deve ficar reservada para pacientes com comorbidades e repercussão hemodinâmica, além dos pacientes com perda sangüínea não controlada e com níveis baixos de hemoglobina (<10 g/dl). Cada unidade de concentrado de hemácias aumenta em 3% o nível de hematócrito e em 1 g/dl o de hemoglobina. O ideal é sempre utilizar sangue após realizar tipagem e provas cruzadas. Em casos extremos, pode-se utilizar sangue tipo O negativo. Portanto, a necessidade de transfusão de sangue e/ ou derivados deve ser *individualizada* e *evitada* sempre que possível.

INVESTIGAÇÃO

O *exame endoscópico* é o método de escolha e é capaz de identificar a etiologia do sangramento em mais de 95% dos casos, desde que realizado por profissionais experientes e com infra-estrutura adequada. Idealmente, deve ser realizado após a estabilização hemodinâmica; entretanto, é muitas vezes realizado durante a ressuscitação nos casos refratários ao tratamento inicial ou de sangramento ativo intenso. Durante o procedimento, o paciente deve ser monitorizado. Se persistir instável ou vomitando, é indicada anestesia geral com intubação endotraqueal, a fim de prevenir aspiração e agilizar se necessitar cirurgia de emergência.

Na HDA, raramente necessita-se de outro método diagnóstico. A angiografia mesentérica seletiva é capaz de localizar sangramento e possibilita a intervenção terapêutica durante o exame (embolização). Entretanto, a angiografia será negativa se o sangramento tiver cessado, for venoso ou com fluxo inferior a 0,5 ml/min.

TRATAMENTO

A terapêutica visa a cessar o sangramento, mas, de modo geral, a *maioria* dos casos de HDA é autolimitada, isto é, cessa espontaneamente. A hemorragia é considerada grave quando existem associados ao sangramento: choque hipovolêmico, queda no hematócrito de 6%-8% ou 2-3 g de hemoglobina em 12 horas ou necessidade de transfusão de mais de duas unidades de concentrado de hemácias. Nesses casos, a mortalidade ainda é elevada (35%-40%). A doença não-varicosa, na maioria das vezes, refere-se às úlceras pépticas gastroduodenais hemorrágicas. Indica-se a terapêutica endoscópica em situações específicas, sendo a classificação de Forrest modificada a mais utilizada para determinar essas situações. A Tabela 132.1 mostra a classificação de Forrest, a prevalência das lesões e a taxa do risco de ressangramento de uma úlcera péptica.

A terapia endoscópica está indicada nos estigmas tipo FIa, FIb e FIIa, independentemente do estado clínico do paciente. Quando há um coágulo aderido no fundo da úlcera (FIIb), está indicada sua retirada se o mesmo for facilmente removível com jato de água e se houver disponibilidade dos recursos terapêu-

TABELA 132.1

Classificação de Forrest para úlcera péptica sangrante

Classificação	Descrição	Prevalência %	Risco de ressangramento %
Ia	Sangramento ativo em jato	10	90 - 100
Ib	Sangramento ativo em porejamento ou gotejamento	5	20 - 50
IIa	Vaso visível não-hemorrágico	25	40 - 50
IIb	Coágulo aderido	10	25 - 30
IIc	Pigmentações planas pretas, marrons ou avermelhadas, ou mancha plana grande e escura sobre o leito ulceroso	15	<10
III	Base ulcerosa limpa	35	<5

ticos endoscópicos e cirúrgicos, caso ocorra precipitação do sangramento. Nos casos em que há coagulopatia associada a sangramento não ativo (FIIa e FIIb), deve-se corrigir inicialmente o distúrbio.

ENDOSCÓPICO

MÉTODO DE INJEÇÃO

Por meio de um cateter injetor endoscópico pode-se injetar substâncias no ponto de sangramento ou ao seu redor. Esse é o método de escolha da grande maioria dos centros, devido à simplicidade, ao baixo custo e à facilidade de disponibilizar o material a ser empregado. Pode-se utilizar injeção de adrenalina (1:10.000), álcool absoluto, oleato de etanolamina a 5%, dextrose 50% associada a morruato de sódio, polidocanol a 1%, adesivo de fibrina ou cianoacrilato. Entre as diversas substâncias, a mais empregada no sangramento ativo é a *solução de adrenalina* 1:10.000, injetada de 1 ml a 2 ml na submucosa em cada quadrante do vaso e no centro do mesmo (Figura 132.1). O mecanismo de ação da hemostasia está relacionado ao tamponamento local, à vasoconstrição e à agregação plaquetária causados pela adrenalina. Pode-se associar a injeção de substâncias no vaso para potencializar o efeito esclerosante, como a etalonamina ou álcool absoluto (1 ml a 2 ml). A alcoolização produz desidratação e fixação do tecido com conseqüente necrose e ulceração; portanto, devem-se utilizar pequenos volumes de álcool para evitar o risco de perfuração. Quando não há sangramento ativo, mas vaso identificado, utiliza-se mais freqüentemente a injeção da solução de álcool. O uso de uma cola que polimeriza com o sangue, como o cianoacrilato, em úlceras sangrantes parece ser efetivo, mas com poucos estudos controlados, e é uma opção para ser utilizada em vasos calibrosos de pacientes com distúrbios de coagulação.

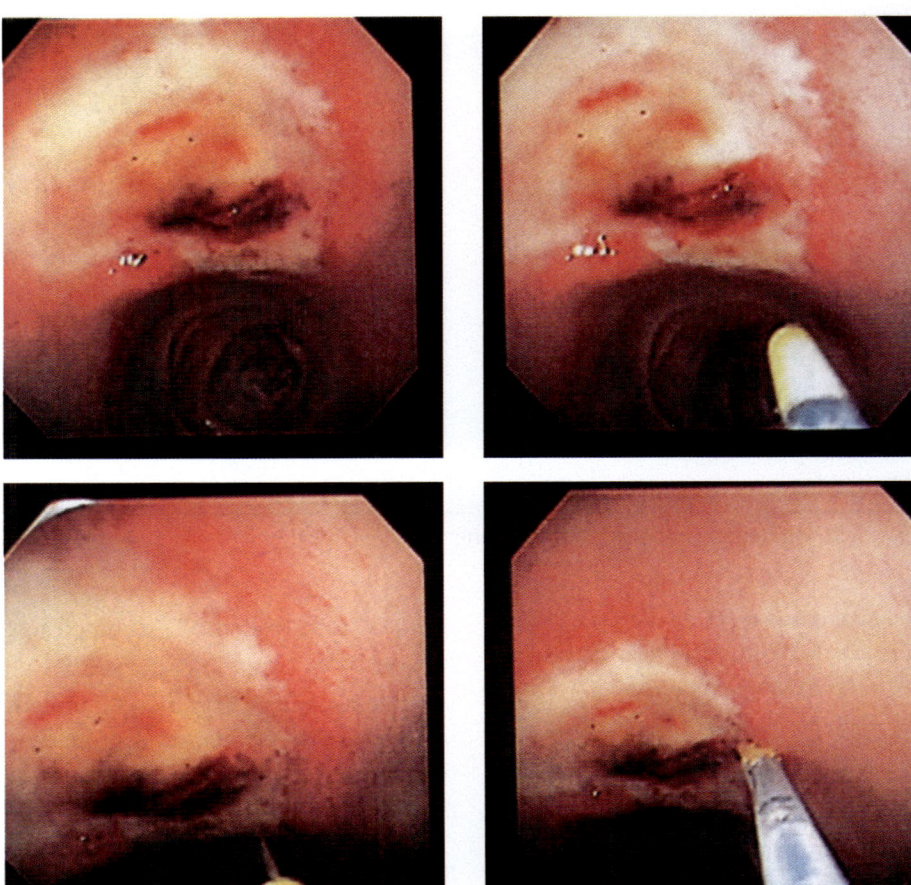

FIGURA 132.1

Seqüência de escleroterapia com injeção de adrenalina em úlcera duodenal

TERMOCOAGULAÇÃO (*HEATER PROBE*)

Consiste em *chip* de silicone, envolto por metal, na ponta de um cateter que atinge até 250 °C. O controle do sangramento se faz pela destruição tecidual que a alta temperatura proporciona e pela pressão que o endoscopista exerce com a ponta do cateter sobre o ponto sangrante, antes e durante a transmissão da onda de calor. Usualmente, são utilizados de 120 a 180 *joules*, com pulsos de 25 a 30 *joules* (Figura 132.2). Esse método é barato, portátil e não apresenta o risco da passagem de corrente elétrica pelo corpo.

ELETROCOAGULAÇÃO

Nesse caso, usa-se a passagem de corrente elétrica pelo paciente, podendo ser feita com aparelhos monopolar ou bipolar. O *monopolar* consiste de um eletrodo acoplado na ponta de um cateter e faz o circuito fechado com uma placa em contato com a pele do paciente, passando a corrente elétrica por todos os tecidos entre os dois eletrodos. Esse fato pode, além de apresentar o risco de perfuração pelo calor produzido, gerar arritmias cardíacas ou desregular um marca-passo e, portanto, é pouco recomendável. No método *bipolar*, os dois eletrodos estão na ponta do cateter, gerando menor lesão tecidual. É simples, eficaz, portátil e

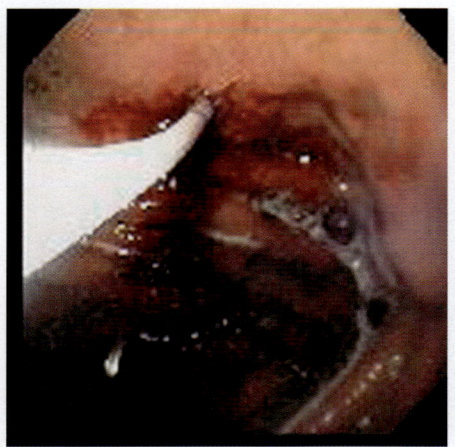
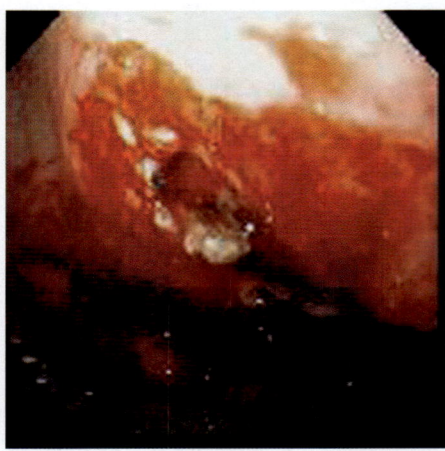

FIGURA 132.2

Aplicação de *heater probe* em erosão sangrante

de baixo custo, além de oferecer a possibilidade de hemostasia pela pressão sobre o ponto sangrante.

FOTOCOAGULAÇÃO

Por *laser* — o controle do sangramento se dá por meio da destruição tecidual causada pela aplicação de um feixe de raio *laser*, como o de *argônio* e o de *Nd: YAG*, no ponto do sangramento e ao seu redor, sem entrar em contato com o tecido. Essa é uma das primeiras formas de hemostasia aplicada nos estudos de sangramento de úlceras, com diminuição das taxas de ressangramento. Entretanto, hoje tem seu uso restrito por ser de alto custo, de manejo complexo e não-portátil.

Por plasma de argônio — também é uma forma de hemostasia de não-contato, em que é utilizada uma corrente elétrica monopolar por meio de um jato de gás de argônio ionizado. O fluxo de gás é constante, com cerca de 0,5 l/min e potência de 40 W a 60 W (Figura 132.3). Estudo prospectivo comparando o gás de argônio com o *heater probe* no controle de sangramento ativo evidenciou resultado semelhante na hemostasia, sendo que a aplicação do gás de argônio foi mais rápida, em segundos, no controle do sangramento.

MECÂNICO

Hemoclipe — nesse método são colocados clipes metálicos diretamente sobre o foco do sangramento, quando o coto de vaso é facilmente identificado (Figura 132.4). Um estudo realizado em pacientes com úlceras com grande chance de ressangramento comparando o uso de clipe com *heater probe* demonstrou taxa muito superior de ressangramento no grupo do *heater probe* em relação ao do clipe (21% *versus* 1,8%). O procedimento requer experiência do endoscopista na colocação do clipe sobre o ponto hemorrágico, pelo risco de rasgar o vaso e causar futuro sangramento, auxílio competente na montagem para liberação do clipe e também tem seu uso restrito pelo alto custo.

Ligadura — o uso de ligadura elástica está indicado em algumas lesões vasculares ectásicas, não tendo uma aplicação definida nas úlceras.

TERAPIA COMBINADA

A terapia endoscópica reduz a taxa de ressangramento, a necessidade de cirurgia e a mortalidade em pacientes com doença péptica e sangramento ativo ou vaso visível. A injeção de solução de adrenalina é o método terapêutico mais empregado. A revisão de Calvet e colaboradores quanto à efetividade de se associar um segundo método de terapia ao manejo do sangramento mostrou que ela é realmente eficaz, por meio de revisão de publicações do MEDLINE e EMBASE. O grupo observou que a adição de um segundo método endoscópico reduz futuros sangramentos na taxa de 18,4% para 10,6% (OR: 0,53, IC 95%: 0,40-0,69); necessidade de cirurgia de urgência de 11,3% para 7,6% (OR: 0,64, IC 95%: 0,46-0,90); e mortalidade de 5,1% para 2,6% (OR: 0,51, IC 95%: 0,31-0,84).

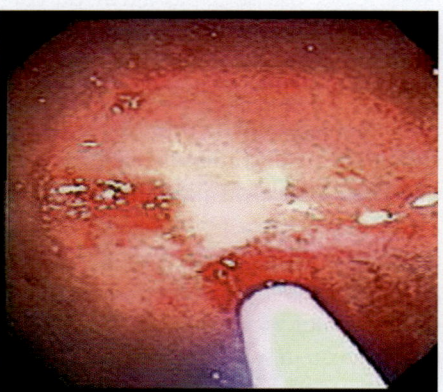
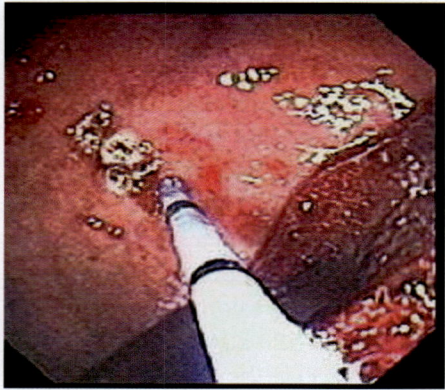

FIGURA 132.3

Aplicação de argônio em erosão sangrante

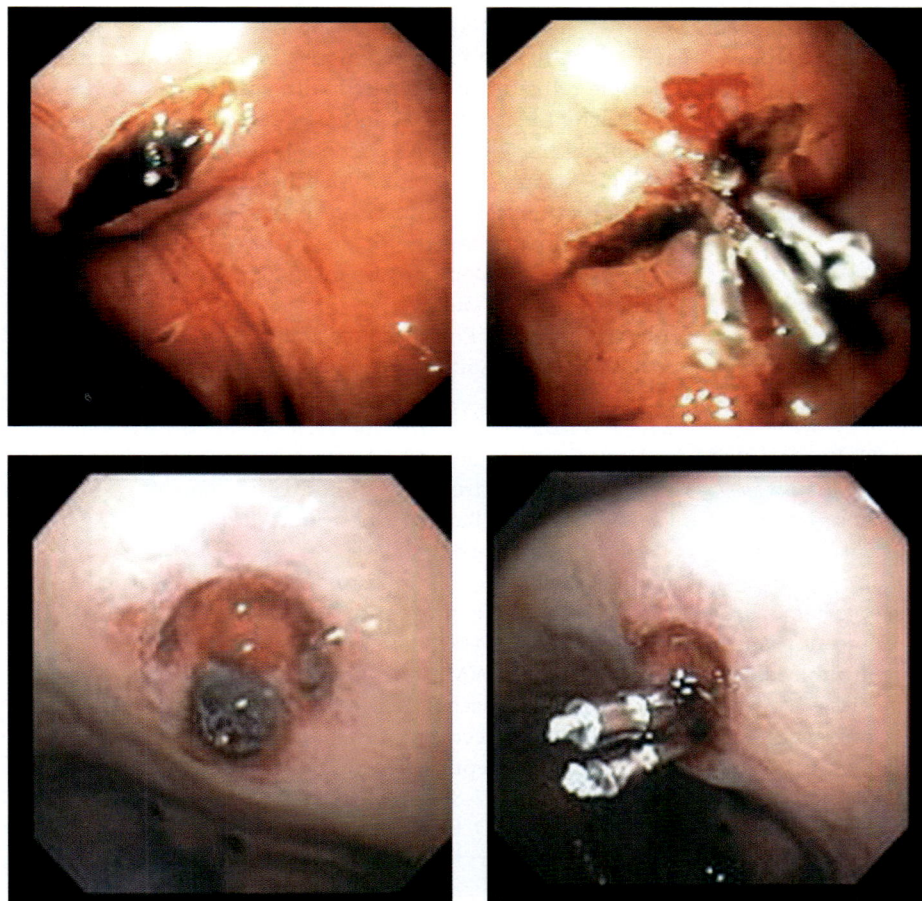

FIGURA 132.4

Aplicação de hemoclipes em duas úlceras gástricas

RADIOLÓGICO INTERVENCIONISTA OU CIRÚRGICO

A abordagem com radiologia intervencionista ou cirúrgica está indicada nos casos de sangramento ativo refratário a hemostasia endoscópica, dois ou mais episódios de ressangramento, úlceras de difícil acesso ao endoscópio ou de lesões ulceradas com hemorragia maciça localizadas na porção alta do corpo gástrico ou na parede posterior do bulbo duodenal, áreas irrigadas pela artéria gástrica esquerda e artéria gastroduodenal, respectivamente. Nessas áreas, o controle endoscópico geralmente é ineficaz, pois envolve vasos calibrosos.

COADJUVANTE

Apesar de os estudos demonstrarem pouca eficácia no controle direto do sangramento, o tratamento medicamentoso com antagonista dos receptores de histamina H_2 (p. ex.: ranitidina 50 mg endovenoso de 8/8 horas) ou inibidor da bomba de prótons (p. ex.: omeprazol 40 mg endovenoso de 12/12 horas) está indicado, pois ocasionam a inibição da secreção ácida, induzindo cicatrização da úlcera e inibindo a fibrinólise causada pelo suco gástrico, estabelecendo, assim, o coto vasal.

PROFILAXIA

A profilaxia do ressangramento consiste em determinar o que provocou a lesão péptica. A pesquisa do *Helicobacter pylori* está indicada pela sua relação casual com a úlcera péptica. Além da eliminação da bactéria, deve-se evitar o uso de drogas como AINEs. Também se recomenda a profilaxia de lesões causadas pelo estresse em pacientes com doenças graves, em unidades de terapia intensiva, com ventilação mecânica e portadores de coagulopatia.

BIBLIOGRAFIA SUGERIDA

Waikar SS, Chertow GM. Crystalloids versus colloids for resuscitation in shock. Curr Opin Nephrol Hypertens 2000; 9(5):501-4.

Steele RJ. The preprocedural care of the patient with gastrointestinal bleeding. Gastrointest Endosc Clin N Am 1997;7(4):551-8.

Rollhauser C, Fleischer DE. Nonvariceal upper gastrointestinal bleeding. Endoscopy 2004;36(1):52-8.

Jensen DM, Kovacs TO, Jutabha R, Machicado GA, Gralnek IM, Savides TJ, et al. Randomized trial of medical or endoscopic therapy to prevent recurrent ulcer hemorrhage in patients with adherent clots. Gastroenterology 2002;123(2):407-13.

Lee JG, Romano PS. Interpretation of the literature on endoscopic hemostasis. Gastrointest Endosc Clin N Am 1997;7(4):545-50 esta é outra Swain CP. Laser therapy for gastrointestinal bleeding. Gastrointest Endosc Clin N Am 1997;7(4):611-39.

Forrest JA, Finlayson ND, Shearman DJ. Endoscopy in gastrointestinal bleeding. Lancet 1974;2(7877):394-7.

Cook DJ, Guyatt GH, Salena BJ, Laine LA. Endoscopic therapy for acute nonvariceal upper gastrointestinal hemorrhage: a meta-analysis. Gastroenterology 1992;102(1):139-48.

Aabakken L. Nonvariceal upper gastrointestinal bleeding. Endoscopy 2005;37(3):195-200.

Calvet X, Vergara M, Brullet E, Gisbert JP, Campo R. Addition of a second endoscopic treatment following epinephrine injection improves outcome in high-risk bleeding ulcers. Gastroenterology 2004;126(2):441-50.

Swain CP. Laser therapy for gastrointestinal bleeding. Gastrointest Endosc Clin N Am 1997;7(4):611-39.

Cipolletta L, Bianco MA, Marmo R, Rotondano G, Piscopo R, Vingiani AM, et al. Endoclips versus heater probe in preventing early recurrent bleeding from peptic ulcer: a prospective and randomized trial. Gastrointest Endosc 2001;53(2):147-51.

Chung IK, Ham JS, Kim HS, Park SH, Lee MH, Kim SJ. Comparison of the hemostatic efficacy of the endoscopic hemoclip method with hypertonic saline-epinephrine injection and a combination of the two for the management of bleeding peptic ulcers. Gastrointest Endosc 1999;49(1):13-8.

Song SY, Chung JB, Moon YM, Kang JK, Park IS. Comparison of the hemostatic effect of endoscopic injection with fibrin glue and hypertonic saline-epinephrine for peptic ulcer bleeding: a prospective randomized trial. Endoscopy 1997;29(9):827-33.

Lefkovitz Z, Cappell MS, Kaplan M, Mitty H, Gerard P. Radiology in the diagnosis and therapy of gastrointestinal bleeding. Gastroenterol Clin North Am 2000;29(2):489-512.

Lau JY, Sung JJ, Lam YH, Chan AC, Ng EK, Lee DW, et al. Endoscopic retreatment compared with surgery in patients with recurrent bleeding after initial endoscopic control of bleeding ulcers. N Engl J Med 1999;340(10):751-6.

Ripoll C, Banares R, Beceiro I, Menchen P, Catalina MV, Echenagusia A, et al. Comparison of transcatheter arterial embolization and surgery for treatment of bleeding peptic ulcer after endoscopic treatment failure. J Vasc Interv Radiol 2004;15(5):447-50.

Nader A, Grace ND. Pharmacologic intervention during the acute bleeding episode. Gastrointest Endosc Clin N Am 1999;9(2):287-99.

Nader A, Grace ND. Pharmacological prevention of rebleeding. Gastrointest Endosc Clin N Am 1999;9(2):301-10.

Langman MJ. Drug treatment of non-variceal upper gastrointestinal bleeding. Baillieres Best Pract Res Clin Gastroenterol 2000;14(3):357-64.

Laine L, Weinstein WM. Histology of alcoholic hemorrhagic "gastritis": a prospective evaluation. Gastroenterology 1988;94(6):1254-62.

Laine L, Weinstein WM. Subepithelial hemorrhages and erosions of human stomach. Dig Dis Sci 1988;33(4):490-503.

Erstad BL. Cost-effectiveness of proton pump inhibitor therapy for acute peptic ulcer-related bleeding. Crit Care Med 2004;32(6):1277-83.

Cook DJ, Fuller HD, Guyatt GH, Marshall JC, Leasa D, Hall R, et al. Risk factors for gastrointestinal bleeding in critically ill patients. Canadian Critical Care Trials Group. N Engl J Med 1994;330(6):377-81.

CAPÍTULO 133

ESOFAGITES, ÚLCERAS ESOFÁGICAS E SÍNDROME DE MALLORY-WEISS

Fábio Segal
Fernando H. Wolff

INTRODUÇÃO

As esofagites podem ser causas de sangramento gastrointestinal. A grande maioria é causada pela doença do refluxo gastroesofágico (DRGE). Entretanto, outras causas de esofagite podem ser encontradas, especialmente em indivíduos imunocomprometidos, seja por quimioterapia, uso de imunossupressores ou pelo vírus da imunodeficiência humana (HIV). Entre as causas infecciosas mais freqüentes estão as esofagites por *Candida*, por citomegalovírus (CMV), pelo vírus *Herpes simplex* (HSV) e as idiopáticas, associadas ao HIV. Inúmeras são as causas infecciosas menos comuns de esofagites, dentre elas estão as causadas por micobactérias, *Actinomices, Cryptococcus, Histoplasma,* mucormicose, *Varicella zoster,* vírus *Epstein-Barr, Pneumocystis carinii* e *Leishmania*. Raros relatos de infecções esofágicas bacterianas ou por protozoários estão também descritos. Entre as causas não-infecciosas, além da DRGE, podem ocorrer esofagites por pílula, por trauma, como as causadas por sondas nasogástricas ou nasoentéricas, pela doença do enxerto *versus* hospedeiro (GVHD), pela ingestão de corrosivos ou ainda por radioterapia.[1-2]

DOENÇA DO REFLUXO GASTROESOFÁGICO

A esofagite de refluxo é a condição clínica em que indivíduos com doença do refluxo gastroesofágico (DRGE) apresentam dano tecidual, com alterações endoscópicas e histopatológicas na mucosa esofágica.

As principais complicações relacionadas à DRGE são o sangramento (2%), a ulceração (5%), a estenose (8% a 20%), o risco de evolução para o esôfago de Barrett (10%) e o risco do adenocarcinoma (0,3% a 0,8%).[3,4]

ULCERAÇÃO E ESTENOSE ESOFÁGICA RELACIONADAS A DRGE

As úlceras esofágicas ocorrem em cerca de 5% dos casos, geralmente localizadas na junção esofagogástrica, pois é nesse segmento que ocorre maior exposição ácida. Geralmente, regridem com o tratamento medicamentoso, podendo deixar como seqüela a estenose cicatricial[5] (Figuras 133.1A, B e C e 133.2).

Inicialmente, indica-se o tratamento clínico para a redução do processo inflamatório. A dilatação endoscópica com sondas termoplásticas de calibre progressivo é uma opção útil, precedendo a cirurgia anti-refluxo por meio da fundoplicatura laparoscópica.[6-7]

ESOFAGITES INFECCIOSAS

As esofagites infecciosas compartilham diversos pontos em seus quadros clínicos. A maioria dos pacientes sintomáticos refere odinofagia e disfagia. A dor e disfagia costumam ser piores à ingestão de sólidos ou ácidos, chegando, em casos acentuados, a ocasionar perda de peso e desidratação por limitação da ingestão oral. Outras manifestações como dor espontânea, náusea, vômito, febre, obstrução esofágica e hemorragia digestiva ocorrem em um menor número de casos.[1]

ESOFAGITE POR *CANDIDA*

A *Candida albicans* é o fungo predominante nas esofagites por *Candida*. O diagnóstico desse tipo de esofagite tornou-se mais freqüente, possivelmente devido ao crescente número de pacientes imunodeprimidos por medicamentos ou após transplantes de órgãos, após quimioterapia ou portadores de HIV.[8] Doenças como o *diabetes mellitus* e neoplasias também são condições predisponentes, assim como o uso de antibacterianos. Além de fatores sistêmicos, contribuem para a infecção por *Candida* alterações da motilidade esofágica, levando a estase (acalasia, esclerose sistêmica) ou estenoses tumorais.[9-10]

Os achados endoscópicos variam conforme a gravidade do quadro. Pequenos grumos de coloração branca aderidos à mucosa e circundados por discreto enantema ou mucosa normal são encontrados nos casos mais leves. O enantema, friabilidade e exsudação ficam evidentes em quadros mais acentuados. Com a progressão da gravidade ocorrem ulcerações e o compromet-

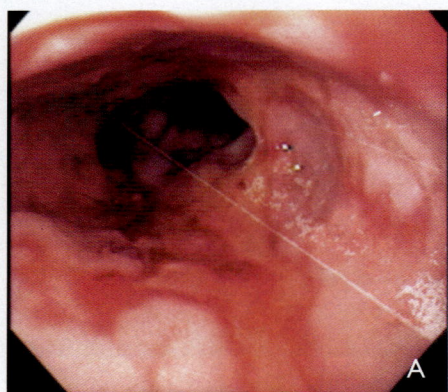

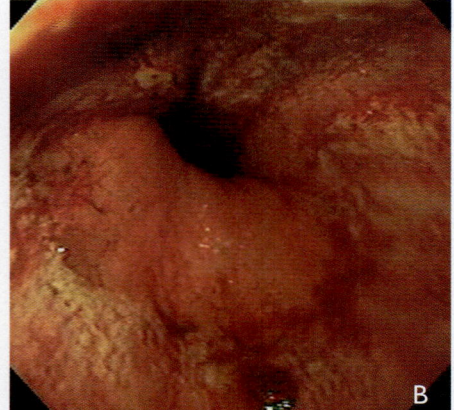

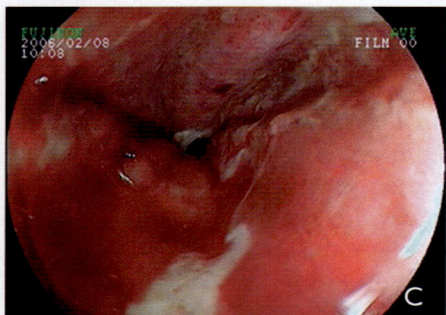

FIGURA 133.1

(A) DRGE ulcerada; (B) DRGE com coágulo aderido; (C) DRGE com sangramento do tipo porejamento

mento circunferencial do esôfago pelas placas se tornam confluentes, podendo determinar estreitamento e até obstrução esofágica por *debris* (Figura 133.3).

ESOFAGITE POR CITOMEGALOVÍRUS (CMV)

Em estudos com pacientes com AIDS e sintomas esofágicos (disfagia ou odino-

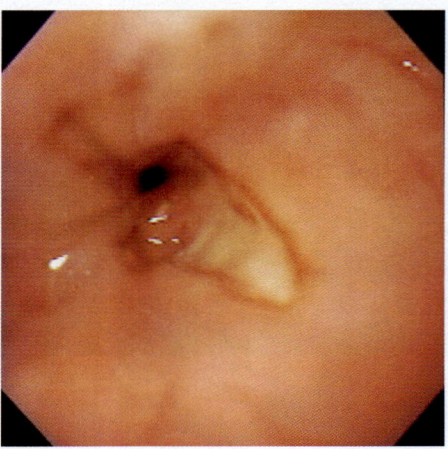

FIGURA 133.2

Úlcera esofágica com estenose

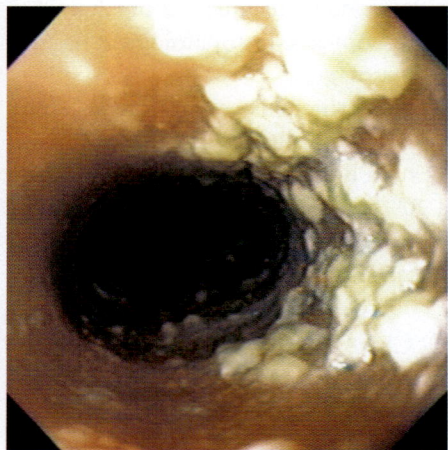

FIGURA 133.3

Candidíase esofágica

fagia), o achado de esofagite por CMV é o segundo mais comum (11,2% a 30%), atrás somente da esofagite por *Candida*.[11-12]

As lesões esofágicas associadas ao CMV caracterizam-se por erosões ou úlceras de extensão variada (menos de 1 cm a mais de 10 cm), superficiais, de forma serpiginosa e borda plana. Esta última característica a distingue endoscopicamente das lesões por herpes, tipicamente com bordas elevadas. Entretanto, úlceras mais profundas e com bordas elevadas podem ser encontradas especialmente em indivíduos gravemente imunodeprimidos (fases avançadas da Aids ou pós-transplante de medula

óssea), quando o sangramento pode ser uma complicação (Figuras 133.4A e B).

ESOFAGITE HERPÉTICA

A esofagite pelo vírus *Herpes simplex* geralmente ocorre em pacientes com Aids ou outras situações de imunossupressão significativa, porém diversos relatos de esofagite herpética com curso autolimitado já foram descritos em crianças, adolescentes e adultos imunocompetentes.[13-17]

Os achados endoscópicos característicos são pequenas úlceras superficiais, arredondadas, múltiplas, bem demarcadas por bordas elevadas, ocorrendo especialmente no terço distal do esôfago. As úlceras apresentam fundo que contém pequena quantidade de tecido ne-

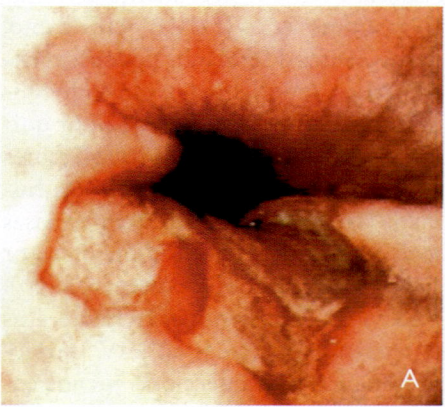

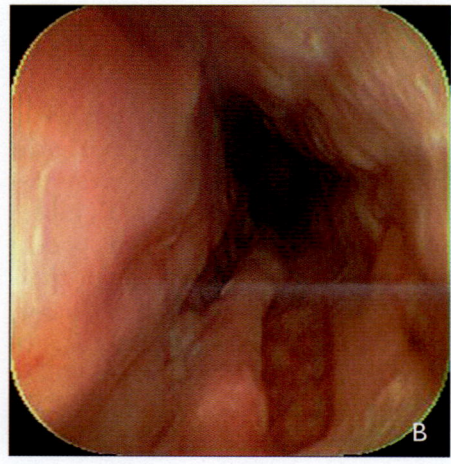

FIGURA 133.4

(A) Úlcera esofágica por CMV com sangramento; (B) Úlcera esofágica por CMV

crótico de coloração cinza ou amarelada. Algumas úlceras adquirem conformação característica, semelhantes à de um vulcão. Em torno das lesões observa-se pequena área de enantema e o restante da mucosa apresenta aspecto normal. Com a evolução, as úlceras podem coalescer, formando lesões maiores e de formas irregulares. Vesículas podem ser observadas em fases precoces da doença, porém são encontradas com pouca freqüência, pois são substituídas pelas úlceras após curto período (Figura 133.5).

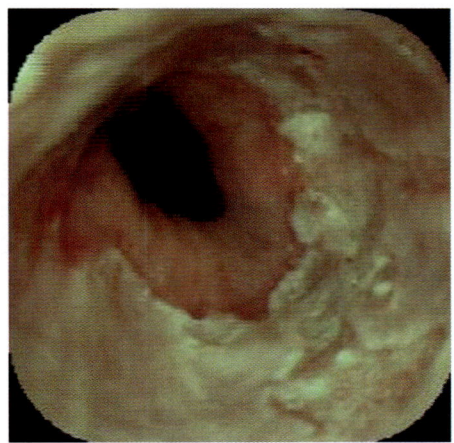

FIGURA 133.5

Esofagite ulcerada por herpes-vírus

ÚLCERAS IDIOPÁTICAS OU AFTÓIDES DO ESÔFAGO

Em pacientes com Aids ou infecção aguda por HIV, as úlceras esofágicas não têm uma etiologia identificável em até 40% dos casos.[18] O papel do HIV como agente etiológico foi sugerido por estudos de microscopia eletrônica que detectaram o HIV na margem de uma proporção considerável dessas úlceras.[19] Entretanto, outros estudos mostraram a presença do HIV também na margem de úlceras causadas por outros agentes, tais como o CMV ou o HSV, contrapondo assim o papel direto do HIV nesses casos.[52] Sendo assim, possivelmente o HIV pode estar associado à parte das úlceras ditas "idiopáticas", porém, outros agentes ainda não identificados podem estar envolvidos em outra parcela dos casos.

Essas lesões não têm aspecto endoscópico característico, podendo assemelhar-se a úlceras de qualquer etiologia (Figura 133.6).

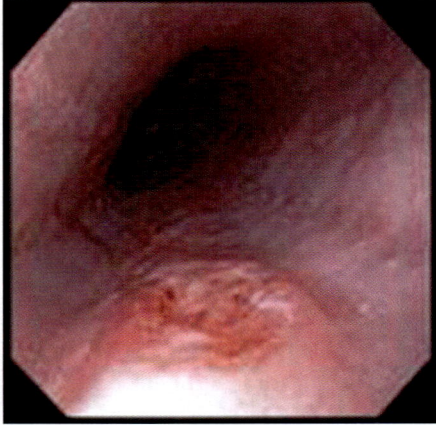

FIGURA 133.6

Úlcera associada ao HIV

INFECÇÕES POR MICOBACTÉRIAS

Apesar de infreqüentes, inúmeros relatos de casos de manifestações esofágicas da tuberculose vêm sendo descritos. Outras micobacterioses são também relatadas, porém com freqüência ainda menor. Na maioria dos casos, lesões pulmonares, cervicais ou mediastinais em contigüidade às esofágicas foram descritas. O achado endoscópico mais comum é uma úlcera, de borda bem definida e fundo necrótico. Lesões vegetantes, ulcerovegetantes ou estenosantes ocorrem com menor freqüência, podendo ser confundidas com neoplasias. Também estão descritas hemorragias graves e fístulas traqueoesofágicas, esofagopleurais, aortoesofágicas ou esofagomediastinais.[20-26]

LESÕES ESOFÁGICAS DA DOENÇA DO ENXERTO *VERSUS* HOSPEDEIRO (GVHD)

A GVHD é a uma das maiores causas de morbidade e mortalidade nos pacientes submetidos a transplante de me-

dula óssea (TMO). Outros receptores de órgãos também podem apresentar manifestações da doença, porém com freqüência bastante menor. A GVHD aguda ocorre nos primeiros cem dias e acomete especialmente o fígado, a pele e o trato gastrointestinal abaixo da junção gastroesofágica. Por esse motivo, no período inicial após o TMO, lesões esofágicas de etiologia infecciosa devem ser buscadas como prováveis diagnósticos.

Ao contrário da GVHD aguda, em que o esôfago é poupado, na GVHD crônica o esôfago é o segmento do trato gastrointestinal mais freqüentemente acometido. Os pacientes com comprometimento esofágico pela GVHD podem ser assintomáticos ou podem apresentar sintomas como dor retroesternal, disfagia e odinofagia. O tempo médio até o início das manifestações é de 250 dias, podendo, porém, iniciar tão precocemente como no 70.º dia pós-TMO ou tão tardiamente como 2 anos após o transplante. O esôfago proximal é o segmento mais afetado, poupando o segmento distal. Pode haver confluência entre as lesões orais e faríngeas e as esofágicas.

O achado endoscópico mais precoce e observado com maior freqüência é a descamação da mucosa esofágica associada ao enantema. Quadros avançados e de maior gravidade apresentam enantema intenso, exsudação e desprendimento de amplos segmentos de mucosa esofágica. Pode haver a formação de septos, membranas ou anéis que podem determinar disfagia significativa.[27-29]

ESOFAGITE POR PÍLULA

A esofagite por pílula ou lesão esofágica induzida por medicação já foi relatada com o uso de mais de uma centena de variadas medicações de diferentes classes. Potencialmente, pode ocorrer quando qualquer medicação administrada na forma de comprimidos, drágeas ou cápsulas, em vez de passar rapidamente pelo esôfago até o estômago, pára em algum ponto do órgão, dissolvendo-se e causando o contato da medicação altamente concentrada com a parede do esôfago.

Os sintomas iniciam de forma abrupta, predominantemente com odinofagia, acompanhada ou não de disfagia e dor retroesternal. A maioria dos casos tem sintomas autolimitados, porém hemorragia, formação de septos, estenose, perfuração e penetração em estruturas adjacentes já foram relatadas.

A endoscopia, quando realizada, costuma ser anormal na maioria dos casos, revelando a lesão causadora do sintoma. Qualquer segmento do esôfago pode ser sede das lesões, porém os estreitamentos fisiológicos correspondentes ao arco aórtico, na junção dos terços proximal e médio, e ao átrio esquerdo são áreas de maior risco. São identificadas uma ou mais úlceras, geralmente rasas e bem delimitadas, com edema e enantema circunjacentes. Podem ocorrer as chamadas *kissing ulcers*, que são úlceras simétricas em paredes esofágicas opostas.

Merece especial destaque por sua frequência e gravidade a esofagite por alendronato. Além das lesões comuns a outras medicações descritas anteriormente, a esofagite por alendronato pode comprometer circunferencialmente o órgão, causando ulceração e intenso processo exsudativo inflamatório[28,30-32] (Figura 133.7).

ESOFAGITE POR SONDAS NASOENTÉRICAS OU NASOGÁSTRICAS

O uso de sondas nasoentéricas, nasogástricas ou do balão de Sengstaken-Blakemore é a maior causa de esofagite traumática. Os achados endoscópicos variam de estrias enantematosas ou erosões longitudinais à esofagite com úlcera. Achados de esofagite péptica associada são geralmente encontrados acometendo com maior intensidade o esôfago distal. O tempo de permanência da sonda é um fator de risco para esse tipo de esofagite, porém, sondas com menos de 24 horas também podem estar associadas a lesões. Sangramento e formação de estenose cicatricial estão descritos.[28, 32-34]

ESOFAGITE ACTÍNICA

A radioterapia aplicada no tratamento de neoplasias na região do tórax está associada à ocorrência de esofagite em incidências que variam de 1,3%, na radioterapia isolada, até 34%, quando esquemas fracionados de radioterapia são usados em conjunto com quimioterapia.

Os achados endoscópicos localizam-se nos segmentos do esôfago atingidos no campo de radiação. Podem ser observados desde enantema e exsudação até ulceração e áreas de necrose complicadas por sangramento, perfuração, fistulização para o mediastino ou traquéia e estenoses. Na fase aguda, estenoses podem ocorrer por reação inflamatória com edema e necrose. Tardiamente, telangectasias e áreas de retração cicatricial associadas a estenoses fibróticas podem ser observadas e exigir tratamento endoscópico.[28-35]

SÍNDROME DE MALLORY-WEISS

A síndrome de Mallory-Weiss caracteriza-se pela laceração na junção esofagogástrica, da cárdia ou do esôfago distal, sendo responsável por cerca de 5% a 15% dos casos de sangramento digestivo

alto. A seqüência de eventos é bastante sugestiva do diagnóstico: episódio de náuseas, vômitos ou tosse que precede a hematêmese. Os pacientes alcoolistas constituem grupo em que esta alteração é vista com maior freqüência. A maioria das lacerações ocorre na porção gástrica da junção esofagogástrica, comprometendo, em 10% a 20% dos casos, o esôfago distal.

Na maioria dos casos, o sangramento é autolimitado e não necessita de tratamento (80% a 90%), e a sua recorrência é rara (< 5%). Nos casos de sangramento ativo, obtém-se a hemostasia por meio da endoscopia terapêutica com métodos térmicos, da escleroterapia, do uso de clipes metálicos, ou da ligadura elástica. Nos casos não controlados, a abordagem por angiografia ou por cirurgia pode ser necessária[36-48] (Figuras 133.8 A e B).

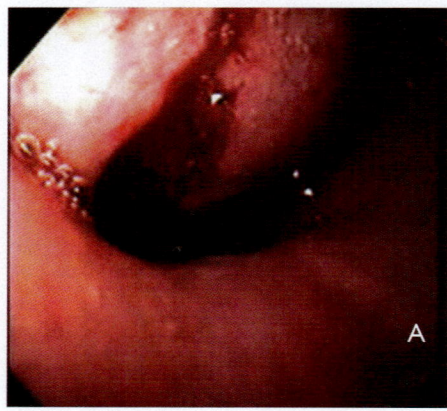

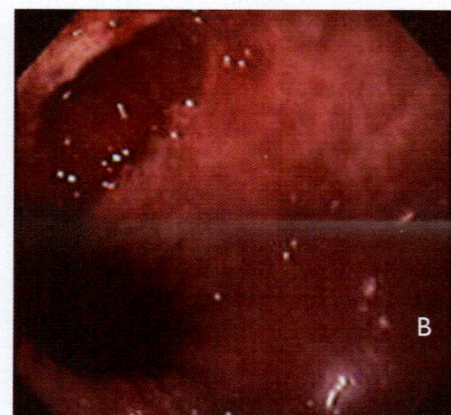

FIGURA 133.8

(A e B) Laceração da síndrome de Mallory-Weiss com sangramento

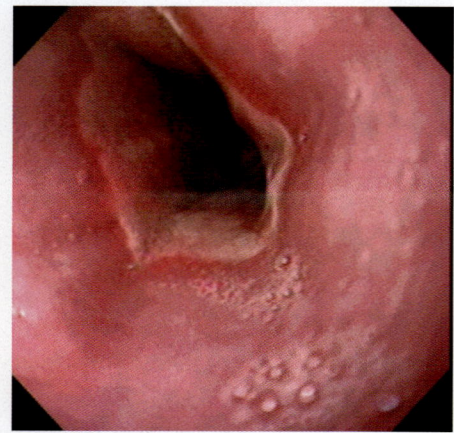

FIGURA 133.7

Esofagite ulcerada por alendronato

TRATAMENTO

ENDOSCOPIA DIGESTIVA

Permite a visualização da mucosa esofágica e é o exame de escolha para o diagnóstico dos sangramentos digestivos decorrentes das esofagites e úlceras esofágicas. É também indicada em pacientes com sintomas crônicos de refluxo (de 3 a 5 anos) ou na presença de sinais de alarme como a anemia, o emagrecimento, a disfagia, a odinofagia e o sangramento digestivo.[49-51]

As alterações inflamatórias na esofagite de refluxo são identificadas à endoscopia pela presença de soluções de continuidade na mucosa (erosão e/ou úlcera), comprometendo o esôfago distal, especialmente a junção escamo-colunar ou "linha Z". As alterações inflamatórias que comprometem outros segmentos do esôfago, poupando o esôfago distal e a linha Z, sugerem outras etiologias como as esofagites infecciosas e medicamentosas. Na presença de esofagite erosiva, a endoscopia apresenta uma especificidade de 95% na DRGE.[52]

Não há orientações específicas para o tratamento do sangramento digestivo decorrente de esofagites ou úlceras esofágicas. Baseado nas diretrizes da Sociedade Americana de Endoscopia Digestiva (ASGE) para hemorragia digestiva não-varicosa[48], as seguintes medidas são recomendadas:

- Estabilização hemodinâmica com reposição de volume e/ou hemoderivados quando necessário;
- Terapia da doença de base:
- DRGE: terapia anti-secretora com uso de inibidores de bomba de prótons (IBP);
- Esofagites infecciosas: tratamento do agente infeccioso específico após estabelecimento do diagnóstico etiológico;
- GVHD: ajuste das drogas imunossupressoras;
- Esofagites traumáticas: retirada da sonda, com uso de gastrostomia endoscópica percutânea se houver indicação da permanência da nutrição enteral;
- Esofagites por pílulas/medicamentosa: suspensão temporária das medicações. Orientações ao paciente são eventualmente necessárias quando da reintrodução do medicamento;
- Endoscopia diagnóstica com identificação de lesões de maior risco de sangramento. Podem-se considerar os mesmos critérios utilizados na doença péptica sangrante: sangramento em jato ou porejamento, vaso visível ou coágulo-aderido;
- Tratamento de lesões com sangramento ativo ou com risco aumentado de recorrência do sangramento.

A comparação da eficácia entre os diferentes métodos endoscópicos de tratamento em ensaios randomizados mostra resultados semelhantes. A excelente taxa de controle do sangramento com a injeção endoscópica, com diversas substâncias (escleroterapia), se for comparada com qualquer outro método, exigiria estudos com milhares de pacientes para encontrar significância estatística, sendo esta diferença, se encontrada, ao que tudo indica, de pouco impacto clínico. Entretanto, existe uma tendência favorável à utilização combinada de um método injetável (adrenalina) com um método térmico.[48,54]

REFERÊNCIAS BIBLIOGRÁFICAS

1. Paul S, Graman N. In: Mandell, Bennett, Dolin, editors. Principles and Practice of Infectious Diseases. 6th ed. New York: Churchill Livingstone; 2005. P. 1231-4.
2. Chong VH, Lim CC. Human immunodeficiency virus and endoscopy: experience of a general hospital in Singapore. J Gastroenterol Hepatol 2005 May;20(5):722-6.
3. Breyer HP, Maguilnik I. Esofagite de refluxo. In: Endoscopia Digestiva Diagnóstica e Terapêutica. SOBED. São Paulo: Revinter; 2005. P. 155-9.
4. Sivak MW. Gastroenterologic endoscopy. Cleveland: WB Sauders Co.; 2000.
5. Richter JE. Peptic strictures of the esophagus. Gastroenterol Clin North Am 1999;28:875-91.
6. Katz PO. Treatment of gastroesophageal reflux disease: use of algorithms to aid in management. Am J Gastroenterol 1999;94:S3-S10.
7. Zaninotto G, DeMeester TR, Bremner CG et al. Esophagel function in patients with reflux induced strictures and its relevance to surgical treatment. Ann Thorac Surg 1989;47:362-70.
8. Mathieson R, Dutta S K. Candida esophagitis. Dig Dis Sci 1983;28:365-70.
9. Baehr PH, McDonald GB. Esophageal infections: risk factors, presentation, diagnosis, and treatment. Gastroenterology 1994;106:509-32.
10. Simon MR, Houser WL, Smith KA, Long PM. Esophageal candidiasis as a complication of inhaled corticosteroids. Ann Allergy Asthma Immunol 1997;79:333-8.
11. Chong VH, Lim CC. Human immunodeficiency virus and endoscopy: experience of a general hospital in Singapore J Gastroenterol Hepatol 2005;20(5):722-6.
12. Bonacini M, Young T, Laine L. The causes of esophageal symptoms in human immunodeficiency virus infection: a prospective study of 110 patients. Arch Intern Med 1991;151:1567-72.

13. Ramanathan J, Rammouni M, Baran J Jr, Khatib R. Herpes simplex virus esophagitis in the immunocompetent host: an overview. Am J Gastroenterol 2000;95:2171-6.

14. Kato S, Yamamoto R, Yoshimitsu S, Shimazaki K, Ogawa S, Itoh K et al. Herpes simplex esophagitis in the immunocompetent host. Dis Esophagus 2005;18(5):340-4.

15. Rodrigues F, Brandão N, Duque V, Ribeiro C, Antonio AM. Herpes simplex virus esophagitis in immunocompetent children. J Pediatr Gastroenterol Nutr 2004;39(5):560-3.

16. Rongkavilit C, El-Baba MF, Poulik J, Asmar BI. Herpes simplex virus type 1 esophagitis in an immunocompetent adolescent. Dig Dis Sci 2004;49(5):774-7.

17. Galbraith JC, Shafran SD. Herpes simplex esophagitis in the immunocompetent patient: report of four cases and review. Clin Infect Dis 1992;14:894-901.

18. Wilcox CM, Schwartz DA, Clark WS. Esophageal ulceration in human immunodeficiency virus infection: causes, response to therapy, and long-term outcome. Ann Intern Med 1995;123:143-9.

19. Rabeneck L, Popovic M, Gartner S et al. Acute HIV infection presenting with painful swallowing and esophageal ulcers. JAMA 1990;263:2318-22.

20. Musoglu A, Ozutemiz O, Tekin F, Aydin A, Savas R, Ilter T. Esophageal tuberculosis mimicking esophageal carcinoma. Turk J Gastroenterol 2005;16(2):105-7.

21. Hashimoto T, Sasaki Y, Yagi T, Itakura M, Sugiyama R, Yamanaka M et al. A case of esophageal tuberculosis which developed during the treatment for tuberculous lymphadenitis. Kekkaku 2005 Jul;80(7):535-9.

22. Rovekamp BT, Van Der Linde K, Dees J, Overbeek SE, Van Blankenstein M, Kuipers EJ. A solitary tuberculous ulcer in the oesophagus. Eur J Gastroenterol Hepatol 2005;17(4):435-9.

23. Gomez Cedenilla A, Garrido Duran C, Sanso Sureda A, Torres JJ, Canalejo Castrillejo E. Esophageal tuberculosis in an immunocompetent patient. Gastroenterol Hepatol 2003 Dec;26(10):643-5.

24. Fujiwara Y, Osugi H, Takada N, Takemura M, Lee S, Ueno M et al. Esophageal tuberculosis presenting with an appearance similar to that of carcinoma of the esophagus. J Gastroenterol 2003;38(5):477-81.

25. Abid S, Jafri W, Hamid S, Khan H, Hussainy A. Endoscopic features of esophageal tuberculosis. Gastrointest Endosc 2003 May;57(6):759-62.

26. Devarbhavi HC, Alvares JF, Radhikadevi M. Esophageal tuberculosis associated with esophagotracheal or esophagomediastinal fistula: report of 10 cases. Gastrointest Endosc 2003;57(4):588-92.

27. Iqbal N, Salzman D, Lazenby AJ, Wilcox CM. Diagnosis of gastrointestinal graft-versus-host. Am J Gastroenterol 2000 Nov;95(11):3034-8.

28. Silvertein FE, Tytgat GNJ, editors. Esophagus II. In: Gastrointest Endosc. 3rd ed. Mosby; 1999.

29. Sally Weisdorf- Schindele SW, Lake JR. Gastrointestinal complications of solid organ and hematopoietic cell transplantation. In: Feldman. Sleisenger & Fordtran's gastrointestinal and liver disease. 7th ed. Saunders; 2002. P. 473-83.

30. R McCullough, Z Afzal, T Saifuddin et al. Pill-induced esophagitis complicated by multiple esophageal septa. Gastrointest Endosc 2004;59(1):150-2.

31. Kikendall JW MD. Pill Esophagitis Journal of Clinical Gastroenterology 1999;28(4):298-305.

32. de Groen PC, Lubbe DF, Hirsch LJ, Daifotis A, Stephenson W, Freedholm D et al. Esophagitis associated with the use of alendronate. N Engl J Med 1996;335(14):1016-21.

33. Buchman AL, Waring JP. Mucosal bridge formation in the esophagus caused by injury from a nasoenteric feeding tube. J Parenter Enteral Nutr 1994;18(3):278-9.

34. McWey RE, Curry NS, Schabel SI, Reines HD. Complications of nasoenteric feeding tubes. Am J Surg 1988;155(2):253-7.

35. Werner-Wasik M, Yu X, Marks LB, Schultheiss TE. Normaltissue toxicities of thoracic radiation therapy: esophagus, lung, and spinal cord as organs at risk. Hematol Oncol Clin N Am 2004;18:131-60.

36. Rockall TA, Logan RF, Devlin HB, Northfield TC. Incidence of and mortality from acute upper gastrointestinal haemorrhage in the United Kingdom. Steering Committee and members of the National Audit of Acute Upper Gastrointestinal Haemorrhage. BMJ 1995;311:222-6.

37. Knauer CM. Mallory-Weiss syndrome: characterization of 75 Mallory-Weiss, lacerations in 528 patients with upper gastrintestinal hemorrhage. Gastroenterology 1976;71:5.

38. Graham DY, Schwartz JT. The spectrum of the Mallory-Weiss tear. Medicine 1978;57(4):307-18.

39. Sugawa C, Benishek D, Walt AJ. Mallory-Weiss syndrome: a study of 224 patients. Am J Surg 1983;145:30-3

40. Laine L, Cohen H et al. Prospective evaluation of immediate versus delayed refeeding and prognostic value of endoscopy in patients with upper gastrointestinal hemorrhage. Gastroenterology 1992;102(1):314-6.

41. Battaler R, Llach J, Salmeron JM. Endoscopic sclerotherapy in upper gastrintestinal bleeding due Mallory-Weiss syndrome. Am J Gastroenterol 1994;89:2147-50.

42. Bharucha AE, Gostout CJ, Balm RK. Clinical and endoscopic risk factors in the Mallory-Weiss syndrome. Am J Gastroenterol 1997;92:805-8.

43. Morales P, Baum AE. Therapeutic alternatives for the Mallory-Weiss tear. Curr Treat Options Gastroenterol 2003; 6:75-83.

44. Huang SP, Wang HP, Lee YC, Lin CC, Yang CS, Wu MS et al. Endoscopic hemoclip placement and epinephrine injection for Mallory-Weiss syndrome with active bleeding. Gastrointest Endosc 2002;55:842-6.

45. Yamaguchi Y, Yamato T, Katsumi N, Morozumi K, Abe T, Ishida H et al. Endoscopic hemoclipping for upper GI bleeding due to Mallory-Weiss syndrome. Gastrointest Endosc 2001;53:427-30.

46. Myung SJ, Kim HR, Moon YS. Severe Mallory-Weiss tear after endoscopy treated by endoscopic band ligation. Gastrointest Endosc 2000;52:99-101.

47. Gunay K, Cabioglu N, Barbaros U, Taviloglu K, Ertekin C. Endoscopic ligation for patients with active bleeding Mallory-Weiss tears. Surg Endosc 2001;15:1305-7.

48. ASGE Standards of Practice Committee. ASGE guideline: the role of endoscopy in acute non-variceal upper-GI hemorrhage. Gastrointest Endosc 2004;60(4):497-504.

49. Ismail-Beigi F, Horton PF, Pope EC. Histological consequences of gastroesophageal reflux in men. Gastroenterology 1970;58:163-74.

50. Katzka DA. Rutstgi AK. Gastroesophageal reflux disease and Barrett's esophagus. Med Clin North Am 2000;84:1137-61.

51. Younes Z, Johnson DA. Diagnostic evaluation in gastroesophageal reflux disease. Gastroenterol Clin North Am 1999; 28:809-30.

52. Castell DO. The Esophagus. Philadelphia: Lippincott Williams & Wilkins; 1999.

53. American Society for Gastrointestinal Endoscopy (ASGE). The role of endoscopy in the management or GERD. Guidelines for clinical application. Gastroint Endosc 1999 Jun;49 (6):834-5.

54. Calvet X, Vergara M, Brullet E, Gisbert JR, Campo R. Addition of a second endoscopic treatment following epinephrine injection improves outcome in high-risk bleeding ulcers. Gastroenterology 2004;126:441-50.

CAPÍTULO 134

ECTASIA VASCULAR DO ANTRO GÁSTRICO

Edson Pedro da Silva

Daniel Fernando Soares e Silva • Juliano Coelho Ludvig

INTRODUÇÃO

Descrita pela primeira vez em 1953 por Ryder e colaboradores a partir dos achados em espécime de gastrectomia de uma mulher idosa,[1] a ectasia vascular do antro gástrico (GAVE – do inglês *Gastric Antral Vascular Ectasia*) é causa infreqüente, porém importante, de sangramento digestivo. Sua aparência endoscópica típica levou Jabbari e colaboradores a cunharem o termo *watermelon stomach* ("estômago em melancia"), em virtude do aspecto em estrias que lembram as da casca de uma melancia.[2] Seu correto reconhecimento é de fundamental importância, pois o manejo difere do empregado em afecções com as quais pode ser confundida – principalmente gastrite hemorrágica e gastropatia hipertensiva portal.

DIAGNÓSTICO

Manifestações clínicas

A grande maioria dos pacientes se apresenta com anemia ferropriva secundária à perda crônica de sangue,[2,3] o que leva com freqüência à dependência de transfusões.[3] Menos comumente, pode levar a sangramento digestivo clinicamente aparente sob a forma de melena intermitente ou eventual hematêmese.[4]

A ectasia vascular do antro gástrico é encontrada muitas vezes em associação com outras entidades nosológicas, principalmente condições auto-imunes, como esclerose sistêmica progressiva, CREST, hipotireoidismo, cirrose biliar primária, síndrome de Sjögren, *diabetes mellitus*, gastrite atrófica e doença de Addison. Por essa razão, é mais prevalente em mulheres (em proporção de 3:1 em relação a homens) em faixa etária avançada (idade média de 70 anos).[3] Uma associação clínica particularmente importante ocorre com a cirrose hepática, presente em 30% dos pacientes.[5] A doença tem sido também descrita em receptores de transplante de medula óssea[6] e em portadores da febre familial do Mediterrâneo.[7]

Aspectos endoscópicos

O aspecto endoscópico do antro gástrico é geralmente suficiente para o diagnóstico. Em 1990, Chawla e colaboradores descreveram três padrões:[8]

a) Estômago em melancia: estrias enantematosas planas ou elevadas longitudinais no antro, irradiando-se do piloro em direção ao corpo gástrico em extensões variáveis. É o padrão mais encontrado em mulheres, em associação com doenças auto-imunes;

b) Padrão em favos de mel: formado pela coalescência de várias lesões angiodisplásicas no antro, com seu acometimento difuso. É o mais encontrado em cirróticos;

c) Padrão em cogumelo: é o menos comum e consiste de uma lesão arredondada bem delimitada formada por um tofo de vasos ectasiados.

É importante assinalar que, apesar de predominantemente antral, a ectasia vascular pode ocorrer também em outros locais do estômago (por exemplo, na cárdia[9]) e no duodeno.[10]

Histologia

A histologia, apesar de característica, não é sempre necessária para o diagnóstico. Há hiperplasia fibromuscular da lâmina própria, trombos intravasculares de fibrina e aumento do diâmetro da luz dos vasos mucosos – achados que podem diferenciar GAVE de gastrite antral ou gastropatia hipertensiva portal. Quando há dúvida diagnóstica, segundo alguns autores, a biópsia das lesões pode ser feita com segurança, sem risco de sangramento importante.[11,12]

ETIOPATOGENIA

Os mecanismos patogênicos da ectasia vascular do antro gástrico seguem desconhecidos, no entanto suas características histológicas sugerem que sejam lesões adquiridas.[13] O estresse mecânico é um fator etiológico possível, pois os aspectos anatomopatológicos são semelhantes aos observados na intussuscepção e no trauma mecânico,[2] e a motilidade antral está alterada em cirróticos portadores de GAVE.[14] Outro fator provavelmente implicado é a ação de substâncias vasoativas. Células neuroendócrinas com peptídeo vasoativo intestinal e 5-hidroxitriptamina foram encontradas próximo aos vasos da lâmina própria em pacientes com GAVE, o que sugere que essas substâncias possam estar envolvidas na vasodilatação e na propensão ao sangramento.[15] É comum o achado de hipergastrinemia, porém seu real significado patogênico é desconhecido.[11,16] É importante ressaltar que as medidas de pressão portal não guardam relação com a presença e a intensidade da ectasia vascular antral em cirróticos.[17]

GAVE X GASTROPATIA HIPERTENSIVA NA CIRROSE HEPÁTICA E HIPERTENSÃO PORTAL

GAVE e gastropatia hipertensiva portal ocorrem no mesmo cenário clínico, têm manifestações semelhantes e muitas vezes coexistem. A diferenciação entre elas é crítica, pois tem implicações importantes em termos terapêuticos.

Na GAVE, as lesões costumam estar localizadas principalmente no antro, ao passo que na gastropatia as lesões predominam em corpo e fundo. Os pacientes com ectasia costumam ter doença hepática mais avançada, maior perda de sangue e gastrinemias mais baixas, além de não responderem às manobras terapêuticas dirigidas à redução da pressão portal. Os achados histológicos podem auxiliar na diferenciação nos casos em que os achados endoscópicos são dúbios.[11,17]

TRATAMENTO

As medidas gerais de tratamento envolvem transfusões de hemoderivados, conforme necessário para controle de anemia sintomática ou coagulopatia, reposição de ferro oral ou parenteral, identificação e tratamento de coagulopatias iatrogênicas ou hereditárias e evitação de substâncias que podem causar dano à mucosa e sangramento (AAS, antiinflamatórios não-hormonais, álcool).[18]

As modalidades de tratamento específico são:

Medicamentoso

Os medicamentos têm como objetivo reduzir a perda sangüínea. Geralmente sua ação é restrita ao período de uso. Assim, é importante a avaliação cuidadosa de risco x benefício, pois se torna necessária administração prolongada. São utilizados em conjunto com o tratamento endoscópico ou, quando isolados, reservados a pacientes não candidatos a procedimentos endoscópicos ou cirúrgicos.

a) *Terapia hormonal:* seu uso deriva das observações de eficácia da combinação estrógeno-progesterona na telangiectasia hemorrágica hereditária (Rendu-Osler-Weber). Relatos de caso e um pequeno estudo-piloto demonstraram parada do sangramento ou ao menos diminuição de transfusões com o uso de etinil-estradiol 30 g e noretisterona 1,5 mg ao dia. Traz como inconvenientes efeitos menorragia e ginecomastia.[19,20]

b) *Ácido tranexâmico:* relatos de caso mostram efeito benéfico ao reduzir a perda sangüínea. Pode-se associar a importantes efeitos colaterais como tromboembolismo pulmonar e retinopatia.[21,22]

c) *Talidomida:* parece exercer seu efeito através da inibição de angiogênese, pela redução do fator de crescimento endotelial vascular. Um relato de caso mostrou bom resultado na dose de 100 mg a 200 mg ao dia.[23] Os eventos adversos incluem teratogenicidade, neuropatia periférica, neutropenia e tendência a trombose.

d) *Cipro-heptadina:* antagonista da serotonina (5-hidroxitriptamina), fator humoral possivelmente envolvido na etiopatogenia das lesões. Na dose de 4 mg, quatro vezes ao dia, estabilizou os parâmetros hematológicos em paciente com ectasia vascular dependente de transfusões, com ressangramento após sua suspensão.[24]

e) *Outros agentes:* o uso de corticosteróides, octreotide, interferon-alfa e calcitonina também tem sido descrito com resultados conflitantes. Ini-

bidores de bomba de prótons, bloqueadores H_2, sucralfato, tratamento do *H. pylori*, betabloqueadores e nitratos são ineficazes.[5]

Endoscópico

É a modalidade terapêutica mais freqüentemente utilizada.

a) *Coagulação com plasma de argônio:* resulta em diminuição do requerimento transfusional na maior parte dos casos, e são necessárias habitualmente de 1 a 4 sessões para que se obtenha a resolução das lesões. É freqüente a recidiva do sangramento em médio prazo, razão pela qual se faz necessária a realização de novas sessões. A taxa de complicações é menor em relação ao *laser* devido à profundidade menor de penetração da mucosa com o uso do argônio. É descrito o aparecimento de pólipos hiperplásicos nas áreas tratadas.[25,26,27]

b) *Laser:* é o método mais freqüentemente citado na literatura.[3,5,28] Parece mais efetivo no padrão clássico de estômago em melancia do que no padrão em favos de mel.[28] Os resultados são semelhantes aos da coagulação com argônio, e são necessárias 3 a 4 sessões em média para remissão das lesões. A taxa de complicações é maior do que com o argônio, e são descritas deformidades importantes do antro gástrico, perfurações, ulcerações e pólipos hiperplásicos. É indicado o uso de inibidores de bomba de prótons e sucralfato na tentativa de reduzir a incidência de ulcerações.[5]

Por esses motivos e pelo fato de a unidade de plasma de argônio ser menos custosa e mais móvel do que a do *laser*, a tendência é de que a coagulação com plasma de argônio seja considerada a terapia endoscópica de eleição para GAVE. Ressalta-se que não há estudos randomizados comparativos entre as duas modalidades para definir com clareza essa questão.[5]

c) *Heater probe:* é inferior ao argônio e ao *laser* por não conseguir cobrir uma grande área, além de apresentar complicações como perfuração, sangramento e ulceração. De qualquer maneira, são descritos resultados satisfatórios com uma média de quatro sessões.[29]

d) *Outros métodos:* há relatos do uso de eletrocautério bipolar,[30] *laser* de argônio,[31] escleroterapia com álcool absoluto ou polidocanol[32,33] e ligaduras elásticas múltiplas.[34]

Cirúrgico

A antrectomia é o procedimento cirúrgico classicamente empregado e se constitui no tratamento mais definitivo para a GAVE, pois não há recidivas. Sua aplicabilidade é limitada pela elevada morbimortalidade neste grupo de pacientes, freqüentemente idosos e portadores de comorbidades: a mortalidade do procedimento gira entre 5% e 10%. Assim, é reservada para falências do tratamento clínico e endoscópico, em um grupo selecionado de pacientes com risco cirúrgico aceitável.[5]

Em cirróticos, procedimentos que objetivam redução da pressão portal, como TIPS ou *shunts* cirúrgicos, não costumam trazer bons resultados em relação ao controle das lesões e do sangramento – mesmo naqueles casos em que comprovadamente se obteve redução adequada do gradiente hepatoportal.[17] Por outro lado, o transplante hepático costuma resultar em resolução completa das lesões, mesmo em casos com hipertensão portal persistente após o procedimento.[35] Há, entretanto, relatos esporádicos de sucesso no tratamento de GAVE em cirróticos após TIPS [36] ou *shunt* cirúrgico porto-cava.[37]

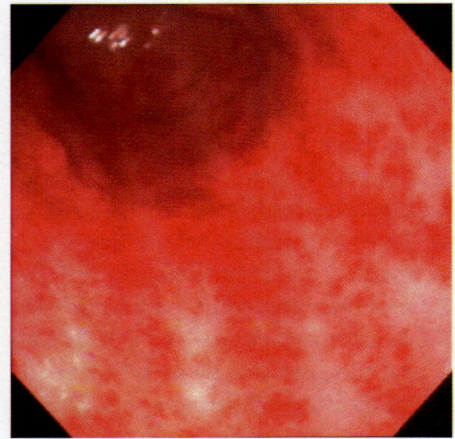

FIGURA 134.1

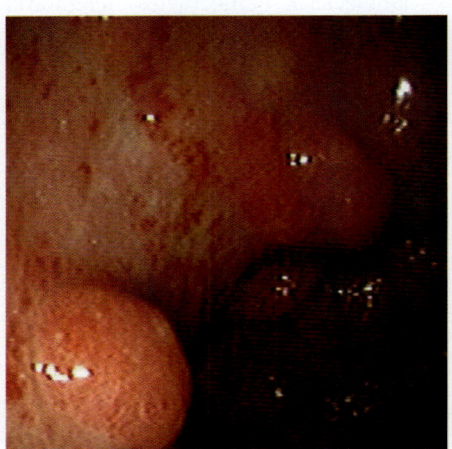

FIGURA 134.2

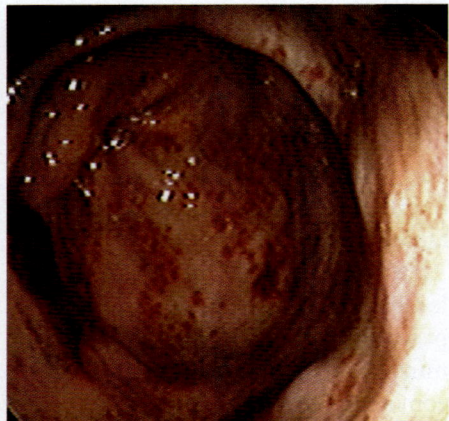

FIGURA 134.3

REFERÊNCIAS BIBLIOGRÁFICAS

1. Ryder JA, Klotz AP, Kirsner JB. Gastritis with veno-capillary ectasia as a source of massive gastric hemorrhage. Gastroenterology 1953;24(1):118-23.

2. Jabbari M, Cherry R, Lough JO, Daly DS, Kinnear DG, Goresky CA. Gastric antral vascular ectasia: the watermelon stomach. Gastroenterology 1984;87(5):1165-70.

3. Gostout CJ, Viggiano TR, Ahlquist DA, Wang KK, Larson MV, Balm R. The clinical and endoscopic spectrum of the watermelon stomach. J Clin Gastroenterol 1992;15(3):256-63.

4. Bourke MJ, Hope RL, Boyd P, Gillespie PE, Ward M, Cowen AE et al. Endoscopic laser therapy for watermelon stomach. J Gastroenterol Hepatol 1996;11(9):832-4.

5. Sebastian S, O'Morain CA, Buckley MJ. Review article: current therapeutic options for gastric antral vascular ectasia. Aliment Pharmacol Ther 2003 15;18(2):157-65.

6. Tobin RW, Hackman RC, Kimmey MB, Durtschi MB, Hayashi A, Malik R et al. Bleeding from gastric antral vascular ectasia in marrow transplant patients. Gastrointest Endosc 1996;44(3):223-9.

7. Michopoulos S, Tsibouris P, Sotiropoulou M, Petraki K, Vassilopoulos D, Kralios N. Watermelon stomach and familial Mediterranean fever. Am J Gastroenterol 2001;96 (8):2512-3.

8. Chawla SK, Ramani K, Lo Presti P. The honeycomb stomach: coalesced gastric angiodysplasia. Gastrointest Endosc 1990;36(5):516-8.

9. Shaffer RA, Scobey MW. Ring around the cardia: a watermelon stomach variant. Gastrointest Endosc 2003;57(2):280-2.

10. Chaves DM. Ectasia vascular do antro gástrico. In: Sakai P, Ishioka S, Maluf Filho F, editores. Tratado de endoscopia di-

gestiva diagnóstica e terapêutica, volume 2: estômago e duodeno. São Paulo: Atheneu; 2001. P. 217-22.

11. Payen JL, Cales P, Voigt JJ, Barbe S, Pilette C, Dubuisson L et al. Severe portal hypertensive gastropathy and antral vascular ectasia are distinct entities in patients with cirrhosis. Gastroenterology 1995;109(1):333.

12. Burak KW, Lee SS, Beck PL. Portal hypertensive gastropathy and gastric antral vascular ectasia (GAVE) syndrome. Gut 2001;49(6):866-72.

13. Ruhl GH, Schnabel R, Peiseler M, Seidel D. Gastric antral vascular ectasia: a case report of a 10 year follow-up with special consideration of histopathological aspects. Z Gastroenterol 1994;32(3):160-4.

14. Charneau J, Petit R, Cales P, Dauver A, Boyer J. Antral motility in patients with cirrhosis with or without gastric antral vascular ectasia. Gut 1995;37(4):488-92.

15. Lowes JR, Rode J. Neuroendocrine cell proliferations in gastric antral vascular ectasia. Gastroenterology 1989;97(1):207-12.

16. Quintero E, Pique JM, Bombi JA, Bordas JM, Sentis J, Elena M et al. Gastric mucosal vascular ectasias causing bleeding in cirrhosis. A distinct entity associated with hypergastrinemia and low serum levels of pepsinogen I. Gastroenterology 1987;93(5):1054-61.

17. Spahr L, Villeneuve JP, Dufresne MP, Tasse D, Bui B, Willems B et al. Gastric antral vascular ectasia in cirrhotic patients: absence of relation with portal hypertension. Gut 1999 May;44(5):739-42.

18. Dulai GS, Jensen DM. Treatment of watermelon stomach. Curr Treat Options Gastroenterol 2006;9(2):175-80.

19. Tran A, Villeneuve JP, Bilodeau M, Willems B, Marleau D, Fenyves D et al. Treatment of chronic bleeding from gastric antral vascular ectasia (GAVE) with estrogen-progesterone in cirrhotic patients: an open pilot study. Am J Gastroenterol 1999;94(10):2909-11.

20. Manning RJ. Estrogen/progesterone treatment of diffuse antral vascular ectasia. Am J Gastroenterol 1995;90(1):154-6.

21. McCormick PA, Ooi H, Crosbie O. Tranexamic acid for severe bleeding gastric antral vascular ectasia in cirrhosis. Gut 1998;42(5):750-2.

22. Park RH, Danesh BJ, Upadhyay R, Howatson AG, Lee FD, Russell RI. Gastric antral vascular ectasia (watermelon stomach) - therapeutic options. Postgrad Med J 1990;66(779):720-3.

23. Dunne KA, Hill J, Dillon JF. Treatment of chronic transfusion-dependent gastric antral vascular ectasia (watermelon stomach) with thalidomide. Eur J Gastroenterol Hepatol 2006 Apr;18(4):455-6.

24. Soykan I, Toruner M, Idilman R, Ozden A. Reversal of iron deficiency anemia in a patient with gastric antral vascular ectasia treated with cyproheptadine. J Clin Gastroenterol 2003;36(2):183-4.

25. Probst A, Scheubel R, Wienbeck M. Treatment of watermelon stomach (GAVE syndrome) by means of endoscopic argon plasma coagulation (APC): long-term outcome. Z Gastroenterol 2001;39(6):447-52.

26. Nakamura S, Mitsunaga A, Konishi H, Oi I, Shiratori K, Suzuki S. Long-term follow up of gastric antral vascular ectasia treated by argon plasma coagulation. Digestive Endoscopy 2006;18(2):128-133.

27. Kwan V, Bourke MJ, Williams SJ, Gillespie PE, Murray MA, Kaffes AJ et al. Argon plasma coagulation in the management of symptomatic gastrointestinal vascular lesions: experience in 100 consecutive patients with long-term follow-up. Am J Gastroenterol 2006;101(1):58-63.

28. Potamiano S, Carter CR, Anderson JR. Endoscopic laser treatment of diffuse gastric antral vascular ectasia. Gut 1994;35(4):461-3.

29. Petrini JJ, Johnston J. Heater probe for antral vascular ectasia. Gastrointest Endosc 1989;35:324-8.

30. Binmoeller KF, Katon RM. Bipolar electrocoagulation for watermelon stomach. Gastrointest Endosc 1990;36(4):399-402.

31. Bjorkman DJ, Buchi KN. Endoscopic laser therapy of the watermelon stomach. Lasers Surg Med 1992;12(5):478-81.

32. Rose JD. Endoscopic injection of alcohol for bleeding from gastroduodenal vascular anomalies. Br Med J (Clin Res Ed) 1987;295(6590):93-4.

33. Cugia L, Carta M, Dore MP, Realdi G, Massarelli G. The watermelon stomach: successful treatment by monopolar electrocoagulation and endoscopic injection of polidocanol. J Clin Gastroenterol 2000;31(1):93-4.

34. Albuquerque W, Moreira EF, Filho JG. Ectasia vascular do antro: tratamento com ligadura elástica múltipla. GED 1999;17(3):108-10.

35. Ward EM, Raimondo M, Rosser BG, Wallace MB, Dickson RD. Prevalence and natural history of gastric antral vascular ectasia in patients undergoing orthotopic liver transplantation. J Clin Gastroenterol 2004;38(10):898-900.

36. Egger C, Kreczy A, Kirchmair R, Waldenberger P, Jaschke W, Vogel W. Gastric antral vascular ectasia with portal hypertension: treatment with TIPSS. Am J Gastroenterol 1997;92(12):2292-4.

37. Bellaiche G, Nouts A, Brassier D, Ley G, Slama JL. Severe iron-deficiency anemia due to diffuse antral vascular ectasia in a cirrhosis patient. Cure after surgical portacaval shunt. Gastroenterol Clin Biol 1998;22(10):832-4.

CAPÍTULO 135

LESÕES DE DIEULAFOY GÁSTRICAS E DUODENAIS

Edivaldo Fraga Moreira

INTRODUÇÃO

A lesão de Dieulafoy (LD) é caracterizada por uma artéria anômala, calibrosa, na submucosa da parede do trato gastrointestinal associada a um pequeno defeito na mucosa, que pode erodir e se manifestar como sangramento digestivo, freqüentemente de vulto. Foi descrita pela primeira vez em 1884 por Gallard[1] e, posteriormente, foi caracterizada por George Dieulafoy em 1897 como *exulceratio simplex*.

Sua incidência varia entre 0,3% e 6,7% das causas de hemorragia gastrointestinal. No entanto, na ausência de sangramento ativo ou de estigmas de sangramento recente, essas lesões podem não ser diagnosticadas e contribuir para que essa incidência seja subestimada. Ocorre mais comumente no estômago proximal, grande curvatura para a face posterior, entre 61% a 82%, predominando a cerca de 6 cm da junção gastroesofágica, mas lesões semelhantes têm sido descritas no antro, esôfago, duodeno, jejuno, ceco, cólon e reto.[2] Em uma publicação sobre revisão de séries de casos de LD, Lee e colaboradores[3] encontraram em 249 pacientes a localização no estômago em 74%, no duodeno em 14%, na anastomose gástrica em 5%, em cólon e reto em 5%, em jejuno e íleo em 1% e no esôfago em 1%.

Do ponto de vista histológico, são caracterizadas como um vaso hipertrófico, sem processo inflamatório ou ulceração da mucosa adjacente. A apresentação típica é de um homem (homem/mulher = 2/1) de idade mais avançada, com várias comorbidades, com hematêmese súbita e maciça, melena e instabilidade hemodinâmica.[2] O procedimento diagnóstico de escolha é a endoscopia digestiva alta com sucesso entre 49% e 92%.[3] Contribuem para o baixo índice de diagnóstico endoscópico a presença de grande quantidade de sangue na luz do órgão, localização das lesões em áreas de difícil acesso, o tamanho das lesões, a falta de suspeita da LD quando o sangramento não for ativo ou não houver estigmas de sangramento e até falta de conhecimento médico a respeito delas. Nos primeiros trabalhos realizados sobre a lesão de Dieulafoy, o diagnóstico era feito pela histologia pós-morte ou de fragmentos ressecados. Atualmente, o diagnóstico pode ser feito por endoscopia digestiva alta seguindo-se estes critérios:[4]

a) sangramento arterial ativo contínuo ou pulsátil por um pequeno defeito na mucosa com mucosa adjacente normal;
b) visualização de um vaso protruso com ou sem sangramento ativo por um pequeno defeito na mucosa com mucosa adjacente normal;
c) presença de coágulo fresco e densamente aderido em um pequeno defeito de mucosa com mucosa adjacente normal.

TRATAMENTO

Até 1986 a cirurgia era o tratamento para as lesões de Dieulafoy, porém, com alto índice de mortalidade em razão da gravidade do sangramento e das comorbidades dos pacientes. Com o advento da endoscopia e das técnicas de terapêutica endoscópica na hemorragia digestiva, estas passaram a ser o tratamento de escolha em LD, com uma taxa de sucesso de mais de 90%, com recidiva de 11% a 22%, mas com redução significativa do número de hemotransfusões e da mortalidade.[5] Uma variedade de técnicas tem sido utilizadas, como: métodos térmicos como eletrocoagulação e termocoagulação com *heater probe*, método de injeção de vasoconstritores e esclerosantes, métodos mecânicos como ligadura elástica e hemoclipe, porém não há nenhum trabalho controlado, randomizado, com número significativo de casos, que compare os diversos métodos, apontando o melhor.

MÉTODO TÉRMICO

Das várias modalidades terapêuticas para os pacientes com sangramento por LD, a cauterização é a técnica mais comumente realizada, principalmnte a eletrocoagulação e a termocoagulação. Como na eletrocoagulação monopolar, a coagulação tissular é mais extensa, com risco de lesão transmural pelo efeito térmico mais profundo, esta não é habitualmente utilizada. Na eletrocoagulação bipolar ou multipolar os eletrodos positivo e negativo estão localizados na extremidade distal do cateter. A corrente elétrica é passada pelo tecido entre os eletrodos, ou seja, com efeito térmico bem localizado e com menores riscos de complicações. Além disso, esses cateteres permitem a hemostasia inicial também por contato ou compressão. A termocoagulação com *heater probe* ou sonda quente consiste de uma fonte geradora de calor que é transmitido para um cateter especial, que possui um cilindro com diodo coberto por politetrafluoretileno (teflon). O aquecimento pode chegar até a 200° C. Habitualmente são usados em pulsos de 5 a 30 joules. Estes também têm a vantagem de permitir hemostasia inicial por compressão.

A termocoagulação por contato com *heater probe* é citada em trabalho não controlado, de Norton e colaboradores,[5] em 89 pacientes com HDA por LD. A hemostasia inicial foi possível em 96%, com recidiva de sangramento de 9% durante a internação, mas sendo controlado em todos com nova terapêutica. Ocorreu perfuração gástrica em 1 paciente e mortalidade em 30 dias de 13%. No seguimento de 19 meses não se observou recorrência do sangramento. Resultados similares, com índices de recidiva de sangramento de 10% a 20%, foram também observados por outros autores.[6]

Atualmente já existem citações na literatura como a feita por Rahimi e colaboradores[7] de relato de raros casos do uso do coagulador de plasma de argônio no tratamento de lesão de Dieulafoy em estômago proximal com sucesso. Os autores comentam o possível benefício do método em lesões de pior acesso e a possibilidade de aplicação tangencial nessas lesões. No entanto, comentam a desvantagem da menor profundidade da cauterização em relação a outros métodos térmicos.

MÉTODO DE INJEÇÃO

A terapêutica com injeção pode ser realizada com o uso de várias substâncias: adrenalina (epinefrina), polidocanol, cianoacrilato, oleato de etanolamina, sulfato de sódio e etanol puro. A injeção de solução de adrenalina é uma terapêutica bastante utilizada, pois é amplamente disponível, relativamente barata e segura em evitar dano à parede do órgão. O mecanismo de ação da injeção de adrenalina é por compressão mecânica pelo volume injetado na submucosa e pelo efeito químico (ação vasoconstritora e agregação plaquetária). Entretanto, há alguns obstáculos ao seu uso como terapia definitiva como o fato de o sangramento recorrente ser mais comum.[2] As substâncias esclerosantes atuam por ação mecânica de compressão e química com trombose do vaso.

Cheng e colaboradores,[2] em um estudo retrospectivo avaliaram 29 pacientes (2,1%) em um total de 1.393 com hemorragia digestiva alta não-varicosa, com lesões de Dieulafoy localizadas: 2 no fundo gástrico, 8 em cárdia, 3 no corpo gástrico proximal, 2 na porção média do corpo gástrico, 3 no antro, 6 no duodeno e 2 em anastomose gástrica. Foram distribuídos em quatro grupos de tratamento: grupo I – injeção de epinefrina, 11 pacientes; grupo II – injeção de epinefrina + *heater probe*, 10 pacientes; grupo III – injeção de cianoacrilato, 4 pacientes; e grupo IV – hemoclipe, 2 pacientes. A falência no tratamento inicial ocorreu em 3 pacientes, todos do grupo I, e eles receberam como terapia de resgate cirurgia, hemoclipe ou ligadura elástica. Sangramento recorrente ocorreu em dois pacientes, todos do grupo I, e foi controlado com sucesso com o uso de terapêutica de associação de injeção com terapêutica térmica. Não ocorreu nenhuma complicação após o tratamento endoscópico e, em seguimento de 6 a 36 meses, não se observou recidiva de sangramento. Os resultados sugerem que injeção de epinefrina associada à sonda quente é mais eficaz do que a injeção de epinefrina isolada. Em outro trabalho, Yilmaz e colaboradores[8] estudaram 28 pacientes com hemorragia digestiva alta devido à lesão de Dieulafoy: 18 em corpo gástrico proximal, 4 em fundo gástrico, 3 em cárdia, 2 em antro e 1 em incisura angular; destes, 19 (68%) com sangramento ativo e 9 (32%) com lesões com vaso visível ou coágulo aderido. O número médio de hemotransfusões foi de cinco unidades (0 a 12) e 78,5% dos pacientes tinham comorbidades significativas. Foram tratados endoscopicamente com injeção de esclerosante e com sucesso, 26 pacientes (92,8%). Apenas dois apresentaram recidiva de sangramento precoce e, no seguimento de no mínimo oito semanas, dois apresentaram recorrência do sangramento, que cessou com nova terapêutica.

MÉTODO MECÂNICO

HEMOCLIPE

Dos métodos mecânicos, os clipes metálicos foram desenvolvidos para obter hemostasia por meio do fechamento mecânico direto do vaso, com pouco dano ao tecido adjacente à lesão, ao contrário do método de injeção de esclerosantes e dos métodos térmicos.

Hemoclipes endoscópicos têm sido usados para o tratamento de várias condições que levam à hemorragia digestiva alta incluindo úlcera péptica, Mallory-Weiss, angiodisplasias, tumores e lesões de Dieulafoy. Park e colaboradores[9] analisaram 32 pacientes com sangramento por LD: 20 no corpo gástrico, 5 na cárdia, 5 no duodeno e 2 no antro gástrico, randomizados em 2 grupos de tratamento: injeção de epinefrina (n = 16) e hemoclipe (n = 16). Não houve óbito relacionado ao sangramento em nenhum dos dois grupos. Não houve diferença significativa nas taxas de hemostasia primária (hemoclipe = 93,8% *versus* injeção de epinefrina = 87,5%). Ocorreu uma tendência a um menor número de endoscopias para se conseguir uma hemostasia definitiva no grupo tratado com hemoclipe (6,3% *versus* 31,3%, p = 0,086). Hemoclipe foi significativamente mais efetivo em prevenir o sangramento recorrente do que a terapia com injeção de epinefrina (0% *versus* 35,7%, p < 0,05). Com relação à localização da lesão, o hemoclipe foi significativamente mais efetivo em prevenir a recidiva do sangramento da lesão de Dieulafoy localizada no corpo gástrico do que a epinefrina (0% *versus* 50%, p < 0,05). Os autores concluíram que a hemostasia mecânica pelo hemoclipe foi mais permanente do que a hemostasia farmacológica pela injeção de epinefrina e, portanto, deve ser considerada uma das primeiras opções no manejo endoscópico da lesão de Dieulafoy.[9] Outros autores, como Cheng e colaboradores,[2] sugerem ainda que essa terapêutica seja utilizada em pacientes portadores de diátese hemorrágica quando se deseja a menor lesão possível do tecido.

LIGADURA ELÁSTICA

A ligadura elástica foi utilizada pela primeira vez em 1988 para o tratamento de varizes de esôfago, sendo atualmente o método de escolha para essa condição. Recentemente ela tem também sido usada para o manejo das hemorragias não-varicosas, para o sangramento pós-polipectomia e para o sangramento decorrente de malformações vasculares. Entretanto, ela só pode ser usada em lesões não-fibróticas, pois a lesão e o tecido adjacente deverão ser aspirados. Esse método tem certas vantagens sobre outras modalidades endoscópicas. Primeiro, a ligadura elástica é uma técnica mais fácil de ser realizada, particularmente em casos que envolvem a junção gastroesofágica e a parede posterior do corpo proximal do estômago. Segundo, a aplicação dos anéis elásticos interrompe o suprimento sangüíneo. Terceiro, o risco de perfuração é potencialmente muito menor do que em outros métodos, pois a ligadura elástica induz a necrose isquêmica limitada ao tecido aspirado, envolvendo mucosa e submucosa. Porém, a ligadura elástica também tem certos problemas, como o surgimento de úlceras no tecido aspirado, podendo evoluir com novo sangramento.

Em um trabalho de Nikolaidis e colaboradores,[10] foram estudados 23 pacientes com sangramento por lesão de Dieulafoy: 10 gástricas, 10 em anastomoses gástricas, 1 na primeira porção duodenal, 1 na segunda porção duodenal e 1 no jejuno, que foram tratados por ligadura elástica, que, em 19 pacientes, foi a terapêutica inicial e, em 4, foi a terapêutica de resgate. O tratamento obteve sucesso em 22 dos 23 pacientes e os autores concluíram que a ligadura elástica é um tratamento endoscópico seguro e efetivo para as lesões de Dieulafoy, além de ser fácil de utilizar e relativamente barato.

Muito se questiona sobre o melhor método endoscópico para o tratamento das lesões de Dieulafoy. Tem havido na literatura citações de tendência ao uso de métodos endoscópicos mecânicos para a hemostasia endoscópica na LD, inclusive com menores taxas de recidiva de sangramento e de complicações. No entanto, são observadas algumas limitações, como necessidade de auxiliar familiarizado com a técnica, pois o manuseio do clipe é trabalhoso; dificuldade de posicionamento dos clipes e da aplicação correta destes nas lesões, principalmente em sangramentos intensos, sugerindo alguns autores a injeção prévia de adrenalina.

Em um estudo controlado, randomizado, publicado em 2000, Chung e colaboradores[11] compararam a eficácia do método de injeção de adrenalina com a terapia mecânica em pacientes com HDA por LD. Foram estudados 24 pacientes divididos em dois grupos: terapia mecânica (12 pacientes: 9 hemoclipes e 3 ligaduras elásticas) e terapia com injeção (12 pacientes). O número médio de endoscopias para se conseguir a hemostasia foi de 1,17 e 1,67, respectivamente. Hemostasia inicial foi alcançada em 91,7% dos pacientes submetidos à terapia mecânica e em 75% dos submetidos à terapia com injeção, e a recorrência do sangramento foi significativamente menor no grupo tratado com terapia mecânica (8,3% *versus* 33,3%, p < 0,05), com nenhum paciente no primeiro grupo que necessitasse de cirurgia subseqüente em comparação com 17% no segundo grupo. Concluiu-se, portanto, que a eficácia da terapia mecânica com hemoclipe ou ligadura elástica na hemostasia inicial, na redução da taxa de recidiva de sangramento e na redução de indicação de cirurgia de urgência foi superior à da terapia com injeção.

REFERÊNCIAS BIBLIOGRÁFICAS

1. Gallard T. Aneurysmes miliares de l'estomac, donnant lieu a des hematemeses mortelles. Bull Mem Soc Med Hop Paris 1884;1:84-91.
2. Cheng CI, Liu NJ, Lee CS, Chen PC, Ho YP, Tang JH et al. Endoscopic management of Dieulafoy lesion in acute nonvariceal upper gastrointestinal bleeding. Digestive Disease and Sciences 2004;49(7/8):1139-44.
3. Lee YT, Walmsley RS, Leong RWL, Sung JJY. Dieulafoy's lesion. Gastrointest Endosc 2003;58(2):236-43.
4. Dy NM, Gostout CJ, Balm RK. Bleeding from the endoscopically-identified Dieulafoy lesion of the proximal small intestine and colon. Am J Gastroenterol 1995;90:108-11.
5. Norton ID, Petersen BT, Sorbi D Balm RK, Alexander GL, Gostout CJ. Management and long-term prognosis of Dieulafoy lesion. Gastrointest Endosc 1999;50:762-7.
6. Schmulewitz N, Baillie J. Dieulafoy lesions: a review of 6 years of experience at a tertiary referral center. Am J Gastroenterol 2001;96:1688-94.

7. Rahimi P, Grosman I, Khadair A. Control of hemorrhage from a gastric Dielafoy's lesion using argon plasma coagulation. [Abstract] Am J Gastroenterol 2003;98:S176.

8. Yilmaz M, Ozutemiz O, Karazu Z, Ersoz Z, Gunsar F, Batur Y et al. Endoscopic injection therapy of bleeding Dieulafoy lesion of the stomach. Hepato-Gastroenterology 2005; 52:1622-5.

9. Park CH, Sohn YH, Lee WS, Joo YE, Choi SK, Rew JS et al. The usefulness of endoscopic hemoclipping for bleeding Dieulafoy lesions. Endoscopy 2003;35:388-92.

10. Nikolaidis D, Zezos P, Giouleme O, Budas K, Marakis G, Paroutoglou G et al. Endoscopic band ligation of Dieulafoy-like lesions in the upper gastrointestinal tract. Endoscopy 2001;33(9):754-60.

11. Chung IK, Kim EJ, Lee MS, Kim HS, Park SH, Lee MH et al. Bleeding Dieulafoy's lesions and the choice of endoscopic method: comparing the hemostatic efficacy of mechanical and injection methods. Gastrointest Endosc 2000;52:721-4.

CAPÍTULO 136

HEMORRAGIA DIGESTIVA NO PÓS-OPERATÓRIO IMEDIATO

Afonso Paredes

INTRODUÇÃO

O avanço do tratamento farmacológico da doença péptica levou a um declínio da ocorrência de hemorragia digestiva com o uso de bloqueadores de bomba de prótons. Estudos mostrando o seu uso em caráter profilático, porém, não confirmaram proteção efetiva contra o sangramento significativo nos estados de pós-operatório,[4] tornando essa complicação ainda ameaçadora.

A hemorragia digestiva no pós-operatório não difere muito da hemorragia digestiva não relacionada a estados pós-cirúrgicos, tanto na etiologia como no tratamento. Pode estar diretamente relacionada à intervenção cirúrgica, como nos sangramentos da linha de anastomose, ou associada ao estresse cirúrgico nos pós-operatório, como aqueles decorrentes de erosões gastroduodenais.

Dados sobre a prevalência da hemorragia digestiva relacionada a estados críticos são escassos. Os primeiros relatos referentes à hemorragia digestiva no pós-operatório surgiram em 1987,[1] demonstrando uma freqüência de 20% em pacientes críticos internados em unidades de terapia intensiva, em pós-operatório de cirurgias cardiotorácicas, vasculares e após transplante de órgãos,[2] com mortalidade de 62% quando associada à falência múltipla de órgãos. Pollard e colaboradores[2] relataram a prevalência de hemorragia digestiva como complicação de grandes cirurgias em 0,39% em um grupo de cerca de 5 mil pacientes. Bartels[3] descreve 456 pacientes com complicações de cirurgia abdominal, dentre os quais 17% apresentaram hemorragia digestiva no pós-operatório.

Estudos prospectivos posteriores com mais de mil pacientes submetidos a profilaxia medicamentosa antiulcerosa revelaram que a freqüência de sangramento digestivo clinicamente significativo varia de menos de 1% a 2,8%.[4-8]

ETIOLOGIA

A ocorrência de hemorragia digestiva pós-operatória pode estar diretamente relacionada à intervenção cirúrgica (sangramento da linha de anastomose, fístula aortoentérica) ou associada ao período pós-operatório (úlceras de estresse, Mallory-Weiss, esofagite). Porém, constituem situações específicas associadas ao sangramento pós-operatório as hemorragias anastomóticas difusas ou por úlceras da anastomose, isquemia da mucosa, fístula aortoentérica, síndrome de Mallory-Weiss, lesões erosivas agudas da mucosa gastroduodenal, hemorragia difusa decorrente de coagulopatias, hemobilia e esofagite por refluxo alcalino.

HEMORRAGIA ASSOCIADA AO PÓS-OPERATÓRIO

Lesões Pépticas

Antes do advento da supressão contínua de ácido com inibidores de bomba de próton, a hemorragia por doença péptica era muito freqüente nos pacientes críticos, especialmente aqueles em ventilação mecânica internados em unidade de terapia intensiva.[9-11] Atualmente, o uso sistemático dessas drogas fez diminuir a freqüência de úlceras de estresse nesses pacientes, particularmente naqueles em pós-operatório. No entanto, um número ainda significativo de pacientes apresenta úlceras gástricas e/ou duodenais no período pós-operatório, necessitando de cuidados especiais.

Pollard e colaboradores[2] relataram a prevalência de hemorragia digestiva no pós-operatório de cirurgia abdominal em 0,36%, sendo a doença péptica a causa mais freqüente de gastrite e úlcera (Tabela 136.1).

A gastrite aguda induzida pelo estresse cirúrgico surge em decorrência de isquemia da mucosa gástrica associada ou não à ação das drogas antiinflamatórias não-hormonais, utilizadas em analgesia pós-operatória. Geralmente se apresenta sob a forma de múltiplas erosões de fundo fibrinoso ou hemorrágico, tipicamente localizadas no fundo e no corpo gástricos, podendo também estar presentes no duodeno[16-20] (Figuras 136.1 e 136.2).

A profilaxia com antiulcerosos administrados de forma contínua no per e pós-operatório mostra resultados mais favoráveis quando a droga utilizada é o bloqueador de bomba de prótons, alcançando uma diminuição significativa na freqüência de hemorragia por doença péptica, enquanto os resultados com

TABELA 136.1

Causa da hemorragia digestiva no pós-operatório[2]

Fonte do sangramento	Pacientes
Gastrite	72 (69,9%)
Úlcera péptica (gástrica ou duodenal)	18 (17,5%)
Varizes esofagianas	6 (5,8%)
Síndrome de Mallory-Weiss	2 (1,9%)
Anastomose gastroentérica	1 (1%)
Angiodisplasia gástrica	1 (1%)

outros antiulcerosos como a ranitidina e o sucralfato não são satisfatórios quando comparados a grupos-controle sem medicação profilática.[6,12,13]

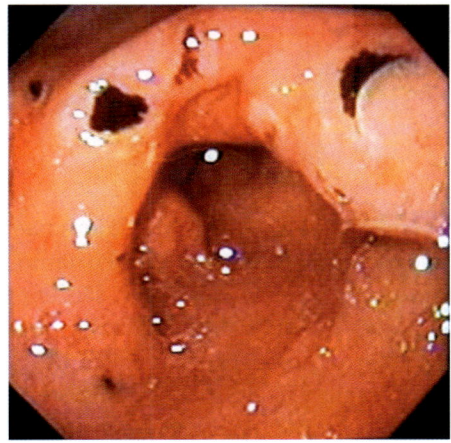

FIGURA 136.1

Gastrite aguda com sinais de sangramento recente

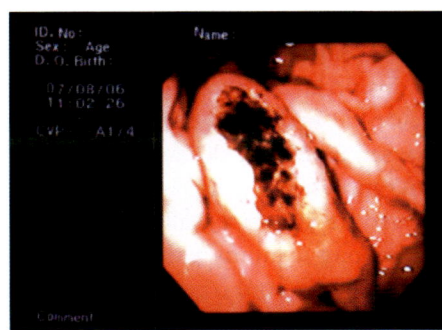

FIGURA 136.2

Úlcera aguda de corpo gástrico com vaso visível na margem inferior

Apesar de haver soropositividade para *H. pylori* em mais de 50% dos pacientes em terapia intensiva, não há evidências consistentes para considerar o *H. pylori* um fator de risco para o sangramento digestivo significativo no pós-operatório.[5,14,15] Num estudo prospectivo envolvendo cem pacientes internados em unidades de terapia intensiva, a prevalência da soropositividade para *H. pylori* foi de 67%, e, mesmo assim, não foi demonstrada nenhuma relação entre a positividade para o *H. pylori* e a ocorrência de úlcera de estresse.[14]

Síndrome de Mallory-Weiss

Distúrbios da motilidade esofagogástrica, comuns em estados de pós-operatório, podem levar a vômitos e subseqüentemente laceração da mucosa da junção esofagogástrica seguida de hemorragia digestiva alta (Figura 136.3).

Apesar de ser uma lesão de evolução benigna, com parada do sangramento espontaneamente na maioria das vezes, pode ocasionar sangramento de vulto e levar a complicações sérias nos estados de pós-operatório.[24]

Pollard[2] relata incidência de hemorragia por essa etiologia de 1,9% no grupo de pacientes por ele estudado.

HEMORRAGIA COM ETIOLOGIA ESPECÍFICA DO PÓS-OPERATÓRIO

Sangramento pela anastomose

Uma das causas mais freqüentes de hemorragia digestiva alta que ocorre pre-

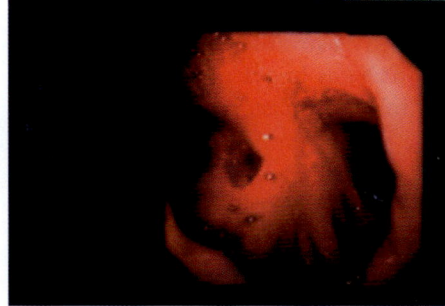
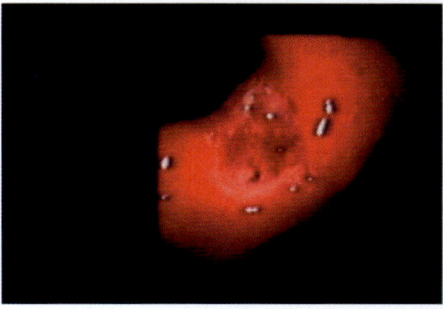

FIGURA 136.3

Úlcera anastomótica (Billroth II)

cocemente no pós-operatório é aquela originária de linha de anastomose do trato digestivo. O sangramento da anastomose pode ser difuso, em decorrência de friabilidade excessiva ou de coagulopatia pós-operatória,[2] ou de erosões ou úlceras geralmente únicas, que surgem freqüentemente em anastomoses gastrojejunais, podendo também ocorrer em menor freqüência em anastomoses colorretais[21] (Figura 136.4).

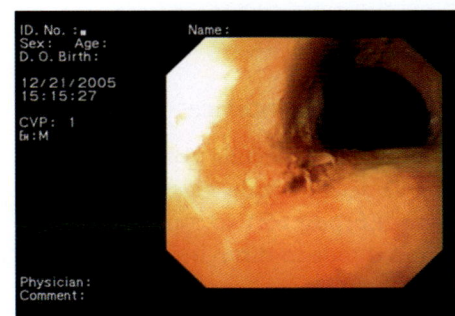

FIGURA 136.4

Síndrome de Mallory-Weiss com vaso visível

Lee e colaboradores[23] estudaram 50 pacientes com sangramento por úlcera anastomótica após reconstrução do trânsito gastrointestinal à Billroth II. Em 64%, as lesões estavam localizadas na linha de anastomose, enquanto em 20% localizavam-se na vertente gástrica; em 10%, na alça eferente; e 4%, na alça aferente. As lesões foram classificadas como Forrest Ia em 32%, Ib em 38%, IIa em 20% e IIb em 10%[23] (Tabela 136.2). Huang e colaboradores,[24] estudando 49 pacientes submetidos a *bypass* gastrojejunal para tratamento de obesidade mórbida, relataram a ocorrência de hemorragia digestiva em seis pacientes (12%), dos quais quatro apresentavam úlcera anastomótica.

Com o aumento do número de cirurgias, como tratamento da obesidade mórbida, as complicações passaram a ser observadas com mais atenção e detalhes, resultando em muitos estudos e revelando a freqüência dessas complicações. A hemorragia pode ocorrer em diferentes níveis do trajeto gastrointestinal, iniciando pelo remanescente gástrico, passando pela anastomose gastrojejunal e alcançando a anastomose jejunojejunal distal que constitui o "Y" de Roux. Todo esse percurso está ao alcance da endoscopia e, portanto, passível de diagnóstico preciso e tratamento eficaz. Porém, quando a localização do sangramento está na porção do estômago excluído, o acesso torna-se mais difícil, sendo eventualmente necessário lançar mão de outros métodos de diagnóstico como angiografia seguida de embolização seletiva.

Fístula Aortoentérica

A formação de fístula aortoentérica se dá pela deiscência de anastomose resultante de *bypass* aórtico comunicando-se com o duodeno distal ou jejuno proximal e causando hemorragia digestiva grave e muitas vezes letal.

Clinicamente, manifesta-se por episódios recorrentes de hemorragia com comprometimento hemodinâmico, sendo comum o ressangramento.

A endoscopia convencional é limitada no diagnóstico e tratamento, já que a lesão é de localização distal e, mesmo

TABELA 136.2

Localização das lesões sangrantes

Localização das lesões	%
Linha de anastomose	64
Vertente gástrica	20
Alça eferente	10
Alça aferente	4

TABELA 136.3

Classificação das lesões sangrantes

Classificação das lesões segundo critérios de Forrest	%
Ia	32
Ib	38
IIa	20
IIb	10

sendo possível o alcance para algum tipo de hemostasia, o ressangramento é muito intenso e freqüente.

OUTRAS CAUSAS

Outras causas de hemorragias digestivas pós-operatórias incluem esofagites erosivas por refluxo alcalino e úlceras esofagianas distais por traumatismo de sonda. Hemorragias difusas da mucosa do trato digestivo podem ser causadas por alterações microcirculatórias decorrentes de sépsis, choque, alterações da coagulação sangüínea e falência múltipla de órgãos. Nesse caso a endoscopia é de valor limitado, uma vez que o sangramento não é localizado, tornando improvável o sucesso da terapêutica endoscópica.

TRATAMENTO ENDOSCÓPICO

O tratamento endoscópico das lesões descritas anteriormente não difere do tratamento endoscópico das lesões não associadas ao pós-operatório. Portanto, também para essas situações, são empregados métodos de hemostasia química, térmica e mecânica para conter a hemorragia. Detalhes dos mecanismos pelos quais cada método hemostático atua na mucosa do aparelho digestivo, assim como a técnica endoscópica para a aplicação desses métodos e os acessórios necessários, são descritos com riqueza em outros capítulos.

Como a intervenção cirúrgica na maioria das vezes modifica a disposição dos órgãos intra-abdominais, a indicação do procedimento endoscópico deve ser precedida de estudo da anatomia modificada pela cirurgia, com o objetivo de avaliar a real utilidade dos endoscópios comuns para cada situação, de acordo com o comprimento e a localização do órgão a ser examinado, e a necessidade de utilização de outros tipos de endoscópios (colonoscópio pediátrico ou enteroscópio) que alcancem as regiões modificadas cirurgicamente e, assim, atuem de forma precisa para o tratamento eficaz.

A endoscopia diagnóstica e a hemostasia endoscópica no pós-operatório imediato requerem atenção especial em função do período de cicatrização das anastomoses, que, quando submetidas a insuflação aérea e manipulação no período entre o 5º e o 15º dias de pós-operatório, apresentam risco aumentado de deiscências, o que levaria a aumento da morbidade operatória.

Estudos iniciais apontavam a injeção com solução de adrenalina como o padrão-ouro para o tratamento de lesões ulceradas com sinais de sangramento ativo (tipos I e IIa de Forrest).[26] Mesmo quando associada ao álcool absoluto,[25] não alcançaram um nível satisfatório de hemostasia permanente, revelando alto índice de ressangramento. A adição de cola de fibrina, um agente hemostático que não exige contato de nenhum acessório endoscópico com a lesão, mostrou eficácia na diminuição da recorrência. Rutgeerts e colaboradores[27] mostraram diminuição significativa do ressangramento por doença péptica pós-operatória, com a aplicação repetida de cola de fibrina em lesões Ia e IIa, quando comparada com injeção de polidocanol.

Um estudo multicêntrico comparando o uso do hemoclipe à eletrocoagulação mostrou resultados iniciais favoráveis ao hemoclipe na redução do ressangramento. Porém, quando comparado à injeção de adrenalina e polidocanol, o tratamento com a aplicação do hemoclipe não foi superior na prevenção do ressangramento.[28,29]

Como conclusão, em se tratando de uma lesão localizada em zona de anastomose recente, os métodos hemostáticos que exigem contato se mostraram menos eficazes, provavelmente por dificuldades de manuseio e por representarem risco maior de dano adicional, como perfuração e formação de fístula, enquanto os métodos que dispensam o contato com a lesão mostraram resultados melhores na prevenção do ressangramento.

CONCLUSÃO

A escassez de trabalhos randomizados sobre hemorragia digestiva no pós-operatório imediato faz com que as condutas sejam baseadas muito na experiência pessoal e na intuição do endoscopista. Porém, os estudos referentes à hemorragia digestiva não-varicosa, ao contrário, extensos na literatura, permitem transportar as informações necessárias ao diagnóstico endoscópico, já que ambas as situações são semelhantes quanto à etiologia e à fisiopatologia e seguem praticamente as mesmas regras para aplicação do tratamento endoscópico.

Vale também lembrar que determinadas situações pós-operatórias resultam em hemorragias nas quais a endoscopia auxilia pouco no diagnóstico ou simplesmente não se presta ao tratamento, como nas hemorragias difusas e nas lesões de difícil acesso.

REFERÊNCIAS BIBLIOGRÁFICAS

1. Bumaschay E, Doglio G, Pusajo J, Vetere L, Parra C, Grosso RM et al. Postoperative acute gastrointestinal tract hemorrhage and multiple-organ failure. Arch Surg 1988;123(6):722.
2. Pollard TR, Schwesinger WH, Page CP, Schauer PR, Sirinek KR. Upper gastrointestinal bleeding following major surgical procedures: prevalence, etiology and outcome. J Surg Res 1996;64(1):75-8.
3. Bartels H. Postoperative Komplikationen – Was ist haüfig? Was ist selten? Kongressbd Dtsch Ges Chir Kongr 2001; 118:332-35.
4. Am J Health-Syst Pharm 2004. American Society of Health-System Pharmacists 2004;61(6):588-96.
5. Schilling D, Haisch G, Sloot N, Jakobs R, Saggau W, Riemann J. Low seroprevalence of Helicobacter pylori infection in patients with stress ulcer bleeding. Intensive Care Med 2000;26(12):1832-6.
6. Stchepinsky OA, Theodose YV, Huisman JP, Gaultier YM, Maas HE. Prevention of gastrointestinal bleeding after a cardiac operation. Ann Thorac Surg 1998;66(1):296-7.
7. Cook D, Heyland D, Griffith L, Cook R, Marshall J, Pagliarello J. Risk factors for clinically important upper gastrointestinal bleeding in patients requiring mechanical ventilation. Crit Care Med 1999;27(12):2812-7.
8. Devlin JW, Claire KS, Dulchavsky SA, Devlin JW, Claire KS, Dulchavsky SA, Tyburski JG. Impact of trauma stress ulcer prophylaxis guidelines on drug cost and frequency of major gastrointestinal bleeding. Pharmacotherapy 1999;19(4):452-60.
9. Tryba M. Role of acid suppressants in intensive care medicine. Best Pract Res Clin Gastroenterol 2001;15(3):447-61.
10. Barletta JF, Erstad BL, Fortune JB. Stress ulcer prophylaxis in trauma patients. Crit Care 2002;6(6):526-30.
11. Geus WP. Are there indications for intravenous acid-inhibition in the prevention and treatment of upper GI bleeding? Scand J Gastroenterol 2000;232:10-20.
12. Hanisch EW, Encke A, Naujoks F, Windoulf J. A randomized, double-blind trial for stress ulcer prophylaxis shows no evidence of increased pneumonia. Am J Surg 1998;176(5):453-7.
13. Messori A, Trippoli S, Vaiani M, Gorini M, Corrado A. Bleeding and pneumonia in intensive care patients given ranitidine and sucralfate for prevention of stress ulcer: meta-analysis of randomised controlled trials. BMJ 2000;321:1-7.

14. Robertson MS, Cade JF, Clancy RL. Helicobacter pylori infection in intensive care: increased prevalence and a new nosocomial infection. Crit Care Med 1999;27(7):1276-80.

15. Halm U, Halm F, Thein D, Mohr FW, Mossner J. Helicobacter pylori infection: a risk factor for upper gastrointestinal bleeding after cardiac surgery? Crit Care Méd 2000;28(1):110-3.

16. Marrone GC, Silen W. Pathogenesis, diagnosis and treatment of acute gastric mucosal lesions. Clin Gastroenterology 1984;13:635.

17. Silen W. The clinical problem of stress ulcers. Clin Invest Med1987;10(3):270.

18. Sugawa C, Lucas CE, Rosemberg BF, Riddle JM, Walt AJ. Differential topography of acute erosive gastritis due to trauma or sepsys, ethanol and aspirin. Gastrointest Endosc 1973; 19:127.

19. Lev R. "Stress" ulcers following war wounds in Vietnam: a morphologic and histochemical study. Lab Invest 1971; 25(6):471.

20. Czaja AJ, Mc Alhany JC, Pruitt BA Jr. Acute gastroduodenal disease after thermal injury. An endoscopic evaluation of incidence and natural history. N Engl J Med 1974;291(3):925-9.

21. Cirocco WC, Golub RW. Endoscopic treatment of postoperative hemorrhage from a staples colorectal anastomosis. Am Surg 1995;61:460-3.

22. Lee Yi-Chia, Wang HP, Yang CS, Yang TH, Chen JH, Lin CC et al. Endoscopic hemostasis of a bleeding marginal ulcer: hemoclipping or dual therapy with epinephrine injection and heater probe thermocoagulation. J Gastroenterol Hepatol 2002;17(11):1220-5.

23. Huang CS, Forse RA, Jacobson BC, Farraye FA. Endoscopic findings and their clinical correlations in patients with symptoms after gastric bypass surgery. Gastrointest Endosc 2003 Dec;58(6):859-66..

24. Humphrey G, Bembow E. Sudden postoperative death caused by unheralded Mallory-Weiss tears. J Clin Pathol 1991; 44(9):788.

25. Lau JY, Yung MY, Leung JW et al. Epinephrine or epinephrine plus alcohol for injection of bleeding ulcers. Gastrointest Endosc 1996;43(6):591-5.

26. Ell C, Hagenmuller F, Schmitt W et al. Endoskopische therapie der ulkusblutung in Deutschland. Dtsch Med Wochenschr 1995;120:3-9.

27. Rutgeerts P, Rauws E, Wara P, Swain P, Hoos A, Solleder E et al. Randomised trial of single and repeated fibrin glue compares with injection of polidocanol in treatment of bleeding peptic ulcer. Lancet 1997;350:662-96.

28. Gevers AN, De Goede E, Simoens M, Hiele M, Rutgeerts P. A randomized trial comparing injection therapy with hemoclip and with injection combined with hemoclip for bleeding ulcers. Gastrointest Endosc 2002;55(4):466-9.

29. Cipolletta L, Bianco MA, Riccardo M, Rotondano G, Piscopo R, Vingiani A et al. Endoclips versus heater probe in preventing early recurrent bleeding from peptic ulcer. Gastrointest Endosc 2001;53(2):147-51.

CAPÍTULO 137

HDA NÃO-VARICOSA. RECENTES AVANÇOS. LIMITES DA TERAPÊUTICA ENDOSCÓPICA. SOBREVIDA

Edivaldo Fraga Moreira

INTRODUÇÃO

A hemorragia digestiva alta não-varicosa (HDAnV) corresponde ao sangramento gastrointestinal com localização até o ângulo de Treitz, com várias etiologias, excluindo-se as causas relacionadas à hipertensão portal, como o sangramento por ruptura de varizes esofagogástricas ou por gastropatia hipertensiva. A causa mais comum de hemorragia digestiva alta (HDA) é a úlcera péptica gastroduodenal (UPGD), com incidência de aproximadamente 40%. Devido ao maior número e à homogeneidade de publicações sobre a úlcera péptica como causa de HDAnV, a abordagem deste capítulo vai se restringir a essa entidade. A hospitalização e a indicação de cirurgia para UPGD não complicada reduziram, mas não para UPGD hemorrágica. O uso de antiinflamatórios não-esteróides é um importante fator de risco de sangramento digestivo. O aumento da população de pacientes com comorbidades e de idosos, em função dos avanços da medicina, favorece o aumento de internações hospitalares, que, com seus fatores agressores, ulcerogênicos, aumentam o risco de hemorragia digestiva alta.

Em aproximadamente 80% dos pacientes com HDAnV o sangramento cessa espontaneamente; 10% a 20% persistem com sangramento; e, apesar da terapêutica endoscópica realizada com sucesso de 90%, 20% ressangram nas primeiras 72 horas. Na década de 1980, a terapêutica endoscópica surgiu como uma nova perspectiva para esses pacientes com HDA. Apesar dos avanços, com redução de ressangramento, de dias de internação hospitalar e de necessidade de hemotransfusões, a mortalidade permanece entre 5% e 15%.[1]

Em 2006, Sung,[2] em um editorial, analisou as perspectivas de redução de ressangramento e de aumento de sobrevida em pacientes com HDA submetidos à terapêutica endoscópica. Para mostrar uma redução estatisticamente significativa da taxa de ressangramento da ordem de 10% com a terapêutica endoscópica, haveria a necessidade de randomização de 158 pacientes com UPGD hemorrágicas. Para conseguirmos essa casuística, necessitaríamos de pelo menos mil casos de hemorragia digestiva alta, o que torna tal estudo inviável ou muito difícil de ser realizado. Vários estudos têm demonstrado essa redução; porém, com a sua limitada casuística, seus dados não podem ser considerados definitivos. Se a taxa de mortalidade por UPGD hemorrágica varia de 7% a 10%, quantos pacientes seriam necessários para demonstrar que uma terapêutica endoscópica específica reduziria essa taxa para 2% a 5%? Segundo o autor, seriam necessários tantos estudos, que é difícil provar que uma terapêutica seja superior à outra.

Para evitar abordagens agressivas, endoscópicas ou cirúrgicas, às vezes desnecessárias, inclusive com custos altos, tem havido a preocupação de se estratificar quais os pacientes que realmente se beneficiariam com o tratamento. Para tal, deve-se caracterizar os pacientes de alto risco de ressangramento. Os critérios clínicos mais significativos são: idade acima de 65 anos, doenças graves associadas, instabilidade hemodinâmica, sangramento ativo (principalmente hematêmese persistente) e necessidade de hemotransfusões precoces. Os critérios endoscópicos (os estigmas de predição de sangramento), segundo a classificação de Forrest (F), são: os pacientes que apresentam ao exame endoscópico lesões com sangramento ativo (FI), os com vaso visível no fundo da lesão (FIIa) e também os com coágulo aderido ao fundo da lesão (FIIb). Também com maior risco de sangramento são as úlceras maiores que 2,0 cm em parede posterior de bulbo duodenal e na porção alta do estômago.

Quanto aos estigmas de predição de sangramento, em relação às lesões classificadas como FIIb, com coágulo aderido, existem controvérsias se deveriam ser incluídas como lesões de alto risco de ressangramento. No último *guidelines*[3] da ASGE (American Society for Gastrointestinal Endoscopy), publicado em 2004, essas lesões foram então aceitas como de alto risco de ressangramento.

Cook e colaboradores,[4] em 1992, avaliaram em uma meta-análise de 30 estudos randomizados e controlados em 2.412 pacientes, os resultados da terapêutica endoscópica, comparativos, entre grupo-controle (sem tratamento endoscópico) e grupos com terapêutica térmica (13 estudos), *laser* (13) e injeção (7). A terapêutica endoscópica só trouxe benefícios em pacientes com úlceras com sangramento ativo ou com vaso visível. Houve redução significativa da recorrência hemorrágica (*odds ratio* 0,38), da indicação de cirurgia de urgência (*odds ratio* 0,36) e da mortalidade (*odds ratio* 0,55). Não houve benefício em pacientes com úlceras com coágulo aderido, embora os estudos não tenham sido desenhados para esses pacientes.

Posteriormente, em 1996, Laine e colaboradores,[5] em um estudo prospectivo com 46 pacientes com HDA por UPGD com coágulo aderido, avaliaram os resultados quanto à recorrência de sangramento. Após irrigação vigorosa por cinco minutos das úlceras, ocorrendo remoção dos coágulos e, se os estigmas se apresentassem como FI e FIIa (sangramento ativo e vaso visível), o que ocorreu em 25% dos pacientes, era realizada a terapêutica endoscópica com eletrocoagulação bipolar. Se não ocorresse remoção do coágulo (em 57% dos pacientes), era tomada a conduta conservadora. Observou-se ressangramento em 7% e 8%, respectivamente, recomendando os autores que nessas lesões com coágulo aderido, caso não ocorra remoção do coágulo à irrigação, pode-se optar pelo não tratamento endoscópico (TE) e, caso ocorra, deve-se realizar o TE.

Em 2002, dois trabalhos prospectivos foram publicados, avaliando os índices de ressangramento em pacientes com HDA e com úlceras com coágulos aderidos. Foram realizadas a injeção de solução de adrenalina na base das lesões, a remoção mecânica dos coágulos e a imediata realização de terapêutica endoscópica (TE) térmica. No primeiro estudo, de Bleau e colaboradores,[6] observou-se ressangramento de 34% (12/35) no grupo de tratamento clínico e de 4,8% (1/21) (p < 0,002) no grupo de TE. No segundo estudo, de Jensen e colaboradores,[7] houve redução de ressangramento de 35% para 0% (p < 0,001) com o tratamento endoscópico. Os autores concluíram, então, que houve benefício com o tratamento endoscópico realizado em pacientes com HDA por úlceras com coágulo aderido.

Analisando em conjunto os critérios clínicos e endoscópicos de risco de sangramento, com pontuações, foram estabelecidos os escores de risco para estratificar os pacientes. Eles são os de Hay Score, Baylor Bleeding Score e Rockall Score (variando de 0 a 11). Este último, freqüentemente citado em trabalhos, inclui parâmetros clínicos como idade, presença de choque e comorbidades e os parâmetros endoscópicos (estigmas de risco de sangramento). Pacientes com escores inferiores a 2, considerados de baixo risco, com índice de ressangramento inferior a 5% e de mortalidade inferior a 1%, não necessitam de abordagem agressiva e podem até ser tratados ambulatorialmente ou exigir menor tempo de internação. Pacientes com escores superiores a 8, considerados de alto risco, com índice de ressangramento de 52% ou mais e de mortalidade de aproximadamente 30%, devem ser tratados endoscopicamente, exigindo observação mais criteriosa.[8]

RECENTES AVANÇOS. LIMITES DA TERAPÊUTICA ENDOSCÓPICA. MUDOU A SOBREVIDA?

Desde a década de 1980, os métodos que vêm sendo utilizados para a terapêutica endoscópica em pacientes com HDAnV são os térmicos de eletrocoagulação (monopolar, bipolar e multipolar), de termocoagulação (*heater probe*), de fotocoagulação (*laser*) e o método não-térmico, de injeção de substâncias esclerosantes ou vasoconstritoras.

Dos térmicos, a eletrocoagulação multipolar e o *heater probe* são os de escolha pela eficácia, pelo custo não muito alto e pela facilidade de transporte para realizar o procedimento fora do setor de endoscopia, na unidade de tratamento intensivo, onde, na maioria das vezes, os pacientes estão sendo tratados. O *laser*, apesar da eficácia, é considerado método de alto custo, de difícil manuseio e também de difícil transporte, hoje praticamente substituído por outras abordagens. O método de injeção, pela sua eficácia, pelo baixo custo, pela praticidade e por ser de fácil transporte, é difundido mundialmente, principalmente por não necessitar de tecnologia avançada.

Dos recentes avanços na terapêutica endoscópica de pacientes com HDAnV, em relação aos métodos de injeção, pode-se citar a injeção de trombina ou de cola de fibrina no intuito de formar um coágulo de fibrina na base das lesões sangrantes, imitando o último estágio da coagulação e, com isso, reduzindo o risco de ressangramento e de suas conseqüências. Também é considerado avanço da terapêutica endoscópica o método combinado, ou seja, a associação de injeção de solução de adrenalina com outro método, como injeção de outra substância, método térmico ou método mecânico.

Dos métodos térmicos, considerada como recente avanço existe a coagulação por plasma de argônio (CPA), que consiste da associação de eletrocoagulação monopolar com o fluxo de gás de argônio. O cateter terapêutico possui um filamento de tungstênio que transmite a corrente elétrica, tornando o gás ionizado e, com isso, permitindo cauterização sem necessidade de contato, com profundidade de 1 mm a 3 mm. Inicialmente a CPA foi aplicada em lesões vasculares, em proctites por radiação e em ectasias vasculares de antro gástrico.

Dos métodos mecânicos, como a ligadura elástica, o *endoloop*, a sutura e a aplicação de hemoclipes, somente este último é considerado eficaz na terapêutica de UPGD hemorrágicas, apesar de poucos trabalhos controlados, randomizados, comprovando os resultados favoráveis.

Mais recentemente, em 2005, em uma publicação de Swain[9] foi sugerido o método mecânico de sutura endoscópica como uma perspectiva de avanço na terapêutica endoscópica na HDAnV. Primeiramente, foi estudado o Endo-Cinch (Conmed Endoscopic Therapies), utilizado em cirurgias endoscópicas para a doença do refluxo, com trabalhos experimentais em vasos sangrantes. Os resultados foram desapontadores, a sutura foi muito superficial pelo fato de a agulha ser reta e houve grande limitação do campo de visão, concluindo-se que o método, até o momento, não tem perspectiva de benefícios na terapêutica de UPGD hemorrágicas. Posteriormente, duas publicações avaliando o método de sutura com agulha curva à semelhança de garra de águia, os protótipos Eagle Claw II e V, de Apollo Group/Olympus, também experimentais, mostraram resultados melhores. No primeiro (Eagle Claw II)10 foram implantadas artérias esplênicas (diâmetro de 2 mm) em estômago de porcos e manuseadas por endoscopia em boneco experimental (Erlangen *endo-training model*). O sangramento foi induzido na artéria e imediatamente foi realizada a sutura com sucesso de 68% e com tempo médio de 9,38 minutos. A vantagem desse método é que pôde ser realizado por endoscopia flexível, com o dispositivo de sutura acoplado à ponta do aparelho, sob visão direta e com agulha curva permitindo sutura mais profunda. As desvantagens foram a necessidade de uso de dois endoscópios para auxiliar na realização do nó que era feito externamente e o custo alto. No segundo (Eagle Claw V), também foram implantadas artérias esplênicas em estômago de porcos, tendo sido realizadas suturas em 15 casos, com sucesso de 73%, com tempo médio de 2,93 minutos. A grande vantagem sobre o trabalho anterior é a realização do nó interno com um dispositivo próprio acoplado à ponta do endoscópio. Embora técnicas experimentais, demonstrou-se a possibilidade de sutura em vasos mais calibrosos, que são os que geralmente ressangram em humanos. Talvez haja perspectiva de no futuro auxiliarem no tratamento

endoscópico das UPGD hemorrágicas, ou seja, talvez haja possibilidade de melhores resultados quando os métodos endoscópicos se aproximarem da sutura cirúrgica.

Nas últimas diretrizes (*guidelines*)[3] da ASGE (Americam Society for Gastrointestinal Endoscopy), publicadas em 2004, foi possível confirmar, com numerosos estudos randomizados, que não há superioridade de nenhum método isolado de hemostasia endoscópica na redução de indicação de cirurgia de urgência e da mortalidade, apesar de se observar redução de ressangramento com qualquer método. Confirmou-se também que existe superioridade do método combinado (injeção de adrenalina + outro método) sobre a monoterapia com injeção de adrenalina somente, quanto à redução do ressangramento, da indicação de cirurgia de urgência e da mortalidade. O que necessita de avaliação com trabalhos controlados é a comprovação da superioridade de método combinado (injeção de adrenalina + outro método) sobre outro método isolado que não seja o de injeção de adrenalina. Talvez uma explicação para os resultados piores do método isolado de injeção de adrenalina seja devido ao fato de o efeito hemostático por compressão e por vasoconstrição ser temporário.[12] No entanto, a adição de um segundo método à injeção de adrenalina, com possibilidade de eficácia maior pelo efeito hemostático (esclerose, térmico e mecânico), poderia levar ao aumento de custos e de complicações.[13,14]

Em um editorial publicado em 2006, Sung[2] faz algumas considerações interessantes sobre técnicas hemostáticas, sendo que cada método tem suas particularidades e nem sempre pode ser aplicado a todos os tipos de lesões. A adrenalina injetada em grande volume poderia acarretar complicações em cardiopatas graves. A termocoagulação de contato tem limitação em úlceras localizadas em pequena curvatura gástrica e na parede posterior do duodeno, e a aplicação repetida poderia levar ao risco de complicações como perfuração.

Ligadura elástica não é viável em úlceras fibróticas, assim como a aplicação de hemoclipes. Há também neste último a dificuldade de aplicação tangencial. Concluindo, diferentes pacientes podem ter benefícios com diferentes técnicas, e os endoscopistas devem usar a técnica a que estão habituados e escolher a estratégia de acordo com o tipo de lesão a ser tratada.

RECENTES AVANÇOS NO TRATAMENTO ENDOSCÓPICO. RESULTADOS

MÉTODO DE INJEÇÃO

A injeção de trombina ou de cola de fibrina como método hemostático na HDA foi avaliada inicialmente em 1993,[15] tendo sido observada redução de ressangramento quando comparado com grupo-controle sem tratamento endoscópico. Em 1996, em outro trabalho,[16] demonstrou-se superioridade da associação de trombina com injeção de adrenalina sobre o uso isolado de adrenalina quanto à redução de ressangramento e à mortalidade.

Em um estudo multicêntrico, randomizado e controlado,[17] 854 pacientes com HDAnV por UPGD, Forrest I (sangramento ativo) ou FII (vaso visível) foram submetidos à injeção prévia de solução de adrenalina na base das lesões. Posteriormente, foram randomizados em três grupos, o primeiro com a aplicação de polidocanol nas lesões (n = 254), o segundo com aplicação única de cola de fibrina (n = 266) e o último com aplicações repetidas, diárias, de cola de fibrina (n = 270) até que desaparecesse o vaso visível. Ocorreu ressangramento em 22,8%, 19,2% e 15,2% respectivamente, com resultados favoráveis somente no grupo de aplicação de fibrina repetida quando comparado com o grupo de aplicação de polidocanol (p = 0,036). Houve necessidade de cirurgia de urgência em 13%, 12,4% e 7,7% respectivamente, com benefícios também somente no grupo de aplicação de fibrina repetida sobre o grupo polidocanol (p = 0,046). Não houve mudança da taxa de sobrevida nos três grupos tratados (4,7%, 5,3% e 4,3%). Concluiu-se que o tratamento isolado com cola de fibrina não foi significativamente melhor que a terapêutica com polidocanol, mas que a injeção repetida de fibrina foi mais eficaz que a injeção de polidocanol, sem no entanto alterar a sobrevida. Entretanto, os exames repetidos, diariamente, tornaram o procedimento trabalhoso, com maior desconforto para os pacientes, e elevaram bastante o custo (Tabela 137.1).

Em uma outra publicação de 2001, Pescatore e colaboradores[18] avaliaram os resultados da terapêutica endoscópica em 135 pacientes com HDAnV, com sangramento ativo (FI), com vaso visível (FIIa) ou com coágulo aderido (FIIb). Os pacientes foram randomizados para terapêutica com injeção isolada de adrenalina (n = 70) e para injeção de adrenalina associada à cola de fibrina (n = 65), repetindo-se a endoscopia diariamente com nova terapêutica, se necessário, até que a base das úlceras ficasse limpa. A hemostasia inicial ocorreu em 100% dos pacientes em ambos os grupos; o ressangramento ocorreu em 24,3% e 21,5% respectivamente; a indicação de cirurgia de urgência foi de 10% e 6%; e a mortalidade foi de 3% em ambos os grupos (Tabela 137.1).

Estudos prospectivos, randomizados em pacientes com UPGD hemorrágicas submetidos à terapêutica endoscópica por método de injeção, concluíram que não houve benefício do tratamento endoscópico com a cola de fibrina. Os autores fazem ainda algumas considerações: é difícil a padronização do método por ser complexo; necessita-se de auxiliar treinado; é difícil escolher o ponto ideal de injeção e o volume; o tempo de procedimento é longo e tem custo alto; a agulha de injeção é específica e é freqüentemente obstruída. Também há necessidade de preparo prévio de homogeneização dos componentes fibrinogênio+aprotinina (inibidor de fibrinólise) e da trombina, e risco potencial de reação alérgica à aprotinina e de infecção.

MÉTODO TÉRMICO

Em relação aos métodos térmicos, a coagulação por plasma de argônio (CPA) para hemostasia endoscópica na HDAnV foi inicialmente avaliada em trabalho publicado em 1998 por Cipolleta e colaboradores.[19] Nesse estudo, prospectivo e randomizado, 41 pacientes com UPGD, 40% com sangramento ativo e 60% com lesões com vaso visível (FIIa), bastante semelhantes em relação a todas variáveis, foram divididos em dois grupos, um tratado com *heater probe* ou sonda quente (n = 20) e outro tratado com CPA (n = 21).

TABELA 137.1

Estudos prospectivos, randomizados em pacientes com UPGD hemorrágicas submetidos à hemostasia endoscópica por método de injeção

- Injeção de adrenalina (Inj.)
- Injeção de adrenalina+injeção de polidocanol (Inj.+ polidocanol)
- Injeção de adrenalina+injeção de fibrina (Inj.+ fibrina)
- Injeção de adrenalina+injeção de fibrina repetida (Inj.+fibr. repetida) diária, até que desaparecesse o vaso visível (base das úlceras limpas)

Autor/ano	Terapêutica	Ressangramento (%)	Cirurgia de urgência (%)	Mortalidade (%)
Rutgeerts/1997	Inj. + polidocanol (n = 254) Inj. + fibrina (n = 266) Inj. + fibr. repetida (n = 270)	22,8* 19,2 15,2*	13,0** 12,4 7,7**	4,7 5,3 4,3
Pescatore/2002	Inj. (n = 70) Inj. + fibrina (n = 65)	24,3 21,5	10 6	3 3

*p = 0,036   **p = 0,046

Fibrina repetida: técnica complexa, desconforto para o paciente e custo elevado.

Rutgeerts P, Rauws E, Wara T et al. Randomized trial of single and repeated fibrin glue compared with injection of polidocanol in treatment of bleeding peptic ulcer. *Lancet* 1997;350:692-6.

Pescatore P, Jornod P, Borovicka J, Pantoflickova D, Suter W, Meyenberger C, Blum AL, Dorta G. Epinephrine versus epinephrine plus fibrin glue injection in peptic ulcer bleeding: a prospective randomized trial. *Gastrointest Endosc* 2002;55(3):348-53.

Hemostasia inicial (95% *versus* 95,2%), ressangramento (21% *versus* 15%), mortalidade em 30 dias (5% *versus* 4,7%) e necessidade de cirurgia de emergência (15% *versus* 9,5%) foram semelhantes, sem diferença estatisticamente significativa (Tabela 137.2).

Mais recentemente, em 2003, Chau e colaboradores[20] avaliaram pacientes com UPGD hemorrágicas em um total de 1.082 pacientes consecutivos com HDAnV, sendo 956 por UPGD e considerados 185 de alto risco de ressangramento (sangramento ativo, vaso visível ou coágulo aderido). Inicialmente foi realizada a hemostasia com injeção de adrenalina e, em seguida, foram randomizados dois grupos: o primeiro (n = 97) para tratamento adicional com *heater probe* e o segundo para tratamento adicional com CPA (n = 88). Não houve diferença estatisticamente significativa em relação à hemostasia inicial (95,9% *versus* 97,7%), ressangramento (21,6% *versus* 17%), cirurgia de emergência (9,3% *versus* 4,5%), número de hemotransfusões (2,4 unidades *versus* 1,7 unidade), tempo de internação (8,2 dias *versus* 7,0 dias) e mortalidade hospitalar (6,2% *versus* 5,7%) (Tabela 137.2).

Os autores comentam que o método de CPA, em relação ao outro método térmico, tem como desvantagens a impossibilidade de hemostasia inicial por contato (pressão), o custo mais alto e a necessidade de transporte de aparelhagem. Como vantagens, citam a facilidade de hemostasia em sangramentos intensos, a profundidade de cauterização previsível com possibilidade de reduzir os riscos de complicações (perfuração) e o posicionamento mais fácil, tangencial, em lesões de pior acesso.

MÉTODO MECÂNICO

Dos métodos mecânicos, os clipes foram desenvolvidos para obter hemostasia através do fechamento mecânico direto do vaso, com pouco dano ao tecido adjacente à lesão, ao contrário do método de injeção de esclerosantes e dos métodos térmicos.

Em 1993, Binmoeler e colaboradores[21] demonstraram excelentes resultados da hemostasia com clipes em 88 pacientes com HDAnV, com ressangramento de 5,6% controlados com novas aplicações de clipes. Em 1999, Nagayama e colaboradores[22] avaliaram os resultados de aplicação de clipes em cem pacientes com UPGD hemorrágicas comparados à hemostasia endoscópica com injeção de álcool absoluto em 91 pacientes. Observou-se hemostasia inicial semelhante em ambos os grupos (96%) e índice menor de ressangramento (15% *versus* 29%, p = 0,023) no grupo de tratamento com clipes. Buffoli e colaboradores,[23] em um estudo retrospectivo, observaram hemostasia inicial semelhante em pacientes com UPGD hemorrágicas tratados por método de injeção de adrenalina (n = 54) e com método combinado (adrenalina + clipes, n = 45). O índice de ressangramento foi bem menor (17% *versus* 4,4%, p < 0,05) no método combinado. Lee e colaboradores[24] observaram hemostasia inicial, necessidade de hemostransfusão, tempo de hospitalização, cirurgia de emergência e mortalidade semelhantes em dois grupos de pacientes com UPGD hemorrágicas, um grupo tratado com aplicação de clipes e outro por método combinado (injeção de adrenalina + *heater probe*). O índice de ressangramento foi bem menor nos pacientes tratados com clipes (5% *versus* 33%, p < 0,05). Cinco estudos prospectivos, randomizados, são citados na literatura (Tabela 137.3).

No primeiro, Chung e colaboradores[25] analisaram três grupos de tratamento: com clipes (n = 41), com injeção de solução salina (n = 41) e combinado

TABELA 137.2

Estudos prospectivos, randomizados em pacientes com UPGD hemorrágicas submetidos à hemostasia endoscópica por métodos térmicos

* *Heater probe* (HP) *versus* coagulação com plasma de argônio (CPA)[1]
* Injeção adrenalina + *heater probe* (Inj. + HP) *versus* (Inj. + CPA)[2]

Autor/ano	Terapêutica	Hemostasia inicial (%)	Ressangramento (%)	Cirurgia de urgência (%)	Mortalidade (%)
Cipolletta/1998	HP (n = 20)	95	21	15	05
	CPA (N = 21)	95	15	9,5	4,7
Chau/2003	Inj. + HP (n = 97)	95,9	21,6	9,3	6,2
	Inj. + CPA (n = 88)	97,7	17	4,5	5,7

1) Cipolleta L, Bianco MA, Rotondano G, Piscopo R, Prisco A, Garofano ML. Prospective comparison of argon plasma coagulator and heater probe in the endoscopic treatment of major peptic ulcer bleeding. *Gastrointest Endosc* 1998;48(2):191-5.

2) Chau CH, Siu WT, Law BKB, Tang CN, Knok SY, Luk YW, Lao WC, Li MKW. Randomized comtrolled trial comparing adrenaline injection plus heat probe versus adrenaline injection plus argon plasma coagulation for bleeding peptic ulcer. *Gastrointest Endosc* 2003;57(4):455-61.

TABELA 137.3

Estudos prospectivos, randomizados de hemostasia endoscópica com hemoclipes comparados com terapêutica térmica e combinada em pacientes com UPGD hemorrágicas

Métodos: hemoclipes (HC), *heater probe* (HP), injeção (inj.) e combinado (inj. + HC)					
Autor/ano	Método	Hemostasia inicial (%)	Ressangramento (%)	Cirurgia de urgência (%)	Mortalidade (%)
Chung/1999	HC (n = 41)	98	2	5	2
	Injeção[1] (n = 41)	95	15	15	2
	Comb. (n = 42)	98	10	2	2
Cipolletta /2001	HC (n = 56)	85	1,8*	4	4
	HP (n = 57)	85	21	7	4
Lin/2002	HC (n = 40)	85*	8,8	5	5
	HP (n = 40)	100	5	3	3
Gevers/2002	HC (n = 35)	85	2	NA	0
	Injeção[2] (n = 34)	85	6	NA	0
	Comb. (n = 32)	90	15	NA	9
Chou/2003	HC (n = 39)	100	10*	5	3
	Injeção[3] (n = 40)	98	28	13	5

p<0.05 – NA (não avaliado)
Injeção[1] (solução salina) – Injeção[2] (adrenalina/polidocanol) – Injeção[3] (água destilada)
Raju GS. Endoclips for GI endoscopy. *Gastrointest Endosc* 2004;59(2):267-279

(injeção + clipes, n = 42). Observou-se hemostasia inicial (98%, 95% e 98%), ressangramento (2%, 15% e 10%) e mortalidade semelhante (2%). Cipolleta e colaboradores[26] compararam dois grupos de pacientes tratados, um por clipes (n = 56) e outro por *heater probe* (n = 57), observando-se hemostasia inicial (85%, 85%), ressangramento (1,8%, 21%) e mortalidade semelhante (4%). O índice de ressangramento no grupo *heater probe* foi muito maior que o esperado e não reproduzido em estudos posteriores. Apesar da eficácia superior, houve muita dificuldade de montagem do sistema do clipe e de abordar lesões maiores que 1,5 cm em parte alta do estômago e em parede posterior do duodeno. Lin e colaboradores[27] observaram, em dois grupos de tratamento, com clipes (n = 40) e com *heater probe* (n = 40), hemostasia inicial de 85% *versus* 100%, ressangramento de 8,8% *versus* 5% e mortalidade de 5% *versus* 3%.

Gevers e colaboradores[28] observaram três grupos tratados com clipes (n = 35); injeção (n = 34); e método combinado, injeção+clipes (n = 32). Houve hemostasia inicial de 85%, 85% e 90%, ressangramento de 20%, 6% e 15% e mortalidade de 0%, 0% e 9%. A eficácia do método de clipes foi inferior à do método de injeção, em função de insucessos de aplicação dos clipes tangencialmente em lesões de parede posterior de duodeno e pela dificuldade de manuseio do sistema. No último estudo, Chou e colaboradores[29] observaram nos grupos tratados, com clipes (n = 39) e com injeção de água destilada (n = 40), hemostasia inicial de 100% *versus* 98%, ressangramento de 10% *versus* 28% e mortalidade de 3% *versus* 5%, ou seja, apenas benefício na redução de ressangramento. No artigo de revisão sobre o uso de clipes,[30] que avalia os trabalhos randomizados acima, os autores mencionam que, em relação ao baixo índice de mortalidade observado em ambos os grupos tratados (2% a 9%) com clipes e outras técnicas, há necessidade de mais estudos e com número bem maior de casos para comprovar a real eficácia dos métodos.

Os trabalhos da literatura sobre o uso de clipes em HDAnV por UPGD hemorrágicas citam duas limitações do método: a montagem do sistema a cada aplicação e a sua ineficácia em lesões fibróticas ou maiores. Teoricamente, os clipes ideais seriam os de mais fácil manuseio, que sejam pré-carregados, múltiplos e maiores, permitindo fixação mais profunda nos tecidos e, com isso, possibilitando a terapêutica mais eficaz em lesões maiores. Foram lançados no mercado novos clipes com alguns resultados iniciais, experimentais, mostrando maior tempo de permanência dos mesmos nos tecidos, mas faltam trabalhos controlados, em humanos, sobre a perspectiva de benefícios desses clipes na HDAnV.

MÉTODO COMBINADO

Finalmente, considerado também como avanço na terapêutica endoscópica da HDAnV, há o método combinado, que consiste de injeção de solução de adrenalina associada à injeção de um outro agente, como polidocanol, etanolamina, fibrina ou álcool, associado a métodos térmicos, como eletrocoagulação bipolar, multipolar e *heater probe*, ou associado a método mecânico, principalmente os clipes. A análise de resultados comparativos de monoterapia (adrenalina) com método combinado em publicações isoladas é difícil em função da pequena casuística apresentada na maioria dos trabalhos. A maior referência ao método é uma publicação de 2004, de Calvet e colaboradores,[31] na qual foram selecionados 16 de 27 trabalhos randomizados que preencheram os critérios da metanálise, com um total de 1.673 pacientes estudados com UPGD hemorrágicas (Forrest I, FIIa e FIIb). Avaliando os resultados comparativos da injeção de adrenalina (monoterapia) com adição de um segundo método à injeção de adrenalina (injeção, térmico e mecânico), observou-se redução de ressangramento de 18,4% para 10,6% (OR 0,53, 95% IC: 0,40-0,69), redução

de indicação de cirurgia de emergência de 11,3% para 7,6% (OR 0,64, 95% IC: 0,46-0,90), redução da mortalidade de 5,1% para 2,6% (OR 0,51, 95% IC: 0,31-0,84), mas sem redução do índices de complicações (1,1% *versus* 1,1%) (Tabela 137.4).

Ainda foram analisados, separadamente, os resultados comparativos dos subgrupos de monoterapia (injeção de adrenalina) com combinado (injeção de adrenalina + injeção de outros agentes) em 11 estudos com 1.135 pacientes. Evidenciou-se redução significativa de ressangramento de 18,8% para 12,1%; de mortalidade, de 5,3% para 2,1%; mas redução não-significativa de cirurgia de emergência de 11,1% para 9,4%. Quanto à adição de um método térmico à injeção de adrenalina, em três estudos, com 376 pacientes, observou-se redução significativa de redução de ressangramento, de 17,1% para 6,9%; de indicação de cirurgia de emergência, de 11,8% para 4,8%; mas sem redução significativa da mortalidade, de 5,3% para 4,8%. Quanto à adição de método mecânico (clipes) à injeção de adrenalina, em dois estudos, com 162 pacientes, observou-se redução significativa de ressangramento, de 19,2% para 8,3%; de indicação de cirurgia de urgência, de

11,5% para 2,4%; mas sem redução significativa da mortalidade, de 3,8% para 1,2%.

Uma preocupação quanto ao método combinado é da maior possibilidade de complicações como necrose de parede gastroduodenal e perfuração. No entanto, nessa metanálise,[31] os índices de complicações foram baixos (1,1% versus 1,1%). A indicação de cirurgia de urgência por sangramento maciço foi mais freqüente no grupo de monoterapia com adrenalina; a necrose de parede ocorreu em três pacientes (dois no grupo terapêutica combinada e um no grupo de monoterapia); e a perfuração de órgãos ocorreu mais freqüentemente no grupo de terapêutica combinada (injeção de outros agentes e térmico), em quatro pacientes. Como o índice de complicações foi baixo e houve benefício com a redução de ressangramento, resultando na redução significativa da necessidade de tratamento cirúrgico de urgência e da mortalidade, não há justificativa para evitar a terapêutica combinada.

Os autores concluem, ainda, que não há argumento pela preferência de um método adicional específico à injeção de adrenalina e, enquanto se esperam mais estudos com maior número

TABELA 137.4

Metanálise de estudos randomizados em 1.673 pacientes com UPGD hemorrágicas submetidos à terapêutica endoscópica

Monoterapia (injeção de adrenalina) *versus* método combinado (injeção de adrenalina + outras injeções, método térmico ou mecânico)		
Redução de ressangramento Monoterapia – Método combinado	18,4% → 10,6%	OR 0,53, 95 IC:0,40-0,69
Redução de cirurgia de urgência Monoterapia – Método combinado	11,3% → 7,6%	OR 0,64, 95 IC:0,46-0,90
Redução de complicações Monoterapia – Método combinado	1,1% → 1,1%	OR 1,01, 95 IC:0,32-3,16
Redução de mortalidade em 30 dias Monoterapia – Método combinado	5,1% → 2,6%	OR 0,51, 95 IC: 0,31-0,84

Calvet X, Vergara M, Brullet E, Gisbert JP, Campo R. Addition of a second endoscopic treatment following epinephrine injection improves outcome in high-risk bleeding ulcers. *Gastroenterology* 2004;126(2):441-50.

de casos, a terapêutica combinada deve ser considerada como um procedimento válido.

Apesar de todas as técnicas de hemostasia endoscópica na HDAnV, inclusive com os avanços recentes, as recidivas hemorrágicas são freqüentes em pacientes de alto risco. Alguns autores sugerem que a segunda visualização endoscópica ou *second look endoscopy* (SLE) com nova terapêutica, se necessário, de lesões com estigmas de ressangramento, poderia reduzir a recidiva hemorrágica. Em 2004, foi publicada por Marmo e colaboradores[32] uma metanálise baseada em quatro estudos prospectivos, randomizados, avaliando a eficácia dessa segunda visualização endoscópica. Todos os pacientes tinham lesões com estigmas de alto risco

de ressangramento: com sangramento ativo (Forrest I), com vaso visível (FIIa) e com coágulo aderido (FIIb) e variáveis clínicas similares. Do total de 785 pacientes, 393 foram submetidos à SLE e 392 foram somente acompanhados, exceto se ocorresse sangramento digestivo. Observaram-se variações com redução de risco absoluto de ressangramento de 18% para 12% (OR 0,64; 95% IC, 0,44-0,95), necessidade de cirurgia de urgência de 4,0% para 5,7% e taxa de óbitos de 4,3% para 5,2%, ou seja, sem benefícios quanto à redução de indicação cirúrgica e de mortalidade. Um outro aspecto a ser avaliado é o custo-benefício dessa abordagem com trabalhos controlados. Em 2003, Spiegel e colaboradores[33] avaliaram esses aspectos comparando quatro estratégias de acompa-

nhamento pós-hemostasia endoscópica em UPGD hemorrágicas: (1) realização de endoscopia digestiva somente em casos de recidiva hemorrágica; (2) uso de inibidor de bomba de prótons endovenoso e endoscopia somente em caso de recidivas hemorrágicas; (3) *second look* após 24 horas em todos os pacientes; e (4) *second look* seletiva em pacientes de alto risco de ressangramento. Observou-se, de maneira significativa, custo-benefício no último grupo. No entanto, essa abordagem é desconfortável para os pacientes e aumenta o risco de complicações e também o trabalho médico. Recomendam os autores a realização de mais trabalhos controlados para comprovar o real benefício.

REFERÊNCIAS BIBLIOGRÁFICAS

1. Rockall TA, Logan RF, Devlin HB, Northfield TC. Incidence of and mortality from acute upper gastrointestinal haemorrhage in the United Kingdom. Steering Committee and members of the National Audit of Acute Upper Gastrointestinal Haemorrhage. BMJ 1995;311:222-6.

2. Sung J. Best endoscopic hemostatic for ulcer bleeding: is there such a treatment? Gastrointest Endosc 2006;63(6):774-5.

3. ASGE Guideline. The role of endoscopy in acute non-variceal upper-GI hemorrhage. Gastrointest Endosc 2004;60(4)497-504.

4. Cook DJ, Guyatt GH, Salena BJ, Laine LA. Endoscopic therapy for acute nonvariceal upper gastrointestinal hemorrhage: a meta-analysis. Gastroenterology 1992;102:139-48.

5. Laine L, Stein C, Sharma V. A prospective outcome of patients with clot in an ulcer and the effect of irrigation. Gastrointest Endosc 1996;43(2):107-10.

6. Bleau BL, Gostout CJ, Shaw MJ, Sherman KE, Harford WV, Keate RF et al. Recurrent bleeding from peptic ulcers associated with adherent clots: a randomized study comparing endoscopic treatment with medical therapy. Gastrointest Endosc 2002;56(1):1-6.

7. Jensen DM, Kovacs TO, Jutabha R, Machicado GA, Gralnek IM, Savides TJ et al. Randomized trial of medical or endoscopic therapy to prevent recurrent ulcer hemorrhage in patients with adherent clots. Gastroenterology 2002;123(2):407-13.

8. Cipolletta L, Bianco MA, Rotondano G et al. Outpatient management of nonvariceal upper GI bleeding: a randomized controlled trial. Gastrointest Endosc 2002;55:1-5.

9. Swain P. Advances in therapy for non-variceal GI bleeding. Emerging therapies. ASGE Annual Postgraduate Course 2005.

10. Bing H, Chung SCS, Sun LCL, Kawashima K, Yamamoto T, Cotton PB et al. Eagle Claw II: a novel endosuture device that uses a curved needle for major arterial bleeding: a bench study. Gastrointest Endosc 2005;62(2):266-70.

11. Bing H, Chung SCS, Sun LCL, Kawashima K, Yamamoto T, Cotton PB et al. Endoscopic suturing without extracorporeal knots: a laboratory study. Gastrointest Endosc 2005;62(2):230-3.

12. Lee JG, Lieberman DA. Complications related to endoscopic hemostasis techniques. Gastrointest Endosc Clin N Am 1996;6:305-21.

13. British Society of Gastroenterology Endoscopy Committee. Non-variceal upper gastrointestinal hemorrhage: guidelines. Gut 2002;51:iv1-iv6.

14. Feu F, Brullet E, Calvet X, Fernandez-Llamazares J, Guardiola J, Moreno P et al. Guidelines for the diagnosis and treatment of acute non-variceal upper gastrointestinal bleeding. Gastroenterol Hepatol 2003;26:70-85.

15. Juszkiewicz P, Wajda Z, Dobosz M, Babicki A, Marczewski R. The role of endoscopic thrombin injections in the treatment of gastroduodenal bleeding. S Afr J Surg 1993;31(3):98-102.

16. Kubba A, Murphy W, Palmer KR. Endoscopic injection for bleeding peptic ulcer: a comparison of adrenaline alone with adrenaline plus human thrombin. Gastroenterology 1996;111:623-8.

17. Rutgeerts P, Rauws E, Wara P, Swain P, Hoos A et. Al. Randomized trial of single and repeated fibrin glue compared with injection of polidocanol in treatment of bleeding peptic ulcer. Lancet 1997;350:692-6.

18. Pescatore P, Jornod P, Borovicka J, Pantoflickova D, Suter W, Meyenberger C et al. Epinephrine versus epinephrine plus fibrin glue injection in peptic ulcer bleeding: a prospective randomized trial. Gastrointest Endosc 2002;55(3):348-53.

19. Cipolleta L, Bianco MA, Rotondano G, Piscopo R, Prisco A, Garofano ML. Prospective comparison of argon plasma coagulator and heater probe in the endoscopic treatment of major peptic ulcer bleeding. Gastrointest Endosc 1998;48(2):191-5.

20. Chau CH, Siu WT, Law BKB, Tang CN, Knok SY, Luk YW et al. Randomized controlled trial comparing adrenaline injection plus heat probe versus adrenaline injection plus argon plasma coagulation for bleeding peptic ulcer. Gastrointest Endosc 2003;57(4):455-61.

21. Binmoeller KF, Thonke F, Soehendra N. Endoscopic hemoclip treatment for gastrointestinal bleeding. Endoscopy 1993;25:167-70.

22. Nagayama K, Tazawa J, Sakai Y, Miyasaka Y, Yu SH, Sakuma I et al. Efficacy of endoscopic clipping for bleeding gastroduodenal ulcer: comparison with topical ethanol injection. Am J Gastroenterol 1999;94:2897-901.

23. Buffoli F, Graffeo M, Nicosia F, Gentile C, Cesari P, Rolfi F et al. Peptic ulcer bleeding: comparison of two hemostatic procedures. Am J Gastroenterol 2001;96:89-94.

24. Lee YC, Wang HP, Yang CS, Yang TH, Chen JH, Lin CC et al. Endoscopic hemostasis of a bleeding marginal ulcer: hemoclipping or dual therapy with epinephrine injection and heater probe thermocoagulation. J Gastroenterol Hepatol 2002;17:1220-5.

25. Chung IK, Ham JS, Kim HS, Park SH, Lee MH, Kim SJ. Comparison of the hemostatic efficacy of the endoscopic hemoclip method with hypertonic saline-epinephrine injection and a combination of the two for the management of bleeding peptic ulcers. Gastrointest Endosc 1999;49:13-8.

26. Cipolletta L, Bianco MA, Marmo R, Rotondano G, Piscopo R, Vinginani AM et al. Endoclips versus heater probe in preventing early recurrent bleeding from peptic ulcer: a prospective and randomized trial. Gastrointest Endosc 2001;53:147-51.

27. Lin HJ, Hsieh YH, Tseng GY, Perng CL, Chang FY, Lee SD. A prospective, randomized trial of endoscopic hemoclip versus heater probe thermocoagulation for peptic ulcer bleeding. Am J Gastroenterol 2002;97:2250-4.

28. Gevers AM, De Goede E, Simoens M, Hiele M, Rutgeerts P. A randomized trial comparing injection therapy with hemoclip and with injection combined with hemoclip for bleeding ulcers. Gastrointest Endosc 2002;55:466-9.

29. Chou Y-C, Hsu P-I, Lai K-H, Lo C-C, Chan H-H, Lin C-P et al. A prospective, randomized trial of endoscopic hemoclip placement and distilled water injection for treatment of high-risk bleeding ulcers. Gastrointest Endosc 2003;57:324-8.

30. Raju GS, Gajula L. Endoclips for GI endoscopy. Gastrointest Endosc 2004;59(2):267-79.

31. Calvet X, Vergara M, Brullet E, Gisbert JP, Campo R. Addition of a second endoscopic treatment following epinephrine injection improves outcome in high-risk bleeding ulcers. Gastroenterology 2004;126(2):441-50.

32. Marmo R, Rotondano G, Bianco MA, Piscopo R, Prisco A, Cipolletta L. Outcome of endoscopic treatment for peptic ulcer bleeding: is a second look necessary? A meta-analysis. Gastrointest Endosc 2003;57(1):62-7.

33. Spiegel BM, Ofman JJ, Woods K, Vakil NB. Minimizing recurrent peptic ulcer hemorrhage after endoscopic hemostasis: the cost-effectiveness of competing strategies. Am J Gastroenterol 2003;98:86-97.

PARTE 22

HDB

CAPÍTULO 138

INTRODUÇÃO

Flávio Antonio Quilici • Fernando Cordeiro
Lisandra Carolina M. Quilici

Existem várias maneiras de conceituar a hemorragia digestiva. Os termos hemorragia digestiva alta (HDA) e hemorragia digestiva baixa (HDB) correspondem a uma classificação topográfica do local de origem do sangramento no trato digestivo. O primeiro – HDA – identifica os sangramentos originados da boca ao ângulo de Treitz (trato digestivo alto); o segundo – HDB –, os do ângulo de Treitz até o ânus (trato digestivo baixo).[4,5,6,7,8,9,12,13,15,23,24,25,26,27,28,39,40]

A HDB é menos freqüente que a HDA, com prevalência em indivíduos idosos, cessando espontaneamente em cerca de 90% dos casos.[11] Devemos lembrar que nos idosos e nos pacientes de alto risco, esse tipo de hemorragia poderá causar infarto do miocárdio. A incidência de hospitalização por HDB aguda é estimada em 22 por 100.000 adultos na população.[14]

Quando o sangramento ocorre pelo reto, é chamado de enterorragia. É importante salientar que em 10% a 15% dos pacientes o sangramento agudo pelo reto pode ter origem no trato digestivo alto.[11]

A HDB pode ser classificada também em *aguda* e *crônica*. A aguda tem, com freqüência, início abrupto e apresenta hematoquezia mais intensa e mais rápida. A crônica é de aparecimento lento, progressivo e, em geral, manifesta-se com anemia. A HDB aguda é considerada grave quando os enfermos apresentam sangramento intenso com hipotensão inicial, queda do hematócri-

to de no mínimo 10% e necessitam com freqüência de transfusão sangüínea.[14]

O sangramento vermelho rutilante (vivo) pelo reto é, em sua maioria, de origem cólica.

Pacientes com hematoquezia intensa pelo reto e hipotensão poderão ter a origem dessa enterorragia em uma HDA. A lavagem gástrica por sonda que, após sua aspiração, apresenta líquido sem sangue nem sempre implica a origem enterocólica do sangramento, pois 16% dos enfermos com hemorragia por úlcera duodenal apresentam essa lavagem negativa (sem sinais de sangramento), ocasionada pela continência pilórica.

A maioria dos pacientes ambulatoriais com HDB parará de sangrar espontaneamente, seguindo para avaliação diagnóstica eletiva na sua quase totalidade; para esse diagnóstico, o principal exame é a colonoscopia. Devemos lembrar que a anuscopia deverá sempre ser realizada nesses enfermos, associada ou não à retossigmoidoscopia.

As principais enfermidades enterocólicas que podem causar a HDB são:[2,16,23-28]

Originárias do intestino delgado:

- *causas freqüentes*: divertículo de Meckel, leiomiomas e doenças vasculares;
- *causas raras*: hamartomas, tumor carcinóide, leiomiossarcoma e doença de Crohn.

Originárias do intestino grosso:

- *causas freqüentes*: doença diverticular, ectasias vasculares, doença hemorroidária, carcinoma, pólipos, lesões actínicas e coagulopatias;
- *causas raras*: retocolite ulcerativa, colite isquêmica, doença de Crohn, citomegalovírus, sarcoma de Kaposi, amebíase, úlcera solitária do reto e doenças vasculares.

No congresso norte-americano de doenças digestivas de 2004 (DDW), Savides apresentou uma revisão de sete publicações sobre HDB, envolvendo 1.333 pacientes, que revelou as porcentagens das seguintes causas:

- doença diverticular cólica (30%);
- câncer e pólipos (18%);
- doenças inflamatórias intestinais (17%);
- desconhecida (16%);
- angiodisplasia (7%);
- pós-polipectomia (6%);
- doença hemorroidária (4%); e
- outras (8%).

AVALIAÇÃO DO PACIENTE COM HDB

A avaliação clínica mais importante em um paciente com HDB é a quantidade do volume de sangue perdido e sua relação com o período de tempo dessa perda, pois esse será o fator que orientará as condutas iniciais, tanto propedêuticas quanto terapêuticas, incluindo seu caráter de urgência ou não.

Dessa avaliação dependerá a indicação da necessidade da abordagem ser em caráter de urgência ou de rotina, ambulatorial ou mediante internação hospitalar. Serão avaliados também: a necessidade de jejum, os cuidados de CTI, a reposição volêmica por transfusão de sangue ou expansores plasmáticos, a correção do choque hipovolêmico etc.

No Pronto Socorro do Serviço de Urgência da Faculdade de Medicina da Pontifícia Universidade Católica de Campinas, o paciente com HDB é classificado, no tocante ao volume de sangue perdido, nos graus leve, moderado ou grave, de acordo com os parâmetros de achados clínicos e laboratoriais descritos no Quadro 138.1.

Na casuística da Disciplina de Gastroenterologia desta Faculdade, entre os anos de 2002 e 2004, a porcentagem de enfermos com HDB classificados como de grau leve foi de 55%, moderado 39% e somente 6% foram de grau grave.

DIAGNÓSTICO DA HDB

Em um paciente com HDB, devem ser rigorosamente avaliados a história da moléstia atual (anamnese), as doenças concomitantes e seus antecedentes mórbidos.

Doenças sistêmicas preexistentes no paciente com HDB constituem dados importantes para a propedêutica a ser instituída, tais como cardiopatias, desnutrição, colagenoses, infecções, diabetes e uremia.

O conhecimento prévio de síndromes hemorrágicas é igualmente importante, como as púrpuras, as leucemias, os linfomas, a hemofilia, o mieloma múltiplo, as trombocitopenias etc.

A identificação da presença de doenças do trato digestivo que possam ser a causa da HDB é fundamental para a correta avaliação do enfermo, tais como a hérnia de hiato, as úlceras pépticas, as gastrites e duodenites, a esofagite de refluxo, as varizes esofagianas, a moléstia diverticular dos cólons, as doenças inflamatórias intestinais e a doença hemorroidária.

Deve-se também investigar se o paciente é usuário de medicamentos, sobretudo os que podem por si só causar a hemorragia, como aspirina, anticoagulantes, enzimas proteolíticas, relaxantes musculares, antiinflamatórios, drogas antiblásticas, hormônios, corticóides, anti-reumáticos etc.

A seguir deve-se realizar um exame físico completo e criterioso, em que a avaliação dos dados vitais e do nível de consciência do paciente é fundamental para o enfermo com HDB.

CRITÉRIOS DIAGNÓSTICOS DA HDB

Os principais critérios que orientarão o diagnóstico da HDB são:[23-26]

- características do sangue perdido;
- tempo de sangramento;
- relação entre o sangramento e a evacuação;
- relação entre o sangramento e o hábito intestinal; e
- relação entre o sangramento e a idade do enfermo.

Características do sangue perdido

Na presença de enterorragia, é importante observar as características do sangue, pois poderão auxiliar na localização da HDB e até mesmo em sua etiologia. Com freqüência, a presença de sangue de cor rutilante ou vivo poderá indicar um sangramento localizado no canal anal, reto ou sigmóide e ter como causa doenças benignas, tais como a doença hemorroidária, a fissura anal ou a presença de tumores malignos retossigmoideanos. Ocorrendo a presença de sangue coagulado, ele poderá se originar no cólon, causado pela doença diverticular hipotônica difusa e, menos freqüente, pelo carcinoma. Em casos mais raros, pode se originar no intestino delgado, oriundo, por exemplo, do divertículo de Meckel sangrante. Havendo sangramento do tipo melena (sangue escuro e digerido), sua origem mais provável será o trato digestivo alto e provavelmente causada por agressões à mucosa duodenal (úlcera péptica) ou gástrica (gastrite).

Tempo de sangramento

Em geral, o sangramento agudo tem início abrupto, apresenta maior volume e o enfermo tem um comprometimento mais grave de seu estado geral. Já o paciente com sangramento crônico com freqüência apresenta anemia ferropriva e evolução mais demorada, com lento comprometimento de seu estado geral.

Relação entre o sangramento e a evacuação

Deve-se questionar em que momento da evacuação é notado o sangramento. Quando ele ocorre durante a defecação, em geral, é causado por doenças be-

QUADRO 138.1

Parâmetros clínicos e laboratoriais para a classificação do grau do volume de sangue perdido

PONTUAÇÃO	(1)	(2)	(3)
Hemoglobina (g/dl)	>10	<10 – >8	<8
Eritrócitos (milhão)	>3,5	<3.5 – >2.5	<2.5
Pressão arterial (mmHg)	>100	<100 – >80	<80
Freq. cardíaca (b.p.m.)	<80	>80 – <120	>120
Consciência	presente	torpor	ausente

Classificação em: **LEVE** < 8 (somatório de pontos menor que oito)
MODERADA de 8 a 12 pontos
GRAVE >12 (somatório de pontos maior que doze)

nignas do canal anal e do reto; quando acontece antes ou após o ato defecatório, poderá ter origem cólica e ser causado por tumores ou doença inflamatória intestinal.

Relação entre o sangramento e o hábito intestinal

Outro critério importante no diagnóstico da HDB é identificar se o sangramento está associado a alterações do hábito intestinal. Quando está associado à diarréia, poderá advir de doença inflamatória intestinal e, quando associado à constipação, poderá ser oriundo de tumores ou doenças estenosantes da luz intestinal.

Relação entre o sangramento e a idade do enfermo

Em geral, nos pacientes pediátricos e adolescentes, o sangramento é de origem benigna, tais como pólipos hamartosos, que pouco comprometem seu estado geral. Nos idosos, no entanto, sua causa poderá ser benigna (doença diverticular hipotônica difusa dos cólons) ou maligna (carcinomas), e o sangramento compromete, rapidamente, seu estado geral, acarretando sérias alterações clínicas e necessitando de abordagem e controle rápidos.

MÉTODOS DIAGNÓSTICOS DA HDB

A abordagem propedêutica da HDB visará identificar três questões fundamentais, de cuja definição dependerá a conduta a ser seguida. São elas:

1. volume de sangue perdido;
2. local do sangramento; e
3. sua etiopatogenia.

Os principais métodos propedêuticos utilizados para o diagnóstico da HDB são:[10,23-28]

- Exame proctológico – Cápsula endoscópica;
- Exame hematológico – Arteriografia mesentérica;
- Exame endoscópico – Cintilografia nuclear;

- Exame radiológico contrastado – Cirúrgico.

Exame proctológico

O exame proctológico compreende a inspecção e a palpação do canal anal, o toque retal, a anuscopia e a retossigmoidoscopia. Esses dois últimos serão abordados no item *exame endoscópico*. A inspecção e a palpação do canal anal raramente auxiliam no diagnóstico da HDB. Durante o toque retal, deve-se avaliar, cuidadosamente, a ampola retal, podendo-se identificar pontos dolorosos, notar irregularidades ou endurecimentos que poderão ser a sede do sangramento. Terminado o toque retal, o examinador deverá observar seu dedo na busca de materiais aderidos à luva, em especial a presença de sangue e suas características, se rutilante ou coagulado.

Exame hematológico

O exame hematológico tem por objetivo analisar dois aspectos principais: quantificar o volume de sangue perdido pelo paciente e realizar um coagulograma básico, com contagem de plaquetas, determinação do tempo de sangria e tempo de protrombina.

Exame endoscópico

Anuscopia
Para sua feitura, não há necessidade de qualquer preparo. A anuscopia poderá diagnosticar sangramento localizado no limite inferior do reto, mais precisamente no canal anal, originário de doença hemorroidária, fissura anal etc.

Retossigmoidoscopia
Poderá ser realizada após rápida limpeza do reto (enema retal) ou mesmo sem qualquer preparo intestinal, durante a consulta de rotina. A observação do cólon sigmóide (porção distal) e do reto é mais bem realizada quando é feita durante a retirada do aparelho, devendo-se observar no enfermo com HDB o conteúdo intestinal, em especial se há sangue e suas características: se rutilante ou coagulado, se junto com as fezes

ou sozinho na luz intestinal e sua quantidade. Nesses casos, deverão também ser observados, sempre que possível, as características da mucosa, o padrão vascular da submucosa e a presença ou não de ulcerações e lesões polipóides ou vegetantes.

Colonoscopia
A colonoscopia é o principal exame na abordagem da HDB, podendo, na sua maioria, determinar o local e a causa da enterorragia. Em algumas situações, poderá também ser terapêutica. Somente deve ser realizada nos casos em que puder ser feita com segurança e quando seus achados puderem contribuir na abordagem do paciente.[22,25,26,28,33]

Jensen e Machicado, já em 1988, comprovaram a segurança e a efetividade da colonoscopia realizada na urgência para o diagnóstico da HDB grave. Ela é efetuada, usualmente, entre 4 a 24 horas após a internação do enfermo. Previamente à sua realização, os enfermos deverão estar clinicamente ressuscitados e hemodinamicamente estáveis.[14]

Na presença de HDB de intensidade moderada a grave, a limpeza intestinal do enfermo é efetuada por meio do "preparo expresso", sempre que seja possível utilizar a via oral. É feita pela ingestão rápida, em no máximo 60 minutos, de solução de manitol a 10%, na quantidade de um litro, já na abordagem inicial do paciente. Essa limpeza possibilita condições satisfatórias para o exame endoscópico, mesmo na vigência do sangramento.[23-28]

Com relação à sedação, preferimos não fazê-la, devido ao risco aumentado das complicações. Somente em situações especiais é que administramos, via endovenosa, midazolam na dose de 0,03 mg/kg a 0,04 mg/kg.[23-28]

Durante a colonoscopia, na maioria das vezes, não é possível observar o local do sangramento ativo. Isso se deve, provavelmente, ao tempo que se espera para realizá-la, confirmando que quanto mais precocemente efetuar-se a colonoscopia, maior será a chance da detecção. O diagnóstico definitivo de uma lesão hemorrágica somente poderá ser feito quando houver a visão do local do sangramento ativo, a presença de um coágulo sobre a lesão ou um vaso visível. Na sua maioria, o diagnóstico endoscópico será presuntivo, pela suposição de que determinada lesão cólica teria sangrado.

Quando se realiza uma colonoscopia para diagnosticar um sangramento agudo, sua origem não é encontrada em cerca de 15% dos casos, sendo que alguns deles poderiam ser causados por hemorragia do intestino delgado. O exame do íleo terminal durante a colonoscopia é importante para avaliar se o sangramento é originário do intestino delgado, em especial na presença de válvula ileocecal competente.

Esofagogastroduodenoscopia

Por ser um exame rápido, de fácil execução, seguro, de baixo custo e que auxilia no diagnóstico da enterorragia, ele poderá fazer parte da abordagem de alguns pacientes com HDB. Do mesmo modo, a aspiração de líquido gástrico pela sondagem nasogástrica poderá identificar alguns desses casos, embora com o risco de perder os com sangramento de origem duodenal na presença de piloro competente, que impede o refluxo de sangue do duodeno para o estômago.

Enteroscopia

Em geral, a enteroscopia é o último exame a ser indicado para o diagnóstico da HDB. Há três técnicas para realizá-lo: a sonda enteroscópica, a enteroscopia intra-operatória e a enteroscopia com duplo-balão.[18,35,37,38]

Para a realização do exame pela sonda enteroscópica, utiliza-se um enteroscópio de pequeno calibre, com 5 mm de diâmetro, canal interno de 1,0 mm e 200 cm a 300 cm de comprimento. Em geral, sua introdução se dá pela via nasal, sendo levado até a segunda porção duodenal com o auxílio de um gastroscópio e, a partir daí, conduzido espontaneamente pelo peristaltismo da alça. A sonda

enteroscópica possui marcas brancas a cada 50 cm, para orientar sua localização no intestino delgado, mas mesmo utilizando-se a fluoroscopia, a precisão dessa localização é difícil. Esse exame requer de quatro a oito horas para ser realizado, e a visão da superfície da mucosa varia de 50% a 70%, com o íleo distal sendo alcançado em 60% a 70% deles. O comprimento e as angulações do intestino delgado são os fatores que dificultam seu manuseio e avaliação.[35]

Para a realização da enteroscopia intra-operatória, utiliza-se um enteroscópio, um colonoscópio infantil ou um gastroscópio. A técnica, descrita por Lewis e Waye, consiste na passagem do aparelho pela via peroral, com o paciente sob anestesia geral e laparotomizado. O cirurgião introduz o aparelho a partir do ângulo de Treitz e observa a superfície serosa do intetino delgado por transiluminação enquanto o endoscopista avalia sua mucosa. O tempo médio para a realização é estabelecido entre 30 e 60 minutos.[36]

A enteroscopia com duplo-balão é uma técnica relativamente nova e que vem se expandindo rapidamente e se transformando no principal método endoscópico terapêutico para o intestino delgado. Veja o capítulo sobre o tema para mais informações.

Cápsula endoscópica

Trata-se de uma nova técnica endoscópica que utiliza uma cápsula de 11 × 26 mm de tamanho que, após deglutida por via oral, transmite duas fotos por segundo para um receptor fixado no abdome do paciente, durante oito horas ininterruptas, ou seja, durante seu percurso pelo intestino delgado. Trata-se de exame de imagem, não-invasivo, para avaliação da mucosa intestinal. Sua taxa de diagnóstico é de aproximadamente 70% e apresenta maior sensibilidade quando há sangramento ativo. No entanto, a localização do local sangrante no delgado também não é precisa com esse exame.[17]

A cápsula endoscópica tem se mostrado superior à sonda enteroscópica

para o diagnóstico da HDB. No entanto, a enteroscopia e a radiologia contrastada do trânsito intestinal poderão preceder esse exame nos enfermos com anemia ferropriva ou sangramento oculto.

Exame radiológico contrastado

A radiografia contrastada do cólon (enema opaco) tem pouca valia para o diagnóstico da HDB aguda. A preferência continua sendo pela colonoscopia ou pela cintilografia nuclear. Por outro lado, o contraste baritado introduzido no lume intestinal prejudicará ou inviabilizará a execução de outros exames de imagem, fato que o contra-indica. O enema opaco necessita também de razoável preparo intestinal para sua realização.[31]

A radiografia contrastada do delgado (trânsito intestinal) está indicada somente nos casos de suspeita de HDB aí localizada, mas sua sensibilidade é menor que a dos outros exames.

Cintilografia nuclear

Este exame é realizado pela injeção endovenosa de hemácias marcadas com tecnécio 99 m, que pode detectar perdas sangüíneas de até 0,1 ml/minuto; no entanto, para isso é necessário sangramento ativo. Possui a vantagem de ser capaz de diagnosticar a perda sangüínea até 24 horas após a injeção do contraste. É indicado, usualmente, para casos de HDB de origem obscura, para localizar o segmento intestinal sangrante.[23-26]

Arteriografia mesentérica

A arteriografia seletiva ainda é exame fora da rotina e inacessível na maioria dos meios médico-hospitalares brasileiros. Visa à injeção de contraste dentro do sistema arterial da mesentérica superior ou inferior e suas tributárias, preenchendo de contraste possíveis alterações estruturais ou lesões vasculares. Essa angiografia seletiva só é diagnosticada na vigência de sangramento ativo no momento de sua realização, com débito acima de 0,5 ml/minuto.

Seu maior benefício está em poder identificar o local do sangramento, além de poder ser também terapêutica, em casos selecionados. Ela pode realizar a hemostasia do vaso sangrante, pelo uso de embolização intra-arterial. Sua principal indicação se dá para pacientes com HDB de alto risco cirúrgico, nos quais foi impossível a hemostasia endoscópica.[23,24,25,26,28]

Cirúrgico

A laparotomia exploradora raramente é realizada com o propósito diagnóstico, com exceção do enfermo com enterorragia maciça ou associada à enteroscopia intra-operatória na HDB de origem obscura.

ALGORITMO PARA O DIAGNÓSTICO DA HDB

O algoritmo para o diagnóstico das causas e locais da HDB encontra-se no Quadro 138.2, visando ordenar sua propedêutica.[23-28]

Apesar desses vários métodos diagnósticos para a identificação do foco hemorrágico na HDB, até 5% dos pacientes continuam a sangrar sem essa identificação após a realização de todo o algoritmo diagnóstico.

TRATAMENTO DA HDB

O tratamento específico da HDB é dependente da causa, da intensidade e da localização do sangramento. A diversidade de enfermidades responsáveis pela HDB leva-nos a conduzir seu tratamento visando quatro objetivos principais:[23,24,25,26,28]

- **ressuscitação** – nos casos de hemorragias maciças com repercussões hemodinâmicas graves;
- **tratamento conservador** – por medidas clínicas, endoscópicas ou por arteriografia;
- **tratamento cirúrgico** – com ressecções de extensão variável de acordo com o sítio do sangramento;
- **investigação posterior** – quando necessária para o diagnóstico etiológico e a orientação terapêutica adequada.

Quando a etiologia da HDB é uma doença hematológica, os fatores de coagulação deverão ser repostos, se necessário, com a colaboração do hematologista.

Se a causa é doença hemorroidária, fissura etc., pode-se realizar procedimentos imediatos, ambulatoriais ou hospitalares.

Quando a HDB é causada por doença colorretal e cessa espontaneamente, a conduta é inicialmente conservadora. Aguarda-se pelo menos 24 horas e, não havendo recidiva do sangramento, reintroduz-se a alimentação, e o enfermo deverá ser submetido aos métodos propedêuticos convencionais para estabelecer seu diagnóstico definitivo, caso ele ainda não seja conhecido. Em seguida, institui-se o tratamento mais indicado com o intuito de evitar a recidiva da HDB.

Se o sangramento não pára ou se o paciente volta a sangrar, realiza-se os exames do algoritmo já descritos (Quadro 138.2) em caráter de urgência.

ABORDAGEM INICIAL

O tratamento da HDB é basicamente conservador, devendo-se, de início, esgotar os recursos disponíveis para definir seu diagnóstico e realizar, se necessário, o tratamento cirúrgico de forma eletiva.[23,24,25,26,28]

A HDB cessa espontaneamente, nas primeiras 48 horas, em até 90% dos enfermos, sendo que há recidiva em 15% nas 48 a 72 horas seguintes. O sangramento permanece contínuo em apenas 10% dos pacientes.[23,24,25,26,27,28]

CONDUTA NA URGÊNCIA

Nos doentes com HDB moderada ou grave, a hospitalização é imperativa e o atendimento deve ser feito em caráter de urgência. O algoritmo deste atendimento deverá ser:[23-28]

- jejum; venóclise de uma ou mais veias periféricas para reposição volêmica e transfusão sangüínea rápida; sonda nasogástrica;

QUADRO 138.2

Algoritmo para o diagnóstico das causas e dos locais do sangramento

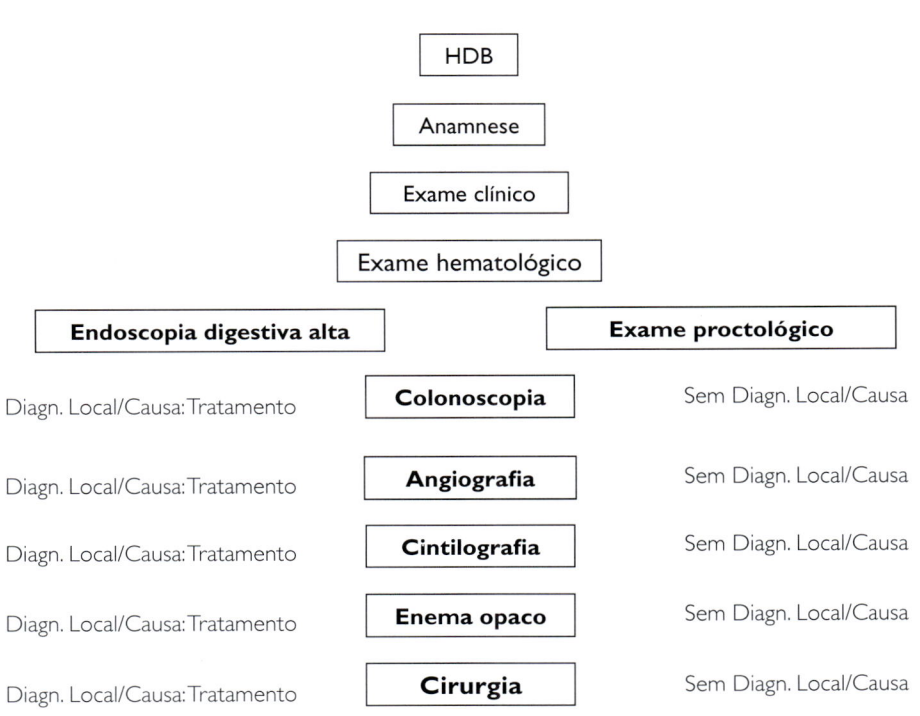

- monitorização contínua pela medida de pulso, pressão arterial, pressão venosa central e sondagem urinária;
- exames laboratoriais para dosagem de hematócrito e hemoglobina, plaquetas, uréia, creatinina, pCO_2, Na, K e Cl;
- limpeza intestinal por meio de laxantes hiperosmolares (manitol) por via oral, sempre que possível. Quando não, por enemas retais de soro fisiológico morno;
- utilização sistêmica de antimicrobianos de amplo espectro;
- propedêutica para a localização e a causa do sangramento.

TERAPÊUTICA CLÍNICA

O tratamento conservador é feito com a reposição sangüínea bem controlada, tendo-se especial cuidado com pacientes idosos que, apesar do grande volume perdido, apresentam pressão arterial normal e quase sem alteração hemodinâmica no início do quadro. Paralelamente à transfusão, restabelece-se a volemia com reposição hidroeletrolítica, com soluções isotônicas e expansores plasmáticos. Quando se realizam transfusões repetidas, associa-se o gluconato de cálcio intravenoso para evitar intoxicação pelo citrato existente no sangue transfundido.

TERAPÊUTICA ENDOSCÓPICA

A colonoscopia tem um papel fundamental na terapêutica da HDB. É realizada inclusive nas situações de urgência, possibilitando melhorar o prognóstico desses doentes.[6,20,23,24,25,26,27,28]

As potenciais lesões cólicas com condições de hemostasia endoscópica incluem, em especial, o divertículo sangrante, a lesão pós-polipectomia, as angiodisplasias, os tumores, as úlceras, a retite actínica etc.

Os procedimentos de hemostasia endoscópica dependerão da natureza da lesão encontrada, do grau do sangramento, da disponibilidade do material necessário e, sobretudo, da competência do endoscopista.[23,24]

A introdução do aparelho deverá ser cuidadosa, evitando-se manobras bruscas ou forçadas.

As terapêuticas endoscópicas utilizadas na HDB estão resumidas no Quadro 138.3.

Nos processos inflamatórios colorretais causadores de HDB, a hemostasia por via endoscópica é impossível, devido ao caráter em geral difuso desse sangramento.

Após a hemostasia endoscópica, os pacientes deverão evitar, por um período de tempo, o uso de aspirina e AINS.

Terapêutica com agentes físicos

- **Lesões vasculares**

Nas lesões vasculares focais sangrantes, como as angiodisplasias (ectasias vasculares), o tratamento pela eletrocoagulação, mono ou bipolar, é pouco utilizado. Isso porque a eletrocoagulação poderá provocar áreas extensas de necrose, em especial a monopolar, e causar a perfuração da parede cólica. Seu maior risco acontece quando é realizada no cólon direito, onde a parede é mais delgada. Outra desvantagem é a possibilidade de formar aderências entre a ponta distal do bisturi elétrico e o tecido coagulado, arriscando o retorno da hemorragia na retirada do eletrodo.[20]

Um método seguro e eficaz para o tratamento dessas lesões é realizado pelo termocautério (*heater probe*). Ele possui, em seus 10 mm distais, um cilindro oco de alumínio revestido externamente de silicone, contendo em seu interior uma resistência elétrica em espiral capaz de se aquecer a uma temperatura de 150º C a 250º C por um segundo, condição suficiente para se fazer a hemostasia.[20] Outro método interessante é com o coagulador de plasma de argônio descrito em outro capítulo deste livro.

Dos métodos térmicos de terapêutica endoscópica, o raio *laser* é o mais sofisticado. Em nosso meio, os mais utilizados são o de argônio ionizado (gás) e o de CO_2. São ainda de uso restrito, pelo seu alto custo e porque o mesmo objetivo é alcançado por meios mais simples e econômicos.

Deve-se salientar que os métodos físicos (térmicos) para o tratamento das ectasias vasculares não são os mais eficazes, uma vez que o índice de ressangramento é, em geral, alto.[13]

- **Pólipos sangrantes**

Em sua maioria, as lesões polipóides sangrantes podem ser tratadas por meio da polipectomia endoscópica. Para a remoção de lesões pequenas (menores que 5 mm), pode-se utilizar a polipectomia ou a pinça diatérmica. Para os pólipos maiores (5 mm ou mais), em especial os pediculados, emprega-se o laçamento da base do pólipo pela alça de polipectomia (diatérmica), por onde

QUADRO 138.3

Terapêuticas endoscópicas na HDB

TERAPÊUTICA COM AGENTES FÍSICOS (TÉRMICOS)
- Pinças diatérmicas
- Eletrocoagulação mono e bipolar
- Fotocoagulação (*laser*)
- Termocautério (*heater probe*)
TERAPÊUTICA COM AGENTES QUÍMICOS
- Vasoconstritores: Adrenalina
- Esclerosantes: Álcool absoluto, Etanolamina
TERAPÊUTICA COM AGENTES MECÂNICOS
- Hemoclipes
- Ligadura elástica

se aplicam correntes elétricas combinadas, de coagulação e de corte, que possibilitam a ressecção dessas lesões. [23,24,25,34]

● *Enterorragia pós-polipectomia*
A hemorragia pós-polipectomia ocorre, em geral, nos primeiros sete dias após sua realização, com incidência estimada entre 1% a 6%. A intensidade do sangramento é com freqüência moderada e autolimitada. Seus fatores de risco são os pólipos de grande tamanho (maiores que 2 cm), com pedículos largos, os sésseis e os localizados no cólon direito. [19,32]

A HDB originária da polipectomia endoscópica pode ocorrer durante a ressecção do pólipo ou tardiamente, na lesão residual pós-polipectomia. Os métodos físicos que podem ser utilizados para sua hemostasia são: a eletrocoagulação bipolar da lesão residual sangrante, mas com alto risco de complicações; o relaçamento da lesão com a alça de polipectomia para nova cauterização. [23-28]

Terapêutica com agentes químicos

● *Lesões vasculares*
A melhor opção nesses casos é a hemostasia com agentes químicos por meio de substâncias vasoconstritoras. [3,23,24,25,26,27,28]

Pode-se utilizar a solução de adrenalina, na diluição 1:10.000 em água destilada, injetada em múltiplos pontos da submucosa, em toda a circunferência da lesão vascular (perivasal) que está sangrando, até um volume total máximo de 10 ml. Obtém-se a hemostasia por dois mecanismos: mecânico, por compressão; químico, resultante da ação vasoconstritora da adrenalina.

Outra possibilidade é o uso de substâncias esclerosantes, como o álcool absoluto, injetado na submucosa de maneira perivascular, até um total de 2 ml. A hemostasia ocorre por destruição tissular pela ação desidratante, que resulta em vasoconstrição.

● *Enterorragia pós-polipectomia*
No sangramento pós-polipectomia, tanto durante sua ressecção quanto tardia-

mente, em sua lesão residual, a conduta poderá ser a hemostasia com agentes químicos pela mesma técnica descrita (substâncias vasoconstritoras ou esclerosantes). [3,23,24,25]

● *Divertículo sangrante*
O divertículo sangrante é a causa mais comum de HDB grave, que, em geral (90% a 96%), cessa espontaneamente. Na presença de doença diverticular cólica difusa causando enterorragia, dificilmente se consegue detectar qual divertículo apresenta o vaso sangrante, fato que impede sua hemostasia. Nos raros casos em que se observa o divertículo sangrante, realiza-se a injeção de solução vasoconstritora ao redor do seu óstio, mas nunca em seu interior, pelo fato de a parede diverticular ser muito fina, com grande risco de perfuração. [23-28]

Após a realização da hemostasia do divertículo sangrante, deve-se efetuar a tatuagem (com tinta nanquim) da mucosa adjacente a ele com o objetivo de se identificar esse local no caso da necessidade de se repetir a colonoscopia ou, até mesmo, uma cirurgia, se houver recorrência da hemorragia.

Terapêutica com agentes mecânicos

O advento de um instrumento de clipagem endoscópica possibilitou nova opção para controlar alguns tipos de sangramento cólico com hemoclipes metálicos. [19,20] Uma boa opção para seu uso se dá na lesão residual pós-polipectomia.

A utilização da técnica de ligadura elástica para hemostasia de lesões cólicas tem indicação restrita.

TERAPÊUTICA POR ANGIOGRAFIA SELETIVA

A angiografia seletiva na vigência de sangramento ativo, com débito acima de 0,5 ml por minuto, poderá ser, além de diagnóstica, terapêutica. Ela possibilita a administração de drogas vasopressoras no território sangrante, controlando a hemorragia e permitindo que o

paciente seja submetido ao tratamento de sua doença de forma eletiva.

A infusão seletiva de vasopressina tem chance de sucesso, que varia entre 35% a 90% dos casos, porém com 50% deles ressangrando após o efeito do vasoconstritor. [23-28]

A embolização arterial do território sangrante já foi muito utilizada, mas, como está sujeita a muitas complicações, seu uso é pouco indicado atualmente. Ela apresenta alta incidência de necrose do segmento cólico embolizado, com isquemia intestinal irreversível. Sua técnica consiste na embolização, dita superseletiva, com o posicionamento do cateter intra-arterial o mais próximo possível do sítio de sangramento e injeção de partículas de gelatina cirúrgica (Gelfoam®) ou de polivinil (Yvalon®). [23,24,25]

TERAPÊUTICA CIRÚRGICA

Se a causa e a sede do sangramento não foram determinadas pelos métodos propedêuticos menos invasivos (fato que pode ocorrer em aproximadamente 10% dos enfermos) e o sangramento é de intensidade moderada a grave e não cessou espontaneamente ou com quaisquer dos procedimentos terapêuticos anteriores, há indicação de laparotomia exploradora. [7,8,12,15,21,23,24,25,26,27,28]

A padronização para a indicação da terapêutica cirúrgica na HDB consiste em:

● pacientes que necessitarem de reposição sangüínea no volume de 2.000 ml em 24 horas, sem cessar o sangramento (HDB grave);
● enfermos que apresentarem sangramento contínuo, considerado moderado, durante 72 horas;
● quando há recidiva do sangramento, de intensidade moderada ou grave, em um período menor que sete dias, após a primeira HDB;
● pacientes com tipo sangüíneo raro;
● enfermos idosos com HDB grave e/ou recidivante.

Um aspecto fundamental para a escolha da conduta cirúrgica a ser realizada no doente com HDB está relacionado à identificação do local do sangramento.

Se foi possível a localização do local do sangramento na propedêutica pré-operatória e se ela for restrita a um segmento do cólon, pode-se optar por uma ressecção cólica segmentar. Nesses casos, tais como o câncer, o pólipo cólico ou a ectasia vascular, responsáveis pela HDB limitada a um segmento intestinal, nossa tática operatória de escolha é a colectomia parcial com anastomose primária sempre que possível.

Contribuem para viabilizar a anastomose primária após a colectomia segmentar na HDB:

● presença de sangue, em grande quantidade, na luz intestinal, que, atuando como agente catártico, livra o cólon do conteúdo fecal;

● realização do preparo intestinal com o manitol expresso para efetuar a colonoscopia, possível na maioria dos enfermos; e

● uso endovenoso de antimicrobianos de amplo espectro.

Somente realizamos a colectomia segmentar com colostomia terminal temporária, dita de proteção, em situações de risco para efetuar-se esta anastomose primária, tais como a possibilidade de contaminação da cavidade abdominal ou a presença de fezes em grande quantidade no cólon.

Quando não houve identificação do local do sangramento no pré-operatório, é importante fazer a exploração peroperatória pela inspeção e palpação das alças, embora seja raro sua contribuição para a localização do sangramento. O melhor método é a colonoscopia transoperatória, com porcentagem de sucesso relatada na literatura de 83% ou mais; porém, ela necessita de equipe treinada, com o cirurgião auxiliando o endoscopista na introdução do aparelho endoscópico.

Não se dispondo da colonoscopia em centro cirúrgico, pode-se tentar as clampagens intestinais segmentares. Havendo localização da sede ou da causa do sangramento no peroperatório, a opção será, também, a ressecção cólica segmentar sempre que possível.

Não havendo possibilidade de identificação do local preciso do sangramento no peroperatório, porém havendo certeza de ser a HDB de origem cólica, deve-se realizar a colectomia total com anastomose ileorretal primária. Essa tática operatória está indicada para pacientes em que se identificam ectasias vasculares com distribuição difusa no cólon e nos portadores da doença diverticular cólica difusa. Embora se reconheça que os divertículos de cólon direito sejam os que mais sangram, a colectomia direita pode ser acompanhada, no pós-operatório, de recidivas freqüentes de sangramento à esquerda.

A colectomia total associada a uma ileostomia terminal temporária é conduta de exceção, como nos doentes portadores de RCU com hemorragia maciça. Nestes, o estudo anatomopatológico da peça cirúrgica ressecada orientará o procedimento operatório definitivo, com opções para anastomose ileorretal, ileoanal com bolsa ileal ou ressecção do reto e manutenção da ileostomia.

Os resultados do tratamento, conservador ou cirúrgico, da HDB quanto aos índices de mortalidade dependem das condições e da idade do doente e da causa e do grau do volume de sangue perdidos. Na urgência, esses índices podem alcançar até 30%.

REFERÊNCIAS BIBLIOGRÁFICAS

1. Alves PRA, Habr-Gama A. Doenças vasculares do intestino grosso. In: Endoscopia digestiva (SOBED). Rio de Janeiro: Medsi; 1994. P. 317-34.
2. Bemvenuti GA, Toneloto EB, Torresini RS. Tumores do intestino grosso. In: Endoscopia digestiva (SOBED). Rio de Janeiro: Medsi; 1994. P. 297-316.
3. Bemvenutti GA. Lesões vasculares do intestino grosso. In: Quilici FA. Colonoscopia. São Paulo: Lemos; 2000. P. 203-14.
4. Calache JEN. Hemorragia digestiva baixa. In: Endoscopia digestiva (SOBED). Rio de Janeiro: Medsi; 1994. P. 483-94.
5. Church JM. Endoscopy of the colon, rectum and anus. New York: Igaku-Shoin. 1995.
6. Cordeiro F. Colonoscopia na urgência. In: Quilici FA. Colonoscopia. São Paulo: Lemos; 2000. P. 227-35.
7. Corman ML. Colon and rectal surgery. 4th ed. Philadelphia: Lippincott; 1998.
8. Cruz GMG. Hemorragia digestiva baixa. In: Silva AL. Cirurgia de urgência. 2ª ed. Rio de Janeiro:Medsi; 1994.
9. Cruz GMG. Hemorragia coloproctológica. In: Souza VCT, editor. Coloproctologia. Rio de Janeiro: Medsi; 1988.
10. Cruz GMG. Propedêutica da hemorragia digestiva baixa. In: Coloproctologia - propedêutica geral. Rio de Janeiro: Revinter; 1998. P. 733-70.
11. Fallah M, Prakash C, Edmundowicz SE. Acute gastrointestinal bleeding. Med Clin N Am 2000;84:1183-1208.
12. Gordon PH, Nivatvongs S. Colon, rectum and anus. 2nd. St. Louis: QMP; 1999.
13. Habr-Gama A. Hemorragia digestiva baixa. In: Mincis M. Gastroenterologia & hepatologia – diagnóstico e tratamento. São Paulo: Lemos; 1997. P. 423-7.
14. Jensen DM, Machicado GA, Jutabha R, Kovacs TO. Urgent colonoscopy for the diagnosis and treatment of severe diverticular hemorrhage. N Engl J Med 2000;342(2):78-82.

15. Keighley MRB, Williams NS. Surgery of the anus, rectum and colon. London: W.B. Saunders; 1993.

16. Klug WA. Hemorragia digestiva baixa. In: Rasslan S, editor. Afecções cirúrgicas de urgência. 2ed. São Paulo: Robe; 1995. P. 237-45.

17. Kovacs TOG, Jensen DM. Recent advances in the endoscopic diagnosis and therapy of upper gastrointestinal, small intestinal and colonic bleeding. Med Clin N Am 2002;86: 1319-56.

18. Lewis BS, Wenger SS, Waye JD. Small bowel enteroscopy and intraoperative enteroscopy for obscure gastrointestinal bleeding. Am J Gastroenterol 1991;86:171-4.

19. Luna LL, Junqueira DP, Luna RA. Complicações nas polipectomias de cólon. In: Quilici FA, editor. Colonoscopia. São Paulo: Lemos; 2000. P. 297-308.

20. Machado G. Novas propostas de endoscopia digestiva terapêutica na hemorragia digestiva. In: Barroso FL, Vieira OM, editores. Abdome agudo não traumático. Novas propostas. São Paulo: Robe; 1995. P. 529-48.

21. Mazier WP, Levien DH, Luchtefeld MA, Senagore AJ. Surgery of the colon, rectum and anus. Philadelphia: W.B. Saunders; 1995.

22. Pott G. Atlas de colonoscopia. Rio de Janeiro: Revinter; 1998.

23. Quilici FA, Cordeiro F, Quilici LCM. Hemorragia digestiva baixa. In: Galvão-Alves J., editor. Temas de atualização em gastroenterologia. Rio de Janeiro: PUC-RJ Ed; 2006. P. 343-58.

24. Quilici FA, Cordeiro F. Hemorragia digestiva baixa. In: FBG. Condutas em gastroenterologia. Rio de Janeiro: Revinter; 2004. P. 695-701.

25. Quilici FA, Cordeiro F, Quilici LCM. Hemorragia digestiva baixa. In: Magalhães AF, Quilici FA, editores. Endoscopia digestiva: diagnóstica e terapêutica. Rio de Janeiro: Revinter; 2004. P. 660-70.

26. Quilici FA, Cordeiro F. Colonoscopia na urgência. In: Magalhães AF, Quilici FA., editores. Endoscopia digestiva: diagnóstica e terapêutica. Rio de Janeiro: Revinter; 2004. P. 660-70.

27. Quilici FA. Colonoscopia. In: Castro LP, Coelho LGV, editores. Gastroenterologia. Rio de Janeiro: Medsi; 2004. P. 2779-98.

28. Quilici FA. Colonoscopia. In: Endoscopia digestiva (SOBED). 3 ed., Rio de Janeiro: Revinter; 1999. P. 27-37.

29. Quilici FA. Hemorragia digestiva baixa. In: Cruz GMG, editor. Coloproctologia – terapêutica. Rio de Janeiro: Revinter; 2000. P. 1825-8.

30. Quilici FA. Hemorragia digestiva baixa. In Quilici FA, editor. Colonoscopia. São Paulo: Lemos; 2000. P. 215-25.

31. Reeders JWA, Rosenbusch G. Clinical radiology and endoscopy of the colon. New York: Thieme; 1994.

32. Rosen L, Bub DS, Reed JF III, Nastasee S. Hemorrhage following colonoscopic polypectomy. Dis Colon Rectum 1993;36:1126-31.

33. Silverstein FE, Tytgat GNJ. Gastrointestinal endoscopy. 3rd. London: Mosby Wolfe; 1997.

34. Soares LFP, Bizinelli SL, Tullio LF, Sperandio M. Técnicas de polipectomia.In: Quilici, FA, editor. Colonoscopia. São Paulo: Lemos; 2000. P. 283-8.

35. Sobreira RS, De Marco EK, Habr-Gama A, Gama-Rodrigues JJ. Enteroscopia. In: Quilici FA, editor. Colonoscopia. São Paulo: Lemos; 2000. P. 271-9.

36. Waye JD. Small bowel examination by the sonde enteroscope. Acta Endoscopica 1996;26:277-91.

37. Waye JD. Obscure gastrointestinal bleeding. Spanish Society for Gastrointestinal Endoscopy; 1999.

38. Wods CA, Foutch PG, Sanowski RA. Enteroscopy: detection of bleeding lesions of the small bowel. Am J Gastroenterol 1987;82:949-52.

39. Zuckerman GR, Prakash C. Acute lower intestinal bleeding. Gastrointest Endosc 1999;49:228-38.

40. Zuckerman GR, Prakash C, Askin MP, Lewis BS. Technical review: the evaluation and management of occult and obscure GI bleeding. Gastroenterology 200;18:201-21.

CAPÍTULO 139

PREPARO DO PACIENTE E DO CÓLON

Sérgio Luiz Bizinelli • Sandra Teixeira • Julio Cesar Souza Lobo
Daniel Locatelli Neves • Wilson Beleski de Carvalho

A hemorragia digestiva baixa (HDB) engloba um amplo espectro clínico, variando desde hematoquezia até hemorragia maciça com choque hipovolêmico, necessitando internação hospitalar de emergência.

Sangramento retal visível, que ocorre em adultos, necessita de avaliação em todos os casos.[1] Os pacientes devem ser divididos em baixo ou alto risco, baseados na apresentação clínica e perfil hemodinâmico.[2,3] Aqueles de baixo risco como, por exemplo, jovens com bom estado de saúde que se apresentam com hematoquezia autolimitada, podem ser avaliados no ambulatório. A extensão da investigação vai depender principalmente da idade do paciente.[4] Pacientes de alto risco, incluindo aqueles com instabilidade hemodinâmica, comorbidades graves, sangramento persistente, necessidade de múltiplas transfusões ou evidência de abdome agudo, devem ser atendidos em regime de urgência.

É muito importante na abordagem inicial do paciente com HDB uma história clínica completa, conhecer doenças sistêmicas, uso de medicações e história prévia de algum distúrbio hemorrágico.

Todos os pacientes com instabilidade hemodinâmica (choque, hipotensão postural), aqueles com evidência de sangramento intenso (queda do hematócrito de no mínimo 6% ou necessidade de transfusão de mais de duas unidades de concentrado de hemácias) e os com sangramento ativo persistente devem ser internados em uma unidade de terapia intensiva para ressuscitação e observação continuada.

Deve-se inicialmente puncionar dois acessos periféricos de grossos calibres. A reposição de fluidos deve ser realizada principalmente com solução fisiológica isotônica e o volume infundido de acordo com a capacidade cardiopulmonar do paciente. A avaliação laboratorial é um passo importante durante a ressuscitação, pela necessidade de transfusão sangüínea e correção de possíveis distúrbios de coagulação.

A colonoscopia é o exame inicial de escolha para diagnóstico e tratamento dos pacientes que se apresentam com HDB. As vantagens da colonoscopia incluem a identificação precisa do local do sangramento, a possibilidade de coletar biópsias e principalmente a intervenção terapêutica.[5] Colonoscopia precoce tem sido associada com redução do tempo de hospitalização.[6,7] As desvantagens incluem pobre visualização das lesões em cólons não preparados e os riscos da sedação em pacientes com sangramento agudo.

O uso de sedação ou anestesia deve ser individualizado. Em alguns casos, pode-se optar por não realizar sedação, devido aos riscos de depressão respiratória e arritmias cardíacas.

Até um passado recente, alguns endoscopistas realizavam o exame sem o preparo prévio do cólon,[8] devido ao efeito catártico do sangue na luz intestinal. O ideal é que, sempre que possível, o preparo seja realizado. Em HDB é comum o uso do "preparo expresso", que consiste em tomar a solução de manitol a 20% em 1 a 2 horas, por via oral ou por sonda nasogástrica. Essa limpeza possibilita condições satisfatórias para o exame endoscópico, mesmo na vigência de sangramento.

REFERÊNCIAS BIBLIOGRÁFICAS

1. Zuccaro G. Management of the adult patient with acute lower gastrointestinal bleeding. Am J Gastroenterol 1998;93:1202.
2. Kollef MH, O'Brien JD, Zuckerman GR. A classification tool to predict outcomes in patients with acute upper and lower gastrointestinal hemorrhage. Crit Care Med 1997;25:1125.
3. Velayos FS, Williamson A, Souza KH et al. Early predictors of severe lower gastrointestinal bleeding and adverse outcomes: a prospective study. Clin Gastroenterol Hepatol 2004;2:485.
4. Lewis JD, Brown A, Localio AR. Initial evaluation of rectal bleeding in young persons: a cost-effectiveness analysis. Ann Intern Med 2002;136:99.
5. Jensen DM, Machicado GA. Diagnosis and treatment of severe hematochezia: the role of urgent colonoscopy after purge. Gastroenterology 1988;95:1569.
6. Strate LL, Syngal S. Timing of colonoscopy: impact on length of hospital stay in patients with acute lower intestinal bleeding. Am J Gastroenterol 2003;98:317.
7. Schmulewtiz N, Fisher DA. Early colonoscopy for acute lower GI bleeding predctis shorter hospital stay: a retrospective study of experience in a single center. Gastrointest Endosc 2003;58:841.
8. Rossini FP, Ferrari A, Spandre M et al. Emergency colonoscopy. World J Surg 1989;13:190.

CAPÍTULO 140

MOLÉSTIA DIVERTICULAR DO CÓLON

Marcelo Averbach
Tomoe Minami

INTRODUÇÃO

Divertículos são formações saculiformes, que podem ser encontradas em todo o trato digestivo, porém mais freqüentemente no intestino grosso. A moléstia diverticular do cólon foi descrita inicialmente por Littre no século XVIII e atualmente é considerada uma das afecções benignas mais prevalentes no homem.

Os divertículos podem ser falsos ou verdadeiros. As paredes dos divertículos verdadeiros, constituídas por todas as túnicas da parede do cólon, têm origem congênita e habitualmente são isoladas, o que não causa qualquer sintoma aos portadores. Já os divertículos falsos representam herniações da mucosa através da camada muscular, em pontos de menor resistência que coincidem com o lugar em que penetram os vasos através da muscular própria, e são adquiridos durante a vida. Os divertículos falsos são os existentes nos portadores da moléstia diverticular.

CLASSIFICAÇÃO

A doença diverticular agrupa, sob o ponto de vista epidemiológico, fisiopatológico, clínico, radiológico e endoscópico, diversos tipos de afecções. Assim, é importante distinguir cada um deles, pois as possíveis complicações manifestam-se de forma diferente para cada um desses tipos.

A moléstia diverticular pode ser classificada em forma hipertônica, forma hipotônica e forma mista.[1]

A forma hipertônica acomete indivíduos de uma faixa etária mais jovem, entre 40 e 60 anos. Compromete principalmente o cólon descendente e sigmóide, segmentos estes que apresentam alterações dinâmicas com hipertonia. A principal complicação da forma hipertônica é a diverticulite. Em orientais é descrita uma forma de moléstia diverticular hipertônica, na qual os divertículos localizam-se exclusivamente no cólon direito; nesses pacientes ocorre processo inflamatório agudo com grande freqüência.

A forma hipotônica incide em pacientes mais idosos, nos quais há uma atrofia da túnica muscular que faz com que os óstios diverticulares sejam amplos e os divertículos se distribuam por todos os segmentos do cólon. A complicação mais freqüente da moléstia diverticular hipotônica é a hemorragia.

EPIDEMIOLOGIA

Os estudos epidemiológicos mostram que a moléstia diverticular tem prevalência crescente com a idade, sem predominância de sexo. Estima-se que nos países industrializados, 30% da população com mais de 60 anos e 60% da população com mais de 80 anos sejam portadores da moléstia diverticular. Já nos países do Extremo Oriente e África, a incidência da moléstia diverticular é bem menor, provavelmente devido à ingestão de grandes quantidades de fibras por estas populações.

ETIOPATOGENIA

Não é muito clara a etiopatogenia da moléstia diverticular do cólon, porém algumas hipóteses existem para explicar o aparecimento de divertículos na parede do cólon.

Primeiramente, estudos dos hábitos alimentares mostram haver uma relação entre a incidência da moléstia e a quantidade de fibras consumidas, de forma que a ingestão de quantidades reduzidas de fibras vegetais levaria a um aumento da pressão intraluminal necessária para impulsionar o bolo fecal e assim gerar as herniações da mucosa.

Por outro lado existem evidências de que os portadores da forma hipotônica da doença têm uma redução da quantidade e qualidade das fibras elásticas da parede intestinal, que talvez levem a uma diminuição da resistência da parede, o que também permite a formação dos divertículos.

Anatomicamente, existe uma íntima relação entre os divertículos e os pontos de penetração dos vasos na túnica muscular, pontos estes de maior fragilidade, o que facilitaria a herniação da mucosa e assim a formação dos divertículos.[2]

Em decorrência desta proximidade entre os divertículos e os vasos, traumatismo ou mesmo úlceras de pressão provocadas por fecalitos podem levar a quadros hemorrágicos. O uso de antiinflamatórios não-esteróides parece aumentar as chances de sangramento dos divertículos.[3,4]

QUADRO CLÍNICO

O quadro clínico dos pacientes portadores da moléstia diverticular depende da forma da doença.

Em pacientes com moléstia diverticular hipertônica é freqüente a queixa de dor em fossa ilíaca e flanco esquerdo associada à sensação de distensão abdominal. É característica a eliminação de muco e fezes em cíbalos, devido à eliminação dos fecalitos da luz dos divertículos. Ao exame físico nota-se o sigmóide palpável, doloroso e de consistência endurecida. As cólicas são freqüentes e se relacionam à redução do calibre do órgão. A principal complicação da forma hipertônica é a diverticulite, que pode evoluir de maneira favorável ou com formação de abscesso e perfuração.

Aqueles que apresentam a forma hipotônica são totalmente assintomáticos, sendo o diagnóstico firmado durante um exame ocasional, porém como complicação podem ocorrer quadros hemorrágicos. Tais sangramentos são intensos e, habitualmente, autolimitados.

COLONOSCOPIA NA HEMORRAGIA DIGESTIVA BAIXA (HDB)

Historicamente, as duas principais causas de HDB são a doença diverticular do cólon e as ectasias vasculares. No entanto, estudos mais recentes, que utilizaram a colonoscopia para o diagnóstico, revelaram que a ectasia é menos freqüente do que se imaginava. A moléstia diverticular permanece como a causa mais freqüente, sendo diagnosticada também de forma incidental em até 66% dos pacientes que têm outras causas para o sangramento.

As colites aparecem como a segunda causa de hemorragia, observada em 6% a 22% dos casos. A colite isquêmica tem se mostrado em recentes séries como importante causa de HDB. Entre as doenças inflamatórias, a doença de Crohn, mais freqüentemente do que a colite ulcerativa, leva a quadros hemorrágicos.

A Tabela 140.1 mostra dados compilados de 10 séries quanto às principais causas de HDB.[5]

AVALIAÇÃO E CONDUTAS INICIAIS

Enterorragia franca, eliminação de coágulos ou menos freqüentemente melena são as queixas predominantes de pacientes com HDB. Palidez, palpitação, dispnéia e hipotensão postural sugerem comprometimento hemodinâmico. Queda de 10 mmHg na pressão arterial ou elevação de 10 batimentos por minuto na freqüência cardíaca sugerem uma perda maior do que 15% do volume sangüíneo circulante.[6] Nesses casos, um bom acesso venoso é fundamental para reposição volêmica, coleta de amostras para exames laboratoriais e hemotransfusão.

A história clínica deve ser obtida minuciosamente com ênfase nas comorbidades, drogas em uso e episódios de sangramentos prévios, para se estabelecerem eventuais fatores de risco para o sangramento.

O exame físico deve incluir o exame proctológico para se diagnosticar ou excluir as afecções proctológicas que podem ser a causa do sangramento em cerca de 10% dos casos[7] e também para se verificar as características das fezes na ampola retal.

COLONOSCOPIA

A colonoscopia é considerada o procedimento de escolha na investigação inicial da hemorragia digestiva baixa. A acurácia da colonoscopia na investigação de casos de HDB varia de 72% a 86%, com intubação do ceco em mais de 95% das vezes.[8] A colonoscopia pode ser realizada sem preparo do cólon, tendo em vista o efeito catártico do sangue, ou após preparo anterógrado rápido. A colonoscopia oferece a vantagem adicional de poder ter finalidade terapêutica além de diagnóstica.

Na moléstia diverticular, a hemorragia cessa espontaneamente em 70% a 80% dos casos e a taxa de recorrência de sangramento ocorre em torno de 22% a 38%;[5,8,9,10] dessa forma, é muito freqüente o encontro de grande quantidade de sangue sem a identificação do divertículo responsável pelo sangramento, daí a importância da indicação precoce da colonoscopia. O reconhecimento do local do sangramento é fundamental para que um tratamento endoscópico possa ser executado ou, se não for possível, que a ressecção cirúrgica, se indicada, seja menos extensa.

TABELA 140.1

Diagnóstico colonoscópico de HDB

Diagnóstico	Freqüência (%)	% Média
Moléstia diverticular do cólon	15 a 55	30
Colite	6 a 22	15
Câncer/pólipos	3,5 a 30	13
Ectasia vascular	3 a 37	10
Afecções anorretais	0 a 16	11
HDA (hemorragia digestiva alta)	0 a 20	10
Outras	3 a 14	6
Sem diagnóstico	0 a 11	8

A colonoscopia em pacientes portadores de sangramento digestivo, e sobretudo nos portadores de divertículos, é um procedimento trabalhoso, demorado, que requer conhecimento, paciência e habilidade do examinador, pois habitualmente existe grande quantidade de sangue na luz intestinal e dentro dos divertículos (Figura 140.1). Todos os segmentos devem ser bem examinados, aspirando-se o sangue represado e removendo-se os coágulos. A lavagem com soro fisiológico é útil e pode ser infundido sob pressão através do canal de trabalho do colonoscópio. A mobilização do paciente pode também auxiliar, pois mobiliza o conteúdo intestinal e, desta forma, pode expor o local com sangramento ativo ou um ponto com estigmas de sangramento recente (Figuras 140.2 e 140.3).

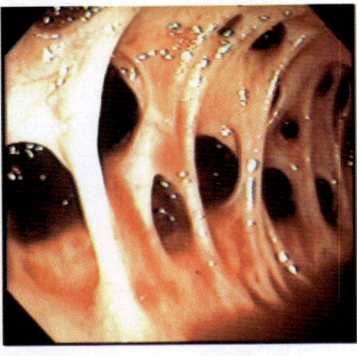

FIGURA 140.1

Grande quantidade de sangue na luz do cólon e dentro dos divertículos

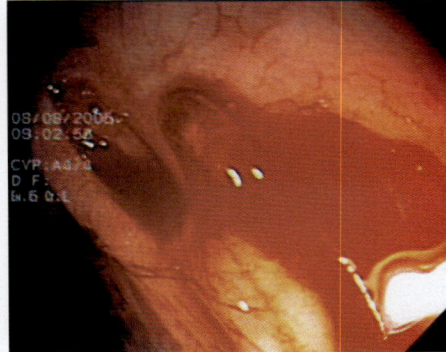

FIGURA 140.2

Divertículo com sangramento ativo

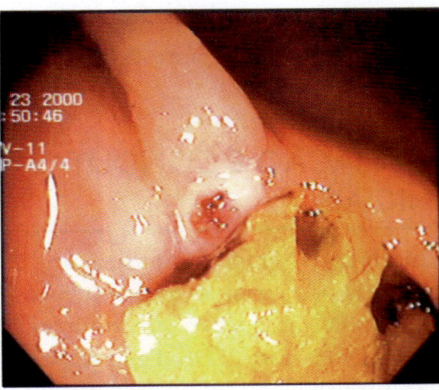

FIGURA 140.3

Vaso visível junto a um óstio diverticular

TRATAMENTO ENDOSCÓPICO

O maior desafio do endoscopista diante de um paciente com hemorragia digestiva baixa é a localização do ponto hemorrágico para que um procedimento terapêutico possa ser empregado.

Nos últimos anos, em pacientes portadores de moléstia diverticular que apresentam sangramento, aplicou-se uma série de recursos endoscópicos, como:

- agentes térmicos: cautério mono e bipolar, termocautério (*heater probe*), fotocoagulação (*laser*);
- agentes químicos: vasoconstritores e esclerosantes;
- agentes mecânicos: clipes e ligadura elástica.

A terapêutica endoscópica é benéfica, pois diminui as taxas de recorrência de sangramento nos pacientes com hemorragia diverticular ativa e também nos casos com estigmas de sangramento.[11]

AGENTES TÉRMICOS

Johnston e Sones descreveram quatro pacientes com tratamento endoscópico com *heater probe* em 1986.[12] Savides e Jensen publicaram um caso de hemorragia intensa recorrente, com vasos visíveis tratados com coagulação bipolar, em 1994.[13]

Os vasos visíveis e não-sangrantes são tratados com coagulação bipolar (Gold Probe, Microvasive, Boston Scientific, Natick, Mass.) com 10 W a 15 W, com moderada pressão diretamente sobre o vaso.[14] O uso de eletrocoagulação monopolar ou Nd:YAG *laser* não é apropriado, pois pode causar lesão transmural freqüentemente. O *laser* de argônio, embora seguro, é inconveniente, devido à pobre eficácia para coagulação tangencial. A eletrocoagulação bipolar foi escolhida devido à boa eficácia na coagulação dos vasos visíveis e baixa taxa de lesão transmural.[13,15] O risco da terapêutica térmica é maior se aplicada "às cegas" e acomete as saculações dos divertículos, o que aumenta a chance de perfuração.[16]

AGENTES QUÍMICOS

Kim e Marcon, em 1993, descreveram tratamento de hemorragia diverticular ativa com injeção de epinefrina.[17]

A adrenalina 1:20.000 é injetada nos quatro quadrantes para controle de sangramento nos casos de divertículos rasos ou de colos largos, ou em locais próximos ao óstio do divertículo para tamponamento, em casos de divertículos de colos estreitos ou profundos.[5,14] O mecanismo de ação pode ser tanto por vasoconstrição ou por tamponamento local.[11]

Aplica-se nos locais com coágulos aderidos, sem sangramento ativo, uma injeção de adrenalina com diluição de 1:20.000 direcionada aos quatro quadrantes do "pedículo" do coágulo. Posteriormente, o coágulo é retirado com uma alça de polipectomia, permitindo que a sua base, geralmente um vaso visível não-sangrante, fique à mostra para poder ser submetido à coagulação com *probe* bipolar (Figura 140.4). Para futura identificação, numa próxima colonoscopia ou procedimento cirúrgico, a mucosa adjacente ao divertículo deverá ser marcada com tinta da Índia ou nanquim.[14,15] Injeção de adrenalina na diluição de 1:10.000 detém sangramentos ativos e permite coagulação suplementar para obstruir o vaso sangrante diretamente.[15,18] Outros agentes da terapia de injeção efetivos, mas menos freqüentemente utilizados, são o álcool, a etanolamina, cola de cianoacrilato, polidocanol, trombina e cola de fibrina.[19]

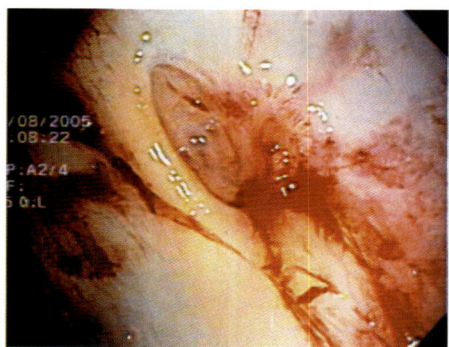

FIGURA 140.4

Aspecto após injeção de solução de adrenalina

Essa é uma terapêutica simples, barata e efetiva, sem necessidade de muitas ferramentas; portanto, pode ser a terapêutica de primeira escolha em muitos casos.

AGENTES MECÂNICOS

Hokama e colaboradores[20] e Rino e colaboradores[21] relataram controle de sangramento com hemoclipe endoscó-pico. Métodos mecânicos, como o uso de clipes metálicos para selar o local do sangramento (Figura 140.5), são cada vez mais freqüentes, com boa eficácia para parar o sangramento e para diminuir as taxas de recorrência de sangramento.[4,15] Pode ser uma boa escolha para terapêutica em enterorragias maciças.[21]

Há relatos de casos de pacientes idosos com história de hemorragia digestiva baixa com doenças cardíacas graves como arritmia, em que, após estabilidade hemodinâmica, a colonoscopia demonstrou uma grande ulceração no divertículo. A terapêutica foi realizada com cola de fibrina (Tissucol).[3]

O risco de recorrência de sangramento das moléstias diverticulares do cólon está em torno de 20% a 25% e os seus fatores desencadeantes são desconhecidos.[16]

As indicações para cirurgia de ressecção cólica são: deterioração clínica aguda importante, hemorragia com persistência após 24 horas e casos de recorrência do sangramento diverticular. Recomenda-se a ressecção cirúrgica após o segundo episódio de sangramento volumoso.[9] Dessa forma, a cirurgia em hemorragia digestiva baixa é reservada para casos de falência terapêutica por endoscopia ou embolização por angiografia.

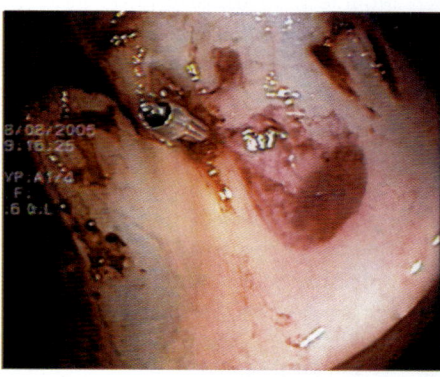

FIGURA 140.5

Hemoclipe aplicado em vaso do óstio diverticular

Após alta hospitalar, os pacientes devem ser orientados à prevenção secundária com uma dieta rica em fibras, uso de suplemento de fibras, uso de analgésicos — se necessário, evitar medicamentos que causam ou agravam hemorragias digestivas como AINE (antiinflamatórios não-esteróides) ou ácido acetilsalicílico e anticoagulantes. Também devem ser orientados a evitar o consumo de alimentos como frutas com sementes pequenas e duras, pipocas, nozes e, sobretudo, evitar medicações obstipantes.[5,11,14]

REFERÊNCIAS BIBLIOGRÁFICAS

1. Chifflet A. Complicaciones de la colopatia diverticular. In: Anales Congreso Latino-Americano de Proctologia 1963. Montevidéo; 1963. P. 39-50.
2. Barros MSV. Estudo comparativo entre o sistema de fibras elásticas da camada muscular do cólon humano normal e do portador de moléstia diverticular. Tese de doutorado. São Paulo: Faculdade de Medicina da Universidade de São Paulo; 1999.
3. Andress HJ, Mewes A, Lange V. Endoscopic hemostasis of a bleeding diverticulum of the sigma with Fibrin Sealant. Endoscopy 1993;25:193.
4. ASGE guideline: the role of endoscopy in the patient with lower GI bleeding. Gastrointest Endosc 2005;62(5):656-60.
5. Elta GH. Urgent colonoscopy for acute lover GI bleeding. Gastrointest Endosc 2004;59(3):402-8.
6. American Society for Gastrointestinal Endoscopy. An annotated algorithmic approach to acute lower gastrointestinal bleeding. Gastrointest Endosc 2001;53(7):859-63.
7. Longstreth GF. Epidemiology and outcome of patients hospitalized with acute lower gastrointestinal hemorrhage: a population based study. Am J Gastroenterol 1997;92:419-24.
8. Bounds BC, Friedman LS. Lower gastrointestinal bleeding. Gastroenterol Clin North Am 2003;32(4):1107-25.
9. McGuire HH. Bleeding colonic diverticula: a reappraisal of natural history and management. Ann Surg 1994; 220:653-6.

10. Browder W, Cerise EJ, Litwin MS. Impact of emergency angiography in massive lower gastrointestinal bleeding. Ann Surg 1986;204:530-6.

11. Bloomfeld RS, Rockey DC, Shetzline MA. Endoscopic therapy of acute diverticular hemorrhage. Am J Gastroenterol; 96(8):2367-72.

12. Johnston JJ, Sones J. Endoscopic heater probe coagulation of the bleeding colonic diverticulum [abstract]. Gastrointest Endosc 1986;84:AB168.

13. Savides TJ, Jensen DM. Colonoscopic hemostasis for recurrent diverticular hemorrhage associated with a visible vessel: a report of three cases. Gastrointest Endosc 1994;40(1): 70-3.

14. Jensen DM, Machicado GA, Jutabha R, Kovacs TOG. Urgent colonoscopy for the diagnosis and treatment of severe diverticular hemorrhage. N Engl J Med 2000;342:78-82.

15. Beejay U, Marcon NE. Endoscopic treatment of lower gastrointestinal bleeding. Curr Opin Gastroenterol 2002;18(1):87-93.

16. Ramirez FC, Johnson DA, Zierer ST, Walker GJ, Sanowski RA. Successful endoscopic hemostasis of bleeding colonic diverticula with epinephrine injection. Gastrointest Endosc1996;43(2):167-70.

17. Kim Y, Marcon NE. Injection therapy for colonic diverticular bleeding: a case report. J Clin Gastroenterol 1993;17:46-8.

18. Kethu SR, Rich HG. Images in clinical medicine. Bleeding colonic diverticulum. N Engl J Med 2003; 349(25):2423.

19. Simpson PW, Nguyen MH, Lim JK, Soetikno RM. Use of endoclips in the treatment of massive colonic diverticular bleeding. Gastrointest Endosc 2004;59(3):433-7.

20. Hokama A, Uehara T, Nakayoshi T, Uezu Y, Tokuyama K, Kinjo F et al. Utility of endoscopic hemoclipping for colonic diverticular bleeding. Gastrointest Endosc 1997;92:543-6.

21. Rino Y, Imada T, Iwasaki H, Tanabe H, Kato N, Amano T et al. Hemostasis of colonic diverticular bleeding with hemoclips under endoscopic control: report of a case. Hepatogastroenterology 1999;46:1733-5.

CAPÍTULO 141

COLONOSCOPIA NAS DOENÇAS INFLAMATÓRIAS INTESTINAIS

Marta Brenner Machado
Nutianne Camargo Schneider

INTRODUÇÃO

A colonoscopia é um procedimento de fundamental importância no diagnóstico e no manejo das principais doenças intestinais. As doenças que causam inflamação intestinal de etiologia não completamente esclarecida representadas pela retocolite ulcerativa (RCU) e Doença de Crohn (DC) serão discutidas neste capítulo.

A diferença básica entre essas duas entidades se deve ao fato de que a DC pode acometer todo o tubo digestório ao passo que a RCU compromete apenas o intestino grosso. Tanto a RCU como a DC podem apresentar-se com quadro clínico e endoscópico semelhantes, inclusive com estudo anatomopatológico inconclusivo, o que as leva a serem chamadas de colite indeterminada.

Entre as manifestações clínicas, as mais comuns são diarréia, dor abdominal, perda de peso, febre, massas abdominais palpáveis, anemia, fístulas, muco e/ou sangue nas fezes, tenesmo e diversos sinais e sintomas extra-intestinais.

Na investigação de diarréia crônica, após uma extensa anamnese, exame físico completo, exames laboratoriais e de imagens pertinentes, a conduta seguinte a ser tomada é o procedimento colonoscópico.

A colonoscopia então assume papel fundamental no diagnóstico diferencial dessas doenças, não só por permitir exame cuidadoso da superfície mucosa do reto, do cólon e do íleo distal, mas também pela possibilidade de serem obtidas biópsias seriadas nesses segmentos examinados.

INDICAÇÕES DE COLONOSCOPIA NA DOENÇA INFLAMATÓRIA INTESTINAL (DII)

- Diagnóstico diferencial;
- Investigação complementar de alterações radiológicas;
- Estadiamento pré-operatório;
- Determinação da extensão da doença;
- Determinação da atividade e gravidade da doença;
- Acompanhamento evolutivo da doença;
- Avaliação do reservatório ileal;
- Rastreamento e seguimento de displasia e câncer colônicos;
- Estudo anatomopatológico no diagnóstico diferencial;
- Protocolos de novas terapêuticas e comprovação da cicatrização da mucosa;

VANTAGENS DA COLONOSCOPIA NA AVALIAÇÃO DA COLITE

1. Detecção e visualização:
   a) coloração e características da mucosa;
   b) identificação de pequenas lesões (deprimidas, planas ou elevadas);
   c) localização do sítio de sangramento.
2. Confirmação histopatológica das anormalidades da mucosa;
3. Cromoscopia de áreas suspeitas.

DESVANTAGENS DA COLONOSCOPIA NA AVALIAÇÃO DA COLITE

1. Possibilidade de a colonoscopia agravar as condições clínicas de pacientes em estado grave;
2. Detecção de fístulas;
3. Na presença de estenose que impede a passagem do aparelho e o estudo completo do cólon. Nessa situação, no entanto, a colonoscopia pode, inclusive, ser terapêutica, com a utilização de balões TTS.

CONTRA-INDICAÇÕES RELATIVAS DA COLONOSCOPIA NA DII

- Suboclusão;
- Doença inflamatória intestinal intensa;
- Agudização da DII previamente diagnosticada;
- Gravidez;
- Instabilidade hemodinâmica;
- Anastomose colônica recente;
- Coagulopatias.

CONTRA-INDICAÇÕES ABSOLUTAS DA COLONOSCOPIA NA DOENÇA INFLAMATÓRIA INTESTINAL

- Megacólon tóxico;
- Perfuração intestinal;
- Obstrução intestinal;
- Peritonite generalizada;
- Embolia pulmonar recente;
- Infarto agudo do miocárdio recente.

COMPLICAÇÕES DA COLONOSCOPIA

As complicações decorrentes da colonoscopia são raras e de baixa morbimortalidade, desde que o exame seja realizado por um endoscopista treinado e capacitado, em ambiente hospitalar, com preparo e sedação adequados.

Entre as complicações, as mais frequentes são hemorragia (pós-polipectomia), perfuração, distensão abdominal pós-procedimento, trauma esplênico, bacteremia, reflexo vagal com bradicardia e hipotensão, volvo de sigmóide e ceco.

RETOCOLITE ULCERATIVA (RCU)

A RCU é caracterizada pela presença de processo inflamatório contínuo do cólon limitado à mucosa, que acomete o reto e extensões proximais variáveis, cursando com remissões e exacerbações espontâneas.

Habitualmente, as alterações endoscópicas ocorrem conforme a intensidade da doença, desde fina nodularidade da mucosa, edema, hiperemia, friabilidade, perda do padrão vascular até erosões ou úlceras recobertas por fibrina. Diversas classificações endoscópicas são utilizadas para a graduação da doença. Em nosso serviço utilizamos a classificação de Baron.

A extensão e o comprometimento da RCU são definidos como:

- Proctite: quando está restrita ao reto, ou seja, com presença de inflamação até 15 cm da linha pectínea;
- Colite distal: processo inflamatório no reto e cólon sigmóide, até 30 cm da linha pectínea;
- Colite esquerda: quando a inflamação atinge do reto ao ângulo esplênico;
- Colite subtotal: o processo inflamatório compromete o reto e todo o cólon, até o ângulo hepático.
- Pancolite ou colite universal: inflamação que acomete todo o cólon.

Cerca de 40% a 50% dos pacientes possuem doença restrita até o cólon sigmóide, seguida pelo acometimento até a flexura esplênica em 30% a 40% e em apenas 20% dos casos a RCU acomete todo o cólon (pancolite).

Pacientes portadores de RCU apresentam maior incidência de adenocarcinoma após 10 anos de evolução da doença. Por esse motivo, na RCU, a colonoscopia deve ser realizada como rotina no rastreamento de lesões neoplásicas, com biópsias em lesões visíveis ou setorizadas de 10 cm em 10 cm ao longo de todo o cólon.

A colonoscopia deve ser realizada, de preferência, na doença em remissão, com atenção extrema na busca de áreas suspeitas. A displasia, que é uma alteração neoplásica do epitélio intestinal, muitas vezes é de difícil caracterização macroscópica ao exame. Esta pode se apresentar como área de mucosa nacarada ou com leve granulação e irregularidade. Confundidas com pseudopólipos inflamatórios ou ilhotas de mucosa cicatriciais, as lesões elevadas devem sempre ser consideradas DALM (*dysplasia associated lesions or masses*) e, portanto, devem ser realizadas biópsias dirigidas dessas áreas. A importância de se identificar tais lesões, em especial, aquelas com displasia de alto grau, ocorre pelo fato de configurarem uma indicação de colectomia profilática, uma vez que, quando a displasia é discreta, o risco de câncer associado é 40%, aumentando para 60% nos casos de displasia intensa.

DOENÇA DE CROHN (DC)

A DC é uma DII crônica, que pode afetar todo o tubo gastrointestinal, desde a boca ao ânus. Muitas vezes é mais difícil o diagnóstico, porque pode assumir aspectos endoscópicos semelhantes aos de outras entidades como tuberculose e linfoma.

Classificação de Baron
Grau 0: mucosa colônica pálida com vascularização bem definida; fina nodularidade submucosa, com nódulos identificáveis através da mucosa normal (na colite cicatrizada); neovascularização das arteríolas terminais
Grau 1: mucosa lisa, com edema, eritema e apagamento do padrão de vascularização normal
Grau 2: mucosa com edema, eritema e fina nodularidade; áreas esparsas de hemorragia espontânea da mucosa (petéquias); friabilidade ao toque do aparelho
Grau 3: mucosa com edema, eritema, granulações, áreas de hemorragia espontânea e presença de muco-pus no lúmen; ulcerações ocasionais

A DC caracteriza-se pelo acometimento transmural (pode afetar todas as camadas — da mucosa à serosa) e pelo caráter descontínuo das lesões (áreas de mucosas preservadas em meio às mucosas com atividades inflamatórias).

Os achados endoscópicos são variáveis desde discretas erosões, edema, friabilidade, enantema, sendo mais característico a presença de úlceras, que podem ser aftóides, elípticas ou lineares, intercaladas por mucosa normal, assim como lesões fibroestenosantes e fistulizantes. Cerca de um terço dos pacientes com doença colônica apresenta manifestações perianais, como fístulas e abscessos.

Quanto à sua distribuição anatômica, é classificada em três grandes grupos:

- Doença do intestino delgado isolada – 30% a 40% dos casos;
- Doença do intestino delgado e cólon – 40% a 50% dos casos;
- Doença colônica isolada – 15% a 25% dos casos.

Aspecto	RCU	DC
Distribuição	universal	segmentar
Envolvimento da mucosa	simétrico	saltitante
Comprometimento do reto	sempre	ausente
Intensidade do comprometimento do reto	> cólon	brando e < cólon
Comprometimento ileal	raro (*backwash*)	presente em 30%
Friabilidade	comum	incomum
Eritema	comum	incomum
Granulação	comum	incomum
Padrão vascular	irregular	normal
Ulcerações rasas	< 1 cm	> 1 cm
Úlceras aftóides	ausente	comum
Úlceras lineares	ausente	comum
Aspecto calcetado	ausente	comum
Pseudopólipos	comum	comum
Pontes mucosas	ocasional	ocasional

Principais diagnósticos diferenciais

Tuberculose intestinal	Doença de Behçet
Enterocolite bacteriana-parasitária	Linfoma
Colite pseudomembranosa	Infecções oportunistas no imunodeprimido
Colite induzida por drogas	Carcinomas
Colite actínica	Tumor carcinóide
Colite isquêmica	*Sprue*
Endometriose	Doença de Whipple
Diverticulite	Úlcera solitária de reto

REFERÊNCIAS BIBLIOGRÁFICAS

1. Nagasako K. Colonoscopic Interpretation. 1st ed. Tokyo: Igaku-Shoin; 2000.
2. Chutkan RK, Scherl E, Waye J. Colonoscopy in inflammatory bowel disease. Gastrointest Endoscopy Clin N Am 2002;12:463-83.
3. Lee SD, Cohen RD. Endoscopy in inflammatory bowel disease. Gastroenterol Clin N Am 2002;31:119-32.
4. Hommes DW, Van Deventer SJH. Endoscopy in inflammatory bowel disease 2004;126:1561-73.
5. Baron JH, Connell AM, Lennard-Jones JE. Variation between observers in describing mucosal appearances in proctocolitis. Br Med J 1964;1:89.
6. Silva EJ. Doenças Inflamatórias Inespecíficas. In Magalhães AF, Cordeiro FT, Quilici FA, Machado G, Amarante H, Prolla JC et al. Endoscopia digestiva — diagnóstica e terapêutica (SOBED). Rio de Janeiro:Revinter; 2005. P. 562-73.

CAPÍTULO 142

COLOPATIA ISQUÊMICA

Giovani A. Bemvenuti

Uma das manifestações clínicas mais freqüentes da colopatia isquêmica é a enterorragia, e isso pode acontecer em todas as suas formas evolutivas.

Na isquemia colônica na forma gangrenosa, a mais grave, um pouco antes ou à medida que se instala o quadro agudo e sistêmico, costuma haver evacuação de sangue com fezes ou isoladamente, em geral de pequena monta, mas que pode chegar a uma perda de volume mais significativa. O sangramento ocorre pela necrose e decomposição dos tecidos colônicos, em função do evento isquêmico avançado e duradouro.

Nas formas de apresentação clínica menos graves da colopatia isquêmica, exatamente desde as primeiras manifestações, quase sempre acontece enterorragia que pode ser acompanhada de evacuações diarréicas ou não. Costuma ocorrer na forma de escassas perdas sangüíneas que por vezes até passam despercebidas ou de volume um pouco mais marcante, em geral sem determi-nar sobressalto, sem hipovolemia importante, nem anemia. A etiopatogenia desse tipo de sangramento é a hemorragia intramucosa e a ulceração superficial da mucosa que ocorre logo depois ou conjuntamente com o edema no início do fenômeno isquêmico temporário, logo após sua instalação.

No estágio em que a colopatia isquêmica evolui para uma atividade inflamatória com característica inespecífica e de cronicidade, a colite isquêmica, é comum manifestar-se por hematoquezia, isto é, evacuações diarréicas precedidas ou acompanhadas de sangue, por vezes indistinguível do quadro da Retocolite Ulcerativa Inespecífica Crônica. Essa fase é mais tardia e o sangramento decorre da friabilidade da mucosa inflamada.

O método diagnóstico mais apropriado para determinar a causa da perda sangüínea e, ao mesmo tempo, para esclarecer a ocorrência de uma afecção isquêmica envolvendo os cólons é a endoscopia. Nos casos em que ocorre uma instalação aguda e grave com suspeita de que se trate da forma gangrenosa, o procedimento pode ser abreviado, na medida de uma retossigmoidoscopia flexível e com preparo mínimo para a limpeza intestinal. Em geral é suficiente um enema com solução fisiológica que permitirá a inspeção dos segmentos intestinais mais distais. Na situação em que não houver quadro clínico de gravidade, pode-se preparar o paciente para uma colonoscopia total mediante os métodos usualmente utilizados para exame endoscópico em casos de hemorragia digestiva baixa.

Definida a origem e a causa do sangramento, em se tratando das lesões conseqüentes à isquemia, a perda sangüínea não necessita de uma medida terapêutica específica, devendo, isso sim, fazer parte da conduta que se toma no tratamento do evento isquêmico colônico e da entidade que representa sua etiologia.

CAPÍTULO 143

COLITE INFECCIOSA HEMORRÁGICA

Paulo Alberto Falco Pires Corrêa
Giulio Fabio Rossini

Apesar de não ser a manifestação clínica mais freqüente (ocorre em menos de 5% das vezes), a hemorragia digestiva baixa pode acometer pacientes portadores de enterocolites infectoparasitárias, principalmente se imunodeprimidos (quando essas manifestações costumam ser mais evidentes, prolongadas e com repercussões mais importantes).[1-9]

Quando nos deparamos com um sangramento retal sem nenhum diagnóstico prévio e, ao realizarmos a colonoscopia deste paciente, observamos alterações endoscópicas agudas, intensas e inespecíficas, o diagnóstico diferencial muitas vezes será difícil de ser estabelecido, ou seja, quanto maior e mais intensa a agressão da mucosa cólica, maior será a dificuldade de se estabelecer o diagnóstico da afecção em curso.

Algumas dessas afecções, no entanto, em fases mais tardias, têm características endoscópicas próprias e distintas, apresentando lesões que sugerem muito sua etiologia.

Na fase inicial ou aguda é sempre importante a coleta de material para estudo histopatológico e/ou culturas para conseguirmos melhorar nossa acuidade diagnóstica.

De uma maneira geral, toda afecção que provoca lesão da mucosa com a presença de erosões, úlceras ou tumorações pode levar a um quadro de sangramento ao passo que as que provocam apenas edema e/ou enantema levam a quadros diarréicos sem sangramento.

Dentre as colites infectoparasitárias que mais freqüentemente se manifestam por meio de enterorragia ou melena podemos citar: as bacterianas – salmonelose, shigelose, micobacterioses e colite pseudomembranosa; as virais – citomegalovirose e infecção herpética; as fúngicas – histoplasmose e candidíase; e as causadas por protozoários – amebíase e esquistossomose.

INFECÇÕES BACTERIANAS

As infecções bacterianas do cólon, como as causadas pela *Salmonella* sp, *Shigella* sp, *Escherichia coli* enteropatogênica, *Campylobacter jejunii* e *Yersinia enterocolitica*, normalmente têm uma história clínica que se origina com a ingestão de alimentos ou líquidos contaminados, e as principais manifestações são febre, diarréia e dor abdominal. Nos casos em que a infecção é mais grave pode aparecer o sangramento associado. O aspecto endoscópico é semelhante ao das doenças inflamatórias inespecíficas intestinais, que são semelhantes à RCUI na fase aguda com microulcerações e à doença de Crohn quando essas infecções são prolongadas, com o aparecimento de ulcerações maiores, recobertas por fibrina. O diagnóstico diferencial é possível apenas com o isolamento do agente causal na cultura das fezes, já que o estudo histopatológio não é capaz de definir sua etiologia.[2,3,7,10,11]

A colite causada pelo *Clostridium difficile* tem uma história prévia de uso de poliantibioticoterapia, o que permite a destruição da flora intestinal normal e a proliferação desse agente, que produz toxinas que agridem diretamente a mucosa do cólon.

Na fase inicial da doença, as características endoscópicas são inespecíficas, podendo-se confundi-la com a RCUI. Após alguns dias, no entanto, ocorre o aparecimento de placas esbranquiçadas aderidas à parede intestinal, que são compostas de um tampão fibrinoleucocitário chamado de pseudomembrana, o que dá o nome a essa colite (Figuras 143.1 a 143.4).

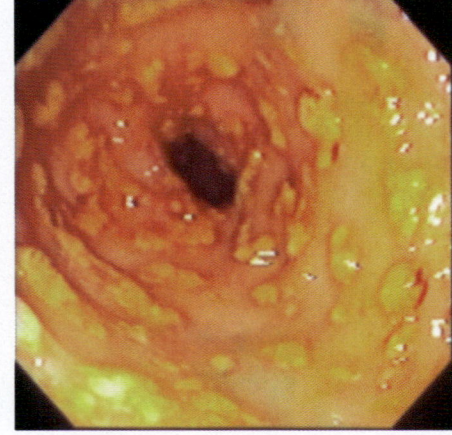

FIGURA 143.1

Colite pseudomembranosa (CPM). Distribuição das pseudomembranas em um segmento cólico

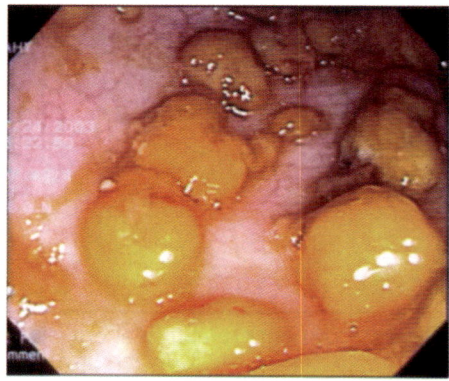

FIGURA 143.2

CPM – visão aproximada das pseudomembranas

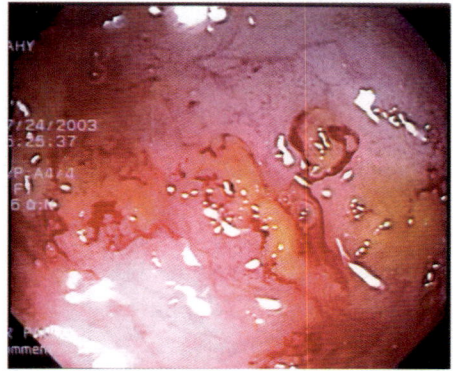

FIGURA 143.3

Sangramento de áreas ulceradas após a remoção de algumas pseudomembranas do paciente da Figura 143.2

Pode-se também fazer seu diagnóstico por meio da pesquisa das toxinas dessa bactéria nas fezes.[12,13]

As micobacterioses são doenças granulomatosas que podem acometer o íleo e o cólon,[14] porém habitualmente têm seu sítio principal ou inicial em outros órgãos (geralmente o pulmonar). No trato gastrointestinal costuma provocar lesões muito parecidas com as da doença de Crohn, como aspecto calcetado, destruição da válvula ileocecal, úlceras maiores etc. O diagnóstico diferencial pode ser feito pela detecção de tuberculose ativa (local ou a distância), pela reação intradérmica ao PPD francamente positiva ou pelo achado do *Mycobacterium tuberculosis* em biópsias do cólon (por meio de coloração específica para BAAR).[15]

Outras micobacterioses, como a causada pelo *Mycobacterium avium*, também podem mimetizar o quadro endoscópico de tuberculose, principalmente em pacientes imunodeficientes (Figuras 143.5 e 143.6).[16-21]

INFECÇÕES VIRAIS

A infecção por citomegalovírus (CMV) ocorre geralmente em pacientes imunossuprimidos, transplantados ou portadores de Aids.[16-19] Mais recentemente, no entanto, tem sido observado um aumento de infecções por esse agente em pacientes imunocompetentes.[22,23] Os principais sintomas são dor abdominal, diarréia e febre, porém, devido ao fato de tais pacientes desenvolverem úlceras no cólon e reto, existe a possibilidade de ocorrer sangramento intestinal.[24,25]

À colonoscopia, as alterações nas formas agudas são de caráter inespecífico, podendo a mucosa mostrar desde aspecto endoscópico normal[16-18] até um processo inflamatório intenso, muitas vezes lembrando a RCUI. Nas formas subagudas ou crônicas, encontram-se lesões ulceradas em mucosa endoscopicamente normal, que variam de tamanho e profundidade.[16-19,25] Essas úlceras apresentam enantema radial a partir de suas bordas, o que promove um aspecto característico dessa infecção, permitindo que o endoscopista suspeite fortemente da etiologia da lesão (Figuras 143.7 a 143.9). Essas ulcerações distribuem-se preferencialmente no íleo terminal e cólon direito,[16-18] eventualmente formando pontes mucosas ou causando destruição da válvula ileocecal (Figuras 143.10 e 143.11), à semelhança da doença de Crohn. Esse vírus tem tropismo pelo endotélio vascular, iniciando-se, portanto, o processo ulcerativo a partir dos vasos da submucosa. O diagnóstico endoscópico pode ser reforçado pelo exame histopatológico, que mostra inclusões virais intracelulares específicas à coloração com HE (hematoxilina-eo-

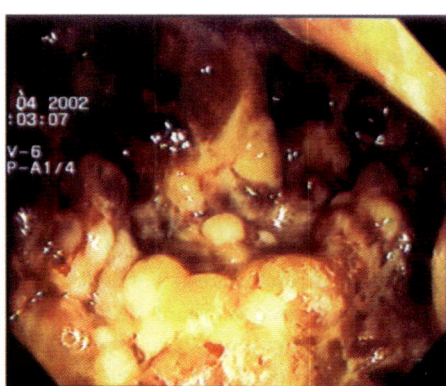

FIGURA 143.4

CPM – forma grave e crônica com sangramento ativo

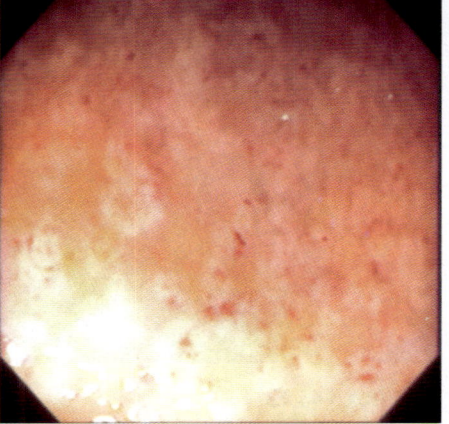
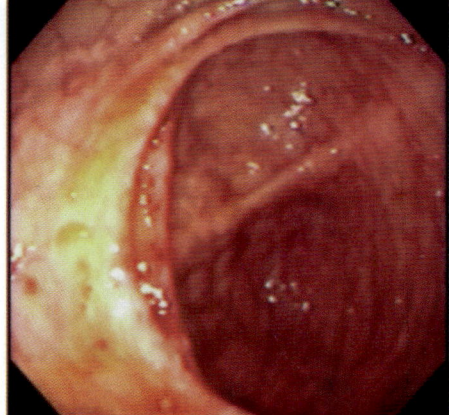

FIGURAS 143.5 E 143.6

Lesões caseosas (granulomas) da submucosa em micobacteriose crônica (*M. avium*)

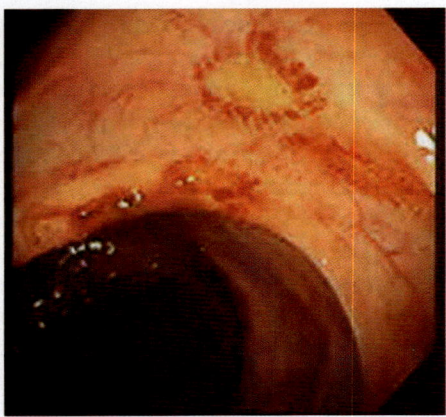

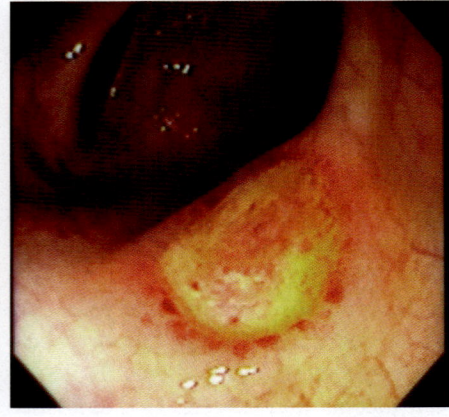

FIGURAS 143.7 E 143.8

Úlceras com enantema radial em colite pelo citomegalovírus (CMV) (úlceras isquêmicas)

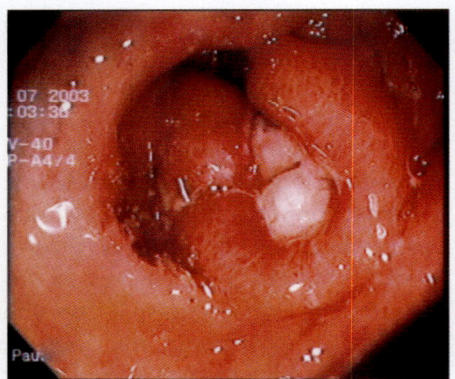

FIGURA 143.9

Úlcera com bordas elevadas em colite crônica pelo CMV

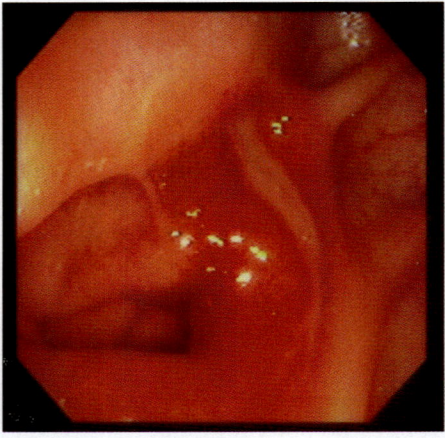

FIGURAS 143.10 E 143.11

Destruição da válvula ileocecal em dois casos distintos de colite crônica pelo CMV

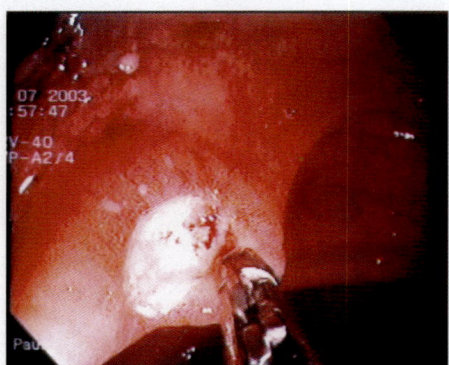

FIGURA 143.12

Local preferencial para coleta de material de biópsia (bordas das úlceras) nas colites infectoparasitárias. Neste caso, úlcera por CMV

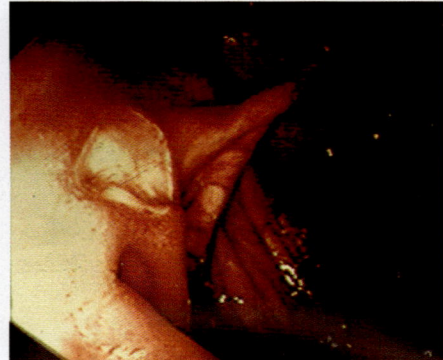

FIGURA 143.13

Úlcera causada por herpes-vírus no ceco

sina) em mucosa normal ou inflamada e, preferencialmente, nas bordas das úlceras (Figura 143.12).[25] Caso haja dúvida, pode-se confirmar o diagnóstico de CMV por meio de estudo imuno-histoquímico ou pela pesquisa do agente etiológico pela PCR (*Polymerase Chain Reaction*).

Infecções pelo vírus *Herpes simplex* causam dor retal, tenesmo e mucorréia. Endoscopicamente, identificam-se úlceras planas e extensas, em especial nos segmentos mais distais do cólon, embora existam casos isolados descritos de lesões identificadas em cólon direito (Figura 143.13) e até em íleo terminal (Figura 143.14).[16-18] Em pacientes com

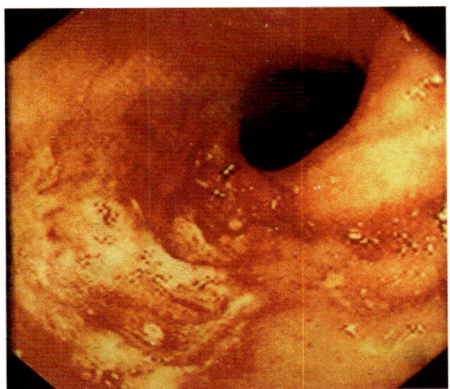

FIGURA 143.14

Ileíte herpética

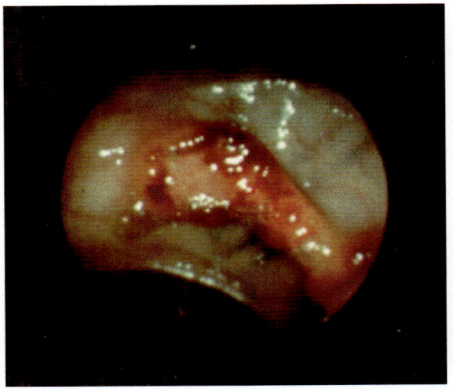

FIGURAS 143.15 E 143.16

Úlceras na colite por histoplasma com bordas avermelhadas e nodulares (aspecto de "colar de pérolas")

Aids, a forma mais comumente observada é exclusivamente perianal.[19] Biópsias mostram inclusões virais intracelulares específicas à coloração de HE. Também em caso de dúvida, pode-se utilizar a imuno-histoquímica ou a PCR. Normalmente, esse tipo de infecção não se apresenta com sangramento.

INFECÇÕES POR FUNGOS

HISTOPLASMOSE

Essa micose visceral, quando compromete o cólon, é caracterizada pela presença de úlceras de bordas elevadas e avermelhadas, entremeadas por mucosa endoscopicamente normal (Figuras 143.15 e 143.16). O exame histopatológico da biópsia da borda dessas úlceras revela a presença do agente etiológico, o *Histoplasma capsulatum*, por meio de coloração específica para esse fungo (coloração de Giemsa). Seu aspecto endoscópico, por se tratar de afecção granulomatosa, pode se assemelhar à doença de Crohn.[16-18,26]

CANDIDÍASE

Seu aspecto endoscópico na fase subaguda ou crônica assemelha-se ao da colite pseudomembranosa, com "membranas" de maiores proporções, facilmente destacáveis da mucosa, normalmente sem ocorrer sangramento (Figura 143.17).[2,27] O exame "a fresco" dessas "membranas"

revela a existência de vários micélios e hifas desse fungo.[27] Acomete habitualmente pacientes com longo tempo de internação e submetidos ao uso de diversos agentes antimicrobianos. No entanto, na infecção aguda, quando pode ocorrer hemorragia, seu aspecto endoscópico também é inespecífico.

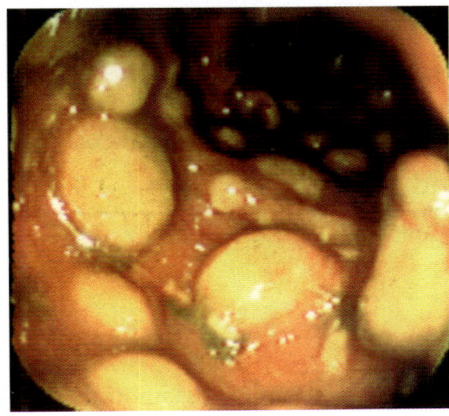

FIGURA 143.17

Deposição de hifas e micélios sobre a mucosa cólica, assemelhando-se à CPM, em caso de colite por *Candida* sp

INFESTAÇÕES POR PROTOZOÁRIOS

AMEBÍASE

A infestação pela *Entamoeba hystolitica* habitualmente acomete o cólon direito, podendo, no entanto, comprometer todo o cólon. Tem como sintomatologia a dor abdominal e a diarréia com sangue. As lesões causadas pelos parasitas são ulceradas, geralmente de pequeno diâmetro (Figuras 143.18 e 143.19), entremeadas por mucosa de aspecto endoscópico normal e de bordas habitualmente elevadas, ditas "em botão de camisa" (Figura 143.20).[16-18] Nas biópsias das bordas dessas lesões costumam ser identificados trofozoítos amebianos.

É importante também a confirmação da presença do parasita pelo exame protoparasitológico de fezes.

Seu aspecto endoscópico pode lembrar o da doença de Crohn.

Uma apresentação menos freqüente é a dos amebomas, que são formações polipóides elevadas, medindo às vezes até 5 a 6 cm de diâmetro, de superfície irregular, e que são mais encontrados no ceco e no reto. O diagnóstico diferencial deve ser feito com o câncer e os tumores esquistossomóticos.

ESQUISTOSSOMOSE

A infestação maciça pelo *Schistossoma mansoni* e a deposição de seus ovos na submucosa do cólon causam reação local exuberante. Quando aguda, o aspecto endoscópico é de congestão e edema da mucosa, habitualmente com formação de processos ulcerativos de pequeno diâmetro, que simulam a RCUI em ati-

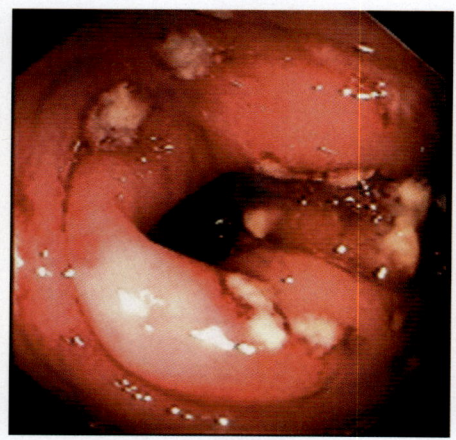
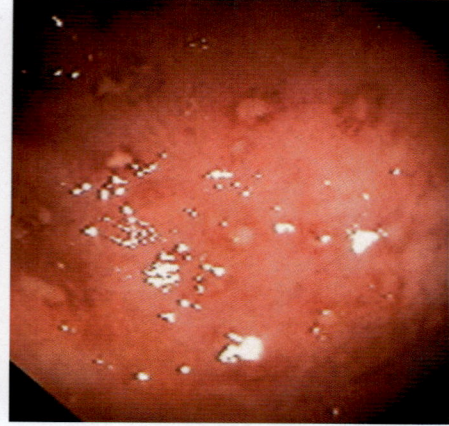

FIGURAS 143.18 E 143.19

Úlceras menores e difusas em colite amebiana

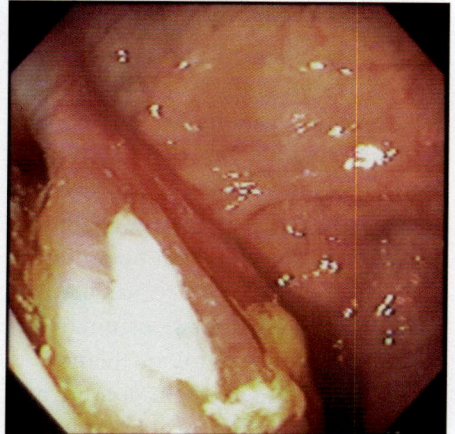

FIGURA 143.20

Úlcera amebiana no cólon direito em "botão de camisa"

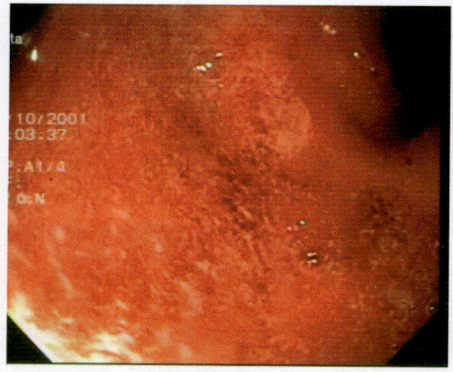

FIGURA 143.21

Colite aguda pelo *S. mansoni*

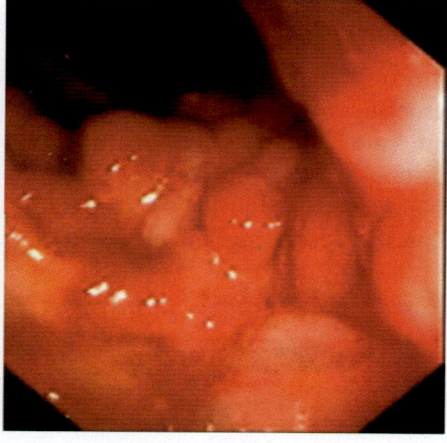

FIGURA 143.22

Granuloma cólico em infestação crônica pelo *S. mansoni* ("cabeça de Medusa")

vidade (Figura 143.21).[2] Quando crônica, encontram-se, mais freqüentemente no sigmóide e reto, os pólipos inflamatórios, que lembram os "pseudopólipos" ou pólipos inflamatórios das doenças inflamatórias inespecíficas.[2] Na fase crônica, também podem ser observados granulomas na mucosa e submucosa que apresentam uma morfologia polipóide, com confluência de vasos mais calibrosos da submucosa, assumindo o aspecto de "cabeça de Medusa" (Figura 143.22).[6] Varizes retais, conseqüentes à hipertensão portal, também podem estar presentes.

Tumores esquistossomóticos são pouco freqüentes e se assemelham aos tumores amebianos e ao adenocarcinoma. Além da evidência epidemiológica, o diagnóstico é realizado por meio de pesquisa de ovos nas fezes (pela técnica de Hoffmann) e pela presença destes nas biópsias endoscópicas.

TRATAMENTO ENDOSCÓPICO

Quando ocorre um sangramento intestinal causado por uma colite infecciosa, é raro encontrar um ponto específico de sangramento que permita uma terapêutica endoscópica. Caso isso aconteça, devemos realizar a terapêutica da maneira que estivermos mais familiarizados (injeção, clipes, métodos térmicos etc.). Após controlado o sangramento, devemos buscar identificar o agente etiológico por meio de uma boa anamnese e pela coleta de material para estudo histopatológico, análise bioquímica e culturas para melhor orientar o seu tratamento e evitar a progressão da doença.

REFERÊNCIAS BIBLIOGRÁFICAS

1. Church JM. Inflammatory bowel disease. In: Endoscopy of the colon, rectum and anus. New York: Igaku-Shoin; 1995. P. 298-343.

2. Corrêa P, Averbach M, Cutait R. Doenças inflamatórias do cólon e suas complicações. In: Ferrari Jr AP. Atlas de endoscopia digestiva. São Paulo: Fundo Editorial BYK; 2000. P. 170-212.

3. Cutait R, Averbach M, Corrêa P. Doenças inflamatórias colorretais. In: Sociedade Brasileira de Endoscopia Digestiva – SOBED, editor. Endoscopia digestiva. Rio de Janeiro: Medsi; 1994. P. 279-85.

4. Korelitz BI, Sohn N. Inflammatory bowel disease: experience and controversy. Orlando: Grune & Stratton; 1985.

5. Phillips SF, Pemberton JH, Shorter RG. The large intestine: physiology, pathophysiology and disease. New York: Raven Press; 1991.

6. Salena BJ, Hunt RH. Inflammatory bowel disease. In: Raskin JB, Nord HJ. Colonoscopy: principles and techniques. New York: Igaku-Shoin; 1995. P. 205-25.

7. Waye. D. Endoscopy in idiopathic inflammatory bowel disease. In: Kirsner JB, Shorter RG. Inflammatory bowel disease. 3rd ed. Philadelphia: Lea & Febiger; 1988. P. 353-76.

8. Monkemuller KE, Wilcox CM. Diagnosis and treatment of colonic disease in Aids. Gastroint Endosc Clin N Am 1998;8(4):889-911.

9. Forde KA. Lower GI bleeding. In: Raskin JB, Nord HJ. Colonoscopy: principles and techniques. New York: Igaku-Shoin; 1995. P. 195-203.

10. Tuohy AM, O'Gorman M, Byington C, Reid B, Jackson WD. Yersinia enterocolitis mimicking Crohn's disease in a toddler. Pediatrics 1999;104:e36.

11. Shigeno T, Akamatsu T, Fujimori K, Nakatsuji Y, Nagata A. The clinical significance of colonoscopy in hemorrhagic colitis due to enterohemorrhagic Escherichia coli 0157:H7 infection. Endoscopy 2002;34(4):311-4.

12. Giannella RA. Antibiotic-associated diarrhea and Clostridium difficile colitis: an update. Rev Esp Enferm Dig 2001;93:535-43.

13. Moyenuddin M, Williamson JC, Ohl CA. Clostridium difficile-associated diarrhea: current strategies for diagnosis and therapy. Cur Gastroenterol Rep 2002;4:279-86.

14. Park SJ, Han JK, Kim TK, Kim JS, Jung HC, Song IS et al. Tuberculous colitis: radiologic-colonoscopic correlation. Am J Roentgenol 2000;175:121-8.

15. Pulimood AB, Ramakrishna BS, Kurian G, Peter S, Patra S, Mathan VI et al. Endoscopic mucosal biopsies are useful in distinguishing granulomatous colitis due to Crohn's disease from tuberculosis. Gut 1999;45:537-41.

16. Averbach M, Cutait R, Corrêa P, Duarte MIS, Leite K, Borges JL. Afecções colorretais em portadores da síndrome da imunodeficiência adquirida e suas manifestações endoscópicas. Arq Gastroenterol 1998;35:104-9.

17. Averbach M. Alterações colonoscópicas em portadores da síndrome da imunodeficiência adquirida com diarréia. Tese de doutorado. São Paulo: Faculdade de Medicina da Universidade de São Paulo; 1995.

18. Averbach M. Alterações colonoscópicas em portadores da síndrome da imunodeficiência adquirida. Rev Med HU-USP 1996;6(S1): 51-3.

19. Kearney DJ, Steuerwald M, Koch J, Cello JP. A prospective study of endoscopy in HIV-associated diarrhea. Am J Gastroenterol 1999;94:596-602.

20. Tarumi K, Koga H, Iida M, Kobori Y, Matsumoto H, Fujita M et al. Colonic aphthoid erosions as the only manifestation of tuberculosis: case report. Gastrointest Endosc 2002;55:743-5.

21. Nguyen HN, Frank D, Handt S, Rieband HC, Maurin N, Sieberth HG, et al. Severe gastrointestinal hemorrhage due to Mycobacterium avium complex in a patient receiving immunosuppressive therapy. Am J Gastroenterol 1999;94(1):232-5.

22. Ng FH, Chau TN, Cheung TC, Kng C, Wong SY, Ng WF, et al. Cytomegalovirus colitis in individuals without apparent cause of immunodeficiency. Dig Dis Sci 1999;44:945-52.

23. Choi SW, Chung JP, Song YK, Park YN, Chu JK, Kim DJ et al. Lower gastrointestinal bleeding due to cytomegalovirus ileal ulcers in an imunocompetent man. Yonsei Med J 2001;42(1):147-51.

24. Alves PRA. Colites específicas. In: Quilici FA, editor. Colonoscopia. São Paulo: Lemos; 2000. P. 185-9.

25. Ukarapol N, Chartapisak W, Lertprasertsuk N, Wongsawasdi L, Kattipattanapong V, Singhavejsakul J et al. Cytomegalovirus-associated manifestations involving the digestive tract in children with human immunodeficiency virus infection. J Pediatric Gastroenterol Nutr 2002;35(5):669-73.

26. Assi M, McKinsey DS, Driks MR, O'connor MC, Bonacini M, Graham B et al. Gastrointestinal histoplasmosis in the acquired immunodeficiency syndrome: report of 18 cases and literature review. Diagn Microbial Infect Dis 2006;55(3): 195-201.

27. Kouklakis G, Dokas S, Molyvas E, Vakianis P, Efthymiou A, George K et al. Candida colitis in a middle-aged male receiving permanent haemodialysis. Eur J Gastroenterol Hepatol 2001;13:735-6.

CAPÍTULO 144

RETOPATIAS E COLOPATIAS ACTÍNICAS

Frederico Salvador Assirati • Artur A. Parada
Ricardo Anuar Dib • Ying S. Tung

CONSIDERAÇÕES GERAIS

O tratamento das neoplasias pélvicas utiliza freqüentemente radioterapia, sobretudo nos casos de neoplasias de colo e endométrio uterino, câncer ovariano, bexiga, próstata, testículo e reto.

Infelizmente, a aplicação de tratamento radioterápico nas neoplasias acarreta lesões em tecidos normais incluídos no campo irradiado. A maioria das lesões ocorre nos pacientes que receberam pelo menos 4.500 cGY (1cGY = 1rad). A tolerância à radiação é específica para cada tecido, e o colo e o reto são mais resistentes que o intestino delgado.

A maioria das complicações tardias tem sido relacionada à quantidade da radiação aplicada, à quantidade de tecido irradiado e ao fracionamento da dose de radiação.

A lesão do tecido normal pode ser minimizada diminuindo-se a quantidade da fração aplicada, aumentando-se o número de sessões e limitando-se o volume de tecido irradiado. Alguns agentes quimioterápicos – como doxorrubicina, 5-fluoracil, actinomicina D e methotrexate –, quando aplicados em conjunto com a radioterapia, aumentam a lesão actínica que ocorre tanto no tumor como no tecido normal.

A incidência de lesões actínicas intestinais é de aproximadamente 15% e, destes, 5% necessitarão de intervenção cirúrgica durante sua evolução. Aproximadamente 75% dos pacientes com lesões actínicas apresentam comprometimento retal e 30% apresentam lesões no delgado. Metade dos pacientes com lesões actínicas intestinais apresenta concomitantemente lesões actínicas de estruturas geniturinárias. Atualmente, devido ao melhor conhecimento da fisiopatologia das lesões actínicas e às alternativas de tratamento, muitas dessas complicações podem ser evitadas.[1]

FISIOPATOLOGIA

As lesões actínicas do intestino são divididas em fase aguda e crônica. A lesão aguda é causada pela lesão direta da mucosa intestinal e ocorre nas primeiras 6 semanas. A radiação tem um impacto maior nas células que se dividem rapidamente, o que torna a mucosa intestinal altamente sensível. Durante a exposição à radiação, ocorre lesão quando a energia é transmitida diretamente para as macromoléculas celulares (ácidos nucléicos, proteínas, lípides). A radiação provoca também indiretamente lesão celular por energizar radicais livres de oxigênio. Esse efeito da radiação resulta em peroxidação lipídica, o que aumenta a permeabilidade da membrana celular, permitindo a liberação de mediadores ativos fisiológicos e causando morte celular.

A lesão molecular e celular manifesta-se histologicamente por uma redução acentuada das mitoses crípticas, encurtando as vilosidades e promovendo a descamação epitelial. Ocorre também infiltrado celular inflamatório e edema de submucosa, com dilatação dos capilares e conseqüente hiperemia, resultando na falha de absorção de líquidos e nutrientes, levando a um aumento de produção de muco. Microúlceras coalescem, formando úlceras que podem sangrar e visíveis macroscopicamente.

A fase crônica da lesão actínica é um processo mais indolente, envolvendo uma endoarterite obliterativa progressiva. Ao contrário da lesão aguda que envolve apenas a mucosa, a lesão crônica é um processo transmural. Os fibroblastos proliferam-se e depositam colágeno em resposta ao edema perivascular, resultando no estreitamento do lúmen vascular. Os vasos menores se obliteram, provocando isquemia tecidual que leva a uma necrose da mucosa e ulceração.

A cicatrização e o reparo dessas lesões resultam em uma cicatriz fibrótica e espessamento da parede intestinal manifestando-se clinicamente por obstrução intestinal parcial. Fístulas também podem ocorrer entre os segmentos intestinais em conjunto com as estenoses.[2]

MANIFESTAÇÕES CLÍNICAS

Os sintomas mais freqüentes na fase aguda da lesão do delgado são náuseas, dor abdominal, vômitos e diarréia que ocorrem durante o curso do tratamento. Os pacientes com coloproctite actínica referem diarréia, tenesmo e raramente sangramento retal.

A lesão aguda é reversível e os sintomas geralmente são resolvidos no período de um mês após terapia adequada. Não existe correlação entre a severidade dos sintomas agudos e o desenvolvimento de complicações intestinais crônicas.

As lesões actínicas também surgem como resultado de uma endoarterite obstrutiva irreversível e progressiva dos vasos da parede intestinal, sendo que a maioria dos pacientes pode apresentar sinais clínicos nos dois primeiros anos de evolução. Tardiamente apresentam enterites, colites, proctites, estenoses, hemorragias, perfurações e fístulas que podem aparecer até 30 meses após a radioterapia. Condições que requerem intervenção cirúrgica de emergência incluem obstrução intestinal, perfuração, hemorragia e sépsis.

Todos os pacientes com lesões actínicas tardias, em especial aqueles com estreitamento retal, úlceras e fístulas, podem ocultar uma neoplasia recidivada e uma investigação cuidadosa deve ser realizada. Os pacientes com comprometimento do cólon devem ser examinados endoscopicamente e biópsias devem ser obtidas. A avaliação ginecológica e urológica pode revelar recidiva de neoplasias.[3]

Devido à sua porção fixa na pelve, o local mais comum de lesão actínica é o reto, seguindo-se do reto sigmóide e ceco. Incontinência fecal pode ocorrer por lesão radioativa direta no esfíncter anal, bem como por conseqüência do efeito tardio da radiação dos nervos pélvicos. As lesões actínicas intestinais podem apresentar sangramento retal crônico em pequenas quantidades, raramente profusos, podendo levar à anemia e necessitando de transfusão sangüínea.

Os pacientes que sobrevivem ao câncer pélvico após radioterapia por mais de cinco anos têm risco maior de desenvolver câncer retal e recomenda-se rastreamento com colonoscopia. Embora o aparecimento de câncer colorretal esteja bem documentado após radioterapia, a relação de causa e efeito não foi comprovada. Em um estudo realizado por Sandler, foi observado um aumento da incidência de câncer colorretal de 2 a 3 vezes após radioterapia pélvica. Séries de pacientes mostraram que o pico de incidência dessas neoplasias ocorre entre 5 e 10 anos após radioterapia.[4,5]

DIAGNÓSTICO

O diagnóstico das colorretopatias actínicas deve ser suspeitado nos pacientes que apresentam as manifestações clínicas mencionadas, com surgimento em 9 meses ou mais após radioterapia para neoplasia pélvica. O diagnóstico é confirmado pela colonoscopia ou sigmoidoscopia, que revela palidez, edema, eritema, telangiectasias e friabilidade de mucosa do reto e sigmóide. Ulcerações podem também ser evidenciadas e estão localizadas principalmente na parede anterior do reto. Nos casos de "congelamento" pélvico, devido ao estreitamento e à diminuição da distensibilidade retal, muitas vezes torna-se impossível transpor o aparelho além da junção retossigmoideana. Devido ao desconforto, muitos desses pacientes necessitam de sedação anestésica durante a realização do procedimento.

Embora a biópsia da mucosa lesada não seja diagnosticada, sua realização pode excluir outras causas de proctite ou de doença inflamatória intestinal.[6]

O enema baritado e a tomografia computadorizada podem ser úteis em pacientes com sintomas obstrutivos e preferíveis em pacientes com suspeita de fístulas e possível recidiva de neoplasias.

TRATAMENTO

TRATAMENTO CLÍNICO

Inicialmente utiliza-se medicação sintomática, tais como antiespasmódicos, analgésicos e agentes antidiarréicos.

Pacientes com proctites sintomáticas podem ser tratados com supositórios ou enemas contendo antiinflamatórios não-esteroidais (5-ASA, sulfasalazina)[7,8] ou com sucralfato e butirato, que favorecem a cicatrização.[9,10] A dieta com poucos resíduos também é recomendada. O uso oral de pentosan polisulfato tem mostrado resposta satisfatória para a maioria dos pacientes, mas esses resultados aguardam confirmação.[11]

Foi observada redução significativa da necessidade de transfusão sangüínea com a utilização de uma combinação contendo estrógeno-progesterona como tratamento de sangramento retal grave, em pacientes com colite pós-radioterapia em câncer de bexiga.[12]

Considerando-se o estresse oxidativo, um dos possíveis mecanismos envolvidos na proctite pós-radiação, foi realizada uma avaliação da resposta do uso das vitaminas E e C como antioxidantes em uso contínuo por 1 ano. Observou-se melhora significativa nos sintomas e na qualidade de vida dos pacientes.[13]

A utilização da oxigenação hiperbárica também foi avaliada em pacientes com sangramento intestinal grave, após radioterapia para carcinoma prostático, apresentando bons resultados. A oxigenação hiperbárica aumenta a tensão do oxigênio tecidual, favorecendo a cicatrização e evitando a infecção.[14,15]

Embora a maioria dos resultados desses tratamentos não tenha sido comparada com grupos-controle, mas, a partir de análises retrospectivas, eles têm sido úteis, melhorando a qualidade de vida dos pacientes.

TRATAMENTO ENDOSCÓPICO

No controle das hemorragias crônicas em pacientes com proctites pós-radioterapia para neoplasias pélvicas, vários métodos endoscópicos têm sido utilizados.

FORMALDEÍDO

A solução de formalina a 4% pode ser aplicada com gaze sobre as lesões com sangramento, com auxílio do sigmoidoscópio ou anuscópio sob analgesia e sedação ou até sob anestesia peridural. Geralmente é efetiva (70% dos pacientes) e pode ser repetida, se necessário.

O formaldeído induz necrose tecidual por coagulação ao contato. Apesar do tratamento ser bem tolerado, apresenta morbidade que não pode ser negligenciada – como incontinência, estenose, fissura, dor e câncer anal. O contato do formaldeído com a mucosa e a epiderme perianal deve ser evitado durante a aplicação, evitando-se irritação cutânea e dor.[16,17,18]

COAGULAÇÃO POR PLASMA DE ARGÔNIO

Este método utiliza energia de alta freqüência aplicada aos tecidos por gás ionizado. Durante a aplicação, não ocorre contato com o tecido, evitando-se a aderência do *probe*. O limite de 2-3 mm na profundidade de coagulação explica o baixo risco de perfuração e estenose. Outra vantagem dessa técnica é a possibilidade do seu uso para aplicações axiais ou tangenciais, sem reduzir sua eficácia.

O fluxo de argônio retira o sangramento do tecido, resultando em um efeito direto da corrente de eletrocoagulação na lesão sangrante. O jato de argônio mantém o oxigênio fora da área de contato e previne carbonização do tecido e conseqüente produção de "fumaça". Esse efeito e a luz brilhante e azulada do gás ionizado permitem que o procedimento seja realizado com boa visualização.

A maioria dos pacientes melhora no que se refere ao sangramento e à anemia após média de 3 sessões, aplicando-se em todas as lesões com seguimento a cada 4 semanas, permitindo a cicatrização tecidual.

Alguns pacientes referem dor retal e cólicas após o tratamento, e o sangramento pode ser controlado mesmo quando outros tratamentos não foram bem-sucedidos. A aplicação não deve atingir a linha denteada e, após as aplicações, podem ser utilizados supositórios de 5-ASA e enemas de corticites. Atualmente, o coagulador com plasma de argônio é um dos métodos mais utilizados no tratamento das lesões actínicas com sangramento[19-24] (Figuras 144.1 e 144.2).

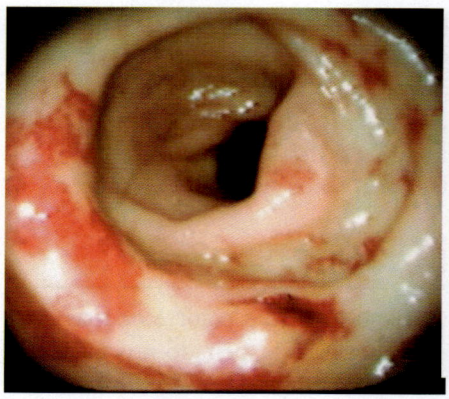
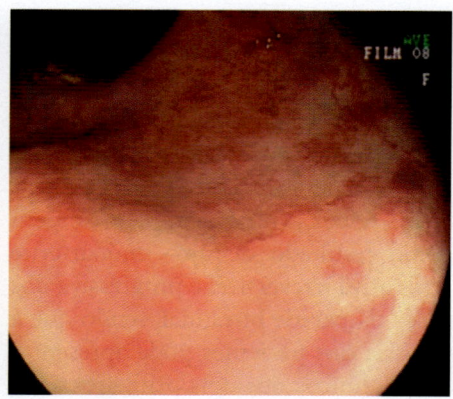

FIGURA 144.1

Retite actínica pré-aplicação de CPA em paciente com episódios de HDB

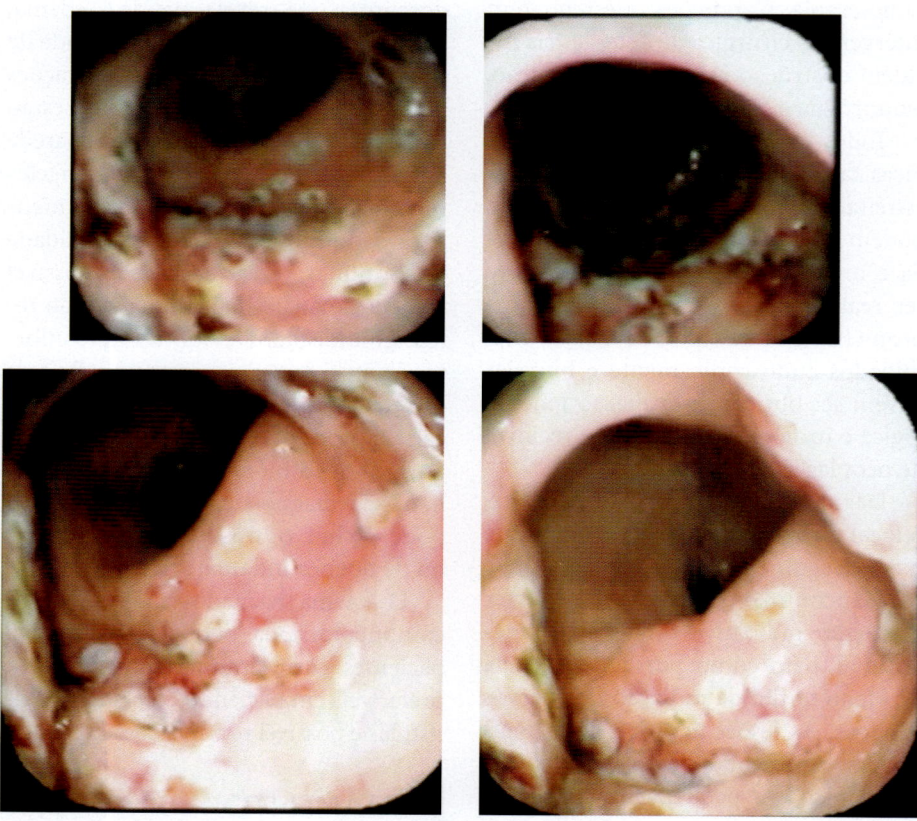

FIGURA 144.2

Aspecto imediato após terceira sessão de CPA em paciente com retite actínica

LASERS

O laser de argônio e Nd:YAG tem sido usado como método de controle de sangramento no trato gastrointestinal, demonstrando eficácia em grupos de pacientes com retite actínica e sangramento. Ele apresenta a vantagem de não ter contato com o tecido; entretanto, existe a desvantagem de apresentar custo elevado e a dificuldade de controlar a profundidade da coagulação, com risco de perfuração.25,26

COAGULAÇÃO BIPOLAR

O método de coagulação bipolar apresenta vantagens em relação ao *laser*, pois causa menor lesão tecidual, permitindo aplicação tangencial, e tem um custo mais baixo. Em estudos realizados, promoveu redução do sangramento e poucas complicações. Porém, tem a desvantagem da aderência do *probe* ao tecido tratado e a dificuldade de avaliar a profundidade do tecido cauterizado.

TRATAMENTO CIRÚRGICO

O tratamento cirúrgico é reservado para os pacientes com quadro clínico não controlado com outros tratamentos. Geralmente é aplicado aos pacientes com estenoses com obstruções, fístulas, perfurações e sangramentos incontroláveis. Os procedimentos são tecnicamente difíceis devido aos danos da radiação, aderências e possibilidades de deiscências de anastomoses.[27] A ressecção retal total, confeccionando-se um reservatório ileocecal, pode ser uma alternativa com bons resultados funcionais em alguns pacientes.[28] Uma alternativa seria a ressecção do retossigmóide com mucosectomia do canal anal e abaixamento do cólon esquerdo por meio da pelve e anastomose transanal do mesmo.[29]

Estudos têm mostrado uma redução progressiva da indicação de procedimentos cirúrgicos nos pacientes com complicações actínicas, possivelmente pelas alternativas de métodos endoscópicos, tratamentos oncológicos e pela morbidade significativa das cirurgias nesses pacientes.

REFERÊNCIAS BIBLIOGRÁFICAS

1. Otchy DP, Nelson H. Radiation injuries of the colon and rectum. Inflammatory disorders of the colom. Surgical Clinics of North America 1993 Oct;73(3):1017-35.

2. Allendorf JDF, Whelan RL. Radiation injury to the small and large bowell. In: Cameron JL, editor. Current surgical therapy. 6th ed. St Louis: Mosby; 1998. P. 206-10.

3. Diaz AZ. Enterite actínica. In: Coelho J, editor. Aparelho digestivo – clínica e cirurgia. 2ª. Rio de Janeiro : Medsi; 1996. P. 723-8.

4. Jao S, Beart RW, Reiman HM. Colon and anorectal cancer after pelvic irradiation. Dis Colon Rectum 1987;30:953-8.

5. Sandler RS, Sandler DP. Radiation – induced cancers of the colon and rectum: assessing the risk. Gastroenterol 1983;84:51-7.

6. Shephert NA. Pathological mimics of chronic inflammatory bowel disease. J. Clin Pathol 1991; 44:726-33.

7. Kochhar R, Patel F, Dhar A. Radiation induced proctosigmoiditis. Prospective, randomized double-blind controlled trial of oral sulfasalazine plus rectal steroids versus rectal sucralfate. Dig Dis. Sci 1991;36:103-7.

8. Baum CA, Biddle WL, Miner PB Jr. Failure of 5 – aminosalicylic acid enemas to improve chronic radiation proctitis. Dig. Dis Sci 1989;34:758-60.

9. Vernia P, Fracasso PL, Casele V. Topical butyrate for acute radiation proctitis: randomized crossover trial. Lancet 2000;356:1232-5.

10. Kochhar R, Sriram PV, Sharma SC. Natural history of late radiation proctosigmoiditis tested with topical sucralfate. Dig Dis Sci 1999;44:973-8.

11. Grigsby PW, Pilepich MV, Parsons CL. Preliminary results of a fase I/II study of sodium pentosan polysulfate in the treatment of chronic radiation – induced proctitis. Am J. Clin Oncol 1990;13:28-31.

12. Wurzer H, Schafhalter- Zoppoth J, Brandstatter G, Stranzl H. Hormonal therapy in chronic radiation colitis. Am J Gastroenterol 1998 Dec;93(12);2536-8.

13. Kennedy M, Bruninga K, Mutlu EA. Successful and sustained treatment of chronic radiation proctitis with antioxidant vitamins E and C. Am. J. Gastroenterol. 2001;96:1080-4.

14. Mayer R, Klemen H, Querenberger F. Hyperbaric oxygen – an effective tool to treat radiation morbidity in prostate cancer. Radiother Oncol 2001;61:151-6.

15. Nakada T, Kubota Y, Sasagava I, Suzuki H, Yamaguchi T, Ishigooka M, Kakizaki H. Therapeutic experience of hyperbaric oxygenation in radiation colitis: report of a case. Dis Colon Rectum 1993;36(10):962-5.

16. Luna-Perez P, Rodrigues Ramires SE. Formalin instillation for refractory radiation-induced hemorrhagic proctis. J. Surg Oncol 2002;80:41-44.

17. de Paredes V, Etienney I, Bauer P. Formalin application in the treatment of chronic radiation – induced hemorrhagic proctitis – an effective but not risk- free procedure : a prospective study of 33 patients. Dis Colon Rectum 2005;48:1535-41.

18. Coyoli-Garcia O, Alvarado-Cerna R, Corona Bautista A, Pacheco Perez M. The treatment of rectorrhagia secondary to postradiation proctitis with 4% formalin. Gynecol Obstet Mex 1999 Jul;7:341-5.

19. Fantin AC, Binek J, Suter WR, Meyenberger C. Argon beam coagulation for treatment of syntomatic radiation-induced proctitis. Gastrointest Endosc 1999;49:515-8.

20. Ravizza D, Fiori J, Trovato C, Crosta C. Frequency and outcomes of rectal ulcers during argon plasma coagulation for chronic radiation-induced proctopathy. Gastrointest Endosc 2003;57:519-25.

21. Tjandra JJ, Sengupta S. Argon plasma coagulation is an effective treatment for refractory hemorrhagic radiation proctitis. Dis Colon Rectum 2001 Dec;44(12):1759-65.

22. Taieb S, Rolachon A, Cenni JC, Nancey S, Bonvoisin S, Descos L, Fournet J, Gerard JP, Flourie B. Effective use of argon plasma coagulation in the treatment of severe radiation proctitis. Dis Colon Rectum 2001 Dec;44(12):1766-71.

23. Kaassis M, Oberti E, Burtin P, Boyer J. Argon plasma coagulation for the treatment of hemorrhagic radiation proctitis. Endoscopy 2000 Sep;32(9):673-6.

24. Silva RA, Correia AJ, Moreira Dias L, Viana HL, Viana RL. Argon plasma coagulation therapy for hemorrhagic radiation proctosigmoiditis. Gastrointest Endosc 1999;50(2):221-4.

25. Barbatzas C, Spencer GM, Thorpe SM. Nd:YAG laser treatment for bleeding from radiation proctitis. Endoscopy 1996;28:497-00.

26. Taylor JG, Disario JA, Bjorkman DJ. KTP laser therapy for bleeding from chronic radiation proctopathy. Gastrointest Endosc 2000 Sep;52(3):353-7.

27. Pricolo VE, Shellito PC. Surgery for radiation injury to the large intestine: variables influencing outcome. Dis Colon Rectum 1994;37(7):675-84.

28. von Flue MO, Degen LP, Beglinger C, Harder FH. The ileocecal reservoir for rectal replacement in complicated radiation proctitis. Am J Surg 1996;172:335-40.

29. Rossi MB, Nakagawa WT, Fernandes JAP, Lopes A, Paegle LD. Treatment of severe actinic rectitis. São Paulo Med Journal 1998;116(1);1629-33.

CAPÍTULO 145

LESÃO DE DIEULAFOY DO CÓLON E RETO

Rodrigo Macedo Rosa
Walton Albuquerque

INTRODUÇÃO

A lesão de Dieulafoy (LD) é reconhecida como causa de hemorragia digestiva (HD) há mais de um século. Inicialmente mencionada em 1884 por Gallard,[1] foi posteriormente descrita com maiores detalhes em 1896 pelo cirurgião francês George Dieulafoy.[2] Ele acreditava que a lesão representava um estágio inicial do desenvolvimento da úlcera gástrica que se manifestaria por meio de HD.

Várias foram as denominações dessa lesão ao longo dos anos, merecendo referência na literatura médica as seguintes: *exulceratio simplex*, aneurisma gástrico, má-formação arterial submucosa, úlcera de Dieulafoy, aneurisma cirsóide e artéria calibrosa persistente.

Caracteriza-se por vaso arterial anômalo submucoso, calibroso e tortuoso, situado ao longo da camada muscular da mucosa e submucosa da parede do trato digestório, podendo erodir na luz digestiva, por meio de mínimo defeito da mucosa, geralmente entre 2 mm e 5 mm, e manifestando-se clinicamente por HD. O vaso anômalo geralmente apresenta diâmetro entre 1 mm e 3 mm, cerca de 10 vezes o calibre normal das artérias na mesma topografia.[3] Há referências na literatura de vasos com até 8 mm de diâmetro.[4]

Histologicamente, caracteriza-se por vaso sangüíneo hipertrofiado e tortuoso, com ausência de processo inflamatório ou ulcerações na mucosa adjacente, diferentemente do que se observa na doença ulcerosa péptica. Pode se estender por cursos variáveis ao longo da parede do trato digestório, com predisposição a erodir na mucosa suprajacente e causar HD em diferentes sítios. Postula-se que as fortes pulsações do vaso anômalo, por trauma mecânico direto, predisporiam à exposição da parede do vaso através da mucosa. Vasculites ou aterosclerose nunca foram identificadas nos espécimes ressecados, sendo a LD considerada uma anomalia vascular primária.[5]

A LD é considerada causa rara de HD embora alguns estudos tenham mostrado aumento expressivo na sua prevalência.[6] É importante ressaltar que, mesmo dispondo de métodos propedêuticos adequados, na ausência de sangramento em atividade ou estigmas de sangramento no momento do exame, o diagnóstico dessas lesões pode passar despercebido e corresponder a número significativo de casos de HD considerados como de etiologia não determinada. Assim, estima-se que a atual incidência de HD secundária à LD esteja subestimada pela dificuldade de diagnóstico em muitos casos.

ETIOPATOGENIA

Os mecanismos propostos de sangramento na LD ainda não estão claramente definidos. Aparentemente, a trombose no vaso que faz protrusão para o lúmen gastrointestinal seria o primeiro evento relacionado à sua ruptura e seu conseqüente sangramento.

Outra teoria encontra indícios na agressão mecânica direta dos conteúdos sólidos intraluminais que poderiam lesar a parede arterial e favorecer a erosão e a ruptura do vaso.[4,7] Inicialmente, a LD foi descrita como anomalia adquirida, porém recentemente tem sido considerada sua origem congênita, com descrição de casos na literatura em recém-nascidos e lactentes.[8] Na grande maioria das vezes, guarda correlação com comorbidades significativas como doenças cardiovasculares e respiratórias, hipertensão arterial sistêmica, diabetes, insuficiência renal crônica e uso excessivo de álcool, descritos em até 90% dos pacientes, em alguns estudos.[9,10]

Guy e colaboradores[11] descreveram um caso de sangramento por LD na junção anorretal em uma paciente com queimaduras em 45% da superfície corporal, pontuando como prováveis fatores etiológicos sépsis e isquemia da mucosa. Sugere-se que a constipação também possa ser um fator predisponente para sangramento por LD no reto, uma vez que o suprimento sangüíneo nessa região se dá por meio das artérias hemorroidárias superior, média e inferior, e o trauma direto da parede dos vasos arteriais pelo conteúdo fecal poderia desencadear o sangramento.

LOCALIZAÇÃO

Na grande maioria dos casos, entre 61% e 82%, a LD localiza-se no terço proximal do estômago, notadamente na curvatura menor, até 6 cm da junção esofagogástrica.[12] Lee e colaboradores[3] publicaram em 2003 uma revisão apontando a distribuição das lesões de Dieulafoy baseados em séries de casos publicados entre 1993 e 2003. Em um total de 249 casos, a localização mais freqüente foi o estômago (74%), seguida do duodeno (14%), anastomose gástrica (5%), cólon e reto (5%), jejuno e íleo (1%) e esôfago (1%).

Quanto ao acometimento do intestino grosso, a LD é afecção rara. Os três primeiros casos de acometimento colônico foram descritos por Barbier e colaboradores[13] em 1985, e o primeiro de acometimento retal por Franko e colaboradores,[14] em 1991. O primeiro caso de LD de reto na população pediátrica, em uma criança de cinco anos, foi descrito por Tooson e colaboradores,[15] em 1995. Pode estar presente ao longo de todos os segmentos do cólon, embora a freqüência maior seja observada no cólon direito e reto, com casos descritos em canal anal.[16] Gimeno-Garcia e colaboradores[17] relataram que, entre 1985 e 2004, 59 casos de LD de cólon foram descritos na literatura médica de língua inglesa, correspondendo a 10% dessas lesões no trato digestório, sendo as principais localizações o reto (42%), o ceco (17%) e o cólon ascendente (17%). Observou-se maior prevalência em adultos e idosos, embora tenham sido relatadas lesões em pacientes com extremos etários de 20 semanas e 93 anos.[18]

APRESENTAÇÃO CLÍNICA E DIAGNÓSTICO

Apesar da freqüente associação com comorbidades sistêmicas, principalmente afecções cardiovasculares, respiratórias e insuficiência renal crônica, a LD freqüentemente se manifesta clinicamente por meio de HD em pacientes assintomáticos do ponto de vista gastrointestinal. Observa-se ocorrência predominante no sexo masculino com idade entre 50 e 70 anos. Tipicamente, o sangramento observado é vultoso e quando da sua localização no cólon e reto, manifesta-se por meio de HDB

maciça e intermitente exteriorizada por enterorragia ou hematoquezia, sem sintomas álgicos abdominais. Associa-se freqüentemente à instabilidade hemodinâmica e não raro demanda múltiplas transfusões de derivados de sangue.[3,7] Séries recentes relataram que o número médio de unidades de concentrados de hemácias transfundidas por paciente varia entre três e oito.[3]

Nos dias atuais, a endoscopia digestiva consolidou-se como o método de escolha para o diagnóstico inicial de HD por LD (Figura 145.1). Ainda assim, vale ressaltar que sua sensibilidade é apenas razoável, com sucesso de diagnóstico na primeira avaliação endoscópica variando entre 49% e 92%.[3]

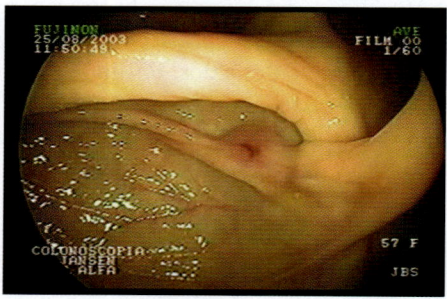

FIGURA 145.1

Lesão de Dieulafoy de ceco identificada por colonoscopia. O edema da mucosa adjacente à lesão se deve à terapêutica endoscópica por injeção (Arquivo IAG HC-UFMG)

Segundo Cassella e colaboradores,[5] atualmente, em menos de 50% dos pacientes é possível a identificação do sítio de sangramento no primeiro exame endoscópico. Vários são os fatores relacionados com a baixa sensibilidade no diagnóstico endoscópico, incluindo presença freqüente de grande quantidade de sangue no lúmen gastrointestinal, tamanho mínimo das lesões, localização em áreas de difícil visibilidade, coexistência de outras lesões potencialmente hemorrágicas e caráter intermitente do sangramento. Assim, justifica-se a necessidade de repetidos exames endoscópicos em grande parte dos casos para se firmar o diagnóstico.

Os critérios endoscópicos utilizados para o diagnóstico da LD são: (a) sangramento ativo pulsátil ou "em lençol" através de mínima solução de continuidade da mucosa (< 3 mm) com mucosa adjacente normal; (b) visibilidade de vaso protruso, com ou sem sangramento ativo, por meio de mínimo defeito da mucosa e com mucosa adjacente normal; (c) coágulo recente aderido a mínimo defeito da mucosa e com mucosa adjacente de aspecto endoscópico normal.[19]

Nas LDs colônicas, o sangramento maciço dificulta sobremaneira o diagnóstico endoscópico e, nesses casos, métodos propedêuticos adicionais, como a cintilografia com hemácias marcadas e a angiografia mesentérica podem ser valiosos para a localização anatômica do sítio de sangramento.[11]

Eguchi e colaboradores[20] afirmaram que a cintilografia com hemácias marcadas com tecnécio era um importante método na identificação do sítio de sangramento na LD. Quanto à angiografia mesentérica, a lesão é definida como uma artéria ectasiada e sem redução de calibre, identificada ao nível do sítio de sangramento, com possível extravasamento de sangue. A ecoendoscopia desponta como método propedêutico adicional, permitindo a identificação do vaso submucoso aberrante e, através do uso do recurso *Doppler* em cores, a melhor definição da sua localização, profundidade e características.

Romãozinho e colaboradores[6] afirmaram que esse método era muito útil nos casos inconclusivos quanto à natureza da lesão sangrante ou naqueles sem identificação endoscópica das lesões. Guarda importância também no diagnóstico diferencial com outras lesões, como as varizes, além de permitir o controle do tratamento, documentando a existência ou não de fluxo sangüíneo no vaso anômalo.[3]

TRATAMENTO

Antes do advento da moderna endoscopia digestiva flexível, as taxas de mortalidade associadas à LD eram muito elevadas.

Tradicionalmente, a cirurgia era considerada a modalidade terapêutica de eleição, por meio da ligadura cirúrgica do vaso ou de ressecções segmentares e, nesses casos, em função da gravidade do sangramento, agressividade do tratamento e comorbidades freqüentemente associadas, observava-se prognóstico reservado com altas taxas de mortalidade.[7] Porém, com o desenvolvimento da endoscopia digestiva terapêutica, os métodos endoscópicos se consolidaram como opção inicial de tratamento da LD, com êxito na hemostasia inicial na grande maioria dos casos e expressiva redução no tempo de internação hospitalar, no número de hemotransfusões e nas taxas de mortalidade.[10,17]

As opções de tratamento cirúrgico e hemodinâmico, por meio da embolização arterial seletiva, ficaram reservadas para os casos de sangramento intratável ou insucesso da terapêutica endoscópica. Vale ressaltar que em função da relativa raridade dessa afecção, as várias modalidades de tratamento foram descritas em pequenas séries de casos e estudos não-randomizados, o que implica limitação nas suas análises.

Quanto ao método endoscópico de injeção como terapia isolada, há relatos da utilização de vários agentes como epinefrina, polidocanol, etanolamina, álcool, sulfato tetradecil sódico, solução de glicose hipertônica e cianoacrilato (Figura 145.2). O primeiro relato de tratamento endoscópico com sucesso de uma LD no cólon coube a Abdulian e colaboradores,[21] em 1993, por meio da injeção de solução de adrenalina em uma lesão retal sangrante. Kayali e colaboradores[4] relataram dois casos de LD de reto tratados com sucesso por meio da injeção de 1,5 ml de solução de adrenalina (1:10.000) e 1,5 ml de álcool absoluto. Em uma revisão com 40 casos de LD, foi relatada apenas uma lesão de acometimento colônico localizada no ceco e tratada com sucesso por meio de injeção de solução de adrenalina.[12]

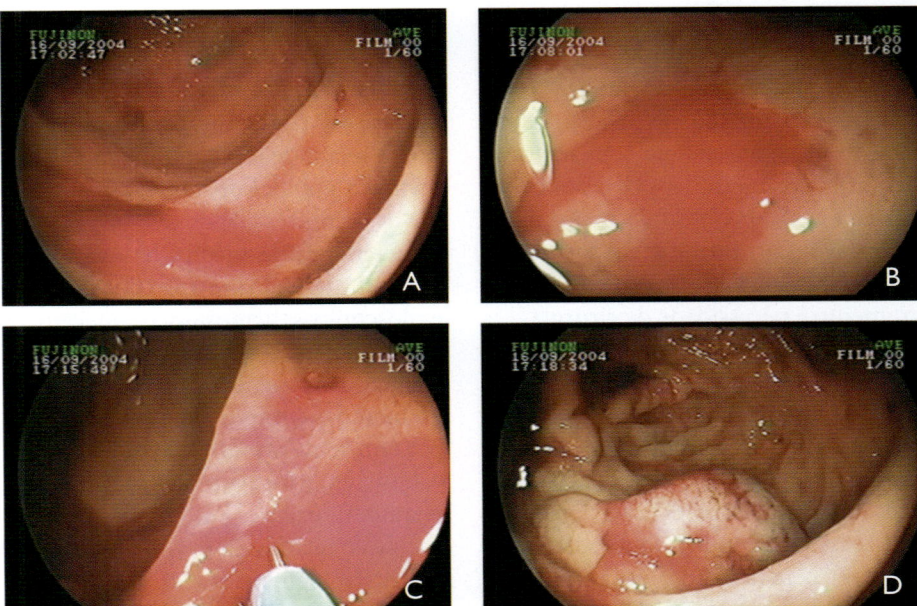

FIGURA 145.2

(A) Lesão de Dieulafoy de ceco com sangramento ativo; (B) Detalhe do sangramento; (C) Terapêutica endoscópica por injeção; (D) Resultado final com interrupção do sangramento (Arquivo IAG HC-UFMG)

Quanto aos métodos térmicos isolados como eletrocoagulação monopolar ou bipolar e *heater probe*, os resultados parecem semelhantes aos métodos de injeção isolados. O uso do *laser* de Nd: YAG também foi proposto no tratamento dessas lesões.[19]

Várias séries publicadas sugerem que as terapias combinadas por meio de métodos de injeção e métodos térmicos têm mostrado melhores resultados em relação à monoterapia isolada. Amaro e colaboradores[7] relataram, em 1999, o primeiro caso de LD de reto tratada com sucesso por meio da associação de injeção de solução de adrenalina e termocoagulação por *heater probe*.

Cassella e colaboradores[5] relataram recente caso de tratamento com sucesso de LD de reto por meio da injeção de 10 ml de solução de adrenalina (1:10.000) associada à eletrocoagulação bipolar. A maior espessura da parede retal possibilita o tratamento endoscópico mais agressivo nessa topografia, teoricamente com pequena chance de complicações maiores, como perfurações.[21]

Mais recentemente, os métodos mecânicos como ligaduras elásticas e clipes metálicos têm ganhado espaço no tratamento da LD, uma vez que o dano tecidual é mínimo, provavelmente com menor possibilidade de complicações locais. Além disso, tem-se demonstrado redução nas taxas de ressangramento com uso de métodos mecânicos, comparados à terapia de injeção com adrenalina.[17]

A ligadura elástica endoscópica tem sido utilizada com índices de sucesso muito satisfatórios variando entre 75% e 100%. Nikolaidis e colaboradores[22] afirmaram que essa técnica é muito eficaz e segura, ressaltando sua simplicidade e seu custo relativamente acessível. Eles relataram também ser método interessante em pacientes com importantes distúrbios de coagulação. Mizukami e colaboradores[23] demonstraram tratamento bem-sucedido de LD de reto por meio da injeção de 4 ml de solução salina hipertônica e adrenalina seguida de ligadura elástica.

Em 1988, Hachisu[24] descreveu o primeiro caso de tratamento com sucesso de LD gástrica com uso de clipe metálico. Um estudo randomizado com 24 pacientes comparou a utilização de terapia com injeção de solução salina hipertônica e adrenalina com métodos hemostáticos mecânicos (ligadura elástica e clipes), encontrando maior eficácia a favor dos últimos em termos de hemostasia inicial, recorrência de sangramento e necessidade de cirurgia.[25]

Alguns autores preconizam a injeção prévia de solução de adrenalina e posterior posicionamento do clipe, embora possam ser aplicados sem nenhum tratamento prévio, nos casos de identificação clara do sítio de sangramento.[17] Ainda assim, o uso prévio da adrenalina pode ser benéfico, no sentido da redução do volume do sangramento, permitindo a aplicação mais segura e adequada dos clipes.

Quanto ao tratamento de LD colônica com clipes metálicos, o primeiro relato na literatura coube a Sone e colaboradores[26] em 2000, por meio da abordagem de uma lesão no ceco. Após duas tentativas frustradas de tratamento por meio da injeção de solução salina hipertônica com adrenalina e álcool absoluto, uma terceira tentativa com injeção de álcool absoluto e posicionamento de três clipes metálicos obteve sucesso na hemostasia.

Gimeno-Garcia e colaboradores[17] relataram dois casos de LD de cólon tratadas com injeção de solução de adrenalina e colocação de três hemo-clipes em cada uma. Em um dos casos, houve recorrência do sangramento, optando-se pela colocação de um *endoloop* na base dos clipes, caracterizando o primeiro relato de uso combinado de clipe metálico e *endoloop* no tratamento de LD de cólon.

A literatura médica atual aponta para uma tendência ao uso dos métodos endoscópicos hemostáticos mecânicos no tratamento da LD, com melhores resultados e menores taxas de ressangramento e complicações. Os hemoclipes têm se mostrado uma opção muito valiosa, embora algumas considerações sejam importantes: (a) seu uso exige capacitação técnica do profissional executante; (b) algumas lesões são de difícil exposição em razão de sua localização; (c) a aplicação correta do primeiro clipe é fundamental para o sucesso do tratamento; (d) necessidade de auxiliar treinado e familiarizado com a técnica, não disponível em muitos Serviços de Endoscopia no momento de um exame emergencial. Assim, o tratamento endoscópico proposto, seja por meio de métodos de injeção, térmico, mecânico ou combinado, dependerá da estrutura de cada Serviço de Endoscopia e da experiência do profissional executante.

A angiografia, além de possibilitar o diagnóstico e a localização das LDs, pode permitir, em alguns casos, terapêutica hemostática por meio de embolização arterial seletiva, evitando, assim, o tratamento cirúrgico em pacientes nos quais a abordagem endoscópica não obteve sucesso.

Dobson e colaboradores[27] relataram sucesso na hemostasia de LD de reto sangrante por meio de embolização percutânea com microespiral de platina, sem recidiva de sangramento em nove meses de acompanhamento. Nos casos de falha no tratamento endoscópico ou hemodinâmico ou na impossibilidade de diagnóstico do sítio de sangramento, indica-se o tratamento cirúrgico.

Guy e colaboradores[11] relataram a necessidade de tratamento cirúrgico em uma mulher jovem com queimaduras em 45% da superfície corporal, em função de LD na junção anorretal sangrante, sem resposta à abordagem endoscópica e embolização por angiografia. A necessidade de transfusão superior a seis a oito unidades de concentrados de hemácias também determina avaliação de tratamento cirúrgico, embora não possa ser considerada indicação absoluta.

Várias são as técnicas cirúrgicas empregadas em função da localização da lesão e do quadro clínico do paciente, mas geralmente indicam-se ressecções segmentares, que envolvem a lesão.

A taxa de mortalidade associada ao tratamento cirúrgico ainda é expressiva e está relacionada com gravidade do sangramento, idade avançada e eventuais comorbidades que acompanham a maioria dos pacientes com LD.

REFERÊNCIAS BIBLIOGRÁFICAS

1. Gallard T. Aneurysmes miliares de l'estomac, donnant lieu a des hematemeses mortelles. Bull Mem Soc Med Hop Paris 1884;1:84-91.
2. Dieulafoy G. Exulceratio simplex. Bull Acad Med 1898;39: 49-84.
3. Lee YT, Walmsley RS, Leong RWL, Sung JJY. Dieulafoy's lesion. Gastrointest Endosc 2003;58(2):236-43.
4. Kayali Z, Sangchantr W, Matsumoto B. Lower gastrointestinal bleeding secondary to Dieulafoy-like lesion of the rectum. J Clin Gastroenterol 2000;30(3):328-30.
5. Cassella G, Bonforte R, Corso R, Buda CA, Corti G, Cambareri AR et al. Rectal bleeding by-Dieulafoy-like lesion: successful endoscopic treatment. G Chir 2005;26:415-8.
6. Romãozinho JM, Pontes JM, Lérias C, Ferreira M, Freitas D. Dieulafoy's lesion: Management and long-term outcome. Endoscopy 2004;36:416-20.
7. Amaro R, Petruff CA, Rogers AI. Rectal Dieulafoy's Lesion: report of a case and review of the literature. Dis Colon Rectum 1999;42:1339-41.

8. Lee YJ, Oh JM, Park SE, Park JH. Successful treatment of a gastric Dieulafoy's lesion with a hemoclip in newborn infant. Gastrointest Endosc 2003;57:435-6.

9. Baetting B, Haecki W, Lammer F, Jost R. Dieulafoy's disease: endoscopic treatment and follow-up. Gut 1993;34:1418-21.

10. Norton ID, Petersen BT, Sorbi D Balm RK, Alexander GL, Gostout CJ. Management and long-term prognosis of Dieulafoy lesion. Gastrointest Endosc 1999;50:762-7.

11. Guy RJ, Ang ESW, Tan KC, Tsang CBS. Massive bleeding from a Dieulafoy-like lesion of the rectum in a burns patient. Burns 2001;27:767-9.

12. Schmulewitz N, Baillie J. Dieulafoy lesions: a review of 6 years of experience at a tertiary referral center. Am J Gastroenterol 2001;96(6):1688-94.

13. Barbier P, Luder P, Triller J, Ruchti C, Hassler H, Stafford A. Colonic hemorrhage from a solitary minute ulcer. Report of three cases. Gastroenterology 1985;88(4):1065-8.

14. Franko E, Chardavoyne R, Wise L. Massive rectal bleeding from a Dieulafoy's type ulcer in the rectum: a review of this unusual case. Am J Gastroenterol 1991;86:1545-7.

15. Tooson JD, Marsano LS, Gates LK Jr. Pediatric rectal Dieulafoy's lesion. Am J Gastroenterol 1995 Dec;90(12):2232-3.

16. Azimuddin K, Stasik JJ, Rosen L, Riether RD, Khubchandani IT. Dieulafoy's lesion of the anal canal: a new clinical entity. Report of two cases. Dis Colon Rectum 2000;43:423-26.

17. Gimeno-García AZ, Parra-Blanco A, Nicolás-Perez D, Sánchez JAO, Medina C, Quintero E. Management of colonic Dieulafoy lesions with endoscopic mechanical techniques: report of two cases. Dis Colon Rectum 2004;47:1539-43.

18. Meister TE, Varilek GW, Marsano LS, Gates LK, Al-Tawil Y, de Villiers WJ. Endoscopic management of rectal Dieulafoy-like lesions: a case series and review of literature. Gastrointest Endosc 1998;48:302-5.

19. Dy NM, Gostout CJ, Balm RK. Bleeding from the endoscopically-identified Dieulafoy lesion of the proximal small intestine and colon. Am J Gastroenterol 1995;90:108-11.

20. Eguchi S, Maeda J, Taguchi H, Kanematsu T. Massive gastrointestinal bleeding from a Dieulafoy-like lesion of the rectum. J Clin Gastroenterol 1997;24(4):262-3.

21. Abdulian JD, Santoro MJ, Chen YK, Collen MJ. Dieulafoy-like lesions of the rectum presenting with exsanguinating hemorrhage: Successful endoscopic esclerotherapy. Am J Gastroenterol 1993;88:1939-41.

22. Nikolaidis N, Zezos P, Giouleme O, Budas K, Marakis G, Paroutoglou G et al. Endoscopic band ligation of Dieulafoy-like lesions in the upper gastrointestinal tract. Endoscopy 2001;33(9):754-60.

23. Mizukami Y, Akahoshi K, Kondoh N, Harada N, Nawata H. Endoscopic band ligation for rectal Dieulafoy's lesion: serial endoscopic images. Endoscopy 2002;34(12):1032.

24. Hachisu T. Evaluation of endoscopic hemostasis using an improved clipping apparatus. Surg Endosc 1988;2(1):13-7.

25. Chung IK, Kim EJ, Lee MS, Kim HS, Park SH, Lee MH et al. Bleeding Dieulafoy's lesions and the choice of endoscopic method: comparing the hemostatic efficacy of mechanical and injection methods. Gastrointest Endosc 2000;52(6):721-4.

26. Sone T, Nakano S, Takeda I, Kumada T, Kiriyama S, Hisanaga Y. Massive hemorrhage from a Dieulafoy lesion in the cecum: successful endoscopic management. Gastrointest Endosc 2000;51(4):510-2.

27. Dobson CC, Nicholson AA. Treatment of rectal hemorrhage by coil embolization. Cardiovasc Intervent Radiol 1999;22(2):143-6.

CAPÍTULO 146

NEOPLASIAS HEMORRÁGICAS

Neil Tarciso M. Pena
Sérgio Gnatos Lombardi

INTRODUÇÃO

Por definição, denominamos *Hemorragia Digestiva Baixa* todo sangramento que ocorre a partir do ângulo de Treitz, sendo as neoplasias hemorrágicas responsáveis por 15% desses sangramentos.

As neoplasias podem ser de características *benignas* (leiomiomas, pólipos hiperplásicos, adenomas, hamartomas e hemangiomas) ou *malignas* (carcinomas, leiomiossarcomas, tumores carcinóides e, mais raramente, o sarcoma de Kaposi).

Considerando-se que dois terços dos sangramentos de moderados a intensos cessam espontaneamente, o restante apresentará repercussão hemodinâmica com prolongamento das internações hospitalares e freqüentemente intervenção terapêutica endoscópica, radiológica ou cirúrgica.

As neoplasias hemorrágicas devem ser conduzidas como qualquer outro tipo de sangramento em que a estabilização hemodinâmica e o tratamento clínico são imperativos. A anamnese bem elaborada servirá de guia para a possível elucidação diagnóstica.

Os exames laboratoriais e a propedêutica armada definem o diagnóstico e a conduta; a retossigmoidoscopia e a colonoscopia são os métodos mais importantes.[1-5]

Esses procedimentos nem sempre se efetuam sob condições ideais de preparo do cólon, os quais deverão ser realizados de acordo com a condição clínica do doente para o momento.

Os preparos do cólon utilizados e disponíveis na prática diária são: os anterógrados, usualmente com laxantes osmóticos (manitol, cólon-PEG, macrogol), e os retrógrados, com as lavagens mecânicas (enteroclismas). Muitas vezes esses preparos podem ser associados.

TRATAMENTO ENDOSCÓPICO

O tratamento endoscópico só se justifica nos sangramentos abundantes. Como na maioria das vezes os sangramentos abundantes por neoplasias ocorrem por neoplasias avançadas, e não pelas precoces, devemos ter cuidado na avaliação de suboclusão concomitante, o que praticamente contra-indicaria a utilização do preparo anterógrado.

A localização do ponto de sangramento é o objetivo e a sua característica definirá a terapêutica endoscópica. Para tanto, dispomos atualmente de várias opções:[6,7,8]

Agentes químicos

- Vasoconstritores: adrenalina;
- Esclerosantes: álcool absoluto, etanolamina.

Agentes físicos (térmicos)

- Pinças diatérmicas;
- Eletrocoagulação mono e bipolar;
- Coagulador de plasma de argônio;
- Fotocoagulação (*laser*);
- Termocautério (*heater probe*).

Agentes mecânicos

- Hemoclipes;
- Ligaduras elásticas;
- *Endoloops*.

A escolha adequada do método endoscópico hemostático a ser empregado depende dos achados macroscópicos. Por exemplo, se o tumor for ulcerado e profundo, com sangramento arterial no fundo da úlcera, damos preferência aos clipes ou injeções de vasoconstritores, como a adrenalina. Se a lesão for vegetante com sangramento em babação, em área extensa, pode-se utilizar vasoconstritores, esclerosantes ou mesmo o coagulador de plasma de argônio.[9] A utilização do *laser* também é possível no tratamento paliativo de tumores obstrutivos ou hemorrágicos, com boas respostas em 52% dos casos (30 de 58 casos).[10]

O exame ideal deverá ser realizado em centro cirúrgico ou UTI com a presença de anestesista, para maior conforto do examinador e do paciente.

Durante o exame, muitas vezes o preparo não está adequado e a lavagem com soro fisiológico, através do canal de biópsias, poderá ser necessária, para uma melhor limpeza e visualização do local, o que torna o procedimento mais difícil e demorado.[11]

Para os casos em que suspeitamos de tumores, porém a colonoscopia foi normal, devemos considerar os sangramentos do intestino delgado. A cápsula endoscópica associada com a enteroscopia com duplo-balão são os métodos mais indicados, pois permitem o diagnóstico preciso e a terapêutica adequada, quando possível.

A CIRURGIA

É evidente que o ideal, nos pacientes com tumores hemorrágicos do cólon e reto, é o tratamento cirúrgico. Dois trabalhos interessantes foram publicados recentemente sobre esse assunto.[12,13]

Em um dos trabalhos,[12] 63 pacientes foram operados em caráter de emergência, de 1991 a 1997, e submetidos a colectomias por câncer colorretal (12% do total das colectomias). A maioria, 84%, apresentava obstrução intestinal, 5% perfurações e 8% sangramentos. A mortalidade foi de 8% e a morbidade de 32%, sendo a sobrevida de 1 ano de 76%; de 3 anos, 48%; e de 5 anos, 47%.

No outro trabalho,[13] foram avaliados 88 pacientes com câncer colorretal e com mais de 80 anos de idade (média de 85,2 anos), de 1995 a 2002. As principais indicações clínicas que levaram ao diagnóstico foram: sangramento gastrointestinal (25%), anemia (24%) e suspeitas ultra-sonográficas (10%). O tumor se localizava predominantemente no sigmóide (27%), no reto (26%) e no cólon ascendente (20%). A cirurgia foi curativa em 54 pacientes (61,4%) e o tratamento cirúrgico não foi possível em 34 casos, 38,6% (más condições clínicas em 15, metástases a distância em 11 e recusa da cirurgia em 8).

A mortalidade foi de apenas 2%, a sobrevida de 1 ano, de 88% e a de 3 anos, de 49%, sendo que nos não-operados as sobrevidas ficaram em torno de 46% em 1 ano e 13% em 3 anos.

CONCLUSÃO

É evidente que os tratamentos endoscópicos de hemorragias por neoplasias avançadas são paliativos e visam parar o sangramento para estabilização clínica do paciente, com posterior cirurgia definitiva para os tumores ressecáveis; na falha do tratamento endoscópico, ou se os tumores forem irressecáveis ou disseminados, ou em situações de más condições clínicas, indicamos as embolizações arteriais radiológicas ou mesmo a cirurgia paliativa.

REFERÊNCIAS BIBLIOGRÁFICAS

1. Bemvenuti GA, Toneloto EB, Torresini RS, Tumores do intestino grosso. In: Endoscopia digestiva (SOBED). Rio de Janeiro: Medsi; 1994. P. 297-316.

2. Calache JEN. Hemorragia digestiva baixa. In: Endoscopia digestiva (SOBED). Rio de Janeiro: Medsi; 1994. P. 483-94.

3. Church JM. Endoscopy of the colon, rectum and anus. New York Tokyo: Igaku-Shoin, 1995.

4. Quilici FA. Colonoscopia. In: Endoscopia digestiva (SOBED). 2ª ed. Rio de Janeiro: Medsi; 1999. P. 27-37.

5. Silverstein FE, Tytgat GNJ. Gastroentestinal endoscopy. 3ª ed. Mosby-Wolfe, 1997.

6. Church JM. Colonoscopy for rectal bleeding. Semin Colon Rectal Surg 1992;3:42-48.

7. Vellacout KD. Early endoscopy for acute lower gastrointestinal haemorrhage. Ann R Coll Surg Engl 1996;68:243-4.

8. Jensen DM, Machicado GA. Management of severe lower gastrointestinal bleeding-advanced therapeutic endoscopy. In: Barkin JS, O'Phelan CA, editors. 2nd ed. New York: Raven Press; 1994. P. 201-8.

9. Nozoe Y, Araki Y, Fukushima H, Shirouzu K. A case of argon plasma coagulation therapy for hemorrhagic rectal tumor in a highly aged patient. Kurume Med J. 2004;51(2):159-61.

10. Sherwood LA, Knowles G. Retrospective review of laser therapy for palliation of colorectal tumors. Eur J Oncol Nurs 2006;10(1):30-8.

11. Pinheiro EA, Ferraz Neto JBE, Argerich A. Hemorragia digestiva baixa. In: Atualização em endoscopia digestiva. Parada AA, Gutierres A, Venco FE, editores. Tropicus;1991;31-5.

12. Pansini GC, Zerbinati A, et al. Emergency surgery for complicated colorectal cancer. Restrospective study. Ann Ital Chir. 2004 Sep-Oct;75(5):555-8.

13. Kirchgatterer A, Steiner P, Hubner D, Fritz E, Aschl G, Preisinger J et al. Colorectal cancer in geriatric patients: endoscopic diagnosis and surgical treatment. World J Gastroenterol 2005 Jan 21;11(3):315-8.

CAPÍTULO 147

HDB: ASPECTOS CLÍNICOS, ENDOSCÓPICOS E CIRÚRGICOS

Sergio Carlos Nahas • André Roncon Dias • Caio Sergio Rizkallah Nahas

Carlos Frederico S. Marques • Rodrigo Montenegro Lourenção

INTRODUÇÃO

Define-se hemorragia digestiva baixa como todo sangramento que ocorre distalmente ao ligamento de Treitz. A sua incidência é estimada em 0,03% (20 a 27 casos a cada 100 mil habitantes), sendo mais freqüente em homens e após a sexta década de vida.[15,44]

Em relação à hemorragia digestiva alta, o sangramento digestivo baixo é de menor prevalência (cerca de 15% de todas hemorragias digestivas agudas) e tem evolução menos grave.[16] Em até 75%[46] dos pacientes o sangramento pode cessar espontaneamente, permitindo que a avaliação ocorra de maneira eletiva;[4] entretanto, ressangramentos são freqüentes.

A mortalidade média global é inferior a 5%,[9,40,44,57] sendo de 3,6% em pacientes internados devido a hemorragia digestiva baixa e 23,1% quando o sangramento ocorre com o paciente hospitalizado por outras razões.[44]

ASPECTOS CLÍNICOS

A hemorragia digestiva baixa pode se apresentar de diversas maneiras. A anamnese e o exame físico são de grande valor na construção de um raciocínio clínico que guie a abordagem diagnóstica e terapêutica.

A perda de sangue pode se manifestar de acordo com seu aspecto (sangue vivo ou coagulado), freqüência (constante, intermitente ou esporádica) e intensidade (leve, média ou alta). Dessa forma, os sintomas podem variar desde uma hipotensão leve até instabilidade hemodinâmica.

Devemos diferenciar os pacientes que apresentam hematoquezia (eliminação de sangue vivo pelo reto) daqueles com melena (eliminação de sangue coagulado pelo reto). A presença de hematoquezia nos orienta no sentido de uma causa colorretal, orificial ou um sangramento de maior vulto. Já a presença de melena pode corresponder a sangramento digestivo alto ou a um sangramento lento, de pequena monta.

Apesar dessas diretrizes clínicas, devemos ter em mente que 10% a 15% dos pacientes com hematoquezia grave possuem hemorragia digestiva alta, e outros 0,7% a 9,0% têm sua fonte hemorrágica no intestino delgado.[16,37]

Existe, ainda, uma parcela dos pacientes que apresenta poucos ou nenhum sintoma ou sinal clínico. São aqueles com perda de sangue oculto nas fezes ou anemia a esclarecer.

Devemos direcionar a anamnese para elucidação da possível fonte de sangramento, presença de episódios prévios, uso de medicações e presença de comorbidades. O exame físico também deve buscar a identificação da fonte hemorrágica e deve avaliar se há sinais de anemia, hipotensão postural, taquicardia, sudorese, tumor abdominal ou retal. O exame proctológico é etapa fundamental, como veremos adiante.

ETIOLOGIA

Na Tabela 147.1, observamos as causas comuns de sangramento digestivo baixo. As causas mais freqüentes são doença diverticular do cólon, angiodisplasia, doença hemorroidária e colite isquêmica.[7,21,36,38,46]

A hemorragia digestiva alta também é responsável por uma fração considerável dos casos de sangramento intestinal inicialmente considerados como de origem baixa e, portanto, deve ser considerada e excluída como causa do sangramento.

MOLÉSTIA DIVERTICULAR DO CÓLON

A doença diverticular do cólon é a causa mais freqüente de sangramento digestivo baixo (50% dos casos).[70] Sua incidência aumenta com a idade, devido ao caráter adquirido da doença, além de ser mais prevalente nas populações ocidentais.

Quando tratada de modo conservador, o sangramento cessa espontaneamente em mais de 75%[46] dos casos, embora a taxa de ressangramento seja alta (14% a 38% após o primeiro episódio e 50% após o segundo).[28,46] Nos pacientes dispensados, sem tratamento definitivo, há ressangramento em 9% em um ano, 10% em dois anos, 19% em três anos e 25% em quatro anos.[44]

O sangramento na doença diverticular é decorrente da ruptura dos vasos

TABELA 147.1

Causas de hemorragia digestiva baixa

Doenças Diverticulares	• Jejuno • Íleo • Cólon
Doenças Vasculares	• Angiodisplasia • Tumor vascular • Fístula arteriovenosa • Malformação arteriovenosa • Insuficiência vascular mesentérica • Variz retal
Doenças Neoplásicas	Benignas • Adenoma • Leiomioma • Fibroma • Hamartoma Malignas • Adenocarcinoma • Tumor carcinóide • Sarcoma
Doenças Orificiais	• Doença hemorroidária • Fissura anal • Prolapso • Doença venérea
Lesões Traumáticas	• Arma de fogo • Arma branca • Contusão • Empalamento
Lesões Iatrogênicas	• Sonda retal • Endoscópio • Biópsia • Polipectomia • Anastomose
Doenças Sistêmicas	• Amiloidose • Colagenose • Discrasia sangüínea

sangüíneos (vasa reta) que ficam mais expostos e desprotegidos na mucosa dos divertículos.

Ao exame endoscópico podemos observar divertículos, hipertonia colônica, coágulos aderidos e, mais raramente, sangramento ativo.

ANGIODISPLASIA

As angiodisplasias são a segunda causa mais freqüente de hemorragia digestiva baixa, com uma prevalência que varia de 3% a 40%.[7,36,37,44,61,71]

As angiodisplasias são malformações arteriovenosas constituídas por vasos submucosos ectasiados, e a erosão da delgada mucosa suprajacente leva ao sangramento. Em geral as angiodisplasias são múltiplas e estão localizadas no cólon direito, porém, podem ocorrer no delgado, constituindo a causa mais comum de sangramento proveniente desse órgão.[42]

Assim como no sangramento da diverticulose colônica, o da angiodisplasia costuma cessar espontaneamente e recidivar com freqüência.

Endoscopicamente, as lesões angiodisplásicas podem ser planas, puntiformes ou maculares, vinhosas, únicas ou múltiplas, telangiectásicas, aracniformes, com vasos dispostos radialmente e um halo pálido ao redor. As lesões também podem ser difusas em um segmento do cólon, de aspecto erosivo e rosado, sendo possível a visualização, por transiluminação, de vênulas tortuosas ou planas, caracterizadas por vasos de ramificações grosseiras que lembram o aspecto de uma folha de samambaia, de coloração escura. Lesões polipóides violáceas de conformação globosa irregular, únicas ou múltiplas, também podem ocorrer.[32]

Quanto ao diagnóstico angiográfico dessas lesões, três sinais são confiáveis: visualização de tufos vasculares, enchimento venoso precoce e vaso dilatado e tortuoso com esvaziamento lento.[8]

AFECÇÕES ANORRETAIS

Afecções proctológicas como a doença hemorroidária, a fissura e a fístula anais compreendem uma das causas mais freqüentes de sangramento anal.[74] O valor do exame proctológico em pacientes com queixa de hemorragia digestiva baixa baseia-se nesse fato, permitindo que um procedimento simples evite, muitas vezes, investigações diagnósticas caras e elaboradas.

NEOPLASIAS

As neoplasias colorretais, incluindo-se os pólipos benignos, podem causar sangramento. A perda sangüínea na grande maioria das vezes é crônica e de pequena quantidade.

Na colonoscopia, as neoplasias sangrantes se apresentam como tumores exofíticos ou infiltrativos, podendo ter áreas ulceradas com sinais hemorrágicos.

HEMORRAGIA PÓS-POLIPECTOMIA

A hemorragia é a complicação mais freqüente da polipectomia. Sua incidência estimada é de 6,1%.[3,23,45,52,62]

O sangramento freqüentemente ocorre logo após a transecção do pedículo do pólipo.[26]

A excisão com diatermia, a injeção de adrenalina na submucosa[34] ou o uso de hemoclipes,[69] antes da polipectomia, diminuem a incidência hemorrágica, especialmente em pólipos grandes.

Sangramentos tardios por desprendimento da escara podem ocorrer, sendo imprevisíveis e, na maioria dos casos, responsivos ao tratamento conservador.

Pacientes hipertensos ou em uso de anticoagulantes possuem maior risco de sangramento.

DOENÇAS INFLAMATÓRIAS INTESTINAIS

Tanto a doença de Crohn quanto a retocolite ulcerativa podem se expressar através de diarréia sanguinolenta. A suspeita clínica é facilitada pelo fato de que raramente essa é a primeira manifestação dessas doenças.

Normalmente, a hemorragia que ocorre é de pequena monta, porém sangramentos intensos são responsáveis por 0,1% e 1,2% das admissões hospitalares em pacientes com retocolite ulcerativa e doença de Crohn, respectivamente.[55]

As doenças inflamatórias intestinais apresentam uma ampla variedade de sinais à colonoscopia. Hiperemia difusa ou segmentar, úlceras e cicatrizes antigas são alguns dos achados freqüentemente encontrados. O sangramento pode ter uma origem pontual ou difusa. Nesses casos a parede inflamada está geralmente friável e a própria passagem do aparelho pode levar a sangramentos.

COLITE INFECCIOSA

Colites infecciosas por *Escherichia coli*, *Salmonella typhi*, *Shigella* e *Clostridium*
difficile podem causar diarréia sanguinolenta. Nessas patologias normalmente encontramos dor abdominal e febre.

Em pacientes imunossuprimidos e HIV-positivos, a colite por citomegalovírus, *Herpes simplex*, *Histoplasma capsulatum* e o sangramento proveniente do sarcoma de Kaposi devem ser incluídos no diagnóstico diferencial.

Os achados colonoscópicos das colites infecciosas são, muitas vezes, similares aos das doenças inflamatórias intestinais, sendo que biópsias e exames protoparasitológicos têm papel de destaque no diagnóstico diferencial.

COLITE ISQUÊMICA

A colite isquêmica é uma entidade de apresentação clínica e evolução variáveis. Possui várias causas e ocorre em situações que levam a uma deficiência no suprimento sangüíneo do cólon.

A afecção deve ser considerada em idosos com diarréia, dor abdominal, sangramento intestinal e outra comorbidade associada.

Sangramentos intensos dificilmente ocorrem.

Endoscopicamente, podemos reconhecer uma fase aguda com petéquias, hiperemia e palidez (os sangramentos geralmente ocorrem nessa fase); uma fase subaguda com ulceração e exsudação; e uma fase crônica com estreitamento intestinal, diminuição das haustrações e depósitos de tecido de granulação.[66]

LESÕES ACTÍNICAS

A irradiação pélvica utilizada em malignidades retais, prostáticas e ginecológicas pode ocasionar alterações actínicas, especialmente no reto, que por sua vez podem levar a sangramentos. Estes em geral ocorrem no primeiro ano após a terapia, porém, hemorragias tardias também são possíveis.[77]

A colite actínica pode ser observada endoscopicamente como áreas hiperemiadas, friáveis e com telangectasias.

LESÃO DE DIEULAFOY

A lesão de Dieulafoy é uma causa rara de sangramento digestivo intenso.[24] O sangramento é proveniente de uma ruptura de arteríola submucosa após erosão da mucosa. Embora a lesão usualmente se localize no estômago, ela pode estar presente em qualquer local do trato gastrointestinal.

O colonoscopista pode não encontrar alterações ao exame, uma vez que uma lesão ulcerada óbvia pode não estar presente. Quando o exame é realizado durante o sangramento ativo, podemos observar uma lesão puntiforme com um vaso sangrante.

COLOPATIA HIPERTENSIVA PORTAL

Dentre as alterações hemodinâmicas que acompanham os pacientes com cirrose hepática e hipertensão portal, temos a colopatia hipertensiva portal, a presença de varizes anorretais e varizes ileais.[59] A incidência de colopatia hipertensiva portal chega a 36% dos pacientes com hipertensão portal.[27]

Endoscopicamente, a patologia pode ser observada como a presença de ectasia vascular, hiperemia ou dilatação venosa.[35] Essas alterações podem ser responsáveis por sangramentos agudos ou crônicos.

COAGULOPATIAS

Pacientes portadores de coagulopatias, incluindo hemofilia, aplasia de medula, plaquetopenia e usuários de anticoagulantes, podem apresentar sangramento digestivo difuso espontâneo na ausência de lesões orgânicas.

OUTRAS CAUSAS

O divertículo de Meckel é uma malformação intestinal congênita que pode causar hemorragia intestinal baixa em crianças e adolescentes. Com relativa freqüência o divertículo possui mucosa gástrica heterotópica em seu interior, capaz de produzir ácido, agredindo a mucosa adjacente.

Traumatismos colorretais contusos, penetrantes ou por empalamento, também podem levar a sangramentos intestinais.

A endometriose colorretal é rara e difícil de diferenciar de outras patologias devido à sintomatologia inespecífica. O sangramento digestivo baixo é sua manifestação mais comum.[67] O reto e o sigmóide são os locais mais freqüentemente acometidos.[20]

Doenças vasculares como granulomatose de Wegener e poliarterite nodosa podem ocasionar hematoquezia.

A isquemia mesentérica pode ter sangramento digestivo baixo associado a outras manifestações clínicas.

Em todas essas causas, a história da moléstia orienta o médico a chegar a um diagnóstico e propor o tratamento. Em algumas dessas doenças, a presença de enterorragia é um sinal observado que não necessariamente será o foco principal do tratamento.

HEMORRAGIA DIGESTIVA DE ORIGEM OBSCURA

Uma pequena porcentagem dos pacientes com hemorragia digestiva baixa tem no intestino delgado a fonte de sangramento. A história típica desses pacientes é de episódios recidivantes de sangramento baixo, com diversas investigações até se obter um diagnóstico. Malformações arteriovenosas são as causas mais freqüentes, seguidas de doenças neoplásicas (benignas e malignas), doença de Crohn, divertículo de Meckel, além de outras.[42]

À colonoscopia podemos observar eliminação de sangue pela válvula ileocecal e lesões no íleo distal. Em geral esses achados são raros e outros exames como enteroscopia e cápsula endoscópica são necessários na investigação.

MÉTODOS DIAGNÓSTICOS

Conforme citado previamente, o exame proctológico deve ser a primeira medida diagnóstica a ser instituída e visa a excluir uma doença orificial como causa do sangramento.

Existem algumas opções de ferramentas diagnósticas que podemos solicitar na investigação da hemorragia digestiva baixa e, embora a colonoscopia seja considerada como a melhor modalidade diagnóstica, devemos adequar os exames solicitados à hipótese diagnóstica. A solicitação de um método ou de outro depende, muitas vezes, da situação clínica do paciente, das comorbidades, da experiência e disponibilidade de cada método em determinada instituição e das preferências pessoais de cada médico.

COLONOSCOPIA

A colonoscopia é o método mais eficaz para identificar o local de sangramento e diagnosticar sua causa na hemorragia digestiva baixa.[1,29]

A realização da colonoscopia em caráter de urgência ou eletivo depende do caso. Uma boa opção nos pacientes estáveis é a realização do exame na mesma internação.

Pacientes com sangramentos maciços são candidatos de alto risco à colonoscopia de emergência. Esses pacientes em geral se encontram instáveis hemodinamicamente e estão sob maior risco de complicações. Além disso, o procedimento geralmente é mais trabalhoso, devido à incapacidade de se limpar adequadamente o cólon.

A colonoscopia permite a obtenção de um diagnóstico em mais de 80% dos casos.[72,74] Vários estudos demonstraram que o exame é seguro e eficaz inclusive quando realizado na urgência.[11,25,37,53] Apesar de raras, complicações como perfuração, piora do sangramento e insuficiência cardíaca (nos pacientes hipovolêmicos que apresentam desidratação com o preparo) podem ocorrer durante o exame de urgência.

Lesões com sangramento ativo, coágulo aderido à lesão com sangue fresco ao redor e presença de coto vascular, sangrante ou não, são os estigmas endoscópicos de sangramento ativo ou recente.

Não existe consenso a respeito do preparo intestinal a ser realizado em pacientes com hemorragia digestiva aguda. Lavagem retrógrada para remover os coágulos, lavagem anterógrada via oral ou por sonda nasogástrica utilizando-se polietilenoglicol ou manitol a 10% , lavagem anterógrada via cecostomia (quando realizamos o exame no intra-operatório) e até mesmo a não-realização do preparo já foram propostos. Os autores que relatam uma boa eficácia do exame de urgência sem preparo atribuem a adequada visualização das paredes do cólon ao efeito catártico do sangue na luz intestinal.[11]

Quanto à realização do exame eletivamente, ela não deve ser muito postergada pelo alto índice de recidiva.

ARTERIOGRAFIA VISCERAL SELETIVA

A cateterização angiográfica seletiva das artérias mesentéricas superiores ou inferiores com infusão de um meio de contraste evidencia sangramentos de até 1 ml por minuto. O exame requer a existência de um sangramento ativo, possuindo grande valor na localização de hemorragias graves. Como a maioria dos sangramentos digestivos baixos é intermitente, eles podem ter cessado na ocasião do exame.[80]

A angiografia tem especificidade de 100% e sensibilidade de 30% a 47%.[19] Possui ainda a vantagem de não necessitar de preparo intestinal, podendo ser, assim como a colonoscopia, terapêutica. Vasoconstritores e agentes embolizantes podem ser utilizados para interromper a hemorragia.

O procedimento tem uma taxa de complicações não desprezível (em torno de 10%). Insuficiência renal associada à infusão do contraste, hematomas, isquemia intestinal, trombose arterial e até acidente vascular cerebral podem ocorrer.

A arteriografia é um bom exame para diagnóstico da angiodisplasia, que pode ser reconhecida como dilatações vasculares de esvaziamento lento, tufos vasculares ou pequenos casos de enchimento precoce.[60]

CINTILOGRAFIA COM HEMÁCIAS MARCADAS

A cintilografia de hemácias com Tecnécio-99m consiste na marcação das hemácias do paciente com um isótopo do tecnécio. A cada episódio de sangramento, as hemácias perdidas para a luz intestinal criam um foco isotópico que pode ser captado pela cintilografia. A captação das imagens é realizada em intervalos ou na evidência de um novo sangramento,[30] e leituras podem ser realizadas até 48 horas após a marcação das hemácias.

Embora sangramentos de até 0,1 ml por minuto possam ser identificados, a eficácia do método depende da presença de sangramento ativo.[81]

Apesar de ser um método mais sensível que a arteriografia na detecção de sangramento, é menos preciso quanto à sua localização. Além disso, é um método apenas diagnóstico.

Pacientes estáveis com sangramento intermitente, moderado ou severo, são bons candidatos ao exame. Hemorragias severas com instabilidade hemodinâmica contra-indicam o exame.

ENTEROSCOPIA E CÁPSULA ENDOSCÓPICA

O diagnóstico e o tratamento das doenças do intestino delgado sempre foram envoltos em desafios técnicos. Sangramentos provenientes do delgado, muitas vezes, exigiam laparotomia com enteroscopia intra-operatória, uma vez que a arteriografia visceral e a cintilografia possuem baixa eficácia nesses casos.

Recentemente o desenvolvimento da enteroscopia com duplo-balão, uma técnica na qual se emprega um endoscópio e um tubo flexível, ambos com um balão insuflável na ponta, tem ganhado destaque.

Em relação à enteroscopia do tipo *push enteroscopy*, uma técnica que consiste na introdução via oral de um aparelho pediátrico com acesso ao delgado proximal, a enteroscopia com duplo-balão permite a visualização de todo o intestino delgado, com obtenção de biópsias e possibilidades terapêuticas. O método é seguro e eficaz, podendo ser realizado de maneira rápida e menos dolorosa.[78]

O desenvolvimento da videocápsula endoscópica foi outro avanço recente na investigação das moléstias do delgado. Uma câmera em miniatura capaz de fotografar e transmitir as imagens para um receptor é deglutida e propelida pela peristalse.[22] Esse método é mais eficaz que a enteroscopia com duplo-balão no diagnóstico da hemorragia intestinal obscura, porém, não é capaz de fornecer biópsias, nem possui capacidades terapêuticas.[31]

TRATAMENTO

A abordagem da hemorragia digestiva baixa deve seguir estes passos: avaliação inicial, reposição volêmica com estabilização hemodinâmica, identificação da fonte de sangramento e tratamento específico.

A entrevista e o exame físico devem ser direcionados para a identificação da fonte de sangramento e de possíveis comorbidades. A maioria dos pacientes se encontrará estável, permitindo que essa etapa seja realizada de maneira adequada. Os pacientes que se encontram instáveis hemodinamicamente devem ser encaminhados à sala de emergência e receber monitorização, suporte com oxigênio e expansão volêmica de imediato. Pacientes com perda de mais de 25% da volemia, sangramento contínuo e instabilidade hemodinâmica devem ser transferidos para uma unidade de terapia intensiva.

Após a avaliação inicial, já podemos determinar quais pacientes possuem causas proctológicas para o sangramento e quais têm maior risco de que a hemorragia tenha origem alta, acima do ângulo de Treitz. Nesse momento também identificamos os pacientes que necessitam de reposição volêmica e exames séricos (hemoglobina, hematócrito, plaquetas e coagulograma, além de outros de acordo com a anamnese). Também devemos encaminhar uma amostra de sangue para tipagem em todo caso em que haja indícios de que a hemorragia foi moderada ou intensa, presumindo-se a necessidade de transfusão sangüínea.

A etapa seguinte consiste em identificar a fonte de sangramento. Devemos, primeiramente, descartar uma fonte alta de sangramento. Isso é possível por meio da realização de uma endoscopia digestiva alta ou da passagem de uma sonda nasogástrica.

O próximo passo na elucidação diagnóstica depende da suspeita clínica, das condições clínicas do doente e do serviço de onde ele se encontra. A disponibilidade de ferramentas diagnósticas, a presença de protocolos e até a preferência pessoal do médico responsável pelo caso influem no manejo do doente.

Uma abordagem prática na hemorragia digestiva baixa consiste em classificar os pacientes de acordo com a severidade do sangramento.

A maioria dos pacientes se encaixa em um grupo com sangramento mínimo, sem repercussão hemodinâmica, em que medidas conservadoras resolverão o quadro. A colonoscopia deve ser o exame inicial desses pacientes, sendo realizada na mesma internação ou em caráter ambulatorial.

Um segundo grupo de pacientes inclui aqueles com sangramento crônico intermitente, sendo indicadas a investigação laboratorial e a colonoscopia, que dependendo do caso pode ser realizada de maneira eletiva. A arteriografia e a cintilografia com hemácias marcadas têm valor restrito nesse grupo, uma vez que o sangramento é esporádico.

O terceiro grupo compreende os pacientes com hemorragia intensa, mas estáveis hemodinamicamente. Esses pacientes devem ter exames séricos colhidos, devem ser expandidos (freqüentemente necessitam de concentrado de hemácias) e investigados na mesma internação. A cintilografia com hemácias marcadas é uma boa opção, assim como a colonoscopia. A arteriografia pode ficar reservada aos casos em que a cintilografia identificou sangramento ativo ou quando a colonoscopia não conseguiu realizar a hemostasia.

Por fim, em um quarto grupo estão incluídos aqueles indivíduos com sangramento ativo. Eles, em geral, encontram-se hipotensos ou mesmo instáveis. O tratamento inicial é similar ao do grupo anterior. Além disso, monitorização e suporte intensivo são freqüentemente necessários. Na seqüência, as melhores opções para esses pacientes são a arteriografia ou a cirurgia com colonoscopia intra-operatória. A colonoscopia com ou sem preparo também pode ser realizada de acordo com a condição clínica do paciente, porém, devemos considerar que, na vigência de sangramento ativo intenso, sua sensibilidade e sua eficácia são menores, e as complicações, mais freqüentes.

O Esquema 147.1 representa a abordagem sugerida neste capítulo.

MÉTODOS HEMOSTÁTICOS

COLONOSCOPIA

Existem várias opções hemostáticas que podem ser associadas à colonoscopia.

As mais difundidas são a eletrocoagulação monopolar e a bipolar.

A eletrocoagulação monopolar baseia-se na transmissão de uma corrente elétrica pela pinça. Há penetração de energia pela parede intestinal com risco de necrose e perfuração. Já a eletrocoagulação bipolar atua apenas superficialmente, com menor risco de perfuração.[2] Quando utilizamos a eletrofulguração, recomenda-se o uso de pinças pequenas, baixa energia (10 W a 15 W), pulsos curtos e intermitentes e a colocação da pinça exatamente sobre o ponto sangrante. Essas medidas visam diminuir o risco de complicações.[36]

O *heater probe* realiza a hemostasia por meio da transmissão de calor, e o risco de perfuração também é menor que na eletrofulguração monopolar, uma vez que sua ação é superficial.[65]

A coagulação com plasma de argônio também é um método que atua apenas na superfície mucosa, com baixa transmissão de energia para as camadas mais profundas. Energia em alta freqüência é transmitida ao tecido por meio de um feixe de gás ionizado.[75] O fato de não se encostar na mucosa ao realizar a hemostasia é vantajoso, pois não há a possibilidade de remover a escara hemostática ao retirar o aparelho, como ocorre nos outros métodos já citados. A coagulação por plasma de argônio já foi utilizada na hemostasia de várias doenças colorretais, sendo eficaz e segura. Apesar disso, seu custo é elevado.[12,75]

A fotocoagulação com *laser* é um método recente e que tem sido muito divulgado ultimamente. O *Neodymium-YAG laser* é o mais utilizado em endoscopia. Devido à sua penetração na parede cólica, há o risco de perfuração associado à sua utilização. Sua maior aplicabilidade tem sido em neoplasias malignas, mas já foi utilizado com sucesso em diferentes patologias colorretais.[39,63,73] Seu custo também é elevado.

A injeção de soluções químicas na submucosa também pode ser realizada com fins hemostáticos. A adrenalina é a substância mais freqüentemente infundida. Ela deve ser diluída (1:10.000 a 1:20.000) para diminuir o risco de isquemia, necrose e perfuração. Esse fato é especialmente válido para o cólon direito, cujas paredes são mais finas.[29] Agentes esclerosantes, como o álcool absoluto e a etanolamina®, também podem ser utilizados.

A hemostasia mecânica também é uma opção. A aplicação de bandas elásticas,[79] clipes metálicos (hemoclipes)[5,43] e até mesmo próteses metálicas auto-expansíveis (esta última reservada ao controle de sangramento proveniente de tumores) são possíveis.[13]

Dos métodos citados, a eletrocoagulação e a injeção submucosa de adre-

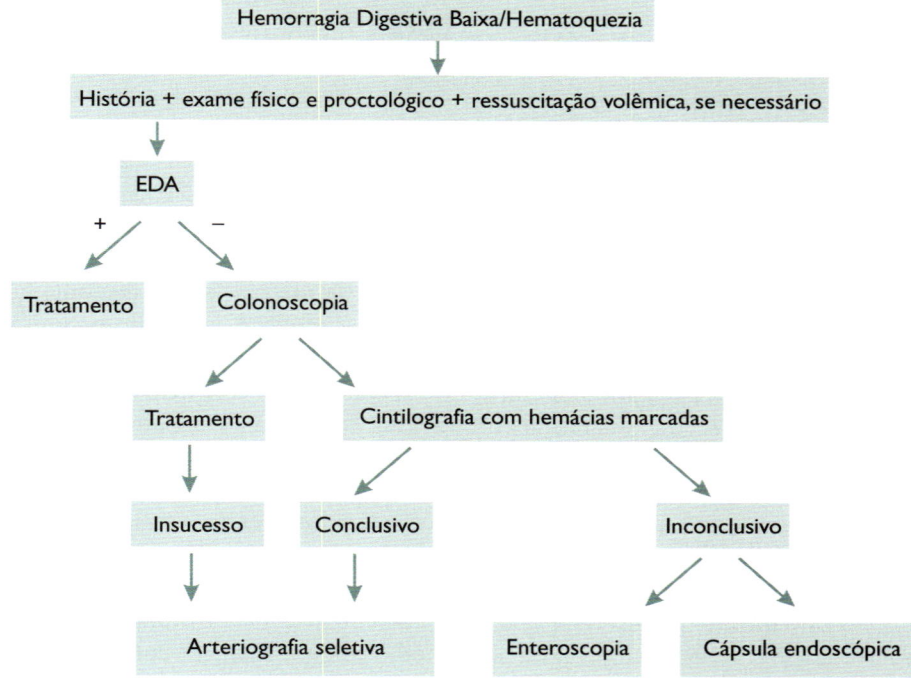

ESQUEMA 147.1

Algoritmo da abordagem da hemorragia digestiva baixa

nalina, associados ou não, são os mais utilizados.

A hemostasia do sangramento diverticular tem sido realizada com sucesso por meio de injeção submucosa de adrenalina e coagulação bipolar.[6,58] Ligadura elástica e hemoclipes também podem ser utilizados.[17,33]

A angiodisplasia pode ser adequadamente tratada com eletrocoagulação e com meios térmicos. Agentes esclerosantes e coagulação com plasma de argônio também são boas opções.[54,64]

A colonoscopia é o método de escolha no tratamento do sangramento póspolipectomia. Eletrocoagulação, terapia térmica, injeção de adrenalina, ligadura elástica e clipes vasculares são opções adequadas.[56,69,76]

O sangramento da proctite actínica é proveniente das telangiectasias, e a coagulação destas, com qualquer método disponível, resolve a hemorragia. A coagulação com plasma de argônio, por sua baixa penetração no tecido e possibilidade de ser utilizada em áreas grandes, tem sido utilizada com baixas complicações.[14]

Por fim, notamos que para cada patologia existem vários métodos endoscópicos eficazes e seguros, existindo poucos estudos que comparem as diversas opções disponíveis. Assim, quando elegemos um método hemostático a ser empregado em determinada patologia, a decisão acaba recaindo na experiência, na preferência pessoal e na disponibilidade do equipamento na instituição.

ARTERIOGRAFIA VISCERAL SELETIVA

A arteriografia visceral seletiva terapêutica também é um método eficaz no controle da hemorragia digestiva baixa. A maior parte dos estudos relata baixos índices de complicações (ressangramento e isquemia cólica são os principais) e mortalidade nula.[41,50] Entretanto, ainda há controvérsia quanto aos índices de morbimortalidade. Alguns autores relatam que a incidência de isquemia intestinal é alta, assim como a mortalidade decorrente do procedimento, que pode chegar de 55% a 60%.[10,68] Esses estudos são a respeito do uso da embolização como agente hemostático, e a freqüência das complicações é muito maior quando não se localiza sangramento ativo.

As opções de hemostasia incluem a infusão de vasoconstritores ou de microêmbolos. Dados atuais sugerem que a injeção de êmbolos tem maior eficácia no controle do sangramento ativo e menor recidiva em longo prazo.[49]

Os êmbolos podem ser molas ou partículas de álcool-polivinil, enquanto as soluções vasoconstritoras podem conter vasopressina ou terlipressina.

A angiografia pode ser indicada naqueles pacientes com sangramento maciço, persistente ou recorrente e nos pacientes em que a colonoscopia falhou em determinar a origem do sangramento.

CIRURGIA

A cirurgia de emergência é uma opção que deve ser reservada para quando outros métodos falham ou quando o sangramento é excessivo e incontrolável.

São indicações para a cirurgia de emergência hipotensão e choque, apesar da ressuscitação volêmica adequada, sangramento contínuo na ausência de diagnóstico localizatório (a investigação realizada falhou em apontar a fonte do sangramento) e sangramento ativo em que outros métodos falharam em realizar a hemostasia.[18,47,48,51]

Essa afirmação se baseia nos altos índices de mortalidade que acompanham o procedimento (ao redor de 30%).[82]

O conhecimento pré-operatório da localização da fonte hemorrágica é sempre desejado e permite ressecções mais restritas e rápidas, diminuindo a morbimortalidade. Entretanto, quando a cirurgia é realizada em caráter de emergência ou urgência, não é raro que o local do sangramento seja desconhecido. Dessa maneira, a colonoscopia intra-operatória auxilia na identificação do local e na restrição da ressecção ao segmento acometido.[65] Durante a cirurgia faz-se uma cecostomia por meio da qual o preparo pode ser realizado (com infusão de soro fisiológico) e o aparelho introduzido através do canal anal.

Fora do quadro agudo, a cirurgia pode ser realizada de maneira semieletiva ou eletiva, quando já se prevê o risco de recidiva ou quando há uma patologia que justifique uma colectomia. Com isso, o paciente pode ser devidamente avaliado e compensado, e a morbimortalidade diminui expressivamente. Adicionalmente, alguns casos podem ser resolvidos pela via laparoscópica.

CONCLUSÃO

A hemorragia digestiva baixa em geral apresenta-se como um sangramento intermitente, leve ou moderado. Nesses casos, a colonoscopia é o método de eleição para elucidar a causa, sendo muitas vezes também terapêutico.

Na vigência de um sangramento intenso, a colonoscopia é menos eficaz, e podemos optar pela realização de uma arteriografia visceral seletiva ou laparotomia com colonoscopia intra-operatória. A decisão depende da experiência pessoal, da instituição, da disponibilidade do método e da condição clínica do paciente.

A cintilografia com hemácias marcadas fica reservada aos sangramentos intermitentes leves ou moderados, direcionando o próximo exame a ser realizado ou limitando à área a ser ressecada.

Nos sangramentos de origem obscura, a utilização da cápsula endoscópica ou da enteroscopia de duplo-balão está modificando a maneira como abordamos essas moléstias, permitindo diagnóstico e tratamento mais precoces.

Por fim, devemos ressaltar que a colonoscopia é o principal meio diagnóstico e terapêutico na hemorragia digestiva baixa, possuindo várias opções hemostáticas, que são utilizadas com grande eficácia no controle do sangramento.

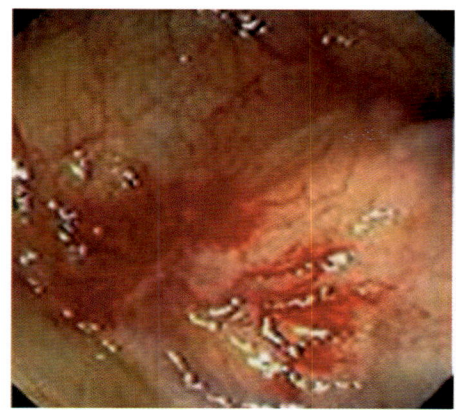

FIGURA 147.1

Angiodisplasia

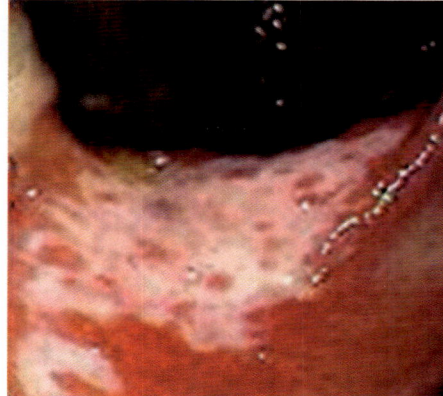

FIGURA 147.4

Colite isquêmica

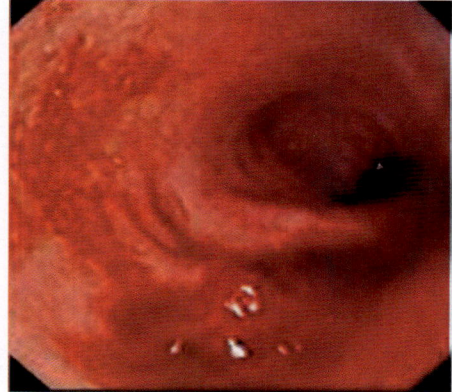

FIGURA 147.7

Estigma hemorrágico: coágulo aderido à lesão com sangue ao redor

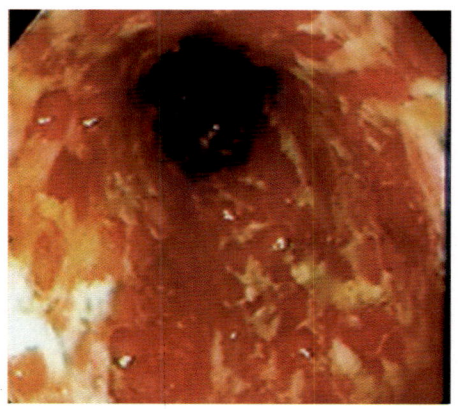

FIGURA 147.2

Cólon com doença inflamatória intestinal

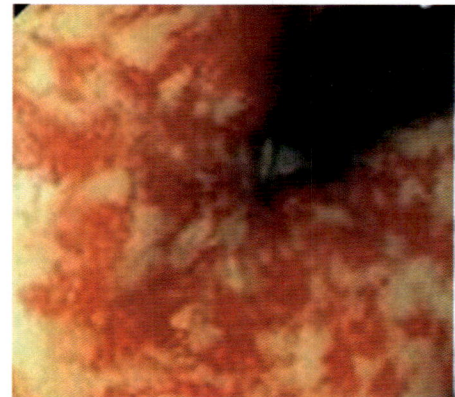

FIGURA 147.5

Colite actínica

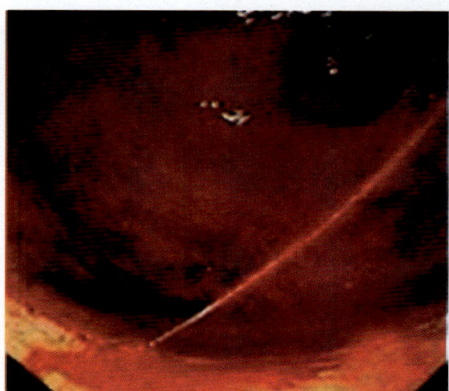

FIGURA 147.8

Estigma hemorrágico: presença de coto vascular sangrante

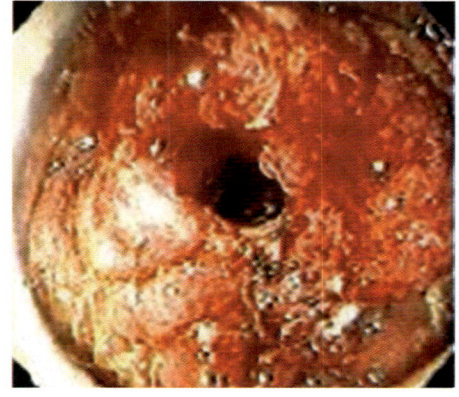

FIGURA 147.3

Neoplasia cólica maligna

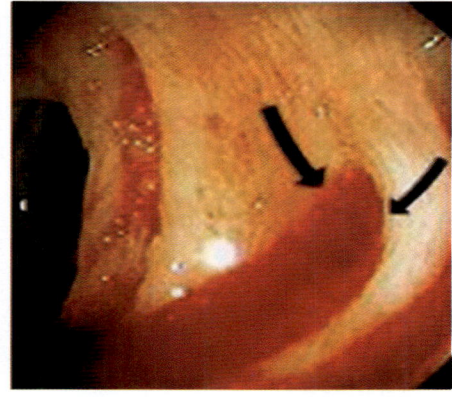

FIGURA 147.6

Estigma hemorrágico: sangramento ativo

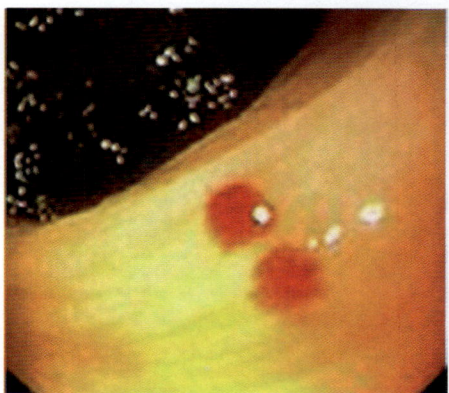

FIGURA 147.9

Malformação vascular

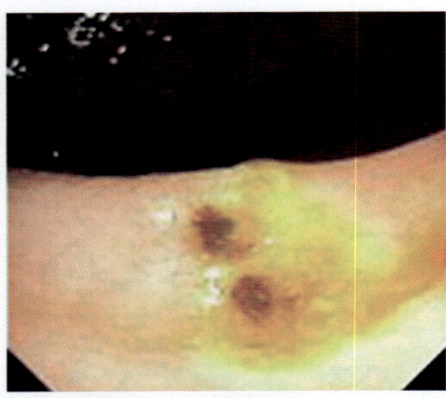

FIGURA 147.10

A mesma lesão da Figura 147.9 após coagulação com plasma de argônio

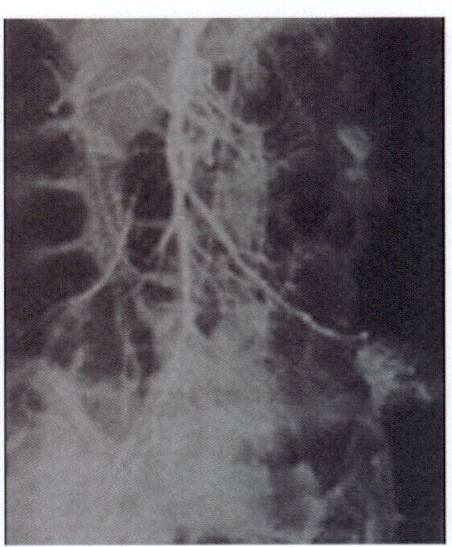

FIGURA 147.13

Sangramento diverticular: visão angiográfica

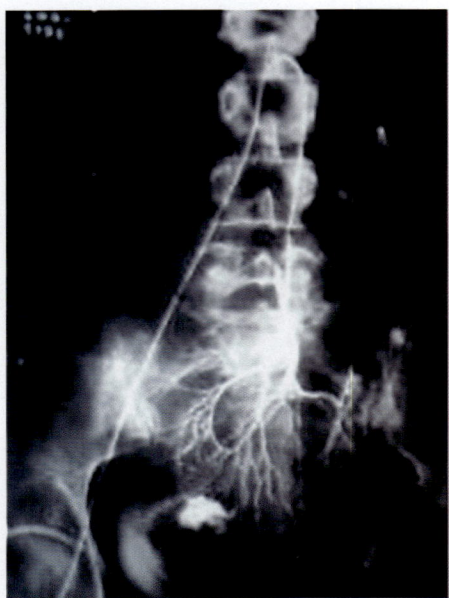

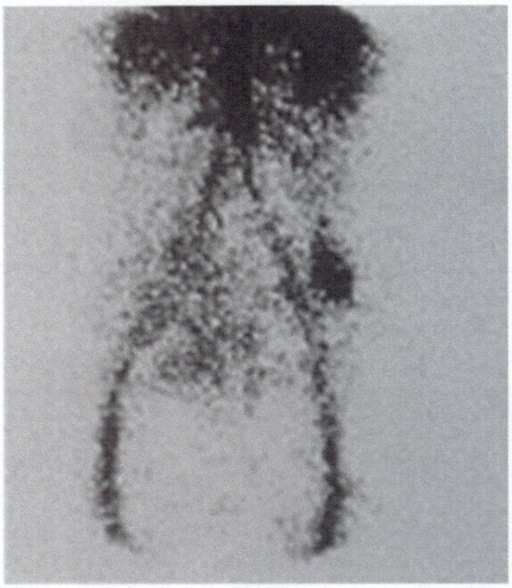

FIGURA 147.11

Angiografia evidenciando foco hemorrágico após polipectomia

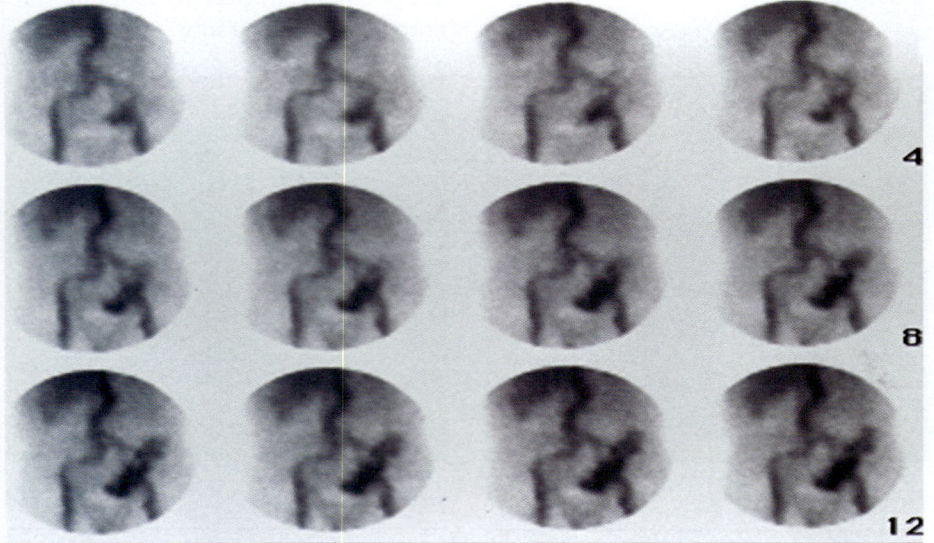

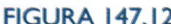

FIGURA 147.14

Sangramento diverticular: visão cintilográfica (mesmo caso da Figura 147.11)

FIGURA 147.12

Cintilografia evidenciando foco hemorrágico proveniente de doença diverticular

REFERÊNCIAS BIBLIOGRÁFICAS

1. Al Qahtani AR, Satin R, Stern J, Gordon PH. Investigative modalities for massive lower gastrointestinal bleeding. World J Surg 2002 May;26(5):620-5.

2. Arya N, Marcon NE. Endoscopic management of lower gastrointestinal bleeding. Curr Treat Options Gastroenterol 2004 Jun;7(3):241-7.

3. Berci G, Panish JF, Schapiro M, Corlin R. Complications of colonoscopy and polypectomy. Report of the Southern California Society for Gastrointestinal Endoscopy. Gastroenterology 1974 Oct;67(4):584-5.

4. Billingham RP. The conundrum of lower gastrointestinal bleeding. Surg Clin North Am 1997 Feb;77(1):241-52.

5. Binmoeller KF, Thonke F, Soehendra N. Endoscopic hemoclip treatment for gastrointestinal bleeding. Endoscopy 1993 Feb;25(2):167-70.

6. Bloomfeld RS, Rockey DC, Shetzline MA. Endoscopic therapy of acute diverticular haemorrhage. Am J Gastroenterol 2001;96(8):2367-72.

7. Boley SJ, DiBiase A, Brandt LJ, Sammartano RJ. Lower intestinal bleeding in the elderly. Am J Surg 1979;137(1):57-64.

8. Boley SJ, Sprayregen S, Sammartano RJ, Adams A, Kleinhaus S. The pathophysiologic basis for the angiographic signs of vascular ectasias of the colon. Radiology 1977;125(3):615-21.

9. Bramley PN, Masson JW, McKnight G, Herd K, Fraser A, Park K et al. The role of an open-access bleeding unit in the management of colonic haemorrhage. A 2-year prospective study. Scand J Gastroenterol 1996;31(8):764-9.

10. Burgess AN, Evans PM. Lower gastrointestinal haemorrhage and superselective angiographic embolization. ANZ J Surg 2004 Aug;74(8):635-8.

11. Chaudhry V, Hyser MJ, Gracias VH, Gau FC. Colonoscopy: the initial test for acute lower gastrointestinal bleeding. Am Surg 1998 Aug;64(8):723-8.

12. Chen SC, Liangpunsakul S, Rex DK. Watermelon colon treated by argon plasma coagulation. Gastrointest Endosc 2005 Apr;61(4):631-3.

13. Dauphine CE, Tan PY, Beart RW Jr, Corman ML, Vukasin P. Self-expanding metallic stents in the management of lower gastrointestinal hemorrhage. J Laparoendosc Adv Surg Tech A 2003 Dec;13(6):407-9.

14. Fantin AC, Binek J, Suter WR, Meyenberger C. Argon beam coagulation for treatment of symptomatic radiation-induced proctitis. Gastrointest Endosc 1999;49(4 Pt 1):515-8.

15. Farrell JJ, Friedman LS. Gastrointestinal bleeding in the elderly. Gastroenterol Clin North Am 2001;30(2):377-407.

16. Farrell JJ, Friedman LS. Review article: the management of lower gastrointestinal bleeding. Aliment Pharmacol Ther 2005;21(11):1281-98.

17. Farrell JJ, Graeme-Cook F, Kelsey PB. Treatment of bleeding colonic diverticula by endoscopic band ligation: an in-vivo and ex-vivo pilot study. Endoscopy 2003;35(10):823-9.

18. Field RJ Sr, Field RJ Jr, Shackleford S. Total abdominal colectomy for control of massive lower gastrointestinal bleeding. J Miss State Med Assoc 1994;35(2):29-33.

19. Fiorito JJ, Brandt LJ, Kozicky O, Grosman IM, Sprayragen S. The diagnostic yield of superior mesenteric angiography: correlation with the pattern of gastrointestinal bleeding. Am J Gastroenterol 1989;84(8):878-81.

20. Forsgren H, Lindhagen J, Melander S, Wagermark J. Colorectal endometriosis. Acta Chir Scand 1983;149(4):431-5.

21. Foutch PG. Angiodysplasia of the gastrointestinal tract. Am J Gastroenterol 1993;88:807-18.

22. Fritscher-Ravens A, Swain CP. The wireless capsule: new light in the darkness. Dig Dis 2002;20(2):127-33.

23. Fruhmorgen P, Demling L. Complications of diagnostic and therapeutic colonoscopy in the Federal Republic of Germany. Results of an inquiry. Endoscopy 1979 May;11(2):146-50.

24. Gadenstatter M, Wetscher G, Crookes PF, Mason RJ, Schwab G, Pointner R. Dieulafoy's disease of the large and small bowel. J Clin Gastroenterol 1998 Sep;27(2):169-72.

25. Garcia Sanchez M, Gonzalez Galilea A, Lopez Vallejos P, Galvez Calderon C, Naranjo Rodriquez A, de Dios Vega J et al. Role of early colonoscopy in severe acute lower gastrointestinal bleeding. Gastroenterol Hepatol 2001;24(7):327-32.

26. Geenen JE, Schmitt MG Jr, Wu WC, Hogan WJ. Major complications of coloscopy: bleeding and perforation. Am J Dig Dis 1975 Mar;20(3):231-5.

27. Ghoshal UC, Biswas PK, Roy G, Pal BB, Dhar K, Banerjee PK. Colonic mucosal changes in portal hypertension. Trop Gastroenterol 2001 Jan-Mar;22(1):25-7.

28. Gostout CJ, Wang KK, Ahlquist DA, Clain JE, Hughes RW, Larson MV et al. Acute gastrointestinal bleeding. Experience of a specialized management team. J Clin Gastroenterol 1992;14(3):260-7.

29. Green BT, Rockey DC. Lower gastrointestinal bleeding-management. Gastroenterol Clin North Am 2005 Dec;34(4):665-78.

30. Gunderman R, Leef J, Ong K, Reba R, Metz C. Scintigraphic screening prior to visceral arteriography in acute lower gastrointestinal bleeding. J Nucl Med 1998 Jun;39(6):1081-3.

31. Hadithi M, Heine GD, Jacobs MA, van Bodegraven AA, Mulder CJ. A prospective study comparing video capsule endoscopy with double-balloon enteroscopy in patients with obscure gastrointestinal bleeding. Am J Gastroenterol 2006 Jan;101(1):52-7.

32. Hochter W, Weingart J, Kuhner W, Frimberger E, Ottenjann R. Angiodysplasia in the colon and rectum. Endoscopic morphology, localisation and frequency. Endoscopy 1985;17(5):182-5.

33. Hokama A, Uehara T, Nakayoshi T, Uezu Y, Tokuyama K, Kinjo F et al. Utility of endoscopic hemoclipping for colonic diverticular bleeding. Am J Gastroenterol 1997;92(3):543-6.

34. Hsieh YH, Lin HJ, Tseng GY, Perng CL, Li AF, Chang FY et al. Is submucosal epinephrine injection necessary before polypectomy? A prospective, comparative study. Hepatogastroenterology 2001 Sep-Oct;48(41):1379-82.

35. Ito K, Shiraki K, Sakai T, Yoshimura H, Nakano T. Portal hypertensive colopathy in patients with liver cirrhosis. World J Gastroenterol 2005 May 28;11(20):3127-30.

36. Jensen DM. Endoscopic diagnosis and treatment of severe haematochezia. Tech Gastrointest Endosc 2001;3:178-84.

37. Jensen DM, Machicado GA. Colonoscopy for diagnosis and treatment of severe lower gastrointestinal bleeding. Routine outcomes and cost analysis. Gastrointest Endosc Clin N Am 1997;7(3):477-98.

38. Jensen DM, Machicado GA. Diagnosis and treatment of severe haematochezia. The role of urgent colonoscopy after purge. Gastroenterology 1988;95:1569-74.

39. Kiefhaber P, Huber F, Kiefhaber K. Palliative and pre-operative endoscopic neodymium-YAG laser treatment of colorectal carcinoma. Endoscopy 1987 Nov;19 Suppl 1:43-6.

40. Kollef MH, O'Brien JD, Zuckerman GR, Shannon W. BLEED: a classification tool to predict outcomes in patients with acute upper and lower gastrointestinal haemorrhage. Crit Care Med 1997;25(7):1125-32.

41. Kuo WT, Lee DE, Saad WE, Patel N, Sahler LG, Waldman DL. Superselective microcoil embolization for the treatment of lower gastrointestinal hemorrhage. J Vasc Interv Radiol 2003 Dec;14(12):1503-9.

42. Lewis BS. Small intestinal bleeding. Gastroenterol Clin North Am 2000 Mar;29(1):67-95.

43. Lin LF, Siauw CP, Ho KS, Tung JC. Endoscopic hemoclip treatment of gastrointestinal bleeding. Chang Gung Med J 2001 May;24(5):307-12.

44. Longstreth GF. Epidemiology and outcome of patients hospitalized with acute lower gastrointestinal hemorrhage: a population-based study. Am J Gastroenterol 1997 Mar;92(3):419-24.

45. Macrae FA, Tan KG, Williams CB. Towards safer colonoscopy: a report on the complications of 5000 diagnostic or therapeutic colonoscopies. Gut 1983 May;24(5):376-83.

46. McGuire HH Jr. Bleeding colonic diverticula. A reappraisal of natural history and management. Ann Surg 1994;220(5):653-6.

47. McGuire HH Jr, Haynes BW Jr. Massive haemorrhage for diverticulosis of the colon: guidelines for therapy based on bleeding patterns observed in fifty cases. Ann Surg 1972;175(6):847-55.

48. Milewski PJ, Schofield PF. Massive colonic haemorrhage 0 the case for right hemicolectomy. Ann R Coll Surg Engl 1989;71(4):253-9.

49. Miller M Jr, Smith TP. Angiographic diagnosis and endovascular management of nonvariceal gastrointestinal hemorrhage. Gastroenterol Clin North Am 2005 Dec;34(4):735-52.

50. Neuman HB, Zarzaur BL, Meyer AA, Cairns BA, Rich PB. Superselective catheterization and embolization as first-line therapy for lower gastrointestinal bleeding. Am Surg 2005 Jul;71(7):539-44.

51. Newhall SC, Lucas CE, Ledgerwood AM. Diagnostic and therapeutic approach to colonic bleeding. Am Surg 1981; 47(3):136-42.

52. Nivatvongs S. Complications in colonoscopic polypectomy. An experience with 1,555 polypectomies. Dis Colon Rectum 1986 Dec;29(12):825-30.

53. Ohyama T, Sakurai Y, Ito M, Daito K, Sezai S, Sato Y. Analysis of urgent colonoscopy for lower gastrointestinal tract bleeding. Digestion 2000;61:189-92.

54. Olmos JA, Marcolongo M, Pogorelsky V, Varela E, Davolos JR. Argon plasma coagulation for prevention of recurrent bleeding from GI angiodysplasias. Gastrointest Endosc 2004;60:881-6.

55. Pardi DS, Loftus EV Jr, Tremaine WJ, Sandborn WJ, Alexander GL, Balm RK et al. Acute major gastrointestinal hemorrhage in inflammatory bowel disease. Gastrointest Endosc 1999 Feb;49(2):153-7.

56. Parra-Blanco A, Kaminaga N, Kojima T, Endo Y, Uragami N, Okawa N et al. Hemoclipping for postpolypectomy and postbiopsy colonic bleeding. Gastrointest Endosc 2000;51(1):37-41.

57. Peura DA, Lanza FL, Gostout CJ, Foutch PG. The American College of Gastroenterology bleeding registry: preliminary findings. Am J Gastroenterol 1997;92(6):924-8.

58. Ramirez FC, Johnson DA, Zierer ST, Walker GJ, Sanowski RA. Successful endoscopic hemostasis of bleeding colonic diverticula with epinephrine injection. Gastrointest Endosc 1996;43(2 Pt 1):167-70.

59. Rana SS, Bhasin DK, Jahagirdar S, Raja K, Nada R, Kochhar R et al. Is there ileopathy in portal hypertension? J Gastroenterol Hepatol 2006 Feb;21(2):392-7.

60. Reinus JF, Brandt LJ. Vascular ectasias and diverticulosis. Common causes of lower intestinal bleeding. Gastroenterol Clin North Am 1994;23:1-20.

61. Richter JM, Christensen MR, Kaplan LM, Nishioka NS. Effectiveness of current technology in the diagnosis and management of lower gastrointestinal haemorrhage. Gastrointest Endosc 1995;41:93-8.

62. Rogers BH, Silvis SE, Nebel OT, Sugawa C, Mandelstam P. Complications of flexible fiberoptic colonoscopy and polypectomy. Gastrointest Endosc 1975 Nov;22(2):73-7.

63. Rutgeerts P, Van Gompel F, Geboes K, Vantrappen G, Broeckaert L, Coremans G. Long term results of treatment of vascular malformations of the gastrointestinal tract by neodymium Yag laser photocoagulation. Gut 1985 Jun;26(6):586-93.

64. Santos JC Jr, Aprilli F, Guimaraes AS, Rocha JJ. Angiodysplasia of the colon: endoscopic diagnosis and treatment. Br J Surg 1988;75(3):256-8.

65. Schrock TR. Colonoscopic diagnosis and treatment of lower gastrointestinal bleeding. Surg Clin North Am 1989 Dec; 69(6):1309-25.

66. Scowcroft CW, Sanowski RA, Kozarek RA. Colonoscopy in ischemic colitis. Gastrointest Endosc 1981 Aug;27(3):156-61.

67. Shinya H. Colonoscopy. Diagnosis and treatment of colonic diseases. Tokyo: Igaku-Shoin; 1982.

68. Silver A, Bendick P, Wasvary H. Safety and efficacy of superselective angioembolization in control of lower gastrointestinal hemorrhage. Am J Surg 2005 Mar;189(3):361-3.

69. Sobrino-Faya M, Martinez S, Gomez Balado M, Lorenzo A, Iglesias-Garcia J, Iglesias-Canle J et al. Clips for the prevention and treatment of polypectomy bleeding. Res Esp Enferm Dig 2002;94(8):457-62.

70. Strate LL. Lower GI bleeding: epidemiology and diagnosis. Gastroenterol Clin North Am 2005 Dec;34(4):643-64.

71. Strate LL, Syngal S. Timing of colonoscopy: impact on length of hospital stay in patients with acute lower intestinal bleeding. Am J Gastroenterol 2003;98(2):317-22.

72. Terdiman JP. Colonoscopic management of lower gastrointestinal hemorrhage. Curr Gastroenterol Rep 2001 Oct; 3(5):425-32.

73. Ventrucci M, Di Simone MP, Giulietti P, De Luca G. Efficacy and safety of Nd:YAG laser for the treatment of bleeding from radiation proctocolitis. Dig Liver Dis 2001 Apr;33(3):230-3.

74. Vernava AM 3rd, Moore BA, Longo WE, Johnson FE. Lower gastrointestinal bleeding. Dis Colon Rectum 1997 Jul;40(7):846-58.

75. Wahab PJ, Mulder CJ, den Hartog G, Thies JE. Argon plasma coagulation in flexible gastrointestinal endoscopy: pilot experiences. Endoscopy 1997 Mar;29(3):176-81.

76. Waye JD. Management of complications of colonoscopic polypectomy. Gastroenterologist 1993;1(2):158-64.

77. Williams HR, Vlavianos P, Blake P, Dearnaley DP, Tait D, Andreyev HJ. The significance of rectal bleeding after pelvic radiotherapy. Aliment Pharmacol Ther 2005 May 1;21(9):1085-90.

78. Yamamoto H, Sugano K. A new method of enteroscopy – the double-balloon method. Can J Gastroenterol 2003 Apr;17(4):273-4.

79. Yoshikumi Y, Mashima H, Suzuki J, Yamaji Y, Okamoto M, Ogura K et al. A case of rectal Dieulafoy's ulcer and successful endoscopic band ligation. Can J Gastroenterol 2006 Apr; 20(4):287-90.

80. Zuckerman DA, Bocchini TP, Birnbaum EH. Massive haemorrhage in the lower gastrointestinal tract in adults: diagnostic imaging and intervention. AJR Am J Roentgenol 1993;161(4):703-11.

81. Zuckerman GR, Prakash C. Acute lower intestinal bleeding. Part I: clinical presentation and diagnosis. Gastrointest Endosc 1998;48(6):606-16.

82. Zuckerman GR, Prakash C. Acute lower intestinal bleeding. Part II: etiology, therapy and outcomes. Gastrointest Endosc 1999;49(2):228-38.

CAPÍTULO 148

COLONOSCOPIA NA URGÊNCIA

Paulo Alberto Falco Pires Corrêa
José Luiz Paccos

INTRODUÇÃO

A abordagem diagnóstica da hemorragia digestiva baixa (HDB) aguda já representou um grande dogma entre os médicos responsabilizados pelo pronto atendimento dos pacientes portadores dessa afecção.

Até poucos anos, nenhum dos exames disponíveis era capaz de apresentar uma acurácia satisfatória em determinar sua causa ou sítio preciso. Como 80% a 90% dos sangramentos cessam espontaneamente, a conduta expectante e a investigação tardia não ajudavam a melhorar esses índices.

No entanto, com o desenvolvimento dos métodos de imagem, principalmente os endoscópicos, e com um melhor preparo técnico dos médicos a eles ligados, passamos não só a conseguir identificar os pontos de sangramentos (em até dois terços dos casos), como também a tratá-los de forma eficiente (em até metade das vezes).

Passamos a ter uma postura mais imediata e intervencionista, indicando o exame endoscópico mais precocemente.

Acredita-se que, nos dias atuais, somente 2% a 7% dos casos de hemorragia digestiva permaneçam como de causa obscura.

AVALIAÇÃO DO PACIENTE

Todo paciente admitido por HDB, moderada ou grave, em uma unidade de pronto atendimento, deve em primeiro lugar ter sua homeostase restabelecida, ou seja, devem ser tomadas providências clínicas, como infusão de líquidos intravenosos, para fazer seus parâmetros vitais voltarem aos índices normais (ou bem próximo deles). O que se tem recomendado são as condutas propostas, sistematizadas e ensinadas pelos programas tipo ATLS (Advanced Trauma Life Support).

Após essa primeira fase, uma boa anamnese conseguida com o próprio paciente ou com um de seus acompanhantes, seguida de um bom exame físico, pode já ser o suficiente para se estabelecer o diagnóstico. Devemos lembrar que faz parte do exame físico um exame proctológico adequado. Não basta apenas um toque retal. Por isso é primordial que as escolas médicas preparem seus alunos, ensinando-lhes a executar de forma apropriada esse exame, no qual devem constar: a inspeção externa estática e depois a dinâmica, o toque retal e por fim a ano-retoscopia.

Mais de 90% das causas orificiais serão confirmadas já nessa fase.

Tem sido nossa conduta, assim como de outros grupos, se o diagnóstico ainda não foi alcançado, realizar (ou indicar) uma endoscopia digestiva alta (EDA ou EGD) como próximo exame propedêutico, uma vez que até 15% das enterorragias têm sua origem acima do ângulo de Treitz.

Se este último exame ainda não nos confirmar o diagnóstico, a seguir temos indicado precocemente a colonoscopia (em até seis horas da admissão do paciente), de forma a identificar e se possível tratar a causa desse sangramento.

A colonoscopia apresenta como vantagem a possibilidade de ser executada ao lado do leito desse paciente, onde quer que ele esteja, em UTI, unidade semi-intensiva ou unidade de emergência, e também de permitir a terapêutica endoscópica do sítio de sangramento.

O algoritmo por nós proposto e seguido encontra-se representado logo a seguir (Figura 148.1).

PREPARO DO CÓLON

Muitos autores têm proposto o exame endoscópico do cólon sem qualquer preparo prévio, uma vez que o sangue é forte catártico e por isso os segmentos a jusante do ponto de hemorragia deveriam estar "limpos", permitindo uma boa visualização endoscópica. No entanto, na prática, nem sempre isso ocorre.

Assim sendo, podemos dizer que a maioria dos examinadores (assim como nosso grupo) prefere um preparo anterógrado do cólon, normalmente com um laxativo osmótico como o manitol, o picossulfato de sódio, o fosfato de sódio, a lactulona, o sulfato de sódio etc. Isso permite um melhor exame da mucosa e, se não for possível o diagnóstico certeiro, podemos eventualmente excluir alguns segmentos como local de origem do sangramento.

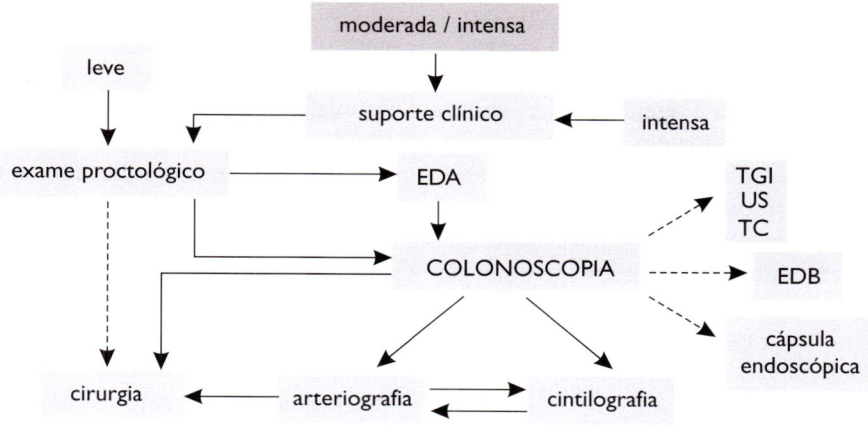

Legenda:

EDA   Endoscopia digestiva alta
TGI   Trânsito intestinal
US   Ultra-sonografia
TC   Tomografia computadorizada
EDB   Endoscopia com duplo-balão
----▶   Semi-eletivo ou eletivo
——▶   Na urgência

FIGURA 148.1

Hemorragia Digestiva Baixa-Algoritmo

Não há na literatura vantagens relevantes em relação aos diferentes preparos anterógrados, portanto, deve-se seguir aquele com que se está mais acostumado e que se usa para os casos eletivos.

Quando o sangramento é de maior intensidade ou contínuo, temos realizado um ou dois enteroclismas com algum líquido transparente (água ou soro fisiológico – SF), só para a remoção dos coágulos, pois o sangue "vivo" pode ser aspirado pelo canal próprio para essa função do endoscópio, em sua forma natural ou diluído (com água ou SF).

O EXAME

Quando devidamente preparado para realizar uma colonoscopia, o examinador geralmente não encontra maior dificuldade na realização de um exame endoscópico durante o episódio de HDB.

Ocorre que uma parte importante da população que apresenta HDB é representada por pacientes da terceira idade, que muitas vezes têm atonia da parede abdominal, com considerável protrusão, associada à presença de um dólico sigmóide, fatores esses que por si dificultam a execução desse exame.

Quando há também grande quantidade de coágulos na luz do órgão, que não podem ser removidos, o exame se torna muito difícil e, às vezes, até impossível.

Complicações relativas ao exame nessas condições não são maiores que quando o exame é realizado de forma eletiva.

RESULTADOS

A partir do meio da década de 1980, vários autores passaram a acreditar ser a colonoscopia o melhor exame diagnóstico na HDB, permitindo também

de forma eficaz a sua abordagem terapêutica. Isso vem-se confirmando de forma contundente, ano a ano, tendo sido também nossa orientação.

Para tanto, estabelecemos um critério rígido para seleção dos casos e um protocolo de atendimento (Tabelas 148.1 e 148.2).

Em nossa casuística, de 22.662 colonoscopias realizadas de janeiro de 1986 a junho de 2006, 205 (0,9%) foram realizadas em pacientes portadores de HDB moderada ou severa, apresentando algum tipo de repercussão hemodinâmica em até seis horas da admissão em nosso hospital.

Em 131 desses pacientes (64%) (Tabela 148.3), o diagnóstico foi possível, sendo realizada alguma terapêutica endoscópica em 63 deles (48%) (Tabela 148.4).

TABELA 148.1

Critério para seleção dos pacientes

- Enterorragia aguda
- Hipotensão (choque)
- Ht menor que 28%
- Necessidade de hemotransfusão

TABELA 148.2

Protocolo de atendimento

1. Medidas de suporte clínico (imediatas)
2. História clínica
3. Exame proctológico
4. Endoscopia digestiva alta
5. Preparo do cólon (manitol expresso ou enteroclismas)
6. Colonoscopia

TABELA 148.3

Achados mais freqüentes na colonoscopia em pacientes com HDB moderada ou severa

Afecção	Nº
Escara pós-polipectomia	16
Moléstia diverticular do cólon	14
Angiodisplasia	13
Doença infecciosa	12
Doença inflamatória do cólon	11
Colite isquêmica	10
Retite actínica	9
Tumor maligno	8
Pólipo	7
Cicatriz pós-cirurgia	6
Úlceras retais	4
Pós-biópsia de próstata	3
Úlcera do ceco (AINH)	2
Varizes retais	1
Escara pós-ligadura	1
Ileíte específica	2
Reação enxerto versus hospedeiro	2
Sem afecções ileocolorretais	10
TOTAL	131

Esses números têm-se repetido de forma constante desde o início da coleta desses dados, sendo uma representação fiel da população por nós atendida (hospital privado, em região central de uma grande cidade, pacientes de classes econômicas mais altas).

TRATAMENTO

Várias são as opções terapêuticas nesses casos.

Os acessórios mais comuns que são encontrados nos nossos serviços de endoscopia são a agulha para injeção e as alças diatérmicas. Por isso a injeção de substâncias hemostáticas, como vasoconstritores, e agentes esclerosantes, pode ser realizada em quase todos eles. Dá-se preferência pelos últimos agentes, se quisermos efetuar uma hemostasia mais duradoura; no entanto, associam-se também maiores riscos (hemorragia e perfuração).

Com vasoconstritor, recomenda-se a adrenalina em diluição de 1:10.000 a 1:20.000.

TABELA 148.4

Métodos terapêuticos endoscópicos na HDB

Método	Nº
ELETROFULGURAÇÃO	
Pólipo	7
Escara pós-polipectomia	4
Angiodisplasia	2
INJEÇÃO DE ADRENALINA	
Escara pós-polipectomia	8
Moléstia diverticular do cólon	7
Úlcera do cólon	3
Angiodisplasia	1
Biópsia de próstata	1
INJEÇÃO DE ETANOLAMINA	
Angiodisplasia	8
Retite actínica	4
PLASMA DE ARGÔNIO	
Retite actínica	5
Escara pós-polipectomia	2
Biópsia de próstata	1
LIGADURA ELÁSTICA	
Varizes retais	1
Úlcera retal	1
HEMOCLIPE	8
TOTAL	63

Dos agentes esclerosantes, temos maior experiência com a etanolamina, que usamos na diluição de 1,66% (uma ampola com 5 ml de etanolamina a 5% diluída para 10 ml de água destilada ou soro fisiológico), injetando 2 ml a 3 ml dessa solução em cada ponto de punção. É importante que essa punção seja tangencial à mucosa, atingindo-se o espaço submucoso com certeza. Uma orientação para os que estão começando a realizar esse procedimento é fazer uma "pré-bolha" só com soro fisiológico (só

1 ml a 2 ml) para se assegurar que está no espaço correto, e depois injetar essa solução no espaço previamente obtido. Também devemos citar o polidocanol e o álcool absoluto como outros agentes utilizados com esse intuito.

As alças diatérmicas devem ser usadas só para a remoção de estruturas polipóides que estejam sendo o foco do processo hemorrágico.

Mais recentemente, tem-se optado pelos métodos mecânicos, por terem resultado mais prolongado e menores complicações – como a aplicação de clipes metálicos ou a colocação de bandas elásticas. No entanto, esses métodos têm custo mais elevado, não sendo disponíveis em todos os serviços.

Outra possibilidade terapêutica é a utilização de energia diatérmica por meio do plasma de argônio (APC) ou dos *lasers*. Ambos os métodos têm como vantagem não necessitar "tocar" na lesão para realizar a hemostasia e têm eficácia semelhante. A primeira opção é mais utilizada por apresentar um custo menor na sua aquisição, tendo hoje ampla utilização em endoscopia digestiva. Já os *lasers* apresentam um preço muito elevado.

É importante lembrarmos que tanto a potência como o tempo de aplicação do APC estão relacionados com a profundidade da lesão térmica. Assim sendo, quando usamos 40 W durante um segundo, atingimos uma profundidade de 2 mm. Essa regulagem é adequada quando aplicamos esse método no ceco, onde a parede tem em média 4 mm de espessura. Já no reto, podemos utilizar potência maior, de 60 W a 70 W. Outro cuidado com essa técnica é lembrarmos de aspirar o cólon após pequenos intervalos durante o seu uso, pois o gás que carrega os elétrons até a superfície cólica causa distensão desse órgão e desconforto para o paciente. Sempre que indicarmos esse método, é mais seguro realizar-se um preparo adequado do cólon, removendo os gases que têm potencial explosivo de sua luz (metano e hidrogênio).

BIBLIOGRAFIA RECOMENDADA

1. Averbach M, Corrêa PAFP, Cutait R. Hemorragia digestiva baixa. In: SOBED. Endoscopia digestiva. Rio de Janeiro: Medsi; 2000. P. 259-72.
2. Brackman MR, Gushchin VV, Smith L, Demory M, Kirkpatrick JR, Stahl T. Acute lower gastroenteric bleeding retrospective analysis (the ALGEBRA study): an analysis of the triage, management and outcomes of patients with acute lower gastrointestinal bleeding. Am Surg 2003;69(2):145-9.
3. Cappell MS, Friedel D. The role of sigmoidoscopy and colonoscopy in the diagnosis and management of lower gastrointestinal disorders: endoscopic findings, therapy, and complications. Med Clin North Am 2002;86(6):1253-88.
4. Corrêa P. Hemorragia digestiva baixa. In: Silva JH, editor. Manual de coloproctologia. São Paulo: Departamento de Coloproctologia da APM; 1999.
5. Cutait R, Averbach M, Corrêa PAFP. Endoscopia digestiva baixa. In: Coelho JCU, editor. Aparelho digestivo. Clínica e cirurgia. 3ª ed. São Paulo: Atheneu; 2005. P. 174-91.
6. Davila RE, Rajan E, Adler DG, Egan J, Hirota WK, Leghton JA et al. ASGE Guideline: the role of endoscopy in the patient with lower-GI bleeding. Gastrointest Endosc 2005;62(5):656-60.
7. Elta GH. Urgent colonoscopy for acute lower-GI bleeding. Gastrointest Endosc 2004;59(3):402-8.
8. Farrell JJ, Friedman LS. Review article: the management of lower gastrointestinal bleeding. Aliment Pharmacol Ther 2005;21(11):1281-98.
9. Green BT, Rockey DC, Portwood G, Tarnasky PR, Guarisco S, Branch MS et al. Urgent colonoscopy for evaluation and management of acute lower gastrointestinal hemorrhage: a ramdomized controlled trial. Am J Gastroenterol 2005;100(11):2395-402.
10. Green BT, Rockey DC. Lower gastrointestinal bleeding – management. Gastroenterol Clin North Am 2005;34(4):665-78.
11. Hoedema RE, Luchtefeld MA. The management of lower gastrointestinal hemorrhage. Dis Colon Rectum 2005;48(11):2010-24.
12. Jensen DM. Management of patients with severe hematochezia – with all current evidence available. Am J Gastroenterol 2005;100(11):2403-6.
13. Lin CC, Lee YC, Lee H, Lin JT, Ho WC, Chen TH et al. Bedside colonoscopy for critically ill patients with acute lower gastrointestinal bleeding. Intensive Care Med 2005;31(5):743-6.
14. Lin S, Rockey DC. Obscure gastrointestinal bleeding. Gastroenterol Clin North Am 2005;34(4):679-98.
15. Messmann H. Lower gastrointestinal bleeding – the role of endoscopy. Dig Dis 2003;21(1):19-24.
16. Schmulewitz N, Fisher DA, Rockey DC. Early colonoscopy for acute lower GI bleeding predicts shorter hospital stay: a retrospective study of experience in a single center. Gastrointest Endosc 2003;58(6):841-6.
17. Strate LL, Syngal S. Timing of colonoscopy: impact on length of hospital stay in patients with acute lower intestinal bleeding. Am J Gastroenterol 2003;98(2):317-22.
18. Strate LL. Lower GI bleeding: epidemiology and diagnosis. Gastroenterol Clin North Am 2005;34(4):643-64.

PARTE 23

SGIO

PARTE 2

CAPÍTULO 149

INTRODUÇÃO

Artur A. Parada
Paula B. Poletti

A hemorragia digestiva é responsável por cerca de 120 a cada 100.000 admissões hospitalares ao ano nos Estados Unidos, sendo uma das afecções que mais freqüentemente gera internações.

Habitualmente, a hemorragia digestiva é classificada de acordo com a topografia de seu sítio de origem em *Hemorragia Digestiva Alta (HDA)*, quando originada proximalmente ao ângulo de Treitz (100/100.000 admissões hospitalares), e em *Hemorragia Digestiva Baixa (HDB)*, quando originada distalmente a ele (20/100.000 admissões hospitalares).

O ligamento de Treitz é considerado o marcador anatômico entre o trato digestivo alto e baixo e se constitui em um ligamento suspensório, responsável pela fixação da flexura ou junção duodeno-jejunal.[1] Dessa forma, as hemorragias digestivas altas correspondem aos quadros de sangramento oriundos do esôfago, estômago e duodeno, enquanto as hemorragias digestivas baixas, do jejuno, íleo, cólon e reto.

O maior problema dessa classificação é que os sangramentos cujas origens estão localizadas no cólon e reto se sobrepõem aos localizados no delgado devido à sua maior freqüência e, provavelmente, ao difícil acesso dos métodos diagnósticos ao intestino delgado, o que resulta, como relatado em inúmeros estudos e casuísticas de hemorragia digestiva baixa, na predominância de sítios de sangramento localizados no cólon e reto.[2] Esse fato dificulta o reconhecimento das características clínicas do sangramento do intestino delgado e, portanto, de seu manejo, assim como a veracidade dos dados estatísticos.[3]

O sangramento do intestino delgado parece se constituir em uma entidade distinta do sangramento do cólon e do reto, assim como do trato digestivo alto, caracterizando-se por diferente curso clínico e prognóstico. Sua evolução parece se fazer de repetitivos episódios de sangramentos, requerendo hospitalizações prolongadas e múltiplos procedimentos diagnósticos, resultando em um custo hospitalar superior aos dos sangramentos digestivos oriundos do esôfago, estômago, duodeno, cólon e reto, sendo denominado por Zuckerman e Prakash "hemorragia do intestino médio".[3]

Esses dados suportariam uma nova classificação para a hemorragia digestiva em:

- ALTA – esôfago, estômago e duodeno;
- MÉDIA – jejuno e íleo;
- BAIXA – cólon e reto.

APRESENTAÇÃO CLÍNICA

O quadro clínico, assim como os sinais e sintomas do sangramento do intestino delgado, é extremamente variável, dependendo das características da patologia de base, da lesão sangrante e do diâmetro do vaso acometido. A apresentação do sangramento nas fezes pode se fazer tanto nas formas de melena, enterorragia, hematoquezia quanto de perda oculta; como sangramentos agudos, com ou sem repercussão hemodinâmica ou sangramentos crônicos, manifestos por anemia e pesquisa de sangue oculto positiva. Essa diversidade e possibilidade de sobreposição de quadros clínicos, associadas às características anatômicas do intestino delgado (comprimento variando de 3,5 m a 7 m, posicionamento peritonial livre e distante da cavidade oral e do orifício anal), são responsáveis pelo maior número de exames e procedimentos necessários para o diagnóstico da causa do sangramento quando ela se localiza no intestino delgado.[3,4,5]

Assim sendo, quanto à apresentação clínica podem ser classificados em:

- sangramento oculto de origem obscura;
- sangramento visível de origem obscura.

O sangramento de origem obscura é definido pela Sociedade Americana de Gastroenterologia como sangramento de origem desconhecida que persiste ou recorre (evidenciado por anemia ferropriva, pesquisa de sangue oculto positiva nas fezes ou sangramentos visíveis), após investigação primária do trato digestivo alto e baixo por meio de endoscopia digestiva alta e colonoscopia.[5]

De acordo com os mesmos parâmetros aplicados à HDA e à HDB quanto a níveis pressórios, freqüência cardíaca e perdas sangüíneas estimadas, o sangramento de origem obscura, com forma de apresentação visível, poderá ser classificado quanto à sua intensidade em: discreto, moderado e intenso.

SANGRAMENTO OCULTO DE ORIGEM OBSCURA

O sangramento oculto de origem obscura, quando se manifesta com teste de sangue oculto nas fezes positivo (perda estimada < 100 ml/dia), apresenta cerca de 26% a 36% de suas causas localizadas no cólon: adenomas (de 12% a 14%), carcinomas colônicos (de 5% a 6%) e de 29% a 36% no trato GI alto: doença ulcerosa péptica (de 7% a 10%), esofagites (de 6% a 9%) e angiodisplasias colônicas e do trato GI alto (de 3% a 13%).

Nos pacientes com sangramento obscuro oculto manifestado por anemia ferropriva sem teste de sangramento oculto positivo, os achados foram semelhantes: doença ulcerosa péptica (de 9% a 19%), esofagite (de 8% a 18%), câncer colorretal (de 6% a 11%), adenomas colônicos (de 5% a 10%), angiodisplasias (de 2% a 8%) e doença celíaca (de 0% a 11%).[1]

Portanto, as causas localizadas no intestino delgado são responsáveis por cerca de 28% a 45% dos sangramentos ocultos obscuros. Em sua maior freqüência, correspondem às angiodisplasias, seguidas por tumores e úlceras do intestino delgado, às quais freqüentemente estão ligadas ao uso de ácido acetilsalicílico, antiinflamatórios não-hormonais ou lesões actínicas.

Nos pacientes com teste de sangramento oculto positivo, o uso de aspirina ou antiinflamatórios não-hormonais encontra-se presente em cerca de 60%. Outras drogas, como o alendronato de sódio e o abuso de bebidas alcoólicas, podem também estar relacionadas a esses quadros.

Outro aspecto importante que deve ser observado é que em pacientes com idade superior a 65 anos, a incidência de angiodisplasias aumenta de forma crescente até a nona década, enquanto a ocorrência de tumores de delgado, as-

sim como de divertículo de Meckel e de síndromes poliposas, tem maior incidência em pacientes com idade inferior a 50 anos.

Em um estudo recente de 129 pacientes com sangramento obscuro oculto, cerca de 40% dos pacientes com idade superior a 65 anos apresentaram diagnósticos de angiodisplasias, enquanto apenas 12% dos pacientes com idade inferior a 65 anos apresentaram esse tipo de lesão.[5]

SANGRAMENTO VISÍVEL DE ORIGEM OBSCURA

Cerca de 5% a 10% das hemorragias digestivas evoluem como sangramento de origem obscura, ou seja, permanecem sem diagnóstico etiológico após investigação inicial dos tratos digestivo alto e baixo por meio da EDA e da colonoscopia. Assim como nos sangramentos ocultos, uma grande parte de pacientes apresenta lesões que se encontram ao alcance desses métodos diagnósticos, mas que não são evidenciadas nos primeiros exames.

As angiodisplasias, assim como no sangramento oculto obscuro, são a principal causa de sangramento do intestino delgado (de 25% a 40%), seguidas das úlceras de delgado (até 27%) e dos tumores (de 0% a 17%). A utilização crônica de AINH também se encontra associada à maior incidência de sangramento secundário a lesões da mucosa do delgado, como demonstrado em um trabalho que avaliou pacientes portadores de artrite reumatóide, em que cerca de 56% apresentaram lesões de mucosa do intestino delgado.[5,6,7]

O sangramento obscuro intenso se constitui em uma forma rara de apresentação, que se caracteriza por episódios recorrentes de sangramentos com repercussão hemodinâmica necessitando de internações ou transfusões. Corresponde a cerca de 1% a 7% dos sangramentos gastrointestinais nas diferentes casuísticas.[6,8]

As principais causas dessa forma de apresentação são as mesmas do sangra-

mento obscuro discreto e moderado. A idade do paciente é a única variável que pode sugerir uma provável etiologia: pacientes com idade inferior a 50 anos, divertículo de Meckel, tumores e pólipos, enquanto em pacientes com idade superior a 50 anos, angiodisplasias e lesões da mucosa associadas ao uso de AINH.

Zuckerman e Prakash, por meio do estudo retrospectivo de 29 pacientes com sangramento digestivo oriundo do intestino delgado, comparados com 29 pacientes com sangramento digestivo alto e 29 com sangramento do cólon e reto, verificaram que os pacientes cujo sítio do sangramento é localizado no jejuno e íleo requerem maior número de procedimentos diagnósticos (p < 0,001), maior número de transfusões sangüíneas (p < 0,001), maior número de dias de internação (p < 0,05), resultando em maior custo hospitalar (p < 0,001) e pior prognóstico (mortalidade de 10%). Esses dados reforçam que os sangramentos do jejuno e íleo sejam classificados separadamente dos originados no cólon e reto, como *hemorragia do intestino médio*.[5,6,7]

Apesar do número pequeno de pacientes desse estudo, os autores sugerem que diante de quadros de sangramentos digestivos repetitivos, mesmo com lesões vasculares (Dieulafoy e angiodisplasias) tanto do trato digestivo alto como do colon e reto, e com doença diverticular dos cólons, deveremos pesquisar causas que estejam localizadas no intestino delgado, uma vez que a avaliação mais precoce provavelmente implicará a redução do número de procedimentos diagnósticos, assim como do tempo e custo da internação, podendo conseqüentemente resultar em melhora de prognóstico.

DIAGNÓSTICO

Embora a endoscopia digestiva alta e a colonoscopia não se constituam em exames de eleição para avaliação do intestino delgado, sua realização se torna fundamental para exclusão de patologias localizadas nos tratos digestivos alto e baixo.

Estima-se que a colonoscopia faça o diagnóstico em cerca de 75% dos casos de fontes passíveis de sangramento do trato digestivo baixo, e que a endoscopia digestiva alta o faça em cerca de 85% das hemorragias digestivas altas. A presença de sangramento ativo ou sinais de sangramento recente ocorre em somente cerca de 20% dos pacientes com sangramento digestivo baixo e diagnóstico de doença diverticular do cólon.[9,10]

Como são muito freqüentes as causas de sangramento no trato digestivo superior, no cólon, reto e no íleo distal, as endoscopias digestivas altas e as colonoscopias com ileoscopias retrógradas devem ser repetidas antes de se indicar uma avaliação mais detalhada do intestino delgado.

Atualmente, as causas de sangramento digestivo baixo localizadas no intestino delgado são estimadas, como já afirmamos, em cerca de 1% a 7%. Em casos mais complexos, quando a avaliação é feita com estudos radionucleares, esse número sobe para cerca de 24% e, com o uso da arteriografia, para cerca de um terço dos casos.[9,10]

Até poucos anos, a avaliação do intestino delgado na pesquisa do sangramento de origem obscura permanecia um desafio pela impossibilidade da avaliação endoscópica da totalidade de sua superfície mucosa e era feita por meio da associação da *push*-enteroscopia com exames radiológicos ou, em condições de maior gravidade, por meio da enteroscopia intra-operatória.[10]

Conforme evidenciado por Zuckerman e Prakash, 79% dos pacientes com sangramentos, cujas lesões causais se encontravam no intestino delgado, necessitaram de quatro exames ou mais para seu diagnóstico, enquanto 100% dos pacientes com lesões no trato digestivo alto e 86% dos pacientes com lesões no cólon e reto necessitaram de até três exames para seu diagnóstico. Diante desses dados, os autores propõem que após a realização de três procedimentos diagnósticos (EDA, colonoscopia e cintilografia ou arteriografia), o paciente deva ser submetido à avaliação do intestino delgado.[3]

Atualmente, com o advento da cápsula endoscópica e da enteroscopia de duplo-balão, é possível a avaliação de todo o intestino delgado, mas os algoritmos para avaliação dos sangramentos do delgado ainda necessitam de maiores e melhores estudos para seu estabelecimento definitivo.

CÁPSULA ENDOSCÓPICA

O emprego da cápsula endoscópica foi aprovado pelo FDA como *gold standard* para avaliação da superfície mucosa do intestino delgado por meio da avaliação de uma metanálise que incluiu 32 estudos com 691 pacientes com sangramento de origem obscura, evidenciando acurácia diagnóstica de 71% para a cápsula endoscópica, enquanto todos os outros métodos combinados apresentaram acurácia de 41%.[11,12]

Pennazio e colaboradores, por meio de um estudo prospectivo de 100 pacientes com quadro de sangramento obscuro, evidenciaram sensibilidade de 88,9% e especificidade de 95% com a cápsula endoscópica, permitindo em 86,9% dos casos encurtar consideravelmente o tempo para o diagnóstico da origem do sangramento, levar ao diagnóstico da lesão responsável pelo sangramento obscuro e, portanto, ao seu tratamento definitivo, economizando na realização e repetição de outros procedimentos diagnósticos.[13]

As contra-indicações para a realização do exame de cápsula endoscópica são raras e incluem a utilização de marca-passos e as suboclusões ou fístulas gastrointestinais, podendo ser realizado, nesses casos, um teste com a cápsula de permeabilidade (*patency capsule*), que se dissolve após quatro dias.

Em geral, o exame é realizado após jejum de 8 a 12 horas, em ambulatório, sem sedação, podendo o paciente exercer suas atividades normalmente durante o dia.

Em nossa experiência com o emprego da cápsula endoscópica, desde sua introdução, em dezembro de 2001 até janeiro de 2006, na pesquisa do sangramento de origem obscura no Serviço de Endoscopia do Hospital 9 de Julho, em São Paulo, de 2001 a 2005, observamos, conforme Quadro 149.1.

QUADRO 149.1

Cápsula Endoscópica – H9J

N = 262   2001-2005

Sangramento obscuro: 143 (54,58%)

Idade = 5 a 95 anos

Sexo = 68 (47,5%) do sexo masculino
75 (52,4%) do sexo feminino

- Diagnóstico provável = 115 (80,4%)
- Sangramento ativo = 37 (25,8%)
- Lesões passíveis de sangramento = 78 (54,5%)
- Exame completo do I.D.: 84%

ENTEROSCOPIA COM DUPLO-BALÃO

Mais recentemente, a enteroscopia de duplo-balão,[14] com progressão anterógrada e retrógrada, conseguiu, além da avaliação de todo o intestino delgado, a possibilidade de terapêutica endoscópica durante o procedimento. Devido às suas características, necessita de sedação profunda e freqüentemente de radioscopia, assim como de dois operadores.

Em quatro publicações recentes envolvendo 682 enteroscopias, os exames foram considerados satisfatórios e com baixos índices de complicações, fornecendo diagnósticos em 50% a 80% dos casos. A duração média do exame foi de 1 hora e meia a 2 horas (variando de 25 minutos a 3 horas), possibilitando a terapêutica endoscópica em 40% a 55% das vezes e com exames normais em 20% a 25% dos casos. A panenteroscopia (com ambas as rotas) foi possível em 8% a 42% dos pacientes.[15-18]

As principais contra-indicações para o exame com enteroscopia de duplo-balão seriam as condições precárias dos pacientes, peritonites, suspeitas de perfurações, varizes esofágicas ou gástricas com alto risco de ruptura e alterações graves de coagulação. Pacientes com cirurgias abdominais prévias podem apresentar mais dificuldades para a realização do exame.

Para sua realização, recomenda-se jejum de 8 a 12 horas, preparo do cólon, sedação profunda ou anestesia geral, em média por 2 horas, sendo um exame invasivo, freqüentemente com exposição a radiações radiológicas, com distensão abdominal pós-procedimento, requerendo, ao seu término, cerca de 2 a 3 horas de observação clínica.

CÁPSULA ENDOSCÓPICA *VERSUS* ENTEROSCOPIA COM DUPLO-BALÃO

Os resultados comparando a cápsula endoscópica com a enteroscopia de duplo-balão foram relatados recentemente por três publicações[19,20,21] envolvendo 85 pacientes, sendo possíveis os diagnósticos por CE em 50% a 80% e por EDB em 42% a 62% dos casos.

A cápsula foi considerada mais aceitável pelos pacientes e a grande vantagem da EDB é permitir procedimentos terapêuticos.

Parece razoável se propor atualmente que a CE preceda a indicação da EDB na avaliação do intestino delgado, principalmente nos pacientes com sangramento gastrointestinal obscuro.

CONCLUSÕES

O sangramento do intestino delgado freqüentemente é considerado como obscuro, seja visível ou oculto. Não sabemos ainda a real importância clínica desses eventos em virtude do grande número de pacientes que apresentam anemia ferropriva ou pesquisa de sangue oculto positiva nas fezes, com endoscopias digestivas altas e colonoscopias normais. Quando o sangramento é de moderado a intenso, constitui-se em um desafio para os clínicos, gastroenterologistas, endoscopistas, radiologistas e cirurgiões. A etiologia pode ser sugerida pela idade, pela história clínica e pelo uso de medicamentos.

Todos os pacientes com sangramento obscuro devem realizar endoscopia digestiva alta e colonoscopia e repetir esses exames para excluir a possibilidade de perda de lesões pequenas. A seguir, deve-se proceder à investigação do intestino delgado, dando-se preferência às enteroscopias, pois as ectasias vasculares são as principais causas de sangramento obscuro. Em alguns casos podem ser necessários estudos radiológicos contrastados, cintilografias com hemáceas marcadas e arteriografias (provocativas ou não), assim como tomografias computadorizadas helicoidais.

Os melhores métodos atualmente para a avaliação da mucosa do intestino delgado são a cápsula endoscópica e a enteroscopia com duplo-balão, com resultados um pouco melhores para a cápsula endoscópica, que é um exame que permite a avaliação de todo o intestino delgado em cerca de 80% a 90% dos casos, com sensibilidade de 70% a 80%, contra índices da EDB de cerca de 40% a 60% e de 60% a 80%, respectivamente. Além disso, é um exame ambulatorial, confortável e praticamente isento de complicações. A grande vantagem da EDB é permitir procedimentos terapêuticos. No momento talvez seja interessante a realização inicial da cápsula endoscópica, reservando-se a indicação da EDB para os casos inacessíveis ao tratamento com *push*-enteroscopia ou ileoscopia retrógrada. As cirurgias com enteroscopias intra-operatórias seriam reservadas para os casos com sangramentos intensos ou refratários, dependentes de transfusões sangüíneas. Com certeza, hoje podemos afirmar que cada vez mais os sangramentos são menos obscuros.

REFERÊNCIAS BIBLIOGRÁFICAS

1. Gray H. Splanchnology – abdominal viscera - the small intestine. In: Williams PL, Warwick R, Dyson M, Bannister LH, editors. Gray's Anatomy. 37th ed. New York: Churchill Livingstone; 1989. p. 1347-96.
2. Rockey DC. Occult gastrointestinal bleeding. N Engl J Med 1999;341:38-46.
3. Prakash C, Zuckerman GR. Acute small bowel bleeding: a distinct entity with significantly different economic impli-

cations compared with gastrointestinal bleeding from other locations. Gastrointest Endosc 2003;58:330-5.

4. Zuckerman GR, Prakash C. Acute lower intestinal bleeding. Part I: clinical presentation and diagnosis. Gastrointest Endosc 1998;48:606-16.

5. Zuckerman GR, Prakash C, Askin MP, Lewis BS. Technical review: the evaluation and management of occult and obscure GI bleeding. Gastroenterology 2000;118:201-21.

6. Zuckerman GR, Prakash C. Acute lower intestinal bleeding. Part I: clinical presentation and diagnosis. Gastrointest Endosc 1998;48:606-16.

7. Zuckerman GR, Prakash C. Acute lower intestinal bleeding. Part II: etiology, therapy and outcomes. Gastrointest Endosc 1999;49:228-38.

8. Zuckerman GR, Prakash C, Askin MP, Lewis BS. Technical review: the evaluation and management of occult and obscure GI bleeding. Gastroenterology 2000;118:201-15.

9. Elta GH. Approach to the patient with gross gastrointestinal bleeding. In: Yamada T, Alpers DH, Loren L, Owyang C, Powell DW, editors. Textbook of Gastroenterology. 3rd ed. Philiadelphia: Lippincott Williams and Wilkins; 1999. P. 714-42.

10. Waye JD. Diagnostic endoscopy in lower intestinal bleeding. In: Sugawa C, Schuman BM, Lucas CE, editors. Gastrointestinal Bleeding. New York: Igaku Shoin Medical Publishers; 1992. P. 230-41.

11. Dulai G, Jensen D. Severe GI bleeding of obscure origin. Gastrointest Endosc Clin N Am 2004(14):101-13.

12. Shou-jiang Tang, Gregory Haber. Capsule endoscopy in obscure GI bleeding. Gastrointest Endosc Clin N Am 2004; 14:87-100.

13. Pennazio M, Santucci R, Rondonotti E, Abbiati C, De Franchis R. Outcome of patients with obscure gastrointestinal bleeding after capsule endoscopy: report of 100 consecutives cases. Gastroenterology 2004;126(3):643-53.

14. Yamamoto H, Sekine Y, Sato Y, Higashizawa T, Miyata T, Iino S, Ido K, Sugano K. Total enteroscopy with a nonsurgical steerable double-balloon method. Gastrointest Endosc 2001 Feb;53(2):216-20.

15. May A, Nachbar L, Ell C. Double-baloon enteroscopy (push-and-pull enteroscopy) of the small bowell: feasibility and diagnostic and therapeutic yield in patients with suspected small bowell disease. Gastrointest Endosc 2005;62(1):62-70.

16. Di Caro S, May A, Heine DG, Fini L, Landi B, Petruzziello L, Cellier C et al. The European experience with double-baloon enteroscopy: indications, methodology, safety, and clinical impact. Gastrointest Endosc 2005 Oct;62(4):545-50.

17. Heine GD, Hadithi M, Groenen MJ, Kuipers EJ, Jacobs MA, Mulder CJ. Double-baloon enteroscopy: indications, diagnostic yield, and complications in a series of 275 patients with suspected small-bowel disease. Endoscopy 2006 Jan;38(1):42-8.

18. Mönkemüller K, Weigt J, Treiber G, Kolfenbach S, Kahl S, Röcken C, Ebert M et al. Diagnostic and therapeutic impact of double-balloon enteroscopy. Endoscopy 2006;38(1): 67-72.

19. Matsumoto T, Esaki M, Moriyama T, Nakamura S, Lida M. Comparison of capsule endoscopy and enteroscopy with the double-balloon method in patients with obscure bleeding and polyposis. Endoscopy 2005;37(9):827-32.

20. Nakamura M, Niwa Y, Ohmiya N, Miyahara R, Ohashi A, Itoh A, Hirooka Y, Goto H. Preliminary comparison of capsule endoscopy and double-balloon enteroscopy in patients with suspected small-bowel bleeding. Endoscopy 2006;38(1): 59-66.

21. Hadithi M, Heine GD, Jacobs MA et al. A prospective study comparing video capsule endoscopy with double-baloon enteroscopy in patients with obscure gastrointestinal bleeding. Am J Gastroenterol 2006;101(1):52-7.

CAPÍTULO 150

PAPEL DA ENTEROSCOPIA COM DUPLO-BALÃO NO SANGRAMENTO GASTROINTESTINAL OCULTO

David Corrêa Alves de Lima • Rodrigo Roda
Andrea May • Hinori Yamamoto

INTRODUÇÃO

O paciente portador de sangramento gastrointestinal de origem obscura (SGIO) representa um desafio à equipe médica e invariavelmente implica uma extensa propedêutica na tentativa de esclarecer sua etiologia. O exame do intestino delgado é essencial nesses casos, já que essa é a principal localização das lesões sangrantes após a exclusão de lesões ao alcance do endoscópio e do colonoscópio. O sangramento originado no intestino delgado é atualmente denominado *sangramento do intestino médio*.

Até pouco tempo atrás, os métodos radiológicos eram os mais utilizados para se avaliar o intestino delgado (radiografia, enteróclise, tomografia computadorizada, ressonância magnética). Apesar de úteis para a detecção de tumores, pólipos, estenoses e fístulas, tais métodos não permitem o exame direto da mucosa, tendo papel restrito no diagnóstico da maioria das causas de SGIO, como as angioectasias, por exemplo. A angiografia e a cintilografia são também métodos insatisfatórios, pois identificam a fonte do sangramento em somente cerca de 15% dos casos.[1] As tentativas iniciais de exame endoscópico direto da mucosa do intestino delgado, por via oral ou anal, foram relatadas na década de 1970.[2,3]

Durante a década de 1980, a *push*-enteroscopia (PE) era considerada método de escolha para o exame do intestino delgado devido à possibilidade de realizar biópsias e procedimentos hemostáticos. Entretanto, a PE permite somente o exame da parte proximal do intestino delgado, alcançando cerca de 60 cm a 100 cm além do piloro.[4]

A enteroscopia intra-operatória, tida anteriormente como o padrão-ouro, permite altos índices diagnósticos e tratamento de pacientes com sangramento do intestino médio. Entretanto, esse método é associado a graves complicações e óbito.[5]

O advento da cápsula endoscópica (CE) e da enteroscopia com sistema de duplo-balão (EDB) revolucionou o exame do intestino delgado, permitindo diagnósticos mais apurados nas afecções responsáveis por SGIO.

A CE foi introduzida na prática médica em 2001, tornando possível pela primeira vez visibilizar *in vivo* as alterações mucosas de todo o intestino delgado. Estudos iniciais comparando a CE com procedimentos tradicionais demonstraram sua nítida superioridade diagnóstica nos portadores de SGIO.[1,6,7,8,9] Entretanto, a CE apresenta certas limitações, não possibilitando insuflação de ar, irrigação e remoção de muco, coleta de biópsias ou realização de procedimentos terapêuticos.

A enteroscopia com sistema de duplo-balão (EDB) foi idealizada e relatada em 2001 por Yamamoto e colaboradores.[10] Em 2003, May e colaboradores relatam a experiência inicial com a técnica no Ocidente. Com esse novo sistema de enteroscopia, tornou-se possível inspecionar todo o intestino delgado, além de realizar procedimentos terapêuticos. Particularmente nos casos de hemorragias do intestino médio, a enteroscopia com sistema de duplo-balão (EDB) permite, além do diagnóstico, realização de hemostasia com plasma de argônio, aplicação de hemoclipes, polipectomias ou métodos de injeção. O objetivo deste capítulo é descrever a técnica da enteroscopia com sistema de duplo-balão e relatar o seu uso na hemorragia do intestino médio, incluindo resultados e complicações.

ENTEROSCOPIA COM SISTEMA DE DUPLO-BALÃO (EDB)

PREPARO

Quando a EDB é realizada por via oral, há necessidade de jejum de seis a oito horas como para uma endoscopia digestiva alta convencional. Quando a abordagem for por via anal, deve-se realizar o preparo de cólon como para colonoscopia.

O procedimento é realizado ambulatorialmente, sob sedação consciente assistida ou não por anestesiologista, sendo habitualmente bem tolerado independentemente da via utilizada. A anestesia geral pode ser necessária quando se programa a realização de procedimentos terapêuticos.

TIPOS DE ENTEROSCÓPIOS EXISTENTES

O sistema de EDB inicial (Fujinon EN-450P5), desenvolvido em 2001, consiste em um videoendoscópio de alta resolução, com diâmetro externo de 8,5 mm, comprimento de 200 cm e canal de trabalho de 2,2 mm. O *overtube* desse modelo tem 145 cm (incluindo o balão em sua extremidade) e diâmetro externo de 12 mm. Esse enteroscópio permite o exame diagnóstico do delgado e a realização de biópsias. Acessórios especiais com 2 mm de diâmetro podem ser passados através do canal de trabalho.

Posteriormente observou-se que a progressão através do cólon com esse fino e flexível enteroscópio era mais demorada quando comparada a um colonoscópio convencional. Com o intuito de reduzir a formação de alças e facilitar a EDB por via retrógrada (via anal), foi desenvolvido em 2003 o modelo EN-450T5 (Fujinon Inc., Japão), mais calibroso e rígido. Seu *overtube* tem 145 cm de comprimento e 13 mm de diâmetro. Esse modelo possui diâmetro externo de 9,5 mm e canal de trabalho de 2,8 mm, permitindo a passagem de acessórios convencionais para hemostasia endoscópica (cateter injetor, *probe* para aplicação de plasma de argônio, clipadores para aplicação de hemoclipes, alça de polipectomia etc.). Ainda não existem estudos comparativos entre os dois tipos de enteroscópios para EDB, mas as impressões iniciais são de que o canal de trabalho mais largo é realmente útil, principalmente para introdução de injetores, clipadores e alças de polipectomia. Por outro lado, a progressão do enteroscópio mais calibroso por via oral parece ser mais trabalhosa. Nos pacientes previamente submetidos a cirurgias abdominais, a progressão é nitidamente mais trabalhosa, relacionada à presença de aderências.

PRINCÍPIOS TÉCNICOS DA ENTEROSCOPIA COM SISTEMA DE DUPLO-BALÃO (EDB)

A descrição detalhada da EDB tem sido divulgada por vários autores japoneses e ocidentais.[10,11] Balões de látex acoplados às extremidades distais do enteroscópio e do overtube podem ser inflados ou desinsuflados pelo endoscopista, através do controle do sistema de insuflação. A pressão dentro dos balões é rigorosamente controlada por uma bomba insufladora com sensores automáticos e não excede a pressão de 6 kPa (Figura 150. 1).

O balão do endoscópio é descartável e adaptado ao tubo imediatamente antes do início do exame. O balão do *overtube* é fixado ao tubo, não sendo trocado a cada exame. O *overtube* é reutilizável, com vida útil média de três exames.

A enteroscopia pode ser realizada tanto pela via oral (anterógrada) quanto pela anal (retrógrada). Independentemente da via utilizada, os dois balões devem estar desinsuflados no início do exame. Quando se utiliza a via anterógrada, o enteroscópio deve ser avançado distalmente antes de se insuflar o balão do enteroscópio, que manterá o enteroscópio em posição estável e permitirá a progressão do *overtube*. Quando o *overtube* alcança a extremidade distal do enteroscópio, o balão do *overtube* é então insuflado. O próximo passo é a retificação do intestino por meio da tração delicada do enteroscópio e do *overtube* concomitantemente. Desinsufla-se então o balão do enteroscópio e repete-se a manobra, progredindo o conjunto e retificando-o para que o intestino enluve o aparelho (Figuras 150.2 e 150.3).

O uso da fluoroscopia para orientar as manobras de retificação é sempre desejável, porém não é obrigatório. A fluoroscopia é útil nos casos de difícil progressão, em angulações acentuadas, em pacientes com cirurgia abominal prévia, e é essencial na via retrógrada.

Quando o exame é realizado por via retrógrada, é mais fácil chegar ao íleo utilizando-se o recurso dos balões para auxiliar na retificação do cólon. São especialmente úteis para retificá-lo após a transposição dos ângulos esplênico e hepático. Não há nenhuma diferença com relação às pressões aplicadas nos balões quando utilizados por via anterógrada ou retrógrada. Devido ao fato de a insuflação ser controlada pela pressão e não pelo volume de ar insuflado, não há risco de utilizar os balões em órgãos com diferentes diâmetros.

Na maioria das vezes não há necessidade de se realizar a enteroscopia total. Esse é o caso de apenas 20% a 25% dos pacientes que se submetem à EDB nas maiores séries publicadas.[12,13] Na maioria das vezes o problema pode ser resolvido sem a necessidade de uma enteroscopia total (p. ex. a fonte do sangramento é encontrada).

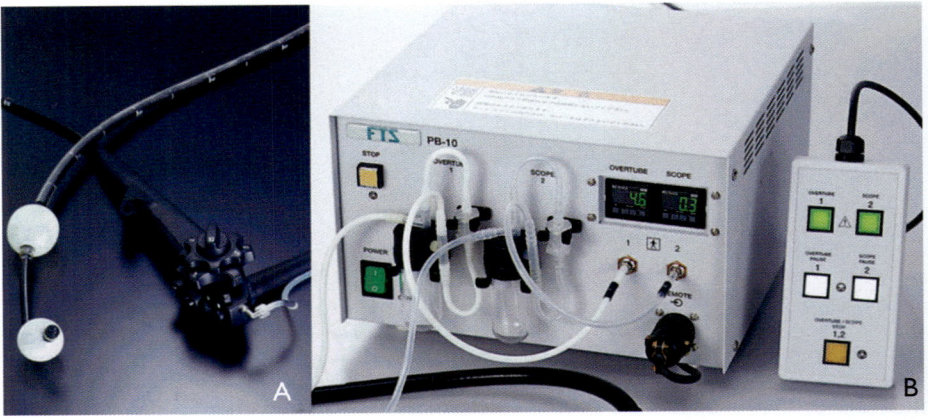

FIGURA 150.1

(A) Enteroscópio de duplo-balão (Fujinon EN-450P5) – modelo diagnóstico: comprimento de 200 cm, diâmetro externo de 8,5 mm e canal de trabalho de 2,2 mm; (B) Bomba insufladora de ar (Fujinon PB-10) no sistema de enteroscopia de duplo-balão

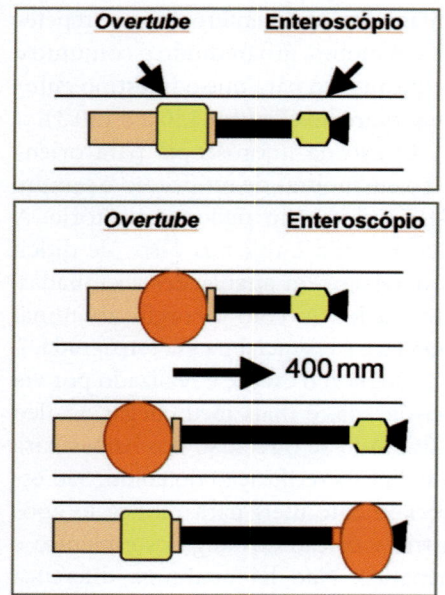

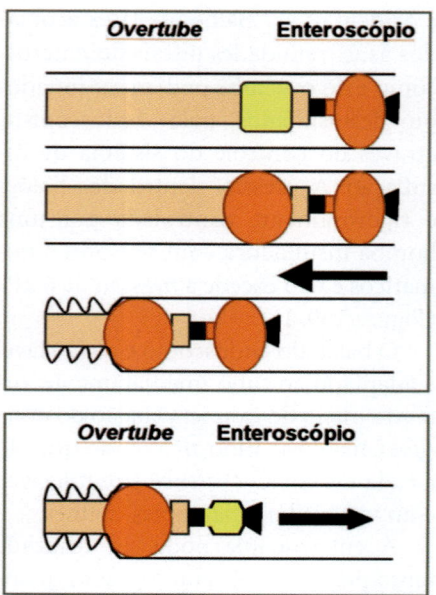

FIGURA 150.2

Princípio da EDB. Balões de látex são adaptados às extremidades do *overtube* e do enteroscópio. A insuflação e desinsuflação dos balões permite o enluvamento do intestino delgado sobre o aparelho. As cores amarela e laranja representam os balões desinsuflados e insuflados respectivamente

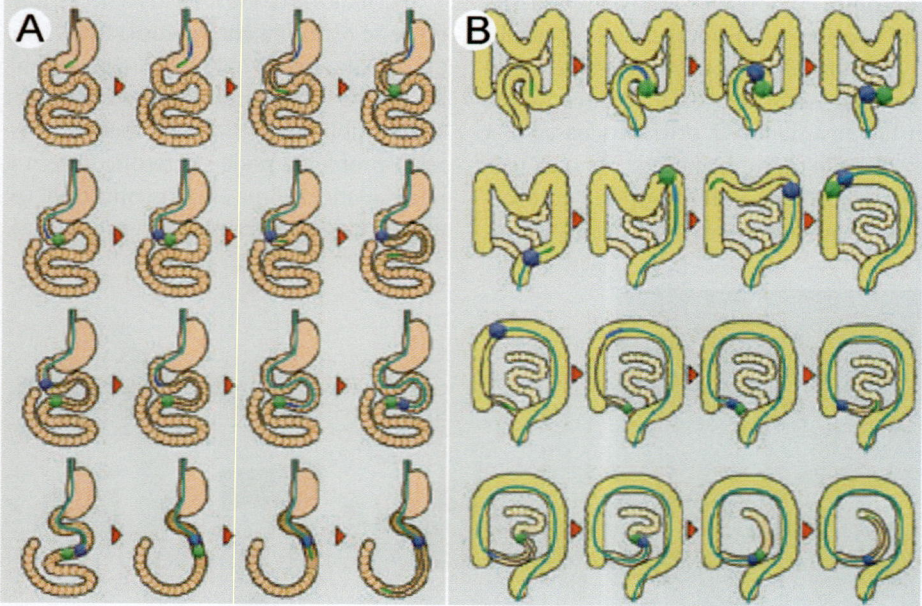

FIGURA 150.3

Ilustrações demonstrando a seqüência de manobras na progressão do enteroscópio de duplo-balão; (A) Abordagem anterógrada; (B) Abordagem retrógrada

A enteroscopia total pode ser obtida com a realização da via anterógrada isolada em poucos casos. A combinação das aborda-gens anterógrada e retrógrada permite o exame de todo o intestino delgado em cerca de 80% dos casos.[12,13]

A enteroscopia total pode ser confir-mada injetando-se tinta nanquim (Fi-gura 150.4) no ponto de inserção mais profundo durante o primeiro exame e identificando-se a respectiva marcação na inserção do aparelho por via oposta.

Investigadores acreditam que a EDB poderia ser facilitada realizando-se vi-deolaparoscopia e lise de aderências em pacientes com história prévia de ciru-gia abdominal. Entretanto, ainda não há dados que demonstrem o real benefício da EDB combinada com videolaparos-copia. A EDB, além de acessar as regiões mais profundas do intestino delgado, permite o controle preciso da extre-midade do endoscópio em qualquer parte do intestino, já que o movimen-to do enteroscópio é facilitado dentro do *overtube*, permitindo a passagem de acessórios pelo canal de trabalho, mes-mo com a formação de alças.[13]

As possibilidades diagnósticas e te-rapêuticas da EDB estão listadas na Ta-bela 150.1.

Avaliação da profundidade de inserção do enteroscópio

Quando o intestino delgado é retificado e sanfonado por diversas vezes, torna-se difícil avaliar a extensão examinada, as-sim como determinar a localização pre-cisa de eventuais alterações encontradas. O endoscopista deve estimar a distância percorrida anotando a cada movimento de introdução do enteroscópio quanto foi percorrido, se 10 cm, 20 cm, 30 cm ou 40 cm. A cada manobra de retifica-ção do conjunto estima-se o quanto o enteroscópio retornou, subtraindo-se do total que foi percorrido. Obtém-se então quanto se ganhou no final dessa mano-bra, marcando/anotando em uma folha sistematicamente, e somam-se os valores correspondentes aos segmentos percorri-dos. Tal estimativa foi avaliada em modelo experimental (biossimulador de Erlangen Endo-Trainer), utilizado em treinamen-tos durante cursos *hands on* e *workshops*.[14] Não há dúvida de que o método é depen-dente do julgamento do endoscopista. Particularmente, quando essa técnica é empregada em procedimentos difíceis ou

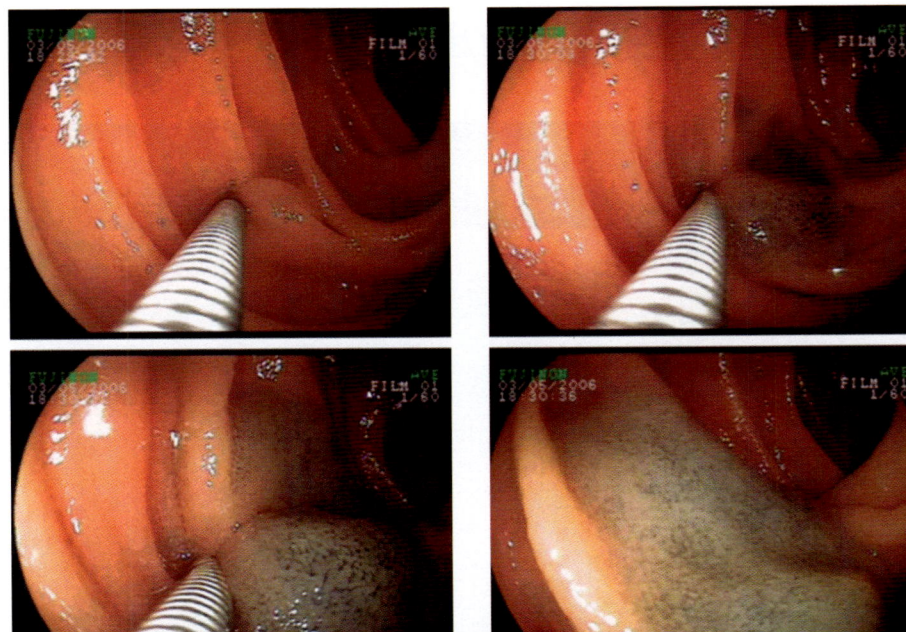

FIGURA 150.4

Seqüência da tatuagem endoscópica com nanquim

TABELA 150.1

Possibilidades diagnósticas e terapêuticas da EDB

Uso Diagnóstico	Uso Terapêutico
Videoendoscopia de alta resolução	Hemostasia (métodos de injeção, coagulação com plasma de argônio, hemoclipes)
Cromoendoscopia do intestino delgado	Polipectomia
Biópsias	Mucosectomias
Citologia aspirativa de lesões submucosas	Dilatação
Enteróclise seletiva do intestino delgado	Remoção de corpo estranho
Tatuagem da mucosa com nanquim	Colocação de próteses auto-expansíveis

cularmente útil quando há a intenção de se obter radiografias contrastadas seletivas, assim como na avaliação de estenoses e na realização de dilatações. Com experiência, o tempo de exposição radiológica necessário para a enteroscopia com sistema de duplo-balão vai-se reduzindo e, segundo alguns grupos, passa a ser em torno de um minuto (Figura 150.5).

Em até 80% das vezes a enteroscopia total não é necessária, devido à identificação da causa potencial de sangramento utilizando-se somente uma das vias. No entanto, se a enteroscopia total for necessária, ela pode ser obtida em cerca de 60% a 86% dos casos, dependendo da experiência do endoscopista.[12,13]

Embora os trabalhos descrevam rendimento diagnóstico de aproximadamente 75%, deve-se salientar que as amostras estudadas são selecionadas. A mesma consideração se aplica ao elevado número de procedimentos terapêuticos. As angioectasias são as alterações mais freqüentes e consideradas a principal causa de SGIO nos países ocidentais. Nas maiores séries publicadas, a EDB foi determinante para a indicação de tratamento medicamentoso para doença de Crohn, em até 20% dos casos. O tratamento cirúrgico após o achado de tumores malignos de delgado ou estenoses complexas foi indicado em cerca de 10% a 20% dos casos.

Complicações graves foram descritas por Yamamoto e colaboradores.[12] Há dois casos de perfuração em 178 procedimentos (1,1%), sendo que somente em um deles foi necessário o tratamento cirúrgico. Os dois pacientes possuíam úlceras no intestino delgado. Por essa razão os investigadores recomendam que a EDB deve ser realizada com muita cautela em pacientes portadores de ulcerações do intestino delgado.

Íleo paralítico foi recentemente relatado após o tratamento endoscópico de lesões angiodisplásicas com plasma de argônio.[15,16] Entretanto, não se sabe se o íleo é conseqüência do tratamento endoscópico ou da técnica de EDB propriamente dita. As complicações

em inserções mais profundas que 300 cm, torna-se difícil obter uma avaliação precisa da profundidade de inserção.

Resultados e Complicações

Vários artigos foram publicados demonstrando a experiência inicial utilizando-se a enteroscopia com sistema de duplo-balão (Tabela 150.2). Os trabalhos não

se referem exclusivamente aos pacientes portadores de SGIO, embora essa seja a principal indicação de EDB em todas as grandes séries publicadas.[12,13,15,16]

Em média, a profundidade atingida é de aproximadamente 250 cm por via oral e cerca de 130 cm por via anal, com uma média de tempo de exame de 75 minutos. O uso da radioscopia é parti-

TABELA 150.2

Resultados das principais séries européias e japonesas

		Japonesa (retrospectiva)[12]	Alemã (Wiesbaden) (prospectiva)[13]	Européia (retrospectiva)[16]	Européia (prospectiva)[17]	Holandesa (prospectiva)[20]
Pacientes (n)		123	137	62	100	275
EDB (n)		178	248	89	147	NF
Indicação principal		SGIM	SGIM	SGIM	SGIM	SGIM
Profundidade de inserção (cm)						
Oral		NF	240 ± 100	250 ± 170	220 ± 90	270 ± 100
Anal		NF	140 ± 90	180 ± 150	130 ± 80	150 ± 120
Exposição à fluoroscopia						
minutos		NF	3,6 ± 3,5	NF	2.1 ± 2.4	4 ± 2
dGy/cm^2		NF	236 ± 235	NF	155 ± 158	NF
Via mais utilizada		Anal	Oral	Oral	Oral	Oral
Complicações graves (%, n/Σ)		1,6% (2/123) 1,1% (2/178)	Nenhuma (1/100 associado ao propofol)	Nenhuma	Nenhuma (1/100 associado ao propofol)	1,1% (3/275)
Diagnóstico		76%	79%	80%	72%	73%
Tratamento		NF	76%	NF	62%	NF
Endoscópico		20%	41,5%	42%	42%	55%
Clínico		NF	20%	NF	12%	NF
Cirúrgico		NF	17,5%	NF	8%	NF

SGIM: Sangramento gastrointestinal médio (originado no intestino delgado); NF: não informado nos trabalhos

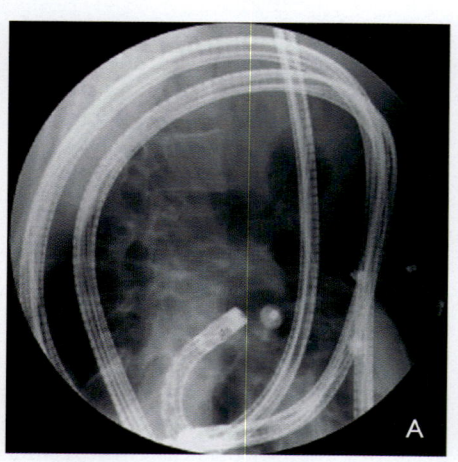 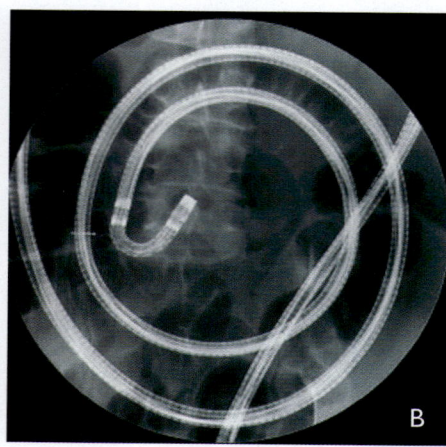

FIGURA 150.5

Controle da progressão do enteroscópio de duplo-balão através da fluoroscopia. (A) Abordagem anterógrada; (B) Abordagem retrógrada

esperadas após procedimentos terapêuticos endoscópicos comumente utilizados (polipectomias e hemostasias) também podem ocorrer com a EDB.[17]

A pancreatite após EDB foi relatada por diversos investigadores.[18,19] Em todos os casos o tratamento clínico foi suficiente. O risco estimado é de 1%, embora a etiologia da pancreatite permaneça obscura. A hipótese de oclusão da papila maior pelos balões não parece justificável, já que a insuflação e o esvaziamento dos balões são realizados muito rapidamente. Entretanto, tem-se sugerido que o balão do *overtube* seja insuflado somente após a passagem da papila duodenal. A possibilidade de refluxo de secreção duodenal para o ducto pancreático devido ao aumento da pressão intraluminal do duodeno também é discutível.[19] Outra hipótese é que a isquemia seria a causa da pancreatite. A isquemia seria causada pelas repetidas retificações das alças, levando a torções e tração do mesentério. A duração do exame pode ser também outro fator implicado. Na experiência de May e colaboradores, em mais de 500 procedimentos não foi relatado nenhum caso de pancreatite, limitando a duração do exame a duas horas. Contudo, a etiologia da pancreatite pós-EDB permanece não esclarecida.

Comparação entre EDB, *push*-enteroscopia (PE) e cápsula endoscópica (CE)

A EDB se mostrou superior à PE em um estudo prospectivo controlado. A EDB permitiu inserção mais profunda e maior número de achados patológicos.[20] Matsumoto e colaboradores relataram uma pequena série na qual a CE e a EDB foram comparadas e mostraram resultados concordantes em 12 de 13 pacientes com SGIO. Em um paciente a CE não fez o diagnóstico de uma úlcera diagnosticada pela EDB.[21]

Estudos realizados na França, no Japão e na Holanda fornecem dados iniciais comparando a EDB à CE.[22,23,24] Estudo realizado por Gay e colaboradores[25] avaliou a CE como método de triagem dos pacientes que se beneficiariam com a EDB. O valor preditivo positivo (VPP) da CE para indicar a EDB foi de 95%, e o valor preditivo negativo (VPN) chegou a 98%.

Nakamura e colaboradores[23] também descrevem uma pequena série de casos em que a CE foi superior à EDB para o diagnóstico de lesões potencialmente hemorrágicas. Tal fato reflete o baixo número de enteroscopias totais, que ocorreu em menos de dois terços dos casos.

O grupo holandês também demonstrou superioridade diagnóstica da CE em relação à EDB (80% *versus* 60% respectivamente). Entretanto, os autores afirmam que em alguns casos os achados da CE não foram confirmados com

a EDB ou a enteroscopia intra-operatória e, portanto, a CE pode superestimar o achado de lesões potencialmente hemorrágicas.[24] Esses três estudos sugerem a utilização da CE como método de triagem para os pacientes que se beneficiariam com a EDB.

Embora as vantagens da cápsula sejam indiscutíveis, constituindo-se em exame de fácil realização, dispensando sedação ou analgesia, com baixo índice de complicação, algumas limitações são evidentes, tais como imagens de qualidade inferior quando comparadas à videoendoscopia, impossibilidade de direcionamento da cápsula, realização de procedimentos terapêuticos, biópsias e tatuagens para localização dos achados patológicos.

Devemos salientar que a EDB ainda não foi incluída nas diretrizes (*guidelines*) das principais sociedades no que diz respeito à abordagem do SGIO. Estudos prospectivos e controlados são ainda necessários para estabelecer o real valor da CE e da EDB e qual será o algoritmo mais racional e econômico de se indicar uma ou outra técnica.

TRATAMENTO ENDOSCÓPICO DAS ANGIOECTASIAS

A EDB permite o tratamento endoscópico de lesões potencialmente hemorrágicas nos mesmos moldes da endoscopia, da *push*-enteroscopia e da colonoscopia terapêutica. Por essa razão acredita-se que os dados sobre a eficácia do tratamento endoscópico das angioectasias por essas técnicas devam ser semelhantes aos da EDB. O procedimento hemostático mais comumente utilizado para as angioectasias diagnosticadas pela EDB é a coagulação com plasma de argônio. Entretanto, algumas considerações devem ser feitas.

As angioectasias são as lesões mais freqüentemente encontradas (Figura 150.6) e podem ser tratadas eficazmente com a utilização de métodos térmicos de contato, injeção de agentes esclerosantes, coagulação com plasma de argônio ou YAG-*laser*. Contudo, a maioria das

angioectasias não sangra ativamente no momento do exame, e mais de 50% desses pacientes não voltarão a sangrar após vários anos de seguimento.[26,27]

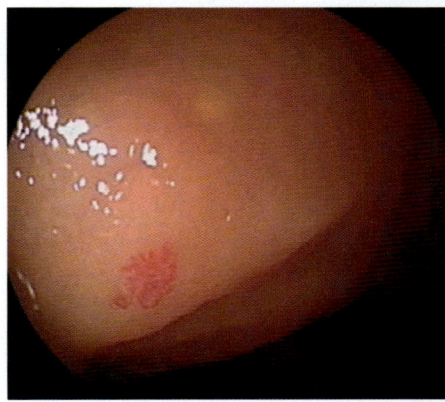

FIGURA 150.6

Angioectasia de intestino delgado

Angioectasias podem coexistir com outras causas de sangramento. Esse fato deve ser considerado quando analisamos os índices de sucesso diagnóstico e terapêutico da CE e EDB. A cauterização endoscópica de angioectasias que estão sangrando no momento do diagnóstico reduz significativamente a necessidade de transfusões sangüíneas comparativamente à observação clínica.[28]

Em outro estudo,[29] onze pacientes dependentes de transfusões e portadores de angioectasias no intestino delgado foram eficazmente tratados com eletrocoagulação bipolar e houve melhora dos níveis de hemoglobina. Somente dois pacientes continuaram a depender de transfusões após o tratamento.

Para reduzir o sangramento induzido pelo próprio tratamento endoscópico, é recomendado que as angioectasias de maior tamanho devam ser tratadas inicialmente pela periferia, com o intuito de esclerosar os seus vasos nutridores.[30]

Em uma série utilizando YAG-*laser*[31] houve redução da necessidade de hemotransfusões em 100% dos pacientes com angioectasias, em 75% nos portadores de ectasia vascular antral e em 66% dos portadores da síndrome de Osler-Rendu-Weber. Outros estudos relatam recidiva do sangramento de 13% a 26% após um ano do tratamento com *laser* de Nd:YAG para angioectasias.[32,33]

Não existem estudos prospectivos randomizados que provem a eficácia da cauterização endoscópica em angioectasias não-sangrantes no momento do diagnóstico, qualquer que seja a modalidade utilizada.

EDB EM OUTRAS CAUSAS DE SANGRAMENTO DO INTESTINO MÉDIO

Lesões neoplásicas do intestino delgado, incluindo pólipos e tumores malignos, podem manifestar-se inicialmente através de hemorragia. Nesses casos, a EDB pode tratar de forma definitiva os pólipos hemorrágicos (Figura 150.7) por meio da ressecção com alça diatérmica.

Em se tratando de lesão neoplásica com aspecto de malignidade, a hemostasia endoscópica pode ser útil antes de se tomar uma conduta definitiva (Figura 150.8).

Outras lesões que podem levar a sangramento do intestino médio são as ulcerações induzidas por antiinflamatórios não-esteroidais (Figura 150.9), ulcerações inespecíficas (Figura 150.10) e divertículo de Meckel (Figura 150.11).

EXPERIÊNCIA INICIAL COM EDB NO INSTITUTO ALFA DE GASTROENTEROLOGIA

É ainda escassa a experiência brasileira com enteroscopia com duplo-balão, particularmente com enteroscópios dotados de canal terapêutico. No Instituto Alfa de Gastroenterologia, Hospital das Clínicas da UFMG, examinamos entre agosto 2005 e julho 2006, 19 pacientes (9 homens e 10 mulheres) com idade média de 46 anos (mínima de 18 e máxima de 65). Foram realizadas 22 EDB sob assistência anestesiológica (19 por via anterógrada e 3 por via retrógrada), empregando-se o enteroscópio modelo EN-450T5 – FUJINON Inc., Japão (Tabela 150.3).

As indicações para EDB foram: sangramento gastrointestinal de origem obscura (6), doença de Crohn com hemorragia digestiva (2), anemia crônica (2), diarréia com dor abdominal (2), dor abdominal isolada (1), síndrome de Peutz-Jegehrs (1), suspeita de pólipos em delgado (1), carcinóides de duodeno (1), diarréia crônica (1), semi-oclusão intestinal (1), biópsia jejunal com displasia de alto grau (1). Considerando a doença de Crohn e as anemias crônicas como parte do SGIO, totalizamos dez indicações para investigação de hemorragia do intestino médio, o que corresponde a 52,6% da nossa casuística inicial (Tabela 150.4).

O exame foi bem tolerado, sem maiores complicações: dois pacientes apresentaram depressão respiratória pela analgesia, facilmente reversíveis, e dois se queixaram de odinofagia, transitória, após o procedimento. A duração média do exame pela via anterógrada foi de 94 min (48 min a 150 min) e pela via retrógrada foi de 133 min (124 min. a 142 min). A distância percorrida a partir do ângulo de Treitz foi de 235 cm

TABELA 150.3

Experiência inicial do Instituto Alfa de Gastroenterologia – Hospital das Clínicas da UFMG – Enteroscopia corn sistema de duplo-balão

22 Exames em 19 Pacientes de Agosto de 2005 A Junho de 2006	
Nº de pacientes	19
Idade média	46 anos (18 anos – 65 anos)
Sexo	masculino (9) / feminino (10)
Via utilizada	via oral (19) / via anal (3)

TABELA 150.4

Experiência inicial do Instituto Alfa de Gastroenterologia – Hospital das Clínicas da UFMG – Enteroscopia com sistema de duplo-balão

Indicações	
SGIO*	06
Doença de Crohn com HDB*	02
Anemia a esclarecer*	02
Dor abdominal isolada	01
Dor abdominal com diarréia	02
Peutz-Jeghers	01
Suspeita de pólipos do jejuno	01
Carcinóides múltiplos de duodeno	01
Diarréia crônica	01
Semi-oclusão intestinal	01
Suspeita de neoplasia intestinal	01
TOTAL	19

* Considerando que a doença de Crohn e as anemias crônicas fazem parte do SGIO, totalizam-se 10 casos de hemorragia do intestino médio, correspondendo a 52,63%

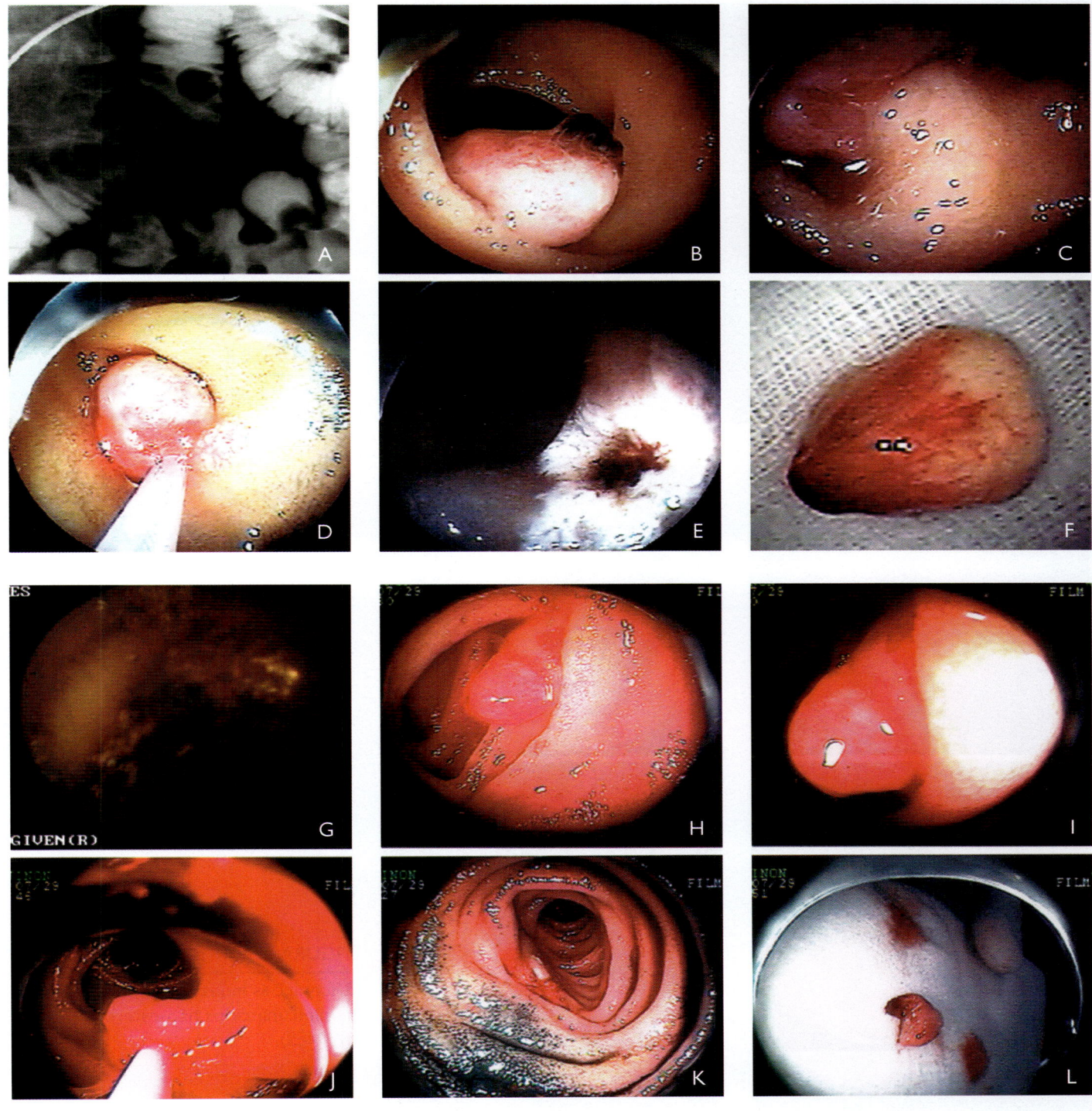

FIGURA 150.7

Pólipos hemorrágicos tratados por meio da EDB, previamente diagnosticados por meio de estudo radiológico contrastado ou por meio da videocápsula

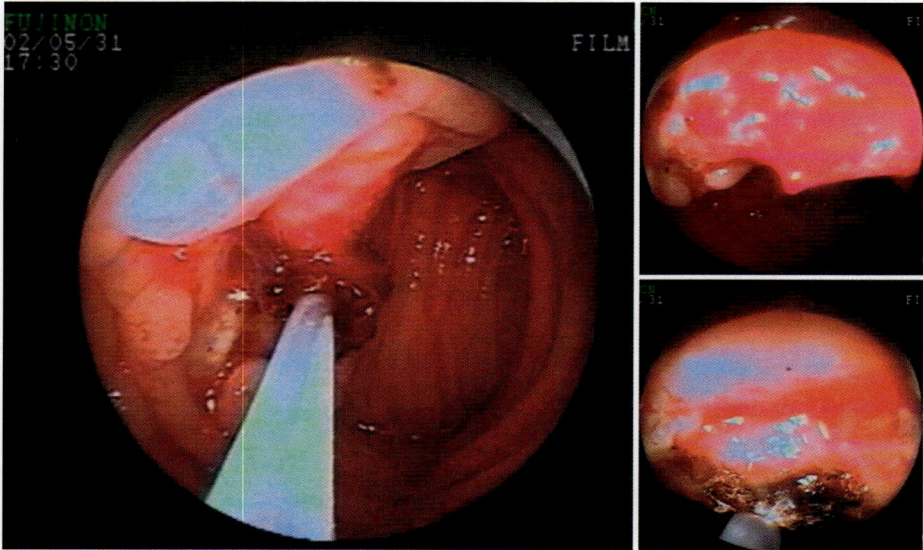

FIGURA 150.8

Neoplasia de delgado com hemorragia. Hemostasia com plasma de argônio

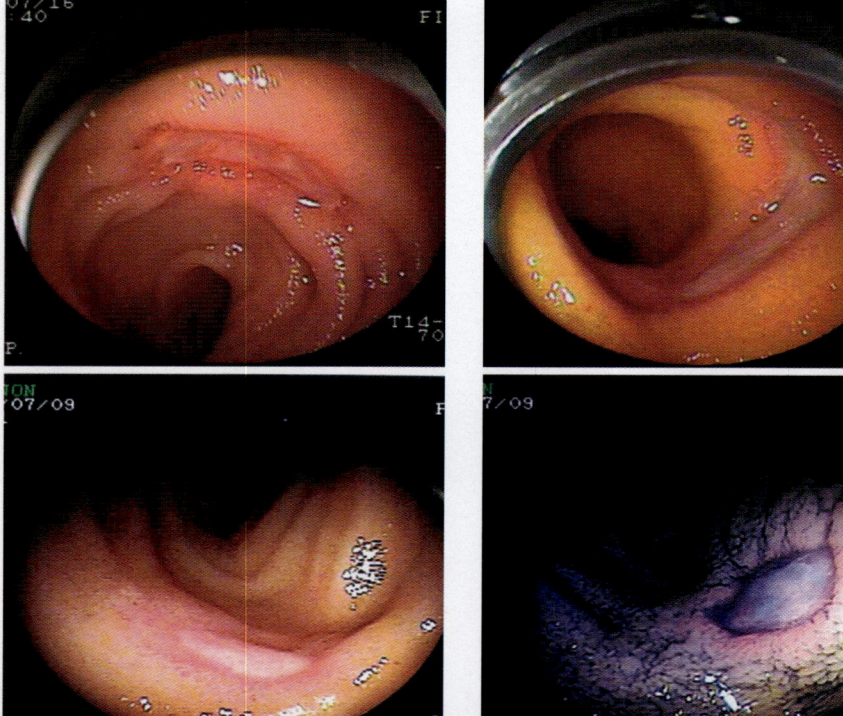

FIGURA 150.9

Ulcerações induzidas por antiinflamatórios não-esteroidais (AINES)

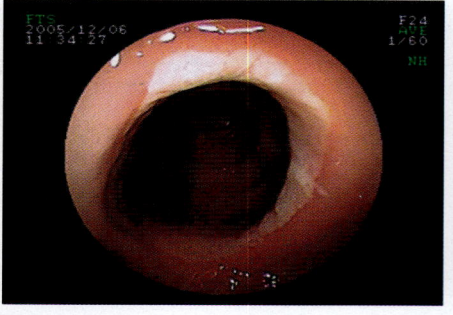
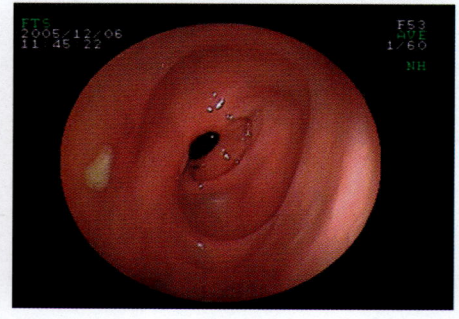

FIGURA 150.10

Ulcerações inespecíficas

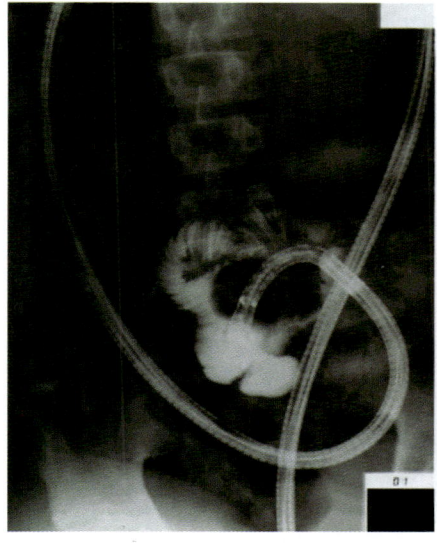 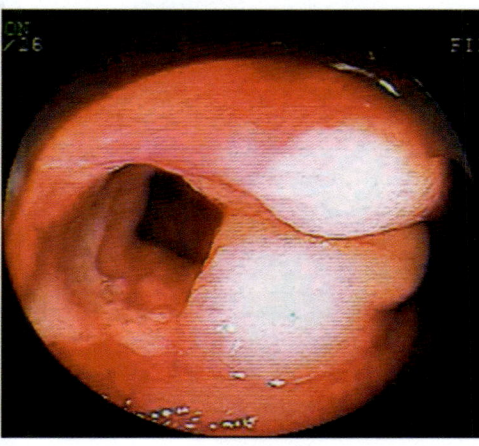

FIGURA 150.11

Diverticulo de Meckel

(150 cm a 300 cm) nos exames por via anterógrada e de 160 cm (120 cm a 200 cm) por via retrógrada, a partir da válvula ileocecal (Tabela 150.5).

Estudo fluoroscópico foi empregado em nove exames (seis na via anterógrada e três na via retrógada), com duração média de 7,11 min. Em seis pacientes (32%) os achados foram considerados normais. Os principais achados anormais em 13 pacientes (68%) foram: angiodisplasias (6), pólipos (4), ulcerações (3), sangramento ativo (2), estenose parcial (1), edema/elevações na mucosa (1) (Tabela 150.6).

As intervenções realizadas incluíram biópsias (8), tatuagem com nanquim (5), aplicação de plasma de argônio (3), polipectomia (2) e estudo radiológico contrastado localizado (1) (Tabela 150.7).

Nesse estudo, com uso do enteroscópio terapêutico, a EDB demonstrou tratar-se de método seguro e efetivo no diagnóstico de afecções do intestino delgado. A fluoroscopia facilitou a retificação e a progressão do enteroscópio. A presença de aderências intestinais secundárias a procedimentos cirúrgicos prévios nos pareceu dificultar a progressão

do aparelho. Tivemos oportunidade de realizar EDB em paciente com diagnóstico de doença de Crohn cursando com hemorragia digestiva baixa importante. A paciente já havia sido submetida a endoscopia digestiva alta sem alterações significativas e colonoscopia com intubação do íleo terminal demonstrando sangue vindo do íleo proximalmente ao ponto máximo atingido pelo colonoscópio. O trânsito intestinal realizado previamente demonstrou lesões restritas ao íleo terminal. Na EDB por nós realizada, encontramos lesões ulceradas na válvula ileocecal e a mucosa do íleo distal dentro dos limites da normalidade até cerca de 60 cm. A partir desse ponto a mucosa passou a apresentar-se edemaciada, com erosões e surgindo múltiplas ulcerações, algumas circunferenciais e áreas de estenoses parciais (Figura 150.12). Encontramos também, no íleo médio, várias lesões ulceradas sangrando ativamente. O diagnóstico definitivo e a avaliação adequada da extensão das lesões possibilitaram uma abordagem racional da paciente.

CONCLUSÃO

A EDB permite o exame de grande parte ou mesmo de todo o intestino delgado em número expressivo de pacientes. Os índices de complicações são baixos e aceitáveis. A possibilidade diagnóstica é de até 75% em pacientes

TABELA 150.5

Experiência inicial Instituto Alfa de Gastroenterologia – Hospital das Clínicas – UFMG

Enteroscopia com sistema de duplo-balão			
Média do tempo do exame		Média da distância percorrida	
Via Oral	94 min (48-160 min.)	Via Oral*	235 cm (150-300 cm)
Via Anal	133 min (124-142 min.)	Via Anal**	160 cm (120-200 cm)

A partir do Ângulo de Treitz
** Em um caso com aderências o íleo foi intubado com dificuldade e examinado apenas cerca de 15 cm

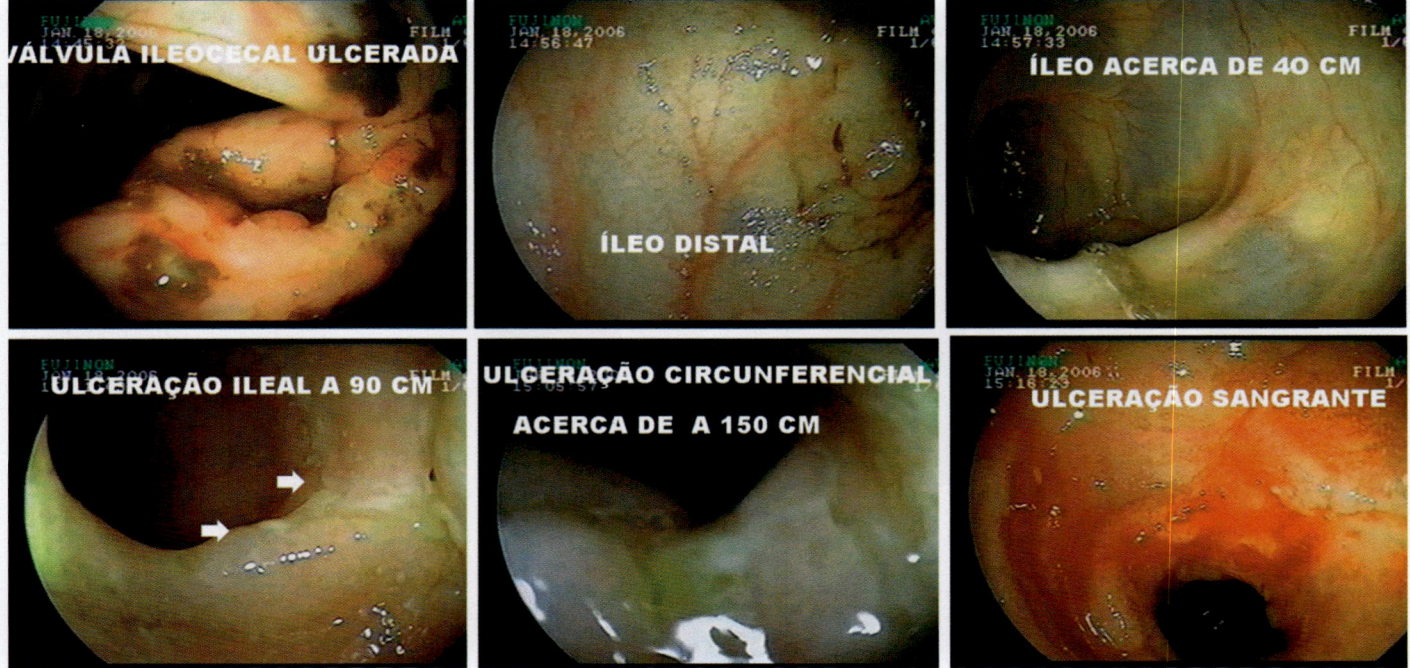

FIGURA 150.12

Lesões ulceadas observadas por meio da EDB em paciente com diagnóstico de doença de Crohn cursando com hemorragia digestiva baixa

TABELA 150.6

Experiência inicial do Instituto Alfa de Gastroenterologia – Hospital das Clínicas da UFMG

Enteroscopia com sistema de duplo-balão	
Principais achados	
Angiodisplasias	06
Sangramento ativo	02

TABELA 150.7

Experiência inicial do Instituto Alfa de Gastroenterologia – Hospital das Clínicas da UFMG

Enteroscopia com sistema de duplo-balão	
Intervenções	
Biópsias	08
Tatuagem	05
Cauterização com argônio	03
Polipectomias	02
Raio X contrastado	01

selecionados. A opção de tratamento de lesões potencialmente hemorrágicas é sua principal vantagem em relação à CE e ocorre em cerca de 40% dos exames realizados. A principal indicação da EDB é a hemorragia do intestino médio, sendo as angioectasias as alterações mais freqüentemente encontradas. As técnicas de hemostasias classicamente utilizadas na endoscopia tradicional podem ser empregadas com os enteroscópios terapêuticos. Entretanto, o real impacto do tratamento endoscópico de angioectasias não-sangrantes ainda deve ser determinado.

A EDB permite a instituição de tratamento clínico para a doença de Crohn em até 20% dos pacientes, e do tratamento cirúrgico em cerca de 10% a 20% dos casos devido a tumores malignos. A EDB ainda não foi incluída nas diretrizes (*guidelines*) oficiais sobre o SGIO. Estudos prospectivos definirão o papel de cada técnica e qual a seqüência de exames a ser seguida na propedêutica do paciente com SGIO.

REFERÊNCIAS BIBLIOGRÁFICAS

1. Ell C, Remke S, May A, Helou L, Henrich R, Mayer G. The first prospective controlled trial comparing wireless capsule endoscopy with push enteroscopy in chronic gastrointestinal bleeding. Endoscopy 2002;34:685-9.

2. Classen M, Frühmorgen P, Koch H, Demling L. Fiberoptics endoscopy of the jejunum and ileum. Dtsch Med Wochenschr 1972;97:409-11.

3. Nagasako K, Yazawa C, Takemoto T. Biopsy of the terminal ileum. Gastrointest Endosc 1972;19:7-10.

4. Taylor AC, Chen RY, Desmond PV. Use of an overtube for enteroscopy: does it increase depth of insertion? A prospective study of enteroscopy with and without an overtube. Endoscopy 2001;33:227-30.

5. Desa LA, Ohri SK, Hutton KA, Lee H, Spencer J. Role of intraoperative enteroscopy in obscure gastrointestinal bleeding of small bowel origin. Br. J Surg 1991;78:192-5.

6. Hartmann D, Schilling D, Bolz G, Hahne M, Jakobs R, Siegel E et al. Capsule endoscopy versus push enteroscopy in patients with occult gastrointestinal bleeding. Z Gastroenterol 2003;41:377-82.

7. Lewis BS, Swain P. Capsule endoscopy in the evaluation of patients with suspected small bowel intestinal bleeding: results of a pilot study. Gastrointest Endosc 2002;56:349-53.

8. Mylonaki M, Fritscher-Ravens A, Swain P. Wireless capsule endoscopy: a comparison with push enteroscopy in patients with gastroscopy and colonoscopy negative gastrointestinal bleeding. Gut 2003;52:1122-6.

9. Saurin JC, Delvaux M, Gaudin JL, Fassler I, Villarejo J, Vahedi K et al. Diagnostic value of endoscopic capsule in patients with obscure digestive bleeding: blinded comparison with video push-enteroscopy. Endoscopy 2003;35:576-84.

10. Yamamoto H, Sekine Y, Sato Y, Higashizawa T, Miyata T, Iino S et al. Total enteroscopy with a nonsurgical steerable double-balloon method. Gastrointest Endosc 2001;53:216-20.

11. Lima DCA, Yamamoto H, Rosa RM. Endoscopia do intestino delgado. In: Savassi-Rocha PR, Coelho LGV, Silva RG, Ferrari TC, editores. Tópicos em gastroenterologia: avanços em gastroenterologia. Rio de Janeiro: Guanabara Koogan; 2006. P. 101-18.

12. Yamamoto H, Kita H, Sunada K, Hayashi H, Sato H, Yano T et al. Clinical outcomes of double-balloon endoscopy for the diagnosis and treatment of small-intestinal diseases. Clin Gastroenterol Hepatol 2004;2:1010-6.

13. May A, Nachbar L, Schneider M, Ell C. Double-balloon enteroscopy (push-and-pull enteroscopy) of the small bowel: feasibility, diagnostic and therapeutic yield in patients with suspected small bowel disease. Gastrointest Endosc 2005;62:62-70.

14. May A, Nachbar L, Schneider M, Neumann M, Ell C. Push-and-pull enteroscopy using the double-balloon technique: method of assessing depth of insertion and training of the enteroscopy technique using the Erlangen Endo-Trainer. Endoscopy 2005;37:66-70.

15. Ell C, May A, Nachbar L, Cellier C, Landi B, di Caro S et al. Push-and-pull enteroscopy in the small bowel using the double-balloon technique: results of a prospective European multicenter trial. Endoscopy 2005;37:613-6.

16. Di Caro S, May A, Heine GDN, Fini L, Landi B, Petruzziello L et al. The European experience with double-balloon enteroscopy: indications, methodology, safety and clinical impact. DBE-European Study Group. Gastrointest Endosc 2005;62:545-50.

17. Ohmiya N, Taguchi A, Shirai K. Endoscopic resection of Peutz–Jeghers polyps throughout the small intestine at double-balloon enteroscopy without laparotomy. Gastrointest Endosc 2005;61:40-7.

18. Heine GDN, Hadithi M, Groenen MJM, Kuipers EJ, Jacobs MAJM, Mulder CJJ. Double-balloon enteroscopy: indications, diagnostic yield, and complications in a series of 275 patients with suspected small-bowel disease. Endoscopy 2006;38:42-8.

19. Groenen MJM, Moreels TGG, Orlent H, Haringsma J, Kuipers EJ. Acute pancreatitis after double-balloon enteroscopy: an old pathogenetic theory revisited as a result of using a new endoscopic tool. Endoscopy 2006;38:82-5.

20. May A, Nachbar L, Schneider M, Ell C. Prospective comparison of push enteroscopy and push-and-pull enteroscopy in patients with suspected small-bowel bleeding. Gastrointest Endosc 2005;61:AB175.

21. Matsumoto T, Esaki M, Moriyama T et al. Comparison of capsule endoscopy e enteroscopy with the double-balloon method in patients with obscure bleeding and polyposis. Endoscopy 2005;37:827-32.

22. Gay G, Delvaux M, Fassler I. Outcome of capsule endoscopy in determining indication and route for push-and-pull enteroscopy. Endoscopy 2006;38:49-58.

23. Nakamura M, Niwa Y, Ohmiya N, Miyahara R, Ohashi A, Itoh A et al. Preliminary comparison of capsule endoscopy and double-balloon enteroscopy in patients with suspected small-bowel bleeding. Endoscopy 2005;38:59-66.

24. Hadithi M, Heine GDN, Jacobs MAJM, van Bodegraven AA, Mulder CJJ. A prospective study comparing video capsule endoscopy with double-balloon enteroscopy in patients with obscure gastrointestinal bleeding. Am J Gastroenterol 2006;101:52-7.

25. Gay G, Delvaux M, Fassler I. Outcome of capsule endoscopy in determining indication and route for push-and-pull enteroscopy. Endoscopy 2006;38:49-58.

26. Clouse RE, Costigan DJ, Mill BA, Zuckerman GR. Angiodysplasia as a cause of upper gastrointestinal bleeding. Arch Intern Med 1985;145:458-61.

27. Trudel JL, Fazio VW, Sivak MV. Colonoscopic diagnosis and treatment of arteriovenous malformations in chronic lower gastrointestinal bleeding. Clinical accuracy and efficacy. Dis Colon Rectum 1988;31:107-10.

28. Askin MP, Lewis BS. Push enteroscopic cauterization: long term follow up of 83 patients with bleeding small intestinal angiodysplasia. Gastrointest Endosc 1996;43:580-3.

29. Morris AJ, Mokhashi M, Straiton M, Murray L, Mackenzie JF. Push enteroscopy and heater probe therapy for small bowel bleeding. Gastrointest Endosc 1996;44:394-7.

30. Krevsky B. Detection and treatment of angiodysplasia. Gastrointest Endoc Clin North Am 1997;7:509-24.

31. Sargeant IR, Loizou LA, Rampton D, Tulloch M, Bown SG. Laser ablation of upper gastrointestinal vascular ectasias: long term results. Gut 1993;34:470-5.

32. Rutgeerts P, Van Gompel F, Geboes K, Vantrappen G, Broeckaert L, Coremans G. Long term results of treatment of vascular malformations of the gastrointestinal tract by neudymium Yag laser photocoagulation. Gut 1985;26: 586-93.

33. Clark RA, Colley DP, Eggers FM. Acute arterial gastrointestinal hemorrhage: efficacy of transcatheter control. Am J Roentgenol 1981;136:1185-9.

CAPÍTULO 151

SANGRAMENTO DE ORIGEM OBSCURA: PAPEL DA CÁPSULA ENDOSCÓPICA

Paula B. Poletti • Thiago F. Secchi
Ying S. Tung • Artur A. Parada

A hemorragia digestiva é responsável por cerca de 350 mil admissões hospitalares ao ano nos Estados Unidos, constituindo-se não só em uma das afecções mais freqüentes, como também em uma das afecções que mais geram internações. Apresenta taxa de mortalidade de 10%, ainda mais elevada em pacientes com idade superior a 60 anos em decorrência de descompensações de patologias preexistentes.[1-3]

Classicamente, a hemorragia digestiva encontra-se classificada de acordo com a topografia de seu sítio de origem em hemorragia digestiva alta, quando originada proximalmente ao ângulo de Treitz (100 de 100 mil admissões hospitalares ao ano nos Estados Unidos), e em hemorragia digestiva baixa, quando originada distalmente a ele (20 de 100 mil admissões hospitalares ao ano nos EUA).[1-3] Dentre as hemorragias digestivas baixas, cerca de 95% têm sua etiologia localizada no cólon e no reto, e apenas 5% no jejuno e no íleo.[1-3]

Estima-se que cerca de 5% das hemorragias digestivas ocorram ou evoluam como hemorragias de origem obscura, definidas pela American Gastroenterological Association (AGA) como sangramento digestivo de origem desconhecida que persiste ou recorre, evidenciado por anemia ferropriva, teste de sangue oculto positivo e/ou sangramentos visíveis, cuja investigação endoscópica primária, por meio da endoscopia digestiva alta e da colonoscopia, foi negativa.[3-6]

Portanto, as hemorragias digestivas de origem obscura podem apresentar diferentes formas e gradações de manifestação durante o seu curso, sendo classificadas em:

- **Hemorragias digestivas de origem obscura ocultas:** manifestas por anemia ferropriva resistente à terapia de reposição de ferro e pesquisa de sangue oculto positivo nas fezes (perdas inferiores a 100 ml ao dia);
- **Hemorragias digestivas de origem obscura visíveis**: manifestas por episódios de hematêmese, melena, hematoquezia e/ou enterorragia.[3-6]

Há poucos dados disponíveis a respeito da história natural, da freqüência, da evolução clínica e do prognóstico de ambas as formas de apresentação da hemorragia digestiva de origem obscura, constituindo-se em desafio tanto seu diagnóstico quanto seu manejo.[7,8]

O sangramento digestivo oculto é, certamente, a forma mais comum de sangramento do trato digestivo.[8] Estima-se que cerca de 30% a 50% dos pacientes com sangramento digestivo oculto não apresentam a causa do quadro clínico esclarecida pelos exames de endoscopia digestiva alta e colonoscopia. Então, caso haja persistência do quadro clínico e alterações dos exames laboratoriais, são classificados como portadores de sangramento digestivo de origem obscura oculto.[3,9,10]

Já os dados de estimativa da freqüência de recorrência de episódios de sangramentos visíveis em pacientes com avaliação endoscópica negativa do trato digestivo alto e baixo variam na literatura de 0,5% a 1,2%.[3,4,6]

Nos Estados Unidos, cerca de 2% dos homens e 5% das mulheres apresentam anemia por deficiência de ferro sérico, excluindo-se as pacientes do sexo feminino não menopausadas. Nesses pacientes uma causa potencial de perda sangüínea é encontrada no trato digestivo alto em cerca de 15% a 30% dos casos e, em cerca de 35% a 55%, no trato digestivo baixo. Em cerca de 10% dos casos doenças malignas estão presentes.[3]

Alguns estudos mostram evidências de que as repetições da endoscopia digestiva alta e da colonoscopia podem identificar diagnósticos não percebidos na primeira avaliação endoscópica. Os diagnósticos de maior freqüência nessa circunstância são: erosões de Cameron em grandes sacos herniários, úlceras pépticas e ectasias vasculares, no trato digestivo alto; e angiodisplasias e neoplasias, no trato digestivo baixo.[4-6,11,12] Diante dessas evidências, a repetição dos exames endoscópicos para a reavaliação de esôfago, estômago, duodeno, cólon e reto por meio das endoscopias digestivas altas ou enteroscopias com avaliação do trato digestivo alto e das colonoscopias torna-se passo obrigatório dos algoritmos estabelecidos para o diagnóstico de ambas as formas dos sangramentos de origem obscura.[4-6,11,12]

Das causas de hemorragia digestiva de origem obscura, a maior parte se encontra localizada no intestino delgado, representando cerca de 5% da totalidade dos sangramentos digestivos. São estas:

● alterações vasculares (telangiectasias vasculares, angiodisplasias, malformações arteriovenosas – MAV, varizes);
● vasculites;
● úlceras;
● fístulas aortoentéricas;
● divertículo de Meckel;
● doença de Crohn;
● doença celíaca;
● úlceras medicamentosas;
● neoplasias (GIST, linfomas, poliposes);
● enterites infecciosas;
● hemobilias;
● hemossuco pancreático.[4-7,11,12]

Dentre as causas de hemorragia digestiva de origem obscura localizadas nas demais porções do trato digestivo, as lesões vasculares, devido às suas características morfológicas e à dificuldade de diagnóstico, constituem-se nas lesões de maior freqüência: ectasias vasculares, lesão de Dieulafoy e hemangiomas.[4-7,11,12]

Dessa forma, torna-se imperiosa a avaliação direta da superfície mucosa, em sua totalidade, sobretudo do intestino delgado. O jejuno e o íleo, devido às suas características anatômicas (localizados distantes dos orifícios naturais do tubo digestivo e de forma intraperitonial livre, associados ao longo comprimento: variando de 3,5 m a cerca de 7 m), até recentemente apresentavam-se como um grande desafio tanto para sua abordagem diagnóstica quanto para a terapêutica.

Conforme demonstrado por Prakash e colaboradores, o sangramento do intestino delgado, habitualmente abordado na maior parte dos estudos e trabalhos científicos juntamente com o sangramento do cólon e reto sob a classificação de hemorragia digestiva baixa, apresenta não só diferente curso clínico, mas também pior prognóstico, quando comparado com os sangramentos digestivos originados no trato digestivo alto, no cólon e no reto.[13]

Portanto, o sangramento do intestino delgado parece se constituir em uma entidade distinta do sangramento do cólon e do reto, assim como do trato digestivo alto. Sua evolução parece se fazer de repetitivos episódios de sangramentos, requerendo hospitalizações prolongadas e múltiplos procedimentos diagnósticos, o que resulta em um custo hospitalar superior ao do sangramento digestivo oriundo de esôfago, estômago, duodeno, cólon e reto, sendo denominado por Zuckerman e Prakash como hemorragia do intestino médio (*mid-intestinal bleeding*).[13]

Tais dados suportariam uma nova classificação para a hemorragia digestiva:

● hemorragia digestiva alta;
● hemorragia digestiva do intestino médio;
● hemorragia digestiva baixa.

Tanto o quadro clínico quanto os sinais e sintomas do sangramento do intestino delgado são extremamente variáveis, dependendo das características da patologia de base, das características de lesão sangrante, assim como do diâmetro do vaso acometido. A apresentação do sangramento nas fezes pode se fazer tanto nas formas de melena, enterorragia, hematoquezia, quanto de perda oculta, como sangramentos agudos, com ou sem repercussão hemodinâmica ou sangramentos crônicos manifestos por anemia e pesquisa de sangue oculto positivo. Essa diversidade e a possibilidade de sobreposição de quadros clínicos, associadas às características anatômicas do intestino delgado, são responsáveis pelo maior número de exames e procedimentos necessários para o seu diagnóstico etiológico. Assim sendo, torna-se compreensível que grande parte das lesões responsáveis por sangramentos de origem obscura estejam localizadas no intestino delgado, tanto nas suas formas ocultas e quanto nas visíveis.[4,5,7,12,13]

SANGRAMENTO DE ORIGEM OBSCURA OCULTO

O sangramento de origem obscura oculto, quando manifestado com teste positivo de sangue oculto nas fezes (perda estimada abaixo de 100 ml ao dia), apresenta cerca de 26% a 36% de suas causas localizadas no cólon, como adenoma (12% a 14%) e carcinoma colônico (5% a 6%), e cerca de 29% a 36% localizadas no trato GI alto, como doença ulcerosa péptica (7% a 10%), esofagite (6% a 9%) e angiodisplasia, colônica e do trato GI alto (3% a 13%). Nos pacientes com sangramento obscuro oculto manifestado por anemia ferropriva sem teste de sangue oculto positivo, os achados foram semelhantes: doença ulcerosa péptica (9% a 19%), esofagite (8% a 18%), câncer colorretal (6% a 11%), adenoma colônico (5% a 10%), angiodisplasia (2% a 8%) e doença celíaca (0% a 11%).

Portanto, as causas localizadas no intestino delgado são responsáveis por cerca de 28% a 45% dos sangramentos obscuros ocultos e, em sua maior freqüência, correspondem a angiodisplasias, seguidas por tumores e úlceras do intestino delgado, as quais mais freqüentemente estão ligadas ao uso de AAS, antiinflamatórios não-hormonais ou lesões actínicas.[4-8,12]

Nos pacientes com teste de sangue oculto positivo nas fezes, o uso de aspirina e/ou antiinflamatórios não hormonais encontra-se presente em cerca de 60% dos casos. Outras drogas como o alendronato de cálcio e abuso de bebidas alcoólicas podem também estar relacionados a esses quadros.

Aspecto importante a ser observado é a faixa etária do paciente, uma vez que em pacientes com idade superior a 65 anos a incidência de angiodisplasias aumenta de forma crescente até a nona década, enquanto que a ocorrência de tumores de delgado, assim como de divertículos de Meckel e síndromes poliposas, tem maior incidência em pacientes com idade inferior aos 50 anos.[4-8,12]

Em dados de um estudo recente, confirmados por outras publicações, de 129 pacientes com sangramento obscuro oculto, cerca de 40% dos com idade superior a 65 anos apresentaram diagnóstico de angiodisplasias, enquanto apenas 12% dos com idade inferior a 65 anos apresentaram esse tipo de lesão.[9,14,15]

SANGRAMENTO OBSCURO VISÍVEL

Cerca de 5% das hemorragias digestivas evoluem como sangramento de origem obscura, ou seja, permanecem sem diagnóstico etiológico após investigação inicial do trato digestivo alto e baixo por meio de EDA e colonoscopia. Assim como nos sangramentos ocultos, uma grande parte de pacientes apresenta lesões que se encontram ao alcance desses métodos diagnósticos, mas que não são evidenciadas nesses primeiros exames.[4-6,11,12]

A angiodisplasia, assim como no sangramento obscuro oculto, é a principal causa de sangramento do intestino delgado (25% a 40%), seguida das úlceras de delgado (até 27%) e dos tumores (0% a 17%). A utilização crônica de AINH também se encontra associada a maior incidência de sangramento secundário a lesões da mucosa do delgado, como demonstrado em um trabalho que avaliou pacientes portadores de artrite reumatóide, no qual cerca de 56% apresentaram lesões de mucosa do intestino delgado.[4-8,12]

O sangramento obscuro intenso se constitui em uma forma rara de apresentação, a qual se caracteriza por episódios recorrentes de sangramentos com repercussão hemodinâmica necessitando de internações e/ou transfusões, corresponde a cerca de 1% a 7% dos sangramentos gastrointestinais nas diferentes casuísticas.[4,5]

As principais causas dessa forma de apresentação são as mesmas do sangramento obscuro discreto e moderado, e a faixa etária do paciente é a única variável que pode sugerir uma provável etiologia. Assim sendo, em pacientes com idade inferior a 50 anos, as principais hipóteses diagnósticas são divertículo de Meckel, tumores e pólipos, enquanto em pacientes com idade superior a 50 anos são angiodisplasias e lesões de mucosa associadas ao uso de AINH.[4-8,12]

Devido às suas características peculiares, o sangramento do intestino delgado manifesto por meio de sangramentos obscuros visíveis (discreto, moderado ou intenso), quando comparado com os sangramentos digestivos altos e baixos, conforme comentado anteriormente, no estudo de Zuckerman e Prakash, requer maior número de procedimentos diagnósticos (p < 0,001), maior número de transfusões sangüíneas (p < 0,001), maior número de dias de internação hospitalar (p < 0,05), resultando em maior custo (p < 0,001) e pior prognóstico (mortalidade de 10%).[13]

Apesar do número pequeno de pacientes desse estudo, os autores sugerem que, diante de quadros de sangramentos digestivos repetitivos, apesar de as lesões vasculares (Dieulafoy e angiodisplasias), tanto do trato digestivo alto como do cólon e reto, e de a doença diverticular dos colons poderem cursar com repetição deles, deva-se pesquisar causas que estejam localizadas no intestino delgado. Isso porque a avaliação mais precoce provavelmente implicará a redução do número de procedimentos diagnósticos, assim como do tempo e custo da internação, podendo talvez resultar em melhora de seu prognóstico.[8,13]

DIAGNÓSTICO

Apesar de a endoscopia digestiva alta e de a colonoscopia não se constituírem em exames de eleição para avaliação do intestino delgado, sua realização se torna fundamental para a exclusão de patologias localizadas nos tratos digestivos alto e baixo.

Estima-se que a colonoscopia faça o diagnóstico em cerca de 75% dos casos de fontes passíveis de sangramento, e a endoscopia digestiva alta, em cerca de 85%, embora a presença de sangramento ativo ou sangramento recente ocorra em somente cerca de 20% dos pacientes com sangramento digestivo baixo e diagnóstico de doença diverticular do cólon.

Atualmente, as causas de sangramento digestivo baixo localizadas no intestino delgado são estimadas em cerca de 0,9% a 7%. Quando a avaliação é feita com estudos radionucleares, esse número sobe para cerca de 24% e, com o uso da arteriografia, para cerca de um terço dos casos.

A avaliação do intestino delgado na pesquisa do sangramento de origem obscuro até recentemente permanecia um desafio pela impossibilidade da avaliação endoscópica da totalidade de sua superfície mucosa. Assim, até recentemente, essa avaliação era feita de forma indireta por meio da associação da *push*-enteroscopia com exames radiológicos ou, em condições de maior gravidade, por meio da enteroscopia intra-operatória.

Atualmente, com o advento da cápsula endoscópica e da enteroscopia de duplo-balão, a avaliação de todo o intestino delgado se tornou realidade aplicável na prática diária, mas os algoritmos para avaliação do sangramento de delgado ainda necessitam de maiores e melhores estudos para estabelecimento definitivo.

Conforme evidenciado por Zuckerman e Prakash em sua casuística, 79% dos pacientes com sangramento cuja lesão causal se encontrava no intestino delgado necessitaram de quatro exames ou mais para o seu diagnóstico, enquanto 100% dos pacientes com lesões no trato digestivo alto e 86% dos pacientes com lesões no cólon e reto necessitaram de até três exames. Diante desses dados, os autores propõem que, após a realização de três procedimentos diagnósticos (EDA, colonoscopia e cintilografia ou arteriografia), o paciente deva ser submetido à avaliação do intestino delgado.[13]

CÁPSULA ENDOSCÓPICA

A cápsula endoscópica, aprovada pelo FDA (Food and Drug Administration) para uso clínico em agosto de 2001, teve seu desenvolvimento iniciado na década de 1980 pelo Dr. Gavriel Iddan e pelo professor Eitan Scapa. Após anos de desenvolvimento, em maio de 2000, na Digestive Disease Week (DDW), o Dr. Swain e a empresa Given Imaging Limited (Yoqneam, Israel) apresentaram os primeiros resultados do protótipo do sistema da cápsula endoscópica em estudos com animais. Durante o ano de 2001, após resultados satisfatórios em estudos clínicos, o sistema obteve aprovação do FDA e o CE Mark Certification. Desde então, tem colaborado com resultados satisfatórios na análise de duodeno, jejuno e íleo em vários centros de gastroenterologia da Europa, dos EUA, do Canadá, do Japão e do Brasil.[16-19]

Mais recentemente, em 2 de julho de 2003, o FDA, com base na análise de 32 estudos, totalizando 691 pacientes, que compararam a cápsula endoscópica com os demais exames em uso corrente para avaliação do intestino delgado (trânsito intestinal, *push*-enteroscopia, TC abdominal, cintilografia e enteroscopia intra-operatória), evidenciando acurácia diagnóstica de 71% contra 41%, respectivamente, estabeleceu que a cápsula endoscópica passa a ser o método diagnóstico de primeira linha para avaliação e detecção de anormalidades do intestino delgado.[20,21] O resumo desses estudos se encontra nos quadros a seguir.

O SISTEMA DA CÁPSULA ENDOSCÓPICA

O sistema da cápsula endoscópica é composto por:

1. cápsula propriamente dita: A cápsula tem formato cilíndrico, mede 11 mm por 26 mm, pesa 3,7 g, é recoberta por material biocompatível, resistente à ação da secreção digestiva e não-absorvível. É composta por cinco sistemas, um deles óptico, com doma óptica (de formato convexo, que previne a reflexão da luz) e lente esférica curta, que captam as imagens e as focam, respectiva-

mente. Possui também um sistema de iluminação, que consiste de quatro *light emitting diodes* que fornecem luz branca para a obtenção das imagens. Há ainda um sistema de baterias, que consiste de duas baterias de óxido de prata, que fornecem energia para todo o sistema durante cerca de oito horas, e um sistema de captação de imagens, que consiste de uma câmara CMOS (Complementary Metal Oxide Sensor). Finalmente há um sistema de transmissão, com ASIC composto por uma antena que emite os sinais e os transmite por radiofreqüência para os sensores. As imagens obtidas pela cápsula têm um campo visual de 140°, com magnificação de 1:8, profundidade variando de 1 mm a 30 mm e uma capacidade de detecção de lesões de tamanho igual ou superior a 1 mm de diâmetro (Figura 151.1);

2. sensores: Ajustados ao abdome do paciente, captam os sinais de radiofreqüência transmitidos pela cápsula e os encaminham para o *recorder*;

3. *recorder*: É um microcomputador que, anexado ao cinturão, recebe os sinais das imagens captadas pela cápsula e as armazena;

4. *work station*: Constitui-se de computador e programa que processam as imagens obtidas pela cápsula e transmitidas ao *recorder* e as transformam em um filme, o qual será analisado.[18,19]

ENDOSCOPIA FISIOLÓGICA

Há diferenças substanciais entre a endoscopia tradicional e o exame realizado pela cápsula: a primeira, para sua adequada realização, via de regra, é executada sob sedação e com insuflação de ar para facilitar a visualização de todas as paredes do órgão. Além disso, a própria introdução do endoscópio implica alterações nas condições fisiológicas de motilidade, secreção e pressão intraluminal. Outra importante diferença entre os dois métodos consiste na potência de luz necessária: a endoscopia tradicional requer maior iluminação, uma vez que é menos efetiva, pois parte dos raios incidem sobre a parede em ângulos praticamente paralelos a ela, e, portanto, não são refletidos e devolvidos à lente do endoscópio (Figura 151.2).

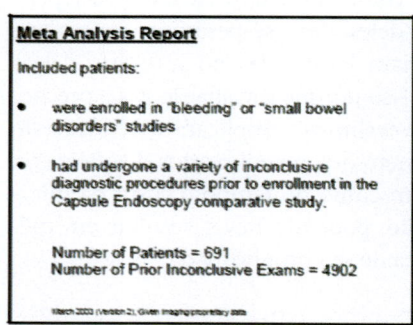
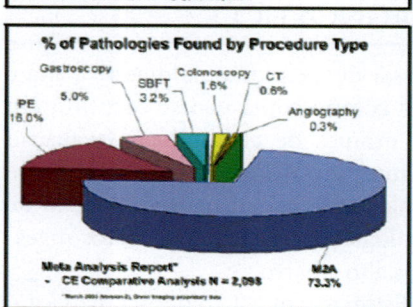
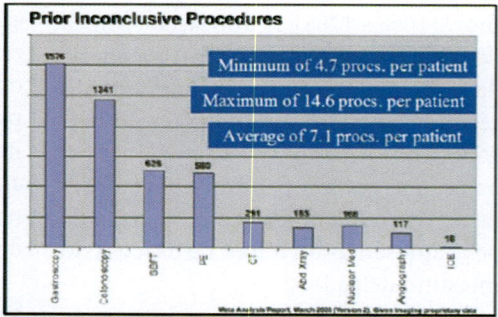
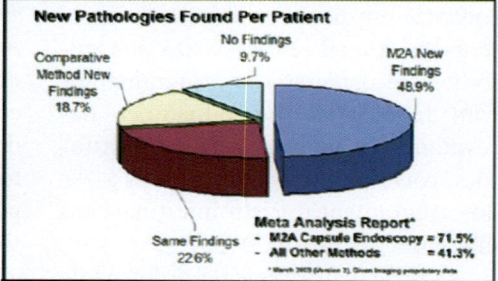

FIGURA 151.1

Estudos de metanálise, procedimentos prévios, patologias diagnosticadas pelos procedimentos e pela cápsula endoscópica

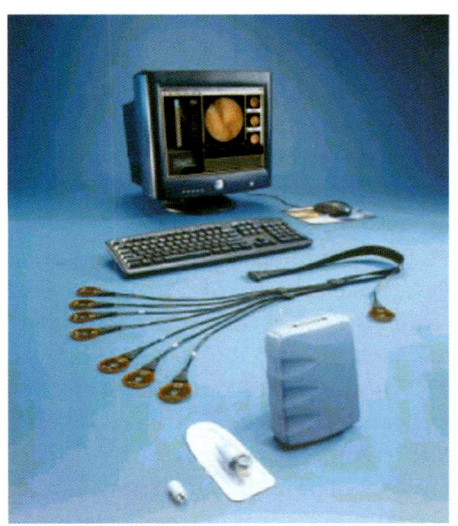

FIGURA 151.2

Sistema da cápsula

A progressão da cápsula se faz com a peristalse. A observação do trajeto seguido por ela (acompanhado por meio de um sistema de GPS, que permite a visualização pelos diferentes quadrantes do abdome, com correspondência comprovada em diferentes estudos) permite a execução de um traçado de acompanhamento de sua passagem pelo tubo digestivo, o qual vai aparecendo na tela, concomitantemente com as imagens captadas naquele mesmo momento. Assim sendo, é possível, como no trânsito intestinal, evidenciar a distribuição das alças do delgado no abdome, evidenciar pontos de dificuldade de passagem da cápsula, sua correspondência com diferentes quadrantes do abdome e sua correspondência ou não com lesões ou alterações da mucosa. Além disso, obtém a análise precisa do tempo de esvaziamento gástrico e de trânsito intestinal.

Outro fator muito importante e crucial para a análise dos achados da cápsula é a ausência da necessidade de insuflação. A pressão das arteríolas da parede intestinal varia de 40 mmHg a 80 mmHg, a das vênulas varia de 15 mmHg a 30 mmHg, e a dos capilares, de 20 mmHg a 40 mmHg. Assim sendo, se a pressão intraluminal do órgão estudado for superior a cerca de 15 mmHg, já

há alteração do seu enchimento, ou seja, sob pressões superiores a 15 mmHg, é possível que pequenas malformações vasculares (MAV) tenham seu enchimento comprometido e passem despercebidas. A pressão intraluminal durante um exame de endoscopia convencional pode atingir valores superiores a 300 mmHg, o que pode, *per se*, impedir a visualização dessas malformações, que consistem na principal causa de sangramento de origem obscura em pacientes idosos.

Dessa maneira, com esse novo método, é introduzido um novo conceito: o da endoscopia fisiológica (Figura 151.3).

INDICAÇÕES DA CÁPSULA ENDOSCÓPICA

Avaliação de patologias do intestino delgado:

- sangramento de origem obscura (visível e oculto);
- suspeita de doença de Crohn;
- suspeita de neoplasia do delgado;
- avaliação de anemia por deficiência de ferro;
- avaliação do acometimento do delgado na doença de Crohn;
- suspeita e avaliação em casos de refratariedade de síndromes disabsortivas;
- suspeita e avaliação da doença celíaca;
- síndromes poliposas.[18,19,22]

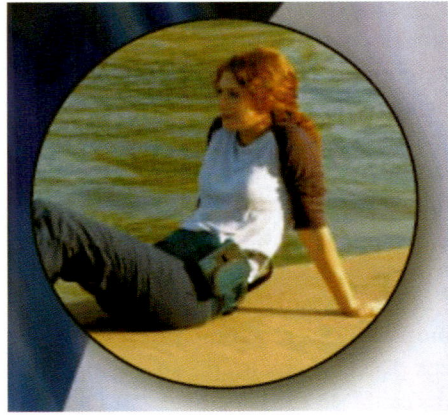

FIGURA 151.3

Paciente durante o exame

CONTRA-INDICAÇÕES DA CÁPSULA ENDOSCÓPICA

- **Absolutas:** quadros obstrutivos ou suboclusões gastrointestinais, suspeitas de subestenoses ou fístulas;
- Relativas: alterações de motilidade intestinal (gastroparesia), suspeita de aderências ou fístulas, presença de marca-passo ou desfibriladores implantados, grandes ou numerosos divertículos de delgado, divertículo de Zenker, gestação e pacientes com dificuldade de deglutição.[18,19]

Apesar da potencial interferência das ondas transmitidas pela cápsula em outros aparelhos eletrônicos implantados, sobretudo em marca-passos e desfibriladores cardíacos, há relatos de exames de cápsula sem sinais de interferências neles.[23,24] Em nossa experiência, dois pacientes portadores de marca-passos foram submetidos, sob monitorização contínua, ao exame de cápsula para investigação de sangramento de origem obscura, sem interferências ou complicações.

COMPLICAÇÕES

- Retenção da cápsula: Definida como permanência da cápsula no trato digestivo por, no mínimo, duas semanas ou necessidade de terapêutica para sua passagem.[19] A taxa de ocorrência de retenção da cápsula varia de 1,5% a 5% e está relacionada com a indicação do exame, não havendo registros de retenção na ausência de patologias.[19] Com o intuito de prevenir a ocorrência de retenção da cápsula em subestenoses não detectadas anteriormente, foi desenvolvida a cápsula de permeabilidade.

CÁPSULA DE PERMEABILIDADE

A cápsula de permeabilidade consiste em uma cápsula radiopaca com as mesmas dimensões da cápsula intestinal sem o sistema de vídeo e transmissão de imagens utilizado para avaliação da permeabilidade do trato digestivo, ou seja, para a pesquisa de possíveis pontos de dificuldade de progressão da cápsula. É dotada de um identificador de radiofreqüência que permite a identificação de sua posição por meio de um *scanner* manual de radiofreqüência. Quando retida por mais de 40 horas, ela se dissolve, permitindo que sua membrana externa insolúvel colapse e progrida além do ponto de dificuldade detectado.[19,25,26]

Embora ainda não esteja aprovada pelo FDA, encontra-se disponível na Europa e no Brasil, sob aprovação do Ministério da Saúde.

CÁPSULA ENDOSCÓPICA *VERSUS* ENTEROSCOPIAS

Até recentemente, os únicos métodos endoscópicos disponíveis para o estudo do intestino delgado eram as enteroscopias, que poderiam ser realizadas de três maneiras: *push*-enteroscopia, *sonde*-enteroscopia e enteroscopia intra-operatória. No entanto, devido às dificuldades impostas pelo intestino delgado (sua localização, distante tanto da cavidade oral quanto do orifício anal; seu comprimento, que varia de 3,35 m a 7,85 m; e seu posicionamento intraperitonial livre), esses três métodos apresentam até os dias de hoje importantes limitações para sua execução. Nos últimos anos, entretanto, foi introduzida a enteroscopia de duplo-balão.

Push-enteroscopia: Necessita de sedação profunda, pois gera importante incômodo ao paciente. Deve ser realizada preferencialmente sob radioscopia. Os aparelhos atualmente disponíveis permitem alcançar até cerca de 60 cm a 80 cm além do ângulo de Treitz, necessitando, muitas vezes, do auxílio de retificadores (*overtubes*), o que aumenta consideravelmente os riscos de complicações. Uma grande vantagem desse método é permitir a realização de biópsias e procedimentos terapêuticos. Apresenta acurácia diagnóstica para pesquisa de sangramento de origem obscura variando de 38% a 75% em diferentes estudos.

Sonde-enteroscopia: Necessita de analgesia. É um procedimento demorado (seis a oito horas), sendo necessário que durante esse período o paciente seja mantido no centro médico sob acompanhamento e em jejum. Necessita de acompanhamento radiológico e atinge o íleo em cerca de 75% dos casos e a válvula ileocecal em cerca de 10%. Os enteroscópios do tipo sonda não dispõem de canal acessório, ou seja, não há a possibilidade de realização de biópsias ou terapêutica. Consiste em um exame de alto custo, pois os aparelhos, devido ao seu comprimento (250 cm, em média), ao seu diâmetro menor e às angulações a que são submetidos, tornam-se frágeis e susceptíveis a quebras. Sua acurácia diagnóstica em pacientes com quadro de sangramento de origem obscura varia de 26% a 54%.

Enteroscopia intra-operatória: Necessita de anestesia geral. Pode implicar a ocorrência de íleo prolongado em até 30% dos casos. Permite a progressão do aparelho por todo o delgado com o auxílio da manipulação das alças pelo cirurgião. Além dos riscos já expostos, também observam-se complicações como lacerações da mucosa em cerca de 50% dos casos e perfurações, em 5%. Apresenta acurácia diagnóstica de cerca de 70% a 100% nos casos de sangramento de origem obscura.

Enteroscopia de duplo-balão: O enteroscópio de duplo-balão, recentemente desenvolvido, apresenta características distintas dos enteroscópios anteriormente utilizados. É composto pelo enteroscópio de 200 cm de comprimento, ao qual se acopla um *overtube* com dois balões ligados a um sistema de insuflação de ar. Esse sistema, sob acionamento do auxiliar, insufla e desinsufla os balões, permitindo ancorar e retificar o aparelho, possibilitando, dessa forma, sua progressão. Permite a realização de biópsias e procedimentos terapêuticos. Deve ser realizado sob analgesia e necessita de dois médicos para sua introdução. A avaliação completa de todo o intestino delgado é conseguida utilizando-se duas rotas de introdução: via anterógrada (oral) e retrógrada (anal). Apresenta baixos índices de complicações, as quais se encontram relacionadas a sedação e, em menor percentagem, a lacerações da mucosa e perfurações, as quais devem ser reduzidas após curva de aprendizado. Na experiência japonesa de Yamamoto, a acurácia diagnóstica desse novo método é de cerca de 76%. O tempo médio do exame é de 115 minutos, variando de 35 a 230 minutos.[42,43]

Cápsula endoscópica: Não requer analgesia ou sedação. Não há risco de infecções, uma vez que a cápsula é descartável. É um procedimento ambulatorial, permitindo ao paciente manter suas atividades habituais e alimentar-se durante o exame. Promove, na maioria dos casos, a visualização completa do jejuno e do íleo, atingindo a válvula ileocecal em cerca de 90% dos pacientes dentro do período de oito horas de aquisição de imagens. Sua acurácia diagnóstica, na avaliação de pacientes com sangramento de origem obscura, é superior à da *push*-enteroscopia e à da *sonde*-enteroscopia, variando, nas diferentes casuísticas, entre 65% e 70%.[19,22,27,28]

PAPEL DA CÁPSULA ENDOSCÓPICA NO SANGRAMENTO DE ORIGEM OBSCURA

O primeiro estudo comparativo da acurácia diagnóstica entre a cápsula endoscópica e a *push*-enteroscopia foi realizado por Appleyard e colaboradores, em cães, em 2000. Nesse estudo, observou-se sensibilidade de 64% e especificidade de 92% nos exames realizados pela cápsula, e sensibilidade de 37% e especificidade de 97% para a enteroscopia. Na porção do delgado ao alcance do enteroscópio, a sensibilidade foi superior para a *push*-enteroscopia em relação à cápsula, enquanto esta foi responsável pelo diagnóstico de um número muito superior de lesões.[29] Desde então, vários estudos e casuísticas têm sido publicados, totalizando até junho de 2006 cerca de 1.464 publicações indexadas no Pubmed.

Nos estudos preliminares, a acurácia diagnóstica da cápsula na detecção da potencial causa do sangramento variava de 38% a 93%. Essa sensível diferença de resultados se deveu a vários fatores: pequenas amostras, utilização de critérios não-uniformes, discordâncias na definição de sangramento de origem obscura, qualidade dos exames endoscópicos realizados previamente e, sobretudo, diferenças na conceituação de quais achados seriam clinicamente significativos.[49]

O sangramento de origem obscura não só foi a primeira indicação aceita desse novo método endoscópico, como também o grande desafio que impulsionou as pesquisas de desenvolvimento da cápsula endoscópica. Atualmente, aceito como método diagnóstico sensível na avaliação do sangramento de origem obscura, tanto na sua forma oculta quanto na sua forma visível, pelas sociedades americanas de endoscopia digestiva e gastroenterologia, tem sido considerado como exame de primeira linha para avaliação do intestino delgado.[19,22,30,31]

No estudo prospectivo de 314 pacientes submetidos ao exame do intestino delgado através da cápsula endoscópica com seguimento de 15 meses, a avaliação do delgado foi considerada adequada em 96% dos casos, estabelecendo um diagnóstico definitivo em 65% dos casos.[32]

Estudos prospectivos da eficácia da cápsula endoscópica, na avaliação do sangramento de origem obscura, têm mostrado resultados satisfatórios tanto na acurácia diagnóstica quanto no impacto clínico. Em um estudo bicêntrico comparando a cápsula com a enteroscopia intra-operatória, considerada até recentemente como o método de melhor acurácia para avaliação do delgado, a cápsula apresentou sensibilidade de 95%, especificidade de 75%, com valores preditivos positivo de 95% e negativo de 86%.[33]

O estudo de Pennazio e colaboradores avaliou prospectivamente e seguiu 100 pacientes com sangramento de origem obscura por meio do emprego da cápsula endoscópica, demonstrando sensibilidade de 88,9%, especificidade de 95% e valores preditivos positivo de 97% e negativo de 82,6%.[34] Além disso, demonstrou, pela avaliação dos diferentes quadros clínicos, maiores sensibilidade e especificidade da cápsula na avaliação de pacientes com sangramento ativo ou recente em relação àqueles com sangramento oculto e, destes, em relação aos pacientes com história pregressa de sangramento visível, apresentando acurácia diagnóstica de, respectivamente, 92%, 44% e 13%.[34]

Duas metanálises publicadas recentemente, com avaliação de um total de 922 pacientes de 31 estudos, confirmam os resultados dos estudos anteriormente citados, inferindo, em média, acurácia diagnóstica de cerca de 65% a 70% em pacientes com sangramento de origem obscura.[30,31] Já em outra publicação, na qual 24 diferentes estudos foram analisados, totalizando 530 pacientes, 310 com sangramento de origem obscura, a cápsula apresentou acurácia de 87% e uma taxa de perda de diagnóstico de 10%. Por outro lado, os demais métodos (push-enteroscopia, colonoscopia e estudo contrastado do delgado) apresentaram uma taxa de perda diagnóstica de 73%, sugerindo que a cápsula corresponderia ao melhor método não-invasivo para avaliação do intestino delgado.[27]

Em conclusão, nesses estudos observou-se que o emprego da cápsula endoscópica permite a escolha da melhor opção terapêutica, levando à resolução do sangramento em cerca de 86,9% dos pacientes submetidos ao exame durante sangramento ativo. Se o exame for realizado durante o curso do sangramento, pode-se encurtar consideravelmente o tempo para o diagnóstico da origem do sangramento, com diagnóstico definitivo da lesão responsável pelo sangramento e, portanto, para o seu tratamento definitivo, economizando na realização e na repetição de outros procedimentos diagnósticos.[19,22,32-37]

Vários estudos têm questionado em que ponto do algoritmo da investigação do sangramento de origem obscura a cápsula deveria ser colocada. Diante dos dados publicados, parece que o emprego precoce da cápsula, após endoscopia digestiva alta e colonoscopia negativas, deva corresponder à conduta a ser futuramente empregada, uma vez que sua acurácia diagnóstica é significativamente maior quando o seu emprego é precoce.[19,22,33,36,38] No entanto, para que tal conduta seja estabelecida, os exames de endoscopia digestiva alta e colonoscopia devem ter sido realizados em boas condições de preparo e considerados satisfatórios pelos endoscopistas para minimizar as possibilidades de lesões nos tratos digestivos alto e baixo.

Outro dado interessante que vem chamando a atenção é que, nos pacientes submetidos à avaliação do intestino delgado por sangramento de origem obscura e com exame da cápsula negativo, em seus seguimentos há poucos ressangramentos. No estudo de Lai e colaboradores, a sensibilidade e o valor preditivo negativo da cápsula na previsão de risco de novo sangramento foram, respectivamente, 93,8% e 94,4%.[39]

Testes provocativos, com a utilização de anticoagulantes visando a promover o sangramento de lesões que apresentam sangramentos intermitentes e, dessa forma, facilitar o seu diagnóstico, parecem, como na arteriografia, ter seu papel, como demonstrado por Rieder e colaboradores.[18,40,41] No entanto, a utilização de anticoagulantes ou de antiagregantes plaquetários pode induzir a sangramento de difícil controle e incorrer em iatrogenias.

Em relação à avaliação de custo versus benefício do emprego da cápsula endoscópica de forma mais precoce na abordagem diagnóstica do sangramento de origem obscura, o Consenso da Conferência Internacional de Cápsula Endoscópica de 2005 conclui que a avaliação precoce do intestino delgado por meio da cápsula implica redução de custos no diagnóstico e evolução do paciente.[45] Esses dados foram corroborados pela avaliação de 184 pacientes de sete centros, em cinco países diferentes:

Estados Unidos, Reino Unido, França, Alemanha e Suíça. Nesses países o emprego precoce da cápsula foi custo-efetivo apesar dos diferentes custos e sistemas de saúde locais, recomendando-se, em pacientes portadores de sangramento de origem obscura, a realização da cápsula após EDA e a colonoscopia negativas.[46]

Mais recentemente, alguns estudos têm advogado o uso da cápsula endoscópica previamente ao estudo do intestino delgado com o enteroscópio de duplo-balão com o intuito de avaliar a existência ou não de lesões e, no caso da presença de lesões ou alterações da mucosa, auxiliar na escolha da rota de introdução do aparelho (anterógrada ou retrógrada) em concordância com sua localização (distais ou proximais). No estudo de Gay, Delvaux e Fassier, os valores preditivos positivo e negativo da cápsula para avaliação da rota inicial da enteroscopia com duplo-balão foram, respectivamente, 94,7% e 98,3%. O seguimento desses pacientes, após nove meses desses procedimentos, demonstrou que o estudo do intestino delgado por meio da cápsula endoscópica seguida da enteroscopia de duplo-balão influenciou positivamente o manejo deles em 90,5% dos casos.[44,47,48]

CÁPSULA ENDOSCÓPICA – NOSSA CASUÍSTICA

Em nossa experiência, a cápsula endoscópica tem-se apresentado como um método seguro, não-invasivo, de fácil execução e confortável para o paciente. Após cerca de cinco anos de utilização do método, não observamos complicações sérias em nenhum dos pacientes estudados.

De dezembro de 2001 a janeiro de 2006, 262 pacientes (65% do sexo feminino e 35% do masculino, com idades variando de 10 a 88 anos) foram submetidos ao exame com a cápsula endoscópica. Em 143 pacientes, 75 (52,4%) do sexo feminino e 68 (47,5%) do masculino, com idades variando de 5 a 95 anos, a indicação do exame foi a pesquisa de san-

gramento de origem obscura, nos quais a endoscopia digestiva alta, a colonoscopia, a arteriografia e/ou a cintilografia com hemáceas marcadas não evidenciaram o provável ponto de sangramento. Nesse grupo de pacientes, o diagnóstico da provável lesão fonte do sangramento foi realizado em 115 (80,4%). Em 37 (25,8%) dos pacientes houve visualização de sangramento ativo durante o exame da cápsula. Nos demais 78 (54,5%), lesões passíveis de sangramento foram evidenciadas. Em concordância com a literatura, o diagnóstico de sangramento ativo foi mais freqüente nos pacientes quanto menor o intervalo entre o episódio de sangramento e a realização do exame (Figura 151.4).

CONCLUSÕES

Colocamos abaixo algumas conclusões com seus respectivos níveis de evidências atuais.

- Uma vez que lesões do trato digestivo alto e baixo foram excluídas, deve-se proceder à investigação do intestino delgado. (C)
- Os exames diagnósticos disponíveis para avaliação são: enteroscopias, estudos contrastados (trânsito intestinal/enteróclise), angiografias, cintilografias, CTs e cápsula endoscópica. (B)
- Até o momento, a enteroscopia se mostrou superior à EDA associada ao estudo contrastado do delgado e à cápsula endoscópica, à *push*-enteroscopia e aos estudos contrastados. (A)
- A escolha dos métodos diagnósticos ainda deverá ser estabelecida e dependerá do quadro clínico do paciente, da disponibilidade dos métodos diagnósticos e da experiência dos examinadores. (C)
- A enteroscopia intra-operatória deverá ser reservada àqueles pacientes com sangramento intenso e/ou re-

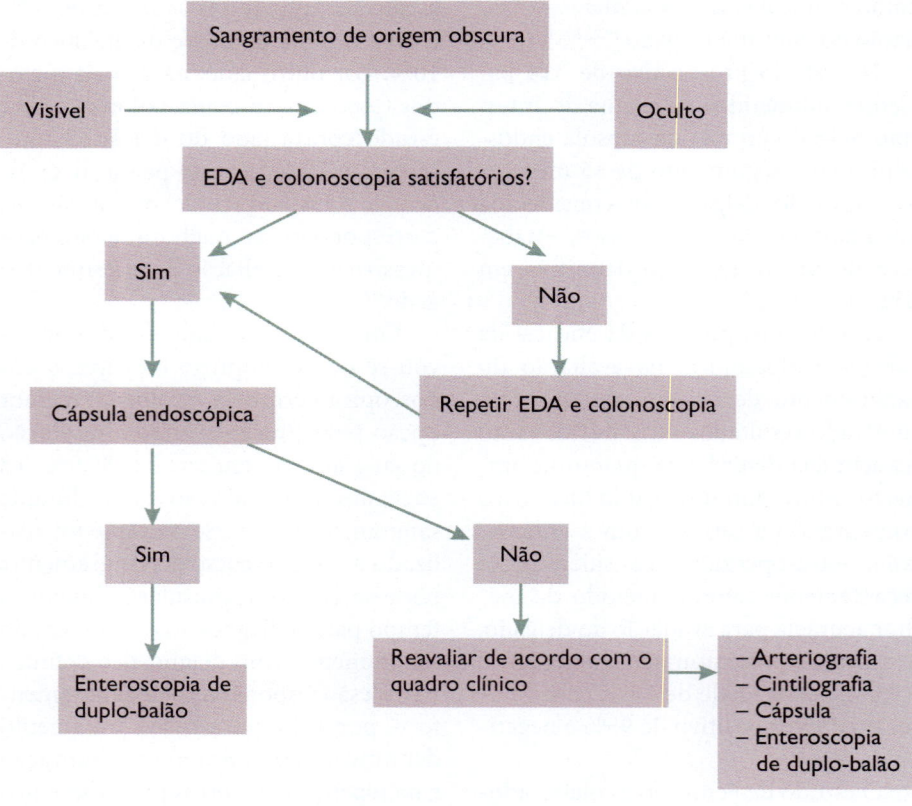

FIGURA 151.4

Novo algoritmo sugerido para investigação do sangramento de origem obscura

fratário, dependentes de transfusões sangüíneas ou naqueles cuja lesão diagnosticada não possa ser tratada por meio de PE, colonoscopia ou ileoscopia retrógrada. (C)

- Estudos comparativos entre a acurácia diagnóstica da cápsula endoscópica e a enteroscopia de duplo-balão se fazem necessários para o estabelecimento de novos algoritmos.

IMAGENS DA CÁPSULA

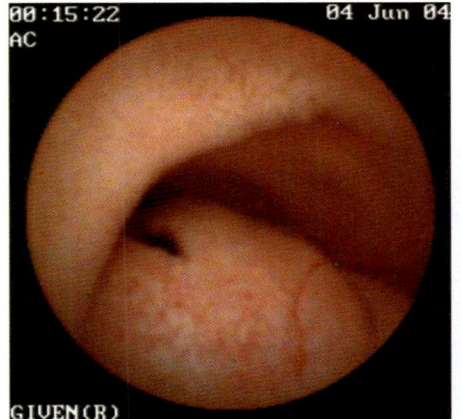

FIGURA 151.5

Lesão subepitelial (GIST) com sangramento ativo de pequena monta

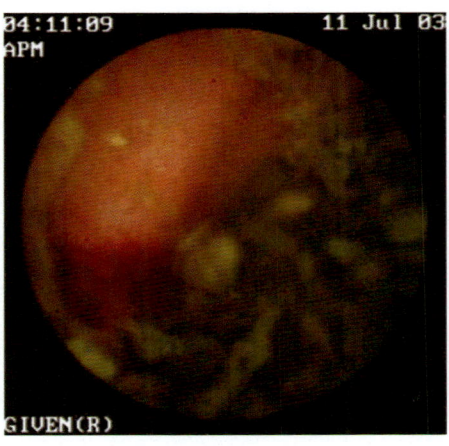

FIGURA 151.7

Úlcera com sangramento ativo

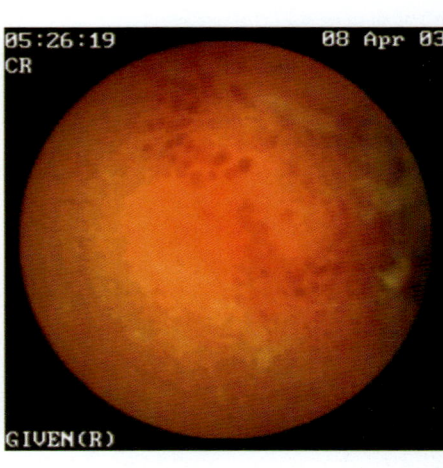

FIGURA 151.10

Doença de Crohn

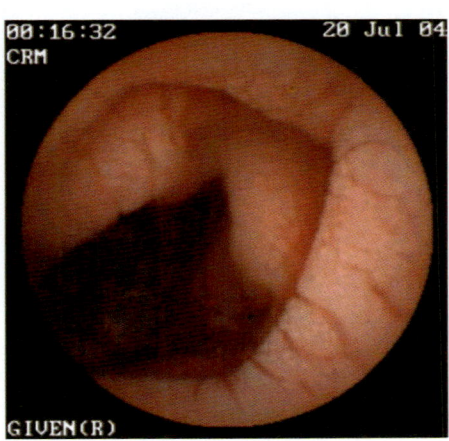

FIGURA 151.8

Doença celíaca

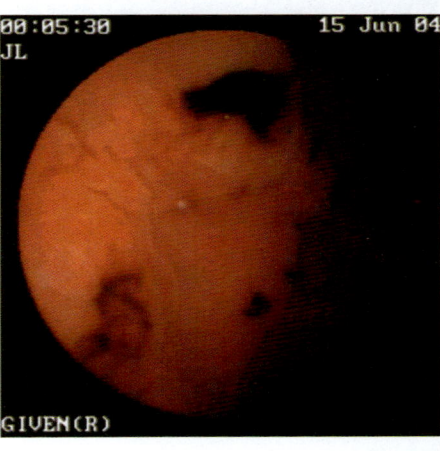

FIGURA 151.11

Úlceras por antiinflamatório com sinais de sangramento recente

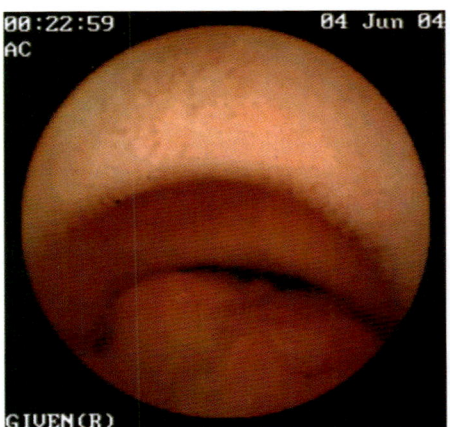

FIGURA 151.6

Leiomiossarcoma de jejuno

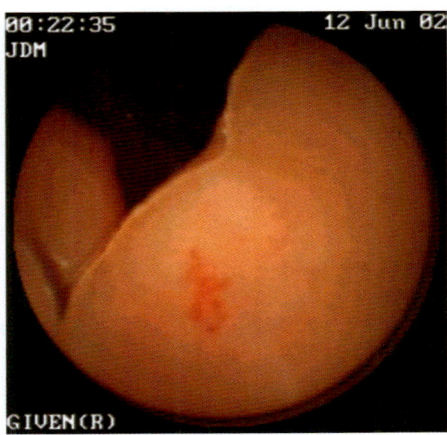

FIGURA 151.9

MAV

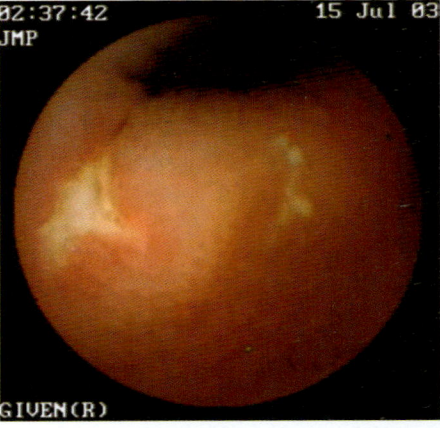

FIGURA 151.12

Doença de Crohn

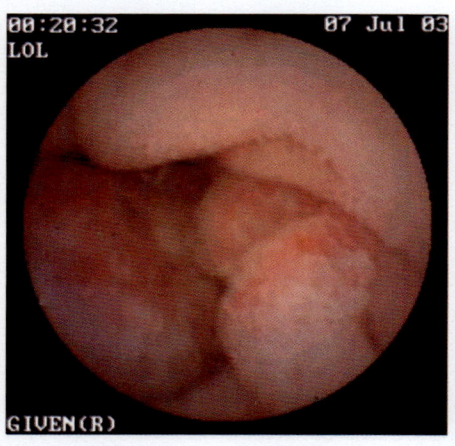

FIGURA 151.13

Adenocarcinoma de delgado

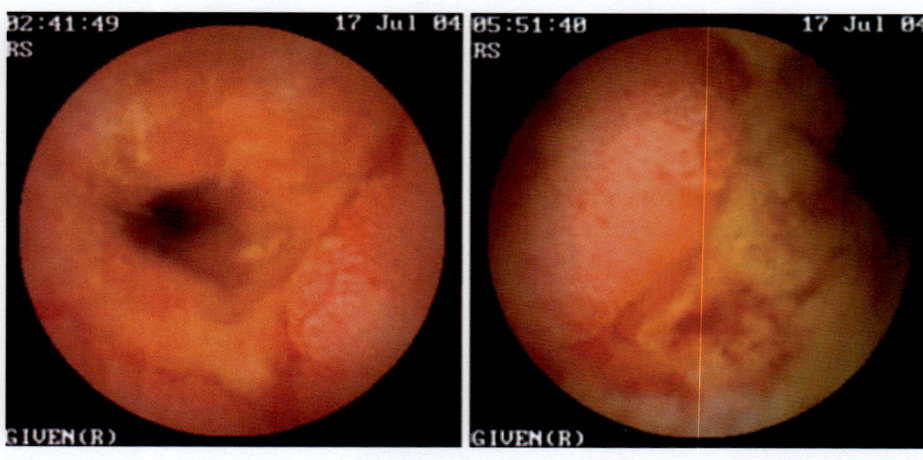

FIGURA 151.15

Doença de Crohn

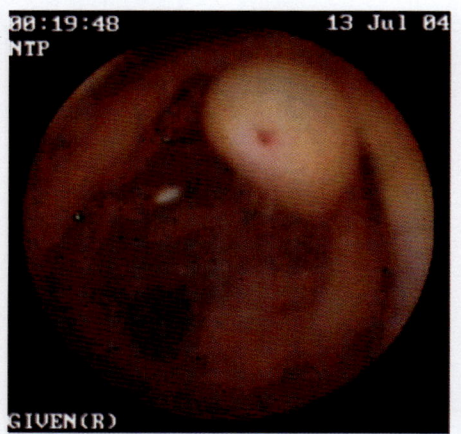

FIGURA 151.14

Lesão submucosa com coto vascular

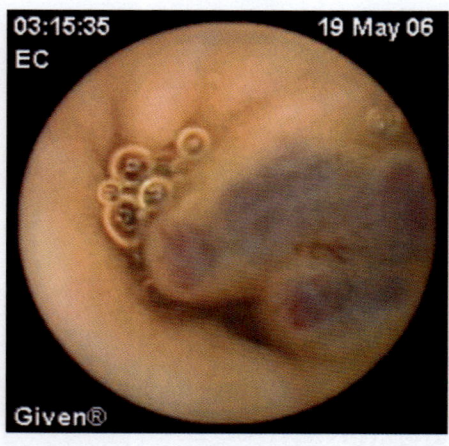

FIGURA 151.16

Hemangioma

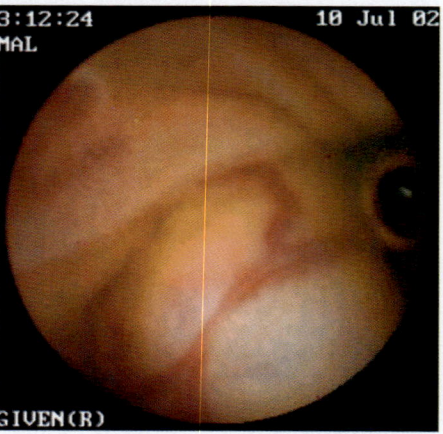

FIGURA 151.17

Leiomiossarcoma de íleo

REFERÊNCIAS BIBLIOGRÁFICAS

1. Longstreth GF. Epidemiology and outcome of patients hospitalized with acute upper gastrointestinal hemorrhage: a population-based study. Am J Gastroenterol 1995;90: 206-10.

2. Longstreth GF. Epidemiology and outcome of patients hospitalized with acute lower gastrointestinal hemorrhage: a population-based study. Am J Gastroenterol 1997;92: 419-24.

3. McQuaid KR. Alimentary tract. In: Tierney LM, McPhee SJ, Papadakis MA. Current medical diagnosis and treatment. 45th ed. New York: Lange Medical Books/McGraw-Hill; 2006. P. 536-68.

4. Zuckerman GR, Prakash C, Askin MP, Lewis BS. AGA technical review on the evaluation and management of occult and obscure gastrointestinal bleeding. Gastroenterology 2000;118:201-21.

5. Alquist D, Fennerty B, Fleischer D, McDonnell WM, McGill DB, Waring JP et al. American Gastroenterological Association medical position statement: evaluation and management of occult and obscure gastrointestinal bleeding. Gastroenterology 2000;118:197-200.

6. Peterson WL, Laine L. Gastrointestinal bleeding. In: Sleisenger & Fordtran's gastrointestinal and liver disease. Philadelphia: WB Saunders; 1998. P. 162-92.

7. Standards of Practice Committee, American Society for Gastrointestinal Endoscopy. Obscure gastrointestinal bleeding. Gastrointest Endoscopy 2003;58(5):650-5.

8. Rockey DC. Approach to the patient with obscure gastrointestinal bleeding techniques in Gastrointest Endosc 2003 Jul;5(3):104-8.

9. Rockey DC, Koch J, Cello JP, Sanders LL, McQuaid K. Relative frequency of upper gastrointestinal and colonic lesions in patients with positive fecal occult blood tests. N Engl J Med 1998;339:153-9.

10. Rockey DC, Cello JP. Evaluation of the gastrointestinal tract in patients with iron deficiency anemia. N Engl J Med 1993;329:1691-5.

11. Zaman A, Katon RM. Puch enteroscopy for obscure gastrointestinal bleeding yields a high incidence of proximal lesions within reach of a standard endoscope. Gastrointest Endosc 1998;47:372-6.

12. Bynum TE. Evaluation of occult and obscure gastrointestinal bleeding. Up To Date August 2005

13. Prakash C, Zuckerman GR. Acute small bowel bleeding: a distinct entity with significantly different economic implications compared with gastrointestinal bleeding from other locations. Gastrointest Endosc 2003;58:330-5.

14. Zuckerman G, Benitez J. A prospective study of bi-directional endoscopy (colonoscopy and upper endoscopy) in the evaluation of patients with occult gastrointestinal bleeding. Am J Gastroenterol 1992;87:62-6.

15. Kepczyk T, Kadakia SC. Prospective evaluation of gastrointestinal tract in patients with iron-deficiency anemia. Dig Dis Sci 1995;40:1283-9.

16. Iddan G, Meron G, Glukhovsky A, Swain P. Wireless capsule endoscopy. Nature 2000;405:725-9.

17. Gong F, Swain P, Mills T. Wireless endoscopy. Gastrointest Endosc 2000;51:725-9.

18. Ginsberg GG, Barkun AN, Bosco JJ, Isenberg GA, Nguyen CC, Petersen BT et al. Technology status evaluation report – Wireless capsule endoscopy. Gastrointest Endosc 2002; 56(5):621-4.

19. Mishkin DS, Chuttani R, Croffie J, DiSario J, Liu J, Shah R et al. ASGE technology status evaluation report: wireless capsule endoscopy. Gastrointest Endosc 2006;63(4):539-45.

20. U.S. Food and Drug Administration, Center for Devices and Radiological Health. Fine decisions rendered for Nov 2004. 2006 Jun.

21. U.S. Food and Drug Administration, Center for Devices and Radiological Health. Fine decisions rendered for Aug 2001. 2006 Jun.

22. Eisen GM. ASGE clinical update: capsule endoscopy indications. 2006 Jul;14(1). Disponível em: www.asge.org

23. Leighton JA, Srivathsan K, Carey EJ, Sharma VK, Heigh RI, Post JK et al. Safety of wireless capsule endoscopy in patients with implantable cardiac defibrillators. Am J Gastroenterol 2005;100(8):1728-31.

24. Leighton JA, Sharma VK, Srivathsan K, Heigh RI, McWane TL, Post JK, Robinson SR et al. Safety of capsule endoscopy in patients with pacemakers. Gastrointest Endosc 2004;59(4):567-9.

25. Delvaux M, Ben Soussan E, Laurent V, Lerebours E, Gay G. Clinical evaluation of the use of the M2A patency capsule system before a capsule endoscopy procedure, in patients with known or suspected intestinal stenosis. Endoscopy 2005;37(9):801-7.

26. Boivin ML, Lochs H, Voderholzer WA. Does passage of a patency capsule indicate small-bowel patency? A prospective clinical trial. Endoscopy 2005;37:808-15.

27. Lewis BS, Eisen GM, Friedman S. A pooled analyses to evaluate results of capsule endoscopy trials. Endoscopy 2005;37:960-5.

28. Van Tuyl SA, Stolk MF, Timmer R. Clinical application of video capsule endoscopy. Scand J Gastroenterol Suppl 2003;239:24-8.

29. Appleyard M, Fireman Z, Glukhovsky A et al. A randomized trial comparing wireless capsule endoscopy with push enteroscopy for the detection of small bowel lesions. Gastroenterology 2000;119(6):1431-1438.

30. Triester SL, Leighton JA, Leontiades GI et al. A meta-analysis of capsule endoscopy compared to other diagnostic modalities in patients with obscure gastrointestinal bleeding. Am J Gastroenterol 2005;100:2407-18.

31. Marmo R, Rotondano G, Piscopo R et al. Meta-analysis: capsule endoscopy vs. conventional modalities in diagnoses of small bowel diseases. Aliment Pharmacol Ther 2005; 22(7): 595-604.

32. Sturniolo GC, Di Leo V, Vettorato MG, De Boni M, Lamboglia F, De Bona M et al. Small Bowel Exploration by Wireless Capsule Endoscopy: results from 314 procedures. Am J Med 2006;119:341-7.

33. Hartmann,D, Schmidt, H, Bolz, G, Schilling, D, Kinzel, F, et al. A prospective two-center study comparing wireless capsule endoscopy with intraoperative enteroscopy in patients with obscure GI bleeding. Gastrointest Endosc 2005;61:826-32.

34. Pennazio M, Santucci R, Rondonotti E, Abbiati C, De Franchis R. Outcome of patients with obscure gastrointestinal bleeding after capsule endoscopy: report of 100 consecutive cases. Gastroenterology 2004;126(3):643-53.

35. Saurin JC, Delvaux M, Vahedi K, Gaudin JL, Villarejo J, Florent C, Gay G, Ponchon T. Clinical impact of capsule endoscopy compared to push enteroscopy: 1-year follow-up study. Endoscopy 2005 Apr;37(4):318-23.

36. Delvaux M, Fassler I, Gay G. Clinical usefulness of the endoscopic video capsule as the initial intestinal investigation in patients with obscure digestive bleeding: validation of a diagnostic strategy based on the patient outcome after 12 months. Endoscopy 2004;36:1067-73.

37. Estevez E, Gonzalez-Conde B, Vazquez JL, de Los Angeles VMM, Pertega S, Alonso PA et al. Diagnostic yield and clini-

cal outcomes after capsule endoscopy in 100 consecutive patients with obscure gastrointestinal bleeding. Eur J Gastroenterol Hepatol 2006 Aug;18(8):881-8.

38. Bresci G, Parisi G, Bertoni M, Tumino E, Capria A. The role of video capsule endoscopy for evaluating obscure gastrointestinal bleeding: usefulness of early use. J Gastroenterol 2005 Apr;40(6):256-9.

39. Lai LH, Wong GL, Chow DK, Lau JY, Sung JJ, Leung WK. Long-term follow-up of patients with obscure gastrointestinal bleeding after negative capsule endoscopy. Am J Gastroenterol 2006 Jun;101(6):1224-8.

40. Rieder F, Schneidewind A, Bolder U, Zorger N, Scholmerich J, Schaffler A et al. Use of anticoagulation during wireless capsule endoscopy for investigation of recurrent obscure gastrointestinal bleeding. Endoscopy 2006 May;38(5):526-8.

41. Shapira S, Pluta K, Enns R. A negative capsule endoscopy decreases resource utilization in obscure gastrointestinal bleeding. Gastrointest Endosc 2004;59(5):166.

42. Gerson LB. Double-balloon enteroscopy: the new gold standard for small-bowel imaging? Gastrointest Endosc 2005; 62(1):71-5.

43. Yamamoto H, Yano T, Kita H, Sunada K, Ido K, Sugano K. New system of double-balloon enteroscopy for diagnosis and treatment of small intestinal disorders. Gastroenterology 2003;125:1556-7.

44. May A, Nachbar L, Ell C. Double-balloon enteroscopy (push-and-pull enteroscopy) of the small bowel: feasibility and diagnostic and therapeutic yield in patients with suspected small bowel disease Gastrointest Endosc 2005;62:62-70.

45. John Morris International Consensus of International Conference in Capsule Endoscopy; 2005. Acesse: www.capsule-endoscopy.org.

46. Mueller E, Schwander B, Bergemann R. Cost-effectiveness of capsule endoscopy in diagnosing obscure gastrointestinal bleeding. Gastrointest Endosc 2004; 59: AB138.47.
Gay G, Delvaux M, Fassier I. Outcome of capsule endoscopy in determining indication and route for push-and-pull enteroscopy. Endoscopy 2006 Jan;38(1):49-58.

48. Hadithi M, Heine GD, Jacobs MA, Van Bodegraven AA, Mulder CJ. A prospective study comparing video capsule endoscopy with double-balloon enteroscopy in patients with obscure gastrointestinal bleeding. Am J Gastroentrol. 2006 Jan;101(1):52-7.

49. Pennazio M. Gastrointestinal bleeding: where are we after 5 years of capsule? Turning Science into Medicine – Scientific Sessions Handouts – Digestive Disease Week (DDW); 2006;112-5.

CAPÍTULO 152

ENTEROSCOPIA INTRA-OPERATÓRIA

Thiago F. Secchi • Raquel Maia
Marcel Langer • Artur A. Parada

INTRODUÇÃO

O sangramento gastrointestinal obscuro se origina em cerca de 45% a 75% dos pacientes no intestino delgado. Métodos de diagnósticos, geralmente endoscopia digestiva alta e colonoscopia, não conseguem determinar a causa do sangramento gastrointestinal agudo em 5% a 10% dos casos.[1,2] Há mais de 13 anos foi relatada a eficácia da enteroscopia intra-operatória no diagnóstico do sangramento obscuro.[3]

A necessidade de determinar com precisão a localização das lesões responsáveis pelo sangramento, no momento da laparotomia, e ainda permitir a visualização completa do intestino delgado contribuiu para a evolução da enteroscopia intra-operatória. Os endoscópios, como a sonda enteroscópica e a *push*-enteroscopia, têm suas limitações e não permitem um exame completo do intestino delgado.

Ress e colaboradores descrevem como fatores de risco para sangramentos gastrointestinais ocultos:

- **discrasias sangüíneas** – doença de Von Willebrand, síndrome de Rendu Osler Webber, púrpura trombocitopênica idiopática, deficiência do fator X e síndrome Blue Rubber Nevus;
- **anticoagulação** – uso de cumarínicos, ácido acetilsalicílico e antiinflamatórios não-hormonais;
- estenose aórtica;
- insuficiência renal crônica;
- cirrose hepática;
- distúrbios linfoproliferativos;
- outras doenças associadas.

Esses pacientes com sangramentos GI de moderados a intensos, sem origem determinada, são, em sua maioria, extremamente manipulados, com inúmeras endoscopias, colonoscopias, arteriografias, cintilografias com radioisótopo, sucessivas internações, transfusões sangüíneas, bem como com a *push*-enteroscopia.[1,3]

A enteroscopia intra-operatória continua sendo o último recurso para a elucidação diagnóstica nesses casos, mas hoje contamos com exames que podem ser realizados previamente como a cápsula endoscópica e, mais recentemente, com a enteroscopia de duplo-balão. Em algumas ocasiões, a enteroscopia intra-operatória ainda tem seu lugar para a avaliação completa do intestino delgado.

INDICAÇÕES

A principal indicação é identificar o local, bem como a etiologia do sangramento obscuro em pacientes que persistem com sangramento agudo ou recorrente após exaustivas investigações. Em alguns casos, serve para confirmar o ponto do sangramento já diagnosticado previamente, permitindo ressecções cirúrgicas menores ou menos suturas extensas, sem abertura das alças, em casos de múltiplas ectasias vasculares.

Outras indicações seriam as poliposes com múltiplas ressecções endoscópicas intra-operatórias; doença de Crohn com dilatações e plastias cirúrgicas, evitando-se ressecções; em alguns casos de enterites actínicas, estenoses inflamatórias ou isquêmicas e também neoplasias.[2,4,5]

TÉCNICA E EFICÁCIA

Swain e colaboradores relatam que a enteroscopia deve ser realizada antes da laparotomia para facilitar a progressão do aparelho pelo ângulo de Treitz, enquanto Ress e colaboradores fazem inicialmente a exploração abdominal antes da endoscopia, a fim de excluir causas externas de sangramento. Pode-se proceder à lise de aderências em pacientes com cirurgias abdominais prévias,[6] mas tomando o cuidado de não provocar lesões iatrogênicas.

Os aparelhos utilizados são os colonoscópios pediátricos ou para adultos e enteroscópios, introduzidos por via peroral ou por meio de uma enterotomia. Podem também ser utilizados os enteroscópios tipo sondas ou mesmo os com duplo-balão.

A enterotomia pode ser realizada próxima ao local da lesão a ser ressecada, na transição ileocólica, ou, como alguns autores preferem, na porção média do intestino delgado. Sob anestesia geral, participam desse procedimento as equipes de endoscopia e cirúrgica, em que o cirurgião auxilia a progressão do endoscópio segurando em sua extremidade e facilitando a inspeção do intestino delgado interna e externamente com a transiluminação a fim de identificar malformações vasculares (para isso é conveniente reduzir a iluminação da sala). As possíveis anormalidades são marcadas com pontos de sutura na serosa. O duodeno pode ser mobilizado com a manobra de Kocher e, assim, tornar mais fácil a passagem do aparelho do duodeno para o jejuno.[1,6] O exame dos vários segmentos do intestino delgado deve ser feito durante a intubação, para que lesões causadoras de sangramento, como angiodisplasias, não sejam confundidas com traumas da mucosa pelo aparelho.

No Serviço de Endoscopia do Hospital 9 de Julho, de São Paulo, utilizamos a via da enterotomia e, por meio desta, introduzimos o endoscópio desinfectado e recoberto por uma luva plástica estéril.

Após a introdução do aparelho, se a causa do sangramento for uma ectasia vascular hemorrágica, optamos por ressecção mínima do intestino delgado e, se evidenciamos outras, estas são demarcadas com pontos de sutura e ressecadas ou suturadas por via transmural (pontos totais).

Na literatura, os índices de diagnóstico de lesões do intestino delgado, mesmo com a enteroscopia intra-operatória, variam de 70% a 100%. Ress e colaboradores relatam que a eficácia da enteroscopia intra-operatória em identificar lesões passíveis de ressecção e prevenir novos episódios de sangramento GI foi de 41%.

COMPLICAÇÕES

Ocorrem poucas complicações na enteroscopia intra-operatória. Alguns autores relatam perfurações do delgado, principalmente quando a via de acesso é oral. Outras complicações são avulsão serosa, podendo requerer ressecções, avulsão da veia mesentérica superior ou íleo prolongado, devido à cirurgia e à hiperinsuflação, além de lacerações da mucosa, principalmente quando a progressão ocorre em alças aderidas.

Lewis e colaboradores[7] evidenciaram lacerações da mucosa em 50% dos pacientes e perfurações em 5%. Não houve relato de íleo paralítico.

Em raras situações, o sangramento é tão intenso, que o endoscopista só consegue determinar o segmento acometido. Em exames difíceis e prolongados, deve-se aspirar adequadamente o conteúdo gasoso e providenciar sondagem nasogástrica e eventualmente colônica. Nos casos com múltiplas ulcerações, lesões isquêmicas ou actínicas extensas ou com inúmeras ectasias vasculares, é interessante realizar uma ileostomia para eventuais exames endoscópicos diagnósticos e terapêuticos posteriores.

Nos casos com sangramentos de moderados a intensos, a mortalidade gira em torno de 10%, podendo chegar a 30%.[8,9,10,11]

RESUMINDO

O intestino delgado não é mais uma área cega para os endoscopistas.

A cápsula endoscópica, juntamente com os aspectos clínicos, permite um mapeamento muito adequado do intestino delgado dos pacientes com sangramentos gastrointestinais ocultos, separando-os em três grandes grupos: 1) aqueles com exames considerados normais, em que a causa do sangramento, provavelmente, quase com certeza, não se encontra no intestino delgado; 2) aqueles com ectasias vasculares mínimas ou isoladas, com pequenas chances de sangramento abundante (embora isso possa ocorrer); 3) aqueles com múltiplas lesões com alto potencial de sangramento, geralmente com sangramentos moderados ou intensos e que necessitam de intervenções endoscópicas ou cirúrgicas.

A cápsula endoscópica tem pouco impacto na indicação cirúrgica e na redução das enteroscopias intra-operatórias. Por outro lado, como já afirmamos, possibilita um bom exame do intestino delgado, com diagnósticos mais rápidos, com redução de custos (reduzindo exames desnecessários) e permitindo mais segurança no tratamento desses pacientes.

A enteroscopia com duplo-balão – apesar das dificuldades técnicas, do tempo de exame, de algumas complicações e limitações tem a vantagem de possibilitar intervenções terapêuticas em segmentos não alcançados pela ileoscopia retrógrada ou pelas *push*-enteroscopias e provavelmente terá um impacto na redução das indicações cirúrgicas, com ou sem enteroscopias intra-operatórias. A enteroscopia total intra-operatória também pode ser realizada por assistência laparoscópica, reduzindo o trauma cirúrgico.[12] [*Veja o capítulo sobre a videolaparoscopia, a seguir.*]

Alguns casos, no entanto, mesmo com todas essas possibilidades, ainda necessitarão de intervenções cirúrgicas abertas com enteroscopias intra-operatórias. Por isso necessitamos de uma padronização desses exames para reduzir os índices de complicações e aumentar sua eficácia diagnóstica e terapêutica e a possibilidade de orientação ao tratamento cirúrgico definitivo, se possível.

REFERÊNCIAS BIBLIOGRÁFICAS

1. Douard R, Wind P, Panis Y, Marteau P, Bouhnik Y, Cellier C et al. Valleur of intraoperative enteroscopy for diagnosis and management of unexplained gastrointestinal bleeding. The American Journal of Surgery Sep 2000;180:181-4.

2. Swain P, Fritscher-Ravens A. Role of video endoscopy in managing small bowel disease. Gut 2004;53:1866-75.

3. Ress AM, Benacci JCC, Sarr MG. Efficacy of intraoperative enteroscopy in diagnosis and prevention of recurrent, occult

gastrointestinal bleeding. Am J Surg 1992;163:94-8.

4. Bowden TA, Hooks VH, Arlie RM. Intraoperative gastrointestinal endoscopy. Gastrointes Endosc 1980; 191(6) 680-7.

5. Jakobs R, Hartmann D, Bolz G, Benz C, Dieter S, Siegel E, Weickert U, Riemann J F. Intraoperative enteroscopy for the diagnosis of bleeding from unknown origin. A series of 58 consecutive patients. Proceedings of the Digestive Disease Week, USA, 2004.

6. Dam JV, Wong RCK. Gastrointestinal endoscopy. In: Dam JV, Wong RCK, editors. Small bowel endoscopy. Georgetown: Landes Bioscience; 2004. P. 118-124.

7. Lewis B, Wenger J, Wayne J. Intraoperative enteroscopy versus small bowel enteroscopy in patients with obscure GI bleeding. Am J Gastroenterol 1991;86,171-4.

8. Zaman A, Sheppard B, Katon RM. Total peroral intraoperative enteroscopy for obscure GI Bleeding using a dedicated push enteroscope: diagnostic yiel and patient outcome. Gastrointest Endosc 1999;50:506-10.

9. Lopez MJ, Cooley JS, Petros JG, Sullivan JG, Cave DR. Complete intraoperative small bowel endoscopy in the evaluation of occult gastrointestinal bleeding using the sonde enteroscope. Arch Surg 1996;131:272-6.

10. Hoffman J, Cave D, Birkett D. Intraoperative endoscopy with a sonde intestinal fiberscope. Gastrointest Endosc 1994;40:229-30.

11. Van Gossum A. Técnicas de enteroscopias. In: Classen M, Tytgat GNJ, Lightdale CJ. Endoscopia gastrointestinal. Rio de Janeiro: Ed. Revinter; 2006. P. 123-33.

12. Ingrosso M, Prete F, Pisani A, Carbonara R, Azzarone A, Francavilla A. Laparoscopically assisted total enteroscopy: a new approach to small intestinal diseases. Gastrointest Endosc 1999 May;49(5):651-3.

CAPÍTULO 153

A VIDEOLAPAROSCOPIA NO SANGRAMENTO GASTROINTESTINAL DE ORIGEM OBSCURA

Sergio Roll

Kátia Cunha • Raquel Maia

O sangramento gastrointestinal de origem obscura (SGIO) é geralmente descrito como aquele sem etiologia óbvia após avaliação diagnóstica endoscópica com endoscopia digestiva alta e colonoscopia.

Alguns autores dividem o sangramento do trato gastrointestinal (TGI) como obscuro, quando se apresenta como sangramento alto ou baixo evidente ao exame físico, e oculto, quando se identifica anemia ou sangue oculto nas fezes.[1,11]

A incidência norte-americana de SGIO gira em torno de 30 a 60 mil casos/ano.[1,2] As principais causas são lesões inflamatórias ou tumorais do intestino delgado, lesões vasculares localizadas ou difusas como as ectasias vasculares e, eventualmente, hemangiomas e doença diverticular dos cólons.

O papel da videolaparoscopia no diagnóstico e no tratamento desse tipo de sangramento vem crescendo à medida que os grupos que a realizam vencem a curva de aprendizado de procedimentos complexos e tornam-se mais familiarizados com o método.

Em 1961, Retzlaff e colaboradores concluíram que apenas 53% dos casos de SGIO encaminhados para exploração cirúrgica obtinham diagnóstico do sítio do sangramento.[7]

Atualmente, o cirurgião pode contar com modernas técnicas de investigação diagnóstica como a ultra-sonografia e a enteroscopia intra-operatórias.

Szold, no Mount Sinai Hospital de Nova York, avaliou 71 pacientes com sangramento no TGI de etiologia desconhecida, intermitente, por um período médio de 26 meses, os quais realizaram de 1 a 20 procedimentos diagnósticos, tendo recebido em média 20 unidades de sangue. Todos foram submetidos à laparotomia exploradora e, em 42% dos casos, foi realizada enteroscopia intra-operatória. Todos os pacientes tiveram atribuído um provável sítio de sangramento, embora 21% dos pacientes tenham ressangrado no seguimento.[2]

Entendemos que as vantagens do método laparoscópico – menor dor e desconforto pós-operatório, menor tempo de internação e rápida recuperação[6] – satisfazem os critérios para uma abordagem precoce e menos agressiva com o intuito de esclarecer o diagnóstico do sangramento, uma vez que de 8% a 10% desses pacientes morrem.[1,2,3]

Mesmo dentre os autores que consideram a laparoscopia o método ideal, existe a preocupação de que esse método possa não ser capaz de diagnosticar, de maneira acurada lesões vasculares e tumores menores.[3,8] Trabalhos mais recentes, entretanto, não confirmam essa observação.

Tricarico, na Itália, obteve 100% de êxito no diagnóstico e tratamento, por via laparoscópica, de 16 pacientes com SGIO.[9,10]

A abordagem conjugada da plicatura do intestino delgado com a transiluminação endoscópica intra-operatória é capaz de identificar exatamente o local de angiodisplasias como foco de SGIO em 70% dos casos, permitindo ressecção limitada e eficiente dos segmentos de intestino delgado.[12]

Entretanto, parece-nos mais apropriado discutir a indicação cirúrgica de acordo com os possíveis diagnósticos, uma vez que a abordagem vai variar conforme os achados intra-operatórios.

Uma das indicações mais relevantes da laparoscopia nos SGIO é a suspeita de divertículo de Meckel.

Um estudo realizado em Hong Kong, China, avaliou 17 crianças com suspeita de divertículo de Meckel como razão para SGIO, revelando 80% de sensibilidade para a cintilografia.[4] Swaniker, estudando 165 pacientes adultos, encontrou níveis ainda maiores de falsos-negativos. Na literatura, esse índice pode chegar a 62%.[3,5]

Como a cintilografia no divertículo de Meckel não é capaz de garantir resultados conclusivos, torna-se imperiosa a investigação cirúrgica que identifica e trata com segurança esse tipo de divertículo. Na população pediátrica, a laparoscopia é considerada método-padrão na investigação do SGIO, já que a principal causa de sangramento obscuro, nesse grupo etário, é o divertículo de Meckel.[4]

Outra indicação revolucionária da laparoscopia é o tratamento da endometriose. Cerca de 3% a 37% dos casos pélvicos de endometriose podem afetar o cólon sigmóide e ser responsáveis por sangramento retal em 14% das vezes. Como o envolvimento total da parede do cólon é raro, a colonoscopia costuma ser normal, já que a mucosa é poupada do processo.

A laparoscopia, além de ser capaz de identificar e ressecar as regiões do cólon acometidas, é também um bom método para a obtenção de biópsias, uma vez que a apresentação da endometriose pode ser confundida com processo neoplásico por sua natureza invasiva tornando obsoletos, assim, os longos e penosos tratamentos hormonais.[13]

A síndrome de Peutz-Jeghers, primeiramente descrita em 1921, caracteriza-se por ser uma doença autossômica dominante, cuja principal apresentação consiste de pólipos hamartomatosos, especialmente em duodeno, jejuno e íleo (78%) e de pigmentação mucocutânea.[6,14] Embora o sintoma mais comum seja a obstrução do TGI, sangramento retal pode ocorrer em 14% dos casos.[6] O tratamento de escolha é a ressecção do pólipo por endoscopia; entretanto, quando a polipectomia falha, está indicada a ressecção intestinal segmentar. Como 78% dessas lesões encontram-se no delgado, e como o risco cumulativo de malignização desses pólipos é de 93%, é mandatória a realização de enteroscopia intra-operatória, eventualmente com a realização de biópsias ou polipectomias seriadas.[6,15]

Outra causa rara de sangramento do TGI é a doença de Dieulafoy. Trata-se de malformações vasculares dos vasos mucosos ou submucosos do estômago cuja erosão superficial provoca hemorragia intensa que cessa espontaneamente, dificultando muito o diagnóstico. O tratamento dessas lesões consiste em identificar, por endoscopia digestiva alta, o foco de sangramento ativo e ressecar cirurgicamente a área demarcada. Esse é um excelente exemplo da cooperação dos métodos endoscópico e laparoscópico no tratamento do SGIO.[16,17]

Existem situações em que mesmo após abordagem cirúrgica não se consegue definir um foco provável de sangramento. Nesses casos, um grupo do Hospital Hammersmith em Londres sugere a ressecção do local mais provável como sede do sangramento ("melhor palpite"), tendo por base os achados angiográficos e de cintilografia pré-operatórios.[3]

Fica claro, portanto, que na investigação do SGIO não existe método ideal, para todos os casos. A videolaparoscopia, certamente, tem papel relevante na exploração precoce da cavidade abdominal por garantir rápida recuperação. Associada com endoscopia digestiva alta ou enteroscopia, a cirurgia laparoscópica é capaz de garantir ressecções econômicas e precisas. Resta, entretanto, para as publicações vindouras, a determinação do momento mais oportuno para as intervenções minimamente invasivas.

REFERÊNCIAS BIBLIOGRÁFICAS

1. Lin S, Rockey DC. Obscure gastrointestinal bleeding. Gastroenterol Clin North Am 2005;34(4):679-98.
2. Szold A, Katz LB, Lewis BS. Surgical approach to occult gastrointestinal bleeding. AM J Surg 1992;163:90-3.
3. Lewis MPN, Khoo DE, Spencer J. Value of laparotomy in the diagnosis of obscure gastrointestinal haemorrhage. Gut 1995;37:187-90.
4. Lee KH, Yeung CK, Tam YH, Ng WT, YIP KF. Laparoscopy for definitive diagnosis and treatment of gastrointestinal bleeding of obscure origin in children. J Pedriatr Surg 2000; 35(9):1291-3.
5. Swaniker F, Soldes O, Hirschi RB. The utility of technetium-99m pertecnetate scintilography in the evaluation of patients with Meckel's diverticulum. J Pediatr Surg 1999;34:760-5.
6. Cutait R, Zanoni ECA, Averbach M, Borges JLA, Correa PAF. Laparoscopic treatment of intestinal intussusception in the Peutz-Jeghers syndrome. Surg Lap Endos Perc Tech 2003;13(4):280-2.
7. Retzlaff et al. Laparotomy for gastrointestinal bleeding. JAMA 1961;177:104-7.
8. Sackier JM. Laparoscopy in emergency setting. Word J Surg 1992;16:1083-88.
9. Tricarico A, Cione G, Sozio M, Di Palo P, Bottino V, Martino A et al. Digestive hemorrhages of obscure origin. Surg Endosc 2002;16(4):711-3.
10. Tricarico A, Sozio M, Di Palo P, Taddeo F, Martino A et al. La laparoscopia nelle emorragie del tenue. Arch Atti Soc It Chir 1998;2:307-11.
11. Sobreira RS, Teixeira MG, Marco EK, Habr-Gama A, Gama Rodrigues J et al. Técnica de push-enteroscopia no diagnóstico do sangramento digestivo de origem indeterminada. GED 2004;23(4):143-6.
12. Vu H, Adams CZ, Hoover EL. Jejunal angiodysplasia presenting as acute gastrointestinal bleeding. Am Surg 1990;56:302-4.
13. Campagnacci R, Perretta S, Guerrieri M, Paganini AM, De Sanctis a Laparoscopic colorectal resection for endometriosis. Surg Endosc 2005;19(5):662-4.
14. Yamazaki K, Safatle-Ribeiro A, Artifon EA, Kuga R, Ishida RK. O papel da enteroscopia de duplo-balão na síndrome de Peutz-Jeghers: relato de caso. GED 2005;24(5):231-4.
15. Spigelman AD, Murdav V, Phillips RKS. Cancer and Peutz-Jeghers syndrome. Gut 1989;30:1588-90.
16. Lau JY, Sung JJ, Lam YH et al. Endoscopic retreatment compared with surgery in patients with recurrent bleeding after initial endoscopic control of bleeding ulcers. N Engl J Med 1999;340:751-6.
17. Palmer KR. Ulcers and nonvariceal bleeding. Endoscopy 2000;32(2):118-23.

CAPÍTULO 154

A CIRURGIA NO SANGRAMENTO GASTROINTESTINAL DE ORIGEM OBSCURA

Magaly Gemio Teixeira

A suspeita de sangramento gastrointestinal oculto ou obscuro, ou seja, o sangramento que não é perceptível ao paciente ou perceptível, mas não identificado, ocorre tipicamente quando se detecta anemia ferropriva ou perante um teste de sangue oculto positivo.

As fontes de sangramento oculto são numerosas e um mesmo doente pode apresentar mais de um ponto de sangramento. O diagnóstico de lesões no intestino grosso e trato digestivo alto tornou-se mais freqüente com os avanços da endoscopia, permitindo inclusive, em certas circunstâncias, seu tratamento. A maior dificuldade diagnóstica reside nas lesões situadas no intestino delgado, devido às suas particularidades anatômicas. O desenvolvimento de novas técnicas diagnósticas – tais como a cápsula endoscópica – tem colaborado para a identificação de lesões que passavam despercebidas aos exames disponíveis até então. Entretanto, apesar desses avanços, ainda ocorrem situações em que a laparotomia se impõe. O tratamento cirúrgico fica limitado a duas situações:

1. Casos em que não se conseguiu a identificação do ponto de sangramento por meio dos métodos atualmente disponíveis;
2. Casos em que, identificado o local de sangramento, não tenha sido possível por meio de terapias medicamentosas ou físicas deter o sangramento.

A identificação do local de sangramento por laparotomia, quando todos os demais métodos diagnósticos falharam, é obviamente difícil. Quando o sangramento é importante, grande extensão de intestino pode se apresentar repleta de sangue, impossibilitando a identificação do ponto a partir do qual o sangramento se inicia. Por outro lado, o paciente pode não estar sangrando no momento da operação. Deve-se considerar também que a identificação durante a operação de uma lesão macroscópica, como por exemplo, um tumor ou um divertículo, não implica que essa seja a causa do sangramento, sendo necessário afastar a presença de outras lesões associadas.

Nossa conduta nessa situação é proceder à enteroscopia intra-operatória. Para tal, escolhemos um ponto médio no intestino delgado que, uma vez incisado, permite a passagem do endoscópio, que pode ser um gastroscópio ou colonoscópio.

Não há necessidade de utilizar um enteroscópio, nem sempre disponível e de custo mais elevado. O aparelho é introduzido em sentido proximal e distal (Figura 154.1). Essa introdução é rápida, uma vez que o cirurgião pode guiar o aparelho, promovendo o telescopa-

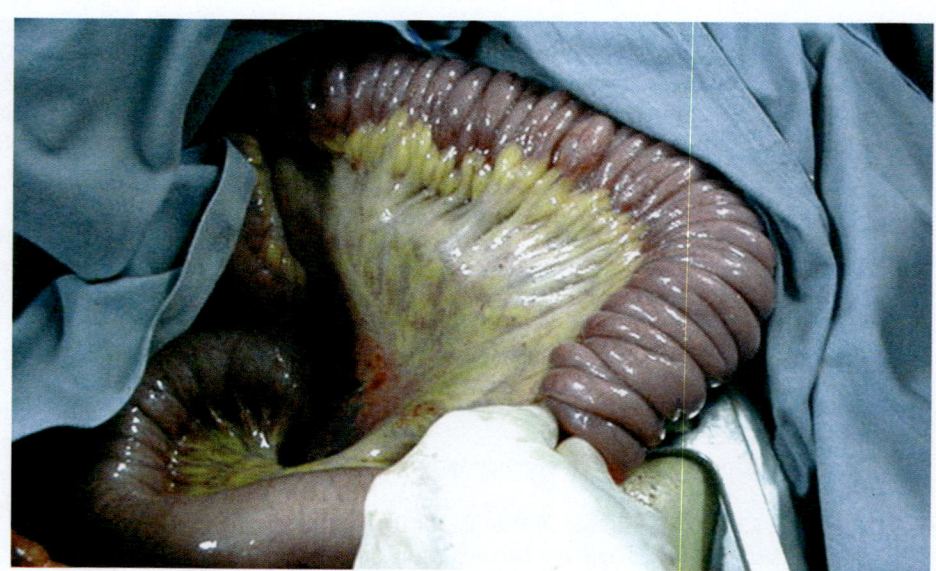

FIGURA 154.1

Endoscópio dentro do intestino delgado

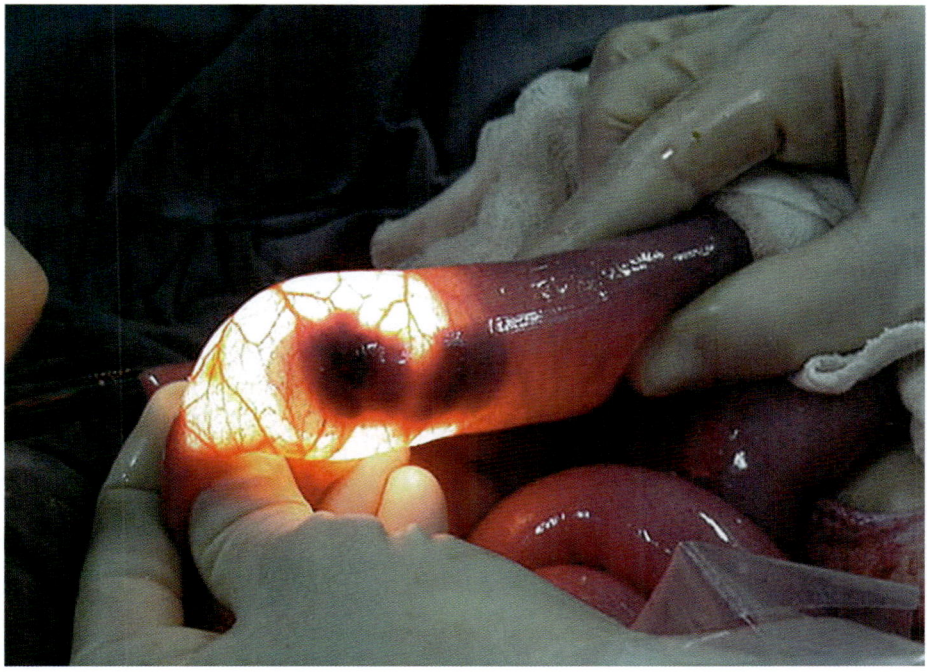

FIGURA 154.2

Malformação arteriovenosa identificada durante enteroscopia intra-operatória e por transiluminação

mento das alças intestinais sobre o mesmo, deixando a observação cuidadosa da superfície mucosa para o momento da retirada. Essa telescopagem deve ser cuidadosa, uma vez que manobras grosseiras podem determinar lesões na mucosa que dificultem o diagnóstico diferencial entre lesão traumática e lesões de outras etiologias, obrigando a biópsias desnecessárias. Por essa razão, alguns autores sugerem que o exame da mucosa deva ser feito à medida que o endoscópio é introduzido.[1]

Por insuflação de ar e transiluminação, é possível identificar malformações arteriovenosas, lesões sugestivas de doença inflamatória intestinal e outras que tenham passado despercebidas por outros métodos diagnósticos (Figura 154.2). A enteroscopia intra-operatória permite insuflação de ar, movimentação do endoscópio na velocidade programada e na direção desejada para esclarecer qualquer área duvidosa e limpeza de restos alimentares ou coágulos para melhor visualização de áreas suspeitas, o que justifica sua superioridade como

método diagnóstico em relação a outras técnicas.

A enteroscopia intra-operatória mostrou ser de fácil realização e não aumentou a morbidade do ato cirúrgico em nossa experiência.[3,4]

Embora não tenhamos tido nenhuma complicação com o método, há a possibilidade de ocorrer laceração de mucosa por manobras intempestivas e mesmo perfuração intestinal, além de íleo prolongado por manipulação intestinal.

O preparo intestinal pré-operatório é importante para facilitar a visualização das lesões durante a enteroscopia intra-operatória.

Um local de sangramento nítido pode ser encontrado em até 72,3% dos casos e inclui divertículo de Meckel ou sangramento por diverticulose ileal, pólipo hiperplásico ulcerado, varizes jejunais e tumores malignos; porém, a maioria das lesões diagnosticadas diz respeito às ectasias vasculares.[1]

O tratamento cirúrgico consiste na ressecção da lesão suspeita com anasto-

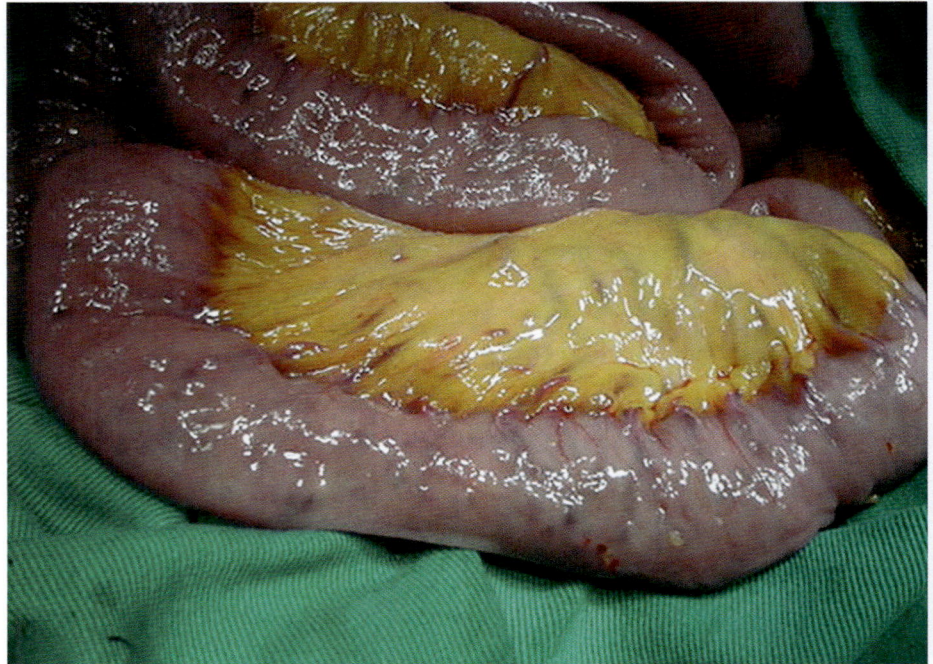

FIGURA 154.3

Intestino delgado com múltiplas malformações vasculares visíveis à inspeção

mose primária, no caso de lesão única (Figura 154.4). Na maioria das vezes, o cirurgião se depara com múltiplas malformações arteriovenosas, dispersas pelo estômago, duodeno, intestino delgado e grosso (Figura 154.3). Nessa situação, não se deve restringir o tratamento cirúrgico apenas a uma eventual lesão que esteja sangrando no momento da operação. É necessário que todas

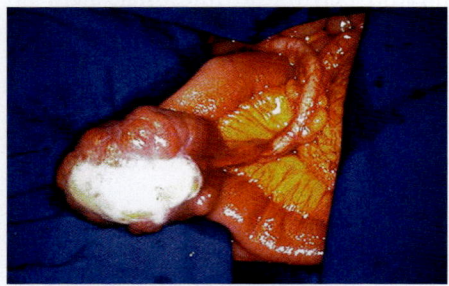

FIGURA 154.4

Leiomioma de intestino delgado tratado por ressecção e anastomose primária

sejam abordadas para evitar recidiva ou persistência do sangramento. Nesses casos, em que a ressecção intestinal é impossível pela extensão de intestino acometido, sugerimos que todas as lesões identificadas sejam tratadas por sutura em bolsa. O procedimento é tedioso e de longa duração. No entanto, o resultado é satisfatório e evita o risco de ressecção intestinal extensa, como descrito por outros autores.[2]

Outra forma de tratamento é a utilização da coagulação por plasma de argônio.[1] Eventualmente, pode-se associar ressecção segmentar, no caso de lesões muito próximas, às técnicas de sutura em bolsa e/ou plasma de argônio (Figura 154.5).

A história natural das angiectasias vasculares ainda não é completamente compreendida, por falta de estudos prospectivos de longa duração. Também não dispomos de publicações que comprovem a eficácia das suturas de

todas as lesões ou do uso de plasma de argônio em longo prazo.

As demais lesões que eventualmente sejam causa de sangramento – tais como processos inflamatórios, neoplásicos, diverticulose e outras – devem ser ressecadas e não se constituem em problema técnico ou de conduta.

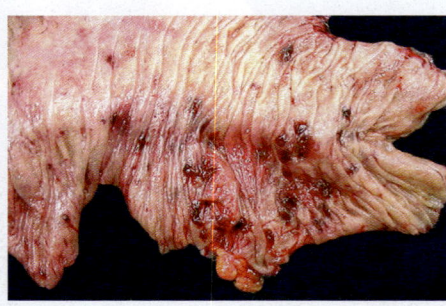

FIGURA 154.5

Ressecção segmentar de cólon com múltiplas lesões vasculares

REFERÊNCIAS BIBLIOGRÁFICAS

1. Hartmann D, Schmidt H, Bolz G, Schilling D, Kinzel F, Eickhoff A et al. A prospective two-center study comparing wireless capsule endoscopy with intraoperative enteroscopy in patients with obscure GI bleeding. Gastrointest Endosc 2005;61:826-32.
2. Place RJ. Blue rubber bleb nevus syndrome: a case report with long-term follow-up. Mil. Méd 2001;166: 728-30.
3. Teixeira MG, Perini MV, Marques CFS, Habr-Gama A, Kiss D, Gama-Rodrigues JJ. Blue rubber bleb nevus syndrome: case report. Rev Hosp Clin Fac Med São Paulo 2003; 58(2):109-112.
4. Teixeira MG, Sobreira RS, Silva NLT. Enteroscopia intraoperatória na Doença de Crohn. Rev Bras Colo-Proct 1995;15(2):55-7.

PARTE 24

OBESIDADE

CAPÍTULO 155

ENDOSCOPIA NO PACIENTE OPERADO POR OBESIDADE

Ana Zuccaro

INTRODUÇÃO

Neste último século, a obesidade mórbida (OM) se transformou em um grave problema de saúde pública, tanto nos países desenvolvidos quanto nos em desenvolvimento, afetando adultos e crianças, com implicações médicas, sociais, psicológicas e econômicas. Para o indivíduo, a doença implica modificação da sua qualidade de vida e exclusão social. Nos Estados Unidos, apenas 20% possuem o "peso ideal", um em cada três indivíduos é obeso e 5% da população é composta por "obesos mórbidos".[1] A prevalência de sobrepeso nesse país aumentou de 55,9% para 64,6% no período de 1988 a 1994 e no período de 1999 a 2000, respectivamente. Nesses mesmos períodos, a obesidade cresceu de 22,9% para 30,5%, e os extremamente obesos foram de 2,9% para 4,7%.[2]

No grupo dos obesos mórbidos, o reconhecimento da incidência elevada de comorbidades importantes como coronariopatia, hipertensão arterial sistêmica, diabetes, doença osteoarticular degenerativa e apnéia do sono é um fato estabelecido. Dimensionando a gravidade do problema médico, é estimado que esses pacientes possuam sua mortalidade aumentada de 6 a 12 vezes em relação à população de não-obesos, além do risco de morte prematura.[3,4] Um relatório do Surgeon General de 2001 calcula que ocorram 300 mil mortes por ano atribuídas ao sobrepeso ou à obesidade.[5]

Acrescentando-se ao risco de eventos cardiovasculares com óbito, estudos recentes demonstram a associação da obesidade com risco de câncer e aumento da mortalidade por tumores malignos. O índice de massa corpórea elevado está associado ao aumento da mortalidade por câncer de esôfago, cólon e reto, fígado, vesícula biliar e rins. Na mulher, destaca-se o câncer de endométrio, vesícula biliar, rins e mama, e no homem, câncer de esôfago, estômago e cólon, com o aumento da mortalidade por doenças malignas nesses pacientes.[6,7,8]

Sobrepondo o grave problema médico, a necessidade constante de internações e o absenteísmo no trabalho com conseqüente queda na produtividade, vem ocorrendo uma elevação progressiva dos custos diretos e indiretos para o sistema de medicina pública e privada. Esses fatos têm ocasionado a adoção de diversas medidas preventivas e a busca incessante de novas opções de tratamento, seja ele conservador, medicamentoso, intervencionista ou cirúrgico.

Embora a obesidade seja uma doença multifatorial que envolve alterações genéticas, neuroendócrinas, distúrbios psicológicos, alimentares e padrões comportamentais socioculturais, todas as técnicas cirúrgicas descritas focam apenas um aspecto do problema: a modificação morfofuncional do tubo digestivo.

Desde o primeiro relato de tratamento cirúrgico experimental para obesidade por Kremen e colaboradores em 1954,[9] as modificações propostas ao longo das décadas de 1960, 1970 e 1980, até os novos modelos reconhecidos como tratamento efetivo para a obesidade a partir de 1996, atuam restringindo a ingesta, promovendo a disabsorção ou ambas (técnicas mistas).[10,11,12] Na atualidade, a cirurgia bariátrica adota, em sua grande maioria, as técnicas mistas, com um maior ou menor grau de restrição ou disabsorção.

Partindo-se do princípio que todas as técnicas cirúrgicas possuem complicações decorrentes de cada modelo aplicado, além daquelas próprias da curva de aprendizado do executor, a cirurgia para tratamento da obesidade não é "cosmética". É necessária a compreensão de que pode ser classificada como uma grande cirurgia do tubo digestivo com risco de morte e complicações. Desse modo, criou-se um vasto campo de atuação dentro da gastroenterologia e da endoscopia digestiva no seguimento dos pacientes submetidos ao tratamento cirúrgico da obesidade, por suas complicações precoces e tardias.

Na última década, foi introduzido o aprendizado e o reconhecimento dessa "nova anatomia pós-operatória", seu *status* morfofuncional e morbidade, cabendo aos endoscopistas o diagnóstico e o manejo terapêutico de algumas dessas complicações. Para que possamos dimensionar essa população de "novos pacientes" que chegarão aos nossos consultórios nos próximos anos, com queixas digestivas ou mesmo para acompanhamento, a American Society for Bariatric Surgery estima que no ano de 2004 foram realizadas 140 mil cirurgias bariátricas. Isso demonstra o dramático aumento dessas intervenções se comparadas com as 23 mil realizadas em 1997 e as 16 mil em 1993.[13,14] No Brasil, a estatística disponibilizada pela Sociedade Brasileira de Cirurgia Bariátrica aponta o aumento de 33% em um ano – foram realizadas 15 mil intervenções cirúrgicas em 2003 e 20 mil em 2004.[15]

Mesmo considerando-se o sucesso da cirurgia na maioria desses indivíduos operados, um número significativo apresentará sintomas gastrointestinais importantes, alteração na perda ponderal esperada, ou ambos, necessitando ser examinados através da endoscopia digestiva. O médico endoscopista deverá estar capacitado para lidar com essa "nova anatomia" e as complicações dessa cirurgia introduzida em larga escala na última década. Paralelamente, devemos considerar que, sendo uma operação com aplicabilidade clínica recente, ainda não possuímos o seguimento dos pacientes operados em longo prazo. O que poderemos esperar da evolução desses novos tubos digestivos nas próximas décadas?

Apresentamos um relato da atuação do endoscopista na abordagem desses pacientes incluindo uma revisão de achados endoscópicos, complicações gerais ou específicas e intervenção terapêutica, quando indicada, no paciente operado por obesidade mórbida.

AVALIAÇÃO ENDOSCÓPICA DO PACIENTE OPERADO

Todas as técnicas propostas para o tratamento cirúrgico da obesidade atuam modificando a anatomia do tubo digestivo. É fundamental que o endoscopista tenha conhecimento dos diversos modelos de cirurgia bariátrica e das complicações específicas de cada técnica. É aconselhável que seja implantada uma rotina pré-exame básica, contemplando alguns princípios para procedimentos pós-operatórios. Esse protocolo visa a esclarecer o paciente e a reduzir a morbidade e a iatrogenia dos exames e procedimentos terapêuticos, aumentando sua segurança e sucesso.[13,16,17]

Destacamos nessa conduta pré-procedimento alguns itens.

ROTINA PRÉ-ENDOSCÓPICA

- conhecimento das diversas técnicas cirúrgicas; acesso aos diagramas, se necessário;
- conhecimento da operação realizada no paciente a ser examinado. Se possível, discutir com o cirurgião se foi empregada alguma modificação pessoal da técnica proposta e se ocorreu alguma complicação peroperatória. O ideal é o acesso ao relato ou à gravação do ato cirúrgico;
- caso desconheça a técnica ou não tenha acesso ao cirurgião, discussão com outros profissionais que possuam maior experiência com pacientes operados antes da execução de um exame ou procedimento;
- revisão dos demais exames, principalmente os métodos de imagem – estudo radiológico contrastado e tomografia computadorizada pós-operatórios são úteis para definição da anatomia pós-operatória e compreensão das complicações em curso;
- acesso à endoscopia digestiva alta pré-operatória;
- história clínica cuidadosa incluindo dados referentes às comorbidades; hábitos alimentares e psicossociais; sintomas atuais e queixas preexistentes; perda ponderal, desvio na curva de emagrecimento; tempo de pós-operatório;
- disponibilização na sala de exame dos diversos acessórios que podem ser necessários durante o ato endoscópico. Nos casos dos exames de rotina em que se observe a necessidade de procedimento terapêutico adicional e para o qual o endoscopista não dispõe no momento dos acessórios indicados, é preferível remarcar e executar o procedimento dentro das normas de segurança a improvisar;
- adoção de consentimentos informados elaborados especificamente para pós-operatório da cirurgia bariátrica visando ao esclarecimento e à concordância do paciente;
- registro adequado do laudo, procedimentos efetuados e, de preferência, registro das imagens (fotos, VHS, DVD) (Tabela 155.1).

SEDAÇÃO CONSCIENTE OU ANESTESIA VENOSA? MEDIDAS DE SEGURANÇA

A presença do médico-anestesiologista durante procedimentos endoscópicos é uma questão sempre em discussão, tendo alguns que são fervorosos defensores e outros que a julgam desnecessária. Como sempre, em medicina, o bom senso deve prevalecer sobre preferências pessoais, desejo do paciente ou pressões exercidas pelas empresas de medicina de grupo e convênios. Devemos ter como objetivo a segurança do paciente e o sucesso do procedimento.

Exames de rotina em pacientes obesos mórbidos hígidos podem e devem ser realizados com sedação consciente empregando-se as drogas usuais, de preferência de vida média curta, nas doses preconizadas.[18] Como esses pacientes possuem um maior risco de complicações cardiopulmonares,[19] devemos ter à mão para rápida reversão da sedação flumazenil e naloxone.

A sala de exame deve atender às recomendações preconizadas e exigidas pela legislação vigente.[20-22] É importante lembrar que, para o manejo de obesos mórbidos, necessitamos de aparelhos e mobiliário adequados. A cama de exame deve ser reforçada para suportar o peso do paciente, o esfignomanômetro adequado, assim como deve haver disponibilidade de laringoscópios com lâminas especiais, considerando-se a possibilidade de intubação difícil.

Os exames de emergência ou de longa duração, aqueles que podem resultar em procedimento terapêutico de alta complexidade ou risco de broncoaspira-

TABELA 155.1

Rotina para exame endoscópico em paciente submetido à cirurgia bariátrica

Condutas clínicas
• Conhecimento das diversas técnicas cirúrgicas. Acesso aos diagramas cirúrgicos
• Conhecimento da técnica cirúrgica e possíveis modificações empregadas no paciente a ser examinado. Preferencialmente discutir com o cirurgião, ter acesso ao relato ou gravação do ato cirúrgico. Em caso de dúvida, consultar outro profissional com experiência no manejo de pacientes operados
• Acesso à endoscopia digestiva alta pré-operatória
• Revisão dos exames de imagem pós-operatórios
• História clínica detalhada
• Elaboração e adoção de consentimento informado específico para procedimento pós-operatório de cirurgias bariátricas
Na sala de exame
• Aparelhos e acessórios apropriados para os procedimentos endoscópicos, de acordo com a indicação clínica de cada exame – diagnóstico ou terapêutico
• Sala de exame com mobiliário e equipamentos para suporte de vida adequado para obesos mórbidos
• Avaliação da necessidade de médico anestesiologista para a segurança do procedimento
Pós-procedimento
• Avaliar a necessidade de observação clínica prolongada pós-procedimento
• Relato endoscópico detalhado. Preferencialmente, registro das imagens endoscópicas

ção, devem ser realizados com proteção das vias áreas (intubação orotraqueal). Do mesmo modo, esses cuidados especiais devem ser dispensados aos pacientes com comorbidades importantes ou de unidade fechada – terapia intensiva. Nesses casos é recomendável que a sedação/anestesia seja realizada e monitorizada por especialista, de modo a permitir que o endoscopista concentre toda a sua atenção no ato endoscópico.

A necessidade de observação clínica prolongada pós-procedimento deve ser avaliada. Nesses casos, deve-se considerar a complexidade do ato endoscópico e/ou as condições circulatórias e respiratórias do paciente.

EQUIPAMENTOS E ACESSÓRIOS

A avaliação do tubo digestivo alto do paciente operado é realizada conven-cionalmente através dos aparelhos disponíveis de visão frontal (esofagogas-troduodenoscópios), preferencialmente videoendoscópicos que permitam o registro das imagens. Em casos terapêuticos selecionados de alta complexidade – fechamento de fístulas, retirada de banda ou anel erodido –, pode ser necessário o uso de equipamentos com duplo canal. O acesso à via biliar necessita de uma abordagem especial, apresentada em item próprio.

Diversas técnicas de cirurgia bariátrica criam um segmento excluso do tubo digestivo que, embora inacessível por meio da endoscopia convencional, é sítio freqüente de complicações pós-operatórias como sangramento digestivo e deiscência de anastomose. O exame endoscópico desses segmentos é de difícil execução, podendo se lançar mão de colonoscópios pediátricos e enteroscópios.[13,23] Em alguns casos como sangramentos no segmento excluso ou deiscência de anastomose, torna-se necessária a enteroscopia peroperatória ou o acesso a esse segmento por meio de gastrostomia percutânea.[24,25]

Atualmente, o exame do segmento excluso tornou-se mais acessível após a introdução da enteroscopia com duplo-balão. Esse novo método, introduzido na clínica endoscópica a partir de 2001, utiliza dois balões, um fixado no segmento distal do videoenteroscópio e outro em um *overtube* flexível, e permite uma progressão mais fácil através do intestino delgado na realização de biópsias e intervenções terapêuticas.[26-31] A técnica foi imediatamente adaptada para o exame de pacientes submetidos a cirurgias do tubo digestivo como transplantes hepáticos, anastomoses em Y de Roux e cirurgias bariátricas, possibilitando a atuação terapêutica[32-34] (Tabela 155.2).

TABELA 155.2

Aparelhos utilizados no exame endoscópico pós-operatório

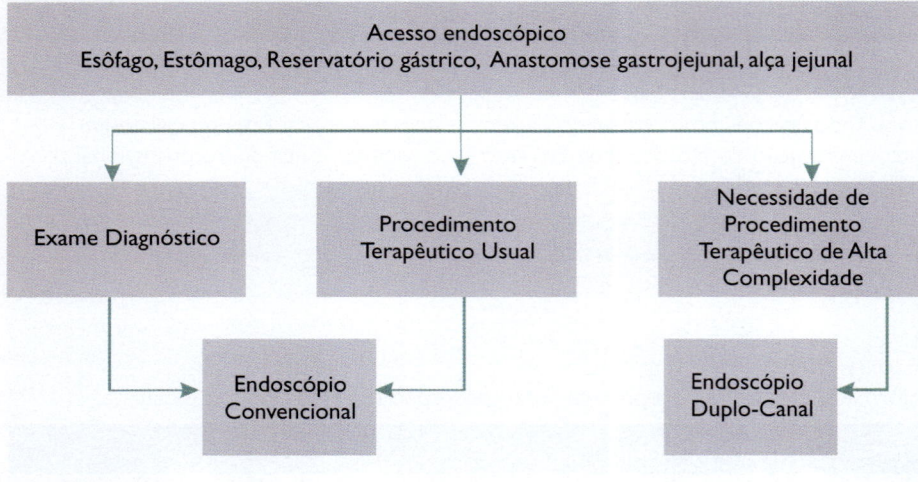

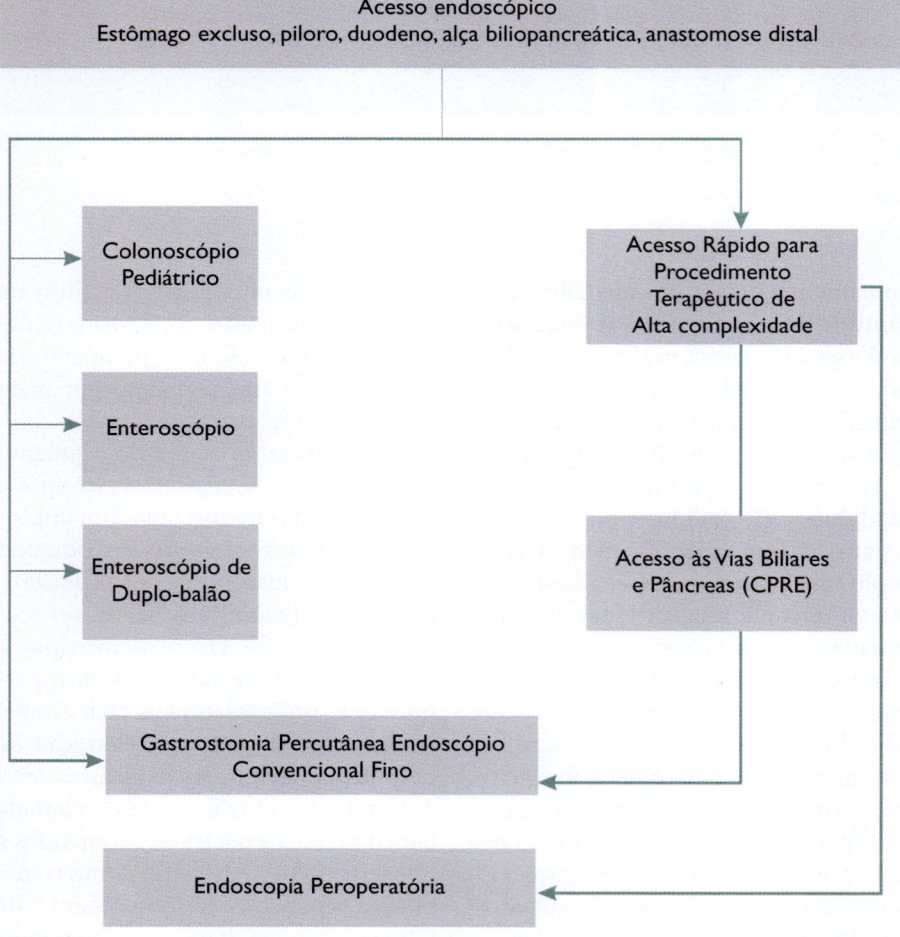

Os acessórios empregados habitualmente no tratamento das complicações da cirurgia bariátrica são, em sua grande maioria, os mesmos empregados nos procedimentos endoscópicos de rotina.

Utilizamos, com freqüência, dilatadores tipo TTS (*through the scope*) ou sondas de Savary-Gilliard, alças de polipectomias e cestas, agulhas injetoras, cateteres, cateteres de coagulação – bipolar, calor e gás (plasma de argônio). Acessórios de uso pouco freqüente, como, por exemplo, tesouras endoscópicas, são amplamente utilizados em procedimentos específicos. Alguns acessórios tiveram seu emprego adaptado para utilização em complicações específicas, como o *cap* de ligadura elástica e o uso de selantes de fibrina. Nos últimos anos, alguns *kits* foram desenvolvidos especialmente para abordagem de complicações da cirurgia bariátrica, como retirada do balão intragástrico[35,36] e o cortador da banda gástrica utilizado na remoção da banda gástrica parcialmente migrada para a luz (Tabela 155.3).

COMPREENSÃO DA ANATOMIA PÓS-OPERATÓRIA DA CIRURGIA BARIÁTRICA

É fundamental que o endoscopista incorpore ao seu conhecimento as técnicas cirúrgicas empregadas no tratamento da obesidade mórbida, as modificações anatômicas e as imagens endoscópicas decorrentes dessas alterações.

Na atualidade são realizados três tipos básicos de cirurgias, de acordo com a modificação principal realizada no tubo digestivo.

● **Cirurgias restritivas:** São as técnicas que contemplam apenas a redução mecânica da ingesta de alimentos por diminuição da capacidade gástrica. O modelo mais utilizado é a banda gástrica, por acesso convencional ou por acesso videolaparoscópico – bandagem gástrica ajustável videolaparoscópica (BGAVL). Esta última é empregada em larga escala, princi-

TABELA 155.3

Acessórios endoscópicos utilizados na terapêutica endoscópica de pacientes operados por obesidade

Acessório	Indicação Principal e adaptada
Agulha injetora	Hemostasia por drogas
Cateter	Cromoendoscopia
	Avaliação de fístulas
Cateteres (bipolar, *heart*, argônio)	Hemostasia contato
Hemoclipe	Hemostasia mecânica
	Fechamento de fístulas
Endoloop	Hemostasia mecânica
	Polipectomia
	Retirada de corpo estranho
Alças de polipectomia	Retirada de banda/anel
	Fechamento de fístulas
Cestas	Retirada de corpo estranho
Pinça de corpo estranho	Retirada de corpo estranho
Dilatadores TTS	Dilatação de anastomose
Dilatadores de Savary-Gilliard	Dilatação de anastomoses
Tesouras endoscópicas	Retirada de banda gástrica
	Retirada de anel
	Dilatação de anastomoses
Fio-guia	Avaliação de fístulas
	Retirada de banda/anel
Extrator de banda gástrica	Retirada de banda gástrica
Cap	Retirada de corpo estranho
Kit de retirada de balão	Exerese de balão

palmente nos países da Europa e na Austrália. Também são cirurgias apenas restritivas às gastroplastias, com bandagem e suas variantes.

- **Cirurgias disabsortivas:** A primeira cirurgia bariátrica descrita foi exatamente o *bypass* intestinal. Nos últimos 50 anos, vários modelos foram descritos e abandonados. Esses modelos que tratam a obesidade exclusivamente por meio da redução da absorção dos alimentos com ressecções de segmentos variáveis do intestino delgado – derivações jejunoileais e jejunocólicas – são considerados inaceitáveis, pela incidência elevada de complicações decorrentes da síndrome disabsortiva com graves seqüelas metabólicas e nutricionais.[37,38]

- **Cirurgias mistas:** São as que atuam promovendo a redução da ingesta e a disabsorção de alimentos em graus variáveis. Essas técnicas podem ser realizadas através do acesso convencional – laparotomia ou videolaparoscópico. As predominantemente restritivas – derivações gastrojejunais – são as mais comuns em nosso meio e na América do Norte, sendo consideradas o padrão-ouro da cirurgia bariátrica. As predominantemente disabsortivas – derivação biliopancreática com gastrectomia distal (Operação de Scopinaro) e derivação biliopancreática com gastrectomia vertical e preservação do piloro (*Duodenal Switch*) – têm como base a disabsorção promovida por meio de uma derivação gastroileal e uma restrição acessória, através da gastrectomia parcial.[37,38]

BANDA GÁSTRICA AJUSTÁVEL VIDEOLAPAROSCÓPICA (BGAVL)

É um procedimento puramente restritivo que consiste na constrição externa do estômago proximal junto à cárdia por meio de uma banda, formando uma pequena bolsa ou reservatório. Essa banda pode ser regulável ou não. Na atualidade, o modelo mais empregado é a banda de silicone ajustável, conectada a um *port* implantado no subcutâneo (*Lap-band*). Ela pode ser inflada ou desinflada com solução salina, determinando graus variáveis de restrição[23,37-40] (Figura 155.1).

GASTROPLASTIAS VERTICAIS: TÉCNICAS COM E SEM BANDAGEM

Similares às bandas gástricas, são cirurgias puramente restritivas, podendo ser abertas ou videolaparoscópicas. Consistem na formação de uma pequena bolsa vertical ao longo da pequena curvatura, cerca de 30 ml, com a aplicação de uma linha de sutura mecânica dupla. O componente restritivo é reforçado através da colocação de um anel que retarda o esvaziamento da bolsa e prolonga a sensação de saciedade[23,37,38,41] (Figura 155.2).

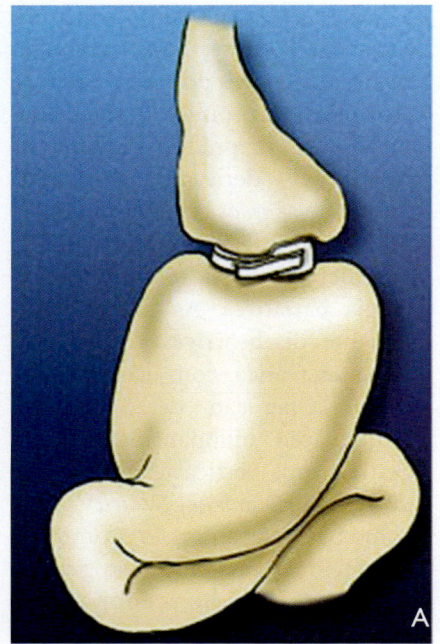 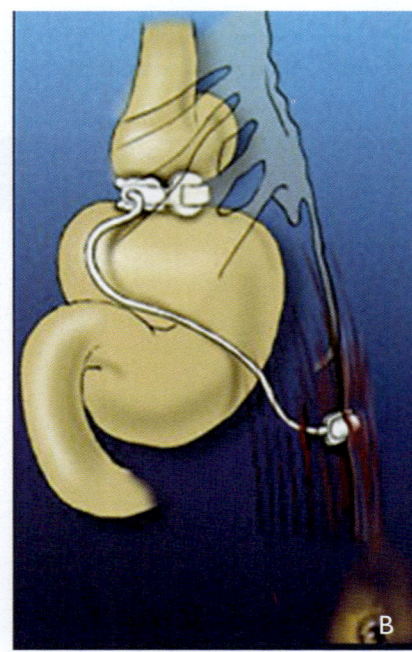

FIGURA 155.1

(A) Banda gástrica; (B) Banda gástrica ajustável
Fonte: www.asbs.org

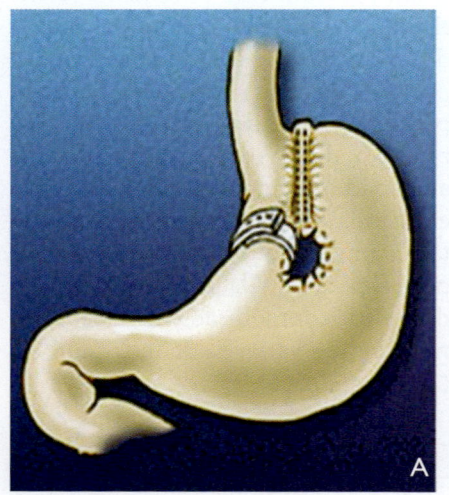 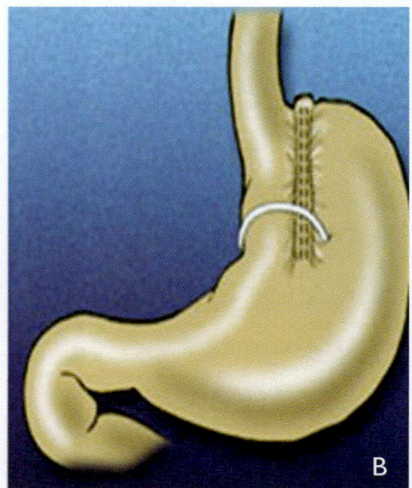

FIGURA 155.2

(A) Gastroplastia vertical com bandagem; (B) Gastroplastia vertical com anel de silicone
Fonte: www.asbs.org

Recentemente foi descrita uma técnica de gastroplastia considerada mais fisiológica, que dispensa o implante de anel – Operação de Magenstrasse e Mill. A cirurgia consiste na formação de um tubo ao longo da pequena curvatura com manutenção da bomba antral e regulação do esvaziamento gástrico.[42]

O balão intragástrico, método endoscópico para tratamento da obesidade, também é considerado um procedimento intervencionista de caráter restritivo.

DERIVAÇÕES GASTROJEJUNAIS

Gastroplastia vertical com anel e *bypass* intestinal – Cirurgia de Fobi-Capella

Esse modelo cirúrgico é amplamente empregado em nosso meio, sendo realizado por via aberta ou videolaparoscópica. Possui um componente restritivo importante por meio da confecção de um pequeno reservatório vertical similar às demais gastroplastias, de 30 ml a 50 ml, e a colocação de um anel de silicone ou fita de polipropileno que engloba a circunferência do neo-estômago. Associado à restrição de ingesta, é criada uma disabsorção menor, promovida por uma anastomose em Y de Roux. Um grande número de cirurgiões acrescenta uma gastrostomia à Witzel no estômago excluso, de segurança, possibilitando o rápido acesso ao segmento excluso por meio da passagem de um endoscópio fino, nos casos de complicações pós-operatórias[38,43-45] (Figura 155.3).

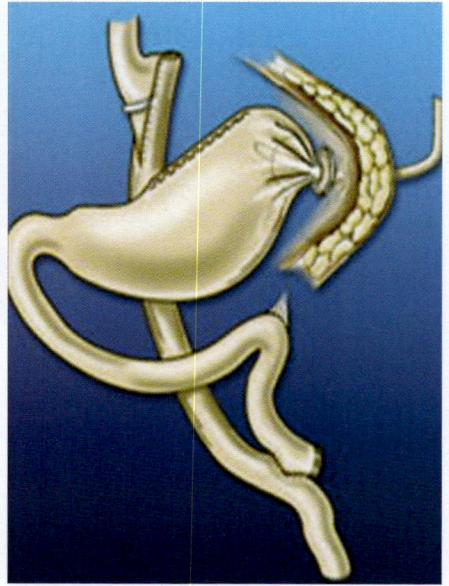

FIGURA 155.3

Gastroplastia vertical com anel e *bypass* intestinal
Fonte: www.asbs.org

Derivações gastrojejunais com anastomose em Y de Roux (DGJYR)

Os diversos modelos de derivação gastrojejunal com anastomose em Y de Roux são os realizados com maior freqüência na América do Norte, correspondendo a 70% a 80% das cirurgias bariátricas. O procedimento-padrão, assim como a operação de Fobi-Capella, possui um componente restritivo importante: a confecção de uma pequena bolsa de no máximo 30 ml ao longo da pequena curvatura, prevenindo a dilatação, associada a uma anastomose gastrojejunal pequena – 10 mm a 15 mm de diâmetro, limitando o esvaziamento do reservatório. O componente disabsortivo é obtido pela anastomose gastrojejunal em Y de Roux, com uma alça que mede cerca de 60 cm a 75 cm. A disabsorção ocorre pela exclusão de parte do jejuno – alça biliopancreática do trânsito alimentar –, segmento de delgado entre o neo-estômago e a anastomose jejunojejunal. Dependendo do grau de disabsorção desejado, esse comprimento pode ser de até 150 cm. Essa alça longa está indicada principalmente nos superobesos e na reintervenção por emagrecimento inadequado. Alguns modelos optam por, além de grampear o estômago, separá-lo do reservatório através da transecção. A cirurgia pode ser realizada por acesso aberto e, mais freqüentemente, por via laparoscópica.[13,23,38,45] Alguns cirurgiões optam, de modo similar à cirurgia de Fobi-Capella, pela colocação de um marcador radiopaco fixando o estômago à parede abdominal facilmente visualizado através da radioscopia, permitindo um fácil acesso através da punção percutânea[46] (Figura 155.4).

DERIVAÇÕES BILIOPANCREÁTICAS (DBP): GASTRECTOMIA PARCIAL COM GASTROILEOSTOMIA – OPERAÇÃO DE SCOPINARO GASTRECTOMIA PARCIAL DUODENOILEOSTOMIAS COM *DUODENAL SWITCH* – OPERAÇÃO DE HESS E MARCEAU

As técnicas cirúrgicas mistas predominantemente disabsortivas possuem como fundamento a derivação gastroileal associada à redução do estômago por meio de uma gastrectomia parcial – distal (Operação de Scopinaro) ou vertical (*Duodenal Switch*). Esses procedimentos podem ser realizados por via laparoscópica e correspondem a menos de 15% das cirurgias bariátricas realizadas nos Estados Unidos. Em decorrência de seqüelas metabólicas importantes, sintomas clínicos e alterações hepáticas decorrentes da má-absorção, essa técnica deve ser reservada para casos selecionados.

A DBP com gastrectomia vertical (*Duodenal Swich*) possui, sobre a operação de Scopinaro, a vantagem teórica de preservar as células parietais do estômago. Alguns trabalhos relatam a redução da deficiência de vitamina B12, da incidência de hipocalcemia, hipoalbuminemia, anemia, *dumping* pós-operatório e úlceras marginais, em comparação com a operação de Scopinaro[13,17,47,48] (Figura 155.5).

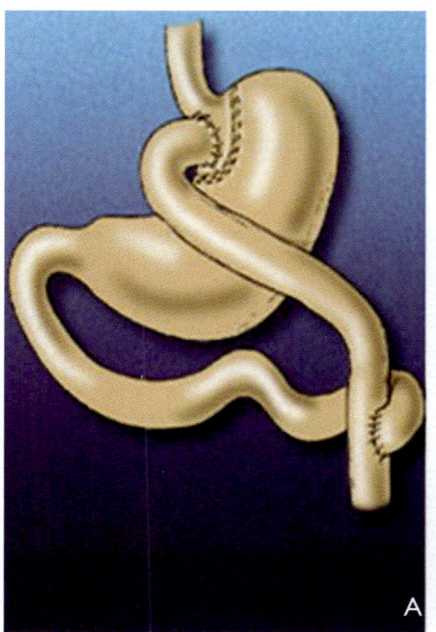 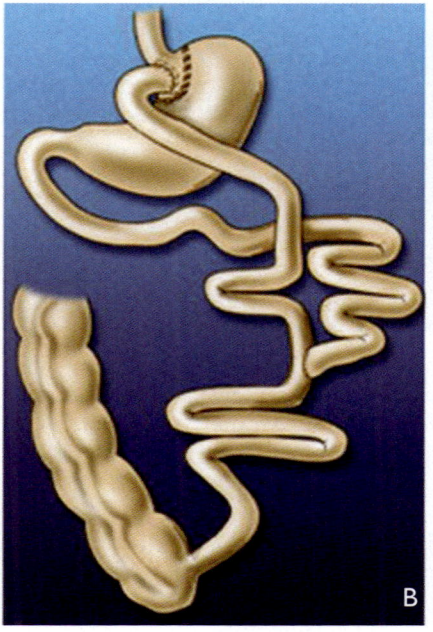 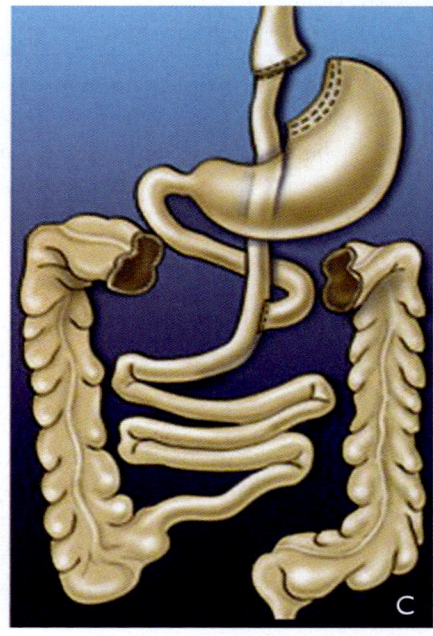

FIGURA 155.4

(A) Derivações gastrojejunais com anastomose em Y de Roux; (B) Derivação gastrojenual com anastomose em Y de Roux longa; (C) Derivação gastrojejunal com anastomose em Y de Roux videolaparoscópica
Fonte: www.asbs.org

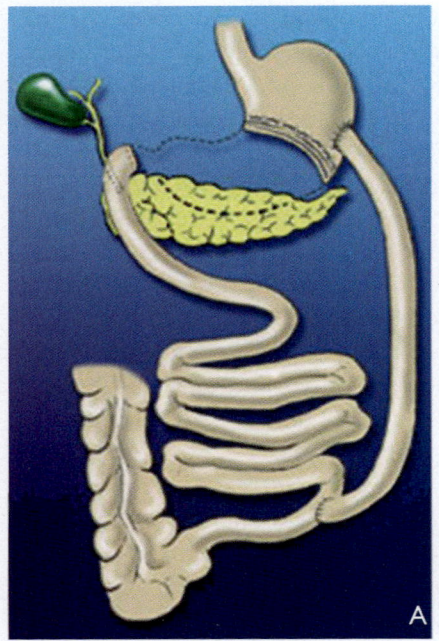
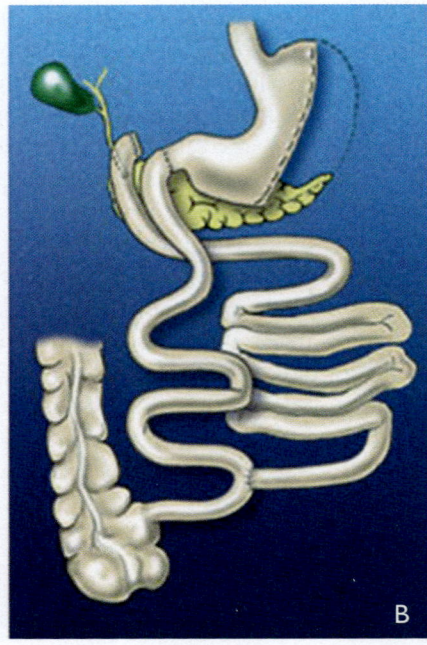

FIGURA 155.5

(A) Derivações biliopancreáticas-operação de Scopinaro; (B) Derivação biliopancreática com duodenal *switch*-operação de Hess e Marceau
Fonte: www.asbs.org

ASPECTO ENDOSCÓPICO DA ANATOMIA PÓS-OPERATÓRIA

A anatomia endoscópica do tubo digestivo alto, observada nas principais cirurgias bariátricas, é dependente do modelo adotado pelo cirurgião.

BANDA GÁSTRICA AJUSTÁVEL

O aspecto endoscópico usual da banda gástrica demonstra esôfago normal com calibre e peristalse preservados. Imediatamente abaixo da cárdia, observamos uma compressão extrínseca, ultrapassada sem resistência pelo aparelho. O estômago apresenta volume e peristalse normais com mucosa íntegra. À retroversão do aparelho, identificamos uma compressão extrínseca uniforme, circundando o aparelho, similar ao observado nas fundoplicaturas. O corpo e o antro gástrico, assim como o bulbo duodenal e a segunda porção, possuem aspecto normal (Figura 155.6).

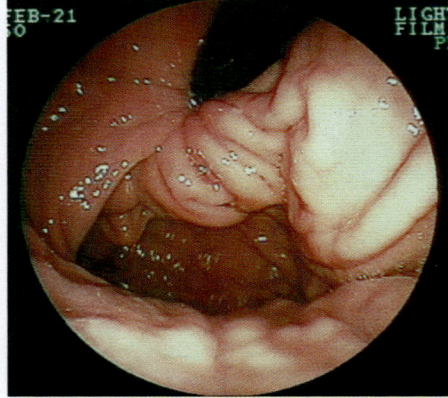

FIGURA 155.6

Videoendofotografia: Banda gástrica ajustável. *Fundo gástrico – retrovisão*

GASTROPLASTIA VERTICAL

A endoscopia digestiva alta demonstra esôfago e transição esofagogástrica com aparências normais. Abaixo da transição visualizamos um túnel estreito ao longo da pequena curvatura facilmente examinado, medindo cerca de 7 cm a 8

cm que termina num pseudopiloro de cerca de 10 mm a 12 mm de diâmetro. Depois de ultrapassado o estoma, temos acesso endoscópico ao restante antro, piloro e duodeno. O fundo, a grande curvatura e parte do antro podem ser examinados por meio da manobra de retroversão (Figura 155.7).

DERIVAÇÕES GASTROJEJUNAIS

Cirurgia de Fobi-Capella (Gastroplastia Vertical com *bypass* intestinal – GVBI)

O esôfago e a junção gastroesofágica possuem aspecto normal. Imediatamente após a passagem do aparelho por meio da junção esofagogástrica, visualizamos um reservatório gástrico que mede cerca de 5 cm de extensão e 3 cm a 5 cm de diâmetro. A comunicação com a alça jejunal se faz através de um pseudopiloro com cerca de 12 mm de diâmetro formado pela compressão extrínseca do anel de silicone, conferindo uma impressão circular. A anastomose está localizada, em média, 2 cm abaixo do anel. Identificamos uma alça interposta curta de fundo cego, de exame difícil pelo ângulo agudo como é confeccionada, e a alça jejunal, que permite a progressão do aparelho (Figuras 155.8A, B e C).

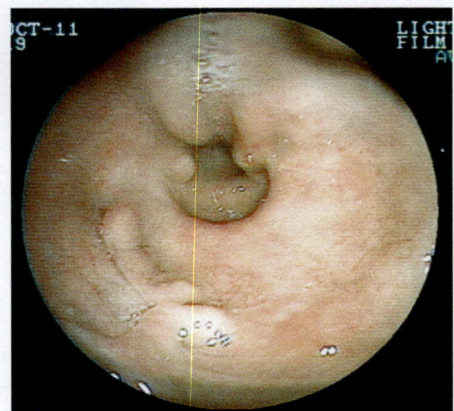

FIGURA 155.7

Videoendofotografia: Gastroplastia vertical – Cirurgia de Magenstrasse-Mill

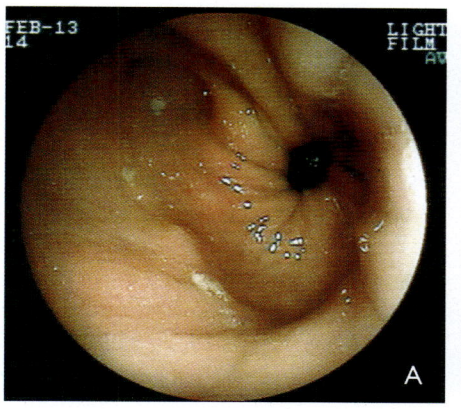
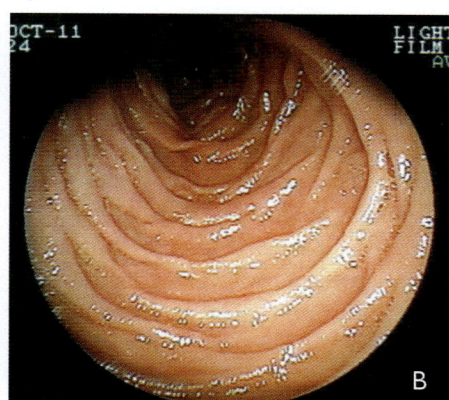
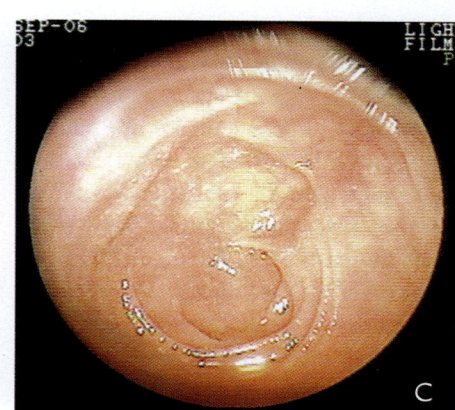

FIGURA 155.8

Videoendofotografia: Operação de Fobi-Capella. (A) Reservatório gástrico e anel; (B) Alça jejunal; (C) Alça cega

Derivação Gastrojejunal com Anastomose em Y de Roux (DGJYR)

Similar à técnica proposta por Fobi e Capella, observamos um esôfago e junção esofagogástrica de aspecto usual. A neocâmara gástrica possui dimensões similares às descritas anteriormente. O pseudopiloro é confeccionado por meio da anastomose gastrojejunal que apresenta um diâmetro médio de 12 mm, sem a compressão formada pelo anel. Abaixo da anastomose, identificamos as alças jejunais como descritas na técnica anterior (Figuras 155.9A e B).

DERIVAÇÕES BILIOPANCREÁTICAS

O exame do esôfago é normal. Identificamos uma gastrectomia distal com gastroenteronastomose (operação de Scopinaro). Na DBP com *duodenal switch*, a gastrectomia é vertical com preservação do antro e do piloro. A anastomose jejunal é realizada no duodeno proximal.

PRINCIPAIS INDICAÇÕES DA ENDOSCOPIA DIGESTIVA ALTA NO PÓS-OPERATÓRIO DO PACIENTE

A endoscopia digestiva alta diagnóstica é obrigatória na vigência de sintomas digestivos e na avaliação dos desvios da curva ponderal. O exame para seguimento endoscópico em pacientes assintomáticos é questionado. A terapia endoscópica está indicada nas complicações específicas.

As queixas mais comuns que levam o paciente a ser submetido à endoscopia digestiva alta são: dor abdominal, vômitos/náuseas e disfagia. Esses sintomas são de etiologia multifatorial, podendo ser decorrentes de erro alimentar ou síndrome de Dumping. A endoscopia, nesses casos, é obrigatória para exclusão de anormalidades estruturais ou complicações cirúrgicas passíveis de diagnóstico por meio do método.

O relato de pirose e dor retroesternal é freqüente no pós-operatório da banda gástrica ajustável.[49-51] Os estudos são controversos quanto à atuação da banda gástrica no desenvolvimento ou agravamento da doença de refluxo gastroesofágico e dismotilidade esofágica. Algumas publicações demonstram que a hérnia hiatal não é contra-indicação formal para a banda gástrica e que a incidência de refluxo patológico pós-ope-

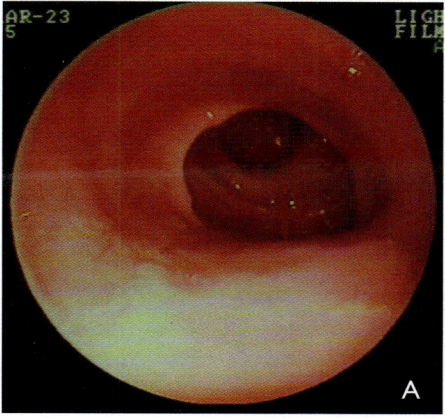
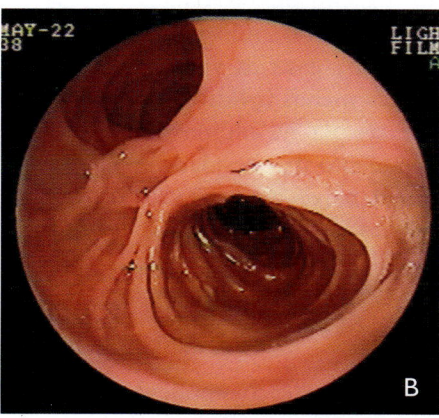

FIGURA 155.9

Videoendofotografia: Derivação Gastrojejunal. (A) Reservatório gástrico e anastomose; (B) Alças jejunais

ratório não é maior nos pacientes que possuem uma barreira anti-refluxo funcionante.[49,50] A queixa pós-operatória de dor em queimação e pirose nos pacientes submetidos à BGAVL pode estar relacionada, além da esofagite de refluxo, com insuflação excessiva da banda, seu deslocamento ou perfuração.[13,51]

Em recente publicação, Suter e colaboradores[52] avaliaram a motilidade esofágica e o refluxo gastroesofágico em pacientes submetidos à BGAVL. Nesse estudo, concluíram pela avaliação manométrica que as pressões do esfíncter esofágico inferior não são modificadas pela banda gástrica, porém ocorre uma redução da amplitude das contrações no esôfago distal se comparada com as mensurações obtidas no pré-operatório. Os autores sugerem que a baixa amplitude de contração do esôfago distal deve ser considerada uma contra-indicação para a BGVL.

Os desvios da perda ponderal com emagrecimento insatisfatório ou o ganho de peso no curso evolutivo pós-operatório podem ser sintomas de deiscência da linha de grampeamento, abertura do anel, estoma/anastomose muito largos ou erosão da banda com migração para a luz intragástrica. Embora o desvio de emagrecimento não esteja diretamente relacionado com essas complicações, a avaliação endoscópica é obrigatória para sua exclusão.

Existe consenso na literatura médica de que os sintomas pós-operatórios na cirurgia bariátrica não são fatores preditivos de complicação.[23,53] Do mesmo modo, sua ausência não significa ausência de doença. Podemos observar pacientes sintomáticos sem lesões endoscópicas e detectar lesões em exames realizados de controle em pacientes assintomáticos. Em recente publicação, Huang e colaboradores[23] avaliaram retrospectivamente 49 pacientes submetidos à derivação gastrojejunal e observaram que a anatomia pós-operatória "normal" foi o achado mais freqüente nesses pacientes. Marano[53] refere anatomia pós-operatória normal em 30% dos 23 pacientes sintomáticos examinados no pós-opera-

tório. Em nossa experiência pessoal, ao analisarmos 200 pacientes submetidos à endoscopia digestiva alta no pós-operatório de operação de Fobi-Capella no Hospital de Ipanema, MS, observamos que 42% dos pacientes sintomáticos não apresentavam complicações (140 casos) e 46% dos pacientes assintomáticos (50 casos) apresentavam complicações.[54] Esses achados nos levam a refletir sobre a necessidade de endoscopia nos pacientes operados assintomáticos, porém não existe nenhum protocolo estabelecendo a freqüência ou em que grupo de doentes deve ser realizada.

COMPLICAÇÕES PÓS-OPERATÓRIAS DE DIAGNÓSTICO ENDOSCÓPICO

As complicações pós-operatórias imediatas ou tardias são dependentes da intervenção primária. Para que possamos avaliar as complicações específicas de cada técnica, consideramos três grandes grupos de cirurgias bariátricas: as bandagens gástricas, as derivações gastrojejunais e as derivações biliopancreáticas.

BANDA GÁSTRICA E BANDA GÁSTRICA AJUSTÁVEL VIDEOLAPAROSCÓPICA

Ao discutirmos a bandagem gástrica, estamos falando preferencialmente da banda gástrica videolaparoscópica, técnica menos invasiva, empregada em larga escala na última década para o tratamento da obesidade. Essa cirurgia possui baixa mortalidade (0,14%)[55] e incidência global de complicação menor quando comparada às demais técnicas – derivações gastrojejunais e derivações biliodigestivas: 9%, 23% e 25%, respectivamente.[56]

As complicações podem ser peroperatórias – de competência do cirurgião e pós-operatórias imediatas –, hemorragia, peritonite, deslizamento, necrose gástrica. As tardias são mais freqüentes e relacionadas com o *port*, o tubo de

inserção ou a banda. As relacionadas ao *port* ou ao tubo são as mais comuns (5% a 40%). Embora menos freqüentes (1% a 24%), as complicações relacionadas com a banda são de diagnóstico endoscópico e, em alguns casos, também de tratamento endoscópico.[55-70]

Dentre as complicações da BGAVL passíveis de diagnóstico endoscópico, podemos relacionar o deslizamento, a dilatação do reservatório, a erosão da banda para a luz gástrica com migração parcial ou total, a obstrução, a impactação de alimentos, a esofagite de refluxo e a dismotilidade esofagiana com dilatação do órgão.

As principais complicações e incidências referidas em séries internacionais de publicação recente estão relacionadas na Tabela 155.4.[55-70]

Deslizamento da banda e dilatação da câmara gástrica

O deslizamento da banda e a dilatação da câmara gástrica são as complicações pós-operatórias mais comuns das BGAVL, referidas em média de 8% a 25% dos casos.[66,69,71] Embora similares, são duas entidades clínicas de etiologias diversas com achados endoscópicos, radiológicos e manejo terapêutico diversos.

Fisiologicamente, todos os reservatórios de cirurgias restritivas tendem a dilatar-se com o tempo. A dilatação da câmara gástrica pode ser assintomática e se caracteriza por ser uniforme, sendo identificada por meio de endoscopia ou estudo radiológico contrastado. É manejada conservadoramente na quase totalidade dos casos, regredindo com a desinsuflação da banda.[40,66,69,71]

O deslizamento da banda é uma complicação aguda que pode ocorrer no pós-operatório imediato ou na fase tardia. Caracteriza-se por ser assimétrico, anterior ou posterior (na maioria dos casos) e manifesta-se clinicamente por vômitos que não cedem com medicação, incluindo alimentos líquidos. Nos deslizamentos proximais, o paciente evolui com disfagia ou odinofagia sem perda da fome. Dentre os fatores relacionados com a sua etiologia, desta-

TABELA 155.4

Complicações da bandagem gástrica de diagnóstico endoscópico

	n	Trabalho (tipo)	Cirurgia	Deslizamento/ Dilatação	Erosão/ Migração	Obstrução Aguda	Abertura da banda	Necrose Gástrica	Dilatação Esofagiana
Silecchia 2001	148	p	BGAVL		7,5%				
Msika 2003		r	BGAVL	6,3%	1,6%				
Chevallier J 2006	1.000		BGAVL	7,8%	0,3%			0,1%	0,2%
Ponce P 2005	1.014	p	BGAVL	1,4%	0,2%	5,3%			3,5%
Watkins BM 2005	400	p	BGAVL	2,3%		4,3%			
Dargent J 2005	1.232	p	BGAVL	8,9%	2,27%				0,7%
Burshop JW 2005	85		BGAVL	3,5%	1,2%	1,2%			
Van Dielen 2005	50	p	BGAVL	24%	4%				
Zehetner J 2005	190	p	BGAVL	2,6%	2,1%		1,1%		
Sipvak SH 2005	500	r	BGAVL	2,8% / 6,8%		0,6%			
Stroh C 2005	161	r	BGAVL		4,9%				
Stroh C 2006	4.138	m	BGAVL	2,6% / 5%	1%				
Moser F 2006	516	r	BGVL	2% / 12%					

BGAVL – banda gástrica ajustável videolaparoscópica   p – prospectivo   r – análise retrospectiva   m – metanálise

cam-se rompimento dos pontos da tunelização gástrica, erro na calibração do tamanho do estômago superior e utilização da grande curvatura. A abordagem inicial é a desinsuflação da banda. Caso não regrida, está indicado o tratamento cirúrgico, o que ocorre na maioria dos casos, para reposicionamento ou remoção.[40,66,69,71] Endoscopicamente é possível identificar a dilatação da câmara superior e, à retroversão do aparelho, o deslizamento anterior ou posterior da banda por meio da sua compressão no fundo gástrico (Figura 155.10).

Erosão e migração da banda

A erosão da banda é uma complicação tardia, pouco freqüente, referida nas grandes séries de 0,2% a 7%. Essa erosão da parede com migração transgástrica ocorre em graus variados, desde mínima, parcial, migração total com obstrução gástrica ou intestinal até a eliminação espontânea.[60,65,70,72-74] Diversos fatores estão envolvidos na sua etiologia como túnel de fixação muito apertado, infecção da banda ou portal, isquemia ou mesmo rejeição. Discute-se se a in-

fecção do *port* é a causa da erosão ou se é secundária a ela, sendo consenso que, na vigência de infecção do *port*, é mandatória a realização de endoscopia para avaliação de erosão da banda.

Clinicamente pode evoluir assintomática, o que leva alguns autores a recomendarem o seguimento endoscópico de pacientes operados após um ano.[75] O espec-

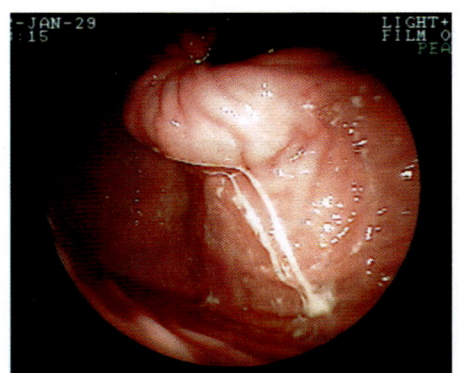

FIGURA 155.10

Videoendofotografia: BGAVL – Deslizamento da banda.
(A) Dilatação assimétrica do esôfago;
(B) Deslizamento assimétrico da banda – retrovisão

tro de sintomas é amplo, desde infecção crônica do *port*, vômitos, dor abdominal, perda de peso acentuada até complicações graves como fístulas, sangramento, peritonite, abscesso perigástrico e obstrução do trato digestivo.[13,60,65,70,72-74]

O diagnóstico dessa complicação é preferencialmente endoscópico. Em casos selecionados, principalmente nas complicações graves, podemos utilizar métodos de imagem (tomografia computadorizada) e estudo contrastado para uma avaliação mais detalhada. Nos casos de migração completa com obstrução do trato digestivo, a endoscopia é capaz de detectar o local da perfuração e sua localização, caso a obstrução seja alta. Nos casos de obstrução intestinal, o diagnóstico é realizado pelos métodos de imagem – tomografia computadorizada e estudo radiológico do abdome.

Por meio da endoscopia digestiva alta identificamos a erosão da mucosa com reação inflamatória local, com graus variados de edema e hiperemia, associada ou não à secreção purulenta e identificação da banda na luz gástrica (Figuras 155.11A, B, 155.12A e B).

O tratamento preconizado em consenso na literatura médica é a remoção da banda.[13,60,65,70,72-74] Exceto nas grandes complicações, quando está indicada a remoção cirúrgica de urgência, não requer tratamento de emergência. A abordagem terapêutica é realizada eletivamente, com segurança, por métodos minimamente invasivos. Grandes séries internacionais referem a retirada por meio de videolaparoscopia com assistência endoscópica peroperatória com sucesso.[60,70,73] Em nossa experiência, participamos da retirada videolaparoscópica de BGAVL fornecendo ao cirurgião a localização correta da perfuração da parede gástrica através da passagem de fio-guia por endoscopia peroperatória (Figura 155.13).

A retirada da banda parcialmente erodida pela endoscopia digestiva é factível e referida por diversos autores.[72,76,77] O procedimento endoscópico é realizado com segurança após a retirada cirúrgica do portal e do tubo de conexão. O procedimento é realizado sob anestesia venosa, sendo recomendável a permanência no hospital por 24 a 48 horas para observação devido ao risco de perfuração e sangramento. A probabilidade de pneumoperitônio é pequena, provavelmente devido ao bloqueio da região pela fibrose secundária à inflamação local, embora possa ocorrer em graus variados, sem necessitar obrigatoriamente de cirurgia adicional. É importante que o paciente seja esclarecido a respeito das possíveis intercorrências. Em recente publicação, Sakai e colaboradores[77] relatam um caso de pneumoperitônio sintomático, em oito bandas retiradas através de endoscopia, tratado conservadoramente.

Em nossa experiência, realizamos a retirada em centro cirúrgico, sob anestesia e intubação orotraqueal para proteção de vias aéreas, após a retirada do portal. Utilizamos endoscópios convencionais de um canal e *device* desenvolvido especialmente para esse procedimento – *AMI Gastric band cutter*. A técnica consiste na passagem de um fio-guia metálico de ponta flexível entre a banda e a parede gástrica e apreensão da ponta com pinça ou alça de polipectomia que é puxada para fora do paciente. Em seguida introduzimos uma bainha metálica, fixamos as duas pontas em um *litrotripsor* e realizamos o corte da banda. Após ser cortada, a banda é retirada endoscopicamente sob visão direta através da apreensão de uma de suas extremidades com alça de polipectomia. Nossa rotina inclui a permanência hospitalar por 24 horas para observação clínica, dieta líquida restrita por 24 a 72 horas e manutenção de inibidor de bomba de próton em dose plena por 30 dias. O exame endoscópico após esse período tem revelado mucosa íntegra com uma área de cicatrização deprimida no local.

Impactação alimentar e bezoar

A impactação de alimentos pode ocorrer em todas as cirurgias restritivas, secundária ao erro alimentar ou por obstrução mecânica, decorrente de complicações cirúrgicas. A causa mais comum é o erro alimentar devido à baixa aderência do obeso em aceitar as limitações dietéticas impostas pela restrição gástrica ou por defeitos de mastigação. Em nossa experiência, é comum o achado de grandes pedaços de carne, sementes, alimentos fibrosos como gomos de laranja ou jaca, cogumelos e outros.

As impactações alimentares decorrentes de complicações cirúrgicas nas derivações gastrojejunais com anastomose em Y de Roux (DGJYR) estão frequentemente associadas à estenose da anastomose. Nas BGVL e na operação de Fobi-Capella, há constrição causada pelo anel/banda muito justos ou por sua erosão. Existem relatos esporádicos na literatura sobre essa complicação no pós-operatório da BGVL.[78,79,80]

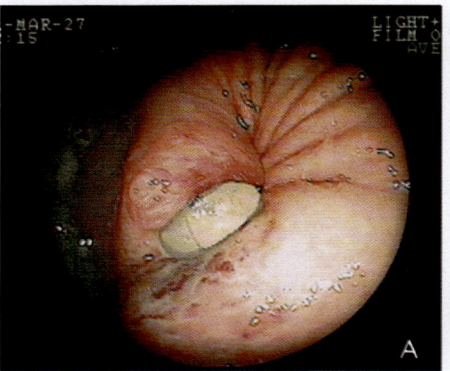
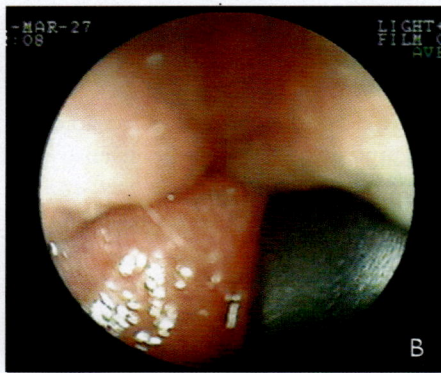

FIGURA 155.11

Videoendofotografia: BGAVL – Erosão da banda. (A) Banda parcialmente erodida com processo inflamatório importante (retrovisão); (B) Banda parcialmente erodida com processo inflamatório (visão frontal)

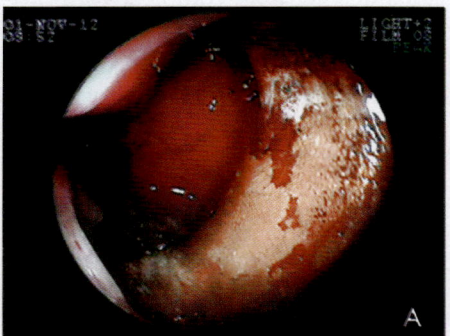
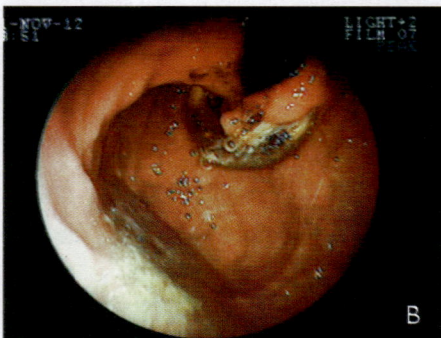

FIGURA 155.12

Videoendofotografia: BGAVL – Erosão da banda. (A) A Banda parcialmente erodida (visão frontal); (B) Banda parcialmente erodida (retrovisão)

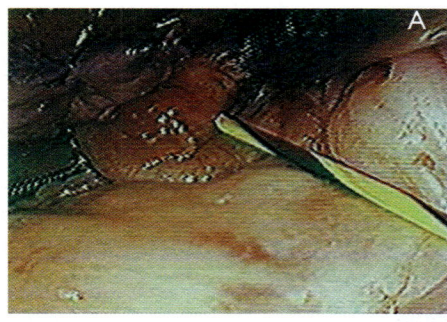

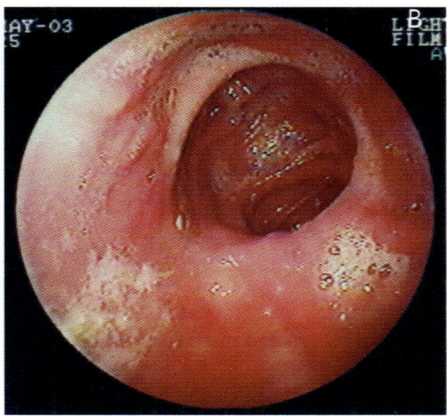

FIGURA 155.13

Videolaparofotografia: Retirada de banda erodida por videolaparoscopia com assistência endoscópica peroperatória

A sintomatologia da impactação é característica, de surgimento abrupto, com sialorréia, dor torácica importante, disfagia e náuseas que cedem parcialmente com vômitos. Tanto o diagnóstico como o tratamento são endoscópicos. Realizamos o procedimento sob sedação venosa e, em casos selecionados, com proteção das vias aéreas. Utilizamos, dependendo do material encontrado, alças de polipectomias de diversos tamanhos, cestas, pinças de corpo estranho, sucção com auxílio do *cap* da ligadura elástica atado na extremidade do aparelho.[76,81] Após a remoção do alimento, é obrigatório o exame endoscópico minucioso do trato digestivo alto para exclusão das complicações cirúrgi-

cas como o deslizamento ou a erosão da banda (Figuras 155.14A, B e C).

Classicamente, grande parte dos bezoares gástricos ocorre em pacientes submetidos a cirurgia gástrica em geral – antrectomias, gastrectomias parciais –, embora possam ser observados nos estômagos normais. Com a cirurgia bariátrica não é diferente, considerando-se suas alterações anatômicas e funcionais. O processo de formação do bezoar está associado a três fatores principais: redução da acidez, redução da peristalse e obstrução mecânica. Na BGVL observamos a redução da peristalse e o processo obstrutivo determinado pela banda. Nas demais cirurgias bariátricas, os três fatores estão presentes. Em nossa

experiência pessoal, tanto a impactação de alimentos quanto o bezoar ocorreram em maior número nas derivações gastrojejunais.[81] Veronelli e colaboradores[79] descrevem o bezoar como complicação da BGAVL em 1,33% numa série de 299 pacientes submetidos à bandagem gástrica. O tratamento é endoscópico, utilizando-se das mesmas técnicas empregadas na impactação alimentar. Podemos, também, lançar mão de fragmentação, lavagem e aspiração ou empurrá-los suavemente através da banda. Essa conduta deve ser adotada com cautela pelo risco de broncoaspiração ou lesão do trato digestivo alto. Do mesmo modo, o exame criterioso pósprocedimento deve ser realizado tanto para identificação de complicações cirúrgicas como lesões da mucosa, por exemplo, úlceras de compressão.

Doença do refluxo gastroesofágico (DRGE), dismotilidade e pseudo-acalasia

A obesidade mórbida isoladamente já é um fator predisponente da DRGE, tanto pelas alterações hormonais e bioquímicas, quanto pelo aumento da pressão intra-abdominal, embora não exista uma correlação exata entre o grau de obesidade e sintomas de refluxo. É achado freqüente no exame endoscópico pré-operatório dos obesos mórbidos, mesmo quando assintomáticos. Ortega e colaboradores[83] estudaram a

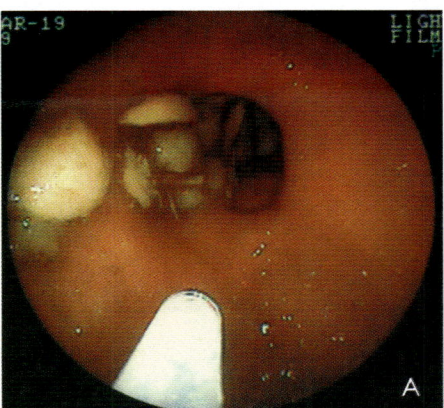

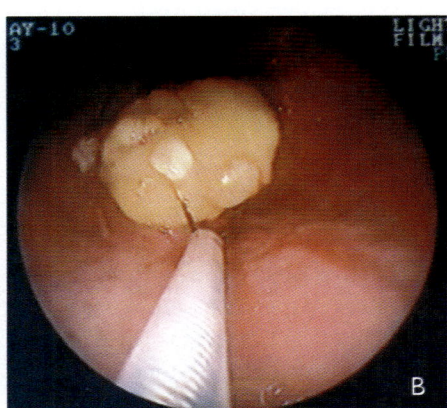

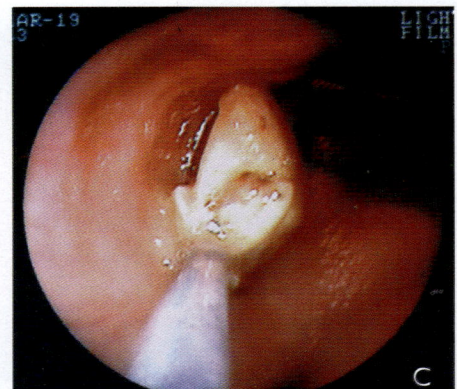

FIGURA 155.14

Videoendofotografia: (A, B e C) Impactação de corpo estranho

DRGE sintomática com parâmetros pHmétricos positivos para a doença nos pacientes em pré-operatório de cirurgia bariátrica – cirurgia de Fobi-Capella e DGJYR –, tendo observado a alta prevalência da doença nos dois grupos: 57% e 80% respectivamente. Diversos autores procuram correlacionar as diversas técnicas de cirurgia bariátrica e suas repercussões sobre a DRGE e a motilidade esofagiana.[49-52,82-85] Os resultados obtidos, embora controversos, demonstram que a DRGE não é uma contra-indicação formal para a BGVL, havendo uma evolução pós-operatória satisfatória na maioria dos casos. Por outro lado, todos referem que a BGVL pode acarretar o refluxo patológico em um número considerável de pacientes, e a prevalência de esofagite de refluxo é de cerca de 30% dos pacientes examinados no PO.[85] Existe o consenso de que as derivações gastrojejunais em Y de Roux são consideradas os melhores procedimentos bariátricos anti-refluxo.[83] Snook e Ritchie[86] fazem referência a um caso de carcinoma de esôfago em paciente portador de DRGE após oito anos de inserção da BGVL. O exame endoscópico está indicado nos pacientes sintomáticos para determinação do dano mucoso e avaliação das complicações relacionadas com a banda.

As alterações motoras esofagianas decorrentes da banda gástrica são reconhecidas, principalmente a redução da amplitude das contrações na porção distal do órgão. O que observamos na prática médica é a dilatação do esôfago em graus diversos. Em alguns casos, essa dilatação cursa com estase alimentar e refluxo do conteúdo esofagiano para a faringe e a árvore brônquica e sintomas típicos desse processo: tosse noturna e infecção respiratória de repetição. É importante que o endoscopista reconheça o aumento do calibre do órgão para a adoção de conduta terapêutica adequada – desinsuflação ou retirada da banda. A dilatação prolongada pode acarretar alterações funcionais irreversíveis (Figuras 155.15A e B).

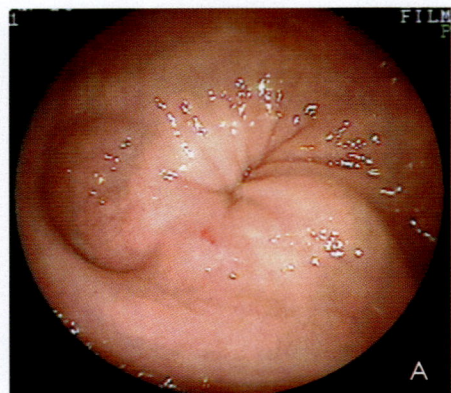
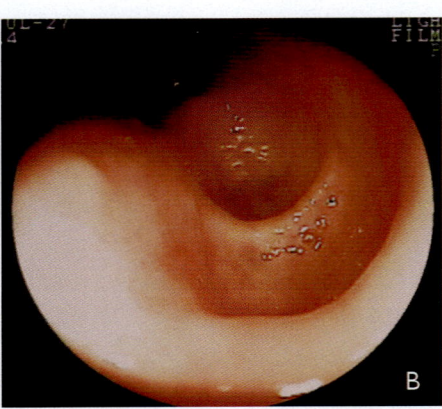

FIGURA 155.15

Videoendofotografia: Dilatação esofagiana. (A) Dilatação esofagiana com formação pseudodiverticular; (B) Dilatação esofagiana com formação de vários pseudodivertículos

DERIVAÇÃO GASTROJEJUNAL COM ANEL (GASTROPLASTIA VERTICAL COM *BYPASS* INTESTINAL) – OPERAÇÃO DE FOBI-CAPELLA

A cirurgia de Fobi-Capella, realizada por acesso aberto ou videolaparoscópico, é amplamente utilizada no Brasil. Possui as características restritivas e disabsortivas das derivações gastrojejunais com anastomose em Y de Roux acrescidas de mais um componente restritivo: a colocação de um anel acima da anastomose, formando um pseudopiloro. Desse modo, as complicações, assim como a neo-anatomia do tubo digestivo alto, são as mesmas da DGJYR acrescidas das complicações relacionadas com o anel.

As principais complicações referidas ao anel, a exemplo do que ocorre com a banda gástrica, são: deslizamento, abertura ou erosão.

Deslizamento do anel

O deslizamento pode acarretar o estrangulamento da alça intestinal, causando um quadro obstrutivo. O aspecto endoscópico é específico, sendo observada a convergência das pregas jejunais para um ponto excêntrico e estenótico abaixo da linha da anastomose. A mucosa encontra-se íntegra, sugerindo compressão extrínseca. Geralmente a estenose não permite a passagem do aparelho e pode ocorrer a dilatação do reservatório gástrico com estase alimentar. Observamos essa complicação em 7% dos 200 pacientes operados examinados no Serviço de Endoscopia do Hospital de Ipanema.[54] O tratamento dessa complicação é cirúrgico, com retirada ou recolocação do anel.[76] O endoscopista pode atuar permitindo o suporte nutricional até a cirurgia. Isso se faz com a introdução de fio-guia e passagem de cateter nasoentérico sob visão direta. É recomendável a injeção de contraste através da sonda e controle radiológico de seu posicionamento (Figura 155.16).

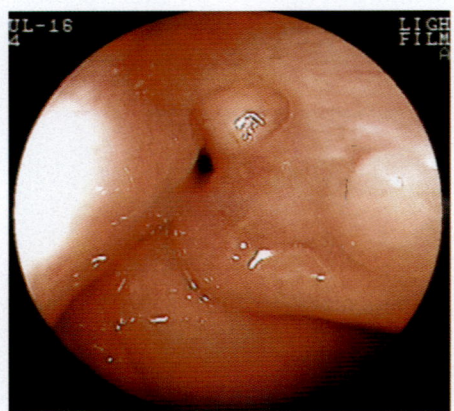

FIGURA 155.16

Videoendofotografia: GVBI – Estenose do anel com dilatação pseudodiverticular do reservatório gástrico

Erosão do anel

A erosão da parede com a migração parcial ou total do anel para a luz gástrica é uma complicação freqüente, relacionada com anéis muito justos, fixação à parede ou infecção. Fobi e colaboradores[87] referem essa complicação em 1,83% dos 2.949 pacientes submetidos a essa cirurgia. A principal queixa clínica observada pelos autores foi de ganho de peso, dor abdominal e sintomas obstrutivos. Nessa série também observamos o relato de sangramento digestivo e sintomas obstrutivos e, em cinco casos, a erosão do anel foi achado endoscópico em exame de controle. Em nossa experiência, observamos dez casos (5%), sendo nove em pacientes assintomáticos.[54] Stelatto

e colaboradores[17] também fazem referência à erosão do anel em pacientes assintomáticos.

A endoscopia digestiva identifica a presença do anel parcialmente migrado na luz gástrica, em graus variados, associada a um processo inflamatório da mucosa (Figuras 155.17A, B, C e D). A retirada do anel é considerada a melhor opção terapêutica, podendo ser realizada cirurgicamente ou por meio de endoscopia.[87] A retirada endoscópica é realizada com segurança, e o exame de controle após um mês demonstra mucosa íntegra, com pequena convergência de pregas cicatriciais (Figuras 155.18A, B, C, D e E). A discussão do procedimento terapêutico é objeto de estudo em capítulo próprio.

Abertura do anel

A abertura do anel está relacionada com a queixa de ganho de peso. A avaliação endoscópica permite identificar ausência da constrição causada pelo anel associada ou não à presença de fios de sutura na luz, permitindo a passagem direta do aparelho e a identificação da linha de anastomose (Figura 155.19).

DERIVAÇÃO GASTROJEJUNAL COM ANASTOMOSE EM Y DE ROUX (DGJYR)

A DGJYR realizada preferencialmente por via laparoscópica (LDGJYR), embora considerada padrão-ouro, não é isenta de complicações. Hsu e colaboradores,[88] em recente publicação, realizaram uma análise retrospectiva correlacionando as complicações com a curva de aprendizado do cirurgião. Nesse trabalho, concluem que existem diferenças significativas na perda estimada de sangue, no tempo de hospitalização, na estada em unidade de terapia intensiva e em complicações per e pós-operatórias. Independentemente da curva de aprendizado, essas complicações existem e ocorrem no pós-operatório imediato ou tardio, com maior ou menor repercussão na qualidade de vida e morbimortalidade. As principais complicações de diagnóstico ou tratamento endoscópico são úlceras marginais, deiscências, estenoses, impactação alimentar, fístulas e sangramento digestivo[23,53,55,63,89-101] (Tabela 155.5).

Úlceras e erosões marginais

As úlceras marginais são as complicações tardias referidas em maior número nas séries internacionais, em média 16% (2% a 20%), alcançando até 52% dos exames pós-operatórios.[23,55,90,92,98] Em nossa série, observamos úlceras e erosões jejunais em 13,5% dos pacientes operados.[54]

A etiologia do processo ulceroso permanece indefinida, embora alguns fatores contribuam diretamente para o seu desenvolvimento. Dentre eles, des-

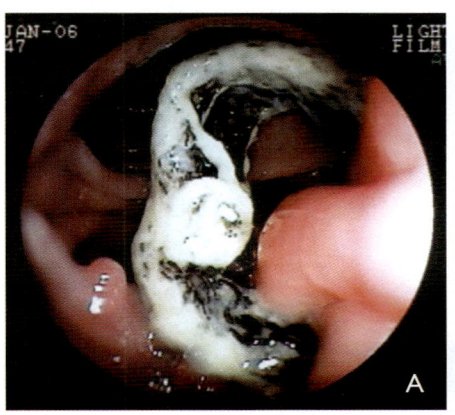
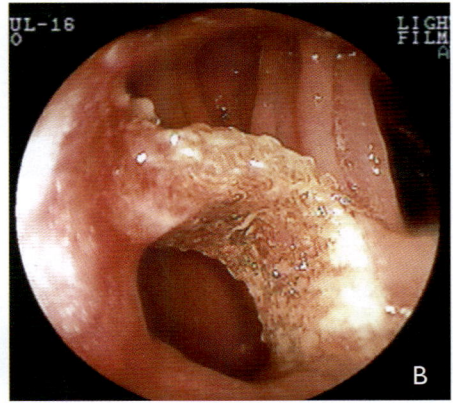
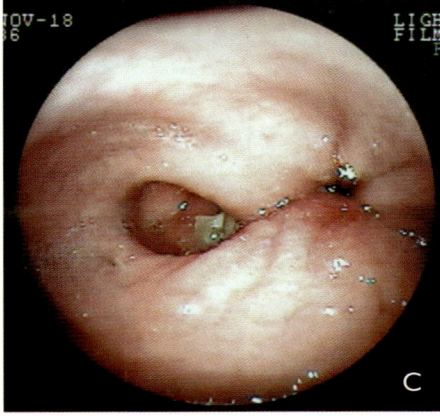
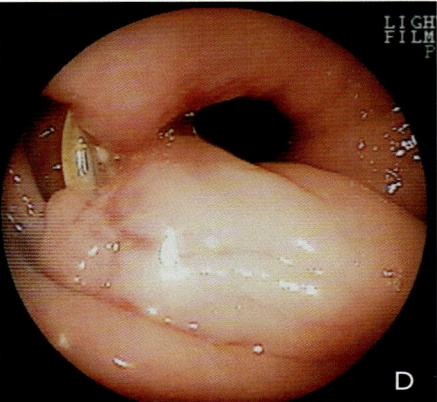

FIGURA 155.17

Estenose do anel da Cirurgia de Fobi-Capella. (A) Anel quase totalmente migrado para a luz gástrica; (B) Anel parcialmente migrado com processo inflamatório; (C) Anel parcialmente migrado com orifício fistuloso adjacente; (D) Anel parcialmente migrado.

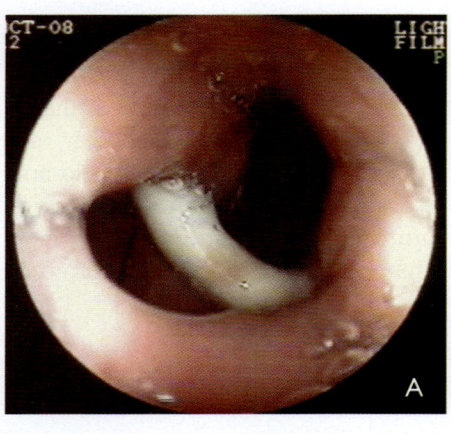
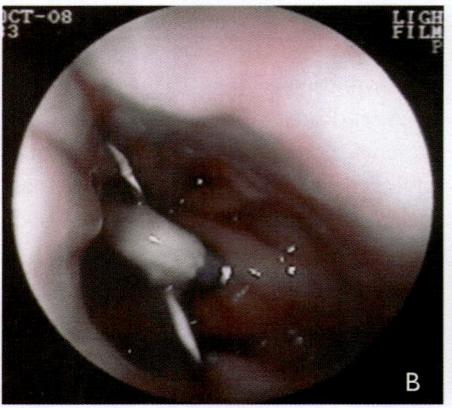
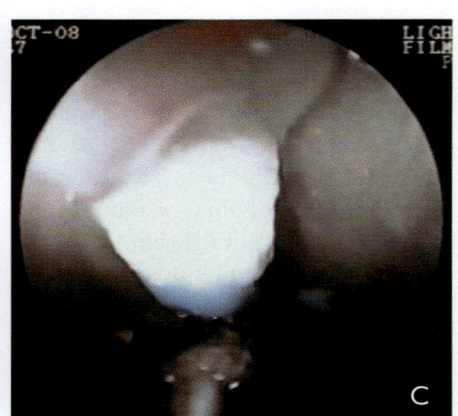
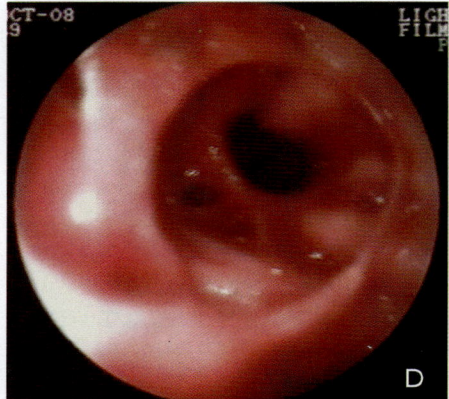
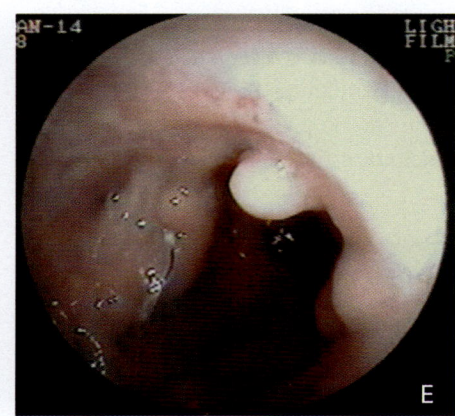

FIGURA 155.18

Videoendofotografia: Retirada endoscópica do anel erodido. (A) Anel erodido; (B) Tracionamento do anel; (C) Corte do anel com tesoura endoscópica; (D) Aspecto pós-procedimento imediato; (E) Aspecto pós-procedimento tardio (um mês)

TABELA 155.5

Complicações das derivações gastrojejunais de diagnóstico endoscópico

	n	Cirurgia	Úlceras marginais	Erosão do anel	Estenose anastomose	Deiscências	Sangramento
Papavramidis1 [1999]	156	GVBI	1,9%			3,2%	
Fobi M [2001]	2949	GVBI		1,53%			
Schimer [2002]	560	DGJYR	2,4%		9,6%		
Msika [2003]		GVBI		2,7%	6,5%	12,1%	
Msika [2003]		DGJYR	3,5%		3,7%	23%	
Ahmad [2003]	450	DGJYR			3,1%		
Huang [2003]	69	DGJYR	27%		19%	16%	
Nguyen [2003]	155	DGJYR					3,2%
Mehran [2003]	450	DGJYR					4,4%
Go [2004]	562	DGJYR			6,8%		
Marano [2005]	200	DGJYR	52%		4,3%	4,3%	
Goitein [2005]	369	DGJYR			5,1%		
Carucci [2006]	940	DGJYR				5,3%	

GVBI – gastroplastia vertical com *bypass* intestinal   DGJYR – derivação gastrojejunal com anastomose em Y de Roux

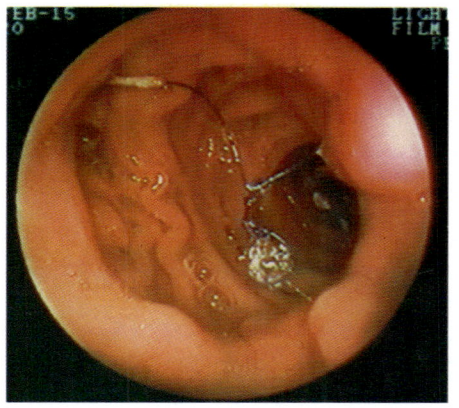

FIGURA 155.19

Videoendofotografia: Abertura do anel na Cirurgia de Fobi-Capella

tacam-se a isquemia local e a tensão da anastomose, o tamanho do reservatório, a técnica cirúrgica, a presença de corpo estranho (fios de sutura e grampos), o uso de antiinflamatórios não-esteróides e a exposição ao ácido. Essa exposição ao ácido ocorre principalmente nos casos que cursam com deiscência da linha de sutura e fístulas gastrogástricas.[23,90] A deiscência da sutura mecânica com formação de fístulas que permitam que o ácido produzido no estômago excluso banhe a mucosa jejunal é a causa mais freqüente das ulcerações. Essa observação clínica levou alguns cirurgiões a desenvolverem técnicas que realizam a transecção das duas câmaras ou a interposição de alça jejunal entre elas, visando à redução das úlceras anastomóticas.[103,104] Por outro lado, as células parietais do corpo gástrico, não tamponadas pela comida, são responsáveis pela supressão de gastrina, diminuindo a secreção ácida. Desse modo, o nível sérico de gastrina nesses pacientes é normal ou subnormal.[90,105] Entretanto, pacientes com doença péptica prévia parecem ter esse equilíbrio alterado, estando a secreção ácida mais dependente da regulação vagal.[105] Desse modo, pacientes com história pregressa de doença ulcerosa são considerados de risco para o desenvolvimento de úlceras marginais pós-operatórias, sendo preconizada por alguns autores a vigilância endoscópica mesmo na ausência de sintomas.[106] Em recente publicação, Hedberg e colaboradores[102] demonstram a produção aumentada de ácido nos pacientes portadores de úlceras marginais pós-DGJYR, após a exclusão de fístulas gastrogástricas, quando comparados ao grupo controle de PO sem lesão (pv menor que 0,01), após a exclusão de fístulas gastrogástricas. A infecção por *Helicobacter pylori* pode estar associada com a formação de úlceras, embora não seja o fator principal.

Clinicamente, essas lesões se manifestam por meio de epigastralgia em queimação ou dor abdominal. Nos casos que cursam com sangramento, a exteriorização do sangramento ocorre mais por meio de melena do que de hematêmese.

O achado endoscópico clássico nesses pacientes é a presença das lesões ulceradas ou erosadas no lado jejunal da gastroenteroanastomose. O exame endoscópico deve ser cuidadoso e, na presença de úlceras marginais, o endoscopista deve estar atento para investigação de erosão do anel (GVBI), presença de fios de sutura no fundo ou na borda das lesões, deiscência da linha de grampeamento ou fístulas gastrogástricas. É obrigatória a realização de biópsias para a pesquisa de *Helicobacter pylori* (Figuras 155.20A, B, C, D e E).

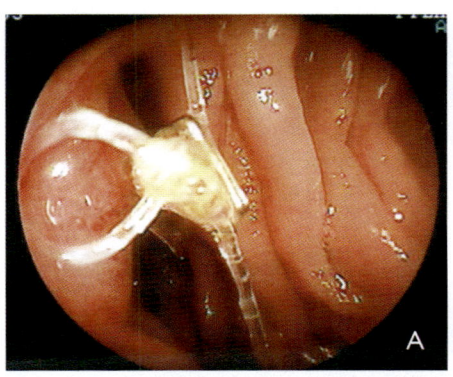

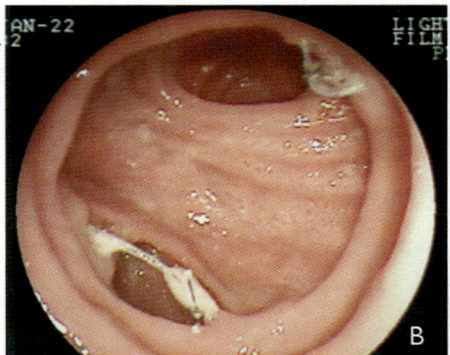

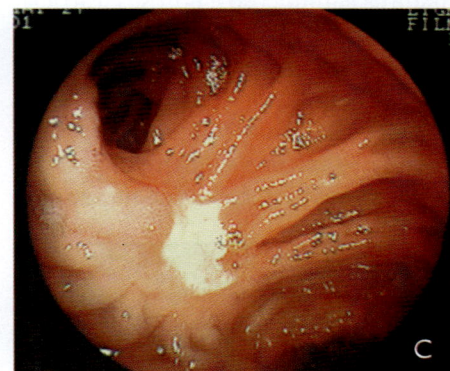

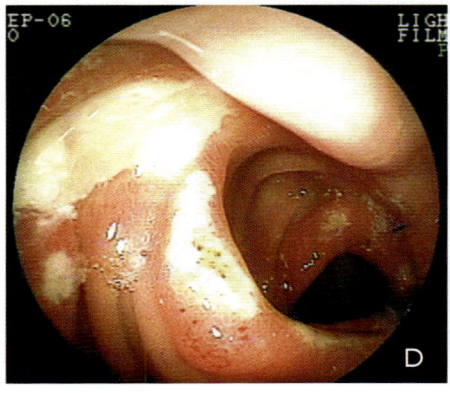

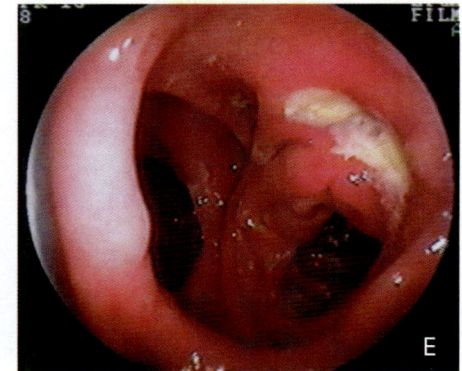

FIGURA 155.20

Videoendofotografia: Úlceras marginais – fios de sutura e grampos. (A) fios de sutura; (B) grampos; (C) Erosões jejunais; (D) Úlcera jejunal; (E) Úlcera jejunal

As lesões ulceradas respondem bem ao tratamento clínico com inibidores de bomba de próton em dose plena e sucralfato, tanto na nossa observação clínica, quanto na experiência referida nas séries internacionais.[90,98] O tratamento cirúrgico está indicado nas úlceras intratáveis e naquelas associadas à deiscência da linha de sutura. O tratamento do sangramento digestivo é realizado pelas técnicas convencionais de hemostasia endoscópica.

Estenose de anastomose e anel

A estenose da anastomose é uma complicação freqüente no pós-operatório das cirurgias bariátricas restritivas, sendo referida na literatura de 3% a 27% dos casos.[23,90,94,95,107,108] O edema da anastomose no pós-operatório imediato pode acarretar a redução da anastomose, porém, nesses casos, é de resolução espontânea em até duas semanas.[76] A estenose da anastomose, diferentemente, é secundária a falhas da técnica cirúrgica. As principais causas são calibragem, deiscências parciais ou totais da sutura com inflamação, fibrose e retração local ou dano vascular com formação de hematoma submucoso e fibrose cicatricial isquêmica.[109]

Clinicamente a estenose da anastomose se manifesta por meio de sintomas obstrutivos, geralmente após um mês, quando se inicia a alimentação sólida. O relato médio referido na literatura é no 46º dia de PO.[95] O estudo radiológico evidencia retardo na passagem do contraste para a alça jejunal, dilatação do reservatório e anastomose com circunferência inferior a 10 mm.[91]

A endoscopia digestiva é o método de escolha para diagnóstico e abordagem terapêutica das estenoses gastrojejunais. Podemos identificar a redução da anastomose que apresenta desde o aspecto puntiforme até 10 mm de diâmetro, não permitindo a passagem do aparelho. Outros achados endoscópicos observados com freqüência são: dilatação do reservatório, resíduos alimentares, corpo estranho impactado, processo inflamatório adjacente e lesões ulceradas.

A dilatação endoscópica é o tratamento de escolha para essas estenoses. É um procedimento seguro, com sucesso referido em 80% a 100% dos casos.[23,90,94-96,107] A incidência de complicações relacionadas à técnica é referida em 1,6% dos casos.[108] Em nossa experiência, damos preferência à dilatação com balões TTS, iniciando com calibre de 15 mm. Não observamos em nossa série complicações relacionadas com o método (Figuras 155.21A, B, C, 155.22A, B e C).

A estenose do anel nas GVBI, diferentemente das estenoses de anastomoses, não responde com o mesmo sucesso terapêutico quando submetida à dilatação endoscópica. Quando ocorre, geralmente é secundária à compressão extrínseca por anéis muito justos ou fibrose, necessitando de remoção cirúrgica. Em todos os casos por nós examinados, a dilatação endoscópica foi ineficaz, sendo solucionada por tratamento cirúrgico.

Impactação de corpo estranho e bezoar

Como referido anteriormente, a impactação alimentar e formação de bezoar é freqüente nas cirurgias restritivas. Nas derivações gastrojejunais, além do fator obstrutivo determinado pelo anel ou da estenose da anastomose, observamos a redução da acidez e da peristalse, propiciando a formação de bezoar.

A impactação de corpo estranho ocorre geralmente no pós-operatório precoce (até 45 dias) e geralmente está associada à estenose da anastomose. Clinicamente, os bezoares podem apresentar um quadro menos expressivo, com sintomas que cedem parcialmente após o vômito ou mesmo sensação de plenitude intermitente. Isso se explica pela presença do conteúdo livre dentro do reservatório, funcionando como obstrução da anastomose ou anel por mecanismo de válvula. O tratamento é a retirada endoscópica por meio das técnicas já descritas e o exame cuidadoso para detecção de estenoses, úlceras e fístulas (Figura 155.23).

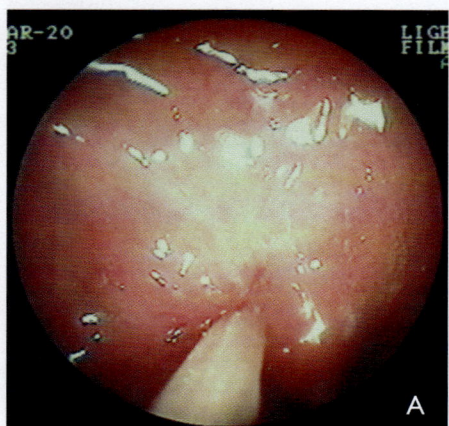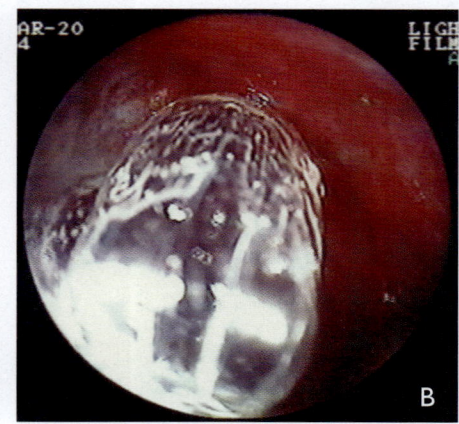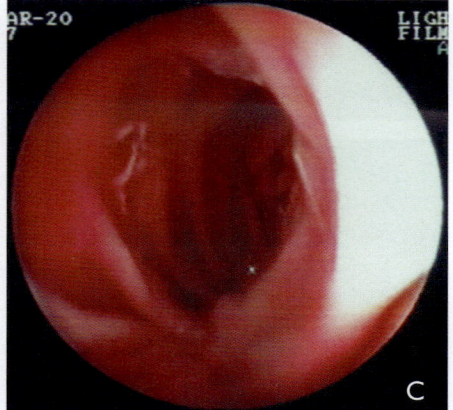

FIGURA 155.21

Videoendofotografia: Estenose de anastomose gastrojejunal. (A) Estenose com balão TTS; (B) Dilatação; (C) Pós-dilatação

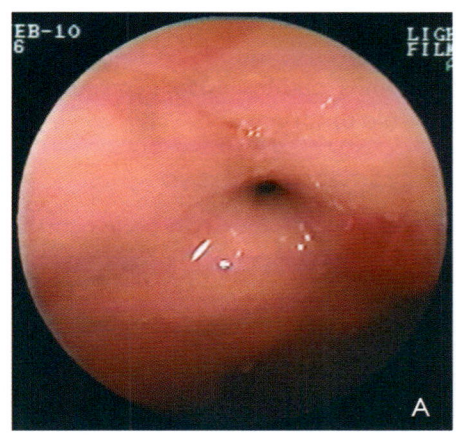
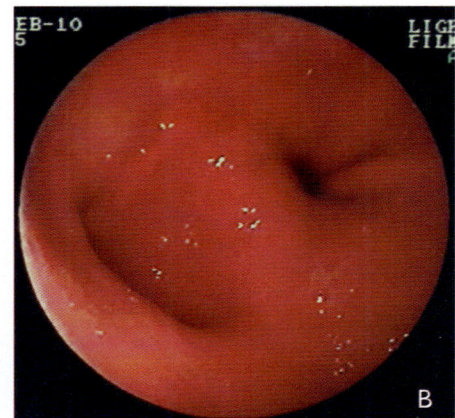
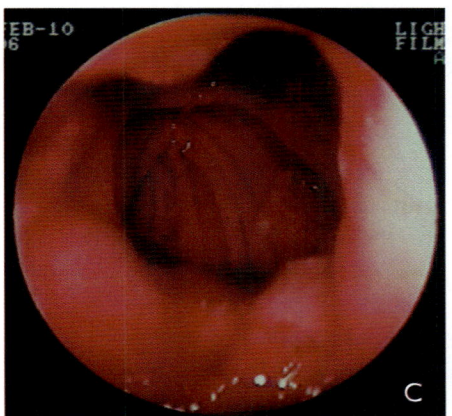
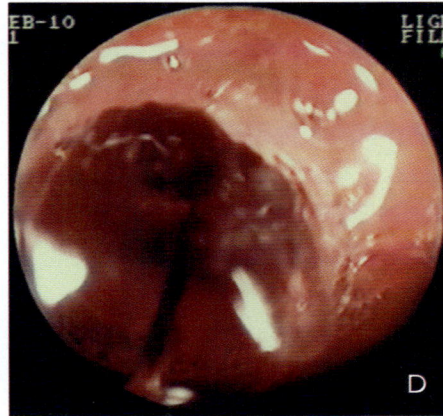

FIGURA 155.22

Videoendofotografia: Estenose de anastomose gastrojejunal. (A) Estenose com balão TTS; (B) Dilatação; (C) Pós-dilatação

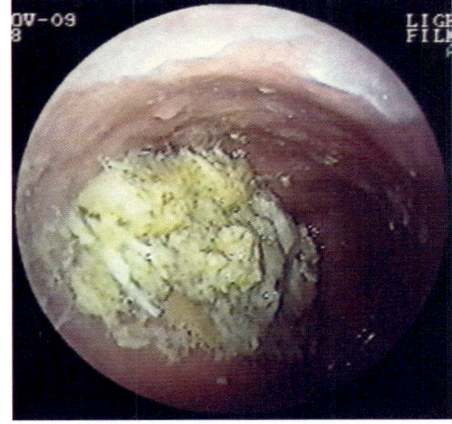

FIGURA 155.23

Videoendofotografia: Bezoar em DGJYR

Abertura da linha de grampeamento, fístula gastrogástrica e outras fístulas

A abertura da linha de grampeamento, com formação de fístula, pode ocorrer no grampeamento gástrico, na anastomose gastrojejunal e na anastomose distal. As deiscências do grampeamento do estômago originam fístulas gastrogástricas e úlceras marginais.

As fístulas gastrogástricas são complicações freqüentes, referidas em 1% a 50% das derivações gastrojejunais, dependendo da técnica cirúrgica empregada. Nas cirurgias que utilizam a transecção gástrica, é referida em média em 2% dos casos.[13,55,90,110-115] Carucci e

colaboradores[113] avaliaram a presença de fístulas numa série de 940 pacientes, observando a complicação em 5,3% dos casos, sendo a maioria originada da anastomose gastrojejunal (77%). Também são relatadas fístulas na porção distal do esôfago, no reservatório gástrico e na anastomose distal.

Clinicamente, podem se manifestar através de dor abdominal, náuseas, vômitos, taquicardia e febre. O ganho de peso é relatado nas fístulas gastrogástricas.

O estudo radiológico contrastado demonstra o trajeto fistuloso e o preenchimento do estômago excluso com contraste (Figura 155.24A).

A avaliação endoscópica pode demonstrar desde pequenos pseudodivertículos, orifícios fistulosos mínimos geralmente na porção proximal abaixo da junção esofagogástrica, até grandes fístulas, que permitem a passagem do aparelho com acesso ao estômago excluso, ao piloro e ao duodeno (Figuras 155.24B, C e D). Nas fístulas pequenas, o estudo radiológico contrastado é útil para avaliar a passagem do contraste para o segmento excluso. Podemos também, durante a endoscopia, lançar mão de corantes, como o azul de metileno ou índigo-carmim, introduzidos por meio de cateter, com a observação do trajeto para alça jejunal (Figuras 155.25A, 25B, 25C, 26A, 26B e 26C).

A terapia endoscópica, nesses casos, por meio de sutura mecânica, hemoclipe e plasma de argônio, embora referida, apresenta sucesso limitado.

A fístula gastrocutânea é uma complicação grave e suspeitada através da saída de secreção salivar pelo dreno nos primeiros dias de PO. O uso de azul de metileno pela administração oral confirma o diagnóstico, e o estudo radiológico permite identificar o trajeto fistuloso. O tratamento inclui suporte nutricional, revisão cirúrgica, inibidores de bomba de prótons e antibioticoterapia.

A oclusão do trajeto fistuloso por meio da endoscopia digestiva com colas de fibrina, cianoacrilato, preparados com fibrinogênio/fibrina ou matriz

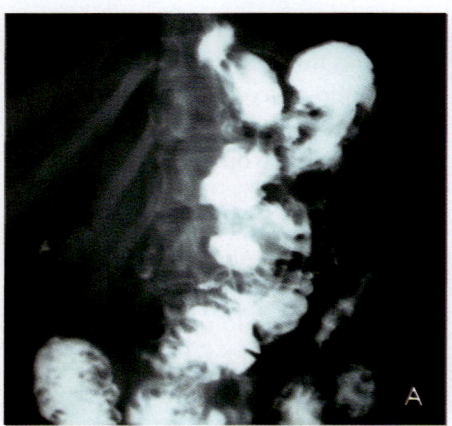
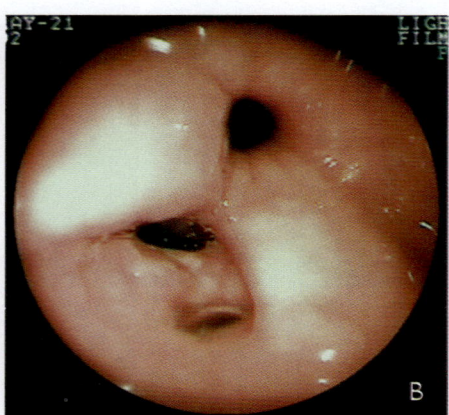
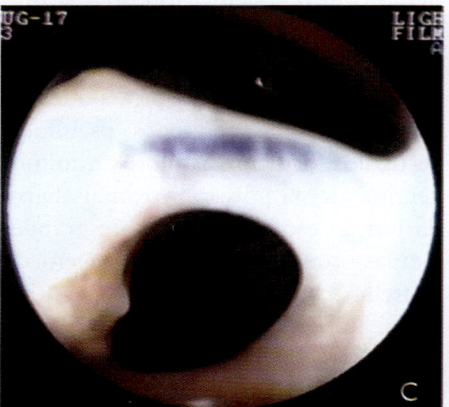
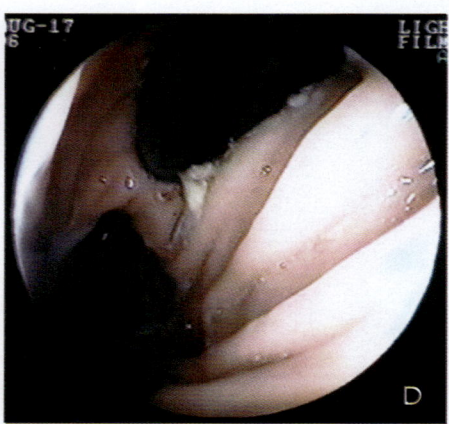

FIGURA 155.24

Fístula gastrogástrica. (A) Estudo radiológico contrastado com identificação do orifício fistuloso e preenchimento do estômago excluso; (B) Reservatório gástrico com dois orifícios fistulosos; (C) Orifício fistuloso com fio de sutura; (D) Passagem do aparelho através do orifício com visualização do estômago excluso

acelular é factível e descrita com sucesso por diversos autores. A técnica e os resultados obtidos estão descritos em capítulo próprio.[114,115]

Sangramento digestivo

O sangramento digestivo pode ocorrer tanto no pós-operatório precoce quanto no tardio, sendo referido em 3% a 5% dos casos.[13,116-119] As origens mais freqüentes de sangramento são as anastomoses gastrojejunal ou jejunojejunal. Podem ocorrer também no grampeamento gastrogástrico, por úlceras marginais ou lesões no segmento excluso.

A hemorragia no pós-operatório precoce é um evento raro, com morbi-mortalidade associada e risco elevado de deiscência das anastomoses.[116] O exame deve ser realizado cuidadosamente com insuflação mínima. Podemos identificar, por meio da endoscopia digestiva alta, o sítio de sangramento no reservatório, anastomose gastrojejunal e alça jejunal proximal. Nesses casos, está indicada a hemostasia endoscópica através das técnicas convencionais. Na falha do procedimento terapêutico, está indicada a revisão cirúrgica com endoscopia peroperatória.

Nos sangramentos tardios, a causa mais comum é a úlcera marginal e, do mesmo modo, está indicada a hemostasia endoscópica.

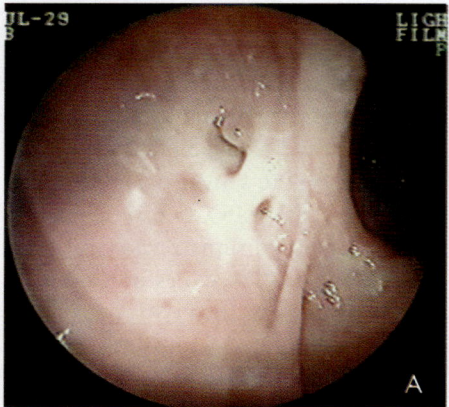
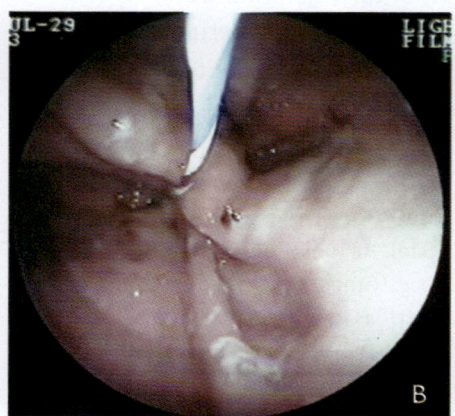
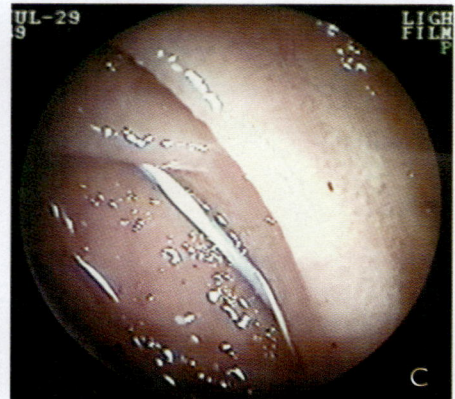

FIGURA 155.25

Videoendofotografia: Fístula gastrogástrica. (A) Pequeno orifício fistuloso; (B) Passagem de fio-guia através do orifício; (C) Fio-guia em alça jejunal

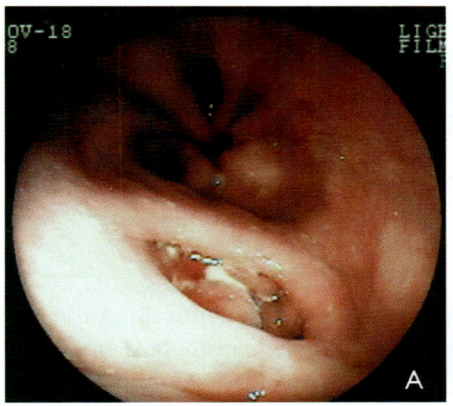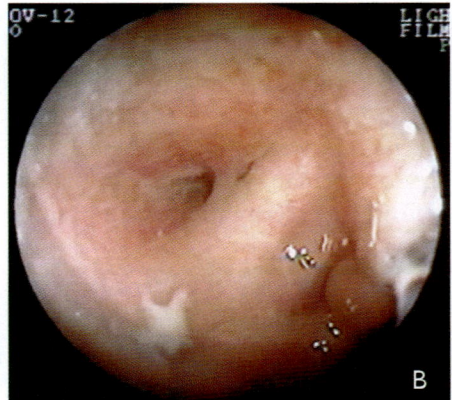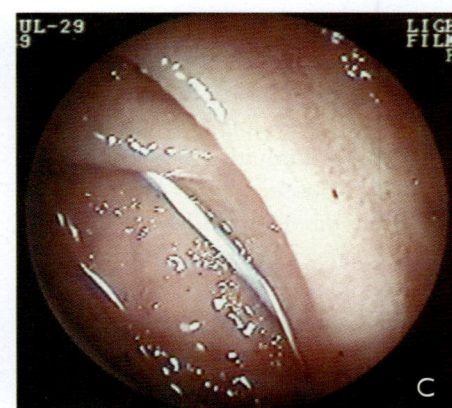

FIGURA 155.26

Videoendofotografia: (A, B, C) Fístulas gastrogástricas

O grande problema para o cirurgião e para o endoscopista é o sangramento intraluminal originado do segmento excluso ou da anastomose jejunojejunal, inacessíveis ao exame endoscópico convencional. Nesses casos, é necessário o acesso por meio de gastrostomia percutânea com passagem do aparelho ou revisão cirúrgica com endoscopia intraoperatória.[24,25,116-119]

Gastrites: neo-estômago e estômago excluso

A gastrite do reservatório gástrico é um achado endoscópico pouco freqüente e geralmente associado à estase ou uso de antiinflamatórios não-esteróides. A erradicação do *Helicobacter pylori*, obrigatória no pré-operatório das cirurgias bariátricas, provavelmente contribui de modo importante para esse achado. Diversos autores observaram a redução gradual dos aspectos endoscópicos e histológicos de gastrite no pós-operatório das cirurgias gastrorrestritivas e a ausência de progressão para displasia.[120,121] Esses dados, porém, não desobrigam o endoscopista de realizar a biópsia de rotina para avaliação histológica e pesquisa de *Helicobacter pylori*, principalmente nos neo-estômagos com alterações endoscópicas compatíveis com gastrite (Figura 155.27).

As alterações inflamatórias do estômago excluso e a evolução dessas lesões ainda não estão devidamente es-

tudadas. Podemos considerar que nos próximos anos, com a aplicabilidade clínica da enteroscopia com duplo-balão, elas possam ser mais bem avaliadas. Em recente publicação, Sakai e colaboradores[122] referiram a identificação de gastrite atrófica moderada e grave com metaplasia intestinal, gastrite erosiva e gastrite hemorrágica no estômago excluso de cinco pacientes submetidos à enteroscopia com duplo-balão.

Outras complicações

A dilatação da anastomose gastrojejunal ou a abertura do anel com conseqüente desvio da perda ponderal são complicações da cirurgia de diagnóstico e abordagem terapêutica endoscópica.

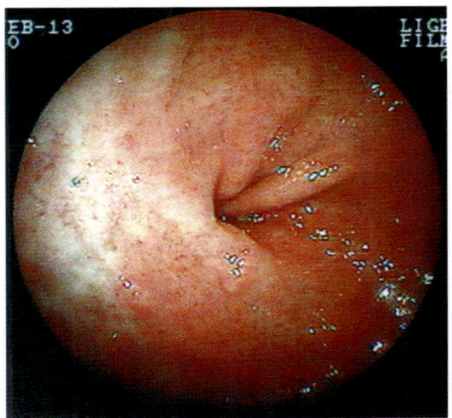

FIGURA 155.27

Videoendofotografia: gastrite do neoestômago

A associação de ressecções gástricas e o desenvolvimento de câncer em longo prazo são um fato estabelecido. Como exemplo, podemos citar o câncer de coto gástrico nos pacientes submetidos a gastrectomias parciais por doença ulcerosa benigna. O relato de tumores no pós-operatório tardio da cirurgia bariátrica, embora esporádico, vem aumentando gradativamente. Esses tumores são localizados tanto na junção esofagogástrica, como no reservatório ou no estômago excluso.[123-132] Todos os casos relatados na literatura eram tumores avançados, o que demonstra a falha no rastreamento endoscópico pré-operatório.

Esses dados reforçam a necessidade de seguimento endoscópico nos pacientes operados e a obrigatoriedade da endoscopia digestiva alta pré-operatória para a detecção de lesões pré-malignas – gastrite atrófica, metaplasia intestinal tipos 2 e 3, displasia de alto grau, neoplasias precoces, pólipos adenomatosos, tumores estromais – e para a erradicação do *Helicobacter pylori*, considerado carcinógeno grau I. A presença de doenças pré-malignas pode contra-indicar ou modificar a técnica cirúrgica para o tratamento da obesidade.

Nos casos em que a endoscopia digestiva detecta uma lesão pré-maligna, é recomendável que o paciente seja abordado por uma cirurgia que não torne inacessível parte do trato digestivo alto, possibilitando o seguimento endoscópico ou realizando a gastrectomia associada à DGJYR.[133] Recentemente, a gastroduodenoscopia virtual foi proposta como alternativa diagnóstica para a avaliação dos segmentos excluídos, com potencial de detectar lesões inflamatórias e câncer.[134] Do mesmo modo, a enteroscopia com duplo-balão tem sido referida com sucesso superior a 80% no acesso ao segmento excluso.[122]

DERIVAÇÕES BILIOPANCREÁTICAS

As complicações pós-operatórias das derivações biliopancreáticas não diferem muito daquelas relacionadas com as derivações gastrojejunais – úlceras, estenoses, sangramentos, deiscências. Do mesmo modo, não há diferença estatisticamente significante de complicações globais quando as duas técnicas são comparadas – DGJYR e DBP.[56] Nas DBP, as principais complicações são as seqüelas metabólicas decorrentes da disabsorção, que são muito mais acentuadas do que nas DGJ.

O aspecto endoscópico e a abordagem terapêutica das complicações passíveis de diagnóstico endoscópico são similares aos descritos nas DGJYR.

COLANGIOPANCREA-TOGRAFIA ENDOSCÓPICA RETRÓGRADA (CPRE) NO PACIENTE OPERADO

O acesso endoscópico às vias biliares e ao pâncreas é extremamente difícil, embora possível, sendo realizado através de diversas técnicas alternativas. O uso de enteroscópios ou colonoscópios pediátricos é referido com sucesso superior a 84%, porém, dificultado pela falta do elevador e dos acessórios adequados.[135]

A técnica empregada com maior freqüência é o acesso percutâneo por gastrostomia no estômago excluso e introdução do aparelho, possibilitando o acesso ao duodeno e à papila.[132-135] A localização correta do estômago é re-

alizada com o auxílio dos métodos de imagem – CT e/ou US.[136] Outro tipo de acesso é a gastrostomia utilizando um cateter *pig tail*, com posterior dilatação para passagem do aparelho.[25] Esse acesso percutâneo é facilitado quando o cirurgião coloca um marcador radiopaco na parede gástrica, fixando o estômago à parede abdominal.[24] Young,[139] em recente comunicação, relata a CPRE transgástrica (CPERTG) diagnóstica e terapêutica com sucesso, em quatro casos. A técnica consiste na realização de gastrostomia no estômago excluso e colocação de um *port* por meio do qual progride o endoscópio. Nos casos em que estão previstos novos procedimentos – segunda CPRE ou retirada de próteses –, é deixado um tubo de gastrostomia no local.

ILEOCOLONOSCOPIA NO PACIENTE OPERADO

Diversos estudos demonstram a associação entre alguns tipos de tumores e obesidade, assim como o aumento da mortalidade por doenças malignas nesses pacientes.[6,7,8] No aparelho digestório, trabalhos recentes enfatizam o aumento da incidência e da mortalidade do câncer colorretal, principalmente nos homens. Alguns estudos também referem o aumento do adenocarcinoma de esôfago e cárdia, porém, não de outras localizações gástricas.[6-8,140,141] Além da associação entre obesidade e câncer de cólon, devemos considerar que os sais biliares são reconhecidos como um co-fator carcinogênico para o tumor do intestino grosso e que as derivações intestinais aumentam a exposição da mucosa colônica aos sais biliares. Embora postulados em modelos experimentais, ainda sem expressão clínica, os resultados indicam a possibilidade do aumento de indução de carcinomas.[139]

Mesmo considerando-se a carcinogênese como um processo longo e a necessidade de um seguimento prospectivo maior para sua avaliação, os dados existentes sobre índice elevado de massa corpórea e câncer de cólon

são estatisticamente comprovados em diversos estudos. Esses dados apontam para a inclusão dos obesos mórbidos no grupo de pacientes que necessitam ser rastreados para o câncer colorretal. Essa inclusão no grupo de risco independe de outros fatores como idade, sexo, história familiar e pessoal.[142-144]

Desse modo, a colonoscopia, como método de rastreamento do câncer colorretal, deve ser considerada em algum momento na avaliação dos obesos mórbidos submetidos ao tratamento cirúrgico, principalmente para aqueles que preenchem os demais critérios, como idade e história familiar.

A execução técnica do procedimento não apresenta nenhuma diferença da realizada em pacientes não-obesos. Nos pacientes submetidos a cirurgias restritivas, devemos apenas estar atentos ao preparo para o exame. Pela necessidade de ingesta rápida para a limpeza dos cólons, a solução padrão pode não ser bem tolerada, principalmente as que utilizam grandes volumes. Nesses casos, devemos considerar as de pequenos volumes.[145] Podemos utilizar o fosfato de sódio, por ser ingerido em pequenos volumes e apresentar resultados melhores do que o poliietilenoglicol ou picossulfato de sódio, sendo mais tolerado que as demais soluções. Esse preparo deve ser empregado criteriosamente nos pacientes renais crônicos ou cardiopatas, pelo risco de alterações eletrolíticas importantes.[146]

CONCLUSÃO

O tratamento cirúrgico da obesidade mórbida tem-se mostrado efetivo tanto na perda de peso sustentada, quanto na redução da morbimortalidade, no controle das doenças associadas e na melhora da qualidade de vida dos pacientes que preenchem os critérios de indicação da cirurgia. Embora esses pacientes tenham uma excelente evolução pós-operatória, não podemos esquecer que se trata de uma cirurgia de alta complexidade, considerada de grande porte, com uma incidência esperada de complicações associadas, às vezes, de grande gravidade.

O fato de a cirurgia bariátrica se basear na modificação morfofuncional do tubo digestivo abriu para os endoscopistas um novo campo de atuação. Criaram-se a obrigatoriedade do exame pré-operatório criterioso e o reconhecimento da nova anatomia pós-operatória do tubo digestivo alto. Na atualidade, é necessário que o profissional tenha conhecimento do aspecto endoscópico "normal" dos novos tubos digestivos, de suas complicações e da possibilidade da atuação terapêutica, quando indicada. Certamente, novos conhecimentos serão acrescidos nos próximos anos, tanto na evolução dos segmentos da via digestiva, quanto nos segmentos exclusos. Mesmo que, no futuro próximo, novas drogas sejam desenvolvidas para o controle da obesidade, que ocorra a redução da indicação da cirurgia, que as técnicas cirúrgicas se tornem menos "modificadoras", ou que novos tratamentos minimamente invasivos sejam aplicados, teremos nos próximos anos todos os pacientes já submetidos à cirurgia bariátrica que necessitarão de avaliação e seguimento. Esse acompanhamento pós-operatório sem dúvida é multidisciplinar, e o endoscopista possui um papel importante nessa equipe, tanto no diagnóstico e no tratamento das complicações, quanto na avaliação da evolução dos novos tubos digestivos.

REFERÊNCIAS BIBLIOGRÁFICAS

1. Mokdad AH, Bowman BA, Ford ES, Vinicor F, Marks JS, Kopla JP. The continuing epidemics of obesity and diabetes in the United States. JAMA 2001;286:1195-200.
2. Flegal KM, Carroll MD, Ogden CL, Johnson CL. Prevalence and trends in obesity among US adults, 1999-2000. JAMA 2002;288:1723-7.
3. Van Itallie TB. Health implications of overweight and obesity in the United States. Ann Mt Med 1985;103:983-8.
4. National Institutes of Health Consensus Development Panel: health implications of obesity. Ann Mt Med 1985;103:1073-7.
5. Deitel M. The surgeon-general's call to action to prevent an increase in overweigh and obesity. Obes Surg 2002;12:3-4.
6. World Cancer Research Fund Food, nutrition, and prevention of cancer: a global perspective. Washington DC: American Institute for Cancer Research 1997;371-3.
7. Peto J. Cancer epidemiology in the last century and the next decade. Nature 2001;411:309-5.
8. Calle EE, Rodriguez C, Walker-Turmond K, Thum MJ. Overweight, obesity and mortality from cancer in a prospectively studied cohort of US adults. N Engl J Med 2003 Apr;348(17):1625-38.
9. Kremen NA, Linner JH, Nelson CH. Experimental evaluation of the nutricional importance of proximal and distal small intestine. Ann Surg 1954;140:439.
10. Payne JH, De Wind LT. Surgical treatment of obesity. Am J Surg 1969;118:141-7.
11. Buckwald H, Rucker RDJ. A history of morbid obesity. Advances in gastrointestinal surgery. JS Najarian, Delaney, JP Chicago: Year Book Medical Publishers, 235; 1984.
12. Brolin RE. Update: NIH consensus conference. Gastrointestinal surgery for severe obesity. Nutrition 1996;12:403-4.
13. Huang CS, Farraye FA. Endoscopy in the bariatric surgical patient. Gastroenterol Clin N Am 2005; 34:151-66.
14. Steinbrook R. Surgery for severe obesity. N Engl J Med 2004 Mar;350(11):1075-9.
15. www.jornal.crmmg.org.br.
16. Feitoza AB, Baron TH. Endoscopy and ERCP in the setting of previous upper GI tract surgery. Part I: Reconstruction without alteration of pancreaticobiliary anatomy (review article). Gastrointest Endosc 2001;54:743-9.
17. Stellato TA, Cathleen C, Hallowell PT. Bariatric surgery: creating new challenges for the endoscopist. Gastrointest Endosc 2003;57(1):86-94.
18. Freeman ML. Sedation and monitoring for gastrointestinal endoscopy. Gastrointest Endosc Clin N Am 1994 Jul;4(3):475-500.
19. Zuccaro AM. Obesidade mórbida: variável independente de dessaturação durante endoscopia digestiva. Colégio Brasileiro de Cirurgiões. Rio de Janeiro. 2000.
20. www.anvisa.org.br.
21. www.sobed.org.br.
22. www.sobedrj.com.br.
23. Huang CS, Forse RA, Jacobson BC, Farraye FA. Endoscopic findings and clinical correlations in patients with symptoms after gastric bypass surgery Gastrointest Endosc 2003 Dec;58(6):859-66.
24. Fobi MA, Chicola K, Lee H. Access to the bypassed stomach after gastric bypass. Obes Surg 1998 Jun;8(3):289-95.
25. Sundbom M, Nyman R, Hedenstrom H, Gustavsson S. Investigation of the excluded stomach after Roux-en-Y gastric bypass. Obes Surg 2001;11(1):25-7.
26. www.fujinonendocopy.com.
27. Yamamoto H, Sekine Y, Sato Y, Higashizawa T, Miyata T, Iino S et al. Total enteroscopy with a nonsurgical steerable double-ballon method. Gastrointest Endoscoc 2001 Feb;53(2):216-20.
28. Yamamoto H, Sugano K. A new method of enteroscopy – the double-balloon method. Can J Gastroenterol 2003 Apr;17(4):273-4.
29. Di Caro S, May A, Heine DG, Fini L, Landi B, Petruzziello L et al. The European experience with double-balloon ente-

roscopy: indications, methodology, safety, and clinical impact. Gastroinest Endosc 2005 Oct;62(4):545-50.

30. Su MY, Liu NJ, Hsu CM, Chiu CT, Chen PC, Lin CJ. Double balloon enteroscopy-the last blind-point of the gastrointestinal tract. Dig Dis Sci 2005 Jun;50(6):1041-5.

31. Monkemuller K, Weigt J, Treiber G, Konfenbach S, Kahl S, Rocken C et al. Diagnostic and therapeutic impact of double-balloon enteroscopy. Endoscopy 2006 Jan;38(1):67-72.

32. Kuno A, Yamamoto H, Kita H, Sunada K, Yano T, Hayashi Y et al. Double-balloon enteroscopy through a Roux-en-Y anastomosis for EMR of an early carcinoma in the afferent duodenal limb. Gastrointest Endosc 2004 Dec;60(6):1032-4.

33. Haruta H, Yamamoto H, Mizuta K, Kita Y, Uno T, Egami S et al. A case of sucessful enteroscopic ballon dilation for late anastomotic stricture of choledochojejunostomy after living donor liver transplantation. Liver Transpl 2005 Dec;11(12): 1608-10.

34. Lo SK, Mchdizadeh S. Therapeutic uses of double-balloon enteroscopy. Gastrointest Endosc Clin N Am 2006 Apr;16(2): 363-76.

35. Wahlen CH, Bastens B, Herve J, Malmendier C, Dallemagne B, Jchaes C. The BioEnterics intragastric balloon (BIB): how to use it. Obes Surg 2001 Aug;11(4):524-7.

36. Genco A, Bruni T, Doldi SB, Forestieri P, Marino M, Busetto L et al. BioEnterics Intragastric Balloon: The Italian experience with 2515 patients. Obes SUrg 2005 Sep;15(8):1161-4.

37. Leite MAM, Rodrigues MPF. Procedimentos cirúrgicos – introdução histórica. In: Garrido AB Jr. Cirurgia da obesidade. São Paulo: Atheneu; 2002. P. 141-8.

38. www.asbs.org/html/story/chapter1.html.

39. DeMaria EJ. Laparoscopic adjustable silicone gastric banding. Surg Clin North Am 2001;81:1129-44.

40. Fin AS. Bandagem gástrica ajustável por videolaparoscopia. In: Garrido AB Jr. Cirurgia da obesidade. São Paulo: Atheneu; 2002. P. 179-88.

41. Berti LV, Oliveira MR, Garrido AB Jr. Gastroplastia vertical com bandagem. In: Garrido AB Jr. Cirurgia da obesidade. São Paulo; Atheneu; 2002. P. 149-54.

42. Johnston D, Dachtler J, Sue-Ling HM, King RF, Martin G. The Magenstrasse and Mill operation for morbid obesity. Obes Surg 2003 Feb;13(1):10-6.

43. Fobi MAL. Vertical banded gastroplasty vs. gastric bypass: 10 years follow-up. Obes Surg 1993;3:161-4.

44. Capella JF, Capella RF, Mandac H, Nath P. Vertical banded gastroplasty-gastric bypass: preliminary report. Obes Surg 1991;1:389-95.

45. Garrido AB Jr, Oliveira MR, Berti LV, Elias AA, Pareja JC, Matsuda M et al. Derivações gastrojejunais. In: Garrido AB Jr. Cirurgia da obesidade. São Paulo: Atheneu; 2002. P. 155-62.

46. Schreiber H, Sonpal I, Patterson L. The routine use of a gastropexy with a radiologic marker without a gastrostomy after Roux-en-Y gastric bypass. Obes Surg 2002;12:217.

47. Rabkin RA. Distal gastric bypass/duodenal switch procedure, Roux-en-Y bypass and biliopancreatic diversion in a community practice. Obes Surg 1998;8:53-9.

48. Marchesini JB, Marchesini JCD, Marchesini SD, Cambi PC, Frare RC, Strobel R. Derivações biliopancreáticas com gastrectomia distal (operação de Scopinaro) e gastrectomia vertical com preservação do piloro (Duodenal Switch). In: Garrido AB Jr. Cirurgia da obesidade. São Paulo: Atheneu; 2002. P. 163-71.

49. Lundell L, Ruth M, Olbe L. Vertical band gastroplasty or gastric banding for morbid obesity: effects on gastro-esophageal reflux. Eur J Surg 1997;163:525-31.

50. Dixon JB, O'Brien PE. Gastroesophageal reflux in obesity: the effect of lap-band placement. Obes Surg 1999;9:527-31.

51. De Jong JR, van Ramshorst B, Timmer R, Gooszen HG, Smout AJ. The influence of laparoscopic adjustable gastric banding on gastroesophageal reflux. Obes Surg 2004 Mar;14(3):399-406.

52. Suter M, Dorta G, Giusti V, Calmes JM. Gastric banding interferes with esophageal motility and gastroesophageal reflux. Arch Surg 2005 Jul;140(7):639-43.

53. Marano BJ Jr. Endoscopy after Roux-en-Y gastric bypass: a community hospital experience. Obes Surg 2005 Mar;15 (3):342-5.

54. Zuccaro AM, Koury Filho M, Fang HL, Sá EO. Avaliação endoscópica pós-operatória da cirurgia de Capella. XXVI Congresso Brasileiro de Cirurgia; 2005 Junho 5-9; Rio de Janeiro. P. 200.

55. Msika S. Surgery for morbid obesity:2. Complications. Results of a technologic evaluation by the ANES. J Chir 2003 Feb;140(1):4-21.

56. Parikh MS, Laker S, Weiner M, Hajiseyedjavadi O, Ren CJ. Objective comparison of complications resulting from laparoscopic bariatric procedures. J Am Coll Surg 2006 Feb;202(2):252-61.

57. Greve JW. Surgical treatment of morbid obesity: role of the gastroenterologist. Scand J Gastroenterol Suppl 2000;232: 60-4.

58. Ponce J, Payter S, Fromm R. Laparoscopic adjustable gastric banding: 1014 consecutive cases. J Am Coll Surg 2005 Oct; 201(4):529-35.

59. Watkins BM, Montgomery KF, Ahroni JH. Laparoscopic adjustable gastric banding: early experience in 400 consecutive patients in the USA. Obes Surg 2005 Jan;15(1):82-7.

60. Abu-Abeid S, Keidar A, Gavert N, Blac A, Szold A. The clinical spectrum of band erosion following laparoscopic adjustable silicone gastric banding for morbid obesity. Surg Endosc 2003 Jun;17(6):861-3.

61. Gustavsson S, Westling A. Laparoscopic adjustable gastric banding: complications and side effects responsible for the poor long-term outcome. Semin Laparosc Surg 2002 Jun;9 (2):115-24.

62. Dargent J. Esophageal dilatation after laparoscopic adjustable gastric banding: definitions and strategy. Obes Surg 2005 Jun;15(6):843-8.

63. Burshop JW, Chiang MC, Engstrand DJ, O'Driscoll M. Laparoscopic bariatric surgery can be performed safely in the community hospital setting. WMJ 2005 Jul;104(5):48-53.

64. Zehetner J, Holzinger F, Triaca H, Klaiber CH. A 6-year experience with Swedish adjustable gastric band prospective long-term audit of laparoscopic gastric banding. Surg Endosc 2005 Jan;19(1):21-8.

65. Stroh C, Manger T. Complications after adjustable gastric banding. Results of an inquiry in Germany. Chirurg 2006 Mar;77(3):244-50.

66. Moser F, Gorodner MV, Galvini CA, Baptista M, Chretien C. Pouch enlargement and band slippage: two different entities. Surg Endosc. No prelo 2006.

67. Chevallier JM, Zinzindohoue F, Douard R, Blance JP, Berta JL, Altman JJ et al. Complications after laparoscopic adjustable gastric banding for morbid obesity: experience with 1000 patients over 7 years. Obes Surg 2004 Mar;14(3):307-14.

68. Spivak H, Hewitt MF, Onn A, Half EE. Weight loss and improvement of obesity-related illness in 500 US patients following laparoscopic adjustable gastric banding procedure. Am J Surg 2005 Jan;189(1):27-32.

69. Keidar A, Szould A, Carmon E, Blanc A, Abu-Abeid S. Band slippage after laparoscopic adjustable gastric banding: etiology and treatment. Surg Endosc 2005 Feb;19(2);262-7.

70. Silecchia G, Restuccia A, Elmores U, Polito D, Perrotta N, Genco A et al. Laparoscopic adjustable silicone gastric banding: prospective evaluation on intragastric migration of the lap-band. Surg Laparosc Endosc Percutan Tech 2001 Aug;11(4):229-34.

71. Zappa MA, Micheletto G, Lattuada E, Mozzi E, Spinola A, Meco M et al. Prevention of pouch dilatation after laparoscopic adjustable gastric banding. Obes Surg 2006 Feb;16(2):132-6.

72. Regusci L, Groebli Y, Meyer JL, Walder J, Margalith D, Schneider R. Gastroscopic removal of an adjustable gastric band after partial intragastric migration. Obes Surg Apr;13(2):281-4.

73. Stroh C, Hohman U, Arnold F, Manger T. Band migration. A late complication of gastric banding. Chirurg 2005 Jul;67(7):689-95.

74. Pinsk I, Dukhno O, Levy I, Ovant A. Gastric outlet obstruction cause by total band erosion. Obes Surg 2004 Oct;14(9):1277-9.

75. Gustavsson S. Invited commentary: laparoscopic adjustable gastric banding - caution. Surgery 2000;127:489-90.

76. Garrido T, Maluf Filho F, Sakai P. O papel da endoscopia na cirurgia bariátrica. In: Garrido AB Jr. Cirurgia da obesidade. São Paulo: Atheneu; 2002. P. 293-302.

77. Sakai P, Hondo FY, de Almeida Artifon EL, Kuga R, Ishioka S. Symptomatic pneumoperitoneum after endoscopic removal of adjustable gastric band. Obes Surg 2005 Jun-Jul;15(6):893-6.

78. White NB, Gibbs KE, Goodwin A, Teixeira J. Gastric bezoar complicating laparoscopic adjustable gastric banding, and review of literature. Obes Surg 2003 Dec;13(6):948-50.

79. Veronelli A, Ranieri R, Laneri M, Montorsi M, Bianchi P, Cosentino F et al. Gastric bezoar after gastric banding. Obes Surg 2004 Jun-Jul;14(6):796-7.

80. Herrle F, Peters T, LAng C, von Fluee M, Kern B, Peterli R. Bolus obstruction of pouch outlet by a granular bulk laxative after gastric banding. Obes Surg 2004 Aug;14(7):1022-4.

81. Zuccaro AM. Impactação de corpo estranho: situações especiais. I Jornada de Atualização em Endoscopia Digestiva Diagnóstica e Terapêutica. CREMERJ; 2006 Maio 6; Rio de Janeiro.

82. Angrisani L, Iovino P, Lorenzo M, Santoro T, Sabbatini F, Claar E et al. Treatment of morbid obesity and gastroesophageal reflux with hiatal hernia by lap-band. Obes Surg 1999 Aug;9(4):396-8.

83. Ortega J, Escudero MD, Mora F, Sala C, Flor B, Martinez-Valls J. Outcome of esophageal function and 24-hour esophageal pH monitoring after vertical banded gastroplasty and Roux-en-Y gastric bypass. Obes Surg 2004 Sep;14(8):1086-94.

84. Escudero OG, Hernández MFH, Diaz MAV. Obesity and gastroesophageal reflux disease. Rev Invest Clin 2002 Jul-Aug;54(4):320-7.

85. Gotschow CA, Collet P, Prenzel K, Holscher AH, Schneider PM. Long-term results and gastroesophageal reflux in a series of laparoscopic adjustable gastric banding. J Gastrointest Surg 2005 Sep-Oct;9(7):941-8.

86. Snook KL, Ritchie JD. Carcinoma of esophagus after adjustable gastric banding. Obes Surg 2003 Oct;13(5):800-2.

87. Fobi MAL, Lee H, Igwe D, Felahy B, James E, Stanczyk M et al. Band erosion: incidence, etiology, management and outcome after banded vertical gastric by pass. Obes Sur 2001;11:699-707.

88. Hsu GP, Mortin JM, Jin L, Safadi BY, Satterwhite TS, Curet MJ. Laparoscopic Roux-en-Y gastric bypass: differences in outcome between attendings and assistants of different training backgrounds. Obes Surg 2005 Sep;15(8):1104-10.

89. Papavramidis ST, Milias C. Complications after gastroplasty with artificial pseudopylorus in the treatment of morbid obesity: a 7-year experience. Obes Surg 1999 Dec;9(6):535-8.

90. Brolin RE. Complications of surgery for severe obesity. SAGES Postgraduate Course II – Laparoscopic Bariatric Surgery 2001. http://www.sages.org/01 program.

91. Blachar A, Michel PF, Pealer KM, Ikramuddin S, Schuer PR. Gastrointestinal complications of laparoscopic Roux-en-Y gastric bypass surgery: clinical and imaging findings. Radiology 2002 Jun;223:625-32.

92. Schirmer B, Erenoglu C, Miller A. flexible endoscopy in the management of patients undergoing Roux-en-Y gastric bypass. Obes Surg 2002 Oct;12(5):634-8.

93. Podnos YD, Jimenez JC, Wilson SE, Stevens CM, Nguyen NT. Complications after laparoscopic gastric bypass: a review of 3464 cases. Arch Surg 2003 Sep;138(9):957-61.

94. Ahmad J, Martin J, Ikramuddin S, Achauer P, Slivka A. Endoscopic balloon dilation of gastroenteric anastomotic stricture after laparoscopic gastric bypass. Endoscopy 2003 Sep;35(9):725-8.

95. Nguyen NT, Stevens CM, Wolfe BM. Incidence and outcome of anastomotic stricture after laparoscopic gastric bypass. J Gastrointest Surg 2003 Dec;7(8):997-1003.

96. Go MR, Muscarella P II, Needleman BJ, Cook CH, Melvin WS. Endoscopic management of stomal stenosis after Roux-en-Y gastric bypass. Surg Endosc 2004 Jan;18(1):56-9.

97. Nguyen NT, Longoria M, Chalifoux S, Wilson SE. Gastrointestinal hemorrhage after laparoscopic gastric bypass. Obes Surg 2004 Nov-Dec;14(10):1308-12.

98. Marano BJ Jr. Endoscopy after Roux-en-Y gastric bypass: a community hospital experience. Obes Surg 2005 Mar;15(3): 342-5.

99. Puzziferri N, Austrheim-Smith IT, Wolfe BM, Wilson SE, Nguyen NT. Three-year follow-up of a prospective randomized trial comparing laparoscopic versus gastric bypass. Ann Surg 2006 Feb;243(2):181-8.

100. Zapata R, Castillo F, Cordova A. Gastric food bezoar as a complication of bariatric surgery. Case report and review of the literature. Gastroenterol Hepatol 2006 Feb;29(2):77-80.

101. Wang HH, Lee WJ, Liew PL, Yang CS, Liang RJ, Wang W et al. The influence of Helicobacter pylori infection and corpus gastritis on the postoperative outcomes of laparoscopic vertical banded gastroplasty. Obes Surg 2006 Mar;16(3):297-307.

102. Hedberg J, Hedenstrom H, Nilsson S, Sundbom, M, Gustavsson S. Role of acid in stomal ulcer after gastric bypass. Obes Surg 2005 Nov-Dec;15(10):1375-8.

103. Capella JF, Capella RF. Staple disruptions and marginal ulceration in gastric bypass procedures for weight loss. Obes Surg 1996;6:44-9.

104. McLean LD, Rhode BM, Nohr C, Katz S, McLean APH. Stomal ulcer after gastric bypass. J Am Coll Surg 1997;185:1-7.

105. Mason EE, Printn KF. Effect of gastric bypass on gastric secretion. Am J Surg 1976;131:162-8.

106. Freeman JB. The use of endoscopy after portioning for morbid obesity. Gastroenterol C North Am 1987;16:339-47.

107. Bell RL, Reinhardt KE, Flowers JL. Surgeon-perfomed endoscopic dilatation of symptomatic gastrijejunal anastomotic stritures following laparoscopic Roux-en-Y gastric bypass. Obes Surg 2003 Oct;13(5):728:33.

108. Goitein D, Papasavas PK, Gagne D, Ahmad S, Caushaj PF. Gastrojejunal strictures following laparoscopic Roux-en-Y gastric bypass for morbid obesity. Surg Endosc 2005 May;19(5):628-32.

109. Sanyal AJ, Sugerman HJ, Kellum JM, Engle KM, Wolfe L. Stomal complications of gastric bypass: incidence and outcome of therapy. Am J Gastroenterol 1992;87:1165-9.

110. MacLean LD, Rhode BM, Forse RA. Late results of vertical banded gastroplasty for morbid and superobesity. Surgery 1990;107:20-7.

111. Sugerman HJ, Kellum JM, Engle KM. Gastric bypass for treating severe obesity Am J Clin Nutr 1992;55:560s-6s.

112. Cucchi SG, Pories WJ, MaDonald KG, Morgan EJ. Gastro-gastric fistulas. A complication of divided gastric bypass surgery. Ann Surg 1995 Ap;221(4):387-91.

113. Carucci LR, Turner MA, Conkin RC, DeMaria EJ, Kellum JM, Sugerman HJ. Roux-en-Y gastric bypass surgery for morbid obesity: evaluation of postoperative extraluminal leaks with upper gastrointestinal series. Radiol 2006 Jan;238(1): 119-27.

114. Papavramidis ST, Eleftheriadis EE, Apostolidis DN, Lotzampassi KE. Endoscopic fibrin sealing of high-output non-healing gastrocutaneous fistulas after vertical gastroplasty in morbidly obese patients. Obes Sur 2001 Dec;11(6):766-9.

115. Papravamidis ST, Eleftheriadis EE, Papravamids TS, Katzampassi KE, Gamvros OG. Endoscopic management of gastrocutaneous fistula after bariatric surgery by using a fibrin sealant. Gastrointest Endosc 2004 Feb;59(2):296-300.

116. Braley SC, Nguyen NT, Wolfe BM. Late gastrointestinal hemorrhage after gastric bypass. Obes Surg 2002 Jun;12(3): 404-7.

117. Nguyen NT, Rivers R, Wolfe BM. Early gastrointestinal hemorrhage after laparoscopic gastric bypass. Obes Surg 2003 Feb;13(1):62-5.

118. Nguyen NT, Longoria M, Chalifoux S, Wilson SE. Gastrointestinal hemorrhage after laparoscopic gastric bypass. Obes Surg 2004 Nov-Dec;14(10):1308-12.

119. Meharn A, Szomstein S, Zundel N, Rosenthal R. Management of acute bleeding after Roux-en-Y gastric bypass. Obes Surg 2003 Dec;13(6):842-7.

120. Flejou JF, Owen ER, Smith AC, Price AB. Effect of vertical banded gastroplasty on the natural history of gastritis in patients with morbid obesity: a follow-up study. Br J Surg 1988 Jul;75(7):705-7.

121. Papavramidis ST, Theocharidis AJ, Zaraboukas TG, Cristoforidou BP, Kessissoglou II, Aidonopoulos AP. Upper gastrointestinal endoscopic and histopatologic findings before and after vertical bandend gastroplasty. Surg Endosc 1996 Aug;10(8):825-30.

122. Sakai P, Kuga R, Safatle-Ribeiro AV, Faintuch J, Gama-Rodrigues JJ, Ishida RK et al. Is it feasible to reach the by-passed stomach after Roux-en-Y gastric bypass for morbid onesity? The use of the double-ballon enteroscope. Endoscopy 2005 Jun;37(6):566-9.

123. Lord RV, Edwards PD, Coleman MJ. Gastric cancer in the bypassed segment after operation for morbid obesity. Aust NZJ Surg 1998 Aug;67(8):580-2

124. Raijman I, Strother SV, Donegan WL. Gastric cancer after bypass of obesity. Case report. J Clin Gastronetrol 1991 Apr;13(2):191-4.

125. Papakonstantinou A, Moustafellos P, Terzis I, Stratopoulos C, Hadjiyannakis EI. Gastric cancer ocurring after vertical banded gastroplasty. Obes Sur 2002 Feb;12(1):118-20.

126. Zirak C, Lemaitre J, Lebrun E, Journe S, Carlier P. Adenocarcinoma of the pouch after silastic ring vertical gastroplasty. Obes Sur 2002 Oct;12(5):693-4.

127. Jain PK, Ray B, Royston CM. Carcinoma in the gastric pouch years after vertical banded gastroplasty. Obes Surg 2003 Feb;13(1):136-7.

128. Khitin L, Roses RE, Birkett DH. Cancer in the gastric remnant after gastric bypass: a case report. Curr Surg 2003 Sep-Oct;60(5):521-3.

129. Allen JW, Leeman MF, Richardson JD. Esophageal carcinoma following bariatric procedures. JSLS 2004 Oct-Dec;8(4): 372-5.

130. Escalona A, Guzman S, Ibanez L, Meneses L, Huete A, Solar A. Gastric cancer after Roux-en-Y gastric bypass. Obes Surg 2005 Mar;15(3):423-7.

131. Trincado MT, del Olmo JC, Garcia Castano J, Cuesta C, Blanco JI, Awad S et al. Gastric pouch carcinoma after gastric bypass for morbid obesity. Obes Surg 2005 Sep;15(8):1215-7.

132. Freeman HJ. Risk of gastrointestinal malignancies and mechanisms of cancer development with obesity and its treatment. Best Pract Res Clin Gastroentrol 2004 Dec;28(6): 1167-75.

133. Voellinger DC, Inabnet WB. Laparoscopic Roux-en-Y gastric bypass with remnant gastrectomy for focal intestinal metaplasia of the gastric antrum. Obes Surg 2002 Oct;12(5):695-8.

134. Silecchia G, Catalano C, Gentileschi P, Elmore U, Restuccia A, Gagnes M et al. Virtual gastroduodenoscopy: a new look at the bypassed stomach and duodenum after laparoscopic Roux-en-Y gastric bypass for morbid obesity. Obes Surg 2002 Feb;12(1):39-48.

135. Elton E, Hanson BL, Quaseem T, Howell DA. Diagnostic and therapeutic ERCP using as enteroscope and a pediatric colonoscope in long-limb surgical bypass patients. Gastrointest Endosc 1998 Jan;47(1):62-7.

136. Baron TH, Vickers SM. Surgical gastrostomy placement as access for diagnostic and therapeutic ERCP. Gastrointest Endosc 1998;48:640-1.

137. Wright BE, Cass OW, Freeman ML. ERCP in patients with long-limb Roux-en-Y gastrojejunostomy and intact papilla. Gastrointest Endosc 2002 Aug;56(2):225-32.

138. Pimentel RR, Mehran A, Szomstein S, Rosenthal R. Laparoscopy-assisted transgastrostomy ERCP after bariatric surgery: case report of a novel approach. Gastrontest Endosc 2004 Feb;59(2):325-8.

139. Young SB. Laparoscopic transgastric endoscopic retrograde cholangiopancreatography for diagnosing and managing complex problems in bariatric patients. Society for Surgery of the Alimentary Tract. 46th Annual Meeting; 2005 May 14-18; Chicago Illinois.

140. Carroll K. Obesity as a risk factor for certain types of cancer. Lipids 1998;33:1055-9.

141. Chow W-H, Blot WJ, Vaughan TL Body mass index and risk of adenocarcinoma of the esophagus and gastric cardia. J Natl Cancer Inst 1998;90:150-5.

142. Sylvan A, Sjolund B, JAnunger KG, Rutegard J, Steling R, Roos G. Colorectal cancer risk after jejunoileal bypass: dysplasia and DNA content in longtime follow-up of patients operated on for morbid obesity. Dis Colon Rectum 1992 Mar;35(3):245-8.

143. Rosen AB, Schneider EC. Colorectal cancer screening disparities related to obesity and gender. J Gen Intern Med 2004 Apr;19(4):332-8.

144. Heo Moonseong, Allison DB, Fonteine KR. Overweight, obesity, and colorectal cancer screening between men and women. BCM Public Health 2004 Nov;4:53-9.

145. Berkelhammer C, Ekambaram A, Silva RG. Low-volume oral colonoscopy bowel preparation. Sodium and magnesium citrate. Gastrointest Endosc 2002;56:89-94.

146. Tan JJ, Tjandra JJ. Which is the optimal bowel preparation for colonoscopy – a meta-analisys. Colorectal Dis 2006 May;8(4):247-58.

CAPÍTULO 156

BALÕES INTRAGÁSTRICOS NA OBESIDADE

Osni Eduardo Camargo Regis

Na atualidade, a obesidade é uma patologia crônica, multifatorial, com aumento acentuado de incidência, associada a múltiplas doenças como hipertensão, *Diabetes mellitus*, insuficiência cardíaca, apnéia do sono, doenças osteoarticulares, morte precoce, distúrbios psicológicos e sociais. A obesidade gera gastos de cerca de 100 bilhões de dólares por ano nos EUA e o controle de peso em longo prazo, por meio de dietas e de propostas para mudanças de estilo de vida, combinando exercícios e medicamentos, tem-se mostrado frustrante. O padrão-ouro para solucionar a obesidade mórbida é a cirurgia bariátrica, embora exista um percentual de mortalidade, entre 0,5% e 1% dos pacientes, e ainda, de 5% a 10% dos pacientes operados voltam a ser obesos mórbidos após cinco anos de cirurgia.

Nieben, em 1982, propôs o uso de balão intragástrico, que ocupasse espaço na luz gástrica, dando sensação de saciedade precoce, em função, da observação da perda de peso em pacientes com bezoar gástrico, com boa tolerância deste.[1]

Em 1985, a Food and Drug Administration (FDA) aprovou o balão de Garren-Edwards, tendo sido empregados mais de 25 mil balões nos EUA, com resultados desastrosos, tais como: obstrução intestinal de 9% a 33%, devido à migração do balão, além de erosões e úlceras gástricas de 5% a 48% e com resultados de emagrecimento praticamente nulos. Esse balão foi retirado

rapidamente do mercado norte-americano e mundial.[2-4]

Em 1998, foi lançado o balão de silicone (Bioenterics Intragastric Balloon, BIB®), tendo sido considerado o balão ideal: preenchido com líquido (não ar), para induzir saciedade precoce devido à diminuição do esvaziamento gástrico, ocupação de espaço, queda dos níveis de grelina, capaz de ajuste para diversas capacidades (de 400 ml a 700 ml), superfície lisa, radiopaco, material resistente para evitar desinsuflação e migração intestinal.[5-12]

O balão de silicone BIB® é colocado por meio de endoscopia digestiva convencional, utilizando-se de medicação antiemética e antiespasmódica por três dias, e com uso continuado de inibidores de bomba de próton durante todo o tratamento, raramente necessitando de reposição vitamínica.[13] Após um prazo de 4 a 6 meses, ele é retirado, também por via endoscópica, com os instrumentos apropriados para sua perfuração, esvaziamento completo e remoção.[14]

Como todo método novo, houve uma euforia inicial mundial, posteriormente descrédito e atualmente foi colocado no seu devido lugar, longe de ser um método milagroso, com indicações precisas, mas sim um instrumento coadjuvante, no difícil controle da obesidade.[15-20]

Apesar de o BIB® ser produzido nos EUA há cerca de 8 anos, até hoje não foi aprovado pela FDA para uso nos EUA, provavelmente devido aos resultados

negativos ocasionados pelo balão anterior (Garren-Edwards), entretanto no resto do mundo, sua utilização é uma prática corrente[21-32] (Figura 156.1).

INDICAÇÕES DO USO DO BIB®

Existem as indicações clássicas aceitas na literatura mundial:

a) pacientes com obesidade mórbida, com IMC > 40, que apresentam contra-indicação cirúrgica ou recusem a cirurgia bariátrica;

b) pacientes com IMC entre 35 e 40, com doenças associadas, que apresentam contra-indicação ou recusem a cirurgia bariátrica;

c) pacientes superobesos com IMC > 50, como pré-operatório de colocação de banda gástrica ou outra técnica de cirurgia bariátrica, para diminuir morbidade e mortalidade;

d) pacientes com IMC entre 30 e 35, com doenças associadas e refratárias ao tratamento clínico;

e) teste do balão pré-operatório para candidatos a cirurgia eminentemente restritiva, como banda gástrica;

f) pacientes com obesidade mórbida e indicação de cirurgias ortopédicas, cardiovasculares e outras, para diminuir risco operatório.

Minha experiência, ao longo de cinco anos, constatou que a indicação para o uso do balão intragástrico deve ser reduzida ou revista, em virtude da ocor-

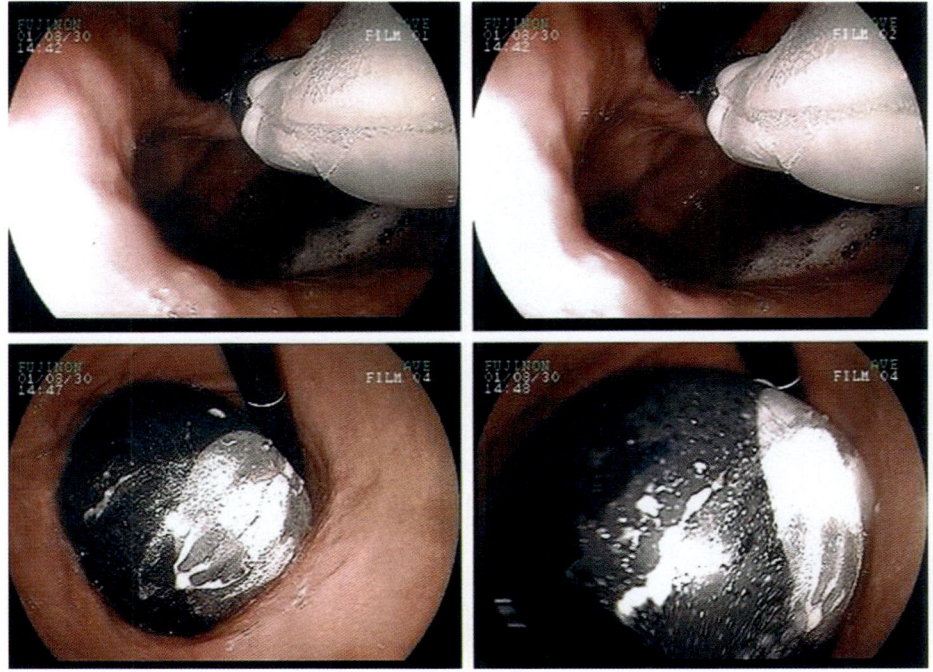

FIGURA 156.1

Colocação do balão intragástrico

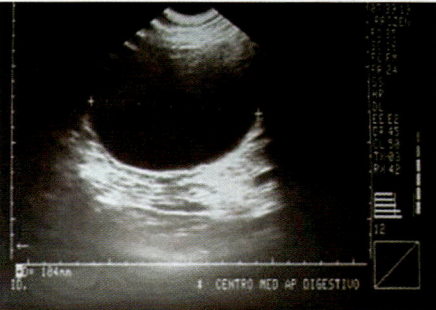

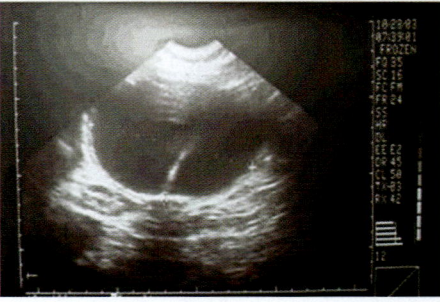

FIGURA 156.2

Controle ultra-sonográfico do BIB®

rência, em grande número de pacientes, da recuperação de peso, no decorrer do tempo.

Acredito ser o preparo do paciente, para a cirurgia bariátrica, a mais importante indicação do BIB®, sendo o resultado esperado, efetivamente alcançado, por meio do procedimento cirúrgico. A utilização do balão serve como coadjuvante, mas nunca como substituto da cirurgia.

Indico rotineiramente, o uso do BIB® em pacientes com IMC > 60, pois a perda de 10% do peso desses pacientes diminui em muito a morbidade e mortalidade, além de facilitar o ato operatório, podendo transformar um candidato à cirurgia por via aberta em laparoscópica, com redução das complicações pós-operatórias.

A segunda indicação seria para o paciente com fígado volumoso devido à esteatose, o que dificulta e muitas vezes impede a realização da gastroplastia em Y de Roux, em apenas um tempo cirúrgico, devido à impossibilidade técnica.

A terceira indicação seria para o paciente com IMC entre 30 e 35, para evitar uma possível cirurgia bariátrica no futuro.

A quarta indicação seria para paciente com IMC entre 35 e 40, com doenças associadas e indicação de cirurgia bariátrica, ponderando a tentativa de reverter uma possível cirurgia, porém alertando o paciente para o índice de insucesso.

Hoje em dia contra-indico totalmente a colocação de balão em pacientes com IMC > 40, como tratamento único, pois o resultado é próximo de zero. Aconselho o paciente a submeter-se à cirurgia bariátrica (Figura 156.2).

CONTRA-INDICAÇÕES PARA O USO DO BIB®

1. Hérnia hiatal volumosa, acima de 5 cm;
2. Esofagite grave e/ou estenose esofágica;
3. Ressecção gástrica prévia;
4. Lesões potencialmente sangrantes como varizes esofágicas, angiodisplasias gástricas, úlceras pépticas em atividade;
5. Tratamento crônico com corticosteróide, antiinflamatório, anticoagulante;
6. Alcoolismo, uso de drogas;
7. Gravidez;
8. Fundoplicatura prévia: recentemente foram descritos casos de perfuração gástrica nesta eventualidade.

CASUÍSTICA PESSOAL

De agosto de 2001 a abril de 2006, foram colocados 125 BIB® em 120 pacientes (83 mulheres e 37 homens), com idade média de 34,2 anos (14 a 65), IMC médio de 44,2 (30,4 a 78,2).

A colocação do BIB® foi realizada em nível ambulatorial, após endoscopia diagnóstica, com a presença de anestesista e uso rotineiro de propofol e fentanila. Os balões de silicone foram inflados com soro fisiológico, com 500 ml a 700 ml, misturados com 1,0 ml de azul de metileno e todos os pacientes foram para seus domicílios no mesmo dia. Após 5 a 6 meses, os balões foram retirados com a mesma sedação acima descrita, com acompanhamento de anestesista e uso de material apropriado para esvaziamento e retirada – cateter e agulha para esvaziamento, pinça de corpo estranho, gancho endoscópico, alça de polipectomia, videoendoscópio com duplo canal ou duplo canal acessório com sonda nasogástrica e/ou conduíte – (Wilson-Cook).

RESULTADOS

Todos os pacientes mantiveram o uso de omeprazol 40 mg, via oral (VO), durante todo o período em que estiveram com o BIB®, para evitar refluxo gastroesofágico e corrosão do balão.

Todos foram orientados para manter consultas rotineiras, com equipe multidisciplinar de nutricionista e psicóloga, acompanhamento psiquiátrico e endocrinológico, quando necessário.

Desses pacientes, 91 (72,8%) tiveram náuseas, vômitos e dor abdominal, por 24 a 72 horas, apesar do uso de antiespasmódicos, antieméticos e de inibidores de bomba de prótons (omeprazol 40 mg, VO).

Outros 22 pacientes (17,6%) necessitaram do uso de medicação e hidratação endovenosas nos três primeiros dias, porém, apenas dois, necessitaram de internação hospitalar.

Ainda, seis pacientes (4,8%) apresentaram intolerância ao BIB® e houve necessidade de sua retirada entre 3 e 15 dias.

Na minha casuística, não houve registro de complicações maiores, tais como esvaziamento, migração do balão, sangramento ou perfuração, e a taxa de mortalidade foi zero.

Ficou constatada a diminuição média do IMC de 5,5 (0 a 8,8), com perda média de peso de 17,2 kg (0 a 32 kg), e seis pacientes perderam peso durante a fase inicial e o recuperaram, totalmente, antes da retirada do balão. A maioria desses pacientes não fez acompanhamento com a equipe multidisciplinar, apesar dos inúmeros chamados.

Foram encaminhados dez pacientes para cirurgia bariátrica, após a retirada do BIB® (Figura 156.3).

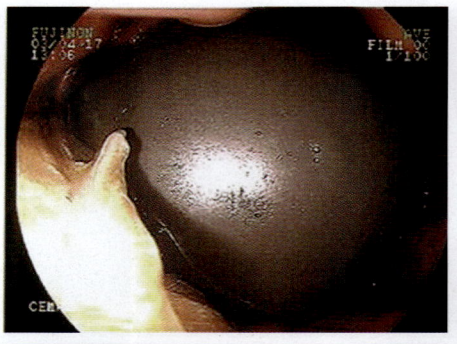
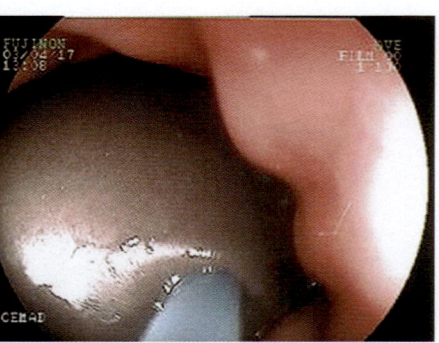
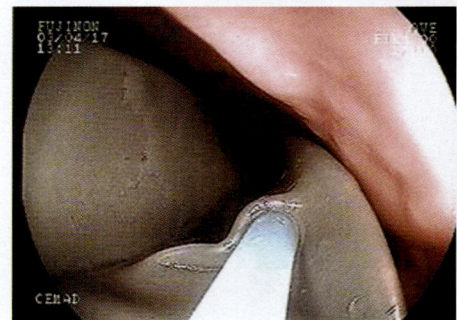
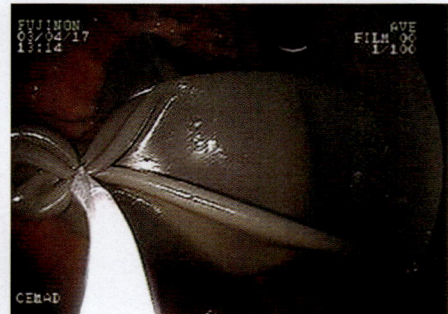

FIGURA 156.3

Perfuração, esvaziamento e retirada do BIB® com alça de polipectomia

DISCUSSÃO

O balão intragástrico (BIB®) é um método invasivo, não isento de riscos, com morbidade e alguns casos descritos de perfuração gástrica e de mortalidade. Foram descritos dois casos (0,08%) de mortalidade, em 2.515 pacientes da casuística italiana, (ambos por perfuração gástrica e peritonite em pacientes submetidos anteriormente à fundoplicatura).[22,33-35] Existe descrição da necessidade de cirurgia para retirada de migração do balão para o delgado e cólon.[36-38] Podemos fazer o controle da localização intragástrica e quantidade de líquido no balão por meio de ultra-sonografia.[39,40] Foram descritas recentemente perfuração do esôfago pela inserção do BIB®,[41] hipocalemia acentuada por vômitos e falta de ingesta, dilatação aguda do balão por contaminação bacteriana produtora de gás e contaminação do balão por fungos.

Os pacientes candidatos à colocação do balão devem estar bem orientados quanto aos riscos e resultados, como também saber que o resultado depende muito de seu esforço pessoal quanto à sua reeducação alimentar e adoção de exercícios freqüentes; além de ser fundamental o acompanhamento da equipe multidisciplinar. Caso esses pacientes não estejam dispostos a mudanças de hábitos alimentares e físicos, não devemos colocar o balão de silicone, pois o resultado vai ser nulo.

Os trabalhos da literatura são muito parecidos acerca dos resultados conforme a Tabela 156.1 a seguir:

Trabalhos pregressos demonstraram os benefícios do controle de comorbidades da obesidade, como *diabetes mellitus*, hipertensão, apnéia do sono, aumento de lipídeos, aumento de mortalidade, com a redução de apenas 10 kg. Na série italiana houve melhora ou resolução das comorbidades em 89,1%.[9,44]

A colocação do BIB® no pré-operatório de cirurgia bariátrica (Teste do BIB®) pode indicar colocação de banda naqueles que responderam bem ao balão, ou gastroplastia em Y de Roux ou cirurgia de derivação naqueles que não responderam bem.

TABELA 156.1

Resultados

Autor	N	> kg	> BMI	Intol.
Sallet[23]	323	15,2	5,3	3,4
Doldi[24]	281	13,9	4,8	–
Totte[12]	126	15,4	5,1	2,4
Loffredo[42]	77	14,3	5,3	–
Weiner[9]	15	18,1	6,2	–
Hodson[43]	10	18,6	5,3	–
Regis	125	17,2	5,5	4,8

A colocação do balão de silicone na pré-colocação de banda gástrica em pacientes com IMC > 50, segundo estudo prospectivo de Luca Busetto, em 86 pacientes, diminuiu a conversão de cirurgia laparoscópica para aberta de 16,3% para zero, a complicação intra-operatória de 7% para zero e complicação do portal de 18,3% para 2,3%.[45]

Nos pacientes superobesos IMC > 50, a colocação do BIB® no pré-operatório possibilita a realização da gastroplastia em Y de Roux, por via laparoscópica e/ou diminui muito a morbidade e mortalidade desses pacientes, além de possibilitar a cirurgia em tempo único naqueles em que existiria dificuldade técnica, devido à hepatomegalia volumosa por esteatose.[10,25,46]

Portanto, o BIB® tem seu lugar no tratamento de pacientes obesos, com indicação cirúrgica, e daqueles que se submeterão apenas à colocação do balão, sem necessidade de cirurgia posterior.

REFERÊNCIAS BIBLIOGRÁFICAS

1. Nieben OG, Harboe H. Intragastric balloon as an artificial bezoar for treatment of obesity. Lancet 1982;1:198-9.
2. McFarland RJ, Grundy A, Gazet JC. The intragastric balloon: a novel idea proved ineffective. Br J Surg 1987;74:137-9.
3. Meshkinpour H, Hsu D, Farivar S. Effect of gastric bubble as a weight reduction device: a controlled, crossover study. Gastroenterology 1988;95:589-92.
4. Deitel M. How much weight loss is sufficient to overcome major co-morbidities? Obes Surg 2001;11:659.
5. Bonazzi P, Petrelli MD, Lorenzini I, Peruzzi E, Nicolai A, Galeazzi R. Gastric emptying and intragastric balloon in obese patients. Eur Rev Med Pharmacol Sci 2005;9(5 Suppl 1):15-21.
6. Mion F, Napoleon B, Roman S, Malvoisin E, Trepo F, Pujol B et al. Effects of intragastric balloon on gastric emptying and plasma ghrelin levels in non-morbid obese patients. Obes Surg 2005;15(4):510-6.
7. De Waele B, Reynaert H, Van Nieuwenhove Y, Urbain D. Endoscopic volume adjustment of intragastric balloons for intolerance. Obes Surg 2001;11(2):223-4.
8. Galloro G, De Palma GD, Catanzano C, De Luca M, De Werra C, Martinelli G et al. Preliminary endoscopic technical report of a new silicone intragastric balloon in the treatment of morbid obesity. Obes Surg 1999;9(1):68-71.
9. Weiner R, Gutberlet H, Bockhorn H. Preparation of extremely obese patients for laparoscopic gastric banding by gastric-balloon therapy. Obes Surg 1999;9(3):261-4.
10. De Waele B, Reynaert H, Urbain D, Willems G. Intragastric balloons for preoperative weight reduction. Obes Surg 2000;10(1):58-60.
11. Doldi SB, Micheletto G, Di Prisco F, Zappa MA, Lattuada E, Reitano M. Intragastric balloon in obese patients. Obes Surg 2000;10(6):578-81.
12. Totte E, Hendrickx L, Pauwels M, Van Hee R. Weight reduction by means of intragastric device: experience with the bioenterics intragastric balloon. Obes Surg 2001;11(4):519-23.
13. Van Hee R, Van Wiemeersch S, Lasters B, Weyler J. Use of anti-emetics after intragastric balloon placement: experience with three different drug treatments. Obes Surg 2003;13(6):932-7.
14. Jenkins JT, Galloway DJ. A simple novel technique for intragastric balloon retrieval. Obes Surg 2005; 15(1):122-4.

15. Herve J, Wahlen CH, Schaeken A, Dallemagne B, Dewandre JM, Markiewicz S et al. What becomes of patients one year after the intragastric balloon has been removed? Obes Surg 2005;15(6):864-70.

16. Al-Momen A, El-Mogy I. Intragastric balloon for obesity: a retrospective evaluation of tolerance and efficacy. Obes Surg 2005;15(1):101-5.

17. Mathus-Vliegen EM, Tytgat GN. Intragastric balloon for treatment-resistant obesity: safety, tolerance, and efficacy of 1-year balloon treatment followed by a 1-year balloon-free follow-up. Gastrointest Endosc 2005;61(1):19-27.

18. Roman S, Napoleon B, Mion F, Bory RM, Guyot P, D'Orazio H et al. Intragastric balloon for "non-morbid" obesity: a retrospective evaluation of tolerance and efficacy. Obes Surg 2004;14(4):539-44.

19. Doldi SB, Micheletto G, Perrini MN, Rapetti R. Intragastric balloon: another option for treatment of obesity and morbid obesity. Hepatogastroenterology 2004;51(55):294-7.

20. Carbonelli MG, Fusco MA, Cannistra F, Andreoli A, De Lorenzo A. Body composition modification in obese patients treated with intragastric balloon. Acta Diabetol 2003;40(Suppl 1):S261-2.

21. Marchesini JC, Sallet JA, Paiva DS. Balão intragástrico. In: Garrido Jr. AB, editor. Cirurgia da obesidade. São Paulo: Atheneu; 2002.

22. Genco A, Bruni T, Doldi SB, Forestieri P, Marino M, Busetto L et al. BioEnterics Intragastric Balloon: the italian experience with 2,515 patients. Obes Surg 2005;15(8):1161-4.

23. Sallet JA, Marchesini JB, Paiva DS, Komoto K, Pizani CE, Ribeiro ML et al. Brazilian multicenter study of the intragastric balloon. Obes Surg 2004;14(7):991-8.

24. Doldi SB, Micheletto G, Perrini MN, Librenti MC, Rella S. Treatment of morbid obesity with intragastric balloon in association with diet. Obes Surg 2002;12(4):583-7.

25. Zago S, Kornmuller AM, Agagliati D, Saber B, Ferrari D, Maffeis P et al. Benefit from bio-enteric intra-gastric balloon (BIB) to modify lifestyle and eating habits in severely obese patients eligible for bariatric surgery. Minerva Med 2006;97(1):51-64.

26. Khammad EV, Barannik MI, Sapozhnikova IB, Volkov AA. Experience with the application of the preparation nexium in patients by using the BioEnterics Intragastgric Balloon. Eksp Klin Gastroenterol 2003;(4):75-6.

27. Wahlen CH, Bastens B, Herve J, Malmendier C, Dallemagne B, Jehaes C et al. The BioEnterics Intragastric Balloon (BIB): how to use it. Obes Surg 2001;11(4):524-7.

28. Rydzewska G, Milewski J. Intragastric balloons: the new hope in bariatry? Pol Merkuriusz Lek 2004;(Suppl 1):114-6.

29. Vandenplas Y, Bollen P, De Langhe K, Vandemaele K, De Schepper J. Intragastric balloons in adolescents with morbid obesity. Eur J Gastroenterol Hepatol 1999;11(3):243-5.

30. Allison C. Intragastric balloons: a temporary treatment for obesity. Issues Emerg Health Technol 2006;(79):1-4.

31. Evans JD, Scott MH. Intragastric balloon in the treatment of patients with morbid obesity. Br J Surg 2001;88(9):1245-8.

32. Lik-Man Mui W, So WY, Yau PY, Lam CH, Yung MY, Cheng AY et al. Intragastric balloon in ethnic obese chinese: initial experience. Obes Surg 2006;16(3): 308-13.

33. Giardiello C, Cristiano S, Cerbone MR, Troiano E, Iodice G, Sarrantonio G. Gastric perforation in an obese patient with an intragastric balloon, following previous fundoplication. Obes Surg 2003;13(4):658-60.

34. Roche-Nagle G, Mulligan E, Connolly E, Lane B. Unusual cause of a perforated stomach. Ann R Coll Surg Engl 2003;85(6):396-7.

35. Ballare M, Orsello M, Del Piano M. A case of death after insertion of an intragastric balloon for treatment of morbid obesity. Dig Liver Dis 2004;36(7):499.

36. Kim WY, Kirkpatrick UJ, Moody AP, Wake PN. Large bowel impaction by the BioEnterics Intragastric Balloon (BIB) necessitating surgical intervention. Ann R Coll Surg Engl 2000;82(3):202-4.

37. Kerrigan DD. Large bowel impaction by the BioEnterics Intragastric Balloon necessitating surgical intervention. Ann R Coll Surg Engl 2001;83(2):148.

38. Eynden FV, Urbain P. Small intestine gastric balloon impaction treated by laparoscopic surgery. Obes Surg 2001;11(5): 646-8.

39. Francica G, Giardiello C, Scarano F, Cristiano S, Iodice G, Delle Cave M. Ultrasound diagnosis of intragastric balloon complications in obese patients. Radiol Med 2004; 108(4):380-4.

40. Francica G, Giardiello C, Iodice G, Cristiano S, Scarano F, Delle Cave M et al. Ultrasound as the imaging method of choice for monitoring the intragastric balloon in obese patients: normal findings, pitfalls and diagnosis of complications. Obes Surg 2004;14(6):833-7.

41. Nijhof HW, Steenvoorde P, Tollenaar RA. Perforation of the esophagus caused by the insertion of an intragastric balloon for the treatment of obesity. Obes Surg 2006;16(5):667-70.

42. Loffredo A, Cappuccio M, De Luca M, De Werra C, Galloro G, Naddeo M et al. Three years experience with the new intragastric balloon, and a preoperative test for success with restrictive surgery. Obes Surg 2001;11(3):330-3.

43. Hodson RM, Zacharoulis D, Goutzamani E, Slee P, Wood S, Wedgwood KR. Management of obesity with the new intragastric balloon. Obes Surg 2001;11(3):327-9.

44. Busetto L, Enzi G, Inelmen EM, Costa G, Negrin V, Sergi G et al. Obstructive sleep apnea syndrome in morbid obesity: effects of intragastric balloon. Chest 2005;128(2):618-23.

45. Busetto L, Segato G, De Luca M, Bortolozzi E, MacCari T, Magon A et al. Preoperative weight loss by intragastric balloon in super-obese patients treated with laparoscopic gastric banding: a case-control study. Obes Surg 2004;14(5):671-6.

46. Alfalah H, Philippe B, Ghazal F, Jany T, Arnalsteen L, Romon M et al. Intragastric balloon for preoperative weight reduction in candidates for laparoscopic gastric bypass with massive obesity. Obes Surg 2006;16(2):147-50.

CAPÍTULO 157

PIRTI – PRÓTESE INTRAGÁSTRICA REGULÁVEL TOTALMENTE IMPLANTÁVEL E OUTRAS NOVAS TÉCNICAS. O QUE FAZER?

Marcelo Engracia Garcia • Artur A. Parada • Oswaldo Luiz Pavan

INTRODUÇÃO

Sobrepeso e obesidade são problemas mundiais com enorme repercussão na saúde dos indivíduos e da sociedade.

O diagnóstico da obesidade é simples e baseia-se em medidas antropométricas como peso corporal, altura e circunferência abdominal.

Os diferentes tipos de obesidade são determinados pelo índice de massa corpórea, que, junto com a circunferência abdominal e as condições de comorbidade, bem como com os fatores de risco, determinam o risco individual de morbidade e de mortalidade. A obesidade se deve a fatores psicológicos, genéticos, ambientais e sobretudo é conseqüência da ingestão excessiva de calorias e do estilo de vida sedentário.

TRATAMENTO

O tratamento da obesidade é complexo. Em todos os momentos, mudanças no estilo de vida do indivíduo obeso são mandatórias, incluindo dieta, exercícios e modificação do comportamento.

Ao mesmo tempo, por ser uma condição crônica, de fatores determinantes difíceis de se controlar mesmo com medicamentos, sabe-se que apenas dieta e exercícios são ineficazes em geral.

Assim, o tratamento cirúrgico da obesidade se impõe e vem avançando consideravelmente nas últimas cinco décadas. Hoje, nas mãos de cirurgiões experientes, os pacientes podem reduzir sua massa corpórea em 50% com métodos puramente restritivos e, em até 75%, com métodos combinados (restritivos e disabsortivos). Todos os métodos de perda de peso podem levar a uma queda importante nas comorbidades e melhorar substancialmente a qualidade de vida. A mortalidade varia de 0,2% a 1%, e a morbidade gira em torno de 20% nos bons serviços. Trata-se de uma prática já consolidada no tratamento da obesidade.

Como sabemos, as cirurgias bariátricas podem ser restritivas, limitando a quantidade de alimentos ingeridos; disabsortivas, limitando a quantidade de nutrientes absorvidos; ou uma combinação de ambas. Os dois procedimentos cirúrgicos mais comumente realizados são a banda gástrica ajustável e o *bypass* (freqüentemente laparoscópico) em Y de Roux (Capella). As duas cirurgias podem levar a uma perda de 50% da massa corporal, com o controle da maior parte das comorbidades como diabetes e hipertensão arterial sistêmica. Apesar de grande número de autores considerarem a banda gástrica efetiva, nós a abandonamos há cerca de cinco anos, inicialmente em pacientes com IMC > 36 e depois, definitivamente, por não ser um método resolutivo.

O nutrólogo, os exercícios físicos e o psiquiatra/psicólogo potenciam uma cirurgia bem elaborada e consolidam os resultados de um serviço. É sempre necessária a observação de uma dieta rigorosa e o acompanhamento por parte de uma equipe multidisciplinar.

Com a cirurgia, apesar de suas complicações, não só há um controle do peso, que é praticamente definitivo, mas também a resolução de algumas das mais importantes patologias a ela associadas: diabetes, hipertensão arterial, doenças dislipidêmicas, apnéia do sono, doença do refluxo gastroesofágico, alterações articulares degenerativas, estase venosa, esteatose hepática não-alcoólica, incontinência urinária e infertilidade.

São candidatos à cirurgia da obesidade os pacientes com massa corporal (IMC) superior a 40 kg/m² ou entre 34 kg/m² e 40 kg/m² quando existir morbidade associada, como as elencadas acima.

Hoje existem também os métodos alternativos de preenchimentos gástricos (balão intragástrico, *butterfly* e a Prótese Intragástrica Regulável Totalmente Implantável – PIRTI).

PIRTI

Dentre os métodos que têm sido utilizados, iniciamos, no Brasil, o emprego da PIRTI (Prótese Intragástrica Regulável Totalmente Implantável).

O difusor da técnica é o Dr. Giorgio Gaggiotti, da Clinica Chirurgica da Università Politecnica delle Marche, em Ancona, Itália.

A cirurgia consiste na aplicação de uma prótese de poliuretano na parte superior do estômago, área do órgão responsável pelo estímulo da saciedade e da fome. Durante o processo, é implantado também um cateter com um calibrador, que conecta o balão da prótese com um *porth* colocado no subcutâneo e que possibilita inflar ou esvaziar a prótese com facilidade, de acordo com as necessidades do paciente.

A PIRTI é uma combinação da técnica do balão gástrico com a da gastrostomia endoscópica.

Após punção abdominal e apreensão do fio-guia (laço) por via endoscópica, o mesmo é removido por via oral. A prótese é então conectada ao guia e posicionada no estômago após tração do conjunto e perfuração da parede gástrica (semelhante à gastrostomia). O cateter conectado à prótese é parcialmente seccionado e fixado ao *porth*, que permanece no subcutâneo, onde é fixado no quadrante superior esquerdo a cerca de 8 cm da incisão para a punção e tração da prótese, usualmente no epigástrio, próximo ao apêndice xifóide.

Todo o processo endoscópico e cirúrgico dura em torno de 40 minutos. O paciente permanece no hospital entre 1 e 2 dias, sendo a prótese insuflada com 250 ml a 450 ml de ar, no dia seguinte após o procedimento, com punção do *porth* com agulha especial que acompanha o *kit* da PIRTI. No pré e pós-operatório, prescrevemos antibióticos, uma vez que a infecção da ferida operatória abdominal é a maior e mais temível complicação desse procedimento.

Dentre os efeitos colaterais, em geral, não se incluem as náuseas, os vômitos e o desconforto abdominal característicos do balão intragátrico convencional. Depois de feita a colocação da prótese, assim como em outras técnicas, o paciente terá de fazer um acompanhamento com equipe multidisciplinar. A prótese poderá ficar por até dois anos no estômago do paciente e isso alonga o prazo para a reeducação alimentar. A perda de peso não ocorre pelo tamanho do balão, mas, sim, em função do ponto em que o mesmo é instalado (região do corpo alto, face anterior).

Essa técnica, por ser uma cirurgia simples e pouco invasiva, pode ser indicada para pacientes que ainda não estão com comorbidades, mas que caminham para isso. Desse modo, pessoas com um IMC de 30 kg/m², por exemplo, porém

com problemas ocasionados pelo excesso de peso, como hipertensão e dislipidemias, poderiam ter sua cirurgia indicada.

O registro da cirurgia na Anvisa saiu em 19/08/2004, e a primeira operação no Brasil foi realizada em julho de 2005.[1] Até agora, dois pacientes optaram pelo implante da prótese. Houve uma perda de 12% da massa corpórea, nos dois casos, após oito meses. No entanto, após esse período, uma das pacientes apresentou infecção na ferida operatória, o que levou à retirada endoscópica e cirúrgica da prótese, sem comprometer o emagrecimento anterior. A outra, após trauma emocional, recuperou grande parte do peso perdido. Na Europa, principalmente na Itália, onde já foram realizadas cerca de 50 cirurgias, a média de perda de peso tem sido de 10% a 15% do total da massa corpórea no primeiro ano.

A PIRTI, por ser um método novo, ainda tem um longo caminho a percorrer para ocupar, ou não, um espaço no tratamento da obesidade (Figuras 157.1 e 157.2).

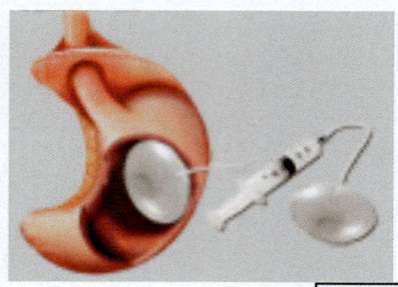

PIRTI

FIGURA 157.2

Esquema ilustrativo da PIRTI colocada no estômago

RESUMINDO

A questão não é só emagrecer, mas fazê-lo com mudanças de hábitos, sem efeitos colaterais, sem complicações sérias e com qualidade de vida.

A cirurgia bariátrica, infelizmente, tem também potencial para provocar uma série de complicações nutricionais e metabólicas. Essas complicações se devem principalmente às profundas mudanças anatômicas provocadas pela cirurgia, principalmente no trato gastrointestinal e particularmente na cirurgia de Capella e no duodenal switch.

Deficiências de macronutrientes podem incluir intensa desnutrição protéico-calórica e má absorção de gorduras. Em relação aos micronutrientes, os que mais comumente faltam são vitamina B12, ferro, cálcio e vitamina D. Também a tiamina, o ácido fólico e as vitaminas lipossolúveis podem faltar. Só o monitoramento e a correção das anormalidades podem evitar as patologias causadas por esses desequilíbrios.

A maior parte das complicações está na área gastrointestinal: as deficiências vitamínicas e minerais, a síndrome de *dumping*, náuseas e vômitos, fístula da linha anastomótica, principalmente por falhas da sutura mecânica, infecções, estenoses das anastomoses com obstrução intestinal, ulcerações, sangramentos, lesão do baço no intra-operatório e diarréia.

Pela agressividade e complicações associadas, há restrições à cirurgia ba-

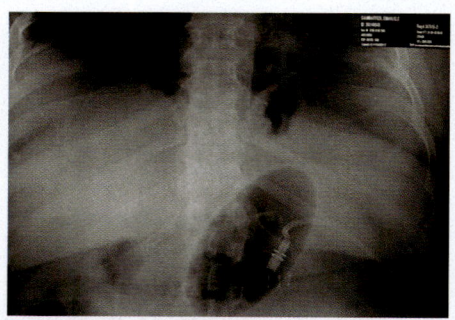

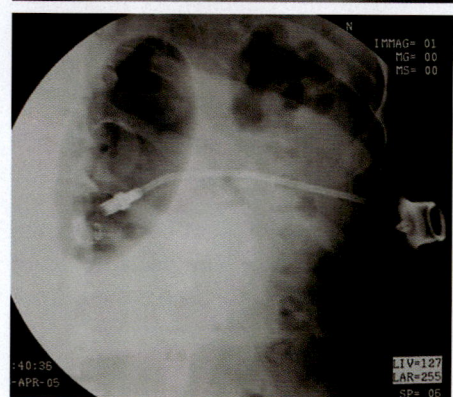

FIGURA 157.1

Radiografias evidenciando a PIRTI bem locada, com o *porth* subcutâneo

riátrica, que ainda não se tornou um método totalmente seguro para combater a obesidade. Enquanto isso, técnicas alternativas – como gastroplastias endoluminares com suturas endoscópicas,[2,3] técnicas combinadas endoscópico-laparoscópicas,[4] PIRTI e outras – vão aparecendo e tentando ocupar seu espaço no tratamento dessa patologia epidêmica, a obesidade mórbida e suas mazelas, que representa um dos maiores desafios da medicina atual.

REFERÊNCIAS BIBLIOGRÁFICAS

1. Parada AA, Garcia ME et al. PIRTI. Nova técnica endoscópica para tratamento da obesidade. XVII Seminário Brasileiro de Endoscopia Digestiva; Vitória, 2005.
2. Hu B, Chung SC et al. Transoral obesity surgery: endoluminal gastroplasty with an endoscopic suture device. Endoscopy 2005;37(5):411-4.
3. Awan An, Swain CP. Endoscopic vertical band gastroplasty with an endoscopic sewing machine. Gastrointest Endosc 2002;55(2):254-6.
4. Felsher J, Rosen M et al. A novel endolaparoscopic intragastric partitioning for treatment of morbid obesity. Surg Laparosc Endosc Percutan Tech 2004;14(5):243-6.

CAPÍTULO 158

MARCA-PASSO, PRÓTESES E OUTRAS PERSPECTIVAS DE TRATAMENTO ENDOSCÓPICO DA OBESIDADE

Manoel Galvão Neto

Almino Cardoso Ramos • Josemberg Marins Campos

MARCA-PASSO GÁSTRICO

INTRODUÇÃO

Existe um marca-passo intrínseco no estômago localizado na parte proximal do corpo gástrico ao longo da grande curvatura. A atividade mioelétrica gástrica gerada por esse marca-passo é constituída por dois componentes: as ondas rítmicas onipresentes, chamadas de ondas lentas, e as espículas. As ondas gástricas lentas têm uma freqüência de 3 cpm (ciclos por minuto) em humanos e 5 cpm em cães. Ela se propaga distalmente com velocidade e amplitude crescentes.[1] A onda gástrica lenta determina a freqüência e a propagação das contrações gástricas. As espículas que ocorrem no ápice das ondas lentas estão diretamente associadas com contrações gástricas. O estômago contrai quando as espículas ocorrem nas ondas lentas. Dessa maneira, a atividade mioelétrica gástrica tem importância significativa na regulação da motilidade gástrica. Ondas lentas típicas são mostradas na Figura 158.1.

As anormalidades gástricas mioelétricas são sabidamente associadas com alterações na motilidade gástrica e são freqüentemente descritas em pacientes com dispepsia funcional.[2] Só recentemente, a estimulação elétrica do estômago foi aplicada no tratamento da obesidade.[3] Foi o cirurgião italiano Valério Cigaina quem desenvolveu o con-

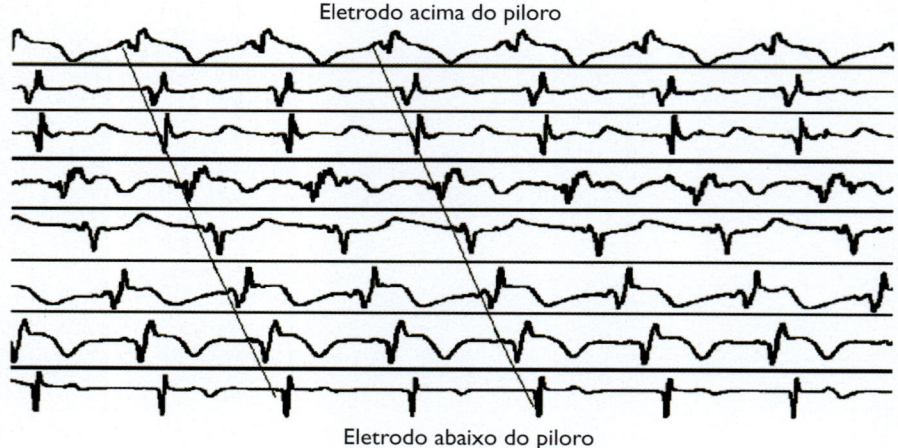

Eletrodo acima do piloro

Eletrodo abaixo do piloro

FIGURA 158.1

Ondas gástricas lentas gravadas de eletrodos implantados na superfície serosa da grande curvatura gástrica em um cão sadio. O traçado superior foi obtido acima do piloro e o inferior abaixo. Figura modificada de Chen JDZ[19]

ceito, implantou os primeiros estimuladores gástricos em animais entre 1990 e 1995, realizou o primeiro implante em humanos em 1996 e fez o primeiro estudo com estimulador gástrico implantável ou, como conhecido em inglês, *implantable gastric stimulator* (IGS). O IGS vem sendo utilizado na Europa e nos Estados Unidos em estudos multicêntricos e ainda tem *status* investigacional. Como no Brasil ainda não existe experiência clínica oficial, foi levada a cabo uma revisão sistemática da literatura com o termo *implantable gastric stimulator* no Medline, cuja compilação vai ser descrita neste capítulo.

O IGS é posicionado em uma bolsa subcutânea e origina pulsos elétricos repetitivos para o estômago por meio de um par de eletrodos implantados na camada seromuscular do estômago ao longo da pequena curvatura, por via laparoscópica. O estímulo elétrico típico do IGS é composto de séries repetitivas de pulsos. A duração de cada série (também chamada de período "ligado") é de dois segundos, e dentro de um série de dois segundos ocorrem pulsos repetitivos numa freqüência de 40 Hz, com uma profundidade de 300 µseg e uma amplitude de 6 mA a 10 mA. Entre duas séries consecutivas ocorre um período (também chamado de período "desligado") de três segundos sem estímulo. Em outras palavras, o pulso é gerado numa taxa de 12 por minuto.

MECANISMOS DE AÇÃO

Intuitivamente observando, um IGS deve alterar ou prejudicar as ondas lentas gástricas intrínsecas pelo fato de que sua estimulação ocorre numa freqüência de 12 séries por minuto contra 3 cpm do marca-passo gástrico. Essa possível alteração das ondas gástricas lentas deveria ou poderia levar a uma alteração na motilidade gástrica. E mais, a estimulação gástrica elétrica também pode vir a modular atividades neuronais e liberação de hormônios. Abaixo estão alguns dos possíveis mecanismos de ação do IGS e suas evidências.

MECANISMOS DE AÇÃO DO IGS ENVOLVENDO ATIVIDADE GÁSTRICA MIOELÉTRICA

Um estudo em cães[4] confirmado por recente estudo em humanos[5] obesos usando o mesmo modelo de IGS demonstrou que a estimulação elétrica crônica altera as ondas gástricas lentas, reduzindo não só seu ritmo, mas também sua amplitude em estado de jejum. Sob condições normais, ocorre um aumento na amplitude das ondas gástricas lentas após uma refeição, a qual está diretamente relacionada com um aumento da contratilidade do estômago. Esse aumento pós-prandial foi significativamente reduzido com a estimulação elétrica gástrica. Esses efeitos não são observados em estado de jejum quando o estômago está vazio. Esses dados sugerem que o IGS afeta mais as ondas lentas gástricas fisiológicas assim que a refeição é ingerida. O estudo em humanos mostrou ainda um aumento percentual de taquigastria, que vem a ser um ritmo elétrico gástrico de freqüência maior associado a uma peristalse gástrica diminuída.

MECANISMOS DE AÇÃO DO IGS ENVOLVENDO ATIVIDADE MOTORA GÁSTRICA

A atividade motora gástrica tem um importante papel na regulação da ingesta alimentar. Sobre ingesta de comida, o estômago relaxa para acomodá-la, sendo esse processo chamado, entre outros termos de, "acomodação gástrica", que é medida pela diferença entre o volume gástrico antes e após uma refeição. Durante o processo de ingesta alimentar, o estômago se distende, fazendo com que os receptores de pressão na parede gástrica sejam ativados e enviem um sinal de saciedade para o cérebro via nervo vago. Em seqüência, o estômago impele a comida em direção ao duodeno por meio de contrações rítmicas propulsivas (peristalse). Estudos em cães[7] demonstraram que a estimulação elétrica gástrica a uma certa freqüência diminui o tônus gástrico, desse modo induzindo distensão e reduzindo a acomodação gástrica. A acomodação gástrica foi também reduzida pelo aumento do volume gástrico em jejum. A distensão gástrica é atribuída supostamente pela estimulação elétrica gástrica ativando receptores de pressão no estômago e mandando um sinal de saciedade para o cérebro, mesmo sem real ingestão de comida no estômago.

Adicionalmente à distensão gástrica, a estimulação elétrica gástrica com o IGS também inibe as contrações gástricas. Em estudo com cães, tal estimulação elétrica foi capaz de suprimir completamente as contrações gástricas de modo agudo (Figura 158.2). Pela inibição das contrações antrais, espera-se um esvaziamento gástrico retardado que leve a uma diminuição na ingesta alimentar.

MECANISMOS DE AÇÃO DO IGS NA SENSIBILIDADE VISCERAL

Existem evidências substanciais demonstrando que uma sensibilidade visceral aumentada está associada com alterações de funções gástricas, tais como redução na acomodação gástrica e esvaziamento gástrico retardado, além de causar sintomas dispépticos como saciedade precoce e perda de peso. Foi realizado um recente estudo com 12 voluntários saudáveis utilizando IGS temporário, com eletrodo implantado por endoscopia com cateter passado por via nasal, por período de três dias consecutivos, para avaliação dos efeitos da estimulação elétrica gástrica na sensação visceral, máxima ingesta de água e esvaziamento gástrico de sólidos. Os resultados apontaram para uma redução na acomodação gástrica e um esvaziamento gástrico retardado com a estimulação com o IGS que se correlacionaram com a sensibilidade visceral à estimulação gástrica.

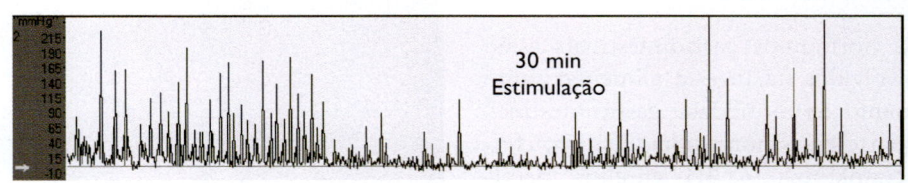

FIGURA 158.2

Contrações gástricas medidas em um cão saudável em jejum. A estimulação elétrica gástrica foi realizada por 30 min após registro de 30 min. como linha de base. A inibição de contrações pode ser vista durante a estimulação e até mesmo após a mesma. Figura modificada de Chen JDZ[19]

MECANISMOS DE AÇÃO DO IGS ENVOLVENDO O SISTEMA NERVOSO CENTRAL

O balanço entre a ingesta alimentar e o gasto energético é controlado pelo cérebro ou pelo sistema nervoso central. Bem estabelecida está a interação cérebro-intestino. Sinais elétricos, mecânicos, térmicos e químicos no intestino são transmitidos para o cérebro por via do nervo vago. Desse modo, a estimulação elétrica gástrica afeta as atividades mecânicas e elétricas do estômago. A forma como esses efeitos convergem para o cérebro e para o sistema nervoso central deve ser esclarecida. Estudos preliminares sugerem o envolvimento do IGS com o sistema nervoso central. Em estudo com cães, encontrou-se que o estímulo agudo e crônico com o IGS reduz as atividades vagais eferentes[4] e que esse efeito inibitório foi abolido com vagotomia. Em outro estudo com ratos, as atividades neuronais, quando registradas em linha de base e em estimulação elétrica gástrica no *nucleus tractus solitarii* (NTS), demonstraram um ponto convergente no cérebro recebendo as entradas de outras partes do corpo. Quanto maior a estimulação com o IGS, maior a resposta. Outro estudo com roedores sugere a excitação de neurônios no NTS com estimulação elétrica gástrica.

MECANISMOS DE AÇÃO DO IGS ENVOLVENDO HORMÔNIOS

Os hormônios gastrointestinais estão envolvidos na ingesta alimentar tanto quanto na motilidade gastrointestinal. Dentre esses hormônios, leptina, cholecystokinina (CCK), ghrelina, peptídeo YY (PYY) e peptídeo *glucacon-like* (GLP-1) são os mais citados. Pouco se sabe do possível envolvimento desses hormônios com a estimulação elétrica gástrica. Em um estudo clínico em 11 pacientes obesos mórbidos, o efeitos da estimulação elétrica gástrica em alguns hormônios gastrointestinais foi investigado.[8] Notou-se redução da leptina após seis meses de tratamento com IGS, e essa redução correlacionou-se com a perda de peso esperada. Surpreendentemente, no entanto, a redução na resposta refeição-relacionada foi também observada com a CCK e com a somatostatina. Também ouve uma redução em jejum do GLP-1. Os autores então postularam que a queda desses hormônios poderia ser atribuída a uma depleção deles devido à estimulação crônica com o IGS, porém mais estudos são necessários para clarear o tema.

TÉCNICA OPERATÓRIA

ACESSO LAPAROSCÓPICO[10]

É utilizado acesso laparoscópico com pneumoperitônio e introdução de três trocateres (Figura 158.3), sendo um no nível supra-umbilical à esquerda para a óptica, um no quadrante superior direito e um no subcostal esquerdo, onde o IGS vai ser implantado por dissecção do subcutâneo. O guia com agulha na ponta (Figura 158.4), onde está a bainha com os eletrodos, é introduzido pelo trocater à esquerda e passado em profundidade seromuscular com acompanhamento endoscópico (Figura 158.5) pela pequena curvatura gástrica, de modo a deixar a bainha com os eletrodos no nível da pata de ganso (Figura 158.6). Os eletrodos são fixados com sutura ou clipes, e sua parte distal é exteriorizada pelo trocater da esquerda. Os trocateres são então retirados após confirmação endoscópica da integridade da mucosa gástrica. O cateter dos eletrodos é conectado ao IGS (Figura 158.7), que é implantado no subcutâneo, aproveitando-se a incisão do trocater da esquerda.

ACESSO ENDOSCÓPICO[9]

É realizado apenas para posicionamento temporário de eletrodo do IGS para estudos agudos. Para tanto, utiliza-se um

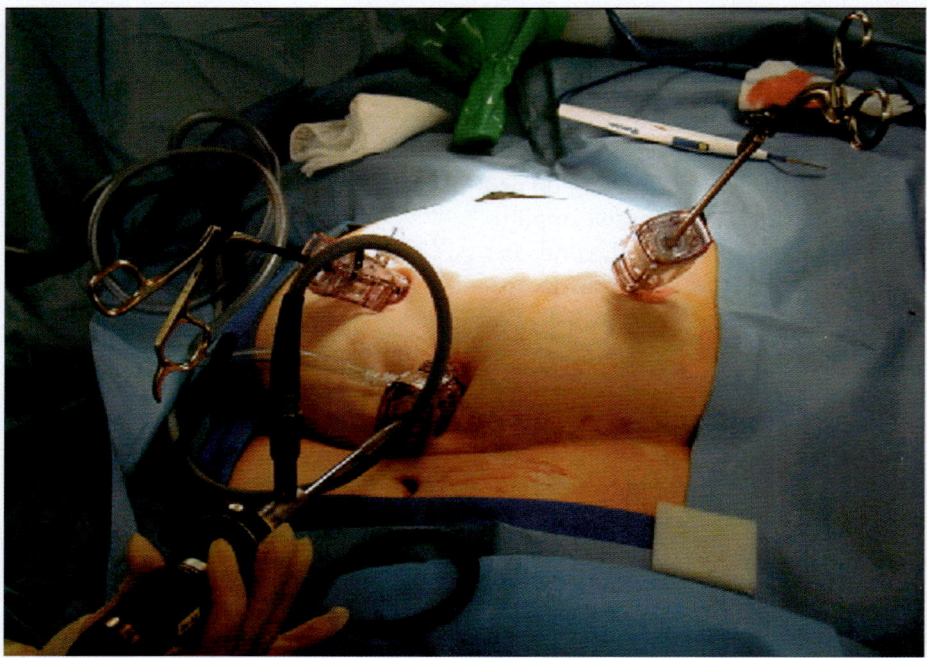

FIGURA 158.3

Posicionamento dos trocateres. Figura obtida do artigo de Miller KA[10]

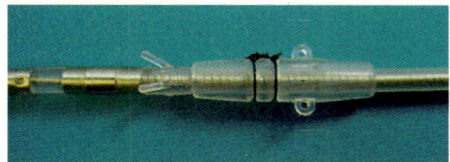

FIGURA 158.4

Guia do eletrodo. Figura obtida do artigo de Miller KA[10]

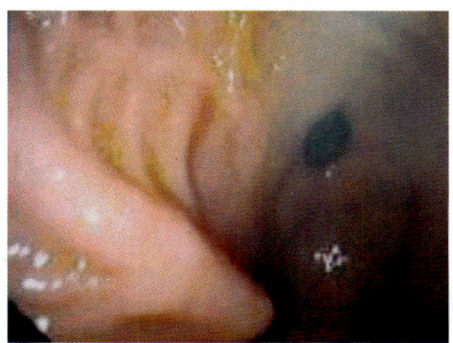

FIGURA 158.5

Acompanhamento endoscópico para verificação da integridade da mucosa. Figura obtida do artigo de Miller KA[10]

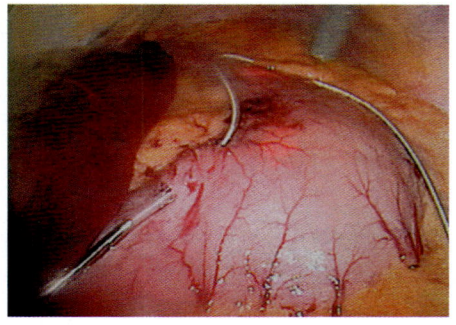

FIGURA 158.6

Eletrodo passado por túnel seromuscular na pequena curvatura gástrica ao nível da "pata de ganso". Figura obtida do artigo de Miller KA[10]

guia de marca-passo transvenoso cardíaco temporário que tem um sistema de fixação na ponta tipo "saca-rolhas". Esse guia é introduzido via nasal, com posterior exposição da bainha, com os eletrodos no estômago sendo posicionados por endoscopia na grande curvatura, 5 cm acima do piloro, e fixados com clipes endoscópicos (Figura 158.8).

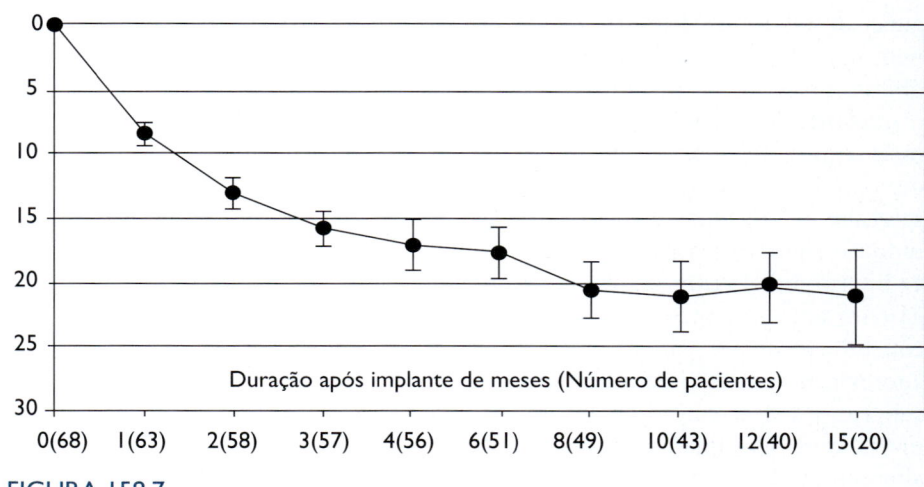

Duração após implante de meses (Número de pacientes)

0(68) 1(63) 2(58) 3(57) 4(56) 6(51) 8(49) 10(43) 12(40) 15(20)

FIGURA 158.7

IGS com eletrodo e guia. Figura obtida do artigo de Miller KA[10]

ESTUDOS CLÍNICOS

EUROPA

Estudo *LOOS (Laparoscopic Obesity Stimulation Survey)*[11]

Trata-se de um estudo de segurança e eficácia sobre o IGS com desenho de estudo clínico prospectivo controlado não-randomizado, com 69 pacientes de cinco países europeus e com 11 centros de investigação (Itália, Áustria, Alemanha, Bélgica e Portugal), realizado entre 2002 e 2003. Nesse estudo foi utilizado um guia de estimulação com

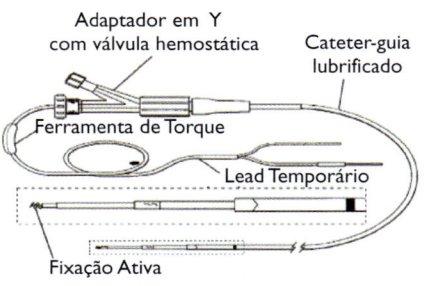

Adaptador em Y com válvula hemostática

Ferramenta de Torque

Cateter-guia lubrificado

Lead Temporário

Fixação Ativa

FIGURA 158.8

Guia de marca-passo transvenoso cardíaco temporário (Modelo 6416, Medtronic®, Switzerland). Figura obtida do artigo de Yao S et al[9]

eletrodo implantado na parede gástrica (pequena curvatura no nível da pata de ganso), fixado com clipes e sutura, conectado a um gerador de pulso eletrônico (Transcend IGS®, Transneuronix Inc., Mt Arlington, NJ, EUA) implantado no subcutâneo. Em um subgrupo de 19 pacientes, foram também avaliados escores de apetite e saciedade, além de dosagem de ghrelina antes do procedimento e após seis meses. Os critérios de inclusão foram: idade de 18 a 65 anos; IMC de 35 kg/m² a 40 kg/m² com comorbidade ou de 40 kg/m² a 45 kg/m², além de uso de contracepção em mulheres e capacidade de deslocamento aos centros de estudo. Os IGS ficaram desligados por um período de 30 dias, sendo então ativados para uma amplitude de 10,0 mA e profundidade de 208 µseg, dentre outros parâmetros. Após seis meses, a amplitude e a profundidade do pulso elétrico eram aumentadas para 12,2 mA e 650 µseg respectivamente, com programação de desligar à noite. Sete pacientes apresentaram perfuração gástrica intra-operatória com reposicionamento imediato sob visualização endoscópica. Um foi reoperado para liberar uma agulha de guia retida. Um paciente apresentou dor no sítio de implante do IGS, resolvida com medicação antiinflamatória não-esteróide. Não ocorreram deslocamentos nos guias de eletrodos durante o estudo, nem complicações perioperatórias ou óbitos. Esses dados demonstram que o implante de IGS via laparoscópica é mais seguro que qualquer outro procedimento bariátrico até então. No escore visual de saciedade e apetite, houve redução significativa na saciedade pós e interprandial com a estimulação gástrica após seis meses. Desse modo, concluiu-se que o IGS produz efeito anorexígeno em pacientes obesos. No subgrupo de pacientes que avaliou os níveis, os de ghrelina em jejum não se alteraram após o implante do IGS como se alteram com pacientes submetidos a dietas hipocalóricas, o que poderia explicar o apetite diminuído encontrado no escores.

Já a perda de excesso de peso (EWL) média observada foi de 17,8% em 6 meses (*follow-up* de 57 em 69 pacientes) e de 21% em 10 meses (*follow-up* de 43 em 69 pacientes), que se manteve nesse patamar nos 20 pacientes em seguimento de 15 meses (Figura 158.9).

ESTADOS UNIDOS

ESTUDO O-01[12,13]

Foi um estudo clínico multicêntrico, randomizado, duplo-cego, placebo-controlado realizado no ano de 2000 em 103 pacientes distribuídos por dez centros de investigação. Os critérios de inclusão foram: idade de 18 a 50 anos e IMC de 40 kg/m^2 a 55 kg/m^2. Nesse estudo foi utilizado um guia de estimulação com eletrodo na parede gástrica (pequena curvatura no nível da pata de ganso sem fixação extra) conectado a um gerador de pulso eletrônico (Transcend® modelo 2000, Transneuronix Inc., Mt Arlington, NJ, EUA) implantado no subcutâneo. No meio do estudo descobriu-se que um número significante de guia de eletrodos havia se deslocado parcial ou completamente, levando à modificação da técnica com fixação do eletrodo à parede gástrica com suturas e clipes. Trinta dias após o implante, os pacientes eram randomizados para grupo de tratamento (*on*), com o IGS ligado, e de controle (*off*), com o IGS permanecendo desligado. Tanto os pacientes como os pesquisadores foram mantidos sem a informação se o IGS estava ou não ligado por seis meses. Nos pacientes do grupo *on*, os IGS foram programados para gerar pulsos com amplitude de 6,0 mA e profundidade de 208 µseg.

O resultado principal a ser analisado no estudo era o percentual de perda de excesso de peso (EWL) na diferença entre a linha de base e após seis meses de estimulação elétrica gástrica. Após seis meses, os paciente do grupo *off* (controle) tiveram seus IGS ativados e foram seguidos. Nesse estudo não foi realizado aconselhamento dietético ou comportamental. A penetração luminal da agulha com o guia de eletrodos ocorreu em 20 pacientes, que foram reposicionados sob orientação endoscópica para avaliação da integridade da mucosa. Já o deslocamento do guia de eletrodos após o implante se deu em 17 dos primeiros 41 pacientes e levou à alteração da técnica anteriormente descrita. O tempo operatório foi de 73,2 minutos em média (22 a 150 minutos), sem complicações maiores ou mortalidade, sendo que a maioria dos pacientes teve alta no dia seguinte ao implante.

Com relação à perda de peso, não houve diferença significativa entre os dois grupos ao final do período de randomização. A perda percentual do excesso de peso foi de 1,3% no grupo *on* (grupo de estudo) e de 2,4% no grupo *off* (grupo de controle). Ao final de 12 meses, a perda de excesso de peso nos dois grupos com o IGS ativado foi de 2,5%. No entanto, houve um subgrupo que apresentou perda de excesso de peso significante de 5% em 23% do total de pacientes. Nesse subgrupo, o EWL médio foi de 10,3%, aumentando para 12% no seguimento de 29 meses, com *follow-up* de 20% (Figura 158.10).

ESTUDO DIGEST (DUAL-LEAD IMPLANTABLE GASTRIC ELECTRICAL STIMULATION TRIAL)[12,13]

Estudo prospectivo não randomizado do tipo *open-label* realizado no ano de 2002 com 30 pacientes em dois centros de investigação. Os critérios de inclusão foram: idade de 18 a 50 anos; IMC de 40 kg/m^2 a 55 kg/m^2 e IMC entre 35 kg/m^2 a 39 kg/m^2 com ao menos uma comorbidade significativa. Antes de entrar no estudo, os pacientes passaram por análise psicológica e por questionário

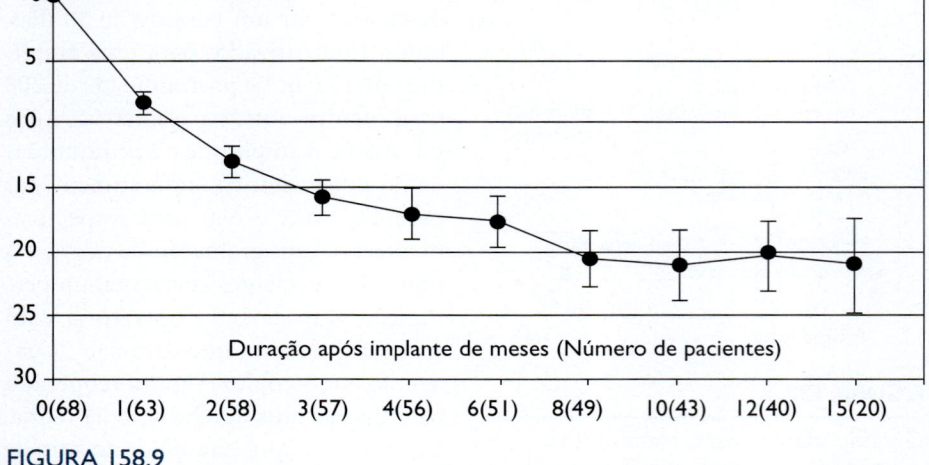

FIGURA 158.9

Perda de peso médio (%EWL) no estudo LOSS com desvio-padrão. Figura modificada do artigo de De Luca M[11]

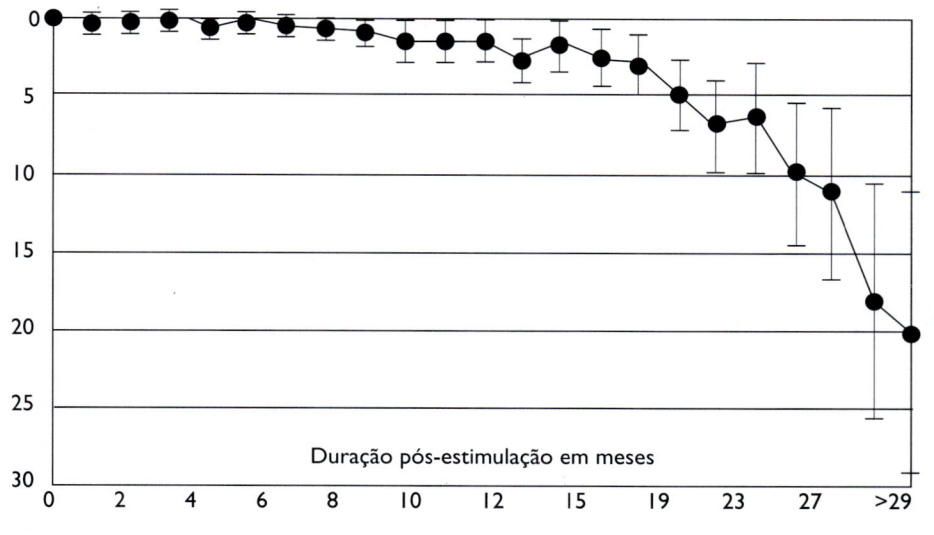

FIGURA 158.10

Perda de peso médio (%EWL) no estudo O-01 com desvio-padrão. Figura modificada do artigo de Shikora SA[12]

Com relação à perda de peso, aos 12 meses, 71% dos pacientes tinham perdido peso, sendo que 54% perderam mais que 10% de EWL e 29% perderam mais que 20% de EWL. Aos 16 meses de *follow-up*, a perda média do excesso de peso era de 23% (Figura 158.11 e 158.12).

ESTUDO SHAPE (SCREENED HEALTH ASSESSMENT & PACER EVALUATION)[12,13]

A experiência mundial com o IGS demonstra perda de peso em relação à estimulação bem variável. Alguns pacientes obtêm sucesso, enquanto outros têm uma resposta pequena ou nula. De modo a refinar esses resultados, 224 pacientes submetidos ao IGS em estudos controlados tiveram seus dados como idade, sexo, peso, IMC e questionários SF-36 arrolados num modelo de análise estatística conhecido como análise CART. No final, revelou-se que fatores como idade, IMC, percepção do paciente de *status* físico e emocional foram significantes quanto à seleção ou à rejeição para obtenção de melhores resultados. Ao final, um algoritmo foi desenhado, de modo a predizer que deveria se esperar uma perda do excesso de peso superior a 12% nos pacientes a ele submetidos. Esse algoritmo foi então validado

sobre comer compulsivo (*binge eating*). Os critérios de exclusão foram semelhantes aos do estudo O-01, porém se excluíram também pacientes diabéticos com hemoglobina glicosilada maior que 6 mg/dl. Nesse estudo foi utilizado o estimulador Transcend II IGS 2002® (Transneuronix Inc., Mt Arlington, NJ, EUA), que se conecta a não uma, mas a duas guias de eletrodos implantados laparoscopicamente sob controle endoscópico na pequena curvatura no nível da pata de ganso, fixados com bainhas de silicone nas pontas. Duas semanas após o implante, os IGS eram ativados para pulso com amplitude de 10,0 mA e profundidade de 210 μseg. Nas visitas subseqüentes, esses parâmetros eram individualizados para a sensibilidade visceral de cada paciente. Diferentemente do estudo 0-01, os paciente foram submetidos ao programa de modificação comportamental LEARN® e freqüentavam reuniões mensais de suporte multidisciplinar. Aos pacientes foi também solicitado preencher questionário de análise de dieta e saciedade. Qualidade de vida foi avaliada pelo questionário SF-36. Aconselhamento dietético com nutricionista também foi empregado. Como no estudo O-01, não ocorreram

complicações maiores ou óbitos. No entanto, um paciente necessitou de laparoscopia revisional para recuperação de agulha perdida. Não ocorreram deslocamentos nos guias de eletrodos. Com relação ao questionário de análise de dieta e saciedade, notou-se significante redução no apetite entre refeições e na saciedade ao final das refeições. A estimulação com o IGS resultou em melhor qualidade de vida mensurada pelo questionário SF-36, tanto aos 6 meses quanto aos 12 meses de *follow-up*.

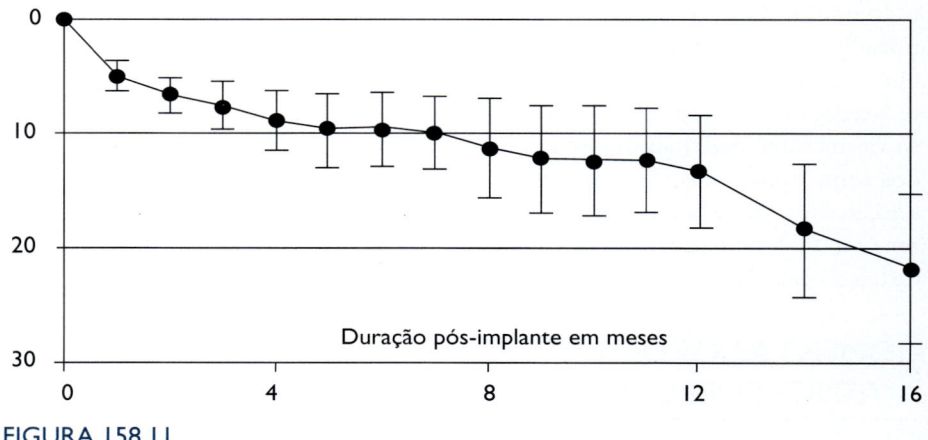

FIGURA 158.11

Perda de peso médio (%EWL) no estudo DIGEST submetido retrospectivamente ao algoritmo de seleção. Figura modificada do artigo de Shikora SA[12]

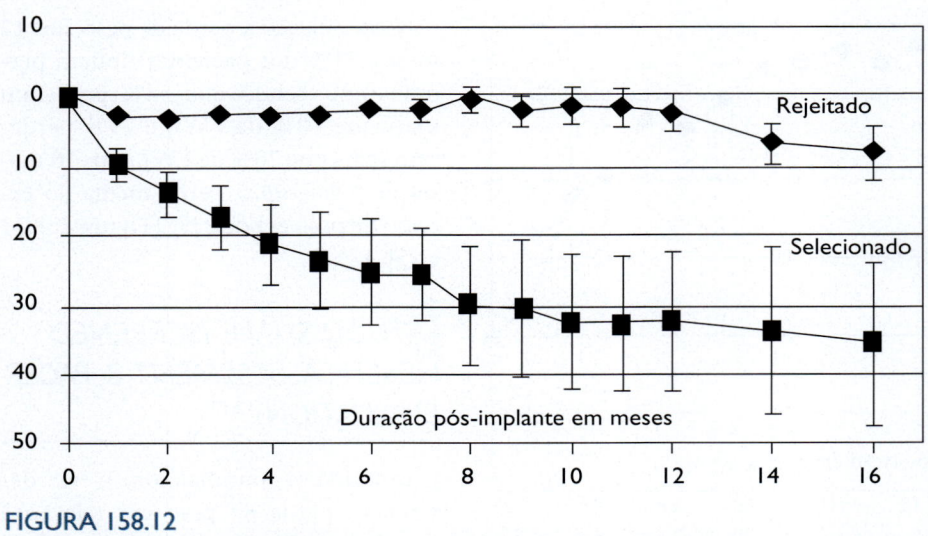

FIGURA 158.12

Perda de peso médio (%EWL) no estudo DIGEST com desvio-padrão. Figura modificada do artigo de Shikora SA[12]

retrospectivamente com aplicação nos estudos O-01 e DIGEST. No estudo O-01, o algoritmo selecionou apenas 17% da amostra. Os pacientes aprovados tiveram mais de 40% de EWL, contra apenas 4% dos rejeitados no *follow-up* de 29 meses. No estudo DIGEST, o algoritmo selecionou 33% dos pacientes, os quais obtiveram mais que 30% de EWL em 16 meses de *follow-up*. Já os pacientes rejeitados pelo algoritmo tiveram mínimo sucesso. Desse modo, para validar a precisão prospectiva do algoritmo de seleção e a eficácia do IGS nos Estados Unidos, foi então desenhado outro estudo multicêntrico, prospectivo, randomizado, placebo-controlado: o SHAPE, que ainda estava em andamento durante a redação deste capítulo. Esse estudo só vai recrutar pacientes que sejam dados como aprovados pelo algoritmo de seleção. Nesse estudo também o IGS vai ser testado contra programas de dietas de baixas calorias.

COMENTÁRIOS DOS AUTORES SOBRE O IGS

A estimulação elétrica gástrica pelo IGS é certamente um método simples e seguro no tratamento da obesidade, com comprovada eficácia na perda de peso de parte dos pacientes tratados. Carece ainda de uma melhor caracterização: quais são os pacientes ideais e que lugar o IGS vai ocupar no espectro do tratamento da obesidade mórbida. As sociedades internacionais de cirurgia de obesidade definem que um método de tratamento da obesidade mórbida deve prover perda de peso efetiva e sustentada em longo prazo com ao menos perda do excesso de peso de 50%. Por outro lado, sabe-se que, com redução efetiva e duradoura de mais de 10% do excesso de peso, a maioria das comorbidades associadas à obesidade é reduzida significativamente. A perda de peso alcançada pelo IGS está abaixo dos tratamentos cirúrgicos, porém é melhor do que a obtida com programas clínicos. Quando comparado ao balão intragástrico, a perda de peso se assemelha, porém com menos efeitos colaterais e com possibilidade de perenidade, apesar da desvantagem de se ter que periodicamente trocar a bateria do IGS. Permanece, assim, esse método, quase que em caráter investigacional. No Brasil, até o momento, não existe experiência clínica oficial ou cientificamente divulgada com o IGS no tratamento da obesidade. Por esse motivo essa parte do capítulo foi elaborada sobre um apanhado de uma revisão sistemática da literatura sobre o tema.

PRÓTESE ENDOSCÓPICA DUODENOJEJUNAL

O tratamento cirúrgico da obesidade usualmente é dividido entre procedimentos restritivos, como a banda gástrica ajustável e a gastrectomia em *sleeve* (bainha ou manga), e procedimentos restritivos-disabsortivos ou possivelmente restritivos-hormonais, nos quais o componente restritivo é geralmente dado por uma gastroplastia e o componente disabsortivo por um *bypass* sobre o intestino proximal. Os procedimentos mais representativos dessa vertente são a gastroplastia com o *bypass* em Y de Roux e as derivações biliopancreáticas. Numa analogia ao tratamento cirúrgico, o tratamento endoscópico da obesidade disponível até o momento e sobre o qual se tem mais experiência clínica é do tipo restritivo, quer como barreira mecânica, como no caso do balão intragástrico, quer como indutor de alteração funcional, como no caso da estimulação elétrica gástrica com marca-passo. Ainda na vertente restritiva, novas modalidades se apresentam e serão discutidas em capítulos específicos como o *butterfly* (restritivo-mecânico) e a injeção de toxina botulínica antral (restritivo-funcional). Na vertente disabsortiva do tratamento endoscópico da obesidade, foi criado o modelo de *bypass* endoscópico endoluminal do intestino proximal, obtido por meio de prótese endoscópica impermeável e flexível, como uma manga ancorada no duodeno e expandida de modo a recobrir o duodeno e o jejuno proximal.

Um estudo em animais empregou um tubo endoluminal duodenojejunal de polietileno com 180 cm e 360 cm de extensão, implantado por laparotomia e fixado com sutura em nível duodenal em suínos, mantido por 60 dias.[14] Foram oito animais, sendo três com implante de prótese de 180 cm, um com prótese de 360 cm e quatro usados como controle. Não ocorreram complicações pós-operatórias significantes nos animais do grupo de tratamento. Em termos de ganho de peso (visto que os suínos são modelos experimentais de crescimento e ganho de peso, e não modelos de perda de peso), os animais com a prótese significativamente ganharam menos peso que no grupo de controle. Entre os animais com prótese, o animal com prótese de 360 cm significativamente foi o que ganhou menos peso (Figuras 158.13 e 158.14).

O modelo endoscópico de *bypass* endoluminal, o GI Sleeve®, foi desenvolvido nos Estados Unidos pela companhia GI Dynamics Inc. (Watertown, MA). Trata-se de uma manga (bainha) de fluorpolímero flexível, fino e impermeável, ancorada no bulbo duodenal com um *stent* (âncora) auto-expansível e estendida por dentro da luz intestinal. Ele recobre o duodeno e o jejuno proximal, fazendo com que a comida (quimo) que vem do estômago não tenha contato com a mucosa do intestino delgado proximal nem com as secreções biliopancreáticas que escorrem por fora da manga (visto que a papila duodenal está em posição distal ao *stent* localizado no bulbo) e se encontram com o quimo no final dessa manga. O *stent* no bulbo tem um mecanismo que permite o seu colapso quando da retirada do GI Sleeve®.

Foram realizados estudos em animais para desenvolvimento do produto, assim como estudos de permanência para avaliação de segurança e eficácia. Com bons resultados em termos de segurança e eficácia, tendo os animais com o GI Sleeve® ganhado peso e crescido significativamente abaixo da curva dos animais de controle, foi desenhado o estudo de segurança e eficácia do produto em humanos do tipo prospectivo *open-label*.

Após aprovação em comissão de ética em pesquisa, foi iniciado em julho de 2005, no Hospital DIPRECA, em Santiago, no Chile, o estudo em dez pacientes obesos mórbidos candidatos à operação de gastroplastia com *bypass* laparoscópico (critérios de inclusão). O estudo ainda estava em curso quando da redação deste capítulo, devendo se encerrar em julho de 2006. Até o momento foram realizados dez implantes e sete retiradas. Como resultados preliminares, os pacientes toleraram bem o implante, permanecendo o tempo previsto de 90 dias com poucos efeitos colaterais, quase que restritos às duas primeiras semanas, do tipo náuseas e dores como cólica de leve intensidade. Os implantes e as retiradas transcorreram sem complicações graves. Todos os pacientes perderam peso com relação à linha de base, com mais de 20% de perda do excesso de peso em média. Parte das comorbidades apresentou melhora significativa, sendo que os pacientes diabéticos permaneceram euglicêmicos e sem medicações no período dos implantes. Trata-se, no entanto, de resultados preliminares, e os resultados finais devem ser apresentados ao final do ano de 2006. O mecanismo da perda de peso ocorrida e a melhora de comorbidades

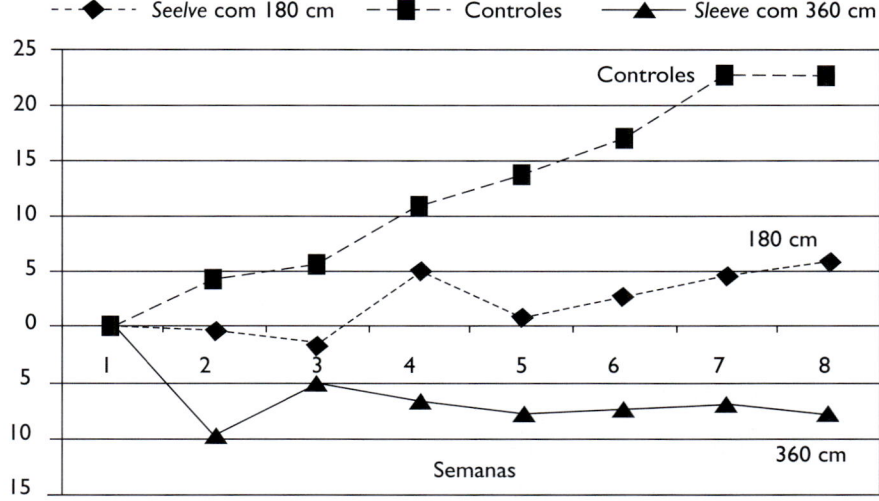

FIGURA 158.13

Ganho de peso percentual nos animais com o tubo duodeno-jejunal de 180 cm e 360 cm comparados com os controles. Figura modificada do artigo de Milone L et al[14]

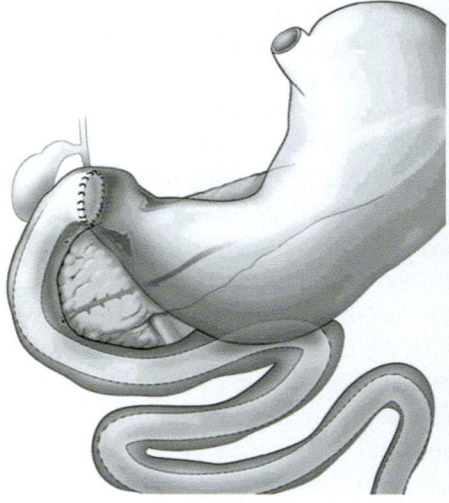

FIGURA 158.14

Representação esquemática do tubo duodeno-jejunal. Figura modificada do artigo de Milone L et al[14]

como diabetes não são ainda conhecidos. Além da possível disabsorção, algumas hipóteses testadas experimentalmente[15] apontam para que um *bypass* sobre o intestino proximal promova o retorno da homeostase ao eixo enteroinsular, com normalização na produção de hormônios como o GLP-1 e GIP, além de alguns dos hormônios orexígenos e anorexígenos.

INJEÇÃO ENDOSCÓPICA DE TOXINA BOTULÍNICA

Na linha do tratamento endoscópico da obesidade com bases restritivo-funcionais, temos o estudo realizado no Instituto Alfa de Gastroenterologia do HC da UFMG,[16] que, baseando-se em estudos animais e em um relato de caso em humanos, demonstrou que a injeção de toxina botulínica tipo A na região antro-pilórica poderia reduzir a ingesta alimentar e o peso, provavelmente pela inibição da musculatura lisa antral, causando esvaziamento gástrico retardado e saciedade precoce. O desenho do estudo foi do tipo piloto autopareado, cujo objetivo era analisar os efeitos da injeção endoscópica de toxina botulínica tipo A (Botox®) em diferentes doses na região antro-pilórica de pacientes com obesidade grau III (IMC menor que 40 kg/m²) com relação à saciedade, ao tempo de esvaziamento gástrico de sólidos e pastosos e ao peso, assim como a segurança do tratamento. Foram estudados 12 pacientes divididos em quatro grupos com 3 pacientes cada: GI 200UI Botox® em 8 pontos da região antro-pilórica, GII 200UI Botox® em 16 pontos, GIII 300UI Botox® em 16 pontos e GIII 300UI Botox® em 24 pontos. Os pacientes foram avaliados em 2, 4, 8 e 12 semanas.

Nesse estudo não ocorreram efeitos adversos atribuíveis à injeção ou outras complicações. Os pacientes relataram saciedade precoce especialmente após o almoço e o jantar. Ao final, não houve diferença estatística no IMC nem no tempo de esvaziamento gástrico com relação à linha de base, analisando os grupos individualmente. Quando analisados em conjunto, houve um aumento significativo do tempo de esvaziamento gástrico para sólidos e pastosos, porém sem alteração significativa no IMC. A discrepância entre a saciedade precoce relatada pelos pacientes e o tempo de trânsito aumentado com a ausência de perda efetiva de peso motivou os autores a desenhar outro estudo, que se encontra em curso, com desenho comparativo randomizado duplo-cego, com modificações técnicas em relação ao estudo piloto.

COMENTÁRIOS DOS AUTORES

Trata-se de uma interessante linha de pesquisa, com bom embasamento teórico e experimental, que demonstrou ao menos ser segura e que, a se confirmar como efetiva em termos de perda de peso, virá a ser sobremaneira atrativa pela sua simplicidade, segurança e custo.

ENDOGASTROCIRURGIA BARIÁTRICA

Com o avanço impressionante da endoscopia terapêutica, foram recentemente desenvolvidos equipamentos mais eficazes de sutura endoscópica que, acoplados à ponta de endoscópios, permitem, sob visão endoscópica, realizar suturas endoluminais com perspectivas de se poder tentar realizar gastroplastias[17] com intenção de tratamento endoscópico da obesidade. Dentre esses projetos, o Sistema de Sutura Endoscópica (Endoscopic Suturing System – ESS, desenvolvido pela companhia Ethicon Endosurgery, Cincinnati, OH, EUA), que está em fase final de aprovação e deve iniciar estudos clínicos no ano de 2006, parece ser uma ferramenta promissora (Figuras 158.15 e 158.16). Esse acessório endoscópico permite alcançar uma efetiva sutura com profundidade até a serosa e deve ser inicialmente utilizado em estudos clínicos para redução de calibre em anastomoses dilatadas e no fechamento de fístulas pós-gastroplastias. Para o futuro próximo, deve evoluir para a gastroplastia redutora endoscópica. Uma vez aprovado nos Estados Unidos, deve-se iniciar os estudos clínicos no Brasil.

CIRURGIA ENDOSCÓPICA TRANSGÁSTRICA POR ORIFÍCIOS NATURAIS

Mais conhecida pelo termo em inglês de *Natural Orifice Transgastric Endoscopic Surgery*, ou simplesmente por NOTES, é o mais recente avanço no campo da endoscopia terapêutica. Trata-se de se utilizar o estômago como via de acesso à cavidade abdominal para executar procedimentos cirúrgicos abdominais como correção de hérnias, colecistectomias, apendicectomias, entre outros. No estágio atual do desenvolvimento dessa abordagem, ainda predominam os procedimentos experimentais em

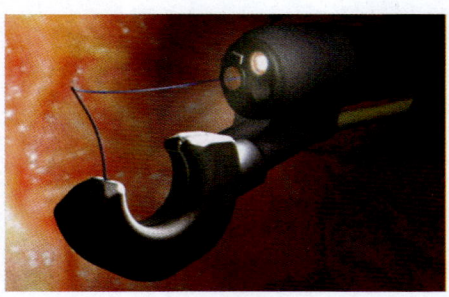

FIGURA 158.15

Endoscopic Suturing System (ESS) – Ethicon Endosurgery, Cincinnati, OH, USA

animais, estando a sua aplicação em humanos ainda no início. O real papel do NOTES ainda está para ser definido,[18] porém o interesse da comunidade endoscópica é imenso. No Congresso da Sociedade Americana de Cirurgiões Gastroendoscospistas (SAGES) em Dallas, Texas, o cirurgião e endoscopista indiano G.V. Rao apresentou sua série inicial de apendicectomia transgástrica em humanos (cinco pacientes). Para estudar o assunto, criamos um grupo de estudos com relação a esse tema, que já realizou alguns procedimentos transgástricos com sucesso em suínos (Figuras 158.17A 158.19), tais como a salpingectomia (simulando manobras para apendicectomia). Se essa abordagem evoluir o suficiente, certamente será utilizada em procedimentos bariátricos endoscópicos.

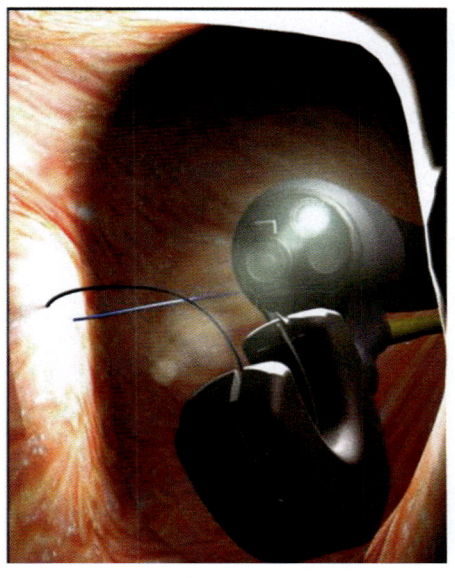
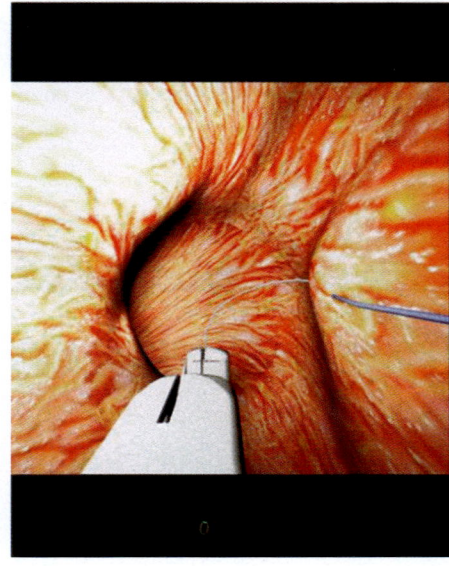

FIGURA 158.16

Endoscopic Suturing System (ESS) – Ethicon Endosurgery, Cincinnati, OH, USA

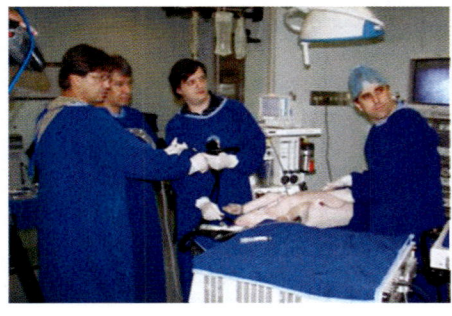
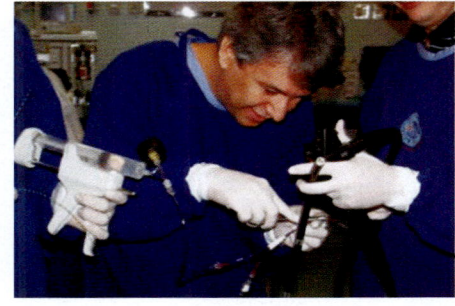
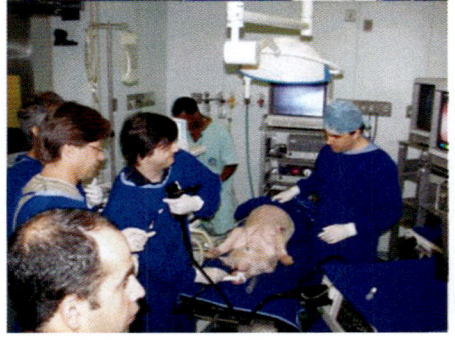
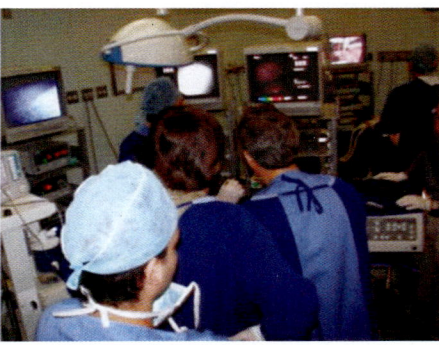

FIGURA 158.17

Laboratório para NOTES experimental. Posicionamento dos equipamentos e da equipe

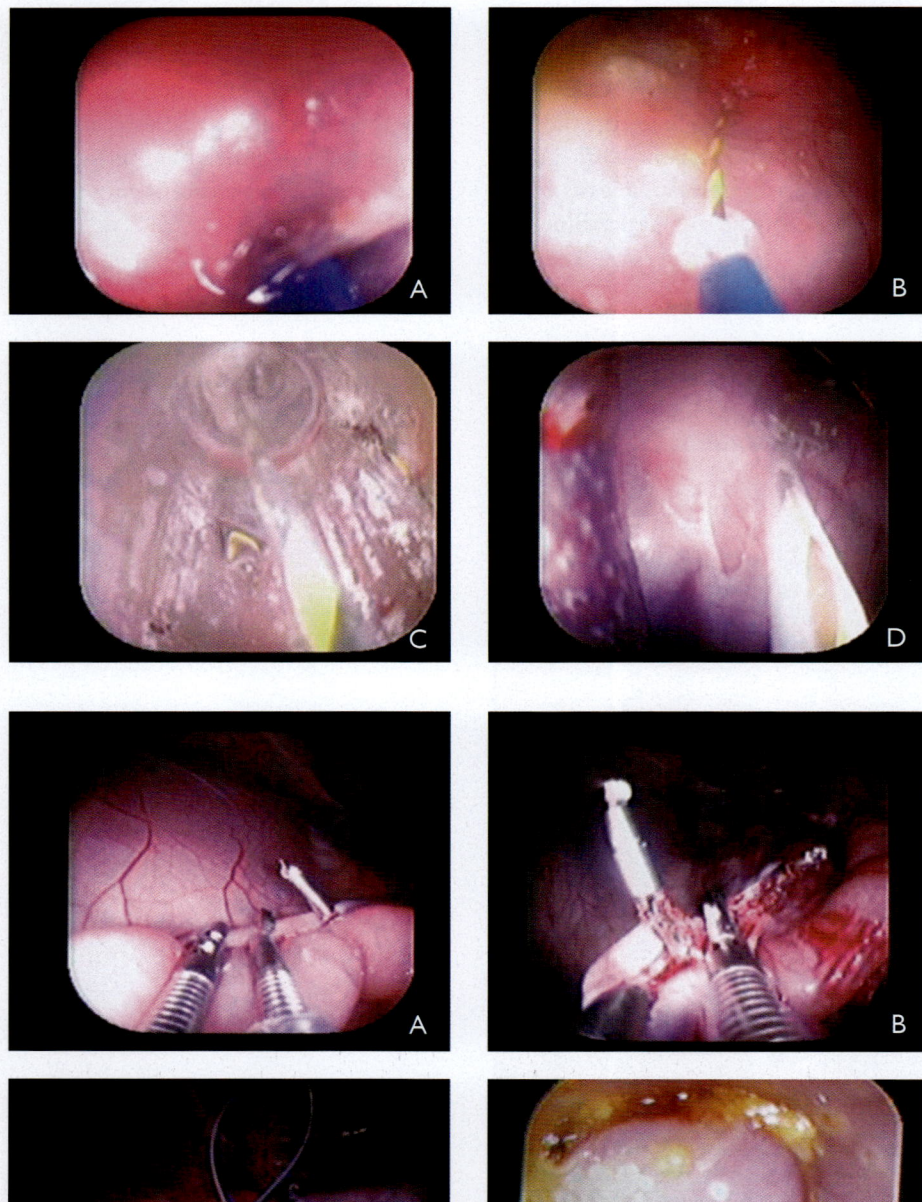

FIGURA 158.18

NOTES experimental – Técnica de acesso endoscópico transgástrico. (A) perfuração puntiforme da parede anterior do estômago com *needle-knife*; (B) Passagem de fio-guia transgástrico; (C) Introdução de balão TTW sobre o fio-guia com dilatação do orifício para 12 mm (na ponta do guia pode-se ver por transparência a parede gástrica); (D) Endoscópio já na cavidade peritonial com visão do peritônio e fígado

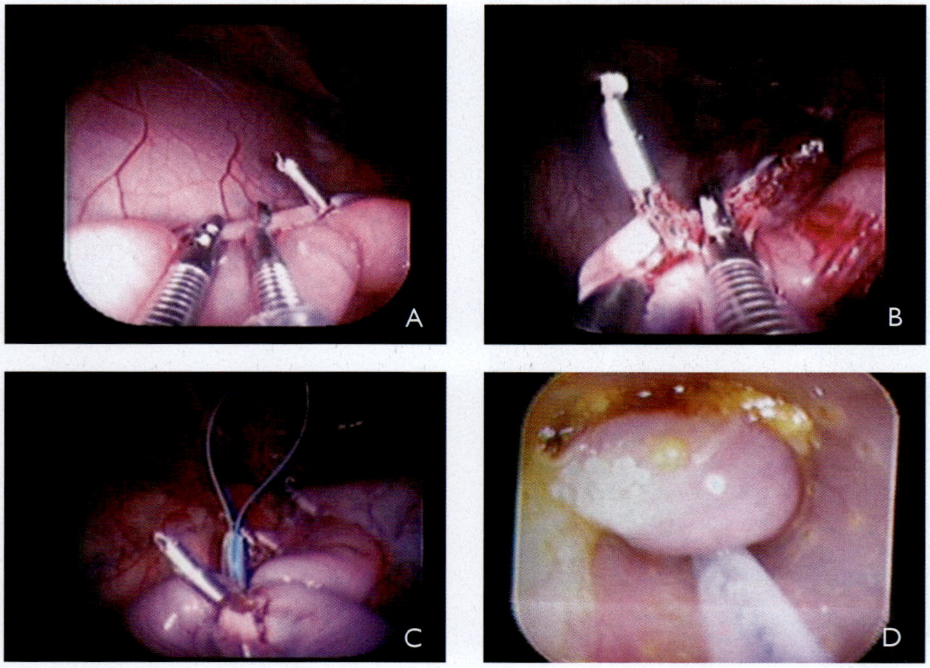

FIGURA 158.19

NOTES experimental – Salpingectomia em suínos. (A) Identificação do meso com clipagem endoscópica proximal e distal; (B) Secção do meso com tesoura; (C) Aplicação de *endoloop* na base, seguido de secção com *needle-knife* ou alça de polipectomia; (D) Trompa sendo retirada pelo esôfago

REFERÊNCIAS BIBLIOGRÁFICAS

1. Chen J, McCallum RW, editores. Electrogastrography: principles and applications. New York: Raven; 1995.
2. Chen JDZ, Pan J, McCallum RW. Clinical significance of gastric myoelectrical dysrhythmias. Dig Dis 1995;13:275-90.
3. Cigaina V. Gastric pacing as therapy for morbid obesity: preliminary results. Obes Surg 2002;12:12S-16S.
4. Ouyang H, Yin JY, Chen JDZ. Inhibitory effects of chronic gastric electrical stimulation on food intake and weight and their possible mechanisms. Dig Dis Sci 2003;48:698-705.

6. Lin Z, Denton S, Durham S et al. Retrograde gastric electrical stimulation (RGES) impairs gastric myoelectrical activity in patients with morbid obesity. Gastroenterology 2002;122(4): A-326.

7. Xing JH, Chen JD. Effects and mechanisms of longpulse gastric electrical stimulation on canine gastric tone and accommodation. Neurogastroenterol Motil 2003;15:380.

8. Cigaina V, Hirschberg AL. Gastric pacing for morbid obesity: plasma levels of gastrointestinal peptides and leptin. Obes Res 2003;11:1456-62.

9. Yao S, Ke M, Wang Z, Xu D, Zhang Y, Chen JDZ. Visceral sensitivity to gastric stimulation and its correlation with alterations in gastric emptying and accommodation in humans. Obes Surg 2005;15:247-53.

10. Miller KA. Implantable electrical gastric stimulation to treat morbid obesity in the human: operative technique. Obes Surg 2002;12:17S-20S.

11. De Luca M, Segato G, Busetto L, Favretti F, Aigner F, Weiss H et al. Progress in implantable gastric stimulation: summary of results of the European multi-center study. Obes Surg 2004;14:S33-9.

12. Shikora SA. What are the Yanks Doing? The U.S. experience with implantable gastric stimulation (IGS) for the treatment of obesity – update on the ongoing clinical trials. Obes Surg 2004;14:S40-8.

13. Shikora SA. Implantable gastric stimulation for the treatment of severe obesity. Obes Surg 2004;14:545-8.

14. Milone L, Gagner M, Ueda K, Bardaro S, Ki-Young Y. Effect of a polyethylene endoluminal duodeno-jejunal tube (EDJT) on weight gain: a feasibility study in a porcine model. Obes Surg 2006;16:620-6.

15. Rubino F, Gagner M, Gentileschi P, Kini S, Fukuyama S, Feng J et al. The early effect of the Roux-en-Y gastric bypass on hormones involved in body weight regulation and glucose metabolism. Ann Surg 2004;240(2):236-42.

16. Cardoso A Jr, Savassi-Rocha PR, Coelho L, Spósito MMM, Albuquerque W, Diniz MTC et al. Botulinum A toxin injected into the gastric wall for the treatment of class III obesity: a pilot study. Obes Surg 2006;16:335-43.

17. Hu B, Chung SC, Sun LC, Kawashima K, Yamamoto T, Cotton PB et al. Transoral obesity surgery: endoluminal gastroplasty with an endoscopic suture device. Endoscopy 2005;37(5):411-4.

18. Hochberger J, Lamade W. Transgastric surgery in the abdomen: the dawn of a new era? Gastrointest Endosc 2005; 62: 293-6.

19. Chen JDZ. Mechanisms of action of the implantable gastric stimulation for obesity. Obesity Surgery 2004;14: S28-S30.

CAPÍTULO 159

TRATAMENTO ENDOSCÓPICO DAS COMPLICAÇÕES DAS CIRURGIAS PARA OBESIDADE

FÍSTULAS GASTROGÁSTRICAS E GASTROJEJUNAIS

Josemberg Marins Campos

Antônio Carlos Conrado • Manoel Galvão Neto

INTRODUÇÃO

O insucesso das medidas clínicas para o controle da obesidade fez surgir o tratamento cirúrgico por meio de técnicas restritivas – Mason, banda gástrica ajustável e *sleeve gastrectomy* (Figura 159.1A, B e C, respectivamente); disabsortivas – Scopinaro (Figura 159.1D); e mistas – Fobi-Capella (Figura 159.1E), sendo estas últimas as mais empregadas.[1] A cirurgia de Mason está em desuso, mas ainda há pacientes com fístula gastrogástrica (FGG). Todas podem apresentar complicações pós-operatórias (Quadro 159.1) e devem ser do conhecimento dos endoscopistas. A cirurgia de Fobi-Capella pode evoluir para a formação de fístula gastrogástrica, que é a comunicação entre a bolsa gástrica e o estômago excluso,[2] com incidência entre 0% e 6%.[3,4]

FÍSTULA GASTROGÁSTRICA (FGG)

A casuística dos autores é constituída por 18 pacientes – 11 mulheres (61%) e 7 homens – com média de 36 anos de idade e índice de massa corpórea pré-operatório de 52 kg/m², que foram submetidos à cirurgia de Fobi-Capella por via laparotômica (89%) ou laparoscópica (11%), em diferentes serviços de cirurgia do Brasil, e foram encaminhados para a realização de endoscopia diagnóstica e/ou terapêutica, em média, 22,5 meses após a execução da cirurgia bariátrica.

ETIOPATOGENIA

Atualmente, a cirurgia de Fobi-Capella é realizada a partir da secção do estômago e confecção da bolsa com anel e do estômago excluso, apresentando alça jejunal interposta (Figura 159.1E). Isso reduz a incidência de FGG, que habitualmente ocorre na área de grampeamento lateral dos dois segmentos gástricos que foram divididos (Figura 159.2A e B).[3]

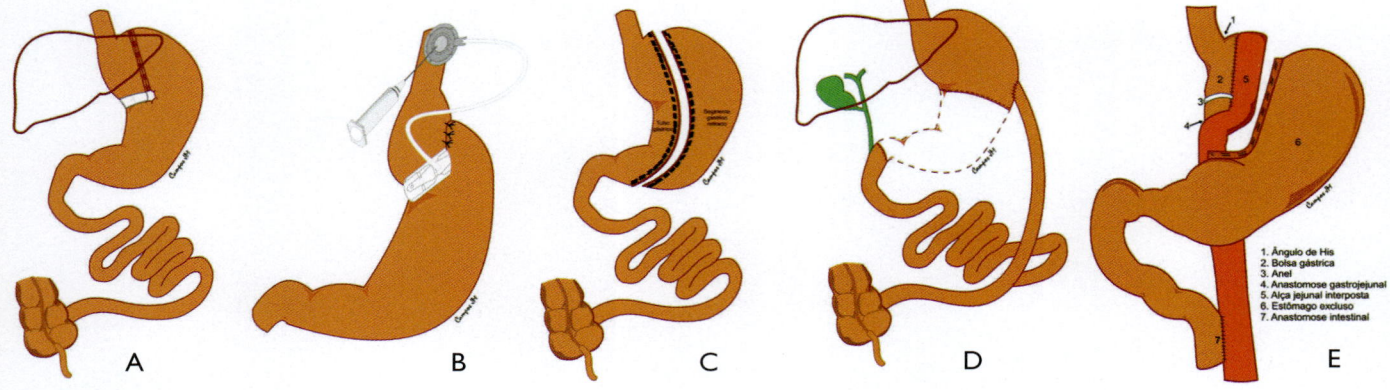

1. Ângulo de His
2. Bolsa gástrica
3. Anel
4. Anastomose gastrojejunal
5. Alça jejunal interposta
6. Estômago excluso
7. Anastomose intestinal

FIGURA 159.1

Técnicas cirúrgicas. (A) Mason; (B) Banda gástrica ajustável; (C) *Sleeve gastrectomy*; (D) Scopinaro; (E) Fobi-Capella

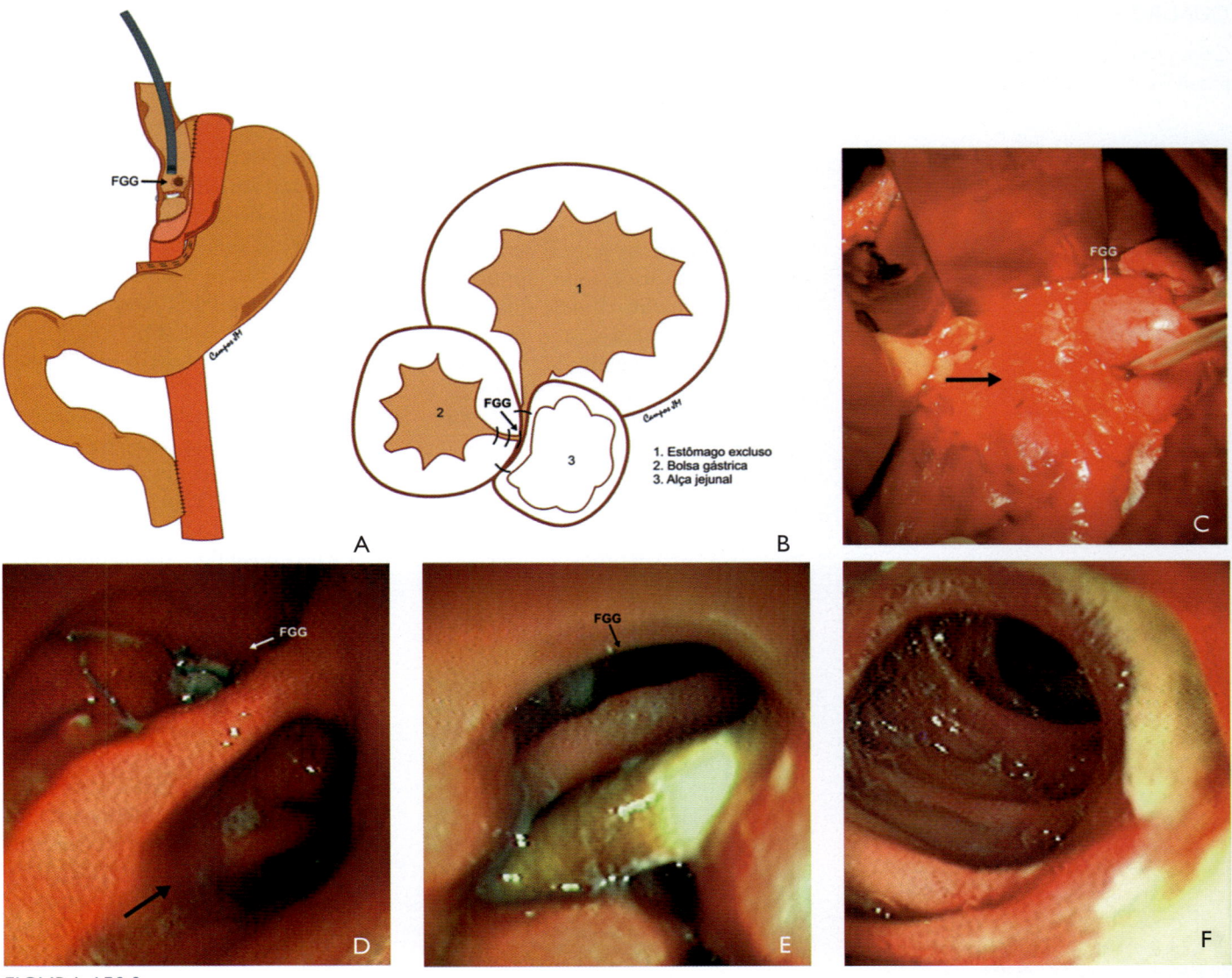

FIGURA 159.2

Imagens da cirurgia de Fobi-Capella com fístula gastrogástrica (FGG). (A) Orifício interno da FGG e migração intragástrica do anel; (B) Visão transversa; (C) Imagem cirúrgica de anel na bolsa gástrica (seta) e secção gástrica incompleta, causando FGG no ângulo de Hiss; (D) Imagem endoscópica com FGG em cavidade ao lado da bolsa gástrica (seta); (E) Migração de anel adjacente à FGG; (F) Úlcera de boca anastomótica

No passado, o *bypass* gástrico de Fobi-Capella sem secção do estômago era constituído apenas por grampeamento gástrico e eram mantidas as duas câmaras unidas, o que levava ao restabelecimento de tal comunicação em até 50%.[4] Capella e colaboradores mostraram que a separação das câmaras promove diminuição da taxa de FGG, que reduz de 49% para 2,6%, e não há formação de fístula quando se realiza completa separação e interposição de alça.[4]

Uma das causas de FGG é a divisão incompleta das câmaras (Figura 159.2C), principalmente em pacientes em que há dificuldade técnica, como nos superobesos e nos que já passaram por cirurgia no abdome superior.[3,5]

A deiscência da linha de grampeamento que promove vazamento no ângulo de Hiss ou da anastomose gastrojejunal tem sido atualmente uma das frequentes etiologias,[4,6,7,8] e a comunicação com o estômago excluso funciona como uma área de drenagem do sítio de vazamento, que resulta na formação de uma cavidade ao lado da bolsa gástrica, dividida por um septo (Figura 159.2D). Da nossa casuística, conforme a informação do médico-assistente, houve fístula no ângulo de Hiss em nove pacientes (50%) no pós-operatório precoce, que evoluiu tardiamente para FGG, então diagnosticada pelos autores.

A compulsão alimentar em pacientes que não conseguem se adequar à

QUADRO 159.1

Complicações de cirurgia bariátrica passíveis de tratamento endoscópico

Complicações do anel
- impactação de corpo estranho
- estenose gástrica por compressão extrínseca
- migração
- deslizamento

Fístulas gástricas
- fístula gastrocutânea
- fístula gastrogástrica
- fístula gastrojejunal
- fístula gastrobrônquica
- fístula gastrocolônica
- fístula gastroretroperitonial

Complicações da banda gástrica ajustável
- migração

Complicações da anastomose gastrojejunal
- estenose
- impactação de corpo estranho
- fio de sutura
- fitobezoar
- anastomose dilatada – reganho de peso

Complicações da anastomose intestinal
- estenose
- fio de sutura
- fitobezoar

restrição ocasionada pela cirurgia, distendendo a neocâmara e precipitando erosão de anel restritivo, também parece ser uma das causas (Figura 106.2E).[9] Dos 18 pacientes com FGG apresentados pelos autores, 11 foram submetidos à cirurgia com anel (61%), dos quais 5 (45%) evoluíram com migração do anel associado à FGG.

Outro fator é a obstrução ou dificuldade de esvaziamento da alça alimentar que termina forçando a linha de grampeamento.[5]

Cucchi e colaboradores[6] relataram uma série de seis pacientes com FGG, dos quais cinco as desenvolveram após vazamento de anastomose. Carrodeguas e colaboradores[4] relataram que 27% dos 15 pacientes com FGG estavam associados à deiscência da anastomose gastrojejunal e que apenas seis necessitaram ser operados novamente.

DIAGNÓSTICO CLÍNICO

Até o momento, há poucas séries, com reduzida casuística, que apresentam o seguinte quadro clínico: dificuldade de perda de peso, reganho de peso,[3-5] dor epigástrica, plenitude, vômitos e hemorragia digestiva.[5] Carrodeguas e colaboradores[4] mostraram em 2005, que dor epigástrica, náuseas e vômitos estavam presentes em 80% dos casos, úlcera de boca anastomótica em 53%, ao passo que perda de peso insatisfatória ocorria em 27%. Capella e colaboradores relataram que, dos 105 pacientes avaliados, todos apresentaram úlcera de boca anastomótica acompanhada dos sintomas já referidos, com exceção de um que apresentou apenas reganho de peso.[3] Da nossa casuística, a úlcera anastomótica foi identificada em 11 pacientes (61%).

A perda de peso inadequada e o reganho de peso estão relacionados ao sentido preferencial dos alimentos pelo estômago excluso, fazendo com que não haja o caráter restritivo da cirurgia. A Figura 159.2F mostra úlcera na anastomose gastrojejunal que é ocasionada por refluxo ácido resultante da comunicação anormal entre as duas câmaras, favorecendo o contado da secreção ácida com o jejuno.[3]

DIAGNÓSTICO ENDOSCÓPICO E RADIOLÓGICO

O diagnóstico de FGG deve ser suspeitado em todo paciente em pós-operatório precoce ou tardio de *bypass* gástrico em Y de Roux, que apresente a sintomatologia referida anteriormente, além de ser investigado por meio de endoscopia digestiva alta com o seguinte achado: o endoscópio na bolsa gástrica visualiza o orifício interno da FGG, que pode se associar à migração intragástrica do anel (Figuras 159.2A e E) ou não (Figura 159.3A). O orifício pode ter diâmetro maior do que 10 mm e permitir a passagem do endoscópio para o estômago excluso (Figura 159.3A), onde é vista uma linha de sutura na mucosa do corpo, podendo atingir facilmente o antro, piloro e duodeno. Em alguns casos, o anel migrado dificulta a passagem do endoscópio para a anastomose gastrojejunal, onde se pode observar úlcera marginal (Figura 159.2F).

Logo abaixo da junção esofagogástrica, no nível do ângulo de Hiss, o endoscópio pode visualizar septo entre a bolsa gástrica e uma cavidade perigástrica, onde existe comunicação com o estômago excluso (Figura 159.2D).

O Raio X contrastado do estômago com bário possibilita o diagnóstico de FGG, e é mais indicado na suspeita de fístula de pequeno diâmetro em que há maior dificuldade para a confirmação endoscópica (Figura 159.4).[5]

Stanczyk e colaboradores,[5] preconizaram que pacientes que apresentem sintomas, mesmo que vagos, devem ser rigorosamente investigados com exames contrastados e endoscopia a fim de se identificar possíveis fístulas, além de definir a indicação cirúrgica quando há úlcera com necessidade de altas doses de inibidores de bomba por longo tempo, quando associado a insucesso na perda ponderal e/ou persistência dos sintomas.

Capella e colaboradores relataram que a endoscopia digestiva alta não é eficiente para a detecção de FGG, porém, é importante na avaliação da úlcera.[3] Assim, indicamos radiografia contrastada nos casos duvidosos em que a endoscopia mostra edema e friabilidade da mucosa da bolsa gástrica associado à migração de anel e possível orifício interno de FGG.

TRATAMENTO CLÍNICO, CIRÚRGICO E ENDOSCÓPICO

Dos 18 pacientes apresentados pelos autores, os seguintes métodos terapêuticos foram indicados: cinco receberam

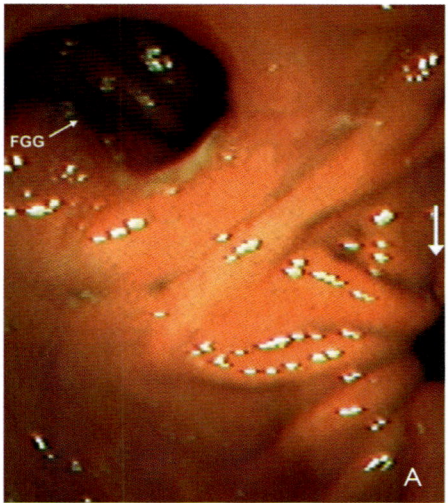
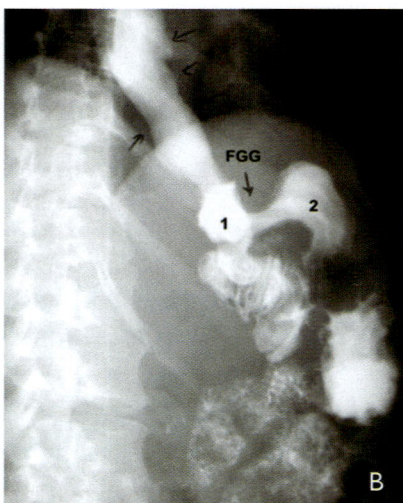

FIGURA 159.3

Cirurgia de Fobi-Capella com FGG. (A) Imagem endoscópica com compressão extrínseca de anel (seta); (B) e Raio X contrastado

tratamento cirúrgico, dos quais quatro (22%) foram submetidos a gastrectomia do estômago excluso e um foi tratado apenas com secção da fístula por meio de grampeador mecânico (Figura 159.4).

Três pacientes apresentavam FGG de pequeno diâmetro que foram fechadas por meio da aplicação de clipe hemostático (Olympus) e cola de fibrina (17%), em três sessões, em caráter ambulatorial, sob sedação consciente (Figura 159.5). Oito pacientes (44,5%) permanecem em observação clínica e endoscópica, fazendo uso de omeprazol diariamente.

Até o momento, não houve recidiva da fístula nos pacientes operados novamente e nos três que foram tratados por aplicação endoscópica de clipe e cola de fibrina. Todavia, entre os cinco pacientes reoperados, dois apresentavam FGG de grande diâmetro e receberam uma tentativa de fechamento endoscópico, que evoluiu com recidiva após 4 e 6 meses. Inicialmente, foi realizada uma gastrostomia no estômago excluso para introdução de outro endoscópio (Figura 159.6A), para ser tratado exclusivamente por meio de sutura endoscópica e o outro por sutura laparoscópica transgástrica, usando três trocateres (um de 10 mm e dois de 3 mm), e o endoscópio permitiu a completa visualização da área gástrica operada. Ambos utilizaram a gastrostomia como meio de acesso à FGG.

A sutura endoscópica foi executada por meio da passagem de cateter com ponta de metal através do canal do endoscópio posicionado por via oral, usando corrente mista para perfurar a parede da bolsa gástrica e alcançar o estômago excluso próximo à FGG (Figura 159.6B). Em seguida, foi retirado o mandril interno de metal para pas-

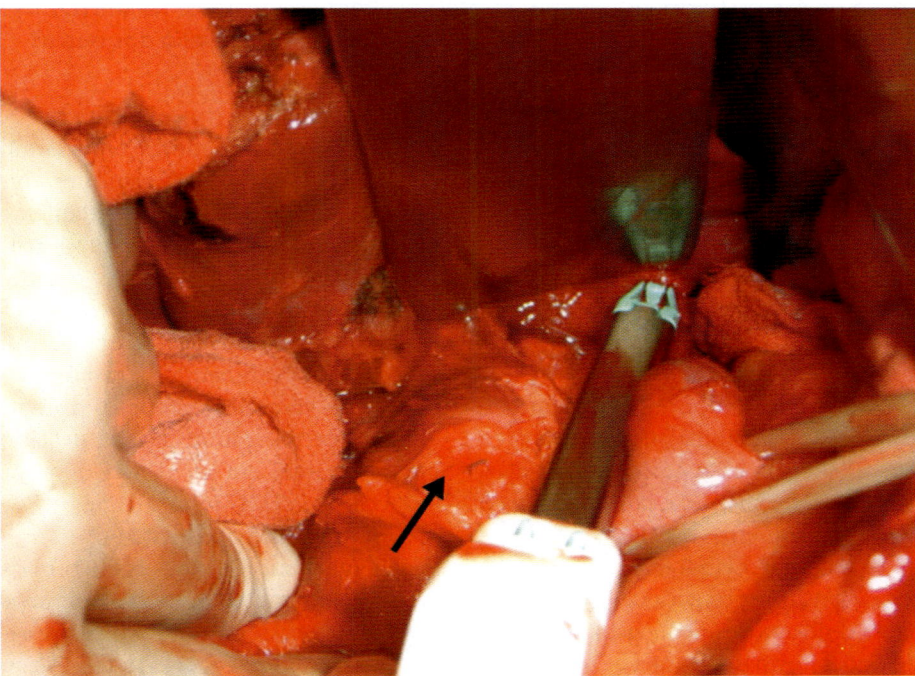

FIGURA 159.4

Imagem cirúrgica da bolsa gástrica (seta) e secção da FGG com grampeador

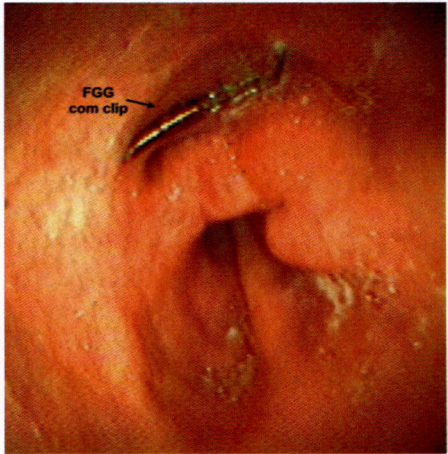

FIGURA 159.5

Imagem endoscópica de bolsa gástrica com FGG fechada por clipe

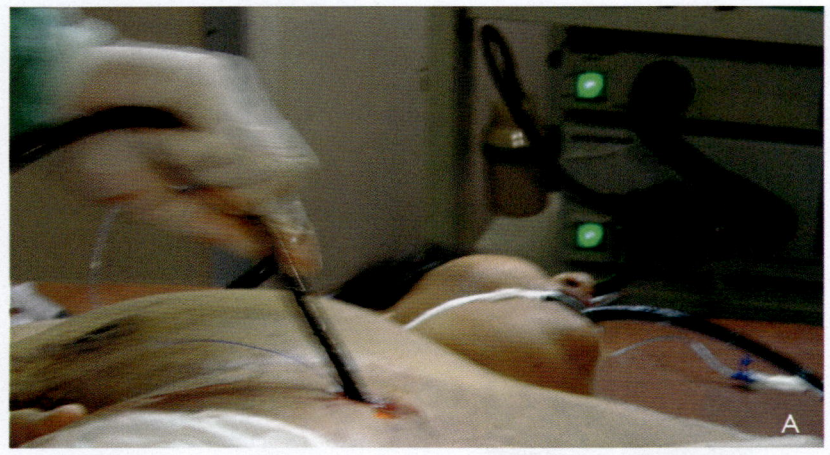

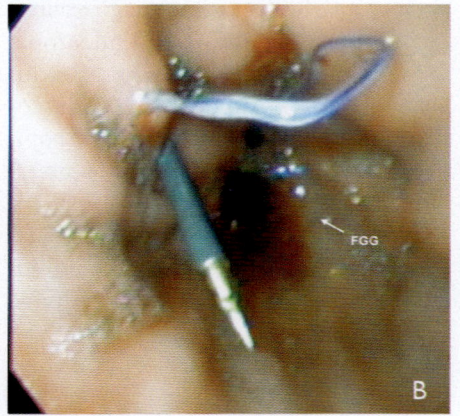
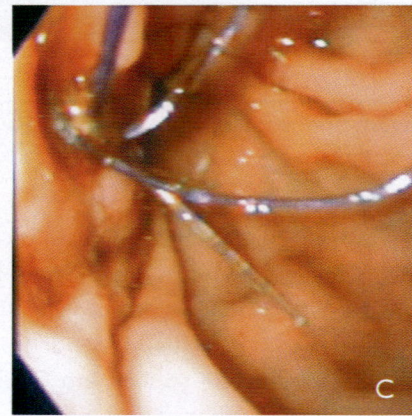
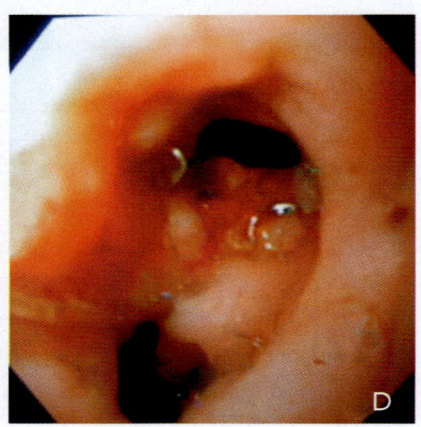

FIGURA 159.6

(A) Fechamento endoscópico de FGG por meio de gastrostomia; (B) Usando cateter; (C) Para passar fio de náilon; (D). Houve recidiva da fístula após 4 m. Essa cirurgia foi executada pelo Dr. Antônio Carlos Conrado, com auxílio dos outros autores

sagem, por dentro do cateter, de fio de náilon que foi tracionado por pinça de corpo estranho a partir do endoscópio situado na gastrostomia. Esses procedimentos foram repetidos até a confecção do nó que foi levado até a FGG para completo fechamento (Figura 159.6C). A endoscopia realizada quatro meses após o procedimento mostrou recidiva da fístula, considerando o fato de que a sutura envolveu as paredes das duas câmaras gástricas, mantendo o contato íntimo, o que permitiu a recidiva (Figura 159.6D).

Os clássicos trabalhos de MacLean e colaboradores[10] já indicavam a necessidade da colocação de uma alça jejunal entre a bolsa gástrica e o estômago excluso pra evitar o contato das paredes e impedir a recidiva. Outra maneira en-

contrada pelos autores foi a realização de gastrectomia do estômago excluso, como executada com sucesso em quatro pacientes desta série.

Após seguimento médio de 25 meses de toda a casuística, dez pacientes (55%) encontraram-se assintomáticos, seis apresentaram reganho de peso, principalmente no grupo que permaneceu em observação. Todavia, como ocorreu estabilidade do peso nos últimos meses, a conduta foi mantida, considerando o pequeno diâmetro da FGG.

MacLean e colaboradores,[10] em 1997, relacionavam a presença de fístula como causa de úlcera de boca anastomótica em pós-operatório de cirurgia de *bypass* gástrico e sugeriam a separação das câmaras com interposição de alça de jejuno para evitar a formação da fístula.

Capella e colaboradores[3] reportaram que 810 pacientes e 911 cirurgias, durante seguimento de aproximadamente oito anos, foram divididos em três grupos: grupo I com 189 pacientes submetidos a *bypass* com grampeamento sem divisão ou divisão parcial; grupo II com 222 pacientes submetidos a *bypass* com divisão das câmaras; e grupo III com divisão e interposição de alça de delgado que resultaram em incidência de 49%, 2,6% e 0% de FGG respectivamente.

Cento e cinco pacientes tiveram a FGG diagnosticada por exames baritados, dos quais 104 foram operados novamente, e, dentre estes, quatro realizaram três intervenções. Todos, exceto um paciente, apresentavam úlcera de boca anastomótica e mostravam apenas reganho de peso. Bloqueadores H2 não foram eficazes no tratamento da úlcera, ao contrário dos inibidores de bomba que conseguiram tratá-los em altas doses. Pacientes com cirurgias bariátricas prévias submetidos à cirurgia com divisão total das câmaras apresentaram alta incidência em relação aos pacientes que não haviam sido operados anteriormente (12% *versus* 2,6%) e, em casos de interposição de alça de delgado, ambos os casos foram zero, após seguimento de 51 meses. Só foram investigados pacientes que apresentavam alguma sintomatologia.[3]

Há recorrência de FGG após revisão cirúrgica quando não foi possível interpor alça jejunal. Em 101 novas operações, quando se realizou apenas grampeamento em continuidade, houve recorrência em 20%, ao passo que grampeamento e secção determinaram recorrência em 12% dos casos e, quando foram realizados grampeamento, secção e interposição de alça não houve FGG.[3]

Carrodeguas e colaboradores[4] relataram em seu estudo que apenas seis pacientes necessitaram ser operados novamente e que o tratamento endoscópico com selante de fibrina é um tratamento alternativo que ainda necessita de melhor avaliação.

Recentemente, há uma tendência ao tratamento clínico para alguns pacientes com FGG que considera o controle da úlcera marginal com inibidor de bomba de prótons e a permanência da perda de peso.[4,5,12] Apesar da existência de poucos estudos, com pequenas casuísticas ou com seguimento exíguo,[4,5,11] tem sido sugerida a avaliação a longo prazo para definir a conduta mais adequada para este grupo.[4]

DISCUSSÃO

Csendes e colaboradores, em 2005, propõem acrescentar ao *bypass* gástrico a ressecção do estômago excluso inicial como estratégia para evitar algumas complicações, incluindo a formação de FGG.[12] Assim, pode-se realizar gastrectomia do estômago excluso, uma vez que seria mais difícil a interposição de alça jejunal até o ângulo de Hiss devido ao intenso processo inflamatório. A gastrectomia é iniciada com o grampeamento e a secção no nível do bulbo, seguida da liberação da grande e pequena curvatura até alcançar a FGG e finalmente promover a retirada da peça operatória.

Quando o *bypass* gástrico inicial apresenta secção incompleta das duas câmaras, uma nova operação promove secção do trajeto fistuloso, com baixa recorrência. Provavelmente isso decorra da presença da alça interposta, como já referido por Capella e colaboradores.[3] Todavia, quando não há interposição de alça, na FGG tratada apenas com secção do trajeto, usando grampeador, poderá ocorrer recorrência no seguimento tardio.

Gustavsson e colaboradores,[11] em relato de caso publicado em 2003, mostraram caso de um paciente do sexo masculino que foi submetido à conversão para uma cirurgia de *bypass* gástrico devido ao insucesso do procedimento anterior de banda gástrica. Durante o procedimento, relataram grande dificuldade técnica devido ao bloqueio e fibrose instalada, tendo o paciente evoluído com sépsis e sendo operado novamente sem achado significativo. Evoluiu com FGG bem documentada, porém, com melhora gradativa e perda ponderal satisfatória de 80% do excesso de peso, havendo úlcera de boca anastomótica que foi eficientemente tratada com inibidor de bomba em altas doses. O seguimento de dois anos levou à indicação cirúrgica devido ao fato de mostrar-se dependente da medicação.

Em concordância, Stanczyk e colaboradores,[5] em 2006, relataram dois casos de pacientes que, a despeito da presença de fístula, mostraram-se com excelente perda ponderal, apresentando apenas sintomas decorrentes da presença de úlcera de boca anastomótica. Levanta a controvérsia de que os pacientes do estudo de Capella já foram todos sintomáticos inicialmente. Relacionaram o aparecimento de FGG com a não divisão ou falha na transecção completa do estômago e enumera como fator predisponente cirurgias abdominais prévias em andar superior do abdome, vazamento da anastomose ou da linha de grampeamento.

Fobi e colaboradores,[9] em 1998, apresentaram uma série de 944 pacientes submetidos a *bypass* gástrico, com taxa de 2,3% de FGG, estando todos associados à ocorrência de prévio vazamento da bolsa proximal. Essa taxa foi de 0,7% para os 705 pacientes que realizaram cirurgia primária e de 5,9% para os outros 230 que foram operados novamente (cirurgia secundária ou revisional). Em alguns poucos pacientes não há exteriorização de secreção digestiva através de fístula gastrocutânea, mas ocorre febre, tosse, derrame pleural esquerdo, dor no ombro e nas costas do mesmo lado, indicando vazamento que melhora apenas com o uso de antibióticos, havendo diagnóstico tardio de fístula gastrogástrica por meio de gastroscopia e radiografia contrastada.

Alguns pacientes apresentam migração do anel no nível do trajeto fistuloso, os quais devem ser retirados por meio de gastroscopia. Essa associação foi observada por Fobi e colaboradores em 2% dos casos, sendo lembrada a hipótese de que o corpo estranho pode causar erosão da parede gástrica e levar à formação de fístula gastrogástrica.[9] Houve reoperação para secção da fístula na maioria dos pacientes para tratar reganho de peso e úlcera marginal. Tem sido descritas as possíveis condutas para fechamento desse tipo de fístula, a saber: gastrectomia do estômago excluso, aplicação de clipe e cola de fibrina, além de conduta expectante nos casos oligossintomáticos ou que não aceitam reoperação, apesar do reganho de peso e da úlcera marginal.

Fobi e colaboradores[10] descreveram ocorrência de úlcera marginal ou de boca anastomótica em 3% daquela série, cuja maioria estava relacionada à presença de fístula gastrogástrica ou migração de anel. Raramente, os pacientes evoluem com sangramento digestivo grave, necessitando de nova operação para secção da fístula, ou uso crônico de inibidor de bomba de próton.

CONCLUSÃO

Pacientes com FGG devem ser acompanhados por equipe multidisciplinar, que inclua endoscopista, para definir seletivamente o tratamento mais adequado, que pode ser: clínico, cirúrgico ou endoscópico, de acordo com o quadro clínico apresentado.

FÍSTULA GASTROJEJUNAL (FGJ)

Esta complicação pós-cirurgia de Fobi-Capella ocorre raramente e decorre da deiscência da linha de grampeamento da bolsa gástrica, que evolui formando uma comunicação entre a bolsa gástrica e a alça jejunal interposta.

A casuística dos autores é constituída por 7 pacientes – 3 mulheres (43%) e 4 homens – com média de 33 anos de idade. Todos foram submetidos à cirurgia de Fobi-Capella por via laparotômica e a FGJ foi diagnosticada endoscopicamente, em média, 33 meses após àquela operação. No pós-operatório precoce da gastroplastia, quatro pacientes (57%) apresentaram fístula no nível do ângulo de Hiss e evoluíram tardiamente com FGJ (Figura 159.7A, C e D). Os outros três casos apresentavam apenas leve reganho de peso, o que não

pode ser atribuído exclusivamente à presença da FGJ, uma vez que esse grupo não mudou os hábitos alimentares após a cirurgia.

DIAGNÓSTICO RADIOLÓGICO E ENDOSCÓPICO

Os achados da radiografia contrastada do estômago dependem da fase em que o paciente se encontra e qual foi o mecanismo que levou a essa complicação. Os pacientes que tiveram fístula no ângulo de Hiss podem apresentar completo esvaziamento do contraste através da FGJ devido à estenose no nível da anastomose gastrojejunal (Figura 159.7D).

Isso também pode ser identificado nas imagens endoscópicas que mostram ampla passagem do endoscópio através da alça interposta pela FGJ, que alcança facilmente as alças aferente e eferente (Figura 159.8), não sendo possível a passagem do aparelho através da anastomose gastrojejunal.

Em fase tardia, observa-se tendência à diminuição do diâmetro da FGJ (Figura 159.7C), havendo preferência à passagem do contraste através da anastomose gastrojejunal, apesar da existência do anel (Figura 159.7B). Habitualmente, à endoscopia, a mucosa da FGJ apresenta intensa fibrose com

grampos e fios de sutura. Para diagnóstico endoscópico, é necessária a atenção no momento do exame da mucosa da bolsa gástrica, para que seja pesquisada com "palpação" com pinça de biópsia, qualquer alteração na mucosa no nível da cicatriz da sutura longitudinal. Dessa forma, FGJ de pequeno diâmetro tem sido diagnosticada com maior freqüência por meio de radiografia contrastada em detrimento da endoscopia.

TRATAMENTO

Independentemente do diâmetro da fístula, os pacientes da nossa casuística não receberam indicação para tratamento cirúrgico. O bezoar e os fios de sutura situados no interior da FGJ devem ser retirados por meio de secção endoscópica com pinça-tesoura (Kobi-MTW) e removidos com pinça de corpo estranho. Considerando a estabilidade do peso e a adequada convivência dos pacientes com essa complicação, não foi indicado nenhum tratamento cirúrgico ou endoscópico para fechamento da fístula nos sete pacientes acompanhados, que foram encaminhados para recebimento de apoio de equipe multidisciplinar, semelhante aos demais pacientes que não são portadores de FGJ e que também apresentam reganho de peso tardiamente.

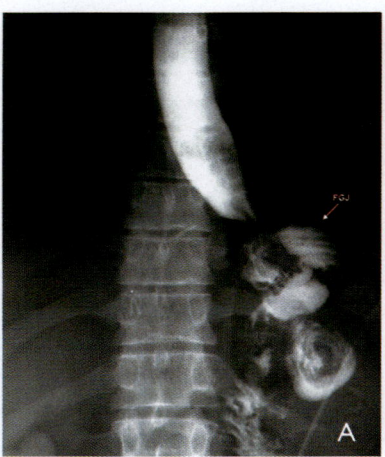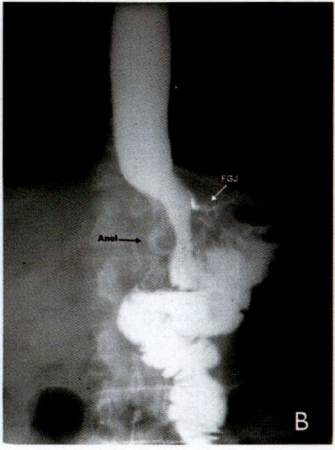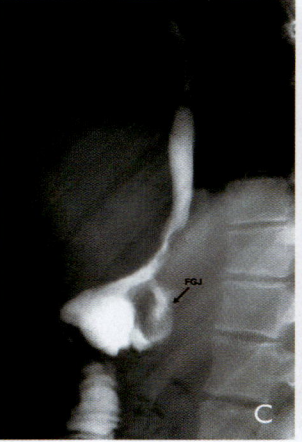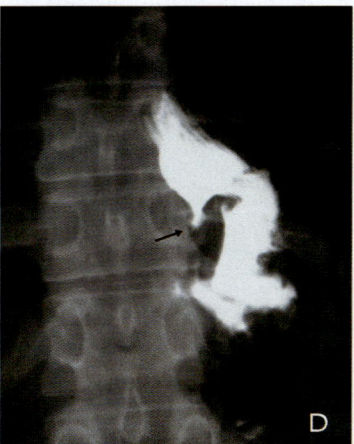

FIGURA 159.7

Imagens radiológicas da cirurgia de Fobi-Capella com fístula gastrojejunal (FGJ). (A) Passagem do contraste através da anastomose e da FGJ; (B) Gastroplastia com anel e fístula de pequeno diâmetro; (C) Alça interposta posterior e FGJ a partir do ângulo de Hiss; (D) E obstrução da anastomose gastrojejunal (seta) com FGJ de grande diâmetro

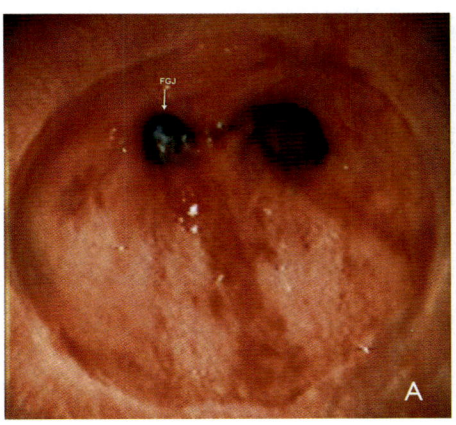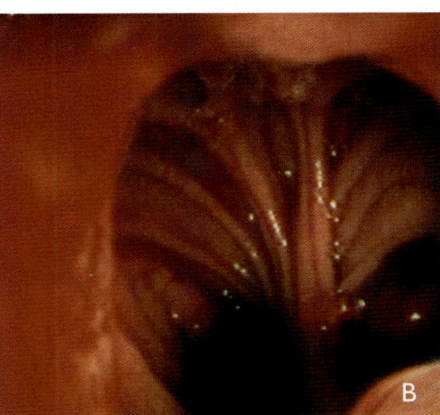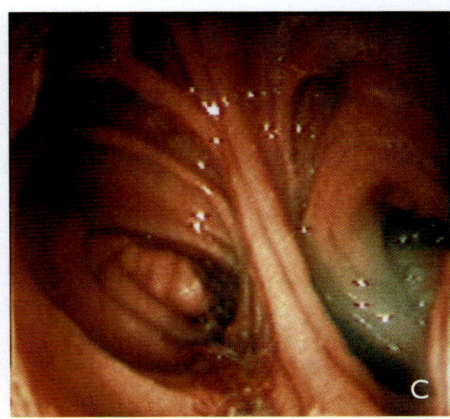

FIGURA 159.8

Imagens endoscópicas seqüenciais de um paciente com FGJ após cirurgia de Fobi-Capella. (A) Visão da transição esofagogástrica; (B) Da parte intermediária da FGJ; (C) E das alças jejunais aferente (alça cega à esquerda) e eferente, vistas a partir da FGJ

REFERÊNCIAS BIBLIOGRÁFICAS

1. Bariatric Surgery Worldwide 2003. Obesity Surgery 2004 Oct;14(9):1157-64.
2. Pickhardt PJ, Bhalla S, Balfe DM. Acquired gastrointestinal fistulas: classification, etiologies, and imaging evaluation. Radiology 2002;224(1):9-23.
3. Capella JF, Capella RF. Gastrogastric fistulas and marginal ulcers in gastric bypass procedures for weight reduction. Obes Surg 1999;9:22-7.
4. Carrodeguas L, Szomstein S, Soto Flavia, Whipple Oliver, Simpfendorfer C, Gonzalvo JP et al. Management of gastro-gastric fistula after divided Roux-en-Y gastric bypass surgery for morbid obesity: analysis of 1292 consecutive patients and review of literature. Surg Obes Relat Dis;1:467-74.
5. Stanczyk M, Deveney CW, Traxler SA, McConnell DB, Jobe BA, O'Rourke RW. Gastrogastric fistula in the era of divided Roux-en-Y gastric bypass: strategies for prevention, diagnosis, and management. Obes Surg 2006;16(3):359-64.
6. Cucchi SG, Pories WJ, Macdonald KG et al. Gastrogastric fistulas: A complication of divided gastric bypass surgery. Ann Surg 1995;221:387-91.
7. Livingston EH. Complications of bariatric surgery. Surg Clin N Am 2005;85:853-68.
8. Christopher SH. Endoscopy in the bariatric surgical patient. Gastroenterol Clin N Am 2005;34:151-66.
9. Fobi MAL, Lee H, Holness R, Cabinda D. Gastric bypass operation for obesity. World J Surg 1998;22:925-35.
10. Maclean D, Rhode B, Nohr C. Stomal ulcer after gastric bypass. J Am Coll Surg 1997;185(1):1-7.
11. Gustavsson S, Sundbom M. Excellent weight result after Roux-en-Y gastric bypass in spite of gastrogastric fistula. Obes Surg 2003;13(3):457-9.
12. Csendes A, Burdiles P, Papapietro K, Diaz JC, Maluenda F, Burgos A et al. Results of gastric bypass plus resection of the distal excluded gastric segment in patients with morbid obesity. J Gastrointest Surg 2005;9(1):121-31

DILATAÇÕES DE ESTENOSES EM DERIVAÇÕES GÁSTRICAS EM Y DE ROUX

Osni Eduardo Camargo Regis

A obesidade é um problema de saúde pública na grande maioria dos países, tanto desenvolvidos como em desenvolvimento. É a responsável direta por 300 mil mortes anuais e gastos de 100 bilhões de dólares nos Estados Unidos.[1,2]

Tentativas de resolver esse problema, principalmente a obesidade mórbida, por meio de dietas, medicamentos, exercícios físicos e mudança de estilo de vida, são apenas paliativas, pois, alcançam resultados positivos em menos do que 1% dos casos. Em 1996, um Consenso do Instituto Nacional de Saúde dos EUA reconheceu a cirurgia bariátrica, como único método efetivo, para controle em longo prazo dessa patologia.[1,3]

Atualmente, a indicação cirúrgica ocorre em pacientes com IMC $\geq$ 40 kg/m² ou IMC $\geq$ 35 kg/m² e doenças associadas: *diabetes mellitus*, hipertensão, insuficiência cardíaca, apnéia do sono.[3]

No ano de 2004, foram realizadas 140 mil cirurgias bariátricas nos EUA, e o Brasil ocupou o segundo lugar mundial, com cerca de 30 mil cirurgias.[4]

Existem várias técnicas cirúrgicas indicadas para obesidade mórbida, aquelas puramente restritivas, como banda gástrica, e outras mistas, com predomínio dissabsortivo, como operação de Scopinaro (derivação biliopancreática com gastrectomia distal) e *duodenal switch* de Hess e Marceau (gastrectomia vertical com preservação do piloro).[5-8]

A cirurgia mais realizada no mundo, porém, é a cirurgia mista, com predomínio restritivo, chamada derivação gastrojejunal em Y de Roux, com pequenas variações técnicas, podendo ser efetuada por via aberta ou laparoscópica e com uso de anel restritivo de silicone ou não. O neo-estômago ou pequeno *pouch* gástrico, com capacidade de 15 a 30 ml, é criado ao longo da pequena curvatura, medindo de 3 a 4 cm, com interposição de alça jejunal entre o neo-estômago e o estômago remanescente para evitar fístula gastrogástrica. O *pouch* é anastomosado com alça jejunal em Y de Roux, terminolateral, com o estoma calibrado durante o ato operatório com sonda de Fouchet de 12 mm. O tamanho da alça jejunal varia de 75 cm a 150 cm, dependendo do grau de má absorção que se faz necessário[4,9-15] (Figura 159.9).

É fundamental ao endoscopista saber se foi usado o anel restritivo de silicone, pois, em caso afirmativo, ele forma um pequeno estrangulamento com diâmetro de 12 mm e 2 cm acima da anastomose gastrojejunal, e é o responsável pelo fornecimento da restrição ao esvaziamento gástrico. A maioria dos cirurgiões realiza uma gastrojejunoanastomose mais ampla quando é usado o anel de silicone, praticamente não

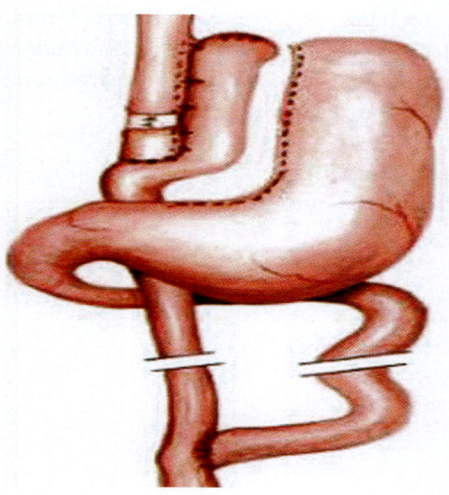

FIGURA 159.9

Gastroplastia em Y de Roux

ocorrendo estenose da anastomose, mas estenose no nível do anel entre 0,5% a 1,2% das cirurgias realizadas.

DISCUSSÃO

A literatura demonstra que a estenose da anastomose gastrojejunal é a complicação mais comum, ocorrendo entre 4% a 27% dos pacientes com *bypass* em Y de Roux, em que não se usa o anel de silicone restritivo.[16-28] A restrição é realizada pela anastomose, mais freqüentemente com cirurgia laparoscópica e menor ocorrência com cirurgia aberta. Quando é colocado o anel de silicone, não existe estenose da anastomose, porém as complicações do anel costumam ser bem mais tardias, como erosão do anel para a luz gástrica, que normalmente são retirados por via endoscópica após secção com tesoura endoscópica. Deslizamento do anel para alça jejunal pode acontecer, formando uma estenose filiforme ou estenose fibrótica do anel na posição habitual que ocorre em menos de 1% dos casos. Anteriormente, para tais casos, utilizava-se sempre tratamento cirúrgico, mas, recentemente, tem sido descrito o uso de balão de acalasia de 3,5 cm de diâmetro, por meio de endoscopia, com auxílio de radioscopia, no qual existe esgaçamento e ruptura do fio Prolene®, que é amarrado internamente ao anel durante a cirurgia.

A fisiopatologia da estenose é multifatorial, sendo implicada a isquemia, hematoma, tensão da anastomose e fibrose após ulceração da anastomose.[4,29-31] O quadro clínico característico da estenose da anastomose ocorre entre 30 a 60 dias do pós-operatório, quando o paciente passa da dieta líquido-pastosa para sólida, e passa a apresentar disfagia baixa, náuseas, vômitos e ocasionalmente dor abdominal. Esse quadro clínico pode ser evolutivo ou abrupto, indicando a possibilidade de impactação alimentar associada à estenose.

O exame endoscópico pode demonstrar, no nível do *pouch* gástrico, impactação de alimentos do tipo carne, sementes, pedaços de frutas, verduras ou eventualmente comprimidos não dissolvidos. Deve-se, inicialmente, avaliar o material impactado e o volume, para evitar aspiração para a árvore traqueobrônquica. Pode ser necessário o uso de *overtube* ou ocasionalmente, intubação orotraqueal. Dependendo do corpo estranho pode-se usar pinça de corpo estranho, *basket*, alça de polipectomia. A alça com rede (Net USE®) ou *cap* de ligadura elástica acoplada na ponta do aparelho, com sucção vigorosa, pode ser útil para retirada de pedaços de carne. De preferência, todos os acessórios devem estar à mão, pois o uso de mais de um deles pode ser necessário (Figura 159.10).

Já tive oportunidade de solucionar casos de impactação de carne, de pacientes impossibilitados de comparecer pessoalmente à clínica, por residirem em município distante, por meio de orientação para a ingestão de suco de abacaxi concentrado e em pequenos goles, pois o sumo dessa fruta liquefaz a carne.

Após a retirada do corpo estranho, se houver, observo o tamanho do *pouch*, pois quando grande, existe a possibilidade de formação de úlcera de boca anastomótica, por hiperacidez e estenose associada. Deve-se estar atento também para a ocorrência de fístula gastrogástrica, uma vez que a acidez do estômago excluído passa para o *pouch*, ocorrendo úlcera de boca anastomótica e estenose.[18,29,41,42]

Analisa-se, portanto, o diâmetro da anastomose; quando não é possível ultrapassá-la com o endoscópio padrão (calibre 9,8 mm), está indicada sua dilatação, caso não exista úlcera associada, que ocorre em até 20% dos casos. Nessa eventualidade, dá-se preferência para o tratamento prévio, com inibidores de bomba de prótons, para evitar uma pos-

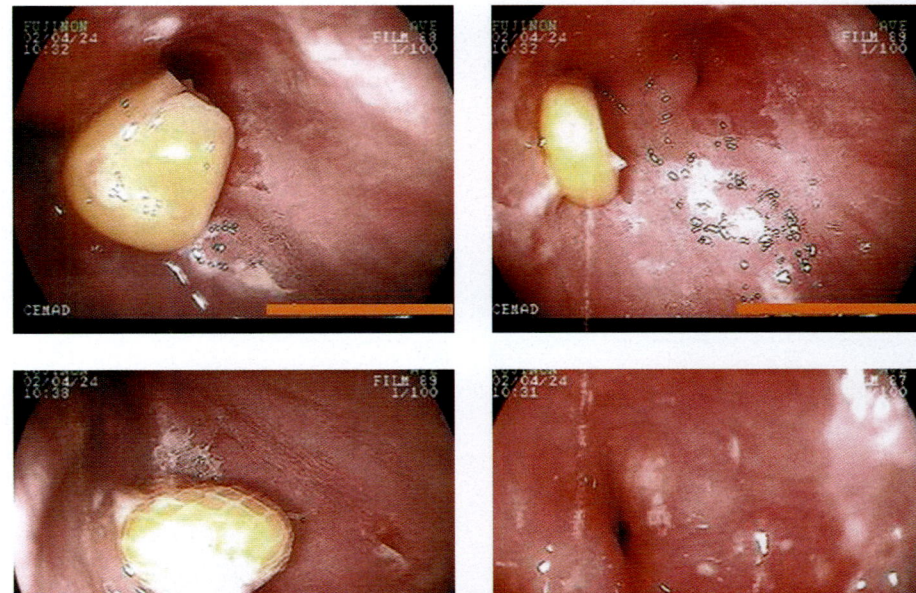

FIGURA 159.10

Estenose filiforme da anastomose gastrojejunal impactada com grão de milho

sível perfuração, porém, se a estenose é muito fechada e/ou o paciente está muito sintomático, pode-se realizar dilatação endoscópica da anastomose com cautela, mesmo com a presença de úlcera.

Tenho utilizado, rotineiramente, o balão TTS (*trough the scope*), Wilson-Cook ou Microvasive (Boston Scientific) calibre 14 mm, pois a estenose normalmente possui fibrose acentuada, formando-se uma cinta no balão e, como resultado final, o diâmetro da anastomose fica em torno de 12 mm, sendo o tamanho ideal. Não se deve dilatar com balões de maior calibre, devido à possibilidade de ganho de peso em longo prazo. Pacientes dilatados, no decorrer do tempo, têm maior chance de ganho de peso e insucesso da cirurgia[10,43,44] (Figura 159.11).

No início da experiência, em dois pacientes foi efetuada dilatação com balão de 10 mm e houve necessidade de repetir o procedimento, pois, nos dois casos, o calibre da anastomose ficou menor do que 10 mm, impedindo a passagem do endoscópio. Nos outros 70 casos restantes, usei o balão de 14 mm,

não havendo necessidade de repetir a dilatação, a qual foi descrita na literatura em até 30% dos casos.[20-23,26,32-39]

Não utilizo, de forma rotineira, a radioscopia. Às vezes, a introdução do balão se torna difícil, principalmente nos casos de estenoses puntiformes ou nos quais a ponta do balão toca no tabique da anastomose. Nessa situação, deve-se mudar a posição da introdução do balão aleatoriamente, até conseguir introduzi-lo totalmente, ou caso não seja possível toda sua introdução, pode-se dilatar parcialmente, apenas com sua ponta tornando mais fácil a sua reintrodução.

Divergindo de alguns autores, sou totalmente contrário ao uso de dilatadores de Savary-Gilliard, devido a maior possibilidade de perfuração, pois na grande maioria das situações, a alça eferente não fica no mesmo eixo da anastomose.

Não constatei nenhum caso resistente ou recidivante, porém, caso ocorra, está descrita a utilização de injeção de corticosteróide, com agulha de esclerose (triancinolona 40 mg) ou uso de secção

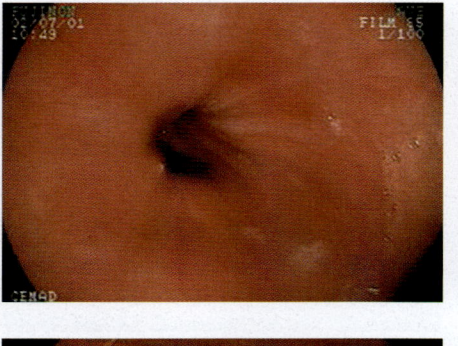
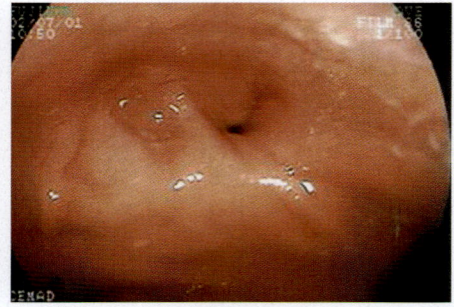
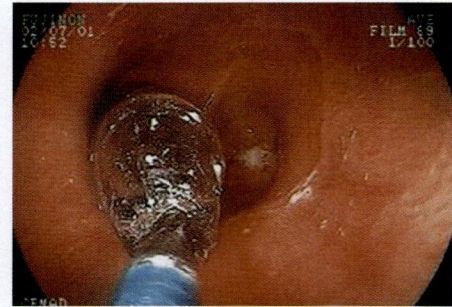
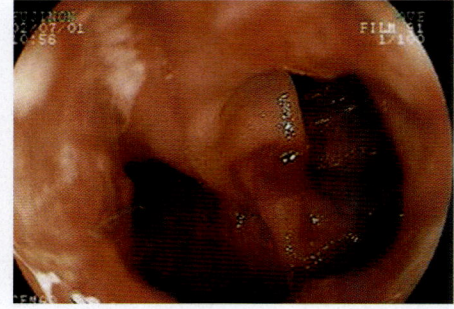

FIGURA 159.11

Dilatação da estenose da anastomose gastrojejunal com balão hidrostático TTS

da fibrose da anastomose nos quatro quadrantes, com bisturi elétrico.[40]

O resultado da dilatação é ótimo e raramente existe necessidade de se encaminhar o paciente para nova dilatação ou de operá-lo novamente.

Ocasionalmente, a presença de fio de sutura no nível da estenose pode dificultar a expansão total do balão e, nesses casos, é necessária a sua retirada, com o uso de tesoura endoscópica.

O método é bastante seguro, pois na maioria das vezes existe bloqueio importante da região da anastomose, impedindo sua perfuração para peritônio livre. A perfuração está descrita de 1% a 10%, e a conduta pode ser expectante nos casos de microperfurações, com uso de dieta zero e antibióticos.[37] Nos casos de perfurações maiores ou com má evolução, deve-se encaminhar o paciente para cirurgia.

Os sangramentos, normalmente, são de pequena monta e autolimitados.

CASUÍSTICA PESSOAL

Realizei endoscopia digestiva de rotina, no segundo mês de pós-operatório da gastroplastia em Y de Roux, ou antes, quando paciente apresentava sintomas de vômitos, disfagia, dor abdominal e/ou, impactação alimentar. Acompanhei, de março de 1999 a abril de 2006, 1.054 pacientes operados de gastroplastia em Y de Roux, dos quais em 351 foi aberta e em 703 foi laparoscópica, a grande maioria sem uso de anel de silicone. Foi considerada estenose da anastomose, quando o calibre era menor do que 1 cm (impossibilidade de passagem do endoscópio padrão de 9,8 mm). Constatou-se que 72 pacientes tinham estenose da anastomose, com índice de 6,8%, sendo 51 mulheres e 21 homens, com idade média de 36,4 anos (15 a 67), IMC médio de 45,6 (35,4 a 58,4) e tempo médio de pós-operatório de 2,1 meses (10 dias a 6 meses). Todos os pacientes foram dilatados com balão hidrostático (TTS *through the scope*), Wilson-Cook ou Microvasive (Boston Scientific). Recomendei a nove pacientes, com menos de 30 dias de pós-operatório (PO), a permanência em dieta líquida e a realização de dilatação a partir do 40º dia PO, porém em dois casos, devido à estenose ser puntiforme e à impossibilidade de tomar líquidos,

dilatou-se no 10º dia PO e 21º PO, sem intercorrências. Em seis pacientes, existia úlcera ativa e optei por tratar por 30 dias, com omeprazol 40 mg/dia, antes da dilatação, cicatrizando as úlceras em quatro deles. No entanto, em dois casos, apesar das úlceras em atividade, efetuei a dilatação com cautela e sem complicações. Nos dois primeiros pacientes, usamos balão hidrostático de 10 mm, sendo necessário repetir uma vez a dilatação com balão de 14 mm, pois ambos continuaram sintomáticos e com estenose menor do que 10 mm. Em todos os outros 70 pacientes, usei, como rotina, balão hidrostático de 14 mm, e não houve necessidade de repetir a dilatação em nenhum, com 0% de recidiva. Em um paciente houve necessidade de uso de tesoura endoscópica para retirada do fio de sutura no nível da anastomose, devido à impossibilidade de expansão completa do balão hidrostático. Todas as dilatações foram realizadas em nível ambulatorial, sedação com midazolam endovenoso, sem necessidade de uso de analgésicos.

Somente um paciente teve dor de intensidade moderada, sem sinais de irritação peritonial, porém a radiografia demonstrou pequeno pneumoperitônio, levando a dois dias de internação com dieta zero, tendo evoluído bem, sem intercorrências.

CONCLUSÃO

A estenose da anastomose gastrojejunal, das derivações gástricas em Y de Roux, é a complicação mais freqüente desse tipo de cirurgia e ocorre, normalmente, entre o primeiro e segundo mês do pós-operatório. Entretanto, a dilatação endoscópica com balão TTS é um método seguro e eficiente que precisa, na grande maioria dos casos, de apenas uma sessão de dilatação, e raramente é necessária a realização de estenotomia nos quatro quadrantes e/ou uso de injeção endoscópica de corticosteróide, assim como retirada dos fios de sutura com tesoura endoscópica. Está totalmente desaconselhada a dilatação com sondas de Savary-Gilliard, evitando-se assim possíveis perfurações.

REFERÊNCIAS BIBLIOGRÁFICAS

1. Klein S, Wadden T, Sugerman HJ. AGA technical review on obesity. Gastroenterology 2002;123:882-932.

2. Barrow CJ. Roux-en-Y gastric bypass for morbid obesity. AORN J 2002;76:590-608.

3. Brolin RE. Update. NIH consensus conference. Gastrointestinal surgery for severe obesity. Nutrition 1996; 2:403-4.

4. Huang, CS, Farraye, FA. Endoscopy in the Bariatric Surgical Patient. Gastroenterol Clin N Am 2005;34:151-66.

5. Scopinaro N, Gianetta E, Pandolfo N. Biliopancreatic bypass. Proposal and preliminary experimental study of a new type of operation for the functional surgical treatment of obesity. Minerva Chir 1976;31:560-6.

6. Scopinaro N, Gianetta E, Civalleri D. Biliopancreatic bypass for obesity: II. Initial experience in man. Br J Surg 1979;66:618-20.

7. Marceau P, Hould FS, Simard S. Biliopancreatic diversion with duodenal switch. World J Surg 1998;22:947-54.

8. Hess DS, Hess DW. Biliopancreatic diversion with a duodenal switch. Obes Surg 1998;8:267-82.

9. Stellato TA, Crouse C, Hallowell PT. Bariatric surgery: creating new challenges for the endoscopist. Gastrointest Endosc 2003;57:86-94.

10. Huang CS, Forse RA, Jacobson BC. Endoscopic findings and their clinical correlations in patients with symptoms after gastric bypass surgery. Gastrointest Endosc 2003;58:859-66.

11. Schirmer B, Erenoglu C, Miller A. Flexible endoscopy in the management of patients undergoing Roux-en-Y gastric bypass. Obes Surg 2002;12:634-8.

12. Smith SC, Edwards CB, Goodman GN, Halversen RC, Simper SC. Open vs laparoscopic Roux-en-Y gastric bypass: comparison of operative morbidity and mortality. Obes Surg 2004;14(1):73-6.

13. Podnos YD, Jimenez JC, Wilson SE, Stevens CM, Nguyen NT. Complications after laparoscopic gastric bypass: a review of 3464 cases. Arch Surg 2003;138(9):957-61.

14. Abdel-Galil E, Sabry AA. Laparoscopic Roux-en-Y gastric bypass--evaluation of three different techniques. Obes Surg 2002;12(5):639-42.

15. Higa KD, Boone KB, Ho T, Davies OG. Laparoscopic Roux-en-Y gastric bypass for morbid obesity: technique and preliminary results of our first 400 patients. Arch Surg 2000;135(9):1029-34.

16. Garrido T, Maluf-Filho F, Sakai P. O papel da endoscopia na cirurgia bariátrica. *In*: Garrido Jr AB, editor. Cirurgia da obesidade. São Paulo: Atheneu; 2002.

17. Blachar A, Federle MP. Gastrointestinal complications of laparoscopic Roux-en-Y gastric bypass surgery in patients who are morbidly obese: findings on radiography and CT. AJR Am J Roentgenol 2002;179:1437-42.

18. Sanyal AJ, Sugerman HJ, Kellum JM. Stomal complications of gastric bypass: incidence and outcome of therapy. Am J Gastroenterol 1992;87:1165-9.

19. Pope GD, Goodney PP, Burchard KW. Peptic ulcer/stricture after gastric bypass: a comparison of technique and acid suppression variables. Obes Surg 2002;12:30-3.

20. Ahmad J, Martin J, Ikramuddin S. Endoscopic balloon dilation of gastroenteric anastomotic stricture after laparoscopic gastric bypass. Endoscopy 2003;35:725-8.

21. Barba CA, Butensky MS, Lorenzo M. Endoscopic dilation of gastroesophageal anastomosis stricture after gastric bypass. Surg Endosc 2003;17:416-20.

22. Sataloff DM, Lieber CP, Seinige UL. Strictures following gastric stapling for morbid obesity. Results of endoscopic dilatation. Am Surg 1990;56:167-74.

23. Kretzschmar CS, Hamilton JW, Wissler DW. Balloon dilation for the treatment of stomal stenosis complicating gastric surgery for morbid obesity. Surgery 1987;102:443-6.

24. Matthews BD, Sing RF, DeLegge MH. Initial results with a stapled gastrojejunostomy for the laparoscopic isolated Roux-en-Y gastric bypass. Am J Surg 2000;179:476-81.

25. Ukleja A, Stone RL. Medical and gastroenterologic management of the postbariatric surgery patient. J Clin Gastroenterol 2004;38:312-21.

26. Schwartz ML, Drew RL, Roiger RW, Ketover SR, Chazin-Caldie M. Stenosis of the gastroenterostomy after laparoscopic gastric bypass. Obes Surg 2004;14(4):484-91.

27. Higa KD, Boone KB, Ho T. Complications of the laparoscopic Roux-en-Y gastric bypass: 1,040 patients – what have we learned? Obes Surg 2000;10(6):509-13.

28. Jha S, Levine MS, Rubesin SE, Dumon K, Kochman ML, Laufer I et al. Detection of strictures on upper gastrointestinal tract radiographic examinations after laparoscopic Roux-en-Y gastric bypass surgery: importance of projection. AJR Am J Roentgenol 2006;186(4):1090-3.

29. MacLean LD, Rhode BM, Nohr C. Stomal ulcer after gastric bypass. J Am Coll Surg 1997;185:1-7.

30. Sapala JA, Wood MH, Sapala MA. Marginal ulcer after gastric bypass: a prospective 3-year study of 173 patients. Obes Surg 1998;8:505-16.

31. Jordan JH, Hocking MP, Rout WR. Marginal ulcer following gastric bypass for morbid obesity. Am Surg 1991;57:286-8.

32. Lineaweaver W, Ryckman F, Hawkins I. Endoscopic balloon dilation of outlet stenosis after gastric bypass. Am Surg 1985; 51:194-6.

33. Rajdeo H, Bhuta K, Ackerman NB. Endoscopic management of gastric outlet obstruction following surgery for morbid obesity. Am Surg 1989;55:724-7.

34. Al-Halees ZY, Freeman JB, Burchett H. Nonoperative management of stomal stenosis after gastroplasty for morbid obesity. Surg Gynecol Obstet 1986;162:349-54.

35. Wolper JC, Messmer JM, Turner MA. Endoscopic dilation of late stomal stenosis. Its use following gastric surgery for morbid obesity. Arch Surg 1984;119:836-7.

36. Bell RL, Reinhardt KE, Flowers JL. Surgeon-performed endoscopic dilatation of symptomatic gastrojejunal anastomotic strictures following laparoscopic Roux-en-Y gastric bypass. Obes Surg 2003;13:728-33.

37. Go MR, Muscarella P II, Needleman BJ. Endoscopic management of stomal stenosis after Roux-en-Y gastric bypass. Surg Endosc 2004;18:56-9.

38. Goitein D, Papasavas PK, Gagne D, Ahmad S, Caushaj PF. Gastrojejunal strictures following laparoscopic Roux-en-Y gastric bypass for morbid obesity. Surg Endosc 2005;19 (5):628-32.

39. Nguyen NT, Stevens CM, Wolfe BM. Incidence and outcome of anastomotic stricture after laparoscopic gastric bypass. J Gastrointest Surg 2003;7(8):997-1003.

40. Froyen J, Rosseland AR, Helsingen N. Endoscopic diathermy incision in the treatment of stoma obstruction after gastroplasty for obesity. Endoscopy 1985;17:91-3.

41. Capella JF, Capella RF. Gastro-gastric fistulas and marginal ulcers in gastric bypassprocedures for weight reduction. Obes Surg 1999;9:22-8.

42. Capella JF, Capella RF. Staple disruption and marginal ulceration in gastric bypass procedures for weight reduction. Obes Surg 1996;6:44-9.

43. Catalano MF, George S, Thomas M. Weight gain following bariatric surgery secondary to staple line disruption and stomal dilation: endotherapy using sodium morrhuate to induce stomal stenosis prevents need for surgical revision. Gastrointest Endosc 2004;59:AB149.

44. Thompson CC, Carr-Locke DL, Saltzman J. Peroral endoscopic repair of staple-line dehiscence in Roux-en-Y gastric bypass: a less invasive approach. Gastroenterology 2004;126(Suppl 2):A810

REDUÇÃO DO DIÂMETRO DA ANASTOMOSE GASTROJEJUNAL PARA TRATAMENTO DE REGANHO DE PESO PÓS-GASTROPLASTIA

Manoel Galvão Neto • Josemberg Marins Campos
José Inácio Vieira Sanseverino • Sérgio Ricardo Pioner • Marcelo Falcão

INTRODUÇÃO

No mundo, há cerca de 300 milhões de pessoas obesas e 750 milhões acima do peso, incluindo 22 milhões de crianças com menos de cinco anos em países industrializados e em desenvolvimento. Comorbidades cardiovasculares e endócrinas levam ao óbito 34 milhões de pessoas por ano, principalmente em países pobres. Calcula-se que no Brasil de 35% a 40% da população esteja acima do peso. A obesidade adulta aumentou em todos os grupos de homens e mulheres, mas um aumento maior foi observado entre as famílias de menor renda.

A obesidade é uma doença crônica decorrente do acúmulo excessivo de tecido adiposo no organismo e está associada à piora da qualidade de vida, à alta freqüência de comorbidades, à redução da expectativa de vida e à probabilidade considerável de fracasso dos tratamentos menos invasivos.

A obesidade mórbida é caracterizada por Índice de Massa Corporal (IMC) maior que 40 kg/m^2, o qual é definido pela relação entre o peso e o quadrado da altura. Essa doença tem etiologia multifatorial e o controle envolve várias abordagens. O tratamento clínico é composto principalmente de orientação dietética, atividade física, medicamentos antiobesidade e balão intragástrico. Entretanto, para a obesidade grau III (IMC maior que 40 kg/m^2) ou grau II (IMC entre 35 kg/m^2 e 39,2 kg/m^2), com associação de pelo menos uma comorbidade, o tratamento convencional continua produzindo resultados insatisfatórios, com 95% dos pacientes recuperando o peso inicial em até dois anos.

Devido à necessidade de uma intervenção mais eficaz na condução clínica de obesos graves, a indicação de operações bariátricas vem crescendo atualmente. O tipo de intervenção varia de acordo com o grau de obesidade, experiência do cirurgião e comorbidades, apresentando risco de mortalidade menor que 0,5%.

Atualmente, os procedimentos cirúrgicos realizados são: banda gástrica ajustável, derivação biliopancreática tipo duodenal *switch* ou Scopinaro, Bypass Gástrico em Y de Roux (BPGYR) convencional ou laparoscópica. Esta última vem predominando nos últimos anos, pois é uma operação mista que proporciona restrição por meio da diminuição do reservatório gástrico em cerca de 90% do tamanho original, além de má-absorção de alimentos por meio do desvio intestinal, sendo considerada uma operação segura e com baixa morbimortalidade.

O estômago é reduzido com o objetivo de promover sensação de saciedade precoce com pequena quantidade de alimentos. Essa redução irá comportar de 15 ml a 25 ml. Portanto, o primeiro mecanismo é restritivo. O segundo mecanismo é disabsortivo e consiste no desvio do alimento entre 75 cm e 150 cm do contato com a secreção do pâncreas e suco biliar, de modo que açúcares, gorduras e determinados nutrientes são menos absorvidos. Assim, a ingestão de carboidratos simples pode ocasionar a síndrome de *dumping*, que é caracterizada por náuseas, vômitos, rubor, dor epigástrica e sintomas de hipoglicemia. Essa síndrome é importante na manutenção da perda de peso, mas tem efeito limitado em longo prazo. Procedimentos mal-absortivos com desvio maior que 150 cm têm causado riscos substanciais por diminuir excessivamente a área de absorção alimentar.

A cirurgia em Y de Roux baseia-se na diminuição definitiva da fome em decorrência do estômago ter tamanho reduzido, permitindo ingestão de menor quantidade de calorias, levando à perda média de 3% a 40% do peso inicial, ou a uma perda média de 70% a 75% do excesso de peso, mantida por um período de 5 a 10 anos. Os resultados são considerados satisfatórios quando há diminuição do peso maior que 50% do excesso de peso, o que é obtido em 95% dos pacientes.

O BPGYR visa à formação de uma anastomose gastrojejunal com diâmetro entre 10 mm e 12 mm. Dos pacientes que se submetem a essa cirurgia, de 25% a 30% apresenta perda de peso inadequada, que pode ser por reganho ou perda insuficiente. Isso pode decorrer da falta de exercícios físicos, da predisposição genética, do aumento da ingestão de líquidos hipercalóricos e de carboidratos, além do consumo excessivo de bebidas alcoólicas ou do aumento do diâmetro da anastomose gastrojejunal, na ausência de anel restritivo. Para esse grupo de pacientes, novas intervenções cirúrgicas não são preconizadas por envolverem técnica operatória complexa e elevada taxa de complicações.

Assim, para esses pacientes com dilatação gastrojejunal (DGJ), têm sido proposto tratamento que inclui reeducação alimentar, exercícios físicos, revisão cirúrgica da anastomose, medicamentos e mais atualmente a escleroterapia (ST) endoscópica que visa à redução do diâmetro da anastomose, causando saciedade precoce e perda de peso sustentada.

De 1991 a 2001, a BPGYR foi realizada em 685 pacientes na Escola de Medicina de Vermont. Desses, 20 pacientes apresentaram DGJ com reganho de peso. Foram então submetidos à ST com injeções, na camada muscular, de 1 ml de 5% de morruato de sódio administrado circunferencialmente na junção gastrojejunal, de forma a reduzir o diâmetro para 9 mm a 10 mm. Houve perda de peso em 75% dos pacientes tratados com ST, perdendo uma média de 5,8 kg (0,5 kg a 17,3 kg) nos dois meses após a ST. Essa perda aumentou para 6,7 kg (0,9 kg a 17,7 kg) nos seis meses seguintes. Entretanto, 25% dos pacientes ganharam peso entre 0,5 kg e 3,1 kg, com média de 1,9 kg após dois meses; o ganho de peso aumentou, após seis meses, para 3,6 kg (0,5 kg a 12,7 kg).

Quase todos os pacientes apresentaram saciedade precoce nas primeiras duas semanas após a ST. As complicações foram vômitos ocasionais nas primeiras duas semanas, em 10% dos pacientes, e dor epigástrica que perdura por no máximo quatro horas após o procedimento. Pacientes que obtiveram resultados satisfatórios com perda de peso superior a 9 kg associaram uma escolha adequada dos alimentos e prática de exercícios físicos à redução do diâmetro gastrojejunal.

A dor abdominal intensa que surge algumas horas após a administração do esclerosante tem incentivado a busca por métodos mais eficazes e com menor efeito colateral. Assim, os autores iniciaram a administração endoscópica de polimetilmetacrilato (PMMA) na anastomose gastrojejunal (Figura 159.12).

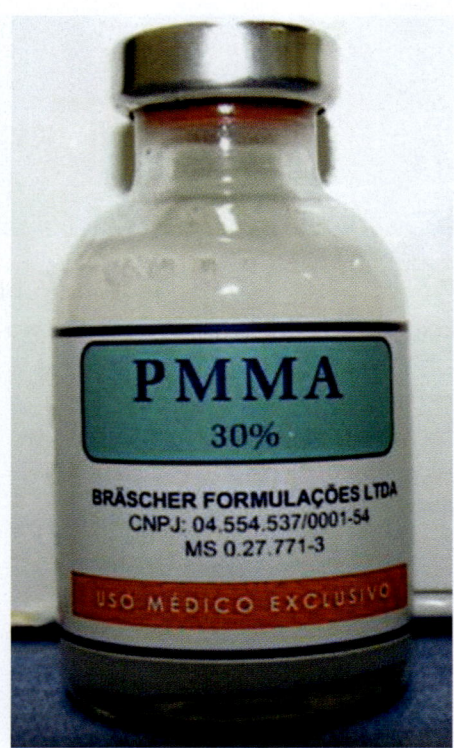

FIGURA 159.12

Recipiente contendo a substância de polimetilmetacrilato – PMMA

TRATAMENTO

Considerando que ainda há pouca referência na literatura sobre esse método terapêutico, têm sido discutidas previamente com o paciente e o médico-assistente as vantagens e as desvantagens desse método endoscópico, sendo incluído em protocolo o paciente que apresenta as seguintes características:

CRITÉRIOS DE INCLUSÃO

- ter sido submetido a BPGYR;
- apresentar reganho de peso;
- ter aumento do diâmetro gastrojejunal (Figura 159.13A);
- ter diminuição da saciedade precoce;
- não possuir anel restritivo na bolsa gástrica.

CRITÉRIOS DE EXCLUSÃO

- ter fístula gastrogástrica e gastrojejunal;

- ter alça jejunal curta, menor que 100 cm;
- apresentar distúrbios psiquiátricos;
- apresentar erro alimentar grave e etilismo.

TÉCNICA DE ESCLEROTERAPIA COM ETANOLAMINA

O procedimento é realizado após jejum de 8 horas para alimentos sólidos e 2 horas para líquidos, exceto leite, em caráter ambulatorial, sob sedação consciente, com acompanhamento de anestesiologista somente para os pacientes com risco cirúrgico elevado, usando cateter para injeção de 23 Gauge.

Inicialmente, por meio do canal de trabalho do endoscópio, passa-se o cateter-injetor para administração circunferencial na camada muscular de 1 ml de etanolamina em cada punção, no nível da anastomose gastrojejunal (Figura 159.13B). Após 3 ou 4 sessões de escleroterapia, habitualmente, o processo inflamatório promove fibrose e a retração cicatricial leva à redução do diâmetro da anastomose para 9 mm a 10 mm (Figura 159.13C). É comum a ocorrência de úlcera no local da administração da solução esclerosante e os pacientes referem dor epigástrica intensa, tipo queimação, entre 2 horas e 4 horas seguintes, sendo mais intensa, difusa e prolongada quando há extravasamento para a cavidade peritonial. Habitualmente, esse quadro é controlado apenas com a administração de analgésicos por via oral. Orienta-se ainda a ingestão restrita a alimentos líquidos e pastosos nos próximos 15 dias devido à ocorrência de náuseas e vômitos nesse período.

CASUÍSTICA

Essa terapêutica endoscópica foi aplicada em 19 pacientes, sendo 14 mulheres (74%) e 5 homens, com média de idade de 39 anos, provenientes de vários serviços de cirurgia e que apresentavam reganho de peso médio de 15 kg após a realização de gastroplastia em Y de

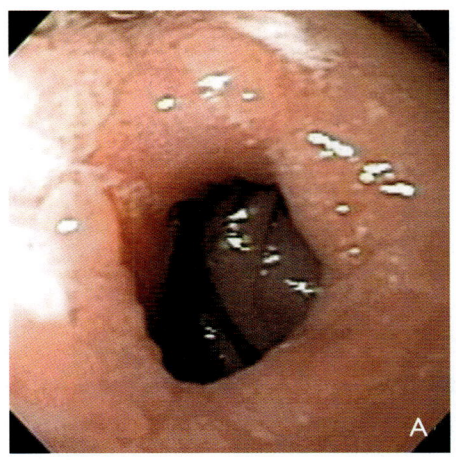 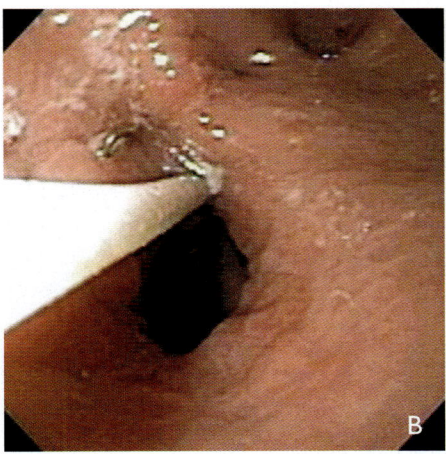 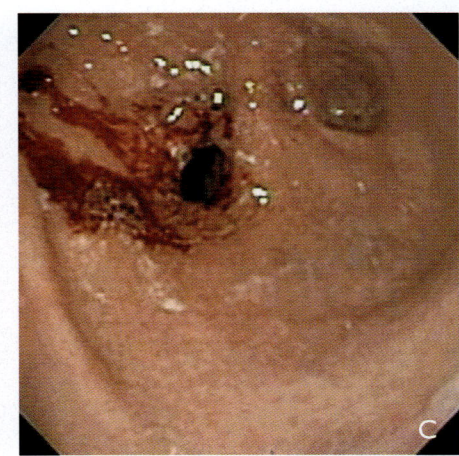

FIGURA 159.13

Imagens endoscópicas da anastomose gastrojejunal na cirurgia de Fobi-Capella. (A) Anastomose ampla (B) que foi reduzida (C) após a administração de etanolamina

Roux, sem anel, por via laparotômica (89%) e laparoscópica (11%), cuja cirurgia ocorreu há 42 meses em média.

A endoscopia digestiva alta diagnosticou anastomose ampla, com diâmetro entre 20 mm e 30 mm, não sendo encontradas outras alterações anatômicas que justificassem o reganho de peso. Seguindo a técnica descrita acima, administrou-se etanolamina em três sessões, em média.

Após seguimento prospectivo de cinco meses, os pacientes apresentaram perda de peso, havendo diminuição do IMC de 34 kg/m^2 para 30 kg/m^2, além da ocorrência de saciedade precoce em 75% dos pacientes. Por meio das imagens endoscópicas, são evidenciadas retrações cicatriciais e áreas de fibrose na bolsa gástrica próxima à anastomose gastrojejunal com redução do diâmetro, principalmente três meses após a última sessão.

TÉCNICA DE ADMINISTRAÇÃO DE PMMA

Esse procedimento segue as mesmas orientações de jejum e sedação da técnica com etanolamina. Utiliza-se um tubo plástico (Figura 159.14A) acoplado externamente ao endoscópio para substituir um aparelho de duplo-canal, por onde passa um cateter-injetor com agulha de grosso calibre na extremidade distal usada na injeção de PMMA a 30% (Figura 159.14B). A extremidade proximal do cateter é acoplada à torneira de três vias para administração simultânea de PMMA e soro fisiológico a 0,9%, na proporção de 1:5, sendo 6 ml da solução em cada quadrante, o que totaliza 24 ml por sessão.

A referida solução de PMMA é administrada na submucosa dos quatro quadrantes (Figura 159.15A), visando diminuir a luz da anastomose para um diâmetro entre 10 mm e 12 mm, havendo moldagem da anastomose gastrojejunal (Figura 159.15B), em sessões seriadas, que podem variar de 1 a 4 sessões. O diâmetro da anastomose é calibrado por meio da insuflação graduada de balão TTS (Boston) ou usando pinça de corpo estranho com prévio conhecimento do diâmetro da abertura da pinça.

CASUÍSTICA

Esse procedimento com PMMA foi realizado em 10 mulheres com idade entre 26 e 60 anos, tendo média de 37,5 anos, que possuíam peso médio de 79,3 kg, variando de 62 kg a 98 kg. Em 60% das pacientes, o *bypass* gástrico foi confeccionado sem anel e em 40% dos casos, o

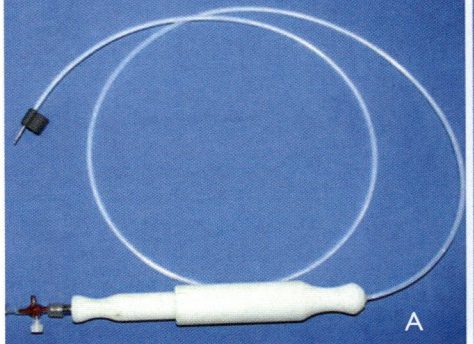 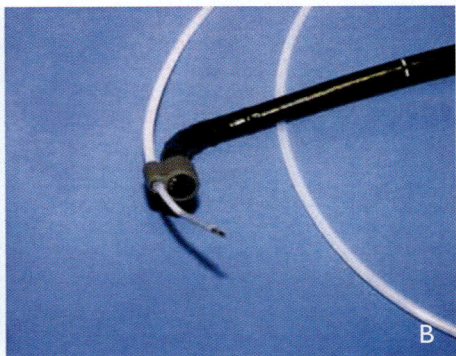

FIGURA 159.14

(A) Cateter com agulha para administração de PMMA; (B) Acoplado ao endoscópio para formar duplo-canal

anel foi retirado posteriormente. O diâmetro da anastomose gastrojejunal foi estimado entre 14 mm e 30 mm, com média de 20 mm, usando balão TTS para a aferição. A perda máxima de peso antes do procedimento ficou entre 26 k e 70 kg, com média de 49,6 kg, havendo interrupção da perda de peso entre 7 m e 36 m, com média de 16,5 m.

A administração de PMMA foi realizada entre 1 e 4 sessões, na seguinte distribuição:

- 1 sessão = 100% dos pacientes
- 2 sessões = 80%
- 3 sessões = 50%
- 4 sessões = 40%

A perda de peso variou de 0 kg a 7 kg, com média igual a 1,86 kg e mediana de 2 kg. Não houve complicação nem efeito colateral. A avaliação dos pacientes foi realizada por meio do teste de saciedade (veja no final deste capítulo), cujo resultado está demonstrado no Gráfico 159.1. Também foi executada avaliação endoscópica que comprovou a alteração anatômica, além de análise cintilográfica mostrando o grau de esvaziamento gástrico (Figura 159.16).

De acordo com a aplicação do teste de saciedade, o grupo estudado apresentou o seguinte resultado: em relação ao desejo de comer entre as refeições, a média foi igual a 5,9, variando de 1 a 10, enquanto o desejo de comer após as refeições variou de 1 a 5, com média de 2,9. Trinta por cento dos pacientes apresentaram diminuição do desejo por comida e o restante (70%) manteve o mesmo desejo. A sensação de saciedade entre refeições variou de 1 a 7, com média de 4 (Gráfico 159.1).

CONCLUSÃO

Conclui-se, assim, que esse método é bastante promissor, sendo capaz de diminuir o diâmetro de anastomose gastrojejunal e promover saciedade precoce. Contudo, é necessária avaliação no longo prazo por meio de protocolos bem controlados para determinar a eficácia do método.

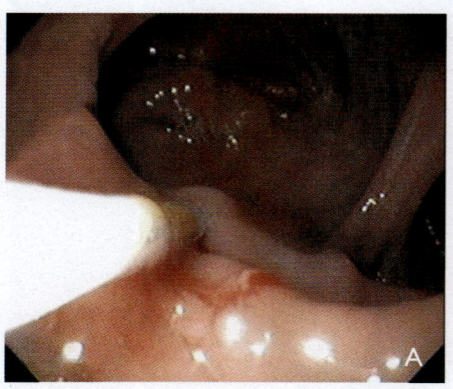
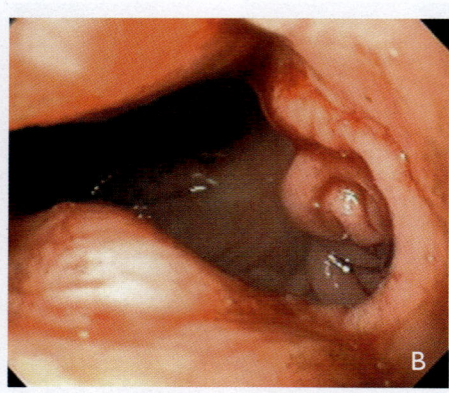

FIGURA 159.15

(A) Imagem endoscópica da administração de PMMA na anastomose gastrojejunal; (B) para redução do diâmetro

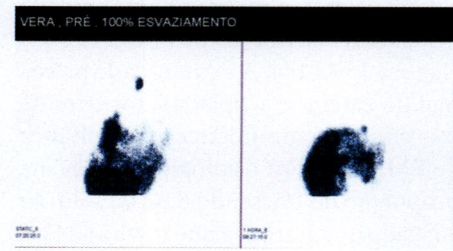

FIGURA 159.16

Imagens de cintilografia da bolsa gástrica no período pré e pós-uso de PMMA na anastomose gastrojejunal

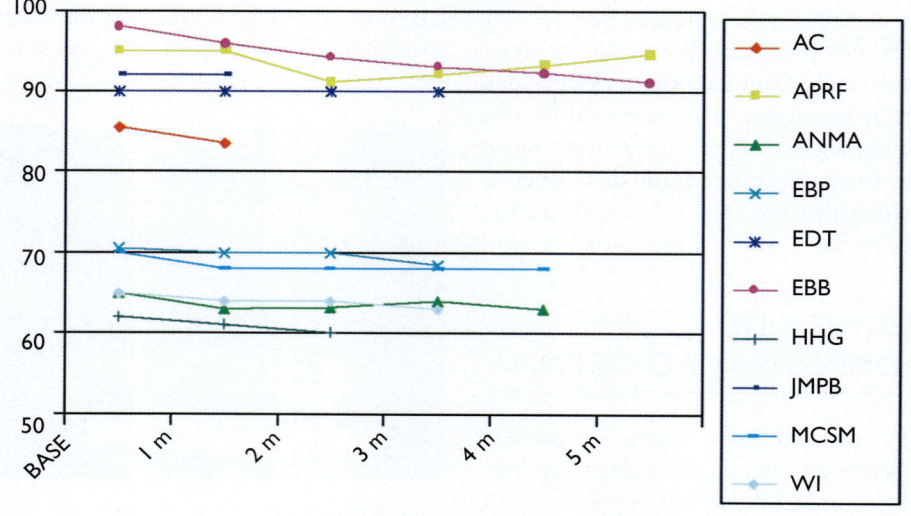

GRÁFICO 159.1

Resultado da avaliação dos pacientes por meio do teste de saciedade

Anexo
Questionário de Saciedade

Rating patient's food desire between meals: using a scale of 1-10
Índice de desejo do paciente de comer entre as refeições: usando escala de 1 – 10

(1) satisfied ------ (10) always craving food **Patient's response** _____
(1) satisfeito------ (10) tem sempre vontade de comer Resposta do paciente

Rating patient's food desire after meals: using a scale of 1-10
Índice de desejo do paciente de comer após as refeições: usando escala de 1– 10

(1) satisfied ------ (10) always craving food **Patient's response** _____
(1) satisfeito------ (10) tem sempre vontade de comer Resposta do paciente

Desire for food
Desejo de comer

( ) same as before procedure – mesmo que antes do procedimento
( ) less than before procedure – menor que antes do procedimento
( ) greater than before procedure – maior que antes do procedimento

Rating feeling of society betweem meals: using a scale of 1-10
Índice da sensação de saciedade entre as refeições: usando escala de 1-10

Stomach feels: (1) full ------ (10) empty   **Patient's response** _____
Sensação gástrica: (1) cheio -----(10) vazio   Resposta do paciente

Rating feeling of society at the end of the meal: using a scale of 1-10
Índice da sensação de saciedade ao final das refeições: usando escala de 1-10

Stomach feels: (1) full ------ (10) empty   **Patient's response** _____
Sensação gástrica: (1) cheio ----- (10) vazio   Resposta do paciente

Feeling of society
Sensação de saciedade

( ) same as before procedure – mesmo que antes do procedimento
( ) less than before procedure – menor que antes do procedimento
( ) greater than before procedure – maior que antes do procedimento

Is the patient eating less than before the procedure?   ( ) No   ( ) Yes
O paciente está comendo menos que antes do procedimento?   Não ( )   Sim ( )

BIBLIOGRAFIA RECOMENDADA

Obesity and overweigh. Visite o website: www.who.int. Acessado em 15 de outubro de 2006.

Nunes MAA, Appolinário JC, Abuchaim ALG, Coutinho W et al. Obesidade: conceitos e classificação. In: Nunes e colaboradores, editores. Transtornos alimentares e obesidade. Porto Alegre: Artmed; 1998.P. 197-203.

Monteiro CA, Mondini L, Medeiros de Souza AL, Popkin BM. The nutrition transition in Brazil. Eur J Clin Nutr 1995;49(2)105-13.

Póvoa LC, Halpern A, Godoy Matos AF, Suplicy HL, Mancini MC, Zanella MT. Custo da obesidade. In: Obesidade. São Paulo: Lemos; 1998. P. 55-67.

Fandiño JNP, Benchimol A, Barroso FL, Coutinho W, Appolinario JC. Aspectos clínicos, cirúrgicos e psiquiátricos de pacientes submetidos à cirurgia bariátrica. Psiq Prat Méd; 2002.

Segal A, Halpern A, Mancini MC. Técnicas de modificação de comportamento do paciente obeso: psicoterapia cognitivo-comportamental. Manual de obesidade para clínicos e outros especialistas. 2001;57-64.

Garrido Júnior Halpern A, Godoy Matos AF, Suplicy HL, Mancini MC, Zanella MT. Situações especiais: tratamento da obesidade mórbida. In: Obesidade. São Paulo: Lemos; 1998. P. 331-41.

Spaulding L. Treatment of dilated gastrojejunostomy with sclerotherapy. Obes Surg 2003;13:254-7.

Pi-Sunyer FX, Brownell KD, Fairburn. CG. Medical complications of obesity. In: Eating disorders and obesity. New York: Guilford Press; 1995. P. 401-6.

Lamarche B. Abdominal obesity and its metabolic complications for the risk ofischaemic heart disease. Coron Artery Dis 1998;9:473-88.

Coutinho W. Consenso Latino-americano de Obesidade. Arq Bras Endocrinol Metab; 1999;43:21-67.

Website: www.institutogarrido.com.br/trat_cirur.htm#gastroplastia. Acessado em 15 de outubro de 2006.

Ryan H, Darren H, Alicia M, Basir T. Outcome of gastric bypass patients. Obes Surg 2002;12:261-4.

Dowling C. You mean I don't have to feel this way? New help for depression, anxiety, and addiction. New York: Bantam Books; 1993.

Huang CS, Forse RA, Jacobson BC, Farraye FA. Endoscopic findings and their clinical correlations in patients with symptoms after gastric bypass surgery. Gastrointest Endosc 2003 Dec;58(6):859-66.

Sugerman HJ, Kellum JM, Engle KM, Wolfe L, Starkey JV, Birkenhauer R et al. Gastric bypass for treating severe obesity. Am J Clin Nutr 1992 Feb;55(2 Suppl):560S-566S.

Schwartz RW, Strodel WE, Simpson WS, Griffen WO Jr. Gastric bypass revision: lessons learned from 920 cases. Surgery 1988 Oct;104(4):806-12.

Thaisetthawatkul P, Collazo-Clavell ML, Sarr MG, Norell JE, Dyck PJ. A controlled study of peripheral neuropathy after bariatric surgery. Neurology 2004 Oct 26;63(8):1462-70.

Waris E, Pakkanen M, Lassila K, Trml P, Konttinen YT, Suuronen R et al. Alloplastic injectable biomaterials for soft tissue augmentation: a report on two cases with complications associated with a new material (DermaLive) and a review of the literature. Eur J Plast Surg 2003;26:350-5.

Catalano MF, George S, Thomas M, Geenen JE, Chua T. Weight gain following bariatric surgery secondary to saple line disruption and stomal dilatation: endotherapy using sodium morrhuate to induce stomal stenosis prevents need for surgical revision. Gastrointest Endosc 2004;59(5):m1711.

Meirelles-Santos JO, Carvalho AF Jr, Callejas-Neto F, Magna LA, Yamanaka A, Zeitune JMR et l. Absolute ethanol and 5% ethanolamine oleate are comparable for sclerotherapy of esophageal varices. Gastrointest Endosc 2000;51(5).

Christopher C, Thompson M, Robinson MK, Slattery J, Lautz DB. Peroral endoscopic reduction of dilated gastrojejunal anastomosis after roux-en-y gastric bypass: possible new option for patients with weight regain. Plenary Session/Surg Obes Rel Dis 2005;1:222-83.

Campos JM, Galvão Neto M, Ferreira HA, Souza HC, Ferraz EM, Ferraz AAB. Esclerose endoscópica de anastomose gastrojejunal para tratar reganho de peso pós-gastroplastia. XVII Seminário Brasileiro de Endoscopia Digestiva, Vitória, 2005.

Waris E et al. Particles of translucent, acrylic hydrogel embedded in the dermis have induced collagen deposition and granulomatous, inflammatory infiltrates (hematoxylin–eosin staining). Eur J Plast Surg 2000;326:350-5.

Morhenn VB, Lemperle G, Gallo RL. Phagocytosis of different particulate dermal filler substances by human macropages and skin cells. Dermatol Surg. 2002;28(6):484-90.

CAPÍTULO 160

TRATAMENTO DO DESLIZAMENTO DE ANEL PÓS-CIRURGIA DE FOBI-CAPELLA

Josemberg Marins Campos
Manoel Galvão Neto

INTRODUÇÃO

A cirurgia de Fobi-Capella tem bons resultados em relação à perda de peso em longo prazo, como conseqüência do mecanismo de desabsorção, e à presença de um anel de Silastic que promove restrição alimentar (Figura 160.4 E).[1,2] Todavia, em 0,75% dos pacientes operados,[3] o anel pode apresentar deslizamento distal parcial e causar estenose da bolsa gástrica (Figura 160.1 A e C) ou deslizamento total sobre a alça jejunal, causando estrangulamento e obstrução (Figura 160.1B e D). Essa classificação é obtida, respectivamente, de acordo com a passagem ou não do endoscópio através do estreitamento.

O tratamento clássico preconizado tem sido a retirada da prótese por meio da laparotomia ou laparoscopia.[3,4,5,6] Mas, o processo inflamatório perigástrico pode dificultar a cirurgia e aumentar o risco de abscesso e fístula,[5] além de sangramento. A literatura mostra que a participação do endoscopista nesse processo tem sido restrita ao diagnóstico da obstrução e à colocação de sonda naso-enteral para melhora clínica.[5] Todavia, a primeira ocorrência da casuística que será apresentada a seguir evoluiu com piora após 24 horas de dieta enteral e não havia condições cirúrgicas. Assim, realizou-se, com sucesso, a dilatação endoscópica cuja técnica tornou-se mais uma opção segura e eficaz para o tratamento do deslizamento de anel, apesar de ainda não ter sido publicada.

A seguir serão apresentados os aspectos clínicos de 18 pacientes com essa complicação que foram submetidos à cirurgia de Fobi-Capella por via laparotômica (78%) ou laparoscópica (22%), em diferentes serviços de cirurgia, nos últimos quatro anos.

QUADRO CLÍNICO

A casuística é constituída por 16 mulheres (89%) e 2 homens, com média de 35 anos de idade e que apresentavam sintomas decorrentes do deslocamento parcial (Figura 160.1 A e C) ou total do anel (Figura 160.1 B e D).

Inicialmente, todos relataram aumento progressivo da freqüência dos vômitos e eructação, chegando a vários episódios diários, não relacionados ao tipo de alimento, nem à velocidade da ingestão. A correlação com os achados endoscópicos mostra que o quadro é compatível com deslizamento parcial de anel.

A não realização de tratamento precoce, provavelmente, permitiu que a metade da casuística evoluísse com deslocamento total do anel e obstrução do segmento gastrojejunal, cujo quadro é caracterizado por acentuada perda de peso devido à alimentação restrita a líquidos. Em fase mais avançada, há vômitos de odor fétido, desidratação e desnutrição, não sendo possível a ingestão nem de líquidos. Houve necessidade de internação de urgência para hidratação e reposição nutricional em 25% dos casos devido ao grave quadro clínico,

sendo instituído tratamento endoscópico na mesma ocasião.

DIAGNÓSTICO RADIOLÓGICO

Os achados da radiografia contrastada do estômago dependem da fase em que o paciente se encontra. No início dos sintomas, há evidência de anel oblíquo, deslizado no lado da fixação à alça interposta, causando estenose no nível da anastomose gastrojejunal (Figura 160.1 A e C).

Em fase tardia, observa-se bolsa gástrica de diâmetro aumentado, com nível hidroaéreo em área correspondente ao fundo gástrico, anastomose ampla e anel oblíquo, promovendo obstrução logo abaixo da anastomose gastrojejunal sobre a alça jejunal (Figura 160.1 B e D).

DIAGNÓSTICO ENDOSCÓPICO

No deslizamento total do anel, habitualmente, há sinais de esofagite devido ao excesso de vômitos, além de bolsa gástrica com diâmetro aumentado, tendendo à formação de fundo gástrico, sem evidência de compressão extrínseca do anel no estômago.[5] Também são observados resíduos alimentares de odor fétido e anastomose gastrojejunal ampla, com convergências das pregas jejunais para uma área de estenose excêntrica logo abaixo da anastomose (Figura 160.2 A e B).

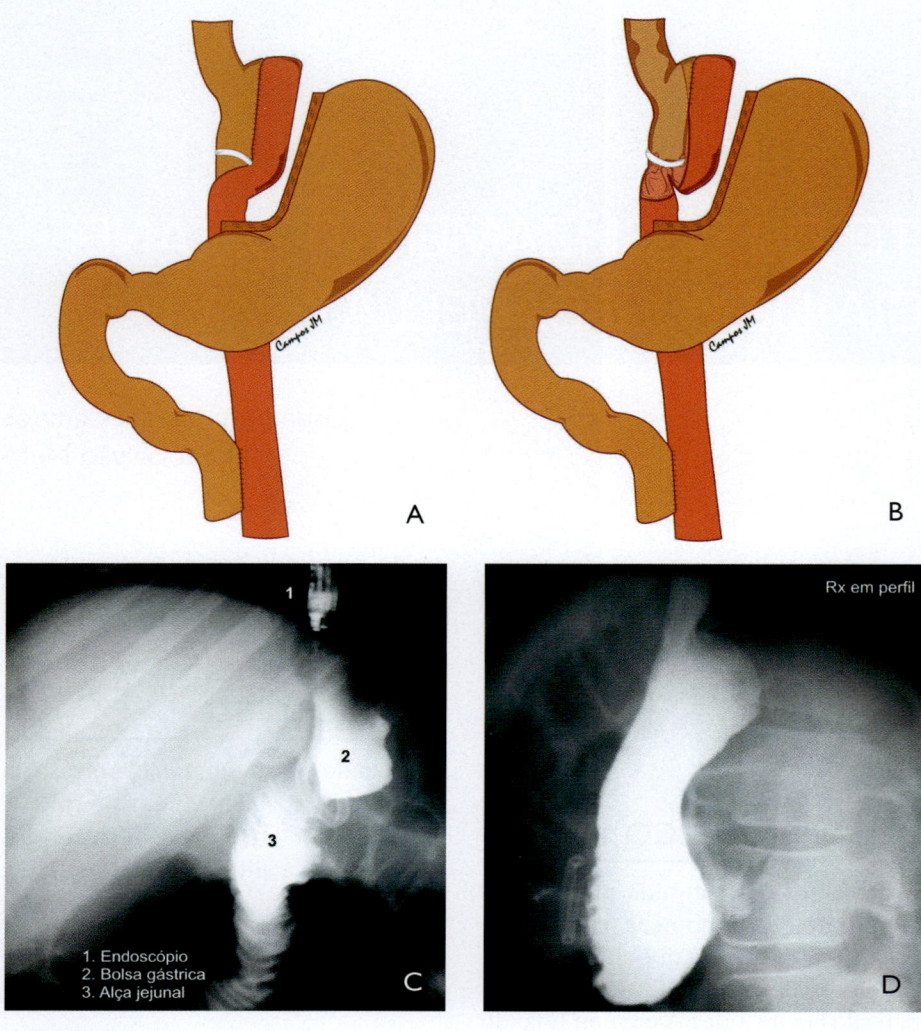

FIGURA 160.1

Imagens da cirurgia de Fobi-Capella com deslizamento de anel. (A e C) parcial (B e D) total

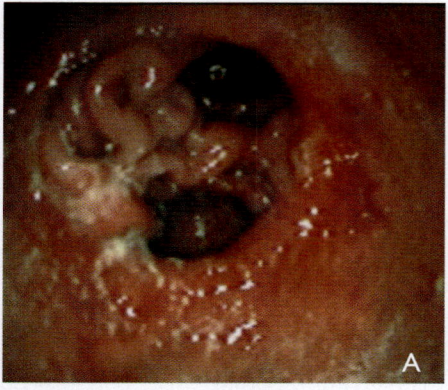
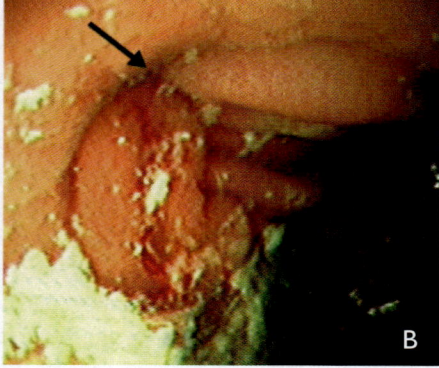

FIGURA 160.2

(A) Imagem endoscópica de bolsa gástrica e anastomose gastrojejunal amplas (B) decorrente de obstrução (seta) por compressão extrínseca do anel deslizado, apresentando resíduos alimentares

Do lado da sutura longitudinal, onde se encontra a alça aferente interposta ou a alça cega, há pequeno prolapso de mucosa jejunal para o interior da bolsa gástrica, em decorrência da compressão extrínseca promovida pelo anel deslocado distalmente, que habitualmente ocorre desse lado (Figura 160.2 A).

Quando o diagnóstico é precoce (deslizamento parcial), a área estenótica provocada pelo anel situa-se habitualmente no nível da anastomose gastrojejunal e assim consegue-se ainda a passagem do endoscópio com dificuldade. Todavia, em fase tardia (deslizamento total), é factível apenas a passagem de fio-guia para a introdução de balão de dilatação.

TRATAMENTO

Considerando que a terapêutica preconizada na literatura tem sido a retirada da prótese por meio de laparotomia ou laparoscopia,[5] discutimos previamente com o paciente e o médico-assistente as vantagens e desvantagens do método cirúrgico e da terapêutica endoscópica.

Após explicação sobre o método endoscópico, diante da possibilidade de ser realizada mais de uma sessão de dilatação, três pacientes desta casuística optaram por reoperação para retirada do anel, sendo excluídos desta casuística. Uma cirurgia foi difícil devido ao intenso processo inflamatório sobre a área da bolsa gástrica e do anel, resultando em lesão hepática e esplênica, que causou moderado sangramento e necessitou de esplenectomia. Os outros dois casos evoluíram sem intercorrências operatórias devido a menor intensidade de aderência perigástrica.

DILATAÇÃO ENDOSCÓPICA

A dilatação de anel deslizado é realizada em caráter ambulatorial ou hospitalar, de acordo com o estado clínico, sob sedação profunda, com acompanhamento de anestesiologista e sob radioscopia, quando necessário, usando balão de 20 e 30 mm (Boston-Microvasive®) (Figu-

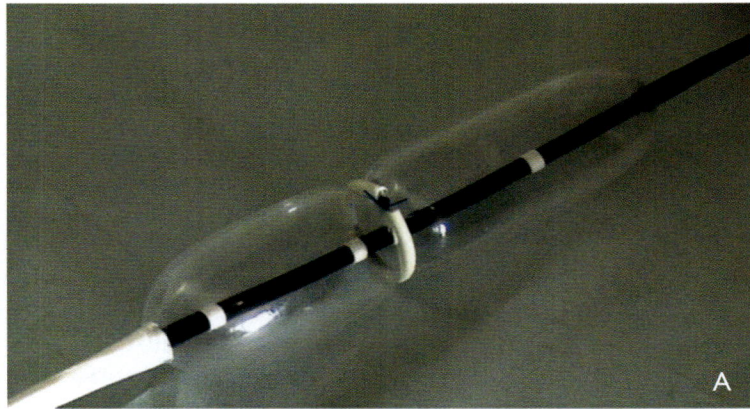

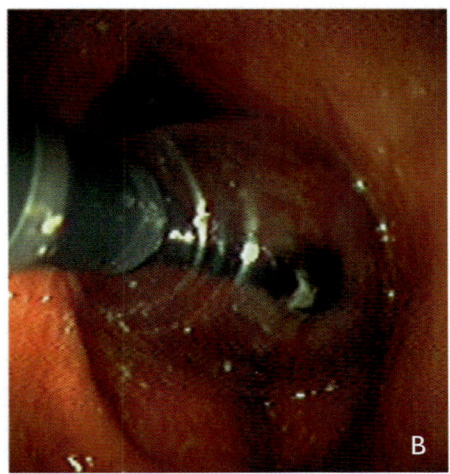

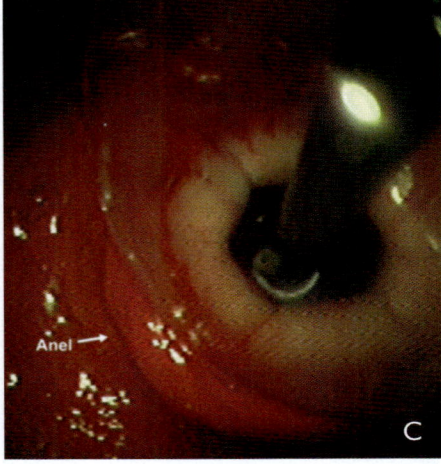

FIGURA 160.3

Dilatação de anel com balão Rigiflex de 30 mm (Boston-Microvasive®). (A) *In vitro*; (B e C) Imagens endoscópicas

interior do anel, sendo iniciada a insuflação até 19 atm. Deve-se manter a dilatação até que ocorra abertura, ruptura ou aumento da circunferência do anel (Figura 160.3 C). Com isso, poderá haver completa abertura do anel ou apenas o aumento definitivo do diâmetro devido ao fio de Prolene® apresentar elasticidade. A dilatação com balão menor do que 30 mm de diâmetro ou com pressão menor do que 19 atm promove edema da mucosa e pode causar piora dos vômitos devido à diminuição do calibre.

Os 7 pacientes realizaram em média 1,8 sessões de dilatação em caráter ambulatorial, havendo ruptura do fio do anel em 14% dos casos de acordo com acompanhamento radiológico pós-dilatação, que mostra as extremidades da prótese completamente afastadas. Conforme informação cirúrgica prévia, o fio usado foi seda nº 0 (57%), Ethibond® nº 2-0 (28,5%) e Prolene® nº 0 (14,5%). Após o procedimento, o seguimento médio de 12 meses apresentou reganho de 3,5 kg, em média.

TÉCNICA NO DESLIZAMENTO TOTAL

Inicialmente, através do canal de trabalho do endoscópio, passa-se o fio-guia de Savary no orifício logo abaixo da anastomose gastrojejunal, no local da compressão extrínseca do anel (Figura 160.2 B). Habitualmente, é mais fácil o fio-guia ser encaminhado para a alça aferente (alça jejunal interposta) (Figura 160.4), mas também se pode tentar passar para a alça eferente, cujo orifício situa-se à direita da anastomose. A seguir, passa-se o Rigiflex, sendo acompanhado por radioscopia e/ou endoscopia para obter adequado posicionamento do balão no interior do anel, pois há maior dificuldade do que ocorre no deslizamento parcial devido ao balão precisar fazer uma curvatura acentuada (Figura 160.4).

Nos casos em que há pequeno diâmetro da área da obstrução gastrojejunal, é necessário passar inicialmente

ra 160.3). É fundamental a informação cirúrgica prévia a respeito do tipo de fio usado para amarrar o anel internamente, uma vez que realizamos experimento *in vitro* para dilatação de anel, usando diferentes tipos de fios (Figura 160.3 A). Observamos que foi necessária menor pressão de insuflação para promover a abertura do nó ou a ruptura do fio de seda nº 0, com maior rapidez, em comparação ao fio Prolene® nº 0. Houve maior dificuldade para a abertura do Ethibond® nº 2-0.

A casuística é constituída por 15 pacientes, 8 com deslizamento total e 7 com deslizamento parcial, todos submetidos à dilatação pneumática conforme a técnica descrita a seguir.

TÉCNICA UTILIZADA NO DESLIZAMENTO PARCIAL

A estenose da bolsa gástrica, causada pela compressão extrínseca do anel deslizado, possibilita a passagem do endoscópio com dificuldade e permite o posicionamento do fio-guia de metal na alça eferente. Após a retirada do endoscópio, é introduzido o balão Rigiflex de 30 mm (Boston-Microvasive®), devendo-se posicionar a parte proximal do balão imediatamente abaixo da cárdia para evitar laceração esofágica (Figura 160.3 B).

Pode-se acompanhar por radioscopia e/ou endoscopia para confirmar o adequado posicionamento do balão no

que o fio usado foi seda nº 0 em 75% e Prolene® nº 0 em 25% desta série, havendo ruptura do fio em todos os casos. Não ocorreu dor persistente, nem perfuração digestiva, apesar da existência de leve trauma de mucosa com discreto sangramento em algumas situações.

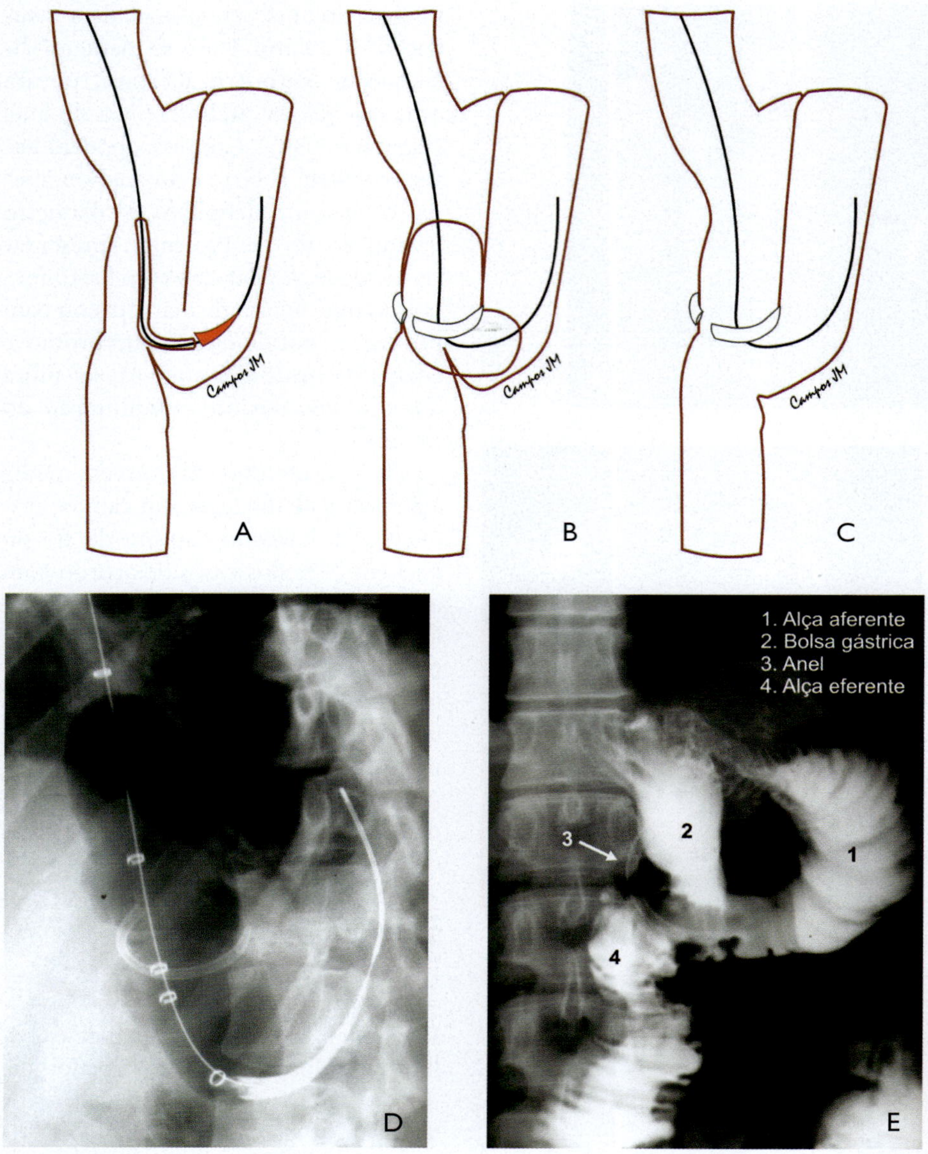

O seguimento tardio médio de 13 meses não mostrou recidiva dos vômitos e houve reganho de 11 kg, em média, considerando o fato de que esses pacientes tinham índice de massa corpórea de 23 kg/m², em média, no momento do deslizamento, e precisavam ganhar peso para suprir o déficit nutricional.

O controle endoscópico tardio mostrou mucosa da bolsa gástrica íntegra, anastomose ampla, ausência de estenose abaixo da anastomose gastrojejunal e ausência de migração intragástrica de anel (Figura 160.5).

1. Alça aferente
2. Bolsa gástrica
3. Anel
4. Alça eferente

FIGURA 160.4

Tratamento endoscópico de deslizamento total de anel sob radioscopia. (A) Passagem de fio-guia e balão na alça jejunal aferente; (B e D) para dilatação (C e E) e ruptura definitiva do anel

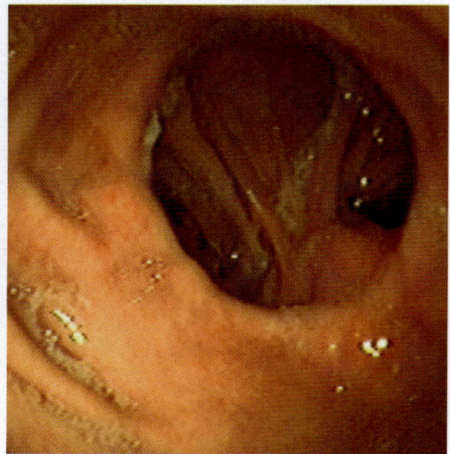

FIGURA 160.5

Imagem endoscópica de anastomose gastrojejunal ampla em seguimento tardio de dilatação de anel

CONCLUSÃO

No pós-operatório de cirurgia de Fobi-Capella, a dilatação de estenose ou obstrução decorrente de deslizamento de anel, com o uso do balão de 20 mm e 30 mm de diâmetro, curou e evitou a realização de nova operação para a retirada do anel.

balão hidrostático de 20 mm (Boston-Microvasive®) para pré-dilatação. A seguir, retira-se o balão e coloca-se outro fio-guia para introdução do Rigiflex e início da insuflação seguindo os mesmos princípios da técnica empregada no deslizamento parcial.

A radiografia contrastada, realizada após o procedimento, evidencia a completa desobstrução pós-anastomótica na área que demarca a estenose dilatada e o aparecimento da alça interposta (Figura 160.4 E) e que não era visualizada quando havia obstrução por deslizamento total do anel (Figura 160.1 D).

Os oito pacientes da casuística realizaram em média duas sessões de dilatação em ambiente hospitalar, com tempo médio de internação de 35 horas. A informação cirúrgica prévia diz

REFERÊNCIAS BIBLIOGRÁFICAS

1. Garrido Jr AB, Oliveira MC, Berti LV, Elias AA, Pareja JC, Matsuda M et al. Derivações gastrojejunais. In: Garrido Jr AB, Ferraz EM, Barroso FL, Marchesini JB, Szego T, editors. Cirurgia da obesidade. São Paulo: Atheneu; 2003. P. 155-61.

2. Fobi MAL, Lee H, Igwe D, Stanczyk M, Tambi JN. Prospective comparative evaluation of stapled versus transected silastic ring gastric bypass: 6-year follow-up. Obes Surg 2001;11: 18-24.

3. Berti LV, Garrido Jr AB. Bypass gástrico: é essencial a colocação do anel? In: Castro LP, Savassi-Rocha PR, Rodrigues MAG et al., editors. Tópicos em gastroenterologia: obesidade e urgências gastroenterológicas. Rio de Janeiro: Medsi; 2003. P. 95-108.

4. Rocha LCM, Lima Jr GF. Papel da endoscopia na obesidade mórbida. In: Castro LP, Savassi-Rocha PR, Rodrigues MAG et al., editors. Tópicos em gastroenterologia: obesidade e urgências gastroenterológicas. Rio de Janeiro: Medsi; 2003. P. 53-74.

5. Garrido T, Maluf Filho F, Sakai P. O papel da endoscopia na cirurgia bariátrica. In: Garrido Jr AB, Ferraz EM, Barroso FL, Marchesini JB, Szego T, editors. Cirurgia da obesidade. São Paulo: Atheneu; 2003. P. 293-302.

6. Rocha LCM, Lima Jr GF, Martins da Costa MEVM, Girundi MG, Farah MW. A endoscopia em pacientes submetidos à cirurgia de Fobi-Capella: análise retrospectiva de 800 exames. GED 2004;23(5):195-204.

CAPÍTULO 161

REMOÇÃO ENDOSCÓPICA DE BANDA GÁSTRICA AJUSTÁVEL MIGRADA

Manoel Galvão Neto   •   Josemberg Marins Campos
Almino Cardoso Ramos   •   Marcelo Falcão

INTRODUÇÃO

A operação de banda gástrica ajustável (BGA) realizada por laparoscopia é um dos procedimentos mais realizados no tratamento cirúrgico da obesidade mórbida. Uma de suas principais complicações é sua migração parcial para o interior do estômago (também relatada como erosão, fistulização, penetração, dentre outros termos), cujo tratamento até então é a retirada por meio de laparoscopia ou até mesmo de laparotomia. A retirada da BGA migrada por endoscopia parece ser uma opção menos invasiva e mais lógica.

A banda gástrica ajustável tem sido empregada desde o final da década de 1980 no tratamento da obesidade mórbida com resultado satisfatório, sendo ainda hoje um dos principais procedimentos cirúrgicos no tratamento da obesidade.[1] Um levantamento da Federação Internacional de Cirurgia da Obesidade (IFSO),[2] entre 31 das suas federações, levantou 146.301 operações bariátricas realizadas por 2.839 cirurgiões, entre os anos de 2002 e 2003, e a BGA respondeu por 24,1% dos procedimentos em geral e 45% dos procedimentos foram realizados por laparoscopia. Dentre as complicações tardias da BGA, a migração é a mais temida, pois implica a retirada da prótese (BGA). A incidência dessa complicação varia bas-

tante na literatura desde 0 até 4,6%.[3] Na série do nosso serviço (Gastro Obeso Center) com 1.270 BGA, entre dezembro de 1999 a fevereiro de 2006, tivemos migração da banda em 12 pacientes, o que corresponde a 0,9% (Tabela 161.1). A causa exata dessa complicação ainda não foi esclarecida e hipóteses têm sido levantadas,[4-6] como insuflação excessiva, infecção, método de inserção, dentre outras. Em que pese a maior parte dos trabalhos refira o diagnóstico radiológico da migração, é na endoscopia que esta pode ser confirmada. Algumas referências apontam para o reganho de peso como a principal causa que leva ao diagnóstico, porém na nossa experiência a principal causa é dor abdominal, seguida de infecção e reganho de peso.[8] Até o advento da retirada endoscópica da BGA, a via laparoscópica e laparotômica era a regra. Diferentemente das cirurgias revisionais da BGA por outras causas, a remoção cirúrgica é procedimento complexo devido às aderências causadas pelo "bloqueio" que as estruturas adjacentes promovem para evitar a perfuração livre em cavidade abdominal. Esse procedimento é considerado difícil pelos cirurgiões e possível causa de complicações, como lesões em órgãos como fígado e cólon, sem falar na obrigatória "perfuração" do estômago que deve ser reparada; dessa maneira,

complicações infecciosas tais como sépsis e abscesso abdominal podem ocorrer. Já a remoção endoscópica tem-se mostrado factível, com baixos índices de complicações e, quando não se consegue a remoção da BGA, ao menos se consegue a sua secção, facilitando a remoção cirúrgica. Além disso, a comparação com a retirada endoscópica levou alguns cirurgiões a adotar uma abordagem semelhante à endoscopia, realizando uma gastrostomia fora do sítio da banda, penetrando na cavidade gástrica com o laparoscópio, seccionando a banda com tesoura, para, em seguida, apreender a banda com uma pinça e mobilizá-la para dentro do estômago e assim para fora dele, o que conseguiu evitar o bloqueio inflamatório e as aderências, minimizando possíveis complicações. No Brasil, desde o início da experiência com a retirada endoscópica da BGA, esse parece ser o procedimento de abordagem inicial na migração. Em 2004, no congresso da IFSO, no Japão, apresentamos vídeo científico que ao final veio a ser premiado como o melhor vídeo do evento, dando uma noção da relevância do tema.[7] Além da secção endoscópica com o Gastric Band Cutter (GBC®), a banda pode ser também seccionada com algumas adaptações no litotriptor de Soehendra usado em via biliar ou eventualmente com tesouras endoscópicas.

TABELA 161.1

Principais complicações em séries de BGA

Referência	N°	*Follow-up* meses	Revisão do *porth* %	Migração %	Vazamento %	Deslocamento/ *Slippage* %
Forsell e colaboradores	326	28	2,1	4,6	1,8	0,6
Miller e colaboradores	158	28	0,6	0,6	2	1,3
Hauri e colaboradores	207	12	2,9	1,0	2,9	0
Nehoda e colaboradores	320	18	8,1	1,6	2,3	0,9
Victorzon	110	27	4,5	1,8	4,5	2,7
Ceelen e colaboradores	625	19,5	2,5	0	0,3	5,6
Zehetner e colaboradores	190	39,4	1,6	2,1	1,1	2,6
Ramos e colaboradores Série autores	1.270	35	1,4%	0,9%	0,8%	2,8%

REMOÇÃO ENDOSCÓPICA DA BGA COM O GASTRIC BAND CUTTER®

CASUÍSTICA

Em agosto de 2003, iniciamos a experiência de remoção endoscópica de uma BGA com instrumento endoscópico específico, o Gastric Band Cutter – GBC® (AMI – Agency for Medical Innovations, Gmbh, Weindengasse 25 A-6840 Götzis, Switzerland), e, desde essa data até junho de 2006, removemos em um trabalho conjunto e multicêntrico internacional (dez serviços no Brasil, dois no México e um no Chile), 65 BGA dentre seis marcas comerciais; uma BGA do tipo Maximizer® (Píer Band), uma BGA do tipo AMI-SoftBand®, dez BGA do tipo Helioscopie®, 12 BGA do tipo Lapband®, 11 BGA do tipo Midband® e 30 BGA do tipo SAGB®. Essas bandas podem ser agrupadas quanto ao volume que recebem por ajuste em: bandas de baixo volume e alta pressão (Figura 161.1) ou "duras" (Lapband®, Helioscopie®, Maximizer®) e bandas de alto volume e baixa pressão (Figura 161.2) ou "soft" (SAGB®, Midband®, AMI-SoftBand®).

Dos 65 pacientes, 42 (65%) eram mulheres, a idade variou entre 25 a 58 anos (M = 37 anos). O índice de massa corporal (IMC) pré-operatório variou entre 34 a 50 kg/m² (M = 43,2 kg/m²). O IMC na retirada de 24 a 43 kg/m² (M = 34,7 kg/m²). A perda de peso máxima foi de de 10 a 68 kg (M = 33,8 kg). As migrações foram diagnosticadas em uma faixa de 4 a 43 m (M = 18,5 m) (Tabela 161.2). Todas as migrações foram diagnosticadas por endoscopia e os sintomas que levaram à realização destas foram dor em 20 pacientes (30%), infecção do *porth* em 18 pacientes (27%), reganho de peso em 16 pacientes (25%) e migrações descobertas em endoscopias de rotina em 10 pacientes (15%) (Tabela 161.3). Todas as BG, exceto duas, foram retiradas sob anestesia geral com o paciente intubado. O *overtube* foi usado em 20 pacientes (30%).

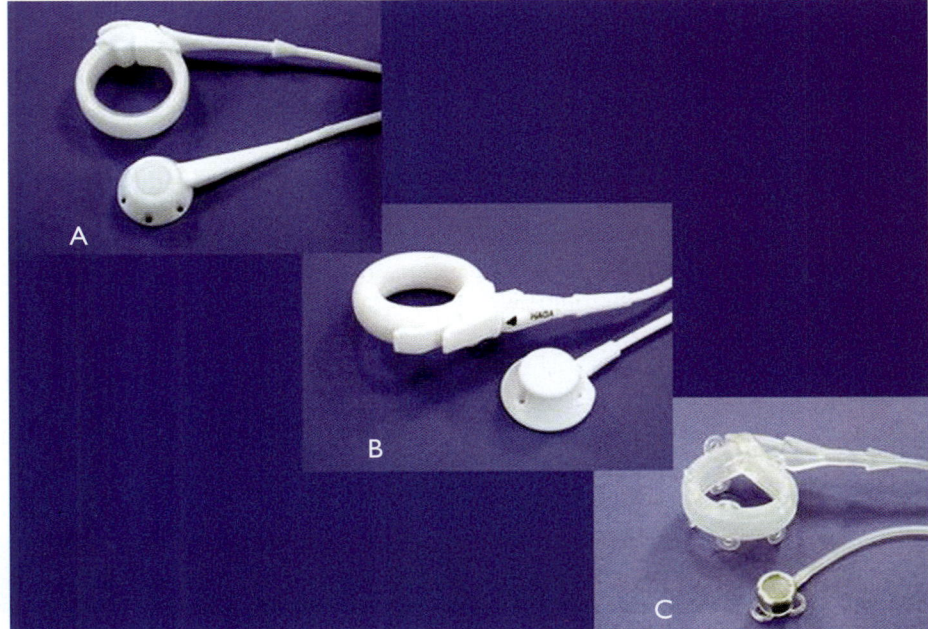

FIGURA 161.1

Bandas gástricas ajustáveis de baixo volume e alta pressão ou bandas "duras". (A) Lapband®; (B) Helioscopie®; (C) Maximizer®

TABELA 161.2

Casuística da retirada endoscópica de BGA com GBC e com tesoura

Tipo ret;	Nº	Sexo	Idade (mín./máx.)/M	IMC Pré (mín./máx.)/M	Perda Peso (mín./máx.)/M	IMC Retirada (mín./máx.)/M	Migração BGA (mín./máx.)/M
			anos	kg/m²	kg	kg/m²	meses
GBC	65	42F/23	(25-58)/37	(35-50)/43,2	(10-68)/33,8	(24-43)/34,7	4-43/18,5
Tes	12	11F/1M	(21-66)/39,5	(35-49)/39,2	(10-46)/26,5	(24-36)/28,9	4-27/14,6

TABELA 161.3

Diagnóstico endoscópico da migração

Tipo ret.	Nº	Dor	Infecção porth	Reganho de peso	EDA de rotina
GBC	65	30%	27%	25%	15%
Tes	12	75%	25%	25%	8%

TÉCNICA

O procedimento de retirada endoscópica de banda gástrica ajustável com o GBC® (Figura 161.3) obedece à seguinte seqüência (Figuras 161.4 e 161.6); identificação da BGA migrada; passagem de um fio de aço descartável com ponta protegida por cobertura de silicone como se fosse um fio-guia entre a banda e a parede gástrica; recuperação do fio metálico com alça de polipectomia e exteriorização, formando uma grande alça que vai da boca, circunda a BGA e retorna para fora da boca; na seqüência, é passada uma bainha metálica sobre essa alça (por fora do endoscópio) até envolver a banda gástrica como uma alça de polipectomia, os fios e a bainha são conectados a uma peça de mão que traciona firmemente o fio em alça que envolve a banda por dentro da bainha, "cortando" dessa maneira a BGA que posteriormente é apreendida por uma alça de polipectomia em uma das extremidades e mobilizada para dentro da luz gástrica com movimentos de tração e contratração do endoscópio até que esteja totalmente dentro do estômago. Uma vez dentro do estômago, a BGA é retirada pelo esôfago em direção à boca. Caso o paciente ainda tenha o *porth*, este pode ser retirado antes ou após a secção da banda. Para evitar pneumoperitônio, preferimos, caso o paciente ainda tenha o *porth*, seccionar e mobilizar a banda para o interior da luz gástrica, para só então remover o *porth* seccionando o cateter, para enfim remover a banda para o exterior.

RESULTADOS

Das 65 BGA, 55 (84,5%) foram retiradas em uma sessão (variando de 1 a 6 sessões). As BGA do tipo "duras" foram as mais difíceis de remover, representando 90% das bandas que necessitaram de mais tempo e de mais de uma sessão para remoção. O tempo de retirada variou de 20 a 150 min (M = 55min). Com relação às complicações, cinco pacientes (7,6%) tiveram pneumoperitônio durante o procedimento, dos quais três foram apenas observados clinicamente sem intervenções, um paciente teve seu pneumoperitônio aspirado com uma com agulha de Verres sob anestesia local e um paciente foi submetido à conversão do procedimento para laparoscopia devido a pneumoperitônio volumoso e enfisema de subcutâneo (Tabela 161.4). Não ocorreu mortalidade nesse procedimento até agora.

TABELA 161.4

Dados dos procedimentos endoscópicos

Tipo ret.	Nº	Migração (mín./máx.)/Moda	Duração (mín./máx.)/M	BGA retiradas em 1 sessão	Pneumoperitônio	Laparoscopia
		%	Min.	%	%	%
CGB	65	25-90/50%	20-150/55	55 de 65/84,5%	5p/7,6%	1p/1,5%
Tes	12	25-90/25%	45-140/92	10 de 12/83,3%	1p/8,3%	1p/8,3%

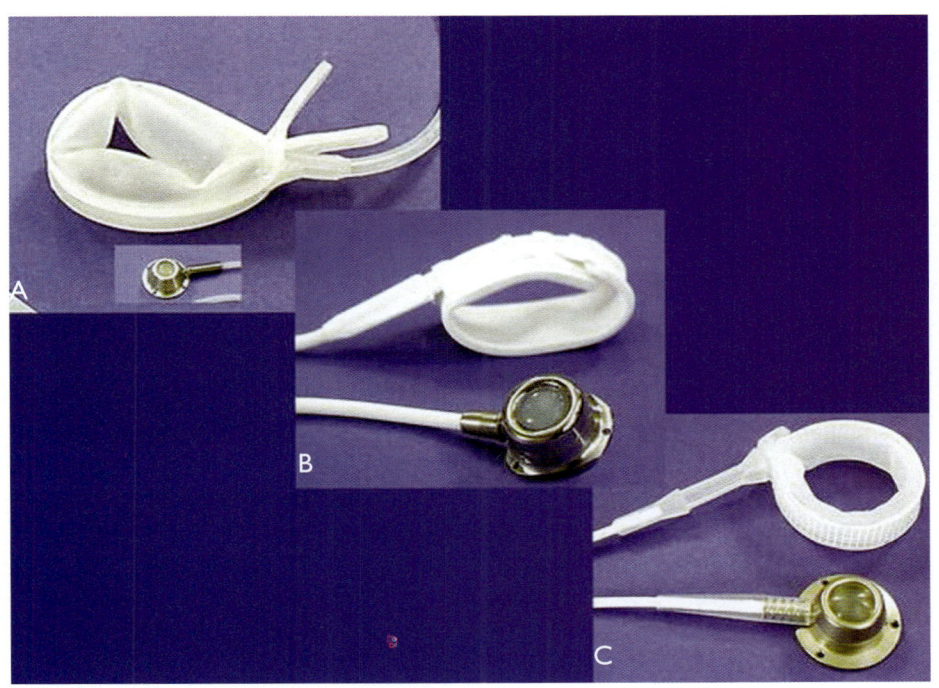

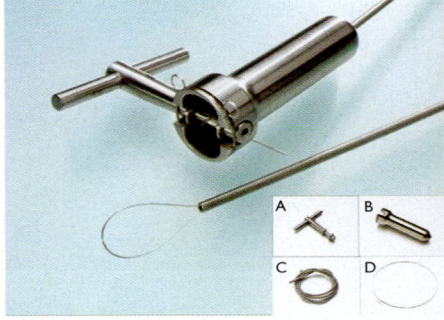

FIGURA 161.3

Gastric Band Cutter®; (A e B); Peça de mão; (C) Bainha metálica; (D) Fio de corte metálico descartável

FIGURA 161.2

Bandas gástricas ajustáveis de alto volume e baixa pressão ou bandas *softs*.
(A) SAGB®; (B) Midband®; (C) AMI-SoftBand®

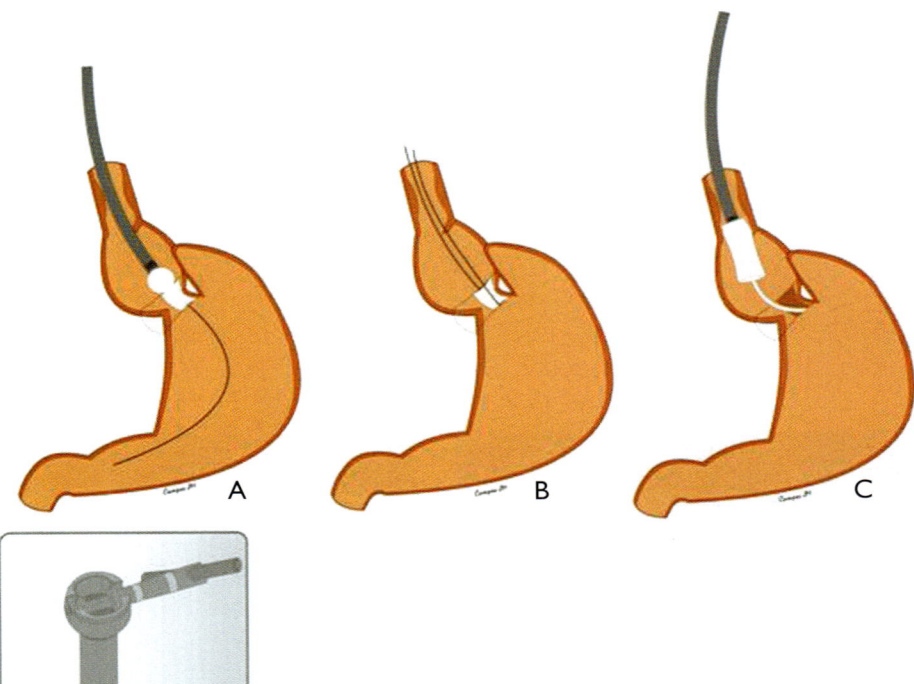

FIGURA 161.4

Seqüência esquemática da retirada endoscópica da BGA com o GBC®.
(A) Passagem do fio de ação entre a banda e a parede gástrica; (B) Recuperação do fio com alça de polipectomia, exteriorizando-o através da boca e formando uma grande alça; (C) Banda já seccionada sendo retirada; (D) Esquema do GBC® com a bainha metálica sobre alça formada pelo fio de corte metálico (por fora do endoscópio) e envolvendo a banda gástrica como uma alça de polipectomia, conectado à peça de mão para início da secção

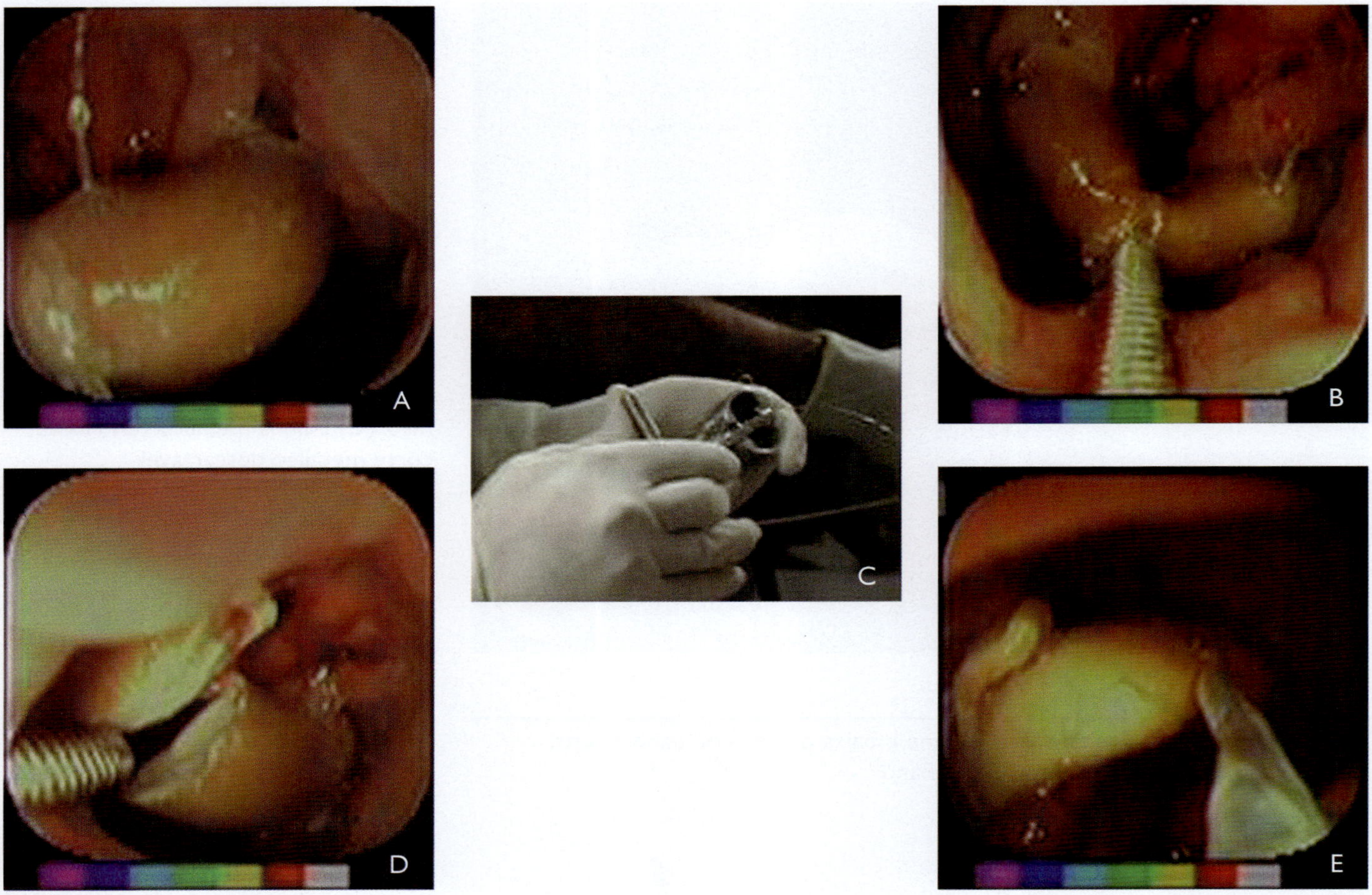

FIGURA 161.5

Seqüência de imagens da remoção endoscópica da BGA com GBC®. (A) Identificação da banda; (B) Banda já envolvida pelo fio de corte dentro da bainha com uma alça de polipectomia; (C) Detalhe da peça de mão iniciando a secção da banda; (D) Banda seccionada. Apreensão da banda com alça de polipectomia ou grasper seguida de sua remoção para a luz gástrica com manobras de tração

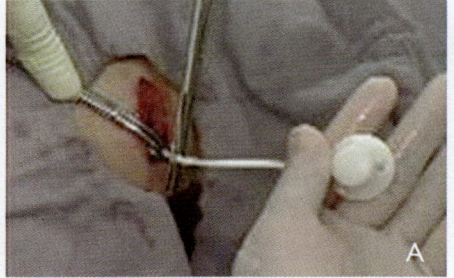 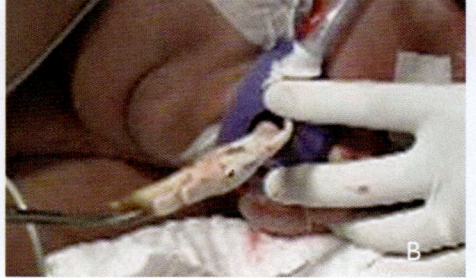 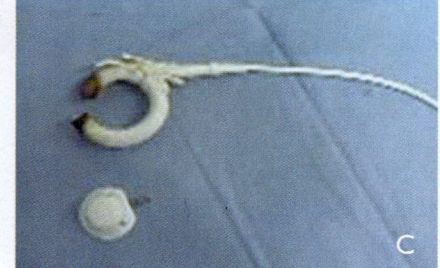

FIGURA 161.6

Retirada endoscópica de BGA. Imagens externas em seqüência. Retirada cirúrgica do *porth*. BGA sendo retirada da boca do paciente; BGA removida endoscopicamente em detalhe

REMOÇÃO ENDOSCÓPICA DA BGA COM PINÇA – TESOURA

A série pessoal de 12 bandas do tipo Midband® (Figura 161.7, Campos JM) foi retirada por endoscopia com pinça-tesoura (ref. PE 20 81 0, KOBI/MTW endoskopie, Zum Groben Freien 14, 31275, Lehrte, Germany), que, mesmo com maior demanda de tempo, foram removidas com segurança semelhante à do GBC, apenas com a limitação de que só pôde ser usada nessa marca específica de banda *soft* (Tabelas 161.2 a 161.4).

COMENTÁRIOS FINAIS

Com o popularização da cirurgia bariátrica e o volume de casos gerados, faz-se mister uma atualização dos endoscopistas com relação a essas técnicas que modificam anatomicamente o estômago e que geram uma interface ampla com a endoscopia, demandando desta última um avanço além dos seus limites terapêuticos para tratar suas complicações de modo minimamente invasivo, por meio de orifícios naturais, evitando novos procedimentos cirúrgicos.

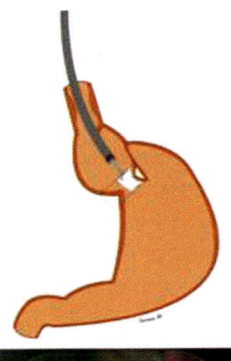
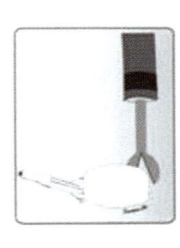
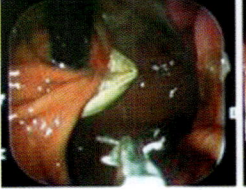
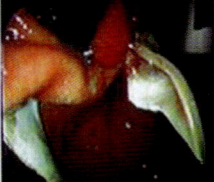
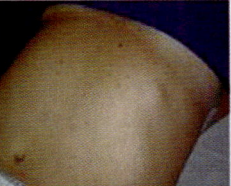
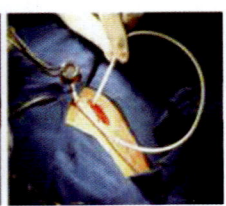

FIGURA 161.7

Retirada de banda gástrica ajustável com tesoura endoscópica (experiência restrita à banda do tipo *soft* – Midband®)

REFERÊNCIAS BIBLIOGRÁFICAS

1. Forsell P, Hellers G. The Swedish Adjustable Gastric Banding (SAGB) for morbid obesity: 9-year experience and 4-year follow-up. Obes Surg 1997;7:345-51.
2. Buchwald H, Williams SE. Bariatric surgery worldwide 2003. Obes Surg 2004;14(9):1157-64.
3. Zehetner J, Holzinger F, Triaca H, Klaiber CH. A 6-year experience with the Swedish adjustable gastric band – Prospective long-term audit of laparoscopic gastric banding. Surg Endos 2005;19(1):21-8.
4. Weiss H, Nehoda H, Labeck B, Peer R, Aigner F. Gastroscopic band removal after intragastric migration of adjustable gastric band: a new minimal invasive technique. Obes Surg 2002;10:167-70.
5. Baldinger R, Mluench R, Steffen R, Ricklin TP, Riedtmann HJ, Horber FF. Conservative management of intragastric migration of Swedish adjustable gastric band by endoscopic retrieval. Gastrointest Endosc 2001;53:98-101.
6. Regusci L, Groebli Y, Meyer JL, Walder J, Margalith D, Schneider R. Gastroscopic removal an adjustable gastric band alter partial intragastric migration. Obes Surg 2003;13:281-4.
7. Galvão Neto M, Ramos A, Galvão M et al. Endoscopic adjustable gastric band removal modifying the treatment of band intragastric migration. Obes Surg 2004;14:887.
8. Galvão Neto M, Campos JM, Joya A et al. Endoscopic gastric band removal (AGB) with the gastric band cutter (GBC). Multicentric experience in 44 cases. Obes Surg 2005;15:987.

CAPÍTULO 162

CÂNCER GÁSTRICO E ESOFÁGICO APÓS CIRURGIA DE OBESIDADE

Adriana Vaz Safatle-Ribeiro
Rogério Kuga • Paulo Sakai

INTRODUÇÃO

A obesidade mórbida vem aumentando vertiginosamente nos países desenvolvidos e atinge um estado de epidemia na saúde pública. Também em alguns países em desenvolvimento, como o Brasil, observa-se grande aumento do número de obesos. A falência do tratamento conservador, que inclui mudanças comportamentais, e a farmacoterapia fazem com que a cirurgia seja a melhor opção para tratamento dos pacientes obesos.[1] O consenso do National Institute of Health, durante conferência em 1991, estabeleceu que o tratamento cirúrgico oferece o melhor resultado em longo prazo para a obesidade mórbida, além de ser provavelmente a terapia mais eficaz na cura do diabetes tipo 2.[2]

A cirurgia bariátrica traduz, portanto, atualmente, o melhor método para o tratamento duradouro da obesidade mórbida. Representa melhoria na qualidade de vida dos adultos, como das crianças e adolescentes, sendo considerada também como alternativa terapêutica pediátrica em alguns países.[1]

Tumores gastrointestinais podem estar associados à obesidade, particularmente pelo aumento do índice de massa corpórea e pelos fatores ambientais mais provavelmente que pelos fatores genéticos.[3] Especificamente, parece haver aumento na incidência de câncer de esôfago e colorretal. A obesidade promove estado metabólico caracterizado por hiperinsulinemia, ou insulina resistente, conjuntamente com elevada leptina sérica. Leptina é derivada dos adipócitos e parece participar da regulação da grelina, um peptídeo derivado do estômago e do intestino delgado que estimula o apetite e o ganho de peso. Adicionalmente a essas alterações metabólicas, há alterações anatômicas que predispõem indiretamente ao câncer, incluindo o refluxo gastroesofágico e, possivelmente, o adenocarcinoma de esôfago.[3] Outros mecanismos envolvem citocinas derivadas de adipócitos que podem atuar na patogênese do câncer. Finalmente, procedimentos farmacológicos e cirúrgicos para o tratamento da obesidade, como inibidores de lipase e derivação jejuno-ileal, podem representar uma etapa na cascata do câncer do trato gastrointestinal.[3]

Atualmente, existem várias opções cirúrgicas para o tratamento da obesidade, tais como: banda gástrica ajustável, gastroplastia vertical, derivação gástrica, derivação biliopancreática e técnica de duodenal *switch*, havendo vantagens e desvantagens tanto com a cirurgia aberta como com a laparoscópica.[4]

CÂNCER DE ESÔFAGO

Embora a perda de peso seja o principal alvo imediato da terapêutica cirúrgica para a obesidade, a avaliação da satisfação e das comorbidades, como o refluxo gastroesofágico (RGE), também é essencial na análise dos resultados. RGE pré-existente e distúrbios de motilidade esofágica podem, portanto, interferir nos resultados pós-operatórios. Além do desconforto físico, o RGE pode aumentar a morbidade e a mortalidade pelo desenvolvimento do epitélio de Barrett e, posteriormente, do adenocarcinoma de esôfago. A fisiopatologia do RGE no obeso difere do não-obeso, ou seja, os obesos são mais sensíveis à presença de ácido no esôfago; a hérnia hiatal é mais prevalente; a pressão intra-abdominal é maior, assim como o refluxo biliopancreático, causando um efeito tóxico maior na mucosa esofágica.[5]

Técnicas de cirurgia bariátrica como a banda gástrica e a gastroplastia vertical com banda têm sido alvo de estudos quanto ao aumento do refluxo gastroesofágico, havendo, porém, ainda muita controvérsia. Snook e Ritchie[6] descreveram um caso de carcinoma de esôfago oito anos após a colocação de banda em paciente que apresentava RGE pré-operatoriamente e agravado com a banda. A persistência de disfagia crônica deve ser sempre investigada.

A incidência de RGE é maior com a banda, havendo necessidade de inibidores de ácido em cerca de 81% dos pacientes, em contraposição ao uso de 29% de inibidores de ácido após gastroplastia vertical. O tempo de refluxo em 24 horas também aumenta significativamente de 6,4% para 30,9% nos pacientes com banda e não se altera nos pacientes após gastroplastia vertical.[7] Da mesma maneira, a prevalência de esofagite diagnosticada por meio de endoscopia digestiva alta foi de 30%, e a de refluxo patológico pela pHmetria foi de 43,8% após a banda em seguimento de 59,3 meses[8] (Figura 162.1).

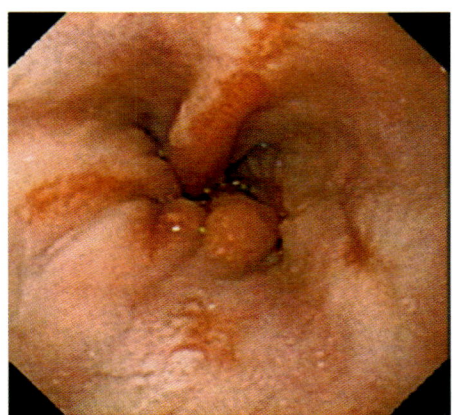

FIGURA 162.1

Esofagite erosiva e epitelização colunar no esôfago distal pós-banda gástrica

Adicionalmente, a presença de banda gástrica ajustável associou-se com dilatação do coto gástrico proximal em 9 de 26 pacientes e com refluxo patológico, esofagite e necessidade de medicação inibidora de ácido.[9] Por outro lado, tais autores descreveram a diminuição do RGE caso não haja essa dilatação.

Em contrapartida, Spivak e colaboradores, em 2005,[10] em estudo envolvendo 500 pacientes com banda gástrica ajustável com seguimento de 36 meses, encontraram dilatação do coto gástrico proximal somente em 6,8%, e, mais ainda, relataram que 87% dos pacientes apresentaram resolução ou melhora do RGE e 81,8%, da asma.

De acordo com outro estudo, tanto a gastroplastia vertical como a banda tiveram o mesmo resultado quanto à presença de pirose após cirurgia, e a satisfação em longo prazo foi semelhante nos dois métodos, porém os autores evidenciam que a presença de pirose previamente ao tratamento cirúrgico foi preditor da evolução pós-operatória.[11]

Dessa maneira, a banda gástrica permite, na maioria dos obesos, uma barreira anti-refluxo, porém a dismotilidade pós-operatória e o RGE não são tão infreqüentes. Sendo assim, exames pré-operatórios devem ser realizados para confirmar a presença de baixa amplitude de contração no esôfago inferior ou de aumento da exposição de ácido no esôfago, pois, nesses casos, a banda pode agravar os sintomas de refluxo e a dilatação esofágica, devendo-se direcionar para outras alternativas cirúrgicas como a derivação gástrica em Y de Roux.[12,13]

A derivação gástrica em Y de Roux é considerada por muitos autores como a opção cirúrgica de eleição para os pacientes com obesidade mórbida, pois não há produção de ácido quando se deixa um pequeno coto gástrico com capacidade de aproximadamente 20 ml. Mais ainda, a presença de alça longa em Y de Roux evita o refluxo com conteúdo intestinal para o coto proximal e para o esôfago. A conversão cirúrgica da gastroplastia vertical para derivação gástrica em Y de Roux promoveu alívio dos sintomas de refluxo gastroesofágico em 24 de 25 pacientes.[14] Deles, 29% apresentavam diagnóstico histológico de esôfago de Barrett.[14]

A derivação gástrica em Y de Roux parece ser ideal no tratamento do refluxo crônico naqueles pacientes com esôfago de Barrett. Em uma análise prospectiva de 557 pacientes com obesidade mórbida submetidos à derivação gástrica, a endoscopia digestiva alta pré-operatória com biópsias possibilitou diagnóstico de esôfago de Barrett em 12 (2,1%) pacientes (5 com segmento longo de Barrett e 7 do tipo curto) e de metaplasia intestinal da cárdia em 3.[15] Após uma média de seguimento de 25 meses, houve regressão da metaplasia intestinal para mucosa cárdica em quatro pacientes com segmento curto de Barrett (57%) e em um paciente (20%) com Barrett longo.[15] Dois casos com metaplasia intestinal da cárdia também tiveram regressão para mucosa do tipo cárdica. Não houve progressão para displasia de baixo ou alto grau.[15]

Apesar de a derivação gástrica ser considerada como uma técnica anti-refluxo, Allen e colaboradores[16] relataram três casos de adenocarcinoma da junção esofagogástrica, sendo dois deles após derivação gástrica em Y de Roux e um após gastroplastia vertical com banda, após 21, 16 e 14 anos de cirurgia. Os três pacientes tiveram sintomas de refluxo por muitos anos antes de apresentarem disfagia e de o câncer ser diagnosticado. Tais autores sugerem que, diante de uma nova sintomatologia, os pacientes devam ser submetidos a exame endoscópico.[16]

CÂNCER GÁSTRICO

A avaliação do estômago excluso após derivação gástrica em Y de Roux para obesidade mórbida representa grande preocupação, desde que alguns casos de gastrite, úlcera gástrica, metaplasia intestinal e câncer gástrico no estômago excluso já foram descritos.[17-22] Os cinco casos de câncer no estômago excluso foram diagnosticados após 4, 5, 8, 13 e 22 anos de operação.[18-22]

Alguns autores até recomendam gastrectomia subtotal distal diante de uma lesão suspeita pré-operatoriamente, decorrente da dificuldade de acompanhamento gástrico endoscópico.[23,24] Em estudo prospectivo com 400 pacientes submetidos à derivação gástrica em Y de Roux associado à gastrectomia distal, ou seja, com ressecção do estômago excluso, os autores demonstraram ser um procedimento seguro, com resultados semelhantes aos encontrados após derivação em Y de Roux sem ressecção gástrica distal, porém eliminando as possíveis complicações, tais como: fístula gastrogástrica, gastrite e úlcera péptica do estômago excluso, além de um eventual desenvolvimento do câncer gástrico.[23]

Parece, portanto, ser relevante estudar o epitélio do estômago excluso quanto às alterações da mucosa e também quanto à presença de *Helicobacter pylori*, já que esses pacientes submetidos à técnica de derivação gástrica em Y de Roux permanecem com o estômago *in locu*, porém excluso do trânsito por décadas.

Endoscopia intra-operatória, endoscopia por meio de gastrostomia percutânea guiada por ultra-sonografia, e TC gastroscopia virtual representam métodos alternativos para diagnóstico das lesões do estômago excluso,[25-27] já que a endoscopia convencional não atinge normalmente o estômago excluso.

Sakai e colaboradores, em 2005,[28] foram os primeiros a descrever o uso do enteroscópio de duplo-balão na avaliação do estômago excluso. A nova técnica de *push-and-pull* enteroscopia por meio do enteroscópio de duplo-balão permite total progressão pelo intestino delgado.[29] O enteroscópio pode ser facilmente introduzido no intestino delgado alternando-se a inserção do enteroscópio e do *overtube*, e desfazendo-se as alças por meio da retirada conjunta progressiva e suave do enteroscópio e do *overtube* com ambos os balões insuflados.[30] Com o enteroscópio de duplo-balão, o estômago excluso pode ser alcançado e visualizado endoscopicamente, além de possibilitar a realização de biópsias.[28] Resultados preliminares desse estudo indicaram a presença de refluxo biliar, atrofia gástrica e metaplasia intestinal, confirmando a necessidade de acompanhamento endoscópico após tal técnica cirúrgica[28] (Figura 162.2).

Adicionalmente, Sundbom e colaboradores, em 2002,[31] encontraram evidência de refluxo biliar duodenogástrico por meio de cintilografia em 36% dos pacientes submetidos à derivação gástrica em Y de Roux, indicando que mais de um terço desses pacientes tem seu estômago excluso exposto aos potenciais efeitos deletérios da bile.

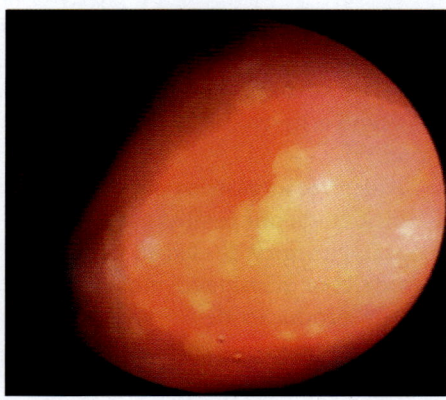

FIGURA 162.2

Metaplasia intestinal no antro do estômago excluso pós-derivação gástrica em Y de Roux

O refluxo biliar duodenogástrico parece ter grande importância na cascata da carcinogênese, podendo causar dano celular e progressão para o câncer gástrico. Pacientes submetidos à ressecção gástrica parcial por úlcera péptica têm maior risco de desenvolvimento de câncer na câmara gástrica remanescente.[32-37] Outros fatores implicados na patogênese dessas alterações da mucosa incluem acloridria com aumento da proliferação bacteriana, efeitos da vagotomia e possivelmente irritantes dietéticos, ambientais e genéticos.[38] O câncer de coto gástrico desenvolve-se sobre uma mucosa com alterações crônicas incluindo: gastrite, atrofia crônica multifocal, dilatação glandular cística, hiperplasia foveolar, metaplasia intestinal e displasia, com pouco infiltrado inflamatório agudo e crônico.[33,39-40]

O estômago excluso com refluxo duodenal de secreções biliares e pancreáticas, sem qualquer tamponamento da alimentação ingerida, pode funcionar como o dos pacientes gastrectomizados, tendo tempo suficiente para apresentar dano epitelial gástrico e, provavelmente, com maior risco para câncer gástrico. A presença de *H. pylori* no estômago excluso pode exacerbar ainda mais o processo inflamatório.[41] A combinação de *H. pylori* e refluxo biliar parece intensificar o dano epitelial com aumento da resposta proliferativa.[42-43] Essas alterações não são restritas a pacientes submetidos à ressecção parcial gástrica.[37] A presença desses agentes conjuntos no estômago intacto tem efeito sinergístico no desenvolvimento de metaplasia intestinal e atrofia.[37,38,42]

Por outro lado, alguns casos de adenocarcinomas no coto gástrico proximal após 2, 5, 6 e 15 anos de gastroplastia vertical com banda também foram descritos. Tais achados orientam o cuidadoso seguimento dos pacientes diante de nova sintomatologia.[44-47]

REFERÊNCIAS BIBLIOGRÁFICAS

1. Weber M., Clavien PA. Bariatric surgery – a successful way to battle the weight crisis. Br J Surg 2006;93:259-60.
2. Consensus Development Conference Panel. NIH Conference. Gastrointestinal surgery for severe obesity. Ann Intern Med 1991;115:956-61.
3. Freeman HJ. Risk of gastrointestinal malignancies and mechanisms of cancer development with obesity and its treatment. Best Pract Res Clin Gastroenterol 2004;18:1167-75.
4. Lara MD, Kothari SN, Sugerman HJ. Surgical management of obesity: a review of the evidence relating to the health benefits and risks. Treat Endocrinol 2005;4:55-64.
5. Barak N, Ehrenpreis ED, Harrison JR, Sitrin MD. Gastroesophageal reflux disease in obesity: pathophysiological and therapeutic considerations. Obes Surg 2002;3:9-15.
6. Snook KL, Ritchie JD. Carcinoma of esophagus after adjustable gastric banding. Obes Surg 2003;13:800-2.
7. Ovrebo KK, Hatlebakk JG, Viste A, Bassoe HH, Svanes K. Gastroesophageal reflux in morbidly obese patients treated with gastric banding or vertical banded gastroplasty. Ann Surg 1998;228:51-8.
8. Gustschow CA, Collet P, Prenszel K, Holscher AH, Schneider PM. Long-term results gastroesophageal reflux in a series of

laparoscopic adjustable gastric banding. J Gastrointest Surg 2005;9:941-8.

9. De Jong JR, van Ramshorst B, Timmer R, Gooszen HG, Smout AJ. The influence of laparoscopic adjustable gastric banding on gastroesophageal reflux. Obes Surg 2004;14:399-406.

10. Spivak H, Hewitt MF, Onn A, Half EE. Weight loss and improvement of obesity-related illness in 500 U.S. patients following laparoscopic adjustable gastric banding procedure. Am J Surg 2005;189:27-32.

11. Balduyck B, Vansteenkiste S, Ruppert M, Balliu L, Vaneerdeweg W, Hubens G. The evaluation of pyrosis and long-term satisfaction after restrictive procedures: a retrospective study. Acta Chir Belg 2005;105:161-7.

12. Sutter M, Dorta G, Giusi V, Calmes JM. Gastric banding interferes with esophageal motility and gastroesophageal reflux. Arch Surg 2005;140:639-43.

13. Klaus A, Gruber I, Wetscher G, Nehoda H, Aigner F, Peer R et al. Prevalent esophageal body motility disorders underlie aggravation of GERD symptoms in morbidly obese patients following adjustable gastric banding. Arch Surg 2006;141:247-51.

14. Balsiger BM, Murr MM, Mai J, Sarr MG. Gastroesophageal reflux after intact vertical banded gastroplasty: correction by conversion to Roux-en-Y gastric bypass. J Gastrointest Surg 2000;4:276-81.

15. Csendes A, Burgos A, Smok G, Burdiles P, Henriques MT. Effect of gastric bypass on Barrett's esophagus and intestinal metaplasia of the cardia in patients with morbid obesity. J Gastrointest Surg 2006;10:259-64.

16. Allen JW, Leeman MF, Richardson JD. Esophageal carcinoma following bariatric procedures. JSLS 2004;8:372-5.

17. Voellinger DC, Inabnet WB. Laparoscopic Roux-en-Y gastric bypass with remnant gastrectomy for focal intestinal metaplasia of the gastric antrum. Obes Surg 2002;12(5):695-8.

18. Raijman I, Strother SV, Donegan WL. Gastric cancer after gastric bypass for obesity. Case report. J Clin Gastroenterol 1991;13(2):191-4.

19. Lord RV, Edwards PD, Coleman MJ. Gastric cancer in the bypassed segment after operation for morbid obesity. Aust N Z J Surg 1997;67(8):580-2.

20. Khitin L, Roses RE, Birkett DH. Cancer in the gastric remnant after gastric bypass: a case report. Curr Surg 2003;60(5):521-3.

21. Escalona A, Guzman S, Ibanez L, Meneses L, Huete A, Solar A. Gastric cancer after Roux-en-Y gastric bypass. Obes Surg 2005;15(3):423-7.

22. Corsini DA, Simoneti CAM, Moreira G, Lima SE, Garrido AB. Cancer in the Excluded Stomach 4 Years after Gastric Bypass. Obes Surg 2006;16:932-4.

23. Csendes A, Burdiles P, Papapietro K, Diaz JC, Maluenda F, Burgos A et al. Results of gastric bypass plus resection of the distal excluded gastric segment in patients with morbid obesity. J Gastrointest Surg 2005;9(1):121-31.

24. Madan AK, Lanier BJ, Tichansky DS, Ternovits CA. Laparoscopic Roux-en-Y gastric bypass with subtotal gastrectomy. Obes Surg 2005;15(9):1332-5.

25. Sundbom M, Nyman R, Hedenstrom H, Gustavsson S. Investigation of the excluded stomach after Roux-en-Y gastric bypass. Obes Surg 2001;11(1):25-7.

26. Braley SC, Nguyen NT, Wolfe BM. Late gastrointestinal hemorrhage after gastric bypass. Obes Surg 2002;12(3):404-7.

27. Silecchia G, Catalano C, Gentileschi P, Elmore U, Restuccia A, Gagner M et al. Virtual gastroduodenoscopy: a new look at the bypassed stomach and duodenum after laparoscopic Roux-en-Y gastric bypass for morbid obesity. Obes Surg 2002;12(1):39-48.

28. Sakai P, Kuga R, Safatle-Ribeiro AV, Faintuch J, Gama-Rodrigues JJ, Ishida RK et al. Is it feasible to reach the bypassed stomach after Roux-en-Y gastric bypass for morbid obesity? The use of the double-balloon enteroscope. Endoscopy 2005;37:566-9.

29. Yamamoto H, Sekine Y, Sato Y, Higashizawa T, Miyata T, Iino S et al. Total enteroscopy with a nonsurgical steerable double-balloon method. Gastrointest Endosc 2001;53:216-20.

30. Yamamoto H, Kita H, Sunada K, Hayashi Y, Sato H, Yano T et al. Clinical outcomes of double-balloon endoscopy for the diagnosis and treatment of small-intestinal diseases. Clin Gastroenterol Hepatol 2004;2:1010-6.

31. Sundbom M, Hedenstrom H, Gustavsson S. Duodenogastric bile reflux after gastric bypass: a cholescintigraphic study. Dig Dis Sci 2002;47:1891-6.

32. Safatle-Ribeiro AV, Ribeiro U Jr, Reynolds JC. Gastric stump cancer: what is the risk? Dig Dis 1998;16:159-68.

33. Langhans P, Bues M, Bunte H. Morphological changes in the operated stomach under the influence of duodenogastric reflux. Clinical follow-up over 20 years. Scand J Gastroenterol 1984;19 Suppl 92:145-8.

34. Bushkin FL, Wickbom G, DeFord JW, Woodward ER. Postoperative alkaline reflux gastritis. Surg Gynecol Obstet 1974 Jun;138(6):933-9.

35. Scudamore HH, Eckstam EE, Fencil WJ, Jaramillo CA. Bile reflux gastritis. Am J Gastroenterol 1973 Jul;60(1):9-22.

36. Domellof L. Gastric carcinoma promoted by alkaline reflux gastritis - with special reference to bile and other surfactants as promoters of post-operative gastric cancer. Med Hypotheses 1979;554:63-76.

37. Sobala GM, O'Connor HJ, Dewar EP, King RFG, Axon ATR, Dixon MF. Bile reflux and intestinal metaplasia in gastric mucosa. J Clin Pathol 1993;46:235-40.

38. Correa P. Human gastric carcinogenesis: a multistep and multifactorial process - first American Cancer Society award lecture on cancer epidemiology and prevention. Cancer Res 1992;52:6735-40.

39. Weinstein WM, Buch KL, Elashoff J, Reedy T, Tedesco FJ, Samloff IM et al. The histology of the stomach in symptomatic patients after gastric surgery: a model to assess selecti-

ve patterns of gastric mucosal injury. Scand J Gastroenterol 1985;20 Suppl 109:77-89.

40. Dixon MF, O'Connor HJ, Axon ATR, King RFJG, Johnston D. Reflux gastritis: distinct histopathological entity? J Clin Pathol 1986;39:524-30.

41. Alam K, Schubert TT, Bologna SD, Ma CK. Increased density of *Helicobacter pylori* on antral biopsy is associated with severity of acute and chronic inflammation and likelihood of duodenal ulceration. Am J Gastroenterol 1992;87(4):424-8.

42. Lynch DAF, Mapstone NP, Clarke AMT, Jackson P, Dixon MF, Quirke P et al. Cell proliferation in the gastric corpus in *Helicobacter pylori* associated gastritis and after gastric resection. Gut 1995;36:351-3.

43. Safatle-Ribeiro AV, Ribeiro U Jr, Clarke MR, Sakai P, Gama-Rodrigues JJ, Safatle NF et al. Relationship between persis-tence of *Helicobacter pylori* and dysplasia, intestinal meta-plasia, atrophy, inflammation, and cell proliferation following partial gastrectomy. Dig Dis Sci 1999;44:243-52.

44. Papakonstantinou A, Moustafellos P, Terzis I, Stratopoulos C, Hadjiyannakis EI. Gastric cancer occurring after vertical banded gastroplasty. Obes Surg 2002;12:118-20.

45. Zirak C, Lemaitre J, Lebrun E, Journe S, Carlier P. Adenocar-cinoma of the pouch after silastic ring vertical gastroplasty. Obes Surg 2002;12:693-4.

46. Jain PK, Ray B, Royston CM. Carcinoma in the gastric pouch years after vertical banded gastroplasty. Obes Surg 2003;13:136-7.

47. Trincado MT, del Olmo JC, Garcia Castano J, Cuesta C, Blan-co JI, Awad S et al. Gastric pouch carcinoma after gastric by-pass for morbid obesity. Obes Surg 2005;15(8):1215-7.

CAPÍTULO 163

CPRE E CIRURGIA BARIÁTRICA

Thiago F. Secchi • Raquel Maia
Marcelo Falcão • Artur A. Parada

INTRODUÇÃO

A obesidade é uma doença mundial, crescente e de proporções epidêmicas. Mesmo em nosso meio já afeta uma proporção significativa da população.

Desde a década de 1950, o tratamento cirúrgico vem sendo pesquisado e tem evoluído. Em 1954, Kremer e Linner fizeram o primeiro *bypass* ileojejunal, amplamente usado na década de 60 por Payne e De Wind.[1] Em 1966, Mason introduziu o *bypass* gástrico, que foi substituído por ele, posteriormente, pela gastroplastia. Mais adiante, ele aprimorou o procedimento com a gastroplastia vertical com anel. Nicola Scopinaro, em 1979, introduziu um *bypass* ileojejunal diferente, associado a uma gastrectomia distal.[2] Na década de 90, passou-se a usar em torno do *pouch* um anel que ocupa toda a circunferência, conhecido como técnica de Fobi-Capella.[2]

Desde então, a cirurgia bariátrica vem se firmando como a melhor opção de tratamento para a obesidade mórbida no longo prazo. A Sociedade Americana de Cirurgia Bariátrica estima que sejam realizadas mais de 150.000 cirurgias/ano nos EUA. Com esse número aumentando a cada ano, os procedimentos endoscópicos nesses pacientes estão se tornando cada vez mais freqüentes.

Com muitas variantes nas técnicas cirúrgicas, a cirurgia bariátrica se tornou um desafio aos endoscopistas, principalmente no que diz respeito à terapêutica endoscópica.[3]

A dificuldade de execução da colangiopancreatografia endoscópica ocorre devido às alterações anatômicas ocasionadas por essas cirurgias, como a exclusão das alças biliopancreáticas e anastomoses em Y de Roux com alça longa.

LITÍASE E OBESIDADE

No obeso mórbido, a formação da litíase biliar ocorre cinco vezes mais do que na população em geral. Isso se deve ao fato, em parte, de a concentração de colesterol saturado ser três vezes maior na vesícula biliar do que nas pessoas de peso normal.[4]

Alguns estudos[5] mostram que, em média, até 35% dos pacientes evoluem com litíase biliar em 12 meses de cirgia bariátrica. Essa incidência está relacionada à perda de peso rápida. Algumas análises da bile colhida por punção, após 6-8 semanas da cirurgia, revelam uma bile saturada, com formação de cristais de colesterol[6] e elevada quantidade de mucina e cálcio.[7]

Como causas na gênese da litíase biliar, podemos citar o desequilíbrio de colesterol saturado, com as soluções de sais biliares e fosfolipídios que se encontram diminuídos, sendo o aumento do colesterol atribuído à manipulação do tecido adiposo devido à rápida perda de peso,[8] pela restrição alimentar e diminuição dos sais biliares pela cirurgia do íleo distal.[9] Observa-se ainda alteração da motilidade da vesícula biliar, com o aumento do tempo de esvaziamento (provável manipulação do ramo hepático do nervo vago),[4] elevação do volume residual, promovendo uma maior estase da bile, com tempo de contato com a mucina prolongado e com isso formação de cálculos.

INDICAÇÕES

As indicações mais freqüentes para a realização da CPRE na cirurgia bariátrica são por coledocolitíase. Outras indicações clínicas seriam:

- Icterícias obstrutivas;
- Colangites agudas;
- Pancreatites biliares;
- Disfunções do esfíncter de Oddi.

TÉCNICAS DE ABORDAGEM DA PAPILA

As cirurgias bariátricas são classificadas em:

- Desabsortivas: foram as primeiras a serem realizadas. Encontram-se em desuso atualmente devido às complicações dos quadros desabsortivos graves. É representada pela anastomose jejunoileal;
- Restritivas: agem unicamente na restrição alimentar. Nesse grupo, temos as bandas gástricas ajustadas ou não, a gastroplastia vertical e as gastroplastias com anel (cirurgia de Mason);
- Mistas: são as mais utilizadas na atualidade e têm como base a restrição

alimentar e a desabsorção seletiva. Variam conforme a predominância do componente restritivo ou desabsortivo. As que restringem mais são as derivações em Y de Roux e ocorrem devido ao tamanho reduzido do coto (*pouch*) e a colocação do anel.[10] As de caráter mais desabsortivo são representadas pela cirurgia de Scopinaro e a Duodenal Switch em que ocorre a exclusão de um segmento do delgado, da extensão da alça biliopancreática e da anastomose entérica, em que a alça alimentar pode ser aumentada ou reduzida, levando a uma maior ou menor desabsorção.

As cirurgias restritivas mantêm a integridade do trajeto desde a boca até a papila, e a realização da colangiografia transcorre de maneira habitual.

A abordagem da papila, em cirurgias em que há grandes alterações da anatomia do sistema digestório, torna-se difícil, sendo necessárias, para o sucesso do procedimento, criatividade e manobras desafiadoras. Mesmo assim, às vezes, o procedimento é impossível.

Poucos são os relatos na literatura em relação à abordagem da papila após a cirurgia bariátrica.

As cirurgias de derivações gástricas em Y de Roux correspondem a 80% das cirurgias bariátricas realizadas nos dias atuais, e as formas de abordagem da papila podem ser por duas vias: uma delas pelo novo trajeto pós-cirurgia, cuja alça aferente é longa; a outra, por via transgástrica.

Como a CPRE costuma ser por via oral, devido ao fato de a alça aferente ser muito longa, tem-se utilizado os endoscópios de visão frontal longos, como o enteroscópio, o colonoscópio adulto e infantil[11] e, eventualmente até os enteroscópios de duplo-balão. Mesmo assim, a progressão costuma ser difícil até a papila duodenal, dependendo principalmente da extensão da alça e das angulações no trajeto. Esse procedimento encontra outras dificuldades além da progressão: falta do elevador, falta de acessórios adequados para a realização dos procedimentos sobre a papila e po-

sicionamento invertido na canulação da papila.

Alguns autores, como Wright e colaboradores,[12] descreveram a CPRE em derivações gástricas usando primeiramente endoscópios de visão frontal, posicionamento do fio-guia preferencialmente no estômago excluso, retirada do endoscópio e passagem do duodenoscópio sob o fio-guia com orientação da radioscopia. Eles relataram que em 76% dos pacientes foi possível atingir a papila duodenal com o duodenoscópio e que em 2/3 dos pacientes foi possível a realização da CPRE. Uma outra opção demonstrada por eles é o uso de um balão extrator de cálculo de 15 mm a 18 mm de diâmetro, que foi deixado no estômago remanescente, insuflado e ancorado no piloro, para apoiar a progressão do duodenoscópio até a papila. Não houve complicações.

Schapira e colaboradores descreveram pela primeira vez a abordagem da papila duodenal por via transgástrica em 1975, e Baron e Vickers[13] realizaram em 1998 a primeira CPRE em derivação gástrica em Y de Roux após duas semanas da gastrostomia cirúrgica aberta na qual o tubo foi removido e a ostomia dilatada para até 38 F permitindo a passagem do duodenoscópio até alcançar a papila. Peters e colaboradores utilizaram a laparoscopia transgástrica para realizarem a CPRE com sucesso em paciente com derivação gástrica em Y de Roux. Pimentel e colaboradores[14] concluíram que a abordagem laparoscópica com punção do trocarte em flanco esquerdo é um método seguro e eficaz.

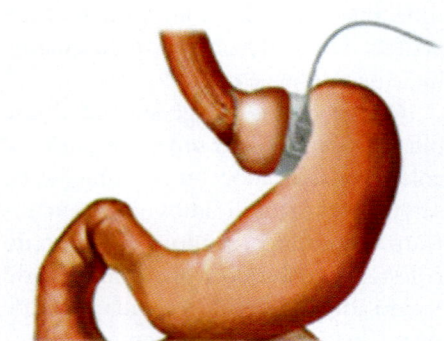

FIGURA 163.1

Banda Gástrica

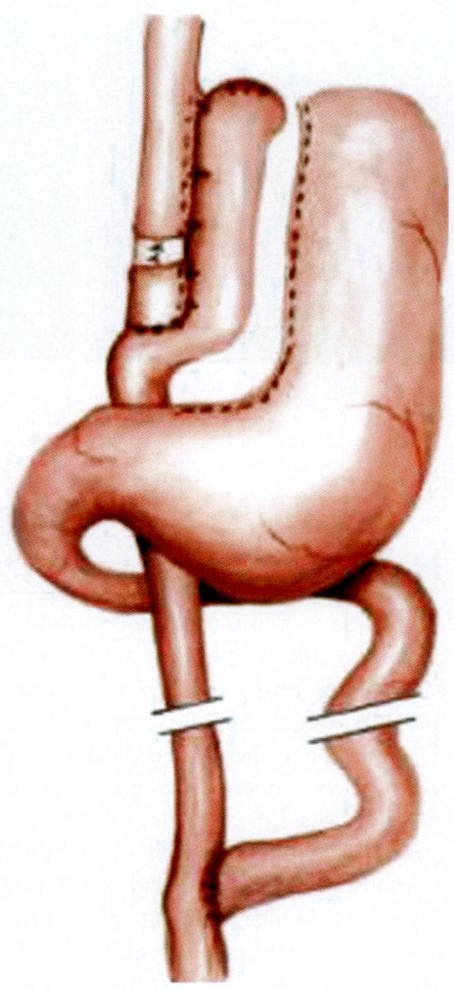

FIGURA 163.2

Cirurgia de Capella

A CPRE realizada por via transgástrica acontece após a realização de uma gastrostomia, que pode ser aberta ou laparoscópica. Após sua maturação, é possível a passagem do duodenoscópio por meio do orifício e sua progressão pelo piloro até alcançar a papila duodenal. Esse tem sido o método preferido por alguns autores por ser seguro, rápido, eficaz, anatômico (pois a via biliar permanece na posição das 11 horas ao se cateterizar a papila), que permite o uso do duodenoscópio (por causa da visualização da papila e do elevador de acessórios) bem como dos acessórios usuais (cânula, papilótomo, *basket*) sem que haja prejuízo na manipulação deles, constituindo aspectos que fazem diferença no sucesso do procedimento.

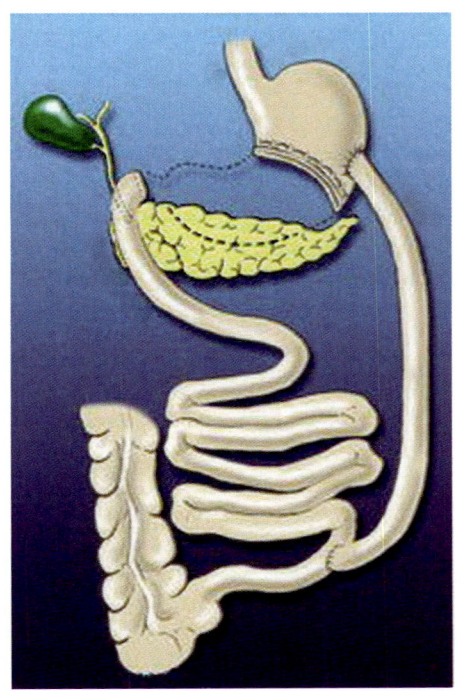

FIGURA 163.3

Matlock e colaboradores obtiveram 100% de sucesso na cateterizacao biliar, sem complicações significativas. Em três quartos dos pacientes, eles deixaram a sonda para a manutenção da gastrostomia para intervenções futuras.[15]

Em nossa experiência, abordamos a papila após punção do trocarte no flanco esquerdo e passagem do duodenoscópio por dentro dele. Em seguida, uma pequena abertura na face anterior do antro é confeccionada também pela laparoscopia, de diâmetro igual ao endoscópio, para não haver perda do ar insuflado; passamos o aparelho pelo piloro e o posicionamos em frente à papila. A cateterização seletiva é feita com canulótomo de duas vias e posterior papilotomia com remoção de cálculos. Todas as indicações da CPRE foram por coledocolitíase (4 pacientes). Não houve complicações. Uma das CPREs foi realizada em conjunto com a colecistectomia. Após a remoção da vesícula biliar, foi passado um fio-guia através do ducto cístico e exteriorizado pela papila, procedendo-se à esfincterotomia com *needle-knife*.

Bernardino e colaboradores[16] também relataram a CPRE por meio de gastrostomia por via laparoscópica com punção do trocarte em flanco esquerdo.

Acreditamos que a abordagem da papila duodenal, via transgástrica, por laparoscopia, seja uma boa opção, pois encontramos a papila em sua posição

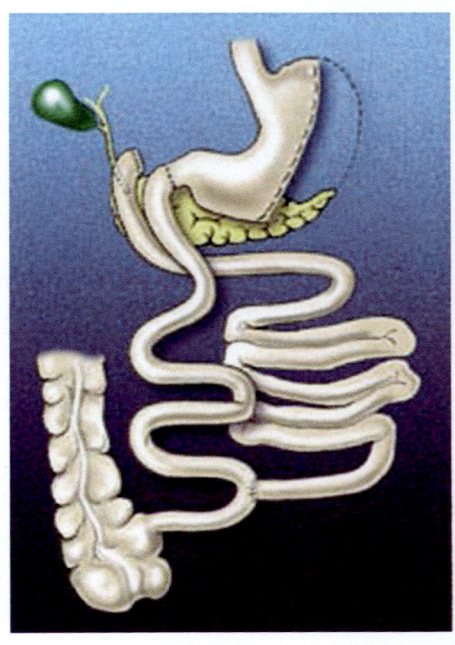

FIGURA 163.4

anatômica e podemos utilizar o duodenoscópio e os acessórios usuais, além do fato de essa via de acesso ser relativamente segura e rápida.

REFERÊNCIAS BIBLIOGRÁFICAS

1. Leite MAM, Rodrigues MPF. Procedimentos cirúrgicos – Introdução histórica. In: Garrido AB, editor. Cirurgia da obesidade. São Paulo: Atheneu. P. 141-8.
2. Huang CS, Farraye FA. Endoscopy in bariatric surgical patient. Gastroenterol Clin N Am 2005;34:151-166.
3. Stellato TA, Crouse C, Hallowell PT. Bariatric surgery: creating new challenges for the endoscopist. Gastrointest Endosc 2003;57:86-93.
4. Almeida AZ, Valente DC, Barros FL. Colelitíase após cirurgia bariátrica. In: Garrido AB, editor. Cirurgia da obesidade. 1ª ed. São Paulo: Editora Atheneu. P. 251-4.
5. Pandolfino JE, Krishnamoorthy B, Lee TJ. Gastrointestinal complications of obesity surgery. Medscape General Medicine Gastroenterology 2004;6:2-15.
6. Gustafsson U, Benthional, Granstrom L, Eroen AK, Sahlin S, Ginarsson C. Changes in gallbladder bile composition and chrystal detection time in morbidly obese subjects after bariatric surgery. Hepatology 2005;41;1322-8.
7. Shiffman ML, Sugerman HJ, Kellum JM, Moore EW. Changes in gallbladder bile composition following gallstone formation and weight reduction. Gastroenterology 1992;103: 214-21.
8. Iglezias Brandão de Oliveira C, Adami Chaim E, da Silva BB. Impact of rapid weight reduction on risk of cholelithiasis after bariatric surgery. Obes Surg 2003;13:625-8.
9. Al-Jiffry BO, Shaffer EA, Saccone GT, Downey P, Kow L, Toouli J. Changes in gallbladder motility and gallstone formation following laparoscopic gastric banding for morbid obesity. Can J Gastroenterol 2003;17:169-74.
10. Garrido ABJr., Oliveira MR, Berti LV et al. Derivações gastrojejunais. In: Arthur B Garrido Jr, editor. Cirurgia da obesidade. São Paulo: Atheneu. P. 155-61.

11. Elton E, Lanson BL, Qaseem T, Howell DA. Diagnostic and therapeutic ERCP using an enteroscope and a pediatric colonoscope in long-limb surgical bypass patients. Gastrointest Endosc 1998;47:62-7.

12. Wrigth BE, Cass OW, Freeman ML. ERCP in patients with long-limb Roux-en-Y gastrojejunostomy and intact papilla. Gastrointest Endosc 2002;56:225-31.

13. Baron TH, Vickers SM. Surgical gastrostomy placement as access for diagnostic and therapeutic ERCP. Gastrointest Endosc 1998;48:640-1.

14. Pimentel RR, Mehran A, Szomstein S, Rosenthal R. Laparoscopy-assisted transgastrostomy ERCP after bariatric surgery: case report of novel approach. Gastrointest Endosc 2004;59:325-7.

15. Matlock J, Ikramuddin S, Lederer H, Cass O. Bypassing the bypass: ERCP via gastrostomy after bariatric surgery. Gastrointest Endosc 2005;61:AB98507.

16. Bernardino KP, Lawrence C, Ansari A, Martin RF et al. Succefull ERCP in the gastric bypass patient: employing surgical to the excluded stomach. Gastrointest Endosc 2005;61: AB 199 – T1232.

PARTE 25

ENDOSCOPIA PEDIÁTRICA: Ênfase na Terapêutica

INTRODUÇÃO. EQUIPAMENTOS, ACESSÓRIOS, INDICAÇÕES, CONTRA-INDICAÇÕES, SEDAÇÃO E ANESTESIA

Maria das Graças Dias da Silva

INTRODUÇÃO

A gastroenterologia pediátrica surgiu nos anos 1970 e a endoscopia digestiva teve papel fundamental no seu reconhecimento como importante área da pediatria.[1] Abriu-se para os pediatras e cirurgiões pediátricos um amplo campo para o desenvolvimento de pesquisas e avanços na área, participando como meio diagnóstico e como recurso terapêutico.

A limitação inicial com o calibre dos aparelhos, convencionados para adultos, foi prontamente superada pelo surgimento no mercado de protótipos pediátricos. Um outro problema era o pouco conhecimento dos endoscopistas gerais sobre a patologia digestiva da criança e suas manifestações clínicas, em especial no que se referia às alterações congênitas. Houve grande interesse e intercâmbio entre os profissionais envolvidos no cuidado desses pacientes – pediatras, cirurgiões e endoscopistas – diante das possibilidades diagnósticas e terapêuticas oferecidas pela endoscopia na patologia gastrointestinal e hepatobiliar.

Atualmente, grandes centros de gastropediatria e cirurgia pediátrica estimulam a formação e a capacitação de profissionais como endoscopistas de seu *staff*. Organizações médicas preocupam-se com essa formação, formam grupos de trabalho e estabelecem regras para pesquisa, formação e habilitação desses profissionais.[2] Tem sido fundamental o apoio oferecido pelos serviços de endoscopia geral, especialmente no treinamento de pessoal e, muitas vezes, na própria realização da endoscopia intervencionista na criança.[2-4]

A terapia endoscópica, fartamente experimentada e consolidada no atendimento de pacientes adultos, vem sendo ensaiada, adequada e aplicada na população pediátrica nas situações em que há necessidade. Alguns procedimentos endoscópicos tornaram-se rotineiros, como, por exemplo, o atendimento da criança com hipertensão portal; com estenoses de esôfago; atendimento às crianças que ingerem corpos estranhos; crianças portadoras de pólipos intestinais; crianças que necessitam de suporte nutricional, entre outros. A endoscopia intervencionista, por atuar de forma minimamente invasiva, vem sendo preferida e aplicada na prática diária para solucionar esses problemas pediátricos que antes eram resolvidos unicamente por cirurgia.

A verdadeira freqüência com que a endoscopia terapêutica é realizada em pediatria ainda é desconhecida, pois depende do centro de referência: a) se conta com pessoal habilitado; b) se está equipado com instrumental apropriado; c) se tem estrutura de suporte que garanta serviço eficiente e seguro à criança e aos profissionais. Com essas condições, quanto maior for o serviço de emergência, de cirurgia e de UTI do hospital pediátrico, maior poderá ser a necessidade de procedimentos terapêuticos endoscópicos. Qualquer que seja a intervenção endoscópica, esta deverá ser discutida e decidida previamente entre os especialistas envolvidos. As informações para os responsáveis e para a própria criança, se possível – sobre a indicação, os benefícios e os possíveis riscos da intervenção, além de outras opções, se houverem –, deverão ser oferecidas de maneira apropriada, compreensível e honesta, de modo que permita a eles decidir voluntariamente pela realização ou não do procedimento endoscópico. Só assim o documento de consentimento livre e esclarecido cumprirá seu real papel.[5]

EQUIPAMENTOS E ACESSÓRIOS

Um dos muitos desafios da endoscopia é ser efetiva sem provocar iatrogenia. Uma das razões potencialmente envolvidas no risco de iatrogenia é o uso de equipamento endoscópico inadequado às dimensões da criança.

a) **Gastroscópios:** os *fibroscópios pediátricos* foram disponibilizados nos anos 70, tornando bem mais segura a realização dos exames.[6] Os primeiros aparelhos mediam cerca de 9 mm de diâmetro e o canal de trabalho tinha apenas 2 mm, necessitando de acessórios apropriados. Muitos outros modelos e marcas surgiram depois. Os *endoscópios pediátricos* fibro ou videoscópios têm hoje, em média de

7,9 mm a 8,2 mm de diâmetro com canal de trabalho de 2,2 mm, ainda precisando de acessórios especiais e sendo os mais usados nos serviços de endoscopia pediátrica. No Quadro 164.1, pode-se verificar os atuais gastrovideoscópios pediátricos dos principais fabricantes.[7-9]

Em mãos treinadas, o equipamento *convencional* de 9,2 mm com canal de 2,8 mm pode ser usado com segurança em crianças com dez ou mais quilos de peso. Nos pacientes menores, o aparelho pediátrico é ideal.

A alta tecnologia permitiu que se dispusesse hoje em dia de um arsenal de fibro e videoscópios denominados *ultrafinos,* de 4,9 mm a 6 mm de diâmetro.[7-9] Eles têm ótima resolução de imagem e facilidade de uso, mesmo em recém-natos e lactentes pequenos.[10,11] Como inconveniente, esses aparelhos têm: a) o canal de trabalho de reduzido diâmetro (2 mm), o que inviabiliza a utilização dos acessórios disponíveis na rotina; e b) o alto custo do equipamento. Além disso, o aparelho mais fino do mercado, de 4,9 mm (Olympus® GIF-

N180 videogastroscópio), tem apenas angulação *up* e *down.* Seu uso seria mais indicado para prematuros e recém-nascidos, que raramente necessitam de endoscopia. É possível que por essas razões o aparelho ultrafino não se popularizou ainda nos serviços de endoscopia pediátrica. Alguns centros de endoscopia geral contam com esses aparelhos para casos especiais de pacientes adultos portadores de estenoses, deformações esqueléticas ou cirúrgicas, compressões extrínsecas ou mesmo intolerabilidade ao aparelho convencional. No Quadro 164.2 estão relacionados os gastrovideoscópios ultrafinos.

b) **Colonoscópios**: os aparelhos mais finos têm maior flexibilidade e facilitam a colonoscopia completa da criança. Nos recém-nascidos e lactentes, a colonoscopia pode ser executada com facilidade com o gastroscópio pediátrico. Os *colonoscópios pediátricos* têm em média 11 mm. Mais recentemente surgiram no mercado *videocolonoscópios ultrafinos* (de 9,8 mm) que têm sido experimentados em pacientes

adultos com cirurgias abdominais prévias, com fixação de alças intestinais e angulações mais difíceis de ultrapassar com os colonoscópios convencionais.[12,13] No Quadro 164.3, são apresentadas as especificações dos videocolonoscópios ultrafino e pediátrico.

c) **Duodenoscópios**: para evitar compressão traqueal, em especial na posição prona da Colangiopancreatografia Endoscópica Retrógrada (CPRE), Guelrud[14] considera indispensável que se use nas crianças de menos de dois anos de idade o protótipo pediátrico de duodenoscópio.[14] Esses aparelhos são o Olympus® PJF, que tem 7,5 mm de diâmetro externo, e o Pentax® ED 2330, que tem 7,4 mm de calibre externo com 2,2 mm de canal de trabalho.

Na casuística de Rocca,[15] todas as crianças com mais de 18 meses já puderam ser examinadas com duodenoscópios de adultos, sem dificuldade e sem complicações relacionadas ao aparelho. Mesmo em crianças menores, os proce-

QUADRO 164.1

Gastrovideoscópios pediátricos e suas especificações

Fabricante	Olympus®		Pentax®		Fujinon®
Modelo	GIF-160	GIF-Q180	EG2470K	EG2770K	EG- 250PE, EG-450PE5
Diâmetro (mm)	8,6	8,8	8	9	8,2
Canal (mm)	2,8	2,8	2,4	2,8	2,2

QUADRO 164.2

Gastrovideoscópios ultrafinos e suas especificações

Fabricante	Olympus®		Pentax®		Fujinon®
Modelo	GIF-XP160	GIF-N180*	EG1580K	EG1870 K	EG 270 N5, EG-470N5
Diâmetro (mm)	5,9	4,9	5.1	6	5,9
Canal (mm)	2	2	2	2	2

* GIF- N180 tem movimento apenas de *up* e *down*

QUADRO 164.3

Especificações dos colonoscópios ultrafino e pediátrico

	Ultrafino	Pediátrico		
Fabricante	Pentax®	Olympus®	Fujinon®	Pentax®
Modelo	EC2930M	PCF-Q180A	EC- 450-LP5	EC3470LK
Diâmetro (mm)	9,8	11,3	11,1	11,6
Canal (mm)	3,2	3,2	3,2	3,8

dimentos terapêuticos que necessitam de acessórios mais calibrosos são realizados com duodenoscópio convencional, com canal de trabalho de 3,8 mm a 4,2 mm.[15]

Os endoscopistas pediátricos aguardam mais aperfeiçoamentos na produção dos endoscópios e esperam que os fabricantes apresentem aparelhos mais finos e flexíveis, com canais amplos para a terapia, e que não se restrinja os movimentos de ponta. Além disso, que se reduzam os custos desse equipamento para facilitar a aquisição. Uma vez superados esses pontos, será mais fácil oferecer às crianças, especialmente aos recém-nascidos e aos lactentes, todas as possibilidades da terapia endoscópica já disponíveis aos pacientes adultos.

INDICAÇÕES E CONTRA-INDICAÇÕES DA ENDOSCOPIA TERAPÊUTICA

Tam e Saing publicaram em 1989 a primeira série de casos pediátricos submetidos à terapia endoscópica. Era uma amostra pequena, com apenas 61 casos, em que o sangramento digestivo por ruptura de varizes de esôfago e a ingestão de corpos estranhos tinham sido as principais indicações.[16] Várias outras circunstâncias que envolvem a gastroenterologia e a patologia biliopancreática da criança têm desafiado o especialista a encontrar soluções mais rápidas, simples, seguras e com menos custos institucionais.

A experiência adquirida com as intervenções endoscópicas em pacientes adultos permitiu a rápida adequação das técnicas à pediatria e a expansão das indicações nesse grupo de pacientes é evidente.[14,17,18] Nos capítulos seguintes, serão apresentadas as diversas patologias, as respectivas intervenções endoscópicas atualmente aplicadas e as complicações possíveis.

A grande maioria das técnicas de terapia endoscópica realizadas nos pacientes adultos está sendo usada em pediatria. Alguns desses procedimentos – como o tratamento de varizes esofagogástricas, a retirada de corpos estranhos, a dilatação de estenoses de esôfago e a gastrostomia endoscópica percutânea – já são realizados rotineiramente. Outros, menos freqüentes, ainda necessitam de maior experiência e avaliações em longo prazo antes de se afirmar que se incorporaram definitivamente aos protocolos de conduta em pediatria. Relacionamos abaixo as indicações de endoscopia digestiva terapêutica mais freqüentes em pediatria, de acordo com o segmento anatômico.

ESÔFAGO

Estenoses – em centros diretamente ligados a departamentos de cirurgia pediátrica, essa é uma das mais freqüentes indicações de terapia endoscópica. Deve-se considerar dois grupos: as estenoses adquiridas e as estenoses congênitas. Entre as estenoses adquiridas, a mais comum é a estenose de anastomose por correção de atresia de esôfago. A anastomose primária ou secundária – com interposição de cólon ou transposição gástrica – costuma ser uma cirurgia relativamente freqüente nesses serviços e

cerca de metade das crianças operadas necessita de dilatação da anastomose, ainda fase de lactância, respondendo bem à dilatação.[19] Outras estenoses adquiridas e mais graves são as secundárias à ingestão de substâncias corrosivas. Essa ocorrência, geralmente acidental, está em declínio nos países desenvolvidos, mas ainda é um sério problema nos países em desenvolvimento, como o Brasil. O resultado das dilatações guiadas por endoscopia está relacionado à extensão do comprometimento esofágico causado pelo corrosivo.[20]

As estenoses pépticas são bem menos freqüentes que as anteriores, mas devem ser sempre lembradas nas crianças encefalopatas com disfagia.[19] Na maioria dessas crianças, a dilatação guiada por endoscopia tem êxito temporário e costuma ser seguida de cirurgia anti-refluxo para resultados mais efetivos.

Na acalasia de cárdia adquirida ou congênita, as dilatações pneumáticas e a injeção de toxina botulínica foram, em observações de curto prazo, alvo de entusiasmadas publicações, com taxa de sucesso de 60% a 90%.[17] No longo prazo, no entanto, deixam a desejar pela recidiva dos sintomas e pela necessidade de múltiplas dilatações posteriores. Não são assim tão melhores nem tão efetivas quanto a tradicional miotomia de Heller.

Quanto às *estenoses congênitas de esôfago,* um dos pontos mais importantes é fazer diagnóstico diferencial entre o remanescente de anel traqueal cartilaginoso (coristoma) e a estenose fibromuscular, pois a tentativa de dilatação do primeiro está sabidamente relacionada com perfuração esofágica.[21,22,23] Mais recentemente, a ultra-sonografia endoscópica tem contribuído para essa diferenciação.[22,23] Até aqui, o tratamento do coristoma é a ressecção cirúrgica.[21]

Dilatações guiadas por endoscopia, com sondas de Savary-Gilliard e balões – hidrostático ou pneumático –, e estenotomias são modalidades rotineiras em pediatria, na terapêutica endoscópica das estenoses de esôfago. Em 2003, Broto e colaboradores publicaram sua experiência com a instalação de próteses siliconizadas e removíveis em estenoses rebeldes ao tratamento dilatador. O sucesso foi de 50%.[24] A técnica ainda necessita de aperfeiçoamento e adaptação à população pediátrica para justificar sua praticidade e efetividade no manejo das estenoses esofágicas.

A aplicação local, por meio da endoscopia, de um agente antiproliferativo que pode inibir a proliferação e a atividade fibroblástica, a *mitomicina C,* parece ter surgido como alternativa válida para esses casos.[17,25,26]

- *Ruptura de varizes esofagogástricas* – principal causa de sangramento digestivo alto de grande monta na população infantil. São hemorragias importantes, ocasionalmente fatais, em crianças com hipertensão portal intra ou extra-hepática. Tanto a escleroterapia, com vários tipos de substâncias injetadas, como a ligadura elástica e a injeção de cola de fibrina nos cordões varicosos tiveram grande impacto, revolucionando a conduta médico-cirúrgica dessas crianças. Essas técnicas, isoladas ou associadas, em significativa porcentagem de casos, permitem controlar o sangramento ativo, previnem novos episódios de hemorragia e oferecem melhores condições para o acompanhamento clínico até o transplante hepático, nos casos indicados. Em última análise, tem contribuído para o conhecimento das doenças de base e a evolução das mesmas em longo prazo.[27,28,29,30]
- *Ingestão de corpos estranhos* – situação muito mais freqüente na população infantil do que entre pacientes adultos.[31] Isso torna imprescindível a capacitação dos endoscopistas em geral na remoção precisa e cuidadosa desses corpos estranhos. A falta de domínio da técnica pode provocar séria morbidade.[32]

ESTÔMAGO/DUODENO

- *Sangramento de lesões ulceradas* – as lesões ulceradas, pépticas ou iatrogênicas podem ocorrer em qualquer faixa etária, e as injeções de substâncias hemostáticas, a termocoagulação mono ou bipolar e os clipes hemostáticos têm sido usados com êxito. A freqüência de uso de cada uma das técnicas está de acordo com a experiência do grupo de endoscopia e com a disponibilidade do material no centro de atendimento.
- *Poliposes com comprometimento gastroduodenal* – podem ser indicação para polipectomia nessas áreas.[33]
- Inabilidade total ou quase total para deglutir causada por lesões do SNC, malformações orofaríngeas, traumas faciais, miopatias etc. são indicações para colocação, guiada por endoscopia, de sonda alimentar nasoenteral ou, por meio de gastrostomia, de sonda de duplo lúmen: gástrico para descompressão e duodenal para nutrição.[17] Com indicação ainda mais ampla, a gastrostomia endoscópica percutânea já tem mais de 25 anos de aplicação em pediatria, tendo se integrado à conduta.[34,35]
- Estenose péptica de piloro: a mesma técnica de estenotomia e dilatação com balão hidrostático ou pneumático já usada no paciente adulto tem sido aplicada na criança com estenose péptica do piloro.

Outras indicações menos comuns na endoscopia digestiva alta terapêutica e, por isso mesmo, com casuísticas ainda pequenas são:

- *cisto de duplicação esofágico, gástrico ou duodenal* em que se tem usado ultra-sonografia endoscópica e punção dirigida;[18]
- *persistência de fístula traqueoesofágica, esofagocutânea ou gastrocutânea* cujo fechamento tem sido tentado com cola de fibrina[36] e clipes hemostáticos somados à escarificação ou ao uso de nitrato de prata;[37]
- *divertículo esofágico* sintomático com diverticulotomia endoscópica;[38]
- crianças e adolescentes com *refluxo gastroesofágico (DRGE) clinicamente intratável* têm sido submetidos à gastroplicatura endoluminal.[39] Fracassos do procedimento em médio e em longo prazo em pacientes adultos levantam dúvida quanto aos benefícios da técnica atualmente disponível.[40] Espera-se maior aperfeiçoamento antes de se declarar que é uma opção terapêutica para a criança com DRGE.
- *diafragma antral congênito,* cuja ablação endoscópica tem sido realizada usando papilótomo e balão hidrostático;[41,42]
- *estenose hipertrófica do piloro* é uma condição de tratamento cirúrgico, mas Ogawa e colaboradores, em 1996, usando um balão pneumático endoscopicamente guiado, conseguiram dilatar com sucesso o piloro de um bebê com uma onfalocele gigante.[43] Foi publicado em 2005, por Ibarguen-Secchia, uma pequena série de 10 casos de estenose congênita do piloro em que foi realizada piloromiotomia endoscópica. O acompanhamento de 6 meses a 2 anos confirmou o sucesso do procedimento.[44] Tão bons resultados devem ser reproduzidos em observações futuras e requerem um minucioso estudo comparativo com o tratamento cirúrgico tradicional que também é simples, rápido, efetivo e de baixo custo.

VIAS BILIOPANCREÁTICAS

A patologia biliopancreática na população pediátrica é rara. Alterações congênitas como a atresia de vias biliares devem ser diagnosticadas precocemente antes de dois meses de idade.[14] As dificuldades técnicas com as dimensões das crianças e a falta de duodenoscópios pediátricos na maioria dos serviços de endoscopia limitam a capacitação do endoscopista pediátrico em Colangiopancreatografia Endoscópica Retrógrada (CPRE).[1,17] A Colangiopancreatografia por Ressonância Magnética (CPRM) é meio diagnóstico não-invasivo, eficaz e ideal em pediatria, porém, não é terapêutica. Quando se trata de terapia endoscópica nas vias biliopancreáticas, a CPRE geralmente é executada por endoscopistas de adultos, com suficiente experiência da técnica.[1,15,17] A assessoria do cirurgião ou do gastropediatra é fundamental na equipe que atende a criança antes, durante e após o procedimento. Em pediatria, as indicações mais freqüentes para terapêutica endoscópica nas vias biliopancreáticas são: estenose de colédoco benigna, por colangite esclerosante ou cicatricial (pós-operatória), ou maligna, que é raríssima; litíase do colédoco; infestação parasitária do colédoco por *A. lumbricoides*; coledococele; pâncreas *divisum*, pancreatite biliar, trauma pancreático; pseudocisto pancreático; disfunção do esfíncter de Oddi.[14,15,45]

Os procedimentos realizados em crianças – tais como drenagem endoscópica de pseudocisto pancreático por meio de cistogastrostomia, cistoduodenostomia ou drenagem transpapilar – merecem avaliação cautelosa, pois são esporádicos e seus efeitos no longo prazo são desconhecidos.[14]

ÍLEO-CÓLON

A indicação terapêutica mais comum é o *sangramento retal* devido à presença de pólipos únicos ou múltiplos no cólon. Nas poliposes, a colonoscopia com polipectomia múltipla e periódica é meio terapêutico e de seguimento em longo prazo.[46] Em alguns desses casos, a enteroscopia com polipectomia é realizada em peroperatório.

Outras indicações terapêuticas da colonoscopia são: hemostasia de lesões vasculares, de ulcerações ou pós-polipectomia com injeções ou aplicação de clipes. Muito raramente, em pediatria, são realizadas dilatação e colocação de próteses em estenoses benignas como as observadas na doença de Crohn, redução de vôlvulo de sigmóide e remoção de corpos estranhos.

Reproduzindo a técnica de gastrostomia endoscópica percutânea, tem sido realizada nos últimos anos a cecostomia e a colostomia percutânea para tratamento da incontinência fecal

e constipação crônica idiopática intratável. O método está sendo visto pelos cirurgiões pediátricos como uma alternativa viável à cirurgia convencional de Malone, pela relativa simplicidade de execução.[47,48,49]

CONTRA-INDICAÇÕES

A endoscopia digestiva alta diagnóstica está contra-indicada no caso de perfuração digestiva, e a terapêutica geralmente não está indicada para erradicação de varizes de esôfago como profilaxia do primeiro sangramento.[3]

A colonoscopia diagnóstica é contra-indicada nos casos de colite fulminante, megacólon tóxico, perfuração digestiva e ressecção intestinal recente (inferior a 7 dias).[3]

SEDAÇÃO E ANESTESIA

A endoscopia digestiva diagnóstica é um exame rápido, preciso e seguro mas, para ser assim, é preciso ter, entre outros fatores, uma condição confortável para o examinador. Isso está diretamente relacionado ao conforto e à segurança do paciente. Eventualmente, a endoscopia diagnóstica pode tornar-se terapêutica. Antes do exame, os pais e responsáveis e a própria criança costumam estar ansiosos e receosos. Um dos maiores receios manifestados pelos responsáveis é a anestesia que será aplicada na criança. É por esse motivo que os esclarecimentos prévios são indispensáveis na entrevista do examinador com os pais. O preparo adequado da criança será fundamental para o êxito do procedimento, minimizando fatores de risco e traumas psicológicos.

Ainda existe, no entanto, certa controvérsia sobre o melhor preparo do paciente pediátrico.[50,51,52]

Os centros ou as unidades de endoscopia digestiva pediátrica escolhem a sedação venosa ou a anestesia geral de acordo com a disponibilidade do anestesiologista ou com relação ao fato de o procedimento ser realizado em centro cirúrgico ou não. Os defensores da seda-

ção venosa argumentam que a anestesia geral torna o exame mais demorado e com maior custo, pois requer anestesiologista habilitado em pediatria, técnicos em anestesiologia, equipamentos adicionais, sistemas de circuito fechado etc.[53,54] Outros inconvenientes citados são o trauma pela intubação endotraqueal e os demais riscos inerentes ao procedimento anestésico.

Possivelmente por essas razões, continuam surgindo várias publicações que tratam da eficácia e das vantagens da sedação intravenosa no preparo das crianças que serão submetidas à endoscopia diagnóstica.[50,51,52,53,54,55] O que ainda é controverso é qual seria a melhor associação de sedativos IV para esse preparo adequado que se busca: meperidina ou fentanil [54], propofol + midazolam + meperidina [50], meperidina + midazolan + fentanil,[53] midazolam + fentanil [52], fentanil + meperidina,[56] quetamina.[51,54,55] Kirberg chega a sugerir que a quetamina seja liberada da classificação de anestésico, pois, em baixas doses, seria segura e efetiva como sedativo em endopediatria, depois que se adquire experiência no controle das reações colaterais.[51]

Os fármacos mais usados e suas dosagens média e máxima estão relacionados no Quadro 164.4.

Desde os primeiros trabalhos com o uso do propofol em endoscopia pediátrica, de 300 a 350 μ/kg/h, seguindo com "bolo" de 1-2 μ/kg, vem se defendendo essa droga como efetiva e segura na sedação profunda. Uma das vantagens é não haver necessidade de intubação traqueal. O propofol oferece recuperação mais rápida que midazolam + meperidina, mostrando-se ótimo mesmo nos exames mais demorados e dolorosos como a colonoscopia.[50] O inconveniente da sedação profunda pelo propofol é a sensação dolorosa durante a administração e o maior custo, pois ainda há necessidade de ser administrado por médico anestesiologista. Essa premissa tem sido questionada por alguns, na experiência com pacientes adultos.[57]

QUADRO 164.4

Drogas e doses usadas na sedação endovenosa em endoscopia pediátrica

Droga	Dose média /kg peso	Dose máxima
Diazepan	0,2 mg	100 mg
Midazolam	0,05-0,2 mg	15
Meperidina	1-2,5 mg	100
Fentanil	1-5 μ	250 μ
Quetamina	0,75-2 mg	

Efeitos adversos – Recentemente, Ligthdale e colaboradores apresentaram os resultados de uma pesquisa sobre os efeitos adversos do preparo em 5.793 crianças submetidas a EDA, colonoscopia, EDA + colonoscopia, gastrostomia endoscópica percutânea e estudo de motilidade esofágica. Apenas 80 casos foram preparados com anestesia geral inalatória. Endoscopistas prepararam um grupo de crianças administrando midazolam + fentanil e os anestesiologistas administraram propofol em outro grupo, tanto em sala de cirurgia como fora dela. Os efeitos adversos respiratórios foram mais freqüentes no grupo atendido pelos anestesiologistas com propofol, com ou sem midazolam como pré-medicação, especialmente quando o exame foi feito fora do centro cirúrgico. No grupo em que a sedação moderada foi administrada pelos endoscopistas, a agitação foi significantemente maior. Os autores concluem afirmando que "práticas diferentes de sedação implicam riscos diferentes". Esses efeitos são, em sua maioria, leves, transitórios e não deixam seqüelas.[52]

Dados do PEDS-CORI (Pediatric Endoscopy Database System – Clinical Outcomes Research Initiative) mostraram que complicações com a EDA diagnóstica ocorrem mais freqüentemente nas crianças (2,3%) do que nos adultos (0,13%), e a hipóxia foi a principal complicação registrada. Os fatores de risco para essa apresentação foram a faixa etária mais jovem, a classe ASA mais alta (American Society of Anesthesiologists) e a sedação venosa. No grupo submetido à anestesia geral, os efeitos adversos foram de 1,2%; no grupo em que foi administrada sedação intravenosa, os efeitos foram de 3,7%.[58]

Nas endoscopias diagnósticas, a anestesia geral ou a sedação anestésica profunda se tornam necessárias para as crianças que não aceitaram anteriormente a sedação moderada; para as que têm retardo mental que não permite previsão de colaboração; para os exames mais longos com previsão de múltiplas biópsias; para as ileocolonoscopias, enteroscopias, ecoendoscopia biliopancreática e anorretal.[59, 60] Na clínica privada da endoscopia pediátrica, a anestesia geral e a sedação profunda com propofol é prática habitual nos dias atuais, mesmo nas endoscopias diagnósticas eletivas.[50,59]

Em 2003, Rauch e colaboradores apresentaram uma máscara facial endoscópica (International Medical Development, Inc., Park City, Utah) para pacientes pediátricos que permite a introdução do aparelho de endoscopia enquanto mantém a ventilação durante o procedimento. Esse dispositivo foi usado com êxito na anestesia inalatória sem intubação com sevoflurane e na sedação profunda com propofol.[61]

Os procedimentos de endoscopia terapêutica são geralmente realizados sob anestesia geral inalatória com halotano ou sevoflurane e em centro cirúrgico.[15,39,59] Alguns centros, no entanto, usam sedação intravenosa.[14,51]

Como na sedação intravenosa, os riscos da anestesia geral são mais freqüentes em crianças com menos de 1 ano de idade e naquelas com um ASA escore igual ou superior a 3. Constatou-se ainda que o risco aumenta se a criança apresenta três ou mais doenças coexistentes e também quando o anestesiologista não tem experiência em pediatria.[62]

REFERÊNCIAS BIBLIOGRÁFICAS

1. Gilger MA. Gastroenterologic endoscopy in children: past, present and future. Curr Opin Pediatr 2001;13:429-34.
2. Olives JP, Bontems P, Costaguta A, Fritscher-Ravens A, Gilger M, Narkewickz M et al. Advances in endoscopy and other diagnostic techniques: working group report of the Second World Congress of Pediatric Gastroenterology, Hepatology, and Nutrition. J Ped Gastroenterol Nutr 2004;39:S589-S595.
3. Mougenot JF, Faure C, Olives JP et le groupe de lecture du GFHGNP. Fiches de recommandations du groupe francophone d'hépatologie, gastroentérologie et nutrition pédiatrique GFHGNP. Indications actuelles de l'endoscopie digestive pédiatrique. Arch Pédiatr 2002;9:942-4.
4. Goenka AS, Da Silva MS, Cheghorn GW, Patrick MK, Shepherd RW. Therapeutic upper gastrointestinal endoscopy in

children: an audit of 443 procedures and literature review. J Gastroenterol Hepatol 1993;8:44-51.

5. Levy ML, Larcher V, Kurz R. Informed consent/assent in children. Statement of the ethics working group of the Confederation of European Specialists in Paediatrics, CESP. Eur J Pediatr 2003;162:629-33.

6. Cremer M, Peeters JP, Emonts P, Rodesch P, Cadranel S. Fiber endoscopy of the gastrointestinal tract in children: experience with newly designed fiberscopes. Endoscopy 1974;6:186-9.

7. OLYMPUS, Products & Services. Disponível em http://www.olympusamerica.com. Acessado em 9 de outubro de 2006.

8. FUJINON, Fujifilm. Disponível em http://fujinonendoscopy.com. Acessado em 9 de outubro de 2006.

9. PENTAX MEDICAL. Disponível em http://www.pentaxmedical.com/products.asp. Acessado em 9 de outubro de 2006.

10. Ruuska T, Fell JM, Bisset WM, Milla PJ. Neonatal and infantile Upper gastrointestinal endoscopy using a new small diameter fiberoptic gastroscope. J Pediatr Gastroenterol Nutr 1996;235:604-8.

11. Dupont C, Kalach N, de Boissieu D, Barbet JP, Benhamou P-H. Digestive endoscopy in neonates. J Pediatr Gastroenterol Nutr 2005;40:406-20.

12. Marshall JB. Use of pediatric colonoscope improves success of total colonoscopy in selected adult patients. Gastrointest Endosc 1996;44:675-8.

13. Okamoto M, Kawabe T, Kato J, Yamaji Y, Ikenoue T, Omata M. Ultrathin colonoscope with a diameter of 9,8 mm for total colonoscopy. J Clin Gastroenterol 2005;398:679-83.

14. Guelrud M. Colangiopancreatografia Endoscópica Retrógrada em pediatria. In: Silva MGD, Milward G, editores. Endoscopia pediátrica. Rio de Janeiro: Guanabara/ Koogan/ Medsi; 2004. P. 221-30.

15. Rocca R, Castellino F, Daperno M, Masoero G, Sostegni R, Ercole E et al. Therapeutic ERCP in paediatric patients. Dig and Liver Dis 2005;375:357-62.

16. Tam PKH, Saing H. Pediatric upper gastrointestinal endoscopy:A 13 year experience. J Pediatr Surg 1989;24:443-7.

17. Michaud L. L'endoscopie digestive interventionnelle chez l'enfant. Arch Péd 2006;13:399-404.

18. Rostion CG, Castilho C, Saenz R, Harz C, Reyes C, Prieto R et al. Gastrointest Endosc 2006;635:AB314.

19. Silva MGD, Monnerat MMC, Oliveira JB, Boechat, PR. Estenose de esôfago em crianças: experiência com a dilatação endoscópica em 195 casos. Anais do XVII Seminário Brasileiro de Endoscopia Digestiva; 2005, Vitória, ES.

20. Silva, MGD. Ingestão de corrosivos por crianças atendidas no Instituto Fernandes Figueira. Avaliação dos resultados da dilatação endoscópica do esôfago em relação à morfologia da estenose dissertação. Rio de Janeiro: Fundação Oswaldo Cruz; 2004.

21. Zhao LL, Hsieh WS, Hsu WM. Congenital esophageal stenosis owing to ectopic tracheobronchial remnants. J Pediatr Surg 2004;398:1183-7.

22. Takamizawa S, Tsugawa C, Mouri N, Satoh S, Kanegawa K, Nishijima E et al. Congenital esophageal stenosis: therapeutic strategy based on etiology. J Pediatr Surg 2002;372:197-201.

23. Usui N, Kamata S, Kawahara H, Sawai T, Nakajima K, Soh H et al. Usefulness of endoscopic ultrasonography in the diagnosis of congenital esophageal stenosis. J Pediatr Surg 2002;3712:1744-6.

24. Broto J, Asensio M, Vernet JM. Results of a new technique in the treatment of severe esophageal stenosis in children: poliflex stents. J Pediatr Gastroenterol Nutr 2003;37:203-6.

25. Mendonça FA, Takegawa BK, Bustamante TF, Ortolan EP, Mendes EF, Rodrigues AM. Nova opção terapêutica para a estenose cáustica de esôfago em crianças. Anais do XVII Seminário Brasileiro de Endoscopia Digestiva; 2005, Vitória, ES.

26. Uhlen S, Fayoux P, Michaud L. Mitomycin C as an alternative to stent for conservative management of esophageal strictures in children. J Pediatr Gastroenterol Nutr, 2005;40:235-6.

27. Maksoud G, Gonçalves MEP. Treatment of portal hypertension in children. World J Surg 1994;251-8.

28. Gonçalves MEP, Cardoso SR, Maksoud JG. Prophylatic sclerotherapy in children with esophageal varices: long-term results of a controlled prospective randomized trial. J Pediatr Surg 2000;35:401-5.

29. Zargar SA, Yattoo GN, Javid G, Khan BA, Shah AH, Shah NA et al. Fifteen-year follow up of endoscopic injection sclerotherapy in children with extrahepatic portal venous obstruction. J Gastroenterol Hepatol 2004 Feb;19(2):139-45.

30. Poddar U, Thapa BR, Singh K. Band ligation plus sclerotherapy versus sclerotherapy alone in children with extrahepatic portal venous obstruction. J Clin Gastroenterol 2005;397:626-9.

31. Eisen GM, Baron TH, Dominitz JA, Faigel DO, Goldstein JL, Johanson JF et al. Guideline for the management of ingested foreign bodies. Gastrointest Endosc 2002;557:802-6.

32. Silva MGD, Oliveira JB, Milward G. Ingestão de corpos estranhos. In:Silva MGD, Milward G, editores. Endoscopia pediátrica. Rio de Janeiro: Medsi-Guanabara Koogan. P. 81-92.

33. Silva MGD, Raphael AB. Pólipos intestinais. In: Silva MGD, Milward G, editores. Endoscopia pediátrica. Rio de Janeiro: Editora Medsi-Guanabara Koogan.P. 209-20.

34. Gauderer MWL. Percutaneous endoscopic gastrostomy: a 10 year experience with 220 Children. J Pediatr Surg 1991;263:288-94.

35. Siviero I, Gauderer MWL. Gastrostomia endoscópica percutânea. In: Silva MGD, Milward G, editores. Endoscopia pediátrica. Rio de Janeiro: Medsi-Guanabara Koogan. P. 143-9.

36. Gutierrez C, Barrios JE, Lluna J, Vila JJ, Garcia-Sala C, Roca A et al. Recurrent tracheoesophageal fistula treated with fibrin glue. J Pediatr Surg 1994;2912:1567-9.

37. Teitelbaum JE, Gorcey AS, Fox VI. Combined endoscopic cautery and clip closure of chronic gastrocutaneous fistulas. Gastrointest Endosc 2005;623:432-5.

38. Nishimoto Y, Taguchi T, Ogita K, Hashizume M, Suita S. Endoscopic diverticulotomy for symptomatic pediatric esophageal diverticula. Pediatr Surg Int 2005;21:50-53.

39. Thomson M, Fritschen-Ravens A, Hall S, Afzal N, Ashwood P, Swain CP. Endoluminal gastroplication in children with significant gastro-esophageal reflux disease. Gut 2004;53:1745-50.

40. Schiefke I, Zabel-Langhennig A, Neumann S, Feisthammel J, Moessner J, Caca K. Longterm failure of endoscopic gastroplication (EndoCinch). Gut 2005;5496:752-8.

41. Maldonado ME, Mamel JJ, Johnson MC. Resolution of symptomatic GERD and delayed gastric emptyng after endoscopic ablation of antral diafragm web. Gastrointest Endosc 1998;484:428-9.

42. Dias G, Böechat M, Oliveira JB, Böechat PRM. Diafragma antral congênito. Tratamento endoscópico. GED 1999;18 supl 2:S 11.

43. Ogawa Y, Higashimoto Y, Nishijima E, Muraji T, Yamazato M, Tsugawa C et al. Successful endoscopic balloon dilatation for hypertrophic pyloric stenosis. J Pediatr Surg 1996;3112:1712-14.

44. Ibarguen-Secchia E. Endoscopic pyloromyotomy for congenital pyloric stenosis. Gastrointest Endosc 2005;614: 598-00.

45. Guelrud M. Endoscopic retrograde cholangiopancreatography. Gastrointest Endosc Clin N Am 2001;11(4)585-601.

46. Silva MGD, Monnerat MMC, Kawakami E, Bittencourt PFS, Vieira M, Oliveira JB. Polipose gastrointestinal em crianças e adolescentes: estudo em cinco centros de endoscopia pediátrica brasileiros. Anais do XVII Seminário Brasileiro de Endoscopia Digestiva; 2005, Vitória, ES.

47. De Peppo F, Iacobelli BD, De Gennaro M, Colajocomo M, Rivosecchi M. Percutaneous endoscopic cecostomy for antegrade colonic irrigation in fecally incontinent children. Endoscopy 1999;316:501-3.

48. Gauderer M, DeCou JM, Boyle JT. Sigmoid irrigation tube for the management of chronic evacuation disorders. J Pediatr Surg 2002;373:348-51.

49. Rawat DJ, Haddad M, Geoghegan N, Clarke A, Fell JM. Percutaneous endoscopic colostomy of the left colon: a new technique for management of intractable constipation in children. Gastrointest Endosc 2004;601:39-43.

50. Khoshoo V, Thoppil D, Landry L, Brown S, Ross G. Propofol versus midazolan plus meperidine for sedation during ambulatory esophagogastroduodenoscopy. J Pediatr Gastroenterol Nutr 2003;372:146-9.

51. Kirberg A, Sagredo R, Montalva G, Flores E. Ketamine for pediatric endoscopic procedures and as a sedation complement for adult patients. Gastrointest Endosc 2005;613:501-2.

52. Lightdale J, Mahoney L, Levine P, Heard L, Fox V. Safety of endoscopist versus anesthesiologist administered sedation for pediatric endoscopy: in and outside the operating room. Gastrointest Endosc 2006;635:AB94.

53. Ament ME, Brill JE. Pediatric endoscopy, deep sedation, conscious sedation, and general anesthesia – what is best? Gastrointest Endosc 1995;412:173-5.

54. Sibal A, Cudderford L, Davison SM, Stokes M, Murphy MS. Prospective randomised comparison of IV midazolam/meperidine versus IV ketamine in pediatric endoscopy. Gastrointest Endosc 1997;454.

55. Gilger MA, Spearman RS, DietrichCL, Spearman G, Wilsey MJ, Zayat MN. Safety and effectiveness of ketamine as a sedative agent for a pediatric GI endoscopy. Gastrointest Endosc 2004;596:659-63.

56. Ali S, Davidson DL, Gremse DA. Comparison of fentanyl versus meperidine for analgesia in pediatric gastrointestinal endoscopy. Dig Dis Sci 2004;495:888-91.

57. Cohen LB, Dbovsky AN, Aisenberg J, Miller KM. Propofol for endoscopic sedation: a protocol for safe and effective administration by the gastroenterologist. Gastrointest Endosc 2003;585:725-32.

58. Thakkar K, El-Serag HB, Mattek N, Gilger MA. Immediate complications of upper endoscopy in children. Gastrointest Endosc 2006;635:AB95.

59. Mougenot JF, Cézard JP, Faure C, Goulet O, Olives JP. Endoscopie digestive pédiatrique: quelle sédation? Arch Pédiatr 2001;8:1302-4.

60. Balsells F, Wyllie R, Kay M, Steffen R. Use of conscious sedation for lower and upper gastrointestinal endoscopic examination in children, adolescents, and young adults: a twelve-year review. Gastrointest Endosc 1997;455:375-80.

61. Rauch RY, Brener CE. Airway management for pediatric esophagogastroduodenoscopy using an endoscopy mask. Anesth Analg 2003;961:303-4.

62. Keenan RL, Shapiro JH, Dawson K. Incidence of anesthetic cardiac arrest in infants: effect of pediatric anesthesiologists. J Clin Anesth 1991;3:433-7.

CAPÍTULO 165

PATOLOGIAS DO ESÔFAGO E ESTENOSES ESOFÁGICAS EM CRIANÇAS

Paulo Fernando Souto Bittencourt
Simone Diniz Carvalho

INTRODUÇÃO

O esôfago é uma estrutura muscular tubular oca, com esfíncteres superior e inferior e cuja parede, ao contrário dos demais órgãos do trato digestivo, é desprovida de serosa e formada apenas pelas camadas mucosa e muscular, esta última subdividida em camadas – circular (interna) e longitudinal (externa) – e composta tanto de musculatura lisa como estriada. A inervação do esôfago é bastante peculiar e compreende componentes intrínsecos (plexos submucoso e mioentérico) e extrínsecos (nervo vago), diferindo em suas porções musculares lisa e estriada. A atividade motora esofágica clássica é iniciada pela deglutição e compreende três fases bem definidas e coordenadas: oral (voluntária), faríngea (transferência do bolo alimentar para o esôfago proximal) e esofágica (transporte completo até o estômago).

Os processos patológicos do esôfago na infância receberam maior atenção nos últimos anos devido ao melhor esclarecimento de suas fisiopatogenias e de suas opções terapêuticas. O aumento do interesse nas doenças esofágicas de crianças e adolescentes deve-se, em especial, ao aprimoramento tecnológico recente no campo diagnóstico, ao avanço nos conhecimentos imunológicos do esôfago e ao reconhecimento das doenças esofágicas como importante motivo de sintomas nestes pacientes.[1]

Neste capítulo, abordaremos as principais patologias esofágicas que acometem a faixa etária pediátrica, com ênfase nas estenoses benignas do esôfago e na experiência dos autores em relação ao tema, relacionadas abaixo:

- anomalias congênitas do esôfago;
  - atresia de esôfago e fístulas traqueoesofágicas;
  - estenose congênita;
  - membranas esofágicas;
  - duplicação e lesões císticas;
  - divertículo congênito;
  - fenda laringotraqueoesofágica;
  - anéis vasculares;
- acalasia esofágica idiopática;
- refluxo gastroesofágico;
- esofagite eosinofílica;
- manifestações esofágicas das imunodeficiências;
- acidente cáustico do esôfago;
- corpos estranhos esofágicos;
- estenoses benignas do esôfago: características, tratamento e experiência pessoal.

ANOMALIAS CONGÊNITAS DO ESÔFAGO

As afecções congênitas esofágicas são raras e a variação da apresentação clínica reflete o grau de malformação do esôfago e da árvore traqueobrônquica. A abordagem bem-sucedida dessas patologias requer conhecimentos de sua origem embriológica e merece atenção multidisciplinar, com destaque ao endoscopista, que possui papel relevante desde o diagnóstico pré-operatório até o tratamento das complicações pós-cirúrgicas.

ATRESIA DE ESÔFAGO E FÍSTULAS TRAQUEOESOFÁGICAS

INTRODUÇÃO

A atresia de esôfago (AE) é uma das anomalias congênitas mais freqüentes na infância e ocorre em incidência de um para cada 3.000 a 4.500 nascidos vivos.[2] Ela se apresenta sob cinco formas anatômicas distintas:[3,4]

1. AE proximal com fístula traqueosofágica (FTE) distal, em 85% a 90% dos casos;
2. AE sem FTE;
3. FTE isolada;
4. AE com FTE proximal e distal;
5. AE com FTE proximal.

A etiopatogênese da atresia esofágica relaciona-se a alterações em uma das teorias embriogênicas do esôfago e da traquéia descritas abaixo:[2]

1. desenvolvimento de septo traqueoesofágico a partir da face interna da parede lateral do intestino primitivo, formando estrias laterais que se fundem, com apoptose crânio-caudal ao longo desse septo e formação da traquéia e de brotos pulmonares a partir do esôfago;
2. recanalização luminal seguida de proliferação epitelial;
3. brotamento de divertículos broncogênicos simétricos, com alonga-

mento em direção caudal e formação da traquéia e separação do esôfago.

Até 50% dos pacientes com AE apresentam anomalias associadas, já que as alterações do desenvolvimento embriológico do esôfago tendem a ocorrer precocemente, em torno da quarta semana de gestação. As cardiopatias congênitas são as mais freqüentes malformações coexistentes (de 15% a 30%), seguidas das musculoesqueléticas, anorretais e intestinais, geniturinárias, de cabeça e pescoço, mediastínicas e cromossômicas. A associação VATER é descrita como um conjunto de anomalias que podem ocorrer na criança com AE, incluindo anomalias vertebrais, atresia anal, AE com FTE e displasias renal e óssea. Essa associação não representa uma síndrome distinta, mas alerta para a pesquisa dessas alterações diante do diagnóstico de qualquer uma delas.[2,3,5]

DIAGNÓSTICO CLÍNICO

A presença de polihidrâmnio materno constitui o primeiro sinal indireto de obstrução do aparelho digestivo fetal.[3]

O momento ideal do diagnóstico é, sem dúvida, durante o exame do recémnascido feito em sala de parto, sinalizado pela impossibilidade de progressão da sonda nasogástrica.[3]

Cerca de um terço dos recém-nascidos com AE apresenta baixo peso (menor que 2.500 g). Os principais sinais e sintomas incluem sialorréia, regurgitações, choro excessivo, tosse e cianose às mamadas. As manifestações respiratórias tendem a piorar com o passar das horas após o nascimento, podendo culminar com o óbito, caso ocorra atraso no diagnóstico. O quadro clínico instala-se mais rapidamente na AE com FTE distal e de modo mais insidioso na FTE isolada.[3,4,6]

DIAGNÓSTICO COMPLEMENTAR

A primeira medida diagnóstica, simples e segura é a passagem delicada da sonda nasogástrica e a confirmação radiológica de sua posição.[5]

A radiografia simples de tórax, realizada preferencialmente com injeção de ar no coto superior atrésico, traz informações importantes, como:[3,5]

1. presença de fundo cego preenchido por ar, correspondendo ao coto esofágico superior atrésico;
2. presença de ar no estômago e intestinos, com elevação do diafragma, nos casos de AE com FTE distal;
3. ausência de ar no abdome – sugestivo de AE isolada;
4. tamanho e posição da silhueta cardíaca e arco aórtico;
5. atelectasias e consolidações pulmonares;
6. presença de anomalias ósseas (vertebrais, costais etc.).

Deve-se evitar a administração oral de contraste devido ao risco de aspiração e piora do acometimento pulmonar.[3] O exame realizado com pequeno volume de contraste hidrossolúvel confirma o saco esofágico superior em fundo cego, porém não exclui a presença de pequenas fístulas traqueoesofágicas proximal e isolada.[5]

A esofagogastroduodenoscopia e a broncoscopia são métodos de investigação úteis no pré-operatório para demonstrar o fundo cego esofágico proximal, o tipo de fístula e a traqueomalácia associada.[5] No pós-operatório, a endoscopia digestiva é essencial para avaliação de eventuais estenoses de anastomose e recidivas de FTE.[3] Além disso, na AE isolada, a medição endoscópica da distância entre os cotos esofágicos auxilia a programação cirúrgica e é realizada por meio de introdução do gastroscópio no saco esofágico (até seu fundo cego) e do broncoscópio no orifício de gastrostomia (em direção ao coto atrésico distal), sob fluoroscopia. A anastomose primária entre os cotos esofágicos é mais difícil quando o espaço entre eles supera três corpos vertebrais, optando-se pela interposição colônica ou confecção de tubo gástrico.[5] Outra aplicação do método endoscópico é na fístula isolada (em H), que é canulada com sonda fina ou cateter de Fogarty, por meio de bron-

coscopia rígida, para facilitar sua identificação durante a cirurgia e reduzir significativamente o tempo operatório.[4] Em nosso serviço, empregamos o fioguia biliar, que é posicionado na fístula por meio do uso simultâneo do gastroscópio e do broncoscópio flexíveis.

TRATAMENTO

Os cuidados imediatos com o neonato incluem manter a permeabilidade das vias aéreas, evitando a intubação endotraqueal, e minimizar o risco de refluxo gastroesofágico secundário e aspiração pulmonar, por meio de posicionamento no leito a 45° e descompressão do coto esofágico proximal com sonda oral de aspiração contínua.[4]

O objetivo primário do reparo na AE é a aproximação sem tensão dos cotos esofágicos proximal e distal e o fechamento de fístula, quando presente. Na impossibilidade de realizar anastomose primária, emprega-se a interposição de alça colônica (esofagocoloplastia) ou a construção de tubo gástrico (esofagogastroplastia). A evolução em curto prazo é semelhante para ambas as opções cirúrgicas de substituição esofágica.[4]

A AE isolada é freqüentemente associada a hiato significativo entre os cotos esofágicos e, nesse caso, o tratamento cirúrgico inicial escolhido tem sido a realização de gastrostomia e esofagostomia, reservando-se a intervenção definitiva (anastomose primária ou substituição esofágica) para em torno de 3 meses de idade, quando se espera alongamento do esôfago com o crescimento da criança.[4]

COMPLICAÇÕES

A complicação mais comum após a correção cirúrgica da AE é a estenose da anastomose, cuja incidência varia de 15% a 60% (veja a sessão "estenoses benignas do esôfago").[4,7,8]

A recorrência da FTE ocorre em cerca de 3% a 6% dos pacientes e requer fechamento cirúrgico, com maior risco de estenose anastomótica.[4]

Até 50% dos lactentes operados apresentam refluxo gastroesofágico associado, secundário ao encurtamento do esôfago e à dismotilidade característica do pós-operatório da AE. O refluxo coexistente torna-se fator predisponente da estenose esofágica e piora os resultados das dilatações endoscópicas do órgão. A morbidade decorrente da dismotilidade esofágica pode ser um problema persistente em longo prazo.[4-6]

A deiscência de anastomose é uma complicação eminentemente técnica e, em geral, decorrente da tensão gerada na linha de sutura ao se aproximarem cotos atrésicos distantes. Essa intercorrência requer diagnóstico e tratamento precoces para que a criança não evolua para óbito.[3]

Uma das principais causas de óbito ou morbidade elevada no paciente com AE está relacionada às outras malformações associadas, em especial às cardiopatias congênitas.[3]

PROGNÓSTICO

Nos primeiros cinco anos de acompanhamento, cerca de 50% das crianças encontram-se abaixo do percentil 25 para peso, mas, de modo geral, apresentam boa qualidade de vida.[4]

O prognóstico da criança com AE irá depender, principalmente, da presença ou não de outras malformações, da qualidade de sua assistência na sala de parto e do seu peso de nascimento.[3]

O atendimento adequado prestado ao recém-nascido, o aprimoramento dos procedimentos anestésicos e das técnicas cirúrgicas e o diagnóstico e o tratamento precoces da AE, das malformações associadas e das complicações pós-operatórias têm permitido índices de sobrevida progressivamente maiores entre esses pacientes.[3, 4]

ESTENOSE CONGÊNITA DE ESÔFAGO

Veja a sessão "estenoses benignas de esôfago".

MEMBRANAS ESOFÁGICAS

INTRODUÇÃO

As membranas do esôfago são estruturas formadas por mucosa e submucosa, mais freqüentes no terço proximal, comprometendo a permeabilidade da luz esofágica e com etiologia congênita ou auto-imune. O tipo mais comum está presente na síndrome de Plummer-Vinson, que se associa à anemia ferropriva, disfagia, atrofia de mucosa oral, fragilidade ungueal, com ou sem esplenomegalia e acloridria, embora outras formas sejam observadas também no pênfigo vulgar, na epidermólise bolhosa e após transplante de medula óssea.[9,1]

O sintoma mais freqüentemente observado é a disfagia; no entanto, regurgitações, perda de peso e recusa alimentar podem estar presentes.

DIAGNÓSTICO

O esofagograma é o exame de eleição na suspeita clínica e mostra a membrana esofágica, em geral, de espessura fina, com projeção a partir da parede anterior do cricofaríngeo.[9]

A endoscopia digestiva alta complementa o diagnóstico, evidenciando estrutura de superfície lisa, translúcida ou espessada, luz excêntrica e implantação habitualmente na parede anterior esofágica, podendo, em raros casos, apresentar múltiplos orifícios luminais.[9]

TRATAMENTO

A indicação terapêutica das membranas esofágicas depende da intensidade da sintomatologia. Os métodos disponíveis incluem a dilatação endoscópica com sondas de Savary-Gilliard (sessão única) ou, em casos mais sintomáticos, a estenotomia, com excelentes resultados.[9]

DUPLICAÇÕES ESOFÁGICAS OU CISTOS INTRAMURAIS DO ESÔFAGO

INTRODUÇÃO

Dentre as duplicações que podem ocorrer no trato gastrointestinal, 20% delas surgem no esôfago e, em geral, são achados radiológicos.[5]

Essas malformações predominam no terço distal do esôfago e se apresentam sob duas formas:

1. cistos intramurais confinados à parede esofágica, podendo projetar, mas sem comunicar com a luz do órgão (maioria);
2. cistos comunicantes com a luz esofágica, formando desvio completo (mais raros).

A parede cística é formada por epitélio colunar ciliado, escamoso ou gástrico, uma ou mais camadas de *muscularis* e plexo mioentérico. A origem embriológica deriva de um defeito no processo de vacuolização durante a fase de proliferação epitelial (7ª a 10ª semana gestacional), levando à fusão de vacúolos distintos, separados do lume principal, e à formação das duplicações esofágicas.[11]

DIAGNÓSTICO CLÍNICO

O quadro clínico varia de acordo com a idade do paciente e com a localização dos cistos esofágicos.[5]

Em 50% a 90% dos casos ocorrem sintomas respiratórios, predominando o desconforto respiratório precoce no período neonatal, geralmente associado às duplicações de terço proximal que comprimem vias aéreas. Em crianças mais velhas, estridor, pneumonias de repetição, hemoptise, tosse crônica e dor torácica são predominantes. O paciente pode apresentar-se assintomático nos casos de lesões esofágicas de localização mais distal, com diagnóstico radiológico ocasional.[12]

As queixas digestivas estão presentes em 10% a 15% dos casos, em decorrência da compressão esofágica pelos cistos, e incluem disfagia, epigastralgia, vômitos, engasgos e hematêmese.[5]

Diagnóstico complementar

O raio x simples de tórax pode evidenciar massa mediastínica, com ou sem níveis hidroaéreos, ou anomalias vertebrais associadas.[12]

O esofagograma delineia o trajeto do esôfago ou sua comunicação com o(s) cisto(s).[12] A endoscopia tem papel importante nas duplicações comunicantes, enquanto o ultra-som auxilia na definição do conteúdo cístico. A tomografia e a ressonância magnética geram informações mais precisas quanto à localização, à extensão e às características dos cistos esofágicos.[5, 12]

TRATAMENTO

O tratamento cirúrgico é de escolha nesses casos.

DIVERTÍCULO ESOFÁGICO CONGÊNITO

O divertículo esofágico congênito verdadeiro é extremamente raro e é formado por mucosa, submucosa e parede muscular completa. Origina-se de divertículo mucoso embriogênico persistente ou de duplicação esofágica cega pequena, que sofre aumento subseqüente por mecanismo semelhante ao divertículo de pulsão.

Em geral, o divertículo esofágico congênito manifesta-se na infância tardia, por meio de infecções respiratórias recorrentes e disfagia progressiva. Caso esteja localizado na área faringoesofágica, ocorre sintomatologia precoce no período neonatal, predominando o desconforto respiratório agudo, em semelhança à atresia de esôfago.

O esofagograma é o exame de escolha para evidenciar o divertículo esofágico, complementado pela endoscopia que, ocasionalmente, detecta outras anomalias associadas, como fístula traqueoesofágica.

O tratamento adequado é a cirurgia, com bons resultados.[13]

FENDA LARINGOTRA-QUEOESOFÁGICA

A fenda laringotraqueoesofágica (FLTE) resulta de uma anormalidade na formação ou na progressão caudal do septo traqueoesofágico e compreende 0,3% das anomalias congênitas da laringe. Em até 6% das vezes é encontrada associada à AE com FTE.[14, 15]

A classificação da FLTE é variável e inclui três tipos principais:[5]

1. Tipo I: fenda limitada à comissura posterior da laringe;
2. Tipo II: fenda parcial entre o esôfago e a parede membranosa da traquéia;
3. Tipo III: fenda completa que se estende da laringe até a carina, produzindo lume comum entre esôfago e traquéia.

Os sintomas variam de acordo com o tipo de FLTE. O tipo I é de apresentação mais insidiosa, com sintomas crônicos de rouquidão e broncoespasmo persistente de leve intensidade, enquanto, à medida que aumenta o grau do defeito congênito, pioram os achados clínicos, como estridor, cianose, desconforto respiratório, chegando a apnéias e pneumonias de aspiração extensas, com possível evolução para óbito.[5, 14]

A laringoscopia e a broncoscopia são exames obrigatórios, definindo o diagnóstico e auxiliando na escolha do tratamento. A endoscopia digestiva alta complementa a investigação, podendo aumentar a suspeita diagnóstica, em casos discretos, ou confirmar a comunicação entre vias aérea e digestiva, nos pacientes mais complicados.[5, 14]

Nos pacientes com FLTE do tipo I, oligossintomáticos, o tratamento é conservador, já que a criança tende a apresentar melhora clínica com o crescimento. Nos demais casos, há indicação cirúrgica, devido às altas taxas de morbidade e mortalidade desses pacientes.[5, 15]

ANÉIS VASCULARES

INTRODUÇÃO

Os anéis vasculares são malformações que envolvem o arco aórtico e seus grandes ramos, podendo levar à compressão extrínseca do esôfago, e afetam cerca de 3% da população geral, embora sejam sintomáticos em somente pequena porcentagem dos pacientes.[5, 16]

O tipo de maior relevância clínica é o anel vascular completo, que corresponde ao duplo arco aórtico, mais raro, porém associado à estenose esofágica e à disfagia significativas. Os anéis vasculares incompletos são mais freqüentes e formados por vasos aberrantes, em combinação com os ductos patentes ou *ligamentum arteriosus*. Os quatro tipos principais incluem: (1) arco aórtico direito com ducto arterial esquerdo e aorta descendente esquerda, (2) arco aórtico esquerdo com artéria subclávia aberrante direita (mais comum), (3) arco aórtico direito com artéria subclávia aberrante esquerda e *ligamentum* ou ducto arterial e (4) artéria pulmonar aberrante esquerda. Eles estão associados à disfagia menos intensa, dependente da quantidade e consistência dos alimentos ingeridos (disfagia lusória).[5, 16]

DIAGNÓSTICO

Cerca de 75% dos pacientes com duplo arco aórtico são sintomáticos, incluindo estridor, tosse crônica, disfagia e infecções repetidas de vias aéreas. A radiografia simples de tórax sugere o diagnóstico quando há alargamento do mediastino, do arco aórtico direito ou estreitamento traqueal. O exame contrastado mostra indentação posterior do esôfago acima do nível da carina. A endoscopia digestiva alta revela estreitamento pulsátil em esôfago proximal, sugestivo de compressão extrínseca. A ressonância magnética confirma os casos duvidosos.[5, 16]

Nos anéis vasculares incompletos, o quadro clínico geralmente é insidioso, predominando a disfagia de leve intensidade, com exceção da artéria pulmonar aberrante esquerda, em que é comum a associação de malformação cartilaginosa de vias aéreas, com sintomas respiratórios precoces e importantes, e de malformações cardiovasculares, em especial os defeitos do septo ventricular.[16]

TRATAMENTO

A abordagem cirúrgica dependerá da sintomatologia e do tipo de alteração encontrada.[5,16]

ACALASIA ESOFÁGICA IDIOPÁTICA

INTRODUÇÃO

A acalasia é a doença motora primária do esôfago mais conhecida e envolve uma falha no relaxamento do esfíncter esofágico inferior (EEI), aliada à dismotilidade do corpo esofageano, levando a resistência à passagem do alimento pela transição esofagogástrica, na ausência de estenose orgânica ou compressão extrínseca.[7,18]

É de ocorrência rara e etiologia geralmente desconhecida na infância, com incidência de 0,1 a 0,3 casos para cada 100.000 crianças por ano. Em adultos, a acalasia de esôfago é mais prevalente a partir da quarta década de vida, enquanto na população pediátrica ela é incomum antes dos 8 anos de idade.[17]

A alteração fisiopatológica primária na acalasia é a perda da inervação inibitória intrínseca do EEI e do segmento de musculatura lisa do corpo do esôfago, o que ocasiona, em conseqüência, aumento da pressão basal esfincteriana e aperistalse.[17,19]

As teorias aventadas para explicar o aparecimento da acalasia esofágica são:

1. anormalidade neurogênica primária com falha da inervação inibitória e progressiva degeneração das células ganglionares;[18]

2. perda adquirida das células ganglionares do plexo mioentérico decorrente de Doença de Chagas ou após processos virais, como o vírus varicela-zóster;[17-19]

3. redução dos níveis de polipeptídeo vasoativo intestinal e de óxido nítrico presentes nos neurônios inibitórios e importantes agentes no relaxamento da musculatura lisa esofágica;[19]

4. etiologia auto-imune, com identificação de anticorpos antineurônios mioentéricos e dos alelos DRB1 *0602, DRB1*15, DQA1*0103 e DQB1*0603 do antígeno de histocompatibilidade HLA classe II.[20]

DIAGNÓSTICO CLÍNICO

A principal manifestação clínica na acalasia é a disfagia insidiosa e progressiva, com evolução média de 5 a 6 anos. Outros sintomas observados incluem regurgitações, principalmente noturnas, tosse crônica, dor torácica e/ou retroesternal, perda ponderal e pirose.[17,18]

Nas crianças menores, predominam vômitos, regurgitações pós-alimentares, perda de peso e pneumonias aspirativas de repetição. Esse quadro clínico assemelha-se ao da doença do refluxo gastroesofágico e, por esse motivo, o diagnóstico da acalasia esofagiana é, muitas vezes, subestimado.[18]

DIAGNÓSTICO COMPLEMENTAR

O exame diagnóstico inicial de escolha na acalasia é o esofagograma, o qual evidencia sinais radiológicos importantes como:[17,18]

1. afilamento do terço distal do esôfago (imagem em "bico de pássaro");

2. alargamento do corpo esofágico, com esvaziamento prejudicado do bário e nível hidroaéreo;

3. ausência ou defeito do peristaltismo e contrações terciárias do esôfago.

O objetivo principal da endoscopia digestiva alta nessa afecção é a exclusão de lesões inflamatórias, infecciosas ou infiltrativas da mucosa esofágica, além

de permitir a realização de biópsias e, quando indicado, tratamento por meio de dilatação pneumática. Nos pacientes com acalasia, achados endoscópicos comuns são estase na luz esofágica, tortuosidade do trajeto do órgão e dificuldade de progressão do aparelho ao nível da junção esofagogástrica, embora o exame possa se apresentar normal nas formas iniciais da doença.[18]

A pHmetria esofágica de 24 horas exclui ou confirma a associação da doença do refluxo gastroesofágico à acalasia.[18]

A manometria esofágica é o exame de eleição para a confirmação diagnóstica da acalasia de esôfago, além de fornecer informações sobre a gravidade da doença, excluir outras doenças motoras e avaliar a resposta terapêutica. As alterações motoras da acalasia em crianças são semelhantes às dos adultos, sendo critérios manométricos essenciais para o diagnóstico a aperistalse (principal critério) e o relaxamento incompleto ou ausente do EEI durante a deglutição. Outros achados, não obrigatórios, incluem o aumento da pressão basal do EEI, contrações esofágicas de baixa amplitude e variantes como segmento curto de aperistalse, contrações do esôfago de alta amplitude, relaxamento completo ou normal do EEI e anormalidades na função do esfíncter esofágico superior.[17,18,21]

TRATAMENTO

O tratamento da acalasia esofagiana objetiva o alívio sintomático e a melhora do esvaziamento esofágico, através da diminuição do gradiente de pressão esfincteriano, já que não há terapêutica restabelecedora da atividade neuromuscular do esôfago acometido.[17,18]

O uso do dinitrato de isossorbida e dos bloqueadores de canais de cálcio (nifedipina) nos pacientes com acalasia de esôfago mostra efeitos temporários de relaxamento do EEI, além de efeitos colaterais significativos, sendo, portanto, terapêutica pouco efetiva e não empregada em crianças.[18,22,23]

O tratamento endoscópico por meio de dilatação da cárdia com balão intraluminal é a forma mais efetiva de manejo conservador do megaesôfago, além de não interferir no prognóstico cirúrgico. Recomenda-se que a dilatação pneumática seja realizada sob sedação e guiada por fluoroscopia, estando atento para o posicionamento adequado do balão ao nível do EEI e para obliteração eficaz da cintura do balão. Entretanto, ainda não há consenso sobre a técnica ideal de dilatação, os tipos de dilatadores, o diâmetro do balão, a pressão máxima de insuflação e sua duração e o número de insuflações por sessão. Resultados bons a excelentes são observados em 60% a 80% dos casos de acalasia esofagiana, após única sessão de dilatação, com redução progressiva da eficácia após duas ou três sessões, em que a maioria dos pacientes apresenta recidiva dos sintomas.[18, 22, 23] Em crianças, a resposta satisfatória ao tratamento endoscópico é menor, em torno de 50% a 75%, preferindo-se a cirurgia.[24, 25] As taxas de morbidade e mortalidade com a técnica são baixas e as complicações mais importantes são a perfuração esofágica (de 1% a 5%), geralmente na primeira sessão, dor persistente, pneumonias de aspiração, sangramento e refluxo gastroesofágico secundário. A resposta terapêutica deve ser avaliada por meio da melhora clínica e, preferencialmente, da manometria esofágica (pressão do EEI menor que 10 mmHg).[18, 22, 23]

A injeção de toxina botulínica no EEI, por meio da endoscopia digestiva alta, tem sido empregada como opção terapêutica paliativa em pacientes com acalasia sem condições cirúrgicas.[17,18,22,23,26] Essa neurotoxina liga-se aos terminais nervosos pré-sinápticos, levando à inibição da liberação de acetilcolina na junção neuromuscular e à redução da inervação colinérgica excitatória e da pressão do EEI. A técnica apresenta bons resultados iniciais, com eficácia em 75% a 100% dos casos, mas possui efeito limitado, necessitando de injeções repetidas a intervalos progressivamente menores e resultados ruins em longo prazo.[18,26] Os melhores resultados são encontrados nos pacientes com idade acima de 50 anos e naqueles com acalasia vigorosa (pressão esfincteriana maior que 40 mmHg).[26] Hurwitz e colaboradores empregaram a toxina botulínica em 23 crianças com acalasia esofágica, em doses de 80 a 100 unidades e com aplicação nos quatro quadrantes da junção esofagogástrica, e observaram resolução inicial dos sintomas em 83% dos casos, porém com média de duração do efeito de apenas 4 meses e eficácia completa ao final do estudo em somente 3 pacientes.[27] O uso da toxina botulínica afeta o resultado cirúrgico posterior devido à cicatriz na junção esofagogástrica.[18]

A miotomia de Heller e suas variações é a modalidade cirúrgica de eleição para a acalasia esofagiana e compreende uma incisão vertical ao longo da superfície serosa do esôfago distal, onde são seccionadas as fibras musculares circulares do EEI. As possíveis complicações pós-operatórias são: persistência dos sintomas obstrutivos e reoperação, refluxo gastroesofágico secundário e suas complicações, sangramento, perfuração esofágica, paralisia do nervo frênico, herniação gástrica e necrose, entre outras, mas de baixa ocorrência. Na população pediátrica, o tratamento cirúrgico apresenta excelentes resultados, inclusive em longo prazo, sendo a terapêutica de primeira escolha nesses pacientes.[17,18, 22-25]

A Associação Americana de Gastroenterologia estabeleceu um algoritmo terapêutico para os pacientes adultos com acalasia esofágica.[23] Em crianças, não há consenso sobre o manejo terapêutico, sendo a abordagem cirúrgica a preferencial.

PROGNÓSTICO

Mesmo após tratamento cirúrgico ou endoscópico bem-sucedido, o paciente com acalasia esofágica pode apresentar recidiva dos sintomas devido à progressão lenta do processo degenerativo do plexo mioentérico, à dismotilidade associada, a complicações decorrentes do refluxo gastroesofágico secundário ou à ausência de resposta completa ao tratamento.[18, 22, 23]

O câncer de esôfago ocorre como complicação tardia (média de 17 anos após o diagnóstico) em até 5% dos pacientes com acalasia, principalmente se houve falha terapêutica ou ausência de tratamento.[22,23]

MANIFESTAÇÕES ESOFÁGICAS NAS IMUNODEFICIÊNCIAS

INTRODUÇÃO

Nas imunodeficiências primárias ou adquiridas, o acometimento do trato gastrointestinal ocorre de forma primária ou secundária, esta última por meio de infecções, inflamações, vasculites ou tumores. O endoscopista deve, portanto, saber reconhecer essas manifestações, que se tornam mais freqüentes com a piora da imunossupressão.

As manifestações esofágicas das imunodeficiências apresentam formas distintas, de acordo com a faixa etária da criança. Em lactentes, predominam sinais inespecíficos como irritabilidade, choro excessivo e recusa alimentar, enquanto em crianças maiores e adolescentes há queixas de disfagia, odinofagia, dor retroesternal e perda de peso.[28]

Na hipogamaglobulinemia transitória da infância, regurgitações podem estar presentes, à semelhança da doença do refluxo gastroesofágico. O esôfago é acometido por candidíase na forma grave da imunodeficiência combinada e na deficiência da glicoproteína leucocitária CD11/CD18. A doença granulomatosa crônica é um dos defeitos da função fagocitária e a formação de granuloma pode levar à obstrução da luz esofágica e disfagia. Na síndrome de DiGeorge, atresia e candidíase esofágicas são alterações patológicas presentes.[29,30]

Na síndrome da imunodeficiência adquirida (Aids), cerca de um terço dos pacientes apresenta algum tipo de acometimento esofágico e, dentre as infecções, as mais comuns são: candidíase, citomegalovirose e infecção pelo herpes vírus. Outras condições menos freqüentes que acometem o esôfago dos pacientes infectados pelo vírus da imunodeficiência humana (HIV) são histoplasmose, nocardiose, leishmaniose, neoplasias relacionadas à Aids, refluxo gastroesofágico e úlceras causadas por medicamentos, como a zidovudina.[28,31]

PRINCIPAIS INFECÇÕES ASSOCIADAS

Candidíase

Candida albicans é o agente etiológico mais freqüentemente identificado no esôfago de crianças imunodeprimidas, com incidência de até 40%. A infecção é adquirida ao nascimento ou por meio do aleitamento materno, ocorrendo, por sua vez, colonização de aftas orais.[28] No paciente imunossuprimido, os fatores que contribuem para a disseminação da infecção são uso de cateter venoso central, nutrição parenteral, antimicrobianos sistêmicos de amplo espectro e presença de lesões aftosas orais.[28]

O estudo radiológico contrastado do esôfago revela defeitos leves de enchimento correspondentes aos espaços intersticiais entre as placas de monília e tecido necrótico preenchidos pelo bário. Pseudodivertículos podem ocorrer, e a tomografia computadorizada do esôfago mostra espessamento difuso da parede do órgão.[31]

A endoscopia digestiva alta permite a suspeição da afecção e a realização de biópsias esofágicas para estudo histológico e diagnóstico definitivo. À visão endoscópica, a infecção apresenta-se como placas esbranquiçadas aderidas à mucosa, cuja classificação mais utilizada é a de Wilcox:[32]

- grau 1: placas esparsas, comprometendo menos de 50% da mucosa esofágica;
- grau 2: placas esparsas, comprometendo mais de 50% da mucosa;
- grau 3: placas confluentes, reversíveis à insuflação, que cobrem circunferencialmente pelo menos 50% da mucosa;
- grau 4: placas circunferenciais, com estenose, não reversíveis à insuflação.

CITOMEGALOVIROSE

A infecção pelo citomegalovírus em indivíduos imunodeprimidos é quase sempre secundária à reativação de infecção primária e mais comum em estágios avançados de imunossupressão (< 100 linfócitos CD4+/ mm³).[31]

As alterações radiológicas da infecção variam de acordo com o grau de vasculite e de inflamação esofágica e incluem desde sinais de esofagite difusa e ulcerações até aspecto normal do esôfago ou ainda nodularidade da mucosa, espessamento e úlceras superficiais mal definidas. Os achados tomográficos são semelhantes aos encontrados na monilíase, com exceção do achado de espessamento mais significativo na porção distal do órgão, em comparação ao observado na candidíase.[31]

O principal achado endoscópico na infecção pelo citomegalovírus é a úlcera, que pode ser única ou, mais freqüentemente, múltipla, menor que 1 cm de diâmetro em 40% dos casos e de localização em terços médio e distal, com profundidade variável. Hiperemia da mucosa, erosões e pólipos são sinais infreqüentes.[31] A infecção ativa é melhor diagnosticada por meio de biópsias que mostram células mistas com corpos de inclusão intranucleares ou citoplasmáticos, com vasculite e reação inflamatória associadas.[31]

INFECÇÃO PELO VÍRUS HERPES SIMPLES

A infecção no esôfago pelo vírus herpes simples ocorre após sua inoculação na mucosa oral por meio de secreções. Em indivíduos saudáveis, a infecção herpética determina apenas gengivoestomatite ou faringite, enquanto nos pacientes imunodeprimidos a exposição ao vírus provoca o início da infecção oportunista no trato digestivo.[31]

À endoscopia observam-se inicialmente vesículas de 1 mm a 3 mm (raras), que evoluem para úlceras superficiais, numerosas, de fundo enanematoso, bordas elevadas, com predomínio no terço médio do esôfago (50%), embora possam ter distribuição difusa em 30% das vezes.[31]

HIV

A principal manifestação esofágica da infecção pelo vírus HIV é a presença de úlceras maiores, isoladas ou confluentes, ovais ou arredondadas, de bordas hiperemiadas e margens bem definidas, localizadas preferencialmente nos terços médio e distal do esôfago, com mucosa preservada entre as lesões.[31]

A esofagite é uma forma mais rara de apresentação dessa infecção, ainda pouco descrita em crianças.[31]

MICOBACTÉRIAS

As micobactérias são de identificação ocasional no esôfago de pacientes em imunossupressão. O *Mycobacterium tuberculosis* atinge o órgão por meio de erosões de linfonodos mediastínicos periesofágicos infectados ou de fístulas traqueoesofágicas e broncoesofágicas. O complexo *Mycobacterium avium*, por sua vez, tem ação direta sobre a mucosa esofágica por meio de disseminação hematogênica.[31]

À endoscopia observam-se úlceras com fundo necrótico ou esofagite difusa.[31,33]

TRATAMENTO

O controle das infecções oportunistas e a recuperação do estado nutricional são os principais objetivos do tratamento da criança imunossuprimida com doenças gastrointestinais. Os cuidados restringem-se ao controle da replicação do HIV e do declínio imunológico associado, ao tratamento específico das infecções causadas por esses microrganismos e à intervenção precoce com o suporte nutricional para as crianças com perda pôndero-estatural.[33-35]

INGESTÃO DE AGENTES CORROSIVOS E LESÕES ESOFÁGICAS

INTRODUÇÃO

A ingestão de substâncias químicas é uma das intoxicações mais comuns na infância e, apesar dos progressos terapêuticos, ainda representa um problema freqüente e de impacto negativo na qualidade de vida da criança. Vários agentes químicos causam lesões na mucosa do trato digestivo, com destaque para dois grandes grupos: álcalis (hidróxido de sódio ou soda cáustica e hidróxido de potássio) e ácidos (clorídrico, sulfídrico, nítrico, fosfórico e acético). Os álcalis fortes estão associados a 90% das lesões esofágicas, sendo o restante atribuído aos ácidos.[36-38]

Cerca de 80% dos pacientes avaliados por ingestão de agentes corrosivos são menores que 5 anos de idade e, destes, 20% apresentam lesões no esôfago. A prevalência é bimodal, com segundo pico entre 20 e 30 anos de vida, secundário a tentativas de auto-extermínio. São fatores agravantes a facilidade de aquisição de produtos cáusticos, a negligência nos cuidados da criança em algumas famílias e a falta de informação da população a respeito das conseqüências causadas por esses acidentes. A maioria dos casos ocorre no domicílio, em especial na cozinha, onde são armazenados inadequadamente os produtos de limpeza.[36-38]

Os álcalis acometem preferencialmente o esôfago e causam necrose por liquefação, o que favorece a penetração da substância em maior profundidade na parede esofágica e maior risco de perfuração do órgão e acometimento de estruturas adjacentes. A exposição aos ácidos, por outro lado, leva à necrose por coagulação da mucosa, limitando a difusão do agente digerido em profundidade, com lesões mais superficiais, graças ao clareamento esofagiano rápido e à maior resistência da mucosa ao ácido. Entretanto, o ácido se estende até o estômago, onde se acumula na região pré-pilórica e favorece a ocorrência de gastrites graves, úlceras ou estenose pilórica.[36-38]

DIAGNÓSTICO CLÍNICO

Os sintomas da ingestão de cáusticos estão relacionados com a natureza, a concentração, a quantidade e a apresentação do cáustico deglutido, além do local de acometimento, da presença de complicações e das fases do processo de injúria e de reparação tecidual, que compreendem:[36-39]

1. Fase aguda (7-10 dias): da ingestão da substância corrosiva até o desaparecimento dos sintomas inflamatórios. Anorexia, disfagia, odinofagia, dor retroesternal ou epigástrica, edema ou úlceras em mucosa oral; sialorréia, regurgitação e recusa alimentar são observados nessa fase;

2. Fase de cura aparente (3-8 semanas): corresponde ao período em que ocorre o desprendimento do tecido necrosado e início do processo de reparação tecidual. Há uma melhora clínica temporária do paciente, com desaparecimento da dor retroesternal e melhora da disfagia;

3. Fase crônica (após 8 semanas): formação das estenoses esofágicas cicatriciais, com reaparecimento dos sintomas.

Há uma correlação fraca entre a gravidade da lesão esofágica e a presença de sintomas. O exame da orofaringe não é suficiente para determinar a presença e gravidade do acometimento do esôfago, já que mais de 20% dos pacientes sem lesões da orofaringe possuem lesões esofágicas.[39]

Dispnéia, laringite, afonia, rouquidão ou estridor sugerem lesões de laringe associadas. Dor torácica, hipotensão, enfisema subcutâneo, sinais de peritonite e febre são achados fortemente sugestivos de perfuração visceral.[36,37]

DIAGNÓSTICO COMPLEMENTAR

Exames laboratoriais, como hemograma, coagulograma, gasometria arterial, ionograma, avaliação da função renal e glicemia devem ser solicitados na fase aguda, de acordo com a gravidade do paciente.[36-39]

Avaliação radiológica do tórax e abdome deve ser realizada à procura de sinais de perfuração visceral, pneumotórax, pneumoperitônio, derrame pleural e sinais de pneumonite. O exame contrastado do esôfago não é recomendado nos casos agudos, exceto na suspeita de perfuração, com uso de contraste hidrossolúvel. Por outro lado, o esofagograma é essencial para diagnóstico de estenose esofágica semanas após o acidente.[36-38]

As vítimas de acidente cáustico que apresentem qualquer sinal ou sintoma devem ser submetidas à endoscopia digestiva alta. O momento ideal do exame é entre 12 e 48 horas após a ingestão, quando as lesões esofágicas ficam bem estabelecidas e permitem avaliação mais precisa da extensão e gravidade do acidente, além de orientar a terapêutica e o prognóstico do paciente. Exames precoces podem subestimar o verdadeiro grau de acometimento esofágico, além de ter maior risco de perfuração. Nos casos dos pacientes assintomáticos e sem evidências de lesão em orofaringe, a realização da endoscopia é controversa, exceto em acidentes com bases fortes (soda cáustica).[36-41]

A classificação endoscópica de Zargar correlaciona os graus de lesão esofágica ao risco de complicações, auxiliando na orientação terapêutica[40] (Quadro 165.1). Pacientes com lesões graus 0, 1 e 2a têm baixo risco de evolução para estenose, enquanto os de graus 2b e 3 geralmente apresentam estenose ou perfuração esofágica como complicações.[40]

QUADRO 165.1

Classificação endoscópica de Zargar

| GRAU 0: exame normal |
| GRAU 1: edema e hiperemia da mucosa esofágica |
| GRAU 2a: ulcerações superficiais, erosões, friabilidade, bolhas, exsudato, hemorragia |
| GRAU 2b: grau 2a + ulcerações pouco profundas ou circunferenciais |
| GRAU 3: múltiplas ulcerações profundas e extensas áreas de necrose |

TRATAMENTO

A suspeita de ingestão cáustica, mesmo se paciente assintomático, é considerada uma urgência médica e recomenda-se pronta avaliação clínica e obtenção do maior número de informações possíveis a respeito do tipo e volume da substância ingerida.[36-38]

O atendimento inicial prioriza assegurar e manter as vias aéreas pérvias, instituir medidas de ressuscitação volêmica e avaliar e tratar os distúrbios hidroeletrolíticos e acidobásicos. A face e boca devem ser lavadas com água fria para retirar partículas cáusticas residuais. Os pacientes devem ser mantidos em jejum e com hidratação parenteral. A indução de vômitos, a lavagem gástrica e a neutralização são contra-indicadas.[36-38]

Nas lesões 1 ou 2a de Zargar, recomenda-se dieta líquida ou pastosa e uso de supressores de acidez gástrica. Já em lesões mais graves (2b ou 3), deve-se manter a sonda nasogástrica para evitar distensão gástrica e perfuração espontânea do esôfago por necroses profundas, para alimentação, se não há comprometimento gástrico, e devido ao risco de estenose precoce.[36-38]

O uso de antibioticoterapia é controverso, sendo sugerido nos casos de maior gravidade. Os corticosteróides são empregados nas lesões importantes de laringe e traquéia.[37]

As principais complicações na fase aguda são: esofagite, perfuração esofágica, mediastinite, peritonite, sangramento, sépsis, pneumonia de aspiração e edema de laringe. A complicação tardia mais freqüente é a estenose do esôfago, principalmente após a ingestão de ácidos fortes, e ocorre em 10% a 20% das esofagites cáusticas. A gravidade da lesão na fase aguda é o fator preditivo mais importante para ocorrência da estenose cicatricial do esôfago. O tratamento é a dilatação endoscópica (ver a sessão "estenoses benignas do esôfago"). Outras complicações menos freqüentes na fase crônica do acidente cáustico são fixação da língua, sinequia dos lábios, estenose de laringe, hipofaringe ou supraglótica e fístulas, com indicações terapêuticas específicas.[36, 37, 41]

PROGNÓSTICO

Os acidentes cáusticos ainda apresentam alta incidência na faixa etária, trazendo graves conseqüências e elevada morbidade. Distúrbios de motilidade esofágica são comuns e podem levar a graus variados de disfagia, impactação alimentar ou refluxo gastroesofágico secundário em longo prazo. Outro fator agravante é o risco elevado desses pacientes quanto ao aparecimento de câncer de esôfago, em período médio de 40 anos após a ingestão.[36-41]

As medidas preventivas permanecem como a melhor opção terapêutica para os acidentes corrosivos, sendo as principais:[36, 37]

1. manter todos os produtos de limpeza, de higiene e os medicamentos estocados fora do alcance das crianças;
2. manter atenção sobre os produtos químicos durante todo o tempo em que estiver lidando com eles;
3. nunca reaproveitar embalagens de produtos cáusticos e não guardar esses produtos em embalagens de refrigerantes ou alimentos;
4. evitar armazenar em casa produtos perigosos, como soda cáustica, ácidos e pesticidas agrícolas;
5. evitar produtos que estejam em embalagens atrativas ou que sejam de fácil manipulação pelas crianças.

CORPOS ESTRANHOS ESOFÁGICOS

INTRODUÇÃO

A ingestão acidental de corpos estranhos (CE) é uma situação freqüente na infância e, felizmente, a maioria deles tem eliminação digestiva espontânea. Entretanto, cerca de 10% a 20% irão necessitar de retirada endoscópica e 1% ou menos de intervenção cirúrgica. O pico etário dos acidentes com CE é entre 6 meses e 3 anos, favorecido pelo hábito de levar pequenos objetos à boca comum nessa faixa de idade. A moeda é o CE mais freqüentemente ingerido (> 50% casos).[42-45]

A impactação do CE no esôfago ocorre nos estreitamentos anatômicos, como nos esfíncteres esofágicos superior (cerca de 50% dos casos) e inferior, compressões do arco aórtico e da bifurcação da traquéia, e em qualquer estreitamento congênito ou adquirido.[42-45]

DIAGNÓSTICO E TRATAMENTO

O diagnóstico da ingestão do corpo estranho pode ser feito por meio do relato da própria criança acidentada ou de adulto que presenciou a ingestão.

A sintomatologia é pobre ou mesmo ausente e, quando presente, predominam vômitos, disfagia, recusa alimentar e sialorréia.[42-44]

O estudo radiológico é importante para localização de CE radiopacos e para evidência de sinais de perfuração do esôfago, como pneumomediastino. É importante salientar que o raio X apresenta resultados falso-negativos ou falso-positivos em até 20-30% dos casos.[42-45]

A endoscopia digestiva é o exame de eleição nesses casos, não apenas para diagnóstico do CE, mas também para sua remoção. O momento ideal para realização do exame dependerá da idade e da condição clínica da criança, do tipo, das características e da localização do CE ingerido e da experiência do endoscopista. Em crianças, o exame deve ser realizado sob anestesia geral, evitando as complicações decorrentes de aspiração. Diferentes acessórios endoscópicos estão disponíveis para empregos nessa situação, entre eles pinças apropriadas do tipo "dente-de-rato" ou "jacaré", alças de polipectomia, cestas de Dormia, *caps* etc., cuja escolha dependerá do tipo de CE. A escolha entre o endoscópio rígido ou o flexível caberá à experiência do endoscopista com a técnica que melhor lhe convier. Após o procedimento, a revisão endoscópica é essencial para investigar presença de lesões orgânicas ao nível da impactação e possíveis complicações inerentes à retirada (lacerações, sangramento, perfuração). As principais situações vivenciadas pelo endoscopista são:[42-46]

1. CE perfurante: retirada imediata;

2. CE não-perfurante: o exame pode ser realizado em até 12 horas após a ingestão;

3. Impactação de bolo alimentar: retirada imediata, caso o paciente apresente dificuldades respiratórias ou de eliminação de secreções. Caso contrário, pode aguardar até 12 horas para possível progressão espontânea pelo esôfago;

4. Baterias: retirada imediata devido ao risco de ruptura e eliminação de substância corrosiva no esôfago;

5. Em situações nas quais as tentativas de retirada endoscópica do CE levam a risco muito elevado de perfuração do órgão, recomenda-se a remoção cirúrgica.

A permanência prolongada do corpo estranho no esôfago (> 24 horas) leva a complicações, entre elas erosões e ulcerações, hemorragia, perfuração, abscesso, fístula e estenose segmentar.[42-45]

A orientação adequada aos pais e responsáveis quanto às medidas de segurança, principalmente no domicílio, continua sendo a abordagem mais efetiva para os acidentes por ingestão de corpos estranhos na infância.[42,43]

ESOFAGITE EOSINOFÍLICA

INTRODUÇÃO

A esofagite eosinofílica (EE) é uma doença de adultos e crianças caracterizada pela presença de infiltrado eosinofílico acentuado no epitélio esofágico.[47-56]

Por muito tempo, acreditou-se que a infiltração eosinofílica esofágica representasse um marcador patognomônico da esofagite de refluxo. No entanto, estudos posteriores mostraram que o achado de grande número de eosinófilos no esôfago fazia parte de uma entidade clínica distinta, baseados na má resposta ao tratamento anti-refluxo, nos estudos normais do pH esofágico, na alta densidade do infiltrado eosinofílico e na melhora histológica com uso de dieta elementar ou corticosteróides.[50-52, 55,56]

O primeiro relato de paciente com EE foi feito por Landres e colaboradores,[57] em 1978, e, desde então, números significativos de casos foram descritos como esofagite eosinofílica idiopática, esofagite eosinofílica primária, esofagite alérgica ou apenas esofagite eosinofílica. O estudo inicial de maior casuística foi desenvolvido por Attwood e colaboradores,[58] em 1993, em que 12 pacientes adultos com queixa de disfagia apresentavam infiltrado esofágico com mais de 20 eosinófilos por campo de maior aumento (CMA) no esôfago distal. Na população pediátrica, o trabalho mais significativo foi o de Kelly e colaboradores,[59] em 1995, no qual 10 crianças com EE apresentaram resolução dos sintomas com o uso de dieta elementar.

A prevalência da EE é ainda desconhecida, mas se observa, atualmente, um aumento do número de casos diagnosticados, seja devido ao maior reconhecimento atual da doença pelos gastroenterologistas e endoscopistas ou em decorrência da elevação da incidência de doenças alérgicas.[47,50] Há um predomínio evidente do sexo masculino, perfazendo 75% dos casos, e história pessoal ou familiar de atopias (rinite ou conjuntivite alérgica, eczema, asma, dermatite atópica, alergias alimentares) em 60% a 80% dos pacientes.[47,49-51] O pico etário da doença se dá em torno de 10 anos, nas crianças, e nas 3ª e 4ª décadas de vida, em adultos.[47,50]

A presença de eosinófilos no epitélio esofágico é considerada patológica, já que essas células são habitualmente encontradas, em pequeno número, em todo o trato digestivo, exceto nesse órgão.[51,56] A etiopatogênese da EE é explicada por duas teorias principais, de base imunológica:

1. participação de alérgenos alimentares: a doença seria ocasionada por alergia alimentar, desencadeada por meio de reação imediata mediada por imunoglobulina IgE (reação do tipo IV) ou por meio de hipersensibilidade tardia mediada por linfócitos CD4+ (reação do tipo Th1).[47,51] Os principais alimentos envolvidos são: leite de vaca, ovo, amendoim, soja e castanhas;[54]

2. participação de aeroalérgenos: além dos alérgenos alimentares, postula-se a implicação de aeroalérgenos na origem da EE, que seriam inalados, provocando sensibilização do trato respiratório, e quando deglutidos e depositados no esôfago, desencadeariam resposta alérgica nesse órgão, por meio da participação de interleucina-5, envolvida no crescimento, diferenciação e ativação de eosinófilos no pulmão, e eotaxina, importante fator quimiotático de eosinófilos.[56, 60]

DIAGNÓSTICO CLÍNICO

O sintoma mais característico da EE em adolescentes e adultos é a disfagia, geralmente insidiosa e acompanhada de impactação alimentar.[47,48,50,54,56] Na grande maioria das vezes, ela ocorre na ausência de estenose orgânica induzida pela inflamação, sendo atribuída a espasmo esofágico secundário à ativação de eosinófilos ou mastócitos ou à perda da elasticidade da parede esofágica devido ao processo inflamatório crônico e à dismotilidade conseqüente.[48-50] Outros achados clínicos são dor retroesternal, engasgos e, menos freqüentemente, pirose e vômitos.

Em crianças menores, o quadro clínico é semelhante ao do refluxo gastroesofágico, predominando vômitos, recusa alimentar, dificuldade de ganho ponderal, dor abdominal e, menos comum, a disfagia. Sintomas respiratórios concomitantes podem existir, como sibilância, pneumonias de repetição e infecções de vias aéreas repetidas.[50, 51]

Melhora sintomática inicial e temporária com uso de supressores de acidez gástrica é observada, já que o pH menos ácido reduz a ativação dos mastócitos, células responsáveis pela estimulação de eosinófilos.[47,51]

DIAGNÓSTICO COMPLEMENTAR

Cerca de 20% a 60% dos pacientes com EE apresentam eosinofilia periférica ou níveis séricos aumentados de imunoglobulina E, cuja evidência levanta a suspeita de estímulo alérgico e auxilia na identificação do paciente com provável resposta ao tratamento dietético.[47,51,52] Os testes cutâneos complementam a pesquisa de alérgenos alimentares específicos.[54]

O estudo do pH esofágico deve ser realizado para a exclusão da doença do refluxo como causa dos sintomas, porém a presença da DRGE não descarta a EE, já que podem coexistir no paciente. Recomenda-se que o exame seja realizado após a instituição da terapêutica dietética ou medicamentosa.[50]

Contrações terciárias ou simultâneas, aperistalse, espasmo difuso e esôfago em quebra-nozes são alterações motoras relatadas em associação à EE e explicadas pela inflamação eosinofílica muscular no esôfago.[50]

A endoscopia digestiva alta é o exame mais importante para o diagnóstico da EE, pois fornece sinais indiretos sugestivos da presença da doença e permite a realização de biópsias para histologia, que é considerada o método definitivo para o esclarecimento da afecção.[47-60] Entre os aspectos endoscópicos, a presença de pontilhado brancacento na mucosa é o mais característico nos pacientes pediátricos, enquanto o aspecto anelar difuso associado ao espessamento da mucosa e fissuras lineares é o mais encontrado nos adultos.[47,50,54,55] (Quadro 165.2.)

O pontilhado brancacento encontrado no exame endoscópico corresponde a microabscessos eosinofílicos que se projetam na mucosa esofágica, enquanto os anéis concêntricos representam contrações intermitentes da musculatura circular do esôfago.[47,50,55] A perda da elasticidade do epitélio esofágico, secundária à inflamação de base, explica a ocorrência da fragilidade e lacerações da mucosa (*crêpe paper esophagus*), sendo consideradas, por alguns autores, como sinais patognomônicos da EE.[48]

O uso do ultra-som endoscópico de alta resolução mostra espessamento de todas as camadas da parede esofágica, explicando a presença de disfagia na ausência de estenose orgânica.[49]

O estudo histológico das biópsias esofágicas é o método de eleição e definitivo para a confirmação da EE. Define-se como critério diagnóstico a presença de 20 ou mais eosinófilos por CMA no infiltrado inflamatório do epitélio esofágico acometido.[47-60] Na DRGE, raramente observam-se mais de 5 eosinófilos/CMA. São outros achados à histologia encontrados na EE os microabscessos eosinofílicos,[50] alongamento de papilas e hiperplasia do epitélio basal do esôfago.[47]

TRATAMENTO

Várias modalidades terapêuticas têm sido aventadas na EE; entretanto, sua abordagem ainda permanece insatisfatória e controversa.[47,48,50,51]

Uma vez demonstrada a participação da alergia alimentar, deve-se excluir os alérgenos específicos identificados pelos testes cutâneos,[61] somente o leite de vaca[62] ou, se sensibilização múltipla, fazer uso de dietas hipoalergênicas.[47,50,51] Kelly e colaboradores,[59] assim como Markowitz e colaboradores,[53] obtiveram remissão clínica e histológica com o uso de dieta elementar (Neocate®) em crianças e adolescentes com EE.

Vários estudos têm mostrado o emprego dos corticosteróides no tratamento da EE.[7,48,50-52,54] O uso sistêmico de corticóides foi avaliado no estudo de Liacouras e colaboradores, em que 21 pacientes com EE receberam 4 semanas de prednisona, com resolução clínica e histológica em todos eles.[63]

Devido à dificuldade de aderência ao uso exclusivo da dieta elementar e aos potenciais efeitos colaterais dos corticóides sistêmicos, instituiu-se o

QUADRO 165.2

Achados endoscópicos encontrados na esofagite eosinofílica

Aspecto normal da mucosa esofágica
Pontilhado brancacento difuso aderido à mucosa
Anéis transversais e consecutivos ao longo do esôfago (traquealização esofágica)
Rugosidade da mucosa
Perda do padrão vascular da mucosa
Fragilidade da mucosa e lacerações lineares (*crêpe paper esophagus*)
Estenose segmentar curta do esôfago
Estenose segmentar longa do esôfago (*small-caliber esophagus*)

uso tópico de corticóides inalatórios, com ótima resposta, sendo atualmente o tratamento de escolha nos pacientes pediátricos. Usa-se o propionato de fluticasona ou, em menor freqüência, a beclometasona, com aplicação oral da medicação por 6 a 8 semanas e depósito do pó, após deglutição, na mucosa esofágica, exercendo efeito terapêutico tópico.[47,52] Outras drogas, como cromoglicato sódico, cetotifeno e, mais recentemente, montelukast, foram utilizadas no tratamento da EE, porém com resultados insatisfatórios até então.[47]

Na presença de estenose esofágica, a dilatação endoscópica com velas de Savary está indicada, tendo o cuidado de realizar o procedimento de modo delicado e cauteloso, a fim de evitar complicações, como perfuração esofágica.[48,50]

Fox e colaboradores sugerem um fluxograma de abordagem para o paciente com EE, descrito abaixo:[50]

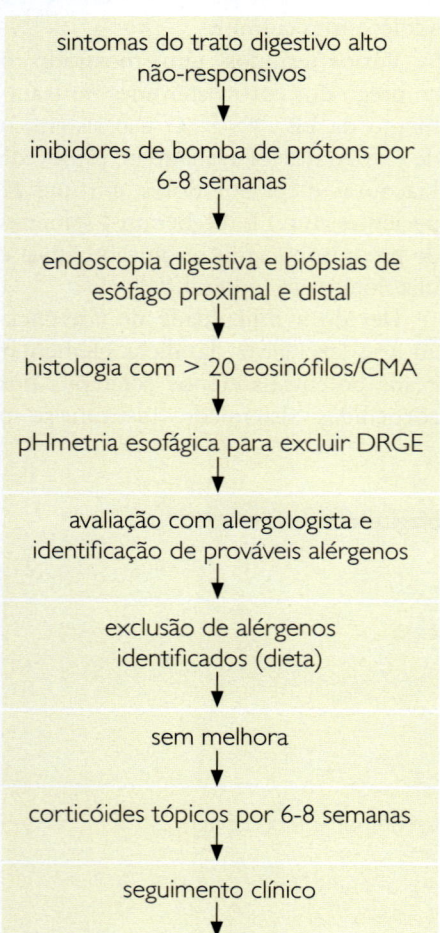

sintomas do trato digestivo alto não-responsivos

↓

inibidores de bomba de prótons por 6-8 semanas

↓

endoscopia digestiva e biópsias de esôfago proximal e distal

↓

histologia com > 20 eosinófilos/CMA

↓

pHmetria esofágica para excluir DRGE

↓

avaliação com alergologista e identificação de prováveis alérgenos

↓

exclusão de alérgenos identificados (dieta)

↓

sem melhora

↓

corticóides tópicos por 6-8 semanas

↓

seguimento clínico

No Serviço de Gastroenterologia Pediátrica do Hospital das Clínicas da UFMG já foram identificadas 14 crianças com EE nos últimos três anos e o protocolo de abordagem instituído foi:

1. exclusão inicial do leite de vaca ou alérgenos identificados;
2. uso tópico de fluticasona por 12 semanas;
3. suspensão da medicação e observação clínica por mais 12 semanas;
4. repetição da endoscopia e biópsias após esse período para confirmação de cura;
5. Se recidiva dos sintomas, repetição de segundo curso de tratamento com fluticasona e endoscopia posterior.

PROGNÓSTICO

A história natural da EE é ainda desconhecida e pouco se sabe sobre as conseqüências em longo prazo da doença.[54] As principais complicações associadas são recidiva dos sintomas após tratamento, ocorrendo em até um terço dos casos, e estenose esofágica, geralmente responsiva à terapêutica endoscópica.[50]

Estudos futuros são necessários para ampliar o conhecimento sobre prevalência, patogênese e história natural da esofagite eosinofílica, a fim de se otimizar o melhor manejo terapêutico e seguimento em longo prazo.[50,51]

DOENÇA DO REFLUXO GASTROESOFÁGICO

INTRODUÇÃO

O refluxo gastroesofágico (RGE) é definido como a passagem retrógrada e involuntária do conteúdo duodenogástrico para o esôfago, sendo um problema clínico freqüente na infância. Sabe-se que ele é, na grande maioria das vezes, um processo fisiológico que ocorre em crianças saudáveis, com episódios de curta duração e sem complicações associadas. Em um menor número de casos, entretanto, o refluxo apresenta-se como uma entidade patológica, ou doença do refluxo gastroesofágico (DRGE), com conseqüências clínicas, entre elas as complicações secundárias à esofagite, como anemia, sangramento digestivo, difícil ganho pôndero-estatural, entre outras. A agressão repetida à mucosa do esôfago pelo conteúdo gástrico ácido desencadeia condições clínicas graves, como estenose esofágica e, mais raramente, esôfago de Barrett e adenocarcinoma esofágico.[64-66]

A maioria dos estudos que investigam a epidemiologia e a história natural do RGE usa métodos diferentes para defini-lo, o que resulta em dificuldades para estabelecer a verdadeira prevalência dessa condição na população.[65-67] Os dados epidemiológicos atuais permanecem condizentes com a evolução clássica já descrita por Carré (1959), na qual os sintomas de RGE infantil iniciam-se nos primeiros seis meses de idade em mais de 90% dos lactentes, 60% a 65% deles têm curso benigno e a maioria se torna assintomática por volta de 2 anos de vida. Em um terço dos casos, há persistência dos sintomas até em torno de 4 anos de idade. Cerca de 5% das crianças desenvolvem complicações.[68] Períodos de quiescência dos sintomas podem existir e o refluxo tornar-se aparente novamente na idade adulta.[66]

A prevalência estimada da esofagite de refluxo na população geral é de 2%. A presença de erosões ou ulcerações configura esofagite mais grave, de caráter crônico e recidivante, cujo tratamento se torna mais difícil e complexo.[66,69,70] A esofagite erosiva é incomum entre as crianças menores de 2 anos de idade, enquanto atinge taxas de até 70% entre pacientes com déficit neurológico. Sua prevalência aumenta com a idade. Os principais fatores de risco para o aparecimento da esofagite crônica são: doenças neurológicas, malformações congênitas do trato digestivo, má resposta à fundoplicatura, fibrose cística e prematuridade com displasia broncopulmonar.[66,69,70]

Apesar de ser uma condição clínica relativamente comum e de complicações bem conhecidas, há poucos estudos sobre a história natural da esofagite péptica. A evolução clínica da doença não erosiva para DRGE erosiva e suas conseqüências têm sido atualmente questionadas, já que os achados diagnósticos, terapêuticos e prognósticos são bastante distintos entre esses dois grupos.[69,70,71]

A estenose esofágica é uma das principais complicações da esofagite péptica e a prevalência estimada na população pediátrica é de 1,5%. O esôfago de Barrett é condição rara na infância.[66,67,71]

A fisiopatogenia da DRGE é multifatorial e complexa, envolvendo fatores genéticos, ambientais, anatômicos, hormonais e neurogênicos (Quadro 165.3).

QUADRO 165.3

Fatores etiopatogênicos da doença do refluxo gastroesofágico

Falha da barreira natural anti-refluxo
Esfíncter esofágico inferior
Ângulo de Hiss
Comprimento do esôfago
Ligamentos frenoesofágicos
Hiato diafragmático
Roseta gástrica
Muco e bicarbonato
Fluxo salivar
Resistência da mucosa esofágica
Fluxo sangüíneo esofágico
Turnover celular do epitélio esofágico
Motilidade esofágica

Vias neuroendócrinas e hormonais reguladoras da secreção ácida gástrica
Via neurócrina e acetilcolina
Via parácrina e histamina
Via endócrina e gastrina

Aumento da freqüência dos episódios de refluxo
Relaxamento transitório e inadequado do EEI
Aumento da pressão intra-abdominal
Redução do tônus do EEI
Postura
Aumento do conteúdo gástrico
Volume de refeição
Velocidade do esvaziamento gástrico

Redução do clareamento esofágico
Efeitos da postura/gravidade
Peristaltismo/motilidade esofágica ineficaz
Redução do fluxo salivar

Nocividade do conteúdo duodenogástrico refluído
Ácido/pepsina
Tripsina/sais biliares
Hiperosmolaridade/enzimas pancreáticas

Hérnia de hiato

Fatores genéticos

Fontes: Orenstein, 1997; Rudolph et al., 2001.

O ácido é o principal fator etiopatogênico responsável pela agressão da mucosa do esôfago, enquanto os ácidos biliares e as enzimas pancreáticas atuam como co-fatores no aumento da suscetibilidade da mucosa aos efeitos danosos do ácido e da pepsina. O clareamento esofágico do conteúdo refluído é essencial para limitar a ocorrência da esofagite, e sua disfunção aumenta o impacto dos episódios de refluxo. Etiologia hereditária para a DRGE é sugerida (padrão autossômico dominante com penetrância completa ou incompleta), mas ainda não confirmada.[64-66,72]

DIAGNÓSTICO CLÍNICO

Vômitos e regurgitações são os sintomas mais típicos da DRGE, embora sejam inespecíficos. Crianças maiores apresentam ainda: pirose, dor e queimação epigástricas, dor retroesternal, ruminação, eructações, náuseas, odinofagia, disfagia, dor torácica e dor abdominal recorrente, à semelhança da doença em adultos.[64-66]

A esofagite péptica apresenta manifestações clínicas de acordo com a idade da criança. Choro excessivo, irritabilidade, distúrbio de sono, inquietação e recusa alimentar são observados em lactentes. A síndrome de Sandifer é caracterizada pela associação de lesões da mucosa esofágica, anemia e postura lateralizada típica da cabeça em resposta à esofagite. Hematêmese, melena, sangue oculto nas fezes e anemia ferropriva podem ser manifestações iniciais da esofagite em qualquer faixa etária. A disfagia é o principal sintoma associado à presença de estenose do esôfago, de curso insidioso e progressivo.[64-66]

Existem ainda manifestações extraesofágicas ou atípicas da DRGE, como broncoespasmo persistente, estridor, tosse crônica, laringites, otites ou sinusites de repetição, entre outras.[64-66,71]

DIAGNÓSTICO COMPLEMENTAR

A avaliação diagnóstica objetiva documentar a ocorrência dos episódios de refluxo, determinar a relação causal entre refluxo e sintomas, avaliar o tratamento instituído e excluir outras causas para a sintomatologia.

A radiografia contrastada de esôfago, estômago e duodeno (REED) é o exame mais usado para avaliação inicial do RGE, em virtude da menor disponibilidade de procedimentos mais sensíveis e específicos na maioria dos centros médicos, embora tenha pouca utilidade para esse fim devido à baixa sensibilidade diagnóstica (50% a 65%). Sua principal indicação seria na avaliação de malformações do trato gastrointestinal. O esofagograma ainda fornece informações sobre a localização, o diâmetro e a extensão da estenose esofágica.[64-66]

A cintilografia gastroesofágica é o exame de escolha para estudo do esvaziamento gástrico e mede indiretamente a competência do piloro e da função motora gástrica. É ainda útil para detecção de aspiração pulmonar secundária ao refluxo. À semelhança do REED, apresenta sensibilidade muito baixa para o diagnóstico do RGE.[64-66]

A manometria esofágica tem papel secundário no diagnóstico da doença do refluxo, já que a detecção de zona de alta pressão no EEI não assegura a exclusão dessa condição. Os principais objetivos do exame são localização do esfíncter esofágico inferior para posicionamento da sonda de pHmetria esofágica e detecção de dismotilidade.[64-66]

A impedanciometria intraluminal esofágica foi introduzida recentemente e se baseia na alteração da impedância elétrica entre dois eletrodos ocorrida durante a passagem de conteúdo líquido ou gasoso dentro da luz esofágica. A maior vantagem do exame é a detecção de episódios de refluxo com pH neutro, não diagnosticados pela pHmetria, motivos de sintomatologia.[73]

A presença de bilirrubina é um bom marcador da existência de refluxo duodenal para o esôfago, sabidamente nocivo à mucosa esofágica. O Bilitec® é um método para pesquisa de refluxo biliar baseado na mensuração, através de espectrofotometria, do teor de bilirrubina existente no material refluído. As principais indicações desse exame são a refratariedade ao tratamento para DRGE com supressores de acidez gástrica e pacientes com esôfago de Barrett, em que há maior probabilidade de ocorrência de refluxo misto.[65,66]

A avaliação endoscópica do esôfago permanece como o único método confiável para o diagnóstico da esofagite péptica e suas complicações, bem como para a detecção de possíveis doenças concomitantes, para a predição da resposta terapêutica e do prognóstico do paciente e para influenciar diretamente na escolha do tratamento. Existem várias classificações para a esofagite evidenciada à endoscopia, sendo a de Los Angeles a mais empregada atualmente. As classificações endoscópicas são de valor para estimar a gravidade da doença do refluxo, o tempo de cicatrização das lesões esofágicas e a duração do tratamento clínico com os inibidores de bomba de prótons.[64-66,69,74]

A indicação da biópsia esofágica para o diagnóstico de esofagite de refluxo é controversa, sendo útil para a exclusão de esofagite eosinofílica e outras afecções.[4,66,69]

A pHmetria esofágica de 24 horas é o método de escolha para diagnóstico do refluxo devido às altas sensibilidade e especificidade. Ela tem as vantagens de permitir correlacionar os sintomas com os episódios de refluxo detectados, de realização ambulatorial e de ausência de efeitos colaterais. Suas principais indicações são a pesquisa de RGE na presença de manifestações atípicas ou extra-esofágicas, avaliação pré e pós-operatória de fundoplicatura e monitoração da eficácia do tratamento clínico da esofagite. Hoje em dia, a pHmetria não é mais o exame padrão-ouro para o diagnóstico da DRGE; no entanto, apesar de suas limitações, a pHmetria continua a ser amplamente empregada e considerada a investigação fisiológica mais confiável para detecção de RGE em pacientes pediátricos. A combinação de pHmetria e impedanciometria esofágicas é adotada atualmente como o novo padrão-ouro para a pesquisa da doença do refluxo.[65,66,75]

TRATAMENTO

O tratamento da DRGE sofreu modificações ao longo do tempo, à medida que se ampliou o conhecimento sobre a etiopatogenia da doença e as novas opções terapêuticas, com avanço significativo nos últimos 30 anos.[64,65,70,76,77]

Medidas gerais anti-refluxo – como a correção dos hábitos alimentares, o fracionamento ou espessamento das dietas e o posicionamento adequado – são importantes para aliviar os sintomas. Os lactentes com quadro clínico sugestivo de RGE fisiológico, com bom ganho de peso e desenvolvimento adequado, não necessitam ser submetidos à investigação diagnóstica, nem à terapêutica farmacológica, beneficiando-se, na grande maioria das vezes, apenas de medidas conservadoras. A associação entre alergia alimentar e RGE é possível e recomenda-se a exclusão do leite de vaca nesses pacientes por 15 dias, com o uso de fórmulas alimentares hipoalergênicas no período e observação se há remissão ou melhora dos sintomas.[64-66]

O tratamento farmacológico da DRGE deve-se restringir aos casos de refratariedade às medidas conservadoras ou diante de complicações da doença, como esofagite e suas conseqüências, e diante de manifestações extraesofágicas.[64-66]

Os procinéticos são as drogas que melhoram a motilidade de todo o trato gastrointestinal, aumentam o tônus do EEI e aceleram o esvaziamento gástrico, sem afetar o relaxamento do esfíncter, principal mecanismo de refluxo na maioria dos pacientes. Conseqüentemente, reduzem o número de vômitos e regurgitações. Os agentes disponíveis atualmente são a domperidona e a bromoprida, que devem ser empregados em dose de 0,2-0,3 mg/kg/dia/dose em três tomadas. Essas drogas não são isentas de efeitos colaterais, entre eles cólicas abdominais e potencial alargamento do intervalo Q-T ao eletrocardiograma.[64-66]

Os antagonistas dos receptores H_2 da histamina foram as primeiras drogas efetivas para inibir a acidez gástrica, e os agentes disponíveis são cimetidina, ranitidina, famotidina e nizatidina, com efeitos adversos infreqüentes. Inúmeros relatos na literatura mostram que essas drogas, mesmo em doses elevadas, são ineficazes para o tratamento da esofagite de refluxo erosiva, reservando seu uso para casos selecionados de menor intensidade.[64-66,70,76,77]

Os inibidores de bomba de prótons são os mais potentes bloqueadores da secreção ácida gástrica, estando disponíveis para uso clínico os seguintes: omeprazol, pantoprazol, lansoprazol, rabeprazol e esomeprazol. O omeprazol é o inibidor protônico com maior experiência de uso em pediatria e, por isso, o agente de escolha nessa faixa etária. Nas crianças menores, incapazes de deglutir a cápsula intacta, os grânulos da droga são removidos e misturados a meio ácido (sucos cítricos ou iogurte), evitando a dissolução de suas películas protetoras durante o trânsito esofágico e permitindo sua absorção no duodeno, onde a droga é liberada. Por outro lado, está disponível no mercado a formulação de omeprazol solúvel em água e sucos de frutas, facilitando a administração nos pacientes pediátricos (Losec MUPS®). A formulação líquida do omeprazol ainda não é disponível e sua manipulação não é confiável e deve ser evitada. A administração correta do omeprazol é pela manhã, em jejum, 30 minutos antes do café da manhã, visto que a estimulação máxima de bombas de prótons ativas ocorre durante a refeição. A dose pode ser bipartida e a segunda fração administrada meia hora antes do jantar, dependendo da gravidade da esofagite e do perfil de exposição ácida intra-esofágica à pHmetria.[64-66,70,76,77]

Apesar de mais de 15 anos de emprego do omeprazol, ainda há escassez de dados na literatura quanto à dose efetiva da droga para uso em crianças. Estudos pediátricos até o momento mostram ampla variação da dose e sugerem monitoração mais precisa do tratamento clínico da esofagite de refluxo

infantil, através de pHmetria esofágica e endoscopia digestiva alta.[66,70,76,77] Em nosso serviço de gastropediatria, foram estudadas 14 crianças e adolescentes com esofagite péptica erosiva ou ulcerada submetidos a tratamento com omeprazol, cuja dose foi otimizada por meio de pHmetrias esofágicas seqüenciais. A faixa de dose encontrada foi semelhante ao maior estudo multicêntrico pediátrico já publicado a respeito desse assunto (Hassall e colaboradores, 2000), variando entre 0,7 e 3,7 mg/kg/dia. Apenas uma criança não apresentou cicatrização completa da esofagite à endoscopia de controle, sendo encaminhada à cirurgia. Cinco dos 14 pacientes apresentavam estenose esofágica e receberam, além do tratamento medicamentoso com omeprazol, terapêutica endoscópica por meio de dilatações do esôfago com velas de Savary-Gilliard, com boa resposta ao final do estudo, sem necessidade de intervenção cirúrgica.[78]

O metabolismo dos inibidores de bomba de prótons apresenta particularidades na faixa etária pediátrica, já que as crianças possuem taxas metabólicas proporcionalmente mais elevadas em comparação aos adultos, o que explica a necessidade de doses relativamente maiores de omeprazol.[64,66,79]

A recidiva da esofagite erosiva após descontinuação do tratamento supressor ácido, tanto em adultos como em crianças, é de 60% a 90% nos primeiros 6 a 12 meses, mesmo com cicatrização esofágica prévia documentada, necessitando, portanto, de tratamento de manutenção no longo prazo.[64-66,70,76,77]

A principal causa de refratariedade ao uso dos inibidores protônicos é o tratamento inadequado ou não otimizado da DRGE. Outros motivos possíveis são o diagnóstico incorreto da doença do refluxo (esofagite eosinofílica ou doenças funcionais, por exemplo), não aderência às medicações, cicatrização mais lenta das lesões esofágicas em alguns pacientes, coexistência de estenose péptica ou dismotilidade como fatores perpetuadores da sintomatologia, presença de refluxo biliar não detectado pelos métodos de investigação conven-

cionais, resistência ao omeprazol, entre outras.[64,70,77]

Em geral, os inibidores de bomba de prótons são bem tolerados e seus efeitos adversos são raros, desaparecendo com a interrupção do tratamento.[64,70,77,79]

As terapias endoluminais realizadas por meio da endoscopia digestiva têm sido muito debatidas atualmente como alternativas para o tratamento da DRGE refratária ao manejo farmacológico. Elas compreendem técnicas inovadoras e promissoras, mas, até o momento, não há indicação clara para seu emprego na prática clínica, muito menos na faixa etária pediátrica. São necessários estudos clínicos controlados para determinar a segurança e a eficácia da terapia endoscópica em comparação aos tratamentos clínico e cirúrgico existentes.[61]

A fundoplicatura de Nissen é hoje um dos procedimentos mais realizados pelos cirurgiões pediátricos e considerado tratamento anti-refluxo seguro e efetivo, quando bem indicado. Tal procedimento pode ser realizado por via laparoscópica ou técnica aberta, sem diferenças significativas quanto ao sucesso do tratamento.[66,70,81-83]

Marcos importantes mudaram a visão sobre a fundoplicatura na faixa etária pediátrica: o reconhecimento cada vez maior do insucesso da cirurgia em crianças, através de taxas elevadas de perda da válvula em pós-operatório tardio, e o surgimento dos inibidores de bomba de prótons, que revolucionaram o manejo das doenças cloridropépticas e tornaram o tratamento inicial de escolha para a DRGE.[66,70,81-83]

O grupo de pacientes que apresenta maior risco de insucesso da fundoplicatura e, conseqüentemente, maior morbidade com o procedimento são as crianças com doenças neurológicas, com atresia de esôfago corrigida, com doença pulmonar crônica e as já submetidas à fundoplicatura, com perda da eficiência da válvula anti-refluxo. O insucesso é atribuído às alterações associadas, como clareamento esofágico ácido deficiente, dismotilidade esofagiana, disfunção do EEI e comorbidades existentes.[66,70,81-83]

Um estudo de coorte de Norton e colaboradores – realizado em 2000 e desenvolvido no Serviço de Gastropediatria do Hospital das Clínicas da UFMG – mostrou que, das 85 fundoplicaturas realizadas no período de 1982 a 1996, a eficácia foi de apenas 43,4%, com piores resultados nos pacientes operados por esofagite (eficácia de 17,8%) e maiores taxas de sucesso nas crianças submetidas à cirurgia por manifestações respiratórias secundárias à DRGE.[84] Em 2003, esses mesmos autores realizaram novo levantamento dos pacientes submetidos à fundoplicatura no hospital, entre 1998 e 2002, comparando os dados com o trabalho anterior. Embora o número de cirurgias por ano não tenha sofrido modificações (6,5/ano versus 6,6/ano), foi observada mudança nas indicações e complicações entre as crianças operadas nesses dois períodos. Houve predomínio do procedimento cirúrgico no paciente com déficit neurológico e necessidade de gastrostomia para alimentação e redução do número de complicações pós-operatórias, o que reflete a necessidade de reavaliações periódicas das rotinas em serviços especializados.

A cirurgia anti-refluxo é, portanto, reservada para crianças e adolescentes com esofagite grave refratária ao tratamento clínico otimizado com inibidores protônicos e sem fatores de risco para recorrência, assim como nos casos de RGE com aspiração pulmonar recorrente comprovada. Para as demais crianças, o tratamento conservador otimizado deve ser de escolha.[66,70,81-83]

O tratamento da DRGE na infância deve ser sempre individualizado para as diferentes faixas etárias e comorbidades, a fim de proporcionar melhor qualidade de vida a esses pacientes.[66,70,81-83]

ESTENOSES BENIGNAS DE ESÔFAGO NA INFÂNCIA

INTRODUÇÃO

As estenoses benignas do esôfago resultam de uma lesão da mucosa esofágica com conseqüente espessamento de suas camadas e evolução até fibrose e estreitamento variável da luz do órgão, podendo ser de etiologia congênita ou adquirida.[85,86] (Quadro 165.4.) Esses pacientes apresentam grande morbidade, com conseqüências sérias como perda ponderal, desnutrição, impactação alimentar e aspiração pulmonar.[85]

A incidência das estenoses esofágicas na população pediátrica, em relação à sua etiologia, varia de acordo com a região geográfica e com as características próprias do serviço de endoscopia.[86-91] A implementação de unidades de terapia intensiva neonatal, dotadas de equipamentos adequados e de equipe médica e de enfermagem bem treinada, proporcionou melhor assistência ao recém-nascido com malformações congênitas, entre elas a atresia de esôfago. O aumento da sobrevida desses pacientes refletiu em elevação do número de crianças encaminhadas para tratamento endoscópico das estenoses de anastomoses cirúrgicas no esôfago.[92-94] Em países desenvolvidos, medidas preventivas de segurança para evitar a ingestão acidental de produtos corrosivos são habitualmente aplicadas, reduzindo a incidência de estenose cáustica do esôfago, ao contrário do que ocorre nos países em desenvolvimento, em que esse tipo de acidente é ainda freqüente na faixa etária pediátrica.[85-87]

Os objetivos do tratamento das estenoses esofágicas são o alívio da disfagia e a prevenção de recorrência do estreitamento da luz do órgão. Os métodos terapêuticos atuais consistem em intervenção cirúrgica, dilatações endoscópicas e uso de próteses endoluminais (stents), sendo que estes dois últimos constituem o tratamento conservador das estenoses benignas do esôfago e, sem dúvida, têm diminuído em muito as indicações para a abordagem cirúrgica.[85-88] A esofagectomia com reconstrução do trânsito por meio de interposição gástrica ou intestinal apresenta elevada morbidade e resultados incertos em longo prazo, sendo reservada aos casos refratários à terapêutica endoscópica.

O tratamento conservador por meio de dilatações orientadas por fio-guia é de escolha nas estenoses esofágicas e proporciona taxas elevadas de alívio da disfagia com baixo índice de complicações e elevada facilidade técnica.[88,90]

QUADRO 165.4

Principais etiologias das estenoses benignas do esôfago

Congênitas	Adquiridas
Membrana esofágica	Doença do refluxo gastroesofágico
Estenose fibromuscular	Ingestão de substâncias cáusticas
Remanescente traqueobrônquico	Anastomoses esofágicas por correção de atresia de esôfago
	Esofagite eosinofílica
	Pós-procedimentos endoscópicos: escleroterapia ou ligadura elástica de varizes esofagianas, mucosectomias, outros
	Pós-radioterapia
	Ingestão de corpos estranhos com impactação prolongada ou com liberação de corrosivos
	Medicamentosa (tetraciclina, doxiciclina, antiinflamatórios não-esteróides)
	Compressão extrínseca
	Mucosa gástrica ectópica
	Trauma por sonda nasogástrica
	Doença de Crohn
	Acalasia de esôfago

PRINCIPAIS ETIOLOGIAS

ESTENOSE ESOFÁGICA DE ETIOLOGIA PÉPTICA

A doença do refluxo gastroesofágico, quando não tratada ou mal controlada, relaciona-se com graves complicações, como a esofagite e a formação secundária de estreitamento da luz do órgão. A estenose péptica do esôfago, uma das complicações da esofagite de refluxo, contribui para o aumento da morbidade da doença na faixa etária pediátrica.[64-66,95] A maioria das estenoses de etiologia péptica localiza-se no terço distal do esôfago e são fatores predisponentes importantes para seu aparecimento doenças neurológicas, doença pulmonar crônica, presença de hérnia hiatal, malformações congênitas do trato digestivo e insucesso da fundoplicatura.[95,98]

O alto grau de eficiência e segurança dos inibidores de bomba de prótons, aliado à terapêutica endoscópica por dilatação, definiu um novo padrão para o tratamento das estenoses esofágicas em crianças, reservando a cirurgia para os raros casos de refratariedade a esta abordagem otimizada. Em geral, as estenoses pépticas do esôfago respondem bem às sessões de dilatação endoscópica, quando associadas ao uso dos inibidores protônicos.[88,90,91,95-97]

ESTENOSE ESOFÁGICA DE ETIOLOGIA CIRÚRGICA

Uma das principais complicações pós-operatórias da correção de atresia de esôfago é a estenose da anastomose cirúrgica, que ocorre entre 15% e 40% dos casos.[3-7] No Serviço de Cirurgia Pediátrica do Hospital das Clínicas da UFMG foram operadas em média 12 crianças com atresia de esôfago por ano, nos últimos três anos, sendo que 40,6% delas apresentaram estenose esofágica no pós-operatório tardio.

Nas correções de atresia de esôfago por meio de anastomose esofagoesofágica primária, a incidência maior de es-

tenose na anastomose está relacionada à tensão necessária no ato cirúrgico para aproximação dos cotos esofágicos ou à presença de refluxo gastroesofágico secundário. Por outro lado, nas correções mais tardias por meio de esofagogastroplastia ou esofagocoloplastia, o estreitamento é mais freqüente se ocorre fístula ou isquemia no pós-operatório imediato. Em alguns casos, o que se observa não é uma estenose verdadeira da anastomose, mas sim um desvio do eixo do órgão que leva à disfagia. Esse último achado dificilmente se resolve com dilatação endoscópica, necessitando, na quase totalidade dos casos, de reintervenção cirúrgica.[3-7,89]

As estenoses esofágicas de etiologia cirúrgica geralmente apresentam menor risco de complicações e melhor resposta ao tratamento endoscópico, com necessidade de menor número de sessões de dilatação para se atingir um diâmetro intraluminal adequado do esôfago.[86-91] A dilatação com velas nos pacientes com esofagocoloplastia deve ser mais cuidadosa pelo maior risco de perfuração da alça intestinal interposta.[92,94] Nos casos refratários, deve-se pensar em refluxo gastroesofágico associado ou ainda estenose congênita de esôfago concomitante, favorecendo a disfagia, a má resposta à terapêutica endoscópica e o maior risco de perfuração esofágica durante o procedimento.[99]

A estenotomia endoscópica está indicada em casos selecionados de estenose esofágica operatória, como na estenose anular (< 1 cm de extensão), na estenose refratária às dilatações e na estenose sem fístula associada. A técnica é realizada por meio de eletrossecção e eletrocauterização com alça diatérmica sobre o segmento fibrótico da estenose anastomótica.[92,94]

ESTENOSE ESOFÁGICA DE ETIOLOGIA CÁUSTICA

A ingestão de substâncias químicas é uma das intoxicações mais comuns na infância e, ainda hoje, constitui um problema freqüente nessa faixa etária, com

alta morbidade e impacto negativo na saúde e na qualidade de vida da criança.

As estenoses esofágicas são as complicações tardias mais freqüentes dos acidentes cáusticos e tendem a ser multissegmentares, rígidas, tortuosas, extensas e, portanto, mais difíceis de dilatar endoscopicamente, mais suscetíveis à perfuração esofágica, com maior taxa de recorrência e com menores índices de alta do tratamento endoscópico, se comparadas às estenoses de outras etiologias.[85,86,88,89,100]

As dilatações endoscópicas devem iniciar a partir da quarta semana após o acidente, visto que dilatações precoces implicam maior risco de perfuração do esôfago. O procedimento de dilatação das estenoses cáusticas é de maior complexidade e risco e, geralmente, há necessidade de maior número de sessões para manter a patência do órgão e diminuir a disfagia do paciente. Em alguns casos, não se observa resposta satisfatória com a terapêutica endoscópica e está indicado o tratamento cirúrgico, como a gastrostomia ou a esofagectomia com reconstrução do trânsito por meio de interposição gástrica ou de alça intestinal.[85,86,88,89,100]

O uso de supressores da acidez gástrica é recomendado devido à dismotilidade e ao encurtamento do esôfago secundários à lesão cáustica e conseqüente aparecimento de refluxo gastroesofágico. A esofagite de refluxo que se instala agrava a estenose e o encurtamento esofágico, mantendo a continuidade de todo o processo.

O acompanhamento das crianças e adolescentes vítimas de acidente cáustico é prolongado, pois não há cura definitiva e o risco de aparecimento de neoplasia esofágica na idade adulta tardia é elevado.[85,86]

ESTENOSE ESOFÁGICA DE ETIOLOGIA CONGÊNITA

As estenoses congênitas de esôfago são relativamente incomuns (1:25.000-50.000 nascidos vivos) e definidas como um estreitamento intrínseco da luz do órgão causado por alterações da arquitetura da parede esofágica ao nascimento. A incidência de outras malformações associadas à estenose é de 17% a 33%, entre elas atresia de esôfago, atresia intestinal, anomalias cardíacas, malformações anorretais e anomalias cromossômicas.[101]

O diagnóstico é algumas vezes tardio devido à raridade da doença. Existem três tipos histológicos de estenose congênita de esôfago:[101]

1. membranoso: quando há falência em recanalização do lume esofágico após a 10ª semana gestacional. É mais freqüente no terço médio do esôfago. Os pacientes tornam-se sintomáticos logo ao nascimento; entretanto, a idade de diagnóstico varia de um mês a 11 anos;
2. fibromuscular: secundária à hipertrofia segmentar das camadas muscular da mucosa e submucosa do epitélio esofágico;
3. cartilaginoso: decorrente de restos intramurais de tecido cartilaginoso traqueobrônquico na parede esofágica, levando a estenose por compressão extrínseca do tecido heterotópico e por inelasticidade da cartilagem. Em mais de 90% dos casos, a estenose localiza-se no terço distal do órgão.

Tanto a dilatação endoscópica quanto a cirurgia são tratamentos bem conhecidos da estenose congênita do esôfago e seus resultados variam de acordo com o tipo histológico da estenose. A ressecção do segmento esofágico estenosado e a anastomose primária são o tratamento de eleição no tipo associado a remanescente traqueobrônquico, já que a incidência de perfuração do esôfago durante o procedimento de dilatação pneumática é elevada. O espessamento fibromuscular da parede esofágica, no entanto, é responsivo à terapêutica endoscópica. O diagnóstico diferencial entre esses dois tipos de estenose congênita é importante ser feito para permitir planejamento da melhor estratégia terapêutica e evitar complicações secundárias.[102,103]

A ultra-sonografia endoscópica (ecoendoscopia) é empregada para auxiliar na definição etiológica da estenose congênita de esôfago. Relatos preliminares de dois estudos pediátricos na literatura, cada um deles com dois pacientes, mostram sinais ecoendoscópicos que ajudam no diagnóstico diferencial, assim como na decisão terapêutica mais apropriada para a estenose esofágica de etiologia congênita. Miniprobes endoscópicos de alta freqüência (12 a 30 MHz) e de alta resolução de imagens são utilizados nesses casos, e os achados mais significativos relatados são o espessamento focal da camada muscular própria do esôfago (tipo fibromuscular) e áreas hiperecóicas em número variável compatíveis com tecido cartilaginoso (remanescente traqueobrônquico).[102,103] No Serviço de Endoscopia Digestiva Pediátrica do Hospital das Clínicas da UFMG, foi recentemente realizado o diagnóstico de estenose congênita de esôfago do tipo remanescente traqueobrônquico em lactente de 11 meses de idade, por meio do auxílio da ecoendoscopia. O tratamento cirúrgico foi logo indicado, confirmando a origem cartilaginosa da estenose e evitando-se, assim, as complicações e a morbidade inerentes à dilatação endoscópica nesse caso.[104]

DIAGNÓSTICO CLÍNICO

Na faixa etária pediátrica, a relativa escassez de sinais e sintomas específicos associados à estenose do esôfago exige geralmente alto grau de suspeição diagnóstica. Entretanto, uma história clínica completa e detalhada leva ao diagnóstico etiológico na maioria dos casos e a intensidade do quadro clínico dependerá da gravidade da estenose.[104,105,107]

Nos pacientes de baixa idade, os achados clínicos mais freqüentemente associados à estenose do esôfago são: regurgitações, vômitos, ruminação, recusa alimentar, irritabilidade e distúrbios do sono, perda de peso, tosse ou cianose após as mamadas, pneumonias de repetição e broncoespasmo de difícil controle. Em crianças maiores e adolescentes, à semelhança dos adultos, a disfagia é a manifestação clínica predominante. No lactente, ela é inaparente até a introdução de dieta sólida.[85,86,88]

DIAGNÓSTICO COMPLEMENTAR

O estudo radiológico contrastado é o exame de eleição para avaliação da localização, da extensão, do diâmetro e da morfologia da estenose esofágica, sugerindo ainda o prognóstico e a técnica de dilatação endoscópica a ser adotada. É exame imprescindível antes de se iniciar a programação terapêutica do paciente.[86,88,90,95,96]

A endoscopia digestiva alta permite avaliação macroscópica da mucosa, coleta de material para estudo histopatológico e sugestão da etiologia e do diagnóstico diferencial das causas de estenose. A avaliação endoscópica da localização e do diâmetro da estenose do esôfago é similar à radiológica, apresentando, por outro lado, sensibilidade menor nos estreitamentos subclínicos (membrana esofágica, anéis e estenoses com diâmetros maiores que 9 mm) e na avaliação da extensão e morfologia das estenoses puntiformes ou com diâmetros muito reduzidos.[86,88,90,95,96]

As estenoses de esôfago são dilatadas por sondas, ogivas ou balões hidrostáticos. Embora a dilatação por balão seja efetiva e exerça força radial e uniforme no local da estenose, ela não se mostra o método de escolha no tratamento das estenoses em nosso meio. A dilatação esofágica por balão é de custo elevado, o acessório é preconizado para uso único e, na literatura, observa-se que não há diferença significativa entre os dilatadores guiados por fio-guia e os balões de poliuretano quanto à eficácia e às taxas de complicações.[86,92,94]

A dilatação do esôfago deve ser feita de maneira mais segura possível. É recomendável individualizar o manejo de cada paciente, sendo a anatomia do órgão o fator determinante na seleção do tipo de dilatador e da técnica a ser empregada. A regra da utilização de três diâmetros consecutivos de dilatadores em cada sessão de dilatação, reiniciando a sessão seguinte com a segunda sonda empregada no exame anterior, é principalmente válida para as ogivas de Eder-Puestow ou as sondas de Tucker, cujos diâmetros apresentam pequena variação de uma sonda para outra. Ao se utilizar as sondas de Savary-Gilliard em pacientes pediátricos, em especial nas crianças mais jovens, deve-se levar em consideração a variação de calibre significativamente maior entre elas (em *French*), o que pode elevar o risco de perfuração esofágica durante o uso de velas mais calibrosas. Em geral, o procedimento dispensa a radioscopia, desde que o endoscopista obedeça rigorosamente às normas para realização correta e segura da dilatação, como a avaliação prévia clínica e radiológica de cada paciente. O auxílio fluoroscópico é importante na presença de dificuldade técnica de passagem do fio-guia, tortuosidade significativa da estenose, múltiplos segmentos estenosados ou distorção da anatomia do órgão.[90]

O diâmetro final ideal da luz esofágica é ditado pela clínica da criança, por meio de melhora da disfagia ou estado nutricional, ganho de peso, além da avaliação endoscópica da mucosa esofágica.[85,86,91]

A perfuração esofágica é a complicação mais temida da dilatação endoscópica e ocorre em incidência de 0,7% a 3,5%, sendo considerada uma condição clínica sempre grave.[85,86,88,91,105] O diagnóstico precoce e a rápida instituição do tratamento são os fatores prognósticos mais importantes na redução da morbidade e da mortalidade desses pacientes. Ao contrário dos pacientes adultos, o tratamento conservador da perfuração esofágica por meio de antibioticoterapia, jejum, nutrição parenteral total e monitoração clínica intensiva é de escolha na faixa etária pediátrica, propiciando taxa elevada de sobrevida e preservação do órgão.[105]

OPÇÕES TERAPÊUTICAS ALTERNATIVAS

Corticosteróides

O uso intralesional de corticosteróides nas estenoses benignas de esôfago, associado às dilatações endoscópicas, tem seu emprego justificado com base na diminuição da resposta inflamatória, da fibrose e da formação de re-estenoses após as dilatações, visto através da melhora da sintomatologia, da manutenção do diâmetro esofágico obtido durante a dilatação e do aumento do intervalo entre as sessões endoscópicas. O acetato de triancinolona tem sido o corticóide de escolha para essa finalidade e é usado através de aplicações seqüenciais durante as sessões de dilatação endoscópica.[86,96]

No entanto, os resultados ainda são heterogêneos e nem sempre a técnica é suficiente para manter a patência da luz esofágica.[86,96]

Próteses esofágicas plásticas auto-expansíveis (*stents*)

As técnicas conservadoras de dilatação do esôfago por meio de métodos mecânicos (sondas ou balões) produzem lacerações que evoluem para cicatrizes e formação de novas estenoses, de modo repetitivo, até que se consiga estabelecer permanentemente um lume esofágico adequado. Com o objetivo de reduzir esse processo, tem-se empregado próteses endoluminais, que são posicionadas com o auxílio da endoscopia e radiologia, após dilatação do esôfago. Elas permitem reduzir o número de sessões de dilatação e restaurar a luz do órgão mais rapidamente.[87]

O uso paliativo de próteses metálicas auto-expansivas em estenoses malignas do esôfago é bem definido. Entretanto, a aplicação desse método nas doenças benignas ainda é controverso.[87] O desenvolvimento de próteses plásticas auto-expansíveis e removíveis (Polyflex®) possibilitou um novo tratamento para as estenoses benignas do

esôfago.[87,106] As principais complicações das próteses são a formação de re-estenoses, migração, dor torácica e disfagia, refluxo gastroesofágico secundário, fístulas traqueoesofágicas e anemia.[87]

Broto e colaboradores apresentam a maior experiência em pediatria, na qual 10 crianças e adolescentes com estenose de esôfago refratária à dilatação endoscópica foram submetidos à colocação de prótese plástica, porém, com resposta satisfatória em apenas 50% deles, sendo a migração da prótese a principal complicação relatada.[87] Em nosso serviço, cinco crianças refratárias a dilatações endoscópicas convencionais, cinco com estenose cáustica e uma com estenose cirúrgica, foram submetidas à colocação da prótese Polyflex®, com idade entre 4 e 8 anos. A colocação endoscópica da prótese seguiu as recomendações preestabelecidas pelo fabricante e o protocolo pós-procedimento imediato instituído no serviço incluiu uso de morfina para analgesia inicial, ondansetrona como antiemético de escolha e uso de omeprazol em dose plena. Semelhante ao estudo anterior, encontramos resultados satisfatórios em apenas dois pacientes, nos quais se obteve aumento do intervalo das sessões de dilatação endoscópica, e o fator principal de má resposta à técnica foi a alta freqüência da ocorrência de migração da prótese.

Um estudo recente da literatura também mostra altas taxas de insucesso com o uso das próteses plásticas em estenoses do esôfago. Dos cinco pacientes adultos estudados, migração da prótese ocorreu em 3 deles, perfuração esofágica atribuída à prótese em um deles e ulceração esofágica extensa e necessidade de remoção da prótese no quinto caso.[107]

As tentativas atuais de desenvolvimento de próteses plásticas biodegradáveis são atrativas e têm a vantagem de permanecer no esôfago por tempo maior, sem necessidade de remoção endoscópica. Devem, no entanto, apresentar força e estabilidade suficientes para permitir a remodelagem da estenose antes da dissolução da prótese.[87,106]

Estenoses benignas do esôfago: experiência pessoal

Com o objetivo de avaliar as causas de estenose esofágica em pacientes pediátricos e a resposta ao tratamento por dilatação endoscópica nas diferentes etiologias, realizamos estudo retrospectivo de 125 crianças e adolescentes com estenose esofágica, entre 1 mês e 16 anos de idade (média = 13,5 meses), encaminhados para dilatação endoscópica, entre julho de 1993 e janeiro de 2003.[108] Nesse grupo, foram realizadas 869 dilatações, com média de 6,9 sessões/paciente.

Dentre as etiologias, houve predominância da estenose secundária à correção cirúrgica primária de atresia de esôfago (43,2%), seguida pelas estenoses casuísticas (27,2%), pépticas (21,6%), congênitas (4,0%), traumáticas (1,6%), secundárias à escleroterapia de varizes de esôfago (0,8%), pós-esofagogastroplastia (0,8%) e de etiologia indefinida (0,8%). Os tipos de dilatadores usados foram: Savary-Gilliard (69,6%), Eder-Puestow (26,4%), Tucker (3,2%) e Chevalier-Jackson (0,8%).

O grupo de pacientes com estenose cáustica apresentou, em média, maior número de sessões de dilatações, quando comparado com os grupos de pacientes com estenose péptica (p = 0,002) e operatória (p = 0,0004). (Tabela 165.1.)

Complicações secundárias ao procedimento foram encontradas em 4,8% dos pacientes, incluindo cinco casos de perfuração esofágica e um caso de hemorragia. A taxa de complicações encontrada nesse estudo, dentre as 869 dilatações realizadas, foi de 0,7%, e não houve diferença com significância estatística entre os grupos. As perfurações esofágicas, segundo a etiologia, ocorreram em dois casos de estenose congênita e em dois casos de estenose cirúrgica.

Noventa e três pacientes (74,4%) receberam alta do procedimento. Dois pacientes foram encaminhados à cirurgia devido à falha do tratamento endoscópico (1,6%) e 30 crianças encontram-se em processo de dilatação (24,0%). Os grupos de pacientes com estenoses pépticas e operatórias apresentaram maior índice de alta em relação ao grupo de estenoses cáusticas (p = 0,04) (Tabela 165.1).

A terapêutica endoscópica das estenoses esofágicas na infância, por meio da dilatação, apresenta, em geral, bons resultados e baixo índice de complicações. A estenose esofágica de etiologia cáustica é a de maior morbidade e refratariedade ao tratamento.

CONSIDERAÇÕES FINAIS

As estenoses benignas do esôfago na infância trazem conseqüências diretas para o crescimento e o desenvolvimento desses pacientes, com elevada taxa de morbidade e má qualidade de vida. O tratamento adequado e precoce é, portanto, desejável, e a dilatação endoscópica tem se mostrado procedimento efetivo e seguro, sendo cada vez mais utilizado.

O número de sessões de dilatação, a duração do tratamento endoscópico, a morbidade e a taxa de complicações são significativamente maiores entre os pacientes com estenose cáustica do esôfago, em comparação às estenoses de outras etiologias.

Nas estenoses pépticas do esôfago, já é bem estabelecido que o tratamento clínico com inibidores de bomba de prótons reduz o número de sessões de dilatação, assim como o intervalo entre essas sessões. Em nosso serviço, o acompanhamento de crianças com esofagite de refluxo complicada tem mostrado que a terapêutica supressora ácida potente, aliada à dilatação endoscópica, é bastante eficaz no controle da esofagite e na remissão ou até cura da estenose, sem necessidade de encaminhamento à cirurgia.

Apesar de todo o progresso atual em relação à endoscopia digestiva, a melhor opção terapêutica continua sendo a prevenção, seja nos cuidados e nas orientações em relação à atenção primária da criança, para se evitar os acidentes cáusticos, seja na otimização do tratamento clínico da doença da esofagite de refluxo, para impedir o aparecimento de complicações como a estenose de esôfago.

TABELA 165.1

Distribuição das variáveis estudadas nos pacientes relacionadas às principais etiologias das estenoses esofágicas

Variáveis	Estenose cirúrgica (n = 54)	Estenose cáustica (n = 34)	Estenose péptica (n = 27)
Idade (meses) Variação Média	1,0-58,8 9,2	12,0-192,0 49,0	5,0-144,0 75,8
Sexo (masculino/ feminino) Nº dilatações Variação Média	33/21 1-21 4,0	15/19 1-36 13,7	19/8 1-26 5,0
Complicações Alta* (%)	1 45 (83,3%)	2 20 (58,8%)	– 22 (81,5%)

* Número de pacientes que receberam alta do tratamento endoscópico

REFERÊNCIAS BIBLIOGRÁFICAS

1. Thomson M. The pediatric esophagus comes of age. J Pediatr Gastroenterol Nutr 2002; 34 Suppl:40-5.

2. Crisera CA, Connelly PR, Marmureanu AR, Colen KL, Rose MI, Li M et al. Esophageal atresia with tracheoesophageal fistula: suggested mechanism in faulty organogenesis. J Pediatr Surg 1999;34:204-8.

3. Tannuri U, Rocha RFC, Maksoud JG. Atresia de esôfago: evolução do tratamento. Pediatria (São Paulo) 1996; 18:198-206.

4. Grosfeld JL, Ladd AP. Anomalias congênitas. In: Pereira RM, Simões e Silva AC, Pinheiro PFM, editores. Cirurgia pediátrica: condutas clínicas e cirúrgicas. 1ª ed. Guanabara Koogan: Rio de Janeiro, 2005. P. 291-8.

5. Baracat R, Figueiredo VR, Naves JR. Afecções congênitas do esôfago. In: Sakai P, Ishioka S, Maluf Filho F, Azzam RS, editores. Tratado de endoscopia digestiva diagnóstica e terapêutica - esôfago. 2ª ed. Atheneu: São Paulo, 2005. P. 175-82.

6. Little DC, Rescorla FJ, Grosfeld JL, West KW, Scherer LR, Engum SA. Long-term analysis of children with esophageal atresia and tracheoesophageal fistula. J Pediatr Surg 2003;38:852-6.

7. Benjamin B. Endoscopy in esophageal atresia and tracheoesophageal fistula. Ann Otol Rhinol Laringol 1981;90:376-82.

8. Chetcuti P, Phelan PD. Gastrointestinal morbidity and growth after repair of esophageal atresia and tracheo-esophageal fistula. Arch Dis Child 1993;68:163-6.

9. Fylyk SN, Sakai P. Anéis e membranas do esôfago. In: Sakai P, Ishioka S, Maluf Filho F, Azzam RS, editores. Tratado de endoscopia digestiva diagnóstica e terapêutica - esôfago. 2ª ed. Atheneu: São Paulo, 2005. P. 171-4.

10. Jerome-Zapadka KM, Clarke MR, Sekas G. Recurrent upper esophageal webs and heterotopic gastric mucosa: case report and literature review. Am J Gastroenterol 1994;89:421-4.

11. Superina RA, Ein SH, Humphreys RP. Cystic duplications of the esophagus and neuroenteric cysts. J Pediatr Surg 1984; 19:527-31.

12. Haller JA, Shermeta DW, Donahoo JS. Life-threatening respiratory distress from mediastinal masses in infants. Ann Thorac Surg 1975;19:364-73.

13. DeBakey ME, Heancy JP, Creech O. Surgical considerations in diverticula of the esophagus. JAMA 1952;150:1076-80.

14. Moungthong G, Holinger LD. Laryngotracheoesophageal clefts. Ann Otol Rhinol Laryngol 1997;106:1002-11.

15. Chitkara AE, Tadros M, Kim HS, Harley EH. Complete laryngotracheoesophageal cleft: complicated management issues. Laryngoscopy 2003;113:1314-20.

16. Binet JP, Langlois J. Aoertic arch anomalies in children and infants. J Thorac Cardiovasc Surg 1977;73:248-52.

17. Mayberry JB, Mayell MJ. Epidemiological study of achalasia in children. Gut 1988;29:90-3.

18. Fernandez PM, Lucio LAG, Pollachi F. Acalasia de esôfago de causa desconhecida na infância. J Pediatr (Rio J) 2004; 80:523-6.

19. Paterson WG. Etiology and pathogenesis of achalasia. Gastrointest Endosc Clin North Am 2001;11:249-66.

20. Verne GN, Hahn AB, Pineau BC. Association of HLA-DR and -DQ alleles with idiopathic achalasia. Gastroenterology 1999;117:26-31.

21. Spechler SJ, Castell DO. Classification of esophageal motility abnormalities. Gut 2001;49:145-51.

22. Vaezi MF, Richter JE. Current therapies for achalasia: comparison and efficacy. J Clin Gastroenterol 1998;27:21-35.

23. Vaezi MF, Richter JE. Diagnosis and management of achalasia. Am J Gastroenterol 1999;94:3406-12.

24. Huet F, Mougenot JF, Saleh T. Esophageal dilatation in pediatrics: a study of 33 patients. Arch Pediatr 1995;2:423-30.

25. Babu R, Grier D, Cusick E, Spicer RD. Pneumatic dilatation for childhood achalasia. Pediatr Surg Int 2001;17:505-7.

26. Zhao X, Pasricha PJ. Botulinum toxin for spastic gastrointestinal disorders: a systematic review. Gastrointest Endosc 2003;57:219-35.

27. Hurwitz M, Bahar RJ, Ament ME. Evaluation of the use of botulinum toxin in children with achalasia. J Pediatr Gastroenterol Nutr 2000; 30:509-14.

28. Kahn E. Gastrointestinal manifestations in pediatric AIDS. Pediatr Pathol Lab Med 1997; 17:171-208.

29. Baehner RL. Chronic granulomatous disease. In: Nelson WE, Behrman RE, Kliegman RM, Arvin AM, editores. Textbook of Pediatrics. 15ª ed. Philadelphia: WB Saunders Company; 1996. P. 596-8.

30. Winter H, Chang TI. Gastrointestinal and nutritional problems in children with immunodeficiency. Pediatr Clin North Am 1996;43:573-90.

31. Stoane JM, Haller JO, Orentlicher RJ. The gastrointestinal manifestations of pediatric AIDS. Radiol Clin North Am 1996;34:779-90.

32. Wilcox CM. A technique to examine the underlying mucosa in patients with AIDS and severe Candida esophagitis. Gastrointest Endosc 1995;42:360-3.

33. Pickering LK, editor. Resumo das doenças infecciosas. American Academy of Pediatrics: Red Book 2000 - Relato do Comitê de Doenças Infecciosas, 2000:435.

34. Coordenação Nacional de DST e AIDS – Ministério da Saúde, editor. Guia de tratamento clínico da infecção pelo HIV em crianças (Série Manuais nº 18); Brasília: MS Documentação e Informação, 2004. P.74-93.

35. Pickering LK, editor. Agentes antimicrobianos e terapia relacionada. American Academy of Pediatrics: Red Book 2000 - Relato do Comitê de Doenças Infecciosas, 2000:645.

36. Haddad CMSLD. Cáusticos. In: Andrade Filho A, Campolina D, Dias MB, editores. Toxicologia na prática clínica. 1ª ed. Belo Horizonte: Folium; 2001. P. 113-23.

37. Broto J, Asensio M, Soler JC. Conservative treatment of caustic injuries in children: 20 years of experience. Pediatr Surg Int 1999;15:323-5.

38. Goldman LP, Weigert JM. Corrosive substance ingestion: a review. Am J Gastroenterol 1984;79:85-90.

39. Gaudreault P, Parent M, McGuigan MA. Predictability of esophageal injury from signs and symptoms: a study of caustic ingestion in 378 children. Pediatrics 1983;71:767-70.

40. Zargar SA, Kochhar R, Nagi B. Ingestion of corrosive acids. Gastroenterology 1989;97:702-7.

41. Christesen HB. Prediction of complications following unintentional caustic ingestion in children. Is endoscopy always necessary? Acta Paediatr 1995;84:1177-82.

42. Weeb WA. Management of foreign bodies of the upper gastrointestinal tract. Gastroenterology 1988;41:204-16.

43. Weeb WA. Management of foreign bodies of the upper gastrointestinal tract: update; Gastrointest Endosc 1995;41:39-49.

44. Chaikhouni A, Kratz JM, Crawford FA. Foreign bodies of the esophagus. Am Surg 1985;51:173-9.

45. Kim JK, Kim SS, Kim SW, Yang YS, Cho SH, Lee BS et al. Management of foreign bodies in the gastrointestinal tract: an analyses of 104 cases in children. Endoscopy 1999;31:302-4.

46. Jeen YT, Chun HJ, Kang CD, Lee JW. Endoscopic removal of impacted sharp foreign body in esophagus. Gastrointest Endosc 2000;51:AB105.

47. Martín de Capri J, Gómez Chiari M, Ponde FC, Mas MIM, Escrigas PV, Calderón VV. Aumento del diagnóstico de esofagitis eosinofílica em nuestro medio. An Pediatr (Barc.) 2005;62:333-9.

48. Straumann A, Rossi L, Simon H, Heer P, Spichtin H, Beglinger C. Fragility of the esophageal mucosa: a pathognomonic endoscopic sign of primary eosinophilic esophagitis? Gastrointest Endosc 2003;57:407-12.

49. Fox VL, Nurko S, Teitelbaum JE, Badizadegan K, Furuta GT. High-resolution EUS in children with eosinophilic "allergic" esophagitis. Gastrointest Endosc 2003;57:30-6.

50. Fox VL, Nurko S, Furuta GT. Eosinophilic esophagitis: it's not just kid's stuff. Gastrointest Endosc 2002;56:260-70.

51. Liacouras CA. Eosinophilic esophagitis in children and adults. J Pediatr Gastroenterol Nutr 2003;37Suppl:S23-S28.

52. Faubion WA, Perrault J, Burgart LJ, Zein NN, Clawson M, Freese DK. Treatment of eosinophilic esophagitis with inhaled corticosteroids. J Pediatr Gastroenterol Nutr 1998; 27:90-3.

53. Markowitz JE, Spergel JM, Ruchelli E, Liacouras CA. Elemental diet is an effective treatment for eosinophilic esophagitis in children and adolescents. Am J Gastroenterol 2003;98:777-82.

54. Orenstein SR, Shalaby TM, Di Lorenzo C, Putnam PE, Sigurdsson L, Kocoshis SA. The spectrum of pediatric eosinophilic esophagitis beyond infancy: series of 30 children. Am J Gastroenterol 2000;95:1422-30.

55. Sundaram S, Sunku B, Nelson SP, Sentongo T, Melin-Aldana H, Kumar R, Li BUK. Adherent white plaques: an endoscopic finding in eosinophilic esophagitis. J Pediatr Gastroenterol Nutr 2004;38:208-12.

56. Rothenberg ME, Mishra A, Collins MH, Putnam PE. Pathogenesis and clinical features of eosinophilic esophagitis. J Allerg Clin Imm 2001;108:102-5.

57. Landres R, Kuster G, Strum W. Eosinophilic esophagitis in a patient with vigorous achalasia. Gastroenterology 1978;74:1298-301.

58. Attwood S, Smyrkt T, DeMeester T, Jones J. Esophageal eosinophilia with dysphagia. A distinct clinicopathologic syndrome. Dig Dis Sci 1993;38:109-16.

59. Kelly K, Lazenby A, Rowe P, Yardley J, Perman J, Sampson H. Eosinophilic esophagitis attributed to gastroesophageal reflux: improvement with an amino acid-based formula. Gastroenterology 1995;109:1503-12.

60. Mishra A, Hogan SP, Brandt EB, Rothenberg ME. An etiological role for aeroallergens and eosinophils in experimental esophagitis. J Clin Invest 2001;107:83-90.

61. Spergel JM, Beausoleil JL, Mascarenhas M, Liacouras CA. The use of skin prick tests to identify causative foods in eosinophilic esophagitis. J Allerg Clin Immunol 2002;109:363-8.

62. Vanderhoof J, Krueger R, Hanner T, Young R. Eosinophilic esophagitis: a report of dietary therapy used in older. J Pediatr Gastroenterol Nutr 2001;418.

63. Liacouras C, Wenner W, Brown K, Ruchelli E. Primary eosinophilic esophagitis in children: successful treatment with oral corticosteroids. J Pediatr Gastroenterol Nutr 1998;26:380-5.

64. Colletti RB, Di Lorenzo C. Overview of pediatric gastroesophageal reflux disease and proton pump inhibitors therapy. J Pediatr Gastroenterol Nutr 2003;37:7-11.

65. Orenstein SR. Infantile reflux: different from adult reflux. Am J Med 1997;103:114-9.

66. Rudolph CD, Mazur LJ, Liptak GS, Baker RD, Boyle JT, Colletti RB et al. Guidelines for evaluation and treatment of pediatric gastroesophageal reflux in infants and children: recommendations of the North American Society for Pediatric Gastroenterology and Nutrition. J Pediatr Gastroenterol Nutr 2001;32:1-31.

67. Gibbons TE, Stockwell J, Kreh RP. Population based epidemiologic survey of pediatric gastroesophageal reflux disease in hospitalized US children. Gastroenterology 2001;120:154.

68. Carré IJ. Management of gastro-oesophageal reflux. Arch Dis Child 1985;60:71-5.

69. El-Serag HB, Bailey NR, Gilger M, Rabeneck L. Endoscopic manifestations of pediatric gastroesophageal reflux disease in patients between 18 months and 25 years without neurological deficits. Am J Gastroenterol 2002;97:1635-9.

70. Hassall E, Israel D, Shepherd R, Radke M, Dalvag A, Skold B et al. Omeprazole for treatment of chronic erosive esophagitis in children: a multicenter study of efficacy, safety, tolerability and dose requirements. J Pediatr 2000;137:800-7.

71. Barbezat GO, Schlup M, Lubcke R. Omeprazol therapy decreases the need for dilatation of peptic oesophageal strictures. Aliment Pharmacol Ther 1999;62:1041-5.

72. Cadiot G, Bruhat A, Rigaud D, Coste T, Vuagnat A, Benyeder Y et al. Multivariate analysis of pathophysiological factors in reflux oesophagitis. Gut 1997;40:167-74.

73. Castell DO, Vela M. Combined multichannel intraluminal impedance and pH-metry: a proximal extent of pediatric gastroesophageal reflux. Am J Med 2001;111:157-9.

74. Avidan B, Sonnenberg A, Schnell TG, Sontag SJ. There are no realible symptoms for erosive oesophagitis and Barrett's oesophagus: endoscopic diagnosis is still essential. Aliment Pharmacol Ther 2002;16:735-42.

75. Dhiman RK, Saraswat VA, Naik SR. Ambulatory esophageal pH monitoring - technique, interpretations and clinical indications. Dig Dis Sci 2002;47:241-50.

76. Arora AS, Castell DO. Medical management for pediatric gastroesophageal reflux disease. Mayo Clin Proc 2001;76:102-6.

77. Patel AS, Pohl JF, Easley DJ. Proton pump inhibitors and pediatrics. Pediatr Rev 2003;24:12-5.

78. Carvalho SD. Evolução clínica e tratamento da esofagite de refluxo complicada em crianças e adolescentes. Tese de Mestrado. 2004.

79. Gillen D, McColl KEL. Problems associated with the clinical use of proton pump inhibitors. Pharmacol Toxicol 2001;89:281-6.

80. Chen YK. Endoscopic treatment for pediatric gastroesophageal reflux disease: are they ready for prime time? J Pediatr Gastroenterol Nutr 2001;33:109-10.

81. Bergmeijer JH, Harbers JS, Molenaar JC. Function of pediatric Nissen-Rossetti fundoplication followed up into adolescence and adulthood. J Am Coll Surg 1997;184:259-61.

82. Di Lorenzo C, Orenstein S. Fundopication: friend or foe? J Pediatr Gastroenterol Nutr 2002;34:117-24.

83. Hassall E. Antireflux surgery in children: time for a harder look. Pediatrics 1998;101:467-8.

84. Norton RC. Avaliação dos casos de refluxo gastroesofágico submetidos à cirurgia no Hospital das Clínicas no período de 1982 a 1996. Tese de Doutorado. 2000.

85. Poddar U, Thapa BR. Benign esophageal strictures in infants and children: results of Savary-Gilliard bougie dilation in 107 indian children. Gastrointest Endosc 2001;4:480-4.

86. Broor SL, Lahoti D, Bose PP, Ramesh GN, Raju GS, Kumar A. Benign esophageal strictures in children and adolescents: etiology, clinical profile, and results of endoscopic dilation. Gastrointest Endosc 1996;43:474-7.

87. Broto J, Asensio M, Vernet JGM. Results of a new technique in the treatment of severe esophageal stenosis in children: poliflex stents. J Pediatr Gastroenterol Nutr 2003;37:203-6.

88. Ferreira CT, Pretto FM, Angeli C, Nunes DA, Zim MC, Cantalice Neto A et al. Estenose de esôfago na criança: etiologia, aspectos clínicos e resultados de dilatações com Savary-Gilliard. GED 2003;22:61-7.

89. Mutaf O. Esophagoplasty for caustic esophageal burns in children. Pediatr Surg Int 1992;7:106-8.

90. Riley SA, Attwood SEA. Guidelines on the use of oesophageal dilatation in clinical practice. Gut 2004;53Suppl:11-6.

91. Guitron A., Adalid R, Nares J, Mena G, Gutierrez JA, Olivares C. Benign esophageal strictures in toddlers and preschool children. Results of endoscopic dilation. Rer Gastroenterol Mex 1999;64:12-5.

92. Tam PKH, Sprigg A, Cudmore RE, Cook RC, Carty H. Endoscopy guided balloon dilatation of esophageal strictures and anastomotic strictures after esophageal replacement in children. J Pediatr Surg 1991;26:1101-3.

93. Lan LC, Wong KK, Lin SC, Sprigg A, Clarke S, Johnson PR et al. Endoscopic balloon dilatation of esophageal strictures in infants and children: 17 years experience and a literature review. J Pediatr Surg 2003;38:1712-5.

94. Said M, Mekki M, Golli M, Memmi F, Hafsa C, Braham R et al. Balloon dilatation of anastomotic strictures secondary to surgical repair of oesophageal atresia. Br J Radiol 2003;76:26-31.

95. Richter JE. Peptic strictures of the esophagus. Gastroenterol Clin North Am 1999;28:875-91.

96. Gandhi RP, Cooper A, Barlow BA. Successful management of esophageal strictures without resection or replacement. J Pediatr Surg 1989;24:745-9.

97. Carvalho SD, Norton RC, Penna FJ. Aspectos atuais da abordagem da esofagite de refluxo complicada em crianças e adolescentes. Rev Med Minas Gerais 2004;14 Suppl: 78-84.

98. Vandenplas Y, Hassall E. Mechanisms of gastroesophageal reflux and gastroesophageal reflux disease. J Pediatr Gastroenterol Nutr 2003;35:119-36.

99. Amae S, Nio M, Kamiyama T, Ishii T, Yoshida S, Hayashi Y et al. Clinical characteristics and management of congenital esophageal atenosis: a report on 14 cases. J Pediatr Surg 2003;38:565-70.

100. Kim I, Yeon KM, Kim WS, Park KW, Kim JH, Han MC. Perforation complicating balloon dilation of esophageal strictures in infants and children. Radiology 1993;189:741-4.

101. Vasudevan SA, Kerendi F, Lee H, Ricketts RR. Management of congenital esophageal stenosis. J Pediatr Surg 2002;37: 1024-6.

102. Kouchi K, Yoshida H, Matsunaga T, Ohtsuka Y, Nagatake E, Satoh Y et al. 2002;37:934-6.

103. Usui N, Kamata S, Kawahara H, Sawai T, Nakajima K, Soh H et al. Usefulness of endoscopic ultrasonography in the diagnosis of congenital esophageal stenosis. J Pediatr Surg 2002; 37:1744-6.

104. Bittencourt PFS, Maluf Filho F, Gonçalves MEP, Carvalho SD, Ferreira AR, Figueiredo Filho PP et al. Ecoendoscopia na estenose congênita de esôfago. GED 2004;23:193-4.

105. Martinez L, Rivas S, Hernandez F, Avila LF, Lassaletta L, Murcia J et al. Aggressive conservative treatment of esophageal perforations in children. J Pediatr Surg 2003;38: 685-9.

106. Repici A, Conio M, De Angelis C, Battaglia E, Musso A, Pellicano R et al. Temporary placement of an expandable polyester silicone-covered atent for treatment of refractory benign esophageal strictures. Gastrointest Endosc 2004;60:513-9.

107. Triester SL, Fleischer DE, Sharma VK. Failure of self-expanding plastic stents in treatment of refractory benign esophageal strictures. Endoscopy 2006;38:533-7.

108. Bittencourt PFS, Carvalho SD, Ferreira AR, Melo SFO, Andrade DO, Figueiredo Filho PP et al. Tratamento das estenoses esofágicas por dilatação endoscópica em crianças e adolescentes. J Pediatr (Rio J) 2006;82:127-31.

CAPÍTULO 166

PATOLOGIAS DO DUODENO NA INFÂNCIA

Luana Paredes Leite de Barros Pereira

INTRODUÇÃO

As patologias duodenais puderam ser mais bem estudadas durante as últimas décadas com a endoscopia digestiva alta (EDA), tornando-se um dos mais freqüentes exames indicados na investigação diagnóstica da gastroenterologia pediátrica.

Até o desenvolvimento de aparelhos endoscópicos infantis, mais da metade das queixas de hematêmese, melena e dor abdominal não era diagnosticada. A EDA tem melhorado o diagnóstico e a terapêutica de muitas doenças gastrointestinais, estando indicada em pacientes com sangramento digestivo alto e baixo, dor abdominal recorrente localizada no mesogástrio, principalmente quando associada a náuseas, vômitos ou diarréia, perda de peso,[1] vômitos persistentes, ingestão de substâncias cáusticas ou corpos estranhos, estenoses esofágicas, escleroterapia de varizes de esôfago na realização de gastrostomias e jejunostomias, na eletro ou fotocoagulação, nos sangramentos de úlceras gástricas e duodenais, nos angiomas e na investigação complementar de estudos radiográficos inconclusivos.

Com a consciência da possibilidade de duodenite, pediatras e cirurgiões podem presenciar quadros clínicos dramáticos, simulando uma possibilidade de catástrofe abdominal afetando crianças, evitando a indicação de procedimentos invasivos desnecessários.[2]

A maior parte do intestino delgado é inacessível ao exame endoscópico padrão, mas o duodeno, o jejuno proximal e o ileoterminal – áreas mais freqüentemente envolvidas nos processos inflamatórios na faixa etária pediátrica – são facilmente visualizados pela endoscopia ou pela colonoscopia, permitindo a utilização de magnificação de imagem e cromoendoscopia, que possibilitam a análise mais detalhada da mucosa intestinal[3] e o direcionamento das biópsias da mucosa em patologias que afetam a morfologia do intestino delgado,[4] estas utilizadas para exames histopatológicos e estudo imuno-histoquímico, como também a aspiração de líquido duodenal para a pesquisa direta de larvas no diagnóstico de alguns dos parasitas intestinais, os quais podem provocar, entre outros males, a duodenite.

As biópsias também têm grande valor diagnóstico em enteropatias que podem não cursar com alterações macroscópicas como: atrofia microvilositária, agamaglobulinemia, enteropatia autoimune, doença de Wipple e deficiências enzimáticas específicas.[3]

O duodeno parece ser particularmente vulnerável a biópsias, podendo, em alguns casos, como nas crianças transplantadas de medula óssea, levar ao aparecimento de hematomas, de ocorrência mais comum nos traumas abdominais fechados, principalmente em crianças e adultos jovens e raramente como complicação de biópsia endoscópica, ainda que esse risco deva ser considerado nessas crianças acima citadas e que apresentem trombocitopenia e distúrbios da coagulação.

Essa relativa vulnerabilidade se dá devido ao fato de o duodeno ser uma estrutura parcialmente fixa na parede abdominal posterior, ocorrendo ainda devido à rica vascularização do plexo submucoso.

Foram relatados casos de crianças com hematomas intramurais pós-injeção durante sangramento por úlcera péptica, o que pode ocorrer dias ou semanas após a endoscopia, sendo mais freqüentemente evidenciado, porém, nas primeiras 48 horas após o procedimento, o que tornaria necessária a manutenção das plaquetas em ao menos 50.000/mm³ por dois dias após hemostasias ou biópsias endoscópicas duodenais. Pode-se sugerir nível prévio maior de plaquetas, assim como a realização de exames séricos prévios com tempo de sangramento e coagulação mantidos em padrões de normalidade. Pode-se optar, nas crianças submetidas a transplante de medula óssea, pela realização de escovados e aspirados de líquido duodenal, restringindo as biópsias ao estômago e ao esôfago, onde as complicações são menores.[5]

PATOLOGIAS CONGÊNITAS DO DUODENO

Entre as patologias, podem ser citadas as atresias, as estenoses segmentares ou membranosas, as duplicações, os divertículos ou pode ocorrer comprometimento duodenal por malformação de órgãos adjacentes como o pâncreas anular e o pinçamento aortomesentérico. Pode ocorrer ainda diminuição da luz duodenal sem alteração da mucosa de revestimento local, por compressão de bridas congênitas ou má-rotação intestinal.

Dentro das atresias duodenais membranosas, cita-se a *membrana* ou o *diafragma congênito perfurado*, que se constitui de mucosa e submucosa, podendo ter orifício central, o que também pode ocorrer descentralizado. Leva a quadros obstrutivos, com dilatação proximal do duodeno, sendo possível a retenção de corpos estranhos. O diagnóstico é feito geralmente na infância, embora alguns autores relatem casos descobertos na fase adulta. De tratamento cirúrgico, ainda que em 1989 tenha sido publicada a primeira tentativa endoscópica de tratamento por meio da utilização de um balão para everter o *wind sac*, com corrente de alta freqüência para ressecar a membrana com corte em "T".[6]

O pâncreas anular é de ocorrência rara, caracterizado por fina banda de tecido pancreático que envolve parcial ou totalmente a segunda porção duodenal, causando graus variados de obstrução extrínseca em 40% a 70% dos casos, associado a outras anomalidades congênitas como: síndrome de Down, divertículo de Meckel, má rotação intestinal, anormalidades cardíacas, fístula traqueoesofágica e atresia duodenal. À EDA evidencia-se compressão extrínseca da segunda porção duodenal, sem alterações da mucosa. Pode ocorrer grande dilatação a montante e pode se tornar intransponível à progressão do aparelho. Além da EDA, na investigação diagnóstica pode-se utilizar o raio X abdominal e a tomografia. A CPRE (Colangiopancreatografia Endoscópica Retrógrada) é de difícil realização devido à dificuldade de progressão do aparelho para a segunda porção duodenal; porém, quando possível, é utilizada como complementação diagnóstica por meio

da identificação de um ducto acessório presente na banda de tecido pancreático. A colangiorressonância magnética é um método não-invasivo que possibilita a demonstração do sistema ductal biliopancreático, oferecendo as mesmas informações que a CPRE e a tomografia, com a vantagem de não acrescentar ao paciente as complicações inerentes ao procedimento endoscópico. Ainda que os achados radiológicos e endoscópicos sugiram a presença de pâncreas anular, o diagnóstico definitivo só é firmado durante a intervenção cirúrgica.[7]

PATOLOGIAS ADQUIRIDAS DO DUODENO

DUODENITE

A duodenite é rara na infância.[8] Traduz-se endoscopicamente por mucosa edemaciada, hiperemiada ou granular e, com relação à histologia, pela presença de células inflamatórias e ainda pela possibilidade de identificação de ovos e larvas. As duodenites podem ser pépticas, parasitárias, associadas à Doença de Crohn, a doenças granulomatosas (tuberculose) e à doença imunoproliferativa do intestino delgado.[9] Pode-se citar ainda o acometimento do duodeno levando à duodenite, por infecções virais, bacterianas, fúngicas, doença celíaca, pancreatites agudas, moléstias das vias biliares, úlcera péptica, insuficiência renal e estresse.[10] Há descrição na literatura de inflamação duodenojejunal como manifestação primária em crianças portadoras de púrpura de *Henoch-Schonlein* sem a presença de *rash* cutâneo.[11]

Em adultos, a patologia tem sido descrita como *duodenite inespecífica*, sendo as alterações inflamatórias duodenais sem ulceração, que cursam com sintomas dispépticos sugerindo doença ulcerosa péptica. A revisão da literatura revela escassas descrições clínicas de duodenite inespecífica em crianças, o que não altera a importância da indicação de exames endoscópicos, radiológi-

cos e histopatológicos na evolução dos pacientes com suspeita de duodenite.[2]

Nas *infestações parasitárias*, os parasitas que podem causar duodenite são: *Ascaris lumbricoides*, *Ancylostoma duodenale*, *Giardia lamblia*, *Strongyloides stercoralis* e *Schistosoma mansoni*.[10]

Na ascaridíase, apesar de o verme adulto ter como habitat natural o jejuno, o mesmo pode migrar para o duodeno e ser encontrado acidentalmente durante a endoscopia pela ampola de Vater e penetrar nas vias biliares ou duto de Wirsung, provocando quadros obstrutivos.[12]

O habitat do verme adulto do *Ancylostoma duodenale* é o duodeno e as porções iniciais do jejuno. Os vermes adultos agridem a mucosa duodenal por meio de ação traumática e espoliadora, aderindo à mucosa por meio de suas cápsulas bucais, aspirando e determinando dilaceração e maceração da mucosa e levando à ruptura de capilares e à anemia ferropriva. Os aspectos endoscópicos são: edema, erosões e pequenas ulcerações hemorrágicas. À histologia mostra infiltrado leucocitário com predominância de eosinófilos, achatamento das vilosidades intestinais e infiltração da lâmina própria e submucosa.[10]

Outro parasita intestinal que habita o duodeno e o jejuno proximal é a *Giardia lamblia*, podendo ainda ser encontrada na vesícula e nas vias biliares. Sob a forma de trofozoíto, habita a luz intestinal, no muco que recobre a superfície epitelial e mais raramente no interior da mucosa e submucosa. Uma possibilidade de ação patogênica está na capacidade de aderir à mucosa intestinal e produzir destruição dos enterócitos, levando à má absorção dos nutrientes da dieta. O aspecto endoscópico varia entre mucosa normal e pontos esbranquiçados.[3,10] Histologicamente, os fragmentos biopsiados podem revelar mucosa com poucas anormalidades[13] e inflamação aguda focal nas criptas intestinais, associada a infiltrado de polimorfonucleares na mucosa e lâmina própria.[10]

A estrongiloidíase, helmintíase causada pelo *S. stercoralis*, tem ação de natureza traumática, tóxico-infecciosa e antigênica,[10] atuando no duodeno e jejuno superior, podendo acometer do estômago ao reto.[3] Ocorre migração das larvas e fixação das fêmeas na mucosa do intestino delgado, na intimidade das criptas intestinais. O aspecto endoscópico varia de mucosa levemente espessada, com inúmeros pontos esbranquiçados,[3] passando por edema, hiperemia e congestão da mucosa, podendo ocorrer friabilidade, sangramento, microulcerações, nodulações e desorganização do relevo mucoso.[10] O exame histológico pode mostrar a presença de ovos e larvas na intimidade da mucosa.[3,10]

Nas *duodenites pépticas*, o processo inflamatório tem natureza crônica e está freqüentemente associado a úlceras duodenais.[14,15] Há três grupos de fatores que participam da patogênese da doença ulcerosa: o *Helicobacter pylori*, os antiinflamatórios não-esteróides (irrelevantes na infância) e os estados de hipersecreção (síndrome de Zolinger-Éllison). A prevalência do *H. pylori* é significativamente maior em países em desenvolvimento, provavelmente devido às más condições de vida: aglomerados familiares, higiene precária e má nutrição.

Vários fatores estão relacionados à fisiopatogenia do *H. pylori*: aquisição na infância, tipo de cepa da bactéria, predisposição genética do hospedeiro e meio ambiente.[14,15] Vários estudos têm demonstrado menor incidência do *H. pylori* nas crianças quando comparados aos adultos submetidos à endoscopia, ainda que se deva ressaltar que a infecção pelo *H. pylori* é considerada um significante fator de risco para o desenvolvimento do carcinoma gástrico.[16]

Freqüentemente o *H. pylori* acomete o antro gástrico, podendo ser encontrado na mucosa duodenal, em áreas mucossecretoras de mucosa gástrica duodenal.[10] Os achados endoscópicos mais comuns em crianças infectadas por *H. pylori* foram: nodularidade,[17] eritema antral, ulceração gástrica e duodenal, ainda que alguns estudos demonstrem a colonização do *H. pylori* com histo-

logia normal em crianças.[16] O método padrão para a detecção do *H. pylori* continua sendo a endoscopia esofagogastroduodenal com biópsia[14] e estudo anatomopatológico,[15] o que deveria ser recomendado para crianças sintomáticas que vivem em áreas reconhecidas como endêmicas para a bactéria.[16]

Nas duodenites pépticas, os achados endoscópicos vão de áreas de hiperemia circundadas por áreas de coloração normal, presença de nodosidades ou espessamento de pregas da mucosa ou com presença de erosões, o que estabelece um diagnóstico histológico mais preciso. O tratamento das duodenites hemorrágicas é similar ao descrito para as gastrites hemorrágicas.[9] Quando as erosões estendem-se pela segunda porção duodenal, deve-se considerar o diagnóstico de duodenite específica ou síndrome hipersecretora.

As úlceras duodenais podem ser primárias ou secundárias a doenças sistêmicas ou medicações ulcerogênicas; são encontradas nas diversas faixas etárias, sendo comuns em crianças portadoras de insuficiência renal crônica ou em menores portadores de úlceras de estresse, freqüentes em menores internados em unidades de terapia intensiva.

Essas úlceras podem desencadear hemorragia digestiva alta (HDA), implicando hemostasia endoscópica, de acordo com sinais endoscópicos associados com altos índices de recidivas hemorrágicas, como sangramento ativo e presença de vaso visível, não sendo indicada em úlceras com base limpa ou pontos pigmentares planos pela baixa freqüência de sangramento.[9]

A HDA por úlcera de estresse pode ocorrer em todas as faixas etárias, desde o neonato até o escolar, segundo a classificação de Boyle.[18] A hemorragia digestiva alta em crianças revela diferenças e similaridades quando comparada à dos adultos. A maior discrepância reside no diagnóstico diferencial, pois as malformações congênitas – como a duplicação intestinal e o divertículo de Meckel – são mais comuns na infância, enquanto as neoplasias são mais freqüentes

nos adultos. A abordagem diagnóstica e terapêutica é quase sempre similar à utilizada nos adultos. Ao realizar a endoscopia digestiva alta, pode-se fazer uso de métodos térmicos, não-térmicos e mecânicos. É comum a utilização de injeção local de adrenalina na base da lesão, por ser eficaz, de baixo custo, de fácil transporte e manuseio.[18] O tratamento do *H. pylori* em pacientes portadores de úlceras gástricas ou duodenais primárias previne o ressangramento.[9]

Na *Aids* (síndrome da imunodeficiência adquirida), podem ocorrer infecções oportunistas causadas com freqüência por *cryptosporidium*, *microsporidium*, *citomegalovírus* e infecção por *micobactérias, isosporíase* e *rotavírus*. A presença de hiperplasia nodular linfóide (Figuras 166.1, 166.2 e 166.3) pode sugerir infecção por HIV.[3] Vários seres comensais podem ser encontrados no trato gastrointestinal humano. Quando a imunidade da mucosa duodenal está alterada, torna-se fonte de colonização de fungos, que podem se disseminar em estados de severa imunodeficiência.

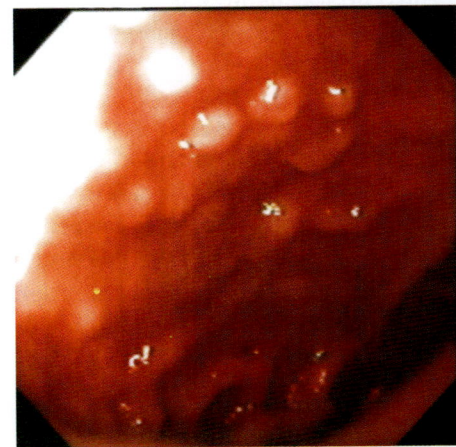

FIGURA 166.1

Adolescente com endoscopia digestiva alta evidenciando nodularidades difusas

Vasei M[19] descreve o caso de menina de 9 anos, com níveis séricos diminuídos de IgA e IgM, acometida por duodenite causada por *Geotrichum candidum*, saprófita e comensal transitório da árvore

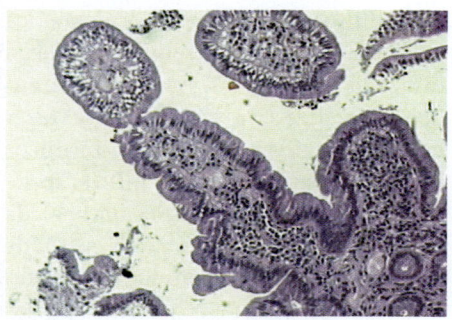

FIGURA 166.2

Detalhe revelando centro germinativo folicular (HE, aumento original 40x)

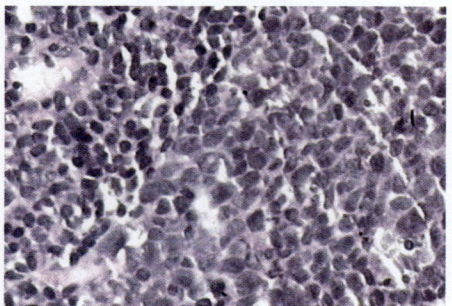

FIGURA 166.3

Vista panorâmica mostrando no centro do fragmento folículo linfóide no córion mucoso (HE, aumento original 40x)

traqueobrônquica humana e do trato gastrointestinal, que pode causar várias infecções oportunistas em hospedeiros imunocomprometidos. Os grandes avanços na terapia contra o câncer têm aumentado o risco de infecção fúngica em pacientes portadores de neoplasias. A maioria das infecções fúngicas é causada comumente por fungos oportunistas das espécies *cândida, aspergillus e rhizomyces*.[19]

Nas duodenites erosivas, presentes em portadores de *hipertensão porta*, as erosões são comumente puntiformes e localizadas no bulbo duodenal; contudo, são observadas com maior freqüência estendendo-se pela parte superior da segunda porção duodenal e adquirindo aspecto linear e circular pelas pregas de *Kerckring*. A freqüência da duodenopatia hipertensiva não é afetada pela

presença de varizes esofagogástricas ou pós-escleroterapia de varizes de esôfago.[20] Os pacientes com hipertensão porta, com sua reserva hepática diminuída, apresentam duodenite erosiva mais intensa. Os achados histológicos na duodenite erosiva incluem edema e dilatação vascular na mucosa e submucosa. A duodenite erosiva é considerada uma das lesões características na duodenopatia por hipertensão porta.[21]

DUODENITE NAS DOENÇAS INFLAMATÓRIAS E GRANULOMATOSAS

A Doença de Crohn é uma doença intestinal crônica transmural, de etiologia desconhecida, que pode acometer qualquer parte do tubo digestivo, da boca ao ânus,[22] embora seja mais freqüente no segmento ileocólico.[23] Ainda que se tenha reconhecido um recente aumento na freqüência, o acometimento gastroduodenal pela doença de Crohn é raro, variando entre 0,5% e 13%.[23,24] No trato gastroduodenal, o bulbo duodenal é o mais atingido, cursando geralmente em associação com outros segmentos do intestino.[24] O aspecto endoscópico é semelhante ao encontrado em outros segmentos do tubo digestivo acometidos pela doença, podendo-se observar desde leves granulações a nodulações francas, freqüentes erosões e úlceras aftóides, porém, pode-se evidenciar somente uma diminuição na distensibilidade parietal ou na peristalse devido ao comprometimento difuso das camadas do órgão. Podem ocorrer estenoses, principalmente na porção mais proximal do duodeno, sendo estas o achado mais comum encontrado na doença de Crohn gastroduodenal.[24] As fístulas enterocutâneas ou para o sistema biliar, ainda que pouco freqüentes,[24] quando ocorrem, são forte indício do diagnóstico.

A distinção entre úlcera péptica e úlcera de Crohn é sempre difícil, considerando-se ainda que os fragmentos biopsiados são diminutos, dificultando um diagnóstico confiável, podendo ser necessárias repetidas biópsias.[24]

Os estudos de Schimtz-Moormann e colaboradores,[25] de 1985, referem que os achados histológicos têm maior valor preditivo do que os achados endoscópicos no diagnóstico da doença de Crohn do trato digestivo superior. Ao referir-se exclusivamente à mucosa duodenal, concluíram que os achados endoscópicos e histológicos apresentaram o mesmo valor diagnóstico. Nesse local, somente as úlceras estenosantes e as lesões enantemáticas apresentaram valor preditivo para a presença de microgranuloma.[26] Tendo sido enfatizada a dificuldade diagnóstica diferencial entre as úlceras pépticas e as úlceras de Crohn, convém ressaltar a boa resposta clínica ao uso de corticóides (excetuando-se os casos de obstrução e fístulas) na doença de Crohn e a resposta terapêutica da úlcera péptica ao uso dos bloqueadores de bomba de prótons e aos bloqueadores de receptor H2, assim como à erradicação do *H. pylori*. Não se conhece a relação entre o *H. pylori* e a doença de Crohn gastroduodenal. As úlceras de Crohn geralmente não causam perfuração ou hemorragia digestiva[24,27] e, nos casos de hemorragia digestiva, a presença de lesão passível de tratamento endoscópico não é comum. A recorrência de hemorragia nesses pacientes não é rara e, nesses casos, o tratamento cirúrgico seria o mais apropriado.[27]

Ainda que exista um dogma consensual na distribuição da inflamação na doença de Crohn, casos de colites ulcerativas com envolvimento da porção alta intestinal, especialmente o duodeno, têm sido descritos na literatura, o que nos sugere que a inflamação focal no trato gastrointestinal superior não deva ser absolutamente considerada como específica para a doença de Crohn.[22]

Também é raro o comprometimento duodenal na *tuberculose*, cursando geralmente com o acometimento de outros órgãos. Na endoscopia digestiva alta, podem ser observados ulcerações, espessamento de pregas e estenoses. O diagnóstico endoscópico nas duas entidades granulomatosas não é fácil, com biópsias apresentando resultados nem sempre positivos.[10]

DOENÇA CELÍACA

A doença celíaca traduz-se pela intolerância permanente ao glúten da dieta, levando à lesão da mucosa intestinal, constituindo-se de atrofia das vilosidades.[28] Acomete principalmente a mucosa do duodeno (Figuras 166.4 e 166.5), levando à má absorção de nutrientes, manifestada na clínica por diarréia crônica e retardo no crescimento. Na endoscopia digestiva alta, observa-se a redução da altura ou do número das pregas duodenais ou a ausência das válvulas coniventes de Kerckring, micronodularidades, visualização de vasos sangüíneos subjacentes e aspecto sulcado das válvulas coniventes.[3] A pesquisa de anticorpo antiendomísio, por meio de biópsia durante a endoscopia digestiva alta, associada à observação clínica levam ao diagnóstico.[29]

ABETALIPOPROTEINEMIA

A abetalipoproteinemia ou acantocitose cursa à duodenoscopia com mucosa coberta por material acinzentado e bolhoso.[3]

LINFANGIECTASIA INTESTINAL

A linfangiectasia é provocada por bloqueio dos canais linfáticos impedindo o fluxo normal de linfa. Na luz intestinal, há o rompimento dos canais linfáticos, levando à perda de proteínas, linfócitos e outros componentes do plasma, evoluindo com hipoproteinemia e edema, evidenciando-se quadros de diarréia ou esteatorréia. As biópsias podem ser dirigidas às alterações macroscópicas segmentares como proeminência das válvulas de Kerckring, edema das vilosidades, vários pontos focais de lesão submucosa, esbranquiçados, puntiformes e proeminentes, com material quiloso.[3]

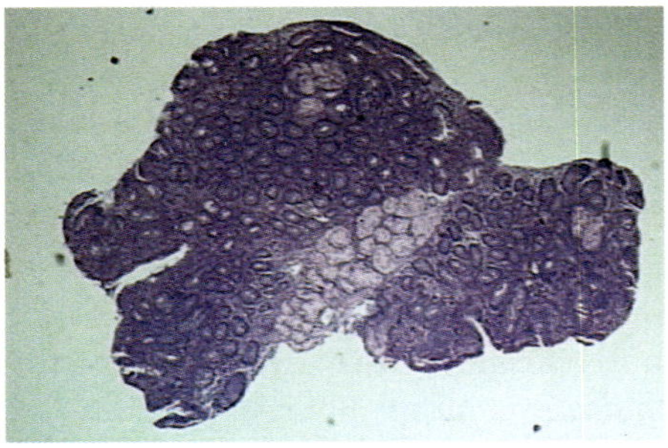

DOENÇA IMUNOPROLIFERATIVA DO INTESTINO DELGADO

Há infiltrado linfoplasmocitário difuso e intenso da mucosa do intestino delgado e/ou linfonodo mesentérico com etiologia desconhecida, podendo estar relacionada a infestações parasitárias constantes, com citação da *G. lamblia*.

Pode ocorrer espessamento do pregueado mucoso duodenal, com alterações do relevo, macro ou micronodular, com comprometimento da motilidade local, devido ao processo infiltrativo. O diagnóstico se dá por meio da biópsia do duodeno em 85% dos casos.[10]

PÓLIPOS DUODENAIS

Os pólipos no duodeno são raros e, quando ocorrem, estão associados a síndromes poliposas como a síndrome de Peutz-Jeghers, a polipose juvenil e a polipose adenomatosa familial (PAF).[30,31]

Os principais grupos histológicos seriam os hamartomas e os adenomas. A polipectomia endoscópica é considerada o tratamento definitivo para o pólipo solitário. As complicações são ocasionais, podendo ser citadas hemorragia e perfuração.

A injeção de epinefrina a 1:10.000 ou 1:100.000 na base hemorrágica do pólipo e o uso de clipes e ligaduras elásticas são recursos viáveis e disponíveis na ocorrência de sangramento, resolvendo a grande maioria dos casos.[30] Nas perfurações, o tratamento pode ser clínico-endoscópico, com colocação de clipes e sondas nasogástricas, ou, eventualmente, cirúrgico, nas vezes em que não foi possível tratamento satisfatório.

Há necessidade de acompanhamento endoscópico na PAF e na síndrome de polipose juvenil para a prevenção do câncer de intestino,[32] em que a endoscopia digestiva alta poderá ser incluída no programa de vigilância.[30]

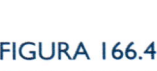

FIGURA 166.4

Detalhe evidenciando superfície mucosa totalmente aplanada (HE, aumento original 100x)

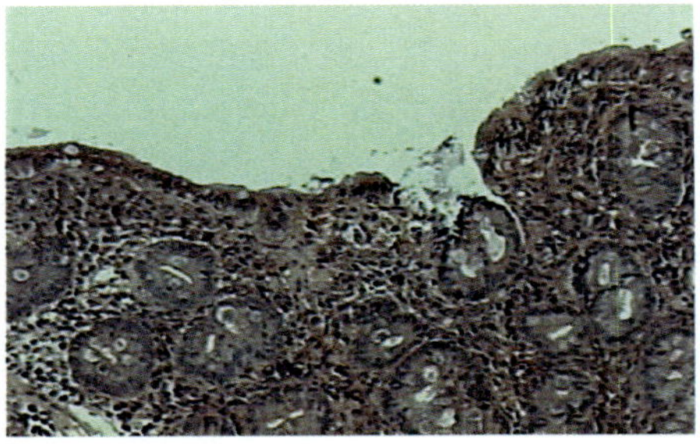

FIGURA 166.5

Visão panorâmica evidenciando total atrofia vilositária (HE, aumento original 25x)

Fotos 166.2 a 166.5: Cortesia do Dr. Leônidas Braga Dias Júnior (Laboratório Paulo Azevedo, Belém do Pará)

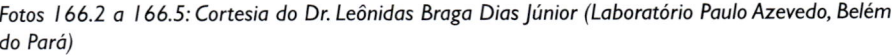

REFERÊNCIAS BIBLIOGRÁFICAS

1. Carvalho AST, Penna FJ. Úlcera péptica na infância: relato de 13 casos resumo. J Pediatr 1987 maio;62(5):209-10.

2. Naveh Y, Kleinhaus U, Kerner E, Berant M. Nospecific duodenitis: an unusual presentation: case reports. Journal of Pediatric Gastroenterology and Nutrition 1997;24(4):434-8.

3. Kawakami E, Ogata SK. Papel da endoscopia nas síndromes disabsortivas. In: Silva MGD, Milward G, editores. Endoscopia pediátrica. Rio de Janeiro: Guanabara Koogan; 2004. P. 133-42.

4. Van Beers EH, Einerhand AW, Taminiou JA, Heymans HS, Dekker J, Buller H A. Pediatric duodenal biopsies: mucosal morphology and glycohydrolase expression do not change along the duodenum resumo. J Pediatr Gastroenterol Nutr 1998 Feb;26(2):186-93.

5. Ramakrishna J, Treem WR. Duodenal hematoma as a complication of endoscopies biopsy in pediatric bone marrow transplant recipients: case reports. Journal of Pediatric Gastroenterology and Nutrition 1997;25(4):426-9.

6. Okamatsu T, Arai k, Yatsuzuka M, Ishikawa M, Matsumura M, Okamoto S et al. Endoscopy membranectomy for congenital duodenal stenosis in an infant. J Pediatr Surg 1989;29(4):367-8.

7. Schmidt MK, Osvaldt AB, Fraga JCS, Takamatu EE, Fernandes CLSS, Rohde L. Pâncreas anular – ressecção pancreática ou derivação duodenal. Rev Assoc Med Bras 2004;50(5):74-8.

8. Oderda G, Formi M, Farina L, Dell'Olio D, Ansaldi N. Duodenitis in children: clinical, endoscopic, and pathological aspects resumo. Gastrointest Endosc 1987;33(5):366-9.

9. Carvalho E, Nita MH, Paiva LMA, Silva AAR. Hemorragia digestiva. Jornal de Pediatria 2000;76Supl2:136-46.

10. lmeida JR, França STM, Jucá NT, Cordeiro F. Duodenites. In: Endoscopia digestiva (SOBED). São Paulo: Ed. Médica e Científica; 2000. P.448-58.

11. Guanasekaran TS, Berman J, Gonzalez M. Duodenojejunitis: is it idiopatic or is it Henoch-Schonlein purpura without the purpura? [resumo]. J Pediatr Gastroenterol Nutr 2000 Jan;30(1):22-8.

12. Rossomando A, Chacón de Gutiérrez E, Moreno E, Carreno de Pérez E. Ascaridiasis biliar em ninos: uso del albendazol [resumo]. Arch Nenez Ppueric Pediatr 1997 jul/sep; 60(3):133-6.

13. Oberhuber G, Stolt M. Simptoms in patients with giardiasis undergoing upper gastrointestinal endoscopy. Endoscopy 1997;29:716-20.

14. Rowland M, Imrie C, Bourk B, Drumm B. How should Helicobacter pylori infected children be managed? [resumo]. Gut 1999; Suppl 1:I36-9.

15. Sousa MB, Luz LP, Moreira DM, Bacha OM, Chultz RM, Edlwein MI. Prevalência de infecção por Helicobacter pylori em crianças avaliadas no Hospital de Clínicas de Porto Alegre, RS, Brasil. Arq Gastroenterol 2001;38(2):132-7.

16. Emir S, Bereket G, Boyacioglu S, Varan B, Tunali H, Haberal M. Gastroduodenal lesions and Helicobacter pylori in children with end-stage renal disease. Pediatr Nephrol 2000;14(8-9):837-40.

17. Kato S, Takeyama J, Ebina K, Naganuma H. Omeprazol based dual and triple regimens for Helicobacter pylori eradication in children [resumo]. Pediatrics 1997 Jul;100(1):E3.

18. Silva MGD, Milward G. Endoscopia Pediátrica. In: Endoscopia digestiva (SOBED). São Paulo: Ed. Médica e Científica; 2000. P. 675-92.

19. Vasei M, Imanieh MH. Duodenal colonization by Geotrichum candidum in a child with transient low serum levels of IGA and IGM: a case report APMIS 1999;107:681-4.

20. Cupta R, Saraswat VR, Kuman M, Naik SR, Pandey R. Frequency and factors influencing portal hipertensive gastropathy and duodenopathy in cirrhotic portal hypertension [resumo]. J Gastroenterol Hepatol 1996 Aug;11(0):720-33.

21. Shudo R, M.D., F.A.C.P., Yazaki Y, M.D., Sakurai S, M.D., Uenishi H, M.D., Yamada H, M.D., Sugawara K, M.D. Duodenal erosions, a common and distinctive feature of portal hypertensive duodenopathy. The American Journal of Gastroenterology 2002;97(4):867-73.

22. Valdez RMD, Appelman HDMD, Bronner MPMD, Greenson JKMD. Diffuse duodenitis associated with ulcerative colitis. The American Journal of Surgical Pathology 2000;24(10):1407-13.

23. Abrahão Jr LJ, Abrahão LJ, Vargas C, Chagas V, Fogaça H. Doença de Crohn gastroduodenal: relato de quatro casos e revisão da literatura. Arq Gastroenterol 2001 Jan/Mar;38(1):57-62.

24. Yamamoto T, Allan RN, Keighley MRB. An audit of gastroduodenal Crohn disease: clinicopathologies features and management. Scand J Gastroenterol 1999;(10):1019-24.

25. Schmitz-Moormann P, Malchow H, Pittner PM. Endoscopic and bioptic study of the upper gastrointestinal tract in Crohn's disease patients. Path Res Pract 1985;178:377.

26. Rodrigues M. Doença inflamatória crônica intestinal inespecífica. In: Silva MGD, Milward G, editores. Endoscopia pediátrica. Rio de Janeiro: Guanabara Koogan; 2004. P. 179-207.

27. Pardi DS, Loflus Jr EV, Tremaine WJ, Sandvborn WJ, Alexander GL, Balm RK et al. Acute major gastrointestinal hemorrhage in inflammatory bowel disease [resumo]. Gastroentest Endosc 1999 Feb;49(2):53-7.

28. Barshack I, Goldberg I, Chowers Y, Weiss B, Horowitz A, Kopolovic J. Immunohistochemical analysis of candidate gene product expression in the duodenal epithelium of

children with celiac sprue [resumo]. J Clinique Pathologie 2001;54(9):684-8.

29. Busse SR, Ribeiro XMN. Anorexia nervosa ou doença celíaca? [resumo]. Infanto Rev Neuropsiquiatr. Infanc. Adolesc 2001;9(2):55-7.

30. Silva MGD, Raphael AB. Pólipos intestinais. In: Silva MGD, Milward G, editores. Endoscopia pediátrica. Rio de Janeiro: Guanabara Koogan; 2004. P. 209-20.

31. Heiskanen I, Kellokumpu I, Jarvinen H. Management of duodenal adenomas in 98 patients with familial adenomatous polyposis[resumo]. Endoscopy 1999;31(6):412-16.

32. Bulow S, Bjosk J, Christensen IJ, Fausci O, Jarvinen H, Moesgaard F et al. Duodenal adenomatosis in familial adenomatous polyposis [resumo]. Gut 2004;53(30):381-86.

CAPÍTULO 167

PATOLOGIAS DO CÓLON E RETO

Eloá Marussi Morsoletto

A prática da colonoscopia pediátrica tem se desenvolvido significantemente nos últimos 20 anos, com melhora considerável na técnica de realização e nos avanços tecnológicos dos aparelhos.

Há várias condições patológicas colorretais que podem ser identificadas na colonoscopia. Vamos discorrer sobre as principais delas, assim como disponibilizar exemplos de imagens (Tabelas 167.1 e 167.2).

DOENÇAS INFLAMATÓRIAS INTESTINAIS

A endoscopia ocupa um importante papel no diagnóstico, no manejo e na vigilância das doenças inflamatórias intestinais (DII). Por não existir um teste simples, patognomônico para estabelecer o seu diagnóstico, a endoscopia é útil para estabelecer o diagnóstico, excluir outras patologias, distinguir doença de Crohn de colite ulcerativa, definir padrão, extensão e atividade inflamatória da mucosa e também obter tecido mucoso para avaliação histológica. Definidas a extensão e a gravidade da atividade inflamatória, a endoscopia influencia decisões terapêuticas clínicas e cirúrgicas, assim como o manejo das suas complicações (Tabela 167.3).

Ainda, a endoscopia tem um papel-chave na vigilância do paciente com DII de longa data, que tem um risco aumentado de displasia e de desenvolvimento de câncer colorretal.

DII (doença de Crohn e colite ulcerativa) primariamente afeta adultos jovens, mas em 15% a 25% dos casos a doença inicial começa na infância (abaixo de 18 anos de idade).[35] Muitos aspectos da DII, incluindo avaliação inicial, suporte nutricional, terapêutica clínica e cirúrgica e a direção das pesquisas futuras, são baseados nos pacientes adultos e pediátricos. Contudo,

TABELA 167.1

Colites	Anormalidades vasculares	Síndromes polipóides
Colite ulcerativa inespecífica	Varizes por hipertensão portal	Polipose adenomatosa familiar
Doença de Crohn	Angiodisplasias	Síndrome de Gardner
Colite infecciosa	Hemangiomas	Síndrome de Peutz-Jeghers
Colite alérgica	*Blue rubber bleb syndrome*	Polipose juvenil
Colite por leite materno		Síndrome de Turcot
Neutropenia ou disfunção neutrofílica	Vasculites	Síndrome de Cronkhite-Canada
Colite linfocítica		
Colite colagenosa		
Colites diversas	Pólipos	
	Pólipo juvenil	Tumores Malignos
	Pólipo cloacogênico	Leiomiossarcoma
	Adenoma	Linfoma gastrointestinal
Diarréia Protraída da Infância	Pólipo hiperplásico	
Doença de inclusão microvilosa		Carcinoma colônico
Enteropatia auto-imune	Doença do Enxerto Contra o Hospedeiro	

TABELA 167.2

Achados macroscópicos (colonoscopia) e microscópicos em crianças com sangramento retal (n = 49) Idade média = 2,7 meses[3]

Macroscópico	N (%)
Mucosa normal	16 (32,6)
Eritema focal	20 (40,8)
Ulceração aftóide	13 (26,5)
Microscópico	
Normal	25 (51,0)
Inflamação	13 (26,5)
Infiltração eosinofílica	9 (18,3)
Hemorragia	2 (10,2)

TABELA 167.3

Critérios de Trulove e Witts para determinar atividade da doença na colite ulcerativa[25]

	Atividade moderada	Atividade intensa
Número de evacuações por dia	maior ou igual a 5	maior que 5
Sangramento ano-retal	pequena quantia	grande quantia
Temperatura	menor que 37,5°C	maior ou igual a 37,5°C
Pulso	menor que 90/min	maior ou igual a 90/min
VHS	menor que 30 mm/h	maior ou igual a 30 mm/h
Hemoglobina	maior que 10 gr/dl	menor ou igual a 10 gr/dl

TABELA 167.4

Reposição Diária de Cálcio Recomendada por Idade[27]

Idade	Dosagem (mg)
Nascimento aos 6 meses	210
6 meses a 1 ano	270
1 a 3 anos	500
4 a 8 anos	800
9 a 18 anos	1.300

é importante delinear alguns aspectos específicos do paciente pediátrico, especialmente o déficit pôndero-estatural e a desmineralização óssea.[36] Fatores que contribuem para isso são nutrição inadequada (especialmente deficiência de vitamina D e cálcio), terapia crônica com corticosteróide e diminuição da atividade física.[37] Os depósitos de vitamina D são claramente comprometidos nas crianças com doença de Crohn, mas nos pacientes com colite ulcerativa raramente são afetados.

Outro fator a ser considerado é a importância da transição de cuidados médicos para o adolescente com DII. O gastroenterologista pediátrico deve ajudar os jovens a gradualmente aumentar sua responsabilidade com os cuidados sobre suas medicações e conhecimento de sua doença. Esse processo deve se iniciar no meio da adolescência, ajudando a encontrar um gastroenterologista adequado,[28] mesmo que a família esteja relutante na mudança desses cuidados (Tabela 167.4).

Colite ulcerativa e doença de Crohn ocorrem em igual freqüência nas crianças diagnosticadas nos primeiros oito anos de vida, porém a doença de Crohn é mais comum em crianças com mais idade. Doença colônica isolada é mais comum em crianças com menos de oito anos de idade.[19] Em uma série de 1.370 pacientes diagnosticados antes dos 18 anos de idade, 83 (6,4%) foram diagnosticados nos 2 primeiros anos de vida, 211 (15,4%) antes dos 6 anos, 654 (47,7%) entre 6 e 12 anos, e 505 (36,9%) entre 13 e 18 anos de idade. Embora 15% a 25% de todos os pacientes com DII sejam diagnosticados quando têm menos de 20 anos,[35,21] mais da metade desse grupo (63%) foi diagnosticada com menos de 12 anos de idade (Tabela 167.5).

Avaliação diagnóstica em pacientes pediátricos e adolescentes tem que ser iniciada assim que se suspeite de DII. A demora no diagnóstico, além de trazer seqüelas gerais, pode trazer um atraso de crescimento pôndero-estatural e sexual irreversível.

Endoscopia digestiva alta pode ser útil na diferenciação entre doença de Crohn e colite ulcerativa, mesmo na ausência de sintomas gastrointestinais altos.[2,11] Achados histológicos de gastrite antral não-específica são comuns em crianças com DII, mas inflamação focal ou descontínua é altamente sugestiva de doença de Crohn (52%), diferente da colite ulcerativa (8%).[22] Além disso, granulomas têm sido encontrados em 28% a 60% das biópsias de antro em crianças com doença de Crohn.[1,22] Um estudo envolvendo 115 pacientes, 81 com doença de Crohn (idade média de 11,3 anos) e 34 com colite ulcerativa (idade média de 11,7 anos), mostrou

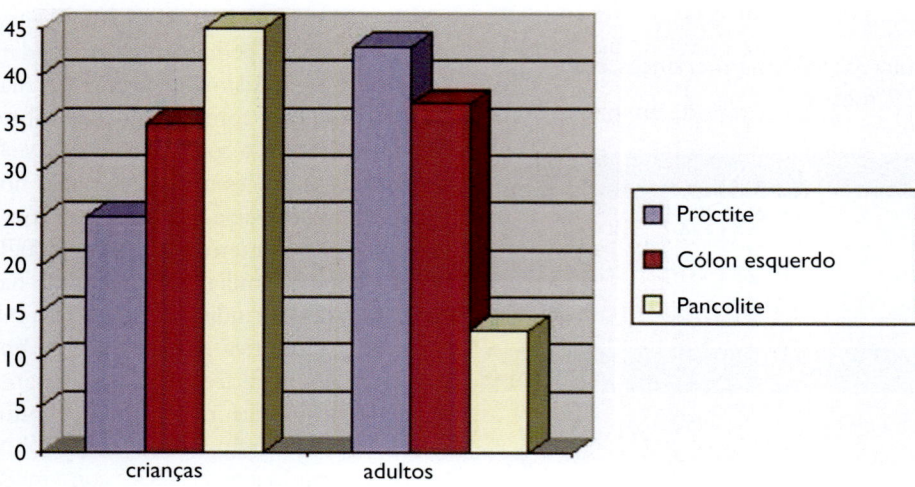

FIGURA 167.1

Apresentação clínica da colite ulcerativa em crianças e adultos[28]

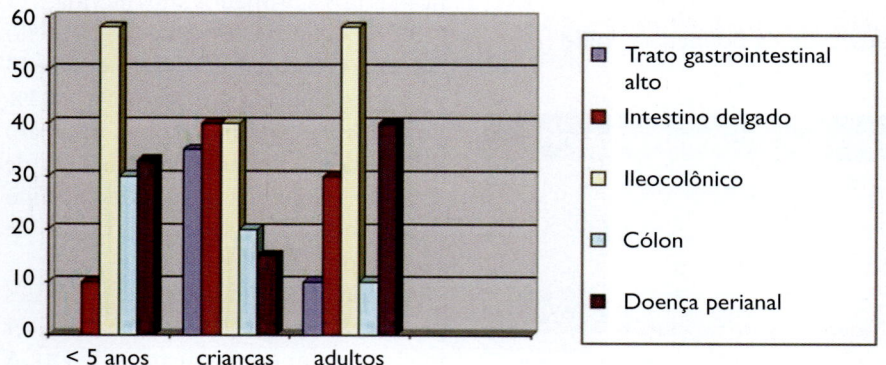

FIGURA 167.2

Apresentação clínica da doença de Crohn em crianças e adultos[14]

TABELA 167.5

Apresentação Clínica nas DII das Crianças e Adolescentes[21]

Sistêmicas	Gastrointestinais	Endócrinas
Déficit pôndero-estatural Anorexia Mal-estar Febre de origem desconhecida	Dor abdominal Diarréia (com ou sem sangue e muco) Sangramento gastrointestinal Náuseas/vômitos Saciedade precoce/ flatulência Ulcerações orais Icterícia	Maturação sexual atrasada Osteopenia/osteoporose

alterações na endoscopia digestiva alta em 64% dos pacientes com doença de Crohn e em 50% das crianças com colite ulcerativa; anormalidades histológicas foram encontradas em 81,6% e 70,6% dos pacientes, respectivamente. Foram encontrados granulomas no trato digestivo alto em 28,4% das crianças, e a região mais comum foi o estômago.[18]

Avaliações em detectar doença de intestino delgado com a cápsula endoscópica ainda não foram devidamente estudadas, e existem apenas algumas poucas séries de trabalhos descrevendo esse método em crianças.

PAPEL DA COLONOSCOPIA NO DIAGNÓSTICO DAS DII

Diarréia aguda infecciosa com hematoquezia é relativamente comum. Devemos sempre suspeitar de etiologia infecciosa em pacientes com diarréia com sangue, porque 38% dos indivíduos com esse sintoma em que se suspeita de DII na realidade têm uma etiologia infecciosa.[26,43] As alterações endoscópicas de certas colites infecciosas podem ser indistinguíveis das alterações causadas por DII. Diferenciação de DII das colites infecciosas requer cuidadosa história, exames de fezes e biópsias endoscópicas. Na maioria dos casos, essa diferenciação pode ser feita com retossigmoidoscopia flexível e biópsias de reto, sendo a colonoscopia usualmente desnecessária.

A resposta da mucosa a um agente infeccioso e, portanto, o aspecto endoscópico podem variar dependendo da virulência, da duração da infecção e das condições do sistema imunológico do hospedeiro, assim como de uma história de recente tratamento com antibióticos. O aspecto endoscópico comum nas doenças infecciosas e incomum nas DII é a presença de exsudato purulento ou pseudomembranas cobrindo parcial ou completamente a mucosa.

A colonoscopia é um método mais sensível do que exames radiológicos para detectar alterações iniciais e leves das DII e deve ser o método primário para se obter amostras de tecido para exame histológico.[13] As biópsias devem ser realizadas, mesmo que a aparência macroscópica seja normal, pois pode existir alteração histológica diagnóstica de DII.[33] A histologia é, de fato, o melhor método para medir a extensão e a atividade da doença. Colonoscopia com biópsias em áreas afetadas ou áreas de aspecto normal pode determinar se o paciente com colite indeterminada tem doença de Crohn ou colite ulcerativa. Contudo, em cerca de 10% dos pacientes, isso não fica definido, mesmo com ileocolonoscopia e biópsias.

DIFERENCIAÇÃO ENDOSCÓPICA DE DOENÇA DE CROHN E COLITE ULCERATIVA

O aspecto endoscópico pode não ser suficientemente específico para diferenciar doença de Crohn de colite ulcerativa, entretanto, existem alguns aspectos bastante sugestivos a favor de um diagnóstico ou de outro.

O aspecto endoscópico na doença de Crohn é bastante variável, e as alterações estão relacionadas com a atividade da doença e sua duração. Classicamente, é caracterizada por áreas *skip*, isto é, áreas de mucosa com doença, entremeadas por áreas de mucosa normal. A inflamação freqüentemente não compromete a circunferência toda do órgão. Doença de Crohn geralmente poupa o reto, é mais intensa no ceco e no cólon direito.

Na doença de Crohn leve, a mucosa colônica aparece endoscopicamente normal ou com pequenas úlceras aftóides, resultado da expansão dos folículos linfóides na submucosa. Na doença moderada, essas úlceras aftóides coalescem para úlceras grandes, as quais podem ter a aparência de estrelas (úlceras estelares). Quando a intensidade da doença é maior, edema de submucosa e úlceras podem resultar no aspecto de "calçamento em paralelepípedo", mais comum na doença de Crohn do que na colite ulcerativa. Pode haver também úlceras grandes, profundas, que tendem

a confluir, assumindo o sentido longitudinal na luz do órgão, chamadas úlceras lineares. Nos casos de doença moderada a intensa, atingindo apenas intestino grosso, pode não ser distinguível o aspecto endoscópico da doença de Crohn e da colite ulcerativa.

Granulomas têm sido demonstrados em 15% a 36% das biópsias endoscópicas[34] e são mais freqüentes nas pequenas ulcerações, porque os elementos epitelióides celulares dos quais os granulomas aparecem são geralmente obliterados nas úlceras grandes.

Colite ulcerativa costuma se iniciar no reto e progredir proximalmente, de uma maneira contínua e circunferencial, sem intercalar com áreas normais. Em geral a doença é mais grave distalmente, exceto em pacientes tratados com medicação tópica. A lesão mais precoce na colite ulcerativa é a perda da vascularização normal, marcada como uma hiperemia da mucosa, devido ao aumento do fluxo sangüíneo superficial. Com o aumento da intensidade da inflamação, o edema superficial de mucosa aumenta, resultando em uma aparência granular fina, freqüentemente citada como aspecto em "areia molhada". A mucosa é bastante friável e sangra facilmente com mínimos traumas endoscópicos. Na doença moderada, úlceras rasas são vistas, mas, diferente das da doença de Crohn, são circundadas por mucosa inflamada sem áreas de mucosa com aspecto normal. Biópsias retiradas próximo às úlceras, mesmo de áreas aparentemente normais endoscopicamente, podem revelar alterações consistentes com DII. Os exames histológicos mostrando mucosa completamente normal são mais sugestivos de doença de Crohn. A colite ulcerativa intensa pode apresentar úlceras grandes. Pseudopólipos inflamatórios podem ser vistos em ambas, na colite ulcerativa e na doença de Crohn.

DISTRIBUIÇÃO E EXTENSÃO DA DOENÇA

Interessantemente, a localização anatômica da inflamação nas crianças pode

ser bem diferente com relação aos pacientes adultos. Na colite ulcerativa, a maioria dos pacientes adultos apresenta proctite, que aparece em somente uma pequena parte das crianças (Figura 167.1). Na doença de Crohn, envolvimento do intestino delgado é mais predominante nas crianças do que em adultos (Figura 167.2).

Estabelecer a distribuição e a extensão da doença é essencial para diferenciar doença de Crohn da colite ulcerativa, para guiar decisões terapêuticas e para designar o risco de câncer colorretal. Biópsias devem ser obtidas mesmo com mucosa de aspecto normal, pois a histologia é mais sensível do que o aspecto macroscópico para determinar a atividade inflamatória.

A extensão do envolvimento da mucosa nas DII não é estática, pode regredir ou progredir em qualquer tempo. Estudos têm demonstrado que um terço dos pacientes inicialmente diagnosticados com doença limitada ao reto tiveram sua doença estendida à região proximal.[29] Por causa de a relação de câncer colorretal estar diretamente relacionada com a extensão da doença, é importante o exame periódico restabelecendo essa extensão em pacientes com doença de longa duração.

O exame do íleo terminal é muito importante na avaliação de todo paciente com suspeita de DII e é tecnicamente possível na maioria. Biópsias devem ser feitas, porque a ileíte de Crohn pode ter aspecto endoscópico normal. O envolvimento de mucosa de íleo terminal é bastante sugestivo de doença de Crohn, embora alguns pacientes com pancolite ulcerativa possam ter evidências microscópicas de *backwash ileitis*, com um aspecto inflamatório sem ulcerações se estendendo por poucos centímetros no íleo terminal.

Vários estudos em colite ulcerativa têm demonstrado que a gravidade dos achados endoscópicos tem correlação com a gravidade dos sintomas e pode prever a necessidade de medicação mais agressiva ou tratamento cirúrgico. Numerosos marcadores estimativos têm sido desenvolvidos, mas em geral são complexos, requerem muito tempo e seu uso se restringe a protocolos de trabalho. Na prática clínica, a discriminação da gravidade da doença em inativa, leve, moderada e intensa é usualmente suficiente para estabelecer manejo terapêutico (Tabela 167.6).

Na doença de Crohn, a correlação entre os achados da mucosa e os sintomas clínicos é bastante pobre, pois a doença é caracterizada por uma inflamação transmural.

O GETAID (Groupe d'Etude Thérapeutique des Affections Inflammatoires du Tube Digestif) estudou um grupo de 142 pacientes com doença de Crohn ativa e desenvolveu um índice quantitativo de gravidade da doença (Crohn Disease Endoscopic Index of Severity), dividindo o intestino em cinco segmentos (reto, sigmóide e cólon esquerdo, cólon transverso, cólon direito, íleo), gerando um escore numérico baseado no envolvimento superficial da doença e na presença de ulcerações superficiais ou profundas. Eles não acharam correlação entre a gravidade e extensão da doença e a intensidade clínica medida pelo índice de atividade da doença de Crohn (CDAI). Similarmente, o escore endoscópico do GETAID não foi capaz de predizer quais pacientes seriam responsivos ou resistentes ao tratamento com corticosteróides.[30]

SANGRAMENTO

Sangramento gastrointestinal é uma manifestação comum das DII; contudo, hemorragia aguda importante é inco-mum, respondendo por 0% a 6% das hospitalizações na doença de Crohn e por 1,4% a 4,2% na colite ulcerativa.[32] A presença de lesões tratáveis endoscopicamente não é freqüente, e a endoscopia tem um papel mais diagnóstico do que terapêutico nesses pacientes. Pela natureza difusa da colite ulcerativa, o exame usualmente é limitado a uma retossigmoidoscopia flexível, que é usada mais para confirmar atividade intensa da doença do que para identificar um sítio endoscopicamente tratável. No caso de hemorragia maciça, em que não foi definido um local preciso de sangramento, o procedimento cirúrgico com colectomia deve ser indicado.

Na doença de Crohn, a colonoscopia pode definir áreas de atividade da doença associada com sangramento de baixo grau e pode localizar uma área focal de sangramento que em raros casos pode ser tratada endoscopicamente. Mais freqüentemente, a endoscopia é útil na identificação do segmento intestinal responsável pela hemorragia e tem um papel importante para definir a ressecção cirúrgica.[32]

ESTENOSES

Estenoses benignas podem ocorrer como resposta cicatricial a repetidos episódios inflamatórios, resultando em fibrose e estreitamento da luz intestinal, em ambas as DII, embora seja mais tipicamente vista na doença de Crohn, devido à sua natureza transmural. Estenoses são mais freqüentes em pacientes com doença de Crohn limitada ao intestino delgado (64%) do que naqueles com envolvimento apenas do intestino grosso (5%).[42] Em todas as estenoses, é essencial a avaliação adequada para afastar processo maligno, e, nesses casos, a visão endoscópica com biópsias para avaliação histológica é determinante. Laparotomia deve ser considerada para estenoses suspeitas que não puderam ser adequadamente avaliadas por radiologia e biópsias endoscópicas.

Apesar de a maioria das estenoses inflamatórias responder bem à terapêutica conservadora, obstrução causada por estenoses fibróticas é o evento precipitante para intervenção cirúrgica em mais de 50% dos pacientes com doença de Crohn.

Um grupo de pacientes pode se beneficiar com a terapêutica endoscópica, particularmente aqueles que já tiveram ressecções intestinais prévias. A maioria das dilatações é feita com balões pneumáticos passados através do colonoscópio, especialmente para estenoses curtas (maiores que 4 cm) das anastomoses ileocolônicas em pacientes com doença de Crohn. O procedimento é realizado sob visão direta, conseguindo-se uma dilatação com o balão através do endoscópio, maior do que 18 mm de diâmetro, na maioria dos casos sem complicações.[8] A duração da insuflação do balão pode ser de 15 a 60 segundos com múltiplas insuflações ou uma insuflação única de quatro minutos. Melhora sintomática é observada por longos períodos em 41% a 60% dos casos.[7,44] O risco de sangramento ou perfuração é minimizado, evitando agressivas ou repetidas dilatações. Os melhores candidatos à dilatação endoscópica são

TABELA 167.6

Espectro dos Achados Endoscópicos na Colite Ulcerativa[5]

Inativa	Leve	Moderada	Intensa
Mucosa relativamente normal; pode ser pálida com neovascularização	Edema; eritema; mucosa brilhante com granulosidade fina que mascara o padrão vascular	Aspecto granular evidente, com erosões e friabilidade de mucosa; sangramento pode ocorrer sob pressão endoscópica leve	Mucosa espessa; ulcerações e friabilidade com hemorragia espontânea

aqueles com estenose curta, única, com uma extensão menor do que 8 cm,[8] enquanto pacientes com múltiplas estenoses podem ser mais beneficiados com terapêutica cirúrgica. Tem sido sugerido que injeções de corticosteróide nas estenoses, após a dilatação endoscópica, poderiam diminuir a necessidade de novas dilatações. Embora não existam estudos controlados, alguns ensaios mostram que isso é seguro e eficaz quando usado junto com a dilatação endoscópica no manejo das estenoses anastomóticas da doença de Crohn.[9]

MEGACÓLON TÓXICO

Megacólon tóxico ocorre como uma rara complicação na colite ulcerativa e em um pequeno percentual de pacientes com doença de Crohn. Historicamente, a colonoscopia tem contra-indicação absoluta. Contudo, por causa dos trabalhos mostrando sucesso na descompressão colonoscópica na síndrome de Ogilve, muitos autores têm tentado tratamento similar nos pacientes com DII. Ressaltam, porém, que esse procedimento não pode ser interpretado como tratamento definitivo para o megacólon nas DII, porque metade dos pacientes com megacólon tóxico vai necessitar de cirurgia. Contudo, apesar do risco significante de perfuração, a descompressão colonoscópica pode ser considerada como uma medida paliativa em alguns pacientes selecionados que tenham alto risco cirúrgico.[15]

CÂNCER

Pacientes com colite ulcerativa ou doença de Crohn têm risco aumentado para displasia epitelial colônica e carcinoma. Pacientes com colite ulcerativa têm risco para câncer pelo menos três vezes maior do que a população em geral. Esse risco maior é diretamente proporcional à extensão e à duração da doença, assim como na presença de colangite esclerosante primária.[24,40] Outro fator que aumenta o risco para câncer é o início da doença ter sido nas duas primeiras décadas de vida. Pacientes com doença de Crohn, com pelo menos 30% do cólon envolvido, têm também risco aumentado para displasia e câncer colorretal.

Esses pacientes devem ser colocados em programa de vigilância endoscópica, com múltiplas biópsias tomadas a intervalos regulares em toda a extensão. A maioria dos estudos recomenda que essa vigilância se inicie após oito anos de doença.

É concordância geral que displasia de alto grau é uma indicação absoluta para colectomia, já que esses pacientes têm um risco de 42% de câncer concomitante.[38]

Sabendo que o risco de câncer é baixo na primeira década após o diagnóstico de colite ulcerativa, uma abordagem razoável de vigilância endoscópica seria de colonoscopia a cada 3 anos por 12 anos, depois a cada 2 anos por 10 anos e, posteriormente, anual.[23] Naqueles pacientes com colangite esclerosante primária, a vigilância endoscópica deve ser anual.

PÓLIPOS COLORRETAIS

Os pólipos são protuberâncias da mucosa gastrointestinal para o seu lúmen, encontradas com maior freqüência no intestino grosso do que no delgado, principalmente no reto e no sigmóide.

Raros antes dos dois anos de idade, os pólipos colorretais são considerados os tumores benignos mais freqüentes em pediatria, além de serem a causa mais comum de sangramento digestivo baixo na infância (Tabela 167.7).

Os pólipos podem ser classificados de diversas maneiras. Quanto à sua forma de implantação na parede intestinal, podem ser: pediculados, quando inseridos à parede intestinal por uma haste, que pode ser curta e grossa ou longa e fina; ou sésseis, que nascem diretamente da parede, sem um pedículo. A grande maioria, nas crianças, são pólipos pediculados. Podem ser únicos ou múltiplos. Geralmente apresentam forma esférica, com superfície lisa, com coloração habitual de mucosa ou com leve eritema. Podem ser digitiformes ou ter aspecto multilobulado.

Quanto à histologia, consideram-se dois grupos principais de pólipos gastrointestinais encontrados em crianças: os hamartomas e os adenomas.[41]

Hamartomas não são lesões neoplásicas e raramente revelam displasia.[41] O tecido glandular é normal, com glândulas císticas ricas em mucina e lâmina própria proeminente.

Pólipos hamartomatosos incluem o pólipo juvenil solitário (pólipo de retenção) e os encontrados na síndrome de polipose juvenil, nas variantes Bannayan-Riley-Ruvalcaba e doença de

TABELA 167.7

Classificação dos Pólipos Colorretais

Pólipos Epiteliais	Pólipos Não-epiteliais
Adenoma	Leiomioma submucoso
Pólipo hiperplásico	Pólipo linfóide
Pólipo juvenil	Paraganglioma
Pólipos de Peutz-Jeghers	Tumor carcinóide
	Lipoma submucoso
	Neurofibroma submucoso
	Schwannoma submucoso
	Ganglioneuroma

Cowden, e na síndrome de Golin. Pólipos juvenis são os mais prevalentes na pediatria, geralmente únicos, pediculados, de cor cereja e com superfície mucosa lisa.[16] Podem ter mucosa friável e se apresentar com hemorragia. Um aspecto endoscópico descrito recentemente é a chamada "mucosa em pele de galinha". Seria uma área pequena de mucosa circundando o pólipo, por vezes estendendo-se pelo pedículo, com aspecto granular e pontilhado amarelo-pálido. Esse aspecto é comum em pólipos juvenis de reto e sigmóide, em crianças.

Em geral, pólipos juvenis isolados têm potencial maligno desprezível, mas alterações adenomatosas malignas têm sido relatadas na síndrome da polipose juvenil autossômica dominante.

A síndrome de Peutz-Jeghers constitui uma afecção familiar transmitida por um gene anômalo autossômico dominante, responsável tanto pela polipose como pela pigmentação cutâneo-mucosa. Esta é devida a depósitos de melanina principalmente nos lábios, cavidade bucal, palma das mãos e planta dos pés. Os pólipos podem ser sésseis ou pediculados, de tamanho variável, geralmente múltiplos, e ocorrem em 95% dos casos no intestino delgado, em 30% no intestino grosso e em 25% no estômago e duodeno.[10]

Inicialmente esses pólipos foram descritos como lesões adenomatosas pré-malignas,[4] sendo posteriormente identificados como hamartomas.[6]

A identificação incorreta da natureza desses pólipos e a presença freqüente de alterações histológicas erroneamente interpretadas como malignas (figuras mitóticas, hipercromatismo celular) determinaram inicialmente uma superestimação do potencial maligno dessa síndrome.[4] Isso foi contestado por Bartholomew e colaboradores,[6] que observaram que esses pólipos apresentavam figuras histológicas consistentes com hamartomas e que faltavam subsídios para confirmar como carcinomas os casos apresentados em associação à síndrome de Peutz-Jeghers. Os pólipos gastrointestinais dessa síndrome apresentam carac-

terísticas distintas daqueles encontrados em outras síndromes hamartomatosas, como a presença de componente muscular liso infiltrando o tecido conectivo em padrão de ramificações.

Posteriormente, numerosos autores reportaram a ocorrência de carcinoma associado à síndrome, envolvendo principalmente o trato digestivo superior, mas também o íleo e o cólon. A análise global dos casos descritos mostra que os pacientes portadores dessa síndrome apresentam um risco aumentado, porém pequeno, estimado em 2% a 3%, para desenvolver neoplasias do trato digestivo. Não se justificam, portanto, ressecções profiláticas de segmentos dos intestinos delgado ou grosso envolvidos pela polipose. No entanto, pacientes sintomáticos devem submeter-se periodicamente a exames endoscópicos.

Adenomas são pólipos epiteliais neoplásicos, caracterizados por aspecto displásicos, isto é, atipias celulares, atividade mitótica aumentada e hipercromatismo nuclear, devido a diferenciação e renovação celular anormal. Os adenomas mostram um ou ambos os padrões glandulares genéricos, designados como tubulares e vilosos. Os adenomas tubulares têm um padrão organizado, enquanto os vilosos exibem um padrão frondoso.

Nos pacientes adultos, a relação entre pólipos adenomatosos e adenocarcinoma tem sido bastante estudada e comprovada. Embora adenomas isolados sejam extremamente raros na prática pediátrica, crianças com adenomas parecem ter o mesmo risco de progressão para câncer[48] (Tabela 167.8).

POLIPECTOMIA COLONOSCÓPICA

A polipectomia responde por mais de 95% das terapêuticas realizadas em colonoscopias pediátricas. A observação cuidadosa de tamanho, forma, tipo histológico, se isolado ou múltiplos, é que irá determinar o manejo inicial e em longo prazo. A remoção segura, com a recuperação dos pólipos, requer uma

habilidade maior do que aquela necessária para uma colonoscopia diagnóstica e é um aspecto essencial para quem se propõe a realizá-la.

PRINCÍPIOS DA POLIPECTOMIA COLONOSCÓPICA

A polipectomia é associada com um risco de sangramento ou lesão da parede intestinal. Portanto, uma polipectomia segura requer a capacidade de cortar um pólipo e ao mesmo tempo alcançar a hemostasia e manter a integridade da parede. Para isso, exercemos duas forças, que são o calor (cauterização) e a cisão (aperto da alça diatérmica), que devem ser equilibradas. Contudo, alguns pequenos pólipos podem ser removidos usando apenas a alça a frio ou uma pinça de biópsia comum.

Dois tipos de correntes elétricas podem ser usados, uma corrente de coagulação ou uma mistura de corrente de corte e coagulação.[48]

A corrente mista tem uma alta incidência de sangramento imediato, e a corrente de coagulação isolada tem um alto risco de sangramento tardio.[12]

A corrente de corte puro não deve ser usada, porque esse tipo de liberação de energia explode as células sem proporcionar nenhuma hemostasia. Quando iniciamos a polipectomia, a liberação da corrente deve ser contínua, ao mesmo tempo em que a alça é suavemente apertada.

A realização da polipectomia requer uma limpeza excelente de todo o intestino grosso, pois isso dará segurança para o uso de equipamento eletrocirúrgico.

Qualquer história pessoal ou familiar de coagulopatias deverá ser devidamente investigada e corrigida antes da polipectomia.[48]

TÉCNICA DA POLIPECTOMIA

Os laços usados para a realização de polipectomias são disponíveis em uma variedade de formas e tamanhos. A téc-

TABELA 167.8

Síndromes Polipóides em Crianças

	Gene	Achados clínicos	Risco de câncer
Síndromes Adenomatosas			
Polipose adenomatosa familial	APC	Polipose gastrointestinal, hipertrofia congênita do epitélio pigmentar da retina	Cólon 100%, periampular, tireóide, hepatoblastoma e outros
Síndrome de Gardner	APC	Adenomas de cólon, tumores desmóides, anomalias dentárias, osteomas	Idêntico à anterior
Polipose adenomatosa familial atenuada	APC	Número de adenomas reduzido	Cólon
Síndrome de Turcot	APC	Adenomas gastrointestinais, tumores do sistema nervoso central	Cólon, cérebro
Síndromes Hamartomatosas			
Síndrome de Peutz-Jeghers	LKB1/STK11	Hamartomas gastrointestinais	Gastrointestinal, pâncreas, ovário, pulmão, cérvix, testículo
Polipose juvenil	SMAD4, MPSH, BMPR1A	Hamartomas gástrico/cólon, doença cardíaca congênita, fenda palatina/labial	Cólon, estômago, duodeno, pâncreas
Síndrome de Cowden	PTEN	Hamartomas gastrointestinais, macrocefalia, pigmentação mucocutânea, doenças de tireóide, doença fibrocística pulmonar, anormalidades urinária/uterina	Pulmão, tireóide, pele
Síndrome de Bannayan-Riley-Ruvalcaba	PTEN	Hamartomas gastrointestinais, macrocefalia, pigmentação macular do pênis	Pulmão, tireóide

nica sempre será a mesma, tenha o laço a forma oval, hexagonal ou em crescente. Existem laços rotativos, mas pouco usados pelos endoscopistas. O diâmetro do fio é importante, pois um laço de fio fino irá cortar um pólipo mais rápido do que o de fio grosso (Figura 167.3).[12]

Para facilitar a polipectomia, devemos sempre tentar colocar a lesão na porção inferior direita do campo, modificando a posição do aparelho por sua rotação. Essa posição é melhor justamente pela localização padrão do canal de instrumentação dos colonoscópios, que leva a alça a entrar nessa orientação.

Os pequenos pólipos (menores que 5 mm) devem ser removidos assim que sejam vistos, durante a intubação, pois poderá ser difícil encontrá-los novamente na retirada do aparelho. Se encontrarmos um pólipo pediculado, de tamanho médio (até 2,0 cm), em ótima posição, e observarmos que será fácil e direto laçá-lo, é prudente realizarmos a polipectomia nesse momento, pois pode ser que na retirada do aparelho não esteja numa posição tão favorável. Não existe envolvimento de risco na passagem do aparelho pela área da polipectomia, assim como no exame completo do cólon.

Para ressecção de pólipos com 1 mm a 5 mm, podemos usar uma laçada sem corrente elétrica,[12] guilhotinando-os, porque seus vasos sangüíneos nutrientes são muito pequenos. Sangramento leve pode ocorrer, mas cessará espontaneamente em 1 a 5 minutos.[48]

Para pólipos pouco maiores, até 5 mm, podemos usar a pinça de biópsia quente (pinça isolada eletricamente, através da qual a corrente passa, permitindo a cauterização simultânea da base do pólipo enquanto é retirado). Para evitar lesão profunda à parede do cólon durante o uso da pinça de biópsia quente, uma vez fisgada a cabeça do pólipo, esta deverá ser tracionada para dentro do lúmen do cólon. À medida que a corrente é aplicada, poderá ser visível uma zona branca (lesão térmica)

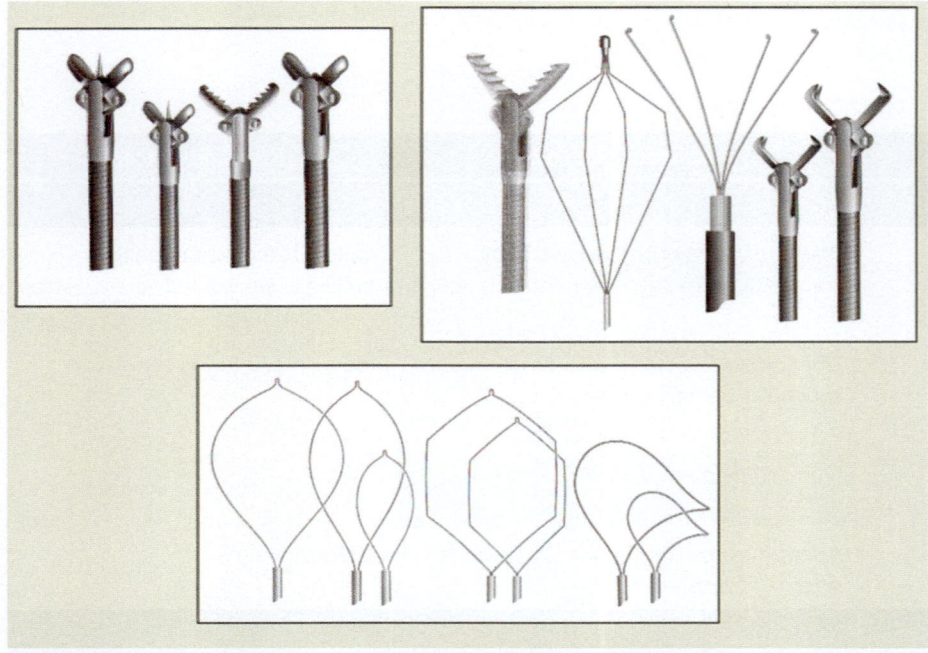

FIGURA 167.3

(A) Modelos de pinças de biópsias; (B) Modelos de pinças para a retirada de corpos estranhos ou pólipos; (C) Modelos de alças para polipectomia

na mucosa estirada que cerca a base do pólipo. Ao atingir 1 mm a 2 mm de diâmetro, a corrente será interrompida e o espécime, recuperado.

É importante a completa visão do pólipo e das áreas circundantes. Com isso, vamos diminuir a possibilidade de coletar um excesso de tecido dentro do laço. Isso pode requerer manobras como torção do colonoscópio, maior insuflação de ar ou mudança na posição do paciente, assim como aplicação de pressão abdominal (Figura 167.4).

A técnica de injeção submucosa pode ser usada para remover pólipos sésseis, sejam pequenos ou grandes.[12] A espessura total da parede colônica é muito fina, portanto, podemos causar dano térmico, mesmo às camadas mais profundas da parede do cólon. A injeção de solução fisiológica na submucosa, abaixo do pólipo, aumenta a distância entre a sua base e a serosa. Com uma agulha de escleroterapia, podemos injetar solução fisiológica pura, associada à adrenalina ou ao azul de metileno (facilitando a visão).

A agulha deve ser inserida tangencialmente na submucosa, sempre na porção proximal do pólipo e, se necessário, em toda a sua volta.[46] O intuito é uma grande elevação do pólipo, facilitando sua remoção, que poderá ser com uma única laçada ou, caso seja um pólipo grande, em fragmentos, com várias laçadas. Quando os tecidos se expandem em resposta à injeção, o fluido está na camada submucosa. Caso não haja essa expansão, a agulha deverá ser retirada, porque a ponta pode ter penetrado na parede ou até perfurado a superfície serosa.

COMPLICAÇÕES

São pouco freqüentes as complicações na terapêutica colonoscópica em crianças. A incidência de hemorragia significante associada à perfuração alcança entre 0,36% e 1,7%.[48]

Perfuração pós-polipectomia é mais freqüente em crianças do que em adultos. Resulta do corte da parede pelo fio da alça ou da necrose térmica da parede,

induzindo à perfuração em poucas horas. A presença de ar livre intraperitonial ou retroperitonial não obriga uma exploração cirúrgica caso o paciente esteja bem clinicamente. Deverá ser observado cuidadosamente, manter jejum e iniciar antibioticoterapia. É possível que uma pequena perfuração se feche espontaneamente e não requeira cirurgia.

Exploração cirúrgica imediata é mandatória se a perfuração for óbvia para o endoscopista, pela visão da cavidade peritonial, ou serosa de outros órgãos ou ainda se notar protrusão de gordura através da perfuração. A laparoscopia tem apresentado sucesso na correção da perfuração iatrogênica do cólon.[12]

Se ocorrer uma pequena perfuração durante a polipectomia e o endoscopista reconhecê-la imediatamente, poderá usar um ou mais clipes de transcolonoscopia para fechá-la (Figura 167.5).

Síndrome da coagulação pós-polipectomia, também denominada de serosite ou queimadura transmural, ocorre devido ao dano térmico transmural, causando uma irritação da serosa, com uma resposta inflamatória localizada. Está descrito que isso ocorre em 1% das polipectomias colonoscópicas.[47] Os sintomas podem se iniciar em seis horas a cinco dias depois da polipectomia. A maioria dos pacientes apresenta apenas desconforto e sensibilidade abdominal à palpação, mas pode ocorrer sintoma mais grave, como febre, rigidez de parede abdominal e leucocitose. Não se evidencia pneumoperitônio. Em geral, os sintomas se resolvem em dois a cinco dias.[47]

Entretanto, se houve uma extensa queimadura da parede com conseqüente necrose e perfuração livre, será necessário intervenção cirúrgica imediatamente.

Hemorragia pós-polipectomia pode ocorrer, desde uma mínima exsudação, até um sangramento arterial com perda grande e rápida de sangue. Os sangramentos que ocorrem imediatamente

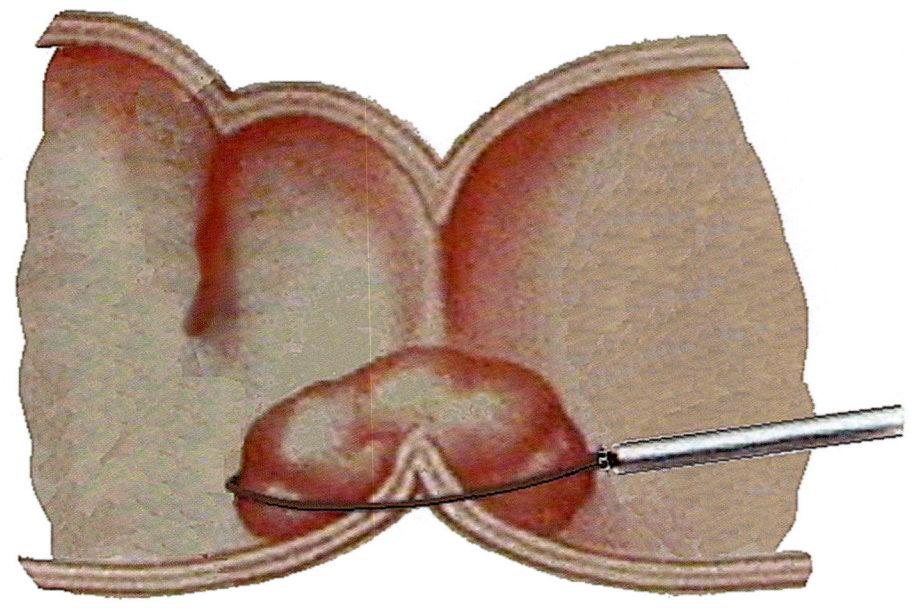

FIGURA 167.4

Na polipectomia, o calor produzido pela ativação da alça é localizado na região imediatamente em volta do fio da alça, mas também pode se propagar para camadas mais profundas da parede intestinal, podendo causar perfuração

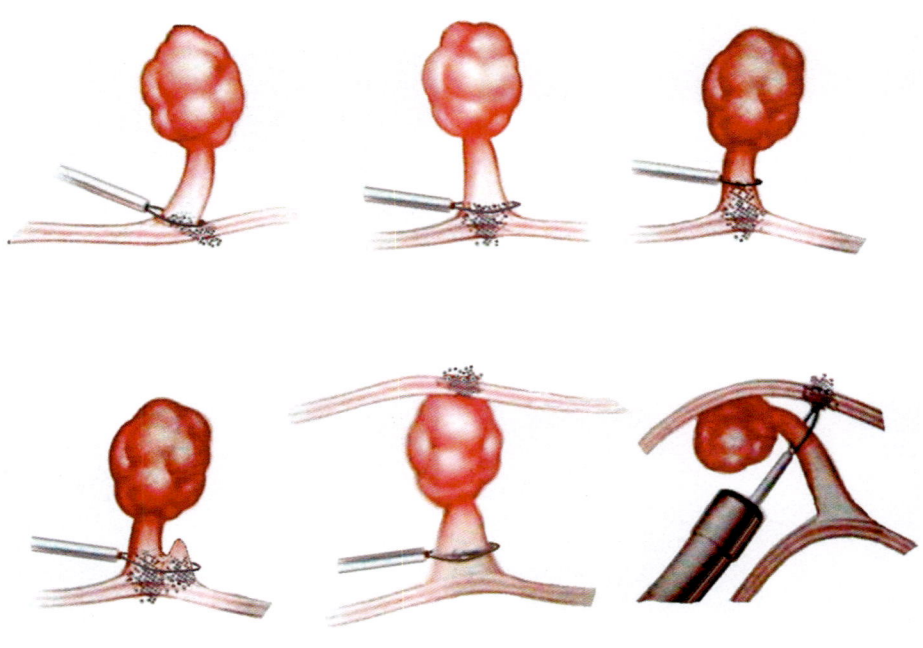

FIGURA 167.5

Situações em que poderão ocorrer perfurações, caso não sejam tomados cuidados pertinentes

após a polipectomia podem ser controlados endoscopicamente.

Existem técnicas de hemostasia com as quais o endoscopista deve estar familiarizado.

Se o sangramento for após uma ressecção de um pólipo pediculado, a alça poderá ser recolocada no coto do pedículo (razão pela qual fazemos a primeira colocação na região média do pedículo) e fechada com pressão para deter o fluxo sangüíneo. Freqüentemente, a hemostasia será conseguida em cinco minutos. Uma segunda aplicação de pressão por mais cinco minutos poderá ser necessária. Poderá ser útil a alça destacável, mesmo após a ressecção do pólipo (em geral é usada preventivamente, em pedículos grossos, antes da polipectomia).

No caso de sangramento pós-polipectomia de pólipos sésseis, a técnica mais usada é a injeção de uma solução de adrenalina 1:10.000, por uma agulha injetora flexível, podendo ser usados vários mililitros. As alternativas seriam endoclipes, o coagulador de plasma de argônio ou a pinça de biópsia quente. Quando usamos a pinça de biópsia quente, será como um cautério, ligada diretamente à corrente monopolar. Toques rápidos e repetidos da pinça de biópsia quente ativada sobre o tecido têm um melhor resultado do que a pressão contínua.

Sangramento tardio ocorre em aproximadamente 2% dos pacientes que foram submetidos a polipectomias,[48] podendo ser observado após poucas horas ou até 12 dias depois da ressecção. Se o paciente se apresentar com sangramento ativo, deverá ser realizada colonoscopia imediata. Um preparo do cólon com uma solução eletrolítica poderá ser necessário para uma melhor visão do sítio de sangramento, permitindo a terapêutica endoscópica. Quando existir hemorragia grave, a angiografia poderá ser útil, com a injeção de vasopressina para a hemostasia.[12]

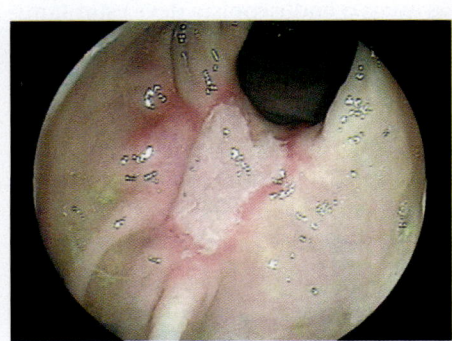

FIGURA 167.6

Úlcera solitária de reto

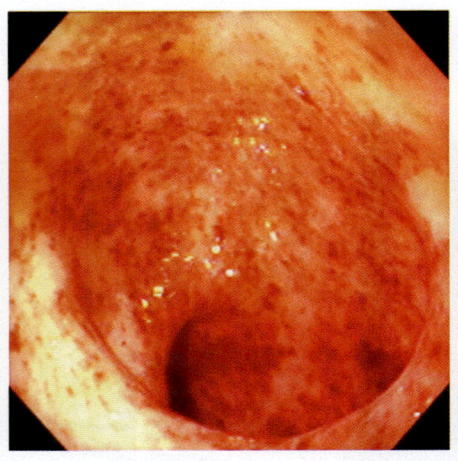

FIGURA 167.9

Doença do enxerto contra hospedeiro em criança pós TMO

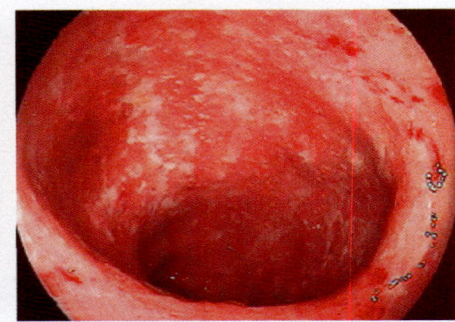

FIGURA 167.12

Colite por alergia ao leite de vaca

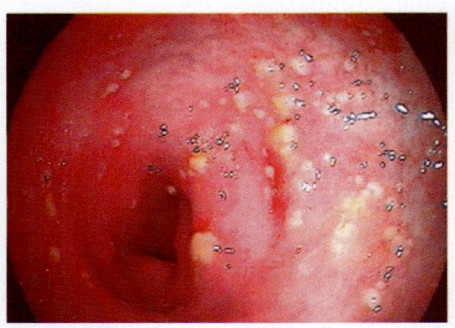

FIGURA 167.7

Colite por antibiótico

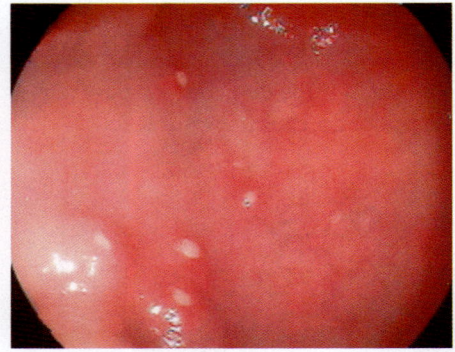

FIGURA 167.10

Colite eosinofílica

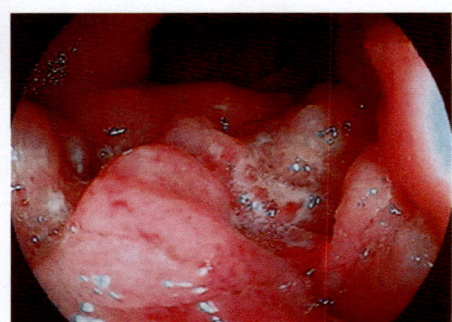

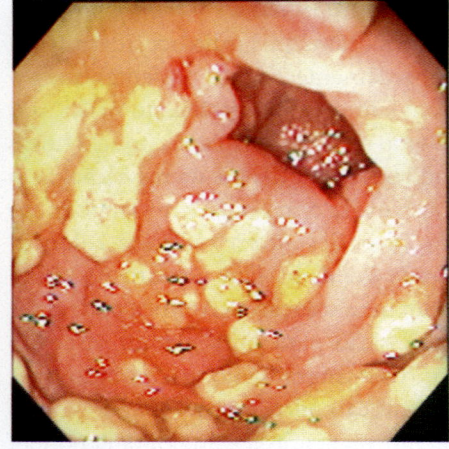

FIGURA 167.8

Candidíase cólica

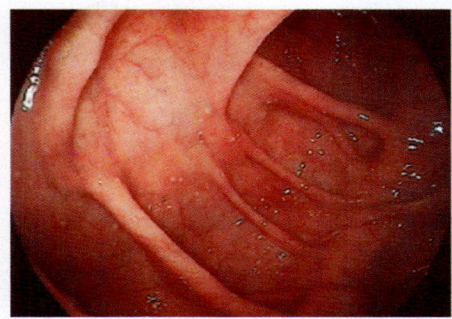

FIGURA 167.11

Colite eosinofílica

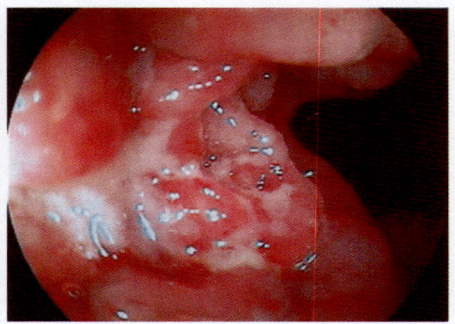

FIGURAS 167.13 E 167.14

Ileíte por Yersínia enterocólica

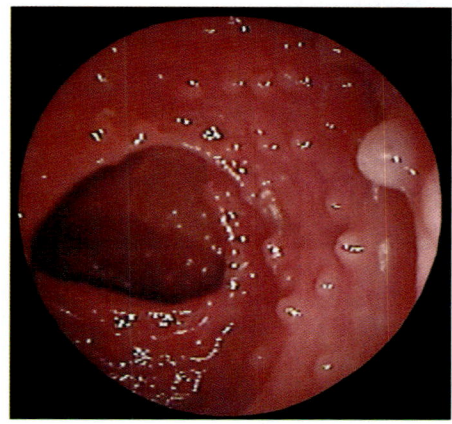

FIGURA 167.15

Hiperplasia nodular linfóide de íleo terminal

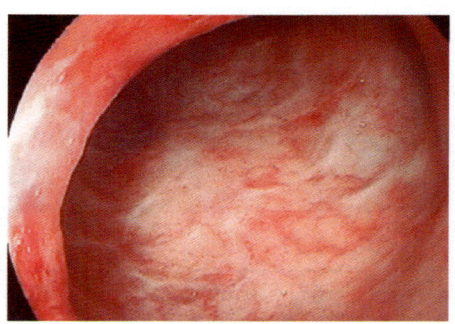

FIGURA 167.18

Colite ulcerativa em remissão – processo cicatricial da mucosa

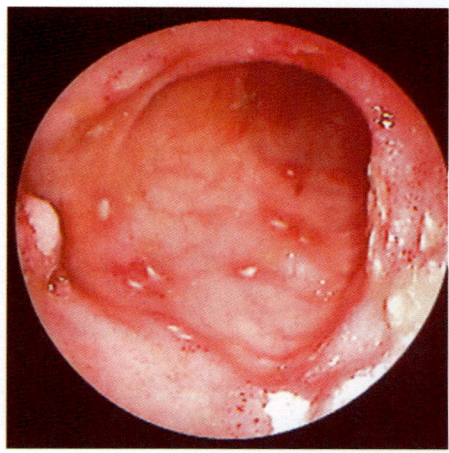

FIGURA 167.21

Crohn – úlceras aftóides

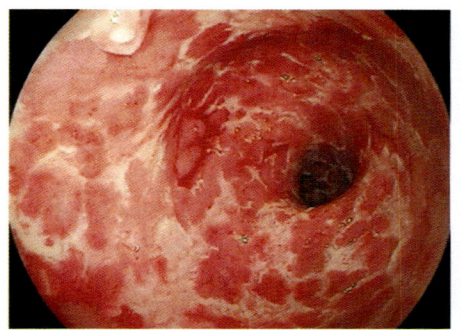

FIGURA 167.16

Colite ulcerativa em atividade – edema, congestão, friabilidade e ulcerações por fibrina

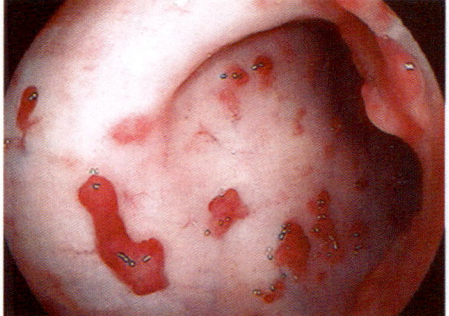

FIGURA 167.19

Colite ulcerativa em remissão – pseudopólipos e alteração vascular da mucosa

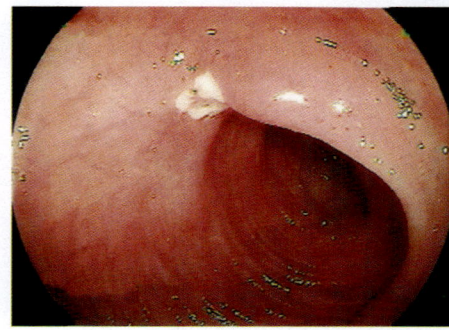

FIGURA 167.22

Crohn – ulceração isolada, profunda

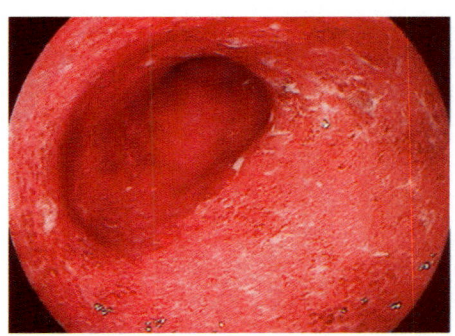

FIGURA 167.17

Colite ulcerativa em atividade – edema e congestão importantes da mucosa

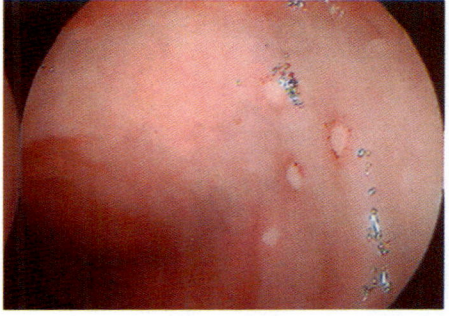

FIGURA 167.20

Crohn – alargamento folicular com anel de eritema – "sinal do anel vermelho"

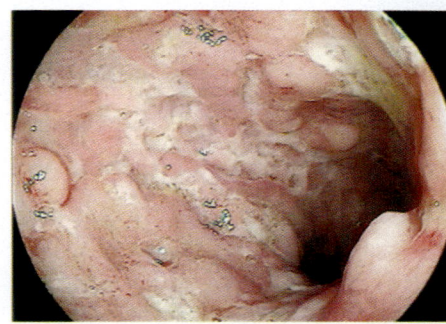

FIGURA 167.23

Crohn – ulcerações longitudinais

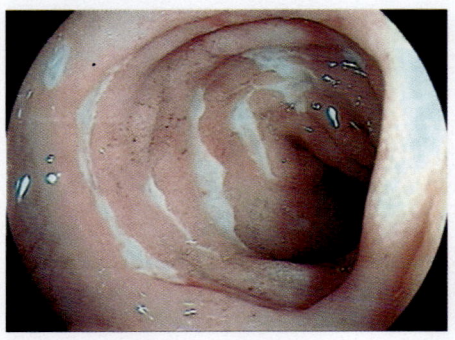

FIGURA 167.24

Crohn – úlceras lineares

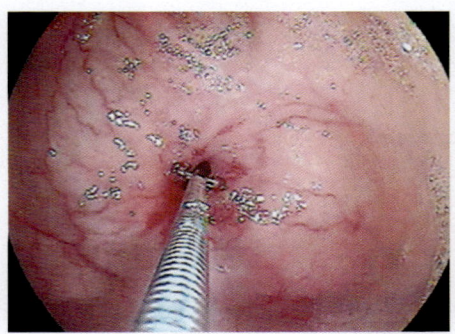

FIGURA 167.27

Estenose de anastomose ileorretal e pós-dilatação com balão pneumático

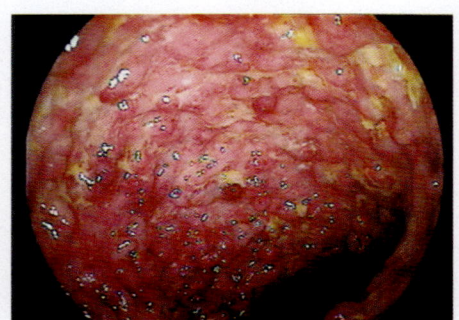

FIGURA 167.25

Crohn – "calçamento em paralelepípedo"

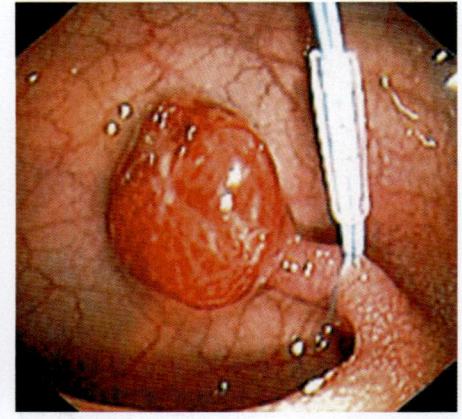

FIGURA 167.28

Pólipo juvenil com "pele de galinha" em torno da base e no pedículo

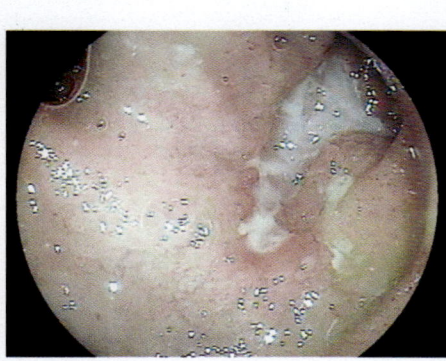

FIGURA 167.26

Crohn – úlcera longitudinal, profunda, circundada por mucosa de aspecto normal

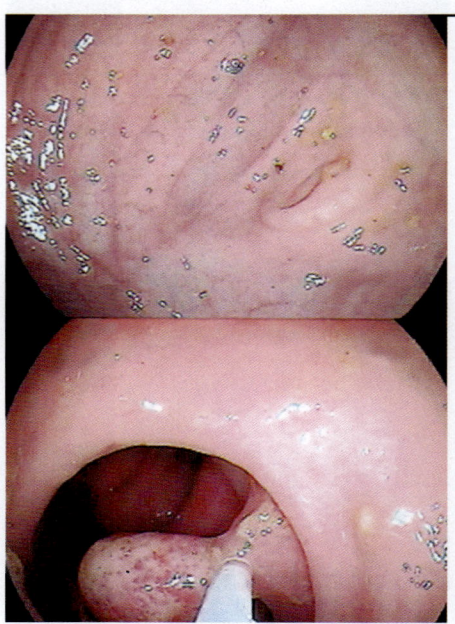

FIGURA 167.29

Pólipo juvenil de sigmóide, pediculado, com superfície erosada. Alça diatérmica colocada e coto do pedículo após ressecção

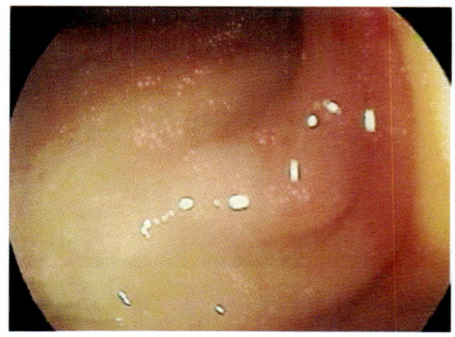 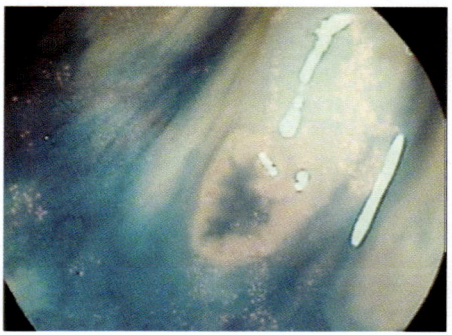

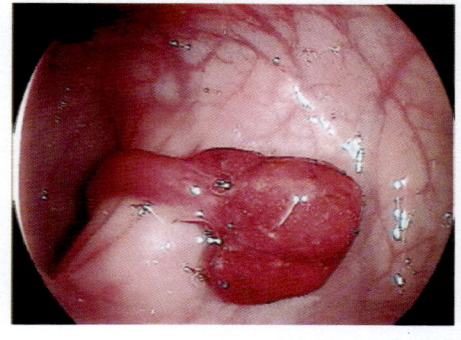

FIGURA 167.30

Pequeno pólipo, quase plano e após instilação de índigo-carmim

FIGURA 167.32

Pólipo juvenil – cor cereja de pedículo longo

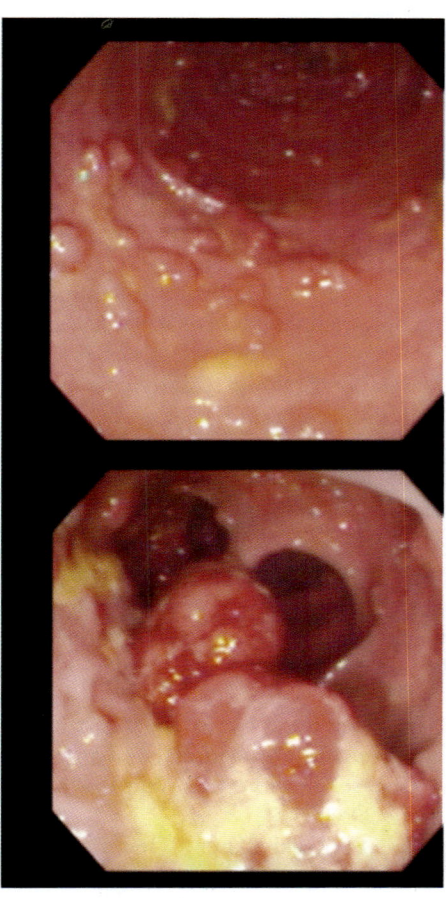 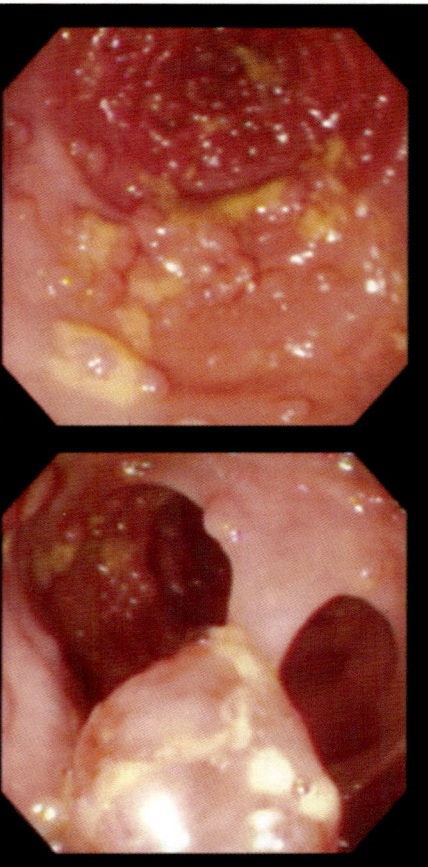

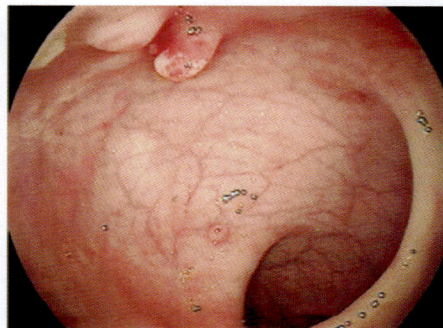

FIGURA 167.33

Adenoma tubular erosado, com displasia moderada junto a pólipos inflamatórios

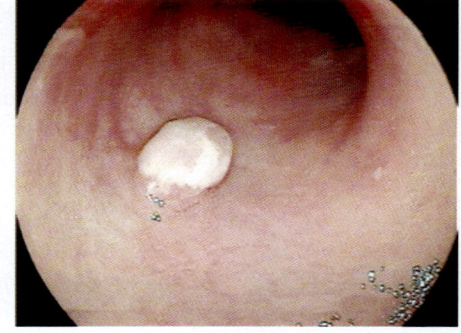

FIGURA 167.31

Múltiplos pólipos de vários tamanhos e formas, na PAF

FIGURA 167.34

Colite Ulcerativa em fase de quiescência. Pólipo inflamatório ulcerado

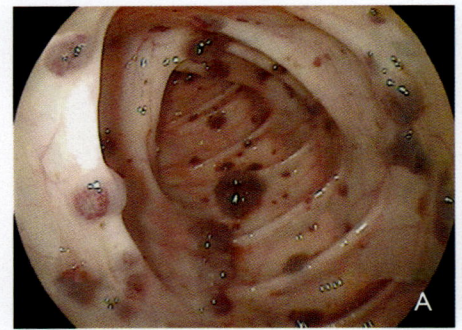
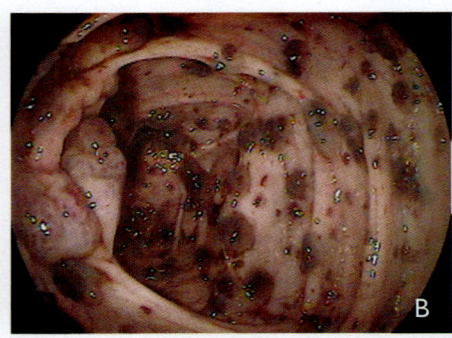
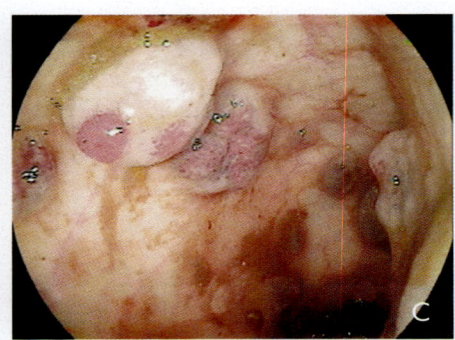

FIGURA 167.35

(A) Cólon descendente; (B) Ceco; (C) Íleo – *Blue rubber bleb nevus syndrome*

REFERÊNCIAS BIBLIOGRÁFICAS

1. Abdullah BA, Gupta SK, Croffie JM, Pfefferkorn MD, Molleston JP, Corkins MR, Fitzgerald JF. The role of esophagogastroduodenoscopy in the initial evaluation of childhood inflammatory bowel disease: a 7-year study. J Pediatric Gastroenterol Nutr 2002;35:636-40.

2. Alcantara M, Rodriguez R, Potenciano JL, Carrobles JL, Munoz C, Gomez R. Endoscopic and bioptic findings in upper gastrointestinal tract in patients with Crohn's Disease. Endoscopy 1993;25:282-6.

3. Arvola T, Hyoty H, Isolauri E. Rectal bleeding in infancy: clinical, allergological and microbiological examination. Pediatrics 2006;117(4):760-8.

4. Bailey D. Polyposis of gastrointestinal tract: the Peutz syndrome. Br Med J 1957;2:433-9.

5. Baron JH, Connell AM, Lennard-Jones JE. Variation between observers in describing mucosal appearances in proctocolitis. BR Med J 1964;5375:89-92.

6. Bartholomew LG, Dahlin DC, Waugh JM. Intestinal polyposis associated with mucocutaneous melanin pigmentation (Peutz-Jeghers syndrome). Gastroenterology 1957;32:434-51.

7. Blomberg B, Rolny P, Jamerot G. Endoscopic treatment of anastomotic strictures in Crohn's disease. Endoscopy 1991;23(4):195-8.

8. Breysem Y, Janssens JF, Coremans G, Vantrappen G, Hendrick X, Rutgeerts P. Endoscopic balloon dilatation of colonic and ileo-colonic Crohn's strictures: long-term results. Gastrointest Endosc 1992;38:142-7.

9. Brooker JC, Beckett CG, Saunders BP, Benson MJ. Long-acting steroid injection after endoscopic dilation of anastomotic Crohn's strictures may improve the outcome: a retrospective case series. Endoscopy 2003;35:333-7.

10. Campos FGCM, Habr-Gama A, Nahas SC, Borba M, El Ibraim R, Pinotti HW. Síndrome de Peutz-Jeghers associada a carcinoma no intestino grosso. Rev Bras Colo-Proct 1992;12(3):91-6.

11. Castellaneta SP, Afzal NA, Greenberg M, Deere H, Davies S, Murch SH et al. Diagnostic role of upper gastrointestinal endoscopy in pediatric inflammatory bowel disease. J Pediatric Gastroenterol Nutr 2004 Sep;39(3):257-61.

12. Classen M, Tytgat GNJ, Lightdale CJ. Endoscopia gastrointestinal. Rio de Janeiro: Revinter; 2006;26:300-17.

13. Dijkstra J, Reeders JW, Tygat GN. Idiopatic inflammatory bowel disease: endoscopic-radiologic correlation. Radiology 1995;197:369-75.

14. Dublinsky MC. New patients: shoud children be treated differently? Blackwell Publishing Ltd. Colorectal Disease 2006;8 Suppl 1:15-9.

15. Farrel RJ, Fefferman DS. Endoscopy in Inflammatory Bowel Diasease: indications, surveillance and use in clinical pratice. Clin Gastroenterol Hepatol 2005;3:11-24.

16. Ferrari AP Jr. Atlas de endoscopia digestiva. São Paulo: BYK. 2000;8:165-69.

17. Gumaste V, Sachar DB, Greenstein AJ. Benign and malignant colorectal strictures in ulcerative colitis. Gut 1992;33:938-41.

18. Gupta SK, Abdullah B, Croffie J et al. Esophagogastroduodenoscopy shoud be performed during initial evaluation for inflammatory bowel disease in children: a 7-year study. Gastrointest Endosc Online 2002;55(5).

19. Heyman MB, Kirschner BS, Gold BD et al. Increased prevalence of colonic-predominant disease phenotype in early onset inflammatory bowel disease [resumo]. J Pediatric Gastroenterol Nutr 2003;37:372.

20. Hommes DW, Van Deventer SJH. Endoscopy in inflammatory bowel diseases. Gastroenterology Online 2004 May;126(6):1-11.

21. Kim SC, Ferry GD. Inflammatory bowel diseases in pediatric and adolescent patients: clinical, therapeutic, and psychosocial considerations. Gastroenterol Online 2004 May;126(6):1-16.

22. Kundal PS, Stormon MO, Zachos M et al. Gastric antral biopsy in the differentiation of pediatric colitides. Am J Gastroenterol 2003;98:557-61.

23. Lashner BA, Hanauer SB, Silverstein MD. Optimal timing of colonoscopy to screen for cancer in ulcerative colitis. Ann Intern Med 1988;108:274-8.

24. Lashner BA, Silverstein MD, Hanauer SB. Hazard rates for dysplasia and cancer in ulcerative colitis: results fron a surveillance program. Dig Dis Sci 1989;34:1536-41.

25. Lashner BA. Inflammatory Bowel Disease. Cleveland Clinic Foundation Dept. of Gastroenterology and Hepatology 2002 May;:01-09.

26. Lee SD. The role of endoscopy in Inflammatory Bowel Disease. MedGenMed 2001;3(4):1-11.

27. Lichtenstein GR. Evaluation of bone mineral density in inflammatory bowel disease: current safety focus. Am J Gastroenterol 2003;98:S24-S30.

28. Mamula P, Markowitz JE, Baldassano RN. Inflammatory bowel disease in early childhood and adolescence: special considerations. Gastroenterol Clin North Am 2003;32:967-95.

29. Meucci G, Vecchi M, Astegiano M et al. The natural history of ulcerative proctitis: a multicenter, retrospective study – GSMII. Am J Gastroenterol 2000;95:469-73.

30. Modigliani R, Mary JY, Simon JF et al. Clinical, biological and endoscopic picture of attacks of Crohn's disease: evolution on prednisolone – GETAID. Gastroenterology 1990;98:811-8.

31. Narita T, Eto T, Ito T. Peutz-Jeghers syndrome with adenomas and adenocarcinomas in colonic polyps. Am J Surg Pathol 1987;11:76-81.

32. Pardi DS, Loftus EV Jr, Tremaine WJ et al. Acute major gastrointestinal hemorrhage in inflammatory bowel disease. Gastrointest Endosc 1999;49:153-7.

33. Quinn PG, Binion DG, Connors PJ. The role of endoscopy in Inflammatory Bowel Disease. Med Clin North Am 1994;78:1331-52.

34. Ramzan NM, Leighton JA, Shapiro MS. Clinical significance of granuloma in Crohn's disease. Inflamm Bowel Dis 2002;8:168-73.

35. Sandler RS, Eisen GM. Epidemology of Inflammatory Bowel Disease. In: Kisner JB, editor. Inflammatory Bowel Disease. Philadelphia: Saunders; 2000. P. 89-112.

36. Semeao EJ, Jawad AF, Stouffer NO et al. Risk factors for low bone mineral density in children and yong adults with Crohn's disease. J Pediatric 1999;135:593-600.

37. Sentongo TA, Semeao EJ, Stettler N et al. Vitamin D status in children, adolescents, and yong adults with Crohn's disease. Am J Clin Nutr 2002;76:1077-81.

38. Shapiro BD, Lashner BA. Cancer biology in ulcerative colitis and potential use in endoscopic surveillance. Gastrointest Endosc Clin N Am 1997;7:453-68.

39. Shashidar H, Integlia MJ, Grand RJ. Clinical manifestations of pediatric, inflammatory bowel disease. In: Kisner JB, editor. Inflammatory Bowel Disease. Philadelphia: Saunders; 2000. P. 326-34.

40. Shetty K, Rybicki L, Brzezinski A, Carey WD, Lashner BA. The risk for cancer or dysplasia in ulcerative colitis patients with primary sclerosing cholangitis. Am J Gastroenterol 1999;94:1643-49.

41. Silva MGD, Milward G. Endoscopia pediátrica. Rio de Janeiro: Medsi; 2004;18:209.

42. Spanish Epidemiological and Economic study Group on Crohn's disease. Epidemiological and clinical features of Spanish patients with Crohn's disease. Eur J Gastroenterol Hepatol 1999;11:1121-7.

43. Tedesco FJ, Hardim RD, Harper RN, Eduards BH. Infectious colitis endoscopically simulating inflammatory bowel disease: a prospective evaluation. Gastrointest Endosc 1983;29:195-7.

44. Thomas-Gibson S, Brooker JC, Hayward CM et al. Colonoscopic ballon dilation of Crohn's strictures: a review of long-term outcomes. Eur Gastroenterol Hepatol 2003;15:485-8.

45. Truelove SC, Wittis LJ. Cortisone in ulcerative colitis: final report on a therapeutic trial. Br Med J 1995;2:1041-8.

46. Waye JD, Rex DK, Willian CB. Colonoscopy - Principles and practice. Massachussetts: Blackwell Publishing; 2003;36:4 20-40.

47. Waye JD, Lewis BS, Yessayan S. Colonoscopy: a prospective report of complications. J Clin Gastroenterol 1992;15:347-51.

48. Winter HS, Murphy MS, Mougenot JF, Cadranel S. Pediatric gastrointestinal endoscopy: textbook and atlas. New York: BC Decker; 2006;19:164-78.

CAPÍTULO 168

HEMORRAGIA DIGESTIVA ALTA VARICOSA EM CRIANÇAS

Manoel Ernesto Peçanha Gonçalves
Silvia Regina Cardoso

INTRODUÇÃO

A hemorragia digestiva alta (HDA) é uma das complicações mais comuns decorrentes da hipertensão portal, sendo freqüente causa de sangramento na faixa etária pediátrica e potencialmente grave. Clinicamente, manifesta-se como hematêmese, melena ou enterorragia, acompanhadas ou não por sinais de descompensação hemodinâmica.

As principais doenças que ocasionam a hipertensão portal em crianças são a Trombose de Veia Porta (TVP) e a Cirrose Hepática secundária à Atresia de Vias Biliares (Tabela 168.1). A idade do primeiro episódio de sangramento varia de acordo com a doença (média de 3 anos na atresia de vias biliares e 11 anos na fibrose cística),[13] com estudos mostrando que o risco de sangramento é maior na trombose de veia porta em comparação com a cirrose (risco total de sangramento de 80%, sendo que 50% antes dos 5 anos de idade).[1]

O prognóstico em longo prazo é determinado pelo controle dos episódios de sangramento na TVP,[25] enquanto, na cirrose, está diretamente relacionado com a evolução da doença hepática.

Estudos da história natural do desenvolvimento das varizes mostram que seu crescimento é geralmente progressivo e reflete o grau de hipertensão portal. Fatores de risco para o primeiro episódio de sangramento podem ser avaliados do ponto de vista clínico-endoscópico e por meio da medida da pressão portal. Três fatores clínicos-endoscópicos têm sido estabelecidos em adultos e confirmados na prática clínica pediátrica: 1) tamanho da variz; 2) sinais da cor vermelha vistos à endoscopia; 3) severidade da doença hepática.[2]

TABELA 168.1

Principais doenças associadas à hipertensão portal em crianças[13,17]

Pré-Hepáticas	
	Trombose de Veia Porta
	Trombose de Veia Esplênica
Hepáticas	
Pré-sinusoidais:	Fibrose Hepática Congênita
	Esquistossomose
	Esclerose Hepatoportal
Sinusoidais:	Doença Hepatocelular – Hepatite Auto-imune
	Hepatite Viral
	Doença de Wilson
	Deficiência de Alfa 1 Antitripsina
	Hepatite Medicamentosa
	Glicogenose Tipo IV
	Doença do Trato Biliar – Atresia de Vias Biliares
	Fibrose Cística
	Cisto de Colédoco
	Hipoplasia de Vias Biliares (Não-sindromática e Síndrome de Alagille)
	Colangite Esclerosante
	Doença de Caroli
Pós-sinusoidais:	Doença Veno-oclusiva
Pós-Hepáticas	
	Síndrome de Budd-Chiari
	Pericardite Constrictiva

FISIOPATOLOGIA DA HIPERTENSÃO PORTAL E HEMORRAGIA VARICOSA

A pressão no sistema porta é resultante da relação entre o fluxo sanguíneo na circulação porta e da resistência vascular imposta a esse fluxo. Em crianças sadias, a pressão no sistema porta (habitualmente avaliada pelo seu equivalente, o gradiente de pressão venosa hepática) raramente ultrapassa 7 mmHg, sendo a hipertensão portal clinicamente significativa quando a pressão portal ultrapassa 10 mmHg.[17]

O fator desencadeante da elevação na pressão porta é geralmente decorrente de um bloqueio ao fluxo sanguíneo intra-hepático ou peri-hepático, embora aumento do fluxo sanguíneo esplâncnico possa ocorrer em alguns casos. Em resposta a esse aumento pressórico, há formação de vasos colaterais que comunicam os vasos sob alta pressão no sistema porta com vasos sob baixa pressão da circulação sistêmica.

Acredita-se que os colaterais sejam resultantes da dilatação de canais embriológicos ou do redirecionamento do fluxo para veias preexistentes, podendo os mesmos se formarem em vários locais, sendo os locais mais freqüentes: a) a porção distal do esôfago e da cárdia (comunicação entre a veia gástrica esquerda e a veia ázigos); b) o canal anal (entre a veia mesentérica inferior e as veias hemorroidárias inferiores); c) a parede abdominal (por meio da recanalização da veia umbilical); e d) comunicações entre as veias gástricas, veia esplênica e adrenal com a veia renal esquerda.

Colaterais "favoráveis" são também formados principalmente ao redor do pâncreas, do duodeno e do rim esquerdo (*shunts* esplenorrenais espontâneos). Além da formação de varizes, há formação de comunicações arteriovenosas submucosas, entre pré-capilares dilatados da muscular da mucosa e veias gástricas, resultando em ectasia vascular ou gastropatia hipertensiva.

Os colaterais portossistêmicos têm o efeito benéfico de diminuir a pressão portal, levando, porém, a um estado hiperdinâmico. A hipertensão portal está também relacionada com uma disfunção do sistema nervoso autônomo e a um excesso de citocinas circulantes, ocasionando taquicardia, vasodilatação e diminuição da resistência vascular sistêmica e esplâncnica (também mediada pelo óxido nítrico), com conseqüente aumento do volume plasmático, aumento do débito cardíaco e subseqüente aumento do fluxo sanguíneo para o sistema porta.[13,17]

Com o aumento da pressão dentro da variz, elas se dilatam e suas paredes tornam-se finas. O sangramento ocorre provavelmente quando a força de expansão exercida sobre a parede da variz não é mais contrabalanceada pela tensão elástica da parede do vaso.

TRATAMENTO DO SANGRAMENTO AGUDO

Avaliação clínica precisa e medidas para manter o volume circulatório e proteger as vias aéreas devem ser prontamente realizadas. Nos casos em que há instabilidade hemodinâmica, deve-se iniciar reposição volêmica imediata, preferencialmente com cristalóides, até que hemoderivados possam ser providenciados.[24]

A passagem de sonda nasogástrica e lavagem gástrica com soro fisiológico à temperatura ambiente têm valor diagnóstico, podendo também ajudar no preparo para a endoscopia, protegendo o doente de aspirações e encefalopatia e monitorizando a atividade do sangramento.[12]

O tratamento geral envolve ainda o uso de bloqueador H2 ou inibidor da bomba de prótons,[8] vitamina K e drogas vasopressoras.[7] O uso de antibióticos para pacientes com doença hepática avançada também deve ser iniciado.[7]

TRATAMENTO FARMACOLÓGICO

O tratamento farmacológico deve ser iniciado imediatamente, quando há sangramento ativo ou sinais de descompensação hemodinâmica, havendo evidências de melhor eficácia quando é iniciado até mesmo em regime pré-hospitalar.[3,4,7] As drogas mais utilizadas em pediatria são a somatostotina e o octreotide.

Somatostatina – reduz de forma significativa a pressão portal e varicosa e também é eficaz no controle de sangramento com poucos efeitos colaterias (renais, hipertensão e hiperglicemia). Em casos mais graves, podem ser usadas doses mais altas (evidência de melhor controle de sangramento em adultos).

Dose habitual: 3,5 mcg/kg/hora, IV, ataque + infusão contínua, por 5 dias.

Doses altas: 5- 10 mcg/kg/hora, IV, ataque + infusão contínua, por 5 dias. Máximo: 250 – 500 mcg/hora para adultos.

Octreotide – análogo sintético da somatostatina, porém com meia-vida mais longa.

Dose: 1 mcg/kg/hora, IV, ataque + infusão contínua ou intermitente em *bolus*. Máximo: 25 – 50 mcg/hora para adultos.[5]

Vasopressina + nitroglicerina – por seus efeitos colaterais e existência de drogas análogas com eficácia semelhante, não têm sido atualmente utilizadas.

Terlipressina – análogo sintético da vasopressina, com menos efeitos colaterais. É eficaz no controle de sangramento e é a única droga que mostrou redução na mortalidade por HDA em adultos.[10]

Dose: 0,2 mg a 1 mg, IV, 4/4 horas, até 48 horas após controle do sangramento.

TRATAMENTO ENDOSCÓPICO TERAPÊUTICO

A endoscopia digestiva alta está indicada em todos os casos de HDA, por ter importância diagnóstica e na maioria das vezes terapêutica, devendo ser realizada preferencialmente quando o paciente estiver hemodinamicamente estável e com período de jejum adequado.[24]

Os métodos endoscópicos utilizados para tratamento das varizes esofágicas são a escleroterapia (EE) e a ligadura elástica (LE), podendo também ser realizada a injeção de adesivos tissulares (Histoacryl®) em algumas ocasiões. Para tratamento das varizes gástricas, a injeção de adesivos tissulares tem sido a opção preconizada.[18,21]

Novos métodos – como a utilização de clipes com posterior aplicação de adesivos tissulares, assim como aplicação de trombina no sítio hemorrágico – têm sido descritos, porém com resultados ainda em avaliação.[3,15,16]

O método escolhido depende das condições gerais do paciente, do aspecto dos vasos, dos materiais disponíveis, das condições do ambiente no momento da realização do exame e da experiência do endoscopista, devendo o mesmo ser escolhido pelo profissional em questão.

Os procedimentos endoscópicos em crianças com hemorragia digestiva alta devem sempre ser realizados com o paciente sob anestesia geral e com proteção das vias aéreas superiores por intubação orotraqueal. Devemos ainda ter em mãos todos os materiais para ressuscitação cardiorrespiratória, transfusão sangüínea e reposição de volemia.

ESCLEROTERAPIA ENDOSCÓPICA

A escleroterapia tem sido utilizada em crianças há mais de 40 anos e consiste na injeção de substâncias irritantes nos cordões varicosos ou ao redor dos mesmos, induzindo a trombose vascular e provocando reação inflamatória, com compressão do vaso e conseqüentemente cessando a hemorragia.

Seu uso crônico leva a uma obliteração fibrosa do vaso pela resposta inflamatória que segue cada aplicação. Vários agentes esclerosantes podem ser utilizados, sendo, entretanto, o oleato de etanolamina o de maior experiência em pediatria. Normalmente essa substância é diluída em soro fisiológico ou soro glicosado a 50%, para concentração de 2,5% a 3%, ocasionalmente associado a uma pequena quantidade de lidocaína a fim de se evitar dor após o procedimento.[13,14,17,18]

Os endoscópios utilizados são de tamanho padrão, geralmente com canal de trabalho de 2,2 mm ou mais, uma vez que, quanto mais calibroso o aparelho, mais facilitará a remoção de coágulos e a visualização do local de sangramento. Os cateteres para injeção do esclerosante são também os mesmos utilizados para adultos, com agulhas número 23 ou 25 e comprimento de no máximo 5 mm.[9,14]

A técnica consiste em injeções intra e extravasais da substância esclerosante em esôfago distal (imediatamente abaixo e acima do local de ruptura do vaso nos casos de hemorragia) com aplicações de alíquotas que variam geralmente de 2 ml a 4 ml (dependendo do calibre do vaso, da idade da criança e da resposta visual a aplicação), habitualmente com um volume máximo aplicado de 10 ml a 15 ml.

Ressaltamos que quanto menor a criança, mais fina é a parede esofágica, devendo ser realizadas injeções o mais paralelamente possível aos vasos, a fim de não haver transfixação da parede do órgão. A porcentagem do controle do sangramento agudo gira em torno de 90%,[4,13,14] sendo similar ao índice encontrado na população adulta.

As complicações mais freqüentes são dor retroesternal, odinofagia, disfagia e ulcerações no local da aplicação do esclerosante, que podem levar à recidiva hemorrágica (de 7 a 10 dias após o procedimento). Essas úlceras geralmente não sangram, são assintomáticas e de difícil desaparecimento. Complicações menos comuns são estenose, hematoma e perfuração esofágica. Sintomas sistêmicos como febre e bacteremia também podem ocorrer, sendo raros em crianças.

LIGADURA ELÁSTICA DE VARIZES

Utilizada em adultos desde a década de 1980,[22] a ligadura elástica tem se tornado uma opção para o tratamento das varizes na faixa etária pediátrica.[13,17] O método consiste na colocação de um dispositivo cilíndrico plástico na ponta do aparelho endoscópico no qual estão presos anéis elásticos conectados por fios através do canal de biópsia a uma manopla (dispositivos rotineiramente comercializados, com 4 a 10 anéis elásticos) (Figura 168.1).

Com o aparelho endoscópico, visualiza-se o cordão varicoso hemorrágico, que é aspirado para o interior do mesmo, quando então, por meio da manipulação da manopla, o anel de elástico é solto do dispositivo englobando o vaso, com "estrangulamento" e interrupção do sangramento, seguido por necrose isquêmica nos dias subseqüentes.[18]

Trata-se de um método considerado de fácil execução, porém sua realização em crianças pequenas é dificultada pela necessidade da passagem do dispositivo plástico, com cerca de 2 cm na ponta do aparelho, pela região do cricofaríngeo, o que nem sempre é possível. Além disso, há a possibilidade de aspiração de toda a parede esofágica e posterior isquemia extensa. Por isso, a utilização desse tratamento tem sido preconizada somente em crianças acima de um ano.[17] Alguns autores preferem ainda sua utilização somente em crianças acima de 3 anos.

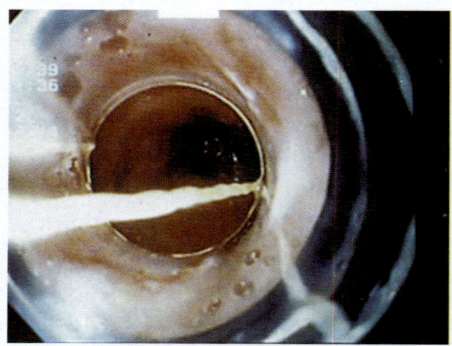
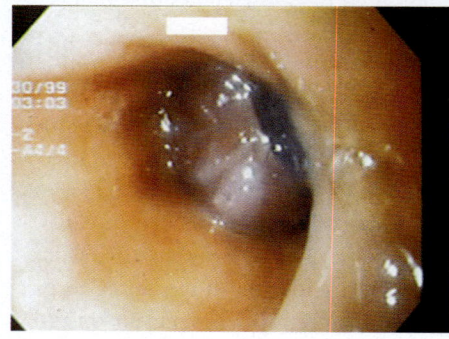

FIGURA 168.1

Ligadura elástica de varizes esofágicas

Estudos realizados na população pediátrica mostram alta taxa de efetividade da ligadura elástica no sangramento agudo (semelhante à escleroterapia). As principais complicações são disfagia, dor retroesternal e ulcerações que, embora menos profundas quando comparadas às ulcerações secundárias à escleroterapia, também podem ocasionar sangramento profuso de difícil controle, sendo sua indicação em pacientes com doença hepática avançada e por esse motivo restrita (Figuras 168.2A e B). Pode ocorrer bacteremia, embora com pequena freqüência.

INJEÇÃO DE ADESIVOS TISSULARES

Consiste na injeção intravaricosa de uma substância derivada do ácido cianoacrílico, a N-butil-2-cianoacrilato (nome comercial Histoacryl®) que, em contato com o sangue, sofre polimerização (10 a 60 segundos) e solidifica-se, obstruindo a luz do vaso.[21]

Esse material atua como corpo estranho e vai sendo paulatinamente eliminado em duas a quatro semanas, à medida que se forma tecido de granulação e fibrose local.

Pela rápida solidificação e possibilidade de danos ao aparelho, seu uso deve ser criterioso e realizado por equipe treinada.

Inicialmente, a ponta e o canal de biópsia do aparelho devem ser lubrificados com silicone ou vaselina líquida. Posteriormente, o cateter injetor deve ser lavado com lipiodol (contraste iodado com a finalidade de retardar a solidificação na seringa e no cateter injetor, permitindo também avaliação radiológica da penetração do adesivo no vaso). Acopla-se uma seringa com soro fisiológico no cateter a fim de lavar sua ponta e deixá-la livre de sangue e punciona-se o vaso, trocando imediatamente a seringa de água pela seringa com solução de 0,5 ml de Histoacryl® e 0,5 ml de Lipiodol®, que é então injetada. Finalmente empurra-se o restante da solução presente no cateter com soro fisiológico e retira-se o mesmo do vaso. Seu principal efeito colateral é a formação de úlceras potencialmente hemorrágicas durante a eliminação do conglomerado formado pelo cianoacrilato, havendo relatos isolados de tromboembolismos.

Esse método tem sido usado com sucesso em adultos, desde 1986, por Soehendra,[21] principalmente nos pacientes com varizes gástricas e nos portadores de varizes esofágicas com doença hepática avançada.[18] Embora seu uso não seja aceito em vários países e sua utilização em crianças seja controversa na literatura, temos utilizado o método para varizes gástricas hemorrágicas com sucesso.

TRATAMENTO MECÂNICO

O uso de balões esofagogástricos propicia tamponamento mecânico do sítio de sangramento. Atualmente os balões são utilizados quando há falha ou impossibilidade do tratamento medicamentoso ou endoscópico. O método proporciona hemostasia inicial de aproximadamente 90%, porém com índice de ressangramento em torno de 50% e efeitos colaterais elevados (de 15% a 20%, sendo os principais a pneumonia aspirativa e a ulceração esofágica).

O balão de Sengstaken-Blakemore é o mais utilizado, sendo preconizado o uso da menor pressão possível para cessar o sangramento, além de remoção precoce.[13,17,18] O tamanho do balão deve adequar-se ao tamanho da criança, existindo no mercado balões de 14 a 24 ch.

O balão é previamente testado e inserido pela narina até a cavidade gástrica, quando a porção gástrica é insuflada, sendo então a sonda tracionada. Muitos pacientes cessam o sangramento por meio dessa manobra, não sendo então necessária a insuflação da porção esofágica. Caso persista sangramento ativo, insufla-se a porção esofágica, sendo medida a pressão por meio de um manômetro. Após o procedimento, é prudente a realização de radiografia de tórax a fim de conferir a posição do balão. Após estabilização do quadro, desinsufla-se primeiro a porção gástrica e, após curto período de tempo, a porção esofágica, preferencialmente com remoção do balão sob visualização endoscópica, quando na maioria das vezes será possível um tratamento endoscópico mais definitivo.

- Tubo original:
- Balão gástrico: 10 ml/kg de ar (máximo de 150 ml).
- Balão esofágico: pressão arterial média dividida por 2 (geralmente de 20 mmHg a 40 mmHg).
- Tubo de escape para secreção gástrica.

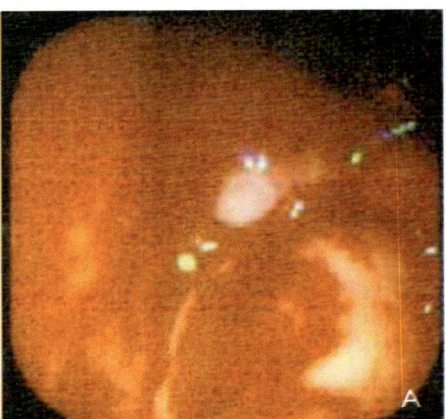
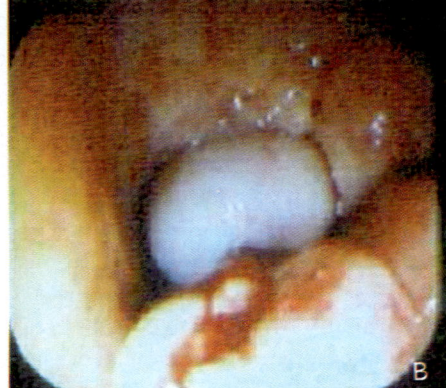

FIGURA 168.2

(A) Sangramento esofágico após queda de escara de ligadura elástica; (B) Nova ligadura elástica realizada distalmente ao ponto de sangramento

TRATAMENTO COMBINADO

Evidência atual mostra que o tratamento combinado (farmacológico + endoscópico), com início do tratamento farmacológico o mais precocemente possível, melhora o controle de sangramento, além de facilitar a realização do tratamento endoscópico.[7]

Além disso, o uso temporário de tratamento mecânico, associado ou não ao tratamento medicamentoso com posterior realização de tratamento endoscópico, é algumas vezes necessário, uma vez que o tratamento endoscópico, a princípio, só deve ser realizado quando o paciente se encontrar hemodinamicamente estável.[18]

TIPS (TRANSJUGULAR INTRAHEPATIC PORTOSYSTEMIC SHUNT)

Trata-se de um método radiológico invasivo para o tratamento da hipertensão portal, consistindo na inserção transjugular de um *stent* metálico expansível entre a veia hepática e a veia porta.[13] (Figuras 168.3, 168.4 e 168.5.)

Está indicado para alguns pacientes com doença hepática ou pós-hepática, quando há falha do tratamento habitual. Pode predispor ou piorar a encefalopatia hepática. Recentemente tem sido indicado com maior freqüência na faixa etária pediátrica com bons resultados, inclusive em crianças que aguardam transplante hepático.

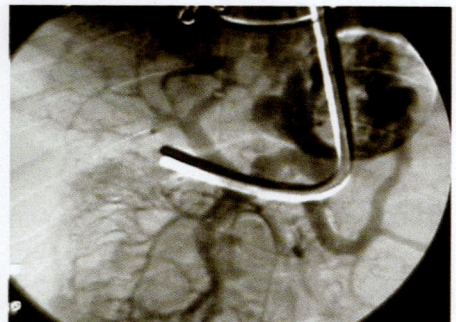

FIGURA 168.3

Venografia do sistema cardiotuberositário evidenciando varizes em fundo e corpo gástricos

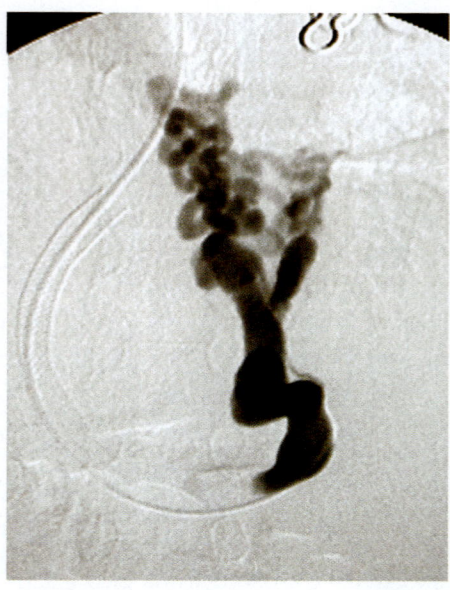

FIGURA 168.4

Tips pérvio e insuficiente

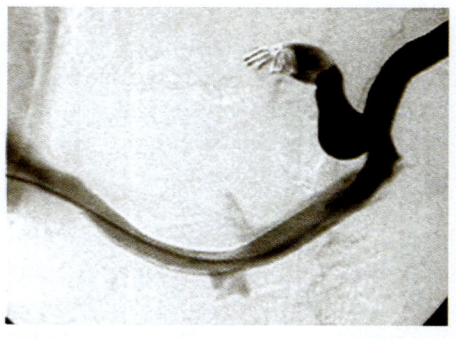

FIGURA 168.5

Tips pérvio e embolização das varizes

TRATAMENTO CIRÚRGICO

A cirurgia de emergência só está indicada quando há falha do controle de sangramento com todos os métodos previamente descritos.[13,17] O *shunt* esplenorrenal distal tem sido a técnica cirúrgica mais utilizada em crianças,[14] porém nem sempre factível de ser realizada em esquema de urgência, ocasionalmente sendo possível somente desvascularização e esplenectomia.

Para o tratamento da hipertensão portal secundária à trombose de veia porta, tem sido descrita atualmente a realização do *shunt* mesoporta (*Rex Shunt*). Devemos lembrar ainda que para alguns doentes com doença hepática avançada, somente o transplante do órgão possibilitará a sobrevida.

PROFILAXIA SECUNDÁRIA DO SANGRAMENTO VARICOSO

Após o episódio agudo de sangramento, o risco de recorrência da hemorragia gira em torno de 50%, chegando a 80% em vários estudos pediátricos, se os pacientes não forem tratados.[13,16]

O risco de recorrência é maior e de maior gravidade nas primeiras 6 semanas (principalmente nas primeiras 48 horas). Os pacientes que sobrevivem à fase aguda, em geral evoluem com sangramentos recorrentes, sendo então primordial o tratamento profilático secundário.[16]

Em crianças, o tratamento endoscópico para prevenção dos sangramentos futuros decorrentes da ruptura de varizes esofágicas é bem estabelecido e permanece como tratamento de primeira escolha. Tanto a escleroterapia como a ligadura elástica têm se mostrado com boa eficácia, altas taxas de erradicação e baixos índices de recidivas das varizes, sendo os resultados no médio e no longo prazo superponíveis.[25,26]

Zargar e colaboradores[26] compararam o tratamento profilático secundário com LE e EE em crianças com obstrução venosa extra-hepática, mostrando índices semelhantes nos dois grupos para erradicação das varizes e recorrência do sangramento após a obliteração das mesmas, com menor índice de complicações e menor recorrência do sangramento durante o tratamento nos pacientes submetidos à ligadura elástica.

McKiernan[13] revisou várias publicações mostrando o resultado e as complicações do tratamento endoscópico com escleroterapia e ligadura elástica para prevenção da recidiva hemorrágica em crianças, com resultados mostrados a seguir (Tabela 168.2).

TABELA 168.2

Resultado e complicações do tratamento endoscópico com escleroterapia e ligadura elástica

	Ligadura elástica	Escleroterapia endoscópica
Número de pacientes	96	399
Ablação das varizes (%)	80	83
Média do núm. de sessões para ablação (%)	3.2	5.2
Ressangramento antes da ablação (%)	12	26
Estenose esofágica (%)	0	12
Recorrência de varizes (%)	10.4	12.5
Recorrência de sangramento (%)	4	9
Morte pos sangramento (%)	0	2

Tanto a EE como a LE são realizadas em sessões repetidas a cada 3 ou 4 semanas, com a mesma técnica utilizada nos sangramentos agudos, até que o risco de sangramento varicoso diminua, quando então as sessões são realizadas em média a cada 3 meses e posteriormente a cada seis meses. Quando as varizes de maior calibre são obliteradas nos pacientes submetidos à LE, restando apenas cordões varicosos de menor calibre, damos preferência à continuidade do tratamento com EE.

O tratamento medicamentoso para profilaxia da recorrência de sangramento tem sido reservado, na faixa etária pediátrica, para pacientes com varizes gástricas e com gastropatia hipertensiva moderada e grave, podendo ser utilizado concomitantemente com o tratamento endoscópico.

Entre os agentes farmacológicos utilizados, os betabloqueadores não-seletivos têm sido os de escolha em crianças. Eles agem nos receptores *B1*, reduzindo o débito cardíaco e o fluxo sangüíneo esplâncnico, sendo superiores aos betabloqueadores seletivos na redução da pressão porta.[16]

Habitualmente, inicia-se com uma dose de 1mg/kg/dia de propranolol, que pode ser aumentada gradativamente até que haja uma redução de 25% da freqüência cardíaca com o paciente em repouso.[13,17] Embora sua eficácia tenha sido comprovada em vários estudos, seu uso é limitado em crianças por seus efeitos adversos e não adesão correta ao tratamento. O mesmo não deve ser utilizado em pacientes com broncoespasmos, diabetes insulino-dependente, bloqueio da condução cardíaca, insuficiência aórtica ou bradicardia constitucional.

O mononitrato de isossorbida – agente farmacológico que diminui a pressão portal por meio de venodilatação, com diminuição do débito cardíaco por redução do retorno venoso – tem sido também utilizado em pacientes adultos, não havendo, porém, estudos que mostrem sua eficácia em crianças.[3]

Para casos de exceção, principalmente crianças com varizes gástricas isoladas que respondem mal ao tratamento endoscópico, com recidivas hemorrágicas freqüentes, a realização de TIPS ou *shunts* cirúrgicos está indicada.[19,23]

PROFILAXIA PRIMÁRIA DO SANGRAMENTO VARICOSO

Apesar de o tratamento profilático da hemorragia varicosa em crianças ser muito controverso na literatura, existem poucas situações clínicas em medicina em que a prevenção seja tão essencial, uma vez que a morbidade e a mortalidade decorrentes dos episódios hemorrágicos são bastante elevadas, com conseqüências desastrosas.

O tratamento profilático por meio medicamentoso ou endoscópico para adultos com varizes de médio e grosso calibres tem sido atualmente estabelecido após longo período de resistência.[11]

Em crianças, Gonçalves e colaboradores demonstraram, por meio de estudo randomizado, que a profilaxia primária através da EE é segura para o tratamento de varizes esofágicas, com diminuição do número de episódios de sangramento de 42% (grupo-controle) para 6% (grupo de EE), sem interferir na taxa de mortalidade.[9]

Estudos em pacientes adultos têm demonstrado que a LE, quando comparada ao tratamento medicamentoso com betabloqueadores, reduz os episódios de sangramento, com menor índice de efeitos colaterais, método esse de escolha para alguns pacientes cirróticos com varizes de médio e grosso calibres.[7,11]

O tratamento medicamentoso com betabloqueadores não seletivos é o mais amplamente aceito na população adulta para prevenção do primeiro episódio hemorrágico em pacientes cirróticos, com redução do risco de sangramento em pacientes com varizes de grosso e médio calibres, podendo ser utilizado em pacientes com varizes finas para prevenção da progressão das varizes e conseqüente sangramento.[3,7,16]

Em crianças, o tratamento profilático deve ser considerado principalmente para as que moram em regiões de difícil acesso a serviços de emergência e para pacientes que necessitam viajar de avião, uma vez que teoricamente nessa circunstância, poderia haver aumento na pressão intravaricosa e conseqüente hemorragia.[13]

Embora haja diversas restrições ao emprego da profilaxia endoscópica primária em crianças na literatura, quando ela pode ser realizada em locais bem equipados e por pessoal treinado, temos tendência a indicá-la nos mesmos moldes que indicada para adultos, ou seja, para pacientes com varizes com médio e alto risco de sangramento (varizes calibrosas ou com múltiplos sinais da cor vermelha), avaliando sempre a relação entre o risco e o benefício do tratamento.

Para as varizes mais calibrosas e crianças com mais que 1 ano, iniciamos geralmente com ligadura elástica, sendo posteriormente realizada escleroterapia nas varizes de finos calibres. Em crianças menores, em que a ligadura elástica é tecnicamente difícil de ser realizada, damos preferência ao tratamento com escleroterapia.

A vantagem da profilaxia primária em crianças é retardar o transplante hepático ou, quando realizado, o mesmo seja em melhores condições, sem sangramentos e politransfusões prévias.

PROFILAXIA PRÉ-PRIMÁRIA DO SANGRAMENTO VARICOSO

A prevenção do desenvolvimento e de complicações da hipertensão portal é uma área importante para futuras investigações.[7] Sabe-se que colaterais portossistêmicas podem se desenvolver antes do aparecimento das varizes, e estudos sugerem que a resposta ao tratamento com betabloqueadores, no sentido de diminuir a pressão portal, seja melhor nos pacientes que não apresentam varizes quando comparados aos que as apresentam.[20]

Um estudo em modelo animal tentou demonstrar que o desenvolvimento da hipertensão portal é mediado por um fator de crescimento vascular endotelial, dependente, portanto, de um processo angiogênico, sugerindo que o tratamento com drogas antiangiogênicas poderia ser benéfico.[6] Há, entretanto, necessidade de novos estudos para confirmação desses fatos.

No presente, não há indicação para o tratamento de pacientes que não apresentam varizes.[7]

CONCLUSÕES

A HDA em crianças, secundária à hipertensão portal, é uma afecção grave com inúmeras causas e prognósticos diversos, mas o tratamento e a prevenção das hemorragias podem e devem ser realizados por todos os endoscopistas.

REFERÊNCIAS BIBLIOGRÁFICAS

1. Alvarez F, Bernard O, Brunelle F. Portal obstruction in children: clinical investigation and hemorrhagic risk. J Pediatr 1983;03:696-702.
2. Beppu K, Inokuche K, Kiyanagi N. Prediction of variceal hemorrhage by esophageal endoscopy. Gastrointest Endosc 1981;27:213-8.
3. Bhasin DK, Siyad I. Variceal bleeding and portal hypertension: new lights and old horizon. Endoscopy 2004;36:120-9.
4. D'Amico G, Pagliaro LLP, Pietrosi GGPI, Tarantino IITA. Emergency sclerotherapy versus medical interventions for bleeding oesophageal varices in cirrhotic patients (Cochrane Review), 2005.
5. Eroglu Y, Emerick KM, Whitingon PF, Alonso EM. Octreotide therapy for control of acute gastrointestinal bleeding in children. J Pediatr Gastroenterol Nutr 2004;38(1):41-7.
6. Fernandes M, Vizzutt F, García-Pagan JC, Rodes J, Bosch J. Anti-VEGF receptor-2 monoclonal antibory prevent portalsystemic collateral vessel formation in portal hypertensive mice. Gastroenterology 2004;14:886-94.
7. Franchis R. Evolving consensus in portal hypertension report of the Baveno IV Consensus Workshop on methodology of diagnosis and therapy in portal hypertension. Journal of Hepatology 2005;43:167-76.
8. Gibbons TE, Gold BD. The use of proton pump inhibitors in children. Pediatr Drugs 1003;5(1):25-40.
9. Gonçalves ME, Cardoso SR, Maksoud JG. Prophylatic sclerotherapy in children with esophageal varices; Long-term results of a controlled prospective randomized trial. J Pediatr Surg 2000;35:401-5.
10. Iannou G, Doust J, Rockey DC. Terlipressin for acute esophageal variceal hemorrhage. Cochrane Database Syst Rev 2003;1:CD002147.
11. Khroo MS, Khuroo NS, Farahat KLC et al. Meta-analyses: endoscopic variceal ligation for primary profhylaxis of oesophageal variceal bleeding. Aliment Pharmacol Ther 2005;21:347-61.
12. Lee SD, Kearney DJ. A randomized controlled trial of gastric lavage prior to endoscopy for acute upper gastrointestinal bleeding. J Clin Gastroenterol 2004;38(10):861-5.
13. McKierman PJ. Treatment of variceal bleeding. Gastroint Endosc Clin North Am 2001;11:789-812.
14. Maksoud JG, Gonçalves ME. Treatment of portal hypertension in children. World J Surg 1994;18:251-8.
15. Ohnuma N, Takahashi H, Tanabe M et al. Endoscopic variceal ligation using a clipping apparatus in children with portal hypertension. Endoscopy 1997;29:86-90.

16. Paulo GA. Escleroterapia de varizes esofágicas: estudo comparativo entre endoscopia e ecoendoscopia. Tese apresentada à Universidade Federal Paulista para obtenção do título de Doutor em ciências, São Paulo; 2005.

17. Ryckman FC, Alonso MH. Causes and management of portal hypertension in the pediatric population. Clinics in Liver Disease 201;5:789-817.

18. Sakai P, Ishioka S, Maluf-Filho F. Varizes de esôfago. Tratado de endoscopia digestiva diagnóstica e terapêutica. São Paulo: Atheneu; 1999. P. 197-213.

19. Sarin SK, Kumar A. Gastric varices: profile, classification and management. Am J Gastroenterol 1989;84:1244-49.

20. Simon CL. Novel therapeutic targets for prevention of porta-systemic collaterals in portal hypertension. J Pediatr Gastroenterol Nutr 2006;42:121-2.

21. Soehendra N, Nam V, Grim H. Endoscopic obliteration of large esophagogastric varices with Bucrylate. Endoscopy 1986;18:25.

22. Stiegmann GV, Goff JS, Sun JH. Technic and early clinical results of endoscopic variceal ligation. Surg Endosc 1989; 3:73-8.

23. Srivenu I, Kumar SY. Endoscopic outcome beyond esophageal variceal eradication in children with extrahepatic portal cenous obstruction. J Pediatr Gastroenterol Nutr 2006;42:196-200.

24. Wassef W. Upper gastrointestinal bleeding. Curr Opin Gastroenterol 204;20:538-45.

25. Zargar SA, Yattoo GN, Javid G et al. Fifteen-year follow up of endoscopic injection sclerotherapy in children with extrahepatic portal venous obstruction. J Gastroenterol Hepatol 2004;19:139-45.

26. Zargar SA, Javid J, Khan BA. Endoscopic ligation compared with sclerottherapy for bleeding esophageal varices in children with extrahepatic portal venous obstruction. Hepatolgy 2002;36:666-72.

CAPÍTULO 169

HEMORRAGIA DIGESTIVA BAIXA EM PEDIATRIA

Joselito Barros Oliveira

O sangramento gastrointestinal baixo é um problema comum na prática pediátrica geral.

A incidência na criança é menos conhecida que no adulto. Calabuig e Espada,[1] citando o trabalho realizado por Fischer, afirmam que 0,3% das consultas em urgências hospitalares nos Estados Unidos realizadas num período de dez meses se deveram a sangramentos por via retal. O achado de sangue nas fezes de paciente pediátrico pode ser muito alarmante para seus familiares e causa de ansiedade nos médicos assistentes. Felizmente, esse não constitui sinal de doença séria na grande maioria dos casos. Silber[2] refere que no passado cerca de 25% a 50% dos sangramentos retais permaneciam sem etiologia conhecida. Hoje cerca de 90% têm ou sua etiologia ou o sítio de sangramento definido pelos diversos métodos utilizados na prática médica com essa finalidade.

O diagnóstico diferencial pode variar de acordo com a faixa etária. O tratamento deve ser direcionado para a causa básica. Na maioria dos pacientes pediátricos, cessa espontaneamente e somente terapia de suporte é necessária. Nos casos de evidência de hipovolemia, medidas para a estabilidade hemodinâmica devem ser adotadas, a causa e o sangramento ativo interrompidos e a reincidência prevenida.

INTRODUÇÃO

O termo hemorragia digestiva baixa é definido como o sangramento origina-do no segmento intestinal distal ao ângulo de Treitz, que está localizado entre a junção duodenal e o jejuno.

Clinicamente a hemorragia poderá se manifestar como melena, hematoquezia ou sangramento oculto.[3]

1. Melena é definida como fezes escuras, enegrecidas, que se tornam mais escuras quanto mais tempo permaneçam no aparelho digestivo, devido à degradação bacteriana ou à ação de enzimas digestivas intraluminais na hematina procedente da hemoglobina extravasada. Usualmente indica sangramento no trato digestivo superior.

2. Hematoquezia é a eliminação de sangue vermelho rutilante, fresco, que pode preceder a defecação, ser mesclado ou ser independente dela. É a forma de apresentação mais comum da hemorragia digestiva baixa. Usualmente sugere sangramento de lesões situadas no cólon esquerdo, embora possa, em algumas vezes, ser proveniente do trato digestivo superior ou do intestino delgado, que podem provocar aceleração do trânsito intestinal. O sangramento escuro misturado com melena é usualmente indicativo de sangramento intestinal baixo, especialmente do cólon direito.

3. Sangramento oculto ocorre quando não há modificações na coloração das fezes, porque a quantidade não é suficiente para ser observada ma-croscopicamente. Ele é detectado pela pesquisa de sangue oculto nas fezes pelo Guaiac test.

ETIOLOGIA

Diversas etiologias podem ser causas de sangramento intestinal baixo em crianças, desde patologias orificiais, alérgicas, malformações congênitas duodenais, malformações vasculares, doenças inflamatórias, pólipos, etc.

A idade é um fator-chave na avaliação da causa do sangramento intestinal.[1,2,4,5]

Quase todos os autores acordam em dividir em quatro grupos as idades de apresentação:

- Recém-nascido ou neonatal (nascimento até 1 mês);
- Lactente (que se entende até 24 meses);
- Pré-escolar (2 a 5 anos);
- Escolar (6 a 12 anos);
- Adolescência (13 a 18 anos).

As causas mais comuns de hemorragia digestiva baixa estão listadas na Tabela 169.1 e serão comentadas a seguir.[4,2]

1. Neonato e lactente
   As causas mais freqüentemente encontradas são descritas a seguir.

   1.1 Diátese hemorrágica: Apresenta-se entre o segundo e quarto dia de vida dos recém-nascidos sãos, manifesta-se clinicamente por

TABELA 169.1

Etiologia do sangramento gastrointestinal baixo por faixa etária[4,2]

Neonato (nascimento a 1 mês)	Lactente (1 mês a 2 anos)	Pré-escolar (2 a 5 anos)	Escolar (6 a 12 anos)	Adolescente (13 a 18 anos)
Sangue materno deglutido	Doença de Hirschsprung	Pólipo	Doença inflamatória intestinal	Fissura anal
Enterocolite necrotizante	Fissura anal	Colites infecciosas	Colites infecciosas	Pólipo
Má rotação com volvo	Colite alérgica	Divertículo de Meckel	Pólipo	Hemorróidas
Doença de Hirschsprung	Intussuscepção	Síndrome hemolítica urêmica	Fissura anal	Doença inflamatória intestinal
Coagulopatia	Divertículo de Meckel	Púrpura de Henoch-Schöenlein	Angiodisplasias	Angiodisplasias
Colite alérgica	Duplicação intestinal	Angiodisplasias		Colites infecciosas
	Colites infecciosas	Hiperplasia nodular linfóide		
	Hiperplasia nodular linfóide			

*Adaptado de Leung AKC et al e Silber G.

sangramento por via digestiva, nasal, umbilical etc., devido a déficits temporários de fatores dependentes de vitamina K, facilmente revertida pela administração parenteral dessa vitamina. Na sua forma secundária, que ocorre nos neonatos prematuros, de baixo peso, com sofrimento fetal durante o parto, pode apresentar quadro clínico semelhante ao da coagulação intravascular disseminada.

1.2 Sangue materno deglutido: Procedente do canal do parto ou do aleitamento materno, por fissura nos mamilos, que deglutido produz vômitos de sangue digerido e, com mais frequência, melena. O teste de Apt-Downey pode ser utilizado para se determinar a etiologia do sangramento.[4]

1.3 Alergia à proteína do leite: A colite alérgica é a causa mais comum de sangramento retal em recém-nascidos e lactentes. A prevalência dessa condição tem sido reportada entre 0,2% a 7,5% por um grupo inglês,

segundo Silber.[4] As manifestações podem ser agudas ou insidiosas. Vários mecanismos podem estar envolvidos na gênese do sangramento, a saber: síndrome enterocolítica perdedora de proteínas, colite alérgica alimentar, gastroenterite eosinofílica.

- Enterocolite – Caracteriza-se por êmeses pós-prandiais e diarréia sanguinolenta. Algumas crianças podem ter má absorção, enteropatia perdedora de proteínas e retardo no desenvolvimento.
- Colite Alérgica – É a causa mais comum de sangramento retal nos neonatos.[6] Tem como causa a alergia à proteína da dieta, provocada pelo leite de vaca ou soja ou pelo aleitamento materno, devido aos mesmos antígenos. As manifestações podem ser agudas ou insidiosas, incluem vômitos, diarréia com ou sem sangramento, que pode ser importante, dor abdominal sem comprometimento no desenvolvimento estato-ponderal.

- Gastroenterite eosinofílica – Caracteriza-se pela infiltração de eosinófilos no trato gastrointestinal, eosinofilia periférica e ausência de vasculite. Clinicamente observa-se dor abdominal, êmeses pós-prandiais, náuseas, diarréia aquosa com ou sem sangue, anemia ferropriva e alteração estato-ponderal.

A colonoscopia esquerda, de fácil realização, pode confirmar e estimar a gravidade da colite alérgica. Erosões focais ou lineares, eritema, friabilidade mucosa, perda do padrão vascular associados a nodulações com umbilicação central, por vezes com coágulos em sua superfície, são os achados endoscópicos característicos (Figura 169.1).

No tratamento não se impõe nenhuma terapêutica endoscópica. Preconiza-se orientação dietética adequada e hidrolisados protéicos específicos.

1.4 Enterocolite necrotizante: Resultante da perda da barreira mucosa protetora do intestino, com

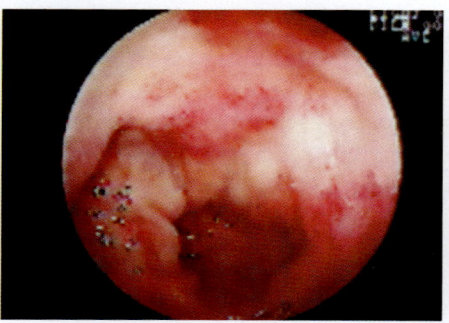 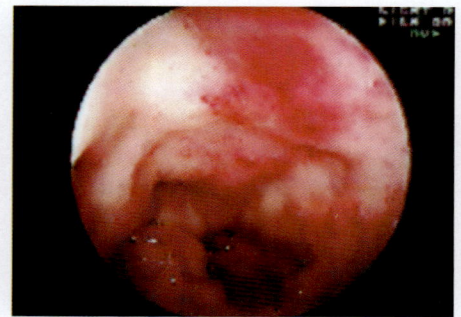 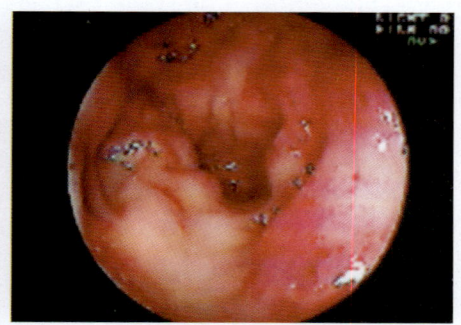

FIGURA 169.1

Colite alérgica em lactente de quatro meses. Endoscopia: erosões de mucosa, manchas avermelhadas e violáceas

passagem da flora intestinal através da parede para a corrente sangüínea. Os fatores de risco incluem prematuridade, baixo peso ao nascimento, asfixia, sépsis, hipotensão, hipotermia.[4] Caracteriza-se por fezes sanguinolentas, vômitos, distensão abdominal, eritema de parede abdominal, letargia, apnéia e hipotermia.

1.5 Fissura anal: Causa freqüente de sangramento retal nos primeiros dois anos de vida. Em muitos casos está associada à constipação intestinal. O sangue, vermelho e rutilante, geralmente está presente ao redor das fezes. De localização habitual na parede posterior, abaixo da linha pectínea. Resulta da ruptura superficial do epitélio escamoso do canal anal pela passagem de fezes calibrosas pela constipação. A condição é dolorosa, o que resulta na retenção voluntária das fezes pela criança, aumentando a constipação e gerando um ciclo vicioso.

1.6 Intussuscepção, volvo e duplicação intestinal: A intussuscepção ocorre em crianças com três meses a três anos de idade. Sessenta e cinco por cento dos casos ocorrem antes de um ano, e 80% após os dois anos. A causa é desconhecida.[2,4] A maioria dos casos ocorre na região da válvula ileocecal (Figuras 169.2A, B e C).

Nas crianças mais velhas, o ponto de intussuscepção costuma ser um pólipo. Clinicamente apresenta-se com dor abdominal em cólicas recorrentes, vômitos, massa abdominal palpável e

exteriorização de fezes misturadas com muco e sangue, às vezes com aspecto em geléia. A hematoquezia pode não estar presente se o quadro clínico tem menos de 12 horas de evolução. O tratamento é cirúrgico.

O volvo é uma má rotação intestinal mais comumente vista no período neonatal. Essa condição caracteriza-se por distensão abdominal, vômitos biliosos e, algumas vezes, por melena, quando há obstrução vascular do intestino delgado, em conseqüência da interrupção do fluxo sangüíneo mesentérico causado pelo volvo.

A duplicação intestinal é mais encontrada no intestino delgado. É a segunda causa mais importante de sangramento do intestino delgado em criança.[7] Acomete a borda mesentérica do intestino. O achado de mucosa ectópica gástrica pode acarretar ulceração péptica local e sangramento importante. O sangramento também pode ocorrer nesses casos por necrose isquêmica do intestino, secundária a intussuscepção ou expansão da duplicação.[1,2,4,7]

1.7 Doença de Hirschsprung: De 10% a 30% das crianças com doença de Hirschsprung desenvolvem enterocolite. Silber,[2] numa revisão de 2.000 casos, refere que 24% tinham enterocolite. O diagnóstico pode ser suspeitado em recém-nascido que não tem eliminação meconial nas primeiras 24 a 48 horas. Os sintomas comuns incluem febre, diarréia sanguinolenta e distensão abdominal. A deficiência intracelular

da imunoglobulina A ou alterações da composição de mucina intestinal são fatores predisponentes. O enema baritado constitui importante método no diagnóstico, demonstrando importante dilatação do segmento acometido; entretanto, nos recémnascidos em que não houve tempo para a marcada dilatação do segmento agangliônico, o estudo da motilidade retal tem sido utilizado. O diagnóstico definitivo é estabelecido pelo achado histopatológico de aganglionose dos plexos de Meissner e Auerbach. O tratamento é cirúrgico.

1.8 Divertículo de Meckel: É resultante da incompleta obliteração do ducto onfalomesentérico. É a mais comum malformação congênita do trato gastrointestinal, ocorrendo em 1% a 2% da população.[8] Pode-se manifestar com sangramento intermitente ou maciço. Usualmente está localizado cerca de 100 cm da válvula ileocecal.[2] Sessenta por cento dos casos dos pacientes com menos de dois anos de idade apresentam sangramento importante. O sangramento resulta da ulceração da mucosa gástrica ectópica, geralmente presente no divertículo. Incidência maior no sexo masculino (2:1). Pode ser diagnosticado através da cintilografia com tecnécio[9] pela afinidade desse radio-isótopo com a mucosa gástrica. A cirurgia constitui a terapêutica definitiva (Figuras 169.3A e B).

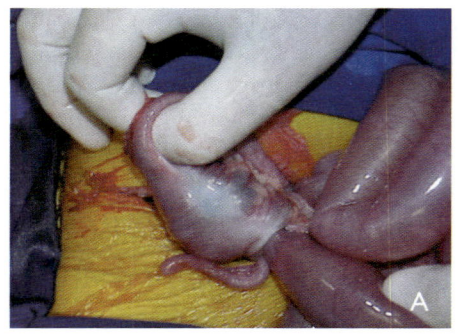

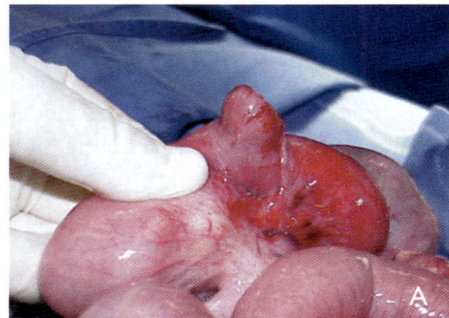

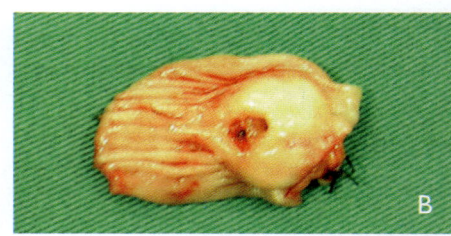

FIGURA 169.3

Divertículo de Meckel. (A) Aspecto cirúrgico; (*Cortesia do Dr. Paulo Roberto Boechat – IFF*); (B) Mucosa ectópica em divertículo de Meckel (*Cortesia da Dra. Mônica Monnerat*)

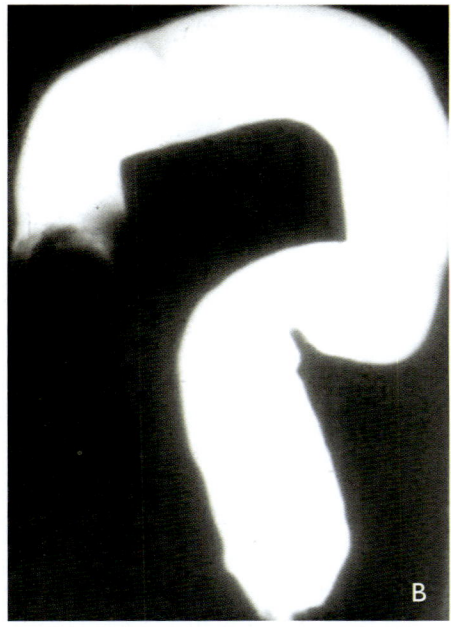

1.9 Hiperplasia nodular linfóide: É caracterizada pela presença de nodulações com 1 mm a 4 mm, em média, com umbilicação central. Ocorre por resposta não específica a um estímulo antigênico, comumente infecção, ou por hipersensibilidade à proteína. Pode ocorrer simultaneamente à enterocolite alérgica.[6] O sangramento ocorre pelo adelgaçamento da mucosa devido à expansão do folículo linfóide subjacente. Tende a se resolver na adolescência. Pode-se manifestar por sangramento intestinal intermitente. Não necessita de terapêutica endoscópica. Nos exames realizados no IFF (Instituto Fernandes Figueira – FIOCRUZ) no período de março de 1985 a maio de 1997, nos 66 lactentes com enterorragia, a colonoscopia revelou hiperplasia nodular linfóide em 36%[6] (Figura 169.4).

2. Pré-escolar e escolares
Achados como hiperplasia nodular linfóide, diátese hemorrágica, fissura anal, intussuscepção, divertículo de Meckel, também podem ocorrer; entretanto, outras etiologias mais freqüentes merecem consideração.

2.1 Enterocolite Infecciosa: É uma das mais freqüentes etiologias de sangramento no período pré-escolar. Numerosos agentes infecciosos podem causar fezes com sangue, usualmente em associação com diarréia[2] (Tabela 169.2).

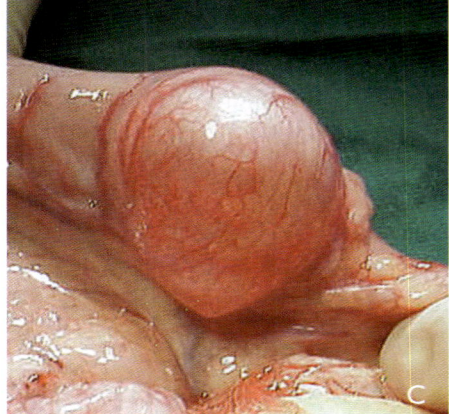

FIGURA 169.2

Intussuscepção intestinal e duplicação de ceco. (A) Aspecto cirúrgico da intussuscepção; (B) Aspecto radiológico; (C) Duplicação de ceco – aspecto cirúrgico (*Cortesia do Dr. Paulo Roberto Boechat – IFF*)

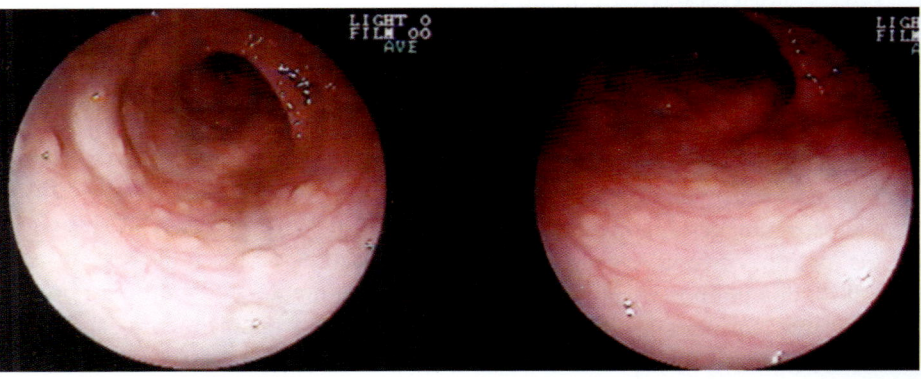

FIGURA 169.4

Hiperplasia nodular linfóide em lactente de seis meses com sangramento retal

TABELA 169.2

Agentes infecciosos associados com hematoquezia*[2]

Salmonella
Shigella
Campylobacter jejuni
Yersínia enterocolítica
Escherichia coli enterohemorragica
Escherichia coli enteroinvasiva
Clostridium difficile
Aeromonas hydrophila
Entamoeba hystolítica

A manifestação clínica varia na dependência do agente etiológico, variando de diarréias aquosas com muco, sangue, febre e dor abdominal, como ocorre na colite pseudomembranosa causada pelo *Clostridium difficile*, associada a antibioticoterapia prévia até enterorragia importante, como nas diarréias causadas por *Escherichia coli enterohemorragica*. O diagnóstico se faz pela cultura fecal para identificação do microrganismo e tratamento específico.

2.2 Pólipos intestinais: São as causas mais comuns de sangramento retal nas crianças. Nas diversas séries estudadas, a maior incidência ocorre entre 2 e 7 anos de idade, sendo incomum abaixo de um ano.[7,9,10,14,15,27,28] Geralmente são únicos e benignos, e 85% das lesões se encontram no reto, no cólon sigmóide e no cólon descendente.[2,4,9] Os pólipos podem ser classificados do ponto de vista histológico em harmatomas e adenomas. Embora os adenomas tenham potencial pré-maligno, os harmatomatosos são geralmente benignos. Os pólipos juvenis correspondem a 90% dos pólipos encontrados em crianças.[2] Suspeita-se que de 1% a 2% das crianças assintomáticas possam ser portadoras de pólipos juvenis tipo harmatomatoso. O sangramento retal é a primeira e única manifestação em 75% a 90% dos casos.[2,4,6,9,10] Observa-se sangramento ao final da evacuação, envolvendo as fezes em filetes ou em placas de sangue vermelho vivo rutilante, podendo ocorrer de forma intermitente. Os pólipos harmatomatosos podem ser encontrados nas síndromes polipóides como: síndrome polipóide juvenil, síndrome de Peutz-Jeghers, síndrome de Cronkhite-Canada, síndrome de Cowden, síndrome de Bannayan-Riley-Ruvacalba. Pólipos adenomatosos são encontrados na síndrome de polipose adenomatosa familial, síndrome de Gardner e síndrome de Turcot.[4,6] O diagnóstico impõe a realização de colonoscopia total para avaliação completa e determinação da terapêutica específica. A polipectomia endoscópica é considerada o tratamento definitivo para o pólipo juvenil solitário, se não houver história familiar de pólipo intestinal. Será objeto de detalhamento no decorrer do texto.

2.3 Púrpura de Henoch-Schöenlein e síndrome hemolítica-urêmica: A hematoquezia pode ser encontrada inicialmente nos exames iniciais de doenças multissistêmicas severas como a púrpura de Henoch-Schönlein e na síndrome Hemolítica urêmica. A Púrpura de Henoch-Schöenlein é uma vasculite sistêmica imunologicamente mediada de pequenos vasos sangüíneos que envolvem primariamente a pele, trato gastrointestinal, articulações e rins.[4] As manifestações gastrointestinais ocorrem em 45% dos casos e envolvem êmeses, dor abdominal cíclica, melena e fezes com sangue. O sangramento fecal resulta da difusão hemorrágica mucosa. A intussuscepção associada pode ser causa de sangramento. Os sintomas podem preceder o aparecimento da púrpura em 15% dos casos. A colonoscopia, raramente indicada, mostra uma mucosa edemaciada, congesta e com petéquias.[1] A síndrome hemolítica-urêmica é caracterizada pela tríade: anemia hemolítica microangiopática, trombocitopenia e falência renal aguda.[4] Dor abdominal, vômitos e diarréia sanguinolenta freqüentemente precedem a doença. O sangramento intestinal baixo resulta da oclusão de pequenos vasos e da isquemia da mucosa intestinal.

3. Adolescentes
São referidas como etiologias mais freqüentes fissura anal, hemorróidas, angiodisplasias, enterocolites infecciosas, pólipos e doença inflamatória intestinal.

3.1 Lesões vasculares: A presença de sangue vermelho vivo por via retal de forma aguda ou com mais freqüência de maneira crônica pode ser a manifestação de uma malformação vascular do tubo digestivo. A freqüência de acometimento colônico por lesões vasculares em pediatria é desconhecida.[11] Mondragón[12] refere que, em 19 casos de angiodisplasias em crianças citadas em trabalhos avaliados, 6 ocorreram no cólon, 5 no intestino delgado, contrastando com seu estudo em que o hemicólon esquerdo foi mais freqüentemente acometido: reto em 6 casos, sigmóide em 7 casos, cólon descendente em 4 casos e flexura esplênica em 3 casos. São causas raras de sangramento. São de três tipos: 1) angiodisplasias: encontradas na enfermidade de Von Willebrand e em pacientes com insuficiência renal em diálise; 2) telangectasias: observadas na síndrome de Rendu-Osler-Weber, Turner e no pseudoxantoma elástico; 3) hemangiomas cavernosos difusos: são as malformações vasculares que mais freqüentemente causam hemorragia digestiva e podem ocorrer na síndrome de *Blue Rubber Bleb Nevus*, de Klippel-Trenaunay-Weber e de Mafucci. A colonoscopia na metade dos casos demonstra angiomas, de dimensões variadas, por todo o cólon. O diagnóstico pode ser realizado por outros achados físicos e ou pela história familiar.

3.2 Hemorróidas: São raras no período pré-escolar; se presentes, a hipertensão portal deve ser suspeitada. Entretanto, as hemorróidas não são incomuns no adolescente com constipação intestinal. O sangramento hemorroidário está geralmente associado ao ato evacuatório. O sangramento pode estar presente na superfície das fezes, no papel utilizado no toalete ou em vermelho vivo no sanitário nos casos de rupturas maiores.

3.3 Doença inflamatória intestinal: Aproximadamente 25% de todos os pacientes com doença inflamatória intestinal são diagnosticados antes dos 20 anos de idade, com a maioria tendo seu diagnóstico entre as idades de 10 e 16 anos.[4,13] O sangramento gastrointestinal é a manifestação mais comum da doença inflamatória intestinal depois da dor abdominal.[13] Clinicamente o sangramento parece ser reportado com maior incidência nos portadores de Retocolite Ulcerativa e em aproximadamente um terço dos pacientes com doença de Crohn, segundo Pardi.[13] O risco de sangramento incrementa-se na dependência do acometimento colônico. Varia de 46% a 60% nos pacientes com doença colônica, de 22% a 30% nos com doença ileocolônica, e de 6% a 11% nos com doença ileal. Em trabalho retrospectivo, Pardi e colaboradores[13] analisaram 31 pacientes com sangramento agudo por doença inflamatória intestinal no período de 1989 a 1996. Três pacientes tinham retocolite ulcerativa e 28, Crohn, representando 0,1% de admissão por colite ulcerativa e 1,2% por doença de Crohn. Concluíram que o tratamento endoscópico é incomum, e a cirurgia é necessária em menos da metade dos casos durante a hospitalização inicial. A recorrência da hemorragia não é muito rara, e, nos casos de sangramento vultuosos com repercussão hemodinâmica grave, a cirurgia pode ser a única opção.

AVALIAÇÃO CLÍNICA

A história clínica e o completo exame físico são importantes na evolução da criança com sangramento gastrointestinal baixo.

História clínica: Fatores como idade, característica do sangramento, dieta alimentar, sintomas associados, exposição a infecções, doenças prévias, uso de medicamentos e história familiar devem ser bem avaliados.

a) Idade: É um fator importante na suspeição da etiologia do sangramento intestinal.

b) Característica do sangramento: Quando bem avaliada, pode permitir a localização topográfica do sangramento. O sangramento vermelho vivo junto às fezes, mas não misturado, sugere localização no nível da área anorretal. Hematoquezia é usualmente manifestação de sangramento na porção distal do intestino delgado ou cólon proximal. Ocasionalmente, intensa hemorragia do trato gastrointestinal superior pode se manifestar com hematoquezia. Fezes gelatinosas indicam congestão vascular e hiperemia, como observadas na intussuscepção. Diarréia sanguinolenta usualmente reflete sangramento colônico. Fezes vermelho vivo misturadas com muco são típicas da colite ulcerativa.

c) Dieta: A relação entre a dieta e o sangramento gastrointestinal é importante. Alergia à proteína do leite de vaca ou de soja pode ser causa de enterocolites e colites. A ingestão de determinados alimentos como tomate, beterraba e espinafre pode causar modificação da coloração fecal.

d) Sintomas associados: A história clínica de diarréia sanguinolenta pode indicar enterocolite infecciosa, alergia alimentar, intussuscepção, doença inflamatória intestinal ou síndrome hemolítica-urêmica. Relato clínico de constipação intestinal acompanhada de eliminação de bolo fecal endurecido ou alargado é patognomônico de fissura anal. Indolor e súbita eliminação de sangue por via retal em crianças assintomáticas pode ser sugestivo de divertículo de Meckel ou angiodisplasia. Dor abdominal em cólica, com diarréia muco-sanguinolenta, em adolescentes, é sugestiva de doença inflamatória intestinal. Perda indolor de pequenas quantidades de sangue vivo junto à superfície fecal é característica de pólipo intestinal.

e) Exposição a infecções: A exposição a agentes infecciosos conhecidos é importante. Viagens a locais desconhecidos ou a áreas endêmicas podem sugerir a possibilidade de amebíase.

f) Doenças prévias: Prévias hospitalizações ou procedimentos significantes como cateterização de veia umbilical, sépsis neonatal, episódios prévios de hemorragia intestinal, alterações hematológicas e doenças hepáticas devem ser observados. Tratamento recente com antibioticoterapia pode sugerir colite pseudomembranosa.

g) Medicamentos: A história clínica detalhada do uso de medicamentos é importante. O sangramento pode advir do uso de salicilatos, antiinflamatórios não-esteróides, anticoagulantes, agentes quimioterápicos, uso de ferro e bismuto.

h) História familiar: Relatos de sangramento intestinal familiar, telangectasias, doença inflamatória intestinal ou poliposes sugerem doença correspondente.

Exame físico: A inspeção e a palpação do canal anal podem revelar a presença de fissura anal. A associação de fístulas perianais com diarréia muco-sanguinolenta sugere doença de Crohn. O exame digital retal pode revelar a presença de pólipo retal. Pioderma gangrenoso é visto na colite ulcerativa. Hemangioma cutâneo ou telangectasia podem ter correspondentes lesões no trato gastrointestinal. Petéquias, equimoses ou púrpura podem indicar coagulopatia, trombocitopenia ou púrpura de Henoch-Schöenlein. Pigmentações cutâneas, peri-oral e oral, podem sugerir Peutz-Jeghers (Figura 169.5).

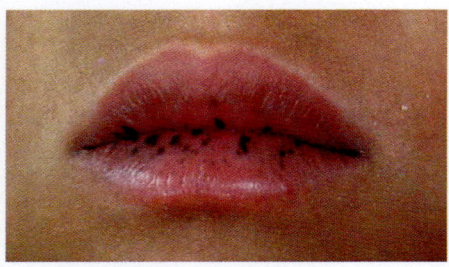

FIGURA 169.5

Síndrome de Peutz-Jeghers em paciente de quatro anos de idade

Intussuscepção, duplicação intestinal e doença inflamatória intestinal podem se apresentar com dor abdominal ou massa palpável no quadrante inferior direito. Artrite e eritema nodoso sugerem colite ulcerativa.

DIAGNÓSTICO

A abordagem propedêutica apresenta uma multiplicidade de métodos que visam ao diagnóstico preciso do sangramento intestinal baixo. Pode ser realizada por meio de radiologia contrastada, métodos endoscópicos, cintilografia nuclear e, recentemente, cápsula endoscópica.

● Exame radiológico contrastado: Tem pouca utilização no esclarecimento da etiologia do sangramento gastrointestinal baixo agudo. Necessita de preparação adequada do cólon para a sua realização. Mantém relativa indicação no diagnóstico da doença de Hirschsprung, em que se pode observar a dilatação do segmento colônico aganglônico.

● Retossigmoidoscopia: A retossigmoidoscopia flexível pode ser utilizada na avaliação inicial do paciente com sangramento gastrointestinal baixo de pequena monta.[9,14,15,16] Pode ser realizada após uma preparação simples e rápida da criança, ou mesmo sem nenhum preparo específico, como nos recém-natos ou lactentes. Permite obtenção de espécimes de biópsias para diagnóstico histopatológico e diagnóstico de lesões como os pólipos solitários de reto e sigmóide e da colite alérgica.

● Colonoscopia: Constitui o melhor método na abordagem da hemorragia digestiva baixa. Recentes estudos têm demonstrado que a colonoscopia, particularmente quando realizada precocemente, nas primeiras 12 a 24 horas da admissão, é segura e efetiva.[16] Necessita de preparação adequada do cólon para que haja uma maior acurácia diagnóstica e se diminuam os riscos de iatrogenia. Várias intervenções terapêuticas são possíveis através da colonoscopia. Quanto mais precocemente for realizada, maior a possibilidade de diagnóstico da lesão sangrante. Quando não realizada precocemente, a colonoscopia na maioria dos casos não permite observar o local do sangramento ativo e, quando muito, permite um diagnóstico topográfico.

● Angiografia mesentérica: A angiografia pode identificar e localizar sangramento com extrema acurácia, mas ela requer sangramento ativo na vigência de sua realização com débito acima de 0,5 ml/min a 1,0 ml/min.[17] Isso, algumas vezes, constitui problemas, pelo caráter intermitente do sangramento. Entretanto, tem a vantagem de não requerer um tempo de preparo do cólon. Quando identificado o sangramento, pode ser tratado com infusão intravenosa de vasopressina ou por embolização superseletiva, com vários agentes. Esses procedimentos não são isentos de complicações que ocorrem em 10% a 20% dos casos[11] e incluem arritmias, edema pulmonar, hipertensão e isquemia. Ainda é um exame fora da rotina e inacessível na maioria dos serviços médico-hospitalares.

● Cintilografia nuclear: É um método que tem sido usado com o propósito de localizar o sangramento gastrointestinal baixo desde 1970.[16,18] Existem dois métodos, um usando o tecnécio 99m coloidal e outro utilizando a injeção intravenosa de hemácias marcadas com tecnécio 99m. A vantagem deste último é que pode detectar perdas sangüíneas intermi-

tentes ou abaixo de 0,05 ml/min a 0,1 ml/min.[16] Não é invasivo e nenhuma preparação é necessária. Indicado na investigação de sangramentos de origem obscura. Comumente utilizado em suspeição de sangramento por divertículo de Meckel, duplicação intestinal, malformações vasculares em intestino delgado.[5]

● Enteroscopia: A enteroscopia convencional tem como principal indicação a pesquisa da hemorragia digestiva de origem obscura. A eficácia do método varia bastante nas séries publicadas, entre 13% a 78%.[19] A acurácia diagnóstica tem relação direta com a indicação do procedimento. Oitenta por cento dos diagnósticos são de angiodisplasias ou ectasias vasculares isoladas ou múltiplas.[19,20] A enteroscopia convencional realizada com colonoscópio adulto ou pediátrico tem alcance de 40 cm a 90 cm distais ao ângulo de Treitz.[20] Nos anos 90, a introdução de enteroscópios específicos, cujos comprimentos variam de 200 cm a 250 cm, com ou sem uso de *overtube*, permitiu um melhor alcance do intestino delgado (jejuno proximal), em torno de 50 cm a 150 cm, com eficácia diagnóstica de 38% a 67%.[19,20] A enteroscopia intra-operatória, até o advento da cápsula endoscópica e da enteroscopia com duplo-balão, constituía a melhor opção para avaliação do delgado médio e distal. Em 2001, Yamamoto e colaboradores[20,21] descreveram a técnica com uso de duplo-balão, tendo realizado 178 enteroscopias em 123 pacientes, com acurácia diagnóstica de 79%. O método permite avaliação de todo o delgado, com realização de procedimentos diagnósticos e terapêuticos: biópsias, utilização de *heater probe*, eletrocoagulação bipolar, plasma de argônio.[20,21] Permite avaliação tanto por via anterógrada como retrógrada, bastando apenas o preparo semelhante ao da colonoscopia. Não existem ainda séries sobre a utilização desse método em pediatria[20] (Figura 169.6).

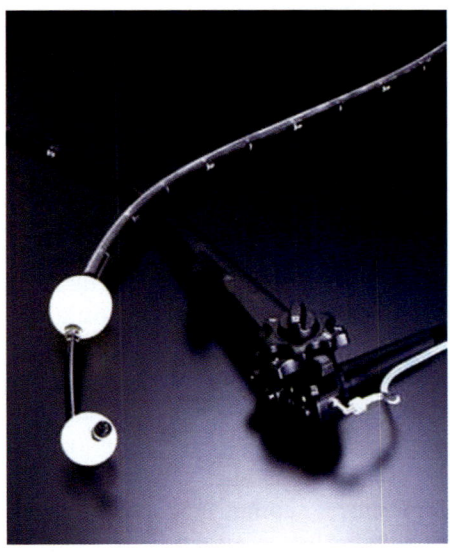

FIGURA 169.6

Enteroscópio de duplo-balão

- Cápsula endoscópica: Permite a visualização do intestino delgado de forma menos invasiva na população pediátrica quando comparada com a enteroscopia, que, quando indicada, geralmente é realizada peroperatoriamente, tornando seu uso ainda mais restrito nesse grupo específico de pacientes. Tem formato cilíndrico, medindo 11 mm de diâmetro e 26,4 mm de altura.[22] Essa mensuração permite a deglutição fácil para crianças acima de 10 anos. Pode ser utilizada em outras faixas ou em crianças com distúrbios de deglutição, alterações anatômicas da faringe ou distúrbios mentais, desde que com modificações na técnica do procedimento. Nesses casos, um acessório retrátil tipo cesta e um adaptador de ligadura elástica transparente são usados para apreender e estabilizar a cápsula durante a inserção endoscópica até o duodeno distal.[23,24,25] A principal indicação em pediatria é o esclarecimento do sangramento gastrointestinal oculto, não detectado por outras técnicas diagnósticas. Outras indicações, como avaliação de doença de Crohn, doença celíaca, enteropatia eosinofí-

lica, síndromes polipóides, malformações vasculares em intestino delgado, têm sido objeto de novos estudos controlados.[23,24,26] O primeiro estudo em pediatria realizou-se no Hospital Sainte-Justine em Montreal.[22] Nesse estudo, a cápsula permitiu o diagnóstico de doença de Crohn em 50% dos pacientes com suspeição clínica, enteropatia eosinofílica em dois casos, pólipos em delgado em seis casos e malformações vasculares em três dos quatro casos com sangramento obscuro.[26]

TERAPÊUTICA ENDOSCÓPICA

A colonoscopia tem papel fundamental no diagnóstico e no tratamento da hemorragia digestiva baixa. Deve ser realizada após o equilíbrio hemodinâmico da criança. Pode ser realizada na urgência do sangramento; entretanto, tem melhor índice diagnóstico quando realizada com preparo adequado, importante tanto para diagnóstico topográfico como para a execução da terapêutica adequada à etiologia do sangramento.

Crianças com sangramento ativo por lesão focal ou com lesão de alto risco de ressangramento são candidatas à terapêutica endoscópica. A terapêutica endoscópica primariamente realizada em crianças é a polipectomia. As técnicas endoscópicas e os equipamentos são similares para adultos e crianças. Técnicas endoscópicas hemostáticas usadas em adultos com sucesso, incluindo eletrocoagulação, fotocoagulação a *laser*, injeção de epinefrina e esclerosantes, ligadura elástica, clipes metálicos e coagulador de plasma de argônio, têm sido aplicadas em crianças com anomalias vasculares colônicas e na prevenção ou no tratamento do sangramento nas polipectomias "difíceis". Com a exceção da erradicação de varizes, a experiência pediátrica é limitada nos casos reportados.[7]

POLIPECTOMIA ENDOSCÓPICA

Os pólipos são a causa mais comum de sangramento retal. Os pólipos juvenis são causas de sangramento retal por lesões benignas em criança, em 80% dos casos segundo Balkan.[9] É o achado endoscópico mais comum em colonoscopia pediátrica. Estima-se que de 1% a 2% de pacientes assintomáticos sejam portadores de pólipo juvenil.[7,9,10,14] Múltiplos estudos demonstram essa evidência. Fox[7] relata o estudo realizado por Perisic, no qual este examinou por colonoscopia 71 crianças com relato de sangramento retal, e 63% delas tinham pólipos, e 87% dos pólipos ressecados eram do tipo juvenil. Nesse estudo, a incidência de pólipos múltiplos foi de 40%. Silva e colaboradores,[10] em estudo retrospectivo descritivo realizado no Instituto Fernandes Figueira (IFF), no Rio de Janeiro, no período de janeiro de 1990 a agosto de 2003, refere 7,3% de pólipos múltiplos encontrados em 884 colonoscopias. O número de pólipos encontrados é importante, porque pólipos múltiplos ou recorrentes podem ser indicativos de provável polipose.

A colonoscopia total é necessária para se afastar a possibilidade de ocorrência de pólipos múltiplos ou poliposes. Deve ser realizada em ambiente hospitalar, com observância de cuidados relativos ao preparo, sedação e monitorização cardiorrespiratória durante a sua realização.

- Equipamento: São utilizados fibroscópios ou videocolonoscópios com diâmetros pediátricos. Os acessórios utilizados são semelhantes aos de procedimentos em adultos, observando o calibre dos aparelhos pediátricos. Utilizam-se alças de polipectomia, que têm formas e tamanhos variados: oval, crescente, hexagonal; revestidas por um cateter de teflon (Figura 169.7).

Acessórios para hemostasia como agulha de esclerose, *kits* de ligadura elástica e clipes metálicos também podem ser utilizados em situações específicas (Figuras 169.8A, B e C).

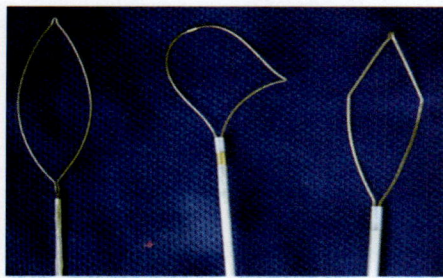

FIGURA 169.7

Acessórios para polipectomia

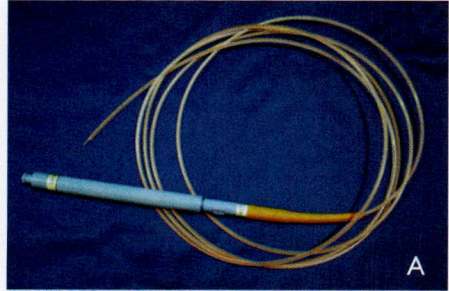

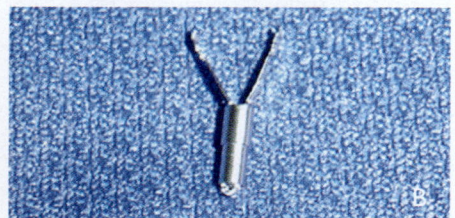

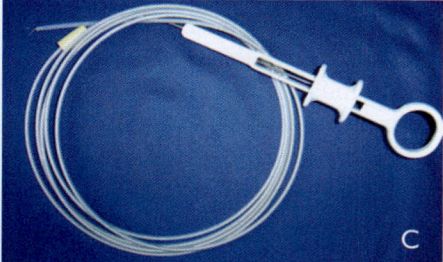

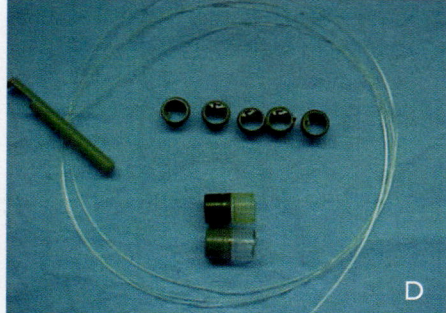

FIGURAS 169.8

(A) Agulha de esclerose; (B) Hemoclipe; (C) Clipe metálico; (D) Ligadura elástica

Utiliza-se na polipectomia eletrocautério com corrente de corte e coagulação, ao qual se conecta a alça de polipectomia.

● Procedimento: O exame deve ser realizado em sua totalidade até o ceco e sempre que possível com a transposição da válvula ileocecal. Procura-se fazer a identificação e localização topográfica do(s) pólipo(s). Segundo vários autores, a remoção sistemática no sentido proximal-distal (ceco-reto) aumenta a possibilidade de diagnóstico das lesões e, mesmo assim, em diversas séries, admite-se que de 10% a 15% das lesões polipóides possam passar despercebidas num primeiro exame.[7,9,14]

O posicionamento do pólipo em relação ao campo visual do colonoscópio é básico e fundamental para a realização perfeita da técnica. O ideal é que a alça de polipectomia seja aberta com o pólipo na posição de seis horas em relação ao campo do colonoscópio.[28] Isso facilita o posicionamento da alça sobre o pólipo, que é subseqüentemente englobado por ela em sua porção mais distal, pedículo, ajustando-se delicadamente a este. Aciona-se o eletrocautério, ocorrendo coagulação e corte do tecido (Figura 169.9).

Recomenda-se durante o procedimento a realização de movimentos em báscula, o que, nos casos de pólipos grandes, preveniria a lesão térmica da parede contralateral. Após a ressecção, procede-se à captura do pólipo, com a própria alça ou com uso da cesta tipo *basket* (Figura 169.10).

Os espécimes ressecados são enviados para exame histopatológico. É importante a avaliação do coto ressecado para se observar a possibilidade de ressangramento, a fim de que medidas hemostáticas, a serem descritas, sejam providenciadas.

Pólipos pediculados são facilmente ressecados com alças simples. A dificuldade mais freqüentemente encontrada é quando o pólipo tem o pedículo longo e sua "cabeça" se prolapsa em ambas as direções na tentativa de envolvimento

pela alça. Os pólipos juvenis em crianças tendem a ter de pequeno para médio diâmetro (5 mm a 15 mm) e quase sempre são pediculados. Refere-se que há um risco de 0,4% a 6% de sangramento após a polipectomia, que aumentaria para 2% a 24% nos casos de pólipos de pedículos largos.[28] Nesses casos, é necessário que o endoscopista tenha habilidade com as técnicas hemostáticas, sejam elas por: a) agentes físicos (pinças diatérmicas: eletrocoagulação monopolar ou bipolar; fotocoagulação: *laser* ou plasma de argônio; termocautério: *heater probe*); b) agentes químicos (vasoconstritores: epinefrina; esclerosantes: álcool absoluto, etanolamina); c) agentes mecânicos (hemoclipes, *endoloops* e ligadura elástica).

Polipectomias difíceis: Algumas situações devem ser consideradas nas chamadas polipectomias difíceis:

a) Pólipos maiores que 3 cm: São raros na população pediátrica, mas, se forem encontrados, podem ser ressecados com a técnica de *piece meal* (fatias).

b) Pólipos com pedículos calibrosos: Requerem atenção especial, por terem maior possibilidade de sangramento do coto pós-polipectomia. Diversos trabalhos preconizam a injeção de solução de epinefrina a 1:10.000 ou 1:100.000 na base do pólipo para prevenir ou tratar o sangramento pós-polipectomia. A ligadura elástica e o uso de clipes metálicos e *endoloops* são efetivos na vigência do sangramento.

c) Pólipos planos ou sésseis: De tamanho pequeno, podem ser fulgurados com *probe* bipolar, *laser* ou plasma de argônio; porém, muitas dessas lesões são removidas com alças convencionais. Uma das diversas técnicas usadas é o posicionamento da alça ao redor da lesão e a aspiração do ar do cólon. Com isso, o pólipo se move para o interior da alça com conseqüente apreensão e ressecção. Uma alternativa, mais utilizada nos pólipos sésseis e nas lesões planas ou semipediculadas das síndromes polipóides, é a injeção de soluções sa-

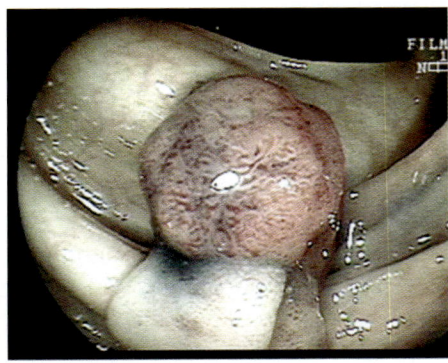 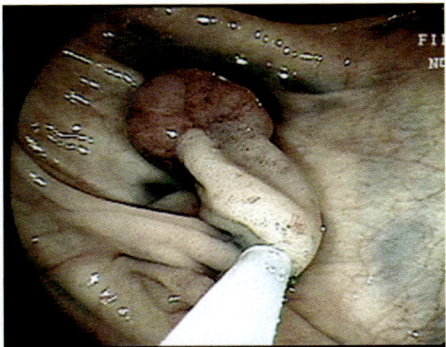 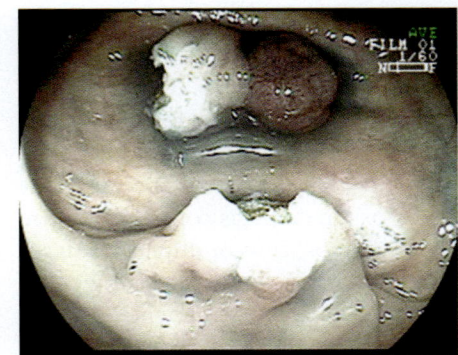

FIGURA 169.9

Polipectomia endoscópica (*Cortesia do Dr. Glauco Barbieri*)

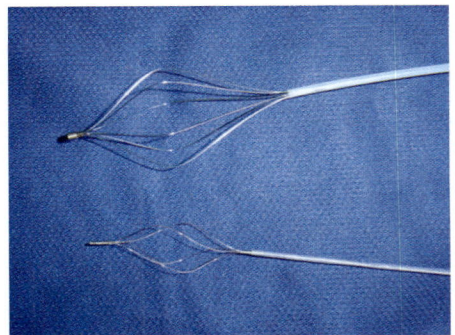

FIGURA 169.10

Acessório em cesta tipo *basket*

linas ou hipertônicas na submucosa. A solução é injetada usando agulha comum de esclerose endoscópica. A injeção deve ser realizada preferencialmente primeiro na porção proximal da lesão e depois na distal, com sua elevação, facilitando a apreensão pela alça diatérmica. O volume injetado deve ser o suficiente para elevar a lesão e em média 2 ml a 4 ml. A injeção deve ser feita na submucosa tangencialmente para promover a separação da mucosa da muscular própria, evitando-se iatrogenias.

Complicações: A mais comum complicação pós-polipectomia é o sangramento, que ocorre em cerca de 0,4% a 6%. Entretanto, pode ser observado um incremento para 25% em algumas séries quando da ressecção de pólipos com pedículos largos, maiores de 1 cm de diâmetro.[27] Na maioria dos casos, o sangramento ocorre imediatamente após a polipectomia, sendo a hemostasia realizada de pronto e rara a necessidade de transfusão. Há um aumento no risco quando é usada a corrente de corte pura ou quando a alça é fechada abruptamente sem uso do cautério (técnica de guilhotina). A hemorragia tardia, após uma semana, pode ocorrer em 2% dos pacientes em virtude do grau de hemostasia sobre o vaso nutridor do pólipo e ou por queda da escara formada pela injúria térmica. A perfuração é rara, podendo ocorrer em 0,3% dos casos, principalmente nos casos de pólipos sésseis e com pedículos curtos em que a "cabeça" do pólipo encontra-se muito próxima de sua base de implantação. Perfurações são imediatamente vistas pelo endoscopista; entretanto, elas podem aparecer tardiamente em decorrência do grau de injúria termal produzida na parede intestinal. Silva e colaboradores,[10] em 602 polipectomias realizadas em 327 crianças no Instituto Fernandes Figueira, no Rio de Janeiro, referiram apenas três casos de sangramento tardio sem repercussões clínicas e/ou hemodinâmicas (0,4%), corroborando com os dados encontrados na literatura. Nenhum caso de perfuração ocorreu nesse grupo. A síndrome de coagulação pós-polipectomia é outra complicação que pode ser vista em aproximadamente 0,5% a 1% de todos os pacientes. É resultante da lesão transmural, causando irritação da serosa, com resposta inflamatória localizada e ausência de perfuração. Ocorre após seis horas e até cinco dias após a polipectomia, geralmente, de pólipos sésseis ou com pedículos largos, que requerem um período maior do uso de corrente térmica. O tratamento é conservador. O manejo das complicações será objeto de outro capítulo deste livro.

TERAPÊUTICA COM AGENTES TÉRMICOS

As lesões vasculares do trato gastrointestinal são reconhecidas como causa relativamente comum de hemorragia em pacientes adultos. Em crianças são menos freqüentes, e a terapêutica endoscópica térmica se limita a casos ou a pequenas séries reportadas. Elas são descritas por uma multiplicidade de termos, incluindo angiomas, telangectasias, hemangiomas, malformações arteriovenosas, ectasias vasculares, angiodisplasias, aranhas vasculares e angiectasias. Essa variabilidade de termos reflete ainda um desconhecimento da natureza e etiologia das lesões. A freqüência de lesões vasculares acometendo o cólon na população pediátrica é desconhecida. O sangramento também pode ocorrer por malformações vasculares congênitas que resultam de morfogênese vascular anormal que, embora presentes ao nascimento, podem, no decorrer do crescimento da criança, manifestar-se por sangramentos intermitentes ou intratáveis em alguma idade. São exemplos a síndrome de Klippel-Trenauy e a síndrome de *Blue Rubber Bleb Nevus*. A telangectasia hemorrágica hereditária foi referida por Fox[7] em trabalho de Cynamon e colaboradores, em que foram referidos quatro casos em crianças com idades entre 1,5 a 5,5 anos, com múltiplas telangectasias no cólon, com relato familiar. As lesões vasculares, geralmente, só são detectadas quando a criança manifesta sangramento intestinal baixo, intussuscepção, obstrução intestinal, perfuração ou hematúria.[4] O diagnóstico demanda a utilização de vários exames complementares, endoscopia digestiva alta, colonoscopia, enteroscopia, angiografia, ressonância nuclear magnética e cintilografia. La Torre e colaboradores,[4] em 2002, relatam 20 casos de sangramentos intestinais baixos, nos quais a angiografia detectou malformações vasculares em 18 deles e a cirurgia foi o tratamento indicado, embora se refira a possibilidade de sucesso de terapias não cirúrgicas com eficácia no controle do sangramento.

O tratamento pela eletrocoagulação, mono ou bipolar, é pouco utilizado, pela possibilidade de áreas extensas de necrose, em especial a monopolar, poderem causar a perfuração da parede cólica.

O *heater probe* (termocautério) tem-se mostrado um método seguro e eficaz na hemostasia de pequenas lesões telangectásicas em intestino delgado.[29]

O argon-plasma é potencialmente eficaz em alguns pacientes pediátricos com lesões vasculares, por se tratar de um método de coagulação monopolar sem contato com a mucosa, que tem, como outras vantagens, a mínima penetração e vaporização tecidual. Com diâmetro de 1,5 mm de seu *probe*, pode facilmente ser utilizado em aparelhos pediátricos. Na literatura existem poucos trabalhos sobre seu uso no trata-

mento de angiodisplasias em crianças, seja pela não disponibilidade do método nos serviços ou por seu alto custo. Sua efetividade na prevenção do ressangramento das lesões vasculares ainda carece de mais estudos controlados.[14] Khan e colaboradores,[30] em 2003, reportam uso do argon-plasma numa série de 13 pacientes pediátricos com idade entre 5 e 17anos, média de três anos, com significantes comorbidades associadas, incluindo imunossupressão, quimioterapia, coagulopatia e falência aguda ou crônica de órgãos. Na maioria, as lesões eram no trato digestivo superior (nove em estômago, duas em duodeno e uma em anastomose enterocólica). Foram realizados 23 procedimentos, sendo 22 por sangramento (média de 1,5 por paciente). A hemostasia foi efetiva em oito casos com uma única sessão. Nessa série, a presença de gás na submucosa foi reportada em um caso, em decorrência do toque do *probe* na mucosa, sem seqüelas sérias. Essa série é a primeira referida em crianças e constitui o primeiro passo para se estabelecer normas para o uso de argon-plasma em endoscopia pediátrica e sua eficácia.

TERAPÊUTICA COM AGENTES MECÂNICOS

O uso de agentes mecânicos como hemoclipes, *endoloops* e ligaduras elásticas tem sido descrito com métodos utilizados na prevenção e no tratamento do sangramento ou da perfuração intestinal pós-polipectomia. Os hemoclipes podem ser colocados diretamente no local do sangramento sobre o vaso sangrante, promovendo sua oclusão. O número de clipes utilizados depende da habilidade para colocá-los. Pode ser utilizado nos pólipos de pedículos largos, em sua base, anteriormente à realização da polipectomia na prevenção do sangramento. *Endoloops* também po-

dem ser usados como medida preventiva de sangramento nos pólipos com pedículos largos, tendo na opinião de vários autores seu uso preventivo nos portadores de coagulopatias ou em uso de anticoagulantes por longa data. A ligadura elástica também pode ser útil no controle imediato do sangramento maciço e no pós-polipectomia. Nas lesões vasculares, tipo angiodisplasias pequenas e telangectasias, tem-se mostrado eficaz e de fácil manuseio. Cuidados adicionais devem ser tomados para se evitar a aspiração da parede do cólon com essa técnica.

TERAPÊUTICA COM AGENTES QUÍMICOS

Nas lesões vasculares, na prevenção ou no tratamento dos sangramentos póspolipectomia, a hemostasia com agentes químicos por meio de substâncias vasoconstritoras tem se mostrado como uma excelente opção terapêutica em pacientes adultos e pediátricos. Pode-se utilizar solução de epinefrina[11,15] na preparação de 1:10.000 ou 1:100.000 diluída em água destilada, a ser injetada intravasal ou no tecido circunjacente, obtendo-se a hemostasia seja por compressão (mecânica) ou pela ação vasoconstritora da epinefrina (química). O uso de outras substâncias esclerosantes também é possível, como o álcool absoluto, injetado na submucosa perivascular em volumes pequenos, em média 1 ml a 2 ml, suficientes para levar à hemostasia pela necrose tissular, decorrente de sua ação desidratante que resulta em vasoconstrição. Recentemente tem sido proposta a injeção submucosa de outro agente esclerosante, a etanolamina, no tratamento de pequenas lesões vasculares no cólon, sem referência de sua utilização em pediatria até o presente momento.

REFERÊNCIAS BIBLIOGRÁFICAS

1. Calabuig SM, Espada RMJ. Hemorragia digestiva baja: protocolo diagnóstico-terapéutico. An Esp Pediatr 2002;57(5):466-79.

2. Silber G. Lower gastrointestinal bleeding. Pediatr Rev 1990;12(3):85-93.

3. Savides TJ, Jesen DM. Acute lower gastrointestinal bleeding. In: Friedman SL, Mcquaid KR, Grendell JH, editores. Current diagnosis & treatment in Gastroenterology. 2nd ed. New York: Lange; 2003. P. 70-82.

4. Leung AKC, Wong AL. Lower gastrointestinal bleeding in children. Pediatr Emerg Care 2002;18(4):319-23.

5. Squires RHJ. Gastrointestinal bleeding. Pediatr Rev 1999;20(3):95-101.

6. Silva MGD, Monnerat M. Endoscopia nos recém-nascidos e lactentes. In: Milward G, Silva MGD, editores. Endoscopia pediátrica. 1ª ed. Rio de Janeiro: Medsi; 2004. P. 41-52.

7. Fox VL. Gastrointestinal bleeding in infancy and childhood. Gastroenterol Clin North Am 2000;29(1):37-66.

8. Dupont C, Kalch N, Boissieu D, Barbet JP, Benhamou PH. Digestive Endoscopy in neonates. J Pediatr Gastroenterol Nutr 2005;40(4):406-20.

9. Balkan E, Kirstioglu I, Gurpinar A, Ozel I, Sinaz K, Dogruyol H. Sigmoidoscopy in minor lower gastrointestinal bleeding. Arch Dis Child. 1998 Mar;78(3):267-8.

10. Silva MGD, Raphael AG. Pólipos intestinais. In: Milward G, Silva MGD, editores. Endoscopia pediátrica. 1ª ed. Rio de Janeiro: Medsi; 2004. P. 209-20.

11. La Torre LD, Carrasco D, Mora MA, Ramírez J, López S. Vascular malformations of colon in children. J Pediatr Surg 2002;37(12):1754-7.

12. Mondragón LLT, Gomez MAV, Tiscarrño MAM. Angiodysplasia of the colon in children. J Pediatr Surg 1995;30(1):72-5.

13. Pardi DS, Loftus EV, Tremaine WJ, Dandborn WJ, Alexander GL, Baim RK et al. Acute major gastrointestinal hemorrhage in inflammatory bowel disease. Gastrointest Endosc 1999;49(2):153-7.

14. Mandhan P. Sigmoidoscopy in children with chronic lower gastrointestinal bleeding. J Paedriatr Child Health 2004;40(7):365-8.

15. Quilici FA, Cordeiro F, Quilici LCM. Hemorragia digestiva baixa. In: SOBED. Endoscopia digestiva diagnóstica e terapêutica. Rio de Janeiro: Revinter; 2005. P. 660-70.

16. Strate LL. Lower GI bleeding: epidemiology and diagnosis. Gastroenterol Clin N Am 2005;34(4):643-64.

17. Dumortier J. Treatment of refractory ulcerative proctitis with argon plasma coagulation: case report. Gastrointest Endosc 2004;60(2):317-9.

18. Green BT, Rockey DC. Lower gastrointestinal bleeding management. Gastroenterol Clin N Am 2005;34(4):665-78.

19. Lin S, Branch MS, Shetzline M. The importance of indication in the diagnostic value of push enteroscopy. Endoscopy 2003;35(4):315-21.

20. May A, Nachbar L, Ell C. Double-balloon enteroscopy (push and pull enteroscopy) of the small bowel. Endoscopy 2003;35:985-91.

21. Yamamoto H, Sekine Y, Sato Y, Higashizawa T, Myiata T, Linos S et al. Total enteroscopy with nonsurgical steerable double ballon method. Gastrointest Endosc 2001;53:216-20.

22. Seidman EG, Sant'Anna AMGA, Dirks MH. Potential applications of wireless capsule endoscopy in the pediatric age group. Gastrintest Endosc Clin N Am 2004;14(1):201-17.

23. Barth BA, Donovan K, Fox VL. Endoscopic placement of the capsule endoscope in children. Gastrointest Endosc 2005;60(5):818-21.

24. Bizarri B, Fornarolli F, Canizarro R, Angelis N, Vicenzi F, Maffini V. Endoscopic placement of video capsule in a pediatric population. Gastrointest Endosc 2005;62(6):991.

25. Carey EJ, Heigh RI, Fleischer DE. Endoscopic capsule endoscope delivery for patients with dysphagia, anatomical abnormalities, or gastroparesis. Gastrointest Endosc 2004;59(3):423-6.

26. Sant'Anna AMGA, Dubois J, Miron MC, Seidman EG. Wireless capsule endoscopy for obscure small-bowel disorders: final results of the first pediatric controlled trail. Clin Gastroenterol Hepatol 2005;3(3):264-70.

27. Miró JRA. Complications of polypectomy. How to treat? An Esp Pediatr 2003;(57):470-8.

28. Nelson BD. Techniques for difficult polypectomy. Med Gen Med 2005;1:20-4.

29. Noronha PA, Leist MH. Endoscopic laser therapy for gastrointestinal bleeding from congenital vascular lesions. J Pediatr Gastroenterol Nutr 1988;7:375-8.

30. Khan K, Schwarzenberg SJ, Sharp H, Schindele SW. Argonplasma coagulation: clinical experience in pediatric patients. Gastrointest Endosc 2003;57(1):110-2.

31. Barkun A, Bardou M, Marshall KJ. Consensus recommendations for managing patients with nonvariceal upper gastrointestinal bleeding. Ann Inern Med 2003;139:843-57.

32. Christison-Lagay ER, Fishman SJ. Vascular anomalies. Surg Clin Am 2006;86:393-425.

33. Fishman SJ, Shamberger RC, Fox VL, Burrows P. Endorectal pull-through abates gastrointestinal hemorrhage from colorectal venous malformations. J Pediar Surg 2000;35(6):982-4.

34. Gilger MA. Gastroenterologic endoscopy in children: past, present, and future. Curr Opin Pediatr 2001;13:429-34.

35. Kavin H, Berman J, Martin TL, Feldman A, Koukol KF. Successful wireless capsule endoscopy for a 2.5-year-old child: obscure gastrointestinal bleeding from mixed, juvenile, capillary hemangioma-angiomatosis of the jejunum. Pediatr 2006;117(2):539-43.

36. Jenkins DD, Sylvester KG. Meckel's diverticulum. Oper Tech Gen Surgery 2004;6(4):307-16.

37. Kitiyakara T, Selby W. Non-small-bowel lesions detected by capsule endoscopy in patients with obscure GI bleeding. Gastrointest Endosc 2005;62:234-8.

38. Olmos JAA, Marcolongo M, Polgorelsky V, Varela E, Dávolos JR. Argon plasma coagulation for prevention of recurrent bleeding from GI angiodysplasias. Gastrointest Endosc 2004;60(6):881-6.

39. Rockey DC. Occult gastrointestinal bleeding. Gastroenterol Clin N Am 2005;34:699-718.

40. Slivka A, Schoen RE. Lower gastrointestinal bleeding. In: Wolf MM, editor. Therapy of digestive disorders. Philadelfia: Saunders; 2000. P. 682-99.

41. Strate LL, Syngal S. Predictors of utilization of early colonoscopy vs. radiography for severe lower intestinal bleeding. Gastrointest Endosc 2005;61:46-52.

42. Wayne JD. Endoscopia en la hemorragia digestiva baja. In: Gomez GV, Machado G, editores. Temas de endoscopia digestiva. Rio de Janeiro: Revinter; 1997. P. 135-9.

43. Repaci G, Fasoli R, Comin U, Minoli G. A multi-center North Italian prospective survey on some quality parameters in lower gastrointestinal endoscopy. Digest Liver Dis 2002;34:833-41.

44. Spolidoro JV, Kay M, Ament M, Cadranel S, Fujimoto T, Gilger M et al. New endoscopic and diagnostic techniques: working group report of the first World Congress of Pediatric Gastroenterology, Hepatology, and Nutrition: management of GI bleeding, dysplasia screening, and endoscopic training issues for the new millennium. J Pediatr Gastroenterol Nutr 2002;35:S196-S204.

45. Yousfi M, Gostout C, Baron TH, Hernandez JL, Keate R, Fleischer DE et al. Postpolypectomy lower gastrointestinal bleeding: potential role of aspirin. Am J Gastroenterol 2004;99(9):1785-9.

46. Zanolla G, Resener T, Knebel R, Verney Y. Massive lower gastrointestinal hemorrhage caused by CMV disease as a presentation of HIV in an infant. Pediatr Surg Int 2001;17:65-7.

47. Zaspera E, Dot J, Videla S, Castells AA, Lafuente MP, Armengol JR. A prospective comparison of capsula endoscopy, helicoidal CT angiography and mesenteric angiography for diagnosis of obscure gastrointestinal bleeding (OGIB). Gastrointest Endosc 2006;63(5):AB92.

48. Rayhorn N, Thrall C, Silber G. A review of the causes of lower gastrointestinal tract bleeding in children. Gastroenterol Nurs 2001;24(2):77-82.

49. Wayne JD. Therapy of lower gastrointestinal bleeding. In: Tytgat GNJ, Classen M, editores. Practice of therapeutic endoscopy. New York: Churchill Livingstone; 1998. P. 181-92.

50. Zhonghua EKZZ, Deng ZH, Xu CD, Zhong J, Chen SN, Yao WJ. Application of metal hemoclip for endoscopic polypectomy in children with thick-pedunculated intestinal polyps. Endoscopy 2004;42(3):196-8.

A COLANGIOPANCREATOGRAFIA ENDOSCÓPICA RETRÓGRADA (CPRE) NA CRIANÇA

Manoel Ernesto Peçanha Gonçalves

Gustavo Andrade de Paulo • Silvia Regina Cardoso

INTRODUÇÃO

A Colangiopancreatografia Endoscópica Retrógrada (CPRE) é um método radiológico-endoscópico utilizado há mais de 30 anos no diagnóstico e no tratamento de enfermidades das vias biliares e pancreáticas de adultos.

A primeira publicação no grupo etário infantil ocorreu em 1976.[1] Desde então, várias casuísticas foram publicadas, mas com número pequeno de crianças envolvidas, o que fez com que só recentemente tenha se tornado um procedimento aceito nesse grupo etário. A maior série pediátrica deve-se a Cheng e colaboradores que, recentemente, descreveram o procedimento em 245 pacientes durante um período de pouco mais de nove anos.[2]

O uso restrito da CPRE em crianças se deve a múltiplos fatores, incluindo:

1. relativa baixa incidência de doenças biliares e pancreáticas em crianças, com baixo índice de suspeita clínica;
2. poucos instrumentos pediátricos;
3. número restrito de gastroenterologistas pediátricos aptos para realização do exame;
4. relutância dos gastroenterologistas de adultos em realizar estudos e procedimentos em crianças;
5. a suposição de que a realização da CPRE em crianças seja tecnicamente mais difícil;
6. dificuldade de avaliação da efetividade dos resultados terapêuticos;
7. falta de indicações bem definidas e padronização do exame em crianças.[3-5]

CONSIDERAÇÕES GERAIS

A CPRE é um procedimento relativamente complexo e seu sucesso depende de uma equipe multidisciplinar. O paciente e seus familiares devem ser informados sobre todas as etapas do exame, sendo preparados do ponto de vista emocional e psicossocial. Além disso, um consentimento informado deve ser obtido do responsável legal após cuidadosa explicação sobre seus riscos e benefícios.

É necessário um período variável de jejum dependente da idade do paciente. Normalmente, orienta-se jejum de 4 horas para lactentes abaixo de 6 meses de idade, de 6 horas entre 6 e 36 meses e de 8 horas acima dessa idade, podendo haver ingestão de líquidos claros até 2 horas antes do exame, independentemente da idade da criança.[6,7]

O procedimento deve ser realizado em local apropriado, com todos os equipamentos necessários para o exame e para a anestesia geral, com monitores e materiais para ressuscitação cardiopulmonar.[6]

Com relação à antibioticoprofilaxia, sabe-se que a bacteremia após realização de procedimentos endoscópicos ocorre em uma incidência relativamente baixa em pacientes imunocompetentes (2-6%),[8,9] independentemente do tipo de exame endoscópico (endoscopia digestiva alta, colonoscopia ou colangiopancreatografia). A presença de estase biliar parece aumentar seu risco, sendo, porém, rara em crianças.[8]

A American Heart Association e a American Society for Gastrointestinal Endoscopy (ASGE) têm desenvolvido, em conjunto, critérios para o uso de antibioticoterapia profilática para procedimentos endoscópicos baseados no risco de o paciente desenvolver endocardite bacteriana. A CPRE em pacientes sem obstrução de vias biliares e sem fatores de risco para endocardite deve ser considerada de baixo risco, não sendo recomendada a profilaxia antibiótica.[8,10,11] Em uma metanálise, Harris e colaboradores concluíram que a profilaxia antibiótica antes da CPRE pode reduzir a incidência de bacteremia, porém com relevância clínica insignificante.[12]

Pacientes pediátricos com obstrução de vias biliares, próteses valvares, cardiopatias congênitas cianóticas complexas e *shunt* pulmonar-sistêmico cirúrgico são considerados de alto risco para desenvolver endocardite bacteriana sendo, então, recomendada a antibioticoprofilaxia. Nas outras situações, cada caso deve ser avaliado individualmente.[10,11]

Nos casos em que há indicação de antibioticoprofilaxia, deve-se usar ciprofloxacina oral ou gentamicina parenteral (ou quinolona, cefalosporina ou ainda ureidopenicilina parenteral).[13] Infelizmente, não existem dados pediátricos para orientar a antibioticoterapia profilática para a realização de CPRE.[3,8]

SEDAÇÃO E ANESTESIA

Não existem dados suficientes comparando a eficácia e o custo entre sedação e anestesia geral durante a CPRE.[14,15]

O método escolhido deve se basear na idade da criança e na doença a ser investigada ou tratada, o que influenciará no tempo necessário para a realização do procedimento e, principalmente, no estado geral do paciente.

De modo geral, como o exame pode propiciar hipoxemia principalmente em crianças pequenas, tanto pela posição prona, que dificulta a expansibilidade pulmonar e a monitorização, como pelo relativo grande calibre dos aparelhos, que podem comprimir a traquéia, opta-se por anestesia geral com intubação orotraqueal.[16]

EQUIPAMENTOS

Em crianças de 2 a 3 anos de idade, normalmente é possível a realização da CPRE com duodenoscópios de tamanho padrão, com tubo de inserção de 11 mm a 12 mm de diâmetro e canal de trabalho de 3,2 mm, o que possibilita a utilização da maioria dos acessórios para canulação, esfincterotomia, dilatação e inserção de próteses plásticas de 7 F. Em neonatos e crianças pequenas, duodenoscópios pediátricos, com 7 mm a 8 mm de diâmetro e canal de trabalho de 2 mm são necessários, possibilitando a utilização de cateteres de no máximo 5 F. Para adolescentes, aparelhos terapêuticos, com tubo de inserção de 13 mm e canal de 4,2 mm podem ser utilizados, principalmente quando há necessidade de colocação de próteses mais calibrosas (10 F). [3,16]

Além dos equipamentos endoscópicos, são necessários equipamentos radiológicos de fluoroscopia, assim como equipamentos anestésicos, monitores cardiorrespiratórios e oxímetros.

INDICAÇÕES DIAGNÓSTICAS E TERAPÊUTICAS

A CPRE tem sido o melhor método para avaliar as anormalidades dos ductos biliares e pancreáticos, sendo considerado normal o ducto hepático comum e colédoco com 2 mm a 5 mm de diâmetro, e o ducto pancreático principal variando entre aproximadamente 1,0 mm e 2,0 mm.[17] Entretanto, nas últimas duas décadas, têm surgido outras modalidades diagnósticas, entre elas a colangiopancreatografia por ressonância magnética (CPRM). Trata-se de um método não-invasivo, com acurácia semelhante à CPRE, e que a tem substituído no diagnóstico de algumas doenças. Com isso, a CPRE fica indicada para procedimentos terapêuticos, para coleta de materiais e quando a CPRM está contra-indicada ou apresenta diagnóstico inconclusivo, o que não é infreqüente em crianças. Ainda são necessários estudos que sustentem o uso rotineiro da CPRM em crianças.[18-24]

Indicações em doenças biliares

- *Diagnósticas*: Coledocolitíase
  - Cisto de colédoco;
  - Dilatação de ductos biliares intra ou extra-hepáticos;
  - Estenoses biliares;
  - Colangite esclerosante;
  - Colestase;
  - Dismotilidade do esfíncter de Oddi;
  - Fístula biliar persistente pós-cirurgia;

- *Terapêuticas*: Remoção de cálculos
  - Dilatação de estenoses;
  - Colocação de próteses;
  - Esfincterotomias;
  - Esfincteroplastias;
  - Remoção de parasitas;
  - Drenagem de cisto de duplicação duodenal;
  - Drenagem nasobiliar;

Indicações em enfermidades pancreáticas

- *Diagnósticas:* Suspeita de pancreatite biliar
  - Pancreatite aguda persistente, recorrente ou crônica;
  - Suspeita de anomalias congênitas pancreáticas;
  - Trauma pancreático;
  - Massa pancreática;

- *Terapêuticas:* Remoção de cálculos
  - Dilatação de estenoses;
  - Esfincterotomias;
  - Colocação de próteses;
  - Drenagem de pseudocistos.

COLEDOCOLITÍASE

A coledocolitíase e o barro biliar são duas das principais indicações de CPRE em crianças. Fatores de risco para o desenvolvimento dessas doenças são anemias hemolíticas, uso de nutrição parenteral por período prolongado, obesidade (principalmente em adolescentes), uso prolongado de alguns medicamentos, assim como distúrbios do colesterol e anomalias anatômicas que acarretam estase biliar.[25-28]

Embora a sensibilidade da ultra-sonografia abdominal gire em torno de 95% para o diagnóstico de cálculos em vesícula, nos casos de coledocolitíase essa sensibilidade cai para 18% a 74%.[23]

A CPRE é útil no diagnóstico de cálculos não visualizados por métodos menos invasivos e a intervenção endoscópica está indicada quando há obstrução persistente de ductos biliares ou processo infeccioso secundário (colangite, pancreatite) não responsivo à antibioticoterapia.[23]

Várias técnicas têm sido usadas com resultados favoráveis. A esfincterotomia com remoção dos cálculos tem sido realizada há mais de 20 anos, mesmo em crianças pequenas, com sucesso.[26-31]

As conseqüências em longo prazo da esfincterotomia ainda não foram publicadas. Entretanto, em nossa experiência pessoal acompanhando aproximadamente 25 papiloesfincterotomias em crianças por período superior a 5 anos, não houve complicações tardias. A dilatação da papila com balão (esfincteroplastia) vem sendo uma alternativa atraente em crianças, havendo relatos de retorno da função esfincteriana após o procedimento.[29,31] Esses dados ainda necessitam de confirmação (Figura 170.1).

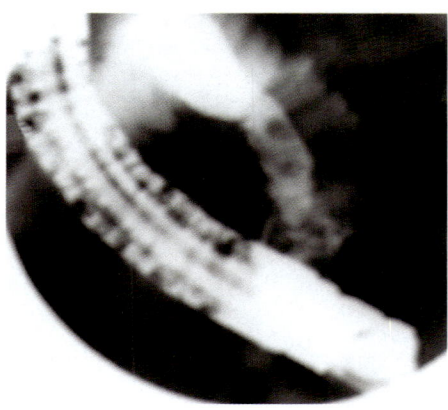

FIGURA 170.1

CPRE com coledocolitíase residual

PANCREATITE BILIAR

A morbidade e a mortalidade da pancreatite biliar em crianças são pouco conhecidas.[32] Assim, baseamo-nos em estudos realizados em adultos para indicar a intervenção endoscópica.

A CPRE precoce (dentro das primeiras 24 a 48 horas da apresentação) é indicada na pancreatite biliar aguda quando o cálculo é identificado no ducto biliar comum ou quando há evidência de obstrução biliar ou colangite. A drenagem biliar endoscópica reduz a morbidade e a mortalidade da colangite supurativa, não alterando o curso da pancreatite.[33,34]

COLANGITE ESCLEROSANTE PRIMÁRIA (CEP)

Trata-se de uma doença inflamatória das vias biliares de etiologia não definida, provavelmente auto-imune, freqüentemente associada a doença intestinal inflamatória (RCUI) e hepatite auto-imune, que ocasiona segmentos estenóticos em vias biliares intra e extra-hepáticas secundários ao processo inflamatório. O achado colangiográfico consiste em múltiplas áreas de estenoses anelares entrepostas com áreas normais ou com discreta ectasia biliar.[20,35]

Pacientes com estenoses segmentares podem ser endoscopicamente trata-

dos com dilatação de vias biliares com balão e colocação de endopróteses[3,36] (Figura 170.2).

ESTENOSES BILIARES E RUPTURAS DE DUCTOS BILIARES E PANCREÁTICOS

As estenoses biliares podem ser congênitas ou secundárias a processos inflamatórios e infecciosos (mais freqüentes em imunodeficiências), lesão cirúrgica de ductos biliares e compressão extrínseca do ducto biliar por pancreatite ou tumores.[37-39] A ruptura biliar pode ocorrer após trauma hepático ou após colecistectomia, enquanto a ruptura pancreática é normalmente secundária a traumas fechados de abdome. A CPRE é um método excelente para o diagnóstico e o tratamento dessas lesões. Assim como na CEP, podem ser realizadas dilatações das estenoses com balões e colocação de próteses. Nas rupturas ductais, a colocação de prótese com conseqüente reconstrução dos ductos e restabelecimento de sua drenagem é uma boa opção terapêutica.[37,38]

COLESTASE NEONATAL

A doença que causa colestase no período neonatal com maior freqüência é a atresia de vias biliares, em que o diagnóstico é realizado por meio de vários métodos, sendo a CPRE um deles.[3,40-43] Atualmente, a anatomia patológica passou a ser o *gold standard* para seu diagnóstico, com a CPRE perdendo importância, não sendo indicada onde existe suspeita clínica dessa patologia. Em casos de necessidade de confirmação diagnóstica, realiza-se a colangiografia intra-operatória.

CISTO DE COLÉDOCO

Existem vários tipos dessa doença pouco freqüente das vias biliares, sendo o diagnóstico, na maioria das vezes, realizado por meio de ultra-sonografia.[44] Usualmente, são diagnosticados durante a infância (80% dos casos antes dos 10 anos de idade).[45] O tratamento é geralmente cirúrgico, com ressecção do cisto e anastomose biliodigestiva. Alterações da junção biliopancreática são freqüentemente associadas a cistos de colédoco,

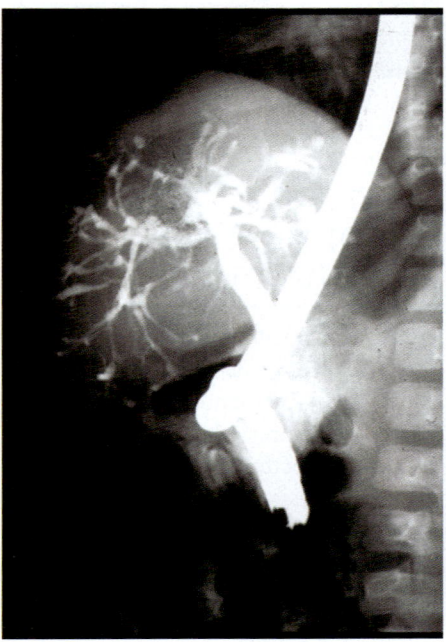
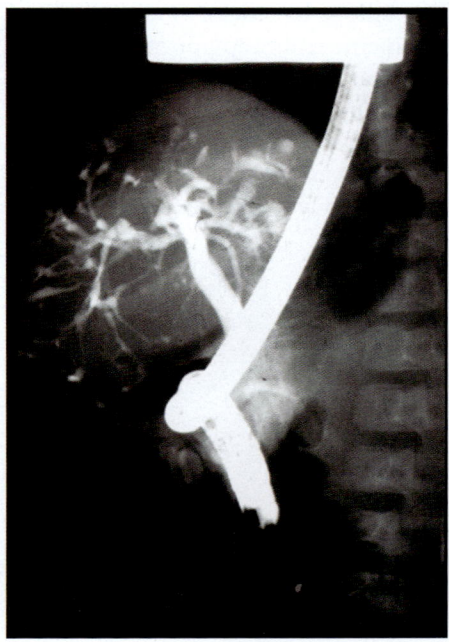

FIGURA 170.2

CPRE com colangite esclerosante primária (CEP)

mas não modificam o tratamento e sua evolução clínica. No momento, somente os cistos restritos à parede duodenal, as coledococeles, têm indicação de CPRE para confirmação diagnóstica e tratamento endoscópico.[41,46-49]

DILATAÇÕES CÍSTICAS INTRA-HEPÁTICAS

Segundo Todani e colaboradores,[44] as dilatações biliares intra-hepáticas são um tipo particular de cisto de colédoco, sendo a doença de Caroli seu principal representante. Essa doença freqüentemente está associada à fibrose hepática congênita e rins policísticos na infância[50] (Figura 170.3).

ASCARIDÍASE BILIOPANCREÁTICA

A infestação por *Ascaris lumbricoides* é freqüente em países subdesenvolvidos, com precário desenvolvimento de saneamento básico. Apesar de ser uma verminose com alta prevalência e o verme ter grande capacidade migratória, somente em infestações maciças podem ocorrer a presença de vermes em vias biliopancreáticas. O diagnóstico é facilmente realizado por meio de ultra-sonografia, mas o tratamento consiste em administração de piperazina por via oral para imobilização dos vermes e remoção endoscópica nos casos persistentes[51-55] (Figura 170.4).

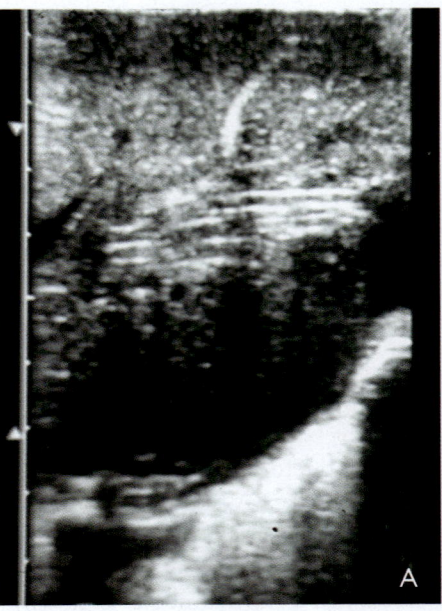

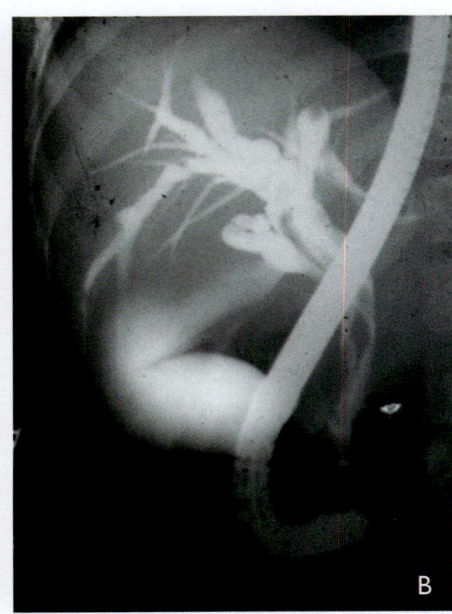

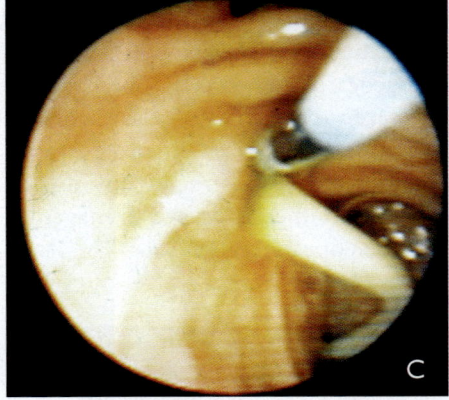

FIGURA 170.4

(A) Ultra-sonografia com *Ascaris lumbricoides* intra-hepático; (B) CPRE com *Ascaris lumbricoides* em colédoco; (C) Endoscopia com *Ascaris lumbricoides* transpapilar

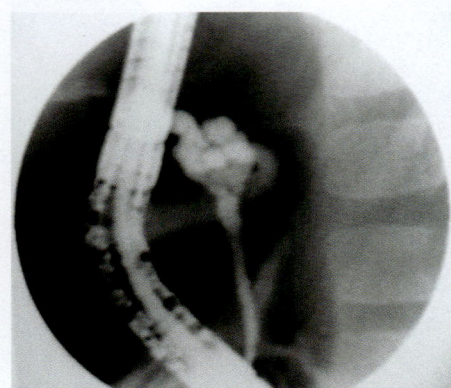

FIGURA 170.3

CPRE com Doença de Caroli

DISMOTILIDADE DO ESFÍNCTER DE ODDI

A CPRE tem sido utilizada em adultos para a realização de manometria do esfíncter de Oddi, principalmente em pacientes que apresentam dor tipo biliar após colecistectomia, em que se suspeita de discinesia biliar ou disfunção do esfíncter de Oddi.[56,57]

Entretanto, não existem parâmetros de normalidade em crianças e são poucos os relatos desse emprego da CRE em pediatria.[16]

PANCREATITE AGUDA RECORRENTE E CRÔNICA

O estudo anatômico do pâncreas é de primordial importância nos casos de pancreatite de causa não explicada, para que um plano terapêutico possa ser instituído. A CPRE é o método de escolha para o estudo dos ductos pancreáticos, podendo fazer o diagnóstico de anomalias ductais congênitas ou adquiridas, assim com o detectar precocemente as alterações morfológicas ductais na pancreatite crônica.[58-60] Estudos revelam achados endoscópicos anormais na maioria das crianças com presumida pancreatite idiopática recorrente. Métodos diagnósticos menos invasivos como a ultra-sonografia e a tomografia computadorizada são úteis na avaliação da estrutura do corpo do pâncreas. A CPRM é um método promissor para a avaliação de alterações estruturais na pancreatite.[61]

A pancreatite recorrente pode ser dividida em dois grupos, dependendo da presença ou não de fatores obstrutivos.[59] Causas não obstrutivas incluem hereditariedade, fibrose cística, hiperlipidemia, trauma, medicamentos e hipercalcemia. Entre as causas obstrutivas estão: cisto de colédoco, pâncreas *divisum*, divertículo duodenal, duplicação duodenal, infestação por parasitas e junção pancreatobiliar anômala.

A endoscopia pode ser proposta em algumas circunstâncias no tratamento da pancreatite crônica, sendo o objetivo principal o alívio da dor em pacientes com dor refratária ao tratamento medicamentoso ou episódios muito frequentes de pancreatite aguda. Podem ser realizados procedimentos que melhoram a drenagem em casos de obstrução – como esfincterotomia pancreática, extração de cálculos, dilatação de estenoses com balão – geralmente seguidos de colocação de prótese, assim como drenagem de pseudocistos.[62,63]

A dor presente em crianças com pancreatite crônica idiopática parece ser comumente causada por obstrução intermitente do esfíncter de Oddi por *plugs* de proteínas. Nesses casos, a esfincterotomia parece ser efetiva em di-minuir a resistência à passagem dessas rolhas[64,65] (Figura 170.5)

PÂNCREAS *DIVISUM*

Trata-se de uma anomalia congênita comum que consiste em uma alteração anatômica do desenvolvimento pancreático, em que não há a fusão normal entre os ductos pancreáticos dorsal e ventral durante o período embrionário, não havendo, portanto, a fusão habitual entre os ductos de Wirsung e Santorini.[59,66,67] Assim, a maior parte da drenagem pancreática é feita por meio do ducto de Santorini na papila menor. Essa variação anatômica é bastante frequente, presente em 4% a 14% dos estudos em cadáveres, em cerca de 0,3% a 8% dos estudos colangiográficos de modo geral e em 25% dos estudos de pacientes com pancreatite crônica recorrente.[59,66,67] Acredita-se que a pancreatite ocorra nos casos em que a papila a menor seja muito pequena ou estenótica ou quando o ducto de Santorini não tenha calibre suficiente para a drenagem da glândula. Os tratamentos endoscópicos propostos nos casos de pancreatite recorrente são colocação de endopróteses, esfincterotomia ou dilatação com balão da papila menor, seguidos ou não da inserção de endopróteses.[68-72]

ANOMALIAS DA JUNÇÃO PANCREATOBILIAR

Trata-se de malformações congênitas caracterizadas por comunicação entre o ducto biliar comum e ducto pancreático, formando-se um longo canal comum, não influenciando na morfologia do esfíncter de Oddi. Durante o procedimento endoscópico, considera-se a presença de canal comum quando sua medida é maior que 15 mm ou quando sua porção extraduodenal é maior que 6 mm. Essa alteração está implicada como causa da existência de cisto de colédoco, colangiocarcinoma, carcinoma de vesícula biliar e pancreatite recorrente.[73] O tratamento atualmente é cirúrgico, por meio de drenagem biliodigestiva, embora tenha sido relatado um caso de tratamento por meio de dilatação e colocação de múltiplas próteses.[74]

PSEUDOCISTO PANCREÁTICO

Trata-se de uma complicação comum da pancreatite aguda e crônica resultante da ruptura temporária ou permanente do ducto pancreático. Muitos se resolvem espontaneamente, mas, quando sintomáticos, grandes (maiores que 4 cm) ou persistentes (mais que 6 semanas de evolução), têm maior risco de complicações, sendo pouco provável sua resolução espontânea.[3,16,75]

Pseudocistos que se comunicam com o ducto pancreático principal e são acessíveis aos fios-guia podem ser drenados endoscopicamente por meio de CPRE, com colocação de próteses; pseudocistos que abaulam a parede gástrica podem ser drenados por via transmural. Embora a porcentagem de resolução com o tratamento endoscópico em adultos seja elevada (de 80% a 90%), os índices de complicação também são altos (cerca de 20%), com índice de mortalidade de 1%.[3,75] A experiência em pediatria é limitada, havendo somente relatos de casos, o que é insuficiente para avaliar sua real eficácia nesse grupo etário.[5,16,59,65]

CONTRA-INDICAÇÕES

Existem poucas contra-indicações à CPRE, sendo as absolutas coincidentes

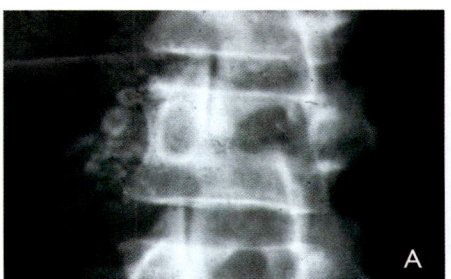
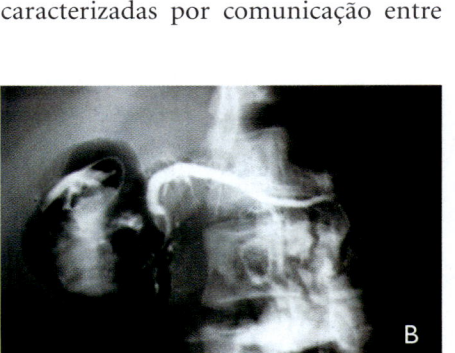

FIGURA 170.5

(A) Radiografia simples de abdome com calcificação na cabeça do pâncreas;
(B) CPRE com dilatação de ducto de Wirsung

com a endoscopia digestiva alta (perfuração, instabilidade cardiopulmonar ou neurológica, além de estenoses esofagogastroduodenais.[16]

COMPLICAÇÕES

As complicações da CPRE em crianças são raras, com incidência semelhante à de adultos, sendo as mais freqüentes hemorragia, pancreatite, infecção e perfuração. A pancreatite é a mais comum e ocorre em 3% a 8% dos casos. Hemorragia e perfuração ocorrem em menos de 1% dos casos.[76,77]

CONSIDERAÇÕES FINAIS

A CPRE é um procedimento radiológico-endoscópico complexo, que necessita de profissionais com treinamento especializado para sua realização e que se torna cada vez mais terapêutico e menos diagnóstico a partir da evolução de exames menos invasivos, como a colangioressonância.

REFERÊNCIAS BIBLIOGRÁFICAS

1. Waye JD. Endoscopic retrograde cholangiopancreatography in the infant. American Journal of Gastroenterology 1976;65(5):461-3.
2. Cheng CL, Fogel EL, Sherman S, McHenry L, Watkins JL, Croffie JM et al. Diagnostic and therapeutic endoscopic retrograde cholangiopancreatography in children: a large series report. J Pediatr Gastroenterol Nutr 2005;41(4):445-53.
3. Guelrud M. Endoscopic retrograde cholangiopancreatography. Gastrointestinal Endoscopy Clinics of North America 2001;11(4):585-601.
4. Poddar U, Thapa BR, Bhasin DK, Prasad A, Nagi B, Singh K. Endoscopic retrograde cholangiopancreatography in the management of pancreaticobiliary disorders in children. J Gastroenterol Hepatol 2001;16(8):927-31.
5. Brown CW, Werlin SL, Geenen JE, Schmalz M. The diagnostic and therapeutic role of endoscopic retrograde cholangiopancreatography in children. J Pediatr Gastroenterol Nutr 1993;17(1):19-23.
6. American Academy of Pediatrics. Guidelines for monitoring and management of pediatric patients during and after sedation for diagnostic and therapeutic procedures. Committee on Drugs. Pediatrics 1992;89(6 Pt 1):1110-5.
7. ASGE. Modifications in endoscopic practice for pediatric patients. Gastrointestinal Endoscopy 2000;52(6):838-42.
8. Snyder JD, Bratton B. Antimicrobial prophylaxis for gastrointestinal procedures: current practices in North American Academic Pediatric Programs. Journal of Pediatric Gastroenterology & Nutrition 2002;35(4):564-9.
9. Snyder JD, Bratton B. Antibiotic prophylaxis for endoscopic procedures: What is the standard in North America for children? Journal of Pediatric Gastroenterology & Nutrition 1998;27(4):482.
10. ASGE. Antibiotic prophylaxis for gastrointestinal endoscopy. Gastrointest Endosc 1995;42:630-5.
11. Dajani AS, Taubert KA, Wilson W, Bolger AF, Bayer A, Ferrieri P et al. Prevention of bacterial endocarditis. Recommendations by the American Heart Association. Jama 1997;277(22):1794-801.
12. Harris A, Chan AC, Torres-Viera C, Hammett R, Carr-Locke D. Meta-analysis of antibiotic prophylaxis in endoscopic retrograde cholangiopancreatography (ERCP). Endoscopy 1999;31(9):718-24.
13. Mani V, Cartwright K, Dooley J, Swarbrick E, Fairclough P, Oakley C. Antibiotic prophylaxis in gastrointestinal endoscopy: a report by a Working Party for the British Society of Gastroenterology Endoscopy Committee. Endoscopy 1997;29(2):114-9.
14. Fox VL. Pediatric endoscopy. Gastrointestinal Endoscopy Clinics of North America. 2000;10(1):175-94.
15. Etzkorn KP, Diab F, Brown RD, Dodda G, Edelstein B, Bedford R et al. Endoscopic retrograde cholangiopancreatography under general anesthesia: indications and results. Gastrointest Endosc 1998;47(5):363-7.
16. Fox VL, Werlin SL, Heyman MB. Endoscopic retrograde cholangiopancreatography in children. Journal of Pediatric Gastroenterology & Nutrition 2000;30(3):335-42.
17. Cotton PB, Laage NJ. Endoscopic retrograde cholangiopancreatography in children. Arch Dis Child 1982;57(2):131-6.
18. Carr-Locke DL, Conn MI, Faigel DO, Laing K, Leung JW, Mills MR et al. Technology status evaluation: magnetic resonance cholangiopancreatography: November 1998. Gastrointest Endosc 1999;49(6):858-61.
19. Prasad SR, Sahani D, Saini S. Clinical applications of magnetic resonance cholangiopancreatography. Journal of Clinical Gastroenterology 2001;33(5):362-6.
20. Textor HJ, Flacke S, Pauleit D, Keller E, Neubrand M, Terjung B et al. Three-dimensional magnetic resonance cholangiopancreatography with respiratory triggering in the diagnosis of primary sclerosing cholangitis: comparison with endoscopic retrograde cholangiography. Endoscopy 2002;34(12):984-90.
21. Manfredi R, Costamagna G, Brizi MG, Maresca G, Vecchioli A, Colagrande C et al. Severe chronic pancreatitis versus suspected pancreatic disease: dynamic MR cholangiopancreatography after secretin stimulation. Radiology 2000;214(3):849-55.

22. Manfredi R, Lucidi V, Gui B, Brizi MG, Vecchioli A, Maresca G et al. Idiopathic chronic pancreatitis in children: MR cholangiopancreatography after secretin administration. Radiology 2002;224(3):675-82.

23. Fulcher AS. MRCP and ERCP in the diagnosis of common bile duct stones. Gastrointestinal Endoscopy 2002;56(6 Suppl 2).

24. Takehara Y. Can MRCP replace ERCP? J Magn Reson Imaging 1998;8(3):517-34.

25. Man DW, Spitz L. Choledocholithiasis in infancy. J Pediatr Surg 1985;20(1):65-8.

26. Guelrud M, Mendoza S, Jaen D, Plaz J, Machuca J, Torres P. ERCP and endoscopic sphincterotomy in infants and children with jaundice due to common bile duct stones. Gastrointest Endosc 1992;38(4):450-3.

27. Guelrud M, Rincones VZ, Jaen D, Toledano A, Arias Y. Endoscopic sphincterotomy and laparoscopic cholecystectomy in a jaundiced infant. Gastrointest Endosc 1994;40(1):99-102.

28. Wesdorp I, Bosman D, de Graaff A, Aronson D, van der Blij F, Taminiau J. Clinical presentations and predisposing factors of cholelithiasis and sludge in children. J Pediatr Gastroenterol Nutr 2000;31(4):411-7.

29. Tagge EP, Tarnasky PR, Chandler J, Tagge DU, Smith C, Hebra A et al. Multidisciplinary approach to the treatment of pediatric pancreaticobiliary disorders. J Pediatr Surg 1997;32(2):158-64; discussion 164-5.

30. Buckley A, Connon JJ. The role of ERCP in children and adolescents. Gastrointest Endosc 1990;36(4):369-72.

31. Tarnasky PR, Tagge EP, Hebra A, Othersen B, Adams DB, Cunningham JT et al. Minimally invasive therapy for choledocholithiasis in children. Gastrointest Endosc 1998;47(2):189-92.

32. Zachariassen G, Saffar DF, Mortensen J. Acute pancreatitis in children caused by gallstones. Ugeskr Laeger 1999;161(44):6061-2.

33. Cohen S, Bacon BR, Berlin JA, Fleischer D, Hecht GA, Loehrer PJ, Sr., et al. National Institutes of Health State-of-the-Science Conference Statement: ERCP for diagnosis and therapy, January 14-16, 2002. Gastrointestinal Endoscopy 2002;56(6):803-9.

34. Kozarek R. Role of ERCP in acute pancreatitis. Gastrointestinal Endoscopy 2002;56(6 Suppl 2):S231-6.

35. Marotta PJ, LaRusso NF, Wiesner RH. Sclerosing cholangitis. Baillieres Clin Gastroenterol 1997;11(4):781-800.

36. Stoker J, Lameris JS, Robben SG, Dees J, Sinaasappel M. Primary sclerosing cholangitis in a child treated by nonsurgical balloon dilatation and stenting. Journal of Pediatric Gastroenterology & Nutrition 1993;17(3):303-6.

37. Ostroff JW. Post-transplant biliary problems. Gastrointestinal Endoscopy Clinics of North America 2001;11(1):163-83.

38. Rerknimitr R, Sherman S, Fogel EL, Kalayci C, Lumeng L, Chalasani N et al. Biliary tract complications after orthotopic liver transplantation with choledochocholedochostomy anastomosis: endoscopic findings and results of therapy. Gastrointest Endosc 2002;55(2):224-31.

39. Theilmann L, Kuppers B, Kadmon M, Roeren T, Notheisen H, Stiehl A et al. Biliary tract strictures after orthotopic liver transplantation: diagnosis and management. Endoscopy 1994;26(6):517-22.

40. Schreiber RA, Kleinman RE. Biliary Atresia. Journal of Pediatric Gastroenterology & Nutrition 2002;35(1)(Supplement): S11-S16.

41. Lipsett PA, Segev DL, Colombani PM. Biliary atresia and biliary cysts. Baillieres Clinical Gastroenterology 1997;11(4):619-41.

42. Heyman MB, Shapiro HA, Thaler MM. Endoscopic retrograde cholangiography in the diagnosis of biliary malformations in infants. Gastrointest Endosc 1988;34(6):449-53.

43. Guelrud M, Jaen D, Mendoza S, Plaz J, Torres P. ERCP in the diagnosis of extrahepatic biliary atresia Gastrointest Endosc 1991;37(5):522-6.

44. Todani T, Watanabe Y, Narusue M, Tabuchi K, Okajima K. Congenital bile duct cysts: Classification, operative procedures, and review of thirty-seven cases including cancer arising from choledochal cyst. Am J Surg 1977;134(2):263-9.

45. Kepczyk T, Angueira CE, Kadakia SC, Miller G, Melenson G. Choledochal cyst mimicking a pancreatic pseudocyst J Clin Gastroenterol 1995;20(2):139-41.

46. Yoshida H, Itai Y, Minami M, Kokubo T, Ohtomo K, Kuroda A. Biliary malignancies occurring in choledochal cysts. Radiology 1989;173(2):389-92.

47. Swisher SG, Cates JA, Hunt KK, Robert ME, Bennion RS, Thompson JE, et al. Pancreatitis associated with adult choledochal cysts. Pancreas 1994;9(5):633-7.

48. Venu RP, Geenen JE, Hogan WJ, Dodds WJ, Wilson SW, Stewart ET et al. Role of endoscopic retrograde cholangiopancreatography in the diagnosis and treatment of choledochocele. Gastroenterology 1984;87(5):1144-9.

49. Teng R, Yokohata K, Utsunomiya N, Takahata S, Nabae T, Tanaka M. Endoscopic retrograde cholangiopancreatography in infants and children. J Gastroenterol 2000;35(1):39-42.

50. Kim OH, Chung HJ, Choi BG. Imaging of the choledochal cyst. Radiographics 1995;15(1):69-88.

51. Bahu MGS, Baldisseroto M, Custodio CM, Gralha CZ, Mangili AR. Hepatobiliary and pancreatic complications of ascariasis in children: a study of seven cases. J Pediatr Gastroenterol Nutr 2001;33(3):271-5.

52. Leung JW, Yu AS. Hepatolithiasis and biliary parasites. Baillieres Clin Gastroenterol 1997;11(4):681-706.

53. Khuroo MS, Zargar SA, Mahajan R. Hepatobiliary and pancreatic ascariasis in India Lancet 1990;335(8704):1503-6.

54. Khuroo MS, Zargar SA, Yattoo GN, Koul P, Khan BA, Dar MY et al. Ascaris-induced acute pancreatitis. Br J Surg 1992;79(12):1335-8.

55. Misra SP, Dwivedi M. Endoscopy-assisted emergency treatment of gastroduodenal and pancreatobiliary ascariasis. Endoscopy 1996;28(7):629-32.

56. Sherman S. What is the role of ERCP in the setting of abdominal pain of pancreatic or biliary origin (suspected

sphincter of Oddi dysfunction)? Gastrointestinal Endoscopy 2002;56(6 Suppl 2):S258-66.

57. Toouli J. Biliary motility disorders. Baillieres Clin Gastroenterol 1997;11(4):725-40.

58. Blustein PK, Gaskin K, Filler R, Ho CS, Connon J. Endoscopic retrograde cholangiopancreatography in pancreatitis in children and adolescents. Pediatrics 1981;68(3):387-93.

59. Guelrud M, Mujica C, Jaen D, Plaz J, Arias J. The role of ERCP in the diagnosis and treatment of idiopathic recurrent pancreatitis in children and adolescents. Gastrointest Endosc 1994;40(4):428-36.

60. Graham KS, Ingram JD, Steinberg SE, Narkewicz MR. ERCP in the management of pediatric pancreatitis. Gastrointest Endosc 1998;47(6):492-5.

61. Shimizu T, Suzuki R, Yamashiro Y, Segawa O, Yamataka A, Kuwatsuru R. Magnetic resonance cholangiopancreatography in assessing the cause of acute pancreatitis in children. Pancreas 2001;22(2):196-9.

62. Liguory C, Lefebvre JF, de Paulo GA. Endoscopic treatment of calcifying chronic pancreatitis: trick or treatment? In: Fujita R, Nakazawa S, editors. Recents advances in gastroenterology. Tokyo: Springer-Verlag; 1998. P. 63-71.

63. Liguory C, Silva MB, de Paulo GA. O papel da endoscopia nas pancreatites crônicas. In: Endoscopia digestiva (SOBED). 3a. ed. Rio de Janeiro: Medsi Editora Médica e Científica Ltda; 2000.

64. Perrelli L, Nanni L, Costamagna G, Mutignani M. Endoscopic treatment of chronic idiopathic pancreatitis in children. J Pediatr Surg 1996;31(10):1396-400.

65. Kozarek RA, Christie D, Barclay G. Endoscopic therapy of pancreatitis in the pediatric population. Gastrointest Endosc 1993;39(5):665-9.

66. O'Connor KW, Lehman GA. An improved technique for accessory papilla cannulation in pancreas divisum. Gastrointest Endosc 1985;31(1):13-7.

67. Guelrud M. The incidence of pancreas divisum in children. Gastrointest Endosc 1996;43(1):83-4.

68. McCarthy J, Geenen JE, Hogan WJ. Preliminary experience with endoscopic stent placement in benign pancreatic diseases. Gastrointest Endosc 1988;34(1):16-8.

69. Lans JI, Geenen JE, Johanson JF, Hogan WJ. Endoscopic therapy in patients with pancreas divisum and acute pancreatitis: a prospective, randomized, controlled clinical trial. Gastrointest Endosc 1992;38(4):430-4.

70. Soehendra N, Kempeneers I, Nam VC, Grimm H. Endoscopic dilatation and papillotomy of the accessory papilla and internal drainage in pancreas divisum. Endoscopy 1986;18(4):129-32.

71. Liguory C, Lefebvre JF, Canard JM, Bonnel D, Fritsch J, Etienne JP. Pancreas divisum: clinical and therapeutic study in man. Apropos of 87 cases. Gastroenterol Clin Biol 1986;10(12):820-5.

72. Lehman GA, Sherman S, Nisi R, Hawes RH. Pancreas divisum: results of minor papilla sphincterotomy Gastrointest Endosc 1993;39(1):1-8.

73. Guelrud M, Morera C, Rodriguez M, Jaen D, Pierre R. Sphincter of Oddi dysfunction in children with recurrent pancreatitis and anomalous pancreaticobiliary union: an etiologic concept. Gastrointest Endosc 1999;50(2):194-9.

74. Sebesta C, Schmid A, Kier P, Ruckser R, Tiefengraber E, Rosen H et al. ERCP and balloon dilation is a valuable alternative to surgical biliodigestive anastomosis in the long common channel syndrome in childhood Endoscopy 1995;27(9):709-10.

75. Lehman GA. Role of ERCP and other endoscopic modalities in chronic pancreatitis. Gastrointestinal Endoscopy 2002;56(6 Suppl 2):S237-40.

76. Freeman ML. Adverse outcomes of ERCP. Gastrointestinal Endoscopy 2002;56(6 Suppl 2):S273-82.

77. Loperfido S, Angelini G, Benedetti G, Chilovi F, Costan F, De Berardinis F et al. Major early complications from diagnostic and therapeutic ERCP: a prospective multicenter study Gastrointest Endosc 1998;48(1):1-10.

CAPÍTULO 171

COMPLICAÇÕES DOS PROCEDIMENTOS ENDOSCÓPICOS EM PEDIATRIA

Cristina Targa Ferreira

Débora Duro • Rosângela Minuzzi

INTRODUÇÃO

Os endoscópios de fibra óptica tornaram-se comercialmente disponíveis nos anos 1960, revolucionando o diagnóstico das doenças do aparelho digestivo, permitindo a inspeção direta e apropriada das lesões e possibilitando também a realização de biópsias do tubo digestivo.[1]

As primeiras endoscopias digestivas altas foram realizadas em pacientes pediátricos somente na metade da década de 1970 e, antes mesmo do fim dessa década, a esofagogastroduodenoscopia já se mostrava claramente superior às técnicas radiológicas para localização dos sítios de sangramento também nessa faixa etária.[1]

Por se tratar de um procedimento mais invasivo que, em geral, necessita de sedação ou anestesia, a endoscopia era encarada pelo pediatra com muita reserva, o que impedia de indicá-la e incorporá-la ao seu arsenal diagnóstico.

Com o crescimento da gastroenterologia como uma subespecialidade pediátrica, a experiência com endoscopia diagnóstica e terapêutica em crianças foi rapidamente aumentando com o passar dos anos. A produção de aparelhos especiais, de menor calibre, também contribuiu muito para esse desenvolvimento. O número de indicações se expandiu rapidamente, as contra-indicações foram diminuindo à medida que aumentou a experiência com o procedimento, e a endoscopia digestiva é atualmente parte integrante e fundamental na prática da gastroenterologia pediátrica.

Nos últimos dez anos, houve um significativo avanço no campo da endoscopia pediátrica.[2] Além de permitir o exame da mucosa e a obtenção de biópsias de grande parte do tubo digestivo, a endoscopia pode ser usada terapeuticamente para localizar e tratar sangramentos, dilatar estenoses, remover pólipos, colocar sondas em diferentes locais e até mesmo tratar doenças como o refluxo gastroesofágico por meio de técnicas de fundoplicatura endoscópica.

Mesmo com os avanços significativos em relação aos métodos de imagem como ultra-sonografia, tomografia computadorizada, ressonância magnética e cintilografia, a endoscopia digestiva continua representando um papel fundamental no diagnóstico e tratamento de várias doenças.

Uma das grandes limitações da endoscopia digestiva era a impossibilidade de avaliar o intestino delgado além do ponto de alcance do endoscópio. Experiências com enteroscopia são ainda limitadas na faixa etária pediátrica. O desenvolvimento recente da cápsula videoendoscópica trouxe a possibilidade de se estudar todo o intestino delgado de maneira não-invasiva, mas somente com fins diagnósticos.

Um dos aspectos mais importantes da endoscopia pediátrica, que difere bastante da dos adultos, é a anestesia ou sedação utilizada nos procedimentos e a participação ativa do médico anestesiologista.

As complicações dos procedimentos endoscópicos no grupo etário pediátrico podem ser divididas naquelas relacionadas ao procedimento em si e nas decorrentes da sedação ou anestesia. São também distintas, dependendo do procedimento ao qual o paciente é submetido: endoscopia alta, diagnóstica ou terapêutica, colonoscopia, diagnóstica ou terapêutica, CPRE e atualmente ecoendoscopias, associadas ou não a manobras mais invasivas. Ainda há algumas complicações relacionadas ao preparo para o procedimento a ser realizado que ocorrem mais comumente quando se trata de colonoscopia. As complicações relacionadas à sedação ou à anestesia geral são mais comuns, pois são mais utilizadas em crianças do que em adultos.

No presente capítulo, apresentamos uma atualização das complicações dos procedimentos endoscópicos realizados na faixa etária pediátrica: endoscopias altas e procedimentos correlatos, colonoscopia, CPRE e algumas outras técnicas e procedimentos, utilizados atualmente nessa idade. No final do capítulo, apresentamos as complicações mais comuns que podem decorrer da anestesia ou da sedação.

COMPLICAÇÕES RELACIONADAS A ENDOSCOPIAS DIGESTIVAS ALTAS

A endoscopia alta é um procedimento seguro, com baixa taxa de complicações. Os números citados na literatura não ultrapassam taxas de 2% em relação a complicações importantes. Além disso, a maioria das complicações é considerada menor, ou seja, não ocasiona problemas significativos para o paciente nem risco de morte.[3,4]

O potencial do procedimento em obter informações importantes para o paciente sobrepassa o risco de complicações na enorme maioria das vezes, quando se indica endoscopia digestiva alta a uma criança ou a um adolescente.

São raras as complicações secundárias ao procedimento endoscópico:

- Têm sido relatadas perfurações em proporções semelhantes às dos adultos, menos do que 0,1%;[2,5,6]
- Hemorragias decorrentes de biópsias ou de deslocamento de coágulos são vistas em menos de 1% dos pacientes;[5,6]
- Aspiração, hematoma retrofaríngeo, perda ou quebra de dentes também são eventos muito raros.[4,7]

As complicações são, muitas vezes, relacionadas à anestesia, que acompanha a endoscopia, e não ao procedimento propriamente dito. Parada respiratória devido ao uso da sedação, aspiração de conteúdo para via aérea e bronco ou laringoespasmos são os exemplos que mais freqüentemente ocorrem. As complicações acontecem quando o paciente é inadequadamente sedado ou quando recebe excesso de sedação.[8,9]

TABELA 171.1

Complicações de endoscopias altas

- Hematoma duodenal
- Dor na garganta
- Rouquidão
- Quebra ou perda de dente
- Dor e distensão abdominal
- Disfagia e odinofagia transitórias
- Trauma emocional
- Perfuração intestinal
- Hemorragia
- Infecção e bacteremia

Os procedimentos endoscópicos terapêuticos são os que mais se acompanham de complicações, que também não são comuns.[8,9,10] Os riscos são maiores quando é realizada escleroterapia ou ligadura elástica de varizes de esôfago, dilatações esofágicas ou de estenoses em outros locais, retiradas de corpos estranhos, colocação de sondas de gastrostomia e, principalmente, colangiografias endoscópicas.[11]

A endoscopia digestiva alta diagnóstica, com biópsias, é considerada um procedimento seguro.[5,12] Os riscos aumentam quando o procedimento é realizado de urgência ou quando o paciente está criticamente doente. Os riscos da endoscopia terapêutica são obviamente maiores e dependentes da intervenção realizada.[4,7,12]

Existem poucos dados na literatura sobre incidência de complicações e eles geralmente são extrapolados dos adultos. Um estudo prospectivo com 2.046 endoscopias altas pediátricas mostrou taxa de complicação de 1,7%.[3]

As complicações relacionadas aos procedimentos diagnósticos são: hematoma duodenal, dor na garganta, rouquidão, quebra ou perda de dente, dor e distensão abdominal, disfagia ou odinofagia transitória, trauma emocional, perfuração intestinal, hemorragia, infecção e bacteremia. O risco de perfuração intestinal em crianças é menos do que 0,1%.[1] A incidência de bacteremia, na faixa etária pediátrica, em endoscopias altas e de colonoscopias é de 2%, baseado em trabalhos com números muito limitados de pacientes.[8] As complicações mais sérias são aquelas associadas a procedimentos terapêuticos.

Samer e colaboradores,[13] em estudo recente, apresentaram as complicações das endoscopias pediátricas realizadas em regime ambulatorial em um hospital americano. No total, 429 pacientes foram submetidos a endoscopias altas e 393 pacientes, com seus familiares responsáveis, participaram do estudo, no período de abril de 2000 até abril de 2001. Os familiares ou os próprios pacientes (acima de 12 anos) eram conta-

tados, por telefone, de 28 a 42 dias após a realização do procedimento endoscópico. Oitenta por cento dos pacientes tinham menos de 12 anos. Não houve nenhuma complicação considerada grave ou que oferecesse risco de morte ao paciente. As complicações relatadas pelos pacientes ou familiares encontram-se na Tabela 171.2. De todos os 165 pacientes com complicações, apenas dez procuraram assistência médica devido às complicações ou aos efeitos adversos das endoscopias e apenas um paciente procurou seu gastroenterologista pediátrico.

Aproximadamente um terço dos pacientes se queixou de dor de garganta ou rouquidão pós-endoscopia alta. Deve-se ter em mente que todos eles foram submetidos à anestesia geral.[13] Os autores atribuem, portanto, esse efeito adverso à intubação endotraqueal ou talvez à infecção viral secundária ou intercorrente. Eles concluíram o estudo afirmando que as complicações das endoscopias altas em pediatria não são freqüentes e que o procedimento é seguro e bem tolerado.

É necessário levar em consideração que esses autores não citam complicações que possam ter ocorrido durante a endoscopia ou nas primeiras horas pós-procedimento. De qualquer maneira, como eram procedimentos ambulatoriais, chega-se à conclusão de que nenhum paciente necessitou de hospitalização após a endoscopia.

Eren e outros[14] relataram as complicações ocorridas com 205 pacientes pediátricos submetidos à endoscopia digestiva alta, sob sedação com Midazolam e Petidina, entre dezembro de 2001 e janeiro de 2003. Esses pacientes, que tinham entre 3 e 18 anos de idade e uma média de 11,3 +/- 3,4 anos, foram entrevistados duas vezes: no mesmo dia após a endoscopia e 45 dias após. As complicações mais comuns no dia da endoscopia foram problemas de comportamento, como agitação, em 25 pacientes (12%), e disfagia, em 12 (5,8%). A agitação foi atribuída ao efeito do Midazolam e não demorou mais do que

TABELA 171.2

Complicações de 393 endoscopias digestivas altas (30 dias após o procedimento)[13]

Complicações relatadas	Número de pacientes
Dor de garganta/rouquidão	136 (35%)
Fadiga	26 (7%)
Tosse	16 (4%)
Cefaléia	13 (3%)
Gases em excesso/eructações	11 (3%)
Náuseas	10 (2,5%)
Vômitos	9 (2%)
Dor abdominal	8 (2%)
Febre	8 (2%)
Problemas comportamentais	7 (2%)
Sintomas respiratórios altos	5 (1%)
Sonolência/entorpecimento	2 (0,5%)
Sangramento nasal	1 (0,3%)
Rash perioral	1 (0,3%)
Dor torácica	1 (0,3%)

2 horas após o exame. A disfagia durou no máximo 24 horas. Três pacientes (1,4%) apresentaram tosse durante a endoscopia, que melhorou após o procedimento. Esses autores postulam que essas complicações seriam todas decorrentes da anestesia ou da sedação e não do procedimento propriamente dito.

Outros estudos, como o de Ruuska e outros,[15] não relatam complicações após endoscopias altas em 88 lactentes e 180 crianças maiores submetidos ao procedimento sob sedação.

Se considerarmos a classificação para endoscopias publicada por Fleischer e outros,[16] todos os pacientes nesses estudos pediátricos encontram-se na segunda categoria, que é a de complicação que não necessita de tratamento médico. As outras classificações incluem: sem complicações, complicação com procedimento médico requerido, complicação que requer hospitalização e que necessita de manejo cirúrgico.

É sempre importante diferenciar os efeitos decorrentes da anestesia e da sedação nos estudos pediátricos. Há necessidade de mais estudos pediátricos comparando sedação e anestesia geral, para podermos saber se a morbidade oriunda dos procedimentos é derivada da sedação/anestesia ou dos procedimentos *per se*.[13]

COMPLICAÇÕES RELACIONADAS À ESCLEROTERAPIA DE VARIZES ESOFÁGICAS E LIGADURAS ELÁSTICAS

A hemorragia digestiva varicosa é a complicação mais grave da hipertensão porta, com mortalidade de 30% a 50% e alto risco de recorrência.[17] Em pediatria, as duas causas mais freqüentes de hipertensão porta são atresia biliar (intra-hepática) e trombose da veia porta (extra-hepática), cada uma com suas características distintas e evolução diferente.

A ruptura de varizes ocorre em 25% a 30% dos pacientes cirróticos e pode ser a primeira manifestação de hepatopatia crônica.[18] O risco de hemorragia por varizes decorrentes de obstrução da veia porta é ainda maior do que na cirrose, chegando a 80% se considerarmos toda a vida dos pacientes.[19] O tratamento dos pacientes com varizes esofago-gástricas inclui: prevenção do primeiro episódio de sangramento (profilaxia primária), tratamento do sangramento ativo e prevenção de sangramento recorrente (profilaxia secundária). Todos esses itens podem ser abordados por meio de escleroterapia ou de ligadura elástica das varizes do esôfago.

A escleroterapia e a ligadura elástica atuam por meio da obliteração das varizes. Nas primeiras semanas de tratamento, até que esse objetivo seja alcançado, novos episódios de sangramento podem ocorrer. Existe uma tendência à recanalização dos vasos e, além disso, o tratamento endoscópico não modifica a pressão no sistema porta, persistindo o risco de sangramento em outros locais do trato gastrointestinal.[20]

A experiência pediátrica tem mostrado 90% de eficácia da escleroterapia endoscópica no controle do sangramento agudo.[17,18,19,20]

Uma escleroterapia de urgência é sempre difícil e é realizada em um campo de visão que está escurecido pela presença de sangue e, por isso, encontra-se mais sujeita a complicações. É associada com bacteremia e, por isso, antibióticos de largo espectro devem ser prescritos, principalmente no paciente cirrótico.[19]

As complicações da escleroterapia são mais freqüentes e mais graves quando realizada na urgência. A mortalidade relatada é de 1% em pediatria.[19] As complicações mais importantes associadas à escleroterapia são: novo sangramento antes que se atinja a obliteração do vaso, ulceração esofágica, formação de estenoses de esôfago e varizes recorrentes. Outras complicações comumente presentes são: dor retroesternal, febre e bacteremia. Existem alguns relatos de perfuração esofágica, pneumonia de aspiração, mediastinite, septicemia, fístula broncoesofágica e tamponamento cardíaco.[20]

A grande vantagem da ligadura elástica é que ela é mais bem tolerada e apresenta menos complicações do que a esclerose de varizes sangrantes. Dez a 15% dos pacientes submetidos à ligadura apresentam dor retroesternal, mas a estenose de esôfago ainda não foi relatada na literatura pediátrica.[19]

A ligadura elástica é uma técnica altamente efetiva para obliteração de varizes e está associada a um menor risco de sangramento recorrente e de complicações, além de maiores taxas de sobrevida quando comparada à escleroterapia em adultos.[19]

Zargar e outros[21] recentemente mostraram que a ligadura de varizes com bandas elásticas em crianças é uma técnica segura e eficaz, que obtém a erradicação das varizes mais rapidamente do que a escleroterapia, com menor taxa de complicações e de ressangramento. Eles compararam os dois métodos em 49 crianças (24 esclero e 25 ligaduras) com obstrução venosa extra-hepática, que já haviam sangrado das varizes. Os dois métodos chegaram a 100% de eficácia na parada do sangramento e foram equivalentes na erradicação das varizes (91,7% para esclero e 96% para ligadura).[21] A taxa de ressangramento foi maior no grupo da escleroterapia (25% x 4%, p = 0,049), assim como a porcentagem de complicações (25% x 4%).[21]

COMPLICAÇÕES RELACIONADAS A DILATAÇÕES DE ESÔFAGO

O risco de perfuração de esôfago – decorrente de dilatações e relatado em adultos – é 0,25% por procedimento; entretanto, esse risco é maior em estenoses complexas. As estenoses dos lactentes, sobretudo as congênitas, devem ser consideradas muito complexas, pois são as mais difíceis de dilatar e as mais fáceis de perfurar.

Poddar e Thapa[22] encontraram 0,9% e Broor e outros,[23] 1,8% de perfurações pós-dilatações de esôfago em crianças com estenoses de etiologias variadas. Nos pacientes jovens e nas estenoses difíceis de dilatar ou nas que necessitam de dilatações freqüentes, o risco de perfuração é maior. Além disso, esses lacten-

tes freqüentemente têm outras malformações associadas, o que dificulta ainda mais o procedimento. As porcentagens de perfuração, nas dilatações de estenoses de esôfago de crianças relatadas na literatura, são de 17% a 33% para estenoses cáusticas, 0,3% para as pépticas e 1,1% para as anastomóticas.[24]

Nos dias atuais, há várias técnicas de dilatação de estenoses de esôfago, e as mais comumente utilizadas são as velas de Savary-Gilliard. Alguns autores notaram menor taxa de recorrência das estenoses, principalmente das pépticas, e a necessidade de menor número de procedimentos para obter um diâmetro luminar aceitável, além de melhor tolerância do paciente, com balões colocados através do endoscópio. Mas em todas as técnicas há risco de perfuração, que é a complicação mais temida e mais freqüente das dilatações de estenoses de esôfago.

COMPLICAÇÕES RELACIONADAS A RETIRADAS DE CORPOS ESTRANHOS

As complicações decorrentes de corpos estranhos no tubo digestivo não costumam ser freqüentes e dependem muito do tipo de corpo estranho. As complicações podem ser decorrentes da presença do corpo estranho no trato gastrointestinal ou do procedimento endoscópico realizado para sua retirada. As complicações mais freqüentes decorrentes da presença do corpo estranho são: perfuração da víscera, que provavelmente ocasionará sintomas peritoneais; necrose por compressão, formação de úlcera e hemorragia decorrente. A retirada do corpo estranho pode provocar: febre e laceração esofágica, depressão respiratória e pneumonia aspirativa. Essas complicações são encontradas em até 10% dos casos em algumas séries.[25] A perfuração, principalmente de esôfago, é relatada em até 1,5% dos casos, o que eventualmente requer tratamento cirúrgico, mas na maioria das vezes pode ser tratada de maneira conservadora.[25]

Devido a esses riscos, os corpos estranhos, principalmente os maiores ou os perfurocortantes, devem ser retirados sob anestesia geral, principalmente nas crianças menores.

As baterias, que contêm cargas tóxicas, podem ocasionar complicações mais freqüentemente, pois ocasionam lesões corrosivas na mucosa, já que a maioria não é selada biologicamente. Quando ficam no esôfago, podem ocasionar úlceras, inflamações e evoluir para estenose cáustica. Os diferentes estudos mostram diferentes taxas de complicações das baterias: de 1 a 25 casos em cada 1.000.

Hachimi – Idrissi e outros,[25] em experiência de 15 anos, relataram 325 casos de corpos estranhos deglutidos por pacientes pediátricos (com idades entre 5 meses e 18 anos – média = 2,8 anos). Vários foram os tipos de corpos estranhos: moeda em primeiro lugar, sendo que 20% estavam localizados no esôfago e 60% no estômago. Foi feita retirada endoscópica em 29% dos casos, não tendo ocorrido nenhuma complicação considerada mais grave. Os únicos sintomas apresentados pelos pacientes foram disfagia, cianose e dor retroesternal ocorridas no momento da ingestão.[25]

COMPLICAÇÕES RELACIONADAS A ENDOSCOPIAS BAIXAS. COLONOSCOPIA, RETOSSIGMOIDOSCOPIA E ENTEROSCOPIA

Diversos avanços ocorridos nos últimos 20 anos tornaram a ileocolonoscopia um exame comum na rotina da gastroenterologia pediátrica. Atualmente é um exame que tem seu papel bem estabelecido na investigação do cólon e do íleo terminal. A colonoscopia – assim como a endoscopia digestiva alta – tem aspectos únicos, peculiares à faixa etária pediátrica e, por isso, deve idealmente ser realizada por um gastropediatra familiarizado com os problemas e as doenças da infância.

TABELA 171.3

Complicações de colonoscopias

- Complicações relacionadas ao preparo
- Perfuração colônica
- Hemorragias
- Lesões de parede
- Pancreatites
- Ruptura esplênica
- Distensão gasosa
- Infecção e bacteremia
- Dor abdominal

As complicações dos procedimentos endoscópicos baixos podem estar relacionadas ao preparo agressivo do cólon, ao próprio procedimento ou a manobras terapêuticas, como, por exemplo, a polipectomia.

Relacionadas ao preparo: todos os tipos de preparo intestinal apresentam o risco potencial de causar cólicas abdominais, náuseas e vômitos. O desequilíbrio hidroeletrolítico pode ser causado por jejum prolongado ou preparo mais agressivo, pois o paciente permanece muito tempo com alimentação líquida e utiliza grandes volumes de laxativos. O uso de limpeza intestinal com polietilenoglicol 3350 tem revolucionado o preparo pré-colonoscopia em crianças, pois é empregado com maior segurança, já que não causa alterações eletrolíticas, é bem tolerado, necessita pequenos volumes e não é absorvível.[26]

Felizmente, as crianças menores e os lactentes não necessitam, na maioria das vezes, de preparo intestinal com o uso de laxativos orais, sendo usados apenas enemas. No caso de retossigmoidoscopia ou colonoscopia de cólon esquerdo, faz-se necessário somente o uso de enemas de limpeza.

Relacionadas ao procedimento: as complicações relacionadas ao procedimento em si são diretamente associadas com o grau de experiência do endoscopista, podendo ocorrer desde lesões mínimas da parede interna do intestino até sangramento grave, causado

pela pressão imposta pelo colonoscópio durante as manobras que ocasionam trauma de parede. Por essa razão, não é aconselhável continuar com o procedimento quando o paciente não está com um preparo adequado, pois isso dificulta a visualização da parede do cólon. O procedimento realizado com manobras às cegas, com pouca visualização da parede intestinal ou com insuflação excessiva de ar pode levar a uma maior incidência de perfuração colônica, principalmente em pacientes que apresentam desnutrição, doenças do colágeno e friabilidade da mucosa intestinal, como nos portadores de doença inflamatória intestinal. A distensão gasosa do cólon e a dor abdominal são complicações comuns, menores, que se resolvem espontaneamente após o procedimento.

Ruptura esplênica e ocorrência de pancreatite são duas outras complicações raras, mas reportadas na literatura.[27,28]

A polipectomia endoscópica pode acarretar complicações relacionadas à perfuração e ao sangramento da parede intestinal. Em pediatria, a retirada de um pólipo está indicada na primeira vez em que ele é visualizado, evitando, assim, que se perca posteriormente sua localização correta. Isso se dá porque crianças apresentam geralmente menor quantidade de pólipos ou, na maioria das vezes, um pólipo único, em comparação com adultos. O sangramento pós-polipectomia é comum e, por esse motivo, indica-se sempre a realização de um coagulograma antes de se realizar uma colonoscopia. A técnica utilizada na remoção de um pólipo depende do seu tamanho, sendo indicado o uso do cautério para coagulação quando o pólipo é maior do que 5 mm, minimizando, assim, o risco de sangramento. A perfuração colônica durante a polipectomia pode ocorrer por várias causas, entre elas o uso exagerado do cautério, com aplicação de uma carga excessiva na parede intestinal. Pode-se desenvolver também por aplicação de tração excessiva na retirada do pólipo, podendo gerar uma lesão transmural. Hassal e outros[29] descreveram a ocorrência de pequeno sangramento em 2 crianças

que realizaram polipectomia em um grupo de 38, entre 136 pacientes pediátricos submetidos à colonoscopia.

Enteroscopia com duplo-balão e técnica de *push*-enteroscopia

Atualmente, a endoscopia com duplo-balão está sendo empregada para o diagnóstico e a avaliação de doenças que envolvem o intestino delgado, local em que o endoscópio convencional não tem alcance. Trata-se de um procedimento seguro, mas muito demorado em função da própria técnica.[30] Deve-se sempre levar em consideração esse fato em crianças, pois isso ocasiona a necessidade de uma sedação mais prolongada ou mesmo de anestesia geral e muitas vezes as complicações são relacionadas ao procedimento anestésico e não à endoscopia *per se.* Em um estudo realizado em 14 crianças submetidas à enteroscopia para avaliação de sangramento oculto, não houve relato de complicações graves ou dificuldades em relação à técnica empregada, porém, o tempo médio de realização do exame foi de 40 a 89 minutos.[30]

Outra técnica mais recentemente empregada é a *push*-enteroscopia intra-operatória para avaliação do intestino delgado. Ela ocorre durante um procedimento cirúrgico e, assim, o paciente é submetido a um único evento anestésico. Essa técnica está sendo utilizada em nosso serviço, em Boston, e tem sido empregada, por exemplo, na avaliação de pacientes com intestino curto, no momento de uma correção cirúrgica, auxiliando o cirurgião. As complicações que podem decorrer com relação a esse procedimento são relacionadas à sedação e ao risco cirúrgico do paciente, e não ao procedimento em si.

COMPLICAÇÕES RELACIONADAS À COLANGIOPANCREATOGRAFIA ENDOSCÓPICA RETRÓGRADA (CPRE)

A Colangiopancreatografia Endoscópica Retrógrada (CPRE) é um procedimento com papel definido para investigação e tratamento das doenças do trato biliar e pancreático.[31]

Em crianças, sua utilização é limitada pela menor incidência dessas doenças, por dificuldades técnicas e de aparelhagem e pelo fato de que poucos gastroenterologistas pediátricos encontram-se capacitados para sua realização. Além disso, a introdução de técnicas menos invasivas, como a colangiorressonância e a ultra-sonografia endoscópica, tem substituído a CPRE nos procedimentos diagnósticos e em alguns terapêuticos.[31]

Os primeiros relatos de CPRE na faixa etária pediátrica ocorreram na década de 1970. O sucesso na canulação do ducto comum em crianças maiores excede a 90% dos casos, semelhante ao que ocorre com adultos.[5,6] Já em neonatos e em lactentes pequenos, esses números variam de 27% a 95%, dependendo da experiência do endoscopista.[31]

O preparo e a sedação recomendados para CPRE em crianças assemelham-se aos utilizados para endoscopia digestiva alta. O uso de antibioticoprofilaxia é recomendado para prevenção de endocardite em pacientes suscetíveis e nos casos de obstrução de ducto biliar ou pseudocisto pancreático.[5,6]

Em neonatos e lactentes menores de 1 ano, a CPRE deve ser realizada com duodenoscópio especial, cujo tubo de inserção tem diâmetro de 7,5 mm, com canal de 2 mm. Se disponível, esse aparelho é recomendado para crianças até 3 anos. A partir dessa faixa etária, os duodenoscópios utilizados em adultos (tubo de inserção com aproximadamente 11 mm de diâmetro) podem ser empregados.[31]

TABELA 171.4

Complicações de CPRE

- Pancreatite aguda
- Elevação das enzimas pancreáticas
- Hemorragias
- Infecções
- Bacteremias
- Perfurações

As maiores complicações associadas com CPRE são pancreatite, hemorragia, infecção e perfuração. A pancreatite é a complicação mais comum, ocorrendo em 3% a 8% dos casos.[5,6] Hemorragia e perfuração são ocorrências mais raras, com incidência provavelmente menor do que 1%.[5]

A incidência de bacteremia associada com CPRE em crianças não é conhecida, mas em adultos é de cerca de 15% nos procedimentos diagnósticos e 27% nos terapêuticos.[5,6]

Em relação à ocorrência de outras complicações associadas com procedimentos terapêuticos – como esfincterectomia ou colocação de *stent* –, as taxas também não são conhecidas em crianças.[31]

Varadarajulu e colaboradores[32] apresentaram, em um estudo retrospectivo de casos e controles realizado em dois centros (1994 e 2002), os resultados e as complicações de 116 crianças (média de idade de 9,3 anos, variando de 1 mês a 17 anos) e 116 adultos (controles). O sucesso do procedimento foi de 97,5% nas crianças (98% nos adultos). A taxa de complicações não foi diferente entre crianças e adultos (3,4% *versus* 2,5%). Os autores[32] concluíram dizendo que, em mãos experientes, a porcentagem de sucesso é alta e a de complicações é baixa também na faixa etária pediátrica.

COMPLICAÇÕES RELACIONADAS A ALGUNS PROCEDIMENTOS ESPECÍFICOS

COMPLICAÇÕES DA CÁPSULA ENDOSCÓPICA

O recente desenvolvimento de uma cápsula de endoscopia, sem tubo, vem proporcionar a possibilidade de examinar todo o intestino delgado de modo não-invasivo.[33,34] Estudos mostram que a cápsula é inócua e sua ingestão não apresenta efeitos colaterais.[33,34]

A cápsula endoscópica é um procedimento aparentemente isento de complicações por não necessitar de preparo intestinal prévio, de anestesia ou de insuflação de ar para melhor visualização do lúmen gastrointestinal. Entretanto, um dos maiores riscos associados à cápsula é a retenção da mesma ao longo do trato gastrointestinal – seja decorrente da própria anatomia do tubo digestivo ou devido ao término precoce da carga da bateria que existe dentro da cápsula.[35] A retenção da cápsula pode ocorrer em até 1% dos pacientes, ocasionando o desenvolvimento de íleo paralítico.[36] Em 25% dos casos, o problema está relacionado ao término da bateria da cápsula, que ocorre antes que ela passe pela válvula ileocecal, dificultando, assim, o diagnóstico da causa da retenção. Por isso, faz parte do protocolo do Hospital Pediátrico de Boston a realização prévia de um REED e Trânsito Intestinal, com o objetivo de excluir qualquer estreitamento, fístula ou obstrução que possa causar dificuldade na passagem da cápsula, impossibilitando sua migração por todo o tubo digestivo. Após 24 a 48 horas do início desse procedimento, caso não se tenha obtido imagens do ceco, está indicada a realização de um raio X simples de abdome para verificação da localização da cápsula endoscópica.

COMPLICAÇÕES DA GASTROSTOMIA ENDOSCÓPICA PERCUTÂNEA (PEG)

A colocação de sonda de Gastrostomia Endoscópica Percutânea (PEG) é um procedimento convencional necessário para instituição de uma via de alimentação enteral, em casos selecionados de crianças com algum tipo de intolerância alimentar crônica ou que apresentam disfagia grave. As complicações decorrentes da PEG podem ser divididas em precoces (< 2 semanas), tardias (> 2 semanas) e aquelas relacionadas à conversão da PEG para o botão de gastrostomia.

- As **complicações precoces** estão relacionadas com a técnica de colocação da PEG, podendo ocorrer infecção da pele e da parede abdominal decorrente da criação do estoma e da inserção da sonda de gastrostomia. Pode haver também o desenvolvimento de celulite. Por essas razões, é recomendado, porém discutível, o uso profilático de antibióticos, como, por exemplo, a cefalosporina de primeira geração. Deve ser administrado nas 24 horas do procedimento, sendo a primeira dose iniciada imediatamente antes do procedimento, seguida de três doses posteriores. Muito comum e inevitável é o surgimento de pneumoperitônio causado pelo escape de ar após a distensão do estômago, necessária para melhor visualização da parede interna durante a colocação da sonda de gastrostomia. O pneumoperitônio ocorre no momento em que a sonda é inserida através da parede abdominal para dentro do estômago, pois nesse momento pode haver escape de ar para o peritônio. O tratamento do pneumoperitônio é conservador na grande maioria dos casos, só havendo necessidade de alguma intervenção quando se acompanhar de sintomas. Outras complicações que podem acontecer são a perfuração esofágica e a colônica, que estão diretamente relacionadas e são dependentes da técnica utilizada durante a colocação da PEG. A perfuração colônica pode ocorrer quando uma alça de cólon se interpõe entre a parede abdominal e o estômago. Esta pode se revelar por meio de uma fístula ou até mesmo de uma infecção oculta recorrente. A experiência do endoscopista e a técnica utilizada são importantes nesse procedimento. Pode haver o desenvolvimento de pneumoperitônio e de peritonite. Em crianças pequenas, o risco de complicações relacionadas à técnica de passagem da sonda com o fio-guia pelo esôfago é maior; por essa razão, o protocolo do Hospital Pediátrico de Boston exclui lactentes abaixo de 2,5 kg de peso. Outra complicação reportada na literatura é o surgimento de hematoma duodenal associado com o grau de trauma gerado pelo endoscópio na parede do duodeno. Esse pode ser totalmente isento de sintomas ou se revelar por meio de vômitos, podendo haver inclusive obstrução intestinal, dependendo do tamanho do mesmo. A ocorrência de vólvulo gástrico é outra complicação rara relatada após a colocação da PEG.[37]

- As **complicações tardias** mais comuns são: formação de tecido de granulação no estoma criado e vazamento de conteúdo gástrico ao redor da sonda. Essas complicações podem levar ao desenvolvimento de infecção da parede abdominal, formação de celulite ao redor do estoma, podendo evoluir para uma fasceíte necrotizante. O tecido de granulação é tratado com o uso tópico de nitrato de prata ($AgNO_3$), que gera uma queimadura química no tecido adjacente e leva à cicatrização do mesmo. O deslocamento da parte interna da sonda de gastrostomia, que se encontra dentro do estômago, pode ocasionar, com freqüência, úlcera gástrica devido à pressão imposta pela sonda contra a parede do estômago. Pode ocorrer também perfuração de alça intestinal ou desenvolvimento de obstrução devido à passagem da sonda através do piloro. A gastrostomia percutânea pode ser convertida internamente para uma sonda duodenal ou jejunal nos pacientes que não toleram alimentação gástrica por apresentarem retardo de esvaziamento gástrico ou risco aumentado de aspiração pulmonar. O aumento da freqüência de refluxo gastroesofágico, após a colocação da PEG, é discutível. Alguns autores relatam maior incidência de refluxo, principalmente se a gastrostomia ficar inserida na parede antral. Alguns casos de fístula gastrocólica já foram relatados em crianças, provavelmente relacionados à interposição colônica, durante o procedimento de inserção da son-

da de PEG.[38,39] Em pacientes com cirurgias abdominais prévias ou com derivação ventrículo-peritonial, indica-se o uso de fluoroscopia durante a colocação da PEG. A utilização dessa técnica permite a visualização direta do momento da colocação da sonda de PEG, evitando, assim, que exista alguma alça de intestino (ou o *shunt* ventrículo-peritoneal) interposta, ou adesões que possam estar localizadas entre a parede abdominal e o estômago. Uma outra complicação observada, muito comum com o passar do tempo, é a obstrução mecânica da própria sonda, que acontece pelo depósito de partículas sólidas, principalmente quando se utiliza a sonda de PEG para a introdução de medicações.

- **Complicações relacionadas à troca da sonda de PEG pelo botão de gastrostomia:** após 4 a 6 meses da colocação da sonda de PEG, indica-se a troca da sonda pelo botão de gastrostomia. Alguns estudos relatam complicações associadas à conversão precoce da sonda de PEG pelo botão, devido à não formação de trajeto e à falta de amadurecimento do trajeto entre a parede do estômago e a parede abdominal. Isso ocasionaria a formação de um falso trajeto, que poderia estar direcionado para o peritônio, ou que poderia causar perfuração de outras vísceras que estariam ali sobrepostas. Por essa razão, sugere-se o uso de bário, como contraste, na primeira troca da sonda de PEG para o botão de gastrostomia, podendo-se, assim, verificar quando há extravasamento para dentro do estômago. Dessa maneira, é possível haver a certificação de que o botão foi inserido corretamente, por meio do trajeto formado para dentro do estômago (fístula gastrocutânea) e não para o peritônio. O uso da endoscopia na conversão da PEG para o botão é controverso e depende do material utilizado. É necessário submeter o paciente a mais uma anestesia para a realização desse procedimento e existem riscos relacionados à técnica de remoção.[40] Geralmente, após um tratamento enteral prolongado, com as sondas de gastrostomia, há o fechamento espontâneo desse trajeto, que ocorre desde alguns dias após a retirada, até algumas semanas. No entanto, uma complicação não muito freqüente, porém observada, é a formação de uma fístula gastrocutânea que se mantém com drenagem intermitente e pode levar meses para fechar. O tratamento convencional é cirúrgico, por meio de uma laparotomia com excisão definitiva desse trajeto fistuloso. Recentemente foi descrito, em pacientes pediátricos, o uso de uma técnica de correção, por endoscopia, através da aplicação de eletrocautério e clipe de metal.[49]

ULTRA-SONOGRAFIA ENDOSCÓPICA

As complicações relacionadas à ecoendoscopia são praticamente as mesmas descritas na endoscopia alta convencional. Porém, a ultra-sonografia endoscópica viabiliza uma série de procedimentos terapêuticos – como biópsia de linfonodos adjacentes à parede gástrica e biópsia de tumores próximos do tubo digestivo. O procedimento também permite a localização exata de um pseudocisto de pâncreas e a punção do mesmo por meio da parede do estômago. A punção transgástrica é passível de riscos, podendo haver perfuração de vísceras, infecção, pneumoperitônio e pancreatite. Três séries publicadas, incluindo 1.100 pacientes, discutem as complicações da ultra-sonografia endoscópica quando há uso de punção com agulha fina.[41,42,43] Nessas séries, não houve nenhuma complicação grave em 900 pacientes submetidos a esse procedimento. Em outro estudo multicêntrico, que envolveu 554 biópsias de linfonodos e de tumores, somente 5 complicações foram observadas: 2 pacientes sofreram perfuração relacionada ao endoscópio, 2 desenvolveram febre após aspiração de lesões císticas e 1 paciente teve sangramento na parede do pseudocisto.[41] O

desenvolvimento de pneumoperitônio também é comum nesses procedimentos.[44] O risco de bacteremia é muito baixo.[45,46] No entanto, recomenda-se o uso de antibiótico profilático previamente a um procedimento que envolve aspiração de lesões císticas.

ENDOSCOPIA COM APLICAÇÃO DE BOTOX

A aplicação transpilórica de botox tem sido realizada no Serviço de Boston nos Estados Unidos em crianças com importante retardo do esvaziamento gástrico, mas ainda em fase experimental. Até o presente momento não houve complicações graves relacionadas à técnica. Em adultos, o botox transpilórico tem sido utilizado na gastroparesia da diabetes e em alguns casos de obesidade.[47,48] Nesses estudos, também não houve relato de complicações da técnica endoscópica de aplicação da toxina botulínica.[47,48]

APENDICECOSTOMIA PERCUTÂNEA – BOTÃO DE CECOSTOMIA

Esse método tem revolucionado o tratamento de crianças e adolescentes com constipação crônica e incontinência fecal de causa não-funcional. Está sendo utilizado com sucesso no Hospital Pediátrico de Boston, em pacientes portadores de ânus imperfurado, mielomeningocele e Doença de Hirschsprung.[50] Esse procedimento cria uma via de acesso, por meio da pele (parede abdominal), diretamente para o ceco, o que possibilita a utilização de enemas. O procedimento pode ser realizado por meio de cirurgia, laparoscopia, por métodos radiológicos ou, mais recentemente, por endoscopia, utilizando a técnica percutânea. Em pacientes submetidos à apendicectomia prévia, pode-se utilizar uma via direta de acesso ao ceco, com emprego de um botão de cecostomia.

As contra-indicações desse método são obstrução abdominal e situação social precária, ou seja, está contra-indicado em pacientes que não têm condições

de manipular o estoma. As complicações mais comuns são estenose do estoma, extravasamento no local da incisão cirúrgica e dificuldade de cateterização. Em alguns pacientes com constipação refratária grave pode demorar algum tempo antes do enema funcionar.

COMPLICAÇÕES RELACIONADAS À SEDAÇÃO/ANESTESIA

A endoscopia digestiva é um procedimento diagnóstico ou terapêutico amplamente utilizado. Crianças ou pacientes não cooperativos podem não tolerar o exame ou não permanecer imóveis durante o procedimento, requerendo sedação. A sedação consciente nem sempre permite um procedimento seguro e a sedação profunda ou a anestesia geral podem ser necessárias.

As complicações decorrentes de procedimentos endoscópicos advêm, na grande maioria das vezes, da sedação ou da anestesia.

Desde o surgimento da endoscopia digestiva pediátrica, muito se tem discutido sobre qual tipo de sedação ou anestesia podemos utilizar para essa população com menores riscos possíveis. Deve-se sempre ter em mente que a população pediátrica é muito extensa e variável já que, de acordo com a OMS, envolve desde recém-nascidos até jovens de 21 anos. Não há um protocolo-padrão ou ideal de sedação, e uma variedade de técnicas anestésicas são descritas, incluindo anestesia inalatória ou intravenosa, com ou sem intubação endotraqueal.[51,52] Apesar de não ser ainda um consenso, a tendência mundial caminha para realização de anestesia geral ou de sedação profunda, dependendo da idade do paciente, acompanhadas por um médico anestesista, sempre que possível. Isso varia muito de serviço para serviço e depende muito da disponibilidade de anestesiologistas.

As complicações mais comuns da sedação/anestesia são: hipóxia (Sat O_2 < 90%), arritmias (taquiarritmias ou bradiarritmias), laringoespasmo e broncoespasmo. Embora usualmente segura, a sedação de pacientes pediátricos está associada com sérios riscos – como obstrução de via aérea, hipóxia, hipoventilação e apnéia. Em alguns hospitais dos Estados Unidos, nos quais a demanda por sedação de pacientes pediátricos é crescente, ela pode ser realizada por médicos não-anestesistas credenciados para essa tarefa,[53] porém Hassal[54] sugere que o melhor resultado do procedimento, com relação à segurança do paciente pediátrico e à sua satisfação, é atingido quando a sedação é controlada por um anestesista mais do que por um endoscopista.

Lamireau e colaboradores[55] compararam a saturação de oxigênio durante esofagogastroduodenoscopias, em crianças, utilizando anestesia geral ou sedação, e mostraram que o valor mínimo da oximetria de pulso foi, significantemente, mais baixo no grupo sedação em comparação com o grupo anestesia geral. Neste último, o nível de oxigênio pelo oxímetro de pulso caiu para menos de 95% em somente 1 criança, ao passo que, no grupo da sedação, a queda para menos de 95% ocorreu em 16 crianças, sendo que em 9 houve uma dessaturação importante (Sat O_2 < 90%). O mesmo estudo[55] concluiu que a hipóxia durante endoscopia, em pacientes pediátricos sob sedação, é uma ocorrência freqüente. Quando comparada com a sedação, a anestesia geral é uma técnica mais segura, que previne hipóxia.[56]

Os eventos cardiopulmonares respondem por mais da metade das complicações maiores ocorridas nos procedimentos endoscópicos realizados em crianças e adolescentes. Essas complicações são freqüentemente relacionadas à hipóxia, em procedimentos feitos usando sedação. Isso é especialmente verdadeiro em crianças que têm menos de 1 ano de idade.[57,58,59]

As crianças são seguramente mais difíceis de sedar, quando comparadas com os adultos. Elas são mais predispostas à obstrução das vias aéreas e à hipóxia. A menor complacência das vias aéreas pediátricas aumenta a resistência ao fluxo de ar, dificuldade essa que se magnifica pela presença de pequenas quantidades de secreções ou edema. Adenóides e amígdalas grandes e língua volumosa, em proporção à boca, formam uma combinação que ocasiona maior propensão à oclusão da via aérea (dinâmica ou estática), com ou sem sedação.

Arritmias são relatadas em adultos jovens e crianças submetidos à endoscopia. A incidência é 5 a 6 vezes mais alta em pacientes com doença cardíaca preexistente.[12]

Em função das várias complicações relacionadas à sedação para endoscopia pediátrica, a literatura levanta a seguinte questão: o gastroenterologista pediátrico deve administrar a sedação? O grupo do Dr. Jean-Christophe Bouchut,[60] de Lyon, França, responde: "Acreditamos que, em virtude dos eventos adversos descritos na literatura, a sedação profunda deveria ser realizada por um anestesiologista". Ele relata ainda que o controle da via aérea poderia ser mais bem atingido sob anestesia geral. A presença de um anestesiologista permitiria a detecção mais precoce das vias aéreas comprometidas e o manejo da situação antes que a obstrução e a hipoxemia ocorressem.

Em adultos, as endoscopias são, geralmente, feitas sob sedação administradas pelo gastroenterologista. Embora a experiência com endoscopia pediátrica continue a se acumular, controvérsias permanecem em relação ao método preferido de sedação ou anestesia.

Vejamos algumas drogas comumente usadas para sedação ou anestesia e as principais complicações relacionadas ao seu uso:[61,62,63,64]

- *Midazolam*: benzodiazepínico com efeito amnésico, curta duração de ação, fácil administração e reversibilidade. Doses sedativas causam leve depressão da resposta ventilatória hipóxica. Depressão respiratória grave pode ocorrer quando seu uso é associado aos narcóticos.
- *Fentanyl*: opióide potente (100 vezes mais potente que a morfina), com rápido início de ação e duração intermediária, passível de reversão. O efeito depressor respiratório é muito mais longo que seu efeito analgésico. Pode causar apnéia e rigidez da parede torácica quando administrado rapidamente. A depressão respirató-

ria pode ser grave em lactentes com menos de 3 meses de idade.
- *Óxido nitroso*: agente útil para sedação consciente. Contato verbal deve ser mantido com o paciente. Necessita monitorização adequada e protocolos definidos quando usado em associação com outros sedativos.
- *Ketamina*: excelente analgésico e amnésico. Causa elevação da freqüência cardíaca, pressão arterial e intracraniana. Pode causar hipersalivação e levar a laringoespasmo. Em altas doses, pode levar à perda do reflexo protetor de vias aéreas, sedação profunda ou anestesia geral.
- *Propofol*: efeito sedativo e hipnótico, rápido início de ação e curta duração. Seu efeito antiemético torna-o particularmente útil para procedimentos ambulatoriais. A experiência clínica mostra que a "sedação" com propofol em crianças pode levar à sedação profunda e à obstrução das vias aéreas. O uso prolongado em crianças está associado à acidose metabólica fatal e à rabdomiólise. Esses problemas não ocorrem quando o propofol é usado por períodos curtos.
- *Sevoflurano*: agente inalatório que proporciona indução e despertar rápidos. Possui um odor mais agradável e melhor estabilidade hemodinâmica quando comparado a outros agentes inalatórios. Usado em anestesia, necessitando monitorização e materiais para anestesia geral. Está associado com agitação psicomotora ao despertar.

Em nosso grupo de Porto Alegre, todos os pacientes pediátricos submetidos a procedimentos endoscópicos são sedados ou anestesiados pelo médico anestesiologista. No Hospital Pediátrico de Boston, a maioria dos procedimentos é realizada sob sedação e pelo próprio endoscopista. Essa situação é muitas vezes determinada não só pela experiência do examinador, como também pelas normas do local e do hospital em que são feitas as endoscopias. Estudos futuros talvez venham a definir qual a técnica ideal.

REFERÊNCIAS BIBLIOGRÁFICAS

1. Benaroch LM, Rudolph CD. Introdution to pediatric esophago-gastroduodenoscopy and enteroscopy. Gastrointest Endosc Clin North Am 1994;4(1):121-42.

2. Spolidoro JV, Kay M, Ament M, Cadranel S, Fujinoto T, Gilger M et al. New endoscopic and diagnostic techniques: working group report of the First World Congress of Pediatric Gastroenterology, Hepatology, and Nutrition: management of GI bleeding, dysplasia screening, and endoscopic training – issues for the new millennium. J Pediatr Gastroenterol Nutr 2002;35:S196–S204.

3. Ament ME. Prospective study of risks of complications in 6424 procedures in pediatric gastroenterology (abstract). Pediatr Res 1981;15:524.

4. Ferreira CT, Wrinckler M, Pretto FM, Oliveira M. Endoscopia digestiva em pediatria. In: Ferreira CT, Silva L, Carvalho E. Gastroenterologia e hepatologia pediátricas. Rio de Janeiro: Medsi; 2003. P. 377-97.

5. Fox VL. Gastrointestinal endoscopy. Patient preparation and general considerations for pediatric endoscopy. In: Pediatric gastrointestinal disease. 3nd ed. Ontário, BC: Deker Inc; 2000. P. 1394-1401.

6. Fox VL. Gastrointestinal endoscopy. Upper gastrointestinal endoscopy. In: Pediatric gastrointestinal disease. 3nd ed. Ontário, BC: Deker Inc; 2000. P. 1401-14.

7. Ferreira CT, Pretto FM, Angeli CB. EDA – indicações e contra-indicações. In Silva MGD.

8. Fox VL. Pediatric endoscopy. Gastroenterol Clin North Am 2000;10(1):175-94.

9. Ament ME, Christie DL. Upper gastrointestinal fiberoptic endoscopy in pediatric patients. Gastroenterology 1997;72:1244-8.

10. Liquornik K, Liacouras CA. Upper endoscopy. In: Clinical pediatric gastroenterology. Philadelphia: Churchill Livingstone; 1998. P. 537-40.

11. Silva MGD, Milward G. Endoscopia pediátrica. In: Endoscopia digestiva (SOBED). 3ª edição. Rio de Janeiro: Medsi; 2000. P. 675-92.

12. Working group on new endoscopic and diagnosis techniques. World Congress of Pediatric Gastroenterology, Hepatology and Nutrition 2000;205-17.

13. Samer Ammar M, Pfefferkorn MD, Croffie JM, Gupta SK, Corkins MR, Fitzgerald JF. Complications after outpatient upper GI endoscopy in children: 30-day follow-up. Amer J Gastroenterol 2003;98(7):1508-11.

14. Eren M, Saltik-Temizel IN, Yuce A. Complications after outpatient upper GI endoscopy in children: 45-day follow-up. Amer J Gastroenterol 2003;98(12):2810-11.

15. Ruuska T, Fell JM, Bisset WM, Milla PJ. Neonatal and infantile upper gastrointestinal endoscopy using a new small diameter fiberoptic gastroscope. J Pediatr Gastroenterol Nutr 1996;23:604-8.

16. Fleischer DE, Al-Kawas F, Benjamim S, Lewis JH, Kidwell J. Prospective evaluation of complications in an endoscopy unit: use of ASGE quality care guidelines. Gastrointest Endosc 1992;38:411-4.

17. McDiarmid SV. Treatment of end-stage liver disease. In: Walker WA, Durie P, Hamilton JR, Walker-Smith JA, editores. Pediatric gastrointestinal disease. 3rd ed. Ontário, BC: Decker; 2000. P. 1250-71.

18. Sharara AI, Rockey DC. Gastroesophageal variceal hemorrhage. N Engl J Med 2001;345:669-81.

19. McKiernan PJ. Treatment of variceal bleeding. Gastroenterol Endosc Clin North Am 2001;11:789-812.

20. Shneider BL. Portal hypertension. In: Suchy FJ, Sokol RJ, Balistreri WF, editores. Liver disease in children. Philadelphia: Lippincott Williams & Wilkins; 2001. P.129-51.

21. Zargar AS, Javid G, Khan BA. Endoscopic ligation compared with sclerotherapy for bleeding esophageal varices in children with extrahepatic portal venous obstruction. Hepatology 2002;36:666-72.

22. Poddar U, Thapa BR. Benign esophageal strictures in infants and children: results of Savary-Gilliard bougie dilation in 107 Indian children. Gastrointest Endosc 2001;54:480-4.

23. Broor SL, Lahot D, Bose PP, Ramesh G, Raju GS, Kumar A. Benign esophageal strictures in children and adolescents: etiology, clinical profile and results of endoscopic dilation. Gastrointest Endosc 1996; 43(5):474-7.

24. Wilsey MJ, Scheimann A, Gilger M A. The role of upper gastrointestinal endoscopy in the diagnosis and treatment of caustic ingestion, esophageal strictures, and achalasia in children. Gastrointest Endosc Clin North Am 2001;11(4):767-87.

25. Hachimi-Idrissi S, Come L, Vandenplas Y. Management of ingested foreing bodies in childhood: our experience and review of the literature. Eur J Emerg Med 1998;5:319-23.

26. Pashankar DS, Uc A, Bishop WP. Polyethylene glycol 3350 without electrolytes: a new safe, effective, and palatable bowel preparation for colonoscopy in children. J Pediatr 2004;144(3):358-62.

27. Ahmed A, Eller PM, Schiffman FJ. Splenic rupture: an unusual complication of colonoscopy. Am J Gastroenterol 1997;92(7):1201-4.

28. Thomas A, Mitre R. Acute pancreatitis as a complication of ileocolonoscopy. J Clin Gastroenterol 1994;19:177-8.

29. Hassall E, Barclay G, Ament M. Ileo-colonoscopy in childhood. Pediatrics 1984;73:594-9.

30. Xu CD, Deng CH, Zhong J, Zhang CL. Application of double-balloon push enteroscopy in diagnosis of small bowel disease in children. Zhonghua Er Ke Za Zhi 2006;44(2):90-2.

31. Guelrud M. Endoscopic retrograde cholangiopancreatography. Gastrointest Endosc Clin North Am 2001;11:585-601.

32. Varadarajulu S, Wilcox CM, Hawes RH, Cotton PB. Technical outcomes and complications of ERCP in children. Gastrointest Endosc 2004;60(3):367-71.

33. Seidman E. Role of endoscopy in inflammatory bowel disease. Gastrointest Endosc Clin North Am 2001;11:641-57.

34. Seidman E. Wireless capsule video-endoscopy: an odyssey beyond the end of the scope. J Pediatr Gastroenterol Nutr 2002;34:333-4.

35. Eliakim AR. Video capsule endoscopy of the small bowel. Curr Opin Gastroenterol 2006;22(2):124-7.

36. Magdeburg R, Riester T, Hummel F, Lohr M, Post S, Sturm J. Ileus secondary to wireless capsule enteroscopy. Int J Colorectal Dis 2006;13:1-4.

37. Sookpotarom P, Vejchapipat P, Chongsrisawat V, Mahayosnond A. Gastric volvulus caused by percutaneous endoscopic gastrostomy: a case report. J Pediatr Surg 2005;40(9):21-3.

38. Segal D, Michaud L, Guimber D, Ganga-Zandzou PS, Turck D, Gottrand F. Late-onset complications of percutaneous endoscopy gastrostomy in children. J Pediatr Gastroenterol Nutr 2001;33:495-500.

39. Fernandes ET, Hollabaugh R, Hixon SD, Whitington G. Late presentation of gastrocolic fistula after percutaneous endoscopy gastrostomy. Gastrointest Endosc 1988;34:368-9.

40. Palmer GM, Frawley GP, Heine R, Oliver MR. Complications associated with endoscopic removal of percutaneous endoscopic gastrostomy (PEG) tubes in children. J Pediatr Gastroenterol Nutr 2006;42:443-5.

41. Wiersema MJ, Vilmann P, Giovannini M, Chang KJ, Wiersema LM. Endosonography-guided fine-needle aspiration biopsy: Diagnostic accuracy and complication assessment. Gastroenterology 1997;112:1087-95.

42. Williams DB, Sahai AV, Aabakken L, Penman ID, Van Velse A, Webb J et al. Endoscopic ultrasound guided fine needle aspiration biopsy: A large single centre experience. Gut 1999;44:720-6.

43. O'Toole D, Palazzo L, Arotcarena R, Dancour A, Aubert A, Hammel P et al. Assessment of complications of EUS-guided fine-needle aspiration. Gastrointest Endosc 2001;53:470-4.

44. Mergener K, Jowell PS, Branch MS, Baillie J. Pneumoperitoneum complicating ERCP performed immediately after EUS-guided fine needle aspiration. Gastrointest Endosc 1998;47:541-2.

45. Levy MJ, Norton ID, Wiersema MJ, Schwartz DA, Clain JE, Vazquez-Sequeiros E et al. Prospective risk assessment of bacteremia and other infectious complications in patients undergoing EUS-guided FNA. Gastrointest Endosc 2003; 57:672-8.

46. Janssen J, Konig K, Knop-Hammad V, Johanns W, Greiner L. Frequency of bacteremia after linear EUS of the upper GI tract with and without FNA. Gastrointest Endosc 2004;59:339-44.

47. Lacy BE, Crowell MD, Schettler-Duncan A. The treatment of diabetic gastroparesis with botulinum toxin injection of the pylorus. Diabetes Care 2004;27(10):2341-7.

48. Garcia-Compean D, Mendoza-Fuerte E, Martinez JA, Villarreal I, Maldonado H. Endoscopic injection of botulinum toxin in the gastric antrum for the treatment of obesity. Results of a pilot study. Gastroenterol Clin Biol 2005;29(8-9):789-91.

49. eitelbaum JE, Gorcey SA, Fox VL. Combined endoscopic cautery and clip closure of chronic gastrocutaneous fistulas. Gastrointest Endosc 2005;62(3):432-5.

50. Pensabene L, Nurko S. Management of fecal incontinence in children without functional fecal retention. Curr Treat Options Gastroenterol 2004;7(5):381-90.

51. Meretoja OA, Taivanen T, Raiha L, Korpela R, Wirtavuori K. Sevoflurane-nitrous oxide for paediatric bronchoscopy and gastroscopy. Br J Anaesth 1996;76:767-71.

52. Montes RG, Bohn RA. Deep sedation with inhaled sevoflurane for pediatric outpatient gastrointestinal endoscopy. J Pediatr Gastroenterol Nutr 2000;31:41-6.

53. Smallman B. Pediatric sedation: can it be safely performed by non-anesthesiologists? Curr Opin Anaesthesiol 2002;15:455-9.

54. Hassal E. Should pediatric gastroenterologists be IV drug users? J Pediatr Gastroenterol Nutr 16:370-2.

55. Lamireau T, Dubreuil M, Daconceicao M. Oxygen saturation during esophagogastroduodenoscopy in children: general anesthesia versus intravenous conscious sedation. J Pediatr Gastroenterol Nutr 1998;27:172-5.

56. Ament ME, Berquist WE, Vargas J, Perisic V. Fiberoptic upper intestinal endoscopy in infants and children. Pediatr Clin North Am 1988;35:141-55.

57. Gilger MA, Jeiven SD, Barrish JO, Mc Carroll LR. Oxygen desaturation and cardiac arrhythmias in children during esophagogastroduodenoscopy using conscious sedation. Gastrointest Endosc 1993;39:392-5.

58. Casteel HB, Fiedorek SC, Kiel EA. Arterial blood oxygen desaturation in infants and children during upper gastrointestinal endoscopy. Gastrointest Endosc 1990;36:489-93.

59. Zaman A, Hapke R, Sahagun G, Katon RM. Unsedated peroral endoscopy with a video ultra thin endoscope: patient acceptance, tolerance, and diagnostic accuracy. Am J Gastroenterol 1998;93:1260-3.

60. Bouchut JC, Godard J, Lachaux A, Diot N. Deep sedation for upper gastrointestinal endoscopy in children. J Pediatr Gastroenterol Nutr 2001;32(1):108.

61. Bishop PR, Nowicki MJ, May WL, Elkin D, Parker PH. Unsedated upper endoscopy in children. Gastrointestinal Endosc 2002;55:624-30.

62. Disma N, Astuto M, Rizzo G, Rosano G, Naso P, Aprile G, Bonnano G, Russo A. Propofol sedation with fentanyl or midazolam during oesophagogastroduodenoscopy in children. Eur J Anaesth 2005;22:848-52.

63. Kaplan RF, Yang CI. Sedation and analgesia in pediatric patients for procedures outside the operating room. Anesth Clin North Am 2002;20(1):181-94.

64. Jamieson J. Anesthesia and sedation in the endoscopy suite? Curr Opi Anaesthesiol 1999;12(4):417-23.

PARTE 26

CORPOS ESTRANHOS

CAPÍTULO 172

ALGORITMO PARA RETIRADA DE CORPOS ESTRANHOS

José Wenceslau Costa Neto

INTRODUÇÃO

A presença de corpo estranho no aparelho digestivo, em particular no trato superior, constitui-se uma das principais causas de atendimento em unidades de emergência.[1,11] O desconforto e o risco de complicações causados por esses CEs exigem diagnóstico e tratamento urgentes por equipe treinada.[5] Cerca de 80% a 90% dos corpos estranhos ingeridos são eliminados espontaneamente.[4,5,2] O restante, em sua maioria, é retirado por meio da endoscopia flexível ou rígida, dependendo da experiência, da disponibilidade do serviço e da localização do corpo estranho, reservando-se para a cirurgia os casos em que a endoscopia falhou ou aqueles com complicações como perfuração, impactação intestinal, abscessos etc.[6]

ALGORITMO

A abordagem do paciente com queixa ou suspeita de ingestão de corpo estranho requer, como qualquer outro atendimento em medicina, uma história detalhada. Diante da multiplicidade de sintomas, localização e tipo de corpos estranhos, haverá ocasiões em que será necessária uma abordagem multidisciplinar envolvendo otorrinolaringologista, endoscopista, radiologista, pediatra, anestesista e cirurgião.[7]

Os corpos estranhos de orofaringe são geralmente de fácil acesso, exigindo, para sua retirada, apenas a utilização de laringoscópio ou, eventualmente, de um simples abaixador de língua, sendo dispensável, nesse momento, a interferência de endoscopista e a espera de período de jejum.[8] Nos casos de corpos estranhos situados a partir da hipofaringe, a abordagem deverá ser endoscópica, seguindo-se algumas regras, que descreveremos a seguir, quanto à realização de exame de imediato, precoce ou, em algumas poucas situações, apenas da observação clínica[9] (Figura 172.1).

Em primeira instância, temos de decidir de que forma fazer o exame inicial. Dados do serviço em que trabalhamos – a Unidade de Emergência Prof. Armando Lages, em Maceió – demonstram que se o sintoma referido pelo paciente se localiza nos ângulos mandibulares ou na região laríngea, cerca de 80% dos corpos estranhos estarão ao alcance de exame com laringoscópio 9, o que evitará maior desconforto para o paciente pela não necessidade do período de je-

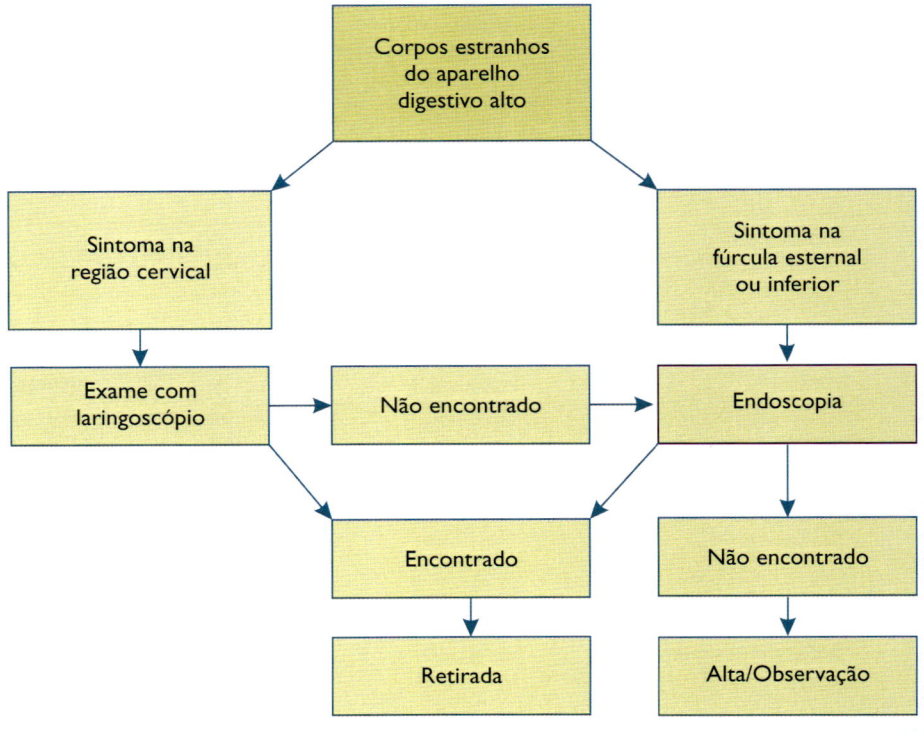

FIGURA 172.1

Escolha do instrumento utilizado para diagnóstico/tratamento inicial

jum e os riscos, embora pequenos, do exame endoscópico sob sedação.

Quando o paciente refere pontos dolorosos abaixo dos locais citados, a quase totalidade deles dependerá de exame endoscópico, que deverá ser realizado imediatamente, em casos específicos, como a impactação de baterias no esôfago,[5,6,7,10,11,12,15] ou precocemente, após o jejum adequado à sua realização. São exceções a essa regra apenas corpos estranhos rombos (moedas) impactados no terço distal do esôfago, que podem ser observadas por um período de 24 horas se o paciente estiver assintomático,[14] com chance de cerca de 35% de progredir espontaneamente, e as cápsulas e sacos de drogas, que não devem ser retirados devido ao risco de ruptura dos mesmos, com complicações fatais.[5,7,13]

Os corpos estranhos que progridem até o estômago devem ser apenas observados, aguardando-se sua progressão espontânea[14,15] por até três dias, após o que, em caso de não progressão, deverão ser retirados. Se, no entanto, os CEs localizados no estômago forem maiores que 5 cm de comprimento ou 2 cm de largura, deverão ser retirados precocemente, uma vez que a chance de progressão espontânea é praticamente nula. Gostaríamos de enfatizar, ainda, que os CEs pontiagudos localizados no estômago – como as agulhas – provocam complicações na maioria dos casos se não retirados (Figura 172.2).

Uma vez ultrapassado o piloro e, principalmente, após progressão além da terceira porção do duodeno, os CEs ficam fora do alcance do exame endoscópico, até atingirem o íleo distal ou o cólon, quando, mais uma vez, se necessário, poderão ser abordados endoscopicamente.

A abordagem cirúrgica dos corpos estranhos fica reservada para os casos de insucesso da endoscopia, do surgimento de complicações ou da falta de eliminação espontânea dos mesmos[6] (Figura 172.3).

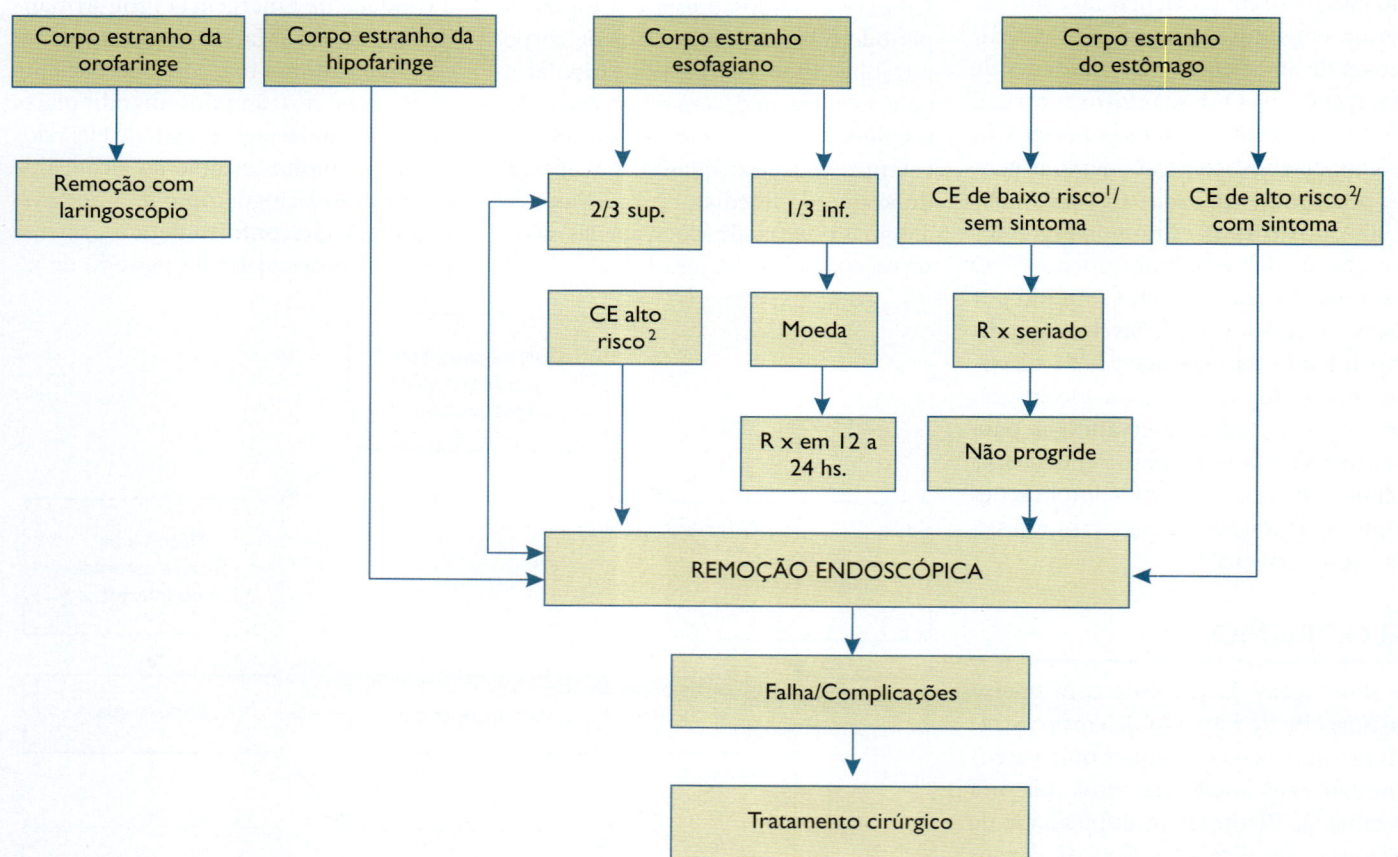

1. Objetos que provavelmente progredirão através do sistema digestório sem intercorrências
2. Objetos pontiagudos e objetos de grandes dimensões (> 2 cm x 5 cm) e objetos que não progridem após 3 dias de observação

FIGURA 172.2

Algoritmo da conduta em corpos estranhos do sistema digestório alto (modificado de Clarkston[3])

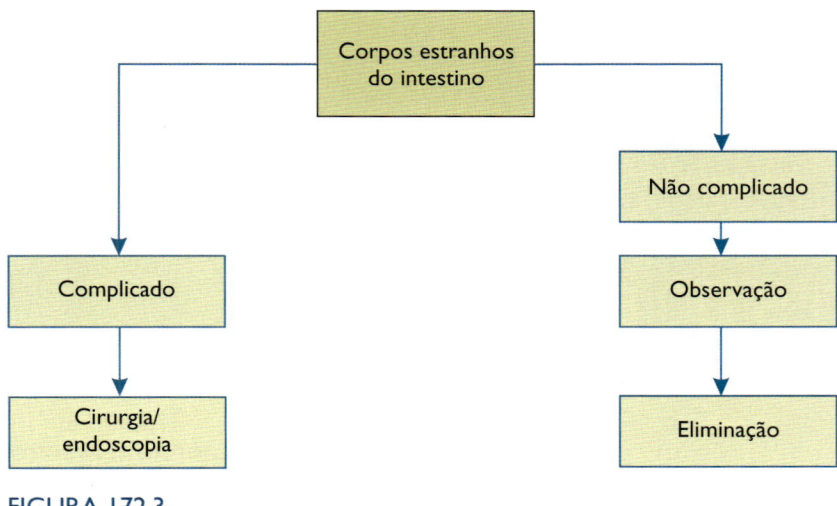

FIGURA 172.3

Conduta nos corpos estranhos do intestino

REFERÊNCIAS BIBLIOGRÁFICAS

1. Suárez V, Gutiérrez N, Daganzo A, Armengol R. Incidencia de cuerpos estraños en urgencias endoscópicas. Esp Enf Digest 1992;82(2):91-4.

2. Lee J. Bezoars and foreign bodies of the stomach. Gastrointest Endosc Clin North Am 1996;6(3):605-16.

3. Zamarro L, Subias M, Pérez L, Garcia U, Leza A. Cuerpos extraños faringoesofágicos. Acta Otorrinolaring Esp 2000;51(4):335-9.

4. Ribeiro LT. Corpo estranho. In: Cordeiro FTM, Magalhães AFM, Prolla JC, Quillici FA, editores. Endoscopia digestiva SOBED. 3ª. ed. Rio de Janeiro: Medsi; 2000. P.104-18.

5. Bonadeo NM, Ivano FH, Mentz M, Grazziotin RZ, Lachno M. Conduta em corpo estranho do trato gastrointestinal superior: papel da endoscopia digestiva alta. Medica HSVP 1999;11(24):39-41.

6. Lyon MF, Tsuchida AM. Foreign bodies of gastrointestinal tract. Medical Clin North Am 1993;7(5):1101-13.

7. Stack LB, Munter DW. Foreign bodies in the gastrointestinal tract. Emerg Med Clin North Am 1996;14(3):493-521.

8. Cunha AJ, Cunha WJ. Tratamento de corpos estranhos do esôfago. JBM 1994;67(3):139-48.

9. Ribeiro LT, Almeida JR, Almeida RC, Silva RS, Almeida TC, Albuquerque VMF. Corpo estranho do trato digestivo alto: correlação clínica e achados endoscópicos. Gastren 2004. Anais da VI Semana Brasileira do Aparelho Digestivo (17-21 Out), Recife;16(3):234.

10. Chen MK, Beierle EA. Gastrointestinal foreign bodies. Pediatric Annals 2001:30(12):736-42.

11. Hunter TB, Taljanovic MS. Foreign bodies. Radiographics 2003:23(3):731-57.

12. O'Sullivan ST, McGreal GT, Reardon CM, Hehir DJ, Kirwan WO, Selective endoscopy in management of ingested foreign bodies of the upper gastrointestinal tract: is it safe? Internat J Clin Pract 1997;51(5):289-92.

13. Koehler S, Ladham S, Rozin L, Shakir A, Omalu B, Dominick J, Wecht CH. The risk of body packing: a case of fatal cocaine overdose. Forensic Sci Internat 2005;151:81-4.

14. Sharieff GQ, Brousseau TJ, Bradshaw JA, Shad JA. Acute esophageal coin ingestion: is immediate removal necessary? Pediatr Radiol 2003;33:859-63.

15. Cheng W, Tam PKH. Foreign body ingestion in children: experience with 1,265 cases. J Pediatr Surg 1999;34(10):1472-6.

CAPÍTULO 173

AÇÃO E LIMITES DO ENDOSCOPISTA

Laércio T. Ribeiro

O atendimento ao paciente que procura um serviço de pronto-atendimento com história de ingestão de corpo estranho, evento aparentemente banal para aqueles que estão na posição de atendentes, deve ser encarado como urgência ou, em alguns casos, emergência, não apenas quando o paciente está dispnéico ou com disfagia total. Independentemente de o evento ser ou não doloroso, o desconforto é intenso, impossibilitando a concentração do paciente em qualquer tipo de atividade. A primeira meta no atendimento a esses pacientes é, portanto, solucionar o problema o mais rápido possível. Não se deve postergar o atendimento com a justificativa do jejum necessário à realização de exame endoscópico sem antes valorizar a queixa do paciente, que pode sugerir corpo estranho alcançável a exame com laringoscópio, não dependendo, assim, de jejum para a abordagem diagnóstica e terapêutica.[1]

O papel do endoscopista diante de pacientes com história de ingestão de corpos estranhos é, basicamente, fazer o diagnóstico e o tratamento, ocasionalmente auxiliado por métodos de investigação complementares. Neste capítulo, nas seções que se seguem, serão abordadas as condutas específicas relacionadas à impactação de corpos estranhos nos diversos segmentos do aparelho digestivo. A leitura atenta de cada seção permitirá ao endoscopista envolvido com a retirada de corpos estranhos conduzir de forma eficiente as ações que lhe cabe tomar, discriminadas abaixo:

- Colher história clínica específica – tempo de ingestão, tipo de corpo estranho, principais sintomas, local em que o paciente sente maior desconforto e tentativa prévia de retirada, seja com a ingestão de alimentos ou por outra equipe médica;
- Fazer exame físico, procurando, principalmente, pela presença de achados que sugiram complicações, como: enfisema subcutâneo, abaulamentos, hiperemia ou abscessos cervicais, sinais de irritação peritoneal, cianose;
- Definir a necessidade de exames complementares antes do exame direto com laringoscópio ou endoscópio, seguindo as orientações descritas nas seções abaixo sobre as indicações precisas da utilização de exames radiológicos ou outros, em muitas situações desnecessários;
- Definir quando fazer abordagem terapêutica e quando a mesma é definitiva ou temporariamente dispensável ou, até mesmo, desaconselhável;[2]
- Uma vez indicada a abordagem terapêutica, fazê-la da forma menos desconfortável possível para o paciente, com disponibilidade de tempo e com disposição para, se necessário, criar artifícios que possibilitem a retirada dos corpos estranhos mais difíceis,[3] lembrando que em alguns casos o endoscópio rígido pode ser mais eficaz que o fibroendoscópio.[2] A retirada endoscópica de corpo estranho com o menor desconforto possível para o paciente pode significar, às vezes, um exame realizado imediatamente, sem sedação e com desconforto, porém evitando espera de seis horas com dor ou desconforto intensos, aguardando o momento adequado para sedação.

O êxito na abordagem terapêutica endoscópica para retirada de corpos estranhos depende de vários fatores, conforme discriminados no Quadro 173.1. Devemos imaginar que a quase totalidade dos corpos estranhos impactados em locais alcançáveis pelo endoscópio poderá ser retirada durante o próprio procedimento,[2] com resultados melhores quanto mais bem estruturado for o serviço de endoscopia e quanto maior a experiência e a disponibilidade da equipe que atende a esse tipo de paciente.

Comentando rapidamente os itens relacionados no Quadro 173.1, podemos dizer que:

a. Endoscopista com pressa, porque não tem tempo ou porque apenas quer se livrar rapidamente do compromisso, terá menor índice de resolução e, possivelmente, maior número de indicações cirúrgicas;
b. A experiência da equipe que atende o paciente, principalmente do endoscopista, terá, também, influência no resultado final do tratamento;
c. É impossível trabalhar de forma adequada no tratamento de corpos estranhos impactados no trato digestivo se não houver interesse absoluto

QUADRO 173.1

Fatores que influenciam no êxito da abordagem endoscópica de corpos estranhos

Relacionados ao endoscopista	Relacionados aos pacientes	Relacionados ao corpo estranho	Relacionados ao ambiente de trabalho
Pressa	Tolerância ao exame	Forma	Qualidade do endoscópio
Tempo	Idade	Tamanho	Disponibilidade de pinças
Experiência	Comorbidades	Localização	Auxiliares treinados
Criatividade	Estado mental	Tipo	Disponibilidade de anestesista
	Tempo de ingestão do corpo estranho	Quantidade	

em resolver o problema, evitando ficar limitado aos equipamentos disponíveis no serviço. Alguns corpos estranhos dependerão, para serem retirados, da criatividade do endoscopista, como vemos em inúmeros casos relatados na literatura;[3,4,5,6]

d. Pacientes com intolerância ao exame da orofaringe, pacientes muito jovens, pacientes com comorbidades e aqueles com estado mental alterado poderão ter retardada a solução do seu problema, uma vez que dependerão de serviço que disponha de anestesista;

e. Corpos estranhos ingeridos há muito tempo causam alterações do órgão onde impactaram, como estenoses, que podem dificultar ou impossibilitar sua abordagem;[7]

f. Os vários fatores relacionados no Quadro 173.1 relativos ao corpo estranho podem limitar muito o êxito do procedimento endoscópico. Os corpos estranhos muito largos que impactam ao nível do cricofaríngeo, por exemplo, poderão impossibilitar sua retirada com uso dos fibroscópios. Nesses casos, há duas opções possíveis: tentar o deslocamento do corpo estranho até o estômago, onde poderá ser apreendido por pinça tipo *basket*, ou a utilização de endoscópio rígido, cujas pinças apresentam maior força de preensão. Da mesma maneira, corpos estranhos com formas muito irregulares são difíceis, mas não impossíveis, de serem deslocados em sentido cefálico sem complicações;

g. Os fatores relacionados ao serviço dispensam muitos comentários. É evidente que nada se pode fazer se não há disponível o endoscópio ou se o endoscópio apresenta grandes deficiências técnicas. Da mesma maneira, não adianta ter endoscópio e não dispor de pinça adequada para retirar o corpo estranho específico. Como relatamos acima, serviços que não dispõem de anestesista ficarão impossibilitados de atuar em várias situações, como é o caso dos pacientes muito jovens. Finalmente, é evidente que o trabalho com equipe que desconhece a dinâmica da retirada endoscópica de um corpo estranho pode torná-la impraticável.

REFERÊNCIAS BIBLIOGRÁFICAS

1. Ribeiro LT, Almeida JR, Almeida RC, Silva RS, Almeida TC, Albuquerque VMF. Corpo estranho do trato digestivo alto: correlação clínica e achados endoscópicos. Gastren 2004. Anais da VI Semana Brasileira do Aparelho Digestivo (17-21 Out), Recife;16(3):234.
2. Eisen GM, Baron TH, Dominitz JA, Faigel DO, Goldstein JL, Johanson JF et al. ASGE — Guidelines for the management of ingested foreign bodies. Gastrointest Endosc 2002;55(7):802-6.
3. Matern U, Aschendorff A, Krebs A, Kohlberger E, Rückauer KD. A new method for extracting wooden foreign bodies from the upper esophagus. Endoscopy 2000;32(12):1002-3.

4. Jeen YT, Chun HJ, Song CW, Um SH, Lee, SW, Choi JH et al. Endoscopic removal of sharp foreign bodies impacted in the esophagus. Endoscopy 2001;33(6):518-22.

5. Nijhawan S, Joshi A, Shende A, Agarwal N, Kumar D, Mathur A, Rai R. Endoscopy-assisted ferromagnetic foreign-body removal with a novel magnetic instrument. Endoscopy 2004;36:1130.

6. Mirhej MA, Koch J, Stansell J. A novel approach to ring-type foreign body Removal: the "U-wire". Gastrointest Endosc 1999;49(2):243-5.

7. McCullough RW, Afzal ZA, Saifuddin TNMI, Alba LM, Khan AH. Esophageal stenosis, a rare complication of coin ingestion: case report. Gastrointest Endosc 2004;59(1):152-4.

CAPÍTULO 174

CORPOS ESTRANHOS DA FARINGE E DO ESÔFAGO

Antônio Fernandes Silva
Fabríccio Dórea Fernandes Silva

INTRODUÇÃO

Os corpos estranhos (CE) no trato digestivo alto são uma ocorrência relativamente freqüente, tanto nos serviços de emergência como em atendimento ambulatorial.

Os primeiros relatos e descrições de retirada de corpos estranhos remontam ao século XIV. Fabricius Hildanus (1560-1624) foi o primeiro médico a proceder, com sucesso, a essas retiradas, utilizando um tubo de prata em cuja ponta havia uma esponja com a qual fazia a remoção de pequenos ossos.

No mesmo período, Fabricius Acquapendente (1537-1619) foi também pioneiro ao deslocar um CE impactado no esôfago, empurrando-o para o estômago com o intuito de desobstruí-lo, já que os métodos utilizados se restringiam a pequenos objetos. O instrumento por ele manipulado foi uma vela de cera denominada *bougie* – daí a origem do termo usado pelos americanos para denominar os instrumentos rombos fabricados para dilatações esofágicas. Entretanto, a origem da palavra *bougie*, quando se refere aos instrumentos fabricados com cera, advém do fato de a cera ser a matéria-prima àquela época, produzida em uma cidade do litoral da Argélia chamada Bougie e empregada na fabricação de velas.[1,2,3]

Todavia, os procedimentos até então utilizados, com a finalidade de solucionar os casos de pacientes portadores de CE no esôfago, eram realizados às cegas, o que representava riscos de complicações graves. Somente em 1869 é que se registrou o primeiro caso de procedimento endoscópico terapêutico. O responsável por esse procedimento foi o médico alemão Gustav Killian, de Freiburg, que realizou a retirada de CE (osso de porco) da traquéia de um paciente, por meio de procedimento endoscópico terapêutico utilizando um tubo rígido para retirada de CE sob visão direta. A precária iluminação utilizada no equipamento, cuja fonte de luz advinha da combustão de uma mistura de álcool com terebintina, é um invento, datado de 1865, atribuído ao grande cirurgião francês Antonin J. Désormeaux.[4,5]

A evolução dos equipamentos, acessórios e métodos endoscópicos ocorreu, notadamente, na década de 1950, inicialmente com o uso da *gastrocâmara*, invento de autoria de Uji.[6] Apesar de ter sido um grande marco e de ter trazido significativa contribuição para o diagnóstico de patologias do aparelho digestivo, especialmente das lesões malignas do estômago, o invento não trouxe nenhuma utilidade no que se refere à retirada de CE do aparelho digestivo.

Em 1957, o americano Basil Hirschowitz lançou o revolucionário *fibroesofagogastroscópio* (Figura 174.1), tendo como princípio a utilização de fibras de vidro revestidas para reduzir a perda de luz. Esse invento marcou o início da endoscopia com aparelho flexível com fibras ópticas,[3,7] passando a exercer um papel importante nos procedimentos de diagnóstico e de terapêutica.

O período entre 1970 e 1980 registrou a fase de maior evolução dos aparelhos flexíveis. Eles apresentavam flexibilidade, menor diâmetro no tubo de inserção, maior diâmetro nos canais de procedimentos terapêuticos, aparelhos com duplo canal para procedimentos, pinças e acessórios de diversos tipos, propiciando melhor qualidade de documentação fotográfica. Essa fase apresentou maior progresso na terapêutica endoscópica, inclusive com relação à retirada de CE.

A Figura 174.2 mostra um modelo de fibroscópio mais usado nos procedimentos terapêuticos. As Figuras 174.3 e 174.4 ilustram seus mecanismos de funcionalidades.

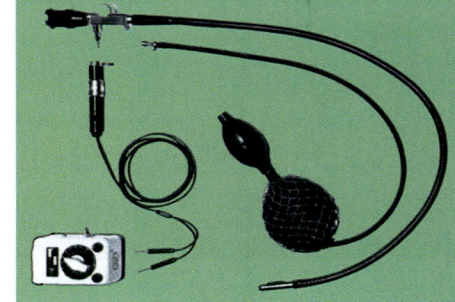

FIGURA 174.1

Fibroesofagogastroscópio de Basil Hirschowitz

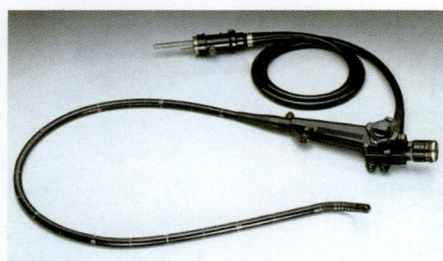

FIGURA 174.2

Fibroesofagogastroscópio convencional

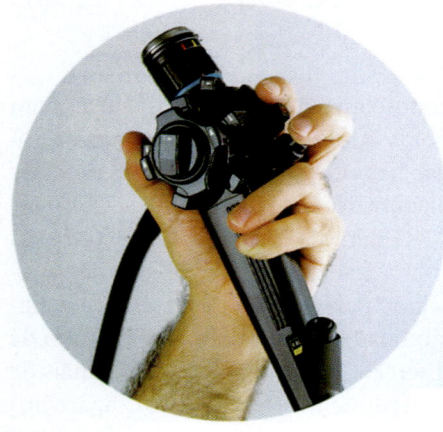

FIGURA 174.3

Foto ilustrativa dos comandos de um fibroscópio convencional

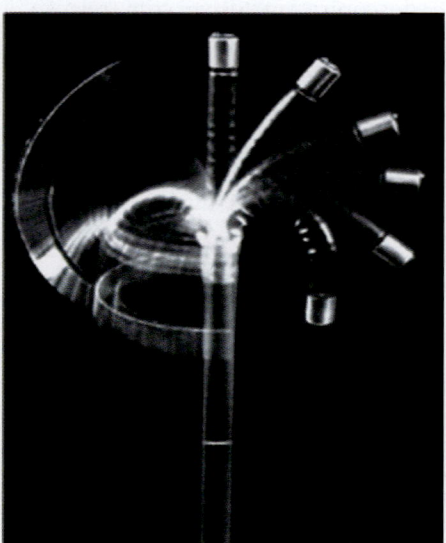

FIGURA 174. 4

Extremidade distal do fibroscópio com os movimentos de direção e angulação

Outra fase, semelhantemente importante na evolução desses aparelhos, é a que marca a era da informática na medicina, com a utilização do chip[8,9] nos aparelhos endoscópicos flexíveis (Figura 174.5).

Apesar desses inventos e do seu aperfeiçoamento, verifica-se que ainda persistem as dificuldades e as complicações com a retirada de corpos estranhos no aparelho digestivo alto. Além disso, com certa freqüência temos de lançar mão dos equipamentos rígidos e dos métodos utilizados há mais de um século, a exemplo de Johann Von Mikulicz e Chevalier Jackson.

Das publicações revisadas na literatura mundial sobre manuseio para retirada de CE, incidência de morbidade e mortalidade, a que mostra uma vasta bibliografia é a publicada em 1937 por Jackson e Jackson sobre o manuseio do corpo estranho na via aérea superior e no esôfago.[10,11]

Ainda sobre o índice de mortalidade, uma das publicações mais expressivas e referenciadas em diversos trabalhos científicos diz respeito aos estudos de Weeb e colaboradores,[12] em 1988, nos quais se relata uma incidência de 1.500 casos de mortes por corpo estranho nos Estados Unidos anualmente.[13,14]

No entanto, uma lição importante fica para os endoscopistas: a retirada de CE no aparelho digestivo alto e na via aérea superior ainda não é um ato simples como procedimento endoscópico. E mais: é bastante freqüente a incidência por ingestão e aspiração no aparelho digestivo alto e na via aérea superior, respectivamente.

Àqueles que se propõem realizar o procedimento de retirada de CE, alguns princípios devem ser rigidamente observados: possuir conhecimento seguro da anatomia da região a ser manuseada, dispor de equipamentos adequados e, acima de tudo, estar seguro quanto ao procedimento que irá realizar.[15]

CLASSIFICAÇÃO

São bastante variáveis a natureza do CE e a maneira como são ingeridos pelos pacientes.

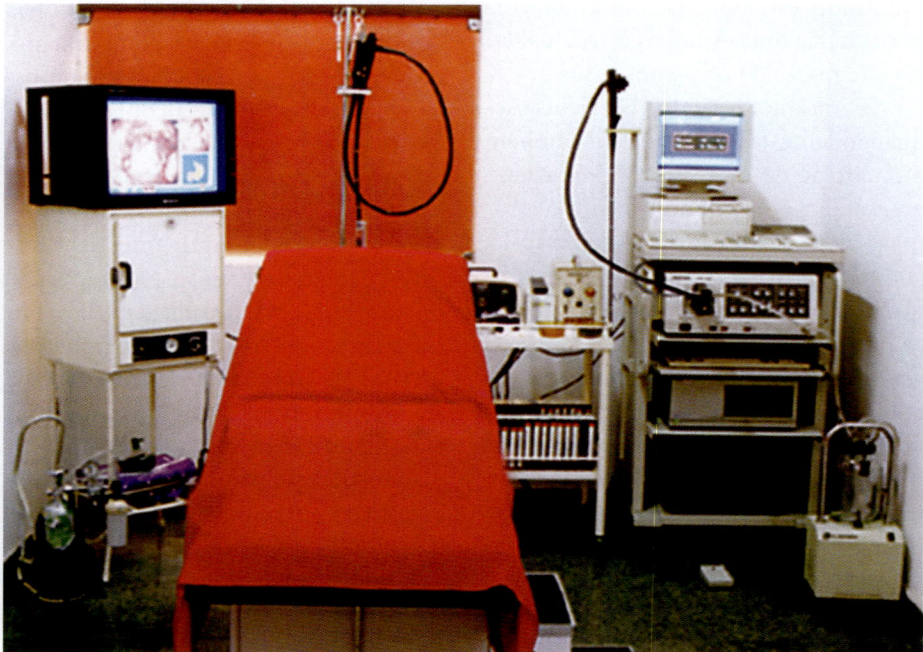

FIGURA 174.5

Videoendoscópio com sistema de computação e captura de imagem, em uso desde 1986

TABELA 174.1

Classificação de CE na faringe e no esôfago quanto ao tipo do paciente e à natureza do CE

Tipo de paciente	Ingestão acidental	Crianças Doentes neurológicos Idosos Etilistas
	Ingestão intencional	Exibicionistas (circenses e outros) Infratores da lei (presidiários e traficantes)
	Doentes psiquiátricos	Esquizofrenia (maior incidência)
	Doenças orgânicas	Estenoses Tumores Acalasia
Natureza do CE	Alimentos	Carnes Sementes Caroços de frutas
	Ossos	Animais (bovinos, suínos, caprinos, aves e outros) Peixes e mariscos em geral
	Objetos em geral	Metais, plásticos e outros

A ingestão do CE pelo paciente pode ocorrer acidental ou intencionalmente.

Quanto aos pacientes mais afeitos a essa ocorrência, destacam-se as crianças na fase maternal e na faixa etária infantil. Há ainda os idosos, devido a alterações nas arcadas dentárias ou por falta dos dentes, o que compromete a mastigação. Nos pacientes portadores de doenças neurológicas, essa ingestão pode ocorrer em qualquer faixa etária, principalmente quando a doença de que é portador cursa na sintomatologia com crise convulsiva. Podemos citar ainda os doentes psiquiátricos (portadores de esquizofrenia); portadores de afecções esofágicas com presença de tumores, estenoses e acalasia; profissionais que se exibem com finalidade lucrativa para sobreviver; etilistas no período de embriaguez; alguns tipos de infratores da lei, a exemplo de prisioneiros e traficantes de drogas (cocaína).

A Tabela 174.1 ilustra alguns desses aspectos.

A predominância do tipo de paciente é variável de serviço para serviço. Em estudos realizados por Blair e colaboradores,[16] Weeb[17] e Neustaber e colaboradores,[18] os acidentes com CE no aparelho digestivo alto apresentaram predominância em crianças, em um percentual entre 60% a 80% dos casos. Chaves e colaboradores,[14] em estudo realizado com 774 pacientes no período de 1995 a 1997, observaram uma predominância de 518 casos em adultos (67%) e em crianças 256 casos (33%).

Entretanto, quanto à natureza do CE, a predominância nas casuísticas de vários autores é semelhante. Os objetos metálicos e plásticos predominam em crianças; ossos e pedaços de carne, em adultos.[19,20]

São inúmeros os tipos de objetos ingeridos descritos na literatura. Em se tratando de criança, o que apresenta maior freqüência é a moeda e, em adultos, de forma acidental, o osso e a carne, sendo, na maioria dos casos, por pacientes portadores de doenças obstrutivas (tumores, estenoses e acalasia).

LOCALIZAÇÃO

A faringe é um conduto musculomembranoso, misto do ponto de vista fisiológico, pois permite a passagem do bolo alimentar e do ar para o aparelho respiratório. Está situada diante da coluna cervical e atrás das fossas nasais. Em estado de repouso, mede de 13 cm a 14 cm[21] (Figuras 174.6 e 174.7).

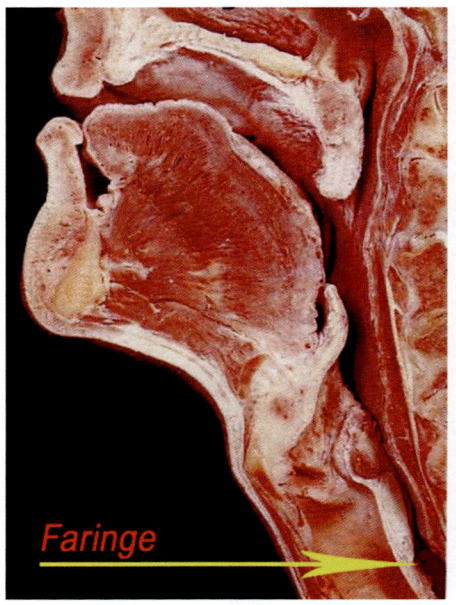

FIGURA 174.6

Corte sagital e médio da cabeça e do pescoço

TABELA 174.2

Localização dos CE pela instrumentação Marques e colaboradores[21]

Localização	Pacientes (n)	%
Estreitamento cricofaríngeo	1142	59,47
Esôfago torácico	398	20,73
Seio piriforme	38	1,99
Não localizado	20	1,04
Negativas	322	16,77
TOTAL	1920	100

Em um estudo retrospectivo com 1.920 pacientes com suspeita de ter ingerido CE, realizado por Marques e colaboradores[21] em 1996 no Serviço de Otorrinolaringologia e Endoscopia Peroral do Hospital Municipal Souza Aguiar (Rio de Janeiro), intitulado: "Manipulação do corpo estranho de esôfago – revisão de cinco anos", chegou-se à conclusão de que a maior incidência em relação à localização ocorre no estreitamento cricofaríngeo. Dos 1.920 examinados, 1.142 dos CE estavam localizados na cricofaringe, o que representa 59,47% dos casos (Tabela 174.2).

O esôfago é um conduto musculomembranoso que mede em média 25 cm de comprimento, com limites bastante definidos. Inicia-se na borda inferior da cartilagem cricóide e termina na cárdia. (Figura 174.8.)

A distância entre os incisivos superiores e a transição esofagogástrica é cerca de 40 cm no homem e 38 cm na mulher, variando com o tipo morfológico de cada indivíduo.

O esôfago constitui-se de três porções: *cervical, torácica* e *abdominal*. Em seu trajeto, mantém relação com estruturas nobres que, do ponto de vista endoscópico, são importantes para quem atua nesse segmento, realizando procedimentos terapêuticos, em especial removendo CE. Essas características demandam, por parte do profissional, conhecimento profundo da anatomia topográfica do órgão e suas relações.

Em sua porção cervical, relaciona-se com a faringe, sendo sua continuação, com a traquéia, artérias e veias tireóideas, carótidas primitivas, nervos recorrentes e simpáticos cervicais.

Na porção torácica, relaciona-se com cajado da aorta, grandes vasos da base do coração, artérias e veias carótidas e subclávias, brônquios, veias grandes e pequenos ázigos, pleuras mediastínicas e nervos pneumogástricos.

Finalmente, em sua porção abdominal, relaciona-se com aorta abdominal, artérias diafragmáticas, nervos vagos e simpáticos.

Em seu trajeto longitudinal, o esôfago apresenta três estreitamentos estudados minuciosamente por Mouton, Morosow e Mehnert, que interpretam com bastante detalhe sua importância[21] (Figura 174.9).

O primeiro, denominado *estreitamento cricóideo*, o menor de todos, mede em média de 12 mm a 15 mm de comprimento.

O segundo, situado na cavidade torácica e chamado de *estreitamento aórtico bronquial*, é o de maior comprimento.

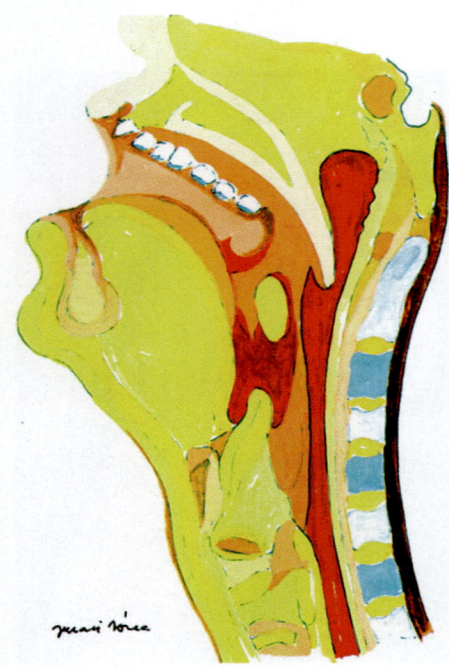

FIGURA 174.7

Desenho artístico ilustrando a localização da faringe

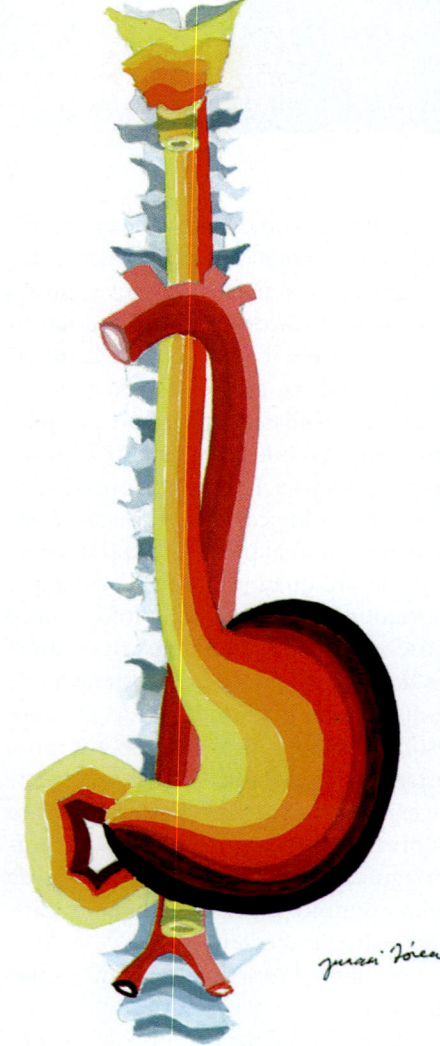

FIGURA 174.8

Limites e relações do esôfago

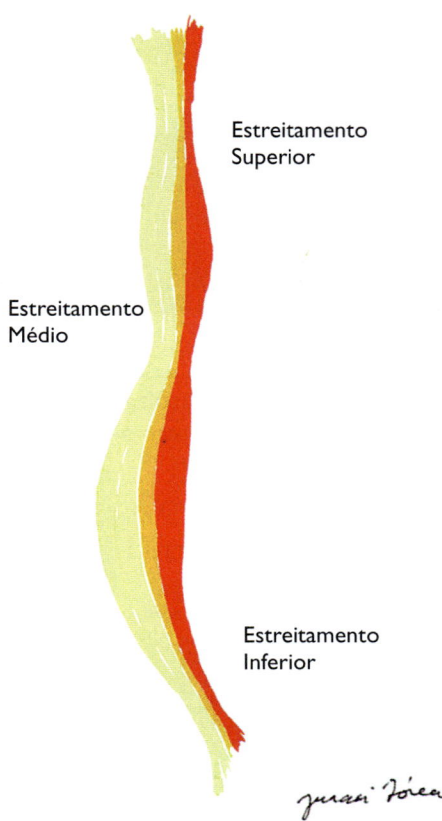

FIGURA 174.9

Estreitamentos do esôfago

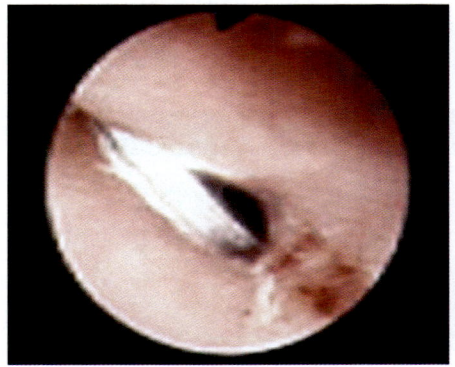

FIGURA 174.10

CE no esôfago cervical (moeda)

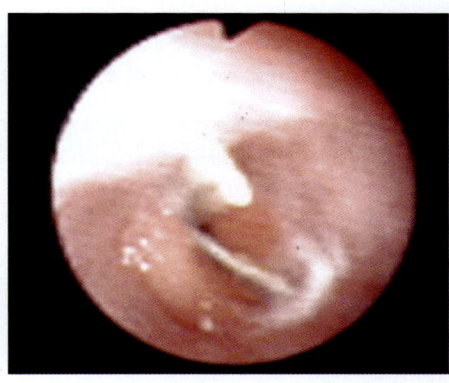

FIGURA 174.12

CE na transição esofagogástrica (osso)

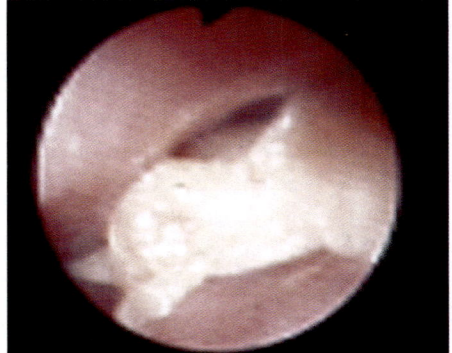

FIGURA 174.11

CE no esôfago torácico (osso)

O terceiro, designado *estreitamento diafragmático*, pode alcançar até 20 mm de comprimento.

A maioria dos CE se aloja no esôfago, preferencialmente no esôfago cervical (Figura 174.10); a seguir no esôfago torácico (Figura 174.11); por fim, na cárdia (Figura 174.12), obedecendo a seqüência em relação aos estreitamentos[3,14,23,24] e, na maioria dos casos, podendo ser removíveis com tubos flexíveis.

Em tese de doutorado apresentada à Faculdade de Medicina da Universidade de São Paulo, em 2001, Chaves[3] analisou 105 casos de remoção de corpo estranho realizados no Serviço de Endoscopia Gastrointestinal e Broncoesofagologia do Hospital das Clínicas, integrado ao Serviço do Pronto Socorro do HC-FMUSP. O objetivo do trabalho foi mostrar a eficiência do endoscópio flexível na remoção de CE e sua superioridade comparada ao uso do endoscópio rígido. Além disso, o estudo confirma o dado estatístico quanto à localização, em comparação com publicações na literatura internacional (Tabela 174.3).

Nos últimos anos, vários estudos têm sido realizados em relação à transição faringoesofageana e à localização relativamente freqüente de impactação por corpo estranho, principalmente por idosos e portadores de doenças neurológicas. Causas estruturais ou neurogênicas também foram fatores etiológicos atribuídos aos distúrbios relatados nessas pesquisas.[25,26,27]

SINTOMATOLOGIA

A sintomatologia referida por pacientes após ingestão de CE está relacionada com sua localização e sua natureza.

Em se tratando de ingestão por crianças, existem situações que requerem muita habilidade por parte dos familiares. Há os casos de crianças muito pequenas, que indicam simples irritabilidade e que não sabem informar de que modo ingeriram algo, ou ainda aquelas que não apresentam sinal ou sintoma

TABELA 174.3

Localização de corpos estranhos no trato digestivo alto. Estudo prospectivo de 105 casos – Chaves[6]

Localização	Incidência
Esôfago cervical	52 (49,53%)
Esôfago torácico	31 (29,52%)
Esôfago abdominal	11 (10,48%)
Estômago	10 (9,52%)
Duodeno	01 (0,95%)
TOTAL	105 (100%)

TABELA 174.4

Corpos estranhos de faringe e do esôfago – sintomatologia

Sintomas	Sinais
Disfagia	Sialorréia
Odinofagia	Vômitos
Desconforto local	Sangramento
Dor torácica	Febre
Anorexia	Rouquidão

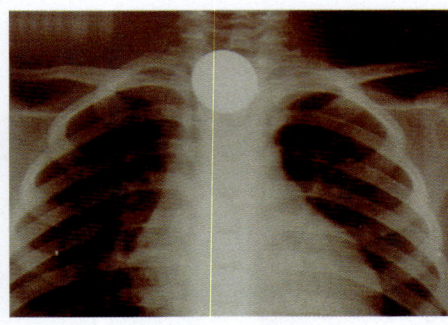

FIGURA 174.13

CE opaco (moeda) no esôfago cervical. Raio X em posição póstero-anterior

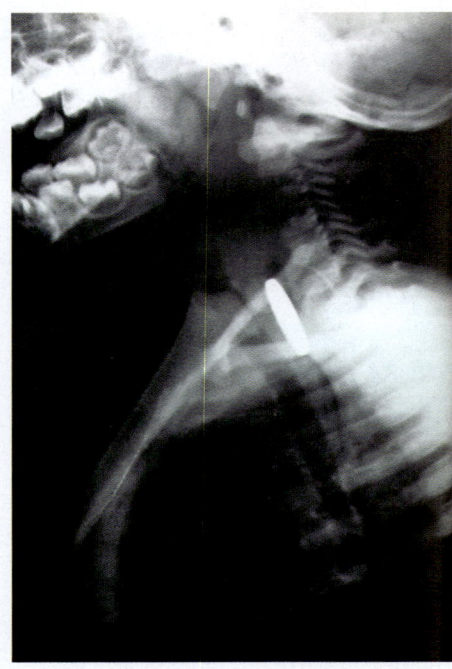

FIGURA 174.14

CE (osso) no esôfago cervical. Raio X em posição látero-lateral

evidente. Assim, deve-se manter o hábito de verificar se a criança costuma colocar brinquedos na boca. Quanto à sintomatologia tardia, geralmente cursa com complicações que vão desde simples infecções respiratórias, pneumonias, a complicações mais severas devido ao fato de o diagnóstico ser tardio, instituindo-se um tratamento que se mostra ineficiente.

No caso de objetos pontiagudos, geralmente os sintomas se dão de imediato e a dor é a mais referida. No caso de objetos não pontiagudos e alimentos, principalmente um pedaço de carne cujo volume seja maior do que o diâmetro do esôfago, as queixas mais freqüentes são desconforto na região retroesternal e vômito.

Os sintomas e sinais mais referidos por pacientes portadores de CE no esôfago são: disfagia, sialorréia e odinofagia. Porém, várias outras queixas podem ser mencionadas, associadas ou isoladamente, que vão de um simples desconforto local à impossibilidade de mobilidade do pescoço quando localizados no estreitamento cricóideo. Nesses casos, dor no tórax, febre, vômitos e sinais de sangramentos podem estar presentes.

A Tabela 174.4 ilustra os sintomas e sinais mais mencionados de acordo com os descritos na literatura.

DIAGNÓSTICO

O diagnóstico de CE da faringe e do esôfago ingerido acidentalmente por pacientes sem história de doenças preexistentes que possam levar à impactação do alimento ou por objeto, tanto no adulto como na criança, geralmente é feito pela sintomatologia e pela história do momento em que ocorreu o episódio. São poucos os casos em que pairam dúvidas. O próprio paciente e seus familiares, em sua maioria, narram com detalhes o momento da ocorrência. No adulto, é quase sempre durante uma refeição; na criança, quando ela está brincando. Entretanto, vários métodos de diagnóstico encontram-se disponíveis – radiografia, endoscopia, tomografia computadoriza e ressonância magnética.

RADIOLOGIA

O estudo radiológico ainda continua sendo o método de primeira escolha, tanto pela facilidade quanto pelo custo mais acessível.

Quando se trata de um objeto radiopaco, um estudo radiológico simples realizado nas posições póstero-anterior (Figura 174.13) e látero-lateral (Figura 174.14) é suficiente e decisivo para o diagnóstico. Nos casos de CE não-radiopacos – como ossos, por exemplo –, a sensibilidade é baixa, mesmo com o uso de contraste. Porém, quando se emprega o uso de algodão embebido com contraste, aumenta-se a eficácia da técnica (Figura 174.15).

Existem trabalhos publicados na literatura sobre o índice de sensibilidade de diagnóstico com o uso da radiografia simples em CE de esôfago que variam de 40% a 70%. Eliashal e colaboradores,[28] em 1999, em um estudo prospectivo, informam cifras que chegam a 55% de sensibilidade, enquanto outros autores não ultrapassam a taxa de 25%.

ENDOSCOPIA

Como método de diagnóstico, nos casos de suspeita de CE da faringe e do esôfago, a endoscopia apresenta suas limitações. É indicada com mais freqüên-

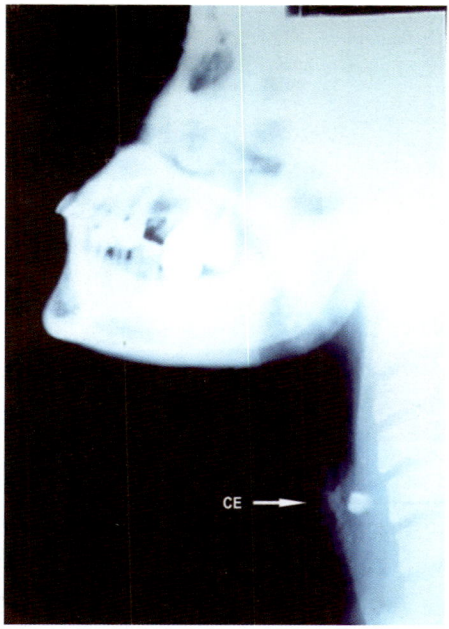

FIGURA 174.15

CE no esôfago torácico. Raio-x com a técnica do algodão com contraste

cia quando as informações do paciente não deixam dúvida sobre a natureza do objeto ingerido.

TOMOGRAFIA COMPUTADORIZADA E RESSONÂNCIA MAGNÉTICA

A tomografia computadorizada e a ressonância magnética são outros métodos utilizados no auxílio da remoção de CE. Vários estudos têm mostrado a superioridade desses dois procedimentos frente à radiologia simples ou contrastada. Sua falta na maioria dos serviços médicos e o alto custo desses procedimentos os torna inviáveis como exames de rotina, estando apenas indicados para os casos de complicações com suspeita de perfurações.

DIAGNÓSTICO DIFERENCIAL

Como diagnóstico diferencial podemos citar a síndrome de Plummer–Vinson[29] (Figura 174.16), pela sensação referida de disfagia e da presença de alguma coisa presa na faringe ou no esôfago, dis-

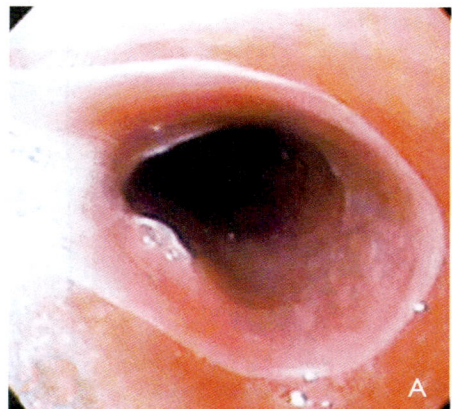
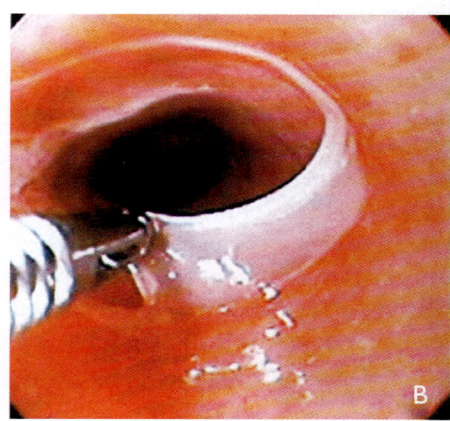

FIGURA 174.16

(A) Síndrome de Plummer-Vinson; (B) Descolamento da membrana por via endoscópica (*Cortesia de Walton Albuquerque e Christiane Soares Poncinelli*)[29]

túrbios emocionais do tipo *globus histericus* com sensação de presença de CE e doença neuromuscular.[30]

TRATAMENTO

A maior indicação para que se proceda ao tratamento endoscópico é o aparecimento de sintomas logo após a ingestão do CE.[31] Existem vários métodos para o tratamento de CE no esôfago. Porém, a experiência, a habilidade e a criatividade de cada profissional fazem a diferença.[32] A Tabela 174.5 ilustra os diversos tipos

de condutas utilizadas na ocorrência de ingestão de CE.

Com o advento da fibroscopia,[2,7] hoje, na maioria dos serviços, seja de urgência ou ambulatorial, a endoscopia com tubo flexível tanto com fibra ótica quanto com o sistema de vídeo é o método de escolha. No entanto, há situações em que se deve recorrer aos equipamentos rígidos, levando em consideração a natureza do objeto, como nos casos de objetos perfurantes e osso (neste último caso, principalmente quando se apresenta bastante encrava-

TABELA 174.5

Métodos utilizados no tratamento de CE

Métodos endoscópicos	Tubos rígidos	Laringoscópio Chevalier Jackson Hasslinger	
	Tubos flexíveis	Fibroscópio Videoendoscópio	
Métodos não-endoscópicos	Medicamentoso	Relaxadores do EIE	Glucagon Nifedipina Procinéticos
		Enzimas	Papaína, celulase, Bromalina
	Sondas	Savary Gillilard Maloney Foley Orogástrica magnética	
	Cirúrgico		

do em uma ou mais camadas do esôfago, inviabilizando a utilização de equipamento flexível).

O objeto, quando necessário, deve ser quebrado ou dissolvido, jamais empurrado para o estômago, como ocorria na Idade Média. O profissional pode se valer desse recurso apenas em raras exceções, quando há a necessidade de efetuar algumas manobras com o CE, ou seja, quando a pinça não consegue pegar o CE devido à forma e ao tamanho, sendo que essas manobras são impossíveis no esôfago. O mesmo procedimento pode ser adotado quando se tratar de obstrução por impactação de carne em que, com manipulação delicada, seja possível deslocá-la para o estômago (Figura 174.17).

Independentemente do tipo de equipamento que esteja sendo utilizado e da natureza do CE, empurrar o objeto às cegas aumenta ainda mais os riscos de complicações, principalmente em pacientes portadores de estenoses, tumores e divertículos, manobra que pode causar laceração, perfuração e hemorragia.

Seja qual for o equipamento ou a técnica utilizados para a remoção do CE, as manobras devem ser delicadas, evitando-se traumatismo na parede esofágica, pois o esôfago é constituído apenas de três camadas: mucosa, submucosa e muscular. Assim, é mais vulnerável a perfurações, especialmente se o objeto for pontiagudo. Tanto os endoscópios rígidos quanto os flexíveis apresentam vantagens e desvantagens em relação ao uso.

ENDOSCOPIA TERAPÊUTICA COM TUBO RÍGIDO

Esse exame é feito com o paciente em posição de decúbito dorsal e em hiperextensão cervical, geralmente sob anestesia geral. A técnica consiste em introduzir o aparelho sob visão direta pela orofaringe, deslizando-o por cima do polegar esquerdo, com movimentos delicados, até alcançar o seio piriforme, progredindo suavemente até penetrar

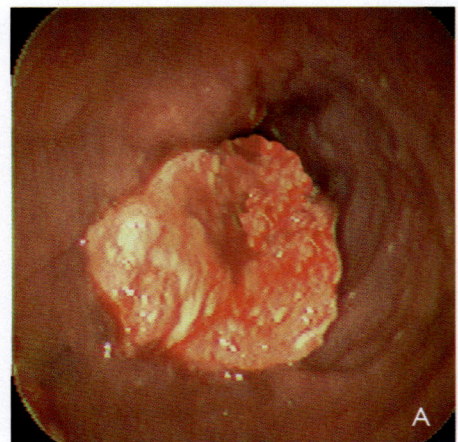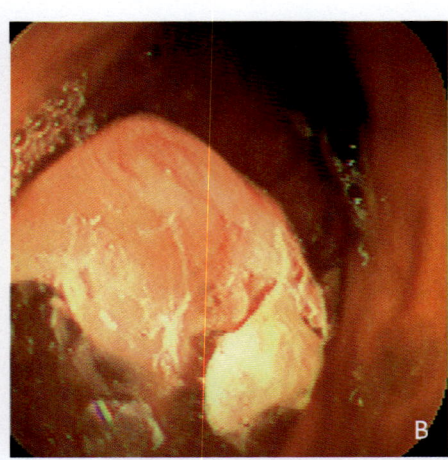

FIGURA 174.17

(A) Fragmento de carne impactado no terço distal do esôfago; (B) Após deslocamento para o estômago

no esôfago (Figuras 174.18A, B e C). Os tubos rígidos mais utilizados são o laringoscópio (Figura 174.19) e os de Hasslinger (Figura 174.20); e as pinças mais utilizadas para remoção de CE dos tipos "dente-de-rato" e "dente-de-jacaré".

Os procedimentos realizados com tubos rígidos têm como grandes vantagens: o canal terapêutico é bem maior, com iluminação central, e as pinças são bem mais fortes, podendo não só fragmentar o objeto facilmente como também retirar porções maiores. A remoção pode ser feita em várias etapas, não havendo a necessidade de retirar e depois reintroduzir o endoscópio.

Apesar desses pontos positivos, algumas desvantagens também são observadas: quase sempre é preciso submeter o paciente à anestesia geral e à hospitalização e nem sempre é possível realizar o procedimento em caráter ambulatorial. Quanto aos riscos de complicações, a ocorrência é bem maior do que as verificadas com o uso dos aparelhos flexíveis.

ENDOSCOPIA TERAPÊUTICA COM TUBO FLEXÍVEL

Esse exame é realizado quase sempre com o paciente em posição de decúbito lateral esquerdo (Figura 174.21) e, em raras exceções, em decúbito dorsal, quando da impossibilidade do pa-

ciente ficar nessa posição. Geralmente, essa última posição só ocorre durante cirurgias, em pós-operatórios, com pacientes em tratamento em Unidade de Tratamento Intensivo (UTI) e pacientes com alguns tipos de deformidades que os impossibilitem de ficar na posição convencional.

Geralmente é suficiente a sedação tópica da orofaringe, com lidocaína a 10%, e endovenosa com benzodiazepínicos, mepiridina e midazolam (substâncias usadas pela maioria dos endoscopistas), em dosagens que variam, dependendo dos critérios utilizados em cada serviço. Quando necessário, os antagonistas mais usados são flumazenil e naloxone. O propofol, anestésico endovenoso de rápida ação, tem sido preferido por alguns endoscopistas pelo baixo custo. Porém, em algumas situações, é necessária a presença de anestesista, o que torna o exame mais dispendioso.[33,34]

A técnica consiste em introduzir o aparelho com o paciente em posição de decúbito lateral esquerdo, sempre sob visão direta, tomando como ponto de referência o seio piriforme. Pressiona-se o dispositivo no setor de comando, injetando-se um pouco de água e, com uma leve pressão, ultrapassa-se a transição faringoesofageana.

Os aparelhos flexíveis utilizados geralmente são aparelhos de visão frontal com um ou duplo canais operacionais,

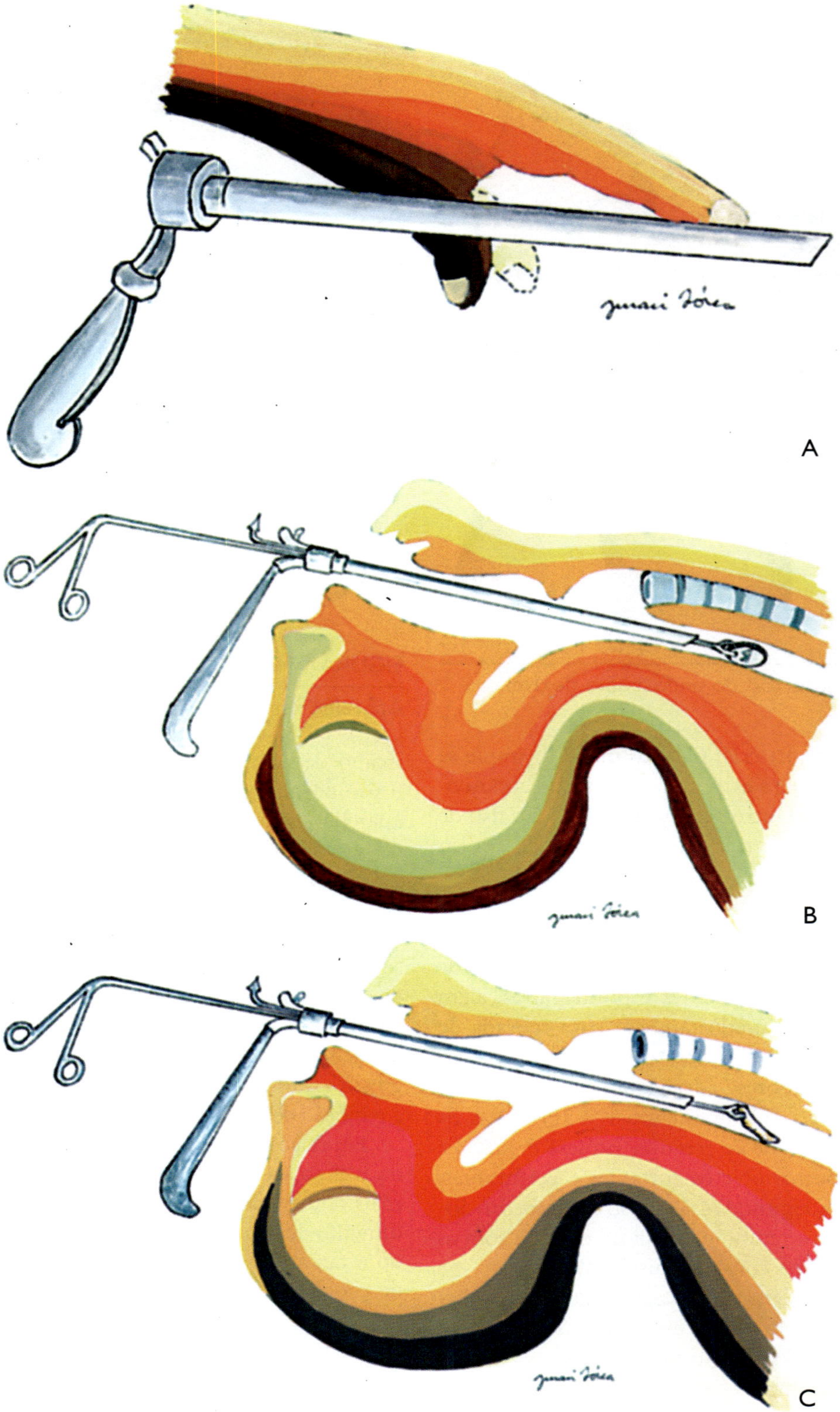

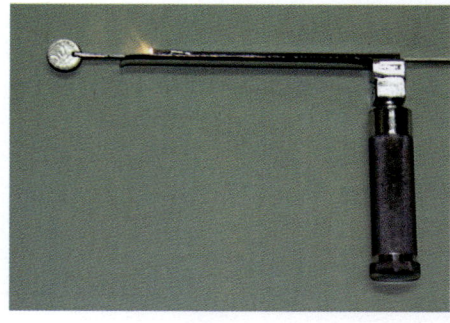

FIGURA 174.19

Laringoscópio com pinça "dente-de-rato" simulando a remoção de CE (moeda)

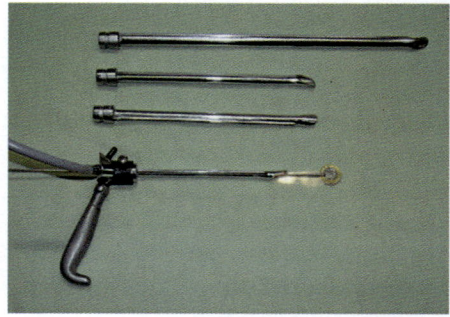

FIGURA 174.20

Tubos de Hasslinger de diversos calibres; o de menor calibre apreendendo um CE (moeda) com pinça "dente-de-rato"

com diâmetros que variam de 2,8 mm a 3,7 mm (Figuras 174.22 e 174.23), os quais apresentam as seguintes vantagens: de introdução mais fácil, quando comparados com os tubos rígidos; nem sempre necessitam do uso de anestesia, mesmo nos procedimentos terapêuticos; quase sempre o procedimento é ambulatorial. Além disso, o campo de visão se apresenta bem maior e o diagnóstico de doenças associadas é bem mais fácil de se obter em relação aos tubos rígidos. Isso permite que sejam efetuados outros procedimentos terapêuticos, no mesmo ato, com o menor índice de complicação. A incidência de perfuração com os tubos flexíveis é bem menor do que com os rígidos. Alie-se a esses benefícios o custo bem inferior do procedimento.

FIGURA 174.18

Desenho ilustrativo da técnica de utilização dos tubos rígidos. (A) Inicialmente se introduz o tubo por cima do polegar; (B) Forma de apreensão e retirada de moeda com pinça "dente-de-rato" rígida; (C) Forma de apreensão e retirada de fragmento de osso com pinça "dente-de-jacaré"

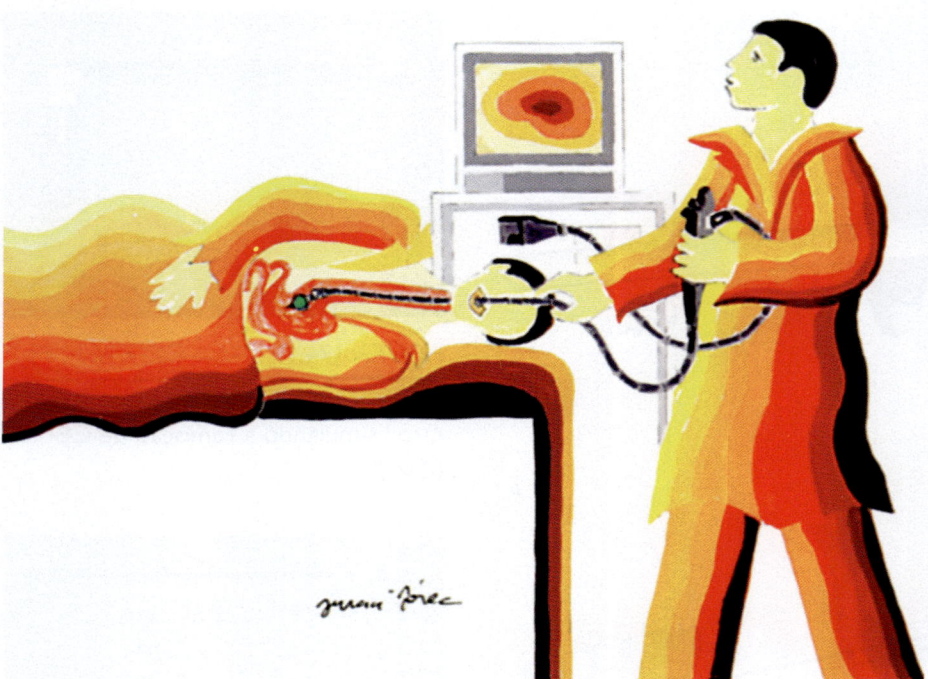

FIGURA 174.21

Desenho artístico ilustrativo da técnica de inserção do endoscópio flexível

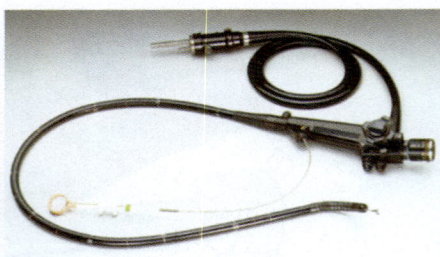

FIGURA 174.22

Aparelho terapêutico de um canal

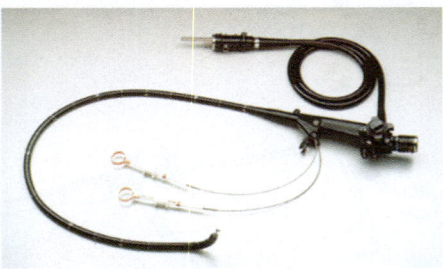

FIGURA 174.23

Aparelho terapêutico de dois canais

Existe disponível no mercado uma quantidade significativa de pinças acessórias que podem ser utilizadas na remoção de CE, o que não inibe a possibilidade de se idealizar outros tipos, artesanalmente, dependendo, naturalmente, da criatividade de cada profissional diante do obstáculo. A Figura 174.24 mostra alguns tipos de pinças acessórias usadas nos tubos flexíveis para remoção de CE, sendo as mais utilizadas a pinça "dente-de-rato" (A), a pinça "dente-de-jacaré" (B), a pinça do tipo *basket* (I) e a alça de polipectomia (J). A Figura 174.25 mostra como são manuseadas nos aparelhos de um e de dois canais.

Entre as invenções mais utilizadas pelos endoscopistas, podemos citar uma espécie de cesta acoplada à alça de polipectomia (Figura 174.26), balão de látex "camisinha" colocado em pinça improvisada (Figura 174.27),[41] *cap* que pode ser utilizado com várias finalidades, inclusive para retirada de objetos cortantes e pontiagudos (Figura 174.28), sendo a principal e, por sucção, remover carne ou outro tipo de alimento[31] (Figura 174.29). O *cap* consiste em um pequeno cilindro confeccionado

em material plástico ou acrílico que se acopla à extremidade distal do endoscópio. Outro recurso utilizado é o uso de um ove*rtube* acoplado ao endoscópico (Figura 174.30): trata-se de um tubo de plástico ou de borracha resistente que veste o tubo de inserção e é utilizado especialmente nos casos de remoção de objetos cortantes e pontiagudos, além de ser usado também para retirada de carne e de outros alimentos. Kao e colaboradores[35] idealizaram um *capuz com luva de látex* (Figura 174.31) com a finalidade de remover prótese dentária e outros objetos cortantes e perfurantes. A Figura 174.32 ilustra como funciona a remoção de CE no esôfago com as pinças convecionais.

Além de proteger a mucosa do órgão em que se está realizando o procedimento, alguns desses inventos evitam perfurações e outras complicações, protegendo o tubo de inserção do endoscópio e evitando danos, dentre os quais o mais comum é a perfuração, que provoca infiltrações no equipamento.

Recentemente, Jeen e colaboradores[36] apresentaram no Congresso Ame-

ricano de Gastroenterologia, em 2000, o uso de um balão lateral acoplado ao aparelho flexível, como procedimento na remoção de alguns tipos de CE.

O emprego de acessórios acoplados, lateralmente por fora do aparelho flexível (Figura 174.33), é uma modalidade que já se utiliza há algum tempo, principalmente diante de necessidades como: usar cateter de diâmetro maior do que o canal terapêutico do endoscópio; passar fio mais grosso e resistente; criar alças e cestas para a remoção de objetos maiores.

Em relação às desvantagens, quando da utilização de aparelhos flexíveis, as mais referenciadas são: canal de procedimento de pequeno diâmetro, limitando o tamanho, e capacidade das pinças de procedimentos. Quando se trata da ingestão de mais de um objeto, é forçosa a reintrodução do endoscópio, por várias vezes, dependendo do tamanho e da quantidade de objetos. Outro aspecto a ser considerado como desvantagem é o fato de, uma vez não se dispondo do acessório apropriado, ficar-se impossibilitado de realizar o procedimento.

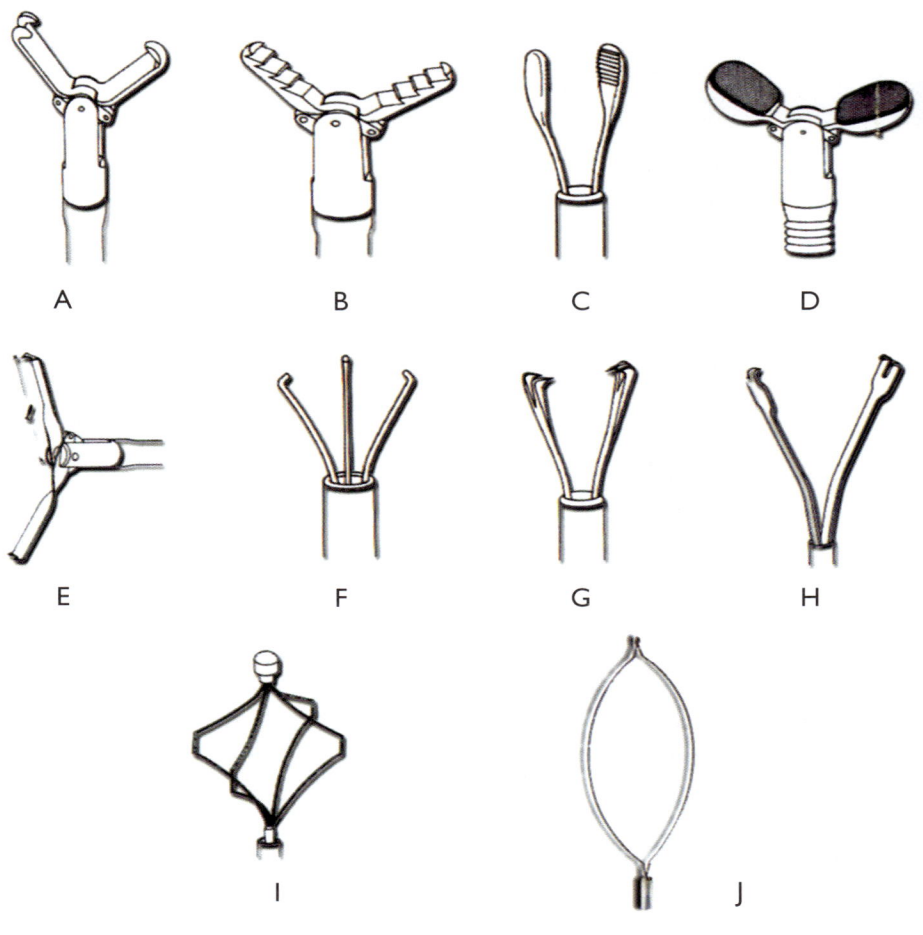

FIGURA 174.24

Pinças acessórias flexíveis. (A) Pinça "dente-de-rato"; (B) Pinça "dente-de-jacaré"; (C) Pinça de moeda; (D) Pinça de borracha; (E) Pinça pelicano; (F) Pinça "pé-de-galinha"; (G) Pinça "boca-de-jacaré"; (H) Pinça em forma de W; (I) Pinça do tipo basket; (J) Alça de polipectomia

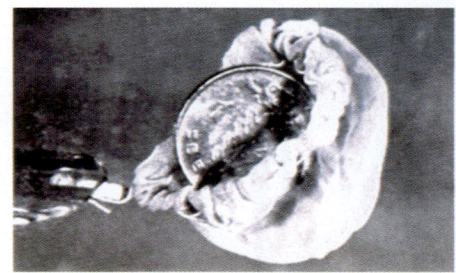

FIGURA 174.26

Alça improvisada com fio de metal e uma malha acoplada para remoção de moeda e outros objetos

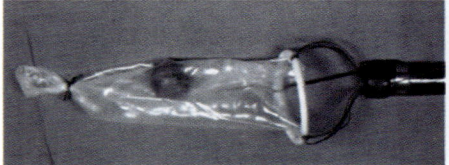

FIGURA 174.27

Balão de látex "camisinha" acoplado em uma pinça do tipo basket (*Reprodução do Atlas of Gastrointestinal Endoscopy*)[44]

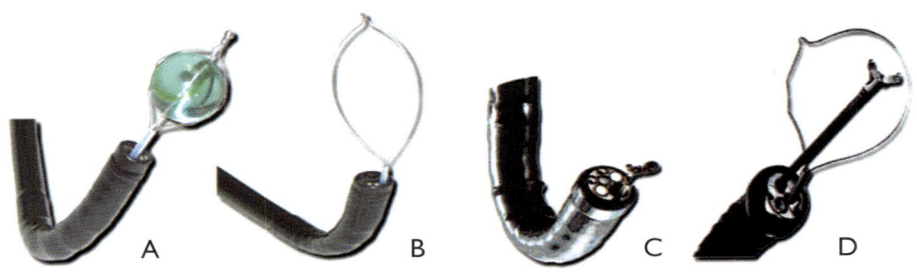

FIGURA 174.25

Pinças acopladas nos canais terapêuticos. (A) Pinça do tipo basket; (B) Alça de polipectomia"; (C) Pinça "dente-de-rato"; (D) Alça de polipectomia e "dente-de-rato" no endoscópio de duplo canal

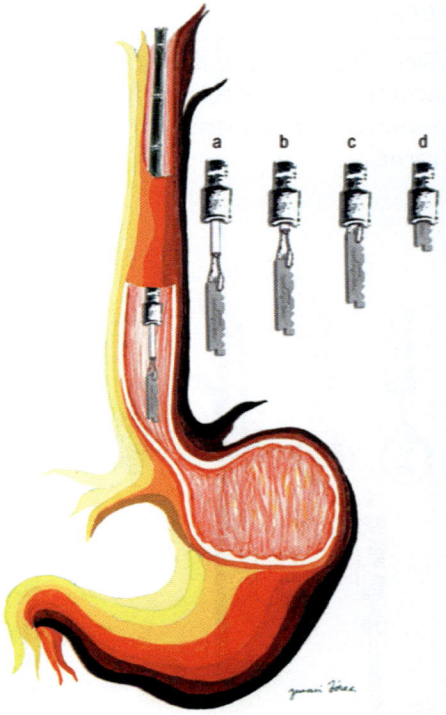

FIGURA 174.28

Desenho ilustrativo do uso de um cap acoplado em um endoscópio flexível mostrando as etapas na remoção de um objeto cortante e pontiagudo (lâmina de barbear)

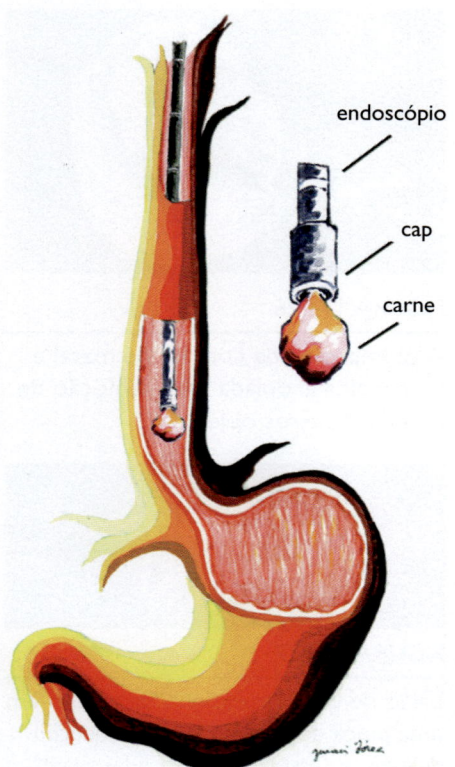

FIGURA 174.29

Desenho ilustrativo de um *cap* acoplado no endoscópico flexível removendo por sucção um bolo de carne

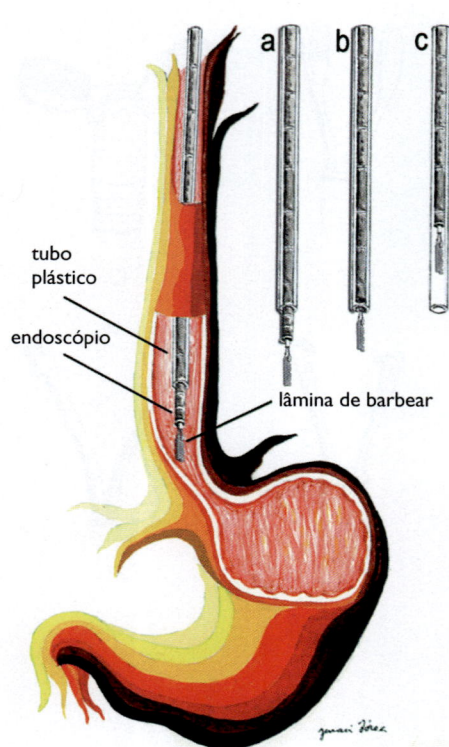

FIGURA 174.30

Desenho ilustrativo do uso de *overtube* no endoscópio flexível para remoção de objeto pontiagudo (lâmina de barbear)

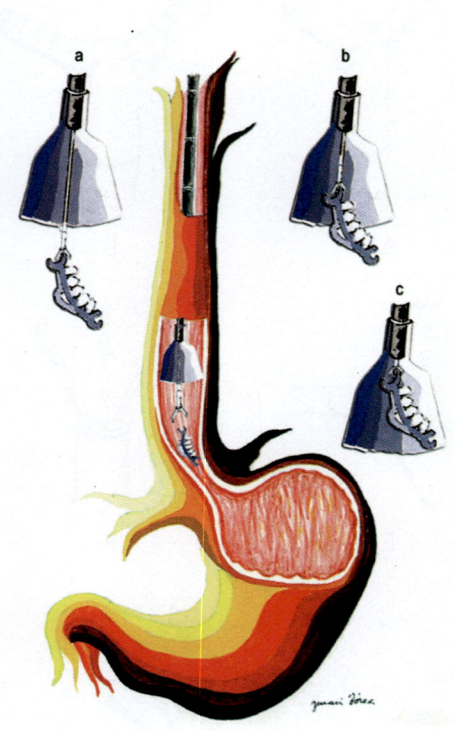

FIGURA 174.31

Desenho ilustrando como se faz a remoção de prótese dentária usando um capuz com luva de látex acoplado no endoscópio flexível

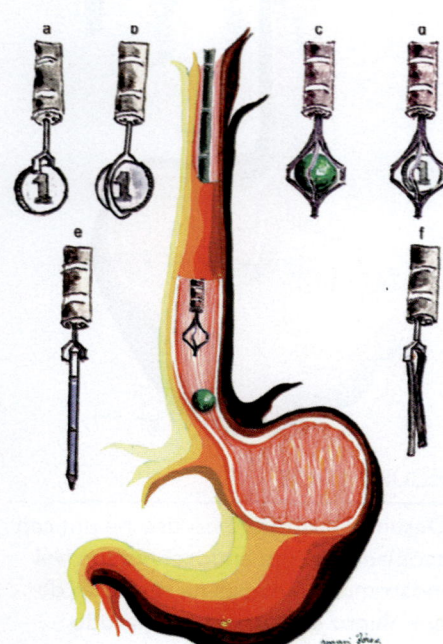

FIGURA 174.32

Desenho demonstrando a forma correta do uso de algumas pinças convencionais usadas em endoscópio flexível na remoção de alguns tipos de CE.

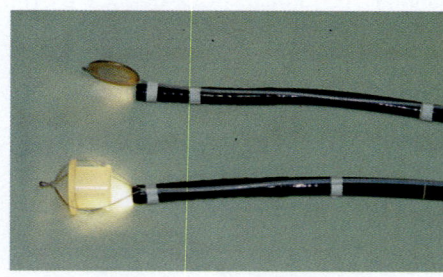

FIGURA 174.33

Pinças de apreensão de fabricação artesanal acopladas lateralmente por fora dos endoscópios flexíveis para remoção de CE. Na imagem superior, um laço de metal resistente, estilo alça de polipectomia, passado por dentro do cateter apreendendo uma moeda. Na imagem inferior, uma pinça estilo *basket* apreendendo um objeto plástico

MEDICAMENTOSO

O tratamento medicamentoso tem por finalidade relaxar o esfíncter inferior do esôfago (EIE) e dissolver o bolo alimentar, pois seu uso restringe-se, quase que exclusivamente, à impactação por alimento.

Das drogas utilizadas para esse fim, as principais são o glucagon, algumas enzimas, mucolíticos e procinéticos. O glucagon, segundo alguns estudos descritos na literatura, pode alcançar até 50% de sucesso. Quanto às enzimas, a papaína é a mais utilizada, com o objetivo de digerir o alimento, mas, devido a complicações que pode provocar, seu uso é limitado.

A utilização da bromalina (encontrada no suco de abacaxi) em pacientes impactados com pedaço de carne submetidos a cardioplastia videolaparoscópica demonstrou ser eficiente em 100% dos casos, conforme estudo realizado em 8 pacientes por Barros.[37] Em nosso serviço, temos utilizado, inclusive em pacientes submetidos à cirurgia bariátrica, e os resultados têm sido animadores. A Figura 174.34 é de um paciente submetido a hiatoplastia por hérnia hiatal por deslizamento; as Figuras 174.35A, B e C) são de um paciente submetido à cirurgia bariátrica, tendo sido feito o controle endoscópico 1 hora após a ingestão de pequenas quantidades do

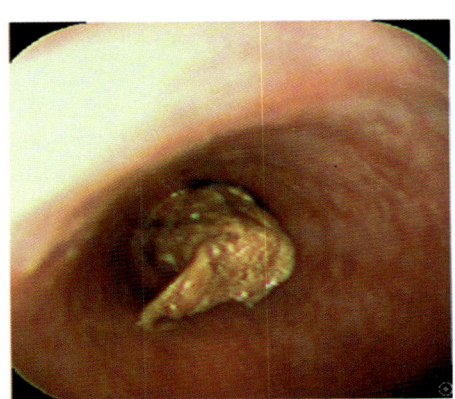

FIGURA 174.34

Paciente submetido a cardioplastia e fundoplicatura com obstrução por bolo de carne

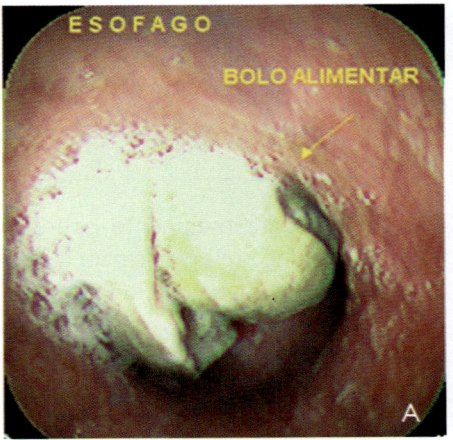

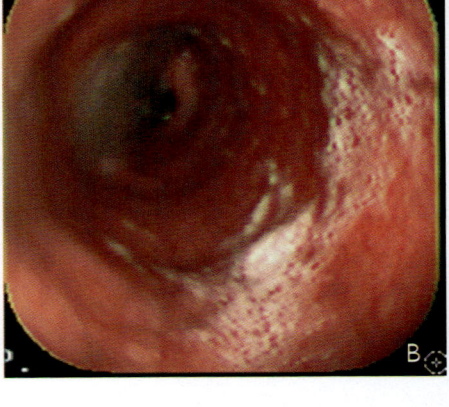

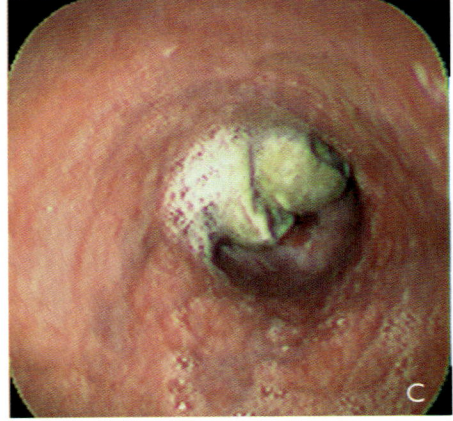

FIGURA 174.35

Paciente submetido à cirurgia bariátrica com impactação por carne (A) Ingestão da bromalina (suco de abacaxi); (B e C) Controle endoscópico após 1 hora

suco do abacaxi. Em ambos os casos, o resultados foi satisfatório. Quanto aos procinéticos, os resultados benéficos se apresentam insignificantes.

Em resumo, o uso de medicamentos no tratamento de CE é inexpressivo,[33] quando a causa da impactação do alimento geralmente está associada a outras patologias e, mesmo que o resultado seja satisfatório, a indicação do exame endoscópico *a posteriori* é necessária. Entretanto, o uso da bromalina tem se mostrado eficiente e de baixo custo.[37]

SONDAS

Quanto ao emprego das sondas do tipo Savary-Gilliard, Foley e de Maloney, elas oferecem pouca segurança e os resultados são inexpressivos. O procedimento é realizado "às cegas" e os riscos de complicações são elevados. Dentre os riscos, podemos citar a lesão da mucosa esofágica, a aspiração e a perfuração.

A *sonda orogástrica magnética* (Figura 174.36) é um método bastante eficiente, quando empregado para remoção de objetos metálicos, alcançando resultados positivos em torno de 90%.[38] Essa sonda também é utilizada em nosso serviço, já há algum tempo, para retirada de moedas e outros objetos metálicos não pontiagudos, com ou sem o auxílio da radiografia. Ela é empregada tanto na remoção de CE no esôfago como no estômago. Nos casos em que a utilizamos, os resultados foram 100% positivos e não se registrou qualquer complicação. O método é simples e bem tolerável, tanto em criança como em adulto, além de apresentar baixo custo. O instrumental é composto de uma sonda de nelaton, de consistência mole, portando na extremidade distal um ímã composto de óxido de ferro com imantação natural. A sonda que utilizamos em nosso serviço foi confeccionada artesanalmente com ímã especial. O

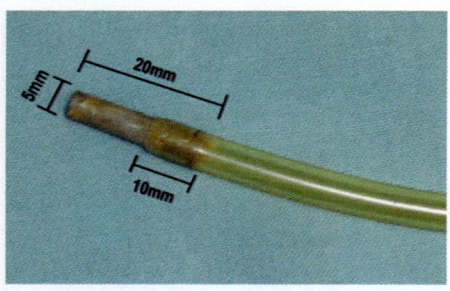

FIGURA 174.36

Sonda orogástrica magnética de fabricação artesanal

ímã mede 20 mm de comprimento por 5 mm de diâmetro, ficando 10 mm no interior da sonda.[39]

Essa sonda tem capacidade magnética de atrair o objeto a uma distância de 10 mm e de segurá-lo até o peso aproximado de 500 g, o que impede que o objeto se solte durante a remoção. Em razão disso, é pequena a possibilidade de deixar que o CE desprenda-se e caia dentro da traquéia, complicação que se constitui no maior receio quando efetuamos um procedimento para retirada de CE "às cegas" (Figuras 174.37A, B, C, D e E). Esse procedimento é indicado nos casos de objetos metálicos que não sejam cortantes nem perfurantes, inclusive para alguns tipos de baterias e pilhas (Figura 174.38).

O desenho artístico (Figura 174.39) ilustra a seqüência do procedimento de remoção do CE (moeda).

CIRURGIA

A indicação para tratamento cirúrgico de CE no esôfago reserva-se para alguns casos que não foram solucionados com os tubos flexíveis e rígidos e para os casos de complicações que não puderam ser resolvidas com o tratamento clínico.

PECULIARIDADES DE ALGUNS TIPOS DE CE

OBJETOS NÃO-CORTANTES E NÃO-PONTIAGUDOS

A *moeda* é o CE mais comum encontrado em criança. Quando maiores de 2 cm, tendem a impactar no esôfago cervical, cujo diagnóstico é fácil pelos seguintes motivos: primeiro pela história referida pela criança e por seus familiares; segundo por ser radiopaca, o que a torna facilmente diagnosticada pelo estudo radiológico simples (Figura 174.40). Quando de menor diâmetro, geralmente progride em todo o trânsito digestivo, sendo eliminada por via anal.

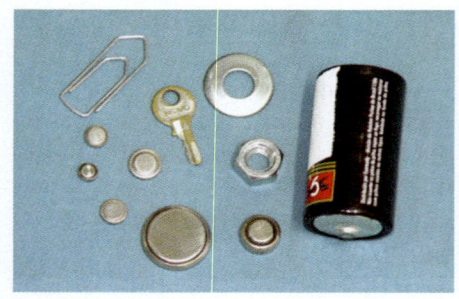

FIGURA 174.38

Objetos metálicos freqüentemente ingeridos e retirados com a sonda orogástrica magnética

Embora sejam as crianças os pacientes que mais ingerem esses tipos de objetos, há registro de casos de ingestão desses mesmos objetos por adultos, na maioria das vezes pacientes com distúrbios psiquiátricos. Malgrado seja o objeto mais comum na história desse tipo de ingestão, é, também, o de mais fácil remoção, exceto nos casos em que permanece impactado por alguns dias e apresenta sinais de complicações. A localização mais freqüente se dá no esôfago cervical, e a conduta de remoção deve ocorrer de maneira mais breve possível. Quando sua localização se dá no esôfago distal, o que não é muito freqüente, é aconselhável um acompanhamento clínico

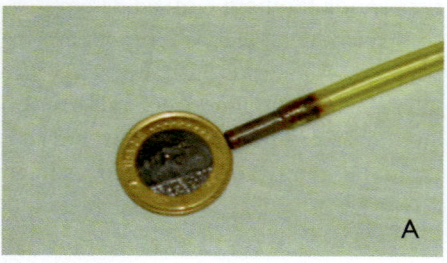

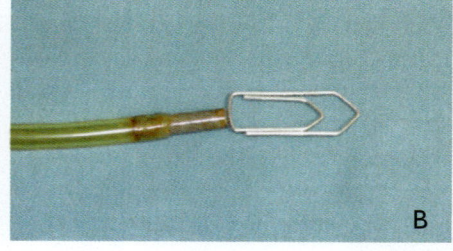

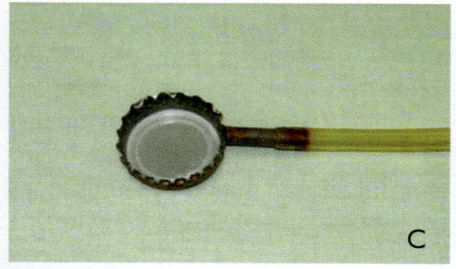

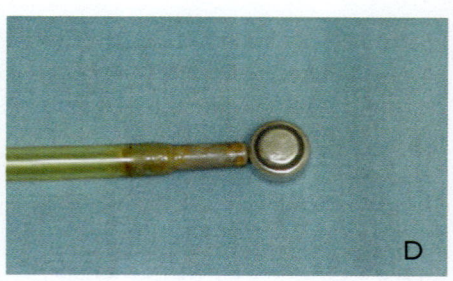

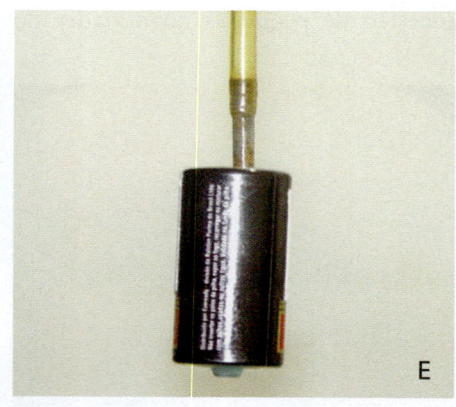

FIGURA 174.37

(A) Imantação de uma moeda; (B) Imantação de um clipe; (C) Imantação de uma tampa de garrafa; (D) Imantação de uma pilha; (E) Imantação de uma bateria

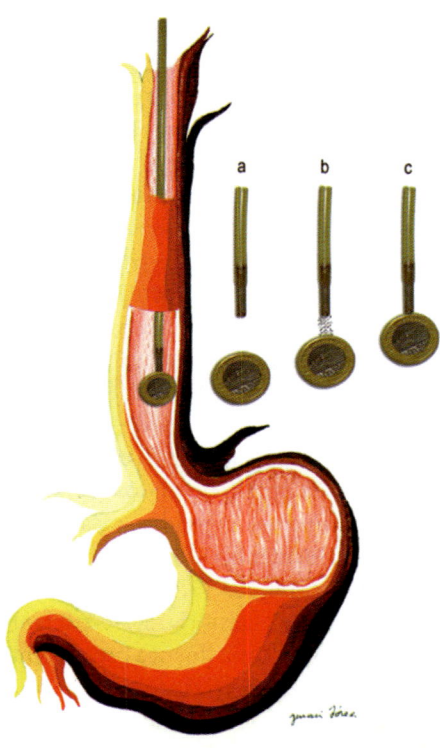

FIGURA 174.39

Desenho ilustrativo mostrando a seqüência de magnetização do objeto com o ímã e finalmente a imantação da moeda

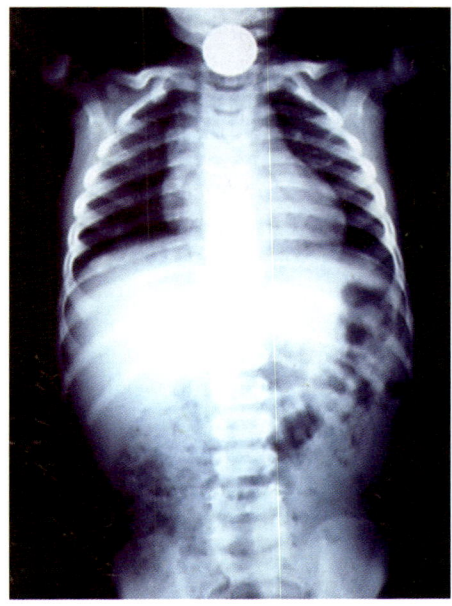

FIGURA 174.40

Estudo radiológico simples em posição póstero-anterior mostrando uma moeda no esôfago cervical, removida com sonda orogástrica magnética

com controle radiológico nas 24 horas, período em que normalmente migra para o estômago, podendo permanecer aí por alguns dias, ou por tempo indeterminado. Na maioria dos casos, essa natureza de objeto é eliminada, dispensando qualquer conduta terapêutica. Quando o CE permanece no estômago por mais de 48 horas, os familiares são acometidos de preocupação, o que leva o profissional a instituir uma conduta de remoção. Quando a permanência se dá por tempo prolongado, pode haver oxidação e a criança começa a apresentar sintomatologia sem diagnóstico clínico que justifique as queixas. A Figura 174.41 mostra o caso de uma criança de quatro anos que se apresentava aparentemente sadia e depois de 60 dias começou a apresentar anorexia, náuseas, vômitos e dor epigástrica. Submetida a fibroscopia, revelou presença de CE (moeda) aderida no fundo gástrico, cuja remoção se fez com alça de polipectomia, após ter se procedido a várias manobras para desgarrá-la da mucosa.

Dentre os métodos disponíveis, se preferidos os tubos rígidos, há o laringoscópio mais longo, com pinças cirúrgicas convencionais ou pinças do tipo "dente-de-rato" e "dente-de-jacaré", utilizadas nos tubos rígidos convencionais,

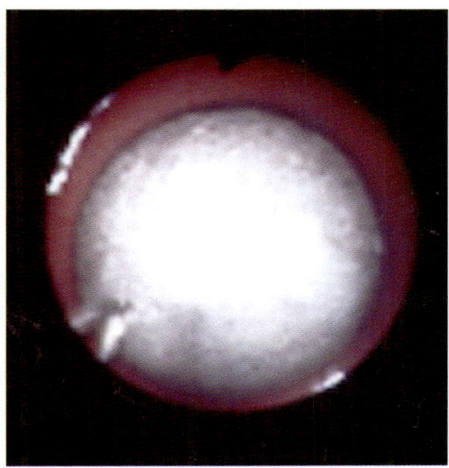

FIGURA 174.41

Moeda em estado de oxidação e que se encontrava no fundo gástrico, tendo sido removida com uma alça de polipectomia

ou com os próprios tubos dos tipos Chevalier Jackson ou Hasslinger. Nos casos de objetos alojados na cricofaringe e na transição faringoesofageana, damos preferência ao uso do laringoscópio (Figuras 174.42 e 174.43). Se for utilizado aparelho flexível, utilizamos preferencialmente o de visão frontal, de um ou dois canais, com pinça convencional (Figura 174.44) ou com pinças artesanais; a opção fica a critério do endoscopista, de acordo com sua experiência e sua criatividade.

Nos casos de moeda, temos utilizado preferencialmente a sonda orogástrica

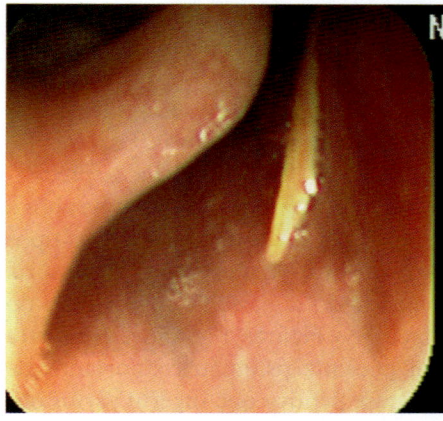

FIGURA 174.42

Fragmento de osso localizado na hipofaringe. A remoção foi feita com pinça cirúrgica longa por meio de laringoscópio

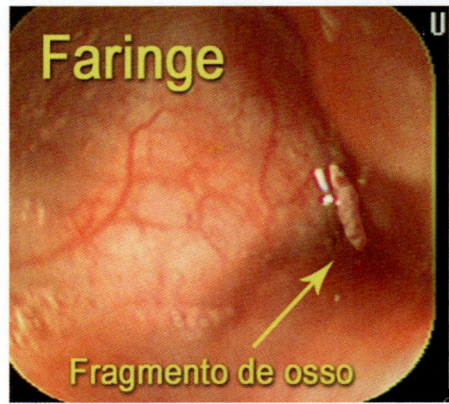

FIGURA 174.43

Fragmento de osso localizado na faringe removida por meio de laringoscópio

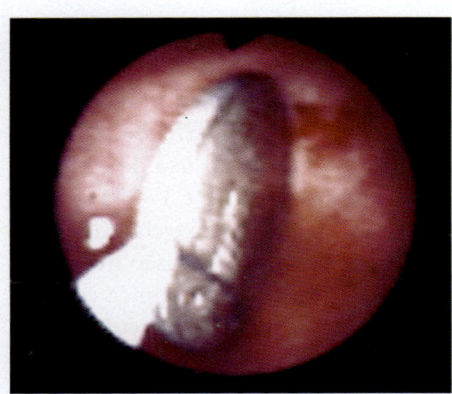

FIGURA 174.44

Retirada de moeda com alça de polipectomia

magnética. Não submetemos o paciente à anestesia, apenas procedemos a uma pequena sedação se o tempo de ingestão for inferior a 24 horas. Caso não se apresente história de doenças preexistentes, não fazemos a endoscopia após a retirada. Para a retirada de outros tipos de objetos, a escolha da pinça acessória depende do tamanho e do formato do objeto. As Figuras 174.45A e B mostra um paciente psiquiátrico portador de estenose péptica que ingeriu vários objetos de plástico, os quais foram retirados com cesta do tipo Dormia.

Sempre houve referência às *baterias e pilhas* como achados de CE. Porém, apenas em adultos e quase somente em

doentes psiquiátricos, ainda assim com baixos índices de ingestão. Com a evolução dos equipamentos eletrônicos e sua miniaturização, incluindo os de uso auditivo, as baterias ressurgem não só como causa de CE em adultos como também em crianças, pela facilidade do manuseio constante de brinquedos e pela diminuição do seu tamanho. Assim, a incidência de ingestão desse tipo de objeto passa a ser maior nas crianças.

Quando se registra sua presença no esôfago, trata-se de uma emergência, pela gravidade dos problemas que seus componentes podem provocar (dióxido de manganês, óxido de mercúrio, óxido de prata, óxido de lítio e zinco), causando corrosão direta, queimadura elétrica e necrose dos tecidos, seja pela liberação dessas substâncias ou por pressão sobre o órgão.[22] As baterias usadas em aparelhos auditivos e em alguns componentes eletrônicos, por serem arredondadas e achatadas, com diâmetros menores, aderem à mucosa, dificultando sua remoção. Um dos métodos usados para esse tipo de remoção consiste em acoplar um balão de dilatação no endoscópico flexível (Figuras 174.46A e B), passar lateralmente pela bateria, insuflar o balão e retirar o endoscópio lentamente com o balão insuflado, o que faz com que a bateria se solte da mucosa. Durante esse procedimento, deve-se tomar

cuidado para que a bateria não caia na traquéia. Em outras situações, afastada a possibilidade de doenças obstrutivas associadas, desloca-se a bateria até o estômago e faz-se a remoção com outros tipos de pinças. Das pinças convencionais, as mais utilizadas são a alça de polipectomia e a cesta do tipo Dormia. Outra opção que se apresenta é o procedimento com a sonda orogástrica magnética. Nesse caso, porém, nunca se deve utilizar conjuntamente com fibroscópio ou videoendoscópico devido ao seu poder de imantação, podendo comprometer o sistema óptico do endoscópio.

Dos *alimentos* ingeridos, a carne é o de maior incidência de impactação no esôfago (Figuras 174.17, 174.34 e 174.35). Quase sempre a história desse paciente está associada a uma doença preexistente e nem sempre é de fácil remoção.

Nesse caso, o tratamento medicamentoso é de pouca eficiência e a melhor opção é o tratamento endoscópico. Se o aparelho utilizado for flexível, os recursos se darão por meio da aspiração, acoplando um cilindro na extremidade distal do aparelho, aderindo firmemente com um adesivo para que não se solte durante o procedimento (Figura 174.29). Esse recurso funciona satisfatoriamente quando o bolo alimentar é pequeno; do contrário, raramente se consegue êxito, motivo que gera a necessidade de fragmentá-lo. Pode-se recorrer a outra opção fazendo-se uso de pinças rígidas (Figuras 174.18 a 20), flexíveis convencionais (Figuras 174.24 e 25) ou de confecção artesanal, do tipo alça de polipectomia e outras. Se o procedimento for com tubo rígido, apesar dos inconvenientes, como o uso de anestesia e riscos maiores de complicações, a remoção, na maioria das vezes, é mais fácil, em função das pinças terem garras mais fortes. A carne impactada é um dos poucos CE que, em algumas situações, pode-se tentar deslocar para o estômago, quando não há sinais de patologias associadas, recurso que facilita sua remoção (Figura 174.17).

As sementes, quando pequenas, geralmente são aspiradas dirigindo-se para

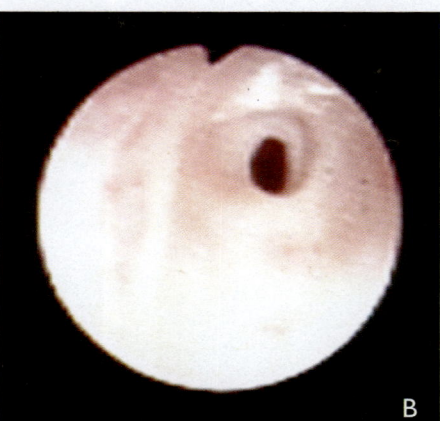

FIGURA 174.45

(A) Objetos plásticos localizados no terço distal do esôfago ingeridos por paciente psiquiátrico; (B) Após remoção, observou-se presença de estenose péptica no terço distal

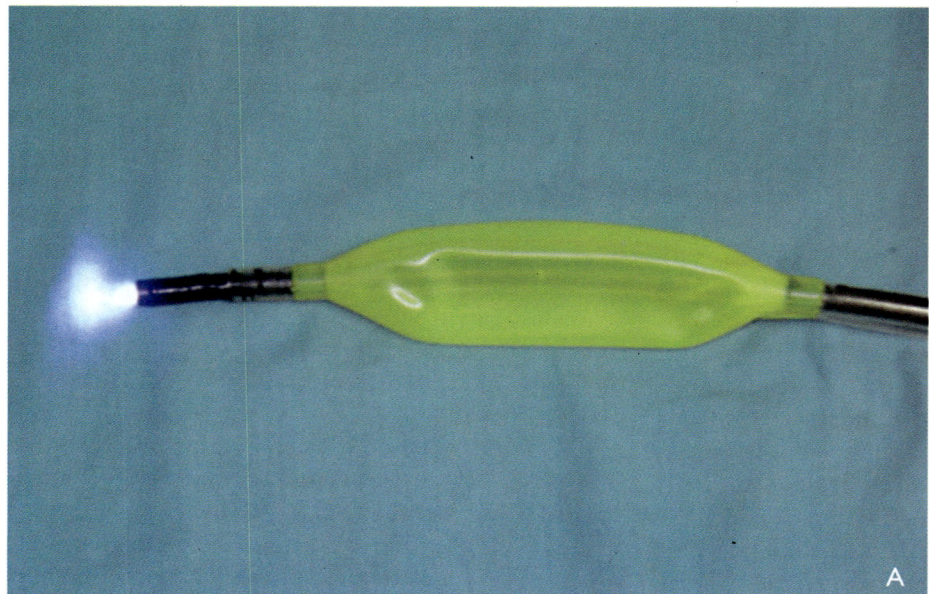

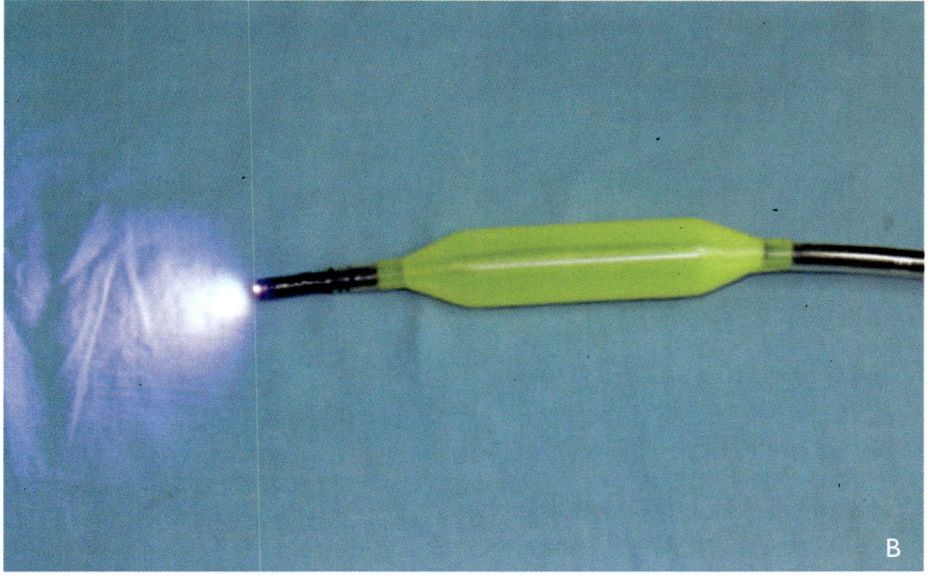

FIGURA 174.46

(A) Balão de dilatação esofágica acoplado no endoscópio, também utilizado por alguns endoscopistas para remoção de alguns CE. A introdução deverá ser feita com o balão vazio; (B) Balão de dilatação acoplado no endoscópio; quando utilizado na remoção de CE, a retirada deverá ser feita com o balão insuflado

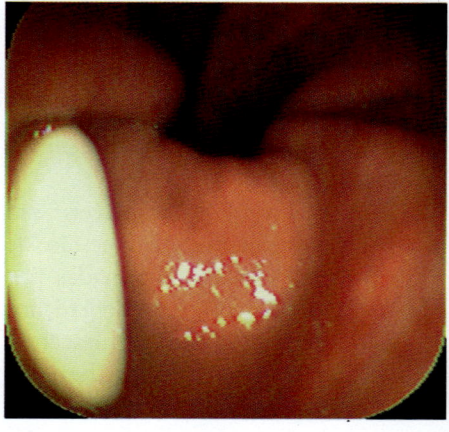

FIGURA 174.47

Caroço de fruta (jaca) no terço distal do esôfago retirado com cesta do tipo Dormia por meio de endoscópio flexível

OBJETOS CORTANTES E PONTIAGUDOS

Nesse grupo, o *osso* apresenta maior incidência (Figuras 174.42 e 174.43), sendo mais freqüente o osso de aves que quase sempre se localiza em um dos estreitamentos do esôfago. Trata-se do objeto que apresenta maior índice de complicações. É, sem duvida, um dos CE de mais difícil remoção, uma vez que suas extremidades são geralmente afiadas e estão penetradas em uma ou mais camadas do esôfago. O aparelho mais indicado para a remoção desse tipo de CE é o tubo rígido e o uso de anestesia geral é indispensável.

Entretanto, nos locais em que há maior consumo de peixe, a *espinha* e os pequenos ossos aparecem como maiores incidentes. Em geral, encontram-se localizados na hipofaringe (Figura 174.43), sendo de fácil remoção, o que se faz por meio do laringoscópio utilizando pinças cirúrgicas longas; se estiver em outra localização do esôfago, é necessário o uso de tubo flexível ou rígido convencional. Palitos, agulhas, alfinetes, grampos de fraldas e outros objetos pontiagudos e cortantes, referidos em publicações, têm suas peculiaridades e a conduta varia de acordo com a experiência do endoscopista. A Figura

o aparelho respiratório. No esôfago, se o paciente é portador de alguma afecção estenosante, principalmente nos casos de estenose por agentes químicos, pode ocorrer obstrução. A remoção de CE desse tipo pode ser realizada com aparelho flexível, usando alça de polipectomia ou cesta do tipo Dormia, de fácil remoção. Quando maiores, do tipo, por exemplo, caroço de manga, caroço de jaca (Figura 174.47) e de outras frutas de grande porte, empregam-se as pinças acessórias apropriadas ou se recorre à improvisação, de acordo com a experiência e a habilidade do endoscopista.

174.48 mostra um grampo de fralda ingerido por uma criança de 11 anos. A remoção foi feita sem dificuldade, com uma pinça do tipo jacaré e com endoscópio flexível, pois o grampo encontrava-se fechado.

Próteses dentárias removíveis são ocorrências freqüentes de ingestão de CE e muitas delas são eliminadas por via anal. Quando composta de ganchos metálicos, os riscos de perfuração e complicações são mais graves e bastante elevados. Um *capuz de látex* acoplado à extremidade distal do tubo flexível (Figura 174.31) é o acessório de melhor indicação.

Lâminas de barbear e outros objetos cortantes nas mesmas proporções podem facilmente lesar uma ou mais camadas do esôfago, provocando sangramento ou outro tipo de complicação quando se procede à remoção sem nenhuma proteção. Nesses casos, usa-se um *overtube* para conferir maior segurança (Figuras 174.28 e 174.30), ou tubos rígidos, quando for mais de um CE cujo diâmetro seja menor do que o

endoscópio, evitando-se, dessa forma, a reintrodução do tubo flexível.

NARCÓTICOS

A *cocaína* é a droga mais referida, geralmente embalada em pacotes plásticos ou em preservativos. Dificilmente essa natureza de CE mantém-se no esôfago. Caso ocorra de impactar no esôfago, independentemente do tempo em que foi ingerida, não é aconselhável nenhum método de remoção por via endoscópica, pois as manobras efetuadas com os acessórios podem levar à ruptura ou à perfuração da embalagem e, dependendo da quantidade liberada, esse procedimento pode ser fatal. A indicação de tratamento, nesses casos, pode ser ordem cirúrgica; além disso, pode-se também aguardar a eliminação por via anal, fazendo controle radiológico, cuja sensibilidade chega a até 90%.

COMPLICAÇÕES

Vários estudos afirmam que o maior índice de complicações com CE está relacionado com o maior tempo de permanência do objeto no esôfago. A natureza, o tamanho e a forma do objeto constituem-se em fatores importantes a ser considerados no que tange ao procedimento a ser adotado. Weeb[13] e Chaikhouni e colaboradoresl[40] reafirmam, por meio de análises estatísticas, essa hipótese, inclusive admitindo como único fator consistente das complicações a persistência do CE por mais de 24 horas.

Entretanto, inúmeros trabalhos publicados na literatura referem como causas principais dessas complicações, além do tempo de permanência, as conseqüências em decorrência dos mé-

todos empregados para diagnóstico e terapêutica.[41,42]

Das complicações, a perfuração é a mais grave e são representadas pelos objetos cortantes e pontiagudos, alcançando índices de 15% a 40%. Dentre os objetos pontiagudos, o osso é o principal responsável. Quando os procedimentos de diagnóstico e terapêutica são realizados com tubos rígidos, o índice de complicação se apresenta maior do que quando efetuados com os tubos flexíveis. O tratamento para as perfurações do esôfago é muito controverso e por isso não existe ainda uma conduta considerada ideal.[43,44]

Entre os objetos não pontiagudos e cortantes, a moeda é a principal responsável como objeto de complicações. É também o objeto que apresenta maior incidência de ingestão. Na Tabela 174.6, registram-se as complicações mais freqüentes em qualquer caso de ingestão.

TABELA 174.6

Causas de complicações por CE no esôfago

Pela presença e permanência do CE	Obstrução Erosão Úlcera Pneumonia aspirativa Hemorragia Perfuração Abscesso Fístula
Durante procedimentos de diagnóstico e terapêutica	Hematoma Laceração da mucosa Hemorragia Perfuração Cardiorrespiratórias

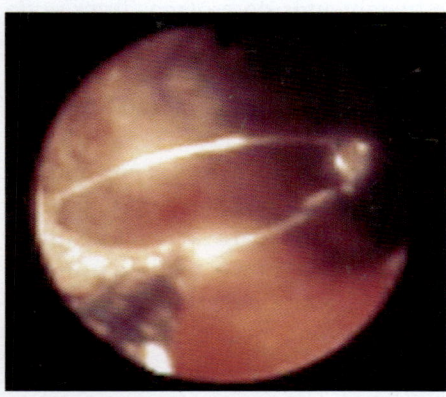

FIGURA 174.48

Grampo de fralda fechado ingerido por uma criança de 11 anos retirado com pinça dente-de-jacaré" por meio de endoscópio flexível

Agradecimentos à professora Évila de Oliveira Reis Santana, ao artista plástico Juraci Dórea Falcão, pelos desenhos artísticos, e a Douglas Gomes Machado, pela digitalização das imagens.
Fotos: Endogastro – Clínica de Gastro e Endoscopia (Feira de Santana – Bahia).

REFERÊNCIAS BIBLIOGRÁFICAS

1. Kelly Y, HDB. Origins of oesophagology. Proc Royal Soc. Med 1968;62:781-6.

2. Modlin IM. A brief history of endoscopy. Milano: Multi Med; 2000.

3. Chaves DM. Remoção de corpo estranho do trato digestivo alto com endoscópio flexível – estudo prospectivo. Tese de doutorado. São Paulo: Faculdade de Medicina da Universidade de São Paulo; 2001.

4. Earlam R, Cunha-Melo JR. Benign oessophageal strictures: historical and technical aspects of dilation.Brit J Surg 1981;68:829-6.

5. Silva AF. Aspectos endoscópicos das principais afecções do tubo digestivo. In: Castro LP, Coelho LGV, editores. Gastroenterologia. Rio de Janeiro: Medsi; 2004. P. 2941-94.

6. Uji T, Shirotokoro T, Hayashida T. The gastrocamera. Tokio Med J 1952;61:135.

7. Ottenjann R, Elster K. Atlas of diseases of the upper gastrointestinal tract. UK: SmithKline Corporation; 1980.

8. Módena JLP. História do câncer gástrico. In: Cordeiro F, Meneghelli U, Resende JM, editores. A gastroenterologia no Brasil. Rio de Janeiro: Revinter; 2000. P. 121-44.

9. Gastren. Telenteroscopia Ambulatória - cápsula endoscópica. Órgão Oficial de Divulgação da FBG; 2002;14(4):10-11.

10. Jackson C. Bronchoscopy, esophagoscopy and gastroscopy. Philadelphia: WB Saunders;1937.

11. Moreira N, Moreira LS. Corpos estranhos, perfurações, fístulas, hérnias diafragmáticas e síndrome de Mallory-Weiss. In: Dani R, Castro LP, editores. Gastroenterologia clínica. Rio de Janeiro: Guanabara Koogan; 1993. P. 405-27.

12. Weeb WA. Management of foreign bodies of the upper gastrointestinal tract. Gastroenterology 1988;41:204-16.

13. Carvalho SC, Mendes CMC. Retirada endoscópica de corpo estranho no aparelho digestivo alto. In: Castro LP, Rocha-Savassi PR, Lima DCA, Tanure JC, editores. Tópicos em gastroenterologia – diagnóstico e tratamento. Rio de Janeiro: Medsi: 1998;14:155-62.

14. Chaves DM, Ishioka S, D'Antônio S. Corpos estranhos de esôfago. In: Sakai P, Ishioka S, Maluf-Filho F., editores. Tratado de endoscopia digestiva diagnóstica e terapêutica. Esôfago 1. São Paulo: Editora Atheneu; 2000; P. 181-91.

15. Silva AF, Silva FDF. Evolução dos equipamentos e das técnicas endoscópicas no emprego da remoção de corpo estranhos no esôfago e estômago: Experiência pessoal. Anais do XVIII Seminário Brasileiro de Endoscopia Digestiva; Vitória do Espírito Santo, Brasil; 2005.

16. Blair SR, Graeber GM, Cruzzavala JL, Gustafson RA, Hill RC, Warden HE, Murray GF. Current management of esophageal impactions. Chest 1993 Oct;104(4):1205-9.

17. Weeb AW. Management of foreign bodies of the upper gastrointestinal tract:update. Gastrointest Endosc 1995;41:39-49.

18. Neustater B, Barkin JS. Extraction of an esophageal food impaction with a Roth retrieval net. Gastrointest Endosc 1996;43:66-7.

19. Clerf LH. Surgery 1960;70:328.

20. Terracol J, Swett RH. Diseases of the esophagus. Philadelphia: WB Saunders;1978.

21. Testut L, Latarjet A. Tratato de anatomia humana. Barcelona: Salvat Editores; 1968.

22. Marques MPC, Couto FD, Fim LA, Nogueira RB, Oliveira VS. Manipulação do corpo estranho de esôfago: revisão de cinco anos. RBORL 1997;63(5)479-84.

23. Silverstein FE, Tytgat GNJ. Endoscopia gastrointestinal. 3ª ed. Rio de Janeiro: Revinter; 1998.

24. Chaves DM. Bezoar gástrico, corpos estranhos do estômago e duodeno. In: Sakai P, Ishioka S, Maluf-Filho F, editores. Tratado de endoscopia digestiva diagnóstica e terapêutica – estômago e duodeno. São Paulo: Atheneu; 2001. P. 307-11.

25. Ertekin C, Aydogdu I. Electromyography of human cricopharyngeal muscle of the upper esophageal sphincter. Muscle Nerve 2002;26(6):729-39.

26. Macedo-Filho ED. Estímulo de deglutição com sondas de Hurst. In: Macedo-Filho ED, Pisani JC, Carneiro J, Gomes G, editores. Disfagia - abordagem multidisciplinar. 2ª ed. São Paulo: Frontis Editorial; 1999. P. 153-8.

27. Dacheux E, Macedo-Filho ED. A transição faringoesofágica e seus mistérios. Arquivos de Gastroenterologia 2003;40(2):61-2.

28. Eliashar R, Dano I, Dangoor E, Braverman I, Sichel JY. Computed tomography diagnosis of esophageal bone impaction: a prospective study. Ann Otol Laryngol 1999;108:708-10.

29. Albuquerque W, Poncinelli CS. Outras afecções do esôfago: corpo estranho, doenças sistêmicas, medicamentos, hematomas, síndrome de Mallory-Weiss, síndrome de Boerhaave e outras afecções raras. In: Castro LP, Coelho LGV, editores. Gastroenterologia. Rio de Janeiro: Medsi; 2004. P.721-32.

30. Moreira N, Moreira LS. Corpos estranhos, perfurações, fístulas, hérnias diafragmáticas e síndrome de Mallory-Weiss. In: Dani R, Castro LP., editores. Gastroenterologia clínica. Rio de Janeiro: Guanabara Koogan; 1993. P. 405-27.

31. Ciriza C, Garcia L, Suárez P, Jiménez C, Romero MJ, Urquiza O, Dajil S. What predetive parameters best indicate the neek for emergent gastrointestinal endoscopy after foreign body ingestion? J.Clin.Gastroenterol 2000;31:23-8.

32. Sahel J, Ligoury C. Endoscopic digestive pratique. Padova: Nueva Libraria; 1988.

33. Sakai P, Ishioka S, Maluf-Filho F. Tratado de endoscopia digestiva diagnóstica e terapêutica – esôfago 1. São Paulo: Atheneu; 2000.

34. Sakai P, Ishioka S, Maluf-Filho F.Tratado de endoscopia digestiva diagnóstica e terapêutica – estômago e duodeno. São Paulo: Atheneu; 2001.

35. Kao LS, Nguyen T, Domnitz J, Teicher HL, Kearney DJ. Modification of latex glove for the safe endoscopic removal of a sharp gastric foreign body. Gastrointest Endosc 2000;52:127-9.

36. Jeen YT, Chun HJ, Kang CD, LEE JW. Endoscopic removal of impated sharp foreign body in esophagus. Gastrointest Endosc 2000; 51:p.AB105.

37. Barros MPC. Uso da bromalina (suco de abacaxi) para dissolver bolo alimentar (carne) no esôfago distal pós-cardioplastia. Anais da VI Semana Brasileira do Aparelho Digestivo. Gastren – Órgão Oficial de Divulgação da FBG 2004;16(3):224.

38. Pauson EK, Jaffe RB. Metallic foreign bodies int he stomach: Fluoroscopic removal with a magnetic orogastric tube. Radiology 1990;174:787-802.

39. Silva AF, Silva FDF. O uso da sonda orogástrica magnética na retirada de corpos estranhos do esôfago e estômago. Anais do XVIII Seminário Brasileiro de Endoscopia Digestiva; Vitória, Espírito Santo, 2005.

40. Chaikhouni A, Kratz JM, Crawford FA. Foreign bodies of the esophagus. Am Surg 1985;51:173-9.

41. Mukherjee S, Kaplan DS. A new technique for removing displaced esophageal metal stents. Am J Gatroenterol 1999;94:1109-10.

42. Kim JK, Kim SS, Kim SW, Yang YS, Cho SH, Lee BS et al. Managegement of foreign bodies in the gastrointestinal tract: an analyse of 104 cases in children. Endoscopy 1999;31:302-4.

43. Del Grande JC, Colleoni R, Herbella FAM, Lourenço LG, Haddad CM. Perfurações do esôfago: análise de 34 casos. GED 2002;(21)3:113-6.

44. Schiller KFR, Cockel R, Hunt RH. Atlas of gastrointestinal endoscopy. London: Chapman and Hall; 1986.

CAPÍTULO 175

CORPOS ESTRANHOS DE ESTÔMAGO

Antônio Cerejo Ribeiro de Almeida

INTRODUÇÃO

Os corpos estranhos do trato digestivo alto constituem uma situação muito freqüente, geralmente presenciada pelo médico plantonista, especialmente pelos endoscopistas, que são chamados a confirmar o diagnóstico e atuar terapeuticamente. Os grupos de risco incluem:

- as crianças (cerca de 80%), sendo a maior freqüência dos 6 meses aos 3 anos;
- os portadores de deficiências mentais;
- os portadores com níveis de consciência alterados por drogas;
- os portadores que apresentam anormalidades estruturais, como as próteses dentárias;
- aqueles que consomem alimentos de alto risco, como peixes e carne com osso;
- aqueles que se beneficiam do incidente (prisioneiros, traficantes de drogas etc.);
- atualmente, pacientes submetidos às cirurgias do tipo gastroplastias redutoras no tratamento da obesidade mórbida.

Crianças costumam ingerir objetos enquanto brincam. Dentre esses, o mais comum é a moeda. Outros comumente observados são: agulhas, pregos, brinquedos, parafusos, pilhas, clipes de papel, brincos, tampas de caneta e de garrafas e pedaços de vidro. Em adultos, o uso de dentaduras é muito associado à ingestão de corpos estranhos, pois elimina a sensibilidade tátil do palato mole, necessária para identificar objetos no alimento que possam agir como corpos estranhos (ossos, espinhas de peixe etc).[18,13,15,17,26]

Os corpos estranhos que são deglutidos transpondo a hipofaringe e o esôfago tendem, em sua maioria, a ser eliminados por via retal.[1,21] Entretanto, o piloro, o ângulo de Treitz, a válvula ileocecal e o ânus são possíveis locais de impactação.[6] Dos corpos estranhos ingeridos, de 80% a 90% passam espontaneamente, de 10% a 20% requerem intervenção endoscópica e apenas cerca de 1% necessitam de cirurgia.[3,14]

A endoscopia flexível contribuiu decisivamente para a remoção dos corpos estranhos do tubo digestivo alto, com elevada taxa de sucesso e de segurança, principalmente após o advento da videoendoscopia, associada ao grande arsenal terapêutico endoscópico.[5,16,23]

CLASSIFICAÇÃO

Os corpos estranhos gástricos podem ser classificados em tipo alimentar ou verdadeiros. Os verdadeiros podem ser constituídos de elementos cortantes, pontiagudos, rombos, compridos e finos, tóxicos e não-tóxicos, radiotransparentes ou radiopacos.[21]

PARTICULARIDADES

IMPACTO ALIMENTAR

Os corpos estranhos gástricos de origem alimentar se fazem presentes nos dias de hoje, principalmente em pacientes submetidos a tratamento cirúrgico da obesidade, por meio da gastroplastia redutora, em que a intervenção endoscópica se faz necessária, em especial naqueles alimentos de constituição vegetal (Figuras 175.1, 175.2 e 175.3).

OBJETOS ROMBOS

Nesses tipos de corpos estranhos, está indicada, na maior parte dos casos, uma conduta conservadora, pois a maioria é eliminada nas fezes ao fim de 4 a 6 dias. No entanto, em alguns casos, isso só acontece cerca de 4 semanas depois. Os pacientes devem ser orientados a manter uma dieta normal e a pesquisar nas fezes. Na ausência da sua eliminação, realizar uma radiografia simples semanalmente para acompanhar a progressão do objeto. Se ao fim de 3 a 4 semanas os objetos permanecerem no estômago, devem ser removidos endoscopicamente[2] (Figuras 175.4, 175.5, 175.6, 175.7 e 175.8 e 175.9).

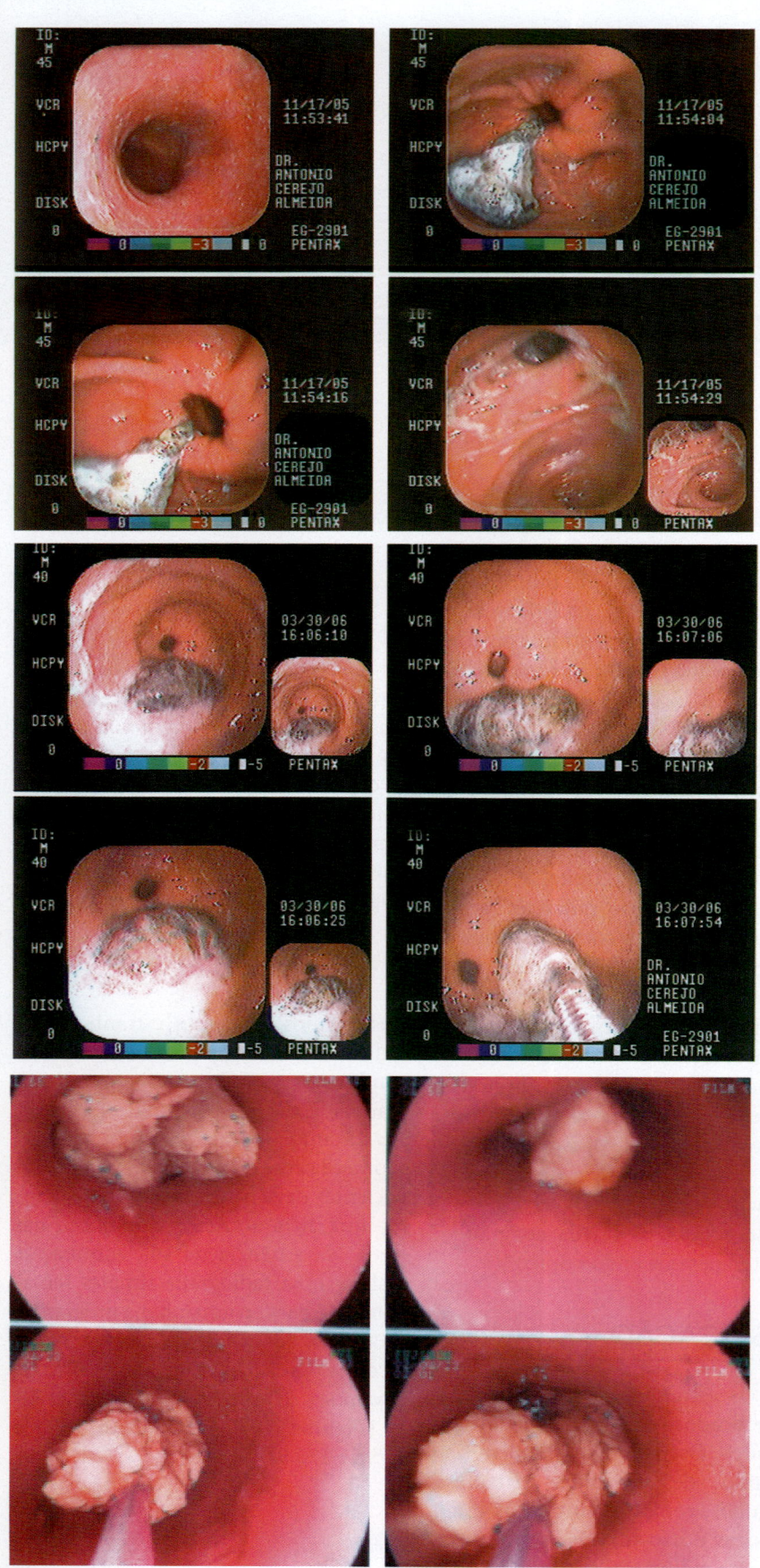

FIGURA 175.1

Corpo estranho (carne) impactado em estômago submetido à gastroplastia

FIGURA 175.2

Corpo estranho (vegetal) impactado em estômago submetido à gastroplastia

FIGURAS 175.3

Corpo estranho (carne) impactado em estômago submetido à gastroplastia

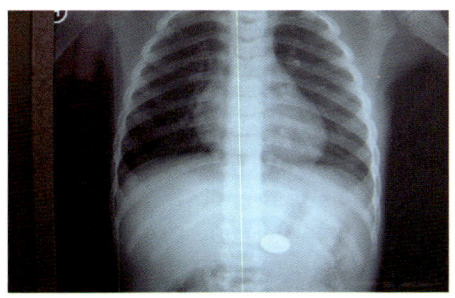

FIGURA 175.4

Radiografia de uma criança com um corpo estranho (moeda) no estômago

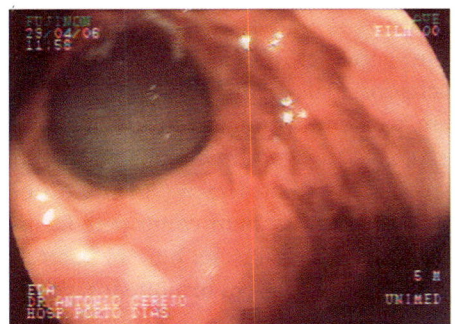

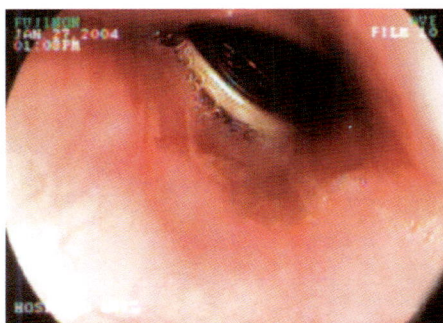

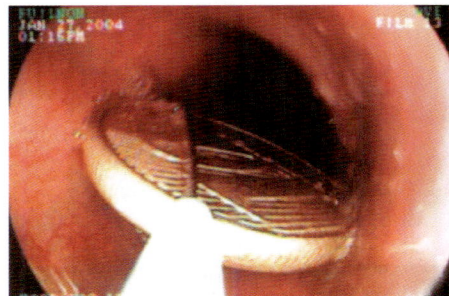

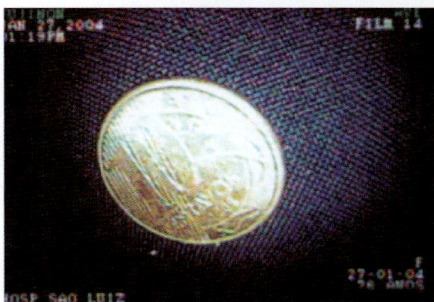

FIGURAS 175.7

Retirada endoscópica de corpo estranho (moeda) do estômago

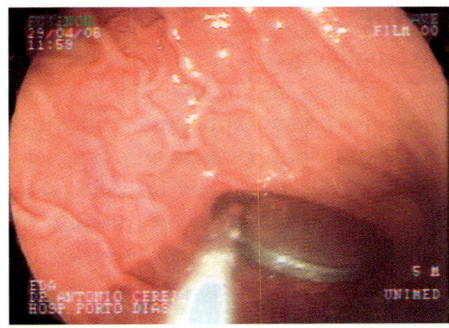

FIGURAS 175.5 E 175.6

Retirada endoscópica de corpo estranho (moeda) do estômago

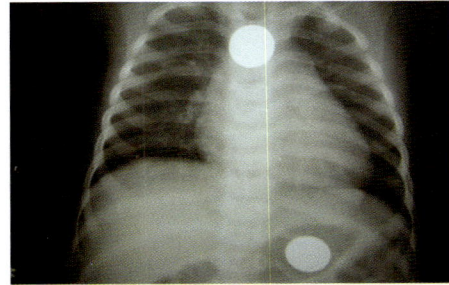

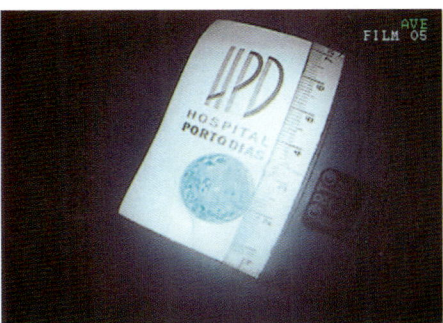

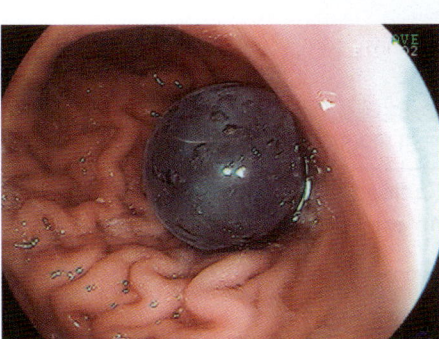

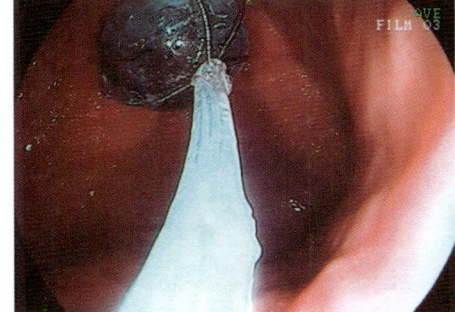

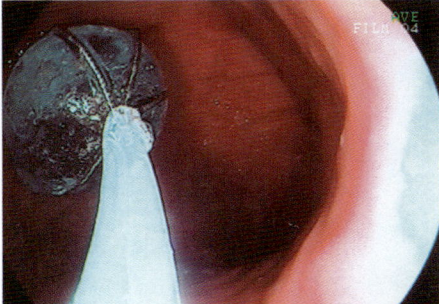

FIGURA 175.8

Radiografia com duas moedas: uma no esôfago e outra no estômago

FIGURA 175.9

Corpo estranho (bola de gude) no estômago

OBJETOS LONGOS

Os objetos com mais de 6 cm dificilmente passam do estômago e por isso devem ser removidos endoscopicamente. É aconselhável o uso de um *overtube* longo e o conjunto corpo estranho, *overtube* e endoscópio deve ser retirado ao mesmo tempo (Figuras 175.10).

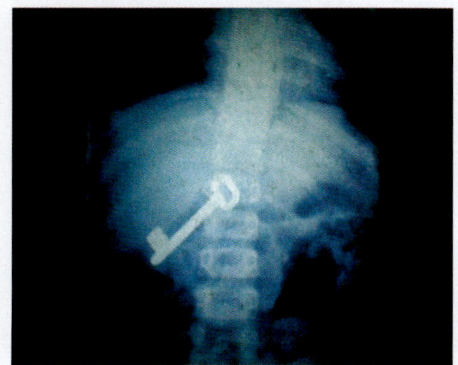

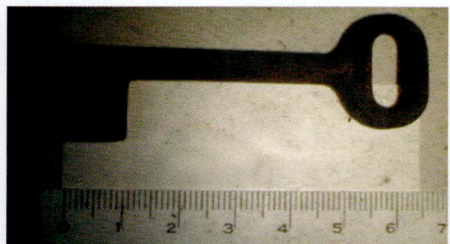

FIGURAS 175.10 E 175.11

Radiografia de corpo estranho (chave) no estômago

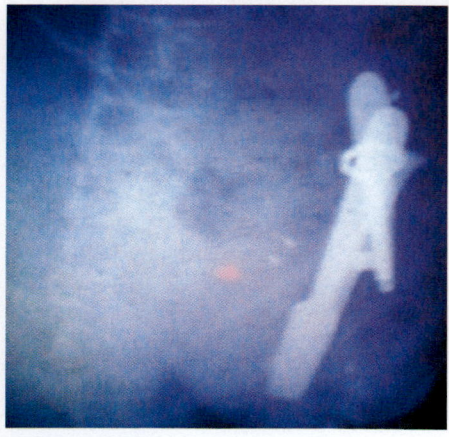

FIGURA 175.12

Radiografia com vários corpos estranhos radiopacos no estômago

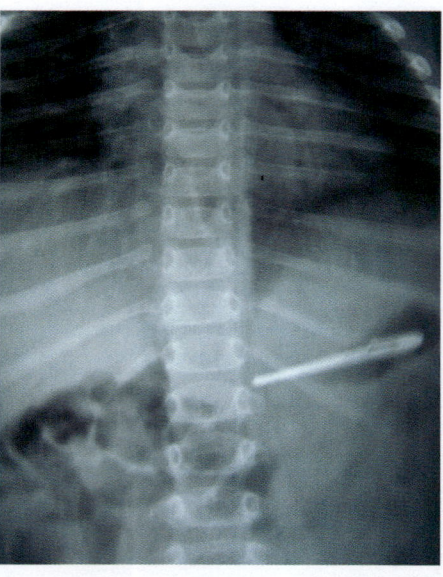

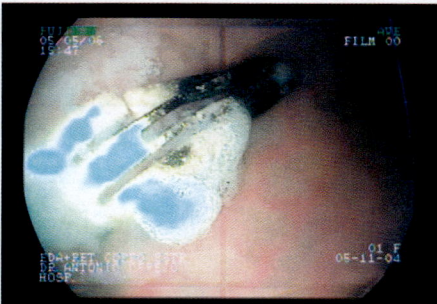

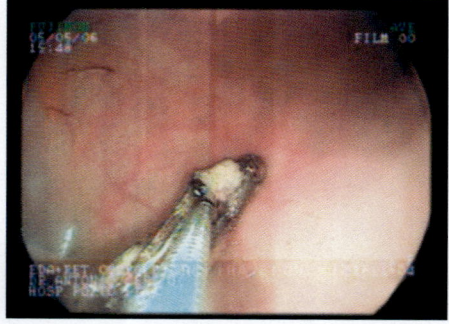

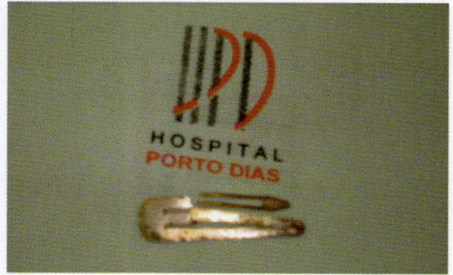

FIGURAS 175.13, 175.14, 175.15, 175.16

Radiografia e retirada de corpo estranho (grampo de cabelo) do estômago de uma criança

OBJETOS CORTANTES E PONTIAGUDOS

Nesses tipos de corpos estranhos, devido à grande possibilidade de complicações, a remoção endoscópica deve ser sempre tentada, sendo usado o acessório endoscópico adequado à característica de cada corpo estranho. Podem ser usados as pinças do tipo jacaré, as alças de polipectomias e o *overtube* (Figura 175.18, 175.19 e 175.20).

PILHAS E BATERIAS

Em geral, as pilhas e baterias eram achados mais freqüentes em adultos e em pacientes psiquiátricos, mas com a evolução dos equipamentos eletrônicos e sua miniaturização, incluindo os de uso auditivo, bem como pela facilidade de seu manuseio, hoje as baterias são muito usadas em brinquedos, sendo freqüente detectá-las no estômago das crianças.[24,25] Esses corpos estranhos em geral passam por todo o trato digestivo sem complicações, até serem expelidos nas fezes; porém, quando são de maior tamanho, podem apresentar dificuldades de transpor a região pilórica, sendo então necessária sua retirada, visto que, pela sua constituição (dióxido de manganês, óxido de mercúrio, óxido de prata, óxido de lítio e zinco), podem provocar corrosão direta, queimaduras e necrose de tecidos diante da liberação dessas substâncias[12,30] (Figuras 175.21 e 175.22).

NARCÓTICOS

A cocaína é a droga mais freqüente, em geral embalada em pacotes plásticos ou em preservativos, que costumam conter de 3 a 5 gramas. Os invólucros são freqüentemente demonstráveis ao raio X (de 70% a 90%). Sua rotura pode ser fatal e, por isso, não deve ser tentada a remoção endoscópica. A intervenção cirúrgica é recomendada nos casos em que não há progressão no intestino, suspeita de rotura ou quando os invólucros

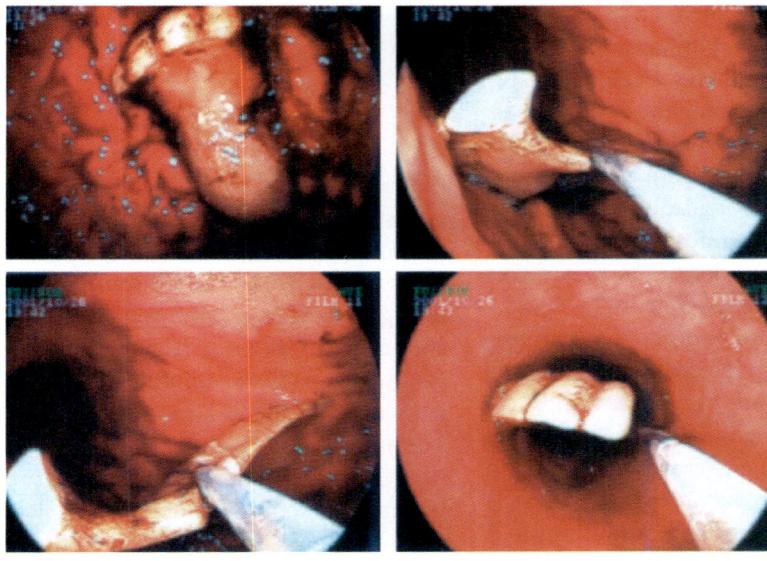

FIGURA 175.17

Corpo estranho (dentadura) no estômago

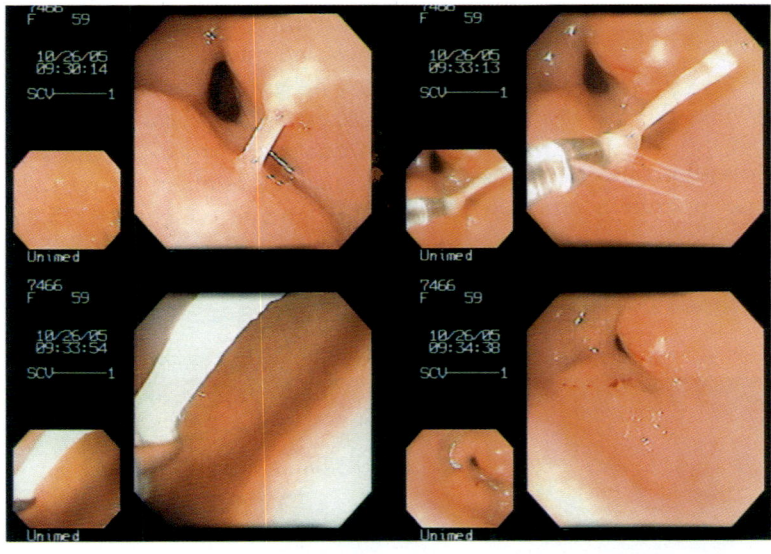

FIGURA 175.18

Corpo estranho (espinha de peixe) encravado no antro gástrico

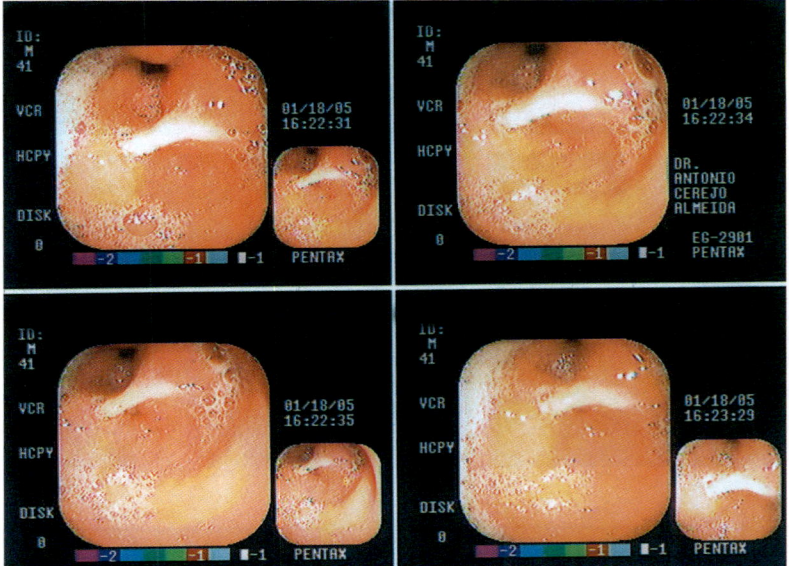

FIGURAS 175.19 E 175.20

Corpo estranho (palito de dente) encravado no antro gástrico

são frágeis (p. ex.: preservativos, dedos de luvas e balões).

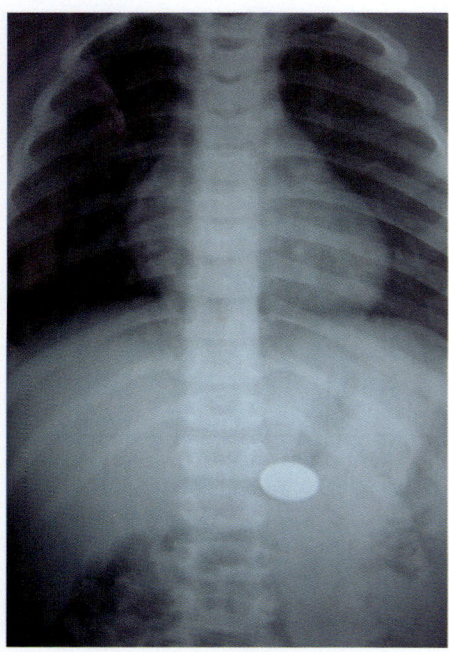

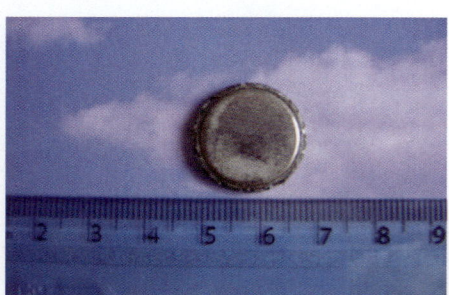

FIGURAS 175.21 E 175.22

Radiografia e corpo estranho (bateria) no estômago de uma criança

BEZOAR

Bezoares são concentrações de corpos estranhos no trato gastrointestinal. Podem ser constituídos por uma grande variedade de substâncias, sendo as mais comuns as fibras vegetais (fitobezoar), o cabelo (tricobezoar), a fruta caqui (disopirobezoar), medicações (farmacobezoar), fungos e outros corpos estranhos.[22] Eles se desenvolvem quando um material estranho se acumula no estômago, sendo mais freqüentes em pacientes com cirurgias prévias para úlcera péptica.[19] Os bezoares são raros, na sua maioria assintomáticos e com diagnóstico ocasional. O tricobezoar é mais comum nas mulheres devido aos cabelos longos. Os fitobezoares são mais freqüentes nos pacientes submetidos a cirurgias gástricas para úlceras, em população de meia-idade, que geralmente se submete a esse tipo de cirurgia.

O tratamento dos bezoares pode ser clínico, endoscópico e cirúrgico.[28]

O tratamento endoscópico sem dúvida é a opção mais utilizada atualmente, pela facilidade técnica e rápida resolução. Fragmentar o bezoar para que possa ser eliminado com o peristaltismo ou retirado imediatamente é o primeiro passo do tratamento endoscópico.[29] Para isso, há várias opções, como alças de polipectomia, cesto de Dormia e litrotripsia mecânica. Nos bezoares muito grandes, pode-se tentar a litrotripsia eletro-hidráulica ou Nd-YAG *laser*.[8]

O tricobezoar é o tipo mais difícil para a remoção endoscópica, quando seu tamanho não permite a remoção direta.

A cirurgia é a opção de tratamento final, quando a clínica e a endoscópico não forem eficazes (Figuras 175.23, 175.24 e 175.25).

OUTROS

Outra variedade de corpos estranhos no estômago que podem ser diagnosticados é aquela que ocorre quando se deixa inadvertidamente, durante o ato cirúrgico, corpos estranhos na cavidade abdominal. Eles podem adentrar uma víscera oca para sua eliminação. Os objetos mais freqüentes, nesses casos, são as compressas cirúrgicas e as gazes.

Quando o diagnóstico é feito, a tentativa de retirada endoscópica se faz necessária, porém muitas vezes o tratamento cirúrgico é o mais eficaz.

Encontramos também com certa freqüência, no estômago de pacientes operados de gastroplastia, o anel de contenção extragástrico, em geral de polietileno, que migra para a cavidade gástrica e que pode também ser retirado endoscopicamente (Figuras 175.26, 175.27, 175.28 e 175.29).

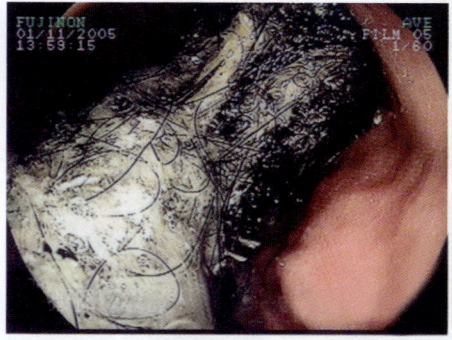
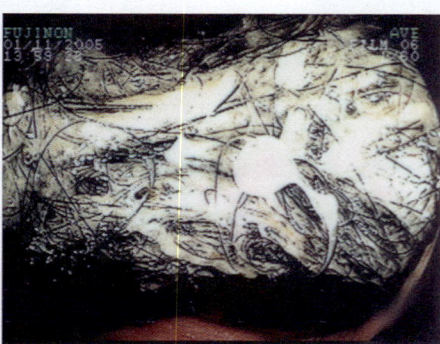
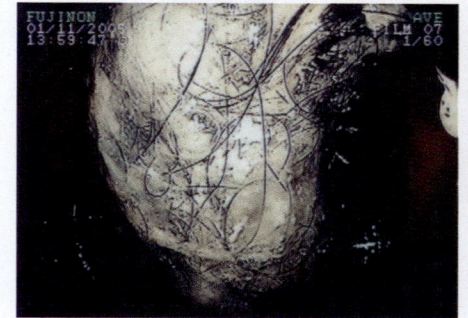
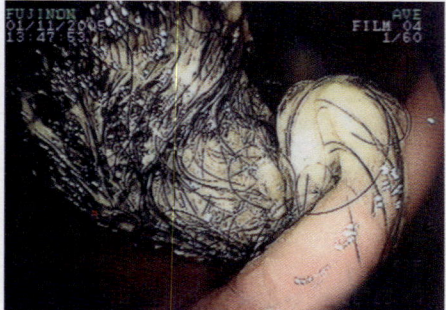

FIGURA 175.23

Tricobezoar

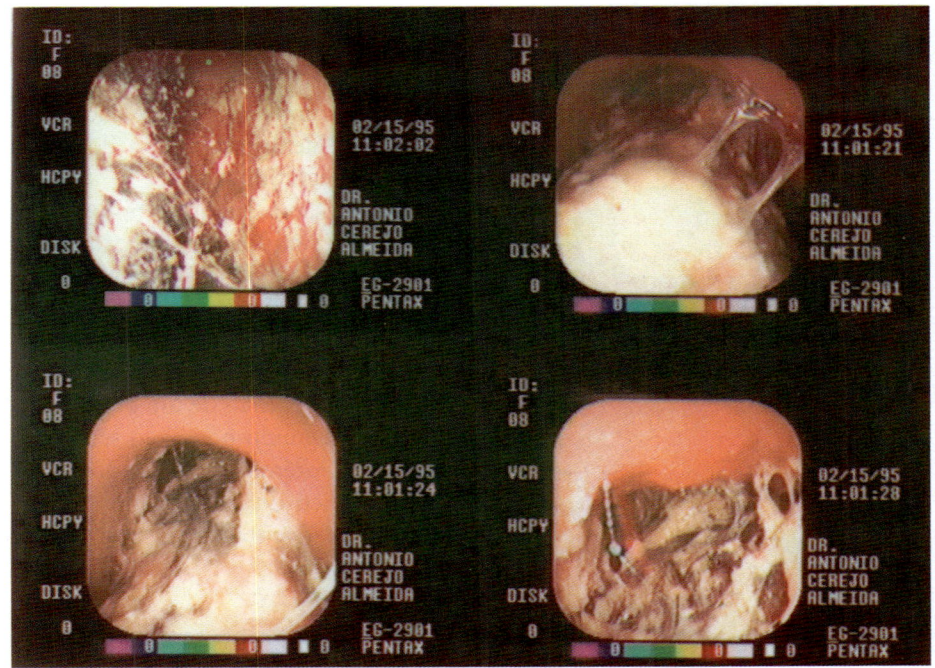

FIGURA 175.24

Tricobezoar

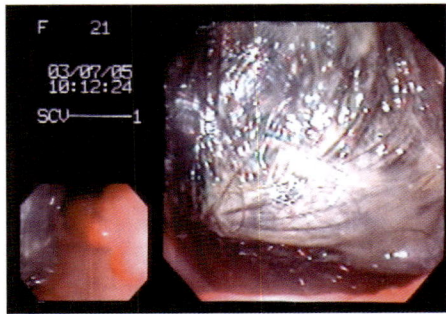

FIGURA 175.25

Tricobezoar

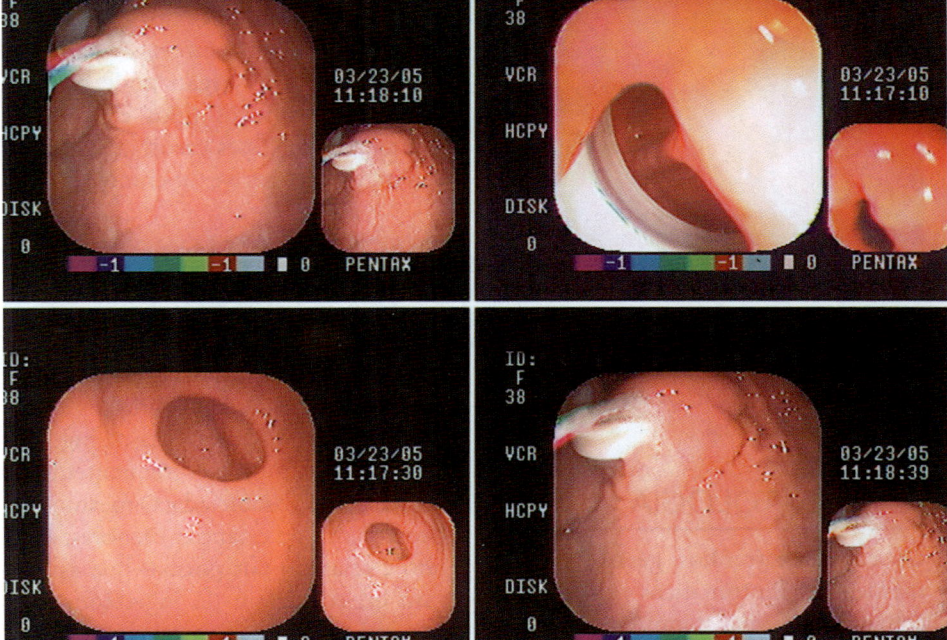

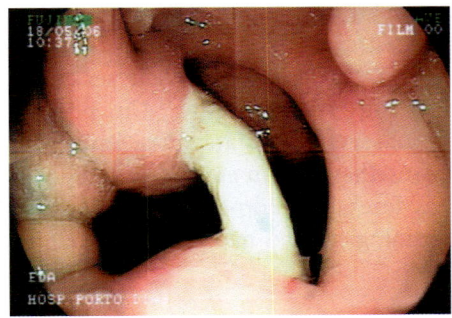

FIGURA 175.26

Corpo estranho (anel de contenção de polietileno) que migrou para a cavidade gástrica em pacientes submetidos à gastroplastia

FIGURA 175.27

Corpo estranho (anel de contenção de polietileno) que migrou para a cavidade gástrica em pacientes submetidos à gastroplastia

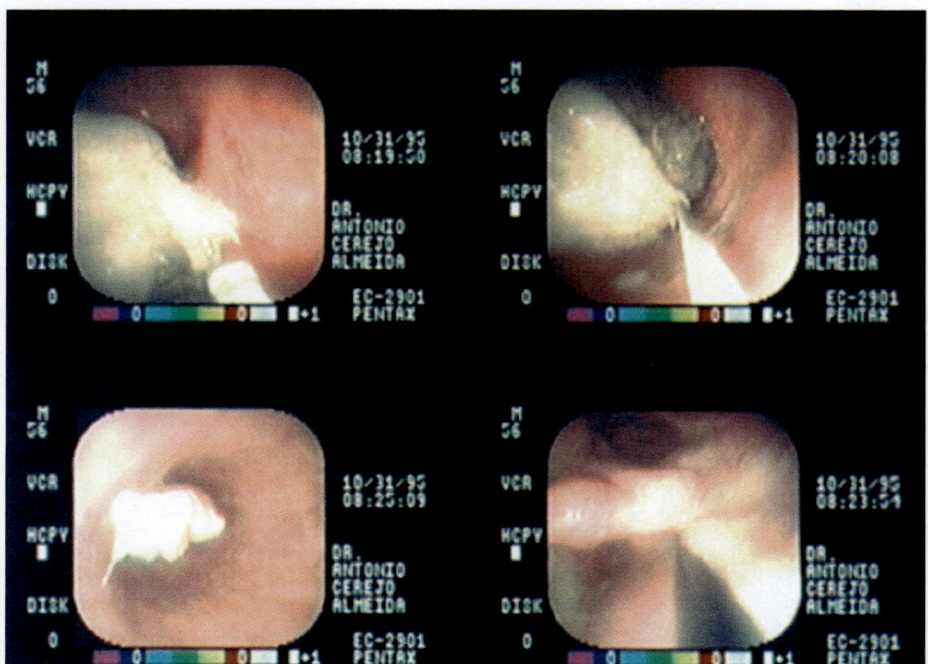

FIGURA 175.28

Corpo estranho (compressa cirúrgica) retirado endoscopicamente da cavidade gástrica

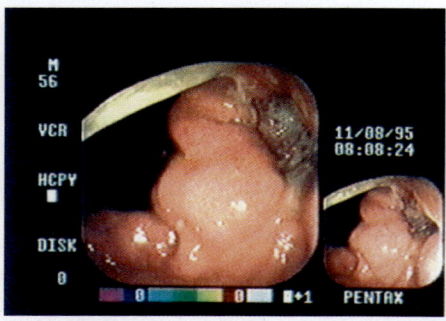

FIGURA 175.29

Ulceração gástrica provocada pela migração para dentro do estômago de uma compressa cirúrgica deixada na cavidade abdominal

SINTOMATOLOGIA

Os corpos estranhos gástricos geralmente são assintomáticos e às vezes são achados ocasionais; porém, se forem volumosos ou apresentarem longo tempo de permanência, podem desencadear quadro sintomatológico como dor epigástrica, náuseas, vômitos, hiporexia e perda de peso.[7,21] O traumatismo da parede pode levar à formação de lesões gástricas como úlceras, erosões, lesões vasculares, abscessos e, eventualmente, ocasionar hemorragia digestiva. A perfuração do órgão pode ocorrer, especialmente pelos tipos cortantes e pontiagudos. Nesses casos, os sintomas são mais precoces e exuberantes.

DIAGNÓSTICO

Como os corpos estranhos gástricos são, em sua maioria, assintomáticos, é de fundamental importância a análise da história clínica. Nos adultos e nas crianças maiores, a história da ingestão do corpo estranho é freqüentemente clara e bem substanciada. O mesmo não ocorre com as crianças menores, cujo fato é relatado por pessoas que assistiram ou suspeitam da ingestão, sendo por isso, nesses pacientes, alto o índice de diagnóstico ocasional.

Quando o paciente apresenta sintomas, é importante a associação com a história da ingestão, pois a sintomatologia – como dor epigástrica, náuse-as, vômitos, hiporexia e perda de peso – é freqüente na maioria das patologias pépticas.

É importante a coleta de dados que permitam identificar o tipo do corpo estranho deglutido.

A avaliação radiológica, por meio da radiografia simples, está indicada principalmente quando a suspeita é de objeto radiopaco. Deve-se ter sempre em mente, mesmo depois de descoberto o corpo estranho no estudo radiológico, que pode haver mais de um objeto, sendo que o segundo pode não ser visível ao exame. Porém, na maioria dos casos, o diagnóstico definitivo, bem como a terapêutica, é feito por meio do exame endoscópico.

TRATAMENTO

Os corpos estranhos gástricos são, em geral, assintomáticos e eliminados espontaneamente nas fezes. Quando diagnosticados, a idade do paciente, seu estado clínico, o tipo e a dimensão do corpo ingerido, bem como sua situação na cavidade gástrica ditam as decisões a serem tomadas.[31]

Quando tóxicos, cortantes, pontiagudos, longos e finos (acima de 6 cm para crianças e 10 cm para adultos), necessitam de remoção imediata. O risco de perfuração gastrointestinal é alto para tipos perfurantes e cortantes, chegando a 35% em alguns estudos.[9] Os longos e finos, como fios metálicos, agulhas, grampos de cabelo etc., podem impactar e levar à perfuração. Os corpos estranhos rombos, com diâmetro menor que 2,5 cm, podem ser tratados conservadoramente.[11] Um período de observação de até duas semanas é aconselhável, bem como a investigação nas fezes, devendo-se realizar controle radiológico caso não tenha sido eliminado.

MEIOS TÉCNICOS

Quase todos os corpos estranhos localizados no estômago podem ser retirados endoscopicamente, e a maior ou menor dificuldade em fazê-lo dependerá da experiência profissional do endoscopista, do formato do corpo estranho e do instrumental disponível para sua manipulação. Os corpos estranhos de formato irregular são mais difíceis de extrair, com extremidades pontiagudas, muitas vezes deslocados com o equipamento flexível até o esôfago e daí retirados com esofagoscópios rígidos, sendo então utilizada a técnica mista.[4]

A fibroendoscopia veio contribuir para a remoção dos corpos estranhos gástricos.[30] Atualmente, dispomos de vários acessórios de apreensão: pinças "dente-de-rato" e "dente-de-jacaré", alças de polipectomia, cesto de Dormia, cilindros plásticos adaptados na extremidade do endoscópio e acessórios de proteção como *overtube* e capuz de silicone para corpos estranhos cortantes.

O corpo estranho de maior incidência, principalmente nas crianças, é a moeda, e removê-la, em geral, é tarefa fácil quando utilizamos as múltiplas pinças de corpo estranho.

Quando indicadas, as remoções dos corpos estranhos devem ser realizadas por meio de exame endoscópico, com equipamento flexível, utilizando o acessório apropriado para cada tipo de corpo estranho.

Os exames nas crianças devem ser realizados com anestesia geral e, nos adultos, com anestesia tópica mais sedação; na maioria das vezes, o procedimento é ambulatorial.

O exame deve ser realizado sempre com o paciente em posição de decúbito lateral esquerdo e, em raras exceções, em decúbito dorsal, quando da impossibilidade de o paciente ficar nessa posição.

No adulto, em geral são suficientes a anestesia tópica da orofaringe, com lidocaína a 10%, a sedação endovenosa com benzodiazepínicos (diazepan, midazolan etc.) e meperidina (substâncias usadas pela maioria dos endoscopistas), em dosagens que variam de acordo com a idade, o peso e o estado clínico do paciente. Quando necessários, os antagonistas mais usados são o flumazenil e o naloxone.[21] O propofol, medicamento endovenoso de rápida ação, tem sido preferido em alguns serviços, porém é necessário o acompanhamento de um anestesista (Figuras 175.30 e 175.31).

COMPLICAÇÕES

A incidência de complicações provocadas pelos corpos estranhos no estômago está diretamente relacionada às características do corpo estranho, à experiência do médico endoscopista, à disponibilidade de material adequado para a intervenção endoscópica e à demora no diagnóstico e na retirada.[10,20]

Os corpos estranhos pontiagudos são os que mais causam complicações gástricas, pois podem perfurar a parede gástrica, ficar encravados e ocasionar inclusive a formação de abscessos.[27] Entre esses tipos de corpo estranho, o de maior incidência nas complicações é o palito de dente, muito utilizado em certos alimentos e radiotransparente.

Alguns fatores reduziriam consideravelmente o percentual de alguns desses casos: o trabalho do endoscopista, aliado a uma divulgação mais constante dos riscos da ingestão de corpos estranhos, educando a população, alertando quanto aos cuidados necessários com objetos nas mãos de crianças e observando mais atentamente os alimentos dos idosos.

Em algumas regiões do Brasil, como na Amazônia, por exemplo, com grandes problemas (grande parte da ali-

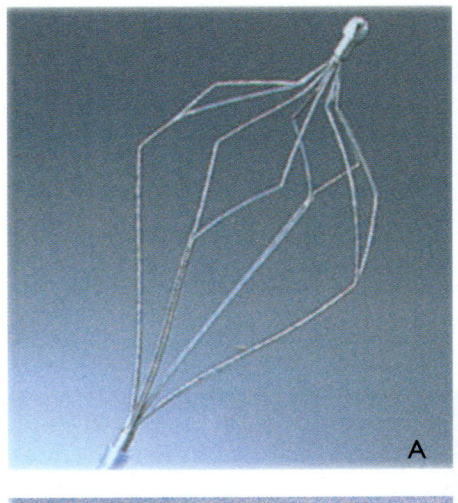
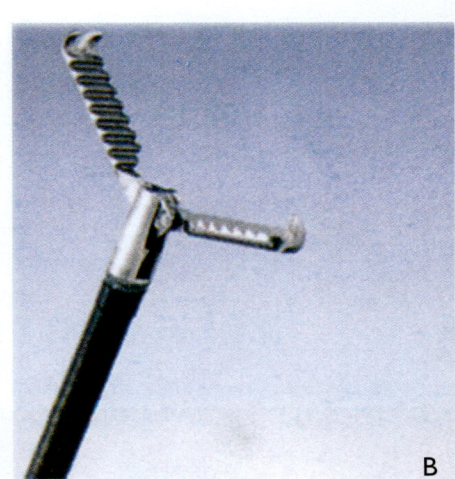
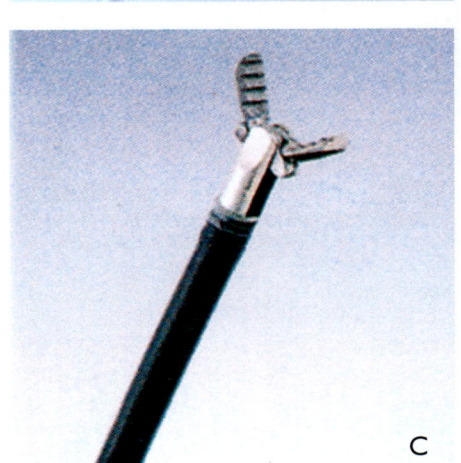
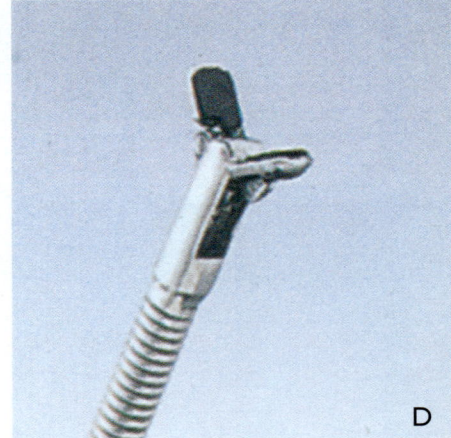

FIGURA 175.30

(A) Pinça do tipo *basket*; (B) Pinça do tipo dente-de-jacaré; (C) Pinça do tipo dente-de-rato; (D) Pinça do tipo borracha

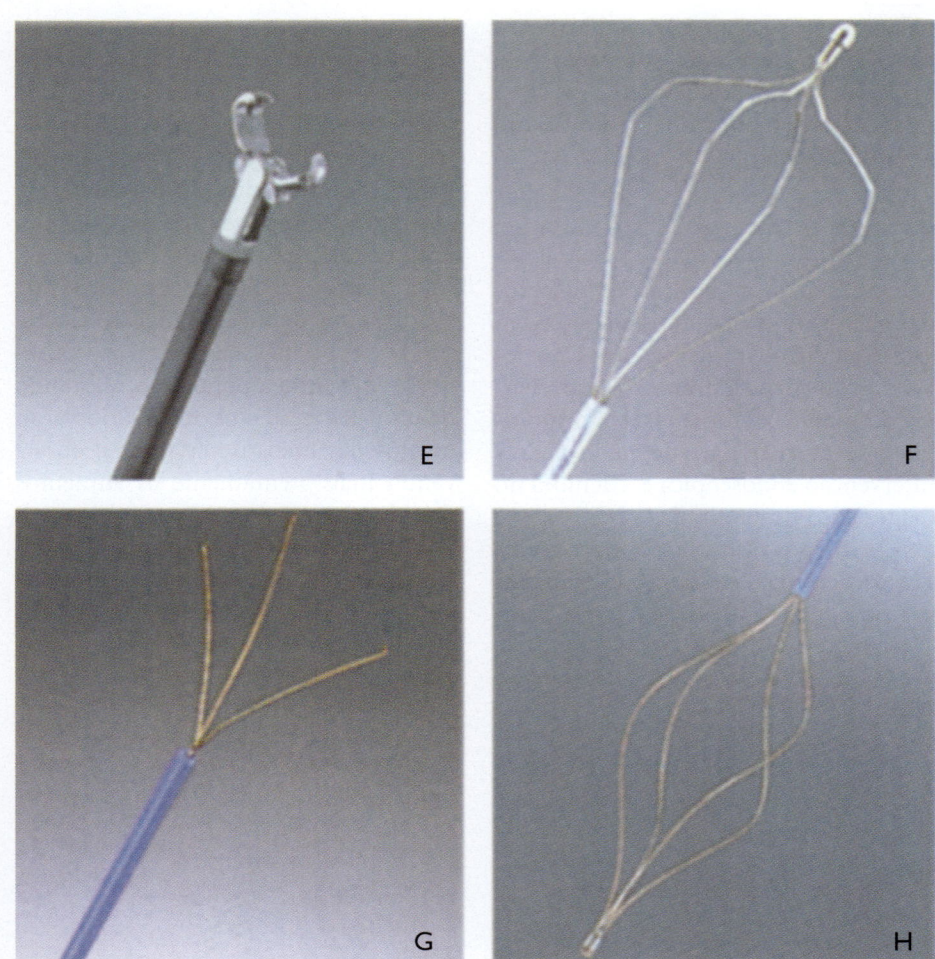

FIGURA 175.31

(E) Pinça do tipo dente-de-rato; (F) Pinça do tipo *basket*; (G) Pinça do tipo pé de galinha; (H) Pinça do tipo cesta em espiral

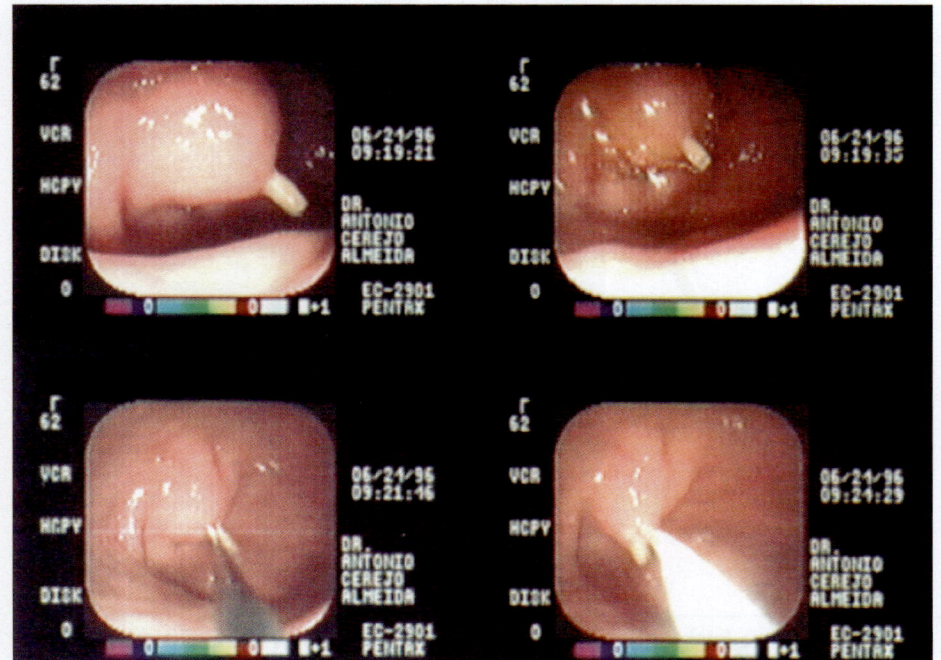

FIGURA 175.32

Abscesso gástrico provocado por corpo estranho (palito de dente) encravado no antro gástrico

mentação é o pescado; existe o uso de prótese dentária; carência hospitalar, falta de equipamentos adequados e de endoscopistas; grande dificuldade de transporte), os casos podem evoluir com complicações graves, necessitando às vezes de intervenções cirúrgicas e podendo até evoluir para óbitos.

Os avanços reais na endoscopia, aliados ao progresso tecnológico, já ajudam a salvar muitas vidas; porém, a educação, o endoscopista e a humanidade unidos poderão salvar muito mais (Figuras 175.32 e 175.33).

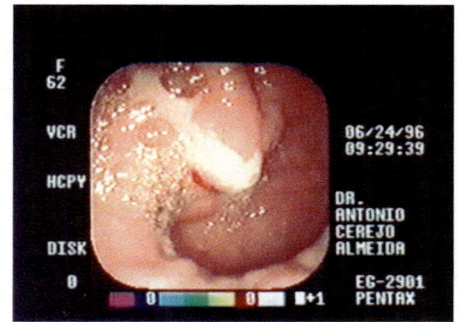

FIGURAS 175.33

Abscesso gástrico provocado por corpo estranho (palito de dente) encravado no antro gástrico

REFERÊNCIAS BIBLIOGRÁFICAS

1. Almeida ACR. Corpo estranho de esôfago. In: Endoscopia digestiva (SOBED). Rio de janeiro: Medsi; 1994. P. 103-11.

2. Bendig DW, Machel GG. Management of smooth-blunt gastric foreing bodies in asymptomatic patients. Clin Pediatr 1990;29:642-5.

3. Chaves DM. Remoção de corpo estanho do trato digestivo alto com endoscópio flexível-estudo prospectivo. Tese de doutorado pela Faculdade de Medicina da Universidade de São Paulo. São Paulo, 2001.

4. Carvalho SC, Mendes CMC. Retirada endoscópica de corpo estranho no aparelho digestivo alto. In: Castro LP, Rocha-Savassi PR, Lima DCA, Tanure JC, editores. Tópicos em gastroentererologia – diagnóstico e tratamento. Vol. 14. Rio de Janeiro: Medsi, 1998; P. 155-62.

5. Chaves DM. Bezoar gástrico, corpos estranhos do estômago e duodeno. In: Sakai P, Ishioka S, Maluf-Filho F. Tratado de endoscopia digestiva – diagnóstica e terapêutica: estômago e duodeno. Vol. 33. São Paulo: Atheneu; 2001. P. 307-11.

6. Clarkston WK. Gastrointestinal foreing bodies – when to remove them, when to watch and wait. Postgrad Med 1992;92:46-59.

7. Ciriza C, Garcia L, Suárez P, Jiménez C, Romero MJ, Urquiza O, Dajil S. What predictive parameters best indicate the need for emergent gastrointestinal endoscopy after foreign body ingestion? J Clin Gastroenterol 2000;31:23-8.

8. Gaia E, Gallo M, Caronna S, Angeli A. Endoscopic diagnosis and treatment of gastric bezoars. Gastroint Endosc 1998;48:113-4.

9. Kao LS, Nguyen T, Domnitz J, Teicher HL, Kearney DJ. Modification of latex glove for the safe endoscopic removal of a sharp gastric foreign body. Gastrointest Endosc 2000;52:127-9.

10. Kim JK, Kim SS, Kim SW, Yang YS, Cho SH, Lee BS, Han SW, Chung IS, Chubg KW, Sun HS. Management of foreign bodies in the gastrointestinal tract: an analyses of 104 cases in children. Endoscopy 1999;31:302-4.

11. Kuo JY, Mo LR, Tsai CC, Chou CY, Lin RC, Chang KK. Nonoperative treatment of gastric bezoars using eletrohydraulic lithotripsy. Endoscopy 1999;31:386-8.

12. Litovitz TL, Schmitz BF. Ingestions of cylindrical and batteries: an analysis of 2382 cases. Pediatrics 1992;89:747-57.

13. Mattos LAJ, Curiel FQ, Haidar FM et al. Múltiplos corpos estranhos metálicos no trato gastrointestinal. GED – Gastroenterologia Endoscopia Digestiva 1993;12:54-6.

14. Moreira N, Moreira LS. Corpos estranhos, perfurações, fístulas, hérnias diafragmáticas e síndrome Mallory-Weiss. In: Dani R, Castro LP, editores. Gastroenterologia clínica. Vol. 1. Rio de Janeiro: Guanabara-Koogan; 1993. P. 405-27.

15. Mogensen HC, Greensher J. Management of the choking child. Pediatric Clinics of North America 1985;32:183-92.

16. Ottenjann R, Elster K. Atlas of diseases of the upper gastrointestinal tract. USA: Smith Kline Corporation, 1980.

17. Pauson EK, Jaffe RB. Metallic foreign bodies int he stomach: Fluoroscopic removal with a magnetic orogastric tube. Radiology 1990;174:787-802.

18. Ribeiro LT. Corpo estranho. In: Endoscopia digestiva (SOBED). Rio de Janeiro: Medsi; 2000. P. 104-18.

19. Robles R, Parrilla P, Escamilla C, Lujan JA et al. Gastrointestinal bezoar. Br J Surg 1994;81:1000-1.

20. Rosch W, Classen M. Fiber endocopic foreign body removal from the upper gastrointestinal tract. Endoscopy 1972;4:193.

21. Sakai P, Ishioka S Maluf-Filho F. Tratado de endoscopia digestiva – diagnóstica e terapêutica: estômago e duodeno. São Paulo: Atheneu; 2001.

22. Sandler RS, Todisco A. Miscelaneous diseases of the stomach. In: Yamada T. Textbook of gastroenterology. Philadelphia: Lippincott – Raven; 1999. P. 1549-60.

23. Silvia AF. Aspectos endoscópicos das principais afecções do tubo digestivo. In: Castro LP, Coelho LGV. Gastroenterologia. 2004; P. 2941-94.

24. Schiller KFR, Cockel R, Hunt RH. Atlas of gastrointestinal endoscopy. London: Chapman and Hall Ltd, 1986.

25. Studley JGN, Linehan IP, Ogilvie AL, Dowling BL. Swallowed button batteries: is there a consensus on management? Gut 1990;31:867-70.

26. Suárez MV, Gutiérrez EN, Daganzo MA, Armengol JA y R. Incidencia de cuerpos extraños en urgencias endoscópicas. Rev Esp. Enf Digest 1992;81:91-4.

27. Visarrondo FJ, Brady PG, Nord HJ. Foreign bodies of the upper gastrointestinal tract. Gatrointest Endosc 1983;29:208-10.

28. Walker-Renard P, Pharm D. Update on the medicinal management of phytobezoars. Am J Gastroenterol 1993;88:1663-6.

29. Wang YG, Setz U, Li ZL, Soehendra N, Qiao XA. Endoscopic management of the huge bezoars. Endoscopy 1998;30:371-4.

30. Weeb AW. Management of foreign bodies of the upper gastrointestinal tract: update. Gastrointest Endosc 1995;41:39-49.

31. Weeb WA, McDaniel L, Jones L. Foreign bodies of the gastrointestinal tract: Current management. South Med J 1984;77:1.983.

CAPÍTULO 176

TERAPÊUTICA DOS CORPOS ESTRANHOS COLORRETAIS

Eduardo Carlos Grecco
Renato Luz Carvalho

INTRODUÇÃO

Não é incomum a ingestão, acidental ou provocada, de corpos estranhos; felizmente, é rara a ocorrência de complicações.[3,5,8,9]

A maioria dos objetos ingeridos, uma vez passados pelo esôfago, percorre todo o trato gastrointestinal sem maiores dificuldades e, desses, mais de 80% passam espontaneamente sem provocar complicações. Entretanto, em torno de um terço dos objetos com extremidades afiadas que passam pelo estômago pode impactar-se e resultar em perfuração de segmentos distais do intestino,[3,10] valendo lembrar que esses índices correspondem a 1% de todas as causas de perfuração intestinal.[5,7] As áreas de maior potencial de impactação desses objetos são a válvula ileocecal e o cólon sigmóide.[7,9,14]

Os ossos de galinha e a espinha de peixe são responsáveis por metade dos relatos desse tipo de perfuração, vindo a seguir os palitos de dente e as próteses dentárias.[5,9]

Vários fatores podem predispor a ingestão acidental de objetos. As dentaduras, que alteram a sensibilidade táctil durante a mastigação, são as causas mais comuns em pacientes idosos, assim como naqueles com seqüelas de acidente vascular cerebral. Cirurgias gástricas com ressecção de piloro, anastomoses e aderências são fatores que também podem predispor a impactação.[9] Com alguma freqüência, os divertículos colônicos também são sede ocasional de impactação e perfuração por corpos estranhos.

O diagnóstico de perfuração intestinal por esses objetos pode ser desafiante, pois com freqüência o paciente desconhece que ingeriu algum objeto. Pacientes nessa situação podem apresentar quadro clínico agudo típico ou evoluir subagudamente com queixas de difícil interpretação diagnóstica; principalmente quando há a formação de bloqueio peritoneal no local da perfuração, o quadro pode apresentar-se polimórfico, levando até meses para seu diagnóstico definitivo.[4,5,14] Não é difícil observar alguns desses pacientes sendo erroneamente diagnosticados e tratados como sendo acometidos por apendicite ou diverticulite.[1,5,13]

Há descrição na literatura da formação de abscesso hepático como conseqüência de perfuração por espinha de peixe. Apesar de raro, o diagnóstico diferencial de abscesso hepático sem causa definida pode se dar com a presença de corpos estranhos, e a investigação endoscópica deve ser realizada nessas circunstâncias.[6,10,11,12]

Para o diagnóstico, o exame radiológico pode ser útil, principalmente se o objeto for, por exemplo, um osso de galinha, que é radiopaco; no entanto, a colonoscopia tem se apresentado de grande utilidade, pois, além de permitir o diagnóstico, é possível a realização de procedimento terapêutico.

Corpos estranhos colorretais introduzidos por via anorretal não apresentam indicação formal para terapêutica endoscópica, necessitando da avaliação do cirurgião proctológico, que deverá optar pela via de acesso transanal, laparotômica ou mesmo laparoscópica.[13,17]

TRATAMENTO COLONOSCÓPICO

O tratamento endoscópico está indicado nos casos em que não haja peritonite generalizada, situação em que se impõe o tratamento cirúrgico convencional.[4,9]

Devido ao pequeno número de casos descritos, não há ainda uma uniformização para o tratamento endoscópico de corpos estranhos no cólon. Como regra, são feitas tentativas no sentido de se apreender o objeto e retirá-lo do interior do cólon da forma mais segura possível.[1,2,17,18,19]

O paciente encaminhado à colonoscopia para a retirada de corpo estranho deve ser submetido a preparo intestinal adequado e receber cobertura antibiótica. A sedação pode ser a habitual, com midazolan associada a meperidina ou mesmo propofol.

ASPECTOS TÉCNICOS

A decisão sobre a técnica a ser utilizada para retirada de corpo estranho dependerá de sua localização, se estão soltos ou impactados, do grau de impactação, da presença de extremidade livre e do grau de invasão transmural.

Corpos estranhos soltos no lúmen são retirados com apreensão de uma de suas extremidades, preferencialmente a mais pontiaguda, posicionando-a junto ao eixo do colonoscópio e retiradas em conjunto (Figura 176.1). A utilização de *caps* plásticos junto à ponta do aparelho, mediante a presença de corpos estranhos não rombos, pode ser indicada com o intuito de se evitar lacerações da parede colônica.

Quando se evidencia impactação, geralmente o colonoscópio é introduzido até o local em que se encontra o corpo estranho, evitando-se a passagem do aparelho pelo mesmo, para não haver o risco de aumentar sua penetração na parede cólica. Se apenas uma extremidade do objeto penetra a parede, faz-se

a apreensão da extremidade livre com uma pinça de corpo estranho ou com a alça de polipectomia, que em alguns casos pode ser mais adequada. Em seguida, o objeto é tracionado pela pinça até que esteja totalmente livre na luz intestinal. A partir daí, todo o conjunto – colonoscópio, pinça e corpo estranho – é tracionado em direção caudal até sua total exteriorização. Quando possível, nos casos de corpos estranhos retilíneos, aconselha-se trazer o objeto dentro do canal de biópsia de tal maneira que nenhuma de suas extremidades possa sofrer nova impactação durante a retirada.

A dificuldade maior surge quando deparamos com um corpo estranho encravado em posição transversal em relação à luz e apresentando duas extremidades penetrando a parede intestinal, portanto sem área livre para sua apreensão (Figuras 176.2 e 176.3). Mediante essa situação, pode-se tentar a mobilização cuidadosa da extremidade com menor grau de penetração na parede com pinças de preensão seguida da retirada do corpo estranho.

Church publicou em 2000 uma interessante técnica (Figura 176.4) para a retirada de um osso de galinha impactado no cólon sigmóide. Após a visibilização do osso, um fio de seda preso em uma pinça de biópsia é liberado a montante do local de impactação do mesmo. Em seguida, o colonoscópio é tracionado e recolocado imediatamente a jusante do osso. Nesse momento, passa-se novamente a pinça de biópsia e apreende-se a extremidade livre do fio, tracionando-a a fim de promover um enlaçamento do corpo estranho pelo fio. Ato contínuo, traciona-se as duas extremidades do fio, promovendo a liberação de uma das pontas ósseas. Com uma das extremidades liberadas da parede, faz-se a retirada do corpo estranho à semelhança da situação descrita anteriormente. Após o procedimento, o paciente continua em observação e sob antibioticoterapia até a resolução total do quadro clínico.

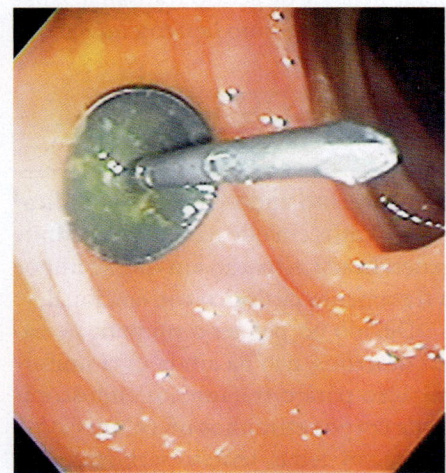

FIGURA 176.1

Corpo estranho pontiagudo livre no lúmen (*Cortesia Dr. Sérgio Alonso*)

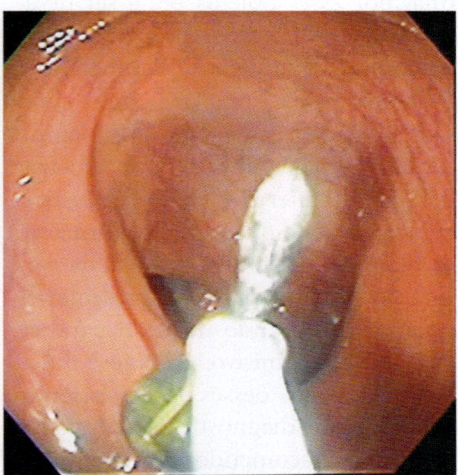

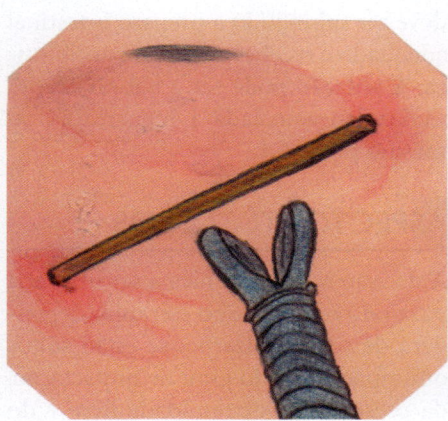

FIGURA 176.2

Corpo estranho impactado

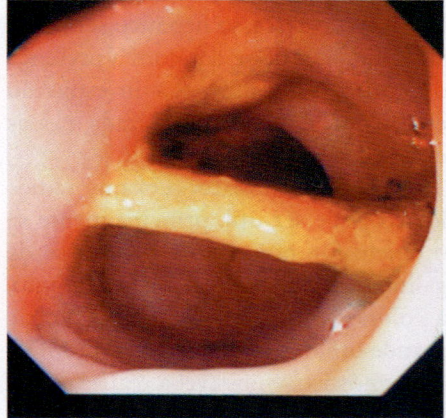

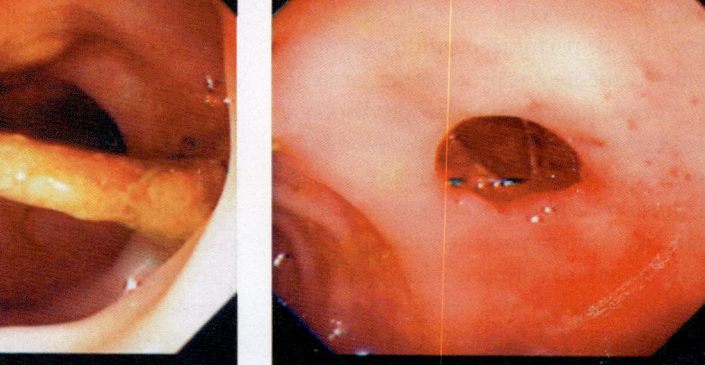

FIGURA 176.3

Corpo estranho impactado em divertículo de sigmóide

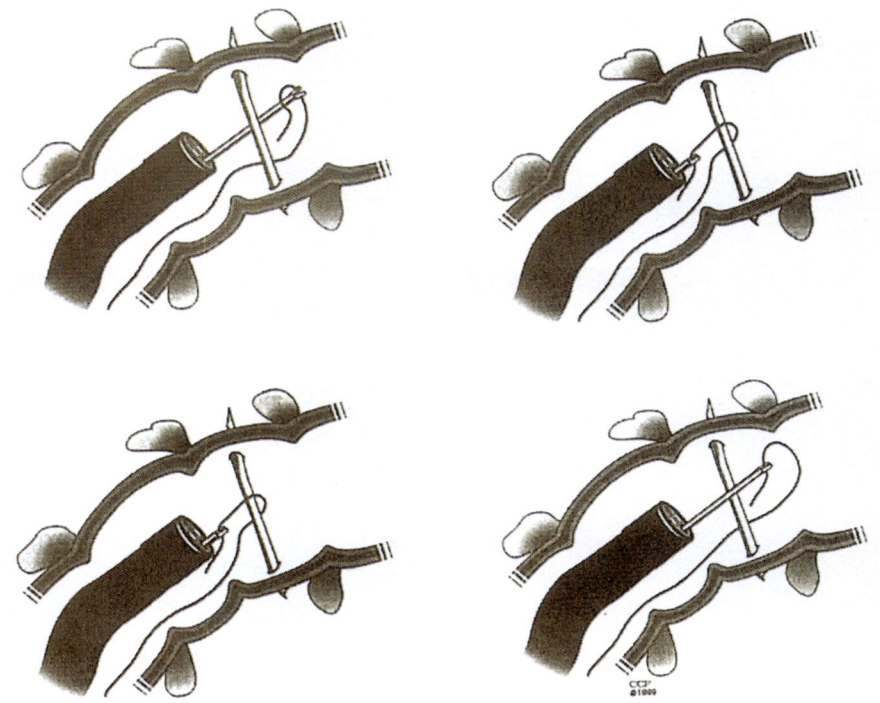

Outra opção técnica descrita para retirada de corpo estranho impactado sem extremidade livre é a utilização do *laser*. Posiciona-se o aparelho abaixo ao corpo estranho, exterioriza-se o cateter condutor do *laser* pelo canal de biópsias e, sob visão direta, faz-se a secção em posição medial do mesmo, separando-o em dois fragmentos distintos que podem ser apreendidos e retirados em conjunto com o aparelho (Figura 176.5).[16]

Os resultados observados na literatura, apesar de escassos, parecem indicar que o tratamento colonoscópico dos corpos estranhos colorretais é alentador e demonstram que a colonoscopia, além de permitir o diagnóstico correto, apresenta-se como opção interessante à cirurgia.

FIGURA 176.4

Técnica de Church

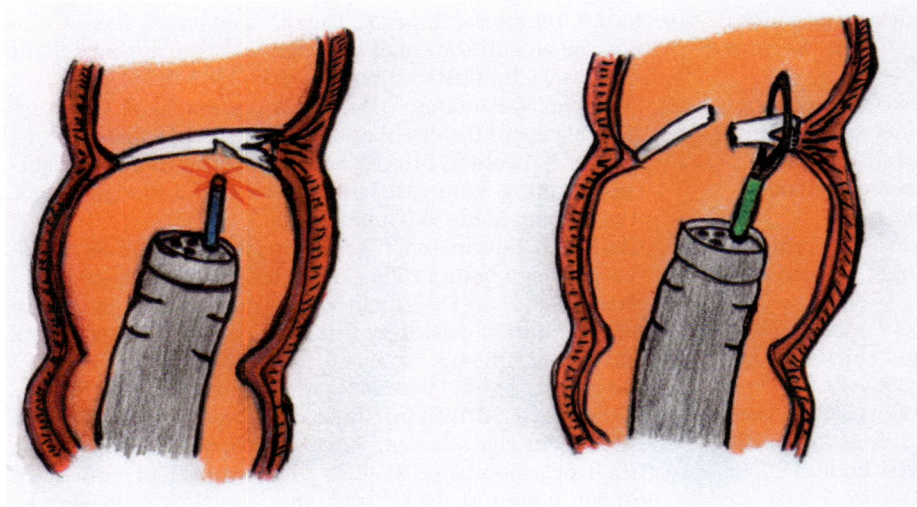

FIGURA 176.5

Corpo estranho impactado. Retirada utilizando técnica com *laser* (*Cortesia Dr. Luiz Henrique Fontes*)

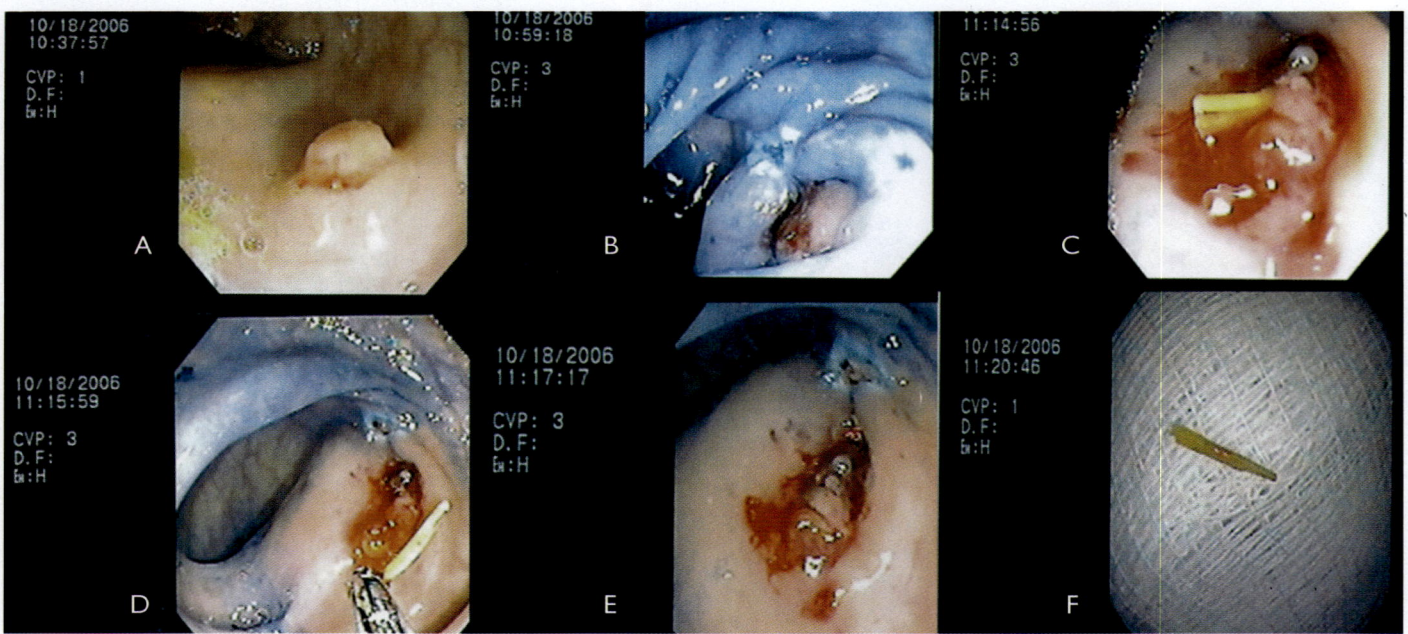

FIGURA 176.6

(A) Granuloma simulando pólipo; (B) Injeção submucosa e cromoscopia; (C) CE intramural evidenciado após polipectomia. (D e F) Retirada de CE

REFERÊNCIAS BIBLIOGRÁFICAS

1. Church J. How to remove an impacted chicken bone from the sigmoid colon endoscopically. Dis Colon Rectum 2000;43:1018-9.

2. Matsushita M, Takakauwa H, Nishio A. Endoscopic removal techniniques and clipping closure for chicken bones wedged transversely in the colon. Dis Colon Rectum 2001;44(5):749-50.

3. Mohr HH, Dierkes-Globisc A. Endoscopic removal of perforating toothpick. Endoscopy 2001;33(3):295.

4. Monkemuller KE, Palti R, Marino CR. Endoscopic removal of a toothpick from the transverse colon. Am J Gastroenterol 1996;(11):2438-9.

5. Muñoz C, Mendarte U, Sanchez A, Bujanda L. Acute abdomen due to perfotation of colon by ingested chicken bone: diagnosis and treatment. AJG 1999;94(10):3069-71.

6. Paraskeva KD, Bury RW, Isaacs P. Streptococcus milleri liver abscesses: an unusual complication after colonoscopic removal of an impacted fish bone. Gastrointest Endosc 2000; 51(3):357-8.

7. Reddy Sk, Griffith GS, Goldstein JA, Stollman NH. Toothpick impaction with locakized sigmoid perforation: successful colonoscopic management. Gastrointest Endosc1999;50:708-9.

8. Rex DK, Bilotta J. Colonoscopic removal of chicken bones impacted in the sigmoid in two patients. Gastrointest Endosc 1997;46(2):193-5.

9. Tarnasky PR, Newcomer MK, Branch MS. Colonoscopic diagnosis and treatment of chronic chicken bone perforation of the sigmoid colon. Gastrointest Endosc 1994;40(3):373-5.

10. Karl Y. Bilimoria, Roger K. Eagan, Douglas K. Rex. Colonoscopic identification of a foreign body causing an hepatic Abscess. J Clin Gastroenterol 2003;37(1)82-5.

11. Drnovsek V, Fontanez-Garcia D, Wakabayashi M. Gastrointestinal case of the day. Radiographics 1999;19:820–2.

12. Dugger K, Lebby T, Brus M, Sahgal S, Leikin JB. Hepatic abscess resulting from gastric perforation of a foreign object. Am J Emerg Med 1990 Jul;8(4):323-5.

13. Clarke DL, Buccimazza I, Anderson FA, Thomson SR. Colorectal foreign bodies 2005 Colorectal Disease 7:98–103.

14. Sheng-Der Hsu, De-Chuan Chan, Yao-Chi Liu. Small-bowel perforation caused by fish bone. World J Gastroenterol 2005;11(12):1884-5.

15. Body Fawzi E. Ali, Waleed A. Al-Busairi, Emad Y. Esbaita, Mahmoud A. Al-Bustan. Chronic perforation of the sigmoid colon by foreign. Current Surgery 2005; 62(4)419-22.

16. Chen SC, Goodwine B, Rex DK. Removal of embedded foreign bodies in the GI tract after endoscopic division by using laser light. Gastrointest Endosc 2004;60(4):653-4.

17. Humes D, Lobo DN. Removal of a rectal foreign body by using a Foleycatheter passed through a rigid sigmoidoscope. Gastrointest Endosc 2005;62(4):610.

18. Medina TM, Hill DA, DeJesus S, Hoover F. IUD removal with colonoscopy: a case report. J Reprod Med 2005;50(7):547-9.

19. Celik A, Kutun S, Kockar C, Mengi N, Ulucanlar H, Cetin. Colonoscopic removal of inguinal hernia mesh: report of a case and literature review. J Laparoendosc Adv Surg Tech A 2005;15(4):408-10.

PARTE 27

VIAS BILIARES E PANCREÁTICAS

CAPÍTULO 177

INTRODUÇÃO

Glaciomar Machado

"Everybody talks about the weather, but nobody does anything about it."

Mark Twain

Revendo a história do desenvolvimento da endoscopia, pode-se entender perfeitamente o significado da afirmativa de Mark Twain. A especialidade experimentara grande progresso com a introdução da Colangiopancreatografia Endoscópica Retrógrada por Oi e colaboradores;[1] com o advento, em 1969, dos fibroduodenoscópios de visão lateral, que permitem a visualização de até a terceira e quarta porções duodenais; o cateterismo da papila de Vater; a obtenção de colangiopancreatografia por injeção de contraste iodado diretamente nas vias biliopancreáticas, possibilitando, assim, o diagnóstico preciso de afecções ali localizadas. Entretanto, até meados da década de 70, não somente esse método, mas a endoscopia como um todo, oferecia excelente documentação das lesões detectadas, mas não havia possibilidade de intervir ou de realizar procedimentos terapêuticos de maior envergadura.

O grande impacto técnico, que marcou o início da era terapêutica na especialidade, ocorreu em 1974, quando Classen e Demling[2] e Kawai e colaboradores,[3] simultânea e independentemente, realizaram as primeiras esfincterotomias da papila de Vater por via endoscópica peroral. Seguiram-se as comunicações de Liguory e colaboradores,[4] em 1975; de Machado, em 1976;[5] e de Koch e colaboradores[6] em 1977.

Inicialmente concebida para o tratamento de pacientes colecistectomizados com coledocolitíase, as indicações da papilotomia ampliaram-se substancialmente, incluindo hoje várias patologias que comprometem o trato biliar extra-hepático, em decorrência de alguns fatores, os quais merecem destaque:

1. o baixo índice de morbimortalidade,[7,8,9] conferindo ao método níveis satisfatórios de segurança;

2. o extraordinário desenvolvimento tecnológico experimentado pelos endoscópios e pelos equipamentos radiológicos;

3. o treinamento do endoscopista e sua familiarização com a aparelhagem e com os procedimentos;

4. o surgimento da indústria de acessórios e o desenvolvimento, quase que diário, dos mesmos, possibilitando alternativas para todas ou quase todas as situações que porventura ocorram durante a execução de determinada técnica.

Nas partes deste livro que se seguirão estão incluídos, em detalhes, os diferentes aspectos da endoscopia das vias biliares e pancreáticas, desde o preparo do paciente, passando pelas indicações, contra-indicações, limitações e complicações, a escolha do equipamento e acessórios mais adequados para as diferentes situações e patologias, até as técnicas mais recentes, como a ultra-sonografia endoscópica intervencionista.

REFERÊNCIAS BIBLIOGRÁFICAS

1. Oi I. Fibroduodenoscopy and endoscopic pancreatocholangiography. Gastrointest Endosc 1970;17:59-62.

2. Classen M, DEMLING, L. Endoskopische Sphinkterotomie der Papilla Vateri un Steinextraktion aus dem Ductus Choledochus. Dstch med Wschr 1974;99:496-7.

3. Kawai K, Akasaka Y, Murakami K, Tada M, Koli Y. Endoscopic sphincterotomy of the ampulla of Vater. Gastrointest Endosc 1974 May;20(4):148-51.

4. Ligoury CL, Coffin J.Ch, Holler A et al. Traîtment endoscopique de la lithiase de la voie biliar. Nouv Presse Med 1975;4:20.

5. Machado G. Papilotomia endoscópica. Medicina de Hoje 1976;22:881-4.

6. Koch H, Rosch W, Schaffner O. Endoscopic papillotomy. Gastroenterology 1977;73:1393.

7. Machado G. Acute complications of endoscopic papillotomy. In: International Symposium: EPT, now 10 years old; 1983. Erlangen.

8. Sahel J. Komplicationen nach Edoskopischer Papillotomie – Ergebnisse einer Internationalen Umfrage. Leber Magen Darm 1987;6:364-70.

9. Pereira-Lima JC, Jakobs R, Winter UH, Benz C, Martin WR, Adamek HE, Riemann JF. Long-term results (7 to 10 years) of endoscopic papillotomy for choledocholithiasis. Multivariate analysis of prognostic factors for the recurrence of biliary symptoms. Gastrointest Endosc 1998;48(5)457-64.

CAPÍTULO 178

PREVENÇÃO E TRATAMENTO DAS COMPLICAÇÕES NA COLANGIOPANCREATOGRAFIA ENDOSCÓPICA

João Carlos Andreoli
Sérgio O. Nemoto

INTRODUÇÃO

A esfincterotomia biliar endoscópica foi introduzida em 1974.[1,2] Essa técnica foi muito bem aceita inicialmente no tratamento da litíase biliar do colédoco, principalmente nos pacientes idosos ou que apresentavam risco cirúrgico. Nesses pacientes, a baixa taxa de complicações relacionada ao procedimento foi a grande vantagem. O sucesso alcançado fez com que o procedimento endoscópico se ampliasse para várias outras indicações e também para pacientes sem risco cirúrgico aumentado. A partir dessa aplicação do procedimento endoscópico, o foco de atenção foi direcionado para os riscos da esfincterotomia, formas de minimizá-los e para os métodos de tratamento quando ocorrem as complicações.

As principais complicações decorrentes dos procedimentos terapêuticos na Colangiopancreatografia Endoscópica Retrógrada (CPRE) são: pancreatite, hemorragia, perfuração e colangite. Os índices variam de 1,6% a 9%.[1,2,3,4]

Neste capítulo, abordaremos os principais fatores que contribuem para essas complicações, sua prevenção e as opções terapêuticas existentes.

O grau de intensidade das complicações segue a classificação de Cotton e colaboradores:[4] *leves*, que necessitam até três dias de hospitalização; *moderadas*, que requerem de quatro a 10 dias de hospitalização; *intensas*, necessitando mais de dez dias de hospitalização, com intervenção cirúrgica ou radiológica.

Dividiremos as complicações em quatro tópicos: *pancreatite, hemorragia, perfuração* e *colangite*.

PANCREATITE

A pancreatite é a principal complicação, com índices que variam de 1,6% a 8,0%.[1,3]

Os principais fatores de risco que envolvem os pacientes são: suspeita de disfunção do esfíncter de Oddi, sexo feminino, idade, história prévia de pancreatite clínica e antecedente de pancreatite pós-CPRE.[2,3,5]

A disfunção do esfíncter de Oddi (DEO) é considerada importante fator de risco para a pancreatite pós-CPRE.[1,2,3,5,6] A freqüência de pancreatites em pacientes com DEO varia de 27% a 41%.[1] Quando se realiza a esfincterotomia ou pré-corte em pacientes com DEO, o índice de pancreatite é significativamente maior. Há inclusive aumento dos casos no grau de intensidade da pancreatite.[3]

Em 1.115 pacientes avaliados por Cheng e colaboradores, cerca de 33,9% tinham suspeita de DEO. Ocorreram pancreatites pós-CPRE em 15,1% – grau leve em 10%, moderado em 4% e intenso em 1%.[6] Vandervoort e colaboradores obtiveram em seu estudo um aumento na taxa de pancreatite em 21,7% dos pacientes com DEO, diagnosticados previamente por meio de manometria.[7]

A utilização de próteses pancreáticas pode diminuir o risco de pancreatite nos pacientes com DEO. Os trabalhos de Rashdan[8] e Fazel[9] demonstraram que houve diminuição significativa da pancreatite: de 27,8% para 7,8% quando se utilizou a colocação de próteses pancreáticas.

Sexo: há divergências quanto ao sexo feminino ser fator de risco, havendo trabalhos cujos resultados indicam que sim[5] e outros que não.[2,3]

Idade: pacientes com idade inferior a 61 anos têm maior chance de desenvolverem pancreatite.[2,3,6]

História prévia de pancreatite clínica e pancreatite pós-CPRE: pacientes com história prévia de pancreatites e com pancreatite prévia pós-CPRE têm fator independente de risco para pancreatite pós-CPRE.[7]

Os principais fatores de risco decorrentes da técnica endoscópica são: *canulação difícil*, muita *injeção de contraste no ducto pancreático e pré-corte.*[2,3,4,5]

Canulação difícil: quanto mais longa a duração do procedimento, mais chances de complicações. Quando o tempo do procedimento é menor que 30 minutos, o índice de complicações fica em 3,1%. Quando o tempo ultrapassa 30 minutos, aumenta para 7,2%. O maior número de tentativas de canulação aumenta o risco de pancreatite. Canulação em uma ou duas tentativas tem risco de pancreatite de 1,3%. De 3 a 5 tentativas, o risco aumenta para 3,9%; com mais de 5 tentativas, aumenta para 10,2%.[7,10]

Trauma mecânico da papila ou do ducto pancreático: fator importante na pancreatite pós-CPRE. Comum nos casos em que há várias tentativas de canulação da via biliar.[4]

Injeção do contraste no ducto pancreático: a injeção demasiada do contraste no ducto pancreático causa danos ao tecido pancreático. Provoca acinarização e até absorção do contraste via renal.[4] O aumento de injeções do contraste aumenta o número de pancreatite.[5,6,11]

Não há evidências de que microrganismos introduzidos durante a CPRE causem pancreatite de grau leve. No entanto, há relatos de sérias infecções provocadas por *Pseudomonas aeruginosa* e *Serratia marcensis* em pacientes submetidos à CPRE.[4]

O tipo de contraste utilizado pode ser a causa da pancreatite: devido à alta osmolaridade, os contrastes iônicos irritam o tecido pancreático. Seria mais adequada a utilização de contrastes com baixa osmolaridade, que podem diminuir o risco de hiperamilasemia.[4]

A ativação de enzimas proteolíticas pode induzir à pancreatite. A utilização de inibidores de protease pode ser profilática.[4]

Pré-corte: a utilização da técnica do pré-corte é considerada, em vários trabalhos, um dos principais agentes causadores da pancreatite, principalmente nos casos em que há suspeita de disfunção do esfíncter de Oddi.[1,2,3,5,7,10] A utilização do pré-corte aumenta o risco de pancreatite: 7,5% *versus* 3,4%.[10] Poucos trabalhos sugerem a utilização do pré-corte.[11]

PREVENÇÃO

O risco de pancreatite não pode ser totalmente abolido. No que se refere ao equipamento, devemos estar atentos à sua desinfecção.

As tentativas de canulação devem ser em menor número possível. Deve-se evitar a manipulação demasiada do ducto pancreático. É preferível abordar o paciente em outra ocasião, em caso de dificuldades na realização do procedimento.

A injeção de contraste deve ser feita de maneira criteriosa. A utilização de contrastes não-iônicos e isotônicos deve ser preferida em casos em que exista história prévia de reação alérgica.

Deve-se evitar a utilização da corrente de coagulação pura no orifício pancreático.

A utilização de corrente combinada (corte com coagulação) pode ser utilizada sem que haja aumento na incidência de pancreatite.[12]

Podem ser utilizadas próteses pancreáticas nos pacientes de alto risco, com eficácia.[8,9] A colocação da prótese pancreática pode acarretar outras complicações decorrentes desse procedimento. No entanto, sua utilização após a CPRE nos pacientes de alto risco, em que há bloqueio da drenagem pancreática provocada por obstrução da papila, diminui principalmente os casos de pancreatite mais intensa.[9] Porém, o assunto ainda é controverso, com opiniões divergindo quanto à sua indicação de rotina.[2]

Quanto à utilização de agentes anti-secretórios, inibidores de protease e antioxidantes, o uso de drogas que protegem o aumento das enzimas pancreáticas – que atuam por meio da co-localização intracelular das enzimas e hidrolase lisossomal, ou bloqueando algumas etapas da ativação em cascata das enzimas inflamatórias – é um assunto ainda discutível. Somatostatina, octreotide, mesilato de gabexate e, mais recentemente, recombinante[10] são drogas bem investigadas e podem ser utilizadas para a prevenção das pancreatites em pacientes não selecionados, mas o custo-benefício é alto. A utilização apenas em pacientes de alto risco é bem-vinda. Atualmente, apenas o fator interleucina recombinante[10] tem demonstrado ser o mais efetivo.[13-18]

Os fatores que envolvem a técnica endoscópica prevenindo as pancreatites são:

- injeção cuidadosa de contraste no ducto pancreático;
- evitar trauma durante a canulação;
- manter drenagem adequada após o procedimento;
- a experiência do endoscopista também pode ser vista como um fator de alto risco.[1-6]

TRATAMENTO

Nos casos de grau leve, são necessários apenas a administração de fluidos por via parenteral e o jejum. Deve-se utilizar sonda nasogástrica somente nos pacientes que apresentarem náuseas e vômitos. Em poucos dias há resolução do quadro.

Na maioria dos casos, a pancreatite intensa é tratada de forma conservadora por um período prolongado. Deve-se pensar nesses casos em nutrição parenteral. A antibioticoterapia de amplo espectro para cobrir flora intestinal pode ser usada nos casos em que há febre e leucocitose prolongada. A necessidade de cobrir anaeróbios e pseudomonas é discutível.

A tomografia computadorizada (TC) deve ser utilizada nos casos agudos: 24 horas após a CPRE, para se excluir a presença de perfuração com pancreatite. A TC pode ser usada tardiamente para verificar se há abscesso. Pode também visualizar se há gases localizados no abdome sugerindo infecção bacteriana. A utilização de contraste endovenoso durante a TC serve para diferenciar edema de necrose pancreática.

Na presença de coleção abdominal, a aspiração percutânea é utilizada para a coleta de material e a identificação do agente bacteriano. Se há confirmação de infecção, há dois caminhos a seguir: indicar desbridamento cirúrgico, a opção mais usada, ou optar por drenagem percutânea por meio de um cateter. A drenagem percutânea é realizada nos casos em que a coleção está bem delimitada.

Na ausência da confirmação de infecção, apesar do paciente apresentar febre e leucocitose, freqüentemente é difícil decidir por abordagem cirúrgica. Menos de 10% desses pacientes que apresentam coleção abdominal, sem confirmação de agente infeccioso, necessitam de intervenção cirúrgica.[4]

HEMORRAGIA

A hemorragia é uma complicação com índices que variam de 0,9% a 2,3%.[1,2,3]

O sangramento é usualmente observado durante a CPRE, porém pode ocorrer após horas ou eventualmente vários dias após o procedimento.[4] O sangramento é considerado grave quando há necessidade de transfusão, o nível de hemoglobina cai mais de duas unidades, com presença de hematêmese ou melena.[12]

As condições de coagulação do paciente devem ser avaliadas previamente ao exame. A ingestão prévia de aspirinas e antiinflamatórios não-hormonais também pode alterar a coagulação. Ainda não há estudos que comprovem o aumento de sangramento nesses casos, tendo sido efetuadas esfincterotomias em pacientes com esses fatores de risco com sucesso.[2,4] Pacientes com hipertensão portal constituem outro importante grupo de risco.[4]

A presença de divertículo duodenal e gastrectomia à Billroth II não aumentam a chance de sangramento. Os fatores mais importantes são estenose da papila de Vater e presença de tumor papilar.[3,4] A utilização do pré-corte na esfincterotomia pode ou não ser fator de risco para o sangramento. Há evidências de que o pré-corte aumenta o risco[2,3] e outras que demonstram o contrário.[1,10]

PREVENÇÃO

A principal causa pode estar relacionada à realização de uma incisão muito rápida e sem controle durante a esfincterotomia. Não há indícios de que a direção da incisão (entre 11 e 2 horas) possa aumentar o risco de sangramento. As incisões maiores têm maior risco. Parte dos sangramentos intensos deve ser atribuída à presença de vasos anômalos que podem ser identificados realizando Doppler diretamente sobre a papila.[4]

A realização de uma segunda esfincterotomia, dias após a realização da primeira, não aumenta o risco de sangramento.[4]

A utilização de instrumentos (*basket*, próteses) por meio da esfincterotomia também pode induzir à hemorragia.[4]

O tipo de esfincterótomo e de corrente depende da prática do operador. Freqüentemente se utiliza apenas corrente de corte, fazendo a incisão de forma lenta.

A utilização de corrente combinada não aumenta o risco de pancreatite, com diminuição significativa dos sangramentos leves.[12] Pode ser utilizada durante a esfincterotomia 75% de corrente de corte pura e terminar a incisão com corrente combinada. Com essa opção, há diminuição dos sangramentos leves sem aumentar o índice de pancreatite.[19]

TRATAMENTO

A maioria dos sangramentos é de grau leve e cessa espontaneamente. Quando o sangramento é de leve intensidade, sendo possível visualizar adequadamente sua origem, a terapia endoscópica deve ser instituída.

Há possibilidade de se utilizar corrente de coagulação com a própria alça do esfincterótomo. Deve-se realizar esse procedimento de forma cuidadosa, para não lesar o orifício pancreático.

Outra opção freqüentemente utilizada é a injeção de epinefrina diluída a 1:10.000. Injeta-se pequena quantidade nas bordas da esfincterotomia, com o cuidado de não obstruir o ducto pancreático. Pode-se utilizar um balão posicionado na via biliar: com a ponta do endoscópio, comprime-se o balão contra a parede duodenal, tamponando a região da papila.

A utilização de *heater probe* também é válida, com bons resultados nos sangramentos leves.[20] Há relato de sangramento refratário à terapêutica conservadora endoscópica que cessou após administração de fator VIIa.[2]

O tratamento angiográfico é uma alternativa quando o sangramento é intenso e impede o tratamento endoscópico. É realizado com sucesso quando há disponibilidade de um profissional experiente. Localiza-se o vaso sangrante e efetua-se sua embolização.[4] A intervenção cirúrgica deve ser considerada quando do insucesso dos métodos

descritos. O principal dilema é decidir o momento adequado para a cirurgia. A decisão não pode ser tardia, quando o paciente não está em boas condições clínicas, e tampouco quando não se tem certeza de que há ainda chances do sangramento cessar.[4]

PERFURAÇÃO

Varia de 0,3% a 1,8%.[1,2,4] Os fatores de risco são: idade, dilatação do ducto biliar comum e suspeita de DEO.[4,22] O tempo de duração da CPRE também tem relação com o aumento do risco de perfuração.[22]

A utilização do pré-corte na esfincterotomia tem caráter controverso. Alguns autores corroboram que o pré-corte aumenta a chance de perfuração.[2,10] Outros autores não encontraram indícios de que o pré-corte aumenta a chance de perfuração.[1,11,22] A colocação de prótese biliar aumenta o risco de perfuração por meio da prótese e do fio-guia.[2]

PREVENÇÃO

Pode-se presumir que a incisão da papila tem mais chance de perfuração quando executada fora dos locais preestabelecidos (11 a 1 h. no sentido horário). A extensão da incisão também é relevante. A utilização do pré-corte é um fator que pode aumentar a chance de perfuração. Em mãos experientes, isso pode não ser relevante. A chance de perfuração é maior em pacientes com cálculos biliares do que em pacientes sem cálculos: a tentativa de retirada de cálculos de grandes dimensões, com a necessidade de esfincterotomia extensa, leva ao aumento da possibilidade de perfuração[4] e deve-se optar pela litotripsia prévia.[4,22] A DEO também é motivo de perfuração e, nesses casos, o procedimento deve ser efetuado com precaução.[22] A dilatação do ducto biliar é fator que também aumenta o risco de perfuração.

A perfuração ocorre freqüentemente pela introdução de fio-guia na parede do ducto biliar. A introdução do fio-guia deve ser feita de maneira cuidadosa.[22]

Quanto maior o número de tentativas de canulação, maior a duração da CPRE. Portanto, quanto maior o tempo do procedimento, maiores as chances de perfurações.[22] Quando o caso está sendo de difícil execução, a melhor opção pode ser uma tentativa posterior.

TRATAMENTO

Stapfer e colaboradores[23] classificaram as perfurações de acordo com sua localização anatômica:

- tipo I: perfuração lateral ou medial da parede duodenal causada pelo endoscópio;
- tipo II: perfuração peripapilar provocada por mecanismos variados;
- tipo III: perfuração distal do ducto biliar provocada por fio-guia ou instrumentos tipo *basket*;
- tipo IV: presença apenas de ar retroperitoneal, provavelmente relacionada à pressão aérea durante o exame. Não é uma perfuração verdadeira.

O *tipo I* freqüentemente causa uma perfuração ampla. Há vazamento de contraste ou fluido para o espaço retroperitonial e intraperitonial. Requer cirurgia imediata.[23]

O *tipo II* varia de gravidade. É freqüentemente de grau leve e discreto, tratado de forma conservadora. Acompanhado por meio de contraste via oral ou tomografia computadorizada em intervalos repetidos. A maioria das perfurações do tipo II pode fechar espontaneamente entre 3 e 4 dias.[24] O tratamento conservador consiste em manter o paciente em jejum com colocação de sonda nasogástrica para aspiração do líquido gástrico. Utilização de antibioticoterapia: a amoxicilina, associada a clavulanato e ciprofloxacina, pode ser uma boa escolha. Há também a necessidade de drenagem da via biliar por meio de dreno nasobiliar ou prótese biliar.[4,22,23,24]

O *tipo III* é freqüentemente de grau leve e também pode ser tratado conservadoramente.

O *tipo IV* não é considerado uma perfuração verdadeira. O tratamento é expectante. Não é necessário nenhum tipo de tratamento ou acompanhamento quando o exame físico for normal e não houver suspeita de vazamento de contraste.[23]

Os tipos II e III sozinhos tendem a ter uma resolução não-cirúrgica. Nos casos em que há associação entre os tipos II e III, pode ser indicado tratamento cirúrgico nas seguintes circunstâncias: quando há grande perfuração ou grande coleção de fluido retroperitonial, cálculos retidos ou *basket* retido. O tratamento conservador dos tipos II e III é indicado nos casos em que se verifica pequena quantidade de extravasamento do contraste, ou que haja um bloqueio da perfuração com pequena quantidade de fluido local.[23]

Inflamação, mas não necessariamente peritonite, é o sinal mais precoce da perfuração. Leucocitose e febre também estão presentes inicialmente, porém não podem ser consideradas para decidir qual é a melhor terapia. O exame abdominal também não ajuda a definir o tratamento no início do quadro. Quando o paciente já apresenta sinais de peritonite, pode ser tarde e o prognóstico pode ser ruim. O diagnóstico precoce de peritonite está diretamente relacionado a um bom prognóstico cirúrgico, mas a natureza da perfuração retroperitonial pode mascarar sua gravidade. Assim, sinais negativos de peritonite não excluem indicação cirúrgica.[23]

Os tipos II, III e IV com cálculo residual e obstrução biliar ou com instrumentos retidos devem ser cuidadosamente avaliados. Se houver apenas pequeno extravasamento, o tratamento conservador pode ser a escolha.

Deve ser efetuada endoscopia nas primeiras horas para confirmar o grau da perfuração. Deve-se também acompanhar através de TC com contraste nas primeiras horas e após 48 horas, para confirmar que não há vazamento e não há aumento de líquido retroperitonial.

Concomitante à evolução clínica do paciente, a decisão do tratamento é dinâmica e requer reavaliações freqüentes, mesmo quando as condições clínicas demonstrarem boa evolução.

COLANGITE, COLECISTITE E SEPTICEMIA

O fator mais importante nas infecções pós-CPRE é a obstrução do ducto biliar, ocorrendo freqüentemente por cálculo biliar.[2,4,5,10,11]

A septicemia após esfincterotomia freqüentemente acomete pacientes com colangite. Por essa razão, é necessária a adequada drenagem da via biliar após a CPRE. Raramente a colangite acomete pacientes em que houve drenagem adequada da via biliar. Nos casos em que o cálculo fica impactado na porção distal do colédoco, o índice de colangite aumenta significativamente.

A colecistite precoce após esfincterotomia tem menor incidência. Pode ser decorrente da obstrução do ducto cístico devido a cálculos ou obstrução por neoplasia pancreática comprimindo a região. A introdução de pseudomonas por meio de equipamento infectado durante a CPRE também pode ser uma causa de colecistite.[3,4] A colocação de próteses biliares ou pancreáticas nos casos de estenoses dos ductos biliares e pancreáticos reduz o risco de colangite.[2,10]

PREVENÇÃO

O aumento da pressão coledociana na injeção de contraste não deve exceder 20 mmHg. Acima desse índice, ocorre refluxo colangiovenoso e contaminação sangüínea. Se a bile estiver infectada, aumentam as chances de bacteremia. Quando o paciente já estiver com septicemia, deve-se avaliar bem as vantagens e desvantagens de se realizar uma CPRE.[4]

Nos casos de cálculos biliares, quando persistir cálculo residual, deve-se introduzir dreno nasobiliar ou prótese. Há controvérsias na utilização de antibioticoprofilaxia na CPRE. A sociedade norte-americana de endoscopia (ASGE) preconiza a utilização profilática de antibióticos.[2] Os antibióticos que cobrem a flora intestinal são os mais utilizados. A administração é feita uma hora antes da CPRE.[4]

Em metanálise feita por Harris e colaboradores, a administração de antibiótico pode diminuir a incidência de bacteremia, mas com significado clínico irrelevante. A profilaxia não diminuiu, de forma significativa, a incidência de colangites ou septicemia.[25] A profilaxia em pacientes de alto risco, com icterícia obstrutiva, a colocação de próteses diminui os riscos de colangite. Nesses casos, a antibioticoterapia profilática pode ser utilizada de rotina.[26,27]

TRATAMENTO

Os pacientes devem ser submetidos a antibioticoterapia endovenosa para cobrir microrganismos intestinais.

A drenagem biliar deve ser instituída o mais rapidamente possível. Isso inclui a repetição da CPRE para remover os cálculos ou efetuar a drenagem biliar, uma vez que não há penetração adequada dos antibióticos na bile estagnada.

Pode haver necessidade de drenagem percutânea ou cirúrgica quando há formação de coleção infectada retroperitoneal ou peritoneal.[4]

CONCLUSÃO

Atualmente, a intenção diagnóstica da CPRE tem sido paulatinamente substituída pela colangiopancreatografia por ressonância magnética, método não-invasivo e com performance semelhante à da CPRE. No entanto, a CPRE com intenção terapêutica prossegue como talvez o mais importante procedimento das vias biliares e pancreáticas quando não se recorre à cirurgia. Deparamos, então, com o avanço em sua concepção e com os métodos de prevenção de suas complicações mais habituais. Essa busca incessante observa-se com freqüência nas publicações recentes da literatura médica. Dela constam indicações mais precisas e outras alternativas farmacológicas ou menos invasivas (dilatação da papila com balão) que seriam eficazes na resolução de cálculos menores. Já são de nosso conhecimento algumas alterações que incorrem em uma maior incidência de complicações, como na DEO. Em um futuro não muito distante, teremos com certeza controle maior do conhecimento de métodos de prevenção efetivos e provavelmente da inclusão de alternativas à esfincterotomia em pacientes selecionados. Vale, no entanto, nos inteirarmos de todo o conhecimento atual das possibilidades na prevenção das complicações da CPRE terapêutica, confirmando, assim, com mais segurança, esse método hoje definitivo no tratamento das doenças biliopancreáticas.

REFERÊNCIAS BIBLIOGRÁFICAS

1. Barthet M, Lesavre N, Desjeux A, Gasmi M, Berthezene P, Berdah S et al. Complications of endoscopic sphincterotomy: results from a single tertiary referral center. Endoscopy 2002;34(12):991-7.
2. Christensen M, Matzen P, Schulze S, Rosenberg J. Complications of ERCP: a prospective study. Gastrointest Endosc 2004;60(5):721-31.
3. Masci E, Toti G, Mariani A, Lomazzi A, Dinelli M, Minoli G et al. Complications of diagnostic and therapeutic ERCP: a prospective multicenter study. Am J Gastroenterol 2001;96(2):417-23.
4. Cotton PB, Lehman G, Vennes J, Geenen JE, Russell RCG, Meyers WC et al. Endoscopic sphincterotomy complications and their management: an attempt at consensus. Gastrointest Endosc 1991;37(3):383-93.
5. Freeman ML. Understanding risk factors and avoiding complications with endoscopic retrograde cholangiopancreatography. Curr Gastroenterol Rep 2003;5(2):145-53.
6. Cheng CL, Sherman S, Watkins JL, Barnett J, Freeman M, Geenen J et al. Risk factors for post-ERCP pancreatitis: a prospective multicenter study. Am J Gastroenterol 2006;101(1):139-47.
7. Vandervoort J, Soetkino RM, Tham TC, Wong RC, Ferrari AP Jr, Montes H et al. Risk factors for complications after performance of ERCP. Gastrointest Endosc 2002; 56(5):652-6.
8. Rashdan A, Fogel EL, McHenry L, Sherman S, Temkit M, Lehman GA. Improved stent characteristics for prophylaxis of post-ERCP pancreatitis. Clin Gastroenterol Hepatol 2004; 2(4):322-9.
9. Fazel A, Quadri A, Catalano MF, Meyerson SM, Geenen JE. Does a pancreatic duct stent prevent post-ERCP pancreatitis? A prospective randomized study. Gastrointest Endosc 2003;57(3):291-4.
10. Suissa A, Yassin K, Lavy A, Lachter J, Chermech I, Karban A et al. Outcome and early complications of ERCP: A prospective single center study. Hepato Gastroenterol 2005;52:352-5.
11. Loperfido S, Angelini G, Benedetti G, Chilovi F, Costan F, De Berardinis F et al. Major early complications from diagnostic and therapeutic ERCP: a prospective multicenter study. Gastrointest Endosc 1998;48(1):1-10.
12. Macintosh DG, Love J, Abraham NS. Endoscopic sphincterotomy by using pure-cut electrosurgical current and the risk of post-ERCP pancreatitis: a prospective randomized trial. Gastrointest Endosc 2004;60(4):551-6.
13. Testoni PA. Preventing post-ERCP pancreatitis: where are we? JOP 2003;4(1)22-32.

14. Katsinelos P, Kountouras J, Paroutoglou G, Beltsis A, Mimidis K, Zavos C. Intravenous N-acetylcysteine does not prevent post-ERCP pancreatitis. Gastrointest Endosc 2005; 62(1):105-11.

15. Mosler P, Sherman S, Marks J, Watkins JL, Geenen JE, Jamidar P et al. Oral allopurinol does not prevent the frequency or the severity of post-ERCP pancreatitis. Gastrointest Endosc 2005;62(2):251-2.

16. Fujishiro H, Adachi K, Imaoka T, Hashimoto T, Kohge N, Moryiama N et al. Ulinastatin shows preventive effect on post-endoscopic retrograde cholangiopancreatography pancreatitis in a multicenter prospective randomized study. J Gastroenterol Hepatol 2006;21(6):1065-9.

17. Andriulli A, Caruso N, Quitadamo M, Forlano R, Leandro G, Spirito F et al. Antisecretory vs Antiproteasic drugs in the prevention of post-ERCP pancreatitis: The evidence-based medicine derived from a meta-analysis study. JOP 2003;4(1):41-8.

18. Andriulli A, Solmi L, Loperfido S, Leo P, Festa V, Belmonte A et al. Prophylaxis of ERCP-related pancreatitis: a randomized, controlled trial of somastotatin and gabexate mesylate. Clin Gastroenterol Hepatol 2004;2(8):713-8.

19. Gorelick A, Cannon M, Barnett J, Chey W, Scheiman J, Elta G. First cut, then blend: an electrocautery technique affecting bleeding at sphincterotomy. Endoscopy 2001;33(11):976-80.

20. Kuran S, Parlak E, Oguz D, Cicek B, Disibeyaz S, Sahin B et al. Endoscopic sphincterotomy-induced hemorrhage: treatment with heat probe. Gastrointest Endosc 2006;63(3):506-11.

21. Romero-Castro R, Jimenez-Saenz M, Pellicer-Bautista F, Herrerias-Gutierrez JM. Refractory bleeding after endoscopic sphincterotomy: a new indication for recombinant factor VII therapy? Am J Gastroenterol 2004;99(10):2063-5.

22. Enns R, Eloubeidi MA, Mergener K, Jowell PS, Branch MS, Pappas TM, Baillie J. ERCP-related perforations: risk factors and management. Endoscopy 2002;34(4):293-8.

23. Stapfer M, Rick Selby R, Stain SC, Katkhouda N, Parekh D, Jabbour N, Garry D. Management of duodenal perforation after endoscopic retrograde cholangiopancreatography and sphincterotomy. Ann Surg 2000;232(2):191-8.

24. Kayhan B, Akdogan M, Sahin B. ERCP subsequent to retroperitoneal perforation caused by endoscopic sphincterotomy. Gastrointest Endosc 2004;60(5):833-5.

25. Harris A, Chan AC, Torres-Viera C, Hammett R, Carr-Locke D. Meta-analysis of antibiotic prophylaxis in endoscopic retrograde cholangiopancreatography (ERCP). Endoscopy 1999;31(9):718-24.

26. Raty S, Sand J, Pulkkinen M, Matikainen M, Nordback L. Post-ERCP pancreatitis: reduction by routine antibiotics. J Gastrointest Surg 2001;5(4):339-45.

27. Davis AJ, Kolios G, Alvelyn CG, Robertson DA. Antibiotic prophylaxis for ERCP: a comparison of oral ciprofloxacin with intravenous cephazolin in the prophylaxis of high-risk patients. Aliment Pharmacol Ther 1998;12(3):207-11.

CAPÍTULO 179

TÉCNICA DA PAPILOTOMIA ENDOSCÓPICA

Luiz Paulo Reis Galvão

INTRODUÇÃO

As primeiras descrições da papilotomia endoscópica foram feitas quase que concomitantemente por Kawai no Japão e por Classen na Alemanha em 1974.[1,2] Consistia na adaptação de um fio metálico ao cateter que já era utilizado para a cateterização da papila por meio de um duodenoscópio. A tração do fio, conectado à extremidade, formava um arco no cateter que o empurrava contra o teto da papila. A aplicação de corrente diatérmica promovia o corte da papila e do esfíncter de Oddi (esfincterotomia).

O princípio técnico básico não mudou até hoje, mas houve nítida evolução dos duodenoscópios e principalmente dos acessórios utilizados. Uma vez posicionado adequadamente o papilótomo, o corte diatérmico da papila e do esfíncter de Oddi é um procedimento sem grandes dificuldades técnicas.

De maior complexidade é a canulação seletiva das vias biliares e pancreáticas para a realização da técnica convencional da papilotomia, o que torna o procedimento um dos mais complexos em endoscopia e com complicações potencialmente mais graves. O uso de cateteres para a canulação da papila tem dado lugar aos próprios papilótomos, que permitem melhor direcionamento do eixo da cateterização.

Estudos randomizados demonstram que o uso do papilótomo para a canulação apresenta maiores índices de sucesso e menor tempo de procedimento com menor número de tentativas quando comparado com o uso da cânula *standard*.[3,4] Cânulas com extremidade arqueável mostraram-se tão eficientes quanto os papilótomos em um estudo multicêntrico randomizado, sendo superior às cânulas convencionais.[5]

Com o objetivo de se encontrar de maneira mais precisa o eixo ideal para a cateterização ductal, surgiram há algum tempo os papilótomos rotatórios, que permitem que se alinhe sua extremidade em praticamente todas as direções, associando-se o movimento de rotação ao de arqueamento. Além de melhorar os índices de sucesso na canulação, esses papilótomos são particularmente úteis nas distorções anatômicas da papila e nos divertículos periampulares.[6]

O uso de fios-guia para a manutenção da canulação na instrumentação da via biliar já é consagrado. No entanto, os resultados dos estudos são conflitantes com relação à sua utilização rotineira para a canulação da papila. Vários autores recomendam seu uso, chegando a fazer parte da rotina de grandes serviços de endoscopia. Há, no entanto, grupos contrários e existem relatos de dissecção intramural, lesão de ducto pancreático, falso trajeto e perfuração, entre outros.

Um estudo observacional multicêntrico sobre complicações da CPRE mostrou maior incidência de pancreatite associada ao uso de guia para a canulação da papila, mas que pode ter ocorrido, nesse grupo, pelo uso tardio da técnica, após se esgotarem outras formas de abordagem.[7,8]

Outro estudo prospectivo, porém, encontrou menor incidência de pancreatite e maior índice de sucesso na canulação biliar no grupo de pacientes em que se utilizou fio-guia para a cateterização.[9] Baseado em evidência, pode-se atualmente dizer que o uso de papilótomos e cânulas arqueáveis, com ou sem fio-guia, é mais eficiente e menos arriscado para a canulação da papila do que o uso de cânulas convencionais (recomendação grau A).[10] Os papilótomos com arames de corte curtos permitem melhor mobilidade no processo de canulação.

TÉCNICA DE PAPILOTOMIA

O duodenoscópio deve ser retificado para permitir um posicionamento de frente para a papila. A orientação cranial no sentido de "11 horas" é a ideal para se conseguir canular a via biliar. Já o sentido para a direita e quase perpendicular à parede favorece a canulação do Wirsung. É necessário que se use todos o movimentos disponíveis, de forma coordenada e em sintonia fina, para que se logre uma cateterização satisfatória: arqueamento e rotação do papilótomo, uso da lingüeta elevadora, movimentos de *up-down*, *right-left*, tração e rotação do aparelho e finalmente propulsão para frente do canulótomo. Esta última deve ser gentil, para impedir o curvamento do trajeto a ser percorrido pelo contraste ou pelo fio-guia.

A cateterização é mais uma questão de alinhamento do eixo do que da força na propulsão da cânula ou do papilótomo. Além do mais, o traumatismo excessivo da papila pode ser causa de pancreatite pós-papilotomia. Mesmo após a canulação profunda, a passagem de fio-guia poderá dar mais estabilidade ao corte, garantir a canulação e permitir a passagem de outros instrumentos como balões e cestas.

Nos casos de colédoco terminal tortuoso (em sifão), mesmo após a papilotomia pode ser difícil a passagem daqueles acessórios que têm extremidades mais rígidas. Pouco mais da metade do arame de corte do esfincterótomo deve estar exteriorizada para a luz duodenal, para que se tenha o domínio mecânico da incisão. O arqueamento do papilótomo deve ser o mínimo suficiente para um contato sutil do fio de corte com a papila. Isso promoverá maior quantidade de corrente por área e, por conseguinte, uma incisão mais definida, limpa e mais bem controlada.

Há concordância entre vários autores de que se deve iniciar a incisão com corrente de corte pura, evitando, assim, a coagulação térmica do óstio do ducto de Wirsung e a pancreatite. À medida que a incisão se aproxima da prega transversal, região suprapapilar, deve-se usar corrente mista, pois se trata de região mais irrigada e na qual ocorre a maioria dos episódios de sangramento.

Como se trata de um segmento de espessura mais delgada, às vezes se consegue seccionar com corrente de coagulação apenas. Desde o início do corte, fibras do esfíncter da ampola começam a ser seccionadas e é necessário ir adequando a posição do papilótomo, de forma que o arame de corte fique preferencialmente perpendicular à parede duodenal, ou seja, em ângulo de 90º. Com isso, o endoscopista tem uma boa orientação espacial para definir a extensão do corte.

A aplicação da corrente diatérmica deve ser feita em cargas breves, sempre mobilizando o papilótomo entre elas, para que ele não fique aderido à área cruenta. Caso ao usar corrente de corte com carga entre 40 W a 60 W o arame diatérmico esteja apenas "queimando" a mucosa, provavelmente este esteja em contato com área extensa de tecido e deve ser reposicionado antes que se pense em aumentar a carga. O excesso de corrente pode provocar pancreatite no curto prazo ou estenose ductal no médio e no longo prazos.

É importante que se identifique a impressão do segmento intramural do colédoco para um bom planejamento da incisão. A prega transversal suprapapilar é um bom ponto de referência, mas não é uma marca anatômica exata do fim do colédoco intramural. A dimensão da incisão da esfincterotomia deve ser proporcional aos objetivos terapêuticos do procedimento e depende de aspectos anatômicos individuais, principalmente do calibre do colédoco e da extensão do segmento intramural do mesmo, que pode ir de 5 mm a 20 mm. As maiores incisões são necessárias em pacientes com cálculos grandes e mesmo nesses casos alguns trabalhos têm mostrado bons resultados com o uso de balões de grosso calibre (de 15 mm a 20 mm) para dilatar a região da papila e segmento distal do colédoco após a execução da esfincterotomia, com o objetivo de retirar cálculos grandes sem litotripsia.

Esses estudos têm mostrado baixos índices de complicações inerentes ao procedimento.[11,12] Independentemente da existência ou não de cálculos grandes, alguns autores têm preconizado a complementação da papilotomia com dilatação hidrostática com balões biliares de 6 mm a 10 mm nos pacientes com colédoco hipotônico e litíase, ou quando a papilotomia mesmo ampla não propicia permeabilidade coledocoduodenal satisfatória, devido a afilamento distal tipo inflamatório crônico da via biliar.

Esses grupos de pacientes em que se faz a dilatação têm apresentado menor incidência de neoformação litiásica e menor recorrência da sintomatologia biliar. Quando o objetivo é passagem de próteses, drenos ou dilatação de estenoses em segmentos proximais, não há necessidade de grandes incisões.

Com a secção do rodete muscular do esfíncter de Oddi, a retração muscular faz com que as bordas cruentas se afastem, formando uma espécie de "V" invertido, cicatrizando em segunda intenção. Caso haja sangramento, deve-se lavar o local para identificação do ponto exato de hemorragia e nele aplicar corrente de coagulação. É bom que se evite a aplicação difusa de coagulação na área porque aumenta o risco de pancreatite. Caso persista o sangramento, pode-se fazer injeção de solução de epinefrina a 1:10.000 na região suprapapilar e no ponto hemorrágico.

Após a papilotomia, complementa-se o procedimento com passagem de cestas, balões extratores, litotripsores, balões dilatadores, próteses, escovas de citologia, pinças, drenos etc., de acordo com os objetivos de cada caso.

A manutenção de um guia nas trocas de acessórios facilita muito e abrevia o procedimento. Pelo fato de a papilotomia endoscópica ser um procedimento complexo, os detalhes podem modificar seus índices de sucesso. O bom preparo do paciente é fundamental, devendo o procedimento ser realizado sob internação hospitalar com os exames pré-operatórios de rotina.

A participação do anestesista é indispensável, sendo o propofol uma das drogas mais utilizadas atualmente. É importante a profilaxia com antibióticos, principalmente nos casos em que há colangite, e o uso de drogas inibidoras do peristaltismo duodenal como a hioscina e o glucagon. A internação deve durar 24 horas, período necessário para monitoração de eventuais complicações – pancreatite, sangramento, colangite e perfuração.

TÉCNICAS ALTERNATIVAS

Quando a canulação se torna difícil, técnicas alternativas podem ser utilizadas para o acesso às vias biliopancreáticas. Dentre elas, a mais utilizada é o pré-corte da papila utilizando papilótomos em agulha ou papilótomos de tração com fio de corte até a extremidade (*short-nosed*).

Vários serviços utilizam *stents* pancreáticos profiláticos para realização do pré-corte.[13] Alguns autores relatam o pré-corte transpancreático, que consiste no posicionamento de um papilótomo de tração no ducto de Wirsung, seguido do corte diatérmico do septo interductal e do teto da papila.[14,15]

Catalano e colaboradores obtiveram um maior percentual de êxito na canulação biliar com essa técnica, quando comparada ao pré-corte com agulha, e com o mesmo índice de complicações.[16] A punção suprapapilar com ou sem diatermia também pode ser usada, principalmente quando há abaulamento do colédoco intramural.[17]

Outra abordagem é a dissecção endoscópica do colédoco terminal preconizada por Hashiba e colaboradores,[18] que utiliza diatermia e dissecção "a frio" com bons índices de sucesso.

Apesar de aumentarem os índices de sucesso na terapêutica endoscópica biliar, ao longo do tempo as técnicas alternativas foram vistas com reservas pela comunidade científica, sob a alegação de que aumentariam a incidência de complicações do procedimento. Ocorre que na maioria dos estudos elas eram adotadas depois que as abordagens convencionais chegavam à exaustão. Ao que tudo indica, as múltiplas injeções de contraste no sistema ductal pancreático e o traumatismo excessivo da papila eram mais responsáveis pelas complicações do que a técnica alternativa em si.

Em estudo prospectivo, Kaffes e colaboradores[19] analisaram a instituição precoce do pré-corte com papilótomo em agulha em um grupo de pacientes cuja canulação convencional se mostrou difícil. Era realizado o pré-corte sempre que não se obtinha a cateterização biliar convencional após 10 minutos de tentativas, ou após 5 injeções de contraste no ducto de Wirsung. Com os procedimentos sendo realizados por endoscopistas experientes em endoscopia biliopancreática, obtiveram um índice geral de sucesso na terapêutica endoscópica de 98,5% e uma ocorrência de complicações similar à abordagem convencional.

Nos casos de divertículo peripapilar, várias técnicas alternativas existem, todas elas visando à exposição da papila oculta na cavidade diverticular, para permitir a canulação.

Nos pacientes com trânsito digestivo alterado por gastrojejunostomia, a passagem do endoscópio se dá por via retrógrada, mudando a forma de abordagem da papila. Aparelhos de visão frontal e lateral têm sido usados nesses casos, tendo os papilótomos uma configuração especial. Todas essas técnicas alternativas serão abordadas em detalhes em outros capítulos.

ESFINCTEROTOMIA PANCREÁTICA

Quando indicada, a esfincterotomia pancreática pode ser realizada de diferentes formas.

Após a esfincterotomia biliar com separação dos orifícios pancreático e biliar, faz-se a canulação do ducto de Wirsung com papilótomo convencional de ponta afilada com ou sem fio-guia. Com corrente de corte puro, faz-se a secção do septo que separa os ductos biliar e pancreático. É recomendável que apenas pequeno segmento do arame de corte esteja no interior do ducto para que a incisão não passe dos limites planejados. Como o septo é delgado, um mínimo de corrente diatérmica aplicada é suficiente para seccioná-lo.

Alguns trabalhos têm mostrado benefícios com a passagem de dreno nasopancreático de 5 F após a esfincterotomia, mantendo-o por 24 horas para a prevenção de pancreatite. Outra maneira é a passagem de *stent* pancreático de pequeno calibre após esfincterotomia biliar e a seguir a secção do septo sobre o *stent* com papilótomo em agulha. O *stent* terá eliminação espontânea após alguns dias ou será retirado em um segundo procedimento. Por último, pode-se fazer a esfincterotomia pancreática antes da biliar. Canula-se seletivamente o Wirsung, passa-se fio-guia e faz-se o corte da papila da forma usual, com direcionamento para "12 às 13 hs."

ESFINCTEROTOMIA DA PAPILA MENOR

A esfincterotomia da papila menor é indicada em alguns casos selecionados de pâncreas *divisum*, sendo um procedimento complexo e com altos índices de complicações. As indicações devem ser bem sedimentadas e o procedimento deve ser executado por endoscopista experiente.

A papila menor pode ser vista no quadrante superior direito, quando se tem a papila maior no centro do campo visual. Ela pode estar esporadicamente junto à papila maior, na prega transversal, mas se situa, na maioria das vezes, entre 2 cm e 3 cm acima, em posição mais anterior àquela.

É importante a identificação do óstio com certa precisão para se evitar o trauma da papila, responsável por pancreatite nos pacientes com pâncreas *divisum*. É bom lembrar que nesses pacientes toda a glândula drena por esse óstio. Um dos métodos é aspergir corante sobre a papila após a aplicação intravenosa de secretina (0,5 U/kg), o que possibilita a visualização da saída da secreção. Quase sempre é possível a identificação sem esse artifício.

O duodenoscópio deve ficar preferencialmente na posição curvada que normalmente assume quando se adentra a segunda porção duodenal, ou seja, sem fazer a manobra de retificação. Também para a papila menor é importante o posicionamento frontal, com o eixo do aparelho perpendicular ao do ducto. Não se deve indicar procedimento diagnóstico sobre a papila menor nesses pacientes pelo risco de pancreatite.

Inicia-se a cateterização com cateter de ponta afilada (3 F), usando-se cânula com ponta em agulha romba se necessário. Fios-guia hidrofílicos podem facilitar a canulação.

Lehman e colaboradores[20] descrevem duas técnicas de esfincterotomia da papila menor. Uma delas consiste em dilatar a papila de 5 F a 7 F e a seguir passar, por meio de fio-guia, um papilótomo convencional de pequeno calibre e arame de corte curto, realizando a esfincterotomia com incisão de 4 mm a 6 mm, direcionada no sentido entre "10 e 13 hs".

A outra abordagem consiste na passagem de *stent* plástico do tipo pancreático, seguida da esfincterotomia com papilótomo em agulha, usando o *stent* como guia. A maioria dos estudos mostra forte tendência para a re-estenose nos casos em que se faz somente a esfincterotomia; daí a necessidade da manutenção do *stent* por curto ou longo

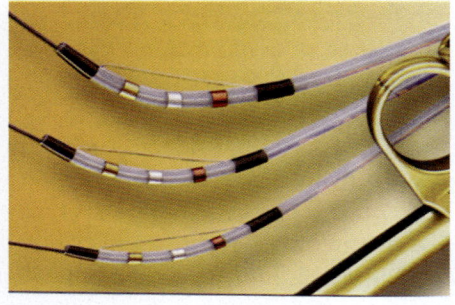

período, com trocas periódicas.

Como a presença do *stent* por si só pode levar a alterações ductais importantes, ainda não há um consenso quanto ao tempo de permanência ideal da prótese. Wehrman e colaboradores[21] relatam a injeção de toxina botulínica na papila menor em pacientes com pâncreas *divisum* e pancreatite aguda recorrente, com o objetivo de identificar quais se beneficiarão com a terapêutica endoscópica. Após 7 a 10 meses, aqueles que estivessem assintomáticos se submeteriam à esfincterotomia com manutenção de *stent* por prazo curto. Em um seguimento de 22 meses após a esfincterotomia, não houve nenhum caso de pancreatite.

NOVOS INSTRUMENTOS

Um papilótomo ultrafino (1 mm) para ser passado através de uma cânula de 6 F a 7 F vem sendo avaliado com índice de sucesso de 98%.[22]

Um protótipo de tesoura endoscópica ainda não comercializado vem sendo desenvolvido com a finalidade de cortar sem diatermia o teto da papila para permitir o acesso à via biliar principal. Um estudo de Heiss e colaboradores reporta sucesso de 75%.[23]

Farrel e colaboradores propuseram a papilectomia nos casos de canulação difícil, em grupo seleto de pacientes.

Em 10 casos com acometimento maligno da papila, obtiveram o acesso à via biliar em todos, com índice de sangramento de 10%.[24]

Park e colaboradores relatam o précorte com papilótomo em agulha com extremidade isolada por adesivo de epóxi (IT-Knife), já utilizado em dissecções submucosas. O objetivo seria a redução do índice de pancreatite, fato não observado nos 25 pacientes estudados. Houve pancreatite, embora de pequena intensidade, em 20% dos casos e sangramento moderado em 4%.[25]

CONSIDERAÇÕES FINAIS

A papilo-esfincterotomia endoscópica, hoje com 33 anos, é um método terapêutico consagrado, seguro e eficaz na terapêutica da coledocolitíase, complicações pós-operatórias e traumáticas das vias biliopancreáticas, doenças próprias da papila maior e menor e na paliação dos tumores biliopancreáticos irressecáveis.

Como um dos procedimentos mais complexos e arriscados em endoscopia, deve ser realizado somente por endoscopista experiente, de preferência treinado em serviços de referência, sendo a curva de aprendizado de ascensão lenta.

Estudos analíticos multicêntricos têm mostrado que a experiência e o treinamento insuficientes do operador

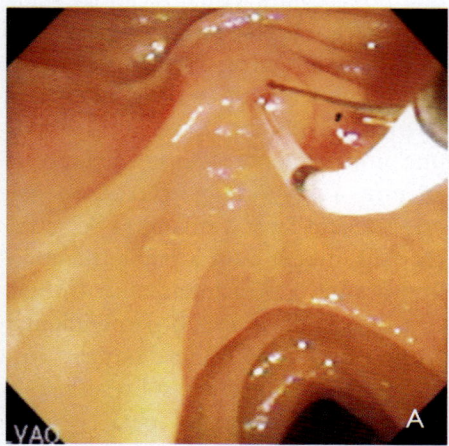
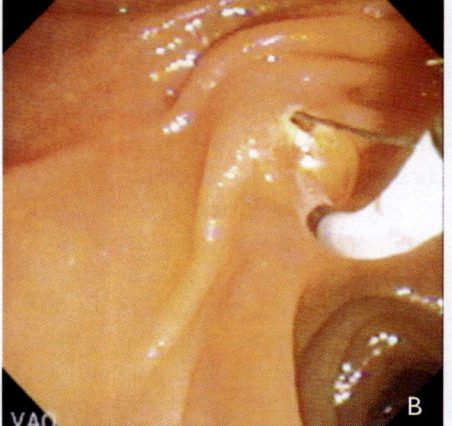
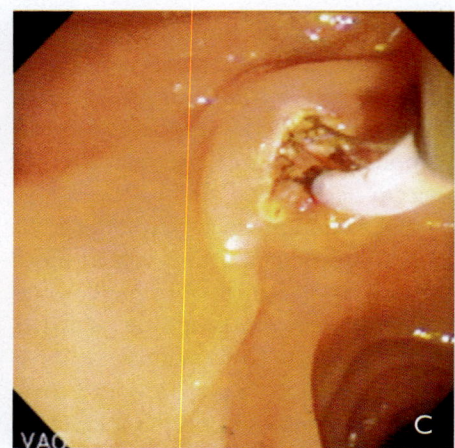

FIGURA 179.2

(A) Canulação com papilótomo; (B) Início do corte diatérmico; (C) Execução da papilotomia

estão diretamente relacionados ao aumento no índice de complicações do procedimento. O índice de pancreatite pós-procedimento, por exemplo, que é de 1% nos centros de referência, chega a 40% em serviços com menor volume e com endoscopistas sem treinamento específico ou com pouca experiência.[26,27]

Sabemos que a pancreatite aguda pós-CPRE pode se tornar uma doença grave e de prognóstico imprevisível, e que ela ocorre com maior freqüência em pacientes jovens e do sexo feminino, quando a indicação do procedimento é um distúrbio benigno da papila[27] – daí a grande responsabilidade do endoscopista que realiza o procedimento.

A American Society for Gastrointestinal Endoscopy (ASGE) estabeleceu em 200 o número mínimo de procedimentos (CPRE) para o endoscopista atingir o treinamento necessário.[29] Estudos têm mostrado que uma performance inferior a 50 procedimentos por endoscopista/ano, e menor que 200 por serviço/ano, está significativamente associada a um maior índice de complicações.[26,27,28]

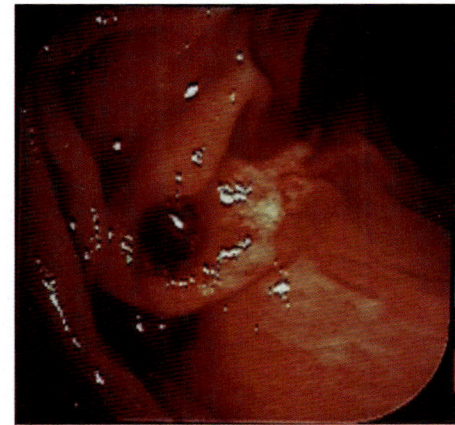

FIGURA 179.4

Coágulo tamponando arteríola após papilotomia

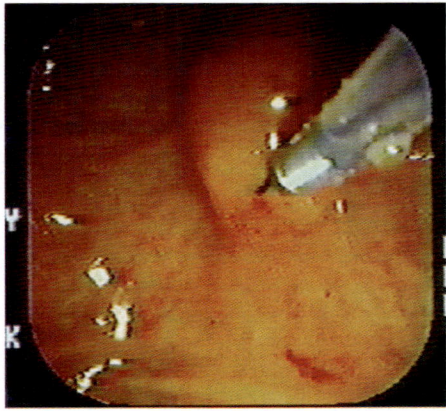

FIGURA 179.5

Pré-corte com papilótomo em agulha (*needle-knife*)

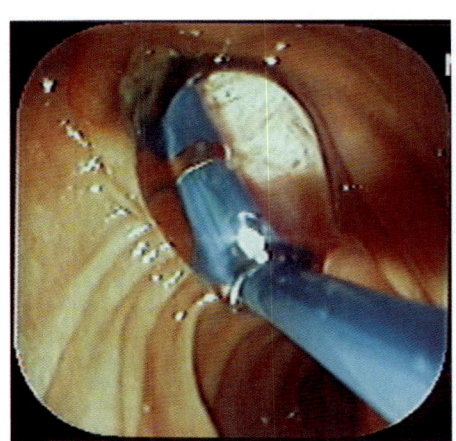

FIGURA 179.3

Dilatação com balão biliar após papilotomia

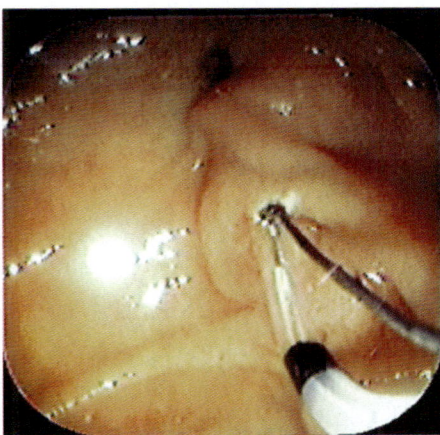

FIGURA 179.6

Pré-corte com papilótomo de tração *short-nose* (Soehendra)

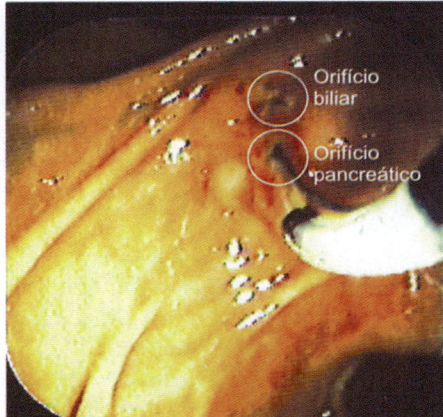

FIGURA 179.7

Esfincterotomia pancreática após esfincterotomia biliar (septotomia)

REFERÊNCIAS BIBLIOGRÁFICAS

1. Classen M, Demling L. Endoscopic sphincterotomy of the papilla of Vater and extraction of stones from the choledochal duct (author translation). Dtsch Med Wochenschr 1974;99(11):496-7.

2. kawai K, Akasaka Y, Murakamy K. Endoscopic sphincterotomy of the ampulla of Vater. Gastrointest Endosc 1974;20:148-51.

3. Schwacha H, Allgaier HP, Deibert P, Olschewski M, Allgaier U, Blum HE. A sphincterotome-based technique for selective transpapillary bile duct cannulation. Gastrointest Endosc 2000;52:387-91.

4. Cortas GA, Mehta SN, Abraham NS, Barkun AN. Selective cannulation of the common bile duct: a prospective randomised trial comparing standard catheters with sphincterotomes. Gastrointest Endosc 1999;50:775-9.

5. Laasch HU, Tringali A, Wilbraham L, Marriott A, England RE, Mutignani M et al. Comparison of standard and steerable catheters for bile duct cannulation in ERCP. Endoscopy 2003:35:669-74.

6. Shah RJ, Antillon MR, Springer EW,Penberthy JA, Cheng YK. A new rotable papillotome (RP) in complex therapeutic ERCP: indications for use and results. Gastrointest Endosc 2003;57:AB206.

7. Freeman ML, Nelson DB, Sherman S, Haber GB, Herman ME, Dorsher PJ et al. Complication of endoscopic biliary sphincterotomy. N Engl J Med 1996;335:909-18.

8. Vandervoort J, Soetikno RM, Tham TC, Wong RC, Ferrari AP Jr, Montes H et al. Risk factors for complications after performance of ERCP. Gastrointest Endosc 2002;56:652-6.

9. Lella F, Bagnolo F, Colombo E, Bonassi U. A simple way to avoid post-ERCP pancreatitis. Gastrointest Endosc 2004;58:830-4.

10. Freeman ML, Guda NM. ERCP cannulation: a review of reported techniques. Gastrointest Endosc 2005;61:112-25.

11. Ersoz G, Tekesin O, Ozutemiz AO, Gunsar F. Biliary sphincterotomy plus dilation with a large balloon for bile duct stones that are difficult to extract. Gastrointest Endosc 2003;57:156-59.

12. Minami A, Nomoto T, Moriyama T. Small sphincterotomy combined with papillary dilation with large balloon permits retrieval of large stones without crushing, third report. Gastrointest Endosc 2006;63:AB303.

13. Brackbill S, Young S, Schoenfeld P, Elta G. A survey of physician practice on prophylactic pancreatic stents. Gastrointest Endosc 2006;64:45-52.

14. Goff JS. Common bile duct pre-cut sphincterotomy: transpancreatic sphincter approach. Gastrointest Endosc1995; 41:502-5.

15. Goff JS. Long term experience with the transpancreatic sphincter pre-cut approach to biliary sphincterotomy. Gastrointest Endosc 1999;50:642-5.

16. Catalano MF, Linder JD, Geenen JE. Endoscopic transpancreatic papillary septotomy for inaccessible obstructed bile ducts: comparison with standard precut papillotomy. Gastrointest Endosc 2004;60:557-61.

17. Artifon EL, Sakai P, Ishioka S, Hondo FY, Raju G. Suprapapillary puncture of CBD for selective biliary acces – a novel technique Gastrointest Endosc 2006;63:AB295.

18. Hashiba K, D'Assunção MA, Armellini S, Hassegawa RT, Cappellanes CA, Moribe D. Endoscopic suprapapillary blunt dissection of the distal common bile duct in cases of difficult cannulation: a pilot serie. Endoscopy 2004;36:317-21.

19. Kaffes AJ, Sriram PVJ, Rao GV, Santosh D, Reddy N. Early institution of pré-cutting for difficult biliary cannulation: a prospective study comparing conventional vs. a modified technique. Gastrointest Endosc 2005;62:669-74.

20. Lehman GA, Sherman S. Diagnosis and therapy of pancreas divisum. Gastrointest Endosc Clin N Am 1998;8:55-77.

21. Wehrmann T, Schmitt T, Seifert H. Endoscopic botulinum toxin injection into the minor papilla for treatment or idiopathic recurrent pancreatitis in patients with pancreas divisum. Gastrointest Endosc 1999;50:545-48.

22. Seifert H, Binmoeller KF, Schimitt T, Dietrich CF, Zipf A, Caspari WF et al. A new papillotome for cannulation, pre-cut or conventional papillotomy. Z Gastroenterol 1999;37:1151-5.

23. Heiss FW, Cimis RS Jr, MacMillan FP Jr. Biliary sphincter scissors for pre-cut access: a preliminary experience. Gastrointest Endosc 2002;55:719-22.

24. Farrel RJ, Khan MI, Noonan M, O'Byrne K, Keeling PW. Endoscopic papillectomy: a novel approach to difficult cannulation. Gut 1996;39:36-8.

25. Park SH, Kim HJ, Park DH, Kim JH, Lee JH, Lee SH et al. Pre-cut papillotomy with a new papillotome. Gastrointest Endosc 2005;62:588-91.

26. Loperfido S, Angelini G,Benedetti G. Major early complications from diagnostic and therapeutic ERCP: a prospective multicentric study. Gastrointest Endosc 1998;48:1-10.

27. Freeman ML, DiSario JA, Nelson DB. Risk factors for post-ERCP pancreatitis: a prospective multicentric study. Gastrointest Endosc 2001;54:425-34.

28. Freeman ML, Guda MN. Prevention of post-ERCP pancreatitis: a comprehensive review. Gastrointest Endosc 2004;59:845-64.

29. American Society for GastrointestInal Endoscopy. Methods for granting hospital privileges to perform gastrointestinal endoscopy. Gastrointest Endosc 2002;55:780-3.

CAPÍTULO 180

ACESSÓRIOS PARA PROCEDIMENTOS TERAPÊUTICOS EM VIAS BILIOPANCREÁTICAS

Jose Maurício Aragão
Roberto Palmeira Tenório • Mário Brito Ferreira

INTRODUÇÃO

A evolução tecnológica possibilitou o desenvolvimento de novos cateteres e de fios-guia, assim como o aperfeiçoamento de outros acessórios utilizados nos procedimentos terapêuticos em vias biliopancreáticas, tornando mais fácil e mais seguro esse acesso.[14]

Dentre esses acessórios, podemos citar: cateteres, fios-guia, papilótomos, cestas de Dormia (*baskets),* balões extratores, balões dilatadores, litotripsores e escovas para coleta de material para citologia esfoliativa das vias biliares.

Este capítulo tem por objetivo analisar os acessórios disponíveis, além de apresentar um resumo prático direcionado para sua utilização nos diversos procedimentos. As próteses serão analisadas em outro capítulo.

CATETERES

Os cateteres são tubos de poliuretano, teflon ou polipropileno, com diâmetro variando entre 3.0 F e 6.0 F, por meio do qual se faz o primeiro acesso das vias biliopancreáticas, permitindo, posteriormente, a passagem do fio-guia em seu interior (Figura 180.1). Posicionado o fio-guia, o cateter pode ser retirado, para a utilização dos demais acessórios.[14,25]

Do ponto de vista estrutural, as características do cateter são: a) na extremidade proximal, presença de duas portas, sendo uma para injeção do contras-

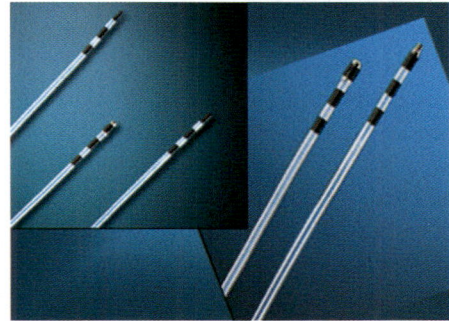

FIGURA 180.1

te com seringas e outra para possibilitar o acesso de fio-guia; b) na porção distal, presença de marcas coloridas para avaliação do nível de profundidade de inserção e de marcas radiopacas, para que se possa determinar a posição da ponta do cateter durante a fluoroscopia.

A indústria de acessórios fornece grande variedade de cateteres com vários tipos de ponta, para facilitar o acesso às vias biliopancreáticas.

O cateter-padrão tem diâmetro de 5.0 F, com ponta arredondada e delicada. O lúmen desses cateteres permite o acesso de fios-guia com 0,035 pol.

Existem cateteres mais finos, com diâmetros de 3.0 F, com pontas cônicas bem finas, mais alongadas e pré-curvadas, que possibilitam a passagem de fios-guia delicados com diâmetro de 0,018 pol. a 0,021 pol. (Figura 180.2). Essas características técnicas permitem seu uso para acessar, com maior facilidade, as papilas de dimensões pequenas e de

cateterismo difícil, assim como para o cateterismo da papila menor, para opacificação das vias pancreáticas.[1,2,5]

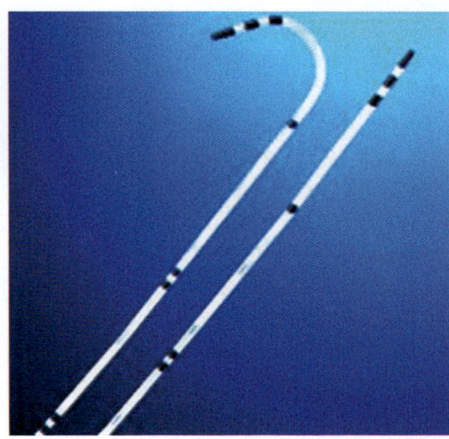

FIGURA 180.2

FIOS-GUIA

O fio-guia consiste de um fio de aço inoxidável, resistente, mas flexível, que é introduzido no interior do cateter para localização da estrutura anatômica na qual será feito o procedimento endoscópico (Figura 180.3). Sua denominação deriva do fato de, uma vez posicionado, permanecer na estrutura, permitindo que todos os demais acessórios com diâmetro maior que o dele – como papilótomos, *basket*, balões e outros – possam ser passados, recobrindo-o, em um simples processo de troca.[3]

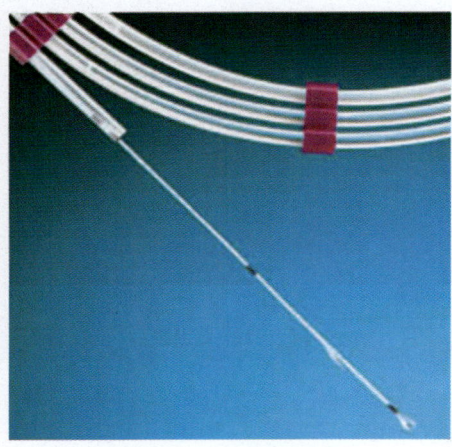

FIGURA 180.3

No passado, os fios-guia deformavam-se com facilidade, dificultando a passagem dos acessórios e exigindo que o procedimento fosse reiniciado pela nova colocação do cateter; também não eram eletricamente isolados, o que impossibilitava o emprego do eletrocautério.[17,25]

Atualmente, os procedimentos em vias biliares e pancreáticas se tornaram mais seguros e tecnicamente mais adequados, pois os fios-guia são resistentes, não deformam e têm os cinco centímetros distais dotados de ponta hidrofílica, facilitando a passagem nas áreas estenóticas, por deslizarem com facilidade. Outra vantagem dos novos fios-guia é o fato de serem revestidos de material isolante, o que torna possível a utilização da corrente elétrica durante a cauterização, como ocorre na papilotomia[6,7] (Figura 180.4).

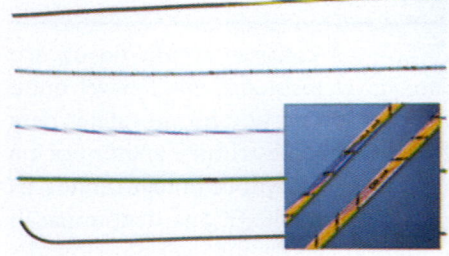

FIGURA 180.4

Os fios-guia têm espessura variável para se adequar ao diâmetro de cate-

teres e papilótomos. Estão disponíveis fios-guia de 0,018 pol., 0,021 pol. e 0,025 pol., que passam no interior de cateteres de 3.0 F, enquanto os mais espessos, de 0,035 pol., devem ser usados com cateteres iguais ou maiores que 5.0 F a 6.0 F.[3]

O comprimento dos fios-guia corresponde a aproximadamente 4 metros, exatamente para possibilitar a troca dos acessórios sem a remoção dos mesmos.[16]

PAPILÓTOMO

Trata-se de um acessório desenvolvido para permitir a realização da esfincterotomia endoscópica.[21,23]

É constituído de um tubo de teflon, com diâmetro médio de 6.0 F a 7,0 F, dotado de um fio metálico, também denominado fio de corte, que se exterioriza na extremidade distal, para passagem da corrente do eletrocautério. A superfície do fio de corte exteriorizada mede entre 2,0 cm e 3,0 cm. A ponta da extremidade distal é arredondada, pré-curvada e com contornos delicados, para facilitar o acesso por meio da papila[12,14] (Figura 180.5).

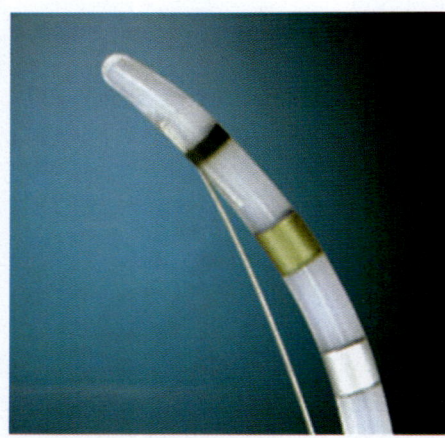

FIGURA 180.5

Na extremidade proximal, dispõe de uma manopla à qual está ligado um fio metálico, que possibilita a passagem de corrente elétrica para cauterização. O tracionamento da manopla faz com que o fio, na extremidade distal, seja arqueado para se adequar ao corte do

esfíncter papilar. Esse tipo é, por isso, denominado papilótomo de tração ou tipo Demling Classen.[16]

Na face exterior, possuem marcas radiopacas coloridas para avaliação do nível de inserção do acessório e orientação durante a fluoroscopia.

A indústria de acessórios endoscópicos tem disponibilizado diversas variações de papilótomos. Estão disponíveis papilótomos de duplo lúmen, sendo um para passagem do fio de corte e, outro, para injeção do contraste ou passagem do fio-guia. Oferecem a vantagem de permitir que se inicie a cateterização da papila sem a necessidade do uso do cateter para via biliar. Por esse motivo, são também denominados canulótomos. Sua utilização tem demonstrado que a angulação da ponta do papilótomo de duplo lúmen (canulótomo), com o tracionamento da manopla, possibilita maior facilidade no cateterismo seletivo da via biliar, especialmente naquelas papilas para as quais a cateterização é mais difícil[20,21,25] (Figura 180.6).

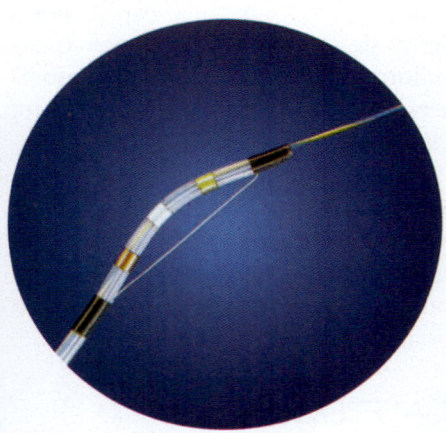

FIGURA 180.6

A indústria de acessórios oferece ainda papilótomos com tripo lúmen: um para passagem do fio-guia, outro para injeção de contraste e um terceiro para passagem do fio de corte. São papilótomos de custo mais elevado e com diâmetro em torno de 7,0 F.[25]

Estão também disponíveis papilótomos com diâmetros mais delicados, com cerca de 3,5 F a 5,0 F, denominados minipapilótomos, que permitem a passagem de fios-guia muito finos, com calibres de 0.018 pol. a 0.021 pol., utilizados mais freqüentemente na esfincterotomia das papilas planas, pequenas, de difícil manejo endoscópico, e também na esfincterotomia da papila menor, nos casos de pâncreas *divisum*.[17]

Outras adaptações têm sido feitas nos papilótomos para atender a necessidades especiais. Dentre elas estão o papilótomo tipo *needle-knife* (Figura 180.7), o papilótomo de Soehendra (Figura 180.8) e o papilótomo invertido (Figura 180.9).

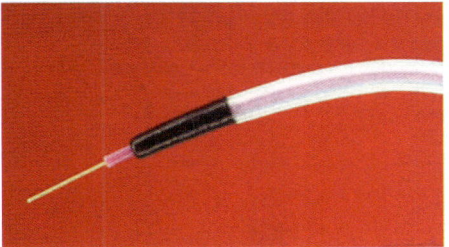

FIGURA 180.7

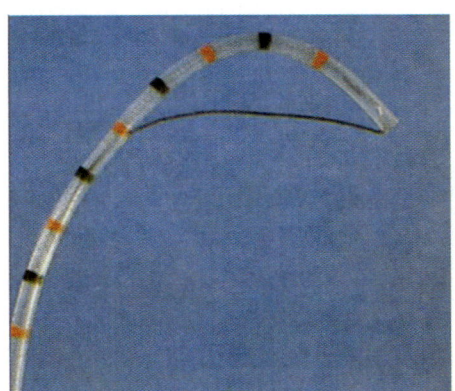

FIGURA 180.8

Quando o acesso através do óstio papilar se apresenta difícil, existe o recurso do pré-corte. Para essa técnica, emprega-se um papilótomo tipo estilete no qual a tração da manopla faz com que o fio de corte se exteriorize como um pequena ponta metálica com comprimento de aproximadamente 0,3 cm a 0,5 cm. São também denominados *needle-knife*[11,19,20] (Figura 180.7).

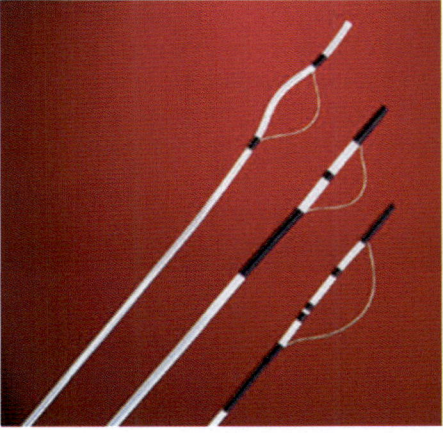

FIGURA 180.9

Uma outra modalidade de papilótomo, para realização do pré-corte, é o modelo criado por Soehendra, no qual o fio de corte se exterioriza de forma similar ao do papilótomo-padrão, dele diferindo porque o fio de corte, medindo cerca de 2,0 cm, vai até a extremidade distal do papilótomo[5,6,19,21,24] (Figura 181.8).

Alguns papilótomos são dotados de mecanismo rotatório, acionado junto à manopla de controle rotacional, no sentido de facilitar o posicionamento do fio de corte[14,25] (Figura 180.10).

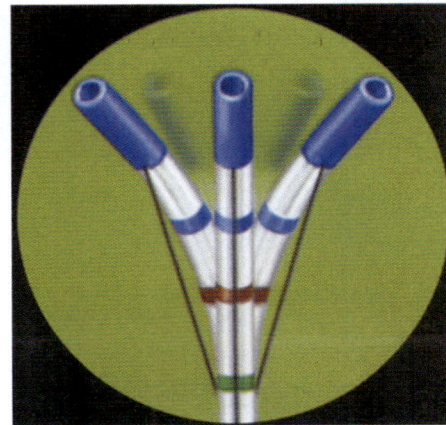

FIGURA 180.10

Nos pacientes gastrectomizados à Billroth II, a papila duodenal fica invertida e requer que, na duodenoscopia, o acesso se faça pela alça exclusa. Para possibilitar a papilotomia nesses pacientes,

esse acessório apresenta o fio de corte se exteriorizando de modo contrário ao convencional, quando se aciona a manopla, adequando-se a uma posição de corte na direção das 18 horas[14] (Figura 180.9).

CESTAS DE DORMIA (*BASKET*)

As cestas de Dormia, mais freqüentemente denominadas *basket*, são multifilamentares, formadas por quatro ou mais fios de aço pré-moldados, envolvidos por cateter de teflon. Quando liberados, por meio de tração da manopla, assumem a forma de cesta. Estão disponíveis em vários formatos e dimensões, sendo mais comuns as cestas com 3,0 cm de volume[4] (Figura 180.11).

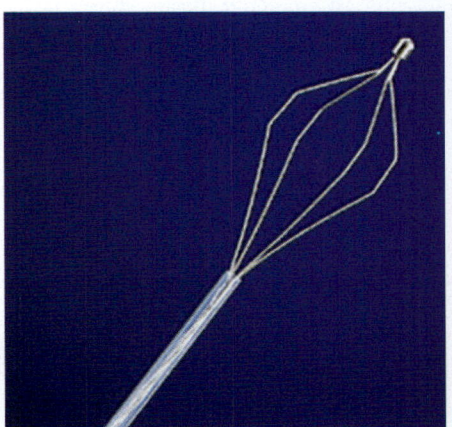

FIGURA 180.11

Geralmente o *basket* é a primeira opção para a retirada dos cálculos coledocianos, embora muitos endoscopistas prefiram usar diretamente os balões extratores. Alguns *baskets* permitem a passagem de fios-guia, o que facilita muito o posicionamento do acessório para apreensão dos cálculos coledocianos, principalmente aqueles que se apresentam em posição mais cranial, como no hepatocolédoco ou na árvore biliar intra-hepática[15] (Figura 180.12).

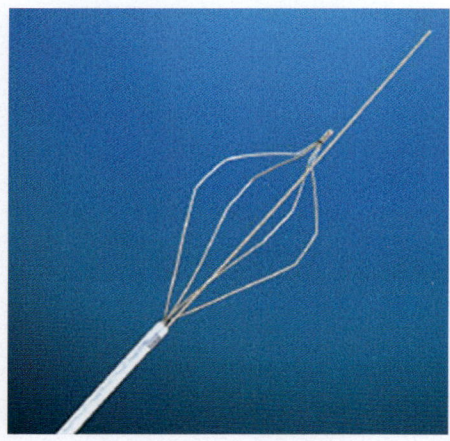

FIGURA 180.12

Mais recentemente, foram disponibilizados no mercado modelos com vários filamentos e formatos diversos, com a finalidade de apreensão de pequenos cálculos. Foi desenvolvido também o *basket* de nitinol, que possibilita maior abertura da cesta, já que o nitinol, diferentemente do aço, é indeformável e facilita a apreensão dos cálculos por manter sua forma expandida[4,15,19,20] (Figura 180.13).

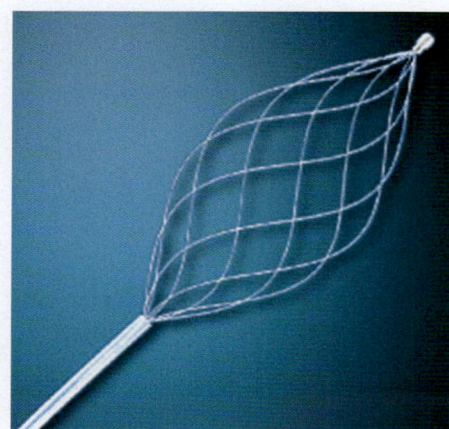

FIGURA 180.13

BALÕES EXTRATORES

Os balões extratores para vias biliares são estruturas distensíveis localizadas na extremidade distal do acessório que,

após insuflação, podem atingir até 20 mm de diâmetro. São importantes para a remoção de cálculos coledocianos, assim como para a limpeza final do colédoco, após a fragmentação de cálculos por meio do *basket*[4,8] (Figura 180.14).

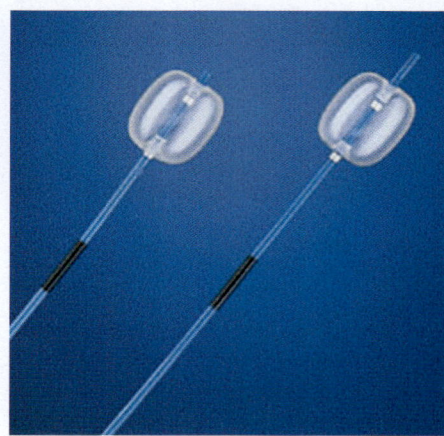

FIGURA 180.14

Esses balões possuem uma entrada para insuflação do ar e outra para injeção do contraste ou passagem de fio-guia. Existem também modelos com três entradas, possibilitando a passagem do fio-guia por uma via independente daquela usada para injeção do contraste. São os balões de triplo lúmen. São acessórios muito delicados e costumam se romper com facilidade, quando submetidos a grandes trações[23,25] (Figura 180.15).

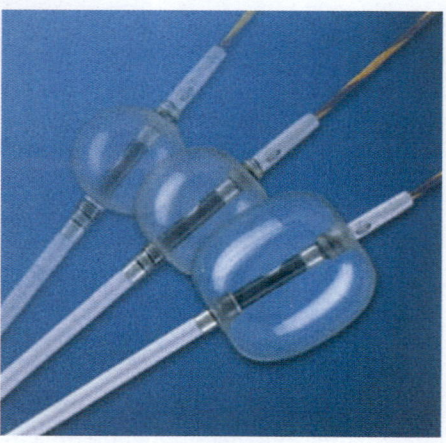

FIGURA 180.15

BALÕES DILATADORES PARA VIAS BILIARES

São balões mais alongados que os extratores, com formato fusiforme e comprimento de aproximadamente 4,0 cm, atingindo diâmetro pós-insuflação de 4,0 mm a 10,0 mm. Esses balões são utilizados para dilatação de estenoses tumorais, antecedendo a colocação de próteses auto-expansíveis, e também para estenoses benignas, como, por exemplo, a estenose tardia pós-papilotomia por fibrose (Figura 180.16).

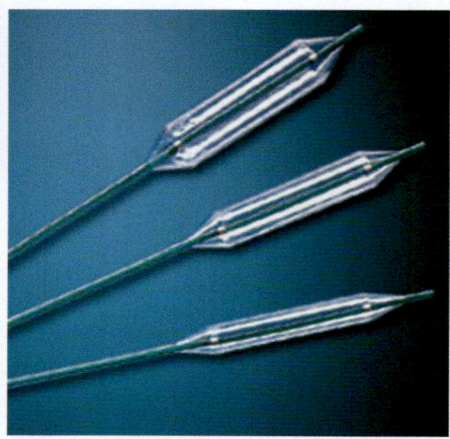

FIGURA 180.16

Recentemente vem sendo descrito o uso desses balões para realizar a dilatação da papila duodenal, na retirada de cálculos, dispensando a realização da esfincterotomia. Isso é válido, principalmente, para aqueles pacientes que têm hepatopatia e diminuição do tempo de coagulação, tornando arriscada a realização da esfincterotomia.[12,23]

CATETERES DILATADORES

Constituem-se em um conjunto de cateteres utilizados para dilatação de estenoses do colédoco, antecedendo a colocação de endopróteses, sendo uma alternativa ao uso dos balões dilatadores. São sempre passados por meio de fio-guia previamente posicionado.[13]

Os cateteres dilatadores, idealizados por Soehendra, apresentam a extremidade distal afilada, em formato cônico, medindo cerca de 5,0 F e que vai gradualmente assumindo maiores diâmetros. Estão disponíveis nos calibres de 6,0 F, 7,0 F, 8,5 F, 9,0 F, 10,0 F e 11,5 F. Seu lúmen permite a passagem de fios de 0,035 pol.[1,2,18] (Figura 180.17).

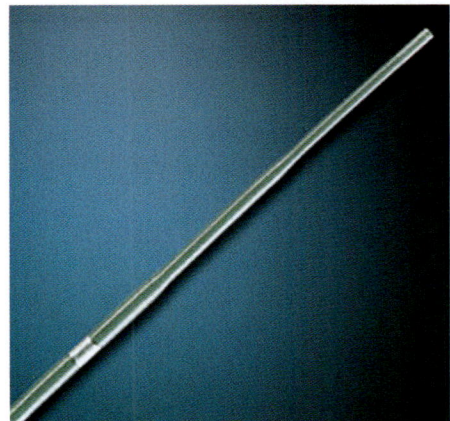

FIGURA 180.17

LITOTRIPSORES

Os litotripsores são acessórios utilizados para a remoção de cálculos coledocianos de grandes dimensões, que os impedem de passar por meio da papila. Por esse motivo, são fragmentados na luz coledociana, para posterior remoção.[4,8]

Os litotripsores são constituídos por cerdas de fios de aço muito resistentes, capazes de suportar grande tração. Uma vez apreendido o cálculo no colédoco, o cateter de teflon, que recobre o fio de aço, é substituído por espiral de aço, que passa pelo canal do aparelho, chegando ao nível do cálculo. Na extremidade oposta, o fio de aço é conectado a uma catraca, com a qual se faz tração suficiente para promover a fragmentação do cálculo. Esse litotripsor tipo catraca é também conhecido pelo epônimo litotripsor de Soehendra (Figura 180.18).

Existem outros modelos de litotripsores que, em vez de catraca, oferecem outros dispositivos para fracionamento do cálculo, como o modelo de roldana, que exerce força de torção.[8,14,17]

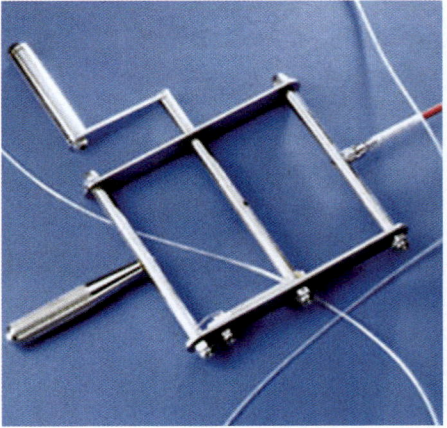

FIGURA 180.18

LITOTRIPSOR DE EMERGÊNCIA

Ocorrem situações em que um cálculo coledociano é apreendido com *basket* comum e não se consegue fazer sua passagem por meio da papila duodenal, mesmo já tendo sido realizada a papilotomia. Isso ocorre freqüentemente em pacientes com papilas fibróticas (papilite) nas quais, pela falta de distensibilidade, pode ocorrer a impactação do cálculo.

Assim, fica difícil ou mesmo impossível soltar o cálculo apreendido pela cesta, que fica retida, em um processo denominado impactação do *basket*. Nesses casos, lança-se mão da litotripsia de emergência como tentativa de se evitar uma cirurgia a céu aberto.[8]

Com dispositivo de corte (alicate), secciona-se a manopla do *basket* e remove-se o duodenoscópio. Em seguida, retira-se a capa de teflon que envolve o fio de aço do *basket* e passa-se uma espiral de aço, mais curta que a habitual, mas mais calibrosa. A mesma é posicionada adequadamente com visão fluoroscópica. Em seguida, conecta-se a extremidade proximal do fio do *basket* à catraca do litotripsor de Soehendra e se inicia sua tração, até fragmentação do cálculo e liberação da alça. Os fragmentos do cálculo podem, então, ser removidos com outro *basket* comum[3,8] (Figura 180.19).

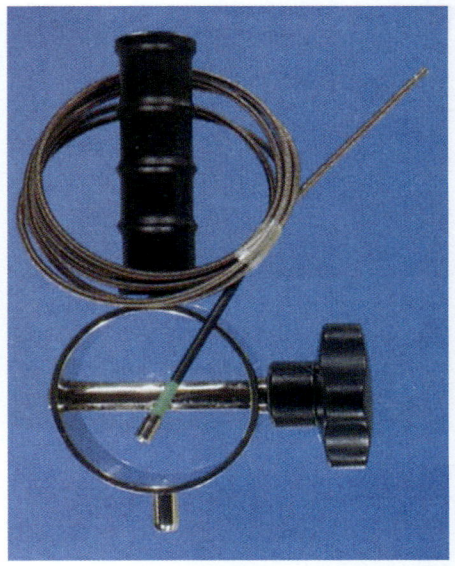

FIGURA 180.19

ESCOVA PARA COLETA DE MATERIAL PARA CITOLOGIA ESFOLIATIVA ONCÓTICA DAS VIAS BILIOPANCREÁTICAS

Quando é necessário fazer coleta de material de lesão de colédoco distal ou mesmo do canal de Wirsung, para citologia oncótica, com o objetivo de estabelecer diagnóstico etiológico, empregam-se delicadas escovas.[2] Essas escovas são constituídas por um cateter de teflon, com diâmetro de aproximadamente 3,0 mm, dotado de pequena escova de náilon, que é exteriorizada pelo acionamento da manopla. Em sua porção distal, há uma ponta metálica flexível para facilitar a transposição das áreas estenóticas. Depois de colhido o material, a escova é retraída para o interior do cateter de teflon que assim a protege, preservando o material colhido. Em seguida, realizam-se os esfregaços em lâminas de vidro, com posterior fixação com álcool, para envio ao laboratório de patologia[5,9,10,13] (Figura 180.20).

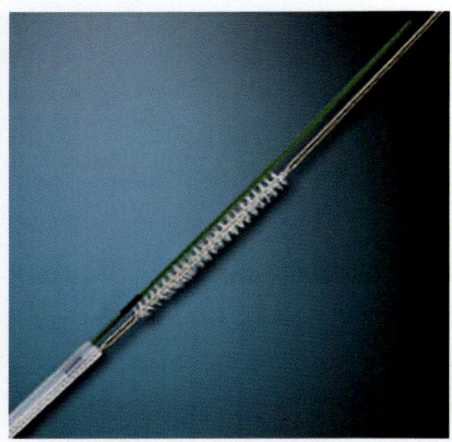

FIGURA 180.20

ACESSÓRIOS PARA DRENAGEM DAS VIAS BILIOPANCREÁTICAS

Em muitas situações, existe a imperiosa necessidade de se efetivar a drenagem das vias biliopancreáticas, como nos casos de: colangite supurativa secundária a cálculos coledocianos ou a obstrução tumoral, cálculos do colédoco não removidos integralmente, estenose do canal de Wirsung ou após intensa manipulação da papila.

Nesses casos, há duas possibilidades endoscópicas para a drenagem das vias biliopancreáticas. A primeira delas é a colocação de dreno nasobiliar ou naso-pancreático; a segunda, a colocação de endopróteses, que serão discutidas em outro capítulo.

Existem vários modelos e formatos de drenos nasobiliares (Figura 180.21) e nasopancreáticos (Figura 180.22), mas todos apresentam características comuns. O dreno nasobiliar ou nasopancreático é um tubo de teflon, medindo cerca de 250 cm e com calibre médio de 5 F a 7 F. Na extremidade proximal, apresenta um dispositivo para facilitar a passagem pelas fossas nasais. É colocado no colédoco proximal ou no canal de Wirsung, por meio de fio-guia previamente posicionado, cuja remoção promove a formação de uma alça pré-moldada para ancoragem do dreno no duodeno, dificultando sua saída. O fluxo das secreções é facilitado pela presença de vários orifícios na extremidade distal.[14,25]

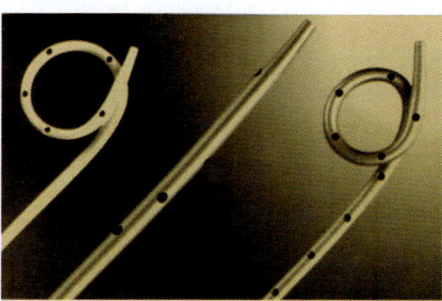

FIGURA 180.21

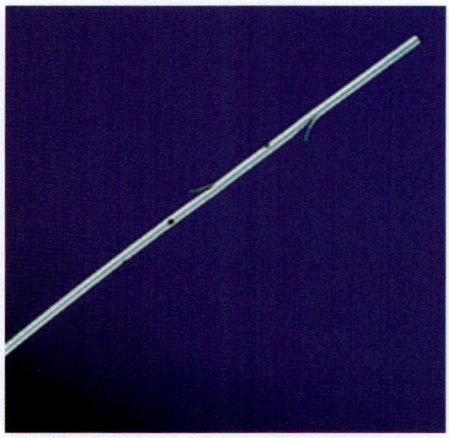

FIGURA 180.22

Os drenos nasobiliares são eficientes na descompressão da árvore biliar, permitindo ainda a aferição do volume de bile eliminada no coletor e a irrigação da árvore biliar com soluto fisiológico, nos casos de colangite supurativa. Sua grande vantagem é a facilidade de remoção após o controle da situação clínica, bastando apenas seu tracionamento após a liberação da fixação nasal, diferente das endopróteses coledocianas ou pancreáticas, que exigem novo procedimento endoscópico para sua remoção. A principal desvantagem do uso do dreno nasobiliar é a possibilidade de sua remoção inadvertida por pacientes mentalmente confusos ou agitados.[16,25]

REFERÊNCIAS BIBLIOGRÁFICAS

1. Aabakken L. Endoscopic tumor diagnosis and treatment. Endoscopy. 2003;35(11):887-890.
2. Akhan O, Köroglu M, Özmen MN, Akinci D. Percutaneous treatment of Wirsung's duct stenosis secondary to chronic pancreatitis: balloon dilatation and insertion of a plastic stent. Diag Interv Radiol 2006;12:47-49.
3. Artifon ELA, Hondo FY, Matuguma SE. Colangiopancreatografia endoscópica retrógrada diagnóstica e terapêutica: indicações, contra-indicações e complicações; instrumental. In: Sakai P, Ishioka S, Filho FM, Hourneaux de Moura EG, editores. Tratado de endoscopia digestiva diagnóstica e terapêutica. São Paulo: Atheneu, 2005. P. 29-36.
4. Binmoeller KE, Schafer TW. Endoscopic management of bile duct stones. J Clin Gastroenterol 2001;32(2):106-18.
5. Brugge WR. Endoscopic techniques to diagnose and manage biliary tumors. J Clin Oncol 2005;23(20):4561-5.
6. Carr-Locke DL. Biliary access during endoscopic retrograde cholangiopancreatography. Can J Gastroenterol 2004; 18(4):251-4.

7. Catalano MF, Linder JD, Geenen JE. Endoscopic transpancreatic papillary septotomy for inaccessible obstructed bile ducts: comparison with standard pre-cut papillotomy. Gastrointest Endosc 2004;60 (4) :557-61.

8. Chang W, Chu C, Wang T, et al. Outcome of simple use of mechanical lithotripsy of difficult common bile duct stones. World J Gastroenterol 2005;11(4):593-6.

9. de Bellis M, Sherman S, Fogel EL, Cramer H, Chappo J, McHenry Jr, Watkins JL, Lehman GA. Tissue sampling at ERCP in suspected malignant biliary strictures (Part 2). Gastrointest Endosc 2002; 56;(5):720-30.

10. de Bellis M, Sherman S, Fogel EL, Cramer H, Chappo J, McHenry Jr, Watkins JL, Lehman GA. Tissue sampling at ERCP in suspected malignant biliary strictures (Part 1). Gastrointest Endosc 2002;56;(4):552-61.

11. Espinel Diez J, Vivas Alegre S, Munoz Nunez F, Dominguez Carbajo A, Villanueva Pavon R, Jorquera Plaza F, Olcoz Goni JL. Needle-knife sphincterotomy for biliary access: a prospective study. Gastroenterol Hepatol 2005;28(7):369-74.

12. Farrel RJ, Howell DA, Pleskow DK. New technology for endoscopic retrograde cholangiopancreatography: improving safety, success, and efficiency. Gastrointest Endosc Clin N Am 2003;13(4):539-59.

13. Flamm CR, Mark DH, Aronson N. Evidence-based assessment of ERCP approaches to managing pancreaticobiliary malignancies. Gastrointest Endosc 2002;56(6 Suppl):S218-S225.

14. Freeman ML, Guda NM. ERCP cannulation: a review of reported techniques. Gastrointest Endosc 2005;61(1):112-25.

15. Gerke H. To cut or strech? Am J Gastroenterol 2004;99:1461-3.

16. Haber GB, Sandha GS. Colangiopancreatografia endoscópica retrógrada. In: Classen M, Tytgat GNJ, Lightdale CJ, editores. Endoscopia gastrointestinal. Rio de Janeiro: Revinter; 2006. P.151-60.

17. Joyce AM, Kochman ML. Update on biliary endoscopy. Cur Opin Gastroenterol 2005;21(3):354-8.

18. Katsinelos P, Paroutoglou G, Beltsis A, et al. Endobiliary endoprosthesis without sphincterotomy for the treatment of biliary leakage. Surg Endosc 2004;18(1):165-6.

19. Kozarek RA. Therapeutic pancreatic endoscopy. Endoscopy 2001;33(1):39-45.

20. Neuhaus H. Therapeutic pancreatic endoscopy. Endoscopy. 2004;36(1):8-16.

21. Park SH, Kim HJ, Park DH, Kim JH, Lee JH, Lee SH et al. Pre-cut papillotomy with a new papillotome. Gastrointest Endosc 2005;62(4):588-91.

22. Raijman I. Biliary and pancreatic stents. Gastrointest Endosc Clin N Am 2003;13(4):561-92.

23. Tanaka M. Bile duct clearance, endoscopic or laparoscopic? J Hepatobiliary Pancreat Surg 2002;9:729-32.

24. Uchida N, Tsutsui K, Kamada H, Ogawa M, Fukuma H, Ezaki T et al. Pré-cutting using a noseless papillotome with independent lumens for contrast material and guidewire. J Gastroenterol Hepatol 2005;20(6):947-50.

25. Vitale GC, Davis BR, Tran TC. The advancing art and science of endoscopy. Am J Surg 2005;190:228-233.

CAPÍTULO 181

OPÇÕES TÉCNICAS NO CATETERISMO DIFÍCIL. PRÉ-CORTE *VERSUS* PERSISTÊNCIA NA CANULAÇÃO

Wagner Colaiacovo

INTRODUÇÃO

A Colangiopancreatografia Endoscópica Retrógrada (CPRE) está prestes a completar 40 anos. Durante todo esse tempo, assistimos a uma fantástica evolução dos aparelhos de endoscopia, quanto à imagem, angulações, flexibilidade, diâmetros do duodenoscópio e dos canais operatórios desses aparelhos, somados a uma revolução nos acessórios desenvolvidos para o procedimento, como cateteres, esfincterótomos, fios-guia, próteses, bisturis inteligentes etc.

Com todos esses recursos disponíveis e a evolução da técnica endoscópica, o tema proposto para esse capítulo tem grande significado, tentando-se comparar persistência na canulação *versus* pré-corte, quando, talvez, a melhor comparação devesse ser entre competência na canulação *versus* boa indicação para o pré-corte.

O sucesso no cateterismo depende de coordenação e habilidade, que crescem com a experiência do examinador, já que a CPRE é um procedimento operador dependente. Até recentemente, em diversos programas de treinamento nos Estados Unidos e na Europa, considerava-se que após 200 procedimentos supervisionados, o endoscopista estaria apto a desenvolver suas habilidades pessoais.[1] No DDW (Digestive Disease Week) de 2006, um grande centro de treinamento reavaliou esses números, chegando à conclusão de que talvez seja necessário o dobro dos números iniciais para que haja competência na canulação. O sucesso varia de 45% no início do treinamento para 80% após 350/400 CPRE supervisionadas, atingindo 96% de sucesso após mais 300 procedimentos independentes,[2] não havendo necessidade de utilização de técnicas alternativas.

TÉCNICA

O cateterismo deve seguir passos claros, desde o posicionamento do paciente na mesa operatória e do duodenoscópio na segunda porção duodenal. A retificação do aparelho traz a papila duodenal principal aos olhos do operador. A posição definitiva[1] em frente à papila principal[1] é um importante passo para tornar o cateterismo um ato mais simples. O cateterismo "difícil" pode ter início no posicionamento, na sedação inadequada e na falta de acessórios disponíveis. Toda a equipe deve ser treinada para o procedimento.

Considero os primeiros 10 minutos da CPRE os mais importantes. O orifício papilar dever ser minuciosamente localizado e a escolha do acessório a ser utilizado deve ser adequada. Como a maioria absoluta das CPRE, atualmente, tem finalidade terapêutica, pode-se iniciar o procedimento já com um esfincterótomo, com um ou dois canais, podendo-se injetar contraste e também fazer a introdução de fio-guia. O cateterismo deve ser sempre cuidadoso, deslizando o acessório utilizado na direção do ducto que se deseja opacificar.

A injeção de contraste deve ser lenta e com baixa pressão, seja no ducto biliar ou no pancreático. A boa técnica inicial evitará o uso de técnicas adicionais, portanto, mais invasivas. Caso o cateterismo não seja realizado de imediato, algo deve ser mudado em sua trajetória, em vez de se tentar várias injeções da mesma forma. Claro que existem os cateterismos difíceis e, nesses casos, as decisões a serem tomadas não devem tardar, sob risco de complicações para o paciente. A injeção de contraste, de forma repetitiva, no ducto pancreático deve ser evitada. O número de injeções deve ser limitado, sendo o número máximo e empírico de seis, porém, mais importante do que o número é o cuidado na aplicação da injeção, que deve ser realizada sob pressão leve e contínua.[3] Não há necessidade da opacificação de todo o ducto pancreático, se a suspeita clínica e laboratorial é de coledocolitíase, por exemplo. Mudar a trajetória do acessório e trocá-lo são alternativas. Alguns trabalhos[4] estudam o cateterismo da via biliar e/ou pancreático realizados sem a injeção de contraste, utilizando-se uma gama variada de fios-guia, de diferentes diâmetros e com variada maleabilidade. A maioria conclui que o índice de pancreatite aguda pós CPRE é menor com essa técnica do que no cateterismo habitual (3% a 5%).[4] Acredito que o cateterismo deva seguir essa ordem, de habitual para o cateterismo com fio-guia. Considerando-se, sempre, que o procedimento tem finalidade terapêutica e o acesso ao ducto desejado ainda não obteve sucesso, considera-se a utilização do pré-corte. Há diversas técnicas de pré-corte e a utilização de *needle-knife*, preconizada por Claude Liguory, com modificações por outros autores, é uma das mais utilizadas. O pré-corte pode ser iniciado pelo orifício papilar, pelo infundíbulo papilar, com um minipapilótomo preconizado por Nib e Soehendra e ainda por acesso chamado de dissecção intramural do colédoco distal.

Prefiro utilizar um termo genérico para todos, ou seja, papilotomia de acesso, como os norte-americanos, não importando a técnica utilizada, desde que o acesso à via biliar obtenha sucesso. A técnica a ser utilizada deve ser aquela com a qual o especialista tem mais intimidade, pois certamente obterá melhores resultados.

As melhores indicações para utilização da papilotomia de acesso são: cálculos impactados na papila, lesões expansivas da papila com comprometimento do orifício papilar, procedimentos na papila minor e impossibilidade de acesso ao ducto biliar pelos meios citados previamente.

A utilização desse recurso varia em porcentagem, de acordo com o centro de referência. A incidência varia de 3% a 4% (Leung) até 20% a 25% (Huibregtse), relembrando que o recurso não deve ser utilizado em procedimentos diagnósticos.

O sucesso do cateterismo habitual atinge 95% e a utilização da papilotomia de acesso aumenta apenas 2% a 3% o índice total de sucesso.

Na experiência pessoal do autor, com mais de 6 mil procedimentos terapêuticos realizados, a prevalência de papilotomia de acesso é de apenas 3% a 4% do total dos casos.

COMPLICAÇÕES

As complicações descritas são as mesmas da papiloesfincterotomia endoscópica, ou seja, pancreatite aguda (4% a 5%), perfuração (1%) e sangramento (1% a 2%). Parece não haver diferença nos índices de complicações, quando o procedimento é realizado por especialista.[5]

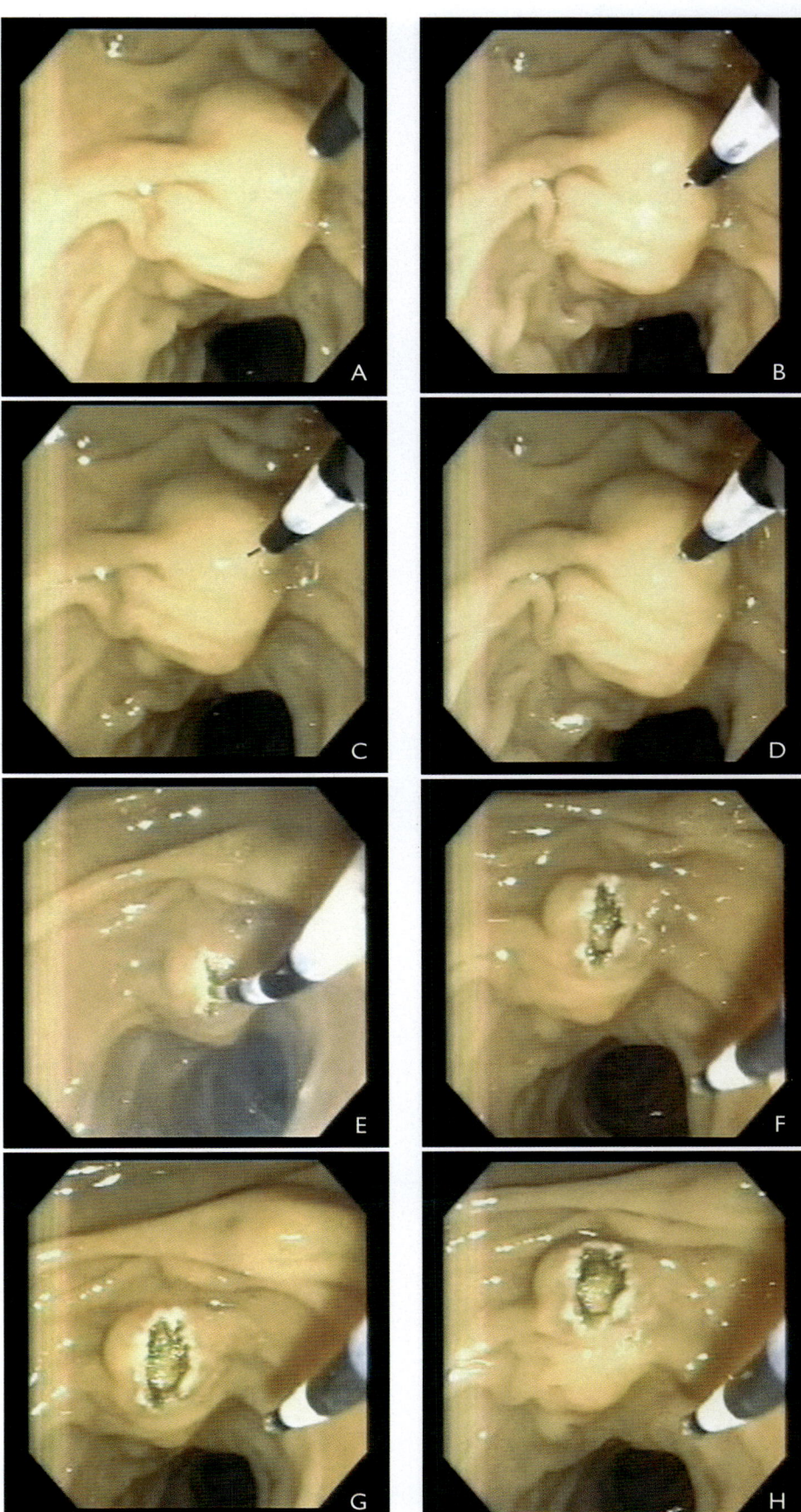

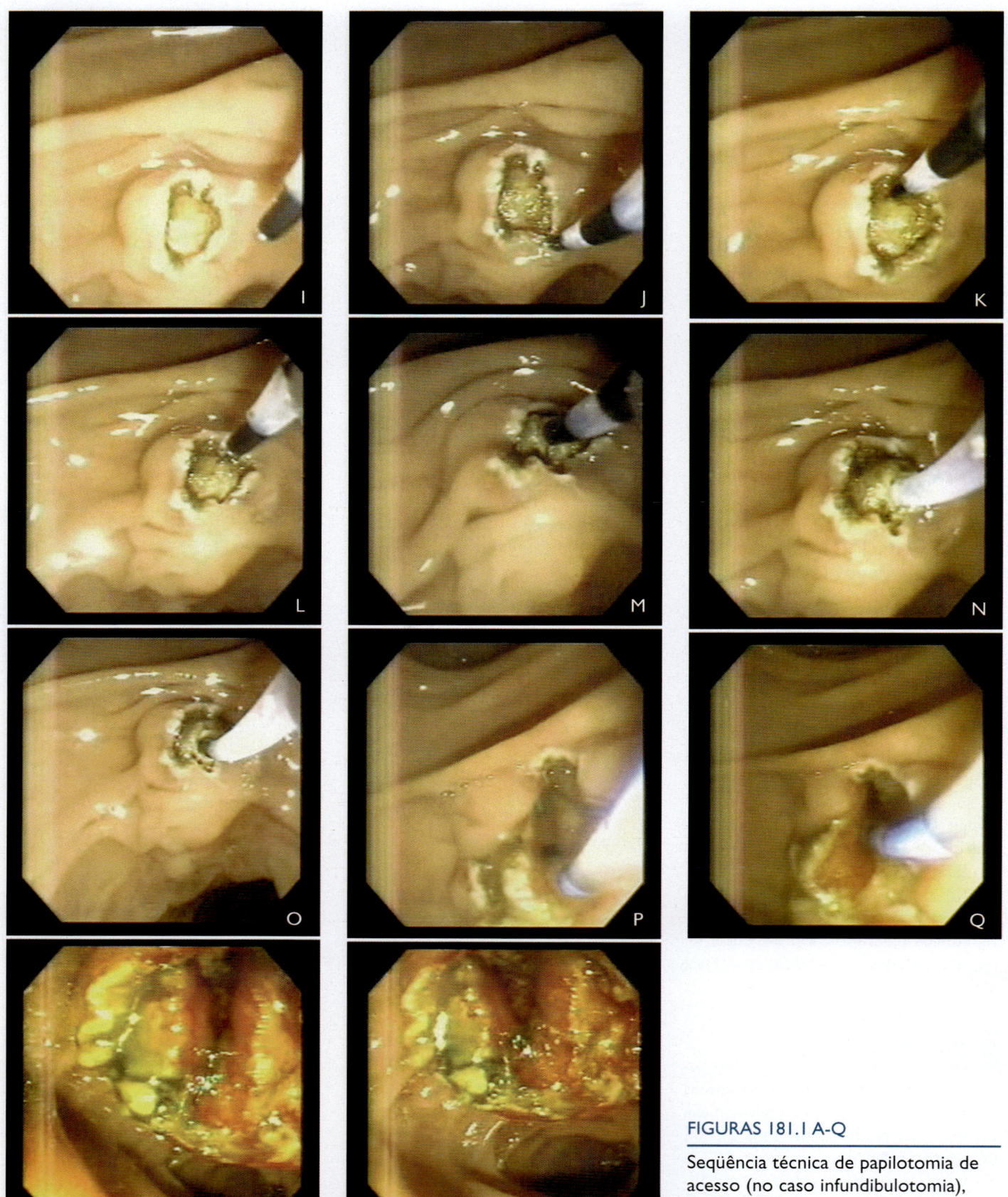

FIGURAS 181.1 A-Q

Seqüência técnica de papilotomia de acesso (no caso infundibulotomia), completada por esfincterotomia endoscópica

Em recente artigo publicado por Peter Cotton,[6] analisando 49 casos de processos médicos nos Estados Unidos, de 60 pacientes complicados, 30 (50%) tiveram pancreatite aguda pós CPRE, com 3 óbitos. Perfuração ocorreu em 16 pacientes pós-esfincterotomia, das quais 8 (50%) foram submetidas à papilotomia de acesso, com 3 óbitos.

CONCLUSÃO

A CPRE deve, sempre, ser realizada por médico com treinamento adequado e prolongado.

A utilização de boa técnica evita a utilização de procedimentos invasivos desnecessários.

As indicações dos procedimentos, diagnóstico, terapêutico e da papilotomia de acesso, devem ser extremamente criteriosas.

A papilotomia de acesso deve ser indicada quando houver intenção terapêutica e se o cateterismo com técnicas conservadoras não for possível.

A papilotomia de acesso apresenta os mesmos índices de complicações que a esfincterotomia endoscópica, nas mãos de especialistas, com grande experiência em técnicas alternativas.[7]

O médico endoscopista pleno deve estar capacitado para o diagnóstico, para a terapêutica, para o reconhecimento imediato ou tardio das complicações e, principalmente, para o tratamento adequado dos pacientes.

REFERÊNCIAS BIBLIOGRÁFICAS

1. Freeman ML. Training and competence in gastrointestinal endoscopy. Rev Gastroenterol Disord 2001;1:73-85.
2. Verma D, Goustout CJ, Petersen BT, Levy MJ, Baron TH, Adler DG. W1446: establishing a true assessment of endoscopic competence in ERCP during training and beyond: a single operator learning curve for deep biliary cannulation patients with native papillary anatomy. Gastrointest Endosc 2006 Apr;63(5):DDW.
3. Haber GB. Prevention of post-ERCP pancreatitis. Gastrointest Endosc 2000; 51(1)100-3.
4. Imaizumi H, Kida M, Kikuchi H, Takezawa M, Kida Y, Saigenji K. Techniques for cannulation of the bile duct during endoscopic retrograde cholangiopancreatography (ERCP). Gastrointest Endosc 2006; 63(5)AB299.
5. Cotton PB. Needleknife precut sphincterotomy: the devil is in the indications. Endoscopy 1997;29:888.
6. Cotton PB. MD, FRCP, FRCS. Analysis of 59 ERCP lawsuits; mainly about indications. Gastrointest Endosc 2006 Mar;63(3).
7. Tang SJ, Haber GB, Kortan P, Zanati S, Cirocco M, Ennis M et al. Precut papilotomy versus persistence in difficult biliary cannulation: a prospective randomized trial. Endoscopy 2005; 37:58-65.

CAPÍTULO 182

DISSECÇÃO ENDOSCÓPICA SUPRAPAPILAR DO DUCTO BILIAR COMUM NA PAPILA DIFÍCIL

Carlos Alberto Cappellanes
Roberto K. Kikawa

O cateterismo profundo da via biliar pelos métodos convencionais apresenta índices de sucesso em torno de 85% a 90%, valores realmente altos, que têm permanecido praticamente inalterados nas últimas décadas nos diversos centros especializados. Isso, certamente, impulsionou o desenvolvimento de novos métodos de acesso à via biliar, na tentativa de resolução daqueles casos não obtidos pelos métodos convencionais, apesar de se constituírem um número pequeno de casos.

Hashiba e colaboradores[1] relataram uma modalidade técnica alternativa e factível de acesso à via biliar, por meio de dissecção endoscópica do colédoco intramural nos casos de cateterismo seletivo difícil da via biliar. A técnica de dissecção baseia-se nos princípios a seguir.

É feita a introdução de papilótomo de pré-corte tipo estilete ou de ponta pelo canal de biópsia do duodenoscópio, com avanço até cerca de 2 mm a 3 mm do estilete da extremidade distal do cateter plástico.

Em seguida, é realizado o corte iniciando-se em nível da porção cefálica da papila, na posição 11 horas e no sentido caudal, devendo-se só incisar a mucosa e não atingir o orifício da papila duodenal maior.

Procede-se à dissecção e à identificação do colédoco intramural, utilizando-se a própria ponta do papilótomo com estilete recolhido ou cateter convencional, ou pinça fina de biópsia e sem ele-

trocoagulação. Nesse momento, realiza-se a introdução da pinça fina de biópsia fechada no corte e, com a abertura da pinça, divulsiona-se o tecido submucoso da parede duodenal até a percepção visual de uma estrutura tubular: o ducto biliar distal. Pode-se realizar lavagem do corte com solução salina sob pressão por meio de cateter, favorecendo o reconhecimento e a dissecção do colédoco, de aspecto esbranquiçado. Afasta-se com manobra de divulsão o tecido submucoso e as fibras musculares circulares do esfíncter próprio do colédoco-intramural. A identificação deste pode ser feita não só pela percepção visual, mas também pelo toque de uma estrutura tubular por meio de pinça de biópsia. Na ocorrência de sangramento, a lavagem do local com solução salina gelada proporciona freqüentemente sua parada, com melhora do campo visual. Mais raramente há necessidade de utilização de eletrocoagulação.

Procede-se, então, novo corte sobre o colédoco intramural com papilótomo tipo estilete, observando-se saída de bile ou mancha amarelada.

Nesse momento, pode-se adentrar a via biliar com cateter de ponta fina, com injeção de meio de contraste para confirmação radiológica. Nesse ponto, pode-se realizar a papilotomia, dependendo de cada caso, utilizando-se de preferência papilótomo convencional.

Os autores realizaram série preliminar de 48 pacientes com sinais objetivos de obstrução biliar e, após insucesso de

cateterismo da via biliar pelos métodos convencionais, obtiveram cateterismo seletivo e imediato da via biliar em todos os casos. Houve aumento dos níveis de amilase sérica cerca de três vezes o normal em 11 pacientes, e 4 deles apresentaram quadro clínico de pancreatite leve pós-procedimento, todos controlados clinicamente.

A explicação para a ocorrência de pancreatite nessa série de pacientes decorre do fato de ter havido a manipulação do ducto pancreático principal em todos esses casos antes da realização da dissecção. Entretanto, a realização desse método não envolve a manipulação do canal comum, alcançando o ducto biliar comum na sua porção intramural e, portanto, teoricamente evitando a pancreatite. Além disso, esse método pode evitar a hemorragia e a perfuração por causa do controle visual e do reconhecimento das estruturas musculares durante a dissecção, sendo seccionadas apenas a mucosa e as estruturas vasculares não atingidas.

Certamente, a experiência do endoscopista é um importante fator para o sucesso da realização do método. Entretanto, parece ser mais fácil um endoscopista obter habilidade para esse método do que aprender como realizar corte na direção em que se supõe estar o ducto biliar comum ou até que se visualize saída de bile na área exposta.

Esse método parece ser uma alternativa factível e segura nos casos de cateterismo difícil da papila duodenal maior.

REFERÊNCIA BIBLIOGRÁFICA

1. Hashiba K, Paula AL, Cappellanes CA, Moribe D. Endoscopic dissection and drainage of distal biliary tract (EDTB). Digestion 1988;59:188.

CAPÍTULO 183

PUNÇÃO SUPRAPAPILAR PARA ACESSO AO COLÉDOCO DISTAL

Everson L.A. Artifon
Paulo Sakai

INTRODUÇÃO

O sucesso na canulação biliar é o passo inicial para o diagnóstico e a terapêutica endoscópica biliopancreática. O acesso biliar pela cateterização do óstio papilar é a escolha padrão na obtenção do acesso biliar profundo. O trauma mecânico da ampola por repetidas tentativas de canulação do ducto biliar, o trauma hidrostático e a injúria química de múltiplas injeções de contraste no ducto pancreático e, além disso, o trauma térmico ocorrido durante a papilotomia podem desencadear a temível pancreatite aguda pós-colangiopancreatografia endoscópica retrógrada (CPRE).[6,7] Em 1977, Osnes[15] realizou a primeira descrição da fístula coledocoduodenal, que permitiu o desenvolvimento do fundamento técnico em endoscopia biliopancreática para se obter os acessos na região suprapapilar da papila duodenal maior.

A cuidadosa canulação seletiva do colédoco evitando-se os eventos resultantes da manipulação biliar que desencadeiam a cascata inflamatória pode minimizar ou mesmo evitar a ocorrência da pancreatite aguda pós-CPRE.[9,14] Com esse intuito, Artifon e colaboradores,[4] em 2004, desenvolveram um cateter especializado que permitiu a realização de uma nova técnica de acesso biliar intitulada punção suprapapilar.[1-5]

BASE RACIONAL DA TÉCNICA DE PUNÇÃO

Anatomicamente, a ampola de Vater corresponde à confluência das vias biliar e pancreática desembocando na parede duodenal. No entanto, ressalta-se que a ampola apresenta propriedades funcional e estrutural determinantes da ocorrência de afecções secundárias ao fígado e ao pâncreas. Neste, ressalta-se a pancreatite aguda.[6-8]

O detalhe anatômico peculiar à ocorrência de pancreatite aguda pós-CPRE diz respeito ao septo pancreático que corresponde a um diminuto corno entre o colédoco e o ducto pancreático junto à ampola de Vater (Figura 183.1). Durante as tentativas de canulação biliar, o trauma mecânico dessa diminuta estrutura anatômica leva ao edema e à obstrução do ducto pancreático.[16,17]

OPÇÕES TÉCNICAS NO ACESSO BILIAR ALTERNATIVO

CONCEITUAÇÃO

São opções táticas de acesso à via biliar na impossibilidade de cateterização do óstio papilar maior. Podem ser divididas, atualmente, em três modalidades técnicas: pré-corte[10] (Figura 183.2), fistulopapilotomia[16] com uso de papilótomo tipo estilete (Figura 183.3), e a técnica ora apresentada, denominada punção suprapapilar[1-5] (Figura 183.4).

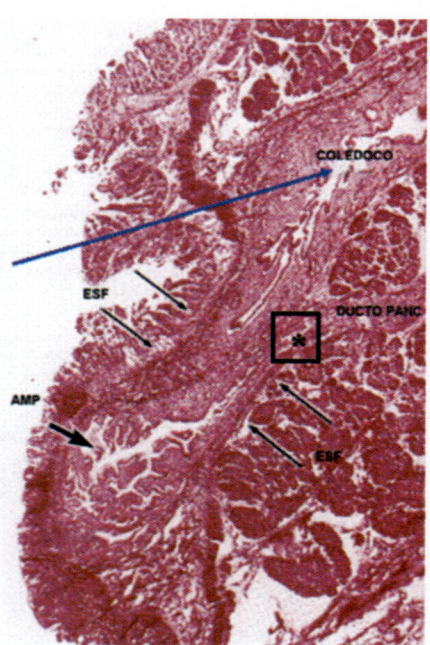

FIGURA 183.1

Corte histológico sagital demonstrando as estruturas da confluência biliopancreática e o detalhe do septo pancreático. A seta azul demonstra o local de acesso durante a punção suprapapilar

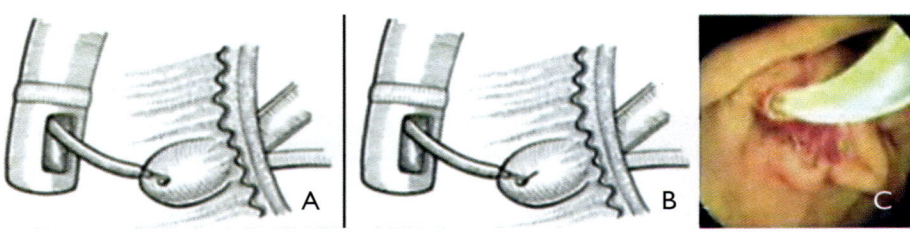

FIGURA 183.2

(A e B) Papilotomia iniciada pela técnica do pré-corte com o uso de papilótomo-agulha e (C) complementação com papilótomo convencional

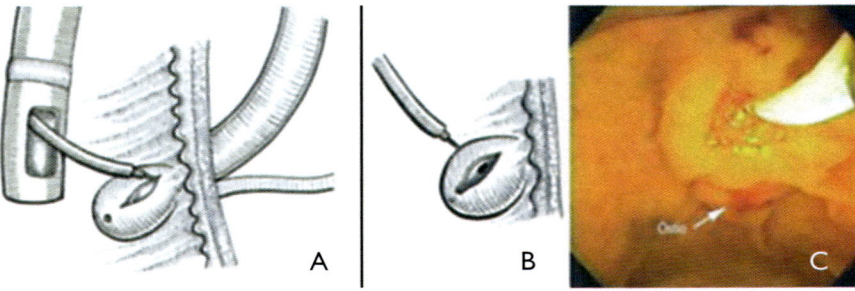

FIGURA 183.3

(A) Fistulopapilotomia com o uso de papilótomo-agulha iniciada com secção no teto da papila; (B) abertura de fístula no colédoco; (C) e complementação da papilotomia com papilótomo convencional

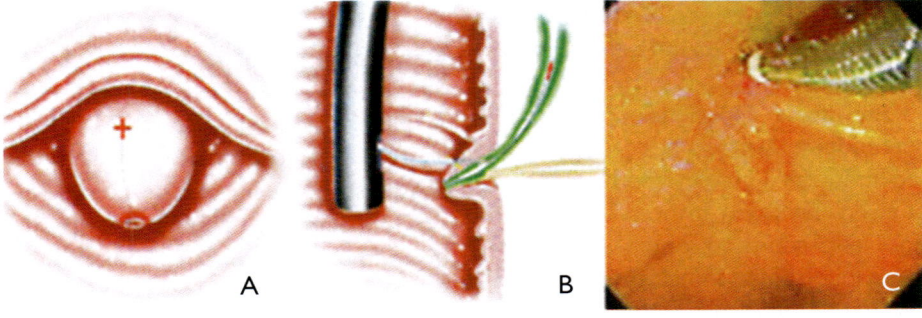

FIGURA 183.4

Seqüência da técnica de punção suprapapilar

Deve ser lembrado que esses procedimentos são escolhidos quando houver intenção terapêutica e não apenas diagnóstica, em vista da possibilidade de importantes complicações da papilotomia endoscópica como hemorragia, pancreatite e perfuração (Tabela 183.1).

INDICAÇÃO

A técnica de punção suprapapilar está indicada no insucesso da canulação convencional pelo óstio da papila duodenal maior. Entretanto, poderá ter indicação primária em pacientes com coagulopatia e icterícia obstrutiva que necessitem de procedimento terapêutico. A não-realização da secção da papila poderá evitar ou minimizar a ocorrência de hemorragia. Pode-se extrapolar a indicação também para pacientes usuários de marca-passo cardíaco que necessitem de procedimentos endoscópicos terapêuticos.

Convém lembrar que a presença da papila intradiverticular e do colédoco distal fino (menor que 8 mm) é fator limitante ao sucesso da técnica.

Em nossa experiência, as indicações do procedimento foram: pancreatite biliar, icterícia obstrutiva e dor, colangite, icterícia flutuante, fístula pós-colecistectomia, coledocolitíase, síndrome pós-colecistectomia e icterícia obstrutiva em paciente cirrótico.

TÉCNICA DA PUNÇÃO SUPRAPAPILAR

CONCEITO

Corresponde a um novo método de acesso ao colédoco distal sem trauma térmico e com mínimo trauma mecânico. Este último, relacionado à dilatação hidrostática balonada do ponto de punção, só ocorre quando houver necessidade de procedimentos terapêuticos da via biliar (retirada de cálculos, passagem de próteses, litotripsia mecânica e outros).

ACESSÓRIO

O procedimento da punção suprapapilar ocorre por meio de um cateter de polietileno, com agulha de 18-Gauge, tendo sua porção distal recoberta por material metálico flexível disposto em espiral. Esse cateter apresenta dois portais na extremidade proximal que permitem a passagem simultânea do contraste e fio-guia de até 0,035 polegadas (Figura 183.5). Esse cateter está registrado na Anvisa com a marca comercial Artifon Catheter e é fabricado pela casa Scitech, em Goiânia, GO.

PROCEDIMENTO

Utilizando-se o duodenoscópio terapêutico e retificado em segunda porção duodenal, em frente à papila, procede-se a punção no ponto relativo ao terço proximal de uma linha imaginária traçada na região suprapapilar entre

TABELA 183.1

Técnicas opcionais de acesso biliar e complicações

Técnica	Autor	Objetivo do Acesso	Sucesso do Método	Pancreatite	Perfuração	Hemorragia
Pré-corte	Huibregtse[10] (1986)	Abertura do teto da ampola a partir do óstio	90%	9,8%	0,8% a 1,1%	3%*
Infundibulotomia ou Fistulotomia ou Fistulopapilotomia	Liguory[13] (1975) Schapira[17] (1982) Sakai[16] (2001)	Secção do teto da ampola preservando-se o óstio	95%	7,6%	0,2% a 5%	5% a 6%*
Punção suprapapilar	Artifon[4] (2004)	Punção da porção proximal do teto da ampola	93,4%	0%	1%	1,2%*

* Hemorragia discreta autolimitada

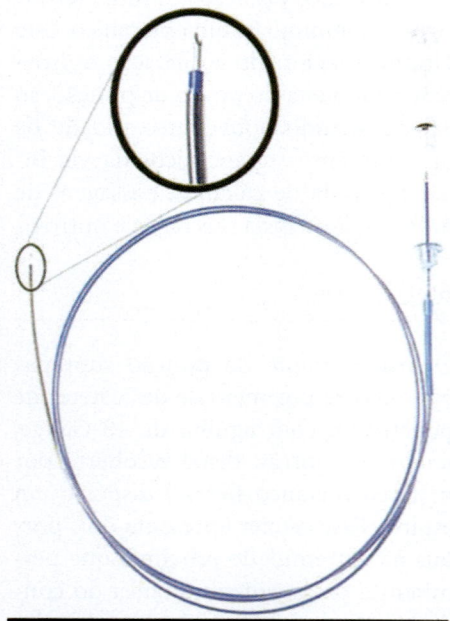

FIGURA 183.5

Cateter de punção suprapapilar (Artifon-Catheter)

a prega transversal e o óstio da papila duodenal maior. A punção é realizada de modo cuidadoso e gentil, procurando-se manter o mesmo eixo anatômico do colédoco. Nesse momento, procede-se a movimentos de vaivém com o fio-guia, buscando-se verificar o sucesso do acesso biliar por meio da ascensão fácil do fio-guia, o que ocorre paralelo à coluna tóraco-lombar. Lembramos que, na necessidade de procedimentos terapêuticos, é imperativa a necessidade de dilatação balonada do ponto de punção suprapapilar. Com isso, permite-se a passagem de próteses plásticas, metálicas e a retirada de cálculos (Figuras 183.6 e 183.7).

Em nossa experiência inicial, determinou-se que as punções deveriam ser limitadas a cinco tentativas, após o que se conceituou insucesso do método. Nessa condição, optou-se pela fistulopapilotomia como procedimento alternativo de escolha ao acesso biliar. Ainda, em nosso estudo, determinou-se que o procedimento seria realizado em pacientes com via biliar com, no mínimo, 8 mm de diâmetro no nível do colédoco distal junto à ampola de Vater.

RESULTADOS

DADOS REFERENTES À TÉCNICA

A punção suprapapilar foi obtida com sucesso em 28 de 30 pacientes (93,4%). Dois pacientes foram excluídos devido à presença de divertículo peripapilar.

O sucesso de canulação biliar ocorreu após a média de 1,82 ± 1,30 (1 a 5) punção e durante um tempo médio de 3,72 ± 2,9 (2 a 11) minutos. A média do diâmetro biliar extra-hepático no nível do colédoco distal foi de 8,91 ± 0,72 (8 a 12) mm.

COMPLICAÇÕES

A pancreatite aguda pós-CPRE não ocorreu em seguimento imediato de nosso estudo. A injeção submucosa levando a edema da papila maior prejudicando o acesso biliar ocorreu em um paciente, porém, repetiu-se a técnica com sucesso após sete dias.

Hemorragia autolimitada ocorreu em um paciente após dilatação balonada do ponto de punção suprapapilar.

A perfuração retroduodenal ocorreu após a passagem do fio-guia por falso trajeto obtido durante a punção, em uma paciente que evoluiu de modo satisfatório com o tratamento clínico conservador. Assim, fica evidente que o falso trajeto puntiforme obtido por punção apresenta menor invasibilidade em relação à fistulotomia clássica e nos permite lançar o conceito da fistulotomia microinvasiva durante a punção suprapapilar.

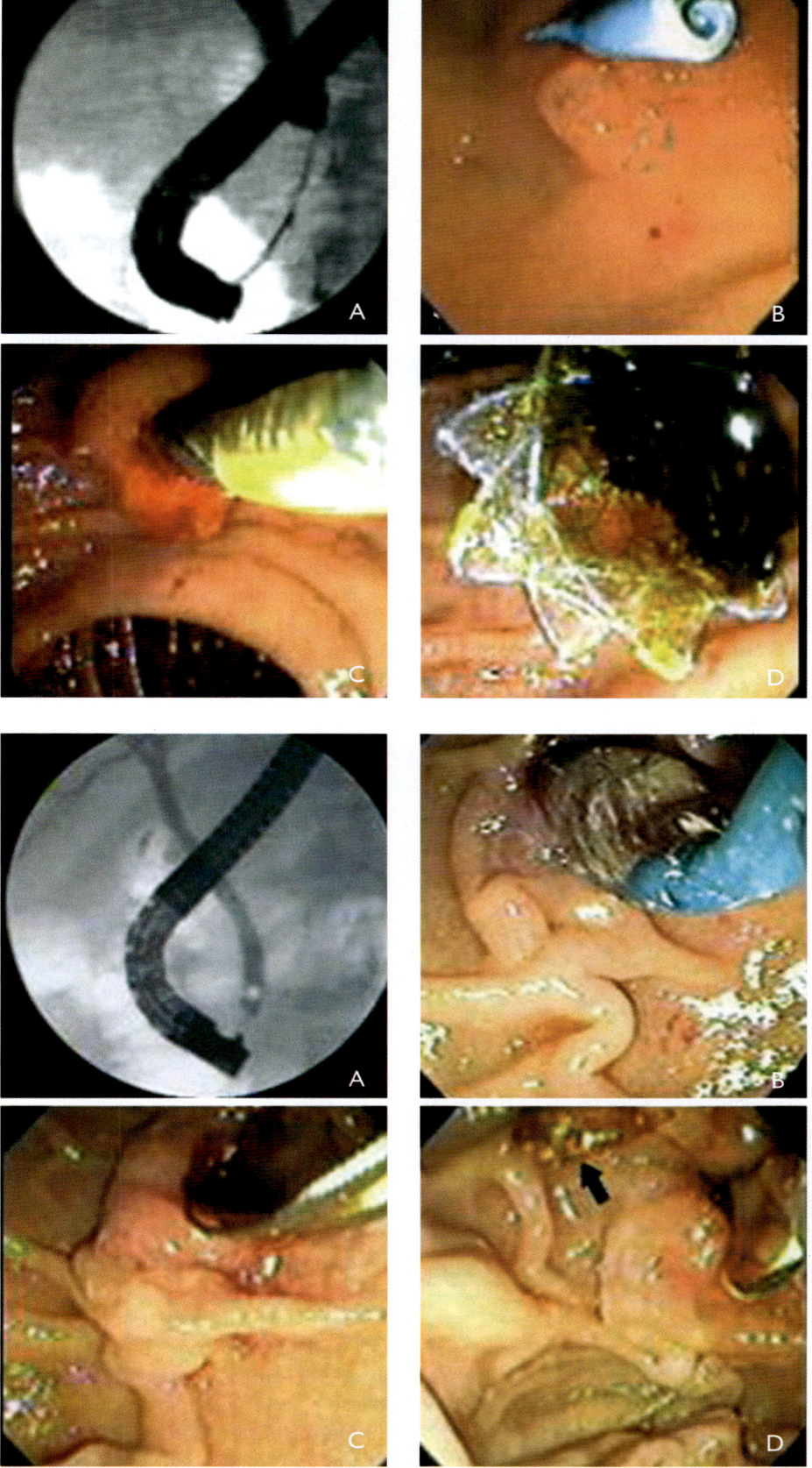

FIGURA 183.6

Procedimentos terapêuticos realizados após punção suprapapilar; (A) Obstrução neoplásica do colédoco distal e agulha de punção; (B) Passagem de prótese plástica para drenagem biliar; (C e D) Passagem de prótese metálica para drenagem biliar

FIGURA 183.7

Remoção de cálculo biliar após acesso por punção suprapapilar. (A) Colangiograma mostrando cálculo no colédoco distal; (B) Dilatação balonada da punção de área suprapapilar; (C) Retirada do cálculo utilizando-se cesta de Dormia; (D) Cálculo em duodeno (seta preta)

SEGUIMENTO TARDIO

A avaliação da região da punção supra-papilar após 60 dias demonstrou a presença de fístula suprapapilar com livre fluxo de bile, enquanto nos pacientes sem dilatação balonada do trajeto da punção, a mucosa da punção supra-papilar reepitelizou-se completamente (Figura 183.8).

PERFIL LABORATORIAL

Os dados referentes à dosagem sérica das enzimas amilase e lipase coletadas antes e 4, 12 e 24 horas após os procedimentos, tanto o diagnóstico como o terapêutico, não apresentaram elevação significativa. Da mesma forma, verificamos achados semelhantes referentes à dosagem da proteína C-reativa.

DISCUSSÃO

A ocorrência da pancreatite pós-CPRE está diretamente relacionada com os traumas mecânico e térmico ocorridos durante as tentativas de canulação e secção papilar, respectivamente.[8,9]

A pancreatite pós-CPRE ocorre em torno de 7% dos casos, porém o excesso dos traumas mecânico e térmico durante as tentativas de canulação biliar pode aumentar essa incidência para até 27%.[7-9,11,12]

Nos primeiros casos de nossa experiência, a injeção papilar submucosa ocorreu em um paciente por motivo de não se passar o fio-guia em direção ao provável trajeto biliar. Essa complicação não se verificou nos pacientes subseqüentes, pois respeitou-se a seqüência técnica de se realizar a punção supra-papilar seguida, obrigatoriamente, à passagem fácil do fio-guia em direção cranial e paralela à coluna.[1]

Com exceção de raros casos com alteração da anatomia biliopancreática, a punção suprapapilar permitiu um acesso seguro e sem complicações maiores, demonstrado em nossa experiência com 30 pacientes. Ressaltamos que o diâmetro do colédoco distal menor que 8 mm não contra-indica, em absoluto, a punção, porém a dificulta.

Verificou-se que dados técnicos do número de punções para se obter o acesso biliar, o diâmetro do colédoco e o achado de coledocolitíase não apresentaram interferência significativa na ocorrência de complicações. Em nossa experiência, verificou-se que, em pacientes apresentando colédoco distal com diâmetro maior que 8 mm, o acesso por punção ocorreu de modo mais fácil e com menor número de tentativas de punções.[2,3]

Os procedimentos diagnóstico e terapêutico obtidos após a punção apresentaram similares perfis laboratoriais relativos às dosagens sérica de amilase, lipase e proteína C-reativa. De fato, isso justificaria o trauma térmico como um dos mais importantes fatores determinantes da pancreatite pós-CPRE.[3]

O número de punções não determinou o aumento significativo de amilase, lipase e proteína C-reativa. No entanto, o exato número de punções determinante do insucesso da técnica ainda não foi bem estabelecido e necessitará de futuros estudos controlados. Na maioria dos pacientes (75%), o acesso biliar ocorreu com uma a três punções supra-papilares.[2,3]

Historicamente, o acesso biliar deve ser iniciado pela cateterização do óstio, porém, o detalhe anatômico de ductos biliar e pancreático desembocando no nível da papila duodenal maior impossibilita a individualização do acesso exclusivo biliar durante as tentativas de canulação convencional. Assim, por vezes, ocorre o acesso inadvertido do ducto pancreático, o que leva a maior possibilidade de pancreatite pós-CPRE.[6,9]

A punção suprapapilar tem por proposta agregar às técnicas de pré-corte e fistulotomia uma nova alternativa de acesso biliar com a filosofia de desenvolver procedimentos endoscópicos minimamente invasivos.

CONSIDERAÇÕES GERAIS

Desde a primeira descrição da canulação da papila duodenal maior realizada por Mac Cune, em 1968, a pancreatite aguda pós-CPRE assombra os endoscopistas biliopancreáticos.

O desenvolvimento de novos acessórios, de avanços nos cuidados intensivos e de drogas supressoras de inflamação e secreção pancreática permitiu tímida melhora na ocorrência da pancreatite pós-CPRE. Porém, pouco ou

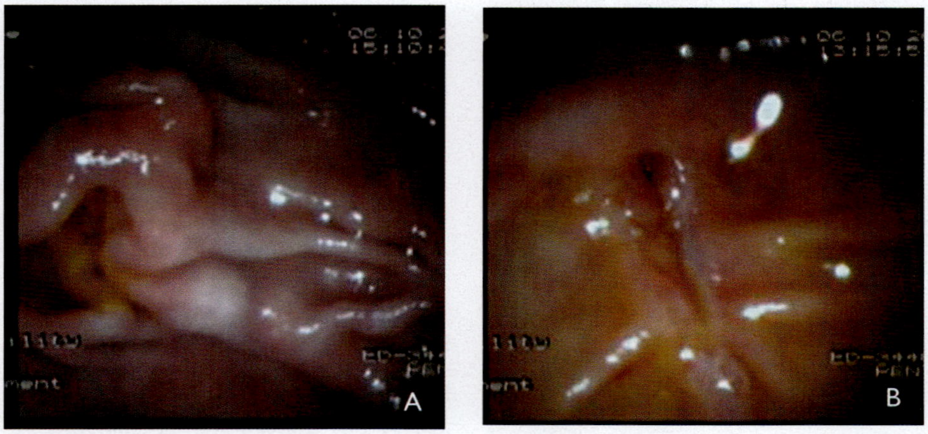

FIGURA 183.8

(A) Imagem de mucosa reepitelizada completamente após seis meses da punção suprapapilar. Observe detalhe da drenagem de bile pelo óstio; (B) Imagem de fístula suprapapilar pérvia e drenando bile clara em paciente submetido à punção seguida de dilatação com balão de 10 mm, seis meses antes

nenhum desenvolvimento ocorreu nos mecanismos referentes à prevenção dos traumas térmico e mecânico que, de regra, ocorrem durante as tentativas de canulação da papila maior seguidas da papilotomia endoscópica ou em técnicas de acesso alternativo ao colédoco distal. Sendo assim, a técnica da punção suprapapilar permite um mínimo trauma mecânico e a ausência de trauma térmico. Com isso, essa técnica pode ser de indicação em pacientes com fatores preditivos para pancreatite aguda biliar (jovem, feminino, disfunção do esfíncter de Oddi, história de episódio prévio de pancreatite) e em pacientes com coagulopatia como cirróticos com icterícia obstrutiva e necessitando de procedimento terapêutico.

CONCLUSÃO

A técnica de punção suprapapilar demonstrou-se efetiva, segura, permitindo procedimentos diagnóstico e terapêutico, sem determinar a ocorrência de pacreatite aguda. Ressaltamos que a punção deve ser realizada por profissionais proficientes em endoscopia biliopancreática e, em especial, na técnica de punção suprapapilar ora apresentada.

REFERÊNCIAS BIBLIOGRÁFICAS

1. Artifon ELA, Sakai P, Hondo FY. A new approach to the bile duct via needle puncture of the papilary roof. Endoscopy 2005;37:1158.

2. Artifon ELA, Sakai P, Ishioka S. Suprapapillary puncture of CBD for selective biliary access – A novel technique. Gastrointest Endosc. No prelo 2006.

3. Artifon ELA, Sakai P, Cardillo G, Ishioka S. Suprapapillary needle puncture for common bile duct access: laboratory profile. Arch Gastroenterol. No prelo 2006.

4. Artifon ELA, Sakai P, Furuya CK et al. Fistulopapilotomia por punção suprapapilar – Um novo método de acesso biliar microinvasivo. Gastren 2004;16(3):223.

5. Artifon ELA, Sakai P, Hondo F et al. A new approach of bile duct through papillary roof needle puncture. ASGE video forum at DDW; 2005; Chicago, USA.

6. Cortas GA, Mehta SN, Abraham NS, Barkun AN. Selective cannulation of the common bile duct: a prospective randomized trial comparing standard catheters with sphincterotomes. Gastrointest Endosc 1999;50:775.

7. Freeman ML, Guda NM. ERCP cannulation: a review of reported techniques. Gastrointest Endosc 2005;61:112-25.

8. Schwacga H, Allgaier HP, Deibert P, Olshewshy M, Blum HE. A sphincterotomy-based technique for selective transpapillary common bile duct cannulation. Gastrointest Endosc 2000;52:387-91.

9. Lella F, Bognolo F, Colombo E, Bonassi U. A simple way of avoiding post-ERCP pancreatitis. Gastrointest Endosc 2004; 59:830-4.

10. Huibregtse K, Katon RM, Tytgat GN. Precut papillotomy via fineneedle knife papillotome: a safe and effective technique. Gastrointest Endosc 1986;32:403-5.

11. Hashiba K, D'Assunção MA, Armellini S, Hassegawa RT, Cappelanes CA, Moribe D. Endoscopic suprapapillary blunt dissection of the distal common bile duct in cases of dificult cannulation: a pilot series. Endoscopy 2004;36:317-21.

12. Heiss FW, Cimis RS, MacMillan FP Jr. Biliary sphincter scisor for pre-cut access: preliminary experience. Gastrointest Endosc 2002;55:719-22.

13. Liguory CL, Coffin JC, Holler A, Chavy A. Traitment de la lithiase de la voie biliare principale par voie endoscopique. Nouv Presse Med 1975;4:20-5.

14. Masci E, Mariani A, Curioni S, Testoni PA. Risk factors for pancreatitis following endoscopic retrograde cholangiopancreatography: a meta-analysis. Endoscopy 2003;35:830-4.

15. Ones M. Endoscopic choledochoduodenostomy throuhgh choledochoduodenal fistula for common bile duct calculi. Endoscopy 1977;9:162-5.

16. Sakai P, Artifon ELA, Ishioka S. Fistulopapilotomia endoscópica: uma alternativa à papila de difícil cateterização? GED 2001;20(6):208-12.

17. Schapira L, Khawaja FI. Endoscopic fistulo-sphincterotomy: an alternative method of sphicterotomy using a new sphincterotome. Endoscopy 1982;14:58-60.

CAPÍTULO 184

CPRE EM PACIENTES GASTRECTOMIZADOS À BILLROTH II

Thiago F. Secchi • Renato Marini Ferreira
Luiz Augusto Richard • Ying S. Tung • Artur A. Parada

INTRODUÇÃO

A gastrectomia à BII, ou qualquer outra cirurgia em que haja uma alteração da anatomia do sistema digestório, sempre representou um grande desafio para a endoscopia. Atualmente, com o aperfeiçoamento dos endoscópios e dos acessórios e também com o aprimoramento das técnicas endoscópicas, os resultados das CPREs (Colangiopancreatografia Endoscópica Retrógrada) em gastrectomia à BII são bem próximos aos das CPREs realizadas em pacientes com o trajeto gastrointestinal intacto.[1] Os primeiros relatos de CPRE em pacientes com gastrectomia subtotal e reconstrução à BII foram descritos a partir de 1972.[2]

ANATOMIA

Em uma publicação a respeito das diferentes técnicas cirúrgicas, Feitoza e colaboradores[3] mostram diferentes gastrectomias e suas reconstruções. Nas gastrectomias à BII, as anastomoses podem ser reconstruídas de duas formas:

- Anisoperistálticas – em que a alça aferente é anastomosada na pequena curvatura;
- isoperistálticas – a alça aferente encontra-se na grande curvatura.

A extensão da alça aferente também varia conforme a reconstrução, podendo ser pré-cólica e transmesocólica. A primeira apresenta uma alça mais longa do que a segunda.

Há uma outra reconstrução, pouco usada nos dias atuais, em que abaixo da gastrojejunoanastomose confecciona-se uma anastomose jejuno-jejunal, a técnica de Braum, que tem uma alça aferente mais longa, dificultando o alcance da papila.

Há também, nessas gastrectomias, uma mudança da posição da papila, que se encontra invertida em relação à sua posição original, devido à progressão do aparelho por via retrógrada, pela alça aferente (Figuras 184.1, 184.2 e 184.3).

AVALIAÇÃO ANTES DA CPRE

Deve haver uma clara indicação da CPRE. As principais indicações são semelhantes às dos pacientes não-operados. A Colangiopancreatografia por

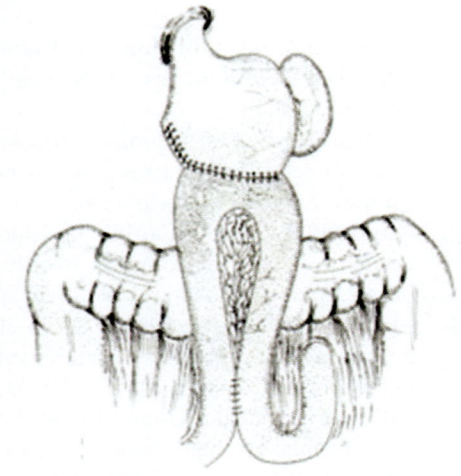

FIGURA 184.2

Gastrectomia à BII e anastomose jejuno-jejunal

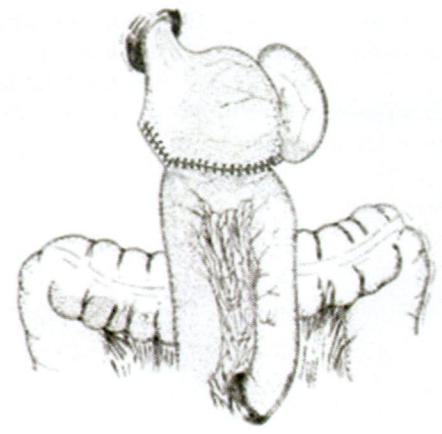

FIGURA 184.1

Gastrectomia à BII – isoperistáltica

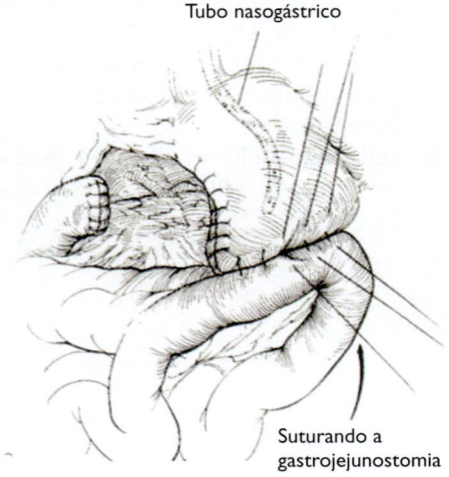

Tubo nasogástrico

Suturando a gastrojejunostomia

FIGURA 184.3

Gastrectomia à BII – anisoperistáltica

Ressonância Magnética (CPRM), se disponível, é uma boa opção na avaliação das vias biliares e pancreáticas nesses casos.

As principais indicações do exame são:

- icterícias obstrutivas;
- coledocolitíases;
- pancreatites biliares;
- colangites agudas;
- disfunções do esfíncter de Oddi;
- tumores da papila, das vias biliares ou pancreáticas.

O EXAME

Teceremos algumas considerações com relação ao exame de CPRE. Em geral é interessante sedação profunda ou anestesia geral. A seguir precisamos decidir qual endoscópio vamos utilizar. Existem hoje várias opções: duodenoscópios (sobretudo com pontas curtas distais), panenoscópios (gastroscópios), endoscópios de visão frontal, de visão fronto-oblíqua, colonoscópios, colonoscópios pediátricos,[4] enteroscópios (convencionais e de duplo-balão) etc.

Com o endoscópio de visão frontal, fica mais fácil identificar a alça aferente, a passagem pela anastomose e uma melhor progressão no caso de uma alça aferente longa,[5,6] havendo quem prefira sua utilização,[7] mas o canal de trabalho mais fino e a ausência do elevador de Albarran dificultam o procedimento.

Com o endoscópio de visão lateral, há maior dificuldade de passagem pela anastomose, bem como sua progressão até a papila, mas existe a vantagem do canal de trabalho mais calibroso e do uso do elevador. Essa escolha depende principalmente da experiência do endoscopista, sendo que a maioria prefere o aparelho de visão lateral.[2,8,9] Já empregamos também aparelhos de visão fronto-oblíqua, que são bastante apropriados para esses casos por disporem também do elevador de acessórios.

Devido a todas essas variações, as dificuldades encontradas durante a CPRE em pacientes gastrectomizados à BII são muitas, a começar pela identificação da

alça aferente e a passagem pela angulação causada pela anastomose (ângulos mais abertos ou mais fechados). Quando há dificuldade para se passar, alguns endoscopistas lançam mão do uso de alça de polipectomia, de fios-guia, de balões para guiar o endoscópio ou mesmo o uso de fio-guia com endoscópio de visão frontal, trocando-se posteriormente o aparelho, se necessário. Mais comumente, a alça aferente encontra-se anastomosada na pequena curvatura. A progressão do aparelho até a papila é outro obstáculo a ser vencido, principalmente quando a alça aferente é muito longa. A radioscopia pode ajudar na adequada progressão e no posicionamento do aparelho.

Vencidas essas etapas, deparamos com a nova posição da papila, a qual estará mais à direita, no fundo da alça e em posição invertida, girada em 180º, devido ao trajeto da alça. A cateterização a partir desse ponto é diferente da habitual, pois o colédoco encontra-se entre 5 h e 6 h ao invés de às 11 h como na papila normal. A cateterização seletiva é mais complicada por esse novo posicionamento da papila. O uso de fio-guia pode facilitar a cateterização seletiva. Os acessórios devem ser retos (sem a curvatura distal usual). Pode-se inserir uma curta endoprótese biliar de 5 F ou 7 F e realizar a abertura da papila com o papilótomo de ponta (*needle-knife*) sobre a prótese.[10,11]

Há também quem defenda a realização de uma fístula na papila, com posterior cateterização seletiva do colédoco e abertura final com o uso do papilótomo que, nesses casos, são especiais, como o de Soehendra (a alça metálica protrui para fora do cateter), o papilótomo em S[12] e o rotatório. O fio-guia também pode ser inserido na via pancreática e a seguir pode se tentar a cateterização seletiva da via biliar.[13]

RESULTADOS

Comparando-se a CPRE em pacientes não operados com os gastrectomizados, os índices de sucesso são menores devido à dificuldade de se entrar na alça aferente, ao alcance e à localização da

papila, bem como a cateterização seletiva do colédoco. Isso também reduz os resultados das esfincterotomias, como, por exemplo, com um corte pequeno, aquém do desejado.

Bergman e colaboradores sugerem outra técnica, que é a dilatação com balão do esfíncter da papila e do colédoco, mostrando tratar-se de um método seguro e com menor incidência de complicações.[14]

Familiari e colaboradores[5] – em um estudo de revisão que abrangeu 22 anos, em um total de 855 CPREs realizadas em pacientes com gastrectomias à BII – tiveram sucesso na casa de 93% na cateterização do colédoco e de 75% nas esfincterotomias, com taxas de complicações em torno de 3,4% com o uso do duodenoscópio. Com esses resultados, eles concluíram, assim como outros autores, que o uso do endoscópio de visão lateral é seguro, efetivo e com índices quase próximos aos obtidos em pacientes normais.[11]

Os resultados obtidos em vários trabalhos publicados na literatura, de 1986 a 2001, envolvendo 544 pacientes que realizaram CPRE com papilotomias em pacientes gastrectomizados à BII, evidenciam índices de cateterização variando de 66% a 92% e de realização de papilotomias de 80% a 97%[1,15] (Figuras 184.4 e 184.5).

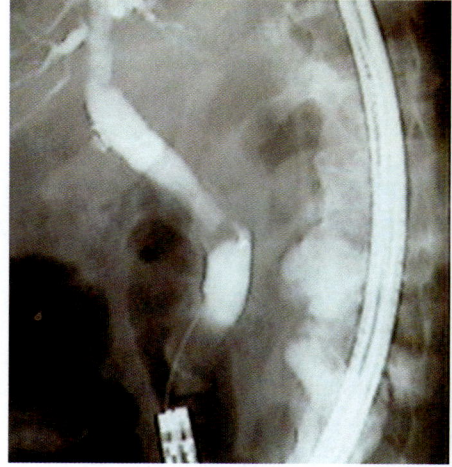

FIGURA 184.4

CPRE em paciente gastrectomizado à BII. Aparelho de visão frontal

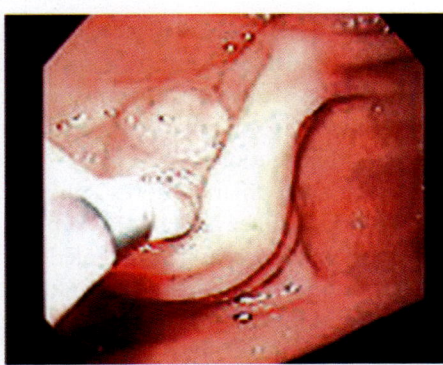

FIGURA 184.5

Cateterismo da papila em gastrectomia à BII

COMPLICAÇÕES

Nessa situação, as principais complicações são as mesmas do exame em pacientes sem cirurgias: pancreatites, colangites, hemorragias e perfurações.[6]

As taxas de complicações da CPRE com papilotomia variam de 5% a 13% e a mortalidade de 0% a 1%.[6] Em um estudo prospectivo envolvendo 17 instituições e mais de 2.000 papilotomias, o índice de complicações foi de 9,8%, com a pancreatite aguda com 5,4%, a hemorragia com 2%, a colangite aguda com sépsis 1,0% e a perfuração com 0,3%. A mortalidade foi de 0,4%.[16]

Identificaram-se seis fatores que aumentaram os riscos de complicações: disfunção do esfíncter de Oddi, cirrose hepática, dificuldade na cateterização, pré-corte, combinação de técnicas endoscópicas e percutâneas e a experiência do examinador.[16]

Nos gastrectomizados à BII, os índices de complicações são um pouco mais freqüentes devido às alterações anatômicas que dificultam os procedimentos endoscópicos. As principais são:

● pancreatite – é a mais freqüente complicação da CPRE. Em alguns estudos, pode chegar a mais de 6%. Definida como dor abdominal, vômitos e aumento da amilase após 6 horas do exame. Geralmente está associada à dificuldade de cateterização da papila;

● perfurações – nos gastrectomizados podem ocorrer perfurações na alça aferente[17] e por isso deve-se ter atenção especial na passagem e na progressão do aparelho, principalmente com o uso do endoscópio de visão lateral. Apresenta incidência baixa. As perfurações podem também ocorrer durante a papilotomia, pelas dificuldades técnicas de posicionamento do papilótomo e por um corte rápido tipo zíper. A incidência relatada na literatura de perfurações em papilotomias é de 1% e nos gastrectomizados à BII, de 1,5% a 5,0%;[17]

● hemorragias – uma das complicações mais freqüentes, com índices entre 2% e 9%. Normalmente são autolimitadas. Podem ocorrer também de forma tardia, cerca de 5 dias após a papilotomia.[18]

CONCLUSÃO

A abordagem da papila por CPRE, em gastrectomizados à BII, independente-mente da sua reconstrução, é sempre mais difícil do que nos pacientes com anatomias preservadas, tanto no diagnóstico como na terapêutica, porém usualmente é possível.

Os duodenoscópios são os aparelhos mais utilizados. A papila se apresenta girada em 180º, necessitando de acessórios especiais e eventualmente de técnicas alternativas. O surgimento de novos equipamentos e acessórios e seus aprimoramentos trouxeram um melhor índice de eficácia. Em alguns centros os resultados chegam próximos aos observados em pacientes não operados com um pequeno aumento das complicações. É um procedimento que requer grande treinamento por parte do endoscopista.[19,20]

A utilização da técnica combinada (*rendez-vous*), por via percutânea e endoscópica, ou por meio de dreno de colédoco (dreno em T), em alguns casos difíceis, pode ser a solução. Podem ser introduzidos, após a punção percutânea (ou pelo dreno), fios-guia, cateteres ou mesmo o papilótomo, realizando-se a papilotomia com estiletes, sobre cateteres ou por via invertida (anteretrógrada) sob controle endoscópico.[15,21]

Uma outra possibilidade é a combinação das técnicas endoscópicas com ultra-sonografia, introduzida por nós em 1991, e recentemente com a ultra-sonografia endoscópica, para o controle da punção ou cateterismo seletivo das vias biliares seguido por procedimento terapêutico ou de drenagem.[22-25]

REFERÊNCIAS BIBLIOGRÁFICAS

1. Nemoto SO, Nemoto TC. Colangiopancreatografia retrógrada endoscópica em gastrectomizados à Billroth II. In: Andreoli JC, editor. Endoscopia diagnóstica e terapêutica – vias biliares e pâncreas. São Paulo: Fundo Editorial BYK; 2004. P. 373-8.

2. Costamagna G, Mutignani M, Perri V, Gabrielli A, Locicero P, Crucitti F. Diagnostic and therapeutic ERCP in patients with Billroth II gastrectomy. Acta Gastroenterol Belg 1994 Mar-Apr;57(2):155-62.

3. Feitoza AB, Baron TH. Endoscopy and ERCP in setting of previous upper GI tract surgery. Part I – Reconstruction without alteration of pancreaticobiliary anatomy. Gastrointest. Endosc 2001;54:743-9.

4. Elton E, Hasson BL, Qassem T, Howel DA. Diagnostic and therapeutic ERCP using a enteroscope and pediatric colonoscope in long-limb surgical bypass patients. Gastrointest Endosc 1998;47;62-7.

5. Familiari P, Costamagna G, Iacopini F et al. ERCP in patients with prior Billroth II gastrectomy: a 22 year experience. Gastrointest Endosc 2006;63AB294.

6. Parada AA, Poletti PB, Secchi TF et al. Complicações da CPRE e da papilotomia. In: Andreoli JC, editor. Endoscopia diagnóstica e terapêutica – vias biliares e pâncreas. São Paulo: Fundo Editorial BYK; 2004. P. 56-63.

7. Kim MH, Lee SK et al. Endoscopic retrograde cholangiopancreatography and needle knife sphincterotomy in patients with Billroth II gastrectomy: a comparative study of the forward-viewing endoscope and the side viewing duodenoscope. Endoscopy 1997;29:82-5.

8. Lin LF, Siauw CP, Ho KS, Tung JC. ERCP in post-Billroth II gastrectomy patients: emphasis on techinique. Am J Gastroenterol 1999;94:144-8.

9. Forbes A, Cotton PB. ERCP and sphincterotomy after Billroth II gastrectomy. GUT 1984;25: 971-4.

10. Venu RP, Geenen JE,. Techiniques in therapeutic endoscopy. In: Aronson KR, editor. Endoscopic sphincterotomy. 1st ed. London: Gower Medical Publishing Ltda; 1987. P.15-18.

11. La Mora G, Haber GB, Kortan et al. ERCP in Billroth II patients: success and complications in 454 procedures at a tertiary referral center. Gastrointest Endosc 2001;53(5)33-7.

12. Hintze RE, Veltzke W, Adler A, Abou-Rebyeh H. Endoscopic sphincterotomy using an S-shaped sphincterotome in patients with a Billroth II or Roux-en-Y gastrojejunostomy. Endoscopy 1997 Feb;29(2):74-8.

13. Freeman ML. ECRP in altered surgical anatomy and intact papilla. DDW. Turning science into medicine. New Orleans, 2004.

14. Bergman JJGHM, van Berkel AM, Bruno MJ. A randomized trial of endoscopic balloon dilation: an endoscopic sphincterotomy for removal of bile duct stones in patients with a prior Billroth II gastrectomy. Gastrointest Endosc 2001;53:19-26.

15. Classen M. Papilotomia endoscópica (PTE) e esfincterotomia endoscópica (EST-EN). In: M. Classen, GNJ Tytgat, CJ Lightdale, editores. Endoscopia gastrointestinal. Rio de Janeiro: Revinter; 2006. P. 343-69.

16. Freeman ML, Nelson DB, Sherman S, Haber GB, Herman ME, Dorsher PJ et al. Complications of endoscopic biliary sphincterotomy. NEJM 1996;335(13):909-19.

17. Faylona JMV, Qadir A, Chan ACW, Lau JYW, Chung SCS. Small bowel perforations related to endoscopic retrograde cholangiopancreatography in patients with Billroth II gastrectomy. Endoscopy 1999;31(7):546-9.

18. Cotton PB, Chong WK. Text and atlas of ERCP. In: Silvis SE, Rohrmann J, Ansel HJ editors. Complications of endoscopic retrograde cholangiopancreatography and therapy. 1st ed. Tokyo: Igaku-Shoin Medical Publishers; 1995. P. 448-9.

19. Seigal JH, Cohen AS, Kasmin FE. Experience and volume: the ingredients for successful therapeutic endoscopic outcomes, specially ECRP and postgastrectomy patients. Am J Gastroenterol 2000; 95:133-4.

20. Haber GB, Sandha GS. Colangiopancreatografia retrógrada. In: Classen M, Tytgat GNJ, Lightdale CJ, editores. Endoscopia gastrointestinal. Rio de Janeiro: Revinter; 2006. P. 151-60.

21. Wurbs D, Dammermann R et al. Descending sphincterotomy of the papila the Vater throug the T-drain under endoscopic view: variants of endoscopic papillotomy (EFT). Endoscopy 1978;10:199-203.

22. Parada AA, Gonçalves MDL, Tafner E, Pollara WM et al. Endoscopic papillotomy under ultrassonographic control. Int Surg 1991;76:75-6.

23. Kahaleh M, Yoshida C, Kane L, Yeaton P. Interventional EUS cholangiography: a report of five cases. Gastrointest Endosc 2004 Jul;60(1):138-42.

24. Kahaleh M, Wang P, Shami VM, Tokar J, Yeaton P. EUS – guided transhepatic cholangiography: report of 6 cases. Gastrointest Endosc 2005 Feb;61(2):307-13.

25. Rocca R, De Angelis C, Castellino F, Masoero G, Daperno M, Sostegni R et al. EUS diagnosis and simultaneous endoscopic retrograde cholangiography treatment of common bile duct stones by using an oblique viewing echoendoscope. Gastrointest Endosc 2006 Mar;63(3):479-84.

CAPÍTULO 185

CPRE EM PACIENTES COM DIVERTÍCULOS PERIAMPULARES E JUNÇÕES PANCREATOBILIARES ANÔMALAS

Tadayoshi Akiba • Huang Po Yen
Pericles Barbato • Luiz Roberto Kasuga

DIVERTÍCULOS PERIAMPULARES

Divertículos periampulares (DPA) são saculações de mucosa e muscular da mucosa que se insinuam através da parede duodenal e geralmente estão localizados próximo à ampola de Vater, em um raio de até 3 cm, descrito pela primeira vez por Chomel[1] em 1710, e associado por Rosenthal,[2] em 1908, à obstrução de vias biliares. São considerados de etiologia mista, ocasionados pelo mecanismo de pulsão do peristaltismo duodenal que força a passagem da mucosa e submucosa através dos pontos fracos da parede duodenal, que são o local da passagem dos vasos e ductos e o ponto correspondente à linha de fusão entre o pâncreas dorsal e o ventral durante o desenvolvimento embrionário.

Geralmente assintomático, seu diagnóstico é um achado na pesquisa de uma patologia dispéptica ou bilipancreática. A sua incidência varia de 0,6% a 23%, dependendo do método de avaliação; o exame radiológico apresenta as menores taxas, as necrópsias citam números intermediários e o endoscópico as taxas maiores. Ocorre aumento da incidência com a idade e é muito raro antes da quarta década de vida e mais freqüente após a sétima década.

Em relação ao sexo, há relatos da predominância entre mulheres, sem que esse achado seja unânime; entretanto nenhum informe cita predominância para o sexo masculino.[3-7]

A associação do DPA com as patologias bilipancreáticas é relatada freqüentemente, mas nem sempre comprovada. A relação mais aceita é com a litíase biliar, principalmente a coledocolitíase que é confirmada pela unanimidade dos autores; são controversas a colelitíase, assim como a recidiva da coledocolitíase.[5–11] A associação com a pancreatite é citada, mas não tem sido comprovada.[6,9,13] A coledocolitíase seria ocasionada pela estase biliar provocada pela compressão do divertículo na porção terminal do colédoco, ocasionando a dilatação do ducto, somada à disfunção esfincteriana que facilita o refluxo do conteúdo diverticular, rico em bactérias que se desenvolvem no alimento retido no divertículo.[7-11,13] A colonização da bile por bactérias produtoras de betaglicuronidase que desconjuga o diglucoronato de bilirrubina favorece a formação de cálculos pigmentares.[12]

O DPA tem sido relatado como motivo da dificuldade de cateterização da papila com índices que variam de 45% a 92% de sucesso,[14-19] o mesmo ocorrendo nas esfincterotomias, aumentando as taxas de complicações.[14-20] A análise mais minuciosa dos sucessos relatados, que variaram de 45% a 92%,[14-19] mostra a necessidade de se considerar a localização da papila em relação ao divertículo, pois é esse posicionamento que determina as diferentes dificuldades.

Os relatos mostram incidências diferentes e, para melhor avaliação, Chien[18] dividiu em quatro tipos a relação do divertículo com a papila e seu óstio: tipo I – papila ao lado do divertículo e o orifício não se encontra na borda do divertículo; tipo II – papila dentro do divertículo, com o orifício dentro ou na borda; tipo III – papila na margem inferior, com orifício fora da borda; tipo IV – mais de um divertículo ao redor da papila.

A prevalência, nesse trabalho, foi de 67% do tipo I, 15% do tipo II, 8,5% do tipo III e 9,5% do tipo IV.[18]

Wolfson,[4] Osnes[7] e Eggert,[12] utilizando classificações semelhantes, mostram incidências diferentes no sucesso da cateterização, dependendo da posição da papila em relação ao divertículo. A maioria dos relatos não utiliza essa classificação minuciosa, referindo-se apenas à localização intradiverticular e extradiverticular, e essa é a informação mais importante quando se analisa o índice de insucesso, pois é muito diferente quando a papila é peridiverticular (38%) ou intradiverticular (77%)[14]. Zoepf[15] encontrou falha de 62,5% na papila intradiverticular, 25% na extradiverticular e 12,5% com a papila entre mais de um divertículo. Tham[19] também mostra maior dificuldade com relação à papila intradiverticular, como Chien.[18]

A maior dificuldade na canulação acarreta também maiores dificuldades na esfincterotomia, aumentando o índice de complicações.[15-17,21] As complicações mais freqüentes são a hemorragia, com taxas de 8,8% a 26%,[15 17,21] e a perfuração, 0,86% a 33%,[15,17,20,21] mas também há citações que mostram incidências semelhantes às do grupo controle.[19,20,22] Pancreatite e colangite mostram incidências semelhantes às dos não portadores de DPA.[15,19,20,22]

Todos os autores, mesmo aqueles que citam incidência de falha na canulação estatisticamente semelhante à do grupo controle, relatam que os portadores de DPA requerem maior experiência e criatividade do endoscopista, e é um consenso o fato de o DPA aumentar a dificuldade de canulação da papila, que na maioria dos casos pode ser superada com manobras como aumento da distância de cateterização, mudanças de decúbito, compressão abdominal, tentativa de eversão do divertículo por aspiração, com o instrumento posicionado em frente ao óstio diverticular, na tentiva de se obter uma melhor exposição da papila.

Mas nem sempre essas manobras mais tradicionais e consagradas são suficientes, sendo necessárias técnicas mais específicas como as utilizadas e descritas pelos autores a seguir.

Batra[23] descreve o sucesso da canulação de uma papila intradiverticular que se tornava visível apenas quando a borda era evertida com a pressão exercida pelo cateter, mas que se retraía para a posição encoberta assim que a pressão era retirada. O autor, que tinha então, à disposição, um videoduodenoscópio com canal de 2,8 mm, utilizou um fio-guia de 0,035 polegada para exercer pressão sobre a borda do divertículo, mantendo a papila visível para a cateterização, que foi possível, apesar dos dois acessórios introduzidos no mesmo canal.

Tantau[24] relata o sucesso na cateterização de uma papila localizada no tabique de separação entre dois divertículos e com o orifício escondido atrás da borda comum dos divertículos, utilizando uma pinça de biópsia que apreendeu e expôs a papila para ser canulada com um cateter passado pelo canal de 4,2 mm do duodenoscópio simultaneamente.

Técnica semelhante às anteriores foi descrita por Kim,[25] que introduziu dois cateteres no canal de 12 F do duodenoscópio, deslocando a papila com um de-

les para posicionar o óstio, dando condições de canulação com o outro.

Etzkorn[26] descreve uma manobra que utilizou para conseguir o acesso às vias biliares em papilas de dimensões reduzidas (3 mm a 5 mm), com localização intradiverticular, com óstio de difícil identificação e cateterização. Para realizar a esfincterotomia com papilótomo do tipo estilete, injetou de 1 ml a 2 ml de solução salina, com agulha de esclerose, 1 mm a 2 mm acima do orifício papilar, realizando em seguida papilotomia com o estilete na posição de 12 horas, e, com tal técnica obteve sucesso em oito casos que considerava muito difíceis, chamando a atenção da necessidade de melhor avaliação da técnica, a ser tentada apenas por endoscopistas experientes.

Fogel[27] relata a colocação de prótese pancreática para impedir a retração da papila para dentro do divertículo, indicando a realização de pré-corte com papilótomo do tipo estilete com maior segurança para acesso à via biliar. Fogel ressalta que essa manobra só deve ser empregada por profissionais experientes, em pacientes com grande evidência de patologia biliar.

Toth[28] relata o sucesso na abordagem de três pacientes que tinham a papila localizada dentro de divertículo com óstio reduzido que impedia a sua visualização, esta que só foi possível após a dilatação com balão de 15 mm, permitindo a sua cateterização e o tratamento.

Kulling[29] relata o uso de um gastroscópio para apreensão e apresentação de uma papila intradiverticular com uma pinça de corpo estranho para cateterização por meio de um duodenoscópio introduzido simultaneamente.

JUNÇÕES PANCREATOBILIARES ANÔMALAS

Anomalia da junção pancreatobiliar (AJPB) é definida como presença de ducto comum com mais 15 mm de extensão, o que significa que a união dos canais pancreático e biliar ocorre fora da parede duodenal.[30] Esse conceito é importante, pois normalmente o canal

comum aumenta de acordo com a faixa etária, de 3 mm em recém-nascidos a 5 mm em adolescentes.[31]

Na maioria dos casos ocorre a associação da AJPB com dilatações císticas dos ductos biliares (DCDB), e a incidência, quadro clínico, fisiopatologia, etiopatogenia, tratamento etc. estão intimamente relacionados, tornando difícil a abordagem isolada de qualquer das duas patologias.

Trata-se de moléstia rara, cuja incidência é muito variável, com taxas de 1 caso para 100 mil a 2 milhões de nascidos vivos nos países ocidentais e de 1 caso para 13 mil, nos países asiáticos, chegando a ser 150 vezes mais incidente no Japão do que nos Estados Unidos, sendo que de 35% a 50% dos casos descritos na literatura mundial são de japoneses.[32,33] Estudos mais representativos mostraram taxas de 0,9% a 1,6% das CPRE analisadas[34,35] com predomínio da faixa etária infantil e do sexo feminino na proporção de 2/1 a 3/1.[32-35]

A importância clínica da AJPB decorre da associação com a DCDB, que ocasiona as sintomatologias relacionadas a pancreatites, icterícia obstrutiva, dilatações císticas dos ductos biliares, calculoses, câncer de vesícula ou das vias biliares. Pode desencadear dor abdominal com ou sem elevação das enzimas pancreáticas, vômitos, acolia fecal, massas abdominais, febre, peritonite etc.[32,33,36,37]

A AJPB e a DCDB são consideradas de etiologia genética e distúrbios do desenvolvimento embrionário, mas ainda não estão totalmente esclarecidos os mecanismos e os tipos de alterações envolvidos.[36,38-40]

As alterações congênitas favorecem o aumento da pressão dentro dos ductos e o refluxo do suco pancreático para a via biliar, alterando a composição da bile que ocasiona modificações no epitélio de revestimento dos ductos e inflamação das paredes, favorecendo as dilatações císticas e o desenvolvimento do carcinoma da vesícula e vias biliares e, por sua vez, o refluxo de bile para o pâncreas ocasionado as pancreatites. A teoria do refluxo pancreático biliar ou vice-versa[41,42] não consegue justificar todas as alterações observadas como as dilatações dos ductos biliares sem reflu-xo,[39-44] e o aumento da pressão ocorre devido à alteração da atividade motora do esfíncter de Oddi[45] e da oligoganglio-se na porção fina do ducto comum.[46]

Apesar das controvérsias, todos os relatos são unânimes em ressaltar a as-sociação da AJPB e DCDB com o câncer de vesícula e vias biliares.

Conforme citado na literatura, o au-mento da amilase na bile observado na AJPB foi considerado fator de risco de carcinoma de vias biliares e vesícula,[47] o refluxo do suco pancreático com fosfo-lipase A2 aumenta a lisofosfatidilcolina na bile, que é citotóxica e ocasiona hi-perplasia e metaplasia da mucosa dos ductos biliares.[48,49] O aumento da fração ácida da bile é carcinogênico[50] e estudos histopatológicos demonstram altera-ções na cinética celular que favorecem o desenvolvimento de câncer,[50-54] até em modelos experimentais.[55-57]

Os métodos de imagens utilizados para o diagnóstico da AJPB e DCDB são:

- ultra-som abdominal – o primeiro e mais utilizado método de imagem na pesquisa de patologias abdominais, sendo de grande valia para diagnos-ticar a AJPB e DCDB, ou ainda usado como método de triagem para méto-dos diagnósticos mais específicos;[58]
- tomografia computadorizada – em 2 D ou 3 D, útil e necessária para avaliação pré-operatória da AJPB e DCDB;[59]
- colangiopancreatografia retrógrada endoscópica – método diagnóstico mais citado na literatura para avalia-ção adequada da AJPB e DCDB, pro-vavelmente por ser o mais preciso e utilizado desde a década de 1970, quando ainda não estavam disponí-veis outros métodos;[31,34,36,41,60]
- ecoendoscopia – método útil para avaliação de AJPB e principalmente para o estadiamento de câncer em DCDB;[61-63]
- colangiorressonância – método que permite a avaliação anatômica de-talhada, inclusive dinâmica, sem os inconvenientes dos métodos endos-cópicos a ponto de ser considerada

o padrão-ouro para estudos dessas patologias;[64-67]

Nagi relata as classificações das ano-malias da junção pancreatobiliar como se segue. "Kimura classificou como tipo BP – quando o ducto biliar comum jun-ta com o ducto pancreático em ângulo reto, e tipo PB – quando o ducto pancre-ático junta com o ducto biliar em ângu-lo agudo. Komi propôs uma nova clas-sificação em tipo I, II e III, sendo que o tipo I ou tipo BP é subdivido em tipo Ia – sem dilatação do ducto comum, e tipo Ib – com dilatação do ducto comum; tipo II ou tipo PB, que é subdividido em tipo IIa sem dilatação do ducto comum e tipo IIb, com dilatação do ducto co-mum; e tipo III, que associa com pân-creas *divisum* e é subdividido em a, b, e c. Sendo que no tipo IIIa o ducto comum desemboca no ducto pancreático ventral que não se comunica com o dorsal; tipo IIIb, ducto biliar comum desemboca na papila sem comunicação com o ducto pancreático ventral e o ducto pancreá-tico dorsal drena diretamente na papila menor. Tipo IIIc, o ducto biliar comum desemboca no ducto pancreático ventral que está estenosado na porção distal. Os tipos III são equivalentes à classificação dos tipos de pâncreas *divisum* descritos por Warshaw. Recentemente, Guelrud adicionou o Tipo Y para descrever um longo canal comum sem dilatação do canal biliar comum."[68]

Foi observado que o mais comum é o tipo I, que representa 50%, seguido do tipo II (39%), tipo III (2,2%) e do Y (8,7%).[68]

Conforme relato de Sawyer,[33] To-dani classificou os cistos de ductos biliares, conforme a morfologia das dilatações, em saculares, fusiformes, únicos e múl-tiplos, extra-hepáticos e intra-hepáti-cos, descritos a seguir.

- Tipo I – é o mais comum, de 80% a 90%, formado por dilatações sacula-res ou fusiformes do ducto biliar co-mum que comprometem boa parte ou todo o ducto comum. Subdivide-se em tipo IA, sacular que compro-mete todo ou quase todo o ducto he-pático extra-hepático, e tipo IB, sacu-

lar que envolve um segmento menor do ducto biliar extra-hepático;
- Tipo IC – fusiforme, que envolve a maior parte ou quase todo o ducto extra-hepático;
- Tipo II – (raro) cisto de colédoco que aparece isolado como um divertículo protruso, podendo estar conectado ao ducto por um fino canal;
- Tipo III – (raro) o cisto está na por-ção intraduodenal do ducto e é con-siderado por alguns autores divertí-culo duodenal ou coledococele;
- Tipo IV A – múltiplas dilatações in-tra e extra-hepáticas;
- Tipo IV B – múltiplas dilatações apenas extra-hepáticas;
- Tipo V – (síndrome de Caroli) con-siste de múltiplas dilatações intra-hepáticas.

Segundo Yamaguchi,[69] o mais freqüen-te é o tipo I (77,7%), seguido do tipo II (2%); tipo III (1,4%); e tipo IV (18,9%).

O tratamento da AJPB e DCDB deve levar em conta a baixa faixa etária e os tipos de alterações nos ductos e o prog-nóstico, principalmente a alta incidên-cia de câncer de vesícula e vias biliares, que requerem a ressecção das áreas alte-radas e reconstrução da drenagem biliar e pancreática para evitar o refluxo pan-creático biliar. Portanto, o tratamento cirúrgico com ressecção das dilatações e reconstrução em Y de Roux é o mais preconizado.[32,36,37,69-79]

Não encontramos na revisão biblio-gráfica nenhum relato específico sobre a dificuldade da cateterização da papila na AJPB, mas a colangiopancreatografia endoscópica na faixa etária de maior in-cidência por si só apresenta dificuldades técnicas importantes.[31,33,11,75,79]

A terapia endoscópica não consegue tratar adequadamente os portadores de AJPB e DCDB, com exceção do portador de cisto do tipo III ou coledococele, para o qual o tratamento endoscópico tem seu lugar,[80] mas é de vital importância no tratamento das complicações graves como colangites, pancreatites, coledoco-litíases e estenoses, aliviando as obstru-ções e dando condições de tratamento cirúrgico em condições mais adequadas ou ainda como tratamento paliativo.[73]

REFERÊNCIAS BIBLIOGRÁFICAS

1. Chomel JBL. Histoire de L'Académie Royale, Paris. Paris: L'Institut de France, Académie des Sciences;1710. P.37.

2. Rosenthal T. Können duodenaldivertikel eine klinische Bedeutung erlangen? Med Klein 1908;4:1421.

3. Chitambar IA, Springs C. Duodenal diverticula. Surgery 1953;33:768-91.

4. Wolfson NS, Miller FB. Anatomic relationship of insertion of the common bile duct into primary duodenal diverticula. Surgery, Gynecology & Obstetrics. 1978;146:628-30.

5. Osnes M, Myren J, Lotveit T, Swensen T. Juxtapapillary duodenal diverticula and abnormalities by endoscopic retrograde cholangio-pancreatography (ERCP) Scand J Gastroent 1977;12:347-51.

6. Kirk AP, Summerfiel JA. Incidence and significance of juxtapapillary diverticula at endoscopic retrograde cholangiopancreatography. Digestion 1980;20:31-5.

7. Osnes M, Lotveit S, Larsen S, Aune S. Duodenal diverticula and their relationship to age, sex, and biliary calculi. Scand J Gastroenterol 1981;13:103-7.

8. Lotveit T, Osnes M, Larsen S. Recurrent biliary calculi. Ann Surg 1982;196:30-2.

9. Hagège H, Berson A, Pelletier G, Fritsch J, Choury A, Etienne JP. Association of juxtapapillary diverticula with choledocholithiasis but not with cholecysto-lithiasis. Endoscopy 1992;24:248-51.

10. Tzeng JJ, Lai KH, Peng NJ, Lo GH, Lin CK, Chan HH et al. Influence of juxtapapillary diverticulum on hepatic clearance in patients after endoscopic sphincterotomy. Journal of Gastroenterology and Hepatology 2005;20:772-6.

11. Kim MH, Myung SJ, Seo DW, Lee SK, Kim YS, Lee MH et al. Association of periampullary diverticula with primary choledocholithiasis but not with secondary choledocholithiasis. Endoscopy 1998;30(7):601-4.

12. Eggert A, Teichmann W, Wittmann DH. The pathologic implication of duodenal diverticula. Surgery, Gynecology & Obstetrics 1982;154:62-4.

13. Leivonen MK, Halttunen JAA, Kivilaakso EO. Duodenal diverticulum at endoscopic retrograde cholangiopancreatography, analysis of 123 patients. Hepato-Gastroenterology 1996;43:961-6.

14. Lobo DN, Balfour TW, Iftikhar SY. Periampullary diverticula: consequences of failed ERCP. Ann R Coll Surg Engl 1998;80:326-31.

15. Zoepf T, Zoepf DS, Arnold JC, Benz C, Riemann JF. The relationship between juxtapapillary duodenal diverticula and disorders of the biliopancreatic system: analysis of 350 patients. Gastrointest Endosc 2001;54:56-61.

16. Rajanakova A, Goh P, Ngol SS, Lim SG. ERCP in patients with periampullary diverticulum. Hepato-Gastroenterology 2003;50:625-8.

17. Artifon ELA, Sakai P, Cenatti A, Hondo FY, Furuya CKJ, Matunaga SE et al. Divertículos duodenais: peculiaridades da CPRE, incidência e afecções associadas. GED. 2004;23:57-60.

18. Chien CSC. Do juxtapapillary diverticula of the duodenum interfere with cannulation at endoscopic retrograde cholangiopancreatography? Gastrointest Endosc 1987;33:298-300.

19. Tham TCK, Kelly M. Association of periampullary duodenal diverticula with bile duct stones and with technical success of endoscopic retrograde cholangiopancreatography. Endoscopy 2004;36(12):1050-3.

20. Urakami Y, Kishi S, Seifert E. Endoscopic papillotomy (EPT) in patients with juxtapapillary diverticula. Gastrointest Endosc 1979;25(1):10-3.

21. Boender J, Nix GAJJ, Ridde MAJ, Blankenstein M, Schütte HE. Endoscopic papillotomy for commom duct stones: factors influencing the complication rate. Endoscopy 1994;26:209-16.

22. Vaira D, Dowsett JF, Hatfield ARW, Cairns SR, Polydorou AA, Cotton PB et al. Is duodenal diverticulum a risk factor for sphincterotomy? Gut 1989;30:939-42.

23. Batra SC, Trowers EJ, Dayemo K, Singh HP. Novel approach to ampullary canulation. Gastrointest Endosc 1996;44(3):361-2.

24. Tantau M, Person B, Burtin P, Boyer J. Duodenal diverticula and ERCP: a new trick. Endoscopy 1996;28:326.

25. Kim HJ, Kim YS, Myung SJ, Seo DW, Lee SK, Kim MH et al. Novel approach for cannulation to the ampula whith the diverticulum: double-catheter method. Endoscopy 1998;30:S103-4.

26. Etzkorn KP, Venu RP, Brown RD, McGuire DE, Abu-Hammour A. Saline injection needle-knife sphincterotomy: a preliminary report. Endoscopy 1996;28:360-4.

27. Fogel EL, Sherman S, Lehman GA. Increased selective biliary cannulation rates in the setting of periampullary diverticula: main pancreatic duct stent placement followed by pre-cut biliary sphincterotomy. Gastrointest Endosc 1998;47(5):396-400.

28. Toth E, Lindström E, Fork FT. An alternative approach to the inaccessible intra diverticular papilla. Endoscopy. 1999;31(7):554-6.

29. Kulling D, Haskell E. Double endoscope method to access intradiverticular papilla. Gastrointest Endosc 2005;62(6):811-2.

30. Boyden EA. The anatomy of the choledochoduodenal junction in man. Surgery Gynecology & Obstetrics. 1957; 104(6):641-52.

31. Guelrud M, Morera C, Rodriguez M, Prado JG, Jaen D. Normal and anomalous pancreaticobiliary union in children and adolescents. Gastrointest Endosc. 1999;50(2):189-93.

32. Büyükyavuz I, Ekinci S, Çiftçi AÖ, Karnak I, Senocak ME, Tanyel FC et al. A retrospective study of choledochal cyst:

clinical presentation, diagnosis and treatmen. The Turkish Journal of Pediatrics 2003;45(4):1-6.

33. Sawyer MAJ, Sawyer EM, Patel TH, Murphy TF, Ona FV. Choledochal cysts. E-Medicine. Last Updated October 8, 2004. Disponível em: http://www.emedicine.com

34. Hu B, Gong B, Zhou DY. Association of anomalous pancreaticobiliary ductal junction with gallbladder carcinoma in chinese patients: an ERCP study. Gastrointest Endosc. 2003;57(4):541-5.

35. Nagi R, Kochhar R, Bhasin D, Singh K. Endoscopic retrograde cholangiopacreatography in the evaluation of anomalous junction of the pancreaticobiliary duct and related disordes. Abdom Imaging 2003;28(6):847-52.

36. Matsumoto Y, Fujii H, Itakura J, Matsuda M, Nobukawa B, Suda K. Recent advances in pancreaticobliary maljunction. J Hepatobiliary Pancreat Surg 2002;9(1):45-54.

37. Sugiyama M, Atomi Y, Kuroda A. Pancreatic disorders associated with anomalous pancreaticobiliary junction. Surgery 2000;127(5):596-7.

38. Ando H, Kaneko K, Ito F, Seo T, Harada T, Watanabe Y. Embryogenesis of pancreaticobiliary maljunction inferred from development of duodenal atresia. Journal of Hepato-Biliary-Pancreatic Surgery 1999;6(1):50-4.

39. Schweizer P, Schweizer M. Pancreaticobiliary long common channel syndrome and congenital anomalous dilatation of the choledochal duct-study of 46 patients. Eur J Pediatr Surg 1993;3(1):15-21.

40. Okada A, Nakamura T, Higaki J, Okumura K, Kamata S, Oguchi Y. Congenital dilatation of the bile duct in 100 instance and its relationship with anomalous junction. Surg Gynecol Obstet 1990;171(4):291-8.

41. Itokawa F, Itoi T, Nakamura K, Sofuni A, Kakimi K, Moriyasu F et al. Assessment of occult pancreatobiliary reflux in patients with pancreatico-biliary disese by ERCP. J Gastroenterol 2004;39(10):988-94.

42. Cheng SP, Yang TL, Jeng KS, Liu CL, Lee JJ, Liu TP. Choledochal cyst in adults: aetiological considerations to intrahepatic involvement. ANZ J Surg 2004;74(11):964-7.

43. Kamisawa T, Matsukawa M, Amemiya K, Tu Y, Egawa N, Okamoto A et al. Pancreatitis associated with pancreaticobiliary maljunction. Hepatogastroenterology. 2003;50(53):1665-8.

44. Kato T. Etiological relationships between choledochal cyst and anomalous junction of the pancreaticobiliary system. Keio J Med 1989;38(2):136-51.

45. Matsumoto S, Tanaka M, Ikeda S, Yoshimoto H. Sphincter of Oddi motor activity in patients with anomalous pancreaticobiliary junction. Am J Gastroenterol 1992;87(7):926-7.

46. Kusonoki M, Saitoh N, Yamamura T, Fujita S, Takahashi T, Utsunomiya J. Choledochal cysts. Arch Surg 1988;123:984-6.

47. Yamauchi S, Koga A, Matsumoto S, Tanaka M, Nakayama F. Anomalous junction of pancreaticobiliary duct without congenital choledochal cyst: a possible risk factor for gallbladder cancer. Am J Gastroenterol 1987;82(1):20-4.

48. Shimada K, Yanagisawa J, Nakayama F. Increased lysophosphatidylcholine and pancreatic enzyme content in bile of patients with anomalous pancreaticobiliary ductal junction. Hepatology 1991;13(3):438-44.

49. Sugiyama Y, Kobori H, Hakamada K, Seito D, Sasaki M. Altered bile composition in the gallbladder and common bile duct of patients with anomalous pancreaticobiliary ductal junction. World J Surg 2000;24(1):17-20.

50. Funabiki T, Sugiue K, Matsubara T, Amano H, Ochiai M. Bile acids and biliary carcinoma in pancreaticobiliary maljunction. Keio J Med 1991;40(3):118-22.

51. Yoshida T, Shibata K, Matsumoto T, Sasaki A, Hirose R, Kitano S. Carcinoma of the gallblader associated with anomalous junction of the pancreaticobiliary duct in adults. J Am Coll Surg 1999;190(3):385-6.

52. Takayashiki T, Miyazaki M, Kato A, Ito H, Nakagawa K, Ambir S et al. Double cancer of gallbladder and bile duct associated with anomalous junction of the pancreaticobiliary ductal system. Hepatogastroenterology 2002;49(43):109-12.

53. Chan TC, Wang CS, Jan YY, Chen HM, Chen MF. Carcinogenesis in the biliary system associated with APDJ. J Hepatobiliary Pancreat Surg 1999;6(3):218-22.

54. Bismuth H, Krissat J. Choledochal cystic malignancies. Annals of Oncology 1999;10(Suppl 4):S94-8.

55. Oguchi Y, Okada A, Nakamura T, Okumura K, Miyata M, Nakae K et al. Histopathologic studies of congenital dilatation of the bile duct as related to an anomalous junction of the pancreaticobiliary ductal: clinical and experimental studies. Surgery 1998;108(2):168-73.

56. Nakamura T. An experimental study on pancreatitis associated with anomalous junction of the pancreaticobiliary ductal system with special reference to the activation of prophospholipase A2 in bile. Nippon Geka Zasshi 1994;95(6):382-93.

57. Benhidjeb T, Said S, Rudolph B, Siegmund E. Anomalous pancreaticobiliary junction – report of a new experimental model and review of the literature. J Pediatric Surg 1996; 31(12):1670-4.

58. Sato M, Ishida H, Konno K, Naganuma H, Ishida J, Hirata M et al. Choledochal cyst due to anomalous pancreaticobiliary junction in the adult: sonographic findings. Abdom Imaging 2001;26(4):395-400.

59. Miyazaki A, Hirao K, Iwamoto S, Fukuda T, Hayashi K. Evaluation of anomalous bile ducts using helical CT colangiography. Nippon Igaku Hoshasen Gakkai Zasshi 1998; 58(12):692-9.

60. Okada A, Oguchi Y, Kamata S, Ikeda Y, Kawashima Y, Saito R. Common channel syndrome: diagnosis with endoscopic retrograde cholangiopancreatography and surgical management. Surgery 1983;93(5):634-42.

61. Sugiyama M, AtomiY. Endoscopic ultrasonography for diagnosing anomalous pancreaticobiliary junction. Gastrointest Endosc 1997;45(3):261-7.

62. Sugiyama M, Abe N, Izumisato Y, Zhang GQ, Yamaguchi Y, Yamato T et al. Anomalous pancreatobiliary junction demonstrated by extraductal ultrasonography using transduodenoscopic miniprobe. Abdom Imaging 2002;27(1):71-3.

63. Yusuf TE, Bhutani MS. Role of endoscopic ultrasonograpy in disease of the extrahepatic biliary system. J Gastroenterol Hepatol 2004;19(3):243-50.

64. Sugiyama M, Baba M, Atomi Y, Hanaoka H, Mizutani Y, Hachiya J. Diagnosis of anomalous pancreaticobiliary junction: value of magnetic resonance cholangiopancreatography. Surgery 1998;123(4):391-7.

65. Frampas E, Moussaly F, Leaute F, Heloury Y, Le Neel JC, Dupas B. MR cholangiopancreatograpy in choledochal cysts. J Radiol 1999;80(12):1659-63.

66. Yu ZL, Zhang LJ, Fu JZ, Li J, Zhang QY, Chen FL. Anomalous pancreaticobiliary junction: image analysis and treatment principles. Hepatobiliary Pancreat Dis Int 2004;3(1):136-9.

67. Hosoki T, Hasuike Y, Takeda Y, Michita T, Watanabe Y, Sakamori R et al. Visualization of pancreaticobiliary reflux in anomalous pancreaticobiliary junction by secretin-stimulated dynamic magnetic ressonance cholangipancreatography. Acta Radiol 2004;45(4):375-82.

68. Nagi B, Kochhar R, Bhasin D, Singh K. Endoscopic retrograde cholangiopancreatography in the evaluation of anomalous junction of the pancreaticobiliary duct and related disorders. Abdom Imaging 2003;28:847-52.

69. Yamaguchi M. Congenital choledochal cyst. The American Journal of Surgery 1980;140:653-7.

70. Arima E, Akita H. Congenital biliary tract dilatation and anomalous junction of the pancreaticobiliary ductal system. J Pediatric Surg 1979;14(1):9-15.

71. Cheney M, Rustad DG, Lilly JR. Choledochal Cyst. World J Surg 1985;9:244-9.

72. Chijiiwa K, Tanaka M. Surgical strategy for patients with anomalous pancreaticobiliary ductal junction without choledochal cyst. Int Surg 1995;80(3):215-7.

73. Samavedy R, Sherman S, Lehman GA. Endoscopic therapy in anomalous pancreaticobiliary duct junction. Gastrointest Endosc 1999;50(5):623-7.

74. Suzuki S, Nakamura S, Ochiai H, Baba S, Sakaguchi T, Tsuchiya Y et al. Double cancer of the gallblader and common bile duct associated with an anomalous pancreaticobiliary ductal junction without a choledochal cyst: report of a case. Surg Today 1999;29(7):651-5.

75. Chaudhary A, Dhar P, Sachdev A, Kumar N, Vij JC, Sarin K et al. Choledochal cysts- differences in children and adults. British Journal of Surgery 1996;83:186-8.

76. Valero G, Kirchoff EFS. Choledochal cyst. Disponível em: http//www.thefetus.net; 2000; Article. 2000-07-04-18.

77. Shi LB, Peng SY, Meng XK, Peng CH, Liu YB, Chen XP et al. Diagnosis and treatment of congenital choledochal cyst: 20 years experience in China. World J Gastroenterol 2001;7(5):732-4.

78. Bruns SD, Broughan TA. Choledochal cystic diseases. Curr Treat Options Gastroenterol 2001;4(2)115-21.

79. Vila-Carbo JJ, Ayuso L, Hernandez E, Lluna J, Ibanez V. Choledocal cyst: analysis of 29 cases and review of the literature. Cir Pediatr 2006;19(1):33-8.

80. Metcalfe MS, Wemyss-Holden SA, Maddern GJ. Management dilemmas with choledochal cysts. Arch Surg 2003;138:333-9.

CAPÍTULO 186

COLANGIOPANCREATOGRAFIA ECOGUIADA (CPEE) DIAGNÓSTICA E TERAPÊUTICA

José Celso Ardengh
Luiz Felipe Pereira de Lima

INTRODUÇÃO

A Colangiopancreatografia Endoscópica Retrógrada (CPRE) é o procedimento de escolha para o tratamento paliativo dos pacientes com icterícia obstrutiva maligna.[1,2] A habilidade para cateterizar a via biliopancreática depende de vários fatores, dentre eles a experiência do endoscopista. A taxa de insucesso se encontra entre 3% e 10%.[3] Porém, mesmo em mãos experientes, o insucesso pode ocorrer em função da variação anatômica, da presença de um divertículo peripapilar, da infiltração tumoral, entre outros.

A ecoendoscopia (EE) é método sensível para identificar os tumores originários do pâncreas e da árvore biliar extra-hepática, fornecendo imagens detalhadas e de alta definição devido à proximidade do *probe* à região a ser avaliada.[4-7] Com a adição da técnica de punção aspirativa com agulha fina (PAAF), a confirmação histológica dos achados ecoendoscópicos tornou-se possível,[8,9] além da injeção de contraste.

Assim como os radiologistas utilizam o ultra-som convencional para auxiliar a colangiografia, a drenagem percutânea e a biópsia aspirativa com agulha fina, a EE tem sido aplicada, em um único equipamento, com a mesma finalidade.[10]

Nos pacientes submetidos à CPRE com finalidade diagnóstica ou terapêutica, a dificuldade de canulação ocasionalmente ocorrerá, e métodos alternativos se farão necessários, como o pré-corte, a repetição da CPRE, a colangiografia transparietohepática e mais recentemente a colangiopancreatografia ecoguiada (CPEE).

TÉCNICA DA CPEE

Quatro técnicas se destacam na sua realização:

- colangiografia transduodenal ecoguiada (CTdE);
- colangiografia transhepática ecoguiada (CThE);
- pancreatografia ecoguiada (PEE);
- *rendez-vous* ecoguiado (RvEE).

COLANGIOGRAFIA TRANSDUODENAL ECOGUIADA (CTDE)

O ecoendoscópio é introduzido e posicionado na segunda porção duodenal para se visualizar o colédoco intrapancreático e o ducto pancreático principal (DPP). O colédoco é visualizado como uma estrutura tubular anecóica junto à cabeça do pâncreas. A aplicação do Doppler ajuda a confirmar a localização da via biliar pela ausência de fluxo (Figura 186.1).

Deve-se ficar atento para a interpretação correta das imagens para que não se confunda o DPP (mais medial e inferior) ou a artéria gastroduodenal (tortuosa e Doppler positivo) com o colédoco. Locando-se o ecoendoscópio na segunda porção duodenal e localizando-se o colédoco, a agulha fina de punção é inserida no seu interior, na porção justa e suprapapilar, evitando-se o extravasamento de bile para a cavidade, uma vez que nessa posição o colédoco encontra-se envolvido pelo parênquima pancreá-

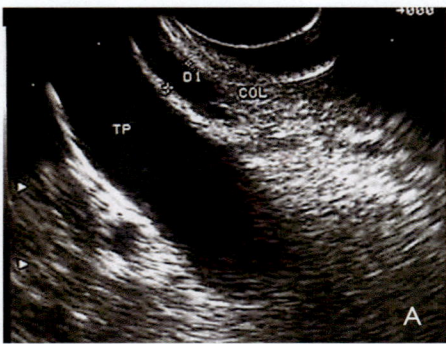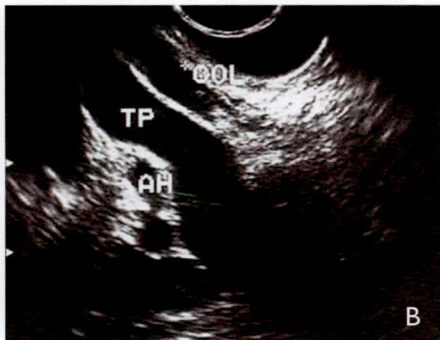

FIGURA 186.1

Imagens ecoendoscópicas do colédoco e do tronco porta, um ao lado do outro. (A) Colédoco bem próximo ao hilo hepático; (B) Colédoco bem junto ao pâncreas, local onde é possível reparar a artéria hepática

tico da porção cefálica. Ao se visualizar a imagem da ponta da agulha (*Tip*) no interior do colédoco, o contraste deverá ser injetado (Figura 186.2).

A partir desse momento, a radioscopia é necessária, pois a visualização do colédoco contrastado confirma o correto posicionamento da agulha (Figura 186.3).

Durante o estudo do colédoco, o ecoendoscópio poderá, de forma cautelosa, avançar ou retroceder para que se obtenha uma melhor visualização do ducto. Com o colédoco e a árvore biliar intra-hepática avaliados, pode-se promover a inserção de prótese biliar ecoguiada. Pela agulha de punção ecoendoscópica insere-se um fio-guia (*guide wire*), locando-o no nível dos ductos intra-hepáticos a fim de evitar o seu deslocamento durante o procedimento. Retira-se assim a agulha de punção, e, sobre o fio-guia, assim como na colangiografia convencional, avança-se a prótese com o introdutor de próteses, promovendo a drenagem da via biliar pela porção suprapapilar (Figura 186.4).

Wiersema e colaboradores[11] realizaram CPRE em 205 pacientes. Deles, a completa ductografia não foi possível em 11 pacientes que se submeteram a CEE. O sucesso foi possível em oito pacientes. Os achados da CEE encontram-se na Tabela 186.1. Em cinco deles a EE evidenciou alteração que indicaram nova CPRE com pré-corte. Apenas um paciente evoluiu com pancreatite após o procedimento.

COLANGIOGRAFIA TRANS-HEPÁTICA ECOGUIADA (CTHE)

A CThE é um método utilizado quando o duodenoscópio ou o ecoendoscópio não pode penetrar no duodeno, seja por obstrução tumoral ou por retração cicatricial local. A técnica consiste em posicionar o aparelho de ecoendoscopia na cárdia, visualizando-se o lobo hepático esquerdo e, no caso de obstrução biliar, a dilatação da via biliar intra-hepática. Aplica-se o Doppler para diferenciar a via biliar de vasos. A punção ecoguiada

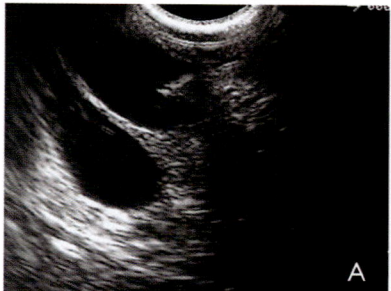
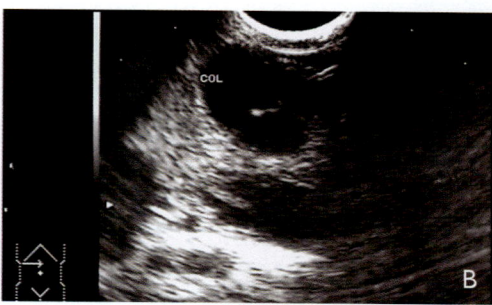

FIGURA 186.2

Imagens ecoendoscópicas da confirmação ecográfica da ponta da agulha de punção do interior do colédoco em posições diferentes. (A) Posição suprapancreática. Note o tronco porta ao lado; (B) Posição intrapancreática, com a veia mesentérica abaixo

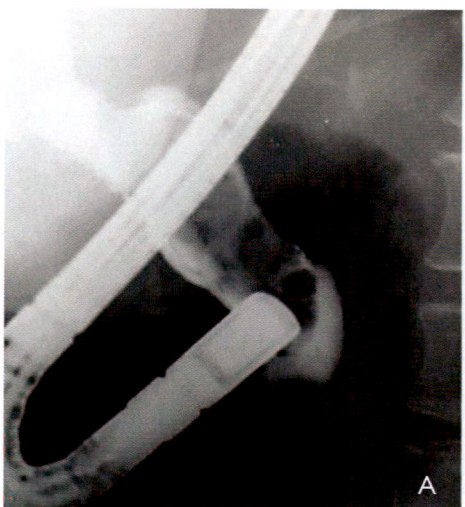
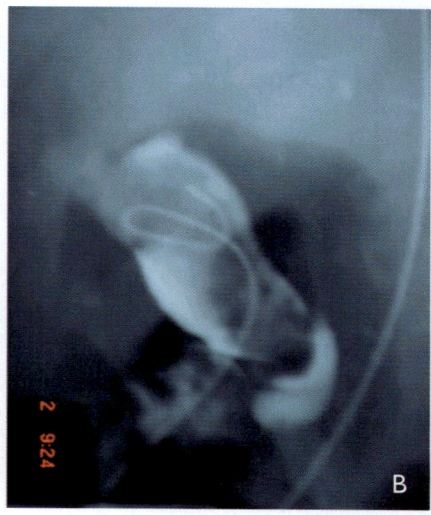

FIGURA 186.3

Confirmação radiológica da ponta da agulha no interior do colédoco. (A) Árvore biliar contrastada e fio-guia já na árvore biliar intra-hepática; (B) Inserção do dreno nasobiliar no interior do colédoco, por via transduodenal

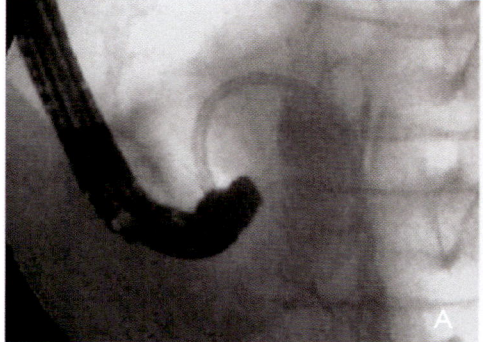
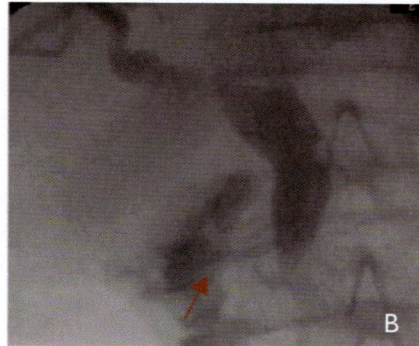

FIGURA 186.4

(A) Inserção controlada por radioscopia de prótese biliar; (B) Imagem radiológica do seu posicionamento, por via transduodenal

TABELA 186.1

Achados da colangiografia ecoguiada

	N
Coledocolitíase (cálculos menores que 3 mm)	1
Estenose de colédoco	2
Dilatação da árvore biliar	2
Retardo de drenagem (tipo I DEO)	
Árvore biliar normal	2
Ductograma dorsal normal	1
Falha do método	3
DEO: disfunção do esfíncter de Oddi	

com agulha fina (19 Gauge ou 22 Gauge) é realizada inserindo-se a ponta da agulha no interior da via biliar (Figura 186.5).

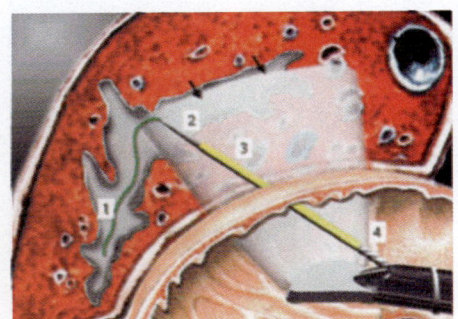

FIGURA 186.5

Diagrama da CThE. Ecoendoscópio posicionado na câmara gástrica com punção ecoguiada da via biliar intra-hepática dilatada e inserção do fio-guia

Para confirmar a punção biliar, acopla-se uma seringa à agulha de punção e aspira-se para que saia bile na seringa. Caso isso não ocorra, significa que a punção não está no interior da via biliar. Ao sair bile e se confirmar o local exato da punção, injeta-se o contraste na via biliar para o estudo fluoroscópico (Figura 186.6).

Em seguida inserimos o fio-guia, de 0,018 polegadas ou 0,035 polegadas, de

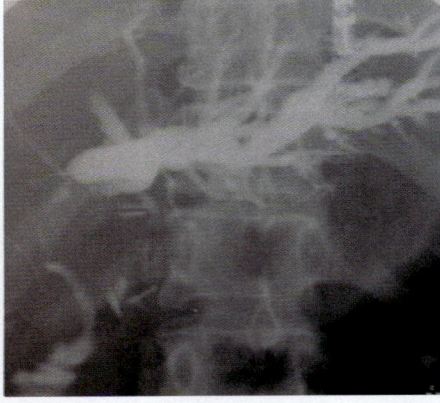

FIGURA 186.6

Punção da via biliar intra-hepática ecoguiada com injeção de contraste

teflon, através da agulha de punção e o avançamos em direção ao colédoco para que saia na segunda porção duodenal pelo orifício papilar. Caso isso ocorra, o procedimento passa a ser realizado como uma colangiografia endoscópica, trocando-se o aparelho de ecoendoscopia pelo duodenoscópio que irá recuperar o fio-guia na segunda porção duodenal e por ele inserir a endoprótese biliar no interior do colédoco (técnica do *rendez-vous* ecoguiado). Caso o fio-guia não consiga progredir para o colédoco e para o lúmen duodenal, realizamos a dilatação do pertuito transhepático e em seguida inserimos a prótese biliar comunicando a via biliar intra-hepática com o lúmen gástrico (Figuras 186.7A e 186.7B).

Kahaleh e colaboradores[10] realizaram a colangiografia ecoguiada transhepática em seis pacientes nos quais a CPRE não foi possível. Em 66,6% dos casos (quatro pacientes), o fio-guia foi inserido na via biliar intra-hepática e posicionado no lúmen da segunda porção duodenal, sendo realizada a inserção da prótese biliar pela técnica do *rendez-vous*.

Giovannini e colaboradores[12] relataram um caso de drenagem biliar hepaticogástrica com sucesso em paciente com obstrução biliar maligna após falha na tentativa de realizar a drenagem pela técnica percutânea.

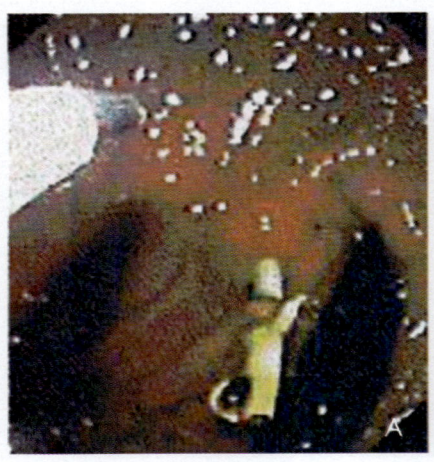
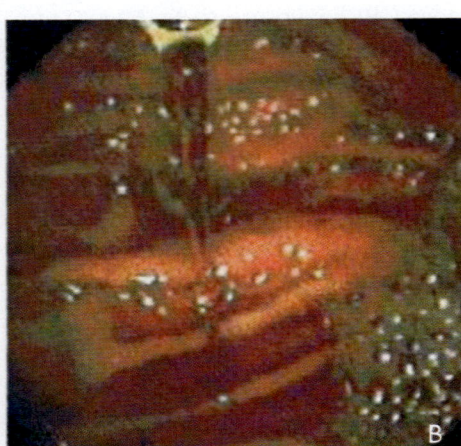

FIGURA 186.7

(A) Prótese biliar drenando a via biliar intra-hepática para o interior da câmara gástrica; (B) Note a drenagem de grande quantidade de bile para a câmara gástrica

PANCREATOGRAFIA ECOGUIADA (PEE)

A PEE é uma técnica utilizada para a drenagem do DPP obstruído quando a CPRE não tem acesso a ele, seja por variação anatômica pós-operatória (pancreatojejunoanastomose ou pancreatogastroanastomose), seja pela dificuldade de cateterização, como, por exemplo, na pancreatite crônica.

A técnica, guiada por fluoroscopia, consiste em posicionar o aparelho de ecoendoscopia junto ao pilórico, visualizando-se o ducto pancreático principal. A agulha fina de punção ecoguiada é inserida transgástrica na porção proximal do DPP, e a seguir aspira-se o suco pancreático, confirmando-se o bom posicionamento da agulha. Em seguida realiza-se a injeção do contraste, visualizando a sua dilatação (Figura 186.8).

Depois inserimos o fio-guia (0,08 polegadas ou 0,035 polegadas) na tentativa de ultrapassar o ponto de anastomose pancreatojejunal ou pancreatogástrica ou o ponto de obstrução do canal pancreático. Caso isso ocorra, recuperamos o fio-guia com o duodenoscópio e procedemos à inserção da prótese biliar como na CPRE (técnica do *rendez-vous*). Se o fio-guia não ultrapassar a anastomose, passamos um balão de dilatação para dilatar o trajeto

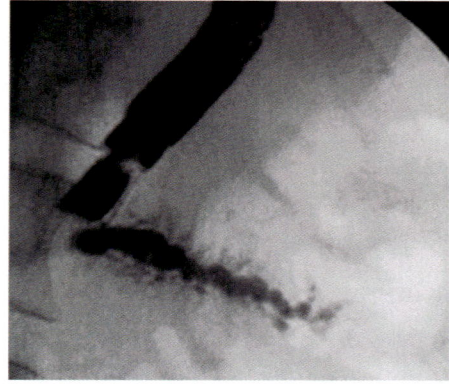

FIGURA 186.8

Cateterização ecoguiada do DPP com agulha fina e injeção de contraste, visualizando sua dilatação

pancreatogástrico, removemos a agulha de punção e mantemos o fio-guia locado no interior do DPP. Em seguida inserimos a prótese biliar no interior do pâncreas, observando a drenagem do suco pancreático para o estômago.

Poucos são os relatos dessa técnica na literatura. François e colaboradores[13] relataram quatro casos de pacientes com obstrução completa do DPP, evoluindo com dilatação e dor abdominal. A EE foi utilizada para acessar o ducto dilatado e em seguida realizar a pancreaticogastrostomia. Dos quatro pacientes, três (75%) evoluíram satisfatoriamente durante o seguimento de um ano. Um

caso não foi bem-sucedido, pois o paciente já havia sido submetido a vários procedimentos anteriores e fazia uso crônico de derivados da morfina.

Rendez-vous ecoguiado *(RvEE)*

A técnica do *rendez-vous* consiste na cateterização da via biliar pela EE de forma que o fio-guia seja introduzido na via biliar e saia pela papila duodenal. A partir desse ponto, o ecoendoscópio é substituído pelo duodenoscópio que recupera o fio-guia, passando a realizar-se a CPRE convencional.

Ao puncionarmos a via biliar com a agulha de punção ecoguiada, aspiramos bile para confirmar o seu posicionamento. Se não houver retorno de bile, a agulha deve estar fora de posição. Se houver retorno de bile na seringa, procede-se à inserção do fio-guia de 0,035 polegadas ou de 0,018 polegadas, avançando o fio pelo colédoco e pela papila de forma que ele saia no lúmen duodenal. Nesse ponto retiramos o ecoendoscópio e introduzimos o duodenoscópio, recuperando o guia no duodeno. Sobre o guia inserimos a prótese biliar com o introdutor de prótese, promovendo-se a drenagem biliar por CPRE da forma convencional (Figura 186.9).

Essa técnica possibilita a cateterização da via biliar pela EE quando ela não é possível pela CPRE. A partir do mo-

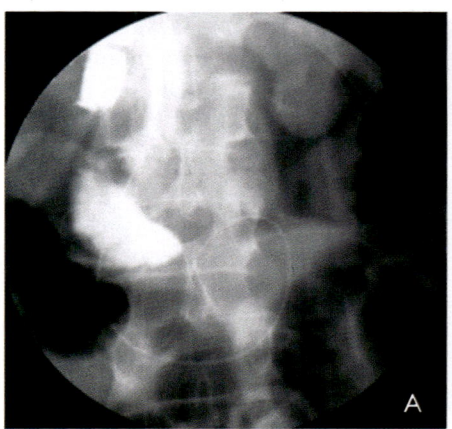
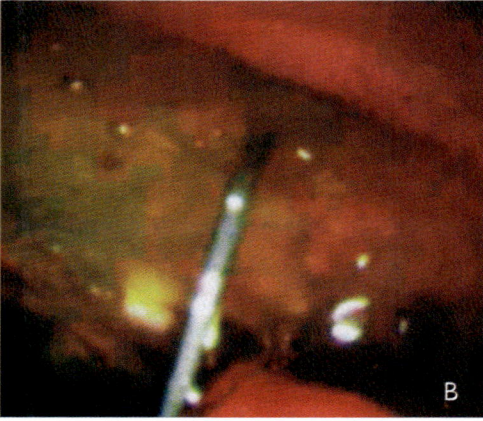
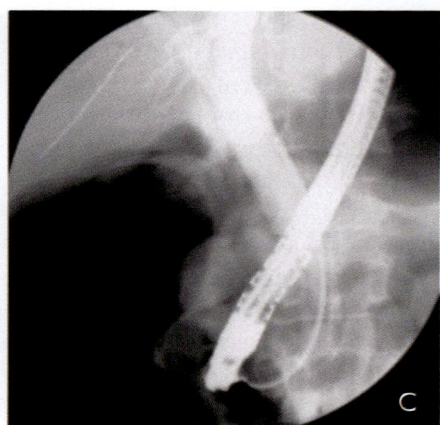

FIGURA 186.9

(A) Punção ecoguiada da via biliar e inserção do fio-guia, com saída pelo orifício papilar no lúmen duodenal; (B) Fio-guia saindo pelo orifício papilar infiltrado por tumor; (C) Inserção de endoprótese biliar sobre o fio-guia passado pelo ecoendoscópio e recuperado pelo duodenoscópio

mento em que a via biliar está reparada e o fio-guia está saindo pela papila duodenal, o exame passa a ser uma CPRE convencional.

Calvo e colaboradores[3] relataram 14 drenagens pela técnica de *rendez-vous* em pacientes portadores de coledocolitíase nos quais as drenagens percutânea e colangiográfica endoscópica falharam. O sucesso foi obtido em 93% dos casos (13 pacientes). O único caso em que o método falhou deveu-se à presença de cálculo impactado na papila duodenal. Um caso complicou com pneumoperitônio. Não houve óbito na série estudada.

Mallery e colaboradores[14] realizaram a drenagem da via biliar pela técnica do *rendez-vous* em seis pacientes portadores de obstrução da via biliar (colédoco ou pâncreas). O sucesso foi obtido em cinco (83,4% dos casos), sendo introduzida prótese biliar em 50% deles. Houve um caso de complicação discreta (febre) e nenhum óbito.

DISCUSSÃO

Os procedimentos intervencionistas representam um passo lógico inevitável na evolução da EE. Terapêuticas baseadas na injeção ecoguiada de substâncias têm incluído a neurólise do plexo celíaco,[15,16] a injeção de toxina botulínica para o tratamento da acalasia [Brant, 1999 #234] e mais recentemente a injeção de substâncias no interior dos tumores malignos do pâncreas, com a finalidade de tratamento.[15,17-19] A drenagem ecoguiada do pseudocisto tem sido empregada amplamente e confirma a possibilidade da técnica de drenagem transmural.[20-26]

Poucos são os relatos sobre CPEE e aspiração ecoguiada do DPP.[11,27-31] A drenagem biliar ecoguiada foi primeiramente descrita em 1998 em um modelo de porco,[31] e posteriormente houve dois relatos em pacientes.[32,33] A técnica envolve a formação ecoguiada de um trajeto fistuloso entre o colédoco e a parede do sistema digestório seguido pela colocação da prótese transmural pelo canal de biópsia do ecoendoscópio ou do duodenoscópio após a inserção do fio-guia.

A CPRE associada à implantação de uma prótese tem sido referendada como tratamento de escolha nas obstruções biliares. Em casos em que a abordagem da papila duodenal torna-se difícil, a técnica percutânea pode ser utilizada. Will e colaboradores[34] estudaram oito pacientes com colestase, que foram submetidos a dez procedimentos ecoguiados, com novas rotas de drenagem. A transesofageana ocorreu em um caso, a transgástrica em quatro, e a transjejunal em três. Cinco pacientes (62,5%) receberam próteses metálicas e três (37,5%), próteses plásticas. A taxa de sucesso foi de 90% e a melhora clínica ocorreu em 88,9%. Duas reintervenções (20%) foram necessárias por causa da piora do quadro clínico com aumento da icterícia. Não ocorreram complicações ou óbitos. Esses autores concluem que a CEE por via transgástrica ou transjejunal é técnica factível, segura e deve ser pensada como opção terapêutica antes da drenagem percutânea.

Doentes com pancreatite crônica que apresentem dor abdominal podem ser submetidos à drenagem endoscópica transpapilar, tratamento endoscópico de escolha, principalmente nos casos em que o DPP apresente dilatações e/ou estenoses. Assim sendo, a drenagem do DPP também tem sido relatada. François e colaboradores,[13] como citado acima, descreveram uma série de quatro pacientes com estenose do ducto pancreático principal secundária à pancreatite crônica submetidos à drenagem ecoguiada do DPP com colocação de prótese ligando o ducto pancreático ao estômago. O método obteve sucesso em todos os casos, sem complicações, e em um paciente houve migração da prótese. Em outro caso descrito por Battaile e colaboradores,[35] a cateterização ecoguiada transduodenal do DPP com posterior cateterização endoscópica pela técnica de *rendez-vous* também obteve sucesso.

Will e colaboradores[36] investigaram os resultados da técnica de drenagem ecoguiada do DPP em 12 doentes com pancreatite crônica, dor abdominal e di-

latação do DPP. Em todos os doentes o tratamento convencional cirúrgico ou endoscópico falhou. Foram necessárias 14 intervenções. A PEE foi possível em todos os casos. A drenagem do DPP foi possível em nove casos (transgástrica em cinco e transpapilar – *rendez-vous* – em quatro). A taxa de complicações foi de 14,3% (um caso de perfuração e um de sangramento). Os autores concluem que essa técnica é uma alternativa razoável para o tratamento desse tipo de paciente.

Como podemos analisar, os resultados técnicos são razoáveis e a taxa de complicações é mínima, porém importante fator a ser analisado é se os pacientes em seguimento de longo tempo apresentam ou não melhora do seu quadro. Destarte, uma série de 13 pacientes submetidos à drenagem ecoguiada do DPP (em 10 foi possível a inserção da prótese) foi avaliada durante seguimento de 14 ± 4,5 meses, com melhora clínica em 84% deles.[37] Mais uma vez esses relatos demonstram que a técnica é factível, segura e deve ser pensada em doentes com esse tipo de sintomas.

O uso dessa técnica para acessar o sistema ductal obstruído é uma alternativa aos métodos radiológicos de drenagem guiada convencionais.[38] A drenagem ecoguiada tem a vantagem de evitar o desconforto e os múltiplos procedimentos associados à colocação dos drenos externos. Além disso, pode ser realizada na unidade de endoscopia digestiva no mesmo momento da CPRE. A drenagem percutânea tem alta morbidade (4% a 32%) e mortalidade superior a 5,6%.[39-42]

Embora os estudos demonstrem baixo índice de complicações com a drenagem ecoguiada, por ser um método novo e ainda pouco difundido, seria precoce dizermos que seus riscos são baixos. Pancreatite, perfuração e morte causadas pela formação de abscessos têm sido descritas após a punção ecoguiada das lesões pancreáticas ou das pancreatografias. Por ser um método em crescimento, a possibilidade das complicações pode aumentar com a sua difusão e não ser rara no início desse aprendizado.[43-45]

REFERÊNCIAS BIBLIOGRÁFICAS

1. Schofl R. Diagnostic endoscopic retrograde cholangiopancreatography. Endoscopy 2001;33(2):147-57.

2. Fogel EL, Sherman S, Devereaux BM, Lehman GA. Therapeutic biliary endoscopy. Endoscopy 2001;33(1):31-8.

3. Calvo MM, Bujanda L, Heras I, Cabriada JL, Bernal A, Orive V et al. The rendezvous technique for the treatment of choledocholithiasis. Gastrointest Endosc 2001;54(4):511-3.

4. Rosch T, Braig C, Gain T, Feuerbach S, Siewert JR, Schusdziarra V et al. Staging of pancreatic and ampullary carcinoma by endoscopic ultrasonography. Comparison with conventional sonography, computed tomography, and angiography. Gastroenterology 1992;102(1):188-99.

5. Yasuda K, Mukai H, Nakajima M, Kawai K. Staging of pancreatic carcinoma by endoscopic ultrasonography. Endoscopy 1993;25(2):151-5.

6. Palazzo L, Roseau G, Gayet B, Vilgrain V, Belghiti J, Fekete F et al. Endoscopic ultrasonography in the diagnosis and staging of pancreatic adenocarcinoma. Results of a prospective study with comparison to ultrasonography and CT scan. Endoscopy 1993;25(2):143-50.

7. Tio TL, Reeders JW, Sie LH, Wijers OB, Maas JJ, Colin EM et al. Endosonography in the clinical staging of Klatskin tumor. Endoscopy 1993;25(1):81-5.

8. Giovannini M, Seitz JF, Monges G, Perrier H, Rabbia I. Fine-needle aspiration cytology guided by endoscopic ultrasonography: results in 141 patients. Endoscopy 1995;27(2):171-7.

9. Ardengh JC, Ferrari A. Tissue diagnosis of pancreatic lesions by endosonography guided fine-needle aspiration. Hepato-Gastroenterology 1998;45(II):418-21.

10. Kahaleh M, Wang P, Shami VM, Tokar J, Yeaton P. EUS-guided transhepatic cholangiography: report of 6 cases. Gastrointest Endosc 2005;61(2):307-13.

11. Wiersema MJ, Sandusky D, Carr R, Wiersema LM, Erdel WC, Frederick PK. Endosonography-guided cholangiopancreatography. Gastrointest Endosc 1996;43(2 Pt 1):102-6.

12. Giovannini M, Dotti M, Bories E, Moutardier V, Pesenti C, Danisi C et al. Hepaticogastrostomy by echo-endoscopy as a palliative treatment in a patient with metastatic biliary obstruction. Endoscopy 2003;35(12):1076-8.

13. Francois E, Kahaleh M, Giovannini M, Matos C, Deviere J. EUS-guided pancreaticogastrostomy. Gastrointest Endosc 2002;56(1):128-33.

14. Mallery S, Matlock J, Freeman ML. EUS-guided rendezvous drainage of obstructed biliary and pancreatic ducts: report of 6 cases. Gastrointest Endosc 2004;59(1):100-7.

15. Harada N, Wiersema MJ, Wiersema LM. Endosonography-guided celiac plexus neurolysis. Gastrointest Endosc Clin N Am 1997;7(2):237-45.

16. Ardengh JC, Ferrari A, Posso MBS, Posso IP. Control of oncologic abdominal pain with endosonography-guided celiac plexus neurolisis. Endoscopy 2000;32(2):A38(P99).

17. Chang KJ, Nguyen PT, Thompson JA, Kurosaki TT, Casey LR, Leung EC et al. Phase I clinical trial of allogeneic mixed lymphocyte culture (cytoimplant) delivered by endoscopic ultrasound-guided fine-needle injection in patients with advanced pancreatic carcinoma. Cancer 2000;88(6):1325-35.

18. Hecht JR, Bedford R, Abbruzzese JL, Lahoti S, Reid TR, Soetikno RM et al. A phase I/II trial of intratumoral endoscopic ultrasound injection of ONYX-015 with intravenous gemcitabine in unresectable pancreatic carcinoma. Clin Cancer Res 2003;9(2):555-61.

19. Goldberg SN, Mallery S, Gazelle GS, Brugge WR. EUS-guided radiofrequency ablation in the pancreas: results in a porcine model. Gastrointest Endosc 1999;50(3):392-401.

20. Ardengh JC, Della Libera E, Ferrari AP. Endosonography-guided drainage of pancreatic pseudocyst without gastric or duodenal compression. Endoscopy 1998;30(6):S71-2.

21. Ardengh JC, Ferrari A, Libera ED. Endosonography-guided treatment of pancreatic pseudocysts. Endoscopy 2000;32(2):A38(P100).

22. Chak A. Endosonographic-guided therapy of pancreatic pseudocysts. Gastrointest Endosc 2000;52(6 Suppl):S23-7.

23. Cortes ES, Maalak A, Le Moine O, Baize M, Delhaye M, Matos C et al. Endoscopic cystenterostomy of nonbulging pancreatic fluid collections. Gastrointest Endosc 2002;56(3):380-6.

24. Grimm H, Binmoeller KF, Soehendra N. Endosonography-guided drainage of a pancreatic pseudocyst. Gastrointest Endosc 1992;38(2):170-1.

25. Wiersema MJ. Endosonography-guided cystoduodenostomy with a therapeutic ultrasound endoscope. Gastrointest Endosc 1996;44(5):614-7.

26. Giovannini M, Binmoeller K, Seifert H. Endoscopic ultrasound-guided cystogastrostomy. Endoscopy 2003;35(3):239-45.

27. Lai R, Linzie B, Mallery S. Pancreatic clonorchiasis diagnosed by EUS-guided pancreatic duct aspiration. Gastrointest Endosc 2001;54(2):241-4.

28. Lai R, Stanley MW, Bardales R, Linzie B, Mallery S. Endoscopic ultrasound-guided pancreatic duct aspiration: diagnostic yield and safety. Endoscopy 2002;34(9):715-20.

29. Harada N, Kouzu T, Arima M, Asano T, Kikuchi T, Isono K. Endoscopic ultrasound-guided pancreatography: a case report. Endoscopy 1995;27(8):612-5.

30. Gress F, Ikenberry S, Sherman S, Lehman G. Endoscopic ultrasound-directed pancreatography. Gastrointest Endosc 1996;44(6):736-9.

31. Sahai A, Hoffman B, Hawes R. Endoscopic ultrasound-guided hepaticogastrostomy to palliative jaundice: preliminary results in pigs. Gastrointest Endosc 1998;47:AB37.

32. Giovannini M, Moutardier V, Pesenti C, Bories E, Lelong B, Delpero JR. Endoscopic ultrasound-guided bilioduodenal anastomosis: a new technique for biliary drainage. Endoscopy 2001;33(10):898-900.

33. Burmester E, Niehaus J, Leineweber T, Huetteroth T. EUS-cholangio-drainage of the bile duct: report of 4 cases. Gastrointest Endosc 2003;57(2):246-51.

34. Will U, Thieme A-K, Gerlach R, Graf K, Wanzar I, Meyer F. Differential treatment of biliary obstructions with the alternative EUS-Guided transgastric or transjejunal cholangio-drainage. Gastrointest Endosc 2006;63(5):AB261(W1298).

35. Bataille L, Deprez P. A new application for therapeutic EUS: main pancreatic duct drainage with a "pancreatic rendezvous technique". Gastrointest Endosc 2002;55(6):740-3.

36. Will U, Fueldner F, Thieme A-K, Goldmann B, Gerlach R, Wanzar I et al. Transgastric pancreaticography and EUS-guided drainage of the pancreatic duct. Gastrointest Endosc 2006;63(5):AB263(W1308).

37. Kahaleh M, Hernandez AJ, Tokar J, Adams RB, Shami VM, Yeaton P. Long-term results of EUS-guided pancreaticogastrostomy. Gastrointest Endosc 2006;63(5):AB264(W1310).

38. Yasuda K, Mukai H, Fujimoto S, Nakajima M, Kawai K. The diagnosis of pancreatic cancer by endoscopic ultrasonography. Gastrointest Endosc 1988;34(1):1-8.

39. Dzieniszewski GP, Neher M, Linhart P, Frank K. Necrotising pancreatitis after ultrasonically guided fine-needle aspiration biopsy. Dtsch Med Wochenschr 1982;107(38):1438-40.

40. Levin DP, Bret PM. Percutaneous fine-needle aspiration biopsy of the pancreas resulting in death. Gastrointest Radiol 1991;16(1):67-9.

41. Evans WK, Ho CS, McLoughlin MJ, Tao LC. Fatal necrotizing pancreatitis following fine-needle aspiration biopsy of the pancreas. Radiology 1981;141(1):61-2.

42. Freeman ML, Nelson DB, Sherman S, Haber GB, Herman ME, Dorsher PJ et al. Complications of endoscopic biliary sphincterotomy. N Engl J Med 1996;335(13):909-18.

43. Gress F, Michael H, Gelrud D, Patel P, Gottlieb K, Singh F et al. EUS-guided fine-needle aspiration of the pancreas: evaluation of pancreatitis as a complication. Gastrointest Endosc 2002;56(6):864-7.

44. Wiersema MJ, Vilmann P, Giovannini M, Chang KJ, Wiersema LM. Endosonography-guided fine-needle aspiration biopsy: diagnostic accuracy and complication assessment. Gastroenterology 1997;112(4):1087-95.

45. Mergener K, Jowell PS, Branch MS, Baillie J. Pneumoperitoneum complicating ERCP performed immediately after EUS-guided fine needle aspiration. Gastrointest Endosc 1998;47(6):541-2.Obutus rebem ta acciptem esceror huis. Occiam oraectabit. Viventris, vem acercere, consulvivis et? ium nonsus su int.

CAPÍTULO 187

PARASITAS EM VIAS BILIARES E PANCREÁTICAS

Caio Salem

INTRODUÇÃO

As infecções por parasitas intestinais ainda representam um grave problema mundial. Têm alta prevalência na América Latina e nos países em desenvolvimento devido aos baixos níveis socioeconômicos e de saúde pública, caracterizando-as como importante causa de morbidade e mortalidade, principalmente em se tratando de crianças, idosos e desnutridos.

Endêmicas nas regiões tropicais e subtropicais, essas infecções raramente ocorrem nas zonas temperadas, onde vem se observando um aumento de casos[1] provavelmente devido ao aumento do fluxo migratório e turístico.[2]

Nessas regiões endêmicas, a migração de parasitas para as vias biliares e pancreáticas não é uma raridade. Eles se instalam ali, podendo causar uma gama de situações clínicas infecciosas sérias conforme abordaremos adiante.

Essas infecções podem ser causadas por *Ascaris lumbricoides, Clonorchis sinensis, Fasciola hepatica* e *Echinococcus granulosus*,[3] cuja distribuição geográfica podemos observar no Quadro 187.1.

ASCARIDÍASE

A ascaridíase é uma infecção humana causada pelo nematódio *Ascaris lumbricoides*. Trata-se de um parasita comum, cosmopolita, com distribuição global, com a mais alta prevalência dentre as helmintíases que afetam o homem, es-

timando-se que cerca de um bilhão da população mundial está infectado por ele.[4,5] É endêmica na China e no sudoeste da Ásia, com taxas de prevalência que vão de 41% a 92%,[6] assim como também em Caxemira, na Índia (70%), onde é a principal causa de doença biliar e pancreática.[7] Na Europa, a prevalência é baixa nas grandes cidades, mas alta nas zonas rurais.[8] Na América Latina, a prevalência é elevada e não sofreu alterações nos últimos anos.[10]

A infecção pelo áscaris é adquirida pela ingestão dos ovos fertilizados, e as larvas passam pela fase pulmonar para a maturação. Seu hábitat normal na forma adulta é o jejuno, onde a fêmea chega a eliminar cerca de 240.000 ovos por dia para refazer seu ciclo vital.[10]

A ascaridíase hepatobiliar e pancreática é uma das mais comuns entidades parasitárias em zonas em que o parasita é endêmico, como no vale da Caxemira na

Índia.[7,10] Essa forma da infecção ocorre mais na mulher do que no homem, em uma relação de 3:1, com uma idade média de ocorrência de 35 anos, apresentando, portanto, maior incidência em adultos em relação às crianças.[5,10] Essa possibilidade talvez se dê devido ao tamanho do sistema ductal biliar na infância, dificultando sua passagem. Porém, esse tipo de complicação em crianças é observado em algumas regiões da América do Sul, como no Brasil e na Colômbia.[9]

O verme no duodeno entra no orifício ampolar e pode obstruí-lo, ou pode adentrar e alcançar os ductos biliares e hepáticos, chegando, às vezes, a bloquear o cístico e, menos freqüentemente, penetrar na vesícula e no ducto pancreático. O áscaris tem grande propensão em penetrar em pequenos orifícios do duodeno e, assim, vermes são vistos ao exame duodenoscópico movendo-se

QUADRO 187.1

Parasitas	Distribuição Geográfica
Ascaris lumbricoides	Distribuição global, cosmopolita. Endêmico na Ásia (China e Índia)
Fasciola hepática	América do Sul, Oriente Médio, China, Rússia, Polônia, Inglaterra, França, Espanha, Hungria, Argélia, Somália, África do Sul e Havaí
Clonorchis sinensis	Japão, Coréia, Tailândia, China e Vietnã
Echinococcus granulosus	Nova Zelândia, países do Mediterrâneo, sudeste da Austrália, Rússia central, América do Sul (Brasil, Uruguai, Argentina e Chile)

ativamente de dentro para fora do ducto biliar para o lume duodenal.[10]

A maioria dos pacientes com ascaridíase hepatobiliar e pancreática tem história de cirurgia prévia na árvore biliar, tais como colecistectomia, coledocolitotomia ou esfincterotomia para litíase biliar.[10,11]

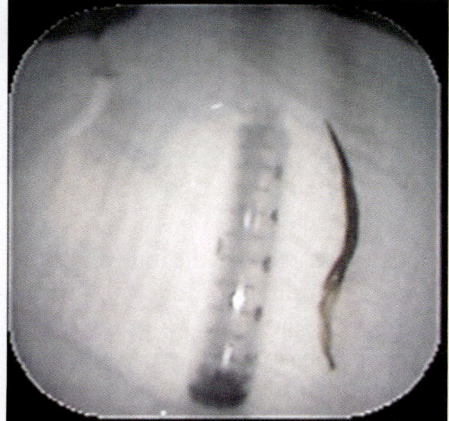

FIGURA 187.1

Áscaris retirado da via biliar

Usualmente, a ascaridíase mantém-se assintomática, mas pode desencadear um largo espectro de sintomas e complicações em decorrência da migração de parasitas adultos para as vias bilio-pancreáticas, causando várias alterações patológicas e diversas manifestações clínicas. Sandouk,[12] em 300 CPREs, diagnosticou casos de áscaris no sistema biliopancreático, vermes ocluindo a ampola de Vater, dentro dos ductos pancreático e biliar, além de lacerações no óstio papilar na presença de vermes no lume duodenal.

Os vermes adultos podem penetrar pela região ampolar e causar oclusão das vias biliares, penetrar no fígado, nos tecidos hepáticos, perfurar a cápsula de Glisson e alcançar o espaço subdiafragmático.[13]

Ao invadir o sistema biliar, eles levam consigo enterobactérias, como a *Escherichia coli*, que, em associação com a estase do conteúdo biliar, provoca quadros infecciosos de colecistite, colangite piogênica e abscesso hepático. Pode ocorrer ainda a formação de cálculos a partir de ovos ou de vermes mortos e pancreatite aguda.[7,12]

No estudo de Kuhoor e colaboradores,[7] em 500 casos de doenças hepatobiliares e pancreáticas por infecção por áscaris, 274 pacientes tinham ascaridíase duodenal – 171 na via biliar, 40 com localização hepática, 8 na vesícula biliar e 7 no pâncreas. Estabeleceram-se também cinco formas de apresentação clínica: cólica biliar (56% dos pacientes), colangite aguda (24%), colecistite aguda (13%), pancreatite aguda (6%) e abscesso hepático (1%).

As manifestações clínicas da ascaridíase nas vias biliares e pancreáticas são variadas, dependentes da localização dos parasitas e do grau de infecção, sendo que a dor abdominal é a queixa mais freqüente.[7,12] A pancreatite aguda e a cólica biliar são observadas quando há impactação do verme na ampola de Vater. Ainda podemos observar náusea, vômito, febre e icterícia. Nas colangites supurativas, a tríade de Charcot, em sua forma clássica, também se encontra presente.

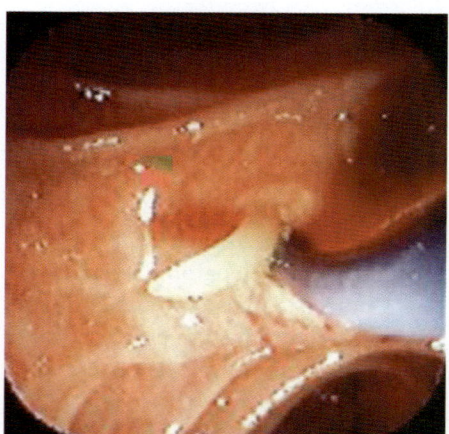

FIGURA 187.2

Áscaris penetrando no orifício ampolar

Na investigação diagnóstica dessa helmintíase no trato biliopancreático, após a história clínica e o exame físico, a ultra-sonografia é, usualmente, o primeiro estudo por imagem a ser realizado, chegando a detectar os parasitas na árvore biliar acima de 80% dos casos, confirmados pela CPRE.[14] Trata-se de um método diagnóstico de alta sensibilidade e especificidade,[14] oferecendo uma abordagem rápida, segura e não-invasiva.[15]

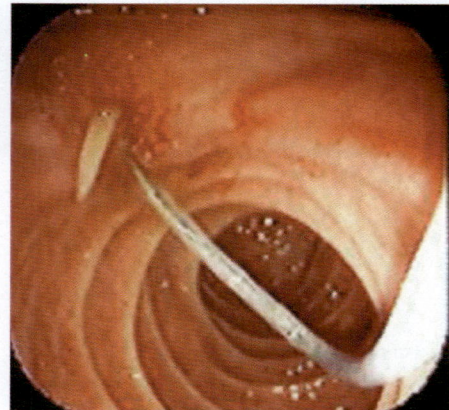

FIGURA 187.3

Áscaris na ampola e cateter balonado

As imagens ultra-sonográficas podem mostrar uma estrutura linear, hiperecóica, com faixa central anecóica, que corresponde ao trato alimentar do verme no interior no ducto biliar e na vesícula, às vezes se movimentando e sem sombra acústica.[5] Os vermes, quando são múltiplos, se dispõem de uma forma típica configurando o "sinal do *spaghetti*" ou imagens hiperecogênicas de pseudotumor.[16,17] Ainda podem demonstrar dilatação do colédoco, obstrução causada pelo parasita, presença de cálculos, abscessos, sinais de colecistite, além de ser útil no seguimento ao tratamento clínico.

Além da ultra-sonografia, a tomografia computadorizada e a ressonância nuclear magnética também podem ser utilizadas na identificação do áscaris e sua localização no ducto biliar ou pancreático, oferecendo também informações adicionais sobre as complicações.[18]

Os exames laboratoriais incluem desde o hemograma até os testes ditos de função hepática (transaminases, fosfatase alcalina, bilirrubinas) e enzimas pancreáticas (amilase e lípase), cujos resultados vão depender da forma de apresentação clínica da infecção.[19]

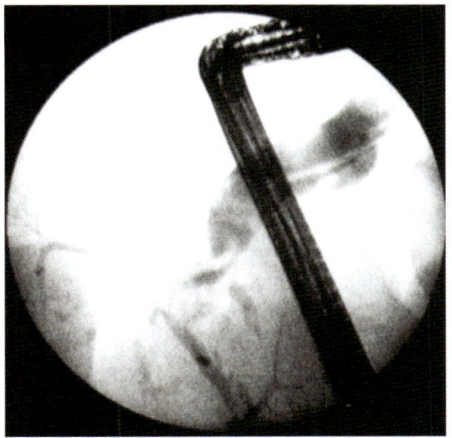

FIGURA 187.4

CPRE: áscaris no colédoco

O procedimento tido como padrão-ouro para o diagnóstico e tratamento é a Colangiopancreatografia Endoscópica Retrógrada (CPRE)[19] e deve ser realizado quando as medidas terapêuticas iniciais conservadoras falharem no alívio dos sintomas.[19,10] A colangiopancreatografia, além de mostrar a localização e o número de vermes que migraram, pode indicar o procedimento a ser realizado.[12]

O verme é observado à CPRE como uma imagem de falha de enchimento tubular na árvore biliar ou no ducto pancreático.

O tratamento específico para a ascaridíase é feito com albendazole ou mebendazole, sendo que a droga de escolha seria o pamoato de pirantel; porém, devido à sua toxicidade, ela não está sendo mais liberada em muitos países.[10]

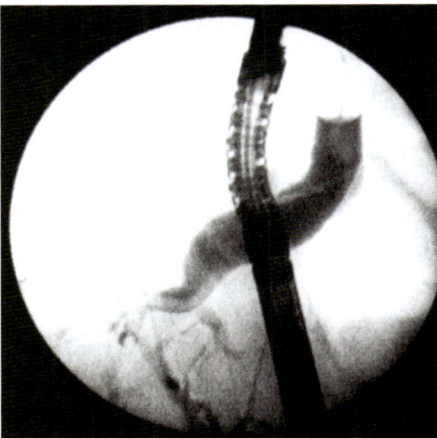

FIGURA 187.6

Áscaris na via biliar

A conduta terapêutica inicial para a ascaridíase biliopancreática é feita com administração de fluidos para hidratação, analgésicos, antiespasmódicos e antibióticos.[19]

A intervenção endoscópica deve ser realizada quando não houver resposta ao tratamento clínico dentro dos primeiros dias ou quando os vermes não se deslocam para o duodeno em três semanas.[20]

O procedimento endoscópico tem como objetivo fazer a retirada dos parasitas do interior dos ductos biliares ou pancreáticos, por meio da cesta de Dormia ou do cateter balonado. A extração é bem-sucedida em cerca de 90% pelo orifício ampolar e a remissão dos sintomas é rápida.[20] A passagem de um dreno nasobiliar para tratar casos de colangites agudas, levando à descompressão biliar, deve preceder ao tratamento definitivo.[20]

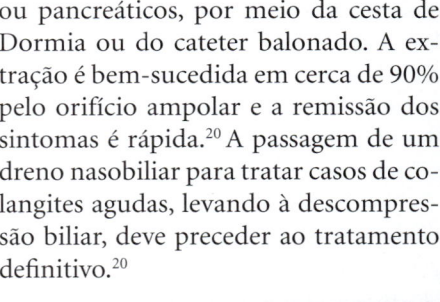

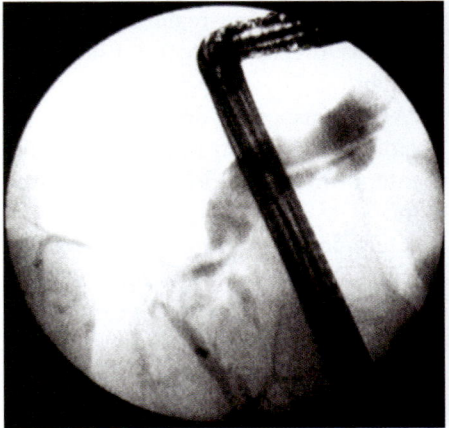

FIGURA 187.7

Áscaris na via biliar

A esfincterotomia pode ser realizada quando houver dificuldade no procedimento com a papila intacta, porém deve ser evitada em áreas de endemicidade parasitária.[20]

A indicação para o tratamento cirúrgico é feita nos casos em que o procedimento endoscópico falhe ou em colecistites agudas.[7]

FASCIOLÍASE HEPÁTICA

A fasciolíase é uma zoonose causada pela *Fasciola hepatica*, trematódeo herbívoro que parasita ovelhas e o gado bovino, particularmente em países que se destacam pela criação desses animais,[21] e que infecta acidentalmente o homem. Era uma doença considerada secundária, pois se destacava mais como doença veterinária; entretanto, sua incidência em seres humanos vem demonstrando crescimento nos últimos anos, desde meados de 1990.[22]

Pesquisas atuais justificam a inclusão da fasciolíase humana na lista das

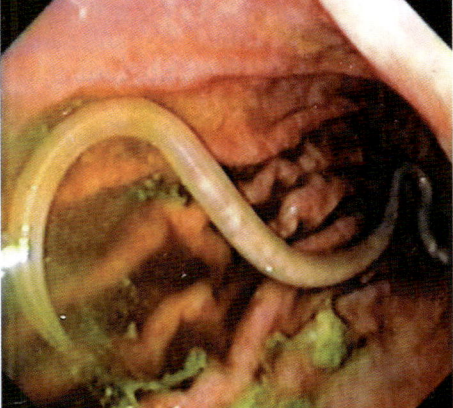

FIGURA 187.5

Áscaris no estômago

mais importantes doenças parasitárias. Em 25 anos foram descritos 7.071 casos da infecção no homem em 51 países de todos os continentes, sendo que no continente americano registrou-se o maior número de casos: 3.627.[22,23]

Nos países da região andina, há áreas de alta endemicidade, como na Argentina, no Chile, na Bolívia e no Peru. No Brasil também há relatos de casos, principalmente nas regiões Sudeste e Sul, mais precisamente no Estado do Paraná.[24]

Alguns aspectos do ciclo vital da fascíola hepática são importantes para o entendimento da doença no ser humano.

Quando os ovos são depositados pelas fezes contaminadas em águas tépidas, eles se transformam em miracídios que invadem um hospedeiro intermediário, um molusco do gênero *Lymnaea*, que libera as cercárias, que, por sua vez evoluem para cistos, passando a ter a denominação de metacercárias.

As metacercárias impregnam as plantas aquáticas, como o agrião, a alface e ao mesmo tempo permanecem sobre a água.

Quando o homem consome a água ou as plantas contaminadas, as metacercárias são liberadas no duodeno, migram pela parede intestinal para a cavidade peritoneal, alcançando o fígado por meio da cápsula de Glisson, e ganham os ductos biliares, onde se tornarão adultas. Dessa forma, iniciam a fase larvária aguda, hepática e invasiva da infecção humana.[1,25]

Esse estágio pode levar cerca de três a quatro meses, no qual os vermes adultos migram até os ductos biliares e ali permanecem por anos, lesando o parênquima hepático e o epitélio ductal. Ocasionalmente também podem invadir a vesícula biliar. Esse é o estágio crônico biliar da infecção.[25]

As larvas adultas podem ainda se situar em áreas ectópicas mais variadas do organismo – como intestinos, pleura, pulmões, parede abdominal, cérebro, estômago, pericárdio, região subcutânea, pâncreas, baço e rins.[26]

Sob o ponto de vista da fisiopatologia, a fasciolíase humana se caracteriza por três fases distintas.

A fase invasiva que corresponde à penetração e à invasão do parênquima hepático, com necrose tecidual, inflamação aguda e hemorragias, geralmente subcapsulares, que podem levar a anemia intensa e passíveis de se romperem para a cavidade peritonial. Nesse momento, pode haver hemobilia aguda ou sangramento gastrointestinal.[27]

Essa fase ocorre nos três ou quatro meses após a ingestão das metacercárias. Após esse período, há uma reconstituição cicatricial do parênquima, com completo desaparecimento da agressão tecidual.[28]

Há uma fase de latência seguida por uma fase de cronicidade, que corresponde à migração do parasita para a árvore biliar, desenvolvendo hiperplasia epitelial, dilatação dos ductos e espessamento da vesícula biliar.[1]

Ainda são relatadas complicações tardias tais como fibrose biliar periportal, cirrose e hipertensão porta.[29,30,13]

As manifestações clínicas da fasciolíase hepática humana se apresentam de acordo com as fases da infecção.[21,27]

A fase aguda invasiva pode ser intensa, porém comumente sem sintomas significativos. Em pacientes sintomáticos, essa fase se inicia com queixas de dispepsia, mal-estar geral, febre alta (39-40° C), dor no epigástrio e hipocôndrio direito.[27] Ao exame físico, hepatoesplenomegalia, icterícia e ascite.[1]

Laboratorialmente, o que chama mais a atenção é a marcante eosinofilia (> 40%) e o reduzido número de eritrócitos no hemograma, traduzindo a anemia e, ainda, o aumento dos níveis séricos de transaminase, fosfatase alcalina, bilirrubinas e hipergamaglobulinemia.[31] Nesse estágio da doença, não são observados ovos da fascíola no exame de fezes, o que dificulta o diagnóstico etiológico.[1]

Testes sorológicos podem ser utilizados para a confirmação da fasciolíase humana pelo método ELISA, que detectam anticorpos antifascíola hepática

com excelente especificidade e sensibilidade, duas ou quatro semanas após a infecção.[35]

Na fase de latência, o doente pode apresentar queixas gastrointestinais e uma ou mais crises de recidiva dos sintomas do estágio invasivo.[1]

A fase crônica é caracterizada por crises de obstruções biliares intermitentes em decorrência da presença dos vermes nos ductos biliares e também pela hipertrofia e hiperplasia do epitélio ductal, resultando em fibrose e espessamento de suas paredes.[33] Nessa fase, a queixa principal do doente é a dor, em cólica, no HD, acompanhada de sintomas dispépticos, prurido e episódios de icterícia e febre, simulando colangite ou colecistе aguda. Ao exame físico, pode apresentar freqüentemente um fígado aumentado de volume, com dor ou não à palpação. A ascite pode aparecer nos casos avançados.[1]

Há aumento das enzimas hepatocanaliculares – fosfatase alcalina, gamaglutamiltranspeptidase, bilirrubinas e transaminases. Nessa fase crônica, o diagnóstico é feito pela presença de ovos nas fezes ou pela presença dos vermes no conteúdo duodenal.[1]

A CPRE é útil no diagnóstico da fasciolíase humana flagrando os vermes diretamente na via biliar, como falhas de enchimento e dilatação ductal com espessamento das paredes.[34]

Como meio de diagnóstico por imagem, a ultra-sonografia é importante, pois mostra freqüentemente estruturas vermiformes móveis, dilatações e irregularidades nas paredes ductais. No caso de envolvimento hepático, as imagens ultra-sonográficas são lesões nodulares múltiplas.[33,34] A tomografia e a colangiorressonância magnética não acrescentam informações a mais do que o estudo ultra-sonográfico e a CPRE.[33]

Em conclusão, segundo Gulsen (33), a colangiopancreatografia é considerada o exame de primeira escolha em pacientes com fasciolíase biliar na fase crônica da doença.

No tratamento da fasciolíase biliar não complicada, as drogas de escolha são o Bitinol na dose de 30 a 50 mg/kg/dia, dividido em 3 doses em dias alternados, por 5 até 15 dias, ou Tricambendazole em doses de 10 a 20 mg/kg/dia.[1,25,34]

No estágio de cronicidade da fasciolíase, o tratamento endoscópico é indicado para fazer o clareamento ductal, evitando obstrução causada pela morte dos vermes após o uso de drogas para sua erradicação ou nos casos de complicações como colangites agudas. A CPRE com a esfincterotomia tem se mostrado eficaz na extração dos parasitas da via biliar com cateter balonado ou com cesta de Dormia.[33] O tratamento cirúrgico é indicado quando a colecistite está presente.

CLONORQUÍASE

O *Clonorchis sinensis* é um parasita trematódeo que se apresenta de forma endêmica nos países da Ásia (como China, Japão, Vietnã, Coréia e Taiwan), infectando o homem de forma acidental ao ingerir peixes crus ou mal cozidos contaminados com metacercárias.[3,36] A prevalência nessas regiões chega a atingir 70% e, em alguns locais na Coréia, chega a até 80% de incidência da infecção.

A clonorquíase é também encontrada em áreas não endêmicas, como nos Estados Unidos, identificada em populações de imigrantes asiáticos que, além de serem portadores, mantêm o costume alimentar de origem, com alimentos importados[36,37,40] contaminados com as metacercárias. O parasita pode viver por longo período nos ductos biliares do homem, por volta de 30 anos, favorecendo sua disseminação.[36,40]

As larvas imaturas são liberadas no duodeno e migram para o sistema ductal biliar intra-hepático; ali se desenvolvem para a forma adulta, originando as alterações patogênicas observadas na doença, por mecanismos múltiplos. São encontradas também no interior da vesícula biliar e do ducto pancreático principal.

Os achados histopatológicos da clonorquíase vão desde edema, descamação e inflamação do epitélio do sistema ductal, intensa hiperplasia epitelial até metaplasia de células produtoras de mucina e progressiva fibrose periductal.

A intensidade dessas alterações está correlacionada com a duração da infecção, com a carga parasitária e com a suscetibilidade do hospedeiro.[36]

Com a cronificação da doença, podemos observar espessamento das paredes dos ductos, dilatação da árvore biliar intra-hepática e fibrose dos espaços periductais. A ectasia dos ductos intra-hepáticos, a obstrução e a estase biliar podem levar aos quadros de hepatites, abscessos hepáticos, colangites e pancreatites.[36,38,39]

As reações inflamatórias de forma crônica fazem com que se estabeleça uma correlação com o aparecimento de cálculos biliares e, principalmente, do colangiocarcinoma.[36]

As manifestações clínicas da clonorquíase biliar são diversas e podem ser divididas em três grupos, de acordo com a carga parasitária da infecção, segundo Choi e colaboradores.[36]

No *primeiro grupo*, de infestações discretas, os pacientes não referem queixas, são assintomáticos e o diagnóstico é estabelecido pelo achado característico de ovos operculados ao exame de fezes rotineiro. No hemograma, a eosinofilia é observada com freqüência. A infestação assintomática pode perdurar por longos períodos de tempo (cerca de 30 anos), como já frisamos anteriormente.[36,40]

Nas *infecções moderadas*, com maior carga parasitária, a sintomatologia se caracteriza por queixas dispépticas, anorexia, náuseas, diarréia e perda de peso. Quando há aumento maior ainda da infestação, o quadro clínico demonstra doença intensa, iniciando com dor no quadrante superior direito do abdome, seguida de icterícia, febre, anorexia e perda de peso.

O *terceiro grupo*, com infecção discreta e com complicações, é a forma mais comum da clonorquíase biliar, que se caracteriza pela colangite piogênica recorrente secundária às obstruções das vias biliares pelos parasitas, usualmente acompanhada de cálculos biliares.

O envolvimento pancreático ocorre em 30% dos casos, incluindo a pancreatite aguda e a litíase pancreática.[1]

Outras complicações observadas nesse grupo incluem: cirrose, hipertensão portal, ascite, abscesso hepático e aumento da incidência de lesões malignas no trato biliar (colangiocarcinoma).[36]

O diagnóstico etiológico é confirmado pelo exame microscópico de fezes e pelo estudo do aspirado duodenal com a demonstração dos ovos dos parasitas. As enzimas hepatocanaliculares se elevam no estágio de gravidade da doença, com aumento da fosfatase alcalina, gamaglutamiltranspeptidase, bilirrubinas e transaminases. Testes sorológicos pelo ELISA, para detecção de anticorpos anticlonorchis, são uma alternativa utilizada atualmente.

Os achados ultra-sonográficos são encontrados até mesmo na fase em que os pacientes encontram-se assintomáticos e nas formas mais graves da doença. As imagens ecográficas demonstram a árvore biliar intra-hepática dilatada difusamente, o espessamento das paredes ductais com material ecogênico sem sombra acústica no seu interior e, em algumas ocasiões, as estruturas móveis filamentares, elípticas, que correspondem a parasitas vivos flagrados em tempo real. O calibre da via biliar extra-hepática está usualmente normal, mas a vesícula biliar pode ser afetada em cerca de 20%.[41,42,43]

A investigação diagnóstica pela tomografia computadorizada ou pela ressonância nuclear magnética não acrescenta muitas informações além do que a ultra-sonografia demonstra, mas são procedimentos não-invasivos que eventualmente podem ser utilizados.

A Colangiopancreatografia Endoscópica Retrógrada pode evidenciar as alterações básicas da doença e suas complicações: dilatações difusas dos ductos biliares periféricos, com incontáveis pequenas falhas de enchimento filiformes, elípticas ou arredondadas, que indicam a presença dos parasitas adultos.[41] Além disso, em fases avançadas, áreas de "borramento" ductal, provavelmente pelo aumento de produção de mucina no seu interior, diminuindo a nitidez do meio de contraste intracanalicular. É importante o diagnóstico diferencial com o colangiocarcinoma diante desse achado.

A CPRE e a esfincterotomia podem desempenhar importante função terapêutica nos casos de obstrução e na colangite piogênica, possibilitando a drenagem e o clareamento ductal, evitando a abordagem cirúrgica.[1,3,42]

Sob o ponto de vista clínico, o Praziquantel é a droga de escolha para tratamento da clonorquíase na dose de 25 mg, três vezes ao dia, durante dois dias.[1,3]

HIDATIDOSE HEPÁTICA

A hidatidose hepática é uma enfermidade causada pela forma larvária do *Echinococcus granulosus,* cestódio da família das tênias. Trata-se de uma infecção endêmica em várias partes do mundo, encontrada na Nova Zelândia, na Austrália, no Norte da África, no Oriente Médio, nos países do Mediterrâneo e da América do Sul, inclusive no Brasil, na Argentina, no Chile e no Uruguai.

O hospedeiro definitivo do *E. granulosus* é o cachorro, sendo que outros animais herbívoros (como ovelhas, suínos, bovinos) são hospedeiros intermediários, assim como seres humanos, eventualmente.

A via digestiva constitui o único modo de penetração do parasita no organismo. Quando as formas larvárias são liberadas no intestino, invadem a mucosa, migram pelo sistema venoso portal alcançando o fígado (de 60% a 70%) e os pulmões, até chegar ao coração esquerdo, ganhando a circulação sistêmica e podendo afetar qualquer parte do organismo, com especial predileção por órgãos hipervascularizados.[44,48]

Os cistos hidáticos típicos são uniloculares, localizados mais no lobo direito do fígado, compostos por três camadas: 1) a adventícia externa, deri-

vada do próprio hospedeiro, constituída por uma capa de tecido conjuntivo que pode algumas vezes calcificar; 2) outra intermediária, acelular; 3) a terceira, interna, denominada membrana germinativa, dá origem aos chamados "cistos filhos", após a ruptura do cístico hidático inicial.[44]

Os cistos crescem lentamente – cerca de 0,3 cm por ano –, permanecendo silenciosos por longa data. Portanto, a maioria dos doentes é assintomática ou algumas vezes se queixa de dor no hipocôndrio direito de fraca intensidade. Eles começam a ser sintomáticos quando atingem tamanhos acima de 10 cm e, devido à compressão do parênquima hepático adjacente, dá-se o aparecimento de hepatomegalia, febrícula e eosinofilia.[44]

Com o aumento gradual do volume cístico, pode ocorrer a complicação mais comum da hidatidose hepática, que é a sua ruptura espontânea para a árvore biliar em cerca de 17% dos casos[45,46,47] ou para a cavidade peritonial, para os pulmões e para outros órgãos, o que pode ocasionar reações anafiláticas.[48]

A passagem do conteúdo do cisto, ao se romper para dentro do sistema biliar, resulta em obstrução do colédoco, pelos cistos filhos e fragmentos de membrana, seguindo-se à conseqüente colangite aguda, simulando uma coledocolitíase.

As manifestações clínicas aparecem com maior evidência nesse estágio da doença, quando surgem icterícia, febre, hepatomegalia dolorosa, anorexia e vômitos.[45,47] Laboratorialmente, observamos leucocitose no hemograma, aumento das bilirrubinas, fosfatase alcalina, GGT e amílase. Os testes sorológicos são positivos em cerca de 80% dos casos.

A ultra-sonografia é o método de eleição para o seguimento da doença, permitindo o acompanhamento evolutivo do cisto hidático, baseando-se na classificação de Gharbi:[48]

- **Tipo I:** cisto com imagem nodular e conteúdo claro, com reforço posterior. A espessura da parede pode

variar e seu tamanho atinge de 1 cm a 20 cm;
- **Tipo II:** perde sua conformação esférica e apresenta o "sinal da membrana flutuante", patognóstico da hidatidose hepática;
- **Tipo III:** aparecem septos no seu interior que, quando são múltiplos, conferem uma aparência de malha grosseira. Às vezes são vistas múltiplas vesículas, dando a impressão de colméia;
- **Tipo IV:** conformação irregular, com ecotextura heterogênea, perdendo a morfologia de cisto bem definido. Pode ser hiperecogênico, hipoecogênico ou misto, criando problema no diagnóstico diferencial entre abscesso ou tumor;
- **Tipo V:** a imagem cística apresenta paredes grosseiras, espessas, hiperecogênicas, com sombra posterior devido à calcificação. É facilmente identificada ao raio X simples de abdome.

Assim, podemos reconhecer as fases de desenvolvimento dos cistos hidáticos, sendo que o tipo I é mais freqüente nas crianças e os outros tipos nos adultos.

Quando há ruptura, as imagens ecográficas são de estruturas hiperecogênicas no interior dos canais biliares dilatados, sem sombra acústica, que correspondem ao material hidático desprendido dos cistos e o local de comunicação cisto-biliar.

A colangiopancreatografia endoscópica é considerada o meio diagnóstico mais efetivo na detecção do envolvimento biliar pelo cisto hidático, além de oferecer informações importantes para um planejamento de possível resolução cirúrgica.

Os achados radiológicos pela CPRE são: opacificação da cavidade do cisto, quando há comunicação cisto-biliar; compressão externa nos ductos biliares; falhas de enchimento de formas variadas correspondentes aos vermes adultos intraductais; estenoses e dilatações em canais biliares proximais; estenose de colédoco.[47]

Quando há colangite aguda e obstruções instaladas, a esfincterotomia para retirada do material hidático com cesta de Dormia ou cateter balonado é o procedimento de primeira escolha.[47,49]

O tratamento clássico para a doença hidática com ruptura para a árvore biliar é a cirurgia; contudo, essa postura vem sendo alterada diante dos resultados obtidos com a intervenção por via endoscópica ou por drenagem percutânea guiada pelo ultra-som.

De acordo com Spiliadis,[49] após estudo da CPRE em pacientes com hidatidose hepática antes e depois de operados, o procedimento usualmente determina o tipo de comprometimento biliar instalado e permite intervenção corretiva nos casos de comunicação ou ruptura do cisto. Promove a remoção do material hidático liberado nos ductos biliares, com esfincterotomia ou drenagem biliar associadas a lavagens com solução salina hipertônica, como medida pré-operatória em pacientes graves complicados, além de colocação de *stents* nos casos de fístulas pós-operatórias.[47,49]

Na experiência de Khuroo,[50] a drenagem percutânea associada ao tratamento com Albendazole é uma alternativa terapêutica efetiva e segura para cistos hidáticos hepáticos não complicados.

REFERÊNCIAS BIBLIOGRÁFICAS

1. Osman M. Biliary parasites. Dig Surg 1998;15:287–96.
2. Philips RD, Yung YH. In: Osman M. Biliary parasites. Dig Surg 1998;15:287–96.
3. Leung JW, Yu AW. Hepatolithiasis and biliary parasites. Baillieres Clin Gastroenterol 1997;11(4):681-706.
4. World Health Organization. WHO model prescribing information: drugs used in parasitic disease. Geneva: WHO, 1990. P. 82-3.
5. Mishra SP, Dwivedi M. Clinical features and management of biliary ascariasis in non-endemic area. Posgraduate Méd J 2000,76:29-32.
6. Crompton DWT. The prevalence of ascaris. Parasitol Today 1988;4:162.
7. Khuroo MS, Zargar AS, Mahajam R. Hepatobiliary and pancreatic ascariasis in India. Lancet 1990;335:1503-6.
8. Botero D. Epidemiology and public health importance of intestinal nematode infections in Latin America. Prog Drug Res 1975;19:28.
9. Bahu Mda G, Baldisseroto M, Custodio CM, Gralha CZ, Mangili AR. Hepatobiliary and pancreatic complications of ascariasis in children: a study of seven cases. J Pediatr Gastroenterol Nutr 2001 Sep;33(3):271-5.
10. Khuroo MS. Acariasis. Gastroenterol Clin North Am 1996;25:553-77.
11. Khuroo MS, Zargar SA, Yattoo GN, Dar MY, Javid G, Khan BA, Boda MI, Mahajan R. Sonographic findings in gallbladder ascariasis. J Clin Ultrasound. 1992 Nov-Dec;20(9):587-91.
12. Sandouk F, Haffar S, Zada MM, Graham DY, Anand BS. Pancreatic-biliary ascariasis: experience of 300 cases. Am J Gastroenterol. 1997 Dec;92(12):2264-7.
13. Zambrano M, Chehter EZ, Artifon ELA, Afecções infecciosas e parasitárias das vias biliares e pancreáticas. In: Sakai P, Ishioka S, Maluf Filho F. Tratado de endoscopia digestiva diagnóstica e terapêutica. São Paulo: Editora Atheneu; 2001. P. 263-71.
14. Khuroo MS, Zargar SA, Mahajan R, Bhat RL, Javid G. Sonographic appearances in biliary ascaris. Gastroenterology 1987 Aug;93(2):267-72.
15. Kamath PS, Joseph DC, Chandran R, Rao SR, Prakash ML, D'Cruz AJ. Biliary ascariasis: ultrasonography, endoscopic retrograde cholangiopancreatography, and biliary drainage. Gastroenterology 1986;91:730-2.
16. Bude R, Bowerman R. Biliary ascariasis.Radiology 2000; 214:844-7.
17. Schulman A. Ultrasound appearances of intra and extrahepatic biliary ascariasis. Abdom Imaging 1998;23:60-6.
18. El Sheikh ARM, Al-Karawi MA, Yasawy MI. Modern techniques in the diagnosis and treatment of gastrointestinal and biliary tree parasites. Hepatogastroenterology 1991;38:180-8.
19. Basavaraju, SV, Hotez PJ. Acute GI surgical complications of ascaris lumbricoides infection. Infect Med 2003;20(3):154-9.
20. Kuhroo MS, Zargar AS. Worm extraction and biliary drainage in hepatobiliary and pancreatic ascariasis.Gastrointest Endosc 1993;39:680-5.
21. Mahmoud AAF. Liver (biliary) flukes: schistosomiasis and other trematode infections. In: Harrison's Principles of Internal Medicine, 16ª ed. Macgrow-Hill Company Inc; 2005.
22. Mas-Coma S, Esteban JG, Bargues MD. Epidemiology of human fascioliasis: a review and proposed new classification. Bulletin of the World Health Organization 1999;77:340-6.
23. Mas-Coma S. Epidemiology of fascioliasis in human endemic areas. J Helminthology 2005;79(3):207-16.
24. Serra-Freire NM, Bordin EL, Lessa CSS, Scherer PO, Farias MT, Malacco MA et al. Reinvestigação sobre a distribuição de *Fasciola hepatica* no Brasil. *Hora Vet* 1995;(1):19-21.
25. Tolan RW, Jr. Fascioliasis, parasitology. Emedicine, April 24, 2006. URL: www.emedicine.com/ped/topic760.htm. Acessado em 18 de setembro de 2006.
26. Zali MR, Ghaziani T, Shahraz S, Hekmatdoost A, Radmeh A. Liver, spleen, pancreas and kidney involvement by human fascioliasis: imaging findings. BMC Gastroenterol 2004;4:15.

27. Kayabali I, Gokcora IH, Yerdel MA, Ormeci N: Hepatic fascioliasis and biliary surgery. Int Surg 1992;77:154-7.

28. Dawes B. Fasciola hepatica: a tissue feeder. Nature 1963; 198:1011–1012. Apud Osman M. Biliary parasites. Dig Surg 1998;15:287-96. Ann Surg 1960;152:905-10.

29. Nicholas JL. Obstruction of the common bile-duct by Fasciola hepatica. Occurrence in a boy of 12 years. Br J Surg. 1970 Jul;57(7):544-6.

30. Rivero MA, Marcial MA. Biliary tract disease due to Fasciola hepatica: report of a case (abstract). Bol Assoc Med PR 1989;81:272-4.

31. Espina AM, Dumenigo BE, Fernandez R, Finley CM. Immunodiagnosis of human fascioliasis by enzyme-linked immunosorbent assay using excretory-secretory products. Am J Trop Med Hyg 1987;37:605–608.

32. Munro AI. Liver fluke in the common bile duct. Br J Surg 1965;52:76-7.

33. Gulsen MT, Savas MC, Koruk M, Kadayifci A, Demirci F. Fascioliasis: a report of five cases presenting with common bile duct obstruction. The Netherlands Journal of Medicine 2006;64(1):17-9.

34. Bafandeh Y, Daghestani D, Rad S. Biliary tract obstruction due Fasciola hepatica managed by ERCP. Iran J Med Sci 2003;28(1):43-5.

35. Hillyer GV. Serological diagnosis of Fasciola hepatica. Parasitol al Dia 1993;17:130-6.

36. Choi BI, Han JK, Hong S, Lee KH. Clonorchiasis and cholangiocarcinoma: etiologic relationship and imaging diagnosis. Clinical Microbiology Reviews 2004 Jul;17(3) 540-52.

37. Parija SC, Marrie TJ. Infectious diseases: trematode infection. Emedicine 2006 April, 18. URL: www.emedicine.com/med/topic2301.htm. Acessado em 16 de setembro de 2006.

38. Yellin AE, Donovan AJ. Biliary lithiasis and helminthiasis. Am J Surg 1981:142(1):128-36.

39. Carpenter HA. Bacterial and parasitic cholangitis. Mayo Clin Proc 1998;73(5):473-8.

40. Staufer WM, Shelman JS, Walker JS. Biliary liver flukes (opisthorchiasis and clonorchiasis) in immigrants in the United States: often subtle and diagnosed years after arrival. J Travel Med 2004;11(3):157-9.

41. Lim JH. Radiologic findings of clonorchiasis. Am J Roentgenology 1990;155(5):1001-8.

42. Choi D, Hong ST, Lim JH, Cho SY, Rim HJ, Ji Z. Sonografic findings of active clonorchis sinensis infection. J Clin Ultrasound Jan 2004;32(1):17-23.

43. Michael K. Magill, MD. Dwain Robertes. Not just a fluke. J Am Board Fam Pract 1998;11(5):406-9.

44. Pearson RD. Parasitic diseases helmintiasis. In: Yamada T, Alpers DH, Silverstein FE. Textbook of Gastroenterology. 2ª ed. Philadelphia: J.B. Lippincott Company; 1991. P. 2362-79.

45. Bilsel Y , Bulut T, Yamaner S , Buyukuncu Y, Bugra D, Akyuz A, Sokucu N. ERCP in the diagnosis and management of complications after surgery for hepatic echinococcosis. Gastrointest Endosc 2003;57:210-3.

46. Giouleme O , Nikolaidis N, Zezos P, Budas K, Katsinelos P, Vasiliadis T, Eugenidis N. Treatment of complications of hepatic hydatid disease by ERCP. Gastrointest Endosc 2001;54(4):508-10.

47. Simsek H, Ozaslan E, Sayek I, Savas C, Abbasoglu O, Soylu AR, Balaban Y, Tatar G. Diagnostic and therapeutic ERCP in hepatic hydatid disease. Gastrointest Endosc 2003 Sep; 58(3):384-9.

48. Rivera P, López JV, Garcia J, Hernandez E, Pamos S, Lujan M. Presentación por ultrasonidos de la hidatidosis hepática. Rev Sdad Valenciana Patol Dig 1999;18(4):171-4.

49. Spiliadis C, Georgopoulos S, Dailianas A, Konstantinidis A, Rimikis M, Skandalis N. The use of ERCP in the study of patients with hepatic echinoccocosis before and after surgical intervention. Gastrointest Endosc 1996;43:575-9.

50. Khuroo MS, Wani NA, Javid G, Khan BA, Yattoo GN, Shah AH et al. Percutaneous drainage compared with surgery for hepatic hydatic cysts. NEJM 337:881-887. Abstract.

CAPÍTULO 188

DOENÇAS DA PAPILA DUODENAL. TUMORES BENIGNOS, MALIGNOS E PSEUDOTUMORES

Evandro de Oliveira Sá

INTRODUÇÃO

Os tumores benignos e malignos da junção duodenobiliopancreática são referidos genericamente na literatura como "tumores ampulares ou periampulares", pois se originam da porção intramural dos canais biliares e pancreáticos localizados na parede duodenal (Figura 188.1).[1]

Dentre essas lesões, estão incluídos os tumores de papila propriamente dita, da cabeça do pâncreas, do colédoco distal e do duodeno. Em centros de referência para colangiografia endoscópica retrógrada, a incidência dos tumores malignos da papila de Vater varia entre 0,4% e 3,1%.[1] Os carcinomas papilares correspondem a aproximadamente 0,2% de todas as neoplasias

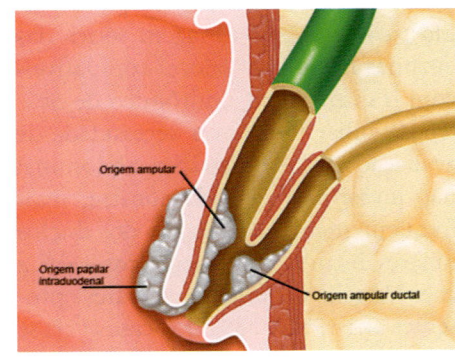

FIGURA 188.1

Locais de origem dos tumores ampulares: ampular, ampular ductal e papilar intraductal

malignas do trato gastrointestinal e a cerca de 7% de todos os carcinomas da região periampular.[2] Com a introdução

da endoscopia biliopancreática, o diagnóstico dessas lesões aumentou de 27% para 73%.[3]

Este capítulo tem por objetivo descrever as lesões neoplásicas benignas e malignas e os pseudotumores da papila, bem como seu diagnóstico e tratamento endoscópico. As principais lesões encontradas na papila de Vater estão resumidas no Quadro 188.1.

Classificados como lesões benignas, os adenomas da papila de Vater são, na verdade, lesões pré-malignas devido ao seu potencial de transformação displásica. Por isso, tem-se atribuído importância à malignização, a exemplo do que ocorre nos pacientes com polipose adenomatosa familiar.[4,5]

Os adenomas e os carcinomas da papila de Vater constituem menos de 10%

QUADRO 188.1

Lesões que acometem a papila de Vater

Tumores Benignos	Tumores Malignos	Pseudotumor
Adenomas (viloso e túbulo-viloso)	Tumor primário	• Doença granulomatosa
		• Tumor inflamatório
• Adenomioma	• Adenocarcinoma	• Tumor eosinofílico
• Leiomioma	• Sarcoma	• Alterações inflamatórias pós-papilotomia
• Leiomiofibroma	• Carcinóide	• Pâncreas ectópico com distrofia cística
• Hemangioma		
• Lipoma	Tumor metastático	
• Linfangioma		
• Hamartoma	• Carcinoma papilífero de mama	
• Fibroma	• Carcinoma de células renais	
• Tumor neurogênico	• Melanoma	
• Tumor de células granulares	• Linfoma	
	• Adenocarcinoma endometrial	

das neoplasias periampulares e representam entidades clínico-patológicas distintas.[6] A maioria ocorre em homens, na faixa etária entre 60 e 80 anos.[3] Quando comparados aos tumores pancreáticos e colangiocarcinomas, os tumores de papila têm curso mais favorável, com taxa de, aproximadamente, 35% para sobrevida de cinco anos.[3] Esse comportamento, acredita-se, é justificado pelas semelhanças existentes entre a histologia, a seqüência adenoma-carcinoma e a mutação *K-ras* precoce observada nos carcinomas ampulares, as quais constituem linhas de evidências sugestivas de que a biologia tumoral desses tumores é mais semelhante à dos tumores intestinais do que à dos pancreáticos.[7]

TUMORES MALIGNOS

Os tumores malignos se manifestam mais freqüentemente por compressão da via biliar, surgindo icterícia obstrutiva em 84% dos casos.[8-10] A tríade "icterícia indolor flutuante", "anemia com ou sem sinais de sangramento digestivo alto" e "vesícula biliar palpável", embora incomum (cerca de 6%), é considerada específica para os tumores dessa localização.[11] Sangramento oculto gastrointestinal ou anemia podem ser observados em até 20% dos pacientes.[12] Os pacientes com adenocarcinoma papilar sem icterícia têm evolução mais favorável do que os ictéricos, como demonstra o estudo de Yamaguchi e colaboradores,[13] no qual a taxa de sobrevida acumulada de dez anos para 31 pacientes não-ictéricos e 111 ictéricos foi, respectivamente, de 57% e 32%.[13,14] Outros sintomas incluem: perda ponderal, dor abdominal, anorexia, prurido, vômitos e náuseas, febre e calafrios etc. A ocorrência de colangite aguda, pancreatite aguda ou ambos é menos comum, entre 5% e 21%.[10,15-18]

DIAGNÓSTICO E ESTADIAMENTO

O diagnóstico dos tumores ampulares é estabelecido pela combinação dos achados endoscópicos, radiológicos e histológicos. O correto estadiamento é essencial para o planejamento adequado da terapêutica. Entre os tipos histológicos, o mais freqüente é o adenocarcinoma, mas pode haver outros como o sarcoma, o linfoma, o carcinóide e lesões metastáticas.

ULTRA-SONOGRAFIA ABDOMINAL

A investigação diagnóstica, tanto nos pacientes ictéricos quanto naqueles com quadro clínico menos comum (dor em hipocôndrio direito, por exemplo), começa pela dosagem sérica das enzimas hepáticas. Valores compatíveis com o diagnóstico sindrômico de obstrução biliar indicam a necessidade de avaliação ultra-sonográfica abdominal não-invasiva, a qual demonstra, mais freqüentemente, a dilatação dos ductos biliares intra e extra-hepáticos e/ou a coexistência de cálculos biliares, presentes em 13% a 33% dos casos.[19] Esse método pode ainda identificar metástases hepáticas, ascite e/ou linfonodomegalias metastáticas. Entretanto, por limitação técnica, ela não demonstra a anatomia papilar de forma adequada.

TOMOGRAFIA COMPUTADORIZADA HELICOIDAL ABDOMINAL (TCHA)

O próximo passo consiste no estudo pela TCHA, que é mais sensível para avaliar a região periampular que o método anterior.[7] Embora ela possa detectar massas na topografia do colédoco distal, sua sensibilidade não permite visualizar pequenos tumores dentro da luz duodenal.[20] A TCHA isolada é inadequada para estadiar os neoplasmas papilares devido à ausência de resolução espacial suficiente para determinar o grau de invasão loco-regional (parede duodenal e pâncreas) e identificar a invasão vascular.[21] Dessa forma, a TCHA é útil para detectar metástases a distância.

COLANGIOPANCREATOGRAFIA POR RESSONÂNCIA MAGNÉTICA (CPRM)

A obstrução papilar pode ser avaliada pela CPRM, especialmente em pacientes com contra-indicação para colangiopancreatografia endoscópica retrógrada (CPRE) como, por exemplo, naqueles pacientes gastrectomizados ou quando existe dilatação intra-hepática acentuada e dificuldade de acesso endoscópico à papila (obstrução gastroduodenal). Porém, nenhum desses métodos permite visualizar diretamente a papila e nem coletar material para estudo anatomopatológico. A CPRM é um método de imagem anatômico não-invasivo da via biliopancreática, recomendado principalmente para aqueles pacientes que não toleram procedimentos invasivos ou cuja lesão impede o cateterismo da papila e o estudo intracanalicular pela CPRE. Nesse método de imagem, os tumores papilares aparecem como falhas de enchimento protrusas para a luz duodenal (massas) associadas ao esvaziamento tardio do líquido biliar.

COLANGIOPANCREATOGRAFIA ENDOSCÓPICA RETRÓGRADA (CPRE)

A investigação do paciente ictérico com suspeita de obstrução biliar maligna pela CPRE que utiliza aparelho de visão lateral permite visualizar o tumor propriamente dito, estudar os ductos pela colangiopancreatografia, biopsiar a papila e os segmentos ampulares do ducto biliar comum e do ducto pancreático, e realizar procedimentos terapêuticos. Entre os sinais endoscópicos que indicam fortemente a presença de malignidade estão: endurecimento da papila ao toque pelo cateter, presença de massa polipóide com mucosa superficial normal e aspecto sugestivo de lesão submucosa e/ou ulceração. Porém, a CPRE não determina a extensão da invasão local do tumor, informação essencial para a escolha da estratégia terapêutica.[7]

Miller e colaboradores,[22] em 1951, classificaram essas lesões em dois tipos: polipóide e ulcerada. Posteriormente, Tasaka[23] subdividiu o tipo polipóide, criando três padrões macroscópicos característicos: protrusão intramural (PI, a papila maior se projeta para a luz duodenal de modo acentuado, tem superfície mucosa normal e aspecto polipóide), vegetante (V, a papila maior apresenta aspecto exofítico), e ulcerado (U, a papila maior apresenta predominantemente áreas de ulceração) (Figura 188.2).

Yamaguchi e Enjoji,[10] avaliando 109 pacientes com tumor papilar, correlacionaram o aspecto macroscópico descrito na classificação de Tasaka[23] com o grau de invasão mural e propuseram uma classificação simplificada para o estadiamento T dessas lesões: I (tumor restrito à camada mucosa), II (invasão restrita à camada submucosa duodenal periampular), III (invasão da camada muscular própria duodenal) e IV (invasão intrapancreática). Eles observaram que a maioria das lesões dos tipos I, II e III era polipóide (intramural ou vegetante), e as do tipo IV, ulceradas. Os estudos de Tasaka[23] e de Yamaguchi e Enjoji[10] sugerem que, à medida que a lesão progride e invade a parede duodenal e/ou o pâncreas, ela muda a sua aparência de polipóide para ulcerada.

O aspecto normal da papila também é descrito. Ponchon e colaboradores[24] o observaram em 37% de 52 pacientes com adenoma papilar ou carcinoma. Nesse estudo, 42% dos tumores intra-ampulares se tornaram aparentes apenas após a papilotomia endoscópica. Se o adenoma tem aspecto exofítico e é maior que 3 cm, deve-se suspeitar fortemente da presença de malignidade.[7]

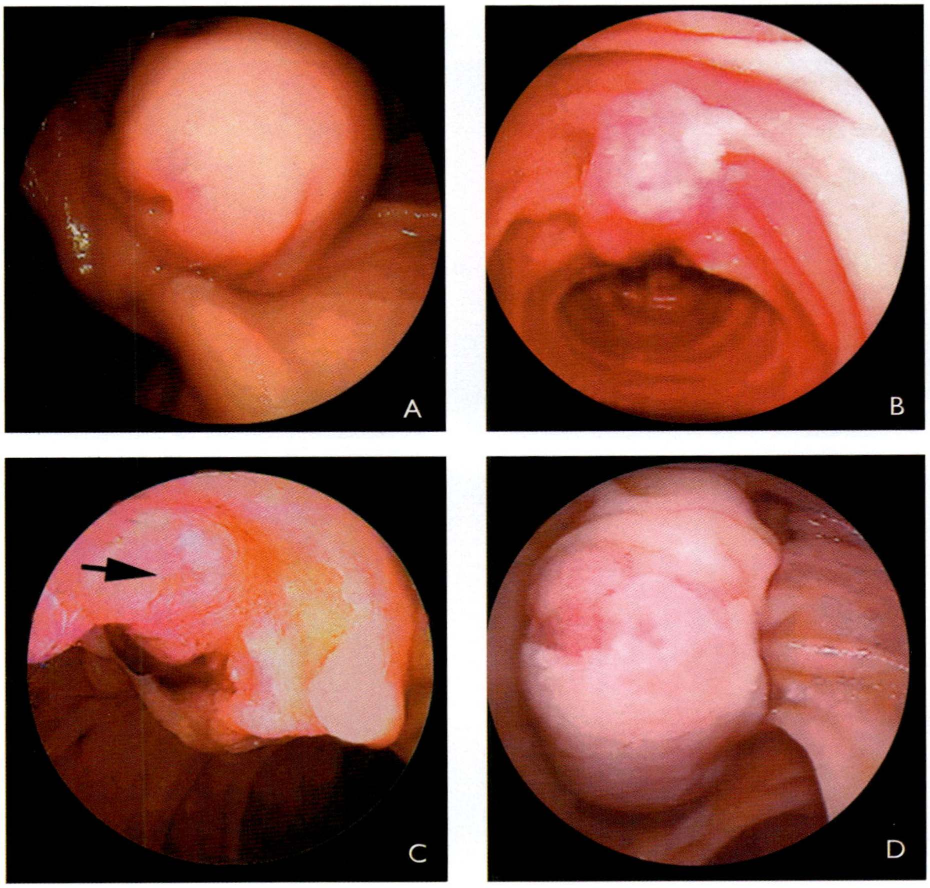

Embora se recomende a biópsia da papila durante a CPRE, nem sempre é possível o diagnóstico citológico exato. A taxa de sensibilidade diagnóstica varia, na literatura, entre 50% e 90%.[25-29] Em revisão retrospectiva de 73 pacientes com carcinoma ampular, Yamaguchi e colaboradores[30] obtiveram taxa de sensibilidade diagnóstica geral de 70% (por aspecto papilar: PI = 50%; V = 64% e U = 88%), tendo sido atribuído o erro diagnóstico à classificação da lesão maligna como "adenoma com atipia moderada", o que, na opinião desses autores, deve indicar, no mínimo, a realização de novas biópsias. Shemesh e colaboradores[31] recomendam fazer um mínimo de seis biópsias, uma vez que esse número de fragmentos foi o que melhor se correlacionou com os achados das peças cirúrgicas. A retirada de fragmentos de maior tamanho com a utilização da alça de polipectomia, embora aumente o risco de sangramento e perfuração, pode aumentar a sensibilidade diagnóstica. Com esse recurso, Safrany e colaboradores[29] aumentaram o índice diagnóstico de 60% para 83% dos casos.

Dois aspectos são essenciais para a exatidão diagnóstica da biópsia: o local e o momento de fazê-la. O epitélio proximal à papila apresenta alterações morfológicas que podem induzir a erros de interpretação citológica. A biópsia, nas lesões ulceradas, deve ser feita nas áreas nodulares periféricas e não na base da lesão, onde há maior tecido necrótico. A papilotomia endoscópica constitui elemento importante no diagnóstico dessas lesões, especialmente naquelas com crescimento intramural. Com a exposição da superfície tumoral após a papilotomia, a coleta de fragmentos é feita de modo mais adequado (Figura 188.3). Porém, a injúria térmica tecidual secundária à papilotomia induz a alterações histológicas inflamatórias e do tipo displasia, o que pode confundir

FIGURA 188.2

Aspectos endoscópicos do tumor maligno da papila. (A) polipóide ou protruso intramural; (B) vegetante; (C) ulcerado (a seta assinala o orifício papilar). A foto D demonstra papila polipóide com área de degeneração maligna (úlcera)

o diagnóstico de carcinoma. Por essa razão, em lesões suspeitas com resultado inconclusivo, recomenda-se realizar nova duodenoscopia com biópsias entre uma e duas semanas, quando os efeitos térmicos locais já desapareceram.[27,32]

Os estudos histopatológicos dos tumores malignos da papila de Vater revelam a predominância do adenocarcinoma (aproximadamente 90%[33] dos casos). Entre outros tumores menos freqüentes, são descritos o tumor neuroendócrino e os carcinomas adenoescamoso e mucinoso.[33] Segundo o aspecto morfológico, eles podem ser classificados em papilífero (viloso) ou tubular; segundo o grau de diferenciação, em bem, moderadamente ou pouco diferenciado e indiferenciado; e, segundo o comportamento histológico do tumor, em tipo intestinal (mais freqüente) ou

pancreático-biliar[34] (mais agressivo). Para tentar aumentar o diagnóstico e o grau de exatidão histológicos, têm sido utilizadas a pesquisa imuno-histoquímica do gene supressor p53, a PCR do DNA tumoral para pesquisa do gene de mutação *K-ras* e a avaliação de aneuploidia no escovado papilar pela citometria de fluxo.[6]

ECOENDOSCOPIA (EE)

Por ser capaz de demonstrar a extensão intraductal e de avaliar o grau de invasão tumoral da lesão, a EE é tão sensível quanto a CPRE, mas é superior à TCHA, à ultra-sonografia abdominal e à angiografia para detectar tumores ampulares pequenos. O grau de exatidão desse método, para o item T do estádio TNM (Quadro 188.2), varia entre 70%

e 90%, o que torna a EE a modalidade mais exata para esse tipo de avaliação. Porém, ela é menos precisa para as avaliações N e M.[6]

As imagens ecoendoscópicas não são capazes de diferenciar as lesões benignas das malignas, exceto se houver sinais de invasão local (limites imprecisos e espiculados, ruptura da camada muscular própria ou invasão direta do parênquima pancreático). A EE permite a realização de biópsias convencionais da superfície mucosa e de punção aspirativa por agulha fina de estruturas mais profundas, incluindo linfonodos regionais.[6]

A evolução técnica da EE levou ao desenvolvimento de minissondas ecográficas, as quais, passadas através do canal de trabalho do duodenoscópio, são introduzidas nos canais biliopancreáticos

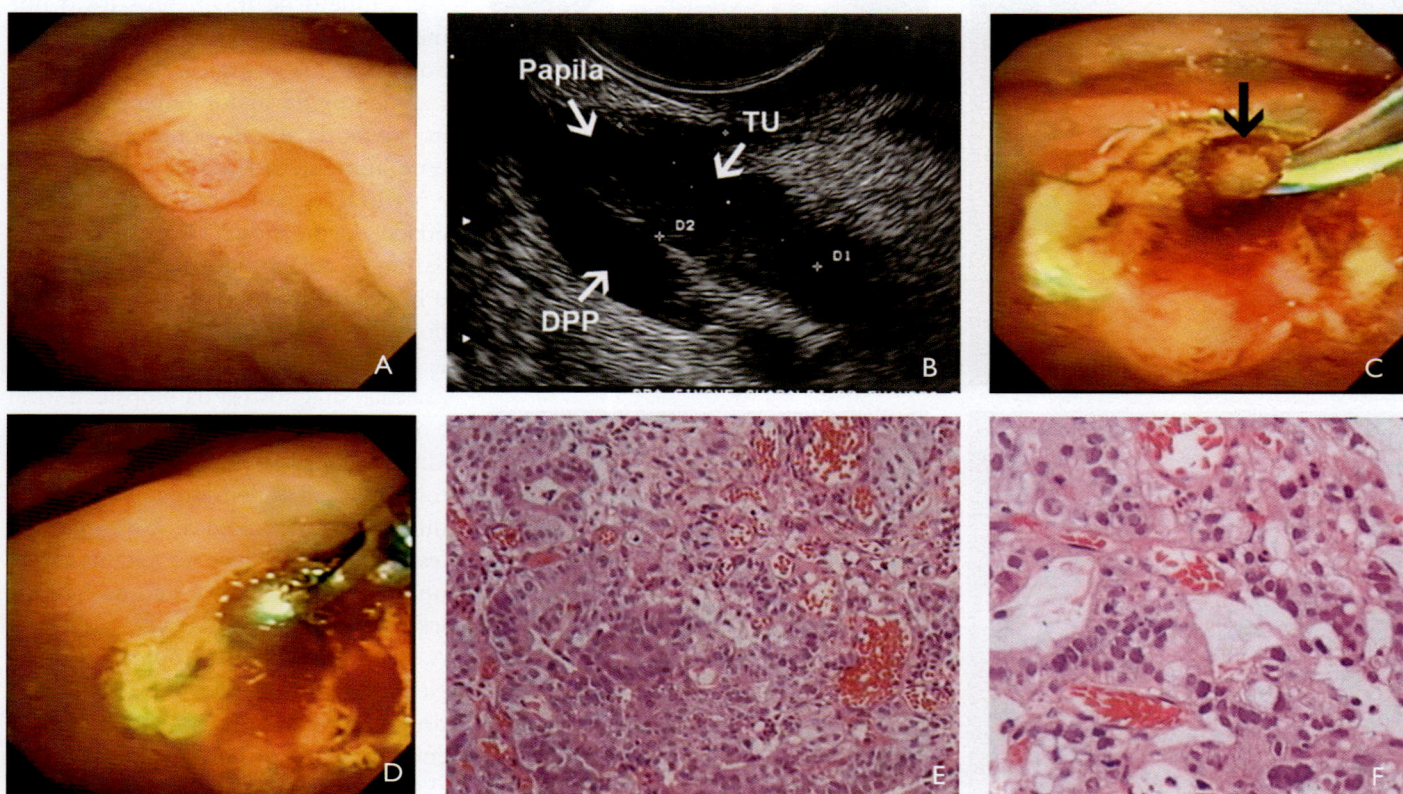

FIGURA 188.3

Tumor intramural. (A) Com aspecto endoscópico normal da papila; (B) Ecoendoscopia com identificação da lesão tumoral – TU e com dilatação do ducto pancreático principal – DPP; (C) Esfincterotomia e exteriorização do tecido tumoral (seta); (D) Biópsia convencional; (E e F) Histopatológico evidenciando adenocarcinoma bem diferenciado (*Cortesia do Laboratório MicroImagem®, RJ*)

QUADRO 188.2

Classificação TNM* dos tumores malignos ampulares

Classe "T"	
Tx	tumor primário não pode ser avaliado
T0	sem evidência de tumor primário
Tis	carcinoma *in situ*
T1	tumor limitado à ampola de Vater ou ao esfíncter de Oddi
T2	tumor invade a parede duodenal, incluindo a camada muscular própria
T3	tumor invade até 2 cm do parênquima pancreático
T4	tumor invade mais que 2 cm do parênquima pancreático ou órgãos/estruturas adjacentes, em particular vasos
Classe "N"	
Nx	linfonodos regionais não podem ser avaliados
N0	nenhuma metástase em linfonodo(s) regional(is)
N1	metástase em linfonodo(s) regional(is)
Classe "M"	
Mx	metástase(s) a distância não pode(m) ser avaliada(s)
M0	nenhuma metástase a distância
M1	presença de metástase(s) a distância (hepática, peritoneal, tronco celíaco, hilo esplênico etc.)
Grupos por estadiamento	
0	Tis N0 M0
IA	T1 N0 M0
IB	T2 N0 M0
IIA	T3 N0 M0
IIB	T1 –T3 N1 M0
III	T4 qualquer N M0
IV	Qualquer T ou N e M1

*AJCC Cancer Staging Manual, 6th Edition (2002) – Springer-Verlag New York, Inc.

e produzem imagens de alta definição. A EE intraductal, com sondas variando entre 12,5 MHz e 30 MHz, constitui opção interessante para a avaliação local da lesão. A visualização anatômica detalhada da papila permite diferenciar a musculatura dos esfíncteres de Oddi e da papila, possibilitando quantificar de forma mais adequada o grau de invasão mural. Itoh e colaboradores,[35] utilizando sonda de 20 MHz em 32 pacientes com carcinoma ampular, demonstraram ser mais preciso o diagnóstico do carcinoma precoce sem infiltração esfincteriana. Menzel e colaboradores[36] compararam a EE intraductal (EEID), a EE convencional e a tomografia computadorizada abdominal e demonstraram que a EEID tem taxas de especificidade e sensibilidade melhores que as outras (sensibilidade de, respectivamente, 100%, 59,3% e 29,6%). O grau de exatidão para a EEID e a EE foi de 88,9% e 56,3%. Eles concluíram que a EEID é o método diagnóstico mais eficaz para o estadiamento local para essas lesões. Entretanto, esse método é pouco disponível e não identifica metástases a distância. Portanto, o papel da EE e da EEID consiste nas avaliações T e N pré-operatórias e na pesquisa de focos ocultos de invasão tumoral em adenomas papilares,[6] tema discutido mais adiante neste capítulo.

TERAPÊUTICA

TRATAMENTO CIRÚRGICO

A ressecção cirúrgica curativa é o tratamento de escolha para os tumores malignos da papila de Vater em pacientes com baixo risco operatório e sem doença metastática a distância. Bettschart e colaboradores,[37] em estudo com 561 pacientes com tumor periampular, justificam essa estratégia terapêutica agressiva tomando por base a baixa proporção de lesões benignas e de mortalidade operatória e a alta taxa de sobrevida. Se considerada ressecável a lesão, o procedimento de escolha é a duodenopancreatectomia, sendo a técnica de Whipple a mais comum. A técnica cirúrgica que preserva o piloro tem a vantagem de ser mais fácil e rápida, com menor perda sangüínea e tempo de hospitalização. No entanto, a taxa de recidiva é semelhante nas duas técnicas. Com a melhoria dos cuidados per e pós-operatórios, a taxa de mortalidade operatória para a cirurgia de Whipple diminuiu de 26% para menos de 5%, embora permaneça entre 30% e 60% a taxa de mortalidade associada à neoplasia.[3] A drenagem endoscópica pré-operatória da via biliar é tema controverso devido à possibilidade de colonização bacteriana do ducto biliar,[1] à presença de reação inflamatória mais acentuada no momento da cirurgia,[1] o que pode dificultar a dissecção cirúrgica local, e ao maior índice de complicações pós-operatórias, como fístulas e infecções.[38] Porém, essa intervenção pode melhorar as condições clínicas do paciente ictérico, especialmente quando existe retardo do tratamento cirúrgico ou naqueles pacientes com colangite aguda, insuficiência renal e desnutrição severa.[1]

O fato de muitos pacientes com carcinomas ampulares serem idosos, portadores de diversas comorbidades e, com isso, terem elevado risco de complicações pós-operatórias tem estimulado a procura por procedimentos alternativos menos agressivos como, por exemplo, a ressecção local cirúrgica (ampulectomia). A experiência com essa técnica é limitada devido ao pequeno número das casuísticas, aos diferentes critérios utilizados de elegibilidade e à pouca precisão quanto à extensão da ressecção cirúrgica realizada.[7,8] Os dados mostram taxas menores de morbidade em relação à da duodenopancreatectomia. Entretanto, se por um lado o diagnóstico mais freqüente de lesões precoces e a possibilidade de ressecar lesões de maior tamanho a favorece entre as opções terapêuticas, por outro existe o risco significativamente maior de recidiva local.[33] Na literatura, essa taxa pode variar entre 44% e 50%.[7] Uma limitação para a ressecção local é a presença do crescimento intraductal, que tem sido considerado indicativo para tratamento cirúrgico convencional.[39] Entre os fatores prognósticos que podem contribuir para a recidiva local da lesão estão: ausência de margem de segurança, presença de invasão microlinfovascular[40] e/ou metástase linfonodal,[3] comportamento histológico do tumor do tipo pancreático-biliar,[34] grau de diferenciação celular (o pouco diferenciado tem pior prognóstico)[3] e expressão elevada de marcadores tumorais como o CEA (antígeno carcinoembrionário) e o CA19.9 (antígeno carboidrato 19.9).[41]

Portanto, a literatura recomenda considerar a ressecção local, em princípio, como tratamento não-curativo e oferecê-la para os pacientes com contra-indicação para a duodenopancreatectomia[3,12] ou aqueles com lesão bem diferenciada, que mede até 6 mm e não invade a camada muscular ampular (T1), com base no fato de que essas lesões apresentam baixo potencial de metástase linfonodal regional.[7]

O tratamento cirúrgico paliativo deve ser reservado para os pacientes com doença localmente avançada (lesão irressecável) ou para aqueles não-candidatos à ressecção curativa. O objetivo é aliviar os sintomas decorrentes da progressão da doença. Entre as opções de procedimentos estão a colecistojejunostomia, a hepaticojejunostomia e a gastrojejunostomia para obstrução biliar e/ou duodenal, e a neurólise do tronco celíaco (cirúrgica ou guiada por ecoendoscopia) para o controle da dor de origem neoplásica.

Embora não existam regras definidas para o seguimento de pacientes submetidos à ressecção local de tumores ampulares, devido ao fato de a taxa de recidiva não ser desprezível, é recomendável manter vigilância duodenoscópica. Mukherjee e Ozden propõem um esquema de seguimento com avaliação de seis em seis meses nos dois primeiros anos, seguido por controle endoscópico anual com biópsia da região papilar a partir do terceiro ano.[3]

De acordo com o centro de tratamento e a extensão do comprometimento linfonodal, a taxa de sobrevida em cinco anos para o carcinoma ampular varia, em média, entre 30% e 60%.[42] Quando presente metástase linfonodal, essa taxa cai para 10%.[43]

TRATAMENTO ENDOSCÓPICO

O tratamento endoscópico tem papel paliativo e é reservado para os pacientes não-candidatos ao tratamento cirúrgico ou que se recusam a ele, uma vez que, se comparado ao tratamento cirúrgico paliativo, ele apresenta baixa taxa de morbimortalidade. Seu objetivo é a drenagem da via biliar principal e da manutenção da permeabilidade duodenal; conseqüentemente, a melhora da função hepato-renal e do estado nutricional do paciente.

A abordagem endoscópica inclui duas etapas: o acesso à via biliopancreática e o procedimento de drenagem propriamente dito. A dificuldade técnica em se cateterizar o ducto biliar quando o tumor é friável ou tem comportamento intramural pode limitar a abordagem endoscópica dessas lesões; um pelo sangramento fácil, que impede a visualização do orifício papilar; o outro, pelo seu desvio anatômico para baixo[1]. Em face disso, constituem recursos úteis para o acesso biliar o emprego de técnicas alternativas como a fístulo-esfincterotomia (punção diatérmica da parte proeminente do infundíbulo biliar com o esfincterótomo tipo *needle-knife*), o pré-corte (incisão a partir do orifício papilar) e a técnica chamada *rendez-vous* (punção radiológica da via biliar dilatada por via percutânea trans-hepática e inserção do fio-guia em sentido distal até exteriorização na papila duodenal), ou de manobras como a tração do esfincterótomo, com ou sem uso do fio-guia, para reorientar o orifício e o trajeto ductal (Figura 188.4).

A injeção do meio de contraste deve ser em volume suficiente para esclarecer a extensão intraductal da lesão, para descartar a presença de outras lesões (p. ex. litíase) e para orientar a escolha da endoprótese, quando utilizada. As imagens colangiográficas clássicas do tumor de papila obstrutivo demonstram dilatação acentuada, eventualmente tortuosa, do hepato-colédoco até próximo à papila com ou sem dilatação dos ductos intra-hepáticos (Figura 188.5).

As opções para a drenagem biliar incluem: 1) inserção de endoprótese sem esfincterotomia prévia; 2) esfincterotomia isolada; ou 3) associada à inserção de endoprótese. A primeira opção constitui opção interessante naqueles pacientes com distúrbio de coagulação. A esfincterotomia, embora não seja universalmente aceita,[33] tem dupla função e tem sido recomendada por vários autores (Figura 188.6). Ela permite a colheita de biópsias da superfície tumoral

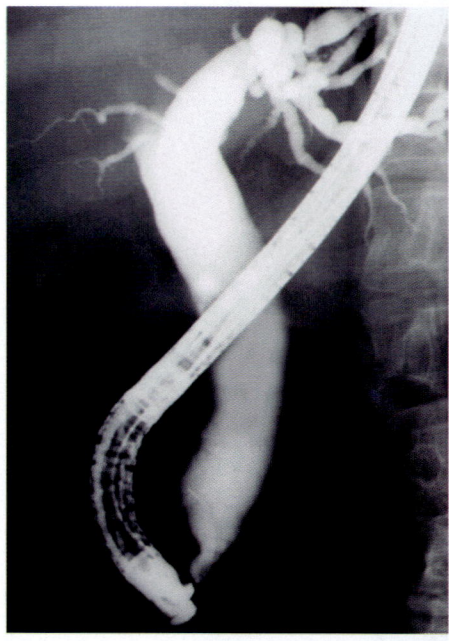

FIGURA 188.5

Aspecto colangiográfico do tumor de papila na CPRE demonstrando dilatação acentuada de todo o colédoco associada ao estreitamento distal (tipo "ponta de lápis")

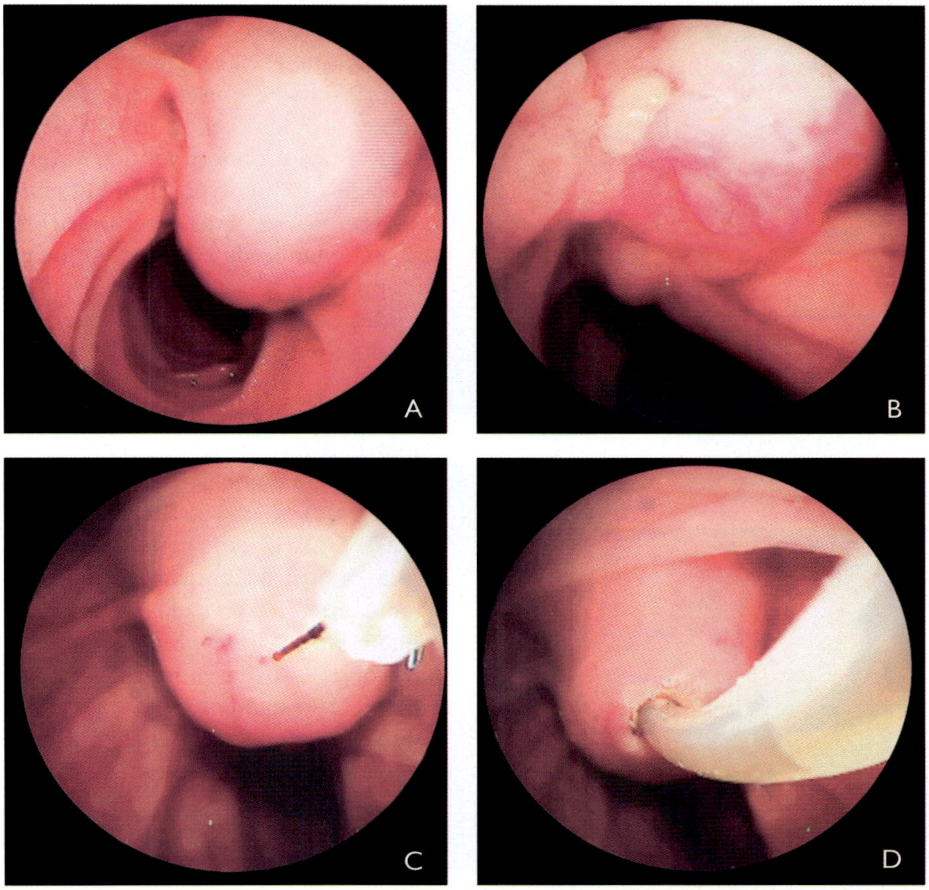

interna e a manutenção do trajeto para a via biliar, mas aumenta o risco de sangramento e de migração das endopróteses. Huibregtse e colaboradores[44] descreveram sobrevida média de 15 meses com esse tratamento. No que se refere à durabilidade da drenagem, não existe consenso. Ponchon e colaboradores,[24] verificando que a drenagem com a esfincterotomia isolada durava em média seis meses, a consideraram tratamento temporário e, a fim de evitar a repetição, recomendaram o uso associado da endoprótese. Por outro lado, Bickerstaff e colaboradores,[45] obtendo sucesso em 14 de 17 pacientes com o mesmo método de tratamento, a consideraram meio de drenagem paliativa razoável e seguro.

Entre as endopróteses disponíveis, as plásticas são as mais utilizadas. É preferível, em geral, a inserção de uma ou mais próteses com calibre de 10 F (Figura 188.7). Como desvantagem, elas apresentam oclusão luminal por lama biliar,

FIGURA 188.4

Acesso suprapapilar ao ducto biliar através da fístulo-infundibulotomia. (A) Segmento intramural dilatado; (B) Neoplasia da papila com orifício orientado para baixo que impediu o acesso transpapilar; (C) Posicionamento do papilótomo "needle knife" (estilete); (D) Acesso biliar

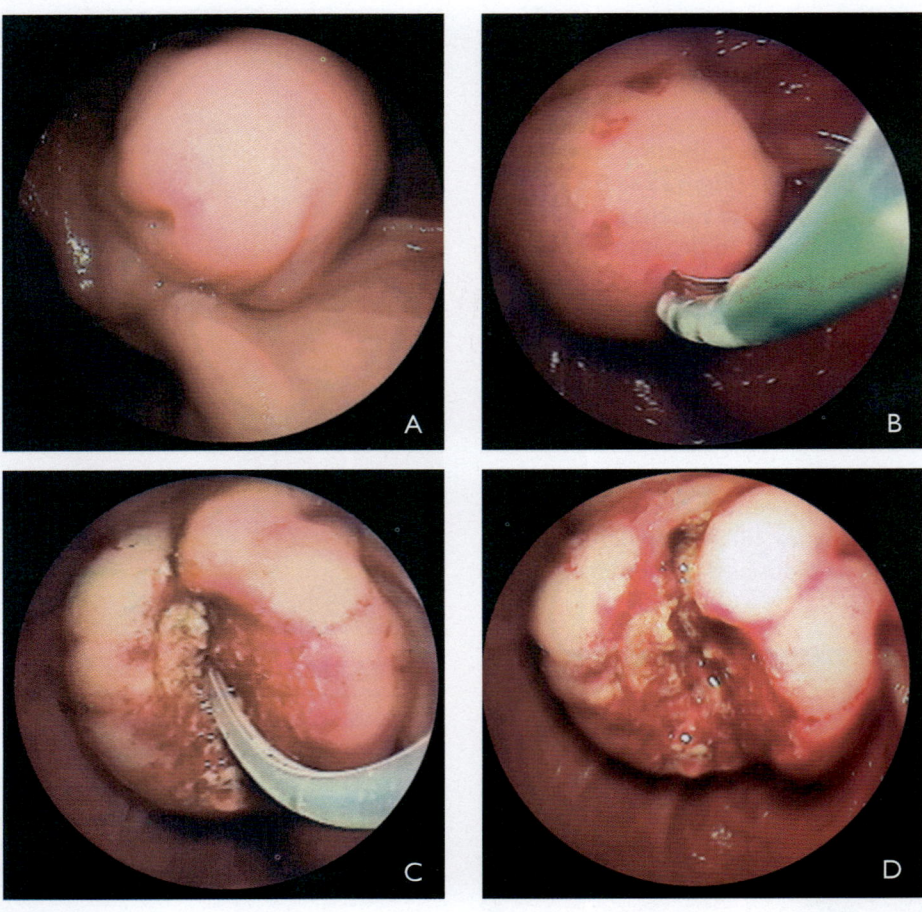

FIGURA 188.6

Drenagem biliar por meio da esfincterotomia. (A) Tumor intramural; (B) Posicionamento do esfincterótomo; (C e D) Esfincterotomia ampla com exposição do tecido tumoral

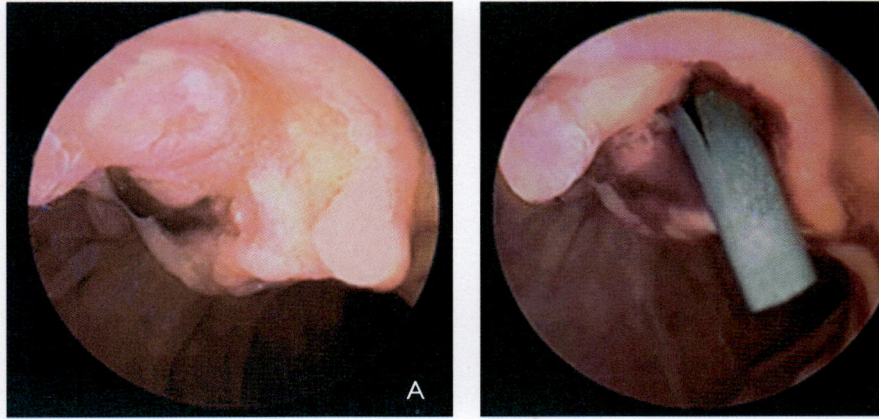

FIGURA 188.7

Drenagem biliar por meio da endoprótese plástica sem esfincterotomia. (A) papila com tumor ulcerado; (B) Endoprótese plástica posicionada (calibre 10 F)

após uma média de três a quatro meses, e requerem trocas periódicas durante a sobrevida do paciente. Outra opção é a endoprótese metálica auto-expansível, cujas vantagens são: maior calibre final após expansão completa (em torno de 30 F), maior tempo de patência com menor taxa de obstrução e sistema de introdução com calibre fino que facilita o posicionamento. Entretanto, as desvantagens incluem a impossibilidade de remoção, o crescimento tumoral entre as malhas da endoprótese e o custo elevado. Por esses motivos, a endoprótese metálica deve ser oferecida como meio de drenagem paliativa definitiva para aqueles pacientes com expectativa de vida mais longa.

A eficiência da drenagem biliar pode ser verificada por dois critérios: 1) saída de bile através da esfincterotomia e/ou da endoprótese; e 2) esvaziamento rápido da via biliar. É consenso que ela é tecnicamente possível entre 76%[46] e 96%[44] dos casos, com ou sem esfincterotomia associada. Ao final do procedimento, caso isso não ocorra, é necessário revisar o tamanho da esfincterotomia e a endoprótese.

A taxa de complicação do tratamento endoscópico varia de 0% a 31%.[1] As complicações imediatas estão predominantemente relacionadas à esfincterotomia e incluem: sangramento (mais comum), colangite aguda (drenagem insuficiente) e perfuração duodenal (rara). Em relação às complicações tardias, a obstrução biliar é a mais frequente e está relacionada à estenose da esfincterotomia (crescimento tumoral) ou à obstrução da endoprótese (lama biliar). O tratamento pode envolver desde revisão endoscópica (hemostasia, ampliação da esfincterotomia, troca de endoprótese etc.) até intervenção cirúrgica.

A obstrução do lúmen duodenal ocorre de 8% a 23% dos pacientes[1] pela progressão local da doença e pode ser resolvida com a colocação de endoprótese enteral metálica auto-expansível. Em revisão sistemática recente envolvendo 32 estudos, Dormann e colaboradores[47] demonstraram taxas altas de sucesso técnico e clínico da drenagem com endoprótese. O sucesso técnico, definido como o correto posicionamento e a abertura da prótese, foi conseguido em 97% dos casos. O sucesso clínico traduzido pelo alívio dos sintomas e/ou a melhoria da ingestão de alimentos foi conseguido em 87%. Esses autores concluem que, a despeito da necessidade de seleção mais adequada dos pacientes, essa opção de drenagem constitui paliação segura e efetiva nos pacientes com expectativa curta de vida.

Por fim, a mortalidade relacionada ao tratamento endoscópico varia de 0% a 12,5%, com sobrevida média de 306 a 410 dias.[1]

OUTROS TRATAMENTOS

Outros tratamentos endoscópicos para o carcinoma ampular incluem: 1) terapia fotodinâmica; 2) ablação com Nd:YAG *laser*; 3) eletrocoagulação com plasma de argônio; 4) braquiterapia com implante de iridium-192; e 5) ressecção com alça diatérmica. Todos têm intuito paliativo, seu efeito tem curta duração e seus dados provêm de estudos com número reduzido de pacientes.[7]

TUMORES BENIGNOS

Os tumores benignos da papila de Vater são raros e incluem adenomas (vilosos e túbulo-vilosos, que são os mais comuns), hemangiomas, leiomiomas, leiomiofibromas, lipomas, linfangiomas, tumores neurogênicos, tumores de células granulares, hamartomas etc. Os adenomas periampulares consistem nas lesões que têm origem na papila ou até 2 cm dela.[48] A incidência dos adenomas vilosos varia entre 0,04% e 0,12%, em séries de autópsia, ocorre de forma semelhante em homens e mulheres e a idade média do diagnóstico é de 62 anos.[33] Embora classificados como lesões benignas, na verdade, os adenomas são neoplasias pré-malignas com potencial de transformação para carcinoma (alteração metaplasia-displasia)[6] acima

de 30% dos casos.[49] Por esse motivo, sua remoção ou ablação parece justificada.

Em relação ao quadro clínico, os sintomas, quando presentes, são inespecíficos e de longo prazo (duração média de 11 meses).[12] A perda ponderal e a dor abdominal inespecíficas estão presentes em cerca de 40% dos casos.[12] O sangramento oculto de origem gastrointestinal e a anemia podem ser observados em até 20%[12] dos pacientes. Com relação aos sintomas específicos, o mais comum é a icterícia obstrutiva (aproximadamente 75%),[12] seguida pelo aumento da sensibilidade na região epigástrica.

Os adenomas podem ocorrer esporadicamente (0,62% das autópsias)[48] ou nas síndromes de polipose intestinal. Os pacientes com polipose adenomatosa familiar (PAF) e síndrome de Gardner formam um grupo especial que requer vigilância endoscópica mais freqüente porque apresentam lesões adenomatosas colônicas e duodenais sincrônicas entre 40% e 100%[6] dos casos. A maioria das lesões duodenais se situa na região periampular, mas a periodicidade ideal de avaliação endoscópica não está bem definida para o controle desses adenomas.

O diagnóstico dos adenomas ampulares toma por base os achados endoscópicos, radiológicos e histológicos. Seu objetivo é detectar, o mais precoce possível, a lesão antes da progressão para doença maligna. O fator diagnóstico mais difícil é a identificação de focos de displasia de alto grau ou carcinoma.

Nos achados endoscópicos, os adenomas se apresentam de forma plana ou polipóide, podendo ter aspecto viloso e margens regulares ou lobuladas, tamanho variável (existem relatos com até 7 cm)[50] e consistência amolecida (Figura 188.8). As lesões maiores freqüentemente apresentam base larga de implantação. A irregularidade das margens, a consistência endurecida e a presença de área deprimida, de ulceração e de tecido friável com sangramento espontâneo sugerem transformação maligna da lesão.

Além de ser um procedimento não-invasivo, a CPRM é isenta de complicações, devendo ser reservada para os pacientes com achados tomográficos sugestivos de obstrução biliar distal (na papila). A fim de confirmar esses achados e identificar lesões concomitantes (p. ex. litíase), ela deve ser realizada antes do procedimento endoscópico invasivo.

A CPRE permite a visualização direta da papila e o estudo radiológico dos ductos biliopancreáticos. Conseqüentemente, permite a realização de biópsias e a investigação de doenças sincrônicas (p. ex. litíase). Ela pode demonstrar, quando

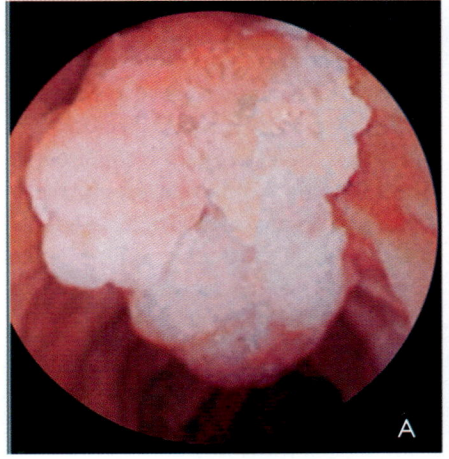

FIGURA 188.8

Aspectos endoscópicos das lesões adenomatosas da papila de Vater

presente, a extensão intraductal da lesão, embora não seja exata na avaliação do grau de comprometimento mural.

Nesse sentido, a EE, a convencional e a intraductal, se disponível, podem fornecer informações valiosas. Para detectar pequenos adenomas, ela é tão sensível quanto à CPRE e superior à TC e ao US abdominal. Em lesões consideradas, *a priori*, benignas, a detecção ecoendoscópica de achados morfológicos consistentes com invasão tumoral maligna redireciona a estratégia investigativa e a terapêutica do adenoma para a do adenocarcinoma.

A biópsia é importante porque identifica o adenoma. Entretanto, sua taxa de falso-negativo varia entre 25% e 60% dos pacientes com adenocarcinoma. Assim, a ausência de carcinoma na biópsia endoscópica não exclui totalmente a presença de um foco maligno, presente em cerca de 15% a 50% das lesões ressecadas. Para alguns autores, esses índices constituem argumento suficiente para a ressecção de todos os adenomas situados nessa topografia.

Quanto ao tratamento, o adenoma de papila duodenal pode ser excisado tanto cirúrgica quanto endoscopicamente. As opções cirúrgicas incluem excisão local transduodenal (ampulectomia) e duodenopancreatectomia radical. Os métodos de tratamento endoscópico consistem na ressecção (papilectomia) e na ablação térmica. Embora a ressecção cirúrgica ainda seja o tratamento padrão, já existem dados na literatura mostrando que a papilectomia endoscópica pode constituir tratamento alternativo.[51] No entanto, ainda hoje, a ressecção endoscópica com intenção de cura é tema controverso, sobretudo quanto à sua eficácia e à seleção adequada dos pacientes.

Em decorrência da baixa incidência dos adenomas papilares, o tratamento endoscópico é realizado por endoscopistas com habilidade em terapêutica biliopancreática, em centros de referência em endoscopia intervencionista. Por outro lado, a ausência de resultados em longo prazo com base em grandes casu-ísticas dificulta a interpretação correta, limitando os critérios de indicação.

PAPILECTOMIA ENDOSCÓPICA

A ablação térmica com *laser* e a ressecção endoscópica dos tumores e adenomas de papila foram descritas, pela primeira vez, em 1988, por Lambert e colaboradores[52] e, posteriormente em 1989, por Ponchon e colaboradores[24] e Shemesh e colaboradores.[31] Ponchon relatou 16 ampulectomias com alça diatérmica, sendo 6 delas realizadas em adenomas benignos com intenção curativa.[24] Três desses pacientes não apresentaram recorrência ao final de 53 meses. Embora uma seleção cuidadosa dos pacientes seja importante para o sucesso dessa técnica, as indicações e a técnica ideal para a papilectomia endoscópica ainda não estão inteiramente estabelecidas. Alguns relatos iniciais sugeriam que ela deveria ser reservada aos pacientes com alto risco cirúrgico.[31,53,54] Atualmente é considerada técnica viável, segura e vantajosa, desde que haja ressecção completa do tecido adenomatoso sem evidências de lesões residuais.[49,51,55-58]

Na prática clínica, os termos *papilectomia endoscópica* e *ampulectomia endoscópica* são usados para definir a mesma situação; isto é, a ressecção endoscópica do tecido adenomatoso da papila de Vater. Como esses adenomas geralmente estão confinados à camada mucosa ou comprometem até a camada submucosa da parede duodenal, o tratamento endoscópico deve respeitar o limite dessas estruturas. Os tecidos próximos aos ductos biliar e pancreático localizados na papila quase sempre são removidos junto com o tecido adenomatoso, mas é praticamente impossível remover os tecidos mais profundos. Na verdade, o termo *papilectomia* deve ser o mais apropriado, pois ele significa ressecção apenas dos tecidos mais superficiais da papila (mucosa e/ou submucosa), enquanto o termo *ampulectomia* consiste na ressecção circunferencial da ampola de Vater com reinserção anatômica dos ductos biliar e pancreático na parede duodenal, que somente pode ser realizado por meio da duodenotomia cirúrgica (Figura 188.9). Portanto, esse termo deve ser reservado ao procedimento cirúrgico.

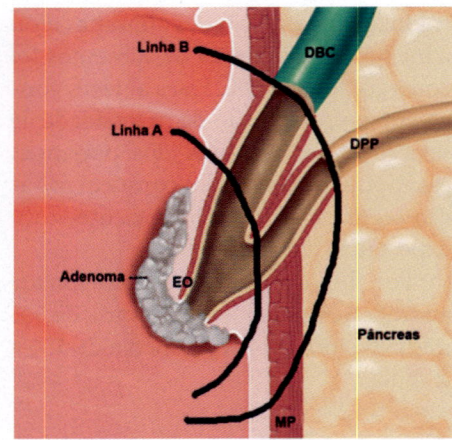

FIGURA 188.9

Representação esquemática da papila de Vater com adenoma (DBC = ducto biliar comum, DPP = ducto pancreático principal, EO = esfíncter de Oddi, MP = camada muscular própria da parede duodenal). Linha A: plano de ressecção da papilectomia endoscópica que inclui a camada muscular da mucosa. Linha B: plano de ressecção da ampulectomia cirúrgica que inclui toda a parede duodenal

As técnicas de tratamento endoscópico se dividem em ressecção em bloco com alça diatérmica (a mesma utilizada para polipectomia) e ablação térmica, podendo ser ou não combinadas. O objetivo principal de ambas é erradicar o tecido adenomatoso.

Binmoeller e colaboradores,[59] em 1993, publicaram uma das primeiras séries sobre a papilectomia endoscópica com intuito curativo e, numa casuística de 25 pacientes, descreveram detalhadamente a metodologia da ressecção utilizando a alça diatérmica. Eles utilizaram os seguintes critérios de eleição: 1) tamanho menor que 4 cm; 2) aspecto endoscópico benigno (margens regulares e ausência de ulcerações); e 3) histologia benigna após, no mínimo, seis biópsias endoscópicas. Entretanto, comparando com outros trabalhos, nota-se que esses critérios não são uniformes e variam de autor para autor. À medida que a experiência aumenta e que as técnicas de ressecção e os métodos de detecção são aperfeiçoados, novas indicações mais precisas da papilectomia endoscópica têm sido descritas. Recentemente, Zaradova e colaboradores[50] conseguiram ressecar com sucesso lesões com até 7 cm de tamanho, contrariando uma das recomendações de Binmoeller e colaboradores.[59]

De modo geral, os critérios descritos para ressecção endoscópica incluem o aspecto endoscópico benigno da lesão,[57-60] a consistência amolecida à palpação com cateter,[57-61] o histopatológico benigno das biópsias endoscópicas,[57-60] a elevação da lesão após injeção de salina na camada submucosa,[58] a ressecção em bloco,[61,62] a ausência de extensão intraductal[62] e a ausência de invasão da camada muscular própria[62] e/ou pancreática à EE.[62]

Na literatura, existe consenso de indicação cirúrgica para os pacientes com extensão intraductal da lesão, mesmo estando restrita à camada mucosa.[57] Por outro lado, esse item não é contra-indicação absoluta para o tratamento local. Estudos[55,56,63] relatam ressecção completa de adenomas com extensão intraductal menor que 1 cm, utilizando a esfincterotomia e/ou a tração com cateter-balão. Esse recurso tem por objetivo expor o tumor na luz duodenal.

TÉCNICA DA PAPILECTOMIA ENDOSCÓPICA

Uma vez estabelecido o diagnóstico histológico, a técnica da papilectomia inclui três fases: avaliação endoscópica da lesão, ressecção propriamente dita e cuidado pós-procedimento da via biliopancreática. Para o cateterismo biliar, procura-se o óstio papilar com atenção, pois nem sempre ele é visível. A colangiopancreatografia deve ser realizada para investigar sinais de extensão intraductal do tumor e para descartar cálculos ou estenoses associados.[1,6,48,51,5,57] Se

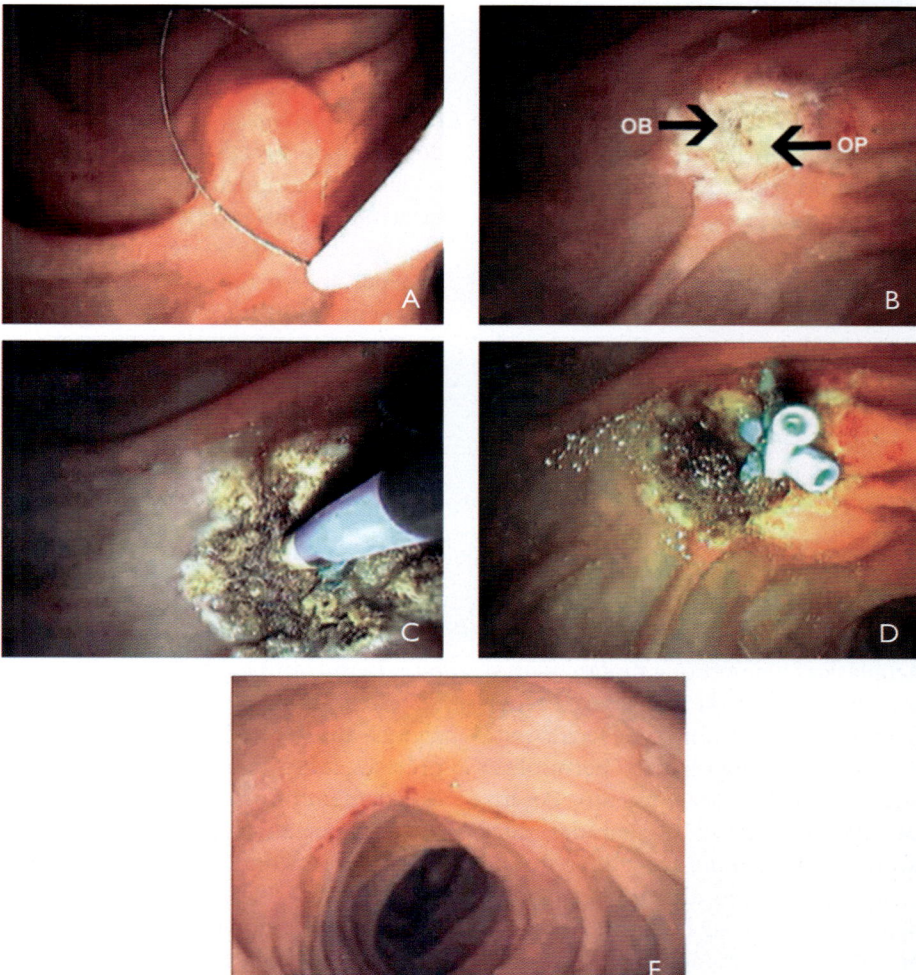

FIGURA 188.10

Técnica da papilectomia. (A) Posicionamento da alça de polipectomia; (B) Aspecto da papila após a ressecção com exposição dos orifícios biliar (OB) e pancreático (OP); (C) Fulguração das margens de ressecção com plasma de argônio; (D) Endopróteses plásticas inseridas nos ductos biliar e pancreático; (E) Aspecto endoscópico após 1 ano da ressecção sem sinais de recidiva da lesão. *(Imagens adaptadas do artigo "Endoscopic Papillectomy" do Dr. James A. DiSario, utilizadas com permissão[67])*

disponível, complementa-se o estudo da lesão com a ecoendoscopia (especialmente a intraductal), que fornece informações valiosas sobre a anatomia da papila de Vater, a camada muscular, os ductos adjacentes, a ecogenicidade do tumor e os linfonodos loco-regionais.[35,55]

Embora não seja consenso, alguns autores recomendam injetar soro fisiológico puro ou associado à adrenalina ou glicose a 50% na camada submucosa

antes de tentar a ressecção.[6,49] Essa etapa visa, segundo os autores, a reduzir o risco de sangramento local e a descartar a infiltração da camada muscular por lesão maligna em estágio mais avançado. À semelhança do que ocorre com a mucosectomia, quando não existe elevação da lesão, eles contra-indicam o tratamento endoscópico.[58] Para melhorar a visualização das margens do adenoma e facilitar sua ressecção, pode ser adicionado a essa mistura (salina +

adrenalina) o azul de metileno.[6] Esse recurso pode ser útil em ressecções de lesões pequenas, localizadas na borda de divertículos.[1,6] Contra seu uso, Han e colaboradores[51] mencionam a dificuldade do posicionamento da alça de polipectomia, especialmente naquelas lesões de pequeno tamanho, devido ao fato de seu centro não se elevar adequadamente. A ressecção completa sem injeção submucosa tem sido registrada sem relatos de dificuldade na execução técnica ou aumento da incidência de complicações.[48,55-57,59]

Quanto à ressecção propriamente dita, existem dois modos de realizá-la: o modo em bloco ou o do tipo *piecemeal* (em fragmentos). Pelos princípios oncológicos, a ressecção em bloco é essencial para o tratamento das lesões neoplásicas, seja porque representa ressecção completa da lesão, seja porque fornece segmento amplo de tecido para o estudo histopatológico, permitindo assim o correto estadiamento. Porém, permanece indefinido qual das duas técnicas é a melhor e se há diferença na taxa de recidiva local entre elas. A tendência é ressecar as lesões menores em bloco e as maiores (acima de 2 cm) pela técnica *piecemeal*, ou mesmo combiná-las. De uma forma ou de outra, utiliza-se a alça diatérmica de polipectomia convencional com diâmetros variáveis, na dependência do tamanho do tumor. A corrente de corte pura é empregada para evitar o edema próximo aos orifícios biliopancreáticos causado pela corrente de coagulação.[51] Entretanto, com relação a esse aspecto, não existe concordância na literatura. Outro fato importante a ser considerado quando a ressecção é feita pela técnica de *piecemeal* é a possibilidade do implante tumoral, do maior número de CPRE (média de 2,7 sessões/ressecção completa) e do estudo histopatológico incompleto ou impossível pela fragmentação tumoral.[55]

Dessa forma, recomenda-se a ressecção em bloco como primeira tentativa terapêutica, e a *piecemeal* caso haja tecido residual pós-ressecção.[51,57,59,60] Com a ressecção em bloco, pouco ou nenhum tecido adenomatoso residual permanece nas margens da lesão ressecada. Na ressecção *piecemeal*, o tecido em torno dos orifícios ductais pode permanecer e não ser completamente removido, motivo pelo qual o tratamento complementar com ablação térmica imediatamente após a ressecção endoscópica estaria indicado.

O cuidado pós-procedimento da via biliopancreática é tema controverso. Ele se relaciona ao uso de endopróteses para manter a permeabilidade da via pancreática e evitar a ocorrência de pancreatite aguda. Segundo muitos estudos, a introdução de endopróteses plásticas de 3 F ou 5 F pode reduzir o risco de pancreatite causado pela injúria térmica pós-papilectomia endoscópica, bem como evitar o aparecimento de estenose papilar.[6,56,57,60] Entretanto, alguns autores indicam o uso dessas próteses somente se houver retardo no esvaziamento do meio de contraste do ducto pancreático após o procedimento.[48,63] Outros indicam a endoprótese somente se, após a esfincterotomia pancreática, ainda houver retardo no esvaziamento do contraste. Vale lembrar o papel da papila menor no esvaziamento das secreções pancreáticas que, quando patente, pode drená-las adequadamente.[55] Se houver necessidade de ablação térmica complementar após a ressecção, uma prótese deve ser introduzida no ducto pancreático com o intuito de proteção.[56] Embora alguns trabalhos não apresentem resultados estatisticamente significativos, a maioria deles apresenta bons resultados em relação à diminuição da ocorrência de pancreatite aguda, fazendo o uso da endoprótese.[51] Porém, não existem dados de estudos randomizados que comprovem a eficácia da utilização das endopróteses pancreáticas nessa situação.

Em relação às endopróteses pancreáticas, utilizam-se as de calibre mais fino (3 F e 5 F), as quais devem ser removidas alguns dias ou poucas semanas após a papilectomia endoscópica. Para o uso profilático em relação à pancrea-tite aguda, as endopróteses de 3 F, sem *flaps* laterais, podem ser usadas, pois migram espontaneamente, evitando a realização de endoscopia apenas para sua retirada.[60] A sua utilização antes da papilectomia não está indicada porque impede a ressecção em bloco da lesão adenomatosa.

Quanto às endopróteses biliares, existe pouca discussão a respeito de sua utilização e poucos relatos publicados na literatura.[59,60,62] Teoricamente, pode ocorrer colangite aguda pós-papilectomia, resultante, também, da injúria térmica. Uma colangiografia com retardo do esvaziamento do meio de contraste pode demonstrar e orientar a necessidade da colocação da endoprótese biliar. Outra situação na qual seu uso deve ser considerado é quando o orifício biliar não é visualizado de forma adequada, dificultando o recateterismo após a ressecção.

Em situações como quando o orifício pancreático fica escondido pelo edema térmico ou por coágulo na base ressecada ou são diversas as tentativas de canulação pancreática, a inserção da endoprótese no ducto pancreático é problemática e maior é a chance de haver pancreatite aguda pós-procedimento.

VARIANTES DA TÉCNICA

De tempos em tempos, são descritas variantes da técnica de ressecção com o intuito de torná-la mais fácil, segura e eficaz.

Para assegurar uma ressecção endoscópica completa e segura e proteger o ducto pancreático, alguns autores preconizam, antes da papilectomia, a realização da esfincterotomia pancreática seguida pela inserção de endoprótese com *flaps* laterais (5 F por 5 cm), a qual deve ser mantida por um mês.[58] Em estudo com 41 pacientes, a taxa de complicações foi a mais baixa (4,9%), tendo apenas um paciente desenvolvido pancreatite leve. O uso da endoprótese também facilitou a ablação térmica posterior de lesões residuais ou recidivadas. Embora possa ter vantagens em relação à técnica tradicional, a esfincterotomia pancreática seguida da endoprótese pode dificultar a ressecção completa da lesão próxima a ela e aumentar o número de CPRE. Nesse estudo, os autores realizavam também a esfincterotomia biliar se a lesão sugerisse benignidade. Essa opinião é corroborada pelo estudo de Katisnelos e colaboradores,[49] com corte amplo em direção ao tecido duodenal normal intramural da papila.

Aiura e colaboradores[55] recentemente descreveram um recurso técnico bastante interessante. Eles utilizaram o cateter-balão extrator posicionado no ducto biliar como instrumento auxiliar para a execução da técnica da papilectomia. O balão é tracionado em sentido da luz duodenal, de forma a expor o adenoma para a sua completa retirada (Figura 188.11). Para melhor visualização da lesão, eles utilizaram o corante índigo-carmim e não realizaram a injeção submucosa. Nos dois pacientes, ambos com lesões menores que 2 cm, a ressecção foi em bloco. O dreno nasobiliar e a endoprótese pancreática, um em cada paciente, foram utilizados devido ao retardo na drenagem do meio de contraste. Outro fator interessante é a avaliação da lesão pela ecoendoscopia para descartar a invasão maligna dos ductos, o que alteraria a opção endoscópica para o tratamento cirúrgico convencional. Talvez seja a técnica adequada para lesões adenomatosas planas que são difíceis de serem ressecadas sem esse recurso. Apesar de promissora, são necessários estudos comparativos randomizados com outras técnicas e com maior número de pacientes para a comprovação de sua eficácia.

Para simplificar o procedimento, facilitar a inserção da endoprótese pancreática após a ressecção e aumentar a probabilidade de ressecção completa, outros autores realizaram a papilectomia utilizando um fio-guia (0,035 polegadas) como elemento orientador na via pancreática e, sobre ele, a alça de polipectomia. Dessa forma, nos seis pacientes estudados, a papilectomia foi realizada em bloco e com segurança. A endoprótese é inserida imediatamente depois, sem grandes dificuldades.[64]

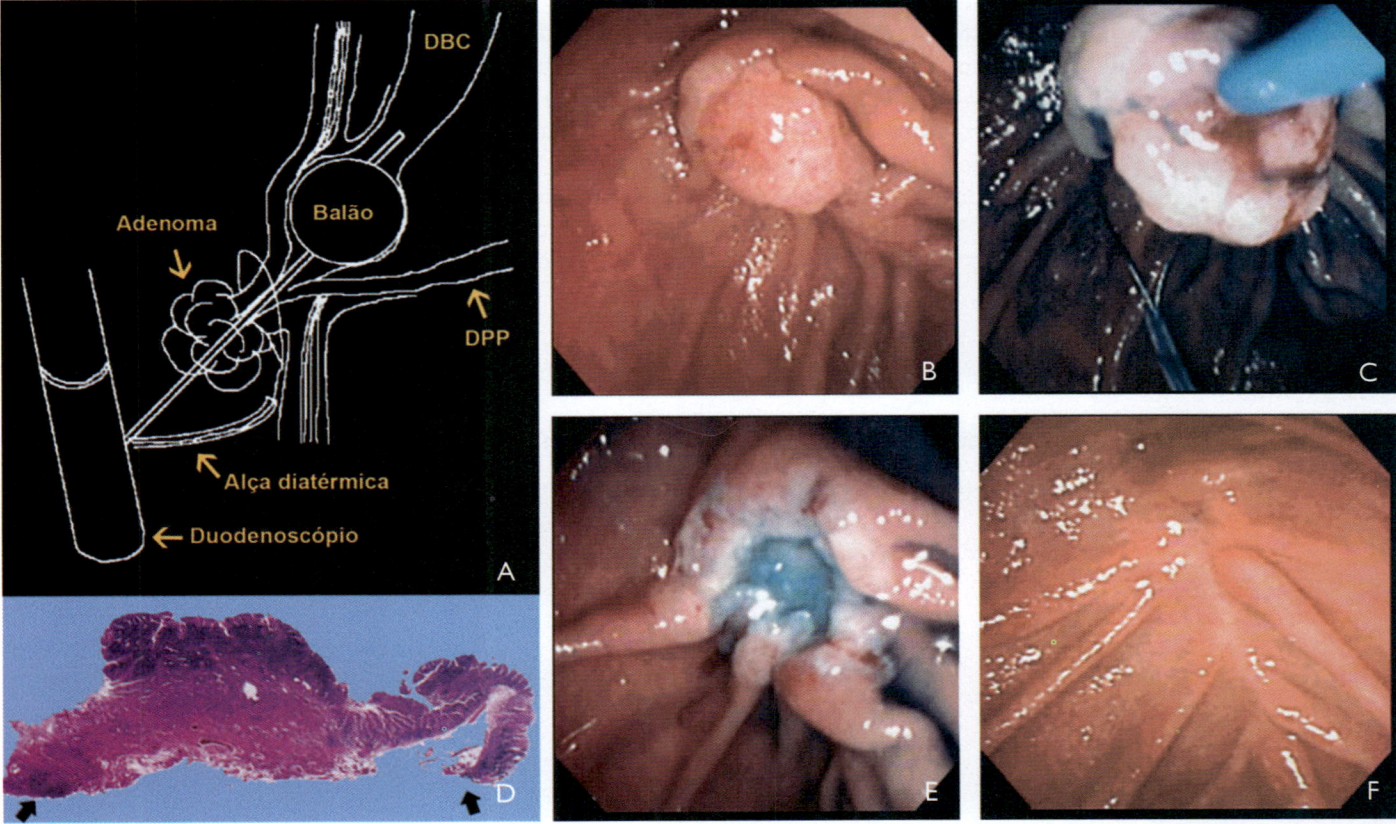

FIGURA 188.11

Técnica da papilectomia balão-assistida. (A) Representação esquemática da técnica; (B) Papila de Vater com lesão adenomatosa; (C) Alça diatérmica posicionada e tração da lesão com o auxílio do balão; (D) Peça ressecada (adenoma tubular com displasia de alto grau) com margens livres de doença (setas); (E) Aspecto da papila imediatamente após a resseção; (F) Controle endoscópico após 3 meses.
(*Imagens adaptadas de Aiura e colaboradores,[55] com permissão do Dr. Koichiro Kumai, Tóquio, Japão*)

CUIDADOS PÓS-PROCEDIMENTO

Todos os fragmentos ressecados devem ser imediatamente recuperados para estudo histopatológico após a papilectomia, pois são importantes para diagnóstico definitivo e prevenção da recidiva. Em uma placa de isopor, a peça ressecada, com sua superfície de corte voltada para baixo, deve ser cuidadosamente esticada e fixada com alfinetes em sua periferia para preservar a estrutura anatômica. Em seguida, todo o conjunto deve ser imerso em solução de formalina a 10%.

TRATAMENTO COMPLEMENTAR

Caso haja suspeita de lesão residual pós-ressecção endoscópica, novas tentativas de remover o tecido neoplásico podem ser realizadas ainda na mesma sessão com a própria alça diatérmica. Caso contrário, a terapia com ablação térmica constitui outra opção segura e eficaz. Essa técnica deve ser reservada como tratamento complementar, pois, se for utilizada primariamente para tratar os adenomas de papila, não haverá peça para estudo histológico, o que impede o estadiamento correto dos tumores e, conseqüentemente, prejudica o tratamento do paciente. Várias modalidades de ablação térmica existem atualmente, e a sua escolha depende da preferência individual e do material disponível. Elas incluem: eletrocoagulação mono ou bipolar, coagulação com plasma de argônio, *heater probe*, foto-ablação com *laser* (Nd:YAG) e terapia fotodinâmica.[12] Em nosso meio, podemos encontrar com facilidade e com custo razoável as sondas mono ou bipolar e o plasma de argônio.

RESULTADOS

A taxa de sucesso da papilectomia endoscópica varia entre 46% e 92% dos casos, e a de recidiva, entre 0% e 33%.[1,51,56] Os resultados da papilectomia endoscópica de algumas séries estão no Quadro 188.3.[51] A recidiva ocorre, em geral, no primeiro ano pós-ressecção. Entre os fatores predisponentes para esse evento, menciona-se a base de implantação larga dos adenomas e a tendência de extensão para os canais biliopancreáticos. Segundo o grupo de Soehendra,[56] a recidiva ocorreu em 37% dos pacientes quando houve crescimento intraductal da lesão, contra 12% quando não ocorreu. Outros fatores que favorecem a recidiva são lesões de grande tamanho (maior que 2,4 cm) e ausência de ablação térmica após a primeira ressecção. A maioria das recidivas pode ser tratada por endoscopia; porém, 10% a 33% dos pacientes com extensão intraductal da lesão requerem tratamento cirúrgico.[56,57,59,65]

Com relação ao estudo histológico da peça ressecada, quando ele revelava carcinoma, os pacientes eram referidos para o tratamento cirúrgico complementar.[56] Lee e colaboradores,[40] avaliando, retrospectivamente, a concordância histológica entre a biópsia endoscópica e o resultado final da peça operatória de 159 pacientes operados curativamente com tumor de papila, concluíram que, embora a ressecção endoscópica forneça dados histológicos mais fidedignos do que a biópsia endoscópica, a ressecção cirúrgica deve ser realizada para as lesões T1, pela alta taxa de invasão linfovascular (56%).

QUADRO 188.3

Taxas de sucesso e recidiva pós-papilectomia endoscópica, adaptada de Han e colaboradores[51]

	n	Taxa de sucesso (%)	Ressecção incompleta	Taxa de recidiva (%)	Foco de malignidade	Cirurgia
Binmoeller e cols.[59]	25	92	2	26	0	3
Martin e cols.[66]	12	50	6	ND	0	0
Zadorova e cols.[50]	16	81	ND	19	0	1
Desilets e cols.[58]	13	92	1	0	0	1
Norton e cols.[48]	26	46	14	10	1	1
Bohnacker e cols.[56]	106	73	15	15	4	19
Maguchi e cols.[62]	12	100	0	0	2	0
Catalano e cols.[57]	103	81	20	10	6	16
Cheng e cols.[60]	55	71	0	33	7	4

n = número de pacientes; ND = não divulgado

COMPLICAÇÕES

As complicações do tratamento endoscópico podem ser precoces (pancreatite aguda, sangramento, perfuração e colangite) ou tardias (estenose papilar) (Quadro 188.4). As taxas de complicação, morbidade em geral e mortalidade variam de 12% a 25%, 10% a 58% (média de 23%) e 0% a 7% (média de 0,4%), respectivamente.[1] As complicações mais freqüentes são a pancreatite aguda e o sangramento. A pancreatite aguda é mais freqüente do que a observada após a esfincterotomia (retirada de cálculos), correspondendo a 10% a 14% dos casos.[1,56] Geralmente, é de leve intensidade e, na maioria dos pacientes, resolve com o tratamento conservador. Entretanto, há casos que evoluem com pancreatite necro-hemorrágica após a papilectomia e necessitam de internação prolongada.[56,66] Os estudos demonstram que a colocação de endopróteses pancreáticas profiláticas após a ressecção diminui a incidência da pancreatite aguda.[6,49,57,58]

O sangramento precoce (imediato ou poucos dias depois) incide em torno de 8,5% a 13% dos casos[1,56] e pode ser controlado, com sucesso, na maioria deles, tanto por tratamento conservador quanto por tratamento endoscópico (eletrocoagulação mono ou bipolar, plasma de argônio, injeção de solução salina com adrenalina ou glicose a 50% e hemoclipes metálicos)[49,56,67] (Figura 188.12). Caso não ocorra o controle do sangramento, indica-se o tratamento cirúrgico. Outras complicações imediatas incluem a perfuração duodenal (pequena), relatada em poucos pacientes (houve melhora pós-tratamento conservador satisfatório)[60,62] e a colangite aguda, tratada com sucesso com a colocação de dreno nasobiliar.

A estenose tardia da papila pode ocorrer entre 7 dias e 24 meses pós-papilectomia e deve ser tratada com nova esfincterotomia endoscópica. Ela foi mais freqüente quando não houve a inserção de endopróteses no momento da ressecção (15,4% *versus* 1,1%).[57] Em

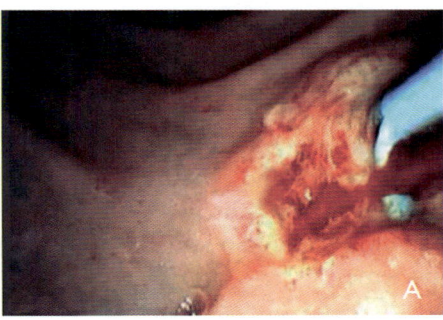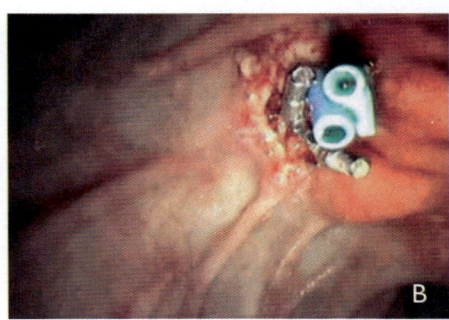

FIGURA 188.12

Imagens da papila. **(A)** Com sangramento pós-papilectomia; **(B)** Hemostasia com "hemoclips".
(*Imagens adaptadas do artigo "Endoscopic Papillectomy", do Dr. James A. DiSario, utilizadas com permissão*[67])

QUADRO 188.4

Complicações relacionadas com a papilectomia endoscópica, adaptada de Han e colaboradores[51]

	n	Sangramento (%)	Pancreatite (%)	Perfuração (%)	Colangite (%)	Estenose papilar (%)	Mortalidade (%)
Binmoeller e cols.[59]	25	8	12	0	0	0	0
Martin e cols.[66]	14	7	7	0	0	0	7
Zadorova e cols.[50]	16	13	13	0	0	0	0
Desilets e cols.[58]	13	0	8	0	0	0	0
Norton e cols.[48]	26	0	15	4	0	8	0
Bohnacker e cols.[56]	106	22	12	0	0	0	0
Maguchi e cols.[62]	12	25	25	8	0	0	0
Catalano e cols.[57]	103	2	5	0	0	3	0
Cheng e cols.[60]	55	7	9	2	0	4	0
Kahaleh e cols.[63]	56	4	7	0	2	0	2

n = número de pacientes

outra grande série, com 109 pacientes, essa complicação não foi relatada.[56] Essa situação pode ser prevenida pela esfincterotomia seletiva e pela colocação de endopróteses logo após a ressecção da lesão.

SEGUIMENTO

Kozuka e colaboradores[68] e Baczako e colaboradores,[69] em respectivamente 81,8% e 91,4% dos casos estudados em peças cirúrgicas, demonstraram a presença de resíduos adenomatosos, adenomas tubulares ou vilosos e microadenomas na vizinhança dos tumores de papila. Esse achado sugere que o carcinoma deriva de um adenoma pré-existente. Portanto, quando o tratamento endoscópico (papilectomia) é realizado, o controle endoscópico (com biópsias múltiplas) deve ser feito o mais precoce possível. Por definição, a ressecção endoscópica do adenoma de papila só é considerada completa quando não há sinais endoscópicos e histológicos de tecido adenomatoso no seguimento dos pacientes. A freqüência dos exames, entretanto, ainda não está adequadamente estabelecida. Segundo Liguory,[1] se existe um foco tumoral na peça ressecada, o primeiro controle endoscópico deve ser feito após 30 dias. Caso contrário (adenoma benigno), essa revisão deve ser feita no terceiro mês, seguida por outros controles a cada seis meses no primeiro ano. Persistindo biópsias negativas, o controle durante os próximos cinco anos deve ser anual.

De acordo com um grande estudo multicêntrico,[57] incluindo 103 pacientes, as seguintes recomendações devem ser seguidas no controle desses pacientes: 1) caso a ressecção seja incompleta, CPRE e tratamento endoscópico devem ser realizados a cada dois ou três meses até o completo desaparecimento da lesão; 2) se a ressecção ou a ablação é completa, o seguimento endoscópico com múltiplas biópsias e CPRE deve ser realizado a cada seis meses, por um mínimo de dois anos. Os pacientes com PAF devem ser avaliados a intervalos de três anos. Nos pacientes com adenoma esporádico, o seguimento é definido segundo a situação clínica do paciente.[50,56,70]

A transformação maligna deve ser suspeitada em recidivas freqüentes da lesão. Essa preocupação deve ser constante, principalmente depois de várias tentativas de ressecção endoscópica sem sucesso.[56] A CPRE está indicada quando existe a suspeita de crescimento intraductal. Com base nesses elementos, é definida a indicação cirúrgica do paciente. Se não há extensão ductal, pode-se realizar novamente o tratamento endoscópico com boas chances de sucesso.[59] O tratamento endoscópico paliativo fica reservado aos pacientes com contra-indicação cirúrgica.

CONCLUSÕES

Quando comparada aos resultados do tratamento cirúrgico clássico, a papilectomia endoscópica é uma técnica relativamente segura e eficaz e poderia ser considerada como primeira linha de tratamento para os arsenal benignos da papila duodenal maior (Quadro 188.5). Com a melhora das técnicas de ressecção e do arsenal terapêutico, há um incremento na realização.

No entanto, várias questões ainda permanecem sem esclarecimento. Em recente editorial, Soehendra[39] direciona essas questões. A decisão final se a papilectomia endoscópica é realmente curativa depende da avaliação histológica final do fragmento retirado e se houve a completa ressecção da lesão. As seguintes dúvidas devem ser esclarecidas:

1. Até onde a ressecção endoscópica pode ser feita com relação ao crescimento intraductal?
2. Até quanto o grau e invasão maligna pode ser aceito sem o risco de haver metástases?
3. Os resultados da ressecção endoscópica podem se comparar aos da ampulectomia cirúrgica quando há neoplasia intra-epitelial de alto

QUADRO 188.5

Resultados comparativos entre a papilectomia endoscópica, a ampulectomia cirúrgica e a duodenopancreatectomia para adenomas da papila duodenal maior, adaptado de Han e colaboradores[51]

	Papilectomia Endoscópica	Ampulectomia Cirúrgica	Duodenopancreatectomia
Taxa de recidiva	54/425 (12.7%)	15/117 (25.8%)	0/31 (0%)
Morbidade	123/549 (22.4%)	22/80 (27.5%)	8/31 (25.8%)
Mortalidade	2/549 (0.04%)	3/117 (0.03%)	4/31 (12.9%)
Duração da estada hospitalar	1 semana	1 a 3 semanas	2 a 4 semanas
Necessidade de controle endoscópico	Sim	Sim	Não
Necessidade de laparotomia	Não	Sim	Sim

grau ou carcinoma *in situ*?

4. É a cirurgia complementar necessária, apesar da ressecção completa dos tumores restritos à ampola ou ao esfíncter de Oddi (estadiamento T1)?

Lee e colaboradores,[40] em estudo retrospectivo incluindo 159 pacientes com diagnóstico final de tumor maligno de papila após cirurgia curativa, mostraram que havia invasão microlinfovascular em 56,7% dos tumores T1 e em nenhum dos que tinham displasia intra-epitelial de alto grau. O risco de metástase linfonodal foi de 18%.

Outra limitação está relacionada ao grau de crescimento intraductal da lesão. No estudo de Bohnacker e colaboradores[56] com 106 pacientes tratados endoscopicamente, 29% tinham crescimento intraductal. A ressecção foi curativa em somente 46%. Segundo esses autores, se a lesão tiver crescimento intraductal menor que 1 cm de extensão, a ressecção endoscópica deve ser tentada pela esfincterotomia ampla e pelo tracionamento da lesão com balão para melhor expô-la à ressecção. Além de 1 cm, estaria indicado o tratamento cirúrgico.

Até o presente momento, a opção cirúrgica deveria ser discutida se qualquer dos fragmentos mostrar neoplasia epitelial de alto grau ou carcinoma *in situ*. Entretanto, se o tumor tem comportamento extraductal exclusivo e a ressecção completa foi confirmada histologicamente, a papilectomia pode ser curativa. Outro ponto a ser discutido é a falha diagnóstica da biópsia endoscó-pica em até 30% (falso-negativo) e da biópsia por agulha fina ecoguiada em até 11% dos casos dos tumores malignos periampulares.

A ressecção endoscópica, além de funcionar como procedimento terapêutico, também teria a função diagnóstica, diminuindo as chances de falso-negativo das biópsias convencionais. A papilectomia endoscópica deverá sempre ser tentada, mesmo se o tumor tiver características benignas (consistência amolecida, sem ulceração, não-friável, margens regulares).

Por fim, a papilectomia endoscópica tem grande valor, pois, na maioria dos casos, a extensão intraductal da lesão é mais bem visualizada após ela. Embora seja uma técnica bastante promissora, a ausência de estudos em longo prazo e com grande número de pacientes não tem permitido estabelecer indicações claras e limitações da técnica.

OUTROS TUMORES E PSEUDOTUMOR

Os tumores neuroendócrinos da papila de Vater são tumores malignos raros. Apresentam elementos neurogênicos em grande número de casos, sendo as lesões de origem endócrina chamadas de tumores carcinóides. Embora eles sejam mais comuns no intestino delgado, os carcinóides duodenais incidem entre 1% e 5% do total.[71] Geralmente, são assintomáticos, constituindo achados endoscópicos na maioria das vezes. Quando acometem a papila de Vater, podem causar sintomas de obstrução biliar como icterícia, dor abdominal e pancreatite recorrente. Não existe relato de síndrome carcinóide em tumores que se localizam na região ampular. Por outro lado, existe a associação entre eles e a doença de Von Recklinghausen (ou neurofibromatose).[72] Seus aspectos endoscópicos são indistintos, semelhantes às lesões com comportamento subepitelial. Por conseguinte, as biópsias endoscópicas podem ser negativas. Em cerca de 25% dos casos, observa-se invasão da parede duodenal, pâncreas ou ductos biliares e metástases para linfonodos loco-regionais.[71] A ecoendoscopia (com e sem minissondas) permite avaliar, de forma mais adequada, o grau de comprometimento intramural pela lesão. O tratamento é cirúrgico na maioria dos casos, ficando a ressecção endoscópica para as lesões menores que 1 cm. A taxa de sobrevida em cinco anos dos pacientes sem evidências de metástases e que são submetidos à cirurgia curativa varia entre 70% e 90%. Caso haja metástases a distância, essa sobrevida diminui para 38%.[73]

As lesões metastáticas na papila duodenal são raras, tendo sido relatados casos de carcinomas de células renais, melanomas, linfomas, linfangiomas e adenocarcinomas endometriais. Os sintomas resultam de sangramento, obstrução, perfuração ou síndrome de má absorção, e o tratamento é usualmente paliativo.

Os pseudotumores são encontrados em raras situações e há poucos relatos

REFERÊNCIAS BIBLIOGRÁFICAS

1. Liguory C, Lefebvre JF. Tumores de papila de Vater. In: Andreoli JC, editor. Endoscopia diagnóstica e terapêutica: vias biliares e pâncreas. São Paulo: BYK; 2004. P. 337-49.

2. Chaturvedi P, Chamberlain RS, Chaturvedi U, Kuwajerwala NK, Goswami G. Carcinoma of the Ampulla of Vater. e-Medicine [periódico na Internet]. 2005 Sep 1 [acessado em 7 de outubro de 2006]. Disponível em: http://www.emedicine.com/med/topic2676.htm

3. Mukherjee S, Ozden N. Papillary tumors [artigo na Internet]. 2006 Jun 5 [acessado em 7 de outubro de 2006]. Disponível em: http://www.emedicine.com/med/topic3524.htm

4. Galandiuk S, Hermann RE, Jagelman DG, Fazio VW, Sivak MV. Villous tumors of the duodenum. Ann Surg 1988 Mar;207(3):234-9.

5. Heiskanen I, Kellokumpu I, Jarvinen H. Management of duodenal adenomas in 98 patients with familial adenomatous polyposis. Endoscopy. 1999 Aug;31(6):412-6.

6. Martin JA, Haber GB. Ampullary adenoma: clinical manifestations, diagnosis, and treatment. Gastrointest Endosc Clin N Am 2003 Oct;13(4):649-69.

7. Rutstein L, Martin JA, Parra I, Moser AJ. Ampullary carcinoma. UpToDate [periódico na Internet]. 2005 Sep 23 [acessado em outubro de 2006]. Disponível em: http://www.utdol.com/utd/content/topic.do?topicKey=biliaryt/17658&type=A&selectedTitle=2~7.

8. Knox RA, Kingston RD. Carcinoma of the ampulla of Vater. Br J Surg 1986 Jan;73(1):72-3.

9. Schlippert W, Lucke D, Anuras S, Christensen J. Carcinoma of the papilla of Vater. A review of fifty-seven cases. Am J Surg 1978 Jun;135(6):763-70.

10. Yamaguchi K, Enjoji M. Carcinoma of the ampulla of vater. A clinicopathologic study and pathologic staging of 109 cases of carcinoma and 5 cases of adenoma. Cancer 1987 Feb 1;59(3):506-15.

11. Sivak MV. Clinical and endoscopic aspects of tumors of the ampulla of Vater. Endoscopy 1988 Aug;20 Suppl 1:211-7.

12. Elfant AB, Haber GB. Endoscopic management of ampullary neoplasms. In: Jacobson IM, editor. ERCP and its application. 1st ed. Philadelphia: Lippincott-Raven; 1998. P. 239-47.

13. Yamaguchi K, Enjoji M, Kitamura K. Non-icteric ampullary carcinoma with a favorable prognosis. Am J Gastroenterol 1990 Aug;85(8):994-9.

14. Yamaguchi K, Enjoji M. Carcinoma of the pancreas: a clinicopathologic study of 96 cases with immunohistochemical observations. Jpn J Clin Oncol 1989 Mar;19(1):14-22.

15. Hayes DH, Bolton JS, Willis GW, Bowen JC. Carcinoma of the ampulla of Vater. Ann Surg 1987 Nov;206(5):572-7.

16. Jones BA, Langer B, Taylor BR, Girotti M. Periampullary tumors: which ones should be resected? Am J Surg 1985 Jan;149(1):46-52.

17. Neoptolemos JP, Talbot IC, Carr-Locke DL, Shaw DE, Cockleburgh R, Hall AW et al. Treatment and outcome in 52 consecutive cases of ampullary carcinoma. Br J Surg 1987 Oct;74(10):957-61.

18. Robertson JF, Imrie CW, Hole DJ, Carter DC, Blumgart LH. Management of periampullary carcinoma. Br J Surg 1987 Sep;74(9):816-9.

19. Bluth EI, Merritt CR, Sullivan MA. Ultrasonic evaluation of the stomach, small bowel, and colon. Radiology 1979 Dec;133(3 Pt 1):677-80.

20. Bakkevold KE, Arnesjo B, Kambestad B. Carcinoma of the pancreas and papilla of Vater: presenting symptoms, signs, and diagnosis related to stage and tumour site. A prospective multicentre trial in 472 patients. Norwegian Pancreatic Cancer Trial. Scand J Gastroenterol 1992 Apr;27(4):317-25.

21. Rivadeneira DE, Pochapin M, Grobmyer SR, Lieberman MD, Christos PJ, Jacobson I et al. Comparison of linear array endoscopic ultrasound and helical computed tomography for the staging of periampullary malignancies. Ann Surg Oncol 2003 Oct;10(8):890-7.

22. Miller EM, Dockerty MB, Wollaeger EE, Waugh JM. Carcinoma in the region of the papilla of Vater; a study of cases in which resection was performed. Surg Gynecol Obstet 1951 Feb;92(2):172-82.

23. Tasaka K. Carcinoma in the region of the duodenal papilla. A histopathologic study. Fukuoka Igaku Zasshi 1977 Jan;68(1):20-44.

24. Ponchon T, Berger F, Chavaillon A, Bory R, Lambert R. Contribution of endoscopy to diagnosis and treatment of tumors of the ampulla of Vater. Cancer 1989 Jul 1;64(1):161-7.

25. Bourgeois N, Dunham F, Verhest A, Cremer M. Endoscopic biopsies of the papilla of Vater at the time of endoscopic sphincterotomy: difficulties in interpretation. Gastrointest Endosc 1984 Jun;30(3):163-6.

26. Classen M, Phillip J. Endoscopic retrograde cholangiopancreatography (ERCP) and endoscopic therapy in pancreatic disease. Clin Gastroenterol 1984 Sep;13(3):819-42.

27. Huibregtse K, Tytgat GN. Carcinoma of the ampulla of Vater: the endoscopic approach. Endoscopy 1988 Aug;20 Suppl 1:223-6.

28. Komorowski RA, Beggs BK, Geenan JE, Venu RP. Assessment of ampulla of Vater pathology. An endoscopic approach. Am J Surg Pathol 1991 Dec;15(12):1188-96.

29. Safrany L. Duodenoscopy and biopsy: International Workshop. In: Classen M, Geenen JE, Kawai K, editores. The papilla of Vater and its diseases. 1st ed. Baden-Baden: Witzstrock; 1979. P. 66-71.

30. Yamaguchi K, Enjoji M, Kitamura K. Endoscopic biopsy has limited accuracy in diagnosis of ampullary tumors. Gastrointest Endosc 1990 Nov-Dec;36(6):588-92.

31. Shemesh E, Nass S, Czerniak A. Endoscopic sphincterotomy and endoscopic fulguration in the management of adenoma of the papilla of Vater. Surg Gynecol Obstet 1989 Nov;169(5):445-8.

32. Silva AF, Maluf-Filho F, Furuya-Junior CK. Tumores Ampulares. In: Sakai P, Ishioka S, Maluf-Filho F, editores. Tratado de endoscopia digestiva diagnóstica e terapêutica - Vias biliares e pâncreas. São Paulo: Atheneu; 2005. P. 157-63.

33. Parsons WG, Connors PJ, Carr-Locke DL. Tumors of the main duodenal papilla. In: Sivak JM, editor. Gastroenterologic endoscopy. 2nd ed. New York: WB Saunders; 1999.

34. Kimura W, Futakawa N, Yamagata S, Wada Y, Kuroda A, Muto T et al. Different clinicopathologic findings in two histologic types of carcinoma of papilla of Vater. Jpn J Cancer Res 1994 Feb;85(2):161-6.

35. Itoh A, Goto H, Naitoh Y, Hirooka Y, Furukawa T, Hayakawa T. Intraductal ultrasonography in diagnosing tumor extension of cancer of the papilla of Vater. Gastrointest Endosc 1997 Mar;45(3):251-60.

36. Menzel J, Hoepffner N, Sulkowski U, Reimer P, Heinecke A, Poremba C et al. Polypoid tumors of the major duodenal papilla: preoperative staging with intraductal US, EUS, and CT – a prospective, histopathologically controlled study. Gastrointest Endosc 1999;49(3 Pt 1):349-57.

37. Bettschart V, Rahman MQ, Engelken FJ, Madhavan KK, Parks RW, Garden OJ. Presentation, treatment and outcome in patients with ampullary tumours. Br J Surg 2004 Dec;91(12):1600-7.

38. Sohn TA, Yeo CJ, Cameron JL, Pitt HA, Lillemoe KD. Do preoperative biliary stents increase postpancreaticoduodenectomy complications? J Gastrointest Surg 2000 May-Jun;4(3):258-67; discussion 67-8.

39. Seewald S, Omar S, Soehendra N. Endoscopic resection of tumors of the ampulla of Vater: how far up and how deep down can we go? Gastrointest Endosc 2006 May;63(6):789-91.

40. Lee SY, Jang KT, Lee KT, Lee JK, Choi SH, Heo JS et al. Can endoscopic resection be applied for early stage ampulla of Vater cancer? Gastrointest Endosc 2006 May;63(6):783-8.

41. Kamisawa T, Fukayama M, Koike M, Tabata I, Egawa N, Isawa T et al. Carcinoma of the ampulla of Vater: expression of cancer-associated antigens inversely correlated with prognosis. Am J Gastroenterol 1988 Oct;83(10):1118-23.

42. Shutze WP, Sack J, Aldrete JS. Long-term follow-up of 24 patients undergoing radical resection for ampullary carcinoma, 1953 to 1988. Cancer 1990 Oct 15;66(8):1717-20.

43. Warren KW, Choe DS, Plaza J, Relihan M. Results of radical resection for periampullary cancer. Ann Surg 1975 May;181(5):534-40.

44. Huibregtse K, Schneider B, Rauws E, Tytgat GN. Carcinoma of the ampulla of Vater. The role of endoscopic drainage. Surg Endosc 1987;1(2):79-82.

45. Bickerstaff KI, Berry AR, Chapman RW, Britton BJ. Endoscopic sphincterotomy for the palliation of ampullary carcinoma. Br J Surg 1990 Feb;77(2):160-2.

46. D'Abrigeon G, Diaz D, Bauret P, Larrey D, Christoforou C, Bories P et al. [Palliative endoscopic treatment of adenocarcinoma of Vater's ampulla: medium and long-term results]. Ann Chir 1994;48(11):998-1002.

47. Dormann A, Meisner S, Verin N, Wenk Lang A. Self-expanding metal stents for gastroduodenal malignancies: systematic review of their clinical effectiveness. Endoscopy 2004 Jun;36(6):543-50.

48. Norton ID, Geller A, Petersen BT, Sorbi D, Gostout CJ. Endoscopic surveillance and ablative therapy for periampullary adenomas. Am J Gastroenterol 2001 Jan;96(1):101-6.

49. Katsinelos P, Paroutoglou G, Kountouras J, Beltsis A, Papaziogas B, Mimidis K et al. Safety and long-term follow-up of endoscopic snare excision of ampullary adenomas. Surg Endosc 2006 Apr;20(4):608-13.

50. Zadorova Z, Dvofak M, Hajer J. Endoscopic therapy of benign tumors of the papilla of Vater. Endoscopy 2001;33(4):345-7.

51. Han J, Kim MH. Endoscopic papillectomy for adenomas of the major duodenal papilla (with video). Gastrointest Endosc 2006 Feb;63(2):292-301.

52. Lambert R, Ponchon T, Chavaillon A, Berger F. Laser treatment of tumors of the papilla of Vater. Endoscopy 1988 Aug;20 Suppl 1:227-31.

53. Ryan DP, Schapiro RH, Warshaw AL. Villous tumors of the duodenum. Ann Surg 1986 Mar;203(3):301-6.

54. Silvis SE. Endoscopic snare papillectomy. Gastrointest Endosc 1993 Mar-Apr;39(2):205-7.

55. Aiura K, Imaeda H, Kitajima M, Kumai K. Balloon-catheter-assisted endoscopic snare papillectomy for benign tumors of the major duodenal papilla. Gastrointest Endosc 2003 May;57(6):743-7.

56. Bohnacker S, Seitz U, Nguyen D, Thonke F, Seewald S, deWeerth A et al. Endoscopic resection of benign tumors of the duodenal papilla without and with intraductal growth. Gastrointest Endosc 2005 Oct;62(4):551-60.

57. Catalano MF, Linder JD, Chak A, Sivak MV Jr, Raijman I, Geenen JE et al. Endoscopic management of adenoma of the major duodenal papilla. Gastrointest Endosc 2004 Feb;59(2):225-32.

58. Desilets DJ, Dy RM, Ku PM, Hanson BL, Elton E, Mattia A et al. Endoscopic management of tumors of the major duodenal papilla: refined techniques to improve outcome and avoid complications. Gastrointest Endosc 2001 Aug;54(2):202-8.

59. Binmoeller KF, Boaventura S, Ramsperger K, Soehendra N. Endoscopic snare excision of benign adenomas of the papilla of Vater. Gastrointest Endosc 1993 Mar-Apr;39(2):127-31.

60. Cheng CL, Sherman S, Fogel EL, McHenry L, Watkins JL, Fukushima T et al. Endoscopic snare papillectomy for tumors of the duodenal papillae. Gastrointest Endosc 2004 Nov;60(5):757-64.

61. Berger AC, Buell JF, Venzon D, Baker AR, Libutti SK. Management of symptomatic malignant melanoma of the gastrointestinal tract. Ann Surg Oncol 1999;6(2):155-60.

62. Maguchi H, Takahashi K, Katanuma A, Hayashi T, Yoshida A. Indication of endoscopic papillectomy for tumors of the papilla of Vater and its problems. Dig Endosc 2003;15(Suppl):S33-S5.

63. Kahaleh M, Shami VM, Brock A, Conaway MR, Yoshida C, Moskaluk CA et al. Factors predictive of malignancy and endoscopic resectability in ampullary neoplasia. Am J Gastroenterol 2004 Dec;99(12):2335-9.

64. Moon JH, Cha SW, Cho YD, Ryu CB, Cheon YK, Kwon KW et al. Wire-guided endoscopic snare papillectomy for tumors of the major duodenal papilla. Gastrointest Endosc 2005 Mar;61(3):461-6.

65. Beger HG, Treitschke F, Gansauge F, Harada N, Hiki N, Mattfeldt T. Tumor of the ampulla of Vater: experience with local or radical resection in 171 consecutively treated patients. Arch Surg 1999 May;134(5):526-32.

66. Martin JA, Haber GB, Kortan PP, Raijman I, Abedi M, Du-Vall GA et al. Endoscopic snare ampullectomy for resection of benign ampullary neoplasms. Gastrointestinal Endoscopy 1997;45(4):AB139-AB.

67. DiSario JA. Endoscopic papillectomy [artigo na Internet]. 2005 [acesso em 2006 Jul 18]. Disponível em: http://www.vhjoe.com/Volume4Issue3/4-3-4.htm.

68. Kozuka S, Tsubone M, Yamaguchi A, Hachisuka K. Adenomatous residue in cancerous papilla of Vater. Gut 1981 Dec;22(12):1031-4.

69. Baczako K, Buchler M, Beger HG, Kirkpatrick CJ, Haferkamp O. Morphogenesis and possible precursor lesions of invasive carcinoma of the papilla of Vater: epithelial dysplasia and adenoma. Hum Pathol 1985 Mar;16(3):305-10.

70. Norton ID, Bruce CJ, Seward JB, Vazquez-Sequeiros E, Affi A, Wiersema MJ. Initial experience with a steerable, phased vector array ultrasound catheter in the GI tract. Gastrointest Endosc 2001;53(4):496-9.

71. Mergener K, Gottfried MR, Feldman JM, Branch MS. Carcinoid of the ampulla of Vater presenting as acute pancreatitis. Am J Gastroenterol 1996 Nov;91(11):2426-7.

72. Hough DR, Chan A, Davidson H. Von Recklinghausen's disease associated with gastrointestinal carcinoid tumors. Cancer 1983 Jun 15;51(12):2206-8.

73. Godwin JD II. Carcinoid tumors. An analysis of 2,837 cases. Cancer 1975 Aug;36(2):560-9.

CAPÍTULO 189

ULTRA-SONOGRAFIA INTRADUCTAL (USID) NAS DOENÇAS BILIOPANCREÁTICAS

Vitor Arantes
Kleber Bianchetti de Faria

INTRODUÇÃO

A USID consiste na introdução de cateteres ultra-sonográficos de alta resolução na via biliar e pancreática, com o objetivo de realizar o estudo endossonográfico dessas estruturas. Essa técnica foi proposta a partir dos estudos desenvolvidos por cardiologistas, que empregaram *probes* ecográficos ultrafinos endovasculares para a pesquisa de placas ateroscleróticas nos vasos coronários.[1,2] O hepato-colédoco e o ducto de Wirsung são estruturas apropriadas para a realização de endossonografia, pois, à semelhança dos vasos sangüíneos, têm formato tubular e estão constantemente preenchidos por líquido. Com o progresso dos métodos de imagem não-invasivos (ultra-som, tomografia computadorizada, ressonância nuclear magnética, ecoendoscopia radial e setorial), a aplicação da USID na prática clínica atual é limitada e, até então, pouco estudada. Neste capítulo pretendemos revisar as evidências científicas existentes para a aplicação da ecoendoscopia intraductal nas doenças biliopancreáticas.

INSTRUMENTOS E TÉCNICA

Os cateteres utilizados para USID são os chamados *miniprobes* ou minissondas, que consistem em pequenos transdutores ultra-sonográficos inseridos em um cateter flexível de aproximadamente 2 mm de diâmetro. Os *miniprobes* podem ser introduzidos pelo canal de biópsia de um endoscópio convencional, permitindo estudo endossonográfico de uma determinada lesão-alvo durante a realização de um exame endoscópico. Os transdutores mecânicos situam-se na extremidade distal do cateter, protegido por uma bainha e conectados por meio de um cabo até a processadora. Devido ao seu reduzido tamanho, as minissondas possuem alta freqüência e, conseqüentemente, a profundidade de penetração do feixe ecográfico é limitada, com uma zona focal entre tipicamente 2 cm e 3 cm (*probe* de 12 MHz – 1,7 cm a 4,1 cm, média de 2,9 cm; 20 MHz – 0,9 cm a 2,7 cm, média de 1,8 cm; 30 MHz – até 1 cm). Os *miniprobes* existentes no mercado operam nas freqüências de 7,5 MHz, 12 MHz, 15 MHz, 20 MHz, 25 MHz e 30 MHz.

À semelhança do ecoendoscópio radial, as minissondas emitem feixe ecográfico perpendicular ao eixo do *probe* em um raio de 360°. Alguns probes também possuem imagem em modo linear. Recentemente foi descrito um *probe* utilizado em cardiologia, chamado Acu-Nav®, que opera nas freqüências entre 5 MHz e 10 MHz e possui 9 F de diâmetro, requerendo endoscópio com canal terapêutico para sua introdução.[3] Esse cateter possui função Doppler e trabalha em modo linear semelhante ao ecoendoscópio setorial, com zona focal de até 10 cm. Schamoun e colaboradores[3] testaram esse *probe* em 11 pacientes e produziram imagens de alta qualidade, semelhantes às imagens obtidas com o ecoendoscópio setorial, inclusive com avaliação perfeita do pâncreas e dos vasos mesentéricos. Outra inovação recente foi o desenvolvimento de *probes* com visão tridimensional (3D), que também têm sido aplicados em doenças biliopancreáticas.[4]

A desvantagem dos *miniprobes*, quando comparados aos ecoendoscópios dedicados, é a sua estrutura mais delicada e de vida útil mais curta. O *probe* dura aproximadamente 30 procedimentos, embora, quando muito bem cuidados, alguns cateteres possam ser utilizados em mais de uma centena de exames, de acordo com observação pessoal. A durabilidade dos *probes* pode ser reduzida quando utilizados em ultra-sonografia intraductal devido ao contato com o elevador do duodenoscópio. O desenvolvimento de *probes* que podem ser guiados por fio-guia veio a facilitar a realização da USID, tornando o cateterismo seletivo com as minissondas uma manobra atraumática, especialmente após a esfincterotomia. Do contrário, em papilas íntegras, empregando-se *miniprobes* que não aceitam o fio-guia, são necessárias adaptações externas ao *probe* para criação de um canal acessório que permita o deslizamento do *probe* (Figura 189.1).

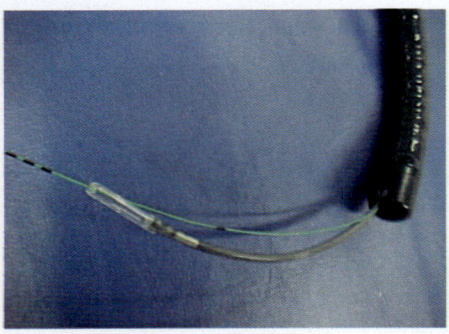

FIGURA 189.1

Adaptação de artefato à ponta do *miniprobe* **para permitir sua condução auxiliada por fio-guia** (*Cortesia do Dr. Kleber Bianchetti de Faria, Hospital Madre Tereza, Belo Horizonte*)

A técnica de realização da USID segue os mesmos princípios da colangiopancreatografia endoscópica retrógrada. Primeiramente devem ser feitas as manobras convencionais de canulação papilar e a opacificação da via biliar ou pancreática, selecionando-se o ducto de interesse e posicionando-se fio-guia hidrofílico de diâmetro igual ou superior a 0,035 mm. Em seguida é introduzido sobre o fio-guia o *miniprobe*, devendo-se evitar ao máximo a aplicação do elevador do duodenoscópio durante essa manobra. Ao longo de todo o procedimento de introdução do *miniprobe*, ele deverá estar desligado para minimizar o

dano ao transdutor. Durante a retirada do *probe*, devem ser iniciados a emissão de feixe sonoro e o registro das imagens, mantendo-se sempre o elevador abaixado. A fluoroscopia pode ser utilizada para auxiliar no posicionamento preciso do *probe* na via biliar ou pancreática.

O acesso percutâneo trans-hepático também pode ser utilizado para USID das vias biliares. Após a punção da via biliar e a introdução do fio-guia, pode ser posicionada uma bainha de 9 F com injetor lateral, que permite a introdução do *miniprobe* e a instilação simultânea de contraste para criação do meio líquido necessário para emissão e interpretação do feixe ecográfico. Do mesmo modo que no acesso transpapilar, o escaneamento deve ser executado durante a manobra de retirada da minissonda.

ULTRA-SOM INTRADUCTAL EM VIAS BILIARES

LITÍASE BILIAR

A colangiopancreatografia endoscópica retrógrada (CPRE) é considerada o método padrão-ouro para o diagnóstico e o tratamento da coledocolitíase. Contudo, pequenos cálculos podem não ser visibilizados durante a opacificação do hepatocolédoco, especialmente quando

o ducto encontra-se dilatado. Igualmente pode surgir dúvida na distinção entre pequenos cálculos e bolhas de ar, necessitando-se por vezes de fluoroscopia por período prolongado para elucidação. Essas dificuldades podem resultar em aumento da exposição à radiação, realização de esfincterotomias desnecessárias, instrumentação indevida da via biliar com cesta ou cateter-balão. Essas manobras adicionais podem resultar em aumento do custo e da morbidade. Por outro lado, não realizar papilotomia e exploração da via biliar, baseando-se apenas na colangiografia, ocasionalmente pode deixar sem tratamento cálculos ocultos na via biliar, predispondo a novos episódios de colestase, colangite e pancreatite.

A ecoendoscopia convencional despontou como um exame de elevada acurácia no diagnóstico da coledocolitíase, em especial da microlitíase, por ser um exame menos invasivo e de menor risco que a CPRE. Entretanto, diante de um diagnóstico ecoendoscópico positivo para cálculos de colédoco, faz-se necessário realizar a CPRE para tratamento, o que resulta no desconforto de duas intervenções endoscópicas.

A ecoendoscopia intraductal tem sido empregada por alguns autores para o diagnóstico da litíase da via biliar não detectada durante a CPRE (Figura 189.2). Esse método é de fácil execução

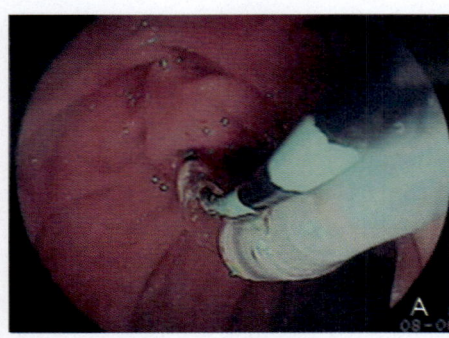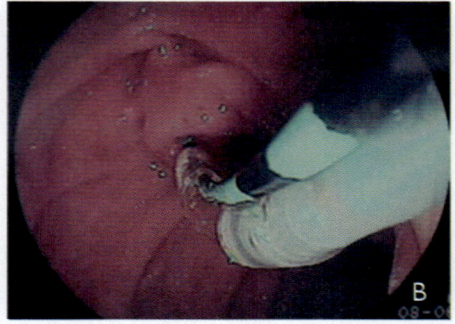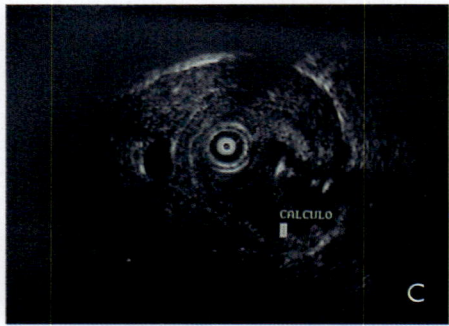

FIGURA 189.2

Caso ilustrativo do emprego da USID durante a CPRE para o diagnóstico da microlitíase de via biliar (*Cortesia do Dr. Kleber Bianchetti de Faria, Hospital Madre Tereza, Belo Horizonte*). **(A)** Introdução do *miniprobe* na via biliar guiado sob fio-guia em paciente com suspeita de microlitíase. Observe papila duodenal maior íntegra; **(B)** Radiografia mostrando via biliar opacificada com leve dilatação, não se evidenciando falhas de enchimento; **(C)** USID evidenciando *miniprobe* de 20 MHz dentro do colédoco, sendo identificada pequena estrutura hiperecogênica com sombra acústica, consistente com microcálculo de colédoco

uma vez posicionado o fio-guia na via biliar e acrescenta poucos minutos à CPRE. Das e colaboradores[5] demonstraram que a USID é um método seguro e confiável quando adicionado à CPRE no diagnóstico de pequenos cálculos e de barro biliar. Segundo esses autores, a USID permite distinguir com precisão superior à CPRE falhas de enchimento por barro biliar (imagem hiperecogênica sem sombra acústica), cálculos (imagem hiperecogênica com sombra acústica posterior) ou bolhas de ar (focos brilhantes hiperecogênicos com imagens de reverberação). O tipo físico do paciente, a presença ou a densidade do contraste dentro da via biliar e o diâmetro do colédoco geralmente não interferem na eficácia da ecoendoscopia intraductal.

Das e colaboradores estudaram 62 pacientes com suspeita de coledocolitíase que foram submetidos à colangiografia e USID.[5] Os achados foram posteriormente comparados com o resultado da exploração das vias biliares após a papilotomia. A CPRE apresentou sensibilidade, especificidade, valor preditivo positivo e valor preditivo negativo de 91%, 82%, 86% e 99%, respectivamente. A associação da CPRE à USID elevou os valores de sensibilidade (97%), especificidade (96%), valor preditivo positivo (97%) e valor preditivo negativo (96%). Foi observado que a associação da colangiografia endoscópica à USID apresenta acurácia significativamente maior quando comparada à CPRE isolada (97% contra 87%, p < 0,05). Quando existe dilatação da via biliar, essa diferença se acentua (95,5% contra 72,7%). A ecoendoscopia intraductal não demonstrou ser um método demorado e equivaleu a um tempo igual ou inferior a 5% de todo o procedimento da CPRE até a retirada completa dos cálculos. Os autores justificaram o custo adicional da USID com base na potencial mudança de conduta após o seu emprego durante a CPRE.[5]

Nessa mesma linha de investigação, Tseng e colaboradores[6] estudaram 65 pacientes com suspeita de coledocolití-ase, submetidos à CPRE e à USID. Em 59 casos, cálculos coledoceanos foram confirmados após esfincterotomia. A USID detectou a litíase da via biliar em todos os casos, enquanto a CPRE não diagnosticou os cálculos em quatro casos. A ecoendoscopia intraductal apresentou dois resultados falso-positivos. A USID apresentou acurácia de 97%, sensibilidade de 100% e especificidade de 67%, enquanto a CPRE demonstrou índices de 94%, 93% e 100%, respectivamente. Os autores concluíram que a ecoendoscopia intraductal é um procedimento simples e seguro, altamente preciso para o diagnóstico da coledocolitíase e para a prevenção de esfincterotomias desnecessárias.[6]

Quando existe a suspeita de síndrome de Mirizzi, sem a visualização da vesícula biliar à colangiografia, a USID otimiza o diagnóstico e pode alterar a condução do caso. Em 16 pacientes com achados sugestivos de Mirizzi à colangiografia, Moon e colaboradores[7] realizaram ecoendoscopia intraductal e encontraram a causa da obstrução biliar em 87,5% dos casos. Em nove pacientes observou-se o cálculo impactado fora do ducto hepático comum, cinco casos apresentavam lesões extraluminais sem evidências de cálculos e em dois pacientes observou-se apenas distensão da vesícula biliar.

ESTENOSE BILIAR INDETERMINADA

O diagnóstico etiológico da estenose biliar, se benigna ou maligna, por vezes pode ser difícil. O método mais empregado é a CPRE, que, além de permitir a drenagem eficaz da via biliar, possibilita a realização de citologia por escova da estenose ou a obtenção de biópsias intraductais, com acurácia entre 30% e 62%.[8] Para os casos de estenose biliar indeterminada, alguns autores têm adicionado a ecoendoscopia intraductal à CPRE, com resultados promissores. Além do diagnóstico diferencial da natureza da estenose, nos casos de estenose biliar maligna (colangiocarcinoma),

os *miniprobes* de alta resolução podem estabelecer o estádio local (T), avaliar com maior precisão a extensão da lesão e identificar os tumores que invadem estruturas periductais.

Utilizando-se *probes* de alta resolução, a parede normal do colédoco pode ser dividida ecograficamente em até três camadas distintas:[10] a primeira camada hiperecogênica corresponde à mucosa, a segunda camada hipoecogênica equivale à camada fibromuscular e a terceira camada hiperecogênica representa a subserosa. Os critérios endossonográficos para o diagnóstico de estenose biliar maligna ou benigna foram descritos por Tamada e colaboradores[9-13] em uma série de publicações e podem ser sumariados da maneira que segue.

Achados sugestivos de estenose benigna à USID:

- preservação da ecoestrutura da parede do colédoco em três camadas distintas;
- formações hiperecogênicas homogêneas simétricas com margens lisas e bem definidas;
- ausência de lesões ou massas.

Achados sugestivos de malignidade à USID:

- quebra da estrutura ecogênica normal de três camadas do ducto biliar;
- massa hipoecogênica com margens irregulares e assimétricas ou com infiltração das estruturas adjacentes;
- presença de linfonodos periductais que possuam critérios de malignidade (hipoecogênicos, arredondados, margens rombas, maiores que 1 cm);
- ausência da camada hiperecogênica entre o tumor e a artéria hepática;
- perda do plano de clivagem entre o tumor e a veia porta sugerindo invasão vascular.

Em um estudo de 61 pacientes com estenose biliar sem massa evidente aos métodos de imagem radiológicos, 43 apresentavam estenose maligna e 18 estenose benigna.[14] A CPRE apresentou 25 diagnósticos falso-negativos, sendo que a ecoendoscopia intraductal demonstrou critérios de malignidade em 22 desses casos. A ecoendoscopia intraductal apresentou sete casos falso-negativos e três casos falso-positivos. A análise dos resultados desse estudo mostrou que adicionar a USID à CPRE elevou a acurácia diagnóstica de 58% para 90%.[14]

Vazques-Sequeiros e colaboradores[15] analisaram retrospectivamente 30 pacientes com estenose biliar indeterminada submetidos à CPRE, biópsias ou citologia intraductal e ecoendoscopia intraductal. A performance desses procedimentos foi calculada comparando-se os achados de cada teste ao estudo histopatológico do espécime cirúrgico ou acompanhamento clínico (estenose benigna). O diagnóstico correto da etiologia da estenose biliar foi estabelecido pela CPRE em 67% dos casos; por biópsias intraductais, em 68%; pela associação de ambos métodos, em 67% dos pacientes. A USID foi significativamente superior a esses métodos, com um taxa de 90% de acurácia diagnóstica.[15]

Em estudo prospectivo, Farrell e colaboradores[16] compararam a CPRE associada à citologia por escova com a ecoendoscopia intraductal em 62 pacientes. Não foi possível transpor a estenose em dois casos, que foram excluídos da análise. Dos 60 pacientes restantes, 31 tinham estenoses malignas e 29, benignas. Não foi necessária a esfincterotomia em nenhum caso para o estudo ultra-sonográfico. Catorze pacientes (23%) submeteram-se à cirurgia, incluindo 11 nos quais havia diagnóstico de ressecabilidade do tumor. A CPRE com citologia identificou corretamente 15 das 31 estenoses malignas e todas as 29 estenoses benignas com acurácia de 73%, sensibilidade de 48% e especificidade de 100%. Com o acréscimo da USID, foi definido o diagnóstico corretamente em 28 das 31 estenoses malignas e em 27 das 29 estenoses benignas com acurácia de 92%, sensibilidade de 90% e especificidade de 93%.[16]

AVALIAÇÃO DA VIA BILIAR EM PACIENTES CRÍTICOS

Pacientes que não podem ser submetidos a procedimentos sob fluoroscopia (p. ex. gestantes) ou que não podem ser transportados da unidade de terapia intensiva para o setor de radiologia devido à instabilidade clínica podem se beneficiar do cateterismo da via biliar associado à ecoendoscopia intraductal. Após o cateterismo e a progressão do fio-guia, introduz-se o *miniprobe* com os seguintes objetivos: identificação da via biliar ou pancreática; diagnóstico etiológico da obstrução biliar; orientação de manobras terapêuticas tais como papilotomias e introdução de *stents*.[17]

ESTADIAMENTO DE TUMORES DE PAPILA

A ecoendoscopia convencional tem sido empregada para o estadiamento das neoplasias de papila duodenal maior, com acurácia elevada. Entretanto, o exame com ecoendoscópios dedicados não demonstra com clareza a camada muscular do esfíncter de Oddi, e o feixe ecográfico emitido a partir do duodeno muitas vezes tangencia a papila duodenal e está sujeito a artefatos por gases ou compressão papilar pelo balão de látex. A ecoendoscopia intraductal permite estudar com maior nitidez a ampola de Vater, pois o feixe ecográfico é emitido perpendicularmente ao eixo da papila. Pode ser demonstrado com clareza o esfíncter de Oddi, identificado como uma camada hipoecogênica em torno dos ductos biliar e pancreático, que pode ser distinguido facilmente da muscular própria da parede duodenal.

De acordo com o grau de invasão, o estadiamento da neoplasia de papila duodenal maior é classificado como:[18]

- D0: quando limitada ao esfíncter de Oddi;
- D1: quando atinge a camada submucosa duodenal;
- D2: quando atinge a camada muscular própria duodenal;
- Panc+: quando atinge o pâncreas.

Em 32 pacientes com ampulomas, Itoh e colaboradores[8] encontraram uma acurácia diagnóstica da USID de 100% em tumores D0 (6 de 6), 92,3% em pacientes com tumores D1 (12 de 13), 100% em tumores D2 (1 de 1) e 75% dos casos de tumores panc+ (9 de 12), com uma acurácia global de 87,5% (28 de 32). Linfonodos foram considerados acometidos quando maiores de 10 mm de diâmetro, e a sensibilidade foi de 66,7% (6 de 9) e a especificidade de 91,3% (21 de 23).

Menzel e colaboradores[19] compararam a ecoendoscopia radial convencional, a tomografia computadorizada e a USID no estadiamento pré-operatório de 27 pacientes com tumores de papila duodenal maior tratados cirurgicamente. Os tumores foram visibilizados pela ecoendoscopia intraductal em 100% dos pacientes, pela ecoendoscopia convencional em 59,3% e pela tomografia em apenas 29,6% dos casos. A sensibilidade e a especificidade da USID foram de 100% e 75%. A ecoendoscopia convencional apresentou sensibilidade de 62,5% e especificidade de 50%. A USID apresentou acurácia superior à ecoendoscopia convencional (88,9% *versus* 56,3%, p = 0,05) no estadiamento de tumor de papila.

ULTRA-SOM INTRADUCTAL EM DOENÇAS PANCREÁTICAS

Não há dúvida de que os métodos de imagem clássicos para o estudo das afecções pancreáticas são o US, a TC, a colangiopancreatografia por ressonância magnética e a ecoendoscopia radial/setorial. Dentre esses exames citados, parece consensual que o exame de maior acurácia é a ecoendoscopia, especialmente para tumores menores que 2 cm. A ecoendoscopia permite o estudo detalhado do parênquima pancreático e do ducto principal e possibilita coleta de material biológico por punção ecoguiada com agulha fina para citologia. O uso da USID em afecções pancreáticas está restrito a casos muito selecionados, até mesmo de exceção, em que os demais métodos de imagem não estabelecerem o diagnóstico. Pelo exposto, existe pouca experiência na literatura médica com a USID pancreática.

Diferentemente da via biliar, o acesso ao ducto de Wirsung é tecnicamente mais difícil. A introdução das minissondas no ducto pancreático é possível em 80% dos pacientes com papila íntegra.[20] Devido à anatomia própria do pâncreas, consegue-se progredir os *probes* até a cauda pancreática em apenas 55% dos casos.[20] Na ausência de dilatação do Wirsung e nos ductos de trajeto tortuoso, a USID pode até mesmo não ser viável. Em uma série de 204 pacientes, Menzel[20] conseguiu acessar com o *miniprobe* a cabeça e o corpo do pâncreas em 94% e 89% dos casos, respectivamente.

O pâncreas normal apresenta à USID ecotextura homogênea do tipo "sal e pimenta", aspecto semelhante ao observado na ecoendoscopia convencional. De acordo com as observações de Furukawa e colaboradores,[21] que realizaram ultra-som intraductal em 15 espécimes de autópsia e compararam os achados com a histologia das peças, o parênquima pancreático possui padrão reticular fino. Na mesma linha de estudos, os autores demonstraram que o câncer pancreático apresenta padrão heterogêneo com áreas hiperecogênicas associadas à hipoecogenicidade, caracterizando a associação de tecido neoplásico e fibrose estromal.[22] O ducto pancreático principal geralmente é visibilizado com o probe de 20 MHz como camada única hiperecogênica. Com o probe de 30 MHz, alguns autores conseguem diferenciar no ducto de Wirsung até três camadas ecogenicamente distintas: a primeira, hiperecogênica; a segunda, hipoecogênica; e a terceira, hiperecogênica. Devido à elevada freqüência dos *probes* e conseqüentemente à sua baixa penetração ecográfica, nem sempre se consegue avaliar bem todo o parênquima pancreático e tampouco as estruturas peripancreáticas. A seguir revisaremos as principais aplicações da USID na via pancreática.

ESTENOSE INDETERMINADA DO DUCTO PANCREÁTICO

A estenose localizada do ducto pancreático principal na ausência de lesão expansiva e de estigmas clássicos de pancreatite crônica é um desafio diagnóstico. Furukawa e colaboradores[23] estudaram 26 pacientes nesse contexto e compararam os achados do ultra-som intraductal com os da TC, da ecoendoscopia e da pancreatografia. Todos os pacientes foram operados, e o padrão-ouro adotado para avaliar o desempenho dos métodos citados foi o estudo histopatológico dos espécimes cirúrgicos. O diagnóstico final foi câncer pancreático em 14 pacientes e estenose relacionada a pancreatite crônica em 12 casos. Nesse estudo, os autores observaram uma performance superior da USID em relação aos demais métodos, com os seguintes valores de sensibilidade e especificidade: ultra-som intraductal – 100% e 91,7%; ecoendoscopia – 92,9% e 58,3%; TC – 64,3% e 66,7%; pancreatografia endoscópica retrógrada – 85,7% e 66,7%. Esse estudo possui como ponto forte a comparação dos achados dos métodos de imagem com a histopatologia. Aguardam-se novos estudos prospectivos e comparativos com maior número de pacientes para se confirmar os achados publicados por Furukawa e colaboradores.

ESTÁDIO LOCAL DE NEOPLASIAS PANCREÁTICAS

A ecoendoscopia convencional é considerada o melhor método de imagem para o diagnóstico e também para o estadiamento do câncer pancreático. Os *miniprobes* de alta freqüência empregados na USID possuem capacidade de penetração do feixe ecográfico em um diâmetro de apenas 2 cm. Além disso, o câncer pancreático usualmente cursa com estenose acentuada e rígida do ducto de Wirsung, o que impossibilita a transposição pela minissonda. Dessa forma, a aplicação de USID para estadiamento do câncer pancreático seria de utilidade apenas em pacientes com diminutos nódulos pancreáticos, que usualmente são assintomáticos e muito raramente detectados nesse estágio inicial. A utilização da USID pancreática em pacientes de alto risco para câncer pancreático familiar e com exames de imagem negativos ainda está por ser mais bem determinada.

PESQUISA DE TUMORES NEUROENDÓCRINOS OCULTOS

A ecoendoscopia e a cintilografia com receptores de somatostatina são consideradas os métodos mais sensíveis para a localização dos tumores neuroendócrinos gastrointestinais. Entretanto, em 10% a 40% dos casos esses tumores não são visibilizados e localizados.[20] A utilização de *probes* de alta resolução no ducto pancreático em alguns casos pode permitir a localização de diminutos nódulos ocultos no parênquima pancreático. Menzel[24] descreveu três casos em que a USID foi superior à ecoendoscopia no diagnóstico do tumor neuroendócrino pancreático.

NEOPLASIA MUCINOSA PAPILAR INTRADUCTAL

A ecoendoscopia intraductal pode ser útil nas neoplasias produtoras de mucina para acessar o grau de invasão do ducto pancreático e do parênquima e para pesquisar a existência de nódulos suspeitos em neoplasias císticas. Essas informações podem ser de grande utilidade ao cirurgião no sentido de definir a extensão e a radicalidade da pancreatectomia. A combinação de pancreatoscopia e do ultra-som intraductal apresentou elevada sensibilidade (91%) e especificidade (82%) na diferenciação de tumor produtor de mucina benigno de maligno. A existência de protrusões maiores que 4 mm é indicativa de malignidade.

COMPLICAÇÕES

As complicações da ecoendoscopia intraductal estão relacionadas às manobras de acesso papilar empregadas nas intervenções endoscópicas biliopancreáticas. Pancreatite pós-USID parece ocorrer em 2% a 5% dos casos. Na experiência de Menzel,[20] essa intercorrência foi menos freqüente e ocorreu em 3 de 204 casos (1,5%), enquanto outros autores a descreveram em apenas 0,4% dos casos.[25] Não foram registradas outras complicações decorrentes dessa técnica na literatura consultada até então.

CONSIDERAÇÕES FINAIS

A USID é uma técnica de investigação diagnóstica biliopancreática de alta precisão e que pode ser realizada rapidamente no mesmo ato da CPRE. A eco-endoscopia intraductal ainda é pouco estudada e possui indicações restritas. Seu potencial para interferir na conduta clínica está limitado a casos selecionados, particularmente nas estenoses biliopancreáticas indeterminadas e na presença de pequenos cálculos coledoceanos ocultos à colangiografia.

REFERÊNCIAS BIBLIOGRÁFICAS

1. Meyer CR, Chiang EH, Fechner KP, Fitting DW, Williams DM, Buda AJ. Feasibility of high-resolution intra-vascular ultrasonic imaging catheters. Radiology 1988;168:113-6.
2. Yock PG, Johnson EL, Linker DT. Intravascular ultrasound: development and clinical potential. Am J Card Imaging 1988;2(33):185-93.
3. Shamoun DK, Norton ID, Levy MJ, Vazquez-Sequeiros E, Wiersema MJ. Use of a phased vector array US catheter for EUS. Gastrointest Endosc 2002;56:430-5.
4. Inui K. Three-dimensional intraductal ultrasonography. J Gastroenterol 2000;35:951-2.
5. Das A, Isenberg G, Wong RC, Sivak MV Jr, Chak A. Wire-guided intraductal US: an adjunct to ERCP in the management of bile duct stones. Gastrointest Endosc 2001;54:31-6.
6. Tseng LJ, Jao YT, Mo LR, Lin RC. Over-the-wire US catheter probe as an adjunct to ERCP in the detection of choledocholithiasis. Gastrointest Endosc 2001;54:720-3.
7. Moon JH, Cho YD, Cheon YK, Ryu CB, Kim YS, Kim JO et al. Wire-guided intraductal US in the assessment of bile duct strictures with Mirizzi syndrome-like features at ERCP. Gastrointest Endosc 2002;56(6):873-9.
8. de Bellis M, Sherman S, Fogel EL, Cramer H, Chappo J, McHenry L Jr et al. Part II: Tissue sampling at ERCP in suspected malignant biliary strictures. Gastrointest Endosc 2002;56(5):720-30.
9. Tamada K, Kanai N, Ueno N, Ichiyama M, Tomiyama T, Wada S et al. Limitations of intraductal ultrasonography in differentiating between bile duct cancer in stage T1 and stage T2: in-vitro and in-vivo studies. Endoscopy 1997 Oct; 29(8):721-
10. Tamada K, Nagai H, Yasuda Y et al. Transpapillary intraductal US prior to biliary drainage in the assessment of longitudinal spread of extra-hepatic bile duct carcinoma. Gastrointest Endosc 2001;53:300-7.
11. Tamada K, Ido K, Ueno N, Kimura K, Ichiyama M, Tomiyama T. Preoperative staging of extrahepatic bile duct cancer with intraductal ultrasonography. Am J Gastroenterol 1995 Feb;90(2):239-46
12. Tamada K, Ido K, Ueno N, Ichiyama M, Tomiyama T, Nishizono T et al. Assessment of portal vein invasion by bile duct cancer using intraductal ultrasonography. Endoscopy 1995 Oct;27(8):573-8.
13. Tamada K, Ido K, Ueno N, Ichiyama M, Tomiyama T, Nishizono T et al. Assessment of hepatic artery invasion by bile duct cancer using intraductal ultrasonography. Endoscopy 1995 Oct;27(8):579-83.
14. Stravopoulus S, Larghi A, Verna E, Battezzati P, Stevens P. Intraductal ultrasound for the evaluation of patients with biliary strictures and no abdominal mass on computed tomography. Endoscopy 2005;37(8):715-21.
15. Vazquez-Sequeiros E, Baron TH, Clain JE, Gostout CJ, Norton ID, Petersen BT et al. Evaluation of indeterminate bile duct strictures by intraductal US. Gastrointest Endosc 2002 Sep;56(3):372-9.
16. Farrell RJ, Agarwal B, Brandwein SL, Underhill J, Chuttani R, Pleskow DK. Intraductal US is a useful adjunct to ERCP for distinguishing malignant from benign biliary strictures. Gastrointest Endosc 2002 Nov;56(5):681-7.
17. Stravopoulus S, Larghi A, Verna E, Stevens P. Therapeutic endoscopic retrograde cholangiopancreatography without fluoroscopy in four critically ill patients using wire-guided intraductal ultrasound. Endoscopy 2005;37:389-92.
18. Itoh A, Goto H, Naitoh Y, Hirooka Y, Furukawa T, Hayakawa T. Intraductal ultrasonography in diagnosing tumor extension of cancer of the papilla of Vater. Gastrointest Endosc 1997;45:251-60.
19. Menzel J, Hoepffner N, Sulkowski U, Reimer P, Heinecke A, Poremba C et al. Polypoid tumors of the major duodenal papilla: preoperative staging with intraductal US, EUS, and CT – a prospective, histopathologically controlled study. Gastrointest Endosc 1999;49:349-57.
20. Menzel J, Domschke W. Gastrointestinal miniprobe sonography: the current status. Am J Gastroenterol 2000;95:605-16.
21. Furukawa T, Naitoh Y, Tsukamoto Y et al. New technique using intraductal ultrasonography for diagnosis of diseases of the pancreaticobiliary system. J Ultrasound Med 1992;11:607-12.
22. Furukawa T, Tsukamoto Y, Naitoh Y, Hirooka Y, Katoh T. Evaluation of intraductal ultrasonography in the diagnosis of pancreatic cancer. Endoscopy 1993;25:577-81.

23. Furukawa T, Tsukamoto Y, Naitoh Y, Hirooka Y, Hayakawa T. Differential diagnosis between benign and malignant localized stenosis of the main pancreatic duct by intraductal ultrasound of the pancreas. Am J Gastroenterol 1994 Nov;89(11):2038-41.

24. Menzel J, Domschke W. Intraductal ultrasonography may localize islet cell tumours negative on endoscopic ultrasound. Scand J Gastroenterol 1998;33:109-12.

25. Furukawa T, Oohashi K, Yamao K, Naitoh Y, Hirooka Y, Taki T et al. Intraductal ultrasonography of the pancreas: development and clinical potential. Endoscopy 1997 Aug;29(6):561-9.

CAPÍTULO 190

PAPEL DA ECOENDOSCOPIA NAS DOENÇAS MALIGNAS DA VIA BILIOPANCREÁTICA

José Celso Ardengh
Luiz Felipe Pereira de Lima

CÂNCER DO PÂNCREAS

O câncer do pâncreas ainda hoje apresenta prognóstico desapontador, com sobrevida de cinco anos em torno de 3,5%, sendo a quarta causa de morte nos Estados Unidos.[1] A cirurgia oferece chance de cura para os pacientes com doença localizada. Em pacientes selecionados, a cirurgia tem elevado a sobrevida para 19% e 11% em cinco e sete anos, respectivamente.[2] Isso se deve à melhora da técnica cirúrgica, ao uso da terapia adjuvante (quimioterapia e radioterapia), ao diagnóstico precoce e à melhora no estádio pré-operatório.[1,2] Já a ressecção incompleta e a presença de nódulos linfáticos (NL) comprometidos têm prognóstico sombrio, sendo equivalentes às lesões com invasão vascular. O aprimoramento de técnicas endoscópicas auxiliares, como a colocação de próteses duodenais, a colocação de próteses biliares e a neurólise ecoendoscópica do plexo celíaco têm evitado cirurgias desnecessárias, permitindo o tratamento paliativo e racional nos doentes com doença avançada ou inextirpável (Figura 190.1).

Porém, o maior desafio diante do paciente com câncer do pâncreas é detectar aquele passível de cirurgia curativa, classificando-o no estádio TNM de forma acurada. A sexta revisão do American Joint Commission for Cancer TNM Criteria apresenta algumas alterações em relação às anteriores. No caso do adenocarcinoma pancreático, a

mais significante foi nas lesões T3 e T4. A lesão T3 ficou definida como aquela que se estende ao longo do pâncreas, mas não invade a artéria mesentérica superior e o tronco celíaco (Figuras 190.2 e 190.3). Já a lesão T4 fica definida como aquela em que o tumor invade a artéria mesentérica superior e o tronco celíaco.

A ecoendoscopia (EE) tem-se mostrado método sensível na detecção dessas massas e acurado na avaliação e no estadiamento do câncer de pâncreas (Tabela 190.1); (Figura 190.4).

Vários estudos demonstram acurácia de 78% a 94% para o estádio T e de 64% a 85% para o N,[3-9] além de alta sensibilidade na detecção dos pequenos tumores menores que 2 cm e 3 cm.[5,10,11]

Alguns estudos, porém demonstram menor acurácia, e a hipótese para esses baixos valores seria o estadiamento

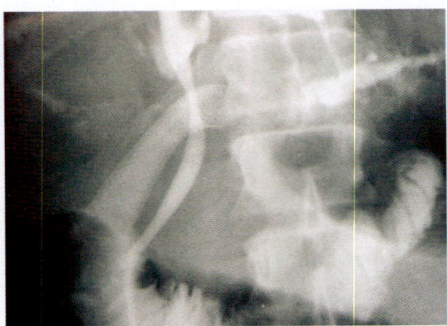

FIGURA 190.1

Imagem radiológica após o tratamento endoscópico com prótese duodenal e biliar em paciente com câncer cefálico do pâncreas com invasão de duodeno e colédoco

avançado da lesão que promove grande processo inflamatório perilesional, superestimando a imagem ecoendoscópica.[12]

TABELA 190.1

Estadiamento do câncer de pâncreas

Classificação T
T1 = tumor limitado ao pâncreas menor ou igual a 2,0 cm
T2 = tumor limitado ao pâncreas maior que 2,0 cm
T3 = tumor estende-se a duodeno, baço, estômago, cólon, via biliar, veia ou artéria esplênica e/ou sistema porta
T4 = tumor invade a artéria mesentérica superior e/ou o tronco celíaco
Classificação N
N0 = ausência de metástase linfonodal
N1 = metástase linfonodal

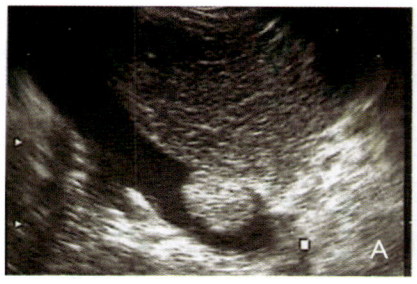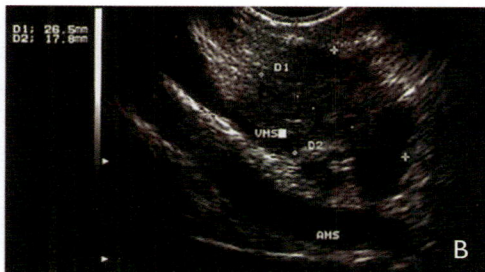

FIGURA 190.2.

(A) Imagem ecoendoscópica de câncer cefálico avançado (T3). Nota-se a falta de limites nítidos entre o tumor e a confluência espleno-mesentérica com um trombo no lúmen; (B) Imagem de tumor com limites mal definidos, hipoecóico e heterogêneo, invadindo a confluência e o tronco porta. Em ambos os casos o diagnóstico histológico foi firmado pela punção aspirativa ecoguiada

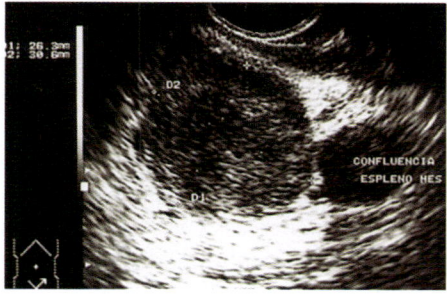

FIGURA 190.3

Imagem ecoendoscópica de câncer cefálico avançado (T3). Nota-se a falta de limites nítidos entre o tumor e a confluência espleno-mesentérica, onde não é possível observar a interface hiperecóica, comum entre o tumor e a parede do vaso

bém evidenciaram sua superioridade em relação à angiografia em determinar a invasão portal e da veia esplênica, com acurácia em torno de 77% a 85%.[13] Em um estudo prospectivo realizado por Snady e colaboradores[14] sobre 38 pacientes portadores de neoplasia pancreática, 21 também apresentaram circulação colateral peripancreática, perda da interface venosa ou invasão tumoral da veia peripancreática. A ausência desses sinais nos 17 pacientes restantes indicou a não-invasão vascular pelo tumor à cirurgia.[14]

Ardengh e colaboradores[11] avaliaram o papel da EE no diagnóstico, no estádio e na previsão de ressecabilidade do câncer de pâncreas menor que 3 cm. Os resultados estão demonstrados nas Tabelas 190.2 e 190.3. A EE apresentou acurácia de 100% contra 93% da tomografia computadorizada (TC) e 90% do ultra-som (US) na identificação dessas lesões, e de 93,3% na detecção da invasão do sistema porta, da artéria mesentérica superior e da extirpabilidade.[11]

Assim, a EE parece ser capaz de identificar lesões com alta acurácia e descartar as doenças com alto valor preditivo negativo, tais como os tumores neuroendócrinos (Figura 190.6), que guardam características ecoendoscópicas especiais e podem ser diferenciados de um câncer de pâncreas com relativa facilidade pela EE.[15]

Em relação à sensibilidade na detecção da invasão vascular e à extirpabilidade cirúrgica, a EE tem demonstrado valores superiores a 90%.[4-10] Na cabeça do pâncreas, o câncer pode invadir o tronco porta, as veias mesentérica superior e esplênica, as artérias hepática, mesentérica superior, gastroduodenal, esplênica e até mesmo o tronco celíaco (Figura 190.5).

A EE mostra maior sensibilidade em visualizar a invasão da veia esplênica e o tronco porta em relação aos demais vasos (Figura 190.5).[9,10] Brugge e colaboradores[13] demonstraram a dificuldade desse exame em determinar a invasão da veia mesentérica superior, mas tam-

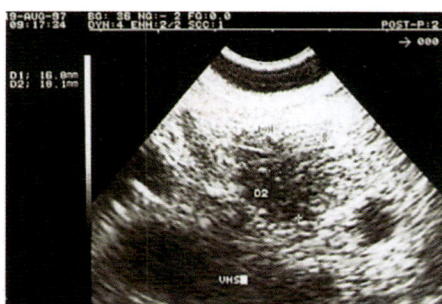

FIGURA 190.4

Imagem ecoendoscópica de câncer cefálico, hipoecóico, de limites imprecisos e heterogêneo de 1,8 cm no seu maior diâmetro. Observe a distância entre o tumor e a parede do vaso (VMS). Essa lesão foi classificada como uT1

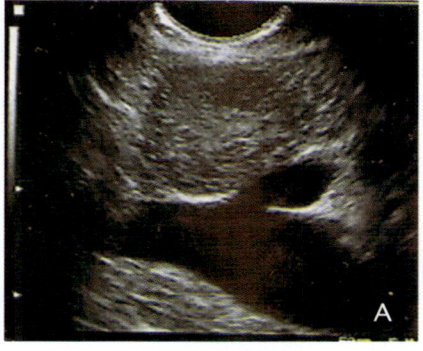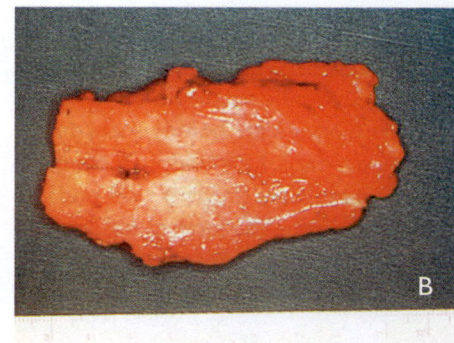

FIGURA 190.5

(A) Imagem ecoendoscópica pré-operatória de câncer de pâncreas localizado na transição entre a cabeça e o corpo. Note que não existe a interface hiperecóica entre a parede do vaso (veia esplênica) e o limite do tumor; (B) Peça operatória do tumor

TABELA 190.2

Sensibilidade dos exames de imagem da identificação de tumores menores que 3 cm

	TU menor que 1 cm (%)	TU de 2,1 cm a 2,9 cm (%)	TU de 3 cm (%)	Acurácia (%)
US	2/3 (66,6)	5/9 (55,5)	2/3 (66,6)	60,0
TC	2/3 (66,6)	9/9 (100)	3/3 (100)	93,3
EE	3/3 (100)	9/9 (100)	3/3 (100)	100
P				0,02
Total	3	9	3	17

TABELA 190.3

Resultados estatísticos com seus respectivos intervalos de confiança de 95% da invasão vascular (SP e AMS) e ressecabilidade estabelecida pela EE-PAAF em comparação à cirurgia

	Invasão SP	Invasão AMS	Ressecabilidade
Sensibilidade	85,7%	100%	88,9%
Especificidade	100%	91,7%	100%
VPP	100%	75%	100%
VPN	88,9%	100%	85,7%
Acurácia	93,3%	93,3%	93,3%

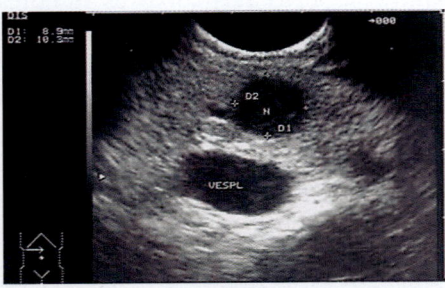

FIGURA 190.6

Imagem ecoendoscópica de um nódulo, hipoecóico, homogêneo, de limites precisos, localizado no corpo do pâncreas. Essa imagem referenda a hipótese ecoendoscópica de um tumor neuroendócrino

ECOENDOSCOPIA (EE) *VERSUS* MÉTODOS DIAGNÓSTICOS POR IMAGEM

O sucesso da EE em detectar o câncer de pâncreas sempre foi questionado por alguns que acreditam na maior acurácia de outros métodos diagnósticos. Estudos compararam a eficácia da EE e da TC na detecção da invasão vascular, tendo a EE se mostrado superior[3,4,7,10] (Tabela 190.4). Diehl e colaboradores[16] demonstraram acurácia da TC na detecção do câncer de pâncreas de 97%, na determinação da inextirpabilidade de 91% e na invasão vascular de 88%, o que demonstrou no mínimo uma igualdade de resultados com a EE para a detecção e o estádio loco-regional do câncer pancreático.[16]

TABELA 190.4

EE *versus* TC no câncer de pâncreas

	EE	TC
Detecção	94% a 100%	69% a 85%
Estádio T	82%	30% a 45%
Estádio N	64% a 72%	50% a 55%
Invasão vascular	92% a 95%	62% a 75%
Os resultados são estatisticamente significantes		

Na Tabela 190.5 evidenciam-se os achados de diversos autores comparando a EE e a TC no câncer de pâncreas. Apesar de os autores demonstrarem acurácia da TC para extirpabilidade tumoral semelhante à da EE (p = 0,02), esta se mostrou mais sensível na detecção da invasão vascular do sistema portal (p < 0,01).

Em nossa experiência pessoal, esses dados são confirmados. Em 52 doentes com câncer de pâncreas estudados no pré-operatório pela EE, obtivemos um valor preditivo positivo de 96% na identificação da invasão do sistema porta pelo tumor (Figura 190.7).[9]

Em relação à angiografia, ela também tem-se mostrado mais sensível na detecção da invasão vascular pelo adenocarcinoma do pâncreas.[13,17] Ahmad e colaboradores,[18] em estudo retrospectivo, compararam a colangiorressonância (MRI) com a EE no estádio e na determinação da extirpabilidade do câncer de pâncreas. Quando utilizadas isoladamente, nenhuma das modalidades foi suficiente para determinar a extirpabilidade do tumor, porém, quando associadas, apresentam sensibilidade de 89% para a ressecção do câncer.[18] O *PET-scan* (PET) também tem sido comparado à EE e à TC na identificação do câncer de pâncreas.[19] A EE e o PET mostraram ser mais sensíveis que a TC helicoidal na detecção da lesão, sendo o PET superior à EE na detecção das metástases a distância. Embora a TC helicoidal, a RM, a angiografia, a PET e a EE sejam úteis no estadiamento do câncer de pâncreas, a sobrevida para os pacientes portadores desse tipo de tumor ainda permanece trágica.[20]

TABELA 190.5

Estudos comparando EE e TC no câncer de pâncreas

Séries	Detecção		Acurácia para ressecabilidade		Sensibilidade para invasão vascular	
	EE	TC	EE	TC	EE	TC
Legmann[15]	27/27	25/27	20/22	19/22	6/7	7/7
Midwinter[16]	33/34	26/34	25/30	23/30	13/16	9/16
Tierney[17]			30/31	25/31	16/16	10/16
Mertz[18]	29/31	16/31	16/16	13/16	6/6	3/6
Total	97%	73%	91%	83%	91%	64%
Valor P* 0,001	menor que 0,001 *teste exato de Fischer	0,02				

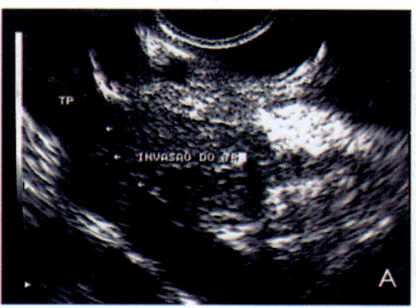 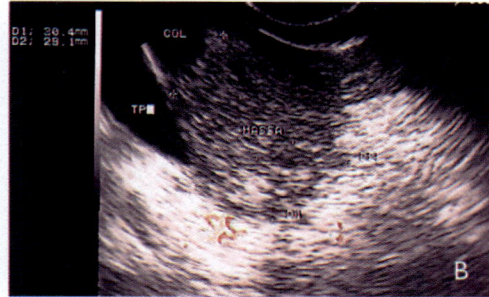

FIGURA 190.7

(A) Imagem ecoendoscópica de massa hipoecóica, heterogênea, de limites imprecisos, que invade grande extensão do sistema porta; (B) Imagem ecoendoscópica de câncer de pâncreas que invade o colédoco e o tronco porta. Ambas as lesões foram classificadas como uT3

PUNÇÃO ASPIRATIVA ECOGUIADA COM AGULHA FINA (EE-PAAF)

A punção aspirativa do pâncreas pode ser guiada pela TC ou pela EE, mas a EE tem a vantagem de poder realizá-la no mesmo momento do estadiamento.[21] Além da boa sensibilidade no diagnóstico do câncer de pâncreas, entre 75% e 80%, a EE-PAAF apresenta menor risco de pancreatite.[22-24]

Tada e colaboradores[25] realizaram punção ecoguiada com ecoendoscópios lineares em 26 adenocarcinomas pancreáticos, utilizaram a dosagem do K-ras e encontraram sensibilidade de 62%, especificidade de 100%, valor preditivo positivo de 100%, valor preditivo negativo de 44% e acurácia de 71%. Ylagan e colaboradores[26] revisaram 80 pacientes com adenocarcinomas pancreáticos suspeitos à EE e submetidos à punção ecoguiada com aparelhos lineares. Relataram sensibilidade de 78%, especificidade de 100%, valor preditivo positivo de 100% e valor preditivo negativo de 78%.[26]

Raut e colaboradores[27] revisaram o desempenho da punção ecoguiada em 233 pacientes com massas pancreáticas (216 adenocarcinomas), encontrando sensibilidade, especificidade e acurácia de 91%, 100% e 92% respectivamente.[27]

Estudos demonstram que a PAAF obtém tecido necessário ao diagnóstico antes de se iniciar a quimioterapia ou a radioterapia.[21] Entretanto, nas lesões possivelmente extirpáveis, alguns autores advogam não haver necessidade da PAAF, uma vez que o paciente será submetido à cirurgia de qualquer forma.[28]

Existem os que argumentam que, nos casos de tumores extirpáveis, a punção ecoguiada não altera a conduta a ser seguida. Por outro lado, usando o teorema de Bayes, Hunt e colaboradores[29] argumentaram que um resultado negativo para malignidade pela punção ecoguiada pode reduzir a probabilidade de câncer a um nível no qual os riscos de uma cirurgia de Whipple sobrepujam seus possíveis benefícios. Os autores sugerem que novos estudos sejam feitos na tentativa de avaliar a existência de tal efeito.

Outro capítulo importante da EE-PAAF no diagnóstico do câncer do pâncreas é o diagnóstico diferencial entre pancreatite crônica focal e câncer em pacientes com pancreatite crônica. Os métodos de imagem existentes pouco contribuem para essa finalidade. Assim, a EE-PAAF torna-se uma ferramenta que pode de alguma forma auxiliar o médico nesse desafio.

Tivemos a oportunidade de estudar prospectivamente 59 pacientes com pancreatite crônica que em algum momento de sua evolução desenvolveram massa pancreática. Todos esses pacientes foram encaminhados à EE para realizar a PAAF e tentar confirmar a presença ou não de câncer. A sensibilidade, a especificidade e a acurácia da EE-PAAF para diferenciar pancreatite crônica focal de adenocarcinoma foram de 87,5%, 100% e 98,3% respectivamente. Esse trabalho mostra que a EE-PAAF é um bom método para esse diagnóstico diferencial (Figura 190.8).[30]

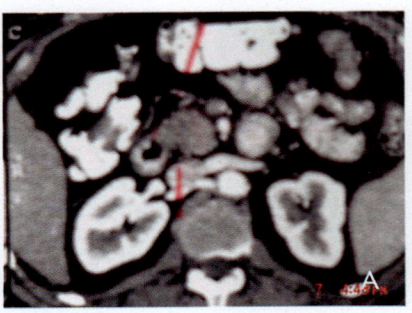 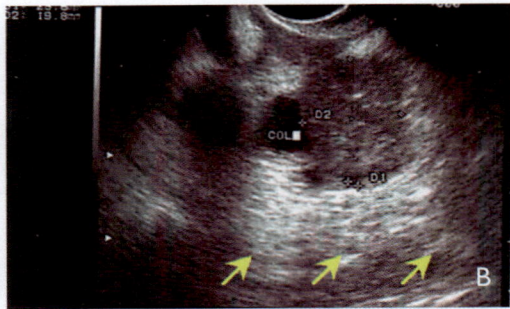 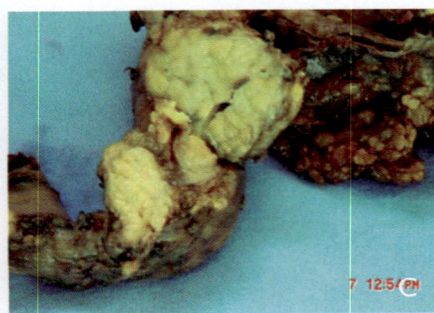

FIGURA 190.8

(A) Imagem tomográfica de massa na cabeça do pâncreas em paciente com pancreatite crônica; (B) Imagem ecoendoscópica de câncer do pâncreas com invasão do colédoco. Note que o parênquima periférico apresenta sinais de pancreatite crônica (setas). Essa massa foi classificada à ecoendoscopia como uT2NoMx; (C) Peça operatória confirmando o achado de neoplasia em pancreatite crônica. Essa massa media à cirurgia 2,8 cm por 1,9 cm

CÂNCER DE PAPILA

A presença do câncer de papila é suspeitada diante de um quadro de icterícia com dilatação do colédoco e/ou do ducto pancreático principal (DPP) evidenciado por métodos de imagem. O prognóstico é mais favorável que o do câncer de pâncreas,[31-35] com sobrevida de 38% em cinco anos contra 16% para o câncer de pâncreas no mesmo período. Seu diagnóstico é realizado pela obtenção de fragmentos de biópsias durante a colangiopancreatografia endoscópica retrógrada (CPRE) (Figuras 190.9 e 190.10).

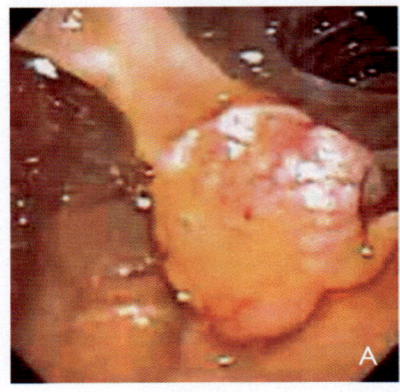 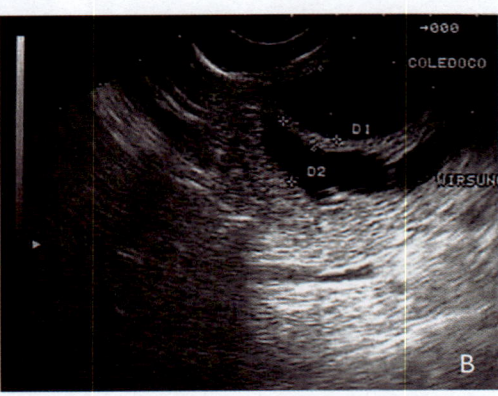

FIGURA 190.9

(A) Imagem endoscópica de lesão vegetante da papila duodenal de pequenas proporções; (B) Imagem ecoendoscópica de câncer da papila duodenal com dilatação do colédoco e do DPP

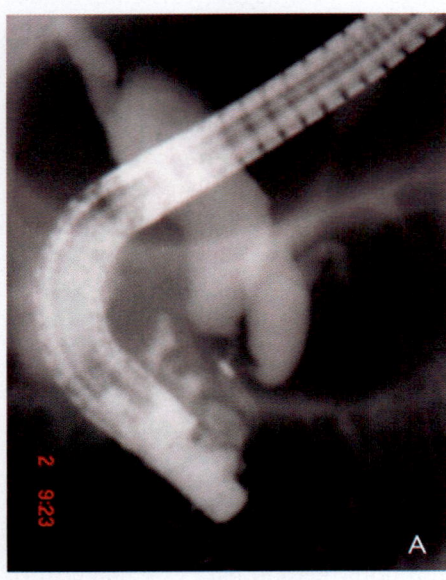 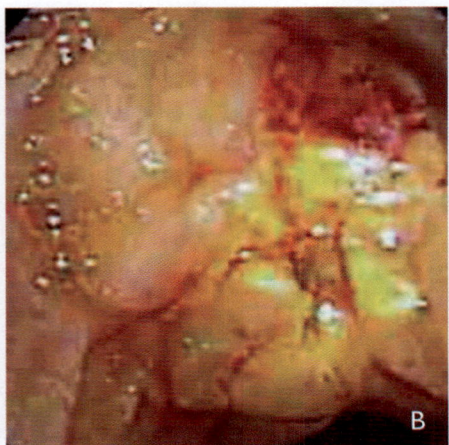 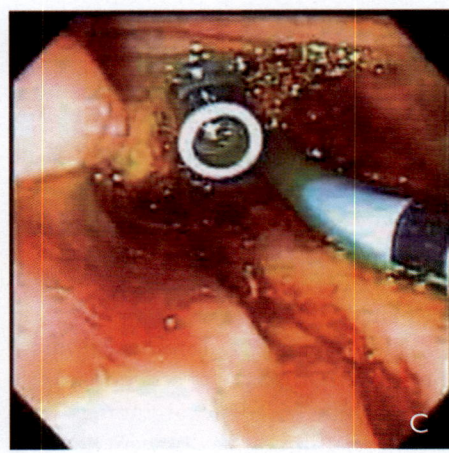

FIGURA 190.10

(A) Imagem radiológica que confirma os achados ecoendoscópicos; (B) Remoção endoscópica da lesão com alça de polipectomia; (C) Colocação de próteses em colédoco e pâncreas

TABELA 190.6

Estadiamento do câncer de papila

TNM – Classificação Clínica
T – Tumor Primário
TX O tumor primário não pode ser avaliado
T0 Não há evidência de tumor primário
Tis Carcinoma *in situ*
T1 Tumor limitado à ampola de Vater ou ao esfíncter de Oddi
T2 Tumor que invade a parede duodenal
T3 Tumor que invade o pâncreas
T4 Tumor que invade partes moles peripancreáticas ou outros órgãos ou estruturas adjacentes
N – Linfonodos Regionais
NX Os linfonodos regionais não podem ser avaliados
N0 Ausência de metástase em linfonodos regionais
N1 Metástase em linfonodos regionais
M – Metástase a Distância
MX A presença de metástase a distância não pode ser avaliada
M0 Ausência de metástase a distância
M1 Metástase a distância

Muitos autores têm avaliado a acurácia da ecoendoscopia (EE) na sua detecção (Figura 190.11) e no estádio do carcinoma da papila e a compararam com as demais modalidades diagnósticas (Tabela 190.6).

Midwinter e colaboradores[36] avaliaram 34 pacientes com suspeita de neoplasia de pâncreas e de papila por TC e

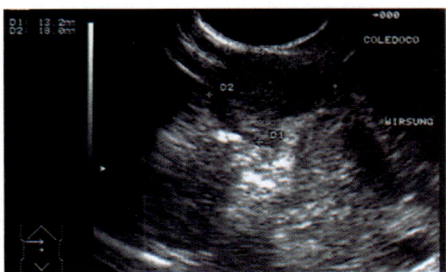

FIGURA 190.11

Imagem ecoendoscópica de tumor de papila de 1,8 cm

EE. A TC revelou a presença de oito lesões, sendo seis extirpáveis: três carcinomas de papila (de 9 mm a 15 mm de diâmetro) e três carcinomas ductais (de 15 mm a 30 mm de diâmetro). Cinco delas foram também identificadas pela EE.

Howard e colaboradores[37] avaliaram 21 pacientes com tumores periampulares. A EE foi mais sensível que a TC na detecção de lesões menores que 3 cm de diâmetro (100% *versus* 56%).

Shoup e colaboradores[38] também demonstraram que a EE é mais acurada que a TC na detecção de tumores periampulares menores que 2 cm (90% *versus* 70%). Tio e colaboradores[39] avaliaram nódulos tumorais metastáticos (TNM) de carcinomas ampulares e pancreáticos pela EE pré-operatória, comparando os resultados com a histologia e/ou a cirurgia. A EE foi acurada no estadiamento da profundidade do

tumor (T) e no estadiamento dos nódulos linfáticos metastáticos (N), assim como na avaliação da invasão vascular como critério de inextirpabilidade. A acurácia geral no estadiamento do carcinoma de papila foi de 84%. Kubo e colaboradores[40] encontraram acurácia geral de 74% no estadiamento dos tumores pela EE (em comparação com a histologia) e de 67%, 71% e 83% para estádio T1, T2 e T3 respectivamente. A acurácia para o estadiamento N foi de 63%. No diagnóstico da invasão pancreática, a acurácia ecoendoscópica foi de 86%; a sensibilidade, de 83%; e a especificidade, de 87%.

Cannon e colaboradores[41] compararam a acurácia da EE, a da TC, a da RM e a da angiografia no estadiamento dos tumores ampulares. A EE foi significantemente mais acurada que a TC e a RM na detecção da profundidade da lesão (EE: 78%; TC: 24%; RM: 46%), porém, sem diferença estatisticamente significante para o estádio N.

Em relação à angiografia, a EE obteve sensibilidade de 50% e especificidade de 100% na detecção da invasão vascular tumoral. A importância da EE na detecção da invasão vascular tumoral relaciona-se à extirpabilidade da lesão. Pacientes com invasão dos vasos peripancreáticos ou com metástases a distância não são candidatos à ressecção curativa. Um estádio pré-operatório acurado é essencial na seleção dos doentes candidatos à cirurgia curativa em relação àqueles sujeitos ao tratamento paliativo. A TC helicoidal tem obtido melhores imagens da vascularização peripancreática.

Tierney e colaboradores[42] avaliaram 47 pacientes: 38 com adenocarcinoma pancreático e 9 com adenocarcinoma de papila pela TC helicoidal e pela EE, tendo a cirurgia como método *gold-standard*. Nove pacientes apresentaram lesão inextirpável à cirurgia, das quais seis foram visualizadas pela EE (sensibilidade de 67%) e três pela TC helicoidal (sensibilidade de 33%; p = 0,35). Quando apenas pacientes com EE de patologias biliares foram selecionados, num total de 245 pacientes, os valores foram de 100% e 33% de acurácia para a EE e para a TC, respectivamente, na detecção da invasão vascular (p = 0,06).

Buscail e colaboradores[28] avaliaram 79 pacientes com suspeita de carcinoma de pâncreas (n = 73) e carcinoma ampular (n = 6). Trinta e seis pacientes apresentaram lesão inextirpável à cirurgia ou o tumor já se mostrava inextirpável pela TC, e os pacientes apresentaram sobrevida média de quatro meses. Nos 15 dos 43 pacientes restantes, a EE mostrou inextirpabilidade em 20 que apresentaram sobrevida de sete a oito meses após cirurgia paliativa ou tratamento clínico. Vinte e três tumores foram inextirpáveis pelos critérios ecoendoscópicos, 9 tiveram cirurgia paliativa (sobrevida média de 6 meses), e 14 pacientes tiveram ressecção curativa do tumor com sobrevida média de 15 meses (para tumor de pâncreas) e 16 meses (para carcinoma ampular).

ECOENDOSCOPIA INTRADUCTAL (EEID)

Sua aplicação é preferida à EE nos tumores pequenos. A EEId com alta resolução pode claramente demonstrar a região da papila duodenal e as camadas musculares do esfíncter de Oddi. Itoh e colaboradores[43] analisaram sua utilidade no diagnóstico da extensão do câncer de papila de Vater e compararam com o diagnóstico histológico. A acurácia geral foi 87,5%. No estádio (N), a sensibilidade foi de 66,7%, e a especificidade, de 91,3%.

COLANGIOCARCINOMA

É doença rara, representando cerca de 2% a 3% dos tumores das vias biliares.[44-46] No momento do diagnóstico, grande parte dos doentes apresenta-se ictérica e com estenose da via biliar proximal à TC ou à CPRE. O hepatocarcinoma, as metástases e as lesões benignas mimetizando tumor de Klatskin participam do diagnóstico diferencial desse carcinoma,[46] porém técnicas de imagem isoladas não

TABELA 190.7

Estadiamento do câncer de vias biliares

T Tumor
T0 Não há evidência de tumor primário
Tis Carcinoma *in situ*
T1 Tumor confinado ao ducto biliar
T2 Tumor que invade além da parede do ducto biliar
T3 Tumor que invade o fígado, a vesícula biliar, o pâncreas e/ou, unilateralmente, as tributárias da veia porta (direita ou esquerda) ou da artéria hepática (direita ou esquerda)
T4 Tumor que invade qualquer uma das seguintes estruturas: veia porta principal ou suas tributárias bilateralmente, artéria hepática comum ou outras estruturas adjacentes, p. ex., cólon, estômago, duodeno, parede abdominal
N – Linfonodos regionais
NX Os linfonodos regionais não podem ser avaliados
N0 Ausência de metástase em linfonodos regionais
N1 Metástase em linfonodos regionais
M – Metástase a distância
MX A presença de metástase a distância não pode ser avaliada
M0 Ausência de metástase a distância
M1 Metástase a distância

são capazes diferençar essas lesões. A confirmação histológica, por sua vez, é difícil devido à sua localização e às suas dimensões, ficando a CPRE limitada a apenas localizá-la.[47] Com o crescimento das opções terapêuticas, o correto estádio passou a ficar cada vez mais fundamental para o manejo dessas lesões.

Atualmente, várias são as opções disponíveis para se obter o diagnóstico histológico pré-operatório. A CPRE apresenta sensibilidade de 18% a 70% no diagnóstico das neoplasias biliares, em geral por meio do escovado das estenoses biliares.[44-47] Já para a detecção do colangiocarcinoma especificamente, a CPRE tem apresentado valores superiores, em torno de 20% a 80%.[47-49]

A obtenção de tecido pela via trans-hepática também tem sido descrita, assim como a biópsia laparoscópica ecoguiada por ultra-som nos pequenos tumores.[33,50] A ultra-sonografia tem permitido visualizar áreas de difícil acesso e detectar tumores intra-hepáticos em cerca de 87% dos casos, demonstrando uma massa hipoecóica no parênquima hepático com dilatação dos ductos periféricos.[51]

A aplicação da EE na detecção do colangiocarcinoma data de cerca de 15 anos. Tio e colaboradores[52] utilizaram a EE no estádio do carcinoma do ducto hepático comum com acurácia para as lesões T2 e T3 de 70% e 90% respectivamente (Tabela 190.7). A superestima ocorreu em 30%, e a subestima, em 10% dos casos (Figura 190.12). A sensibilidade para o estádio N foi de 93%, porém, com baixa especificidade (18%) e baixa acurácia (53%).

Fritscher-Ravens e colaboradores[53] avaliaram dez pacientes com estenose do ducto hepático comum no hilo he-

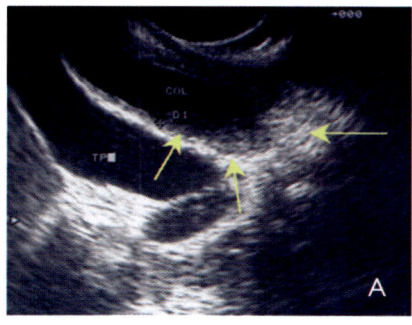
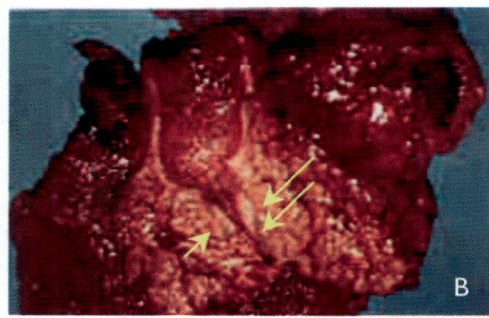

FIGURA 190.12

(A) Imagem ecoendoscópica de colangiocarcinoma. Observe a tênue densidade hipoecóica no interior do colédoco, que está dilatado; (B) Confirmação dos achados ecoendoscópicos pela cirurgia. As setas correlacionam os achados

pático, diagnosticada pela TC e/ou pela CPRE. A EE-PAAF obteve material adequado em nove casos e, como resultado, diagnosticou colangiocarcinoma em sete casos e hepatocarcinoma em um. Não houve complicações.

A EEId tem sido aplicada com a finalidade de diagnóstico e estádio desses tumores, com alta acurácia para a detecção da invasão portal e baixa acurácia para a invasão da artéria hepática.[33,54-56]

A EE, como método minimamente invasivo nesses casos de colangiocarcinoma, tem-se mostrado sensível, permitindo a obtenção de fragmentos por meio da PAAF com grande segurança. Poucos relatos são encontrados na literatura. Ainda hoje vemos pouco interesse na aplicação da EE e da EE-PAAF no estudo dos tumores hilares obstrutivos, mesmo com o progresso da EE nos últimos anos. Novos estudos são necessários para que a EE ganhe seu espaço em definitivo no manejo dos tumores das vias biliares, pois existem ainda muitas dúvidas a ser resolvidas.

REFERÊNCIAS BIBLIOGRÁFICAS

1. Gudjonsson B. Cancer of the pancreas. 50 years of surgery. Cancer 1987;60(9):2284-303.

2. Ahmad NA, Lewis JD, Ginsberg GG, Haller DG, Morris JB, Williams NN et al. Long term survival after pancreatic resection for pancreatic adenocarcinoma. Am J Gastroenterol 2001;96(9):2609-15.

3. Gress FG, Hawes RH, Savides TJ, Ikenberry SO, Cummings O, Kopecky K et al. Role of EUS in the preoperative staging of pancreatic cancer: a large single-center experience. Gastrointest Endosc 1999;50(6):786-91.

4. Palazzo L, Roseau G, Gayet B, Vilgrain V, Belghiti J, Fekete F et al. Endoscopic ultrasonography in the diagnosis and staging of pancreatic adenocarcinoma. Results of a prospective study with comparison to ultrasonography and CT scan. Endoscopy 1993;25(2):143-50.

5. Tio TL, Tytgat GN, Cikot RJ, Houthoff HJ, Sars PR. Ampullopancreatic carcinoma: preoperative TNM classification with endosonography. Radiology 1990;175(2):455-61.

6. Grimm H, Maydeo A, Soehendra N. Endoluminal ultrasound for the diagnosis and staging of pancreatic cancer. Baillieres Clin Gastroenterol 1990;4(4):869-88.

7. Muller MF, Meyenberger C, Bertschinger P, Schaer R, Marincek B. Pancreatic tumors: evaluation with endoscopic US, CT, and MR imaging. Radiology 1994;190(3):745-51.

8. Yasuda K, Mukai H, Nakajima M, Kawai K. Staging of pancreatic carcinoma by endoscopic ultrasonography. Endoscopy 1993;25(2):151-5.

9. Ardengh JC, Paulo GA, Ferrari A. Endoscopic ultrasonography-guided fine-needle aspiration for TN staging and vascular injury in patients with pancreatic carcinoma. Gastrointest Endosc 2002;56(4):AB92.

10. Rosch T, Braig C, Gain T, Feuerbach S, Siewert JR, Schusdziarra V et al. Staging of pancreatic and ampullary carcinoma by endoscopic ultrasonography. Comparison with conventional sonography, computed tomography, and angiography. Gastroenterology 1992;102(1):188-99.

11. Ardengh JC, Paulo GA, Ferrari A. Pancreatic carcinoma smaller than 3.0 cm: endosonography in diagnosis, staging and prediction of resectability. HPB 2003;5(4):226-30.

12. Ahmad NA, Lewis JD, Ginsberg GG, Rosato EF, Morris JB, Kochman ML. EUS in preoperative staging of pancreatic cancer. Gastrointest Endosc 2000;52(4):463-8.

13. Brugge WR, Lee MJ, Kelsey PB, Schapiro RH, Warshaw AL. The use of EUS to diagnose malignant portal venous system invasion by pancreatic cancer. Gastrointest Endosc 1996;43(6):561-7.

14. Snady H, Bruckner H, Siegel J, Cooperman A, Neff R, Kiefer L. Endoscopic ultrasonographic criteria of vascular invasion by potentially resectable pancreatic tumors. Gastrointest Endosc 1994;40(3):326-33.

15. Ardengh JC, Rosenbaum P, Ganc AJ, Goldenberg A, Lobo EJ, Malheiros CA et al. Role of EUS in the preoperative localization of insulinomas compared with spiral CT. Gastrointest Endosc 2000;51(5):552-5.

16. Diehl SJ, Lehmann KJ, Sadick M, Lachmann R, Georgi M. Pancreatic cancer: value of dual-phase helical CT in assessing resectability. Radiology 1998;206(2):373-8.

17. Ahmad NA, Kochman ML, Lewis JD, Kadish S, Morris JB, Rosato EF et al. Endosonography is superior to angiography in the preoperative assessment of vascular involvement among patients with pancreatic carcinoma. J Clin Gastroenterol 2001;32(1):54-8.

18. Ahmad NA, Lewis JD, Siegelman ES, Rosato EF, Ginsberg GG, Kochman ML. Role of endoscopic ultrasound and magnetic resonance imaging in the preoperative staging of pancreatic adenocarcinoma. Am J Gastroenterol 2000;95(8):1926-31.

19. Mertz HR, Sechopoulos P, Delbeke D, Leach SD. EUS, PET, and CT scanning for evaluation of pancreatic adenocarcinoma. Gastrointest Endosc 2000;52(3):367-71.

20. Legmann P, Vignaux O, Dousset B, Baraza AJ, Palazzo L, Dumontier I et al. Pancreatic tumors: comparison of dual-phase helical CT and endoscopic sonography. AJR Am J Roentgenol 1998;170(5):1315-22.

21. Ardengh JC, Ferrari A. Tissue diagnosis of pancreatic lesions by endosonography guided fine-needle aspiration. Hepato-Gastroenterology 1998;45(II):418-21.

22. Faigel DO, Ginsberg GG, Bentz JS, Gupta PK, Smith DB, Kochman ML. Endoscopic ultrasound-guided real-time fine-needle aspiration biopsy of the pancreas in cancer patients with pancreatic lesions. J Clin Oncol 1997;15(4):1439-43.

23. Williams DB, Sahai AV, Aabakken L, Penman ID, van Velse A, Webb J et al. Endoscopic ultrasound guided fine needle aspiration biopsy: a large single centre experience. Gut 1999;44(5):720-6.

24. Voss M, Hammel P, Molas G, Palazzo L, Dancour A, O'Toole D et al. Value of endoscopic ultrasound guided fine needle aspiration biopsy in the diagnosis of solid pancreatic masses. Gut 2000;46(2):244-9.

25. Tada M, Komatsu Y, Kawabe T, Sasahira N, Isayama H, Toda N et al. Quantitative analysis of K-ras gene mutation in pancreatic tissue obtained by endoscopic ultrasonography-guided fine needle aspiration: clinical utility for diagnosis of pancreatic tumor. Am J Gastroenterol 2002;97(9):2263-70.

26. Ylagan LR, Edmundowicz S, Kasal K, Walsh D, Lu DW. Endoscopic ultrasound guided fine-needle aspiration cytology of pancreatic carcinoma: a 3-year experience and review of the literature. Cancer 2002;96(6):362-9.

27. Raut CP, Grau AM, Staerkel GA, Kaw M, Tamm EP, Wolff RA et al. Diagnostic accuracy of endoscopic ultrasound-guided fine-needle aspiration in patients with presumed pancreatic cancer. J Gastrointest Surg 2003;7(1):118-26; discussion 127-8.

28. Buscail L, Pages P, Berthelemy P, Fourtanier G, Frexinos J, Escourrou J. Role of EUS in the management of pancreatic and ampullary carcinoma: a prospective study assessing resectability and prognosis. Gastrointest Endosc 1999;50(1):34-40.

29. Hunt GC, Faigel DO. Assessment of EUS for diagnosing, staging, and determining resectability of pancreatic cancer: a review. Gastrointest Endosc 2002;55(2):232-7.

30. Ardengh JC, Paulo GA, Cury MS, Hervoso CM, Ornellas LC, Lima LFP et al. The role of endoscopic ultrasound (EUS) with fine needle aspiration (EUS-FNA) in the differential diagnosis of focal chronic pancreatitis (FCP) and pancreatic adenocarcinoma (PAC). Gastrointest Endosc 2005;61(5):AB270.

31. Liu CL, Lo CM, Chan JK, Poon RT, Fan ST. EUS for detection of occult cholelithiasis in patients with idiopathic pancreatitis. Gastrointest Endosc 2000;51(1):28-32.

32. Yasuda K. Ultrasonic probes for pancreaticobiliary strictures. Gastrointest Endosc 1996;43(2 Pt 2):S35-7.

33. Tamada K, Ueno N, Tomiyama T, Oohashi A, Wada S, Nishizono T et al. Characterization of biliary strictures using intraductal ultrasonography: comparison with percutaneous cholangioscopic biopsy. Gastrointest Endosc 1998;47(5):341-9.

34. Tamada K, Kanai N, Tomiyama T, Ohashi A, Wada S, Satoh Y et al. Prediction of the histologic type of bile duct cancer by using intraductal ultrasonography. Abdom Imaging 1999;24(5):484-90.

35. Farrell RJ, Agarwal B, Brandwein SL, Underhill J, Chuttani R, Pleskow DK. Intraductal US is a useful adjunct to ERCP for distinguishing malignant from benign biliary strictures. Gastrointest Endosc 2002;56(5):681-7.

36. Midwinter MJ, Beveridge CJ, Wilsdon JB, Bennett MK, Baudouin CJ, Charnley RM. Correlation between spiral computed tomography, endoscopic ultrasonography and findings at operation in pancreatic and ampullary tumours. Br J Surg 1999;86(2):189-93.

37. Howard TJ, Chin AC, Streib EW, Kopecky KK, Wiebke EA. Value of helical computed tomography, angiography, and endoscopic ultrasound in determining resectability of periampullary carcinoma. Am J Surg 1997;174(3):237-41.

38. Shoup M, Hodul P, Aranha GV, Choe D, Olson M, Leya J et al. Defining a role for endoscopic ultrasound in staging periampullary tumors. Am J Surg 2000;179(6):453-6.

39. Tio TL, Sie LH, Kallimanis G, Luiken GJ, Kimmings AN, Huibregtse K et al. Staging of ampullary and pancreatic carcinoma: comparison between endosonography and surgery. Gastrointest Endosc 1996;44(6):706-13.

40. Kubo H, Chijiiwa Y, Akahoshi K, Hamada S, Matsui N, Nawata H. Pre-operative staging of ampullary tumours by endoscopic ultrasound. Br J Radiol 1999;72(857):443-7.

41. Cannon ME, Carpenter SL, Elta GH, Nostrant TT, Kochman ML, Ginsberg GG et al. EUS compared with CT, magnetic resonance imaging, and angiography and the influence of biliary stenting on staging accuracy of ampullary neoplasms. Gastrointest Endosc 1999;50(1):27-33.

42. Tierney WM, Francis IR, Eckhauser F, Elta G, Nostrant TT, Scheiman JM. The accuracy of EUS and helical CT in the assessment of vascular invasion by peripapillary malignancy. Gastrointest Endosc 2001;53(2):182-8.

43. Itoh A, Goto H, Naitoh Y, Hirooka Y, Furukawa T, Hayakawa T. Intraductal ultrasonography in diagnosing tumor extension of cancer of the papilla of Vater. Gastrointest Endosc 1997;45(3):251-60.

44. Klatskin G. Adenocarcinoma of the hepatic duct at its bifurcation within the porta hepatis. An unusual tumor with distinctive clinical and pathological features. Am J Med 1965;38:241-56.

45. Blumgart LH, Benjamin IS. Cancer of the bile ducts. In: Blumgart LH, editor. Surgery of the liver and biliary tract. New York: Churchill Livingstone; 1994. P. 967-95.

46. Verbeek PC, van Leeuwen DJ, de Wit LT, Reeders JW, Smits NJ, Bosma A et al. Benign fibrosing disease at the hepatic confluence mimicking Klatskin tumors. Surgery 1992;112(5):866-71.

47. Foutch PG, Kerr DM, Harlan JR, Manne RK, Kummet TD, Sanowski RA. Endoscopic retrograde wire-guided brush cytology for diagnosis of patients with malignant obstruction of the bile duct. Am J Gastroenterol 1990;85(7):791-5.

48. Venu RP, Geenen JE, Kini M, Hogan WJ, Payne M, Johnson GK et al. Endoscopic retrograde brush cytology. A new technique. Gastroenterology 1990;99(5):1475-9.

49. Ferrari AP Jr, Lichtenstein DR, Slivka A, Chang C, Carr-Locke DL. Brush cytology during ERCP for the diagnosis of biliary and pancreatic malignancies. Gastrointest Endosc 1994;40(2 Pt 1):140-5.

50. Ido K, Nakazawa Y, Isoda N, Kawamoto C, Nagamine N, Ono K et al. The role of laparoscopic US and laparoscopic US-guided aspiration biopsy in the diagnosis of multicentric hepatocellular carcinoma. Gastrointest Endosc 1999;50(4):523-6.

51. Hann LE, Greatrex KV, Bach AM, Fong Y, Blumgart LH. Cholangiocarcinoma at the hepatic hilus: sonographic findings. AJR Am J Roentgenol 1997;168(4):985-9.

52. Tio TL, Cheng J, Wijers OB, Sars PR, Tytgat GN. Endosonographic TNM staging of extrahepatic bile duct cancer: comparison with pathological staging. Gastroenterology 1991;100(5 Pt 1):1351-61.

53. Fritscher-Ravens A, Broering DC, Sriram PV, Topalidis T, Jaeckle S, Thonke F et al. EUS-guided fine-needle aspiration cytodiagnosis of hilar cholangiocarcinoma: a case series. Gastrointest Endosc 2000;52(4):534-40.

54. Kuroiwa M, Goto H, Hirooka Y, Furukawa T, Hayakawa T, Naitoh Y. Intraductal ultrasonography for the diagnosis of proximal invasion in extrahepatic bile duct cancer. J Gastroenterol Hepatol 1998;13(7):715-9.

55. Tamada K, Ido K, Ueno N, Ichiyama M, Tomiyama T, Nishizono T et al. Assessment of portal vein invasion by bile duct cancer using intraductal ultrasonography. Endoscopy 1995;27(8):573-8.

56. Tamada K, Ido K, Ueno N, Ichiyama M, Tomiyama T, Nishizono T et al. Assessment of hepatic artery invasion by bile duct cancer using intraductal ultrasonography. Endoscopy 1995;27(8):579-83.

PARTE 28

DOENÇAS DAS VIAS BILIARES

CAPÍTULO 191

DIFICULDADE DE DIAGNÓSTICO E TÉCNICAS DE EXTRAÇÃO DE CÁLCULOS

José Celso Ardengh

Artur A. Parada • Luiz Felipe Pereira de Lima

DIFICULDADE DE DIAGNÓSTICO

A coledocolitíase ocorre, na grande maioria dos casos, como complicação de uma colecistolitíase devido à migração do cálculo vesicular para o colédoco, ocorrendo em mais de 15% dos pacientes submetidos à colecistectomia. Apesar de ser uma doença freqüente e de podermos contar com vários métodos de diagnóstico, ainda não contamos com um único método acurado e superior aos demais que seja suficiente para a confirmação do diagnóstico.[1]

MÉTODOS DIAGNÓSTICOS

COLANGIOPANCREATORRES-SONÂNCIA MAGNÉTICA (CPRM)

A CPRM realizada na seqüência T2 revela a via biliar com um sinal de alta intensidade ou como uma estrutura clara, sem uso de meio de contraste, radiação ou instrumentos. Esse sinal de alta intensidade evidenciado à CPRM permite a detecção dos cálculos coledoceanos que são observados como defeitos de baixo sinal de intensidade rodeado por bile, de alto sinal. Ela tem como vantagem o fato de obter imagens da via biliar sem o risco associado à instrumentação, à administração de contraste ou à radiação, além de não requerer sedação e permitir a visualização de lesão sólida no interior do colédoco ou fora dele. Porém, mesmo com o avanço dos *softwares*

utilizados na radiologia, a CPRM ainda fornece imagens tão boas quanto às da CPRE. Apesar de detectar cálculos menores que 3 mm, quando se trata de avaliar a porção distal do colédoco sua sensibilidade diminui, tanto para cálculos quanto para tumores, devido ao ar presente na segunda porção duodenal (Figura 191.1). A claustrofobia pode ser um fator limitante ao método, havendo necessidade da sedação em muitos casos, assim como a presença de marcapassos e clipes e da obesidade, que também a limitam.[2]

Estudos têm analisado a acurácia da CPRM no diagnóstico da coledocolitíase. Em uma metanálise com dez estudos realizados, nove utilizaram a colangiopancreatografia endoscópica retrógrada como método *gold-standard*. Sete dos nove demonstraram alta concordância entre ambos os métodos com sensibilidade e especificidade superiores a 90%. Em relatos de Guibaud[2] e Stiris,[3] porém, a sensibilidade e a especificidade foram de 81% e 98%, e de 88% e 94%, respectivamente.

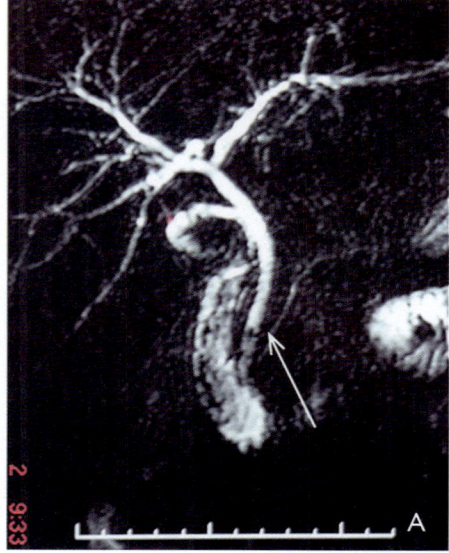
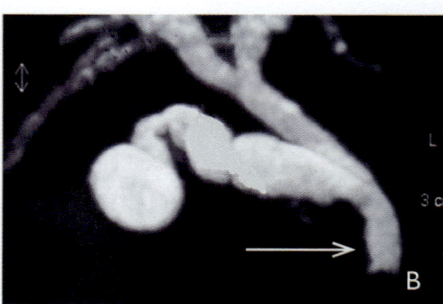

FIGURA 191.1

Imagens de CPRM. (A) Imagem ovalar de baixo sinal localizada na porção terminal do colédoco (seta); (B) Área de baixo sinal localizada na parte distal, bem junto à papila duodenal (seta)

Sugyama e colaboradores[4] compararam a CPRM e a CPRE no diagnóstico da coledocolitíase levando-se em conta o diâmetro do cálculo. Em 97 pacientes analisados, a CPRE obteve sensibilidade e especificidade de 100%, enquanto a CPRM demonstrou 91% de sensibilidade e mesma especificidade. Para cálculos com diâmetro entre 11 mm e 27 mm, a sensibilidade da CPRM foi de 100%; entre 6 mm e 10 mm, de 89%; e entre 3 mm e 5 mm, de 71%. A Tabela 191.1 mostra os resultados obtidos pela metanálise. Os estudos da literatura demonstram boa concordância entre os métodos sem superioridade de um para o outro.

COLANGIOPANCREA-TOGRAFIA ENDOSCÓPICA RETRÓGRADA (CPRE)

A CPRE foi um método introduzido em 1960 e, assim como as demais ferramentas diagnósticas aplicadas no estudo da via biliar, obteve considerada melhora na sua qualidade nas últimas décadas, sendo hoje o padrão-ouro na detecção da coledocolitíase (Figura 191.2).

Frey e colaboradores[11] obtiveram índices de sensibilidade de 90%, especificidade de 98%, e acurácia de 96% na avaliação da coledocolitíase. Porém, com o surgimento da CPRM, a CPRE passou a ser utilizada como ferramenta terapêutica, uma vez que para o diagnóstico a acurácia da CPRM tem sido alta em muitas séries e com menores riscos ao paciente.[5,12,13] A CPRE se destaca por permitir a realização do diagnóstico e da terapêutica em uma mesma sessão, além de permitir a coleta de bile na investigação da microlitíase (Figura 191.2).

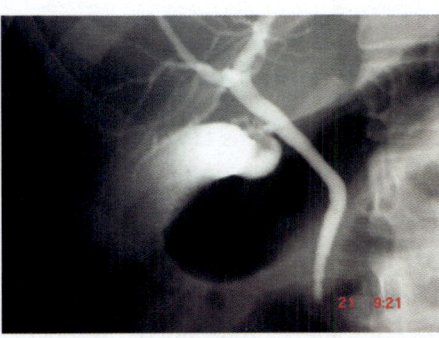

FIGURA 191.2

Imagem de CPRE. Observar a presença de diminutas falhas de enchimento no interior da vesícula biliar, que representa a presença de microlitíase

Porém, por ser um método invasivo, pode cursar com complicações tais como hemorragia, perfuração, pancreatite, colangite e efeitos adversos cardiorrespiratórios devido à sedação. Entretanto, não são só as complicações que limitam o método; a dificuldade de canulação da papila e da não-opacificação da via biliar também ocorre em cerca de 5%,[14] além dos pacientes gastrectomizados, com apnéia do sono e com patologias da coluna cervical, que impedem a realização de um exame ideal. Chen e colaboradores[15] realizaram a CPRE em 336 pacientes com coledocolitíase. O sucesso de canulação ocorreu em 98% dos casos, e a remoção do cálculo, em 90% dos casos. Não houve óbito. Esses resultados demonstram que a CPRE é um exame importante no manejo desse tipo de doente.

ECOENDOSCOPIA (EE)

Apesar de a CPRE ser considerada padrão-ouro para o diagnóstico da coledocolitíase, vimos acima que existem importantes limitações para essa técnica. A modalidade diagnóstica que deveria substituir a CPRE necessitaria ser minimamente invasiva, ou não-in-

TABELA 191.1

Colangiopancreatorressonância magnética no diagnóstico da coledocolitíase

	N°	Método	Sensibilidade (%)	Especificidade (%)	Comentários
Demartines[5]	40	CPRM	100	90	Bom
Gyuibaud[2]	126	CPRM	81	98	Razoável
Holzknecht[6]	61	CPRM	92	96	Bom
			85	93	
Lomas[7]	69	CPRM	100	97	Bom
Soto[8]	51	CPRM	96	100	Bom, 1 FN CPRE
Stiris[3]	50	CPRM	88	94	Bom
Varghese[9]	100	CPRM	93	99	Bom
Varghese[10]	191	CPRM	91	98	Bom
Sugiyama[4]	97	CPRM	91	100	Razoável
		CPRE	100	100	

vasiva, e possuir a mesma acurácia. Os dados da literatura indicam que a EE tem essas características, com acurácia de 95% em média para o diagnóstico da coledocolitíase (Figura 191.3).[16-19] Com o uso da alta freqüência (7,5 MHz a 12 MHz), a EE obtém resolução de menos de 1 mm, tornando-a o melhor método de imagem na avaliação da via biliar extra-hepática. Tem a vantagem de ser menos invasiva e conseqüentemente apresentar menor índice de complicações em relação à CPRE.

Isso foi demonstrado por Ardengh e colaboradores,[20] que estudaram a vesícula biliar de 36 doentes com pancreatite aguda sem causa aparente com ultra-som abdominal e TC normais. A sensibilidade, a especificidade e a acurácia da EE comparada à cirurgia para a detecção de microcálculos (cálculos menores que 3 mm) foi de 92,6%, 55,6% e 83,2%, respectivamente.

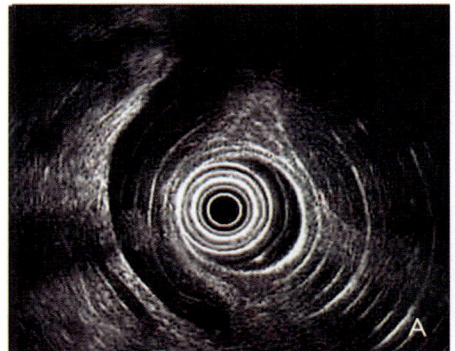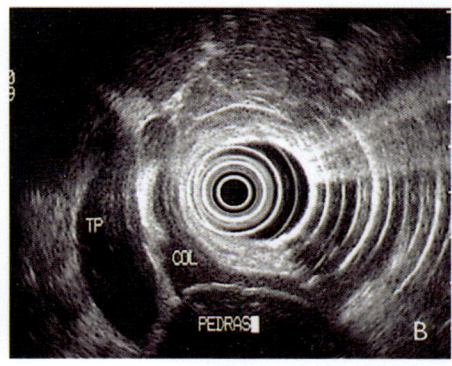

FIGURA 191.3

Imagens ecoendoscópicas de áreas arciformes hiperecóicas, acompanhadas por sombra acústica; (A) Cálculo localizado no colédoco terminal; (B) Cálculo impactado na papila

Em nove estudos comparando a EE à CPRE, três demonstraram maior acurácia da EE sobre a CPRE, porém sem diferença estatística significante.[21-23] Em todos, exceto no estudo de Chak e colaboradores, a especificidade foi idêntica entre os métodos.[24] Ele demonstrou especificidade de 100% para a EE contra 87% para a CPRE.[24] A Tabela 191.2 demonstra os resultados dos nove estudos.

Dittrick e colaboradores[30] avaliaram 30 pacientes com suspeita de coledoco-

TABELA 191.2

Ecoendoscopia no diagnóstico da coledocolitíase

Autor	Nº	Método	Sensibilidade (%)	Especificidade (%)	Comentário
Sugyiama[25]	24	EE	100	100	Idêntico à CPRE
Prat[21]	119	EE	94	98	Bom
Burtin[22]	68	EE	97	97	
		CPRE	91	97	Razoável
Canto[26]	64	EE	84	98	Bom
		CPRE	95	98	
Norton[23]	46	EE	88	96	Razoável
		CPRE	79	92	
Dancygier[27]	41	EE	94	100	Razoável
		CPRE	100	100	
Polkowski[28]	50	EE	91	100	Razoável
		CPRE	91	100	
Sugiyama[29]	142	EE	96	100	Razoável
		CPRE	100	100	
Chak[24]	36	EE	91	100	Bom
		CPRE	92	87	

litíase, mas com CPRE normal. Alterações foram evidenciadas em 27 de 30 pacientes (90%), sendo 9,3% de coledocolitíase e 11,3% de barro biliar, 8,2% de pancreatite e 7,2% de colelitíase. A CPRE foi realizada após os diagnósticos dados pela EE, e nenhum novo caso de cálculo foi diagnosticado.

Se a EE é um exame que apresenta sensibilidade semelhante ao exame considerado como padrão-ouro (CPRE), por que não realizá-la antes da CPRE, para melhor indicar o tipo de conduta terapêutica a ser adotada e, além disso, por que não fazer ao mesmo tempo?

Os autores publicaram em 2000 sua experiência em realizar a EE imediatamente antes da CPRE e demonstraram que a detecção de microcálculos no colédoco parece ser efetiva pela EE. Estudamos prospectivamente 22 pacientes com pancreatite aguda sem causa aparente. A EE foi realizada imediatamente antes da CPRE. Em 15 casos foi confirmada a presença de cálculos com tamanho médio de 5 mm (3 mm a 6 mm). A sensibilidade, a especificidade e a acurácia da EE e da CPRE foram de 86,7%, 80%, 77,3% contra 53,3%, 100%, 68,2%, respectivamente (Figura 191.4).[31]

Com essa prerrogativa, também Rocca e colaboradores[32] relataram os resultados do uso de um ecoduodenoscópio radial em 19 doentes com dor abdominal e alteração dos testes hepáticos. A EE foi realizada antes da CPRE e, na observação de cálculos (4 doentes) ou barro biliar (12 doentes), imediatamente a cateterização e a papilotomia eram realizadas. A subseqüente CPRE associada à esfincterotomia confirmou o diagnóstico em todos os pacientes. O cateterismo da via biliar pela CPRE não foi possível em um doente. A EE mostrou sinais de pancreatite crônica em três casos. Fato importante foi que a realização da EE seguida à CPRE associada à esfincterotomia foi rápida e segura (tempo médio de 27 minutos). Essa nova forma de abordagem pareceu aos autores uma maneira factível e segura de abordagem da via biliopancreática, tornando a CPRE um procedimento única e exclusivamente terapêutico, diminuindo as chances de complicações advindas desse método quando usado isoladamente para o diagnóstico.

Outro estudo que fala a favor desse tipo de manejo em pacientes com suspei-

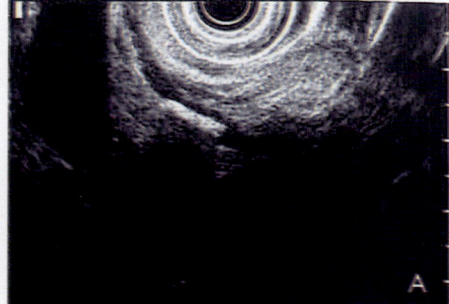

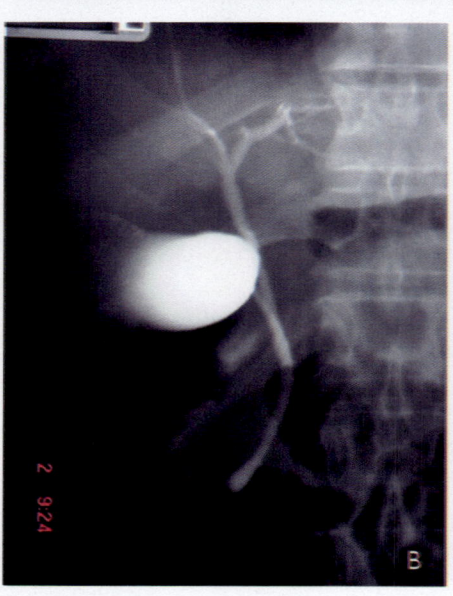

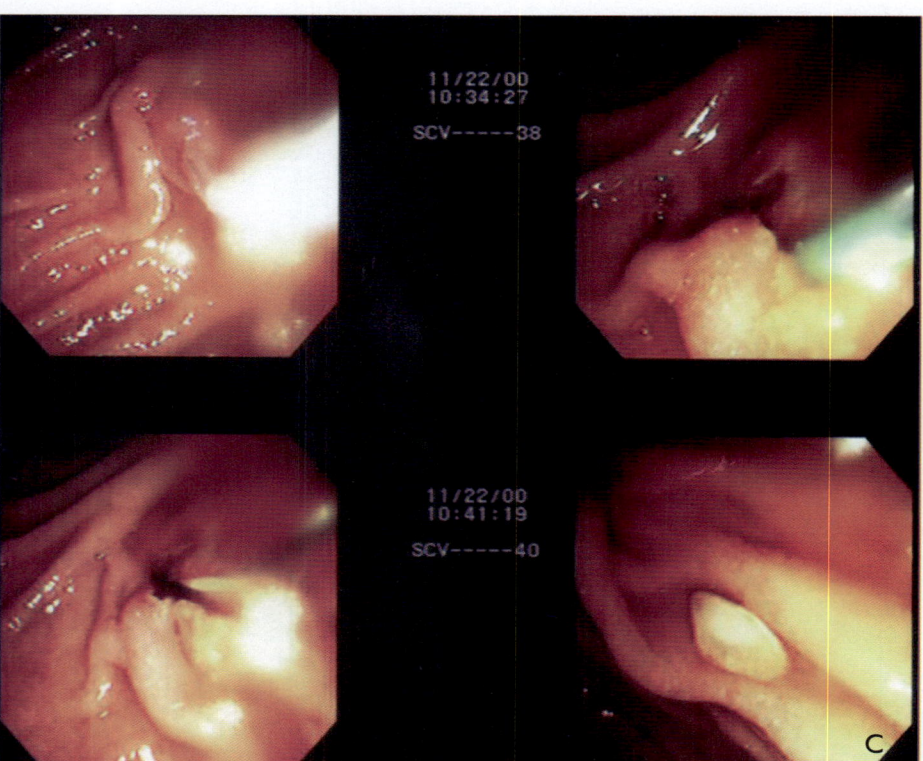

FIGURA 191.4

(A) Imagem ecoendoscópica de diminuto cálculo no interior da via biliar principal; (B) Imagem radiológica após injeção de contraste, onde não foi possível reparar o cálculo; (C) Após a esfincterotomia, observamos sua saída

ta de coledocolitíase avaliou o desempenho diagnóstico da EE à CPRE durante uma mesma sessão. Aljebreen e Azzam[33] estudaram prospectivamente 48 pacientes com suspeita de coledocolitíase. Antes da CPRE, a EE foi realizada ao mesmo tempo pelo mesmo endoscopista. A EE revelou a presença de coledocolitíase em 20 pacientes (42%). A sensibilidade, a especificidade e acurácia da EE no diagnóstico da coledocolitíase foram de 91%, 96% e 94%, respectivamente. Os resultados desse estudo mostram que a EE apresenta papel importante no diagnóstico de cálculos no colédoco e que a sua realização imediatamente antes da CPRE não adicionou qualquer tipo de complicação, devendo ser pensada em pacientes com essa doença.

Outro exame que tem sido comparado à EE é a CPRM. Cinco estudos prospectivos, auto-pareados e duplo-cegos mostram que a EE é superior à CPRM na detecção de cálculos.[34-36] Outros dois estudos, também com as mesmas características dos anteriores, mostram que os exames apresentam a mesma sensibilidade.[37,38] Aube e colaboradores[38] estudaram 45 pacientes com suspeita de coledocolitíase. O padrão-ouro foi a CPRE em 20 doentes, a colangiografia intra-operatória em 14 e o seguimento clínico em 11. Todos os pacientes foram submetidos a exames de forma satisfatória e não ocorreram quaisquer tipos de complicações. A sensibilidade e a especificidade para a EE e a CPRM foram de 93,7% e 96,5% e de 87,5% e 96,5%, respectivamente, não havendo diferença estatística.

COLANGIOPANCREATO-GRAFIA POR TOMOGRAFIA COMPUTADORIZADA (CTC)

A CTC permite a visualização da árvore biliar com utilização de meio de contraste (retrógrado ou intravenoso), com reconstrução de uma imagem virtual. Em sete estudos comparando a CTC com a CPRE no diagnóstico da coledocolitíase, três utilizaram a CPRE, dois a CPRE com papilotomia e outros

dois utilizaram outros métodos como padrão-ouro. Três variações da CTC foram usadas: ausência de contraste biliar (três estudos, n = 142), contraste endovenoso biliar (dois estudos, n = 95) e contraste oral (dois estudos, n = 80). Nos estudos de Jimenez Cuenca,[39] Neitlich[40] e Soto,[41] o método foi considerado de boa qualidade.

Soto e colaboradores[41] demonstraram baixa concordância entre a CPRE e a CTC sem contraste em estudo com 51 pacientes (sensibilidade de 65% e especificidade de 84%). A CTC com contraste oral nesse mesmo estudo e em outro, também de Soto e colaboradores[8] com 26 pacientes, a CTC apresentou maior concordância com a CPRE (sensibilidade e especificidade de 90%).

Outros dois estudos examinaram a CTC com contraste intravenoso e demonstraram maior sensibilidade e especificidade para a CPRE.[28,42] Em outros dois estudos que utilizaram a CPRE com papilotomia como padrão-ouro mostraram sensibilidade de 80% e 88%, respectivamente, e especificidade de 100% e 97%, respectivamente.[39,40]

Apesar de muitos estudos demonstrarem boa concordância entre a CTC e a CPRE no diagnóstico da coledocolitíase, alguns estudos com métodos padrão-ouro independentes demonstram melhor sensibilidade e especificidade para a CPRE. Porém, esses estudos apresentaram um número de pacientes muito baixo (Tabela 191.3).

TÉCNICAS DE EXTRAÇÃO DE CÁLCULOS

Antes de extrairmos os cálculos, é necessário o afastamento amplo e pérvio da musculatura da papila duodenal, obstáculo natural à passagem desses cálculos, para que possamos removê-los com segurança e efetividade. Assim sendo, esse afastamento é produzido pelo endoscopista pela simples secção ou dilatação do orifício papilar. Em primeiro lugar, estudaremos as diversas técnicas idealizadas para a secção da musculatura do esfíncter de Oddi.

ESFINCTEROTOMIA OU PAPILOTOMIA

Essa técnica consiste na realização de uma incisão sobre o trajeto intraduodenal da papila duodenal, com o auxílio de corrente elétrica diatérmica. Pode ser realizada pelas técnicas convencional ou especiais.

TÉCNICA CONVENCIONAL

É a mais utilizada. O duodenoscópio de visão lateral é inserido até a segunda porção duodenal, posicionado em frente à papila, com as corretas manobras de retificação. O papilótomo é exteriorizado até a visualização completa do fio de corte e, a seguir, levemente tracionado. Na seqüência, insere-se o papilótomo profundamente no interior da via biliar para impedir o extravasamento do contraste para o duodeno, posicionado no eixo infundibular, e o papilótomo guiado em direção às 11 horas.

Após a injeção do contraste, o posicionamento do papilótomo é guiado pela radioscopia. Assim que o inserirmos cerca de 3 cm a 4 cm, torna-se difícil saber se ele está situado no interior do colédoco ou do DPP devido à superposição de imagem desses dois canais. Caso haja dúvida, a radiografia se faz necessária. A esfincterotomia é realizada com a conexão do papilótomo ao bisturi, e a papila é submetida à incisão com corrente de corte, lentamente até sua extremidade superior, com a finalidade de evitar a difusão da corrente elétrica para o parênquima pancreático. Nos poucos centímetros restantes para se atingir o infundíbulo, utiliza-se a corrente de coagulação para evitar o sangramento nessa região vascularizada, sempre em direção às 11 horas. Deve-se evitar o corte abrupto da papila (efeito zíper) para que não haja hemorragia.

A esfincterotomia deverá seccionar três estruturas anatômicas: o pólo superior, o seu capuz e o infundíbulo. Após a secção da papila, deveremos visualizar a parte baixa do colédoco. Uma esfincterotomia eficaz deve ter o diâmetro igual

TABELA 191.3

Colangiopancreatotomografia computadorizada no diagnóstico da coledocolitíase

Autor	Nº	Método	Sensibilidade (%)	Especificidade (%)	Comentários
CPRE como método padrão-ouro					
Soto[8]	51	CTC s/c	65	84	Boa
Soto[8]	51	CTC c/c oral	92	92	Boa
Soto[41]		26	CTC c/c oral		Razoável
		Observador 1	93	100	
		Observador 2	86	100	
Método padrão-ouro independente					
Ishikawa[42]	45	CTC c/c EV	71	95	Razoável
		CPRE	100	100	
Polkowski[28]	50	CTC	85	88	Razoável
		CPRE	91	100	
CPRE + papilotomia como método padrão-ouro					
Jimenez[39]	40	CTC s/c	80	100	Boa
Neitlich[40]	51	CTC s/c	88	97	Boa

s/c: sem contraste; c/c: com contraste

ao da via biliar principal ou permitir a passagem de um balão de oclusão inflado. A cesta de Dormia é passada, alcançando os cálculos e promovendo sua remoção.

TÉCNICAS ESPECIAIS

Neste capítulo é avaliada a inventividade dos endoscopistas que durante a prática da CPRE encontram pela frente dificuldades para o cateterismo seletivo da via biliar, impedindo a realização da técnica convencional, o que tornou o exame difícil e incorporou maior risco ao doente. Apesar da evolução técnica, de equipamentos e de acessórios, o índice de falha da opacificação da via biliar ocorre em cerca de 10% a 15% dos casos mesmo em mãos experientes.[43,44]

Dessa forma, a papila duodenal, com a intenção da abordagem da via biliopancreática, deve ser tratada de forma especial por várias modalidades técnicas que serão descritas a seguir.

PRÉ-CORTE DA PAPILA DUODENAL

Essa técnica consiste em seccionar a borda superior do canal comum para facilitar o acesso à via biliar. Ela poderá ser realizada com o papilótomo comum acoplado a um bisturi diatérmico, por um cateter onde uma lâmina é exteriorizada por mais ou menos 5 mm na sua extremidade,[43] ou por um papilótomo de tração especial, com um fio de corte curto (1 cm), saindo da sua extremidade.[44] A incisão é praticada a partir do orifício papilar na direção correspondente à posição habitual da via biliar (11 horas).

Ao passar a corrente elétrica, devemos modificar a posição do cateter de pré-corte em direção ao infundíbulo. A corrente ideal a ser utilizada é a de corte puro, evitando-se a corrente de coagulação, que pode se difundir pelo parênquima pancreático. O sucesso do pré-corte é atingido ao se visualizar a

saída de bile pelo orifício feito com a lâmina. No caso de dificuldade em se promover a saída da bile, podemos realizar uma incisão mais profunda ou longa, com cerca de 2 mm a 3 mm, porém o risco de complicações aumentará com o aumento da incisão. Assim que a saída de bile é observada, introduzimos o papilótomo convencional para realizar a secção completa do esfíncter.

O risco de complicações do pré-corte é muito discutido e depende diretamente da técnica utilizada e da experiência do operador. Apesar de alguns autores não descreverem complicações em suas curtas séries de 15 a 18 casos, o pré-corte é considerado um procedimento de risco. Os principais são perfuração duodenal ou biliar, pancreatite e colangite, caso a esfincterectomia não possa ser completada. Por esses motivos, a taxa de complicações de um pré-corte é mais elevada que a de uma esfincterectomia convencional.[45] Essa técnica deve ser, portanto, evitada ao máximo pelos principiantes, pois há o risco de se agravar o quadro do paciente.[46]

FÍSTULA COLEDOCODUODENAL

Consiste em se criar um orifício artificial próximo à papila. Descrita por Osnes e colaboradores[47] e Schapira e colaboradores,[48] essa técnica é realizada quando há abaulamento da papila no interior do lúmen duodenal, causado por um cálculo nessa região ou um tumor. Ao utilizarmos uma corrente de corte puro, realizamos uma incisão sobre a mucosa duodenal, com 10 mm de extensão, recobrindo o infundíbulo biliar. A manobra de posicionamento e retificação citada anteriormente deverá ser realizada. Em seguida, separamos os tecidos seccionados com a ponta do bisturi diatérmico e com a lâmina recolhida a fim de se visualizar o infundíbulo biliar, que se mostra como um cordão longitudinal. Seccionamos então o infundíbulo o mais próximo possível da papila. A seguir introduzimos o papilótomo *standard* na via biliar para seccionar o infundíbulo em toda sua extensão. Em alguns raros casos, é possível cateterizar o trajeto entre o orifício papilar e o infundíbulo e completar a secção do esfíncter.

ESFINCTEROTOMIA RETRÓGRADA

Outra técnica especial é a esfincterotomia guiada por via retrógrada, que consiste em introduzir por via endoscópica um fio-guia dentro da via biliar e em seguida deslizar o papilótomo de 7 F de duplo-canal sobre ele. Essa técnica é utilizada quando não se consegue obter um cateterismo profundo com um cateter ou um papilótomo. A técnica comporta os seguintes passos: colocar o endoscópio na posição do cateterismo biliar convencional anteriormente descrito e avançar a extremidade do fio-guia no orifício papilar. Essa técnica não é possível se o orifício papilar não é visualizado. A seguir, insere-se lenta-

mente o fio-guia no interior da via biliar principal até a região intra-hepática. Caso o fio não progrida após tê-lo avançado 2 cm ou 3 cm, provavelmente ele estará situado na via pancreática, o que poderá ser confirmado pela injeção lenta e cuidadosa do contraste após avançar-se o cateter sobre o fio-guia. Após inserir o fio-guia na via biliar, sobre ele avançamos o cateter e injetamos o contraste (Figura 191.5).

Confirmada a cateterização, retira-se o cateter, deixando o fio-guia no interior do colédoco, e insere-se o papilótomo de duplo-canal sobre ele. Retira-se o guia e pratica-se a papilotomia de acordo com a técnica *standard*. Essa técnica evita as complicações existentes no pré-corte e pode ser aplicada por iniciantes.

Ultimamente muitos endoscopistas têm preferido iniciar o cateterismo com o papilótomo de duplo-canal. No caso de cateterismo difícil, esse acessório pode ser utilizado com o intuito de introduzir o fio-guia no interior da via biliar e em seguida deslizar o papilótomo sobre ele em um único movimento, facilitando assim a papilotomia *standard*.

ESFINCTEROTOMIA ANTERÓGRADA

Consiste em introduzir, por via percutânea trans-hepática, um fio-guia ou um cateter no interior da via biliar e avançá-lo através da papila no lúmen da segunda porção duodenal. Em seguida, por via endoscópica, introduzimos o papilótomo no interior da via biliar sobre o fio-guia recuperado na segunda porção duodenal. Essa técnica,

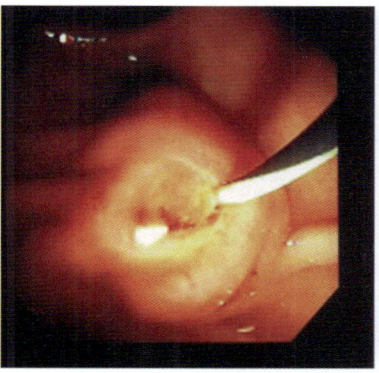
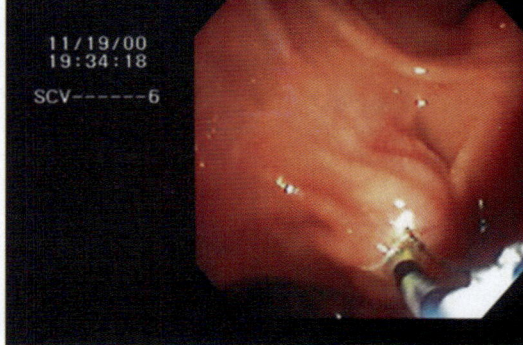
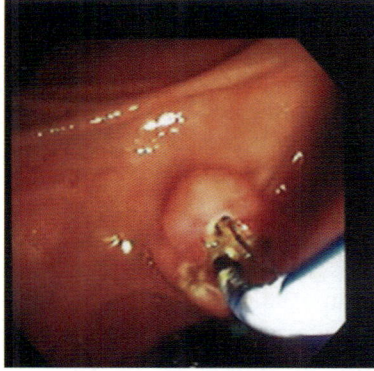
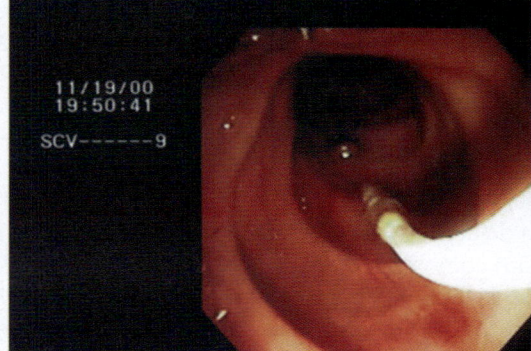

FIGURA 191.5

Imagem endoscópica de esfincterotomia retrógrada. A imagem superior esquerda mostra o fio-guia posicionado no interior da via biliar. As imagens superior direita e inferior esquerda demonstram a esfincterotomia. Na última imagem, nota-se a presença de um microcálculo

combinando o método percutâneo com o método endoscópico, foi descrita pela primeira vez em 1981.[46,49] Os passos a serem realizados são: inicia-se com a colangiografia percutânea trans-hepática com o paciente em decúbito dorsal puncionando a via biliar do segmento VI com uma agulha de grosso calibre, o que permite a passagem do fio-guia, avançando-o no interior da via biliar até o duodeno, através da papila, sob fluoroscopia. A colocação de um cateter sobre o fio-guia facilita essa manobra. A seguir introduzimos o duodenoscópio e o recuperamos, pois ele sai pela papila. Introduzimos o papilótomo no interior da via biliar. Várias técnicas podem ser utilizadas na realização dessa manobra: o papilótomo é inserido sobre o guia enquanto esse é retirado lentamente. Se isso não for possível, podemos dilatar a papila com um balão de dilatação até 6 mm para facilitar a passagem do papilótomo.[50] Outra forma seria inserir um balão de dilatação por via percutânea sobre o guia, dilatando a papila de forma a permitir a inserção do papilótomo. Ou então podemos criar uma papila artificial passando um dreno de 12 F sobre o fio-guia, drenando a via biliar pelo orifício percutâneo.

Quando o paciente possuir um dreno de Kehr, outra técnica anterógrada possível é a inserção do fio-guia por esse dreno até a saída pela papila na segunda porção duodenal.[51-53] No caso de uma anastomose coledocoduodenal latero-lateral, o fio-guia pode ser inserido pela anastomose e avançado em direção à papila.[50]

Os riscos associados a essa técnica são o de fístula biliar no momento em que se realiza o trajeto percutâneo de 12 F ou o de hemorragia externa ou interna, assim como o da dilatação da papila, que pode levar à pancreatite aguda.[49]

ESFINCTEROTOMIA DESCENDENTE

É a introdução de um papilótomo dentro da via biliar pelo dreno de Kehr ou por meio de uma anastomose coledocoduo-denal para realizar a esfincterotomia sob controle endoscópico. Os passos a seguir para essa técnica são: introduzir o papilótomo pelo dreno de Kehr ou na anastomose coledocoduodenal, introduzir o videoendoscópio para controlar o posicionamento correto do papilótomo na papila e realizar a papilotomia sob visão endoscópica. Ao contrário das técnicas anterógrada e retrógrada, o endoscópio é utilizado unicamente para visualizar o procedimento em tempo real, sem que se introduza nenhum acessório no canal operatório. Outra variante é introduzir o coledocoscópio no interior da via biliar para se realizar a papilotomia.[54] O papilótomo é introduzido no interior do canal operatório, e a papilotomia é realizada.

A papilotomia descendente a partir de um orifício fistuloso coledocoduodenal litiásico ou artificial, criado pela incisão do pólo superior do infundíbulo biliar distante da papila, que também pode ser realizado.[55] O duodenoscópio de visão lateral permite a introdução de um papilótomo padrão de tração no orifício fistuloso avançando-o através do orifício papilar para a realização da secção do esfíncter do alto para baixo. A papilotomia descendente com papilótomo padrão introduzido na via biliar pela via percutânea trans-hepática ou pelo trajeto pelo dreno de Kehr.[56]

ESFINCTEROTOMIA TRANS-HEPÁTICA

Introduz-se o papilótomo no interior da via biliar de forma percutânea e trans-hepática e em seguida corta-se a papila sob controle radiológico.[57] Essa técnica deve ser realizada quando a papila não pode ser abordada por via endoscópica. Isso pode ocorrer em pacientes gastrectomizados com anastomose gastrojejunal comportando uma alça aferente longa, o que não permite o acesso à papila mesmo com longo aparelho, ou nos pacientes com gastrectomia total. A técnica cursa com os seguintes passos: realização de uma colangiografia percutânea trans-hepática; colocação de um dreno biliar externo-interno de calibre suficiente para permitir a passagem de um papilótomo; introdução do papilótomo de tração dentro do dreno biliar externo-interno; retirada do dreno biliar pela parte baixa do colédoco; colocação do papilótomo no nível da junção coledocoduodenal guiado pela injeção de contraste sob o controle radiológico; e realização da papilotomia. O risco de complicações é difícil de precisar devido aos poucos relatos da literatura. Para evitá-las, alguns autores têm proposto a simples dilatação da papila com balão ou simplesmente a extração de cálculos pelo fígado, caso ele seja de pequena dimensão.

ESFINCTEROTOMIA EM PACIENTES GASTRECTOMIZADOS

Outro problema que necessita de técnica especial e é difícil de ser resolvido é a esfincterectomia em pacientes gastrectomizados com anastomose gastrojejunal. Nesse caso particular, duas dificuldades são encontradas: a progressão pela alça aferente e a introdução do papilótomo na posição correta. Em geral, a alça eferente é facilmente visualizada e situada abaixo e à esquerda, enquanto a alça aferente é mais proximal e alta. Em certos casos, um ângulo agudo entre a alça aferente e a anastomose gastrojejunal não permite a introdução do endoscópio no interior da alça aferente, mesmo quando utilizamos o aparelho de visão frontal. No caso da anastomose jejuno-jejunal, as dificuldades são ainda maiores e podemos utilizar a seguinte técnica para facilitar a progressão do endoscópio até a papila: introduzir o cateter pela via percutânea trans-hepática ou pelo dreno de Kehr,[58] no interior da via biliar, avançando-o através da papila pelo lúmen duodenal o máximo possível; introduzir o endoscópio na procura da extremidade do cateter (pode-se injetar azul de metileno por ele para visualizar a alça no nível da anastomose); capturar o cateter com alça de polipectomia ou uma cesta e retirá-lo através do canal operatório do endoscópio; colocar um fio-guia dentro do cateter para enrijecêlo; passar o endoscópio sobre o cateter, que servirá como guia até a papila.

A papila é abordada no sentido inverso com o papilótomo orientado para baixo, ou seja, no sentido oposto à via biliar, o que pode ser ineficaz e/ou arriscado. Essa técnica foi possível em 23 pacientes nos quais o papilótomo foi posicionado corretamente em somente dois casos, e duas complicações foram observadas (duas hemorragias, sendo uma associada à pancreatite aguda), tratadas de maneira conservadora.[59]

Muitos artifícios técnicos têm sido propostos para se evitar as incisões praticadas na direção oposta ao infundíbulo biliar: utilização de um papilótomo inverso em forma de alça sigmóide, introduzido em um endoscópio de visão lateral com canal de trabalho de 7 F;[60] utilização de um papilótomo de pulsão introduzido por um endoscópio de visão frontal;[56] utilização de um papilótomo especial comportando um fio de corte exteriorizado como uma alça diatérmica e recoberto por um isolamento de teflon sobre a porção em contato com a vertente pancreática na região papilar. A papilotomia é praticada com um videoendoscópio de visão frontal que permite abordar a papila de baixo para cima. O papilótomo é introduzido na via biliar e posicionado corretamente, guiado pela injeção de contraste. O fio de corte é exteriorizado e sua porção externa não-isolada se apóia sob a vertente biliar da região papilar, e então a incisão é reali-

zada. Depois há a incisão da papila e do infundíbulo com um bisturi diatérmico na direção do lúmen duodenal para o lúmen biliar. A utilização de um aparelho de visão lateral facilita o posicionamento à frente da região papilar.

ESFINCTEROTOMIA SOBRE CÁLCULO IMPACTADO

O cálculo impactado na papila constitui um obstáculo à introdução do papilótomo na via biliar. Duas técnicas podem ser tentadas nesse caso: a) papilotomia guiada por via endoscópica retrógrada ou, em caso de falha, por via percutânea trans-hepática anterógrada; b) incisão da papila e do infundíbulo sobre o cálculo com um bisturi diatérmico. A presença do cálculo permite a realização da incisão sem risco de perfuração duodenal ou biliar (Figura 191.6).

ESFINCTEROTOMIA PEROPERATÓRIA

Essa técnica foi proposta por alguns autores a fim de simplificar o ato cirúrgico, tendo a vantagem de evitar a duodenotomia e as manobras traumáticas sobre o esfíncter.[61] Os passos são os seguintes: laparotomia, colecistectomia e colangiografia peroperatória, permitindo confirmar a presença de cálculo na via biliar principal, e introdução do duodenoscópio e do papilótomo de acordo

com a técnica *standard*. Em caso de dificuldade na introdução do papilótomo na via biliar, o cirurgião pode facilitar essa manobra tracionando levemente o joelho inferior do duodeno ou introduzindo uma sonda de Bakes nº 12 na via biliar, avançando-a da papila ao duodeno. Depois ocorrem a limpeza da via biliar no sentido anterógrado e retrógrado e a colangiografia de controle.

TÉCNICAS DE EXTRAÇÃO DE CÁLCULOS

TÉCNICA-PADRÃO

A extração de cálculos é realizada com uma cesta de Dormia ou com um balão extrator (Figura 191.7). A cesta de Dormia é introduzida na via biliar e aberta no interior do colédoco próximo ao cálculo sob controle radioscópico. As manobras sucessivas de abertura e fechamento dessa cesta fazem o cálculo deslizar para o seu interior. A cesta de Dormia é fechada sobre o cálculo que poderá ser extraído junto ao endoscópio pela boca do paciente ou então deixado na segunda porção duodenal. Em alguns casos, o cálculo pode escapar da cesta no momento do seu fechamento, sendo melhor mantê-la aberta durante a sua extração. Deve-se escolher a sonda que melhor se adapta à forma e tamanho do cálculo (helicoidal ou reti-

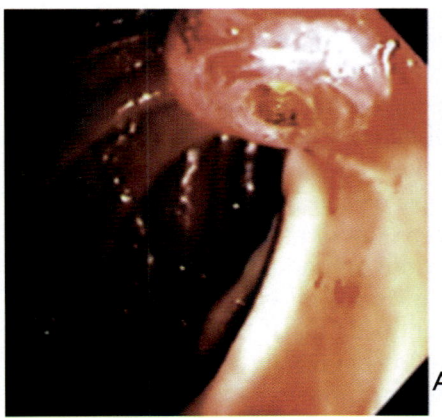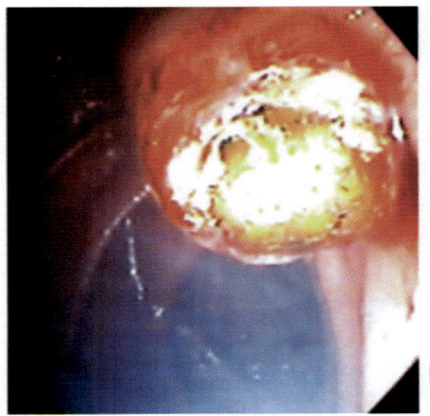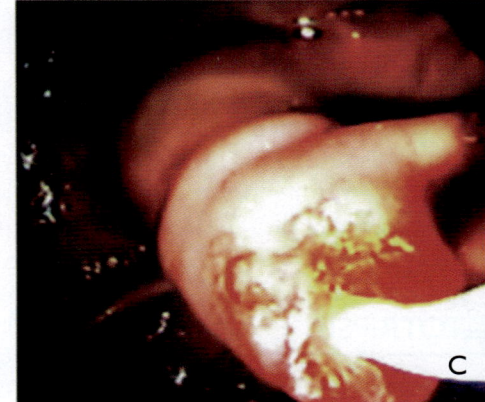

FIGURA 191.6

(A) Cálculo impactado na papila; (B) Após diminuta incisão, observe como ele desceu um pouco. Essa situação dificulta a realização da papilotomia *standard* (C)

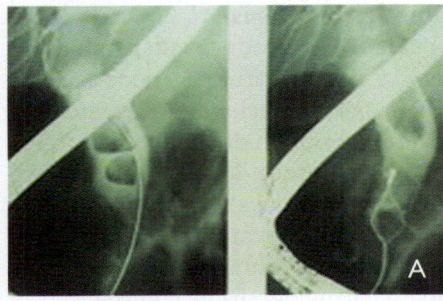

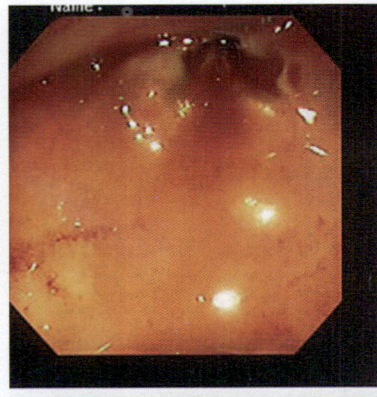

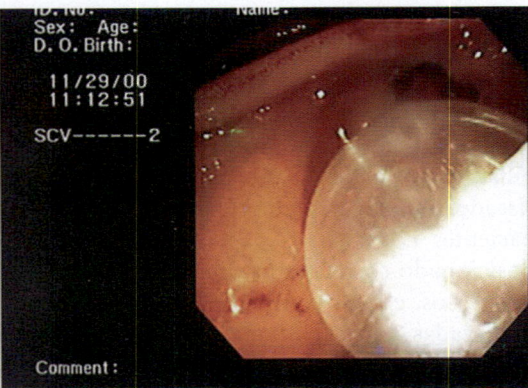

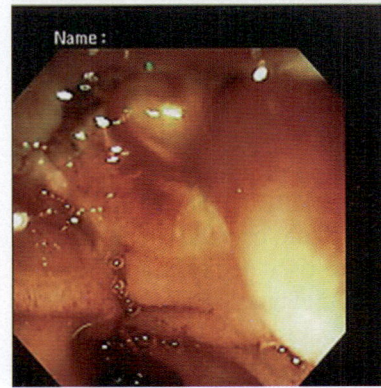

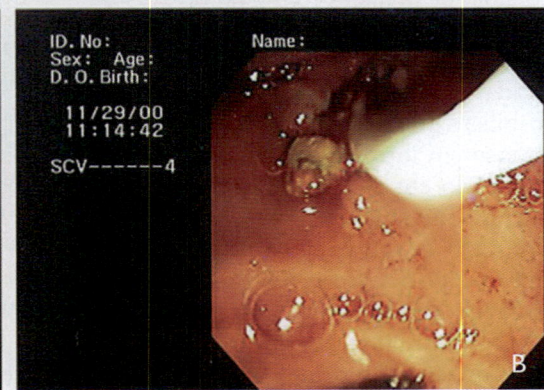

FIGURA 191.7

(A) Imagem radiológica demonstrando uma cesta de Dormia apreendendo um cálculo no interior da via biliar;
(B) Imagem endoscópica da remoção de cálculos com balão extrator

línea, com três ou quatro hastes). Pode ser difícil capturar o cálculo quando ele se encontra na parte alta da via biliar. Nesse caso, podemos mudar o paciente do decúbito lateral para o dorsal, permitindo que o cálculo desça para a parte baixa da via biliar.

Por sua vez, o balão extrator é introduzido na via biliar e avançado acima do cálculo sob controle radiológico. O balão é inflado até o diâmetro da via biliar e tracionado, havendo a saída do cálculo, que se encontra abaixo do balão. O balão deve ser utilizado em casos especiais: nos pequenos cálculos menores que 10 mm de difícil captura com a cesta de Dormia ou nos casos de via biliar em forma de "S", deformando a cesta de Dormia.

LITOTRIPSIA

Essa técnica é utilizada quando a extração de cálculos se torna impossível com uma cesta de Dormia ou com um balão extrator por uma esfincterotomia completa. Em cerca de 5% a 10%

dos casos os cálculos não podem ser removidos pelas causas descritas a seguir: cálculo com diâmetro superior ao diâmetro da esfincterotomia completa, cálculo situado a montante de uma estenose biliar, cálculo impossível de ser capturado pela cesta de Dormia devido à obstrução completa do lúmen da via biliar ou situado dentro de uma via biliar tortuosa. De acordo com a causa, podemos utilizar o litotripsor mecânico ou intracorporal.

LITOTRIPSIA MECÂNICA

O litotripsor mecânico compreende os seguintes elementos: uma cesta de Dormia; uma cobertura metálica semiflexível, permitindo o fechamento forçado da cesta de Dormia a fim de quebrar o cálculo; uma manopla especial que permite exercer a força sobre a cesta. Utilizamos cesta de Dormia de quatro hastes para pequenos cálculos e de três hastes para cálculos maiores que 25 mm. De acordo com o material utilizado, podemos aplicar uma força sobre o cálculo que varia

de 51,2 kg a 124,7 kg.[62] O litotripsor deve ter uma resistência mecânica suficientemente importante para ser eficaz, mas ele deve também ser suficientemente flexível para ser introduzido sem risco dentro da via biliar (Figura 191.8).

Essa técnica comporta os seguintes passos: realizar uma esfincterotomia completa permitindo ver a parte baixa do lúmen da via biliar principal; apreciar as possibilidades de extração de acordo com a técnica *standard*: essas possibilidades dependem da morfologia do colédoco distal. A anatomia do colédoco distal pode ser analisada com precisão pelos estudos radiológicos. Se a morfologia do colédoco distal permitir que se prevejam dificuldades de extração, podemos utilizar o litotripsor de início. Na seqüência, introduzimos o litotripsor dentro do canal operatório do videoendoscópio e capturamos o cálculo que deve ser posicionado no centro da cesta de Dormia para que não deslize durante a litotripsia. Pode-se, também, capturar o cálculo com a cesta, retirar o endoscópio e passar o guia metálico semiflexí-

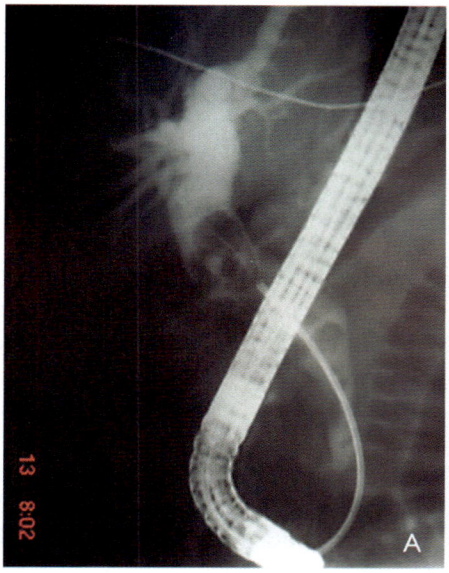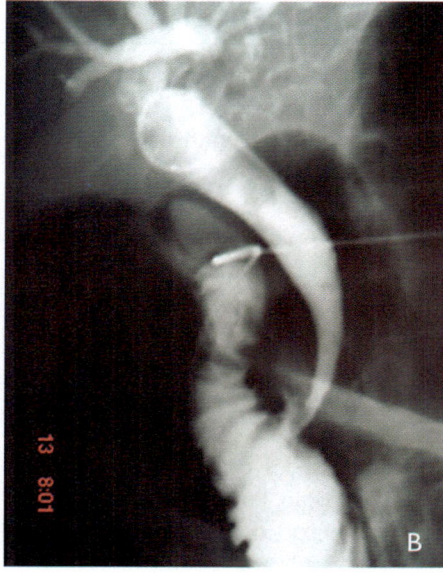

FIGURA 191.8

Imagens radiológicas antes e após a litotripsia mecânica. (A) Litotripsor posicionado sob visão endoscópica e radiológica; (B) Colangiografia pelo dreno nasobiliar após litotripsia

vel sobre ela. Em seguida, fragmentamos o cálculo e removemos os fragmentos com o litotripsor, com uma cesta de Dormia ou com um balão extrator. O índice de sucesso da litotripsia varia de acordo com os diversos autores em 36%, 82,1% e 94,5%.[62,64] Muitos fatores podem explicar esses resultados divergentes: o número limitado de casos publicados, o diâmetro e a composição dos cálculos, a extensão da papilotomia.[65] O índice de sucesso da litotripsia mecânica está ligado ao diâmetro do cálculo e atinge somente 25% caso os cálculos tenham diâmetro mínimo de 25 mm.[44] A qualidade do material também tem importância na litotripsia, e uma força superior a 125 kg permitirá fragmentar cálculos superiores a 25 mm em 85% dos casos.[62]

A litotripsia mecânica é considerada um procedimento de baixo risco.[64,66] As complicações se relacionam com a papilotomia (hemorragia) ou com a falha na tentativa de remover o cálculo (colangite). Por outro lado, podemos observar problemas técnicos como a ruptura da cesta de Dormia no interior da via biliar em 69% dos casos ou do fio de tração em 23% dos casos.[62] Na prática,

a impossibilidade de realizar a litotripsia mecânica ocorre em 86% dos casos e se deve à dificuldade em capturar os cálculos quando eles causam obstrução total do colédoco.[67] Nesses casos, podemos utilizar a técnica da litotripsia sem o uso da cesta de Dormia, chamada de litotripsia intracorpórea.[63]

LITOTRIPSIA INTRACORPÓREA

Consiste em posicionar uma sonda de litotripsia em contato com o cálculo e fragmentá-lo. Três técnicas podem ser utilizadas.

Eletrohidráulica: O material é composto por um gerador elétrico (Litotron®, da empresa Walz Eletronic) e um eletrodo bipolar coaxial flexível de comprimento variável e diâmetro de 1,6 mm que pode ser passado por dentro de um cateter ou do canal de trabalho do endoscópio. O gerador produz uma série de faíscas entre os dois pólos do eletrodo de forma que possamos dosar a intensidade e a freqüência por segundo. Essa descarga elétrica dentro de uma solução isotônica cria uma onda de choque. Essa

onda se propaga pelo interior do líquido em curta distância, e sua energia é absorvida por um meio mais resistente, provocando sua fragmentação. Duas condições se fazem necessárias para uma litotripsia ter sucesso: irrigação permanente sobre o cálculo e contato da sonda com ele. A composição do cálculo (cálcio, pigmentar ou misto) não altera o índice de sucesso. Estudos experimentais em animais demonstram que, se a sonda estiver em contato com a via biliar, a onda de choque pode causar lesões parietais, chegando até mesmo à perfuração.[68,69] Sendo assim, a sonda deve ser posicionada em contato com o cálculo e, para isso, o controle endoscópico tem se mostrado mais eficaz que o radiológico.

Ultra-som: A onda de ultra-som é produzida pela vibração de substâncias piezo-elétricas provocadas por uma descarga elétrica. Com a finalidade de evitar a perda de energia, utilizamos uma sonda metálica rígida e curta para transmitir a onda de pressão do gerador piezo-elétrico ao cálculo. Esse material foi utilizado em séries limitadas de casos [Bean, 1985 #53;Hwang, 1987 #54].

VIAS DE ACESSO

Três vias de acesso são utilizadas para se realizar a litotripsia intracorpórea: a peroral transpapilar ou por meio de uma anastomose coledocoduodenal e a via percutânea trans-hepática, ou pelo trajeto do dreno biliar.

O controle fluoroscópico é insuficiente para guiar com precisão a sonda de litotripsia, e alguns artifícios têm sido usados para corrigir essa técnica: a) união da sonda de litotripsia à cesta de Dormia, o que nem sempre é possível, motivo esse do abandono dessa técnica; b) introdução da sonda de litotripsia no interior de um balão extrator ou de um cateter de Malécot com extremidade móvel, permitindo o posicionamento da sonda no centro do lúmen da via biliar. Apesar das técnicas citadas, o controle endoscópico para o posicionamento da sonda de litotripsia continua sendo o mais preciso.

PERORAL TRANSPAPILAR

A colangioscopia peroral transpapilar utiliza o sistema *mother-babyscope*, que permite explorar a via biliar. Realiza-se uma papilotomia ampla com o duodenoscópio. O duodenoscópio de grosso canal é posicionado junto à papila, e o coledocoscópio é passado pelo interior do canal operatório do endoscópio, inserido no interior do colédoco por meio da papilotomia ampla até ficar em contato com o cálculo. A irrigação necessária para a realização da litotripsia é fornecida pelo canal de trabalho do coledocoscópio, assim como a passagem da sonda de litotripsia, sob visão direta. A fragmentação do cálculo é realizada, e os fragmentos são removidos através do *babyscope* com a utilização de um balão extrator ou de uma cesta de Dormia. Essa técnica tem a vantagem de poder ser praticada ao mesmo tempo da papilotomia. A dificuldade, porém, poderá ocorrer para se manejar o coledocoscópio no interior da via biliar.

Um endoscópio de visão frontal pode ser também introduzido na via biliar, diante de uma papilotomia ampla ou de uma anastomose coledoco-duodenal, ou mesmo com a utilização de aparelhos da linha pediátrica.[71,72] Recentemente aplicamos essa técnica em 2 casos no Hospital 9 de Julho, com videoendoscópio Penta de mm, introduzido por via oral, sem *overtube*. Outra técnica é a passagem do duodenoscópio pelo dreno biliar externo.[73,74] O endoscópio de visão frontal, porém, pode limitar-se à avaliação dos 3 cm distais do colédoco.[75]

PERCUTÂNEA

Na colangioscopia percutânea trans-hepática, utilizamos uma agulha de Chiba para a realização da punção e em seguida realizamos a dilatação do trajeto com balão, de preferência em várias sessões para se evitar complicações como hemorragias e fístulas. Em seguida, introduzimos um fio-guia metálico de 22 F na via biliar para guiar o coledocoscópio. O colangioscópio é então inserido sobre o guia e posicionado em contato com o cálculo. Caso o cálculo se localize no colédoco, não há grandes dificuldades de posicionamento do colangioscópio. Porém, no caso de cálculos intra-hepáticos, em geral se fazem necessárias a utilização de duas vias de acesso (direita e epigástrica) e a passagem do colangioscópio sobre o fio-guia nas vias biliares intra-hepáticas direita e esquerda. A irrigação é feita pelo canal operatório do aparelho, assim como a fragmentação e a extração dos cálculos. Essa técnica apresenta duas desvantagens: a impossibilidade de ser realizada no mesmo tempo da papilotomia caso haja necessidade de se dilatar o trajeto trans-hepático e exposição ao risco de hemorragia e fístulas.[63] Assim, essa técnica deve ser praticada no caso de falha ou impossibilidade das outras técnicas descritas, ficando reservada para as litotripsias intra-hepáticas, residuais ou recidivantes, após uma anastomose hepático-jejunal término-terminal (Figura 191.9).[76,77]

EXTRAÇÃO DE CÁLCULOS SEM PAPILOTOMIA

A papilotomia endoscópica expõe o paciente a complicações imediatas e tardias. A fim de evitá-las, alguns autores propõem a extração de cálculos sem esse procedimento. Essa técnica deve ser praticada em casos selecionados: pacientes jovens, com idade inferior a 50 anos, pacientes com risco elevado de hemorragia (hipertensão portal ou distúrbios de coagulação), cálculos de diâmetro inferior a 15 mm, via biliar de fácil cateterização. A extração pode ser feita por uma papila intacta ou após dilatação da papila com balão extrator.[66,69,78] Os fragmentos dos cálculos são removidos com uma cesta de Dormia, um balão extrator ou um litotripsor. A dilatação expõe o paciente ao risco de pancreatite,[70] e o risco de recidiva é alto, principalmente se houver cálculos na vesícula biliar ou disfunção do esfíncter de Oddi.[79]

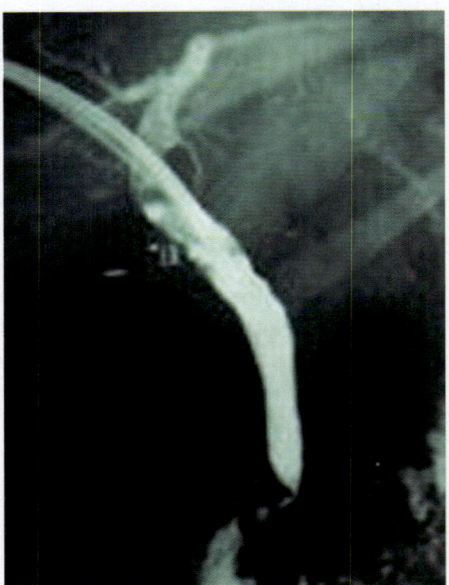

FIGURA 191.9

Controle fluoroscópico do posicionamento do colangioscópio no interior da via biliar após a litotripsia eletroidráulica

REFERÊNCIAS BIBLIOGRÁFICAS

1. Flamm CR, Mark DH, Aronson N. Evidence-based review of ERCP: introduction and description of systematic review methods. Gastrointest Endosc 2002;56(6 Suppl):S161-4.

2. Guibaud L, Bret PM, Reinhold C, Atri M, Barkun AN. Bile duct obstruction and choledocholithiasis: diagnosis with MR cholangiography. Radiology 1995;197(1):109-15.

3. Stiris MG, Tennoe B, Aadland E, Lunde OC. MR cholangio-pancreaticography and endoscopic retrograde cholangio-pancreaticography in patients with suspected common bile duct stones. Acta Radiol 2000;41(3):269-72.

4. Sugiyama M, Atomi Y, Hachiya J. Magnetic resonance cholangiography using half-Fourier acquisition for diagnosing choledocholithiasis. Am J Gastroenterol 1998;93(10):1886-90.

5. Demartines N, Eisner L, Schnabel K, Fried R, Zuber M, Harder F. Evaluation of magnetic resonance cholangiography in the management of bile duct stones. Arch Surg 2000;135(2):148-52.

6. Holzknecht N, Gauger J, Sackmann M, Thoeni RF, Schurig J, Holl J, et al. Breath-hold MR cholangiography with snapshot techniques: prospective comparison with endoscopic retrograde cholangiography. Radiology 1998;206(3):657-64.

7. Lomas DJ, Bearcroft PW, Gimson AE. MR cholangiopancreatography: prospective comparison of a breath-hold 2D projection technique with diagnostic ERCP. Eur Radiol 1999;9(7):1411-7.

8. Soto JA, Alvarez O, Munera F, Velez SM, Valencia J, Ramirez N. Diagnosing bile duct stones: comparison of unenhanced helical CT, oral contrast-enhanced CT cholangiography, and MR cholangiography. AJR Am J Roentgenol 2000;175(4):1127-34.

9. Varghese JC, Farrell MA, Courtney G, Osborne H, Murray FE, Lee MJ. A prospective comparison of magnetic resonance cholangiopancreatography with endoscopic retrograde cholangiopancreatography in the evaluation of patients with suspected biliary tract disease. Clin Radiol 1999;54(8):513-20.

10. Varghese JC, Liddell RP, Farrell MA, Murray FE, Osborne DH, Lee MJ. Diagnostic accuracy of magnetic resonance cholangiopancreatography and ultrasound compared with direct cholangiography in the detection of choledocholithiasis. Clin Radiol 2000;55(1):25-35.

11. Frey CF, Burbige EJ, Meinke WB, Pullos TG, Wong HN, Hickman DM, et al. Endoscopic retrograde cholangiopancreatography. Am J Surg 1982;144(1):109-14.

12. Soto JA, Barish MA, Alvarez O, Medina S. Detection of choledocholithiasis with MR cholangiography: comparison of three-dimensional fast spin-echo and single- and multisection half-Fourier rapid acquisition with relaxation enhancement sequences. Radiology 2000;215(3):737-45.

13. Fulcher AS, Turner MA, Capps GW, Zfass AM, Baker KM. Half-Fourier RARE MR cholangiopancreatography: experience in 300 subjects. Radiology 1998;207(1):21-32.

14. Loperfido S, Angelini G, Benedetti G, Chilovi F, Costan F, De Berardinis F, et al. Major early complications from diagnostic and therapeutic ERCP: a prospective multicenter study. Gastrointest Endosc 1998;48(1):1-10.

15. Chen CM, Tay KH, Hoe MN, Salleh I, Lim SH. Endoscopic retrograde cholangiopancreatography management of common bile duct stones in a surgical unit. ANZ J Surg 2005;75(12):1070-2.

16. Buscarini E, Buscarini L. The role of endosonography in the diagnosis of choledocholithiasis. Eur J Ultrasound 1999;10(2-3):117-25.

17. Shim CS, Joo JH, Park CW, Kim YS, Lee JS, Lee MS et al. Effectiveness of endoscopic ultrasonography in the diagnosis of choledocholithiasis prior to laparoscopic cholecystectomy. Endoscopy 1995;27(6):428-32.

18. Palazzo L, Girollet PP, Salmeron M, Silvain C, Roseau G, Canard JM, et al. Value of endoscopic ultrasonography in the diagnosis of common bile duct stones: comparison with surgical exploration and ERCP. Gastrointest Endosc 1995;42(3):225-31.

19. Aubertin JM, Levoir D, Bouillot JL, Becheur H, Bloch F, Aouad K, et al. Endoscopic ultrasonography immediately prior to laparoscopic cholecystectomy: a prospective evaluation. Endoscopy 1996;28(8):667-73.

20. Ardengh JC, Malheiros CA, Ganc AJ, Ferrari A. Endoscopic ultrasound (EUS) in the diagnosis of gallbladder microlithiasis in patients with idiopathic acute pancreatitis. Digestion 1998;59(3):40(136).

21. Prat F, Amouyal G, Amouyal P, Pelletier G, Fritsch J, Choury AD, et al. Prospective controlled study of endoscopic ultrasonography and endoscopic retrograde cholangiography in patients with suspected common-bileduct lithiasis. Lancet 1996;347(8994):75-9.

22. Burtin P, Palazzo L, Canard JM, Person B, Oberti F, Boyer J. Diagnostic strategies for extrahepatic cholestasis of indefinite origin: endoscopic ultrasonography or retrograde cholangiography? Results of a prospective study. Endoscopy 1997;29(5):349-55.

23. Norton SA, Alderson D. Prospective comparison of endoscopic ultrasonography and endoscopic retrograde cholangiopancreatography in the detection of bile duct stones. Br J Surg 1997;84(10):1366-9.

24. Chak A, Hawes RH, Cooper GS, Hoffman B, Catalano MF, Wong RC, et al. Prospective assessment of the utility of EUS in the evaluation of gallstone pancreatitis. Gastrointest Endosc 1999;49(5):599-604.

25. Sugiyama M, Atomi Y. Acute biliary pancreatitis: the roles of endoscopic ultrasonography and endoscopic retrograde cholangiopancreatography. Surgery 1998;124(1):14-21.

26. Canto MI, Chak A, Stellato T, Sivak MV, Jr. Endoscopic ultrasonography versus cholangiography for the diagnosis of choledocholithiasis. Gastrointest Endosc 1998;47(6):439-48.

27. Dancygier H, Nattermann C. The role of endoscopic ultrasonography in biliary tract disease: obstructive jaundice. Endoscopy 1994;26(9):800-2.

28. Polkowski M, Palucki J, Regula J, Tilszer A, Butruk E. Helical computed tomographic cholangiography versus endosonography for suspected bile duct stones: a prospective blinded study in non-jaundiced patients. Gut 1999;45(5):744-9.

29. Sugiyama M, Atomi Y. Endoscopic ultrasonography for diagnosing choledocholithiasis: a prospective comparative

study with ultrasonography and computed tomography. Gastrointest Endosc 1997;45(2):143-6.

30. Dittrick G, Lamont JP, Kuhn JA, Mallat D. Usefulness of endoscopic ultrasound in patients at high risk of choledocholithiasis. Proc (Bayl Univ Med Cent) 2005;18(3):211-3.

31. Ardengh JC, Ganc AJ, Ferrari A, Malheiros CA, Rahal F. Accuracy of endoscopic ultrasonography (EUS) for diagnosis of microcholedocholithiasis in patients with acute pancreatitis. Endoscopy 2000;32:A27(P68).

32. Rocca R, De Angelis C, Castellino F, Masoero G, Daperno M, Sostegni R, et al. EUS diagnosis and simultaneous endoscopic retrograde cholangiography treatment of common bile duct stones by using an oblique-viewing echoendoscope. Gastrointest Endosc 2006;63(3):479-84.

33. Aljebreen AMA, N. A Prospective Evaluation of Tandem EUS and ERCP As a Single Procedure in Patients with Suspected Choledocholithiasis. Gastrointest Endosc 2006;63(5):AB274 (W1347).

34. de Ledinghen V, Lecesne R, Raymond JM, Gense V, Amouretti M, Drouillard J, et al. Diagnosis of choledocholithiasis: EUS or magnetic resonance cholangiography? A prospective controlled study. Gastrointest Endosc 1999;49(1):26-31.

35. Scheiman JM, Carlos RC, Barnett JL, Elta GH, Nostrant TT, Chey WD, et al. Can endoscopic ultrasound or magnetic resonance cholangiopancreatography replace ERCP in patients with suspected biliary disease? A prospective trial and cost analysis. Am J Gastroenterol 2001;96(10):2900-4.

36. Kondo S, Isayama H, Akahane M, Toda N, Sasahira N, Nakai Y, et al. Detection of common bile duct stones: comparison between endoscopic ultrasonography, magnetic resonance cholangiography, and helical-computed-tomographic cholangiography. Eur J Radiol 2005;54(2):271-5.

37. Materne R, Van Beers BE, Gigot JF, Jamart J, Geubel A, Pringot J, et al. Extrahepatic biliary obstruction: magnetic resonance imaging compared with endoscopic ultrasonography. Endoscopy 2000;32(1):3-9.

38. Aube C, Delorme B, Yzet T, Burtin P, Lebigot J, Pessaux P et al. MR cholangiopancreatography versus endoscopic sonography in suspected common bile duct lithiasis: a prospective, comparative study. AJR Am J Roentgenol 2005;184(1):55-62.

39. Jimenez Cuenca I, del Olmo Martinez L, Perez Homs M. Helical CT without contrast in choledocholithiasis diagnosis. Eur Radiol 2001;11(2):197-201.

40. Neitlich JD, Topazian M, Smith RC, Gupta A, Burrell MI, Rosenfield AT. Detection of choledocholithiasis: comparison of unenhanced helical CT and endoscopic retrograde cholangiopancreatography. Radiology 1997;203(3):753-7.

41. Soto JA, Velez SM, Guzman J. Choledocholithiasis: diagnosis with oral-contrast-enhanced CT cholangiography. AJR Am J Roentgenol 1999;172(4):943-8.

42. Ishikawa M, Tagami Y, Toyota T, Nishioka M, Hanaki N, Sasaki K et al. Can three-dimensional helical CT cholangiography before laparoscopic cholecystectomy be a substitute study for endoscopic retrograde cholangiography? Surg Laparosc Endosc Percutan Tech 2000;10(6):351-6.

43. Anazawa Y, Nakagawa H. [Surgical indication in jaundice]. Nippon Rinsho 1972;30(9):1917-23.

44. Huibregtse K, Katon RM, Tytgat GN. Precut papillotomy via fine-needle knife papillotome: a safe and effective technique. Gastrointest Endosc 1986;32(6):403-5.

45. Liguory C, Foissy P, Meduri B, Buffet C, Ink O, Etienne JP. [Results of endoscopic sphincterotomy in common bile duct lithiasis]. Gastroenterol Clin Biol 1985;9(1):51-5.

46. Cotton PB. Duodenoscopic sphincterotomy and bile duct stone retrieval. In: Bennett J, editor. Therapeutic endoscopy and radiology of the gut. London: Chapman et Hall; 1981. p. 169-183.

47. Osnes M, Kahrs T. Endoscopic choledochoduodenostomy for choledocholithiasis through choledochoduodenal fistula. Endoscopy 1977;9(3):162-5.

48. Schapira L, Khawaja FI. Endoscopic fistulo-sphincterotomy: an alternative method of sphincterotomy using a new sphincterotome. Endoscopy 1982;14(2):58-60.

49. Hatfield AR, Murray RS, Lennard-Jones JE. Periampullary diverticula and common duct calculi: a combined transhepatic and endoscopic technique for difficult cases. Gut 1982;23:A889.

50. Shorvon PJ, Cotton PB, Mason RR, Siegel JH, Hatfield AR. Percutaneous transhepatic assistance for duodenoscopic sphincterotomy. Gut 1985;26(12):1373-6.

51. Long WB, Schwarz W, Ring EJ. Endoscopic sphincterotomy assisted by catheterization antegrade. Gastrointest Endosc 1984;30(1):36-9.

52. Mason RR, Cotton PB. Combined endoscopic and percutaneous trans-cystic approach to a retained common duct stone. Br J Radiol 1980;53(625):38-9.

53. Passi RB, Rankin RN. The transhepatic approach to a failed endoscopic sphincterotomy. Gastrointest Endosc 1986; 32(3): 221-5.

54. Murray WR, LaFerla G, Fullarton GM. Choledocholithiasis-in vivo stone dissolution using methyl tertiary butyl ether (MTBE). Gut 1988;29(2):143-5.

55. Rosseland AR, Osnes M, Kruse A. Endoscopic sphincterotomy (EST) in patients with Billroth II Gastrectomy. Endoscopy 1981;13(1):19-24.

56. Siegel JH, Yatto RP. ERCP and endoscopic papillotomy in patients with a Billroth II gastrectomy: report of a method. Gastrointest Endosc 1983;29(2):116-8.

57. Wiechel KL. Percutaneous transhepatic papillotomy. International Workshop on Endoscopic Papillotomy;1976.

58. Wurbs D, Dammermann R, Ossenberg FW, Classen M. Descending sphincterotomy of the papilla of Vater through the T-drain under endoscopic view. Variants of endoscopic papillotomy (EPT). Endoscopy 1978;10(3):199-203.

59. Safrany L, Neuhaus B, Portocarrero G, Krause S. Endoscopic sphincterotomy in patients with Billroth II gastrectomy. Endoscopy 1980;12(1):16-22.

60. Cremer M, Gulbis A, Toussaint J, de Toeug J, Vanlaethem A, Hermanus A. Technique of endoscopic papillotomy. In: Delmont J, editor. The sphincter of Oddi. Basel: Karger ed.; 1977. P. 219-227.

61. Bur F, Pigache P, Verain M. La sphincterotomie endoscopique peroperatoire dans le lithiase de la voie billiaire principale : premiers résultats. Med Chir Dig 1987;16:250-251.

62. Schneider MU, Matek W, Bauer R, Domschke W. Mechanical lithotripsy of bile duct stones in 209 patients--effect of technical advances. Endoscopy 1988;20(5):248-53.

63. Liguory C, Lefebvre JF, Bonnel D. [The contribution of various lithotripsy technics in the treatment of common bile duct calculi]. Acta Gastroenterol Belg 1988;51(3):251-6.

64. Riemann JF, Seuberth K, Demling L. Mechanical lithotripsy of common bile duct stones. Gastrointest Endosc 1985;31(3):207-10.

65. Staritz M, Baas U, Ewe K, Meyer zum Buschenfelde KH. ERCP using a special catheter with external steering. A reliable aid in typical ERCP problems. Endoscopy 1985;17(1):26-8.

66. Riemann JF, Seuberth K, Demling L. Mechanical lithotripsy through the intact papilla of vater. Endoscopy 1983;15(3):111-3.

67. Liguory C, Lefebvre JF, Bonnel D, Beaugerie L, Canard JM, Etienne JP. [Mechanical lithotripsy of calculi of the common bile duct]. Chirurgie 1987;113(6):556-61.

68. Sievert CE, Jr., Silvis SE. Evaluation of electrohydraulic lithotripsy as a means of gallstone fragmentation in a canine model. Gastrointest Endosc 1987;33(3):233-5.

69. Tanaka M, Yoshimoto H, Ikeda S, Matsumoto S, Guo RX. Two approaches for electrohydraulic lithotripsy in the common bile duct. Surgery 1985;98(2):313-8.

70. Ell C, Wondrazek F, Frank F, Hochberger J, Lux G, Demling L. Laser-induced shockwave lithotripsy of gallstones. Endoscopy 1986;18(3):95-6.

71. Liguory CL, Bonnel D, Canard JM, Cornud F, Dumont JL. Intracorporeal electrohydraulic shock wave lithotripsy of common bile duct stones: preliminary results in 7 cases. Endoscopy 1987;19(6):237-40.

72. Ponchon T, Martin X, Valette PJ, Ayela P. [Electrohydraulic biliary lithotripsy. What approach?]. Presse Med 1987;16(36):1785-9.

73. Bean WJ, Daughtry JD, Rodan BA, Mullin D. Ultrasonic lithotripsy of retained common-bile-duct stone. AJR Am J Roentgenol 1985;144(6):1275-6.

74. Burhenne HJ. Electrohydrolytic fragmentation of retained common duct stones. Radiology 1975;117(3 Pt 1):721-3.

75. Liguory C, Coffin JC. [Oral choledocoscopy after endoscopic sphincterotomy]. Nouv Presse Med 1979;8(2):136.

76. Gacetta DJ, Cohen MJ, Crummy AB, Joseph DB, Kuglitsch M, Mack E. Ultrasonic lithotripsy of gallstones after cholecystostomy. AJR Am J Roentgenol 1984;143(5):1088-9.

77. Hwang MH, Mo LR, Chen GD, Yang JC, Lin CS, Yueh SK. Percutaneous transhepatic cholecystic ultrasonic lithotripsy. Gastrointest Endosc 1987;33(4):301-3.

78. Staritz M, Ewe K, Meyer zum Buschenfelde KH. Endoscopic papillary dilation (EPD) for the treatment of common bile duct stones and papillary stenosis. Endoscopy 1983;15 Suppl 1:197-8.

79. Kozarek RA. Hydrostatic balloon dilation of gastrointestinal stenoses: a national survey. Gastrointest Endosc 1986;32(1):15-9.

CAPÍTULO 192

CÁLCULO DIFÍCIL

Djalma Ernesto Coelho
José Flavio Ernesto Coelho

INTRODUÇÃO

A presença de cálculos nos ductos biliares ocorre em 7% a 12% dos pacientes com colelitíase.[1,2] O tratamento de escolha da litíase coledociana é o endoscópico, por meio da esfincterotomia transpapilar (ETP) e da retirada dos cálculos, com a ajuda do *Dormia-basket* e/ou do balão extrator (Figuras 192.1 e 192.2), realizado antes, de preferência, ou após a colecistectomia. Com essa técnica, a taxa de insucesso gira em torno de 10%, segundo a literatura mundial, por situações especiais. Quando essas situações impedem o acesso à via biliar ou a retirada do cálculo pelas técnicas ortodoxas, estamos diante de um cálculo difícil.

A dificuldade da remoção dos cálculos da via biliar principal (VBP) se deve a vários fatores. Inicialmente, por dificuldade no acesso à via biliar, em razão de questões anatômicas próprias da região vateriana, ou decorrente de divertículos e operações prévias, como gastrectomias com reconstruções à B II ou Y de Roux e duodenopancreatectomias (Whipple) (Figuras 192.3 a 192.5). Seguem-se o tamanho, a multiplicidade dos cálculos, sua composição (cálculos duros), sua forma (cálculo quadrado), a localização proximal às estenoses e, principalmente, a impactação na VBP.

Essas situações requerem técnicas acessórias para acesso à via biliar, redução do tamanho do cálculo, dilatação das estenoses e drenagem da via biliar,

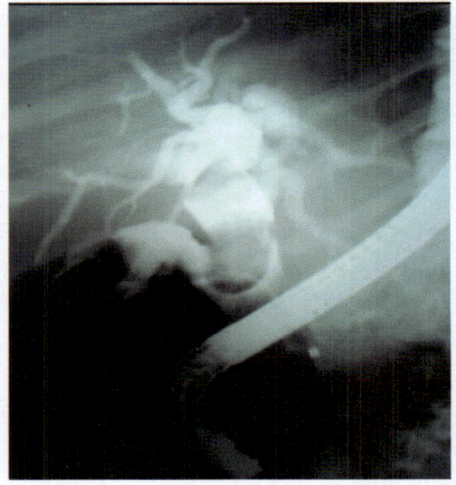

FIGURAS 192.1

Extração do cálculo com o *Dormia-basket*

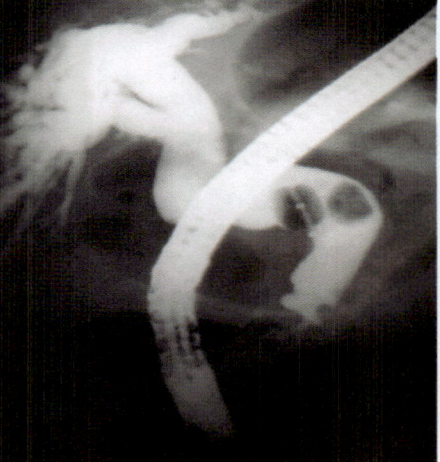
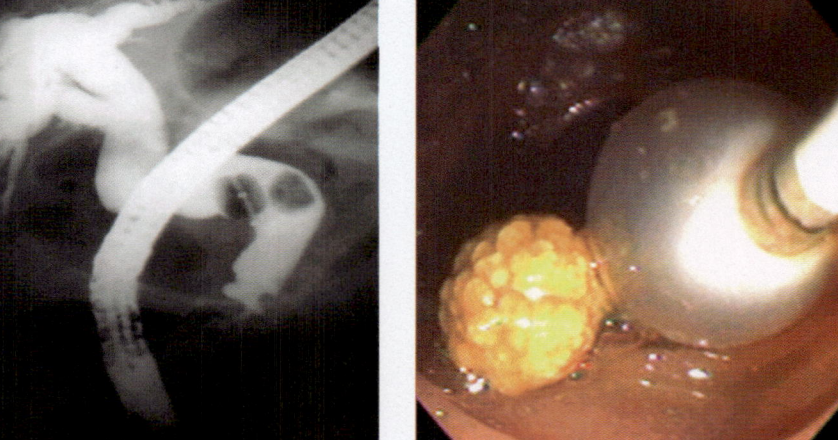

FIGURAS 192.2

Extração do cálculo com o balão extrator

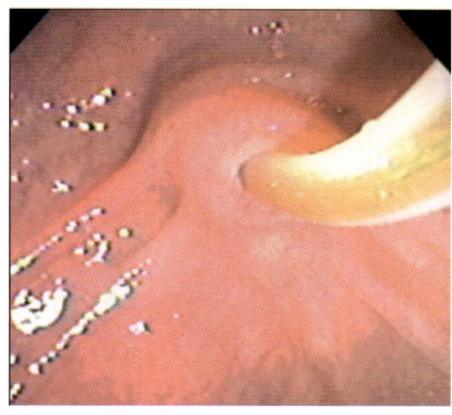

FIGURA 192.3

Papila normal

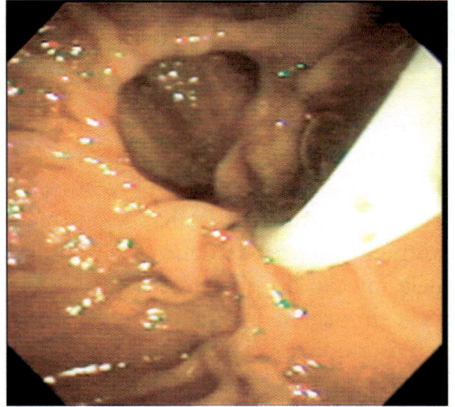

FIGURA 192.4

Papila intradiverticular

na permanência do cálculo. Nesses casos, a parceria com o cirurgião é fundamental para melhor assistência ao paciente.

Deve-se considerar também como cálculo difícil o encontrado em gestantes e crianças, porque exige cuidados e técnicas especiais (assuntos abordados em outros capítulos).

As técnicas para reduzir o tamanho dos cálculos e facilitar sua extração são: a) litotripsia mecânica; b) litotripsia intracorpórea (ISWL) a *laser* ou eletroidráulica por via endoscópica ou percutânea; c) litotripsia extracorpórea por onda de choque (EWSL).

LITOTRIPSIA MECÂNICA

A remoção de cálculos grandes, múltiplos, proximais às estenoses e impactados constitui um desafio aos mais experientes endoscopistas. A litotripsia mecânica, descrita por Riemann e colaboradores,[3] em 1985, veio a solucionar, em parte, o problema, pois o sucesso com essa técnica não é superior a 50%[4] e, quando se trata de verdadeiros cálculos grandes (acima de 25 mm), não ultrapassa 25%.[4] As causas do insucesso são: principalmente os cálculos impactados, que impedem sua colocação na cesta, porque a sonda de *Dormia-basket* passa colada à parede; cálculos múltiplos e enormes, que também não

permitem a abertura total da sonda. Além disso, é uma técnica de custo alto, porque o *basket* é destruído em cada procedimento. Nos cálculos grandes, a fragmentação é feita por etapas, necessitando um *basket* para cada uma delas, e, nos cálculos duros, os filamentos da cesta da sonda costumam quebrar, exigindo o uso de mais de um *basket* para retirar o mesmo cálculo.

A técnica da litotripsia mecânica inclui várias etapas:

a) realizar a ETP completa, isto é, a abertura total que permite expor a porção distal do colédoco (Figura 192.6);
b) tentar extrair, inicialmente, os cálculos com as técnicas habituais, isto é, com o *Dormia-basket* e/ou com o balão extrator. Mesmo cálculos grandes podem ser retirados sem litotripsia, principalmente os alongados (Figura 192.7). A morfologia da porção distal do colédoco e a ausência de estenose são fatores para o sucesso. Uma boa conduta para testar a passagem pelo colédoco distal e pela papilotomia é utilizar o balão extrator insuflado (Figura 192.8);
c) introduzir o *basket* próprio no canal operatório do endoscópio e colocar o cálculo bem no meio da cesta, para que ele não escape pelos lados no momento da litotripsia;
d) retirar o endoscópio e introduzir o litotripsor (Figura 192.9). Inicial-

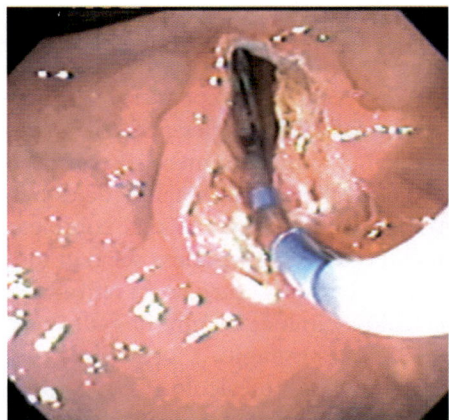

FIGURA 192.5

CPRE mostra cálculo na VBP. Billroth II

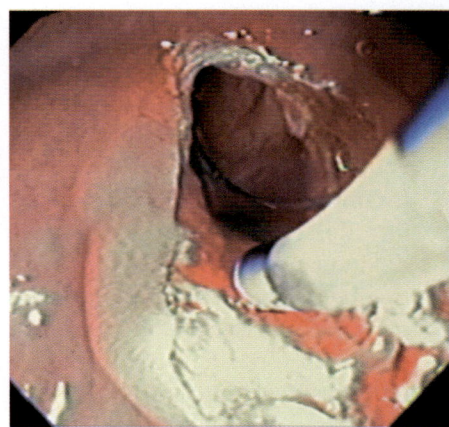

FIGURA 192.6

ETP completa, mostrando a porção distal do colédoco

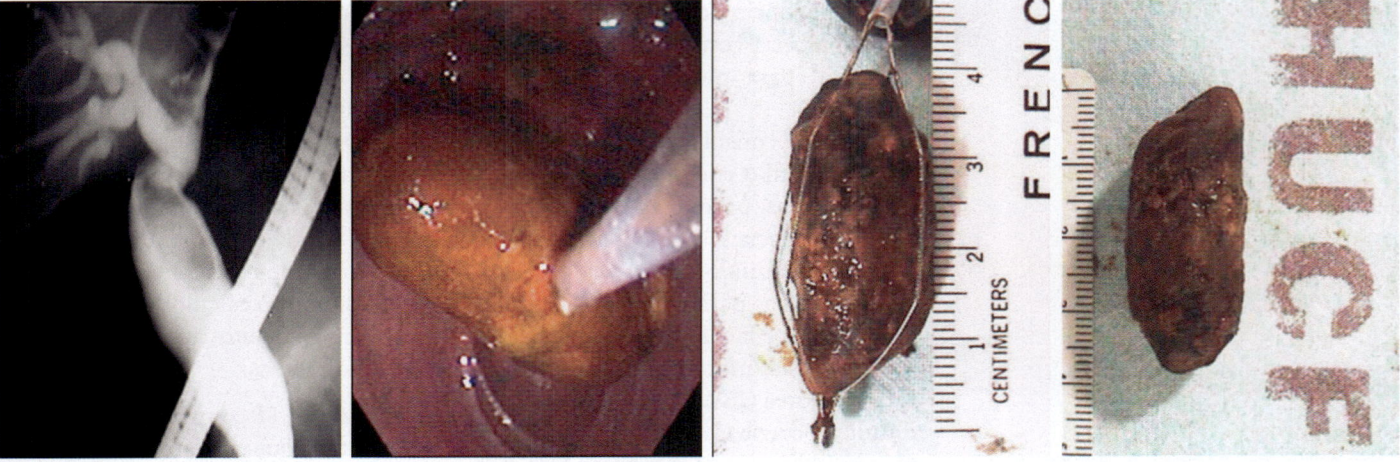

FIGURA 192.7

Extração de cálculo grande com o *Dormia-basket*

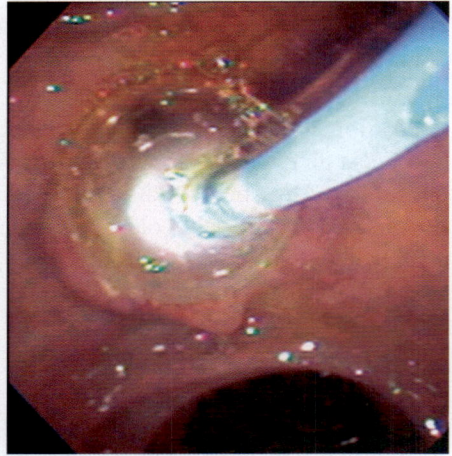

FIGURA 192.8

Passagem do balão insuflado para avaliar o calibre distal

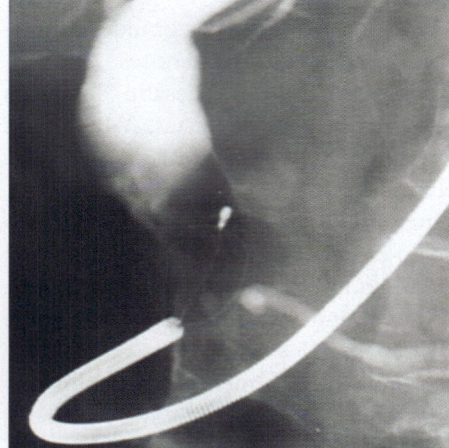

FIGURA 192.9

Introdução do litotriptor sob visão radiológica

mente, o mais usado foi o litotripsor de Soehendra, que exigia a retirada do duodenoscópio. Com o desenvolvimento tecnológico, os modelos foram aperfeiçoados, podendo ser introduzidos pelo canal operatório do duodenoscópio.

e) fragmentar o cálculo. A sonda ideal para quebrar cálculos grandes deve transmitir força de 125 kg.[4,5]

f) retirar os fragmentos com o *Dormia-basket standard* ou com balão extrator (Figura 192.10).

Ao final do procedimento, recomenda-se a colocação de dreno nasobiliar.

A taxa de sucesso varia de 25%[4] a 79,3%.[5] A explicação para essa amplitude é o fato de as séries não considerarem o tamanho, o número e a composição dos cálculos e o tamanho da esfincterotomia, que, quando não completa, inclui cálculos que podem ser retirados sem litotripsia. O sucesso da retirada de cálculos acima de 25 mm não ultrapassa 25%.[4] Entretanto, a principal causa de insucesso é o cálculo impactado no ducto biliar,[5] que impede a abertura da cesta para aprisioná-lo, ou os de grande tamanho e múltiplos. A Figura 192.11, mostra esses cálculos, com provável in-

sucesso da técnica. Daí a necessidade de o serviço estar equipado para as técnicas de litotripsia intracorpórea e extracorpórea.

As complicações da litotripsia mecânica são as inerentes à ETP e ao insucesso na retirada do cálculo, porque o aumento da pressão dentro da via biliar, pela injeção do produto de contraste e pela drenagem insuficiente, leva à colangite supurativa aguda.

Além da litotripsia mecânica, os cálculos da via biliar podem ser fracionados por meio da litotripsia extracorpórea (ESWL), intracorpórea (ISWL), por via endoscópica ou percutânea, com radiologista intervencionista utilizando o sistema *laser* ou o eletroidráulico (EHL).

A via endoscópica se faz, de preferência, sob visão direta do cálculo, usando o sistema *mother/baby scope* (Figura 192.12), por ser mais seguro, evitando lesões e perfurações da parede biliar. Alguns autores têm realizado, sob controle radioscópico, tanto o sistema *laser*[6,7,8] quanto o sistema EHL.

No último congresso americano de gastroenterologia (DDW), em maio de 2006, foi apresentado o *spy glass*, que é introduzido na via biliar pelo duodenoscópio terapêutico, permitindo a passagem de pinças de biópsia e de sondas de litotripsia pela luz do canal operatório desse novo equipamento,

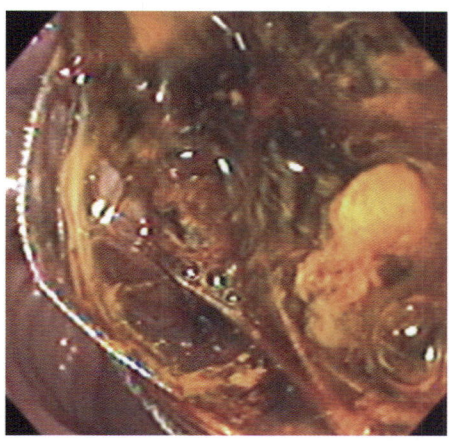
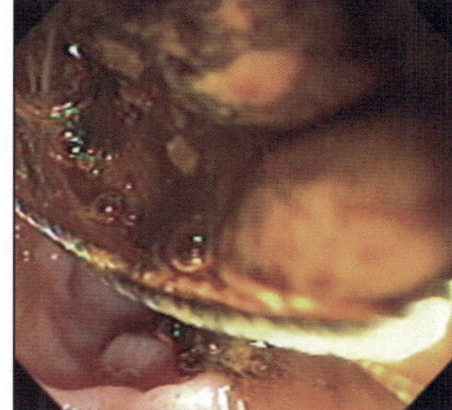

FIGURAS 192.10

Extração dos fragmentos do cálculo com o *Dormia-basket*

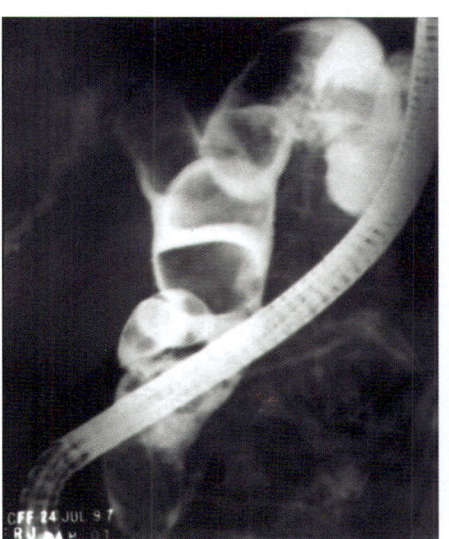
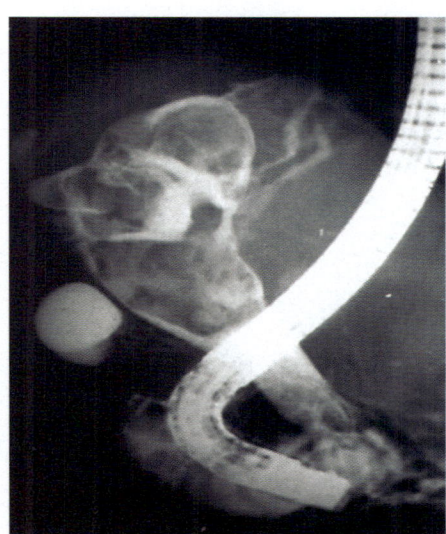
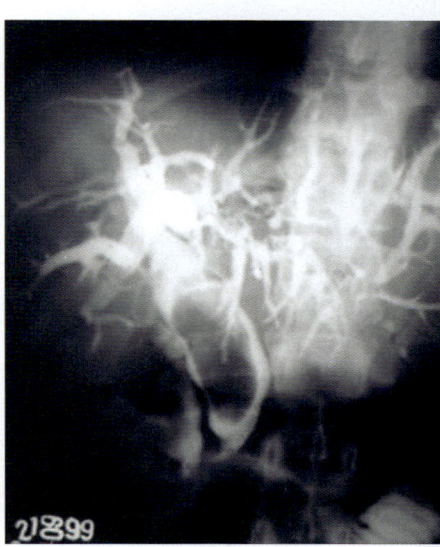

FIGURAS 192.11

CPRE mostra a presença de cálculos grandes e múltiplos

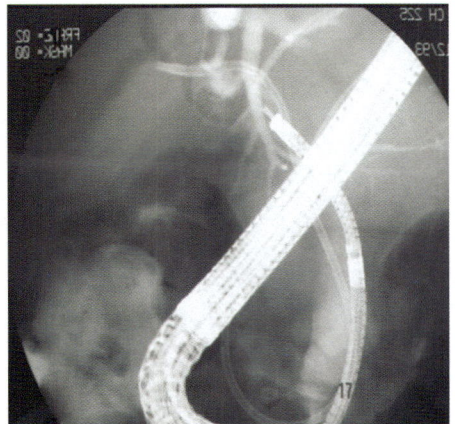

FIGURA 192.12

Litotripsia eletroidráulica com o *baby scope*

o que permitirá, além de diagnóstico e biópsias das lesões, maior segurança e custo menor para a litotripsia intra-corpórea.

DILATAÇÃO DAS ESTENOSES

Quando o tamanho do cálculo for maior que e o diâmetro da porção distal do colédoco, devido às estenoses infla-matórias (Figuras 192.13 e 192.14), a litotripsia é indicada com freqüência, porque, apesar de uma ETP ampla, não é possível retirar o cálculo. Entretanto, a ETP associada à dilatação das estenoses, com balões dilatadores, tem permitido a retirada desses cálculos sem exigir a litotripsia (Figuras 192.15, 192.16A).

PRÓTESE BILIAR PLÁSTICA

Em 1979, Soehendra[10] desenvolveu um método que, além de drenar a via biliar, evitava a perda da bile pela introdu-ção de uma endoprótese transpapilar. Surgia a prótese biliar plástica. Devido ao diâmetro do canal operatório dos duodenoscópios, as próteses eram de pequeno calibre, ocasionando rápido entupimento e, conseqüentemente, co-langite. Na época, era indicada apenas para o paciente com estenose maligna e sem possibilidade operatória. Uma das

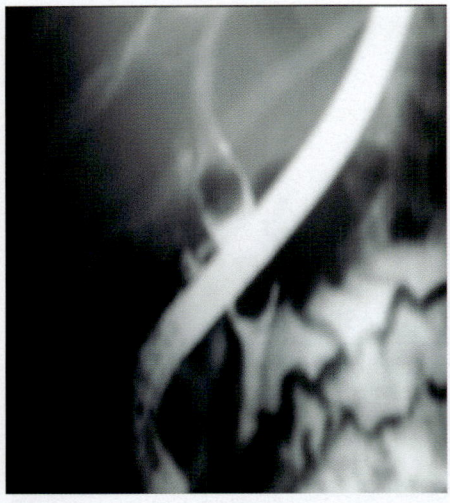
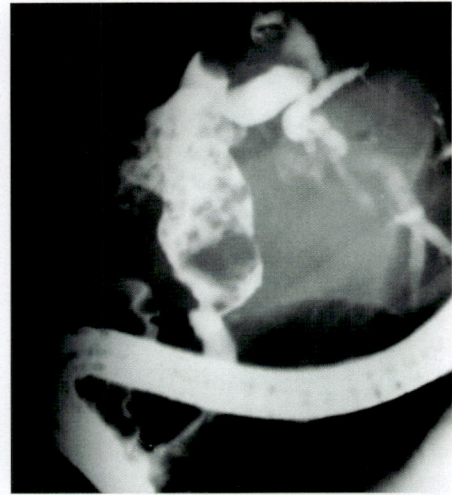

FIGURAS 192.13 E 192.14

CPRE mostra a presença de cálculos acima da estenose

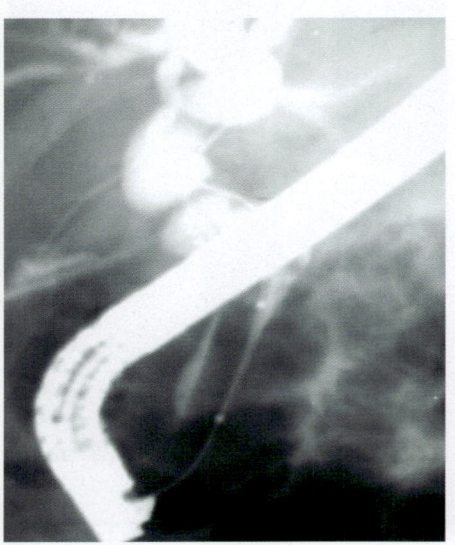
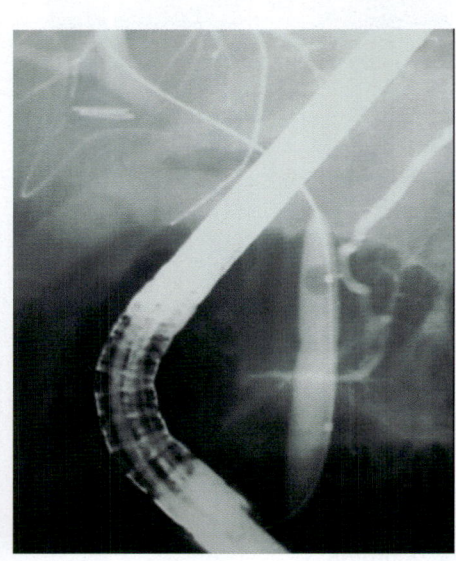

FIGURA 192.15

CPRE mostra o uso dos balões dilatadores nas estenoses distais

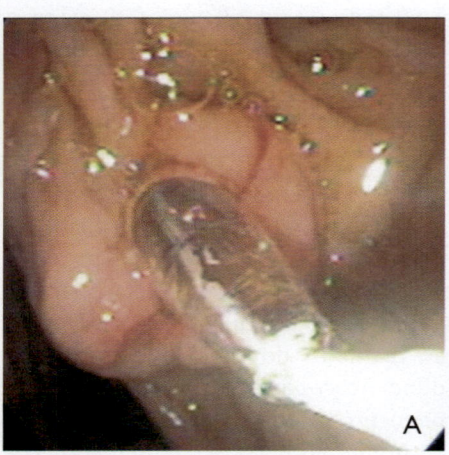
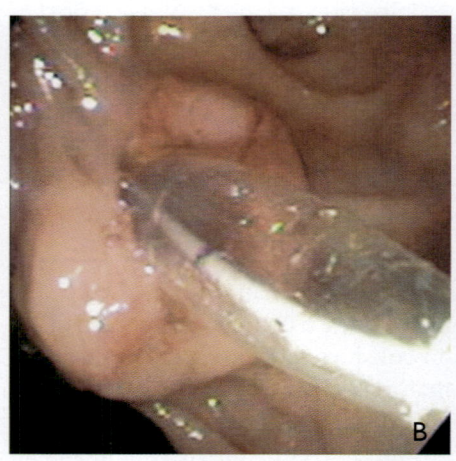
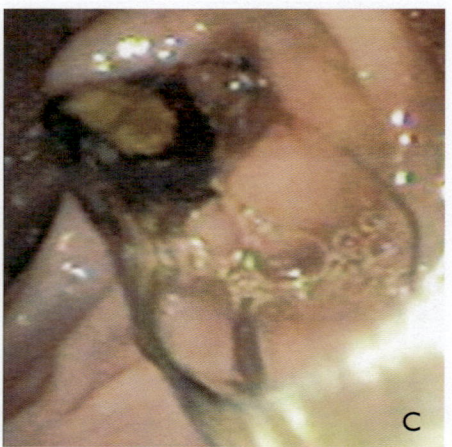

FIGURA 192.16

(A e B) Dilatação da estenose distal, pós-ETP; (C) Retirada do cálculo com o *basket*

finalidades era aliviar o prurido. Desde então, desenvolveram-se as endopróteses plásticas, o calibre foi aumentado e surgiram vários modelos. Atualmente, além das plásticas fixas, contamos com as auto-expansivas metálicas e as plásticas e aguardamos as biodegradáveis.

Quando não é possível retirar o cálculo, após a manipulação da via biliar, o risco de colangite é iminente. A colocação da prótese biliar, de uso temporário, associada à ETP, que já drena a via biliar, evita a impactação do cálculo. É um excelente método terapêutico no pré-operatório, principalmente nos pacientes já com complicações – colangite e pancreatite[11] –, porque melhora o quadro e as condições para a operação posterior. Nos pacientes com coledocotomia à Kehr e com cálculo difícil, a substituição do dreno pela prótese não só previne a infecção, mas também evita a perda da bile, trata as estenoses distais inflamatórias, facilitando a retirada do cálculo e, sobretudo, elimina a situação desconfortável do paciente de portar o dreno e o sistema de drenagem.

A prótese biliar pode ser usada de forma definitiva nos pacientes idosos e com alto risco operatório. Em três séries, totalizando 59 pacientes acompanhados ao longo de cinco anos, obtiveram-se bons resultados.[12-14] Mais recen-

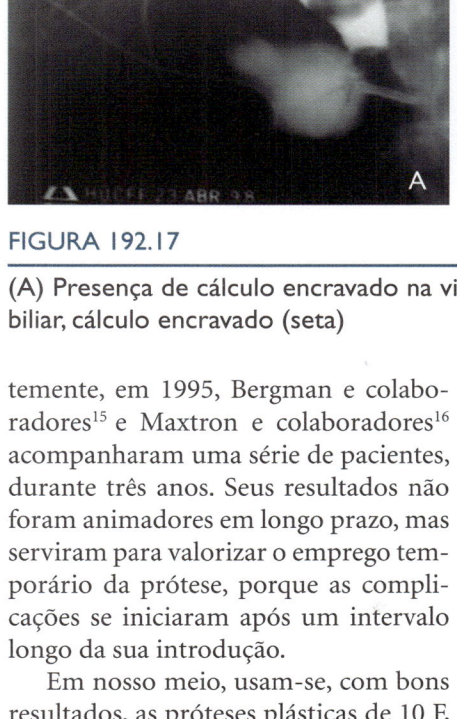 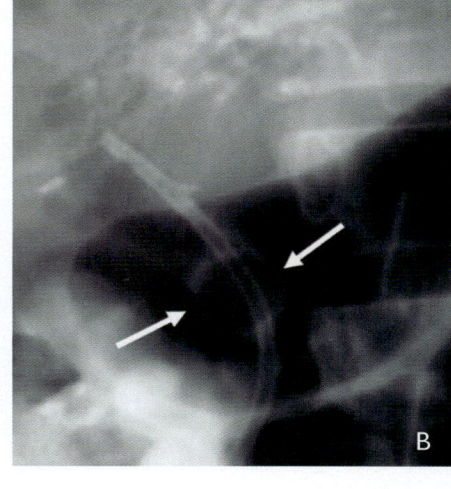

FIGURA 192.17

(A) Presença de cálculo encravado na via biliar pós colecistectomia; (B) Prótese biliar, cálculo encravado (seta)

temente, em 1995, Bergman e colaboradores[15] e Maxtron e colaboradores[16] acompanharam uma série de pacientes, durante três anos. Seus resultados não foram animadores em longo prazo, mas serviram para valorizar o emprego temporário da prótese, porque as complicações se iniciaram após um intervalo longo da sua introdução.

Em nosso meio, usam-se, com bons resultados, as próteses plásticas de 10 F, temporárias, nos casos de cálculos difíceis nos pacientes idosos ou naqueles com altos riscos operatórios, colangi-

tes, estenoses distais ou coledocotomias à Kehr. Na maior parte dos casos, após a melhora das complicações, principalmente da estenose distal inflamatória, a colocação da prótese permite retirar o cálculo por via endoscópica. Trabalhamos sempre em parceria com o cirurgião para avaliar a necessidade e o momento oportuno do tratamento operatório, com a vantagem da redução dos custos. Nesses pacientes, não há vantagens na colocação de próteses plásticas múltiplas (Figura 192.17, 192.18 e 192.19).

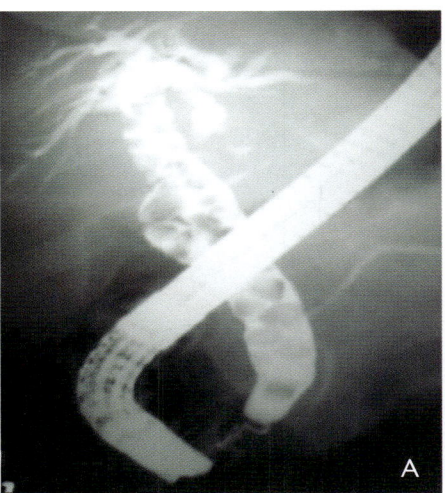 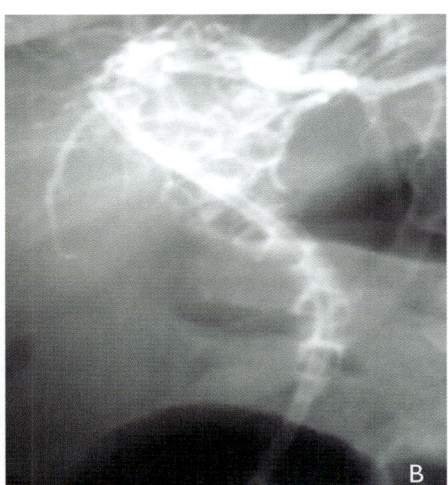 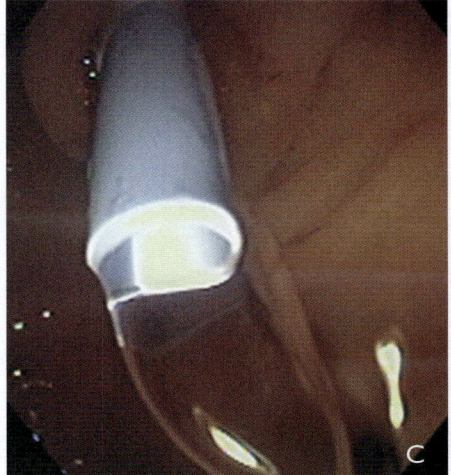

FIGURA 192.18

(A) CPRE mostra a presença de múltiplos cálculos; (B e C) Prótese biliar plástica

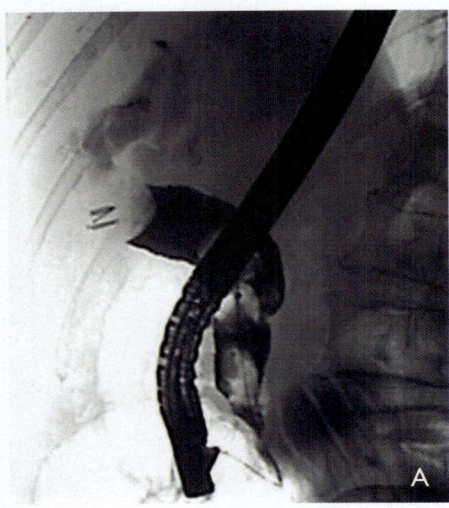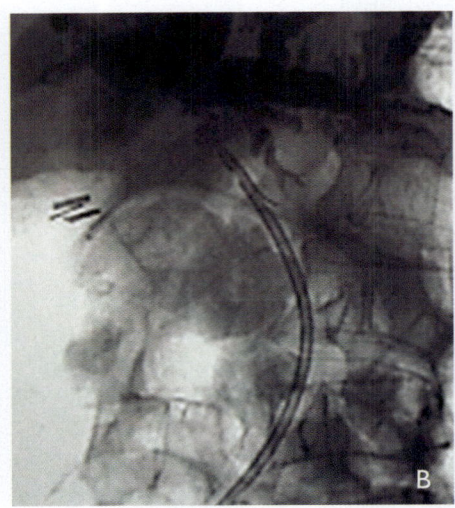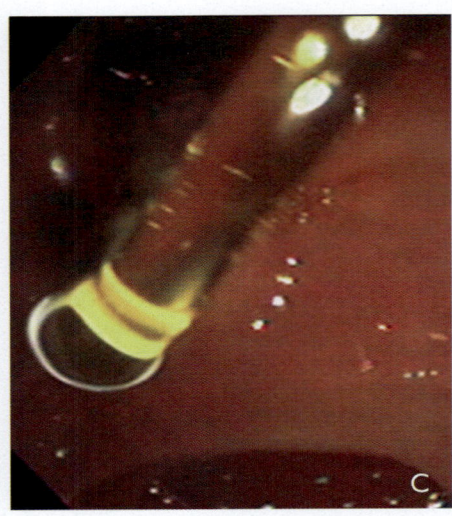

FIGURA 192.19

(A) CPRE mostra a presença de cálculos residuais. Videolaparoscopia; (B e C) Prótese biliar

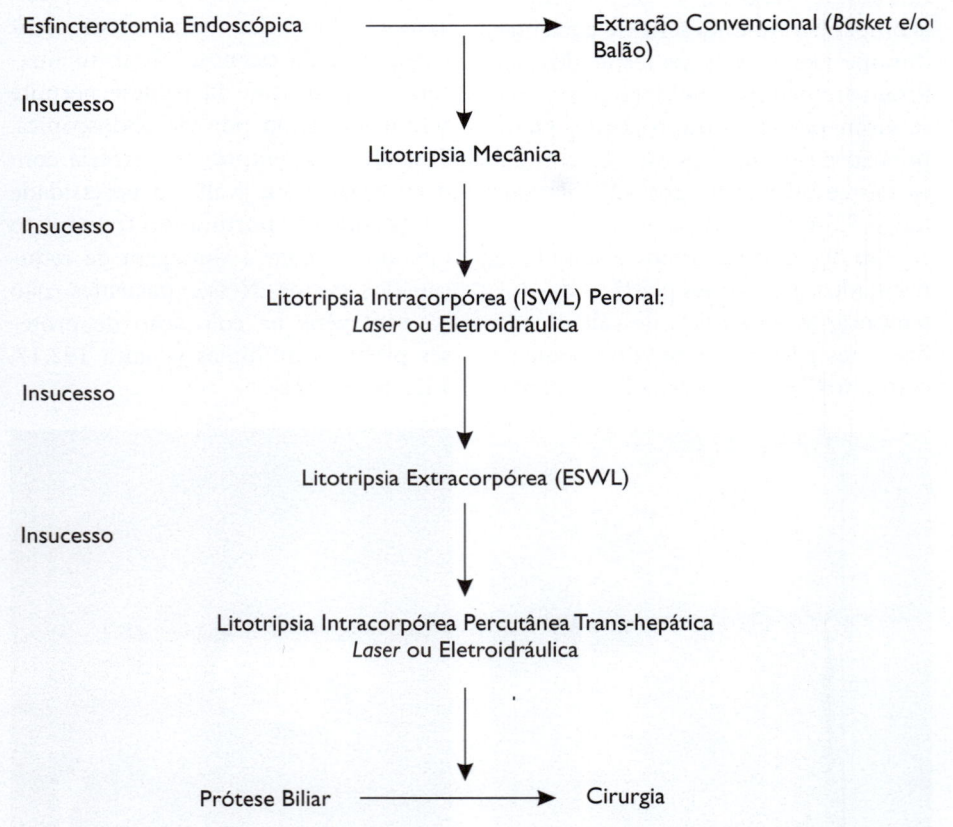

Esfincterotomia Endoscópica → Extração Convencional (*Basket* e/ou Balão)

Insucesso

Litotripsia Mecânica

Insucesso

Litotripsia Intracorpórea (ISWL) Peroral: *Laser* ou Eletroidráulica

Insucesso

Litotripsia Extracorpórea (ESWL)

Insucesso

Litotripsia Intracorpórea Percutânea Trans-hepática *Laser* ou Eletroidráulica

Prótese Biliar → Cirurgia

FIGURA 192.20

O algoritmo refere as possibilidades de tratamento da coledocolitíase

REFERÊNCIAS BIBLIOGRÁFICAS

1. Traverso LW, Koo KP. Do preoperativendicators predict the presence of common bile duct stones during laparoscopic cholecystectomy? Am J Surg 1996;171:495-9.

2. Hammarstrom LE, Holmin T, Stridbeec H, Ihse I. Routine preoperative infusion cholangiography versus intraoperative cholangiography at elective cholecystectomy: a prospective study in 995 patients. J Am Coll Surg 1996;182:408-16.

3. Riemann JF, SeuberthK, Demling L. Mechanical Lithotripsy of common bile duct stones. Gastrointest Endosc 1985;31:207-10.

4. Liguory C, Lefebvre JF, Bonnel D. Traitement endoscopique de la voie biliaire principale. Encyclopédie Médico-Chirurgicale 1991, Paris.

5. Garg PK, Tandon RK, Ahuja V, Makharia GK, Batra Y. Predictors of unsuccessful mechanical lithotripsy and endoscopic clearance of large bile duct stones. Gastrointest Endosc 2004;59(6):601-4.

6. Cotton PB. Retained bile duct stones: T-tube in place percutanous or endoscopic management? Am J Gastroenterol 1990;85:1075-8.

7. Nehaus H, Hoffmann W, Classen M. Laser lithotripsy of pancreatic and biliary stones via 3,4mm – 3,7mm miscopes: first clinical results. Endoscopy 1992;24:208-14.

8. Ponchon T, Gagnon P, Valette PJ, Henry L, Chavaillon A, Thiculin F. Pulsed dye laser lithotripsy of bile duct stones. Gastroenterology 1991;100:1730-6.

9. Liguory C, Lefebvre JF, Bonnel D, Vitale G. Crushing stones: mechanical, intracorporeal and extracorporeal lithotripsy in the clearance of common bile duct lithiasis. Can J Gastroenterol 1990;4(9):628-31.

10. Soehendra N, Reignders-Fredekix V. Paliative gallengangdrainage. Disch Med Wschr 1979;104:206.

11. Huibregtse K. Endoscopic biliary and pancreatic drainage. Stutgart, New York: Thieme; 1988.

12. Cotton PB, Forbes A, Leung JWC, Dineen L. Endoscopic stenting for long term treatment of large bile duct stones: 2 to 5 year follow up. Gastrointest Endosc 1987;33:411-2.

13. Foutch HPG, Harlan J, Sanowski RA. Endoscopic placement of biliary stents for the treatment of high risk geriatric patients with common duct stones. Am J Gastroenterol 1989;84:527-9.

14. Soomers AJ, Nagengast FM, Yap SH. Endoscopic placement of biliary endoprostheses in patients with endoscopically unextractable common bile duct stones. Endoscopy 1990;22:24-6.

15. Bergman JJ, Rauws EA, Tijssen JG, Tytgat GIN, Huibregtse K. Biliary endoprostheses in elderly patients with endoscopically irretrievable common bile duct stones: report on 117 patients. Gastrointest Endosc 1995;42(3):195-201.

16. Maxton DG, Tweedle DE, Martin DF. Retained common bile duct stones after endoscopic sphincterotomy: temporary and longterm treatment with biliary stenting. Gut 1995;36:446-9.

CAPÍTULO 193

SÍNDROME DE MIRIZZI

José Flavio Ernesto Coelho • Djalma Ernesto Coelho Neto
Lívia Maria Cunha Leite

INTRODUÇÃO

A síndrome de Mirizzi (SM) é uma das complicações da doença biliar litiásica. Corresponde a impacção do cálculo no infundíbulo da vesícula ou no ducto cístico, compressão, inflamação, aderências e, finalmente, perfuração da vesícula para o hepático comum, o colédoco, ou ambos, ou, mais raramente, para o hepático direito. A existência ou não da fístula permite classificar a SM, respectivamente, em tipo I e tipo II. A patogenia dessa fístula interna, denominada biliobiliar, é similar à das fístulas entre a vesícula e outros segmentos do trato digestório. A SM não é rara em nosso meio e é conseqüência do diagnóstico e do tratamento retardados da doença biliar litiásica – doença benigna com índice de morbidade e mortalidade desprezíveis, quando diagnosticada precocemente. Seu melhor conhecimento pode permitir presteza no diagnóstico e evitar riscos operatórios inerentes a essa complicação.

Em 1948, Pablo Luiz Mirizzi[1] descreveu uma obstrução parcial ou espasmo do colédoco, decorrente da impacção do cálculo no infundíbulo da vesícula ou no ducto cístico. Denominou o quadro clínico de "síndrome funcional hepática". A presença da icterícia foi referida por ele como conseqüência do espasmo do esfíncter no hepático comum, secundário à inflamação da junção do cístico com o hepático comum. Entretanto, estudos histológicos não demonstraram tal esfíncter.

A moderna definição de SM inclui quatro componentes: a) encurtamento do ducto cístico com aproximação entre o infundíbulo da vesícula e a parede da via biliar principal; b) impacção do cálculo no ducto cístico ou no infundíbulo da vesícula; c) obstrução mecânica do hepático comum por cálculo ou inflamação secundária; d) icterícia progressiva ou flutuante, levando à colangite recorrente e, finalmente, à cirrose biliar secundária.

Em 1982, Mac Sherry e colaboradores[2] sugeriram que o quadro clássico descrito por Mirizzi[1] fosse classificado como do tipo I. Com a progressão da doença, o cálculo pode penetrar na via biliar principal por meio da formação de uma fístula entre a vesícula e o hepato-colédoco, ou, raramente, o hepático direito, correspondendo ao tipo II.

Em 1989, Csendes e colaboradores[3] expandiram essa classificação, definindo quatro estágios evolutivos da doença:

Tipo I: Síndrome de Mirizzi original (compressão do ducto hepático comum por um cálculo impactado no infundíbulo da vesícula ou no ducto cístico, respectivamente, tipos Ia e Ib);
Tipo II: Presença de fístula biliobiliar (colecistopática ou colecistocoledociana) em conseqüência da erosão da parede anterior ou lateral da via biliar principal, por impacção do cálculo, que invade menos da metade do diâmetro da via biliar principal;
Tipo III: Presença de fístula biliobiliar (colecistopática ou colecistocoledociana) em conseqüência da erosão da parede anterior ou lateral da via biliar principal, por impacção do cálculo, que invade mais da metade do diâmetro da via biliar principal;
Tipo IV: Presença de fístula biliobiliar com secção total da via biliar principal. O cálculo atravessa todas as paredes.

A Figura 193.1 resume a representação gráfica original feita por Csendes[3] da evolução da síndrome de Mirizzi e de sua classificação.

ETIOLOGIA

A etiologia da SM é a mesma da doença biliar litiásica, com predominância dos cálculos de colesterol. Não se encontram referências à litíase intra-hepática (LIH) e às doenças hemolíticas como causadoras dessa síndrome. Entretanto, a SM pode ser causa da LIH, segundo Asturi e colaboradores.[4] A presença do ducto cístico paralelo à via biliar principal, uma variação anatômica,[5] é considerada um fator causal da doença (Figuras 193.2), mas sua presença não é obrigatória para que a doença ocorra.

Hayes,[6] em 400 operações, observou a presença de 108 anomalias anatômicas da via biliar a as classificou em quatro grupos:

Tipo I: Presença de ductos acessórios;
Tipo II: Comprimento anômalo do hepático comum;
Tipo III: Junção do cístico com o hepático comum anômalo;
Tipo IV: Anomalia do colédoco.

Síndrome de Mirizzi e fístula biliobiliar (A. Csendes e colaboradores)

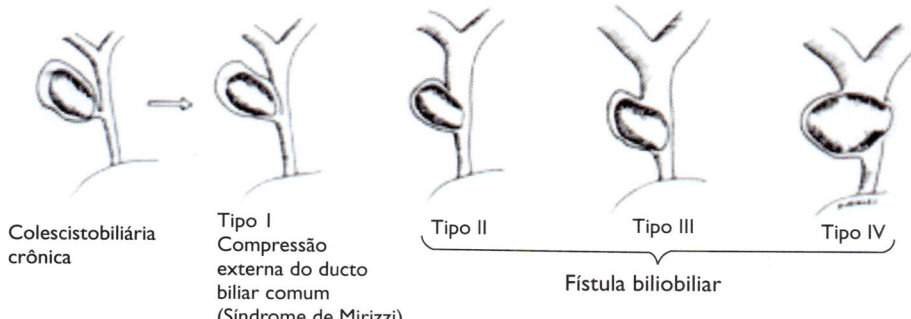

Colecistobiliária crônica

Tipo I
Compressão externa do ducto biliar comum (Síndrome de Mirizzi)

Tipo II

Tipo III

Tipo IV

Fístula biliobiliar

FIGURAS 193.1

CPRE mostra o paralelismo com a via biliar principal

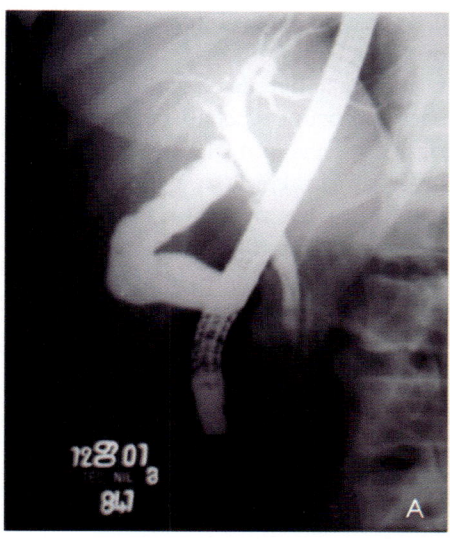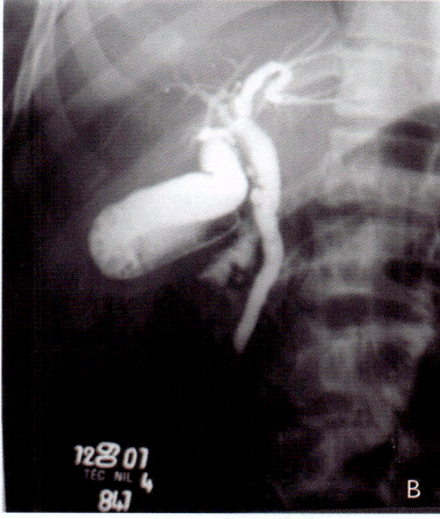

FIGURA 193.2

CPRE mostra o paralelismo com a via biliar principal

55% a 75% são colecistoduodenais; 15% a 30%, colecistocolônicas; e 2% a 5%, colecistogástricas. As fístulas múltiplas são muito raras, não ultrapassando 1%. O Quadro I mostra a distribuição de 109 fístulas bilioentéricas de pacientes do The New York Hospital/Cornell Medical Center entre 1932 e 1983. Assinale-se a presença de 2,7% de fístulas colecistocoledocianas.

A demora em diagnosticar a doença biliar litiásica permite a ocorrência da SM. Na primeira fase da doença, existe apenas a compressão da via biliar principal (Mirizzi tipo I)[52] (Figuras 193.5A e B).

Com a progressão da doença, o processo inflamatório provoca aderência das paredes, levando à extrusão do cálculo para a via biliar principal e, conseqüentemente, à fístula entre a vesícula e o hepático comum, ou o colédoco ou ambos (Mirizzi tipo II)[2] (Figura 193.6).

A patogenia da fístula biliobiliar é semelhante à da fístula entre a vesícula e os outros locais do aparelho digestório. A icterícia pode ser clinicamente indistinguível da causada por coledocolitíase; quando progressiva, de longa duração, associada ao prurido, mimetiza a clínica de tumor (forma pseudotumoral).[10] A Figura 193.7 mostra as etapas da formação da SM.

Na tentativa de expulsar o cálculo, a vesícula contrai o fundo, empurran-

O tipo III corresponde a apenas 6% do total de anomalias e foi subdividido, por ordem alfabética, em outros. O tipo III G corresponde à ausência do cístico.[7] Essa variação anatômica, também considerada predisponente à SM, é representada nas Figuras 193.3 e 193.4.

PATOLOGIA

Nos países do Ocidente, onde o cálculo de colesterol é comum, observou-se que a vesícula é o local mais freqüente de inflamações e obstruções. A fístula colecisto-entérica corresponde a 70% a 85% de todas as fístulas biliares descritas na literatura mundial até 1983.[8,9] Destas,

QUADRO 193.1

Fístulas Bílio-entéricas	N = 109	%
Colecistoduodenal	83	76,1
Colecistocólica	17	15,5
Colecistogástrica	02	1,8
Colecistocoledocianas	03	2,7
Coledocoduodenal	01	0,9
Múltiplas	03	2,7
Colecistoduodenocólica	01	
Colecistojejunocólica	01	
Colecistocoledocoduodenal	01	

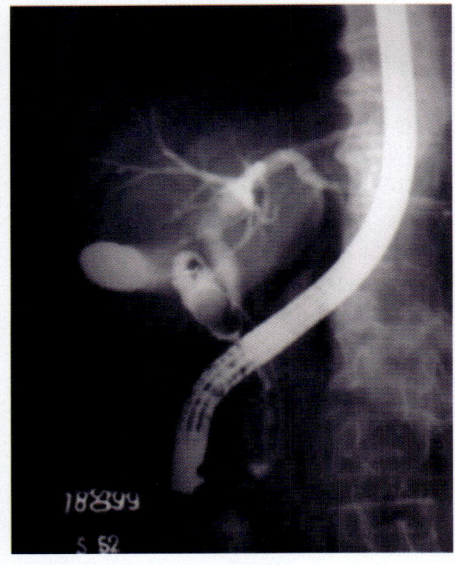
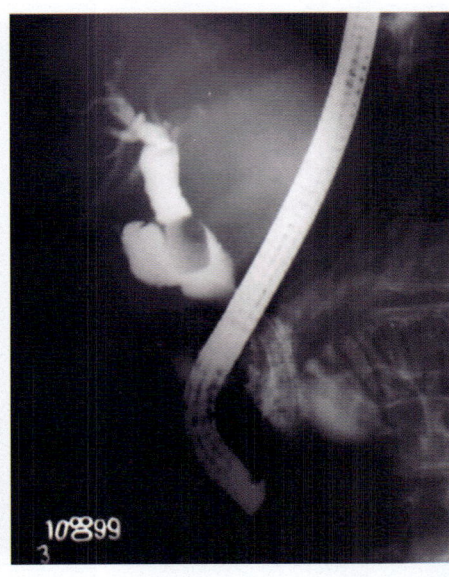

FIGURAS 193.3 E 193.4

CPRE mostra ausência do ducto cístico

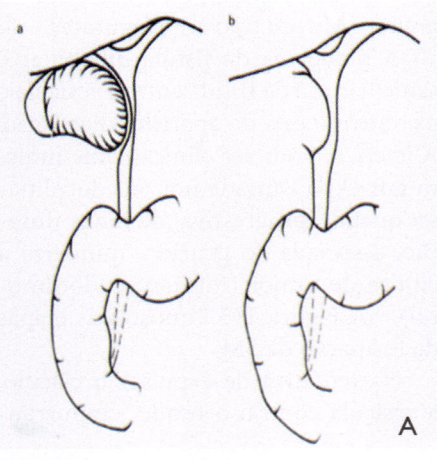
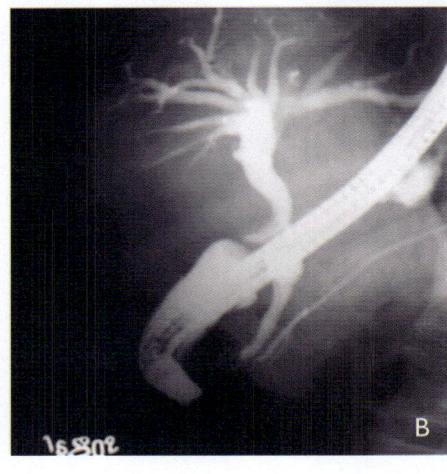

FIGURA 193.5

(A) Mirizzi tipo I; (B) CPRE Mirizzi tipo I

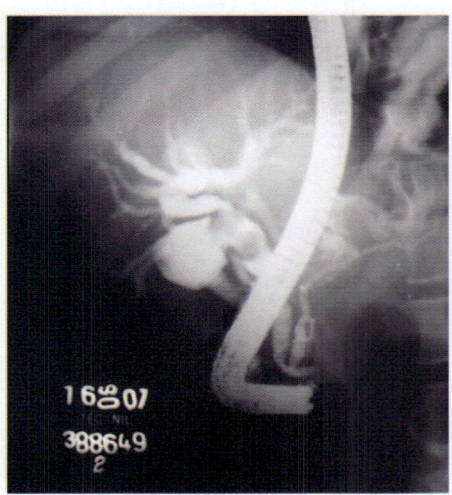
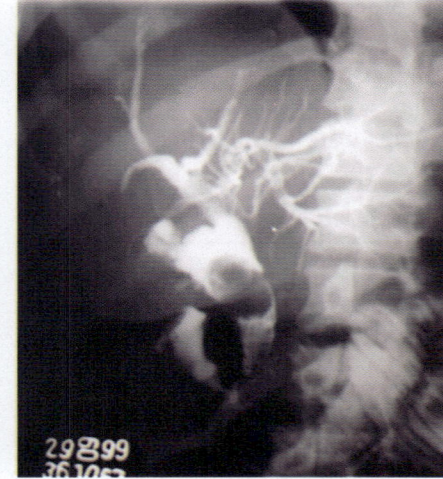

FIGURA 193.7

Formação da SM

do o cálculo para o infundíbulo. Com a diminuição do ducto cístico, a vesícula fica lateral à parede da via biliar principal e comprime o hepático comum (Mirizzi tipo I) (Figura 193.8). O processo inflamatório conduz à formação da fístula (Mirizzi tipo II) (Figura 193.9). Depois o cálculo atravessa mais da metade da via biliar principal (Mirizzi tipo III) (Figura 193.10) e, finalmente, pode romper todas as paredes da via biliar principal (Mirizzi tipo IV) (Figura 193.11).

QUADRO CLÍNICO

À semelhança do que ocorre em outros países, a SM, em nosso meio, incide em pacientes que não têm assistência à saúde adequada, com diagnóstico retardado da doença biliar litiásica.

FIGURAS 193.6

CPRE mostra Mirizzi tipo II

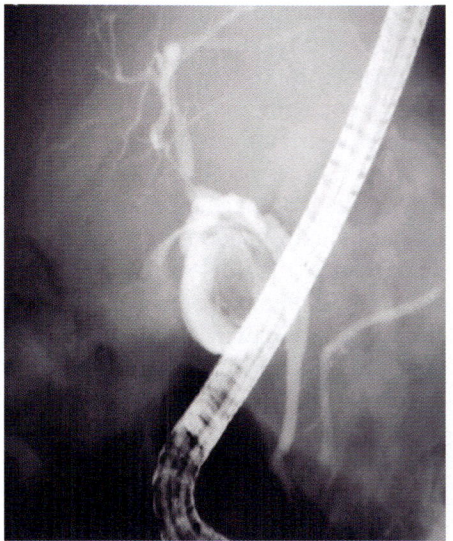

FIGURA 193.8

CPRE Mirizzi tipo I

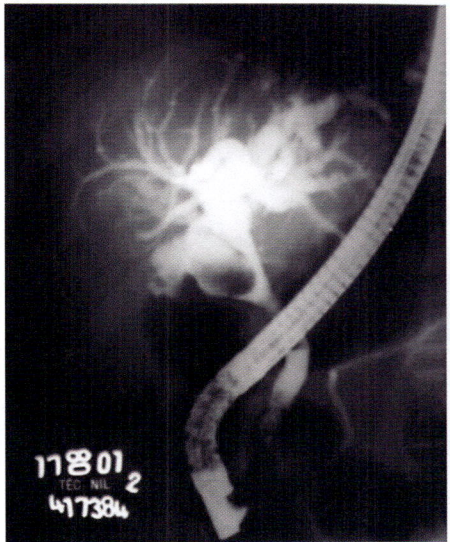

FIGURA 193.9

CPRE Mirizzi tipo II

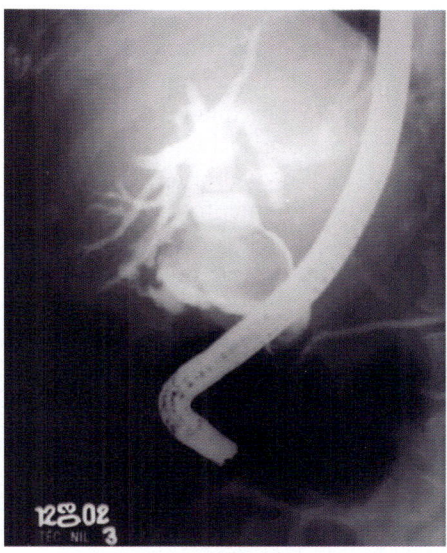

FIGURA 193.10

CPRE Mirizzi tipo III

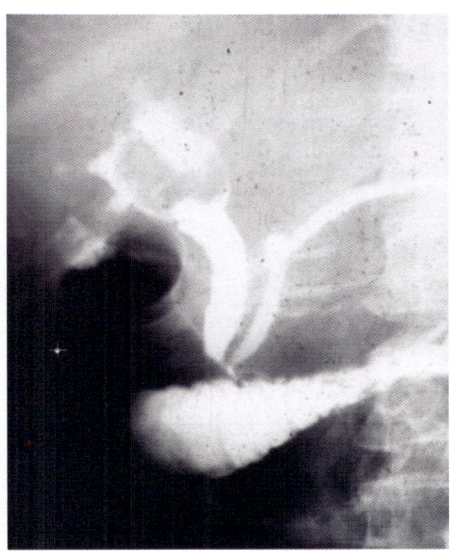

FIGURA 193.11

CPRE Mirizzi tipo IV

Os dados de anamnese mais relevantes são icterícia (100%), dor abdominal (95%), febre com calafrios (69,6%) e prurido (68%).[11] Pode ocorrer quadro compatível com pancreatite aguda biliar em cerca de 5,4%.[11] Esses resultados foram consonantes com a literatura.[9,12-14]

Ao exame físico, o paciente apresenta icterícia, dor abdominal com ou sem febre e, como em qualquer doença biliar litiásica, pode haver sinais de abdo-me agudo, peritonite e choque séptico, exigindo drenagem de emergência da via biliar, operatória e/ou endoscópica. Em cerca de 5,4% dos pacientes, encontram-se sinais de hipertensão porta e varizes de esôfago.[11]

EXAMES COMPLEMENTARES

Os exames laboratoriais não são específicos para o diagnóstico da síndrome.

Comumente, mostram alterações das enzimas hepáticas e sinais de infecção.

Ainda não se estabeleceu um método de imagem não-invasivo capaz de responder às importantes questões clínicas que surgem quando há suspeita de alterações das vias biliares, porque cada um dos métodos tem limitações. O diagnóstico da SM pode ser sugerido pela ultra-sonografia ou pela tomografia computadorizada quando um cálculo é identificado na junção do ducto cístico com a VBP, visto conjuntamente com dilatação da porção proximal ao cálculo e calibre normal do colédoco distal.[15] A colangiorressonância magnética, um procedimento não invasivo que revela a anatomia e as anormalidades da via biliar,[16] pode demonstrar dilatação dos ductos biliares, altura da obstrução e presença de cálculos,[16,17] achados apenas sugestivos da SM. Sua limitação é a imprecisão em demonstrar fístulas biliobiliares.

A Colangiopancreatografia Endoscópica Retrógrada (CPRE) é o método-ouro para estudo dos ductos biliares.[18] Para ser realizado, independe do grau de dilatação da via biliar intra-hepática e é o método que melhor diagnostica a presença das fístulas, além de permitir, por meio da esfincterotomia transpapilar (ETP), o tratamento da colangite e da pancreatite aguda biliar, colaborando no pré-operatório com a colocação de próteses biliares plásticas e drenos nasobiliares.[19]

TRATAMENTO

A cirurgia é o tratamento indicado para os pacientes com SM. O objetivo é remover a vesícula e reparar a lesão do ducto biliar.[20] Entretanto, quando os doentes não têm condições operatórias, isto é, quando o risco cirúrgico é alto, está indicado o tratamento endoscópico, principalmente em doentes com idade avançada.[19] Com as novas técnicas cirúrgicas, principalmente a hepaticojejunostomia,[21,22] o tratamento das formas mais graves da doença tem resultados melhores, com menor índice de complicações. Em pacientes sem fístula biliar (Mirizzi tipo I), a colecistectomia é suficiente para melhorar a obstrução do ducto biliar. Em pacientes com fístulas (Mirizzi tipo II), o tamanho da fístula determina o tipo de reparo. Em geral, fístulas pequenas são reparadas com coledocoplastia, usando um retalho do cístico ou da vesícula remanescente, enquanto grandes defeitos no ducto biliar requerem reconstrução bilioentérica (hepaticojejunostomia e Y de Roux ou coledocoduodenostomia).[20] A SM representa um desafio operatório, em razão das aderências e do edema do tecido inflamatório, que causa distorções e redução da visibilidade do triângulo de Calot, com risco de lesão de ductos biliares.[23]

Desde a introdução da colecistectomia videolaparoscópica, em 1987, por Philippe Mouret, em Lyon, na França, instalou-se uma controvérsia quanto à melhor estratégia cirúrgica para o tratamento da SM.

A revisão da literatura, nos últimos 11 anos, demonstra nítida dicotomia de opiniões. Alguns grupos advogam a cirurgia aberta, objetivando maior segurança e melhores resultados[24-32] e considerando as altas taxas de conversão quando a operação é iniciada por via laparoscópica (74% no tipo I e 100% no tipo II).[32] Há cirurgiões que executam a videolaparoscopia mesmo no tipo II. Eles argumentam que a técnica lapa-

roscópica não é contra-indicada para o tratamento dessa condição,[12,34-40] mas exige que se considerem a experiência do cirurgião e a qualidade dos equipamentos e acessórios disponíveis no serviço. Paul e colaboradores[39] referem sucesso no tratamento da doença com a cirurgia videolaparoscópica, com a colocação de prótese biliar plástica no pré-operatório, por via endoscópica, de acordo com a conduta preconizada por Li e colaboradores.[41]

O tratamento endoscópico é usado freqüentemente na SM, como coadjuvante, antes da operação convencional, e

como tratamento definitivo nos pacientes com contra-indicação operatória.[19] Nos pacientes com pancreatite aguda biliar e colangite ou com colocação de próteses e drenos nasobiliares na VBP (Figuras 193.12 e 194.13), a ETP isolada permite a drenagem biliar, com melhora do quadro agudo.[42] A maior série de pacientes (n = 14) com SM, tratados endoscopicamente, recebeu litotripsia eletroidráulica, guiada por colangioscopia, para cálculos impactados na junção do cístico com a VBP, ocorrendo completa limpeza dos cálculos em todos os pacientes.[19]

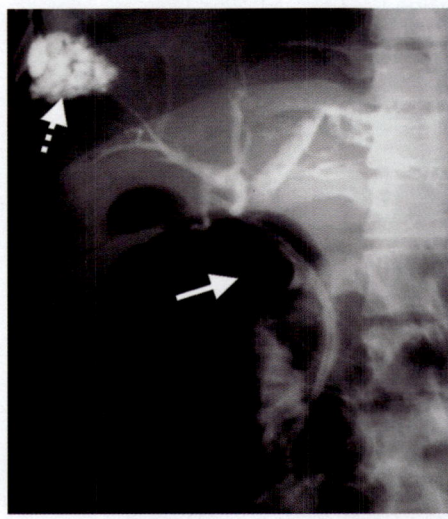

FIGURA 193.12

Prótese biliar plástica (seta branca). Abscesso hepático (seta pontilhada)

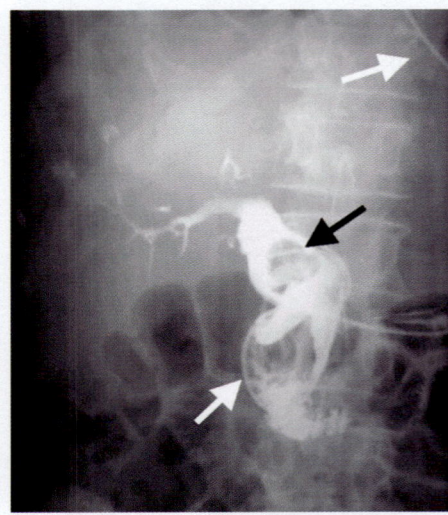

FIGURA 193.13

Dreno nasobiliar (seta branca). Mirizzi tipo II (seta preta)

REFERÊNCIAS BIBLIOGRÁFICAS

1. Mirizzi PL. Syndrome del conduto hepatico. Int Chir 1948;8:731-3.
2. Mac Sherry CK, Ferstenberg H, Virshup M. The Mirizzi syndrome: classification and surgical therapy. Surg Gastroenterol 1982;1:219.
3. Csendes A, Diaz JC, Burdiles P, Maluenda F, Nava O. Mirizzi syndrome and cholecystobiliary fistula: a unifying classification. Br J Surg 1989;76(11):1139-43.
4. Astuni M, Candeloro N, Frau R, Lagana S, Filz M. Mirizzi´s syndrome as the cause of intrahepatic lithiasis. A clinical case. Minerva Chir 1997 May;52(5):639-42.
5. Zsolt T. Endoscpic retrograde cholangiopancreatgraphy in Mirizzi syndrome. Am J Gastroenterol 1987;82(4):391-2.
6. Hayes MA, Goldenberg JS, Bishop CC. The development basis for bile duct anomalies. Surg Gynecol Obstet 1958;107:447-56.

7. Anderson PG, Toouli J, Wilson TG, Graham M. Endoscopic and surgical management of a Hayes type III-G cystic duct anomaly causing a Mirizzi type I syndrome. HPB Surgery 1998;10:399-402.

8. Safaie-Shirazi S, Zike WL, Printew KJ. Spontaneus biliary fistula. Surg Gynecol Obstet 1983;137:769-72.

9. Shah OJ, Dar MA, Wani MA, Wani NA. Management of Mirizzi syndrome: a new surgical approach. ANZ J Surg 2001;71(7):423.

10. Coelho JF, Coelho D. Hepatolitiase e S. Mirizzi in Rio de Janeiro. III Jornadas de Endoscopia e Radiologia Diagnósticas e Operatórias; 1998; Lisboa.

11. Leite LMC. Síndrome de Mirizzi. Contribuição ao diagnóstico e a terapêutica [dissertação de mestrado]. Rio de Janeiro: UFRJ; 2005.

12. Bagia JS, North L, Hunt DR. Mirizzi syndrome: an extra hazard for laparoscopic surgery. ANZ J Surg 2001;71(7):394-7.

13. England RE, Martin DF. Endoscopic management of Mirizzi syndrome. Gut 1997;40(2):272-6.

14. Sharma AK, Rangan HK, Chowbey RP, Thakur SK, Kumar A. Pitfalls in the management of Mirizzi's syndrome. Trop Gastroenterol 1998;1992:72-4.

15. Turner MA, Fulcher AS. The cystic duct: normal anatomy and disease processes. Radiographics 2001;21(1):3-22.

16. Loke M, Endes J, Abasiuta G. The part of MR cholangiography in biliary surgery. Acta Chir Hung 1997;36(1-4): 198-200.

17. Kim PN, Outwater EK, Mitchell DG. Mirizzi syndrome: evaluation by MR imaging. Am J Gastroenterol 1999;94(9):2546-50.

18. Pemberton M, Wells AD. The Mirizzi syndrome. Postgrad Med J 1997;73:487-90.

19. Binmoeller KF, Thonka F, Soehendra N. Endoscopic treatment of Mirizzi syndrome. Gastrointest Endosc 1993;39(4):532-6.

20. Gomez G. Mirizzy syndrome. Curr Treat Options Gastroenterol 2002;5(2):95-9.

21. Hepp J, Couinaud C. L'abord et utilization du canal hepatique gauche dans les repations da la voie biliaire principale. Presse Med 1956;64:947-8.

22. Bismuth H. In: Blumgart LH. The biliary tract. Edinburg: Churchill Livingstone; 1982.

23. Rozsos I, Behek S, Szanto L. Micro and mimilaparotomy surgery in the treatment of Mirizzi's syndrome. Acta Chir Hung 1997;36(1-4):292-3.

24. Capizzi FD, Fogli L, Brulatti M, Boschi S, Di Domenico M, Papa V, Patrizi P. Convertion rate in laparoscopic cholecystectomy:evaluation from 1993 and current state. J Laparoendosc Adv Surg Tech 2003;13(2):89-91.

25. Contini S, Dalla Valle R, Zinicola R, Botta GC. Undiagnosed Mirizzi syndrome: a word of caution for laparoscopic surgeons - a report of 3 cases and review of the literature. J Laparoendosc Adv Surg Tech 1999;9(2):197-203.

26. Gock M, Krahenbuhl L. Gallstones – surgical aspects. Ther Umsch 2003;60(2):113-8.

27. Johnson LW, Sehon JK, Lu WC, Zibari GB, Mc Donald JC. Mirizzi syndrome: experience from a multi-institutional review. Am Surg 2001;67(1):11-4.

28. Karademir S, Astarcioglu H, Sokmen S, Atila K, Tankurt E, Akpinar H, Coker A, Astarcioglu I. Mirizzi syndrome: diagnostic and surgical consideration in 25 patients. J Hepatobiliary Pancreat Surg 2000;7(1):727.

29. Kocherling F, Scheuerlein H, Schneider C, Hohenberger W. Surgical therapy of choledocholitiasis. Zentralbl Chir 1998;123 Suppl 2:42-5.

30. Maggiore D. Accidents in laparoscopic surgery: Mirizzi's syndrome. G Chir 2000;21(1-2):21-4.

31. Rust KR, Clancy TV, Warren G, Mertesdorf J, Maxwell JG. Mirizzi's syndrome: a contraindication to endoscopic cholecystectomy. J Laparoendosc Surg 1991;1(3):133-7.

32. Schafer M, Krahenbuhl L, Farhadi J, Buchler MW. Cholelithiasis- laparoscopy or laparotomy? Ther Umsch 1998;55(2):110-5.

33. Vezakis A, Davides D, Birbas K, Almmori BJ, Larvin M, Mc Mahon MJ. Laparoscopis treatment of Mirizzi syndrome. Surg Laparosc Endosc Percutan Tech 2000;10(1):15-8.

34. Chowbey PK, Sharma A, Khullar R, Mann V, Vashistha A. Laparoscopic subtotal cholecystectomy: a review of 56 procedures. J Laparoendosc Adv Surg Tech 2000;10(1):31-4.

35. Desai DC, Smink RD Jr. Mirizzi syndrome type II: is laparoscopic cholecystectomy justified? JSLS 1997;1(3):237-9.

36. Kok KY, Goh PY, Ngoi SS. Management of Mirizzi syndrome in the laparoscopic era. Surg Endosc 1998;12(10):1242-4.

CAPÍTULO 194

COLEDOCOLITÍASE. REMOÇÃO DOS CÁLCULOS ANTES, DURANTE OU APÓS A COLECISTECTOMIA LAPAROSCÓPICA

Marcos Bastos da Silva
Esteban Sadovsky

A canulação da papila de Vater com obtenção de pancreatografia retrógrada endoscópica foi descrita pela primeira vez em 1968 por McCune,[1] e em 1970 Oi e colaboradores[2] difundem para o mundo a relevância da colangiopancreatografia retrógrada endoscópica (CPRE) no diagnóstico das doenças biliopancreáticas. Um avanço decisivo na gastroenterologia e na endoscopia digestiva ocorreu em 1974, quando Classen,[3] na Alemanha, e Kawai,[4] no Japão, simultaneamente introduziram a esfincterotomia endoscópica biliar (EEB) no arsenal terapêutico da litíase dos canais biliares.

A EEB foi mundialmente aceita pela comunidade médica em curto espaço de tempo, inicialmente indicada para tratar litíase coledociana em pacientes idosos e de alto risco operatório. Atualmente, as indicações da EEB são mais amplas, incluindo pacientes jovens e de baixo risco operatório, devido ao elevado índice de sucesso e à baixa morbiletalidade.[5] Cotton e colaboradores,[6] estudando prospectivamente os resultados da EEB, que envolveram 1.921 pacientes de sete centros acadêmicos, incluindo jovens e pacientes com vias biliares (VB) normais, obtiveram uma taxa de 5,8% de morbidade, dos quais dois terços eram complicações leves (hospitalização menor que três dias). Houve uma complicação grave em 238 pacientes com idade inferior a 60 anos e via biliar principal (VBP) com diâmetro inferior a 9 mm, sem mortalidade nesse grupo.

Os autores concluem que a EEB é um método seguro e que não há evidência de aumento do risco de complicações quando realizada por endoscopistas experientes, mesmo em pacientes jovens com vias biliares normais. Nos EUA, realizam-se aproximadamente 150 mil EEBs por ano.[7]

A colecistectomia laparoscópica (CL) é outro método terapêutico que revolucionou a cirurgia biliar, realizada pela primeira vez por Mouret em 1987 (*apud* Rosen e colaboradores).[8] Foi difundida por Dubois e colaboradores[9] em 1989 e hoje é amplamente aceita como tratamento de eleição da colelitíase sintomática, apresentando baixos índices de morbidade e mortalidade, respectivamente de 3,5% a 8% e de 0% a 0,3 %.[10-12]

A CPRE tem um papel de importância fundamental como coadjuvante da CL, permitindo melhor compreender a morfologia dos canais biliares e pancreáticos, diagnosticar e tratar os cálculos dos canais biliares, como também diagnosticar e tratar as complicações da cirurgia laparoscópica.[13,14] Porém, apesar de ser um método com altos índices de sensibilidade, especificidade e acurácia no diagnóstico da litíase biliar, não se pode negligenciar seu caráter invasivo, que causa 1,38% de complicações graves, principalmente pancreatite aguda, e 0,2% de mortalidade,[15] o que nos parece relevante para um método propedêutico.

Com o advento de novos métodos diagnósticos pouco invasivos, como a colangiopancreatografia por ressonância magnética (CPRM) e a ultra-sonografia endoscópica (USE), com índices de sensibilidade, especificidade, valores preditivos positivo e negativo semelhantes aos da CPRE,[16,17] a CPRE ficou, de maneira geral, reservada para procedimentos terapêuticos.

A prevalência da colelitíase nos países ocidentais é de 5% a 22% da população e aumenta com a idade,[18] sendo maior na mulher do que no homem, em uma proporção de 3:1.[19] Na idade entre 60 e 69 anos, 22,4% das mulheres e 11,5% dos homens têm colelitíase ou já foram submetidos à colecistectomia.[19] O índice de colecistectomia nos pacientes com colelitíase é de 20% a 50%, talvez porque apenas entre 10% e 20% dos pacientes com cálculos "silenciosos" desenvolvem sintomas em um intervalo de 15 anos após o diagnóstico inicial.[20] A colelitíase sintomática ocorre entre 40% e 60% dos casos[21] e estima-se que são realizadas nos EUA mais de 500 mil colecistectomias por ano.

A coledocolitíase associada à colelitíase sintomática ocorre entre aproximadamente 10% e 15% dos pacientes,[22-24] aumenta com a idade e está presente entre 1% e 2% das colecistectomias alitiásicas.[18,21,25-28] Essa prevalência tem diminuído no decorrer dos anos, provavelmente devido ao tratamento precoce da colelitíase sintomática.

O diagnóstico e o tratamento da litíase da via biliar principal (LVBP) nos pacientes que vão submeter-se à CL são controversos,[29] porque ainda não existe um algoritmo bem estabelecido na literatura. Existem várias opções terapêuticas da LVBP na era da colecistectomia laparoscópica, cujos resultados dependem dos recursos locais e da experiência de endoscopistas, radiologistas intervencionistas e cirurgiões.

TIPOS DE ABORDAGENS TERAPÊUTICAS DA LITÍASE DA VIA BILIAR PRINCIPAL

- CPRE pré-colecistectomia laparoscópica;
- CPRE intra-operatória;
- CPRE pós-colecistectomia laparoscópica;
- exploração laparoscópica da LVBP;
- conduta expectante.

CPRE PRÉ-COLECISTECTOMIA LAPAROSCÓPICA

Algumas indicações das CPREs antes da colecistectomia laparoscópica estão bem estabelecidas na literatura, tais como pancreatite aguda biliar de prognóstico grave, colangite grave e colelitíase associada à coledocolitíase em pacientes de alto risco operatório.

PANCREATITE AGUDA BILIAR GRAVE

Estudo controlado e randomizado em 121 pacientes realizado por Neoptolemus e colaboradores[30] demonstrou que, na pancreatite aguda biliar de prognóstico grave, a morbidade e a morta-

lidade diminuem, em comparação ao tratamento conservador, quando a EEB com extração do cálculo é realizada nas primeiras 72 horas. Porém, não existe evidência na vantagem do tratamento endoscópico de urgência nos pacientes com critérios preditivos de pancreatite aguda leve. Nesse estudo, os pacientes foram estratificados pelos critérios preditivos de gravidade das crises, de acordo com o sistema de Glasgow modificado. Outros estudos randomizados importantes, citados por Carr-Locke,[31] confirmaram esses resultados (Tabelas 194.1 e 194.2).

COLANGITE GRAVE

A colangite grave evolui para choque séptico, insuficiência renal e alterações

TABELA 194.1

CPRE em pacientes com critérios preditivos de pacreatite biliar leve (modificada de Carr-Locke)[31]

Autor	N	Morbidade (%)		Mortalidade (%)	
		CPRE	Convencional	CPRE	Convencional
Neoptolemos e colaboradores	68	11,8	11,8	0	0
Fan e colaboradores	69	17,6	17,1	0	0
Nowak e colaboradores	155	10,0*	25,3	0	5,3
Folsh e colaboradores	160	41,7	47,4	2,4	0

* p < 0,05 comparado com tratamento convencional

TABELA 194.2

CPRE em pacientes com critérios preditivos de pacreatite biliar grave (modificada de Carr-Locke)[31]

Autor	N	Morbidade (%)		Mortalidade (%)	
		CPRE	Convencional	CPRE	Convencional
Neoptolemos e colaboradores	53	24,0*	60,7	4,0	17,9
Fan e colaboradores	58	13,3*	53,6	0	17,9
Nowak e colaboradores	50	39,1*	74,0	4,3*	33,3
Folsh e colaboradores	46	65,4	70,0	23,1	14,3

* p < 0,05 comparado com o tratamento convencional

neurológicas com altos índices de morbimortalidade. Os casos que não respondem rapidamente ao tratamento clínico adequado têm mau prognóstico e necessitam de uma drenagem biliar de urgência. Estudo prospectivo randomizado, realizado por Lai e colaboradores[32] em 82 pacientes com colangite aguda devido à coledocolitíase, demontrou que a EEB de urgência diminui o índice de morbidade e reduz significativamente a mortalidade, quando comparada à cirurgia (Tabela 194.3).

COLELITÍASE ASSOCIADA À COLEDOCOLITÍASE EM PACIENTES DE ALTO RISCO OPERATÓRIO

O risco operatório dos pacientes é difícil de se estabelecer. Assim, três fatores devem ser considerados: idade superior a 70 anos, comorbidades associadas (insuficiência cardíaca descompensada, doença pulmonar obstrutiva crônica grave, cirrose hepática descompensada, insuficiência renal grave etc.) e gravidade da doença biliar (pancreatite e colangite graves). Nesses casos, o tratamento endoscópico estará indicado se não houver colecistite aguda associada, e a colecistectomia somente estará indicada nos casos de colecistite refratária ao tratamento clínico.[29]

Harris e colaboradores,[33] baseados em uma revisão da literatura incluindo os três únicos estudos prospectivos randomizados sobre o tema, somente adotam a conduta expectante após o clareamento endoscópico da VBP em pacientes selecionados que apresentam alto risco operatório, principalmente aqueles com comorbidades gravemente debilitantes ou com expectativa de vida inferior a dois anos. A todos os pacientes com idade inferior a 65 anos e risco operatório razoável, a colecistectomia laparoscópica deve ser prontamente indicada, porque entre 20% e 25% dos pacientes que permanecem com vesícula *in situ* desenvolverão sintomas biliares recorrentes nos dois primeiros anos de seguimento.

CPRE SELETIVA PRÉ-OPERATÓRIA

Vários estudos demonstram que a CPRE pré-operatória não deve ser realizada de rotina porque, na maioria das vezes, as vias biliares são normais, expondo inutilmente os pacientes aos riscos das complicações inerentes ao método, principalmente pancreatite aguda.

Neuhaus e colaboradores,[34] em uma avaliação prospectiva de 288 pacientes submetidos à CPRE pré-operatória de rotina, obtiveram 91,7% de sucesso e encontraram vias biliares normais em 86% dos casos. Dos 11% dos pacientes com LVBP, 3,4% que não tinham sinais clínicos, laboratoriais ou ultra-sonográficos de litíase foram tratados endoscopicamente com sucesso, apresentando índices de 2,8% de morbidade e 0% de mortalidade. Os autores concluem que, após análise do risco-benefício, a CPRE pré-operatória deve ser reservada estritamente aos pacientes com suspeita de LVBP.

Geron e colaboradores,[35] avaliando retrospectivamente os resultados da CPRE pré-operatória realizada consecutivamente em 99 pacientes com suspeita de cálculo na VBP, constataram que 48% dos exames foram positivos, com índices de 8% de morbidade grave e nenhuma mortalidade. Dessa forma, achamos imperativo que se faça uma estratificação criteriosa dos riscos de LVBP antes de se indicar a CPRE pré-operatória (Figura 194.1).

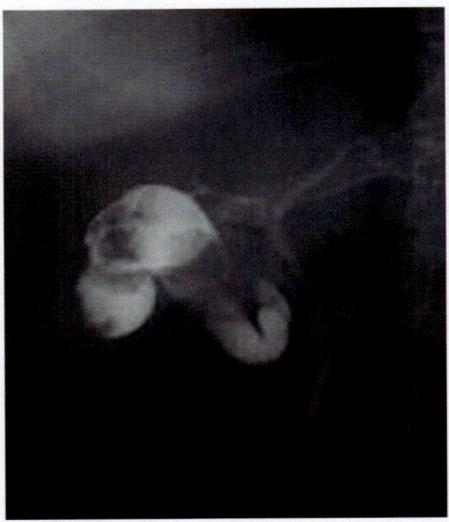

FIGURA 194.1

CPRE pré-operatória mostrando múltiplos cálculos na vesícula e na via biliar principal

Os critérios preditivos para coledocolitíase devem ser baseados na avaliação clínica, laboratorial e por meio dos métodos de imagem. Na avaliação clínica deverá ser observada a forma de apresentação: pancreatite, colangite, cólica do tipo biliar, dor abdominal não-específica ou colecistite. As únicas formas de apresentação com significância estatística para presença de LVBP são icterícia e alteração das provas de função hepática (PFH).[36] As PFH mais utilizadas são as dosagens de bilirrubinas e enzimas hepáticas (EH) como alanina aminotransferase (ALT), aspartato aminotransferase (AST), gama-glutamil-transferase (γ-GT) e fosfatase alcalina (FA), entre outros exames laboratoriais

TABELA 194.3

Tratamento da colangite aguda grave por coledocolitíase: cirurgia *versus* EEB[32]

	Cirurgia	EEB
Nº de Pacientes	41	41
Morbidade	66%	34%
Mortalidade	32%	10%*

* p < 0,03 quando comparado com a cirurgia

como dosagem de amilase, albumina e avaliação do tempo de protrombina (TAP), sendo estas duas últimas as menos utilizadas.

A ultra-sonografia transabdominal (USG) é um método que deve ser empregado na avaliação de LVBP no pré-operatório da colelitíase. Entretanto, quando utilizada de forma isolada, apresenta baixa sensibilidade, variando de 22% a 65%[37,38] (Figura 194.2). Vários estudos usaram associações dos dados clínicos, laboratoriais e ultra-sonográficos, obtendo resultados variados em predizer a presença de coledocolitíase, sendo que alguns desses modelos são propostos na investigação dos pacientes. A maior contribuição desses estudos foi classificar os pacientes em grupos de baixo, médio ou alto risco para LVBP. A estratificação dos riscos, inicialmente proposta por Robertson e colaboradores,[36] foi validada em estudo prospectivo realizado por Berdah e colaboradores.[39] Nesse estudo, os pacientes considerados de alto risco foram encaminhados diretamente para a CPRE, os de risco intermediário se submeteram à USE seguida

de CPRE, se confirmada a LVBP, e os de baixo risco foram submetidos à CL (Tabela 194.4).

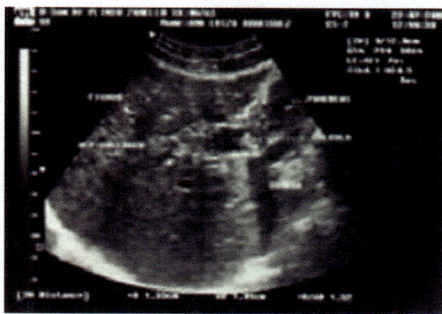

FIGURA 194.2

Ultra-sonografia transabdominal. Dilatação coledociana com cálculo em colédoco distal

Usando a CPRE seletiva pré-operatória, Santucci e colaboradores[40] realizaram um estudo prospectivo em pacientes com colelitíase sintomática e naqueles suspeitos de coledocolitíase, baseados em critérios clínicos (icterícia, pancreatite ou colangite), ultra-sonográficos (presença de coledocolitíase ou dilatação de

VBP superior a 6 mm) e bioquímicos (aumento da ALT, da γ-GT, da FA e de bilirrubinas). Em 70 pacientes suspeitos de LVBP (10% das colelitíases sintomáticas), foram confirmados 78,5%, com 95% de sucesso na extração dos cálculos. O maior valor preditivo positivo (VPP) foi a dilatação do colédoco superior a 8 mm à USG. Quando ocorre aumento da ALT, da FA e dilatação coledociana, a probabilidade de LVBP é de 96% e, na ausência dessas alterações, a probabilidade fica em torno de 6%.

Os autores demonstram que diminuem consideravelmente as CPREs pré-operatórias quando se realiza melhor estratificação de riscos, detectando maior número de cálculos na VBP. Os índices de sucesso da CPRE e o clareamento da VBP foram elevados com baixa morbidade e mortalidade (Tabela 194.5).

Erickson e Carlson[44] agruparam 93 trabalhos, comparando quatro estratégias terapêuticas da coledocolitíase. Levando-se em consideração tempo de internação, custo, morbidade e mortalidade dos pacientes, a melhor opção foi

TABELA 194.4

Estratificação dos riscos de LVBP[39]

	Alto risco	Risco intermediário	Baixo risco
N° de pacientes 300	• USG com coledocolitíase • Aumento das quatro enzimas hepáticas • Icterícia ou aumento das Bbs • Colangite • Pancreatite com amilase persistentemente aumentada	• USG com dilatação do colédoco acima de 7 mm • Aumento isolado das PFH • História de alteração das PFH • História de pancreatite	Ausência dos critérios pré-operatórios
Estratificação	36 (12%)	68 (23%)	196 (65%)
Conduta	CPRE	USE	CL
Suspeita LVBP	36 (100%)	14 (24%)	
Confirmação LVBP	28 (78%)	13 (93%)	
Total LVBP	41 em 50 (82%)		Ausência de cálculos residuais: seguimento de três anos

LVBP: litíase da via biliar principal; USG: ultra-sonografia transabdominal; Bbs: bilirrubinas; PFH: provas de função hepática; CPRE: colangiopancreatografia endoscópica retrógrada; USE: ultra-sonografia endoscópica; CL: colecistectomia laparoscópica

TABELA 194.5

Resultados da CPRE pré-operatória seletiva

Autores	N	Número CPRE	Sucesso CPRE %	CPRE normal %	LVBP %	Clareamento %	Morbidade %	Mortalidade %
Prat e colaboradores[41]	119	ND	100,0	ND	66,0	90,0	4,1	0
Liu e colaboradores[42]	440	8,6%	96,0	8,0	57,0	92,0	5,0	0
Cushieri e colaboradores[43]	150	ND	95,0	28,0	72,0	84,0	13,0	1,5

CPRE: colangiopancreatografia retrógrada endoscópica; LVBP: litíase da via biliar principal; ND: não disponível

a avaliação laparoscópica da VBP por meio da colangiografia intra-operatória (CIO) seguida de CPRE pós-operatória. Contudo, a CPRE seletiva pré-operatória se iguala às vantagens da estratégia em se realizar a CIO seguida de CPRE pós-operatória, quanto mais a probabilidade diagnóstica pré-operatória de coledocolitíase se aproximar de 100%.

Vários métodos de imagens são propostos com o objetivo de melhorar a acurácia no diagnóstico da LVBP, devendo-se levar em consideração disponibilidade, contra-indicações, custos e experiência dos profissionais envolvidos.

A tomografia computadorizada apresenta baixa sensibilidade na detecção da LVBP, variando entre 60% e 75%.[38] A colangiografia por tomografia computadorizada helicoidal (colangiografia-TCH), apesar de apresentar baixos custos e índices aceitáveis de sensibilidade (85%) e especificidade (88%), não pode ser realizada em pacientes ictéricos ou alérgicos ao iodo. A acurácia da colangiografia-THC (86%) é menor quando comparada à USE (94%).[45]

A colangiografia endovenosa (CEV), método atualmente pouco utilizado, quando realizada com um tomógrafo digital, poderá representar boa alternativa onde não houver disponibilidade de outro método propedêutico. Pietra e colaboradores[46] fizeram um estudo em que os pacientes com alto risco de LVBP

foram submetidos à CPRE e aqueles com risco de nefrotoxicidade ou alergia ao iodo realizaram CIO seguido de CL. Os pacientes de baixo e médio risco realizaram CEV pré-operatória e não apresentaram efeitos colaterais com o uso de contraste não-iônico (iotroxato de meglumina). A CEV preveniu lesões da VBP durante o ato operatório ao detectar 5,4% de anomalias anatômicas. Nesse estudo, a CEV de rotina apresentou sensibilidade de 91,6%, especificidade de 99,7% e acurácia de 99%, demonstrando ser um método eficaz na detecção da LVBP, apesar de aumentar o tempo de exposição dos pacientes aos Raios X. Essa abordagem poderá melhorar a seleção dos pacientes que forem encaminhados para a CPRE pré-operatória.

A CPRM, método não-invasivo que não necessita do uso de contraste ou de sedação, desempenha importância essencial no diagnóstico da coledocolitíase, com acurácia que varia de 71% a 100%.[47-49] Os aparelhos mais modernos, com aquisição mais rápida de imagens, apresentam melhores resultados e ganham maior aplicação na prática clínica (Figura 194.3). Zide e colaboradores[48] obtiveram uma eficácia de 83% na detecção da dilatação coledociana por meio da CPRM. Nesse estudo, o método demonstrou elevada especificidade (100%) e baixa sensibilidade (57,1%), devido à presença de grande

número de cálculos inferiores a 6 mm de diâmetro. A ausência de bile entre os pequenos cálculos e a parede coledociana dificulta o diagnóstico, explicando a baixa sensibilidade da CPRM nesses casos. Em estudo prospectivo, comparando a CPRM com a CPRE, Calvo e colaboradores[17] demonstraram que a sensibilidade, a especificidade e a acurácia da CPRM foram, respectivamente, de 91%, 84% e 90% no diagnóstico da LVBP. Houve excelente correlação entre os métodos para determinar obstrução do colédoco. Os resultados falso-positivos da CPRM ocorreram pela dificuldade em diferenciar pequenos cálculos (3 mm a 5 mm de diâmetro) de aerobilia. Nos pacientes com alto risco para LVBP, a sensibilidade da CPRE é maior, além de simultaneamente possibilitar a terapêutica, reduzindo o custo do tratamento. Nos pacientes de risco intermediário, o método poderá beneficiar cerca de 25% dos pacientes, evitando CPRE desnecessárias, com melhor relação custo-benefício. A CPRM também pode ser indicada na avaliação da eliminação espontânea dos cálculos da VBP nos casos de insucesso do tratamento endoscópico e na suspeita de coledocolitíase em pacientes gastrectomizados a Billroth II com alças aferentes longas ou com derivações biliodigestivas. A obesidade mórbida, o custo e o uso de marca-passo são algumas das limitações do método.

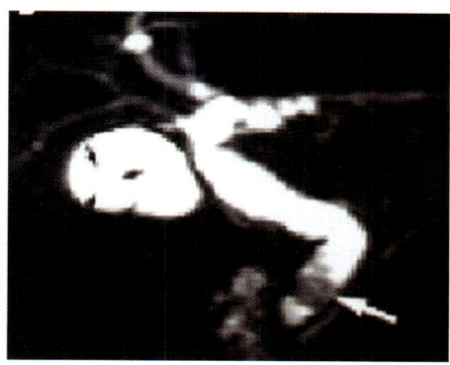

FIGURA 194.3

Colangiopancreatografia por ressonância magnética. Cálculo em colédoco distal (*Cortesia do Dr. Francisco Homero Coelho*)

A USE apresenta sensibilidade que varia de 84% a 97% com raros falso-positivos, especificidade de 95% a 100% e reduzida taxa de complicações no diagnóstico da coledocolitíase.[16,49] O procedimento tem melhor acurácia na detecção dos cálculos do colédoco distal (porção intrapancreática do colédoco) em comparação aos outros métodos propedêuticos não-invasivos (Figura 194.4). A USE tornou-se um dos métodos de escolha na avaliação pré-operatória dos pacientes com colelitíase, demonstrando superioridade à USG e à TC.[16] Prat e colaboradores[41] obtiveram uma correlação de 95% entre USE e CPRE, na presença ou na ausência de coledocolitíase. Não houve diferença significativa entre a CPRE e a USE, cujos valores foram, respectivamente, 89% e 93% para a sensibilidade, 100% e 97% para a especificidade, 100% e 98% para o valor preditivo positivo (VPP) e 83% e 88% para o valor preditivo negativo (VPN). Canto e colaboradores[50] compararam prospectivamente a CPRE e a USE no diagnóstico da LVBP. A USE apresentou uma acurácia de 94%, altos índices de sucesso e baixa morbidade, proporcionando diagnóstico suplementar de coledocolitíase em 21% dos pacientes, quando comparada com a CPRE diagnóstica. Nos pacientes de baixo e médio risco, o custo do procedimento é menor, quando comparado com o da CPRE.[50] A USE é um método importante que muda a conduta terapêutica da litíase biliar, indicando a exploração da VBP na presença de coledocolitíase. Na ausência de LVBP, a CL será simples, evitando a morbiletalidade da coledocolitotomia.

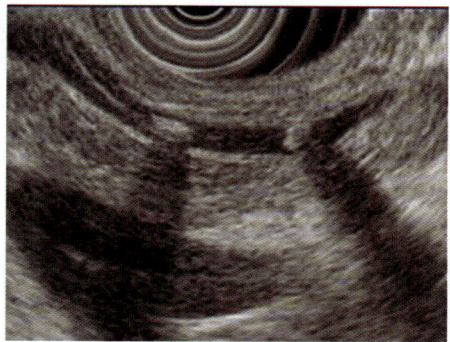

FIGURA 194.4

Ultra-sonografia endoscópica. Presença de dois cálculos no colédoco (*Cortesia do Dr. José Celso Ardengh*)

Luman e Chan,[51] analisando um modelo matemático, definiram que as variáveis mais importantes para predizer que a CPRE fosse terapêutica foram a presença de colangite ou icterícia, a alteração das PFH e a dilatação do colédoco à USG. A ausência dessas três variáveis determinou uma probabilidade de CPRE terapêutica em somente 8% dos pacientes, o que praticamente torna desnecessário o procedimento. Na presença de uma, duas ou três variáveis, a probabilidade da CPRE terapêutica será respectivamente de 15% a 38%, de 47% a 76% e de 99%. A probabilidade de CPRE terapêutica será maior nos casos em que as alterações ultra-sonográficas estiverem presentes. Mediante esses dados, não seria custo-benefício adequado realizar CPRM ou USE previamente em todos os pacientes. Os pacientes deverão ser encaminhados diretamente à CPRE quando duas ou mais variáveis estiverem presentes, sendo que uma delas deverá ser a dilatação do colédoco à USG.

As abordagens minimamente invasivas têm sido prioridade no tratamento da LVBP desde que a CL se tornou o método de escolha na terapêutica da colelitíase sintomática. A estratégia de se realizar a CPRE pré-operatória com esfincterotomia endoscópica e clareamento da VBP é amplamente aceita, embora alguns grupos de cirurgiões especializados em cirurgia laparoscópica prefiram tratar a LVBP no mesmo tempo operatório. Contudo a CPRE terapêutica pré-operatória simplifica a cirurgia laparoscópica, evitando a exploração intra-operatória da VBP, reduzindo o tempo operatório e os índices de morbimortalidade desses pacientes.

Utilizando os critérios preditivos para a LVBP, podemos estabelecer a seguinte estratégia: os pacientes de baixo risco serão encaminhados diretamente à CL e os de risco intermediário serão submetidos a métodos propedêuticos pouco invasivos (USE, CPRM ou CEV). Os pacientes nos quais a USE, a CPRM ou a CEV evidenciarem coledocolitíase serão submetidos à CPRE terapêutica, e aqueles com VBP livre serão encaminhados para a CL. Os de alto risco serão enviados diretamente à CPRE e posteriormente à CL (Figura 194.5).

CPRE INTRA-OPERATÓRIA

A CPRE intra-operatória é a abordagem terapêutica menos utilizada para o tratamento da LVBP, com menor número de estudos na literatura. Esse método poderá ser indicado como complemento da CPRE pré-operatória, nos insucessos do tratamento laparoscópico dos cálculos diagnosticados na CIO ou na inexperiência dos cirurgiões na abordagem laparoscópica da VBP. Moroni e colaboradores,[52] após o insucesso na remoção transcística da litíase da VBP, retiraram os trocarteres, deixando o paciente em decúbito lateral esquerdo, e realizaram a CPRE intra-operatória com EEB, sob fluoroscopia, em cinco pacientes. Essa abordagem evitou a conversão para cirurgia aberta ou CPRE pós-operatória.

Basso e colaboradores[53] estudaram 1.400 pacientes com colelitíase, sendo

for endoscopista e quando houver serviços adequadamente equipados com auxiliar treinado disponíveis. Os autores concluem que a CIO com a CPRE intra-operatória é uma opção viável no tratamento simultâneo da colelitíase e da coledocolitíase.[54]

Nas papilas difíceis de cateterizar ou visualizar, um fio-guia longo poderá ser introduzido pelo ducto cístico até o duodeno e, posteriormente, pinçado e retirado pelo canal operatório do duodenoscópio. Assim, o esfincterótomo de duplo lúmen é introduzido na VBP pelo fio-guia, e a esfincterotomia será realizada com sucesso.[55]

A CPRE intra-operatória tem as vantagens de tratar a LVPB utilizando uma única anestesia para todos os procedimentos e de evitar a CPRE pré-operatória e a exploração laparoscópica ou aberta da VBP em ductos biliares não-dilatados. Essa abordagem diminui o estresse físico e psíquico dos pacientes, por não submetê-los a outros procedimentos pós-operatórios. Porém, a necessidade da presença do endoscopista na sala (o que aumenta consideravelmente o tempo operatório), a não-disponibilidade de um equipamento radiológico satisfatório no centro cirúrgico, a não-familiaridade do endoscopista com a sala de cirurgia, como local de trabalho, e a posição supina do paciente são fatores limitantes do método.

CPRE PÓS-OPERATÓRIA

A CPRE tem sua indicação como parte de uma estratégia de tratamento quando o cirurgião optar pelo tratamento da LVPB no pós-operatório ou nos casos de litíase residual, cuja incidência varia de 0% a 2,4% dos casos.[39,56]

Tham e colaboradores[56] realizaram a CPRE pré-operatória em pacientes de alto risco e a CIO seletiva nos pacientes de risco intermediário. A CPRE pós-operatória foi indicada nos pacientes em que a CIO sugeriu coledocolitíase, nas lesões iatrogênicas das vias biliares ou na suspeita clínica de cálculos residuais pela dor abdominal ou por

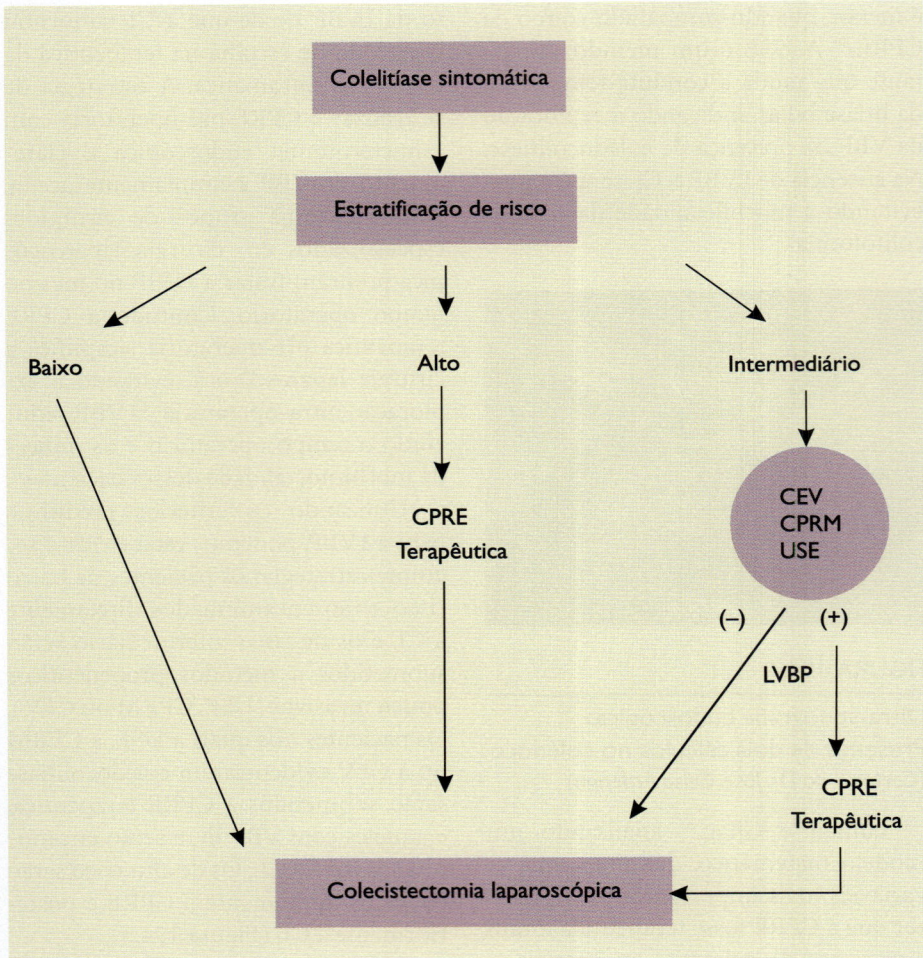

FIGURA 194.5

Algoritmo para tratamento da litíase biliar com CPRE pré-operatória seletiva

que 10% foram avaliados pela CIO, por serem considerados de alto risco para coledocolitíase. Destes, 35% tiveram comprovação diagnóstica e foram submetidos à CPRE intra-operatória com EEB. A posição supina não prejudicou as manobras endoscópicas, e, por várias vezes, a CPRE foi auxiliada pela dilatação anterógrada da papila, pelo ducto cístico. O índice de sucesso no clareamento dos cálculos foi de 82,7% com morbidade de 5,6%. Houve um aumento do tempo cirúrgico, em média de 25 minutos, com a vantagem de os pacientes serem tratados em um mesmo tempo anestésico. Os casos de insucessos submeteram-se à CPRE pós-operatória.

Um grupo de cirurgiões inexperientes na abordagem laparoscópica da VBP realizou a CPRE intra-operatória após confirmação da LVBP pela CIO. A colecistectomia foi realizada antes da CPRE, para que a distensão ocasionada pelo método não dificultasse a extração da vesícula, sendo que o paciente permaneceu em posição supina. Dos 44 pacientes que fizeram a CIO, 13 tiveram confirmação da coledocolitíase, e foi realizada a CPRE intra-operatória com EEB. Destes, 9 tiveram sucesso na extração dos cálculos. Ocorreram quatro insucessos, dos quais em três a papila não foi visualizada e em um a papila era intradiverticular. Essa conduta terá maior sucesso quando o cirurgião também

alterações das PFH. Nesse estudo, de 1.847 CL realizadas consecutivamente, 5% submeteram-se à CIO seletiva, sendo detectados 2% de coledocolitíase. A CPRE pós-operatória realizada em 3,5% das colecistectomias diagnosticou 33% de coledocolitíase, 33% de fístula biliar e 5% de estenose da papila. Seguindo essa estratégia, os autores obtiveram uma baixa incidência de cálculo residual (1,1%). O número de CPRE pré-operatória foi reduzido à metade, e foi diagnosticado o dobro de cálculos nos ductos biliares. Nesse trabalho houve uma tendência menor em se realizar a CPRE pré-operatória quando se utilizou a CIO com CPRE seletiva pós-operatória.

Nathanson e colaboradores[57] randomizaram os pacientes submetidos à CL que tiveram insucesso na remoção de cálculos das VBP pela via transcística em dois grupos: um grupo foi submetido à coledocotomia laparoscópica (Grupo A), e o outro foi encaminhado para a CPRE pós-operatória (Grupo B). O grupo A apresentou uma morbidade de 17% contra 13% do Grupo B. A CPRE pós-operatória foi realizada mais de uma vez em 24% dos casos, com taxa de 4,4% de insucesso na remoção dos cálculos, nos quais foi indicada a reintervenção cirúrgica. Os autores indicam a coledocotomia ou a CPRE pós-operatória quando o colédoco for superior a 7 mm, e exclusivamente a CPRE pós-operatória quando inferior a 7 mm.

A CPRE pós-operatória tem a vantagem de evitar a exploração laparoscópica da VBP com seus respectivos índices de morbidade e mortalidade (Figura 194.6). Entretanto, o sucesso desse método está diretamente relacionado à experiência do endoscopista e apresenta uma pequena taxa de insucesso que implicará a reintervenção cirúrgica do paciente. Vários fatores preditivos de insucesso da CPRE pós-operatória são descritos na literatura[58] (Tabela 194.6).

EXPLORAÇÃO LAPAROSCÓPICA DA LVBP

A indicação terapêutica da CPRE sofreu considerável impacto desde 1990, quando os cirurgiões passaram a realizar a exploração laparoscópica da LVBP (ELVBP).

Com o advento dessa nova alternativa terapêutica, alguns serviços es-

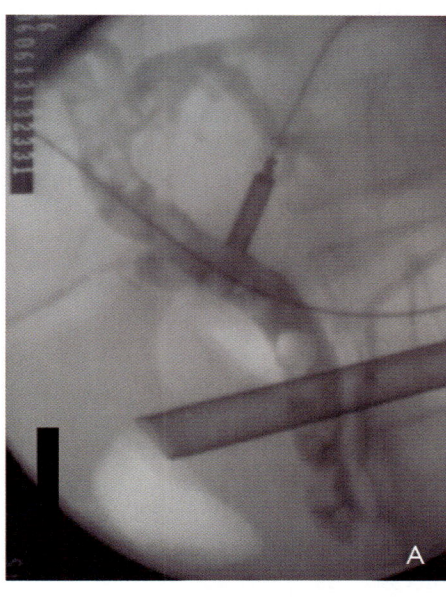

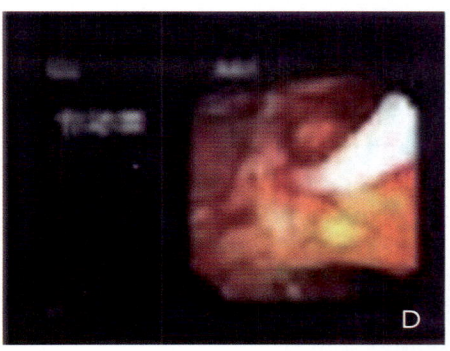

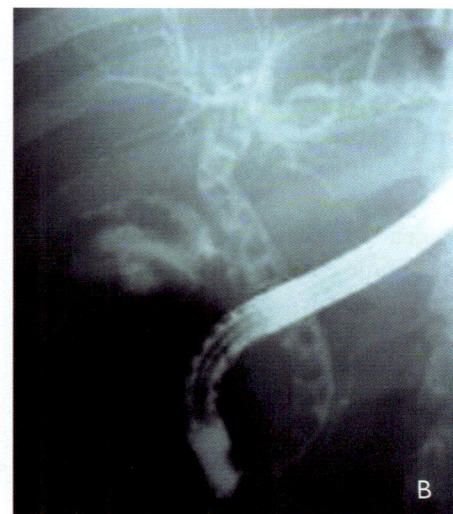

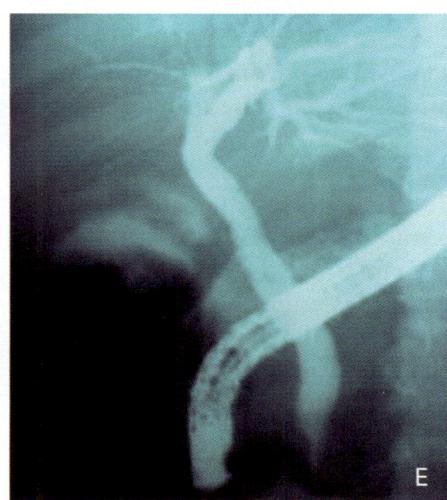

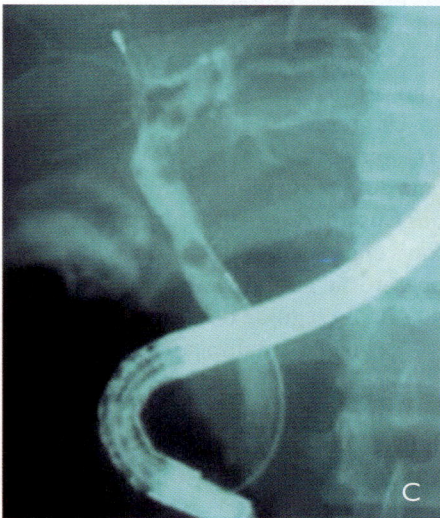

FIGURA 194.6

Coledocolitíase. (A) Colangiografia intra-operatória mostrando múltiplos cálculos nas vias biliares; (B) CPRE pós-operatória com fio-guia mostrando litíase das vias biliares; (C) CPRE pós-operatória mostrando remoção dos cálculos com *basket* após esfincterotomia endoscópica; (D) Imagem endoscópica de esfincterotomia endoscópica biliar com extração de cálculos das vias biliares; (E) CPRE pós-operatória mostrando vias biliares sem cálculos

TABELA 194.6

Fatores preditivos de insucesso da CPRE pós-operatória[58]

Fatores	Resultado
Tamanho do cálculo	maior que 25 mm de diâmetro
	maior que o diâmetro do ducto biliar
Situação do cálculo	cálculos intra-hepáticos
	cálculos múltiplos e agrupados
	cálculos impactados
Estenose de via biliar principal	Sim
Divertículo duodenal	Sim
Gastrectomia Billroth II/Y de Roux	Sim

pecializados em cirurgia laparoscópica propõem a conduta de remover todos os cálculos biliares (vesícula e ductos biliares) em um único estágio operatório, com prévia realização da CIO.[59]

Um estudo multicêntrico prospectivo e randomizado da Associação Européia de Cirurgia Endoscópica, realizado por Cuschieri e colaboradores,[43] comparou a eficácia e o resultado da CPRE pré-operatória com extração endoscópica do cálculo seguida de CL (dois estágios) na mesma hospitalização (Grupo A) e o tratamento laparoscópico em um único estágio operatório (Grupo B). Os resultados demonstraram 84% de sucesso no Grupo A *versus* 83% no Grupo B e morbidade de 12,8% no Grupo A *versus* 15,8% no Grupo B, equivalentes nas duas opções terapêuticas. Porém, houve significativa redução no tempo de hospitalização do tratamento realizado em um estágio (nove dias no Grupo A *versus* seis dias no Grupo B, p < 0,05). Os autores concluem que o tratamento laparoscópico em um estágio é a melhor opção terapêutica para pacientes aptos (ASA I e II), e a CPRE pré-operatória, com extração endoscópica dos cálculos, para pacientes de alto risco operatório.

As abordagens laparoscópicas no tratamento da LVBP são a via transcística, a coledocotomia e a esfincterotomia anterógrada laparoscópica.

EXPLORAÇÃO TRANSCÍSTICA DA VBP (ETCVBP)

A abordagem por meio do ducto cístico é a mais utilizada e menos invasiva,[60] porque evita a incisão da VBP com subseqüente sutura e colocação de dreno em T.[61] O sucesso do método depende da habilidade e da experiência da equipe cirúrgica, da disponibilidade dos equipamentos e acessórios, da anatomia dos ductos biliares, do tamanho e da localização dos cálculos. A CIO é um pré-requisito essencial; o ducto cístico curto, com implantação perpendicular na VBP, é a anatomia ideal; os cálculos devem ser menores que 6 mm a 8 mm e devem estar localizados entre o ducto cístico e a VBP distal.[62] Os cálculos situados na VBP proximal são praticamente inacessíveis por esse método.[61] A simples injeção de solução salina sob pressão por meio do cateter colangiográfico deve ser a primeira tentativa de clareamento da VBP nos cálculos inferiores a 4 mm.[61] A tentativa de relaxamento do sistema esfincteriano com o uso de glucagon intravenoso e a dilatação ampular transcística com pequenos balões são alternativas propostas por alguns cirurgiões. Porém, a pancreatite pós-operatória e os cálculos residuais são complicações da dilatação ampular.[55]

A remoção de cálculos maiores, que requer o uso de *basket* e balões, normalmente é realizada sob controle fluoroscópico. Em alguns casos, para realizar a exploração instrumental da VBP, é necessário dilatar o ducto cístico com balões ou bugias de diferentes calibres. A maioria dos cirurgiões evita a dilatação do ducto cístico acima de 8 mm devido ao risco de laceração.[63] A colangioscopia transcística pode ser utilizada com endoscópios de 3 mm, munidos de canais operatórios, com o objetivo de clarear a VBP sob visão direta. Contudo, mesmo após dilatação, os cálculos superiores a 8 mm habitualmente não passam pelo ducto cístico, sendo necessária a utilização de litotripsia mecânica, ultra-sônica, eletroidráulica ou a *laser*.

Na impossibilidade de extração do cálculo da VBP, alguns cirurgiões têm deixado uma prótese plástica no colédoco, com sua extremidade distal em nível duodenal. A prótese, introduzida por meio do ducto cístico, é uma excelente alternativa que proporcionará a drenagem da VBP e poderá garantir o sucesso da CPRE pós-operatória.

COLEDOCOTOMIA LAPAROSCÓPICA (CTL)

Essa técnica é mais bem aplicada quando a dilatação do colédoco for superior a 15 mm, na presença de cálculos únicos ou múltiplos, iguais ou maiores que 10 mm, nos cálculos "difíceis" da VBP que requerem litotripsia e nos insucessos da remoção transcística dos cálculos.[63,64] Realizada a CIO, o ducto cístico e o colédoco deverão ser cuidadosamente dissecados antes da colecistectomia. A incisão é realizada na parede anterior do colédoco com tesouras endoscópicas ou a *laser*.[63] A simples lavagem sob pressão da VBP, com um cateter de 14 F introduzido na coledocotomia, poderá eliminar muitos cálculos, e o clareamento completo será obtido com o uso de *basket* e cateter balonado, podendo ser revisado pela colangioscopia. A colocação do dreno em T na VBP será útil na realização da CIO, na descompressão da VBP no pós-operatório imediato, na realização de colangiografia pós-operatória de controle e na extração percutânea dos cálculos detectados na colangiografia pós-operatória. Um fio-guia poderá ser introduzido no dreno em T até o duodeno, para garantir o sucesso de eventual CPRE pós-operatória.[63] A coledocotomia laparoscópica apresenta maior taxa de complicações, exige maior tempo operatório e maior tempo de hospitalização dos pacientes quando comparada com a abordagem transcística. As complicações ligadas diretamente à coledocotomia incluem fístula biliar, fixação inadvertida do dreno em T na parede coledociana e estenose biliar.[61]

Os estudos da literatura demonstram que a taxa de sucesso da ETCVBP e da CTL foi em média de 90% e o índice de conversão para cirurgia aberta variou entre 0% e 1,8%. A litíase residual do colédoco ocorreu em 5,6%; a morbidade variou entre 1,6% e 15,2%; e o maior índice de mortalidade foi de 2,7%. A ETCVBP foi realizada em 70% dos casos (Tabela 194.7).

ESFINCTEROTOMIA ANTERÓGRADA LAPAROSCÓPICA (EAL)

A EAL é um método alternativo em que o esfincterótomo duplo-lúmen é introduzido até o duodeno por meio do ducto cístico ou do colangioscópio, e a EEB é realizada sob observação endoscópica. Os cálculos serão eliminados por lavagem transcística com soro fisiológico ou retirados por via endoscópica retrógrada, utilizando-se *basket* ou cateter balonado.[55] DePaula e colaboradores[65] realizaram 22 esfincterotomias anterógradas laparoscópicas em pacientes com coledocolitíase. O procedimento aumentou o tempo operatório em 17 minutos; a média do tempo de hospitalização foi de 1,4 dia; houve baixa morbidade (três complicações leves) e nenhuma mortalidade. Os autores concluem que a EAL é um método útil no tratamento da coledocolitíase em pa-

cientes selecionados.

Vários autores defendem a abordagem laparoscópica para o tratamento da colelitíase e da LVBP em um único estágio, devido ao fato de a morbidade ser semelhante à terapêutica em dois estágios (CPRE seguido de CL), com menor tempo de hospitalização. Porém, existem alguns sinais preditivos de riscos e dificuldades na ELVBP que devem ser observados, como obesidade mórbida, aderências, VBP fina ou com sinais inflamatórios. Essa abordagem é tecnicamente mais complexa. O tempo operatório geralmente é duas vezes maior que na colecistectomia simples, mesmo em centros com experiência em cirurgia laparoscópica.[61] Uma enquete realizada por Bingener e Schwesinger,[66] no meio rural dos Estados Unidos, revelou que a abordagem preferida dos cirurgiões, no tratamento da coledocolitíase, foi CPRE em 75%, ELVBP em 21% e exploração aberta em 4%, apesar de 45% realizarem a abordagem laparoscópica da VBP. O aumento do tempo cirúrgico e a necessidade de equipamentos adequados foram as principais causas que evitaram a ELVBP.

CONDUTA EXPECTANTE

Essa conduta é realizada por alguns autores quando na CIO são detectados cálculos inferiores a 5 mm de diâmetro em pacientes com VBP não-dilatada. A CL é realizada, e os pacientes, na expectativa de que os cálculos sejam eliminados espontaneamente, são observados no pós-operatório e somente são encaminhados para CPRE se apresentarem sintomas biliares.

Acosta e colaboradores,[67] estudando as fezes dos pacientes com pancreatite biliar, encontraram 11,8% de cálculos no grupo controle (colelitíase sem pancreatite). Esses achados demonstram que um número significativo de cálculos passa espontaneamente pelo colédoco sem conseqüências graves. Ammori e colaboradores,[68] em estudo prospectivo, compararam os resultados e os custos da conduta expectante com a CPRE

pós-operatória para pequenos cálculos (inferiores a 5 mm) da VBP detectados pela CIO durante CL em 22 pacientes. Os pacientes foram distribuídos em dois grupos: o grupo A (8 pacientes) foi encaminhado à CPRE pós-operatória, e o grupo B (14 pacientes) foi acompanhado, e somente foram encaminhados à CPRE os que apresentaram sintomas. Os pacientes do Grupo B não apresentaram complicações durante o seguimento. Entretanto 26,8% se tornaram sintomáticos em um período de 13 meses e foram submetidos à CPRE. Os pacientes do grupo A permaneceram assintomáticos durante o seguimento. O tempo de hospitalização e o custo hospitalar foram significantemente maiores no grupo A, enquanto que as visitas ambulatoriais foram maiores no grupo B. Os autores concluem que a conduta expectante nos pacientes com pequenos cálculos em vias biliares não-dilatadas, detectados na CIO durante a CL, é uma abordagem segura com maior custo-benefício que a CPRE. A CPRE pós-CL fica reservada aos pacientes que se tornarem sintomáticos.

Cotton (*apud* Park e Mastrangelo)[58] determinou que o risco presumido de um paciente desenvolver sintoma causado por cálculo residual em um período de dez anos foi de 35% nos menores que 5 mm e 70% nos iguais ou maiores que 5 mm, e o risco presumido para desenvolver sintoma grave foi de 11% para cálculos menores que 5 mm e 28% para os iguais ou maiores que 5 mm, no mesmo período. Assim, enquanto não houver estudos que demonstrem claramente que a maioria dos cálculos passa espontaneamente, não teremos bons estudos prospectivos que venham suportar a conduta expectante.

CONCLUSÕES

O tratamento ideal da coledocolitíase associado à colelitíase na era da cirurgia laparoscópica é um assunto controverso na literatura mundial, porque não existe uma uniformidade de conduta nos estudos ou nos grupos que abor-

TABELA 194.7

Resultados da Exploração Laparoscópica da VBP (Estudos com mais de 25 pacientes) (modificada de Memon e colaboradores)[63]

Autor	Tipo de Estudo	N	Taxa de Sucesso (%)	ETCVBP (%)	CTL (%)	Tempo Operatório Minutos	Taxa de Conversão (%)	Tempo de Hospitalização Dias	Complicações Intra-Operatórias (%)	Complicações Pós-Operatórias (%)	Cálculos Residuais (%)	Mortalidade (%)
Dion	R	59	100,0	30	70	150/172*	6,7	6,5/12*	1,7	15,2	10	0
Lezoche	P	100	96	63	33	128	4	ND	0	7	5	1
Phillips	R	Versão final	90	95	5	48/87*	3	3,4/9,5*	0,8	13	4,6	0,8
Petelin	R	77	96	ND	ND	146/168*	3,8	1/2*	ND	7,8	2,6	1,3
Berci	P	226	100	83	49	60/480*	8,8	ND	1	5,7	2,6	0,4
Carroll	R	41	95	97,5	2,5	ND	2,5	2,6	0	9,7	0	0
Franklin	R	60	97	0	100	ND	3	2,8	ND	1,6	0	1,6
Kelly	P	27	81	78	14,8	ND	ND	1,3	0	ND	ND	ND
Stoker	P	64	94	51,5	42	149	6	2,8	0	9	4,7	0
Traverso	R	32	59	59	0	ND	ND	ND	ND	ND	6,2	0
Ferguson	R	25	80	84	16	123	4	3,9	ND	4	0	0
DePaula	R	114	90	94	10,5	110	2,6	1,7	1,8	5	0,9	0,9
Millat	R	115	87	72	30	114/185*	9,5	11	0	10	3,5	0
Berthou	R	220	95,5	51	62	128	1,4	7,8	ND	9,1	3,2	2,7
Khoo	R	51	75	53	21,5	150	2	3/6*	ND	16	14	0
Peganini	P	161	98	69	31	128	2,4	ND	ND	9	8	0,6
Rhodes	R	129	92	69	31	55/120*	0	2/4*	0	6	5	0
Ido	R	73	93	96	4	174	0	9,4	0	5,4	19	0
Liberman	R	59	86	100	0	ND	1,7	6,1	0	12	12	1,7

ETCVBP: exploração transcística da via biliar principal; CTL: coledocotomia laparoscópica; R: estudo retrospectivo; P: estudo prospectivo; ND: não disponível
* Comparativo entre ETCVBP e CTL

dam essas doenças. Existe um consenso de que a CPRE deve ser indicada antes da colecistectomia laparoscópica nos casos de pancreatite aguda de prognóstico grave, na colangite grave e nos pacientes de alto risco operatório. A CPRE pré-operatória de rotina não deve ser utilizada, porque na maioria das vezes a via biliar principal é normal e expõe os doentes ao risco desnecessário de complicações. Porém, quando a CPRE é realizada de maneira seletiva, com estratificação criteriosa dos riscos, levando-se em consideração a associação dos dados clínicos, laboratoriais e ultra-sonográficos, a probabilidade da LVBP é superior a 80% e, conseqüentemente, na confirmação da litíase da via biliar principal, a CPRE será terapêutica.

A CPRE intra-operatória é a alternativa terapêutica que deve ser utilizada quando houver integração entre as equipes endoscópicas e cirúrgicas. Essa abordagem tem as vantagens de reduzir o tempo operatório quando comparado ao tempo gasto na exploração laparoscópica da VBP e de possibilitar a intervenção imediata do cirurgião nos insucessos da EEB, na extração dos cálculos ou nas complicações da terapêutica endoscópica. Porém, a indisponibilidade de endoscopista experiente no momento da cirurgia, a falta de familiaridade dos endoscopistas com a sala de cirurgia, a falta de equipamentos radiológicos adequados e a posição supina do paciente são alguns dos fatores que limitam a aplicação do método.

A exploração laparoscópica da VBP é uma abordagem promissora, porque soluciona os problemas da colelitíase e da coledocolitíase em um único tempo anestésico, apresenta elevados índices de sucesso e taxas aceitáveis de morbiletalidade, com menor tempo de hospitalização quando comparada à CPRE seguida de CL (dois estágios). Porém, na realidade, a ELVBP tem limitações sob o ponto de vista técnico e é um procedimento atualmente não disponível na maioria dos serviços de cirurgia. Assim, a maioria dos cirurgiões ainda prefere a CPRE pré-operatória seguida de CL ou a CPRE pós-operatória como algoritmo na terapêutica da LVBP.

A conduta expectante é realizada por alguns autores quando existem cálculos residuais inferiores a 5 mm de diâmetro e é justificada pela passagem espontânea dos cálculos demonstrados em diversos estudos. Contudo, 27% desses pacientes tornam-se sintomáticos nos 13 primeiros meses de seguimento, e 11% terão sintomas graves no período de seguimento acima de dez anos, tornando essa abordagem questionável.

As diversas técnicas e estratégias apresentadas neste capítulo são difíceis de serem comparadas, sendo necessários mais estudos prospectivos randomizados para diminuir as diversidades em estabelecer um algoritmo definitivo no tratamento da litíase da via biliar principal. O procedimento de escolha também deverá ser baseado na experiência do profissional, nos recursos endoscópicos e laparoscópicos locais, bem como nos índices de sucesso, morbidade, mortalidade, custo e na preferência do paciente.

REFERÊNCIAS BIBLIOGRÁFICAS

1. McCune WS, Shorb PE, Moscovitz H. Endoscopic cannulation of the ampulla of vater: a preliminary report. Ann Surg 1968 May;167(5):752-6.

2. Oi I, Kobayashi S, Kondo T. Endoscopic pancreatocholangiography. Endoscopy 1970;2:103-6.

3. Classen M, Demling L. Endoscopic sphincterotomy of the papilla of vater and extraction of stones from the choledochal duct. Dtsch Med Wochenschr 1974 Mar 15;99(11):496-7.

4. Kawai K, Akasaka Y, Murakami K, Tada M, Koli Y. Endoscopic sphincterotomy of the ampulla of Vater. Gastrointest Endosc 1974 May;20(4):148-51.

5. Da Silva MB, Paulo GA. Complicações da esfincterotomia. In: Andreoli JC. Endoscopia diagnóstica e terapêutica das vias biliares e pâncreas. 1a ed. São Paulo: BYK; 2004. P. 287-304.

6. Cotton PB, Geenen JE, Sherman S, Cunningham JT, Howell DA, Carr-Locke DL et al. Endoscopic sphincterotomy for stones by experts is safe, even in younger patients with normal ducts. Ann Surg 1998 Feb;227(2):201-4.

7. Freeman ML, Nelson DB, Sherman S, Haber GB, Herman ME, Dorsher PJ et al. Complications of endoscopic biliary sphincterotomy. N Engl J Med 1996 Sep 26;335(13):909-18.

8. Rosen M, Ponsky J. Minimally invasive surgery. Endoscopy 2001 Apr;33(4):358-66.

9. Dubois F, Berthelot G, Levard H. Cholecystectomy by coelioscopy. Presse Med 1989 May 13;18(19):980-2.

10. Bailey RW, Zucker KA, Flowers JL, Scovill WA, Graham SM, Imbembo AL. Laparoscopic cholecystectomy. Experience with 375 consecutive patients. Ann Surg 1991 Oct;214(4):531-40.

11. Peters JH, Ellison EC, Innes JT, Liss JL, Nichols KE, Lomano JM et al. Safety and efficacy of laparoscopic cholecystectomy. A prospective analysis of 100 initial patients. Ann Surg 1991 Jan;213(1):3-12.

12. Vagenas K, Karamanakos SN, Spyropoulos C, Panagiotopoulos S, Karanikolas M, Stavropoulos M. Laparoscopic cholecystectomy: A report from a single center. World J Gastroenterol 2006 Jun 28;12(24):3887-90.

13. Liguory C, Lefebvre JF, Bonnel D. Cholécystectomie Laparoscopique: rôle de la CRPE dans les diagnostics et les traitements des complications biliaires. Le Journal de Coelio-Chirurgie 1996 Juin;18.

14. Kozarek RA, Traverso LW. Endoscopic stent placement for cystic duct leak after laparoscopic cholecystectomy. Gastrointest Endosc 1991 Jan-Feb;37(1):71-3.

15. Loperfido S, Angelini G, Benedetti G, Chilovi F, Costan F, De Berardinis F et al. Major early complications from diagnostic and therapeutic ERCP: a prospective multicenter study. Gastrointest Endosc 1998 Jul;48(1):1-10.

16. Amouyal P, Amouyal G, Levy P, Tuzet S, Palazzo L, Vilgrain V et al. Diagnosis of choledocholithiasis by endoscopic ultrasonography. Gastroenterology 1994 Apr;106(4):1062-7.

17. Calvo MM, Bujanda L, Calderon A, Heras I, Cabriada JL, Bernal A et al. Role of magnetic resonance cholangiopancreatography in patients with suspected choledocholithiasis. Mayo Clin Proc 2002 May;77(5):422-8.

18. Couse NF, Delaney CP, Gorey TF. Evolving management of biliary tract disease. Surg Annu 1993;25(Pt 2):231-53.

19. Heaton KW, Braddon FE, Mountford RA, Hughes AO, Emmett PM. Symptomatic and silent gall stones in the community. Gut 1991 Mar;32(3):316-20.

20. Gibney EJ. Asymptomatic gallstones. Br J Surg 1990 Apr;77(4):368-72.

21. Hermann RE. The spectrum of biliary stone disease. Am J Surg 1989 Sep;158(3):171-3.

22. Tham TC, Collins JS, Watson RG, Ellis PK, McIlrath EM. Diagnosis of common bile duct stones by intravenous cholangiography: prediction by ultrasound and liver function tests compared with endoscopic retrograde cholangiography. Gastrointest Endosc 1996 Aug;44(2):158-63.

23. Basso N, Pizzuto G, Surgo D, Materia A, Silecchia G, Fantini A et al. Laparoscopic cholecystectomy and intraoperative endoscopic sphincterotomy in the treatment of cholecysto-choledocholithiasis. Gastrointest Endosc 1999 Oct;50(4):532-5.

24. Menezes N, Marson LP, Debeaux AC, Muir IM, Auld CD. Prospective analysis of a scoring system to predict choledocholithiasis. Br J Surg 2000 Sep;87(9):1176-81.

25. DenBesten L, Doty JE. Pathogenesis and management of choledocholithiasis. Surg Clin North Am 1981 Aug;61(4):893-907.

26. Franceschi D, Brandt C, Margolin D, Szopa B, Ponsky J, Priebe P et al. The management of common bile duct stones in patients undergoing laparoscopic cholecystectomy. Am Surg 1993 Aug;59(8):525-32.

27. Kozoll DD, Dwyer G, Meyer KA. Pathologic correlation of gallstones: a review of 1,847 autopsies of patients with gallstones. Arch Surg 1959 Sep;79:514-36.

28. Mok HY, Ryan KG. Natural history of biliary stones. Dig Dis 1990;8(1):1-11.

29. Liguory C, Lefebvre JF, Bonnel D. Traitement endoscopique de la lithiase de la voie biliaire principale – Edition Technique – Encycl. Méd. Chir. (Paris – France), Techniques Chirurgicales – Généralités. Appareil Digestif, 40955; 1991. P. 20.

30. Neoptolemos JP, Carr-Locke DL, London NJ, Bailey IA, James D, Fossard DP. Controlled trial of urgent endoscopic retrograde cholangiopancreatography and endoscopic sphincterotomy versus conservative treatment for acute pancreatitis due to gallstones. Lancet 1988 Oct 29;2(8618):979-83.

31. Carr-Locke DL. Therapeutic role of ERCP in the management of suspected common bile duct stones. Gastrointest Endosc 2002 Dec;56 Suppl 6:S170-4.

32. Lai EC, Mok FP, Tan ES, Lo CM, Fan ST, You KT et al. Endoscopic biliary drainage for severe acute cholangitis. N Engl J Med 1992 Jun 11;326(24):1582-6.

33. Harris HW, Davis BR, Vitale GC. Cholecystectomy after endoscopic sphincterotomy for common bile duct stones: is surgery necessary? Surg Innov 2005 Sep;12(3):187-94.

34. Neuhaus H, Feussner H, Ungeheuer A, Hoffmann W, Siewert JR, Classen M. Prospective evaluation of the use of endoscopic retrograde cholangiography prior to laparoscopic cholecystectomy. Endoscopy 1992 Nov;24(9):745-9.

35. Geron N, Reshef R, Shiller M, Kniaz D, Eitan A. The role of endoscopic retrograde cholangiopancreatography in the laparoscopic era. Surg Endosc 1999 May;13(5):452-6.

36. Robertson GS, Jagger C, Johnson PR, Rathbone BJ, Wicks AC, Lloyd DM et al. Selection criteria for preoperative endoscopic retrograde cholangiopancreatography in the laparoscopic era. Arch Surg 1996 Jan;131(1):89-94.

37. Einstein DM, Lapin SA, Ralls PW, Halls JM. The insensitivity of sonography in the detection of choledocholithiasis. AJR Am J Roentgenol 1984 Apr;142(4):725-8.

38. Sugiyama M, Atomi Y. Endoscopic ultrasonography for diagnosing choledocholithiasis: a prospective comparative study with ultrasonography and computed tomography. Gastrointest Endosc 1997 Feb;45(2):143-6.

39. Berdah SV, Orsoni P, Bege T, Barthet M, Grimaud JC, Picaud R. Follow-up of selective endoscopic ultrasonography and/or endoscopic retrograde cholangiography prior to laparoscopic cholecystectomy: a prospective study of 300 patients. Endoscopy 2001 Mar;33(3):216-20.

40. Santucci L, Natalini G, Sarpi L, Fiorucci S, Solinas A, Morelli A. Selective endoscopic retrograde cholangiography and preoperative bile duct stone removal in patients scheduled for laparoscopic holecystectomy: a prospective study. Am J Gastroenterol 1996 Jul;91(7):1326-30.

41. Prat F, Amouyal G, Amouyal P, Pelletier G, Fritsch J, Choury AD et al. Prospective controlled study of endoscopic ultrasonography and endoscopic retrograde cholangiography in patients with suspected common-bileduct lithiasis. Lancet 1996 Jan 13;347(8994):75-9.

42. Liu TH, Consorti ET, Kawashima A, Tamm EP, Kwong KL, Gill BS et al. Patient evaluation and management with selective use of magnetic resonance cholangiography and endo-

scopic retrograde cholangiopancreatography before laparoscopic cholecystectomy. Ann Surg 2001 Jul;234(1):33-40.

43. Cuschieri A, Lezoche E, Morino M, Croce E, Lacy A, Toouli J et al. E.A.E.S. multicenter prospective randomized trial comparing two-stage vs single-stage management of patients with gallstone disease and ductal calculi. Surg Endosc 1999 Oct;13(10):952-7.

44. Erickson RA, Carlson B. The role of endoscopic retrograde cholangiopancreatography in patients with laparoscopic cholecystectomies. Gastroenterology 1995 Jul;109(1):252-63.

45. Polkowski M, Palucki J, Regula J, Tilszer A, Butruk E. Helical computed tomographic cholangiography versus endosonography for suspected bile duct stones: a prospective blinded study in non-jaundiced patients. Gut 1999 Nov;45(5):744-9.

46. Pietra N, Sarli L, Maccarini PU, Sabadini G, Costi R, Gobbi S. Five-year prospective audit of routine intravenous cholangiography and selective endoscopic retrograde cholangiography with or without intraoperative cholangiography in patients undergoing laparoscopic cholecystectomy. World J Surg 2000 Mar;24(3):345-52.

47. Romagnuolo J, Bardou M, Rahme E, Joseph L, Reinhold C, Barkun AN. Magnetic resonance cholangiopancreatography: a meta-analysis of test performance in suspected biliary disease. Ann Intern Med 2003 Oct 7;139(7):547-57.

48. Zidi SH, Prat F, Le Guen O, Rondeau Y, Rocher L, Fritsch J et al. Use of magnetic resonance cholangiography in the diagnosis of choledocholithiasis: prospective comparison with a reference imaging method. Gut 1999 Jan;44(1):118-22.

49. Palazzo L, Girollet PP, Salmeron M, Silvain C, Roseau G, Canard JM et al. Value of endoscopic ultrasonography in the diagnosis of common bile duct stones: comparison with surgical exploration and ERCP. Gastrointest Endosc 1995 Sep;42(3):225-31.

50. Canto MI, Chak A, Stellato T, Sivak MV Jr. Endoscopic ultrasonography versus cholangiography for the diagnosis of choledocholithiasis. Gastrointest Endosc 1998 Jun;47(6):439-48.

51. Luman W, Chan ES. Mathematical model for predicting biliary therapeutic endoscopic retrograde pancreatography (ERCP). Dig Liver Dis 2003 Jul;35(7):486-92.

52. Moroni J, Haurie JP, Judchak I, Fuster S. Single-stage laparoscopic and endoscopic treatment for choledocholithiasis: a novel approach. J Laparoendosc Adv Surg Tech A 1999 Feb;9(1):69-74.

53. Basso N, Pizzuto G, Surgo D, Materia A, Silecchia G, Fantini A et al. Laparoscopic cholecystectomy and intraoperative endoscopic sphincterotomy in the treatment of cholecysto-choledocholithiasis. Gastrointest Endosc 1999 Oct;50(4):532-5.

54. Williams GL, Vellacott KD. Selective operative cholangiography and perioperative endoscopic retrograde cholangiopancreatography (ERCP) during laparoscopic cholecystectomy: a viable option for choledocholithiasis. Surg Endosc 2002 Mar;16(3):465-7.

55. Marks JM, Ponsky JL. Management of common bile duct stones. Gastroenterologist 1996 Sep;4(3):155-62.

56. Tham TC, Lichtenstein DR, Vandervoort J, Wong RC, Brooks D, Van Dam J et al. Role of endoscopic retrograde cholangiopancreatography for suspected choledocholithiasis in patients undergoing laparoscopic cholecystectomy. Gastrointest Endosc 1998 Jan;47(1):50-6.

57. Nathanson LK, O'Rourke NA, Martin IJ, Fielding GA, Cowen AE, Roberts RK et al. Postoperative ERCP versus laparoscopic choledochotomy for clearance of selected bile duct calculi: a randomized trial. Ann Surg 2005 Aug;242(2):188-92.

58. Park AE, Mastrangelo MJ Jr. Endoscopic retrograde cholangiopancreatography in the management of choledocholithiasis. Surg Endosc 2000 Mar;14(3):219-26.

59. Fogel EL, Sherman S, Devereaux BM, Lehman GA. Therapeutic biliary endoscopy. Endoscopy 2001 Jan;33(1):31-8.

60. Petelin JB. Techniques and cost of common bile duct exploration. Semin Laparosc Surg 1997 Mar;4(1):23-33.

61. Binmoeller KF, Schafer TW. Endoscopic management of bile duct stones. J Clin Gastroenterol 2001 Feb;32(2):106-18.

62. Perissat J, Huibregtse K, Keane FB, Russell RC, Neoptolemos JP. Management of bile duct stones in the era of laparoscopic cholecystectomy. Br J Surg 1994 Jun;81(6):799-810.

63. Memon MA, Hassaballa H, Memon MI. Laparoscopic common bile duct exploration: the past, the present, and the future. Am J Surg 2000 Apr;179(4):309-15.

64. Ponsky JL, Heniford BT, Gersin K. Choledocholithiasis: evolving intraoperative strategies. Am Surg 2000 Mar;66(3):262-8.

65. DePaula AL, Hashiba K, Bafutto M, Zago R, Machado MM. Laparoscopic antegrade sphincterotomy. Surg Laparosc Endosc 1993 Jun;3(3):157-60.

66. Bingener J, Schwesinger WH. Management of common bile duct stones in a rural area of the United States: results of a survey. Surg Endosc 2006 Apr;20(4):577-9.

67. Acosta MJ, Rossi R, Ledesma CL. The usefulness of stool screening for diagnosing cholelithiasis in acute pancreatitis. A description of the technique. Am J Dig Dis 1977 Feb;22(2):168-72.

68. Ammori BJ, Birbas K, Davides D, Vezakis A, Larvin M, McMahon MJ. Routine vs "on demand" postoperative ERCP for small bile duct calculi detected at intraoperative cholangiography. Clinical evaluation and cost analysis. Surg Endosc 2000 Dec;14(12):1123-6.

CAPÍTULO 195

COLANGITE AGUDA

Glaciomar Machado

A endoscopia constitui, hoje, recurso indispensável entre as alternativas terapêuticas das afecções localizadas nas vias biliares e pancreáticas, dentre as quais merece destaque, por sua implicação direta na diminuição da mortalidade dos pacientes e seu emprego em situações emergenciais.

Este capítulo será dedicado ao papel da endoscopia na colangite hipertensiva aguda.

COLANGITE HIPERTENSIVA AGUDA

A colangite aguda é uma entidade clínica de elevados índices de morbimortalidade,[51,52] resultante da infecção bacteriana de árvore biliar obstruída, cujo prognóstico está diretamente relacionado à instituição, em caráter emergencial, de terapêutica adequada.

BREVE REVISÃO HISTÓRICA

Em 1877, Jean Martin Charcot[12] descreveu um quadro clínico que denominou *fièvre intermittente hépatique*, caracterizado por dor no hipocôndrio direito, febre e icterícia, e que posteriormente ficou conhecido como *tríade de Charcot.*

Em 1959, Reynolds e Dargan[49] descreveram cinco casos de uma forma particularmente letal, designada por eles *colangite obstrutiva aguda,* caracterizada pela já conhecida *tríade de Charcot* (dor no hipocôndrio direito, febre e icterícia) acrescida de alterações da

consciência e choque, constituindo a *pêntade de Reynolds* (dor no hipocôndrio direito, febre, icterícia, alterações da consciência e choque), concluindo que a descompressão precoce da árvore biliar é indispensável para a reversão do quadro clínico.[49]

Em 1980, Boey e Way[9] reviram os termos colangite supurativa (caracterizando a presença de pus sob alta pressão nas vias biliares), colangite não-supurativa e colangite obstrutiva supurativa e os acharam imprecisos e insatisfatórios. Eles verificaram que a presença de bile purulenta nem sempre condiz com o quadro clínico do paciente e que a sépsis pode ocorrer na forma não-supurativa. Mostraram que a gravidade clínica representa, de um lado, um balanço entre a virulência da espécie bacteriana, o grau de obstrução das vias biliares e a transformação purulenta da bile; de outro, a resistência do paciente (relacionada à sua idade e aos estados nutricional e cardiopulmonar) e a concomitância de outras doenças, como o diabetes. Então os pesquisadores concluíram que a denominação colangite supurativa deveria ser evitada.

Aceita-se, atualmente, que a designação *colangite* abrange desde formas leves, de resolução rápida à antibioticoterapia, até quadros gravíssimos, de alta letalidade (pêntade de Reynolds), além de formas intermediárias.[46]

Optamos por utilizar a denominação *COLANGITE* (caracterizando a inflamação das vias biliares pela bile

infectada) *HIPERTENSIVA* (em conseqüência da obstrução das mesmas) *AGUDA* (por se tratar de doença emergencial) para designar essas formas de apresentação mais graves.

ETIOLOGIA

A causa mais comum de colangite aguda é a coledocolitíase, ocorrendo em 80% a 90% de casos não selecionados.[16] Dentre as outras etiologias, as mais freqüentes incluem estenoses pós-operatórias ou secundárias à colangite esclerosante, obstrução de próteses biliares ou drenos, colangiografia retrógrada endoscópica diagnóstica ou terapêutica prévia(s),[43] anormalidades congênitas, cistos, coledococeles, parasitas (*Ascaris, Echinococcus, Clonorchis*), obstrução maligna primária do hepatocolédoco (10% dos casos),[64] tumores periampulares (da papila de Vater, do colédoco distal e da cabeça do pâncreas), sendo que o carcinoma da papila de Vater pode apresentar colangite aguda associada em 12% dos casos[44] ou metastáticos, dentre os quais os primários da vesícula biliar e do estômago, estenoses benignas da papila de Vater (odites secundárias ou primárias) e as compressões extrínsecas (pancreatite crônica, síndrome de Mirizzi, linfonodos da cadeia pericoledociana, entre outros).

FISIOPATOLOGIA

A presença de cálculos ou outras formas de obstrução do hepatocolédoco produz estase biliar e hipertensão ductal, bacteriocolia (colonização da bile por bactérias entéricas) e subseqüente crescimento bacteriano.[28,29] Deve-se frisar que a colonização da bile sem obstrução não causa colangite aguda,[48] e que a obstrução do trato biliar sem colonização bacteriana resulta, apenas, em icterícia obstrutiva.[25]

A cultura da bile de pacientes com colangite revelou as seguintes bactérias mais freqüentes:[32,61]

- **Gram-negativas:** *Escherichia coli, Klebsiella species, Enterobacter species, Citrobacter species, Proteus species, Pseudomonas aeruginosa;*
- **Gram-positivas:** *Enterococcus, Streptococcus species;*
- **Anaeróbicas:** *Bacteroides species, Clostridium species;*
- **Fungos:** *Candida albicans.*

As mais importantes são as enterobactérias e os anaeróbios; há maior prevalência das pseudômonas nos pacientes submetidos à manipulação prévia das vias biliares, quer endoscópica, quer cirúrgica.

São considerados principais fatores de risco para a colonização bacteriana da bile: coledocolitíase, cirurgia biliar de urgência, anastomoses bilioentéricas, manipulação do hepatocolédoco, episódios prévios de colecistite aguda e pacientes com idade superior a 60 anos.[55] Uma vez colonizada a bile, é razoável acreditar que as bactérias e as endotoxinas presentes no trato biliar obstruído podem passar para a corrente sangüínea por hipertensão no sistema biliar. Welsh e colaboradores[65] demonstraram que havia aumento da permeabilidade da mucosa intestinal em pacientes com icterícia obstrutiva, resultando em aumento nos níveis biliares de alfa-TNF (Fator de Necrose Tumoral, um mediador de endotoxinas), de antagonistas de receptores de interleucinas IL-1, IL-6 e IL-8, do comprometimento da função fagocitária das células de Küpfer, além da elevação dos níveis séricos dos reagentes de fase aguda e do aparecimento da IgG anti-endotoxina. Essas alterações apresentavam uma nítida melhora ou se normalizavam após o restabeleci-

mento do fluxo biliar interno. Ao mesmo tempo, quando a pressão intraductal se eleva acima de um nível crítico,[56] é rompida a integridade das junções celulares hepáticas e a barreira hematobiliar fica comprometida. Pressões intraductais maiores que 25 cm/H_2O forçam as bactérias através da membrana canalicular e através e à volta dos hepatócitos, para a circulação sistêmica, em adição a refluxo colangiovenoso concomitante.[20] Lygidakis e Brummelkamp[36] observaram um expressivo aumento na incidência de hemocultura positiva (90%) e na mortalidade pós-operatória (30%) quando a pressão biliar excedia 25 cm de H_2O. A gravidade da síndrome clínica subseqüente, resultante da endotoxemia e da bacteremia, dependerá da resistência do paciente.

DIAGNÓSTICO

O diagnóstico de colangite aguda, de sua etiologia e de suas complicações é estabelecido mediante critérios clínicos que devem ser complementados por exames laboratoriais e de imagem.

QUADRO CLÍNICO

Como a colangite abrange um espectro que inclui desde formas leves – que representam de 70% a 90% dos pacientes[42] – até estágios gravíssimos da doença, de alta mortalidade,[49] suas manifestações clínicas também variam e os pacientes apresentam:

a. Quadros frustros, que incluem infecções biliares prévias e transitórias, de resolução fácil;
b. Quadros típicos da tríade de Charcot (dor no hipocôndrio direito, febre com calafrios e icterícia), que respondem ao tratamento clínico, complementado por cirurgia eletiva;
c. Quadros de alta letalidade, característicos da pêntade de Reynolds, que compreendem cerca de 10% dos casos,[26] são refratários ao tratamento clínico e evoluem rapidamente para o óbito.

É interessante observar que os sinais e sintomas indicativos da gravidade da colangite estão presentes, inicialmente, em menos de 50% dos casos,[60] em especial nos idosos,[3] nos quais a ausência de sinais e sintomas característicos pode retardar o diagnóstico, permitindo que uma colangite leve a moderada apresente uma evolução traiçoeira e imprevisível, evoluindo rapidamente para sépsis e óbito.[2] Torna-se, portanto, indispensável identificar, *ad initium*, o subgrupo de pacientes que apresentará evolução muito grave da doença e que se beneficiará com um tratamento precoce e agressivo. Neste sentido, Gigot e colaboradores[24] fizeram uma análise retrospectiva multivariada de fatores de risco na colangite aguda e identificaram 24 com significado prognóstico, 7 dos quais com significância independente em prever mortalidade. São eles: insuficiência renal aguda, presença de abscesso hepático associado ou de cirrose, colangites secundárias a estenoses biliares malignas proximais ou após colangiografia percutânea trans-hepática, sexo feminino e idade igual ou maior que 50 anos. Da mesma forma, Lai e colaboradores,[30] por meio de análise multivariável de 86 pacientes, referiram que aqueles com pH inferior a 7,4; plaquetas em número menor que 150.000/ml; níveis de albuminemia inferiores a 3 g/ml; bilirrubinemia total igual ou superior a 90 μmol/l; uréia sérica elevada; e presença de comorbidades apresentavam evolução desfavorável de colangite aguda. Na presença de três ou mais desses fatores, a mortalidade e a morbidade pós-operatórias foram, respectivamente, de 55% e 91%, enquanto nos pacientes com até dois fatores a mortalidade alcançou 6% e a morbidade, 34%. Entre nós, Silva[54] reviu os prontuários de 155 pacientes internados no Hospital Universitário Clementino Fraga Filho da Universidade Federal do Rio de Janeiro no período de 1986 a 1994, incluindo no estudo 105 pacientes com colangite aguda bacteriana que preencheram os critérios previamente estabelecidos de inclusão e exclusão. Concluíram que as variáveis implicadas em pior prognóstico, à admissão, foram idade maior que 60 anos, creatinina sérica superior a 0,9 mg% e obstrução biliar de natureza maligna.

De 20% a 50% dos pacientes com colangite aguda desenvolvem complicações,[30,54,18] sendo que insuficiência renal aguda,[6,30,35,29] abscesso hepático[35] e sépsis[60,20] são as mais freqüentes.

Embora a etiologia da insuficiência renal aguda seja multifatorial, o mais importante fator para seu desenvolvimento é a endotoxemia, responsável pela liberação de citocinas, dentre as quais o fator necrótico tumoral e a interleucina-6, que desempenham importante papel na fisiopatologia do choque séptico e da falência múltipla de órgãos.[5] A endotoxemia é igualmente responsável pela coagulação intravascular disseminada (que, por sua vez, contribui para o surgimento da insuficiência renal aguda), por vasoconstrição renal,[10,35] e pela falência de múltiplos órgãos, especialmente cardíaca, pulmonar e hepática.[42] Outros fatores que favorecem a instalação de insuficiência renal aguda são a nefrotoxicidade dos sais biliares,[63] a hipovolemia,[35,48] a lesão da célula hepática, das células de Küpfer, a imunossupressão,[63,10] além da nefrotoxicidade dos aminoglicosídeos habitualmente utilizados no tratamento da colangite aguda.[55] Deve ser salientado que esses pacientes apresentam uma tendência à hipotensão, sendo mais susceptíveis de desenvolverem choque e insuficiência renal aguda no pós-operatório.[45]

A incidência de abscesso hepático piogênico varia de 6% a 67%, dependendo diretamente da qualidade dos métodos diagnósticos de imagem disponíveis sendo, provavelmente, subdiagnosticada.[17] Sua detecção é particularmente importante em pacientes com colangite aguda, em especial naqueles que não respondem inicialmente à antibioticoterapia ou que apresentem recorrência do quadro séptico.[35,7]

A sépsis, complicação mais temida da colangite hipertensiva aguda, ocorre em cerca de 10% dos pacientes, evoluindo com elevados índices de morta-lidade caso não seja tratada agressiva e precocemente.[60,20] Outras complicações, também freqüentes, incluem hemorragia digestiva, pneumonia e derrame pleural.[31]

Dentre as causas de óbito, a falência múltipla de órgãos e a sépsis são as mais referidas.[31,32,11]

DIAGNÓSTICO LABORATORIAL

A investigação bioquímica de colangite deve ser requisitada antes da administração de antibióticos (hemograma completo e VHS, glicose, uréia, creatinina, bilirrubinas, fosfatase alcalina, gamaglutamiltranspeptidase, aminotransferases, atividade e tempo de protrombina, amilase e lipase – estas últimas justificáveis pela concomitância de pancreatite aguda biliar em aproximadamente 14% dos casos[23]). Nos pacientes graves, deve ser dosado o lactato (sangue arterial) – que guarda relação com a gravidade e a mortalidade –, três hemoculturas seriadas, com intervalos de 30 minutos entre cada uma, devem ser acrescentadas, embora sejam positivas em aproximadamente 50% dos pacientes,[8,9,60,46] e a gasometria.

O que habitualmente se encontra é uma combinação de leucocitose com desvio à esquerda em mais de 80% dos casos, hiperbilirrubinemia, elevação da fosfatase alcalina, da gama-glutamiltranspeptidase, além de elevação leve das aminotransferases.[9,60,18,55] A hiperbilirrubinemia, principalmente à custa da fração conjugada, os aumentos da fosfatase alcalina e da gama-glutamiltranspeptidase correlacionam-se com o grau de obstrução da via biliar e seu tempo de evolução.

DIAGNÓSTICO POR IMAGEM

Os métodos de imagem são indispensáveis para a avaliação da existência de dilatação das vias biliares, para estabelecer o nível da obstrução e sua causa, além de contribuírem para a detecção de possíveis complicações, como, por exemplo, o abscesso hepático.

A ultra-sonografia é o método de escolha para investigar possível obstrução em vias biliares, pois não é invasiva, tem custo baixo, não emite radiação e é eficiente na demonstração de dilatação, embora sua sensibilidade na detecção da causa da obstrução seja inferior à colangiografia por ressonância, à colangiografia percutânea ou à Colangiopancreatografia Endoscópica Retrógrada (CPRE). Em relação à coledocolitíase, por exemplo, sua sensibilidade situa-se em torno de 70%.[23]

A colangiopancreatografia por ressonância nuclear magnética apresenta alta sensibilidade e especificidade no diagnóstico da obstrução biliar,[4] apresentando a vantagem de não ser invasiva e de não necessitar da administração de contrastes, uma vez que utiliza a própria bile para o delineamento da árvore biliar.

Os resultados obtidos com a tomografia computadorizada convencional são semelhantes aos obtidos com a ultra-sonografia, porém a tomografia é muito mais dispendiosa do que esta última. Deve ser utilizada nos pacientes com tumor nas vias biliares, para avaliação da existência de metástases nos órgãos vizinhos e para detecção de abscessos intra-hepáticos em pacientes com colangite hipertensiva aguda grave.[41]

A tomografia computadorizada com colangiografia helicoidal por injeção de contraste é um método que oferece resultados semelhantes aos da colangiografia endoscópica, mas apresenta limitações, entre elas a dificuldade de os pacientes graves manterem apnéia, os altos níveis de bilirrubinemia e as possíveis reações alérgicas aos contrastes.[39]

Na impossibilidade de utilização dos métodos citados, resta a colangiografia percutânea, cujos resultados são idênticos aos da colangiografia endoscópica, mas com índices elevados de complicações (sangramento, coleperitônio, entre outras).[28] Quando esse procedimento é utilizado, recomenda-se realizá-lo com uma equipe cirúrgica de sobreaviso para intervir emergencialmente nos casos de complicações ou de insucesso.

No momento, a CPRE ainda é considerada o padrão-ouro para o diagnóstico da causa e do nível da obstrução, além de propiciar a drenagem da árvore biliar, quando complementada por papilotomia. A ultra-sonografia endoscópica (ecoendoscopia) é um método recente, com níveis de acerto elevados, especialmente útil para esclarecimento de casos de etiologia ainda não definida e para o diagnóstico de microlitíase.[1]

Em resumo, a investigação por imagem de pacientes com suspeita de colangite aguda deve iniciar-se pela ultra-sonografia, seguida de colangiopancreatografia por ressonância nuclear magnética. Definida ou suspeitada a existência de obstrução em hepatocolédoco, a CPRE e seus recursos terapêuticos (papilotomia endoscópica complementada por procedimentos pertinentes à patologia encontrada) devem ser indicados.

TRATAMENTO

A terapêutica da colangite aguda depende da gravidade de cada caso: se o quadro clínico do paciente é leve, o tratamento está pautado na antibioticoterapia, com resposta favorável de 24 horas a 48 horas, sendo recomendável a complementação por cirurgia eletiva da doença básica, freqüentemente litíase biliar.[59,28,51,42] Nos pacientes que não respondem à terapêutica inicial e nos quadros graves, de elevadas taxas de mortalidade,[53,35,28] as prioridades são:

1. ressuscitação volêmica imediata;
2. coleta de sangue arterial para dosar o lactato (que guarda relação com a gravidade e a mortalidade);
3. coleta de sangue venoso para gasometria e hemocultura (veia periférica);
4. descompressão emergencial das vias biliares.

Essas providências devem ser tomadas com o paciente em regime de internação hospitalar, de preferência em unidade de terapia intensiva com monitorização dos sinais vitais, antibioticoterapia intravenosa, reposição hidroeletrolítica e, de acordo com a gra-

vidade e a instabilidade hemodinâmica, administração de agentes inotrópicos. Adicionalmente, possíveis coagulopatias devem ser pesquisadas e corrigidas, com administração de vitamina K.[1] Alguns autores[6,31,28] preconizam a drenagem biliar precoce em idosos com comprometimento renal e hepático ou na presença de fatores de mau prognóstico. Pessoalmente, entendemos que a indicação deva estender-se a todos os pacientes, inclusive àqueles com a forma leve da doença, desde que a icterícia faça parte do quadro clínico.

ANTIBIOTICOTERAPIA

Não há consenso quanto à importância da excreção biliar de um determinado antibiótico em comparação aos seus níveis séricos. Sabe-se, entretanto, que na árvore biliar obstruída, embora a presença da droga na bile esteja reduzida, seus níveis plasmáticos e tissulares são os fatores de maior importância no tratamento da septicemia.[16]

Nos quadros clínicos leves, obtêm-se resultados muito bons com a monoterapia com ciprofloxacina (200 mg IV a cada 12 horas, durante sete a dez dias); nos pacientes graves, entretanto, os antibióticos devem ser administrados em associação, sendo que a cobertura para gram-negativos, anaeróbios e enterococos é crucial. É importante frisar que o esquema inicial de antimicrobianos é empírico, devendo ser revisto quando os microrganismos e sua sensibilidade estiverem estabelecidos, podendo ser um dos abaixo relacionados:

- imipenem ou meropenem;
- piperacilina/tazobactam;
- pefalosporinas de terceira ou quarta geração + metronidazol ou clindamicina;
- ampicilina/sulbactam (lembrar que não cobre pseudômonas);
- ticarcilina/ácido clavulânico;
- ciprofloxacina + metronidazol ou clindamicina.

Quando se suspeitar de pseudômonas (manipulação prévia das vias

biliares) ou for identificada na cultura, deve-se associar um aminoglicosídeo, para exercer sua ação sinergística, por pelo menos cinco dias. Na eventualidade da existência de insuficiência renal, o aminoglicosídeo pode ser substituído por ciprofloxacina.[57]

DRENAGEM BILIAR

A drenagem biliar é peça-chave para a reversão de quadros clínicos graves, que compreendem de 10% a 15% dos casos de colangite hipertensiva aguda caracterizados pela *pêntade de Reynolds,* freqüentemente fatais.

DRENAGEM CIRÚRGICA

Em 1903, Rogers[50] fez a primeira tentativa de descompressão cirúrgica precoce da árvore biliar com um dreno tubular de vidro; em 1947, Cole[15] enfatizou a necessidade da drenagem emergencial das vias biliares associada à antibioticoterapia, em pacientes com colangite supurativa aguda.

Até a década de 80, a cirurgia descompressiva de urgência da árvore biliar constituía a conduta básica para o tratamento da colangite hipertensiva aguda.[21] Entretanto, as altas taxas de morbimortalidade, que podem alcançar 50%,[27] estimularam o desenvolvimento de métodos de drenagem alternativos, endoscópicos e radiológicos. Como no Brasil a endoscopia terapêutica e a radiologia intervencionista estão limitadas a alguns centros, a descompressão cirúrgica de emergência ainda é muito útil.[22] A cirurgia também deve ser indicada na eventualidade de insucesso na drenagem por via endoscópica ou radiológica.

DRENAGEM PERCUTÂNEA

A rota percutânea trans-hepática tornou-se popular após a publicação de Molnar e Stockum,[40] na qual os autores analisaram retrospectivamente o método, encontrando um índice de complicações de 10%. Estudos prospectivos mais recentes não confirmaram esses valores, situando a morbidade em até 80% dos pacientes[58] devido a complicações, dentre as quais o coleperitônio, a hemorragia intraperitoneal e o agravamento da colangite. Em nossa experiência,[37,38] tem indicação nas obstruções localizadas no hilo hepático (tumores de Klatskin; estenoses pós-cirúrgicas "cerradas"; estenoses pós-anastomoses biliodigestivas – hepaticojejunostomia, por exemplo, localizadas fora do alcance dos duodenoscópios) e na litíase biliar intra-hepática.

DRENAGEM ENDOSCÓPICA

Os relatos iniciais do emprego da papilotomia endoscópica de urgência, em pacientes com colangite aguda por coledocolitíase, são do grupo liderado por Peter Cotton (Vallon e colaboradores[62]), quando ainda chefiava o Serviço de Endoscopia Digestiva do Central Middlesex Hospital de Londres, que obteve resultados excelentes em 14 pacientes nos quais foi utilizada. Esses autores enfatizaram a importância da remoção total dos cálculos biliares ou, na sua impossibilidade, da utilização de sonda nasobiliar como meio temporário de drenagem, até que novas tentativas endoscópicas resultem em sucesso ou que o paciente apresente condições cirúrgicas aceitáveis.

Menção especial deve ser feita aos idosos com vesícula biliar e que, além da colangite hipertensiva aguda, apresentam comorbidades, constituindo um grupo de alto risco cirúrgico, com possibilidades remotas de serem submetidos à colecistectomia após a resolução do quadro agudo pela papilotomia endoscópica descompressiva. Nesse grupo, o mais importante é a incidência de complicações subseqüentes relacionadas à presença da vesícula biliar. Connors e Carr-Locke[16] acompanharam 2.314 pacientes nessa situação, entre 6 meses e 11 anos, sendo que 13,1% apresentaram sintomas ou complicações suficientes para serem submetidos à colecistecto-

mia. Pereira-Lima e colaboradores,[47] em estudo retrospectivo realizado na Alemanha, relatam recorrência de sintomas em 20,4% dos 93 pacientes estudados.

A drenagem por via endoscópica peroral consiste, basicamente, na papilo-

tomia seguida da extração dos cálculos (Figuras 195.1A, B, C e D) ou na drenagem biliar com cateter nasobiliar ou endoprótese, após papilotomia.

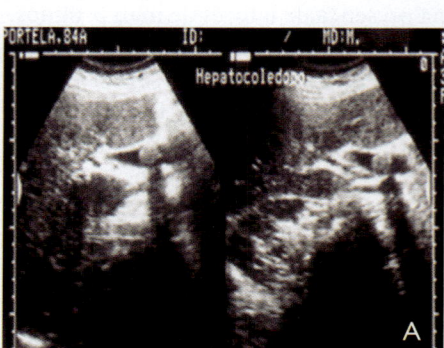

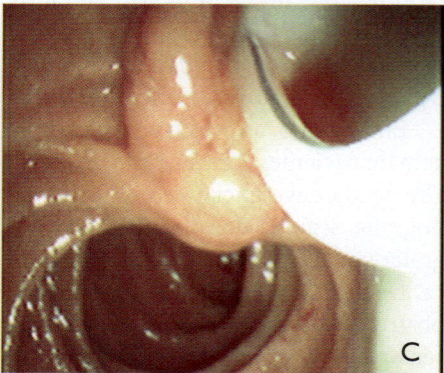

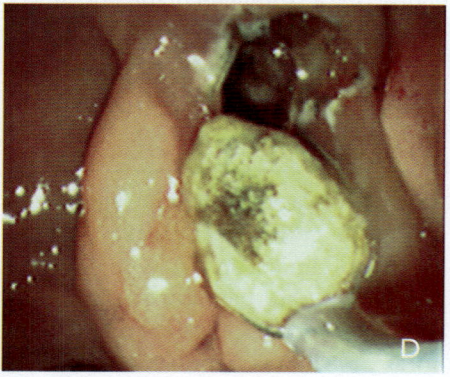

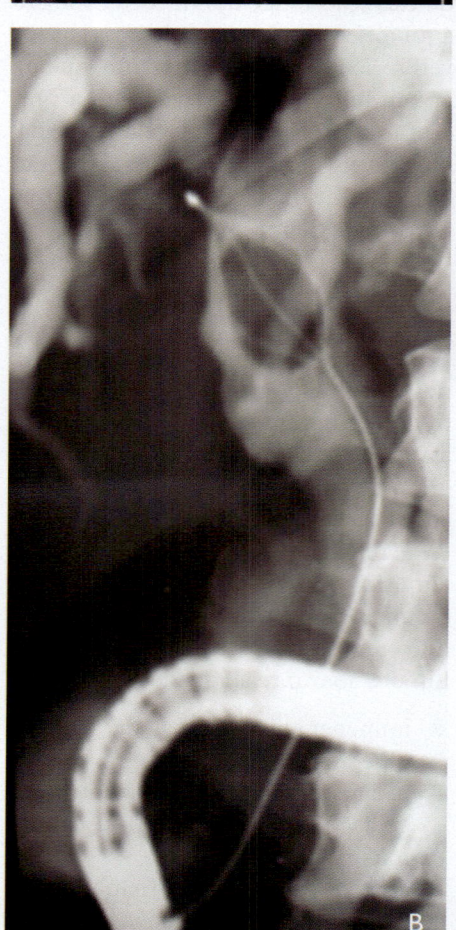

FIGURA 195.1

(A) Homem, 79 anos, colecistectomizado há 6 anos e há 24 horas com quadro clínico e laboratorial de colangite hipertensiva aguda. Ultra-sonografia: hepatocolédoco dilatado com cálculo. (*Cortesia da Dra. Marta Galvão*);
(B) Duodenoscopia: papilotomia em execução, vendo-se o papilótomo no interior da papila de Vater e saída profusa de bile purulenta;
(C) Colangiopancreatografia Endoscópica Retrógrada (CPRE) no mesmo paciente: vias biliares dilatadas com cálculo arredondado e móvel, aprisionado em cesta do tipo Dormia;
(D) Duodenoscopia no mesmo paciente: papilotomia ampla e cálculo aprisionado em cesta de Dormia, no momento de sua remoção

Alguns cirurgiões questionam a eficácia da papilotomia endoscópica como método de drenagem eficiente das vias biliares. Leung e colaboradores[34] demonstraram que a descompressão endoscópica de urgência pode ser utilizada eficazmente em pacientes críticos, com baixa morbidade: a mortalidade de 4,7% é muito inferior à da cirurgia de urgência, que pode alcançar níveis superiores a 40%. Outros autores[33,19,66] publicaram valores semelhantes, embora em estudos retrospectivos não-randomizados. Lai e colaboradores,[30] em trabalho randomizado realizado em pacientes com colangite aguda grave, relataram que a papilotomia endoscópica resultava em taxa de mortalidade equivalente a um terço daquela relacionada à cirurgia convencional.

O Quadro 195.1 mostra uma comparação das taxas de mortalidade de 30 dias de pacientes com colangite aguda tratados emergencialmente por cirurgia, por endoscopia ou por drenagem percutânea trans-hepática. Os resultados obtidos com o emprego dos três métodos confirmam a superioridade da endoscopia sobre as outras formas de tratamento.

Em 1997, Classen e colaboradores[13,14] reviram os resultados da papilotomia endoscópica na colangite aguda por meio de metanálise de publicações ao longo de 20 anos; encontraram morbidade de 8,8% e mortalidade de 2%.

Em uma análise crítica de 20 anos de experiência pessoal com a papilotomia endoscópica, verificamos que a colangite hipertensiva aguda representou 204 (4,9%) de um total das 4.194 papilotomias realizadas por nós, entre fevereiro de 1976 e janeiro de 1996.[38] A causa da obstrução foi benigna em 88% dos casos (coledocolitíase, estenoses benignas: pós-cirúrgicas ou odite, migração de helmintos para o hepatocolédoco (áscaris), pós-papilotomia endoscópica, obstrução de endopróteses) e maligna nos restantes 12%, surgindo em conseqüência de manipulação endoscópica da árvore biliar, na tentativa de drenagem paliativa de tumores extra-hepáti-

QUADRO 195.1

Taxas de mortalidade de 30 dias de pacientes com colangite aguda tratados emergencialmente[34,52]

Autores	Cirurgia (%)	Endoscopia (%)	Percutânea (%)
Boey e Way	40		
Lygidakis	20		
Welch	40		
Saharia	14		
Thompson	9		
Leese e colaboradores	21	5	
Lai e colaboradores	33	10	
Leung e colaboradores		5	
Gogel e colaboradores		8	
Siegel e colaboradores		7	
Vallon		7	
Carr-Locke		5	
Gould e colaboradores			29
Kadir e colaboradores			17
Pessa e colaboradores			5
Kinoshita e colaboradores			14

cos malignos ("colangite endoscópica"). Do total de 204 pacientes, a papilotomia endoscópica foi realizada em 200 (98%), não sendo possível a reversão da sépsis em 15 casos (7,4%) que evoluíram para óbito, cifra que demonstra a gravidade do quadro clínico quando o paciente é atendido nos estágios mais graves da doença.

Na eventualidade de obstrução de endopróteses e conseqüente quadro de colangite, deve ser providenciada sua troca no menor prazo possível. Essa intervenção é freqüentemente menos trabalhosa que o procedimento anterior, original, de implantação da endoprótese no momento obstruída (Figuras 195.2A, B, C e D).

A remoção da endoprótese pode ser feita por alça diatérmica (a mesma utilizada para polipectomias) fria, por cesta de Dormia, por pinças para remoção de corpo estranho e por acessório idealizado por Soehendra, cujo corpo é confeccionado com o mesmo material das pinças para biópsias e cuja extremidade distal é semelhante a um "saca-rolhas". O acessório é oco, permitindo a passagem de fio-guia, que é posicionado na via biliar após insinuação pelo interior da endoprótese obstruída, que se deseja trocar (Figuras 195.3A e 195.3B).

O objetivo é facilitar a colocação da nova prótese, uma vez que o fio-guia, permanecendo em posição proximal à obstrução, facilita seu posicionamento transtumoral. Outra vantagem é não ser necessária a retirada do endoscópio para a retirada da prótese, já que a mesma, fixada na extremidade distal do acessório, é removida pelo canal de biópsias do duodenoscópio. Como li-

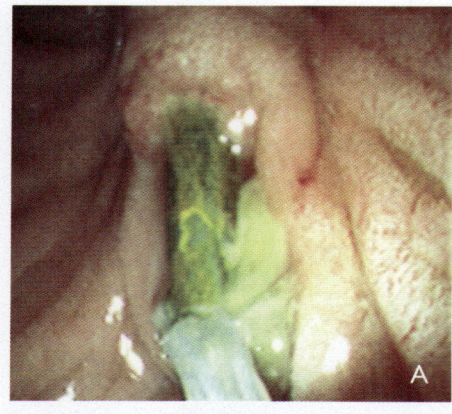
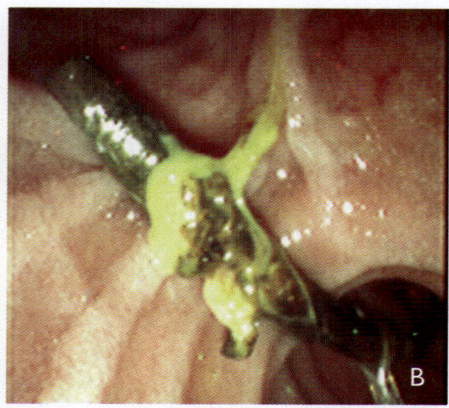
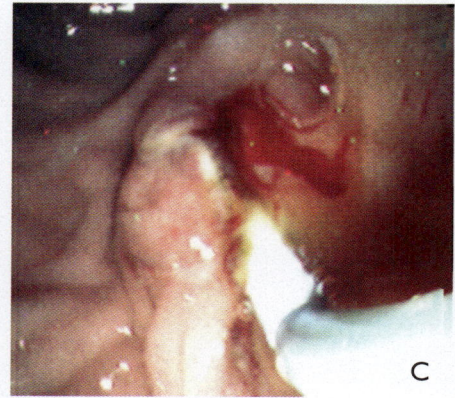
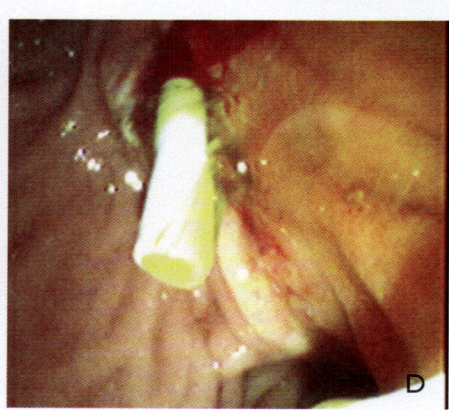

FIGURA 195.2

(A) Paciente com icterícia obstrutiva de etiologia tumoral maligna de colédoco, tratado paliativamente com endoprótese biliar transtumoral há cerca de 4 meses, há 12 horas com quadro de colangite hipertensiva aguda. Duodenoscopia: endoprótese biliar obstruída, cateter insinuado no interior da papila de Vater e eliminação de pus; (B) Endoprótese biliar obstruída sendo removida com pinça apropriada para remoção de corpo estranho (parte inferior da figura); (C) Reposicionamento de nova endoprótese, vendo-se o cateter-guia sobre o qual desliza a nova prótese empurrada por cateter apropriado; (D) Nova endoprótese biliar permitindo ampla drenagem biliar

mitação, uma vez que as próteses não necessariamente estão imobilizadas pelo tumor, a manobra de fixação do acessório à extremidade duodenal da prótese nem sempre é factível, podendo ser deslocada distalmente para dentro do colédoco. De todas essas alternativas, a mais viável economicamente e a de mais fácil execução técnica é a que utiliza alças diatérmicas frias para remoção das endopróteses.

CONSIDERAÇÕES FINAIS

A colangite hipertensiva aguda é condição clínica que deve ser encarada como uma das emergências com maiores índices de mortalidade e, como tal, ser tratada efetiva e agressivamente.

Especial atenção deve ser dispensada ao idoso, cujas apresentações clínicas iniciais podem não corresponder à real gravidade da enfermidade, desafiando a argúcia do médico e retardando o diagnóstico e a instituição da terapêutica apropriada, da qual deve constar a descompressão da árvore biliar infectada em caráter emergencial.

Internação hospitalar, preferencialmente em unidades de terapia intensiva, reposição e manutenção do equilíbrio hidroeletrolítico, antibioticoterapia endovenosa e uso de agentes inotrópicos, se necessários, compõem o restante das medidas terapêuticas para a reversão do quadro clínico.

A papilotomia endoscópica, seguida da terapêutica endoscópica apropriada a cada caso, é hoje considerada a melhor opção para descompressão da árvore biliar infectada

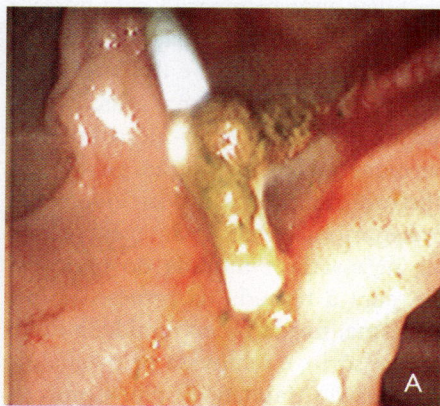
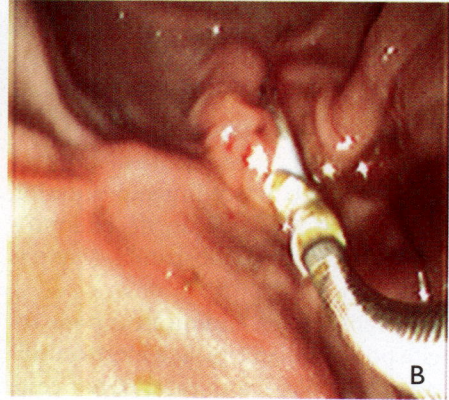

FIGURA 195.3

(A) Endoprótese biliar obstruída; (B) Remoção da endoprótese com acessório apropriado idealizado por Soehendra

REFERÊNCIAS BIBLIOGRÁFICAS

1. Ardengh JC. Diagnóstico da colecistomicrolitíase pela eco-endoscopia na pancreatite aguda sem causa aparente. Tese de Mestrado, Faculdade de Ciências Médicas da Santa Casa de São Paulo, Curso de Pós-graduação em Cirurgia Geral, São Paulo, 1999.

2. Balthazar EJ, Birnbaum BA, Naidich M. Acute cholangitis: CT evaluation. J Comput Assist Tomog 1993;17:283-9.

3. Banerjee B. Extra-hepatic biliary tract obstruction. Postgrad Med 1993;93:113-20.

4. Bearcroft PW, Lomas DJ. Magnetic ressonance cholangio-pancreatography. Gut 1997;41:135-7.

5. Bemelmans MH, Gouma DJ, Greve JW, Buurman WA. Cytokines tumor necrosis factor and interleukin-6 in experimental biliary obstruction in mice. Hepatology 1992 Jun;15(6):1132-6.

6. Bismuth H, Kuntziger H, Corlette MB. Cholangitis with acute renal failure – priorities in therapeutics. Ann Surg 1975;181:881-7.

7. Block MA. Abscess of the liver (other than amebic). In: Bockus, Gastroenterology. Philadelphia: WB Saunders Co; 1995. P. 2405-27.

8. Boender J, Nix GA, de Ridder MA, van Blankenstein M, Schutte HE, Dees J, Wilson JH. Endoscopic papillotomy for common bile duct stones: factors influencing the complication rate. Endoscopy 1994 Feb;26(2):209-16.

9. Boey JH, Way LW. Acute cholangitis. Ann Surg 1980;191:264-70.

10. Cahill CJ, Pain JA, Bailey ME. Bile salts, endotoxin and renal function in obstructive jaundice. Surg Gynecol Obstet 1987;165:519-22.

11. Carr-Locke DL. Therapeutic role of ERCP in the management of suspected common bile duct stones. Gastrointest Endosc 2002;56(Suppl):S170-S174.

12. Charcot JM. Leçons sur les maladies du foie, dês voies biliares et dês reins. Paris: Faculté de Médecine de Paris; 1877. P. 194-5.

13. Classen M, Demling L. Endoskopische sphincterotomie der papilla Vateri und steinextraktion aus dem ductus choledochus. Dtsch Med Wochenscher 1974;99:469-76.

14. Classen M, Sandschin W, Born P, Kassem AM. 20 years experience in the therapy of acute biliary cholangitis: a meta-analysis [abstract]. Gut 1997;41(suppl3):613.

15. Cole WH. Suppurative cholangitis. Surg Clin North Am 1947;27:23-36.

16. Connors PJ, Carr-Locke DL. Endoscopic retrograde cholangiopancreatography findings and endoscopic sphincterotomy for cholangitis and pancreatitis. Gastrointest Endosc Clin North Amer 1991;1:27-50.

17. Coskun T, Kama NA, Yuksek YN et al. Suppurative cholangitis in malignant biliary tract obstruction [abstract]. Br J Surg 1998;85(suppl2):53.

18. Csendes A, Diaz JC, Burdiles P et al.. Risk factors and classification of acute suppurative cholangitis. Br J Surg 1992;79:655-8.

19. Ditzel H, Schaffalitzky de Muchadell OB. Endoscopic sphincterotomy in acute cholangitis due to choledocholithiasis. Hepatogastroenterology 1990;7:204-7.

20. Fan ST, Lai ECS, Mok FPT, Choi TK, Wong J. Acute cholangitis secondary to hepatolithiasis. Arch Surg 1991;126(8):1027-31.

21. Freire ECS, Freire MA. As colangites. In: Barroso FL, Vieira OM, editores. Abdome agudo não traumático – novas propostas. São Paulo: Robe Editorial; 1995. P. 339-57.

22. Freire ECS, Freire MA. Terapêutica da colangite aguda. Rev Brasil Pan 1999;2:108-14.

23. Galvão-Alves, J, Galvão MC. Colangite aguda. In: Galvão-Alves J, editor. Emergências em gastroenterologia. Rio de Janeiro: Livraria Rubio Ltda; 2002. P. 335-45.

24. Gigot JF, Leese T, Dereme T, Coutinho J, Castaing D, Bismuth H. Acute cholangitis: multivariate analysis of risk factors. Ann Surg 1989;209(4):435-8.

25. Greig JD, Krukowski ZH, Matheson NA. Surgical morbidity and mortality in one hundred and twenty-nine patients with obstructive jaundice. Br J Surg 1988;75:216-9.

26. Grier JF, Cohen SW, Grafton WD, Gholson CF. Acute suppurative cholangitis associated with choledochal sludge. Am J Gastroenterol 1994;89:617-9.

27. Himal HS, Lindsay T. Ascending cholangitis: surgery versus endoscopic or percutaneous drainage. Surgery 1990;108:629-34.

28. Kadakia SC. Biliary tract emergencies. Med Clin North Am 1993;77:1015-36.

29. Kuo CH, Changchien CS, Chen JJ, Tai DI, Chiou SS, Lee CM. Septic acute cholecystitis. Scand J Gastroenterol 1995;30(3):272-5.

30. Lai EC, Tam PC, Paterson IA, Ng MM, Fan ST, Choi TK, Wong J. Emergency surgery for severe acute cholangitis – the high risk patients. Ann Surg 2111990;(1):55-9.

31. Lai EC, Mok FP, Tan ES, Lo CM, Fan ST, You KT, Wong J. Endoscopic biliary drainage for severe acute cholangitis. N Engl J Med 326(24):1582-1586, 1992.

32. Lee WJ, Chang KJ, Lee CS, Chen KM. Surgery in cholangitis: bacteriology and choice of antibiotic. Hepatogastroenterology 1992;39:347-9.

33. Leese T, Neoptolemos JP, Baker AR, Carr-Locke DL. Management of acute cholangitis and the impact of endoscopic sphincterotomy. Br J Surg 1986;73:988-92.

34. Leung JW, Chung SC, Sung JJ, Banez VP, Li AK. Urgent endoscopic drainage for acute suppurative cholangitis. Lancet 1989 Jun 10;1(8650):1307-9

35. Lipsett PA, Pitt HA. Acute cholangitis. Am J Surg 1990;0:1297-1312.

36. Lygidakis NJ, Brummelkamp WH. The significance of intrabiliary pressure in acute cholangitis. Surg Gynecol Obstet 1985;161:465-9.

37. Machado G. Complicações da PTE. In: Machado G., editor. Endoscopia terapêutica em gastroenterologia. Rio de Janeiro: Editora Cultura Médica; 1988. P.133-9.

38. Machado G. A patologia das vias biliares extra-hepáticas e a moderna endoscopia. An Acad Nac Med 1999;159:92-6.

39. Mansur G. Colangite aguda. J Brasil Gastroenterol 2002; 2:218-22.

40. Molnar W, Stockum AE. Relief of obstructive jaundice through percutaneous transhepatic catheter: a new therapeutic method. Am J Roentgenol 1974;122:356-67.

41. Nahrwold DL. Acute cholangitis. Surgery 1992;112:487-8.

42. Nakeeb A, Pitt HA. The role of preoperative biliary decompression in obstructive jaundice. Hepatogastroenterology 1995;42:332-7.

43. Neoptolemos JP, Davidson BR, Shaw DE, Lloyd D, Carr-Locke DL, Fossard DP. Study of common bile duct exploration and endoscopic sphincterotomy in a consecutive series of 438 patients. Br J Surg 1987 Oct;74(10):916-21.

44. Neoptolemos JP, Talbot IC, Carr-Locke DL, Shaw DE, Cockleburgh R, Hall AW, Fossard DP. Treatment and outcome in 52 consecutive cases of ampullary carcinoma. Br J Surg 1987 Oct;74(10):957-61

45. Nixon JM, Armstrong GP, Duffy SW. Factors affecting morbidity and mortality after surgery for obstructive jaundice: a review of 373 patients. Gut 1983;4:845-50.

46. O'Connor MJ, Schwartz ML, McQuarrie DG, Summer HW. Acute bacterial cholangitis – an analysis of clinical manifestation. Arch Surg 1982;117:437-41.

47. Pereira-Lima JC, Jakobs R, Winter UH, Benz C, Martin WR, Adamek HE et al. Long-term results (7 to 10 years) of endoscopic papillotomy for choledocholithiasis. Multivariate analysis of prognostic factors for the recurrence of biliary symptoms. Gastrointest Endosc 1998;48(5):457-64.

48. Rege R. Adverse effects of biliary obstruction: implications for treatment of patients with obstructive jaundice. AJR 1995;164:288-93.

49. Reynolds BM, Dargan EL. Acute obstructive cholangitis: a distinct clinical syndrome. Ann Surg 1959;150:299-303.

50. Rogers L. Biliary abscess of the liver with operation. Br Med J 1903;2:706-7.

51. Siegel JH, Rodriquez R, Cohen SA, Kasmin FE, Cooperman AM. Endoscopic management of cholangitis: critical review of an alternative technique and report of a large series. Am J Gastroenterol 1994 Aug;89(8):1142-6.

52. Siegel JH, Cohen SA. Therapeutic pancreaticobiliary endoscopy. The Gastroenterologist 1995;3:28-40.

53. Sievert W, Vakil NB. Emergencies of the biliary tract. Gastroenterol Clin North Am 1988; 17:245-64.

54. Silva, AC. Fatores prognósticos na colangite aguda bacteriana. Tese de Mestrado, Faculdade de Medicina da UFRJ, curso de Pós-graduação em Clínica Médica, Rio de Janeiro; 1998.

55. Sinanan MN. Acute cholangitis. Inf Dis Clin North Am 1992;6:571-99.

56. Sung JY, Costerton JW, Shaffer EA. Defense system in the biliary tract against bacterial infection. Dig Dis Sci 1992; 37:689-96.

57. Sung JJY, Lyon DJ, Suen R, Chung SCS, Co AL, Cheng AFB et al. Intravenous ciprofloxacin as treatment for patients with acute suppurative cholangitis; a randomized, controlled clinical trial. J Antimicrob Chemother 35(6):855-864, 1995.

58. Szabo S, Mendelson MH, Mitty HA, Bruckner HW, Hirschman SZ. Infections associated with transhepatic biliary drainage devices. Am J Med 1987 May;82(5):921-6.

59. Tai DI, Shen FH, Liaw YF. Abnormal pre-drainage serum creatinine as a prognostic indicator in acute cholangitis. Hepatogastroenterology 1992;39:47-50.

60. Thompson JE, Tompkins RK, Longmire WP. Factors in management of acute cholangitis. Ann Surg 1982;195:137-45.

61. Thompson JE, Pitt HA, Doty JE et al. Broad spectrum penicillin as an adequate therapy for acute cholangitis. Surg Gynecol Obstet 1990;171:275-82.

62. Vallon AG, Shorvon PJ, Cotton PB. Duodenoscopic treatment of acute cholangitis. Gut 1982;23:A915.

63. Wardle EN. Renal failure in obstructive jaundice – pathogenic factors. Postgrad Med J 1975;51:512-4.

64. Weissglas IS, Brown RA. Acute suppurative cholangitis secondary to malignant obstruction. Can J Surg 1981;24:468-70.

65. Welsh FK, Ramsden CW, MacLennan K, Sheridan MB, Barclay GR, Guillou PJ, Reynolds JV. Increased intestinal permeability and altered mucosal immunity in cholestatic jaundice. Ann Surg 1998 Feb;227(2):205-12.

66. Worthley CS, Toouli J. Endoscopic decompression for acute cholangitis due to stones. Aust N Z J Surg 1990;60:355-9.

CAPÍTULO 196

INDICAÇÃO DA COLECISTECTOMIA APÓS ESFINCTEROTOMIA ENDOSCÓPICA POR COLEDOCOLITÍASE

Antonio Gentil

Há mais de 30 anos a esfincterotomia endoscópica foi introduzida como tratamento para a coledocolitíase, transformando-se em tratamento padrão para essa doença. Com índices de sucesso para a retirada de cálculo do colédoco de até 97% dos casos,[1,2] fez surgir a aceitação de uma alternativa ao procedimento cirúrgico aberto.

Esse avanço na endoscopia biliar significou que, em vez de os pacientes com sintomas biliares serem submetidos a uma colecistectomia aberta de urgência, poderiam preferivelmente ser submetidos à esfincterotomia e à colecistectomia eletiva. Uma conseqüência de converter a colecistectomia, que acompanhava o tratamento da coledocolitíase, de uma emergência para um procedimento cirúrgico eletivo foi a oportunidade de acompanhar a história natural da vesícula deixada in situ após esfincterotomia endoscópica. Muitos pacientes ficaram livres dos sintomas quando retiravam os cálculos do ducto colédoco e com isso surgiu a questão entre médicos e pacientes se seria necessária a retirada da vesícula.[3]

Como em muitas áreas controversas da medicina, existem dados insuficientes para pôr fim a esse debate. A busca por periódicos biomédicos rendeu cerca de cem estudos publicados que, pelo menos em parte, avaliaram a conduta na coledocolitíase em pacientes com vesícula biliar intacta. Somente três estudos prospectivos e randomizados, em combinação, submeteram 144 pacientes à conduta expectante comparada à colecistectomia depois da esfincterotomia endoscópica para coledocolitíase.[4,5,6] Esses estudos, que obtiveram nível 1 de evidência, foram apresentados entre 1995 e 2002, mas a maioria dos trabalhos publicados diz respeito a estudos de caso que fornecem nível 4 de evidência (Tabela 196.1).

Conseqüentemente, toda revisão objetiva deve inicialmente reconhecer a carência de boas evidências para basear algumas recomendações específicas. Não importa como os pacientes são incluídos ou quanto tempo o período de seguimento foi relatado, a literatura publicada neste tópico permanece insuficiente devido à sua deficiente abordagem, à variabilidade dos pacientes estudados, aos critérios de inclusão e exclusão inconsistentes e ao freqüente seguimento deficitário. Apesar dos estudos de casos terem limitações definidas, eles constituem observações valiosas e geram algumas perguntas interessantes para estudos futuros.[3]

PACIENTES COM COLEDOCOLITÍASE NECESSITAM DE COLECISTECTOMIA APÓS ESFINCTEROTOMIA PARA EVITAR FUTUROS SINTOMAS BILIARES?

Durante o período de seguimento, diversos fatores devem ser considerados para essa resposta, incluindo a idade dos pacientes, comorbidades, severidade dos sintomas e anatomia biliar. A revisão da literatura, freqüentemente citada, revela a escala completa de recomendações possíveis desde não, até talvez e sim. Diversos autores concluem que a colecistectomia de rotina nessa situação é desnecessária, citando sintomas biliares pós-endoscopia em somente 4% a 6% dos pacientes.[7,11] Esses estudos específicos envolveram pacientes que eram menores que 12 anos e idosos,[8] com o período de seguimento médio de 3 a 14 anos. Alguns artigos fizeram recomendações mais intermediárias, com aproximadamente 10% de seus pacientes apresentando sintomas biliares recorrentes depois de um seguimento médio de 3 a 8 anos.[12,15] Entretanto, um número reduzido de estudos, incluindo três ensaios randomizados e controlados, indica que 20% a 50% dos pacientes irão apresentar sintomas recorrentes do trato biliar no período de 24 meses após esfincterotomia endoscópica.[4,6,16,24]

Os dados de nível 1, disponíveis para revisão, derivam de 301 pacientes em estudos populacionais que variam em idade e risco cirúrgico. O primeiro estudo prospectivo e randomizado que examinava essa questão foi publicado uma década atrás quando Hammarstrom e outros[5] apresentaram, por meio de 83 pacientes randomizados, a comparação de morbidade e mortalidade entre a esfincterotomia endoscópica com remoção de cálculos e a cirurgia.

TABELA 196.1

Estudos científicos mostrando a conduta expectante em litíase vesicular após esfincterotomia endoscópica para cálculos do ducto biliar comum (Adaptado de Harris, Davis e Vitale)[3]

Referência	(N)	Tipo do estudo	Nível de evidência	Sintomas biliares recorrentes com tratamento expectante	Média de seguimento (meses)	Recomendação do autor	Resultados/comentários
Hammarston et al, 1995, Suécia	83	Prospectivo	1	28%	84	Cirurgia	• Comparando as complicações relacionadas à vesícula biliar o grupo da esfincterotomia teve maior taxa de morbidade total e mortalidade não relacionada à doença biliar do que o grupo da cirurgia (28% vs 5% e 31% vs 10%, respectivamente).
Targarona et al, 1996, Espanha	98	Prospectivo, randomizado e controlado	1	20%	18	Cirurgia	• Examinaram pacientes de alto risco com idade média de 80 anos. Sem diferença significativa na morbidade imediata (16% vs 23%) ou mortalidade (6% vs 4%) entre a conduta expectante vs grupo cirúrgico.
Boerma et al, 2002, Países Baixos	120	Prospectivo, randomizado e controlado	1	47%	30	Cirurgia	• Conversão da laparoscopia para cirurgia aberta foi maior no grupo expectante que no grupo da cirurgia imediata (55% vs 23%).
Rosseland & Solhaug, 1988, Noruega	75	Série de casos retrospectivos	4	27%	78	Cirurgia	• 50% dos pacientes deste estudo morreram em 5 anos após a esfincterotomia de causas não biliares.
Davidson et al, 1988, Reino Unido	106	Retrospectivo	4	9%	30	Conduta expectante	• Em nota, nenhum dos 19 pacientes que se apresentaram com pancreatite biliar tiveram outra crise de pancreatite, apesar da vesícula deixada in situ, em um período de seguimento de 39 meses. • Nenhuma das seguintes variáveis é predictiva de sintomas biliares recorrentes após esfincterotomia: idade, sexo, presença de sintomas, bilirrubinas, fosfatase alcalina, transaminases, diâmetro do ducto biliar comum, enchimento vesicular ou n° de cálculos na vesícula.
Keulemans et al, 1997, Países Baixos	26	Série de casos retrospectivos	4	23%	n/a	Cirurgia	
Tanaka et a, 1998, Japão	120	Série de casos retrospectivos	4	7%	122	Conduta expectante	• Autores especularam que a infestação bacteriana decorrente da ablação do mecanismo esfincteriano poderia ter influência na formação de cálculos recorrentes, desde que os cálculos fossem de bilirrubinato.

TABELA 196.1

Estudos científicos mostrando a conduta expectante em litíase vesicular após esfincterotomia endoscópica para cálculos do ducto biliar comum (Adaptado de Harris, Davis e Vitale)[3]

(continuação)

Referência	(N)	Tipo do estudo	Nível de evidência	Sintomas biliares recorrentes com tratamento expectante	Média de seguimento (meses)	Recomendação do autor	Resultados/comentários
Pedersen et al, 1998, Dinamarca	86	Prospectivo e estudo não-randomizado	4	44%	27	Cirurgia	• A maioria das complicações do grupo com vesícula deixada *in situ* ocorre nos primeiros 12 meses após a esfincterotomia. • Fator de risco para sintomas recorrentes inclui diâmetro do ducto biliar comum = 15 mm.
Pereira-Lima et al, 1998, Alemanha	93	Série de casos retrospectivos	4	20%	74	Cirurgia	• Nenhuma das seguintes variáveis é predictiva de sintomas biliares recorrentes após esfincterotomia: idade, sexo, presença de sintomas, bilirrubinas, fosfatase alcalina, transaminases, diâmetro do ducto biliar comum, enchimento vesicular ou nº de cálculos na vesícula.
Sugiyama & Atomi, 1998	115	Série de casos retrospectivos	4	4%	170	Conduta expectante	• Estudo examinou pacientes jovens (= 60 anos), com cálculo do ducto biliar comum, em seguimento médio acima de 14 anos.
Yi 60, 2000, Coréia	60	Série de casos retrospectivos	4	20%	22	Cirurgia	• Notaram que o diâmetro aumentado da vesícula foi associado com o aumento dos riscos de sintomas biliares após esfincterotomia. • A maioria dos pacientes do grupo expectante desenvolveu sintomas biliares entre 6 e 12 meses.
Saito et al, 2000, Japão	371	Série de casos retrospectivos	4	11%	92	Conduta expectante	• O aumento do ducto biliar comum (= 11 mm) foi associado com o aumento no risco de cálculos recorrentes do ducto biliar comum. • Autores recomendam a conduta expectante em pacientes idosos ou de alto risco, mas preferem colecistectomia laparoscópica nos jovens.
Poon et al, 2001, Hong Kong	184	Série de casos retrospectivos	4	25%	24	Cirurgia	• Reportaram que a vesícula *in situ* com esfincterotomia de pequena amplitude foi fator de risco significante para a recorrência dos sintomas. • A taxa de conversão da laparoscopia para cirurgia aberta foi mais alta nos pacientes com colecistectomia tardia.
Costamagna et al, 2002, Itália	190	Série de casos retrospectivos	4	6%	82	Conduta expectante	• Dilatação do ducto biliar comum (= 12 mm) foi identificado como fator de risco para sintomas biliares recorrentes.
Kaw et al, 2002, Estados Unidos	117	Prospectivo, observação não-randomizada	4	12%	34	Conduta expectante	• Reportaram que não há diferença na taxa de sintomas biliares recorrentes entre esfincterotomia *vs* grupo cirúrgico.

Após o seguimento médio de 7 anos, 8 de 29 pacientes (28%) tratados endoscopicamente submeteram-se à colecistectomia devido a sintomas recorrentes do trato biliar. Especificamente, as indicações para cirurgia foram colecistite aguda (n = 7) e cólica biliar (n = 1). Juntamente com as complicações relacionadas à vesícula biliar, o grupo da esfincterotomia apresentou maior morbidade (28% *versus* 5%, P < .01) e maior taxa de mortalidade não relacionada à doença biliar (31% *versus* 10% P = .02) do que o grupo da cirurgia. Os autores concluíram que apesar do tratamento cirúrgico e endoscópico para cálculos do colédoco com a vesícula *in situ* serem igualmente efetivos em longo prazo, o aumento da mortalidade não-biliar no grupo da endoscopia falava a favor da cirurgia.

Um ano depois, Targarona e outros[6] relataram a randomização de 98 pacientes de alto risco, com idade média de 80 anos, comparando a esfincterotomia com a cirurgia aberta. Esse estudo em pacientes idosos demonstrou diferenças não significantes, seja na morbidade imediata (16% *versus* 23%, P = .40) ou na mortalidade (6% *versus* 4%, P = .50) entre os dois grupos. Porém, durante o período de seguimento médio de 1,5 ano, 10 de 50 pacientes tratados (20%) endoscopicamente apresentaram sintomas biliares recorrentes. Sete desses pacientes (14%) submeteram-se à cirurgia. Conseqüentemente, os autores concluíram que em pacientes idosos ou de alto risco a cirurgia é preferível à esfincterotomia endoscópica com a vesícula deixada *in situ*.

O terceiro e último estudo, de Boerma e outros,[4] envolveu 120 pacientes com idade entre 18 e 80 anos que foram randomizados entre a conduta expectante ou colecistectomia após esfincterotomia e retirada de cálculos. Eles perceberam que a recorrência de sintomas biliares foi significativamente mais freqüente no grupo expectante do que no grupo da colecistectomia durante um período de seguimento de 2 anos (47% *versus* 2%, P < .01). Mais adiante, 22 de 59 pacientes (37%) submeteram-se à colecistectomia predominantemente por

cólica biliar (n = 13) e colecistite aguda (n = 7). Fato interessante, a taxa de conversão para cirurgia aberta no grupo expectante foi muito maior do que aquela observada em pacientes inicialmente randomizados para colecistectomia laparoscópica (55% *versus* 23% P = .01). Não existiu diferença entre morbidade e mortalidade entre os dois grupos. Desse modo, os autores não podem recomendar a política expectante após esfincterotomia endoscópica mostrando a alta incidência de sintomas do trato biliar e o aumento da conversão para cirurgia aberta em pacientes que, porventura, venham a submeter-se à cirurgia.

Em algumas circunstâncias, a correta resposta à questão se os pacientes com coledocolitíase necessitam de remoção de suas vesículas após esfincterotomia endoscópica depende da tolerância do clínico e do paciente com relação a sintomas futuros do trato biliar. Deve-se levar em conta que uma incidência de 20% a 25% de sintomas recorrentes é significante e representa o que se considera uma estimativa razoavelmente acurada para propostas de decisão clínica.[3]

QUE TIPO DE SINTOMAS BILIARES MAIS FREQÜENTES SÃO REFERIDOS PELOS PACIENTES COM VESÍCULA *IN SITU*?

Os pacientes podem desenvolver coledocolitíase recorrente, colangite, colecistite aguda e empiema da vesícula biliar, mas a queixa mais freqüente é a dor biliar. Conseqüentemente, deixar a vesícula *in situ* não está associado com um índice de mortalidade aumentado.[4,6]

É interessante notar que a maioria dos pacientes que tiveram os sintomas biliares evoluindo para colecistectomia de emergência o fez dentro dos dois primeiros anos depois da esfincterotomia.[4,14,17,20,21] Essa observação é vista por alguns como a sustentação para a conduta expectante em vez da remoção da vesícula. A respeito da cirurgia, há pouca razão de seguir com colecistectomia de urgência dada a natureza geralmente

benigna dos sintomas recorrentes do trato biliar.

EXISTEM FATORES QUE DETERMINAM O RISCO DE SINTOMAS BILIARES RECORRENTES EM PACIENTES COM VESÍCULA *IN SITU* APÓS ESFINCTEROTOMIA ENDOSCÓPICA?

Além da exceção óbvia da presença de vesícula biliar, que mostrou uma relação de risco de 4.16,[18,19] numerosos fatores foram examinados em um esforço de identificar indicadores prognósticos valiosos dos sintomas biliares futuros. Alguns deles identificaram como fatores prognósticos: pancreatite biliar,[13] esfincterotomia de pequena amplitude,[19] não-visualização da vesícula biliar durante CPRE[24] e diâmetro do ducto biliar comum de 12 mm a 15 mm ou mais.[9,18,21] Entretanto, nenhuma dessas variáveis foi verificada como um fator preditivo útil. Ainda existem potenciais fatores prognósticos importantes espe-

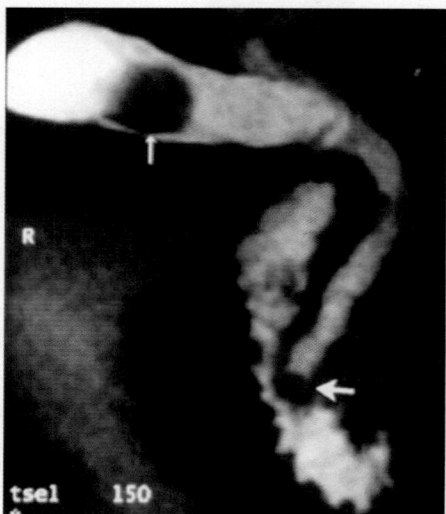

FIGURA 196.1

Obstrução do colédoco distal por cálculo em paciente idoso, com cálculo de vesícula. Tratamento com esfincterotomia endoscópica com vesícula deixada *in situ*

rando confirmação como a presença de colecistolitíase e de divertículos peripapilares e outros não associados a sintomas recorrentes como número e tamanho dos cálculos da vesícula biliar, icterícia e sexo.[18, 21]

A NATUREZA DA COMPLICAÇÃO BILIAR ATUAL PREDIZ A PROBABILIDADE DE COMPLICAÇÕES FUTURAS SE A VESÍCULA BILIAR FOR DEIXADA IN SITU?

Novamente a resposta parece ser negativa. Muitos clínicos estão convencidos de que os pacientes que apresentam colangite ou pancreatite biliar devem ter suas vesículas removidas para impedir futuras complicações.[3] A National Guideline Clearinghouse — (www.guideline.gov), organização americana que tem a missão de executar guias de condutas médicas — recomenda que os pacientes com pancreatite secundária a litíase biliar devem ser submetidos à colecistectomia durante a mesma hospitalização.[3] Por outro lado, diversos autores observaram que a esfincterotomia endoscópica sozinha em pacientes que apresentaram pancreatite por cálculo de vesícula ou colangite não foi associada com taxas aumentadas de recidiva para essas condições específicas.[3,12,13,26]

É difícil para clínicos sugerir a permanência da vesícula biliar in situ para pacientes que sofreram complicações graves relacionadas a cálculos da vesícula. Por exemplo, um paciente idoso pode ter risco aumentado de complicação em um episódio de colangite recidivada. Entretanto, numerosos estudos com seguimento além de 5 anos demonstraram que de 30% a 50% dos pacientes acima de 70 anos não sobre-vivem ao período, morrendo por razões não relacionadas ao trato biliar[9,14,18,20] e diminuindo o valor da colecistectomia profilática.

A ESFINCTEROTOMIA ENDOSCÓPICA ALTERA A FUNÇÃO VESICULAR OU AUMENTA O RISCO DE COLECISTITE AGUDA?

As escassas evidências sugerem que não. É uma opinião geralmente aceita o fato de que a esfincterotomia destrua a barreira permitindo migração bacteriana e, assim, conduzindo a uma maior chance de desenvolvimento de colecistite aguda ou empiema vesicular.[12,24] Há dados a respeito do aumento das culturas positivas da bile da vesícula após esfincterotomia endoscópica,[27, 28] mas são poucas as evidências que se traduzem em uma incidência aumentada de sépsis do trato biliar.[29]

Ao contrário, investigadores têm mostrado que a esfincterotomia está associada com a redução rápida do volume da vesícula e o aumento da contração máxima após a estimulação com cerulean,[30] que poderia agir diminuindo a estase biliar e, assim, o risco da formação de cálculo de vesícula e colecistite aguda. Os dados são insuficientes para qualquer coisa além de especulação, mas é interessante considerar os efeitos benéficos possíveis do esfincterotomia na fisiologia da vesícula e litogênese biliar. Talvez a incisão no esfíncter aumente o fluxo biliar, prevenindo a infecção e retardando a formação de cálculos recorrentes da vesícula biliar.

RESUMO

Os dados são insuficientes para responder definitivamente as muitas perguntas acerca da melhor conduta para a litíase da vesícula após a retirada endoscópica do cálculo do ducto biliar comum. É importante ressaltar que há somente três estudos randomizados que analisaram a necessidade de colecistectomia após esfincterotomia endoscópica, com os estudos de casos constituindo a maioria dos trabalhos publicados.

Esses estudos de casos disponíveis na literatura têm limitações definidas, porém constituem observações valiosas e provocam perguntas interessantes para estudos futuros. Não importando a população dos pacientes em questão, é considerada uma incidência de 20% a 25% de sintomas biliares recorrentes após esfincterotomia, em um período de 2 anos, como sendo uma estimativa boa para finalidades clínicas de tomada de decisão. Há nítida preponderância de dados que argumentam a favor da colecistectomia. Um aspecto decisório importante é reconhecer que os sintomas recorrentes mais comuns são colecistite aguda e cólica biliar. Embora os pacientes possam também apresentar colangite, pancreatite biliar e empiema vesicular, a maioria dessas complicações é discreta, não ameaçadora à vida e passível de ser tratada prontamente. Em vista da existência de meios para aliviar os sintomas clínicos, advoga-se a favor de uma conduta expectante seletiva para pacientes de alto risco, em especial para aqueles com expectativa de vida menor que dois anos ou com comorbidades intensamente debilitantes. Entretanto, estudos adicionais são necessários para responder adequadamente às variáveis clínicas ainda confusas como idade, comorbidades e gravidade dos sintomas, ficando a critério do clínico o manuseio dessas variáveis até que as informações adicionais estejam disponíveis.

Colaboradores acadêmicos:

Gabriel C. Bezerra   •   Leda M. C. Gagliardi   •   Rafael O. Souza   •   Tatyanne F. Silva

REFERÊNCIAS BIBLIOGRÁFICAS

1. Cotton PB, Geenen JE, Sherman S, Cunninghan JT, Howell DA, Carr-Locke DL, et al. Endoscopic sphincterotomy for stones by experts is safe, even in younger patients with normal ducts. Annals of Surgery 1998;227(2): 201-4.

2. Escourrou J, Cordova JA, Lazorthes F, Frexinos J, Ribet A. Early and late complications after endoscopic sphincterotomy for biliary lithiasis with and without the gallbladder "in situ". 1984; Gut, Vol 25, 598-602.

3. Harris HW, Davis BR, Vitale GC. Cholecystectomy after endoscopic sphincterotomy for common bile duct stones: is surgery necessary? Surgical Innovation 2005 Sep;12(3):187-94.

4. Boerma D, Rauws EAJ, Keulemans YCA, Janssen IMC, Bolwerk CJM, Timmer R, et al. Wait-and-see policy or laparoscopic cholecystectomy after endoscopic sphincterotomy for bile-duct stones: a randomised trial. The Lancet 2002 Sep 7;360:761-5.

5. Hammarstrom LE, Holmin T, Stridbeck H, Ihse I. Long-term follow-up of a prospective randomized study of endoscopic versus surgical treatment of bile duct calculi in patients with gallbladder in situ. Br J Surg 1995 Nov;82(11):1516-2.

6. Targarona EM, Ayuso RM, Bordas JM, et al. Randomized trial of endoscopic sphincterotomy with gallbladder left in situ versus open surgery for common bile duct calculi in high-risk patients. Lancet 1996;347:926-9.

7. Martin DF, Tweedle DE. Endoscopic management of common duct stones without cholecystectomy. BR J Surg 1987; 74:209-11.

8. Hill J, Martin DF, Tweedle DE. Risks of leaving the gallbladder in situ after endoscopic sphincterotomy for bile duct stones. Br J Surg 1991;78:554-7.

9. Costamagna G, Tringali A, Shah SK, Mutignani M, Zuccalà G, Perri V. Long-term follow-up of patients after endoscopic sphincterotomy for choledochollithiasis, and risk factors for recurrence, Endoscopy 2002;34:273-9.

10. Sugiyama M, tomi Y. Follow-up of more than 10 years after endoscopic sphincterotomy for choledocholithiasis in young patients. Br J Surg 1998;85:917-21.

11. Tanaka M, Takahata S, Konomi H, et al. Long-term consequence of endoscopic sphincterotomy for bile duct stones. Gastrointest Endosc 1998;48:465-9.

12. Davidson BR, Neoptolemos JP, Carr-Locke DL. Endoscopic sphincterotomy for common bile duct calculi in patients with gallbladde in situ considered unfit for surgery. Gut 1988;29:114-20.

13. Kaw M, Al-Antably Y, Kaw P. Management of gallstone pancreatitis: cholecystectomy or ERCP and endoscopic sphincterotomy. Gastrointest Endosc 2002;56:61-5.

14. Saito M, Tsuyuguchi T, Yamaguchi T, Ishihara T, Saisho H. Long-term outcome of endoscopic papillotomy for choledocholithiasis with cholecystolithiasis. Gastrointest Endosc 2000;51:540-5.

15. Ingoldby CJ, el-Saadi J, Hall RI, Denyer ME. Late results of endoscopic sphincterotomy for bile duct stones in elderly patients with gallbladder in situ. Gut 1989;30:1129-31.

16. Keulemans YC, Rauws EA, Huibregtse K, Gouma DJ. Current management of the gallbladder after endoscopic sphincterotomy for common bile duct stones. Gastrointes Endosc 1997;46:514-9.

17. Pedersen FM, Lassen AT, de Muckadell OB. Endoscopic sphincterotomy for common bile duct stones in younger patients. Dan Med Bull 1998;45:533-5.

18. Pereira-Lima JC, Jakobs R, Winter UH, et al. Long-term results (7 to 10 years) of endoscopic papillotomy for choledocholithiasis. Multivariate analysis of prognostic factors for the recurrence of biliary symptoms. Gastrointest Endosc 1998; 48:457-64.

19. Poon RT, Liu CL, Lo CM, et al. Management of gallstone cholangitis in the era of laparoscopic cholecystectomy. Arch Surg 2001;136:11-6.

20. Rosseland AR, Solhaug JH. Primary endoscopic papillotomy (EPT) in patients with stones in the common bile duct and the gallbladder in situ: a 5-8-year follow-up study. World J Surg 1988; 12:111-6.

21. Yi SY. Recurrence of biliary symptoms after endoscopic sphincterotomy for choledocholithiasis in patients with gallbladder stones. J Gastroenterol Hepatol 2000;15:661-4.

22. Riemann JF, Lux G, Forster P, Altendorf A. Long-term results after endoscopic papillotomy. Endoscopy 15 Suppl 1983;1:165-8.

23. Seifert E. Long-term follow-up after endoscopic sphincterotomy (EST). Endoscopy 20 Suppl 1988;1:232-5.

24. Hansell DT, Millar MA, Murray WR, Gray GR, Gillespie G. Endoscopic sphincterotomy for bile duct stones in patients with intact gallbladders. Br J Surg 1989;76:856-8.

25. Gadacz TR, Traverso LW, Fried GM, Stabile B, Levine BA. Practice guidelines for patients with gastrointestinal surgical diseases. J Gastrointestinal Surg 1998;2:483-4.

26. Welbourn CR, Beckly DE, Eyre-Brook IA. Endoscopic sphincterotomy without cholecystectomy for gallstone pancreatitis. Gut 1995;37:119-20.

27. Gregg JA, De Girolami P, Carr-Locke DL. Effects of sphincteroplasty and endoscopic sphincterotomy on the bacteriologic characteristics of the common bile duct. Am J Surg 1985;149:668-71.

28. Neoptolemos JP, Carr-Locke DL, Fossard DP. Prospective randomized study of preoperative endoscopic sphincterotomy versus surgery alone for common bile duct stones. Br Med J (Clin Res Ed) 1987; 294:470-4.

29. Tanaka M, Ikeda S, Yoshimoto H, Matsumoto S. The long-term fate of the gallbladder after endoscopic sphincterotomy. Complete follow-up study of 122 patients. Am J Surg 1987;154:505-9.

30. Sugiyama M, Atomi Y. Longterm effects of endoscopic sphincterotomy on gall bladder motility. Gut 1996;39:856-69.

CAPÍTULO 197

TERAPÊUTICA ENDOSCÓPICA NAS COMPLICAÇÕES CIRÚRGICAS E PÓS-TRANSPLANTES HEPÁTICOS

Angelo Paulo Ferrari • Gustavo Andrade de Paulo
Fernanda Prata Thuler

INTRODUÇÃO

As complicações biliares pós-cirúrgicas são mais freqüentes após a colecistectomia laparoscópica, mas também podem ocorrer após colecistectomia convencional, ressecções hepáticas e outras cirurgias de derivação biliar (0% a 2%, 0,5% e 17% respectivamente).[1-5] Elas incluem fístulas, estenoses e cálculos residuais.[5,6]

FÍSTULAS BILIARES SIMPLES

As fístulas biliares pós-cirúrgicas são definidas como extravasamento da bile através de lesão iatrogênica da via biliar. Ocorrem em 1,1% a 5% dos casos,[1-3] seja por clipagem incompleta do ducto cístico ou por lesão térmica ocasionada pelo bisturi elétrico. Mais raramente elas podem ser conseqüência da presença de pequenos canalículos hepáticos aberrantes (ductos de Luschka) ou na superfície cruenta de ressecções hepáticas segmentares.[6-9]

O diagnóstico da fístula é fácil se ocorre extravasamento da bile através do dreno percutâneo quando utilizado. Entretanto, a maioria das cirurgias não requer drenagem externa, e os sintomas manifestam-se alguns dias após a cirurgia, em geral por dor abdominal no hipocôndrio direito, acompanhada de náuseas ou febre. Os exames laboratoriais podem mostrar leucocitose e enzimas hepáticas normais ou discretamente alteradas. Os exames de imagem do abdome identificam a presença de coleção abdominal.[5,6]

A colangiografia endoscópica retrógrada não apenas é útil para confirmar a presença da fístula, indicando sua localização e presença de lesões asso-

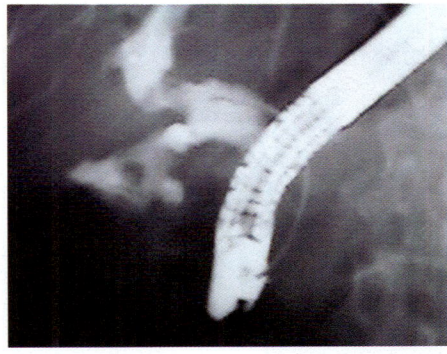

FIGURA 197.1

Extravasamento de contraste demonstrando grande fístula pelo coto do ducto cístico

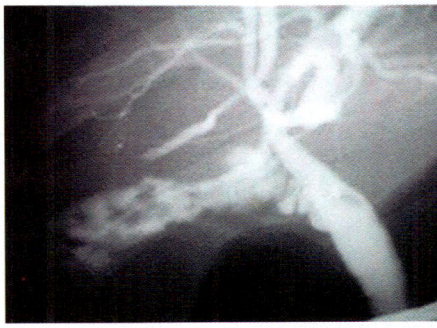

FIGURA 197.2

Extravasamento de contraste demonstrando fístula pelo coto do ducto cístico

ciadas, mas também é o procedimento terapêutico de escolha.[5]

A localização mais freqüente da fístula após a colecistectomia laparoscópica é o coto do ducto cístico.[5,7-10] A associação da fístula com lesão obstrutiva da via biliar está descrita em 31% a 34% dos casos (Figuras 197.1 a 197.8), na maioria das vezes com a presença de cálculos.[1,10]

A resolução espontânea da fístula é descrita em alguns pacientes com drenagem externa.[2,6] Alguns procedimentos endoscópicos estão disponíveis, incluindo esfincterotomia isolada, di-

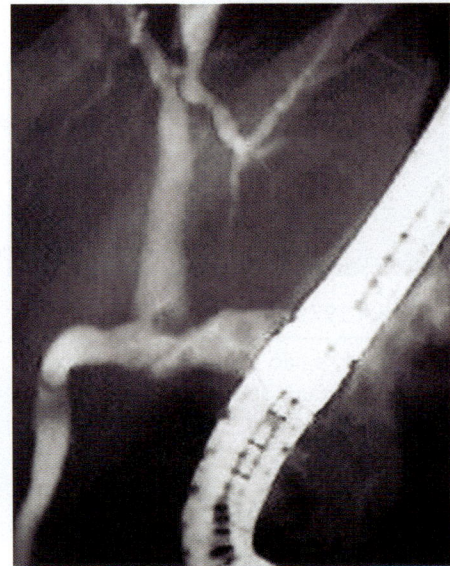

FIGURA 197.3

Extravasamento de contraste (fístula) pelo trajeto do dreno biliar

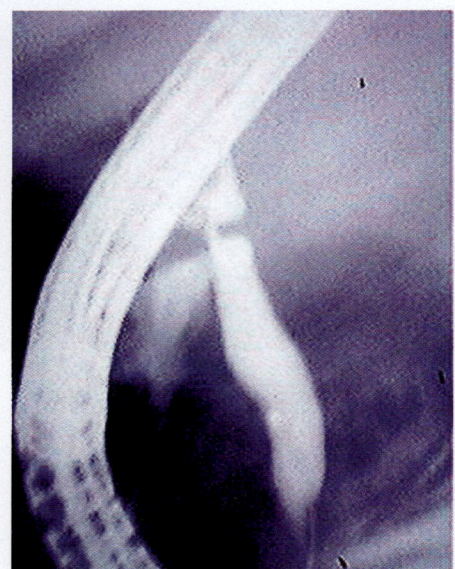

FIGURA 197.4

Pequena fístula na região da secção do ducto cístico

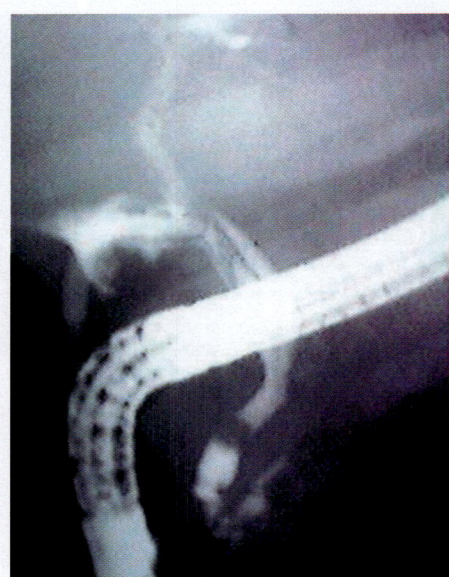

FIGURA 197.6

Cálculo residual no ducto colédoco distal, associado à fístula no local de inserção do dreno biliar

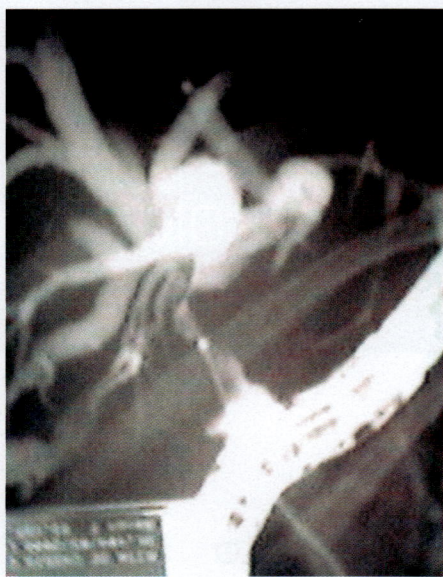

FIGURA 197.8

Estenose próxima ao hilo hepático associada à fístula por provável lesão direta da via biliar

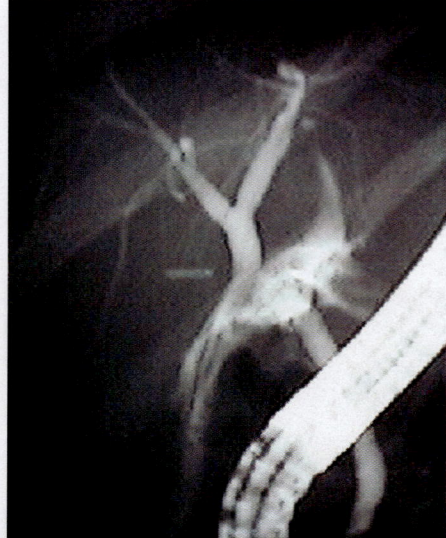

FIGURA 197.5

Fístula na região da secção do ducto cístico. Notar posição do clipe metálico

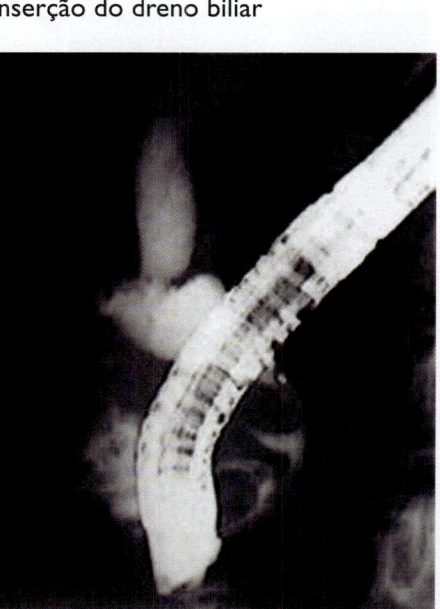

FIGURA 197.7

Dois cálculos residuais associados a estenose e fístula no local da secção do ducto cístico

latação da papila, colocação de prótese biliar plástica ou dreno nasobiliar com ou sem esfincterotomia. Qualquer que seja a opção, o objetivo é sempre o mesmo: neutralizar o gradiente de pressão existente entre a via biliar e o duodeno,

permitindo livre fluxo da bile para a luz duodenal através da papila.[10-12]

A esfincterotomia endoscópica é uma opção para reduzir a pressão na via biliar, proporcionando o fechamento da fístula, porém a taxa de compli-

cações relacionadas ao procedimento pode chegar a 5%.[6] A dilatação da papila apresenta o mesmo risco de complicações da esfincterotomia e seu efeito é mais transitório e menos efetivo, não sendo aconselhada para o tratamento das fístulas.[6]

A colocação de prótese biliar plástica sem esfincterotomia é considerada por alguns autores a melhor opção para esses casos, pois apresenta os menores índices de complicações com o mesmo benefício.[6,10]

Kaffes e colaboradores[13] relataram que o tratamento com prótese (associada ou não à esfincterotomia) foi superior à esfincterotomia isolada, com diferença estatística significante.

O fechamento da fístula é obtido em 89% a 100% dos casos,[5,13-15] em cerca de 7 a 21 dias, e a prótese pode ser retirada após três a seis semanas.[16] No momento da retirada da prótese, deve-se repetir a colangiografia com oclusão distal da via biliar para confirmar o fechamento da fístula.[6] Se ainda houver indícios da presença da fístula, nova prótese deve ser posicionada até o seu fechamento.

Inicialmente acreditava-se ser necessário que a prótese ultrapassasse do local da fístula para garantir o sucesso da terapia. Entretanto, Bjorkman e colaboradores[11] mostraram que a utilização de próteses curtas é igualmente efetiva.

O uso do dreno nasobiliar é outra alternativa, com as vantagens de possibilitar a injeção de contraste e de ser retirado sem necessidade de novo exame endoscópico. Entretanto, tem como inconvenientes proporcionar desconforto ao paciente, ser de difícil manutenção e ser fácil e inadvertidamente removido.[13]

Mais recentemente, Vu e colaboradores[17] relataram o uso da cola biológica (cianoacrilato) para o tratamento das fístulas biliares pós-operatórias. Eles descreveram o fechamento com sucesso de seis casos de fístulas com o cianoacrilato. Dos seis pacientes, apenas dois, que apresentavam fístulas comunicantes com a via biliar principal, necessitaram de tratamento complementar com uma segunda injeção de cianoacrilato.

Em relação às fístulas biliares pósressecção hepática, na maioria dos casos o vazamento ocorre por canalículos biliares secundários na superfície cruenta do tecido hepático ressecado ou na superfície submetida à ablação.[4,18] As opções da terapia endoscópica são as mesmas. Bhattacharjya e colaboradores[4] demonstraram a eficácia da intervenção precoce com colocação de próteses plásticas para fechamento das fístulas.

LESÕES DA VIA BILIAR PRINCIPAL

As lesões da via biliar principal são caracterizadas por interrupção da via biliar extra-hepática, que pode ocorrer em qualquer nível. A incidência de tais lesões varia de 0,5% a 0,6%.[19-22] Os estudos sugerem que elas sejam mais freqüentes e mais graves na colecistomia videolaparoscópica em comparação à convencional.[21,22]

Os tipos de lesão da via biliar principal são: fístula biliar com ou sem estenose associada, estenose biliar isolada e secção completa da via biliar com ou sem excisão de parte dela.[6]

A secção completa da via biliar é observada geralmente quando, no intraoperatório, o ducto cístico é confundido com a via biliar principal.[7,9,23] Tal confusão pode ser favorecida pela presença de anomalias anatômicas ou de processo inflamatório deformando a anatomia. Esse tipo de lesão pode ser responsável por obstrução ou fístula biliar.[6,7,9]

O diagnóstico de lesão pós-cirúrgica da via biliar principal depende do aparecimento de sintomas secundários à obstrução ou à fístula. A obstrução é em geral facilmente reconhecida, pois o paciente apresenta icterícia com dor, colestase bioquímica e dilatação das vias biliares aos exames de imagem. Os sintomas podem aparecer precocemente no caso de clipagem da via biliar ou tardiamente na eventualidade de lesões térmicas ou isquêmicas (secundárias).[6,7,9] As lesões secundárias da via biliar extra-hepática manifestam-se mais tardiamente, com dor no hipocôndrio direito, com ou sem febre persistente.[6,7,9]

As fístulas biliares não exteriorizadas são de difícil reconhecimento, os sintomas são inespecíficos (dor abdominal, vômitos, febre, distensão e dor à palpação abdominal). O diagnóstico precoce é importante, uma vez que o quadro pode se agravar rapidamente com o desenvolvimento de complicações sistêmicas.[6,7,9]

A colangiografia endoscópica permite o diagnóstico preciso da complicação e seu tratamento. A secção do ducto hepático direito ou ductos secundários pode passar despercebida se a opacificação da via biliar intra-hepática não for completa.[6,24] A distribuição da freqüência das lesões da via biliar principal secundária à colecistomia laparoscópica (Figuras 197.9 a 197.12) é a seguinte: colédoco médio (42% a 50%), confluência dos ductos hepáticos (22% a 41%), ducto hepático comum (28%) e colédoco distal (15%).[5]

FÍSTULAS DA VIA BILIAR PRINCIPAL

As fístulas da via biliar principal ocorrem mais comumente em decorrência de lesão térmica ou mecânica durante a dissecação do pedículo cístico na colecistectomia.[6] O princípio do tratamento endoscópico das fístulas biliares da via principal é o mesmo das fístulas do coto cístico.[6,12]

Assim como no tratamento da fístula simples, a colocação de prótese plástica geralmente é a primeira opção quando não há outra lesão associada.[6,13]

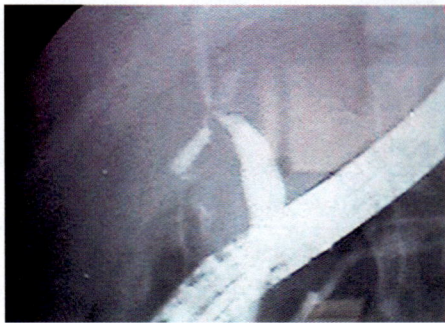

FIGURA 197.9

Oclusão praticamente completa do ducto biliar principal, com discreta passagem de contraste, sem possibilidade de tratamento endoscópico

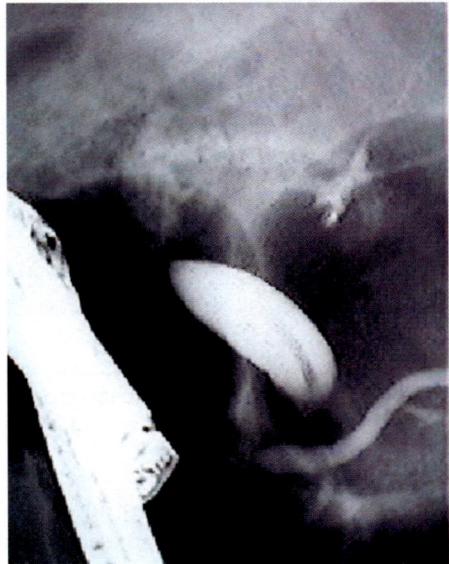

FIGURA 197.10

Estenose grave do ducto biliar comum, com pouca passagem de contraste para a árvore biliar proximal

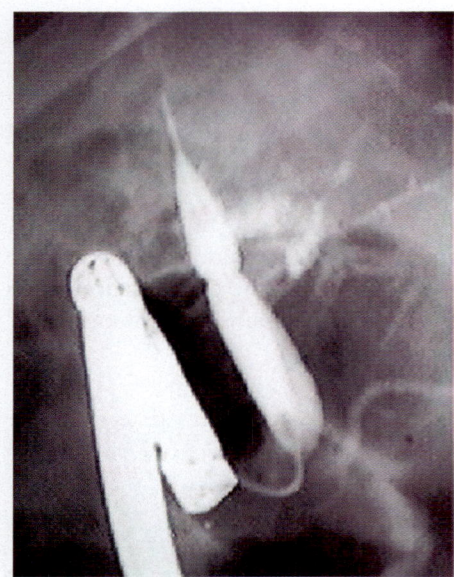

FIGURA 197.11

Utilização de balão hidrostático na estenose da Figura anterior

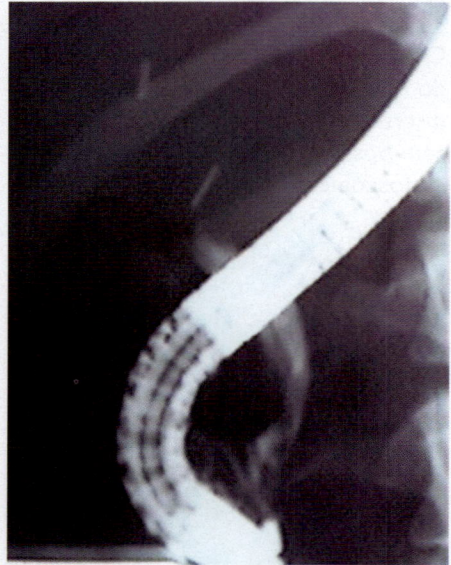

FIGURA 197.12

Estenose completa com oclusão do ducto biliar principal

Embora na maioria dos estudos não haja discriminação do tipo da fístula na descrição dos índices de sucesso alcançado, acredita-se que seja aproximadamente o mesmo das fístulas simples, exceto quando há desconexão da via biliar.[5,13-15,25]

O controle endoscópico deve ser realizado em seis a oito semanas. Se não houver sinais de fístula, a prótese é retirada. Se ainda houver extravasamento de contraste, nova prótese deve ser colocada.[6]

ESTENOSES

A estenose pós-cirúrgica pode ser decorrente de lesão direta térmica, colocação inadequada de clipes metálicos, ou ainda secundárias à isquemia, inflamação ou fibrose.[7,9,23] As estenoses biliares benignas foram classificadas por Bismuth com relação a distância da confluência dos ductos hepáticos direito e esquerdo (Figura 197.13).[26]

Na presença de estenose associada ou não à fístula biliar, a dilatação endoscópica é o procedimento terapêutico de escolha. Ela pode ser realizada por meio de balão hidrostático ou dilatadores de passagem da seguinte forma: após cateterização da via biliar, a estenose deve ser ultrapassada pelo fio-guia, e o dispositivo escolhido para dilatação é posicionado sobre ele.[5] Em seguida à di-

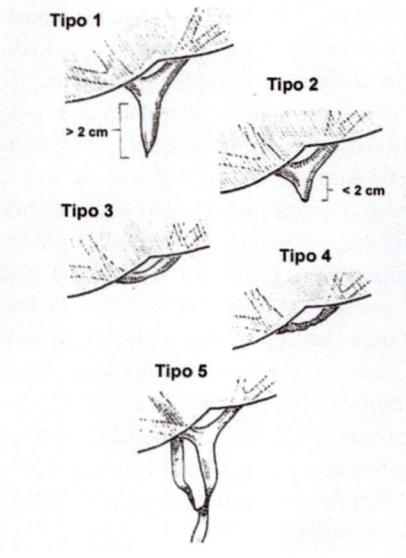

FIGURA 197.13

Classificação das lesões biliares baseada na altura da lesão em relação à confluência dos ductos hepáticos (adaptado de Bismuth)[26]

latação, uma ou mais próteses plásticas devem ser posicionadas transpondo a estenose. Costamagna e colaboradores[27] comprovaram o benefício da utilização de próteses múltiplas (Figuras 197.14 a 197.17) no tratamento da estenose benigna da via biliar. A esfincterotomia endoscópica pode ou não ser realizada antes da colocação da prótese e certamente está indicada para a colocação de mais de uma prótese (Figuras 197.18 a 197.20).

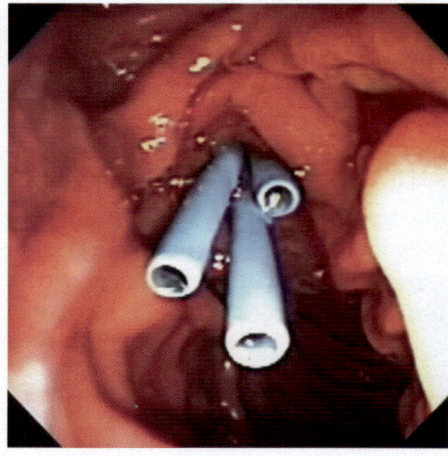

FIGURA 197.14

Visão endoscópica de três próteses plásticas colocadas na via biliar (8,5 F)

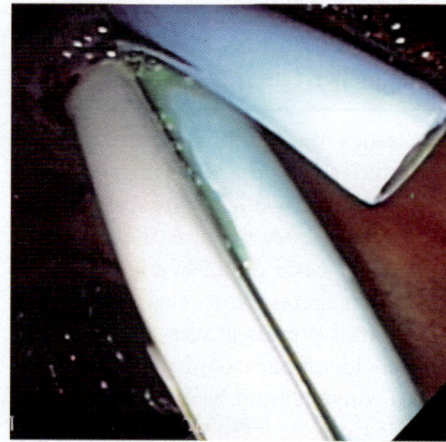

FIGURA 197.15

Visão endoscópica de três próteses plásticas colocadas na via biliar (10 F)

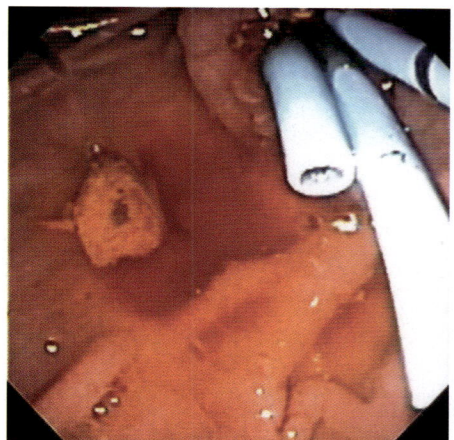

FIGURA 197.16

Visão endoscópica de três próteses plásticas colocadas na via biliar. Notar também a presença de esfincterotomia (10 F e 8,5 F)

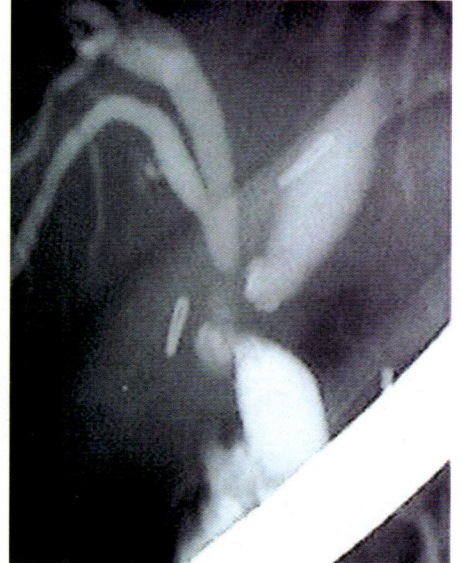

FIGURA 197.18

Estenose complexa de hilo hepático. Notar posição dos clipes metálicos

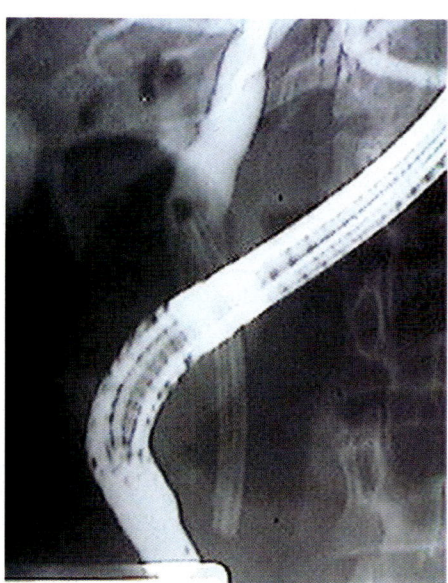

FIGURA 197.17

Visão radioscópica de duas próteses plásticas colocadas na via biliar (10 F)

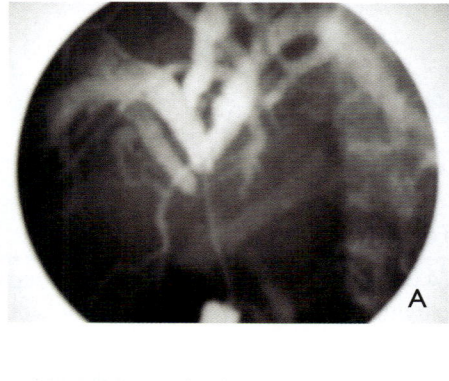
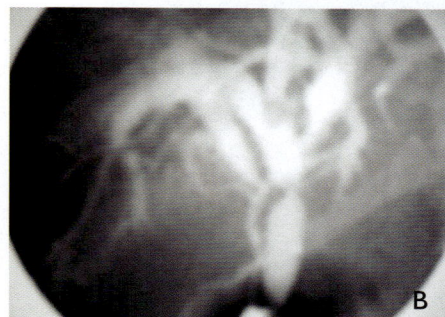
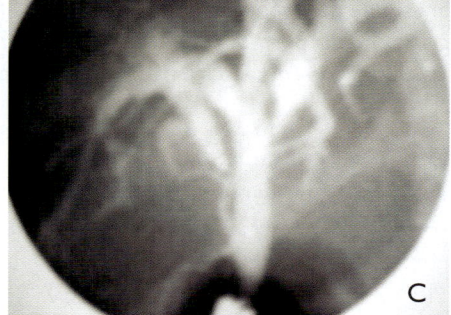
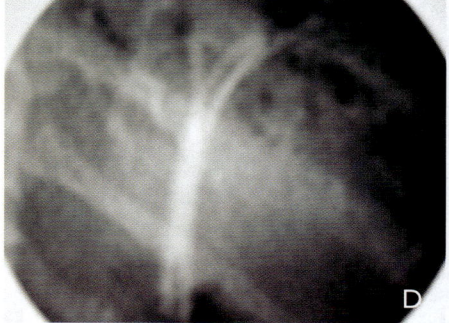

FIGURA 197.19

(A) Estenose complexa do hilo hepático – passagem de fio-guia; (B) Dilatação da estenose com balão hidrostático. Início da dilatação, notar a cintura do balão; (C) Dilatação da estenose com balão hidrostático. Fim da dilatação, notar a ausência da cintura do balão; (D) Após a dilatação com balão, colocação de três próteses plásticas

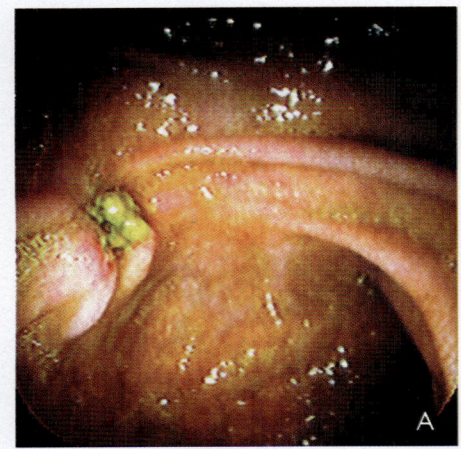
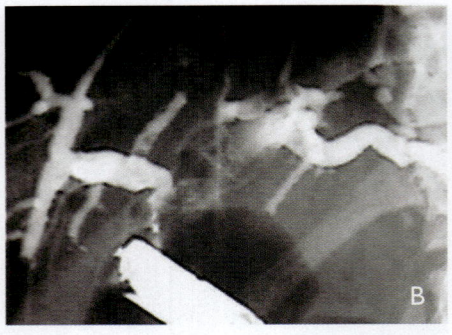
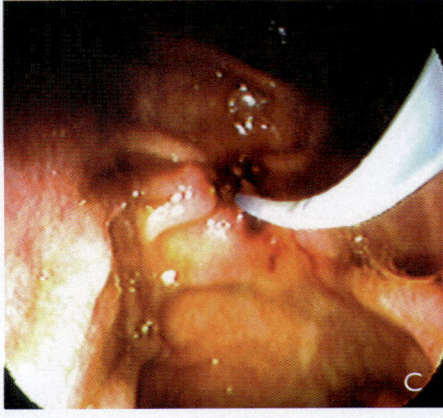
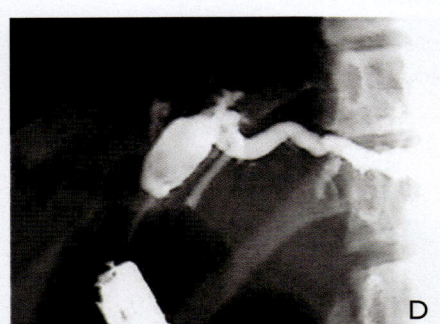
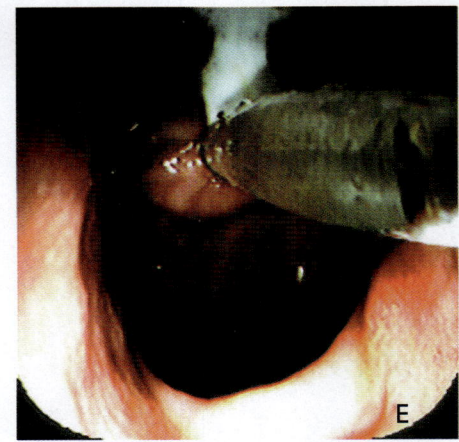
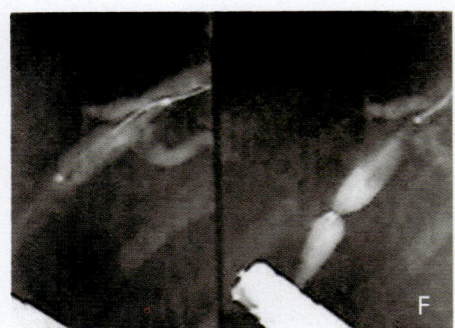
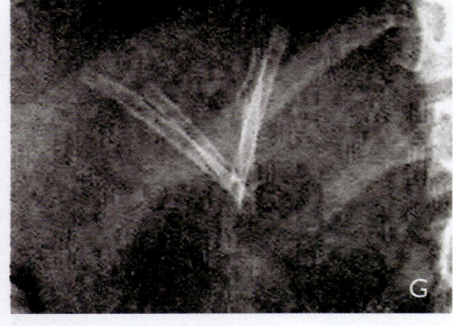

FIGURA 197.20

(A) Estenose em anastomose colédoco-duodenal; (B) Via biliar intra-hepática dilatada devido à estenose colédoco-duodenal; (C) Passagem de fio-guia pela estenose colédoco-duodenal; (D) Cateter posicionado na via biliar esquerda; (E) Dilatação da estenose colédoco-duodenal com balão hidrostático. Notar presença de drenagem biliar purulenta; (F) Imagem radiológica do balão posicionado para dilatação da estenose; (G) Quatro próteses plásticas posicionadas (duas para cada lado da via biliar) após a dilatação com balão

As próteses devem ser trocadas periodicamente até resolução da estenose. Quando são utilizadas duas ou mais próteses, o intervalo para troca pode ser maior do que os três a quatro meses tradicionais quando da colocação de prótese única. A terapia endoscópica é realizada com sucesso em 71% a 94% das vezes.[14,27-29] Não havendo resolução da estenose nesse período, o tratamento cirúrgico deve ser considerado, pois não há benefício comprovado com a extensão do procedimento endoscópico.[5]

O uso da prótese metálica no tratamento da estenose benigna pós-operatória não é recomendado, pois não há incremento no benefício com alto risco de oclusão em longo prazo e impossibilidade de remoção endoscópica.5

A principal limitação do tratamento é a impossibilidade de transpor a estenose com o fio-guia.[6] Em caso de insucesso na drenagem endoscópica, deve-se iniciar antibioticoterapia pelo elevado risco de colangite, e a drenagem da via biliar deve ser realizada por via percutânea ou cirúrgica.[5]

Embora não haja recomendação formal para uso de antibiótico profilático de rotina nesses pacientes,[5] isso é recomen-

dado pela Sociedade Americana de Endoscopia (ASGE). O importante é que, uma vez manipulada, devemos garantir boa drenagem para a via biliar.

Os resultados do tratamento cirúrgico e endoscópico da estenose são semelhantes, com taxas de sucesso de 76% a 93% e 71% a 94% respectivamente.[27-30] Os fatores que favorecem o tratamento são: a maior distância da confluência dos ductos hepáticos, o diagnóstico precoce e a ausência de manipulação prévia (Figura 197.21).

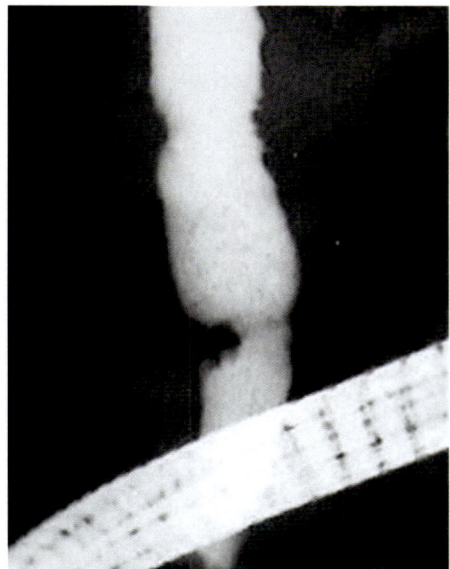

FIGURA 197.21

Aspecto de estenose biliar após oito meses de tratamento com próteses múltiplas

O tratamento cirúrgico acarreta maiores índices de morbimortalidade (3,2% a 27% *versus* 9%) com maior taxa de re-estenose (26% *versus* 17%).[28-30] Portanto, a cirurgia deve ser reservada para os casos de ruptura completa do ducto e falência da terapia endoscópica.

Além das estenoses relacionadas diretamente ao ato cirúrgico, lesões também podem ser causadas pelo posicionamento incorreto de drenos biliares (Figuras 197.22 a 197.24).

CÁLCULOS RESIDUAIS

Cálculos residuais podem ser observados isoladamente ou associados a fístulas ou estenoses biliares.[1,6,10] Na presença de estenose, na maioria das vezes os cálculos são proximais e devem ser retirados após dilatação.[6]

Na presença do cálculo, o procedimento padrão para sua remoção deve ser realizado, com esfincterotomia e extração com auxílio do *basket* ou balão extrator.[5,10]

Se não for possível a limpeza completa da via biliar, deve-se proceder à drenagem com prótese plástica até um novo exame. Em caso de associação com fístula ou estenose, elas devem ser tratadas no mesmo procedimento.[5] As formas de apresentação são muito variadas (Figuras 197.25 a 197.35).

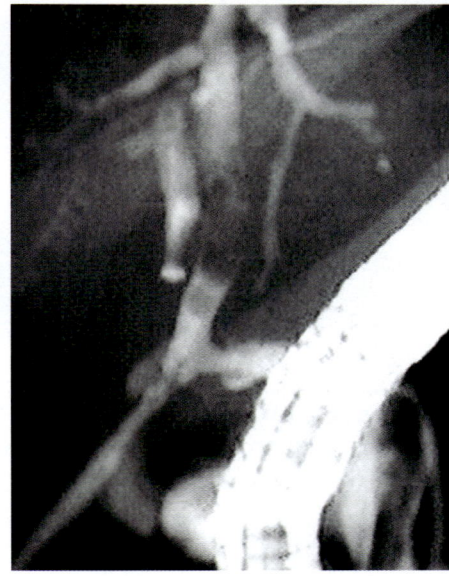

FIGURA 197.22

Tração excessiva da via biliar pelo dreno biliar

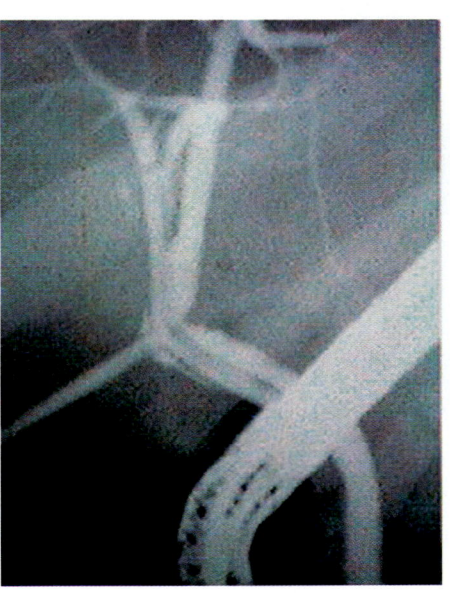

FIGURA 197.23

Tração da via biliar por dreno de Kehr. Notar inserção muito próxima ao hilo

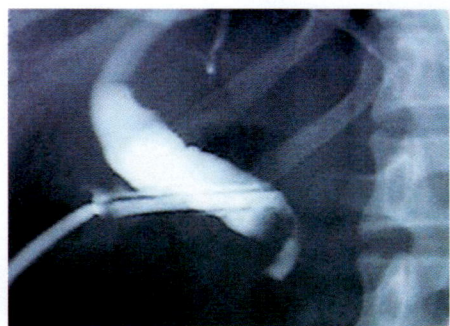

FIGURA 197.24

Tração excessiva provocada pelo dreno de Kehr, que está posicionado fora da via biliar

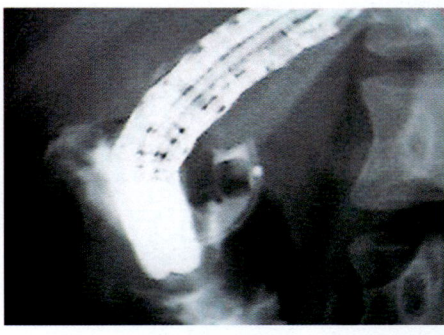

FIGURA 197.25

Cálculo residual

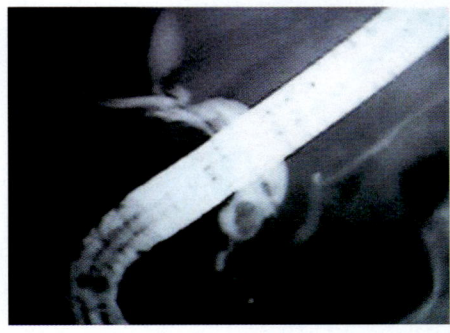

FIGURA 197.26

Cálculo residual em paciente com dreno biliar

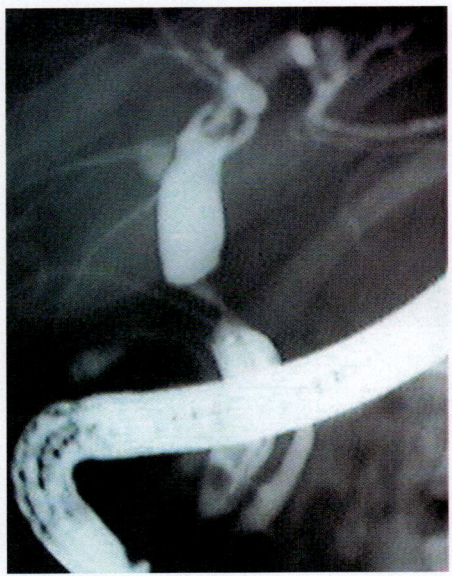

FIGURA 197.27

Cálculo biliar e estenose no local da secção do ducto cístico

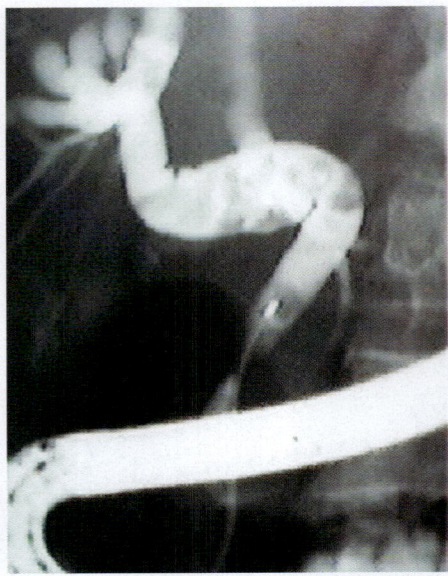

FIGURA 197.29

Cálculos residuais associados com estenose distal, provavelmente isquêmica, da via biliar

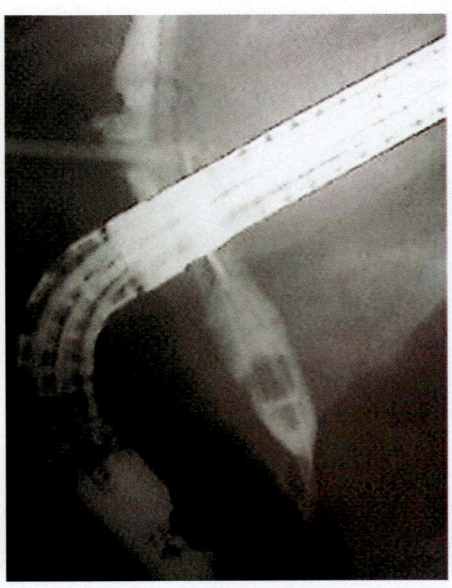

FIGURA 197.31

Extração de cálculo residual com *basket*

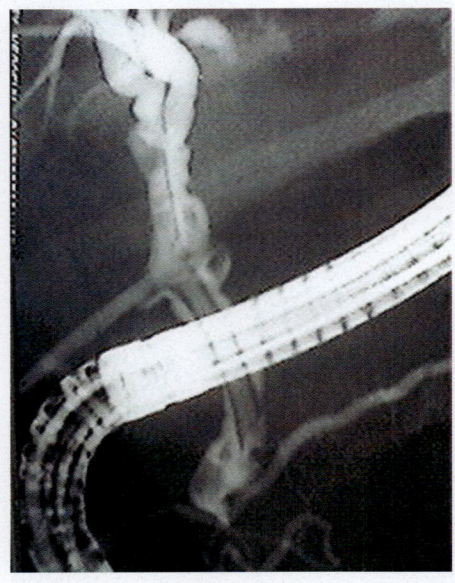

FIGURA 197.28

Vários cálculos residuais em paciente com dreno de Kehr

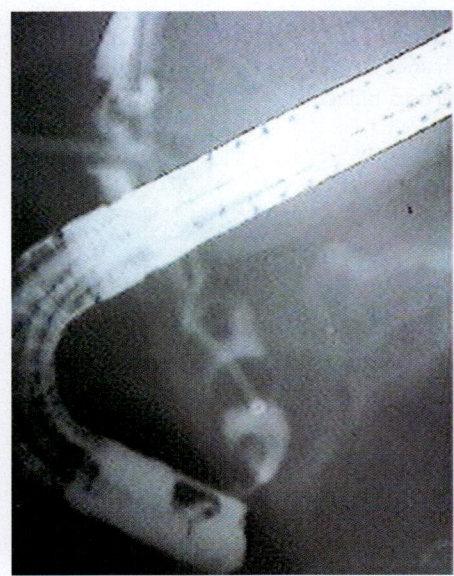

FIGURA 197.30

Vários cálculos residuais e sua retirada com auxílio de balão extrator

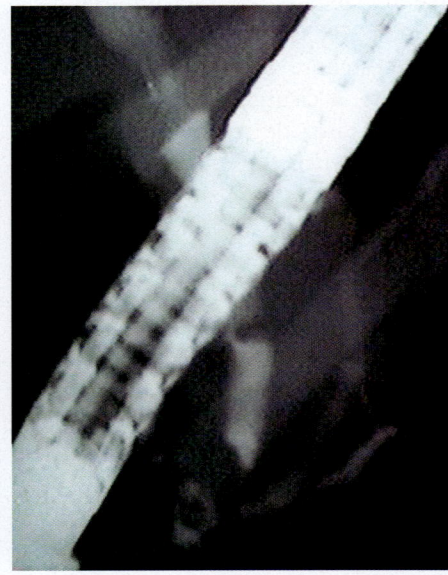

FIGURA 197.32

Vários cálculos residuais pequenos

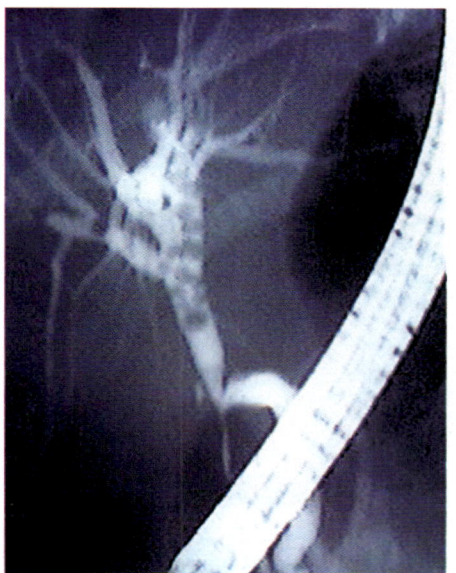

FIGURA 197.33

Vários cálculos residuais associados à estenose cirúrgica

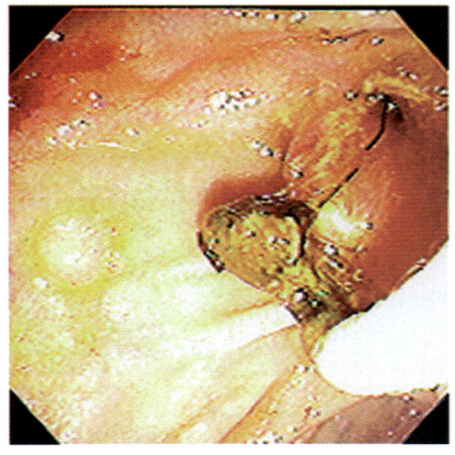

FIGURA 197.34

Visão endoscópica da retirada de cálculo biliar aderido ao fio de sutura

TERAPÊUTICA ENDOSCÓPICA DAS COMPLICAÇÕES BILIARES PÓS-TRANSPLANTE HEPÁTICO

O transplante hepático é hoje o terceiro mais realizado no Brasil. Apesar dos avanços da técnica cirúrgica, as complicações biliares ainda são causas im-

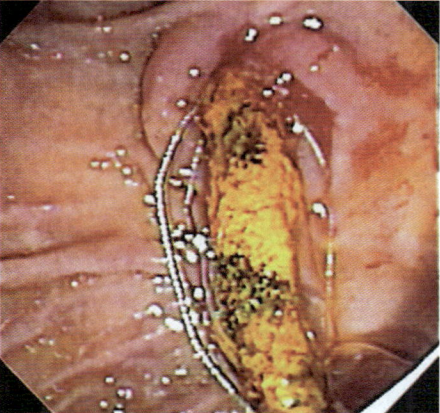

FIGURA 197.35

Visão endoscópica da retirada de fragmento de dreno biliar diagnosticado erroneamente como cálculo na radioscopia

portantes de morbimortalidade no pós-operatório.[31-33]

As complicações biliares podem ocorrer em 6% a 39,5% dos pacientes submetidos a transplantes hepáticos.[18,34-39] Os estudos mostram que elas são mais freqüentes após o transplante hepático inter vivos.[18,40]

O desenvolvimento das complicações pode ser determinado por uma série de fatores, tais como: doença de base, cirurgia biliar prévia, tipo da anastomose, tamanho relativo da via biliar do doador e receptor, entre outros.[40] O tipo de reconstrução biliar preferencial nos receptores sem doença biliar é a anastomose biliar (ducto com ducto), sempre mais difícil nos casos de transplante inter vivos (LDLT), devido a diâmetro, número e configuração da árvore biliar. No transplante de doador cadáver, a anastomose direta ducto-ducto (colédoco-colédoco) é a mais simples.[18,40,41] Na colangite esclerosante primária, a anastomose hepático-jejunal é a reconstrução preferencial. A anastomose biliar direta tem a vantagem de preservar o esfíncter, prevenindo a infecção bacteriana ascendente nesse grupo de indivíduos imunodeprimidos. Além disso, apresenta menor índice de complicações pós-operatórias e permite o acesso endoscópico.[37,40]

Outros fatores importantes que podem contribuir para o desenvolvimento da complicação biliar são: utilização de drenos biliares, desproporção entre o tamanho da via biliar do doador e receptor, extensão inadequada da via biliar do enxerto e complexidade anatômica da via biliar direita, que pode resultar na anastomose de mais de um ramo biliar.[40,42] O diagnóstico precoce e o tratamento adequado são essenciais para a redução da morbimortalidade.

As complicações biliares precoces são aquelas que ocorrem nos primeiros dois a três meses após o transplante: fístulas biliares, biloma, estenose secundária à desproporção do calibre biliar, torção ou sangramento do segmento do Y de Roux e deiscência por necrose da anastomose biliar.[40]

As complicações tardias ocorrem geralmente após a retirada de dreno da via biliar e incluem: fístulas, estenoses (anastomótica, não anastomótica ou intra-hepática difusa), colangite, coledocolitíase, "acotovelamento" do ducto biliar, disfunção do esfíncter de Oddi, mucocele, doença biliar recidivante (por exemplo, a colangite esclerosante primária).[35,40,43]

O diagnóstico das complicações biliares após o transplante hepático não é fácil, uma vez que os sintomas são na maioria das vezes inespecíficos, como, por exemplo: anorexia, prurido, icterícia e raramente febre. A denervação cirúrgica impede a manifestação da dor. Os exames laboratoriais podem mostrar aumento assintomático de transaminases, colestase e hiperbilirrubinemia.

Os exames de imagem são a primeira linha de investigação em pacientes com suspeita de complicação biliar. A ultra-sonografia com Doppler deve ser utilizada para triagem e reconhecimento dos pacientes com lesão arterial, que devem ser encaminhados para tratamento arteriográfico ou cirúrgico.[31,36] Os exames de imagem podem ainda mostrar dilatação dos ductos biliares, estenose com dilatação a montante, cálculos biliares ou presença de biloma.[18,31]

Os outros métodos de diagnósticos complementares disponíveis para avaliação das complicações biliares no pós-transplante incluem: a cintilografia com DISIDA que pode identificar extravasamento da bile e coleções (bilomas) e a arteriografia para identificação de lesão arterial associada.[44]

Atualmente, a colangiopancreatografia retrógrada endoscópica (CPRE) e a colangiografia trans-hepática percutânea (CTHP) estão disponíveis para definição e tratamento das complicações biliares pós-transplante hepático, com índices de sucesso satisfatórios, evitando grande número de reoperações.[37,40,44]

As complicações da CPRE são aquelas próprias do exame e relacionadas ao procedimento complementar realizado.[37,44]

Eckhoff e colaboradores[44] mostraram que o uso rotineiro da CPRE na avaliação das alterações de enzimas hepáticas assintomáticas não foi útil, com taxa de 96% de exames normais. Os autores sugerem que nesses casos a biópsia hepática seja a primeira opção para diagnóstico.

A escolha do método terapêutico dependerá da sua disponibilidade, da experiência do profissional e principalmente do tipo de reconstrução cirúrgica. Nos pacientes com anastomose coledoco-coledociana, a CPRE é a opção inicial; entretanto, naqueles com anastomose hepático-jejunal, a CTHP deve ser a primeira escolha.[35,40]

As taxas de sucesso alcançadas por ambos os métodos hoje são bastante satisfatórias, o que tornou a necessidade de re-intervenção cirúrgica uma exceção, reservada para os casos de insucesso da intervenção endoscópica ou radiológica. O tratamento cirúrgico pode ser a conversão da reconstrução para uma derivação biliar (hepático-jejuno anastomose em Y de Roux) ou em casos extremos o retransplante.[40]

FÍSTULAS BILIARES PÓS-TRANSPLANTE HEPÁTICO

As fístulas biliares são em geral complicações precoces, em 70% dos casos aparecem nos primeiros 30 dias, podendo estar localizadas na altura da anastomose, no coto cístico, no ponto de inserção do dreno biliar ou na superfície cruenta do fígado nos casos de transplante inter vivos.[40] As fístulas (Figuras 197.36 a 197.39) localizadas na região da anastomose podem ser decorrentes de falha técnica ou lesão isquêmica do ducto biliar.[40]

Acredita-se que outro fator importante para o aparecimento das fístulas seja a presença de dreno na via biliar e sua manipulação.[37,39,40] Alsharabi e colaboradores[39] identificaram menor índice de fístulas biliares nos pacientes submetidos a transplante hepático sem drenagem da via biliar em comparação ao grupo que utilizou o dreno (8% *versus* 20%).

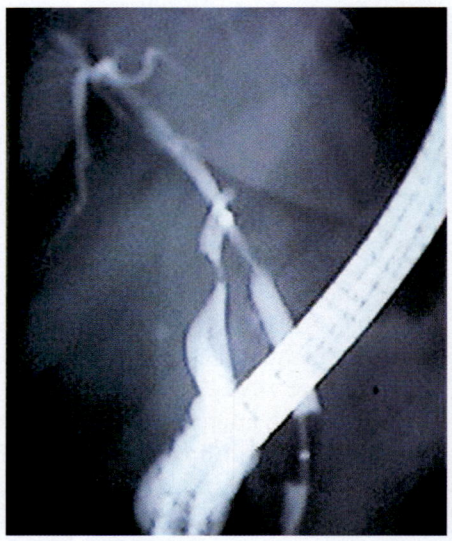

FIGURA 197.36

Fístula anastomótica em transplante inter vivos

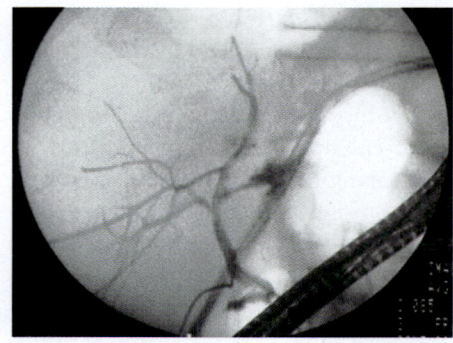

FIGURA 197.37

Fístula na área cruenta em transplante inter vivos

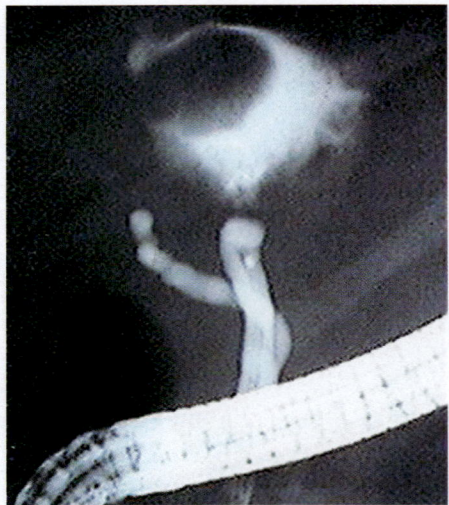

FIGURA 197.38

Grande fístula anastomótica

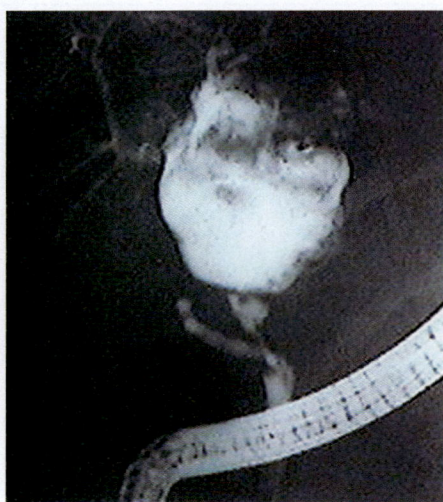

FIGURA 197.39

Mesmo caso da Figura anterior, mostrando pequena contrastação da árvore biliar, confirmando desconexão entre o receptor e o enxerto, com indicação para tratamento cirúrgico

O tratamento endoscópico tem eficácia comprovada e hoje é a terapêutica de primeira escolha no manejo das fístulas biliares, deixando a cirurgia restrita aos casos refratários. A re-intervenção cirúrgica também deve ser considerada para os pacientes com lesão arterial associada, necrose do ducto biliar, desconexão da anastomose e fístulas com grande extravasamento de contraste na CPRE.[35,37,40]

O princípio para o tratamento endoscópico das fístulas biliares é o mesmo aplicado às outras fístulas pós-cirúrgicas. As opções para a terapêutica são as mesmas: esfincterotomia isolada ou associada à colocação da prótese plástica, ou ainda a prótese sem esfincterotomia.[35,40] O tratamento endoscópico das fístulas biliares pós-transplante hepático tem sucesso em 66,6% a 100% dos pacientes.[35,36,40,42]

ESTENOSES BILIARES PÓS-TRANSPLANTE HEPÁTICO

As estenoses que se desenvolvem nas primeiras semanas são, na maioria das vezes, anastomóticas e secundárias à isquemia ou à técnica cirúrgica.[40,45] As estenoses não-anastomóticas podem ser secundárias à isquemia, infecção ou reação imunológica.[40]

As estenoses anastomóticas apresentam melhor resposta aos procedimentos terapêuticos do que as não-anastomóticas, provavelmente em decorrência do componente isquêmico mais freqüente nesta última.[40] As estenoses tardias podem ser classificadas em anastomóticas, hilares ou intra-hepáticas e podem ser decorrentes de obstrução arterial, isquemia prolongada, rejeição crônica e recorrência da doença de base.[40] Muitas vezes a estenose não anastomótica requer estudo complementar com ultra-sonografia Doppler ou arteriografia para descartar a associação com lesão arterial.[45] A conduta diante das complicações tardias será influenciada pela natureza, pela extensão e pela complexidade da estenose (Figuras 197.40 a 197.43).

A CPRE é imprescindível para definir a morfologia da estenose e iniciar a terapêutica, porém esses pacientes apresentam resposta inferior àqueles com estenose da anastomose e, em alguns casos, o tratamento cirúrgico se faz necessário com drenagem da via biliar, ou até mesmo o retransplante.[45]

A terapêutica endoscópica pode ser realizada por meio da dilatação com balão hidrostático ou dilatadores de passagem, seguida da colocação de prótese

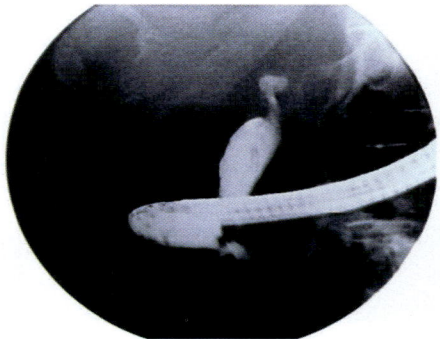

FIGURA 197.40

Estenose anastomótica em transplante inter vivos

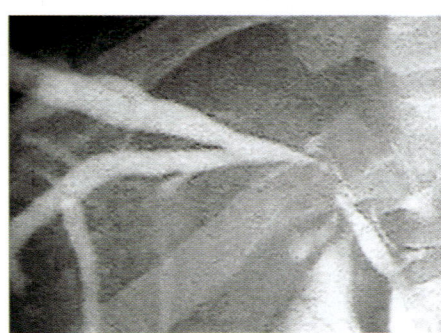

FIGURA 197.41

Estenose anastomótica em transplante inter vivos

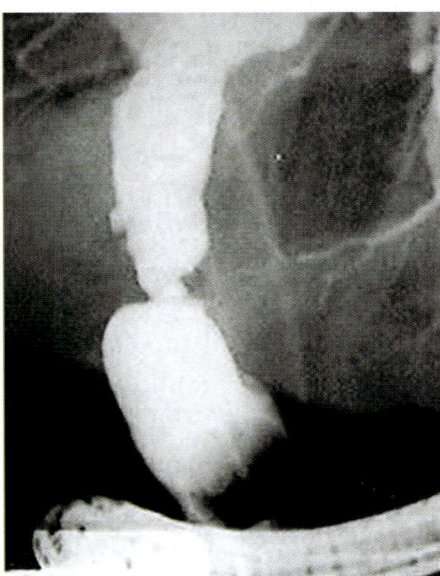

FIGURA 197.42

Estenose anastomótica em transplante de cadáver

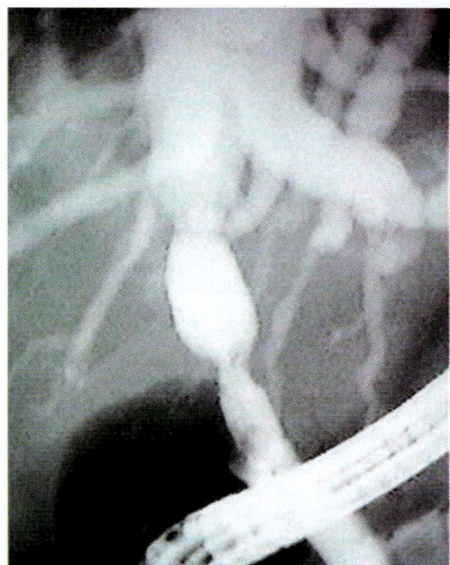

FIGURA 197.43

Estenose anastomótica em transplante de cadáver

plástica ou dreno nasobiliar (Figuras 197.44 a 197.46). Não há estudos comparando a utilização de prótese única contra próteses múltiplas nas estenoses pós-transplante hepático. Esses pacientes devem ser submetidos a novo procedimento dentro do prazo de seis a oito semanas para controle endoscópico e troca da prótese, se necessário.[32,35,36,40,42,45]

Embora mais raros, assim como em outras cirurgias biliares, cálculos residuais podem ser encontrados (Figuras 197.47 e 197.48).

Não há estudos prospectivos controlados comparando a CPRE à drenagem percutânea e à cirurgia no tratamento da estenose. A melhora do quadro clínico e laboratorial bem como o aspecto endoscópico são os parâmetros de controle do tratamento. O sucesso do tratamento da estenose biliar pós-transplante hepático pôde ser alcançado em 59% a 100%,[32,35,36,40,42,45] principalmente na anastomose direta (ducto-ducto). Morelli e colaboradores[45] relataram resposta sustentada em longo prazo em 90% dos pacientes, com acompanhamento médio de 54 meses. Como já descrito anteriormente nas estenoses cirúrgicas, próteses metálicas não estão indicadas (Figura 197.49).

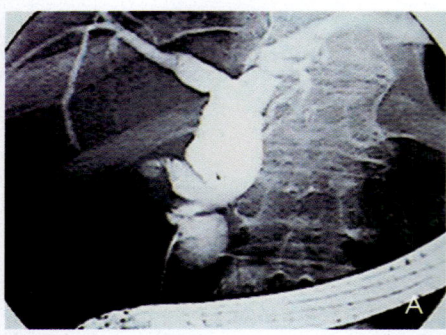 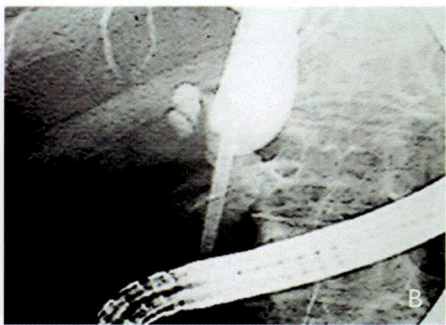

FIGURA 197.44

(A) Estenose anastomótica em transplante de cadáver; (B) Tratamento com drenagem por colocação de prótese plástica

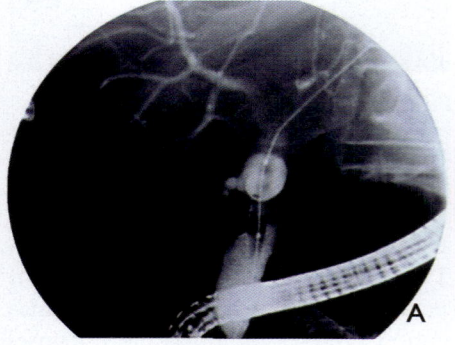 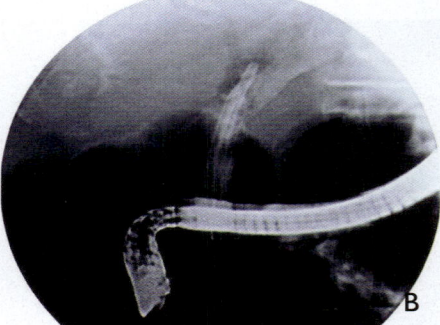

FIGURA 197.45

(A) Estenose anastomótica em transplante de cadáver, com fio-guia e balão hidrostático posicionados; (B) Duas próteses plásticas colocadas após dilatação hidrostática

FIGURA 197.47

Estenose anastomótica e cálculo residual em transplante de cadáver

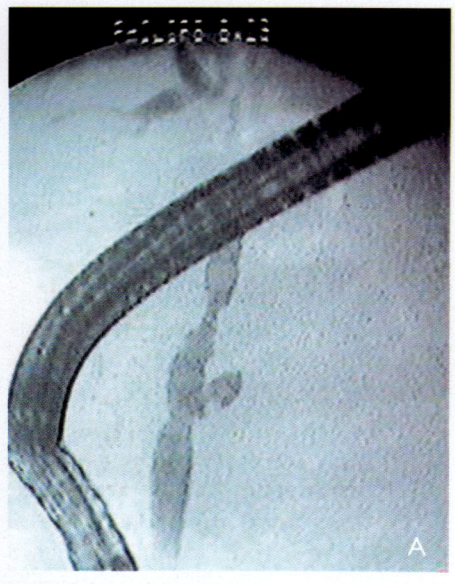 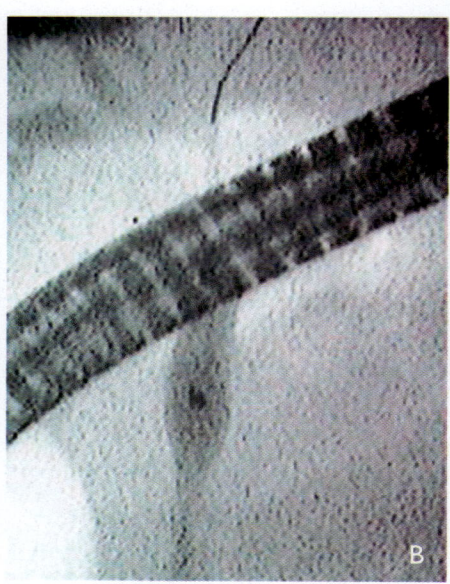

FIGURA 197.46

(A) Estenose anastomótica em transplante de cadáver; (B) Dilatação de estenose anastomótica com balão hidrostático

FIGURA 197.48

Cálculo residual em transplante inter vivos

Resumindo: as complicações biliares pós-transplante hepático são relativamente comuns, predominantemente a fístula e a estenose. O tratamento endoscópico dessas complicações mostra hoje bons resultados, principalmente quando não há comprometimento arterial associado.

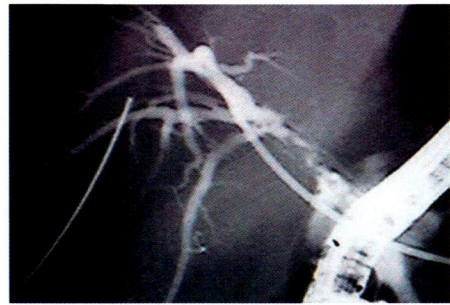

FIGURA 197.49

Oclusão de prótese metálica, por hiperplasia, colocada para o tratamento de estenose benigna pós-transplante inter vivos

REFERÊNCIAS BIBLIOGRÁFICAS

1. Barkun AN, Rezieg M, Mehta SN, Pavone E, Landry S, Barkun JS et al. Postcholecystectomy biliary leaks in the laparoscopic era: risk factors, presentation, and management. McGill Gallstone Treatment Group. Gastrointest Endosc 1997;45(3):277-82.

2. Albasini JL, Aledo VS, Dexter SP, Marton J, Martin IG, McMahon MJ. Bile leakage following laparoscopic cholecystectomy. Surg Endosc 1995;9(12):1274-8.

3. Kimura T, Suzuki K, Umehara Y, Kawabe A, Wada H. Features and management of bile leaks after laparoscopic cholecystectomy. J Hepatobiliary Pancreat Surg 2005; 12(1):61-4.

4. Bhattacharjya S, Puleston J, Davidson BR, Dooley JS. Outcome of early endoscopic biliary drainage in the management of bile leaks after hepatic resection. Gastrointest Endosc 2003;57(4):526-30.

5. Huibregtse K, Meenan J, Rauws AJ, Parasher VK. Diagnosis and management of nonneoplastic biliary obstruction, biliary leakage, and disorders of the liver affecting the bile ducts. In: Sivak MV, editor. Gastroenterologic endoscopy. 2nd ed. Philadelphia: WB Saunders; 1999.

6. Liguory C, Lefebvre JF, De Paulo GA. Traitement endoscopique des complications biliares de la chirurgie laparoscopique. In: Techiniques chirurgicales - appareil digestif. Paris: Encyclopedie Medico Chirurgicale (Editions Scientifiques et Médicales Elsevier SAS); 2001. P. 40-961.

7. Davidoff AM, Pappas TN, Murray EA, Hilleren DJ, Johnson RD, Baker ME et al. Mechanisms of major biliary injury during laparoscopic cholecystectomy. Ann Surg 1992;215(3):196-202.

8. Woods MS, Traverso LW, Kozarek RA, Tsao J, Rossi RL, Gough D et al. Characteristics of biliary tract complications during laparoscopic cholecystectomy: a multi-institutional study. Am J Surg 1994;167(1):27-33; discussion 33-4.

9. Wootton FT, Hoffman BJ, Marsh WH, Cunningham JT. Biliary complications following laparoscopic cholecystectomy. Gastrointest Endosc 1992;38(2):183-5.

10. Agarwal N, Sharma BC, Garg S, Kumar R, Sarin SK. Endoscopic management of postoperative bile leaks. Hepatobiliary Pancreat Dis Int 2006;5(2):273-7.

11. Bjorkman DJ, Carr-Locke DL, Lichtenstein DR, Ferrari AP, Slivka A, Van Dam J et al. Postsurgical bile leaks: endoscopic obliteration of the transpapillary pressure gradient is enough. Am J Gastroenterol 1995;90(12):2128-33.

12. Geenen DJ, Geenen JE, Hogan WJ, Schenck J, Venu RP, Johnson GK et al. Endoscopic therapy for benign bile duct strictures. Gastrointest Endosc 1989;35(5):367-71.

13. Kaffes AJ, Hourigan L, De Luca N, Byth K, Williams SJ, Bourke MJ. Impact of endoscopic intervention in 100 patients with suspected postcholecystectomy bile leak. Gastrointest Endosc 2005;61(2):269-75.

14. Bergman JJ, van den Brink GR, Rauws EA, de Wit L, Obertop H, Huibregtse K et al. Treatment of bile duct lesions after laparoscopic cholecystectomy. Gut 1996;38(1):141-7.

15. Familiari L, Scaffidi M, Familiari P, Consolo P, Ficano L, Micelic D et al. An endoscopic approach to the management of surgical bile duct injuries: nine years' experience. Dig Liver Dis 2003;35(7):493-7.

16. Ponsky JL. Endoscopic approaches to common bile duct injuries. Surg Clin North Am 1996;76(3):505-13.

17. Vu DN, Strub WM, Nguyen PM. Biliary duct ablation with N-butyl cyanoacrylate. J Vasc Interv Radiol 2006;17(1):63-9.

18. Fogel EL, McHenry L, Sherman S, Watkins JL, Lehman GA. Therapeutic biliary endoscopy. Endoscopy 2005;37(2):139-45.

19. Deziel DJ, Millikan KW, Economou SG, Doolas A, Ko ST, Airan MC. Complications of laparoscopic cholecystectomy: a national survey of 4,292 hospitals and an analysis of 77,604 cases. Am J Surg 1993;165(1):9-14.

20. Artigo original do The New England Journal of Medicine. A prospective analysis of 1518 laparoscopic cholecystectomies. The Southern Surgeons Club. N Engl J Med 1991;324(16):1073-8.

21. Strasberg SM. Laparoscopic biliary surgery. Gastroenterol Clin North Am 1999;28(1):117-32.

22. Topal B, Aerts R, Penninckx F. The outcome of major biliary tract injury with leakage in laparoscopic cholecystectomy. Surg Endosc 1999;13(1):53-6.

23. Branum G, Schmitt C, Baillie J, Suhocki P, Baker M, Davidoff A et al. Management of major biliary complications after laparoscopic cholecystectomy. Ann Surg 1993;217(5):532-40; discussion 540-1.

24. Perini RF, Uflacker R, Cunningham JT, Selby JB, Adams D. Isolated right segmental hepatic duct injury following laparoscopic cholecystectomy. Cardiovasc Intervent Radiol 2005;28(2):185-95.

25. Huang CS, Lichtenstein DR. Postcholecystectomy bile leak: what is the optimal treatment? Gastrointest Endosc 2005;61(2):276-8.

26. Bismuth H. The biliary tract. Clinical surgery international. In: Blumgart LH, editor. Postoperative strictures of the bile duct. Edinburgh: Churchill Livingstone; 1982. P. 209-18.

27. Costamagna G, Pandolfi M, Mutignani M, Spada C, Perri V. Long-term results of endoscopic management of postoperative bile duct strictures with increasing numbers of stents. Gastrointest Endosc 2001;54(2):162-8.

28. Davids PH, Ringers J, Rauws EA, de Wit LT, Huibregtse K, van der Heyde MN et al. Bile duct injury after laparoscopic cholecystectomy: the value of endoscopic retrograde cholangiopancreatography. Gut 1993;34(9):1250-4.

29. Davids PH, Tanka AK, Rauws EA, van Gulik TM, van Leeuwen DJ, de Wit LT et al. Benign biliary strictures. Surgery or endoscopy? Ann Surg 1993;217(3):237-43.

30. Raute M, Podlech P, Jaschke W, Manegold BC, Trede M, Chir B. Management of bile duct injuries and strictures following cholecystectomy. World J Surg 1993;17(4):553-62.

31. Beltran MM, Marugan RB, Oton E, Blesa C, Nuno J. Accuracy of magnetic resonance cholangiography in the evaluation of late biliary complications after orthotopic liver transplantation. Transplant Proc 2005;37(9):3924-5.

32. Abdullah K, Abdeldayem H, Hali WO, Hemsi B, Sarrag I, Abdulkareem A. Incidence and management of biliary complications after orthotopic liver transplantation: ten years' experience at King Fahad National Guard Hospital. Transplant Proc 2005;37(7):3179-81.

33. Ramacciato G, Varotti G, Quintini C, Masetti M, Di Benedetto F, Grazi GL et al. Impact of biliary complications in right lobe living donor liver transplantation. Transpl Int 2006;19(2):122-7.

34. Amador A, Charco R, Marti J, Ferrer J, Mans E, Fondevila C et al. One thousand liver transplants: the hospital clinic experience. Transplant Proc 2005;37(9):3916-8.

35. Park JS, Kim MH, Lee SK, Seo DW, Lee SS, Han J et al. Efficacy of endoscopic and percutaneous treatments for biliary complications after cadaveric and living donor liver transplantation. Gastrointest Endosc 2003;57(1):78-85.

36. Mata A, Bordas JM, Llach J, Gines A, Mondelo F, Lopez Serrano A et al. ERCP in orthotopic liver transplanted patients. Hepatogastroenterology 2004;51(60):1801-4.

37. Yazumi S, Chiba T. Biliary complications after a right-lobe living donor liver transplantation. J Gastroenterol 2005;40(9):861-5.

38. Salahi H, Razmkon A, Mehdizadeh AR, Saberi-Firoozi M, Bahador A, Bagheri-Lankarani K et al. Biliary tract complications after liver transplantation in a single center. Transplant Proc 2005;37(7):3177-8.

39. Alsharabi A, Zieniewicz K, Patkowski W, Nyckowski P, Wroblewski T, Grzelak I et al. Assessment of early biliary complications after orthotopic liver transplantation and their relationship to the technique of biliary reconstruction. Transplant Proc 2006;38(1):244-6.

40. Chang JM, Lee JM, Suh KS, Yi NJ, Kim YT, Kim SH et al. Biliary complications in living donor liver transplantation: imaging findings and the roles of interventional procedures. Cardiovasc Intervent Radiol 2005;28(6):756-67.

41. Shah JN, Ahmad NA, Shetty K, Kochman ML, Long WB, Brensinger CM et al. Endoscopic management of biliary complications after adult living donor liver transplantation. Am J Gastroenterol 2004;99(7):1291-5.

42. Rerknimitr R, Sherman S, Fogel EL, Kalayci C, Lumeng L, Chalasani N et al. Biliary tract complications after orthotopic liver transplantation with choledochocholedochostomy anastomosis: endoscopic findings and results of therapy. Gastrointest Endosc 2002;55(2):224-31.

43. Thuluvath PJ, Pfau PR, Kimmey MB, Ginsberg GG. Biliary complications after liver transplantation: the role of endoscopy. Endoscopy 2005;37(9):857-63.

44. Eckhoff DE, Baron TH, Blackard WG, Morgan DE, Crowe R, Sellers M et al. Role of ERCP in asymptomatic orthotopic liver transplant patients with abnormal liver enzymes. Am J Gastroenterol 2000;95(1):141-4.

45. Morelli J, Mulcahy HE, Willner IR, Cunningham JT, Draganov P. Long-term outcomes for patients with post-liver transplant anastomotic biliary strictures treated by endoscopic stent placement. Gastrointest Endosc 2003;58(3):374-9.

CAPÍTULO 198

TERAPÊUTICA ENDOSCÓPICA NAS NEOPLASIAS DAS VIAS BILIARES

Edivaldo Fraga Moreira

DIAGNÓSTICO, ESTADIAMENTO E CLASSIFICAÇÃO

As neoplasias das vias biliares (NVB) são constituídas pelos tumores periampulares, pelos tumores primários da via biliar, principalmente os colangiocarcinomas, pelos tumores da vesícula biliar e pelas lesões metastáticas do fígado.

Fazem parte dos tumores periampulares os tumores da papila duodenal ou da ampola de Vater, os tumores duodenais justapapilares, os tumores de ducto biliar distal e os tumores da cabeça do pâncreas. Estes são assim agrupados porque estão na mesma área, sendo sua origem exata difícil de ser definida ao diagnóstico inicial. Os sintomas e a abordagem terapêutica são bastante semelhantes. Deve-se, entretanto, tentar distinguir o carcinoma da papila de Vater do colangiocarcinoma (de ductos biliares distais) e do carcinoma de ductos pancreáticos, porque cada um deles tem prognóstico diferente devido ao comportamento biológico distinto.[1] O carcinoma da papila de Vater corresponde a 10% dos tumores periampulares.[2]

O quadro clínico predominante é de icterícia obstrutiva em mais de 80% dos casos, freqüentemente flutuante, devido à obstrução biliar pelo crescimento tumoral com posterior necrose, ulceração e drenagem da bile. Macroscopicamente, essas lesões papilares, segundo Tasaka,[3] são classificadas em: intramurais,

quando a papila é protrusa, coberta por mucosa de aspecto normal, e a lesão tumoral acomete as camadas subjacentes à mucosa; vegetantes ou polipóides, quando o crescimento tumoral é exofítico; e ulceradas, quando a neoplasia se apresenta já de forma necrótica ou ulcerada. Essa classificação é em parte prognóstica, com maior possibilidade de cura nos tumores intramurais.

Na classificação TNM para tumores papilares, o estadiamento quanto ao tumor primário é dividido em: T0 (sem evidências de tumor primário); T1 (limitado à papila); T2 (invade a parede duodenal até a muscular própria); T3 (invade 2 cm ou menos para dentro do pâncreas); e T4 (invade mais de 2 cm para dentro do pâncreas ou para outros órgãos). Quanto ao acometimento linfonodal, divide-se em: N0 (sem metástases para linfonodos regionais) e em N1 (com metástases para os linfonodos regionais). Quanto ao acometimento metastático a distância, são divididos em: M0 (sem metástases) e em M1 (com metástases). Atualmente, o método propedêutico de maior acurácia para esse estadiamento é a ecoendoscopia (EE). Sua precisão varia de 78% a 90% para o estádio T e de 68% a 80% para o estádio N, em neoplasias de papila. Cannon e colaboradores[4] avaliaram e compararam, em 50 pacientes com neoplasia de papila, a acurácia da ecoendoscopia (EE) em relação à tomografia computadorizada (TC) e à ressonância magné-

tica (RM). Em relação ao estadiamento T, foi de 78% contra 24% (TC) e 46% (RM) e, em relação ao estadiamento N, não houve diferença entre os métodos (EE: 68%; TC: 59%; RM: 77%).

Após a suspeita clínica e com exames laboratoriais demonstrando colestase, habitualmente é realizado o ultra-som (US) abdominal, que pode evidenciar dilatação difusa da via biliar e do ducto de Wirsung até a topografia da papila duodenal. Freqüentemente, o diagnóstico é confirmado por duodenoscopia programada ou ao início de uma colangiopancreatografia endoscópica retrógrada (CPRE), permitindo inclusive o diagnóstico citológico e histológico. Após o estadiamento, define-se a conduta cirúrgica (ressecção ou paliação) ou endoscópica. Os carcinomas da papila de Vater são os que apresentam melhor prognóstico após terapêutica endoscópica ou cirúrgica, com sobrevida em cinco anos de 10% a 50% após cirurgias radicais de ressecção, e de até 80% quando o diagnóstico é feito na fase inicial.

Das neoplasias malignas primárias de vias biliares, 95% são colangiocarcinomas, usualmente adenocarcinomas cirrosos, de crescimento lento e que apresentam metástases tardiamente em 30% dos casos. São anatomicamente distribuídos em região intra-hepática, extra-hepática peri-hilar e extra-hepática distal, sendo os mais comuns os peri-hilares e com piores condições para a abordagem cirúrgica. Quanto à extensão ou ao grau de acometimento hilar, são classificadas segundo Bismuth-Corlette em:

I. acometimento do hepático comum sem atingir a bifurcação hilar;
II. acometimento do hepático comum atingindo a bifurcação hilar;
III. acometimento do hepático comum atingindo os ductos intra-hepáticos à direita ou à esquerda;
IV. acometimento do ducto hepático comum atingindo ambos os ductos intra-hepáticos ou difusos.

O quadro clínico clássico é de dor abdominal difusa, icterícia progressiva em aproximadamente 90% dos casos, colúria, hipocolia fecal, prurido cutâneo, hiporexia, emagrecimento e muito raramente colangite.

Inicialmente, pode-se observar, em métodos de imagens como o US abdominal e/ou a tomografia computadorizada (TC) abdominal, lesão estenosante da via biliar com ou sem dilatação ou massa associada. O próximo passo é a realização de estadiamento para avaliar se há perspectiva de tratamento cirúrgico curativo ou somente o tratamento paliativo cirúrgico, endoscópico ou radiológico percutâneo. Antes de qualquer avaliação específica, sem dúvida, em função da idade e das comorbidades desses pacientes, as condições clínicas são as principais que direcionam para o tratamento cirúrgico ou endoscópico. A grande maioria desses pacientes já apresenta no momento do diagnóstico doença metastática ou lesão irressecável, com perspectiva de vida de apenas 12 meses e com sobrevida média em cinco anos inferior a 10%.[5,6] A despeito da terapia agressiva e do suporte endoscópico intervencionista, a taxa de sobrevida média continua baixa, uma vez que, na maioria das vezes, 90% dos pacientes não são candidatos à ressecção curativa.

Na perspectiva de tratamento cirúrgico, para o estadiamento por métodos de imagens, são realizados o US e a TC de abdome seguidos por um tipo de colangiografia, de preferência por ressonância magnética. A colangiografia endoscópica, pelo seu caráter invasivo e pelo risco de causar colangite, só tem indicação diagnóstica quando também tiver perspectiva de ser terapêutica. O US e a TC podem definir, de início, a conduta e o prognóstico pela localização da dilatação da via biliar, se intra-hepática ou extra-hepática, e pela extensão de lesão na projeção do ligamento hepatoduodenal. Entretanto, a TC só é capaz de estabelecer a ressecabilidade em aproximadamente 60% dos pacientes.[7] A TC helicoidal trifásica pode oferecer, com detalhe, algum envolvimento ganglionar, vascular e intra-hepático por vezes existente. A CPRM possibilita a imagem ductal e define o nível da obstrução e, em combinação com a angiorressonância, permite avaliar se há envolvimento vascular pela lesão.[5,8]

Alguns critérios de ressecabilidade de lesões estão estabelecidos, como extensão do tumor dentro da árvore biliar, invasão vascular, atrofia hepática lobar e doença metastática. Critérios radiológicos que sugerem irressecabilidade[6,9,10] são: envolvimento bilateral dos ductos hepáticos até os ductos de segunda ordem, envolvimento bilateral das artérias hepáticas, envolvimento da veia porta proximal à bifurcação, atrofia de um lobo hepático com envolvimento portal contralateral e metástases a distância. Em relação à invasão vascular, em uma revisão recente de 90 pacientes, Douglass e colaboradores[6] afirmaram que o comprometimento da veia porta constituiu o único indicador independente de irressecabilidade através de análise multivariável.

A avaliação através de tomografia com emissão de pósitron (PET Scan) parece trazer subsídios ao diagnóstico do tumor em portadores de colangite esclerosante primária e em lesões tumorais menores que 1,0 cm. Há informações atuais[7] que indicam que o PET Scan é capaz de detectar metástases não suspeitadas, intra-hepáticas ou a distância em até 30% dos casos. A ultrasonografia endoscópica permite estadiamento intraductal e ganglionar periductal. Os pacientes estadiados e com lesões consideradas ressecáveis pelos métodos de imagens deveriam ser encaminhados para a videolaparoscopia, imediatamente antes da laparotomia, para avaliar a presença de metástase abdominal até então não definida em até 30% dos casos.[7] Para alguns autores, a verdade sobre ressecabilidade de lesões não pode ser determinada até que uma completa exploração abdominal seja feita.[11]

Das neoplasias malignas da vesícula biliar, aproximadamente 85% são adenocarcinomas,[12] e aproximadamente 75% dos pacientes têm colelitíase associada. As manifestações clínicas precoces são semelhantes às da colecistolitíase e, nessa fase, são de difícil diagnóstico, que, na maioria das vezes, é feito durante o ato cirúrgico ou posteriormente, na análise de peças cirúrgicas de colecistectomia. Na fase avançada, geralmente com icterícia obstrutiva em 75% dos casos, há um quadro clínico semelhante aos de outros tumores do hilo hepático, sendo difícil o diagnóstico diferencial com tumor de Klatskin, mesmo com métodos de imagens mais apurados. Apesar de avanços diagnósticos e terapêuticos, o prognóstico dessas lesões continua ruim, com sobrevida de 5% em cinco anos,[13] em função do diagnóstico tardio, da baixa taxa de ressecabilidade cirúrgica curativa e do alto índice de recorrência.

DIAGNÓSTICOS HISTOLÓGICO E CITOLÓGICO

Após o diagnóstico clínico e por métodos de imagem sugestivos de NVB, deve-se avaliar a realização do diagnóstico etiológico com colheita de material e a perspectiva de esse diagnóstico ser realmente decisivo na conduta do caso. Em princípio, nos pacientes candidatos a tratamento cirúrgico, e sendo o tumor potencialmente ressecável, pode-se prescindir desse diagnóstico.[14] Se com os métodos de imagens se identificar massa, deve-se investir em punção percutânea guiada por tomografia para obter aspirado para citologia. Com essa técnica, a mais popular nos Estados Unidos e realizada por radiologistas experientes, pode-se diagnosticar a neoplasia em mais de 70% dos casos.[15] Isso quando forem incluídas também as lesões de pâncreas.

Em *guidelines* publicado em 2001 sobre a abordagem de NVB, Chair e colaboradores[16] recomendam realizar ecoendoscopia, mas somente após estadiamento com métodos de imagens não invasivos (US e TC de abdome e CPRM) e se for observada massa tumoral suspeita em pacientes com perspectiva de tratamento cirúrgico com lesão potencialmente ressecável. Se for confirmada lesão ressecável, deve-se encaminhar para o tratamento cirúrgico e, se não for confirmada, deve-se realizar punção ecoguiada para diagnóstico cito/histológico. Se não for identificada massa, mas somente lesão obstrutiva da via biliar, o que ocorre em 75% dos casos, confirmada pela CPRE ou por CPRM, deve-se investir na colheita de material para citologia e/ou realizar biópsias durante a colangiografia endoscópica. Em pacientes sem perspectiva de tratamento cirúrgico ou com lesões obstrutivas das vias biliares potencialmente não-ressecáveis, recomenda-se a realização da CPRE para coleta de material e drenagem posterior com prótese. Sem dúvida, a citologia por escovado é a técnica mais freqüentemente usada, mais fácil de ser realizada e mais segura. O principal fator que dificulta esse diagnóstico é a coleta de material, que, apesar da fácil realização, freqüentemente é insuficiente e, sobretudo, é de difícil análise. A coleta pode ser feita pelo escovado da lesão estenosante, que ocorre com a introdução de cateter específico com uma escova pelo canal operatório do duodenoscópio até a área de estenose. Em uma grande revisão da literatura sobre a realização de citologia por escovado em 837 pacientes, Bellis e colaboradores[17] observaram uma sensibilidade média de 42% e uma especificidade média de 98% no diagnóstico dos tumores de vias biliares. A outra

modalidade de coleta de material é a realização de biópsias das lesões estenosantes neoplásicas de vias biliares. A biópsia é menos utilizada, tecnicamente mais difícil e demanda mais tempo. A pinça de biópsia é introduzida pelo canal operatório do duodenoscópio até alcançar a área de estenose da via biliar, sob controle radiológico. Fatores limitantes para o diagnóstico são a dificuldade técnica, devido à freqüente coleta inadequada ou insuficiente de material, e a dificuldade na sua análise.

No mesmo trabalho mencionado acima, Bellis e colaboradores,[17] em uma grande revisão de diagnóstico de lesões tumorais de vias biliares por biópsia em 502 pacientes, observaram sensibilidade média de 56% e uma especificidade média de 97%. Quando se realiza combinação de técnicas, pode-se obter maior índice de diagnóstico, sendo a combinação mais freqüente da citologia com biópsias. Em uma análise prospectiva de diagnóstico de NVB em 204 pacientes, Ponchon e colaboradores[18] observaram resultados de 35% e 43% de sensibilidade, respectivamente para biópsias e citologia, e de 63% com a combinação das duas técnicas. Resultados similares foram observados por Schoefl e colaboradores,[19] respectivamente de 47% e 65% para biópsia e citologia separadamente e de 70% com método combinado.

Outras abordagens mais complexas podem ser feitas quando a citologia por escovado e biópsias intraductais não forem conclusivas. Uma delas é a punção para se obter material para histologia e citologia com cateter especial com agulha retrátil, introduzido pelo canal do duodenoscópio sob controle radiológico até a área de estenose da via biliar. A sensibilidade média de diagnóstico é, então, de 34%, e a especificidade de 90% a 100%.[20] Abordagem de exceção é a coledocoscopia via endoscópica, que consiste na passagem do coledocoscópio pelo canal operatório do duodenoscópio sob visão direta até a área de estenose para diagnóstico macroscópico e para colheita de material. Menos rara-

mente é realizada a coledocoscopia via percutânea. Também associada à CPRE, pode-se realizar a ecoendoscopia com *miniprobes* que são passados pelo canal do duodenoscópio até a área de estenose. Dois estudos, de Vazquez-Sequeros e colaboradores[21] e de Farrell e colaboradores,[22] demonstraram uma sensibilidade diagnóstica da ecoendoscopia com *miniprobes* associada à CPRE de 90%. No entanto, existem ainda poucos dados consistentes sobre a eficácia desse método e limitações, como sua pouca disponibilidade, sendo restrito a centros especializados.[23]

PRÓTESES COM OU SEM PAPILOTOMIA

PRÓTESES PLÁSTICAS *VERSUS* METÁLICAS *VERSUS* BIODEGRADÁVEIS

Em 1979, Soehendra e Reynders-Frederix desenvolveram a técnica de implantação de endopróteses plásticas por endoscopia nos canais biliares e realizaram as primeiras drenagens das lesões obstrutivas malignas de vias biliares. Essas próteses possuíam diâmetro de 5 F a 7 F e extremidade de fixação na via biliar tipo *pig tail*. Após o desenvolvimento dos duodenoscópios terapêuticos com canal operatório mais largo, com 4,2 mm de diâmetro, iniciou-se o uso de próteses de até 12 F de diâmetro. Elas possuíam orifícios de drenagem laterais próximos às aletas ou *flaps* de fixação, na extremidade proximal, para evitar migração para o duodeno e, na distal, para evitar migração para o interior da via biliar. Essas próteses retilíneas, denominadas de próteses de Amsterdã, foram desenvolvidas por Huibregtse, na Holanda (Figura 198.1).

A técnica de drenagem com essas próteses consiste em, após obter o cateterismo, a contrastação da via biliar e o diagnóstico da lesão obstrutiva a ser drenada, introduzir o fio-guia profundamente e, por ele, o canulótomo para realizar a papiloesfincterotomia. Reco-

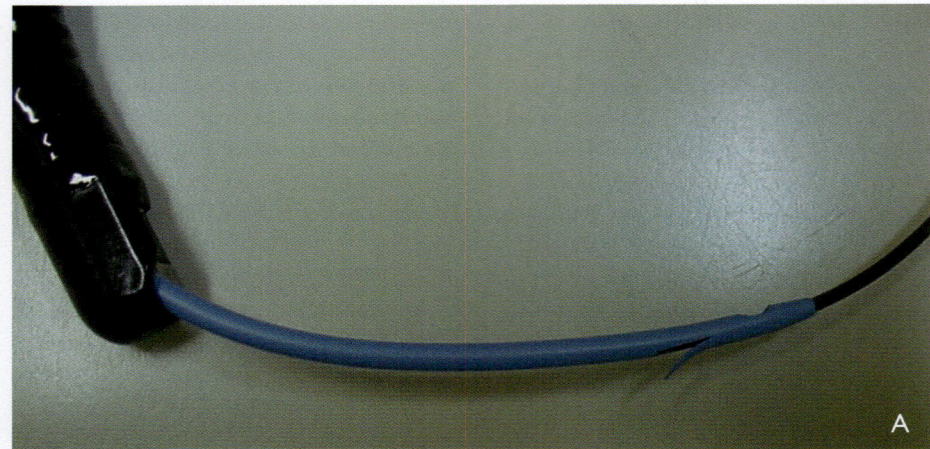

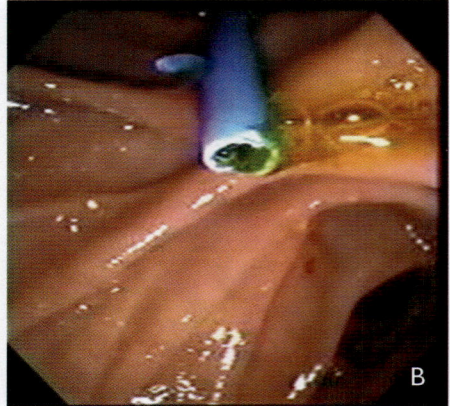

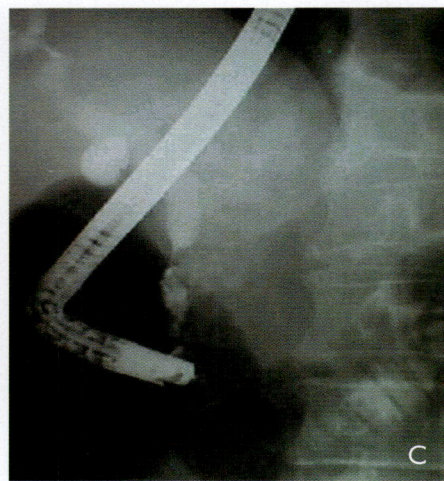

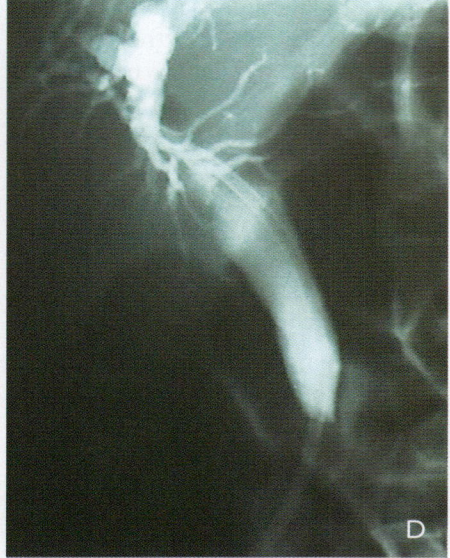

FIGURA 198.1

Prótese plástica de Amsterdã, imagens radiológicas e endoscópicas de drenagem biliar. (A) Prótese de Amsterdã exteriorizada pelo canal operatório do duodenoscópio; (B) Visão endoscópica da prótese transpapilar drenando bile; (C) Aspecto radiológico de lesão obstrutiva tumoral de ducto biliar distal (seta); (D) Aspecto radiológico de prótese posicionada transtumoral, a extremidade proximal acima e a distal abaixo da lesão estenosante

menda-se a esfincterotomia para facilitar a passagem da prótese e para permitir, com mais facilidade, o cateterismo seletivo da via biliar em caso de exteriorização inadvertida do cateter e do fio-guia. Existem limitações ao método como a infiltração tumoral da parede duodenal extensa impedindo o acesso à região da papila duodenal, a presença de tumores extensos comprometendo o colédoco distal com limitação à passagem de fio-guia e do papilótomo e nos tumores ampulares, nos quais a invasão tumoral impeça a identificação e o cateterismo do orifício da papila. Nesta última situação, uma alternativa é a realização da coledocoduodenostomia endoscópica (CDTE), técnica introduzida independentemente por Machado e Osnes, em 1978.[24] Consiste em realizar a punção da parede duodenal no trajeto do colédoco dilatado, proximal aos limites macroscópicos do tumor e o mais próximo possível do *teto* da papila, utilizando-se o papilótomo de ponta, obtendo-se uma fístula coledocoduodenal que permite a drenagem biliar. A seguir, são feitos o cateterismo seletivo da fístula, a contrastação do colédoco e a complementação da papiloesfincterotomia com papilótomo convencional.

Em relação à introdução de próteses com ou sem papilotomia prévia, existem poucos trabalhos na literatura comparando resultados e riscos de complicações entre as técnicas. Um deles, de Tarnasky e colaboradores,[25] avaliou a incidência de pancreatite aguda em pacientes submetidos à drenagem endoscópica com próteses, sem papilotomia prévia, de tumores biliares em 83 pacientes. Ocorreu pancreatite aguda em quatro (4,8%) pacientes, mais freqüente nos com tumores proximais (4/24) que nos distais (0/59). Na discussão do artigo, os autores mencionam que o mecanismo da pancreatite é a obstrução do canal pancreático pela prótese biliar muito justa no esfíncter da papila duodenal, principalmente nos tumores proximais (como a prótese permanece mais fixa pelo tumor e retificada, a compressão do esfíncter do pâncreas é maior). No entanto, mencionam também que a realização da papiloesfincterotomia para a posterior introdução de próteses já é um fator adicional para ocorrer a pancreatite. Uma sugestão em pacientes de risco para ocorrer pancreatite é o posicionamento da prótese biliar sem papilotomia e posterior papiloesfincterotomia com estilete sobre a prótese, o que reduziria o risco da complicação. Independentemente da técnica de esfincterotomia realizada, posteriormente é introduzido o fio-guia e, por ele, é passado o introdutor de prótese o mais proximal possível da estenose e, por esse introdutor, é passada a prótese até o início do canal operatório do duodenoscópio. A seguir, um outro cateter mais calibroso, o "empurrador" de prótese, é passado sobre o introdutor da prótese, permitindo o seu posicionamento com sua extremidade proximal acima da estenose e a distal no duodeno.

O índice de sucesso de inserção dessas próteses é de aproximadamente 90%,[26] e as falhas se devem à gastrectomia (Billroth II), ao divertículo periampular, à obstrução duodenal, à falha de cateterismo da via biliar e à dificuldade de introduzir o fio-guia através da estenose ou de introduzir a prótese transtumoral. A complicação precoce mais grave e freqüente é a colangite, de 10% a 15% no geral, e com incidência maior nas lesões hilares, de 20% a 40%. A colangite ocorre pela contaminação bacteriana da bile estagnada na via biliar e, para prevenir essa contaminação, recomenda-se usar material acessório asséptico, boa desinfecção dos duodenoscópios, e evitar injeção excessiva de contraste a montante da estenose para prevenir disseminação bacteriana sistêmica. No entanto, o fator mais associado à colangite é a drenagem inadequada da via biliar. Também a migração destas próteses pode ocorrer em 5% a 7% dos casos, acarretando, além da colangite, ulceração da parede intestinal e, mais raramente, perfuração. Essas são ainda as próteses mais usadas mundialmente em função do baixo custo e da facilidade de troca. Porém, apresentam o inconveniente da necessidade de trocas periódicas a cada três a quatro meses devido à obstrução.

Várias estratégias foram desenvolvidas para retardar a obstrução das próteses plásticas, uma delas baseada no tipo da prótese, com ou sem orifícios laterais de drenagem. Em 1990, Coene e colaboradores[27] publicaram trabalho mostrando que a obstrução das próteses plásticas ocorria mais freqüentemente no local dos orifícios laterais, em 94% das vezes, ao contrário do que ocorria no corpo dela, em 27%, possivelmente pelo turbilhonamento do fluxo de bile e pelo próprio atrito nos orifícios laterais. Em 1994, Soehendra e colaboradores[28] publicaram estudo comparativo, não controlado, de drenagem de pacientes com NVB distais com dois tipos de próteses plásticas de Teflon com 10 F de diâmetro: as convencionais com orifícios laterais, tipo *pig tail*, em 74 pacientes, e as com vários *flaps* laterais de fixação, mas sem orifícios laterais, denominadas de próteses de Tannenbaum, em 55 pacientes, sendo possível introduzir ambas em 100% dos casos. Observou-se sobrevida média, migração da prótese e mortalidade em 30 dias semelhantes, mas patência média em dias bem superior na de Tannenbaum (448 dias *versus* 175 dias). O trabalho foi criticado por não ser controlado e não foi reproduzido. Ainda para avaliar esses dados, foi feito um estudo multicêntrico, randomizado, publicado em 2002 por Catalano e colaboradores.[29] Em 106 pacientes com NVB, 54 drenados com prótese de Tannenbaum sem orifícios laterais e 52 com prótese tradicional com orifícios laterais, observou-se resultados semelhantes quanto ao sucesso de implantação desses dois tipos de próteses (100% *versus* 96%), quanto à patência em 90 dias (67% *versus* 73%) e com os mesmos índices de complicações.

Um outro aspecto que foi avaliado na tentativa de aumentar a patência das próteses plásticas foi o tipo de material (polímero) usado na sua confecção, no sentido de reduzir o coeficiente de atrito na sua luz e, por conseqüência, o índice de obstrução. Segundo esses critérios, a prótese ideal seria a de teflon, inclusive com alguns trabalhos não controlados evidenciando patência maior. Fazendo uma análise da influência desse tipo de polímero utilizado na confecção da prótese, em 1998, van Berkel e colaboradores[30] realizaram um estudo controlado, randomizado, em 84 pacientes portadores de NVB distais, sendo 76 de pâncreas, 1 de papila, 5 de ducto biliar e 2 metastáticos. Todos os pacientes foram drenados com próteses plásticas com orifícios laterais de 10 F de diâmetro e 9,0 cm de comprimento e foram divididos em dois grupos de 42 cada, um grupo drenado com próteses de teflon e o outro com as tradicionais, as próteses de polietileno. Em ambos os grupos os resultados foram semelhantes: em 91% dos pacientes ocorreu queda dos níveis de bilirrubina maior que 20% em uma semana, e em 10% ocorreram complicações precoces. Em um seguimento médio de 142 dias, observaram-se disfunção das próteses em 28 pacientes *versus* 29 pacientes, mortalidade em 30 dias (14% *versus* 14%), sobrevida média em dias (165 *versus* 140) e patência média das próteses de 83 dias *versus* 80 dias, sem diferença significativa dos resultados.

Dentre as estratégias para aumentar a patência das próteses, a única comprovada foi o aumento de seu diâmetro. Foram desenvolvidas, então, próteses bem mais calibrosas, as metálicas auto-expansíveis, com 7 F de diâmetro quando retraídas dentro do cateter de introdução transtumoral, adquirindo 30 F de diâmetro quando já expandidas totalmente dentro da via biliar.

Em relação às próteses plásticas, que são universalmente ainda as mais usadas no tratamento paliativo das NVB, a primeira grande referência é do grupo de Amsterdã,[31] que publicou os resultados da drenagem com prótese de 10 F de diâmetro em 1.250 pacientes portadores de icterícia obstrutiva por lesões malignas em via biliar, como demonstrado na Tabela 198.1.

Conforme os resultados mostrados, as lesões de papila duodenal e de colé-

TABELA 198.1

Resultados de drenagem endoscópica de NVB com próteses plásticas em 1.250 pacientes[31]

Local do tumor	Proporção (%)	Desaparecimento da icterícia (%)	Incidência de colangite (%)	Mortalidade em 30 dias (%)	Sobrevida média (meses)
Papila	8	100	0	0	13
Colédoco distal	51	95	8	9	6,4
Colédoco médio	19	71	14	20	5
Hilo hepático	22	72	27	20	6

doco distal têm o prognóstico melhor quanto ao desaparecimento da icterícia, à menor ocorrência de colangite e à mortalidade em 30 dias. As lesões mais proximais, de colédoco médio e hilares, têm prognóstico pior, com redução menos significativa da icterícia, ocorrendo colangite mais freqüentemente. Nesses casos a mortalidade em 30 dias foi maior. Em parte, a explicação para esse prognóstico pior é pela maior dificuldade técnica de se posicionar a prótese e pela drenagem menos eficaz, principalmente nas lesões obstrutivas hilares.

Sabidamente, um dos inconvenientes da prótese plástica é a necessidade de trocas periódicas devido à sua obstrução, acarretando em icterícia e colangite. Habitualmente, a troca da prótese é feita quando o paciente exibe algum sinal de disfunção, como icterícia, alteração de enzimas de colestase e colangite. Em função disso, em 1998, Prat e colaboradores,[32] em Lyon, randomizaram 101 pacientes portadores de NVB para drenagem endoscópica, distribuídos em três grupos: o primeiro com próteses plásticas de 11,5 F de diâmetro trocadas em caso de disfunção, com 33 pacientes; o segundo com próteses plásticas semelhantes e trocadas profilaticamente a cada três meses, com 34 pacientes; e o terceiro grupo com próteses metálicas de Wallstent, com 34 pacientes. O sucesso de colocação das próteses foi de 97,1%, com queda imediata dos níveis de bilirrubina em 48 horas, semelhante nos três grupos. A sobrevida média

foi de 4,8 meses, 5,6 meses e 4,5 meses, respectivamente. As complicações mais significativas que levaram ao óbito foram mais freqüentes no primeiro grupo, relacionadas à colangite por disfunção da prótese, o que não ocorreu no segundo grupo, em que foram feitas trocas profiláticas das próteses. O tempo de internação em dias e o número de colangiografias endoscópicas realizadas foram maiores no grupo profilático. Em relação ao custo-benefício do uso da prótese metálica, em função de sua patência ser alta e freqüentemente maior que a sobrevida média dos pacientes, não foi compensador quando a sobrevida foi inferior a três meses. Foi semelhante ao das próteses plásticas quando a sobrevida foi maior que três meses e, somente nos pacientes com sobrevida de seis meses ou mais, o custo foi vantajoso. Com esses resultados, a tendência, quando se utilizam próteses plásticas, é de realizar a troca profilaticamente a cada três a quatro meses para reduzir a incidência de colangite.

Já as próteses metálicas, com diâmetro de 30 F quando expandidas, ou seja, três vezes o das plásticas, são tecnicamente de mais fácil introdução e posicionamento, até pelo seu diâmetro inicial de 7 F antes de expandir. Existem vários tipos de próteses metálicas que se diferenciam pelo método de introdução, pelo método de liberação na via biliar, pela flexibilidade e pelo tipo de metal, mas a principal diferença consiste na disposição desse metal em forma

de malhas ou de molas. Dentre as próteses compostas por malhas de aço, que são as de mais fácil manuseio, as mais usadas mundialmente e com referência na maioria dos trabalhos científicos são as de Wallstent (Boston Scientific Microvasive), conforme ilustração na Figura 198.2. Nela pode-se observar a prótese radiologicamente expandida na via biliar e com a porção distal visível endoscopicamente no duodeno.

O maior inconveniente dessas próteses metálicas auto-expansíveis de Wallstent, ou outras similares compostas por malhas metálicas, é o crescimento tumoral através das malhas levando à obstrução. A técnica mais usada para solucionar essa disfunção da prótese pelo crescimento tumoral é a colocação de outra prótese metálica e, mais freqüentemente, o posicionamento de uma prótese plástica no lúmen da metálica obstruída (Figura 198.3).

Para evitar essa disfunção, deve-se usar próteses metálicas cobertas, ou revestidas, o que é possível somente em NVB mais distais ao hilo hepático. O outro inconveniente dessas próteses é a impossibilidade ou dificuldade de serem removidas, principalmente as não cobertas. Em uma publicação recente, de 2005, Familiari e colaboradores[33] analisaram a remoção de 39 próteses metálicas em 29 pacientes drenados, 10 por tumores de pâncreas, 8 por tumores hilares, 4 por lesões metastáticas hepáticas, 3 por pancreatite crônica, 3 por colangiocarcinomas não-hilares e

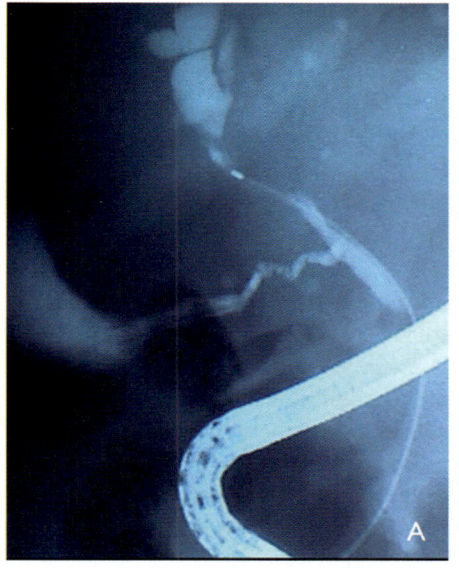

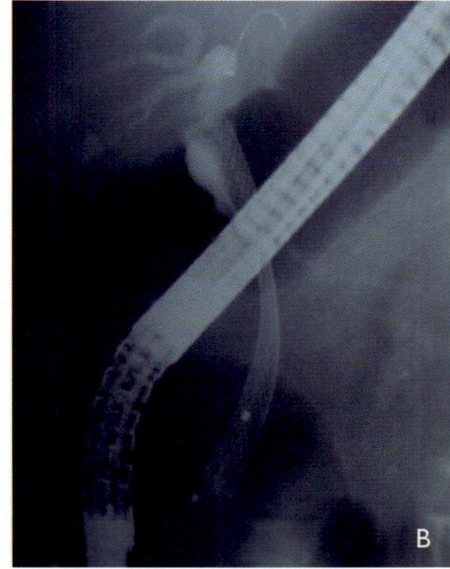

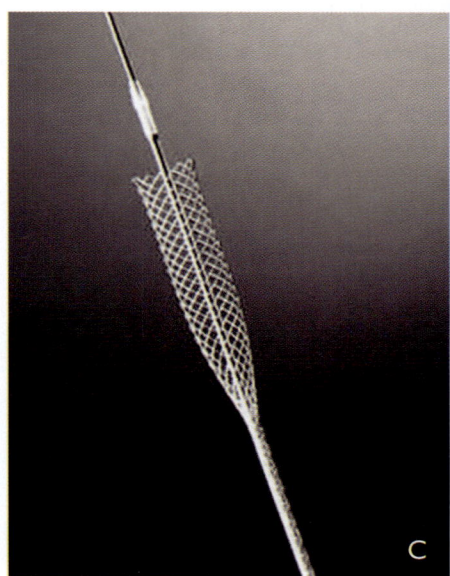

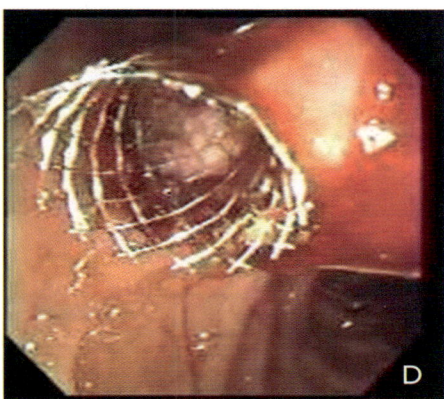

FIGURA 198.2

Prótese metálica auto-expansível (visão endoscópica e radiológica).
(A) Introdutor de prótese metálica posicionado transtumoral (aspecto radiológico); (B) Prótese metálica expandindo (aspecto radiológico); (C) Demonstração da liberação da prótese; (D) Visão endoscópica da prótese transpapila

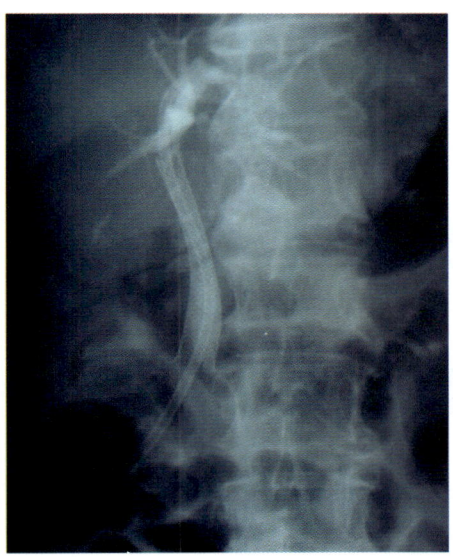

FIGURA 198.3

Aspecto radiológico de prótese plástica posicionada através da prótese metálica obstruída

1 por carcinoma de papila duodenal, sendo 26 revestidas ou cobertas e 13 não cobertas. As indicações de remoção de próteses metálicas foram em 14 por impactação em parede duodenal ou migração distal, em 7 por impactação no colédoco, em 11 por invasão tumoral e em 7 por oclusão no ducto intra-hepático. Foi possível a remoção de 29 das 39 (74%) próteses, sendo que bem mais fácil nas cobertas (92%) que nas não-cobertas (38%).

O segundo tipo de disposição do metal dessas próteses é com formato de mola em espiral, de nitinol, denominadas Endocoil (Instent. Inc., Eden Praire, MN). Cozart e colaboradores,[34] em um artigo de revisão sobre o uso dessas próteses em lesões obstrutivas neoplásicas de vias biliares, fazem referência às seguintes vantagens: possibilidade de serem re-

movidas, possibilidade de apresentarem força radial de expansão maior e menor tendência de crescimento tumoral para a luz. Esta última ocorre devido ao fato de as molas serem bem rentes, com menor espaço entre elas, ao contrário das próteses tipo malhas. No entanto, na avaliação de resultados, o que se observou foi expansão incompleta, torção durante a liberação, migração e crescimento tumoral para a luz. São necessários mais trabalhos comparativos entre esses dois tipos de próteses para melhor avaliação de resultados.

Em função do crescimento tumoral para a luz das próteses levando à disfunção, os fabricantes idealizaram uma prótese metálica coberta, conforme mencionado anteriormente, para evitar essa complicação. Uma referência a essa prótese é uma publicação de Isayama e colaboradores,[35] em 2002, sobre a drenagem endoscópica com próteses metálicas auto-expansíveis tipo malhas cobertas com poliuretano, em 21 pacientes portadores de NVB mais distais, irressecáveis. A drenagem imediata, eficaz, ocorreu em todos os pacientes, com sobrevida e patência média de 233 dias e 206 dias, respectivamente. Ocorreu obstrução em três pacientes (14%) após 188 dias, por crescimento tumoral acima da prótese em dois deles e por impactação alimentar em um. Não se observou crescimento tumoral para dentro da prótese. Em um outro estudo, prospectivo, de Kahaleh e colaboradores,[36] publicado em 2005, foram tratados 80 pacientes com NVB distais, com próteses cobertas com poliuretano, tendo sido observado em um seguimento mínimo de seis meses, uma média de sobrevida de 5,9 meses (1 a 16), patên-

cia média das próteses de 5,7 meses (1 a 18), sendo que a patência de 6 meses foi observada em 82% dos pacientes e de 12 meses em 78%. As complicações observadas foram crescimento tumoral para dentro das próteses (2,5%), colecistite (3,8%), pancreatite (6,3%) e migração (6,3%). Em um estudo randomizado e controlado, de 2004, Isayama e colaboradores[37] analisaram os resultados de drenagem endoscópica de 112 pacientes com NVB distais, um grupo com próteses cobertas (PC) e outro com próteses não-cobertas (PNC). Observaram oclusão das próteses em 14% após 304 dias em média (PC) *versus* 38% após 166 dias em média (PNC), crescimento tumoral para dentro das próteses (PC: 0% *versus* PNC: 27%), colecistite (PC: 3,5% *versus* PNC: 0%) e pancreatite (PC: 8,8% *versus* PNC: 1,8%). Essas próteses cobertas estão indicadas somente na drenagem

de lesões tumorais distais ao hilo hepático. Como habitualmente a drenagem de lesões hilares com próteses metálicas é unilateral, elas não podem ser cobertas, pois impediriam a drenagem do lobo contralateral.

Em função da impossibilidade ou da dificuldade de remoção de próteses metálicas, foram lançadas as próteses auto-expansíveis, feitas de material bioabsorvível, tipo malhas, semelhantes às de Wallstent, inclusive no diâmetro de 30 F, o que possibilitou uma patência maior, eliminando a necessidade de remoção e com potencial de impregnação com drogas antineoplásicas, antiinflamatórias, antiproliferativas e antimicrobianas. Haber e colaboradores[38] e Freeman e colaboradores[39] descreveram o uso dessas próteses em 51 pacientes para paliação de tumores biliares, observando-se patência de até mais de nove me-

TABELA 198.2

Trabalhos randomizados, comparativos, de próteses plásticas *versus* metálicas para tratamento paliativo de NVB

Autor (Ano)	Davids (1992)		Carr-Locke (1993)		Knyrim (1993)		Wagner (1993)	
Método	Endoscópico		Endoscópico		Endoscópico		Percutâneo	
Prótese metálica	Wallstent (30 F)		Wallstent (30 F)		Wallstent (30 F) Strecker (21 F)		Wallstent (24 F) Strecker (21 F)	
Nº de pacientes	N = 49		N = 94		N = 31		N = 11	
Prótese plástica	10 F		10/11,5 F		11,5 F		14 F	
Nº de pacientes	N = 56		N = 89		N = 31		N = 9	
Bismuth	I		I, II, III		I		II, III	
Patência média (dias)								
Metálica	273	p = 0,006	185	N/S	N/A		N/A	
Plástica	126		175					
Taxa de 1ª oclusão								
Metálica	33%	p = 0,03	16%	p = 0,05	22%	p = 0,05	18%	p = 0,02
Plástica	54%		31%		43%		55%	
Melhor custo-benefício	metálica		metálica		metálica		metálica	
Média de intervenções								
Metálica	0,3	p = 0,001	0,15	p = 0,004	0,8	p = 0,04	0,4	p = 0,05
Plástica	0,8		0,32		1,5		2,4	

ses. Porém, pelo fato de apresentarem força radial de expansão 30% menor que as metálicas, houve necessidade de realizar dilatação, primeiramente da estenose com balão e, posteriormente, da prótese, para expandi-la totalmente. Em trabalho mais recente, em 2003, Ginsberg e colaboradores[40] avaliaram os resultados dessas próteses modificadas, com maior força radial de expansão e sem necessidade do uso de dilatação com balão. O trabalho foi experimental em 11 animais (suínos), tendo sido posicionadas as próteses sem esfincterotomia e suprapapilar em 10, tendo ocorrido expansão satisfatória das próteses em todos os casos. A patência média foi superior a seis meses e sem aumento de bilirrubinas, o que confirmou a patência mencionada. Os autores concluem que, se forem confirmadas a eficácia e a segurança do uso dessas próteses, existe perspectiva de substituírem, no futuro, o uso de próteses plásticas e metálicas atualmente existentes, inclusive na terapêutica de lesões estenosantes benignas de vias biliares.

PRÓTESES PLÁSTICAS *VERSUS* PRÓTESES METÁLICAS

A grande desvantagem do uso de próteses plásticas para a drenagem endoscópica paliativa de NVB é a necessidade de trocas periódicas, com o inconveniente de um número maior de internações e intervenções endoscópicas, além da maior incidência de colangite, principalmente nos tumores hilares.

Quatro trabalhos prospectivos e randomizados (Tabela 198.2) demonstraram que as próteses metálicas auto-expansíveis obstruem menos freqüentemente e mais tardiamente que as plásticas, resultando em menor tempo e freqüência de internações hospitalares, menor quantidade de CPRE realizadas e melhor custo-benefício em pacientes com perspectiva de sobrevida maior.

No estudo prospectivo e randomizado de Davids e colaboradores[41] foram analisados os resultados de drenagem endoscópica com próteses metálicas

versus próteses plásticas de tumores malignos de vias biliares distais, irressecáveis, em 105 pacientes, divididos em dois grupos, sendo um grupo de 49 pacientes para tratamento com prótese metálica de Wallstent e outro de 56 pacientes para tratamento com prótese plástica. A patência média em dias foi superior na metálica (273 *versus* 126; p = 0,006), tendo ocorrido obstrução das próteses plásticas em 23 pacientes, com necessidade de troca e com nova obstrução em 11 (48%) deles. Ocorreu obstrução das próteses metálicas em 14 pacientes, tendo sido feito posicionamento de próteses plásticas através das metálicas e não se notando nova obstrução no mesmo tempo de observação. A sobrevida média foi semelhante nos dois grupos (149 dias), e a relação custo-benefício foi favorável à metálica devido à redução dos custos com o menor número de internações e procedimentos endoscópicos.

Em outro estudo, Knyrim e colaboradores[42] randomizaram 62 pacientes com NVB para tratamento com prótese metálica de Wallstent (n = 31) e com prótese plástica de polietileno de 11,5 F de diâmetro (n = 31). A maioria tinha lesões distais de VB. O sucesso de passagem das próteses foi de 100%, com mortalidade em 30 dias semelhante, e o seguimento médio foi de cinco meses para ambos os grupos. Não houve diferença significativa em relação à freqüência de disfunção das próteses. No entanto, observou-se diferença significativa de ocorrência de colangite no grupo de próteses plásticas (36% *versus* 15%), número bem maior de intervenções nas vias biliares e de dias de internação, além de custo total de tratamento maior.

Em uma referência mais recente, de 2003, De Palma e colaboradores[43] em um estudo prospectivo, não controlado, avaliaram os resultados de drenagens endoscópicas com próteses metálicas auto-expansíveis em 61 pacientes portadores de NVB de hilo hepático, sendo 26 colangiocarcinomas, 10 neoplasias de vesícula biliar e 25 metástases hepáticas, todos classificados segundo Bismuth

em tipo II (27), III (18) e IV (16). Foram usados antibióticos na véspera e até cinco dias após o procedimento. A contrastação inicial foi limitada à via biliar distal à estenose tumoral, o fio-guia foi passado para o lobo hepático de mais fácil acesso, e foi obtida então a contrastação intra-hepática com o cateter. Posteriormente, foi posicionada a prótese com índice de sucesso de introdução de 96,7% (59 de 61) e com completa resolução da icterícia obstrutiva em 86%. As complicações precoces como colangite ocorreram em 3 (4,9%) pacientes, e a obstrução precoce de próteses em 2 (3,2%), com resolução apenas após introdução de prótese plástica através da metálica. Obstruções tardias das próteses ocorreram em 14 (22,9%) pacientes, o que foi resolvido com a passagem de prótese plástica através da metálica em 13 deles, inclusive em 10 pacientes (16,3%) que evoluíram com colangite. A patência média e a sobrevida média foram respectivamente de 169 dias e 140 dias, sem diferença significativa nos pacientes classificados como Bismuth II, III e IV. Entretanto, a sobrevida média em dias variou conforme o tipo de tumor, ou seja, colangiocarcinoma (179 dias), câncer de vesícula biliar (104 dias) e metastáticos (89 dias). Esses autores comparam os seus resultados de obstrução das próteses metálicas precoces e tardias com os dados existentes na literatura em relação às próteses plásticas. No trabalho citado acima, de De Palma e colaboradores,[43] o índice de obstrução precoce e tardia das próteses foi de 8,2% e 22,9% respectivamente, e 16 de 61 pacientes (26%) necessitaram de algum tipo de intervenção após a drenagem da via biliar. Nos dados da literatura sobre a drenagem de tumores hilares com próteses plásticas, observou-se incidência de colangite de 27% a 50%, havendo necessidade de troca das próteses em mais de 42% dos casos.[44-46] Os autores concluíram que os resultados foram significativamente favoráveis ao uso das próteses metálicas. Ainda assim, apesar de todos os dados favoráveis mostrados nos vários trabalhos, os autores recomendam que sejam feitos mais estudos controlados para avaliar os resultados, em especial quanto ao custo-benefício do uso das próteses metálicas.

TRATAMENTO ENDOSCÓPICO DE NEOPLASIAS DE HILO HEPÁTICO

Fazem parte das lesões obstrutivas malignas de hilo hepático os tumores primários de Klatskin e os tumores que envolvem a confluência hilar por infiltração, como os da vesícula biliar e os metastáticos. Conforme já descrito anteriormente, quanto à extensão ou ao grau de acometimento hilar, são classificadas segundo Bismuth-Corlette em: (I) acometimento do hepático comum sem atingir a bifurcação hilar; (II) acometimento do hepático comum atingindo a bifurcação hilar; (III) acometimento do hepático comum atingindo os ductos intra-hepáticos à direita ou à esquerda; e (IV) acometimento do ducto hepático comum atingindo ambos os ductos intra-hepáticos ou difusos. Os tumores hilares têm prognóstico ruim, com menos de 10% de sobrevida em cinco anos, e a grande maioria evolui para o óbito no primeiro ano.[47] Embora o tratamento cirúrgico seja a única chance de cura, a taxa de ressecabilidade dessas lesões tumorais é inferior a 20%, e a cura é extremamente rara, sendo que a maioria dos pacientes evolui para óbito devido à doença.[48] Por esse motivo, quase sempre a alternativa terapêutica é a paliativa, e o tratamento cirúrgico paliativo seria o ideal. No entanto, esse tratamento está contra-indicado em grande número de pacientes em função da alta taxa de mortalidade de até 33% quando se fazem necessárias ressecções mais extensas.[49] O tratamento endoscópico com próteses de pacientes com tumores hilares irressecáveis adquiriu destaque em função de sua eficácia, aceitação dos pacientes, baixo custo, quando comparado com tratamento cirúrgico, e relativa baixa morbidade e mortalidade, principalmente quando esses pacientes

apresentam colangite e/ou prurido. Não está bem estabelecida a indicação da terapêutica endoscópica quando os pacientes estão evoluindo apenas com icterícia, desconforto abdominal, perda de peso corporal e anorexia, tratando-se, portanto, de indicação relativa até pelo risco da principal complicação, a colangite pós-manuseio endoscópico.

Há grande controvérsia em relação ao tipo de drenagem indicada nos tumores hilares, se unilateral ou bilateral. Vários autores são a favor da drenagem bilateral devido à evolução freqüente dos pacientes com colangite quando se faz drenagem unilateral, principalmente quando ocorre acúmulo de contraste em área não drenada. No entanto, a drenagem bilateral é tecnicamente mais difícil e complexa, requerendo manuseio mais demorado e agressivo, com cateteres e fio-guia e com necessidade de injeção de maior quantidade de contraste. Freqüentemente há necessidade de complementação com técnica radiológica percutânea quando não se consegue posicionamento das duas próteses, o que leva ao aumento de morbidade e mortalidade.[50,51]

Segundo Sherman e colaboradores,[52] nas lesões classificadas como Bismuth I, uma prótese é suficiente para a drenagem, pois nesse caso existe comunicação do ductos biliares intra-hepáticos direito e esquerdo. Nas lesões classificadas como Bismuth II e III, não existe consenso sobre a melhor abordagem: unilateral ou bilateral. Avaliando esses aspectos, em 1988, Devière e colaboradores,[44] em um estudo de 48 pacientes com tumores hilares classificados como Bismuth II e III, analisaram os resultados da drenagem endoscópica com próteses plásticas, dividindo em dois grupos: (A) 24 pacientes com drenagem bilateral; e (B) 24 pacientes com drenagem unilateral. Nesse estudo foram observados resultados melhores no grupo (A) com drenagem bilateral, com sobrevida média maior (176 dias versus 119 dias), menor taxa de mortalidade em 30 dias (8% versus 29%), menor incidência de colangite (17% versus 38%) e

menor índice de óbitos por sépsis (13% versus 46%). Alguns fatos merecem comentários: a antibioticoterapia só foi feita quando não se conseguia drenagem endoscópica satisfatória; além disso, em ambos os grupos foi obtida a contrastação de ductos intra-hepáticos direito e esquerdo independentemente da área a ser drenada e se com uma ou duas próteses.

Em um estudo semelhante, de 2001, De Palma e colaboradores[46] randomizaram 157 pacientes com lesões malignas hilares para tratamento endoscópico com próteses plásticas em dois grupos: o primeiro com 79 pacientes para drenagem unilateral (A), e o segundo com 78 pacientes para drenagem bilateral (B). Os dois grupos eram bastante semelhantes quanto ao diagnóstico das lesões obstrutivas (colangiocarcinoma, tumor de vesícula biliar e tumores metastáticos) e ao tipo de lesão estenosante, como Bismuth I (25 versus 24), II (30 versus 26) e III (24 versus 28). Todos os pacientes foram tratados com antibióticos antes e por cinco dias após os procedimentos. Os resultados foram favoráveis de forma significativa no grupo A (unilateral) quanto ao sucesso de introdução de próteses (88,6% versus 76,9%; p = 0,041), ao sucesso da drenagem (81% versus 73%; p = 0,049), aos menores índices de complicações precoces (18,9% versus 26,9%; p = 0,026) e às menores taxas de colangite (8,8% versus 16,6%; p = 0,013). A mortalidade em 30 dias (11,3% versus 14,1%; p = 0,64), as complicações tardias (39,7% versus 39,1%; p = 0,74) e a sobrevida média em dias (140 versus 142; p = 0,48) foram semelhantes, muito provavelmente pelo fato de que os pacientes com insucesso de drenagem endoscópica foram submetidos à drenagem radiológica percutânea. Quando analisados somente os pacientes de ambos os grupos com sucesso de introdução das próteses, os resultados foram semelhantes quanto ao sucesso de drenagem (94,3% versus 95%; p = 0,84), às complicações precoces (18,6% versus 18,3%; p = 0,63), à ocorrência de colangite (8,6% *versus* 8,3%; p = 0,69), à mortalidade em 30 dias (7,1% versus 11,7%; p = 0,25), às complicações tardias (40,7% *versus* 43,4%; p = 0,31) e à sobrevida média em dias (143 *versus* 144; p = 0,44). Os autores concluíram que esses resultados piores de drenagem bilateral têm relação com a falha de introdução da segunda prótese e com o manuseio complexo do fio-guia e dos cateteres na via não drenada, acarretando maior índice de colangite. Não houve, enfim, vantagem da drenagem bilateral de lesões tumorais hilares.

A evolução de pacientes com tumores hilares, quando não se consegue a drenagem com próteses de segmentos intra-hepáticos contrastados, foi analisada por Chang e colaboradores[45] em 141 pacientes, classificados como Bismuth I (43), II (58) e III (40). O sucesso de introdução de próteses foi de 87%, e a ocorrência de colangite em 30 dias foi de 11,3%. A drenagem percutânea era feita nos insucessos de introdução de prótese, na persistência de icterícia e na sépsis ou se drenado apenas um lobo. Os pacientes foram divididos em três grupos: (A) um lobo contrastado e drenado; (B) ambos os lobos contrastados e drenados; e (C) ambos os lobos contrastados e apenas um drenado. Foi observada, de maneira significativa, maior ocorrência de colangite neste último grupo C (32%), comparativamente ao grupo A (6,3%; p < 0,01) e B (0%; p < 0,001%). A sobrevida média em dias nos grupos A, B e C foi respectivamente de 145, 225 e 46. Os autores concluíram que, quando se contrastam ambos os lobos hepáticos, deve-se necessariamente drená-los e, quando apenas um deles for contrastado, a drenagem dele é suficiente.

Um outro aspecto a ser avaliado é o auxílio da colangiopancreatografia por ressonância magnética (CPRM) para planejamento de drenagem endoscópica de lesões tumorais hilares. A melhor definição da extensão do tumor e da anatomia a montante da estenose permite selecionar os ductos biliares favoráveis à introdução da prótese e à drenagem mais eficaz, sem a necessidade de injetar contraste durante a CPRE. Em estudo de Hintze e colaboradores[53] de uma série de 35 pacientes com tumores de Klatskin complexos classificados como Bismuth III e IV tratados com prótese unilateral guiada pela CPRM, observou-se sucesso de drenagem com redução significativa da icterícia em 86% e complicação precoce (colangite) em apenas 6%.

Uma boa referência a esses aspectos é um trabalho publicado em 2003 por Freeman e colaboradores,[54] em que 35 pacientes portadores de NVB hilares, sendo 17 de ductos biliares, 5 da vesícula biliar e 13 metastáticos, foram analisados. Os pacientes foram classificados segundo Bismuth em I (10), II (6), III (8) e IV (11) e submetidos a CPRM e TC para o planejamento seletivo da passagem do fio-guia, a contrastação e o posicionamento de prótese metálica auto-expansível no lobo hepático considerado ideal, ou seja, no que apresentava dilatação mais evidente. A drenagem planejada e unilateral foi realizada em 35 pacientes, tendo havido em 4 deles a necessidade de uma segunda prótese por não ter ocorrido drenagem eficaz imediata. As próteses metálicas foram inicialmente posicionadas em 27 pacientes e em 8 pacientes após o uso de próteses plásticas, sendo 33 por via endoscópica e 2 por via percutânea. Não se observou colangite ou outra complicação nos primeiros 30 dias após o procedimento. Além disso, a drenagem foi eficaz em 27 de 35 (77%) pacientes, e em 3 houve necessidade de reintervenção percutânea na via biliar. A patência média foi de 8,9 meses em tumores primários da via biliar e de 5,4 meses no geral, não se observando diferença de resultados em relação à classificação de Bismuth, o que permitiu aos autores concluir que a drenagem seletiva e unilateral dos tumores hilares com próteses metálicas com o auxílio de TC e CPRM foi segura, bastante eficaz e com baixos índices de complicações. Foi possível também observar diferença de resultados quanto à patência bem maior das próteses em lesões neoplásicas primárias.

Apesar de todos os trabalhos que compararam resultados da drenagem unilateral com a bilateral de tumores hilares, a opinião de alguns autores é que ainda são necessários mais trabalhos comparativos com maior número de pacientes para melhor avaliação desses resultados. Em um editorial publicado em 2001 por Sherman[52] sobre a drenagem endoscópica de NVB hilares com próteses, algumas condutas foram sugeridas: todos os pacientes com indicação de drenagem endoscópica devem receber antibióticos antes e após o procedimento e, naqueles com lesões obstrutivas tipo Bismuth I, a drenagem com somente uma prótese é suficiente para o tratamento. Em caso de lesões obstrutivas tipo Bismuth II e III, deve-se injetar contraste somente no lobo hepático a ser drenado, evitar o manuseio do lobo não programado para drenagem e, se ocorrer colangite, realizar imediatamente drenagem do lobo não drenado anteriormente, endoscópica ou percutânea. Há necessidade de mais estudos controlados para comprovar o benefício da CPRM no planejamento de drenagem endoscópica das lesões neoplásicas hilares e também de estudos sobre o custo-benefício do uso das próteses metálicas auto-expansíveis.

REFERÊNCIAS BIBLIOGRÁFICAS

1. Moreira EF, Drumond DA. Diagnóstico e tratamento das lesões malignas das vias biliares. In: SOBED. Endoscopia digestiva diagnóstica e terapêutica. Rio de Janeiro: Revinter; 2005. P. 460-72.

2. Howe JR, Klimstra DS, Moccia RD, Conlon KC, Brennan MF. Factors predictive of survival in ampullary carcinoma. Ann Surg 1998;228(1):87-94

3. Tasaka K. Carcinoma in the region of the duodenal papilla: a histophatologic study. Fukuota Acta Med 1977;68(1):20-5.

4. Pereira-Lima JC, Maier M, Riemann JF. Avanços na endoscopia biliopancreática. In: Pereira-Lima L. Condutas em cirurgia hepatobiliopancreática. Rio de Janeiro: Medsi; 1995. P. 273-84.

5. Lillemoe K, Kennedy AS, Picus J. Clinical management of carcinoma of the biliary tree. In: Kelsen DP, Daly JM, Kern SE, Levin B, Tepper JE, editors. Gastrointestinal oncology: principles and practice. Philadelphia: Lippicott Williams & Wilkins; 2000.

6. Douglass HO, Tepper J, Leichman L. Neoplasms of the extrahepatic bile ducts. In: Holland JF, Bast RC, Morton DL, Frei E III, Kufe DW, Weichselbaum RR, editors. Cancer medicine. Philadelphia: Lea & Febiger; 1993. P. 1455-62.

7. Anderson CD, Pinson CW, Berlin J, Chari RS. Diagnosis and treatment of cholangiocarcinoma. Oncologist 2004;9(1):43-57.

8. Lotze MT, Flickinger JC, Carr BI. Hepatobiliary neoplasms. In: Devita VT, Hellman S, Rosenber SA, editors. Cancer: principles and practice of oncology. 4th ed. Philedelphia: Lippincott Williams & Wilkins; 1993. P. 883-907.

9. Jarnagin WR, Fong Y, deMatteo RP, Gonen M, Burke EC, Bodniewicz J et al. Staging, resectability and outcome in 225 patients with hilar cholangiocarcinoma. Ann Surg 2001;234(4):507-17; discussion 517-9.

10. Chari RS, Anderson CA, Saverese DMF. Treatment of cholangiocarcinoma. In: Rose BD, editor. Up to date. Wellesley; 2003.

11. Shyr YM, King KL, Lee CH et al. Factors influencing postoperative morbidity, mortality and survival after resection for hilar cholangiocarcinoma. Ann Surg 1996;223(4):384-94.

12. Kimura K, Othon M, Saisho M. Association of gallbladder carcinoma and anomalous pancreaticobiliary ductal union. Gastroenterology 1985;89(6):1258-70.

13. Piehler JM, Crichlow RW. Primary carcinoma of the gallbladder. Surg Gynecol Obstet 1978;147:928-42.

14. ASGE Standards of Practice Committee. An annotated algorithmic approach to malignant biliary obstruction. Gastrointest Endosc 2001;53(7):849-52.

15. Hall-Craggs MA, Lees WR. Fine needle aspiration biopsy. Pancreatic and biliary tumors. AJR 1986;147(2):359-403.

16. Chair E, Dominitz JA, Faigel DO, Goldstein JL et al. An annotated algorithmic approach to malignant biliary obstruction. Gastrointest Endosc 2001;53:849-52.

17. Bellis M, Sherman S, Fogel EL, Cramer H, Chappo J, McHenry L Jr et al. Tissue sampling at ERCP in suspected malignant biliary strictures (part2). Gastrointest Endosc 2002;56(5):720-30.

18. Ponchon T, Gagnon P, Berger F, Labadie M, Liaras A, Chavaillon A, Bory R. Value of endobiliary brush cytology and biopsies for the diagnosis of malignant bile duct stenosis: results of a prospective study. Gastrointest Endosc 1995;42(6):565-72.

19. Schoefl R, Haefner M, Werba F et al. Forceps biopsy and brush cytology during endoscopic retrograde cholangiopancreatography for the diagnosis of biliary stenosis. Scand J Gastroenterol 1997;32:363-8.

20. Bellis M, Sherman S, Fogel EL, Cramer H, Chappo J, McHenry Lee Jr et al. Tissue sampling at ERCP in suspected malignant biliary strictures (part1). Gastrointest Endosc 2002;56(4):552-61.

21. Vazquez-Sequeiros E, Baron TH, Clain JE, Gostou CJ, Norton ID, Petersen BT et al. Evaluation of indeterminate bile ducts strictures by intraductal US. Gastrointest Endosc 2002;56(3):372-9.

22. Farrell RJ, Agarwal B, Brandwein SL, Underhill J, Chuttani R, Pleskow DK. Intraductal US is a useful adjuvant to ERCP for distinguishing malignant from benign biliary strictures. Gastrointest Endosc 2002;56(5):681-7.

23. Baron TH, Mallery JS, Hirota WK, Goldstein JL, Jacobson BC, Leighton JA et al. Role of endoscopy in the evaluation and treatment of patients with pancreaticobiliary malignant. Gastrointest Endosc 2003;58(5):643-9.

24. Machado G, Novaes H. Tumores malignos da papila de Vater. In: SOBED. Endoscopia digestiva diagnóstica e terapêutica. Rio de Janeiro: Revinter; 2005. P. 404-11.

25. Tarnasky PR, Cunningham JT, Hawes RH, Hoffman BJ, Uflacker R, Vujic I et al. Transpapillary stenting of proximal biliary strictures: does biliary sphincterotomy reduce the risk of postprocedure pancreatitis? Gastrointest Endosc 1997;45(1):46-51.

26. Cheung KL, Lai ECS. Endoscopic stenting for malignant biliary obstruction. Arch Surg 1995;130:204-7.

27. Coene PP, Groen AK, Cheng J, Out MM, Tytgat GN, Huibregtse K. Clogging of biliary endoprosthesis: a new perspective. GUT 1990;31(8):913-7.

28. Seitz U, Vadeyar H, Soehendra N. Prolonged patency with a new-design teflon biliary prosthesis. Endoscopy 1994;26(15):478-82.

29. Catalano MF, Geenen JE, Lehman GA et al. "Tannenbaum" Teflon stents versus traditional polyethylene stents for treatment of malignant biliary stricture. Gastrointest Endosc 2002 Mar;55(3):354-8.

30. van Berkel AM, Boland C, Redekop WK et al. A prospective randomized trial of teflon versus polyethylene stents for

distal malignant biliary obstruction. Endoscopy 1998;30(8): 727-9.

31. Tytgat GN, Huibregtse K, Bartelsman J, Den Hartog Jager FCA. Endoscopic palliative therapy of gastrointestinal and biliary tumors with prosthesis. Clin Gastroenterol 1986;(15):249-71.

32. Prat F, Chapat O, Ducot B et al. A randomized trial of endoscopic drainage methods for inoperable malignant strictures of common bile duct. Gastrointest Endosc 1998;47:1-7.

33. Familiari P, Bulajic M, Mutignani M, Lee LS, Spera G, Spada C et al. Endoscopic removal of malfunctioning biliary self-expandable metalic stents. Gastrointest Endosc 2005;62 (6):903-10.

34. Cozart JC, Haber GB. The endocoil stent for malignant biliary obstruction. Gastrointest Endosc Clin N Am 1999;9(3): 503-12.

35. Isayama H, Komotsu Y, Tsujino T et al. Polyurethane-covered metal stent for management of distal malignant biliary obstruction. Gastrointest Endosc 2002;55(3):336-70.

36. Kahaleh M, Tokar J, Conaway MR, Brock A, Le T, Adams RB et al. Efficacy and complications of covered Wallstent in malignant distal biliary obstruction. Gastrointest Endosc 2005;61(4):528-33.

37. Isayama H, Komatsu Y, Tsujino T, Sasahira N, Hirano K, Toda N et al. A prospective randomized study of "covered" versus "uncovered" diamond stents for the management of distal malignant biliary obstruction. Gut 2004;53:729-34.

38. Haber GB, Freeman ML, Bedford R, Raijman I, Slivka A, Dumont LA et al. A prospective multi-center study of a bioabsorbable biliary Wallstent in 50 patients with malignant obstrutive jaundice. Gastrointest Endosc 2001;53:AB121.

39. Freeman ML. Bioabsorbable stents for gastrointestinal endoscopy. Tech Gastrointest Endosc 2001;3:120-5.

40. Ginsberg G, Cope C, Shah J et al. In vivo evaluation of a new bioabsorbable self-expanding biliary stent. Gastrointest Endosc 2003;58(5):777-84.

41. Davids PHP, Groen AK, Rows FA. Randomized trial of self-expanding metal stents versus polyethylene stents for distal malignant biliary obstruction. Lancet 1992;340:1488-92.

42. Knyrim K, Wagner HJ, Pausch J, Vakil N. A prospective, randomized, controlled trial of metal stents for malignant obstruction of the common bile duct. Endoscopy 1993;25:207-12.

43. De Palma GD, Pezullo A, Rega M, Persico M, Patrone F, Mastantuono L et al. Unilateral placement of metallic stents for malignant hilar obstruction: a prospective study. Gastrointest Endosc 2003;58:50-3.

44. Devière J, Baize M, de Toeuf J, Cremer M. Long-term follow-up of patients with hilar malignant stricture treated by endoscopic internal biliary drainage. Gastrointest Endosc 1988;34:95-101.

45. Chang W, Kortan P, Haber G. Outcome in patients with bifurcation tumors undergo unilateral versus bilateral hepatic duct drainage. Gastrointest Endosc 1998;47:354-62.

46. De Palma GD, Galloro G, Iovino P, Catanzano C. Unilateral versus bilateral endoscopic hepatic duct drainage in patients with malignant hilar biliary obstruction. Results of prospective, randomized and controlled study. Gastrointest Endosc 2001;53:547-53.

47. Bismuth H, Castaing D, Traynor O. Ressection or palliation: priority of surgery in the treatment of hilar cancer. World J Surg 1988;12:39-47.

48. Guthrie CM, Haddock G, De Beaux AC, Garden OJ, Carter DC. Changing trends in the management of extrahepatic cholangicarcinoma. Br J Surg 1993;80:1434-9.

49. Blumgart LH, Hadjis NS, Benjamin IS, Beazley R. Surgical approaches to cholangiocarcinoma at confluence of hepatic ducts. Lancet 1984;1:66-70.

50. Cheung KL, Lai ES. Endoscopic stenting for malignant biliary obstruction. Arch Surg 1995;130:204-7.

51. Polydorou AA, Chisholm EM, Romanos AA, Dowset JF, Cotton BB, Hatfield ARW. A comparison of right versus left hepatic duct endoprosthesis insertion in malignant hilar biliary obstruction. Endoscopy 1989;21:266-71.

52. Sherman S. Endoscopic drainage of malignant hilar obstruction: Is one biliary stent enough or should we work to place two? Gastrointest Endosc 2001;53:681-4.

53. Hintze RE, Abou-Rebyeh H, Adler A. Magnetic resonance cholangiopancreatography-guided unilateral endoscopic stent placement for Klatskin tumors. Gastrointest Endosc 2001;53:40-6.

54. Freeman ML, Overby C. Selective MRCP and CT-targeted drainage of malignant hilar biliary obstruction with self-expanding metallic stent. Gastrointest Endosc 2003;58(1): 41-9.

55. Cheng JL, Bruno MJ, Bergman JJ, Rauws EA, Tytgat GN, Huibregtse K. Endoscopic palliation of patients with biliary obstruction caused by nonresecable hilar cholangiocarcinoma: eficacy of self-expandable metallic Wallstents. Gastrointest Endosc 2002;56(1):33-9.

CAPÍTULO 199

CISTOS DE COLÉDOCO

José Maurício Aragão

Roberto Palmeira Tenório • Mário Brito Ferreira

INTRODUÇÃO

Os cistos do colédoco, também conhecidos como dilatações císticas das vias biliares, podem ocorrer em qualquer nível do trato biliar, desde os ductos biliares intra-hepáticos até a porção intraduodenal do ducto biliar. O primeiro caso foi descrito por Vater, em 1723.

É uma doença rara, com taxa de incidência de 1 em 13 mil a 15 mil habitantes, nos países ocidentais, podendo atingir até um em cada mil habitantes, nos países orientais, como no Japão.[14] Tem maior incidência na população de sexo feminino, numa proporção de 4:1.[25]

CLASSIFICAÇÃO

Os cistos de colédoco foram classificados pela primeira vez por Alonso-Lej,[1] em 1959, em três tipos: tipo I, que corresponde à dilatação cística do ducto biliar comum; tipo II, que consiste em um divertículo do ducto biliar comum; e o tipo III, que consta de uma dilatação cística da porção intraduodenal do ducto biliar, denominada coledococele.

Essa classificação foi expandida por Todani e colaboradores,[28] em 1977, para cinco tipos, pela inclusão dos cistos intra-hepáticos e subdivisão dos cistos extra-hepáticos, sendo essa a classificação mais utilizada atualmente.[7,14]

O tipo I é o mais comum e corresponde a 80% a 90% dos casos.[2] Está dividido em três subtipos: subtipo I A, no qual a dilatação cística compromete todo o ducto biliar extra-hepático; subtipo I B, no qual ocorre dilatação segmentar focal do ducto biliar extra-hepático; e o subtipo I C, que apresenta dilatação fusiforme difusa da árvore biliar extra-hepática (Figura 199.1).

O tipo II representa 2% dos casos[2] e consiste no divertículo verdadeiro do ducto biliar extra-hepático.

O tipo III incide em menos de 5% dos casos e corresponde à coledococele (Figura 199.1).[6,16]

O tipo IV responde por aproximadamente 15% a 20% dos casos.[12] Está dividido em dois subtipos: IV A, em que os cistos estão localizados nos ductos biliares intra e extra-hepáticos; e subtipo IV B, em que o acometimento se restringe ao ducto biliar extra-hepático.

O tipo V, que também é conhecido como Doença de Caroli, consiste na presença de cistos nos ductos biliares intra-hepáticos, podendo ser tanto segmentar quanto difuso. A forma segmentar acomete mais freqüentemente o lobo hepático esquerdo e é a mais rara; corresponde a 20% dos cistos do tipo V (Figura 199.1).[17]

Quando os cistos intra-hepáticos ocorrem em concomitância com a fibrose hepática congênita e as doenças císticas renais, como a doença policística renal autossômica recessiva e a ectasia tubular renal, constitui a doença de Caroli.[27]

ETIOLOGIA

A etiologia dos cistos de colédoco não está perfeitamente estabelecida, havendo diversas hipóteses para explicá-la, dentre as quais: fraqueza congênita da parede do ducto biliar, anormalidade primária de proliferação epitelial durante o desenvolvimento embriológico ductal, obstrução congênita dos ductos biliares e junção anômala ductal bili-pancreática.[3,10,27]

A junção anômala ductal pancreatobiliar tem sido referida, em grandes séries, com incidência variável de 47,5% a 97%.[3,10,14,25] Essa anomalia ocorre quando o ducto biliar desemboca diretamente no ducto pancreático ou juntamente com ele, em um canal comum longo, em relação à papila de Vater, medindo mais de 15 mm de extensão.[3,10] Esse fato acarreta a subseqüente perda de um esfíncter adequado do ducto biliar, que pode permitir o refluxo de secreções pancreáticas para a árvore biliar, podendo resultar em injúria progressiva para o sistema ductal em desenvolvimento, evoluindo para a sua fraqueza e dilatação.[3,10,27]

No entanto, a junção anômala pancreatobiliar não tem sido aventada na etiopatogênese da coledococele para a qual se admite a hipótese de ser uma evaginação adquirida da mucosa do ducto biliar comum terminal por uma obstrução do fluxo de bile (em decorrência de cálculo impactado, fibrose ou

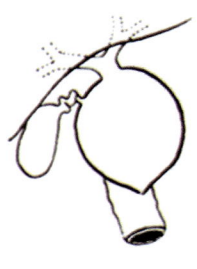 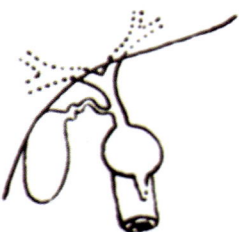 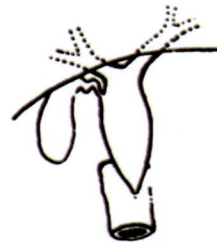 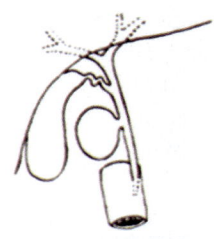

IA – dilatação cística compromete todo o ducto biliar extra-hepático

IB – dilatação segmentar focal do ducto biliar extra-hepático

IC – dilatação fusiforme difusa da árvore biliar extra-hepática

II – divertículo verdadeiro do ducto biliar extra-heopático

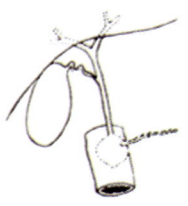 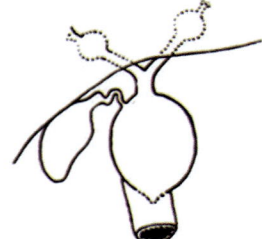 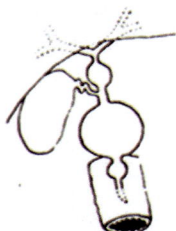 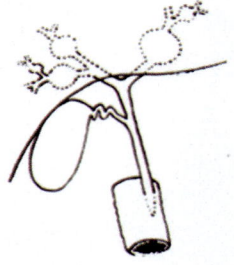

III – dilatação cística da porção intraduodenal do ducto biliar – coledococele

IV – cistos localizados nos ductos biliares intra e extra-hepáticos

IV B – cistos restritos aos ductos biliares extra-hepáticos

V – cistos nos ductos biliares intra-hepáticos – Doença de Caroli

FIGURA 199.1

papilite) ou uma motilidade anormal do esfíncter de Oddi.[3,7,27,29]

Há autores[14,17,25] que consideram a doença de Caroli como uma entidade distinta dos cistos coledocianos, com etiopatogenia diferente.

PATOLOGIA

Os cistos são compostos de parede fibrosa, podendo ou não conter uma fina camada de epitélio colunar, geralmente associada à inflamação crônica discreta. Podem apresentar proeminentes edemas do trato portal, proliferação biliar ductular e fibrose.[3,27]

Em crianças, é freqüente a obstrução inflamatória completa da porção terminal do ducto biliar comum.[23] Em pacientes com obstrução de longa duração, podem ser observados um padrão de cirrose biliar secundária ou o carcinoma da parede do ducto.[5,27]

APRESENTAÇÃO CLÍNICA

Os sintomas e sinais podem aparecer em qualquer idade, mas 40% a 80% dos pacientes são menores de 10 anos e cerca de 20% têm menos de um ano.[3,7]

O quadro clínico varia de acordo com a faixa etária de apresentação da doença.[29] No acometimento pediátrico, podem estar presentes vômitos, irritabilidade e retardo de desenvolvimento.[22] Cerca de 80% dos casos apresentam icterícia colestática e acolia fecal.[13] Deve-se fazer diagnóstico diferencial com atresia biliar. O exame físico pode revelar hepatomegalia e, em cerca de metade dos casos, uma massa abdominal palpável. Injúria hepática progressiva pode ocorrer devido à obstrução biliar, levando à hipertensão portal e suas complicações.[3,29]

No acometimento de adultos, a epigastralgia é o sintoma mais comum, decorrente de episódios de pancreatite recorrente, devido à junção anômala pancreatobiliar ou à coledocolitíase.[16,25] Icterícia intermitente, dor abdominal e febre podem aparecer nos casos de colangite recidivante.[16,26,29] A tríade clássica, de dor abdominal, icterícia e massa abdominal palpável, é observada em menos de 20% dos pacientes.[14]

DIAGNÓSTICO

O ultra-som de abdome geralmente é o primeiro exame realizado independentemente da faixa etária do paciente. Pode ser usado para diagnóstico precoce do cisto coledociano ou para acompanhamento de sua evolução, no período antenatal.[30] Esse exame permite identificar facilmente dilatações císticas do ducto biliar comum, porém é menos sensível na avaliação do ducto biliar comum distal, que pode não ser visualizado pela interposição gasosa, e raramente permite identificar a junção anômala ductal bilipancreática.[2,25,27]

A tomografia computadorizada helicoidal (Figuras 199.2 e 199.3) e a colangiopancreatografia por ressonância magnética (Figura 199.4) permitem a avaliação não-invasiva dos cistos de colédoco.[20]

A cintilografia, com derivados do ácido iminodiacético (IDA) marcado com tecnécio 99, pode ser utilizada para confirmar a origem biliar de cistos visualizados por outros métodos de imagem, diferenciando-os de outras lesões císticas congênitas, como os cistos hepáticos simples, cistos de duplicação duodenal, pseudocistos pancreáticos e aneurisma de artéria hepática.[2,3,27,29]

A Colangiopancreatografia Endoscópica Retrógrada (CPRE) (Figuras 199.5 e 199.6) e a Colangiografia Percutânea Trans-hepática (CPTH) permitem definir as características anatômicas do cisto, seu sítio de origem e a junção anômala ductal bilipancreática.[2] Possibilitam também avaliar a extensão do envolvimento ductal intra e extra-hepático, incluindo a presença de estenoses e cálculos,[27] assim como a realização de biópsia e coleta de material para citologia esfoliativa na avaliação de neoplasia associada.[19] Permitem ainda a realização de manobras terapêuticas para tratamento de litíase biliar associada, como também a colocação de próteses biliares para drenagem, enquanto se planeja o tratamento definitivo.[2,27]

COMPLICAÇÕES

Inúmeras complicações de cistos de colédoco foram descritas, tais como ruptura do cisto, colangite, pancreatite, formação de cálculos dentro do cisto, cirrose biliar secundária, colangiocarcinoma e adenocarcinoma de vesícula biliar.[5,8,14,16]

O colangiocarcinoma é a complicação mais ameaçadora, com incidência variável de 2% a 14,5%,[5] que aumenta com a idade. Pode ser decorrente de infecção recorrente, inflamação crônica e de efeitos mutagênicos dos produtos da estase da bile.[14,25]

O adenocarcinoma da vesícula biliar, provavelmente, deve-se à junção anômala ductal bilipancreática, por refluxo e estase de suco pancreático para a vesícula biliar, acarretando metaplasia que evolui para neoplasia maligna.[5,29]

TRATAMENTO

O tratamento de escolha é geralmente cirúrgico.[9,18] Envolve a colecistectomia e a excisão completa do cisto, associadas a um procedimento de drenagem da via

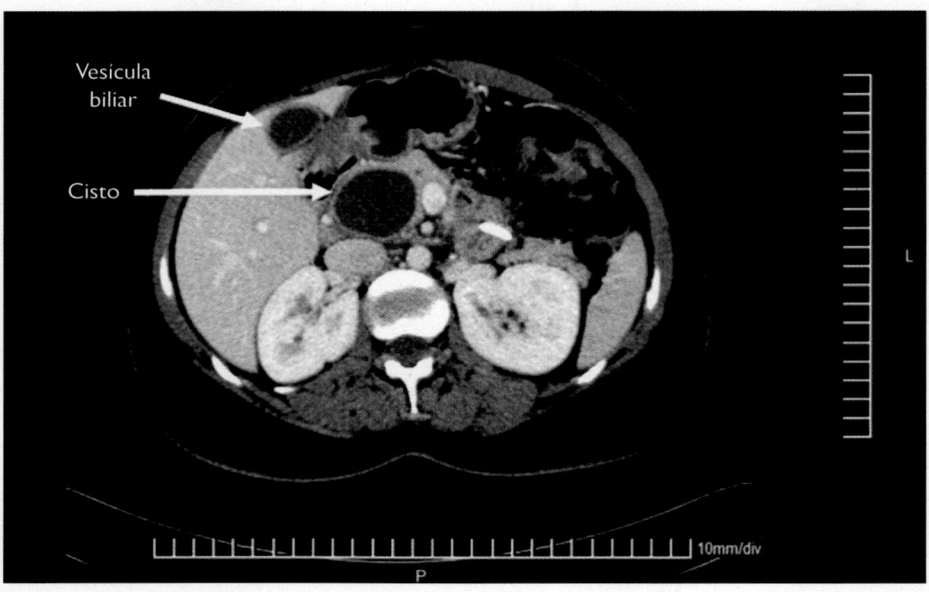

FIGURA 199.2

Corte transversal de cisto gigantesco de colédoco visualizado por tomografia computadorizada

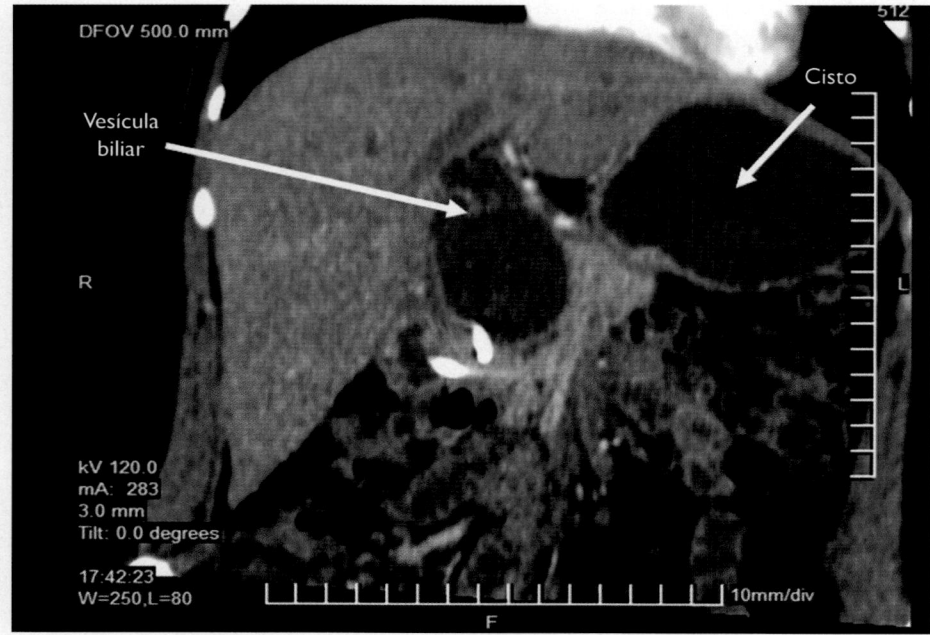

FIGURA 199.3

Cisto gigantesco de colédoco visualizado por tomografia computadorizada

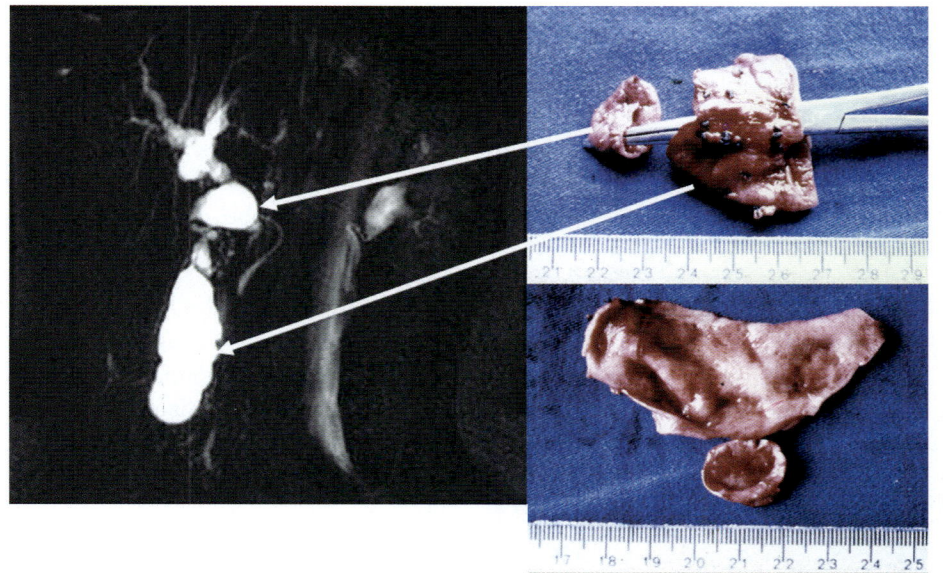

FIGURA 199.4

Cistos IV B visualizados à colangiopancreatografia por ressonância magnética e peças cirúrgicas correspondentes

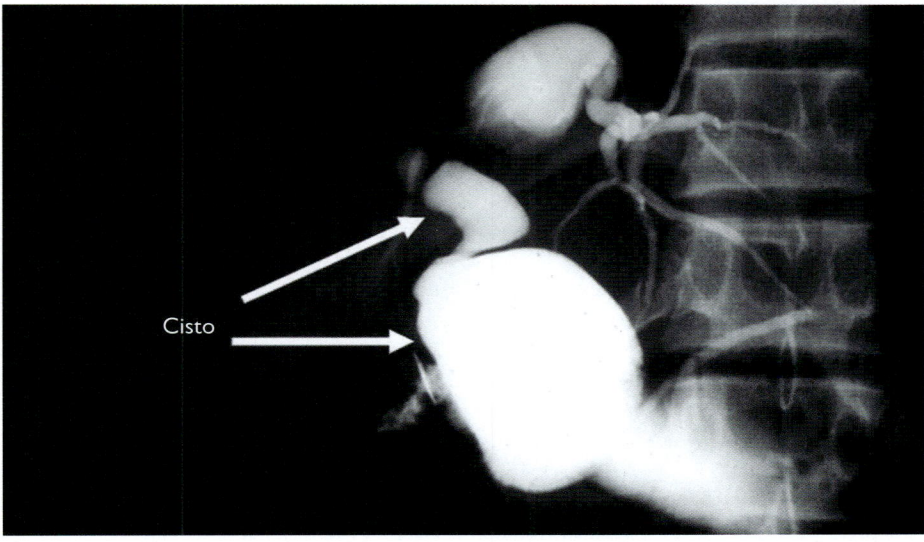

Cisto

FIGURA 199.5

Cistos IV B visualizados à colangiopancreatografia endoscópica retrógrada, correspondendo ao caso da Figura 199.4

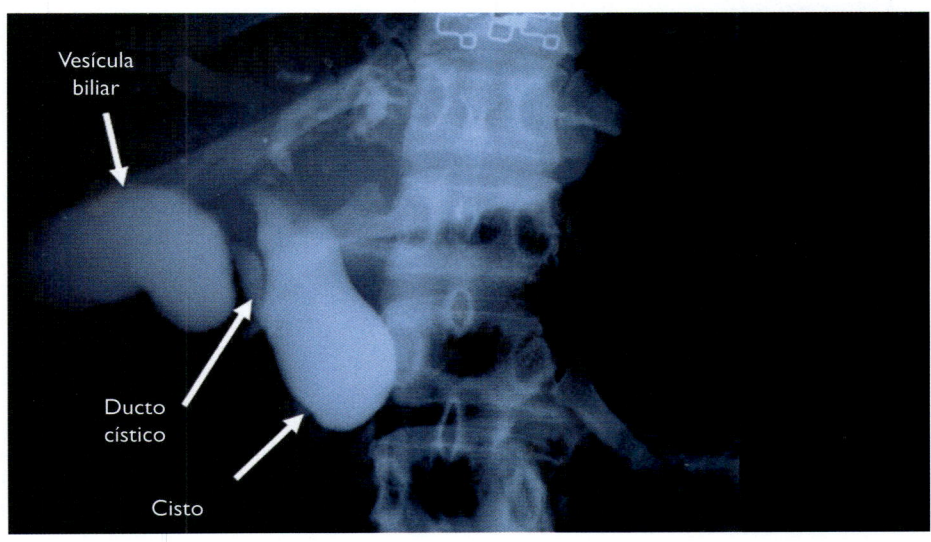

Vesícula biliar

Ducto cístico

Cisto

FIGURA 199.6

Cisto de colédoco tipo I A visualizado por CPRE

biliar,[21] realizada por meio de hepatico-duodenostomia ou de hepaticojejunostomia em Y de Roux, que tem sido a técnica preferencial devido à possibilidade de ocorrência da gastropatia por refluxo biliar duodenogástrico na hepaticoduodenostomia.[9,24]

A terapêutica cirúrgica deve ser realizada em pacientes sintomáticos, para evitar a recorrência dos sintomas e a malignização do cisto.[5,21] Em pacientes assintomáticos e naqueles que se submeteram à drenagem cirúrgica do cisto, sem ressecção, essa terapêutica também está indicada devido ao risco aumentado de carcinoma.[11,18]

Alguns fatores devem ser considerados para o planejamento do procedimento cirúrgico: idade, quadro clínico, tipo do cisto, presença de cálculos biliares associados, cirurgia biliar prévia, estenoses intra-hepáticas, atrofia ou hipertrofia hepática, cirrose biliar, hipertensão portal e malignidade biliar associada.[9,15]

Os cistos do tipo II podem, ocasionalmente, ser tratados pela ressecção cirúrgica sem procedimento de drenagem biliar, porém o risco de transformação maligna pode persistir.[4,5,18] A coledococele, tradicionalmente, é tratada por meio da excisão do cisto transduodenal e da esfincteroplastia cirúrgica. Pequenas coledococeles podem ser tratadas endoscopicamente por meio de papilotomia convencional ou por estilete.[6,19]

Os cistos dos tipos IV e V oferecem uma dificuldade maior no manejo. Excisão completa do cisto com hepaticojejunostomia ampla é uma abordagem aceitável nos cistos do subtipo IV A.[12] A ressecção isolada da doença extra-hepática pode ser realizada, levando à regressão dos cistos intra-hepáticos, porém existem relatos de malignização dessas lesões. Nos cistos de colédoco do subtipo IV A, em que não tenha havido regressão dos cistos intra-hepáticos confinados ao lobo esquerdo do fígado, após a remoção cirúrgica dos cistos extra-hepáticos, tem sido realizada a hemi-hepatectomia.[12,18]

O tratamento dos pacientes com cistos do tipo V depende da extensão do envolvimento hepático. Para formas localizadas, não-complicadas por malignidade, a ressecção hepática parcial pode ser viável. Nas formas difusas, o procedimento de drenagem cirúrgica geralmente não é efetivo e pode dificultar um futuro transplante hepático, o qual é indicado também na presença de complicações freqüentes.[9,17,18]

REFERÊNCIAS BIBLIOGRÁFICAS

1. Alonso-Lej F, Rever WB, Pessagno DJ. Collective review: congenital choledochal cyst with report of 2, and an analysis of 94 cases. Int Abstr Surg 1959;108:1-30.

2. Baillie J. Biliary tract diseases. In: Classen M, Tytgat GNJ, Lightdale CJ. Gastroenterological endoscopy. New York: Thieme. 2002;43:614-33.

3. Barnes DS. Cystic disorders of the bile ducts. In: Sivak Jr MV. Gastroenterologic endoscopy. 2nd ed. Utah: WB Saunders; 1999.

4. Belli G, Rotondano G, D'Agostino A, Iannelli A, Marano I, Santangelo ML. Cystic dilation of extrahepatic bile ducts in adulthood: diagnosis, surgical treatment and long-term results. HPB Surg 1998;10(6):379-84.

5. Benjamin IS. Biliary cystic disease: the risk of cancer. J Hepatobiliary Pancreat Surg 2003;10(5):335-9.

6. Chatila R, Anderson DK, Topazian M. Endoscopic resection of a choledochocele. Gastrointest Endosc 1999;50(4):578-80.

7. De Vries JS, De Vries S, Aronson DC, Bosman DK, Rauws EA, Bosma A et al. Choledochal cysts: age of presentation, symptoms and late complications related to Todani's classification. J Pediatr Surg 2002;37(11):1568-73.

8. Hernandez-Castillo E, Mondragon-Sanchez R, Mondragon-Sanchez A, Martinez-Gonzalez MN. Choledochal cysts in the adult patient. Rev Gastroenterol Mex 2003;68(4):298-303.

9. Jordan PH Jr, Goss JA Jr, Rosenberg WR, Woods KL. Some considerations for management of choledochal cysts. Am J Surg 2004;187(6):790-95.

10. Klanmanesh R, Regimbeau JM, Belghiti J. Pancreato-biliary maljunctions and congenital cystic dilatation of the bile ducts in adults. J Chir (Paris). 2001;138(4):196-204.

11. Kolbe M, Yasui K, Shimizu Y, Kodera Y, Hirai T, Morimoto T et al. Carcinoma of the hepatic hilus developing 21 years after biliary diversion for choledochal cyst: a case report. Hepatogastroenterology 2002;49(47):1216-20.

12. Lal R, Agarwal S, Shivhare R, Kumar A, Sikora SS, Saxena R et al. Type IV-A choledochal cysts: a challenge. Hepatobiliary Pancreat Surg 2005;12(2):129-34.

13. Lenriot JP, Gigot JF, Segol P, Fagniez PL, Fingerhut A, Adloff M. Bile duct cysts in adults: a multi-institutional retrospective study. French Associations for Surgical Research. Ann Surg 1998;228(2):159-66.

14. Lipsett PA, Locke JE. Biliary cystic disease. Curr Treat Options Gastroenterol. 2006;9(2):107-12.

15. Lipsett PA, Pitt HA. Surgical treatment of choledochal cysts. J Hepatobiliary Pancreat Surg 2003;10(5):352-9.

16. Liu CL, Fan ST, Lo CM, Lam CM, Poon RT, Wong J. Choledochal cysts in adults. Arch Surg 2002;137(4):465-8.

17. Madjov R, Chervenkov P, Madjova V, Balev B. Caroli's disease. Report of 5 cases and review of literature. Hepatogastroenterology. 2005;52(62):606-9.

18. Metcalfe MS, Wemyss-Holden SA, Maddern GJ. Management dilemmas with choledochal cysts. Arch Surg 2003;138(3):333-9.

19. Naga MI, Suleiman DN. Endoscopic management of choledochal cyst. Gastrointest Endosc. 2004;59(3):427-32.

20. Park DH, Kim MH, Lee SK, Lee SS, Choi JS, Lee YS et al. Can MRCP replace the diagnostic role of ERCP for patients with choledochal cysts? Gastrointest Endosc 2005;62(3):360-66.

21. Safioleas MC, Moulakakis KG, Misiakos EP, Lygidakis NJ. Surgical management of choledochal cysts in adults. Hepatogastroenterology 2005;52(64):1030-3.

22. Savic Dj, Milovanic D, Jovanovic D. Congenital dilatation of the common bile duct (congenital choledochal cyst). Srp Arh Celok Lek 2001;(Suppl 1):47-50.

23. Shi LB, Peng SY, Meng XK, Peng CH, Liu YB, Chen XP et al. Diagnosis and treatment of congenital choledochal cyst: 20 years' experience in China. World J Gastroenterol 2001;7(5):732-4.

24. Shimotakahara A, Yamataka A, Yanai T, Kobayashi H, Okazaki T, Lane GJ, et al. Roux-en-Y hepaticojejunostomy or hepaticoduodenostomy for biliary reconstruction during the surgical treatment of choledochal cyst: which is better? Pediatr Surg Int 2005;21(1):5-7.

25. Soreide K, Korner H, Havnen J, Soreide JA. Bile duct cysts in adults. Br J Surg 2004;91(12):1538-48.

26. Stain SC, Guthrie CR, Yellin AE, Donovan AJ. Choledochal cyst in the adult. Ann Surg 1995;222(2):128-33.

27. Suchy FJ. Anatomy, histology, embryology, developmental anomalies, and pediatric disorders of the biliary tract. In: Feldman M, Friedman LS, Sleisenger MH, editors. Gastrointestinal and Liver Disease. 7th ed. Philadelphia: Saunders; 2002. P. 1019-41.

28. Todani T, Watanabe Y, Narusue M, Tabuchi K, Okajima K. Congenital bile duct cysts. Classification, operative procedures and review of thirty-seven cases including cancer arising in a choledochal cyst. Am J Surg1977;134:263-69.

29. Visser BC, Suh I, Way LW, Kang SM. Congenital choledochal cysts in adults. Arch Surg 2004;139(8):855-60.

30. Wu D, Zheng L, Wang Q, Tan W, Hu S, Li P. Choledochal cysts in pregnancy: case management and literature review. World J Gastroenterol 2004;10(20):3065-9.

CAPÍTULO 200

TRATAMENTO ENDOSCÓPICO DA COLANGITE ESCLEROSANTE

Raul Ritter dos Santos

INTRODUÇÃO

A Colangite Esclerosante Primária (CEP) é uma doença hepatobiliar crônica e progressiva, caracterizada por inflamação e fibrose dos ductos intra e extra-hepáticos, resultando em estenoses irregulares e multifocais.

Essas alterações são responsáveis por um quadro de colestase, podendo levar à cirrose biliar. Cerca de 20% dos pacientes com CEP desenvolvem colangiocarcinoma.[1,2,3,4,5,6]

Sua etiologia é desconhecida, estando relacionada à doença inflamatória intestinal crônica (retocolite ulcerativa e Doença de Crohn) em cerca de 70% dos casos.

Nenhum tratamento medicamentoso, cirúrgico ou endoscópico interfere na progressão da doença, sendo apenas paliativos. O transplante hepático constitui-se a única e última alternativa terapêutica em nossos dias.

TRATAMENTO ENDOSCÓPICO

O papel da Colangiopancreatografia Endoscópica Retrógrada (CPRE) permanece como padrão-ouro para o diagnóstico da CEP.[7] Estudos com colangiorressonância magnética têm demonstrado progressos em termos de sensibilidade e especificidade.[7,8,9]

A ocorrência de estenose dominante na via biliar extra-hepática ocorre em 15% a 20% dos pacientes.[11] Essas estenoses podem causar obstrução biliar com icterícia e prurido, infecção biliar, formação de cálculos, resultando na piora do dano hepático.

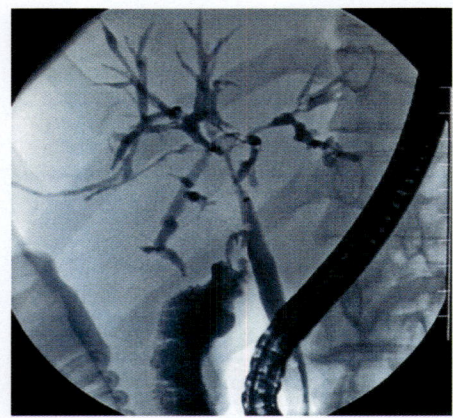

FIGURA 200.1

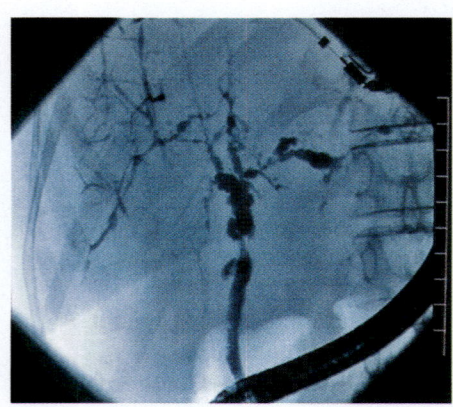

FIGURA 200.2

Em estudo prospectivo, Stiehl e colaboradores demonstraram que 35% dos pacientes apresentaram ou desenvolveram estenoses dominantes nas vias biliares extra-hepáticas.[12] Em um outro estudo consecutivo, com seguimento de 13 anos, cerca de metade dos pacientes também desenvolveu estenoses dominantes.[13]

Essas estenoses dominantes das vias biliares são objeto de tratamento endoscópico visando à melhora do fluxo biliar.

DILATAÇÃO PNEUMÁTICA

Constitui-se na principal e mais aceita intervenção nessas estenoses.

A CPRE identifica o local da estenose, podendo ser realizada papilotomia, pouco extensa, sempre procurando poupar o esfíncter. A papilotomia extensa, com esfincterotomia completa, pode levar à infecção ascendente.

Um fio-guia flexível, de preferência hidrofílico, é introduzido acima da estenose, permitindo a passagem do balão dilatador de 18 F a 24 F para o hepatocolédoco e de até 18F para estenose acima da bifurcação.

Se a estenose for muito acentuada, a passagem dos cateteres de 5 F e 7 F facilitará a posterior passagem dos balões dilatadores.

Pelas obstruções e pela freqüência com que esses pacientes têm a via biliar infectada,[14] o uso de antibióticos profiláticos é necessário.

Em muitos pacientes, mais de uma sessão de dilatação é necessária e um controle periódico indicará a necessidade de mais sessões de dilatação.

USO DO *STENT*

Inicialmente, no tratamento por endoscopia das estenoses dominantes, a introdução de *stents* de até 11 F era empregada.[15] O objetivo era manter pérvia a estenose e a troca das próteses deveria ser realizada no intervalo de 2 a 3 meses, pois a obstrução costuma ser mais precoce pela presença do processo inflamatório. O uso de *stent*, no entanto, foi questionado por um estudo controlado realizado por Kaya, em que se comparou a prótese biliar com a dilatação, evidenciando melhores resultados com as dilatações.[16]

Em outros estudos, a dilatação também foi recomendada como a terapêutica de escolha.[13,16,17,18]

RESULTADOS DO TRATAMENTO ENDOSCÓPICO

A efetividade do tratamento endoscópico é observada por meio da melhora dos exames bioquímicos e pela melhora clínica dos pacientes, por diversos autores.[13,15,19,20,21,22]

Stiehl[13] e Baleryut,[17] comparando seus resultados após tratamento endoscópico com dilatação das estenoses, com modelos de estimativa de sobrevida da Mayo Clinic, sugerem melhora da sobrevida dos pacientes tratados.

CRÍTICAS AO TRATAMENTO ENDOSCÓPICO

Como o curso clínico e os achados bioquímicos na CEP são imprevisíveis, com flutuações na bilirrubinemia, períodos alternados de remissão e exacerbação clínica, desaparecimento espontâneo dos sintomas, de etiogenia desconhecida, fica difícil avaliar se os resultados por terapêutica das estenoses dominantes não teriam ocorrido mesmo sem tratamento.

As alterações intra-hepáticas estão mais relacionadas a um mau prognóstico do que às extra-hepáticas.[23,24]

Ao contrário dos trabalhos com resultados favoráveis ao tratamento endoscópico em um trabalho publicado por Ahrendt e colaboradores, não foram encontrados resultados favoráveis com a dilatação por balão, com ou sem *stent*.[25]

Por outro lado, em estudos recentes, não foram encontradas diferenças entre os grupos com e sem estenose extra-hepática com relação aos níveis de bilirrubinas ou fosfatase alcalina, posicionando-se os autores contrários ao tratamento endoscópico.[26] A dificuldade de realização de estudos controlados nos deixa sem evidências da efetividade do tratamento endoscópico.

REFERÊNCIAS BIBLIOGRÁFICAS

1. Ponsioen CI, Tytgat GN. Primary sclerosing cholangitis: a clinical review. Am J Gastroenterol 1998;93:505-10.
2. Lee Ym, Kaplan MM. Primary sclerosing cholangitis. N Eng J Med 1995;332:924-33.
3. Chapman RW, Arborgh BA, Rhodes JM, Summerfield JA, Dick R, Scheuer PJ, Sherlock S. Primary sclerosing cholangitis: a review of its clinical features, cholangiography, and hepatic histology. Gut. 1980 Oct;21(10):870-7.
4. Wiesner HR, Grambsch PM, Dickson et al. Natural history, prognostic factors and survival analysis. Hepatology 1989;10:430-6.
5. Farrant JM, Hayllar KM, Wilkinson ML, Karani J, Portmann BC, Westaby D et al. Natural history and prognostic variables in primary sclerosing cholangitis. Gastroenterol 1991;100:1710-7.
6. Broome U, Olsson R, Loof L, Bodemar G, Hultcrantz R, Danielsson A et al. Natural history and prognosis factors in 305 Swedish patients with primary sclerosing cholangitis. Gut 1996;38:610-5.
7. Stiehl A. Primary sclerosing cholangitis: the role of endoscopic therapy. Seminars in Liver Disease 2006;26(1): 62-8.
8. Fulcher AS, Turner MA, Franklin KJ, Shiffman ML, Sterling RK, Luketic VA et al. Primary sclerosing cholangitis: evaluation with MR cholangiography – a case control study. Radiol 200;215:71-80.
9. Angulo P, Pearce DH, Johnson CD, Henry JJ, LaRusso NF et al. Magnetic resonance cholangiography in patients with biliary disease: its role in primary sclerosing cholangitis. J Hepatol 2000;33:520-7.
10. Textor HJ, Flacke S, Pauleit D, Keller E, Neubrand M, Terjung B et al. Three-dimensional magnetic resonance cholangiopancreatography with respiratory triggering in the diagnosis of primary sclerosing cholangitis: comparison with endoscopic retrograde cholangiography. Endoscopy 2002 Dec;34(12):984-90.
11. May GR, Bender CE, Larusso NF, Wiesnner RH. Nonoperative dilatation of dominant strictures in primary sclerosing cholangitis. Am J Gastroenterol 1985;145:1061-4.
12. Stiehl A, Rudolph G, Sauer P, Benz C, Stremmel W, Walker S, Theilmann L. Efficacy of ursodeoxycholic acid treatment and endoscopic dilation of major duct stenoses in primary sclerosing cholangitis. An 8-year prospective study. J Hepatol 1997 Mar;26(3):560-6.

13. Stiehl A, Rudolph G, Klöters-Plachky P, Sauer P, Walker S. Development of dominant bile duct stenoses in patients with primary sclerosing cholangitis treated with ursodeoxycholic acid: outcome after endoscopic treatment. J Hepatol 2002; 36:151-6.

14. Olsson R, Bjornsson E, Backman L, Friman S, Hockerstedt K, Kaijser B, Olausson M. Bile duct bacterial isolates in primary sclerosing cholangitis: a study of explanted livers. J Hepatol 1998 Mar;28(3):426-32.

15. Grijm R, Huibregtse K, Bartelsman J, Mathus-Vliegen EM, Dekker W, Tytgat GN. Therapeutic investigations in primary sclerosing cholangitis. Dig Dis Sci 1986 Aug;31(8):792-8.

16. Kaya M, Petersen BT, Angulo P, Baron TH, Andrews JC, Gostout CJ, Lindor KD. Balloon dilation compared to stenting of dominant strictures in primary sclerosing cholangitis. Am J Gastroenterol. 2001 Apr;96(4):1059-66.

17. Baluyut AR, Scherman S, Leman GA, Hoen H, Chalasani N. Impact of endoscopic therapy on the survival of patients with primary sclerosing cholangitis. Gastrointest Endosc 2001;53:308-12.

18. Wagner S, Gebel M, Meier P, Trautwein C, Bleck J, Nashan B, Manns MP. Endoscopic management of biliary tract strictures in primary sclerosing cholangitis. Endoscopy 1996;28:546-51.

19. Cotton PB, Nickl N. Endoscopic and radiologic approaches to therapy in primary sclerosing cholangitis. Semin Liver Dis 1991;11:40-48.

20. Johnson GK, Geenen JE, Venu RP, Schmalz MJ, Hogan WJ. Endoscopic treatment of biliary tract strictures in sclerosing cholangitis: a larger series and recommendations for treatment. Gastrointest Endosc 1991 Jan-Feb;37(1):38-43.

21. Gaing AA, Geders JM, Cohen SA, Siegel JH. Endoscopic management of primary sclerosing cholangitis: review, and report of an open series. Am J Gastroenterol 1993;88(12):2000-8.

22. Lee JG, Schultz SM, England RE, Leung JN, Cotton PB. Endoscopic therapy in sclerosing cholangitis. Hepatol 1995;21:661-7.

23. Craig DA, MacCarty RL, Wiesner RH, Grambsch PM, LaRusso NF. Primary sclerosing cholangitis: value of cholangiography in determining the prognosis. Am J Roentgenol 1991;157:959-64.

24. Olsson R, Asztely MS. Prognostic value of cholangiography in primary sclerosing cholangitis. EUR J Gastroenterol Hepatol 1995;7:251-4.

25. Ahrendt SA, Pitt HA, Kalloo AN, Venbrux AC, Klein AS et al. Primary sclerosing cholangitis: resect, dilate, or transplant? Ann Surg 1998 March; 227(3):412-23.

26. Bjornsson E, Lindqvist-Ottosson J, Asztelyg JM. Dominant strictures in patients with primary sclerosing cholangitis. Am J Gastroenterol 2004;99:502-8.

CAPÍTULO 201

LITÍASE INTRA-HEPÁTICA

José Flavio Ernesto Coelho
Djalma Ernesto Coelho Neto

INTRODUÇÃO

A litíase intra-hepática (LIH) é doença primária dos ductos biliares intra-hepáticos, caracterizada por colangite piogênica recorrente, colangiopatia obstrutiva e formação de cálculos, com conseqüente destruição do parênquima hepático. A existência ou não de uma causa predisponente, a exemplo de estenoses pós-operatórias e doenças congênitas, permite classificar a doença, respectivamente, em secundária e primária.

O estudo dessa doença, ainda pouco conhecida em nosso meio, é relevante e oportuno, por ser ela de verificação mais freqüente do que se tem relatado. Seu melhor conhecimento pode evitar não apenas a imprecisão do diagnóstico, mas também o tratamento cirúrgico incompleto.

Em 1930, Digby[1] descreveu, em Hong Kong, uma doença caracterizada por episódios de infecção da árvore biliar, com formação de estenoses e cálculos, principalmente nos dutos intra-hepáticos. Em 1936, Rufanov[2] descreveu as características clínicas e anatomopatológicas dessa doença em 57 pacientes, 11 dos quais da Rússia e 46 de outros países europeus e asiáticos, e propôs uma classificação de acordo com a localização dos cálculos e a presença ou não de infecção. Em 1954, Cook e colaboradores,[3] dando continuidade ao trabalho de Digby, deram a tal entidade o nome de colangite piogênica recorrente.

As referências à doença são, em geral, de autores de países asiáticos, principalmente Japão e China: Maki e colaboradores,[4] Ong,[5] Balasegaram,[6] Wen e Lee,[7] Nakayama e colaboradores,[8] Chang e Passaro[9] e Seel e Parrk.[10] No Ocidente, encontram-se poucos trabalhos. Dos anos 60, distinguem-se os de Glenn e Moody,[11] na América do Norte; os de Cobo e colaboradores,[12] na Colômbia; e os de Bove e colaboradores,[13,14] no Brasil. Ainda em nosso país, citam-se os de Freitas,[15] Cunha,[16] Herman[17] e Coelho.[18,19]

Além de colangite piogênica recorrente, a doença recebeu denominações várias: colangiohepatite oriental,[20] doença de Hong Kong,[21] litíase intra-hepática,[7] hepatolitíase,[8] colangite primária[22] e colangite parasitária oriental.[10]

EPIDEMIOLOGIA

A doença ocorre, principalmente, no leste asiático, sendo conhecida nos seguintes países: China, Coréia, Japão, Taiwan, Filipinas, Vietnã, Tailândia, Malásia e Indonésia. A maior incidência é em Taiwan.[23] Seguem-se China,[24] Tailândia,[25] Malásia[6,26] e Coréia do Sul.

Ocorre, ainda, na África, na Europa, na América do Norte e na Índia, embora com incidência mais baixa, variando de 0,6% a 3%.[27,28] Os poucos casos descritos na América do Norte podem indicar que a doença, além de pouco freqüente, não vem sendo diagnosticada por clínicos, patologistas e cirurgiões.[11] Na América Latina, a incidência é mais alta, variando de 2% a 7%.[12-14,17-19]

No Japão, vem diminuindo não só a incidência, de 7,7%[29] para 3% a 4%,[8] como também a gravidade da doença. Nos outros países do leste asiático, que, por igual, alcançaram maior desenvolvimento socioeconômico, observa-se, também, redução da incidência da doença quando comparada com as outras formas de doença biliar litiásica. Nas décadas de 50 e 60, a LIH representava mais da metade das doenças biliares litiásicas. Atualmente, corresponde a 25% delas. No início dos anos 90, em Hong Kong, esse índice era de 12%.[30] As razões da diminuição da freqüência e da gravidade da doença ainda não são bem claras, mas há íntima relação com a melhoria das condições de habitação, saneamento básico, alimentação e educação, bem como da qualidade da assistência à saúde.

Ao contrário da forma de litíase biliar mais conhecida no Ocidente, a LIH, em países do Oriente, além de ocorrer nas camadas sociais mais baixas, parece acometer pessoas jovens, com incidência igual entre homens e mulheres. Todavia, em grandes séries orientais, houve predominância no sexo feminino e em grupos etários mais elevados, como ocorre em nosso meio.[19]

ETIOLOGIA

A etiologia da doença não é conhecida. Há evidências de que o processo se inicia por infecções repetidas, no fígado e em colangíolos, causadas por bactérias patogênicas provenientes do intestino, por meio do sistema porta.[31]

As bactérias comumente isoladas na bile dos pacientes são *Escherichia coli* e *Klebsiella aerogenes*. A infecção começa no espaço-porta; costuma ser leve, confinando-se aos colangíolos. Quando é grave, os hepatócitos exibem vacuolização e necrose, o que se denomina colangio-hepatite. A infecção dos ductos biliares pode estender-se aos ramos intra-hepáticos de maior calibre e, até mesmo, à via biliar principal. Em geral, ao término da infecção, a morfologia volta ao normal. Se a infecção é acentuada ou recorrente, podem ocorrer fibrose, estenose, estase biliar e formação de cálculos.

Não se pode afirmar que os cálculos precedam as estenoses, ou vice-versa. A colangiopancreatografia endoscópica retrógrada (CPRE) permite verificar a presença de cálculos sem estenose ou de estenose sem cálculos.[19,32] Nos casos avançados, as estenoses estão sempre associadas com grande quantidade de cálculos.

A contaminação dos ductos biliares pelas bactérias intestinais altera a composição da bile. A ação da B-glicuronidase, produzida por elas, desconjuga a bilirrubina direta em bilirrubina indireta e ácido glicurônico (Figura 201.1). Na bile normal, existe um inibidor da ação da B-glicuronidase, chamado glúcaro-1,4 lactona, que se encontra diminuído nos pacientes desnutridos. Na presença de cálcio iônico, a bilirrubina indireta se precipita, formando bilirrubinato de cálcio, insolúvel, que se consolida, originando o cálculo[4,33,34] (Figura 201.2).

Escherichia coli	+
Klebsiella spp	–
Morganella spp	–
Enterobacter spp	–
Aeromonas spp	–
Citrobacter spp	–
Bacteroides fragilis	+
Clostridium perfringens	+
Pseudomas	
Streptococcus grupo D	+

FIGURA 201.1

Bactérias com ação de B-glicuronidase

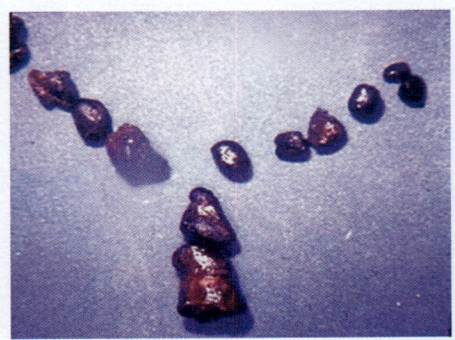

FIGURA 201.2

Cálculos de bilirrubinato

A associação entre presença de bactérias na bile e colangite foi descrita, pela primeira vez, em 1877 por Charcot.[37] Na litíase da via biliar principal, as culturas da bile são positivas em 75% dos casos, e, nas colelitíases, em apenas 25%.[36,37] Na litíase intra-hepática, a cultura é positiva em 100% dos pacientes,[38] o que fortalece a idéia da infecção como estágio inicial do processo patológico, mostrando a estreita ligação entre colonização da bile e LIH. Em 1952, Hanzon[39] estabeleceu relação entre gradiente de pressão nos ductos biliares e colangite. Keigltey[40] admitiu que a infecção biliar está sempre associada a algum grau de obstrução, confirmando o aumento de pressão nos ductos biliares. Admite-se, portanto, que a colangite decorra da associação da presença da bactéria com o aumento da pressão intraductal.

Julgava-se que parasitas, descamação epitelial e células inflamatórias serviam de elementos para a formação do núcleo do cálculo, considerando-se a associação com *Clonorchis sinensis* e *Ascaris lumbricoides*.[10,12,15,41,42] Há, todavia, países asiáticos, como as Filipinas, com alta incidência da doença, nos quais não há *Clonorchis sinensis*. Além disso, onde ele existe, a presença de ovos foi detectada em apenas 25% dos pacientes com litíase intra-hepática. Somente em 5% foram encontrados ovos de *Ascaris lumbricoides*[31] (Figura 201.3).

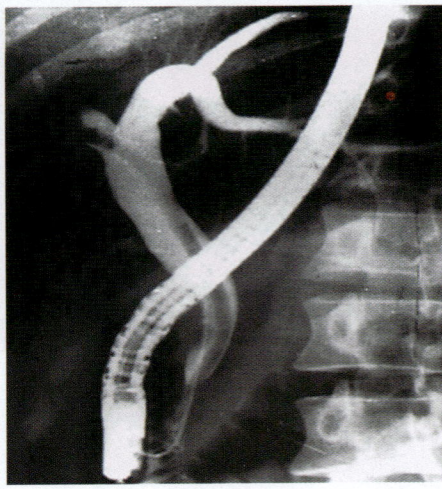

FIGURA 201.3

Ascaris na via biliar principal

A infestação pode causar alterações inflamatórias nos ductos biliares, facilitando a infecção,[31,41,43,44] sendo, portanto, tais parasitas apenas elementos coadjuvantes no processo da doença.

A desnutrição e as infecções intestinais de repetição, comuns em pacientes que vivem em condições socioeconômicas desfavoráveis, desempenham papel importante na fisiopatologia da doença. Vários autores, como Chang e Passaro[9] e Nakayama e Koga,[33] mostraram que os pacientes por eles tratados provinham de camadas de baixa renda. Tais fatores, constantes na história dos pacientes com LIH, não devem, entretanto, ser suficientes para provocar a doença, que atinge apenas uma parte da grande população carente. Já se apontaram fatores genéticos na ocorrência da doença.

PATOLOGIA

As alterações patológicas iniciais são infecção, estenose e formação de cálculos nos ductos biliares, e foram descritas, de forma seqüencial, em 1978 por Lam e colaboradores[48] (Figuras 201.4A e B).

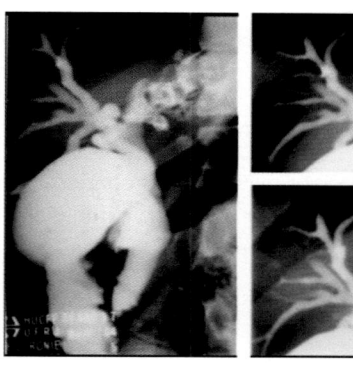
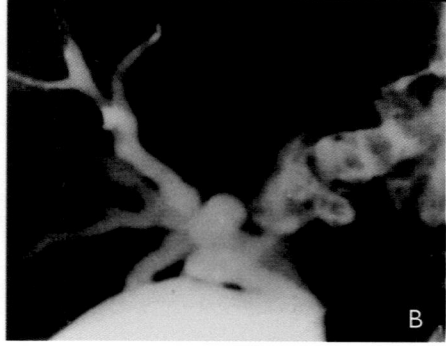

FIGURAS 201.4A E B

Estenoses com formação de cálculos. À direita, detalhe

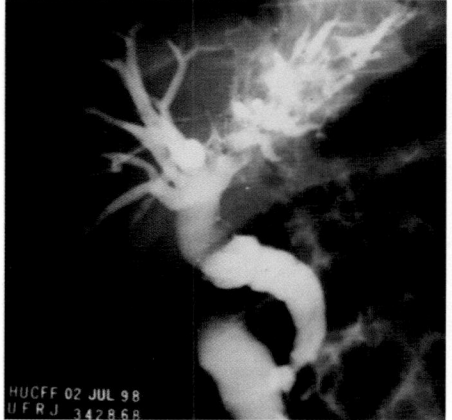

FIGURA 201.5

Aumento das ramificações HE

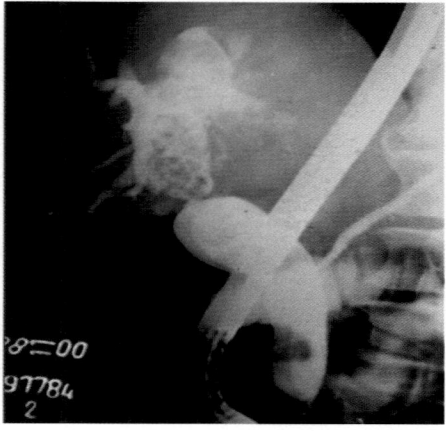

FIGURA 201.6

Estenose da VBP. Vesícula presente

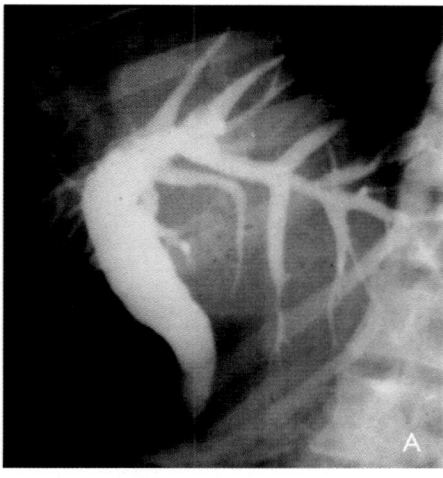
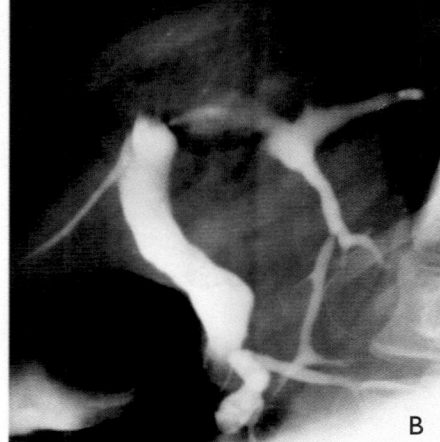

FIGURA 201.7

(A) Ductos em ponta de lança; (B) Ductos em pata de caranguejo

Há perda do paralelismo das paredes dos ductos e aumento das ramificações (Figura 201.5). As estenoses são encontradas em qualquer parte da árvore biliar, como na via biliar principal (VBP) (Figura 201.6), em geral nos ramos principais dos ductos intra-hepáticos, onde são mais longas e podem apresentar-se em série. Pode-se observar terminações abruptas, formações em ponta de lança ou em pata de caranguejo,[19] mais evidentes nos estágios avançados da doença (Figuras 201.7A e B).

Os ramos do hepático esquerdo são mais freqüentes e gravemente comprometidos do que os do direito. No Japão, o esquerdo está acometido em 45,5% dos casos; o ramo direito e o esquerdo, juntos, em 26,3%; e o ramo direito, em 26,1%. Em Hong Kong, 52,1%, 31,3% e 11,5%; em Taiwan, 55%, 26,7% e 18,3%; e, em nosso meio, 53,9%, 40,5% e 5,6%, respectivamente.[19] Inexiste explicação satisfatória para essa preferência, embora tenham sido aventadas: a) a permanência do ducto de Arancio; b) a horizontalidade do hepático esquerdo, que retarda a drenagem da bile; c) a maior distância entre a bifurcação do hepático esquerdo e o início de suas bifurcações secundárias (3 cm), comparativamente à distância entre a bifurcação do direito e o início de suas ramificações (0,9 cm) (Figura 201.8). As Figuras 201.9 a 12, 13A, 13B, 14 e 15 ilustram o comprometimento dos ramos hepáticos.

As dilatações a montante das estenoses são alterações secundárias. Quando acentuadas, recebem o nome de cisternas.[4] Há pouco parênquima hepático e vários cálculos em seu interior. A superfície desses ductos dilatados é esbranquiçada, com áreas de hemorragia, e suas paredes são espessadas, com fibrose e perda da elasticidade (Figuras 201.16A, B, e 202.17A e B).

Em cerca de 20% dos casos, há colelitíase, podendo a vesícula estar normal mesmo em casos avançados (Figura 201.18). Nos episódios agudos e quando há obstrução do cístico, a vesícula pode ficar distendida, desenvolver empiema, seguido de gangrena e perfuração. Quando a vesícula é normal e sua drenagem não está prejudicada, o risco de ocorrer complicações que exijam operação de emergência é pequeno.[46]

Os cálculos são de bilirrubinato, amolecidos, barrentos, pigmentados e esfacelam-se quando comprimidos, o que facilita sua retirada. São verdadeiros moldes dos ductos biliares. São de tamanhos variáveis, desde pequeninos até mais de 3 cm. A cor exterior pode ser enegrecida, alaranjada, marrom-esverdeada, característica do cálculo infeccioso. Alguns apresentam núcleo com cadáveres de parasitas ou grumos de bactérias.[44]

Os cálculos fixados na porção distal do colédoco, além de colestase, aumento da pressão intraductal e colangite, podem causar pancreatite aguda biliar.

Os cálculos podem ser facilmente palpáveis na superfície do órgão (Figura 201.19) ou estar encravados nos ductos biliares (Figura 201.20).

A cirrose biliar e a insuficiência hepática são complicações pouco freqüentes e costumam ocorrer após longo período da doença, em pacientes que não foram adequadamente tratados, apesar de operações repetidas.[62]

Há referência a maior incidência de colangiocarcinoma na LIH. Encontra-se em 2% a 6% dos pacientes.[48-21] A colangite recorrente pode induzir alterações progressivas, levando a hiperplasia epitelial atípica e posterior colangiocarcinoma. O tumor pode ser intra ou periductal. Pode-se encontrar cálculos dentro da massa tumoral ou da luz dos ductos, com invasão tumoral. Deve ser distinguido do pseudotumor inflamatório, também associado à litíase intra-hepática, o qual se caracteriza por grande população de células plasmáticas policlonais, fibrose, histiócitos e células inflamatórias, de tamanhos

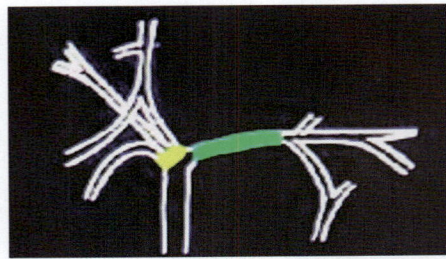

FIGURA 201.8

Maior horizontalidade do hepático esquerdo e maior distância do início de suas bifurcações

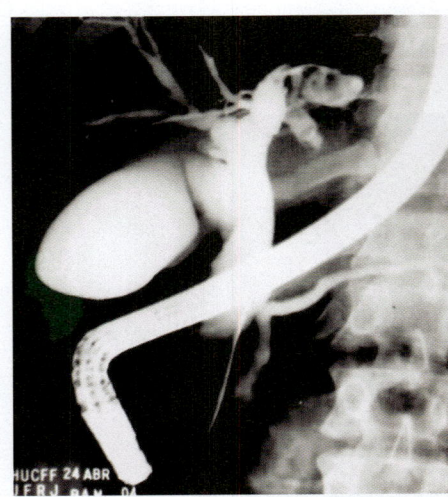
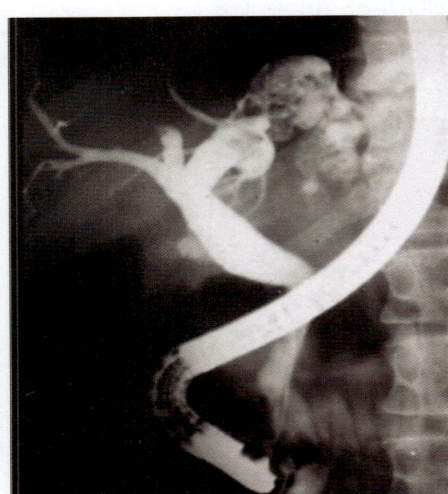

FIGURAS 201.9 E 201.10

CPRE evidencia litíase comprometendo somente o hepático esquerdo

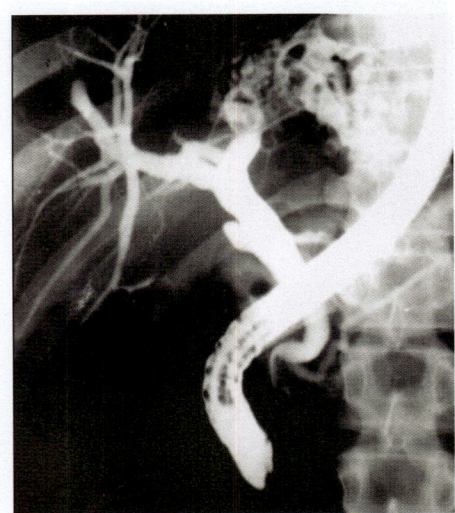
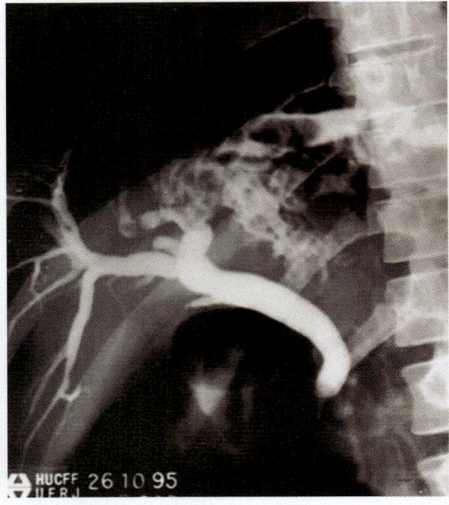

FIGURAS 201.11 E 201.12

CPRE evidencia litíase comprometendo somente o hepático esquerdo

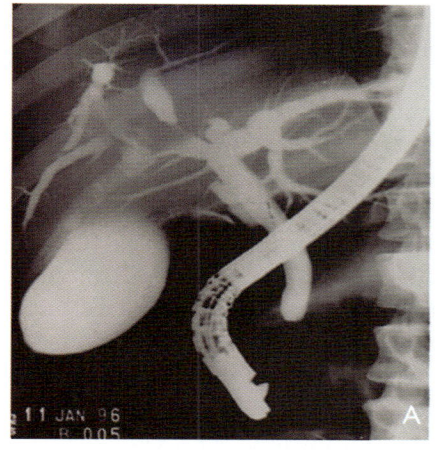
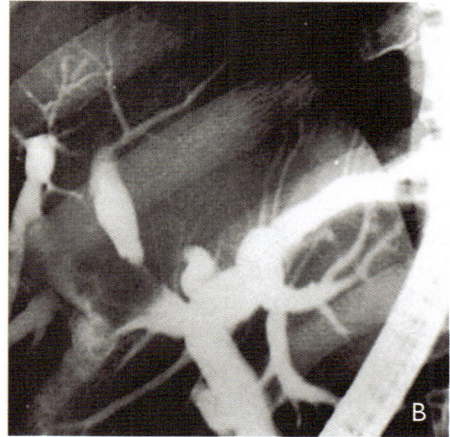

FIGURA 201.13

(A) CPRE evidencia litíase comprometendo somente o hepático direito; (B) Detalhe

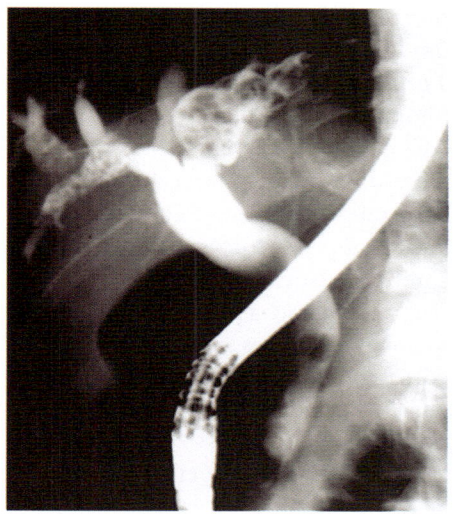
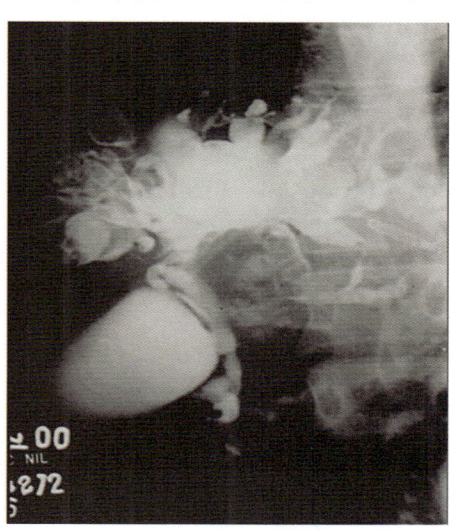

FIGURAS 201.14 E 201.15

CPRE mostra litíase comprometendo os dois hepáticos. Vesícula normal

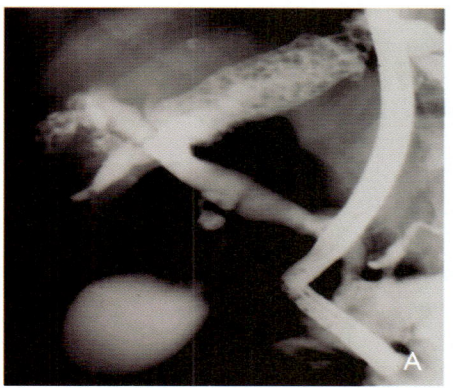
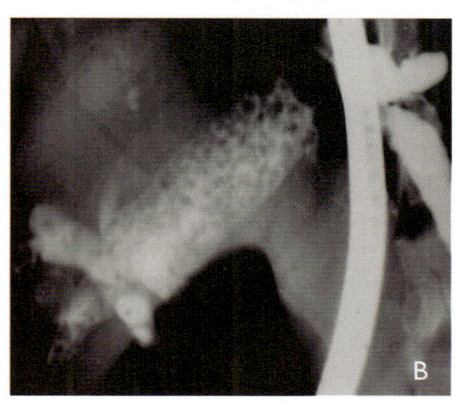

FIGURA 201.16

CPRE mostra aspecto de cisterna. (A) Vesícula normal; (B) Detalhe

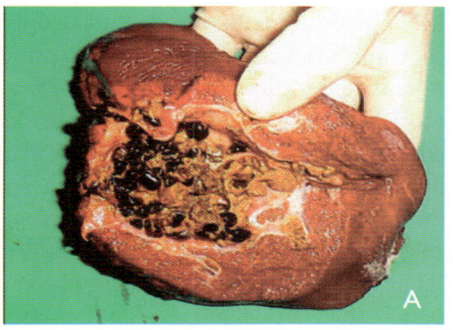
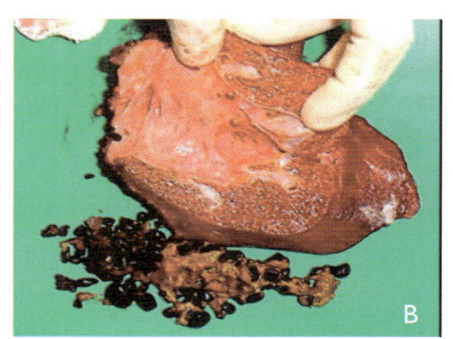

FIGURA 201.17A E B

Aspecto de cisterna. Peça operatória

variáveis, de 2 cm a 7 cm, podendo ser diagnosticado por meio de tomografia computadorizada.[52,53]

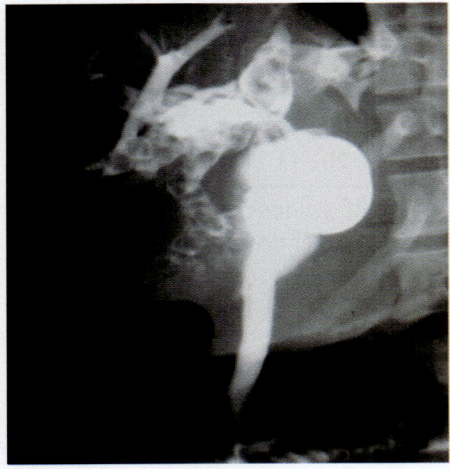

FIGURA 201.18

CPRE mostra LIH avançada. Vesícula normal

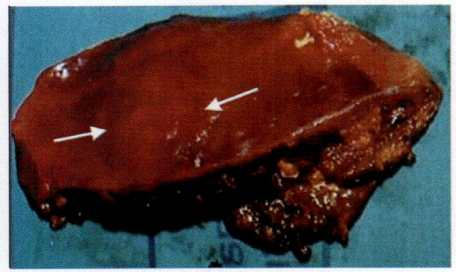

FIGURA 201.19

Abaulamento da superfície do fígado pelos cálculos. Peça operatória

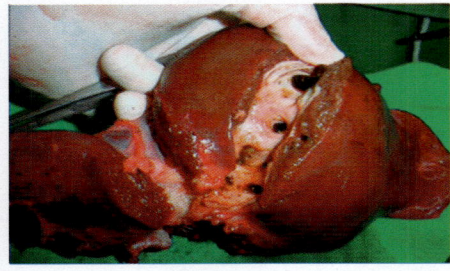

FIGURA 201.20

Cálculos nos ductos biliares. Peça operatória

QUADRO CLÍNICO

À semelhança do que ocorre nos países do leste asiático, a LIH, em nosso meio, está intimamente ligada a fatores socioeconômicos, sendo encontrada em pacientes que vivem em situações insatisfatórias de higiene, saneamento básico, habitação e assistência à saúde. Embora tais condições desfavoráveis sejam necessárias para o desenvolvimento da doença, elas por si só não explicam o aparecimento em apenas um grupo de indivíduos que vivem nessas condições, e não na sua totalidade. Esse fato é sugestivo da existência de outros fatores propiciadores da doença.

Na literatura oriental, a doença tem maior incidência entre 20 e 40 anos, com distribuição semelhante nos sexos masculino e feminino. Entretanto, em Hong Kong, com a melhora das condições socioeconômicas, a incidência da doença vem diminuindo e, em recente levantamento, a média de idade dos pacientes foi de 59,5 anos, com operações prévias da via biliar em 56%.[30] Em nosso meio, a média de idade é 49,3 anos, com 53% operados previamente.[19]

Os dados de anamnese mais relevantes são dor abdominal (95,5%), episódios repetidos de febre com calafrios, caracterizando colangite recorrente (93,3%), e icterícia (78,6%).[19] Quando associados, representam a tríade de Charcot. Em nosso meio, quadro compatível com pancreatite aguda biliar ocorre em cerca de 12,4%,[19] à semelhança da literatura oriental.[31] O prurido não é freqüente.[19]

Ao exame físico, nos quadros agudos, o paciente apresenta icterícia, dor abdominal e febre com calafrio. Pode haver sinais de abdome agudo, peritonite e choque séptico, exigindo drenagem da via biliar, de emergência, operatória e/ou endoscópica.

EXAMES COMPLEMENTARES

Os exames laboratoriais não são específicos para o diagnóstico da LIH, indicam apenas infecção bacteriana devido à obstrução da via biliar, leucocitose com desvio para a esquerda e elevação das bilirrubinas, fosfatase alcalina e γ-glutamil-transpeptidase.

Os métodos de imagem, como ultrasonografia (US), tomografia computadorizada (TC), ressonância magnética (RM) e colangiorressonância (CRM), podem mostrar cálculos e dilatações, mas não são precisos quanto à real localização dos cálculos e ao aspecto morfológico dos ductos biliares intra-hepáticos.

A US, quando bem feita, além de não ser dispendiosa, mostra o tamanho dos ductos e a presença dos cálculos. Também pode mostrar a presença de biloma, abscesso hepático, tumor, pericolangite e fibrose periportal. O Doppler colorido avalia o estado da veia porta. Entretanto, alguns cálculos intra-hepáticos são isoecóicos e não mostram sombra acústica, impedindo o diagnóstico. Além disso, a presença de aerobilia naqueles pacientes submetidos a operações prévias da via biliar, comum nesses pacientes, induz a diagnósticos falsopositivos.

A TC tem maior custo, mas pode avaliar com mais precisão as alterações do fígado e dos vasos esplâncnicos e consegue diferenciar a presença de cálculos com aerobilia nos ductos intra-hepáticos. O exame deve ser sempre feito sem contraste, para não mascarar os cálculos intra-hepáticos (Figura 201.21).

A RM é melhor para detectar cálculos intra-hepáticos, dilatações dos ductos, estenoses e colangiocarcinoma do que a TC e a US.[54]

US, TC e RM são exames complementares da colangiografia, que é o principal método de diagnóstico da LIH e pode ser feita por via endoscópica, transparietal ou por drenos biliares. A colangiografia por via endoscópica (CPRE) (Figuras 201.22 a 201.25) é considerada o procedimento de escolha, porque independe do grau de dilatação da via biliar e permite, por meio da esfincterotomia, o tratamento da litíase biliar extra-hepática, da colangite e da pancreatite aguda biliar e das obstruções biliares por meio de dilatações e/ou próteses. Não é isenta de riscos, embora menor do que a transparietal. Portanto, se o diagnóstico já tiver sido feito e não houver necessidade de drenagem da via biliar principal, a CPRE deve ser dispensada. A colangiografia transparietal está indicada na impossibilidade da realização ou no insucesso da CPRE. O diagnóstico da doença pela colangiografia por meio de drenos biliares só se justifica se o paciente tiver sido operado de emergência. A colangiorressonância está indicada quando a CPRE não pode ser feita. É também prejudicada pela aerobilia.

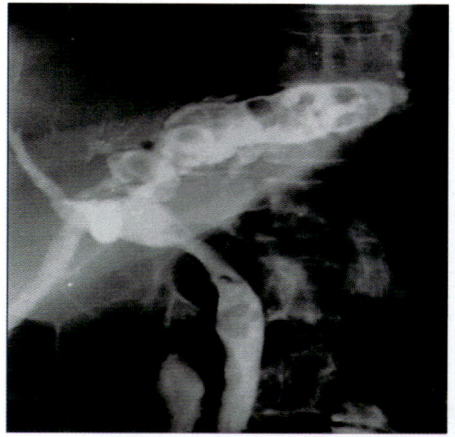

FIGURA 201.23

CPRE, HE com dilatação e cálculos

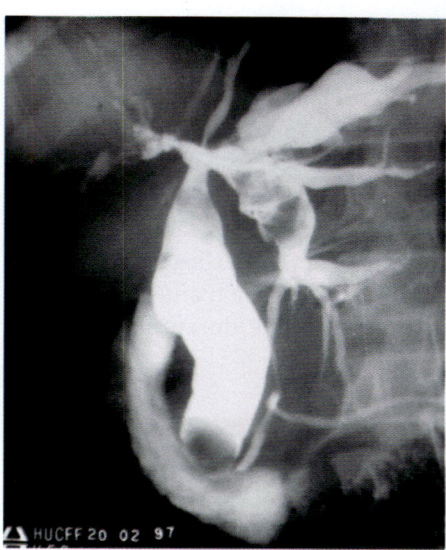

FIGURA 201.25

CPRE, LIH bilateral e cálculo na VBP

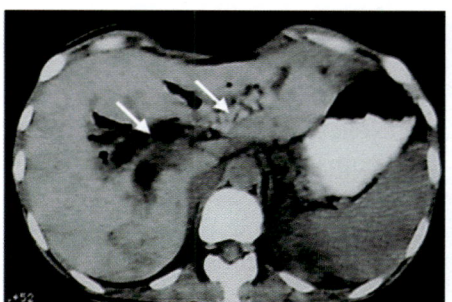

FIGURA 201.21

TC mostra dilatação da VBIH com cálculos no hepático esquerdo

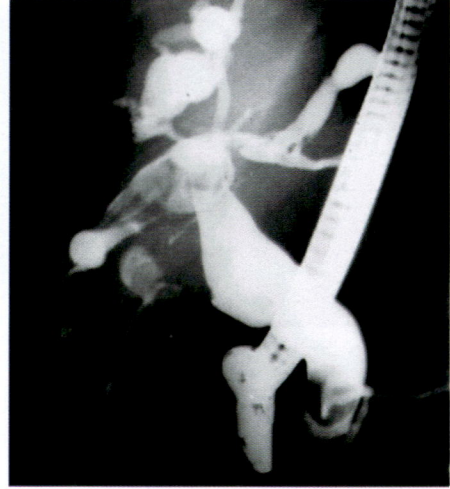

FIGURA 201.24

CPRE, LIH bilateral e cálculo na VBP

TRATAMENTO

Como já referido, as razões da diminuição da freqüência e da gravidade da doença ainda não são bem claras, mas há íntima relação com a melhoria das condições de habitação, saneamento básico, alimentação, educação e qualidade da assistência à saúde. Portanto, a profilaxia da doença seria o primeiro objetivo.

O diagnóstico da doença em sua fase inicial é fundamental para o bom êxito do tratamento. A retirada completa

dos cálculos com desobstrução total dos ductos, a drenagem eficaz da bile e a prevenção da colangite recorrente são decisivas para evitar a progressão da doença. Quanto mais tardio o diagnóstico, mais difícil a desobstrução, levando a lesões hepáticas irreversíveis, sépsis e colangiocarcinoma, que têm taxa de sobrevida baixa, porque a maioria dos pacientes tem tumor avançado no momento da operação.

O tratamento definitivo da LIH é o operatório, porque a ressecção do segmento hepático, associada à anastomose biliodigestiva, além de eliminar os cálculos e as estenoses, permite melhor drenagem da via biliar e previne o colangiocarcinoma. Os pacientes com lesão hepática difusa devem ser acompanhados em programa de transplante hepático, procedimento indicado no caso de diagnóstico de cirrose biliar secundária. Quando, no momento do diagnóstico, existem complicações da doença, como colestase, colangite e pancreatite aguda biliar, impõe-se tratamento prévio à operação.

Além do tratamento clínico, da antibioticoterapia e da reposição volêmica, é de grande ajuda a ETP, ampla, que

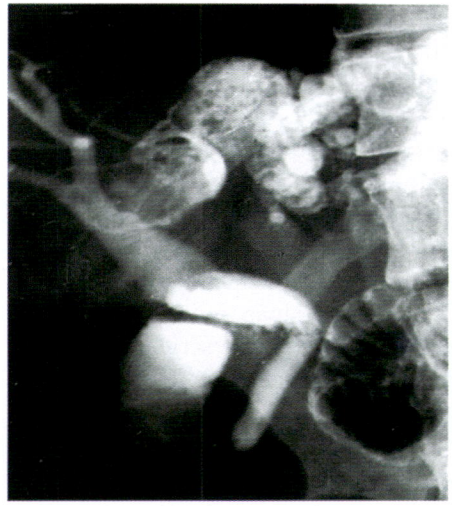

FIGURA 201.22

CPRE, HE com dilatação e cálculos

permite o tratamento da colangite e/ou da pancreatite aguda biliar e a remoção da maioria dos cálculos extra-hepáticos, facilitando a drenagem da via biliar. O tratamento de escolha da colangite na hepatolitíase é a ETP endoscópica, pois as complicações são inferiores às das operações, que chegam a 12% em grandes séries.[30] Ela mantém o paciente livre de colangite durante longo tempo, porque, ao drenar eficazmente a via biliar principal,[22,32,45] possibilita a saída espontânea dos cálculos da via biliar extra-hepática e evita os processos inflamatórios distais (*oddites*), mas não é suficiente para eliminar os cálculos intra-hepáticos (Figuras 201.26A e B). A ETP é, também, o tratamento inicial nas formas moderada e grave da pancreatite aguda biliar.

A drenagem pela ETP pode ser complementada pela colocação de dreno nasobiliar, permitindo lavagens sucessivas da via biliar, ou, preferencialmente, pela colocação de próteses biliares plásticas.[55] As próteses metálicas, embora desaconselhadas em doenças benignas, também têm sido usadas.[56]

A colangioscopia terapêutica, endoscópica (*baby scope*) ou percutânea, utilizando o *basket* ou a litotripsia intracorpórea, eletroidráulica ou a *laser* (ISWL), é considerada como tratamento definitivo por alguns autores, principalmente na LIH com cálculos de colesterol[57] e quando não há atrofia do segmento hepático (Figuras 201.27A e B). Com a litotripsia extracorpórea (ELSW), referem-se resultados positivos em cerca de 80% dos casos.[58]

A litotripsia intra e a extracorpórea são excelentes métodos pós-operatórios, comparados com a hepatectomia; nas grandes casuísticas verificam-se menor alívio dos sintomas, alta taxa de recidiva dos cálculos e da colangite,[59] principalmente nos pacientes com estenoses moderada e grave, segundo a classificação de Tsunoda.[60] O risco do colangiocarcinoma permanece.[61]

RESSECÇÃO HEPÁTICA

O tratamento definitivo da LIH é operatório e de preferência com ressecção do segmento hepático mais comprometido (Figura 201.28). As técnicas não-operatórias não conseguem retirar todos os cálculos, não eliminam as estenoses, não drenam bem a via biliar e, além disso, não previnem o colangiocarcinoma.[61] A dificuldade do tratamento é que a doença tem alta taxa de recidiva. No Japão, entre 1989 e 1992, foi de 6,6% em uma série de 1.815 casos.[63] Mesmo nos pacientes operados, a recidiva foi de 5,3% em 719 hepatectomias e de 8,3% em 254 coledocojejunostomias.

A colocação do estoma no subcutâneo segundo a técnica desenvolvida em 1977 por Fang e Chou[64] tem sido empre-

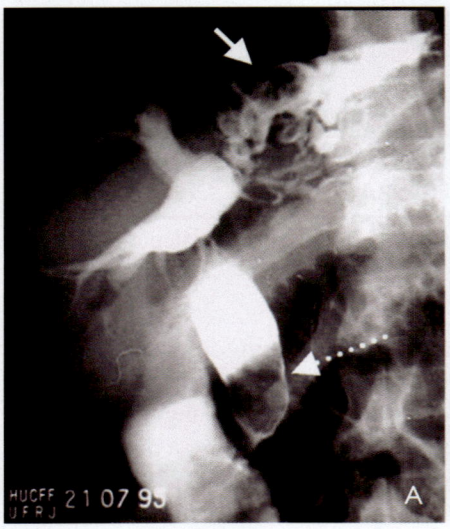
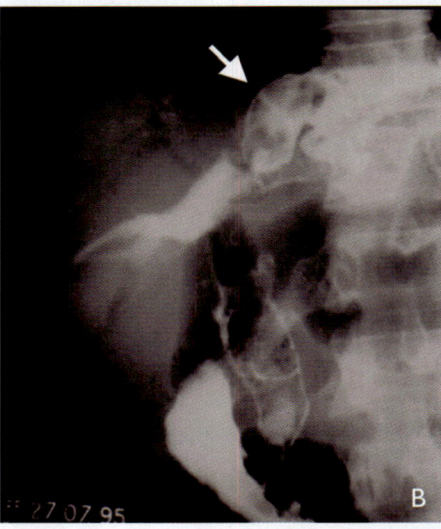

FIGURA 201.26

(A) CPRE mostra litíase no HE e na VBP (seta pontilhada); (B) Após a ETP com retirada dos cálculos da VBP, a doença persiste no HE (seta cheia)

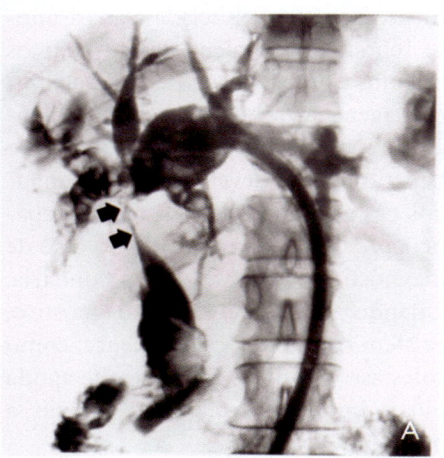
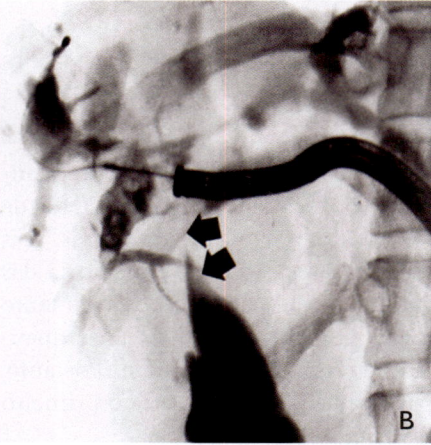

FIGURAS 201.27 A E B

Colangioscopia percutânea com retirada dos cálculos intra-hepáticos[62]

gada em nosso meio (Figuras 201.29A, B, 202.30A e B). Permite a dilatação das estenoses e a retirada de cálculos, formados subseqüentemente, por via endoscópica. (Figuras 201.31A e B).

Nos pacientes com cirrose biliar secundária, está indicado o transplante hepático.

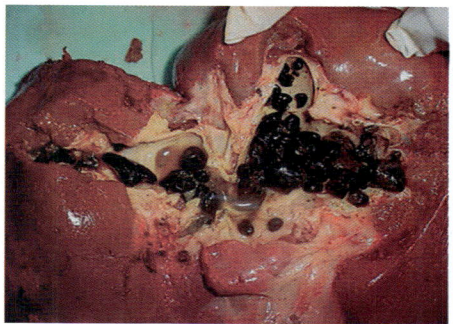

FIGURA 201.28

Peça operatória aberta mostrando os cálculos intra-hepáticos com formação de cisterna

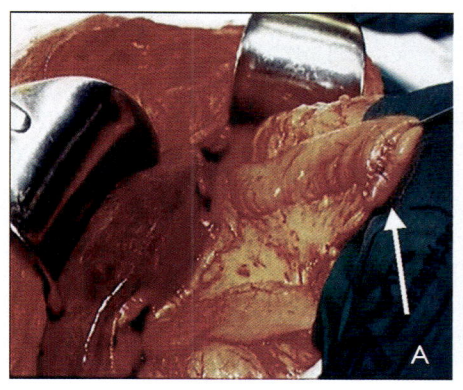
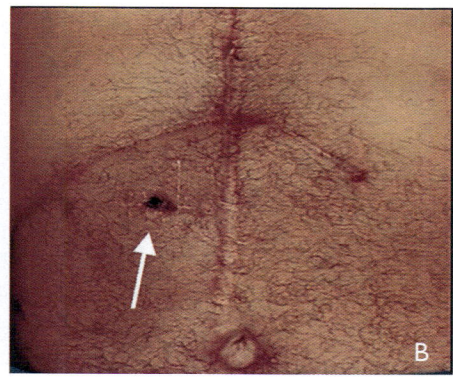

FIGURA 201.29

(A) Aspecto da hepaticojejunostomia com alça preparada para ser colocada no subcutâneo; (B) Aspecto do abdome no pós-operatório, com estoma no subcutâneo

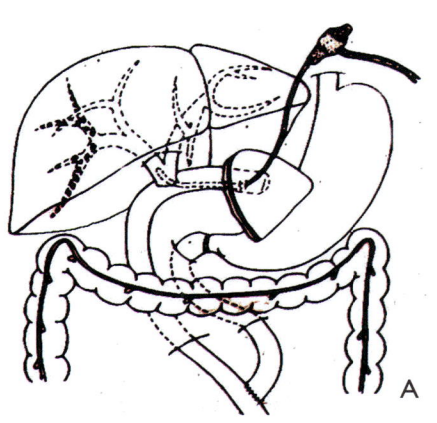
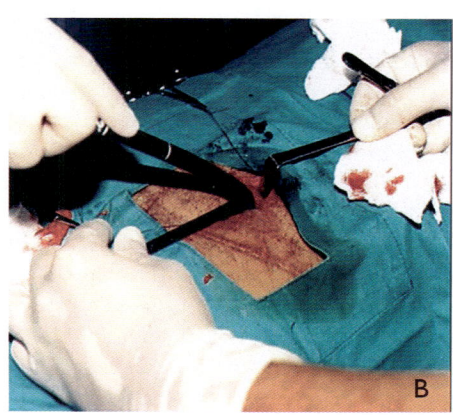

FIGURAS 201.30A E 30B

Acesso, com o endoscópio, aos ductos intra-hepáticos pela alça jejunal colocada no subcutâneo

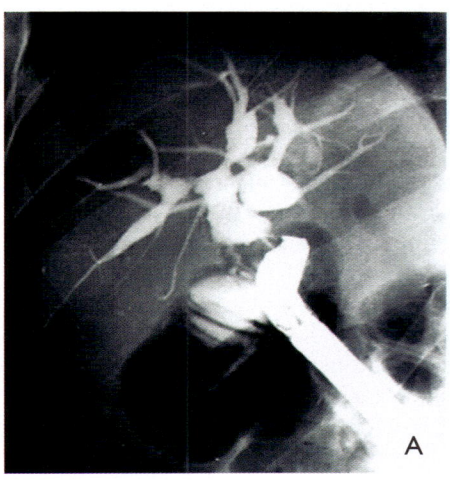
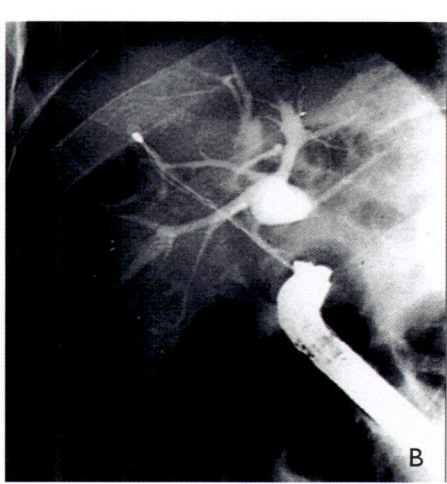

FIGURA 201.31

(A) Acesso do endoscópio à anastomose bilioentérica;
(B) Passagem do *Dormia-basket*

REFERÊNCIAS BIBLIOGRÁFICAS

1. Digby KH. Common duct stones of liver origin. Br J Surg 1930;17:578-91.
2. Rufanov IG. Liver stones. Ann Surg 1936;103:321-36.
3. Cook J, Hou PC, Ho HC, Mc Fadzean AJS. Recurrent pyogenic cholangitis. Br J Surg 1954;42:188-203.
4. Maki T. Pathogenesis of calcium bilirrubinat gallstone: role of E. coli, B-glucuronidase and coagulation by inorganic ions, polyelectrolytes and agitation. Ann Surg 1966;164:90-100.
5. Ong GB. A study of recurret pyogenic cholangitis. Arch Surg 1962;84:199-225.
6. Balasegaran M. Hepatic calculi. Ann Surg 1972;175:149-54.
7. Wen CC, Lee HC. Intrahepatic stones: a clinical study. Ann Surg 1972;175:166-77.
8. Nakayama F, Furuswa T, Nakama T. Hepatolithiasis in Japan: present status. Am J Surg 1980;139:216-20.
9. Chang TM , Passaro E. Intrahepatic stones: the Taiwan experience. Am J Surg 1983;146:241-4.
10. Seel DJ, Park YK. Oriental infestational cholangitis. Am J Surg 1983;146:366-70.
11. Glenn F, Moody FG. Intrahepatic calculi. Ann Surg 1961; 153:711-24.
12. Cobo A, Hall RC, Torres E, Coelo CJ. Intrahepatic calculi. Arch Surg 1964;89:936-41.
13. Bove P, Oliveira MR, Sparanzine M. Intrahepatic lithiasis. Gastroenterology 1963; 44:391-410.
14. Bove P. Litíase intra-hepática. In: Bastos ES, editor. Rumos modernos da cirurgia. São Paulo: Procienx; 1969. P. 498-505.
15. Freitas L. Litíase intra-hepática primária [dissertação de mestrado]. Rio de Janeiro: UFF; 1980.
16. Cunha GEB. Contribuição ao tratamento cirúrgico da litíase intra-hepática primária. Memória apresentada à Academia Nacional de Medicina. Rio de Janeiro; 1996.
17. Herman P. Litíase intra-hepática primária. Resultado do tratamento cirúrgico e análise dos fatores prognósticos [tese de doutorado]. São Paulo: Universidade de São Paulo; 1997.
18. Coelho JF, Coelho D. Hepatolithiasis e S. Mirizzi in Rio de Janeiro. III Jornadas de Endoscopia e Radiologia Diagnósticas e Operatórias; 1998; Lisboa.
19. Coelho JF. Hepatolitíase. Contribuição ao diagnóstico e à terapêutica [tese de doutorado]. Rio de Janeiro: UFRJ; 2001.
20. Stock FE, Fung JHY. Oriental cholangio-hepatitis. Arch Surg 1962;84:409-12.
21. Mage S, Morel S. Surgical experience with cholangiohepatites (Hong Kong diseases) in canton chinese. Ann Surg 1965;162:187-90.
22. Choi TK, Wong J, Lam KH, Lim TK, Ong GB. Late result of sphincteroplasty in the treatment of primary cholangitis. Arch Surg 1981;116:1173-5.
23. Ker CG, Huang TC. Intrahepatic stones: etiological study. J Formos Med Assoc 1981;80:698-711.
24. Huang ZQ. Biliary tract surgery. Beijing: People's Health; 1976. P. 161.
25. Jutijudata P, Chiemechaisri C, Palavatana C, Churura S. Biliary tract disease in Thailand. Surg Gynecol Obstet 1971;58:829-32.
26. King MS. Biliary tract disease in Malaya. Br J Surg 1971; 58:829-32.
27. Lindston CG. Frequency of gallstone disease in a well defined Swedish population. A prospective necropsy study in Malmo. Scand J Gastroenterol 1977;12:311-46.
28. Simi M, Loriga P, Basoli A, Leardi S, Speranza V. Intrahepatic lithiasis. Study of thirth-six cases and review of the literature. Am J Surg 1979;137:317-22.
29. Miyake H. Statistische, klinische und chemische studen der japanischen und deutschen verhältnisse. Archive für Klinisch Chirurgi 1913;101:54-117.
30. Fan ST, Choi TK, Lo CM, Mok FPT, Lai ECS , Wong J. Treatment of hepatolithiasis: improvement of result by a systemic approach. Surgery 1991;109:474-80.
31. Ong GB. A study of recurrent pyogenic cholangitis. Arch Surg 1962;84:199-225.
32. Lam SK. A study of endoscopic sphincterotomy in recurrent pyogenic cholangitis Br J Surg 1984;71(4):262-6.
33. Nakayama F, Koga A. Hepatolithiasis: present status. World J Surg 1984;8:9-14.
34. Ostrow JD, Celic L. Bilirubin chemistry, ionization and solubilization by bile balts. Hepatology 1984;4 Suppl:38-45.
35. Charcot JJ. Le cours sur le maladie du foie des voies biliares et des reins. Fac Med Paris 1877;176-185.
36. Mota B. Estudo da microflora bacteriana da bile na litíase das vias biliares extra-hepáticas [dissertação de mestrado]. Rio de Janeiro: UFRJ; 1986.
37. Vieira OM et al. Estenose do colédoco, estudo experimental sobre a proliferação microbiana na bile, no fígado e na parede vesicular. Revista Brasileira de Cirurgiões; 1978.
38. Tabata M, Nakayama F. Bacteriology of hepatolithiasis. In: Okuda K, Nakayama F, Wong J, editores. Intrahepatic calculi. New York: Alan R. Liss; 1984. P. 163-74.
39. Hanzon V. Liver cell secretion under normal and pathological conditions studied by fluorecense microscopy on living rats. Acta Physiol Scand 1952;28 Suppl:1-108.
40. Keighley MR, Drysdale RB, Quoraishi AH, Burdon DW, Alexander-Williams J. Antibiotic treatment of biliary sepsis. Surg Clin North Am 1975 Dec;55(6):1379-90.
41. Fung J. Liver fluke infestation and cholangiohepatitis. Br J Surg 1961;48:404-15.
42. Lim JH. Radiologic findings of clonorchiasis. AJR ISS 1990;155:1001-8.
43. Hou PC. The relationship between primary carcinoma of the liver and infestation with clonorchis sinensis. J Pathol Bacteriol 1956;72:239-46.

44. Teoh TB. A study of gallstones and included worms in recurrent pyogenic cholangitis. J Pathol Bacteriol 1963;86:123-9.

45. Lam SK, Wong KP, Chan PK, Ngan H, Ong GB. Recurrent pyogenic cholangitis: a study by endoscopic retrograde cholangiography. Gastroenterology 1978;74:1196-203.

46. Choi TK, Wong J. Recurrent pyogenic cholangites. In: Schwartz SI, Ellis H, Husser WC, editores. Maingot's abdominal operations. 9th ed. East Norwalk: Appleton and Lange; 1990.

47. Jeng KS, Shih SC, Chiang HJ, Chen BF. Secondary biliary cirrhosis. A limiting factor in the treatment of hepatolithiasis. Arch Surg 1989;124:1301-5.

48. Chen MF, Jan YY, Wang CS. Intrahepatic stones associated with cholangiocarcinoma. Clinical analysis of cases. Am J Gastroenterol 1989;84:391-5.

49. Chen MF, Jan YY, Jeng LB, Wang CS, Chen SC, Chao TC et al. Intrahepatic cholangiocarcinoma in Taiwan. J Hepatobiliary Pancreat Surg 1999;6(2):136-41.

50. Falchuk KR, Lesser PB, Galdabini JJ, Isselbacher KJ. Cholangiocarcinoma as related to cronic intrahepatic cholangitis and hepatolithiasis. Am J Gastroent 1976;66:57-61.

51. Ohta T, Nagakama T, Konishi I. Clinical experience of intrahepatic cholangiocarcinoma associated with hepatolithiasis. Jpn J Surg 1988;18:47-53.

52. Anthony PP, Tekesingue PU. Inflammatory pseudotumor of the liver. J Clin Pathol 1986;39:761-8.

53. Yoon KH, Ha HK, Lee JS, Suh JH, Kim MH, Kim PN et al. Inflammatory pseudotumor of the liver in patients with recorrentpyogenic cholangitis: CT - histopathologic correlation. Radiology 1999;211:373-9.

54. Khuroo MS, Dar MY, Yattoo GN, Khan BA, Boda MI, Zargar SA, Javid G, Allai MS. Serial cholangiographic appearances in recurrent pyogenic cholangitis. Gastrointest Endosc 1993 Sep-Oct;39(5):674-9.

55. Sheen-Chen SM, Cheng YS, Chen FC, Chou FF, Lee TY. Ductal dilatation and stenting for residual hepatolithiasis: a promising treatment strategy. Gut 1998;42:708-10.

56. Yoon KH, Sung KB, SungHY, Kang SG, Kim MH, Lee SG et al. Benign biliary stricture associated with recurrent pyogenic cholangitis: treatment with expandable metalic stents. AJR 1997;169:1523-7.

57. Kondo S, NimuraY, Hayakawa N, Kamiya J, Nagino M, Miyachi M et al. A clinicopatologic study of primary cholesterol hepatolithiasis. Hepato-Gastroenterol 1995;42:478-86.

58. Choi TK, Han JK, Park YH, Yoon YB, Han MC, Kim CW. Retained Intrahepatic stones: treatment with piezoelitric lithotripsy combined with stones extraction. Radiology 1991;178:105-8.

59. Lee SK, Seo DW, Myung SJ, Park ET, Lin BC, Kim HJ et al. Percutaneous transhepatic cholangioscopic treatment for hepatolithiasis: evaluation of long-term results and risk factors for recurrence. Gastrointest Endosc 2001;53(3):318-23.

60. Tsunoda T, Tsuchiya R, Harada N, Yoshino R, Noda T, Izawa K et al. Long-term results of surgical treatment for intrahepatic stones. Jpn J Surg 1985;16:455-62.

61. Lee CC, Wu CY, Chen GH. What is the impact of coexistence of hepatolithiasis on cholangiocarcinoma? Gastroenterol Hepatol 2002;17(9):1015-20.

62. Kamiya J, Kitagawa Y, Nimura Y. Intrahepatic stones. In: Blumgart LH, Fong Y. Surgery of the liver and biliary tract. 3rd ed. Philadelphia: WB Saunders.

63. Tanimura H, Uchiyama K, Ishimoto K, Nagai M. Epidemiology of hepatolitiasis in Japan. In: Japanese Government. Annual reports of the Japanese Ministry of Health and Welfare. Tokyo, Japan: 17-2766.

64. Fang K, Chou TC. Subcutaneous blind loop – a new type of hepaticocholedoco jejunostomy for bilateral intrahepatic calculi. Chin Med J 1977;3:413-8.

PARTE 29

DOENÇAS DAS VIAS PANCREÁTICAS

CAPÍTULO 202

INTRODUÇÃO AO TRATAMENTO ENDOSCÓPICO DAS DOENÇAS PANCREÁTICAS

Ismael Maguilnik

A intervenção sobre as mais diversas patologias do pâncreas e suas conseqüências nos últimos 30 anos renderam à endoscopia e aos endoscopistas um campo de atividade e de constante aprimoramento e diferenciação.

Em 1980, a publicação inicial de Safrany sobre a intervenção endoscópica em paciente com pancreatite aguda quebrou um paradigma da tradição proibitiva de intervir sobre essa doença. Transcorreram-se oito anos no aguardo de estudos a respeito dessa possibilidade, até que em 1988 a comunidade endoscópica recebeu o primeiro estudo controlado pelo grupo inglês de Neoptolemos, demonstrando a diminuição da morbidade nos pacientes com pancreatite grave e provando-se mais uma vez que a endoscopia intervencionista agregou melhoria e qualidade à vida dos pacientes. Seguiram-se inúmeros trabalhos a esse respeito, estando hoje comprovado em vários estudos metanalíticos que a endoscopia não só interferiu na morbidade como também diminuiu a mortalidade nos pacientes com quadros clínicos e laboratoriais de pancreatites agudas biliares graves submetidos a intervenções precoces.

Assim, abrem-se as portas para a intervenção no pâncreas com a utilização de cateteres, esfincterótomos, drenos e próteses.

A evolução da tecnologia da fibra óptica, para a endoscopia eletrônica, com a magnificação e a visualização das profundezas da região biliar e pancreática com a ecoendoscopia, abriu novos e promissores caminhos para a endoscopia digestiva.

Progrediu-se da simples visualização da papila, à magnificação da mesma e suas obstruções por tumores benignos, os quais podem ser tratados por via endoscópica, até a drenagem paliativa de lesões malignas que atingem as confluências biliopancreáticas.

Temos a intervenção terapêutica sobre as estenoses do ducto de Wirsung em pancreatites crônicas, por meio de dilatações e colocações de próteses. Participa-se da paliação nos tumores pancreáticos que obstruem secundariamente a via biliar. Drenam-se coleções, abscessos e pseudocistos pancreáticos e peripancreáticos com sucesso semelhante ao dos procedimentos tradicionais, mas agregando ao paciente melhor qualidade de vida pela diminuição do sofrimento e do tempo de hospitalização.

Vislumbrar o futuro da endoscopia intervencionista sobre as patologias que atingem o pâncreas não é um exercício imaginário, mas uma certeza da possibilidade de agregarmos, cada vez mais, possibilidades terapêuticas com o objetivo primordial da nossa função no auxílio aos pacientes.

CAPÍTULO 203

PANCREATITE AGUDA – ASPECTOS CLÍNICOS

Edson Pedro da Silva

Daniel Fernando Soares e Silva • Juliano Coelho Ludvig

CONCEITOS

A pancreatite aguda é definida como um processo inflamatório agudo do pâncreas com envolvimento variável de outros tecidos regionais ou sistemas orgânicos a distância.[1,2] que pode produzir um espectro de manifestações clínicas que variam desde um desconforto abdominal leve e autolimitado até abdome agudo e choque.[3]

A mortalidade varia de 2% a 10%, sendo que em 80% dos pacientes a doença é leve e autolimitada, com mortalidade mínima.[2]

Pode ser impossível reconhecer à admissão se um paciente com um episódio inicial agudo de pancreatite tem na realidade uma pancreatite crônica subjacente. Esse episódio inicial deve ser classificado como pancreatite aguda até que mais informações estejam disponíveis e permitam estabelecer definitivamente o diagnóstico da forma aguda ou crônica da doença. Então, o paciente será reclassificado apropriadamente. Os episódios subseqüentes seriam interpretados como exacerbações da inflamação em um paciente com pancreatite crônica, por exemplo.[1]

Os critérios de gravidade da pancreatite aguda baseiam-se na avaliação do paciente em três áreas: 1) sinais prognósticos iniciais; 2) presença de insuficiência orgânica; 3) presença de complicações locais, de maneira especial a necrose pancreática.[1,2]

TABELA 203.1

Classificação da gravidade da pancreatite aguda

Leve	Grave
Insuficiência de órgãos ausente ou mínima	• Insuficiência de órgãos
Recuperação sem intercorrências	• Complicações locais Necrose Abscesso Pseudocisto
	• Sinais prognósticos iniciais desfavoráveis Três ou mais sinais de Ranson Oito ou mais pontos APACHE-II

De acordo com esses critérios, a pancreatite aguda é classificada em leve ou grave (Tabela 203.1).

Na *forma leve* (intersticial), a doença está associada a uma disfunção orgânica mínima ou ausente e a uma recuperação sem intercorrências.

Na *forma grave* (necrosante), há evidência de insuficiência orgânica ou complicações locais como necrose, abscesso ou pseudocisto (Tabela 203.2). As evidências de insuficiência orgânica são o choque, a insuficiência pulmonar e a insuficiência renal. Estudos recentes[4,5] concluíram que os pacientes com insuficiência de órgãos na primeira semana da doença e que persistiram por mais de 48 horas tiveram uma taxa de mortalidade acima de 50%; pacientes cuja insuficiência de órgãos melhorou em 48 horas tiveram uma taxa de mortalidade zero. Então, a presença de insuficiência de órgãos na primeira semana, que resolve no prazo de 48 horas, não deve ser considerada como indicador de ataque grave de pancreatite aguda.[6]

É importante observar que existe distinção entre pancreatite aguda grave, definida pela presença de uma complicação, e previsão de pancreatite aguda grave, determinada por sistemas multifatoriais de pontuação (critérios de Ranson e APACHE-II) e outros testes preditivos.[6]

Cerca de 20% dos pacientes com pancreatite aguda têm curso grave; destes, de 10% a 30% irão a óbito, apesar dos avanços em cuidados de tratamento intensivo observado nas últimas décadas.[7]

As informações obtidas por tomografia computadorizada (TC) podem

TABELA 203.2

Pancreatite aguda grave

Complicações Locais	Insuficiência de Órgãos
Necrose • Estéril • Infectada	Choque • PA < 90 mmHg
Abscesso	Insuficiência pulmonar • PAO_2 = 60 mmHg
Pseudocisto	Insuficiência renal Creatinina > 2 mg/dl
Ascite	Hemorragia digestiva • > 500 ml/24 horas

distinguir as pancreatites intersticiais das necrosantes. Essa distinção é importante, uma vez que os pacientes com a forma necrosante apresentam insuficiência de órgãos mais prolongada e grave e têm risco maior de infecção pancreática e maior mortalidade que os pacientes com pancreatite intersticial.[1]

A *necrose pancreática* caracteriza-se por áreas focais ou difusas de parênquima pancreático inviável geralmente acompanhado de necrose gordurosa peripancreática. Pode ser estéril ou infectada. A distinção entre a pancreatite intersticial (edematosa) e a necrosante pode ser feita pela TC dinâmica com injeção endovenosa de contraste.[1]

A *coleção líquida aguda* ocorre no início da pancreatite aguda, quando a secreção pancreática extravasa no pâncreas ou para fora, em suas proximidades, e não apresenta uma parede de tecido fibroso ou de granulação. As coleções líquidas agudas ocorrem em 30% a 50% de todos os casos de pancreatite aguda, geralmente se mantêm estéreis e a maioria resolve espontaneamente. Se elas persistirem por quatro a seis semanas e tornarem-se encapsuladas são, então, denominadas de *pseudocisto*.[1,6]

O *pseudocisto* é uma coleção de suco pancreático, a maioria estéril, delimitado por uma parede de tecido fibrótico ou de granulação, com alta concentração de enzimas pancreáticas e quantidade variável de restos teciduais. Pode ocorrer como conseqüência da pancrea-

tite aguda, de pancreatite crônica ou de trauma pancreático.[1]

O *abscesso pancreático* é uma coleção circunscrita de pus intra-abdominal após um episódio de pancreatite aguda ou trauma pancreático. Geralmente se desenvolve próximo ao pâncreas e contém pouca necrose pancreática. A maioria dos abscessos pancreáticos ocorre depois da necrose infectada, ao menos quatro semanas após o início da pancreatite. O mecanismo pode ser secundário à liquefação e infecção secundária de uma pequena área de necrose ou da infecção dentro de um pseudocisto. Em geral a mortalidade de um abscesso é menor que de uma necrose infectada.[1]

PATOGÊNESE

O mecanismo inicial na patogênese da pancreatite aguda é a ativação do tripsinogênio para tripsina nas células acinares e a deficiência na sua imediata eliminação. Esta, por sua vez, converte uma série de proenzimas para enzimas ativas, como a elastase, fosfolipase A_2 e carboxipeptidase. A tripsina tem ainda a capacidade de converter o tripsinogênio existente em tripsina e pode ativar os sistemas das cininas e complemento.[1,2,7] As enzimas ativadas causam lesões pancreáticas e podem originar uma resposta inflamatória que é desproporcional à resposta de outros órgãos a um insulto semelhante. A resposta inflamatória aguda causa, por si só, dano teci-

dual importante e pode progredir, além do pâncreas, para resposta inflamatória sistêmica, falência múltipla de órgãos e morte.[7]

A síndrome da resposta inflamatória sistêmica (SIRS) resultante parece ser causada pela ativação de uma cascata inflamatória mediada por citocinas, por imunócitos e pelo sistema de complemento. As citocinas inflamatórias promovem a migração dos macrófagos para os tecidos distantes do pâncreas, como pulmões e rins. Os imunócitos atraídos pelas citocinas liberadas pelos macrófagos liberam mais citocinas, radicais livres e óxido nítrico. Algumas dessas citocinas estão implicadas na progressão da doença, como a interleucina 1 (IL-1) e o fator de necrose tumoral (TNF), IL-6 e IL-8, as quais são úteis para monitorar o curso da doença.[2]

Poucos pacientes que se apresentam logo após o início da dor terão disfunção de órgãos nessa ocasião. Do segundo ao terceiro dia, entretanto, a incidência de disfunção de órgãos aumenta rapidamente para distinguir aqueles que terão um curso prolongado ou complicado daqueles com pancreatite leve. A produção de citocinas começa logo após o início da dor (Figura 203.1), mas não atinge o pico por ao menos 24 horas e, possivelmente, somente mais tarde (36 a 48 horas). Se o objetivo é prevenir a disfunção de órgãos a distância (a maior causa da morbidade e da mortalidade da pancreatite), esse cenário fornece, teoricamente, uma janela terapêutica que se inicia à apresentação no hospital até dois a três dias após o início da dor.[8,9,10,11] Quanto mais cedo ocorrer a intervenção terapêutica (se for o caso de papilotomia endoscópica, por exemplo), mais eficiente ela será.

A diminuição da microcirculação pancreática é um importante mecanismo para a transição de pancreatite intersticial para necrosante. A maioria dos efeitos deletérios dos produtos de leucócitos é capaz de diminuir a microcirculação pancreática por meio de vários mecanismos, como a lesão direta da parede vascular, o aumento da permeabilidade que conduz a um enorme edema e mesmo a formação de trombos.[1] A proteção da microcirculação, precoce, à admissão do paciente pode ser um componente vital para limitar ou prevenir a necrose pancreática.

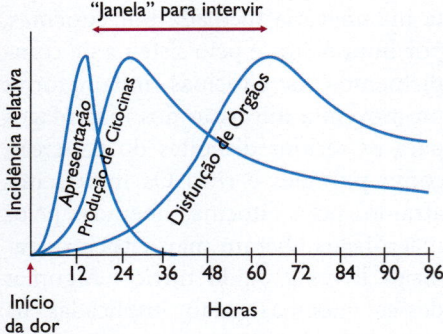

FIGURA 203.1

A produção de citocinas começa logo após o início da dor atingindo o pico entre 24-36 horas. Se o objetivo é prevenir a disfunção de órgãos a distância, este cenário fornece teoricamente uma janela terapêutica se inicia à apresentação no hospital até dois a três dias após a admissão[9]

A infecção pancreática, que ocorre vários dias após o início da pancreatite aguda e aumenta a sua morbidade e mortalidade, parece ocorrer por um aumento da permeabilidade intestinal para a bactéria, sendo que a translocação das bactérias ocorre do cólon para os linfonodos mesentéricos, o líquido peritoneal e o sangue. A seguir, dessas localizações para o próprio pâncreas.[1]

A icterícia na pancreatite aguda resulta de uma série de fatores, e é, provavelmente, a obstrução do fluxo biliar, devido ao edema de papila, o mais comum. Essa obstrução pode decorrer, também, de cálculos encravados na papila ou de edema do pâncreas comprimindo a via biliar principal.[12]

ETIOLOGIA

Vários fatores etiológicos são habitualmente incriminados na gênese das pancreatites agudas, mas seus mecanismos patogênicos não estão totalmente esclarecidos, apesar do grande número de investigações realizadas sobre o assunto.[13]

Litíase Biliar. De todos os fatores etiológicos, as *afecções do trato biliar*, em especial a *litíase vesicular e/ou coledociana*, são as mais freqüentes, responsáveis por mais da metade dos casos.[1,3,12,13,14,15] A *lama biliar* e os *cristais de colesterol e/ou bilirrubinato de cálcio* também fazem parte desse grupo.

A combinação de pancreatite e cálculos é encontrada com mais freqüência em mulheres do que em homens.[14]

Somente uma pequena porcentagem de pacientes com patologia biliar desenvolve pancreatite aguda, sendo o risco inversamente proporcional ao tamanho do cálculo, ou seja, os microcálculos são mais freqüentes se comparados aos cálculos de maior tamanho.[15]

Embora seu mecanismo seja discutido já que na maioria dos casos são encontrados cálculos somente na vesícula, admite-se que a migração desses cálculos menores por meio do colédoco poderia bloquear de forma passageira a ampola, induzindo, então, o refluxo de bile para o conduto pancreático e um regime de hipertensão intracanalicular, provocando, assim, uma pancreatite.[12,14,16,17,18]

Muitos casos de pancreatite idiopática são causados por cálculos muito pequenos para serem visualizados pela ultra-sonografia. O exame da bile obtida por drenagem duodenal ou por CPRE para identificar cristais de colesterol monoidratados e/ou de bilirrubinato de cálcio por microscopia óptica e de luz polarizada confirma que de dois terços a três quartos dos casos são causados por microlitíase. Então, o exame microscópico da bile deve sempre ser realizado quando for indicada a CPRE para avaliação de uma pancreatite idiopática.[1,19]

Hiperlipemia. A *hiperlipemia familiar*, em especial os tipos I, IV e V da classificação de Fredrickson, constitui um fator etiológico relativamente freqüente das pancreatites agudas.[13,15,20,21]

Elevações dos triglicerídeos parecem estar ligadas etiologicamente à pancreatite aguda. Alguns casos são causados por drogas (estrógenos) ou dieta, as quais induzem à hipertrigliceridemia.[1] A pancreatite aguda significante parece não ocorrer a menos que os níveis de triglicerídeos atinjam 1.000 mg/dl a 2.000 mg/dl e quase nunca ocorrem quando os valores são menores que 600 mg/dl, a menos que haja um estímulo etiológico adicional. A hiperquilomicronemia é o elemento-chave. Aceita-se que o mecanismo causal seja a ocorrência de microêmbolos gordurosos que comprometeriam a microcirculação pancreática. Os episódios recidivantes de pancreatite somente se controlam quando os níveis de triglicerídeos no soro voltam ao normal.[20,21,22]

Geralmente a hipertrigliceridemia pode mascarar a elevação da amilase sérica, dando resultados falsamente negativos.[22]

AGENTES INFECCIOSOS E PARASITÁRIOS

Das *causas infecciosas e parasitárias*, a parotidite epidêmica e a ascaridíase parecem ser as mais freqüentes, sobretudo em crianças.[13] A ascaridíase representa o fator etiológico mais freqüente na infância em países de baixo nível socioeconômico.

Uma grande variedade de agentes infecciosos pode causar pancreatite. A pancreatite de origem viral, além da caxumba, pode estar associada ao vírus Coxsackie B, ao Epstein-Barr, ao citomegalovírus, à varicela, à hepatite aguda viral A e E, e a vacinas de vírus atenuados de sarampo, caxumba e rubéola.[1,15]

As infecções bacterianas podem ser a tuberculose, a leptospirose e a brucelose.[1]

A associação com fungos inclui *Candida albicans* e aspergilose invasiva.[1]

A incidência de pancreatite aguda é maior em pacientes com AIDS que na população em geral. Tal fato parece dever-se em parte às infecções que afetam o pâncreas, as quais são responsáveis por mais de dois terços de todas as causas de pancreatite nessa população. Vários medicamentos freqüentemente usados por pacientes com AIDS (didanosina – DDI, pentamidina e trimetoprim-sulfametoxazol) podem causar pancreatite aguda.[15,23]

Drogas. Entre as *drogas*, merecem destaque os corticóides, sobretudo quando administrados em doses elevadas e por tempos prolongados.[1,13,14] O álcool metílico e os inseticidas organofosforados também são implicados. Mais de 85 drogas foram relatadas como responsáveis por pancreatite. As que estão associadas com maior incidência de pancreatite são a azatioprina (incidência de 3% a 5%) e a didanosina (acima de 23% de incidência). Foram propostos diferentes mecanismos de ação. Certas drogas como azatioprina, mercaptopurina, metronidazol, aminosalicilatos e sulfonamidas parecem causar dano por um fenômeno de hipersensibilidade e conduzem caracteristicamente à pancreatite dentro de um mês da exposição. Outras drogas como pentamidina, ácido valpróico e didanosina parecem causar dano semanas a meses após a exposição, possivelmente por meio do acúmulo de um metabólito tóxico. Ainda outras, como acetaminofen, causam pancreatite após uma única *overdose*.[23]

Disfunção do Esfíncter de Oddi. A discinesia do esfíncter de Oddi pode causar episódios recorrentes de pancreatite aguda ou dor do tipo biliar.

Pós-Cirúrgica. A *pancreatite pós-operatória* merece destaque especial pela freqüência e pela gravidade que geralmente representa. Embora apareça mais freqüentemente após cirurgias realizadas nas vias biliares e/ou no estômago, pode ser evidenciada mesmo nas realizadas a distância[13,16] e cujas causas podem ser múltiplas, como lesão pancreática direta, comprometimento vascular, hipotensão sistêmica durante a cirurgia, infusão transoperatória de cloreto de cálcio, medicamentos, obstrução do ducto pancreático, cirurgia torácica especialmente com o uso de *by pass* cardiopulmonar, transplante hepático, inflamação local e infecções.[1,16,23,24] A ocorrência de pancreatite aguda tem sido relatada em 1% a 7% dos pacientes que foram submetidos a transplante renal, cardíaco ou cardiopulmonar. Pode ser difícil reconhecer a pancreatite pós-operatória, especialmente após cirurgias abdominais, porque a dor na incisão e o íleo paralítico são comuns nesse período.[24]

Gravidez. Durante a *gravidez* e no *pós-parto imediato* foram descritos numerosos casos de pancreatite aguda, com mortalidade materna e fetal alta (de cerca de 20%), fato não observado na atualidade.[1] A formação de cálculos durante a gravidez está favorecida. Assim sendo, na maioria das pacientes com "pancreatite da gravidez", existe a colelitíase.[1,14] Outros mecanismos possíveis são a hiperlipemia que aparece durante a gestação e a estase do duodeno e da árvore biliar, devido à ação da progesterona ou ao aumento da massa intra-abdominal, que gera uma pressão durante a gravidez.[14]

Trauma. Os traumas abruptos, em acidentes de trânsito, são as causas mais comuns de *pancreatite traumática* na Europa, enquanto as lesões penetrantes por faca ou ferimento à bala são mais comuns na América do Norte. O tipo e a extensão do dano dependem da natureza da agressão, enquanto a gravidade e a mortalidade, da presença de outras lesões associadas.[16]

Nas lesões bruscas, como em acidente de automóvel ou compressão do abdome contra o guidão da bicicleta, ocorre compressão do pâncreas contra a espinha. É importante determinar pré-operatoriamente se houve lesão do pâncreas para definir a necessidade e a estratégia cirúrgica.[1,22]

O prognóstico do trauma pancreático geralmente é favorável na ausência de lesões sérias a outras estruturas.[1]

Pâncreas ***divisum***. É uma alteração congênita causada pela não-fusão dos segmentos ductais dorsal e ventral. Pode haver total separação entre eles, ausência total do ducto ventral ou uma tênue conexão entre os ductos ventral e dorsal. A maioria não desenvolve sintomas e é achada ocasional à CPRE realizada por outras causas ou pela colangiopancreatografia por ressonância magnética. Ele é encontrado também entre pacientes com pancreatite crônica, com dor crônica e episódios recorrentes de dor abdominal diagnosticada como pancreatite aguda. O mecanismo causal parece ser a estenose da papila acessória de tal maneira que o fluxo do suco pancreático no segmento dorsal está impedido e a pressão intraductal, aumentada.[1]

Outras Causas. Inúmeras outras causas etiológicas, bem menos freqüentes, são ainda citadas, tais como CPRE, hiperparatireoidismo, câncer de pâncreas, ectasia mucinosa ductal, doenças genéticas (pancreatite hereditária, fibrose cística), alterações vasculares, causas alérgicas, doenças auto-imunes (lupus eritematoso sistêmico, periarterite), transplantes e afecções renais, traumatismos e picada de escorpião. Esta última é o principal fator etiológico da pancreatite aguda em Trinidad.[1,13,14,16,22]

Idiopática. Embora as causas etiológicas das pancreatites agudas sejam numerosas, em boa porcentagem das vezes (de 15% a 25%) são desconhecidas. É a *pancreatite idiopática*. Ela é a terceira causa mais comum de pancreatite aguda na maioria das séries de pacientes. Esse termo só pode ser utilizado se nenhuma outra desordem capaz de causar a pancreatite for encontrada após uma avaliação diagnóstica que inclui uma CPRE, uma tomografia computadorizada helicoidal e uma colangiopancreatografia por ressonância magnética. Estudos recentes, utilizando-se dessas modernas técnicas diagnósticas, têm reduzido drasticamente a proporção de pancreatites idiopáticas.[15] A microlitíase biliar oculta e o "sedimento" biliar (lama) representam cerca de dois terços dos casos.[23,24]

DIAGNÓSTICO CLÍNICO

O diagnóstico clínico das pancreatites agudas nem sempre é fácil de ser estabelecido, em razão da multiplicidade das suas formas clínicas, simulando outras patologias abdominais e mesmo extra-abdominais e, ainda, pela existência da forma indolor da doença, observada em 5% dos pacientes.[13]

MANIFESTAÇÕES CLÍNICAS

As manifestações clínicas da pancreatite aguda variam de dor abdominal leve, inespecífica, até choque profundo com coma.[3]

A dor abdominal, a manifestação mais importante da pancreatite aguda,[3,12] é geralmente aguda, intensa, contínua, de aparecimento súbito, durando muitas horas. É mais freqüentemente localizada no epigástrio, irradiando-se para a esquerda ou para o ombro, embora possa ser generalizada ou maior na região subcostal ou retroesternal. A irradiação para o dorso é constante em aproximadamente 50% dos pacientes. O início da dor é relacionado freqüentemente a alimentação ou excesso alcoólico, e a maioria dos pacientes experimenta desconforto por mais de 24 horas. Tipicamente a dor é aliviada quando o paciente flexiona o tronco para diante ou assume a posição genupeitoral.[3] Raramente o paciente pode se apresentar em choque, com íleo ou com pouca ou nenhuma dor.

Náuseas e vômitos ocorrem em 75% dos pacientes e podem ser acentuados. O vômito pode ser de natureza reflexa (dor acentuada), causado por alterações inflamatórias envolvendo a parede posterior do estômago ou por compressão do duodeno pelo pâncreas edemaciado.[1,12]

Em cerca de 60% dos casos, o paciente relata parada de eliminação de gases e fezes e, ocasionalmente, dispnéia.[12]

SINAIS FÍSICOS

Uma característica clássica da pancreatite aguda é o contraste evidente que costuma aparecer entre a gravidade dos sintomas e a escassez de sinais físicos. São típicos também a agitação e o movimento constante quando o paciente procura, inutilmente, aliviar a dor.[25]

Freqüentemente apresenta febre, taquicardia, dor à palpação em epigástrio e defesa muscular, mais que rigidez. Embora exista febre na maioria dos casos, raras vezes ela supera os 39º C,[25] sendo devida a vários mecanismos, como a queimadura química retroperitoneal e os efeitos dos mediadores da inflamação que são liberados pelo pâncreas.[1] As febres prolongadas sugerem a presença de colangite, infecção associada ou abscesso pancreático.[3] O choque pode ser o sintoma inicial, mas não aparece em mais de 10% a 15% dos pacientes e limita-se essencialmente aos casos em que há doença grave, do tipo necrótico. A icterícia franca deve ser observada, mas é uma descoberta rara, embora seja possível observar hiperbilirrubinemia em uma alta porcentagem dos casos. A icterícia freqüentemente aparece em doenças das vias biliares associadas, mas pode ser notada de vez em quando naqueles que sofrem de outra forma de pancreatite aguda.[25]

A distensão abdominal está constantemente presente na fase inicial da doença, como conseqüência do íleo paralítico localizado ou, com menor freqüência, difuso. Quando surgir pseudocisto, abscesso, aumento inflamatório ou necrose gordurosa peripancreática, podem ser palpados como uma massa epigástrica.[3,25] Pode haver pequena quantidade de líquido ascítico livre.[3] Raras vezes é apreciada na região periumbilical (sinal de Cullen) ou no flanco esquerdo (sinal de Grey Turner) uma mancha peculiar da pele como um salpicado entre esverdeado e marrom amarelado, depois de vários dias. Essas alterações cutâneas representam uma equimose causada pela infiltração de sangue nos planos aponeuróticos, causada por uma pancreatite aguda necrosante. Outra manifestação cutânea rara é a necrose nodular subcutânea, que se assemelha a um eritema nodoso ou à doença de Weber-Christian e que em certas ocasiões associa-se com poliartrite ou dor óssea, também podendo ser atribuída a uma necrose gordurosa. Eles ocasionalmente precedem ou ocorrem na ausência de dor abdominal. Desaparecem quando há melhora clínica.[1,25] Encontram-se sinais físicos anormais na exploração do tórax em 15% a 30% dos casos. As alterações mais freqüentes são elevação de um ou de ambos os hemidiafragmas, atelectasias focais, pneumonite e, particularmente, derrame pleural bilateral ou esquerdo.[8] Taquipnéia e dispnéia podem estar presentes.[3] Ocasionalmente, observa-se tromboflebite nas extremidades inferiores.[25]

Na pancreatite grave, o sensório do paciente pode estar lúcido ou obnubilado e exibir uma variedade de sinais e sintomas como desorientação, alucinação, agitação e, mesmo, coma.[1]

DIAGNÓSTICO LABORATORIAL

A amilasemia e a lipasemia, pela facilidade de realização e pelos informes que apresentam, devem constituir-se no ponto de partida para a investigação diagnóstica.[13]

A hiperamilasemia manifesta-se nas 12 a 18 horas após a instalação do quadro clínico (três a cinco vezes superior ao normal), atingindo o máximo valor em torno de 24 horas, voltando a níveis normais três a sete dias após o início da crise (geralmente de um a quatro dias). Quando seus níveis persistem elevados por tempos prolongados, sugerem a extensão do processo inflamatório ou a instalação de uma complicação.[13]

Os valores normais da amilase sérica não excluem o diagnóstico de pancreatite aguda. As formas graves, com extensa necrose, podem acompanhar-se de taxas pouco elevadas ou mesmo normais da enzima.[13] A normalização rápida da hiperamilasemia pode indicar dois processos opostos: remissão rápida ou necrose pancreática total. Logo, a magnitude da elevação das enzimas séricas é um índice pouco confiável da gravidade do ataque agudo, e a velocidade nem sempre indica, de forma confiável, a rapidez da solução.[25]

Uma limitação da amilasemia é a sua falta de especificidade. Ela pode estar elevada em colecistite aguda, úlcera perfurada, obstrução intestinal, trombose mesentérica, síndrome da alça aferente, ruptura tubária, infarto do miocárdio, parotidite epidêmica, cetoacidose diabética, insuficiência renal e aneurismas dissecantes. Na maioria dessas situações, os valores são normalmente mais baixos, não ultrapassando, em geral, três vezes o valor máximo normal.[1]

A amilasemia não tem nenhum valor prognóstico. Em geral os valores mais elevados correspondem à forma edematosa, benigna da doença.[13]

A lipase sérica está elevada acima de três vezes o valor normal em 87% dos pacientes com pancreatite aguda, mas tende a permanecer normal em ocasiões em que a amilase sérica total está falsamente elevada.[26] Então, esse teste é menos sensível, mas é mais específico que a amilase para a pancreatite aguda.[1,13,26] Na maioria das vezes, o aumento da lipasemia corre em paralelo aos da amilasemia, porém níveis mais elevados surgem mais tardiamente, voltando ao normal mais espaçadamente em relação aos níveis daquela enzima. Assim, sua determinação apresenta especial interesse quando o paciente é visto alguns dias após o início da crise.[13] Deve-se notar, entretanto, que a hiperlipasemia não é específica de doença pancreática. Ela pode ser observada na insuficiência renal, na perfuração de úlcera duodenal ou de intestino, no infarto intestinal e na obstrução intestinal.[24] Os níveis observados geralmente são abaixo de três vezes o limite normal.[1]

A elevação da amilasúria ocorre paralelamente à da amilasemia. A taxa urinária é máxima entre 36 e 48 horas após o surto agudo, retornando ao valor normal mais lentamente que a amilasemia, em geral entre o sexto e o décimo dia. Por essa razão, deve ser solicitada quando o paciente é visto alguns dias após o surto inicial ou nas situações nas quais os níveis da amilasemia não se mostram suficientemente altos para permitir, com segurança, o diagnóstico de pancreatite aguda, como ocorre na hiperlipemia acentuada (níveis séricos de triglicerídeos acima de 2.000 mg/dl).[26]

É aconselhável a determinação de seus valores no período de 24 horas, em razão das variações na sua concentração. Valores acima de 8.000 uMFR a 10.000 uMFR na urina de 24 horas são sugestivos da existência de pancreatite aguda.

Foi observada hiperglicemia passageira em 28% a 75% dos casos de pancreatite aguda, com glicosúria acompanhante em somente 8% a 35% dos pacientes.[25] A determinação dos níveis glicêmicos apresenta certo valor prognóstico, pois casos graves, com evolução desfavorável, acompanham-se de hiperglicemias importantes. A hiperglicemia de jejum persistente maior que 200 mg/dl reflete necrose pancreática extensa e é um sinal de prognóstico grave.[26]

A hiperbilirrubinemia passageira é bastante freqüente e pode ser causada por litíase biliar ou por compressão extrínseca da porção intrapancreática do ducto biliar comum. Aumentos da fosfatase alcalina sérica, da gamaglutamiltransferase (γ-GT) e das aminotransferases no início do quadro sugerem etiologia biliar da crise aguda.

Os outros exames que devem ser solicitados na vigência da pancreatite aguda são: eletrólitos cálcio, uréia, creatinina, proteínas totais e frações e gasometria arterial.[19]

A dosagem de amilase e de proteínas realizada dos derrames cavitários (pleural e peritoneal), em material obtido por punção, oferece subsídios complementares para correlacioná-los às agressões agudas do pâncreas. Seu nível pode mostrar-se elevado nesses líquidos, mesmo quando as taxas sangüíneas encontram-se normais.

DIAGNÓSTICO POR IMAGENS

Estudos de imagem, particularmente ultra-sonografia (US) e tomografia computadorizada (TC), têm papel importante no manejo da pancreatite aguda. São úteis para estabelecer a presença de doença pancreática, para detectar complicações locais e envolvimento de órgãos contíguos e para demonstrar condições associadas, particularmente a colelitíase e a coledocolitíase.

Radiografias simples de abdome. Podem mostrar alça sentinela (alça de intestino delgado distendida próximo ao pâncreas), íleo paralítico envolvendo todo o intestino delgado, sinal do *cut-off* do cólon, perda da linha de gordura pré-peritoneal, contornos indistintos de órgãos (músculo psoas, rins) e nebulosidade difusa indicando ascite. As anormalidades específicas são a calcificação pancreática difusa, diagnóstica de pancreatite crônica avançada, e as bolhas de gás extraluminais vistas em cerca de 10% de pacientes com formação de abscesso pancreático. Outra grande utilidade desse exame é afastar a presença de ar livre intraperitoneal causado por perfuração gástrica ou intestinal e o espessamento e o *thumb-printing* (impressão digital) da parede intestinal acompanhando o infarto mesentérico.

Radiografias de tórax. O envolvimento diafragmático e as complicações pulmonares da pancreatite aguda são facilmente reconhecidos, mas totalmente inespecíficos. É importante reafirmar que essas alterações não são confinadas ao lado esquerdo, mas podem ser bilaterais ou localizar-se somente no lado direito. Infiltrados intersticiais (soltos, macios) numa distribuição característica de edema pulmonar, mas sem cardiomegalia, são os marcos incontestes da síndrome de insuficiência respiratória que aparece na pancreatite grave. Uma efusão pleural visível na radiografia de tórax em um paciente com pancreatite aguda indica atividade acentuada da doença.

Ultra-sonografia (US) e tomografia computadorizada (TC). A US e a TC têm importante papel no manejo da pancreatite aguda.

A ultra-sonografia abdominal é um importante método de estudo para avaliação inicial da pancreatite aguda e geralmente é realizada nas primeiras 24 horas da internação. É o método de escolha para avaliar o trato biliar, visando à presença de cálculos ou dilatação e à presença de ascite.[1] Ela é mais sensível que a TC e a CPRM para identificar cálculos e lama biliar e para detectar dilatação da árvore biliar, mas é insensível para identificar cálculos no ducto biliar distal.[7]

A TC tornou-se o método padrão para determinar a existência de doença pancreática aguda e para avaliar a gravidade e a presença de complicações locais.[26] É útil para: 1) diagnosticar pancreatite aguda e/ou fazer o diagnóstico diferencial com infarto mesentérico ou úlcera perfurada; 2) avaliar a gravidade e o prognóstico da doença; 3) detectar complicações da pancreatite aguda; 4) guiar a aspiração e a drenagem de necrose pancreática infectada, abscessos pancreáticos, coleções líquidas infectadas e pseudocistos pancreáticos.[1,24]

A injeção intravenosa de meio de contraste deve ser utilizada quando é importante distinguir a pancreatite intersticial da necrosante.[1] Vários estudos mostram uma forte correlação entre a falta de perfusão do pâncreas com a necrose pancreática na varredura dinâmica. Quanto maior o defeito de perfusão, maior a extensão da necrose.

O diagnóstico de pancreatite leve pode ser confirmado, mas não afastado, pelos estudos de imagens, devido às suas especificidades e sensibilidades.

Ressonância Magnética. A imagem do abdome por ressonância magnética não produz mais informações que as obtidas pela TC. Na maioria dos centros, a TC permanece como a primeira modalidade de imagem para a avaliação de pacientes com suspeita de doenças pancreáticas.[27] A ressonância magnética de abdome e a colangiopancreatografia por ressonância magnética (CPRM) são empregadas em pacientes que não podem receber agentes de contraste intravenoso devido a insuficiência renal ou reações alérgicas intensas ou nos casos que é necessária outra ferramenta para seu esclarecimento.[26,27] A CPRM pode substituir a CPRE para detectar os cálculos do trato biliar e para mostrar a anatomia dos ductos biliar e pancreático,[27] principalmente nos casos em que a probabilidade de atuação terapêutica seja questionável.

CPRE. A colangiopancreatografia endoscópica retrógrada precoce (dentro das primeiras 72 horas após o início da dor) está indicada na pancreatite aguda traumática, em que é útil para estabelecer ruptura ductal e identificar o local da fístula pancreática, orientando, dessa maneira, o procedimento cirúrgico; nos pacientes com pancreatite aguda de etiologia suspeita ou confirmada de litíase biliar e que satisfazem os critérios preditivos de gravidade ou que apresentam pancreatite grave atual, ou, ainda, quando há colangite, icterícia ou um ducto biliar comum dilatado.[1,6,24]

PANCREATITE IDIOPÁTICA

Um paciente somente pode ser rotulado como portador de pancreatite idiopática se: a) não tem história crônica de alcoolismo; b) ao menos duas US de boa qualidade forem negativas para excluir litíase biliar; c) não existem distúrbios metabólicos evidentes tais como hipertrigliceridemia ou hipercalcemia; d) não há história familiar de pancreatite; e) não existe qualquer droga que possa ser implicada como causa da pancreatite.[6,28]

O diagnóstico não deve ser aceito na ausência de uma intensa procura por litíase biliar. No mínimo, dois exames de US de boa qualidade devem ser obtidos. Após um exame ultra-sonográfico negativo, o teste mais sensível para o diagnóstico de litíase biliar que não tenha sido diagnosticada permanece sendo a realização de outra US[6] (Tabela 203.3).

TABELA 203.3

Protocolo para investigar a etiologia da pancreatite aguda[6]

História	Litíase biliar anterior Ingestão alcoólica História familiar* Ingestão de drogas Exposição ou sintomas prodrômicos a causas virais conhecidas
Investigações iniciais (fase aguda)	Enzimas pancreáticas no plasma Testes de função hepática US de abdome superior
Exame de seguimento (fase de recuperação caso não tenha sido encontrada a causa)	Lipidograma Cálcio plasmático em jejum Título de anticorpos virais Repetir US de andar superior de abdome CPRM TC
Outras investigações (apropriadas geralmente para pancreatite aguda idiopática recorrente)	Outro US USE Marcadores de auto-imunidade CPRE – colher bile para pesquisa de cristais e citologia pancreática Manometria do esfíncter de Oddi Testes de função pancreática para excluir pancreatite crônica

* A análise genética somente está indicada na presença de história familiar de um ou mais do seguinte: pancreatite aguda, dor abdominal recorrente não diagnosticada, carcinoma de pâncreas ou diabete melitus tipo I.

CPRE: colangiopancreatografia endoscópica retrógrada; CPRM: colangiopancreatografia por ressonância magnética; TC: tomografia computadorizada; US: ultra-som; USE: ultra-sonografia endoscópica.

A introdução da ultra-sonografia endoscópica (USE) e da CPRM aumentou o número de exames disponíveis para pesquisar a causa da pancreatite idiopática. Não são indicados como exames de rotina e devem ser utilizados nos casos recorrentes.[6]

O ultra-som endoscópico pode ser o exame mais preciso para diagnosticar ou afastar causas biliares da pancreatite aguda e pode indicar a utilização de emergência da CPRE.[7] É mais seguro e tem a mesma precisão que a CPRE para detectar cálculos do ducto biliar comum (principalmente os cálculos de colédoco distal). Nos casos recidivantes, pode identificar microlitíase de vesícula biliar e do ducto biliar comum,[6] os quais podem requerer papilotomia endoscópica.

A CPRM irá mostrar a maioria dos cálculos de ducto biliar e as anomalias ductais, como o *pâncreas divisum*.[6]

A análise da bile, colhida por CPRE, pode ser a única maneira de identificar pacientes com pancreatite aguda recorrente devido à microlitíase.[6]

A manometria biliar, utilizada para identificar disfunções do esfíncter de Oddi, tem um risco significativo de precipitar pancreatite aguda, devendo ser realizada somente em centros especializados. Uma seleção criteriosa deve ser realizada para identificar quais pacientes irão se beneficiar da manometria e do tratamento subseqüente.[6]

CRITÉRIOS DE GRAVIDADE

Cerca de 75% dos pacientes com pancreatite aguda têm a forma leve da doença, cuja mortalidade é inferior a 2% e a morbidade é mínima. No grupo com pancreatite aguda grave, a mortalidade atinge 15% a 30% e uma considerável morbidade adicional na forma predominante de insuficiência respiratória, podendo também apresentar insuficiência renal e sépsis.[29]

Estudos experimentais sugerem que, maximizando o tratamento precoce, pode-se prevenir ou minimizar a disfunção orgânica e as complicações lo-cais, melhorando o prognóstico de um ataque de pancreatite aguda grave.[1,16] Infelizmente ela pode estar mascarada como doença leve durante as fases iniciais, o que acarreta a necessidade de melhorar o reconhecimento de um ataque grave desde o início. Existe certa correlação entre a gravidade de um ataque e anormalidades observadas em testes laboratoriais. Por essa razão eles têm sido utilizados para formular os sistemas de prognóstico de gravidade da pancreatite aguda.[16]

SISTEMAS DE PONTUAÇÃO CLÍNICO-BIOQUÍMICOS

Ranson e colaboradores[30] desenvolveram uma lista de onze fatores de risco para ajudar a prever a gravidade da doença (Tabela 203.4). Cinco deles são avaliados à admissão, e seis, dentro das primeiras 48 horas. Quanto maior é o número de fatores presentes, mais grave é a pancreatite.

O sistema *APACHE-II* (Acute Physiology and Chronic Health Evaluation) mostrou-se sensível e específico, podendo ser calculado já na admissão (Tabela 203.5). Tal qual os outros, também apresenta difícil memorização, porém tem a vantagem de poder ser empregado durante todo o período de internação hospitalar e não só nas primeiras 48 horas.[23]

TOMOGRAFIA COMPUTADORIZADA

Em 1994, Balthazar e colaboradores[31] desenvolveram um sistema de pontuação baseado nos achados da tomografia computadorizada e que é muito utilizado para determinar a gravidade da pancreatite aguda. Ele combina o grau das alterações inflamatórias do pâncreas e em sua vizinhança, observadas à tomografia computadorizada, somado ao grau de necrose pancreática à tomografia computadorizada com contraste intravenoso (Tabela 203.6).

EXAMES BIOQUÍMICOS ISOLADOS

Proteína C reativa. A proteína C reativa é um reagente de fase aguda. Vários estudos mostram que a sua determinação quantitativa pode discriminar entre pancreatite leve e grave. Em pacientes com doença grave, a elevação geralmente é acentuada (acima de 150 mg/l) 48 horas após o início dos sintomas. Nos pacientes com formas mais leves, a elevação é menos proeminente.[1,6,19,29]

TABELA 203.4

Critérios de Ranson

À admissão	
Idade	> 55
Leucócitos	> 1.6000/mm
Glicemia	> .200 mg/dl
LDH	> 350 UI/L
AST	> 250 U/L
Após 48 horas da admissão	
Queda do hematócrito	> 10%
Cálcio sérico	< 8 mg/dl
Déficit de base	> 4 mEq/l
Aumento na uréia sangüínea (BUN)	> 5 mg/dl
Seqüestração de líquidos	> 6 litros
PO_2 arterial	< 60 mmHg

TABELA 203.5

Sistema APACHE II[7]

Insuficiência de órgãos	
Choque Insuficiência pulmonar Insuficiência renal	Pressão arterial < 90 mmHg Pressão parcial de O_2 arterial = 60 mmHg Nível de creatinina > 2 mg/dl após hidratação
Complicações sistêmicas	
Coagulação intravascular disseminada	Contagem de plaquetas = 100.000/mm³ Nível de fibrinogênio < 1g/litro Produtos de degradação da fibrina > 80 μg/ml Nível de cálcio = 7,5 mg/dl
Complicações locais	
Necrose pancreática Abscesso pancreático Pseudocisto pancreático	Presente Presente Presente

TABELA 203.6

Sistema de pontuação de Balthazar, baseado em achados à TC[31]

Aparência do pâncreas			Necrose pancreática	
Achados	Grau	Pontos 1	Extensão	Pontos 2
Normal	A	0	0	0
Alargamento difuso ou focal do pâncreas Irregularidades de contorno Atenuação não-homogênea	B	1	< 33%	2
B + anormalidades do pâncreas acompanhadas por alterações inflmatórias peripancreáticas discretas	C	2	33-50%	4
B, C + 1 coleção líquida peripancreática mal definida	D	3	> 50%	6
B, C + 2 ou mais coleções líquidas peripancreáticas mal definidas ou gás no pâncreas ou na inflamação peripancreática	E	4		

Soma de Pontos 1 e Pontos 2	Mortalidade (%)	Complicações (%)
0-1	0	0
1-3	3	8
4-6	6	35
7-10	17	92

Hematócrito. A presença de hemoconcentração (hematócrito acima de 44) à admissão deve ser um forte sinal de alerta para o clínico de que a microcirculação do pâncreas está acentuadamente diminuída, havendo um claro risco para necrose.[7,32,33] No entanto, a sua presença não se correlaciona com prognóstico clínico importante da pancreatite aguda como a insuficiência de órgãos e a taxa de mortalidade. A importância desse exame simples, barato e de fácil realização à admissão reside no seu alto valor preditivo negativo (88%).[34] Um hematócrito normal (isto é, ausência de hemoconcentração) é útil para prever quais os pacientes que não apresentam necrose pancreática.

Outros testes. Outros testes têm sido utilizados para tentar diagnosticar precocemente a gravidade do ataque de pancreatite aguda. São eles: metamalbumina, antiproteases e complemento, interleucina-6 e 8, fosfolipase A_2, peptídeo ativador do tripsinogênio sérico ou urinário (TAP), peptídeo ativador da carboxipeptidase, receptores solúveis de TNF e elastase dos leucócitos polimorfonucleares.[1,19,29]

OBESIDADE

A obesidade representa um fator de risco para pancreatite aguda grave.[7,23] Os pacientes com IMC acima de 30 apresentam maior risco não só de complicações respiratórias, mas também de morte pela pancreatite aguda.[7,29]

A combinação do sistema APACHE com o IMC aumenta a fidedignidade da graduação de gravidade e num momento precoce, à admissão do paciente. O sistema é denominado APACHE-O (de obesidade) e um ponto extra é marcado para IMC de 25 a 30 e 2 pontos para IMC acima de 30.[29]

RADIOGRAFIA DE TÓRAX

A presença de derrame pleural unilateral esquerdo ou bilateral à radiografia de tórax ou à TC dentro de 72 horas da admissão é um marcador diagnóstico precoce de evolução adversa e de maior freqüência de complicações.[1,29]

AVALIAÇÃO DA GRAVIDADE DA PANCREATITE AGUDA

À admissão deve-se realizar a avaliação clínica, com especial atenção a possível comprometimento renal, cardíaco ou respiratório, calcular o IMC, solicitar radiografia de tórax e pontuar o APACHE II (Tabela 203.7).

Após 24 horas da hospitalização, deve ser realizada nova avaliação clínica e de comprometimento de órgãos. O APACHE II pode ser repetido, e podem ser anotados os piores valores nas 24 horas. Tendo em conta o início dos sintomas, a proteína C reativa e os critérios de Ranson podem ser úteis.

Após 48 horas da hospitalização, a avaliação clínica, os critérios de Ranson e a proteína C reativa podem contribuir para avaliar a gravidade, juntamente com os dados anteriores.

A monitorização da progressão subseqüente depende da avaliação clínica repetida, da avaliação regular da proteína C reativa (duas vezes por semana) e da TC quando indicada. Não há necessidade de pontuar o APACHE II para monitorar a progressão.[6]

A tomografia computadorizada com contraste intravenoso está indicada nos pacientes com insuficiência de órgãos persistente ou que desenvolvem uma nova insuficiência de órgão e naqueles com dor e sinais de sépsis persistentes. A existência de necrose correlaciona-se bem com o risco de outras complicações locais ou sistêmicas. Não deve ser solicitada precocemente para detectar ou estadiar os casos graves de pancreatite aguda, uma vez que não está claro quando se completa toda a extensão da necrose, o que ocorre no mínimo quatro dias após o início dos sintomas. A sua realização antes desse período pode subestimar a real gravidade da pancreatite. A decisão para realizar a TC deve ser tomada aproximadamente uma semana após a internação.[6]

Existem evidências de que o local da necrose pancreática também é um fator prognóstico importante, pior nas observadas na cabeça do pâncreas. Outros fatores que pioram o prognóstico são os achados de líquido livre intraperitonial e borramento extenso da gordura peripancreática.

Pacientes com pancreatite leve ou com índices de gravidade de 0 a 2 à TC só necessitarão de novo exame de seguimento se houver alteração no seu estado clínico que sugira uma nova com-

TABELA 203.7

Aspectos que podem prever um ataque grave de pancreatite aguda[6]

Avaliação inicial	Impressão clínica de gravidade Índice de massa corpórea (IMC) > 30 Derrame pleural à radiografia de tórax APACHE II > 8
24 horas após a admissão	Impressão clínica de gravidade APACHE II > 8 Critérios de Ranson > 3 Insuficiência de órgãos persistente, especialmente se múltipla Proteína C reativa > 150 mg/l
48 horas após a admissão	Impressão clínica de gravidade Critérios de Ranson > 3 Proteína C reativa > 150 mg/l Insuficiência de órgãos persistente por 48 horas Insuficiência de órgãos múltipla ou progressiva

plicação. Naqueles com índices maiores que 3, são recomendados exames de seguimento se o quadro clínico piorar ou não houver melhora clínica continuada. Antes da alta hospitalar, pode ser necessário outro exame em pacientes que apresentam recuperação aparentemente não complicada para detectar a presença de complicações assintomáticas como o pseudocisto ou o pseudoaneurisma arterial.[6]

TRATAMENTO

A conduta conservadora constitui-se no melhor ponto de partida para o tratamento das crises de pancreatite aguda. Mesmo quando bem conduzido, no entanto, é por vezes ineficaz pela falta de mais conhecimentos dos mecanismos patogênicos responsáveis pela doença.

A alimentação não deve ser permitida durante o curso inicial da pancreatite. Embora a inibição da secreção exócrina não tenha nenhum resultado no tratamento da pancreatite aguda, o estímulo acentuado da glândula pode ter muitos efeitos biológicos deletérios para a célula além do estímulo da secreção exócrina. A ingestão alimentar também está contra-indicada em pacientes com distúrbios de motilidade ou íleo.[10]

A dor deve ser tratada precocemente, pois, além de provocar desconforto ao paciente, pode agravar ou mesmo precipitar o estado de choque.[10,16] A dor de menor intensidade pode ser tratada com droga de ação periférica como o acetaminofen. Para a dor moderada, adiciona-se uma droga de ação central como o tramadol ou um substituto. Já na dor acentuada, a preferência deve recair para a buprenorfina ou a meperidina.[10] Devem ser associados antiespasmódicos e atropínicos para evitar o espasmo do Oddi que, eventualmente, pode produzir.

A morte na fase inicial da pancreatite (primeira semana) em geral é causada pelo choque hipovolêmico e pela insuficiência cardiovascular. Após a segunda ou terceira semana, a maioria das mortes é devida a infecções e complica-

ções sépticas tardias. Então, a atitude terapêutica médica mais importante na fase inicial da pancreatite é a reposição suficiente e adequadamente controlada de volume.[10] Existem evidências de que a reposição de volume acompanhada com suplementação de oxigênio de modo a manter uma saturação arterial acima de 95% pode estar associada à resolução da insuficiência de órgãos, diminuindo, dessa maneira, a mortalidade da doença. É prudente tratar inicialmente todo paciente de forma agressiva até que a gravidade da pancreatite seja estabelecida.[6]

A nutrição enteral, se não houver contra-indicação (íleo, vômitos acentuados), pode ser iniciada o mais precoce possível, com algumas vantagens como custo, não-infecção pelo uso do cateter intravenoso e diminuição do risco de complicações infecciosas, as quais são causadas freqüentemente pela translocação de bactérias do cólon para o pâncreas.[6,10] A alimentação pode ser por sonda nasogástrica ou nasojejunal.[6,35]

A nutrição parenteral (NPT) deverá ser prescrita a pacientes com pancreatite aguda grave, se a ingestão oral não for restabelecida do sexto ao décimo dia após a admissão, e continuada até que uma ingestão oral adequada seja possível, o que pode ocorrer, ocasionalmente, somente após a oitava a décima semana.[16]

A realimentação oral poderá ser reiniciada quando a sensibilidade e a dor abdominal cederem, os ruídos hidroaéreos retornarem e o paciente sentir fome.

A profilaxia antibiótica somente deve ser considerada em pacientes idosos, imunodeprimidos, nos que apresentam pancreatite aguda necrosante (com necrose intra ou extrapancreática) e naqueles com curso grave da doença.[1,19] Também podem ser utilizados em caso de colangite ou com uma causa biliar da pancreatite.

Na suspeita de necrose infectada, deve-se realizar aspiração percutânea dirigida por US ou TC para estudo bacteriológico. A infecção bacteriana

da necrose pancreática tem indicação cirúrgica. Entretanto, sob determinadas condições e se as condições gerais do paciente são boas, uma tentativa por tempo limitado com antibióticos potentes pode ser justificável.[10,35] Nos casos graves, que não evoluem satisfatoriamente, a cirurgia se impõe assim que as condições do paciente o permitam, preferencialmente após dez dias de evolução da doença, o que possibilita ao cirurgião uma melhor distinção entre tecido necrótico e são, diminuindo a morbimortalidade.[19]

Os pseudocistos assintomáticos, de qualquer tamanho, devem ser acompanhados clinicamente, já que podem resolver espontaneamente. O tamanho deve ser monitorado por US e TC a cada três a seis meses. Caso apresente sintomas como dor abdominal, incapacidade de tolerar alimentação oral, aumento progressivo de tamanho ou infecção e hemorragia, será necessária intervenção. As opções de tratamento são drenagem cirúrgica, radiológica ou endoscópica.

A esfincterotomia endoscópica (CPRE) é uma técnica cada vez mais usada na pancreatite biliar, como um meio não cirúrgico de se conseguir de forma urgente a descompressão, a drenagem e o trânsito de um cálculo que obstrui um conduto biliar.[25] Está indicada em pacientes com pancreatite aguda de etiologia biliar suspeita ou comprovada e que satisfazem os critérios preditivos de gravidade ou com pancreatite aguda grave, ou quando há colangite, icterícia ou dilatação do colédoco. O procedimento apresenta melhor resultado quando realizado nas primeiras 72 horas após o início da dor. Pacientes com sinais de colangite requerem esfincterotomia ou drenagem biliar com prótese para assegurar a drenagem biliar.[6]

Recomenda-se que todo paciente com pancreatite biliar devido à litíase vesicular deva ser submetido a colecistectomia durante a mesma internação ou nas duas semanas seguintes à resolução da inflamação pancreática.[6]

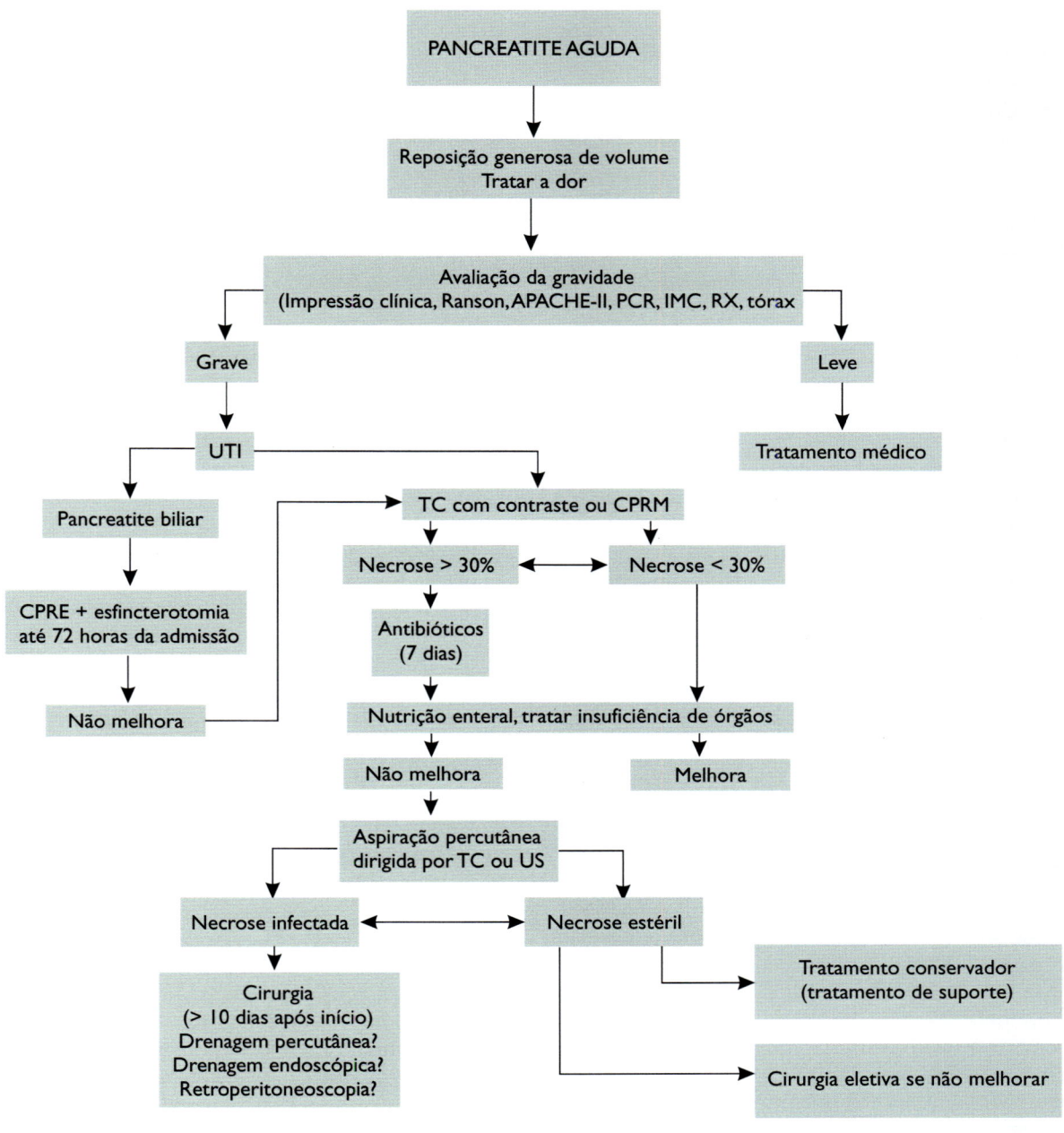

FIGURA 203.2

Algoritmo de conduta na pancreatite aguda. PCR: proteína C reativa; IMC: índice de massa corporal; RX: radiografia; CPRE: colangiopancreatografia endoscópica retrógrada; TC: tomografia computadorizada; CPRM: colangiopancreatografia por ressonância magnética (modificado de Mayerle et al.[35])

REFERÊNCIAS BIBLIOGRÁFICAS

1. Banks PA. Acute and chronic pancreatitis. In: Sleisenger MH, Fordtran JS, editors. Gastrointestinal and liver disease. Pathophysiology, diagnosis, management. 6th ed. Philadelphia: WB Saunders Company; 1998. P. 809-62.

2. Mitchell RMS, Byrne MF, Baillie J. Pancreatitis. Lancet 2003;361:1447-55.

3. Regan PT, Go VLW. Pancreatic diseases. In: Stein JH. Internal medicine. 2nd ed. Boston: Little, Brown and Company; 1987. P. 261-7.

4. Buter A, Imrie CW, Carter CR, Evans S, McKay CJ. Dynamic nature of early organ dysfunction determines outcome in acute pancreatitis. Br J Surg 2002;89(3):298-302.

5. Johnson CD, Abu-Hilal M. Persistent organ failure during the first week as a marker of fatal outcome in acute pancreatitis. Gut 2004;53(9):1340-4.

6. UK Working Party on Acute Pancreatitis. UK guidelines for the management of acute pancreatitis. Gut 2005;54;1-9.

7. Whitcomb DC. Acute pancreatitis. N Engl J Med 2006;354(20):2142-50.

8. Norman JG. Cytokine mediators of acute pancreatitis: potential new targets for pharmacologic therapy. In: AGA's postgraduate course: controversies and clinical challenges in pancreatic diseases. 1998 May 16-17;25-8.

9. Norman J. The role of cytokines in the pathogenesis of acute pancreatitis. Am J Surg 1998;175(1):76-83.

10. Niederau C. Medical treatment: what really works. In: AGA's postgraduate course: controversies and clinical challenges in pancreatic diseases. 1998 May 16-17;71-9.

11. Imrie CW, McKay CJ. The scientific basis of medical therapy of acute pancreatitis. Gastr Clin North Amer 1999;28(3):591-9.

12. Dani R, Nogueira CED, Sarles H, Brandão H. Pancreatites. In: Dani PC, Pérez A, editores. Gastroenterologia. Rio de Janeiro: Guanabara-Koogan; 1978. P. 784-808.

13. Mott CB. Pancreatite aguda. In: Reunião de condutas do IBEPEGE; 12 Set 1972; São Paulo.

14. Creutzfeldt W, Lankisch PG. Pancreatite aguda: etiologia e patogenia. In: Bockus HL. Gastroenterologia. 4ª ed. São Paulo: Santos; 1991. P. 621-45.

15. Mott CB, Cunha RM, Guarita DR. Etiologia das pancreatites agudas. In: Nader F, editor. Gastroenterologia II. Pelotas: Universitária/UFPel; 1999. P. 413-20.

16. McMahon MJ. Acute pancreatitis. In: Misiewicz JJ, Pounder RE, Venables CW. Diseases of the gut & pancreas. 1st ed. Oxford: Blackwell Scientific Publications; 1987. P. 499-518.

17. Goldberg RI, Barkin JS. The exocrine pancreas. Curr Gastroenterol 1987;7:193-232.

18. Ranson JHC. Acute pancreatitis: pathogenesis, outcome and treatment. Clin Gastroenterol 1984;13(3):843-63.

19. Guarita DR, Mott CB. Pancreatite aguda. In: Lopes AC. Tratado de clínica médica. 1ª ed. São Paulo: Roca; 2006. P. 1118-26.

20. Toskes PP. Hyperlipidemic pancreatitis. Gastr Clin North Amer 1990;19(4):783-91.

21. Sanfey H, Cameron JL. Pancreatite e hiperlipemia. In: Bockus HL. Gastroenterologia. 4ª ed. São Paulo: Santos; 1991. P. 723-39.

22. Bank S, Indaram A. Causes of acute and recurrent pancreatitis. Clinical considerations and clues to diagnosis. Gastr Clin North Amer 1999;28(3):571-89.

23. Steinberg W, Tenner S. Acute pancreatitis. N Engl J Med 1994;330:1198-210.

24. Marshal JB. Pancreatite aguda. Uma revisão com ênfase em novos desenvolvimentos. Arch Intern Med 1993;153:1185-98.

25. Ammann R, Warshaw AL. Pancreatite aguda: aspectos clínicos e tratamento médico e cirúrgico. In: Bockus HL. Gastroenterologia. 4ª ed. São Paulo: Santos; 1991. P. 647-78.

26. Soergel KH. Acute pancreatitis. In: Sleisenger MH, Fordtran JS. Gastrointestinal disease. Pathophysiology, diagnosis, management. 5th ed. Philadelphia: WB Saunders Company; 1993. P. 1628-53.

27. Freeny PC. Pancreatic imaging. New modalities. Gastr Clin North Amer 1999;28(3):723-46.

28. Steinberg WM. Idiopathic acute pancreatitis: finding and eliminating the cause. In: AGA's postgraduate course: controversies and clinical challenges in pancreatic diseases 1998 May 16-17;:45-51.

29. Imrie CW. Acute pancreatitis stratifying severity – How, and does it make a difference? In: AGA's postgraduate course: controversies and clinical challenges in pancreatic diseases 1998 May 16-17;55-9.

30. Ranson JH, Rifkind KM, Roses DF, Fink SD, Eng K, Spencer FC. Prognostic signs and the role of operative management in acute pancreatitis. Surg Gynecol Obstet 1974;139(1):69-81.

31. Balthazar EJ, Freeny PC, Van Sonnenberg E. Imaging and intervention in acute pancreatitis. Radiology 1994;193(22):297-306.

32. Baillargeon JD, Orav J, Ramagopal V, Tenner SM, Banks PA. Hemoconcentration as an early risk factor for necrotizing pancreatitis. Amer J Gastroenterol 1998;93(11):2130-4.

33. Acute pancreatitis: triage and initial management. In: AGA's postgraduate course: controversies and clinical challenges in pancreatic diseases. 2000 May 20-21;86-100.

34. Lankisch PG, Mahlke R, Blum T, Bruns A, Bruns D, Maisonneuve P et al. Hemoconcentration: an early marker of severe and/or necrotizing pancreatitis? A critical appraisal. Am J Gastroenterol 2001;96(7):2081-5.

35. Mayerle J, Hlouschek V, Lerch MM. Current management of acute pancreatitis. Nat Clin Pract Gastroenterol Hepatol 2005;2(10):473-83.

CAPÍTULO 204

PANCREATITE AGUDA. TRATAMENTO ENDOSCÓPICO

Julio César Pisani

Estima-se que uma população de 166 mil a 224 mil é admitida anualmente com diagnóstico de pancreatite aguda (PA) nos Estados Unidos. O principal fator etiológico é a litíase biliar nas suas diferentes formas de apresentação. Inúmeros outros eventos em menor freqüência também são responsáveis pelo aparecimento dessa doença, e uma porcentagem significativa acaba não tendo um diagnóstico definido.

A abordagem endoscópica da papila e dos ductos biliares e pancreáticos, por meio da endoscopia (CPRE), descrita inicialmente no final dos anos 1960, trouxe uma contribuição importante no diagnóstico e tratamento de doenças capazes de desencadear uma pancreatite aguda. Com o avanço de outros métodos de imagem, como a ecografia, a tomografia, a ressonância magnética e a colangiografia intra-operatória, a indicação diagnóstica da CPRE foi quase totalmente substituída, deixando de ocupar espaço nesse tipo de abordagem. Por tratar-se de procedimento invasivo, é hoje indicada eminentemente na terapêutica de doenças do pâncreas e vias biliares.

Três alterações, capazes de provocar pancreatite aguda são passíveis de tratamento endoscópico: coledocolitíase, pâncreas *divisum* e disfunção do esfíncter de Oddi.

COLEDOCOLITÍASE

A litíase biliar e o alcoolismo respondem por aproximadamente 70% dos casos de PA. O mecanismo exato pelo qual a doença biliar pode causar PA ainda não está bem esclarecido. A impactação, edema e a passagem de múltiplos microcálculos pela papila, alterando o mecanismo esfincteriano, que previne o refluxo duodenopancreático e bilipancreático é o mecanismo mais conhecido e aceito. A abordagem endoscópica da papila permite a sua abertura, papilotomia (PE) e instrumentação com retirada desses cálculos para o duodeno. Existem, entretanto, controvérsias a respeito do momento e dos resultados dessa abordagem no tratamento da PA. Inúmeros trabalhos foram publicados nos últimos anos tentando provar as vantagens e desvantagens da endoscopia. A formatação desses estudos, entretanto, na sua grande maioria, é questionável. Parece haver consenso de que, quando não existe um evidente componente obstrutivo, o procedimento endoscópico não acrescenta benefícios.

Quatro estudos, realizados respectivamente na Inglaterra, em Hong Kong, na Polônia e na Alemanha tentam mostrar as vantagens e desvantagens da CPRE. O estudo britânico, realizado por Neoptolemos e colaboradores, envolveu 121 pacientes, previamente diagnosticados, por meio de ultra-sonografia, como portadores de litíase e que foram randomizados para tratamento conservador e PE. Embora os resultados obtidos em pacientes com PA leve não sejam diferentes, existe significância estatística no índice de redução de hospitalização e complicações no grupo tratado endoscopicamente e que representava a forma mais intensa. Outro estudo, de Hong Kong, publicado por Fan e colaboradores, foi realizado com 195 pacientes, dos quais 65% tinham cálculos no ducto biliar comum. Naqueles com cálculos e tratados por meio de endoscopia, ocorreram menos complicações, se comparados ao grupo tratado de forma convencional, observando uma tendência de menor mortalidade e morbidade nos portadores de PA intensa (morbidade de 54% *versus* 13%; mortalidade 22% *versus* 12%). O estudo polonês, publicado na forma de *abstract* avaliou 280 pacientes com pancreatite aguda biliar. Aqueles tratados por meio de endoscopia tiveram uma significativa redução na morbidade (17% *versus* 36%) e mortalidade (2% *versus* 13%). Esse trabalho é um dos únicos que sugerem que a PE traz resultados positivos não só nos casos de doença leve como também nos de intensa. Um estudo multicêntrico foi realizado na Alemanha, por Fölsch e colaboradores, envolvendo 22 instituições onde foram randomizados 228 pacientes para abordagem endoscópica e/ou tratamento conservador. Ao contrário de outros estudos, os resultados mostraram que a endoscopia não só falhou na melhora dos sintomas, como também provocou outras complicações, como falência respiratória. Esse estudo foi criticado pela sua configuração e por apresentar 19 centros que contribuíram com menos de dois pacientes por ano.

O manuseio da papila e do ducto pancreático por meio de endoscopia não aumenta os riscos de complicações em portadores de PA e pode ser realizado a qualquer momento. A suspeita de PA de etiologia biliar, comprovada por outros exames de imagem, envolve obrigatoriamente uma abordagem endoscópica. Embora esse procedimento não tenha interferência na evolução da doença propriamente dita, a descompressão e a retirada de cálculos promovem alívio significativo dos sintomas. A CPRE tem papel questionável nas formas intensas da doença (pancreatite necrotizante), não trazendo aparentemente benefícios imediatos.

PÂNCREAS *DIVISUM*

O pâncreas *divisum* (PD) é a anomalia pancreática congênita que aparece com maior freqüência. Ocorre em 4% a 6% da população e decorre da ausência de fusão dos ductos dorsal e ventral, durante o segundo mês de gestação. Nessa anomalia, a papila maior drena apenas parte da cabeça pancreática, ficando o restante com a papila menor. A papila menor poderá ser estenótica e inibir o fluxo de líquido pancreático para o duodeno. Existem controvérsias a respeito da importância desse achado, uma vez que uma porcentagem pequena desenvolverá sintomas e um grupo ainda menor, PA. A presença dessa anomalia é diagnosticada com a injeção de contraste na papila maior (pancreatografia) quando se observa desenho dos ductos pancreáticos somente na cabeça. Para estudo do ducto principal é necessária a injeção na papila menor através do ducto de Santorini.

O objetivo da terapêutica endoscópica é melhorar a condição de fluxo através da papila menor. A técnica endoscópica consiste na abertura do esfíncter dessa papila, seguida da introdução de uma prótese plástica (pancreática especial) que deverá permanecer no local por no máximo 3 ou 4 meses, quando deverá ser substituída por outra que será mantida por 1 ano. Alguns autores sugerem uma permanência curta, de 2 a 3 dias, com finalidade única de prevenir pancreatite. Não existem indicações para tratamento endoscópico nos casos de achado acidental de pâncreas *divisum*. As principais complicações relacionadas ao procedimento endoscópico são pancreatite e reestenose. A freqüência desta última gira em torno de 25% a 30% e nova PE poderá ser necessária. Cerca de 80% dos pacientes irão se beneficiar com este procedimento. Em resumo, a abordagem endoscópica é o melhor tratamento para pacientes com pancreatite aguda recorrente associada ao pâncreas *divisum*.

DISFUNÇÃO DO ESFÍNCTER DE ODDI

Disfunção do esfíncter de Oddi (DEO) refere-se a uma anormalidade da contratilidade do esfíncter de Oddi (EO). Um volume aproximado de 3.000 ml de líquido biliar e pancreático passa pelo EO diariamente, em direção ao duodeno. A dificuldade na progressão desse líquido pode provocar sintomas como dor abdominal, pancreatite ou colestase. São conhecidas duas alterações do EO, uma delas é a estenose e a outra é a que se refere a um distúrbio motor chamado discinesia.

A avaliação clínica dos pacientes com suspeita de DEO deve iniciar com dosagens de enzimas como amilase, lipase e provas de função hepática. O diagnóstico é feito por meio de testes não-invasivos e invasivos. Dentre os primeiros, destaca-se o teste de Nardi, que consiste na estimulação com morfina e prostigmina, provocando contração do esfíncter. Existem outros, de realização mais fácil e com melhor sensibilidade, como a estimulação secretória com uma refeição rica em lipídios ou administração de secretina para estímulo de produção de suco pancreático. Dos métodos invasivos, a manometria do EO é o mais importante. Embora possa ser realizada por via percutânea ou cirúrgica, o acesso endoscópico com a colocação de cateter manométrico na papila é o mais usado.

O tratamento clínico é pouco relatado. Como o EO é composto de musculatura lisa, drogas que atuam no relaxamento dessa estrutura podem aliviar os sintomas. Nifedipino sublingual e nitratos mostraram ser efetivos em voluntários. Embora o tratamento medicamentoso em uma primeira abordagem seja atrativo, seus efeitos colaterais são consideráveis e não devem ser desprezados. Por outro lado, nas alterações do EO que apresentam predomínio do componente estenótico, não haveria resposta a este tipo de tratamento.

A PE é o tratamento de escolha para pacientes com DEO. Inúmeros trabalhos referem melhora de 50% a 90% dos sintomas após secção endoscópica do esfíncter de Oddi.

Embora a maioria dos pacientes com DEO não necessariamente apresente pancreatite, esse diagnóstico deve ser considerado nas formas idiopáticas. Desde que comprovado clinicamente e afastadas outras possibilidades, existe indicação para ablação do EO por meio de uma PE.

REFERÊNCIAS BIBLIOGRÁFICAS

1. ASGE guideline: the role of ERCP in diseases of the biliary tract and the pancreas. Gastrointest Endosc 2005;62(1).

2. Carr-Locke D. Overview of the role of ERCP in management of diseases of biliary tract and pancreas. Gastrointest Endosc 2002;56:s157-60.

3. Chang L, Lo S, Stabile BE, Lewis RJ, Tossie K, de Virgilio C. Preoperative versus postoperative endoscopic retrograde cholangiopancreatography in mild to moderate gallstone pancreatitis. A prospective randomized trial. Ann Surg 2000;1:82-7.

4. Cotton PB. Income and outcome metrics for the objective evaluation of ERCP and alternative methods. Gastrointest Endosc 2002;56:s283-90.

5. Baillie J. What shoud be done with idiopathic recurrent pancreatitis that remains "idiopathic" after standard investigation? J Pancreas 2001;2:401-5.

6. Delhaye M, Matos C, Deviere J. Acute relapsing pancreatitis. Congenital variants: diagnosis, treatment, outcomes. J Pancreas 2001;2:373-81.

7. Geenen JE, Nash JA. The role of sphincter of Oddi manometry and biliary microscopy in evaluating idiophatic recurrent pancreatitis. Endoscopy 1998;30:A237-41.

8. Fan S-T, Lai ECS, Mok FPT, Lo C-M, Zheng S-S, Wong T. Early treatment of acute biliary pancreatitis by endoscopic papillotomy. N Engl J Med 1993;328:228-32.

9. Fölsch UR, Nitsche R, Ludtke R, Hilgers RA, Creutzfeldt W. Early ERCP and papillotomy compared with conservative treatment for acute biliary pancreatitis. N Engl J Med 1997;336:237-42.

10. Freeny PC. Pancreatic imaging. New modalities. Gastroenterol Clin North Am 1999;28:723-46.

11. Gupta R, Johnson CD, Toh SKC. Early ERCP is an essential part of management of all cases of acute pancreatitis. Ann R Coll Surg Engl 1999;81:46-50.

12. Mark DH, Lefevre F, Flamm CR, Aronson N. Evidence-based assessment of ERCP in the treatment of pancreatitis. Gastrointes Endosc 2002;56(6):s249-54.

13. Petelin JB. Surgical management of common bile duct stones. Gastrointest Endosc 2003;56(6 SUPPL): s183-9.

14. Stuart S. What is the role of ERCP in the setting of abdominal pain of pancreatic or biliary origin (suspected sphincter of Oddi dysfunction)? Gastrointest Endosc 2002;56:s258-66.

15. Sahel J, Martins GM. Tratamento endoscópico das doenças pancreáticas. In: Dani R. Gastroenterologia Essencial. 3rd ed. Rio de Janeiro: Guanabara Koogan; 2006. P. 940-1.

16. Kozarek R. Role of ERCP in acute pancreatitis. Gastrointest Endosc 2002;56:s231-6.

17. Kozarek RA, Ball TJ, Patterson DJ, Brandalabur JJ, Raltz SL. Endoscopic approach to pancreas divisum. Dig Dis Sci 1995;40:1974-81.

18. Kozarek RA. Therapeutic pancreatic endoscopy. Endoscopy 2001;33:39-45.

19. Lee SP, Nicholls JF, Park HZ. Biliary sludge as a cause of acute pancreatitis. N Engl J Med 1992;326:589-93.

20. Liu CL, Lo CM, Chan JK, Poon RT, Fan ST. EUS for detection of occult cholelithiasis in patients with idiopathic pancreatitis. Gastrointest Endosc 2000;51:28-32.

21. Neoptolemos JP, Carr-locke DL, London NJ, Bailey IA, James D, Fossard DP. Controled trial of urgent endoscopic retrograde cholangiopancreatography and endoscopic sphincterotomy versus conservative treatment for acute pancreatitis due gallstone. Lancet 1988;2:979-83.

22. Sherman S, Lehman GA. Sphincter of Oddi dysfunction: diagnosis and treatment. J Pancreas 2001;2:382-400.

CAPÍTULO 205

PANCREATITE AGUDA.
REVISÃO SISTEMÁTICA

Regina Rie Imada

Romeu Kiyotaka Nakamura • Adhemar Monteiro Pacheco Júnior

INTRODUÇÃO

A pancreatite aguda biliar (PAB) é definida como processo inflamatório agudo do pâncreas associado à colelitíase, na ausência de outras causas.

Dentre as inúmeras causas de pancreatite aguda, a litíase biliar é o fator etiológico mais freqüente em indivíduos não-etilistas, correspondendo a cerca de 30% a 75% em inúmeros estudos.[1-6.] Essa incidência se torna ainda maior ao considerar-se que, naqueles doentes com pancreatite classificada como idiopática, foram observados microcristais na bile coletada por via endoscópica em 36% a 75%,[7,8] sugerindo a etiologia biliar da pancreatite. A ecoendoscopia tem-se demonstrado útil no diagnóstico etiológico da pancreatite, com sensibilidade de 91% a 96% para a coledocolitíase. Cerca de 77% dos pacientes com pancreatite, inicialmente considerada como de etiologia idiopática, apresentam cálculos detectados ao exame ecoendoscópico.[9,10]

A associação da colelitíase com a pancreatite foi proposta inicialmente por Bernard em 1856. Reginald Fitz, em 1889, descreveu inúmeras características clínicas e patológicas da pancreatite aguda utilizadas atualmente.[11,12] Opie, em 1901,[13] realizou necropsia em um doente que morreu por pancreatite e encontrou um cálculo impactado na ampola de Vater, postulando que a obstrução da ampola induz refluxo biliar para o ducto pancreático e desencadeia o processo inflamatório.

Na maioria dos casos, a pancreatite se apresenta de forma leve, porém aproximadamente 25% a 28% podem desenvolver um quadro grave de pancreatite, e desses, cerca de 59% evoluem com falência de múltiplos órgãos.[14] Apesar dos avanços no diagnóstico e do suporte terapêutico, a mortalidade nos casos graves pode variar de 7,0% a 12,5%.[2,15-17]

TRATAMENTO

Dentre as opções de tratamento, o suporte clínico é considerado a melhor escolha, visando ao controle efetivo da dor, à redução da secreção glandular, à hidratação endovenosa, à correção das alterações metabólicas e à implementação de medidas de suporte aos órgãos ou sistemas insuficientes.[18]

A intervenção cirúrgica na fase precoce da pancreatite com coledocotomia, coledocolitotomia e papiloesfincterotomia mostrou altos índices de morbidade e mortalidade. Mesmo naqueles sem quadro de pancreatite, Pacheco e colaboradores[19] observaram morbidade de 20% ao realizar intervenção cirúrgica na via biliar em pacientes com coledocolitíase. Devido a isso, a terapêutica endoscópica, desde o início dos anos 80, começou a ser um tratamento alternativo aceitável para a descompressão da via biliar e pancreática, com índices menores de complicações e mortalidade.

Há argumentos que justificam a realização da endoscópica colangiopancreatografia retrógrada (CPRE) com esfincterotomia em doentes com pancreatite aguda biliar:

a) pancreatite aguda pode ser induzida experimentalmente com a obstrução do ducto pancreático, e a duração da obstrução parece estar correlacionada à gravidade da doença;
b) realização precoce da colangiopancreatografia com o alívio da obstrução previne impactações futuras e novos episódios de pancreatite.

Inúmeros trabalhos publicados, porém, mostraram resultados conflitantes em relação a benefícios ou não da realização da CPRE na fase aguda da pancreatite biliar.

MEDICINA BASEADA EM EVIDÊNCIAS E REVISÃO SISTEMÁTICA

A concepção da medicina baseada em evidências tira a ênfase da prática fundamentada na intuição ou na experiência clínica pessoal. Ela dá especial atenção ao desenho da pesquisa, à sua condução e à análise estatística.

Devido ao aumento crescente e surpreendente de publicações, muitas delas com resultados e conclusões controversos, faz-se necessária uma busca de melhores evidências que possam servir de base na tomada de decisões em terapêutica.

A revisão sistemática consiste na utilização de métodos explícitos e reprodutíveis, com o objetivo de colher dados baseados nas melhores evidências possíveis na busca de resultados que beneficiem, ou não, um tratamento sobre o outro.[20] Ela se baseia em fundamentos científicos rigorosos, selecionando-se apenas estudos controlados e randomizados, devidamente conduzidos, com tamanho de amostragem suficiente para ter poder estatístico de detectar diferenças clinicamente significantes, com perda mínima e análises estatísticas apropriadas. Tem o compromisso de manter uma atualização permanente dos seus dados, incorporando publicações recentes à análise realizada.

A revisão sistemática é considerada um trabalho secundário, pois ela reúne inúmeros trabalhos primários como se fossem um único, por meio de metanálises, obtendo-se assim uma resultante de efeito terapêutico no conjunto e uma melhor evidência existente em relação àquele tratamento.[20,21]

Ela não deve ser confundida com uma metanálise. Esta última é apenas uma técnica estatística de análise dos resultados obtidos, enquanto que a revisão sistemática se refere ao processo de coleta, seleção de ensaios clínicos, análise da qualidade dos ensaios, avaliação da homogeneidade destes e apresentação das evidências obtidas na literatura por meio da metanálise.

Devido à alta incidência de cálculos na via biliar principal, associada à alta morbimortalidade da intervenção cirúrgica, a terapêutica endoscópica, desde o início dos anos 80, começou a ser um tratamento alternativo aceitável para a descompressão da via biliar e pancreática.

Inúmeros trabalhos[22-26] se seguiram, mostrando resultados conflitantes. Mesmo a metanálise realizada por Sharma e colaboradores,[27] em 1999, é passível de crítica, pois a análise estatística foi realizada em grupos heterogêneos.

Com o intuito de analisar criticamente o real papel da CPRE na pancreatite aguda biliar, Imada,[28] em 2004, realizou uma revisão sistemática, com o emprego da metodologia Cochrane, com o objetivo de colher dados baseados nas melhores evidências possíveis para verificar efetividade, morbidade e mortalidade decorrentes do procedimento.

Foram realizadas buscas eletrônicas na Cochrane Library, EMBASE (1980-2004), LILACS e MEDLINE (1966-2004) e uma busca manual de todos os artigos controlados e randomizados existentes que compararam o tratamento clínico *versus* o endoscópico na fase aguda (primeiras 72 horas) da pancreatite biliar.

Para essa análise, foram excluídos pacientes com quadro de colangite. Neles, a CPRE com esfincterotomia está indicada, independentemente do grau da pancreatite, devido à alta taxa de mortalidade. A terapêutica efetiva nesses casos consiste na drenagem da via biliar pelo método endoscópico, com mortalidade variando de 4,7% a 7,0%.[29,30]

Após essa busca, foram localizados 20 artigos; porém, ao se analisar criticamente e aplicando os critérios de inclusão e exclusão estabelecidos para a revisão sistemática, apenas três ensaios clínicos preencheram os critérios necessários para análise[24,26] (Quadro 205.1).

Ao associar os três ensaios clínicos selecionados, excluindo-se pacientes com colangites, observamos um total de pacientes que foram estratificados em grau leve ou grave da evolução da pancreatite, obtendo-se uma resultante com um poder estatístico maior do que analisado isoladamente em cada ensaio clínico.

Na análise desses resultados, foram avaliadas a mortalidade e as complicações em grupos de pacientes com evolução leve ou grave da pancreatite, dependendo do tratamento recebido (endoscópico ou clínico).

Ao se comparar a mortalidade e as complicações, observou-se que não há

QUADRO 205.1

Características dos ensaios clínicos

| Características | Estudos | | |
	Neoptolemos[24]	Fan[25]	Fölsch[26]
Intervenção	CPRE *versus* T. clínico	CPRE *versus* T. clínico	CPRE *versus* T. clínico
Momento da intervenção	72 horas da internação	24 horas da internação	72 horas do início dos sintomas
Tamanho da amostra	121	195	238
Relação sexo (F/M)	69/52	115/80	142/96
Duração de seguimento	Durante permanência hospitalar	Durante permanência hospitalar	Três meses
Local	Inglaterra	China	Multicêntrico* (22 centros)
Participantes	Adultos com PAB	Adultos com pancreatite aguda	Adultos com PAB

* Alemanha

diferenças estatisticamente significantes entre os dois grupos tratados, independentemente da gravidade da pancreatite (Gráficos 205.1 e 205.2). Porém, observa-se uma tendência a maior benefício para o grupo tratado endoscopicamente em doentes com pancreatite de evolução grave. A mortalidade em doentes com pancreatite leve apresentou p = 0,33, e em doentes com pancreatite grave, p = 0,26. Complicações em doentes com pancreatite leve apresentaram p = 0,57, e em doentes com pancreatite grave, p = 0,11.

O tempo de permanência hospitalar foi analisado apenas em um ensaio clínico,[24] sendo observado menor tempo de internação no grupo tratado endoscopicamente em relação ao clínico em doentes com evolução grave da pancreatite, com diferença significativa entre os dois grupos (9,5 dias *versus* 17 dias; p = 0,0346).

A CPRE diagnóstica ou terapêutica é considerada segura, porém está associada a uma morbidade e a uma mortalidade que não são desprezíveis.[30,31] Alguns estudos prospectivos mostram índices de pancreatite pós-CPRE de 2% a 9% e, destes, 0,3% a 0,6% podem ter uma evolução grave da doença.[32]

Além das complicações do procedimento endoscópico, são necessários materiais específicos e equipe médica treinada, muitas vezes com suporte anestésico, radiológico e aumento do custo. Vale ressaltar que essa revisão sistemática analisou apenas pacientes com pancreatite aguda biliar, sem sinais de colangite. Naqueles com icterícia progressiva e sinais de colangite, não há dúvidas do benefício da desobstrução da via biliar por meio da CPRE. Diante dessas condições, torna-se importante a seleção adequada de doentes que realmente venham a se beneficiar desse tratamento.

A revisão sistemática tem o intuito de colher dados a respeito de um determinado assunto, com base nas melhores evidências possíveis, com fundamentos científicos rigorosos. Utilizando-se a medicina baseada em evidências não teremos a garantia de bons resultados, porém diminui-se a possibilidade de maus resultados, com menor desperdício de recursos e energia do médico e do doente. Ela não tem o objetivo de ditar ou determinar condutas, mas de orientar e sugerir uma determinada terapêutica baseada em dados obtidos de forma sistemática na literatura. Devemos nos lembrar que a medicina não é uma ciência exata, e as condutas médicas são tomadas de acordo com as condições do doente e o julgamento competente e honesto das informações, associado à participação do doente devidamente informado no processo de decisão do médico.

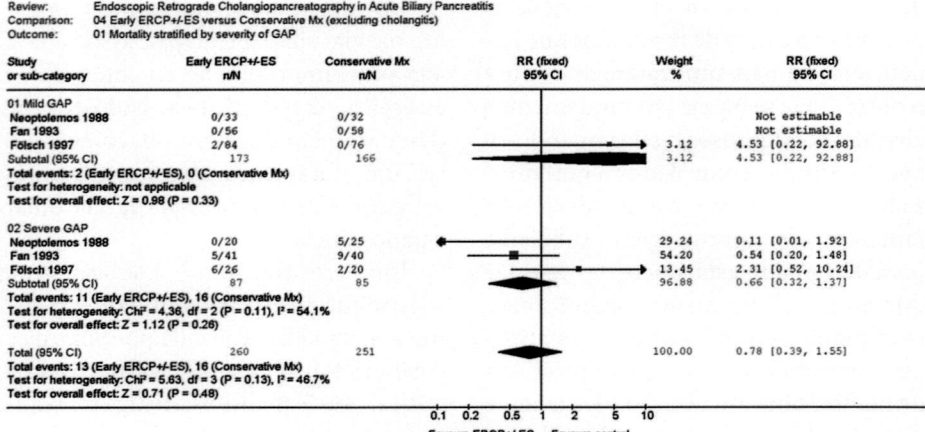

GRÁFICO 205.1

Metanálise da mortalidade excluindo colangite

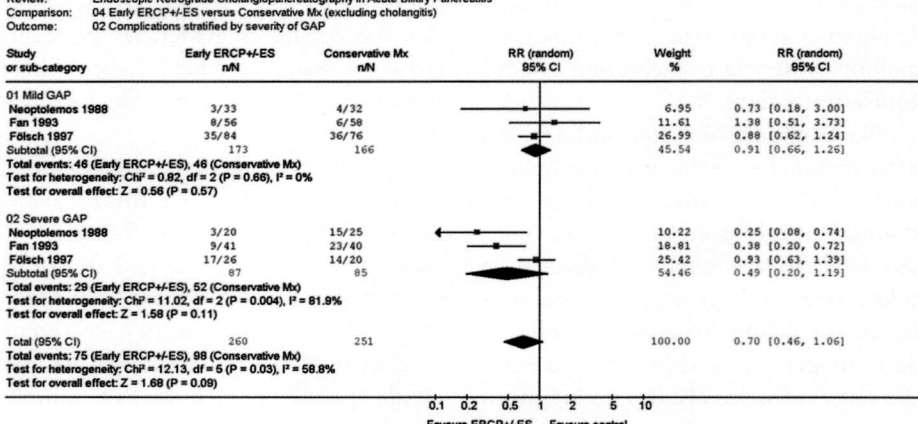

GRÁFICO 205.2

Metanálise das complicações excluindo colangite

REFERÊNCIAS BIBLIOGRÁFICAS

1. Lawson TL. Acute pancreatitis and its complications. Radiol Clin North Am 1983;21(3):495-513.
2. Thomson SR, Hendry WS, McFarlane GA, Davidson AI. Epidemiology and outcome of acute pancreatitis. Br J Surg 1987 May;74:398-01.
3. Fan ST, Choi TK, Lai CS, Wong J. Influence of age on the mortality from acute pancreatitis. Br J Surg 1988 May;75:463-6.
4. Wilson C, Imrie CW, Carter DC. Fatal acute pancreatitis. Gut 1988;29:782-8.
5. Lankisch PG, Schirren CA, Schmidt H, Schönfelder G, Creutzfeldt W. Etiology and incidence of acute pancreatitis: a 20-year study in a single institution. Digestion 1989;44:20-5.
6. Prado J. Pâncreas. In: Prado J. Manual de gastroenterologia. 1ª ed. São Paulo: Roca; 1993. P. 439-79.
7. Neoptolemos JP, Davidson BR, Winder AF, Vallance D. Role of duodenal bile crystal analysis in the investigation of "idiopatic" pancreatitis. Br J Surg 1988 May;75:450-3.
8. Chebli JMF, Ferrari AP, Silva MRR, Borges DR, Atallah NA, Neves MM. Microcristais biliares na pancreatite aguda idiopática: indício para etiologia biliar oculta subjacente. Arq Gastroenterol 2000;37(2):93-101.
9. Chak A, Hawes RH, Cooper GS, Hoffman B, Catalano MF, Wong RC et al. Prospective assessment of the utility of EUS in the evaluation of gallstone pancreatitis. Gastrointest Endosc 1999;49:599-604.
10. Liu CL, Lo CM, Chan JK, Poon RT, Fan ST. EUS for detection of occult cholelithiasis in patients with idiopathic pancreatitis. Gastrointest Endosc 2000;51:28-32.
11. Leach SD, Gorelick FS, Modlin IM. Acute pancreatitis at its centenary: the contribution of Reginald Fitz. Ann Surg 1990 Jul;212(1):109-13.
12. Steinberg W, Tenner AS. Acute pancreatitis. N Engl J Med 1994 Apr;330(17):1198-210.
13. Opie EL. The etiology of acute hemorrhagic pancreatitis. Bull Johns Hopkins Hosp 1901;12:182-8.
14. Tran DD, Cuesta MA. Evaluation of Severity in Patients with acute pancreatitis. Am J Gastroenterol 1992;87(5):604-8.
15. Imrie CW, Whyte AS. A prospective study of acute pancreatitis. Br J Surg 1975;62:490-4.
16. Svensson JO, Norbäck B, Bokey EL, Edlund Y. Changing pattern in aetiology of pancreatitis in an urban Swedish area. Br J Surg 1979;66:159-61.
17. Bolla AR, Obeid ML. Mortality in acute pancreatitis. Ann Royal Coll Surg Engl 1984;66:184-6.
18. Banks PA. Practice guidelines in acute pancreatitis. AJG 1997;92(3):377-86.
19. Pacheco AM Jr, Silva RA, Kowes I, Birolini C, Rasslan S, Fava J. Tratamento cirúrgico da coledocolitíase: análise de 145 casos. Rev Paul Med 1988;106(4):215-9.
20. Atallah AN. Medicina baseada em evidências: uma nova maneira de ensinar e praticar a medicina. Rev Diag Trat 1996;1(2):8-10.
21. Atallah AN. Conselho Federal de Medicina 1997;81:14-5.
22. Safrany L, Neuhaus B, Krause S, Portocarreto G, Schott B. Endoskopische papillotomie bei acuter, biliär bedingter pankreatitis. Dtsch Med Wochenschr 1980;25(4):115-9.
23. Safrany L, Cotton PB. A preliminary report: urgent duodenoscopic sphincterotomy for acute gallstone pancreatitis. Surgery 1981;89(4):424-8.
24. Neoptolemos JP, Carr-Locke DL, London NJ, Bailey IA, James D, Fossard DP. Controlled trial of urgent endoscopic retrograde cholangiopancreatography and endoscopic sphincterotomy versus conservative treatment for acute pancreatitis due to gallstones. Lancet 1988 Oct;29:979-83.
25. Fan ST, Lai ECS, Mok FPT, Lo C, Zheng S, Wong J. Early treatment of acute biliary pancreatitis by endoscopic papillotomy. N Engl J Med 1993;328(4):228-32.
26. Fölsch UR, Nitsche R, Lüdtke R, Hilbers RA, Creutzfeldt W. Early ERCP and papillotomy compared with conservative treatment for acute biliary pancreatitis. N Engl J Med 1997;336(4):237-42.
27. Sharma VK, Howden CW. Metaanalysis of randomized controlled trials of endoscopic retrograde cholangiography and endoscopic sphincterotomy for the treatment of acute biliary pancreatitis. AJG 1999;94(11):3211-4.
28. Imada RR. Revisão sistemática dos ensaios clínicos que empregaram a colangiopancreatografia retrógrada endoscópica, com ou sem esfincterotomia, na fase precoce da pancreatite aguda biliar [Dissertação de mestrado]. São Paulo: Faculdade de Ciências Médicas da Santa Casa de São Paulo; 2004.
29. Leese T, Shaw D, Holliday M. Prognostic markers in acute pancreatitis: can pancreatic necrosis be predicted? Ann Royal Coll Surg Engl 1988;70:227-32.
30. Neoptolemos JP, Stonelake P, Radley S. Endoscopic sphincterotomy for acute pancreatitis. Hepato-Gastroenterol 1993;40:550-5.
31. Freeman ML, Nelson DB, Sherman S, Haber GB, Herman ME, Dorscher PJ et al. Complications of endoscopic biliary sphincterotomy. N Engl J Med 1996;335(13):909-18.
32. Freeman ML, Guda NM. Prevention of post-ERCP pancreatitis: a comprehensive review. Gastrointest Endosc 2004;59(7):845-64.

CAPÍTULO 206

ABSCESSO, PSEUDOCISTO, NECROSE, FÍSTULA E CISTOS NEOPLÁSICOS DE PÂNCREAS

José Celso Ardengh
Luiz Felipe Pereira de Lima

ABSCESSO

DEFINIÇÃO, INCIDÊNCIA E ETIOLOGIA

Definido pela classificação de Atlanta como "coleção circunscrita de pus, com pouco ou nenhum tecido pancreático necrosado, que surge como conseqüência de uma pancreatite aguda ou trauma",[1] sua incidência tem sido estimada em torno de 1% a 5%,[2-9] com índices de mortalidade em torno de 20% a 60% em alguns estudos.[8]

Como uma grande proporção de pacientes é acometida por episódios de pancreatite aguda severa, um número maior deles tem desenvolvido infecções pancreáticas secundárias.[5-7] Sua correta nomenclatura tem criado discussões na literatura. Vários relatos em estudos entre os anos de 1960 a 1980 denominaram o abscesso de pâncreas como "necrose pancreática infectada".[3] Com a melhor compreensão da fisiopatologia da pancreatite aguda, compreende-se que as complicações infecciosas ocorrem no curso precoce da pancreatite aguda, resultando em necrose pancreática infectada.

A diferença entre a história natural do abscesso de pâncreas e da necrose pancreática infectada e o manejo dessas alterações têm sido mais bem entendidos com o passar do tempo. Em uma série de 1.200 pacientes, Lumsden e Bradley relataram que o álcool é o principal fator etiológico (34%), seguido por litíase (25%), complicações cirúrgicas (22%), idiopática (10%), trauma (3%) e pós-colangiopancreatografia endoscópica retrógrada (CPRE) (8%).[3]

O tempo médio entre o episódio de pancreatite e o surgimento do abscesso pancreático tem sido relatado em estudos. Widdison e colaboradores,[10] em análise de revisões da literatura, evidenciaram que 50% dos pacientes evoluíram com abscesso de pâncreas duas semanas após o episódio de pancreatite. Kaushik e colaboradores[11] relataram um período médio de 3 dias a 60 dias. Warshaw e Jin[4] relataram tempo médio de 32 dias, sendo que em 58% dos pacientes o surgimento do abscesso ocorreu em duas semanas.

PATOGÊNESE

Na ausência de infecção, as coleções líquidas secundárias à pancreatite crônica são absorvidas e as áreas de necrose podem ser cicatrizadas. Porém, o acúmulo de líquido e a necrose agem como foco de contaminação por bactérias, e é nesses casos que o abscesso se instala. Eles podem ser únicos ou múltiplos, podendo coalescer e se disseminar para outras áreas periféricas ou extrapancreáticas, do mediastino à pelve. Podem ter diâmetros variados e entrar em contato com a parede de uma víscera oca, fistulizando para o interior dessa víscera e drenando espontaneamente.[5] As bactérias podem infectar o abscesso por penetração transmural, via linfática, implantação hematogênica e bile infectada.[3] As principais bactérias envolvidas com os abscessos são: *Escherichia coli*, *Enterococcus* e *Staphylococcus*, *Pseudomonas mirabilis*, *Klebsiella pneumoniae* e *Proteus mirabilis*. O uso prolongado de antibióticos para o combate a essas bactérias pode levar à contaminação por *Candida albicans*. A cultura de um abscesso é positiva em praticamente 100% dos casos e com prognóstico pior no caso de infecção multibacteriana.[3-5]

QUADRO CLÍNICO

A persistência ou o surgimento de dor, febre, taquicardia, massa abdominal acompanhada por queda do estado geral, anemia e emagrecimento pode ocorrer, chegando ao coma nos casos graves. Temperatura acima de 38° C ocorre em torno de 50% a 100% dos pacientes; dor, em torno de 80% a 100%; e massa abdominal, em torno de 22% a 85%.[3]

DIAGNÓSTICO

Os exames laboratoriais são inespecíficos para o quadro, mas a leucocitose com desvio à esquerda pode ser um dado importante. O raio X de abdome mostra a presença de gases, nível hidroaéreo, aspecto de bolha de sabão ou gás mosqueado em até 35% dos casos. O raio X de tórax pode mostrar um derrame pleural. O ultra-som (US) e a tomografia computadorizada (TC) permitem não só a localização exata do local do abscesso como também o seu segmento durante o tratamento. A ressonância magnética (RM) não oferece vantagens, além de possuir um custo superior. A ecoendoscopia (EE) permite não só localizar o abscesso como também caracterizá-lo e drená-lo (Figura 206.1).

TRATAMENTO

Tradicionalmente a cirurgia tem-se mostrado como a melhor ferramenta. A drenagem percutânea tem sido relatada nas últimas duas décadas; entretanto, seu emprego permanece controverso.[3,12] Sunday e colaboradores[13] relataram péssimos resultados com a drenagem percutânea no tratamento das coleções infectadas do pâncreas com índice de sucesso em torno de 25%. Steiner e colaboradores[14] anotaram os resultados em 25 pacientes portadores de abscesso de pâncreas. Dezenove inicialmente foram tratados por drenagem percutânea e, em seis que necessitaram de cirurgia após a drenagem percutânea, isso se deveu à presença de coleção residual. Dos 19, 8 ficaram curados, 1 faleceu e os 10 restantes necessitaram de cirurgia para drenagem adequada. Já no grupo dos seis pacientes que se submeteram à cirurgia após drenagem percutânea, todos evoluíram bem. Conclui-se que a drenagem percutânea isolada não é método inicial eficaz, mas que pode ser uma boa forma de tratamento das coleções residuais.

No entanto, outros estudos mostram resultados controversos. Baril e colaboradores[15] avaliaram 42 pacientes com cultura positiva para coleção peripancreática ou abscesso. Deles, 25 foram tratados com drenagem percutânea inicialmente e 6 necessitaram de cirurgia após essa drenagem devido à presença de coleção residual. Dos seis, nenhum necessitou de drenagem percutânea após a cirurgia por coleção residual. A indicação cirúrgica para eles foi: três com sépsis persistente, um com perfuração do cólon após drenagem percutâ-

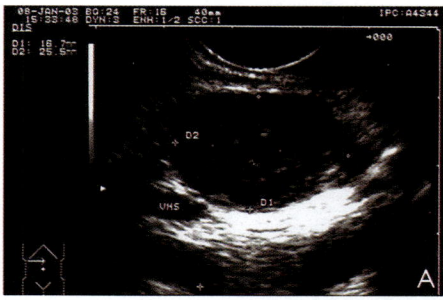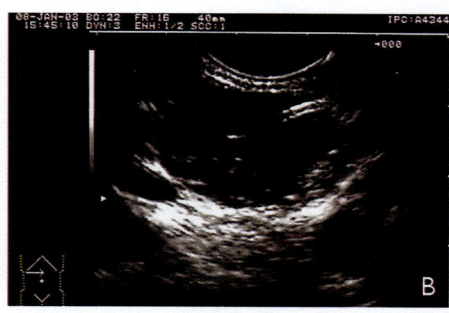

FIGURA 206.1

(A) Aspecto ecoendoscópico de coleção infectada de pâncreas. Observe os inúmeros debris dispersos por todo o conteúdo, que não são homogêneos; (B) Punção aspirativa ecoguiada realizada na UTI para a confirmação do tipo de bactéria e em seguida a drenagem ecoguiada pela colocação de prótese plástica

nea, um com trombose venosa de veia esplênica evoluindo com hemorragia por varizes e um por indicação clínica. Dos 19 submetidos inicialmente à drenagem percutânea, 18 foram curados e 1 faleceu, havendo sucesso de 72% nesse grupo.[15] Van Sonnenberg e colaboradores[16] relataram 86% de sucesso com a drenagem percutânea em 59 pacientes com abscesso de pâncreas, um resultado melhor que sua última publicação, que foi de 69%.[17]

A terapêutica endoscópica também tem seu espaço. Park e colaboradores[57] drenaram 11 abscessos pancreáticos comprimindo o estômago, o duodeno ou ambos por meio da criação de um trajeto fistuloso entre o abscesso e a parede digestiva, com lavagem da cavidade abscedada e colocação de endoprótese. A resolução foi considerada completa na ausência de sintomas e de imagem à TC. Dez abscessos resolveram após a colocação da endoprótese num período de 32 dias. Em dois houve a necessidade de colocar um dreno nasocístico para lavagem da cavidade abscedada e limpeza dos debris. Sangramento e recidiva ocorreram em 1% e em 13%, respectivamente, após um período de 18 meses (Figura 206.2).

Nos últimos anos, a EE setorial tem ganhado espaço no arsenal terapêutico dos abscessos pancreáticos. Giovannini e colaboradores[58] drenaram pseudocistos e abscessos em 35 pacientes com

tamanho médio de 7,8 cm. A colocação de dreno nasocístico de 7 F se deu com sucesso em 18 de 20 casos de abscesso pancreático. A cirurgia foi realizada em outros dois pacientes. Nos pseudocistos, a drenagem com prótese de 8,5 F se deu com sucesso em dez pacientes. O sucesso geral da EE foi de 31 em 35 pacientes (88,5%), com apenas 4 pacientes com abscesso, que necessitaram de cirurgia.

Seewald e colaboradores[125] drenaram 13 pacientes com abscesso e necrose pancreática, evitando a cirurgia de urgência. Por CPRE foi realizada a drenagem transpapilar, e por EE foi realizada a drenagem transmural. A cirurgia foi evitada em nove pacientes em seguimento médio de 8,3 meses e foi combinada à endoscopia em um caso devido à extensão do abscesso.

Nossa experiência conta com 12 pacientes, tratados de 1997 a 2005. Todos apresentavam forte suspeita de abscesso de pâncreas e foram encaminhados para a tentativa de tratamento ecoguiado. Houve a confirmação da presença de abscesso em 100%. Dez foram drenados com sucesso pela ecoendoscopia com interposição de prótese de 10 F e dois foram submetidos à aspiração para confirmar a presença de infecção; uma vez confirmada, optou-se pela cirurgia. Não houve mortalidade nessa série de casos. Nenhum dos pacientes apresentava abaulamento da parede do sistema digestório. Em três casos foi necessária a

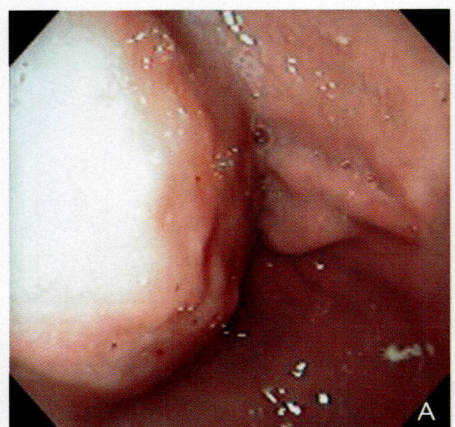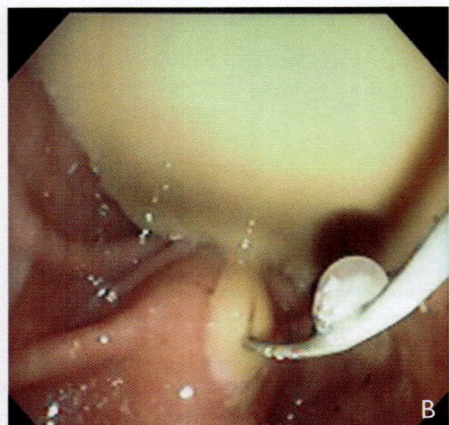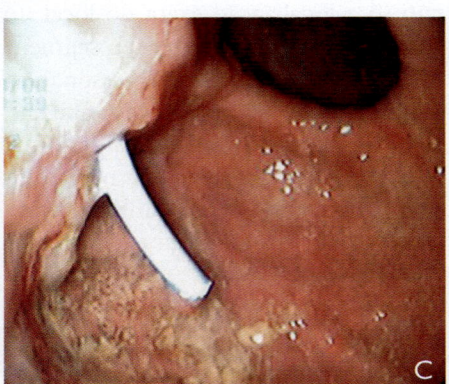

FIGURA 206.2

Drenagem endoscópica de abscesso pancreático por endoscopia. (A) Note o enorme abaulamento sobre a parede gástrica; (B) Após a perfuração do abaulamento, insere-se um fio guia; (C) Em seguida introduz-se uma prótese

intervenção cirúrgica, pois a drenagem ecoguiada não foi suficiente. Esses resultados demonstram que a drenagem ecoguiada é bom método para o tratamento de abscesso de pâncreas.

COMPLICAÇÕES

Algumas complicações têm sido citadas com a drenagem percutânea, dentre elas a fístula pancreática, que pode ser diagnosticada pela injeção de contraste pelo cateter. O seu reconhecimento precoce faz referência à manutenção de uma drenagem por mais tempo. O fechamento espontâneo ocorre na grande maioria dos casos. No caso de persistência da fístula, o estudo contrastado e/ou a CPRE indica a conduta cirúrgica a ser adotada.[18] O emprego de somatostatina nos casos de fístula é ainda controverso. Fístulas para estômago, duodeno e jejuno também têm sido descritas, com o fechamento espontâneo na grande maioria dos casos, sendo a cirurgia de uso restrito nessa situação.

Complicações como sangramento, observado pelo dreno, também podem ocorrer, assim como sangramentos digestivos e empiemas.[18] Como consequência às fístulas, o tempo de drenagem aumenta. Freeny e colaboradores[19] relataram o aumento no tempo de drenagem de 29 dias em média para 96 dias a 104 dias.

A cirurgia, apesar de ser o método preferido para o tratamento de abscessos, também pode falhar. Alguns autores demonstraram complicações em até 75% dos pacientes submetidos à cirurgia. Bassi e colaboradores[5] relataram 42 complicações em 53 pacientes. Fístula pancreática ocorreu em 16 casos; entérica, em 13; infecção, em 7; coleção residual, em 2; hemorragia, em 3; e obstrução colônica, em 1. Nos pacientes com fístula duodenal, a conduta adotada tem sido expectante, enquanto as fístulas jejunais ou colônicas necessitarão de cirurgia.[18,20] O índice de mortalidade associado ao tratamento cirúrgico do abscesso pancreático está entre 14% e 85%.[2] Kaushik e colaboradores[11] relataram mortalidade de 60% nos pacientes operados, e Warshaw e Jin[4] demonstraram queda desses índices diretamente relacionados à experiência adquirida nos centros de tratamento, ao diagnóstico precoce e à melhora nas técnicas cirúrgicas. Eles relataram 24% de mortalidade em 45 pacientes com 5% nos últimos cinco anos.

A conduta expectante também tem sido adotada por alguns grupos. Entre eles, Dasarathy e colaboradores[21] relataram sucesso no tratamento com antibióticos e cuidados clínicos de suporte em cinco pacientes.

PSEUDOCISTO

DEFINIÇÃO E CLASSIFICAÇÃO

O pseudocisto de pâncreas é uma cavidade cística contínua ao pâncreas e revestida por epitélio inflamatório.[22] Diferentemente dos cistos verdadeiros ou neoplásicos, os pseudocistos não possuem um revestimento epitelial verdadeiro. Muita discussão existe sobre sua classificação. De acordo com a classificação de Atlanta,[1] as complicações secundárias à pancreatite aguda podem ser classificadas da seguinte forma:

a) coleção fluida aguda: surge precocemente no curso de uma pancreatite aguda ou ao redor do pâncreas e não é revestida por epitélio inflamatório;

b) pseudocisto agudo: composto por suco pancreático envolto por uma parede de tecido inflamatório, ocorrendo como resultado de pancreatite aguda ou trauma do pâncreas;

c) pseudocisto crônico: composto por suco pancreático envolto por uma parede de tecido inflamatório, ocorrendo como consequência de pancreatite crônica (sem crises de pancreatite aguda);

d) abscesso de pâncreas: coleção intra-abdominal de pus que ocorre junto ao pâncreas, com pouco ou nenhum tecido necrótico, resultante de pancreatite aguda, pancreatite crônica ou trauma.

A presença de uma parede bem definida com tecido de granulação ou fibrose é o que difere o pseudocisto de uma coleção aguda peripancreática. Os pseudocistos são ricos em enzimas pancreáticas, como amilase e lipase, e normalmente são estéreis. Surgem cerca de quatro a seis semanas após uma crise de pancreatite aguda.[23] As coleções com menos tempo de evolução normalmente não apresentam revestimento definido.

Em 1991, D'Egídio e Schein, citados por Grace e Williamson,[24] classificaram os pseudocistos em três tipos:

- Tipo 1: Pseudocisto agudo pós-necrótico, normalmente secundário a uma pancreatite aguda, com ducto pancreático principal (DPP) inalterado. A comunicação com o DPP é rara;
- Tipo 2: Pseudocisto agudo pós-necrótico, secundário à crise de reagudização de pancreatite crônica. Normalmente se comunica com o DPP;
- Tipo 3: Pseudocisto de retenção, secundário à pancreatite crônica, freqüentemente associado à estenose e/ou à comunicação com o DPP.

Os tipos 2 e 3 podem ter apenas alterações sutis, o que muitas vezes dificulta a diferenciação entre ambos. Por isso é fundamental a correta avaliação do DPP nos pacientes com pseudocisto de pancreatite crônica.[24] Nealon e Walser[25] propuseram uma classificação baseada na anatomia do ducto pancreático, porém, sem muita aplicação clínica:

- Tipo 1: Ducto normal, sem comunicação;
- Tipo 2: Ducto normal, com comunicação;
- Tipo 3: Estenose ductal, sem comunicação;
- Tipo 4: Estenose ductal, com comunicação;
- Tipo 5: Ducto normal, porém com secção completa;
- Tipo 6: Pancreatite crônica, sem comunicação;
- Tipo 7: Pancreatite crônica, com comunicação.

INCIDÊNCIA E ETIOLOGIA

Quanto à incidência, é semelhante nos casos de pancreatite aguda e crônica (20% a 40%), sendo o álcool a principal causa nos pacientes com pseudocisto em pancreatite crônica. O'Malley e colaboradores[26] analisaram as causas de pseudocistos com os seguintes resultados: pancreatite alcoólica: 78%; pancreatite biliar: 7%; idiopática: 6%; trauma, hipertrigliceridemia e cirurgia recente: 3%. Em um estudo francês, o pseudocisto crônico foi associado à pancreatite alcoólica em 94% dos casos, e o agudo, à colelitíase em 45% deles.[27] London e colaboradores[28] avaliaram 102 pacientes com pancreatite aguda por TC com 72 horas, uma e seis semanas após a admissão hospitalar: 14 pseudocistos de pâncreas (14%) foram identificados. Sete foram diagnosticados na admissão e cinco após uma semana. Do total de 12 diagnosticados em uma semana, 7 evoluíram para a resolução, 1 foi drenado e 4 persistiram à TC após seis semanas. Esses quatro pseudocistos, mais dois diagnosticados após seis semanas, foram os únicos pseudocistos evidenciados nesse estudo. Os demais eram coleções peripancreáticas.

LOCALIZAÇÃO E FISIOPATOLOGIA

A localização do pseudocisto é fundamental, pois determina a sintomatologia e orienta a conduta. Muitos são retrogástricos,[29] enquanto os intrapancreáticos são comuns na cabeça.[30] Já o local da ruptura ductal e conseqüentemente da formação da fístula também é importante, pois influencia no tratamento cirúrgico. É difícil saber qual coleção peripancreática pós-pancreatite aguda irá se resolver e qual irá persistir. Se a coleção persistir por mais de quatro semanas, uma parede com tecido de granulação ou fibrose se desenvolve, formando assim o pseudocisto, rico em enzimas pancreáticas e com alguma ou nenhuma necrose. Quanto à comunicação com o DPP, os dados da literatura são conflitantes. Neoptolemos e colaboradores[31] encontraram apenas um cisto comunicante em 18 avaliados (6%), enquanto Barthet e colaboradores[32,33] encontraram comunicação em 20% dos casos.

Dois mecanismos têm sido propostos para explicar a formação dos pseudocistos na pancreatite crônica. No primeiro, a formação se dá por exacerbações de crises de pancreatite aguda sobre o pâncreas crônico. No segundo, o cisto se forma da obstrução do ramo secundário do ducto pancreático, levando à retenção e à dilatação sacular com formação de cistos de retenção. A coalizão desses cistos daria origem ao pseudocisto. A ruptura da cápsula cística, por sua vez, originaria uma fístula. A depender da direção que a fístula toma, pode-se formar ascite pancreática, além de coleções na cavidade pleural e mediastinal.

De acordo com estudos do DPP por CPRE e estudos de contraste por drenos percutâneos, a localização mais freqüente da ruptura do DPP está na cabeça do pâncreas, em 50% dos casos; em 30% está no corpo, e em 20% está na cauda.[34] Alguns consideram a região do *isthmus* ou *genus* do ducto pancreático, que corresponderia à transição da cabeça para o corpo, como o local mais freqüente de ruptura.[35,36] A persistência da fístula resulta de uma obstrução do DPP não resolvida ou da ruptura dele, criando uma coleção de enzimas digestivas seqüestradas, que irão digerir o parênquima e formar o pseudocisto. Dados da literatura sugerem que a fístula é mais freqüentemente encontrada na pancreatite crônica que na aguda, ocorrendo em torno de 35% a 70% dos casos.[37,38] Nealon e colaboradores[34] avaliaram 103 pacientes com pseudocisto e pancreatite crônica em que o DPP excedia 7 mm. A comunicação entre ele e o pseudocisto foi confirmada em 72% dos casos pela CPRE. O local da ruptura foi suspeitado pelo local onde se evidenciava o extravasamento do contraste.

A ausência de plano de clivagem entre o pseudocisto e as vísceras adjacentes afeta diretamente a conduta. A parede do cisto é descrita como friável, ficando literalmente aderida à parede gástrica, o que é necessário quando se pretende drenar o pseudocisto por via endoscópica ou ecoendoscópica.[39] Porém, alguns autores descrevem múltiplos cistos ocorrendo em 3% a 18% dos casos, mais comuns nas pancreatites crônicas e associados ao álcool, o que impede o tratamento endoscópico.[40,41] Na presença desses pseudocistos "complexos", o diagnóstico diferencial com cistos neoplásicos do pâncreas deve ser feito. Para isso, a análise do líquido cístico deve ser empregada. Ela inclui pesquisa de mucina, citologia para malignidade e pesquisa de marcadores tumorais como CEA e CA19-9, amilase e cultura. A cultura normalmente é positiva em 20% a 50% dos casos, apesar do uso de antibiótico profilático no manejo dessas lesões.[40,41]

MANEJO DOS PSEUDOCISTOS

Quais pseudocistos necessitam de drenagem?

Andren-Sandberg e Dervinis,[42] em revisão de artigos publicados, evidenciaram ampla variação na resolução espontânea dos pseudocistos, de 20% a 70%. Bradley e colaboradores[43] acompanharam 31 doentes com pseudocisto após pancreatite aguda e 62 após pancreatite crônica. A resolução espontânea ocorreu em 10 de 24 pacientes (42%) com pseudocisto surgidos em menos de seis semanas. Porém, apenas 1 de 23 (8%) dos pseudocistos que persistiram por 7 a 12 semanas teve resolução espontânea. Nenhum dos 12 pseudocistos remanescentes resolveu durante 18 meses de seguimento. Vitas e Sarr[44] seguiram 68 pacientes. Houve resolução espontânea em 57% dos 24 pacientes com satisfatório seguimento radiológico. Em 38%, o tempo de resolução foi superior a seis

meses. Maringhini e colaboradores[45] relataram que 65% dos pseudocistos resolveram com um ano do diagnóstico, com os menores que 5 cm resolvendo mais rapidamente que os maiores. Aranha e colaboradores[46] mostraram que apenas 4 de 26 pseudocistos maiores que 6 cm tiveram resolução espontânea. A média dos pseudocistos que resolveram espontaneamente foi de 4 cm, comparados aos de 9 cm, que não resolveram.

Dessa forma, ainda vemos conflitos na indicação da drenagem dos pseudocistos, mas há tendência maior de resolução dos cistos menores que 6 cm e também dos assintomáticos. O tratamento cirúrgico era o único realizado até bem pouco tempo, com índices de mortalidade de 5% a 12% e de morbidade de 21% a 50%. Devido a esses números e com o avanço dos métodos de imagem, não só no diagnóstico como também na terapêutica, outras modalidades têm sido adotadas.[47]

DRENAGEM PERCUTÂNEA

É realizada por via transgástrica ou extragástrica anterior ou posterior por meio de agulhas de 18 Gauge a 22 Gauge. A drenagem permite aspirar líquido para análise, além de realizar a parte terapêutica que consiste na drenagem da lesão. O sucesso relaciona-se ao diâmetro do pseudocisto e à sua localização. Posicionam-se drenos de teflon do tipo *pig tail*, permitindo não só a colheita de material (aspiração de líquido) como também a drenagem e a lavagem da coleção várias vezes ao dia com o intuito de diluir seu conteúdo, facilitando ainda mais a drenagem e evitando a sua obstrução. Pode-se aplicar, caso haja necessidade, aspiração negativa contínua por um período de 15 dias a um mês. Ao término do tratamento, antes de sacar o dreno, devemos mantê-lo fechado por 48 horas para avaliar se haverá recidiva. O sucesso da drenagem está em torno de 60% a 90%.[48] Alguns trabalhos que associam a drenagem percutânea ao uso de octreotide ou somatostatina mos-

tram resultados ainda melhores, próximos de 100%.[49]

DRENAGEM ENDOSCÓPICA

Nesse método podemos utilizar um duodenoscópio de visão lateral. É necessário que haja compressão do cisto sobre a parede digestiva e que a distância entre as paredes (do cisto e do trato digestivo) não exceda 10 mm. Posicionado o aparelho, uma incisão com alça diatérmica, no ápice do abaulamento, é realizada. Com o pertuito criado podemos colher amostra da secreção cística e em seguida contrastá-la para confirmação e estudo radiológico. A seguir ampliamos a incisão com um papilótomo e inserimos uma ou mais próteses na cavidade cística, permitindo a drenagem para o trato digestivo (Figura 206.2). Caso haja material necrosado ou infectado e espesso, pode-se lavar a cavidade cística posicionando-se um dreno nasocístico. O sucesso é superior a 80% na maioria dos trabalhos da literatura. Complicações podem ocorrer, sendo a perfuração e a hemorragia as mais freqüentes. Cremer e colaboradores[50] drenaram 11 cistos pela parede gástrica e 22 pela duodenal. O sucesso foi de 100% e 96%, com recorrência de 19% e 9% e complicações em 18% e menos de 1% respectivamente. Smits e colaboradores[51] drenaram 37 pseudocistos, sendo 12 por CPRE, 10 pela técnica transgástrica, 7 pela transduodenal e os 8 restantes por combinações entre as técnicas. A drenagem transgástrica falhou em três casos. Houve seis complicações, sendo três sangramentos, duas perfurações e uma apnéia. Não houve óbitos. Em relação à colocação de próteses, duas ocluíram por coágulo e levaram à infecção do cisto, e quatro próteses migraram. Vinte e quatro pacientes apresentaram resolução completa, sete parcial e seis não apresentaram melhora. Três recrudesceram e dez pacientes acabaram sendo submetidos à cirurgia. O sucesso geral da drenagem endoscópica foi de 92% com 16% de morbidade e 0% de mortalidade. Sessenta e cinco por cento das drenagens foram feitas endoscópicas, e o restante foi resolvido por cirurgia.[51]

Para evitar essas complicações, aconselhamos o uso da EE, que não só permite visualizar os vasos da parede digestiva, evitando-se possivelmente a hemorragia, como também permite mensurar a distância entre a parede cística e a digestiva, evitando a perfuração.

Outra técnica endoscópica possível é a drenagem externa do ducto pancreático principal (DPP) por meio da colocação de endopróteses biliares pré-cavidade cística, dentro ou após essa cavidade. A morbidade é baixa, e o índice de recidivas é de 50%. Existe a necessidade da comunicação do cisto com o DPP para que essa técnica possa ser realizada. O sucesso é maior na drenagem da porção cefálica e menor na porção caudal, uma vez que o ducto pancreático se afila à medida que progride da porção cefálica para a caudal. Binmoeller e colaboradores[53] drenaram 33 pacientes pela técnica transpapilar, com sucesso de 84%, recorrência de 9%, 0% de óbitos e 12% de complicações (hemorragia e infecção). Catalano e colaboradores[54] drenaram 21 pacientes com colocação de 33 endopróteses pela técnica transpapilar devido à comunicação com o DPP. O diâmetro médio dos pseudocistos foi de 6 cm (3 cm a 9 cm). Oito tinham estenose do ducto pancreático associado ao cisto. A prótese foi colocada com sucesso em todos os casos, sendo 13 dentro do cisto e 8 ultrapassando a estenose. A resolução inicial ocorreu em 17 pacientes com uma recorrência em 37 meses. Todos os pacientes com estenose ductal também foram tratados com sucesso. Os fatores preditivos de sucesso da drenagem foram cistos menores que 6 cm, com menos de seis meses de evolução, localizados no corpo do pâncreas, com estenose ductal. Houve uma complicação caracterizada por pancreatite leve.

Como tentativa de diminuir os índices de complicações descritos pela drenagem endoscópica (DEnd), alguns autores preconizam o uso da EE (DEE) e a comparam com a técnica tradicional.

Poley e colaboradores[55] realizaram 53 drenagens em 49 pacientes com pseudocistos de pâncreas, sendo 25 DEnd e 28 DEE. Nas DEnds houve menos casos de abscesso e necrose infectada se comparadas aos casos de DEE (p = 0,016). O sucesso de drenagem dos casos DEE foi de 96% (27 em 28) contra 56% (14 em 25) para o grupo de DEnd (p < 0,001). Um número maior de próteses foi possível de ser colocado no grupo da DEE em comparação aos submetidos à DEnd (média de três para um com p < 0,001). Os resultados em longo prazo foram superiores aos doentes submetidos à DEE: 81% (22 em 27) contra 42% (10 em 22) para o grupo da DEnd (p = 0,003). Nesse grupo, mais complicações ocorreram: 28% (7 em 25) contra 7% (2 em 28) para aqueles drenados com ecoendoscopia (p = 0,04). Esse trabalho, apesar de alguns casos terem sido analisados de forma retrospectiva, é contundente e referenda a opinião dos autores de que a drenagem ecoguiada de pseudocistos de pâncreas deve ser o método de escolha quando a drenagem endoscópica for a melhor forma de procedimento.

Ardengh e colaboradores[56] trataram 12 pacientes com pseudocisto de pâncreas sem abaulamento (drenaram 8 e aspiraram 4), todos por EE. No seguimento de 12 meses, dez tiveram resolução do pseudocisto, um apresentou recidiva que foi redrenada por EE e um necessitou de tratamento cirúrgico. A drenagem ecoguiada permite a inserção de próteses em locais inusitados, como, por exemplo, a drenagem de pseudocistos no processo unciforme e cauda, com a colocação de drenos próximos ao hiato esofagiano, além de permitir a drenagem de pseudocistos sem abaulamento da parede do sistema digestório (Figura 206.3).[57]

Até o momento, estudamos 75 pacientes com coleções pancreáticas ou peripancreáticas sem sinais de infecção ou presença de necrose. Os pacientes foram encaminhados ao setor de ecoendoscopia após estudo tomográfico e CPRE. Nenhum apresentava abaulamento ou comunicação com o ducto pancreático

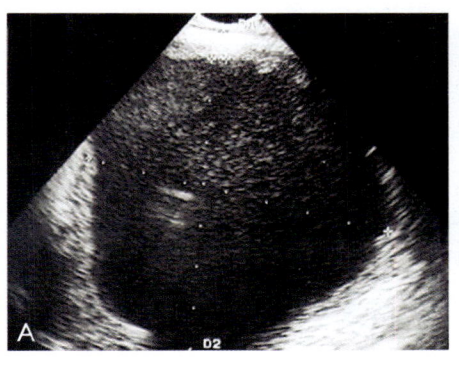

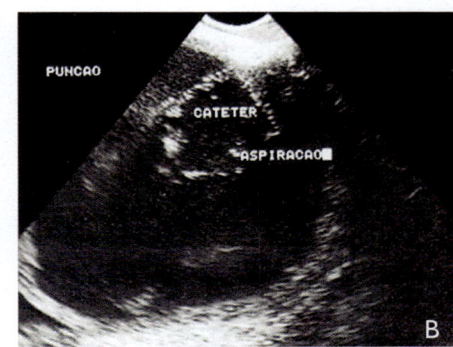

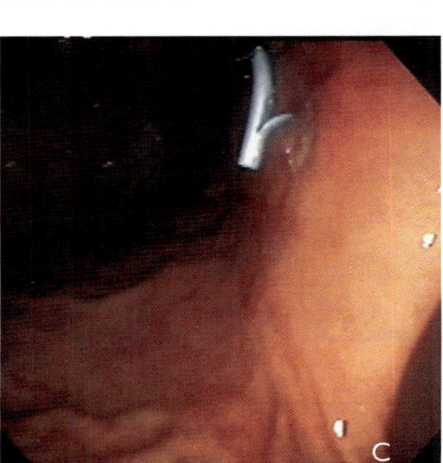

FIGURA 206.3

(A) Drenagem ecoguiada de pseudocisto de pâncreas localizado na cauda; (B) Inserção do cateter para a colocação do fio-guia; (C) Visão após o posicionamento da prótese próximo ao hiato com o aparelho de endoscopia em retroversão

principal à pancreatografia, o que não permitiu a drenagem transpapilar ou transmural (cistoduodenostomia ou cistogastrostomia). Todos apresentavam algum tipo de sintoma como dor abdominal persistente ou colestase. Indicou-se a aspiração ecoguiada simples em pacientes com pseudocistos sem debris ou parede visível, nos intraparenquimatosos, nos com distância maior que 2,0 cm entre a superfície da parede gástrica e a superfície do cisto e nos com até 3,0 cm de diâmetro. Trinta e três foram submetidos à aspiração ecoguiada com agulha de 19 Gauge (Grupo I) e 42 foram tratados por drenagem ecoguiada transmural com próteses (Grupo II). Sessenta e oito de 75 pacientes puderam ser tratados. A aspiração completa do cisto foi possível em todos os casos (100%), e a drenagem transmural em 35 de 42 (83,3% baseado na intenção de tratar). Após o seguimento médio de 64 ± 15,6 semanas, foram observadas três recidivas no grupo I (9%) e quatro no grupo II (11,4%). Nenhuma complicação ocorreu no grupo I, e três complicações ocorreram no grupo II (4,4%), duas das quais foram tratadas clinicamente (sangramento leve), e na outra, na qual houve sinais de perfuração, o doente evoluiu para óbito, pois apresentou acidente vascular cerebral (2,3%). Esses resultados nos revelam que a drenagem ecoguiada de pseudocistos é possível na grande maioria dos

pacientes. Apresentaram alta taxa de recidiva aqueles que foram submetidos à aspiração, opção nos casos em que não é difícil a drenagem ecoguiada transmural (Figura 206.4).

DRENAGEM CIRÚRGICA

É preferida nos casos de ruptura do cisto associada a hemoperitônio, nos casos de cistos sintomáticos responsáveis por hipertensão portal segmentar quando os demais métodos são contra-indicados, nos cistos recidivantes ou persistentes à drenagem percutânea, endoscópica ou ecoguiada, e nos cistos complicados com derrames serosos e enzimáticos resistentes ao tratamento clínico. Deve-se lembrar que a evolução e o sucesso terapêutico sobre os pseudocistos podem se diferenciar entre uma pancreatite aguda e uma crônica, e que nunca devemos drená-los antes da maturação da parede, que, como já foi dito, ocorre entre quatro a seis semanas após o quadro de pancreatite.[45,46]

CISTOS NEOPLÁSICOS

Nos últimos anos, cada vez mais temos diagnosticado esse tipo de lesão, seja pelo aperfeiçoamento das modalidades diagnósticas por imagem, seja pelo conhecimento cada vez maior dessa doença, hoje objeto de muitas publicações

na literatura médica. Os cistoadenomas serosos e os mucinosos são os mais freqüentes, sendo seguidos pelos demais de menor freqüência[58] (Tabela 206.1).

TABELA 206.1

Neoplasias císticas do pâncreas

cistoadenoma seroso;
cistoadenoma mucinoso;
cistoadenocarcinoma mucinoso;
ectasia ductal mucinosa;
tumor cístico-sólido papilar;
tumor cístico de células de ilhota;
cistoadenocarcinoma acinar;
teratoma cístico.

O diagnóstico diferencial entre cisto neoplásico e pseudocisto é de fundamental importância, já que a conduta normalmente adotada nas lesões inflamatórias não cabe às lesões neoplásicas.[59] Nos casos de pseudocisto, o paciente tem como antecedente um quadro de pancreatite, seja ela aguda ou crônica, e normalmente evolui com dor abdominal. Já nas lesões neoplásicas, os quadros dolorosos são raros, e o diagnóstico pode ser dado de forma acidental ou por causar compressão em estruturas adjacentes, como, por exemplo,

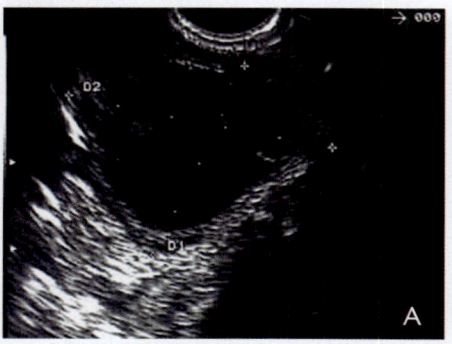
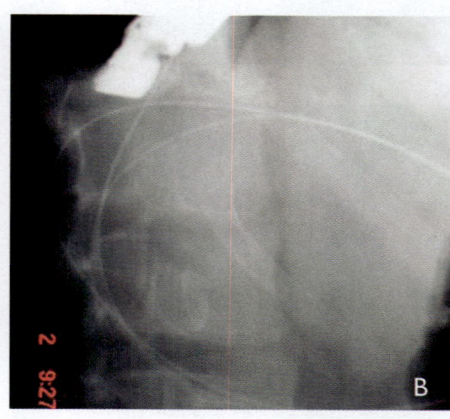
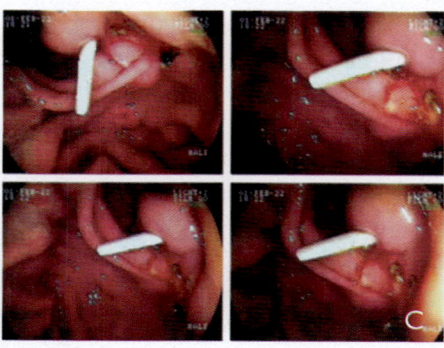

FIGURA 206.4

Passos da drenagem ecoguiada de pseudocistos sem abaulamento da parede. (A) Identificação do pseudocisto; (B) Controle fluoroscópico da inserção do fio-guia; (C) Visão endoscópica da prótese locada na parede duodenal

compressão sobre o colédoco, causando icterícia.

O diagnóstico por imagem pode diferir um pseudocisto de um cisto neoplásico. O pseudocisto se mostra como uma área cística normalmente única, sem componentes sólidos ou septos, como o observado nas neoplasias císticas (Figura 206.5).

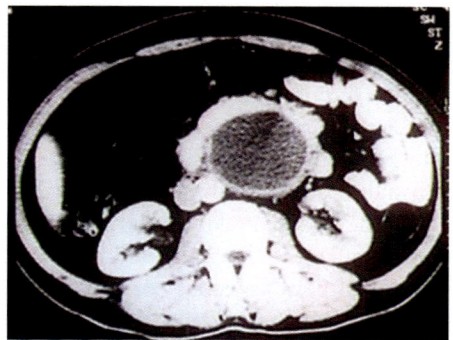

FIGURA 206.5

Aspecto tomográfico de um pseudocisto

Com relação às calcificações parietais, ambas podem apresentá-las. Para auxiliar o diagnóstico, a punção aspirativa (guiada por ultra-som, tomografia, ressonância ou ecoendoscopia) com análise do conteúdo cístico é uma ferramenta de grande valor. Com ela podemos dosar o nível de amilase e lipase no líquido, a presença ou não de mucina e glicogênio, dosar os níveis dos marcadores tumorais como CEA, Ca19-9, Ca72-4, Kras e enviar o líquido aspirado para análise citológica e cultura. No pseudocisto o nível de amilase e lipase são elevados, enquanto que nos cistos neoplásicos serão elevados os marcadores tumorais (Tabela 206.2).

A diferenciação entre cistos neoplásicos também é importante, uma vez que os cistos serosos possuem evolução benigna e podem ser acompanhados, enquanto os mucinosos têm alto poder de malignização e os cistoadenocarcinomas são malignos, devendo assim ser submetidos à cirurgia.

Os diversos métodos de imagem, como US, TC, RM e EE, podem detectar septos, aspecto em favo de mel e cicatriz

TABELA 206.2

Marcadores dosados no líquido aspirado dos cistos neoplásicos e pseudocistos

Tipo	Amilase	CEA	Ca19-9	Ca72-4	Ca15-3
PSC	alto	baixo	variável	baixo	baixo
CAS	variável	baixo	variável	baixo	baixo
CAM	variável	alto	variável	alto	alto
CadC	variável	alto	variável	alto	alto

PSC: pseudocisto; CAS: Cistodenoma seroso; CAM: Cistoadenoma mucinoso; CadC: Cistoadenocarcinoma

hiperecóica central, que são características do cistoadenoma seroso e que não se notam nas lesões mucinosas.[53] Já os cistos não-septados, maiores que 2 cm e com calcificação parietal caracterizam os cistoadenomas mucinosos.

Ardengh e colaboradores[60] analisaram 65 pacientes com cistos de pâncreas pela EE associada à punção aspirativa com agulha fina (EE-PAAF). Deles, 12 eram malignos (7 cistoadenocarcinomas, 4 neoplasias intraductais produtoras de mucina e 1 tumor de Frantz) e 53 benignos (20 cistoadenomas serosos, 18 pseudocistos, 6 cistos simples, 5 cistoadenomas mucinosos e 4 abscessos). A EE diferenciou os pseudocistos dos cistos neoplásicos em 92,5% dos casos, diagnosticou corretamente a neoplasia cística em 89,2% dos casos e os pseudocistos em 96,4%.

CISTOADENOMA SEROSO (CAS)

São formados por células cuboidais, ricas em glicogênio, com numerosos microcistos, menores que 2 cm, ricos em fluido seroso. São também conhecidos como adenoma microcístico, adenoma seroso microcístico, cistoadenoma seroso macrocístico e cistoadenoma rico em glicogênio.[61,62] Em 15% dos casos podem se associar à síndrome de von Hippel-Landau, uma desordem autossômica dominante caracterizada por hemangioblastoma do sistema nervoso central e retina, neoplasia renal e cística e feocromocitomas. São duas vezes mais freqüentes no sexo feminino que

no masculino por volta dos 70 anos. Trinta por cento dos pacientes são assintomáticos. Quando sintomáticos, apresentam: dor abdominal, dispepsia, náusea, vômitos, febre, melena e perda de peso.[61] Uma massa abdominal poderá ser sentida na palpação. Podem causar hipertensão, icterícia obstrutiva, abdome agudo, hemoperitônio por ruptura cística, pancreatite de repetição e síndrome de Evans (anemia hemolítica auto-imune ou trombocitopenia auto-imune).

Os cistoadenomas serosos se localizam em qualquer segmento do pâncreas, sendo mais freqüentes na porção cefálica e raramente se comunicando com o ducto pancreático principal (Figura 206.6).

Normalmente são lesões solitárias, mas podem ser múltiplas quando associadas à síndrome de von Hippel-Landau. Os CAS são largos (até 6 cm), formados por pequenos cistos menores que 2 cm e com cicatriz estrelada central (Figura 206.6B). Embora as imagens por TC, US, EE ou RM sejam importantes para o diagnóstico pré-operatório, quando isoladas dificilmente fecham o diagnóstico, devendo ser utilizadas em associação (Figura 206.7). São hipervascularizados e com aspecto em favo de mel. Seu principal diagnóstico diferencial se faz com o cistoadenoma mucinoso (CAM). Em 20% dos casos, os CAS podem ser macrocísticos, dificultando a diferenciação com o CAM. As opções de tratamento são a expectante ou a cirúrgica. As modalidades

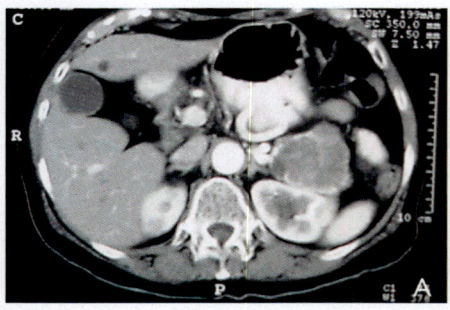 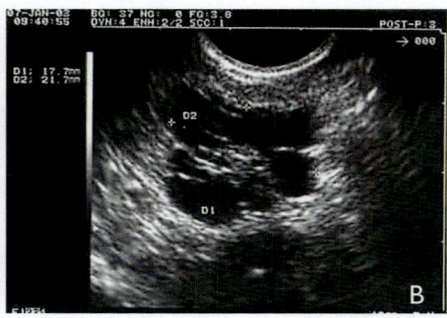

FIGURA 206.6

(A) Aspecto tomográfico de um cistoadenoma seroso localizado na cauda do pâncreas; (B) Aspecto ecoendoscópico. Note as áreas macrocísticas e microcísticas com cicatriz central

cirúrgicas são a enucleação nas lesões cefálicas ou a pancreatectomia nas lesões caudais, com ou sem preservação esplênica.[62]

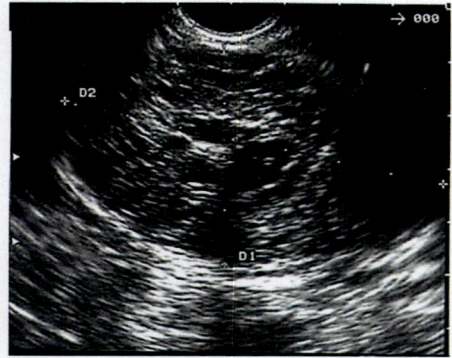

FIGURA 206.7

Aspecto ecoendoscópico de um cistoadenoma seroso com componente microcístico localizado na porção cefálica do pâncreas

CISTOADENOMA MUCINOSO (CAM)

É neoplasia cística composta por células epiteliais produtoras de mucina associadas ao estroma do tipo ovariano.[63] Os CAM raramente se comunicam com o ducto pancreático principal. Podem ser classificados como adenomas, forma *borderline* ou carcinoma *in situ*. São mais freqüentes no sexo feminino, sendo que alguns trabalhos demonstram incidência de 100% nesse sexo. A média de idade do surgimento é de 40 anos,

variando de 15 a 95 anos. Não têm sido associados com nenhuma síndrome genética. O paciente com CAM pode apresentar dor abdominal esporádica, empachamento, náusea, vômitos, diarréia, anorexia e perda de peso. Porém, na grande maioria são assintomáticos e descobertos fortuitamente. Quando localizados na porção cefálica, podem causar icterícia, apesar de a maioria se localizar no corpo e na cauda do pâncreas (70% a 90%).

Normalmente são lesões largas, com 2 cm a 35 cm de diâmetro. São uniloculares, podendo mimetizar pseudocisto (Figura 206.8A). Possuem parede espessa, com líquido rico em mucina. Podem apresentar vegetações no seu interior e/ou nódulos murais e calcificações centrais.[63] À TC normalmente demonstra uma parede bem definida

(Figura 206.8). Os cistos geralmente medem de 1 cm a 3 cm e podem apresentar calcificações parietais, nódulos murais ou vegetações intracísticas.[63] A ultra-sonografia e a EE demonstram as mesmas alterações, porém permitem de forma mais segura e eficaz a punção aspirativa do conteúdo líquido (Figura 206.9). O pseudocisto faz o principal diagnóstico diferencial com o CAM. As neoplasias intraductais produtoras de mucina também participam do diagnóstico diferencial.

Como são consideradas lesões com alto poder de malignização, a cirurgia é normalmente a conduta a ser adotada. O tipo de ressecção depende diretamente da localização do cisto: pancreatectomia distal para as lesões corpo-caudais e enucleação ou duodenopancreatectomia com preservação pilórica para as de localização cefálica. A ressecção central do corpo com anastomose pancreatojejunal em Y de Roux pode ser utilizada em casos selecionados. O prognóstico é bom desde que a lesão seja completamente ressecada.[62]

NEOPLASIA SÓLIDA PSEUDOPAPILÍFERA (TUMOR DE FRANTZ)

É doença rara, composta por células poligonais rodeadas por vasos. Os tumores de Frantz normalmente apresentam degeneração e hemorragia intracística. São mais freqüentes em mulheres jo-

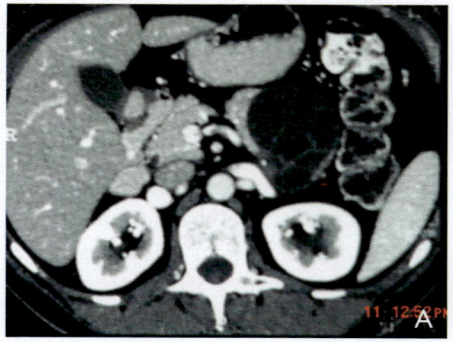 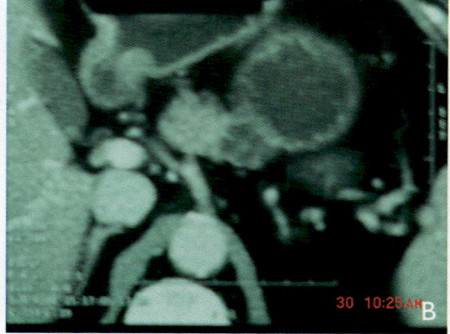

FIGURA 206.8

Imagens tomográficas de cistoadenomas mucinosos. (A) Traves e septações formando áreas macrocísticas; (B) Presença de parede espessa com área arredondada periférica à lesão.

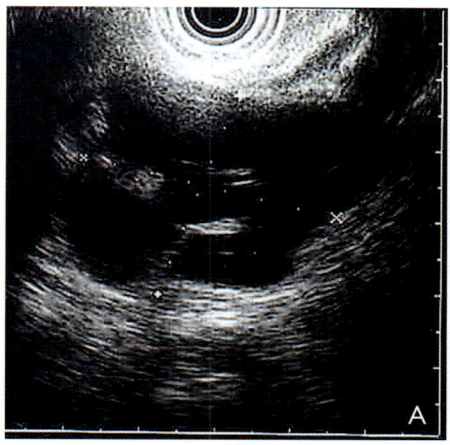 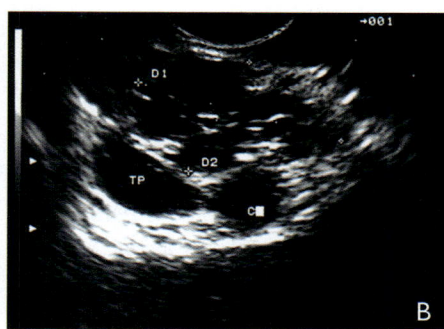

FIGURA 206.9

Imagens ecoendoscópicas de cistoadenomas mucinosos. (A) Finas septações acompanhando áreas anecóicas; (B) Septações com áreas macrocísticas e microcísticas. A punção de ambas as lesões comprovou a presença de lesão de aspecto mucinoso confirmado pela cirurgia

vens, por volta da terceira década de vida. São também chamados de tumor sólido e papilar, tumor cístico-papilar, tumor sólido-cístico e neoplasia epitelial sólido cístico-papilar. Normalmente são assintomáticos, apresentando sintomas compressivos tardios devido ao seu crescimento. Os sintomas incluem: náuseas, vômitos, dor abdominal e perda de peso. Em alguns casos podem ser notados à palpação abdominal. Podem variar de 1,5 cm a 30 cm, com uma média de 10 cm. Quanto maiores, mais freqüente é a presença de uma cápsula fibrosada (Figura 206.10). Os métodos de imagem demonstram uma lesão hipoecóica e regular. O fluido pode ser rico em debris. Na RM podem apresentar área de alto sinal correspondendo a foco de hemorragia em T1.

Os diagnósticos diferenciais são feitos com os pseudocistos, e os demais, com cistos neoplásicos. Entretanto, características histológicas como áreas pseudopapilíferas e microvascularização podem diferenciá-las dos demais cistos. Em casos excepcionais, a imunohistoquímica para pesquisa de CD 10 pode ser solicitada. O tratamento de escolha é a ressecção cirúrgica com excelentes resultados. No caso de metástases, o tumor e as metástases devem ser ressecados com ótimos resultados.

A invasão da veia porta não deve representar empecilho ao ato cirúrgico. O procedimento de escolha é a duodenopancreatectomia com preservação pilórica, ou a pancreatectomia distal com ou sem preservação esplênica, ou a pancreatectomia segmentar, a depender da localização da lesão.[62,63]

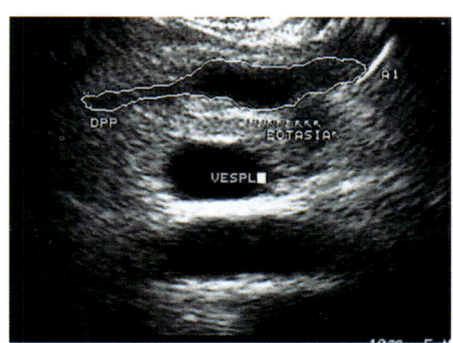

FIGURA 206.10

Paciente do sexo masculino com dilatação do DPP localizada na região da transição entre a cabeça e o corpo. A cirurgia revelou se tratar de tumor intraductal produtor de mucina

TUMOR INTRADUCTAL PAPILÍFERO MUCINOSO (TIPM)

Essas lesões formam projeções, secretam mucina e são intraductais. Elas cursam com dilatação do ducto pancreático principal e produção de mucina que pode ser vista saindo pela papila de Vater.[64] Os TIPM são geralmente encontrados em pacientes na faixa etária de 70 a 80 anos. Os sintomas mais comuns são: dor abdominal, perda de peso, icterícia, diabetes e pancreatite crônica. Sua presença associa-se com neoplasia em outros órgãos. Três características são importantes nos TIPM: o envolvimento do ducto pancreático, a produção de mucina e a formação de projeções papilares. Sua localização varia, mas sua maior freqüência está na porção cefálica com envolvimento do ducto pancreático. A presença de carcinoma invasivo se dá em 35% dos casos, sendo a análise histológica de fundamental importância. Apesar de parecer similar ao CAM, o TIPM compromete o ducto pancreático e não possui estroma do tipo ovariano, o que os difere. Os TIPM são graduados de acordo com o grau de atipia em adenomas, *borderline* e carcinoma *in situ*.

Quando o carcinoma está presente, normalmente é do tipo colóide infiltrativo. Os métodos de imagem (US, TC, RM e EE) mostram uma massa na porção cefálica do pâncreas com comunicação com o DPP. A endoscopia evidencia a saída de mucina pela papila de Vater, e a CPRE confirma a comunicação com o DPP. O CAM faz diagnóstico diferencial com o TIPM. Duas características os diferem: a comunicação com o ducto pancreático principal, que não ocorre com o CAM, e o estroma do tipo ovariano, ausente no TIPM. Os CAM ocorrem mais na porção corpo-caudal e no sexo feminino, enquanto que os TIPM ocorrem mais na porção cefálica e em qualquer sexo. O tratamento é sempre cirúrgico. As formas benignas (adenoma ou *borderline*), por serem consideradas pré-malignas, também deverão ser ressecadas. A pancreatectomia total é o método de escolha, embora bons resultados tenham sido descritos com a ressecção parcial.[64] A ultra-sonografia será útil para determinar a linha de secção do pâncreas. Ao se realizar a secção parcial, é de fundamental importância o estudo anatomopatológico imediato por congelação para afastar lesão residual. Os resultados da ressecção pancreática nos TIPM são superiores aos apresentados no adenocarcinoma de pâncreas. Já a ressecção apenas do ducto pancreático secundário é, por sua vez, superior à do ducto principal.[65]

Naqueles pacientes com elevado risco cirúrgico, esses riscos e as desvantagens de um procedimento operatório devem ser analisados, uma vez que a evolução da doença é lenta e permite, dependendo do caso, uma observação mais cuidadosa, se necessário.

FÍSTULAS

O pâncreas é um órgão de consistência macia, friável, capaz de produzir cerca de dois litros de enzimas digestivas por dia. Não possui cápsula, e suturá-lo é algo desafiador. Tal fato o torna um órgão propício à formação de fístulas, que ocorrem em 38% dos casos de ressecção pancreática e em 26% dos casos de trauma.[68-77]

CLASSIFICAÇÃO E PATOGÊNESE

As fístulas classificam-se como internas ou externas, dependendo da existência ou não de comunicação com a pele. As internas ocorrem mais freqüentemente como complicação de um quadro de pancreatite aguda ou crônica e apresentam-se com ascite pancreática em 68% dos casos, derrame pleural rico em amilase em 18% e ambas as formas em 14%. Podem ocorrer fístulas para brônquio, árvore biliar, trato gastrointestinal e veia porta, mas são raras. Como muitos pacientes não relatam ser portadores de pancreatite, muitas vezes a ascite pancreática é erroneamente diagnosticada como ascite cirrótica.[78] Já as fístulas externas surgem em conseqüência de atos cirúrgicos ou drenagem de pseudocistos. Algumas vezes uma fístula interna pode se transformar em externa por meio da colocação de um dreno percutâneo.

De acordo com o volume e a natureza da drenagem, podemos classificar as fístulas externas em alto ou baixo débito, sendo menor ou maior que 200 ml por 24 horas. As de alto débito associam-se com alta incidência de infecção, distúrbios metabólicos e tempo prolongado para a resolução.[79]

Por outro lado, de acordo com o tipo de secreção obtida das fístulas, podemos dividi-las em puras ou mistas. A pura ocorre quando há extravasamento de suco pancreático com baixo teor de amilase. Quando as fístulas provêm de outros locais do sistema digestivo ou resultam de uma pancreatite aguda, freqüentemente apresentam enzimas digestivas ativas, havendo maior risco de necrose, infecção e hemorragia.

Dependendo do nível de ruptura do ducto pancreático, classificam-se em totais ou parciais. No caso da ruptura total, as porções pancreáticas separadas apresentam cicatrização independente, e, mesmo com a porção proximal cicatrizada, a distal poderá permanecer com fístula. Nesse caso, não se deve adotar a conduta expectante.

HISTÓRIA NATURAL

Alguns fatores interferem no fechamento das fístulas parciais, como os processos infecciosos e as obstruções por estenose ou cálculo. Pederzoli e colaboradores[79] relataram fechamento espontâneo de fístulas externas em 90% dos casos, enquanto Howard e colaboradores[80] relataram índices de 70%. Neste estudo, nenhuma fístula distal fechou espontaneamente, sendo que 86% das fístulas parciais pósoperatórias e 58% das fístulas inflamatórias externas fecharam *per si*. O fechamento espontâneo das fístulas internas se deu em cerca de 50% dos casos.

SUPORTE

O suporte necessário na conduta das fístulas abarca:

a) controle da septicemia, para o qual a terapia antimicrobiana de rotina é contra-indicada. Caso haja sinal de sépsis, o antibiótico deverá ser administrado em função dos resultados da cultura e do antibiograma, sendo necessário o estudo por métodos de imagem para avaliar a presença de coleções que necessitarão de drenagem;

b) manutenção do equilíbrio hidroeletrolítico, nutrição e "descanso" do pâncreas. A manutenção do estado nutricional e do equilíbrio hidroeletrolítico é crucial, assim como o descanso do pâncreas, que diminuirá a produção de enzimas pancreáticas digestivas juntamente com a nutrição parenteral e facilitará o fechamento espontâneo da fístula. Alguns estudos mostram que a nutrição parenteral total reduz a secreção pancreática exócrina em 50% a 70% se comparada com a nutrição enteral.[81,82] A passagem de sonda nasoenteral posicionada além do ângulo de Treitz apresenta o mesmo resultado da nutrição enteral total e possui algumas vantagens, tais como permanecer por cerca de duas a três semanas. Madiba e colaboradores[83] trataram com sucesso 15 pacientes com fístulas externas de baixo débito pela nutrição enteral;

c) proteção da pele. As secreções pancreáticas são ativadas em contato com o suco entérico e se expostas ao ar.[84,85] Assim, mesmo as fístulas puras poderão causar danos à pele se houver o contato. A pele deverá, então, ser protegida das fístulas externas com bolsas de Karaya ou produtos químicos como Stomahesive®;

d) paracentese e toracocentese. A aspiração ou drenagem pleural está indicada nos pacientes com fístula pancreatopleural ou com derrames pleurais. Nos casos de ascite pancreática, a drenagem também estará indicada;

e) definição anatômica e do ponto de obstrução. É a anatomia ductal que permitirá o fechamento espontâneo da fístula com condutas expectantes. A CPRE é útil para o estudo do ducto pancreático apesar de a TC e a RM também permitirem sua análise.

TABELA 206.4

Bactérias isoladas de fragmentos de necrosectoma

Bactéria isolada	N° de pacientes
Gram – aeróbias	
Escherichia coli	24
Enterobacter aerogenes	16
Pseudomonas aeruginosa	5
Proteus species	5
Klebsiella pneumonia	3
Citrobacter freundii	1
Gram – anaeróbias	
Bacteroides species	5
Gram + aeróbias	
Streptococcus faecalis	6
Staphlococcus aureus	4
Streptococcus viridans	1
Staphlococcus epidermidis	1
Outras	
Mycobacterium tuberculosis	1
Candida species	3

grande valia nos pacientes que necessitarão de intervenção cirúrgica.

NECROSE INFECTADA

Não bastasse a gravidade de um paciente acometido por uma necrose pancreática, a infecção pode acometer o tecido necrosado, agravando ainda mais o quadro clínico. Os sinais e os sintomas clínicos que nos apontam para uma provável infecção são: febre, hipotensão, taquicardia e leucocitose. Porém, esses sinais podem estar presentes num paciente com pancreatite necrosante, mas sem infecção. Berger e colaboradores[107] avaliaram 144 pacientes submetidos à necrosectomia cirúrgica. A proporção

de pacientes que apresentavam infecção no momento da necrosectomia aumentou de 24% na primeira semana para 36% na segunda e 72% na terceira, indicando a gravidade do caso e a necessidade de um diagnóstico precoce e de uma atuação terapêutica adequada o mais rápido possível (Tabela 206.4).

Vários estudos têm mostrado que um nível constantemente elevado de proteína C reativa associa-se a uma necrose pancreática infectada.[108] A presença de gás com áreas de necrose evidenciada pela TC é altamente sugestiva de infecção, embora o ideal seja detectar a presença de infecção antes que se torne evidente à TC.

A punção guiada pela TC permite a obtenção de material necrótico e a análise microscópica e bacteriológica que confirme o(s) organismo(s) infectante(s).[109,110] Não só pela TC, mas também pela EE é possível obter material necrosado peripancreático e analisá-lo quanto à presença ou não de infecção. Em 12 casos tivemos a oportunidade de demonstrar por meio da EE associada à punção aspirativa com agulha fina, realizada à beira do leito na unidade de terapia intensiva em pacientes graves, a presença de infecção, determinando tratamento adequado e rápido, o que talvez tenha mudado a evolução desses doentes.

PREVENÇÃO DA FORMAÇÃO DE NECROSE

Reduzir a intensidade da primeira crise de pancreatite aguda pode diminuir a incidência e a magnitude da necrose do pâncreas. Ao evitarmos intervenções agressivas de forma precoce nas crises iniciais de pancreatite aguda, podemos controlar a progressão do quadro. Exceção se faz para a CPRE com papilotomia nos pacientes com pancreatite aguda grave secundária à coledocolitíase. Ela evita a progressão do quadro para uma possível colangite e pode ser realizada nas primeiras 48 horas de evolução.[111-113]

ANTIBIÓTICOS

A utilização dessas drogas pode prevenir as complicações infecciosas sobre áreas de necrose. Pederzoli e colaboradores[114] relataram um estudo multicêntrico randomizado de 74 pacientes com pancreatite aguda, de causas diversas, que apresentavam necrose pancreática à TC no momento da admissão hospitalar e que foram divididos em dois grupos: no primeiro foi empregado Imipenem e no segundo a conduta foi expectante. O índice de sépsis determinada pela punção com agulha fina ou pela cultura de fragmentos obtidos no intra-operatório caiu de 30% no grupo de controle para 12% no grupo com uso de antibiótico. Não houve diferença estatisticamente significante na média de intervenções cirúrgicas e no índice de mortalidade. Bassi e colaboradores[115] avaliaram 60 pacientes com pancreatite aguda grave e necrose acometendo no mínimo 50% do pâncreas, que foram tratados durante duas semanas com Pefloxacin (30 pacientes) ou Imipenem (30 pacientes) com 120 horas do início do quadro. O índice de infecção extra-hepática ou de necrose infectada foi de 44% e 34% respectivamente no grupo do Pefloxacin, contra 10% e 20% no grupo do Imipenem. Embora o Imipenem tenha sido mais eficaz em prevenir as infecções pancreáticas (p < 0,05), não houve diferença com relação à mortalidade e às intervenções cirúrgicas. Em contrapartida, notaram-se, nesse e em outros estudos da literatura, o surgimento de resistência e o crescimento de outros organismos, incluindo fungos, nos tecidos removidos em necrosectomias.

TRANSLOCAÇÃO BACTERIANA

O sistema digestório é a principal fonte de origem das bactérias translocadas para o tecido pancreático necrosado. Sendo assim, a esterilização do sistema digestivo com antibióticos pode alterar a flora bacteriana, evitando a contaminação do pâncreas. Luiten e colaboradores[116] relataram um estudo feito em

16 centros holandeses com 102 pacientes divididos em um grupo submetido à descontaminação do cólon e um grupo controle. Houve redução de bactérias gram negativas sobre o tecido pancreático necrosado no grupo que recebeu antibióticos para a descontaminação do sistema digestório. Embora houvesse uma redução dos óbitos de 35% para 22% do grupo controle para o grupo descontaminado, essa diferença não foi significativa.

A reintrodução precoce da nutrição também ajuda na restauração da integridade da mucosa e reduz o nível de translocação bacteriana. Um estudo randomizado comparou a dieta enteral com a nutrição parenteral nos pacientes com pancreatite aguda grave. Trinta e oito pacientes receberam nutrição enteral por meio de sonda nasoenteral ou dieta parenteral por acesso venoso. Os pacientes que receberam dieta enteral tiveram menos complicações (p < 0,05) e desenvolveram menos infecção (p < 0,01) que os que receberam dieta parenteral, sendo a dieta parenteral mais cara.[117]

TRATAMENTO

Conservador

Embora alguns trabalhos demonstrem sucesso no tratamento conservador medicamentoso ou com drenagem percutânea em pacientes com pancreatite infectada, a presença de tecido necrótico infectado é considerada indicação absoluta de intervenção cirúrgica. Bradley e colaboradores[118] relataram 38 pacientes com necrose na TC que foram inicialmente tratados com medicação e submetidos à punção com agulha fina caso persistisse a febre. Foi demonstrada necrose infectada em 71% dos 38 pacientes que foram tratados por drenagem aberta, com mortalidade de 15%. Todos os 11 pacientes com necrose estéril foram tratados com sucesso sem cirurgia.

Apesar de vários autores concluírem que o tratamento conservador com antibióticos deva ser aplicado em todos os pacientes com necrose estéril,[119] outros têm observado mortalidade semelhante nos pacientes submetidos à necrosectomia entre aqueles com necrose estéril e necrose infectada.[120]

CIRÚRGICO

O *timing* da cirurgia é crítico, mas a realização da necrosectomia nas primeiras semanas é tecnicamente difícil. Mier e colaboradores[121] avaliaram 41 pacientes com necrose pancreática demonstrada pela TC e que foram divididos em dois grupos, nos quais se realizaram necrosectomia com 48 a 72 horas de evolução do quadro e necrosectomia com no mínimo 12 dias de evolução. Embora a média de mortalidade (58% *versus* 27%) não tenha apresentado diferença significativa, a mortalidade foi 3,4 vezes mais alta no primeiro grupo e, por essa razão, o estudo teve de ser suspenso.

A necrosectomia tem sido tradicionalmente realizada por cirurgia aberta. Por meio de uma laparotomia, o omento menor é aberto se possível, o cólon é mobilizado e o pâncreas é identificado. A necrose é desbridada por dissecção digital e o material é aspirado. Caso a abertura do omento menor não seja possível, o acesso pelo espaço de Riolan é uma alternativa (acesso ao compartimento infracólico via mesocólon transverso esquerdo). O desbridamento é feito, a aspiração é realizada e drenos com cateteres de irrigação são deixados na região retroperitoneal para a realização de irrigação contínua no pós-operatório.[122] A mortalidade sugerida tem sido de 20% a 40%. A drenagem percutânea tem sido descrita, porém é impossível conseguir o desbridamento adequado por esse método, exceto em uma minoria de casos, e pode levar à contaminação do tecido necrótico residual.

Na tentativa de diminuir o índice de mortalidade da necrosectomia cirúrgica, novos métodos têm sido aplicados. Fagniez e colaboradores[123] descreveram uma técnica retroperitonial por meio do acesso pelo flanco esquerdo anterior à 12ª costela. O índice de mortalidade foi de 33% em 40 pacientes com pancreatite necrosante grave. O índice de morbidade, incluindo fístulas e hemorragia, também foi alto.

Outra técnica, semelhante à descrita por Fagniez, com necrosectomia minimamente invasiva via flanco esquerdo, foi descrita por Carter e colaboradores[124] com algumas vantagens. Primeiro, não houve abertura da cavidade peritoneal e, segundo, o dano tecidual foi limitado, reduzindo a resposta inflamatória local. A mortalidade em dez pacientes foi de 20%, sendo essa uma técnica menos invasiva e que talvez tenha um futuro promissor.

REFERÊNCIAS BIBLIOGRÁFICAS

1. Bradley EL III.A clinically based classification system for acute pancreatits: summary of the Atlanta International Symposium. Arch Surg 1993;128:586-90.
2. Bittner R. Surgical management of pancreatic abscess. In: Berger HG, Warshaw AL, Buchler MW, Carr-Locke D, Neoptolmos JP, Russel C et al, editores. The pancreas. Abingdon: Blackwell Science; 1998.
3. Lumsden A, Bradley EL III. Secondary pancreatic infections: abscess, infected necrosis and infected pseudocyst. Surg Gynecol Obstet 1990;170:459-68.
4. Warshaw AL, Jin G. Improved survival in 45 patients with pancreatic abscess. Ann Surg 1987;202:408-417.
5. Bassi C, Vesentini S, Nifosi F, Girelli R, Falconi M, Elio A, Pederzoli P. Pancreatic abscess and other pus-harboring col-

lections related to pancreatits: review of 108 cases. World J Surg. 1990 Jul-Aug;14(4):505-11; discussion 511-2.

6. Buggy BP, Nostrant TT. Lethal pancreatits. Am J Gastroenterol 1983;78:810-4.

7. Renner IG, Savage WT III, Pantoja JL, Renner VJ. Death due to acute pancreatits: a retrospective analysis of 405 autopsy cases. Dig Dis Sci 1985;30:1005-18.

8. Frey CF. Surgical management of pancreatic abscess. In: Bradley EL III, editor. Acute pancreatits. Diagnosis and therapy. New York: Raven Press; 1994.

9. Berger HG. Surgery in acute pancreatits. Hepatogastroenterology 1991;38:92-6.

10. Widdison AL, Alvarez C, Reber HA. Surgical intervention in acute pancreatitis: when and how. Pancreas 1991;6:S44-51.

11. Kaushik SP, Vohra R, Verma S, Sabharwal A. Pancreatic abscess: a review of 17 cases. Br J Surg 1984;71:141-3.

12. Bradley EL, Fulenwider JT. Open treatment of pancreatic abscess. Surg Gynecol Obstet 1984;159:509-13.

13. Sunday ML, Schurucht AL, Barbot DJ, Rosato FE. Management of infected pancreatic fluid collections. Am Surg 1994;60:63-7.

14. Steiner E, Mueller PR, Hahn PF, Saini S, Simeone JF, Wittenberg J, Warshaw AL, Ferrucci JT Jr. Complicated pancreatic abscesses: problem in interventional management. Radiology 1988 May;167(2):443-6.

15. Baril NB, Ralls PW, Wren SM, Selby RR, Radin R, Parekh D, Jabbour N, Stain SC. Does an infected peripancreatic fluid collection or abscess mandate operation. Ann Surg. 2000 Mar;231(3):361-7.

16. Van Sonnenberg E, Wittich GR, Chon KS et al. Percutaneous radiologic drainage of pancreatic abscess. AJR Am J Roentgenol 1997;168:979-84.

17. Van Sonnenberg E, Wittich GR, Casola G, Brannigan TC, Karnel F, Stabile BE et al. Percutaneous drainage of infected and noninfected pancreatic pseudocysts: experience in 101 cases. Radiology 1989;170(3):757-61.

18. Bradley EL, Warshaw AL. Pancreatic abscess. In: Go VLW, Dimagno EP, Gardner JD, Lebenthal E, Reber HA, Scheele GA, editores. The pancreas, biology, pathology, pathobiology and disease. New York: Raven Press; 1993.

19. Freeny PC, Lewis GP, Traverso LW, Ryan JA. Infected pancreatic fluid collections: percutaneous catheter drainage. Radiology 1988;167:435-41.

20. Aldridge MC, Francis ND, Glazer G, Dudley HAF. Colonic complications of severe acute pancreatitis. Br J Surg 1989;76:362-7.

21. Dasarathy S, Buch P, Saraya A, Acharya SK, Tandon RK. Pancreatic abscess: is there a role for conservative therapy? Trop Gastroenterol 1993;14:28-33.

22. Klopel G. Pseudocyst and other non-neoplastic cysts of the pancreas. Semin Diagn Pathol 2000;17:7-15.

23. Bradley EL Jr, Gonzales AC, Clements JL Jr. Acute pancreatic pseudocysts: incidence and implications. Ann Surg 1976;184:734-7.

24. Grace PA, Williamson RC. Modern management of pancreatic pseudocysts. Br J Surg 1993;80:573-81.

25. Nealon WH, Walser E. Main pancreatic ductal anatomy can direct choice of modality for treating pancreatic pseudocysts (surgery versus percutaneous drainage). Ann Surg 2002;235:751-8.

26. O'Malley VP, Cannon JP, Postier RG. Pancreatic pseudocysts: cause, therapy and results. Am J Surg 1985;150:680-2.

27. Walt AJ, Bouwmann DL, Weaver DW, Sachs RJ. The impact of technology on the management of pancreatic pseudocysts. Fifth Annual Samuel Jason Mixter Mecture. Arch Surg 1990;125:759-63.

28. London NJ, Neoptolemos JP, Lavelle J, Bailey I, James D. Serial computed tomography scanning in acute pancreatitis: a prospective study. Gut 1989;30:397-403.

29. Maule WF, Reber HA. Diagnosis and management of pancreatic seudocysts, pancreatic ascites, and pancreatic fistulas. In: Go VLW, Gardener JD, Brooks FP, Lebenthal E, DiMagno Eo, Scheele GA, editores. The exocrine pancreas: biology, pathobiology and diseases. New York: Raven Press; 1986. P. 601-10.

30. Kloppél G, Maillet B. Pseudocysts in chronic pancreatitis: a morphological analysis of 57 resection specimens and 9 autopsy pancreata. Pancreas 1991;6:266-74.

31. Neoptolemos JP, London NJ, Carr-Locke DL. Assessment of main pancreatic duct integrity by endoscopic retrograde pancreatography in patients with acute pancreatits. Br J Surg 1993;80:94-9.

32. Barthet M, Bugallo M, Moreira LS, Bastid C, Sastre B, Sahel J. Management of cysts and pseudocysts complication chronic pancreatits. A retrospective study of 143 patients. Gastroenterol Clin Biol 1993;17:270-6.

33. Barthet M, Bugallo M, Moreira LS, Bastid C, Sastre B, Sahel J. Treatment of pseudocysts in acute pancreatits. Retrospective study of 45 patients. [in French]. Gastrenterol Clin Biol 1992;16:853-9.

34. Nealon WH, Walser E. Duct drainage alone is sufficient in the operative management of pancreatic pseudocyst in patients with chronic pancreatits. Ann Surg 2003;237:614-22.

35. Traverso LW, Kozarek RA. Pancreatoduodenectomy for chronic pancreatitis: anatomic selection criteria and subsequent long-term outcome analysis. Ann Surg 1997;226:429-35.

36. Rosenberg IK, Kahn JA, Walt AJ. Surgical experience with pancreatic pseudocysts. Am J Surg 1969;117:11-7.

37. Nealon WH, Townsend CM Jr, Thompson JC. Preoperative endoscopic retrograde cholangiopancreatography (ERCP) in patients with pancreatic pseudocyst associated with resolving acute and chronic pancreatitis. Ann Surg 1998;209:532-40.

38. Kolars JC, Allen MO, Ansel H, Silvis SE, Vennes JA. Pancreatic pseudocysts: clinical and endoscopic expirience. Am J Gastroenterol 1980;84:259-64.

39. Lack EE. Pancreatits. In: Lack EE, editor. Pathology of the pancreas gallbladder, extrahepatic biliary tract and ampullary region. Oxford: Oxford University Press; 2003. P. 81-117.

40. Shatney CH, Lillehei RC. Surgical of pancreatic pseudocysts. Analysis of 119 cases. Ann Surg 1979;189:386-94.

41. Goulet RJ, Goodman J, Schaffer R, Dallemand S, Andersen DK. Multiple pancreatic pseudocysts disease. Ann Surg 1984;199:6-13.

42. Andren-Sandberg A, Dervenis C. Pancreatic pseudocysts in the 21st century. Part I: classification, pathophysiology, anatomic considerations and therapy. JOP 2004;5:8-24.

43. Bradley EL, Clements JL Jr, Gonzales AC. The natural history of pancreatic pseudocysts: a unified concept of management. Am J Surg 1979;137:135-41.

44. Vitas GJ, Sarr MG. Selected management of pancreatic pseudocyst: operative versus expectant management. Surgery 1992;111:123-30.

45. Maringhini A, Uomo G, Patti R, Rabitti P, Termini A, Cavallera A et al. Pseudocysts in acute nonalcoholic pancreatitis: incidence and natural history. Dig Dis Sci 1999;44:1669-73.

46. Aranha GV, Prinz RA, Esguerra AC, Greenlee HB. The nature and course of cystic pancreatic lesions diagnosed by ultrasound. Arch Surg 1983;118:486-8.

47. Beckingham IJ, Bornman PC, Terblanche J. Long term outcome of endoscopic drainage of pancreatic pseudocyst. Am J Gastroenterol 1997;94:71-4.

48. McFarlane ME. The role of percutaneous drainage in the modern management of pancreatic pseudocysts. Int J Clin Pract 2005;59:383-4.

49. Neff R. Pancreatic pseudocysts and fluid collections: percutaneous approaches. Surg Clin North Am 2001;81:399-403.

50. Cremer M, Deviere J, Engelholm L. Endoscopic management of cysts and pseudocysts in chronic pancreatites: long term follow up after 7 years of experience. Gastrointest Endosc 1989;35:1-9.

51. Smits ME, Rauws EAJ, Tytgat GNJ, Huibregtse K. The efficacy of endoscopic treatment of pancreatic pseudocyst. Gastrointest Endosc 1985;42(3):202-7.

52. Della Libera E.

53. Binmoeller KF, Seifert, H, Walter A, Soehendra N. Transpapillary and transmural drainage of pancreatic pseudocysts. Gastrointest Endosc 1995;42:219-24.

54. Catalano MF, Geenen JE, Schmalz MJ, Johnson GK, Dean RS, Hogan HJ. Treatment of pancreatic pseudocyst with ductal communication by transpapillary pancreatic duct endoprothesis 1995;42(3):214-8.

55. Poley JW, Haringsma J, Murad SD, Dees J, Van Eijck CHJ, Kuipers EJ. Endoscopic ultrasound (EUS) guided drainage of pseudocysts: safer and more effective compared to standard endoscopic drainage. Gastroint Endosc 2006;63:AB266 (1320).

56. Ardengh J, Ferrari AP, Della Libera E. Endosonography-guided treatment of pancreatic pseudocysts. Endoscopy 2000;32:A38(P100).

57. Ardengh JC, Della Libera E, Ferrari AP. Endosonography-guided drainage of pancreatic pseudocyst without gastric or duodenal compression. Endoscopy 1998;30(6):S71-2.

58. Fernández-del-Castillo C, Warshaw AL. Cystic tumors of the pancreas. Surg Clin North Am 1995;75:1001-16.

59. Warshaw AL, Gu ZY, Wittenberg J, Waltman AC. Preoperative staging and assessment of ressecability of pancreatic cancer. Arch Surg 1990;125:230-3.

60. Ardengh JC, de Paulo GA, Ferrari AP. Value of endoscopic ultrasound-guided fine-needle aspiration in the management of patients with pancreatic neoplastic cysts. Gastroint Endosc 2002;56:AB75(4).

61. Abe H, Kubota K, Mori M, Miki K, Minagawa M, Noie T et al. Serous cystadenoma of the pancreas with invasive growth: benign or malignant? Am J gastroenterol 1998;93(10):1963-1966.

62. Watanapa P, Willian RC. Surgical palliation for pancreatic cancer: developments during the past two decades. Br J Surg 1992;79:8-20.

63. Rattner DW, Fernandez-del-Castillo C, Warshaw AL. Cystic pancreatic neoplasm. Ann Oncol 1999;10 Suppl:S104-6.

64. Kosuge T, Shimada K, Yamamoto J. Mucinous papillary cystic tumors with ductal ectasia. In: Howard J, Idezuki Y, Ihse I, Prinz RA, editores. Surgical diseases of the pancreas. Baltimore: Williams & Wilkins; 1998.P. 695-8.

65. Traverso LW, Longmire WP Jr. Preservation of the pylorus in pancreatectomy. Surg Gynecol Obstet 1978;146:959-62.

66. Park JJ, Kim SS, Choi DJ, Park HC, Kim JH, Kim JS et al. Definitive treatment of pancreatic abscess by endoscopic transmural drainage. Gastrointest Endosc 2002;55(2):256-62.

67. Giovannini M, Pesentic C, Rolland AL, Mourtadier V, Delpero JR. Endoscopic ultrasound guided-drainage of pancreatic pseudocyst or pancreatic abscess using a therapeutic echo endoscope. Endoscopy 2001;33(6):473-7.

68. Zinner MJ. Pancreatic cutaneous fistulas. Surg Gynecol Obstet 1974;138:710-2.

69. Cullen JC. Pancreatic anastomotic leak after pancreaticoduodenectomy: incidence, significance and management. Am J Surg 1994;168:295-8.

70. Buchler M, Friess H, Klempa I, Hermanek P, Sulkowski U, Becker H et al. Role of octreotide in the prevention of postoperative complications following pancreatic resection. Am J Surg. 1992 Jan;163(1):125-30; discussion 130-1.

71. Pederzoli P. Efficacy of octreotide in the prevention of complications of elective pancreatic surgery. Br J Surg 1994;81:265-9.

72. Montorsi M, Zago M, Mosca F, Capussotti L, Zotti E, Ribotta G et al. Efficacy of octreotide in the prevention of pancreatic fistula after elective pancreatic resections: a prospective, controlled, randomized clinical study. Surgery 1995;117(1):26-31.

73. Beger HG, Sulkowski U, Becker H, Hofbauer B, Dennler HJ et al. Randomized controlled multicentre study of the prevention of complications by octreotide in patients undergoing surgery for chronic pancreatitis. Br J Surg 1995;82(9):1270-3.

74. Lowy AM, Lee JE, Pisters PW, Davidson BS, Fenoglio CJ, Stanford P, Jinnah R, Evans DB. Prospective randomized trial of octreotide to prevent pancreatic fistula after pancreaticoduodenectomy for malignant disease. Ann Surg 1997;226(5):632-41.

75. Yeo C; Does prophylactic octreotide decrease the rates of pancreatic fistula and other complications after pancreaticoduodenectomy? Ann Surg 2000;232:419-29.

76. Sarr M; Vapreotide, a potent long-acting somatostatin analogue, does not decrease pancreas-related complications after elective pancreatectomy - a multicenter, double blind, randomized placebo controlled study. The Pancreas Club Inc., Digestive Diseases Week; 2002 May 19; San Francisco, CA.

77. Feliciano DV, Martin TD, Cruse PA, Graham JM, Burch JM, Mattox KL, Bitondo CG, Jordan GL Jr. Management of combined pancreatoduodenal injuries. Ann Surg 1987 Jun;205(6):673-80.

78. Lipsett PA. Internal pancreatic fistula. Am J Surg 1992;163:216-20.

79. Pederzoli P, Bassi C, Falconi M, Albrigo R, Vantini I, Micciolo R. Conservative treatment of external pancreatic fistulas with parenteral nutrition alone or in combination with continuous intravenous infusion of somatostatin, glucagon or calcitonin.. Surg Gynecol Obstet 1986 Nov;163(5):428-32.

80. Howard TJ, Stonerock CE, Sarkar J, Lehman GA, Sherman S, Wiebke EA, Madura JA, Broadie TA. Contemporary treatment strategies for external pancreatic fistulas. Surgery 1998 Oct;124(4):627-32.

81. Grant JP. Effect of enteral nutrition on human pancreatic secretions. J Parenter Enteral Nutr 1987;11:302-4.

82. Bivins B. Pancreatic exocrine response to parenteral nutrition. J Parenter Enteral Nutr 1984 ;8:34-6.

83. Madiba TE. Nutritional support in the management of external pancreatic fistulas. S Afr J Surg 1995;33:81-4.

84. Bodoky G. Effect of enteral nutrition on exocrine pancreatic function. Am J Surg 1991;161:144-8.

85. Duerksen DR. Does jejunal feeding with a polymeric immune-enhancing formula increase pancreatic exocrine output as compared with TPN? A case report. Nutrition 2000;16:47-9.

86. Kozarek R. Endoscopic therapy of complete and partial pancreatic duct disruptions. Gastrointest Endosc Clin North Am 1998;8:39-53.

87. Kozarek RA. Endoscopic treatment of pancreatic ascites. Am J Surg 1994;223:223-6.

88. Howell DA, Dy RM, Gerstein WH, Hanson BL, Biber BP. Infected pancreatic pseudocysts with colonic fistula formation successfully managed by endoscopic drainage alone: report of two cases. Am J Gastroenterol 2000;95(7):1821-3.

89. Voss M, Ali A, Eubanks WS, Pappas TN. Surgical management of pancreaticocutaneous fistula. J Gastrointest Surg. 2003 May-Jun;7(4):542-6.

90. Sheiman RG. Percutaneous treatment of a pancreatic fistula after pancreaticoduodenectomy. J Vasc Interv Radiol 2001;12:524-6.

91. Wadstrom J. Persistent pancreatic fistula after pancreas transplantation treated with fibrin glue and octreotide. Transplant Proc 1995;27:3491-2.

92. Cope C. Percutaneous management of chronic pancreatic duct strictures and external fistulas with long term results. J Vasc Interv Radiol 2001;12:104-10.

93. Li-Ling J. Somatostatin and octreotide in the prevention of postoperative pancreatic complications and the treatment of enterocutaneous pancreatic fistulas: a systematic review of randomized controlled trials. Br J Surg 2001;88:190-9.

94. Sherman S. Endoscopic pancreatic sphincterotomy: techniques and complications. Gastrointest Endosc Clin North Am 1998;8:115-24.

95. Costamagna G, Mutignani M, Ingrosso M, Vamvakousis V, Alevras P, Manta R, Perri V. Endoscopic treatment of postsurgical external pancreatic fistulas. Endoscopy 2001;33(4):317-22.

96. Brancatisano RP. Distal pancreatectomy with or without splenectomy. In: Beger HG, Warshaw AL, Buchler MW, Carr-Locke DL, Neoptolemos JP, Russell C et al, editores. The pancreas. Oxford: Blackwell; 1998. P. 854-62.

97. Wilson PG, Manji M, Neoptolemos JP. Acute pancreatitis as a model of sepsis. J Antimicrobial Chem 1998;41:51-63.

98. Bhatia M, Brady M, Shokuhi S, Christmas S, Neoptolemos JP, Slavin J. Inflammatory mediators in acute pancreatitis. J Pathol 2000;190:117-25.

99. Johnson CD, Kingsnorth AN, Imrie CW, McMahon MJ, Neoptolemos JP, McKay C et al. Double blind, randomised, placebo controlled study of a platelet activating factor antagonist, lexipafant, in the treatment and prevention of organ failure in predicted severe acute pancreatitis. Gut 2001;48:62-9.

100. Imrie CW, Benjamin IS, Ferguson JC, McKay SJ, Makenzie I, O'Neill J et al. A single centre double blind trial of trasylol therapy in primary acute pancreatitis. Br J Surg 1978;65:337-41.

101. Ranson JH, Rifkind KM, Roses DF, Fink SD, Eng K, Spencer SC. Prognostic signs and the role of operative management in acute pancreatitis. Surg Gynecol Obstet 1974;139:69-81.

102. Wilson C, Heads A, Shenkin A, Imrie CW. C-reactive protein, antiproteases and complement factors as objective markers of severity in acute pancreatitis. Br J Surg 1989;76:177-81.

103. British Society of Gastroenterology. United Kingdom guidelines for the management of acute pancreatitis. Gut 1998;42:S1-13.

104. Pezzilli R, Billi P, Miniero R, Fiocchi M, Cappelletti O, Morselli-Labate AM et al. Serum interleukin-6, interleukin-8, and beta C2microglobulin in early assessment of severity of acute pancreatitis. Comparison with serum C-reactive protein. Dig Dis Sci 1995;40:2341-8.

105. Neoptolemos JP, Kemppainen EA, Mayer JM, Fitzpatrick JM, Raraty MG, Slavin J et al. Early prediction of severity in acute pancreatitis by urinary trypsinogen activation peptide: a multicentre study. Lancet 2000;355:1955-60.

106. Balthazar EJ, Robinson DL, Megibow AJ, Ranson JH. Acute pancreatitis: value of CT in establishing prognosis. Radiology 1990;174:331-6.

107. Beger HG, Bittner R, Block S, Büchler M. Bacterial contamination of pancreatic necrosis - a prospective clinical study. Gastroenterology 1986;91:433-8.

108. Vesentini S, Bassi C, Talamini G, Cavallini G, Campedelli A, Pederzoli P. Prospective comparison of C-reactive protein level, Ranson score and contrast-enhanced computed tomography in the prediction of septic complications of acute pancreatitis. Br J Surg 1993;80:755-7.

109. White EM, Wittenberg J, Mueller PR, Simeone JF, Butch RJ, Warshaw AL et al. Pancreatic necrosis: CT manifestations. Radiology 1986;158:343-6.

110. Gerzof SG, Banks PA, Robbins AH, Johnson WC, Spechler SJ, Wetzner SM et al. Early diagnosis of pancreatic infection by computed tomographyguided aspiration. Gastroenterology 1987;93:1315-20.

111. Fan ST, Lai EC, Mok FP, Lo CM, Zheng SS, Wong J. Early treatment of acute biliary pancreatitis by endoscopic papillotomy. N Engl J Med 1993;328:228-32.

112. Neoptolemos JP, Carr-Locke DL, London NJ, Bailey IA, James D, Fossard DP. Controlled trial of urgent endoscopic retrograde cholangiopancreatography and endoscopic sphincterotomy versus conservative treatment for acute pancreatitis due to gall stones. Lancet 1988;ii:979-83.

113. Neoptolemos JP, Ogunbiy O, Wilson P, Carr-Locke DL. Etiology, pathogenesis, natural history, and treatment of biliary acute pancreatitis. In: Beger HG, Warshaw AL, Büchler MW, Carr-Locke DL, Neoptolemos JP, Russell C et al, editores. The pancreas. Oxford: Blackwell; 1998. P. 521-47.

114. Pederzoli P, Bassi C, Vesentini S, Campedelli A. A randomized multicenter clinical trial of antibiotic prophylaxis of septic complications in acute necrotizing pancreatitis with imipenem. Surg Gynecol Obstet 1993;176:480-3.

115. Bassi C, Falconi M, Talamini G, Uomo G, Papaccio G, Dervenis C et al. Controlled clinical trial of pefloxacin versus imipenem in severe acute pancreatitis. Gastroenterology 1998;115:1513-7.

116. Luiten EJT, Hop WCJ, Lange JF, Bruining HA. Controlled clinical trial of selective decontamination for the treatment of severe acute pancreatitis. Ann Surg 1995;222:57-65.

117. Kalfarentzos F, Kehagias J, Mead N, Kokkinis K, Gogos CA. Enteral nutrition is superior to parenteral nutrition in severe acute pancreatitis: results of a randomized prospective trial. Br J Surg 1997;84:1665-9.

118. Bradley EL, Allen K. A prospective longitudinal study of observation versus surgical intervention in the management of necrotizing pancreatitis. Am J Surg 1991;161:19-24.

119. Büchler MW, Gloor B, Muller CA, Friess H, Seiler CA, Uhl W. Acute necrotizing pancreatitis: treatment strategy according to the status of infection. Ann Surg 2000;232:619-26.

120. Fernandez-del-Castillo C, Rattner DW, Makary MA, Mostafavi A, McGrath D, Warshaw AL. Debridement and closed packing for the treatment of necrotizing pancreatitis. Ann Surg 1998;228:676-84.

121. Mier J, Leon EL, Castillo A, Robledo F, Blanco R. Early versus late necrosectomy in severe necrotizing pancreatitis. Am J Surg 1997;173:71-5.

122. Beger HG, Büchler M, Bittner R, Block S, Nevalainen T, Roscher R. Necrosectomy and postoperative local lavage in necrotizing pancreatitis. Br J Surg 1988;75:207-12.

123. Fagniez PL, Rotman N, Kracht M. Direct retroperitoneal approach to necrosis in severe acute pancreatitis. Br J Surg 1989;76:264-7.

124. Carter CR, McKay CJ, Imrie CW. Percutaneous necrosectomy and sinus tract endoscopy in the management of infected pancreatic necrosis: an initial experience. Ann Surg 2000;232:175-80.

125. Seewald S, Grth S, Omar S, Imazu H, Seitz U, de Weerth A et al. Agressive endoscopic therapy for pancreatic necrosis and pancreatic abscess: a new safe and effective treatment algorithm. Gastrointest Endosc 2005;62(1):92-100.

CAPÍTULO 207

PÂNCREAS *DIVISUM* E INTERVENÇÕES NA PAPILA MENOR EM PACIENTES SEM PÂNCREAS *DIVISUM*

Angelo Paulo Ferrari

Gustavo Andrade de Paulo • Fernanda Prata Thuler

O pâncreas *divisum* é a anomalia congênita mais freqüente do pâncreas, descrita em aproximadamente 7% (1% a 14%) das autópsias.[1,2] É resultante da falha da fusão dos ductos ventral e dorsal durante a sétima semana da gestação.[3,4] A cauda, o corpo e parte da cabeça do pâncreas são formados pelo broto dorsal. O restante da cabeça e o processo uncinado derivam do pâncreas ventral.[3,4] Apesar de a fusão do parênquima ocorrer em quase todos os casos, a união dos ductos pode não ocorrer, resultando em sistema ductal dividido, com a maior parte do pâncreas drenando pelo pequeno orifício da papila menor através do ducto dorsal, enquanto o ducto ventral drena uma pequena porção do tecido pancreático (aproximadamente 10% da massa pancreática).[1,2]

A Figura A retrata as variações existentes do pâncreas *divisum*. Em cerca de 15% dos casos, ocorre fusão incompleta dos ductos ventral e dorsal, levando à formação do pâncreas *divisum* incompleto ou parcial, no qual ramos secundários fazem a comunicação entre os ductos[1,2] (Figuras 207.1 a 207.3).

O diagnóstico definitivo de pâncreas *divisum* é dado pela pancreatografia.[1,2,5] Atualmente, a pancreatografia por ressonância magnética também é capaz de fazer o diagnóstico (Figura 207.4). Caracteristicamente o ducto ventral acessado pela papila maior mede cerca de 1 cm a 4 cm e termina em múltiplos ramos secundários (Figuras 207.5 a 207.8). Esse ducto não cruza a coluna, e

acinarização pode ocorrer facilmente. A cateterização da papila menor e a contrastação do ducto dorsal são imprescindíveis para o diagnóstico de pâncreas *divisum* (Figuras 207.9 a 207.11). Em geral a cateterização da papila menor deve ser considerada quando o ducto ventral é identificado pela papila maior, e a pancreatografia completa não é atingida por meio dessa estrutura. O ducto dorsal no pâncreas *divisum* é extremamente semelhante ao da pancreatografia normal, exceto pelo eixo mais perpendicular entre o ducto e o duodeno (Figura 207.12).

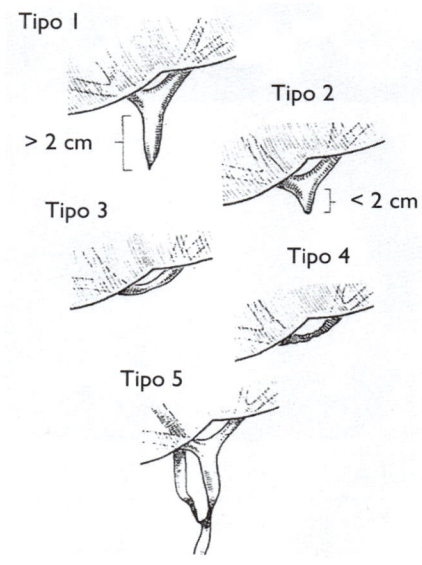

FIGURA A

Desenho esquemático das variações da anatomia dos ductos pancreáticos

Tipo I
Tipo 2
Tipo 3
Tipo 4
Tipo 5
> 2 cm
< 2 cm

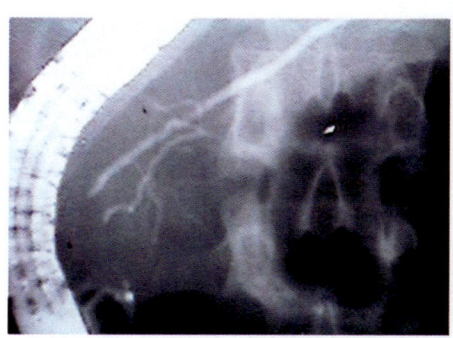

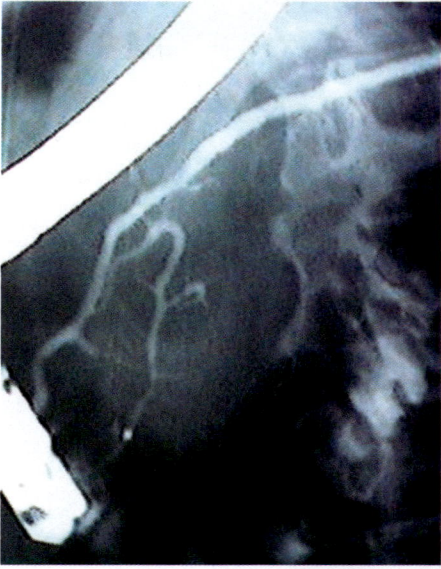

FIGURAS 207.I E 207.2

Diferentes aspectos do pâncreas *divisum* incompleto, no qual a drenagem preferencial é pela papila menor, porém existe comunicação entre os ductos dorsal e ventral por meio de pequenos ductos secundários

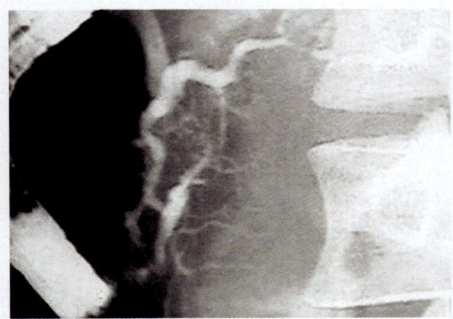

FIGURA 207.3

Outro aspecto de pâncreas *divisum*, agora com discretas dilatações e anormalidades ductais, sugestivas de pancreatite crônica

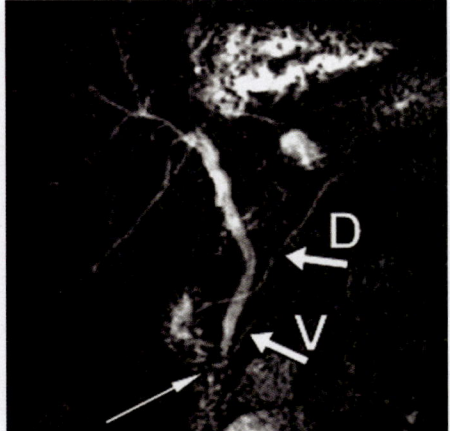

FIGURA 207.4

Colangiopancreatografia por ressonância magnética mostrando imagem característica de pâncreas *divisum*. D – ducto dorsal, V – ducto ventral, a seta longa aponta a papila menor

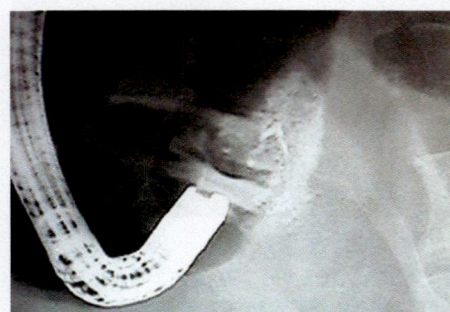

FIGURA 207.5

Imagem de pequeno ducto ventral com acinarização do parênquima pancreático

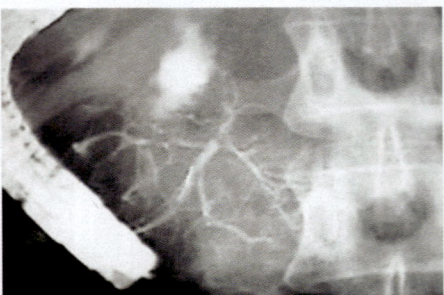

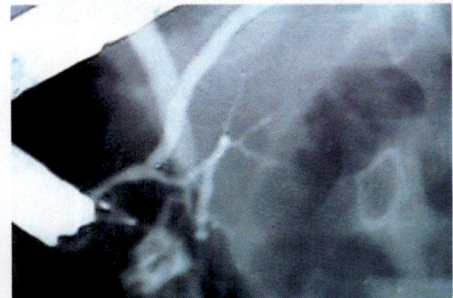

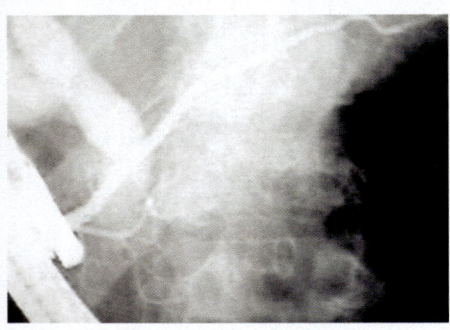

FIGURAS 207.6, 207.7 E 207.8

Aspectos do ducto ventral, terminando em pequenos ramos secundários

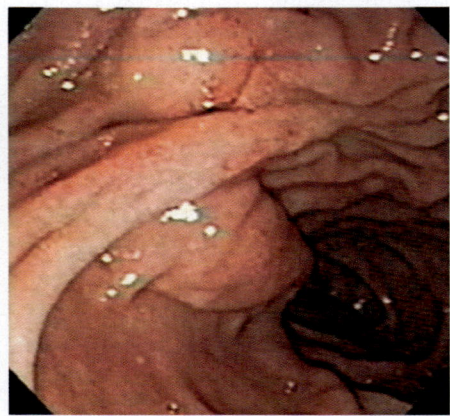

FIGURA 207.9

Imagem da localização da papila menor, mais proximal do que a papila maior

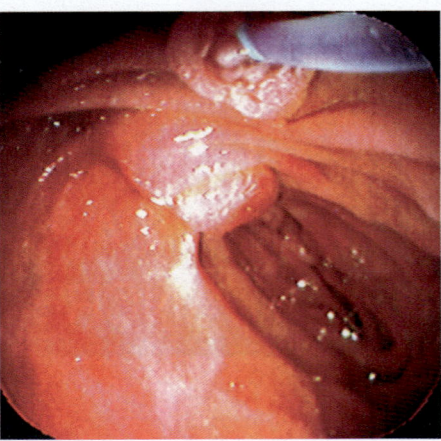

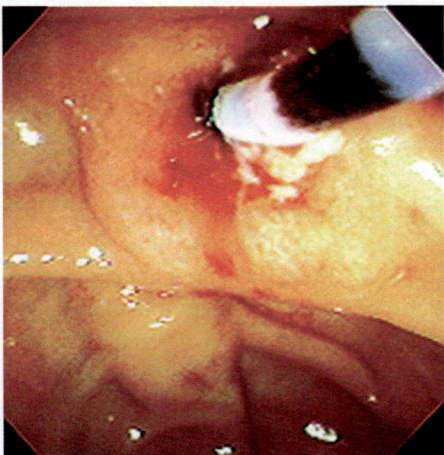

FIGURAS 207.10 E 207.11

Cateterização profunda da papila menor

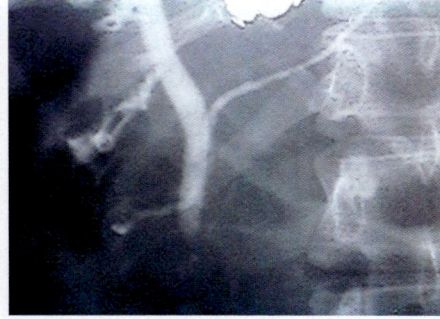

FIGURA 207.12

Imagem típica do ducto dorsal, cruzando a porção distal do colédoco para terminar na papila duodenal menor

A maioria dos portadores de pâncreas *divisum* é assintomática,[5,6] entretanto há uma porcentagem desses indivíduos que desenvolve pancreatite aguda recorrente, dor crônica e menos freqüentemente pancreatite crônica.[5,6]

Os mecanismos envolvidos incluem desproporção da papila menor em relação ao ducto dorsal ou anomalias estruturais que comprometam o fluxo da secreção pancreática. Além disso, pode ocorrer precipitação de rolhas protéicas no interior do ducto. A obstrução ao fluxo é responsável pelos surtos de pancreatite e, em longo prazo, danos irreversíveis aos ductos e ao parênquima pancreático.[1,5]

O tratamento conservador, incluindo medidas clínicas como dieta hipogordurosa, suplementação com enzimas pancreáticas e analgesia, pode ser a opção inicial nos pacientes sintomáticos. No caso de falha dessas medidas, uma intervenção terapêutica na papila menor e no ducto dorsal para melhora da drenagem do fluxo pancreático deve ser considerada, seja por via endoscópica ou cirúrgica.[1,6]

A presença de anormalidade na pancreatografia do ducto dorsal, associada ao ducto ventral normal (Figuras 207.13 e 207.14)[7-9] e a resolução dos sintomas após descompressão ductal (endoscópica ou cirúrgica) fortalecem a necessidade de uma intervenção terapêutica na papila menor.

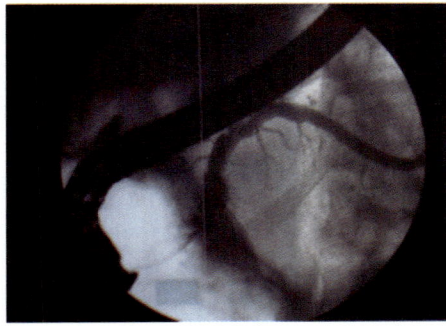

FIGURAS 207.13

Ducto dorsal com dilatação discreta e uniforme, secundária à estenose justapapilar

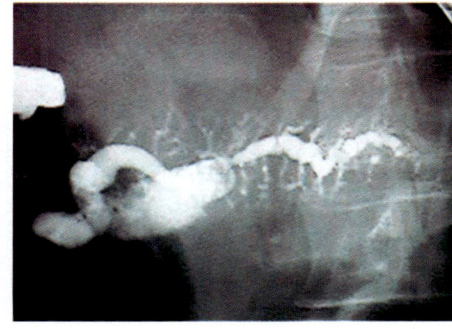

FIGURA 207.14

Ducto dorsal com alterações graves secundárias ao etilismo. Nota-se importante dilatação do ducto principal e secundário, com extravasamento de contraste para pseudocisto na região do corpo pancreático.

Várias formas de tratamento endoscópico e cirúrgico foram propostas para o manejo do pâncreas *divisum*, baseando-se sempre no alívio da drenagem pela papila menor. Contudo, não há uma modalidade terapêutica padronizada, bem como nenhum estudo clínico randomizado comparando tratamento endoscópico e cirúrgico.

Os resultados do tratamento cirúrgico com esfincterotomia ou esfincteroplastia da papila menor estão resumidos na Tabela 207.1. Alguns cirurgiões realizam também a colecistectomia e a esfincteroplastia da papila maior, não havendo padronização do procedimento.

Os pacientes com pancreatite aguda recorrente submetidos ao tratamento cirúrgico, assim como aqueles submetidos a tratamento endoscópico, são os que apresentam melhores resultados clínicos. Os pacientes com pancreatite crônica estabelecida ou dor crônica apresentam resposta inferior a qualquer das modalidades terapêuticas. Os resultados da esfincterotomia ou da esfincteroplastia cirúrgica são semelhantes. Os pacientes com dilatação evidente do ducto dorsal são candidatos a procedimento de drenagem cirúrgica.

TRATAMENTO ENDOSCÓPICO DO PÂNCREAS *DIVISUM*

A manipulação endoscópica do pâncreas *divisum* é procedimento de alta complexidade que deve ser realizado apenas por profissionais capacitados e experientes.

O tratamento endoscópico do pâncreas *divisum* pode ser efetuado por meio de dilatação da papila menor e de colocação de prótese ou esfincterotomia, combinada ou não à colocação de prótese.

A papila menor está situada acima da papila maior e sua cateterização é mais difícil, devendo ser utilizados cateteres de ponta fina ou de ponta metálica.

DILATAÇÃO ENDOSCÓPICA E COLOCAÇÃO DE PRÓTESES

A dilatação da papila menor pode ser realizada com dilatadores de passagem ou balão hidrostático de pequeno calibre.[1,2] A colocação de próteses na papila menor (Figura 207.15) está indicada em pacientes com dor recorrente e também para confirmar se a descompressão transpapilar é realmente capaz de aliviar os sintomas.[10,11]

A colocação da prótese plástica através da papila menor é efetuada sobre fioguia. A prótese é posicionada no ducto dorsal (Figuras 207.16 e 207.17), porém sua permanência não deve ser prolongada, com trocas efetuadas a cada dois a três meses, visando a minimizar possíveis danos ao ducto pancreático.[5,6,11-13]

As complicações e os efeitos colaterais do tratamento endoscópico com colocação de próteses incluem: oclusão da prótese, migração para o interior do ducto pancreático, migração distal, pancreatite aguda e alterações estruturais no ducto pancreático.[1,2,5,11,12,14,15] Entretanto, a ocorrência de complicações maiores está descrita em 0% a 20% dos casos.[1,2,5,6,11,12,14-16,21,22]

A preocupação mais temida relacionada à inserção de próteses no ducto pancreático é a indução de alterações ductais que podem ou não ser reversíveis.[11,12,14,15]

TABELA 207.1

Resultados do tratamento cirúrgico no pâncreas *divisum*

Referência	Ano	N Total		PAR		PC		Dor crônica		Re-estenose	Complicações maiores	Óbito	Seguimento (meses)
		N	Melhora (%)	N	Melhora (%)	N	Melhora (%)	N	Melhora (%)	(%)			
(17)	1982	4	75	4	75	0	0	0	0	25		0	14
(18)	1983	5	60	4	75	0	0	1	0	20		0	21
(19)	1983	19	53							5,3	5,3	0	
(22)	1984	7	71							14,3		0	8
(20)	1986	32	75	11	82	19	68	2	0		9,4	0	31
(24)	1988	4	100	3	100	1	100	0	0	0		0	21
(25)	1989	22	86	13	100	8	75	1	0	4,5	9,0	0	53
(23)	1990	88	77	43	82	45	56	0	0				
(26)	2005	36	81	6		30						0	

PAR: Pancreatite aguda recorrente, PC: Pancreatite crônica

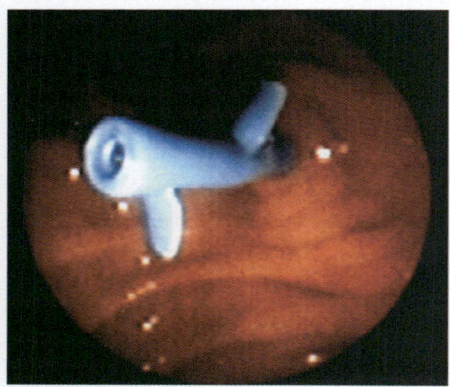

FIGURA 207.15

Prótese plástica pancreática posicionada através da papila menor

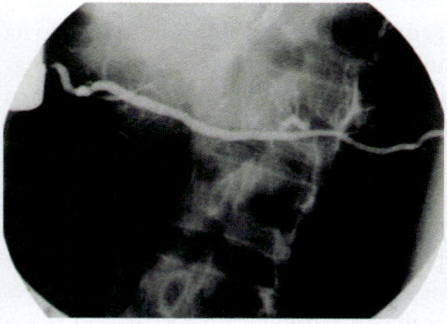

FIGURA 207.16

Ducto dorsal com discreta dilatação e estenose na região da papila

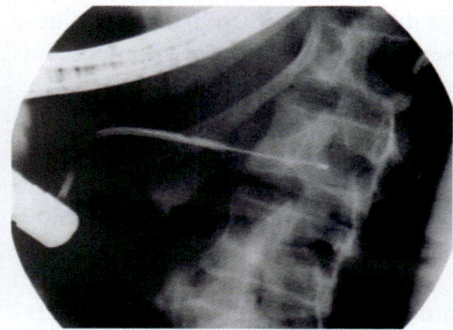

FIGURA 207.17

Mesma paciente da Figura 207.16, após realização de esfincterotomia e colocação de prótese plástica pancreática

Apesar de na maioria dos casos as alterações serem leves e reversíveis após a retirada da prótese, a permanência por tempo prolongado deve ser evitada.[11,12,15]

Lans e colaboradores[5] propuseram que, quando houver necessidade de permanência da prótese por períodos mais longos, ela seja trocada em intervalos de três a quatro meses, sempre por outros dispositivos de tamanho diferente para que a extremidade livre da prótese não mantenha contato no mesmo ponto do ducto pancreático.

ESFINCTEROTOMIA ENDOSCÓPICA DA PAPILA MENOR

A esfincterotomia da papila menor pode ser executada de duas formas: utilizando-se um papilótomo para uma incisão de 3 mm a 5 mm na posição de 10 a 12 horas (Figuras 207.18 a 207.22);[15,16] ou, após a colocação de uma prótese de pequeno calibre (5 F a 7 F) pela papila menor, utilizando-se um papilótomo de ponta para proceder à esfincterotomia geralmente na posição de 10 horas, com uma extensão de 4 mm a 5 mm.[1,12,15]

Os resultados alcançados com o tratamento endoscópico estão sumarizados na Tabela 207.2. A taxa de sucesso com a colocação de próteses, associadas

TABELA 207.2

Resultados do tratamento endoscópico no pâncreas *divisum*

Referência	Ano	Procedimento	N Total		PAR		PC		Dor crônica		Re-estenose	Complicações maiores	Alt. ductais	Óbito	Seguimento (meses)
			N	Melhora (%)	N	Melhora (%)	N	Melhora (%)	N	Melhora (%)		(%)			
(22)	1984	SF	5	20								0			8
(21)	1986	SF	8	62,5	8	62,5					37,5	0		0	24
(16)	1986	SF	6	100	2	100	4	100				0		0	3
(13)	1988	PR	22	77,3	18				4				11		13-36
(5)	1992	PR	10	90	10	90					0	0		0	28,6
(12)	1993	SF PR	52	42	17	76,5	11	27,3	24	26,1	19,6	3,8	50	1,9	19
(6)	1994	SF PR	34		9	78	20	60	5	40		5,9		0	23
(14)	1995	SF PR	39	46	15	73	19	32	5	20	11,5	0	26	0	20
(11)	1999	PR	25	76	25	76					0	0	84	0	24
(15)	2002	SF PR	24		15	60	9	88			16,7	20	52	0	39
(27)	2004	SF	53	60,4	30	73,3	14	42,9	9	44,4	2				29

PAR: Pancreatite aguda recorrente, PC: Pancreatite crônica, SF: esfincterotomia, PR: colocação de prótese

ou não à esfincterotomia, é semelhante àquela do tratamento cirúrgico nos mesmos grupos de pacientes. A resposta à terapêutica endoscópica e à cirúrgica nos pacientes com pancreatite crônica ou apenas dor crônica não é satisfatória, havendo melhora em menos da metade dos pacientes.[5,6,10-24,27]

O índice de complicações após esfincterotomia endoscópica da papila menor é semelhante ao da papila maior.[5,6,12,14-16,21,22,27] A taxa de re-estenose da papila menor não foi bem definida. Segundo estudos publicados, varia de 0% a 37,5% para o tratamento endoscópico[5,11,12,14,15,21,27] e de 0% a 25% após os procedimentos cirúrgicos.[17-19,22,24,25]

Não há estudos prospectivos comparando a terapêutica endoscópica e a cirúrgica; entretanto, a comparação dos trabalhos que avaliaram isoladamente cada uma das formas de tratamento mostra resultados e taxas de complicações semelhantes. O procedimento endoscópico apresenta vantagens em relação ao cirúrgico por custo inferior, menor tempo de hospitalização e possibilidade de realização ambulatorial.

Acredita-se que os resultados com resposta sustentada sejam inferiores às taxas de sucesso inicial. Gerke e colaboradores[27] relataram resposta inicial positiva com melhora da dor em 73,3%, 42,9% e 44,4%, respectivamente nos pacientes com pancreatite aguda recorrente, pancreatite crônica e dor crônica sem evidência de pancreatite. Os resultados em longo prazo não foram tão satisfatórios, especialmente nos grupos de pacientes com pancreatite ou dor crônica (43,3%, 21,4% e 11,1%, respectivamente).

Figuras 207.18 a 207.22 – Seqüência na realização de esfincterotomia da papila menor:

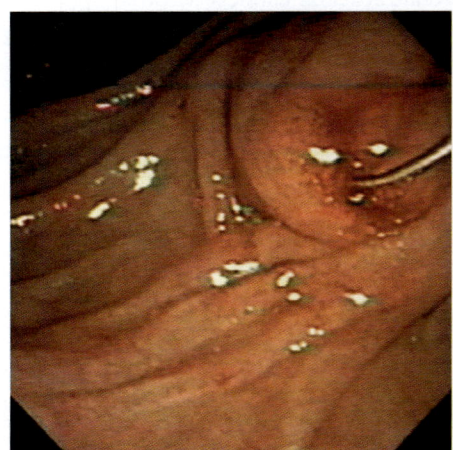

FIGURA 207.18

Fio-guia posicionado pela papila menor, profundamente no ducto pancreático

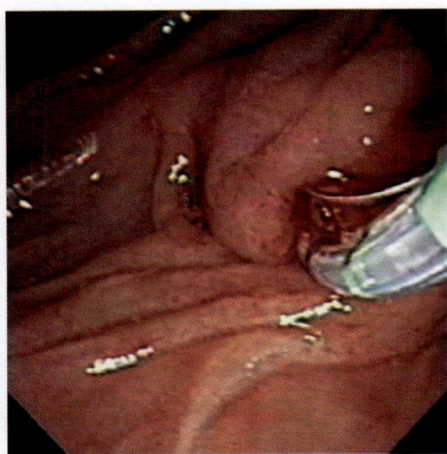

FIGURA 207.19

Papilótomo posicionado para início do corte

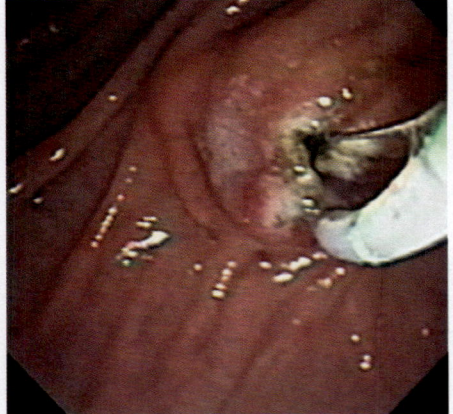

FIGURA 207.20

Realização da esfincterotomia

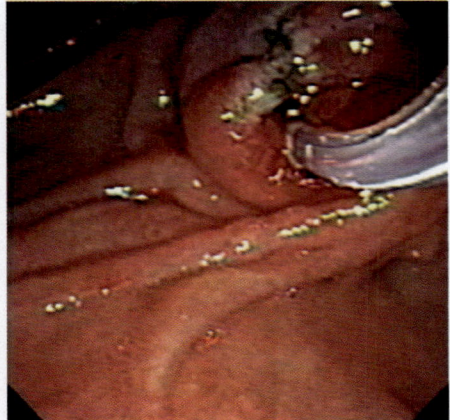

FIGURA 207.21

Aspecto final da esfincterotomia

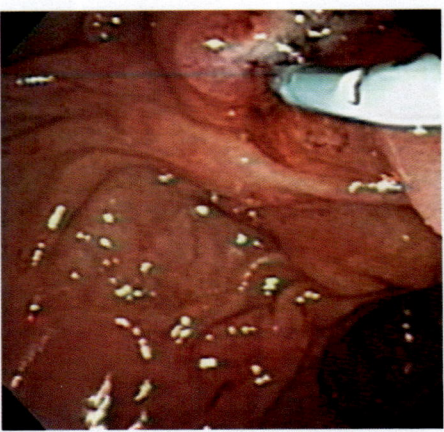

FIGURA 207.22

Colocação de prótese plástica ao término do procedimento

O pâncreas *divisum* é hoje uma causa reconhecida de pancreatite aguda recorrente. O tratamento endoscópico nesse grupo de pacientes pode ser efetuado por qualquer uma das modalidades acima descritas (esfincterotomia, prótese ou combinação de ambas). Vários estudos descreveram melhora significativa dos sintomas de dor e recorrência dos ataques de pancreatite aguda após a terapia endoscópica.[5,6,11-16,21,27]

Lans e colaboradores[5] realizaram estudo prospectivo randomizado controlado em pacientes com pâncreas *divisum* e pancreatite aguda recorrente a ele associada. Nesse estudo, dez pacientes foram tratados com prótese plástica no ducto dorsal após dilatação da papila menor, e nove não receberam tratamento endoscópico. As próteses foram trocadas a cada três a quatro meses, e os pacientes foram acompanhados por um período mínimo de um ano. O grupo tratado com prótese apresentou menor taxa de hospitalização, de visitas ao pronto-socorro e menor incidência de ataques de pancreatite aguda recorrente, com diferença estatisticamente significante. A taxa de melhora subjetiva foi de 90% nos pacientes com prótese contra 11% no grupo de controle, diferença também estatisticamente significante. Dentre as complicações descritas, fo-

ram observados três casos de migração da prótese.

Ertan[11] demonstrou melhora significante no número de ataques de pancreatite aguda, com redução das taxas de hospitalização e visitas ao serviço de emergência em 25 pacientes com pâncreas *divisum* e pancreatite aguda recorrente, acompanhados por um período médio de 24 meses. Nesse prazo, 76% dos pacientes permaneceram livres dos sintomas.

Heyries e colaboradores[15] demonstraram redução da ocorrência de episódio de pancreatite aguda em pacientes com pâncreas *divisum* sem sinais de pancreatite crônica, com diferença estatisticamente significante. Houve melhora também da dor crônica, porém sem diferença estatística. O índice de complicações observado foi de 38%, incluindo pancreatite aguda e estenose na papila menor.

Os pacientes com pâncreas *divisum* e pancreatite aguda recorrente beneficiam-se do tratamento endoscópico, com bons resultados objetivos e subjetivos na avaliação em curto prazo. Entretanto, as implicações do uso de prótese pancreática e os benefícios em longo prazo ainda não estão completamente estabelecidos.

INTERVENÇÕES NA PAPILA MENOR EM PACIENTES SEM PÂNCREAS *DIVISUM*

A intervenção terapêutica na papila menor em pacientes sem pâncreas *divisum* é pouco utilizada, ficando restrita aos casos de neoplasia de pâncreas ou pancreatite crônica com dilatação do ducto pancreático, nos quais não houve sucesso no acesso pela papila maior (Figura 207.23). Nesses casos, o acesso pode ser obtido através de cateterização direta da papila menor, seguida da papilotomia de acesso ou utilizando-se a técnica de *rendez-vous*.[28,29]

O acesso da papila menor por meio de cateterização direta nem sempre

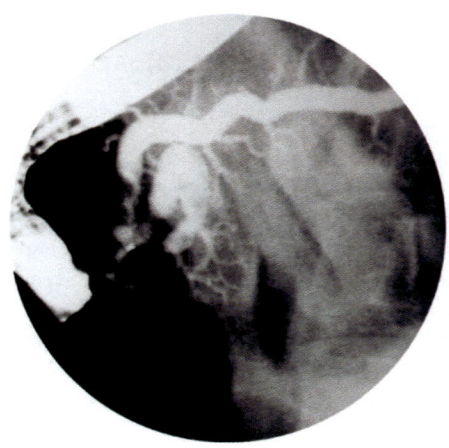

FIGURA 207.23

Paciente com pancreatite crônica, com grande deformidade na cabeça do órgão, impossibilitando a colocação de prótese plástica, devido à angulação, cuja drenagem foi obtida através da papila menor

é possível, bem como a passagem de acessórios ou prótese antes da esfincterotomia. Em alguns casos é necessária a esfincterotomia realizada sobre fioguia.[28,29] Wilcox e Monkemuller[30] descreveram a técnica da papilotomia sobre o fio-guia após canulação da papila menor diretamente pelo fio-guia.

A técnica de *rendez-vous* inclui a cateterização da papila maior (ducto de Wirsung), manipulação do fio-guia para que ele alcance a papila menor (ducto de Santorini). O fio-guia é então tracionado e retirado pelo canal de trabalho para permitir a passagem de um cateter sobre ele e finalizar a cateterização da papila menor.

Após acesso pela papila menor, é necessária a cateterização profunda do ducto pancreático para realização de terapêutica endoscópica e drenagem. O sucesso do procedimento depende de presença de dilatação do ducto e ausência de tortuosidades ou angulações agudas na junção dos ductos de Santorini e Wirsung.[28,29]

As taxas de sucesso do procedimento terapêutico variam de 66,7% a 91%. Song e colaboradores[28] e Tarnasky e Linder[29] não descreveram nenhuma complicação relacionada ao procedimento em duas séries de casos, com 11 e 12 pacientes respectivamente.

As intervenções na papila menor em pacientes sem pâncreas *divisum* são limitadas. Essa técnica deve ser reservada para os casos nos quais houver uma drenagem preferencial pela papila menor, com obstrução da papila maior por estenoses ou cálculos.[28,29]

REFERÊNCIAS BIBLIOGRÁFICAS

1. Lehman G. Congenital anomalies of the pancreas. In: Sivak M, editor. Gastroenterologic endoscopy. 2nd ed. Philadelphia: WB Saunders; 1999.

2. Fogel E, Sherman S, Lehman G. Pancreatic diseases. In: Classen M, Tytgat G, Lightdale C, editores. Gastroenterological endoscopy. 1st ed. Stuttgart: Thieme; 2002.

3. Moore K, Persaud T. The digestive system. In: Moore K, Persaud T, editores. The developing human - clinically oriented embryology. 6th ed. Philadelphia: WB Saunders; 1998.

4. Grendell J, Ermak T. Anatomy, histology, embryology, and developmental anomalies of the pancreas. In: Feldman M, Scharschmidt B, Sleisenger M, editores. Sleisenger & Fordtran's gastrointestinal and liver disease – pathophysiology / diagnosis / management. 6th ed. Philadelphia: WB Saunders; 1998.

5. Lans JI, Geenen JE, Johanson JF, Hogan WJ. Endoscopic therapy in patients with pancreas *divisum* and acute pancreatitis: a prospective, randomized, controlled clinical trial. Gastrointest Endosc 1992;38(4):430-4.

6. Coleman SD, Eisen GM, Troughton AB, Cotton PB. Endoscopic treatment in pancreas *divisum*. Am J Gastroenterol 1994;89(8):1152-5.

7. Carr-Locke DL. Pancreas *divisum*: the controversy goes on? Endoscopy 1991;23(2):88-90.

8. Putnam PE, Kocoshis SA, Orenstein SR, Schade RR. Pediatric endoscopic retrograde cholangiopancreatography. Am J Gastroenterol 1991;86(7):824-30.

9. Cotton PB. Congenital anomaly of pancreas *divisum* as cause of obstructive pain and pancreatitis. Gut 1980;21(2):105-14.

10. Siegel JH, Ben-Zvi JS, Pullano W, Cooperman A. Effectiveness of endoscopic drainage for pancreas *divisum*: endoscopic and surgical results in 31 patients. Endoscopy 1990;22(3):129-33.

11. Ertan A. Long-term results after endoscopic pancreatic stent placement without pancreatic papillotomy in acute recurrent pancreatitis due to pancreas *divisum*. Gastrointest Endosc 2000;52(1):9-14.

12. Lehman GA, Sherman S, Nisi R, Hawes RH. Pancreas *divisum*: results of minor papilla sphincterotomy. Gastrointest Endosc 1993;39(1):1-8.

13. McCarthy J, Geenen JE, Hogan WJ. Preliminary experience with endoscopic stent placement in benign pancreatic diseases. Gastrointest Endosc 1988;34(1):16-8.

14. Kozarek RA. Pancreatic stents can induce ductal changes consistent with chronic pancreatitis. Gastrointest Endosc 1990;36(2):93-5.

15. Heyries L, Barthet M, Delvasto C, Zamora C, Bernard JP, Sahel J. Long-term results of endoscopic management of

pancreas *divisum* with recurrent acute pancreatitis. Gastrointest Endosc 2002;55(3):376-81.

16. Soehendra N, Kempeneers I, Nam VC, Grimm H. Endoscopic dilatation and papillotomy of the accessory papilla and internal drainage in pancreas *divisum*. Endoscopy 1986;18(4):129-32.

17. Cooperman M, Ferrara JJ, Fromkes JJ, Carey LC. Surgical management of pancreas *divisum*. Am J Surg 1982;143(1):107-12.

18. Britt LG, Samuels AD, Johnson JW, Jr. Pancreas *divisum*: is it a surgical disease? Ann Surg 1983;197(6):654-62.

19. Gregg JA, Monaco AP, McDermott WV. Pancreas *divisum*. Results of surgical intervention. Am J Surg 1983;145(4):488-92.

20. Madura JA. Pancreas *divisum*: stenosis of the dorsally dominant pancreatic duct. A surgically correctable lesion. Am J Surg 1986;151(6):742-5.

21. Liguory C, Lefebvre JF, Canard JM, Bonnel D, Fritsch J, Etienne JP. [Pancreas *divisum*: clinical and therapeutic study in man. Apropos of 87 cases]. Gastroenterol Clin Biol 1986;10(12):820-5.

22. Russell RC, Wong NW, Cotton PB. Accessory sphincterotomy (endoscopic and surgical) in patients with pancreas *divisum*. Br J Surg 1984;71(12):954-7.

23. Warshaw AL, Simeone JF, Schapiro RH, Flavin-Warshaw B. Evaluation and treatment of the dominant dorsal duct syndrome (pancreas *divisum* redefined). Am J Surg 1990;159(1):59-64; discussion 64-6.

24. Bragg LE, Thompson JS, Burnett DA. Surgical treatment of pancreatitis associated with pancreas *divisum*. Nebr Med J 1988;73(6):169-73.

25. Keith RG, Shapero TF, Saibil FG, Moore TL. Dorsal duct sphincterotomy is effective long-term treatment of acute pancreatitis associated with pancreas *divisum*. Surgery 1989;106(4):660-6; discussion 666-7.

26. Schlosser W, Rau BM, Poch B, Beger HG. Surgical treatment of pancreas *divisum* causing chronic pancreatitis: the outcome benefits of duodenum-preserving pancreatic head resection. J Gastrointest Surg 2005;9(5):710-5.

27. Gerke H, Byrne MF, Stiffler HL, Obando JV, Mitchell RM, Jowell PS et al. Outcome of Endoscopic Minor Papillotomy in Patients with Symptomatic Pancreas *Divisum*. JOP 2004;5(3):122-31.

28. Tarnasky PR, Linder JD. Endoscopic minor papilla interventions in patients without pancreas *divisum*. Gastrointest Endosc 2005;61(2):349-50.

29. Song MH, Kim MH, Lee SK, Lee SS, Han J, Seo DW et al. Endoscopic minor papilla interventions in patients without pancreas *divisum*. Gastrointest Endosc 2004;59(7):901-5.

30. Wilcox CM, Monkemuller KF. Wire-assisted minor papilla precut papillotomy. Gastrointest Endosc 2001;54(1):83-6.

CAPÍTULO 208

PÂNCREAS ANULAR

Augusto J. Araújo Lima
Gildo Barreira Furtado

INTRODUÇÃO

O pâncreas anular (PA) é uma malformação congênita rara, caracterizada por um anel de tecido pancreático que envolve completa ou parcialmente a segunda porção duodenal. Em uma minoria de casos, pode haver comprometimento da terceira porção duodenal. A condição foi descrita em 1818 por Tiedemann;[1] contudo, a denominação corrente de pâncreas anular veio com Ecker em 1862.[2]

Hendricks e outros[3] estimaram sua incidência em torno de 1:12.000 nascimentos, enquanto Ravitch[4] e Theodorides[5] relataram respectivamente três casos em 20.000 necropsias e três casos em 24.500 cirurgias abdominais. Kiernan e outros[6] publicaram a casuística da Clínica Mayo entre 1957 e 1976, evidenciando distribuição semelhante dos casos de PA entre crianças (51,5%) e adultos (48,5%). Com o advento da Colangiopancreatografia Endoscópica Retrógrada (CPRE), a condição passou a ser mais reconhecida, tendo Oi[7] e Liguory[8] relatado um caso cada um, respectivamente, em 250 e 160 procedimentos.

Muitos portadores são assintomáticos. Nos pacientes sintomáticos, notam-se dois picos de incidência: um ao nascimento ou na primeira infância, em geral até um ano de idade; outro em torno da terceira e quarta décadas de vida.[6,9] Em crianças, o PA manifesta-se sobretudo por sintomas de comprometimento do esvaziamento gástrico, enquanto em adultos manifesta-se por dor intermitente no hipocôndrio direito ou no epigástrio, empachamento, saciedade precoce, sintomas e sinais de úlcera péptica, de pancreatite aguda ou crônica e icterícia obstrutiva.[4,10-14]

Para a avaliação do PA, a radiografia simples do abdome e a seriografia gastroduodenal,[15,16] especialmente com a hipotonia duodenal, ainda representam meios diagnósticos valiosos. Contudo, os métodos de imagem mais modernos trouxeram grande avanço para a abordagem diagnóstica, sobretudo do paciente adulto, sendo fundamental afastar-se a possibilidade de associação com neoplasia.[17-20]

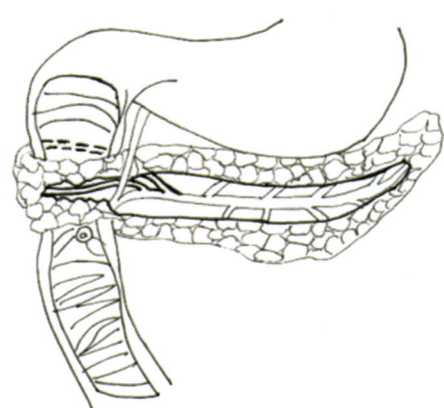

FIGURA 208.1

Representação esquemática do pâncreas anular
(*Desenho do Dr. Ricardo Augusto Frota Pinto*)

Nesse aspecto, a CPRE, juntamente com a ultra-sonografia endoscópica (USE) e a Colangiopancreatografia por Ressonância Magnética (CPRM) são complementares.[21,22,23] Apesar dos avanços, muitos pacientes continuam sendo diagnosticados no ato cirúrgico, o qual é também a melhor opção terapêutica para a grande maioria dos casos. A terapia endoscópica, entretanto, pode se tornar uma opção em casos selecionados, especialmente quando associados à icterícia obstrutiva ou à pancreatite crônica.[24]

PATOGENIA

O PA representa uma anormalidade do desenvolvimento embrionário do pâncreas. O pâncreas normal se forma entre a quarta e a sétima semanas da embriogênese, a partir de três brotos originários do endoderma duodenal primitivo. O broto dorsal dá origem à porção ventral da cabeça, ao corpo e à cauda pancreáticos. O broto ventral direito gira para a direita juntamente com o duodeno, dando origem à porção dorsal da cabeça e ao processo uncinato. O broto ventral esquerdo normalmente se atrofia.

Das teorias formuladas para explicar o PA, destacam-se a de Leco[25] e a de Baldwin.[26] A primeira considera que a extremidade do broto ventral se fixa ao duodeno, formando o anel durante sua rotação; a segunda aceita que ocorra uma persistência do broto ventral esquerdo que, juntamente com o broto ventral direito, formariam a estrutura anular. A associação do PA com anomalias cromossômicas (como as trissomias 21 e 18) e com malformações congênitas – como má-rotações, atresia de esôfago, fístula traqueoesofágica, atresia duodenal, atresia anal, malformações cardíacas e pâncreas *divisum* (PD), entre outras – tem sido relatada.[6,10]

DIAGNÓSTICO

Nos casos em que há estenose cerrada da luz duodenal, a apresentação clínica pode ocorrer ainda no período pré-natal, sob a forma de polihidrâmnios, ou logo ao nascimento, com quadro de vômito, rápida perda ponderal e desidratação.[27] O aspecto do vômito, não-bilioso ou bilioso, oferece indícios de obstrução duodenal pré ou pós-papilar. Quando o anel é incompleto ou quando não há obstrução cerrada, a sintomatologia pode ocorrer na primeira infância ou na vida adulta, em torno da quarta década.[6,9,28] Contudo, casos esporádicos em pacientes de até 90 anos já foram relatados.[17,29]

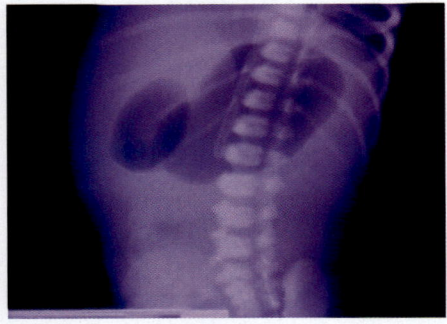

FIGURA 208.2

Radiografia simples de um recémnascido com pâncreas anular e a clássica imagem em "dupla bolha".
(*Cortesia do cirurgião pediátrico Dr. César Abreu*)

No adulto em geral, o quadro é insidioso e por vezes intermitente, sendo freqüentes as queixas de: dor abdominal, plenitude pós-prandial, vômitos e emagrecimento. A associação com úlcera gástrica ou duodenal, assim como com icterícia obstrutiva e com pancreatite aguda ou crônica, também faz parte da apresentação clínica no adulto.[4,6,10-14] Existem muitos relatos de concomitância com neoplasia da ampola de Vater ou da cabeça do pâncreas, complicando o quadro.[17-20]

O diagnóstico do PA na fase pré-natal geralmente é feito pela ultra-sonografia, que evidencia dilatação gástrica e bulbar no feto já a partir do segundo trimestre de gestação.[16] No recém-nascido e na primeira infância, o PA é muitas vezes suspeitado pela radiografia simples de abdome, que demonstra a clássica imagem em "dupla bolha", ou pela seriografia gastroduodenal, que revela a estenose na segunda porção duodenal.[15,16,30]

No adulto, o PA é usualmente descoberto quando da investigação diagnóstica de condições associadas, tais como úlceras gastroduodenais, obstrução biliar e pancreatites.[31]

A partir da suspeita de PA, aventada quer pelo quadro clínico sugestivo, quer por achados em exames complementares, métodos como CPRM, CPRE e USE passam a ter importância definitiva na confirmação diagnóstica.

A CPRE pode demonstrar ramo do ducto pancreático em alça envolvendo o duodeno,[8,16,30] além de poder evidenciar a associação com PD[19,32] e a coexistência de achados de pancreatite crônica[21] ou de neoplasias.[17-20] A CPRE também tem potencial terapêutico nos casos de obstruções biliopancreáticas benignas ou neoplásicas.

Com o advento da CPRM, tornou-se rotina, nos centros que dispõem desse método, utilizá-la como primeira escolha diagnóstica, sendo a CPRE indicada para os casos passíveis de abordagem terapêutica.

A ultra-sonografia endoscópica tem papel importante no diagnóstico do PA, sobretudo porque possibilita o rastreamento do parênquima, tanto da cabeça do pâncreas como do segmento anular e também porque é tecnicamente realizável mesmo na vigência de obstruções cerradas da segunda porção duodenal.[18] Apesar do desenvolvimento desses métodos, muitos casos de PA ainda são diagnosticados somente durante a cirurgia exploratória.[33]

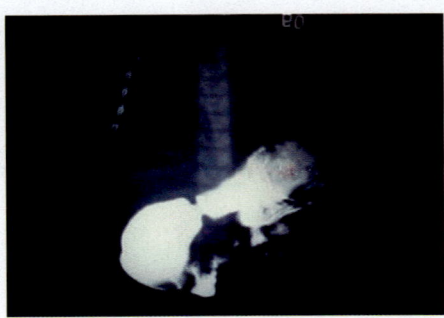

FIGURA 208.3

Seriografia gastroduodenal mostrando intensa dilatação duodenal em criança com pâncreas anular.
(*Cortesia do cirurgião pediátrico Dr. César Abreu*).

TRATAMENTO

O tratamento do PA se faz necessário apenas em casos sintomáticos.[20] No recém-nascido com obstrução completa, a cirurgia é mandatória e urgente. Em crianças maiores, que evoluem com comprometimento do esvaziamento gástrico, porém de forma menos dramática, a cirurgia pode ser eletiva.

A técnica preconizada é uma derivação duodeno-duodenal ou duodenojejunal, que, em geral, é facilmente realizável sem trações devido à boa mobilidade duodenal nessa faixa etária.[34] Os resultados normalmente são excelentes. Não é recomendável a secção do *annulus* diante do risco de fístulas ou pancreatites.[13,35]

A abordagem terapêutica no adulto varia de acordo com a apresentação clínica e com a associação com outras condições – como úlcera gastroduodenal, pancreatites, obstrução biliar e neoplasia.

Nos casos em que predomina o quadro obstrutivo duodenal, sendo afastada a associação com neoplasia, a correção cirúrgica é a terapia de eleição, sendo as derivações duodeno-jejunal ou gastrojejunal as técnicas mais adotadas e que, inclusive, já têm sido realizadas por videolaparoscopia.[36]

Devido à fixação duodenal normalmente presente no adulto, é desaconselhável realizar derivações duodeno-duodenais, mais sujeitas a tensões e conseqüentes fístulas ou angulações. As cirurgias de ressecção estão indicadas nos casos de neoplasias da ampola de Vater, da cabeça do pâncreas e do *annulus*, assim como nas obstruções bilio-pancreáticas secundárias à pancreatite crônica. A cirurgia de Whipple é a mais utilizada.[35,37]

Em geral, o papel da terapia endoscópica limita-se à abordagem de casos de pancreatite crônica associados ao PD. Nesses casos, realiza-se esfincterotomia da papila *minor* com drenagem e retirada de cálculos do ducto de Wirsung.[24] Eventualmente, em casos selecionados, a terapia endoscópica pode ser empregada nas obstruções biliares, quer para retiradas de cálculos ou para drenagem biliar simples ou com *stents*.[33,38] Entretanto, tendo em vista o caráter crônico da condição, a intensa fibrose e, principalmente, a dificuldade, em alguns casos, de se poder afastar definitivamente

a associação com neoplasia, as ressecções cirúrgicas podem ser indicadas.[39-42] Mesmo assim, nesses casos, o ideal, hoje, seria a indicação da USE com punção biópsia ecoguiada com agulha fina (USE-PAAF). A dilatação endoscópica da estenose duodenal com balões hidrostáticos já foi empregada, porém sem bons resultados.[43] Consideramos que esse método não deva ser utilizado tanto pelo fato de não ser eficaz como por apresentar potencial traumático sobre o parênquima pancreático anular.

REFERÊNCIAS BIBLIOGRÁFICAS

1. Tiedemann F. Über die Verschiedenheinten des Ausführungsganges der Bauchspeicheldrüse bei den Menschen und Säugetieren. Dtsch Arch Physiol 1818;4:403.
2. Ecker A. Bildungsfehler des Pancreas und des Herzens. Z Rat Med 1862;14:354-6.
3. Hendricks K S, Sybert PV. Association of annular pancreas and duodenal obstruction-evidence of Mendelian inheritance. Clinical Genetics 1991;39:383-5.
4. Ravitch MM, Woods AC Jr. Annular pancreas. Ann Surgery 1950;32:1116-27.
5. Theodorides T. Pancreas annulare. J. Chir 1964;87:445-62.
6. Kiernan PD, ReMine SG, Kiernan PC, ReMine WH, Annular pancreas. Mayo Clinic experience from 1957 to 1976 with review of the literature. Arch Surg 1980;115:46-50.
7. Oi I. Duodenoscopy during pancreatic diseases. Arch Fr Mal App Dig 1972;61:349-54.
8. Liguory C, Gouerou M, Monnier JP et al. Catheterisme endoscopique des voies pancreatiques: a propos de 160 cas. Sem Hop Paris 1973;49: 529-35.
9. Denis W.V. Lesions of the pancreas. In: Ashcraft H. 2nd ed. 1993. P. 525-6.
10. Newman JM, Lebenthal E. In: Go BLW, Gardner JD, Brooks FP, et al, eds. Congenital abnormalities of exocrine pancreas. New York: Raven Press; 1986. P. 773-82.
11. Drey NM. Symptomatic annular pancreas in adult. Ann Intern Med 1957;46:750-2.
12. Morell MT, Keynes WM. Annular pancreas and jaundice. Br J Surg 1970;57:814-6.
13. Lloyd-Jones W, Mountain JC, Warren KW. Annular pancreas in adult. Ann Surg 1972;176:163-70.
14. Chen YC, Yeh CN, Tseng JH. Symptomatic adult annular pancreas. J Clin Gastroenterol 2003;36(5):446-50.
15. Tolia V, Rao R, Klein M. Annular pancreas. J Pediatric 1997;131:14-15.
16. Okti Poki H, Holland AJ, Pitkin J. Double boubble, double trouble. Pediatr Surg Int 2005;21:428-31.
17. Adamo M, Bonventre S, Tavormina A, Vetri G, di Gesù G. Severe obstrutive jaundice in a 90-year-old man caused by an annular pancreas — report of a case. Minerva Chir 2003;58:395-7.
18. Yamaguchi Y, Sugiyama M, Sato Y, Mine Y, Yamato T, Ishida H, Takahashi S. Annular pancreas complicated by carcinoma of the bile duct: diagnosis by MR cholangiopancreatography and endoscopic ultrasonography. Abdom Imaging 2003 May-Jun;28(3):381-3.
19. Kamisawa T, Tabata I, Isawa T, Ishiwata J, Fukayama M, Koike M. Annular pancreas associated with carcinoma in the dorsal part of pancreas divisum Int J Pancreatol 1995 Apr;17(2):207-11.
20. Shan YS, Sy ED, Lin PW. Annular pancreas with obstructive jaundice: beware of underlying neoplasm. Pancreas 2002;25(3):314-6.
21. Yogi Y, Shibue T, Hashimoto S. Annular pancreas detected in the adult diagnosed by endoscopic retrograde cholangiopancreatography: report of four cases. Gastroenterol Jpn 1987;22: 92-9.
22. Lecesne R, Stein L, Reinhld C, Bret PM. Cholangiopancretography of annular pancreas. J Comput Assist Tomogr 1998;22:85-6.
23. Teneriello FL, Della Casa U, Teneriello GF, Alessandrini G, Cicchini C, Stazi A, Ghini C, Indinnimeo M. Annular pancreas in adults: diagnostic considerations on a case. G Chir 2000;21(5):243-7.

24. Sevenet F, Vanthournout I, Coche G, Descombes P. Pancréatite aiguë révélant une forme particulière de pancréas annulaire. Gastroenterol Clin Biol 1996;20:494-6.

25. Lecco TM. Zur Morphologie des Pankreas Annulare. Sitzungsb Wein Akad Wissensch 1910;119:391-406.

26. Baldwin WM: A specimen of annular pancreas. Anat Rec 1910:299-304.

27. Jimenez JC, Emil S, Podnos Y, Nguyen N. Annular pancreas in children: a recent decade's experience. J Pediatr Surg 2004;39:1654-7.

28. Denis W.V. Lesions of the pancreas. In: Ashcraft H. 2nd ed.;1993. P.525-6.

29. Chesrow EJ, Baker HL, Aronson JM. Annular pancreas causing obstruction in a 71-year-old woman. Geriatrics 1959;14:687-90.

30. McCollum MO, Jamieson DH, Webber EM. Annular pancreas and duodenal stenosis. Journal of Pediatric Surgery 2002;37:1776-7.

31. Doui WJ, Krige JE, Bornnan PC. Annular pancreas in adults. A report of two cases and a review of the literature. Hepato-Gastroenterology 2002;49:1716-8.

32. Perez de Ayala V, Cebria L, Castellanos D, De Diego A, Clemente G. Association of annular pancreas and pancreas divisum. Endoscopy 1981;23;310-1.

33. Urayama S, Kozarek R, Ball T, Brandabur J, Traverso l, Ryan J et al. Presentation and treatment of annular pancreas in the adult population. Am J Gastroenterol 1995;90:995-9.

34. Sencan A, Mir E, Gunsar C, Akcora B. Symptomatic annular pancreas in newborns. Med Sci Monit 2002;8(6):CR434-7.

35. Thomford NR, Knight PR, Pace WG, Madura JA. Annular pancreas in adult: selection of operation. Ann Surg 1972,167:159.

36. De Ugarte DA, Dutson EP, Hiyama DT. Annular pancreas in the adult: management with laparoscopic gastrojejunostomy. Am Surg 2006;72(1):71-3.

37. Dowsett JF, Rode J, Russel RC. Annular pancreas: a clinical, endoscopic and immuno histochemical study. Gut 1989;30:130-5.

38. Green JD, Fieber SS, Buniak B. Annular pancreas with dilated biliary and pancreatic ducts. Am J Gastroenterol 1993;88(3):467-8.

39. Yasui A, Nimura Y, Kondou S, Kamiya J: Duodenal obstruction due to annular pancreas associated with pancreatic head carcinoma. Hepatogastroenterology 1995;42:1017-22.

40. Benger JR, Thompson MH. Annular pancreas and obstructive jaundice. Am J Gastroenterol 1997;92(4):713-4.

41. Stahl TJ, Allen MO, Ansel HJ, Vennes JA. Partial biliary obstruction caused by chronic pancreatitis. An appraisal of indications for surgical biliary drainage. Ann Surg 1988;207(1):26-32.

42. Prinz RA, Greenlee HB. Pancreatic duct drainage in 100 patients with chronic pancreatitis. Ann Surg 1981;194(3):313-20.

43. Miyazawa M, Muto A, Sato M, Koyama K, Endo H, Ashino Y. A case of annular pancreas in a male adult. Fukushima J Med Sci 2004;50(2):75-81.

CAPÍTULO 209

PANCREATITE CRÔNICA. HISTÓRICO, CLASSIFICAÇÕES E TRATAMENTO ENDOSCÓPICO

Wagner Colaiacovo

INTRODUÇÃO

A pancreatite crônica (PC) caracteriza-se por alterações morfológicas no pâncreas, por processo inflamatório, levando a uma fibrose irregular, perda do parênquima exócrino e destruição de ductos, podendo esse comprometimento ser focal, segmentar ou difuso.

A dilatação do ducto pancreático principal e dos ductos secundários pode ocorrer concomitantemente ou de forma independente e muitas vezes não é clara a causa da dilatação, mas freqüentemente há associação com estenoses segmentares, rolhas protéicas e/ou cálculos. Os pseudocistos podem ocorrer como complicação, podendo ou não comunicar-se diretamente com os ductos.

A principal causa de PC é o abuso de álcool, tanto nos Estados Unidos da América[1] como no Brasil. Acredita-se que o consumo de álcool por 15 a 20 anos, moderadamente e de forma constante, pode transformar uma glândula saudável em outra, com doença irreversível. Outras causas podem levar à PC, no entanto, a maioria dos casos são idiopáticos. Há estudos focados em predisposição genética a pancreatites.[1] Outros achados de alterações pancreáticas podem estar presentes em casos de Aids, doenças inflamatórias intestinais, colangite esclerosante, pancreatite crônica calcificante, idiopática juvenil e eosinofílica.

HISTÓRIA NATURAL

A PC pode desenvolver-se sem sintomas, mas o mais comum é o paciente apresentar dor abdominal, de início atípica e recorrente e, à medida que a doença progride, dor epigástrica constante, às vezes com irradiação para a região lombar.[2] O tratamento clínico, como abstinência de álcool, suplementos enzimáticos e análogos da somatostatina, tem resultado satisfatório, ficando a endoterapia como alternativa. O controle da dor é uma das indicações para a terapêutica endoscópica, não impedindo o tratamento percutâneo ou cirúrgico.

CLASSIFICAÇÕES

Em 1984, na cidade de Marselha, França, foi sugerida uma classificação para pancreatites, baseada em achados clínicos e histopatológicos. Em 1983, em Cambridge, Inglaterra, foi proposto um sistema graduado baseado na pancreatografia e ultra-som/tomografia por computador. A terminologia e definições das alterações propostas foram especialmente resumidas por Axon e colaboradores.[3]

Foram aceitos diâmetros de 6,5 mm e 3 mm como máximos para o calibre do ducto pancreático principal, nas porções cefálica, do corpo e da cauda, respectivamente. Quando esses diâmetros são superados na pancreatografia, podemos considerar que o sistema ductal está dilatado (Quadro 209.1).

Quando o comprometimento da dilatação ultrapassar 2/3 da extensão total do ducto principal considera-se que a dilatação é total. Se menos de 1/3 do ducto está comprometido, a dilatação é focal.

Se o ducto principal ultrapassar 10 mm de diâmetro, a dilatação é considerada intensa. As alterações observadas nos ductos secundários têm importância na classificação de Cambridge, porém, parecem subjetivas.

QUADRO 209.1

Diagnóstico	Ducto Principal	Ductos Secundários Anormais	Achados Adicionais
Normal	Normal	Nenhum	–
Suspeito	Normal	– de 3	–
PC leve	Normal	3 ou +	–
PC moderada	Anormal	4 ou +	–
PC grave	Anormal	4 ou +	Obstrução/dilatação/irregularidade/cavidade/cistos

ACHADOS PANCREATOGRÁFICOS NA PC

Definitivos

- Dilatação irregular do ducto principal e dos secundários;
- Cistos comunicantes com ducto pancreático principal;
- Obstrução do ducto principal com alterações difusas;
- Cálculos.

Achados anormais

- Dilatação irregular do ducto principal e isolada de ducto secundário;
- Cisto comunicante com ducto secundário;
- Obstrução ou estenose de ducto secundário;
- Rolhas protéicas.

Em alguns pacientes com PC, a colangiopancreatografia pode não ser possível, por dificuldade técnica, por estenose ou obstrução do ducto pancreático principal. Se o ducto biliar for opacificado e houver a presença de uma longa estenose ou afilamento do colédoco intrapancreático, pode sugerir associação com PC avançada, correspondendo a 10% dos casos.[4] Quando a PC está evidente, a pancreatografia é quase patognomônica, porém, o diagnóstico diferencial com o carcinoma pancreático pode ser difícil.[5] O diagnóstico definitivo pode ser realizado por punção com agulha fina, por ecoendoscopia ou TC, biópsia e escovado de forma direta durante a pancreatografia, porém, a exploração cirúrgica ainda tem indicação nos casos não esclarecidos.

TRATAMENTO ENDOSCÓPICO

Um dos aspectos mais desafiadores no tratamento da PC é o controle da dor, principalmente quando as medidas clínicas surtem pouco efeito. A origem da dor parece ser multifatorial, combinando mecanismos de hipertensão intraductal, isquemia e inflamação de terminações nervosas do pâncreas.[6] Dor persistente, associada a complicações da PC, como pseudocistos e obstrução biliar, deve ser sempre pesquisada. A terapêutica endoscópica, realizada durante a colangiopancreatografia retrógrada endoscópica, tem a intenção de diminuir a pressão intraductal e tem sido utilizada freqüentemente como tratamento minimamente invasivo. Por ser considerado paliativo, o tratamento deve ser feito apenas em pacientes sintomáticos.

ESFINCTEROTOMIA ENDOSCÓPICA

A esfincterotomia endoscópica pancreática, com ou sem litotripsia extracorpórea, tem sido utilizada para a retirada de cálculos e sempre se deve tentar a sua realização. A litotripsia pode resultar em completo esvaziamento dos cálculos pancreáticos em até 50% dos casos, levando à descompressão do ducto pancreático.[7] A técnica da esfincterotomia é a mesma utilizada na via biliar. O cateterismo profundo do ducto pancreático é realizado e um fio-guia de nitinol deve ser inserido, sobreposto por um esfincterótomo. O corte deve ser realizado tendo como referência o número 5 de um mostrador de relógio, utilizando-se corrente pura de corte. A inserção de acessórios para retirada de cálculos ou rolhas protéicas, como balões extratores e pequenos *baskets*, segue os moldes utilizados na via biliar. A retirada de cálculos tem sucesso em 90% dos casos.[8]

ESTENOSE DO DUCTO PANCREÁTICO

Quando a PC está associada à estenose do ducto pancreático, com ou sem cálculo a montante, o procedimento torna-se mais difícil, havendo a necessidade de se praticar a dilatação do segmento acometido, podendo ser realizado por sondas de passagem, do tipo Soehendra, balões dilatadores e inserção de próteses plásticas. Os melhores candidatos para esse procedimento são aqueles com estenose dominante na porção cefálica, local de melhor e mais fácil acesso.

Os métodos endoscópicos têm sido utilizados nos últimos 20 anos e a endoterapia apresenta bons resultados em pacientes selecionados. As complicações são raras e as alterações ductais causadas pela prótese parecem irrelevantes nos casos de PC avançada.[9]

A melhora da dor ocorre em aproximadamente 2/3 dos casos. Em 25% dos casos, em seguimento de 5 anos, os pacientes são encaminhados para cirurgia, por falha do tratamento endoscópico,[8] o que não dificulta ou impede pancreatojejunostomia.[10]

EVOLUÇÃO DO TRATAMENTO ENDOSCÓPICO

A terapêutica endoscópica é utilizada com bons resultados em longo prazo, com baixa morbidade, porém, as novas intervenções para troca das próteses são freqüentes, assim como a recorrência da estenose após sua retirada. A presença da prótese pancreática deve ser a mais curta possível, para diminuir o risco de alterações no ducto pancreático e longa o suficiente para moldar a estenose, utilizando-se a prótese com diâmetro próximo ao do ducto a ser tratado, podendo variar de 3 a 10 F de diâmetro. O protocolo mais utilizado é o acompanhamento clínico a cada 3 ou 6 meses, com troca eletiva da prótese, durante um período total de 12 meses. Pode-se, também, retirar a prótese após alguns meses e recolocá-la apenas nos casos de dificuldade na passagem de um cateter *standard* de 6 F ou nos casos de dificuldade de drenagem do contraste.[11] Devière[12] considera que a prótese ideal deve ser hidrofílica, muito macia e com grande diâmetro, enfatizando a vantagem da utilização de próteses sem múltiplos orifícios, o que minimizaria as irregularidades nos ductos. No entanto, as próteses multiperfuradas vêm sendo utilizadas, com sucesso, por muitos anos, em vários trabalhos publicados.[13]

Em contraste com as próteses biliares, não há parâmetros confiáveis que indiquem a oclusão da prótese pancreática, parecendo difícil determinar o tempo de obstrução da prótese e a duração da sua permeabilidade.

Assim como nos casos de estenose benigna da via biliar, há bons resultados com o mesmo tipo de tratamento agressivo na estenose do ducto pancreático, utilizando-se várias próteses plásticas para moldagem da estenose, por período menor do que 12 meses.

A utilização de próteses metálicas auto-expansíveis, cobertas ou não, não têm indicação no tratamento das estenoses benignas.

A drenagem de pseudocistos comunicantes deve ser sempre tentada, em primeira instância, por via transpapilar, praticando-se a esfincterotomia pancreática e inserção de prótese. A drenagem transparietal, gástrica ou duodenal, pode ser realizada quando há nítida compressão extrínseca nesses segmentos, sendo a abordagem duodenal menos perigosa.

Atualmente, com a disponibilidade da ecoendoscopia, com ou sem *doppler*, este procedimento torna-se muito mais seguro, ficando esse assunto para um capítulo específico.

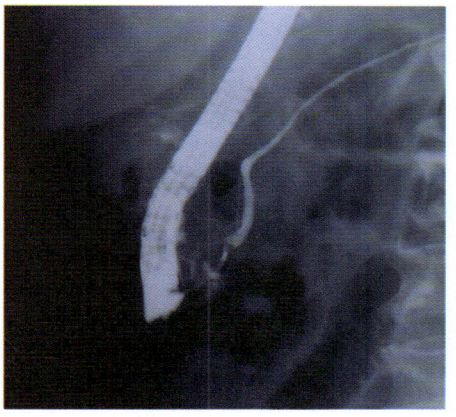

FIGURA 209.1

Pancreatografia normal

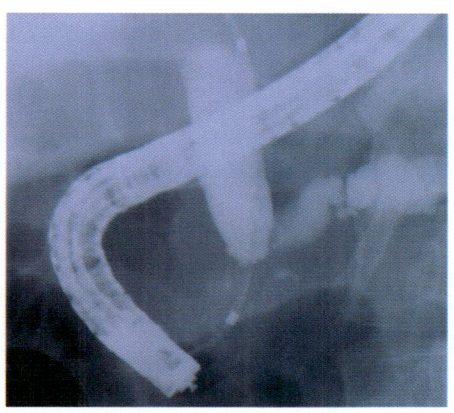

FIGURA 209.2

PC com dilatação de VB e Wirsung

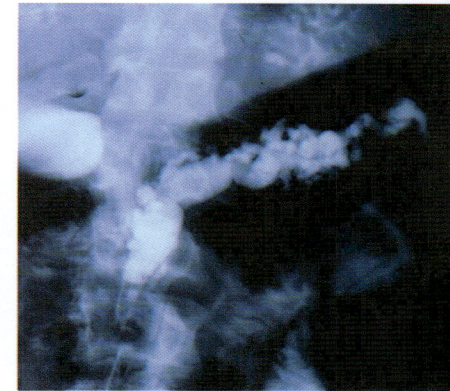

FIGURA 209.3

PC grave

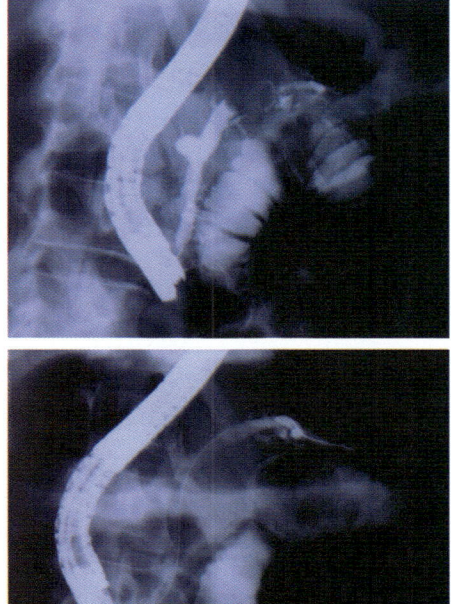
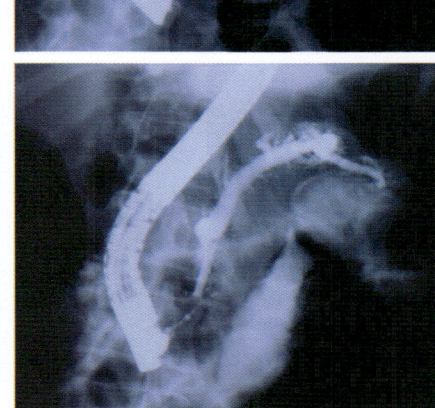
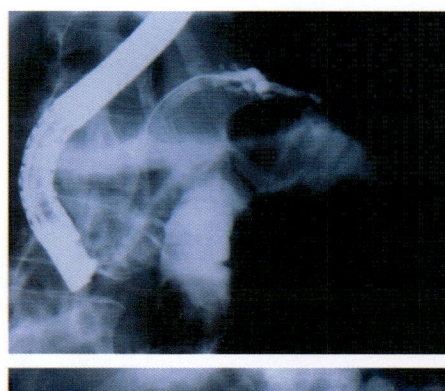
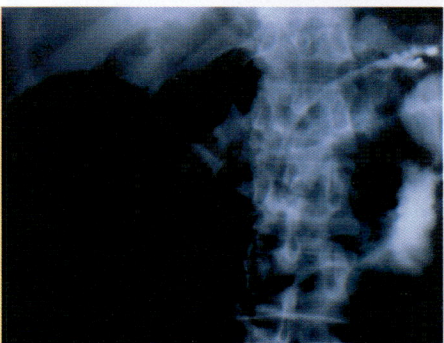

FIGURAS 209.4, 5, 6, 7, 8 E 9

PC com obstrução de ducto por cálculo/retirada/inserção de prótese

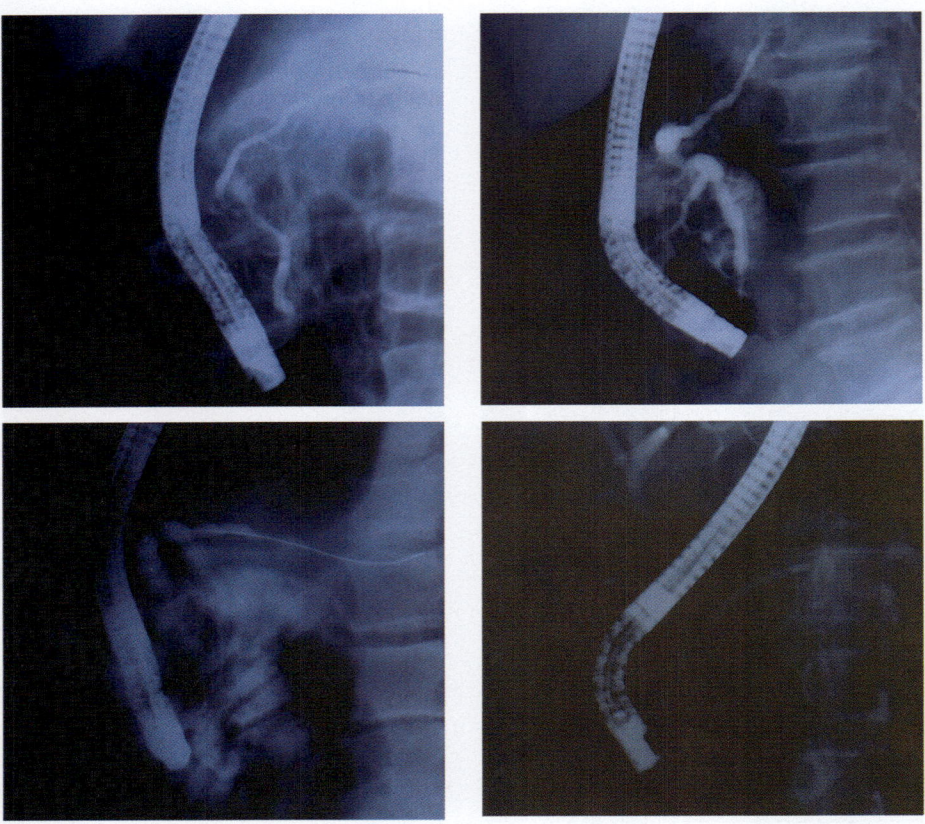

FIGURAS 209.10, 11, 12 E 13

PC com estenose de porção cefálica e inserção de prótese

FIGURA 209.14

Drenagem de pseudocisto de pâncreas por via transpapilar

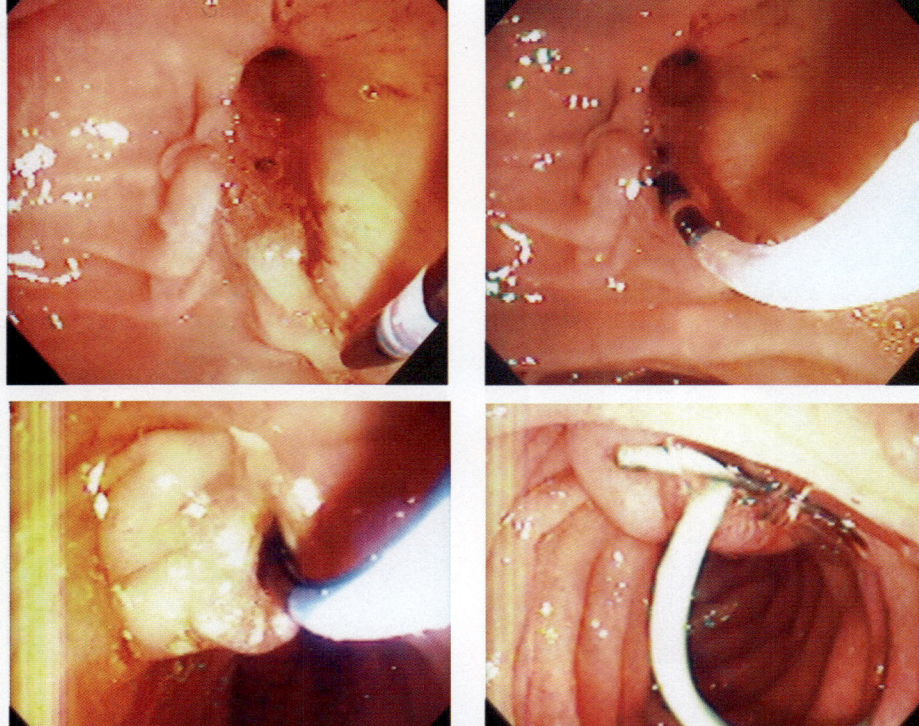

FIGURAS 209.15, 16, 17 E 18

Esfincterotomia biliar prévia/drenagem de pseudocisto com *pigtail*

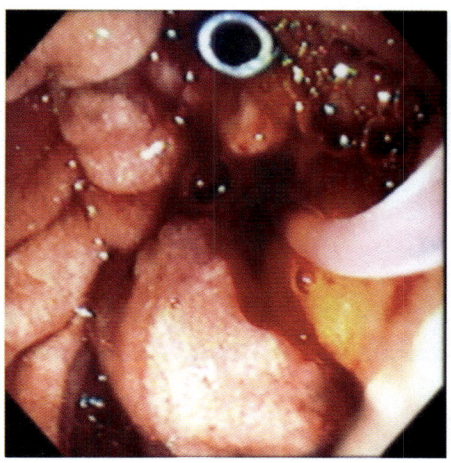 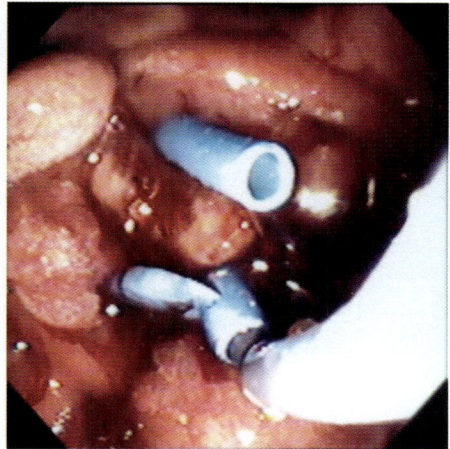

FIGURAS 209.19 E 209.20

PC com próteses biliar e pancreática

CONCLUSÃO

A colangiopancreatografia retrógrada endoscópica, diagnóstica e terapêutica, tem grande performance nos casos de PC e suas complicações. Sem sombra de dúvida, o desenvolvimento tecnológico levará à evolução dos endoscópios e também ao refinamento dos acessórios utilizados, contribuindo para o melhor tratamento de nossos pacientes, provavelmente tomando mais espaço, no futuro, dos procedimentos mais invasivos, como os cirúrgicos.

REFERÊNCIAS BIBLIOGRÁFICAS

1. Clinical Update. ASGE 2005 Jul;13(1).
2. Mitchell RM, Byrne MF, Baillie J. Pancreatitis. Lancet 2003;361:1447-55.
3. Axon AT, Classen M, Cotton PB et al. Pancreatography in chronic pancreatitis: international definitions. GUT. 1984;25:1107-12.
4. Huibregtse K, Smits ME. Endoscopic management of disease of the pancreas. AM J Gastro 1994;89(suppl):S66-77.
5. Caletti G, Brocchi E, Agostini D et al. Sensitivity of endoscopic retrograde pancreatography in chronic pancreatitis. Br J Surg 1982;69:507-9.
6. Khalid A, Whitcomb DC. Conservative treatment of chronic pancreatitis. Eur J Gastroenterol Hepatol. 2002;14:943-9.
7. Kozarek RA, Brandabur JJ, Ball TJ et al. Clinical outcomes in patients who undergo extracorporeal shock wave lithotripsy for chronic calcific pancreatitis. Gastrointest Endosc 2002;56:496-500.
8. Rösch T, Daniel S, Scholz M et al. Endoscopic treatment of chronic pancreatitis: a multicenter study of 1000 patients with long-term follow-up. Endoscopy. 2002;34:765-71.
9. Binmoeller KF, Jue P, Seifert H et al. Endoscopic pancreatic stent drainage on chronic pancreatitis and a dominant structure: long-term results. Endoscopy 1995;27:638-44.
10. Boerma D, Van Gulik TM, Rauws EAJ et al. Outcome of pancreaticojejunostomy after previous endoscopic stenting in patients with chronic pancreatitis. Eur J Surg. 2002;168:223-28.
11. Delhaye M, Arvanitakis M, Verset G et al. Long-term clinical outcome after endoscopic pancreatic ductal drainage for patients with painful chronic pancreatitis. Clin Gastroenterol Hepatol 2004;2:1096-106.
12. Jacques Devière, MD. Why do pancreatic stents become occluded? Gastrointest Endosc 2005;61(7):867-8.
13. Ponchon T, Bory RM, Hedelius F et al. Endoscopic stenting for pain relief in chronic pancreatites: results of a standardized protocol. Gastrointest Endosc 1995;42;452-6.

CAPÍTULO 210

OBSTRUÇÃO BILIAR NA PANCREATITE CRÔNICA

Nelson Heitor Vieira Coelho

INTRODUÇÃO

As estenoses biliares estão presentes em 2,7% a 45,6% dos pacientes com pancreatite crônica (PC). Essas estenoses são provocadas por calcificação, fibrose restritiva do pâncreas, compressão de pseudocistos ou cálculo pancreático.[1]

Estima-se ainda que 40% dos pacientes submetidos à Colangiopancreatografia Endoscópica Retrógrada (CPRE), com doença pancreática moderada ou intensa, apresentem obstrução biliar.[2]

Em sua maioria, as estenoses biliares causam pouco ou nenhum sintoma, sendo achado casual.[3,4]

Podem, entretanto, provocar quadros de icterícia obstrutiva, dor abdominal crônica, anormalidades nas provas funcionais hepáticas, quadros de colangite, cirrose biliar secundária e coledocolitíase, sendo necessária a descompressão biliar.[5]

Importante salientar que na colangiografia retrógrada as estenoses biliares inflamatórias intrapancreáticas, caracteristicamente, apresentam-se regulares e contínuas. No entanto, em alguns pacientes há interrupção abrupta do ducto, conferindo-lhe aspecto que se assemelha à neoplasia de pâncreas invadindo a via biliar (Figura 210.1).

Dentre aqueles pacientes sintomáticos, 70% apresentarão alterações secundárias à doença biliar obstrutiva conforme biópsias hepáticas obtidas. Os procedimentos cirúrgicos de drenagem biliar têm sido o tratamento de escolha para esses pacientes.[5,6,7,8,9] As técnicas cirúrgicas preferenciais são a coledocoduodenostomia e a coledocojejunostomia em Y de Roux.

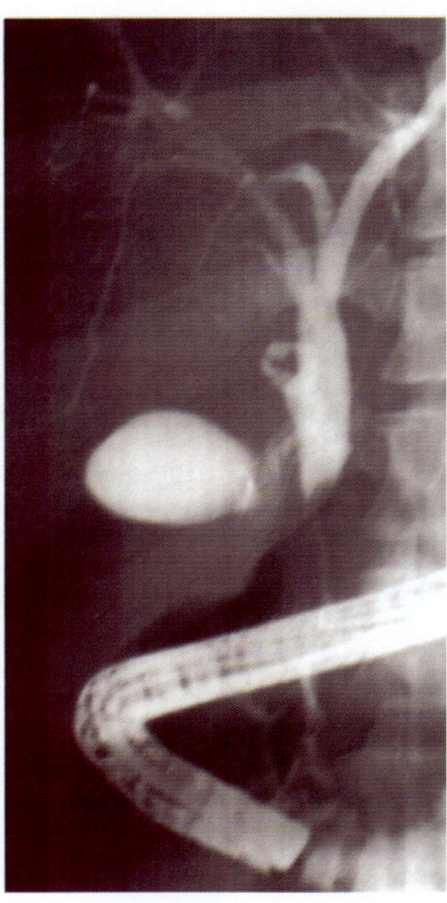

FIGURA 210.1

CPRE – demonstra grave estenose de ducto biliar distal com dilatação a montante

Há pacientes que não são bons candidatos à cirurgia, em particular os que já apresentam doença parenquimatosa avançada, hipertensão portal, coagulopatias e desnutrição.[3,10]

PRÓTESES ENDOSCÓPICAS PLÁSTICAS

A colocação endoscópica de próteses plásticas calibrosas é uma alternativa à cirurgia com resultados em curto prazo muito bons.

Em enfermidades benignas das vias biliares, bem como em pós-operatórios[11] e em colangites esclerosantes,[12] a utilização de próteses plásticas também apresenta resultados favoráveis.

Costamagna e colaboradores[13] demonstraram bons resultados em longo prazo tratando pacientes com estenoses biliares pós-operatórias com aumento progressivo do número de próteses. Obteve sucesso em 40 (95%) de um total de 42 pacientes que completaram o tratamento.

Na PC, entretanto, as estenoses são mais resistentes, muito provavelmente devido às calcificações e fibroses pancreáticas que envolvem o segmento distal do colédoco.

Os resultados em longo prazo têm sido desanimadores devido à obstrução e migração das próteses, resultando em significativa morbidade com persistência dos sintomas e das estenoses (Tabela 210.1).

TABELA 210.1

Tratamento endoscópico *versus* tratamento cirúrgico

Tratamento	Vantagens	Desvantagens
Endoscópico	Baixa morbidade/mortalidade	Mau resultado – longo prazo
	Facilidade de colocação	Disfunção da prótese
	Baixo custo	Migração da prótese
	Troca de prótese (conforme necessário)	
Cirúrgico	Sucesso – longo prazo	Alta morbidade
	Definitivo	Recuperação mais demorada
	Possibilita tratamento simultâneo da doença pancreática	Colangite ascendente, alto custo

Devière e colaboradores[2] trataram 25 pacientes com sucessivas inserções de próteses plásticas. Em seguimento de 14 meses, somente três pacientes encontravam-se assintomáticos, dois foram à óbito por sépsis biliar e os demais foram submetidos à cirurgia.

Outros seis estudos avaliaram os índices de sucesso do uso de uma prótese, em longo prazo, nas estenoses biliares por PC (Tabela 210.2).[2,15,16,17,18,19] Embora tecnicamente tenha havido sucesso em 100% dos estudos, em longo prazo somente Vitale e colaboradores[17] obtiveram bons resultados: 20 (80%) de um total de 25 pacientes em 32 meses.

Nos demais estudos houve resolução das estenoses em somente 10% a 32% dos pacientes, ocorrendo oclusão da prótese em 36% e migração em mais de 23% dos casos.

Os bons resultados obtidos por Vitale e colaboradores[17] podem ser atribuídos a fatores como curto período de seguimento, pacientes com PC menos intensa (23%) comparados aos demais estudos (60% a 70%), inserção da prótese precocemente no curso da PC e menor incidência de manifestações obstrutivas.

Catalano e colaboradores[20] compararam a utilização de próteses – única *versus* múltipla – no tratamento de estenoses biliares sintomáticas secundárias à PC.

Nesse estudo, o uso de próteses múltiplas e simultâneas demonstrou superioridade ao uso de uma única prótese. Também resultou em normalização dos testes funcionais hepáticos e aumento do calibre do colédoco distal (Figuras 210.1, 210.2A, 210.2B e 210.3C).

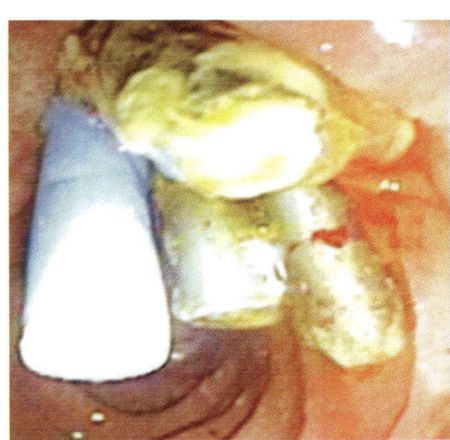

FIGURA 210.2A

Visão endoscópica de quatro próteses (10 F) colocadas seqüencialmente no período de nove meses

Draganov e colaboradores[21] publicaram série em que se utilizaram múltiplas próteses plásticas em 29 pacientes com estenoses biliares benignas. Nove de um total de 29 pacientes apresentavam PC com estenoses distais (6/9 apresentavam a forma calcificante). Obtiveram resolução em 4 pacientes, sendo que somente em 1/4 com PC calcificante). Esses maus resultados (particularmente nas formas calcificantes) ocorreram muito provavelmente devido ao uso de somente duas ou três próteses simultaneamente por período curto de tempo (média de seis meses).

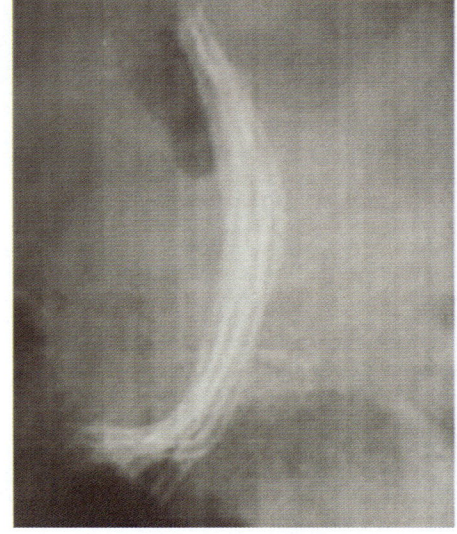

FIGURA 210.2B

Visão radiológica

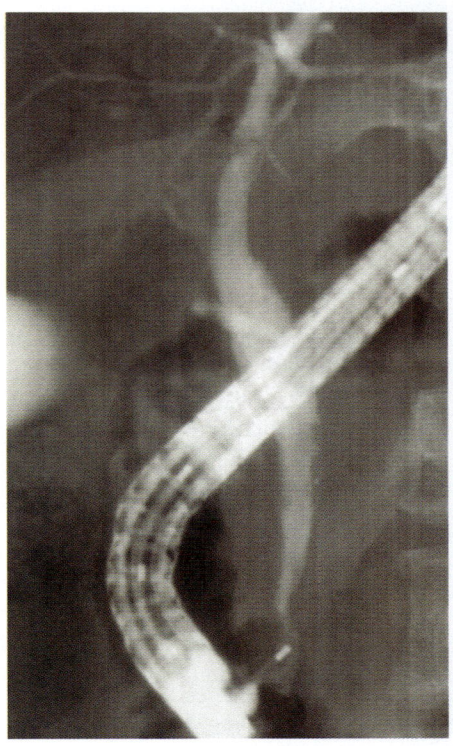

FIGURA 210.3C

Aspecto colangiográfico final: remoção das próteses após 12 meses do tratamento

TABELA 210.2

Resultados de estudos de tratamento das estenoses biliares associadas à pancreatite crônica com próteses plásticas

Autor	n	Sucesso técnico (%)	Sucesso em longo prazo (%)	Disfunção da prótese (%)		Follow-up (meses)
				Obstrução	Migração	
Devière e colaboradores[2]	25	100	3 (12%)	8	10	14
Barthet e colaboradores[14]	19	100	2 (10%)	0	1	18
Smits e colaboradores[15]	58	100	16 (28%)	36	4	49
Kiehne e colaboradores[16]	14	100	2 (16%)	36	NM	NM
Vitale e colaboradores[17]	25	100	20 (80%)*	12	8	32
Farnbacher e colaboradores[18]	31	100	10 (32%)	29	23	28
Eikhoff e colaboradores[19]	39	100	12 (31%)	33	10	58

NM – não mencionado, * – pacientes selecionados (estenose discreta)

No estudo de Catalano e colaboradores,[20] no entanto, foram utilizadas até cinco próteses colocadas seqüencialmente, conforme a necessidade. Doze pacientes consecutivos (seis com PC calcificante) foram tratados com quatro ou cinco próteses simultâneas.

Sucesso foi alcançado e mantido em 11 pacientes (incluindo 5/6 com PC calcificante).

Os autores fizeram esforço adicional para posicionar a quinta prótese quando o diâmetro do colédoco era 15 mm ou maior. Quando o diâmetro era menor que 14 mm foram colocadas quatro próteses.

A limitação desse estudo foi a não-randomização. No entanto, o tratamento transcorreu de forma prospectiva e consecutiva, com critérios pré-definidos (pacientes tratados com múltiplas próteses). O grupo de pacientes tratados com prótese única (análise retrospectiva) foi também consecutivo e tratado da mesma forma, acompanhado por longos períodos de tempo.

A maioria dos autores na atualidade é relutante em iniciar estudos com próteses plásticas, em longo prazo, nesse tipo de estenose.

É, portanto, considerado ainda tratamento de segunda linha ou mesmo uma "ponte" para a cirurgia, com suas desvantagens: múltiplos procedimentos, mortalidade tardia devido à disfunção das próteses, falta de critérios de seleção que indiquem benefícios e desfechos em longo prazo duvidosos.

PRÓTESES ENDOSCÓPICAS AUTO-EXPANSÍVEIS

Próteses metálicas auto-expansíveis também têm sido utilizadas com bons resultados; entretanto, com elevada morbidade.[22,23,24,25]

Devière e colaboradores[23] trataram 20 pacientes e, em seguimento de 33 meses, 18 apresentavam-se patentes e funcionantes. Dois pacientes apresentaram obstrução da prótese por hiperplasia epitelial.

Outro estudo[22] foi menos encorajador. Sete pacientes foram tratados e seguidos por período médio de 21 meses em que três próteses ocluíram. Complicações ocorreram em dois outros pacientes (colangite e abscesso hepático).

Outros autores utilizaram próteses auto-expansíveis em pacientes com PC e obstrução biliar que tinham más condições cirúrgicas.[26,19] Em seguimento de aproximadamente três anos, as próteses apresentavam boa patenteabilidade, e as oclusões puderam ser tratadas sem cirurgia (embora sejam próteses não-removíveis).

Mais recentemente, alguns autores têm utilizado próteses auto-expansíveis recobertas devido à possibilidade de sua remoção. Os resultados não têm sido conclusivos.[27,28]

CONCLUSÃO

O tratamento cirúrgico é atualmente o método de escolha para descompressão da via biliar na obstrução biliar pós-pancreatite crônica.

Recentemente, o tratamento endoscópico com endopróteses tem apresentado resultados animadores nas estenoses benignas pós-operatórias com baixos índices de complicações.

A mesma alternativa tem sido aplicada a pacientes com pancreatite crônica. No entanto, há necessidade de tratamento que promova dilatação em longo prazo, o que não parece ser contemplado com o tratamento endoscópico (não apresenta índices de resolução satisfatórios).

Já o tratamento em curto prazo com a utilização de endopróteses em pacientes com obstrução biliar secundária à pancreatite crônica, que apresentem colestase, icterícia e colangite, é boa alternativa e também deve ser considerada em pacientes com risco cirúrgico elevado.

O uso de endopróteses auto-expansíveis ainda encontra pouco amparo na literatura com limitadas publicações. Há necessidade de estudos controlados e em longo prazo, antes de se recomendar o seu uso.

A cirurgia parece ser, ainda, a melhor alternativa para o paciente com risco cirúrgico aceitável.

REFERÊNCIAS BIBLIOGRÁFICAS

1. Delhaye M, Arvanitakis M, Bali M, Matos C, Deviere J. Endoscopic therapy for chronic pancreatitis. Scand J Surg. 2005;94(2):143-53.
2. Devière J, Devaere S, Baize M, Cremer M. Endoscopic biliary drainage in chronic pancreatitis. Gastrointest Endosc 1990;36:96-100.
3. Stahl TJ, O'Connor M, Ansel HJ, Vennes JA. Partial biliary obstruction caused by chronic pancreatitis. Ann Surg 1988;207:26-32.
4. Kalvaria I, Bornman PC, Marks IN. The spectrum and natural history of common bile duct stenosis in chronic, alcohol-induced pancreatitis. Ann Surg 1989;211:608-13.
5. Warshaw AL, Schapiro RH, Ferrucci JT Jr, Galdabini JJ. Persistent obstructive jaundice, cholangitis, and biliary cirrhosis due to common bile duct stenosis in chronic pancreatitis. Gastroenterology 1976;70:562-7.
6. Itani KM, Taylor TV. The challenge of therapy for pancreatitis related common bile duct stricture. Ann J Surg1995;170:543-6.
7. Stabile BE, Calabria R, Wilson SE, Passaro Jr E. Stricture of the common bile duct from chronic pancreatitis. Surg Gynecol Obstet 1987;165:121-6.
8. Pellegrini A, Thomas Y, Way LW. Recurrent biliary strictures. Pattern of recurrence and outcome of surgical therapy. Am J Surg 1984;147:175-80.
9. Davids PHP, Tanka F, Rauws AJ, Van Gulik M, Wit T. Benign biliary strictures: surgery or endoscopy? Ann Surg 1993;217:237-43.
10. Littenberg G, Afroudakis A, Kaplowitz N. Common bile duct stenosis from chronic pancreatitis: a clinical and pathologic spectrum. Medicine (Baltimore) 1979;58:385-412.
11. Dumonceau JM, Uiviere J, Delhaye M. Plastic and motul stents for postoperative bile duct strictures. The best and the worst. Gastrointest Endosc 1998;47:8-17.
12. Van Milligen AW, De Wit EA, Rauws J, Van Bracht CJ, Jones EA, Tytgat GN et al. Lack of complications following short term stent therapy for extrahepatic bile duct strictures in primary sclerosing cholangitis. Gastrointest Endosc 1997;46:34-1.
13. Costamagna G, Pandolfi M, Mutignani M, Spada C, Perri V. Long-term results of endoscopic management of postoperative bile duct strictures with increasing number of stents. Gastrointest Endosc 2001;54:162-8.
14. Barthet M, Bernard JP, Duval JL, Affriat C, Sahel J. Biliary stenting in benign biliary stenosis complicating chronic calcific pancreatitis. Endoscopy 1994;26:569-72.
15. Smits ME, Rauws EA, Van Gulik TM, Gouna DJ, Tytgat GN, Huibregtse K. Long-term results of endoscopic stenting and surgical drainage for biliary strictures due to chronic pancreatitis. Br J Surg 1996;83:764-8.
16. Kiehne K, Folsch UR, Nitsche R. High complication rate of bile duct stents in patients with chronic alcoholic pancreatitis due to noncompliance. Endoscopy 2000;32:377-80.
17. Vitale GC, Reed DN, Nguyen CT, Lowhon JC, Larson GM. Endoscopic treatment of distal bile duct stricture from chronic pancreatitis. Surg Endosc 2000;14:227-31.
18. Farnbacher MJ, Rabenstein T, Ell C, Hahn EG, Schneider HT. Is endoscopic drainage of common bile duct stenosis in chronic pancreatitis up-to-date? Am J Gastroenterol 2000;95:1466-71.
19. Eickhoff A, Jakobs R, Leonhardt A, Eickhoff JC, Riemann JF. Endoscopic stenting for common bile duct stenosis in chronic pancreatitis: results and impact on long-term outcome. Eur J Gastroenterol Hepatol 2001;13:1161-7.
20. Catalano MF, Linder JD, George S, Alcocer E, Geenen JE. Links Treatment of symptomatic distal common bile duct stenosis secondary to chronic pancreatitis: comparison of single vs. multiple simultaneous stents. Gastrointest Endosc 2004;60:945-52.
21. Draganov P, Hoffman B, Marsh W, Cotton P, Cunningham J. Long-term outcome in patients with benign biliary strictu-

res treated endoscopically with multiple stents. Gastrointest Endosc 2002;55:680-6.

22. Hausegger KA, Kugler C, Uggowitzer M. Benign biliary obstruction: is treatment with the Wallstent advisable? Radiology 1996;200:437-41.

23. Devière J, Cremer M, Baize M. Management of common bile duct stricture caused by chronic pancreatitis with a metal mesh self-expandable stent. Gut 1994;35:122-6.

24. Kahl S, Zimmerman S, Glasbrenner B, Prass M, Schulz HU, McNamara D et al. Treatment of benign biliary strictures in chronic pancreatitis by self-expandable metal stents. Dig Dis 2002;20:199-203.

25. O'Brien SM, Hatfield ARW, Craig PI, Williams SP. A 5-year follow-up of self-expanding metal stents in the endoscopic management of patients with benign bile duct strictures. Eur J Gastroenterol Hepatol 1998;10:141-5.

26. Van Berkel AM, Cahen DL, Van Westerloo DJ, Rauws EA, Huibregtse K, Bruno MJ. Self-expanding metal stents in benign biliary strictures due to chronic pancreatitis. Endoscopy 2004;36:381-4.

27. Kahaleh M, Tokar J, Le T, Yeaton P. Removal of self-expandable metallic wallstents. Gastrointest Endosc 2004;60:640-4.

28. Cantu P, Hookey LC, Morales A, Le Moine O, Deviere J. The treatment of patients with symptomatic common bile duct stenosis secondary to chronic pancreatitis using partially covered metal stents: a pilot study. Endoscopy 2005;37(8):735-9.

CAPÍTULO 211

CÂNCER PANCREÁTICO – DIAGNÓSTICO, ESTADIAMENTO E TRATAMENTO PALIATIVO

José Eduardo Brunaldi
Celso Junqueira Barros

INTRODUÇÃO

O câncer de pâncreas (CAP) é uma doença de mau prognóstico com sobrevida global de cinco anos menor que 4%. Os casos considerados localizados, que permitem ressecção cirúrgica, têm sobrevida de somente 17%. Apesar de ser pouco freqüente, correspondendo a 2% dos novos casos de câncer, é a quarta causa de morte por neoplasia nos Estados Unidos, refletindo a alta malignidade dessa doença.[1] No Brasil, segundo a mais recente estatística do Instituto Nacional de Câncer, entre 1995 e 1999, foi a quinta causa de morte por câncer do tubo digestivo, após estômago, esôfago, colo e reto e fígado, no sexo masculino. Nas mulheres, é a quarta causa, após os cânceres de estômago, colo e reto e fígado.[2]

Aproximadamente 95% das neoplasias malignas pancreáticas são carcinomas ductais, 75% deles localizados na cabeça pancreática. Lesões císticas correspondem a 1%, e um terceiro grupo é formado pelos tumores endócrinos como insulinomas e gastrinomas. Ocasionalmente, o pâncreas pode ser comprometido por linfoma ou metástases de tumores de mama, tireóide, pulmão, rim, vias biliares, fígado e colo.[3]

DIAGNÓSTICO E ESTADIAMENTO

Inicialmente, os sintomas são inespecíficos, como anorexia, dispepsia persistente e perda de peso, evoluindo com dor abdominal, icterícia obstrutiva e obstrução gastroduodenal, o que usualmente surge na fase tardia da doença. No momento do diagnóstico, é necessária a identificação do grau de acometimento neoplásico para se identificar os pacientes que melhor se beneficiarão com cada tipo de tratamento disponível, definindo-se também o prognóstico. Assim, os casos com tumor limitado ao pâncreas podem ter melhores chances de tratamento radical, enquanto os tumores com disseminação metastática devem ser tratados paliativamente. Essa avaliação é obtida por meio do estadiamento conforme padronização do American Joint Committee on Cancer em 2003 (Tabela 211.1).

Além da história clínica, do exame físico, da elevação das bilirrubinas, das enzimas canaliculares e dos marcadores tumorais, o diagnóstico e o estadiamento do CAP são feitos com métodos de imagem e com a confirmação por his-

TABELA 211.1

Classificação TNM para adenocarcinoma pancreático (American Joint Committee on Cancer, 2003)

Tumor primário (T)
TX – Tumor primário não localizado
T0 – Sem evidência de tumor primário
Tis – Carcinoma *in situ*
T_1 – Tumor limitado ao pâncreas com 2,0 cm ou menos
T_2 – Tumor limitado ao pâncreas maior que 2,0 cm
T_3 – Tumor ultrapassa o pâncreas sem comprometer o tronco celíaco ou a artéria mesentérica superior
T_4 – Tumor envolve o tronco celíaco ou a artéria mesentérica superior

Nódulos linfáticos regionais (N)
NX – Nódulos regionais não avaliados
N0 – Nódulos regionais não comprometidos
N1 – Nódulos regionais com metástases

Metástases a distância
MX – Metástases a distância não avaliadas
M0 – Sem metástases a distância
M1 – Com metástases a distância

tocitopatologia.

Marcadores Tumorais – Existem vários marcadores tumorais relacionados ao CAP, sendo o antígeno carbohidrato 19.9 (CA19.9) o primeiro a ajudar no seu diagnóstico com sucesso. O CA19.9 é uma glicoproteína da superfície celular do carcinoma pancreático, mas existe normalmente nas células ductais pancreáticas e biliares. Seu nível sérico pode estar aumentado nos carcinomas pancreático, hepatocelular, ovariano, brônquico, gástrico e colorretal.[4] Sua sensibilidade é de 68% a 94%, e a especificidade é de 76% a 100%.[5] Existem duas limitações importantes ao uso do CA19.9: a primeira é a sua baixa sensibilidade em tumores pequenos, menores que 2,0 cm, quando menos que 50% dos casos têm seus níveis aumentados;[6] a segunda é de razões genéticas, pois de 4% a 15% da população não sintetizam o CA19.9, sendo sempre negativos.[7] Isoladamente, o CA19.9 é o melhor, mas sua associação com outros marcadores, como antígeno carcinoembriogênico (CEA), antígenos carbohidratos CA242, CA50 e CA72-4 e fator específico de crescimento tumoral (TSGF),[8,9,10] leva a melhores resultados. Os marcadores têm importância no auxílio ao diagnóstico do CAP e no monitoramento da resposta terapêutica, além de terem papel crescente no prognóstico[5,8] e, especialmente, no controle de recidiva pós-ressecção cirúrgica.[10] O desenvolvimento de novos marcadores moleculares poderá melhorar não só o diagnóstico precoce do CAP, permitindo mais ressecções curativas, mas também identificar pacientes com lesões pré-cancerosas, quando permitirão tratamento curativo mais adequado.[11]

Métodos de Imagem – Os métodos de imagem têm melhorado continuamente, e os mais utilizados são: ultra-sonografia transabdominal (US), tomografia computadorizada (TC) e angiografia por tomografia computadorizada (angiografia-TC), ressonância magnética (RM), ressonância magnética com colangiopancreatografia (CPRM) e angiografia (ARM), ecoendoscopia (EE), tomografia por emissão de prótons (PET) e colangiopancreatografia Endoscópica Retrógrada (CPRE). Esses métodos não devem ser utilizados isoladamente, mas de maneira que suas melhores propriedades sejam somadas quando utilizados em um determinado paciente, com objetivo de melhor determinar seu estádio.

Ultra-sonografia transabdominal – Na suspeita de CAP, é o primeiro método utilizado por ser de fácil disponibilidade, seguro e barato. Tem alta sensibilidade em demonstrar dilatação biliar, metástases hepáticas e lesões pancreáticas avançadas, mas é baixa a sensibilidade para lesões menores que 3,0 cm.[12,13] Comprometimentos nodal e vascular pela neoplasia não são definidos pela US.[12]

Tomografia computadorizada – A TC helicoidal *multi-slice* tem elevada acurácia, chegando a 95% na detecção do CAP e virtualmente 100% no estadiamento de tumores irressecáveis. A acurácia global de ressecabilidade varia de 70% a 80%. É o método de imagem mais utilizado na detecção e no estadiamento do CAP.[13] A proximidade do pâncreas com muitos vasos vitais, como a veia porta e os vasos mesentéricos superiores, é um fator importante de irressecabilidade devido à invasão neoplásica desses vasos, especialmente os mesentéricos. A angiografia-TC pode avaliar o comprometimento vascular por infiltração arterial ou obstrução venosa. Estudos recentes mostram que a angiografia-TC tem sensibilidade e especificidade de 94% e 94% em detectar invasão vascular.[4,14] O comprometimento nodal é mal detectado pela TC, sendo encontrada baixa correlação entre achados radiológicos da TC com histologia em casos operados.[15] A TC também tem baixa acurácia para detecção de comprometimento peritonial metastático,[13] mas estas últimas restrições não a impedem de ser o melhor método para investigação do CAP.

Ressonância magnética – Tem acurácia pouco menor que a TC, além de ser menos disponível, mais onerosa e mais difícil de ser realizada, sendo então complementar à TC. É útil quando não se pode utilizar contraste iodado ou quando a TC mostra resultados duvidosos ou difíceis de interpretar, como aumento do pâncreas sem definição de massa ou não-distinção entre lesão focal de pancreatite e neoplasia.[12,16] Quando há obstrução biliar no CAP, a CPRM tem a mesma acurácia que a CPRE, como mostra estudo prospectivo de Adamek e colaboradores, em que a sensibilidade e a especificidade da CPRM foram de 84% e 97%, respectivamente, enquanto as da CPRE foram de 70% e 94%, respectivamente[17] com a vantagem da não-invasibilidade. Estudo por metanálise realizado por Romagnuolo e colaboradores mostra que a CPRM tem alta sensibilidade para localizar obstrução bileopancreática, mas menor para definir malignidade.[18] A angiografia por ressonância magnética (ARM) é útil na demonstração de invasão tumoral vascular, especialmente veia e artéria mesentérica superior, tendo a mesma definição da angiografia-TC.

Tomografia por emissão de prótons (PET) – É um bom método para detecção de metástases a distância de vários tipos de neoplasia, inclusive CAP. Para detecção do CAP, sua sensibilidade varia de 71% a 92%, e a especificidade, de 64% a 94%.[4] Apesar desses números favoráveis, um estudo comparativo recente realizado por Lytras e colaboradores concluiu que a PET não fornece informações adicionais à TC, não trazendo benefícios para o diagnóstico e o estadiamento do CAP.[19]

Ecoendoscopia (EE) – A EE é um dos mais sensíveis métodos para detecção e estadiamento do CAP, com acurácia do estádio T variando de 78% a 94% e do estádio N variando de 64% a 82%.[20] O comprometimento vascular é vital na definição da irressecabilidade do CAP, devendo-se avaliar a veia porta, a confluência esplenorrenal e as veias mesentérica superior e esplênica. As artérias envolvidas podem ser a mesentérica superior, a esplênica, a hepática e o tronco celíaco. A sensibilidade da EE para detectar invasão vascular chega a 90%, e é mais difícil a detecção do envolvimento dos vasos mesentéricos superiores.[21] Estudo retrospectivo de Kulig e colaboradores comparando US transabdominal, US Doppler, EE e TC helicoidal mostra que a US é o método de menor acurácia e que a EE é o de melhor acurácia para T (93%), N (87%) e infiltração vascular (90%). A TC helicoidal, a EE e a US Doppler são semelhantes, com acurácia de 88%, 82% e 80%, respectivamente. Os autores concluem que, apesar de a EE ser melhor que a TC, sua pouca disponibilidade, seu custo elevado e sua invasibilidade não justificam uso de rotina,[22] situação similar à da maioria dos centros hospitalares em nosso país. A EE é um método operador-dependente, exigindo habilidade, experiência e equipamento adequado, o que torna sua disponibilidade difícil em muitos locais.

Como a TC helicoidal é muito mais disponível e pouco operador-dependente, tem sido mais usada que a EE. Agarwal e colaboradores comparam TC-*multi-slice* com EE e EE-punção aspirativa por agulha fina (EE-PAAF), encontrando acurácia de 74% para TC, 94% para EE e 88% para EE-PAAF. Evidencia-se que a TC diagnosticou 40% dos tumores menores que 20 mm e 84% dos tumores de 21 mm a 30 mm, enquanto a EE diagnosticou 100% dos casos.[23] Baseando-se em evidências, a EE, por sua elevada acurácia e pela possibilidade de diagnóstico histocitológico pela PAAF, desempenha papel importante no diagnóstico e no estadiamento do CAP. Na prática, não há muita razão em se discutir qual dos métodos é melhor, pois a TC, por ser mais disponível e não invasiva, é a primeira escolha. O importante é identificar as limitações de cada método e utilizar suas melhores características para complementação diagnóstica. Assim, a EE está indicada nos casos suspeitos de CAP em que a TC não consegue definir massa e também nos casos potencialmente

ressecáveis pela TC, para confirmação, especialmente da não-invasão vascular. Nos casos considerados irressecáveis pela TC, a EE-PAAF pode ser realizada para comprovação histocitológica, objetivando-se a quimioterapia,[4] como veremos em detalhes, mais adiante.

Laparoscopia – A laparoscopia, associada ao ultra-som laparoscópico e à citologia de lavado peritonial, tem alta sensibilidade na detecção de pequenas metástases abdominais, especialmente os implantes peritoneais. Revisão feita por Michl e colaboradores mostra que esse método pode detectar metástases não reveladas por outros métodos de imagem, em 15% a 46% dos casos.[4] Liu e colaboradores mostraram que, em pacientes considerados irressecáveis pela TC de alta qualidade, a laparoscopia com citologia de lavado peritonial identificou metástases ocultas em 34% dos casos, sendo essas mais freqüentes nos tumores localizados no corpo e na cauda do pâncreas.[24] Jimenez e colaboradores mostraram que, em CAP estádios II e III, a laparoscopia com lavado peritonial evitou cirurgia ou radioterapia desnecessárias em 34% dos casos.[25] Os achados laparoscópicos, quando associados a outros métodos de imagem, em especial a TC, tornam o estadiamento mais acurado e permitem melhor seleção de pacientes para tratamento cirúrgico ou não-cirúrgico.

Colangiopancreatografia Endoscópica – Apesar de apresentar acurácia elevada, a CPRE diagnóstica tem indicação restrita no CAP, por sua invasibilidade e possíveis complicações, sendo substituída por métodos de imagem não invasivos. Ainda pode ser útil em casos que necessitem de comprovação histológica, como os irressecáveis, em que se faz a obtenção de material por citologia de escova ou biópsia direta. A sensibilidade de cada uma dessas formas de coleta varia de 30% a 50%, e sua combinação chega a 70%.[26] A CPRE tem papel importante no diagnóstico precoce do CAP, quando se utilizam técnicas baseadas no cateterismo pancreático.[27] A CPRE tem sua grande

utilização como método terapêutico na paliação do CAP.

Diagnóstico Histocitológico – Existem duas situações em que o diagnóstico histocitológico se impõe: a primeira, na definição do tipo de neoplasia para realização de quimioterapia ou radioterapia paliativas ou pré-operatórias; a segunda, na avaliação de uma massa pancreática atípica ou de uma massa pancreática com quadro clínico atípico.[28] A técnica mais utilizada é a punção aspirativa por agulha fina (PAAF), que obtém material suficiente para estudo citológico.[29] A PAAF guiada por EE (EE-PAAF) tem acurácia de 80%, semelhante às obtidas por US/TC.[30] Horwhat e colaboradores, em estudo comparativo randomizado recente, concluíram que a EE-PAAF é numericamente superior à US/CT-PAAF (84% versus 62%, respectivamente), mas sem diferença estatisticamente significativa no diagnóstico do CAP.[31] A EE-PAAF tem a vantagem de poder atuar também em linfonodos peripancreáticos, com acurácia similar à de massa pancreática.[32] A incidência de complicações na EE-PAAF é muito baixa, entre 1% e 2%, sendo mais comum o sangramento, geralmente autolimitado.[29] Assim, a tendência atual é de se indicar qualquer técnica quando a massa pancreática é grande, mas há preferência pela EE-PAAF quando a lesão é pequena.[29]

A CPRE permite o diagnóstico histocitológico por meio da aspiração por agulha, citologia de escova ou aspirado de suco pancreático e pinça de biópsia (Figura 211.1).

Individualmente, o sucesso dessas técnicas é baixo, mas sua combinação permite até 78% de diagnóstico histocitológico.[26,33] Estudo prospectivo comparativo realizado por Rosch e colaboradores mostra que nas estenoses biliares malignas a sensibilidade diagnóstica da citologia obtida pela CPRE (75%) é maior que a da EE (25%) nos tumores biliares, enquanto a sensibilidade da citologia pela EE (60%) é maior que a da CPRE (38%) na neoplasia pancreática. É

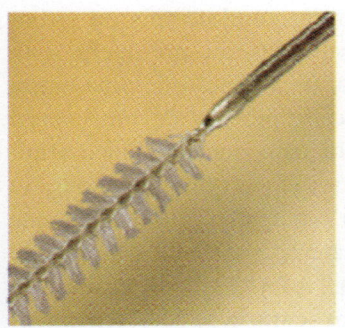
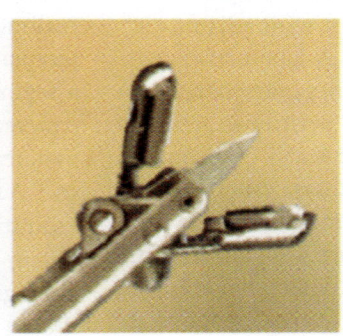
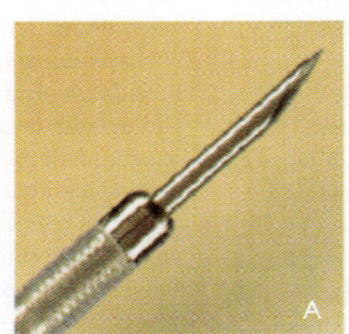
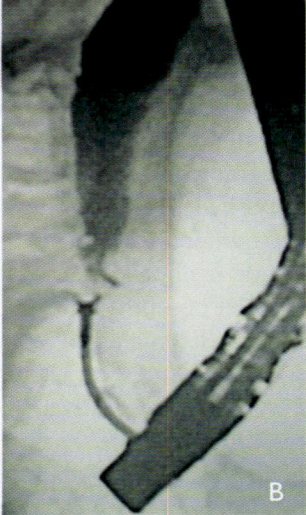

FIGURA 211.1

(A) Escova de citologia, pinça de biópsia e agulha de punção aspirativa; (B) Imagem radiológica de biópsia de lesão do colédoco distal

razoável, então, que se prefira a CPRE quando a causa provável seja um tumor biliar e, caso se suspeite de um tumor pancreático, a preferência inicial seja pela EE.[34]

Diagnóstico Precoce do CAP – Acredita-se que cerca de 10% dos CAP tenham um caráter familiar[35,36] e que o risco cumulativo de um portador de pancreatite hereditária desenvolver CAP durante o período de vida de 70 anos seja de 40%.[37] Também têm risco de CAP os portadores da Síndrome de Peutz-Jeghers.[35] A determinação das mutações genéticas desses indivíduos[35,37] permite a definição de grupos de risco que podem ser investigados através de TC, EE e EE-PAAF, CPRE com colheita de suco pancreático para citologia e análise molecular do DNA, biópsia transpapilar, pancreatoscopia peroral e ultra-som intraductal.[27,35,36,37] Canto e colaboradores investigaram 78 indivíduos assintomáticos de risco e encontraram neoplasia pancreática em 10% (8/78) dos casos, com bom resultado cirúrgico, justificando o procedimento.[36] O diagnóstico precoce é de alto custo e de difícil execução, mas, por enquanto, é a melhor maneira para melhorar o prognóstico do CAP em indivíduos de risco elevado.

DIAGNÓSTICO ENDOSCÓPICO

Gastroduodenoscopia – O comprometimento regional pelo CAP pode mostrar no estômago: varizes conseqüentes a trombose da veia esplênica induzida pelo tumor, compressão extrínseca e invasão tumoral traduzida por rigidez ou ulceração da parede gástrica. No duodeno, pode haver compressão extrínseca, infiltração e estenose na primeira ou segunda porção quando a lesão é cefálica, e na terceira ou quarta porção se a lesão se localiza no processo uncinado ou corpo-caudal. Quando há infiltração, a biópsia é obrigatória (Figura 211.2).

Colangiopancreatografia Endoscópica Retrógrada – O diagnóstico do CAP é feito pelas alterações morfológicas do duto pancreático principal (DPP) e de seus ramos. A via biliar, na maioria dos casos, também está alterada.

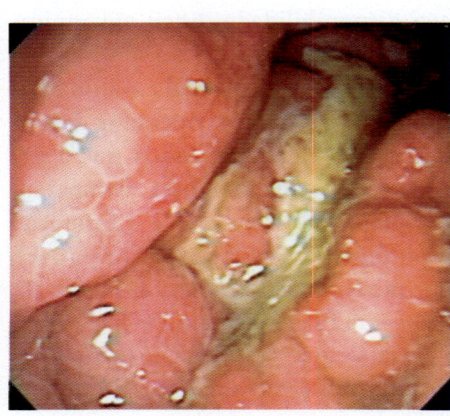

FIGURA 211.2.

Imagem endoscópica de invasão duodenal por carcinoma pancreático.

ALTERAÇÕES DA VIA PANCREÁTICA

As principais alterações pancreatográficas no CAP são: estenose, obstrução total, desvios dos ramos laterais e formação cística. As mais freqüentes são a estenose e a obstrução, presentes em mais de 90% dos casos. O desvio dos ramos laterais e as formações císticas respondem pelo restante dos achados.[38]

Estenose – A estenose neoplásica do DPP é caracteristicamente irregular e assimétrica, com dilatação uniforme e retardo de esvaziamento dos dutos a montante. O duto principal a jusante mantém aspecto e esvaziamento normais, diferentemente do que ocorre na pancreatite crônica.[39] Os ramos laterais próximos à estenose não se contrastam ou estão desviados e podem mostrar pequenas dilatações (Figura 211.3).

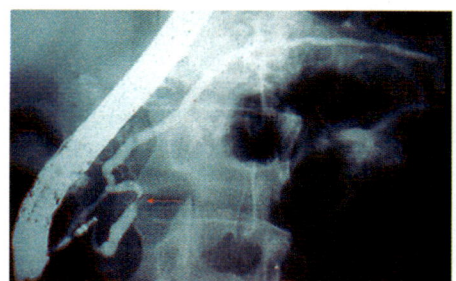

FIGURA 211.3

Estenose neoplásica do Wirsung cefálico com leve dilatação a montante

Obstrução – A estenose total do DPP pode tomar aspecto abrupto ou, mais caracteristicamente, afilado em "ponta de lápis", podendo haver pequenas irregularidades junto à obstrução. É fundamental o estudo detalhado dos ramos laterais a jusante à obstrução, que devem ser normais (Figura 211.4). A obstrução caprichosamente localizada na cabeça pode simular um pâncreas ventral, às vezes somente definido com o cateterismo da papila menor (Figura 211.5).

Alterações dos ramos laterais – Em alguns poucos casos em que a neoplasia se origina de dutos secundários ou de células acinares, não comprometendo o DPP, somente a dutografia ou a acinografia mostra ausência ou deslocamento de dútulos em pequeno segmento do órgão.[38,40] Exigem técnicas endoscópica e radiológica acuradas (Figura 211.6).

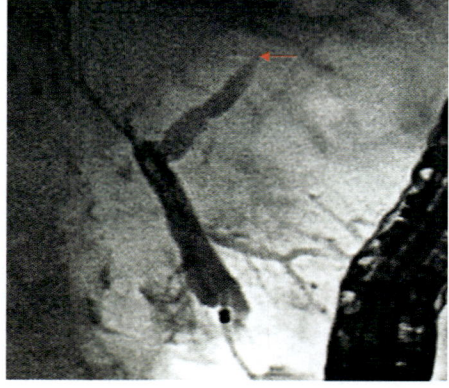

FIGURA 211.4

Obstrução do Wirsung cefálico com aspecto em "ponta de lápis"

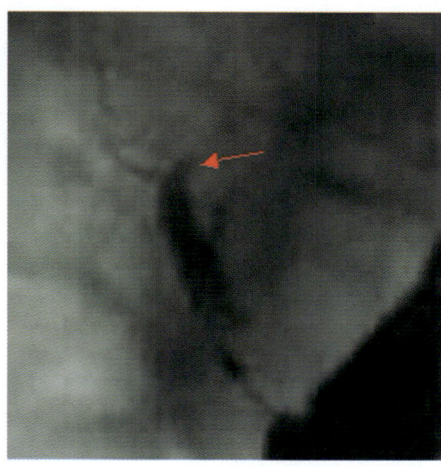

FIGURA 211.5

Obstrução do Wirsung cefálico simulando pâncreas *divisum*

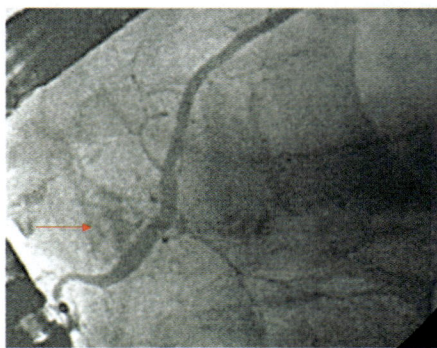

FIGURA 211.6

Wirsung cefálico normal com desorganização dos ramos laterais cefálicos e pequeno extravasamento de contraste

Lesões císticas – Encontradas em 2% a 5% das neoplasias pancreáticas. Podem corresponder a tecido neoplásico necrosado que se comunica com duto excretor (Figura 211.7) ou, principalmente, tumor papilífero mucinoso cístico, que corresponde a 1% das neoplasias malignas do pâncreas.[3]

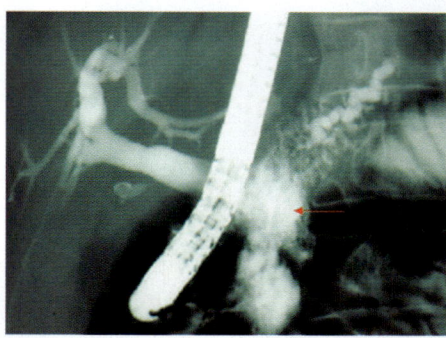

FIGURA 211.7

Extravasamento de contraste para loja por necrose tumoral em região cefálica

ALTERAÇÕES DA VIA BILIAR

A íntima relação de vizinhança do colédoco com o pâncreas explica porque até 90% dos CAP cefálicos evoluem com icterícia obstrutiva.

Estenose – A estenose pode ser um afilamento e um desvio por compressão extrínseca até uma redução do calibre, abrupta ou afilada, irregular e excêntrica, variando de poucos milímetros a centímetros. Usualmente há dilatação a montante (Figura 211.8).[41]

Em neoplasia que se origina na região do duto de Santorini, o DPP pode ser normal e haver estenose do colédoco (Figura 211.9).

Nesses casos a alteração pancreática somente pode ser detectada pelo cateterismo da papila menor.[42]

Obstrução – Quando há estenose do colédoco e do Wirsung, pode-se formar o sinal do "duplo-cano" em que os dois canais correm paralelos e se interrompem no mesmo nível, sendo achado característico de neoplasia pancreática cefálica (Figura 211.10).

Não é freqüente, mas a CPRE pode demonstrar uma neoplasia obstrutiva de cauda e metástases hepáticas que levam a desvios e dilatações de ramos intra-hepáticos, sem comprometimento do colédoco (Figura 211.11).

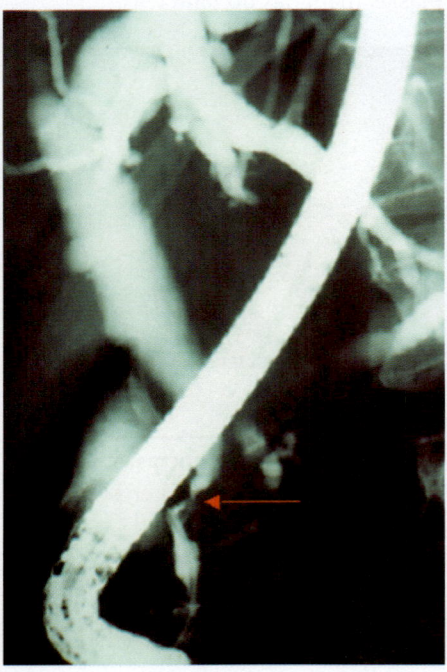

FIGURA 211.8

Estenose excêntrica do colédoco distal com dilatação a montante

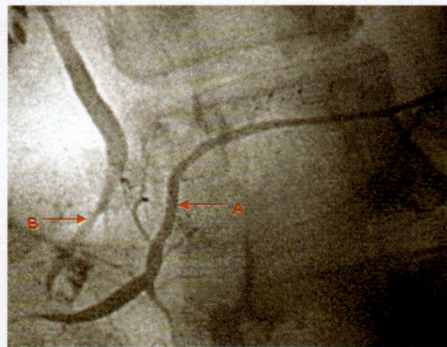

FIGURA 211.9

Wirsung normal. (A) Com leve estenose do colédoco distal;
(B) Sem dilatação biliar a montante

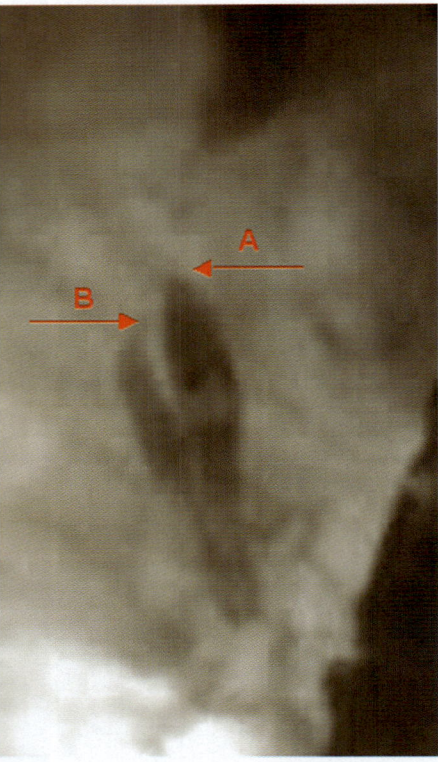

FIGURA 211.10

Sinal do "Duplo Cano". Estenose do Wirsung (A) e do colédoco (B) no mesmo nível

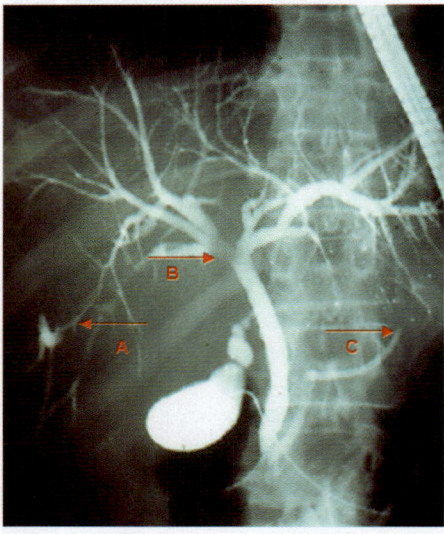

FIGURA 211.11

Neoplasia de cauda pancreática com metástases hepáticas. (A) Arqueamento e dilatação dos ramos direitos;
(B) Compressão do hepático direito;
(C) Obstrução da cauda do Wirsung

Nas lesões císticas, é fundamental o diagnóstico histológico, pois o tumor papilar intraductal mucinoso tem melhor prognóstico do que o carcinoma ductal. A ecoendoscopia desempenha papel preponderante no seu diagnóstico, tema que será tratado em capítulo específico.

Complicações da CPRE Diagnóstica – Além das complicações relacionadas à endoscopia, podem ocorrer pancreatite aguda (PA) e sépsis. A PA pode manifestar-se quando há manipulação do duto pancreático, como na citologia de escova, podendo ocorrer em até 21% dos casos, sendo que a colocação de prótese pancreática após a coleta parece reduzir muito esse risco.[43] A sépsis biliar ou pancreática deve ser evitada com o uso de endoscópio e acessórios esterilizados, antibioticoprofilaxia e, principalmente, drenagem precoce.

TRATAMENTO

TRATAMENTO CURATIVO

Para a maioria dos pacientes com CAP, a expectativa de vida se mede em meses. Isso se deve aos seguintes fatores: 1) o CAP dissemina-se a distância precocemente; 2) o CAP é rapidamente consumptivo, levando a comorbidades e caquexia; 3) o CAP é resistente à maioria das terapêuticas existentes atualmente.[44] No momento do diagnóstico, 50% dos pacientes já têm metástases a distância, e cerca de 80% do restante têm tumor localmente avançado. Assim, somente em cerca de 10% o tumor é confinado ao pâncreas e passível de cura,[45] através da duodenopancreatectomia. Após a ressecção, a sobrevida média é de 18 a 20 meses, e a sobrevida de cinco anos é de 13% a 25%.[45,46]

TRATAMENTO PALIATIVO

Ao longo da evolução do CAP, os pacientes podem desenvolver icterícia obstrutiva, dor pancreática e obstrução gastroduodenal. Tradicionalmente, pacientes nessas condições eram tratados cirurgicamente, mas tanto a endoscopia como a radiologia intervencionista desenvolveram métodos menos invasivos que, atualmente, desempenham papel relevante, especialmente na paliação. Neste capítulo focalizaremos somente o tratamento paliativo da obstrução biliar.

OBSTRUÇÃO BILIAR

Até 80% dos pacientes com CAP desenvolvem icterícia obstrutiva durante a evolução da doença.[3] A obstrução biliar está associada a complicações como má absorção, coagulopatia, disfunção hepatocelular, colangite e prurido cutâneo.[47] A icterícia é decorrente da obstrução do colédoco por infiltração ou compressão pelo CAP, sendo que a endoscopia permite a colocação de próteses, restabelecendo o fluxo biliar para o duodeno. A drenagem biliar por prótese corrige a icterícia, alivia os sintomas e melhora significativamente a qualidade de vida do paciente com CAP.[62] As próteses utilizadas são de dois tipos: plásticas e metálicas auto-expansíveis.

Técnica para colocação de prótese plástica – O procedimento inicia-se com uma CPRE diagnóstica, com duodenoscópio terapêutico, que possui canal acessório de 4,2 mm. Após opacificação adequada da via biliar e/ou pancreática para confirmar o diagnóstico de estenose do colédoco distal, o passo essencial é a passagem do fio-guia pela estenose. Para isso, o cateterismo deve ser seletivo biliar com a ponta do catéter ao nível da borda distal da estenose. O fio-guia tem calibre de 0,035 polegadas e 4 metros de comprimento, com ponta flexível hidrofílica, a qual pode ter forma pré-moldada. A mais utilizada é a reta, mas outras formas (em J ou S) podem facilitar em estenoses assimétricas ou anguladas. Nas estenoses acentuadas em que, durante a CPRE, não há passagem de contraste a montante, não se tem noção do comprimento da estenose. Nesses casos, após a passagem do fio-guia pela estenose, a ponta do ca-

téter é levada por sobre o fio-guia, até acima da estenose. O fio-guia, então, é retirado, e o contraste é injetado na via biliar a montante, definindo a extensão da estenose.

Com o fio-guia posicionado profundamente na via biliar, o próximo passo é a introdução da prótese. As mais utilizadas são as de calibre 10 F, embora os duodenoscópios terapêuticos permitam até 11,5 F, com comprimento variando de 5 cm a 15 cm. As próteses são feitas de polietileno, teflon ou poliuretano,[48] com camadas de diferentes materiais,[49] pré-moldadas, conforme a curvatura do canal biliar, e possuem *flaps* em suas extremidades, com ou sem orifícios laterais. Este último modelo permite melhor fluxo biliar[50] e impede a migração da prótese (Figuras 211.12 e 211.13).

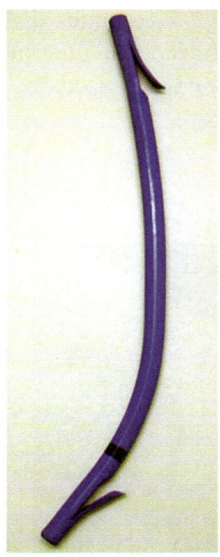

FIGURA 211.12

Prótese plástica pré-moldada com *flaps* simples

O comprimento da prótese deve ser tal que a distância entre seus *flaps* seja 1,0 cm maior que a distância entre a margem proximal da estenose e a papila. Com experiência, o endoscopista pode escolher o comprimento adequado somente pela imagem radiológica, mas é descrito método mais preciso para isso.[51]

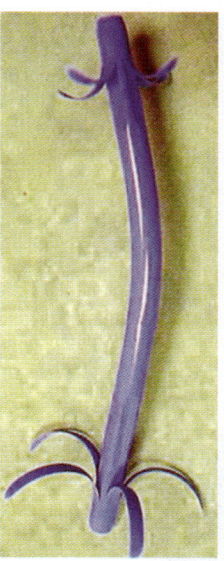

FIGURA 211.13

Prótese plástica com *flaps* tipo multiâncora

Para levar a prótese até a estenose, inicialmente é introduzido, por sobre o fio-guia, um cateter fino de 6 F, com cerca de 3 m de comprimento, de ponta radiopaca, que deverá localizar-se na via biliar profunda, próximo à extremidade do fio-guia. Esse cateter, chamado bainha, serve como enchimento entre o fio-guia e a parede interna da prótese, impedindo a formação de um degrau que dificultaria a permeação da estenose. Por sobre a bainha e o fio-guia, é colocada a prótese que será empurrada por um cateter introdutor do mesmo calibre da prótese.

Esse procedimento pode ser realizado passo a passo, mas existem sistemas pré-montados que incluem a bainha, a prótese e o cateter introdutor (Oasis® da Wilson-Cook, Flexima® da Boston Scientific) e que tornam o posicionamento da prótese mais fácil e mais rápido porque necessitam de menor manipulação do fio-guia (Figura 211.14). O sistema Fusion Oasis®, da Wilson-Cook, permite a introdução de mais de uma prótese sobre o mesmo fio-guia, sem mobilizá-lo da estenose, o que é muito vantajoso nas estenoses biliares benignas, mas pode ser utilizado também em casos de estenoses malignas.

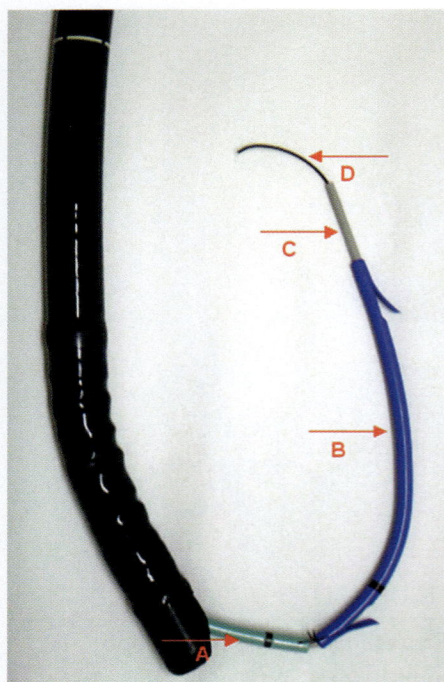

FIGURA 211.14

Prótese plástica com sistema introdutor pré-moldado (Flexima®, Boston Scientific); (A) Cateter introdutor; (B) Prótese; (C) Bainha; (D) Fio-guia

A passagem da prótese pela estenose é conseqüência da eficácia da força axial da prótese sobre a estenose. Essa força é o somatório da força exercida pelo cateter introdutor, pelos movimentos da alavanca *down-up* e de rotação da ponta do duodenoscópio. Esses movimentos devem ser conjugados enquanto o endoscopista, sob controle endoscópico-radiológico, mantém ao máximo retilíneo o eixo da ponta proximal da prótese – ponta distal da prótese – com o eixo da estenose, evitando angulação desse trajeto. É nessa angulação que ocorre perda da força axial, o que pode levar à dificuldade de passagem da prótese.

Na estenose biliar pelo CAP, a distância entre a papila e a estenose é pequena, o que favorece a passagem da prótese, pois há pouco espaço para angulação. No entanto, nos casos em que a estenose é muito rígida ou assimétrica, a dilatação prévia com bugias de calibre progressivo até 10 F ou 11,5 F pode faci-

litar a passagem da prótese. A dilatação também é benéfica quando o posicionamento do endoscópio é desfavorável, por exemplo, quando há compressão duodenal.

O posicionamento da prótese deve ser de tal forma que o seu *flap* distal fique aberto acima da estenose. Com isso, o *flap* proximal estará próximo à papila.

O fio-guia é retirado, podendo-se usar a bainha para injetar contraste, na colangiografia de controle, se necessário. Verificado o posicionamento adequado, retiram-se a bainha e o introdutor. Havendo bom esvaziamento, é retirado o endoscópio (Figura 211.15).

Em estenoses rígidas ou anguladas em que não é possível dilatação adequada para passagem de prótese 10 F, pode ser colocada prótese ou dreno na-sobiliar de 7 F e, alguns dias depois, a sua substituição por uma prótese 10 F geralmente é bem-sucedida.

A papilotomia pode ser necessária nos casos de acesso biliar difícil, nas papilas pequenas, no posicionamento difícil ou quando se coloca mais de uma prótese.

Nos casos de insucesso no acesso biliar ou na passagem do fio-guia pela estenose, pode ser usado o método combinado, conhecido como *rendez-vous*. O fio-guia é posicionado na via biliar por via transparietohepática ou por dreno-T, sendo levado através da estenose até a luz duodenal, de onde é tracionado pelo canal acessório do duodenoscópio por uma alça de polipectomia. Procede-se, então, à colocação da prótese conforme descrito acima; a via percutânea serve somente para acesso biliar e passagem do fio-guia (Figura 211.15). O método combinado aumenta o sucesso, mas acrescenta as complicações da punção transparietohepática.[52]

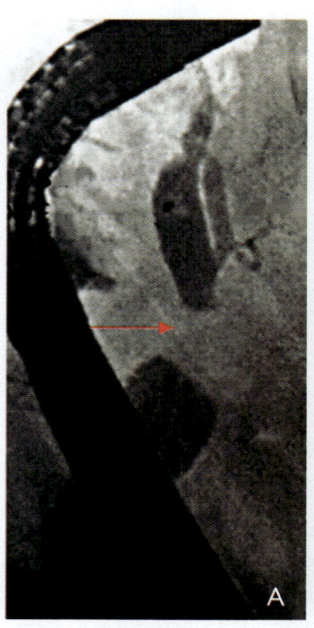
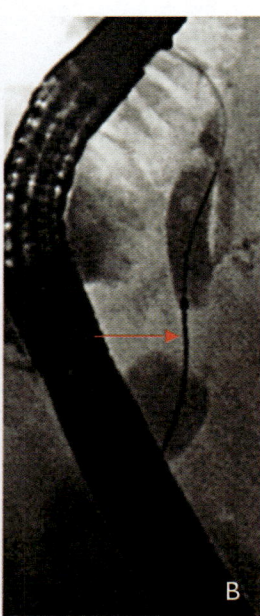
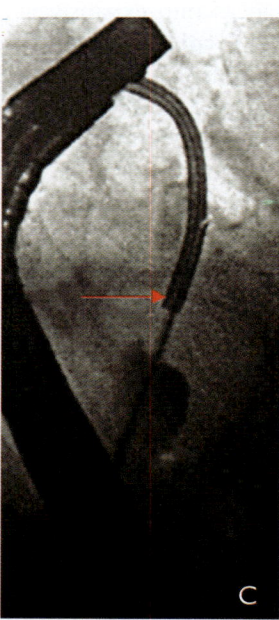

FIGURA 211.15

Técnica de colocação de prótese biliar plástica; (A) Estenose de colédoco e Wirsung com dilatação biliar a montante. Visão em perfil; (B) Estenose do colédoco permeada pelo fio-guia; (C) Prótese permeando a estenose sobre a bainha

(continua)

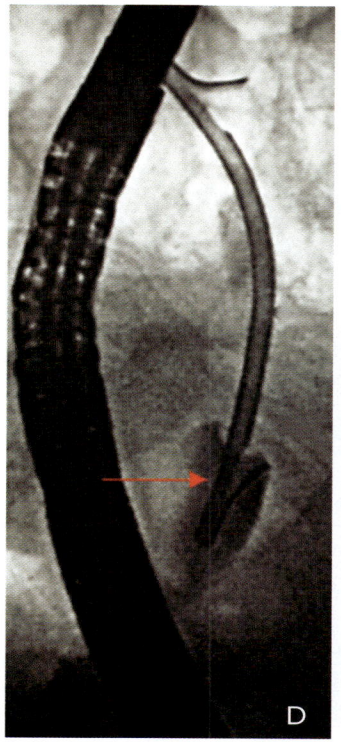
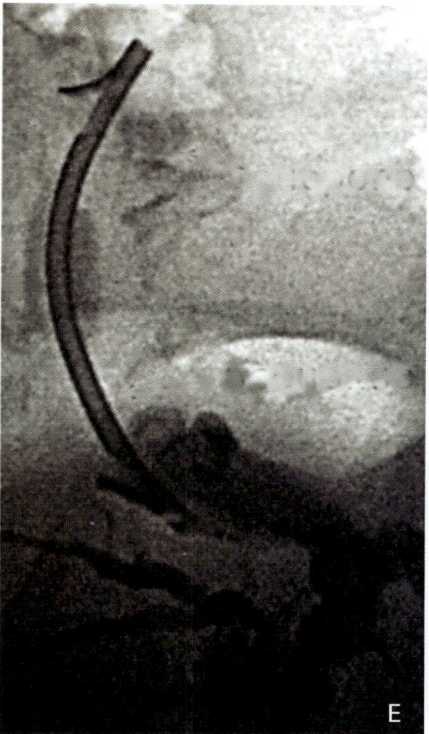
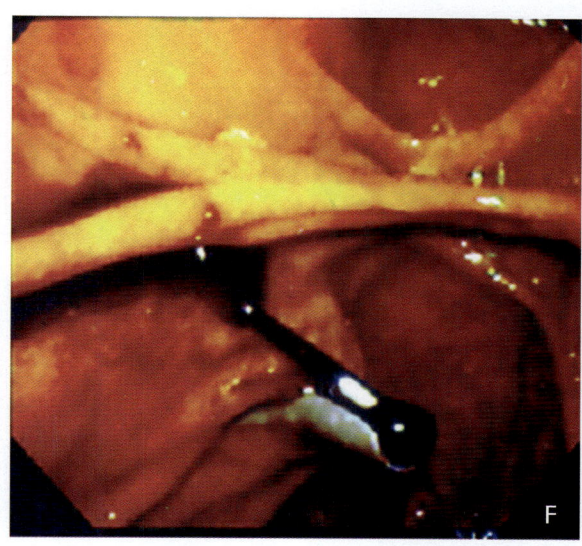

FIGURA 211.15

(D) Prótese posicionada com *flaps* abertos, ultrapassando a estenose; (E) Aspecto final em visão frontal; (F) Visão endoscópica de prótese plástica drenando a bile negra espessa
(continuação)

Nos casos de insucesso da cateterização biliar, a melhor estratégia é, primeiramente, usar o pré-corte e, se este também falhar, utilizar-se do *rendezvous*.[53]

Técnica para colocação de prótese metálica – Essas próteses são malhas tubulares de liga metálica de aço ou nitinol, contidas no interior de um cateter de 7,0 F (Zilver® da Wilson-Cook) e 7,5 F (Wallstent® da Boston Scientific). A força radial dessas malhas permite que, quando liberadas, se expandam até o calibre de 1,0 cm ou 30 F, com comprimento de até 8 cm. Podem ou não ser parcialmente cobertas por uma membrana de poliuretano. Essas próteses são comercializadas num sistema pré-montado (Figura 211.16).

Sua colocação segue os mesmos passos técnicos utilizados para as plásticas até o posicionamento da prótese na estenose, com a mesma ou até menor dificuldade. Isso se deve ao menor trauma necessário, pois a expansão ocorre após o posicionamento. Posicionada a prótese na estenose, inicia-se a sua liberação. Concomitantemente à expansão, acontece o encurtamento ("efeito meia"): o calibre diminui quando esticada e aumenta quando encurtada. Esse encurtamento pode ser de até 30% do comprimento inicial (Wallstent®). Durante a liberação da prótese, esse encurtamento deve ser levado em conta para haver o posicionamento adequado na estenose (Figura 211.17).

O comprimento da prótese deve ser o suficiente para que fique 1,0 cm a 2,0 cm acima da estenose e a outra extremidade exteriorizando-se pela papila. Geralmente não há necessidade de papilotomia (Figura 211.18).

Após a liberação, a prótese expande-se imediatamente, alcançando o seu calibre máximo após algumas horas. A colangiografia de controle deve mostrar o posicionamento adequado e o bom funcionamento. Após sua liberação, é difícil mobilizar a prótese, sendo que eventual mau posicionamento deve ser corrigido com a colocação de uma segunda prótese através da primeira.

Escolha da prótese – A prótese biliar perfeita deve ser barata, fácil de ser colocada e ter permeabilidade prolongada. O alto custo das metálicas é um grande fator limitante do seu uso, apesar de ser de fácil inserção e de ter longa permeabilidade, quando comparadas às plásticas.

O principal problema da prótese plástica é a tendência à obstrução por barro biliar. Inicialmente ocorre a formação do biofilme, uma película protéica aderente à superfície da prótese. Esse biofilme permite a colonização por bactérias produtoras de enzimas que, atuando sobre os componentes da bile,

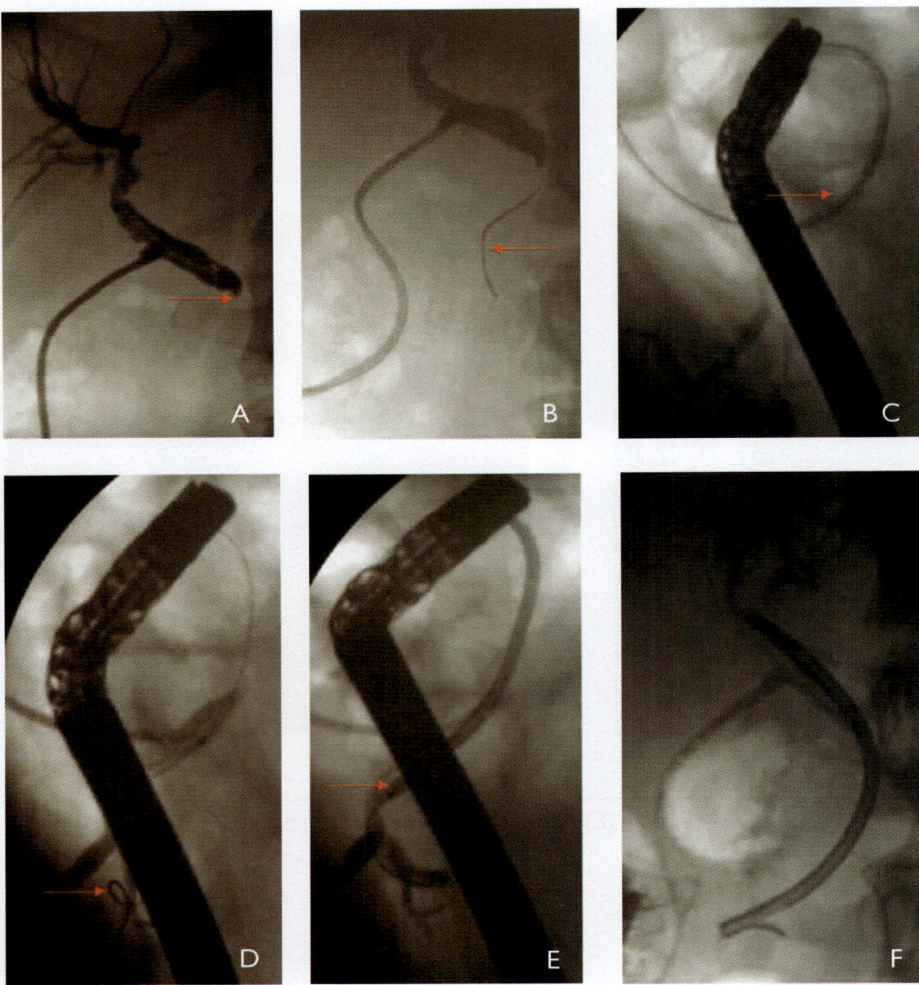

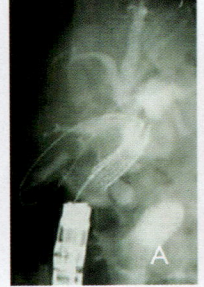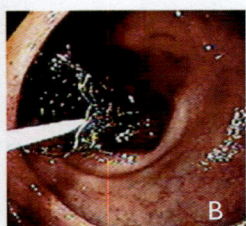

resultam no barro biliar.[54] A obstrução acaba ocorrendo, sendo que 50% das próteses se obstruem nos primeiros seis meses (Figura 211.18).[55]

FIGURA 211.18

Prótese metálica liberada; A) Imagem radiológica; B) Visão endoscópica

Segundo revisão sistemática recente realizada por Galandi e colaboradores, o uso de antibióticos e/ou ácido urso-desoxicólico para prevenção da obstrução da prótese por barro biliar, em pacientes com estenose maligna da via biliar, não deve ser recomendado de rotina.[56] O fator que, sem dúvida, leva ao aumento da permeabilidade da prótese é o seu maior calibre, mas há limites: os endoscópios atuais não permitem próteses maiores que 12 F e parece não haver diferença entre próteses de calibre 10 F e 11,5 F.[48,55] Assim sendo, as próteses plásticas mais utilizadas são as de calibre 10 F.

A troca da prótese pode ser programada e realizada a cada três a quatro meses, correndo-se o risco de trocar uma prótese pérvia, submetendo o paciente a um procedimento invasivo desnecessário. Para evitar isso, o paciente pode ser seguido com dosagens periódicas de bilirrubinas e fosfatase alcalina, decidindo-se pela revisão endoscópica somente quando houver alterações bioquímicas de colestase. O resultado final nos dois grupos é semelhante, desde que não se espere os sinais clínicos da colestase.[57]

As próteses metálicas auto-expansíveis (PMAE) foram desenvolvidas objetivando-se fácil colocação de próteses calibrosas com trauma mínimo e com

FIGURA 211.16

Colocação de prótese biliar plástica utilizando trajeto de dreno-T; (A) Colangiografia pelo dreno-T mostra estenose do colédoco; (B) Passagem de fio-guia pelo dreno-T até o duodeno, passando pela estenose; (C) Dilatação da estenose do colédoco; (D) Passagem do fio-guia para o hepático comum; (E) Prótese posicionada no hepático comum; (F) Prótese bem posicionada na via biliar

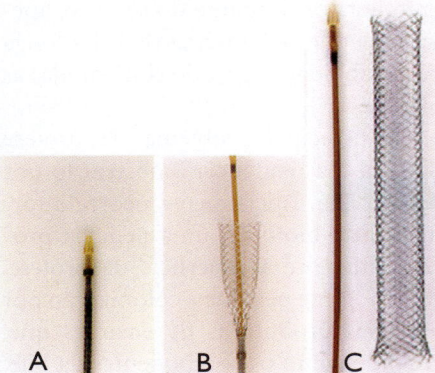

FIGURA 211.17

Prótese metálica auto-expansível (Wallstent®, Boston Scientific); (A) Prótese montada em cateter 7,5 F; (B) Prótese parcialmente liberada; (C) Prótese totalmente liberada

permeabilidade longa. Realmente, essas próteses são de colocação relativamente fácil, com sucesso em 95% dos casos e com complicações em até 12%.[58,59] A permeabilidade é mais prolongada que a das plásticas, e o crescimento tumoral através ou sobre a prótese é a causa da obstrução. As PMAE permanecem pérvias por um ano em mais de 50% dos casos,[59] enquanto cerca de 50% das plásticas ficam obstruídas nos primeiros seis meses. A obstrução tumoral é tratada com a colocação de uma segunda prótese metálica ou plástica através da prótese obstruída.[61]

Existem muitos estudos comparando os diferentes tipos de próteses plásticas entre si e comparando as próteses plásticas com as PMAE. Em uma recente revisão sistemática de estudos randomizados controlados, Moss e colaboradores concluíram que: 1) entre as plásticas, não há diferença entre os diferentes materiais utilizados na sua confecção, como polietileno, teflon, hidrouretano ou cobertura hidrofílica, exceto vantagem da prótese *Double Layer*, confeccionada com uma tela metálica recoberta externamente por uma camada de poliamida e internamente por uma camada de *perfluoro alkoxy*, sem orifícios laterais;[49] 2) as PMAE têm menor risco de obstrução que as plásticas, sem diferença no sucesso técnico, no sucesso terapêutico, no índice de complicações ou de mortalidade em 30 dias; 3) o custo-benefício da PMAE depende do tempo de sobrevida; 4) entre as PMAE, há melhor patência com as próteses cobertas, mas é maior a incidência de outras complicações, como a migração.[60] Em resumo, nessa revisão, conclui-se que a drenagem por PMAE é a primeira escolha na paliação da obstrução biliar do CAP, mas, nos casos em que a sobrevida for menor que seis meses, suas vantagens sobre as plásticas podem não se concretizar. Assim, as próteses plásticas, por serem de baixo custo, continuam sendo utilizadas em grande escala, reservando-se as metálicas para os pacientes com expectativa de vida acima de seis meses.[48,60]

Resultados e Complicações – A drenagem biliar por prótese na icterícia obstrutiva por CAP é eficaz, levando à regressão da icterícia e do prurido.[62] As estenoses biliares distais são drenadas com sucesso em 90% dos casos.[3]

As complicações precoces, como pancreatite aguda, sangramento, perfuração e sépsis, acontecem em até 11% dos casos, com mortalidade relacionada ao procedimento de 3%.[63]

A pancreatite aguda decorre da cateterização difícil e da manipulação do Wirsung. O sangramento geralmente relaciona-se à papilotomia, sendo esta não recomendável,[64,65] a não ser nos casos especiais já citados anteriormente. A perfuração pela prótese é infreqüente, geralmente por tamanho ou posicionamento inadequados. A colecistite aguda pode ocorrer por obstrução cística provocada pela prótese ou por tumor e deve ser tratada cirurgicamente, mas, em casos especiais, pode ser por via percutânea.[66,67] A ocorrência precoce de colangite indica mau funcionamento da prótese, sendo que a revisão endoscópica deve ser imediata.

As complicações tardias são a migração e a obstrução. A migração proximal ou distal é percebida pela recidiva da icterícia ou pela complicação que, na migração distal, pode ser perfuração ou fístula. Na migração distal, geralmente a prótese é eliminada espontaneamente, sem complicações. Quando há impactação assintomática no delgado ou no cólon, a prótese deve ser retirada endoscópica ou cirurgicamente.[68] Na migração proximal, a prótese pode ser retirada por via endoscópica e nova drenagem deve ser realizada.

INDICAÇÕES

A obstrução biliar no CAP deve ser tratada porque, além de aliviar a icterícia e o prurido, corrige a anorexia e a dispepsia, proporcionando melhora significativa na qualidade de vida.[62] Proporcionar uma boa qualidade de vida ao paciente com CAP irressecável deve ser o nosso principal objetivo.

Além da via endoscópica, a drenagem pode ser feita pela via percutânea e, tradicionalmente, pela cirurgia.

Drenagem biliar cirúrgica – A paliação cirúrgica da icterícia é realizada através da derivação biliodigestiva, que pode ser a colecistojejunostomia, a coledocoduodenostomia ou a coledocojejunostomia. Pode também ser feita, simultaneamente, a gastrojejunostomia para tratar ou prevenir a obstrução gastroduodenal. A mortalidade relacionada ao procedimento chega a 10% e em torno de 50% dos casos há algum tipo de complicação, sendo a icterícia recorrente em 16%. A sobrevida média é de oito meses, e a sobrevida de um ano, apenas 18%.[69]

Drenagem biliar percutânea – Os radiologistas intervencionistas inicialmente usaram as próteses plásticas, mas atualmente dispõem de próteses metálicas, com as mesmas características das utilizadas pelos endoscopistas. Com as PMAE, a colocação é bem-sucedida em torno de 90% dos casos, ocorrendo complicações precoces em 20% a 39% dos casos.[70,71] As complicações relacionadas à punção percutânea do fígado são: fístula biliar com coleperitônio, sangramento intraperitonial, hemobilia e complicações pleuropulmonares. Speer e colaboradores, em estudo comparativo entre colocação de prótese plástica por vias endoscópica e percutânea, mostram mortalidade significativamente menor no grupo endoscópico, recomendando a endoscopia como de primeira escolha.[72]

Drenagem biliar endoscópica – Quando da indicação do tratamento endoscópico em CAP, deve-se considerar dois grupos distintos de pacientes, definidos pelo estadiamento: os ressecáveis e os com neoplasia avançada, considerada irressecável pela cirurgia.

Ressecáveis – A drenagem biliar pré-operatória leva à regressão da icterícia, mas não tem sido demonstrado benefício no resultado cirúrgico, podendo haver aumento da morbidade.[73,74,75,76] Atualmente, há consenso em que a drenagem biliar endoscópica pré-operatória não deve ser realizada em pacientes com CAP ressecáveis, exceto nos casos de colangite, prurido intenso, cirurgia retardada[12] ou quando há necessidade de quimioterapia pré-operatória.[73]

Irressecáveis – A drenagem biliar paliativa é obrigatória. A comparação entre drenagem com prótese plástica e cirurgia mostra igual paliação da icterícia, com menos complicações precoces nas próteses, especialmente mortalidade perioperatória (30 dias), e menos recorrência tardia da icterícia na cirurgia,[60,63] favorecendo o uso de próteses em casos com sobrevida curta. Lawrence e colaboradores mostram que em alguns casos considerados inoperáveis, após a drenagem biliar endoscópica com PMAE, pode ocorrer melhora suficiente para haver abordagem cirúrgica, com possível ressecção.[77]

Os resultados terapêuticos são otimizados em centros de referência, onde o número de pacientes tratados é maior. Assim, onde todos os recursos estão disponíveis, a conduta correta deve ser a que as evidências indicam. No entanto, quando não se dispõe igualmente de todos os recursos, a escolha entre o método cirúrgico e o endoscópico deve ser individualizada, levando-se em conta as condições do paciente e a qualidade e as experiências endoscópica e cirúrgica disponíveis.[12,33]

Com a diminuição do preço das próteses metálicas, é possível que o tratamento endoscópico passe a ser a indicação preferencial na paliação da icterícia no CAP.

Em resumo, atualmente os pacientes com expectativa de vida menor que seis meses devem ser tratados endoscopicamente com próteses plásticas, exceto os que apresentam obstrução gastroduodenal concomitante. Um bom critério para determinar esse tempo de sobrevida é a presença de metástases hepáticas.[47,48,59] A cirurgia pode estar indicada nos casos em que a expectativa de vida é maior que seis meses, sendo que nessa situação a prótese metálica pode ter resultados semelhantes com menos complicações, mas que precisam ser demonstrados, pois não existe estudo comparando drenagem biliar paliativa por prótese metálica com cirurgia.

Uma sugestão de sistematização de diagnóstico, estadiamento e tratamento do carcinoma pancreático[28] está resumida no algoritmo descrito na Figura 211.19.

CONCLUSÃO

Nos últimos anos, tem-se observado tendência a procedimentos diagnósticos cada vez mais acurados e, preferencialmente, menos invasivos. Em conseqüência disso, no câncer pancreático, a endoscopia, excetuando-se a ecoendoscopia, perdeu espaço para outros métodos não invasivos, como a tomografia computadorizada e a ressonância magnética.

Por outro lado, a endoscopia, por ser menos invasiva que a cirurgia, tem avançado no tratamento paliativo do câncer pancreático. Com o desenvolvimento de novos materiais e novas técnicas que continuamente estão sendo mostrados, esperamos que os resultados do método endoscópico aqui expostos sejam progressivamente melhorados.

A elevada mortalidade do câncer pancreático leva-nos ao mesmo caminho da neoplasia gástrica e colorretal, ou seja, o diagnóstico precoce e, se possível, a prevenção. Por ser o pâncreas um órgão oculto e pouco acessível, esse objetivo torna-se bem mais difícil. Porém, já estão presentes resultados de rastreamento em indivíduos de risco, assintomáticos, com detecção de lesões em fase inicial, plenamente curáveis. A utilização adequada dos novos recursos diagnósticos como TC, EE e EE-PAAF, CPRE com coleta de suco pancreático para citologia e análise molecular do DNA, biópsia transpapilar, pancreatoscopia peroral e ultra-som intraductal permite o diagnóstico de lesões pré-neoplásicas e de lesões malignas em fase precoce.[27,35,36,37] Nessa fase da doença, os tratamentos atualmente existentes permitem melhores resultados. Para tanto, além da determinação do paciente de risco, com auxílio de marcadores tumo-

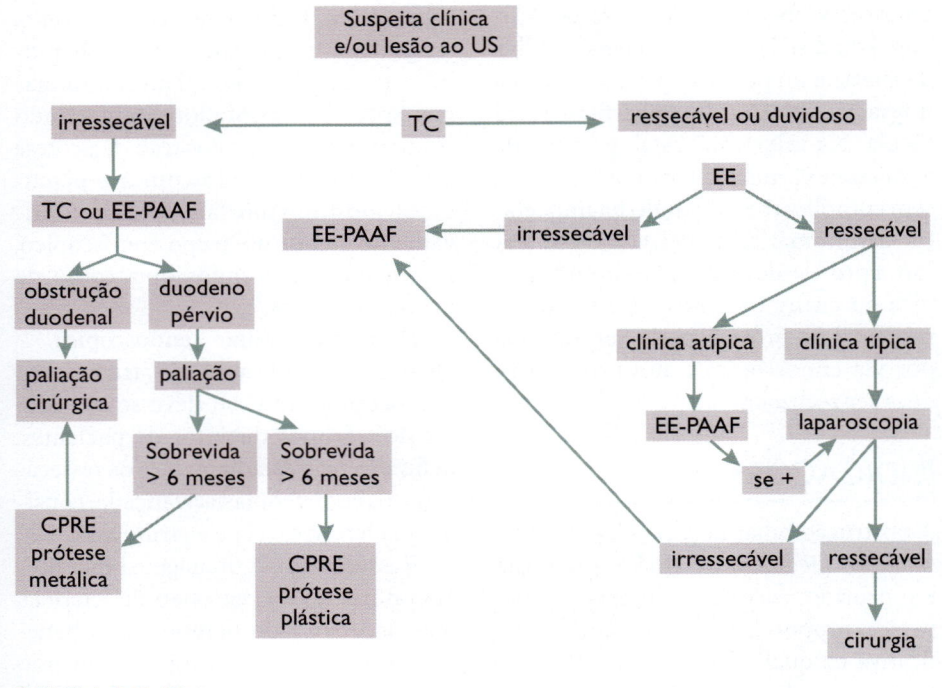

FIGURA 211.19

Algoritmo para diagnóstico, estadiamento e tratamento do carcinoma pancreático

rais mais sensíveis e específicos, todas essas técnicas deverão, esperamos em breve, fazer parte da prática clínica.

Finalmente, a biologia do CAP está relacionada à mutação e à inativação de oncogens, a gens de supressão tumoral e também a anormalidades em fatores de crescimento e seus receptores. Isso afeta o controle do crescimento e a diferenciação celular por conferir grande sobrevida e vantagem de crescimento às células do CAP, como manifestado pelo desenvolvimento de fenótipos tumorais invasivos e metastáticos que são resistentes aos tratamentos convencionais. A completa compreensão dos mecanismos moleculares que ligam as alterações genéticas à natureza agressiva dessa doença é o caminho obrigatório para se conseguir o seu adequado tratamento curativo.[44]

REFERÊNCIAS BIBLIOGRÁFICAS

1. Freelove R, Walling AD. Pancreatic cancer: diagnosis and management. Am Fam Physician 2006 Feb 1;73(3):485-92.

2. Instituto Nacional do Câncer, Ministério da Saúde. Atlas de mortalidade por câncer no Brasil 1979-1999. Brasília: Instituto Nacional do Câncer; 2002. P. 25.

3. Bruno MJ, Huibregtse K. Pancreas tumors. In: DiMarino AJ Jr, Benjamin SB, editores. Gastrointestinal diseases. Thorofare, New Jersey: Slack Incorporated; 2002. P. 1331-46.

4. Michl P, Pauls S, Gress TM. Evidence based diagnosis and staging of pancreatic cancer. Best Pract Res Clin Gastroenterol 2006;20(2):227-51.

5. Karachristos A, Scarmeas N, Hoffman JP. CA 19-9 levels predict results of staging laparoscopy in pancreatic cancer. J Gastrointest Surg 2005;9(9):1286-92.

6. Riker A, Libutt SK, Bartlett DL. Advances in the early detection, diagnosis and staging of pancreatic cancer. Surg Oncol 1997;6(3):157-69.

7. Safi F, Schlosser W, Falkenreck S, Beger HG. Prognostic value of CA 19-9 serum course in pancreatic cancer. Hepatogastroenterology 1998;45(19):253-9.

8. Ni XG, Bai XF, Mao YL, Shao YF, Wu JX, Shan Y et al. The clinical value of serum CEA, CA 19-9 and CA 242 in the diagnosis and prognosis of pancreatic cancer. Eur J Surg Oncol 2005;31(2):164-9.

9. Jiang JT, Wu CP, Deng HF, Lu MY, Wu J, Zhang HY et al. Serum level of TSGF, CA 242 and CA 19-9 in pancreatic cancer. World J Gastroenterol 2004;10(11):1675-7.

10. Jiang XT, Tao HQ, Zou SC. Detection of serum tumors markers in the diagnosis and treatment of patients with pancreatic cancer. Hepatobiliary Pancreat Dis Int 2004;3(3):464-8.

11. Goggins M. Molecular markers of early pancreatic cancer. J Clin Oncol 2005;23(20):4524-31.

12. Baron TH, Mallery JS, Hirota WK, Galdstein JL, Jacobson BC, Leighton JA et al. The role of endoscopy in the evaluation and treatment of patients with pancreatobiliary malignancy. Gastrointest Endosc 2003;58(5):643-9.

13. Mortele KJ, Ji H, Ros PR. CT and magnetic resonance imaging in pancreatic and biliary tract malignancies. Gastrointest Endosc 2002;56(6):S206-12.

14. Karmazanovsky G, Fedorov V, Kubyshikin V, Kotchatkov A. Pancreatic head cancer: accuracy of CT in determination of resectability. Abdom Imagin 2005;30(4):488-500.

15. Roche CJ, Hughes ML, Garvey CJ, Campbell F, White DA, Jones L et al. CT and pathologic assessment of prospective nodal staging in patients with ductal adenocarcinoma of the head of the pancreas. Am J Roentgenol 2003;180(2):475-80.

16. Pamuklar E, Semelka RC. MR imaging of the pancreas. Magn Reson Imaging Clin N Am 2005;13(2):313-30.

17. Adamek HE, Albert J, Breer H, Weitz M, Schilling D, Riemann JF. Pancreatic cancer detection with magnetic resonance cholangiopancreatography: a prospective controlled study. Lancet 2000;356:190-3.

18. Romagnuolo J, Bardou M, Rahme E, Joseph L, Reinhold C, Barkun AN. Magnetic resonance cholangiopancreatography: a meta-analysis of test performance in suspected biliary disease. Ann Intern Med 2003;139(7):547-57.

19. Lytras D, Connor S, Bosonnet L, Jayan R, Evans J, Hughes M et al. Positron emission tomography dose not add to computed tomography for the diagnosis and staging of pancreatic cancer. Dig Surg 2005;22(1-2):55-61.

20. Hunt CG, Faigel DO. Assessment of EUS for diagnosing, staging and determining resectability of pancreatic cancer: a review. Gastrointest Endosc 2002;55(2):232-7.

21. Ardengh JC, Paulo GA. Ultra-som endoscópico das vias biliares e pancreáticas. In: Endoscopia digestiva e terapêutica (SOBED). Rio de Janeiro: Revinter; 2005. P. 439-50.

22. Kulig J, Popiela T, Zajac A, Klek S, Kolodziejczyk P. The value of imaging techniques in the staging of pancreatic cancer. Surg Endosc 2005;19(3):361-5.

23. Agarwal B, Abu-Hamda E, Molke KL, Correa AM, Ho L. Endoscopic ultrasound-guided fine needle aspiration and multidetector spiral CT in the diagnosis of pancreatic cancer. Am J Gastroenterol 2004;99(5):844-50.

24. Liu RC, Traverso LW. Diagnostic laparoscopy improves staging of pancreatic cancer deemed locally unresectable by CT. Surg Endosc 2005;19(5):638-42.

25. Jimenez RE, Warshaw AL, Rattner DN, Willett CG, McGrath D, Fernandez-Del et al. Impact of laparoscopy staging in the treatment of pancreatic cancer. Arch Surg 2000;135(4):409-14.

26. Adler DG, Baron TH, Davila RE, Egan J, Hirota WK, Leighton JA et al. ASGE guideline: the role of ERCP in diseases of the biliary tract and the pancreas. Gastrointest Endosc 2005;62(1):1-8.

27. Fujita N, Noda Y, Kobayashi G, Kimura K, Ito K. Endoscopic approach to early diagnosis of pancreatic cancer. Pancreas 2004;28(3):279-81.

28. Chaya C, Nealon WH, Bhutani MS. EUS or percutaneous CT/US-guided FNA for suspected pancreatic cancer: when tissue is the issue. Gastrointest Endosc 2006;63(7):976-8.

29. Brugge WR. Pancreatic fine needle aspiration: to do or not to do? JOP 2004;5(4):282-8.

30. Mallery JS, Centeno BA, Hahn PF, Chang Y, Warshaw AL, Brugge WR. Pancreatic tissue sampling guided by EUS, CT/US and surgery: a comparison of sensitivity and specificity. Gastrointest Endosc 2002;56(2):218-24.

31. Horwhat JD, Paulson EK, McGrath K, Stanley Branch M, Baillie J, Tyler D et al. A randomized comparison of EUS-guided FNA versus CT or US-guide FNA for the evaluation of pancreatic mass lesions. Gastrointest Endosc 2006;63(7):966-75.

32. Williams DB, Sahai AV, Aabakken L, Penman ID, van Velse A, Webb J et al. Endoscopic ultrasound guided fine needle aspiration biopsy: a large single centre experience. Gut 1999;44(5):720-6.

33. Cohen S, Bacon BR, Berlin JA, Fleischer D, Hecht GA, Loehrer PJ et al. National Institutes of Health State-of-the-Science Conference Statement: ERCP for diagnosis and therapy, January 14-16, 2002. Gastrointest Endosc 2002;56(6):803-9.

34. Rosch T, Hofrichter K, Frimberger E, Meining A, Born P, Weigert N et al. ERCP or EUS for tissue diagnosis of biliary strictures? A prospective comparative study. Gastrointest Endosc 2004;60(3):390-6.

35. Hruban RH, Canto MI, Griffin C, Kern SE, Klein AP, Laheru D et al. Treatment of familial pancreatic cancers and its precursors. Curr Treat Options Gastroenterol 2005;8(5):365-75.

36. Canto MI, Goggins M, Hruban RH, Petersen GM, Giardello FM, Yeo C et al. Screening for early pancreatic neoplasia in high-risk individual: a prospective study. Clin Gastroenterol Hepatol. No prelo 2006.

37. Vitone LJ, Greenhalf W, Howes NR, Neoptolemos JP. Hereditary pancreatitis and secondary screening for early pancreatic cancer. Rocz Akad Med Bralymst 2005;50:73-84.

38. Huibregtse K, Tytgat GNJ. Endoscopic retrograde cholangiopancreatography (ERCP). In: Lygidakis NJ, Tytgat GNJ, editores. Hepatobiliary and pancreatic malignancies: diagnosis, medical and surgical management. Stuttgart: Georg-Thieme Verlag; 1989. P. 100-14.

39. Calleja G, Barkin JS. Neoplastic conditions of the pancreatic ducts. In: Silvis S, Rohrmann CA Jr, Ansel HJ, editores. Text and atlas of ERCP. Tokio: Igaku-Shoin; 1995. P. 361-83.

40. Kaufmann AR, Sivak MV Jr, Ferguson DR. Endoscopic retrograde cholangiopan-creatography in pancreatic islet cells tumors. Gastrointest Endosc 1988;34(1):47-52.

41. Nix GA, Van Overbeeke IC, Wilson JH, Ten Kate FJ. ERCP diagnosis of tumors in the region of the head of the pancreas. Analysis of criteria of computer-aided diagnosis. Dig Dis Sci 1988;33(5):577-86.

42. Kowdley KV, Variyan EP, Sivak MV Jr. Obstructive jaundice caused by pancreatic carcinoma in the setting of a normal pancreatogram. Gastrointest Endosc 1995;41(2):158-60.

43. Vandervoort J, Soetikno RM, Montes H, Lichtenstein DR, Van Dam J, Ruymann FW et al. Accuracy and complication rate of brush cytology from bile duct versus pancreatic duct. Gastrointest Endosc 1999;49(3):322-7.

44. Li D, Xie K, Wolff R, Abbruzzese JL. Pancreatic cancer. Lancet 2004;363:1049-57.

45. Howard TJ. Pancreatic adenocarcinoma. Curr Probl Cancer 1996;20:281-328.

46. Richter A, Niedergethmann M, Sturm JW, Lorenz D, Post S, Tred M. Long-term results of partial pancreatoduodenectomy for ductal adenocarcinoma of the pancreatic head: 25 year experience. World J Surg 2003;27:324-9.

47. Arguedas MR, Heudebert GH, Stinnett AA, Wilcox CM. Biliary stents in malignant obstructive jaundice due to pancreatic carcinoma: A cost-effectiveness analysis. Am J Gastroenterol 2002;97(4):898-904.

48. Faigel DO. Preventing biliary stent occlusion. Gastrointest Endosc 2000;51(1):104-7.

49. Tringali A, Mutignani M, Perri V, Zuccalà G, Cipolletta L, Bianco MA et al. A prospective, randomized multicenter trial comparing DoubleLayer and polyethylene stents for malignant distal common bile duct strictures. Endoscopy 2003;35(12):992-7.

50. Scheeres D, O'Brien W, Ponsky L, Ponsky J. Endoscopic stent configuration and bile flow rates in a variable diameter bile duct model. Surg Endosc 1990;4(2):91-3.

51. Kendall BJ, Jutabha R, So L, Jamidar PA. Determining required stent length in endoscopic retrograde biliary stenting. Gastrointest Endosc 1995;41(3):242-3.

52. Dowsett JF, Vaira D, Hatfield AR, Cairns SR, Polydorou A, Frost R et al. Endoscopic biliary therapy using the combined percutaneous endoscopic technique. Gastroenterology 1989;96(4):1180-6.

53. Harewood GC, Baron TH, Leroy AJ, Petersen BT. Cost-effectiveness analysis of alternative strategies for palliation of distal biliary obstruction after a failed cannulation attempt. Am J Gastroenterol 2002;97(7):1701-7.

54. Sung JY, Leung JW, Shaffer EA, Lam K, Costerton JW. Bacterial biofilm brown pigment stone and blockage of biliary stents. J Gastroenterol Hepatol 1993;8(1):28-34.

55. Pereira-Lima JC, Jakobs R, Maier M, Benz C, Kohler B, Riemann JF. Endoscopic biliary stenting for the pallation of pancreatic cancer: results, survival predictive factors and

comparison of 10-French with 11,5-French gauge stents. Am J Gastroenterol 1996;91:2179-84.

56. Galandi D, Schwarzer G, Bassler D, Allgaier HP. Ursodeoxycholic acid and/or antibiotics for prevention of biliary stent occlusion (Cochrane Review). In: The Cochrane Library, Issue 1, 2006. Oxford: Update Software.

57. Mokhashi MS, Rawls E, Tarnasky PR, Patel RS, Tang H, Yeoh KG et al. Schedule vs as required stent exchanges for malignant biliary obstruction. A prospective randomized study. Gastrointest Endosc 2000;51(4 Pt 2):AB 142.

58. Davids PHP, Groen AK, Rauws EAJ, Tytgat GNT, Huibregstse K. Randomised trial of self-expanding metal stents versus polyethylene stents for distal malignant biliary obstruction. Lancet 1992;340:1488-92.

59. Kaassis M, Boyer J, Dumas R, Ponchon T, Coumaros D, Delcenserie R et al. Plastic or metal stents for malignant stricture of the common bile duct? Results of a randomized prospective study. Gastrointest Endosc 2003;57(2):178-82.

60. Moss AC, Morris E, Mac Mathuna P. Palliative biliary stents for obstructing pancreatic carcinoma (Cochrane Review). In: The Cochrane Library, Issue 1, 2006. Oxford: Update Software.

61. Bueno JT, Gerdes H, Kurtz RC. Endoscopic management of occluded biliary wallstents: A cancer center experience. Gastrointest Endosc 2003;58(6):879-84.

62. Ballinger AB, McHugh M, Catnach SM, Alstead EM, Clark ML. Symptom relief and quality of life after stenting for malignant bile duct obstruction. Gut 1994;35(4):467-70.

63. Smith AC, Dowsett JF, Russell RCG, Hatfield ARW, Cotton PB. Randomised trial of endoscopic stenting versus surgical bypass in malignant low bile duct obstruction. Lancet 1994;344:1655-60.

64. Margulies C, Siqueira ES, Silverman WB, Lin XS, Martin JA, Rabin M et al. The effect of endoscopic sphincterotomy on acute and chronic complications of biliary endoprothesis. Gastrointest Endosc 1999;49(6):716-9.

65. Giorgio PD, Luca LD. Comparison of treatment outcomes between biliary plastic stents placements with and without endoscopic sphincterotomy for inoperable malignant common bile duct obstruction. World J Gastroenterol 2004;10(8):1212-4.

66. Dolan R, Pinkas H, Brady PG. Acute cholecystitis after palliative stenting for malignant obstruction of the biliary tree. Gastrointest Endosc 1993;39(3):447-9.

67. Ainley CC, Williams SJ, Smith AC, Hatfield AR, Russell RC, Lees W. Gallbladder sepsis after stent insertion for bile duct obstruction: management by percutaneous cholecystostomy. Br J Surg 1991;78(8):961-3.

68. Diller R, Senninger N, Kautz G, Tubergen D. Stent migration necessitating surgical intervention. Surg Endosc 2003;17(11):1803-7.

69. Deziel DJ, Wilhelm B, Staren ED, Doolas A. Surgical palliation for ductal adenocarcinoma of the pancreas. Am Surg 1996;62(7):582-8.

70. Rieber A, Brambs HJ. Metallic stents in malignant biliary obstruction. Cardiovasc Intervent Radiol 1997;20(1):43-9.

71. Indar AA, Lobo DN, Gilliam AD, Gregson R, Davidson I, Whittaker S et al. Percutaneous biliary metal wall stenting in malignant obstructive jaundice. Eur J Gastroenterol Hepatol 2003;15(8):915-9.

72. Speer AG, Cotton PB, Russel RC, Mason RR, Hatfield AR, Leung JW et al. Randomised trial of endoscopic versus percutaneous stent insertion in malignant obstructive jaundice. Lancet 1987;2(8550):57-62.

73. Saleh MM, Norregaard P, Jorgensen HL, Andersen PK, Matzen P. Preoperative endoscopic stent placement before pancreatoduodenectomy: a meta-analysis of the effect on morbidity and mortality. Gastrointest Endosc 2002;56:529-34.

74. Povoski SP, Karpeh MS, Conlon KC, Blumgart LH, Brennan MF. Association of preoperative biliary drainage with postoperative outcome following pancreatoduodenectomy. Ann Surg 1999;230(2):131-42.

75. Lai EC, Mok FP, Fan ST, Lo CM, Chu KM, Liu CL et al. Preoperative endoscopic drainage for malignant obstructive jaundice. Br J Surg 1994;81(8):1195-8.

76. dos Santos JS, Junior WS, Modena JL, Brunaldi JE, Ceneviva R. Effect of preoperative endoscopic decompression on malignant biliary obstruction and postoperative infection. Hepatogastroenterology 2005;52(61):45-7.

77. Lawrence C, Howell DA, Conklin DE, Stefan AM, Martin RF. Delayed pancreatoduodenectomy for cancer in patients with prior ERCP-placed, nonforeshortening, self expanding metal stents: a positive outcome. Gastrointest Endosc 2006;63:804-7.

CAPÍTULO 212

PRÓTESES PANCREÁTICAS

Josué Henrique dos Santos
Artur A. Parada

INTRODUÇÃO

A utilização de próteses biliares e pancreáticas tem aumentado significativamente nas últimas duas décadas, devido à melhora nos endoscópios, nos acessórios e nas técnicas empregadas. O número de endoscopistas habilitados para esses procedimentos também tem aumentado muito. Existem vários tipos de próteses, em vários formatos e configurações, de diferentes tipos de polímeros (plásticos), várias ligas metálicas auto-expansíveis e de material bioabsorvível.[1]

Depois da última década, em que ocorreu um grande desenvolvimento da terapêutica endoscópica para as doenças biliares, agora se observa o avanço da terapêutica endoscópica para as doenças primárias do pâncreas.[2]

Atualmente, a CPRE é indicada praticamente só em função da terapêutica ou quando clínica e laboratorialmente há grande chance de procedimento terapêutico.[3] A pancreatite aguda é ainda a mais comum complicação da CPRE e as endopróteses pancreáticas temporárias podem reduzir esse risco em pacientes selecionados. A prevenção farmacológica não tem sido efetiva.[4]

Nas disfunções do esfíncter de Oddi, ou nas estenoses papilares, as esfincterotomias duplas, pancreáticas e biliares, têm melhor resultado do que as esfincterotomias biliares isoladamente. Nos pacientes com pâncreas *divisum*, a canulação do ducto dorsal, com papilo-tomia da papila menor e com próteses em curto prazo, parece ser efetiva para o tratamento da pancreatite aguda recorrente.[4,5]

A maioria dos pacientes com pancreatites crônicas também pode ser tratada endoscopicamente, e as drenagens endoscópicas ou endossonográficas transmurais ou transductais de pseudocistos pancreáticos têm se tornado o procedimento de escolha em pacientes sintomáticos. As drenagens biliares de estenoses biliares por pancreatites crônicas também são possíveis, porém com resultados ainda pouco efetivos.[6-11] No entanto, os resultados são melhores quando se utilizam várias próteses[12] ou prótese metálica auto-expansível.[13]

As drenagens endoscópicas transmurais de abscessos pancreáticos e de necroses infectadas são uma alternativa aos procedimentos cirúrgicos, em alguns casos selecionados.[4,14,15]

As obstruções das próteses têm sido exaustivamente estudadas.[16,17,18] Houve melhoras com a utilização de próteses metálicas auto-expansíveis, porém suas utilizações em doenças benignas ainda são questionáveis.[19]

As colocações de próteses temporárias, profiláticas, após ressecções de lesões neoplásicas da papila também foram descritas e têm efeito protetor na redução das pancreatites pós-ampulectomias.[20]

Algumas outras táticas endoscópicas têm sido descritas, como a colocação de prótese pancreática para facilitar a ca-nulação biliar,[21] a septotomia papilar transpancreática como alternativa de acesso à via biliar em casos de cateterizações difíceis ou impossíveis[22] e as intervenções na papila menor em pacientes sem pâncreas *divisum* quando o acesso ao ducto pancreático principal também é muito difícil ou impossível após várias tentativas (principalmente nos casos de pancreatites, distorções locais, estenoses, cálculos impactados etc.).[23]

O tratamento endoscópico das rupturas dos ductos pancreáticos por meio da colocação de próteses transpapilares também tem sido descrito em casos de pancreatites crônicas, pancreatites agudas, traumas cirúrgicos e traumas abdominais, com resultados favoráveis,[24,25,26] assim como no tratamento das fístulas pancreáticas.[27,28,29]

REDUZINDO A PANCREATITE AGUDA PÓS-CPRE

Como já afirmamos, uma das principais indicações das próteses pancreáticas se dá para a redução das pancreatites agudas pós-CPRE e procedimentos anpulares, pancreáticos ou biliares. Vários métodos e drogas, alterações de táticas, fios-guia, pré-cortes etc. já foram tentados para reduzir essas pancreatites. As próteses pancreáticas temporárias parecem ser o método profilático mais eficaz, porém não deve ser empregado por endoscopistas com pouca experiência.[30] As próteses mais finas (3 F ou 4 F), sem saliências, são mais efetivas do que as tradicionais de 5 F ou 6 F, promovem menos alterações ductais e necessitam de menos remoções endoscópicas.[31] Muitos endoscopistas estão usando, assim como para pâncreas *divisum*, próteses de 3 F, com um único rabo de porco (*pigtail*).[32] Pequenas próteses, com 2 cm a 3 cm, com diâmetros mais finos (de 3 F a 5 F), introduzidas sobre um fio-guia fino de nitinol (0,018), ultrapassando 1,0 cm a 2,0 cm do esfíncter pancreático em geral são suficientes para reduzir as pancreatites agudas intensas.[33]

PRÓTESES PANCREÁTICAS

PRÓTESES PLÁSTICAS

Os *stents* plásticos são de dois tipos: retos e *pigtail* (rabo de porco). Os *stents* *pigtail* são retificados sob um fio-guia para a inserção e retomam sua forma anterior depois da saída do fio. Dos lados do *stent* existem orifícios para a drenagem. O modelo duplo impede não só a migração proximal quanto a distal e tem a vantagem da excelente ancoragem. O *pigtail* vai reduzindo o calibre nas proximidades da ponta, o que facilita sua inserção através de estreitamentos muito acentuados.

Os *stents* retos têm uma suave curva para se conformar à anatomia do ducto biliar e saliências laterais de cada lado para evitar seu deslocamento. Sua principal vantagem é a otimização do fluxo. Estudos *in vitro* demonstraram que o fluxo biliar por meio de um *stent* reto é significantemente melhor do que por meio de um *stent* *pigtail* de igual diâmetro, o que se dá devido à curvatura e aos pequenos orifícios de drenagem desse último. Outra vantagem é a fácil canulação pelo fio-guia durante todo intercâmbio por meio do fio. As próteses retas substituíram em grande parte as do tipo *pigtail*, porém há situações nas quais é interessante a ancoragem de uma *pigtail*, como, por exemplo, em um ducto não-estenosado.[19]

PRÓTESES METÁLICAS AUTO-EXPANSÍVEIS

A observação de que um aumento do diâmetro da prótese induz a um aumento da duração de permeabilidade levou ao desenvolvimento das próteses expansíveis de metal. São inseridas por meio do canal de biópsia em estado de contração e podem se expandir até o diâmetro de 30 F.

Para o trato biliar, estão disponíveis dois tipos de *stents* expansíveis em malha e em espiral. Os *stents* de malha incluem o Wallstent® (Schneider, Boston Scientific), o Diamond® (Boston Scientific), o Gianturco Z-stent® (Wilson-Cook) e o Za-stent® (Wilson-Cook). O único *stent* espiral disponível comercialmente é o EndoCoil® (InStent).

A patência média dos *stents* expansíveis é de cerca de 9,8 meses. A comparação entre as próteses de metal e as plásticas foi publicada em diversos trabalhos randomizados.[34,35,36] Todos demonstraram que as próteses de metal são claramente superiores às plásticas. Os *stents* auto-expansíveis foram considerados particularmente atraentes para o tratamento dos estreitamentos hilares porque a malha pode permitir a drenagem dos segmentos não atingidos pela prótese.

LIMITAÇÕES

As próteses auto-expansíveis de metal não são isentas de problemas. Nos estreitamentos malignos, poderão provocar oclusão devido ao crescimento do tumor para fora e para dentro; nos estreitamentos benignos, o *stent* oclui devido à hiperplasia da íntima e acúmulo de resíduos. Podem ocorrer complicações tais como ulcerações e perfurações do canal biliar, especialmente depois de uma expansão defeituosa. Uma vez expandidos, os *stents* são difíceis, senão impossíveis, de remover.

O alto custo dos *stents* auto-expansíveis limita sua utilidade prática. Para os pacientes com doença maligna, um importante fator a considerar é a sobre-

vivência esperada. Nos pacientes que deverão sobreviver tempo suficiente para requerer a troca de uma prótese de plástico obstruída, as de metal tornam-se custo-eficientes. Em um estudo, os *stents* de metal foram considerados custo-eficazes para pacientes com uma sobrevida estimada em mais de 3 meses.[36] Entretanto, é difícil estimar o prognóstico para um determinado paciente no momento da colocação do *stent*. Como fatores prognósticos têm sido identificados o tamanho do tumor (mais ou menos de 3 cm), a idade e o nível da bilirrubina antes da colocação do *stent*.[37]

Foi sugerido que os *stents* de metal recobertos podem evitar o crescimento do tumor para dentro, como é observado nos *stents* de malha aberta. Porém, os *stents* recobertos poderão ter uma propensão maior para migrar. Em um estudo, foi relatado crescimento do tumor para dentro da prótese em até 40% dos pacientes, apesar da implantação de *stents* revestidos. A terapia mais eficaz para a oclusão de um *stent* metálico expansível é a colocação de um *stent* plástico através dele[38] (Figuras 212.1, 212.2, 212.3, 212.4 e 212.5).

PRÓTESES PANCREÁTICAS

As próteses pancreáticas são constituídas dos mesmos materiais de suas contrapartidas biliares, mas possuem múltiplos orifícios laterais com inter-

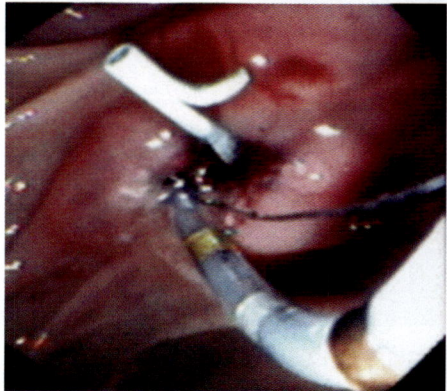

FIGURA 212.1

Papilotomia e prótese pancreática

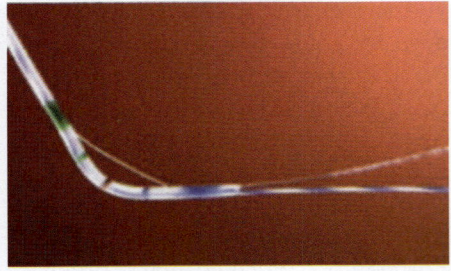

FIGURA 212.2

Papilótomo com fio-guia

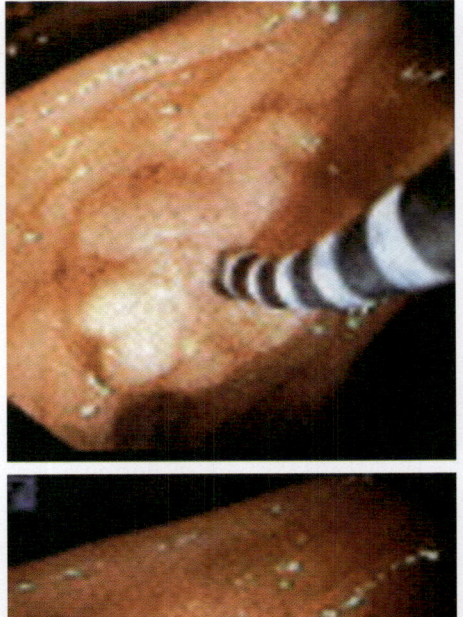

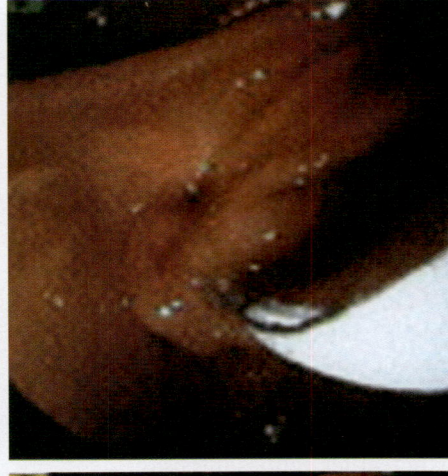

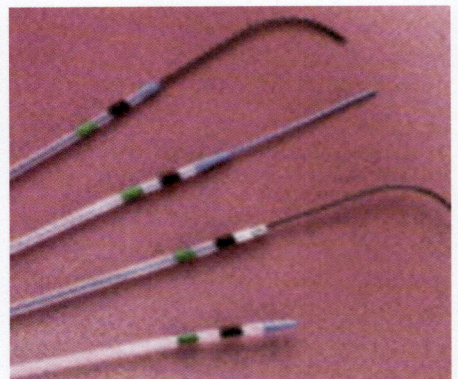

FIGURA 212.3

Cateteres com fio-guia

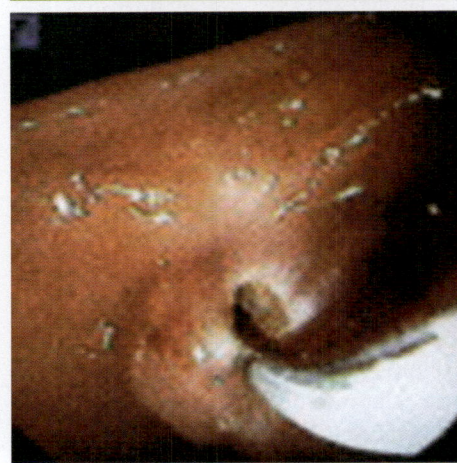

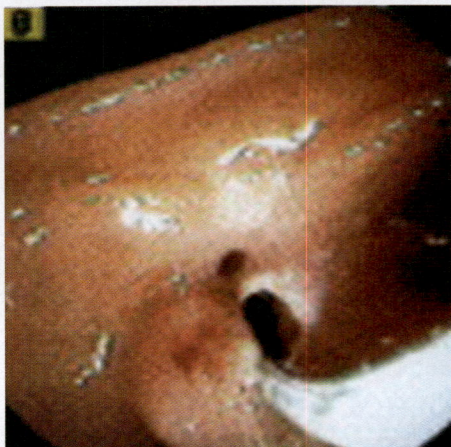

FIGURA 212.4

Papilotomia pancreática

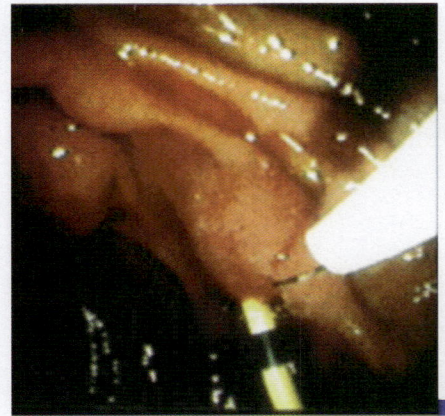

FIGURA 212.5

Prótese pancreática em pâncreas *divisum*

valo de aproximadamente 1 cm para a drenagem dos ramos laterais (ductos secundários).

Pigtails ou *flaps* proporcionam a ancoragem no ducto. A escolha do diâmetro (de 5 F, 7 F ou 10 F) e o comprimento do *stent* dependem da intensidade e da localização do estreitamento. Depois da dilatação preliminar, na maioria dos estreitamentos, pode ser inserido um *stent* de 7 F.

O uso de *stents* metálicos expansíveis para o tratamento de doenças benignas no canal pancreático é controvertido, embora tenha sido descrito por alguns autores,[39] porque não são removíveis. A eficácia e a segurança a longo termo dessa forma de tratamento são desconhecidas, e até que sejam disponíveis esses dados, deverá ser desaconselhada.

Tal como ocorre nos *stents* biliares, os pancreáticos ficam obstruídos no decorrer do tempo. As análises dos conteúdos dos *stents* ocluídos demonstram que o material obstruente consiste principalmente de bactérias e cristais de carbonato de cálcio em uma matriz de proteína que inclui albumina. A ausência de quantidades significativas de bilirrubinato de cálcio e de vegetais sugere que o refluxo duodenal não representa o papel principal nesse processo, e que a aderência de proteínas à superfície interna poderá constituir o processo patogênico primário. Quando são usados *stents* de 5 F a 7 F, 50% poderão ocluir dentro de 6 semanas depois da colocação e quase todos depois de 9 semanas. O uso de *stents* de 10 F de diâmetro reduz a taxa de oclusão para 13% em 2 meses,[40] sugerindo que um diâmetro maior assegura uma drenagem mais prolongada.

A permeabilidade do *stent* poderá não ser tão importante para a drenagem ductal na doença benigna quanto o é na maligna. Quando os *stents* são trocados na base do "quando necessário", as trocas são exigidas em média de 6 a 12 meses. A baixa incidência de dor ou de uma pancreatite apesar da alta taxa de oclusão das próteses sugere que esses instrumentos podem funcionar como um "dreno" em torno do qual o suco pancreático continua a passar. A extrema variabilidade da necessidade da troca permite que ela seja feita somente quando o paciente estiver sintomático e não em uma base de rotina eletiva. Entretanto, essa abordagem pressupõe um adequado esclarecimento do paciente quanto aos sintomas de disfunção da prótese. Os pacientes com *stents* disfuncionais deverão em geral sentir dores abdominais recorrentes como manifestação de pancreatite aguda. A infecção do canal pancreático (ductite) e a formação de abscessos são ocorrências raras, mas os pacientes precisam ser alertados para essas complicações potencialmente sérias.[19]

RECUPERAÇÃO E TROCA DA PRÓTESE

A obstrução e a migração dos *stents* plásticos biliares e pancreáticos exigem a retirada e sua substituição. Foram descritos diversos métodos para facilitar a remoção através do canal de trabalho do endoscópio deixando-se o fio-guia no local. A principal vantagem do método é a de que não se perde o acesso através do estreitamento, evitando a necessidade de recanular depois da remoção do *stent*.

A técnica "ao lado do fio" começa com a canulação do ducto biliar ao longo do *stent* de demora e passagem de um fio-guia através do estreitamento. Depois que o fio-guia é posicionado, passa-se um laço ao lado do fio para prender a ponta distal do *stent*. O elevador é abaixado, e o *stent* é retirado através do canal de instrumentação, deixando o fio-guia no local para a subseqüente colocação de um novo *stent*.

A técnica "sobre o fio" começa com a canulação do *stent* por um fio-guia e o avanço do fio através do comprimento do *stent*. Para puxar a extremidade distal do *stent*, poderá ser usado o recuperador de *stent* de Soehendra ou uma minialça. O recuperador de Soehendra consiste de uma bainha de metal flexível com ponta em parafuso. A ponta é parafusada no *stent*, rodando-se o instrumento para a direita (sentido horário). Para facilitar a inclusão, o recuperador deve ser mantido alinhado ao eixo do *stent*, e o assistente deve manter tração sobre o fio-guia. Uma vez que o *stent* esteja incluído, é retirado pelo canal de instrumento do endoscópio e ao mesmo tempo o fio-guia é mantido no local. Utilizando uma minialça, o laço parcialmente aberto é passado sobre o fio e aberto para capturar a extremidade distal do *stent*. O recuperador funciona melhor com os *stents* de 10 F (é difícil incluir um *stent* de 7 F) e a minialça funciona melhor com *stents* de 7 F (a angulação provocada por um *stent* de 10 F no sítio da laçada impede a retirada para dentro do canal de instrumentação).[19]

RECUPERAÇÃO DA PRÓTESE DESLOCADA

A recuperação distal da prótese deslocada geralmente não constitui problema, porque poderá ser recuperada sob controle visual. Um *stent* migrado proximalmente, ao contrário, deverá ser recuperado sob controle fluoroscópico. Muitas vezes é necessário um freqüente reposicionamento do paciente para se obter diferentes planos de imagem. Para facilitar o acesso ao ducto e capturar o *stent*, poderá ser necessária uma esfincterotomia, ou a extensão de uma esfincterotomia prévia.

O *stent* pode ser capturado na extremidade distal usando-se um fórceps dente-de-rato, uma alça de polipectomia ou uma cesta. A abordagem de escolha deverá depender principalmente da anatomia particular do canal. Se a extremidade distal do *stent* for acessível, é fácil capturá-lo com o fórceps dente-de-rato. Se a extremidade distal não for acessível, poderá ser tentada a recuperação com o uso de uma cesta, uma alça ou um cateter-balão.[19]

ALTERAÇÕES DUCTAIS PANCREÁTICAS RELACIONADAS COM A PRÓTESE

A permanência prolongada de um *stent* pancreático determina alterações morfológicas que simulam a pancreatite crônica, incluindo dilatação dos ramos secundários (laterais), estreitamento ductal e irregularidades. No pâncreas de um cão normal, os *stents* de polietileno causaram anormalidades radiológicas, macroscópicas e histológicas com intensidade crescente de acordo com a permanência mais prolongada do *stent*.[41] Depois de 16 semanas da colocação do *stent*, desenvolveram-se inflamação, fibrose e atrofia parenquimatosa.

Em pacientes humanos, em 36% a 100% dos casos com aplicação de *stent* pancreático, foram demonstradas alterações ductais, naqueles com pancreatogramas de base normais.[42,43,44] As alterações induzidas por *stents* são aparentemente independentes do tamanho, do comprimento, da permeabilidade, do tempo de permanência e dos achados da pancreatografia de base. Em dois terços dos pacientes, as novas alterações ductais mostraram-se reversíveis após a remoção do *stent*.[42] A causa dessas alterações não foi determinada, porém deve envolver oclusão do *stent*, obstrução dos ramos laterais, trauma mecânico e reações ao material.

O endoscopista precisa ponderar cuidadosamente os benefícios potenciais da prótese contra suas potenciais complicações, particularmente em pacientes que têm mínima ou nenhuma alteração ductal de base. Em pacientes com alterações iniciais avançadas por pancreatite crônica (por exemplo, estreitamento ou dilatação ductal), a relevância clínica das novas alterações motivadas pelo *stent* é questionável. As anormalidades radiológicas causadas pelos *stents* não se correlacionam estatisticamente com o prognóstico clínico dos pacientes. Outro assunto controvertido é o de como diferenciar as alterações induzidas pelo *stent* das que refletem a progressão natural da doença subjacente. Finalmente, as alterações morfológicas descritas devem ser vistas sob a perspectiva do objetivo primário do tratamento endoscópico, que é de natureza paliativa. A maioria dos pacientes submetidos a *stents* pancreáticos está sofrendo dor crônica, intensa e debilitante. As alterações motivadas pelo *stent* podem representar uma troca aceitável para uma melhor qualidade de vida.

PRÓTESES BILIARES EM NEOPLASIAS PANCREÁTICAS MALIGNAS

Dos poucos estudos controlados publicados sobre paliação de icterícia obstrutiva por prótese ou *bypass* cirúrgico, os resultados não favoreceram um único método para todos os casos.

As vantagens da prótese incluem menor número de complicações imediatas e tratamento inicial mais rápido, enquanto a cirurgia viabiliza a drenagem biliar por um período mais longo. A mortalidade em 30 dias e o tempo médio de sobrevida é similar com as duas técnicas.

Parece razoável reservar a cirurgia para os casos de pacientes com estado geral preservado e com tumores pequenos que provavelmente terão maior tempo de sobrevida, e colocar a prótese nos pacientes com tumores avançados, que terão uma sobrevida provavelmente inferior ao período que a prótese mantém sua permeabilidade.

Portanto, a maioria dos pacientes que necessitem de abordagem paliativa para icterícia obstrutiva e que tenham tempo de sobrevida estimado inferior a 6 meses deve ser tratada com a colocação de uma prótese plástica, enquanto os que tiverem prognóstico de sobrevida maior que esse intervalo devem ser submetidos ao procedimento com prótese metálica ou ao tratamento cirúrgico.[45]

A decisão também deve considerar o risco de complicações precoces com a abordagem cirúrgica. Não identificamos nenhum estudo comparativo randomizado entre prótese metálica auto-expansível e *bypass* cirúrgico para o alívio de icterícia obstrutiva. Existem relatos de próteses metálicas auto-expansíveis em obstrução duodenal, mas não foram encontradas evidências convincentes de que essa abordagem ofereça melhores resultados que a derivação cirúrgica.

A colocação de prótese plástica por via endoscópica é preferível à via trans-hepática. Após falha na colocação da prótese por via endoscópica, a colocação de prótese metálica auto-expansiva percutânea ou a abordagem combinada endoscopia/radiologia poderá aumentar o número de pacientes que poderão ser beneficiados com o uso da prótese.

Tanto a prótese plástica como a metálica auto-expansível são eficazes na obtenção da drenagem biliar, mas um maior desenvolvimento ainda se faz necessário. Atualmente, a escolha entre as próteses depende de fatores clínicos, disponibilidade local e experiência do profissional.

Há poucas evidências de que haja algum benefício na colocação rotineira de prótese em pacientes ictéricos precedendo a ressecção cirúrgica.[46,47] Entretanto, se a cirurgia definitiva será retardada por mais de 10 dias, é razoável que seja obtida uma drenagem biliar interna e que se adie a operação por 3-6 semanas, tempo de resolução da icterícia.

Se uma prótese for colocada antes da cirurgia, deve ser utilizada a do tipo plástico e deve ser posicionada por via endoscópica. Próteses metálicas auto-expansíveis deveriam ser evitadas em pacientes em que se pretende realizar a ressecção cirúrgica. Alguns relatos indicam que se torna mais difícil a realização da ressecção cirúrgica após a inserção de prótese metálica auto-expansível. Esse fato é atribuído à reação tissular provocada por esse tipo de prótese e à potencial dificuldade que poderia advir nos casos em que a prótese cruzasse a linha referencial da divisão do ducto biliar. Outros trabalhos, no entanto, evidenciam bons resultados com a colocação de próteses metálicas biliares em pacientes com carcinomas pancreáticos ressecáveis, não adicionando riscos maiores intra ou pós-operatórios, e recomendam que elas deveriam ser consideradas para pacientes que não serão operados rapidamente ou para aqueles que vão receber quimio e radioterapia pré-operatória.[48] Com relação a esse aspecto, uma outra possibilidade é a associação dessa prótese com a braquiterapia.[49]

PRÓTESES PANCREÁTICAS EM NEOPLASIAS PANCREÁTICAS MALIGNAS

O tratamento endoscópico paliativo do câncer pancreático em geral é conduzido pela colocação de uma prótese biliar, plástica ou metálica, dependendo do prognóstico do caso. Nos casos de dores abdominais, o tratamento endoscópico com neurólise do plexo celíaco, com próteses pancreáticas, ou com combinações de técnicas, é uma alternativa ao tratamento cirúrgico, com radioterapia, percutâneo ou com drogas analgésicas.[50]

Outras perspectivas de tratamento endoscópico incluem injeções intratumorais de linfócitos ativados ou de vetores genéticos de adenovírus, guiados por USE[51,52] e o implante de agulhas, também guiado por USE, para braquiterapia intracavitária para tumores ou linfonodos e até mesmo para metástases hepáticas.[53]

Nos pacientes com dores abdominais relacionadas à alimentação e com dilatação do ducto pancreático principal pela neoplasia (cerca de 15% do total dos pacientes com carcinomas pancreáticos), devemos indicar a colocação de uma prótese plástica de 10 F seguida de braquiterapia endoluminal ou radioterapia externa. Isso foi possível em 80% de 55 pacientes, com 10% de morbidade e sem nenhum óbito, com melhora em 60% dos casos, sendo que em 20% a 25% dos casos adicionais houve redução na dose analgésica requerida para alívio dos sintomas.[54] Resultados similares foram também obtidos em um outro trabalho publicado.[55]

COMPLICAÇÕES DAS PRÓTESES PANCREÁTICAS

Com exceção das complicações relacionadas com a oclusão, as complicações na colocação das próteses são raras. Tem sido relatado que a migração distal causa obstrução do intestino delgado, colecistite enfisematosa e lesão da parede duodenal com hemorragia e perfuração. Os *stents* de longa permanência podem provocar erosão e causar fistulização entre o canal biliar e o duodeno ou entre o canal pancreático e o estômago. Há relatos de fratura do próprio *stent*, causando obstrução.

Após a colocação de próteses pancreáticas, têm sido descritos casos de colangites e foi sugerido que a execução de uma esfincterotomia biliar pode reduzir a probabilidade dessa complicação por alívio da compressão do orifício ductal biliar. Entretanto, uma esfincterotomia biliar preliminar apresenta outros problemas. Primeiramente, a esfincterotomia biliar submete o paciente a uma incisão inicial, com os riscos previstos. Segundo, a esfincterotomia biliar remove a barreira fisiológica que impede as bactérias de ascenderem para dentro do canal biliar. Poderá inclusive aumentar a colangite em pacientes que tenham probabilidade de ter uma obstrução do canal biliar distal relacionada com pancreatite crônica. Em terceiro lugar, uma esfincterotomia biliar pode tornar mais difícil a canulação do canal pancreático. Tendo em vista essas observações, essa abordagem precisa ser submetida a estudos prospectivos controlados antes que possa ser aplicada rotineiramente.[56]

REFERÊNCIAS BIBLIOGRÁFICAS

1. Raijman I. Biliary and pancreatic stents. Gastrointest Endosc Clin N Am 2003;13(4):561-92.
2. Mergener K, Kozarek RA. Therapeutic pancreatic endoscopy. Endoscopy 2005;37(3):201-7.
3. Parada AA, Poletti PB, e col. Complicações da CPRE. In: Andreoli JC, editor. Endoscopia diagnóstica e terapêutica. Vias biliares e pâncreas. São Paulo: BYK Fundo Editorial; 2004; P. 55-65.
4. Neuhaus H. Therapeutic pancreatic endoscopy. Endoscopy 2004;36(1):8-16.
5. Gerke H, Byrne MF et al. Outcome of endoscopic minor papillotomy in patients with symptomatic pancreas divisum. JOP 2004;5(3):122-31.
6. Delhaye M, Arvanitakis M et al. Endoscopic therapy for chronic pancreatitis. Scand J Surg 2005;34(2):143-53.
7. Born P, Rosch T et al. Long-term results of endoscopic treatment of biliary duct obstruction due to pancreatic disease. Hepatogastroenterol 1998;45(21):833-9.
8. Vitale GC, Reed DN et al. Endoscopic treatment of distal bile duct stricture from chronic pancreatitis. Surg Endosc 2000;14(3):227-31.
9. Topazian M, Aslanian H et al. Outcome following endoscopic stenting of pancreatic duct strictures in chronic pancreatitis. J Clin Gastroenterol 2005;39(10):908-11.
10. Bartoli E, Delcenserie R et al. Endoscopic treatment of chronic pancreatitis. Gastroenterol Clin Biol 2005;29(5):515-21.
11. Dohmoto M, Akiyama K et al. Endoscopic and endosonographic management of pancreatic pseudocyst: a long-term follow-up. Rev Gastroenterol Peru 2003;23(4):269-75.
12. Catalano MF, Linder JD et al. Treatment of symptomatic distal common bile duct stenosis secondary to chronic pancreatitis: comparison of single vs multiple simultaneous stents. Gastrointest Endosc 2004;60(6):945-52.
13. van Berkel AM, Cahen DL et al. Self-expanding metal stents in benign biliary strictures due to chronic pancreatitis. Endoscopy 2004;36(5):381-4.
14. Seifert H, Wehrmann T et al. Retroperitoneal endoscopic debridement for infected peripancreatic necrosis. Lancet 2000;356(9230):653-5.
15. Alexakis N, Neoptolemos JP. Algorithm for the diagnosis and treatment of acute biliary pancreatitis. Scand J Surg;2005 94(2):124-9.
16. Sciume C, Geraci G et al. Prevention of clogging of biliary stents by administration of levofloxacin and ursodeoxycholic acid. Chir Ital 2004;56(6):831-7.
17. Farnbacher MJ, Voll RE et al. Composition of clogging material in pancreatic endoprotheses. Gastrointest Endosc 2005;61(7):862-6.

18. Raju GS, Sud R et al. Biliary drainage by using stents without a central lumen: a pilot study. Gastrointest Endosc 2006;63(2):317-20.

19. Binmoeller KF, Devereux CE et al. Inserção de "stents" biliares e pancreáticos. In: Classen M, Tytgat GNJ, Lightdale CJ, editores. Endoscopia gastrointestinal. Rio de Janeiro: Revinter: 2006. P. 385-97.

20. Harewood GC, Pochron NL et al. Prospective, randomized, controlled trial of prophylatic pancreatic stent placement for endoscopic snare excision of the duodenal ampulla. Gastrointest Endosc 2005;62(3):367-70.

21. Goldberg E, Titus M et al. Pancreatic-duct stent placement facilitates difficult common bile duct cannulation. Gastrointest Endosc 2005;62(4):592-6.

22. Catalano MF, Linder JD, Geenen JE. Endoscopic transpancreatic papillary septotomy for inaccessible obstructed bile ducts: comparison with standard pre-cut papillotomy. Gastrointest Endosc 2004;60(4):557-61.

23. Song MH, Kim MH et al. Endoscopic minor papilla interventions in patients without pancreas divisum. Gastrointest Endosc 2004;59(7):901-5.

24. Varadarajulu S, Noone TC et al. Predictors of outcome in pancreatic duct disruption managed by endoscopic transpapillary stent placement. Gastrointest Endosc 2005;61(4):568-75.

25. Arvanitakis M, Delhaye M et al. Endoscopic therapy for main pancreatic-duct rupture after Silastic-ring vertical gastroplasty. Gastrointest Endosc 2005;62(1):143-51.

26. Wolf A, Bernhardt J et al. The value of endoscopic diagnosis and the treatment of pancreas injuries following blunt abdominal trauma. Surg Endosc 2005;19(5):665-9.

27. Dhebri AR, Ferran N. Nonsurgical management of pancreaticopleural fistula. JOP 2005;6(2):152-61.

28. Le Moine O, Matos C et al. Endoscopic management of pancreatic fistula after pancreatic and other abdominal surgery. Best Pract Res Clin Gastroenterol 2004;18(5):957-75.

29. Sarzen CD. Endoscopic management of pancreatic duct leak complicated by retrogastric abscess. Am J Gastroenterol 1995;90(11):2039-41.

30. Murray WR. Reducing the incidence and severity of post ERCP pancreatitis. Scand J Surg 2005;94(2):112-6.

31. Rashdan A, Fogel EL et al. Improved stent characteristics for prophylaxis of post-ERCP pancreatitis. Clin Gastroenterol Hepatol 2004;2(4):322-9.

32. Horwhat JD, Jowell P et al. Proximal migration of a 3 French pancreatic stent in a patient with pancreas divisum: suggested technique for successful retrieval. JOP 2005;6(2):178-84.

33. Freeman ML, Overby C, Qi D. Pancreatic stent insertion: consequences of failure and results of a modified technique to maximize success. Gastrointest Endosc 2004;59(1):8-14.

34. Davids PH, Groen AK et al. Randomized trial of self expanding metal stents versus polythylene stents for distal malignant biliary obstruction. Lancet 1992;340:1488-92.

35. Knyrim K, Wagner JH et al. A prospective, randomized, controlled trial of metal stents malignant obstruction of the commom bile duct. Endoscopy 1993;25:207-12.

36. Prat F, Chapat O et al. A randomized trial of endoscopic drainage methods for inoperable malignant strictures of the commom bile duct. Gastrointest Endosc 1998;47:1-7.

37. Matsudo Y, Shimakura K et al. Factor affecting the patency of stents in malignant biliary obstructive disease: univariate and multivariate analysis. Am J Gastroenterol 1991;86:843-9.

38. Tam TC, Carr-Locke DL et al. Management of occluded Wallstents. Gut 1998;42:703-7.

39. Cremer M, Devière J et al. Stenting in severe chronic pancreatitis: results of medium-term follow-up in seventy-six patients. Endoscopy 1991;23:171-6.

40. Ponchon T, Bory RM et al. Endoscopic stenting for pain relief in chronic pancreatitis: results of a standardized protocol. Gastrointest Endosc 1995;42:452-6.

41. Sherman S, Alvarez C et al. Polyethylene pancreatic stent-induced changes in the dog pancreas. Gastrointest Endosc 1993;39:658-64.

42. Binmoeller KF, Rathod VD et al. Endoscopic therapy of pancreatic strictures. Gastrointest Endosc Clin N Am 1998;8:125-42.

43. Kozarek RA. Pancreatic stents can induce ductal changes consistent with chronic pancreatitis. Gastrointest Endosc 1990;36:93-5.

44. Gulliver DJ, Edmunds S et al. Stent placement for benign pancreatic diseases: correlation between ERCP findings and clinical response. AJR Am J Roentgenol 1992;159:751-5.

45. Andtbacka RH, Evans DB et al. Surgical and endoscopic palliation for pancreatic cancer. Minerva Chir 2004;59(2):123-36.

46. Jagannath P, Dhir V et al. Effect of preoperative biliary stenting on immediate outcome after pancreaticoduodenectomy. Br J Surg 2005;92(3):356-61.

47. Gerke H, White R et al. Complications of pancreaticoduodenectomy after neoadjuvant chemoradiation in patients with and without preoperative biliary drainage. Dig Liver Dis 2004;36(6):412-8.

48. Wasan SM, Ross Wa et al. Use of expandable metallic biliary stents in resectable pancreatic cancer. Am J Gastroenterol 2005;100(9):2056-61.

49. Zhang FJ, Wu PH et al. Clinical value of brachytherapy of malignant biliary obstruction after implanting expandable metallic biliary endoprothesis (EMBE). Ai Zheng 2004;23(11Suppl):1567-71.

50. Spinelli P, Schicchi AA, Schiavo M. Role of endoscopy in the palliative therapy of pancreatic cancer. Tumori 1999;85(1Suppl):60-3.

51. Chang KJ, Nguyen PT et al. Phase I clinical trial of allogenei mixed lymphocyte culture (cytoimplant) delivered by endoscopic ultrasound-guided fine-needle injection in patients with advanced pancreatic carcinoma. Cancer 2000;88:1325-35.

52. Erickson RA. Endoscopic therapies for patients with pancreatic cancer. In: Gastrointestinal Endoscopy. Evidence and Innovations. ASGE – Annual Postgraduate Course 2005; P.135-8.

53. Lah JJ, Kuo JV, Nguyen PT. EUS-guided brachytherapy. Gastrointest Endosc 2005;62:805-8.

54. Costamagna G, Alevras P et al. Endoscopic pancreatic stenting in pancreatic cancer. Can J Gastroenterol 1999;13(6):481-7.

55. Wehrmann T, Riphaus A et al. Endoscopic pancreatic duct stenting for relief of pancreatic cancer pain. Eur J Gastroenterol Hepatol 2005;17(12):1395-40.

56. Gosh S, Palmer KR. Prevention of biliary stent occlusion using cyclical antibiotics and ursodeoxycholic acid. Gut 1994;35:1757-9.

CAPÍTULO 213

TUMOR INTRADUCTAL MUCINOSO PAPILÍFERO DO PÂNCREAS (TIMP)

José Celso Ardengh
Luiz Felipe Pereira de Lima

INTRODUÇÃO

A neoplasia intraductal papilífera mucinosa é rara e foi descrita pela primeira vez em 1982 por Ohhashi sob a forma de um "tampão mucoso" encontrado no interior do sistema canalicular pancreático, associado ao abaulamento da papila e à proliferação das células canaliculares (Figura 213.1). Pouco tempo depois, em 1986, Itai e colaboradores[1] a descreveram como dilatação cística do canal pancreático revestido por epitélio mucinoso. Diversos foram os nomes dados a essa afecção pancreática até que, em 1996, a Organização Mundial de Saúde (OMS) sugerisse a nomenclatura de "tumor intraductal mucinoso papilífero do pâncreas" (TIMP) (Tabela 213.1).

Atualmente o TIMP caracteriza-se por dilatação cística dos canais pancreáticos revestidos por epitélio estratificado mucinoso, sendo o muco secretado responsável pela obstrução canalicular e, conseqüentemente, pela dilatação do ducto pancreático principal (DPP).[2] A montante podemos notar a presença de lesões características de pancreatite obstrutiva, como fibrose difusa associada à infiltração linfoplasmocitária. Dentre as lesões císticas pancreáticas verdadeiras (excluindo os pseudocistos), o TIMP representa aproximadamente 15% do total. A suspeita da lesão se faz quando evidenciamos uma imagem cística no interior do DPP, ou um canal dilatado

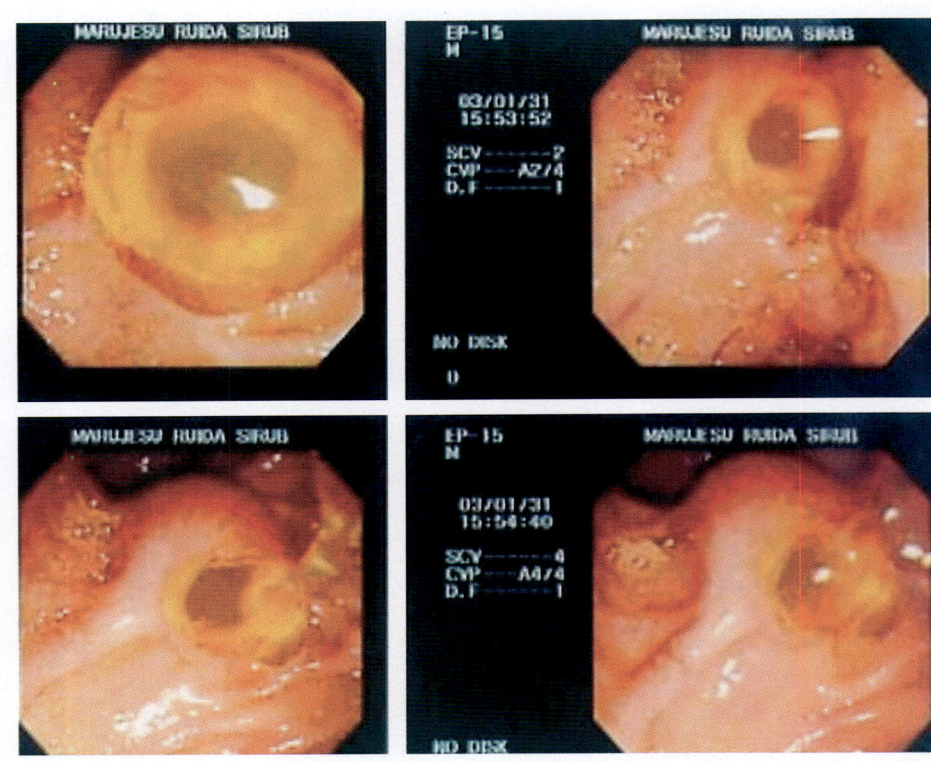

FIGURA 213.1

Imagem típica "olho-de-peixe" observada à endoscopia de um tumor intraductal mucinoso papilífero do pâncreas *(Imagem cedida pelo Dr. José Eduardo Brunaldi – HCFMRP-USP)*

em comunicação com ele, ou ainda uma alteração do calibre dos canais pancreáticos. Graças ao avanço no diagnóstico por imagem, cada vez mais tem-se diagnosticado o TIMP, o que tem permitido um melhor conhecimento da sua história natural. Em virtude do risco de degeneração maligna, a cirurgia mantém-se como terapêutica de escolha.

ANATOMIA PATOLÓGICA

O TIMP acomete o DPP de forma difusa ou segmentar, bem como os ductos pancreáticos secundários. Caracteriza-se pela dilatação do DPP e/ou secundário na ausência de estenose, pela proliferação de epitélio produtor de mucina e pelo abaulamento da papila maior e/ou menor (Figura 213.1). Na maioria

TABELA 213.1

Nomes utilizados em publicações para descrever o TIMP

Adenocarcinoma cístico
Adenocarcinoma com componente intraductal predominante
Adenocarcinoma papilar intraductal difuso
Adenoma viloso
Câncer pancreático precoce
Carcinoma ductoectásico tipo pancreático
Carcinoma *in situ*
Carcinoma produtor de mucina
Carcinoma viloso difuso do DPP
Cistoadenoma ductoectásico mucinoso
Cistoadenoma intraductal
Ectasia ductal mucinosa
Ectasia mucinosa ductal pancreática
Hiperplasia intraductal papilar
Hiperplasia papilar atípica
Neoplasia intraductal papilar
Neoplasia intraductal papilífera
Tumor endoluminal múltiplo primitivo do DPP
Tumor intraductal produtor de mucina
Tumor mucinoso hipersecretante
Tumor pancreático mucinoso
Tumor produtor de mucina

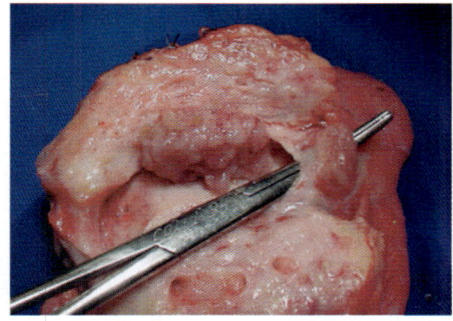

FIGURA 213.2

Produto de duodenopancreatectomia. Peça operatória com TIMP. Note dilatação do DPP e dos seus ramos secundários e lesão vegetante no interior do ducto pancreático principal *(Imagem cedida pelo Dr. José Eduardo Monteiro da Cunha HCFM-USP)*

dos casos (75%) o TIMP surgirá no interior do DPP, na porção cefálica, e progredirá ao longo do ducto, envolvendo seus ramos secundários. Já o TIMP dos ductos secundários acomete mais freqüentemente a região do processo uncinado do pâncreas, mas pode acometer a região do corpo e da cauda (Figura 213.2).

A forma secundária pode ser erroneamente diagnosticada como cistoadenoma mucinoso (CAM), apesar das diferenças existentes entre ambos. Kuroda e colaboradores propuseram uma classificação macroscópica anatômica baseada na morfologia dos canais e na localização da proliferação papilar com: comprometimento isolado do DPP (45%), comprometimento dos canais secundários (40%) e comprometimento misto do DPP e ramos secundários (15%). Quanto à localização, temos cabeça do pâncreas em 60%, corpo em 20% e cauda em 20% dos casos.[3]

Microscopicamente, a OMS classifica o TIMP em quatro tipos:[4]

a) Hiperplásico: presença de células colunares produtoras de mucina que freqüentemente formam projeções papilares;

b) Adenoma: lesões intracaniculares mucinosas com baixo grau de displasia;

c) *Borderline*: lesões com grau de displasia variando de moderado a severo (carcinoma *in situ*);

d) Carcinoma: proliferação intracanalicular papilífera mucinosa e invasiva que infiltra o parênquima pancreático e/ou vem acompanhada por metástases em nódulos linfáticos e/ou viscerais.

As diversas formas citadas acima podem ser encontradas na mesma lesão.

Lesões de pancreatite crônica obstrutiva são observadas no parênquima adjacente à lesão, de forma difusa e uniforme. Observam-se fibrose peri e intralobular e infiltração linfoplasmocitária do tecido conectivo (Figura 213.2).

EPIDEMIOLOGIA, ETIOLOGIA E QUADRO CLÍNICO

O TIMP ocorre por volta dos 65 anos (de 30 a 90 anos), sendo duas vezes mais freqüente no sexo masculino. Até o momento não se conhecem fatores desencadeantes comprovados. O álcool e o tabaco não parecem ser fatores de risco significantes, embora alguns estudos mostrem sua relação com a degeneração maligna do TIMP.[35] A história natural é desconhecida, mas sabe-se que sua evolução é lenta, havendo um intervalo médio de um a quatro anos do início dos sintomas ao diagnóstico e conseqüentemente a um bom prognóstico, para a grande maioria dos doentes.[6] Séries cirúrgicas sugerem que a incidência do TIMP encontra-se em torno de 8% e 20%.[36]

Os sintomas resultam da obstrução pancreática ou biliar e da evolução locorregional ou da malignização tumoral. A obstrução, causada pelo tampão mucoso intracanalicular, promove sintomas recidivantes e intermitentes. Suspeita-se do diagnóstico diante de crises de pancreatite aguda recidivantes, que se associam ao TIMP em 40% a 60% dos casos.[7] A lesão cursa com dor abdominal de forte intensidade, epigástrica ou periumbilical, com ou sem irradiação para a região dorsal, acompanhada de náuseas ou vômitos, associada à elevação das enzimas pancreáticas (lipasemia de três a cinco vezes o valor normal). Por vezes o diagnóstico torna-se difícil, não havendo história prévia de ingestão de álcool ou achados em exames de imagem compatíveis com colelitíase, recebendo o paciente o diagnóstico de pancreatite aguda idiopática. Na presença de inflamação do parênquima pancreático, a chance do diagnóstico falso-negativo pelos métodos de imagem aumenta. Por esse motivo, exames como ultra-sonografia abdominal (US) ou tomografia computadorizada helicoidal (TCH) com intuito de avaliar dilatações císticas intracanaliculares devem ser solicitados na ausência da crise dolorosa, assim como os níveis séricos de amilase e lipase. As crises dolorosas de pancreatite são de fraca intensidade, benignas e de rápida resolução, e o caráter recidivante evoca a suspeita do TIMP.[8]

Outros sinais e sintomas podem estar presentes no decorrer da doença. Dentre eles citamos a icterícia obstrutiva, que ocorre em 5% a 20% dos casos, estando associada à malignidade na maioria dos casos e podendo resultar da extensão tumoral para a região papilar.[9]

No caso de insuficiência pancreática exócrina, devido à obstrução completa do DPP ou a montante pela lesão, podemos observar quadro de diarréia (esteatorréia). Diabetes pode ser observada em cerca de 20% dos casos devido à destruição do parênquima pelo processo inflamatório crônico associado. Emagrecimento, presença de massa palpável em abdome e/ou wirsungorragia são indicativos da degeneração maligna. Apesar dos sinais e dos sintomas acima descritos, o TIMP pode ser diagnosticado de maneira fortuita.

DIAGNÓSTICO

O diagnóstico do TIMP se faz diante de circunstâncias clínicas que evoquem o seu diagnóstico, como pancreatite recidivante sem causa aparente, diabetes, esteatorréia, icterícia, entre outros, ou, fortuitamente, diante da evidência de uma lesão cística pancreática em exames de imagem. Porém, a confirmação exata da presença de um TIMP só se fará após sua ressecção cirúrgica com o exame anatomopatológico da peça operatória. Alguns exames poderão nos auxiliar no diagnóstico, porém nenhum deles será tão acurado quanto a análise da peça cirúrgica. Dentre os principais exames solicitados para o diagnóstico, destacamos os que se seguem.

BIOQUÍMICA

Os exames sangüíneos pouco contribuem no diagnóstico do TIMP. A presença de enzimas pancreáticas elevadas na ausência de pancreatite ou mesmo durante quadros álgicos poderá motivar a realização de exames de imagem mais específicos.

EXAMES DE IMAGEM

ULTRA-SONOGRAFIA ABDOMINAL (US)

O TIMP apresenta aspecto de tumor cístico e, na presença de dilatação do DPP ou dos seus ramos secundários, o diagnóstico poderá ser suspeitado. A presença de múltiplas formações hiperecóicas sugere a presença de muco solidificado e, conseqüentemente, de um tumor sólido.[10]

TOMOGRAFIA COMPUTADORIZADA HELICOIDAL (TCH)

Imagens de dilatação do DPP ou dos seus ramos secundários sem evidência de obstáculo sugerem fortemente a presença de TIMP.[11] Essa dilatação poderá se apresentar de forma segmentar ou difusa, podendo a forma segmentar ser confundida com cisto. O comprometimento dos canais secundários será evidenciado, em cerca de 30% dos casos, no processo uncinado do pâncreas como pequenas imagens hipodensas agrupadas, separadas por finos septos, dando aspecto de "cacho de uva" e podendo simular um cistoadenoma seroso (Figura 213.3). Pode-se evidenciar, simultaneamente, a presença de pancreatite crônica obstrutiva a montante, com atrofia do parênquima pancreático com áreas de calcificações. Vegetações intracanaliculares ou intracísticas também podem ser reparadas, principalmente após a injeção de contraste. A TCH é útil não só no estádio loco-regional como também a distância nos casos de lesão degenera-

tiva. A acurácia do método encontra-se em torno de 54% a 76%.[12]

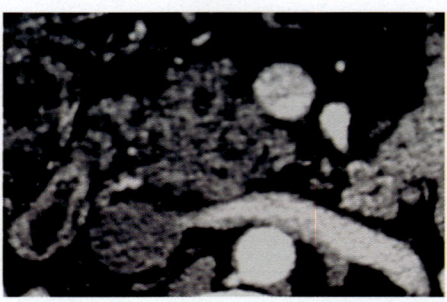

FIGURA 213.3

TCH de paciente com TIMP onde observamos áreas hipodensas que se agrupam, dando o aspecto de cacho de uva. Essa lesão se encontra no processo unciforme e na cabeça do pâncreas

ECOENDOSCOPIA (EE)

Permite a avaliação de toda a glândula pancreática, em especial da região corpo-caudal, por meio da obtenção de imagens transgástricas e cefálicas a partir de imagens transduodenais, com acurácia em torno de 80% a 94%. Permite confirmar a natureza cística da lesão que, por vezes, mostra-se como sólida à TCH quando preenchida por muco ou que até mesmo passa despercebida.[13] A EE permite precisar a localização do TIMP e mensurar suas cavidades císticas, assim como evidenciar a comunicação entre a dilatação cística e o DPP e/ou seus ramos secundários (Figura 213.4), além de visualizar formações nodulares murais (Figuras 213.4 e 213.5).[14]

Ela permite ainda avaliar com precisão a extensão de toda a dilatação do DPP e de seus ramos secundários, podendo evidenciar septações, vegetações e/ou nodulações, mesmo menores que 0,3 cm, aderidas à parede do DPP (Figuras 213.6, 213.7 e 213.8).

Quando associada à punção aspirativa com agulha fina (PAAF), a EE obtém material para análise citológica e histológica da lesão e também material mucinoso, com sensibilidade de 91%.[15] Kubo e colaboradores mostraram acurácia de 92% contra 82% e 89% respectivamente para a US e a CPRE.

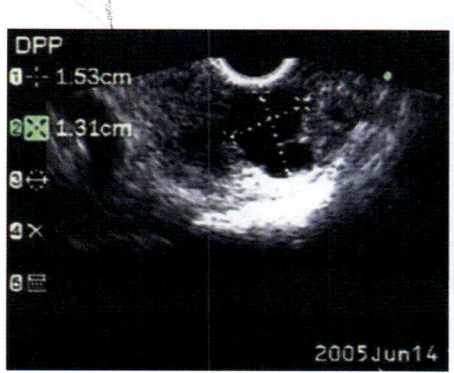

FIGURA 213.4

Área anecóica com septos no interior. O aspecto é de dilatação do DPP na porção cefálica. Essa imagem pode se confundir com cistoadenoma mucinoso da porção cefálica do pâncreas. Anatomopatológico revelou se tratar de TIMP

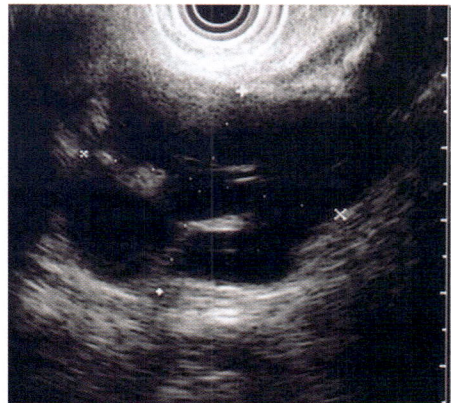

FIGURA 213.5

Lesão cística com vegetação no interior. Essa lesão mede nos maiores eixos 2,9 cm por 1,6 cm. Foi realizada duodenopancreatectomia, e o anatomopatológico revelou a presença de adenoma com alto grau de displasia

COLANGIOPAN-CREATOGRAFIA ENDOSCÓPICA RETRÓGRADA (CPRE)

Inicialmente descrita como método de escolha para o diagnóstico do TIMP,

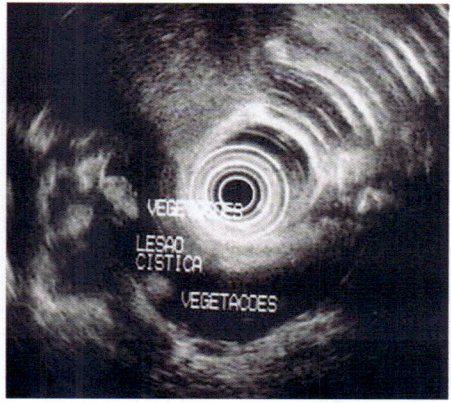

FIGURA 213.6

Área cística com dilatação do DPP e vegetações hiperecóicas no seu interior. Essa área localizava-se na porção cefálica do pâncreas. Anatomopatológico indicou TIMP

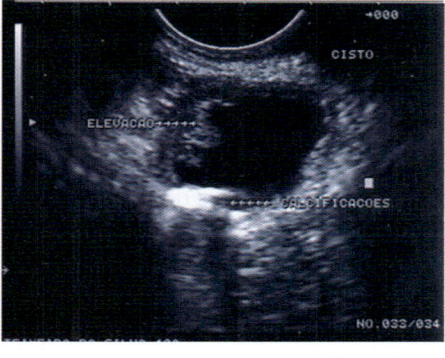

FIGURA 213.7

Imagem ecoendoscópica da porção corpórea do pâncreas com enorme dilatação do DPP e uma vegetação hipoecóica à direta da imagem com área hiperecóica (calcificação) na porção inferior. A imagem é sugestiva de TIMP por acometer o DPP e apresentar calcificação externa, o que foi confirmado pela peça operatória

tornou-se método de exceção devido ao alto índice de pancreatite aguda (5% a 7%). A presença de abaulamento da papila de Vater pode ser evidenciada em 38% a 55% dos casos, sendo característico da lesão e indicando o comprometimento do DPP. A saída de muco pelo

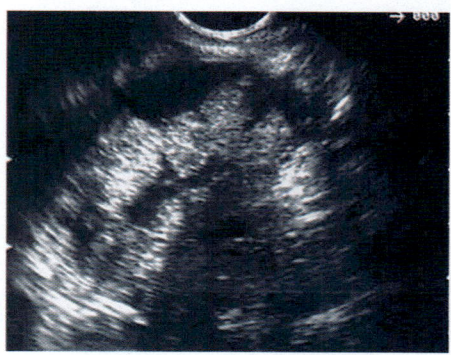

FIGURA 213.8

Imagem à TCH de nódulo. À EE revelou se tratar de lesão multicística com dilatação do DPP e área de dilatação do ducto secundário

orifício papilar é patognomônico da lesão, apesar de estar presente em apenas 18% a 30% dos casos (Figura 213.1).[16] A injeção de contraste evidencia cavidade cística única ou múltipla, com aspecto de cacho de uva, no nível dos canais secundários, e/ou dilatação difusa ou segmentar do DPP (Figura 213.9). Eviden-

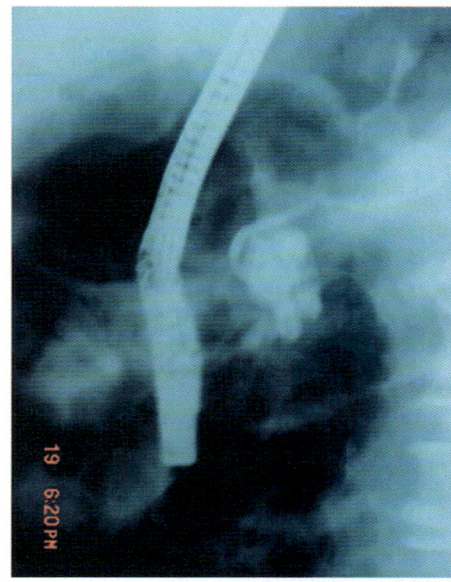

FIGURA 213.9

Pancreatografia revelando área de dilatação multicística da porção cefálica do pâncreas, aspecto de cacho de uva. Forma nodular do TIMP

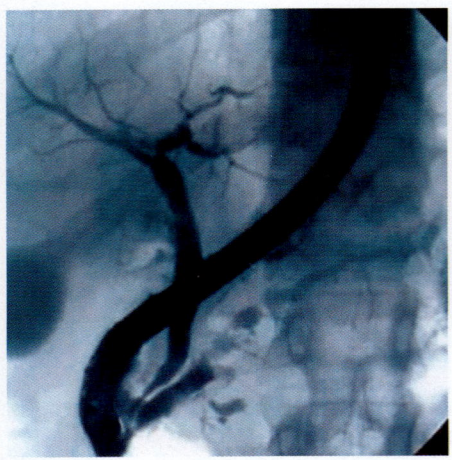

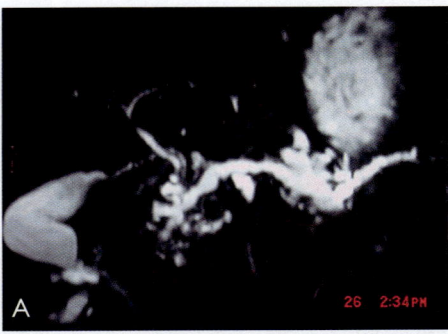

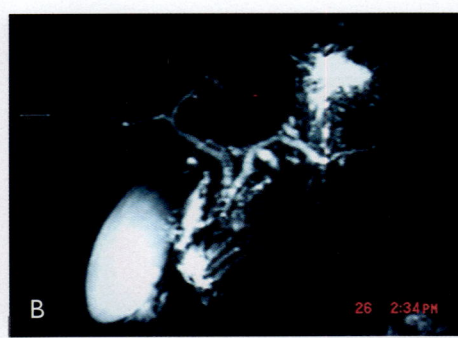

FIGURA 213.11

(A) Imagem da RM com dilatação do DPP e de alguns ductos secundários. Imagem típica de TIMP; (B) Dilatação do DPP e de ductos secundários

FIGURA 213.10

CPRE do paciente da Figura 213.1. Note a dilatação do DPP na sua porção cefálica e a presença de vegetações intracanaliculares *(Imagens cedidas pelo Dr. José Eduardo Brunaldi. HCFMRP-USP)*

cia também a comunicação da formação cística com o ducto pancreático principal e a presença de tampão mucoso ou vegetações intracanaliculares (Figura 213.10).[17] A acurácia do método encontra-se em torno de 76% a 83%. [12-25]

COLANGIOPANCREATOR-RESSONÂNCIA MAGNÉTICA (CPRM)

Exame não-invasivo, fornece informações sobre os canais pancreáticos e biliares.[18] Mostra a presença de substância mucóide no interior da cavidade cística e/ou do DPP que se apresenta com hipersinal em T2.[19] A CPRM é bom exame pela seqüência dos cortes coronais para análise do parênquima pancreático e por evidenciar as vegetações intracanaliculares, prevendo a presença de malignidade.[20] Além disso, permite diagnosticar a presença dos nódulos murais com sensibilidade de 85%. Tende a substituir a CPRE e pode ser realizada pré ou pós-EE. Irie e colaboradores demonstraram acurácia diagnóstica da CPRM de 80% para o TIMP do ducto principal e de 100% para o TIMP dos ductos secundários (Figuras 213.11A e B).

ULTRA-SONOGRAFIA INTRACANALICULAR (IDUS) E PANCREATOSCOPIA

São exames difíceis de serem realizados. Os *miniprobes* endocanaliculares de alta freqüência (15 MHz a 30 MHz) fornecem dois tipos de informações em relação ao TIMP.[21] A primeira confirma o diagnóstico da ectasia canalicular, e a segunda informa a extensão do tumor. Atualmente são mais sensíveis que a CPRE para evidenciar tumores intracanaliculares ou muco intracanalicular. A wirsungoscopia transpapilar consiste em um miniendoscópio introduzido dentro dos canais pancreáticos, permitindo a visualização de lesões e a realização de biópsias.[22] Kaneko e colaboradores compararam sensibilidade, especificidade e acurácia da pancreatoscopia, da CPRE e da EE. Os valores foram: 100%, 100% e 100% para a pancreatoscopia; 43%, 100% e 61% para a CPRE; e 47%, 20% e 62,5% para a EE. Hara e colaboradores demonstraram sensibilidade de 91% e especificidade de 82% na associação da IDUS com a pancreatoscopia na diferenciação do TIMP benigno e maligno. É um exame de exceção e que ainda necessita de maior avaliação.

BIOLOGIA MOLECULAR

O TIMP é um tumor benigno com potencial de malignização, com cerca de 50% dos casos apresentando carcinoma invasivo no momento da cirurgia.[23] As técnicas de biologia molecular permitem pesquisar a mutação do gene K-ras e mensurar a atividade da telomerase[24] no suco pancreático colhido durante a CPRE ou intracística durante a punção ecoguiada. Essa técnica pode ser útil na diferenciação do TIMP benigno e maligno, mas seu real valor ainda não está claramente estabelecido.[25] A ativação mutacional do K-ras tem sido relatada em 30% a 80% dos TIMP, sendo a maioria delas no códon 12.[37-39] Estudos iniciais demonstram a importância do K-ras na transformação do epitélio normal para o carcinoma invasivo nos TIMP.

Outros estudos, com enfoque na análise do p53, demonstram sua alteração tardia na transformação adenoma-carcinoma. O DPC4, um fator de transcrição nuclear, mostra-se geneticamente inativo em 50% dos adenocarcinomas pancreáticos ductais. Entretanto, encontra-se ativo em 100% dos casos de TIMP e em 97% dos casos de TIMP associado ao carcinoma invasivo.[40] Pacientes com adenocarcinoma ductal pancreático e expressão do DPC4 preservada parecem apresentar sobrevida prolongada em relação àqueles com DPC4 não ativo.[41] A discrepância na expressão do DPC4 entre o TIMP e o adenocarcinoma sugere uma diferença fundamental na carcinogênese que pode explicar o curso prolongado e indolente do TIMP comparado ao do adenocarcinoma ductal. Dentre as glicoproteínas de alto peso molecular, o MUC2 e o MUC5 são altamente expressados no TIMP e, quando presentes, indicam melhor sobrevida (Tabela 213.2).

CRITÉRIOS PREDITIVOS DE MALIGNIDADE

Os TIMP são caracterizados pelo alto risco de malignização. Os critérios preditivos dessa situação baseiam-se muitas vezes nos aspectos clínicos e radiológicos. Os fatores clínicos são: diabetes, icterícia e alteração do estado geral.[26,27] Os radiológicos são mais bem caracterizados e sobretudo reparados pela EE. São critérios de malignidade o comprometimento do DPP, a sua dilatação acima de 7 mm, a cavidade cística maior que 30 mm, a presença de nódulos murais, a existência de componente tissular desenvolvido a partir de uma lesão cística e a presença de nódulos linfáticos (NL).[28]

A forma de comprometimento do DPP e a forma mista degeneram com mais freqüência que as formas secundárias. A sobrevida após a cirurgia, em cinco anos, é de 85%. Em caso de infiltração extrapancreática, a taxa de sobrevida cai para 26% em cinco anos, mas mantém-se superior à sobrevida do adenocarcinoma pancreático ductal.[29]

DIAGNÓSTICO DIFERENCIAL

O diagnóstico diferencial do TIMP se faz com quadro de pancreatite aguda recorrente ou com doenças causadoras de obstrução canalicular, tais como: tumor de papila, disfunção do esfíncter de Oddi, pâncreas *divisum* e pancreatite crônica obstrutiva. Na fase aguda de uma pancreatite, os fenômenos inflamatórios mascaram a lesão cística. O diagnóstico se faz também diante de uma síndrome clínica evocando um tumor pancreático, como icterícia obstrutiva ou esteatorréia, de neoplasias císticas do pâncreas, que representam cerca de 15% a 20% dos cistos pancreáticos, e de pseudocistos, que representam 80% dessas lesões. Exames como a US e a TC, muitas vezes, são incapazes de diferenciá-los.

LESÕES CÍSTICAS NEOPLÁSICAS

CISTOADENOMA MUCINOSO E CISTOADENOCARCINOMA

São geralmente únicos e volumosos. O componente macrocístico é predominante. O cistoadenoma mucinoso possui parede espessa, por vezes com calcificações periféricas, vegetações intracísticas e muco. A EE (Figura 213.12) associada à punção aspirativa com agulha fina (EE-PAAF) confirma a presença de muco e a elevação dos marcadores tumorais (CEA superior a 200 ng/ml, Ca 19-9 superior a 50.000 UI/ml).

Sua localização preferencial é na porção corpo-caudal em 70% dos ca-

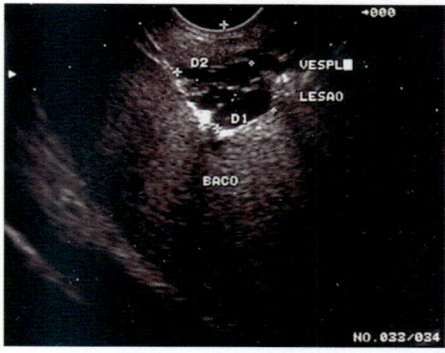

FIGURA 213.12

Imagem ecoendoscópica de um cistoadenoma mucinoso localizado na cauda do pâncreas bem junto ao hilo esplênico

sos, e a principal diferença com o TIMP está na ausência de comprometimento importante do DPP. Seu diagnóstico se faz de maneira fortuita na grande maioria dos casos. Tem alto poder degenerativo, sendo suspeito de malignidade na presença de NL ou invasão de estruturas vizinhas. O tratamento de escolha é cirúrgico.

CISTOADENOMA SEROSO

São compostos por microcistos, multiloculares, sem comunicação com o DPP. Apresentam aspecto radiológico de favo de mel, com calcificação central, associada a cicatrizes estreladas (Figura 213.13). Calcificações são vistas

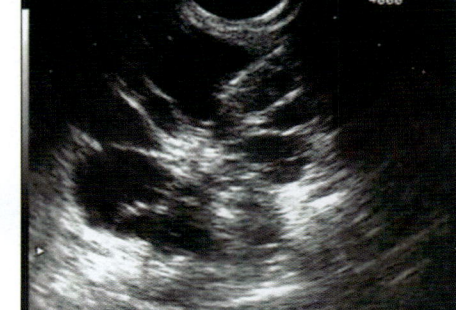

FIGURA 213.13

Imagem ecoendoscópica de um cistoadenoma seroso, confirmado pela cirurgia

TABELA 213.2

Comparação entre as alterações genéticas no TIMP (carcinoma) com o adenocarcinoma pancreático ductal

TIMP (carcinoma)	Adenocarcinoma Ductal	
Expressão do p53	50%	80%
Mutação do K-ras	40% a 60%	70% a 90%
Expressão do DPC4	100%	45%
MUC2	81%	0%
MUC5	83%	13%

em 30% dos casos. Em 10% dos casos a forma macrocística pode ocorrer. São lesões benignas de conduta espectante, salvo nas grandes lesões com sintomas compressivos e/ou obstrutivos.

A EE-PAAF confirma a presença de líquido amarelo-nacarado, e os níveis dos marcadores tumorais podem predizer a sua presença (CEA inferior a 10 ng/ml, Ca 19-9 inferior a 30.000 UI/ml).

CISTOS VERDADEIROS

São extremamente raros, vistos em casos de doença de von Hippel-Lindau ou mucoviscidose. Geralmente são múltiplos e podem acometer toda a glândula.

PSEUDOCISTO

São encontrados em pacientes com antecedentes de pancreatite aguda ou crônica. São desprovidos de parede própria, com conteúdo heterogêneo, podendo desenvolver-se no pâncreas ou fora dele e se comunicar com o DPP em 70% dos casos. A EE permite realizar a punção aspirativa ecoguiada e mensurar a concentração da lipase. Apesar de o CEA do líquido ser baixo, o CA 19-9 apresenta valores variáveis (Figura 213.14).

ADENOMA VILOSO DO DPP

Trata-se de lesão pré-neoplásica mucosecretora. As estruturas papilares são de

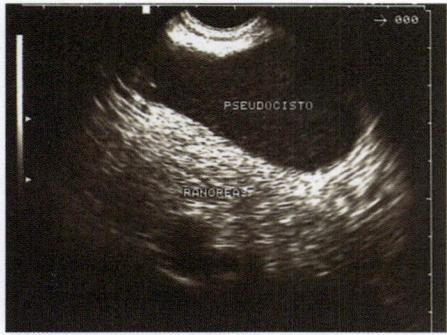

FIGURA 213.14

Imagem de pseudocisto. Área anecóica, com reforço acústico posterior e debris no interior do conteúdo líquido

dimensões superiores às do TIMP, assim como as do DPP. A EE permite evidenciar a proliferação endocanalicular.

ADENOCARCINOMA DO PÂNCREAS

Diferencia-se dos TIMP, salvo nas suas formas císticas. É raro, assim como os tumores neuroendócrinos císticos.

TRATAMENTO, SEGUIMENTO E PROGNÓSTICO

O estádio pré-operatório é de fundamental importância para o planejamento do procedimento cirúrgico. A mortalidade pós-operatória de uma duodenopancreatectomia cefálica está em torno de 1% a 5% de acordo com a experiência da equipe cirúrgica, e a morbidade, em torno de 30%, o que torna necessário pesar o risco carcinogênico da lesão com o risco operatório. A avaliação pré-operatória do paciente como um todo tem por objetivo avaliar sua operabilidade do ponto de vista anestésico (*score* ASA). Os métodos de imagem de que dispomos permitem localizar e classificar o tumor em relação ao comprometimento dos ductos pancreáticos secundários cujos limites são transponíveis. Do ponto de vista oncológico, o estádio loco-regional deve ser realizado antes do ato operatório. O sub ou superestádio ocorrerá em cerca de 40% dos casos de TIMP.[30]

Os exames peroperatórios podem compreender: a US, a IDUS, a pancreatografia e o exame em cortes do pâncreas, necessário nos casos de um tumor de desenvolvimento segmentar e com risco degenerativo.[31]

Todos os tipos de ressecções pancreáticas podem ser indicados nos casos de TIMP, preservando ao máximo possível o parênquima sadio. Em razão da sua localização cefálica (que ocorre em 60% dos casos), a duodenopancreatectomia é a cirurgia mais indicada nos casos de TIMP comprometendo o DPP nessa região. Porém, quando o comprometimento se faz nos ductos secundários

ou quando o DPP encontra-se difusamente dilatado, é impossível diferençar a infiltração difusa do DPP da simples dilatação causada pela obstrução mecânica. Nesse caso, a análise por congelação das secções realizadas no intra-operatório poderá mostrar a partir de que ponto a margem cirúrgica encontra-se livre. Paye e colaboradores demonstraram acurácia de 92% para a detecção da margem comprometida por meio desse método, com mudança da estratégia cirúrgica em 23% dos casos. No comprometimento secundário com dilatação do DPP, a ressecção total do tumor se faz necessária mesmo nas lesões pequenas. No caso de não haver dilatação do DPP em lesões menores que 2,5 cm de diâmetro e de paredes finas, a monitorização pode ser a conduta adotada em virtude do alto índice de morbidade cirúrgica. Técnicas cirúrgicas como a pancreatectomia esquerda com preservação do baço, a pancreatectomia central ou a pancreatectomia total são praticadas com menor freqüência.[32]

Esta última será realizada no caso de lesão multifocal ou de persistência de displasia após ressecção de um determinado segmento. A prescrição de extratos pancreáticos ou o tratamento de diabetes é necessário em casos de atrofia ou fibrose pancreática levando à insuficiência do órgão.

A forma invasiva do TIMP apresenta prognóstico mais favorável que a forma invasiva do adenocarcinoma. A sobrevida em cinco anos daquela forma do TIMP é estimada em 25% a 36% e é inferior a 3% nos casos do adenocarcinoma.[33]

O seguimento regular se faz necessário naqueles pacientes submetidos à ressecção cirúrgica do TIMP. A modalidade adotada para o seguimento, RM ou EE, variará de equipe para equipe.[34]

Nem todos os pacientes com TIMP serão operados. As causas são várias: contra-indicação anestésica, risco operatório acentuado, idade, não-aceitação do paciente ou ausência de sintomatologia. Esses pacientes poderão ser acompanhados por EE ou RM, mas o real valor dessa conduta ainda não está comprovado.

CONCLUSÃO

O TIMP caracteriza-se pela proliferação epitelial de arquitetura papilífera do DPP ou dos canais secundários. Seu modo de manifestação mais freqüente se faz por meio de quadros de pancreatite aguda. Os diferentes métodos de imagem nos permitem uma melhor detecção e análise do tumor e de seus critérios de degeneração maligna. A dificuldade no manejo está no risco de malignização e nas altas taxas de morbidade pós-operatória. A extensão da ressecção é dependente da análise segmentar da presença ou não de comprometimento pancreático. Nos casos em que não há comprometimento do DPP, o seguimento se impõe, mesmo não havendo estudos que comprovem a validade dessa conduta. O prognóstico dos pacientes operados é bom, com sobrevida em três anos de 60% a 80%, sendo ainda melhor nos casos de comprometimento exclusivamente secundário, mas com resultados ruins na presença do carcinoma invasivo, sendo inferior a 21% em três anos.[26]

REFERÊNCIAS BIBLIOGRÁFICAS

1. Itai Y, Ohhashi K, Nagai H, Murakami Y, Kokudo T, Makita K et al. Ductectatic mucinous cystadenoma and cystadenocarcinoma of the pancreas. Radiology 1986;161:697-700.
2. Bastid C, Bemard JP, Sarles H, Payan MJ, Sahel J. Mucinous ductal ectasia of the pancreas: a premalignant disease and a cause of obstructive pancreatitis. Pancreas 1991;6:15-22.
3. Yamaguchi K, Tanaka M. Intraductal papillary-mucinous tumor of the pancreas: a historical review of the nomenclature and recent controversy. Pancreas 2001;23:12-9.
4. Loftus EV Jr, Olivares-Pakzad BA, Batts KP, Adkins MC, Stephens DH, Sarr MG et al. Intraductal papillary-mucinous tumors of the pancreas: clinicopathologic features, outcome and nomenclature. Gastroenterology 1996;110:1909-18.
5. Terris B, Ponsot P, Paye F, Hammel P, Sauvanet A, Molas G et al. Intraductal papillary mucinous tumors of the pancreas confined to secondary ducts show less aggressive pathologic features as compared with those involving the main pancreatic duct. Am J Surg Pathol 2000;24:1372-7.
6. Sahel J, Bastid C. Ectasie canalaire mucineuse du pancréas. Encycl Méd Chir (EIsevier SAS, Paris), Hépatologie, 7-105-A-50, 1997. P. 8.
7. Bernades P. Diagnostic des tumeurs intracanalaires papillaires mucineuses du pancréas. Hépato-gastro 1999, vol. 6, NS, no JUL (16 ref.), pp. 64-67.
8. Paye F, Terris B, Ponsot P, Ruszniewski P, Belghiti J. Les tumeurs intracanalaires papillaires mucineuses du pancréas. Hépato-gastro 1999, vol. 6, NS, no JUL (15 ref.), pp. 68-72.
9. Bemard JP, Payan MJ. Intraductal papillary mucinous tumors of the pancreas. An emerging entity. Gastroenterol Clin Biol 1997;21:275-7.
10. Valette O, Cuilleron M, Debelle L, Antunes L, Mosnier JF, Regent D et al. Imaging of intraductal papillary mucinous tumor of the pancreas: literature review. J Radiol 2001;82:633-45.
11. Taouli B, Vilgrain V, Vullierme MP, Terris B, Denys A, Sauvanet A et al. Intraductal papillary mucinous tumors of the pancreas: helical CT with histopathologic correlation. Radiology 2000;217:757-64.
12. Cellier C, Cuillerier E, Palazzo L, Rickaert F, Flejou JF, Napoleon B et al. Intraductal papillary and mucinous tumors of the pancreas: accuracy of preoperative computed tomography, endoscopic retrograde pancreatography and endoscopic ultrasonography, and long-term outcome in a large surgical series. Gastrointest Endosc 1998;47:42-9.
13. Aithal OP, Chen RY, Cunningham JT, Durkalski V, Kim EY, Patel RS et al. Accuracy of EUS for detection of intraductal papillary mucinous tumor of the pancreas. Gastrointest Endosc 2002;56:701-7.
14. Kubo H, Chijiiwa Y, Akahoshi K, Hamada S, Harada N, Sumii T et al. Intraductal papillary-mucinous tumors of the pancreas: differential diagnosis between benign and malignant tumors by endoscopic ultrasonography. Am J Gastroenterol 2001;96:1429-34.
15. Maire F, Couvelard A, Hammel P, Ponsot P, Palazzo L, Aubert A et al. Intraductal papillary mucinous tumors of the pancreas: the preoperative value of cytologic and histopathologic diagnosis. Gastrointest Endosc 2003;58:701-6.
16. Prasad SR, Sahani D, Nasser S, Farrell J, Femandez-del Castillo C, Hahn PF et al. Intraductal papillary mucinous tumors of the pancreas. Abdom Imaging 2003;28:357-65.
17. Obara T, Saitoh Y, Maguchi H, Yokota K, Okamura K, Namiki M. Papillary adenoma of the pancreas with excessive mucin secretion. Pancreas 1992;7:114-7.
18. Sugiyama M, Atomi Y, Hachiya J. Intraductal papillary tumors of the pancreas: evaluation wiyh magnetic resonance cholangiopancreatography. Am J Gastroenterol 1998;93:156-9.
19. Sai JK, Suyama M, Kubokawa Y, Yamanaka K, Tadokoro H, lida Y et aI. Management of branch duct-type intraductal papillary mucinous tumor of the pancreas based on magnetic resonance imaging. Abdom Imaging 2003;28:694-9.
20. Choi BS, Kim TK, Kim AY, Kim KW, Park SW, Kim PN et al. Differential diagnosis of benign and malignant intraductal papillary mucinous tumors of the pancreas: MR cholangiopancreatography and MR angiography. Korean J Radiol 2003;4:157-62.

21. Lefort C, Napoleon B. Minisondes d'endosonographie : quelle place dans l'exploration biliopancréatique? (Miniprobe of endoscopic ultrasound : use for biliopancreatic exploration) Hépato-gastro 2004, vol. 11, no1, pp. 11-17 [7 page(s) (article)] (21 ref.).

22. Kaneko T, Nakao A, Inoue S, Sugimoti H, Hatsuno T, Ito A et al. Intraoperative ultrasonography by high-resolution annular array transducer for intraductal papillary mucinous tumors of the pancreas. Surgery 2001;129:55-65.

23. Soldini D, Ougger M, Burckhardt E, Kappeler A, Laissue JA, Mazzucchelli L. Progressive genomic alterations in intraductal papillary mucinous tumours of the pancreas and morphologically similar lesions of the pancreatic ducts. J Pathol 2003;199:453-61.

24. Murakami Y, Yokoyama T, Hiyama E, Yokoyama Y, Kanechiro T, Uemura K et al. Successful pre-operative diagnosis of malignant intraductal papillary mucinous tumor of the pancreas by detecting telomerase activity. Int J Gastrointest Cancer 2002;31:117-21.

25. Barbe L, Ponsot P, Vilgrain V, Terris B, Flejou JF, Sauvanet A et al. Intraductal papillary mucinous tumors of the pancreas. Clinical and morphological aspects in 30 patients. Gastroenterol Clin Biol 1997;21:278-86.

26. Le Corguille M, Levy P, Ponsot P, Sibert A, Hammel P, Ruszniewski P. Intraductal papillary mucinous tumor with pancreatobiliary and pancreatodigestive fistulae: a casereport. Gastroenterol Clin Biol 2002;26:1172-4.

27. Zamora C, Sahel J, Cantu DO, Heyries L, Bemard JP, Bastid C et al. Intraductal papillary or mucinous tumors (IPMT) of the pancreas: report of a case series and review of the literature. Am J Gastroenterol 2001;96:1441-7.

28. Sugiyama M, Izumisato Y, Abe N, Masaki T, Mori T, Atomi Y. Predictive factors for malignancy in intraductal papillary-mucinous tumours of the pancreas. Br J Surg 2003;90:1244-9.

29. Maire F, Hammel P, Terris B, Paye F, Scoazec JY, Cellier C et al. Prognosis of malignant intraductal papillary mucinous tumours of the pancreas after surgical resection. Comparison with pancreatic ductal adenocarcinoma. Gut 2002;51:717-22.

30. Palazzo L, Cuillerier E, Cellier C, Napoléon B, Landi B, Colardelle P et al. Tumeurs intra-canalaires mucosécrétantes du pancréas: apports de l'écho-endoscopie pour orienter le geste chirurgical [resumo]. Gastroenterol Clin Biol 1996;20:A216.

31. Paye F, Sauvanet A, Terris B, Ponsot P, Vilgrain V, Hammel P et al. Intraductal papillary mucinous tumors of the pancreas: pancreatic resections guided by preoperative morphological assessment and intraoperative frozen section examination. Surgery 2000;127:536-44.

32. Partensky C, Laugier R. Intraductal mucinous papillary tumors of the pancreas: which procedure for which tumor? Gastroenterol Clin Biol 2000;24:17-20.

33. Salvia R, Femandez-del Castillo C, Bassi C, Thayer S, Falconi M, Mantovani W et al. Main-duct intraductal papillary mucinous neoplasm of the pancreas clinical predictors of malignancy and longterm survival following resection. Ann Surg 2004;239:678-87.

34. Chari ST, Yadav D, Smyrk TC, DiMagno EP, Miller LJ, Raimondo M et al. Study of recurrence after surgical resection of intraductal papillary mucinous neoplasm of the pancreas. Gastroenterology 2002;123:1500-7.

35. Traverso LW, Peralta EA, Ryan JA Jr, Korazek RA. Intraductal neoplasms of the pancreas. Am J Surg 1998;175:426-32.

36. Sohn TA, Yeo CJ, Cameron JL, Iacobuzio-Donahue CA, Hruban RH, Lillemoe KD. Intraductal papillary mucinous neoplasms of the pancreas: an increasingly recognized clinicopathologic entity. Ann Surg 2001;234:313-22.

37. Yanagisawa A, Kato Y, Ohtake K, Kitagawa T, Ohashi K, Hori M et al. C-Ki-ras point mutations in ductectatic-type mucinous cystic neoplasm of the pancreas. Jpn J Cancer Res 1991;47:42-9.

38. Sessa F, Solcia E, Capella C, Bonato M, Scarpa A, Zambroni G et al. Intraductal papillary-mucinous tumours represent a distinct group of pancreatic neoplasms: an investigation of tumour cell differentiation and K-ras, p53 and c-erbB-2 abnormalities in 26 patients. Virchows Arch 1994;425:357-67.

39. Z'Graggen K, Rivera JA, Compton CC, Pins M, Werner J, Fernandez-del Castillo C et al. Prevalence of activating K-ras mutations in the evolutionary stages of neoplasia in intraductal papillary mucinous tumors of the pancreas. Ann Surg 1997;226:491-500.

40. Kaino M, Kondoh S, Okita S, Hatano S, Shiraishi K, Kaino S et al. Detection of K-ras and p53 gene mutations in pancreatic juice for the diagnosis of intraductal papillar mucinous tumors. Pancreas 1999;18:294-99.

41. Wilentz RE, Su GH, Dai JL, Sparks AB, Argani P, Sohn TA et al. Immunohistochemical labeling for dpc4 mirrors genetic status in pancreatic adenocarcinomas: a new marker of DPC4 inactivation. Am J Pathol 2000;156:37-43.

PARTE 30

TUMORES NEUROENDÓCRINOS E CARCINÓIDES GASTROINTESTINAIS

CAPÍTULO 214

TUMORES NEUROENDÓCRINOS DO SISTEMA DIGESTÓRIO

José Celso Ardengh
Eliane Teixeira Orsini

INTRODUÇÃO

Os tumores neuroendócrinos (TUNE) do sistema digestório ocorrem no estômago, no duodeno (25%), no reto (14%), no apêndice vermiforme (12%) e no pâncreas.[1,2] O tumor carcinóide (Tca) é o mais comum de todos os TUNE e se localiza freqüentemente na parede do sistema digestório, enquanto os outros, insulinoma, gastrinoma, vipoma, somatostatinoma e glucagonoma, têm como sítio preferencial a glândula pancreática, além da parede do sistema digestório.[3]

Os Tca gastrointestinais são malignos e enigmáticos, embora de crescimento lento comparado aos adenocarcinomas, e podem se comportar de forma agressiva.[2] Sua epidemiologia é mal conhecida em razão da sua raridade.[1] Nos países escandinavos, a incidência anual média do Tca é de 7 por 1 milhão de habitantes ao ano.[1,3] Manifestam-se por efeito de massa, sangramento, obstrução ou até com perfuração resultado da sua detecção acidental durante cirurgias de emergência.[2]

Seus sintomas relacionam-se a secreção de aminas e peptídeos diversos.[2] O diagnóstico bioquímico é estabelecido pela elevação da cromogranina A no plasma (CgA), da serotonina ou pelos níveis urinários do ácido 5 hidroxi-indolacético (5-HIAA).[2]

Quanto à localização, pode ser determinada por endoscopia, cintilografia com receptores de somatostatina (CRS),

tomografia computadorizada helicoidal (TCH) ou ecoendoscopia (EE).[1,2] O diagnóstico histológico se faz pela imunohistoquímica (cromogranina + e sinaptofisina +).[2]

Nos grandes tumores, a quimioterapia e a radioterapia têm mínima eficácia e diminuem substancialmente a qualidade de vida.[2] Os análogos da somatostatina irradiados e aplicados sob a forma intravenosa são indicados apenas na doença disseminada.[2] Esses mesmos análogos sem essa sensibilização fornecem terapia eficaz, apesar de o interferon apresentar alguma utilidade.[2] Para os Tca gástricos e retais pequenos, a remoção endoscópica local pode ser um adequado tratamento.[1,2] A sobrevivência total de cinco anos para os Tca do apêndice é de 98%; para os gástricos pequenos, 81%; para os retais, 87%; para os duodenais pequenos, 60%; para os do cólon, 62%; e para os avançados gástricos, 33%.[2]

Os TUNE do pâncreas são mais raros (4 por 1 milhão de habitantes ao ano), desenvolvendo-se a partir de células endócrinas da glândula pancreática.[1,4] Eles podem se diferençar e produzir hormônios responsáveis por síndromes clínicas relacionadas ao tipo de secreção (insulinoma: hipoglicemia; gastrinoma: doença ulcerosa gastroduodenal severa e diarréia; glucagonoma: lesões cutâneas necrosantes; vipoma: diarréia intensa; somatostatinoma: diabetes e litíase vesicular).[5]

Normalmente descobertos como diminutas tumorações, podem se alo-

jar em qualquer porção da glândula pancreática.[1,3,5] Apesar dessas características, 70% deles não são secretores, se bem que alguns marcadores tumorais podem estar elevados. Nessa situação, eles são descobertos freqüentemente sob a forma de metástases, preferencialmente hepáticas, limitando a sobrevivência dos doentes a pelo menos dois anos nesse estádio evolutivo.[6]

O objetivo deste capítulo é revelar didaticamente qual a forma de participação da endoscopia e da ecoendoscopia no diagnóstico, no estádio locoregional e no tratamento e compará-las com as várias modalidades de diagnóstico e identificação.

TUMOR NEUROENDÓCRINO DA PAREDE DIGESTIVA

São geralmente pequenos (menores que 2 cm) e podem se localizar na parede gástrica, duodenal ou cólica.[7-10] À EE, são freqüentemente hipoecóicos e se desenvolvem na mucosa e na submucosa.[11] Sua característica superficial explica a freqüente positividade da biópsia endoscópica. Às vezes eles se desenvolvem na muscular própria, sendo ecogênicos e difíceis de diferençar dos Schwannomas; nesse caso, a biópsia endoscópica será negativa, pois se apresentam como tumores subepiteliais.[11,12]

Exames convencionais de imagem como o ultra-som (US), a tomografia computadorizada (TC) e a ressonância abdominal magnética (RM) são limitados em localizá-los topograficamente.[13] A EE faz parte do arsenal diagnóstico nos casos de Tca secretores nos quais o tumor primitivo não é conhecido, permitindo a identificação dos tumores intraparietais gástricos ou duodenais.[14]

TUMOR CARCINÓIDE GÁSTRICO

O Tca gástrico pode ser acidentalmente diagnosticado durante uma endoscopia digestiva alta. Dependendo do tamanho e da profundidade na parede, ele pode ser tratado cirúrgica ou endoscopicamente. Lesões pequenas podem ser ressecadas com segurança pela endoscopia, sendo uma boa opção de tratamento.[2] Nessa situação, a EE pode oferecer pormenores quanto à profundidade da lesão e à presença ou não de nódulos linfáticos periféricos, indicando ou não a remoção endoscópica.[11] Assim sendo, a decisão de tratamento, quer cirúrgica, quer endoscópica, depende do tamanho da lesão, da sua profundidade e da presença de metástases loco-regionais (Figura 214.1).[11]

Papel importante da EE é o seguimento desses pacientes após a ressecção endoscópica, que no caso de margens livres à patologia devem ser monitorados pela endoscopia quanto à presença de recidiva local e pela EE quanto à identificação de supostos nódulos linfáticos metastáticos. Já no caso de margens comprometidas durante a primeira remoção endoscópica, o procedimento cirúrgico está indicado.[11]

Por serem raras, essas lesões têm sido muito pesquisadas. Parece que sua incidência tem aumentado e não existe correspondência com o aumento da sobrevida, apesar do avanço da terapia. Conseqüentemente existe enorme interesse da comunidade científica em entender a base biológica desses tumores, determinando sua conexão com a hipergastrinemia, melhorando as opções atuais do tratamento.[7]

As modalidades diagnósticas incluem a endoscopia alta, a EE, a cintilografia com receptores de somatostatina (CRS), e o tratamento racional dessa doença é composto pela ressecção endoscópica e/ou cirúrgica. Em resumo, salienta-se que, apesar dos avanços nas ciências básicas e na área clínica, o tratamento adequado dessas lesões ainda é controverso, restando para as pequenas lesões menores que 1,0 cm o tratamento endoscópico como boa opção na eventual ausência de metástases locais à EE (Figura 214.2).[7]

TUMOR CARCINÓIDE DUODENAL

A realização de uma polipectomia endoscópica de pólipos duodenais é rápida, segura, e permite o diagnóstico e o tratamento da esmagadora maioria das lesões. Essa conduta é a melhor forma de abordagem, já que é difícil distinguir macroscopicamente diminutas elevações benignas de tumores carcinóides.

Dalenback e Havel[10] realizaram revisão sistemática da literatura de trabalhos publicados no Medline, nos últimos 15 anos, focalizando os resultados do tratamento endoscópico de carcinóides duodenais. Concluíram que a EE é útil para o estádio pré-operatório. Os resultados indicam que a remoção pode ser realizada com segurança nos carcinóides duodenais menores que 1 cm situados fora da região periampular e sem invasão da muscular própria à EE. Nessa situação, o tratamento é seguro, adequado e eficaz (Figura 214.3).

A técnica de ressecção endoscópica usando alça de polipectomia com ou sem a injeção submucosa de solução salina tem sido aplicada para a remoção de diminutos carcinóides. Nishimori e colaboradores[12] utilizaram a EE para guiar a injeção salina em dois casos de Tca duodenais e promoveram a ressecção ecoguiada. Em um deles foi possível a elevação e a separação completa da lesão em relação à muscular própria, optando-se pela ressecção endoscópica. Em outro, isso não foi possível, optan-

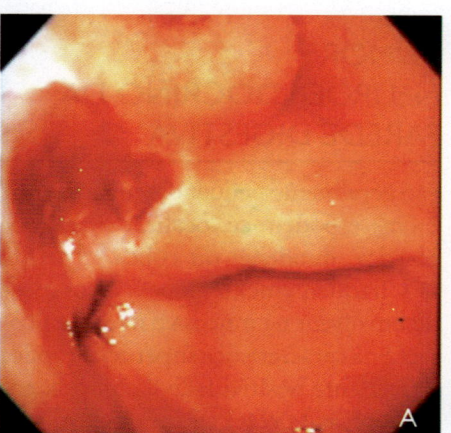
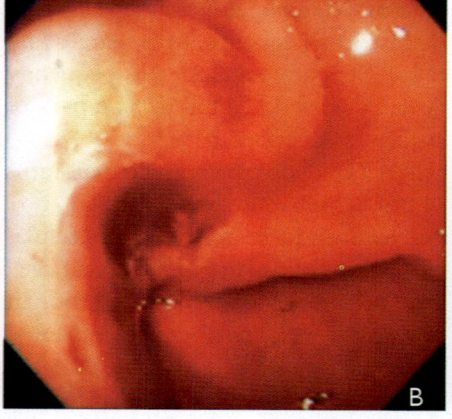
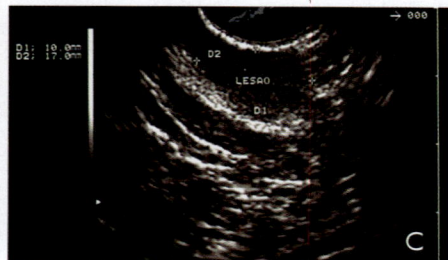

FIGURA 214.1

(A) e (B) Imagens endoscópicas de lesão algo elevada e ulcerada localizada bem próxima ao piloro; (C) Imagem ecoendoscópica revelando a presença de lesão hipoecóica, heterogênea, que invade em profundidade a muscular própria (uT2N0Mx)

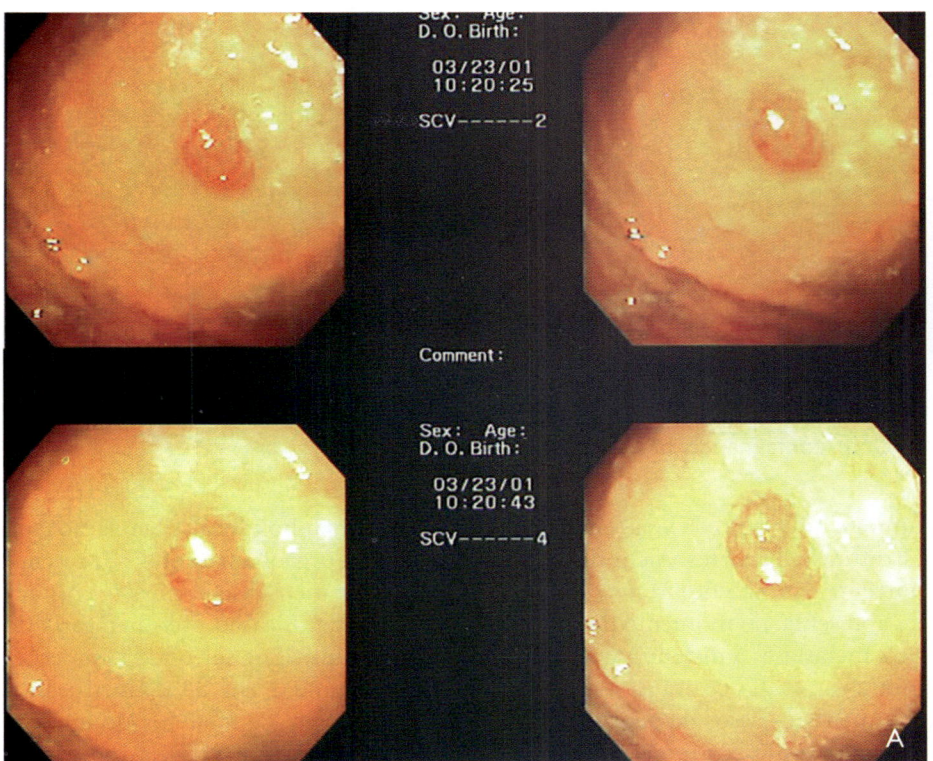

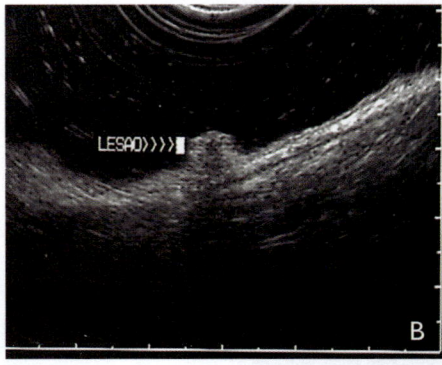

FIGURA 214.2

(A) Imagem endoscópica de diminuta lesão polipóide de 0,8 cm, localizada na parede gástrica; (B) Imagem ecoendoscópica mostrando que a lesão é superficial, mantendo intacta a muscular própria. Essa paciente foi submetida à remoção endoscópica e permanece em controle endoscópico e ecoendoscópico há mais de cinco anos

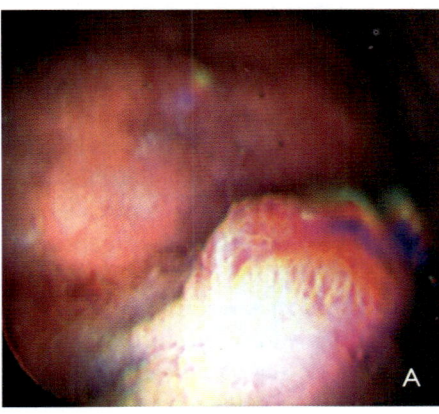

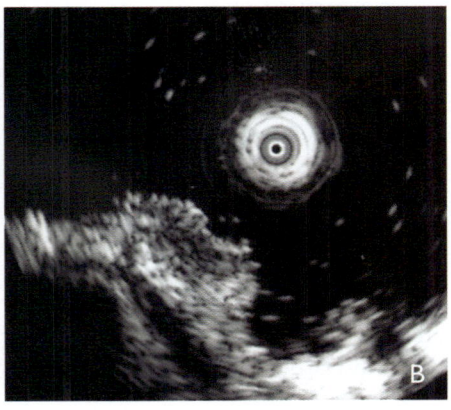

FIGURA 214.3

(A) Imagem endoscópica de Tca duodenal; (B) Imagem ecoendoscópica de lesão hipoecóica, elevada, sem invasão da muscular própria (uT2N0mx)

do-se pela cirurgia. Esse relato não só comprova o valor da EE para o estádio loco-regional, como também dá ao exame uma possibilidade de controle eco-guiado da terapia.

Yoshikane e colaboradores[15] acreditam que diminutos Tca duodenais confinados à submucosa possam ser removidos endoscopicamente, mas, para que isso ocorra, é necessária a avaliação da EE pré-operatória, para determinar com segurança a ressecção.

O mesmo autor avaliou a utilidade da EE em 29 pacientes com Tca gastrointestinais (5 gástricos, 7 duodenais e 17 retais). A característica ecográfica de praticamente todas as lesões foi de homogeneidade e hipoecogenicidade, com margens limitadas e lisas (Figuras 214.1, 214.2 e 214.3). A maioria deles se encontrava na terceira camada. A acurácia da EE em determinar a classifica-

ção T e N foi de 75% para ambas as categorias. Os autores concluem que a EE é útil para o estádio loco-regional (TN) desses tumores.[16]

Algumas vezes a obtenção de tecido pela biópsia endoscópica não permite ao patologista o diagnóstico histológico, principalmente se a lesão apresentar aspecto subepitelial. Nessa situação, a EE-PAAF pode ser útil, pois permite esse diagnóstico após a coleta de material do centro do Tca, possibilitando o diagnóstico pela EE-PAAF.[17]

PANCREÁTICOS

Os tumores neuroendócrinos do pâncreas (TUNE), apesar de raros, são os tumores endócrinos mais comuns do abdome. Eles podem produzir diferentes tipos de hormônios e causar uma variada gama de apresentações clínicas. Esses tumores causam sintomas que se relacionam com o tipo de hormônio produzido e comumente são detectados por testes séricos bioquímicos.[5,18,19]

Se o diagnóstico topográfico por métodos de imagem convencionais é fácil para os vipomas[20] e os glucagonomas freqüentemente volumosos, no caso dos insulinomas e dos gastrinomas isso não ocorre, pois são tumores com diâmetro médio inferior a 2 cm.[21] Ambos são os tumores intrapancreáticos mais freqüentes (Figura 214.4).

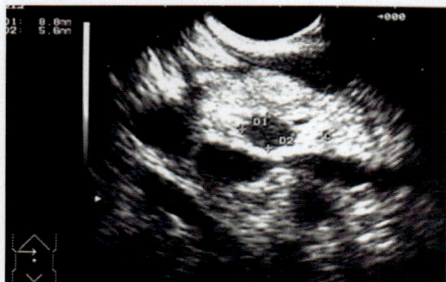

FIGURA 214.4

Imagem ecoendoscópica de diminuto (0,8 cm) nódulo localizado no corpo do pâncreas de paciente com suspeita clínica de insulinoma. TC e RM negativas na identificação do insulinoma

Existem tumores com características morfológicas neuroendócrinas, mas que não produzem nenhum tipo de hormônio.[19] Esses tumores são chamados de neuroendócrinos não-funcionantes ou não-secretores (nTUNE).[22] Eles não se associam a nenhum tipo de síndrome clínica, e seus sintomas se relacionam com o efeito de massa que produzem dependendo do local onde se encontrem no interior da glândula pancreática. Por causa da ausência de sintomatologia relacionada à presença de hormônios, eles são difíceis de diagnosticar.[22]

Como regra, se uma diminuta lesão intrapancreática é detectada acidentalmente, o diagnóstico diferencial com um adenocarcinoma do pâncreas não necessariamente inclui um nTUNE. Não apenas esses tumores são detectados quando apresentam grandes dimensões, mas também naqueles momentos em que é difícil o diagnóstico diferencial com o câncer de pâncreas.[23]

A ressecção cirúrgica é a única forma de tratamento curativo. O tipo de cirurgia depende de local, tamanho, tipo de

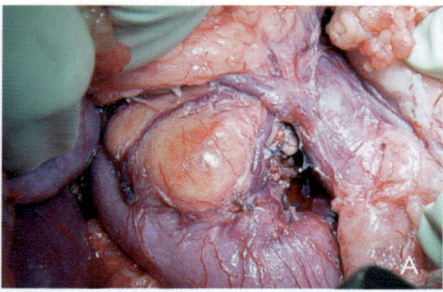 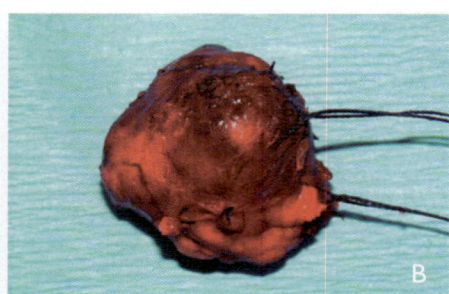

FIGURA 214.5

(A) Imagem intra-operatória de abaulamento localizado na porção cefálica do pâncreas; (B) Nódulo sólido de quase 3 cm que foi removido. Histológico revelou nTUNE, confirmando os achados da EE-PAAF

tumor e infiltração da lesão em órgãos e estruturas adjacentes. Além disso, uma porcentagem não desprezível de doentes apresenta, no momento do diagnóstico, metástases a distância que modificam a estratégia cirúrgica a ser adotada. Apenas os casos de pequenas lesões intrapancreáticas que não apresentem metástases podem ser submetidos à enucleação ou à ressecção de parte do pâncreas sem a necessidade de realizar uma extensa remoção do parênquima pancreático (Figura 214.5).[24-26] Além disso, ultimamente o tratamento dessas lesões por laparoscopia por meio da enucleação ou da pancreatectomia subtotal ou distal com preservação do baço tem-se mostrado seguro e eficaz.[27-29]

A indicação da cirurgia requer adequado planejamento pré-operatório, incluindo a obtenção de melhores informações sobre o número de lesões, os exatos tamanho e local, sua relação com os vasos e órgãos adjacentes e a presença ou não de metástases locais ou a distância.[30] A identificação pré-operatória do TUNE é difícil de ser obtida em lesões menores que 2 cm de diâmetro. Tradicionalmente os métodos de imagem como o ultra-som (US), a tomografia computadorizada (TC) e a ressonância magnética (RM) falham na tentativa de identificá-los.[31,32]

A EE obtém imagens de alta resolução de estruturas ao redor da parede do sistema digestório, incluindo a glândula pancreática, e consegue detectar com relativa facilidade lesões entre 0,3 cm e 0,5 cm.[33] Os TUNE intrapancreáticos são habitualmente ecogênicos, com limites nítidos, e se acompanham na maioria das vezes de reforço posterior por causa de sua vascularização (Figura 214.6).[32] Às vezes são hipoecóicos e

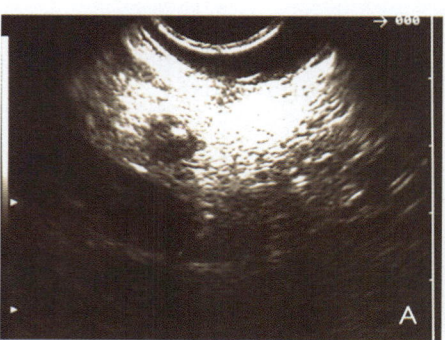 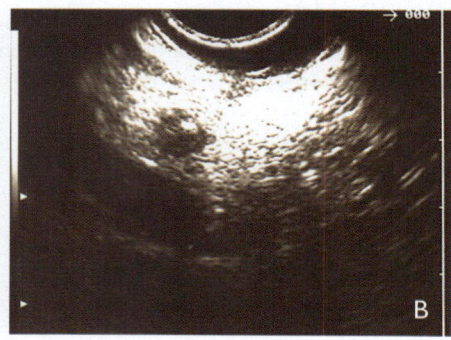

FIGURA 214.6

(A) Imagem ecoendoscópica de diminuto nódulo não visualizado pela TC e pela RM de 0,7 cm no maior eixo; (B) Imagem ecoendoscópica da PAAF. O histológico confirmou a suspeita de nTUNE realizada pelas imagens ecoendoscópicas

TABELA 214.1

Tumores neuroendócrinos do pâncreas, sintomas e dosagens séricas usadas no diagnóstico

Tipo de Tumor	Sintomas	Análises Bioquímicas
Insulinoma	Hipoglicemia	Glicose sérica, insulina plasmática elevada
Gastrinoma (Zollinger Ellison)	Dor abdominal e diarréia, úlceras duodenais de difícil tratamento	Gastrina sérica
VIPoma (Verner-Morrison)	Rubor facial, diarréia e hipopotassemia	Polipeptídio intestinal vasoativo (VIP)
Glucagonoma	Anemia, intolerância a glicose, diabetes, perda de peso	Glucagon
Somatostatinoma	Diabetes, diarréia, esteatorréia, colelitíase	Somatostatina
GHRFoma	Acromegalia	Liberação do hormônio do crescimento (GHRF)
ACTHoma	Síndrome de Cushing	ACTH
PNET causando síndrome carcinóide e hipocalcemia	Diarréia e sintomas da hipercalcemia	Serotonina, prostaglandina, fator de liberação do hormônio da tireóide (PTHP)
nTUNE	Assintomático, perda de peso, massa abdominal	Nenhuma elevação de hormônios

encapsulados.[32] Na maioria dos casos os insulinomas se apresentam como nódulos únicos, enquanto os gastrinomas são múltiplos.[4,19] Se tratados por quimioterapia, eles adotam características ecoendoscópicas de hiperecogenicidade, pois há tendência a se calcificar.[5,18,19]

Essa habilidade lhe confere superioridade inconteste ao ser comparada com outros exames de imagem, apesar desses outros métodos estarem evoluindo quanto à sua resolução de imagens. Conseqüentemente, a EE estabiliza-se hoje como ferramenta de fundamental importância na tentativa de identificar diminutas lesões e no estádio de cânceres localizados na parede do sistema digestório, ou fora dela, menores que 5 cm. Isso inclui uma detalhada visualização de toda a glândula pancreática e a efetiva possibilidade de localização dos TUNE. A EE associada à punção aspirativa com agulha fina (PAAF) oferece o diagnóstico citológico em caso de dúvida ou naquele de suspeita de nTUNE (Figura 214.6).[34]

PATOLOGIA E CARACTERÍSTICAS TUMORAIS

Os TUNE são raros, com prevalência de 1 em cem mil.[35] São classificados em dois grupos: tumores secretores de hormônios (TUNE) e tumores neuroendócrinos não-secretores ou não-funcionantes (nTUNE).[35] A freqüência de ocorrência dos insulinomas e dos gastrinomas é praticamente a mesma e é duas a oito vezes superior à dos VIPomas, chegando a ser de 17 a 30 vezes mais freqüente que os glucagonomas.[23,35]

Mais de 50% dos TUNE produzem mais de um tipo de hormônio, quando examinados pela imunohistoquímica.[4,36] Apesar da produção de múltiplos peptídeos, apenas um deles é ativo e produzido em quantidade suficiente para a produção de sintomas.[23] Por causa da produção de vários tipos de hormônios, fica difícil, mas não impossível, determinar por meio da imunohistoquímica qual é o hormônio relevante e causador

da sintomatologia.[8,23] O diagnóstico deve ser realizado pela sintomatologia e pela mensuração dos produtos excretados pelo tumor (Tabela 214.1). Mesmo os nTUNE podem elaborar hormônios, em aproximadamente 15% a 30% dos casos.[8]

É difícil classificá-los em malignos ou benignos. Exceto os insulinomas que são geralmente benignos, os outros podem se comportar de forma benigna ou maligna. A classificação histológica não prevê, pelo padrão de crescimento, a presença ou não de malignidade.[4] Uma lesão é considerada maligna se confirmada a presença de metástase, e benigna no caso de a doença se comportar bem no seguimento de longo prazo.[4] Há relativa correlação entre o tamanho e a malignidade, porém o tamanho não está relacionado à severidade dos sintomas hormonais.[4,6] Os insulinomas e gastrinomas tendem a se apresentar como tumores pequenos e únicos, mas podem, às vezes, se apresentar de forma multifocal.[23,37] À exceção dos carcinomas pancreáticos ou dos casos com pancreatite crônica focal, todos esses tumores são hipervascularizados, fato que pode ser usado para o diagnóstico diferencial (Figura 214.7).

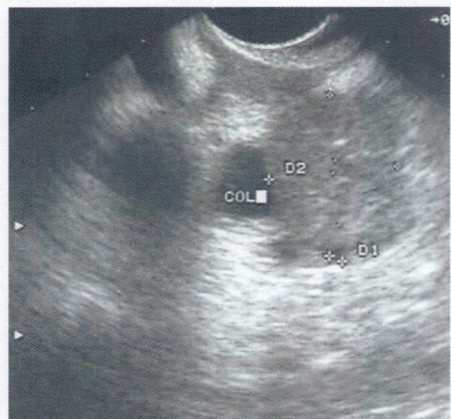

FIGURA 214.7

FIGURA 214.7

Imagem ecoendoscópica de um tumor pancreático. Imagem hipoecóica, heterogênea, de limites imprecisos e forma irregular. A PAAF mostrou adenocarcinoma. Apesar de pequena, o aspecto ecográfico é diferente do TUNE

LOCALIZAÇÃO DOS TUMORES

Como os TUNE na grande maioria das vezes são pequenos, sua identificação pode se tornar um enorme desafio.[1] Entretanto, o tratamento cirúrgico apropriado só será possível quando essas informações forem conhecidas.[29] A presença de metástases hepáticas ou não também deve ser definida no pré-operatório; isso reforça a possibilidade de o tratamento cirúrgico ser menos invasivo.[30,38]

Várias modalidades de imagem são utilizadas com essa finalidade. Dentre elas, destacam-se: o ultra-som (US), a angiografia (AG), a cateterização venosa trans-hepática (CVTH), a tomografia computadorizada (TC), a cintilografia com receptores de somatostatina (CRS) e a ressonância magnética (RM). A maioria dos insulinomas e dos gastrinomas tem diâmetro entre 0,5 cm e 2,0 cm

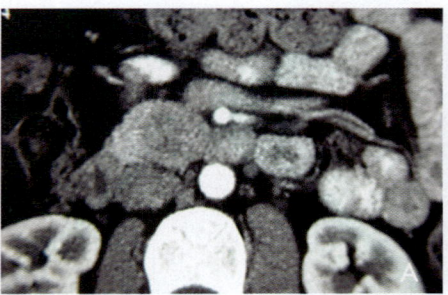
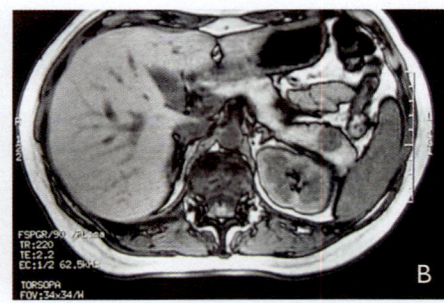

FIGURA 214.8

Imagens tomográficas demonstrando nódulos hipodensos. (A) Nódulo localizado na cabeça do pâncreas; (B) Nódulo localizado na cauda

e não é visualizada freqüentemente por esses exames (Figuras 214.4 e 214.6).[1,8]

ULTRA-SOM ABDOMINAL, TOMOGRAFIA COMPUTADORIZADA E RESSONÂNCIA MAGNÉTICA ABDOMINAL

Estudos recentes mostram que os resultados gerais do US, da TC e da RM na detecção desses tumores variam de estudo para estudo, mas permanecem praticamente dentro de uma mesma faixa (Tabela 214.2). A sensibilidade do US para a identificação do TUNE varia de 7% a 42% no caso de identificar o TUNE e chega a 88% para identificar metástases hepáticas.[39-47]

O uso de injeção intravenosa de contraste Levovist® (Schering, Berlim, Alemanha) durante o exame de US para realçar o Doppler é um novo artifício, que foi usado em 107 pacientes com suspeita de TUNE e comparado à CRS. A sensibilidade e a especificidade para diferençar TUNE (hipervascular) de outras massas foram de 94% e 96% para o uso de contraste e de 54% e 81% para a CRS.[48]

Os estudos com a TC revelaram sensibilidade para a identificação dos nódulos que varia de 7% a 58%,[31,32,39-47,49-51] e para a identificação de metástases hepáticas essa sensibilidade foi maior e se encontra entre 19% e 88%.[40,42,47] Recentemente estudos com a técnica *multislice* revelaram sensibilidade superior (Figura 214.8). Em um estudo, a sen-

sibilidade para detectar os insulinomas foi de 94%[52] e, em 23 TUNE, Rappeport e colaboradores[53] encontraram sensibilidade de 84,2%.

Estudos com a RM não mostraram resultados melhores comparados aos resultados do US e da TCH na identificação do TUNE. A sensibilidade desse exame usado para a identificação do TUNE variou entre 15% e 85%,[32,41,43-45,49,50,54] e na identificação de metástases hepáticas a sensibilidade chegou a 71%.[42] Thoeni e colaboradores[55] e Kaczirek e colaboradores[50] em séries diversas com a RM revelaram a presença do TUNE em 85% dos pacientes (Figura 214.9).

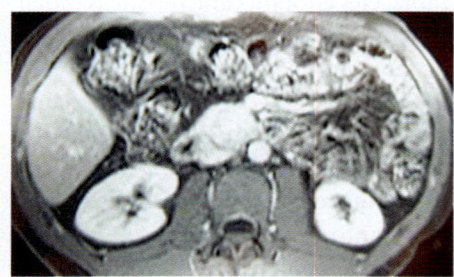

FIGURA 214.9

Imagem de ressonância magnética onde é possível observar área nodular hipointensa arredondada de limites precisos

ANGIOGRAFIA E CINTILOGRAFIA

Entretanto, todos esses métodos de imagem detectam os tumores a partir de um determinado tamanho. Isso acontece também com a angiografia e a cintilografia. Pelo fato de os TUNE serem hipervascularizados, a angiografia poderia, pelo menos teoricamente, ser mais eficiente na sua demonstração. Estudos relatam sensibilidade que varia de 27% a 92% e não sugerem vantagens sobre outras técnicas de imagem menos invasivas.[44,56] Por outro lado, a angiografia e a cateterização venosa trans-hepática, com injeção de cálcio intra-arterial, podem ser mais precisas no diagnóstico dos insulinomas.[56]

A CRS foi utilizada para localizar TUNE em vários estudos. Mostrou-se que para todos eles, exceto os insulinomas, a CRS tem sensibilidade de 86%, mas pode apresentar resultados falso-positivos em até 12%.[41-44,47,53,54,57-59]

Gibril e colaboradores[40] em estudo com 80 pacientes compararam os resultados do US, da TC, da RM, da CRS e da angiografia na identificação do gastrinoma e na detecção de metástases. A sensibilidade para identificar o sítio primário foi de 19%, 31%, 30%, 58% e 28%, respectivamente. Por outro lado, as taxas de identificação das metástases de gastrinomas pelos mesmos métodos foram de 19%, 38%, 45%, 75% e 40%, respectivamente. A combinação de métodos apresentou acurácia global de 75%. Os autores concluíram que a CRS é importante método diagnóstico para identificar metástases hepáticas, modificando a estratégia terapêutica em 47% dos pacientes.[60] Comparando a CRS à TC, Kumbasar e colaboradores[61] encontraram sensibilidade semelhante para ambos os métodos na detecção dos TUNE e de metástases.

Se para o gastrinoma a CRS é útil, o mesmo não se observa para os insulinomas, que não possuem receptores para a somatostatina em 40% dos casos, não sendo detectados por esse exame.[62,63] Problema clínico relevante para esse tipo de doença é que não existe até o momento um algoritmo estabelecido de abordagem diagnóstica.

ECOENDOSCOPIA

Estudos prospectivos demonstram boa sensibilidade da EE na localização dos

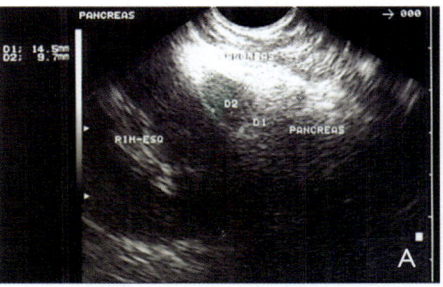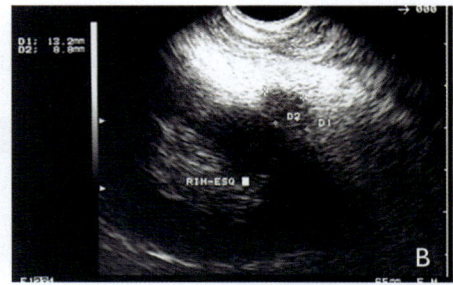

FIGURA 214.10

Imagens ecoendoscópicas de um gastrinoma intrapancreático de 1,4 cm por 0,9 cm. Essa lesão encontrava-se no corpo do pâncreas bem junto ao rim esquerdo. Aspecto ecoendoscópico confirmado pela cirurgia

insulinomas e dos gastrinomas intra e extrapancreáticos, porém a localização pré-operatória desses tumores ainda não foi totalmente resolvida pela EE, além de o papel da EE e da punção biópsia aspirativa ecoguiada para excluir falso-positivos estar sendo analisado.[34,64-66]

Como os TUNE podem se apresentar como diminutos e múltiplos tumores, as técnicas convencionais como o US, a TC e a RM tendem a ser menos confiáveis para sua identificação.[67] Por essa razão, o uso da EE na tentativa de localizar os TUNE tem sido relatado há muitos anos, transformando-se cada vez mais em um procedimento rotineiro no diagnóstico dessa doença (Tabela 214.2).[68,69]

Um estudo publicado por Rosch e colaboradores[68] incluiu 37 pacientes com 39 TUNE, com tamanho médio de 1,5 cm (0,5 cm a 2,5 cm). Nenhuma lesão foi identificada pelo US e pela TC. A EE localizou 82% dos tumores. Em 22 casos a angiografia foi realizada, e essa técnica encontrou lesões em 27%. Palazzo e colaboradores[39] demonstraram o desempenho da EE em identificar pequenos TUNE. Em 13 com insulinomas de até 15 mm (79% das lesões) e em 17 com suspeita de gastrinoma (Figura 214.10) a sensibilidade na identificação dos insulinomas para a EE foi de 79%, de 7% para o US e de 14% para a TC.

Zimmer e colaboradores[41] examinaram com a EE 20 pacientes, 10 com gastrinomas com diâmetro médio de 2,1 cm. Detectaram 79% deles. No mes-

mo grupo de pacientes, a CRS detectou 86%, e 29% foram detectados pelo US, pela TC e pela RM. Os outros dez pacientes tinham insulinomas com diâmetro médio de 1,5 cm. A EE localizou 93% deles, enquanto a CRS identificou 14%, a TC identificou 21% e o US e a RM detectaram somente 7%.

Outro estudo importante sobre a detecção dos gastrinomas em doentes com síndrome de Zollinger-Ellison foi realizado por Cadiot e colaboradores.[75] Eles compararam os resultados da CRS, da EE e da cirurgia em 21 doentes. A CRS foi a melhor técnica de identificação, com taxa de 32%, enquanto que a associação da EE e da CRS apresentou taxa de 57%. Os autores concluem que a CRS aumenta a detecção pré-operatória dos gastrinomas localizados na parede duodenal e das metástases em nódulos linfáticos peripancreáticos (Figura 214.11).

Resultados similares quanto à localização dos insulinomas foi relatado por De Angelis e colaboradores.[44] Onze casos de insulinoma foram detectados em 12 pacientes pela EE (92%) com sensibilidade para os vários tipos de TUNE de 87%. No mesmo grupo de pacientes, o US localizou 17%; a TC, 30%; a RM, 25%; a angiografia, 27%; e a CRS, 15% dos TUNE.

O mesmo autor em um grupo não selecionado de 14 pacientes comparou os resultados da EE à cirurgia. O resultado da EE em localizar os TUNE foi de 83%, enquanto o US revelou 11%; a TC, 28%;

TABELA 214.2

Técnicas de imagem usadas para a identificação dos TUNE

Autor (ano)	Nº de casos	EE	US	TC	RM	CRS	Angio	Est. com Cálcio
Rosch, 1992[68]	38	82%	Não viu	Não viu	-	-	27%	-
Palazzo, 1993[39]	30 (17/13)	Gastrinoma: 77,9% Insulinoma: 79%	50% 7%	50% 14%	-	-	-	-
Zimmer, 1994[54]	18	TUNE: 88%	32%	36%	24%	52%	-	-
Gibril, 1996[40]	80	Gastrinoma: - Metástase hep.: -	19% 19%	31% 38%	30% 45%	58% 75%	28% 40%	-
van Eijck, 1996[57]	48	-	-	-	-	65%	-	-
Zimmer, 1996[41]	20 (10/10)	Gastrinoma: 79% Insulinoma: 93%	29% 7%	29% 21%	29% 7%	86% 14%	-	-
Gibril, 1997[42]	80	Gastrinoma: - Metástase hep.: -	9% 42%	48% 62%	- 71%	58% 92%	- 62%	-
Chiti, 1998[47]	131	- -	TUNE: 36% Metástases: 88%	43% 78%	- -	62% 90%	- -	- -
De Angelis, 1998[43]	32	83%	11%	28%	27%	11%	29%	-
De Angelis, 1999[44]	23	TUNE: 87% Insulinoma: 92%	17%	30%	25%	15%	27%	-
Bansal, 1999[70]	36	85%	-	-	-	-	-	-
Anderson, 2000[71]	82	Gastrinoma: 100% Insulinoma: 88%	- -	- -	-	-	44%	-
Ardengh, 2000[31]	12	Insulinoma: 83,3%	-	16,7% (TCH)	-	-	-	-
Thoeni, 2000[55]	28	-	-	-	85%	-	-	-
Brandle, 2001[56]	11	Insulinoma: 50%	-	37,5%	12,8%	-	63,6%	-
Guines, 2002[72]	10	90%	-	-	-	-	-	-
Fidler 2003[73]	30	-	-	Insulinoma 63%	-	-	-	-
Gouya, 2003[52]	30	Insulinoma: 93,8%	-	94%	-	-	-	-
Ardengh, 2004[32]	30	Insulinoma: 80,6%	-	33%	40%	-	-	-
Fendrich, 2004[45]	40	Insulinoma: 65%	33%	33%	15%	0%	-	-
Kaczirek, 2004[50]	67	Insulinoma: 71%	-	58%	85%	-	65%	-
Hellman, 2005[46]	25	MEN I: 100%	75%	40%	-	-	-	-
Nikou, 2005[20]	11	VIPoma: 36,4%	-	54,5%	54,5%	-	36,4%	-
Saga, 2005[58]	40	-	-	-	-	80%	-	-
Rappeport, 2006[53]	23	78,5%	-	84,2% (*mutislice*)	-	57,2%	-	-
Mirallie, 2006[59]	55 (29/26)	Gastrinoma: 75% Insulinoma: 85%	-	-	-	65% 47%	-	-
Thomas-Marques, 2006[74]	51	MEN I: 54,9%	-	-	-	-	-	-

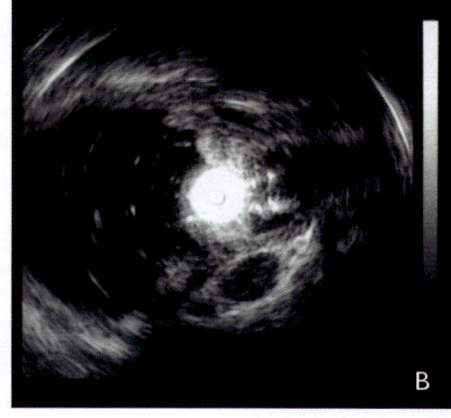

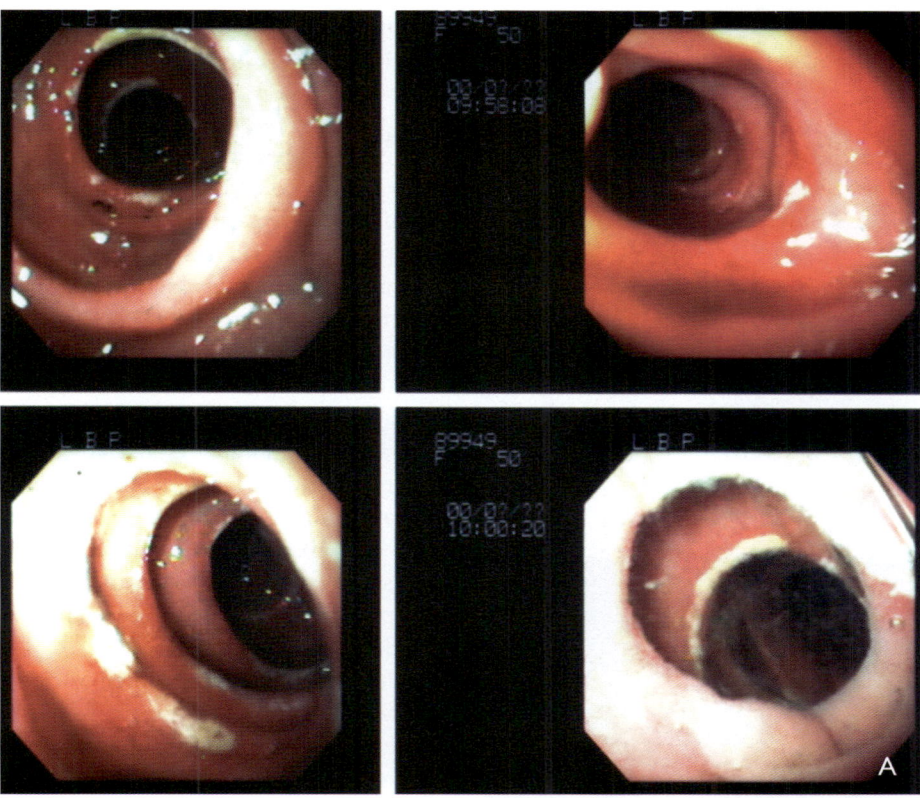

FIGURA 214.11

(A) Imagens endoscópicas do duodeno, com múltiplas erosões recobertas com fibrina em paciente com suspeita de síndrome de Zollinger-Ellison; (B) Imagem de diminuto nódulo periduodenal, hipoecóico, homogêneo, de limites precisos

a RM, 27%; a angiografia, 29%; e a CRS, 11%.[43] Em 36 pacientes com gastrinoma, Anderson e colaboradores,[71] utilizando a EE, localizaram corretamente os tumores em todos os doentes, enquanto que a localização dos insulinomas foi possível em 88% de 36 insulinomas. A angiografia foi realizada em 14 pacientes e ela detectou 44% das lesões.

Tivemos a oportunidade de estudar retrospectivamente 12 doentes com insulinoma, confirmados pela cirurgia. Todos tinham sido submetidos durante o pré-operatório à EE e à TC. Nessa série, dez tumores eram benignos (83,3%) e dois malignos (16,7%). A sensibilidade global da EE em identificar o local exato da lesão foi de 83,3% comparada com 16,7% da TCH (p = 0,0017). Os tumores não detectados pela EE tinham tamanho médio de 0,75 cm. Todos os tumores localizados na cabeça e no corpo do pâncreas foram identificados, enquanto que a EE só conseguiu identificar 50% daqueles localizados na cauda.[31]

De fato, na série de Shumacher e colaboradores,[76] a localização de diminutos tumores pela EE foi de 83% na região cefálica e de 37% na cauda, semelhante aos nossos resultados, porém apresentou acurácia global de 57%, inferior à nossa, que foi de 83,3%.

Gress e colaboradores[77] tatuaram com tinta da índia um insulinoma indetectável por outros métodos de imagem. Usaram uma agulha de 22 Gauge. Os cirurgiões que realizaram a laparotomia cinco horas depois conseguiram reconhecer a tatuagem realizada e a área do tumor a ser ressecada.

ECOENDOSCOPIA ASSOCIADA À PUNÇÃO ASPIRATIVA COM AGULHA FINA (EE-PAAF)

Essa técnica pode fornecer o diagnóstico histológico da maioria das massas pancreáticas, mesmo se ela for tão pequena quanto 5 mm a 8 mm.[78] Os TUNE compõem uma proporção pequena das lesões focais pancreáticas detectadas pela EE. Em um estudo multicêntrico com 200 doentes com lesões pancreáticas de origem desconhecida, encontraram cinco TUNE (2,5%) utilizando a EE-PAAF.[79]

Contrariando os achados do estudo anterior, outro estudo multicêntrico com 155 pacientes submetidos à EE-PAAF em tumores menores que 3,0 cm (tamanho médio de 2,1 cm) revelou a presença de 34 pacientes com TUNE (22%). A sensibilidade da EE-PAAF nesse tipo de lesão foi de 87%.[80]

Voss e colaboradores[81] biopsiaram 15 TUNE (15,1%) de um total de 99 pacientes. Não está claro no estudo quantos desses tumores eram TUNE secretores e quantos eram nTUNE antes da EE, o que prejudica uma avaliação pormenorizada do estudo. Os resultados da EE-PAAF para os TUNE foram de 47% e de 81% para os adenocarcinomas.

Arcidiacono e colaboradores[80] mostraram que a detecção pela EE dos TUNE aumentou significativamente com a introdução da EE-PAAF em lesões menores que 3,0 cm. Em alguns casos, pode ser benéfica a adição da histologia tumoral, embora os testes bioquímicos mostrem a presença de hormônios. Ao US, alguns

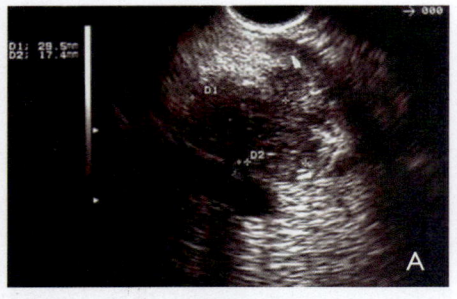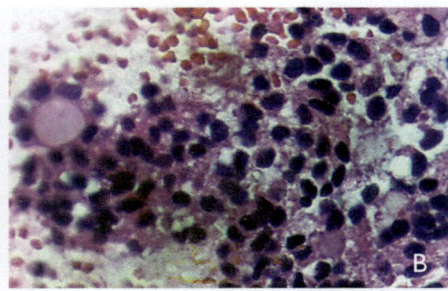

FIGURA 214.12

(A) Imagem ecoendoscópica de massa hipoecóica, heterogênea, de limites imprecisos. O diagnóstico da EE foi de adenocarcinoma, e o resultado da PAAF foi de TUNE; (B) Imagem do fragmento de biópsia obtido pela PAAF ecoguiada, confirmando o diagnóstico de nTUNE

desses tumores podem assemelhar-se a um nódulo peripancreático e podem se unir ao pâncreas apenas por um pequeno pedículo vascular.[71,72] Nesses pacientes, a EE-PAAF ajuda a elucidar a natureza da lesão (Figura 214.12).

Gines e colaboradores[72] analisaram retrospectivamente dez pacientes que se submeteram à EE-PAAF para a obtenção de amostras teciduais. A sensibilidade foi de 90%. Não houve nenhum resultado falso-positivo.

A EE-PAAF é técnica acurada e segura no diagnóstico dos TUNE e nTUNE, principalmente no diagnóstico diferencial com nódulos linfáticos peripancreáticos. Destarte, ela guarda um papel importante para determinar o tipo de estratégia a ser adotada. Nesse contexto, Ardengh e colaboradores[34] estudaram 30 pacientes com 33 TUNE por meio da EE-PAAF e compararam à cirurgia. A EE detectou 97% das lesões (diâmetro médio de 2,0 cm). Nessa série houve 16 funcionantes, 7 nTUNE, 5 nódulos linfáticos, 1 nódulo inflamatório intrapancreático e 1 esplenose. A sensibilidade, a especificidade, o valor preditivo positivo e o negativo e a acurácia da EE-PAAF foram de 82,6%, 85,7%, 95%, 60%, e 83,3%, respectivamente. Houve um caso de falso-positivo (Figura 214.13).

A obtenção de material para exame anatomopatológico pode ser particularmente útil em nTUNE, que são

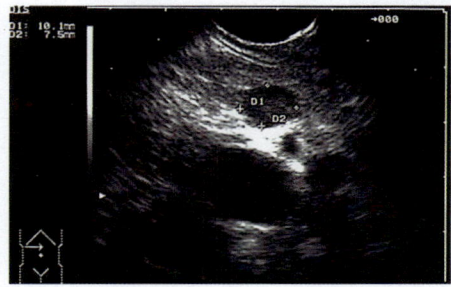

FIGURA 214.13

Imagem ecoendoscópica de nódulo pancreático localizado no corpo. A PAAF revelou a presença de nódulo linfático confirmado

difíceis de identificar durante o pré-operatório. Especialmente em lesões pequenas, o conhecimento da natureza neuroendócrina do tumor pode conduzir a uma enucleação, técnica cirúrgica melhor que a ressecção extensa da glândula pancreática (Figura 214.5).[34] A EE-PAAF aumenta a sensibilidade do método e diminui a possibilidade de diagnósticos falso-positivos.[72,78]

RELAÇÃO CUSTO-BENEFÍCIO DA ECOENDOSCOPIA

Como já discutido anteriormente, quando a lesão é encontrada no corpo, na cauda ou na periferia da glândula pancreática, fica difícil diferençar de um nódulo linfático (Figura 214.13). O custo-benefício da EE foi comparado a outros métodos de imagens. Bansal e colaboradores[70] compararam os resultados de 26 pacientes que se submeteram à EE com os de 36 pacientes com TUNE investigados antes da disponibilidade da EE. O grupo da EE reduziu de forma significativa os gastos com a localização pré-operatória desses tumores em relação ao grupo de doentes que não foram submetidos à EE (US$ 2.620,00 contra US$ 4.846,00). Os maiores contribuintes para esses elevados custos no grupo em que a EE não havia sido realizada foram a angiografia seletiva e os procedimentos vasculares. As principais vantagens da EE são a segurança do método e a baixa invasão, além de não ser necessária a hospitalização. A taxa da complicação incluindo os casos em que é realizada a PAAF é baixa.

Um dos principais problemas desse exame é que EE-PAAF é operador-dependente e que um exame para a detecção de um TUNE associado à PAAF leva em média 15 minutos, mas, para que isso ocorra, é necessário um aporte de conhecimentos e de treinamento elevado. O executor do exame deve ter conhecimento avançado tanto da anatomia radial como da setorial.

Pelo fato de a visão endoscópica ser limitada, o transdutor localizado na ponta do aparelho deve ter de 2 cm a 3 cm de extensão, tornando o equipamento difícil de ser manobrado. Associado à presença de TUNE menores que 2 cm e ao fato de o exame ser realizado por um médico com média experiência, isso pode tornar um simples exame de localização de um TUNE totalmente inútil.

Estudos recentes demonstram que a experiência do operador é fator essencial para obter sensibilidade elevada por meio da EE isolada e da EE-PAAF.[82,83] Para realçar as possibilidades de sucesso na detecção dessas lesões, pode ser necessário decidir-se individualmente para cada hospital qual a técnica de imagem a ser usada para o diagnóstico pré-operatório em doentes com suspeita de TUNE. Além disso, destaca-se que: o número de operadores com experiência é baixo, os centros de treinamento são escassos, mesmo no mundo ocidental, e a curva de aprendizagem é longa, exigindo dos médicos muito esforço. Todos esses fatores associados impedem o desenvolvimento maior da técnica ecoendoscópica.[83]

A eficácia da EE em determinar o local de um TUNE e de metástases locorregionais ou nódulos linfáticos foi comprovada, bem como a economia que se tem ao lançarmos mão desse tipo de exame. Se houver dúvidas, a EE-PAAF pode nos oferecer o diagnóstico histológico e demonstrar com relativa tranquilidade a natureza neuroendócrina da lesão. As metástases a distância não são acessíveis por essa técnica. Por essa razão alguns estudos sugerem que a EE associada à CRS possa ser mais eficaz do que qualquer um desses exames sozinhos.[40,75]

A CRS tem a vantagem de poder examinar o corpo todo e de poder consequentemente detectar uma doença multifocal. A EE em mãos experientes pode detectar um TUNE isolado e esclarecer resultados falso-positivos da CRS no duodeno, no pâncreas ou na região peripancreática.

Em resumo, a EE pode ser utilizada em três situações clínicas: localização dos TUNE da parede do sistema digestório e do pâncreas; identificação do sítio da lesão primária em doentes com metástases hepáticas ou ósseas; e tentativa de identificação de TUNE com secreção hormonal específica e identificada.

COLORRETAIS

Normalmente os Tca retais são removidos endoscopicamente, pois são pequenos e polipóides. Seu aspecto é hipoecóico e homogêneo.[2,84] Buthani[85] estudou com a EE um caso de carcinóide retal com sua ressecção possível após esse estudo. Outros estudos demonstram técnicas endoscópicas diferentes para a remoção.[86-88]

Matsumoto e colaboradores[84] descreveram os resultados sobre cinco Tca retais avaliados antes da remoção endoscópica pela ecoendoscopia e concluíram que a ecoendoscopia não é um bom método para essa finalidade. Ao contrário, Kobayashi e colaboradores[9] avaliaram o papel da EE no estádio e na indicação da polipectomia em Tca retais, além de determinarem os fatores para a presença de metástases locais. Nenhuma das lesões com menos de 1,0 cm invadia a muscular própria, enquanto cinco de nove lesões maiores que 1,1 cm apresentavam invasão, e quatro tinham metástase. A depressão central foi encontrada em três delas. A EE estadiou corretamente todas as lesões. Os autores concluem que, para a realização da polipectomia retal, três condições devem ser respeitadas: diâmetro máximo de 1,0 cm, ausência de invasão da muscular própria à EE e ausência de depressão central (Figura 214.14).

METÁSTASES HEPÁTICAS DOS TUMORES NEUROENDÓCRINOS

As metástases hepáticas frequentemente revelam a presença de um TUNE maligno.[1] Zimmer e colaboradores[13] acreditam que os métodos convencionais de imagem (US, TC e RM) devam ser utilizados na tentativa de excluir outras metástases a distância, mas falham na identificação dos tumores primitivos.

A pesquisa da lesão primitiva é fundamental para a adoção de uma estratégia terapêutica curativa (exérese do tumor e hepatectomia), e a pesquisa do tumor intrapancreático ou da parede do sistema digestório repousa sobre a endoscopia e a EE. As metástases hepáticas podem ser tratadas por ablação com radiofrequência e embolização isolada ou com substâncias citotóxicas. O transplante hepático raramente pode apresentar algum tipo de benefício nesses casos.[2]

CONCLUSÃO

Os Tca que se localizam na parede do sistema digestório são raros e enigmáticos. Todas as lesões devem ser examinadas pela EE antes da realização de uma polipectomia, principalmente em lesões menores que 1,0 cm. A EE é um bom método para o estádio loco-regional desses tumores, orientando a realização de tratamento endoscópico com segurança e eficácia.

Os nTUNE e os TUNE secretores são raros e causam síndromes clínicas clássicas por causa da secreção hormonal específica. Os dois tumores mais importantes são os insulinomas e os gastrinomas. No manejo desses pacientes, o US e a TC têm uma sensibilidade limitada para identificar essas lesões. A angiografia e a CRS têm sido empregadas como exames de segunda intenção durante a investigação desses pacientes e apresentam sucesso variável. O custo e a alta agressividade que esses métodos comportam devem ser considerados no momento da sua indicação. A CRS parece valiosa para a identificação de gastri-

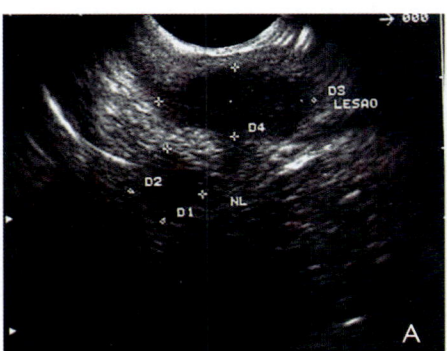
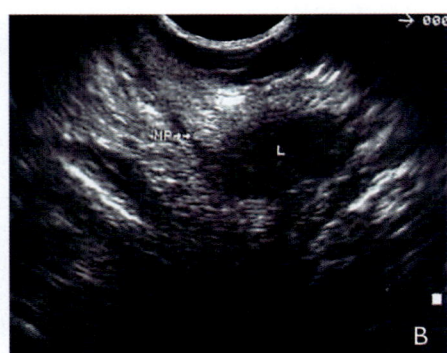

FIGURA 214.14

Imagens ecoendoscópicas de Tca retal. (A) Nódulo hipoecóico, homogêneo, de limites precisos e elevados. Essa lesão invade em profundidade a muscular própria (uT2N0Mx); (B) Imagem de outro Tca retal com invasão da muscular própria e nódulo linfático periférico (uT2N1Mx). Ambos foram encaminhados para cirurgia, e foram confirmados os achados da EE

nomas e de metástases de outros tipos de TUNE, além da vantagem do exame do corpo inteiro. A EE surgiu como método altamente sensível e eficaz com o intuito de identificar os TUNE, mas o seu uso para o diagnóstico de tumores múltiplos ou metástases a distância é limitado. Então, a EE associada à CRS parece fornecer a melhor informação pré-operatória e, nos dias de hoje, é a melhor maneira de abordagem desses doentes.

REFERÊNCIAS BIBLIOGRÁFICAS

1. Norton JA, Levin B, Jensen RT. Cancer of the endocrine system. In: T. DVV, Hellman S, Resenberg AS, editores. Cancer principles and practice of oncology. Phipladelphie: JB Lippincott; 1995. P. 1333-435.

2. Modlin IM, Kidd M, Latich I, Zikusoka MN, Shapiro MD. Current status of gastrointestinal carcinoids. Gastroenterology 2005;128(6):1717-51.

3. Moertel CG. Karnofsky memorial lecture. An odyssey in the land of small tumors. J Clin Oncol 1987;5(10):1502-22.

4. Kloppel G, Heitz PU. Pancreatic endocrine tumors. Pathol Res Pract 1988;183(2):155-68.

5. Meko JB, Norton JA. Endocrine tumors of the pancreas. Curr Opin Gen Surg 1994;2:186-94.

6. Mignon M. Natural history of neuroendocrine enteropancreatic tumors. Digestion 2000;62 Suppl 1:51-8.

7. Mulkeen A, Cha C. Gastric carcinoid. Curr Opin Oncol 2005;17(1):1-6.

8. Modlin IM, Tang LH. Approaches to the diagnosis of gut neuroendocrine tumors: the last word (today). Gastroenterology 1997;112(2):583-90.

9. Kobayashi K, Katsumata T, Yoshizawa S, Sada M, Igarashi M, Saigenji K et al. Indications of endoscopic polypectomy for rectal carcinoid tumors and clinical usefulness of endoscopic ultrasonography. Dis Colon Rectum 2005;48(2):285-91.

10. Dalenback J, Havel G. Local endoscopic removal of duodenal carcinoid tumors. Endoscopy 2004;36(7):651-5.

11. Lachter J, Chemtob J. EUS may have limited impact on the endoscopic management of gastric carcinoids. Int J Gastrointest Cancer 2002;31(1-3):181-3.

12. Nishimori I, Morita M, Sano S, Kino-Ohsaki J, Kohsaki T, Suenaga K et al. Endosonography-guided endoscopic resection of duodenal carcinoid tumor. Endoscopy 1997;29(3):215-7.

13. Zimmer T, Ziegler K, Liehr RM, Stolzel U, Riecken EO, Wiedenmann B. Endosonography of neuroendocrine tumors of the stomach, duodenum, and pancreas. Ann N Y Acad Sci 1994;733:425-36.

14. Lorenzo MJV, Miro JRA, Valverde JB, Colomer MDM, Fernandez JMP. The diagnosis and preoperative location of digestive endocrine tumors by endoscopic ultrasonography. Gastroenterol Hepatol 1999;22(5):223-6.

15. Yoshikane H, Goto H, Niwa Y, Matsui M, Ohashi S, Suzuki T et al. Endoscopic resection of small duodenal carcinoid tumors with strip biopsy technique. Gastrointest Endosc 1998;47(6):466-70.

16. Yoshikane H, Tsukamoto Y, Niwa Y, Goto H, Hase S, Mizutani K et al. Carcinoid tumors of the gastrointestinal tract: evaluation with endoscopic ultrasonography. Gastrointest Endosc 1993;39(3):375-83.

17. Acs G, McGrath CM, Gupta PK. Duodenal carcinoid tumor: report of a case diagnosed by endoscopic ultrasound-guided fine-needle aspiration biopsy with immunocytochemical correlation. Diagn Cytopathol 2000;23(3):183-6.

18. Lozano-Salazar RR, Herrera MF, Hernandez-Ortiz J, Campuzano M. Endocrine tumors of the pancreas. Rev Gastroenterol Mex 1997;62(3):212-7.

19. Mullan MH, Gauger PG, Thompson NW. Endocrine tumours of the pancreas: review and recent advances. ANZ J Surg 2001;71(8):475-82.

20. Nikou GC, Toubanakis C, Nikolaou P, Giannatou E, Safioleas M, Mallas E et al. VIPomas: an update in diagnosis and management in a series of 11 patients. Hepatogastroenterology 2005;52(64):1259-65.

21. Zimmer T, Stolzel U, Liehr RM, Bader M, Fett U, Hamm B et al. Somatostatin receptor scintigraphy and endoscopic ultrasound for the diagnosis of insulinoma and gastrinoma. Dtsch Med Wochenschr 1995;120(4):87-93.

22. Madura JA, Cummings OW, Wiebke EA, Broadie TA, Goulet RL Jr, Howard TJ. Nonfunctioning islet cell tumors of the pancreas: a difficult diagnosis but one worth the effort. Am Surg 1997;63(7):573-7; discussion 577-8.

23. Jensen RT, Norton JA. Endocrine neoplasms of the pancreas. In: Yamada T, editor. Textbook of gastroenterology. Philadelphia: JB Lippincott; 2003. P. 2108-46.

24. Warshaw AL, Rattner DW, Fernandez-del Castillo C, Z'Graggen K. Middle segment pancreatectomy: a novel technique for conserving pancreatic tissue. Arch Surg 1998;133(3):327-31.

25. Wiedenmann B, Jensen RT, Mignon M, Modlin CI, Skogseid B, Doherty G et al. Preoperative diagnosis and surgical management of neuroendocrine gastroenteropancreatic tumors: general recommendations by a consensus workshop. World J Surg 1998;22(3):309-18.

26. Norton JA, Fraker DL, Alexander HR, Venzon DJ, Doppman JL, Serrano J et al. Surgery to cure the Zollinger-Ellison syndrome. N Engl J Med 1999;341(9):635-44.

27. Assalia A, Gagner M. Laparoscopic pancreatic surgery for islet cell tumors of the pancreas. World J Surg 2004;28(12):1239-47

28. Fernandez-Cruz L, Martinez I, Cesar-Borges G, Astudillo E, Orduna D, Halperin I et al. Laparoscopic surgery in patients with sporadic and multiple insulinomas associated with multiple endocrine neoplasia type 1. J Gastrointest Surg 2005;9(3):381-8.

29. Fernandez-Cruz L, Cesar-Borges G. Laparoscopic strategies for resection of insulinomas. J Gastrointest Surg 2006;10(5):752-60.

30. Phan GQ, Yeo CJ, Hruban RH, Lillemoe KD, Pitt HA, Cameron JL. Surgical experience with pancreatic and peripancreatic neuroendocrine tumors: review of 125 patients. J Gastrointest Surg 1998;2(5):472-82.

31. Ardengh JC, Rosenbaum P, Ganc AJ, Goldenberg A, Lobo EJ, Malheiros CA et al. Role of EUS in the preoperative localization of insulinomas compared with spiral CT. Gastrointest Endosc 2000;51(5):552-5.

32. Ardengh JC, Valiati LH, Geocze S. Identification of insulinomas by endoscopic ultrasonography. Rev Assoc Med Bras 2004;50(2):167-71.

33. Ardengh JC, Ferrari A. Tissue diagnosis of pancreatic lesions by endosonography guided fine-needle aspiration. Hepatogastroenterology 1998;45(II):418-21.

34. Ardengh JC, de Paulo GA, Ferrari AP. EUS-guided FNA in the diagnosis of pancreatic neuroendocrine tumors before surgery. Gastrointest Endosc 2004;60(3):378-84.

35. Alexander RA, Jensen RT. Pancreatic endocrine tumors. In: de Vita VT, Hellman S, Rosenberg SA, editores. Cancer. Principles and practice of oncology. 6th ed. Philadelphia: JB Lippincott; 2001. P. 1788.

36. Wynick D, Williams SJ, Bloom SR. Symptomatic secondary hormone syndromes in patients with established malignant pancreatic endocrine tumors. N Engl J Med 1988;319(10):605-7.

37. Boden G. Glucagonomas and insulinomas. Gastroenterol Clin North Am 1989;18(4):831-45.

38. Finlayson E, Clark OH. Surgical treatment of insulinomas. Surg Clin North Am 2004;84(3):775-85.

39. Palazzo L, Roseau G, Chaussade S, Salmeron M, Gaudric M, Paolaggi JA. Pancreatic endocrine tumors: contribution of ultrasound endoscopy in the diagnosis of localization. Ann Chir 1993;47(5):419-24.

40. Gibril F, Reynolds JC, Doppman JL, Chen CC, Venzon DJ, Termanini B et al. Somatostatin receptor scintigraphy: its sensitivity compared with that of other imaging methods in detecting primary and metastatic gastrinomas. A prospective study. Ann Intern Med 1996;125(1):26-34.

41. Zimmer T, Stolzel U, Bader M, Koppenhagen K, Hamm B, Buhr H et al. Endoscopic ultrasonography and somatostatin receptor scintigraphy in the preoperative localisation of insulinomas and gastrinomas. Gut 1996;39(4):562-8.

42. Gibril F, Jensen RT. Comparative analysis of diagnostic techniques for localization of gastrointestinal neuroendocrine tumors. Yale J Biol Med 1997;70(5-6):509-22.

43. De Angelis C, Repici A, Arena V, Pellicano R, Rizzetto M. Preoperative endoscopic ultrasonography in decision making and management for pancreatic endocrine tumors: a 6-year experience. Endoscopy 1998;30 Suppl 1:A182-6.

44. De Angelis C, Carucci P, Repici A, Rizzetto M. Endosonography in decision making and management of gastrointestinal endocrine tumors. Eur J Ultrasound 1999;10(2-3):139-50.

45. Fendrich V, Bartsch DK, Langer P, Zielke A, Rothmund M. Diagnosis and surgical treatment of insulinomas - experiences in 40 cases. Dtsch Med Wochenschr 2004;129(17):941-6.

46. Hellman P, Hennings J, Akerstrom G, Skogseid B. Endoscopic ultrasonography for evaluation of pancreatic tumours in multiple endocrine neoplasia type 1. Br J Surg 2005;92(12):1508-12.

47. Chiti A, Fanti S, Savelli G, Romeo A, Bellanova B, Rodari M et al. Comparison of somatostatin receptor imaging, computed tomography and ultrasound in the clinical management of neuroendocrine gastro-entero-pancreatic tumours. Eur J Nucl Med 1998;25(10):1396-403.

48. Rickes S, Unkrodt K, Ocran K, Neye H, Wermke W. Differentiation of neuroendocrine tumors from other pancreatic lesions by echo-enhanced power Doppler sonography and somatostatin receptor scintigraphy. Pancreas 2003;26(1):76-81.

49. Kirchhoff TD, Merkesdal S, Frericks B, Brabant G, Scheumann G, Galanski M et al. Intraarterial calcium stimulation (ASVS) for pancreatic insulinoma: comparison of preoperative localization procedures. Radiologe 2003;43(4):301-5.

50. Kaczirek K, Ba-Ssalamah A, Schima W, Niederle B. The importance of preoperative localisation procedures in organic hyperinsulinism--experience in 67 patients. Wien Klin Wochenschr 2004;116(11-12):373-8.

51. Nikou GC, Lygidakis NJ, Toubanakis C, Pavlatos S, Tseleni-Balafouta S, Giannatou E et al. Current diagnosis and treatment of gastrointestinal carcinoids in a series of 101 patients: the significance of serum chromogranin-A, somatostatin receptor scintigraphy and somatostatin analogues. Hepatogastroenterology 2005;52(63):731-41.

52. Gouya H, Vignaux O, Augui J, Dousset B, Palazzo L, Louvel A et al. CT, endoscopic sonography, and a combined protocol for preoperative evaluation of pancreatic insulinomas. AJR Am J Roentgenol 2003;181(4):987-92.

53. Rappeport ED, Hansen CP, Kjaer A, Knigge U. Multidetector computed tomography and neuroendocrine pancreaticoduodenal tumors. Acta Radiol 2006;47(3):248-56.

54. Zimmer T, Ziegler K, Bader M, Fett U, Hamm B, Riecken EO et al. Localisation of neuroendocrine tumours of the upper gastrointestinal tract. Gut 1994;35(4):471-5.

55. Thoeni RF, Mueller-Lisse UG, Chan R, Do NK, Shyn PB. Detection of small, functional islet cell tumors in the pancreas: selection of MR imaging sequences for optimal sensitivity. Radiology 2000;215(2):483-90.

56. Brandle M, Pfammatter T, Spinas GA, Lehmann R, Schmid C. Assessment of selective arterial calcium stimulation and

hepatic venous sampling to localize insulin-secreting tumours. Clin Endocrinol (Oxf) 2001;55(3):357-62.

57. van Eijck CH, Lamberts SW, Lemaire LC, Jeekel H, Bosman FT, Reubi JC et al. The use of somatostatin receptor scintigraphy in the differential diagnosis of pancreatic duct cancers and islet cell tumors. Ann Surg 1996;224(2):119-24.

58. Saga T, Shimatsu A, Koizumi K, Ichikawa T, Yamamoto K, Noguchi S et al. Morphological imaging in the localization of neuroendocrine gastroenteropancreatic tumors found by somatostatin receptor scintigraphy. Acta Radiol 2005;46(3):227-32.

59. Mirallie E, Pattou F, Malvaux P, Filoche B, Godchaux JM, Maunoury V et al. Value of endoscopic ultrasonography and somatostatin receptor scintigraphy in the preoperative localization of insulinomas and gastrinomas. Experience of 54 cases. Gastroenterol Clin Biol 2002;26(4):360-6.

60. Jensen RT, Gibril F, Termanini B. Definition of the role of somatostatin receptor scintigraphy in gastrointestinal neuroendocrine tumor localization. Yale J Biol Med 1997;70(5-6):481-500.

61. Kumbasar B, Kamel IR, Tekes A, Eng J, Fishman EK, Wahl RL. Imaging of neuroendocrine tumors: accuracy of helical CT versus SRS. Abdom Imaging 2004;29(6):696-702.

62. Galiber AK, Reading CC, Charboneau JW, Sheedy PF II, James EM, Gorman B et al. Localization of pancreatic insulinoma: comparison of pre- and intraoperative US with CT and angiography. Radiology 1988;166(2):405-8.

63. Krenning EP, Kwekkeboom DJ, Oei HY, de Jong RJ, Dop FJ, Reubi JC et al. Somatostatin-receptor scintigraphy in gastroenteropancreatic tumors. An overview of European results. Ann N Y Acad Sci 1994;733:416-24.

64. Collins BT, Saeed ZA. Fine needle aspiration biopsy of pancreatic endocrine neoplasms by endoscopic ultrasonographic guidance. Acta Cytol 2001;45(5):905-7.

65. Jhala D, Eloubeidi M, Chhieng DC, Frost A, Eltoum IA, Roberson JJ et al. Fine needle aspiration biopsy of the islet cell tumor of pancreas: a comparison between computerized axial tomography and endoscopic ultrasound-guided fine needle aspiration biopsy. Ann Diagn Pathol 2002;6(2):106-12.

66. Stelow EB, Woon C, Pambuccian SE, Thrall M, Stanley MW, Lai R et al. Fine-needle aspiration cytology of pancreatic somatostatinoma: the importance of immunohistochemistry for the cytologic diagnosis of pancreatic endocrine neoplasms. Diagn Cytopathol 2005;33(2):100-5.

67. Wamsteker EJ, Gauger PG, Thompson NW, Scheiman JM. EUS detection of pancreatic endocrine tumors in asymptomatic patients with type 1 multiple endocrine neoplasia. Gastrointest Endosc 2003;58(4):531-5.

68. Rosch T, Lightdale CJ, Botet JF, Boyce GA, Sivak MV Jr, Yasuda K et al. Localization of pancreatic endocrine tumors by endoscopic ultrasonography. N Engl J Med 1992;326(26):1721-6.

69. Palazzo L, Roseau G, Salmeron M. Endoscopic ultrasonography in the preoperative localization of pancreatic endocrine tumors. Endoscopy 1992;24 Suppl 1:350-3.

70. Bansal R, Tierney W, Carpenter S, Thompson N, Scheiman JM. Cost effectiveness of EUS for preoperative localization of pancreatic endocrine tumors. Gastrointest Endosc 1999;49(1):19-25.

71. Anderson MA, Carpenter S, Thompson NW, Nostrant TT, Elta GH, Scheiman JM. Endoscopic ultrasound is highly accurate and directs management in patients with neuroendocrine tumors of the pancreas. Am J Gastroenterol 2000;95(9):2271-7.

72. Gines A, Vazquez-Sequeiros E, Soria MT, Clain JE, Wiersema MJ. Usefulness of EUS-guided fine needle aspiration (EUS-FNA) in the diagnosis of functioning neuroendocrine tumors. Gastrointest Endosc 2002;56(2):291-6.

73. Fidler JL, Fletcher JG, Reading CC, Andrews JC, Thompson GB, Grant CS et al. Preoperative detection of pancreatic insulinomas on multiphasic helical CT. AJR Am J Roentgenol 2003;181(3):775-80.

74. Thomas-Marques L, Murat A, Delemer B, Penfornis A, Cardot-Bauters C, Baudin E et al. Prospective endoscopic ultrasonographic evaluation of the frequency of nonfunctioning pancreaticoduodenal endocrine tumors in patients with multiple endocrine neoplasia type 1. Am J Gastroenterol 2006;101(2):266-73.

75. Cadiot G, Lebtahi R, Sarda L, Bonnaud G, Marmuse JP, Vissuzaine C et al. Preoperative detection of duodenal gastrinomas and peripancreatic lymph nodes by somatostatin receptor scintigraphy. Gastroenterology 1996;111(4):845-54.

76. Schumacher B, Lubke HJ, Frieling T, Strohmeyer G, Starke AA. Prospective study on the detection of insulinomas by endoscopic ultrasonography. Endoscopy 1996;28(3):273-6.

77. Gress FG, Barawi M, Kim D, Grendell JH. Preoperative localization of a neuroendocrine tumor of the pancreas with EUS-guided fine needle tattooing. Gastrointest Endosc 2002;55(4):594-7.

78. Fritscher-Ravens A, Izbicki JR, Sriram PV, Krause C, Knoefel WT, Topalidis T et al. Endosonography-guided, fine-needle aspiration cytology extending the indication for organ-preserving pancreatic surgery. Am J Gastroenterol 2000;95(9):2255-60.

79. Fritscher-Ravens A, Brand L, Knofel WT, Bobrowski C, Topalidis T, Thonke F et al. Comparison of endoscopic ultrasound-guided fine needle aspiration for focal pancreatic lesions in patients with normal parenchyma and chronic pancreatitis. Am J Gastroenterol 2002;97(11):2768-75.

80. Arcidiacono PG, Giovannini M, Bergel C, Monges G, Ardengh JC, Guaraldi S et al. Results of a multicentric study on EUS-FNA of pancreatic tumors of less than 3,0 cm in diameter. Gastrointest Endosc 2005;61(5):AB 270.

81. Voss M, Hammel P, Molas G, Palazzo L, Dancour A, O'Toole D et al. Value of endoscopic ultrasound guided fine needle

aspiration biopsy in the diagnosis of solid pancreatic masses. Gut 2000;46(2):244-9.

82. Harewood GC, Wiersema LM, Halling AC, Keeney GL, Salamao DR, Wiersema MJ. Influence of EUS training and pathology interpretation on accuracy of EUS-guided fine needle aspiration of pancreatic masses. Gastrointest Endosc 2002;55(6):669-73.

83. Mertz H, Gautam S. The learning curve for EUS-guided FNA of pancreatic cancer. Gastrointest Endosc 2004;59(1):33-7.

84. Matsumoto T, Iida M, Suekane H, Tominaga M, Yao T, Fujishima M. Endoscopic ultrasonography in rectal carcinoid tumors: contribution to selection of therapy. Gastrointest Endosc 1991;37(5):539-42.

85. Bhutani MS. Endoscopic ultrasound for rectal carcinoid tumors. Am J Gastroenterol 1996;91(12):2651.

86. Oshitani N, Hamasaki N, Sawa Y, Hara J, Nakamura S, Matsumoto T et al. Endoscopic resection of small rectal carcinoid tumours using an aspiration method with a transparent overcap. J Int Med Res 2000;28(5):241-6.

87. Akahoshi K, Fujimaru T, Nakanishi K, Harada N, Nawata H. Endosonography probe-guided endoscopic resection of small flat rectal carcinoid tumor using band ligation technique. Endoscopy 2001;33(5):471.

88. Imada-Shirakata Y, Sakai M, Kajiyama T, Kin G, Inoue K, Torii A et al. Endoscopic resection of rectal carcinoid tumors using aspiration lumpectomy. Endoscopy 1997;29(1):34-8.

CAPÍTULO 215

CARCINÓIDES GASTROINTESTINAIS – ASPECTOS ENDOSCÓPICOS

Jairo Silva Alves

Maria de Fátima Masiero Bittencourt • Luciana Dias Moretzsohn

INTRODUÇÃO

Os tumores carcinóides são constituídos por diferentes neoplasias originadas das células neuroendócrinas. Ocorrem em diferentes locais, mas a maioria se origina no trato gastrointestinal (67%), devido ao grande número dessas células aí localizadas. Podem apresentar atividade endócrina ou serem fisiologicamente silenciosos, só se manifestando tardiamente pelos efeitos compressivos da massa tumoral. Há seis anos, Solcia e colaboradores[1] propuseram uma terminologia mais abrangente para a denominação desses tumores. A grande heterogeneidade morfológica e o comportamento biológico dos carcinóides levaram a Organização Mundial de Saúde (OMS) a propor a substituição do termo para "tumor neuroendócrino", terminologia que não faz referência ao potencial maligno da lesão.

Algumas síndromes genéticas estão associadas aos tumores neuroendócrinos, sugerindo que alterações nos genes reguladores poderiam estar relacionadas ao desenvolvimento tumoral.[2]

Na maioria das vezes, são diagnosticados incidentalmente durante cirurgias ou exames endoscópicos para propedêutica gastrointestinal. A síndrome carcinóide típica ocorre em menos de 10% dos pacientes, sendo caracterizada por sintomas como *flushing* cutâneo, diarréia, anormalidades cardiovasculares, broncoespasmo, miopatias, artropatias e edema. A maior freqüência no diagnóstico desses tumores vem ocorrendo paralelamente ao desenvolvimento da endoscopia digestiva alta e baixa. Além disso, o desenvolvimento de novos métodos de imagem, como o *octreoscan*, permitiu a detecção de lesões primárias e metastáticas não detectáveis por outros métodos diagnósticos auxiliares, com sensibilidade entre 80% e 90%.[3]

A ultra-sonografia endoscópica constitui método com alta sensibilidade para a detecção dos tumores carcinóides no estômago e no duodeno, permitindo o diagnóstico de pequenas lesões localizadas na parede gastrointestinal (de até 3 mm a 4 mm).[4]

O emprego da cápsula endoscópica e da enteroscopia para o diagnóstico dos tumores neuroendócrinos tem sido descrito.[5,6]

Apesar de esses tumores serem relativamente raros, o endoscopista deve estar preparado para sua abordagem diagnóstica e, nos casos indicados, para realização do tratamento endoscópico. Discutiremos, a seguir, os principais aspectos da abordagem diagnóstica e terapêutica dos tumores neuroendócrinos gastrointestinais, de acordo com a sua localização.

CARCINÓIDES GÁSTRICOS

Os tumores neuroendócrinos gástricos (carcinóides) originam-se na camada epitelial da mucosa do estômago e são, de modo geral, diagnosticados entre as sexta e sétima décadas de vida. Apesar de historicamente serem consideradas neoplasias raras, estudos recentes demonstram que 10% a 30% dos carcinóides gastrointestinais se localizam no estômago. Esse aumento de incidência poderia ser explicado por maior utilização dos exames endoscópicos, melhor habilidade dos endoscopistas em reconhecer essas lesões ou mudança real da ocorrência dessa afecção. Alguns autores inferem sobre possível relação entre aumento da incidência dos carcinóides gástricos e hipergastrinemia secundária ao uso crônico de inibidores de bomba protônica.[7]

CLASSIFICAÇÃO

A maior parte dos carcinóides gástricos se associa à hipergastrinemia crônica, que determina um estímulo para hiperplasia, displasia e finalmente neoplasia de células *enterocromafin-like* (CEL). Baseados em diferenças de comportamento biológico, os carcinóides gástricos são classificados em três diferentes tipos: [8]

- carcinóides gástricos tipo I, nos quais o estímulo para a hipergastrinemia é a gastrite atrófica autoimune (tipo A). São os carcinóides gástricos mais comuns (65%) e de melhor prognóstico, pois têm potencial metastático inferior a 5%. Geralmente apresentam-se como lesões pequenas, polipóides, menores que 10 mm, distribuídas em corpo e fundo gástricos;

- carcinóides gástricos tipo II, nos quais o estímulo para a hipergastrinemia é a síndrome de Zollinger-Ellison. Geralmente estão associado à neoplasia endócrina múltipla tipo 1 (NEM-1). Têm malignidade intermediária entre os tipos I e III, cursando com metástases linfonodais em 7% a 12% das vezes. Apresentam-se como lesões nodulares, geralmente menores que 10 mm, múltiplas, distribuídas em todo o estômago. Nesse caso, nota-se a hipertrofia da mucosa oxíntica;
- carcinóides gástricos tipo III, também chamados de carcinóides esporádicos, que não se associam à hipergastrinemia. São menos freqüentes (21% dos casos), apresentando-se como lesão isolada, maior que 10 mm, em mucosa gástrica normal. Originam-se de CEL, células enterocromafins e células X e exibem um padrão de crescimento (trabecular, medular, sólido ou misto) semelhante ao observado em carcinóides de outras localizações. Têm comportamento mais agressivo, metastatizando para linfonodos e fígado em, respectivamente, 55% e 24% dos casos. São considerados critérios de pior prognóstico desses tumores a presença de mais de duas figuras de mitose em campo de grande aumento e a invasão vascular e transmural.

Apesar de alguns autores descreverem também o carcinóide tipo IV, esse tumor é, na verdade, um carcinoma neuroendócrino, que, apesar de apresentar várias células endócrinas, comporta-se como um adenocarcinoma gástrico.[9]

MANIFESTAÇÕES CLÍNICAS

Muitas vezes, o diagnóstico do carcinóide gástrico é feito de forma acidental, durante exame endoscópico de rotina indicado para a avaliação de sintomas dispépticos, emagrecimento, sangra-

mento gastrointestinal, dentre outros. Apesar de esses tumores apresentarem atividade endócrina e produzirem várias substâncias funcionalmente ativas, elas são rapidamente inativadas, não causando sintomas. A ocorrência da síndrome carcinóide é rara, sendo descrita em menos de 5% dos casos. Uma síndrome carcinóide atípica que cursa com *flushing* está geralmente associada a tumores carcinóides esporádicos (tipo III), que se comportam como carcinomas neuroendócrinos.[10]

DIAGNÓSTICO

ENDOSCOPIA DIGESTIVA

O exame endoscópico, além de permitir a visualização das lesões, possibilita uma avaliação de suas características e a coleta de material para exame histopatológico. Os carcinóides dos tipos I e II (Figuras 215.1 e 215.2) apresentam-se, de modo geral, como lesões múltiplas, pequenas, de coloração avermelhada ou amarelada, podendo, em alguns casos, se ulcerar. Os carcinóides do tipo III são lesões maiores, geralmente únicas, que também podem ser ulceradas. Durante o exame endoscópico, além de biopsiar essas lesões, é também importante que sejam colhidos fragmentos de mucosa oxíntica para pesquisa de gastrite atrófica.[10]

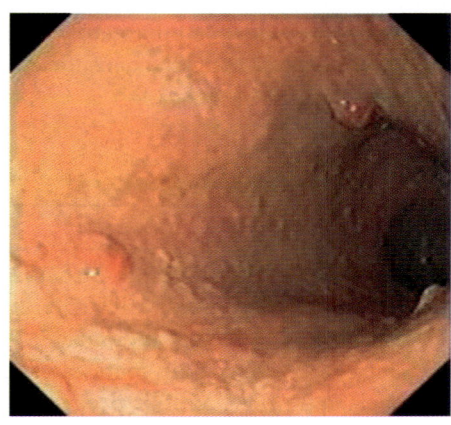

FIGURA 215.1

Carcinóides tipo I no corpo gástrico

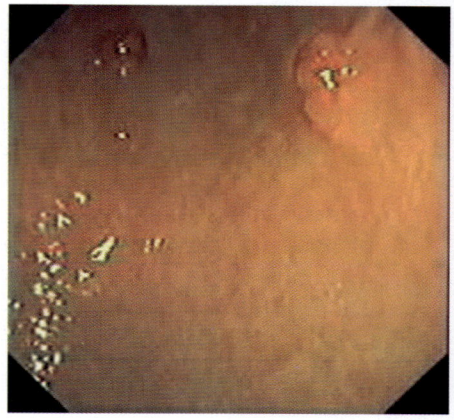

FIGURA 215.2

Carcinóides tipo I no corpo gástrico

A ecoendoscopia é um exame útil na avaliação da profundidade das lesões, mesmo naquelas localizadas na submucosa. Entretanto, segundo observação de Lachter e Chemtob,[11] essa técnica pode ser limitada para avaliar a possibilidade de remoção completa da lesão por meio de procedimentos endoscópicos.

ESTUDO HISTOPATOLÓGICO

A avaliação histopatológica dos tumores neuroendócrinos evidencia lesões que se apresentam como nichos não-capsulados, que podem invadir tecidos vizinhos e não formam glândulas típicas. Muitas vezes, recomenda-se o exame imunohistoquímico dessas lesões para melhor avaliação do seu estágio evolutivo, hiperplasia-displasia-neoplasia.[12]

OUTROS EXAMES

Como a hipergastrinemia está associada aos carcinóides tipo I e II, a dosagem sérica de gastrina é importante na avaliação dessas lesões. Da mesma forma, o diagnóstico da gastrite atrófica autoimune pode ser corroborado pela pesquisa de anticorpos anticélula parietal e antifator intrínseco. Alguns autores sugerem o rastreamento genético de familiares de portadores da NEM-1, como forma de favorecer o diagnóstico e a abordagem precoces dos carcinóides do tipo II.[12]

A cromogranina A é precursora de diversos peptídeos, sendo um produto de secreção da maioria dos tumores neuroendócrinos. Dessa forma, é utilizada como marcador geral desses tumores, independentemente deles serem ou não funcionantes. A cromogranina A é secretada por mais de 90% dos carcinóides gástricos. Sendo assim, a identificação dessa glicoproteína por meio de imuno-histoquímica pode diferenciar tumores neuroendócrinos de tumores epiteliais. Mais recentemente, o desenvolvimento da técnica de PCR para identificação da cromogranina A permitiu o rastreamento de micrometástases de tumores neuroendócrinos que não são evidentes por meio de microscopia óptica ou imunohistoquímica.[2,13,14]

TRATAMENTO

Em portadores de carcinóides gástricos associados à hipergastrinemia (tipos I e II), quando as lesões são menores que 10 mm e se apresentam em pequeno número, recomenda-se sua retirada endoscópica por meio de mucosectomia ou polipectomia. Quando as lesões são numerosas, grandes ou recorrem após tratamento endoscópico, deve-se considerar a ressecção cirúrgica local.

A antrectomia, realizada com o intuito de suprimir a produção de gastrina, é conduta discutível. Muitas vezes, esse procedimento não é eficaz no controle da hipergastrinemia e, em alguns casos, o carcinóide pode tornar-se autônomo e desenvolver-se independentemente desse estímulo. A retirada do fundo gástrico (gastrectomia subtotal proximal) elimina as células *enterocromafin-like* e, conseqüentemente, impede a recidiva desses carcinóides. Trata-se de alternativa que, apesar de agressiva, deve ser considerada em pacientes jovens com lesões multicêntricas ou recidivantes, pois evita a vigilância endoscópica periódica.

Uma possibilidade terapêutica mais recente, com o objetivo de prevenir a recorrência dos carcinóides gástricos, é a utilização de análogos da somatos-tatina, hoje disponíveis em formulação *depot*. Essas drogas de ação prolongada inibem a produção de gastrina e a proliferação das CEL. Entretanto, apesar de relatos de eficácia com o uso desses medicamentos, essa abordagem terapêutica exige injeções repetidas, manutenção da vigilância endoscópica e apresenta efeitos colaterais como hipertensão arterial.

Os carcinóides do tipo III e o carcinoma neuroendócrino têm comportamento muito agressivo e, nesses casos, preconiza-se a realização de gastrectomia total ou subtotal distal associada à linfadenectomia. Nos casos de doença avançada com metástases hepáticas, deve-se tentar a ressecção dessas lesões, pois essa conduta se associa com melhor sobrevida e qualidade de vida para o paciente.[2,15]

ACOMPANHAMENTO

Todos os portadores de carcinóides associados à hipergastrinemia que não se submeteram à gastrectomia com retirada do fundo gástrico devem ser mantidos em vigilância endoscópica a cada seis meses.[2]

A dosagem sérica de cromogranina A pode ser utilizada para controle de tratamento dos carcinóides de modo geral. Importante salientar que a dosagem sérica de cromogranina, apesar de ser um método sensível, é pouco específica, estando elevada em diversas outras doenças, como doença inflamatória intestinal, neoplasia de próstata, insuficiência renal e gastrite atrófica.[14]

PROGNÓSTICO

De modo geral, a sobrevida média em cinco anos nos portadores de carcinóides gástricos com lesão localizada é de 64,3%; caso haja invasão regional, é de 29,9%; e, na vigência de metástases a distância, é de 10%. Melhor prognóstico é observado em portadores de carcinóides tipo I, cuja sobrevida média em cinco anos é superior a 95%.[2]

CARCINÓIDES DO INTESTINO DELGADO

No aparelho digestivo, o intestino delgado é o principal sítio de localização dos tumores neuroendócrinos. No íleo são encontrados 28% de todos os carcinóides, sendo esse tumor a neoplasia mais freqüente dessa região.[16]

CARCINÓIDES DO DUODENO

A maioria dos tumores neuroendócrinos do duodeno (Figuras 215.3 e 215.4) é descoberta de forma acidental durante exames de endoscopia digestiva. Tumores que acometem a papila de Vater podem ser diagnosticados durante propedêutica de colestase obstrutiva ou pancreatite aguda.[17] Gastrinomas, somatostinomas, paraganglionomas gangliocíticos, tumores não-funcionantes e neoplasias pouco diferenciadas (geralmente ampulares) são os tipos de carcinóides reconhecidos no duodeno.[2]

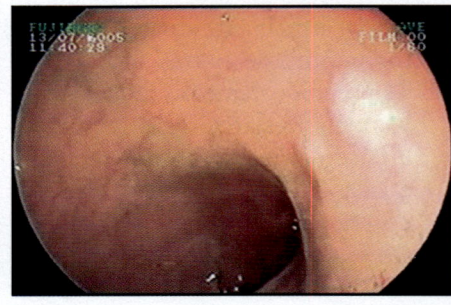

FIGURA 215.3

Carcinóide de duodeno

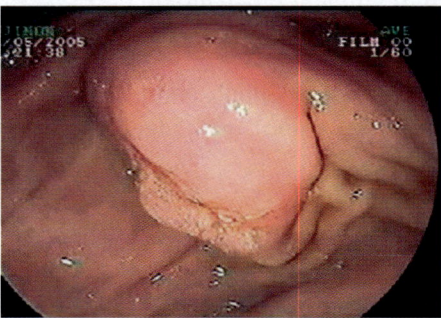

FIGURA 215.4

Carcinóide de papila de Vater

Os gastrinomas duodenais aparecem na primeira ou segunda porção do duodeno, costumam ter diâmetro inferior a 10 mm, podem ser esporádicos ou associados à síndrome de Zolinger-Ellison. Neste último caso, tendem a ser múltiplos. Apesar de a lesão duodenal ser pequena e aparentemente restrita à mucosa ou à submucosa, é freqüente a presença de metástases linfonodais à época do diagnóstico.[18]

Os somatostinomas duodenais estão muitas vezes associados à neoplasia endócrina múltipla tipo 1 (MEN-1), ao feocromocitoma e à neurofibromatose (doença de von Recklinghausen). Ocorrem principalmente na papila de Vater ou na região periampular e, na vigência de invasão tumoral na muscular própria, é alta a probabilidade de metástases linfonodais.

Os paraganglionomas gangliocíticos duodenais aparecem na região periampular e, mesmo com diâmetro maior que 20 mm e invadindo a muscular própria, têm um bom prognóstico.

Os carcinóides duodenais não-funcionantes possuem células produtoras de serotonina, gastrina ou calcitonina. Têm um prognóstico bem melhor que os gastrinomas associados à síndrome de Zollinger-Ellison ou que os somatostinomas, sendo a presença de metástases observada apenas quando a lesão invade a submucosa.

Carcinomas neuroendócrinos duodenais pouco diferenciados ocorrem geralmente na região da papila de Vater e não têm atividade hormonal. É freqüente ao diagnóstico a presença de metástases em linfonodos e fígado.[2]

Tumores maiores que 20 mm, invasão da muscular própria e presença de figuras de mitose são fatores associados ao risco de metástases de tumores neuroendócrinos do duodeno.[19] Exames complementares necessários para avaliação da extensão desses tumores incluem: ultra-sonografia, tomografia computadorizada do abdome, ecoendoscopia e colangiopancreatografia endoscópica retrógrada (CPRE).

Lesões duodenais pequenas (menores que 10 mm), sem evidências de invasão da muscular de mucosa ou de metástases em linfonodos regionais, podem ser ressecadas endoscopicamente, por meio de polipectomia ou mucosectomia com bons resultados, apesar do risco de sangramento. Caso existam evidências de metástases em linfonodos ou dificuldade técnica para a realização do procedimento endoscópico, deve-se optar pelo tratamento cirúrgico (duodenopancreatectomia). Lesões ampulares inoperáveis que determinam colestase obstrutiva podem ser tratadas de forma paliativa com colocação endoscópica de próteses.[20-22]

CARCINÓIDES DE JEJUNO E ÍLEO

São tumores geralmente diagnosticados em fase avançada da doença. Em 26% a 30% dos casos, são observados múltiplos carcinóides no intestino delgado. A maioria dessas neoplasias produz serotonina e substância P, além de outros produtos de secreção.[2]

MANIFESTAÇÕES CLÍNICAS

Obstrução intestinal, perfuração e hemorragia são as principais formas de apresentação clínica dos tumores neuroendócrinos de jejuno e íleo. Em alguns casos, o diagnóstico é feito durante propedêutica para a localização de tumor primário de metástases localizadas a distância ou devido ao aparecimento de síndrome carcinóide.[2]

A síndrome carcinóide é observada em 18% dos pacientes e, geralmente, se associa à presença de metástases hepáticas. Caracteriza-se por crises que podem durar de minutos a horas, quando se observa *flushing* cutâneo, que acomete principalmente face e tronco superior, e desaparece de forma centrífuga. Acompanha-se de edema facial, taquicardia, hipotensão arterial, broncoespasmo. Atividades físicas, ingestão de café, queijo e bebidas alcoólicas predispõem ao aparecimento dessas crises. Em dois terços dos pacientes com síndrome car-

cinóide é observado comprometimento cardíaco, caracterizado por fibrose e disfunção das válvulas tricúspide e pulmonar. Comprometimento do coração esquerdo é menos comum. Outros sintomas associados a esses tumores incluem diarréia, miopatia, artropatia e pigmentação cutânea.[23]

Os carcinóides de jejuno e íleo têm grande propensão a desencadear fibrose, cuja etiopatogenia é pouco esclarecida. A fibrose peritumoral pode causar obstrução intestinal devido a estenose ou aderência das alças intestinais. A fibrose em metástases mesentéricas pode determinar uma fixação do mesentério ileal com o retroperitônio. Comprometimento retroperitonial pode levar a hidronefrose e insuficiência renal. Fibrose vascular mesentérica pode desencadear um quadro de isquemia intestinal. Em fases avançadas de fibrose, é descrita a ocorrência de abdome e pelve congelados.[24]

EXAMES COMPLEMENTARES

DOSAGEM SÉRICA DE CROMOGRANINA

É o método mais sensível para rastrear a presença de carcinóides, pois é produto de secreção da maioria dos tumores neuroendócrinos. Por não se tratar de um método muito específico, a dosagem de outras substâncias como serotonina, substância P, dentre outros pode ser útil para corroborar o diagnóstico.[2,14]

DOSAGEM DO ÁCIDO 5-HIDROXI-INDOLACÉTICO

É útil por demonstrar a secreção de serotonina pelo tumor e tem uma especificidade de 88%. Entretanto, pode apresentar resultados falso-negativos, pois a secreção de serotonina pode ser paroxística. Para a realização desse exame é importante uma dieta livre de alimentos ricos em serotonina como banana, abacate, tomate, amendoim, entre outros.[25]

PESQUISA DA LOCALIZAÇÃO TOPOGRÁFICA DOS CARCINÓIDES

TRÂNSITO INTESTINAL

Os carcinóides do intestino delgado, quando evidenciados ao estudo radiológico contrastado, mostram-se como defeitos de enchimento intraluminais, nodularidades, ulcerações múltiplas ou áreas de estenose.[2]

CÁPSULA ENDOSCÓPICA E ENTEROSCOPIA

São métodos que permitem uma visualização da mucosa de jejuno e íleo. A enteroscopia apresenta como vantagem a possibilidade de realização de biópsias para confirmação diagnóstica.[26,27]

MEDICINA NUCLEAR

O *octreoscan* usa um análogo da somatostatina (octreotide) marcado com In^{111}. Tem uma sensibilidade de 80% a 90%. A tomografia com emissão de prótons é uma técnica que usa um precursor da serotonina (HT-^{11}C) ou o octreotide marcado com Ga^{68} ou Cu^{64}. Tem sensibilidade próxima a 100%, mas não parece ser superior ao *octreoscan*.[28]

OUTROS EXAMES

Ultra-sonografia abdominal, tomografia helicoidal, ressonância nuclear magnética e angiografia mesentérica podem identificar outros 10% a 15% de tumores primários, sendo seu emprego justificado para pesquisa de metástases a distância ou melhor planejamento cirúrgico.[2]

FATORES DE MAU PROGNÓSTICO

São considerados fatores de pior prognóstico dos carcinóides de intestino delgado: lesões de maior tamanho, disseminação local, múltiplas lesões, índice mitótico, profundidade da lesão e presença de metástases à época do diagnóstico.[2]

TRATAMENTO E PROGNÓSTICO

O tratamento dos carcinóides de intestino delgado é eminentemente cirúrgico. Essa abordagem trata tanto os efeitos locais do tumor como os sintomas do paciente, pois a retirada da lesão primária diminui a produção hormonal.

A cirurgia pode ser realizada com intuito de curativo, com a retirada de lesões primárias e regionais, com intenção citorredutora por meio da ressecção de metástases, ou paliativa, apenas para alívio de sintomas.

O uso de análogos da somatostatina (octreotide), que é o neurotransmissor com maior capacidade inibitória da secreção glandular, está indicado na profilaxia de crises carcinóides durante o ato operatório ou para controle dos sintomas nos pacientes em que não foi possível a retirada total do tumor.[29]

O uso de quimioterapia geralmente não está indicado, pois se trata de neoplasia resistente a essa abordagem terapêutica.

A sobrevida média em cinco anos de portadores de carcinóides de jejuno e íleo é de 60,5%, mas na vigência de metástase hepática esse percentual é de 18% a 32%.[2]

CARCINÓIDES DE APÊNDICE

Os tumores neuroendócrinos do apêndice têm um comportamento benigno, de um modo geral são descobertos por acidente e raramente causam apendicite ou síndrome carcinóide. A maioria desses tumores é constituída por células enterocromafins que produzem serotonina e substância P. Acomete mais os pacientes jovens, e uma queda em sua incidência tem sido observada. Habitualmente a apendicectomia é o tratamento curativo para essa neoplasia.

Lesões maiores que 2,0 cm, profundas e com invasão meso-apendicular são características associadas a maior risco de metástases.[2,30]

CARCINÓIDES DO CÓLON

Os tumores carcinóides do cólon correspondem a 7,8% de todos os carcinóides, ocorrendo com maior freqüência no ceco (39% a 48%).[16,31] Mostram prevalência semelhante entre homens e mulheres com predomínio a partir da sétima década de vida. A maioria apresenta-se como lesão elevada polipóide e manifesta-se por alteração no hábito intestinal, sangramento digestivo e/ou dor abdominal. Sintomas clássicos da síndrome carcinóide ocorrem em menos de 5% dos casos. Tumores carcinóides assintomáticos, ocasionalmente são diagnosticados na colonoscopia.[2]

No geral apresentam padrão indiferenciado e são mais agressivos clinicamente. Quando de seu diagnóstico, a maioria desses tumores apresenta tamanho maior que 2 cm e já acomete a submucosa. Apresentam o pior prognóstico entre os tumores carcinóides gastrointestinais, com uma sobrevida média, em cinco anos, entre 33% e 42%.[2]

O tratamento cirúrgico (hemicolectomia), com drenagem linfática, é recomendado, inclusive para lesões menores que 2 cm.

CARCINÓIDES DO RETO

Os tumores carcinóides do reto representam 12,6% de todos os tumores carcinóides, sendo esse o terceiro local em freqüência dos carcinóides no tubo digestivo. Representam, entretanto, cerca de 1% de todos os tumores do reto. Ocorrem predominantemente entre 48 e 52 anos.[2]

A maioria dos pacientes é assintomática. Sangramento anal, constipação, dor retal e prurido anal podem ocorrer. A presença de sintomas está relacionada a tumores maiores que 2 cm. A síndrome carcinóide é rara.

Macroscopicamente, as lesões podem ser nodulares, polipóides ou sésseis. O achado macroscópico mais freqüente é de um nódulo submucoso amarelado, séssil ou pediculado, geralmente menor do que 1 cm (80% dos casos). Essas lesões não são infiltrativas e raramente dão metástases. Lesões maiores que 2 cm infiltram a muscular própria, e metástases a distância ocorrem em 60% a 80% dos casos. A maioria das lesões encontra-se no reto distal, acessível ao toque retal. A grande maioria desses tumores é não-funcionante. Assim, a dosagem do ácido 5-hidroxi-indolacético não tem valor para o diagnóstico.

A maioria das lesões, menores que 1 cm, pode ser ressecada localmente pela endoscopia. Nenhum tratamento adicional é necessário. Os tumores entre 1 cm e 2 cm, sem evidências de metástases linfonodais, devem ser ressecados cirurgicamente, com excisão local transanal. Nos casos em que o tumor é igual ou maior que 2 cm ou houver infiltração local da musculatura retal ou metástases linfonodais, recomenda-se ressecção abdominoperineal ou ressecção anterior do reto com excisão total do mesorreto.[32]

Os tumores carcinóides clássicos apresentam prognóstico favorável com taxa de sobrevida de 88,3%. Associação com outros tumores pode ocorrer em até 33% dos casos, principalmente com adenocarcinoma do cólon e tumores genitais.[14] Recomenda-se a realização de colonoscopia completa e avaliação ginecológica nas mulheres.

CONCLUSÃO

O tratamento dos tumores neuroendócrinos deve ser multidisciplinar, e a possibilidade de cura dependerá da forma de apresentação e do estágio da doença. É preciso determinar a extensão local, a presença de tumores sincrônicos e o grau de espoliação causado pela síndrome carcinóide. De maneira geral, tumores neuroendócrinos menores que 2 cm têm baixa incidência de metástases. Entretanto, metástases nodais e hepáticas podem estar presentes entre 40% e 79% dos pacientes.[33-35]

Pacientes com tumores neuroendócrinos avançados têm sobrevida entre 18% e 20% em cinco anos; alguns trabalhos publicados demonstraram melhora nesses índices com abordagens cirúrgicas agressivas. Em uma série com 82 pacientes terminais complicados, cinco pacientes responderam bem ao tratamento. Pacientes com e sem metástases unilaterais de fígado tiveram taxa de 89% de sobrevida, respectivamente em dois e quatro anos, enquanto pacientes com metástases bilaterais tiveram taxa de sobrevida de 68% em dois anos e de 52% em quatro anos. Assim, pacientes com tumores carcinóides primários, mesmo com metástases, devem ser avaliados e tratados por uma equipe multidisciplinar que inclui cirurgiões, oncologistas, endoscopistas, entre outros.[36]

A prevenção das crises carcinóides, potencialmente graves, nos casos de tumores carcinóides funcionantes, deve ser realizada antes dos procedimentos terapêuticos cirúrgicos. Nesses casos, administra-se octreotide, em infusão venosa contínua, na dose de 50 mg/h, 12 horas antes e até 48 horas após o procedimento cirúrgico.[37-38] Essa profilaxia pode ser necessária também para os tumores pancreáticos e periampulares, como infusão de glicose para os insulinomas, inibidor de bomba oral ou venoso, e octreotide venoso para os gastrinomas.

Abordagens terapêuticas alternativas têm sido alvo de pesquisas em diversos centros e incluem a utilização de quimioterápicos, terapia em alvo com radionuclídeo, embolização da artéria hepática com substâncias específicas e terapia de ablação, crioterapia, entre outras.[15]

Com as possibilidades terapêuticas disponíveis e as várias modalidades em estudo, o sucesso do tratamento dependerá da abordagem completa do paciente por uma equipe multidisciplinar. Todos os casos deverão ser adequadamente discutidos para que a melhor decisão seja tomada. O paciente deverá ser informado sobre as possibilidades terapêuticas disponíveis. Nos casos cuja decisão recaia sobre o tratamento endoscópico, a relação médico-paciente satisfatória constitui fator importante de sucesso, devido à necessidade da vigilância do paciente por longo prazo.

REFERÊNCIAS BIBLIOGRÁFICAS

1. Solcia E, Kloppel G e Sobin LH [em colaboração com nove patologistas provenientes de quatro países]. Histological typing of endocrine tumours. 2nd ed. World Health Organization International Histological Classification of Tumours. Berlim: Springer-Verlag; 2000

2. Modlin IM, Kidd M, Latich I, Zikusoka MN, Shapiro MD. Current status of gastrointestinal carcinoids. Gastroenterology 2005;128(6):1717-51.

3. Krenning EP, Kooij PPM, Bakker WH, Breeman WA, Postema PT, Kwekkeboom et al. Radiotherapy with a radiolabeled somatostatin analogue, [111In/DTPA/D/Phe1]- octreotide. Ann N Y Acad Sci 1994;733:496-506.

4. Zimmer T, Ziegler K, Liehr RM, Stolzel U, Riecken EO, Wiednmann B. Endosonography of neuroendocrine tumors of the stomach, duodenum and pancreas. Ann N Y Acad Sci 1994;33:425-36.

5. Coates SW Jr, DeMarco DC. Metastatic carcinoid tumor discovered by capsule endoscopy and not detected by esophagogastroduodenoscopy. Dig Dis Sci 2004;49(4):639-41.

6. Ge ZZ, Hu YB, Xiao SD. Capsule endoscopy and push enteroscopy in the diagnosis of obscure gastrointestinal bleeding. Chin Med J (Engl) 2004;117(7):1045-9.

7. Hodgson N, Koniares LG, Livingstone AS, Francheschi D. Gastric carcinoids: a temporal increase with proton pump introduction. Surg Endosc 2005;19(12):1610-2.

8. Modlin IM, Sachs GS. Acid-related diseases: biology and treatment. Philadelphia: Lippincott Williams& Wilkins; 2004.

9. Thomas RM, Baybick JH, Elsayed AM, Sobin LH. Gastric carcinoids, an immunohistochemical and clinicopathologic study of 104 patients. Cancer 1994;73(8):2053-8.

10. Rindi G, Luinetti O, Comaggia M, Capella C, Solcia E. Three subtypes of argyrophillic carcinoid and the gastric neuroendocrine carcinoma. A clinicopathological study. Gastroenterology 1993;104:994-1006.

11. Lachter J, Chemtob J. EUS may have limited impact on the endoscopic management of gastric carcinoids. Int J Gastrointest Cancer 2002; 31(1-3):181-3.

12. Rodrigues MAG, Nogueira AMMF. Tumores do estômago In: Castro LP, Coelho LGV, editores. Gastroenterologia. Rio de Janeiro: Medsi; 2004. P. 891-927.

13. Nikou GC, Lygidakis NJ, Toubanakis C, Pavlatos S, Tseleni-Balafouta S, Giannatou E et al. Current diagnosis and treatment of gastrointestinal carcinoids in a series of 101 patients: the significance of serum chromogranin-A somatostatin receptor scintigraphy and somatostatin analogues. Hepatogastroenterology 2005;52:731-41.

14. Kidd M, Modlin IM, Mane SM, Camp RL, Shapiro MD. Q RT-PCR Detection of chromogranin A: a new standard in the identification of neuroendocrine tumor disease. Ann Surg 2006;243:273-80.

15. Ramage JK, Davies AHG, Ardill J, Bax N, Caplin M, Grossman A et al. Guidelines for management of gastroenteropancreatic neuroendocrine (including carcinoid) tumors. Gut 2005;54(Suppl 4):1-16.

16. Modlin I, Lye K, Kidd M. A five-decade analysis of 13,715 carcinoid tumors. 2nd ed. World Health Organization International Histological Classification of Tumors. Berlim: Springer-Verlag; 2000.

17. Mergener K, Gottfried MR, Feldman JM, Branch MS. Carcinoid of ampulla of Vater presenting as acute pancreatitis. Am J Gastroenterol 1998;93:1601-3.

18. Webwer HC, Venzon DJ, Lin JT, Fishbein VA, Orbuch M, Strader DB et al. Determinants of metastatic rate and survival in patients with Zollinger-Ellison syndrome: a prospective long term study. Gastroenterology 1995;108:1637-49.

19. Burke AP, Sobin LH, Federspiel BH, Shekita KM, Helwig EB. Carcinoid tumors of the duodenum: a clinicopathologic study of 99 cases. Arch Pathol Lab Med 1990;114:700-4.

20. de la Torre-Bravo A, Dominguez-Perez AE, Ruiz HB, Torres-Vargas S, Alfaro-Fattel LG. Endoscopic diagnosis of tumors of Vater's ampulla. Gac Med Mex 2001:137(1):9-14.

21. Dalenback J, Havel G. Local endoscopic removal of duodenal carcinoid tumors. Endoscopy 2004:36:651-5.

22. Hartel M, Wente MN, Sido B, Friess H, Buchler MW. Carcinoid of the ampulla of Vater. J Gastroenterol Hepatol 2005;20:676-81.

23. Saha S, Hoda S, Godfrey R, Sutherland C, Raybon K. Carcinoids tumors of gastrointestinal tract. A 44 year experience. Southern Med J 1989;82:1501-5.

24. Marshall J, Bodnarchuck G. Carcinoid tumors of the gut: our experience over three decades and review of literature. J Clin Gastroenrol 1993;16:123-9.

25. Tormey WP, FitzgGerald RJ. The clinical and laboratory correlates of an increase urinary excretion of 5-hydroxyindolacetic acid. Postgrad Med J 1995;71:542-5.

26. Yamaguchi T, Manabe N, Tanaka S, Fukumoto A, Shimamoto M, Nakao M et al. Multiple carcinoid tumors of the ileum preoperativily diagnosed by enteroscopy with the double-baloon technique. Gastrointest Endosc 2005; 62:315-8.

27. Former A, Mata A, Puig M, Varela M, Rodriguez F, Llach J et al. Ileal carcinoid tumor as cause of massive lower GI bleeding: the role of capsule endoscopy. Gastrointest Endosc 2004;60:483-5.

28. Lamberts SWJ, Bakker WH, Reubi JC, Krenning EP. Somatostatin-receptor imaging in the localization of endocrine tumors. N Eng J Med 1990;323:1246-9.

29. Rubin J, Ajani J, Schirmer W, Venook AP, Bukowski R, Pommier R et al. Octreotide acetate long-acting formulation open-label subcutaneous versus octreotide acetate in malignant carcinoid syndrome. J Clin Oncol 1999;17:600-6.

30. Stinner B, Rothmund M. Neuroendocrine tumors (carcinoids) of the appendix. Best Pract Res Clin Gastroenterol 2005;19:729-38.

31. Spread C, Berkel H, Jewell L, Jenkins H, Yakmets W. Colon carcinoid tumors: a population-based study. Dis Colon Rectun 1994;37(5):482-91.

32. Thompson NW. Surgical management of endocrine tumors of the gastrointestinal tract. In: Wanebo HJ, editor. Surgery for gastrointestinal cancer: a multidisciplinary approach. Philadelphia: Lippincott-Raven; 1997. P. 459-64.

33. Corleto VD, Panzuto F, Falconi M, Cannizzaro R, Angeletti S, Moretti A et al. Digestive neuroendocrine tumors: diagnosis and treatment in Italy. A survey by the Oncology Study Section of the Italian Society of Gastroenterology (SIGE). Dig Liver Dis 2001;33(3):217-21.

34. Shebani KO, Souba WW, Finkelstein DM, Stark PC, Elgadi KM, Tanabe KK et al. Prognosis and survival in patients with gastrointestinal tract carcinoid tumors. Ann Surg 1999;229(6):815-21.

35. Sutton R, Doran HE, Williams EM, Vora J, Vinjamuri S, Evans J et al. Surgery for midgut carcinoid. Endocr Relat Cancer 2003;10(4):469-81.

36. Boudreaux JP. Surgical treatment of advanced-stage carcinoid tumors. Ann Surg 2005;241(6):839-45.

37. Roy RC, Carter RF, Wright PD. Somastotatin, anaesthesia, and the carcinoid syndrome. Peri-operative administration of a somatostatin analogue to suppress carcinoid tumor activity. Anaesthesia 1987;42:627-32.

38. Sarmiento JM, Que FG. Hepatic surgery for metastases from meuroendocrine tumors. Surg Oncol Clin N Am 2003;12:231-42.

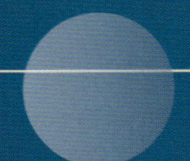

CAPÍTULO 216

CARCINÓIDES GASTROINTESTINAIS – ASPECTOS ONCOLÓGICOS

Cid Buarque de Gusmão

INTRODUÇÃO

Apesar de raros, os tumores carcinóides são os tumores neuroendócrinos mais comuns do tubo digestivo, com pico de incidência entre os 50 e 70 anos. A maioria dos carcinóides ocorre no trato gastrointestinal (55%), sendo o intestino delgado, especialmente o íleo, o sítio mais comum (45%) seguido do cólon (11%) e do estômago (7%).

PATOLOGIA

Os tumores carcinóides têm origem nas células enterocromafins do trato gastrointestinal, assim denominadas devido à sua afinidade pelos sais de cromo. Macroscopicamente, os tumores são lesões submucosas circunscritas.

A classificação dos tumores carcinóides está baseada nas divisões embrionárias do tubo digestivo, sendo de três tipos, muito úteis para caracterizar diferenças genotípicas e fenotípicas:

1. tumores do tubo digestivo anterior (*foregut*), que compreendem o pulmão, os brônquios, o timo e o estômago;
2. tumores do tubo digestivo intermediário (*midgut*), que incluem o intestino delgado, o apêndice e o cólon proximal;
3. tumores do tubo digestivo posterior (*hindgut*), que incluem o cólon distal e o reto.

Um terço dos tumores intermediários (*midgut*) é sintomático e está associado à síndrome carcinóide. Em contraste, os tumores da porção posterior do tubo digestivo (*hindgut*) são geralmente assintomáticos e raramente causam síndrome carcinóide, mesmo quando metastáticos.

SÍNDROME CARCINÓIDE

A síndrome carcinóide clássica ocorre em tumores carcinóides do tubo digestivo intermediário que apresentam metástases hepáticas. Os sintomas mais comuns são rubor (90%) e diarréia (70%). O rubor envolve a face e o tronco, podendo ocorrer várias vezes durante o dia e durar vários minutos. Menos freqüentemente, o paciente pode apresentar dor abdominal (40%), doença valvular cardíaca (40% a 45%), telangiectasia (25%), sibilos pulmonares (15%) e pelagra (5%).

A síndrome carcinóide pode ser desencadeada pela ingestão de alimentos contendo tiramina (banana, nozes e chocolate, por exemplo) e pela ingestão de bebida alcoólica.

A chamada síndrome carcinóide atípica ocorre em pacientes com tumores carcinóides do tubo digestivo anterior, especialmente tumores carcinóides endobrônquicos. Apresenta-se como hipertrofia e telangiectasias em pele de face, especialmente fronte, e rubor avermelhado,

cefaléia, lacrimejamento e broncoespasmo mediado por histamina ou 5-HT.

QUADRO CLÍNICO E TRATAMENTO DA DOENÇA LOCALIZADA

O quadro clínico dos tumores carcinóides gastrointestinais depende da localização do tumor.

APÊNDICE

Os tumores carcinóides constituem as neoplasias mais comuns do apêndice, tendo origem nas células endócrinas da lâmina própria e submucosa. São geralmente achados incidentais e mais freqüentes entre pacientes de 40 a 50 anos.

A maioria dos tumores é assintomática. Quando ocorrem sintomas, estes estão associados a tumores grandes, localizados na base do apêndice onde podem causar obstrução. A presença de síndrome carcinóide pode ser encontrada em pacientes com doença metastática para o fígado.

O prognóstico está diretamente relacionado ao tamanho do tumor. Cerca de 95% dos pacientes apresentam tumores menores que 2 cm, onde a ocorrência de metástases é rara. Esses tumores são tratados com apendicectomia simples.

Ao contrário, 30% dos pacientes com tumores grandes apresentam metástases ao diagnóstico, com sobrevida global de aproximadamente 71%, enquanto pacientes com doença metastática ao diagnóstico apresentam sobrevida de 10% a 40% apenas. Recomenda-se a realização de hemicolectomia direita nos pacientes com tumores maiores que 2 cm, uma vez que a incidência de recidiva local após apendicectomia simples é alta nesse grupo de pacientes.

INTESTINO DELGADO

Tumores carcinóides do intestino delgado representam cerca de um terço das neoplasias nessa localização. Ocorrem mais freqüentemente no íleo, próximos da válvula ileocecal.

Esse tipo de tumor normalmente se apresenta em pacientes na faixa de 60 a 70 anos, com queixa de cólicas ou com obstrução intestinal. Os tumores carcinóides nessa localização têm alto potencial para metástase, independentemente de seu tamanho, o que resultará em uma abordagem cirúrgica mais agressiva. Recomenda-se a ressecção do segmento afetado e dos linfonodos mesentéricos. Deve ser feita inspeção completa do intestino, pois 30% dos pacientes podem apresentar tumores múltiplos. Mesmo em pacientes com doença metastática, a cirurgia está indicada em caráter paliativo. A sobrevida dos pacientes está relacionada ao estadiamento da doença, sendo de 36%, em 5 anos, em pacientes com doença metastática.

CÓLON

Os tumores carcinóides do cólon ocorrem mais freqüentemente em pacientes acima de 70 anos que apresentam queixas de dor abdominal, perda de peso e anorexia. Raramente causam síndrome carcinóide. Estão localizados mais comumente no cólon direito, em especial no ceco. Como são geralmente tumores grandes, ao diagnóstico o tratamento recomendado é a colectomia total. A sobrevida em 5 anos é de 76% para doença local, 72% para doença com comprometimento regional e 30% para doença metastática.

RETO

A maioria dos tumores carcinóides nessa localização é descoberta incidentalmente durante o exame retal ou colonoscopia. Os pacientes encontram-se geralmente por volta dos 60 anos e raramente apresentam sangramento retal ou dor. A presença de metástases é rara em tumores menores que 1 cm, podendo ocorrer em 10% dos pacientes com tumores entre 1 cm e 2 cm. Tumores com mais de 2 cm, porém, apresentam metástases em cerca de 70% dos casos, principalmente para o fígado e para os linfonodos regionais.

O tratamento cirúrgico está determinado pelo tamanho da lesão. Pacientes com tumores menores que 1 cm são submetidos a ressecção local. Para pacientes com tumores entre 1 cm e 2 cm com invasão da camada muscular, recomenda-se a ressecção extensa local. Tumores maiores que 2 cm são abordados cirurgicamente, de forma semelhante aos adenocarcinomas de reto.

A sobrevida em 5 anos é de 90% para doença localizada, 49% para doença com comprometimento loco-regional e de 26% para doença metastática.

ESTÔMAGO

Dividem-se em 3 tipos:

- Tipo 1 – são responsáveis por 70% a 80% dos carcinóides do estômago e estão associados à gastrite atrófica crônica e à anemia perniciosa. São tumores de natureza indolente, geralmente diagnosticados em pacientes de 60 a 70 anos durante investigação endoscópica por dor abdominal ou anemia, sendo mais comum nas mulheres. Não se encontra presente a síndrome carcinóide. Na endoscopia digestiva, são tumores com menos de 1 cm, muitas vezes múltiplos e de aspecto polipóide com presença de ulceração central. A presença de metástases ocorre em menos de 10% dos tumores menores que 2 cm e em cerca de 20% dos tumores maiores. Em tumores menores que 1 cm, o tratamento pode ser feito por meio de ressecção endoscópica e seguimento rigoroso. Tumores maiores devem ser submetidos à ressecção cirúrgica.

- Tipo 2 – estão associados aos gastrinomas e à síndrome de Zollinger-Ellison ou à neoplasia endócrina tipo 1 (MEN 1). São os carcinóides gástricos mais raros, representando menos de 5% dos tumores. Ao contrário dos outros carcinóides, no carcinóide gástrico tipo 2, existe um gene supressor de tumor localizado no cromossomo 11q13 que parece estar envolvido na patogênese tumoral. Por ser uma doença hereditária autossômica dominante, recomenda-se aconselhamento genético e rastreamento familiar nesses pacientes.

- Tipo 3 – apresenta uma incidência de 13% a 20% e é esporádico, sem fator predisponente, não estando associado à MEN 1, à síndrome de Zollinger-Ellison ou à gastrite atrófica. É o tipo mais agressivo, geralmente se apresenta como tumor solitário e apresenta metástases para o fígado ou linfonodos regionais em cerca de 65% dos pacientes. Freqüentemente produzem 5-hidroxitriptofano, ao contrário dos tipos 1 e 2, que produzem serotonina.

DIAGNÓSTICO DO CARCINÓIDE GASTROINTESTINAL

DIAGNÓSTICO LABORATORIAL

Tumores do tubo digestivo intermediário – apresentam valores elevados de 5-HT que podem ser medidos na urina de 24 horas pelo seu metabólito, o 5-hidróxi-indolacético (5-HIAA). A dosagem do 5-HIAA na urina possui 73% de sensibilidade e 100% de especificidade no diagnóstico dos tumores carcinóides.

Tumores do tubo digestivo anterior – raramente secretam 5-HT, mas podem liberar ACTH e GHGR ou histamina.

Tumores do tubo digestivo posterior – raramente elevam marcadores.

A cromogranina A pode estar elevada em 80% dos casos e possui valor prognóstico. Nos casos de recidiva tumoral, sua elevação pode preceder o aparecimento de imagem radiológica.

DIAGNÓSTICO RADIOLÓGICO

A cintilografia com Indium 111 DTPA (Octreoscan) é utilizada no estadiamento e diagnóstico da recidiva tumoral. Possui sensibilidade de 83% e especificidade de 100%. A Ressonância Nuclear Magnética possui maior sensibilidade na detecção de pequenas lesões que a cintilografia. Tumores carcinóides gástricos e retais são mais bem diagnosticados por meio da endoscopia.

TRATAMENTO SISTÊMICO DOS CARCINÓIDES GASTROINTESTINAIS

A cirurgia apresenta um papel limitado nos pacientes com tumores carcinóides metastáticos. Ela deve ser empregada em caráter curativo nos pacientes que apresentem lesões ressecáveis linfonodais, hepáticas, ou cerebral isolada. Também está indicada nos pacientes com carcinóide de intestino delgado, mesmo na presença de metástases, para evitar a fibrose mesentérica.

É importante lembrar que a indução anestésica ou a manipulação cirúrgica tumoral pode precipitar a chamada crise carcinóide. O uso profilático de octreotide pode prevenir essa complicação.

TRATAMENTO DOS SINTOMAS

O tratamento sistêmico com análogos da somatostatina (Sandostatin) é a op-

ção para os pacientes com sintomas hormonais. De 75% a 80% dos pacientes apresentam melhora dos sintomas de diarréia e rubor com o uso da droga. Da mesma forma, de 80% a 90% dos pacientes com VIPomas e glucagomas respondem à terapia. Nos gastrinomas e insulinomas positivos a cintilografia com octreotide o tratamento com análogos da somatostatina também apresenta resultados. Apesar da resposta clínica significativa, a redução no volume tumoral é rara, ocorrendo em menos de 10% dos casos, obtendo estabilização das lesões em 30% a 50% dos casos.

É importante lembrar que o octreotide reduz a contratilidade pósprandial da vesícula biliar e retarda seu esvaziamento, sendo que até 25% dos pacientes podem desenvolver cálculos biliares com o uso prolongado da medicação. Nesses pacientes, recomenda-se o uso profilático de ácido ursodeoxicólico.

A dose usual de octreotide é de 10 a 20 mcg, 2 -3 vezes ao dia. Existem duas apresentações de liberação prolongada: octreotide 20 mg intramuscular a cada 30 dias, ou lantreotide SR, 20 a 30 mg intramuscular a cada 10 dias. A introdução da apresentação prolongada melhorou a qualidade de vida dos pacientes e apresenta respostas semelhantes ou melhores que a apresentação diária.

O uso de Interferon Alfa produz respostas bioquímicas e induz a estabilização tumoral em 20% a 40% dos carcinóides gastrointestinais. Os efeitos colaterais do interferon limitam seu uso, sendo os mais comuns a fadiga, sintomas semelhantes à gripe e à depressão. Nos pacientes refratários ao octreotide, a adição do interferon pode auxiliar no controle dos sintomas.

QUIMIOTERAPIA SISTÊMICA

Os resultados obtidos com a quimioterapia são em geral baixos, com taxas

de resposta abaixo de 10%. O tratamento quimioterápico está indicado nos pacientes portadores de tumores com índices proliferativos altos, com Ki-67 superior a 10-15%, e especialmente em tumores do tubo digestivo posterior. A combinação de escolha é a cisplatina ou carboplatina associada ao etoposide. A associação apresenta taxas de resposta de cerca de 50%, mas a sobrevida em 2 anos é de cerca de 20%, com mediana de 10 meses.

EMBOLIZAÇÃO E QUIMIOEMBOLIZAÇÃO

O racional para a utilização da embolização ou da quimioembolização baseia-se no fato de o suprimento sangüíneo das metástases hepáticas ocorrer principalmente pela artéria hepática. Estudos não randomizados mostram melhora sintomática importante, com redução do rubor e da diarréia em cerca de 75% dos pacientes submetidos à embolização de metástases hepáticas, com respostas duradouras de 18 meses.

TERAPIA COM RADIONUCLEOTÍDEOS

O uso de octreotide ligado a agentes radioativos tem mostrado resultados consistentes. Utiliza-se o Indium 111, com respostas baixas, mas com paliação satisfatória dos sintomas. O Yttrium 90 produz respostas mais consistentes com cerca de 40% de respostas objetivas. O terceiro agente radioativo utilizado é o Lutetium 177 com resposta em torno de 47% e tempo médio de progressão de 36 meses.

SEGUIMENTO

Após 3 meses do tratamento cirúrgico curativo, recomenda-se a dosagem de marcadores e o controle radiológico com tomografia computadorizada a seguir semestral por 3 anos e anual a partir do quarto ano, com marcadores e exame clínico.

REFERÊNCIAS BIBLIOGRÁFICAS

1. Godwin, JD. Carcinoid tumors: An analysis of 2837 cases. Cancer 1975;36:560.

2. Modlin IM, Lye KD, Kidd M. A 5-decade analysis of 13.715 carcinoid tumors. Cancer 2003;97:934.

3. Maggard MA, O'Connell JB, Ko CY. Uptodated population-based review of carcinoid tumors. Ann Surg 2004;240:117.

4. Moertel, CG, Weiland, LH, Nagorney, DM, Dockerty, MB. Carcinoid tumor of the appendix: treatment and prognosis. N Engl J Med 1987;317:1699.

5. Barclay, TH, Schapira, DV. Malignant tumors of the small intestine. Cancer 1983;51:878.

6. Modlin, IM, Sandor, A. An analysis of 8305 cases of carcinoid tumors. Cancer 1997;79:813.

7. Loftus, JP, van Heerden, JA. Surgical management of gastrointestinal carcinoid tumors. Adv Surg 1995;28:317.

8. Rosenberg, JM, Welch, JP. Carcinoid tumors of the colon: A study of 72 patients. Am J Surg 1985;149:775.

9. Mani, S, Modlin, IM, Ballantyne, G. Carcinoid of the rectum. J Am Coll Surg 1994;179:231.

10. Koura AN, Giacco GG, Curley SA, Skibber JM, Feig BW, Ellis LM. Carcinoid tumors of the rectum: effect of size, histopathology, and surgical treatment on metastasis free survival. Cancer. 1997 Apr 1;79(7):1294-8.

11. Soga, J. Early-stage carcinoids of the gastrointestinal tract. Cancer 2005;103:1587.

12. Rindi G, Bordi C, Rappel S, La Rosa S, Stolte M, Solcia E. Gastric carcinoids and neuroendocrine carcinomas: pathogenesis, pathology, and behavior. World J Surg 1996 Feb;20(2):168-72

13. Debelenko LV, Emmert-Buck MR, Zhuang Z, Epshteyn E, Moskaluk CA, Jensen RT et al. The multiple endocrine neoplasia type I gene locus is involved in the pathogenesis of type II gastric carcinoids. Gastroenterology 1997 Sep;113(3):773-81.

14. Gilligan CJ, Lawton GP, Tang LH, West AB, Modlin IM. Gastric carcinoid tumor: the biology and therapy of an enigmatic and controversial lesion. Am J Gastroenterol 1995 Mar;90(3):338-52.

15. Hlatky, R, Suki, D, Sawaya, R. Carcinoid metastasis to the brain. Cancer 2004;101:2605.

16. Kvols LK, Moertel CG, O'Connell MJ, Schutt AJ, Rubin J, Hahn RG. Treatment of the malignant carcinoid syndrome. Evaluation of a long-acting somatostatin analogue. N Engl J Med 1986 Sep 11;315(11):663-6.

17. Lamberts SW, van der Lely AJ, de Herder WW, Hofland LJ. Octreotide. N Engl J Med 1996;334:246.

18. Rubin J, Ajani J, Schirmer W, Venook AP, Bukowski R, Pommier R et al. Octreotide acetate long-acting formulation versus open-label subcutaneous octreotide acetate in malignant carcinoid syndrome. J Clin Oncol 1999 Feb;17(2):600-6.

19. Oberg, K, Eriksson, B. The role of interferons in the management of carcinoid tumors. Acta Oncol 1991;30:519.

20. Caplin, ME, Buscombe, JR, Hilson, AJ et al. Carcinoid tumour. Lancet 1998;352:799.

21. Plockinger IJ, Rindi G, Arnold R et al. Guidelines for the diagnosis and treatment of neuroendocrine gastrointestinal tumors. Neuroendocr 2004; 80:394.

PARTE 31

OUTROS

CAPÍTULO 217

LESÕES SUBEPITELIAIS GASTROINTESTINAIS – ORIENTAÇÕES GERAIS

Artur A. Parada

INTRODUÇÃO

Com o crescente número de endoscopias digestivas altas e baixas tem aumentado muito o diagnóstico incidental de pequenas lesões supepiteliais ou submucosas em pacientes assintomáticos ou pouco sintomáticos.

Muitas técnicas endoscópicas têm sido utilizadas para obter amostras suficientes de tecido para análise histopatológica: biópsias profundas, biópsias sobre biópsias, incisão e biópsias, biópsias com agulhas etc. Mais recentemente, a ultra-sonografia endoscópica (USE) com biópsias tem contribuído muito na avaliação desses casos, mas são poucos os serviços que dispõem desse recurso, que apresenta, ainda, alto custo operacional.

Por isso, a orientação ao paciente tem se baseado em duas opções relativamente insatisfatórias: seguimento ou ressecção cirúrgica.[1]

A USE é um método que distingue as lesões intramurais das compressões extrínsecas e pode, com grande acurácia, diagnosticar a natureza da lesão por suas características ultra-sonográficas e sua camada de origem (submucosa, muscular da mucosa, muscular própria) (Tabela 217.1 e Figuras 217.1, 217.2, 217.3, 217.4, 217.5 e 217.6).

AVALIAÇÃO ENDOSCÓPICA

A avaliação endoscópica também é muito importante para distinguir lesões murais de compressões extrínsecas e para estudar as características macroscópicas das lesões:

- *Compressões extrínsecas versus lesões murais* = a mudança de decúbito do paciente em geral esclarece, com grande eficácia, se a lesão é mural ou se é devida à compressão extrínseca. A presença de prega em ponte fala a favor de lesão subepitelial (mural).
- *Tamanho* = < 2,0 cm geralmente são benignas; 2,0 cm a 4,0 cm devem ser estudadas; > 4,0 cm geralmente são malignas.
- *Superfície* = úlceras são mais freqüentes em lesões grandes ou malignas. Lesões grandes, boceladas e com superfícies nodulares geralmente também são malignas.
- *Cor* = as lesões amareladas são sugestivas de lipomas e ocasionalmente de tumores de células granulares (principalmente no esôfago).
- *Umbilicação* = freqüente no pâncreas ectópico.
- *Prega em ponte* = freqüentemente presente em lesão submucosa, principalmente nas maiores, e ausente na compressão extrínseca.
- *Sinal do travesseiro* = a compressão (palpação) com a pinça de biópsia evidencia a flacidez dos lipomas e dos cistos.
- *Sinal da tenda* = a tração para o lúmen do órgão após apreensão da mucosa com a pinça de biópsia ajuda a diferenciar lesão epitelial de subepitelial, ocorrendo deslizamento fácil da mucosa por cima da lesão.
- *Sinal da azeitona* = a palpação com a pinça provoca o "escape" da lesão, semelhante à tentativa de se espetar uma azeitona com um palito de

TABELA 217.1

Camada de origem e diagnóstico diferencial de lesões subepiteliais[2]

Submucosa 3ª camada	Muscular Própria 4ª camada	Extrínseca
Carcinóide	GIST	Fígado
Linfoma	Leiomioma	Baço (acessório)
GIST	Neuroma	Vesícula
Metástase	Linfoma	Artéria esplênica
Lipoma	Endometriose	Pseudocisto pancreático
Tumor de células granulares	Metástase	Cisto renal
Pâncreas ectópico		Compressão extrínseca
Pólipo inflamatório		
Cisto de duplicação		
Varizes		

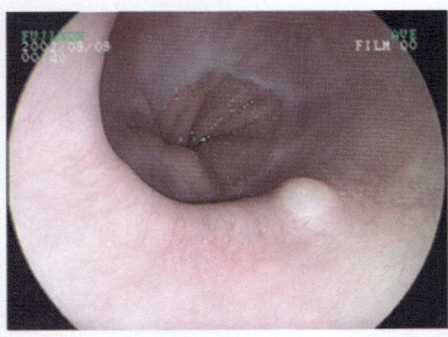

FIGURA 217.1

Tumor esofágico de células granulares

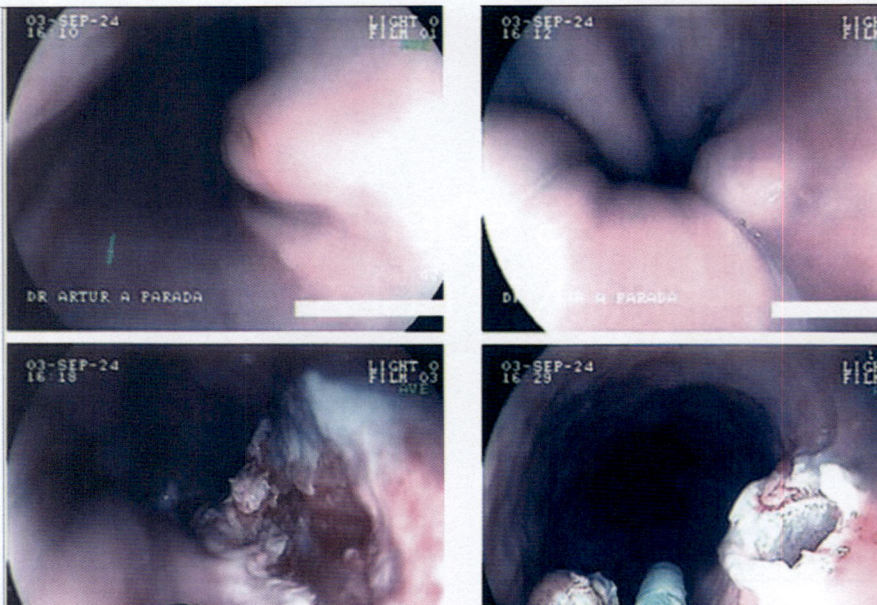

FIGURA 217.2

Ressecção de tumor de células granulares do esôfago

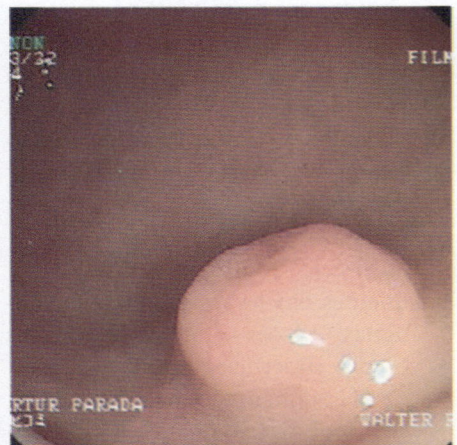

FIGURA 217.3

Pâncreas ectópico em antro gástrico

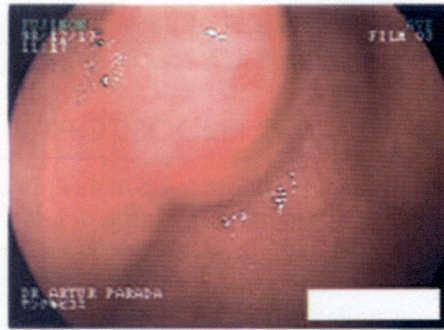
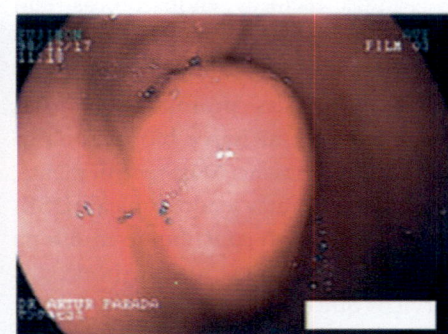
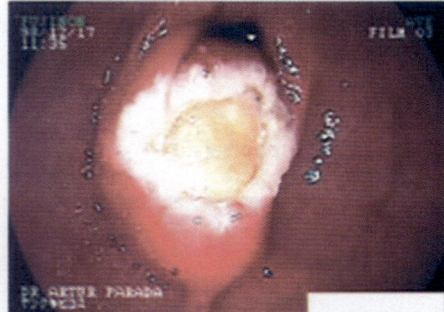
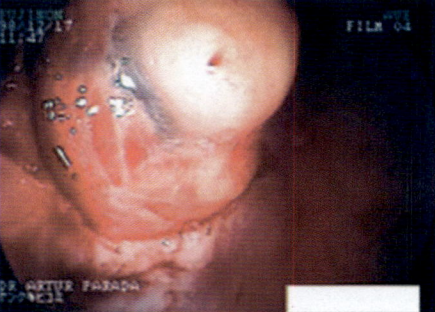

FIGURA 217.4

Ressecção de grande lipoma de antro gástrico em posição justa-pilórica

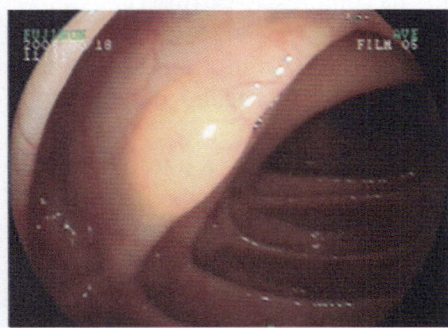

FIGURA 217.5

Lipoma de cólon

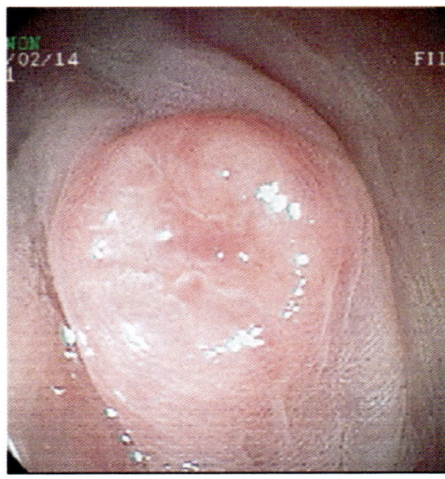 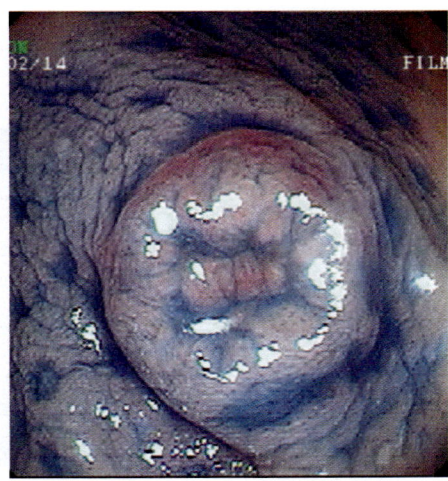

FIGURA 217.6

Carcinóide de reto invadindo até a submucosa média (Sm2)

dente (serve para diferenciar lesão subepitelial de lesão epitelial). Assim como o sinal da tenda pode evidenciar sinais de fixação a planos profundos.

- *Forma da lesão* = por exemplo: redonda, simétrica, margens regulares, sem sulcos ou lobulações. Utiliza-se a classificação de Yamada para o aspecto macroscópico visto de perfil:
  - I – protruso (ângulo entre a lesão e a superfície adjacente maior que 90º);
  - II – séssil (ângulo de 90º);
  - III – subpediculado (ângulo < 90º);
  - IV – pediculado (com pedículo).

É interessante observar que essas lesões podem apresentar crescimento para dentro do órgão (por exemplo, endogástrico), para fora (exogástrico) ou combinados.

Localização = as lesões de fundo gástrico ou cárdia são mais relacionadas a malignidade. Cuidado com as varizes do fundo e do corpo gástrico alto.

Aspirações com agulhas = infelizmente, são pouco utilizadas pelos endoscopistas. Geralmente não são recomendadas devido ao risco de sangramentos em estruturas vasculares, mas estas são raras e passíveis de adequada avaliação endoscópica.

Polipectomias = técnica útil para o diagnóstico e a ressecção de lesões pequenas.[3]

INDICAÇÕES DA USE

As indicações para a realização da USE em uma lesão subepitelial devem se orientar pelo tamanho da lesão, localização, sintomas e condições do paciente. Assim, pequenas lesões (< 1,0 cm), assintomáticas, em pacientes idosos, devem ser ignoradas.[2]

As lesões da terceira camada (submucosa), hiperecóicas (claras) à USE, possivelmente são lipomas ou pâncreas ectópicos e não necessitam de acompanhamento ou de biópsias, a menos que sejam grandes ou sintomáticas.

As lesões hipoecóicas (escuras) da terceira camada (submucosa) podem ser malignas e necessitam de um diagnóstico histológico. Este pode ser obtido por dissecção e ressecção endoscópica da submucosa (ESMR – com 87% de sensibilidade e 16% de complicações) ou por punção biópsia aspirativa ou por tru-cut por USE.[2]

As lesões da quarta camada (muscular própria) são tipicamente hipoecóicas e necessitam de biópsias ecoguiadas com análise imunohistoquímica.

O aspecto à USE sugere um diagnóstico correto em 60% dos casos e com a punção-biópsia com agulha fina essa porcentagem sobe para 93%.[4]

Os critérios ultra-sonográficos que sugerem benignidade ou malignidade estão resumidos nas Tabelas 217.2 e 217.3.[5]

TABELA 217.2

Critérios da USE para benignidade e malignidade de lesões subepiteliais[5]

Características	Benigno	Maligno
Tamanho	< 4 cm	> 4 cm
Hipoecóica	+	+
Homogênea	+	-
Não-homogênea	-	+
Margens	Lisas	Irregulares

DIFICULDADES

O grande problema hoje é diagnosticar lesões subepiteliais malignas. Existem orientações gerais que podem ser seguidas, ao que tudo indica sem maiores prejuízos para os pacientes: estes devem ser operados ou devem ser submetidos a ressecções (endoscópicas, laparoscópicas ou cirúrgicas) se houver suspeita de lesão maligna (para o estômago, por exemplo, quando são > 2,0 cm com sinais macroscópicos sugestivos de malignidade ou com metástases) ou se ocorrerem complicações (sangramentos, obstruções e úlceras). Em um terço dos pacientes a cirurgia pode ser evitada com essa estratégia.[6] A grande maioria das lesões subepiteliais é benigna e não oferece praticamente riscos aos pacientes. Hoje, a grande preocupação dos gastroenterologistas, endoscopistas e cirurgiões se dá com o diagnóstico dos tumores carcinóides e das neoplasias estromais. As biópsias endoscópicas geralmente são positivas nos tumores carcinóides. As avaliações e condutas nesses casos serão abordadas em outros capítulos deste livro.

TABELA 217.3

USE nas Lesões Subepiteliais[5]

Diagnóstico	Achados à USE	Camada de origem
Leiomioma	Hipoecóica, homogênea, bem delimitada, margens lisas	2ª ou 4ª
Leiomiossarcoma	Hipoecóica com áreas centrais hiperecóicas, não-homogênea, margens irregulares invadindo tecidos adjacentes	2ª ou 4ª
Lipoma	Hiperecóica, bem demarcada, margens lisas	3ª
Pâncreas ectópico	Hipoecóica intermediária não-homogênea, bem demarcada, margens lisas, com estruturas semelhantes a ductos	3ª
Tumor em células granulares	Hipoecóica, não-homogênea, bem demarcada, margens lisas	2ª ou 3ª
Hiperplasia de glândulas de Brunner	Ecogenicidade variável, margens lisas	1ª, 2ª ou 3ª
Carcinóide	Hipoecóica, homogênea, bem demarcada, margens lisas	2ª
Cisto	Anecóica, bem demarcada	3ª ou 4ª
Hemangioma	Hipoecóica, anecóica, bem demarcada, margens lisas	2ª ou 3ª
Cisto de duplicação	Anecóica, bem demarcada, margens lisas	3ª
Linfoma	Hipoecóica/hiperecóica, destruição das camadas	2ª, 3ª ou 4ª
Metástase	Hipoecóica, heterogênea, destruição das camadas	2ª, 3ª ou 4ª
Linfangioma	Ecogenicidade intermediária, parede lisa	2ª ou 3ª
Pólipo fibrovascular	Ecogenicidade mista	3ª
Endometriose	Hipoecóica, margens irregulares, separação das camadas	5ª

O MANEJO DAS LESÕES SUBEPITELIAIS

Resumidamente, o algoritmo das lesões subepiteliais é relativamente simples: se a lesão for da terceira camada, hipoecóica, deve ser ressecada endoscopicamente; se for hiperecóica, geralmente lipoma, a conduta é observacional. Se a lesão for da quarta camada, com imunohistoquímica positiva para CD117 (GIST), a conduta é estadiamento, ressecção e seguimento e, se for negativa, a conduta é observacional. (Algoritmo 217.1.)[2]

RESSECÇÕES ENDOSCÓPICAS

I. Polipectomia = pode ser indicada para pacientes com lesões com menos do que 1,0 cm a 2,0 cm de diâmetro, sésseis ou pediculadas, originadas da mucosa ou submucosa (2ª ou 3ª camada à USE).[1,3] Em alguns casos, pode ser utilizado também o aparelho de 2 canais ou 2 aparelhos finos.[7-12]

II. Polipectomia com injeção submucosa = a injeção salina submucosa associada à polipectomia previne a queimadura da parede gastrointestinal e reduz o risco de perfuração. Alguns autores sugerem que a injeção submucosa seja realizada sob controle ultra-sonográfico. As indicações seriam praticamente as mesmas da técnica da polipectomia.[13-17]

III. Ressecção Endoscópica Submucosa com Ligadura Elástica (ESMR-L) = o procedimento é realizado com o cilindro da ligadura elástica como se utiliza para o tratamento das varizes esofágicas ou gástricas. O ideal é se injetar solução salina sob a lesão e a seguir aspiração e ligadura. De acordo com o caso, a ressecção com alça de polipectomia pode ser por baixo ou por cima da ligadura. Com essa técnica, é muito difícil ressecar lesões subepiteliais com mais do que 1,0 cm de diâmetro.[1,18,19,20]

IV. Ressecção Endoscópica Submucosa com Cilindro (*Cap*) Transparente (ESMR-C) = trata-se de um método em que se fixa um cilindro transparente na ponta do endoscópio.[21,22] Utiliza-se também a injeção submucosa de solução salina. Diferentes tamanhos e formatos de cilindros estão disponíveis, variando de 12 mm a 18 mm.[23-26] Na prática, é muito difícil ressecar com essa técnica lesões com mais de 2,0 cm de diâmetro.[1] A alça de polipectomia pode vir montada no cilindro em sua parte interna ou externa ou até em canal acessório externo.

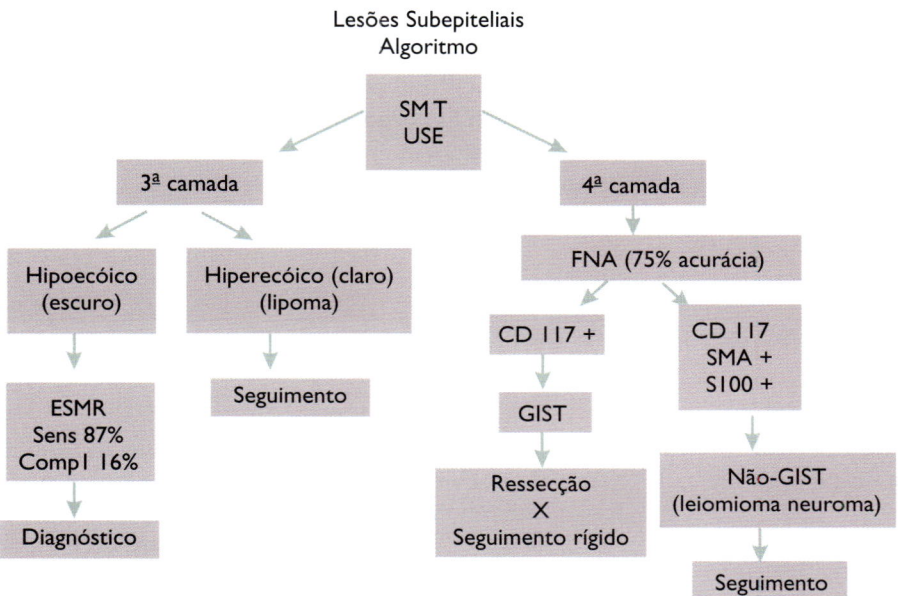

Lesões Subepiteliais
Algoritmo

SM T
USE

3ª camada — 4ª camada

Hipoecóico (escuro) — Hiperecóico (claro) (lipoma)

FNA (75% acurácia)

CD 117 + — CD 117 SMA + S100 +

ESMR Sens 87% Compl 16%

Seguimento

GIST

Diagnóstico

Ressecção X Seguimento rígido

Não-GIST (leiomioma neuroma)

Seguimento

ESMR = Ressecção Endoscópica da Submucosa
FNA = Biópsia Aspirativa com Agulha
GIST = Tumor Estromal Gastrointestinal
SMA = Actina de Músculo Liso
S100 = Proteína S100

ALGORITMO 217.1

V. Ressecção parcial da lesão = nesta técnica, conhecida como *unroofing technique*, resseca-se cerca de 1/3 a 1/2 da porção superficial, intraluminal, da lesão. É aplicável principalmente a lipomas e linfangiomas císticos.[1,27,28,29] Nós a chamamos de técnica do "parto endoscópico", porque, após a ressecção, a lesão é parida para o lúmen gastrointestinal. Já a empregamos em vários casos de lipomas do cólon e mesmo de leiomiomas gástricos.

VI. Ressecção Endoscópica Submucosa com Enucleação da Lesão = essa técnica consiste em ressecar a mucosa do ápice da lesão e a seguir dissecar a submucosa até a enucleação da lesão. Essa manobra pode ser realizada com alça de polipectomia, com estiletes ou com estiletes protegidos (isolados) na ponta (*IT-Knife*).[30,31,32]

RESUMINDO

A maioria das lesões subepiteliais, hoje, pode ser tratada endoscopicamente, com várias técnicas inovadoras e engenhosas. A USE é muito importante para selecionar adequadamente os casos, principalmente aqueles com mais de 1,0 cm de diâmetro. Quanto maior a lesão, mais difícil a ressecção endoscópica e maiores os riscos de sangramentos e perfurações.

As lesões da quarta camada (muscular própria) não devem, em geral, ser ressecadas por endoscopia, devido ao grande risco de perfuração. Para esses casos, sintomáticos, com hemorragias, dores ou obstruções, ou com diâmetros maiores do que 3,0 cm, principalmente quando o aspecto endoscópico e ecoendoscópico sugere malignidade, deve-se indicar ressecção (laparoscópica ou cirúrgica e eventualmente endoscópica).

A associação de técnicas endoscópicas e laparoscópicas pode ser interessante em alguns casos, assim como as ressecções endoscópicas de toda a parede gástrica com *stapler*[33] ou complementadas com técnicas de suturas endoscópicas (Figura 217.7).

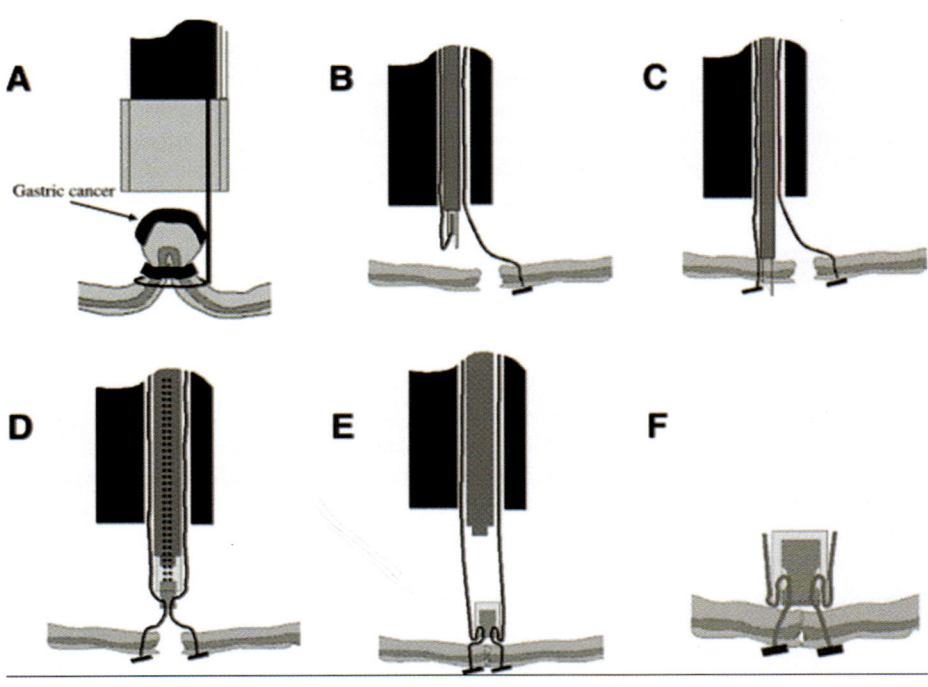

A

Gastric cancer

B

C

D

E

F

FIGURA 217.7

Técnicas de sutura endoscópica

Nas lesões assintomáticas, de quarta camada, menores de 3,0 cm, não há consenso a ser seguido. Pode ser realizado o acompanhamento anual endoscópico (principalmente nas menores de 2,0 cm) ou ecoendoscópico (entre 2,0 cm e 3,0 cm). Existindo crescimento da lesão ou aparecimento de sinais sugestivos de malignidade, pode-se realizar a USE com biópsias, ou a indicação cirúrgica laparoscópica ou aberta, uma vez que a ressecção linfática ampla não está indicada, em virtude da raridade de metástases para linfonodos. Em geral, as metástases ocorrem para fígado, peritônio ou pulmões.[34,35,36]

REFERÊNCIAS BIBLIOGRÁFICAS

1. Shim CS, Jung IS. Endoscopic removal of submucosal tumors: preprocedure diagnosis, technical options, and results. Endoscopy 2005;37:646-54.

2. Faigel D. Managing subepithelial lesions: when and how to use EUS. In: Gastrointestinal endoscopy: Hear the evidence. See the practice. ASGE, Los Angeles - DDW 2006. P. 41-50.

3. Brugge WR. Endoscopic evaluation. Submucosal tumor. In: Endoscopic surgery. Annual Postgraduate Course. ASGE, New Orleans – DDW 2004. P. 61-4.

4. Matsui M, Goto H, Niwa Y, Arisawa T, Hirooka Y, Hayakawa T. Preliminary results of fine needle aspiration biopsy histology in upper gastrointestinal submucosal tumors. Endoscopy 1998 Nov;30(9):750-5.

5. Waxman, I. Submucosal tumor. EUS Evaluation. In: Endoscopic surgery. Annual Postgraduate Course. ASGE, New Orleans – DDW 2004. P. 65-70.

6. Sato T, Peiper M, Fritscher-Ravnes A, Gocht A, Soehendra N, Knoefel WT. Strategy of treatment of submucosal gastric tumors. Eur J Med Res 2005;10(7):292-5.

7. Higashino K, Iishi H, Narahara H, Uedo N, Yano H, Ishiguro S, Tatsuta M Endoscopic resection with a two-channel videoendoscope for gastric carcinoid tumors. Hepatogastroenterology 2004 Jan-Feb;51(55):269-72.

8. Yu JP, Luo HS et al. Endoscopic treatment of submucosal lesions of the gastrointestinal tract. Endoscopy 1992;24:190-3.

9. Ghazi A, Ferstenberg H, Shinya H. Endoscopic gastroduodenal polypectomy. Ann Surg 1984;200(2):175-80.

10. Higaki S, Nishiaki M, Mitani N, Yanai H, Tada M, Okita K. Efectiveness of local endoscopic resection of rectal carcinoid tumors. Endoscopy 1997 Mar;29(3):171-5.

11. Cornish D, Feinstat T, Schneider P, Ruebner B, Trudeau W. Esophageal granular cell tumor removed by endoscopic polypectomy. Am J Gastroenterol 1985 Dec;80(12):950-3.

12. Hyun JH, Jeen YT, Chun HJ, Lee HS, Lee SW, Song CW et al. Endoscopic resection of submucosal tumor of the esophagus: results in 62 patients. Endoscopy 1997 Mar;29(3):165-70.

13. Kawamoto K, Yamada Y, Furukawa N, Utsunomiya T, Haraguchi Y, Mizuguchi M et al. Endoscopic submucosal tumorectomy for gastrointestinal submucosal tumors restricted to the submucosa: a new form of endoscopic minimal surgery. Gastrointest Endosc 1997;46(4):311-7.

14. Kojima T, Takahashi H, Parra-Blanco A, Kohsen K, Fujita R. Diagnosis of submucosal tumor of the upper GI tract by endoscopic resection. Gastrointest Endosc 1999;50(4):516-22.

15. Sun S, Wang M, Sun S. Use of endoscopic ultrasound-guided injection in endoscopic resection of solid submucosal tumors. Endoscopy 2002 Jan;34(1):82-5.

16. Waxman I, Saitoh Y, Raju GS, Watari J, Yokota K, Reeves AL et al. High-frequency probe EUS-assisted endoscopic mucosal resection: a therapeutic strategy for submucosal tumors of the GI tract. Gastrointest Endosc 2002;55(2):44-9.

17. Songur Y, Okai T et al. Endoscopic ultrasonography as a guide to strip biopsy removal of esophageal submucosal tumors. J Clin Gastroenterol 1995;20:77-9.

18. Ono A, Fujii T et al. Endoscopic submucosal resection of rectal carcinoid tumors with a ligation device. Gastrointest Endosc 2003;57:583-7.

19. Berkelhammer C, Jasper I et al. "Band-snare" of small rectal carcinoid tumors. Gastrointest Endosc 1999;50:582-5.

20. Akahoshi K, Fujimaru T et al. Endosonography probe-guided endoscopic resection of small flat rectal carcinoid tumor using band ligation technique. Endoscopy 2001;33:471.

21. Inoue H, Takeshita K et al. Endoscopic mucosal resection with a cap-fitted panendoscope for esophagus, stomach and colon mucosal lesions. Gastrointest Endosc 1993;39:58-62.

22. Tada M, Inoue H et al. Colonic mucosal resection using a transparent cap-fitted endoscope. Gastrointest Endosc 1996;44:63-5.

23. Kajiyama T, Hajiro K et al. Endoscopic resection for gastrointestinal submucosal lesions: a comparison between strip biopsy and aspiration lumpectomy. Gastrointest Endosc 1996;44:404-10.

24. Imada-Shirakata Y, Sakai M et al. Endoscopic resection of rectal carcinoid tumors using aspiration lumpectomy. Endoscopy 1996;28:34-8.

25. Edos S, Hirasaki S et al. Granular cell tumor occurring in the sigmoid colon treated by endoscopic mucosal resection using a transparent cap (EMR-C). J Gastroenterol 2003;38:385-9.

26. Kajiyama T, Sakai M et al. Endoscopic aspiration lumpectomy of esophageal leiomyoma derived from the muscularis mucosa. Am J Gastroenterol 1995;90:417-22.

27. Mimura T, Kumamoto S et al. Unroofing for lymphangioma of the large intestine: a new approach to endoscopic treatment. Gastrointest Endosc 1997;46:259-63.

28. Hizawa K, Matsumoto T et al. Cystic submucosal tumors in the gastrointestinal tract: endoscopic finding and endoscopic removal. Endoscopy 2003;32:712-4.

29. Oh YS, Kwun KA et al. Endoscopic unroofing therapy for colonic lymphangioma. Korean J Gastrointest Endosc 2000;21:572-6.

30. Spinelli P, Cerrai FG et al. Two-step endoscopic resection of gastric leiomyoma. Surg Endosc 1993;7:90-2.

31. Hyun JH, Cho WY. Endoscopic incisional enucleation of esophageal submucosal tumor. Korean J Gastrointest Endosc 1988;8:5-10.

32. Park YS, Park SW et al. Endoscopic enucleation of upper GI submucosal tumors by using an insulated-tip electrosurgical knife. Gastrointest Endosc 2004;59:409-16.

33. Kaehler GE, Langner C et al. Endoscopic full-thickness resection of the stomach: an experimental approach. Surg Endosc 2006;20(3):519-21.

34. De Matteo RP, Lewis JJ et al. Two hundred gastrointestinal stromal tumors. Recurrence patterns and prognostic factors for survival. Ann Surg 2000;231:51-8.

35. Suster S. Gastrointestinal stromal tumors. Sem Diagnostic Pathol 1996;13:297-313.

36. Santos JOM, Montes FG et al. Tumores não-epiteliais do estômago e do duodeno. In: Endoscopia digestiva diagnóstica e terapêutica (SOBED). Rio de Janeiro: Revinter; 2005. P. 328-37.

CAPÍTULO 218

NEOPLASIAS ESTROMAIS GASTROINTESTINAIS

Artur A. Parada • Filadelfio Euclides Venco
Roberto El Ibrahim

INTRODUÇÃO

Até o final da década de 1960 e início dos anos 1970, os tumores estromais ou mesenquimais eram vistos como neoplasias de músculo liso e classificados freqüentemente como leiomiomas, leiomiossarcomas ou leiomioblastomas.[1,2,3]

A partir dessa época, com os estudos com microscopia eletrônica, revelou-se evidência inconsistente da diferenciação de músculo liso.[3]

A aplicação da imuno-histoquímica ao estudo das neoplasias estromais gastrointestinais (NEGIs ou GISTs, do inglês *GastroIntestinal Stromal Tumors*) teve início por volta de 1980 e confirmou a evidência da microscopia eletrônica.

O termo *estromal* foi introduzido em 1983[4] devido às evidências crescentes de que esses tumores representavam uma entidade clinicopatológica distinta.[5]

IMUNO-HISTOQUÍMICA

A sobreposição de achados de características de músculo liso e de células neurais nos GISTs, pela microscopia eletrônica e pela imuno-histoquímica, levou à especulação de que esses tumores são relacionados a pouco conhecida população de células fusiformes presentes na parede gastrointestinal, as células intersticiais de Cajal (CIC), do plexo mioentérico, reconhecidas como o marca-passo intestinal, formando a interface entre a inervação autonômica e a musculatura lisa.[6]

Essas células apresentam marcadores celulares diferenciados, expressando o c-Kit, um receptor de superfície celular de transmembrana KIT, que se relaciona com a tirosino-quinase.

As tirosino-quinases são enzimas que regulam as atividades de proteínas. Algumas são chamadas de receptores ou tirosino-quinases transmembranas. Os GISTs são os sarcomas do aparelho digestivo que expressam a proteína KIT (por meio da imuno-histoquímica é corada pelo CD117). Essa tirosino-quinase age diretamente na gênese do tumor, atuando na divisão celular descontrolada e parando a apoptose celular.

Existem três tipos de quinases: ABL, KIT e PDGFRB (*Platelet-derived growth factor receptor beta*). A ABL relaciona-se com a leucemia mielóide crônica; a KIT, com os tumores do estroma gastrointestinal; a PDGFRB, com algumas doenças mieloproliferativas crônicas, que se caracterizam por eosinofilia. Esses tumores originam-se da mutação do c-KIT, que ativam sinais em KIT e levam à proliferação celular sem controle e a resistência à apoptose.

O advento da imuno-histoquímica permitiu o diagnóstico diferencial de tumor do estroma gastrointestinal com outros sarcomas. Porém, foi a partir dos anos 90 que se deu a grande disseminação dessas técnicas e somente no final desta década o diagnóstico de tumor de estroma gastrointestinal ficou mais bem definido, estabelecendo-se com base nos achados histoquímicos dos marcadores CD117 ou KIT, CD3, Actina 1 a 4, Desmina, S-100 e Vimentina.

Hoje, sabe-se que o tumor de estroma gastrointestinal pode exibir uma diferenciação neural, o que o classifica como um tumor de nervo autônomo gastrointestinal (GANT, sigla em inglês).[7]

Na Tabela 218.1,[8] apresenta-se um esquema imuno-histoquímico utilizado para o diagnóstico diferencial das neoplasias estromais gastrointestinais.

A grande maioria dos GISTs apresenta a mutação oncogênica do KIT. No entanto, alguns casos, cerca de 2% a 10%, são c-Kit negativos, apresentando pouca ou nenhuma expressão de Kit. Com relação aos outros critérios, incluindo clínicos, localização, morfologia, marcadores imunofenotípicos, esses tumores são GISTs e representam um grupo heterogêneo que apresenta outras mutações, como, por exemplo, PDGFRA (*platelet-derived growth factor receptor alpha*) ou mesmo mutações no KIT.[5,9]

Como vimos, aproximadamente 95% dos GISTs coram positivamente na imuno-histoquímica para KIT (CD117). A coloração para outros marcadores também pode ser utilizada e é muito variável – BCL2 (80%); CD34 (70%); actina músculo especifica (50%); actina músculo liso (35%); S100 (10%); desmina (5%).[10-13]

TABELA 218.1

Esquema imuno-histoquímico

	KIT	SMA	Desmina	S100	CD34
GIST	> 95%	30 – 40%	1 – 2%	≈ 5%	60 – 70%
Neoplasia de Musc. Liso	–	+	+	–	10 – 15%
Schwannoma	–	–	–	+	+
Fibromatose Desmóide	–	+	raro	raro	raro

SMA = actina músculo liso

ASPECTOS HISTOPATOLÓGICOS

A maioria dos GISTs, cerca de 70%, é composta por uma população uniforme de células fusiformes e em cerca de 20% predominam células epitelióides. Em 10% dos casos ocorrem misturas dos dois tipos. Alguns casos apresentam estroma mixóide, outros simulam tumores neuroendócrinos sugestivos de paragangliomas ou carcinóides ou até uma variante de células em anel de sinete.[5]

Em virtude desse amplo espectro morfológico, o diagnóstico diferencial inclui: leiomiomas, leiomiossarcomas, schwannomas, tumores fibrosos solitários, tumores de nervos periféricos, tumores miofibroblásticos inflamatórios, tumores neuroendócrinos, sarcomas sinoviais, mesoteliomas malignos, angiossarcomas e outros mais raros.[5]

A imuno-histoquímica não diferencia lesão benigna de maligna, e o material obtido com a punção-biópsia aspirativa por USE geralmente não é suficiente para análise histológica adequada (atividade mitótica por campo, principalmente). A avaliação pelo Ki67 (marcador de proliferação celular) pode aumentar a acurácia desse procedimento.[14] Atualmente estão sendo introduzidas biópsias com agulhas do tipo trucut, mais adequadas para esses casos.[15]

ASPECTOS CLÍNICOS E EPIDEMIOLÓGICOS

Os GISTs são sarcomas de tecidos moles que correspondem a cerca de 0,1% a 3,0% de todos os tumores malignos gastrointestinais e a cerca de 5% de todos os sarcomas de tecidos moles.[16] A idade média dos pacientes por ocasião do diagnóstico é de 58 anos, variando de 40 a 80 anos, com freqüência um pouco maior em homens.[17]

Embora sejam tumores relativamente raros, cerca de 10% a 30% são muito malignos e se disseminam freqüentemente para o fígado e peritônio.[18,19]

SINTOMAS

Em geral, os sintomas são não específicos e dependem do tamanho e da localização dos tumores. Quando pequenos, são assintomáticos e diagnosticados inicialmente por raio X contrastado de EED, enema opaco, ultra-sonografia abdominal, tomografia computadorizada, ressonância magnética e principalmente pela endoscopia digestiva alta, uma vez que a maioria dos GISTs se localiza no estômago. Eventualmente, o diagnóstico também pode ocorrer durante uma laparotomia ou laparoscopia por outras causas. Alguns pacientes podem apresentar abdome agudo por perfurações ou obstruções e outros hemorragias digestivas altas, baixas ou ocultas por ulcerações na neoplasia.[16,17]

O tamanho do tumor por ocasião do diagnóstico varia de 2,0 cm a 30,0 cm de diâmetro.[5]

SINTOMAS DE GIST AO DIAGNÓSTICO

Dor abdominal	20 – 50%
Sangramento	50%
Obstrução	10 – 30%
Assintomáticos	20%

LOCALIZAÇÃO

Os GISTs se localizam predominantemente no estômago (de 50% a 60%) e no intestino delgado (de 25% a 35%). Podem também ocorrer no cólon e reto (de 5% a 12%), esôfago (de 1% a 2%) e em cerca de 2% a 5% em outras localizações, incluindo apêndice cecal, vesícula, pâncreas, mesentério, omento e retroperitônio.[20-24]

Em extensa revisão realizada nos Estados Unidos envolvendo 1.458 casos de 1992 a 2000, evidenciou-se uma prevalência estimada de 0,68/100.000 habitantes, sendo 54% dos tumores no sexo masculino. Por ocasião do diagnóstico, a doença era localizada em 54% dos casos, regional em 19%, com metástases a distância em 23% e 5% dos casos não foram estadiados,[24] com 80% de sobrevida em 1 ano e 45% em 5 anos.

Os dados obtidos na Suécia[25] evidenciaram que em uma revisão de 1.460 casos de tumores mesenquimais diagnosticados de 1983 a 2000, 288 foram considerados GISTs após revisão histológica e imuno-histoquímica. A incidência anual estimada foi de 1,4/100.000 habitantes e a prevalência de 12,9/100.000 habitantes. A malignidade foi avaliada como de alto risco em 29% dos casos e francamente malignos em 15%, sendo que a mortalidade nesses 2 grupos foi de 63% e 83% em 40 meses e de 1% a 2% nos com risco intermediário ou baixo. Nesses 288 casos, o diagnóstico foi feito por sintomatologia em 69% dos pacientes, por cirurgia em 21% e por autópsia em 10%.

Em outro estudo sueco, evidenciou-se que 72% dos tumores retrospectivamente classificados com outros diagnósticos de sarcomas de tecidos moles depois o foram como GISTs.[23]

COMPORTAMENTO DOS GISTS

Ao invés de referir os GISTs como benignos ou malignos, hoje se prefere reconhecer o risco de metastatização de acordo com os dados da Tabela 218.2:[26]

Nessa tabela de consenso do National Institute of Health National Cancer, elaborada em 2001 e publicada em 2002, enfatiza-se o tamanho do tumor e o índice mitótico como fatores de risco de estratificação do tumor primário.

Em um trabalho retrospectivo, em que se analisaram 200 pacientes ressecados cirurgicamente em 16 anos, evidenciou-se que a sobrevida de 5 anos para os tumores com mais do que 10 cm foi de cerca de 20% enquanto para os com menos de 5,0 cm foi de aproximadamente 60%.[17] No total de 80 pacientes com ressecções completas, a sobrevida de 5 anos foi de 54%.

Tem sido observado também que o prognóstico de lesões gástricas é melhor do que do intestino delgado ou do reto.[27,28]

Cerca de 30% dos casos novos diagnosticados são francamente malignos ou apresentam alto potencial maligno.[28]

A progressão da doença é local, com recorrência após ressecções, dissemina-

TABELA 218.2

Risco de Metastatização

Grupo de risco	Tamanho	Mitoses / CGA
Muito baixo	< 2 cm	< 5 por 50
Baixo	2 – 5 cm	< 5 por 50
Intermediário	< 5 cm 5 – 10 cm	6 – 10 por 50 < 5 por 50
CGA = campo de grande aumento		

ção intra-abdominal na superfície serosa e metástases no fígado. Metástases ganglionares são raras e também raramente se manifestam fora do abdome. Mesmo em pacientes com GISTs de risco baixo podem ocorrer recorrências locais até 20 anos após a ressecção cirúrgica.[3] Por essa razão, não se diz mais que o GIST é uma doença verdadeiramente benigna; ao contrário, são estratificados em comportamento de risco de malignidade.

TRATAMENTO

ORIENTAÇÕES GERAIS

A cirurgia é o tratamento de escolha para os GISTs. Uma ampla ressecção de todo o tumor e do tecido adjacente é recomendada. Não há necessidade de extensivo esvaziamento ganglionar.[18]

O cirurgião deve ser muito cuidadoso porque os tumores são de tecido frouxo e frágil e suas rupturas são fatores de piora no prognóstico. A biópsia percutânea também não deve ser realizada, exceto nos casos de doenças irressecáveis ou com potencial de alteração do tratamento.[29]

Os GISTs são resistentes à quimioterapia, assim como à radioterapia. Para os tumores irressecáveis, metastáticos ou recorrentes, utiliza-se o mesilato de imatinibe, inibidor da tironisa-quinase, de 400 a 600 mg, por via oral, diariamente. A resposta parcial com esse tratamento foi de 54% com 20% adicionais de estabilização da doença. A sobrevida de 1 ano nesses casos foi estimada em 88%.[30]

Essa também é uma terapêutica atrativa para combinar com o tratamento cirúrgico para os tumores ressecáveis e para os irressecáveis com esperança de torná-los ressecáveis ou após suas ressecções parciais.[31]

Há fortes evidências que suportam a utilização do mesilato de imatinibe como terapêutica adjuvante e neoadjuvante. Como adjuvante, devido à grande recorrência local, especialmente para os GISTs de alto risco porque a droga tem baixa toxicidade e apresenta eficácia em lesões menores. Como neoadjuvante porque a citorredução pode melhorar os resultados cirúrgicos e aumentar a ressecabilidade ou reduzir a extensão da cirurgia.

CLASSIFICAÇÃO MOLECULAR DOS GISTS

Hoje está claro que esses tumores não constituem uma entidade uniforme e sim um grupo de neoplasias estreitamente relacionadas. Assim, existem alguns tumores refratários ao tratamento com imatinibe e, nesses casos, eventualmente se poderia usar uma nova droga, o sunitinibe. Em uma publicação muito importante, de 1998, verificou-se que não só os GISTs expressavam a proteína KIT, como também podiam apresentar outras mutações, como, por exemplo, exon 11 do gen KIT.[32] Outras mutações foram também documentadas, criando-se a base para o esclarecimento em nível molecular desses tumores.

A classificação molecular é útil para identificar os pacientes em que a terapia com imatinibe não será eficaz (Tabela 218.3).

TABELA 218.3

Classificação molecular dos GISTs modificada de Corless e colaboradores[5]

Tipos	Comentários
ESPORÁDICOS	Melhor resposta ao imatinibe (70%)
Mutação KIT	Resposta intermediária ao imatinibe (30%)
Exon 11	Sensíveis *in vitro*, resposta em observação (10%)
Exon 9	Resposta ao imatinibe (10%)
Exon 13 e 17	
Sem mutação	
Mutação PDGFRA	Sensíveis *in vitro*, resposta clínica em observação
Exon 12	D842V pouca resposta; outras são sensíveis
Exon 18	
Tipo Selvagem	Pouca resposta
FAMILIARES	
Mutação KIT	Alguns relacionados a alterações pigmentares na pele, urticária, mastocitose e a
Exon 11, 13, 17	alteração na peristalse esofágica
GIST com paraganglioma	Os sintomas endócrinos são comuns
PEDIÁTRICOS	Mutações KIT menos freqüentes
Esporádicos	GIST gástrico + condroma pulmonar e/ou paraganglioma (♀7:1♂). Mutação KIT
Tríade de Carney	ausente
GIST relacionado a neurofibromatose 1	Mutação KIT ausente

INDICAÇÕES DE RESSECÇÕES

Após a avaliação endoscópica e por ultra-sonografia endoscópica, as orientações gerais para se indicar as ressecções seriam:[33]

USE: suspeita de malignidade; estudo multicêntrico	
- úlcera na lesão	
- > 3,0 cm	
- focos hipo ou hiperecóicos ->	
- margens mal definidas	Ressecção
- forma irregular	
- linfonodos anormais	
- crescimento rápido no seguimento ->	

Bx (-) não excluem malignidade

Deve-se ressaltar que as biópsias negativas não excluem malignidade.

TRATAMENTO CIRÚRGICO

A avaliação inicial para diagnóstico e estadiamento do paciente com GIST deveria incluir: ultra-sonografia abdominal, tomografia computadorizada de abdome e pelve com contraste oral e endovenoso, 18FDG-PET (*Positron Emission Tomography*), se disponível, e a ultra-sonografia endoscópica se a lesão for acessível e o método disponível. Além disso, evidentemente devem ser realizados exames laboratoriais como hemogramas e testes de função hepática.

O tratamento cirúrgico com ressecções completas permanece como o tratamento definitivo para os GISTs sintomáticos ou malignos. Cerca de 10% a 20% desses tumores apresentam comportamento maligno.

Geralmente não invadem tecidos ou órgãos adjacentes e não há necessidade de amplas margens de ressecções, sendo preferíveis as ressecções segmentares; porém, se órgãos contíguos estão envolvidos, é recomendada uma ressecção em bloco. O manejo da lesão deve ser cuidadoso, evitando-se rupturas das pseudo-cápsulas, que podem causar sangramentos e disseminações. As linfadenectomias são desnecessárias, pois raramente metastatizam para os linfonodos. Deve-se examinar cuidadosamente a superfície peritonial e o fígado à procura de metástases. A laparoscopia nos tumores grandes não é recomendada.[17,34]

As cirurgias para as metástases hepáticas geralmente não são adequadas e deve-se considerar as ablações com radiofreqüência (RFA) ou embolizações por meio da artéria hepática.[34]

Após as cirurgias, as recorrências são comuns, principalmente para os tumores de risco intermediário e alto grau de malignidade. A média de tempo em que ocorrem é entre 7 e 24 meses. As recorrências devem ser tratadas como metástases. A terapia adjuvante pode diminuir a recorrência e a neoadjuvante pode aumentar a ressecabilidade. O seguimento do paciente é muito importante.[17,35]

A recorrência ocorre principalmente nos tumores com mais de 10 cm (cerca de 70% em 5 anos). Entre 5 cm e 10 cm, em cerca de 35% dos casos e com menos de 5 cm, em 25%. O número de mitoses também se relaciona com a recorrência: aqueles com mais de 15 mitoses por 30 campos de maior aumento apresentam cerca de 90% de recorrência; de 3 a 15 mitoses, 30%; com 3 ou menos mitoses, 5% a 10%.[36]

A sobrevida de 5 anos após ressecções cirúrgicas dos GISTs primários é de cerca de 50% a 65%. Para tumores com mais de 10 cm, a sobrevida é de 20%; com 5 cm a 10 cm, de 40%; para os com 5 cm ou menos, de 60% [DeMatteo RP, Lewis JJ, Leung D et al. Two hundred gastrointestinal stromal tumors: recurrence patterns and prognostic factors for survival. Ann Surg 2000;231:51-8].

Não há consenso com relação ao manejo de lesões assintomáticas, com aspecto benigno e menores do que 3,0 cm de diâmetro: alguns acham que devem ser removidas e outros que devem ser submetidas a seguimento endoscópico ou ultra-sonográfico-endoscópico.[17]

CONDUTA POR ÓRGÃO

ESÔFAGO

As lesões mesenquimais são mais freqüentes em seus terços médio e distal. Geralmente são pequenas e assintomáticas. A grande maioria corresponde à leiomioma e são mais freqüentes em homens. Os GISTs são pouco freqüentes.

Em geral, o tratamento é conservador, com o seguimento das lesões. Os leiomiomas da muscular da mucosa até 2,0 cm de diâmetro podem ser ressecados endoscopicamente, principalmente com as formas mais protrusas ou até mesmo polipóides. Os leiomiomas com mais de 2,0 cm, da muscular da mucosa ou da muscular própria, requerem dissecção da submucosa e enucleação com alça, aumentando muito o risco de perfurações e hemorragias.

As lesões da quarta camada (muscular própria) ainda não devem ser ressecadas endoscopicamente, devido ao alto risco de complicações.[15,37,38]

Com até 3,0 cm de diâmetro, assintomáticas, podem ser seguidas. As com características de GISTs (raras) ou com mais de 3,0 cm de diâmetro devem ser ressecadas cirurgicamente.

ESTÔMAGO

É o local em que os GISTs são mais freqüentes. Correspondem de 1% a 3% das neoplasias gástricas malignas. São mais comuns no fundo gástrico, em homens com mais de 50 anos de idade.

Lesões da muscular da mucosa ou da submucosa com até 2,0 cm de diâmetros podem ser seguidas ou eventualmente ressecadas endoscopicamente. Lesões da quarta camada (muscular própria) com mais do que 2,0 cm de diâmetro e com características sugestivas de GISTs devem ser biopsiadas por USE e, em se tratando de GIST, submetidas a ressecções laparoscópicas ou cirúrgicas. Essas lesões subepiteliais de até 3,0 cm de diâmetro também podem ser seguidas endoscopicamente ou por USE.[15,37,38]

INTESTINO DELGADO

Geralmente quando diagnosticados clinicamente são lesões maiores do que nas outras localizações. São mais freqüentes no jejuno, a seguir no íleo e menos freqüentes no duodeno.

O tratamento em geral é cirúrgico, lembrando sempre que as linfadenectomias não são necessárias.

CÓLON E RETO

Os GISTs no cólon e reto são raros e também em geral são grandes e freqüentemente malignos. Com o aumento do número de exames endoscópicos, tem-se diagnosticado lesões menores, principalmente no reto, onde são em geral passíveis de ressecções endoscópicas ou transanais (de 1,0 cm a 2,0 cm de diâmetro).[39]

Em uma revisão de 108 casos de leiomiossarcomas do intestino delgado e grosso diagnosticados de 1950 a 1974 na Clínica Mayo, 73% se localizavam no intestino delgado, 25% no cólon e reto e 2% no ânus. O sangramento e a dor foram os sinais clínicos mais comuns ao diagnóstico e todos foram operados. Desses, somente 48% foram ressecados com intenção curativa, com sobrevida de 50% em 5 anos e de 35% em 10 anos. A sobrevida de 5 anos para os casos com ressecções incompletas foi de 8%.[40]

RECENTES AVANÇOS

Alguns trabalhos recentes têm analisado casuísticas de tratamentos endoscópicos, laparoscópicos, cirúrgicos ou combinados na abordagem de lesões subepiteliais. Vejamos alguns desses relatos.

Na Coréia foram ressecados, cirúrgica ou endoscopicamente, 59 lesões mesenquimais, de 2000 a 2004. No esôfago, 12 lesões (leiomiomas); no estômago, 42, sendo 32 GISTs (76%), 7 leiomiomas (17%) e 3 schwannomas (7%); no duodeno, 5: sendo 4 GISTs (80%) e 1 leiomioma (20%). As lesões com menos de 1,0 cm de diâmetro eram leiomiomas ou GISTs com muito baixo risco maligno. Nas lesões com mais de 1,0 cm, 56% eram GISTs com riscos baixo, intermediário ou alto. No esôfago, a terapêutica invasiva para lesões subepiteliais em geral não é necessária, a não ser que a lesão seja muito grande, porque em geral são benignas. No estômago, as lesões com mais de 1,0 cm de diâmetro devem ser seguidas ou biopsiadas e eventualmente ressecadas.[41]

No Japão, 12 casos de GISTs gástricos foram submetidos a tratamento laparoscópico, com tamanho médio de 2,7 cm (variando de 1,5 cm a 4,8 cm). Recomenda-se que lesões com menos de 5,0 cm de diâmetros podem ser submetidas a esse tratamento, exceto nos casos próximos à cárdia e ao piloro.[42]

As ressecções de lesões gástricas combinando laparoscopia com endoscopia foram realizadas em 26 casos, sendo 22 lesões submucosas e 4 carcinomas. A ressecção em cunha foi realizada em 16 e a intragástrica em 7, havendo 3 conversões. O tamanho médio das lesões submucosas foi de 3,6 cm (de 1,6 cm a 4,7 cm) e dos carcinomas, 1,7 cm. O seguimento de 22,8 meses não evidenciou recorrências ou óbitos.[43]

O tratamento endoscópico com ligaduras, sem ressecções, foi realizado na China, em 59 pacientes (64 lesões) com pequenos leiomiomas da quarta camada (muscular própria), em que geralmente as ressecções endoscópicas apresentam altos índices de complicações. No esôfago, foram tratados 50 casos com sucesso; no estômago, 9 com sucesso de um total de 12; no duodeno, 2 com sucesso de um total de 2. O seguimento de 16 a 31 meses não evidenciou recorrências.[44]

Na Alemannha, foram avaliadas 47 lesões submucosas gástricas, todas com USE, de 1994 a 2000. Em casos com achados suspeitos ou em lesões com mais de 2,0 cm de diâmetro foram realizadas biópsias aspirativas ecoguiadas. Os pacientes com tumores suspeitos de malignidade (> 2,0 cm; metástases) ou com complicações (sangramentos ou úlceras) foram operados. O tamanho médio das lesões foi de 6,4 cm (de 0,8 cm a 30,0 cm). As biópsias ecoguiadas foram realizadas em 24 casos e a cirurgia em 33, revelando GISTs em 18. Durante o seguimento médio de 37 meses nos 14 pacientes restantes, em nenhum se evidenciou tumor maligno.[45]

As ressecções endoscópicas de lesões submucosas esofágicas foram realizadas também na Alemanha, em 20 casos, com tamanho médio de cerca de 20 mm (de 8 mm a 34 mm). As ressecções foram realizadas com ligaduras e alças em 11, ressecção com alça em 7 ou com cilindro (*cap*) na ponta do aparelho em 2. A ressecção endoscópica completa foi possível em 19 casos e em 1 se indicou ressecção cirúrgica. Hemostasias foram necessárias em 8 pacientes (40%), sem necessidade de transfusões sangüíneas. O exame histopatológico revelou tumor de células granulares em 12, leiomiomas em 6, lipoma em 1 e tumor estromal (GIST) em 1. Todos foram considerados benignos, com exceção do tumor estromal, em que também foi indicada a ressecção cirúrgica. Dessa forma, a ressecção cirúrgica foi necessária em 2 casos (10%). Durante o seguimento de 12 meses, não foram evidenciadas recorrências.[46]

Também na Alemanha se realizaram ressecções endoscópicas em bloco de 37 tumores gastrointestinais: 23 epiteliais (média de 18 mm) e 14 submucosas (média de 23 mm). A remoção em bloco foi possível em 25% das lesões epiteliais (sucesso final de 65%) e em 36% das submucosas (sucesso final de 79%). Ocorreram 6 complicações (16,7%), sendo 1 perfuração, 1 dor intensa, 3 sangramentos e 1 aspiração. A conclusão dos autores é a de que esses procedimentos não são simples e que necessitam de melhoramentos técnicos.[47]

CONCLUSÃO

Com os melhoramentos técnicos de suturas endoscópicas, hemostasias (clipes etc.) e ressecções com *stapler*,[48,49] os procedimentos endoscópicos estão se tornando mais ousados e é bem provável que em um futuro próximo grande parte dessas lesões subepiteliais ou até mesmo GISTs seja ressecada com sucesso, por cirurgias endoscópicas.

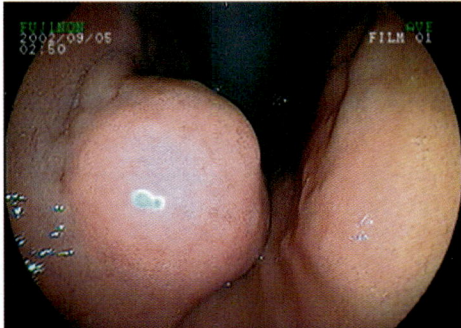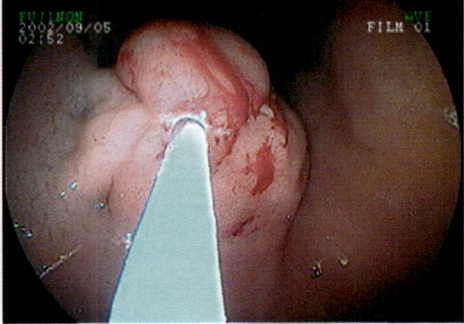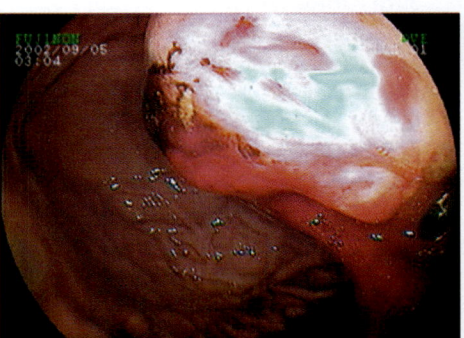

FIGURA 218.1

Ressecção parcial de GIST com alça de polipectomia

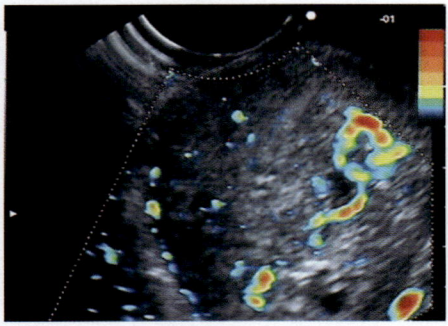

FIGURA 218.2

GIST com *Doppler* (+)

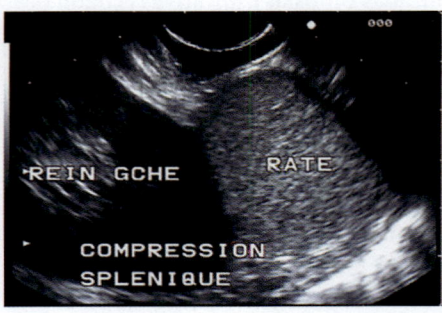

FIGURA 218.3

Compressão extrínseca pelo baço

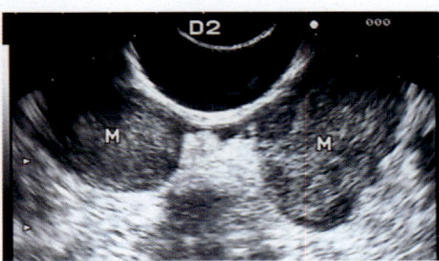

FIGURA 218.4

Metástase mediastínica comprimindo o esôfago

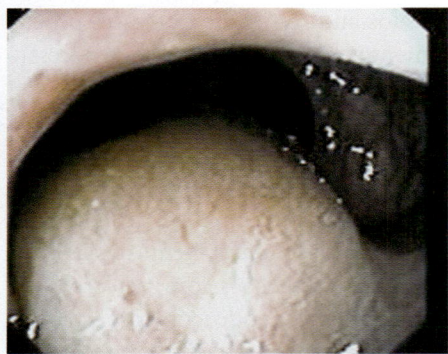

FIGURA 218.5

GIST no cólon

REFERÊNCIAS BIBLIOGRÁFICAS

1. Antonioli DA. Gastrointestinal autonomic nerve tumors. Expanding the spectrum of gastrointestinal stromal tumors. Arch Pathol Lab Med 1989;113:831-3.

2. Appelman HD. Smooth muscle tumors of the gastrointestinal tract. What we know now that Stout didn't know. Am J Surg Pathol 1986;10:83-99(suppl 1).

3. Franquemont DW. Differentiation and risk assessment of gastrointestinal stromal tumors. Am J Clin Pathol 1995;103:41.7.

4. Mazur MT, Clark HB.Gastric stromal tumors. Reappraisal of histogenesis. Am J Surg Pathol 1983;7:507-19.

5. Corless CL, Fletcher JA, Heinrich MC. Biology of gastrointestinal stromal tumors. J Clin Oncol 2004;22(18):3213-25.

6. Perez-Atayde AR, Shamberger RC, Kozakewich HW. Neuroectodermal differentiation of the gastrointestinal tumors in the Carney triad. An ultrastructural and immunohistochemical study. Am J Surg Pathol 1993;17:706-14.

7. Portaria nº 1.655. Tratamento do tumor de estroma gastrointestinal (GIST) pelo SUS. Ministério da Saúde; 17 de setembro de 2002.

8. Joensuu H, Fletcher C et al. Managment of malignant gastrointestinal stromal tumors. Lancet Oncol 2002;3:655-64.

9. Medeiros F, Corless CL et al. KIT-Negative gastrointestinal stromal tumors. Proof of concept and therapeutic implications. Am J Surg Pathol 28(7):889-94.

10. Hornick JL, Fletcher CD. Immunohistochemical staining for KIT (CD117) in soft tissue sarcomas is very limited in distribution. Am J Clin Pathol 2002;117:188-93.

11. Miettinen M, Sobin LH, Sarlomo-Rikala M. Immunohistochemical spectrum of GISTs at different sites and their differential diagnosis with a reference to CD117 (KIT). Mod Pathol 2000;13:1134-42.

12. Miettinen M, Lasota J. Gastrointestinal stromal tumors - definition, clinical, histological, immunohistochemical, and molecular genetic features and differential diagnosis. Virchows Arch 2001;438:1-12.

13. Wardelmann E, Neidt I, Bierhoff E et al. C-kit mutations in gastrointestinal stromal tumors occur preferentially in the spindle rather than in the epithelioid cell variant. Mod Pathol 2002;15:125-36.

14. Rader AE, Avery A et al. Fine needle aspiration biopsy diagnosis of gastrointestinal stromal tumors using morphology, imunocytochemistry and mutational analysis of c-kit. Cancer Cytopathology 2001;93:269-75.

15. Faigel D. Managing subepithelial lesions: when and how to use EUS. Gastrointestinal endoscopy: hear the evidence. See the practice. ASGE. Los Angeles: DDW; 2006. P. 41-50.

16. Rossi CR, Mocellin S et al. Gastrointestinal stromal tumors: from a surgical to a molecular approach. Int J Cancer 2003;107:171-6.

17. DeMatteo RP, Lewis JJ, Leung D et al. Two hundred gastrointestinal stromal tumors: recurrence patterns and prognostic factors for survival. Ann Surg 2000;231:51-8.

18. DeMatteo RP, Heinrich MC et al.Clinical managment of gastrointestinal stromal tumors: before and after STI-571. Hum Pathol 2002;33:466-77.

19. Miettinen M, Sarlomo-Rikala M et al. Gastrointestinal stromal tumors: recent advances in understanding of their biology. Hum Pathol 1999;30:1213-20.

20. Miettinen M, Sarlomo-Rikala M, Sobin LH et al. Gastrointestinal stromal tumors and leiomyosarcomas in the colon: a clinicopathologic, immunohistochemical, and molecular genetic study of 44 cases. Am J Surg Pathol 2000;24:1339-52.

21. Tworek JA, Goldblum JR, Weiss SW et al. Stromal tumors of the anorectum: a clinicopathologic study of 22 cases. Am J Surg Pathol 1999;23:946-54.

22. Corless CL, McGreevey L, Haley A et al. KIT mutations are common in incidental gastrointestinal stromal tumors one centimeter or less in size. Am J Pathol 2002;160:1567-72.

23. Kindblom LG, Meis-Kindblom J, Bumming P et al. Incidence, prevalence, phenotype and biologic spectrum of gastrointestinal stromal tumors (GIST) - population-based study of 600 cases. Ann Oncol 2003;13:157(suppl 5).

24. Tran T, Davila JA, El Serag HB. The epidemiology of malignant gastrointestinal stromal tumors: an analysis of 1458 cases from 1992 to 2000. Am J Gastroenterol 2005;100(1):162-8.

25. Brumming P et al. Gastrointestinal stromal tumors: the incidence, prevalence, clinical course and prognostication in the preimatinib mesilate era – a population based study in western sweden. Cancer 2005;103(4):821-9.

26. Fletcher CDM, Berman JJ et al. Diagnosis of gastrointestinal stromal tumors: a consensus approach. Hum Pathol 2002;33:459-65.

27. Emory TS, Sobin LH, Lukes L et al. Prognosis of gastrointestinal smooth-muscle (stromal) tumors: Dependence on anatomic site. Am J Surg Pathol 1999;23:82-7.

28. Miettinen M, el-Rifai W, Sobin L et al. Evaluation of malignancy and prognosis of gastrointestinal stromal tumors: A review. Hum Pathol 2002;33:478-83.

29. Connolly EM, Gaffney E et al. Gastrointestinal stromal tumors. Br J Surg 2003;90:1178-86.

30. Demetri GC, von Mehren et al. Efficacy and safety of imatinib mesylate in advanced gastrointestinal stromal tumors. N Engl Med 2002;347:472-80.

31. Eisenberg BL. Combining imatinib mesylate with surgery for patients with gastrointestinal stromal tumors: rationale and ongoing trials. In: Monographs in gastrointestinal stromal tumors. PER publication 2004;1:9-14.

32. Hirota S, Isozaki K, Moriyama Y et al. Gain-of-function mutations of c-kit in human gastrointestinal stromal tumors. Science 1998;279:577-80.

33. Nickl N et al. Endosonography at a crossroads: the outcomes obligation. Gastrointest Endosc 1999;50(6)875-8.

34. Demetri GD, Benjamin R et al. NCCN task force report: optimal management of patients with gastrointestinal stromal tumor (GIST). Expansion and uptodate of NCCN Clinical Practice Guidelines. J Natl Compreensive Cancer Network 2004;2(suppl):1.

35. Ng EH, Pollock RE et al. Prognostic factors influencing survival in gastrointestinal leiomyosarcomas. Implications for surgical management and staging. Ann Surg 1992;215:68-77.

36. Singer S, Rubin BP et al. Prognostic value of KIT mutation type, mitotic activity and histologic subtype in gastrointestinal stromal tumors. J Clin Oncol 2002;20:3898-905.

37. Brugge WR. Submucosal tumor. Endoscopic evaluation. In: Endoscopic surgery. Annual Postgraduate Course. ASGE. New Orleans: DDW; 2004. P. 61-4.

38. Waxman I. Submucosal tumor. EUS valuation. In: Endoscopic surgery. Annual Postgraduate Course. ASGE. New Orleans: DDW; 2004. P.65-70.

39. Demetri GD, Morgan J. Gastrointestinal stromal tumors, leiomyomas and leiomyosarcomas of the gastrointestinal tract. Uptodate 2006.

40. Akwari DE, Dozois RR et al. Leiomyosarcoma of the small and large bowel. Cancer 1978;42(3):1375-84.

41. Lee EJ, Kim TD et al. Is the invasive approach for all the upper gastrointestinal mesenchymal tumors necessary? Korean J Gastroentrol 2005;45(6):387-93.

42. Mochizuki Y, Kodera Y et al. Laparoscopic wedge resection for gastrointestinal stromal tumors of the stomach: initial experience. Surg Today 2006;36(4):341-7.

43. Schubert D, Kuhn R et al. Laparoscopic-endoscopic rendezvous resection of upper gastrointestinal tumors. Dig Dis 2005;23(2):106-12.

44. Sun S, Jin Y et al. Endoscopic band ligation without electrosurgery: a new technique for excision of small upper GI leiomyoma. GIE 2004;60:219-22.

45. Sato T, Peiper M et al. Strategy of treatment of submucosal gastric tumors. Eur J Med Res 2005;10(7):292-5.

46. Wehrman T, Martchenko K et al. Endoscopic resection of submucosal esophageal tumors: a prospective case series. Endoscopy 2004;36(9):802-7.

47. Rösch T, Sarbia M et al. Attempted endoscopic en bloc resection of mucosal and submucosal tumors using insulated-tip knives: a pilot series. Endoscopy 2004;36(9):788-801.

48. Kaehler GE, Langner C et al. Endoscopic full-thickness resection of the stomach: an experimental approach. Surg Endosc 2006;20(3):519-21.

49. Martin ZL, Sweeney KJ, Gorey TF. Peroral and transgastric esophageal anastomosis with flexible shaft remote-control stapler (SurgAssist). Surg Laparosc Endosc Percutan Tech 2004;14(4):230-3.

CAPÍTULO 219

PAPEL DA RADIOLOGIA INTERVENCIONISTA NAS HEMORRAGIAS DIGESTIVAS

Marcus Vinícius Borges Souza
Francisco César Carnevale

INTRODUÇÃO

Os primeiros relatos de hemorragia digestiva (HD) são tão antigos quanto as primeiras escritas médicas. As primeiras descrições clínicas da HD datam de mais de cinco mil anos e os papiros de Ebers trazem relatos sobre hemorragia digestiva aguda como complicação de úlcera péptica.[1] Entretanto, sem o conhecimento da fisiopatologia do choque hemorrágico, as recomendações terapêuticas até o início do século passado eram ineficazes. A reanimação bem-sucedida do choque hemorrágico se tornou possível após profundo conhecimento da fisiologia do sistema circulatório e introdução da terapia de infusão venosa de cristalóides e transfusão de hemoderivados. Além disso, técnicas modernas — como a endoscopia digestiva e a angiografia visceral — expandiram a capacidade de diagnóstico e de tratamento dos pacientes com hemorragia digestiva.

Apesar da introdução de técnicas de diagnóstico e de tratamento modernas, a mortalidade global da HD permanece em torno de 8% a 10% (2,3). Essa constância nos índices de mortalidade provavelmente reflete o atendimento de uma população mais idosa, além de outros fatores de risco identificados como preditores de maior morbimortalidade descritos no Quadro 219.1.

Estima-se que a hemorragia digestiva seja responsável por 1% a 3% de todas as internações hospitalares de emergência, sendo que a diversidade de etiologia e localização da lesão tornam o sangramento digestivo um problema quanto ao diagnóstico e ao tratamento. Esta seção tem como objetivo delinear o papel da radiologia intervencionista como método adjunto no diagnóstico e no tratamento de lesões causadoras de hemorragia do trato gastrointestinal (Quadro 219.1).

QUADRO 219.1

Fatores de risco de morbimortalidade na hemorragia digestiva

Idade > 60 anos
Choque na admissão
Hematêmese
Enterorragia
Transfusão de seis ou mais concentrados de hemácias
Doença coronariana
Insuficiência respiratória aguda
Insuficiência renal crônica
Cirrose
Insuficiência hepática aguda
Sépsis
Insuficiência de múltiplos órgãos
Coagulopatia
AVC recente
Politraumatismo
Queimaduras extensas
Tumores malignos
Imunossupressão
Status pós-peratório

QUADRO CLÍNICO

HEMORRAGIA DIGESTIVA ALTA

A hemorragia digestiva alta (HDA) é definida como sangramento que se origina em qualquer sítio proximal ao ângulo de Treitz. As hematêmeses ou vômitos com sangue vermelho vivo se correlacionam com uma hemorragia maciça, enquanto o vômito escurecido, granular, tipo "borra de café" sugere sangramento ativo ou recente, porém de menor intensidade. A melena acompanha a HDA e representa a degradação de sangue que percorreu o intestino delgado e o intestino grosso. Entretanto, a melena pode estar presente em sangramentos de sítio distal ao ângulo de Treitz ou até mesmo em sangramentos do intestino grosso.

As causas de HDA são diversas (Quadro 219.2); entretanto, serão excluídos da discussão, neste texto, os pacientes com sangramentos por varizes esofágicas ou gástricas, cuja etiologia, fisiologia e tratamento são diferentes dos casos de etiologia arterial. Além disso, a doença ulcerosa péptica ocupa foco de discussão principal por ser a principal causa de HDA, responsável por cerca de 27% a 46% de todos os casos.[4]

QUADRO 219.2

Causas de Hemorragia Digestiva Alta

Úlceras pépticas
Lesões de mucosa gástrica
Varizes gastroesofágicas
Úlceras e lesões esofágicas (esofagites)
Síndrome de Mallory-Weiss
Tumores do trato digestivo alto
Malformações vasculares
Lesões de Dieulafoy
Fístulas aortoentéricas
Hemobilias
Pseudocistos pancreáticos
Pseudoaneurismas peripancreáticos

TRATAMENTO

A abordagem inicial do paciente com HDA inclui passos semelhantes aos de qualquer paciente com choque hipovolêmico, independentemente da sua etiologia. O primeiro passo é tentar definir o grau de perda volêmica do paciente, por meio de dados obtidos na anamnese e exame físico, avaliando o grau de comprometimento hemodinâmico na admissão e a resposta hemodinâmica às medidas iniciais de reanimação volêmica. O segundo passo é tentar definir o nível anatômico e a natureza da lesão responsável pelo sangramento, o qual pode ser realizado principalmente por meio de investigação endoscópica e eventualmente angiográfica.

O tratamento clássico do sangramento digestivo foi o tratamento cirúrgico. O aparecimento de técnicas endoscópicas e de técnicas percutâneas alterou as perspectivas terapêuticas dessa doença, proporcionando alternativas mais conservadoras ou minimamente invasivas.

A endoscopia digestiva alta é, sem dúvida, o primeiro método de escolha na investigação diagnóstica e terapêutica de pacientes com HDA. Essa técnica possui uma acurácia diagnóstica de aproximadamente 95%, com índices globais de complicações menores que 1%.[5] A acurácia do método é maior se realizado nas primeiras doze horas após o início do sangramento, devendo, portanto, ser realizada tão cedo quanto possível, logo após a estabilização hemodinâmica do paciente. Além da elevada acurácia do diagnóstico, o método ainda permite avaliar qualitativamente o grau de sangramento, fornece informações prognósticas quanto à possibilidade de ressangramento e possui potencial terapêutico, fornecendo inúmeras modalidades de intervenções terapêuticas para lesões específicas.

TRATAMENTO PERCUTÂNEO

Antes do advento das técnicas de intervenções endoscópicas, de 35% a 55% dos pacientes com hemorragias digestivas altas maciças necessitavam de tratamento cirúrgico de urgência. Até então, a embolização intra-arterial era considerada uma técnica alternativa ao tratamento cirúrgico dos pacientes com hemorragia digestiva maciça e de alto risco cirúrgico. Após a disseminação das técnicas endoscópicas de diagnóstico e tratamento, a embolização intra-arterial passou a ser considerada uma técnica de resgate, nos casos de falha dos métodos conservadores, sendo que, atualmente, a cirurgia de urgência é realizada em menos de 5% dos pacientes.

Atualmente, a angiografia arterial visceral é raramente utilizada nos casos de hemorragia digestiva alta. Em geral, o método é indicado principalmente quando há falhas nos métodos de tratamento conservadores e endoscópicos, sobretudo nos pacientes de alto risco, uma vez que os índices de mortalidade da cirurgia de urgência para os casos de hemorragia gastrointestinal variam de 17% a 43%.[6,7,8]

Técnica e resultados

A princípio, os pacientes com HDA e indicação de estudo angiográfico devem ter estudos bioquímicos e coagulograma (uma vez que é necessário uma atividade de protrombina superior a 50% e contagem de plaquetas acima de 50.000/mm³, para realização do procedimento com maior segurança) e endoscopia digestiva alta realizada previamente, uma vez que a prévia localização da lesão ou do sítio de sangramento na endoscopia facilita a identificação do território a ser embolizado, mesmo na ausência de sinais diretos de sangramento durante a angiografia.

A abordagem é a mesma habitualmente utilizada para exames diagnósticos, ou seja, por meio da punção percutânea da artéria femoral comum direita ou esquerda. Nos casos de exceção, pode-se utilizar o acesso braquial ou axilar. A seguir utilizam-se introdutores valvulados 5 F ou 6 F sobre fio-guia hidrofílico, facilitando a troca de materiais quando necessário e ao mesmo tempo oferecendo proteção à parede do vaso utilizado como acesso. Inicialmente, o estudo se inicia por meio do cateterismo seletivo do tronco celíaco (Figura 219.1) com cateteres apropriados, seguido de injeções de contraste iodado não-iônico, com volume e pressão padronizados. A maioria (cerca de 70%) dos sangramentos gástricos tem origem na artéria gástrica esquerda, enquanto os sangramentos duodenais têm origem, na maioria das vezes, a partir de ramos ou da própria artéria gastroduodenal (Figura 219.2).

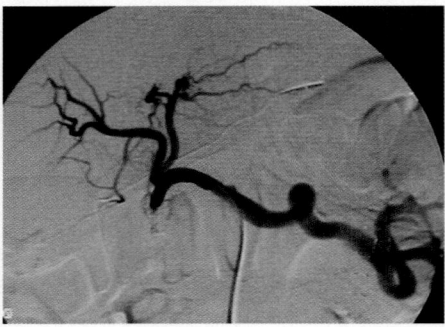

FIGURA 219.1

Arteriografia do tronco celíaco com subtração digital demonstrando as artérias esplênica, gástrica esquerda e hepática comum a partir de suas origens

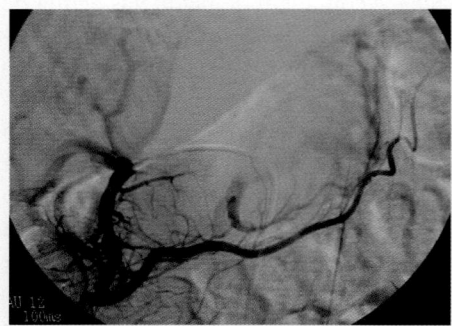

FIGURA 219.2

Estudo seletivo da artéria gastroduodenal

A seguir, estuda-se a artéria mesentérica superior (Figuras 219.3 e 219.4) e, em determinadas situações, é também necessário o estudo superseletivo das artérias gástrica esquerda e gastroduodenal. Em todas as etapas do exame, há a necessidade de estudo nas fases arterial, capilar, parenquimatosa e de retorno venoso, na tentativa de se ampliar

a sensibilidade do método. A detecção de extravasamento de contraste ocorre nos sangramentos com volume maior que 0,5 ml/minuto, sendo improvável a detecção angiográfica nos sangramentos de menor intensidade. Além disso, se o sangramento for intermitente ou de etiologia venosa, a sensibilidade do método reduz-se bastante.

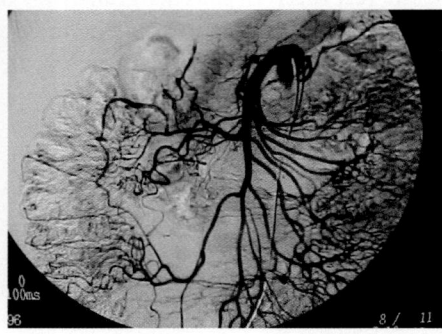

FIGURA 219.3

Estudo seletivo da artéria mesentérica superior

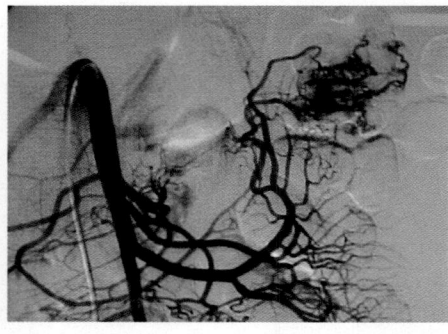

FIGURA 219.4

Em detalhe, observa-se extravasamento de contraste a partir de ramos proximais (jejunais) da artéria mesentérica superior

Nos casos em que se realiza um exame diagnóstico sem intenção de realização ou impossibilidade de terapêutica percutânea, pode-se lançar mão da utilização de marcadores da área de sangramento, tais como o azul de metileno ou marcadores radiopacos para facilitar a identificação da região a ser ressecada durante a exploração cirúrgi-

ca. Nos casos em que se detecta o extravasamento de contraste (sinal direto de sangramento), as opções de tratamento percutâneo são a infusão de fármacos vasoconstritores (vasopressina) ou a embolização do vaso. Atualmente, a preferência se dá pelo tratamento por meio de embolização transcateter, uma vez que, apesar de a infusão de vasopressina estar associada a alto índice de controle do sangramento inicialmente, as taxas de ressangramento giram em torno de 20% a 50% após o término de infusão da droga, além de se associar a taxas não desprezíveis de complicações cardiovasculares.[9,10]

A embolização arterial acima do ângulo de Treitz é considerada muito segura devido à extensa rede de colaterais que suprem o estômago e o duodeno. Entretanto, os riscos de isquemia são conhecidos e não devem ser menosprezados. Assim sendo, nos casos em que se opta pela embolização, ela deve ser realizada o mais seletivamente possível (Figura 219.5), a fim de se evitar complicações isquêmicas. Nos casos em que não há evidência de sangramento, a embolização "às cegas", baseada na localização endoscópica da lesão, pode ser realizada. Em geral, essa embolização "às cegas" é realizada nas artérias gástrica esquerda, gastroepiplóica ou gastroduodenal (Figuras 219.6 e 219.7), sendo ainda tema de muita controvérsia na literatura.

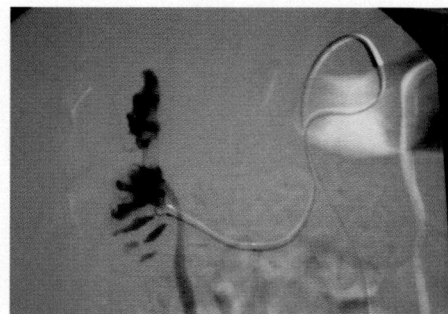

FIGURA 219.5

Cateterismo superseletivo de ramo da artéria mesentérica superior com extravasamento de contraste para a luz intestinal

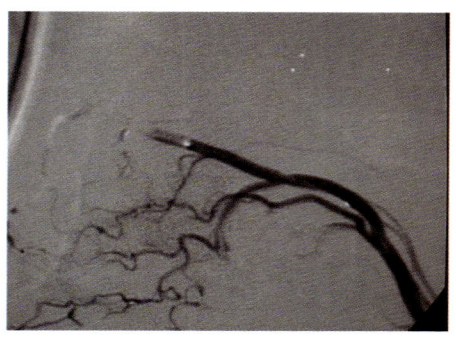

FIGURA 219.6

Observamos parada abrupta na opacificação da porção distal da artéria gastroepiplóica (sinal indireto de sangramento)

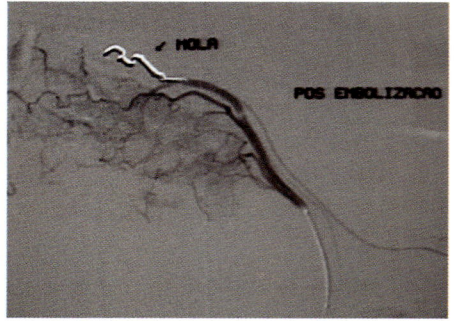

FIGURA 219.7

Controle angiográfico após embolização com mola da artéria gastroepiplóica

Os agentes embolizantes são divididos em temporários e definitivos e encontram-se relacionados no Quadro 219.3.

QUADRO 219.3

Agentes Embolizantes

Molas vasculares
Partículas de polivinilalcool (PVA)
Gelfoam
Cola biológica (Histoacryl®)
Coágulo autólogo
Combinação de agentes (p. ex.: mola + PVA)

A taxa de sucesso das embolizações arteriais na Hemorragia Digestiva Alta oscila em torno de 85%, com uma baixa incidência de complicações.[11]

HEMORRAGIA DIGESTIVA BAIXA

QUADRO CLÍNICO

A enterorragia ou a presença de sangue vivo ou coágulos nas fezes caracteriza a Hemorragia Digestiva Baixa, ou seja, aqueles sangramentos cujo sítio provável situa-se abaixo do ângulo de Treitz, abrangendo o intestino delgado distal e o intestino grosso. Eventualmente, a enterorragia pode acompanhar a HDA, resultando de um trânsito rápido de sangue pelo intestino, devido ao seu efeito catártico. Em geral, esse quadro é acompanhado de significante instabilidade hemodinâmica.

As principais causas da Hemorragia Digestiva Baixa estão relacionadas no Quadro 219.4.

QUADRO 219.4

Causas de Hemorragia Digestiva Baixa

Doença diverticular
Malformações arteriovenosas (MAVs)
Doença inflamatória intestinal
Tumores do cólon e reto
Divertículo de Meckel e outros divertículos do intestino delgado
Varizes colônicas e ancrretais

A abordagem inicial ao paciente com HDB não difere da abordagem previamente descrita para o paciente com HDA. Entretanto, alguns pontos particulares da HDB merecem destaque. Alguns fatores contribuem para a dificuldade do diagnóstico desses pacientes, tais como a presença de sangramento intermitente, a configuração e a extensão anatômica do intestino delgado e cólon, a ausência de lesões de mucosa em muitos casos e a presença de sangue no cólon, o que dificulta a visualização endoscópica das lesões ou da área de sangramento. Além disso, a HDB pode manifestar-se por meio de sangramento maciço contínuo, sangramento maior autolimitado ou sangramento menor autolimitado, sendo que de acordo com o tipo de manifestação clínica inicial, medidas de diagnóstico e tratamentos diferentes podem ser utilizados.

O arsenal diagnóstico inclui o enema baritado, a colonoscopia, a cintilografia e a angiografia. O enema baritado, antigamente considerado como método diagnóstico padrão, praticamente caiu em desuso nos casos de sangramento digestivo agudo. A colonoscopia, com seu papel bem definido na avaliação de pacientes com sangramento crônico ou naqueles com sangramento agudo autolimitado, tem um papel ainda controverso nos casos de sangramentos maciços agudos, devido às dificuldades técnicas da colonoscopia de urgência e um maior risco de perfuração do cólon nos casos de urgência. Entretanto, é um método bastante útil em mãos experientes, podendo localizar o sítio de lesões e, assim, facilitar posterior ressecção cirúrgica ou tratamento percutâneo, além de poder ser utilizado como método terapêutico. A cintilografia possui especificidades quanto ao diagnóstico que variam bastante segundo a literatura na detecção de sangramento digestivo baixo, provavelmente devido à variação na seleção do paciente, momento do estudo e experiência do examinador. Entretanto, em pacientes selecionados, com sangramento ativo, os resultados do método na localização da lesão são excelentes e seu uso deve ser encorajado previamente à angiografia no intuito de direcionar o exame ao provável território de sangramento. As desvantagens do método são a baixa especificidade na localização das lesões do intestino delgado e a ausência de qualquer potencial terapêutico. A angiografia, em contrapartida, possui, além de potencial diagnóstico com boa sensibilidade, o potencial de intervenções terapêuticas pouco agressivas e com bons resultados, sobretudo em pacientes bem selecionados.

TRATAMENTO PERCUTÂNEO

As opções terapêuticas incluem manuseio clínico conservador, tratamento endoscópico, cirurgia e tratamento percutâneo. A endoscopia é, em geral, o primeiro método de investigação e tratamento utilizado — porém à custa de limitações do método em cenário de urgência, como previamente descrito.

A cirurgia é considerada o tratamento clássico de pacientes com HDB, mas à custa de significante morbimortalidade.[12] A terapêutica percutânea nos casos de hemorragia digestiva tem sido utilizada há cerca de 35 anos. Infelizmente, as primeiras séries descritas em relação ao tratamento transcateter da HDB demonstraram índices de isquemia colônica inaceitáveis,[13,14] provavelmente em decorrência de cateteres inadequados e limitação dos agentes embolizantes. Em conseqüência desses resultados, o método foi amplamente abandonado entre as décadas de 70 e 90. As inovações tecnológicas — como o desenvolvimento de microcateteres e agentes embolizantes modernos, tais como partículas de PVA — tornaram novamente o método uma opção atraente para o tratamento da Hemorragia Digestiva Baixa.

Técnica e resultados

Os cuidados com o preparo pré-procedimento, em relação à realização de exames laboratoriais, e, quando factível, o estudo endoscópico e cintilográfico previamente ao estudo arteriográfico são de importância fundamental, no sentido de propiciar maior segurança, maior sensibilidade e menor tempo de realização do estudo. Em relação ao acesso e ao material para realização do estudo nos pacientes com HDB, os mesmos cuidados previamente descritos para os pacientes com HDA devem ser tomados.

Havendo localização prévia do sítio de sangramento por colonoscopia ou cintilografia, o estudo pode ser iniciado com o cateterismo seletivo do vaso apropriado. Na ausência de localização pré-angiográfica, o cateterismo seletivo da artéria mesentérica superior deve ser realizado inicialmente. Se não há detecção de sangramento nessa fase do estudo, o cateterismo da artéria mesentérica inferior (Figura 219.8) deve ser realizado e, se necessário, o estudo do tronco celíaco é também realizado, nos casos em que não há detecção de sangramento pelas artérias mesentéricas. Em algumas situações, o estudo das artérias hipogástricas deve ser realizado no intuito de localizar sangramentos nas porções média e distal do reto (Figura 219.9). Localizando-se o sítio de sangramento, pode-se apenas demarcar a área de sangramento, para facilitar ressecções cirúrgicas posteriores nos casos em que há a proposta de investigação diagnóstica apenas. Nos casos em que há a proposta de tratamento percutâneo, pode-se utilizar a infusão de drogas vasopressoras ou a embolização do vaso. A vasopressina é a droga de escolha, por ser uma droga vasoconstritora potente. Uma infusão de 0,2 unidades/minuto é iniciada, podendo-se aumentar o volume de infusão com segurança até 0,4 unidades/minuto. A interrupção do sangramento deve ser documentada no decorrer de 15 a 30 minutos após o início da infusão da droga. Se efetiva, a infusão da droga deve ser mantida por 24 a 48 horas. Entretanto, essa técnica possui o inconveniente da permanência de um cateter em posição intra-arterial por tempo prolongado, além da alta taxa de recidiva do sangramento após a interrupção de sua infusão e dos elevados índices de complicações cardiovasculares.

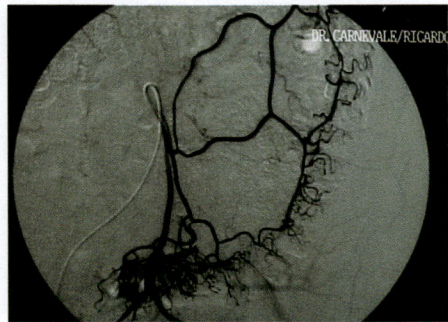

FIGURA 219.8

Estudo angiográfico seletivo de artéria mesentérica inferior

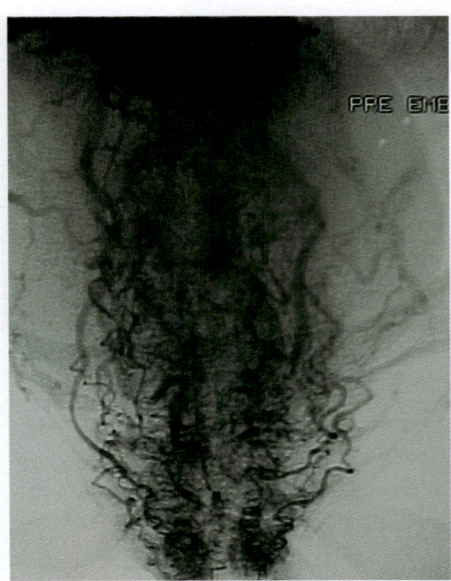

FIGURA 219.9

Estudo angiográfico seletivo de artérias hipogástricas permitindo a opacificação de ramos arteriais do reto médio e distal

À semelhança dos casos de HDA, atualmente dá-se preferência pelo tratamento por meio de embolização arterial transcateter. Apesar da embolização arterial nos casos de HDA ser amplamente aceita, o mesmo não ocorre em relação ao sangramento digestivo baixo. O estômago e o duodeno possuem nutrição arterial vasta o suficiente para evitar complicações isquêmicas pós-embolização. Em contraste, o intestino delgado e, em especial, o intestino grosso, não possuem essas características, sendo bem maior o risco de infarto isquêmico pós-embolização nesses territórios. Dessa forma, a embolização deve ser realizada apenas nos casos em que se consegue o cateterismo superseletivo do vaso responsável pelo sangramento, por meio de técnicas de cateterismo coaxial com microcateteres e microguias de 0.010 a 0.018 polegadas de diâmetro. Nos casos em que o cateterismo superseletivo não for possível devido ao pequeno calibre do vaso, tortuosidade ou por qualquer outro motivo, a embolização não deve ser realizada.

As exceções são aqueles pacientes com sangramento maciço, em condições críticas, com risco iminente de morte e de alto risco cirúrgico, em que a embolização tem como objetivo o controle do sangramento e a melhora das condições clínicas, mesmo que seja necessário posterior intervenção cirúrgica para tratamento de eventual complicação isquêmica pós-embolização. Os agentes embolizantes são os mesmos utilizados nos casos de pacientes com HDA e estão descritos no Quadro 219.3.

Os índices de sucesso inicial variam de 70% a 95%, com baixa taxa de res-sangramento e incidência de complicações isquêmicas em torno de 4,5%, sendo a maioria das complicações menores e tratadas por meio de medidas clínicas conservadoras.[15,16]

Entretanto, apesar das publicações demonstrarem que sangramentos digestivos baixos, mesmo os de menor intensidade, revelam sinais angiográficos de sangramento, isso não nos parece ocorrer na prática. Habitualmente, muitos pacientes com HDB não demonstram sinais de sangramento ativo no momento do exame, provavelmente devido ao caráter intermitente. Além disso, muitas vezes, dificuldades técnicas na superseletivação do vaso responsável pelo sangramento limitam a possibilidade terapêutica do método. Entretanto, em nossa experiência, o método — quando realizado em pacientes bem selecionados, ou seja, aqueles com sangramento ativo, com estudos que indiquem previamente o sítio de sangramento e por pessoal experiente — se mostra um procedimento efetivo e com baixas taxas de complicação.

REFERÊNCIAS BIBLIOGRÁFICAS

1. Allan RN. History, epidemiology, mortality. In: Dykes PW, Keighley MRB, editores. Gastrointestinal Hemorrhage. Boston, MA: Wright PSG; 1981.
2. Bogoch A. Hematemesis and melena. Part I: etiology and medical aspects. In: Bockus HL, editor. Gastroenterology, vol 1, Philadelphia, PA: WB Saunders; 1974.
3. British Society of Gastroenterology Endoscopy Committee. Non-variceal upper gastrointestinal haemorrhage guidelines. Gut 2002;51(suppl IV):1-6.
4. Steffes C, Fromm D. The current diagnosis and management of upper gastrointestinal bleeding. Adv. Surg 1992;25:331-61.
5. Sugawa C, Steffes CP, Nakamura R, Sferra JJ, Sferra CS, Sugimura Y et al. Ann Surg 1990; 212(4)521-7.
6. Larson G, Schimidt T, Gott J, Bond S, O'Connor CA, Richardson JD. Upper gastrointestinal bleeding: predictors of outcome. Surgery 1986;100:765-73.
7. Cochran TA. Bleeding peptic ulcer: surgical therapy. Gastroenterol Clin North Am 1993;22:751-78.
8. Silverstein FE, Gilbert DA, Tedesco FJ, Buenger NK, Persing J. The national ASGE survey on upper gastrointestinal bleeding I. Study design and baseline data. Gastrointest Endosc 1981;27:73-93.
9. Athanasoulis CA. Angiography in the management of patients with gastrointestinal bleeding. Adv Surg 1983;16:1-23.
10. Conn HO, Rambsy GR, Storer EH, et al. Intraarterial vasopressin in the treatment of upper gastrointestinal hemorrhage; a prospective, controlled clinical trial. Gastroenterology 1975;68:211-221.
11. Kramer SC, Gorich J, Rilinger N, et al. Embolization for gastrointestinal hemorrhages. Eur-Radiol 2000;10(5):802-805.
12. Leitman IM, Paul AE, Shires GT. Evaluation & management of massive lower gastrointestinal hemorrhage. Ann Surg 1989;209:175-80.
13. Bookstein JJ, Chlosta EM, Foley D, Walter JF. Transcatheter hemostasis of gastrointestinal bleeding using modified autogenous clot. Radiology 1974;113:277-285.
14. Chuang VP, Wallace S, Zornoza J, Davis LJ. Transcatheter arterial occlusion in the management of retosigmoidal bleeding. Radiology 1979;133:605-9.
15. Kuo WT, Lee DE, Saad WEA, Patel N, Sahler LG, Waldman DL. Superselective microcoil embolization for treatment of lower gastrointestinal hemorrhage. JVIR 2003;14:1503-9.
16. Bandi R, Shetty PC, Sharma RP, Burke TH, Burke MW, Kastan D. Superselective arterial embolization for the treatment of lower gastrointestinal hemorrhage. JVIR 2001;12:1399-1405.

CAPÍTULO 220

OBLITERAÇÃO TRANSVENOSA RETRÓGRADA COM BALÃO OCLUSOR DE VARIZES GÁSTRICAS

Marcus Vinícius Borges Souza
Francisco César Carnevale

INTRODUÇÃO

A prevalência de varizes gástricas em pacientes com hipertensão portal é de aproximadamente 30%.[1-2] Apesar de o risco de sangramento das varizes gástricas ser relativamente baixo (3% a 30%), a ruptura dessas varizes resulta em elevado índice de mortalidade (45% a 55%), em decorrência das suas características hemodinâmicas de alto fluxo sangüíneo em comparação às varizes esofágicas.[1-3]

Shunts cirúrgicos, escleroterapia endoscópica e *shunt* porto-sistêmico intra-hepático transjugular (TIPS) têm sido utilizados para o tratamento de varizes gástricas.[4-6] O *shunt* cirúrgico, entretanto, é invasivo e de alto risco, sobretudo em pacientes com pobre reserva funcional hepática.[4] A esclerose endoscópica com etanolamina ou polidocanol e nas ligaduras elásticas tem sido aceita como opção de tratamento das varizes esofágicas.[7]

A injeção endoscópica de n-butil-2-cianoacrilato (NBCA), um agente adesivo tissular (cola biológica), é o principal tratamento de varizes gástricas hemorrágicas, com taxas de hemostasia inicial variando de 83% a 100%. Entretanto, altos índices de ressangramento (20% a 25% dos casos) foram observados, além do risco de embolização sistêmica da NBCA, especialmente nos casos de grandes *shunts* venosos gastro-sistêmicos, podendo inclusive resultar em embolia pulmonar fatal. Além disso, a esclerose endoscópica é usualmente menos efetiva para o tratamento de varizes localizadas na cárdia e no fundo gástrico. A abordagem endoscópica não é fácil e nem sempre possível, e o rápido fluxo nessas varizes pode causar rápida perda do agente esclerosante.[7-10]

O TIPS vem sendo utilizado como uma forma de superar as limitações da cirurgia e da esclerose endoscópica; entretanto, não tem induzido a regressão das varizes gástricas em todos os casos.[6]

Kanagawa e colaboradores[11] introduziram, em 1996, um procedimento radiológico menos invasivo para a obliteração das varizes gástricas. Tal procedimento envolve pacientes com *shunts* gastro-renal (espleno-renal espontâneo) ou gastro-caval e é conhecido como *balloon-occluded retrograde transvenous obliteration* (BRTO) e, desde a sua introdução, tem sido amplamente utilizado e aceito no Japão, como uma técnica pouco invasiva e eficaz no tratamento de varizes gástricas.

CONSIDERAÇÕES ANATÔMICAS

Apesar de as varizes gástricas poderem potencialmente se formar a partir de qualquer veia gástrica, a maioria dessas varizes se forma pela veia gástrica esquerda (VGE) ou pela veia gástrica posterior (VGP) (Figuras 220.1 e 220.2). As varizes gástricas da VGE são freqüentemente localizadas na cárdia e, algumas vezes, estendem-se em direção cefálica e coalescem com as varizes esofágicas.

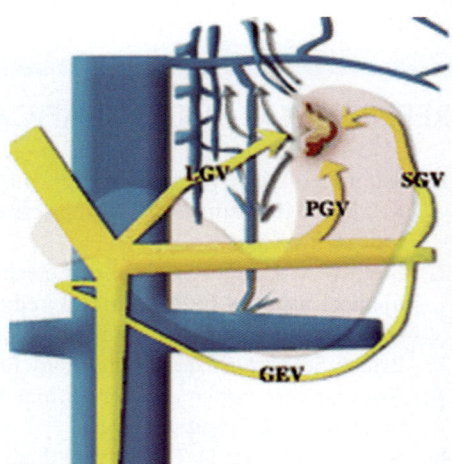

FIGURA 220.1

Ilustração das veias gástricas aferentes com potencial de formação de varizes

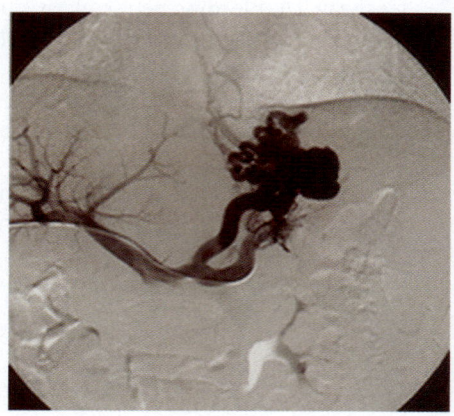

FIGURA 220.2

Angiografia que demonstra as veias gástricas aferentes da ilustração na Figura 220.1

As varizes gástricas da VGP e das veias gástricas curtas se localizam no fundo gástrico e drenam no maior *shunt* gastro-sistêmico. Varizes da veia gastroepiplóica são raras e, geralmente, ocorrem após tratamento cirúrgico ou embolização com molas de outras varizes.[12]

A maioria das varizes de fundo gástrico drena para a veia frênica inferior, a qual se junta à veia renal esquerda para formar o *shunt* gastro-renal (80% a 85% dos casos) ou com a veia cava inferior, logo abaixo do diafragma para formar o *shunt* gastro-caval (10% a 15% dos casos restantes). Ambos os *shunts*, raramente, se comunicam com o sistema venoso ázigos.[12]

É importante o conhecimento das características hemodinâmicas e anatômicas das varizes gástricas, uma vez que elas tanto podem ser formadas por várias veias gástricas, como podem drenar para uma ou múltiplas veias. Além disso, as dificuldades técnicas podem ser afetadas não somente pelo padrão de drenagem (Tabela 220.1) (Figuras 220.3 e 220.4), como também pelo padrão das veias aferentes (Tabela 220.2) (Figura 220.5).

TÉCNICA PADRÃO

São geralmente utilizados cateteres-balão com dois tipos de desenhos diferen-

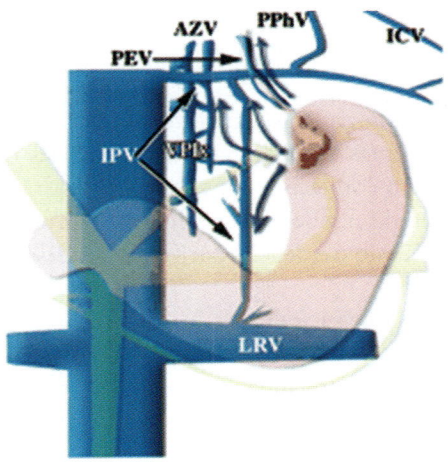

FIGURA 220.3

Ilustração das veias de drenagem das varizes gástricas

TABELA 220.1

Classificação Baseada na Drenagem Venosa
Tipo A – *Shunt* único
Tipo B – *Shunt* único + veias colaterais
Tipo C – *Shunts* gastro-renal e gastro-caval presentes
Tipo D – Varizes sem contigüidade com *shunts* que possam ser cateterizados

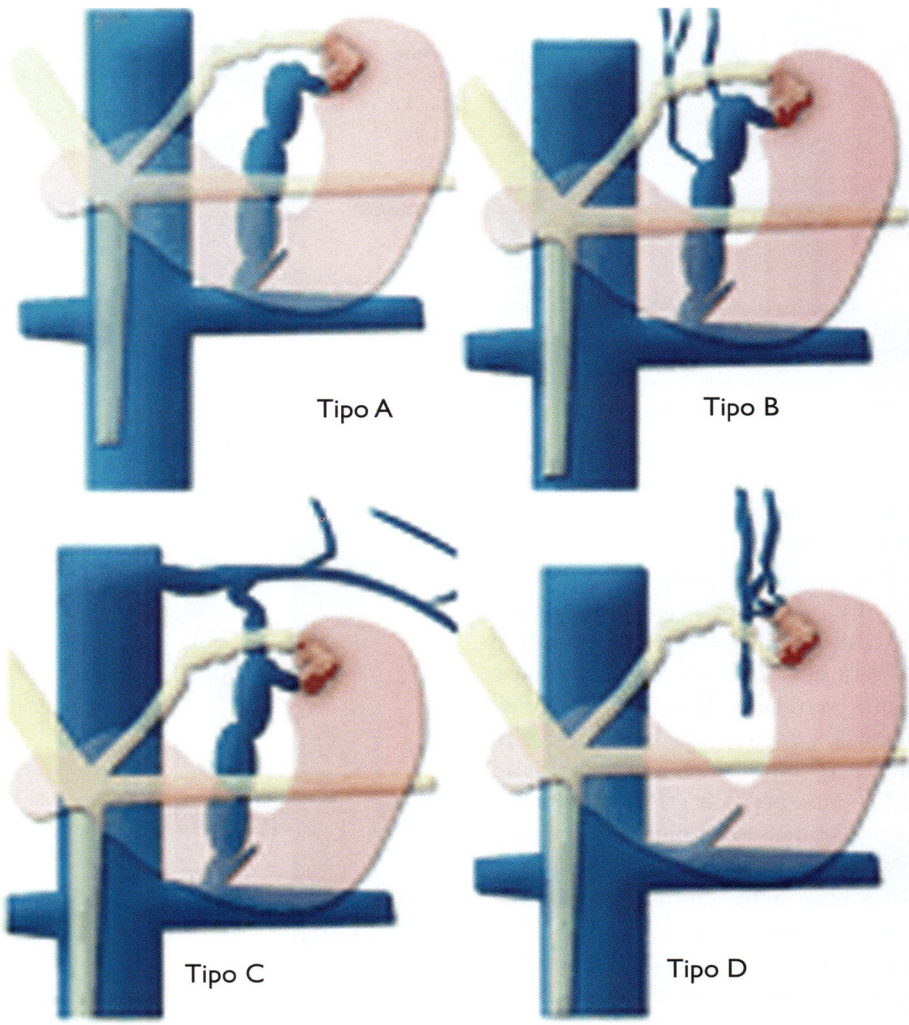

FIGURA 220.4

Gravura com os tipos de varizes gástricas baseadas em suas veias de drenagem

tes, sendo que ambos devem possuir lúmen interno grande o suficiente para permitir o cateterismo coaxial com microcateteres. Um cateter 7 F com desenho semelhante ao cateter Simmons e com balão de 20 mm de diâmetro máximo é utilizado para oclusão da drenagem do *shunt* gastro-renal. Dois outros cateteres 5 F com desenho semelhante a um gancho e com balões de 10 mm e 25 mm de diâmetro máximo, respectivamente, são utilizados para oclusão do *shunt* gastro-caval ou da porção proximal do *shunt* gastro-renal.[11]

TABELA 220.2

Classificação Baseada nas Veias Aferentes
Tipo 1 – Uma única veia gástrica
Tipo 2 – Múltiplas veias gástricas
Tipo 3 – Única ou múltiplas veias gástricas diretamente contíguas com o *shunt*, porém não contribuindo com as varizes

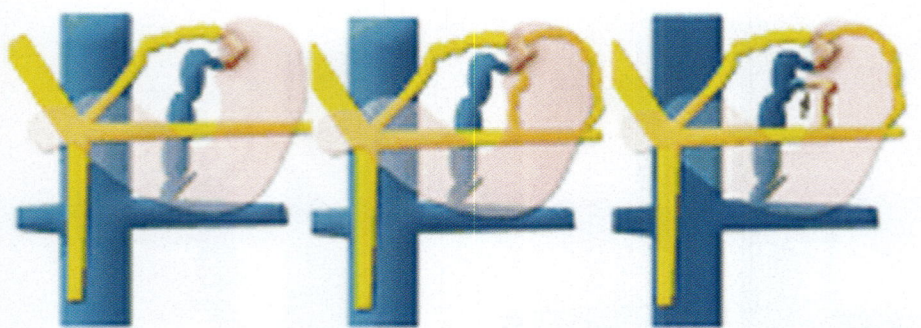

FIGURA 220.5

Classificação das varizes gástricas baseada em suas veias aferentes

O agente esclerosante utilizado para BRTO é o iopamidol oleato de etanolamina (IOE) a 5%, que consiste de uma mistura de oleato de etanolamina a 10% e a mesma dose de iopamidol (agente de contraste). O oleato de etanolamina gera hemólise nos vasos sangüíneos. Como resultado, hemoglobina livre é liberada, podendo causar distúrbios tubulares renais e insuficiência renal aguda (IRA). Para prevenir a IRA, 4.000 UI de haptoglobina são administradas em veia periférica, a qual se combina com a hemoglobina livre. Outras complicações associadas ao uso da IOE incluem choque cardiogênico, edema pulmonar e coagulação intravascular disseminada.[3,7-10]

A técnica padrão para BRTO, introduzida por Kanagawa, é realizada por meio de procedimentos guiados por fluoroscopia.[11] Um balão é posicionado nos *shunts* gastro-renal ou gastrocaval (Figuras 220.6 e 220.7) por meio de uma bainha introduzida pela veia femoral comum direita. Após adequado posicionamento do balão, realiza-se uma venografia e, a seguir, injeta-se IOE a 5% de forma lenta e intermitente via cateter, até preenchimento completo das

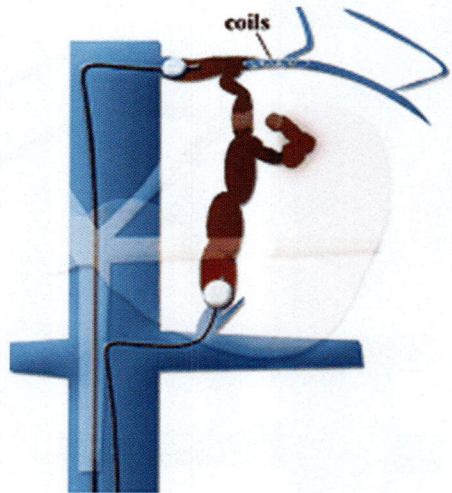

FIGURA 220.6

Ilustração demonstrando oclusão de *shunts* com cateteres-balão, antes da injeção do agente esclerosante

varizes gástricas. Entre 30 e 50 minutos após o preenchimento das varizes, aspira-se o máximo possível do IOE, o balão é desinsuflado e o cateter, removido (Figura 220.8).

Vale a pena ressaltar que o grau de dificuldade em realizar a BRTO depen-

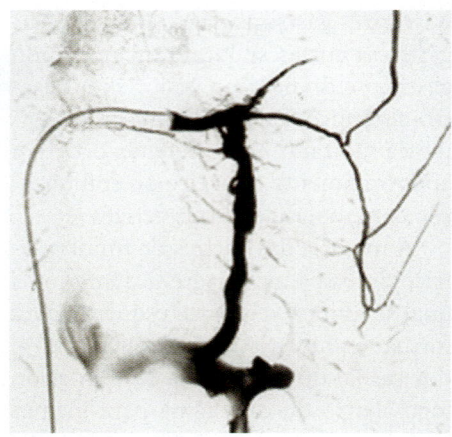

FIGURA 220.7

Cateterismo com duplo-balão para tratamento de varizes gástricas, antes da injeção do agente esclerosante

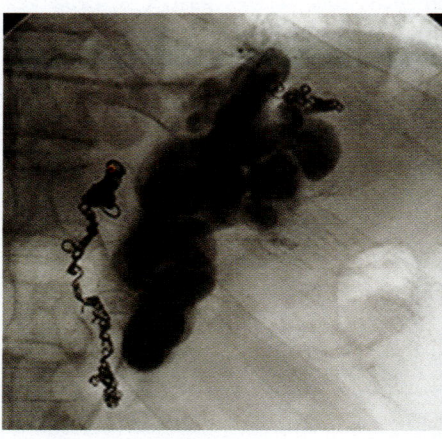

FIGURA 220.8

Imagem fluoroscópica de controle, obtida após injeção de IOE

de dos padrões anatômicos das veias aferentes e da drenagem das varizes e que o conhecimento preciso do padrão hemodinâmico antes e durante o procedimento é essencial para o seu sucesso.

CONCLUSÕES

O TIPS tem sido considerado a terapia padrão para as varizes gástricas que não respondem ao tratamento farmacológico e endoscópico. Entretanto, alguns relatos recentes advogam que a obliteração transvenosa é menos invasiva e mais eficiente que as cirurgias de descompressão portal. O TIPS, mesmo que eficaz clinicamente, nem sempre se associa com o desaparecimento das varizes, enquanto que a BRTO está associada à obliteração completa das varizes, na maior parte dos casos.[16,17]

A BRTO é uma técnica descrita para situações eletivas, como medida profilática no tratamento de varizes gástricas, e para situações de emergência, com sucesso. Além disso, como os *shunts* espontâneos são ocluídos na BRTO, a encefalopatia hepática não tem sido observada.[16,17] Hirota e colaboradores[13] têm recomendado BRTO para pacientes com varizes gástricas associadas com *shunt* gastro-renal ou encefalopatia hepática.

Parece também haver melhora na função hepática de pacientes cirróticos submetidos à BRTO, associada ao aumento do fluxo portal que ocorre após oclusão dos *shunts*. Entretanto, algumas complicações também estão associadas com o método: a oclusão de *shunts* pode agravar varizes esofagianas pré-existentes ou, até mesmo, levar ao desenvolvimento de novas varizes esofagianas, sendo essa uma das mais significantes complicações da BRTO; o uso de quantidades moderadas de IOE 5% pode levar a embolismo pulmonar, disfunção renal, derrame pleural, edema pulmonar, reações de hipersensibilidade, febre e CIVD. Portanto, a BRTO pode efetivamente controlar o sangramento de varizes gástricas, devido à imediata hemostasia, ausência de ressangramento e melhora na função hepática. É um bom método alternativo ao TIPS em pacientes cujo sangramento é acompanhado de *shunts* gastro-renais ou gastro-cavais.[14-19]

Fontes das imagens

Kiyosue H, Mori H, Matsumoto S, Yamada Y, Hori Y, Okino Y. Transcatheter obliteration of gastric varices. Part 1. Anatomic classification. Radiographics 2003;23(4):911-20.

Kiyosue H, Mori H, Matsumoto S, Yamada Y, Hori Y, Okino Y. Transcatheter obliteration of gastric varices. Part 2. Strategy and techniques based on hemodynamic features. Radiographics 2003;23:921-37.

REFERÊNCIAS BIBLIOGRÁFICAS

1. Watanabe K, Kimura K, Matsutani S, Ohoto M, Okuda K. Portal hemodynamics in patients with gastric varices: a study in 230 patients with esophageal and/or gastric varices using portal vein catheterization. Gastroenterology 1988;95:434-40.

2. Sarin SK, Lahoti D, Saxena SP, Murthy NS, Makwana UK. Prevalence, classification and natural history of gastric varices: a long-term follow-up study in 568 portal hypertension patients. Hepatology 1992;16:1343-9.

3. Freig WE, Strange EF, Ruettenauer K, Ditschuneit H. Emergency endoscopic sclerotherapy for bleeding esophageal varices: a prospective study in patients not responding to balloon tamponade. Gastrointest Endosc 1983;2:8-14.

4. Sarfeh IJ, Rypins EB. The emergent portacaval H graft in alcohol cirrhotic patients: influence of shunt diameter on clinical outcome. Am J Surg 1986;152:290-3.

5. Cello JP, Grendell JH, Crass RA, Weber TE, Trunkey DD. Endoscopic esclerotherapy versus portacaval shunt in patients with severe cirrhosis and acute variceal hemorrhage. N Engl J Med 1987;316:11-5.

6. Sanyal AJ. The natural history of portal hypertension after transjugular intrahepatic portosystemic shunts. Gastroenterology 1997;112:889-98.

7. Sarin SK, Sachdev G, Nanda R, Misra SP, Broor SL. Endoscopic sclerotherapy in the treatment of gastric varices. Br J Surg 1988;75:747-50.

8. Trudeau W, Prindiville T. Endoscopic injection sclerosis in bleeding gastric varices. Gastrointest Endosc 1986;32:264-8.

9. Uchibori S. Pulmonary circulation disturbance following endoscopic injection sclerotherapy. Nippon Kyobu Shikkan Gakkai Zasshi 1993;31:833-9.

10. Bellary SV, Isaacs P. Disseminated intravascular coagulation (DIC) after endoscopic injection sclerotherapy with ethanolamine oleate. Endoscopy 1990;22:151.

11. Kanagawa H, Mima S, Kouyama H, Gotoh K, Uchida T, Okuda K. Treatment of gastric fundal varices by baloon-occluded-retrograde transvenous obliteration. J Gastroenterol Hepatol 1996;11:51-8.

12. Chikamori F, Kuniyoshi N, Shibuya S, Takase Y. Correlation between endoscopic and angiographic findings in patients with esophageal and isolated gastric varices. Dig Surg 2001;18:176-81.

13. Hirota S, Matsumoto S, Tomita M, Sako M, Kono M. Retrograde transvenous obliteration of gastric varices. Radiology 1999;211:349-56.

14. Koito K, Namieno T, Nagakawa T, Morita K. Balloon-occluded retrograde transvenous obliteration for gastric varices with gastrorenal or gastrocaval collaterals. AJR J Roentgenol 1996;167:1317-20.

15. Sonomura T, Sato M, Kishi K, Terada M, Shioyama Y, Kimura M et al. Balloon-occluded retrograde transvenous obliteration for gastric varices: a feasibility study. Cardiovasc Intervent Radiol 1998;21(1):27-30.

16. Kawanaka H, Ohta M, Hashizume M, Tomikawa M, Higashi H, Kishihara F et al. Portosystemic encephalopathy treated

with balloon-occluded retrograde transvenous obliteration. Am J Gastroenterol 1995;90(3):508-10.

17. Akahane T, Ieasaki T, Kobayashi N, Tanabe N, Takahashi N, Gama H et al. Changes in liver function parameters after occlusion of gastrorenal shunts with balloon-occluded retrograde transvenous obliteration. Am J Gastroenterol 1997;92(6):1026-30.

18. Kitamoto M, Imamura M, Kamada K, Aikata H, Kawakami Y, Matsumoto A et al. Balloon-occluded retrograde transvenous obliteration of gastric fundal varices with hemorrhage. AJR Am J Roentgenol 2002;178:1167-74.

19. Chikamori F, Kuniyoshi N, Shibuya S, Takase Y. Eight years of experience with transjugular retrograde obliteration for gastric varices with gastrorenal shunts. Surgery 2001;129:414-20.

em sua porção distal, pode ser anastomosado ao jejuno cirurgicamente. No tipo não-corrigível, não há ducto biliar macroscopicamente visível na tríade portal, sendo praticamente impossível realizar qualquer derivação da via biliar com sucesso. Hoje em dia, esses pacientes são submetidos à cirurgia de Kasai (enterostomia hepatoportal), procedimento no qual uma alça de jejuno é anastomosada ao hilo hepático.[7] Atualmente, o transplante hepático é uma alternativa para tratamento dos pacientes que foram submetidos à cirurgia de Kasai sem sucesso.[7]

Coledocolitíase ocorre geralmente por migração de cálculos formados na vesícula biliar. Eles são encontrados em 10% a 20% dos pacientes que são submetidos a colecistectomia. No entanto, pode haver sua formação primária no interior do colédoco, como ocorre em pacientes previamente submetidos a colecistectomia, ou na própria via biliar intra-hepática.

A *colangite esclerosante primária* é uma doença de causa desconhecida que afeta os ductos biliares, resultando em sua estenose ou obstrução. Caso a obstrução progressiva não seja aliviada, o paciente pode desenvolver cirrose biliar e insuficiência hepática.

LESÕES BILIARES MALIGNAS

Os *tumores malignos* da via biliar são difíceis de serem tratados e conhecidos como colangiocarcinomas. Podem acometer qualquer segmento da árvore biliar intra ou extra-hepática. Esse tipo de neoplasia inicialmente se dissemina para os linfonodos regionais, invade localmente o fígado ou se metastatisa para o fígado. Quando o colangiocarcinoma acomete a junção dos ductos hepáticos, ele é conhecido como tumor de Klatskin. Esse tumor é normalmente acessado pela técnica percutânea devido à maior dificuldade pelo acesso endoscópico.

Em relação ao tratamento, pequena porcentagem dos colangiocarcinomas é ressecável cirurgicamente no momento do diagnóstico, com sobrevida média de aproximadamente dois anos após a ressecção, sendo que a radioterapia pós-operatória pode aumentar a expectativa de vida. As lesões irressecáveis podem ser tratadas paliativamente com *stents* metálicos ou plásticos para alívio dos sintomas obstrutivos da via biliar. Caso a obstrução biliar não seja aliviada cirúrgica, endoscópica ou percuteamente (próteses biliares), a sobrevida média do paciente se restringe a menos de seis meses.[8,9]

A *metástase para os linfonodos* do hilo hepático é uma das causas mais comuns de obstrução maligna da via biliar e, geralmente, é cirurgicamente irressecável. No entanto, alguns tipos de metástases regridem de forma satisfatória com quimioterapia e radioterapia, principalmente as metástases de neoplasias malignas primárias do tubo digestivo. Dessa forma, a drenagem biliar interna-externa, normalmente associada aos tratamentos adjuvantes, tem indicação precisa nesses casos. Mesmo assim, esses pacientes encontram-se muito debilitados, com comprometimento sistêmico e, às vezes, com insuficiência hepatocelular.[8,9] É normalmente o grupo de pacientes que mais se beneficia do implante de *stent* biliar como tratamento definitivo da icterícia obstrutiva.

Os *carcinomas de pâncreas e da papila duodenal* são geralmente diagnosticados quando se apresentam irressecáveis, sendo a drenagem interna-externa um importante tratamento paliativo. Diante da irressecabilidade cirúrgica, as endopróteses (*stents* revestidos ou não-revestidos) também são bem indicadas devido à baixa sobrevida dos pacientes. É importante ressaltar que, durante o procedimento percutâneo intervencionista, pode ser realizada a punção biópsia para auxiliar o diagnóstico.[9]

COLANGIOGRAFIA TRANSPARIETO-HEPÁTICA

A Tabela 221.1 mostra as principais indicações e contra-indicações da CTPH.[8-11]

TÉCNICA

O paciente deve ser preparado para o procedimento com sedação consciente e analgesia. Em alguns casos há a possibilidade de realização sob anestesia local.

O tempo de protrombina abaixo de 50% deve ser corrigido com administração de vitamina K por, pelo menos, dois dias antes do procedimento e reposição de fatores de coagulação previamente e no dia do procedimento. Normalmente, prefere-se a correção com plasma fresco. A infusão de plaquetas pouco antes e durante o procedimento deve ser realizada quando a contagem desse elemento no sangue for menor de 50.000 mm³. A administração de antibióticos pela via endovenosa é recomendada. Sugerimos cefalosporina (Rocefin®) ou quinolan (Ciprofloxacina®).

Geralmente a punção é feita com uma agulha de Chiba (22 Gauge ou 23 Gauge) na transição entre a linha axilar média e a anterior direita, no nível da borda superior da nona ou décima costela, com auxílio da fluoroscopia e após anestesia local com lidocaína a 2%. A agulha de punção deve ser dirigida em sentido cranial ou distal (com variação de 30 graus), estando seu maior eixo paralelo à mesa do procedimento (Figura 221.1). A angulação dentro desses limites não dificultará o eventual cateterismo seletivo do ducto biliar. A punção do ramo biliar do lobo hepático esquerdo pode ser feita introduzindo-se a agulha medialmente ao apêndice xifóide (sub-xifoídeo anterior esquerdo), dirigindo a agulha em sentido cranial (30 a 45 graus) e posteriormente. A orientação da punção sob visão ultra-sonográfica pode auxiliar a intervenção.

Depois de introduzida a agulha no fígado, ela deve ser gentilmente tracionada ao mesmo tempo em que o contraste iodado (diluído a 50% em soro fisiológico) é injetado sob visão fluoroscópica, com objetivo de opacificar um ducto biliar. Com a agulha corretamente posicionada no ducto biliar, injeta-se uma maior quantidade de contraste para a identificação da

TABELA 221.1

Indicações

- avaliar a via biliar na presença de cálculos intra ou extra-hepáticos;
- diferenciar causa obstrutiva de não-obstrutiva de icterícia para determinar o tratamento clínico ou cirúrgico;
- estudar o diagnóstico para dirigir a drenagem percutânea da via biliar;
- avaliar a anastomose biliodigestiva e o sistema biliar;
- avaliar a via biliar diante do insucesso do método endoscópico;
- determinar o local de lesão ou extravasamento no ducto biliar;
- avaliar a extensão intra-hepática e estratégia de ressecabilidade do colangiocarcinoma;
- complementar a colangiopancreatografia endoscópica retrógrada e a colangiorressonância magnética.

Contra-indicações

- coagulopatia incorrigível;
- paciente não-cooperativo;
- ascite de grande volume.

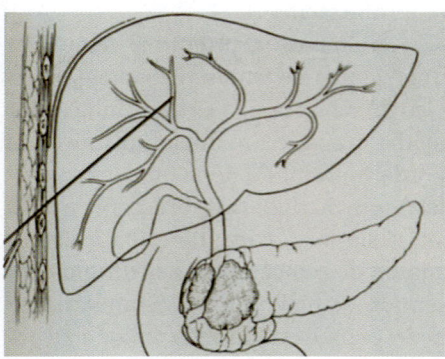

FIGURA 221.1

Esquema ilustrativo da punção de um ramo biliar periférico com angulação dentro dos limites aceitáveis e posicionamento da agulha no espaço intercostal

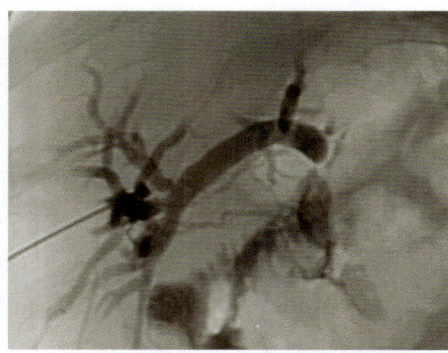

FIGURA 221.2

Punção de ramo biliar periférico com agulha de Chiba em criança com estenose da anastomose biliodigestiva após transplante hepático

árvore biliar e subseqüente documentação radiográfica. A punção da via biliar dilatada é realizada com sucesso em praticamente todos os pacientes; no entanto, é mais difícil naqueles com via biliar não-dilatada e no grupo pediátrico (Figura 221.2).

Caso a etiologia da obstrução biliar não seja conhecida, a colangiografia pode sugerir a sua causa. Hoje em dia, a associação de métodos auxiliares diagnósticos é necessária para fazer com precisão esse diagnóstico.

PÓS-PROCEDIMENTO COLANGIOGRÁFICO

O paciente deve ficar em repouso no leito por, aproximadamente, seis horas após o procedimento colangiográfico percutâneo e, em casos de potencial risco para infecção sistêmica, deverá receber antibiótico por uma semana.

COMPLICAÇÕES

As taxas de complicações significativas da CTPH variam de 3,5% a 10%. Den-

tre as complicações, estão peritonite biliar (1% a 2%), hemorragia (0,3% a 4%), infecção ou sépsis biliar (1,5% a 3%) e morte (0,9%).[8-14]

DRENAGEM PERCUTÂNEA DAS VIAS BILIARES

INDICAÇÕES

A drenagem das vias biliares pode ser feita por um cateter externo (drenagem externa) ou por um cateter que comunica a via biliar com a alça intestinal e também com o meio externo (drenagem externa-interna).

A *drenagem biliar externa* pode ser realizada antes do tratamento cirúrgico com o objetivo de melhorar o estado geral do paciente, diminuindo a mortalidade pós-operatória ou facilitando a própria cirurgia (Figura 221.3). É considerada como o procedimento de escolha para a colangite supurativa. Deve-se ter cuidado na avaliação das características do líquido drenado e na sua quantidade, pois pode causar desequilíbrio hidroeletrolítico. A indicação da drenagem será o fator determinante na manutenção do dreno. A integração multidisciplinar é extremamente importante na decisão das condutas diante de um paciente com dreno biliar.

A *drenagem biliar externa-interna* está indicada tanto nas obstruções por causa benigna quanto nas malignas. Pode ser utilizada de forma temporária ou definitiva, dependendo da etiologia (Figura 221.4). Nas estenoses benignas, nos tumores sensíveis à radiocirurgia ou quimioterapia e nos tumores passíveis de ressecabilidade, é usada a drenagem temporária das vias biliares. A drenagem definitiva pode ser indicada nas outras doenças obstrutivas da via biliar; no entanto, os cateteres devem ser trocados aproximadamente a cada dois meses, para prevenir sua oclusão e deslocamento.

Na maioria das vezes, um único dreno bem posicionado pode ser o suficiente. Em casos selecionados, há in-

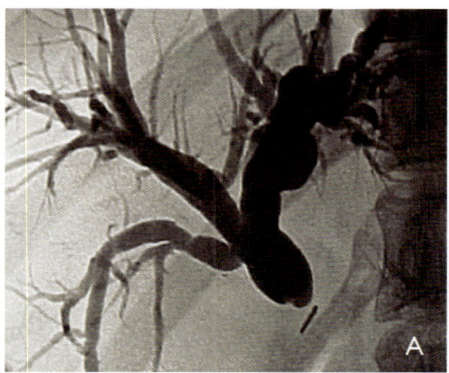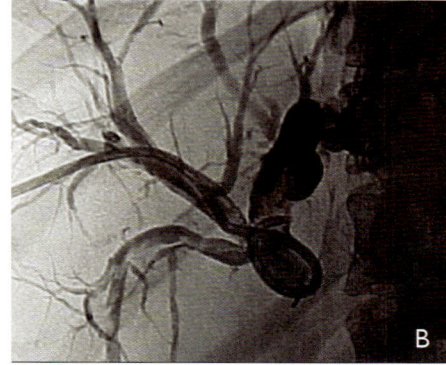

FIGURA 221.3

(A) Colangiografia demonstrando obstrução da via biliar em topografia de hepático comum em virtude da ligadura inadvertida com clipe metálico durante colecistectomia; (B) Drenagem biliar externa pré-operatória

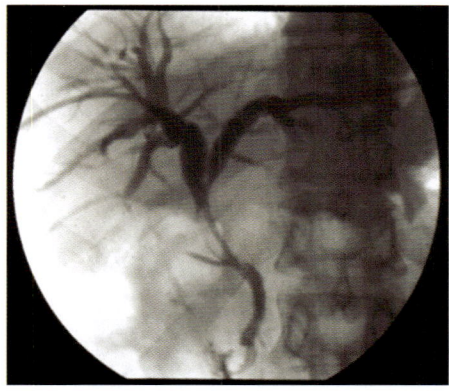

FIGURA 221.4

Drenagem biliar externa-interna em paciente com obstrução biliar em topografia de colédoco (colangiocarcinoma). A obstrução foi transposta e o dreno foi posicionado translesão

da experiência do profissional. A Tabela 221.2 resume as principais indicações e contra-indicações para a drenagem biliar percutânea.[15-17]

TÉCNICA

O acesso às vias biliares para a drenagem percutânea ou outros procedimentos é feito, na maioria das vezes, pelo lobo hepático direito, embora possa ser realizado pelo lobo hepático esquerdo ou até mesmo por meio da alça intestinal, como no caso das anastomoses biliodigestivas.

A drenagem das vias biliares pelo lobo hepático direito é feita após a opacificação das vias biliares pela técnica descrita para a CTPH. Dá-se preferência pela punção de um ramo biliar periférico devido aos menores riscos de fístulas com os vasos hepáticos arteriais ou venosos e, conseqüentemente, complicações hemorrágicas. Após a punção do ducto biliar intra-hepático periférico, procede-se à passagem de um fio-guia de 0,018 polegadas no seu interior. Sobre esse fio-guia, um sistema triaxial de cateteres (Neff Percutaneous Access Set® – Cook ou Accustick II Introduction System® – Boston Scientific) é introduzido no ducto biliar, proporcionando a passagem no seu interior de um cateter diagnóstico e um fio-guia hidrofílico. Com este último, o obstáculo que determina a obstrução da via biliar pode ser ultrapassado, comunicando-se a via biliar intra-hepática com a alça intestinal. Com essa comunicação estabelecida, troca-se o fio-guia hidrofílico por outro mais rígido de 0,035 ou 0,038 polegadas (Amplatz Ultra-Stiff wire® – Cook ou Amplatz Super-Stiff wire® – Boston Scientific) com auxílio do cateter diagnóstico tipo vertebral ou cobra 5 F. Sobre o fio-guia rígido, o cateter de drenagem externa-interna (Ultrathane Biliary Drainage Catheter® – Cook

dicação para a realização de drenagens adicionais.

A punção do lobo hepático esquerdo nos pacientes com tumor de Klatskin tipo 2 e 3 pode levar a uma drenagem mais efetiva, já que o ducto hepático esquerdo tem um trajeto longo antes de se dividir. Nos pacientes com lesões mais distais (hepático comum e colédoco), a punção do lobo hepático direito é utilizada com maior freqüência por ser mais simples tecnicamente. A escolha do lobo a ser puncionado depende da localização da lesão obstrutiva, da função do lobo hepático envolvido e

TABELA 221.2

Indicações
• tratamento da colangite obstrutiva associada a sépsis;
• tratamento da icterícia obstrutiva sintomática quando não houve sucesso pela via endoscópica;
• tratamento da icterícia obstrutiva não-sintomática para administração segura de quimioterápicos;
• desvio do fluxo de bile de lesão com extravasamento do ducto biliar;
• procedimentos na via biliar (retirada de cálculo, dilatação, implante de *stent*, biópsia, remoção de pólipo, braquiterapia etc.);
• tratamento pré-operatório da obstrução biliar por cistos de colédoco.

Contra-indicações
• mesmas da CTPH;
• obstrução intra-hepática segmentar isolada assintomática (segmentação dos ramos biliares).

ou Flexima Biliary Catheter System® – Boston Scientific) pode ser avançado até a alça intestinal (Figura 221.5). Em alguns casos, não há a necessidade de trocar o fio-guia hidrofílico pelo mais rígido devido ao posicionamento favorável do fio-guia no trajeto desde a pele até a alça intestinal.

Caso a obstrução da via biliar não possa ser ultrapassada ou o objetivo seja apenas a drenagem externa, um fio-guia "J" teflonado de 0,038 polegadas deve ser posicionado dentro da via biliar para que haja sustentação suficiente para passar o cateter de drenagem externa (Dawson–Müeller Drainage Catheter® – Cook ou Flexima Catheter® – Boston Scientific). Se for realizada a drenagem biliar externa, no entanto, o objetivo é a drenagem externa-interna. Pode-se esperar aproximadamente 24 a 48 ho-ras para nova tentativa de ultrapassar o local da obstrução, já que após esse período há menor viscosidade da bile, regressão da dilatação biliar e diminuição do edema nas vias biliares acometidas.

Enviamos rotineiramente a bile para cultura e antibiograma antes da manipulação excessiva da árvore biliar a fim de planejar o antibiótico a ser empregado na profilaxia ou no tratamento da infecção.

PÓS-PROCEDIMENTO DE DRENAGEM BILIAR PERCUTÂNEA

Os pacientes submetidos ao procedimento de drenagem biliar percutânea devem ficar hospitalizados por, pelo menos, 24 horas. Durante esse período, faz-se a monitorização dos sinais vitais, analgesia endovenosa e administração de antibióticos. Cefazolina, ciprofloxacina e ceftriaxone têm sido os mais utilizados.[18]

O cateter de drenagem biliar externa deve ficar aberto pelas primeiras 12 a 24 horas. Após esse período, a via externa é fechada e, se for observada adequada drenagem interna da bile (ausência de extravasamento, não-aumento da icterícia ou das bilirrubinas) nas próximas 12 a 24 horas, o paciente pode receber alta hospitalar com o sistema externo fechado. Caso isso não seja possível, recebe alta com a drenagem externa aberta drenando em sistema coletor fechado, mas sob rigorosa monitorização do seu estado de hidratação, já que a produção de bile é aproximadamente de 400 ml a 800 ml por dia. Essas perdas devem ser repostas por ingestão oral de líquidos.

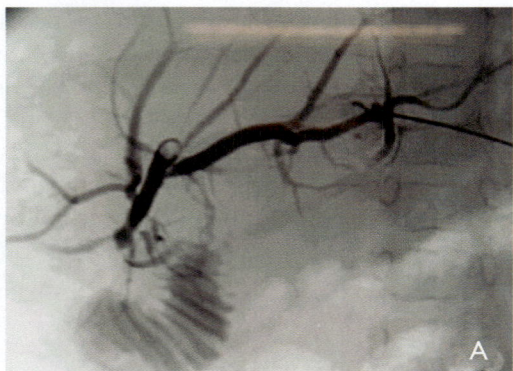
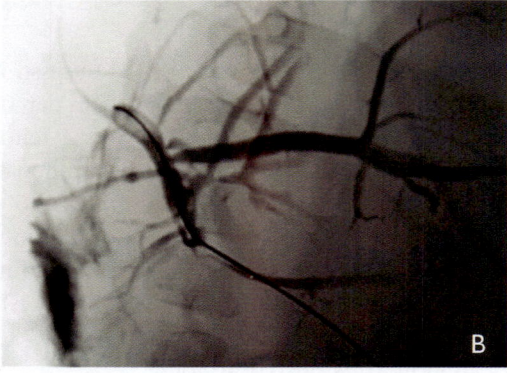
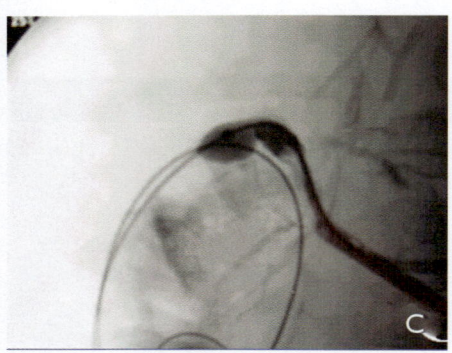
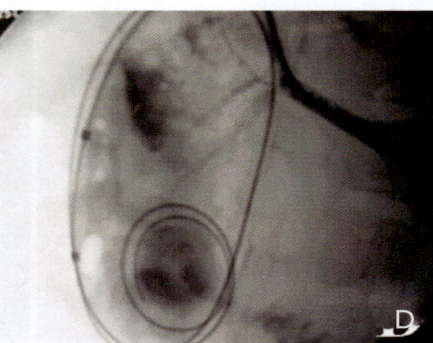
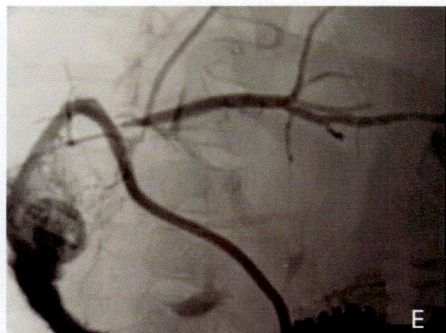

FIGURA 221.5

Criança submetida a transplante hepático evoluiu com estenose da anastomose biliodigestiva e cálculo pré-anastomótico. (A) A colangiografia percutânea identifica os ramos biliares dos segmentos II e III e o cálculo biliar; (B) Punção de ramo biliar e transposição do cálculo e da anastomose com fio-guia metálico de 0,018 polegadas; (C) Dilatação da anastomose biliodigestiva com balão previamente à transposição do cálculo para a alça intestinal; (D) Cálculo em alça intestinal; (E) Após a dilatação da anastomose biliodigestiva e a retirada do cálculo biliar, procedeu-se à drenagem biliar externa-interna

A lavagem do cateter não é obrigatória; no entanto, poderá ser realizada dependendo da evolução clínica e laboratorial do paciente. Caso o dreno seja mantido por um período mais prolongado, a sua troca deverá ser efetuada a cada dois meses.

A infecção é um marcador da permeabilidade do cateter. Os pacientes tendem a melhorar da sépsis quando o cateter está pérvio, e desenvolvem sépsis tardia quando está obstruído.

COMPLICAÇÕES

A drenagem das vias biliares pode ser realizada com sucesso na grande maioria dos pacientes. O sucesso técnico e clínico é maior que 90%; no entanto, as complicações podem estar presentes.

As complicações significativas podem ocorrer em aproximadamente 4% das drenagens da via biliar. Algumas complicações ocorrem logo após o procedimento, como: extravasamento de bile ao redor do cateter (menor que 20%), hemorragia e hemobilia (2% a 13%), choque séptico com hipotensão e hemocultura positiva (3% a 5%), pancreatite (4%), pneumotórax, hemotórax e biliotórax (menos que 1%), reação ao contraste (menos que 2%) e morte (menos que 6%). Muitas das complicações estão relacionadas ao estado geral do paciente previamente ao procedimento.[19-27]

A hemorragia observada em uma minoria de pacientes após o procedimento pode ocorrer por diversos motivos. Na maioria das vezes, reflete o mau posicionamento do cateter, com os orifícios laterais junto a veias hepáticas ou ramos da veia porta, necessitando reposicionamento com todos os orifícios dentro da via biliar. Alguns pacientes apresentam hemorragia devido à necrose tumoral, sendo a conduta conservadora a mais indicada. Caso o sangramento seja secundário ao traumatismo vascular com formação de pseudo-aneurisma, este pode ser tratado com embolização por via arterial do ponto sangrante.[19-23,27]

O hemotórax, o pneumotórax e o biliotórax são infreqüentes, mas geralmente ocorrem por inadequado posicionamento dos orifícios laterais do cateter, já que os cateteres de drenagem podem atravessar o espaço pleural com maior freqüência do que se identifica clinicamente.[22-27]

Alguns pacientes apresentam complicações tardias como: colangite (14% a 25%), deslocamento do cateter (mais que 20%), peritonite (1% a 3%), fístula biliopleural (2,5%), infecção/irritação da pele, abscesso intra ou peri-hepático e implante de células tumorais (raros).[19-33]

A infecção da bile é uma condição freqüente antes de os pacientes serem submetidos ao procedimento de drenagem percutânea, tanto naqueles com obstruções benignas como malignas. A colangite aguda ocorre após a obstrução parcial ou completa da drenagem biliar e pode ser seguida ou não da colangite supurativa. A sépsis ocorre mais freqüentemente associada com a coledocolitíase. Como a bile normalmente já está infectada na maioria dos pacientes, é importante o uso de antibióticos antes e depois da drenagem.[28-33]

DILATAÇÃO DAS LESÕES BILIARES BENIGNAS

A dilatação percutânea das estenoses das vias biliares é uma alternativa terapêutica eficaz nos casos de estenoses benignas.

Por meio da punção percutânea trans-hepática, a via biliar é acessada e o local da estenose é ultrapassado com um fio-guia, e um balão de calibre compatível com o diâmetro da via biliar (normalmente 5 mm a 12 mm de diâmetro) é insuflado por três vezes durante três minutos. Após a dilatação, procede-se ao implante do dreno biliar (Figura 221.6). A dilatação com balão deve ser repetida a cada troca de dreno biliar (normalmente a cada 45 a 60 dias). Em alguns casos em que não

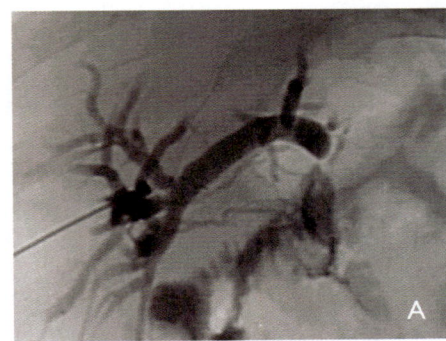
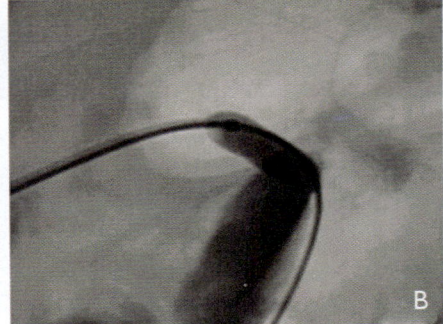
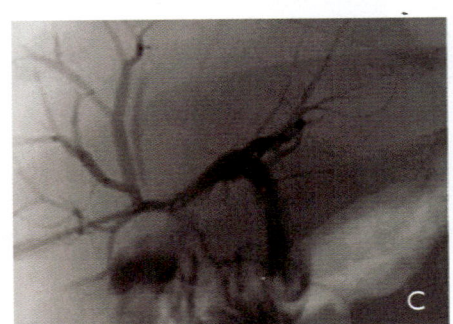
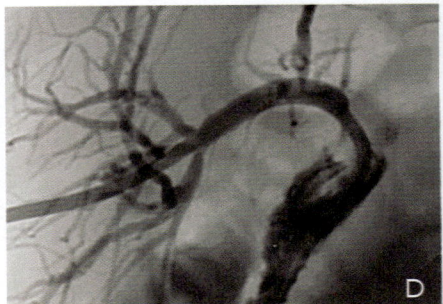

FIGURA 221.6

(A) Estenose acentuada da anastomose biliodigestiva após transplante hepático identificada à colangiografia transparietohepática; (B) Dilatação da anastomose com balão de angioplastia; (C) Observa-se a anastomose pérvia após a dilatação, com adequada passagem do contraste para a alça intestinal; (D) Drenagem biliar externa-interna

se pretende manter o dreno após a dilatação, sugerimos a dilatação em três sessões de dez minutos cada uma. Temos observado melhores resultados nas anastomoses biliodigestivas do que nas estenoses inflamatórias e fibróticas da via biliar.

As estenoses benignas da anastomose biliodigestiva podem recorrer após a dilatação pela via percutânea trans-hepática e geralmente deverão ser reabordadas. Para se evitar punções repetidas da via biliar pela via percutânea trans-hepática, dispõe-se da via percutânea por meio da punção da alça intestinal para retratar essas estenoses. O material utilizado para acessar essa via é o mesmo da via trans-hepática, e a alça a ser puncionada pode ser identificada por TC, US ou colangiografia percutânea com agulha de Chiba. Após punção da alça, consegue-se acesso retrógrado à via biliar para realizar a colangiografia diagnóstica e a dilatação da lesão estenosante (Figura 221.7).[34]

São observados bons resultados nas dilatações das estenoses da via biliar após transplantes hepáticos. Sucesso técnico imediato tem sido observado em 89% dos casos, com 12% de complicações menores. No acompanhamento dos pacientes com estenoses tratados percutaneamente, observa-se manutenção da permeabilidade variando de 77% a 94% e de 66% a 84% seis meses e seis anos após o procedimento, respectivamente.[35,36]

A dilatação percutânea das estenoses benignas é um procedimento relativamente desconfortável e que pode requerer múltiplas sessões durante vários anos. Com uso de anestesia geral, essas estenoses podem ser tratadas em uma

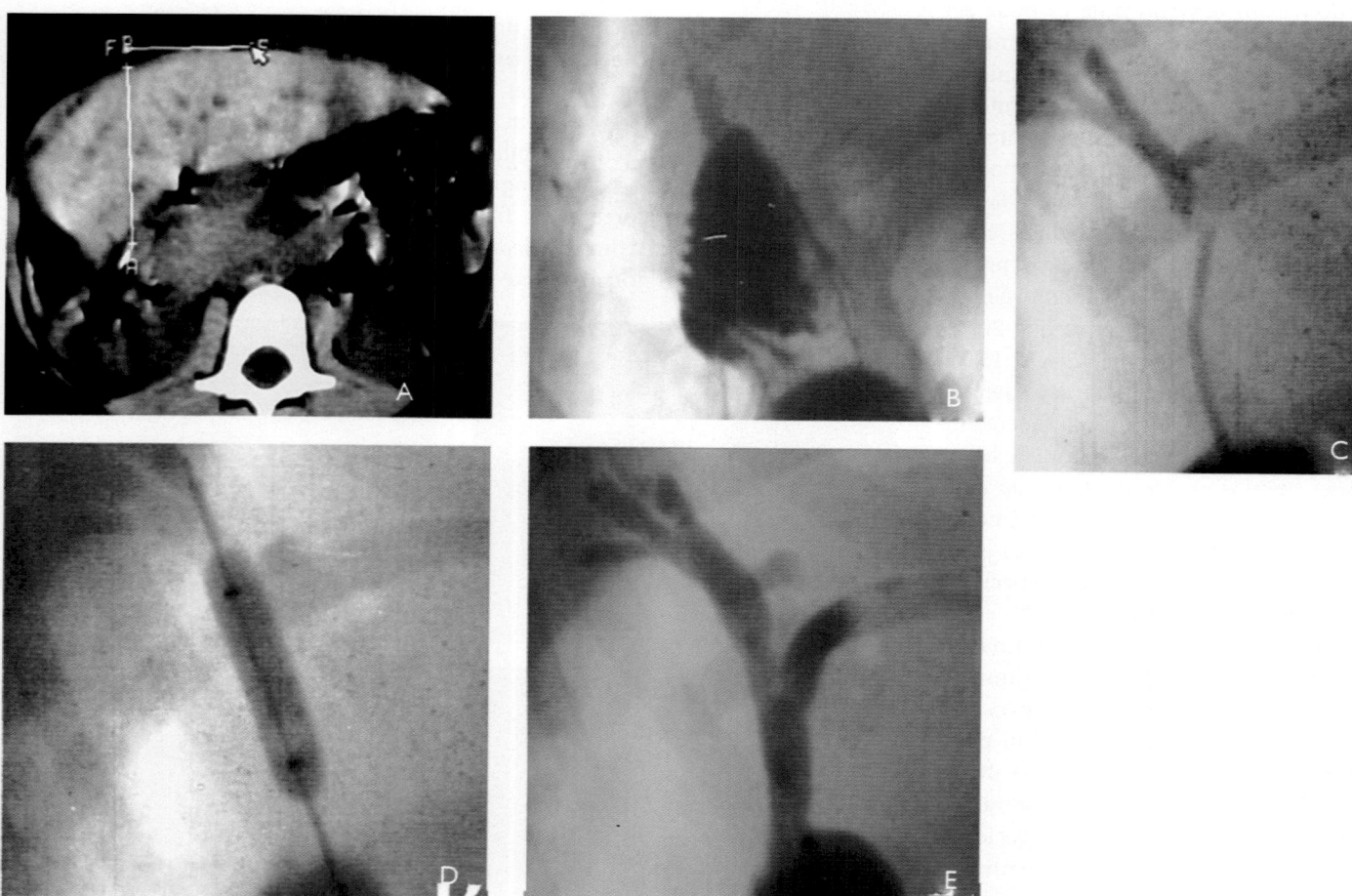

FIGURA 221.7

Paciente com colangites de repetição após transplante hepático inter vivos com os segmentos II, III e IV. Devido às dificuldades técnicas e aos riscos de dilatação pela via trans-hepática, optou-se pela via transjejunal. (A) Tomografia computadorizada realizada previamente à drenagem biliar percutânea para identificação da alça intestinal da anastomose biliodigestiva; (B) Punção da alça intestinal e realização de jejunostomia percutânea para acesso retrógrado à via biliar; (C) Cateterismo retrógrado da via biliar por meio de anastomose biliodigestiva e injeção de contraste demonstrando retenção e estenose de ramo biliar correspondente ao segmento IV; (D) Dilatação da estenose com balão; (E) Colangiografia de controle após a dilatação com melhora da estenose e adequado esvaziamento biliar

única sessão, com dilatações sucessivas e prolongadas durante o mesmo procedimento. A permeabilidade no longo prazo (dois a cinco anos) da via biliar dilatada com esse método é observada em aproximadamente 93% dos pacientes com estenoses benignas.[37]

IMPLANTE DE *STENTS* BILIARES

A drenagem interna sem o dreno biliar é o objetivo final da descompressão das vias biliares devido ao melhor estado fisiológico e à menor morbidade ao paciente.

INDICAÇÕES

O uso dos *stents* biliares está bem indicado no tratamento paliativo do carcinoma da cabeça de pâncreas, já que os procedimentos cirúrgicos de descompressão, nesses casos, acarretam mortalidade e morbidade elevada e que a vida útil do *stent* normalmente é maior que a sobrevida dos pacientes.[38] Outras indicações são lesões neoplásicas de etiologia não conhecida, linfomas com adenopatia hilar, metástases ganglionares hilares com obstrução biliar e colangiocarcinomas. A Tabela 221.3 descreve as principais indicações e contra-indicações do uso dos *stents* (endopróteses) biliares.[39-42]

TIPOS DE *STENTS* BILIARES

Na via biliar são usados dois tipos de *stents*: metálicos e plásticos. Os plásticos são fáceis de serem colocados, baratos e podem ser retirados e reposicionados, principalmente quando houver acesso endoscópico. No entanto, têm algumas desvantagens como a maior incidência de migração, colangite, sépsis biliar, oclusão (por sais biliares, coágulos ou tumor) e ulceração da parede do duodeno (se a extremidade distal ficar em contato com a mucosa intestinal).[38] O posicionamento endoscópico das próteses plásticas é o preferido na maioria dos serviços, sendo outras técnicas

TABELA 221.3

Indicações
stent metálico: paliação de icterícia obstrutiva sintomática de doença maligna irressecável; estenoses benignas em que a cirurgia está contra-indicada e o paciente se nega a ser submetido à drenagem biliar percutânea;
stent plástico: obstruções malignas e benignas de qualquer etiologia (pouco utilizado).

Contra-indicações
• sépsis não tratada;
• doença obstrutiva benigna não tratada por tempo suficiente com tratamento adequado;
• quando a opção cirúrgica estiver disponível.

indicadas quando não houver sucesso por essa via. Caso isso aconteça, o procedimento combinado (endoscópico associado ao percutâneo) ou o procedimento percutâneo isolado pode ser a alternativa mais favorável.

As próteses metálicas são de dois tipos: os *stents* expansíveis por balão e os auto-expansíveis. Os primeiros são usados para tratar estenoses curtas e intra-hepáticas da via biliar, sendo colocados com maior precisão. Os auto-expansíveis são mais usados para tratamentos das estenoses da via biliar extra-hepática por serem mais flexíveis durante sua expansão e acomodação (Figura 221.8).

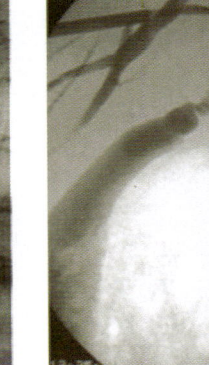

FIGURA 221.8

(A) Colangiografia demonstrando obstrução da via biliar extra-hepática por tumor de pâncreas; (B) Transposição da obstrução pela via transparietohepática e implante de *stent* metálico auto-expansível; (C) Colangiografia de controle após o implante do *stent* observando-se adequado esvaziamento das vias biliares pelo *stent*

O *stent* metálico auto-expansível tipo Wallstent® (Boston Scientific) tem sido amplamente utilizado pela sua flexibilidade e por ser disponível em comprimento longo suficiente para tratar a maioria das lesões (Figura 221.9). O objetivo do tratamento é revestir com o *stent* todo o segmento afetado pela doença. Tumores hilares freqüentemente necessitam de *stents* cobrindo ductos biliares de até segunda ordem para a drenagem satisfatória da via biliar. A maioria dos *stents* é implantada depois da descompressão da via biliar, preferencialmente por drenagem interna-externa.[39-40]

Os *stents* auto-expansíveis têm a vantagem de raramente migrarem, de atingirem diâmetros maiores com menores taxas de complicação infecciosa, de serem facilmente dilatados por balão até atingirem o diâmetro do ducto biliar (Figura 221.10) e, quando ocluídos, de terem sua permeabilidade restaurada com a inserção de outros *stents* por ele mesmo. Esses *stents* têm como desvantagem serem permanentes, caros, difíceis de serem liberados com precisão (dependendo da experiência do profissional e do tipo de *stent* utilizado) e

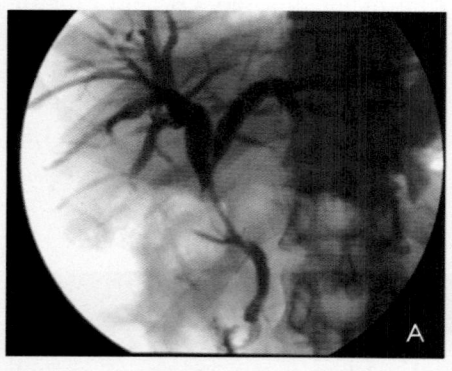
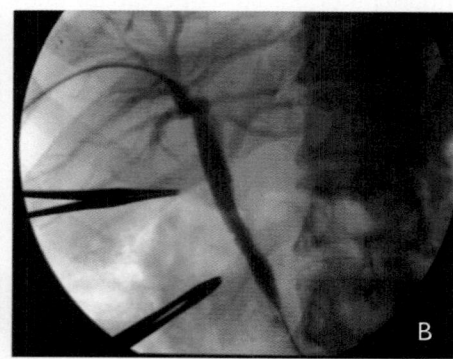
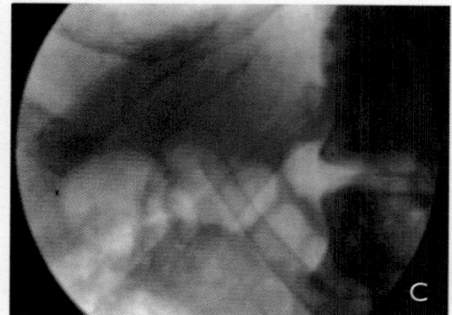
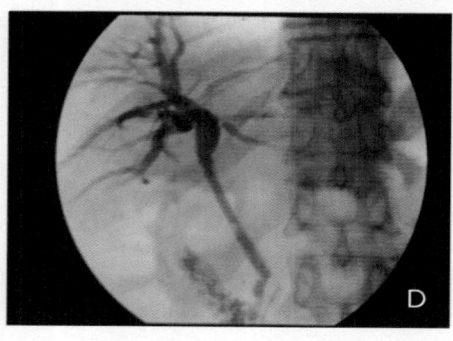

FIGURA 221.9

(A) A colangiografia transparietohepática demonstra obstrução de via biliar extra-hepática por colangiocarcinoma; (B) Implante do *stent* e dilatação com balão; (C) *Stent* posicionado e dilatado; (D) Colangiografia de controle após o implante do *stent* demonstrando esvaziamento das vias biliares pelo *stent*

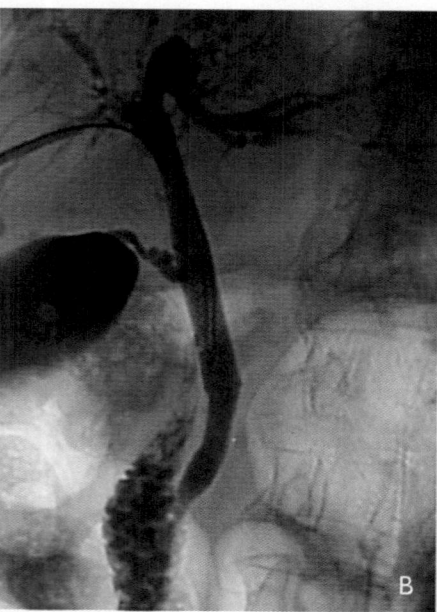

FIGURA 221.10

(A) Colangiografia demonstrando obstrução biliar em topografia de hepático comum (colangiocarcinoma); (B) Colangiografia após o implante de *stent* metálico tipo Wallstent® demonstrando esvaziamento das vias biliares

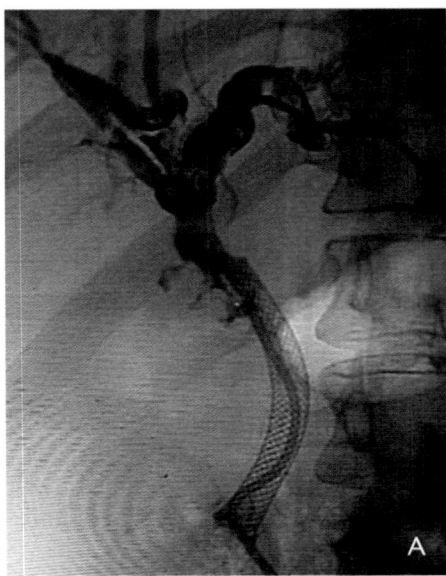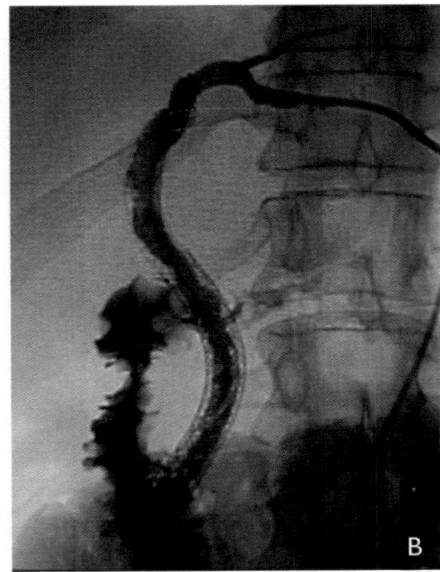

FIGURA 221.11

(A) Colangiografia transparietohepática identifica obstrução do *stent* metálico não-revestido por infiltração tumoral de tumor de pâncreas; (B) Implante de *stent* revestido com e-PTFE (Viabil®) por dentro do outro *stent* e esvaziamento biliar

podem ocluir pelo crescimento tumoral por meio das malhas do *stent*, por suas bordas ou por depósito de tecido de granulação.[39-42]

Para corrigir ou evitar a obstrução da malha metálica dos *stents* não-recobertos surgiram os *stents* recobertos.[43-46] Os principais *stents* revestidos utilizados são o Wallgraft® (Boston Scientific) e o Viabil® (Gore) (Figura 221.11), sendo este último o que apresenta indicação exclusiva para as vias biliares (e-PTFE – politetrafluoretileno expandido). Dessa forma, o tecido de revestimento impede ou dificulta o crescimento do tumor para dentro da sua malha e, conseqüentemente, sua obstrução. Esse tipo de *stent* é apresentado em duas formas: o totalmente revestido com tecido e aquele que tem os seus dois primeiros centímetros com orifícios pelo tecido permitindo o fluxo de bile através dele e evitando a obstrução biliar em decorrência da presença do *stent*. Estes últimos podem ser utilizados em regiões de ramificações de ductos biliares sem a sua oclusão.[47]

Os *stents* normalmente são implantados após a via biliar obstruída ter sido drenada por alguns dias com um cateter interno-exteno, com o objetivo de descomprimir as vias biliares, diminuir o ris-

co de colangite com conseqüente complicação infecciosa e retorno das condições anatômicas das vias biliares com a descompressão. No entanto, essa drenagem previamente ao implante do *stent* não é obrigatória, dependendo de cada caso.

Utiliza-se um introdutor compatível com o *stent* a ser usado pelo orifício da punção percutânea. Com esse introdutor dentro da via biliar e o fio-guia posicionado na alça intestinal, procede-se ao implante do *stent*. A dilatação prévia da lesão ou posterior do *stent* não é obrigatória. Normalmente, utiliza-se um *stent* de 10 mm de diâmetro, com o objetivo de recobrir a extensão da lesão e manter pérvia a comunicação das vias biliares com as alças intestinais. É importante mensurar a extensão da lesão para escolher o *stent* com o comprimento adequado.

Finalizada a colocação do *stent*, retira-se o introdutor e realiza-se o curativo local. Um cateter de drenagem biliar externo fechado ou um cateter diagnóstico pode ser mantido pelo trajeto do local do dreno por aproximadamente 24 horas, como medida de segurança, caso não seja verificada drenagem interna da bile pelo *stent* após esse período. Se houver boa evolução nesse intervalo,

o cateter será retirado sob visão fluoroscópica.

Após o implante do *stent*, deve-se monitorizar a função hepática e os níveis de bilirrubina para confirmar drenagem adequada. Os antibióticos devem ser continuados por aproximadamente uma semana.

O sucesso técnico para a colocação dos *stents* na via biliar é de aproximadamente 100%, mas a permeabilidade no longo prazo não é tão longa. Nas doenças malignas, a permeabilidade dos *stents* metálicos é de aproximadamente três a nove meses, sendo que os *stents* recobertos não trouxeram resultados muito diferentes. Deve-se lembrar que os *stents* recobertos de antiga geração têm maior probabilidade de migração quando comparados ao Viabil®.[39-46]

Segundo estudo multicêntrico prospectivo com 42 pacientes, os *stents* recobertos com e-PTFE são liberados e posicionados com segurança nos casos de obstrução maligna das vias biliares. A permeabilidade primária relatada no acompanhamento sucessivo aos 3, 6 e 12 meses foi de 90%, 76% e 76%, respectivamente. Icterícia obstrutiva recorrente foi observada em 15% dos casos, e complicações relacionadas ao procedimento, em 5%.[47]

O Wallstent® recoberto com poliuretano (Wallgraft®), apesar de indicações específicas, ainda não mostrou ser melhor que os *stents* não-recobertos convencionais nas obstruções malignas das vias biliares. A permeabilidade no acompanhamento dos pacientes em 1, 3, 6 e 12 meses foi 96%, 69%, 47% e 31%, respectivamente. A taxa de oclusão desses *stents* foi de 37%.[43]

Nas estenoses benignas após transplante hepático, os *stents* metálicos têm permeabilidade por curto prazo, sendo observada permeabilidade primária de 44% em três anos, e todos os casos ocluíram aos cinco anos. A permeabilidade secundária pode ser mantida em 88% dos casos em um período longo, mas requer repetidas intervenções com complicações significativas.[48] Assim sendo, a indicação de *stent* em lesão biliar benigna deve ser extremamente criteriosa e discutida multidisciplinarmente.

REFERÊNCIAS BIBLIOGRÁFICAS

1. Meglin JA. Differential diagnosis of jaundice. In: LaBerge JM, Venbrux AC. Biliary interventions. The Society of Cardiovascular and Interventional Radiology 1995;VOLUME:1-8.

2. Diehl AM. Diagnostic evaluation of patients with biliary disease. In: LaBerge JM, Venbrux AC. Biliary interventions. The Society of Cardiovascular and Interventional Radiology 1995;VOLUME:9-18.

3. Sandhu JS. Noninvasive evaluation of biliary tract disease. In: LaBerge JM, Venbrux AC. Biliary interventions. The Society of Cardiovascular and Interventional Radiology 1995;VOLUME:19-38.

4. Shlansky-Goldberg R. Anatomy of the biliary system: normal and anomalous. In: LaBerge JM, Venbrux AC. Biliary interventions. TheSociety of Cardiovascular and Interventional Radiology 1995;VOLUME:39-44.

5. LaBerge JM. Cholangiography: a pictorial essay on technique and interpretation. In: LaBerge JM, Venbrux AC. Biliary interventions. The Society of Cardiovascular and Interventional Radiology 1995;VOLUME:45-81.

6. Neal DD, Moritz MJ, Jarrell BE. Liver, portal hypertension and biliary tract. In: Jarrell BE, Carabasi RA III, editores. Surgery – The national medical series for independent study. 3rd ed. Media: Williams & Wilkins; 1995. P. 250-64.

7. Wagner CW. Pediatric surgery. In: Jarrell BE, Carabasi RA III, editores. Surgery – The national medical series for independent study. 3rd ed. Media: Williams & Wilkins; 1995. P. 570-1.

8. Harbin WP, Mueller PR, Ferrucci JT Jr. Transhepatic cholangiography: complications and use patterns of the fine-needle technique: a multi-institutional survey. Radiology 1980;135:15-22.

9. Jain S, Long RG, Scott J, Dick R, Sherlock S. Percutaneous transhepatic cholangiography using the "Chiba" needle-80 cases. Br J Radiol 1977;50:175-80.

10. Kreek MJ, Balint JA. "Skinny needle" cholangiography-results of a pilot study of a voluntary prospective method for gathering risk data on new procedures. Gastroenterology 1980;78:598-604.

11. Mueller PR, Harbin WP, Ferrucci JT Jr, Wittenberg J, van Sonnerberg E. Fine-needle transhepatic cholangiography: reflections after 450 cases. Am J Roentgenol 1981;136:85-90.

12. Okuda K, Tanikawa K, Emura T, Kuratomi S, Jinnouchi S. Nonsurgical, percutaneous transhepatic cholangiography-diagnostic significance in medical problems of the liver. Am J Dig Dis 1974;19:21-36.

13. Pereiras R Jr, Ruiz R, Viamonte M Jr, Schiff ER. Percutaneous cholangiography with the Chiba University needle: a new, safe, and accurate method in the diagnosis of cholestatic syndromes. Rev Interam Radiol 1976;1:17-9.

14. Redeker AG, Karvountzis GG, Richman RH, Horisawa M. Percutaneous transhepatic cholangiography: an improved technique. JAMA 1975;231:386-7.

15. Hatfield AR, Tobias R, Terblanche J, Girdwood AH, Fataar S, Harnes-Jones R et al. Preoperative external biliary drainage in obstructive jaundice. A prospective clinical trial. Lancet 1982;2:896-9.

16. Nakayama T, Ikeda A, Okuda K. Percutaneous transhepatic drainage of the biliary tract. Gastroenterology 1978;74:554-9.

17. Hansson JA, Hoevels J, Simert G, Tylen U, Vang J. Clinical aspects of nonsurgical percutaneous transhepatic bile drainage in obstructive lesions of the extrahepatic bile ducts. Ann Surg 1979;189:58-61.

18. Chen MF, Jan YY, Lee TY. Percutaneous transhepatic biliary drainage for acute cholangitis. Int Surg 1987;72:131-3.

19. Leung JW, Emery R, Cotton PB, Russell RC, Vallon AG, Mason RR. Management of malignant obstructive jaundice at the Middlesex Hospital. Br J Surg 1983;70:584-6.

20. Savader SJ, Venbrux AC, Benenati JF, Mitchell SE, Widlus DM, Cameron JL et al. Choledochal cysts: role of noninvasive imaging, percutaneous transhepatic cholangiography and percutaneous biliary drainage in diagnosis and treatment. J Vasc Interv Radiol 1991;2:379-85.

21. Miller DL, Wall RT. Pain control after biliary drainage. Am J Roentgenol 1986;147:438-9.

22. Brody LA, Brown KT, Getrajdman GI, Kannegieter LS, Brown AE, Fong Y et al. Clinical factors associated with positive bile cultures during primary percutaneous biliary drainage. J Vasc Interv Radiol 1998;9:572-8.

23. Carrasco CH, Zornoza J, Bechtel WJ. Malignant biliary obstruction: complications of percutaneous biliary drainage. Radiology 1984;152:343-6.

24. Funaki B, Zaleski GX, Straus CA, Leef JA, Funaki AN, Lorenz J, Farrell TA, Rosenblum JD. Percutaneous biliary drainage in patients with nondilated intrahepatic bile ducts. Am J Roentgenol 1999;173(6):1541-4.

25. Hamlin JA, Friedman M, Stein MG, Bray JF. Percutaneous biliary drainage: complications of 118 consecutive catheterizations. Radiology 1986;158:199-202.

26. Wittich GR, vanSonnenberg E, Simeone JF. Results and complications of percutaneous biliary drainage. Semin Interv Radiol 1985;2:39-49.

27. Yee AC, Ho CS. Complications of percutaneous biliary drainage: benign vs malignant diseases. Am J Roentgenol 1987;148:1207-9.

28. Dawson SL, Neff CC, Mueller PR, Ferrucci JT Jr. Fatal hemothorax after inadvertent transpleural biliary drainage. Am J Roentgenol 1983;141:33-4.

29. Gazzaniga GM, Faggioni A, Bondanza G, Bagarolo C, Filauro M. Percutaneous transhepatic biliary drainage-twelve years' experience. Hepatogastroenterology 1991;38:154-9.

30. L'Hermine C, Ernst O, Delemazure O, Sergent G. Arterial complications of percutaneous transhepatic biliary drainage. Cardiovasc Intervent Radiol 1996;19:160-4.

31. Monden M, Okamura J, Kobayashi N, Shibata N, Horikawa S, Fujimoto T et al. Hemobilia after percutaneous transhepatic biliary drainage. Arch Surg. 1980;115:161-4.

32. Mudeller PR, van Sonnenberg E, Ferrucci JTJ. Percutaneous biliary drainage: technical and catheter related problems-experience with 200 cases. Am J Roentgenol 1982;138:17.

33. Audisio RA, Bozzetti F, Severini A, Bellegotti L, Bellomi M, Cozzi G et al. The occurrence of cholangitis after percutaneous biliary drainage: evaluation of some risk factors. Surgery 1988;103:507-12.

34. Berkmen T, Echenique A, Russell E. Ultrasound guidance in accessing the afferent limb of a modified Roux-en-Y choledochojejunostomy of percutaneous dilatation of biliary strictures. J Vasc Interv Radiol 2001;12:1219-22.

35. Zajko AB, Sheng R, Zetti GM, Madariaga JR, Bron KM. Transhepatic balloon dilatation of biliary strictures in liver transplant patients: 10-year experience. J Vasc Interv Radiol 1995;6:79-83.

36. Moore PT, Clark RA. An update of interventional biliary radiology. Semin Ultrasound CT MR 1984;5:349-68.

37. Lee MJ, Mueller S, Saini S, Hahn PF, Dawson SL. Percutaneous dilatation of benign biliary strictures: single-session therapy with general anesthesia. Am J Roentgenol 1991;157:1263-6.

38. Born P, Rosch T, Brohl K, Ulm K, Sandschin W, Frimberger E et al. Long term results of endoscopic treatment of biliary duct obstruction due to pancreatic disease. Hepatogastroenterology 1998;45:833-9.

39. Chu KM, Lai EC. Expandable metallic biliary stents. Aust N Z J Surg 1994;64:836-9.

40. Kaiho T, Miyazaki M, Ito H, Nakagawa K, Ambiru S, Shimizu H et al. Treatment of unresectable hepatic hilar malignancies with self-expanding metalic stents. Hepatogastroenterology 1999;46:2781-90.

41. Kaskarelis IS, Papadaki MG, Papageorgiou GN, Limniati MD, Malliaraki NE, Piperopoulos PN. Long term follow-up in patients with malignant biliary obstruction after percutaneous placement of uncoverd Wallstent endoprostheses. Acta Radiol 1999;40:528-33.

42. Lee BH, Choe DH, Lee JH, Kim KH, Chin SY. Metallic stents in malignant biliary obstruction:prospective long-term clinical results. Am J Roentgenol 1997;168:741-5.

43. Hausegger KA, Thurnher S, Bodendorfer G, Zollikofer CL, Uggowitzer M, Kugler C et al. Treatment of malignant biliary obstruction with polyurethane-covered Wallstents. Am J Roentgenol 1998;170:403-8.

44. Miyayama S, Matsui O, Terayama N, Tatsu H, Yamamoto T, Takashima T. Covered Gianturco stents for malignant biliary obstruction: preliminary clinical evaluation. J Vasc Interv Radiol 1997;8:641-8.

45. Saito H, Sakurai Y, Takamura A, Horio K. Biliary endoprosthesis using Gore-Tex covered expandable metallic stents: preliminary clinical evaluation. Nippon Igaku Hoshasen Gakkai Zasshi 1994;54:180-2.

46. Thurnher SA, Lammer J, Thurnher MM, Winkelbauer F, Graf O, Wilding R. Covered self-expanding transhepatic biliary stents: clinical pilot study. Cardiovasc Intervent Radiol 1996;19:10-4.

47. Schoder M, Rossi P, Uflacker R, Bezzi M, Stadler A, Funovics MA et al. Malignant biliary obstruction: treatment with ePTFE-FEP-covered endoprostheses-initial technical and clinical experiences in a multicenter trial. Radiology 2002;225:35-42.

48. Culp WC, McCowan TC, Lieberman RP, Goertzen TC, LeVeen RF, Heffron TG. Biliary structures in liver transplant recipients: treatment with metal stents. Radiology 1996;199:339-46.

ÍNDICE